中医从基础走向临床丛书

以象论脏求其本

名医解读

中医基础

理论之核心

瞿岳云 ——

编著

国家一级出版社 全国百佳图书出版单位

湖南科学技术出版社·长沙

图书在版编目（ＣＩＰ）数据

以象论脏求其本 ： 名医解读中医基础理论之核心 ／ 瞿岳云编著. -- 长沙 ： 湖南科学技术出版社，2024．12.（中医从基础走向临床丛书）.

ISBN 978-7-5710-3116-9

Ⅰ. R22

中国国家版本馆 CIP 数据核字第 2024626XX6 号

YIXIANG LUNZANG QIUQIBEN : MINGYI JIEDU ZHONGYI JICHU LILUN ZHI HEXIN

以象论脏求其本 ： 名医解读中医基础理论之核心

编　　著：瞿岳云

出 版 人：潘晓山

责任编辑：李　忠

出版发行：湖南科学技术出版社

社　　址：长沙市芙蓉中路一段 416 号泊富国际金融中心

网　　址：http://www.hnstp.com

湖南科学技术出版社天猫旗舰店网址：

　　　http://hnkjcbs.tmall.com

邮购联系：本社直销科 0731-84375808

印　　刷：湖南省众鑫印务有限公司

　　　（印装质量问题请直接与本厂联系）

厂　　址：湖南省长沙市长沙县榔梨街道梨江大道 20 号

邮　　编：410100

版　　次：2024 年 12 月第 1 版

印　　次：2024 年 12 月第 1 次印刷

开　　本：880*1230 mm　1/16

印　　张：105.25

字　　数：3164 千字

书　　号：ISBN 978-7-5710-3116-9

定　　价：498.00 元

前　言

　　脏象是中医基础理论的核心，它是通过长期对生理病理现象的观察及反复的医疗实践建立起来的理论体系，是中医学最高度抽象与综合的理论。"脏"是指藏于体内的五脏、六腑和奇恒之腑；"象"是指表现于外的生理、病理等现象，中医学把通过观察外在征象来推知内在脏腑的活动规律的理论，谓之"脏象"。"以象论脏"是中医学特有的认识论方法。

　　脏象是中医理论体系中的核心内容，是中医病因、病机、诊法、论治、预防等理论的基础，关系精、气、血、津、液的生成、运行、代谢各个方面，指导着临床各科的医疗实践。清代唐宗海曰"业医不知脏腑，则病原莫辨，用药无方"，强调了脏象在中医学的重要地位。

　　"象"的观念是中国传统文化中最为本质的属性，是形成中国传统思维方式的基础，因而在古代，一切具有中国原创性的思想与知识都不可避免地运用到"象"的观念与思维方式中，成为用象征来对事物进行抽象把握的一种认知方法。"象"作为中国古代思维方法的基础与核心，首先，"象"具有抽象性。顾名思义，"抽象"这个词就是从具体事物中抽提出"象"的意思。其次，"象"具有很强的系统性。"象"并不是孤立的，由于其具有比类的性质，"象"的观念就必然是一个系统思维的产物。第三，绝大多数的"象"都在一定程度上具有普适性与全息性。这一观念推广到人体上，即"天人相应"的观念。最后，不同的"象"及"象"系统之间具有很高的相容性。正是由于"象"的这一性质的存在，使得中医各家学说成为可能，基于对不同的"象"的认识与理解而建立的各家理论，彼此之间其实并不矛盾，医生在临床运用时可以在头脑中灵活转换而选择最恰当的治疗方案。"象"的观念与思维方法，具有非常鲜明的视觉特性。因此"象"作为传播视觉经验的手段，需要对其进行长期的仔细揣摩与综合体验，在实践中将自己所经历的各种视觉经验与前人所描述的"象"进行比对，直至彼此相互重合而心中有所感悟，这就是常说的直觉与顿悟的方法。

　　在数千年前，由于历史条件的限制，人们不可能对事物内部的复杂结构和运动机制进行深入细致的观察，中华先民们于是创造了"象"的概念。从事物外部的表现即它们的形象、征象来考察事物、把握事物内部运动的规律，这就是象思维。有了这种思维方法，人们的思想可以自由地驰骋于宇宙之间，可以对天地的形成、一切生物的生长衰亡、一切非生物的形质变化、社会的发展运动等都能作出符合中华文化的解释。象思维在中华民族中根深蒂固，已形成了完整的理论体系。

　　象思维因其特殊的文化背景，是世界其他民族难以理解和掌握的。象思维方法，作为一种科学的理论，指导着中医学理论的构建，数千年来一直主导着中医的临床思维，然而，未被明确地认识，大有"不识庐山真面目"之感！中医的象思维，是以人体生命活动的外在表现为出发点，来探索、研究人体内脏、器官、组织的生理功能、病理特点，指导临床诊断和治疗。象思维的"象"，可以说与现代信息科学的"信息"同义。中医的"象"就是人体生理、病理表现在外的一切信息。象思维就是运用特定的思维方法，将这些信息加工处理，从而建立起中医学理论，如脏象理论、经络学理论、病因学理论、病证学理论、诊断学理论等。中医临床上通过四诊，收集患者的各方面信息，运用象思维方法，对这些信息进行加工处理，就可以作出疾病的诊断和辨证，就可以处方用药进行治疗，而无须其他。因此，中医学是一种特殊的、有别于世界其他医学的信息医学。

认识并掌握五脏调控系统及其特点，是十分重要的。以《黄帝内经》为代表的中医学从整体入手，着重探讨生命活动的整体规律，探讨各组成部分之间的结构与功能联系，能够从总体上把握生命活动的基本规律。中医学理论是特定历史条件和文化背景的产物，中医五脏调控系统的特点提示，用现代科学技术研究中医学理论，应该着眼于人的整体性，着重探讨人体内部的各种组织结构和功能的关系，探讨五脏系统之间相互协调控制的机制，这样才能既保持中医特色，又能发挥分析方法的优势，真正从整体上揭示生命活动的奥秘。

一个医学理论的形成，必须有实践的基础和合乎科学的思维方法，控制论是 20 世纪40—50 年代出现的崭新科学技术理论之一，它的出现对现代科学技术和社会发展产生了重大而深远的影响。控制论通常把所要研究和控制的对象看作是一个黑箱，对象的内部结构和性能是未知的，有待于研究。研究的方法有两种：一种是打开黑箱，一种是不打开黑箱。如研究对象是人体，现代医学采取的是打开黑箱的方法，就是解剖分析的研究方法。毫无疑问，现代医学取得了很大的成就，但缺点是在不同程度上干扰了人体正常的生命活动，不能完全精确地反映生命运动的客观过程，具有一定的局限性；也不同程度地割裂了人体局部和整体的紧密联系，甚至会失去生命活动最基本的东西。

但是解剖学并不是中医脏象学的主要基础。《素问·六节脏象论》："脏象何如？"王冰注："象谓所见于外，可阅者也。"《类经》张景岳注："象，形象也，藏居于内，形见于外，诊于外者，斯以知其内。盖有诸于内，必形诸外。"两位医家的注解已经说得清清楚楚，中医学所采取的是"不打开黑箱"来研究调节控制人体的方法。一方面是通过望、闻、问、切取得黑箱的输出信息，即症状，也就是《黄帝内经》所说的脏象的变化。这样取得症状信息的过程基本上没有干扰人体本身的生理病理活动，也没有破坏原有的状态结构；另一方面是医生经过对黑箱输出的脏象（症状）作辨析，选取对应的治疗方法，向黑箱输入即控制过程，所关心的是人体黑箱内部病变反应的症状变量。由此可见，控制论比较重视从对象系统整体联系的角度来认识对象，这是中医辨证论治的雏形，也就是脏象学形成的途径。

作为贯穿于中医理、法、方、药全领域之理论核心的脏象学，古今研究者众，系统总结者寡，有鉴于此，吾广泛汇集了相关文献，虽不敢言"一览无余"，但确实为"脏象"研究的"全息缩影"，结集为这本《以象论脏求其本——名医解读中医基础理论之核心》。因而斯作从一定程度而言，实为热心研究脏象之专家、学者集体的结晶，本人仅就此做了梳理、归纳而已。

　　本书共分为7篇。首篇为"脏、象与脏象学博论",系古代医家、现代学者对此的广博之论,可视为"总论";后依次为"心之脏象与病症辨治""肝之脏象与病症辨治""脾之脏象与病症辨治""肺之脏象与病症辨治""肾之脏象与病症辨治"及"五脏相关与病症辨治"6篇,此着墨颇多,为全书之重,涉及临床诸多病症,故可视为"各论"。本书既有理论解读,又有辨治的方药经验,亦有相关现代研究的新颖见解,彰显了理论与实践的统一性。

湖南中医药大学

瞿岳云

目　　录

第一篇　脏、象与脏象学博论

第二篇　心之脏象与病症辨治

第三篇　肝之脏象与病症辨治

第四篇　脾之脏象与病症辨治

第五篇　　肺之脏象与病症辨治

第六篇　肾之脏象与病症辨治

第七篇　五脏相关与病症辨治

第一篇　脏、象与脏象学博论

1 《内经》脏、象与脏象学

脏象学是《黄帝内经》（简称《内经》）的核心机秘，是中医的本、源，医道，是通解《内经》，让中医理论回归科学的密码。学者刘玮认为正确诠释《内经》中的脏、象与脏象学的定义，是理清《内经》是一个系统、完整、科学的医学理论体系的关键，是让中医理论回归科学的关键。

脏象学的理论框架结构

脏象学以解剖学说为理论基础，从人体形象表象的 10 类现象和 8 类变化传递出的病象信息，观察人体内脏腑的器质状态和运行状态以及血气津液的运行状态，以脏象学形成病理理论，以针刺疗效验证定论，形成了由病象、脏象学、针刺治疗疗效验证三大要素组成的三角理论结构框架。临床应用时，顺向辨证施治、逆向相互验证，是一个严谨、科学、规范的临床操作规程。

脏象学中脏的定义

脏的定义出于《素问·阴阳应象大论》中的"在脏"。即指肝、心、脾、肺、肾五脏。脏象学中"脏"定义的理论依据出自《素问·阴阳应象大论》中黄帝说的"论理人形，列别脏腑"。黄帝明确说明，脏象学中的"脏腑"，是古人通过解剖认识、根据"人形"的"十象"显现的信息，列别、论理出来的理论，再通过针刺疗效验证定论的脏腑，属于脏象学中的脏腑学说，不是西医解剖生理学中的脏腑，所以在理论上不能把脏象学中的脏腑与西医解剖生理学中的脏腑相提并论。

脏象学中象的定义

象的定义出自《素问·阴阳应象大论》中"在天、在地、在体、在脏、在色、在音、在声、在变动、在窍、在味、在志"之象。所谓"在"，就是"脏"与"象"的定义。所谓"象"，就是区分列别五脏的"现象"。在脏，即指肝、心、脾、肺、肾五脏。在象，即指天象、地象、形象、色象、音象、声象、五官各象、食象、变象、神象 10 类现象。天象传递的是病因信息、地象传递的是病机信息，其他八象传递的是病象信息。五脏各有十象，勾画出区分列别五脏病变时，脏与脏之间的观察分界线。十象中的所谓变象，即是指十象显现出的阴阳表里、寒热虚实的 8 类现象变化，即所谓"八变"。

脏象学的定义

脏象一词出于《素问·六节脏象论》，论述了脏与象的对应关系。以脏与象的对应关系，系统完成了人类生理学说、病理学说、观察诊断学说、治疗学说的医学理论体系，所以，称之为脏象学。

脏象学的临床应用

脏象学中的"象"，是医生观察患者体内五脏六腑、血气津液运行状态的信息源，是医生区分列别病发生于何脏、何腑、何一经络，"决生死、定可治"，分析病情的主要方面。观察患者的病象的阴阳表里、寒热虚实八类变化，就可以知道患者体内脏腑的器质状态和运行状态，及血气的运行状态、病情的轻重缓急、发展趋向及生死预后。所以，脏象学是一个顺势思维、快速反应的临床诊断方法。也可以视为中医的临床操作规程。"象"中不包含脉象，是因为脉象在脏象学中，起着初步验证的作用，用以验证从中得出的诊断结论的准确性。脏象学的临床应用，分以下几个方面。

1. 病象分理　《内经》"象"，即现代医学所说的"症状"。脏象学的象与变，在《内经》中都属于系统理论，是分理病症的思路，它以五色、阴阳分理五脏六腑，把病象区分列别成 12 大类，能迅速分理出病在脏还是在腑，在表还是在里，在脏腑还是在躯体，在阴还是在阳，是虚、是实，是寒、是热等。如形象定义肝与筋相合、心与脉相合、脾与肉相合、肺与皮毛相合、肾与骨相合，肝与胆相表里、心与小肠相表里、脾与胃相表里、肺与大肠相表里、肾与膀胱相表里，形象上筋异常，则病在肝、胆、眼、足厥阴肝经和足少阳胆经。脉异常，则病在心、心包、小肠、舌、三焦、手少阴心经、手太阳小肠经、手厥阴心包经和手少阳三焦经。皮毛异常，则病在肺、大肠、鼻、手太阴肺经和手阳明大肠经。肉异常，则病在脾、胃、口唇、足太阴脾经和足阳明胃经。骨异常，则病在肾、膀胱、耳、二便、足少阴肾经和足太阳膀胱经。色象定义肝青、心赤、脾黄、肺白、肾黑；患者的面象色象异常现青，则病在肝、胆、筋、眼、足厥阴肝经和足少阳胆经。面象色象异常赤红，则病在心、心包、小肠、脉、舌，在手少阴心经、手厥阴心包经、手太阳小肠经、手少阳三焦经。其他各脏与象对应辨别的道理都是一样的。五官定义肝开窍于目、心开窍于舌、肺开窍于鼻、脾开窍于口、肾开窍于耳，是从五官的变化列别五脏的病变。神象定义肝怒、心喜、脾思、肺忧、肾恐，是从情志列别五脏的病变。音象定义肝角、心徵、脾宫、肺商、肾羽，是从音象列别五脏的病变。声象定义肝呼、心笑、脾歌、肺哭、肾呻，是从声象和行为列别五脏的病变，都是五脏功能出现异常后，在神象、音象、声象五官出现的不同表现。变象中的肝握、心忧、脾哕、肺咳、肾栗，会因病情的寒热虚实变化而时刻发生变化，所以称变象。食象肝酸、心苦、脾甘、肺辛、肾咸，是察其身体所需，以了解五脏精气的需要，都是分理列别六脏、六阴经、六腑、六阳经，及筋、脉、皮、肉、骨等人体功能组织病变的信息依据。根据这 10 大类信息，把人体病症分理为从六脏、六阴经，六腑、六阳经，12 类观察通道。加上疑难杂症的辨别，规范成临床观察的"13 条思维通道"，所以，黄帝称其为"医道"。

2. 辨证　脏象学是一种顺势、快速反应的思维模式。在《素问·阴阳应象大论》中，岐伯以脏象对应，为后人勾画了 5 张脏象观察的百变图。以肝、肾为例：观察时，患者的面象色象泛青、眼象红赤、形象上肢体伸屈不利或弛缓无力、音象高、声象呼、神象烦躁易怒、变象双拳紧握、食象喜酸，一个肝阴亏虚、肝阳上亢的病象即一目了然。从天象可以判定其病起于风，从地象可以判定病发于木主气运的时辰。如患者面象色象泛黑、形象腰腿疼痛和软弱无力、声象、音象低微而不时呻吟、变象畏寒颤栗、耳象耳鸣或听力减退、神象无故恐惧、食象喜食咸味，即能立断其病在肾，是一个肾阳虚衰，先天之本已经动摇的病象。天象判定其病伤于寒，地象判定其病发于水主气运的时辰。其他四脏的十象观察，道理都是一样的。脏象学属于以六脏为中枢向六腑、六阴经、六阳经、筋、脉、皮毛、肉、骨延伸观察的信息思维，形成顺势观察、快速反应，诊断人体病变的 12 条快速思维通道。如形象上筋出现异常、胆的功能出现异常、眼睛的视力出现异常，神象出现烦躁易怒或易惊、恐惧，声象、音象出现无故惊呼尖叫或沉默不语、面象现青色的色象、经常双拳紧握、神情紧张、喜食酸味等，都是肝胆的功能运行出现了问题。脉出现异常、小肠的功能出现异常、舌质舌色出现异常，面象出现异常的赤色色象、神象出现狂喜多言或犹思不语、声象音象出现声朗多言或声音低微、语言不续、变象出现忧愁、双目深视无神，都是心脉的功能运行出现了问题。肺、脾、肾等脏腑的道理都是一样的。《内经》通过这 12 条快速思维通道和疗效验证积累，在刺治篇章里形成了一个"病象库"和"处方库"。医生通过对十象的观察、思考，和"病象库"内的病象对号入座，马上就能反映出病是在脏、在腑、在体、在哪一经络、在阴、在阳、在表、在里、是寒、是热、是虚、是实、是什么病。病现于形象称病形，现于色象称病色，现于其他各象称病象。

3. 望神知病 狂喜、易烦躁、多言、多动者多阳盛、阴虚，病象现阳象。畏寒怕冷、懒言怕动、神气疲惫者多阴盛阳虚，病象现阴象。

4. 望色知病 岐伯称脏象学为"色脉"，色象是区分列别病象的基础，是望而知病的关键。《灵枢·阴阳二十五人》说，面象色象现青、音象属角音的人，肝胆功能脆弱，病易发于肝胆及足厥阴肝经、足少阳胆经。面象色象赤红、音象属徵音的人心脉功能脆弱，病易发于心、心包、脉及手少阴心经、手厥阴心包经、手太阳小肠经、手少阳三焦经。面象色象白、音象属商音的人肺气功能脆弱，病易发于肺、手太阴肺经及手阳明大肠经。面象色象黄、音象属宫音的人脾胃功能脆弱，病易发于脾、胃、足太阴脾经和足阳明胃经。面象色象黑、音象属羽音的人肾与膀胱的功能脆弱，病易发于肾与膀胱及足少阴肾经和足太阳膀胱经。《灵枢·五色》论述了色象在面象的观察部位，论证了青、赤、黄、白、黑5种面象色象，在真脏色和寒热风湿肿脓等病色的区分、列别，非常微妙神奇。色象的观察辨别，是修成"治病于未病，治乱于未乱"，望而知病的基本功。

5. 色象乘袭 十象的观察辨别中，还有一个色象乘袭的辨别。在系统的色象学说中，六脏六腑的色象，在面象上都有其观察部位，脏腑发病后，如不及时治疗干预，就会波及影响其他脏腑。其病情的转化发展状态，会同步显现在患者的面象色象上。如心脏发病累及肾脏，肾脏的黑色病色，就会乘虚侵袭显现在心脏的观察部位。脏象学里把这种现象称为"肾乘心"，是心先病后又累及肾发病的一种病象表现。脾病后累及肝，肝的青色病色就会乘虚侵袭到脾的观察部位，即称为"肝乘脾"，是脾先病后累及肝病的表现。其他各脏之间的道理，都是一样的。

6. 望形知病 "决死生、定可治"取决于对形象的观察。《灵枢·本脏》是形象学说的纲领。如形象上头倾视深，是精神衰绝，心的精气已经衰败的形象。背屈肩随，是五脏精气虚衰，躯体即将衰败的形象。腰背弯曲疼痛，是肾气衰败的形象。膝关节变形疼痛、伸屈不利，是肝胆的精气衰败的形象。大块的肌肉消瘦，骨骼外露，是脾胃的精气已经衰败的形象。毛发焦枯脱落、气短喘促，是肺的精气已经衰败的形象。凡面黄目青、面黄目赤、面黄目白、面黄目黑的病，皆可以治。原因是患者面象色象的脾胃精气还在，后天之本未衰，还有康复的希望。凡面青目赤、面赤目青、面青目黑、面黑目白、面赤目白者皆为不治之象，是因为其面象色象的脾胃之色尽失、后天之本的精气已经衰败，已经回天无力，没有治愈的希望了。

7. 望五官知病 五官是五脏的观察窗口。眼睛的病变多发于肝、胆和足厥阴肝经、足少阳胆经。舌质暗红、舌下经脉怒张，病多发于心、脉、手少阴心经、手厥阴心包经、手太阳小肠经、手少阳三焦经。鼻塞、流涕，病多发于肺、手太阴肺经。口舌生疮，病多发于脾、胃、足太阴脾经和足阳明胃经。耳鸣、耳聋、听力减退，病多发于肾、足少阴肾经及足太阳膀胱经。五官的形象及病象，传递着五脏功能正常运行和出现异常的信息，所以，《素问·阴阳应象大论》云：肝开窍于目、心开窍于舌、脾开窍于口、肺开窍于鼻、肾开窍于耳。

8. 阴阳八变 十象的观察中最复杂、微妙的是阴阳八变，即脏象的8类变化。《素问·阴阳应象大论》："善诊者，察色按脉，先别阴阳；审清浊而知部分，视喘息、听声音而知所苦，观权衡规矩，而知病所主。"脏腑发病后，病象有阴阳表里寒热虚实八类变化，也就是所谓的八变，也就是《素问·阴阳应象大论》中说的"善诊者，察色按脉，先别阴阳"的具体方法，阴象的观察包括六脏、六阴经、精、神、血、筋、骨、肌肉、里、寒。患者的形象现懒言怕动、面象色象青白或青黑或紫红如死血、沉滞晦暗、神象惊恐、音象低微、声象无语等现象，出现畏寒战栗的变象等，为阴象。阳象包括六腑、六阳经、神、气、色、皮肤、毛发、津、液、表、热等现象，患者的形象好动、面象色象黄赤、口唇干燥、音象高、声象多言、变象烦躁易怒，为阳象。控制人体阴阳的是人体自身平衡、调节、控制系统权衡规矩。权衡规矩平衡、调节、控制着脏腑血气的运行机制，维持着人体阴阳的平衡和人体内外微妙复杂的动态平衡。当人体内阴阳平衡时，平衡线是水平的。当人的心态不良、心理失衡、情绪失控和受外感、内伤时，就会引起体内脏腑血气的波动，脏气的反应会立即引起体内阴阳的波动，而引起十象一系列的变化，引发疾病。如阳象波动亢盛，患者就会有口干欲饮、皮肤毛发失泽的形象，燥热面赤的色象，并有多言、烦躁易怒的神象，眼鼻干、口燥、舌疹、耳鸣等五官病象。如果病情阴胜于阳时，阴象会出现多汗、便秘、懒言怕动等形象，沉默寡言、容易惊恐的神象，面象青白的色象。阳象反映出病发于外感，因伤及的脏腑功能不同而出现不同的病象。如心气受伤则五心烦热，肺气受伤则鼻塞咳喘，肝气受伤则眼睛红肿，脾气受伤则口唇生疮，肾气受伤则头发失泽、脱发等。阴象则反映出病发于脏腑功能受损，也会因伤及脏腑的不同而出现不同的病象。如心阴虚会出现心烦多汗，肺阴虚会出现干咳黄痰，肝阴虚会出现两眼昏花，脾阴虚会出现五谷不化，肾阴虚会出现头晕耳鸣等病象，这就是《素问·阴阳应象大论》说的"阴胜则阳病，阳胜则阴病"。当权衡规矩的指针摆动的将要接近死亡线时，无论阴阳，患者的病情就已经到脏腑功能即将衰竭的程度了。当阴象的指针达到盛极时，阳象的指针也摆动到虚极的位置，显示出脱气的变象。这时，阴象就会出现五脏争气的变象，患者的面象会显现缺气脏腑的真脏色，并出现呼吸急迫、喘促、血瘀面象，口唇色象青紫、九窍不通等阴盛极而阳气衰绝的变象。这时候生命的运行也就要终结了。当阳象的指针摆动至盛极，接近死亡线时，阴象的指针也接近虚极、脱血的极度。这时阳象会出现五脏争血的变象。患者的面象和五官各象，会显现缺血脏腑的真脏色，出现狂躁、神乱、失神等变象。五脏争血会导致脏腑缺血性衰竭，最后以阳厥死亡。按照脏象学中的病本学说，"象"现于阴，病多发于内伤脏腑，其病在里，称为"病本"。"象"现于阳，病多发于外感，其病在表，称之为"标"。一般情况下，阴盛则阳虚、阳盛则阴虚，虚实两"象"会同现于面象、形象、色象、神象、声象、音象与五官各象，但会有轻重缓急之分。观察治疗时，可从十象八变中辨别出病先发于表，还是病先发于里。并根据病情的轻重缓急，作出里虚治本、标急治表，或表里同治的决定。

9. 脏象学中的第十三条"道"　脏象学认为，外感风寒湿热燥火是导致人体发病的第一致病因素，风湿寒热等外感致病因素侵袭人体，先侵入皮毛，再侵入孙脉，然后侵入络脉，再从络脉侵入经脉，伤及六腑，最后伤及五脏。这是"外感"致病的一般性规律。脏象学总结的十象、八变、12条快速反应思维通道，就是针对在这一规律范围内发生的疾病。《素问·奇病论》《素问·大奇论》《素问·缪刺论》等篇章对突破这一规律的奇病，即现代医学称之为疑难杂症的病症，以脏象学的病理学说做了论证。认为，当病气侵入人体皮毛、孙脉、络脉后，身体素质强健的患者，经脉里经气强盛，病气就难以侵入经脉。不能进入经脉的病气，就会流入联络十二经脉的十五大络和其他络脉。当病气侵入十五大络和其他主要络脉，阻断血气的正常交流时，就会引发各种突发性奇病，如突发性耳聋、突发性失明、突发性高热、突发性剧烈疼痛，甚至突然昏厥、休克等。《素问·缪刺论》里就记载了许多突发奇病的"病象"，以及让扁鹊"一举成名"的"尸厥"病象。所以观察诊断病气不能进入经脉，流入大络而发生奇病、疑难杂症的病象理论，是脏象学临床观察的第十三条"道"。

10. 病象库和处方库　《内经》里最大的宝藏，就是上古圣人们根据脏象学的十象、八变、十三条快速思维反应通道，分理、列别、整理，并经过无数次针石刺治疗疗效验证积累起来的"病象"。病象分布于针刺治疗学说的各个篇章，《内经》中的病象和处方形影不离，有病象必有处方。所以，把《内经》中的针刺治疗验证学说的所有篇章，称之为《内经》的"病象库"和"处方库"，观察诊断时与病象对号入座，即能达到快速反应的目的。

11. 悟道修炼　医学"圣人"和"神医"的修炼过程，第一步先是"明道"，脏象学是临床观察诊断的不二捷径，必须先深悟精通脏象学的十象、八变、13条顺势思维和快速反应的思维通道，方能对患者病情的轻重缓急、发展趋向、生死预后，通过望、闻，作出快速、准确地判断。第二步就是必须牢记"病象库"中的全部病象和"处方库"中的全部处方。这样，当望患者的"病象"时，思维马上就会沿着十象、八变的思维通道，与病象库中的"病象"和处方库中的"处方"对号入座，即能达到"闻而知病""望而知病",辨证施治、手到病除的目的。

12. 施治 脏象学的精髓是"平衡"和"和谐",即保持体内阴阳的平衡、脏腑血气的和谐运行,以维持人体内外微妙复杂的动态平衡。所以,无论是针、灸、刺、调,还是药物调治等千百种治法,目的只有一个,就是恢复患者体内的阴阳平衡,人体内外的动态平衡,脏腑、经脉、血气的和谐运行,血气津液的通畅输布。黄帝将其称之为"治本"。将对偶尔外感,躯体不适、疼痛、六腑代谢失常等引起的病痛的治疗,称之为"治标"。对二者需兼顾治疗的,称之为"标本兼治"。

2　《内经》中的脏象

脏象是中医学关于人体结构和功能的说明模型，当代称之为脏象学。这一理论的建立有其深刻的科学文化背景，其魅力不仅在于有临床实践价值，而且也是中医理论特色的体现。学者孟庆云对其内涵做了深入阐述。

脏象的三元构建

《内经》的脏象溯源于三：一是关于"脏"的知识，二是"象"的观念，三是联系"脏"和"象"及建立脏象学的方法论。

对事物认识的一般过程是，对结构研究在先，功能研究在后。《内经》对深藏于内的人体脏腑的研究也是如此，其主导观念是"有诸内必形于外"，人体生理功能主宰于体内脏腑。因此，所论述的脏象虽然是一个人体的说明模型，也是从内部实体研究入手。故《灵枢·经水》开宗明义："夫八尺之士，皮内在此，外可度量切循而得之，其死可解剖而视之。"运用解剖学而获得了关于深藏于内诸如肝、心、脾、肺、肾、胃、胆、膀胱、大小肠等脏腑的形态学和格局方面的知识，也从形态结构中推测出脏腑的有关功能，如心主血脉，胃为水谷之海等。

"象"是中国文化的原型系统之一。这种原型是超个人意识的，是集体的历史积淀物。从原始先民的"观物取象"，到《易经》特别是《易传》关于"象"的诸多论述，"象"已成为中国古代科学、艺术、哲学等对认识原型的理论表述，其中最富于联系和富于传统的是，它是古老的象征系统。古代对"象"的观念发轫于占筮。《左传·僖公十五年》："龟，象也；筮，数也。物生而后有象，象而后有滋，滋而后有数。""象"和"数"是通过占筮的形式表现出来的。象数之学，企图以符号、形象和数字来推测宇宙变化，当然也包括人。对"象"的认识由浅而深，其范畴从现象、意象而有法象。开始是"见乃谓之象"的直观所见，以后"拟诸形容，见其物宜"，用最简单的物象，经过"近取诸身，远取诸物"的守约而施博的过程，成为涵盖广大的事物演变规律，最后又据"易则易知，简则易从"的原则，以"象"为简约的模型，即《易传·系辞》所说的"象也者，效此者也。"《易经》之"象"，就是通过卦爻等抽象的符号或数字系统来表现事物的特征。这样，"象"就从反映实物发展成为象征系统。其发展的结果，"象"规定了研究对象的层次。《易经》的卦爻之象，都是"效天下之动者也"，"象"是动态观察的结果，只有"象"才分阴阳，故"一阴一阳之谓道"。所谓"道"就是规律，是动态规律。但"道"所论述的是高层次的动态规律，而非低层次的实体和行止，故"形而上者谓之道，形而下者谓之器"。因此，在中国传统文化中，以动态功能之象为事物之本，重视规律的道，轻视器物。

《内经》把"脏"和"象"联系起来建立脏象学的方法论，是《灵枢·外揣》和《素问·阴阳应象大论》等所提出的"司外揣内""由表及里""因发知受""以病知不病"和"阴阳应象"等方法，是把"所见于外，可阅者也"的象——分组，把各组特征与"解剖而视之"的形体特征联系起来，从而形成了"脏居于内，形见于外"不同系统的脏象。每个系统都包含有形与神、精与气、生长化收藏等不同要素的综合模拟。但因"象"以"形而上者谓之道"，故脏象学在发展中，对"形而下者谓之器"的解剖方面的研究就逐渐冷漠。以上论述表明，脏象学的建立，是从解剖到功能，从经验到概念，从具体到抽象和从实体到模型的过程。

《内经》的三种脏象

　　《内经》关于脏象有"脏""腑""器""官"四种称谓。"脏"和"腑"已为诸篇所习用，"器"见于《素问·六节脏象论》"脾、胃、大肠、小肠、三焦、膀胱者，仓廪之本，营之所居，名曰器"，是把六脏合称为"器"以应一节，以司盛为主要功能；"官"即是《素问·灵兰秘典论》之"十二官"，乃脏腑功能之谓。"器"和"官"因其应用偏狭，渐被扬弃，此两篇在很大程度上为文献保存之模本而辑入。西医传入中国以后，翻译西医著作的学者，把人体脏器和独立的解剖功能单元笼统译为"器官"，以示与脏象学中脏腑的区别。随着关于"脏"和"象"认识的发展，医学家们在进行理论建制时，必须有一个框架，才能把诸理论要素串联成一个系统。最早在《周礼》中曾言"九脏"，《庄子》有"六脏"，《素问·三部九候论》及《素问·六节脏象论》也均提及"九脏"。《素问·三部九候论》以"九野为九脏，故神脏五，形脏四，合为九脏"，其意在于"九候之相应也"。《素问·六节脏象论》"九野为九脏"，但意在说明"六六九九之会也"。两篇所言之九脏均未形成完整系统，故流传不广，《庄子》六脏之说并无详论，因而九脏、六脏都被其他的脏象模式所取代，在构建脏象学时，随着传统文化发展的不同时代，也就有不同的理论模型，其思路不变，但框架不断递嬗。

　　1. 八卦脏象　八卦脏象乃是从巫史文化之占病而孑遗于医学。《周礼·春官》言"以八卦占筮八故"，依八种卦象推测所占之事：征、象、与、谋、果、至、雨、瘳，其中的"瘳"就是推占病愈与否。从八卦之卦象来推占病变之脏腑，其各卦所应如《易传·说卦》："乾为小肠，坤为脾，震为肝，灵为大肠，离为心，坎为肾，兑为肺，巽为胃。"这种占测脏腑的因迹在《灵枢·九宫八风》中发展为疾病预测，是篇从观测之八个方位而定八风，八风所伤害乃应于九宫八卦之位的八个脏腑：在离卦位之南方大弱风伤心，坤卦位之西南方谋风伤脾，兑卦位之西方刚风伤肺，乾卦位之西北方折风伤小肠，坎卦位之北方大刚风伤肾，艮卦位之东北方凶风伤大肠，震卦位在东方婴儿风伤肝，巽卦位在东南方弱风伤胃。随着诊法的发展，八卦脏象之占测逐渐淡化而趋于消弭，但脏腑的"象"的内涵和时空方位的特征却作为合理的内核而被保存。例如，各种脏象学都以离卦的特征指心，坎卦的特征指肾，等等。

　　2. 六节脏象　六节脏象是以复卦之六爻为原型，按"以象为本"的原则，建制起以六脏六器模拟六节的脏象理论。恪遵"人与天地相参"的命题，天与人被视为同源同构之物，故人之六脏六器，要与天地时序六节之三阴三阳相应。《素问·六节脏象论》指出六脏即：一是心，为阳中之太阳；二是肺，为阳中之太阴；三是肾，为阴中之少阴；四是肝，为阳中之少阴；五是统称为"器"的脏，为"至阴之类"（至阴即阴中之太阴）；六是胆，原文中关于胆的三阴三阳属性缺如（据文意分析胆应为阴中之少阳），但对其功能则强调"凡十一脏，取决于胆也"。其六器，即脾、胃、大肠、小肠、三焦、膀胱六者。明代医学家张景岳，深知此篇立意模拟六爻的脏象理论，故他在《类经图翼·医易义》中说："故以爻象言之，天地之道，以六为节。"六节脏象比之八卦脏象，不仅在内容上有所完善，而且各脏与一年时间节律的对应，在逻辑上进一步契合。

　　3. 五脏六腑全息脏象　秦汉之际，五行之说盛行于世。西汉之初的易学家们就曾把易学的卦爻象数之学与五行相结合，例如，京房始创"纳甲说"包融卦和五行。医学家们则沿此思绪，建立了以易理为引导、以五行为核心的五脏六腑全息脏象论。

　　《易传·系辞》"天五地六"，"天五"可推测从五星到五行的类比系列，"地六"可衍为六气或六合的系列，医家们遂以此象数为原象，应象出五脏六腑。即如《白虎通》："人有五脏六腑，何法？法五行六合也。"《内经》宣称，它的方法论之一就是"法于阴阳，合于术数"。《素问·五脏别论》："五脏者，藏精气而不泻也，故满而不能实；六腑者，传化物而不藏，故实而不能满也。""天五地六"以天统地，故与之相应的五脏六腑也以五脏统六腑。由此，五脏成为人体五行系统的核心，加之五行能很好地表示横向的生克关系，用以为脏腑说明模型的原型是比较契合的。

　　以五行之理论说脏象，其配合方式也曾有其沿革。按古文经学所论的五脏与五行相配是：脾配木，肺配水，心配土，肝配金，肾配水。仅肾配水和《内经》的记载一致。《内经》关于五脏和五行相配，和今文经学的说法相同。汉代经学大师郑康成在《礼记·月令·祭先脾孔疏》中说："今医疾之法，以肝为木，心为火，脾为土，肺为金，肾为水，则有瘳也；若反其术，不死为剧。"可见，《内经》确定的五脏与五行的配合方式，是实践的选择，曾有血的教训。

以五行为构架的脏象，除吸收八卦脏象和六节脏象中的合宜于实践的因素和优点外，更有新的发展。一是因于运用五行生克规律，使五脏所表述的人体功能，不再是简单的相加，而是通过彼此的生克制约，成为一个能够自调的稳态系统。二是具有多维和全息的特征。这是受西汉初象数派易学的影响，特别是京房的"纳甲说"。"纳甲说"即是把阴阳、五行、八卦、五方、月相和天干等诸因素结合为统一的象数图式。《素问·金匮真言论》等篇，按此思路，建立了以五脏为核心，以五行为构架，联系时间空间等不同层次的多维的脏象理论。《易经》本身即含全息的思想，六十四卦已经构成一个全息系统。它的每一别卦，又潜含着所有六十四卦的内容。从时序而言，它有六爻；从演进而论，其太极、两仪、四象至八卦，有全部吉凶大业的演进过程；从空间方位看，每一别卦又隐藏着其他六十三卦阴阳推荡刚柔相摩的全部变化。可谓"象中有象"。现代全息理论指出，在一个有联系的整体中，任何一个局部都能反映出整体的属性。《灵枢·五色》在实践认识的基础上，创造性地发挥了《易经》的全息思想，提出了按五行脏象系列的面部五色诊的全息图。把《内经》各篇关于五脏六腑脏象的各种论述综合起来，则呈现出多维的和全息的特征，这种脏象学称为五脏六腑全息脏象。

《内经》脏象学的意义

《内经》中三种主要脏象学建构演变过程和人类认识规律是一致的，但也体现了中国传统文化思维的特征——脏象学以"象也者，效此者也"为始基构建的人体模型。从运用解剖方法到模拟类比，认识了人体有五脏、六腑、五体、五形、五官、五液、五志、五色以及和自然界五方、五气、四季、五化、五味、五音等的不同层的功能和与自然界的关联，因此脏象学具有层次性与关联性。因于脏象学是象数和五行的综合模拟，从《易传·象·节卦》的"天地节而四时成"，到五行的"四时五方"，而赋以脏象学具有时间和空间的特性，《灵枢·本脏》："五脏者，所以参天地，副阴阳而连四时，化五节者也。"恽铁樵在《群经见智录》指出时空性是脏象的特征之一，他说："《内经》的五脏，非血肉的五脏，乃四时的五脏。"模型性、层次性、关联性、时空性、全息性是脏象学的五大特征。这也是中医学的特点之一。理解脏象的特征，对于认识中医学的科学结构和发展有如下几点启发。

第一，脏象学理论内涵的丰富性，它的发展程式是外延式。从思维科学而论，脏象学是从"观物取象"的形象思维开始，继而发展为抽象的理论模型。因形象思维的外延能力总是高于自身的原型，而系统模型的功能总是大于其结构，故脏象学建立以后，从不同角度去认识都有新的发展，并能与新的知识相结合，甚至它的理论框架从八卦经六腑到五脏六腑不断扩大，其内容也不断丰富。在《内经》成书以前如是，其后亦如此。例如，明代温补学派的孙一奎、赵献可、张景岳等医学家，就引介易学的太极图思维，以命门为人身之太极，先后提出动气命门、肾间命门和水火命门等诸命门学说，使脏象学又一次得到发展。

第二，脏象学与西医关于器官的理论有不可通约性。中医学的脏象与西医学的器官，二者既有不同的理论背景，又有不同的内涵，因此其二者的关系合乎库恩和费耶阿本德提出的不可通约性的原则。这足以说明中医和西医，是不同的理论体系，不存在一种抽象的普遍性，因而也就没有一组中性的规则和中性的语言，来作为理论之间走向共通和同化的桥梁。这样，在中西医学理论的发展中，二者只能以互补为归宿，即扬弃差别，而不是消融差别，可以在互补中达到某种整合，却不能合并。

第三，脏象学具有模糊性，对中医学理论的发展也有一定负面作用。导致脏象学的模糊性有两方面原因：一是它的理论是应用"取象比类"方法所建立的，类比的方法产生的事物皆有不同程度的模糊性，特别是研究对象是最为复杂的人体，因此，用任何单一模型来模拟人体都将有不同程度的模糊性，脏象学更不例外。二是因于脏象学以"重道轻器"和整体综合研究为特征，故而难以进行分析，特别是微观分析，这也是导致模糊性的原因。世界万物有得必有失，作为模型的脏象学，也未尽极至无缺，其模糊性在一定程度上对中医学的发展尚有滞后作用。因此，脏象学还需要与关于人体的解剖知识互相补充。清代医学家王清任也兼务解剖，从汇通学派到当代的中西医结合，也是中医学为适应需求的一种实践选择。

综上所述，《内经》中的脏象，不仅是医学理论，也是民族传统文化和智慧的结晶，还有独特的方法论意义。

3　《内经》脏象之阴阳八变

脏象学信息医学理论体系是以五脏对应天象、地象、人的形象、色象、神象、声象、音象、五官各象、食象、变象等人体外表的 10 类现象，观察研究人类生理学、病因学、病理学、诊断学和治疗学的一门科学。"十象"中的"变象"主要指阴、阳、表、里、寒、热、虚、实 8 类变化，简称阴阳八变。变象的主象是阴象和阳象，即阴阳为变象之根本。《素问·阴阳应象大论》："阴阳者，天地之道也，万物之纲纪，变化之父母，生杀之本始，神明之府也。"即阴阳总领 8 种变化，又在 8 种变化中互通阴阳，故变象的本质便是阴阳八变。学者刘玮等对此做了进一步的阐述。

脏象中的变象

1. 变象的定义　变象出自《素问·阴阳应象大论》中"东方生风……在变动为握……南方生热……在变动为忧"的"在变"，意思是有规律的、在不断变化中的病象。脏象学中的变象深奥复杂，涉及天象，地象，患者的形象，面象的神象、色象，五官的眼象、鼻象、口象、舌象、耳象、音象、声象，脏腑，气血，津液，阴象，阳象，表象，里象，寒象，热象，实象，虚象，五行，季候，心理等，浅出于阴、阳、表、里、寒、热、虚、实 8 类变化。故变象在临床诊断、辨证施治中起着关键作用。

2. 变象的作用　变象的核心是向医生传递患者体内阴阳失衡的程度，医生望诊观察患者的象及变化的信息，即能准确判断出患者病发自何脏、何腑、何经、何络、在气、在血、在津、在液、在体、在筋、在骨、在皮毛、在阴还是在阳、病情的轻重缓急、发展趋向及生死预后。

变象是脏象学"象"中最复杂、变化最微妙、最关键的一象，阴、阳、表、里、寒、热、虚、实 8 类变化现象，能牵动象一系列的变化。其理论的核心是"平衡"与"和谐"，重点是"阴象"与"阳象"。要领是以阴阳为纲，来辨别脏腑气血的运行状态（气在表，血在里，腑在表，脏在里）及区分患者病情寒、热、虚、实的不同变化，也就是当人体自身平衡调节控制系统，即处于"权衡规矩"下的工作状态受到干扰，功能受损或失灵，必会导致阴阳的失衡，从而引发患者脏腑气血运行状态的改变和寒、热、虚、实的病情变化。如脏腑阴阳失衡，或阴寒，或阳热，或寒瘀，或阳厥，则阴盛阳虚、阳盛阴虚，病情亦随之而变化。这些不断变化的状态和现象与患者病情的轻重缓急、发展趋向、生死预后密切相关。即这些现象在为医生传递着多种复杂而微妙的病情变化信息。

《内经》脏象学认为，患者情志受到强烈的刺激、情绪剧烈波动或外感、内伤的侵袭，都会干扰权衡规矩的工作状态，引起血气波动，导致人体阴阳失衡和人体内外微妙、复杂的动态平衡失衡，触动病之根本而发生疾病。权衡规矩功能变化，患者的形象，面象的色象、神象，五官的眼象、鼻象、口象、舌象、耳象、音象、声象就会发生阴、阳、表、里、寒、热、虚、实 8 类变化，8 类变化会在象里显示出阴、阳、表、里、寒、热、虚、实 8 类现象，医生根据患者病象的阴象和阳象，分清病情的表里寒热虚实，询问患者所欲五味、从天象中获取病因，从地象中获取病机，合参现象变化，以辨证施治。

变象中的阴阳

1. 阴阳是变象中的两个象　脏象学中变象的主象是阴象和阳象。脏象学中的阴阳，不是《易经》中以数推理的阴阳，而是变象学说中变化最多的两个"象"。

2. 阴阳是脏腑表里、标本关系的理论基础　《素问·金匮真言论》："夫言人之阴阳，则外为阳，内为阴，言人身脏腑之阴阳，则脏为阴，腑为阳"。这是古人通过反复的临床观察和总结证明五脏功能失常发生疾病，病象多显阴象；六腑功能失常发生疾病，病象多显阳象。《素问·五脏生成》："心之合脉也、肺之合皮也、肝之合筋也、脾之合肉也、肾之合骨也。"论定了五脏与筋、脉、肉、皮、骨的标本关系、相合关系，同样能从对阴阳两象的临床观察得以验证。所以，以阴阳两象区分脏腑的表里关系，五脏与筋、脉、肉、皮、骨的标本关系，是脏象学信息医学理论体系的理论基础。

3. 阴阳变化的一般规律　《素问·阴阳离合论》《素问·阴阳别论》等篇章论述了阴阳变化的一般规律。《素问·阴阳应象大论》言"阴胜则阳病，阳胜则阴病。阳胜则热，阴胜则寒。重寒则热，重热则寒。寒伤形，热伤气"，"东方阳也，阳者其精并于上，并于上则上明而下虚，故使耳目聪明而手足不便也；西方阴也，阴者其精并于下，并于下则下盛而上虚，故其耳目不聪明而手足便也"。分理了阴阳与表、里、寒、热、虚、实的变化关系。

4. 阴象阳象辨证的要领　《素问·阴阳应象大论》"善诊者，察色按脉，先别阴阳；审清浊而知部分；视喘息、听声音而知其所苦；观权衡规矩，而知病所主；按尺寸，观浮沉滑涩，而知病所生"。提醒医生在观察形、色、神、音、声、眼、鼻、口、舌、耳等各象及脉象时，应注重阴阳两象的复杂变化。《素问·阴阳应象大论》明确指出"阴胜则阳病，阳胜则阴病；阳胜则热，阴胜则寒。重寒则热，重热则寒。寒伤形，热伤气"，是观察阴阳变化的要点。《素问·阴阳应象大论》指出"天有四时五行，以生长收藏，以生寒暑燥湿风。人有五脏化五气，以生喜怒悲忧恐。故喜怒伤气，寒暑伤形，暴怒伤阴，暴喜伤阳。厥气上行，满脉去形。喜怒不节，寒暑过度，生乃不固。故重阴必阳，重阳必阴"。《素问·生气通天论》载："阴阳之要，阳密乃固，两者不合，若春无秋，若冬无夏，因而合之，是为圣度。故阳强不能密，阴气乃绝；阴平阳秘，精神乃治；阴阳离绝，精神乃绝。"既阐明了阴阳变化的道理，也点明了阴阳两象变象观察的要领。

脏象学认为，保持体内阴阳平衡是养生之道中"守神"的要领。不良心态、不良情绪、心理压力、不良嗜欲、不良习惯、外感、内伤等各种因素，都会引起脏腑血气的运行波动，导致人体内阴阳失衡，而百病丛生。所以，维持阴阳平衡是"治病于未病，治乱于未乱"的前提。观察阴阳的平衡状态，是诊断病之所在、病情轻重缓急、发展趋向及生死预后的证象依据。维持人体内阴阳的平衡，是维持五脏六腑、血气津液功能和谐运行，维持人体内外微妙复杂的动态环境，维持生命正常运行的基本保证。上古医学理论中的"平衡"与"和谐"，不仅是脏象学的核心内容，也成为后世中华民族文化的精髓。

5. 权衡规矩与阴象阳象　脏象学认为，人体内有由五脏六腑及奇恒之腑共同组成的人体自身平衡调节控制系统、权衡规矩，平衡、调节、控制着人体内阴阳的平衡，以及人体内外复杂微妙的动态平衡。脏象学把变象区分为阴、阳、表、里、寒、热、虚、实八象，以阴阳为纲，脏腑血气运行波动，则引发权衡规矩功能变化，病发于五脏、六阴经、精、神、血、津、液、筋、骨、肌肉、里、寒、二便失常则病象为阴象，病发于六腑、六阳经、神、气、色、皮肤、毛发、汗、表、热失常则病象为阳象，阴象、阳象能够显示出患者病情的轻重缓急，也能够显示权衡规矩失衡的程度。

6. 阴阳失衡的程度主导着病情的变化和变象　脏象学把身心健康的人称之为平人，平人体内阴阳平衡、心态平和，形象上神清气正，面象的色象红黄隐隐，双目有神，呼吸平稳、气息平顺。当人的心态不良、心理失衡、情绪失控时，就会引起体内脏腑血气运行的波动，脏腑血气的波动会干扰权衡规矩的工作状态，立即引起患者体内阴阳的波动，并引起患者体表十象和阴象、阳象一系列的变化反应。这种波动在人的心态情绪平静后即能恢复平衡。但是经常的、持久的、剧烈的精神刺激，以及外感、内伤等致病因素的侵袭，则会损伤权衡规矩的功能，导致其功能失常，致使人体内阴阳变化失衡触动病本，人体便会发病。随着人体阴阳失衡的程度加重，患者的病情就会相应加重。

7. 阴阳波动牵动十象变化　变象之所以称为变象，是它在人体内阴阳波动的情况下，不停地发生着变化。变象的不断变化，会引起人的十象不断发生变化。如患者体内阳气胜阴，变象则显示阳象盛、阴象虚，患者形象上就会有五心烦热、好动、面象的色象红赤、多汗、眼红赤、口干舌燥、身热头痛、心烦易怒等阳象病象；如患者体内阴气胜阳，变象则显示阴象盛、阳象虚，患者形象上会出现面象的色象青白、形象畏寒怕冷、气短懒言、小便清长等阴象病象；如果阳象盛极，则盛极必竭，患者的形象、神象则会出现狂躁不安、神乱癫狂，引发气虚、血虚，严重者个别脏腑经脉因为缺血而功能衰竭，最后因脏腑缺血阳厥而死亡；如阴象盛极，也是盛极必竭。患者则会因气虚无力推动血液循环，引起局部血脉流通不畅而气滞血瘀，形象上出现筋骨关节失养、肢体关节疼痛，面象的色象青紫、口唇色象青紫，严重者则会因气虚、血虚，出现面象的色象如死血、九窍不通、气短喘促，最后因气衰血瘀阴厥而死亡。

《素问·四气调神大论》里的四季之变、《素问·生气通天论》里的阴阳之变、《素问·金匮真言论》里的脏腑阴阳之变、《素问·阴阳离合论》《素问·阴阳别论》里的经脉之变、《素问·六节脏象论》《素问·五色》里的五色之变、《素问·五脏生成》《素问·本脏》里的形象、色象之变、《素问·脉要精微论》里的脉象、音象、声象、形象之变，都表明变象在十象中的作用是产生各象复杂微妙变化的基础。

8. 变象与阴象、阳象　《素问·阴阳应象大论》："阴阳者，天地之道也，万物之纲纪，变化之父母，生杀之本始，神明之府也。"《素问·宣明五气》："阴病发于骨，阳病发于血，阴病发于肉，阳病发于冬，阴病发于夏，是为五发。邪入于阳则狂，邪入于阴则痹，搏阳则为巅疾，搏阴则为喑，阳入阴则静，阴出之阳则怒，是为五乱。"上述条文描述了阴阳二象变化的一般规律，也是"治病于未病，治乱于未乱"的关键。"变象"学说的观察，是"治病于未病，治乱于未乱"的关键，当人体内的阴阳产生波动时，会引发人体气血津液的运行输布失常，并牵动形象、色象、神象、音象、声象、五官各象以及食象不断发生变化。患者阴盛阳虚，则患者形象上会出现无食欲、食谷不化、懒言怕动，面象的色象面色苍白、青白或㿠白，神象反应迟钝、失神、失魂、失魄、失意、失志、情绪低落，音象、声象低微，五官口唇青紫、眼花耳鸣等病象。如阳盛阴虚，患者形象上会出现食欲旺盛、口渴欲饮、多言好动、五心烦热，面象的色象面色红赤、眼红赤、口舌红赤生疮，神象烦躁易怒，音象、声象声高呼喊、狂躁等病象。阴阳失衡的程度，从变象中反映着患者病情的轻重缓急、发展趋向和生死预后。

9. 阴阳与表里　病发于皮毛、肌肤、经络、气、六腑、津液，称之为在表。如病发于表，则多现阳象，病多发于外感风、湿、寒、热、燥、火，患者会有发热、恶风、恶寒、头痛、身痛、鼻塞、咳喘、口干欲饮、二便失常、皮肤毛发失泽、皮肤疼痛等症状，并有多言多动、烦躁易怒的神象。病发于五脏、血髓骨肉，属病在里，即脏腑发生器质性病变，多出现阴象，患者面象上显现真脏色，如脾病，则面象上的色象出现枯槁如黄土，或如干枯的枳实，脉象上出现真脏脉，如肝病见弦脉。即《素问·玉机真脏论》所言："真肝脉至，中外急，如循刀刃，责责然如按琴瑟弦，色青白不泽，毛折，乃死。"

10. 阴阳与寒热　《素问·阴阳应象大论》"阳胜则热，阴胜则寒，重寒则热，重热则寒。阳胜则身热，腠理闭，喘粗为之俯仰，汗不出而热，齿干以烦冤腹满死。阴胜则身寒，汗出，身常清，数栗而寒，寒则厥，厥则腹满死"。说明了在变象观察中，阳象患者的形象显热象，阴象患者的形象显寒象，这两种病象又称为实热、实寒。这是变象观察的一般规律。但是有的患者会出现由寒转热或由热转寒的现象，或因热到极点而出现寒象、寒到极点而出现热象，这是脏腑精气受伤虚衰的病象，称之为虚热、虚寒。热盛的阳象患者形象腠理不开、形象身热无汗、气粗喘促、呼吸困难、牙痛口干、身体俯仰摆动，神象烦闷。患者如胸腹胀满，就是死症的病象。寒盛的阴象患者形象身寒而汗多、畏寒战栗发冷、手足冰冷厥逆，如果再出现胸腹胀满，也是死症的病象。《内经》论述变象与寒象、热象的篇章很多，这里仅举上述一例。

11. 阴阳与虚实　《素问·通评虚实论》"邪气盛则实，精气夺则虚"。《素问·调经论》："神有余则笑不休，神不足则悲。气有余则喘咳上气，不足则息利少气。血有余则怒，不足则恐。形有余则腹胀，泾溲不利，不足则四肢不用。志有余则腹胀飧泄，不足则厥。气血以并，阴阳相倾，气乱于卫，血逆于经，血气离居，一实一虚"，"血气者，喜温而恶寒，寒则泣不能流，温则消而去之。是故气之所并为血虚，血之所并为气虚。血与气并，则为实焉。血与气并走于上，则为大厥，厥则暴死"。明确了虚实在形象、神象、病象上的具体表现、变化规律和辨别要领。

12. 阴阳辨证与治疗宗旨 脏象学的诊断原则是从患者的 10 类现象和 8 类变化中，观察患者体内阴阳平衡的状态和脏腑血气的运行状态，找出阴阳失衡和脏腑运行失和的原因。脏象学的治疗宗旨是以针刺、艾灸或药物干预，补法、泻法调理体内阴阳的盛衰，使人体内血气归经、阴阳回归平衡。治病于未病，救病于萌芽。

当患者体内阴阳失衡时，权衡规矩的自我平衡调节控制功能已受损失灵，患者已出现明显的病象，并已能感到身体的不适时，病象还是以阴象和阳象出现。阳象反映出病发于外感，因伤及的脏腑功能不同而出现不同的病象，如心气受损则五心烦热，肺气受损则鼻塞咳喘，肝气受损则眼睛红肿，脾气受损则口唇生疮，肾气受损则头发失泽、脱发等；阴象则反映出病发于脏腑功能内伤，也会因伤及脏腑的不同而出现不同的病象，如心阴虚会出现心烦多汗，肺阴虚会出现干咳黄痰，肝阴虚会出现两眼昏花，脾阴虚会出现五谷不化，肾阴虚会出现头晕耳鸣等。这些病象有时在变象上是很细微的，人们有时候不会以病对待。如果医生能将这些病象视为大病重病的萌芽认真对待，以针灸或药物调治补泻，恢复患者的阴阳平衡，就是"救病于萌芽"的"上工"。在病情不断变化发展的过程中，如果不及时干预调治，患者体内阴阳的波动越大，权衡规矩的功能受损程度就越大，病情也就进一步加重。《内经》将任病情发展、形成重病的医生，称为"守其已成，因败其形"的"下工"。

13. 阴阳两象在经络诊断中的应用 脏象学认为，外感风、寒、湿、热、燥、火是导致人体发病的第一致病因素。《素问·痹论》《素问·缪刺论》等篇认为，风、湿、寒、热等外感致病因素侵袭人体，先侵入皮毛，再侵入孙脉，然后侵入络脉，再从络脉侵入经脉，伤及六腑，最后伤害五脏。这是外感致病的一般性规律。脏象学总结的十象、八变，针对的就是在这一规律范围内发生的疾病，五脏病变病象显阴象，六腑病变病象显阳象，并不断发生寒热虚实一系列的变化病象。

《素问·奇病论》《素问·大奇论》《素问·缪刺论》等篇还对突破这一规律的奇病（即现代医学所说的疑难杂症），以脏象学的病理学说做了论证。脏象学认为，当病气侵入人体皮毛、筋脉后，身体素质强健的患者，经气强盛，病气就难以侵入经脉，无路可走的病气就会流入负责联络十二经脉的十五别络。当病气侵入十五别络和其他主要络脉时，就会引发各种突发性奇病，如突发性失明、突发性耳聋、突发性疼痛、突然昏迷、甚至猝死等。这些病象变化的研究，为破解疑难杂症指明了方向。

变象是脏象学中的精髓，阴阳在变象里非常重要。因为变象以阴阳贯穿始终，即阴阳为纲领，八变中复有阴阳，而阴阳为之根本，故称之为阴阳八变。变象，亦为变化，其内容博大精深，我们从《内经》中不难发现，疾病的发生发展及预后，无时无刻不在变化中，窥探变化的要义，即首要明确阴阳，再从阴阳变化中，看到"八变"的状态、现象及其反映出来的不同临床表现。同时还要理清及分辨阴、阳、表、里、寒、热、虚、实这 8 类变化中又存在阴阳变化的不同。

综上，阴阳八变是医者观察疾病发生、发展及预后的重要信息和内容。内经中，关于其研究和观察的方法也是微妙多变，善于观察并总结变化中的阴阳和阴阳中的变化的一般规律，才能成为真正的"上工"，治病于未病。

4 《内经》脏象之天象与地象

　　《内经》脏象学的十象八变，是指天象、地象、形象、色象、音象、声象、五官各象、食象、变象、神象 10 类现象及阴阳表里寒热虚实 8 类病理变化，是一个科学、规范的临床观察机制。脏象学中的天象、地象，是脏象学中观察病因、病机的两个象的数据积累，是为医生提供患者的病因、病机以及脏腑运行失常变化的各种信息，以便医生合参十象，快速、准确地判断出病因、病机以及病发于何脏、何腑、何一经络、在体、在血、在气、在筋、在骨、在肉、在皮毛，对辨证论治起着非常重要的作用。学者赵琼等对《内经》脏象学的"天象"与"地象"做了深入的探析。

天象的含义与作用

　　1. 天象的含义　　天象出自《素问·阴阳应象大论》的"在天"，在天即天象。古人在与疾病抗争的漫长岁月里，总结出肝易因风患病、心易因热患病、脾易因湿患病、肺易因燥患病、肾易因寒患病。天象分别以风对应肝、以热对应心、以湿对应脾、以燥对应肺、以寒对应肾，从病象上分理了天象与五脏发病的因果关系，向医生传递的是五脏发病的病因信息。对于天象的理解，首先应当明确，古人为什么将其列为十象之首？天象在脏象学中起什么作用？在上古，古圣人以五天为一候，三候为一气，六气为一时，四时为一年，以干支纪年六十年为一个花甲，以观察天道循环，地纪变化的规律，与人类发生疾病的关系，是一个研究天地变化规律与人体发生病变的观察机制。《内经》中的人物鬼臾区，就是专门主管天文历法的。古人以五天为一候，观察记录天气变化、地气寒热、各种疾病的发生率等积累数据，从中研究天地变化与人体病变的关系，由于这些数据记录在石板上，称之为"合玉机"。在上古，研究五运六气的天地阴阳学说，是和医道研究明确分工的，由专人负责研究，天象是古人总结天道循环与人体发生疾病关系的数据积累，有科学的系统性、完整性和规律性，所以称之为"术数"。天象不是研究天文、季候、阴阳，而是研究"病因"，在《内经》里，黄帝、岐伯把天象、地象理论，准确地把握在病因、病机和病象的观察研究范围之内，是一个从天象中观察患者发病原因的观察方法。

　　2. 天象的作用　　《素问·阴阳应象大论》中定义的所有象，每个象都有与之对应的专论篇章。天象的对应篇章，主要是《素问》中十论。脏象学的宗旨是"治病于未病，救病于萌芽"。天象在脏象学的作用主要有以下两个方面。

　　一是明确了天象与五脏的关系，总结出肝病多发于"风"、心病多发于"热"、脾病多发于"湿"、肺病多发于"燥"、肾病多发于"寒"的一般规律，以便提前预防，防患于未然。《素问·至真要大论》分别列了风、湿、寒、热、燥、火引发的多种病象："诸风掉眩，皆属于肝；诸寒收引，皆属于肾；诸气膹郁，皆属于肺；诸湿肿满，皆属于脾；诸热瞀瘛，皆属于火；诸痛痒疮，皆属于心；诸厥固泄，皆属于下；诸痿喘呕，皆属于上；诸禁鼓慄，如丧神守，皆属于火；诸颈项强，皆属于湿；诸逆冲上，皆属于火；诸胀腹大，皆属于热；诸躁狂越，皆属于火；诸暴强直，皆属于风；诸病有声，鼓之如鼓，皆属于热；诸病胕肿，疼酸惊骇，皆属于火；诸转反戾，水液浑浊，皆属于热；诸病水液，澄澈清冷，皆属于寒；诸呕吐酸，暴注下迫，皆属于热"等。所以，天象告诉我们，合察天象和患者的病象，就可以准确地判断出患者发病的病因和病发自何脏。

　　二是根据患者寒热虚实的病象，以天象衡量，即能准确判定患者发病的原因，合参十象即能准确判断出患者病发于何脏、何腑、何一经络等。《素问·阴阳应象大论》："喜怒伤气，寒暑伤形，暴怒伤阴，暴喜伤阳……冬伤于寒，春伤于风，夏伤于暑，秋伤于湿……风伤筋，热伤气，湿伤肉，热伤皮毛，寒伤血。"天象与各象的对应中，《素问·宣明五气》总结出"心恶热，肺恶寒，肝恶风，脾恶湿，肾恶燥"，理清了这些最易伤及各脏的致病因素与脏腑的相互应对关系，都在天象的观察范围之内，让医生在最短的时间内，对患者的病因一目了然。天象是脏象学中综合十象观察病证的重要部分，是观察病因的通道。

3. 天象与六气致病的规律　天象包含了天文、哲学、心理学、行为学、五运、六气、阴阳、五行、季候、历法等，但其理论都是围绕着天象与病象理论核心展开，其理论目的是从微妙复杂的天道循环和地纪变化中，指导医生在临床辨证时，能望而知病、闻而知病，迅速找到患者发病的病因、病机。《素问·阴阳应象大论》云"天有四时五行，以生长收藏，以生寒暑燥湿风。人有五脏化五气，以生喜怒悲忧恐。故喜怒伤气，寒暑伤形。暴怒伤阴，暴喜伤阳。厥气上行，满脉去形。喜怒不节，寒暑过度，生乃固""天之邪气，感则害人五脏；水谷之寒热，感则害人六腑；地之湿气，感则害皮肉筋脉"。"四时阴阳，尽有经纪"说明了天道循环、四季交替产生的风云雨雪、风湿寒热，既滋养万物，养育了人类，也造成了诸多伤害人体生命的致病因素。

古人把天道循环、地纪变化产生的风、湿、寒、热、燥、火6类致病因素，称之为六淫。《素问·痹论》《素问·痿论》《素问·缪刺论》等篇章中认为，六淫侵袭人体，先侵入皮毛、然后侵入孙脉、再侵入络脉，如不及时干预治疗，就会侵入经脉，伤及六腑，最后伤害五脏，引发人体内阴阳失衡、脏腑运行失和、血气运行不畅、输布失常，形成重病。这是风寒暑湿燥火侵袭人体，引发人体发生疾病，以及病情发展加重的一般规律。在这一规律之外，《素问·缪刺论》里还列举了诸多疑难杂病的发病规律，身体强壮的年轻人，外感六邪，邪气侵入络脉，体健者经脉气盛，邪气难以侵入，就会流入大络，在关键穴位停滞，阻隔血气，引发突发性急病，如突发性耳聋、突发性失明、突发性剧烈疼痛、突然昏迷，甚至猝死等。局部的络脉病气滞留，会形成各种不明病因、久治不愈的疑难杂症。《素问·四气调神大论》论证了天道循环与地纪变化与五脏运行的关系，论述了掌握、顺应自然规律，适应气候变化，与预防疾病发生，维持身体健康的重要性。《素问·生气通天论》论述了人体内阴阳的平衡，与人的生命活动、天地自然运行的关系；论证了人体健康与顺应天道、协调阴阳、维持体内阴阳平衡的重要性。《素问·金匮真言论》论证了天道循环产生的四时八风，与脏腑病变的密切关系。《素问·天元纪大论》总结出："子午之岁，上见少阴；丑未之岁，上见太阴；寅申之岁，上见少阳；卯酉之岁，上见阳明；辰戌之岁，上见太阳；巳亥之岁，上见厥阴；厥阴之上，风气主之；少阴之上，热气主之；太阴之上，湿气主之；少阳之上，相火主之；阳明之上，燥气主之；太阳之上，寒气主之。"论证了天道轮回、四季变化，生成风、寒、暑、湿、燥、火六大外感致病因素形成的一般规律。《素问·五运行大论》分理了风寒暑湿燥火与人体健康的关系。《素问·六微旨大论》分理了六气变化与人体健康的关系。

古人认为，天以六为节，地以五为制，天地失去节制，破坏了正常运行的自然规律，致气候失常。气候失常就会产生风湿寒热燥火等致病因素。阳气亢盛则现燥火热风，阴气过盛则生湿寒。天地之气不交，则使人外感六气而致病。《素问·气交变大论》里谈到在木值岁的年份里，木气太过则多风，外感大风者易患头目眩晕、视物不清。脾胃功能虚弱的人，就容易因外感风邪而发生飧泄、食欲减退、腹部胀满、肠鸣、肢体沉重、烦闷等脾胃病。如果木气过盛，则会累及肝胆，患者病势加重，出现胁下疼痛、呕吐不止等病象。在火值岁的年份里，火气太过气候就会反常的炎热。肺脏功能脆弱的人就容易罹患疟疾、以及咳喘少气，吐血衄血、便血、喉干、耳聋、胸中发热、肩背发热、泄泻如注等疾病。如果火气太盛，波及心脉，患者的病情会进一步加重，出现胁下支满疼痛、膺背肩胛间疼痛、两臂内疼痛、皮肤毛发焦枯、神昏谵语，甚至癫狂。危重者咳喘气促、呼吸痰鸣、二便下血不止。在土值岁的年份里，土气太过，则出现反常的潮湿。肾脏功能脆弱的人就会因湿气侵袭肾水而患病，出现腹痛、手足逆冷、身重懒言等病象。如果湿气过盛则累及脾胃，患者则会出现肌肉萎缩、双足痿软不能行走、小腿抽搐拘挛，危重者腹满溏泄、肠鸣、泄泻不止等病象。在金值岁的年份里，金气太过，气候就会反常的干燥。肝脏脆弱的人就会因燥气伤肝而发生疾病，出现两胁少腹疼痛、双目赤痛、眼角痒痛、烦闷、胸痛牵引背部疼痛、两胁胀满疼痛，痛势牵连少腹、下阴等病象。如果金气太盛，则累及肺气，病情加重，患者就会出现咳喘逆气、喘息急促、肩背痛，下连股、髋、大腿、小腿疼痛等病象。危重者周身疼痛剧烈、胁肋疼痛不能转侧、咳喘气逆、甚则吐血衄血。在水值岁的年份里，如果水气太过，就会出现反常的寒冷气候。心脏功能脆弱的人就容易因血液受寒凝泣而生病。寒气流行，心火受到侵袭，患者就会出现身热、心烦、焦躁、心悸、虚寒厥冷、畏寒、谵语、心痛等病象。若水气太盛，就会累及肾水而加重病情，患者出现腹水、足胫浮肿、气喘咳嗽等病象。病情危重者就会出现腹胀肠鸣、食物不化、大便溏泄、口渴眩晕等病象。这是六气致病的一般规律。

4. 天象中的"风"与传染病 在天道循环的自然变化中，《内经》把风寒暑湿燥火等一切通过人体五官、九窍、体表、肌肤侵袭人体，导致人体阴阳失衡而致病的因素，都归纳于"外感"范畴。在这些致病因素中，《内经》将"风"列为"百病之长"，认为"风"是各种外感因素中的第一要素。古人对空气流通的第一认识就是"风"，在"古人居"于"禽兽之间，动作以避寒，阴居以避暑"的生存条件下，他们虽不能认识到致病的病毒、病菌，但他们却观察到许多来势如风雨般疾急的疾病，均是由于空气流通引发的"风"带来的。所以在《内经》中，就有因风致病专论篇《风论》。在现代医学中，几乎很少有人注意到古人的《风论》中包含有现代医学中的传染病学。《风论》开篇黄帝的问话，就是《内经》对于"风"导致人体各种疾病因素的概括。黄帝曰："风之伤人，或为寒热，或为热中，或为寒中，或为疠风，或为偏枯，或为风也，其病各异，其名不同，或内至五脏六腑，不知其解，愿闻其说。"古人的医学理论中的"寒热""温热""热中""疠风""风病"等病因，实际上多来自病毒、细菌感染而引发。5000 年前的古人，不能如现代医学那样，对病毒、细菌有明确的认识，这在情理之中。但古人对病源、病因却有清楚的认识，知道这些疾病来自天道循环所产生的空气流通的"风"的传播，这在当时的环境里，已是非常了不起的发现。《内经》中许多关于风的论述，有医学理论中最古老的传染病学。《素问·疟论》中，黄帝言"疟疾皆生于风"；《素问·刺热》中多种病态表象，亦多与病毒、细菌感染有关。在《素问·刺法论》里，黄帝就说："余闻五疫之至，皆相染易，无问大小，病状相似，不施救疗，如何可得不相移易者？"岐伯曰："不相染者，正气存内，邪不可干，避其毒气，无牝从来，复得其往，气出于脑，即不邪干。"可见古人对于因病毒、细菌引发的传染病已有认识。

在《内经》的病因、病机、病理学说中，来自自然界的风寒湿热等致病因素，都有一定的病机、病理和发病规律，唯"风"不同，我们可以从岐伯的回答中看出，古人观察到，因风而起的疾病，来去迅速而病势猛烈，变化多端而不循常规，发病都能引发发热、高热、洒淅、恶寒、身热烦闷，或肌肉肿胀而引发痈疡，或沿经内传伤及五脏六腑、津液、气血。所有这些都符合病毒、细菌的发病特征及症状表现。可以看出，风有两种：一种是归属于风寒湿热来自自然的风，其主要形成对人体肌体、气血及循环输布系统的慢性侵袭，造成机体慢性、损伤性疾病的自然之"风"。一种是承载着其他致病因素的"疫风"或"疠风"，是病毒、细菌感染引发急性、损伤性疾病的成因。所以有"故风者，百病之长也，至其变化，乃为他病，无常方，然致有风气也"。《内经》将"风"置于病因之首的原因，不仅是"风"的本身就具有破坏人体阴阳的基本因素，更重要的是"风"还有承载其他致病因素，对人体造成更大损害的百变功能。

地象的含义与作用

1. 地象的含义 地象出自《素问·阴阳应象大论》中的"在地"，在地即地象。地象分别以木对应肝、火对应心、土对应脾、金对应肺、水对应肾，分理了地象与五脏的关系。

2. 地象的作用 地象是古人总结的病机规律，向医生传递的是病机的信息。要求医生在最短的时间内，对疾病产生的病机作出决断。古人在与疾病抗争的过程中发现肝病多发于风，发病一般多在木主气运的时辰；心病多发于热，发病多在火主气运的时辰；脾病多发于湿，发病多在土主气运的时辰；肺病多发于燥，病多发于金主气运的时辰；肾病多发于寒，病多发于水主气运的时辰。地象从地纪的反常变化和人体内脏腑血气的运行规律中，分理出人体产生疾病的规律。地象具有系统性、科学性和完整性。不仅依据地纪变化研究病因病机，而且深入到地域性高发病的研究。地象学说中，主要根据天干地支组成的纪年历法，提示患者发病的病机。古人认为，人体发病与人体内血气运行的周期、与地纪运行的周期及变化密切相关。《素问·至真要大论》："厥阴在泉，风淫所胜；少阴在泉，热淫所胜；太阴在泉，湿淫所胜；少阳在泉，火淫所胜；阳明在泉，燥淫所胜；太阳在泉，寒淫所胜。"《素问·天元纪大论》："木火土金水，地之阴阳也；地以五为制，终地纪者，五岁为一周；君火以明，相火以位。"按照十天干和十二地支的依次相配的干支纪元法，形象属木的木形人，在木当值的年、月、日、时，应避开易伤肝的风的致病因素；形象属火的火形人，在火当值的年、月、日、时，应避开易致心受伤的热的致病因素；在土当值的年、月、日、时，形象属土的土形人，应避开易致脾受伤的湿的致病因素；在金当值的年、月、日、时，形象属金的金形人，应避开易致肺受伤的燥的致病因素；形象属水的水形人，在水当值的年、月、日、时，应避开易致肾受伤的寒的致病因素。所以，弄清地象是顺应天时地季的变化，避开外感、内伤等一切致病因素，维持体内阴阳平衡，脏腑血气和谐运行的关键，无论是养生之道，还是脏象学的医道，都至关重要。

天象、地象是《内经》脏象学信息医学理论体系的重要组成部分，是医生获取病因、病机信息的快速通道，天象传递的是病因信息，地象传递的是病机信息，是一个顺势思维、快速反应、观象别脏、辨证施治的思维方式，是闻而知病、望而知病的基础理论。在研究天象、地象时，切忌陷入天文地纪、阴阳五行的泥潭而难以自拔。应悟清天象、地象在脏象学中的本义，重建脏象学信息医学理论体系，让中医"医道"回归科学，让医术有本源可溯。

5　《内经》脏象之形象学

　　形象学说出自《素问·阴阳应象大论》中岐伯所说的"在体"。岐伯之所以在形象上以筋对应肝、脉对应心、皮毛对应肺、肉对应脾、骨对应肾，是因为古人在研究形象学说中发现，五脏均有其对应的形象，即"有诸形于内，必形于外"。理清及明辨形象学说，是深入学习脏象学的基础，也是帮助医者明了如何防病于未病之始的根本。学者王轩等对《内经》脏象学之形象学做了解析。

脏象学中的形象

　　脏象学中的形象，就是扁鹊所说的"写形"，是"观其形、察其病、辨其证、明其象"的基础。形象是十象中的主"象"，几乎涵盖了除天象、地象外的所有各象。岐伯在脏象定义时，把"在体"排在天地之后，"在脏"之前，用意颇深。形象传递的是六脏、六腑、气血、津液、经络、筋脉、骨肉、皮毛等人体一切功能组织的运行状态及器质状态。从出生之时起，生老病死衰及体内阴阳失衡，病之将发到发病后病情的轻重缓急、发展趋向、生死预后的信息，皆藏在人的形象里。按照《灵枢·本脏》《灵枢·阴阳二十五人》中的观察方法，从少儿起，即能从形象上确定其体质的发育趋向、寿夭、脏腑功能的强弱、潜伏的病机、心理心态、性格特征等。

形象的分类

　　从《内经》中不难看出形象学说是古代医家们通过"论理人形"总结出来的。《灵枢·阴阳二十五人》论述从人的面象色象、形体特征、音象特征，因形体不同而形成不同体质、性格、心态、思维、道德、行为及潜伏的病机等。《内经》中的形象学说，分为生理形象和病理形象两大部分。

　　1. 生理形象　形象学说中的生理形象立足于养生之道，是治病于未病，治乱于未乱的理论依据。如岐伯传道时，在《灵枢·阴阳二十五人》里，从人的面象色象、形体形象、音象色象等特征中论证25种人脏腑器质的坚脆、功能强弱、潜伏的病机，以使人认识自己的体质，防患于未然。《灵枢·本脏》中，古人通过观察人的手腕至肘部、即"尺部"的皮肤纹理的粗细，躯体的不同部位，就可以判断出人五脏形态的大小、功能的强弱、位置的端正偏移、性格特点以及潜伏的病机。如通过观察胸骨，以观察心；观察肩颈，以观察肺；观察胸胁，以观察肝等。如《素问·缪刺论》扁鹊诊断虢太子尸厥，《灵枢·阴阳二十五人》医缓诊断晋景公病入膏肓，张仲景断王粲20年后眉毛脱落而死。正如岐伯所说："视其外应，以知其内脏，则知其所病矣。"

　　2. 病理形象　病理形象分布于《素问·阴阳应象大论》《素问·脉要精微论》《灵枢·经脉》《灵枢·终始》等经络学说和针石刺疗等篇章。如《素问·脉要精微论》刻画了许多重病形象："气盛则伤恐者，声如从室中言，是中气之湿也。言而微，终日乃复言者，此夺气也。衣被不敛，言语善恶，不避亲疏者，此神明之乱也。仓廪不藏者，是门户不要也。水泉不止者，是膀胱不藏也。"即五脏功能受损，如脾失运化、肺失宣肃、肝失疏泄、肾失水液代谢等会造成水湿不利的形象，患者则会表现时发惊恐，还会伤及肺音，说话的声音重浊不清，如同在密室中说话一样，带有嗡声；说话有气无力，半天反应不上来，说不完一句话，这是中气衰绝的形象；衣服不整，言语不清、不辨善恶，不知亲疏，这是神气衰竭，神明错乱的形象；泄泻不止，大便不禁，是脾胃运化功能衰竭，中气失守，肛门失约的形象；小便淋沥不尽，是肾气衰竭，膀胱闭藏失约的形象。诸如此类，还有头部无力低垂，视人视物迟滞，失去神光，眼皮不眨，直视呆痴，是精神衰败的形象。背悬五脏，为五脏六腑之府；腰弯背曲，双肩下垂者，是五脏精气衰败的形象。腰是肾脏之府，腰部疼痛强直，不能转侧，是肾气衰惫的形象。膝关节是经筋聚汇的部位，膝关节伸屈不利、疼痛强直，走路需倚附手杖等物，是筋的功能即将衰惫的形象。骨为髓之府，不能久立，行动则震颤摇摆，失去重心，这是骨髓空虚，骨的功能衰竭的形象。从所病形，辨其病象，其提出立足于"救病于萌芽"的基础，从病理形象帮助医者对疾病进行早期诊断及辨治。

以形观变，以象查病，辨病之变化

《内经》提出治病于未病，救病于萌芽。要达到如此修为，则必须先悟通脏象学，从十象八变观察疾病。即肉眼所见之形，辨病之变化，以其所在之象，查病之所在，则无往不利。

如面色青的人肝胆功能脆弱，肝气失常筋先病，病易发于肝胆经；面色赤红的人心脉功能脆弱，心气失常脉先病，病易发于心经、心包经和手太阳经；面色白的人肺气功能脆弱，肺气失常病先现于皮毛，病易发于肺经和大肠经；面色黄的人脾胃功能脆弱，脾气失常病先现于肉，病常发于脾胃经；面色黑的人肾脏功能脆弱，肾气失常病先现于骨，病易发于肾经和膀胱经。

以形观变，以象查病是有其顺序可循的。如先从筋观察肝、从脉观察心、从皮毛观察肺、从肉观察脾、从骨观察肾，便是先从形上分理，从而列别出病发于何脏、何腑、何经脉；再从象上观察病情的轻重缓急、发展趋向。《素问·阴阳应象大论》"喜怒伤气，寒暑伤形，暴怒伤阴，暴喜伤阳。厥气上行，满脉去形"，亦是此理。在《内经》中，无论疾病如何千变万化，必是诸形于内，必形于外，故曰以形观变，以象查病，才能辨病之变化，治病于未病之时。

形象学说的应用

1. 以形察人 《灵枢·本脏》根据对不同人群的形象观察，从其色象、皮肤纹理、形体的骨架结构等方面的现象信息，观察其五脏六腑的强弱坚脆、端正偏倾、大小高低，以及体质强弱、心理心态、性格思维、行为作风、病机危机等。分理了"形"与"象"相互对应和相生相成的复杂关系。

古人认为，人的五脏六腑，在合乎天地阴阳、顺应四季变化，深藏神魂魄意志。在血气充盛，运行和谐的情况下，方能维持生命的正常运行。其所以在同等条件下，有人生病，有人不生病，是因为每一个人的身体素质、脏腑的生理结构、器官组织功能的强弱、质量不同的缘故，这些都是决定生命在同等条件下患病与健康、长寿与短寿的因素。人的形象上实际暗藏着人体内各种变化的信息密码。

如形象上尺部皮肤纹理细密润泽的人，五脏皆小。形象上五脏皆小的人，由于脏气充足而腠理密固，所以很少受外感的困扰。但五脏皆小的人，性格多保守内向、谨小慎微且胆小怕事，所以易受惊恐，遇事则焦虑忧愁，又多愁善感，所以多以情志内伤脏腑致病。而形象上尺部皮肤纹理粗疏、皮厚粗糙的人，五脏皆大。形象上五脏皆大的人，多性格外向、不受拘束、做事我行我素、不受情志困扰。所以很少因内伤致病。但其性格粗放，粗之大叶，却容易因不慎寒热，外感风寒湿热而致病。

形象上胸骨不明显的人心高；胸膺突出、咽喉内陷者肺高；肋骨外张者肝高；口唇上翘者脾高；耳高者肾高。形象上五脏皆高的人，性格狂妄而单纯、处事好高骛远、志大才疏，所以做事往往因计划狂妄而落败，饱受精神刺激，会因困于情志而发生疾病。形象上鸡胸的人心低；两腋内敛、胁外张者肺低；肋骨内收的人肝低；口唇低垂弛缓者脾低；耳后下陷者肾低。形象上五脏皆低的人，其性格多内向、懦弱，而甘居人下，会因情志不遂，伤及气机，气机失常，则疾病发生。

2. 观形查病 人的五脏六腑，是内外病邪避栖的地方，最容易受内外各种致病因素的侵袭，伤损而致病。《灵枢·本脏》论证了从皮肤观察大肠，从脉形观察小肠，从手足指甲观察胆腑，从肌肉观察胃，从皮肤的润滑程度观察脑，从皮肤纹理及汗毛观察膀胱三焦的方法。《灵枢·本脏》论证总结出46

种形象，整理出几十种病象危机。从人的形象上分理了人的五脏可能发生的病机，以及因禀赋不同而各有不同的性格心态。理清了患者的形象与脏腑、心理、性格、德行以及病机的复杂关系。

《灵枢·阴阳二十五人》认为，面色青、阴象为角音的人肝胆功能脆弱；面色红赤、音象为徵音的人心脉功能脆弱；面色黄、音象为宫音的人脾胃功能脆弱；面色㿠白、音象为商音的人肺气功能脆弱；面色黑、音象为羽音的人肾脏功能脆弱。所以以五行木、火、土、金、水分类，依据人的面青、赤、黄、白、黑 5 种色象，依据角、徵、宫、商、羽 5 种音象，将人分为 5 个群体。再根据上、大、左、判、钛 5 阶音律，分为 5 个小群体。这 25 类形象的人，因为其禀赋血气的不同，以致其体形、体质不同，脏腑的坚脆、功能的强弱，肌体和健康的程度不同，造成了其色象、音象、声象的不同。也导致了其思维、性格、行为作风等都产生了巨大的差异。因为脏腑的坚脆、功能的强弱、肌体和健康程度的不同，思维、性格、行为作风的差异，禀赋血气的差别，所以在同等条件下就会出现不同的病机，产生不同的疾病和不同类型的各种变化。

观察人的形象，如其形体形象和色象适应相称，则血气和调运行通畅，身体健康。如果其体形健壮而面色无泽或现病色，称形胜色，是即将生病的信息；如果面色润朗，但形体羸弱，称为色胜形，也是阴阳失衡，即将生病的信息。如果形色严重的不相适应，则称为相失，是将发生大病的信号。

3. 治病于未乱之时，防病于未病之始　在《灵枢·天年》里，岐伯论述了长寿人的形象和寿夭人的形象。并详细论述了人在各种年龄阶段其各种形象特征及与之对应的病机病理，并以此预防疾病的发生，指导养生及延年益寿之法。

在《灵枢·论勇》里，少俞说：皮肤细腻，肌肉羸弱，面色显黄的人，脾气虚弱，容易在春天外感生病；皮肤细腻、羸弱，面色苍白的人肺气虚弱，容易在夏天外感生病；皮肤细腻，肌肉羸弱，面色青白的人肝气虚弱，容易在秋天外感生病；皮肤细腻，面色赤红，肌肉羸弱的人，心气虚弱，容易在冬天外感生病；面色粗黑，皮厚肉坚的人，只有在反复外感风寒湿热，内伤寒凉，内外俱感的情况下，才会患上疾病。在《灵枢·邪客》里，岐伯说："视目之五色，以决生死；视其血脉，察其色，以知其寒热痛痹。"是故，古代圣医，不治已病治未病，不治已乱治未乱，正是因为从其形象中，能从其形，察其病，视其变化，治病于未成之时，防病于未变之始。

4. 明其形象，定其死生　《灵枢·师传》里论述了从形象上观察脏腑功能强弱的具体方法，通过观察其特殊部位，从而辨五脏六腑之强弱盛衰，判决病之轻重，决其死生。如观察胃，看其面部的肌肉是否丰满、脖颈是否粗壮、胸部是否开阔。若是，则胃的容量大、功能强健。反之，则胃小、功能弱。鼻为肺窍，肺与大肠相表里。所以从鼻子上可以观察到大肠的生理形态、功能的强弱及运行状态。鼻梁高直端正，隧道深长，则大肠厚长而功能强，且通利。反之，则大肠薄弱且运行涩滞。从人的口唇的薄厚及人中沟的长短深浅中，可以观察到人的小肠的厚薄长短和功能的强弱。口唇厚且对称、人中沟长且深直，则小肠厚长且运行通利。反之，则小肠短脆薄弱且运行涩滞。从人的下眼睑处可以观察到胆的生理状态和运行状态。下眼睑处宽大，色泽正常润朗者，可知其胆腑坚厚、胆气充盛且运行通利。反之，则胆薄弱且气弱，运行涩滞。观察鼻孔可知膀胱的生理状态及运行状态。鼻梁高直，鼻准大，鼻孔深藏对面视而不见者，其膀胱坚厚精气充盛而功能强。鼻孔外露开张的朝天鼻，则膀胱精气虚弱、外漏，易患遗精、遗尿、经常尿床的疾病。鼻梁端正高直，鼻孔的鼻柱端正结实者，其三焦固密且功能强盛。反之则三焦功能薄弱，易患病。

可见，凡形体的三庭和面部的三庭匀称、端正和谐者，其脏腑功能强健、安和。反之，则脏腑功能弱，易患病。这是从形象上观测脏腑功能的部位和一般方法。《素问·脉要精微论》里，叙述了在切脉之前，应先从患者的眼睛中观察其神气，察看其面色形象之盛衰，才能了解其体内五脏六腑血气的有余与不足，功能的强弱。

脏象学是辨证论治的主要理论之一。形象学是脏象学理论体系中较为庞大的一个理论系统，是十象八变中的主体学说，是闻而知病、望而知病的必修课。悟通了形象学，与十象八变合参，诊病、断证就能准确、迅速。

6 《内经》脏象的"四象"理论

"脏象"一词，首见于《素问·六节脏象论》。学者吴润秋从《内经》认识脏象的方法和如何把握脏象理论内涵方面，提出了《内经》脏象的"四象"理论。

人体脏腑经络深藏于内，虽然在人死后可以"解剖而视之"，观察到脏腑的形态，但在活体中的脏腑经络的活动是难以直接看到的。古代医家通过反复探索，终于找到了当时最先进的科学方法去认识和掌握人体脏腑经络的活动特点和规律。这种方法就是《周易》象的理论和方法。《内经》继承了《周易》象的理论，以人体为研究对象，从而建立了脏象理论。

象，就是《周易》的本质。《周易·系辞传下》指出"是故易者，象也，象也者，像也"。《周易·系辞传上》指出"圣人有以见天下之绩，而拟诸其形容，象其物宜，是故谓之象"。宇宙万事万物之中深深隐藏着各种各样的道理，要想用书册语言直接表达，往往只能将事和理说死，难尽其意。于是作《易》者创造了象。"书不尽言，言不尽意"，故"圣人立象以尽意"。象是灵活的，可表达众多事物，反映复杂的思想。《周易》取自然界事物的形象、征象作为卦、爻之象，其取象范围广大，大则天地日月，小则动植飞潜，都可用来法象。

人体脏腑犹如一个打不开的"黑箱"，对脏腑活动规律的认识，可通过其内外之间的信息交往来探索。《内经》运用《周易》象的理论和方法，成功地建立了独特的脏象理论，成为中医理论中重要的组成部分。基于以上象的理论和方法，分析《内经》脏象的内涵，可概括为性质象、形态象、职能象、时空象四大方面的内容。

性质象

脏腑的性质象，即脏腑的性象和质象。性象指脏腑的阴阳属性，如《周易》爻卦性象以阴阳分一样。一般而言，五脏、奇恒之腑性象为阴，六腑性象为阳。《素问·五脏别论》指出"脑、髓、骨、脉、胆、女子胞，此六者，地气之所生也，皆藏于阴而象于地，故藏而不泻，名曰奇恒之府。夫胃、大肠、小肠、三焦、膀胱，此五者，天气之所生也，其气象天，故泻而不藏，此受五脏浊气，名曰传化之府，此不能久留，输泻者也"。地气即阴气，天气即阳气。象，法象。奇恒之腑为阴气所产生，其功能特性法地阴静藏之象，故藏精而不输泻。传化之府，传化水谷的腑，加上胆就成六腑，六腑的功能也就是以传化之府为主体。传化之府是阳气所产生的，其功能特性法天阳健运之象，传化输泻水谷而不藏留。五脏"藏精气而不泻"，与奇恒之腑同，禀阴气而生成，法地阴静藏之象。《素问·金匮真言论》指出"脏者为阴，腑者为阳，肝、心、脾、肺、肾五脏皆为阴，胆、胃、大肠、小肠、膀胱、三焦六腑皆为阳"。将脏腑的性象阴阳分别得十分明确。

分辨脏腑的性象，其作用在于据此以测知脏腑的功能特点。六腑为阳性，象天。按《周易》天是健，运转不息。故六腑的功能法天阳的运转不息之象，主水谷的消化、吸收、排泄，而不留藏。五脏属阴性，象地。按《周易》地是顺，静藏不动。故五脏功能法地阴静藏之象，主精气的藏守而不妄泄。《素问·五脏别论》指出"所谓五脏者，藏精气而不泻也，故满而不能实"。如肺藏气，肝藏血，脾藏营，肾藏精，心主血脉而藏神。一旦五脏失于藏守，精气外泄，会产生各种虚衰病证。

脏腑的质象，分为刚质和柔质。一般按其性象和质象统一的规律来认识。性象属阴的五脏、奇恒之腑，其质象是柔；性象属阳的六腑，其质象是刚。脏腑的刚柔质象又体现在它们之间的功能协调方面，即刚柔相济，阴阳平和，共同维持人体生命的正常活动。如脾为阴土质柔润，胃为阳土质刚燥。二者在生理上刚柔相济、燥润相济，共同完成对饮食水谷的消化功能。在病理情况下，脾胃的刚柔燥润关系失常，就会产生各种临床证候。如脾的柔润太过而胃的刚燥不及，临床表现出痰饮水湿内停的病变，治疗上宜燥湿运脾。若胃的刚燥太过而脾的柔润不及，临床表现出津涸燥结的病变，治宜柔润养胃。

此外，刚柔相济又反映在每一脏之中。每脏都有阴血和阳气两个方面。阴血质柔，阳气质刚。二者协调方能使该脏功能正常。如肾为水火之脏，中寓元阴元阳，阴水与阳火互相涵养，亦刚柔相济，从而保持肾脏的水火平衡。若其中一方偏衰，必然会导致另一方偏亢，如此则刚柔不济，出现病理变化。肾之阴水亏损，则肾之阳火偏亢，临床出现阴水不能制阳火，柔不制刚之象，治疗宜壮水之主以制阳光，以柔济刚，所用方药如六味地黄丸阴柔之剂。肾之阳火虚衰，则肾之阴水偏盛，临床出现阳火不能制阴水，刚不制柔之象，治疗宜益火之源以消阴翳，以刚济柔所用方药如肾气丸刚燥之剂。

形态象

脏腑的形态象，是指脏腑的大小形状及其生理病理状态的征象。《内经》认识脏腑的形态有两种方法。一是在人体解剖条件下，直接观察脏腑的形态；二是对人体外在的某些特征的观察分析，间接地测知脏腑的形态。所以，脏腑的形态象据此分为解剖形态象、外观形态象和综合形态象三种。

1. 解剖形态象　《内经》对人体确实进行过解剖观察，从而积累了大量的有关人体脏腑组织的认识经验。《灵枢·经水》："若夫八尺之士，皮肉在此，外可度量切循而得之，其死可解剖而视之。其脏之坚脆，府之大小，谷之多少，脉之长短，血之清浊，气之多少，十二经之多血少气，与其少血多气，与其多血气，与其少血气，皆有大数。"关于肠胃等消化道的解剖形态象，《灵枢·肠胃》对其大小、容量、长度、形状做了十分精细的描述和记载。《灵枢·骨度》关于人体骨骼的长度及各部分的比例观察最为仔细，测量较为准确。

2. 外观形态象　所谓外观形态象，就是采取从外观内的方法来认识脏腑组织的形态征象。也就是根据体表某些标志来确定相应的内脏形态特点。这种方法接近于《周易》立象法象的方法，用象来解释内脏的生理病理特点。《灵枢·本脏》指出"五脏者，固有小大高下坚脆端正偏倾者；六府亦有小大长短厚薄结直缓急"。现以心为例简述如下确定心的形态象有两个外观的标志，即皮肤的颜色、纹理和髑骬。皮肤色赤、纹理细的属心小之象。心小者神志安定收敛，外邪难以为害，但易伤于忧患的情志变化。皮肤色赤纹理粗的属心大之象。心大者神气疏阔，心情开朗，不易伤于忧患的情志变化，但易为外邪所伤。髑骬就是鸠尾骨，俗称蔽心骨。无髑骬的属心高之象。心位偏高，上迫于肺，易使肺气壅滞，多见烦闷不舒，气郁神呆而善忘，遇事难以言语开导，比较固执。髑骬短小的属心下之象。心位偏下则心阳常不振，易于涣散，神气怯弱，易感寒邪为病，经不起言语的恫吓。髑骬长的属心坚之象。心气坚实则神气安定，守卫密固，不易为外邪与情志所伤。髑骬直下不突起的属心端正之象。心位端正则神气血脉和利，不易受到内外伤害。髑骬歪斜一方的属心偏倾之象。心偏倾者神志不安，操守不坚，遇事无定见。

3. 综合形态象　综合形态象是从整体出发，综合人的外形特征、心理特征、生理病理特征，来观测脏腑形态象。综合形态象按其取象的方法有两类，一是"五态人"，即按阴阳禀赋取象；二是"五形人"，即按五行特性类象。

五态人，《灵枢·通天》指出"盖有太阴之人，少阴之人，太阳之人，少阳之人，阴阳和平之人。凡五人者，其态不同，其筋骨气血各不等"。这里的阴阳太少，直接运用《周易》概念，来代表阴阳多少不同的人。太阴之人，阴气纯盛；少阴之人，阴多阳少；太阳之人，阳气纯盛；少阳之人，阳多阴少；阴阳和平之人，则阴阳二气协调和正。如太阴人形态象，外形特征是身体长大，面色阴沉黑暗，皮厚筋缓，常卑躬屈膝；其生理病理特征是，举止心态为贪而不仁，喜怒不形于色，表面谦虚，假装正经，内心阴险，常后发制人。

五形人，按木火土金水五行自然之象，将人的形态象分为五大类，每类又分五种，共二十五种。《灵枢·阴阳二十五人》指出"先立五形金木水火土，别其五色，异其五形之人，而二十五人具矣"。如木形人皮肤色苍，小头长面，身直大肩背，小手足，有才华，好用心思，多忧，劳于事，但体力不强，能耐受春夏，不能耐受秋冬，秋冬易感邪发病。

职能象

十二脏腑功能各有专司，但又相互协调，才能维持人体正常生命活动。《内经》对这种关系的认识，采用了《周易》法象的方法，取象于国家管理机构中主要官位的职能。《素问·灵兰秘典论》就是这样来论述十二脏腑功能的。如心，象于"君主之官"，有主宰全国的职能，故"神明出焉"，具主宰全身的功能；肺，象于"相傅之官"，协助君主管理国家的职能，故"治节出焉"，具治理调节全身的功能；肝，象于"将军之官"，有谋划战略的职能，故"谋虑出焉"，具思考谋虑等精神活动的功能；胆，象于"中正之官"，有考核判断的职能，故"决断出焉"，具在思考过程中起判断、决定的功能；脾胃，象于"仓廪之官"，有收藏粮食的职能，故"五味出焉"，具受纳、消化水谷、输布精微的功能；大肠，象于"传导之官"，有传递国家政令的职能，具传输水谷糟粕的功能，故"变化出焉"等。十二脏腑的功能，必须协调，象于十二官协调，故"凡此十二官者，不得相失也"。一旦某脏功能失调，则为病理。在维持生命正常的活动中，心的功能处于主导地位，一旦心的功能失常，则其他脏腑功能紊乱，甚至危及生命，象于国家君主昏庸，天下大乱，故"主明则下安"，"主不明则十二官危"。

时空象

脏腑的时空象，就是人体脏腑的生理病理活动与自然界的时间和空间的内在联系。

1. 脏腑的时象 《内经》认为，脏腑的生理活动，在一年之中，一月之内，一日之间，分别有各自当旺的时间规律，在病理上亦反映出时间特征。如肝与胆，其气与春季相通应，在一年之中，肝胆气的活动旺盛于春季。《素问·六节脏象论》："肝者……通于春气。"一月之内，肝胆之气旺于甲乙之日；一日之间，肝胆之气旺于寅卯之时。肝胆应时而旺，其外在征象主要是脉微弦，情志畅，筋脉刚健有力、运动灵活等。在病理变化中更为明显。如《素问·脏气法时论》指出"肝主春，足厥阴少阳主治，其日甲乙"，"病在肝，愈于夏，夏不愈，甚于秋，秋不死，持于冬，起于春，禁当风。肝病者，愈于丙丁，丙丁不愈，加于庚辛，庚辛不死，持于壬癸，起于甲乙。肝病者，平旦慧，下甫甚，夜半静"。肝病在夏季、丙丁日、巳午时一般向愈，因处于相生之时。肝病在秋季、庚辛日、申酉时，疾病往往加重，甚至死亡，因肝病处于相克之时，金克木。肝病在冬季、壬癸日、子亥时，疾病处于相持状态，不见好转又不见加重，因水生木。肝病在冬季在相生之时。肝病在春季、甲乙日、寅卯时，疾病往往好转向愈，因处于本脏气当旺之时，正气胜邪。

2. 脏腑的空象 脏腑的空间关系，主要有 3 个方面的认识：脏腑在体内所居的空间位置；脏腑气化活动在人体表现的空间关系；脏腑气化活动与自然界的空间关系。

脏腑在体内所居的空间位置。心肺居隔上胸中，而肺在心上，为五脏六腑之华盖，其位最高。心居心包络之内，心包络有如心主之宫城。脾胃居中焦而以膜相连，肝胆居隔下，肾居腰脊之内，小肠接胃，大肠接小肠，膀胱居下焦，女子胞在膀胱之后。三焦分上、中、下三部，包罗脏腑。脏腑之间又通过气化活动、经络连属而相互联系，组成一个有机的整体。

脏腑气化空间象，如脏腑与五体、五官、五华等内外联系，就是脏腑气化活动的空间象。《素问·刺禁论》："脏有要害，不可不察，肝生于左，肺藏于右。心部于表，肾治于里，脾为之使，胃为之市。"这是论述脏腑气化活动在人体内外的空间象，所以，与脏腑在体内所居的位置无关。肝为阳，肝气升发；肺为阴，肺气肃降。左右乃阴阳升降之道路，左升右降，东升西降，日月升落也如此，所以说"肝生于左"，肝的气化活动在人体左侧，主升发。"肺藏于右"，肺的气化活动在人体右侧，主肃降。如王冰所说："肝象木，王于春，春阳发生，故生于左也；肺象金，王于秋，秋阴收杀，故藏于右也。"心为阳，主火，心气分布在体表，如心阳之温养肌肤。肾为阴，主水，肾气主内里，如肾精之滋养脏腑。心肾分主人体表里，犹如上文肝肺分主人体左右。张志聪说："心为阳藏而主火，火性炎散，故心气分布于表；肾为阴藏而主水，水性寒凝，故肾气主治于里。"脾主运化，将水谷精微输布到全身内外，有如使役一般，所以说"脾为之使"。胃主受纳，水谷聚集之所，故说"胃为之市"，有如人体内物质聚集的市场一般。正如姚止庵注："趋走不息谓之使，脾主运化水谷以营养夫一身，其使之为乎。百物聚集谓之市，胃谓水谷之海，以变化夫五味，其市之为乎。"

脏腑气化与自然界的空间关系，肝位在东方，心位在南方，脾位在中央，肺位在西方，肾位在北方。肝位在天为岁星，心位在天为荧惑星，脾位在天为镇星，肺位在天为太白星，肾位在天为辰星。《素问·金匮真论》："东方青色，入通于肝……上为岁星"；"南方赤色，入通于心……上为荧惑星"；"中央黄色，入通于脾……上为镇星"；"西方白色，入通于肺……上为太白星"；"北方黑色，入通于肾……上为辰星"。这是讲五脏气化与自然界的空间关系。

7 《内经》脏象理论体系的内容与结构

两汉时期可能有多部专述理论的医书，很可惜大多已经亡佚了，而唯一流传下来的《内经》确立了中医基本理论框架，成为后世中医学的理论源头。中医脏象学理论体系的构建，同样也是在《内经》中最终完成的。学者张宇鹏对《内经》脏象学理论体系的主要内容与结构做了探析。

《内经》理论体系先验框架的结构特征

其实在《内经》完成之前，以阴阳五行学说为基础的脏象学理论模型，已经参照经学思想的理论框架建设完成了（以《春秋繁露》与《白虎通义》为代表），但这还只是一个空架子，缺少与医学相关的实际内容。而《内经》最重要的贡献，就是要将医学实践长期积累的各种原始经验与知识（主要是对脏腑功能与特性的认识），经过精心选择与改造后，系统地整合到设计好的理论模型当中，而最终完成脏象学理论体系的构建。

《内经》中所阐述的脏象学理论，在很大程度上是参照了经学的理论而创建的，以广泛运用五行生克思想为其主要学术特征，故可以将之称为"五行脏象体系"。这一理论模型主要包括以下几方面的内容：首先是以五行理论来规范脏腑，即五脏六腑均分属五行，甚至五脏的数目也是依据五行原则来确定的；其二，五脏平等，循环无端，处于完美和谐状态，并无任何一脏突出；其三，受董仲舒"天人相应"学说的理论影响，五脏六腑的运动变化规律与天地五行的变化同步，有时是在四时的变化上表现非常明显；其四，五行之间的生克乘侮规律，在五脏之间也同样有效，且广泛运用于各种理论，甚至影响到病机学、治则学等多方面的内容。

脏象与藏府的概念

脏象的概念首见于《素问·六节脏象论》："脏象何如？岐伯曰：心者生之本，神之变也，其华在面，其充在血脉。""藏"指藏于体内的内脏，包括"五脏""六腑"以及其他脏器；"象"，则是表现于外的生理与病理现象。王冰注："象，谓所见于外，可阅者也。""有诸内，必形于外"是古人普遍认同的观念，内在藏府的生理活动与病理变化一定会在人体外部有所反应，即为脏象。张景岳释之："象，形象也；藏居于内，形见于外，故曰脏象"（《类经·脏象类》）。因此，人体外部表象的变化也一定可以客观地反映体内藏府的功能变化，从而可以作为推断藏府病变的依据。《灵枢·本神》："视其外应，以知其内藏，则知其所病矣。"

"象"在中国古人思想观念中占有非常重要的地位，是中国传统思维的基础与核心。近代以来，人们研究脏象学时，多把"脏象"的内容包括"藏"与"象"两个层次，这实际在某种程度上是对古人的误解。在古人的思想中，内藏的"藏"与外显的"象"实为一体，并无分别。人们在谈论"五脏"之时，其实既非指深藏体内的解剖脏器，也非指显露于外的各种表象，而是由两者抽象而出的更高层次的"象"。这里的"象"，不仅指现象，而且更多地具有意象与法象的含义。因此，与建立在科学实验基础上的西医生理学不同，中医的脏象学理论，除了是古人对人体的认识，其中更包含有某种方法或工具的意味，一方面将临床实践得来的经验与知识系统总结，使之规范化、体系化；另一方面也以"象"作为工具，借以将自身对于医学的经验与体悟传达给后世医家。

"藏"与"府"的概念在先秦时期就已出现，在《内经》中已发展成熟。在古文中"藏"与"府"均有仓库之意，但"藏"偏重于储藏珍贵物品，有储藏或闭藏之意；"府"则通常用于存放较大量的一般物品。据此，古人将体内脏器归为两类，一类是以实体脏器为主，古人认为具有藏蓄精气的作用，即"五脏"；另一类则是以带有空腔的器官为主，其功能大多与传导变化水谷与津液有关，即"六府"。《内经》中对此给出了明确的定义："所谓五脏者，藏精气而不泻也，故满而不能实；六府者，传化物而不藏，故实而不能满也"（《素问·五脏别论》）。"五脏者，所以藏精神血气魂魄者也；六府者，所以化水谷而行津液者也"（《灵枢·本藏》）。这种理论由于其概念明晰，很快为人们接受，并为后世所遵从。

整体观与形神观

整体观念是《内经》中最重要的主要指导思想。《内经》认为，人体结构的各个部分都不是孤立的，诸如五脏六腑与皮、肉、筋、骨、脉等形体组织，以及口、鼻、舌、目、耳、前后阴等五官九窍，都能够相互联系起来，成为一个不可分割的有机整体。以心为例，有心合小肠，开窍于舌，其华在面，其充在血脉等。藏府于身体各组织间以经络为气血运行的通道，表里上下相互串联，而五脏之间又通过生克制化乘侮等关系相互影响，使得人体组成一个不可分割的整体。在健康情况下，人体各脏腑、器官、组织相互联系，共同完成人体功能活动，而发生病变的时候则会相互影响。因而，通过对五官、形体、色脉等外在表现的变化，可以了解到体内脏腑的病变，从而对疾病做出诊断。整体观念尤其重视人与自然环境之间的密切联系，由此将"天人相应"的思想引入医学当中来。

《内经》对形神关系也是非常重视的，认为人是形神相依、心身相关的统一体，形与神二者相互依附、不可分割。形为神之宅，神乃形之主，无形则神无以生，无神则形无以活。故《灵枢·天年》中有"神气舍心，魂魄毕具，乃成为人"的说法。《内经》的形神观在很大程度上带有道家思想的痕迹，尤其是在养生思想上，强调"恬淡虚无""精神内守""积精全神"等。《内经》中"神"不仅是人的一般思维意识与精神状态的概括，更是人体不可或缺的一个重要功能。"神"的活动是在心脏中完成的，故有"心藏神"之说。正是因为心脏是"神"的居所，心也由此获得了"五脏六府之大主"的地位，而神志昌明则直接决定五脏六腑生理功能的正常发挥，也是人类保持健康的关键所在。这一思想早在先秦时代就已出现了萌芽，在《内经》中则正式引入了"神"的概念，将此思想系统化、理论化，为心凌驾于其余四藏之上找到了最终的理论依据。

藏府与阴阳五行

在两汉时期，以阴阳五行学说为理论基础的经学是当时的显学，《内经》将阴阳五行理论系统引入医学领域内，成为中医分析人体生理功能、病理变化，以及指导临床诊断和治疗的重要理论基础。中医学通过阴阳五行学说建立起人体正常生理活动的理论模型，通过阴阳五行相互依存与制约的和谐统一，而最终达到人体的健康。阴阳五行学与藏府理论的神秘化结合，是经学思想参与医学理论创造的具体体现，也是构成《内经》经络学、脏象学理论体系的框架，对脏象学理论体系的构建具有非常重要的意义。

阴阳五行学说包括阴阳与五行两方面的内容，其中五行学说对构建脏象学理论体系的影响更大。《内经》认为，虽然五脏六腑都各自有其独特的生理功能，但在机体的生命活动中，藏、府及各器官、组织、形体诸窍之间是相互结合、相互协调的。脏象学以五脏为主体，运用五行理论的组织原则，将六腑、五体、五官、九窍、四肢百骸等联系成有机的整体。五脏则代表着人体的五个系统，人体的所有组织、器官都可以包括在这五个系统之中。《内经》将五行与五脏相匹配：以木配肝、火配心、土配脾、金配肺、水配肾，而其他六腑、五体、五窍、五华、五志、五声等人体组织器官与生理功能同样依次匹配。五行的相生相克关系也同样体现在人体功能活动上，五脏之间相互制约，若某一脏出现病变，五行中的一行太过或不及，就会使制约超过正常限度，而导致其他脏腑的疾病，同样通过对其他脏腑的调整也可以起到对病变脏腑的调整治疗作用，这一思想在《内经》中则体现为"亢则害，承乃至"，即"虚者补其母，实则泻其子"等治疗原则。不仅如此，中医还认为人与自然界保持着高度的统一性，脏象学又运用五行学说将自然界的方位、季节、气候等与人体五脏功能系统密切联系，勾画了一个内外相应的整体脏腑模式。《内经》通过五行归类，运用五行学说来推求人体藏府之间、藏府与生命之间以及藏府与体外自然界的同类相应、五行生克和相生关系。中医基于"天人相应"的观念，认为可以通过天地五行之气的盛衰变化来推知人体五脏之气的盛衰变化，从而对疾病的发生与变化趋势做出相应的判断，由此形成了相应的生理、病因、病机、诊断、治疗、养生等理论。

"四时五脏阴阳"理论是《内经》脏象学的主体与核心内容。概括起来这一理论模型主要包括以下几个方面的内容：首先，是以五行理论来规范藏府，即五脏六腑均分属五行，而五行与五季相结合，又使人体的五脏与自然界的天象、物候变化联系在一起，实现了"天"与"人"的完美结合。其次，五行与五季为五脏生理功能与特性的归纳起到了重要的导向作用，并提供了保证其合理性的终极依据。五行思想的引入，使体现功能的"象"提高到理论的中心地位，而实际的解剖结构则被模糊化了。第三，五脏六府的运动变化规律与天地五行的变化同步，尤其是在四时的变化上表现非常明显。人需要调整自己以顺应自然界的变化，否则就会出现病变，这也是"天人相应"思想在医学上的具体表现。第四，与自然界的四季循环相似，五脏间也同样是平等的，循环无端，处于完美和谐状态，并无任何一藏突出，虽有"心为五脏六府之大主"之说，但实际上这在"四时五脏阴阳"理论中没有丝毫的体现。以上几点构成《内经》脏象学体系的核心观念，甚至一直到两宋时期，始终处于中医理论的主流与中心地位。

阴阳学说在脏象学中同样占有不可替代的地位，《内经》中阴阳的概念颇为复杂，在不同的地方有着不同的含义与用法，归纳起来主要有以下几个方面的内容：其一，阴阳是无形之气与有形之质的抽象表述，如气与血、卫与营、藏与府、清与浊、阳气与阴精等；其二，阴阳代表了事物不同的特性，包括寒热、水火、虚实、上下等；其三，阴阳是对形神关系的代称，如"阴平阳秘，精神乃治，阴阳离决，精气乃绝"；其四，阴阳通过"四时"的概念与五行联系在一起，如"春夏养阳、秋冬养阴"等。四种用法交错使用，其中第一种最为重要，后世无数重要的思想都是以此为基础发展起来的。

关于藏府的阴阳属性，《内经》中也有所论及，但比较藏府的五行属性来说，阴阳属性的划分就显得比较粗糙了。《内经》中首先藏府区分阴阳，"言人身之藏府中阴阳。则藏者为阴，府者为阳。肝心脾肺肾五脏，皆为阴。胆胃大肠小肠膀胱三焦六府，皆为阳"（《素问·金匮真言论》）。这一理论又与手足三阴三阳十二经脉学说相结合，构成了经络学说的主体框架。具体到五脏的范围之内，《内经》同样也对诸藏区分了阴阳属性，有"二阳三阴""一水二火""牝牡藏"等多种学说。这几种学说虽然各不相同，但都有一个特点，即只在五脏之间区分阴阳，只有肾水而无肾阳，有心火而无心阴，只是一种特定的解释，并无多少实用价值；而真正在一藏之内区分阴阳（如心阴、心阳，肾阴、肾阳之类），并将之与盛衰虚实结合起来运用到临床中的，则始于金元，直至明清之后才广为流行的。

对五脏功能与特性的描述

藏府的生理功能与特性，是中医脏象学中最为重要的内容，参照经学思想建设完成的脏象学理论框架，只有在与医学实践中总结的藏府功能与特性相结合后，才能真正成为医学的理论，否则只能停留在哲学玄思的层次。而这两者的最终结合，正是在《内经》中才最终实现的。

心的功能一般被归纳为主血脉与主神志两个方面，在《内经》中都有大量的论述。《素问·痿论》"心主身之血脉"；《素问·六节脏象论》"心者，其充在血脉"；《素问·五脏生成》"诸血者，皆属于心"。这些内容都是心主血脉理论的最早表述。心主神志理论在先秦时代就已经出现，在《内经》中则进一步发展成熟。《素问·灵兰秘典论》"心者，君主之官也，神明出焉"；《灵枢·邪客》"心者，五脏六府之大主，精神之所舍也"。将心主神明理论与心在诸藏中的统治地位结合起来，使理论更具合理性与说服力。

　　肺藏最基本的功能是主气司呼吸。在《内经》中有很深的认识。《灵枢·五味》："其大气之抟而不行者，积于胸中，命曰气海，出于肺，循咽喉，故呼则出，吸则入。"直指肺为主呼吸运动的器官，为清气与浊气交换之所。肺司呼吸是通过宗气来实现的，《灵枢·邪客》："故宗气积于胸中，出于喉咙，以贯心脉，而行呼吸焉。"由肺司呼吸的功能进一步引申出"肺主气"的理论，"诸气者，皆属于肺"（《素问·五脏生成》）。这一理论应该是从肺与宗气的关系发展出来的，但已不限于宗气的范围，而扩展到对全身气机的协调管理作用。肺的宣发功能与肺主气有关。《内经》认为肺参与诸气的生成，胃中之水谷精气需上注肺藏与肺所吸入之"天气"结合，才能化为营、卫、宗气等人体诸气，"言水谷皆入于胃，其精气上注于肺"（《灵枢·小针解》）。水谷精气在肺藏合成为诸气后，输布全身。《灵枢·营卫生会》："人受气于谷，谷入于胃，以传与肺，五脏六府皆以受气，其清者为营，浊者为卫"，此即为肺主宣发的最初含义。肺主肃降的功能在《内经》中并无明确表述，但肺五行属金，肺气肃降应当是从"金"行的特性推导而来，其"肺藏于右"之说也隐含了肺主肃降之意。此外，肺尚有"朝百脉"与"主治节"等功能。

　　脾藏的功能在《内经》中主要是主运化。运，指转运输送；化，指消化吸收；故"脾主运化"实际上可以分为"运"和"化"两个部分。《内经》对脾的健运功能非常重视。《素问·太阴阳明论》："四肢皆禀气于胃，而不得至经，必因于脾；乃得禀也。今脾病不能为胃行其津液，四肢不得禀水谷气，气日以衰，脉道不利，筋骨肌肉，皆无气以生，故不用焉。"饮食水谷经胃消化后得到的精微物质，须经脾的健运方可达到全身。脾主升清的功能与脾主健运的关系非常密切，肺主气，朝百脉，因此脾健运的第一个对象就是肺，《素问·经脉别论》："饮入于胃，游溢精气，上输于脾。脾气散精，上归于肺，通调水道，下输膀胱。"此为脾主升清说最早的理论渊源。

　　在《内经》中，对肝藏最重视的是其"藏血"的功能。《素问·调经论》："肝藏血。"《灵枢·本神》："肝藏血，血舍魂。"肝藏血的功能又与人的睡眠有关，《素问·五脏生成》："人卧血归于肝。"此外，《内经》还有"肝藏魂"之说，"肝藏血，血舍魂"（《灵枢·本神》），虽同为五脏所藏，但后世发挥较多，仅次于"心藏神"而远多于魄、意、志，这说明古人已经认识到人的阴血不足与精神状态有着很大的关系。

　　肾的功能，大多与其"水藏"的属性有关。肾的功能首先体现在"肾主水"上。《素问·上古天真论》有"肾者主水"之说；《素问·逆调论》："肾者水藏，主津液。"肾对体内津液的分布与排泄起着极为重要的调节作用，若失调则导致小便代谢障碍而引起水肿等病理现象。肾藏精、主生殖的功能也同样与肾五行属水有关。四季之中冬季属水，主闭藏，因而肾应冬而"受五脏六府之精而藏之"（《素问·上古天真论》）。古人认为，"精"是构成人体最基本的成分，也是胚胎发育的最原始物质。因此，人体生殖功能有赖于肾的功能正常。"天一生水"，水生万物，这是秦汉时期人们普遍相信的观念，肾主生殖的功能也是从这里获得的灵感。

　　除了以上提到的外五脏的在志、在液、在体、开窍等的五行归类系统，也是藏府功能的重要组成部分。通过五行理论对藏府、形体与生理功能的系统归纳，将五脏与全身上下内外均联系成为一个整体，其藏府的功能与其盛衰状况才能表现为外在的"象"，这是中医脏象学理论的一个基本思路。

8 《内经》脏象理论社会官制文化特征

学者鞠宝兆认为,《内经》以君臣相傅论脏腑,同中国社会制度的传统观念密切相关,中国古代官制源于传统文化,而官制文化又作为文化背景对脏象理论产生一定影响。《论语·季氏》:"天下有道则礼乐征伐自天子出;天下无道则礼乐征伐自诸侯出。"主张复周礼,维持君臣父子格局,提倡社会、家庭君主制、等级制,一切认识事物的方法、行为的准则均按此"礼"进行。这些认识在一定程度上也影响到对人体本身的认识,促成了对人身之主宰、君主观念的建立。《素问·灵兰秘典论》有关"十二官"的论述,就是运用"社会关系模式"来类比说明脏腑生理功能及其相互关系的结果。

心为君主神的发生

心是实指人体实体脏器之心脏,是殷商时期的造字者们在详细解剖心脏并进行认真观察后"依类象形"的结果。《说文》:"人心,土藏,在身之中,象形。"《礼记·月令》及《吕氏春秋·十二纪》皆称中央土,祭先心。虽然对五行土与五脏相配因从解剖部位与功能特性角度不同出发而有过争论与演变,但五行之土配中央一直稳定,且对土行一直重视。从解剖位置,心居人身正中,五行配土,且由于"中"的位置十分重要,具有"上下通也""击其中则首尾俱至"的作用,故古人尚中,"中也者,天下之大本也;和也者,天下之达道也。致中和,天地位焉,万物育焉"(《礼记·中庸》)。又"君者中心,臣者外体"(汉·王子渊《四子讲德论》),"心居中虚,以治五官,夫是之谓天君"(《荀子·天论》),"心之在体,君之位也"(《管子·心术上》)。许翰注杨雄《太玄经·玄数》说"肺极上以覆,肾极下以潜,心居中央以象君德,而左脾右肝乘之",亦言心居中央而有君德之象。余洞真《悟玄·中宫》将心与中央土结合来论其重要性,"土生万物,心主万物,心即土也,土即心也,故曰中央戊己土,中央即玄关一窍也。了得土,万物死,了得心,万物息"。董仲舒《春秋繁露》进一步以君民关系喻心与身的关系,强调"身以心为本",可见,心为君主,为身形之主宰,是古代官制文化和尚中思想的文化产物。

心君主神观念,使心由实体向功能转化。《说文解字》:"神,天神引出万物者也。"《尔雅》:"神,陈也。神、陈、引,古声亦相近。"郑注《礼运》:"神声,引物而出。"可见,神具有申、引、陈之义,意为造就万物之主,产生万物之源,成为天地万物之主宰。而人体亦以神为主宰,"失神者死,得神者生","五脏已成,神气舍心,魂魄毕具,乃成为人"(《灵枢·天年》)。既然神是自然之主宰、人之主宰,而心脏又居人体正中,亦为人之主宰,则心脏与神就自然地结合在一起,而成为主神之官。《荀子·天论》所论心为"天君",自然管理着"好恶喜怒哀乐"之"天情"与产生感知觉的"耳目鼻口形"之"天官"。作为人体主宰的心,一方面要主司感官、控制情理;另一方面通过思维、意思支配人的行为,进一步成为"思之官",主管人之精神意识思维能力。《孟子·告子》:"耳目之官不思,而蔽于物;物交物,则引之而已矣。心之官则思,思则得之,不思则不能得也,此天之所与我者。"同时认为心主宰情欲与情性,亦即"恻隐之心,人皆有之;羞恶之心,人皆有之;恭敬之心,人皆有之;是非之心,人皆有之。恻隐之心,仁也;羞恶之心,义也;恭敬之心,礼也;是非之心,智也。仁义礼智,非由外铄我也,我固有之也"(《孟子·告子》)。另外,心为感官之统帅,有征知任物之功。《管子·内生》:"我心治,官乃治;我心安,官乃安;治之者心也,安之者心也。"《荀子》进一步提出"心有征知,征知则缘耳而知声可也,缘目而知形可也,然而征知必将天官之当薄其类然后可也。五官薄之而不知,心征之而无说,则人莫不然,谓之不知"(《荀子·正名》)。

总之，心是身形之君，主出神明，为五脏六腑之大主，其主明则下安，不明则诸官危。《内经》"心为君主之官，神明出焉"理论的产生，有其一定的社会文化背景，似为脏象理论的社会模式。

肺为相傅主掌治节的发生

"相傅"，即宰相、丞相、相国，是古代辅助君主处理政案的最高官职。"相"与"傅"均为辅助、辅佐之义，早在西周时期已有"相"的设置。《诗经·周颂·雍》："相维辟公。"朱嘉注："相，助祭也。辟公，诸侯也。"后来春秋、战国、秦汉均有"相"的设置，在精悍的政府官制体系中，"相"作为文官之首，地位显赫，位高而权重，掌管国家行政大权，总领百官，协理万机，助君主治理一切国事。

就位置而言，"相"乃一人之下，万人之上，地位仅次于君主，在理政时与君主距离最近，是君民沟通之桥梁。而肺与心，同居膈上，位置毗邻，关系密切，能蔽护心君，下覆诸脏，位高宣降，即"五脏之应天者，肺也。肺者，五脏六府之盖也"（《灵枢·九针》）。可见，肺实现对心君的辅佐有其自然结构基础。

就功能而言，"诸气者，皆属于肺"（《素问·五脏生成》）。"肺者，气之本"（《素问·六节脏象论》）。肺主呼吸之气，吸清呼浊，吐故纳新，且肺为一身气之根本，人体上下表里之气的生成与运行均由肺来主持调节；另一方面，"宗气积于胸中，出于喉咙，以贯心脉，而行呼吸焉"（《灵枢·邪客》）。"经气归于肺，肺朝百脉，输精于皮毛，毛脉合精，行气于府，府精神明，留于四脏"（《素问·经脉别论》）。宗气的走息道司呼吸，贯心脉行气血，实现肺对心的辅助，同时通过呼吸调节、肺气调节、宗气调节，实现对血液运行的调节。可见，肺的解剖位置和生理功能，体现了肺对心君的辅佐，和对全身脏腑营卫阴阳的调节，故称其为"相傅之官，治节出焉"。

脾胃为仓廪之官的发生

历代并无"仓廪"并称之官，但早在周朝就设立"仓人"之官，主管精食，为地官之属。《周礼·地官·仓人》："仓人，掌粟入之藏，辨九谷之物，以待邦用。"后世所设之"仓监""仓司""仓曹""仓部""仓储巴""仓部郎"等。"廪人"亦为周所置之官，掌九谷之数，为地官之属。至汉有"廪牺"之官，掌管藏谷、供祭、养牲。可见，仓廪二官均为历代朝廷重要的粮食储备、加工、转输及调节的官员。《荀子·富国》杨注："谷藏曰仓，米藏曰廪。"可知"仓"之所储乃未经加工的不精之粮，"廪"之所储乃去粗取精的谷之精微，仓廪之物，必当进出转输，以保正常藏用。

由解剖形态可知，胃为六腑之一。位居中州，饮食水谷皆入于胃。故有"胃为水谷之海，六府之大源也。五味入口，藏于胃"（《素问·五脏别论》）。胃受纳水谷之功，似水谷汇聚之海，无所不容的仓廪，故有"太仓"之称。脾所藏者是经过胃腐熟而化之水谷精微，并负责加工、转输与调节出入，即所谓"脾藏者，常著胃土之精也……脾为胃行其津液"（《素问·太阴阳明论》）。"脾为孤藏，中央土以灌四傍"（《素问·玉机真脏论》）。

可见，脾与胃功能职司对水谷五味的受纳、消化、吸收、转输之功，如"仓廪"二官，调配物质，供国之需，以保国体安康。

肝为将军之官的发生

"将军"是古代军队统帅的官名，后成武官专称。职能为抵御外敌侵犯，捍卫国体安全。从文字学角度而言，肝从干，干在甲骨文中像叉子一类的猎具或武器，并易触犯、干犯，产生攻击性行为，既可进攻，又可防卫，和将军性刚易怒的性格特征有相通之处。从功能而言，肝为风木之脏，通少阳春气，行升发疏泄之职。调畅一身气血，促进各脏腑功能的正常发挥，协调脏腑关系。且"肝藏血，血舍魂"

（《灵枢·本神》），"人卧则归于肝，肝受血而能视，足受血而能步，掌受血而能握，指受血而能摄"（《素问·五脏生成》）。王冰注："肝藏血，心行之，人静则血归于肝，人动则血运诸经。"可知，肝对机体的生理作用，犹统领三军之将，内而屯兵，外而征战，协助心君，运筹于帷幄之中，而决胜于千里之外，故以"将军"喻之。

肾为作强之官主出伎巧的发生

《内经》以降对"作强""伎巧"的解释大致有三：①指男女性功能及生殖而言。如王冰注云："在女则当其伎巧，在男则正曰作强。"②作强指动作强劲有力，伎巧指聪明灵巧。唐容川《医经精义》："盖髓者，肾精所生……髓作则骨强……精以生神，精足神强，自多伎巧。"③结合以上两说，指体力、脑力以及男女两性方面所具生殖能力（《中医大辞典·基础理论分册》）。但是把"作强"与"官"结合成一个整体加以考察，当有官能与官名之差异。有学者认为历代并无仓廪、传道、受盛、作强、决渎之类的官名，中正、州都作为官名已是曹魏以后的事了。此作强之官当为官能或官能词义的引申，旨在运用社会关系模式说明脏腑生理功能及其相互关系。

秦汉时代有以"作"为官职名称者，如"将作少府""将作大匠"是指掌职宫室、宗庙、路寝、陵园土木营建之官，又有"作册"是指掌职著作简册之官。"作强之官"的取名之义显与上述取名相近，即"职掌机体壮健"之官，此仍不失为运用社会模式类比说理的结果。同时，后文"伎巧出焉"多因肾藏精，主生殖而为生身之本，生殖功能之强健灵巧由肾而出；两精相搏谓之神，又说明肾为生神之本，强神之本，思维敏捷由肾所出，正因为人之生殖伎巧、思维伎巧、行为伎巧无不由肾所出，故名"肾者作强之官，伎巧出焉"（《素问·灵兰秘典论》）。换言之，"作强……是通过脑力、体力、房事体现出来的"。

此外，有关胆、膻中（心包）、大肠、小肠、膀胱、三焦的生理功能作用，分别以中正、臣使、传道、受盛、州都、决渎之官名来说明生理功能特性，亦是运用社会关系模式努力补充人体在系统性、完整性上的缺如。特别是膻中（心包络）为臣使之官的形成，反映了"内圣外王"文化思想对脏腑理论形成的影响。《荀子·正论》："非圣人莫之能王……天下者，至大也，非圣人莫之能有也……圣王在上，图德而定次，量能而授官，皆使民载其身而各得其宜……圣王已没，天下无圣，则固莫足以擅天。"据此，君主要施仁政于天下，必须在形态上达到完善极致的状态，而一个德高望重、才能卓著的圣人也应该是一个君主，而心体用两方面的完美自然具备为脏腑之大主、君主之官之条件，而作为至高无上的君主，具有不可侵犯的威严，即"心不受邪"之论。这就需要有一个代君受邪、保护心君之角色，膻中（心包络）为心的外围结构，位居心脏最近处，可代心行令、代心受邪，自然捍卫了脏腑君主——心的尊严。《灵枢·邪客》："心者，五脏六府之大主也，精神之所舍也，其藏坚固，邪弗能容也，容之则伤心，心伤则神去，神去则死矣。故诸邪之在于心者，皆在于心之包络。"此亦成为"膻中者，臣使之官，喜乐出焉"的官制文化基础。

胆为"中正"之官的形成，既有社会模式的运用，又有易理基础。"中"为不偏不倚，无过无不及之意；"正"为正中、严正、不偏斜之意。在曹魏时期，设中正官的主要职责是负责举荐士人，其品性当做到中正。而在易理之"中"，为每卦的二、五爻，即"得中"，"正"即"当位"，指二、五爻的阳位是阳爻，阴位是阴爻。胆位于脏腑之中，其经又在半表半里之处，如易卦之二、五爻的"得中"位，故称"中"；又因胆既直接连脏，又直接通腑，阴阳之性俱禀，藏泻之功并兼，乃其位促其用也，如易卦之"当位"爻，故称"正"。可见，人体脏腑中胆作为"中正之官"，主要是指胆所具有的功能对其他脏腑的影响力而言，胆的功能发挥正常，不偏不倚，无太过和不及其他脏腑则能"人尽其才，物尽其用"，故有"凡十一藏取决于胆"之谓。

《内经》脏象理论是中医学理论体系的重要内容，脏腑名称分别冠以官制名称，并以官职的大小、贵贱来说明其地位、作用及相互关系，反映了中国古代官制文化对《内经》理论体系的影响，对深层次理解中医学脏象理论体系的本质和规律有着很大的指导意义。

9 《易经》与脏象学

学者孟庆云通过深入系统地阐述中医脏象学这一概念与《易经》的内在关联，高度概括了脏象学的基本特征，并对《内经》中的3种脏象进行深入探析，对理解中医脏象理论具有重要意义。中医把关于人体脏腑解剖生理及天地四时关系的理论称为脏象，有其深刻的文化内涵，理解脏象的命名需要从中国文化的前源——《易经》入手。

《易经》与中医脏象学

《易经》之"易"主要有两种解释：其一为易动、变动，称"变动不居"；其二说是昼夜交替，易字上为日、下为月，郑玄解释为"日月为易"，表示白天夜晚不间断地变化。另外还有蜥蜴之蜴（易）的一说，蜥蜴俗称变色龙，它会随一天中太阳的变化而改变颜色，常用于形容多变。

《易经》的基本观念含有多变之意，讲究"三易"，即"变易""简易""不易"。"变易"认为世界是多变、多动的，是最基本的观点；"简易"指任何一种事物可以用化简的方法对其进行精炼，大道贵简，最简洁的就是最合理的，可概括出一定规律；"不易"指相对稳定，世界运行并非绝对永无停歇的变动，客观上存在有相对稳定的阶段。中医诊病先辨证，认为"证"是存在变化的。以伤寒证为例，一天之内早、中、晚不同时间诊治此病开出的方子都可能不同。中医之所以走上辨证论治的道路，与西医辨病论治不同，这与《易经》中"变易"的思想紧紧相连。变易以此是《易经》第一个基本观念。

《易经》中的第二个观念为"象"。"象"是中国文化的原型，甚至有学者指出，中国人的思维就是"象思维"，从"象"而认识一切事物。关于何为"象"，《内经》中王冰曾有注解，可将其概括为"见诸事物，蕴生观念，谓之象"。即见到具体的事物，脑中产生观念，再将观念概括出来就可称之为"象"。称孔子著"十翼"的《周易大传》将"象"发挥为三种理解，第一种"象"是现象，即见乃谓之象；第二种"象"是意象，即心中营构之象，想象之象；第三种"象"为法象，即取法于某事物者，法象有直接取法于现象者，亦有取法于意象者，比现象和意象复杂得多。

《易经》中这3种"象"深深印迹于中华文化，例子比比皆是。以京剧为例，一般认为世界戏剧有三大表演体系，即"斯坦尼斯拉夫斯基体系""布莱希特体系"以及以梅兰芳为代表的"中国京剧体系"。"斯坦尼斯拉夫斯基体系"讲求真实，演员需要深入到社会上体验被演人物的生活，表演要尽量逼真；"布莱希特体系"强调主客分离，要有"离间效应"，认为主观和客观即演员和人物原型应有所区别；第三个体系是中国的京剧，国外通常简称"梅派"，以写意和程式化的表现方法为主，是高度综合的舞台艺术。曾有一位军官因演奥赛罗的演员把坏人的形象演绎得过于逼真，气愤之下竟将演员枪杀，整个剧场为之哗然时，才使军官意识到这是演戏，当时便开枪自杀。后来有人认为演奥赛罗的演员和军官是最好的演员和最忠实的观众，另一些人则认为这是最差的演员和最愚蠢的观众，演员演得再好也应与真实有距离。这就是不同民族文化、不同社会观念对同一个事物理解的差异。而京剧的特点是意象思维，演员手持鞭子，观众就要想象这是骑在马上，演员的动作需要观众意会。绘画也是如此，西方古典主义的写实绘画讲究逼真，甚至达到画一朵花会招来蜜蜂采蜜的程度。而中国绘画讲求写意，寥寥几笔即为山，需要理解。

《素问·刺禁论》中有一段话包含现象、意象、法象这3种"象"，较具代表性，余云岫曾基于这段话批评中医。原文为："藏有要害，不可不察。肝生于左，肺藏于右，心部于表，肾治于里，脾为之使，胃为之市，鬲肓之上，中有父母，七节之旁，中有小心。"意在强调针刺的时候应该注意避开脏腑的要害。肝生于左并不是指肝的解剖位置在左侧，而是人体气化与自然气化相同，都是左升右降，肝主升发所以生于左，肺主肃降而从右。心阳主发散，故而心部于表。肾主里，故而肾治于里。"鬲肓之上，中有父母"不是法象，也并非意象，有作者指出应为"膏肓"穴之误，"七节之旁，中有小心"与命门有关。中医认为人有 24 节椎骨，应合 24 节气，七节指椎骨从骶椎向上数第七节相当于命门的位置。这一段话中与解剖有关的内容为现象，与命门有关的内容含有意象，"肝生于左，肺生于右"取法于自然，是法象。可见中医理论特别是脏象学在构建时运用了象的有关理论。

人体脏腑在《内经》中有很多种名称，除脏象外，有的称之为脏腑，见者最多，也有的将其称之为器官或器，《素问·灵兰秘典论》称"十二官"。而历代医家为什么称之为"脏象"，舍弃其他名称，这可能与非常尊重"象"有关。《系辞》中提到"圣人立象以尽意"，通过立"象"来把思想解释清楚；《庄子·天下》中也提到"圣人取其象"。当时的学者往往通过"象"来表达思想，这恐怕是先秦较为普遍的风气，类似于我们说明事物时惯用辩证法。先秦认为立象是圣人之道，《内经》用脏象这一词汇比脏腑、器官的层次高，因此通过脏象说明人体器官的功效。

《内经》中对"象"的描述有两个重要特点，一是直观所见，能感知其所在。《素问》中有"阴阳应象大论"一篇，认为阴阳可以跟每个事物相联系，通过阴阳来认识信息，使象具有可感知性和信息性。另一个特点是"象"超越实体，通过立"象"以尽意、明理。中医的脏象绝不等同于西医的器官，西医的肝是实体器官的肝，中医的肝主疏泄跟西医不同，超越解剖实体。中国历史上很长一段时间不允许解剖，中医采取最先进的方法来研究医学就是"象"，通过"象"研究人体进而得出一些规律，并用于治疗疾病被验证有效，这是中医的一大特点，也体现了中国人的智慧。经络也是"象"，是传递信息的象，并不是特定的实体，应该通过"象"来理解。

除具有上述两个特点外，"象"也为圣人之道。中国最有知识的那部分人喜欢通过"象"说明问题，所以中医立"象"以研究脏腑，称为"脏象"，这是从中国文化原型的角度看待脏象。

中医脏象学的特点

中医脏象学的特点可归纳为四点：第一个特点是以象论藏、超越实体。中医通过象来表达脏腑，与解剖的概念不同，但这并不是因为中医没有解剖技术。事实上，中医也有着丰富的解剖知识。在人类原始社会和奴隶制时期，做解剖比较随意，通过杀猪、鸡、牛等动物来了解解剖，是典型的比较解剖，大家熟知的"庖丁解牛"就是明显的例子。除动物解剖外，奴隶主甚至可以解剖人，这个现象在魏晋南北朝时期依然存在。据《史记·殷本纪》载，纣王对比干"剖比干，观其心"，验七窍。又据南北朝时期的《南史》所记，刘宋时的名医徐文伯与宋后废帝刘昱出乐游苑门，逢一妇人有娠。帝亦善诊，曰：此腹是女也。问文伯，曰：腹有两子，一男一女，男左边青黑，形小于女，帝性急，便欲使剖。文伯恻然曰：若刀斧恐其变异，请针之立落。便泻足太阴，补手阳明，胎便应针而落，两儿相续出，如其言。这些关于古代解剖的记载，《灵枢·经水》："若夫八尺之士，皮肉在此，外可度量切循而得之，其死可解剖而视之。"明确提出解剖这一概念，因此，中医认识人体脏腑始于解剖。

在解剖的基础上，《内经》有"司外揣内""司内揣外"的方法，与现代黑箱理论有异曲同工之妙。对于内部结构复杂、不能从外部直接观察其内部状态的系统，可通过输入信息与输出信息的比较推测很多内容。如汗为心之液，通过观察发现一个人大汗后会心慌，就把汗和心联系在一起，这就是外揣的理论。《内经》中关于脏象的理论除了源于解剖，很多都根据外揣得来；另外也有一部分源于类比。如胃为水谷之海，认为胃好像一个大仓库，用水谷之海来比喻它的功能，这就是取类比象。脏象学以此为建立"脏象"的方法。在此基础上形成了以象论藏、超越实体的特点，这也是脏象学最基本的特点。

脏象学的第二个特点是"五行类比"，堪称体系。五脏一脏一体系，心血管是人体的循环系统，肝是人体的应急系统，脾是人的消化动力系统，将经过代谢产生的营养输送到各处，肺主要是人的呼吸系统，肾主要是人的生殖体能系统，中医围绕这五大系统认识人体，而这五大系统并不只是具体的脏器。以肝为例，肝主筋，与胆相表里，跟东方相关联，五色属青，这些内容以肝为中心，通过类比形成一个大的系统。

脏象学的第三个特点是"全息同构""应同宇宙"。脏象学描述的人体是全息的人体，与激光全息照相类似，经全息照相洗出的照片如果不慎撕碎，可以从任何一个碎片复原照片的整体，一个局部含有整体的信息，即为全息的概念。脏象学认为人体局部也会包含整体的信息。如《灵枢·五色》认为面部有人身五脏的信息，面颊两侧主肝、鼻尖主脾、两侧主胃、人中主肾、眉间主肺，等等。耳朵甚至舌也有五脏六腑的信息。中医发现很多体表外部器官跟内部器官的天然联系，并把这些经过证实的关联信息用于诊断及治疗。1958年《中医杂志》报道过江西的一位老大夫，通过观察妇女的人中就可以判断这个妇女子宫的形状或患有哪些疾病，经对照实验验证，合乎他判断的比例超过百分之八十。耳针研究中认为耳朵是倒置的胎儿，妇女戴耳环的位置正好是耳针中眼睛的相应部位，戴耳环可有效刺激眼穴，降低近视患病概率。俗语有云"戴个耳环、砸个药坛"，这句话可能存在夸大，但这些体表和内脏之间的联系，包含了全息的观念。现代自然科学也观察到，菜花的一个小的分支能表现整个菜花的情况，任何一个斑马的局部也能体现全身花纹的特点。可见，人与动植物都有全息同构的特点。

脏象学还认为人体含有宇宙的信息。这是天人合一的体现之一。《素问·平人气象论》中有关于人的脉象能表现自然、宇宙气象的记载，各个季节脉象特点不同，春弦、夏钩、秋毛、冬石，其中夏钩与星象中的钩星有关。《内经》中基本脉是四时脉，认为通过人体脉象变化也可以了解季节变化的信息。五运六气学说则更进了一步，认为通过脉象能了解宇宙的变化。当然，真正能通过脉象表现出多少信息很难判断。

脏象学的第四大特点是脏气法时、四时五脏。恽铁樵认为中医的脏腑不是血肉的五脏，而是四时的五脏。春天与肝相应，夏天与心相应，秋天与肺相应，冬天与肾相应，五脏具有时间结构。中医一个很大的特点就是重视人体的时间结构，人体的血肉骨骼相当于空间结构，而用于描述人体最主要的是时间结构，人的基本表述也是时间表述。举一个浅显的例子，比如为一个人开追悼会，首先会说这个人活到八十几岁逝世，没有人会先用这个人身高一米八、体重一百五十斤来描述，大都通过时间来表述生命，而且时间对生命体来说是单向的，神转不回。"脏象"虽然以空间结构为主体，但也很重视时间结构的内容。不只是中医的脏象，中国哲学也大抵如此，老子把人称为神器，器当然指物质基础，神为时间和空间的结合体。

中医对"脏象"的表述，不论肝、心、脾、肺、肾都有上述四个特点。西医的器官跟中医对脏象的认识决然不同，西医为构成论的人体观，逐层深入，解剖学、组织学、微观、亚微观，结构越来越细小。中医走的是另一条道路，是生成论的人体观，从"象"的角度认识人体。

《内经》脏象的三种模式

《内经》中有关脏象理论的内容非常多，也未设专门章节论述，内容较为分散。脏象学包含"八卦脏象""六节脏象""五行脏象"3个阶段，也是3种模式以及不能称之为学说的"九藏"。《内经》成书前的周朝重视数字"九"，夏朝也重视"九"，"九藏"这个词曾在《周礼》中出现，《内经》中的"六节脏象论"和"三部九候论"也都提到"九藏"，其中形藏五、神藏四，共为九藏。王冰注"神藏五"即为五脏，"形藏四"者一头角、二耳目、三口齿、四胸中。虽然明确提出"九藏"这一词汇，但并非为一种学说。

脏象学的第一个阶段为"八卦脏象"模式。见于《灵枢·九宫八风》，这一篇论述的八卦脏象每一卦对应一个脏腑。文王做八卦，八卦脏象便源于周朝。按照后天八卦，也是《灵枢·九宫八风》的制式，震卦对应肝、巽卦对应胆、乾卦对应大肠、兑卦对应肺、离卦对应心、艮卦对应胃、坎卦对应肾、坤卦对应脾，八卦脏象大体依此对应。因医学的前身是巫，中西方最早的医家皆为巫师，也都有类似的神话故事。如扁鹊针灸图，画中喜鹊是鸟图腾的孑遗，通晓针灸之术，济世活人，后来扁鹊逐渐延伸为名医的代名词。西方名酒人头马的标志是马身人头的基戎，是西方最早的医学家的化身，也与巫类似。扁鹊和人头马是中西方巫医时代的代表。诊断的诊字在过去解释为诊者占也，含有占卜之意。古时占有很多种方法，如蛇占、鸟占、梦占等。如果一个部落丢失了马匹，则用鸟占。可将鸟向天空丢出，鸟向南方飞就去南方找马。人有病也并非诊断，而是占断。如果给生病的人占出坤卦，按照八卦与脏腑的对应关系，那这名患者则应为脾病。八卦脏象反映的就是占断的景象。

《内经》中有两个预测系统：一是通过"五运六气"推测一年的气候形式中太过或不及的变化；另一个预测系统是"九宫八风"系统，以四十五天为一个节气，根据过宫时的风向预测疾病。"九宫八风"除用于预测疾病，还是看风水最早的方法，其中中宫是最好的位置，用于盖房子、养生俱佳。

《周易》言近取诸身、远取诸物，文王做八卦时已经把人体与疾病的关系融入八卦中。所以八卦脏象也可以称为脏象，虽然不是以五行而是依八卦来类比，但也是一个意象系统，具备一定的推断功能。后世脏象学有些内容还留有八卦的痕迹，如心肾不交，肾为坎卦、心为离卦、人身为泰卦，正常情况下心肾相交，坎在上、离在下，水从上向下流，火在下蒸腾气化，交泰状态构成健康的人体。假设心肾不交，离卦在上、坎卦在下，人则会出现焦虑、失眠、多尿等症状。很多文学书籍也谈及人身之泰卦，头部两个眼睛、两个鼻孔、两只耳朵，相当于坤卦，下面嘴和前后二阴都是一个，构成乾卦，所以鼻下为人中，这就是跟八卦类比，把脏象理论与八卦理论联系到一起的例子。九宫八风盘从安徽阜阳出土后作为西汉文物保存起来，使今人有幸可以看到实物，证实了相关记载。另有出土的洛书九宫图，数字依上4、9、2，中3、5、7，下8、1、6排列，横竖相加都是15，相当于幻方，有很多数学变换，《内经》中许多文字的解释源于此处，如其生五、其气三，《素问·六元正纪大论》里也有运用数字表达理论的内容，都与之相关。上述为八卦脏象相关内容。

《内经》中第二种脏象模式称为"六节脏象"，认为人身体分为六藏、六节、六器。全元起在《素问训解》中谈到六藏包括心、肺、肾、肝、器、胆。中国医学史上曾有一个阶段非常重视"胆"，仰韶文化出土的陶器有胆形瓶，跟人体胆的形状类似，也是把这一脏腑称为胆的原因。中国人的思想直到南北朝都重视"胆"，《三国演义》和《三国志》都有相关记载，姜维诈降后跟钟会沟通恢复蜀国，事败后自刎，解剖后发现姜维的胆囊非常大。在方剂学发展史上也是先有温胆汤后有二陈汤，先有复杂的方剂、后有简单的方剂。当时认为温胆汤的症状因胆寒引起，与现在将温胆汤的温字解释为和不同。魏晋南北朝的方书如陈延之《小品方》、姚僧垣《集验方》等，都记载有温胆汤。六节脏象中六之一称为器，由六个器官组成，分别为脾、胃、大肠、小肠、三焦、膀胱。《素问·至真要大论》中"天地合气，六节分而万物化生矣"等内容，提示了六节脏象这一概念的由来。

中国历史上有一段时间非常重视数字"六"，战国时期特别是秦国非常重视"六"，因此秦始皇统一天下后车为六道，拉车用六匹马，写文章六字一句，天下三十六方，都是六或六的倍数。这很容易理解，现在人们喜欢数字"八"，把八跟发财联系在一起，西方乐用"七"，例如一周七天等。战国时期重视"六"最大的理由是：六十四卦每一卦从初到上一共六爻，这六爻变幻无穷，颇为神秘。

《系辞》："易有圣人之道四焉：以言者尚其辞，以动者尚其变，以制器者尚其象，以卜筮者尚其占。"以言者尚其辞，卦辞里有些语言到现在依然流行，如元亨利贞、万事亨通等。"天行健君子以自强不息，地势坤君子以厚德载物"，清华大学的校训"自强不息、厚德载物"便源于此。民国时期的易学家根据河南安阳出土的龟甲把占卜分析得很清楚，用龟甲占卜是一种很重要的占卜术。较常用的占卜方法还有蓍草占卜，卦师一手持50根蓍草，拿掉一根放在另一只手中，通过四营十八变打出一卦。算卦当然有迷信的内容，但也有很多值得玩味。

卦中与中医有关的内容非常多。20世纪70年代，日本针灸代表团访问中国时，曾向中国学者请教何为"五十营"，这就来自《易经》。《易经》认为人体营气24小时转50圈，故称"五十营"。民间讲女大十八变，也是源于算卦的四营十八变。易六位而成章，六下占出一卦，六六大顺等，都证明"六"是具有神秘感的数字。"六节脏象"部分吸收了八卦脏象中有关脏腑的一些理论，但也有一部分内容被遗弃，未在后世流传。

《内经》中第三种脏象模式称为"五行脏象"，是最晚出也是最重要的脏象。其中《素问·五脏生成》对五脏的描述较为详尽，《灵枢·本输》介绍了五脏对应的经络系统，二者全面地描述了五行脏象系统，共同构成最具权威的理论框架。一般认为战国晚期五行大盛，秦始皇和汉武帝都重视五行，但把五行和脏象联系起来包含易学的机制，京房纳甲法把五行和六十四卦结合起来。《内经》中五行与五脏对应和今文经学一致。

五行脏象在形成过程中吸收了六节脏象的理论，六节脏象又吸收了八卦脏象的内容。五行脏象不仅有继承，自身也有发展，如《内经》七篇大论中记载五行每一行里有太过、不及、平和三种状态，一行分为三，五个脏腑加起来就有十五种状态的表达，这是脏象论在《内经》本身的一次突破；五行的第二次突破是命门学说。按照太极图的理论提出人身有命门，这一理论的提出又能够解释一些现象，提出一些辨证类型，如命门火衰等。以上三种脏象演进的径迹和《易经》理论的发展趋势一致。

脏象学不断发展，历代中医人不断对其补充，因此"脏象"不是一成不变的。中医学是一个自发展的解释系统，通过注疏系统不断向前发展，不断补充当代的临床知识。注疏系统对中医经典理论发展的作用巨大，甚至比解剖和实验更贴切。因为实验是基于构成论的人体观，而中医是五脏生成论，人体整体发展、不能分割，分割后得出的结果不可能跟完整时相同。采用实验的方法即便假设合理也会存在误差，而把通过人体用药观察得出的结论补充到注疏中，通过注疏系统壮大学术可能效果更好。中国的解释学和伽达默尔的解释学有很大差别，中国的解释学像王夫之在《周易外传》所说的"学生于聚新故相知而新其故"，学问越往前推动越大，这种大与集大成式的简单积累不同，而是"新故相知"。所以经典的体系是不断自我壮大的体系，中医人应该坚持这个体系，不要完全抛弃，这是给中医发展的一个启示。

10　《内经》确立五脏概念的文化基础

《内经》五脏概念，经历了解剖直观、仿象臆测、意象思维三个阶段的历史演变，最后"详于气化、略于形迹"的五脏概念成为主导。其间，中国古代文化思想及认知方式的影响是深刻且贯穿始终的。学者王小平对《内经》确立五脏概念的文化基础做了探析。

古代和合思想是五脏概念内涵形成的基元

和合，是中国古代思想史上的一个重要范畴，旨在阐发自然及社会万事万物和谐默契、相异相成的本质关系。现代学者张岱年认为，"用两个字表示，称为'和合'，用一个字表示，则称为'和'"。

和合思想内涵发轫于中华文明的源头——《周易》，《周易》以象喻意、以数明理、以文解说，多角度、多层次地表达了"合和"的内在涵义。如《易经》乾卦中记载："乾道变化，各正性命，保合太和，乃利贞。"太和，《本义》释为"阴阳会合的冲和之气"，即：天道依大自然运行规律变化，万物各具本性、各有所用，事物之间保持关系的谐和，便能顺利发展。《国语·郑语》更深刻地阐明了"和"的基本内涵，说："夫和实生物，同则不继。以他平他谓之和，故能丰长而物归之。若以同稗同尽乃弃矣。故先王以土与金、木、水、火杂，以成百物。"这里，通过"和"与"同"的对比，指出"和"是"以他平他"，"他"是指相异或对立的事物，"平"是使协调、使均衡之意，"和"是事物多样性的统一，是异质的融合与协调。

和合思想追寻的是一种不同要素相济、相成而达统一和谐的世界秩序，这一思想为古代学术界共同认可和承袭，如儒家以"中庸"立论，确定了用"中"致"和"的行为规范，《中庸·第一章》："中也者，天下之大本也；和也者，天下之达道也。致中和，天地位焉，万物育焉。"将"中和"上升为宇宙论；道家将"和"置于本体论的高度，《老子·第四十二章》云："道生一，一生二，二生三，三生万物。万物负阴而抱阳，冲气以为和。"指出"和"是宇宙起源与演化的必由之路。

古代先哲不仅视"和"为宇宙间的固有规律及最高法则，而且认识到宇宙中存在着一个驱使万物归于"和"的自发调控机制，《春秋繁露·循天之道》："天地之道，虽有不和，必归之于和。"古人将这个自然界不可测度的调控机制称之为"神"，《荀子·天论》："万物各得其和以生，各得其养以成。不见其事而见其功，夫是之谓神。"《周易注·系辞上》："两仪之运，万物之动，岂有使之然哉？莫不独化于太虚，欻尔而自造矣。造之非我，理自玄应，化之无主，数自冥运，故不知所以然而况之神。"不仅肯定了万物之"和"由"神"调控，而且明确认为"神"是自然界自我运动所形成的固有规律。

和合思想是涵摄儒、道等各家各派的，在中国文化发展过程中一以贯之的普遍文化精神，作为中国文化重要分支的中医学必然要汲取和合思想的精华，用以阐释生命和疾病的原理。《内经》认为"人与天地相参"（《素问·咳论》）。宇宙是大天地，人是小天地，人与宇宙一样，也存在着一个自主的调控机制，构成人体的各部分之间以及天人之间"和"则健康，"不和"则病。于是，《内经》借解剖内脏之名，将人体分为若干部分，以说明人体生命活动内部以及生命活动与外界环境之间的协调关系。为此，《内经》完成了三项工作：首先，运用五行，将人体整合为以五脏为中心的、既相互促进又相互制约的五大功能结构，以阐释人体生命活动相异相成的本质关系；其次，确立了"四时五脏阴阳"的天人结构模式，以说明人体功能活动与外界环境保持协调统一的规律及机制；第三，借古代哲学"神"的概念及运动规律，阐述人体通过五脏相互作用以自主控制和调节生命活动的机理。所以，《内经》五脏概念的内涵之一是"机体内部协调、控制各器官组织生理功能的调节与控制系统"。可见，中国古代的和合思想是《内经》五脏概念内涵形成的文化基元。

五行学说是阐明五脏类分及其关系的思维工具

秦汉之际，阴阳五行学说逐渐成熟。阴阳学说所包含的对立统一关系与阴阳相互作用以维持整体协调的功能，以及五行学说所包含的五行归类与五行生胜调节维持整体稳定的机制，都得到了较为充分的阐释，两者在说明自然万物"必归之于和"的机制上完成了统一。因此，可以说阴阳五行学说"乃是关于'和'的应用之学"。从和合思想的视角看，每一个生命体都是具有自我调控能力的和合体，构成人体的部分之间关系错综复杂，仅用阴阳二元律说明显然不够，而五行学说在阐释复杂关系及其调控机制方面较之阴阳学说更有优势。

五行学说是基于古人阐释事物关系的需要而形成的理论，《国语·郑语》："以土与金、木、水、火杂，以成百物。"表明了古人欲从五材相互关系上把握一切有形物质的原创思维。五行学说不仅仅是将万事万物分门别类，更重要的是阐释各种事物和现象相生相克、维持协调的动力学原理。有学者根据五行生克循环关系构造了一个"离散数学模型"，结果表明由木、火、土、金、水构成的五行体系，在满足生克关系要求下，是所用元素最少的唯一体系，即五行说的存在具有唯一性。其科学价值在于，当用五行结构归纳经验材料、创立理论体系时，所形成的理论本质上符合现代科学的思维经济性或逻辑简单性原理。如河洛选择"五"为生数，演绎自然变化；《五行大义·论五行及生成数》"万物虽多，数不过五"。凡偶数行（四行、六行等）不具备循环生克的属性；"三行"过于简单，无法揭示事物之间的相互关系；"七行"虽能循环生克，但却含有多余成员，使理论不够精练。只有以五元素构成的理论，才能既满足生克关系完备的需要，又达理论简洁的效果。

《内经》通过解剖发现了内脏及其主要功能，但并未按照"眼见为实"的实际数目归纳内脏，而是将人体主要功能概之为"五"，显然是运用五行类分的结果。《灵枢·阴阳二十五人》："天地之间，六合之内，不离于五，人亦应之。"《素问·脏气法时论》："五行者，金木水火土也，更贵更贱，以知死生，以决成败，而定五脏之气。"不仅如此，《内经》还以五脏作为人体最基本的要素，建立了"内有五脏以应五音、五色、五时、五味、五位"（《灵枢·经别》）的脏象理论。古人并非不知脏腑、声色、时空变幻等不止于"五"，却采用了五元类分法，构造出一个天地人有机统一的理论体系，其深刻背景正在于《内经》自觉实践了"五行体系唯一性"的原则。

在阐释五脏关系及人体自我调控机制的运变规律时，《内经》不仅吸收了当时五行学说的发展成果，如运用五行生克及制化理论论述五脏关系；还借阐释生命现象丰富和完善了五行学说，如《素问·阴阳别论》"脉有阴阳……凡阳有五，五五二十五阳"以及《灵枢·阴阳二十五人》对体质的分类，已寓含五行互藏思想；"心者，五脏六腑之大主"（《灵枢·邪客》）、"肺者，脏之长也"（《素问·痿论》）等论述，提示五行生克是多元、多变量、非线性关系；《素问·五运行大论》《素问·至真要大论》等关于五行乘侮及胜复调节的论述，也是五行学说的重要发展，对于解释自然界"和"的机制有重大意义，同时也阐释了中医治疗学的基本原理。

可见，《内经》五脏是五行学说在医学上的应用，是《内经》超越形态学基础，对人"整体生理功能经过整合后的五个基本单元，此非人之生命体原型的描述，而是人体生命活动中功能关系的一种五行化的功能模型"。

重道轻器观念促使五脏概念由实体向功能演变

道、器是中国传统文化中的两个重要概念。《易经·系辞上》："形而上者谓之道，形而下者谓之器。"这里涉及三个概念。道，指无形的法则、规律，《易经·系辞上》："一阴一阳之谓道。"器，指有形的实体、实物。形，指物质形态。就事物的表现形式而言，既有超越形体的运动变化规律，也有感官可触见的具体实物。关于道与器的关系，古人在主张"道器不相离"（《来氏易注》）的同时，更重视无形的"道"。《老子·第四十章》："天下之物生于有，有生于无。"《论语·为政》有"君子不器"的记载。由此引出了"道本器末"（《论语或问·卷八》）"器由道立"（《周易正义·疏》）等重道轻器的观念。

五脏概念的初始含义无疑出自解剖。古人通过祭祀与战争对内脏形态有了大致的了解，根据《素问·五脏别论》，《内经》以藏、泻为依据将内脏分为五脏、六腑（传化之府）、奇恒之腑三类。藏、泻对举，不仅是功能特点的归纳，也是解剖实物的描述，有学者认为具体五脏的选定与祭祀有关，肝、心、脾、肺、肾内藏气血，是实质性器官，在祭祀时便于完整割取；而传化之府内容物为水谷及糟粕，割取时不方便，溢流出的内容物显然会亵渎神灵。总之，从远古祭祀的角度，实质性器官的地位高于中空类器官，水谷须泻，精气须藏。故脏、腑的藏、泻特点是形态和功能的统一。可见，《素问·五脏别论》的内容成篇时，五脏概念并未完全脱离实体。

通过解剖实体认识生命是医学最直观、最基本的方法。但由于古代科技条件所限，仅用解剖实证的方法难以深入研究生命规律。重道轻器观念恰好为中医学研究方法的突破提供了思想基础，《灵枢·九针十二原》"粗守形，上守神"。这里的形，指形体，即解剖形态；神，《素问·天元纪大论》："阴阳不测谓之神。"即人体阴阳变化规律。说明《内经》对生命体的研究方法已有了很大改变。

重道轻器观念对《内经》的影响，促使五脏概念由实体向功能演变，其依据之一就是五脏与五行配属的变化。早期五脏与五行配属关系，见于《礼记·月令》《吕氏春秋·十二纪》等。如《礼记·月令》记载春"祭先脾"，夏"祭先肺"，中央"祭先心"，秋"祭先肝"，冬"祭先肾"。其配属原理是根据《礼记·礼运》"死者北首，生者南乡"的原则，人面南而立，按照古人的时空观念，用实体脏器对应时空方位以祭祀。肺在上，配南方属火；脾在左，配东方属木；肝在右，配西方属金；心居中央以配土；肾在下，配北方属水。然而，《内经》并未承袭这种配属方式，而是完全改用了肝、心、脾、肺、肾分别配属木、火、土、金、水的模式。这种改变，虽与五行的社会化、政治化及当时的社会变革有关，但更重要的是古代医家在重道轻器观念影响下，自觉放弃解剖实证方法，转而对人体内脏功能规律进行研究归纳的必然选择。正如《素问·脏气法时论》所述，《内经》运用五行配属五脏的依据是"五脏之气"，而不是五脏实体。可见，《内经》五脏的实质是人体不同特点的 5 个气化单位。

司外揣内方法是整合五脏功能的主要途径

受"气一元论"的影响，《内经》认为万物乃至人体内外都是相互关联的，根据事物之间的联系，可以从已知事物推测认识未知事物的规律。为此，《灵枢·外揣》提出了"司外揣内"和"司内揣外"的认识方法。司，指观察；揣，即揣摩推测之意。《内经》首先采用解剖方法"司内揣外"，认识了五脏的部分主要功能，如"心主一身之血脉"（《素问·痿论》）、"肝藏血"（《灵枢·本神》）等。基于解剖方法的局限以及传统观念的引导，《内经》在解剖基础上，主要运用了"司外揣内"方法，即从人体外部表现出的各种征象来推测分析内脏的变化。《素问·五脏生成》"五脏之象，可以类推"。王冰注："象，谓气象也，言五脏虽隐而不见，然其气象性用，犹可以物类推之。"可见，"司外揣内"方法是《内经》观察、类分及整合五脏功能的主要途径。

"司外揣内"可分 3 个阶段。首先，对人体外部征象的观察。《内经》将局部与全身、静态与动态、人体与环境等结合起来，发现了生命过程的主要表现，如心跳、呼吸、饮食、排泄、生殖、寤寐、神志等，以及它们之间的关系、在不同状态与环境下的变化规律。继之，运用已有的解剖知识及思维工具，将这些生命现象与相应内脏进行关联，类分和推测五脏的生理功能，如通过解剖很容易发现肺主呼吸的功能，进一步推测、演绎，从呼吸与肺舒缩的关系，联想气的升降出入，得出肺调节气机的作用，抽象出肺气宣发和肃降的本性。由于生命活动的复杂性，生命现象之间以及与内脏的联系不是线性的，有的生命现象与多个内脏相关，这就需要一个整合过程，如肺"通调水道，下输膀胱"（《素问·经脉别论》）

的功能，可能是在肺主宣降、外合皮毛的基础上，通过暑寒汗尿变化，发现汗与尿的相关性，推导而出的。这样，与肺的宣降有关的主气司呼吸及行水功能整合至同一个气化单位。最后，临床验证过程既是对上述两个过程的证实，本身也是"司外揣内"方法的具体应用。如《素问·汤液醪醴论》"开鬼门，洁净腑"的治法行之有效，证明肺"通调水道，下输膀胱"理论正确可行。可见，五脏是基于功能联系、应用"司内揣外"方法形成的五个功能集合体。

五脏，是脏象学的中心，也是《内经》认识生命规律的主要生理病理结构。五脏概念及其内涵的确立，不仅是医学实践和观察的结果，也是中国古代文化思想渗透、运用和引导的成就。

11 《内经》五脏概念研究及意义

学者烟建华从大文化、大科学、大医学的视角，溯本求源，从《内经》研析中医五脏概念形成的文化背景、哲学基础及其医疗实践，认为《内经》的五脏，是古人将内脏形质作为物象，通过意象思维，产生功能特性"类概念"，并在天人合一观念指导下，纳入"四时法则"之中，从而形成了生长化收藏作核心内涵、精气-阴阳-五行为逻辑方法的五脏概念系统。同时，概念的形成还经历了理论与实践互动互证的过程。此外，还就《内经》五脏概念的科学意义进行了研讨，指出中医五脏是一种结构性功能概念，乃中国系统思维的产物，在科学技术发展到综合阶段，包括五脏概念在内的中医理论，对于生命科学与医学科学的发展具有理论上的科学意义和医疗实践的一定优势。

五脏概念形成的方法学

站在大文化、大科学、大医学高度，审视中国传统医学与近现代生物医学体系，它们的概念、理论差异的根本原因在于方法学的不同。研究者认为，医学初始，东西方都是从解剖实体的直接观察入手，引出机能，形成概念和理论的。这种方法它的致命弱点是将内脏实体及其功能与生命现象之间看作线性关系，而这对于把握复杂而非线性联系的生命活动，往往失去自然与真实。因此，必须寻找新的方法学才有出路。解决这个重大问题，西方是借助物质工具（显微镜、理化实验等），并结合形式逻辑的论证和数学的严密计量，才能完成认知过程，这便是近现代生物医学的还原论方法，而真正运用这种方法已是千年之后的文艺复兴时代。而中国则求助于思维工具，也就是先秦两汉盛行的"精气-阴阳-五行"，即所谓的自然哲学，导致了一场方法学的变革。

《内经》："天地阴阳者，不以数推，以象之谓也"（《素问·五运行大论》）。其中的"象"就是象思维（也称意象思维），《内经》称之为"援物比类"（《素问·示从容论》），是运用阴阳五行方法学进行推理的基础。据考证，古人在直观认知上有"望形生意"之法，通过对实物形体动态作直观察验，忖度、联想而臆想其机能，如圆物可转，有孔能鸣，轻清者上浮，浊重者下沉等。这种认知方法将解剖实体的物象（即脏器的形态、位置，甚至质地，也包括变化特点等）"望形生意"，然后依据类比、联想等法进行思维，并以具体事物的形象或其象征性符号作表述，从而反映事物的普遍联系及规律。这种思维方式的基本元素是"象"，推理法则是类比，类比过程是"物象-意象-法象"，其内涵是功能性、整体性与动态性的。

意象思维是中华民族认识事物、形成概念的一种具有普遍性和基础性的思维方式，并作为阴阳五行进行逻辑推理的基本元素和概念单元。如将五脏类比五行而把握其"气象性用"（功能特性）建立中医特属的五脏概念，再对这种五脏概念实行阴阳相反相成、五行生克制化的推理，从而把握人体生理、病理机制。由此认定，意象思维、阴阳五行法则就是《内经》的基本医学方法。

然而，意象思维终究是一种或然思维，以此推论的结果也必具或然性。为保证中医概念的正确和可靠性，中医先贤们将医疗实践的验证作为概念形成的必要环节，从而建立了理法方药贯通一体、理论临床互动互证这样一整套规范的方法。脏象理论如同中医的生理学，病机理论如同中医病因、病理学，诊断收集病情资料。根据脏象、病机理论分析疾病机理、变化趋势，即是"理"；制定相应的治疗法则、选方遣药，即是法、方、药。法从理出，方随法变，药为法用，这其中贯穿着阴阳五行推理方式，指导、规范临床辨治各环节的逻辑思维过程。从中医概念的形成过程而言，依理定法，因法用药，方与药不仅为理法所遣派，完成治疗任务，还是证实、证伪概念理论的重要方法学环节。在中医学术史上，东汉张仲景的《伤寒论》被认为是完成这一环节的代表。此书依据《内经》理论，结合临床实践，将风寒外感病的论理辨证与论治用药贯通一体，开创了辨证论治临床方法体系。书中之397条112方，辨理真切，拟法准确，用药精当，环环紧扣，效如桴鼓，经两千多年医疗实践，共誉为中医临证第一书。《伤寒论》的面世，为中医临床树立了典范，成为中医临床方药证实病机、验证理论的医门法律。正是经过了数千年的临床实践验证，才保证了中医概念与理论的实在性、真理性。

《内经》五脏概念的形成与内涵

据以上中医学概念与理论形成的方法学模式，烟建华等提出《内经》五脏概念形成的三大方法，从中可领会五脏概念的本真内涵。

1. "四时法则"是五脏概念的核心内涵　古人研究天地万物，主要探索其造化之机；研究人的造化之机则称为生命之学，即医学之基本内容。《素问·四气调神大论》说人"与万物沉浮于生长之门"，讲人与万物生存之道相通；而自然界四时递迁、稳定有序的循环往复，则是万物之所以产生和生存的基础，故该篇又说"四时阴阳者，万物之本也"，从而提出"人以天地之气生，四时之法成"（《素问·宝命全形论》），即生命的"四时法则"。

所谓生命的四时法则，就是以春夏秋冬四时生长收藏的生机变化规律，概括人的生命机理，落实到医学理论和医疗实践上，就是以五脏作为生理、病理活动的核心，生长收藏之四时法则即其活动机理与规律，从而建立起五脏基本概念和系统理论。《素问·阴阳应象大论》："天有四时五行，以生长收藏，以生寒暑燥湿风；人有五脏化五气，以生喜怒悲忧恐。"这里有3项天人相应的类比：一是天地四时五行对人的五脏，其中四时加长夏为五时，以与五行五脏对应；二是天地生长收藏对人的五气，其中生长收藏是四时之气，在《内经》中又加长夏"化"为五时之气，而五气即五脏之气，可以理解为五脏的功能特性，与五时之气相应；三是四时有寒暑燥湿风之气象变化临加于万物，人则有喜怒悲忧恐神情变化展示生命活动。如此就建立了以生长化收藏为核心内涵的《内经》五脏概念。

《内经》有"脏气法时"篇，主旨即论五脏概念的四时法则。这篇文献不仅指出五脏主四时，而且还提出"五脏苦欲论"（肝欲散苦急、心欲耎苦缓、脾欲缓苦湿、肺欲收苦气上逆、肾欲坚苦燥）。所谓五脏苦欲，就是五脏精气生长化收藏功能的常与变、平与病，直接反映了五脏概念内涵。

——肝应春、主生，它将人体冬主藏之精气升发而启新，故肝气升，其性宣发疏散。不及则求散，故欲散；太过则宣泄无制，逆乱躁急，出现气逆、拘急之象。

——心应夏、主长，人体在夏季气旺精盛而物象藩茂，故心气浮，其性上炎张大。其软柔冲和则化物，故欲耎忌刚燥；过软则涣散虚弱，故苦缓。

——脾应长夏、主化，人体在夏季后期暑湿蕴蒸，如植物灌浆蓄实，故脾主化物，水谷化精微变化而成营卫气血。其性静，充和温厚，有益化物，故欲缓；如若水湿淫盛，则反制于脾之化谷，故苦之。

——肺应秋、主收，人体将夏旺之精气收敛聚实，故肺性降。主要体现在2个方面：一是"天气通于肺"，从身外吸纳清气，而"肺朝百脉"则居高临下将清气收降体内；二是"通调水道"，从全身收敛被利用后的水液降入膀胱，并同时收敛体内精气、输至全身，故其性欲收、恶散。散之极者则为喘脱危症，是肺气衰竭之征，而气上逆咳喘又是逆反肺收敛本性，故苦之。

——肾应冬、主藏，有如种子藏于地、身躯蛰伏，故肾主藏，藏伏人体精气，防止无故散逸流失，故《素问·六节脏象论》称为"封藏之本"。肾性沉，因精气为生命之本，肾沉伏闭藏以坚固为贵，故肾欲坚；然肾藏固宜适度而忌太过，过则精伏不出、津液失润，而时见肌肤孔窍干燥，故又苦燥。

五脏概念的四时法则，从《内经》的脉理上就能充分体现出来。《素问》的《脉要精微论》《平人气象论》《玉机真藏论》等多篇都说人体春弦即肝脉、夏钩即心脉、长夏耎弱即脾脉、秋毛即肺脉、冬石即肾脉，此即《内经》的四时五脏脉。由于脉象是全身精气活动状态和趋势的综合反应，因此五脏脉即五脏概念的四时法则在脉象上的反映。如春肝弦脉，《素问·玉机真脏论》："春脉者肝也，东方木也，万物之所以始生也，故其气来，耎弱轻虚而滑，端直以长，故曰弦。"肝应春，如初生之物，其势虽弱，但生机旺盛，故其态虽弱但滑而长。《素问·平人气象论》在论及春肝脉理后又复加一句"藏真散于肝"。藏真，指藏于内的精元真气，即关乎生命根本的精气；用"散"一字，点明肝的生理特性宣散、发散、疏散。据此而论，夏脉洪大如钩即状精元真气旺盛生力张大；"秋脉者肺也"，秋脉如毛之降即状精元真气的活动状态和趋势由外收敛、由上降下；冬脉如水中之石即状精元真气的活动状态和趋势深藏于内，以护精气固守勿失。

唯脾脉特殊。由于《内经》脾主时有2种模式，所以脾脉也有2种形式。其一，长夏耎弱即脾脉。耎弱有充和之义，指脉体柔和、搏势含劲，正是脾化水谷，精微化生功能的描述。"藏真濡于脾"，濡字阐明了脾概念中水谷化生精微的功能。其二，《玉机真藏论》说脾脉"善者不可得见"，与脾不主时之说相应。"不可得见"是指没有脾的专脉，而是含在其他四脏脉之中，其实就是脉中有从容和缓、搏势含劲之象，其机理正如该篇所说"脾为孤藏，中央土以灌四傍"，主化以荣养四脏。

四时法则作为五脏概念的核心内涵，展示了与近现代生物医学脏器概念的根本差异，且贯穿于中医理论系统各部分和临床实践的始终。民国中医理论大师恽铁樵说："不知五脏气化亦由四时之生长化收藏而来，则求五脏之说不可得。"并明确指出："《黄帝内经》之五脏，非血肉的五脏，乃四时的五脏。不明此理，则触处荆棘，《黄帝内经》无一语可通矣。"（《群经见智录·四时之五脏》）即是此意。

2. 脏器意象是五脏概念的形态学基础 古人以意象思维从五脏物象探索其功能特性，并特别将其功能归类纳入四时法则，形成了脏器之用与四时法则结合一体的四时五脏概念，因而五脏亦可称为气化之器。

肝在膈下腹中胁旁，此位置与肝脉在身侧、应春合少阳、属半表半里相关。《难经》说肝有两叶，类比其时在冬夏之间而主春，阴阳属性在太阴太阳之间，根于阴发于阳而属少阳之义。

心在膈上胸中，上有肺叶覆盖，外有肉膜包裹，中有血，并与众多脉络相连。膈上胸中乃正阳尊位，盛阳法火，因而古人视心如中央君主，为五脏六腑之大主而应夏主神；心包络则如帝都之宫城，又如君前臣使，代心传令、代心受过；心连血脉则成为心主血脉并通过血脉（使道）调控全身的形态基础。

脾在腹中膈下肾上，位属中部，与胃以膜相连，这个部位与中央土结缘——"中央土以灌四傍"，居中主化水谷为精微以养诸脏，在气化活动中为"使"为"市"能斡旋气机；而脾胃"以膜相连"的关系又成为"为胃行其津液"，即脾主运化的形态基础。

肺在胸膈之上，左右两叶，复于心上，其中多孔动如橐龠。肺的这种形态除了使古人认识到肺司呼吸以外，还联系到气的运行也由肺所主；同时以其脏位最高，比如为天，居高临下应秋主肃降，"朝百脉"而行营卫阴阳（包括水液），形如古代华盖而任职君主重臣，称为相傅而司治节。

肾在腹中，其位最下，譬如为地，而水流下，故五行属水而应冬，性沉藏精而主水液。《内经》说"地气上为云"（《素问·阴阳应象大论》）、"地气上者属于肾"（《素问·水热穴论》）、"肾者主水"（《素问·上古天真论》），都是把肾类比于地而藏精、主水的根据。

3. 精气阴阳五行是五脏概念形成的方法学模式 气-阴阳-五行作为中国古代自然哲学的范畴，具有普适的方法学意义，成为中国古代自然科学的主流方法学。《内经》借鉴探索生命机理及其医学应用规律，因而也成为探索中医学概念及概念体系的基本方法。

首先，五脏乃一气所化，一气即精气，《内经》称为"藏真之气"。在人体，此气春为肝气、夏为心气、长夏为脾气、秋为肺气、冬为肾气，代表一年之中生理精气的消长盛衰、升降卷舒；若以人体为"生化之宇"，则此气一分为五，生升之气属肝、长旺之气属心、收降之气属肺、伏藏之气属肾，独脾气居中静化、斡旋诸气，以使生化和谐有序。以上所述就是气一元论在五脏概念中的体现，也是中医学整体观念的具体化。

其次，阴阳是气一分为二哲学方法的基本模式，它以相互对待的阴阳双方互根互用，交感生物，消长转化变物等为机理，从自身探讨事物发生、发展、变化的原因。五脏之外有五腑，脏腑分属阴阳，其间藏泻互协，才有生命体正常的新陈代谢；五脏又分阴阳，阴脏与阳脏在相互为用、相互制约中发挥着各自不同的功能及特性，进行重大的生理和精神活动；而五脏又各有阴阳，其阴阳相互为根、相互为用，维持各脏的基本功能，在生命活动中发挥着核心作用。

再次，五行是气一分而为五，或阴阳二气相互作用的细化展示，木火土金水则是具有代表意义的"法象"。正如王冰注《素问·五脏生成》"五脏之象，可以类推"所说："象，谓气象也。言五脏虽隐而不见，然其气象性用，犹可以物类推之，何者？肝象木而曲直，心象火而炎上，脾象土而安静，肺象金而刚决，肾象水而润下。"气一分为五，乃气之初生（木）、长旺（火）、化成（土）、收敛（金）、伏藏（水）5个阶段和气之宣泄（木）、亢张（火）、氤氲交融（土）、收敛（金）、沉降（水）5种态势与作用；从阴阳二气的相互作用而言，木属阳长阴消、火属阳盛阴衰、金属阴长阳消、水属阴盛阳衰、土属阴阳交转匀平。以五脏分属五行，体现五脏的功能特性及其天地人生态联系；以五行医学行方法义理规范五行作用方式，则建立起五脏功能生克制化关系的生理体系。

以上即《内经》五脏概念形成的形态学基础、逻辑方法学及其核心内涵。至于其外延，我们曾提出四时五脏、气化五脏、官能五脏、神志五脏以及五脏概念的3层次和五脏概念的泛化诸方面就是五脏概念在适应四季变化、精神活动等生命活动方面的应用；而在饮食、呼吸、气血生化、二便排泄、性与生殖活动中，五脏又发挥着各自作用而共同完成生命过程，今被中医基础理论教材作为五脏概念的内涵论述，如肝藏血，心主血脉、主神志，脾主运化、统血，肺主气、司呼吸，肾藏精主生殖与生长发育、主水纳气等。

此外，五脏概念的形成，还必须经过医疗实践验证环节。东汉张仲景《伤寒杂病论》便是医疗验证之标志，书中已经有内伤病诊治的五脏方证一体模式；此后金元张元素《医学启源》、明代李时珍《本草纲目》、缪希雍《神农本草经疏》等著作的"脏气法时补泻""五脏苦欲"系列用药，以及历代中药专著和临床著作所记方药归经入脏、功能主治，都在运用自己独特的方式证实、证伪着五脏概念的学术合理性和实践真实性。今举方药归经入脏及功能主治为例说明：

中医理法方药贯通一体，中药归经、功能主治与五脏概念有着严格的对应关系。以归心经中药为例，按1964年出版的高等中医药院校教材《中药学讲义》共列"官药"420种，其中归心经76种。从药物性味功用分，清热药21味，安神药11味，芳香开窍药4味，理血药7味，温里药2味，补药10种（补气1种、补阳2种、补血4种、补阴3种）。心属火，火热为病究于心火太过，故清热药多归心；心主神，故安神、开窍药多归心；心主血，故理血药、生血药多归心；温里即温阳，有附子、干姜归心，补阳药有紫河车、骨碎补归心，补阴药有麦冬、龟甲、百合归心，补气药只有甘草。说明临床常用中药的归经和性味功用，紧扣《内经》心概念。

五脏概念的科学意义

《内经》所说的五脏，不是纯生物学意义上的解剖实体概念，而是中医学专属的结构性功能概念；它是中国文化系统思维的产物，在学科属性上具有自然科学与人文科学交融综合的特性；作为医学应用，既有先天不足，也有重大的理论意义和实在的临床价值。

1. 五脏是结构性功能概念　　五脏是结构性功能概念，在方法学上具有系统科学的属性。

由于它是以意象思维类比法建立的概念，概念内涵自然是功能性的，由此为核心建立概念体系，形成系统理论，并在医疗实践中得到验证，说明这种机能概括在生命活动中是客观存在并具有相当的稳定性与规律性，特别是还将它包容于体内5个脏器物象之中，犹如人体生命活动运转的5个核心机构，只是现代生物学方法的长期研究找不到其形态组织基础，所以我们称之为结构性功能概念。或许是由生物进化而来，被中医所捕捉、记载并运用于诊疗；它自成体系，也反映了人生命活动的基本规律，应当被承认与尊重。

五脏的结构性功能概念,具有系统科学的属性。研究中医哲学的著名学者刘长林说:"中医学的理论方法与现代系统论在原则上有颇多相近之处……在整体、结构、反馈、调节、平衡、信息等诸多方面,它们确有共通之点。"此论反映了20世纪80年代以来学者们的共识。"系统思维乃是中国传统思维方式的主干",而中医学最能体现中国文化的理念和方法。五脏概念反映的是生命活动中精气(能量)消长盛衰规律性运动的5个核心机构,承担着"控变中心"的职能,它们各自主司生长化收藏,通过相互间升降浮沉等活动的生克制化,达到阴阳相反相成的整体协调效果,而这些活动皆自主发生,并与自然、社会保持着密切联系,从而维持了生命体的健康。这与人体复杂系统科学中的能量原则、自组织原则、开放性原则等是一致的,五脏概念是中国文化系统思维用于研究人生命活动的产物。

2. 关于中医理论学术地位与科学价值的讨论 五脏概念乃至中医理论的负面评价向来占据主流,但随着人类思维能力和科学水平的提高,出现了重新被认识的契机。

世界科学技术形成、发展的历史辩证法研究揭示,科学发展的规律性与思维逻辑的一贯性是相统一的,科学技术知识或理论体系,其形成、发展的轨迹,总是经历"感性直观-知性分析-理性综合"的思维过程。中医学建立在生活、医疗实践的直观基础上,没有经过实验室的严密观察、形式逻辑的严格推理和精密的数学计量,从这个意义说,它处于思维的感性直观阶段;但它的理论是中国文化孕育出来的,而中国文化是人类早熟的文化,它在思维逻辑上跨越了知性分析,从感性直观直接进入理性综合,这就是梁漱溟所说的"中国文化是人类的早熟,没有经过许多层次阶段,而是一步登天"。这个"天"就是理性综合,因而中国文化直接孕育的中医学,也具有理性综合的思维特点和科学形态,在传统生命科学研究领域形成了系统生命观,并出色地应用到医学领域。理性综合的科学形态和思维逻辑,其本质特征就是自然科学、技术科学、人文科学,综合贯通,科学技术整体化、综合化(表现为智能化),它是人类认识高度发展的标志,所体现的则是辨证综合的哲学精神,其表达形式就是系统科学方法论,如近半个世纪涌现出来的系统论、信息论、控制论、协同论、耗散结构论、突变论等,而中医学就其方法论而言正是具有系统科学方法论的本质特征,虽然中国传统系统方法与近来兴起的系统科学又有不同,且在知性分析方面具有先天不足,但其先进性又使中医在生命观念、医学理论和医学实践上具有相对的优势,并在此意义上可以为生命科学和医学科学研究提供理念和方法学上的指导与借鉴。综合为3方面:

(1)中医理论揭示了人体生命的某些规律,如注重生命体的机能结构,强调机能的整体与动态和谐,并将这些认识概括为脏象、经络、病机等学说,而其中则蕴涵着中华民族对生命规律的认识与把握,即新的医学发现,如人与自然对立统一的关系,生命活动的系统法则、调控法则与节律现象,心身相互作用现象,经络现象,生命全息现象等。

(2)建构了天地人"三才"医学模式,重视人与自然、社会的协调,将人与生存环境的和谐、人体心身的和谐视为健康的基本标准,并贯穿到疾病防治和养生抗衰的理论与实践中,这是中国传统医学对于世界的贡献。

(3)创建了世界独特的疾病诊疗体系,不仅在世界传统医学中具有代表性,而且至今仍用于临床,且表现出自己的特色和优势,在人类面临新的医学课题和世界性重大疾病的机遇和挑战中,可以有大的作为。

12　《内经》脏腑分类理论

　　脏象理论作为《内经》对脏腑认识的核心理论，长期以来对临床实践具有广泛的指导作用，但仔细研究《内经》原文及历代著述，发现在关于脏腑分类的认识上，有许多不同观点，历代医家也对此存在诸多争议。因此，学者罗鹏飞等认为，探究《内经》原文内涵，或许能为中医基础理论的发展拓宽思路，而且也有助于各家学说的研究。

　　《内经》作为中医学理论体系的奠基之作，不仅是一部医学经典之作，更是一部探究生命科学的哲学著作。它全面运用精气学说、阴阳学说、五行学说等中国古代哲学思想，将人体与天地宇宙相统一，建立了天、地、人三才一体的整体医学模式，将人体生理、病理与五脏相联系，建立脏象理论，构建了"五脏一体""形神一体"的生命观。《内经》对脏腑的认识，可分为两类，一是实体解剖认识；二是脏象系统认识。《灵枢·肠胃》："唇至齿长九分，口广二寸半，齿以后至会厌……咽门重十两，广一寸半。至胃长一尺六寸，胃纡曲屈，伸长，长二尺六寸，大一尺五寸，径五寸，大容三斗五升。小肠后附脊，左环回日迭积，其注于回肠者，外附于脐上。"此段经文对人体消化系统的实体解剖做了详细论述。脏象系统认识是在精气学说、阴阳学说、五行学说等古代哲学思想的指导下，通过"视其外应，以知其内脏""近取诸身，远取诸物"等思维方法，形成了以"有诸内必形于诸外"为认识特点的内在之脏腑与外在之象相对应联系的脏象系统。如烟建华从解剖实体、系统整体和概念泛化3个方面解读《内经》中脏腑概念，并提出气化五脏、官能五脏、四时五脏和神志五脏4个方面的内容及五脏精、气、神3个层次的论点，指出《内经》脏腑概念的形成与中华文化的特点和社会历史条件有深刻的联系。《内经》脏腑概念的不同，也说明《内经》的确非一人一时之作，包含着不同的学术思想。

《内经》的脏腑分类

　　遍览《内经》发现，其对脏腑有十一脏与十二脏、另类五脏与六腑、九脏、奇恒之腑、传化之腑及至阴之类等不同类称，且所论各有不同，《内经》本身也存在"或以脑髓为脏，或以肠胃为脏，或以为腑，敢问更相反，皆自谓是"的混乱认识，故将其不同分论如下：

1. 十一脏与十二脏

　　(1) 十一脏：十一脏，即五脏六腑的总称。因脏者藏也，也包括藏于体内之六腑。目前"五脏六腑"说在中医理论体系中占据主导地位。《素问·金匮真言论》："肝、心、脾、肺、肾五脏皆为阴，胆、胃、大肠、小肠、三焦、膀胱六腑皆为阳。"明确指出肝、心、脾、肺、肾为五脏具有阴的属性，胆、胃、大肠、小肠、三焦、膀胱为六腑具有阳的属性。《内经》认为有此五脏六腑，可能与古代"天六地五"之说有关。《国语·周语》："天六地五，数之常也，经之以天，纬之以地，经纬不爽，文之象也。""天六"指天有六气：风、寒、暑、湿、燥、火；"地五"指地有五行：木、火、土、金、水。五脏为阴，禀地气所生而成"五"之数；六腑属阳，象天而应"六"之数。且《内经》有"五运六气"之论，已认识到天有六气，地有五行，运气相合则可用以解释自然万物的变化及疾病的演化，进而产生了此种"天人相应"观。

　　(2) 十二脏：十二脏，即五脏、膻中及六腑的总称。《素问·灵兰秘典论》："愿闻十二脏之相使，贵贱何如。岐伯对曰：悉乎哉问也，请遂言之。心者，君主之官也……肺者，相傅之官……肝者，将军之官……胆者，中正之官……膻中者，臣使之官……脾胃者，仓廪之官……大肠者，传道之官……小肠者，受盛之官……肾者，作强之官……三焦者，决渎之官……膀胱者，州都之官……凡此十二官者，不得相失也。故主明则下安……主不明则十二官危。"此篇以封建社会官职喻指十二脏，以功能论脏，在论述各脏功能协调一致的同时，又强调"心为五脏六腑之大主"，具有主宰神明而统领全身的主导地位。其与十一脏说的差别是多了膻中一脏，而对于膻中，《内经》所论也并不统一，有胸中、心包络、膻中穴位等不同说法，而后世医家对其亦有气海和心包络两种解释，《素问遗篇·刺法论》："膻中者，臣使之官，喜乐出焉，可刺心包络所流。"这里指出膻中应"刺心包络所流"，按照其他脏腑皆刺本经的规律，可明确判定膻中即心包络，其作为"臣使之官"有代君行令，护卫心主，代心受邪之功，故位列十二官。

2. 另类五脏与六腑

（1）另类五脏：《素问·脉要精微论》："夫五脏者，身之强也。头者，精明之府……背者胸中之府……腰者肾之府……膝者筋之府……骨者髓之府"。陈子杰认为此段所论"夫五脏者，身之强也"中，"五脏"是指头、背、腰、膝、骨五府，因为此段后文内容皆在论头、背、腰、膝、骨五府，从文义角度出发可判定此处"五脏"者实指头、背、腰、膝、骨，这种五脏说不同于一般认识，故为另类五脏。李今庸认为，此处论五脏乃是形脏腑概念，并非传统意义的五脏，故此言头、背、腰、膝、骨五脏乃另类五脏。

（2）另类六腑：《素问·五脏别论》"夫胃、大肠、小肠、三焦、膀胱，此五者，天气之所生也，其气象天，故泻而不藏。此受五脏浊气，名曰传化之腑。此不能久留，输泄者也。魄门亦为五脏使，水谷不得久藏"。此段言"传化之腑"受五脏浊气，不能久留而输泄，又说"魄门亦为五脏使"。在功能上，传化之腑受五脏神气的调控，脏腑表里相配属而又相互联系，魄门即受五脏役使，则与传化之腑同属，又"传化之腑"象天，泻而不藏，而魄门为糟粕排泄之门户，亦有"传"之特点。所以此处应是"传化之腑"合"魄门"而为六腑，如烟建华等指出《素问·五脏别论》所言六腑应包括魄门，而非胆。清代于鬯《香草续校书》云："魄门亦为传化之腑之一，合为六腑。"

3. 九脏 《素问·六节脏象论》"夫自古通天者，生之本，本于阴阳，其气九州九窍，皆通乎天气。故其生五，其气三，三而成天，三而成地，三而成人，三而三之，合则为九，九分为九野，九野为九脏，故形脏四，神脏五，合为九脏以应之也"。《素问·三部九候论》："三部者，各有天，各有地，各有人。三而成天，三而成地，三而成人，三而三之，合则为九，九分为九野，九野为九脏。故神脏五，形脏四，合为九脏。"以上经文以"生气通天"为原则，以"三"之数的演变而有"九脏"之说。其中包括神脏五，形脏四。

（1）神脏五：《灵枢·本神》"肝藏血，血舍魂……脾藏营，营舍意……心藏脉，脉舍神……肺藏气，气舍魄……肾藏精，精舍志"。唐代王冰云："神藏五也，一肝，二心，三脾，四肺，五肾，神藏于内，故以名焉。"且肝在志为怒，心在志为喜，脾在志为思，肺在志为悲，肾在志为恐，而喜、怒、悲、思、恐又为神所主，所以神藏即肝、心、脾、肺、肾是也，后世据此形成五神脏理论，为临床从五脏论治精神情志病证提供了思路。

（2）形脏四：关于形脏四之认识，有"头角，耳目，口齿，胸中"及"胃、大肠、小肠、膀胱"之不同。如唐代王冰认为"形脏四者，一头角，二耳目，三口齿，四胸中也，形分为脏，故以名焉。"而清代张志聪《素问集注》："形脏者，藏有形之物也……藏有形之物者，胃大肠小肠膀胱也。"现多认为张志聪所论较为合理，而王冰之所以将形藏视为头角、耳目、口齿、胸中者，因其认为"所谓形脏者，皆如器外张，虚而不屈，含藏于物，故云形脏"。结合《周礼·天官冢宰》所云"两之以九窍之变，参之以九脏之动"之说，将"九窍"与"九脏"并列论述，则王冰以耳、目、口、齿诸窍为形藏之说可疑。张、王之说虽不同，但皆认为形脏都有空虚藏物的特点。

4. 奇恒之腑 《素问·五脏别论》"脑、髓、骨、脉、胆、女子胞，此六者，地气之所生也，皆藏于阴而象于地，故藏而不泻，名曰奇恒之腑"。对于奇恒之腑历代医家认识各有不同，目前较为统一的认识是：奇恒之腑功能藏精似脏；形态中空似腑，而无脏腑配属，故曰奇恒之腑。高士栻："奇，异也。

恒，常也。言异于常腑也。"

5. 传化之腑　《素问·五脏别论》"夫胃、大肠、小肠、三焦、膀胱，此五者，天气之所生也，其气象天，故泻而不藏。此受五脏浊气，名曰传化之腑。此不能久留，输泄者也"。此类"传化之腑"特性象天，泻而不藏，"受五脏浊气"而输泄，其共同特点即其气象天而主动，受五脏浊气而泻，实而不能满。

6. 至阴之类　《素问·六节脏象论》"脾、胃、大肠、小肠、三焦、膀胱者，仓廪之本，营之居也，名曰器，能化糟粕，转味而入出者也，其华在唇四白，其充在肌，其味甘，其色黄，此至阴之类，通于土气"。"至阴之类"是"传化之腑"加上脾脏的一类特殊脏腑群，既能运化水谷精微而输布排泄，又可藏精而不泻，有藏有传，体现出此类脏腑与消化吸收的密切关系。在自然界，至阴乃长夏之际，由阳至阴，天地万物由生长成熟到了收获丰收的时候；而在于人体，饮食水谷也由脾脏转化为精微物质荣养脏腑形体，天人相应，同有"化"之特点，故《素问·六节脏象论》称以脾为主的胃、大肠、小肠、三焦、膀胱等脏腑为至阴之类。任占敏等就至阴之类认为，脾胃为仓廪之本，其余各腑传化水谷亦归仓廪所用，如此则脾、胃、大肠、小肠、三焦、膀胱构成一个消化功能单位，共为水谷化生之所，此说突出土生万物，作为后天之本的重要性，体现了《内经》重视脾胃的思想特点，为后世补土派的形成与发展奠定了理论基础。

《内经》脏腑分类的准则

通过对《内经》中十一脏与十二脏、另类五脏与六腑、九脏、奇恒之腑、传化之腑及至阴之类各自名称之故、具体所指脏腑、功能特点及其属性等问题的分析可见，《内经》中脏腑分类的准则，即脏腑阴阳属性、脏腑功能特征及"天人相应"之理。

1. 脏腑阴阳属性　《素问·阴阳应象大论》"阴阳者，天地之道也，万物之纲纪，变化之父母，生杀之本始，神明之府也"。故《素问·金匮真言论》"言人身之脏腑中阴阳，则脏为阴，腑为阳"，万物不离阴阳之道，故脏腑亦有阴阳之分。天为阳，地为阴，阳施阴受，阳杀阴藏。《素问·五脏别论》"所谓五脏者，藏精气而不泻也"，五脏藏精而不泻，静敛含蓄，其气象地，故属阴。《素问·五脏别论》"六腑者，传化物而不藏"，六腑传化水谷，动而不息，其气象天，故属阳。《素问·五脏别论》"夫胃、大肠、小肠、三焦、膀胱，此五者，天气之所生也，其气象天，故泻而不藏。此受五脏浊气，名曰传化之腑。此不能久留，输泄者也"，传化之腑其气象天，泻而不藏，故同样具有阳之性。《素问·五脏别论》"脑、髓、骨、脉、胆、女子胞，此六者，地气之所生也，皆藏于阴而象于地，故藏而不泻，名曰奇恒之腑"，奇恒之腑，地气之所生，藏而不泻，具有阴之性，然中空者腑之形也，故异于常腑，而为奇恒。故此可见，从阴阳属性的角度看待脏腑，是《内经》对脏腑认识的特征之一。

2. 脏腑功能特征　《素问·五脏别论》指出五脏者，藏精气而不泻，六腑者，传化物而不藏，即脏腑功能有藏泻的不同，而《素问·六节脏象论》及《素问·三部九候论》关于九脏中神藏与形脏的分别在于神脏者藏神，形脏者传化，功能之殊使然；再如《素问·六节脏象论》关于至阴之类的论述，即脾、胃、大肠、小肠、三焦、膀胱所组成的一个消化吸收输布排泄功能体系。故此可以看出，《内经》对脏腑的认识主要基于其功能特征。

3. 天人相应之理　《素问·生气通天论》"夫自古通天者，生之本，本于阴阳，其气九州九窍，皆通乎天气"。故《内经》又有五神脏合四形脏而成九脏的认识。如此称谓，则以"生气通天"为基础，以"三"之数的演变而有九脏。这种以数的推演来认识事物的方法，是中国古代的一种朴素哲学思想，《老子·四十二章》："道生一，一生二，二生三，三生万物，万物负阴而抱阳，冲气以为和。""三"在中国古代哲学中地位非凡。庞朴先生认为"三"既可表示数字"三"及其派生关系，又可表示"二"，即对立面的渗透与依存，还可表示由对立结合而成的统一物"一"。而在《内经》中体现的"天地人三才一体"的"天人相应"观、在阴阳"二分法"基础上发展的三阴三阳"三分法"思想，都蕴含着这种数的变化；《内经》在养生理法上也倡导"法于阴阳，和于术数"，故此九脏之数可能源自古人对宇宙万物演化规律的认识，据考证在《内经》之前确有"九脏"之说，《周礼·天官冢宰》："两之以九窍之变，参之以九脏之动。"可见，九脏的设置明显遵循"天人相应"之理，依"天之大数"而与自然界九宫、九野相应。作为中医之宗，《内经》应当传承而发扬光大，并对其理论进行深入广泛的研究。对《内经》中不同的脏腑分类理论的研究，也可通过结合临床的方式来进行。就九脏中的神脏而言，既在实践中逐渐得到认可、发展为五神脏理论，又更好地指导临床实践。同时，不同的脏腑理论之间也存在着相通之处，只有深入研究它们之间的区别与联系，才能更好地认识其理论内涵，如传化之腑和至阴之类、另类六腑都与消化吸收排泄有关，各自又有不同的意义，认识这种差异可有助于《内经》理论研究新思路的开辟。

13　《内经》中的术数理论

学者赵琼等通过梳理《内经》中术数思想相关内容，追溯其渊源，讨论其价值，以期更好地挖掘《内经》术数学术思想的本源。

《内经》中的术数，翻译成现代术语是古人通过长期观察而积累的临床医学和自然科学统计数据，及其依据概率统计数据推理出的系统结论。古人把观察记录的概率统计数据以及根据概率统计数据推理成系统理论的方法，称之为"术数"；将推理得出的结论，称之为"天机"。

"术数"和"天机"，在上古都是国家最高机密，其地位至高无上，任何知机者都不能随意泄露。《内经》养生学说中五运六气司天、在泉，脏象学中的十象八变，都是建立在上古真人长期积累"概率统计数据"基础上的"术数"结论。"术数"是《内经》养生学说和脏象学医学理论体系的理论基础，亦是《内经》理论体系构建的重要框架，术数思想贯穿中医基本理论构建的各个方面。

概率统计数据的含义

所谓概率统计数据是古人用概率统计法，获取对医学和自然界观察记录的最大概率数据，以定论医学理论和自然规律。概率统计并非现代统计学发明的方法，而是祖先为获取自然科学和医学数据创造的方法。在《内经》脏象学中，十象中的每一个象、八变中的每一个象的变化，以及五脏藏神、五脏多主等一切人体生理学和疾病病因病机学、诊断学的结论，都是建立在概率统计数据基础之上。天文、地纪、阴阳、五行、季候、甲子纪年、六气司天、在泉，都是以概率统计数据为理论基础。如十象中的形象学说，面象色象显青、音象角音之人肝胆功能虚弱，面象色象赤红、音象徵音之人心脉功能虚弱，面象色象显黄、音象宫音之人脾胃功能虚弱，面象色象显白、音象商音之人肺气功能虚弱，面象色象显黑、音象羽音之人肾与膀胱功能虚弱，定论的理论依据就是古人临床观察的统计数据记录。所以在《素问·移精变气论》里岐伯曰："治之要极，无失色脉，用之不惑，治之大则，逆从倒行，标本不得，亡神失国。去故就新，乃得真人。"古人能够以六气司天、在泉，推算出流年气候、疫疠流行及流年高发疾病，完成甲子纪年法，即根据五天为一候、三候为一气、二气为一月、六气为一时、四时为一年、六十年为一个甲子，观察积累一候、一气、一月、一时、一年的气候变化，及一个甲子内天气变化规律，形成天道循环和地纪变化数据，以及与观察时间单位对应的临床疾病发生率，从概率统计数据中得出结论。这些合乎科学逻辑和天地阴阳术数数据，证明了《内经》理论基础出自概率统计数据和临床治疗疗效验证。

术数起源于医学研究

《内经》中所有理论都是古人长期临床观察与治疗疗效验证而积累的数据及依据概率数据推理的结论。《内经》十大论是上古医学、哲学和政治文化的混合术数文化。

医学和文字起源于人类社会形成的初期，"往古人居禽兽之间，动作以避寒、阴居以避暑"，恶劣的生存环境，人们最容易外感六淫之邪，引发风湿疼痛病。《内经》中针刺治疗疾病篇章，内容集中于疼痛病的治疗，治疗疼痛让古人发现了穴位，为记录穴位创造了文字，文字记录后形成了医学文化，医学文化的传承成为上古医学数据和上古自然科学数据的原始积累。当原始治疗经验累积后，上古真人便开始探索人类发生疾病的原因，认定人类疾病的发生与天道循环、地纪变化产生的风湿寒热燥火有关。通过观察天象、地象，研究阴阳、五行，积累观察数据，以概率统计法推算形成了上古天文学、地纪学、季候学；完成了以天干地支纪年历法，整理形成了上古人类认识自然规律和事物性质的上古哲学理论体系；通过观察记录人体的形象、色象、神象、五官各象、食象变化，分辨人的声象、音象变化，积累人体生理病理现象的各种数据，以概率统计法定论完成了养生学说和脏象学医学理论体系，即上古"术数数据"的原始积累。从《内经》十大论中可以看出，上古的天象、地象、阴阳八变象、形象、色象、神象、声象、音象、食象、五官各象学说及脉象学说，都是上古圣人以原始"概率统计"方法和临床治疗经验积累，推理得出的结论。而天文、地理、季候、历法，是上古医学文化衍生的第一批"术数"文化体系，是最早的自然科学"概率数据"积累。

阴阳理论的产生

原始的天文观察，以日为阳、月为阴，根据阴阳此消彼长、交替运行、循环不息的道理，积累观察数据，完成了上古天文学说、地纪学说、季候学说和以天干地支纪年的历法规律，其理论基础即是天文概率统计数据及推理"术数"。上古医学最早提出对阴阳的认识，古人认为阴阳存在于万物与人体。古人认为，天地阴阳是一切物质生化之本源，是万物生长化收藏的基础。《素问·阴阳离合论》载："天为阳，地为阴，日为阳，月为阴。大小月三百六十五日成一岁，人亦应之。"在《内经》中，古人以夏至、冬至为四时的两极，以正午、午夜为昼夜的两极，以一岁十二月六阴六阳此消彼长、往复循环的道理，论述了一年四季及一日之内，阴阳交替、寒热变化的一般规律，确定了日、月、年等时间单位。古人把一年四季区分为春、夏、长夏、秋、冬 5 个时段，以木、火、土、金、水 5 种物质的属性归属五时和五脏，以概率统计法得出春多风、夏生火、长夏多湿、秋生燥、冬生寒的结论，以春应肝、夏应心、长夏应脾、秋应肺、冬应肾；风伤肝、热伤心、湿伤脾、燥伤肺、寒伤肾的对应关系，说明了天地阴阳的变化与人体生理健康的关系。

时令与五脏应对关系理论中，包含了庞大的概率统计术数数据。《素问·金匮真言论》"夫言人之阴阳，则外为阳、内为阴。言人身之阴阳，则背为阳，腹为阴。言人身脏腑之阴阳，则脏为阴，腑为阳"，为脏象学中的阴阳学说做了理论定位。《素问·生气通天论》"生之本，本于阴阳。苍天之气，清净则阳气固，虽有贼邪弗能害也"；"阴者，藏精而起亟也；阳者，卫外而为固也。阴不胜阳，则脉流薄疾，并乃狂。阳不胜阴，则五脏争气，九窍不通"，论述了阴阳偏胜或不及产生疾病的原理。《素问·阴阳应象大论》"阴胜则阳病，阳胜则阴病"，阴阳在脏象学诊断治疗机制中，是显现于形象、色象、神象、面象以及脉象的阴阳两个象，属于十象中的变象，有区分脏腑表里作用和阴阳表里寒热虚实 8 种变化作用，在脏象学中称为"八变"。自然科学中阴阳学说是古人认识自然规律、物质属性的哲学理论体系；医学科学中阴阳学说用于解释脏象学的诊断治疗中阴阳两个象；在脏象学中运用阴阳和五行理论，以区分人体生理和病理变化。《素问·阴阳离合论》："阴阳者，数之可十，推之可千，数之可千，推之可万，万之大不可胜数，然其要一也。"《内经》中将阴阳学说和五行学说运用于脏象学诊断治疗机制中，天地阴阳是古人观察判断病象的 4 个"象"；二者均属于解释人体生理和诊断治疗疾病方法的医学"术数"理论范畴。

天象、地象中的术数

《内经》中"术数"是上古真人长期临床观察与记录概率统计数据而得出的医学经验总结。《内经》中古人以阴阳彼此消长的属性，以六气司天、在泉，根据年支配三阴三阳的规律能够准确推算出一个甲子内的气候变化规律及疾病流行规律。《内经》中对天象的研究形成了古人认识自然规律、物质属性的哲学理论体系；对疾病病因病机的认识形成了疾病病因病机医学理论体系。

　　《素问·天元纪大论》载："天以六为节，地以五为制。"天时以六气为一时，六十年为一个周期，所以说"天以六为节"；地纪以五日为一候，五年为一周期，六十年为一个甲子，以木火土金水五行，轮流值日、值月、值年，所以说"地以五为纪"。上古真人为了追溯疾病病因，以五日为一候、三候为一气、二气为一月、六气为一时、四时为一年，以天干地支纪年，六十年为一个甲子，以候、气、月、时、年、甲子为观察记录概率数据的单位，观察记录天道循环、气候变化的概率数据，总结天道循环、地纪变化的规律，同时以概率统计脏腑发病率及高发疾病数据，积累天文和医学有关的各种数据，形成"天文术数"和"医学术数"。如《素问·天元纪大论》中古人经过长期观察、积累概率数据，总结出风湿寒热燥火六气发生的规律："子午之岁，上见少阴；丑未之岁，上见太阴；寅申之岁，上见少阳；卯酉之岁，上见阳明；辰戌之岁，上见太阳；巳亥之岁，上见厥阴；少阴所谓标也，厥阴所谓终也。厥阴之上，风气主之；少阴之上，热气主之；太阴之上，湿气主之；少阳之上，相火主之；阳明之上，燥气主之；太阳之上，寒气主之。所谓本也，是为六元。"推算出风寒湿热燥火六气发生流年的一般规律。这是古人从长期观察数据中，得出"天道失常，产生风寒湿热燥火，损害与人体对应的五脏"的结论。

　　《素问·五常政大论》中岐伯认为天道失常，五运太过与不及都会导致人体发生疾病；五运中的平气，木称"敷和"，其气温和；火称"升明"，其气明朗盛长；土称"备化"，其气化生万物；金称"审平"，其气宁静平和；水称"静顺"，其气寂和静顺。五气平和之年，人体发生疾病概率小。五运太过与不及均会导致疾病的发生。五运不及，木称"委和"，无阳和之气，会损伤人的肝气，致人萎靡不振，人易患恐惧。火称"伏明"，少温暖之气，损伤心气，人易患精神昏乱，悲哀健忘。土称"卑监"，无生化之气，损伤脾气，人易患胸腹胀满，痞塞不通。金称"从革"，其气不收，损伤肺气，人易患咳喘，失音，衄血。水称"涸流"，无封藏之气，损伤肾气，易患小便不畅，痿厥。

　　《素问·六微旨大论》中天地之气的升降与人体内气机升降的道理是一致的。"升已而降，降者谓天；降已而升，升者谓地；天气下降，气流于地；地气上升，气腾于天。故高下相召，升降相因，而变作矣"，说明了天地之气的升降，是引发气候变化的基本因素，并以天地之气喻人体气机变化。《素问·刺法论》中古人认为天高气需降、地低气应升，天地气机升降失常就会形成瘟疫。并以此道理喻人的生理，肝肾在下，其气主升；心肺在上，其气主降。根据脏腑的表里关系，指出脏气下降者，与之相表里的腑气则上升；脏气上升者，与之相表里的腑气则下降。这些医学结论的理论依据，都是经过长期观察，以概率统计和针刺疗效验证得出的数据记录积累。

　　《素问·至真要大论》："厥阴司天，其化以风；少阴司天，其化以热；太阴司天，其化以湿；少阳司天，其化以火；阳明司天，其化以燥；太阳司天，其化以寒。"说明了六气司天，气运变化的一般规律。临床诊断时，医生要依据脏象学诊断治疗机制，以患者的病象确定发生疾病的脏腑。医生须明白六气司天在泉发生的天气变化是自然规律，是古人研究人体发生疾病的原因，属于病因学，切勿与病象直接挂钩。《素问·至真要大论》总结出"诸风掉眩，皆属于肝；诸寒收引，皆属于肾；诸气膹郁，皆属于肺；诸湿肿满，皆属于脾；诸热瞀瘛，皆属于火；诸痛痒疮，皆属于心；诸厥固泄，皆属于下；诸痿喘呕，皆属于上；诸禁鼓慄、如丧神守，皆属于火；诸痉项强，皆属于湿；诸逆冲上，皆属于火；诸胀腹大，皆属于热；诸病胕肿，疼酸惊骇，皆属于火；诸转反戾，水液混浊，皆属于热；诸病水液，澄澈清冷，皆属于寒；诸呕吐酸、暴注下迫，皆属于热"，都是上古圣人临床诊治的概率统计记录的数据结论。"故《大要》曰：谨守病机，各司所属，疏其血气，令其条达，而致平和，此之谓也。"明白了《内经》中的"术数"是古人分析病因病机的概率数据，《内经》中的"术数"就不神秘了。

　　上古术数文化有确定的地理观察位置，《内经》中天候论是以北半球北纬35°、东经115°为中心的中原地区，观察天道循环与地纪变化。用《十二辟卦图》在中原地区预测天气，准确率极高；用脏象学诊断生活在该区域的人群患病与治疗，准确率亦很高。

临床医学积累的术数

《内经》中关于人体生理病理、疾病病因病机理论，皆来自上古真人"术数"，即概率统计数据记录积累。如《素问·五脏生成》《素问·五脏别论》《素问·灵兰秘典论》等篇章，记录人体内脏腑血气、脏腑组织的运行数据，得出脏腑表里、五脏藏神等结论，是人类医学史上最早的脏腑理论。《经脉》《经水》《经筋》《营气》《脉度》等篇章，记录穴位、经脉的数据，了解人体经络循行规律，总结出十二经脉、奇经八脉、十五大络循行规律，推算出人体内血气日夜循环五十周的周期，是人类医学历史上最早的气血循环理论。《灵枢·阴阳二十五人》《灵枢·本脏》《灵枢·通天》等篇章，从人体形象观察中得出个体体质强弱、脏腑坚脆、潜伏病机，能够准确判断出人体性格、心态等。《素问·调经论》里得出"人之所有，气与血耳"，"五脏之道，皆出于经隧，以行血气，血气不和，百病乃变化而生。是故，守经隧焉"病因理论等，都是从长期积累的临床医学数据中得出的结论，这些都是上古真人们以"概率统计"方法取得的医学"术数"。

《内经》后术数的裂变

《内经》后，"术数"被广泛应用于天文、地理、哲学、政治、军事、人事等诸多方面。如上古《连山》《归藏》、周文王《易经》、姜尚《六韬》、黄石公《三略》、鬼谷子《八荒攻略》、孙武《孙子兵法》等都有大量的"术数"应用。后世的星相学、命相学、风水学，都是"术数"文化裂变后的文化，只是后人不知道这些文化的鼻祖是《内经》中的脏象学。东汉班固《汉书·艺文志》中，将天文、历谱、五行、蓍龟、杂占、形法等列入术数范畴。《中国方术大辞典》中将凡是运用阴阳五行生克制化原理的占卜之术都纳入术数范畴。术数完全脱离了概率统计数据的科学轨道，演变成了以五行生克制化的数理预测未来的神秘文化。两汉以后，儒家将术数文化神秘化，导致后人迷失上古术数文化中的科学，至今难以通解《内经》，这是导致中医理论被攻击为不科学的主要原因之一。

厘清《内经》中的"术数"，亦理顺了医学的起源。文字形成了医学文化，医学文化衍生了上古的术数文化、道德文化，孕育了国家体制、政治文化。哲学、天文、地理、阴阳五行、季候、历法、音律等一切社会文化的本源是中华文明的本源。综上所述，《内经》中的养生学说、脏象学、经络学说、病因病机学说、针刺疗效验证学说等一切结论，都是建立在古人概率统计的自然科学数据和医学科学数据基础上的科学结论。中医理论明确了这一点，理论就能回归《内经》的本道、原道，就能确立中医理论在世界医学论坛上的地位。

14　《内经》五脏间的调控关系

　　脏象是中医理论体系中的核心内容，是中医病因、病机、诊法、论治、养生、预防等理论的基础，关系精、气、血、津、液的生成、运行、代谢各个方面，指导着临床各科的医疗实践。清代唐宗海曰"业医不知脏腑，则病原莫辨，用药无方"，强调了脏象在中医学中的重要地位。五脏是心、肝、脾、肺、肾五个脏器的合称，是中医脏象理论的核心范畴，因此，开展五脏理论相关研究可谓是中医理论体系研究的重中之重。《内经》是中医理论体系的源头，是中医原创思维和学术内容之渊源，蕴含着中医理论体系诸多概念、范畴。而事物的概念、范畴除了具有一定内涵与外延以外，还存在着错综复杂的关系。学者李永乐等通过收集整理《内经》中关于五脏理论的相关原文，结合文献学等研究方法，重点分析了中医五脏之间的调控关系，以便更加深刻地理解中医理论体系的学术内涵，更好地促进中医理论体系的传承。

五脏之五行调控关系

　　清代周学海《读医随笔·承制生化论》"天下无一物不备五行，四时无一刻不备五行之气"，强调了五行关系存在于世界万物之中。《灵枢·阴阳二十五人》："天地之间，六合之内，不离于五，人亦应之。"《内经》在天人合一观念指导下将人与天地万物按照其特征进行五行属性归类，《素问·金匮真言论》："东方青色，入通于肝，开窍于目，藏精于肝，其病发惊骇，其味酸，其类草木，其畜鸡，其谷麦，其应四时，上为岁星，是以春气在头也，其音角，其数八，是以知病之在筋也，其臭臊。"《素问·阴阳应象大论》："东方生风，风生木，木生酸，酸生肝，肝生筋，筋生心，肝主目。其在天为玄，在人为道，在地为化。化生五味，道生智，玄生神，神在天为风，在地为木，在体为筋，在脏为肝，在色为苍，在音为角，在声为呼，在变动为握，在窍为目，在味为酸，在志为怒。"人体之五脏、五体、五窍等形体组织结构与自然界之五色、五方、五时、五音、五味等一一对应联系，构建了天人一体的五脏理论模型，形成了以五脏为中心，内联人体五腑、五体、五官等，外联天地自然的五个功能活动系统，成为脏象理论的核心内容。

　　《素问·六微旨大论》："亢则害，承乃制，制则生化，外列盛衰，害则败乱，生化大病。"指出五行的生克制化关系是天地万物的动态平衡协调机制，其不仅是事物制约平衡之理，更是事物正常生化之机。清代张志聪曰："五脏合五行，各有相生相制，制则生化。"认为五行的生克制化也存在于五脏之间，通过生克制化使五脏处于动态的平衡协调之中，亦《医学正传·医学或问》："夫天地万物，无往而非五行，则亢害承制，亦无往而非胜复之道。其在于人，则五脏更相平也，五志更相胜也，五气更相移也，五病更相变也。"《内经》从生克制化关系角度对五脏之间功能的协调配合机制进行了阐述，如《素问·阴阳应象大论》"肝生筋，筋生心""心生血，血生脾""脾生肉，肉生肺""肺生皮毛，皮毛生肾""肾生骨髓，髓生肝"；指出五脏之间存在功能上的相互滋生、促进的关系。《类经图翼》："造化之机不可无生，亦不可无制，无生而发育无由，无制则亢而为害。"事物之间的克制关系也是保持事物协调平衡的重要机制，《素问·宝命全形论》："木得金而伐，火得水而灭，土得木而达，金得火而缺，水得土而绝，万物尽然，不可胜竭。"具体到五脏关系中，《素问·五脏生成》："心之合脉也……其主肾也""肺之合皮也……其主心也""肝之合筋也……其主肺也""脾之合肉也……其主肝也""肾之合骨也……其主脾也"。在生理情况下五脏之间存在相互制约的关系，有助于防止每一脏的功能太过，《读医随笔·

承制生化论》："制也者，万物之所以成始而成终也，既防亢害之后，而又开生化之先。"然而五脏之间生理上的相互生化制约关系，病理上又会成为相互传变途径。《素问·玉机真脏论》："五脏受气于其所生，传之于其所胜，气舍于其所生，死于其所不胜。病之且死，必先传行至其所不胜，病乃死。"因此，五脏之间的五行生克制化关系不仅是五脏之间动态平衡的调控机制，也是临床疾病传变的重要途径。

五脏之四时阴阳调控关系

《素问·阴阳应象大论》："阴阳者，天地之道也，万物之纲纪，变化之父母，生杀之本始，神明之府也。"阴阳是宇宙万物的根本属性，事物的发生、发展、变化均在阴阳的相互作用下完成。石寿棠《医原·阴阳治法大要论》："人禀阴阳五气之气，以生于天地间，无处不与天地合。人之有病，尤天地阴阳之不得其宜，故欲知人，必先知天地。"指出研究生命活动，要将人置于天地自然之间，从天人合一的整体角度来认识人之生理、病理现象。《素问·六节脏象论》："心者……为阳中之太阳，通于夏气""肺者……为阳中之太阴，通于秋气""肾者……为阴中之少阴，通于冬气""肝者……此为阳中之少阳，通于春气"；将心、肝、肺、肾四脏与自然界之春、夏、秋、冬四时阴阳对应，《群经见智录》："《黄帝内经》之五脏，非血肉之五脏，乃四时之五脏。不明此理，则触处荆棘，《黄帝内经》无一语可通矣。"《素问·至真要大论》"天下至数，道在于一，神转不回，回则不转，乃失其机"，指出事物的发生发展变化有着一定次序，有序运转调控机制是生化正常的关键。人体五脏与自然四时阴阳相应，其自然四时阴阳顺序更替同样要求人之五脏也存在着递相促进作用，《素问·阴阳应象大论》中所言"肝生筋，筋生心""心生血，血生脾""脾生肉，肉生肺""肺生皮毛，皮毛生肾""肾生骨髓，髓生肝"；即是其在人体中的体现。《素问·四气调神大论》："夫四时阴阳者，万物之根本也。所以圣人春夏养阳，秋冬养阴，以从其根，故与万物沉浮于生长之门。"指出顺应四时盛衰规律的变化，能保障人体之气来源充足，五脏在相应季节积极调养可使精气充足，为其相生子脏功能的正常发挥奠定基础。若人体顺应自然能力减退，不能对气交变化作出与之相应的调整，便会出现相生之脏的病理改变，《素问·四气调神大论》："逆春气，则少阳不生，肝气内变；逆夏气，则太阳不长，心气内洞；逆秋气，则少阴不收，肺气焦满；逆冬气，则太阴不藏，肾气独沉。"

五脏之气化调控关系

《素问·天元纪大论》："在天为气，在地成形，形气相感而生万物矣。"作为天地万物之一的人，亦是由天地之气相合而成。《素问·五常政大论》："气始而生化，气散而有形，气布而蕃育，气终而象变，其致一也。"指出事物不同阶段的生化、有形、蕃育、象变，其产生的原因是气始、气散、气布、气终的运动状态，决定了事物的发生、发展、变化过程和阶段。因此，气化运动是事物发生、发展、变化的内在机制和动力，也是事物得以存在的根本属性，《格致余论》："天主生物，故恒于动，人有此生，亦恒于动。"周学海《读医随笔》："升降出入者，天地之体用，万物之橐籥，百病之纲领，生死之枢机也。"气机升降出入运动时刻激发着人体各种生命活动，一旦气的升降出入运动失常，在自然界就可以导致事物的生、长、化、收、藏异常，在人体则可以出现生、长、壮、老、已的生命活动异常，《素问·六微旨大论》："出入废则神机化灭，升降息则气立孤危，故非出入则无以生、长、壮、老、已，非升降则无以生、长、化、收、藏。"

气之升、降、出、入运动是天地万物的根本属性，而肝、心、脾、肺、肾五脏是人体重要组成部分，所以五脏必然也存在升、降、出、入的气化运动。《素问·禁刺论》："肝生于左，肺藏于右，心部于表，肾治于里，脾为之使，胃为之市。"即从气机输布运行来阐述五脏的功能特点及其之间的相互协调配合关系，构建了一个动态的、连续的完整调控系统。朱丹溪《格致余论·臌胀论》"心肺之阳降，肝肾之阴升""心为火居上，肾为水居下，水能升而火能降，一升一降，无有穷已"；认为五脏气机之升降出入运动构成五脏之间功能的协调，是人体正常生命活动得以维持的根本。脾胃位居中焦、脾升胃降，是上下二焦各脏气机升降输布必经之处，有助于维持其和谐状态，制约各脏气机的过度升降，发挥着转枢、斡旋的关键作用。《四圣心源》："中气衰则升降窒，肾水下寒而精病，心火上炎而神病，肝木左郁而血病，肺金右滞而气病。神病则惊怯而不宁，精病则遗泄而不秘，血病则凝瘀而不流，气病则痞塞而不宣。四维之病，悉因于中气。中气者，和济水火之机，升降金木之轴"。中气一病，人之气血精神无所不病，《吴医汇讲·升降出入说》："内陷者，有入而无出，下陷者，有降而无升，此升、降、出、入四字，为一生之百病之纲领。"

五脏之官能调控关系

《素问·灵兰秘典论》："心者，君主之官也，神明出焉。肺者，相傅之官，治节出焉。肝者，将军之官，谋虑出焉。胆者，中正之官，决断出焉。膻中者，臣使之官，喜乐出焉。脾胃者，仓廪之官，五味出焉。大肠者，传道之官，变化出焉。小肠者，受盛之官，化物出焉。肾者，作强之官，伎巧出焉。三焦者，决渎之官，水道出焉。膀胱者，州都之官，津液藏焉，气化则能出矣。"运用古代社会官职制度来比喻、概括脏腑的生理功能与特点，而各官职既有分工又有配合，通过取象类比的方式，将社会之象引入医学中来，说明脏腑之间分工协作、相互协调的关系。脏腑之间的协调配合是完成人体各项生命活动的基础。《素问·经脉别论》"食气入胃，浊气归心，淫精于脉。脉气流经，经气归于肺，肺朝百脉，输精于皮毛。毛脉合精，行气于府。府精神明，留于四脏，气归于权衡"，指出人体中食物代谢需要脾胃之受纳运化以及"心化赤主血脉""肺朝百脉"等脏腑的功能协调配合，才能将食物化生成为精微气血，输布于人体内外、表里、形体官窍，发挥濡养作用。《素问·经脉别论》："饮入于胃，游溢精气，上输于脾。脾气散精，上归于肺，通调水道，下输膀胱。水精四布，五经并行，合于四时五脏阴阳，揆度以为常也。"指出人体水液代谢需要脾之散精、肺之通调水道、膀胱与肾之气化等作用才能完成。《灵枢·营气》："气从太阴出，注手阳明……上循腹里，入缺盆，下注肺中，复出太阴。"《灵枢·卫气行》："其始入于阴，常从足少阴注于肾，肾注于心，心注于肺，肺注于肝，肝注于脾，脾复注于肾为周。"阐明人体脏腑的功能协调，营卫之气的运行通道才能正常。因此，五脏功能之协调配合关系，是气血津液生成、输布功能活动正常的重要基础。《素问·灵兰秘典论》："主明则下安，以此养生则寿……主不明则十二官危，使道闭塞而不通，形乃大伤，以此养生则殃。"指出脏腑功能之间还存在着相使贵贱的差异，其中心类似古代之君主，在脏腑功能活动中发挥着主宰、调控作用，而"五脏六腑，心为之主，耳为之听，目为之候，肺为之相，肝为之将，脾为之卫，肾为之主外"（《灵枢·五癃津液别》）。

科学认识的发展是一个不断整合的过程，也是一个开放的认识过程，不是由于出现某些领域的科技进步，人们就不再去认识原来的研究对象，而应是对原有认知对象本质的加深理解。中医理论体系本身经历了一个形成、发展、丰富、完善的过程，经过了历代医家的不断传承、创新，而每一次创新、发展均是在前人成果基础上的升华。《内经》作为中医理论之源头，集成了古代众多医家的学术观点，同一内容往往分布于多个篇章之中，或同一篇章的叙述之中又常涉及多方面内容。通过对原文进行系统整理，重点分析《内经》中五脏之间的调控关系，反映了人体内在五脏功能活动之间的整体性、动态性，是人体生命的各项活动得以顺利进行的核心保证，《素问·脉要精微论》："夫五脏者，身之强也……得强则生，失强则死。"明确五脏功能协调配合是人体生命活动正常、生命力旺盛的核心基础，有助于从宏观角度把握中医五脏理论之间的逻辑关系结构，促进对中医五脏理论相关学术内涵的深入理解，促进中医理论体系核心内容的传承与发展。

15 从《内经》五脏藏神到《黄帝内经太素》五神脏理论的演变

晋唐思想史上极其引人瞩目的事件之一就是佛教的传入与不断壮大，这给中国思想界带来极大的冲击。由于其所倡导的生死观念及因果报应说与中国人的传统观念截然相反，由此引发了中国本土士大夫与佛教信仰者及拥护者的论争，即是历史上著名的"六朝形神之争"。受此影响，形神关系发生改变，认识人体的方式也随之改变，导致医学理论的转变，而正是在此时期，《内经》五脏藏神理论逐渐演变为《黄帝内经太素》五神脏理论。学者王宪正等选取"六朝形神之争"为背景，考察了杨上善《黄帝内经太素》五神脏理论的形成机制。

秦汉时期形神合一的生命观

形神合一的生命观较早见于《荀子》中，如《荀子·天论》"形具而神生"，而至《内经》则日趋系统完善。形与神互相依赖，不可分离，健康长寿之人当"形与神俱"，如《素问·上古天真论》："上古之人，其知道者，法于阴阳，和于术数，食饮有节，起居有常，不妄作劳，故能形与神俱，而尽终其天年，度百岁乃去。"

神主宰人体的生命活动，故形不可脱离神而单独存在，神去则生命终止，这在《内经》中多有论述。如《素问·五常政大论》"根于中者，命曰神机，神去则机息"，《素问·移精变气论》"得神者昌，失神者亡"，皆说明人体失神则消亡。《灵枢·天年》"百岁，五脏皆虚，神气皆去，形骸独居而终矣"，更是明确表达了形不能脱离神的观点。

"形为生命活动的根基，它是气存在、运行、变化的场所"，说明虽然气不可脱离形而存在，但神亦为气，则神亦不可脱离形而存在。而且在古代中国一直十分重视形体或肉身，如葛兆光所说："古代中国人相信，即使是人的精魂，也必须附在某种实体上才能显示出它的存在，因此，肉身的存在很重要。"神不能超脱于形体之外，亦为《内经》所重视，如《灵枢·平人绝谷》："五脏安定，血脉和利，精神乃居。"《素问·上古天真论》："形体不蔽，精神不散。"

形神合一的基础在于二者皆是气。人体由气构成，生命活动由气维持，这种气在人体可具体表现为血气和水谷之气，而这些气又称之为神，如《素问·宝命全形论》"天地合气，命之曰人"；《灵枢·小针解》"神者，正气也"；《素问·八正神明论》"血气者，人之神"；《灵枢·平人绝谷》"神者，水谷之精气也"。

王充极大地发展了元气论，元气自然论至此形成。其认为万物由元气构成，如《论衡·言毒篇》："万物自生，皆禀元气。"于人则由精气构成，如《论衡·论死篇》："人之所以生者，精气也。"魂、魄、鬼、神亦是天地间的精气，如《论衡·纪妖篇》"夫魂者，精气也，精气之行与云烟等"；《论衡·论死篇》"阴阳之气，凝而为人，年终寿尽，死还为气"。教攻击的主要是王充的元气理论，由此六朝形神之争拉开帷幕，而且影响深远。

六朝形神之争下神与气关系的改变

佛教思想的传入并不断强大给中国思想界带来极大的冲击，出现了两种截然相反的观点。佛教高僧如慧远、郑鲜之等认为，神不是气，主张神不灭；中国本土学者如戴逵、范缜等认为，神是气，主张神灭。一般来讲，争论的双方都会改变对方，持神灭论者认为神是气逐渐演变的，神以气为物质基础；持神不灭论者则认为神不是由气演变，亦无需以气为物质基础。形神关系的改变，反映人们认识世界方式的改变，认识人体的方式也随之改变。

1. 佛教的诘难——形尽神不灭，神不是气，也不以气为物质基础 善恶因果报应说是佛家的基本观点，其前提条件是三世轮回，而三世轮回的基础在于神灵不灭，故佛家主张神能超越形体肉身而不消亡，如葛兆光认为，按照佛教的说法，人的肉身虽死而神识不灭，犹如薪尽而火传，这一理论是要说明，人类生生不息，尽在六道轮回之中，而神识不灭，则可以使因果代代报应。这与之前中国一直延续下来的生命观截然不同，中国古人认为，形神合一俱为气，人死形消气散，神也随之消散。而佛家要使中国本土人士接受他们的思想，必然要经过更精细的论证，以瓦解形神合一的基础。

最具代表性的佛家为东晋高僧慧远，其所作《形尽神不灭论》集中讨论了形神问题，反映了整个东晋时代关于形神之争的主要特点，代表了当时佛教在形神问题上的最高水平。慧远论证形尽神不灭，首先摆出对手坚持神灭的理论基础，即形神俱为气、形消则神灭，但同以薪火关系为例，作出了相反的说明，认为火可以在柴草之间传递而不熄灭，同理神也可以在形体之间传递而不消亡。后来慧远认识到神在形体间传递，毕竟还需要依赖形体，并不能仅说神不是气或神不以气为物质基础，不利于突显神的至高无上地位，故明言"夫神者何耶？精极而为灵者也。精极则非卦象之所图，故圣人以妙物而为言"；"神也者，圆应无生，妙尽无名，感物而动，假数而行。感物而非物，故物化而不灭；假数而非数，故数尽而不穷"；明确表达了神不是气的观点。

慧远之后，郑鲜之更明确表达了神与形气皆不同的观点，精细论证了神不灭，并且在此基础上又在形神之间加入了理，以薪火关系为例，说明了神不是气也无需依赖形气。这些观点集中体现在其所作《弘明集·神不灭论》中，曰"形与气息俱运，神与妙觉同流，虽动静相资，而精粗异源……推此理也，则神之不灭，居可知矣""同在生域，其妙如此，况神理独绝，器所不邻，而限以生表冥尽，神无所寄哉……其为不灭，可以悟乎""神不赖形又如兹矣，神不待形，可以悟乎"。

2. 本土的回应——神是气演变成神以气为物质基础 形神合一的生命观从先秦形成一直延续下来，为中国古人所普遍认可。至东汉佛教传来，业报轮回的思想进入中国的思想世界，随着晋唐佛教的不断壮大，其对中国知识阶层影响也越来越大，一方面引发很多士大夫的兴趣和好感，另一方面也引起一些士大夫的怀疑和批判。这些士大夫以本土思想为资源，持神灭论，并不认可佛教灵魂不灭的观点。

持神灭论者延续古人对形神的认识，认为形神皆为气，人生当形神兼俱，人死则形消气散神亡，故神不可脱离形，更不可能不灭而在六道轮回。慧远《形尽神不灭论》所引诘难者的论述详细表达了以上观点，曰"夫禀气极于一生，生尽则消液而同无，神虽妙物，故是阴阳之所化耳。既化而为生，又化而为死；既聚而为始，又散而为终。因此而推，故知神形俱化，原无异统，精粗一气，始终同宅。宅全则气聚而有灵，宅毁则气散而照灭；散则反所受于天本，灭则复归于无物。反复终穷，皆自然之数耳……故庄子曰：'人之生，气之聚，聚则为生，散则为死'"；《弘明集》中所引其他篇章也有关于神不可离形的说明，如《弘明集·达性论》"至于生必有死，形弊神散；犹春荣秋落，四时代换"；《弘明集·新论形神》："他其肌骨血气充强，则形神枝而久生，恶则绝伤，犹火之随脂烛多少长短为迟速矣。"

到齐代范缜作《神灭论》，"从新的角度论证人死神灭，反对因果报应"。范缜不再一味强调神是气，言"神即形也，形即神也。是以形存则神存，形谢则神灭也"，更突显的是神需依赖形，而不是之前的互相依赖、形神同为气。后文又言："形者神之质，神者形之用，是则形称其质，神言其用，形之与神，不得相异。"并以利与刃的关系说明，如《弘明集·难神灭论》："神之于质，犹利之于刃；形之于用，犹刀之于利。利之名非刃也，刃之名非利也。然舍利无刃，舍刃无利。未闻刃没而利存，岂容形亡而神在？"由此可知，范缜虽然是神灭论的倡导者，但其所述形神关系已与前人不同，神依赖形，神与形更接近功能与物质基础的关系。

从五脏藏神到五神脏理论——《黄帝内经太素》脏象理论核心的转变

1. 《内经》中的五脏藏神理论 《内经》时期元气论的基本内容为气是构成天地万物的本原，气化产生万物，气为天地万物相互感应的基础和中介。气论的强大使得之前存在的阴阳、五行理论被纳入其思想体系中，阴阳、五行变为天地间运行的气，阴阳为天地之气的升降，五行为四时之气的更迭，以此化生天地万物和维持天地万物的存在，一个由气、阴阳、五行所建构的世界图式得以形成，并作为各个学科的知识与思想背景。医学的理论体系正是形成于此，人体由天地之气生成，人体的生命活动由四时之气维持。故《内经》五脏的功能是藏天地间精气，如此五脏也便具有了阴阳、五行属性，被纳入天地的阴阳、五行大系统中。根据四时的不同而藏不同的气，曰"肝藏春气、木气、少阳之气；心藏夏气、火气、太阳之气；脾藏长夏之气、土气、太阴之气；肺藏秋气、金气、太阴之气；肾藏冬气、水气、少阴之气，均源于天，天即天地"。此时的天为阴阳、五行的天，或者称为数术的天，以此支配万物的变化。故人体的生理活动也是受天支配的，并且是以气为中介的，天的变化会引起相应气的变化，通过气传达给人体，引起人相应部位气的变化，气的异常从而导致疾病。

《内经》在五脏藏精气的基础上又提出五脏藏神，如《素问·宣明五气》"五脏所藏：心藏神，肺藏魄，肝藏魂，脾藏意，肾藏志，是谓五脏所藏"；《灵枢·九针论》："五脏：心藏神，肺藏魄，肝藏魂，脾藏意，肾藏精志也。"而《内经》时代在元气论下，精神之类亦称之为气，是在气基础上的进一步细分，是更精微的气，故《内经》中十分强调藏神与守神，就是因为神是更精微的气，对人体至关重要。亦有相关研究，如金珉串认为，正是由于经学中，五神皆为气的不同表现形式，五神也是气的一种，其理论核心依然是围绕着气来展开的，所以五神并不是核心。可见《内经》以五脏藏精气为脏象理论的核心，所藏五神是在精气基础上的进一步细分，比之精气更为精微。

2. 《黄帝内经太素》中的五神脏理论 晋唐时期，自汉代以来形成并延续至此的宇宙图示仍然占据主流，即天为阴阳五行之天，支配万物的变化。反映到医学中，则为天支配人体的生命活动。《黄帝内经太素》中人仍由天地阴阳之气生成，五脏藏精气而应四时，如《黄帝内经太素·四时脉形》曰："凡人之身，与天地阴阳四时之气皆同。"在解释《内经》的过程中体现得更为明显，如《黄帝内经太素·调阴阳》："夫自古通天者，生之本也，谓阴阳而摄其生，则通天之义。上古、中古人君摄生，莫不法于天地，故生同天地，长生久视。通天地者，生之本也。不言通地者，天为尊也。本于阴阳，本于天地阴阳之气。"

佛教东传之后，六朝形神之争对中国思想世界的影响极大，论争的双方都在改变着对方。尤其佛教很多精妙的论述，如对神的认识。慧远曰"神为精极而为灵者也"，这对医学亦产生深远影响，反映在杨上善《黄帝内经太素》中，则为"五神脏"理论的形成基础，如《黄帝内经太素·五脏精神》："肝、心、脾、肺、肾，谓之五脏，藏精气也。血、脉、营、气、精，谓之五精气，舍五神也。"可以看出，五脏藏精气的目的是"舍五神"，"舍五神"才是《黄帝内经太素》脏象理论的重点所在。而所藏的精气由《内经》时代的核心转变为《黄帝内经太素》时代的物质基础，地位降低了。五脏各有所藏，其目的都是"舍"各自的神，如《黄帝内经太素·虚实补泻》："夫心藏神（心藏神者，心藏于脉以舍神，今藏神者，言所舍也），肺藏气（肺藏气者，肺藏于气，气以舍魄，今藏气者，言其舍也），肝藏血（血藏于肝以舍魂，今藏血者，亦言其舍），脾藏肉（脾藏肉者，脾主于肉，故曰藏肉，非正藏肉，脾于营以为正也，脾藏营，营以舍意及智二神，以脾营血，谷气最大，故二神舍也），肾藏志，而此成形（肾藏志者，肾藏于精，精以舍志，今藏志者，言所舍也）。"

《黄帝内经太素》如此重视神，显然是受了佛家思想的影响，如杨上善在《黄帝内经太素·五脏精神》中自述："两精相搏谓之神（即前两精相搏共成一形，一形之中，灵者谓之神也，即乃身之微也。问曰：谓之神者，未知于此精中始生？未知先有今来？答曰：案此《内经》但有神伤、神去与此神生之言，是知来者，非曰始生也。及案释教精合之时，有神气来托，则知先有，理不虚也。故孔丘不答有知无知，量有所由。唯佛明言是可依）。"提出"唯佛明言是可依"。其所说的"灵者谓之神也"显然与慧远和郑鲜之关于神的论述十分接近，此时神也不再是气。但再进一步深入研究，《黄帝内经太素》中所讲的神是以其所藏的精气为物质基础的，虽藏精气的目的是舍五神，凸显了神的地位，但佛家所讲神不灭，则神既不是气，也不以气为物质基础。杨上善虽自述"唯佛明言是可依""灵者谓之神也"，但与佛家所讲的形神关系并不一致。反是范缜所述形神关系，已经有了神以形（气）为物质基础的观念。但范缜所讲侧重点在于神需要依赖形，突显形的重要性；而杨上善所讲气是神的物质基础，藏精气是为了舍五神，突出神的重要性。

六朝形神之争的焦点在于神是否是气，而目的是论证神灭还是神不灭。持神灭论者认为神是气逐渐演变为神以气为物质基础；持神不灭论者则认为神不是由气演变，亦无需以气为物质基础。而在此背景下，《黄帝内经太素》脏象理论的核心由《内经》时期的五脏藏精气转变为了"五神脏"理论，五脏藏精气的目的是舍五神，五精气变为了神的物质基础。

《黄帝内经太素》中虽有神与气并用的例子，但这里神不是气，《黄帝内经太素》对于《内经》一方面是继承，另一方面也是改造。另外，也可得知，这段时期医学思想与哲学思想演变趋势是一致的，都是在来自异域的佛教的思想冲击下完成的。

16　脏象之象的含义

脏象学是中医基础理论的核心内容。"象"是中医理论最基本的概念之一，究其含义，后世虽有发挥，但对脏象之"象"含义多认为指形象、现象、征象，是内脏的外在表现，是"藏"的正常和异常变化的外部表现。但学者王颖晓等认为，将脏象之"象"仅限于外在表现，似觉不够全面，故溯本求源，探析了脏象之"象"的产生、概念与分类。

象之字义演进轨迹

"象"之本义，为哺乳动物大象。《国语·楚语》"巴浦之犀、牦、兕、象"，此处"象"即指动物大象。《说文解字》："象，南越大兽，长鼻牙。"其后，"象"又衍生出多种含义，主要有以下 3 种：

一是各种有形可见的形象，如物象、相貌、天象、表象等。《尚书·虞书》"予欲观古人之象，日、月、星、辰、山、龙、华、虫作会"，此文"象"为物象。《尚书·商书》"乃审厥象，俾以形旁求于天下"，"象"在此作相貌解。《国语·周语》"夫事大不从象，小不从文"，此处"象"意为天象。《易传·系辞上》"见乃谓之象，形乃谓之器"，此"象"为表象之意。

二具多种抽象含义，如既指无形但可感知的现象、征象，又通"像"，表示事物间的相似，还有卦象等对天地万物的摹拟和象征之意。《国语·晋语》"天事必象"，《春秋左传·襄公九年》"国乱无象，不可知也"，上文"象"意为现象、征象。《国语·周语》："夫政象乐，乐从和，和从平。"此处"象"通"像"，指出政治似音乐，说明两者意义的相似性。《段注说文解字》："古书多假象为像。像者，似也……凡形象、图像、想象字，皆当从人，而学者多作象。象行而像废矣。"《周易》所言"象"，最突出特色就是卦象。《易传·系辞上》"是故夫象，圣人有以见天下之赜，而拟诸其形容，象其物宜，是故谓之象"，上文首尾"象"即指卦象。

三指具有古代哲学思辨特点的"虚象"，即为想象、意象、象征、取象等思维活动。《韩非子·解老》："人希见生象也，而得死象之骨，案其图以想其生也，故诸人所以意想者，皆谓之象也。今道虽不得闻见，圣人执其见功以处见其形。"古人从死去的象牙、象骨想象活着的大象，可见此处"象"，除指长鼻大兽外，尚含想象之义。通过意念想象得出虚像，均可称为"象"，由此"象"的含义已不受有形或无形的限制。同时，随着古代哲学思维的渗透，"象"之含义，又演进为"取象思维"，即为对原本无关的事物（包括具体的或抽象的事物），根据相同点或共同点进行抽象概括，形成"意象"，进而以某一具有代表性的具体事物作标志，形成"法象"，指代某种特殊含义。《易传·系辞下》："易者，象也。象也者，像也。"是则说明"象"作为动词，表示取象思维。

由此可见，"象"从动物大象之意始，由于文字方面的原因（训诂的歧义，字形的变迁等），古代哲学思维的渗透，其内涵由指某些具体的事物、现象，逐渐抽象化。

脏象之象的概念

中医脏象学的建构始于古代解剖学，其形成又与对人体生理、病理现象的长期观察与临床实践的不断积累密切相关。《内经》对人体五脏六腑的认识是受古代阴阳、五行哲学思想的深刻影响，既指向解剖实体之脏器，也指向哲学符号之脏器；而有些功能，几乎已脱离实体，完全指向其哲学命题。因此，作为"脏象"之"象"的概念亦深受古代哲学思维的渗透而具有多种涵义。

首先，脏象之"象"具有形象之意，即为脏腑的具体形态结构。诚如"心"是个象形文字，实指人体实体器官的心脏。《说文解字》"人心，土藏，在身之中，象形"，即为此意。《医学入门》则认为"心者，身之主，君主之官。有血肉之心，形如未开莲花，居肺下肝上是也；有神明之心，神者气血所化生之本也，万物由此之盛长，不着色象，谓有何有，谓无复存"，此处"象"即指出神明之心，没有具体的解剖形态和部位。

其次，脏象之"象"更泛指一切可见的或可感知的现象与征象，即为脏腑生理功能、病理变化的外在表现。《素问·六节脏象论》："脏象何如？岐伯曰：心者，生之本，神之变也，其华在面，其充在血脉，为阳中之太阳，通于夏气；肺者，气之本，魄之处也，其华在毛，其充在皮，为阳中之太阴，通于秋气。"唐代王冰注："象，谓所见于外，可阅者也。"明代张景岳在《类经》中注："象，形象也。藏居于内，形见于外，故曰脏象。"据此可知，脏象之"象"是指脏腑表现于外的生理、病理征象。《素问·宣明五气》："五脉应象，肝脉弦，心脉钩，脾脉代，肺脉毛，肾脉石，是谓五脏之脉。"均强调"象"是指体内脏腑生理病理状态反映于体表的各种表现、征象。

最后，脏象之"象"具有古代哲学思维的特点，含有想象、取类比象之意，即将脏腑与自然界四时阴阳五行等相应的事物、现象进行类比，经抽象思维，寻找对应关系。观"象"思维是中国古代一种独特的思维方法。以"象"测"藏"是推测脏腑功能的最主要研究方法，对脏象学的形成至关重要。

《素问·五脏生成》："夫脉小、大、滑、涩、浮、沈，可以指别；五脏之象，可以类推。"王冰注："象，为气象也，言五脏虽隐而不见，然其气象性用，尤可以物类推之。何者？肝象木而曲直，心象火而炎上，脾象土而安静，肺象金而刚决，肾象水而润下。夫如是，皆大举宗兆，其中随事变化，象法旁通者，可以同类而推之尔。"清代张志聪《素问集注》云："象者，像也。论脏腑之形象，以应天地之阴阳也。"以上经文无不指出"象"是与天地阴阳相应的脏腑内在的、本质的一种意象，具想象、联想之义，含推演的思维过程。

由此可见，脏象之"象"自脏腑的具体形态始，经过直观观察、抽象思维，找出脏腑与形体官窍、四时气候阴阳等之间的联系，进而与五行特性相比较，以五行之物的特性作为脏腑功能的法象，根据五行之"象"，将自然界与人体分为五类，形成脏象体系。

脏象之象的分类

"脏象"一词，《内经》出现两次，即《素问·六节脏象论》篇名及该篇中"脏象何如"之提问，以"藏""象"两字相关成句者，还见于《素问·经脉别论》"太阳藏何象""少阳藏何象""阳明藏何象"等。脏象学援用"藏""象"两字，源于"藏"的知识，"象"的概念，是中国古代哲学"藏""象"范畴在中医学领域的渗透和应用。根据脏象之"象"的概念，既指脏腑解剖形态，又为脏腑的一切可见或可知的生理病理表现，更含有取象思维的特点，脏象之"象"可分为"形质之象""生理之象""病理之象""自然之象"四大类。

1. 形质之象　是指藏于人体内的内脏器官的解剖形态和部位。《医宗必读》"肺虚如蜂巢"，即言肺为组织结构疏松，中有孔窍的含气器官，此为肺的外见形质之象。

2. 生理之象　是指人体内脏腑生理功能的一切外在表象。作为生命活体的人，其所表现的"象"是极为丰富和不断变化的，它能动态地、生动地、真实地折射内在生理功能的状态及其各种变化。以"心主血脉"为例，其生理功能是否正常，外在表现主要是脉象、面色、舌象以及胸部的感觉四个方面。《素问·六节脏象论》："心者，生之本，神之变也，其华在面，其充在血脉。"《灵枢·脉度》："心气通于舌，心和则舌能知五味矣。"其中缘由是心在体合脉，其华（生理功能在外表现之一）在面，开窍于舌，居于胸中。如心主血脉的生理功能正常，则脉象和缓有力，面色红润光泽，舌色红泽荣润。

3. 病理之象　是指体内脏腑功能失调后呈现于外的所有病理现象。仍以"心主血脉"为例，若心气不足，血液亏虚，脉道不利时，则脉象、面色、舌象等可见异常表现，心胸部也会出现异常感觉。如见面色不华，舌质淡胖，脉象无力，惊悸怔忡，胸闷气短者，多为心气虚损；面色晦滞，舌色紫暗，脉象沉涩或结代（脉律不齐），心前区憋闷疼痛者，多为心脉痹阻。此外，心的其他病症，凡影响到心主血脉功能的，都可从上述四个方面得以反映。如心火亢盛（属实火）或心阴亏损（属虚火），可使心搏加快，脉络扩张，故均可出现面赤、舌红、脉数以及心胸烦热等症状。

4. 自然之象　是运用取象思维的方法，以五行特性为纲，将自然界的各种变化与脏腑的生理病理表现相联系，推演出脏腑与自然界五方、五季、气候、五味、五化、五音、五谷等的通应之"象"。譬如《素问·阴阳应象大论》所及"东方生风，风生木，木生酸，酸生肝，肝生筋，筋生心，肝主目……神在天为风，在地为木，在体为筋，在藏为肝，在色为苍，在音为角，在声为呼，在变动为握，在窍为目，在味为酸，在志为怒"。即以五行特性为依据，用推演络绎法将自然界的一些事物、现象与人体的五脏、五体、五官、五志、五声、变动等相联系，如此则构建了人体内外环境相联系的五行系统，确立了人体自身整体性及人与自然环境相统一的整体观念。

综上所述，"象"之含义从单指动物大象始不断引申，由指具体的形象至一切可见或可感知的现象、表象，并进而具有取象思维之义。"象"之概念移植于中医学脏象学领域，同样具有多重含义。脏象之"象"既含有形象之义，指脏腑的具体形态，又具外在表现之义，指脏腑生理功能、病理变化反映于外的所有可见的或可感知的外在表现，同时具有取象思维之特点，即以五行之物的特性作为脏腑功能的法象，用推演络绎法将自然界的一些事物、现象与人体的脏腑相联系，如此则构建了人体内外环境相联系的五行系统，确立了人体自身整体性及人与自然环境相统一的整体观念。

17　脏象之发生学

发生学方法是反映和揭示自然界、人类社会和人类思维形式发展、演化的历史阶段、形态和规律的方法。运用发生学方法，将脏象理论回置于其发生、发展的具体历史条件，分析其原委，探求其源流，以冀更深刻地理解脏象理论的确切涵义。"以象测藏"是中医学特有的认识论方法。脏象之"象"大抵可分为形质之象、生理之象、病理之象和外应之象四大类。学者王颖晓等以此为序，阐述了脏象理论主要内容的发生学依据。

形质之象

脏腑形质主要指其形状、色相、居位和质地等。脏象学中关于脏腑形质之描述，并非全是其实体解剖的实录，其中掺杂不少由此及彼、由表及里的推测与臆想，而这种猜测与臆想又往往与其生理特性、病理特点相联系，并借此作为理论工具解释其生理、病理特性。可见脏象学中脏腑形质的内涵，虽有一定的形态学基础，但其所指已明显超出具体的解剖形质的范畴。

1. 解剖观察认识脏腑形质之象　解剖方法是脏象学创生的始基。中医学对脏腑形质色相、重量、居位等的描述，无疑直接来源于解剖认识。肾之形态、居位，古今认识基本一致。《素问·脉要精微论》"腰者，肾之府"，指出肾位于腰部。《医贯·玄元肤论》"肾……生于脊膂十四椎下，两旁各一寸五分……形如豇豆，相并而曲，附于脊外"，提示肾外形似豇豆。"脊膂"指脊椎骨，中医所论脊椎为第一胸椎至第四骶椎，共 21 节，故古人所言肾位于十四椎下，即第二腰椎，约距后正中线 1.5 寸。现代解剖发现：肾上端约平齐胸 12 椎，下端约平齐第二、第三腰椎，肾门约相当于第一腰椎，并有一个椎体左右的上下活动度。故中医学可能是以位于中间的肾门处描述肾位。"相并而曲"意为两肾曲面相对，朝向脊柱一侧。肾之数量与重量古今认识趋同，《难经·四十二难》"肾有两枚，重一斤一两"。中医学所论之肾是成对的器官，两枚肾之重量若按当时度量衡换算，共重 274.38 克。现代解剖发现，成人两肾共重 271.4 克，古今比较两者称重接近。由此证实，中医之肾绝非仅是功能的代名词而无形态基础的杜撰，而是始于解剖观察。

2. 哲学思辨推演脏腑形质之象　作为中国传统哲学的五行学说，深刻影响着脏象学的构建。依据五脏与五行一一对应的关系，先贤运用取象比类的思维方法，推演出五脏的部分形质之象。如《内经》所述脏腑色泽是由五行与五脏的归类程式推演而来，并非指解剖色泽。就解剖而言，肺色淡红，而《内经》却将其记作白色，如《素问·五脏生成》"白当肺"；《难经正义·三十三难》"肺白象金"。可见，因肺脏与白色在五行均属"金"，由此推演出"肺色白莹"，其意义在于临床望色中"白"与肺相关，中药中白色药多入肺经。余脏之色均可以此类推。又如"肝左肺右"的认识源于五行思辨结合取象思维的推演。该论源于《素问·刺禁论》"肝生于左，肺藏于右"的记载，历代医家为之阐发与注释者不乏其人。王冰："肝象木，主于春，春阳发生，故生于左也；肺象金，主于秋，秋阴收杀，故藏于右也。"丹波元简之《素问识·刺禁论》对此注："人身面南，左东右西，肝主春生之气，位居东方，故肝生于左，肺主秋收之气，位居西方，故肺藏于右。"《先哲医话·多纪桂山》："肝生于左，肺藏于右。其所谓生者，言生长其气于左。凡《素问》中言，生者皆同，言左者，非言位置，肺藏于右亦然。验之于实际，病在左者宜疏肝泻肝，可以见也。"因此，"肝左肺右"并非言其居位，实乃受五行学说影响，根据肝属木，主春气（升），居东方（左）；肺属金，主秋气（降），居西方（右），经取象比类推演而来。

3. 由表及里推测脏腑形质之象　根据"有诸内，必形诸外""视其外应，以知其内脏"，通过观察生理、病理表现，推测脏腑的生理、病理规律，是脏象学形成的主要依据。历代医家关于"脏象"形质之象的认识，亦有源于此者。如肺为"娇藏"的认识，并非全从解剖角度言肺质地娇嫩，更是缘于对其生理、病理特点的长期观察，是指肺易受邪侵。有学者经文献考证认为，"肺为娇脏"之说，最早见于宋代张杲的《医说》。张氏指出"古人言肺病难愈而喜卒死者，肺为骄脏，怕寒而恶热，故邪气易伤而难治"。《说文解字注》"骄，俗制娇"，后人遂将"骄"写作"娇"，有文字学依据。"肺为娇脏"之说，兴盛于明末清初。《顾松园医镜·格言汇撰》《医学心悟·咳嗽》《笔花医镜·脏腑证治》等均言"肺为娇脏"，肺性"娇嫩"，但对其均未作解释。《医贯·咳嗽论》："肺为清虚之府，一物不容，毫毛必咳。又肺为娇脏，畏寒畏热。"《临证指南医案·肺痹》言肺"为娇脏，不耐邪侵，凡六淫之气，一有所著，即能致病"。《理虚元鉴·劳嗽症》"肺气一伤，百病蜂起……以清虚之府，纤芥不容，难护易伤故也"。可见，肺性清肃，纤芥不容，凡有外邪、异物入侵，或内生痰湿阻滞，肺多即刻作出打喷嚏、咳嗽等排斥反应，这或许也是肺为"娇藏"、不耐邪侵之说的发生学原委。细究"肺为娇脏"之因，一因肺为华盖，覆盖脏腑，邪气来袭，肺首当其冲；二因肺司呼吸，开窍于鼻，直通天气，邪气自上而下，径易入肺；三因肺合皮毛，外及所处环境，邪气由表入里，多先传肺。再如肝为"刚脏"之说，绝非是从解剖角度而言肝脏质地坚硬，而是藉肝象属"木"的五行思辨和对肝藏生理特性由表及里的长期观察而获得。"刚"有刚强、暴急之意。肝属木，而树木生长喜伸展、条达，恶抑郁。故肝气主升主动，具有刚强躁急的生理特性，由此则有肝为"刚脏"之说。对肝之生理、病理表现的长期观察，亦佐证肝为"刚脏"。《校注医醇賸义·诸痛》："肝为将军之官，其体阴，其用阳，故为刚脏。""体阴"特指肝藏血功能，"用阳"专指肝疏泄气机功能和肝气主升主动的特性。若阴血不足，肝失所养，则常见肝气升动太过的病理表现，临床以头胀痛、烦躁易怒、筋脉拘挛等肝气刚强暴急的特征为主要表现。《类证治裁·肝气肝火肝风》"肝木性升散，不受遏抑""肝为刚脏，职司疏泄，用药不宜刚而宜柔，不宜伐而宜和"。可见滋阴、养血等柔肝之法，实乃肝为"刚脏"理论于临床的具体应用。

生理、病理之象

对脏腑生理功能的认识，有一个从外在生理之象的观察、综合以推测内在生理功能的认识过程。而对生理之象的认识又往往存有"从病理反证生理"的现象。可见脏腑生理之象、病理之象的获取，在方法学上有许多交叉重叠之处而难以分而论之。

1. 基于解剖观察认识生理、病理之象　中医学对脏腑部分生理功能的认识，确以解剖知识为基础，然即便如此，仍有其他方法参与其认识过程。如"肝主藏血"及肝的生理联系认识的由来，既与解剖观察有关，又与病理反证密不可分。"肝藏血"，揣测其始，当源于直观，通过动物解剖观察到肝脏内富含血液，极易联想到肝脏具有藏血之功。《灵枢·本神》："肝藏血，血舍魂。"《素问·五脏生成》："肝受血而能视，足受血而能步，掌受血而能握，指受血而能摄。"可见肝中所藏血液具有养魂、充目、柔筋、华爪等作用。这类生理联系的获取，想必与病理反证直接有关。肝既为藏血之脏，则肝血不足，血不养肝，除可见全身血虚之外，又多突出表现为目、筋、爪、魂等失于血养的病理表现。《诸病源候论·五脏六腑病候》："肝气不足，则病不明……筋挛，爪甲枯。"《疡医大全·跌打部》："肝主筋，血去则筋无以养，筋无血养则燥，遂不能束骨而屈伸自如，故有拘挛之象。"由此而反证《内经》所言"肝气通于目"（《灵枢·脉度》）、"肝藏筋膜之气"（《素问·平人气象论》）、肝"魂之居，其华在爪"（《素问·六节脏象论》）。再如，脏象所言之"肾"，虽不完全以解剖形态学为指归，但"肾主水"的认识却以解剖方法为始基。有学者指出，肾主水当是来自对膀胱贮藏津液的解剖事实和《内经》确立的"肾合膀胱"理论。脏象所言某脏的某些功能本身就是从与之位置相近的腑的解剖观察中推测而来。故从膀胱藏津液之事实的发现，自然便可推及于肾，因五脏之中，唯肾居下焦与膀胱相近相连，故在膀胱直观解剖认识的基础上，藉"肾合膀胱"这一理论中介，便可推出"肾主水"的功能。故《济阴纲目·赤白带下门》言"肾主水而开窍在阴，阴为溲便之道"；《诸病源候论·小便病诸候》"肾主水，肾气下通于阴，小便者，水液之余也"；提示肾与膀胱相合，唯有肾主水功能及气化作用正常，才能助膀胱司开合。

2. 基于哲学思辨认识生理、病理之象　哲学思辨系统参与脏象学的形成与发展，故脏腑生理功能和病理变化的认识，常常借助于此。如心主神明理论的由来主要与古代哲学的思辨、文字学的渗透有关。"心为神之宅，神为心之用"的论述，在古代哲学中有诸多论述。远在春秋时代，哲学家就对产生意识活动的器官进行探索，进而形成"心灵论"。如《论语·为政》："七十而从心所欲，不逾矩。"《荀子·解蔽》："心者，形之君也而神明之主。"《孟子·告子上》："心之官则思，思则得之，不思则不得也。"可见从哲学角度言，心是意识、思维器官。古代哲学的"心灵论"，直接导致《内经》"心主神明"的提出。从文字学角度也可寻觅"心主神明"认识的初始印象。如《白虎通义·性情》："心之为言，任也，任于思也。"说明"心"有接受、辨别事物的功能。另"思"之初义，《说文解字注》："思，从囟从心。自囟至心，如思相贯不绝。"提示人的思维活动与心脑有关；"神"之原旨，《说文解字》："神，天神引出万物者也。"意为造就万物之主，是天地万物的主宰。可见，"心主神明"的提出，有一定的文字学依据。又如肝主疏泄理论的提出，既是源于对肝与木配属关系的思辨，又是大量临床经验的总结与升华。肝主疏泄的理论渊源，可追溯到《礼记·月令》"孟春之月……其器疏以达……盛德在木"。"其器疏以达"，意为所用器物上镂刻的花纹粗疏而通达，这是古人应用阴阳五行观念规范天地万物思想的体现，蕴涵着春木舒畅、条达的思想。"疏泄"一词，首见于《素问·五常政大论》："发生之纪，是谓启陈，土疏泄，苍气达，阳和布美，阴气乃随，生气淳化，万物以荣。"历代注家对"土疏泄"的注释不尽一致。有从生理角度言，王冰："生气上升，故土体疏泄，木之专政，故苍气达。"有从病理角度言，高士宗："木盛土衰，故土疏泄。疏泄，虚薄也。"此"疏泄"似属病理概念。近有学者指出"土疏泄，苍气达"系指土（脾）之所以疏泄，乃因苍气（肝气）过早"发生"的结果，旨在说明肝脾互为因果的病理变化关系。王颖晓认为，"苍气"当属"青气（木气）"，即为肝气。《内经》藉木之升发条达，舒展宣散特性，类比肝之疏泄功能。肝主疏泄是对肝的升发条达生理功能特性的高度概括。后世医家所谓"肝喜条达而恶抑郁"等说，其源实出于此。先贤结合肝经循行路线，通过对病理现象的观察，再次印证了"肝主疏泄"的确定性。凡情志抑郁，多疑善虑者，多见胸闷胁胀，少腹胀痛，前阴胀满，咽喉梗阻，女子乳房胀痛。胸胁、少腹、前阴、咽喉、乳房，正是肝之本脏所在及本经所过部位。由此而反证肝有主司疏泄，通达气机，调畅情志等的生理作用。

3. 基于司外揣内认识生理、病理之象　司外揣内，是通过观察事物外在的表象，以揣测分析其内在变化的一种方法，脏象学对人体生理、病理的众多认识都源于此。如"肾主藏精"及肾的生理联系的认识，主要取决于对人体生理病理现象的长期观察，取决于临床诊治疗效的经验总结。遍寻《内经》，并无"肾精"之名。然《灵枢·本神》有"生之来谓之精"，"恐惧不解则伤精，精伤则骨酸痿厥，精时自下"等论述。参合《素问·上古天真论》的"肾者主水，受五脏六腑之精而藏之"，可知精藏于肾。肾精，为机体生长、发育和生殖的主要物质基础。通过对人体生命过程的观察，先贤证实齿、骨、发和人体的生殖功能状态直接反映了肾藏精的生理功能。人自幼年开始，随着肾中精气的逐步充盛，出现齿更发长等表现，进而产生天癸。在天癸作用下，性功能逐步成熟而具备了生殖能力。中年以后，随着肾中精气的逐渐衰少，天癸也随之衰少直至耗竭，生殖功能亦逐步消失，性功能逐步衰退，形体日趋衰弱。故有学者提出，骨、齿的生长状态与生殖功能的盛衰有同步性，这是《内经》归纳"肾主骨"理论的重要依据之一。肾精充足，生髓有源，骨质得养，则骨质致密，坚固有力，牙齿坚固。发又赖肾精滋养。因此，肾-精-髓-骨（齿）-发组成一个有机联系的系统。先贤还通过大量的病理反证与治疗效应的验证，推测骨、齿、发及生殖功能等异常每为肾精不足的主要表象。如《素问·痿论》："肾气热，则腰脊不举，骨枯而髓减，发为骨痿""肾热者色黑而齿槁"；《医宗金鉴·幼科杂病心法要诀》："小儿五迟之证，多因父母气血虚弱，先天有亏，致儿生下筋骨软弱，行步艰难，齿不能长，坐不能稳，要皆肾气不足之故。"近有学者，运用"氢化可的松"的毒性反应，复制出了"肾虚豚鼠模型"，发现模型组豚鼠和正常对照组豚鼠的组间骨比重、骨密度、骨钙含量均有显著性差异，有力地支持了肾主骨理论的价值。治疗方面，《医学正传·齿病》主张"大抵齿龈露而动摇者，肾元虚也，治宜滋阴补肾为要"。临床证实滋肾填精法是有效治疗虚损性骨骼与牙齿病变的常用方法。

4. 基于气学理论认识生理、病理之象　古代哲学的元气论，对脏象理论的构建起着重要作用。历代医家融合气的哲学概念与医学概念，用以认识脏腑的生理、病理之象。如脾主统血理论的提出，主要源于对气的固摄作用的认识。脾主统血理论可追溯到《难经·四十二难》之"脾……主裹血"。据考"脾统血"的明确提出，首推明代薛己所著《女科撮要·经漏不止》。这一理论提出，首先是源于对气摄血作用的认识。气可固摄血液循行于脉管之中而不溢于脉外。近有学者指出，"脾统血"功能的正常是营卫二气相互为用的结果。营卫物质基础源于脾胃，两者在经脉内外相偕而行，营气除化生血液外，另一重要作用是统摄和控制血液的运行，这是"气能摄血"的理论基础。脾气健运则化源充足，营卫充盛，因而血有所归，运行正常。其次，病理观察和治疗效果的反证，证实脾有统血功能。《景岳全书·血证》："忧思过度，损伤心脾，以致吐血咯血者，其病多非火证……是皆中气亏损，不能收摄所致"；"盖脾统血，脾气虚则不能收摄，脾化血，脾气虚则不能运化，是皆血无所主，因而脱陷妄行"。上文指出，各种原因伤及脾气（脾阳），可致脾失统摄而血溢脉外，或血随气陷，"脱陷妄行"而下溢出血。至于治疗，《血证论·阴阳水火气血论》主张"治血者，必以脾为主，乃为有要。至于治气，亦宜以脾为主"；《证治汇补·血证》更强调"凡血证有脾虚者，当先补脾以统其血"，健脾补气以摄血的效验足以反证"脾主统血"有其特定的理论价值及临床意义。再如肾主纳气功能的获取，主要是由气机升降理论的推导而来。中医气机理论认为，天气下降，地气上升，天地相交则万物化生，人体气机亦然，即所谓"人与天地相参"，"位于上者，以下降为顺；位于下者，以上升为和"。肺居上焦，主司呼吸，位高宜降；肾处下焦，主司气化，位低宜升。二者气机升降相应，则有利于呼吸保持一定深度，防止呼吸表浅，由此而形成"肺为气之主，肾为气之根。肺主出气，肾主纳气。阴阳相交，呼吸乃和"（《类证治裁·喘症》）的理论。若肾中精气不足，摄纳无力，吸入清气不能归于下元，可见呼吸表浅，或呼多吸少，动辄喘促更甚的病理现象，临证称之为"肾不纳气"。若论治疗，《金匮要略·痰饮咳嗽病脉证并治》："短气有微饮，当从小便去之，苓桂术甘汤主之；肾气丸亦主之。"指出以肾气丸主治短气微饮，开创补肾治喘之先河。《医贯·咳嗽论》引《仁斋直指方》："气从脐下逆奔而上者，此肾虚不能收气归元也，当以地黄丸、安肾丸主之，勿徒从事于肺。"为后世补肾法治疗虚性咳喘提供了临证辨治依据。

外应之象

"外应之象"，即天人相应之象。先贤运用取象思维，以五行特性为纲，将自然界的各种变化与脏腑的生理病理表现相联系，推演出脏腑与自然界五方、五季、气候、五色、五味、五化、五音、五谷等的通应之象，以此说明五脏生理病理特点（特性），突出五行理论的物象类聚特点。

1. 五行归类，同气相求，阐释外应之象　"同气相求"，首见于《易经·乾卦》。其含义当为自然界某些同类事物间互相联系、互相作用的趋势。通过对事物进行"取象"和"运数"的定性定量分析，"以类族辨物法"，确定为同类事物。先贤构建人与环境统一性时也遵循这一规律。如肝属木行，其性升发。春季万物复苏，生机盎然。肝之特性与春之特点，同气相求，故有"肝者，通于春气"（《素问·六节脏象论》）之说。余脏类推。

2. 五行归类，病理反证，推演外应之象　人体与外界事物的配属，多在五行推导为中介的同时，参与病理反证。如《素问·阴阳应象大论》："西方生燥，燥生金，金生辛，辛生肺……在色为白。"如此肺与自然界的西方、燥气、白色、辛味等相通应，构成一个肺系整体。余脏亦然。自然界的异常变化多可影响五脏功能，产生相应病证。《素问·咳论》立"五脏各以其时受病"之论。如燥谓秋令主气，内应于肺，故燥邪最易灼伤肺津。辛味与肺相应，即所谓"辛入肺"。辛味发散，多入肺经，最能用治外感肺疾。

　　综上所述，脏象学的形成、发展经历了漫长的过程，当时的哲学人文、天文历法、文字训诂、解剖观察、医疗实践等因素直接参与其中。运用发生学方法，将脏象理论回置于其形成、发展的具体历史环境，可揭示脏象主要内容的发生由来。同名脏器中西医功能认识大相径庭正是源于其发生学依据之不同。要正确理解脏象理论的确切内涵，必须充分考虑司外揣内、取象比类、推演络绎等思维方式对其构建的作用，充分尊重同步发展的传统人文知识对其创立的影响，充分重视医疗实践对其形成的验证。

18　脏象概念、科学性与真理性诠释

　　脏象一词首见于《素问·六节脏象论》，是中医学理论体系的核心概念和临床实践的依托对象，同时也是与现代医学理论交叉融合最广泛深入的概念。五脏六腑由于受到现代医学器官名称的同化程度较高故多被写作"脏象"，而业内人士在对其概念内涵和外延的理解上则逐渐肤浅缩减为"脏腑"，如此的现状导致脏象概念的混淆、降解，失去生气与活力，对中医临床诊断和治疗起到简化、西化的误导作用，对脏象学的科学性和真理性造成严重伤害。

　　学者郭蕾认为，脏象概念的内涵包括有形之器与无形之气，其外延则涉及形象、表象、征象、意象、气候、物候等，与现代解剖学、现代生理学、现代病理学相关内容存在着小部分交叉、大部分迥异，因此其中关于器的内涵外延部分能够被现代科学手段方法所验证和认识，具有科学性；而关于气的内涵和外延部分则是中医学特有的意象思维方式下的独创内容，具有真理性但难以用科学性加以考量。

脏象概念的疏解

　　《素问·六节脏象论》没有给出脏象的自然科学意义上的概念界定，而是以描述方式阐述说明："脏象何如？岐伯曰：心者，生之本神之变也，其华在面，其充在血脉，为阳中之太阳，通于夏气……脾、胃、大肠、小肠、三焦、膀胱者，仓廪之本，营之居也，名曰器……此至阴之类，通于土气。凡十一藏，取决于胆。"对这段原文进行理解，可以总结出脏象概念的三个含义。

　　其一，脏象的结构组成包括三大类。心肺肾肝，脾胃大肠小肠三焦膀胱，胆。其二，脏象的功能特点包括三大类。心肺肾肝与四时之气相通，脾胃大肠小肠三焦膀胱通于土气，胆在脏腑中独具决定性地位。其三，脏象的联属关系包括三大类。心肺肾肝分别与生、神、气、精、魂、血气相关，面、毛、发、爪之荣光华彩由此四者所发送，各有相应之阴阳属性，有象可察，总属于气的性质。脾胃大肠小肠三焦和膀胱与土气通应，无象的表现，总属于器。胆对气和器不同性质的脏腑同时具有决定作用。

　　根据上述3个含义即可总结出脏象概念形成之初的内涵和外延。从脏象内涵而言，是指藏于体内的器官，兼具气器之性，但"凡十一藏，取决于胆"则明确表明脏象内涵的主体在气。李东垣《脾胃论》："胆者，少阳春升之气，春气生则万物安。"胆属少阳，是三焦阳气升降出入的枢纽，胆气不升则阳气无从司令，而胆气之升发则通应、取象于自然界春季之气。脏象的外延则可以从篇题推论出涉及自然界四时气候阴阳之变化。由此可以充分说明脏象的本义是指脏腑与天地四时阴阳五行相通应的事物和现象，"脏象应六节正是人与天地相参这一贯穿中医理论体系之始终的永恒主题的具体体现。"脏象概念从形成之初就是以气学理论为肇始，辅以解剖结构，以气器交融为特点而演绎形成中医学的范畴、学说和理论体系。

脏象概念的诠释

　　对《素问·六节脏象论》中脏象一词作出较为经典注释的是张景岳："象，形象也。藏居于内，形现于外，故曰脏象。"至近代中医学受西学东渐之冲击，脏象概念逐渐被脏腑所替代，被冠以现代解剖学中相应的内脏器官名称，其中的气学特点以及包含象在内的所有外延内容被抹煞殆尽。现代中医基础理论专家学者从文字、语词、意义方面入手，运用中医学传统思维方式和认识方法，对脏象概念做出了较全面深刻的理解和解释，以期保障脏象概念在临床实践中能够保持其学科属性的独立性，并得到正确认识和运用，提高诊断和治疗水平。

藏，为多音字，分别读为 zàng 和 cáng。读 zàng 时，其本义是指仓库。如《玉篇·艸部》："藏，库藏。"《史记·平准书》："山海，天地之藏也。"又专指古代帝王储藏珍贵之物的处所。如《左传·僖公二十四年》："晋侯之坚头须，守藏者也。""守藏者"即专为晋侯监守宝库之人；在中医理论体系中与脏同，意思为人体的具有空间结构和具体形态的内脏，表达出脏象中器的内涵，与现代解剖学中的内脏器官相等同。当读 cáng 时，动词，意思是贮藏，与 zàng 的仓库的含义异曲同工，说明作为器的内脏器官贮藏在胸腹腔之中且自身贮藏精气血津液，用以维持和发挥功能活动，表达出脏象中气的内涵，是中医传统理论中的气学体系的组成部分。

象，有形象、征象、比象、意象 4 个意思。形象，是关于脏象器的内涵部分的形态结构的观察和描述，此内容完全可以与现代解剖学相融合。征象，内在之藏气表现于外的可察之象，也即气之象，如舌象、脉象、面色之象等；比象，是脏象中每一藏与四时阴阳之气相类比而获得的关于其气的内涵部分的性质功能的描述，如"肝生于左，肺藏于右"、脾胃为脏腑气机升降之枢纽等；意象，是将脏象中形象和比象的内容（气器交融的内容）进行思维加工后得出的介于感性与理性、表象与符号、具体与抽象之间的中医学脏象概念，主要内容为藏腑生理功能病理变化和证候表现。可见，征象、比象和意象是中国古代传统思维方式和认识方法的特点，与现代医学大相径庭，不存在可比性。

脏象是中医学关于人体内部脏腑器官形态结构及其功能活动的认识成果，具有气器交融的特点，与现代医学的脏腑概念在内涵上只有极小部分的交叉，在大部分内涵和外延上则是完全独立的。

脏象学的科学性

科学性主要指在主客二分思维方式指导下，采用自然科学研究方法对客观对象的本质、特点、规律等进行研究和探索，进而发现揭示的客体属性。对脏象概念进行科学性探讨，根据自然科学研究方法的特点和要求，其呈现于主体面前的只能是客体的一部分——脏象中有关"器"的内涵和外延所涉及的内容。

采用自然科学方法研究脏象概念中"器"的形态结构和生理功能，在中医学体系形成之初即已采用，并取得了较丰富的早于现代解剖学、生理学的自然科学成果。《难经·三十九难》和《难经·四十二难》指出肾有两脏，胆在肝之短叶网，肺有两耳，并详细描述了肠胃之长短，肝心脾肺肾之重量。《内经》中有基于解剖结构的脏象生理功能，如《素问·痿论》："心主身之血脉。"《灵枢·本神》："肝藏血。"《素问·上古天真论》："肾者主水。"《素问·阴阳应象大论》："天气通于肺。"《素问·六节脏象论》："脾胃、大肠、小肠……能化糟粕，转味而入出者也。"中医学体系中关于脏象之器的认识结论体现出自然科学性质，现代解剖学、生理学研究成果也证实了这些认识的科学性，这部分内容可以借鉴现代科学的研究成果、研究思路、研究方法和技术平台，进一步丰富深化和发展。

对于脏象之器的结构损害或异常，在整个中医学体系中则没有明确的描述和结论。《内经》中只有对瘀血、积等有形病理产物留滞体内的论述，如《素问·缪刺论》对瘀血的论述："人有所堕坠，恶血留内，腹中满胀。"《灵枢·百病始生》有对积病的论述："血脉凝涩则寒气上入于肠胃，入于肠胃则䐜胀……日以成积。"此后历代医学著作中也没有关于脏腑器质性病变的记载，使得中医学体系中有关组织病理学的内容缺如。

导致中医学组织病理学内容空白的原因较多且复杂，总结起来可能有以下几点。一是中国古代哲学思想和内容的渗透。气、阴阳、五行是中国古代哲学概念，中医学在理论构建中将其与人体的组织结构、生理功能、病理变化和诊断治疗的所有概念范畴学说等内容相融贯，并占据指导和主导地位，从而使得器退居次要的和被忽视的地位，器的相关认识始终处于原始的粗糙的状态。二是方法手段的局限性和垄断性的阻碍。春秋战国时期科学技术手段十分有限，缺乏发达有力的技术工具对组织器官的结构进行深入细致的观察和探索，因此取象比类、司外揣内成为当时各自然科学学科普遍采用的方法，促使象的思维与内容得到极大丰富和发展；汉代独尊儒术和宋明理学的盛行压制了对器内容的探索和深化，使得中医学沿着意象思维方式向前发展。此外，与中医学所追求的健康目标也有一定关系。《内经》第一篇《素问·上古天真论》首先强调预防疾病、养生保健、延年益寿的重要意义，并指出养生的具体方法和要求；在其第二篇《素问·四气调神大论》中即表明："是故圣人不治已病治未病，不治已乱治未乱，此之谓也"；在《素问·阴阳应象大论》又有："故善治者治皮毛，其次治肌肤，其次治筋脉，其次治六腑，其次治五脏。治五脏者，半死半生也。"而脏象组织病理学的内容恰好就在"半死半生"之列，可能因此被中医学体系逐渐摒弃。

组织病理学却是现代医学疾病体系构建的基础，绝大多数疾病都伴随有细胞、组织、器官等的结构性损伤，有些疾病在特异性症状或全身性症状表现方面虽然与中医学的某些疾病有相似之处，且对于很多器质性病变如肝纤维化、动脉硬化，甚至癌症，中医学可给予诊断和治疗且效果较为理想，但毕竟中医学在器的层面（尤其是五脏六腑的组织结构）的病理和治疗是空白的，其治疗的角度、依据、方法和评价标准等都是自成体系，因而也是难以用现代科学标准加以验证的。

脏象学的真理性

真理性属于哲学范畴的名词，指客观事物及其规律在人们意识中的正确反映，凡是符合客观实际的就是真理。有些客观实际可以用自然科学方法加以发现或验证，但科学方法并非适用于所有的客观实际。脏象概念中器的内涵和外延是适合于用科学性加以验证的，而气和象的内涵和外延则在科学之外，但具有真理性。

脏象概念的真理性在于五脏之气和五脏之象的内容是可以通过实践检验的，因此是符合客观实际的。五脏之气是五脏发挥其解剖结构之外的生理功能的基本物质，如肝主疏泄，心主神明，肺主通调水道，脾主升清，肾主生长发育与生殖，五脏之气机调畅则五脏功能活动健旺，五脏之象通过五体五华五官九窍之功能、色泽、动态等可察状态表现出来；五脏之气机紊乱，则五脏之象发生相应的异常变化，如《素问·玉机真脏论》："然则脾善恶，可得见之乎：岐伯曰善者不可得见，恶者可见……其来如水之流者，此谓太过，病在外；如鸟喙者，此谓不及，病在中。"即是对五脏异常之象变化规律的总结。中医学对此以脏腑证候加以把握和认识，如脾气虚证、肝气郁结证、心火上炎证、肾精亏虚证等。

脏象"气象"的生理病理规律是意象思维的结果，是意象诊疗模式的反映。意象诊疗结构可采用二元模式 P（IE），如 P1（白腻苔居舌中如拇指大，湿困脾土），P2（印堂晦暗不泽，血瘀血虚），P3（短气不足以息，瘀阻胸阳）等，这些集合就是一个个相对独立的子模式，是最初医疗实践经验的积累，经过先贤复杂的认知过程，形成了关于健康和疾病认识的基本规律，以相对固定的形式得以传承和应用，经数千年临床验证而获得真理性。

方证相应效如桴鼓的实践结果更进一步证明了这些"气象"规律的客观正确性、真理性。《伤寒杂病论》的体例即是上述意象诊疗模式和方证相应的典型范例。如《伤寒论》96 条："伤寒五六日，往来寒热，胸胁苦满，嘿嘿不欲饮食，心烦喜呕，或胸中烦而不呕，或渴，或腹中痛，或胁下痞硬，或心下悸，小便不利，或不渴、身有微热，或咳者，小柴胡汤主之。"这里概括了小柴胡汤的四大主症：往来寒热，胸胁苦满，嘿嘿不欲饮食，心烦喜呕。所以《伤寒论》101 条强调："伤寒中风，有柴胡证，但见一证便是，不必悉俱。"此处之"一证"是指小柴胡汤的四大主症之一。

按照脏象概念中"气象"的内涵与外延，有学者在研究"肺与大肠相表里"这一命题时提出了"肺与大肠相表里并不在于表示肺和大肠二者里外深浅的解剖位置关系，而是重点在于说明二者的互为表里关系，二者在生理、病理上相互表征，肺的生理功能和病理变化可以通过大肠的生理功能和病理变化反映出来，大肠的生理功能和病理变化可以通过肺的生理功能和病理变化反映出来，说明二者在生理和病理上相互影响和关联的密切关系"的新观点。

可见，以气为基础，以象为表现的脏象的生理和病理内涵，来源于真实世界的实践活动，是客观经验经意象思维方式总结归纳后的产物，与客观对象经抽象思维、逻辑思维加工后的结果大相径庭，因此难以符合现代自然科学的基本要求并得到验证或阐明，但其客观实在性却历经两千多年而得到充分证明，从而获得了毋庸置疑的真理性。

脏象概念的内涵包括有形之器与无形之气，其外延则涉及形象、表象、征象、意象、气候、物候等，与现代解剖学、现代生理学、现代病理学相关内容存在着小同大异的特点。其中关于器的内涵和外延部分能够被现代科学手段方法所验证和认识，具有科学性；而关于气的内涵和外延部分则是中医学特有的意象思维方式下的独创内容，具有真理性而难以用科学性加以考量，这是中医学在发展过程中逐渐丧失主体性的根本原因，也是中医学发展过程中亟须探索新思路采用新方法的现实需求。

19　脏象本质特征

《内经》在《素问·六节脏象论》中首先提出了"脏象"的概念，其内涵包括各脏腑的生理功能，各脏腑与组织器官的联系及与四时阴阳的关系等。中医学"脏象"与西医学"脏器"的概念有所不同，因而有中医学重功能、气化，西医学重实体、形质的说法。随着中医基础理论研究的深入，对中医学"脏象"的本质，已有更深层次的认识了。学者邱幸凡等认为，中医学"脏象"的本质应该是功能与实体的统一体，其特征可概括为以下5个方面。

功能系统化

中医学曾有过解剖，但由于当时历史条件的限制，解剖学认识并没有成为其理论形成的主要依据，而让位于对人体功能的观察和认识。因此，从功能入手研究人体的生理、病理，是中医学的主要特点之一。

《内经》在对人体功能进行深入细微观察的基础上，借助当时朴素唯物辩证法思想——阴阳五行学说，运用取象比类等思维方法，将人体的全部生理功能分属于以五脏为中心的五大功能系统之中，从而形成了人体的五大功能系统。每一大功能系统均体现了其所属五行的基本特性。归属于五大功能系统的各个子单元，亦都是按其功能属性的相同或相近而分别归入各个系统之中。每个系统中各个子单元的划分，除了上述五行特性的一致性外，还具有与五脏功能上的一体性。如肝象系统属木，木曰曲直，具有生长、曲伸、升发的特性，肝藏血，主疏泄，亦具有喜条达、恶抑郁，主升主动的特性。归属于肝的胆，除了与肝同主疏泄，亦喜条达之外，还藏肝之余气凝聚而成的胆汁，协助肝调畅脾胃气机升降，与肝的功能具有协同作用。筋为肝所主，五行具有曲伸的特性，而功能上则有主司运动的职能，因此亦归属于肝。此外，目、怒、呼、握等亦因五行木的特性及与肝功能的密切联系而归入肝象之中。故《常见急腹症中医辨证论治浅谈》指出："脏象虽然也讲形态学上的实质脏器，但究其生理病理，主要是按中医的理论体系，将全身的生理功能与病理变化，用整体、宏观、直观、动态的方法研究归纳，分别归属于各个脏腑。"因此，各个功能系统中每个脏腑的功能与西医同名脏器的功能并不完全一致。这就是中医学脏腑与西医学脏器名称虽同，但概念却不能混淆或直接套用的理由。

五大功能系统中，其各个系统的功能并非完全是各子单元功能之和，而应视为各子单元功能相互作用而产生的新的整合功能。因此，功能系统化的理论，提示既要掌握各系统及各子单元的功能，还要认识各系统及各子系统之间的相互联系和相互作用，以及由此而产生的新的整合功能。以上正是活的人体各组织器官之间的真实写照，也体现了整体不一定等于部分之和的科学真理。

功能系统化，客观地反映了人体实质脏器在功能上的同一性和差异性。正是因为功能的同一性，故不同的脏腑组织可归于同一系统之中，又由于功能的差异性，而使得人体的脏腑组织划分为五大功能系统。上述内容正是中医学重视人体功能学术特色的客观反映。

实体多元化

功能系统化并不意味着中医学否定对脏腑实体进行考察和研究的必要性，事实上中医学也注意到了与功能系统相对应的形态学上的实体脏器，只不过是在研究上摒弃单一性而崇尚多元化。换言之，即它不以单一脏器为研究对象，而以反映某个整合功能的多脏器为研究对象，从系统入手研究相关多脏器功能。正如恩格尔所说"不描述更大的系统特征，就不能完全描述作为动态系统的细胞或人的特征"。

应该说，某一特定的结构，必然具有其特定的功能，只不过中医学是将这些结构实体放在其相应功能系统中进行研究。也就是说，中医学五大功能系统及其所属的脏腑，其形态实体多包含于西医学的多个脏器在内。以肝肾为例，中医学对脏象肝与肾的认识已远远超出了具体的"肝脏"与"肾脏"。如肝的生理特点是肝属木，主春令之气，春为生发之气，除反映肝惊人的再生特性外，还反映出肝对其他脏腑的气机起到的疏泄调节作用，所谓"凡上升之气，皆从肝出"（《类证治裁》）。具体表现有三：①肝主谋虑，与某些高级神经功能有关。②肝藏血，具有调节血量的功能，故人体在应激状态下，肝对血液的调节作用可保证心脑肾等重要脏器精微物质的灌流。③肝对内分泌有促进和调节作用。中医认为，胆汁的分泌、女子排卵、男子排精均与肝有关。现代研究认为与某些神经递质、激素的释放等神经内分泌功能有关。脏象肝实质的研究结果之一，是将肝与神经-内分泌-免疫网络系统联系起来了。随着现代医学的深入研究，发现肝脏不仅仅是消化和代谢器官，而且具有重要的内分泌功能，并把肝脏视为使激素和其他细胞调节因子成为统一体的一个重要部位。这一点正好与中医学对脏象肝的认识相吻合。由此可见，脏象肝除了涵盖西医肝脏的实体结构和功能外，还包含了神经、内分泌等系统的部分结构和功能。中医学肾象所包含的实体与功能最为广泛，它除了具有西医肾脏主持水液代谢之"主水"的泌尿系功能外，还涵盖了部分西医大脑、神经内分泌系统及生殖系统等重要功能及部分实体结构。正因为其特殊地位，中医学又强调其内寓真阴真阳，或藏有真水或真火，而为生命之门，性命之根，"先天之本"。

再以西医学神经内分泌功能为例，其定位不仅在大脑和肾上腺等，也涉及西医学的多个脏器。如1975年8月在芝加哥举行的美国化学年会上讨论肺时，有学者指出，肺不仅是一个呼吸器官，而且还是一个活跃的内分泌器官，它可以分泌一种抗利尿激素，因此，小便的通利与否与肺有关。同时还指出，中药桔梗能升提肺气，在治疗因肺气不宣而小便不利的作用机制中，是否有抑制肺所分泌的抗利尿激素的作用，值得好好研究。1976年美国医学会杂志报道，明尼苏达大学奎克教授指出，肾的疾病可能有某种程度的听觉障碍。他从1965年7月到1975年12月，发现602例经过透析和肾移植的患者中有107例听觉丧失。他还发现某些病可同时影响肾与耳，如奥尔伯特氏（ALPORT）病，即遗传性肾炎，可有进行性耳聋。美国学者依纳佳米教授经研究发现，心脏是激素的制造者，这种激素能帮助大脑进行思维，一旦缺乏它，人就会反应迟钝，精神萎靡，同时，激素还能把心脏的指令传到全身包括大脑，使人具有整体协调功能。以上研究与中医学的有关论述不谋而合，亦佐证了中医学脏腑实体多元化的论点。

由此可见，中医学脏象中某一脏的实体，是一个以西医学某一脏器为主体，进而联系其他相关脏器的多元化结构。

调控多途化

人体五大功能系统各脏腑内部及五大功能系统之间，通过经脉联络、气血流通以及功能配合，保持密切联系，共同维持着人体正常的生命活动。在这个生命整体中，心是主宰和统帅。《灵枢·邪客》："心者，五脏六腑之大主也。"《灵枢·师传》："五脏六腑，心为之主。"心有主宰、统帅和协调五脏六腑的功能。若心功能正常，十二脏得主，"主明则下安"，若心功能失调，十二脏失主，"主不明则十二官危"，即《灵枢·口问》"心动则五脏六腑皆摇"。除了心的主宰调控外，每个脏腑通过各自的生理功能亦对其他脏腑进行调控。如肺为"相傅之官，治节出焉"，肺通过主气而协助心调节五脏六腑的功能活动。故张景岳解释："肺主气，气调则营卫脏腑无所不治，故曰治节焉。"肝藏血，主疏泄，通过调畅气机，改善血供，鼓舞生气，来完成对其他脏腑功能活动的调控。关于肝生发之气对脏腑的调控作用，一般多有忽略。沈金鳌对此独有阐发，他在《沈氏尊生书》中说："故一阳发生之气，起于厥阴，而一身上下，其气无所不乘，肝和则生气，发育万物，为诸脏之生化，若衰与亢，则为诸脏之残贼。"

　　五大功能系统内部及其系统之间的调控，主要是通过阴阳的对立、互根、消长、转化规律及五行的生克制化规律来完成的。阴阳规律主要针对脏腑内部，其次是脏腑之间的调控。众所周知，五脏精气均有气血阴阳之分，其功能的平衡，各脏内部稳态的维持，首先是其内部属阳的"气、阳"与属阴的"血、阴"相互对立、互根的结果。如肝体阴用阳，肝所贮藏的阴血，既可濡养本脏，以为阳气化生的基础，又可制约肝的阳气，防止其过亢，从而维持肝的阴阳平衡。其次，各脏之间的阴阳协调关系亦是维持阴阳平衡的重要条件，如心肾之间的阴阳水火相交，肝肾之间的精血互化，以及脾肾之间的气机升降等，正是这种协调关系的体现。五行生克制化规律，则主要完成脏腑之间的调控。五行调控系统则较阴阳调控系统更为复杂，一方面五行脏腑之间相互资生、相互促进，另一方面五者之间又互相制约、互相克伐。只有五者相生相克正常，才能维持五大功能系统之间的稳态和正常的生化作用。诚如《素问·五常政大论》所说："亢则害，承乃制，制则生化，外列盛衰；害则败乱，生化大病。"正因为五大功能系统之间存在着正常有序的生克制化，才能使得脏腑之间有生有制而无亢无害。故张景岳强调："造化之机，不可无生，亦不可无制，无生则发育无由，无制则亢而为害。"说明生克制化是保证五大功能系统之间协调和谐的重要条件。

整体协同化

　　整体协同化，是说人体的生命活动是由五大功能系统密切配合，相互协作，共同完成的。在五大功能系统中，心是生命活动的主宰，心通过血和神主持着人体的生命活动。故《素问·六节脏象论》强调："心者，生之本，神之处也。"《素问·灵兰秘典论》："心者，君主之官，神明出焉。"五大功能系统中的其他脏腑，则均配合协同心完成各自分主的功能活动。如肺主气，司呼吸，为"相傅之官"；肝藏血，主疏泄，为"将军之官"；脾主运化，主统血，为"仓廪之官"；肾藏精，精生髓通脑，为"作强之官"等。五脏六腑的功能活动在心的统帅下，密切配合，彼此协调，相互为用是其常，否则，则易失常而为病。故《素问·灵兰秘典论》指出"凡此十二官者，不得相失也"。

　　从脏腑的功能来看，每个脏腑生理功能的完成，也有赖于其他脏腑的协同、配合。以心为例，心有主血脉和主神志的功能。心主血脉，除了依赖心阳、心气、心阴、心血本身的作用之外，还必须有肺、肝、脾、肾多脏相配合，才能完成。如肺主气，气能行血，肺所主之气有助心推动血行的作用；司呼吸，吸入之清气，是构成心血的重要组成部分；朝百脉，能使百脉气血流经、汇聚于肺，经吐故纳新后，复回归运行于脉中，有助心行血的作用。肝主疏泄，调畅气机，能助心行血；主藏血，贮藏血液，调节血量，能改善心的血供，并助心行血、主血。脾主运化，运化水谷，化生水谷精微，为心血的主要组成部分；主统血，脾运的水谷精气，为气血生化之源，气旺则能摄血，使心血能正常运行而不溢出脉外。肾主藏精，精生髓，髓可化血，以充养心血寓真阴真阳，为一身阴阳之根本，心阴、心阳亦有赖其滋煦功能才能正常。因此，心血的充盈，心血的运行，均与五脏密切相关。

　　气、血、津液、精的生成、输布、代谢，亦需要各脏腑间的密切配合，协同合作才能完成。如津液的生成、输布、排泄，便涉及脾、肺、心、肾、肝及胃、小肠、大肠、膀胱、三焦等脏腑的协同合作。具体而言，在津液的生成方面，水谷入胃后，由胃的熟腐，脾的运化，小肠的分清别浊，大肠的燥化等共同参与下，始能生成。津液的输布与代谢涉及的脏腑更为广泛，如脾的运化、肺的宣降、肝的疏泄、心的温通、肾的气化，以及小肠的泌别、大肠的传导、三焦的决渎、膀胱的气化等均参与其中。诸多脏腑，既有分工，又有配合，协同行动，有度有序地完成了津液的生成、输布和排泄的全过程。

时脏一体化

　　人处在气交之中，自然界存在着人体赖以生存的必要条件，故《素问·宝命全形论》说"人以天地之气生，四时之法成"。又说"夫人生于地，悬命于天，天气合气，命之曰人"。由于人类长期对自然界的依赖和适应，从而逐步形成了人体脏腑之气的运动与自然界四时阴阳五行之气的运动的相互通应关系，即所谓"人与天地相参也，与日月相应也"（《灵枢·岁露》）。

人与四时的关系，主要表现为"时脏一体化"，即五脏功能系统阴阳，通过阴阳五行而与四时阴阳之气保持着相互通应的密切联系。《素问·阴阳应象大论》："天有四时五行，以生长化收藏，以生寒暑燥湿风。"指出自然界有四时五行的变化，产生了寒暑燥湿风五气，形成了一年的温热凉寒等季节性气候，并由此促进了生物及人体脏腑之气的生长化收藏过程。四时与五脏的关系，《素问·金匮真言论》："五脏应四时，各有收受乎？岐伯曰：有，东方青色，入通于肝……南方赤色，入通于心……中央黄色，入通于脾……西方白色，入通于肺……北方黑色，入通于肾。"《素问·阴阳应象大论》"东方生风，风生木，木生酸，酸生肝""南方生热，热生火，火生苦，苦生心""中央生湿，湿生土，土生甘，甘生脾""西方生燥，燥生金，金生辛，辛生肺""北方生寒，寒生水，水生咸，咸生肾"。这里的五方，概括四时五行五气及其生化等在内，均反映了自然界与五脏功能系统的通应关系。《素问·六节脏象论》亦有五脏与四时之气相通的论述，心"为阳中之太阳，通于夏气"；肺"为阳中之太阴，通于秋气"；肾"为阴中之少阴，通于冬气"；肝"为阳中之少阳，通于春气"；脾"为至阴之类，通于土气长夏之气"。由于气与脏气相通相应，所以时气和则养五脏，时气变则五脏易病。如风气通于肝，春季风和日暖，生气旺盛，则肝气得养而健旺；春季风变日厉，生气受灾，则肝气失养而易患风病、肝病。充分体现了《素问·四气调神大论》"夫四时阴阳者，万物之根本也"的道理。不仅五脏之气与四时相应，而且阴阳气血津液的分布、运行和盛衰均与四时之气相通相应。以阴阳之气而言，《素问·脉要精微论》："是故冬至四十五日，阳气微上，阴气微下；夏至四十五日，阴气微上，阳气微下。"冬至一阳生，故冬至到立春的 45 天，阳气渐升，而阴气渐降；夏至一阴生，故夏至到立秋的 45 天，阴气渐升，而阳气渐降，反映了人体阴阳之气随四时阴阳之气的升降而升降的关系。气血津液的变化也是这样，随四时而发生着出入浮沉的变化。《素问·四时刺逆从论》："是故春气在经脉，夏气在孙络，长夏气在肌肉，秋气在皮肤，冬气在骨髓中。"《灵枢·五癃津液别》："天暑衣厚，则腠理开，故汗出……天寒则腠理闭，气湿不行，水下留于膀胱，则为溺与气。"由此可见，脏腑经络气血津液的运行变化除了有着自身的规律外，其主要生理节律仍然与四时之气保持着相通相应的同步关系。

综上所述，中医学脏象的本质是一个以系统功能为主体的多元化实体结构。也就是说，脏象中的每一个脏腑既是一个功能单位，同时也包含着多元化的实体结构，它是多元化实体结构的功能整合体。因此，对脏象的本质决不能只从西医学单一实体结构及其相对应的功能上来理解。从脏象的本质出发，我们将其特征概括为功能系统化、实体多元化、调控多途化、整体协同化和时脏一体化五个方面，以求从多层面揭示作为人体生命活动中心的脏象的本质。

20 脏象时空模拟及运用

学者杨友发认为，脏象是运用时空意识工具来阐述人体脏腑与自然关系的理论。

脏象是对人体五脏与自然的时空模拟体系

脏象的概念首见于《素问·六节脏象论》。"脏"指藏于体内的内脏，包括五脏六腑以及其他脏器；"象"则是表现于外的生理与病理现象。王冰注说："象，谓所见于外，可阅者也"。脏象是运用时空意识工具阐述人体以及人与自然关系的理论，脏象就是人体五脏与自然的时空化。

"藏"与"府"的概念出现于先秦，发展成熟于《内经》。在古文中"藏"与"府"均有仓库之意，但"藏"偏重于储藏珍贵物品，有储藏或闭藏之意；"府"则通常用于存放较大量的一般物品。据此，古人将体内脏器归为两类，一类是以实体脏器为主，古人认为具有藏蓄精气的作用，即"五脏"。另一类则是以带有空腔的器官为主，其功能大多与传导变化水谷与津液有关，即"六府"。

"藏"即内脏，脏藏于内。脏包括五脏六腑。"藏"为阴，"府"为阳。为什么"藏"取"五"阳数而腑取"六"阴数呢？是因为自然数中一、三、五、七、九为奇数，属阳，五为阳数之中位。二、四、六、八、十为偶数，属阴，六为阴数之中位。河图洛书中五皆居于中位。《说文解字》："中，内也。从口。｜，上下通"。"五""六"居于内为阴阳之中位。人体以五脏为中心，生命以此乃彰显。张景岳《类经·脏象类》："盖天地万物之道，惟阴阳二气而已，阴阳作合，原不相离，所以阳中必有阴，阴中必有阳，儒家谓之互根，道家谓之颠倒，皆所以发明此理也。如离火属阳居南，而其中则偶，是外阳而内阴也；坎水属阴居北，而其中则奇，是外阴而内阳也；震坎艮是为三男，而阴多于阳；巽离兑是为三女，而阳多于阴。"五为奇数为阳，藏为阴，故藏取"五"数，为阴根于阳；六为偶数为阴，府为阳，故府取"六"数，为阳根于阴。可见五脏六腑之命名既体现阴阳思想亦体现了中医的尚中思维。

"象"显于外。"象"是"藏"的外显，"藏""象"实为一体，不能分割。对于象的解释，《易传·系辞传上》中说："圣人有以见天下之赜而拟诸其形容，象其物宜，是故谓之象。"在中医中"象"占有非常重要的地位，是中国传统思维的基础与核心。近代以来，人们研究脏象时，多把"脏象"的内容包括"藏"与"象"两个层次，这实际在某种程度上是对古人的误解。人们在谈论"五脏"之时，其实既非指深藏体内的解剖脏器，也非指显露于外的各种表象，而是由两者抽象而出的更高层的"象"。这里的"象"不仅指现象，而更多地具有意象与法象的含义。这与建立在科学实验基础上的西医生理学不同，中医的脏象学理论，除了是古人对人体的认识，其中更包含有某种方法或工具之意，即所谓脏象时空模拟。脏象含博大的理论内涵，它承载了丰富的中医原创思维，脏象时空模拟是核心价值所在。

脏象时空模拟，是基于天地人一体的时空结构，也可以说是中医的"罗盘"。九宫是洛书与后天八卦的结合，此模型主要数字变换要点在于《易纬·乾凿度》所言："故太一取其数，以行九宫，四正四维，皆合于十五。"每行、每列、斜位的3个数相加都是15，9数图数字的总和是45。体现了宇宙模型均匀与各向同性的规律，为脏象时空模型的背景。依次是：一宫坎（北）应肾，二宫坤（西南）应脾，三宫震（东）应肝，四宫巽（东南）应胃，五宫中（寄于坤）应脾，六宫乾（西北）应小肠，七宫兑（西）应肺，八宫艮（东北）应大肠，九宫离（南）应心。空间方位规则是：人立于天地之间为中，面朝南方，背靠北方，左为东方，右乃西方。因面首在上，背部位下，又称上南下北，左东右西。四时则以北斗来确定，因北斗第五星至第七星象柄，故名斗柄。《鹖冠子·环流》："斗柄东指，天下皆春；斗柄南指，天下皆夏；斗柄西指，天下皆秋；斗柄北指，天下皆冬。"脏应时如肝应春，心应夏，脾应长夏，肺应秋，肾应冬；一日则肝应平旦，心应日中，肺应日入，肾应夜半。就方位而言，肝应东方，其气温和而有万物初生之象；心应南方，其气炎热而有万物长势繁茂之象；脾应中央，其气湿润而有万物变化之象；肺应西方，其气凉肃而有收敛之象；肾应北方，其气寒冷而有闭藏之象。《素问·刺禁论》："肝生于左，肺藏于右，心部于表，肾治于里，脾为之使。"方位与干支规律是：东方甲乙寅卯木，南方丙丁巳午火，西方庚辛申酉金，北方壬癸亥子水，中央戊己辰戌丑未土。方位与二十八宿的关系是：东方苍龙七宿是角、亢、氐、房、心、尾、箕；北方玄武七宿是斗、牛、女、虚、危、室、壁；西方白虎七宿是奎、娄、胃、昴、毕、觜、参；南方朱雀七宿是井、鬼、柳、星、张、翼、轸。五行之化运始于五方之天象：丹天之气，经于牛女戊分；黅天之气，经于心尾己分；苍天之气，经于危室柳鬼；素天之气，经于亢氐昴毕；玄天之气，经于张翼娄胃。所谓戊己分者，奎壁角轸，则天地之门户也。是故"土主甲己，金主乙庚，水主丙辛，木主丁壬，火主戊癸。子午之上，少阴主之；丑未之上，太阴主之；寅申之上，少阳主之；卯酉之上，阳明主之；辰戌之上，太阳主之；巳亥之上，厥阴主之。"

　　脏象时空模拟图景，最早见于《素问·六节脏象论》："脏象何如？岐伯曰：心者，生之本，神之变也，其华在面，其充在血脉，为阳中之太阳，通于夏气。肺者，气之本，魄之处也，其华在毛，其充在皮，为阳中之太阴，通于秋气。肾者主蛰，封藏之本，精之处也，其华在发，其充在骨，为阴中之少阴，通于冬气。肝者，罢极之本，魂之居也，其华在爪，其充在筋，以生血气，此为阳中之少阳，通于春气。脾、胃、大肠、小肠、三焦、膀胱者，仓廪之本，营之居也，名曰器，能化糟粕，转味而入出者也，其华在唇四白，其充在肌，此至阴之类，通于土气。"此段经文指出脏腑与季节相应，五脏之气行于周身，其脏腑精气充营则表现于面、脉、皮、毛、发、筋、骨、爪、唇、肌等外在征象。脏象时空理论正是通过这些外在征象，认识脏腑生理、病理规律，并不断充实与发展。

　　《素问·五运行大论》："东方生风，风生木，木生酸，酸生肝，肝生筋，筋生心。其在天为玄，在人为道，在地为化。化生五味，道生智，智生神，玄生神，化生气。神在天为风，在地为木，在体为筋，在气为柔，在藏为肝。其性为暄，其德为和，其用为动，其色为苍，其化为荣，其虫毛，其政为散，其令宣发，其变摧拉，其眚为陨，其味为酸，其志为怒。怒伤肝，悲胜怒；风伤肝，燥胜风；酸伤筋，辛胜酸……五气更立，各有所先，非其位则邪，当其位则正。"其春温、夏热、秋凉、冬寒表述时间属性，东南西北中表述空间属性。以时空意识工具将人与自然联系起来，充实完善了脏象理论。

脏象时空模拟临床运用

　　脏象时空模拟是一个开放的复杂巨系统。包括复杂的时间结构与复杂的空间结构，人体的这种时空结构不可分割地联系在一起。脏象时空模拟为各种辨证论治的理论基础，几千年来被广泛地应用在中医的生理、病理、诊断、治疗、预防等方面，对各科临床起指导作用，成为中医学的主要理论核心。中医常用的辨证方法，如八纲辨证、脏腑辨证、六经辨证、卫气营血辨证和三焦辨证等。各种辨证方法虽各有其特点和应用范围，但都以脏腑经络理论为其共同的基础，无论外感内伤，它们都是以脏腑经络发生的病变为基础，最终都要落实到脏象上来。脏象并非仅指深藏体内的解剖脏器，也非仅指显露于外的各种表象，而是指由两者抽象而出的更高层的"象"。这里的"象"不仅指现象，而更多地具有意象与法象的含义。因此，脏象时空模拟从整体视角认识生命活动的规律，是其不同于近代西方医学的独特之处。属中华原创的思维方法。脏象时空模拟在临床的运用：

　　1. 用脏象时空解释生理、病理变化　脏腑与体表，脏腑与器官之间的关系体现了"象"与"藏"以及时空关系，通过察象可了解内脏的生理乃至病理变化，从象变推及脏的变化。就体质而言，"筋骨之强弱，肌肉之坚硬，皮肤之厚薄，腠理之疏密"是在外可以得见的，而从这些体质的外在"象"，可知"脏之虚实非一也"。"人感邪气虽一，因其形藏不同，或从寒化，或从热化，或从虚化，或从实化，故多端不齐"。因此，人从体质的象变可以感知机体反应性特征，尤其是机体防御和免疫能力，继而可知藏之虚实变化。就气化而论，气化是生命运动存在的形式，也是脏腑功能活动的高度概括，具体就是升清降浊的新陈代谢的生命运动。从象变的规律而言，"阳化气，阴成形"，"阴为阳之基，阳为阴之主"，"清阳出上窍，浊阴出下窍，清阳发腠理，浊阴走五脏"，"阳为气，阴为味，味归形，形归气，气归精，精归化"，这些正常生理下的"象变"反映内脏的正常生理活动，所以是"少火之气壮""气食少火""少火生气"，反之，便成为病理情况下的变化，"壮火之气衰"、"壮火食气，少火生气"。就精气神而言，完全可从察"象"而知之。外在神气反映出内五脏藏神功能，《难经·三十四难》中既言五脏神之用，又言五神的外在表象"血脉，营养精神，此五脏之所藏，至于淫佚，离脏则精失"，正因为如此重要，故称精气神为人身三宝，而这三宝的充满与否，又是内在脏气的真实反映。上面列举体质，气化，精气神的"象"变，来测知内脏之变，说明以"象变"来解释生命运动规律，确是有现实价值的。脏象模拟时空，主要阐述五脏的主要生理功能及其生理特性，与形体官窍、情志、五液、五味以及与自然的关系。中医对病因病机的认识特点如以据各种疾病时空变化的临床证候表现为依据，证候不外阴阳寒热表里虚实，这些是表述时空的术语，通过分析疾病的症状、体征来找出其发病的原因，也就是所谓"审证求因"或"辨证求因"。运用脏象时空理论解释病理变化是中医的特色之一。

2. 用脏象时空阐释疾病诊断　中医诊断疾病是以脏象理论为依据的。中医认为，内在脏腑有病，必然会反应到外在所属的相应部位上，即出现相应的症状和体征。"有诸内，必形诸外"。诊断就是通过四诊方法分析患者表现出来的各种证候，推断内在的脏腑病理变化，对疾病的病因、病所（空间属性）和疾病的性质（时间属性）等进行判定，然后作出正确的诊断。《素问·举痛论》："五脏六府固尽有部，视其五色，黄赤为热，白为寒，青黑为痛，此所谓视而可见者也……识其主病之脉，坚而血及陷下者，皆可扪而得也。"《素问·脉要精微论》："切脉动静而视精明，察五色，观五脏有余不足，六府强弱，形之盛衰，以此参伍，决死生之分。"《灵枢·外揣》："合而察之，切而验之，见而得之，若清水明镜之不失其形也。"《灵枢·本脏》："视其外应，以知其内藏，则知所病矣。"《灵枢·五色》："五色各见其部，察其浮沉，以知浅深；察其泽夭，以观成败；察其散搏，以知远近；视色上下，以知病处；积神于心，以知往今。"《素问·五脏生成》："夫脉之小大滑涩浮沉，可以指别，五脏之象，可以类推；五脏相音，可以意识；五色微诊，可以目察。能和脉色，可以万全。"如弦脉为肝脏的主脉，须分平脉、病脉和死脉，不是一见弦脉便是肝病，即使是肝病也应分别轻重。"弦"脉的形象主要是劲而有力，特别表现在脉波触指时有尖锐感，如按琴弦，极不柔和。在肝病严重时期，也能弦、紧二脉同时出现，其特点是寸关尺三部搏动坚硬，直上直下。从弦脉来诊断肝病，须注意兼脉，如弦细为肝血虚，弦迟为肝寒，弦数为肝热，以及弦细数为肝虚内热，弦大数为肝火旺盛等。又须注意部位，如左关属肝，一般肝病多见左关脉弦；假若左寸弦滑带数，为肝火引动心火，常见心烦、失眠；右关独弦，为木邪克土，常见腹痛、泄泻。再如肝病引起的腹满胀大，脉两手俱弦，或右盛于左，到昏迷阶段又转为浮大弦紧而数，寸盛于尺，重按无力。脉弦并非都是肝病，肝病也不尽见弦脉，见到弦脉还须分辨不同证候，还要结合时令，这是十分重要的。

同一疾病，时空不同，而有不同的变化。就是同一个人随着时间的迁移而病机也会不断发展。如伤寒，今天病在太阳，明天可到少阳或阳明，或者昨天是表实证，因误治延治而出现表虚或其他变证。《伤寒论》："伤寒一日，太阳受之，脉若静者，为不传，颇欲吐，若躁烦，脉数急者，为传也。""伤寒二三日，阳明少阳症不见者，为不传也。""伤寒六七日，无大热，其人躁烦者，此为阳去入阴故也。"前人有"走马看伤寒，回头看痘疹"之说，这深刻揭示了疾病在不同时间、空间，变化迅速之理。又如刘完素，悟出病气与岁时节令相关，认为"一身之气，皆随四时五运六气兴衰，而无相反矣。"李东垣虽创《脾胃论》，其用心仍在于"气随时变"，所以说"经言岁半以前天气主之，在乎升浮也；岁半以后地气主之，在乎沉降也"；赵献可《五行论》："欲察病情者，专以时日之生旺休囚，而验其阴之阳属，如胆火旺，则寅卯旺而午未衰；肝火旺，则午未甚而亥子衰，五行各以其类推之。"张璐之论脉象有"况《内经》所言，四时之脉，亦不出乎弦、钩、毛、石……四时之气，亦不出乎五行"，所以，"肝得乙木春升之令而生""心属丙火而应乎夏""脾为己土而应于四季""肺得辛金而应秋气""肾主癸水而应乎冬"。《素问·宝命全形论》："若夫法天则地，随应而动，和之者若响，随之者若影。"掌握时空运动变化和天地变化规律，有助于了解相应的人体变化及病理改变。如脉应四时，假若"春夏而脉沉涩，秋冬而脉浮大，命曰逆四时也"。当脉象与季节时空不相应时，即为病态。这是了解季节时空变化，以助于判断反常脉象。《素问·脏气法时论》："夫邪气之客于身也，以胜相加，至其所生而愈，至其所胜而甚，至于所生而持，自得其位而起。"人体脏腑与四时五气相通应，如东方色青，入通于肝。当时空为寅卯位春时，即为肝气旺盛。肝木克脾土，故此时脾土受肝旺及寅卯位时空的双重制约，功能活动处于最低下阶段，多见病情加重。逢其所生，所旺及生己之时，脏气功能活动转旺，则病势亦趋好转。故了解季节时空与脏气法时盛衰，可以判断疾病的预后。《素问·疏五过论》指出："医工诊病，其过有五，未诊不问，诊而不知，是良工所失，不知病情。"从时空结构的角度了解患者精神情志，发病过程，以便审证求因，不然难免误诊。此亦如《素问·征四失论》所述："诊病不问其始，忧患癫之失节，起居之过度，或伤于毒，不先言此，卒持寸口，何病能中？"了解病史，即是了解病证诊治的时间过程，实际上是一种以时间为经，空间为纬的诊断方法。从脏象时空结构综合分析色脉而多方面求证的诊察疾病。

3. 以脏象时空阐释治则制方用药　脏象时空特点是创立各种治法的理论基础，脏腑生理功能和病理变化是确立治法的依据。从象变的诊察中得出的辨证结论，进而确立治法，指导制方用药。如方剂规则与脏象时空不可分割，先看"方"字，"方"是象形字，《说文解字》："方，併船也。象两舟省、总头形。凡方之属皆从方。"下从舟省，而上有竝头之象。"方"的本义就是并行的两船。而船乃运载之具。故方有运载之意，此其一。"方"同"仿"，模拟之意，如《荀子·劝学》："方其人之习君子之说，则尊以遍矣。周於世矣。"此其二。"方"指规律、道理，如《庄子·秋水》："吾长见笑于大方之家。今吾无所开吾喙，敢问其方？是所以语大义之方，论万物之理也。"此其三。"方"指空间，如方向、方位（方向位置）、方客（四方宾客）、方国（四邻之国），此其四。"方"表示时间，相当于"始""才"，如宋代沈括《梦溪笔谈》："有五月方生者谓之晚笙。"相当于"正在"，如《资治通鉴·唐纪》："守门卒方熟睡。"相当于"将"，如《资治通鉴·汉献帝建安十三年》："水军八十万众，方与将军会猎于吴。"相当于"在""当"，如《素问》："方其盛时必毁。"综上可见，"方"有运载与模拟时空规律之意。而"剂"呢，《说文解字》"剂，齐也"，"齐，禾麦吐穗上平也"，就是平齐的调剂之意。方剂就是模拟药物的时空信息规律（如气、味）通过方的运载使人体疾病的时空与之平齐的药剂。"方从法立，以法统方"，较完全地概括法与方的关系。既然脏象学是各种治法的理论基础，那么，脏象系统也是制方的理论基础。如汗法重在宣肺，麻黄汤宣肺解表发汗即是其例；又如和法适宜于比较复杂的脏腑阴阳气血偏盛偏衰的证候，如调和肝脾的逍遥散即是其例。再如，清法按"热者寒之""温者清之"的原则，无论清气分、清营凉血都离不开调整脏腑，其中尤其是清脏腑热方剂的制订更是如此，龙胆泻肝汤、导赤散即是其例。又再如补法多用于人体气、血、阴、阳之不足，或某些脏腑虚弱的病证，因此在制方时即以加强脏腑功能为主进行。药物五味对五脏有其不同的"亲和"作用，"夫五味入胃各归其所喜，故酸先入肝，苦先入心，甘先入脾，辛先入肺，咸先入肾"；利用药物的不同性能来矫正脏腑功能之偏，为立法处方提供了理论依据。《汤液本草·用药法象》："天有阴阳，风寒暑湿燥火，三阴、三阳上奉之。温凉寒热，四气是也，皆象于天。温、热者，天之阳也。凉、寒者，天之阴也。此乃天之阴阳也。地有阴阳，金木水火土，生长化收藏下应之。辛甘淡酸苦咸，五味是也，皆象于地。辛甘淡者，地之阳也。酸苦咸者，地之阴也。此乃地之阴阳也。"明代缪希雍《神农本草经疏》："夫物之生也，必禀乎天，其成也，必资乎地。天布令，主发生，寒热温凉，四时之气行焉，阳也；地凝质，主成物，酸苦辛咸甘淡，五行之味滋焉，阴也。故知微寒微温者，春之气也；大温热者，夏之气也；大热者，长夏之气也；凉者，秋之气也；大寒者，冬之气也。凡言微寒者，禀春之气以生，春气升而生；言温热者，盛夏之气以生，夏气散而长；言大热者，感长夏之气以生，长夏之气化；言平者，感秋之气以生，平即凉也，秋气降而收；言大寒者，感冬之气以生，冬气沉而藏。"寒热温凉四气，乃天之阴阳，由天生，故随四季而变化，故寒热温凉四气具有时间属性；辛咸甘酸苦五味，乃地之阴阳，由地出，随五行所属而有别，其辛散，其咸软，其甘缓，其酸收，其苦坚也。所谓散是扩展空间，收为缩小空间，软乃空间扩大其密度变小，坚是空间缩小其密度变大。这与当今宇宙爆炸理论吻合。故辛咸甘酸苦五味具有空间属性。至于药之功效升降浮沉，也是气味之理的衍生。凡药轻虚者浮者升，重实者沉者降。味薄者升而生象春，气薄者降而收象秋，气浓者浮而长象夏，味浓者沉而脏象冬，味平者化而成象土。气浓味薄者浮而升，味浓气薄者沉而降，气味俱浓者能浮能沉，气味俱薄者可升可降。所以，药性核心在于四气五味的时空属性。药性之四气五味，得天地之偏气，气味者时空也，时空就是宇宙。用药物气味之时空纠正人的病理时空，与脏象时空的指导密切相关。

21　脏象的体用关系

学者许志效等对脏象的体用关系做了研究。

体用关系的概念

人们通常把本体与现象的关系叫作体用关系。体用的"体"在先秦称之为本根。本根学说最早见于庄周的道论，战国末及汉代"道"变为本根的代名词，宋代称之为"道体"，并渐以"本体"代替"本根"称谓。所谓的本根，就是宇宙中之最究竟者，《庄子·外篇》："昏然若亡而存，油然不形而神，万物畜而不知，此之谓本根。"张岱年指出，本根包含3项意谓：第一，始义；第二，究竟所待义；第三，统摄义。本根与万物相对，《庄子·杂篇》："以本为精，以物为粗。"这里的精可以理解为精气或气。《素问·五运行大论》："地者，所以载生成之形类也。虚者，所以列应天之精气也。形精之动，犹根本与枝叶也。"这里的根本即本根，指的就是精气。气与万物（客体）的关系实际上就是本体与现象的关系。所谓"体"即指内在的深微的基础，所谓的"用"即指外在的显发的表现。成中英曾指出，本体为究竟实在，现象为本体显露；本体为不变之体，现象为变化之用。本体与现象之别，乃藏与显、体与用之别。关于体与用的关系，宋明理学强调"体用一源，显微无间"。程颐说"至微者理也，至著者象也"（《程氏易传序》）。朱熹更明确地解释："体用一源者，自理而观，则理为体，象为用，而理中有象，是一源也。显微无间者，自象而观，则象为显，理为微，而象中有理，是无间也"（《朱子文集·答何叔京》）。关于对体用关系的认识方法，由于隐微的本体视而不见，所以我们不能靠简单的直观去认识，而必须通过外在表象去把握它，即王夫之所说的"吾从其用知其体之有"，也就是"由用以得体"（《周易外传》卷二）。至于学者们对体用关系的唯物或唯心取向，只取其合理性原则为我们所借鉴。实际上，所要说明的是脏象的体用关系是具有明显的唯物主义倾向的。

体用关系所要解决的是"天人合一"这一根本问题，而"天"实为宇宙本根的代名词，这个"天"与宇宙论产生之前的天是不同的，宇宙论的产生标志就是老子的"道"，所以"天"与"道"所指相同。在中国传统哲学中，论证"天人合一"的基本观点就是"体用如一"。而且"天道"与"人道"的统一是"即体即用"，并非一为"体"，一为"用"。朱熹曾说："天即人，人即天。人之始生，得之于天也。既生此人，则天又在人矣。"而王夫之则从"天"与"人"之气化同运，明"天人合一"之理。他说："父母载乾坤之德以生成，则天地远行之气，生物之心在是，而吾之形色天性，与父母无二，即与天地无二也。"实际上，论述天人合一，就必须把天内在化，经过"天命谓之性"（《中庸》），进而演变为"理""气"。"理气俱是天道，性形俱是天命"（颜元《存学》），因而"命""性""理""气"与"天"在体用关系中所指相同，只是在体用关系中所处的层次不同。朱熹在解释体用关系时虽然强调理，为体而不提气，且朱子视理气为二物，有唯心主义的倾向，但理气只是在观念上分，实际上是不可分的。需要指出的是，中国传统哲学多讲人生道德，少谈人的生命现象，并且他们所讲的"性"多指有别于禽兽的人性，而不是"生之谓性"的生物之"性"，这是我们应当说明的。

脏象的范畴

"脏象"见于《素问·六节脏象论》。脏就是藏于内、视而不见的意思，凡是能感知的则可以称为象。但《内经》的逻辑形式是建立在先秦名辩逻辑的基础上的逻辑形式，具有不同于传统逻辑形式的特点。根据先秦对"象"的思维特点，"脏象"之"象"应当包括意象。"意"字，《周易》专指圣人之意（《易传·系辞上》），汉魏学者释"圣人之意"为"性与天道"。显然，"藏"所指也应当是"性与天道"。《易·系辞传》：天道"显诸仁"，"藏诸用"，又曰"见乃谓之象"，观其显为象，所以藏与显也即藏与象。虽然在先秦有儒道之别，但对于藏与象这一体用关系的认识却是相似的。

　　《素问·四气调神论》："天气清净，光明者也。"《素问·生气通天论》："天运当以日光明。"高士宗解释："天德惟藏，大明不明，故有日焉，为之明于昼；有月焉，为之明于夜。"天气之光明，人们是看不见的，但它却是日月光明的根源，所以可以把天称之为藏。人们能见到的是日月的光明，所以可以把日月的光明称之为象。天无形，日月有形，把天的光明内在化即德，日月得其德而见光明，于是形成了内在化的天与日月（客形）的体用关系。当然，内在化的天必须有其质料，天具有阴阳属性。《淮南子·天文训》："积阳之热气生火，火气之精为日；积阴气之寒气为水，水气之精为月。"所以，这个内在化的天，就是天之精气。物质实体"气"（精气）和万物（"客形"）的关系就是本体与现象的关系。之所以把体用关系也称之为脏象关系，是由于《内经》理论体系的形成受稷下黄老之学的影响很深，而稷下黄老之学又源于老子的道家思想，老子所讲的道是先天地生的最高的实体范畴，是宇宙间万物的根源。《老子》："天下万物生于有，有生于无。"无即道，而无（道）是"视之不见""听之不闻""搏之不得"的。它虽然生有，但它又是"功成而不有"。"衣食万物而不为主。"所以称之为藏，即体用关系中的体，而"有"及"有"所生的万物，人们是视之可见、听之可闻、搏之可得的，人们感觉到它的存在，所以称之为象，即体用关系中的用。

　　古人对于生命现象的认识是基于"天人合一"这一思想的。"天人合一"实际上就是把"天"（道）内在化，这个内在化的天（道）就是"德"或"性"，即"物得以生谓之德"（《天地》），"生之谓性"（《孟子·告子》）。所谓的"天人合一"也就是张载所说的"性与天道合一"。其"在天为命"，"在人为性"（《语录》），"天命之谓性"。而这个"性"就生化而言也就是"生"，即告子的"生之谓性"。《素问·生气通天论》："夫自古通天者，生之本。"显然，"天""德""性""命"与"生气通天"的"生气"所指相同。所以，"天人合一"就是"生气通天"。生气也是气，气之精者为精气，显然体内如果藏有生气（精气），就意味着人体具有生命活力。稷下黄老之学在道的基础上提出了精气学说，且认为精气就是老子所讲的道，如《管子·内业》："夫道者，形之充也。"所以精气也应当具有道的特性"视之不见""听之不闻""搏之不得"的，所以可以称之为藏（体），它所表现的生命现象就称之为象（用）。由于藏于体内的精气是"视之不见""尝之无味""口弗能言"的（《素问·八正神明论》），所以，只能从日之寒温、月之虚盛、四时气之浮沉参伍相合来认识，也即由象而知体。

　　道之为藏是因为"至道在微"（《灵兰秘典论》）。老子说"搏之不得名曰微"，意思是"道"感官是不能察觉得到的，也就是"藏"；而老子说"道"又是"其中有象"的，这与程颐所言"至微者理也""至著者象也"在意义上有相似之处。这也进一步说明体用与脏象所言相同。体与用讲的是本体与现象，属于本体论的范畴。而《内经》所讲的藏与象除了讲本体与现象之外，重点探讨的是对本体之究竟的认识方法的问题，即《灵枢·本脏》所言"视其外应，以知其内藏，则知所病"的认识方法。这里应当注意的是，我们不应因为藏（道）视而不见而将其视为纯粹的理，否则我们就成为唯心主义了。

脏象之脏并非血肉之脏

　　人们一般习惯于把脏象之脏视为血肉之脏。虽然血肉之脏也藏于人体内，但人体的生命现象，是由于血肉之脏所藏精气活动的结果，如《素问·金匮真言论》："夫精者，身之本也。"并且，一切生物所表现出的生命现象都是靠体内所藏精气的作用实现的，即使是无生命的东西，也与精气有关。《吕氏春秋》："精气之所集也，必有所入也，集于羽鸟，与为飞扬，集于走兽，与为流行，集于珠玉，与为精朗，集于树木，与为茂长，集于圣人，与为贤明。"精气是一切生命活动的原动力，血肉之脏仅仅是藏精气的。不仅如此，体内的脏器还是能够"剖而视之"的。而推动人体生命活动的精气却不能看见，所以脏象应当指脏器所藏的精气。

有形之脏其有名，名的不同是缘于天宫感物的不同。古人认为，视之不见是不能言其名的："夫名，实谓也（《名实论》）。"既然名是实的称谓，那么名，必须依赖于实，有其实才有其名。实与物是相联系的，实指一定的物。"物固有形，形固有名"（《心术上》），事物具有固定的形体，所以人们可以赋予它以某种名称。而精气则不然，"虚而无形谓之道，化育万物谓之德"。这里的道实际就是精气，精气是看不见的，它没有固定的形体，所以不应当有名。《内经·五脏别论》："所谓五脏者，藏精气而不泻也，故满，而不能实。"这里的实指有形之实，可以称谓；满，指无形之精气，不可以称谓。实际上我们缘天宫的方法只能看到有畔界的脏器，即实，却看不到脏器所藏的精气，即满。精气虽然有如此大的作用，但因为视而不见而不能直言其名，所以才有用具体的脏器代称精气。《素问·刺禁论》："肝生于左，肺藏于右，心布于表，肾治于里。"这里的心肝肺肾均指心肝肺肾所藏的精气。再如《素问·调经论》所言及"肝藏血""脾藏肉"，也分别指的是肝脏的血气和脾脏的肉气。《管子·内业》："心之藏心，心之中又有心焉。"这里的"心中之心"就是脏器所藏的精气。

形体的功用应静而守位，推动人体生命活动表现出生命现象是精气运动的结果。《素问·天元纪大论》："应天之气，动而不息，应地之气，静而守位。"《素问·六微旨大论》："言天者求其本，言地者求其位。"精气以动为本，形体以静为本。若形体（五脏）能静而守位，则精气才能藏于人体内（五脏内），才能发挥其激发人体生命活动的作用，才能有反映于外的生命现象，形体本身是不能推动人体生命活动的，形体（五脏）只有藏精气的作用，《素问·五脏别论》："五脏者，藏精气而不泻也。"所以脏象之脏指的是形体所藏的精气，并非指的是形体本身。正如恽铁樵所说："《内经》的五脏，非血肉五脏，乃四时之藏（《群经见智录》）。"而四时也是精气所生成的，《淮南子·天文训》："天地之袭精为阴阳，阴阳之专精为四时，四时之散精为万物。"

脏象体系及所依附的形体架构

精气虽然有伟大的作用，但是如果精气脱离形体而单独存在是不能表现出生命现象的，构成脏象体系首先必须形成有形的脏器，并赋予相应的名称，《素问·六节脏象论》："气合而有形，因变而正名。"这样才能使精气有所藏，并能代指这些无名的精气。形气与精气相合就是"合气"，《素问·宝命全形论》："人生于地，悬命于天，天地合气，命之曰人。"《管子·内业》："凡人之所生也，天出其精，地出其形，合乃生，不合乃不生。"而"生之谓性"（《孟子·告子》），所以"合"就是"性"，即《正蒙·诚明》所说的"性其总，合两也……不能无感者谓性"。"和实生物，同则不继"（《郑语》），正是由于天地之气的相反相成的作用，才能产生生命，单独一种属性的气是不能产生生命的。所以，精气必须藏于五脏内，且需五味（形气）所养，即《素问·六节脏象论》所说的"五味入口，藏于肠胃，味有所藏以养五气。"《素问·五脏生成》："心欲苦，肺欲辛，肝欲酸，脾欲甘，肾欲咸，此五味之所合也。"精气也叫藏真之气，藏真与谷气（五味之气）相合就是合气。《黄帝内经灵枢集注》："真者，所受于天，与谷气并而充身也。"而且，也只有在谷气相辅的情况下，精气（藏真之气）才能发挥其作用，藏真之气独见于外，就意味着生命的终止。正如《素问·平人气象论》所说："脉无胃气亦死。所谓无胃气者，但得真藏脉，不得胃气也。"胃气也是由谷气所化生的。

在人体的生命过程中，精气在产生合气的基础上化生神气，就能发挥其激发人体生命活动的作用。《素问·六节脏象论》"气合而生，神乃自生"，并产生相应的"象"，所以才有"脏象何如"？结合于五脏乃神藏，得出《素问·六节脏象论》是以五脏所藏的神气为中心的，而神气又是天食人以五气的气所化生的，即"五气入鼻，藏于心肺"，它"上使五色修明，音声能彰"，这也是五气之象。具体而言，"心者，生之本，神之处也，其华在面，其充在血脉"（《素问·六节脏象论》）。这里的心指两个方面的含义，心者生之本的"心"指心脏所藏的精气神，心者神之处之"心"是形体之心。全段之意为心是神的处所，神其华在面，其充在血脉。其他如"肺者，气之本，魄之处也，其华在毛，其充在皮"等均为精气神为藏为体，反映于外的征象为象为用。

生命的过程是一个由内到外、由微到显、由体到用、由藏到象的过程。而对这一生命过程的认识，则是一个由外到内、由显到微、由用到体、由象到藏的过程，即由反映于外的征象来推断内在深微的基础，从而指导临床实践。中医学对于生命现象认识的基本特点是：人之形体怎样才能藏有更多的精气，然后是精气激发人体的生命活动。而脏象学所言之藏则并非指的是血肉脏，这是我们应当明确的。

22　从体用观论《内经》脏象学的实质

脏象学是古人将在粗浅的解剖知识的基础上，对人体生理病理现象的长期观察，与哲学思想相结合的产物。与现代医学的五脏不同，它以整体观、运动观和联系观为特征。近年来，不断有学者从不同侧面提出各自的观点，以冀全面揭示脏象学的实质。学者认为，脏象学中的五脏是对人体五大功能系统的概括。还有学者认为，脏象是对五脏及其功能活动的模拟，是实际五脏的模型。虽然这些看法各有道理，但其不足也显而易见。以功能系统言其实质者，难以说明中医学设立这五大系统并将其联系起来的思想基础；而以模型论其实质者，则对其内涵缺乏令人信服的分析。有鉴于此，学者路玉滨从脏象学形成的思想基础出发，分析其内容，探讨了其实质。

作为哲学范畴，体用的概念从出现到完善，经历了一个从指个别事物的形质与作用，到指宇宙本体与现象的过程。体有宇宙本体、事物的实体和依据等多种含义，用则是指宇宙本体的显现、实体的作用、原因的结果等。体用观认为"体"具神质之性，内蓄神机，可显现为各种功用，即体含有功用的各种因素，"用"为"体"之流行显现。体用之间是枝与叶、源与流的关系，而不是表面"假象"与背后"实在"之间的关系。"用"是"体"变动显现的万象，是体变成用，而不是体造生用。作为对具体事物的抽象，体不能脱离具体事物而存在，它只能也必须通过具体事物表现出来。体用虽可分而名之，但其实质一源，共融共涵，不能离体谈用，也不能舍用言体，两者相关而存。

气论与脏象学

1. 气论是脏象学的思想基础　分析人体生理状态、病理条件下的整体反映"象"，并力求从其物质基础和变化求得解释，是脏象学产生的主要思想基础。在这一学说的形成过程中，古人使用了两种方法，一是"见外揣内，以表知里"的外揣法，即《内经》所言"视其外应，以知其内脏，则知所病"的方法。它是通过对各种生理、病理现象的分析和归纳，把生命现象和解剖五脏及其功能结合起来，从而形成脏象学的特定的五脏概念。如人体受寒后，在出现恶寒发热等皮表症状的同时，往往有鼻塞流涕、咳喘胸闷等肺系症状，由此古人把肺系与皮毛联系起来，认为肺主皮毛，从而形成特定的肺藏概念。二是"取类比象"的类推法，即从与五脏同类的事物推导和完善脏象理论。如肝生肺藏理论，就是从肝肺与春秋在五行上相类，从春秋之气的运动特性来认识肝肺之气的运动特点。肝与春同属木，春气升发，故肝主升，春与肝于位为东，于人为左，故肝生于左；肺与秋同属金，秋气萧杀，故肺主降，秋与肺于位为西，于人为右，故肺藏于右。

问题在于，外在的各种生命现象难以从解剖五脏得到全面解释，限于当时的科技水平，要想从解剖五脏寻求人体生命活动的圆满答案是不可能的。必须借助于既与五脏活动有关，与体表活动又直接联系的某种中介之物，才能解决这个问题，而且，这种中介之物应是无形而又运动的，可与有形脏器相互转化，并由此把五脏与其所属组织和其他脏器联系起来。另外，还必须寻求人体与自然界的共同物质基础，并阐明五脏系统与自然规律相关联的途径，只有这样，才能说明人与自然的统一和相互影响。这是脏象整体论的基础。

气学说认为，气是无形可见而又流动不休的物质，是世界万物的共同物质基础。《庄子·知北游》："通天下一气也。"《灵枢·脉度》："气之不得无行也。"《内经》认为，有形之物是无形之气运动的产物，形气转化是气运动的基本表现，它无处不到，无处不有。正由于此，古人才把气论引用到脏象学的建立中，以此说明藏的运动和相互联系。因为五脏与自然万物都是由气构成的，都遵循气的运动规律，所以人与自然才能相互统一。因为气自身是运动的，流动不休，于人体无处不在，所以脏器才能彼此相联，人体内外才能统一。可见，气论是脏象学的理论基础。

2. 气论是脏象学的实质内容 《内经》的脏象学，正是建立在气论基础之上的。它认为，既然人体与自然界同由气构成，两者就有不可分割的联系。表现在人体之气与自然之气的相互转化和运动过程的相互影响。《素问·五常政大论》："根于外者，命曰气立。"认为自然之气和人体之气的转化是人类生存的基本条件；而《内经》四时五脏阴阳理论及气血运行与日月有关等认识，则说明了二者运动的统一。人体内部，由于气的运动，也始终存在气化过程，《素问·阴阳应象大论》："味归形，形归气，气归精，精归化，精食气，形食味，化生精，气生形。"人体生命活动，依赖气及气的流行，《灵枢·脉度》："气之不得无行也，如水之流，如日月之行不休，故阴脉荣其脏，阳脉荣其府，如环之无端，莫知其纪，终而复始。其流溢之气，内溉脏腑，外濡腠理。"

气之所以能流动不休，形成千差万别的事物，是因为"气分阴阳"，自身含有既对立又统一的两种势力。阴阳之间的依存互根和相互转化，是气运动的内在动力，也是事物运动、发展和变化的根本原因。故《素问·阴阳应象大论》认为："阴阳者，天地之道也，万物之纲纪，变化之父母，生杀之本始，神明之府也。"人之五脏亦如此，构成五脏及维持其功能活动的气，都以阴阳为纲，所以五脏的虚损之证，不外阴血虚和阳气虚两端。因此，气是通过阴阳双方的活动表现出来的，人的一切形态及功能，既然由气形成，就必然体现气的基本特征——阴阳运动规律。

体用观认为，体具神质之性，它含有的内在矛盾是其具体而显用的基础。换言之，体尽备万物之理，此即熊十力所言："若以体言，自是备万德，含万理，肇万化。"它与具体事物不同，无形无象，是物之"隐"。"隐"体与"显"用之间，同居同在，"显微无间"。因此，作为万物得以统一的本体，体概括了事物的共同本质，只有这样，才能说明事物的相互联系，说明本体与现象的统一。中医学正是对无形无状、内寓阴阳之机而又流动不休、无处不在的气的认识，把五脏与自然界连结成一个整体，把五脏与其他组织连结成一个整体，把物质和功能连结成一个整体的。不难看出，中医学是以气为人体生命活动的内在依据的，以气为人体一切现象，包括形体结构及其功能活动的终极原因的，即以气为体，而一切有形可见的脏腑组织、生命活动，都是气通过自身的运动实现的，是气"体"显现出来的气"用"。

脏象概念的体用分析

自张景岳以"脏居于内，形见于外，故曰脏象"（《类经·卷三》）解释脏象概念后，"脏"指居躯体之内的脏器，"象"指脏器的外在表现，似已成定论。但仔细分析起来，脏象概念又当别论。

据路玉滨所见，"象"的哲学概念最早见于《易传·系辞下》，其谓"见乃谓之象"，"象"概指一切有形色，可为人感知的事物及其现象。正如张载所言："凡可状，皆有也，凡有，皆象也，凡象，皆气也。"解剖之脏，虽居躯体之内，然并非无形可见。《灵枢·经水》："若夫八尺之士，皮肉在此，外可度量切循而得之，其死可解剖而视之，其脏之坚脆，府之大小……皆有大数。"《灵枢·本脏》："脏固有大小、高下、坚脆。"如以象范畴察之，脏乃为"象"矣。

"脏"指隐微不见。《易传》之"显诸仁，藏诸用"，意即在此。《灵枢·胀论》："脏腑之在胸胁腹里之内也，若匣匮之藏禁器也。"从脏居体内做解，似脏象之"藏"指脏居体内无疑。但对于五脏功能的认识，《内经》却每每强调"所谓五脏者，藏精气而不泻也"（《素问·五脏别论》），"所以藏精神血气魂魄者也"（《灵枢·本脏》）。由此看来，《内经》所云"藏"字，其意有二，一指五脏主藏精气，一指脏居体内。然而，作为一种学说的专有名称，"藏"应是一个与"象"相对的概念，即"象"指外在的、可以感觉的，"藏"指内在的、无形可见的。从其关系看，"象"应当是由"脏"产生的，其运动表现为"象"，"象"不能脱离"脏"而存在。而中医学对各种"象"的解释，正是以无形而又恒动不止的人体之气及其运动为基础的。所以，只有以气释"脏"，以形器、功能活动解"象"，才更符合脏象的自身内涵，而以体用析之，则"脏"指隐而微的气之"体"，而"象"指显而著的气之"用"。

脏象学内容的体用解释

在脏象理论中，真正借以说明人体生命活动的，是气的学说。气及气的运动流行，是一切生命活动的承担者和实现者，这一点贯穿于生理、病理、诊断和治疗的各个方面。有形的脏腑组织，源于气的聚合。《素问·六节脏象论》说"气合而有形"，其功能活动有赖于气的升降出入，《素问·六微旨大论》云"升降出入，无器不有"，有形之器是气生化的场所，"器者，生化之宇"，人体之气的基本运动方式是形气转化。因此，形器本质上只是气运动的一种特殊形式，正如《素问·五常政大论》所言："气始而生化，气散而有形，气布而蕃育，气终而象变，其致一也。"

五脏与五官、五体的特定联系，即五脏的开窍理论和五合理论，同样基于气的理论。《内经》认为，每脏之"窍"及"合"具有与此脏相同的气，脏之气不但为脏所有，也为其所主组织所有。《素问·平人气象论》指出"肝藏筋膜之气""心藏血脉之气""脾藏肌肉之气""肾藏骨髓之气"。所以，五脏之气充足，五窍五合的功能才能正常，《灵枢·脉度》："肺气通于鼻，肺和则鼻能知香臭矣；心气通于舌，心和则舌能知五味矣；肝气通于目，肝和则目能辨五色矣；脾气通于口，脾和则口能知五谷矣；肾气通于耳，肾和则耳能闻五音矣。"若五脏之气不足，则所主组织必病。如肝气虚则目视不明，肮肮乎、无所见，筋或痉或痿。正由于五脏、五官、五体都以气为物质基础，借助气将内脏与体表组织相联系，内脏的病变才能反映在体表，体表的病变才能累及内脏，才能"视其外候，以知其内应"。实际上，五脏与五官联系的特异性还表现在其形态结构的一致上：心像一倒置圆锥体，舌呈扁圆形，当将舌自然收缩口中时，舌恰像一缩小的心脏；肝呈楔形，分左右两叶，眼为横置卵形，与肝相似；肺位于纵隔两侧，左右各一，鼻分左右鼻腔，位居鼻中隔两侧，与肺相似，左右肺相合近似圆锥，鼻亦如此；肾左右共二，耳亦左右各一，二者皆呈蚕豆形。

以经络论脏腑组织间的联系，只是脏气流行分布的一个方面。事实上，脏气的分布呈全身性，只是因为分部不同，才有所区别。心气不但分布于心脏、血脉、舌等脏腑组织，而且在身体的任何部位都有分布，如皮毛。这是因为每一脏气都存在于构成人体的基本结构单位中，每一脏的功能都是人体所有组织功能的侧面反映。古人的舌分五脏说、五轮八廓理论，以及近年发展起来的耳穴理论、生物全息论等，皆基于此。

脏气在某一部位的分布，常常随季节的变化而有所不同。一年四季，脏各有主脉。春脉微弦，夏脉微钩，秋脉微毛，冬脉微石。这些变化，皆因为脏以其主时而旺，表现在脉上的缘故。

《素问·刺禁论》中的"肝生于左，肺藏于右"之说，是脏气分布全身的又一例证。按说本篇论针灸禁忌，此话实在当以解剖部位理解，虽王冰认为这是用取类比象的方法认识脏腑组织的功能特点而得出的结论，但落实到部位上，总有言不尽意之嫌，如果意义仅限于此，本篇何以言"藏有要害，不可不察"呢？问题是，中医学的脏，只是气的一种表现形式，是脏气表现较为集中的部位，以其流行分布，言肝在左亦可，在右亦可，如以整体阴阳升降来讲，则主要分布在左。所以，虽然刺左不会直接损伤解剖肝脏，但会伤肝气，而肝气是构成肝脏和维持其生命活动的物质基础，因而解剖之肝亦必受损。

正常人体活动是阴平阳秘的结果。疾病无论外感内伤，邪正斗争是其基本病消过程。《内经》认为"邪气盛则实，精气夺则虚"。气运动失调，阴阳气血出现偏倾便导致了疾病的虚实。《素问·调经论》："气血以并，阴阳相倾，气乱于卫，血逆于经，血气离居，一实一虚。"《素问·刺志论》："夫实者，气入也，虚者，气出也。"精气的盛衰还决定着疾病的预后，《素问·汤液醪醴论》："今精坏神去，营卫不可复收，何者嗜欲无穷，而忧患不止，精气弛坏，营泣卫除，故神去之而病不愈也。"

药物必须通过人体发挥作用，人体正气的强弱，则是影响疗效的关键。正如王三尊所言"夫药者，所以治病也，其所以使药之治病者，元气也""故元气壮者……易于运行，其效立见弱者……皆当以补益为本，兼以治标之药，使元气得以运行药力以治其病也"。一旦精气弛坏，营卫不行，正气不能对治疗发生反应，则药物虽神灵所作，亦当难奏效。《素问·汤液醪醴论》："形弊血尽而功不立者何？岐伯答曰：神不使也。"

　　综上所述，脏象学如果没有气学说的引入，是不会形成其特有内容的，气论贯穿于五脏形态、生理、病理、诊断和治疗的各个方面。以体用观看来，"藏"指构成人体和维持人体生命活动的气；"象"指气运动变化产生的可感知的人体一切形体结构和生命活动。脏象学的实质是以气及其流行来说明人体生命现象。

23　从体用观解析五脏"以藏为本，以通为用"

中医脏象理论是在意象思维的基础上，通过司外揣内和取象比类的方法，研究人体各个脏腑的生理功能、病理变化及其相互关系的学说。中医脏象理论的研究对象是以五脏为中心的 5 个生理病理系统。五脏为人体中心，藏气血精神魂魄，充养体窍，外应四时五行。《素问·调经论》："心藏神，肺藏气，肝藏血，脾藏肉，肾藏志，而此成形。志意通，内连骨髓，而成身形五脏。五脏之道，皆出于经隧，以行血气，血气不和，百病乃变化而生，是故守经隧焉。"五脏所藏精气（气血精神魂魄）为体，为"脏象"之"藏"。血肉五脏、经络腑腧、四肢百骸为用，为"脏象"之"象"。精气为体，宜内敛闭藏，《素问·五脏别论》："五脏者，藏精气而不泻也，故满而不能实。"脏腑经络、四肢百骸为用，宜营运疏通，《金匮要略》："五脏元真通畅，人即安和。"五脏不离"藏""通"，以藏为本体，以通为表现，故学者刘文平提出五脏"以藏为本，以通为用"。

体用是认识中医脏象理论的哲学工具

体用是中国古代哲学中表达本体与现象、实体与功用、原则与应用的一对基本范畴。哲学意义上的体用范畴萌芽于先秦，流行于魏晋，发用于隋唐，成熟于宋明，泛用于近代。在中医脏象理论的构建和完善过程中，受到哲学本体论和方法论的影响。哲学体用观在中医学领域的渗透和移植，促进了中医脏象理论的形成和发展，丰富了中医学对脏腑生理功能的认识，同时对指导中医治法用药也有着重要的实践意义。

1. 气论哲学是脏象理论的本体论基础　先秦气论哲学认为，气是构成天、地和自然界万物的本原。《庄子·知北游》："通天下一气耳。"先秦道家另一重要著作《鹖冠子》进一步提出"元气"之说，认为元气是化生天地万物的本原。《鹖冠子·环流》："有一而有气，有气而有意……万物相加而为胜败。莫不发于气。"《黄帝内经》受先秦气论哲学的影响，把气作为宇宙万物的本原。《素问·天元纪大论》："在天为气，在地成形，形气相感而化生万物矣。"《内经》不仅全面接受了先秦气本论哲学思想，并且从医学角度详细阐述了人体生命活动中的"气化"理论，以"气化"来研究人体的生理病理现象、疾病的诊治和预防原则，突破了先秦气本论哲学中气是万物生化动力的认识，对气的运动变化规律做了重要的补充和发挥。

《内经》的脏象学建立在气论哲学基础之上，脏象学的实质是以气及其流行说明人体生命现象。以体用观析之，气是宇宙万物的本原，也是事物运动、发展和变化的根本原因，是"体"。气的运动变化产生万物。《素问·五常政大论》指出："气始而生化，气散而有形，气布而繁育，气终则象变，其致一也。"宇宙万象都是气运动变化的结果，为"用"。《素问·宝命全形论》："人生于地，悬命于天，天地合气，命之曰人。"人生天地气交之中，为宇宙万象之一，是天地之气运动变化的结果。脏象理论中"脏"指藏于体内、隐微不现、无形可见的气，为"体"。"象"指气的外在表象，包括一切脏腑组织及其生理病理变化，如人体的脏腑、经络、五体、五官、九窍等形体结构及其运动变化，为"用"。

2. "由用而得体"是脏象理论的方法论规则　《内经》脏象理论是在意象思维的基础上形成的。所谓意象思维是指通过"象"的直观与比类，并运用心智的体悟把握被研究对象的一种思维活动。古代医者正是通过观察人体表现在外的生理病理现象，来认识和把握生命的本质及其活动规律，这种认知思维方式奠定了中医脏象理论形成的方法学基础。《内经》所云 "以表知里" "司外揣内" 都是这一认知方法的不同表达形式。这种方法与通过客观事物外在形象或现象来把握被研究对象本体内涵的 "由用而得体" 方法别无二致。因此，可以说 "由用而得体" 是中医脏象理论形成的方法论规则。

3. 从体用观诠释中医脏象　　无论是本体论还是方法论，中医脏象理论都受到哲学体用观的渗透和影响。明清时期，医家开始从哲学体用观诠释脏腑功能。如清代喻嘉言《医门法律·先哲格言》"心肺为脏阴也，以通行阳气而居上，阴体而阳用也。大肠小肠为腑阳也，以传阳气而居下，阳体而阴用也"，以体用观解释心肺、大肠、小肠的功能特点。又喻嘉言在《医门法律·中寒门》解释附子理中汤时说："然人身脾胃之地，总名中土，脾之体阴而用则阳，胃之体阳而用则阴，理中者，兼阴阳体用而理之，升清降浊，两擅其长。"清代张璐《张氏医通》"胃之土，体阳而用阴。脾之土，体阴而用阳"，二者均以体用观解释脾胃的生理功能特点。吴金寿《三家医案合刻·叶天士医案》："脾为孤脏，体阴而用阳，喜暖而恶寒。不饥、痞胀、嗳气，阳伤则运动无权，滞浊弥漫矣。"叶天士秉承了喻嘉言、张璐 "脾体阴而用阳" 之说，可惜后来此说影响不大，并没有形成医家的共识。现代中医理论中有一个著名的 "肝体阴而用阳" 学说，语出叶天士《临证指南医案·肝风》华岫云所作按语："肝为风木之脏。因有相火内寄，体阴用阳，其性刚，主动，主升，全赖肾水以涵之，血液以濡之，肺金清肃下降之令以平之，中宫敦阜之土气以培之，则刚劲之质，得为柔和之体，遂其条达畅茂之性。"这一理论被认为是对肝的基本生理功能及病理特点的高度概括，并成为现代中医脏象理论的重要组成部分。叶天士之后，吴鞠通进一步提出五脏 "体阴用阳"、六腑 "体阳用阴" 的观点。《医医病书·五脏六腑体用治法论》："故五脏六腑体阴者，用必阳；体阳者，用必阴。心为手少阴，心之体主静，本阴也；其用主动，则阳也。补阴者，补其体也，如龟板、柏子仁、丹参、丹砂之类；补阳者，补其用也，如桂枝、人参、茯神之类……六腑为阳，其用皆阴。胆为足少阳，主开阳气之先，输转一身之阳气，体本阳也；其用主决断，主用，十一脏皆取决于胆，则阴也。补阳者，补其体也，如川椒、吴茱萸、当归之类；补阴者，补其用也，如青黛、龙胆草、黄连、芦荟之类……凡补五脏之体者皆守药，补六腑之体者皆通药。盖脏者，藏也；腑则过而不留者也。"吴鞠通不仅运用体用观对脏腑的生理功能特点做了全面分析，而且对五脏六腑按照体用观进行了精辟阐述，对体用观指导中医治法用药有重要的实践意义。

五脏以藏为本，以通为用的内涵

以体用观析之，五脏所藏精气（气血精神魂魄）为体。血肉五脏、经络腧腧、四肢百骸为用。五脏皆有体用，以藏为本体，以通为表现。肝以藏血为本，以疏泄为用；心以藏神为本，以通利血脉为用；脾以藏营为本，以运化为用；肺以藏气为本，以通调水道为用；肾以藏精为本，以气化为用。

1. 肝以藏血为本，以疏泄为用

（1）肝以藏血为本：《灵枢·本神》"肝藏血，血舍魂"。《灵枢·营卫生会》："血者，神气也。"肝有储藏血液的功能。肝藏血功能正常，才能使神魂安舍、肝气涵养、血循常道、筋脉得濡、血海渗灌，藏血是肝的一切其他功能得以体现、发挥的根本。若肝不藏血、神魂失舍，则心悸不寐、失眠多梦；肝不藏血、肝阳上亢，则头晕目眩、肢体震颤、手足拘急等；肝不藏血、血溢脉外，则病崩漏下血、吐血、肌衄等；肝不藏血、濡养失常，可见头晕眼花、面色苍白、肢体麻木、爪甲不荣等。肝不藏血、血海枯竭，则病月经量少、色淡甚或闭经等。

（2）肝以疏泄为用：朱丹溪《格致余论》"主闭藏者肾也，司疏泄者肝也"。朱丹溪首提肝对人体精液有疏泄作用。现代所谓的肝主疏泄主要指肝能调畅全身气机，推动精、气、血、津液等物质生成、输布和运行。肝疏泄功能正常，才能使脏腑经络之气运行有序，津液输布有权，血脉和畅，情志有度。若肝失疏泄，气行不畅，则胁肋胀痛、少腹不适、乳房胀痛；肝失疏泄、木不疏土，则见食欲不振、嗳气吞酸、腹胀便溏等；肝失疏泄，生殖异常，可见阳痿早泄、遗精滑精；肝失疏泄，胆腑不利，则见黄疸、皮肤瘙痒；肝失疏泄，气滞水停，则有水肿、臌胀、眩晕、泄泻等；肝失疏泄，津停水阻，血行郁滞，可见乳癖、梅核气、癥瘕、积聚、瘿瘤、瘰疬；肝失疏泄，情志失畅，可见情绪低落、郁郁寡欢、忧思悲恐；肝失疏泄，气郁化火，可见胁肋胀痛、面红目赤、头痛耳鸣、烦躁易怒等；肝失疏泄，气郁日久，化火生风，可见口干口苦、小便短赤、大便秘结、头晕目眩、半身不遂、口眼㖞斜等。

肝藏血与肝主疏泄在生理上相互依赖，病理上相互影响，正如体用一体合二难以分割，体决定用，辅助体。肝之藏血与疏泄相辅相成，藏血为本，有藏必有泄，疏泄为用，有泄必有藏。《本草乘雅半偈》："樗益血气阴窍，正肝以藏血为体，疏泄为用。"肝病治疗方面，也应当体用兼顾，虚实同调，以辛补之，以酸泻之。

2. 心以藏神为本，以血脉通利为用

（1）心以藏神为本：《素问·灵兰秘典论》"心者，君主之官也，神明出焉"。心藏神，神是人体生命活动的主宰及体现。心藏神功能正常，才能使人的精神、意识、思维及情感活动正常。藏神是心的一切其他功能得以体现、发挥的根本。若心不藏神，心神不宁，则为心悸、不寐；心不藏神，神明逆乱，气血痰火郁结，可见癫病或狂病；心不藏神，神明失用，则可见健忘、痴呆；心不藏神，风阳内动，可见痫病；心不藏神，气机逆乱，不相顺接，可见厥证。

（2）心以血脉通利为用：《素问·痿论》"心主身之血脉"。《素问·五脏生成》"诸血者，皆属于心"。心位于胸中，与脉相连，能推动鼓动血液在血脉中运行。心主血脉功能正常，才能使五脏经脉通利、气血灌注四肢百骸。若血脉不通，心络痹阻，则发为心悸怔忡、胸痹、真心痛；血脉不通，肺络痹阻，则咳喘不平、呼吸困难、胸痛烦躁；血脉不通，肝络痹阻，则右胁胀痛、腹大胀满、皮色苍黄、络脉显露；血脉不通，脾络痹阻，则可见上腹疼痛、恶心呕吐、呼吸困难、高热等；血脉不通，肾络痹阻，则见腰痛甚或恶心呕吐、肉眼血尿等；血脉不通，脑络痹阻，则见猝然昏仆、半身不遂、口眼歪斜、言语不利等；血脉不通，痹阻下肢，可见下肢肿胀、麻木疼痛甚或局部坏死等。

心藏神与心主血脉是心最重要的两大生理功能。心藏神功能的正常发挥主要依赖于心血对心神的滋养作用，反之，心主血脉也依赖于心神的调控作用。心神以潜藏为本，心脉以通畅为用，体用协调，气血冲和，则形神不病。《医源·脏腑体用相资说》："故治心病用心药，养其体也，佐以利小便药，通其用也。"心病治疗方面，也应当体用兼顾，虚实同调，以咸补之，以甘泻之。

3. 脾以藏营为本，以运化为用

（1）脾以藏营为本：《灵枢·本神》"脾藏营，营舍意"。《素问·痹论》"营者，水谷之精气也"。脾能贮藏水谷精气，为气血生化之源。脾藏营功能正常才能使意有所藏，气血旺盛，脏腑经络、四肢百骸、筋骨皮毛得以滋养。藏营是脾的一切其他功能得以体现、发挥的根本。若脾不藏营，意失所舍，则可见神情默默、痴呆健忘；脾不藏营，肌肉失养，可见形体消瘦、四肢无力；脾不藏营，脏腑失荣，可见精神疲惫、短气懒言、脉虚无力；脾不藏营，皮肤失养，可见面色萎黄无华；脾不藏营，阴虚津亏，可见口干唇燥、手足心热、舌红少苔等；脾不藏营，营血失摄，可见吐血、衄血、便血、紫斑等血证。

（2）脾以运化为用：《素问·奇病论》"夫五味入口，藏于胃，脾为之行其精气"。《素问·厥论》"脾主为胃行其津液者也"。脾能散精，运化水谷精微。脾喜燥恶湿，能运化水湿。脾主运化功能正常，才能使水谷精微达于脏腑四末，津液代谢无碍。脾失运化，胃腐熟无权，可见纳食不馨、嗳腐吞酸、腹胀便溏；若脾失运化，湿邪困脾，可见胸痞脘闷、肢体沉重、苔腻脉滑；脾失运化，水湿内停，可见水肿、眩晕、心悸怔忡等病；脾失运化，清阳不升，可见目眩耳鸣、纳减便溏等。

脾藏营与脾主运化是脾脏最重要的两大生理功能。脾藏营是后世所谓脾主统血的基础，营阴潜藏不妄泻，脾气才能运化。反之，脾气运化升散，气机枢转，才能辅助血津环流、营阴内藏。《目经大成》曰："夫脾体阴而用阳，动则消磨水谷，静则收摄血气。"脾藏营则能收摄血气，脾运化则能消磨水谷。脾病治疗方面应当动静兼顾，体用同调，以苦泻之，以甘补之。

4. 肺以藏气为本，以通调水道为用

（1）肺以藏气为本：《灵枢·本神》"肺藏气，气舍魄"，《素问·六节脏象论》"肺者，气之本"。肺为呼吸之橐龠，吸入自然界的清气，呼出脏腑组织产生的浊气。吸入的清气又与水谷精气相合，充养四肢百骸。肺藏气功能正常，呼吸调匀，全身之气的升降出入运动才能正常。若肺不藏气，肺气虚馁，可见鼻塞不利、少气懒言、语声低微；肺不藏气，宣降失调，可见咳喘、上气、便秘等症；肺不藏气，痰浊内蕴，可为哮病、喘证甚为肺胀；肺不藏气，肺叶痿弱则为肺痿；若肺不藏气，宗气失养，心脉滞塞，可见胸痹、心痛、水肿等症。

（2）肺以通调水道为用：《素问·经脉别论》"脾气散精，上归于肺，通调水道，下输膀胱"。肺为水之上源，主通调水道，对水液的输布、运行、排泄有重要的调节功能。肺通调水道功能正常，才能使水精四布、五经并行；若肺失通调，津液不能布散，积而成饮则为痰饮；肺失通调、水湿泛溢肌肤，可见风水、皮水；肺失通调、膀胱不利，则为癃闭、少尿；肺失通调，肺中虚寒，上虚不能治下，可见遗尿；肺失通调，皮毛失于润养则枯槁不泽；肺失通调，汗孔开合失度可见汗证。

肺藏气与肺主通调水道是肺最重要的两大生理功能。肺藏气是后世所谓肺主宣发肃降的基础，肺气敛藏，呼吸调匀，宣降有序，水道才能通调。反之，水道通调，津液运行无碍，则津所载之气也能顺行，肺气清肃内藏。肺以藏气为本，通调水道为用，二者相辅相成。肺病治疗方面，应当藏通兼顾、体用同调，以酸补之，以辛泻之。

5. 肾以藏精为本，以气化为用

（1）肾以藏精为本：《素问·上古天真论》"肾者，主水，受五脏六腑之精而藏之"，《灵枢·本神》"肾藏精，精舍志"。肾有贮藏精气的作用，包括禀受于父母的生殖之精、部分后天水谷之精和各脏腑之精。《内经博议·足少阴肾脏病论》："盖以肾之为气，主蛰伏，主归藏。天地敛藏之气，必归于此。"肾藏精功能正常，才能转化为生殖之精，以繁衍生命或激发各脏腑的功能活动，推动人体生、长、壮、老、已的生命活动过程。肾不藏精，生殖无源，可见性欲低下、阳痿早泄、不孕不育；肾不藏精，先天禀赋不足，可见小儿发育迟缓、智力低下；肾不藏精，髓减脑消，可见耳鸣耳聋、腰膝酸软、痴呆愚笨；肾不藏精，惊恐伤肾，封藏不固，可见二便失禁、遗精滑精、骨酸痿厥；肾不藏精，督脉失养，可见腰背偻曲、齿摇发落、骨痿不行等症。

（2）肾以气化为用：《素问·天元纪大论》"物生谓之化，物极谓之变"。气化是自然界生命活动变化的表达形式。广义的气化指自然界阴阳之气相互作用所产生的一切变化，狭义的气化指人体内部各种物质的生化活动。狭义的气化由肾气推动，包括推动精、气、血、津液等物质的生成和输布，推动汗、尿、粪等代谢产物的排泄，推动人体生、长、壮、老、已的演化过程等。若肾失气化，膀胱不约，可见尿频、遗尿；肾失气化、膀胱不利，则为癃闭；肾失气化还可以影响心主血脉、肝之疏泄、脾之运化、肺之通调，表现为全身脏腑各自的生理功能障碍。

肾藏精与肾司气化是肾最重要的两大生理功能。肾藏精功能的正常发挥主要依赖于肾气对肾精的调控作用。肾为脏腑之本，肾的气化功能又是维持人体生命活动的原动力。肾藏精与肾司气化相互依存、相互促进。精是物质基础，气是功能表现。肾以藏精为体，以气化为用。《伤寒论翼》："气之动，火之用也，水为肾之体，火为肾之用。"水火为人身两极，肾寓元阴元阳，以水为体，以火为用。肾病治疗方面，应当体用兼顾，精气并调，水火两顾，以苦补之，以咸泻之。

五脏以藏为本，以通为用观点在临床中的启示

1. 五脏藏神，凡病以治"神"为先　《内经》提出"五神藏"理论，五神分藏于五脏，"心藏神""肝藏魂""脾藏意""肺藏魄""肾藏志"。五神是五脏活动的一部分，五神又能驭气统精对五脏有反向调节作用。张景岳《类经》："形者神之体，神者形之用，无神则形不可活，无形则神无以生。"这种"形神合一"的生命观是中医学最基本的核心特质，体现在治疗方面，《内经》非常强调治"神"。《灵

枢·本神》："凡刺之法，先必本于神。血、脉、营、气、精、神，此五脏之所藏也。"血、脉、营、气、精、神属于广义之"神"，由五脏所藏，针刺之法当以治"神"为先。《素问·八正神明论》："血气者，人之神，不可不谨养。"神是血气的升华，是生命活动的外在反应。谨养血气、调神治神是治病的第一要务。预后方面，《素问·汤液醪醴论》："形弊血尽而功不立者何？岐伯曰：神不使也。"若患者的神机衰败，则医生的治疗措施和方法就不能发挥治疗作用，强调患者之神机为本，医工的治疗措施为标。养生方面，《素问·上古天真论》提出"尽终其天年"的前提是"形与神俱"，提出保持形神和谐协调，是长寿的先决条件。

《灵枢·九针十二原》："粗守形，上守神。"现代医学重视治"形"，中医学强调治"气"。《内经》治"神"思想作为中医学"形神合一"生命观的重要一环，在现代中医理论体系中并未得到应有的重视。针对目前精神障碍类疾病和心身疾病频发的现状，回归《内经》重视治"神"思想，或许可以为现代中医临床提供一些启迪。

2. 五脏藏精化气，治病以"藏中寓通"为要　《素问·五脏别论》"所谓五脏者，藏精气而不泻也，故满而不能实"。五脏藏精气，"肝藏血""心藏脉""脾藏营""肺藏气""肾藏精"。五脏所藏之精，主要来源于脾胃化生的水谷之精，并受到肾所藏先天之精的滋养。五脏精气流转互化，内荣脏腑，外走诸窍，藏中寓通，静中有动。《素问·通评虚实论》："精气夺则虚。"五脏精气的充盛与否，关系到人的寿命、生育能力及精神状态。因此保养五脏精气，使之不妄泻，是人体健康的重要保证。五脏"以藏为本"，五脏所藏之血、脉、营、气、精运行有序，灌注营养周身四肢百骸，关键在于"藏"字。《灵枢·本神》："五脏主藏精者也，不可伤，伤则失守而阴虚，阴虚则无气，无气则死矣。"固"藏"精气是调养五脏、荣养四肢百骸、奉生周命的重要治疗方法。五脏"以通为用"，肝主疏泄，心主血脉，脾主运化，肺主通调水道，肾主气化之功能正常与否，关键在于"通"字。《吴医汇讲》："周身气血，无不贯通。故古人用针通其外，由外及内，以和气血；用药通其里，由内及外，以和气血，其理一而已矣。至于通则不痛，痛则不通，盖指本来原通，而今塞者言，或在内，或在外，一通则不痛，宜十二经络脏腑，各随其处而通之。"开"通"郁滞是祛除病因、调和气血、恢复阴阳平衡的重要治疗方法，故凡病当以"藏中寓通"为要。如临证用药方面，王庆其常在使用女贞子、枸杞子、山茱萸等补肝养肝之品时，配伍柴胡、香附、香橼皮等以助肝之疏泄，使用酸枣仁、远志、首乌藤等养心安神之药时，加入当归、丹参、鸡血藤等活血和血，使用黄芪、党参、炒白术等健脾益气之药时，佐以鸡内金、焦山楂、焦六神曲等助运消导，使用黄芪、人参、五味子补肺固卫之品时，配伍桔梗、杏仁、炙紫菀、桑白皮等宣肃通调，使用熟地黄、黄精、沙苑子等补肾藏精之品时，伍以淫羊藿、仙茅、桂枝等助阳化气。

3. 治病总则为"五脏元真通畅，人即安和"　张仲景在《金匮要略》首篇即开宗明义指出："若五脏元真通畅，人即安和。"此句可谓是《金匮要略》一书的纲领，提示养生防病的目的在于使人达到"和"的状态，而方法在于保持"五脏元真通畅"。苏琛等将"五脏元真通畅"的具体内涵概括为：人体中秉承于先天禀赋的精微物质以及维持人体脏腑生理功能的五脏精气，通过三焦布达循行于全身，内入脏腑，外达肌腠皮毛，既滋养着人体脏腑经络，又通过气化推动调节着人体的生理功能，以保证人体正常的生理状态。可见，保持五脏"元真通畅"有两个关键，一是五脏"元真"充沛，"精气"内藏，即肝藏血，心藏神，脾藏营，肺藏气，肾藏精；二是气血津液运行无碍，五脏功能通调畅达，即肝能疏泄，心能通利血脉，脾能运化，肺能通调水道，肾司气化。这两个关键相辅相成、互相影响。五脏以"元真"为体，以"通畅"为用，体用兼备才能达到"人即安和"的目的。

人体生命活动规律遵循阴阳运动的基本法则，治疗疾病的总则就是要恢复阴阳二气有规律的运动变化。《礼记·中庸》："发而皆中节，谓之和。"意思是说，事物有规律的运动变化即是"和"。"和"也，是《内经》生命观的核心思想，主要体现在天人和、气血和、形神和、脏腑和等。张仲景受《内经》"和"思想的影响，提出"五脏元真通畅，人即安和"的治病总则。"和"法的本质是在组方用药时体现为针对五脏体用相反相成之药的杂合运用。"和"肝的关键在于兼顾肝之藏血与疏泄，如四逆散中用白芍、甘草柔肝养阴，柴胡、枳实疏肝理气；"和"心的关键在于兼顾心之藏神与通利血脉，如酸枣仁汤治疗虚烦不寐，在养阴安神之品中加入川芎以活血通脉；"和"脾的关键在于兼顾脾之藏营与运化，如薯蓣丸重用山药补脾营，又用柴胡、桔梗助脾气升提，大豆黄卷、神曲助脾气运化；"和"肺的关键在于兼顾肺之藏气与宣降通调，如麦门冬汤用麦冬、人参、甘草补气润肺，又用半夏止逆下气、燥湿化痰；"和"肾的关键在于兼顾肾之藏精与气化，如肾气丸用熟地黄、山茱萸、山药补肾填精，茯苓、泽泻利尿通阳，桂枝、附子助阳化气。

24　从格式塔心理学原理分析脏象理论

　　源于《内经》的脏象理论被视为中医基础理论的重要内容之一，是中医学对生命现象和过程的基本判断，其宗旨是表征生命现象和过程与自然、社会、人文环境的统一性和协同性关系，甚至影响和决定了中医学的发展方向与进程。然而，从《内经》的脏象理论到古希腊医学的四体液说，整体观念一直是它们显著的、共同的基本特征。20 世纪初，德国产生了一个全新的有关知觉理论的心理学派——格式塔心理学（Gestalt psychology）。"格式塔"是德文 Gestalt 的音译，含义是整体、完形。格式塔心理学以胡塞尔现象学为哲学基础，以物理学场论作为自然科学背景，提出知觉的组织原则是整体观念，描述了知觉从整体上怎样加工信息以及以一定的方式结构化感觉信息，从而得出结论：知觉的基本特征是整体性，不是感觉元素的简单组合，而是从感觉成分中凸显出来的一种新的"格式塔"。惠特海默（M. Wertheimer，1880—1943）认为：整体观念一直是人类一切心理现象和思维形式的本质结构。学者赵博等从格式塔心理学原理分析了中医脏象理论。

直接经验与行为环境

　　对直接经验的观察和描述是一切知识和科学理论的来源和基础。格式塔心理学认为，"直接经验"是指个人直接感受或体验到的一切。直接经验可分为两种，一种是客观经验，这是可共证的、彼此可取得一致的经验；另一种是主观经验，有个性的思维过程、价值取向、情感体验等，是不可共证的。因此，直接经验有时同物理世界相一致，有时是不相一致的。在格式塔心理学看来，基于直接经验的行为是整体的和有一定目的的，更重要的是人类行为是由环境决定的。然而，考夫卡曾用"康斯坦斯湖故事"证明人类面临两种截然不同的环境，一种是自然地理环境，即外界实际存在的环境；另一种是行为环境，即个人意识中的环境。可是，人类的行为是受到行为环境决定的，而不是自然地理环境。《素问·阴阳应象大论》："惟贤人上配天以养头，下象地以养足，中傍人事以养五脏。""天""地""人事"都属于中国传统哲学的范畴、特定的理念和人类的普遍知识经验，属于主观意识中的行为环境。既然直接经验是客观经验与主观经验的结合，行为又包含着主体对客体意义的理解，这就决定了人类的知觉不可能是客观的，只能是包含着主观与客观互动的心理过程。《素问·灵兰秘典论》："心者，君主之官也，神明出焉；肺者，相辅之官，治节出焉；肝者，将军之官，谋虑出焉；胆者，中正之官，决断出焉；膻中者，臣使之官，喜乐出焉；脾胃者，仓廪之官，五味出焉；大肠者，传道之官，变化出焉；小肠者，受盛之官，化物出焉；肾者，作强之官，伎巧出焉；三焦者，决渎之官，水道出焉；膀胱者，州都之官，津液藏焉，气化则能出矣。"对于生活在封建大一统社会的医学家，封建帝王制度、社会环境和人文精神是他们的行为环境。库尔特·考夫卡指出：只有在行为环境中发生的有机体运动才可以称之为行为，仅仅在地理环境中是不能发生有真实意义的行为的。因此，《素问·气交变大论》强调："夫道者，上知天文，下知地理，中知人事，可以长久。"《内经》对脏腑器官生理功能的理解和把握，是社会环境和人文精神等因素决定的。

场理论原则与主观建构

　　在解决人类知觉"似动现象"的实验中，惠特海默引入了"场理论"（field theory）。场是一种限定域，是一种整体存在方式，也是一种新的力学结构的实体。根据场理论的基本观点，场中的每一部分的性质是由场的整体属性决定的，并且场的整体属性并非其各个组成部分属性的简单相加或算术总和。Kohler 认为知觉是一个具有一定结构的完整的现象场（phenomenal field），场就是知觉成分的本质结构，场就是完形就是整体。格式塔心理学认为，知觉场是先于感觉信息而存在的，当感觉信息传入知觉场时，感觉信息一方面改变了知觉场的结构，另一方面感觉信息同时也被知觉场所改变，其作用是双向的、互动的，即新的感觉信息刺激改变了知觉场的结构（观念、知识等），知觉场也改变了感觉信息的特征，使物理事实不等于心理事实。因此，人类知觉中的概念、命题、推理、判断、知识等都是感觉信息与知觉场互动的结果。《素问·刺禁论》："肝生于左，肺藏于右，心部于表，肾治于里，脾为之使。"人体面南而立，左东右西。肝气通于春，其气主升，位居东方，所以肝生于左；肺气通于秋，其气主降，位居西方，所以肺藏于右……显然，脏象理论与感觉信息（解剖观察）已经没有太多的直接联系了，解剖观察不等于知觉世界。从认知过程分析，知觉场改变着感觉信息，使感觉信息具有在其他条件下所不具备的特征，认知定势一旦形成，观念、猜测、假设一旦被证实，与定势不一致的感觉信息将会被改变，使之与定势保持一致。此外，心理学家 Volkmann（1855—1929）和 Wittich（1863—1941）做了一个经典的"视网膜中央盲点试验"，实验结果是"十字形的水平臂的优势可以得到过度补偿（over compensated）"。实验提示：知觉形象（心物过程）的领域要比受直接刺激的领域更大，未受到直接刺激的知觉场的局部所发生的事件，并不依赖于知觉组织的外力，而是完全依赖于知觉组织的内部力量所决定的，知觉的内部力量是在直接刺激引起的场事件之间所产生的。行为是由知觉场的特性所决定的，即由自我的动力结构和自我的心物环境所决定的。因而，任何科学理论的建构并非由感觉信息所决定的，知觉场的力量影响着人类认知的结果和观念的形成。脏象理论的建构取决于知觉场的力量，还包括传统理念、价值观念、道德选择等非智力因素的参与，它不完全是智力操作的产物，而是一种人文精神和价值取向，符合人类知觉的组织原则。

同型论原则与天人相应

为了更深入地揭示人类行为与知觉之间的关系，格式塔心理学又引入了"心物同型论"（isomorphism）。心物同型论是指一切经验对象中共同存在的整体结构，在物理与心理现象之间具有对应的关系，所以彼此是同型关系。Kohler 深入地探讨了物理学和生理学的关系，以证明物理事实与生理事实能够和谐共存。他说："在每一种情形里，任何一种实际的意识不仅盲目地与它相应的心物过程相结合，而且在基本的构造特性上还与它相接近。"其后，心理学家 Von Frey 得出结论："根据最近的调查研究所取得的进展，在我看来，较少的在于改进概念，而较多的在于这样的信念之中，即与心理格式塔相协调的生理过程一定具有与它们相似的结构。"这是现代认知心理学对直接经验与知觉关系、物理事实与科学理论之间关系的描述和限定。Kohler 认为，心物同型论是"空间上所经验到的秩序，在结构上总是与大脑基本过程分布上的功能秩序相一致"。直接经验与知觉组织的结构相一致性意味着知觉的秩序特征并不是孤立存在的，而是与直接经验的秩序分布保持一致的。尽管如此，Kohler 还是强调，同型关系仅仅是功能上的同型或功能结构上的同型，知觉中的事件表象与物理事实的结构是不一样的！对色彩、声音等事实的知觉并非意味着知觉组织中存在着色彩、声音的物理对应物。《素问·阴阳应象大论》提出的"四时阴阳五行脏象"理论结构模型，一方面说明知觉组织所产生的理论模型并不等于大脑活动的直接经验，只能说明与直接经验有关联；另一方面说明知觉组织所产生的理论模型尽管在功能上与直接经验是同型的，可是它们已经分属不同的领域，就像一张地图不是它所代表地域本身的精确复制。脏象理论建构的基础之一就是"天人相应"的关系，《灵枢·邪客》："愿闻人之肢节以应天地奈何？伯高曰：天圆地方，人头圆足方以应之；天有日月，人有两目；地有九州，人有九窍；天有风雨，人有喜怒；天有雷雨，人有音声；天有四时，人有四肢；天有五音，人有五脏；天有六律，人有六腑；天有十日，人有手十指……此人与天地相应者也。"心物同型论所涉及的是知觉组织与感觉信息之间的关系，表明物理事件与知觉模型只能是功能上或效用上的同构、同步、同序的似动关系，天圆地方与头圆足方、四时与四肢、五音与五脏等，是一种同型模拟，表明"天人相应"正是一种映射心物同型关系的脏象理论的脚注。

脏象理论的建构特征

脏象理论的建构过程具有明显的现象学特征。首先，它是以现象学的方法指导脏腑功能的研究。现象学可以追溯到康德把"现象"作为"本质"（自在之物）的对立物，人类认识所能达到的全部就是现象。胡塞尔指明现象学是关于意识与知识纯粹原理的科学，它以意识本身作为研究对象，用"直接认识"（内省）去精确地描述意识活动的内容及其本质结构，得以揭示意识内容和意识对象的发生根源。《素问·五脏生成》："五脏之象，可以类推；五脏相音，可以意识；五色微诊，可以目察；能合脉色，可以万全。"王冰注："象，谓气象也。言五脏虽隐而不见，然其气象性用，又可以物类推之。"对于"五脏相音"，王冰："然其气象交变，微见吉凶，则目明智远者，可以占视而知之。"对于"五色微诊"，王冰："然其参校异同，断言成败，则审而不惑，万举万全。"通观全篇，不用任何自然科学的实验方法，不附带任何前提和假设，不对意识经验进行任何人为的分析，强调对意识经验的真实描述，保持意识经验的自然性和完整性，实现对对象的"意义给予"，然后再将本质或共相提取，形成具有意义内容的对象，即刻便完成了"意义实现"的过程。《素问·宝命全形论》："静意视义，观适之变，谓之冥冥。"可见，脏象理论的内容是直接经验的积累，其结构是主体自我的创造，其本质或意义则是先验自我的给予。

其次，主张整体观念。脏象理论坚持生命现象和过程的整体观念，认为每一种生命功能是不同的脏腑器官相互协同作用所产生的一种新质。《素问·六节脏象论》："心者，生之本，神之变也，其华在面，其充在血脉，为阳中之太阳，通于夏气。"脏象理论是自然而然观察到的有一定意义的整体的直接经验，不是简单的感觉元素或行为的单元组合。惠特海默（M. Wertheimer）指出："格式塔的整体观念不仅仅是一种心理学理论，或者是一种整体哲学，而是一种世界观，是一种无所不包的信仰。这一信仰的核心是相信世界是有机整体，实在被组织成有意义的整体，自然的单元具有它们自己的结构。"整体观念对于脏象理论来说是贯穿一切的指导思想，符合格式塔心理学揭示的知觉的组织原则和重要特征。正如考夫卡指出："我们在任何时刻看到的形状并没有通过将部分的价值分配给每一形状的空间要素而被恰当地描述，而是被视作一致的整体。"在整体中，没有一个部分是靠自身而存在的，每一个部分都指向它自身以外的地方，从而意味着是一个较大的整体。这时，事实和意义不再是不同领域的两个概念，因为在整体之中，一个事实始终是一个事实！更确切地说，整体大于部分之和意味着整体除了它的部分之和外，还有其他某种东西或新质，计算总和是一种毫无意义的行为，部分-整体的关系才是有意义的。因此，整体是一种超越部分刺激相加之和所产生的一种整体知觉经验，整体决定着部分的性质和意义，整体是部分的本质。

其三，强调质化分析优于量化分析。19世纪以来，逻辑实证主义的价值取向导致全部科学都试图模仿成熟的物理学，力图贯彻统计和测量等数量化的方法。可是在物理学的早期，复杂的数量化程序尚未产生，当时的物理学家就十分重视质化研究方法。例如卡文蒂斯（H. Cavendish）对电阻的研究，同样取得了令人确信的研究成果。格式塔心理学揭示：人类的行为环境并不能反映量化，恰恰相反，它反映的是纯质化的。处于发展中的脏象理论，不可能拒斥质化分析方法的使用。《素问·五脏别论》："所谓五脏者，藏精气而不写也，故满而不能实；六腑者，传化物而不藏，故实而不能满也。"从"藏精气""传化物"到"满"与"实"，是对脏腑功能进行质化分析之后所得出的描述和定义。对成熟物理学的顶礼膜拜，过度强调量化分析方法的使用，会导致大量不可量化的生命现象和过程被排斥在医学的研究之外，限制了人类思维的创造性和医学研究的合理范围。《素问·六节脏象论》："天之大不可度，地之广不可量。"

　　脏象理论的人文主义取向为中医学的产生、发展奠定了方法论基础。明清以来，医学界一直存在着人文主义和科学主义两种取向的对立和冲突。科学主义取向的主要特征之一就是强调方法的纯洁性，认为科学的本质是方法，来源于经典自然科学的实验和数量化方法是医学的根本方法。其实，科学在达到其目标方面从未获得过成功。在科学发展史的任何一个时刻，科学理想与科学成就之间存在巨大的鸿沟，科学体系从未完整过，始终有一些事实，无论是已经发现的事实或是正在发现的新事实，都在向科学体系的统一性提出挑战。人文主义取向就对这种方法中心论所导致的以物理学去统一所有的自然科学的倾向提出过尖锐的批评。唐容川说过："西医剖割视验，止知其形，不知其气。以所剖割，只能验死尸之形，安能验生人之气化哉！"方法固然重要，但是决定方法的是所需要研究的问题，应该根据问题的性质来选择或确定方法，而不是根据方法去确定所需要研究的问题，问题先于方法，而不是方法先于问题。更重要的是在中医现代化研究的潮流中，人们在方法问题上应该采取更开放、更多元、更宽容的态度，特别是在逻辑实证主义风靡全球的时期，脏象理论在方法上更注重现象学的真实描述和质化分析方法，这是十分可贵的，并且已经成为源于历史、贯穿现在、指向未来的方法论取向。

25　玄府-脏象理论的微观结构

　　800 多年前，金元四大家之首的刘完素以其独特的视角，推测出体内有一种至微至小的微观结构——"玄府"，开始从微观角度认识生命。但该理论除了在眼科等个别领域有所应用外，在很多领域却未能得到应有的重视。为进一步完善"玄府"理论，学者罗再琼等根据古今文献，对"玄府"的相关内容做了梳理归纳，以揭示"玄府"对中医微观结构的贡献。

玄府——无物不有的微观结构

　　1. 一种微观孔窍及通道结构　"玄府"最早所指为皮肤的汗孔，如《素问·水热穴论》："所谓玄府者，汗空也。"至金元时期，刘完素赋予"玄府"全新的概念，在《素问玄机原病式》一书中提出"玄府"者，无物不有，人之脏腑皮毛，肌肉筋膜，骨髓爪牙，至于世间万物，尽皆有之，乃气出入升降之道路门户也"，扩大了"玄府"的内涵和外延。但后世多从眼科"玄府"方面发展，对全身"玄府"则很少论及。近年有一些学者开始专论"玄府"，对"玄府"的含义做了界定。罗再琼认为，"玄府"较为准确的含义当属王明杰所言："玄府"有广狭二义，狭义者即通常所说之汗孔；广义者为遍布人体各处的一种微细的孔窍及其通道结构。

　　2. 无物不有，开阖通利　《素问玄机原病式》"一名鬼神门者，谓幽冥之门也。一名'玄府'者，谓玄微府也。然'玄府'者，无物不有，人之脏腑皮毛，肌肉筋膜，骨髓爪牙，至于世间万物，尽皆有之，乃气出入升降之道路门户也，人之眼、耳、鼻、舌、身、意、神，识能为用者，皆升降出入之通利也"。由此，得出"玄府"所具之特性：①广泛性。"玄府"广泛存在于自然界的万物之中，存在于整个生命个体中，遍布全身，五脏六腑、经络血脉、皮肤肌腠、五官九窍等。②微观性。"玄府"形态玄冥幽微，非肉眼所能窥见，是一种至微至小的微观结构，是中医学中迄今为止的有关人体结构层次上最为细小的单位。③开阖性。"玄府"具有孔门似的结构，具备相应的开放与关闭的作用，能调节并控制着气血津液的运行，表现出开阖的特性。④通利性。"玄府"是遍布人体各处的微细结构，是连接人体内外上下的微小通道，举凡营卫的流通、气机的升降、血液的灌注、津液的输布、神机的运转等，均依赖于"玄府"的畅通利滑，才能保证其正常的生理活动。

玄府的生理关系着生命活动所需基本物质的顺利运行

　　1. 流通气液　在人体内的气液运行之道，宏观而言有三焦、腠理，微观所指则是"玄府"。"玄府"所具备的至微至小的孔门、孔隙结构，彼此相接，自成系统，构成了一相对连贯的微小通道，与三焦、腠理相通相连，共同构成了内外贯通的气液运行道路，成为气液运行、气液化生的道路和场所，正如常富业等认为，"玄府"作为气运行的道路，乃是三焦或腠理等气运道的终端；"玄府"的气机流是三焦或腠理功能的具体的微观的表现形式。气液通过三焦，沿经络系和腠理间隙循行全身五脏六腑、五官九窍，再经过遍布其间至微至小的孔门进入"玄府"，深入其内，分层次并有序地运行着，升降出入，运行环流，充分发挥气液的各种生理功能，正所谓"玄府者，所以出津液也"（《医略十三篇》），担负着运行气机和流行津液的功能，而有流通气液之功。

　　2. 渗灌气血　周学海《形色外诊简摩》"细络即'玄府'也"，表明"玄府"可能为中医学经络系统中细小孙络的进一步分化而形成的一种细络系统，参与了气血的循环运行。实际上"玄府"作为遍布全身的细小结构，血脉当然也不例外，借其密布于血脉上至微至小的孔门，或直接渗灌气血于组织器官，或调节着血脉内外血液和津液的互化、双向流动，共同实现"行血气，营阴阳""内灌脏腑，外濡腠理"的诸多功能。因此，"玄府"在血液、营卫的升降出入中，起到渗灌气血、贯通营卫、互化津血的作用。

3. 运转神机　《灵枢·平人绝谷》"神者，水谷之精气也"，《黄帝素问宣明论方》"谓人形精神与营卫血气津液，出入流通"，不仅说明神机的活动皆依赖于气血津液等营养物质的充养，更明确指出了神机的活动是随气血津液之道而升降出入、循环往返。正所谓"血随气运，气血宣行，其中神自清利，而应机能为用矣……若病热极甚则郁结，而气血不能宣通，神无所用，而不遂其机"（《素问玄机原病式》）。所以"玄府"这一无物不具的微观结构，正是为"无器不有"的出入升降气化活动提供了形态学基础，伴随着气机的运行、津液的流通和血气的渗灌，生命的神机也随之升降出入、息息运转，发挥其调控作用。

4. 调理阴阳　阴阳可以概括人体内物质和功能等诸多关系，阴阳双方协调平衡，则人体生命活动正常，正所谓"阴平阳秘，精神乃治；阴阳离决，精气乃绝"（《素问·生气通天论》）。"玄府"因其具有孔门似的结构，能根据人体的具体情况，启闭开阖，调控着气血津液的运行，气津和匀，体用如一，维持着机体的阴平阳秘，实现调节阴阳的作用。如体表之"玄府"，能调节卫气的出入，发挥防御功能；调节汗液的排泄，维持津液的平衡及正常的体温。脉络之"玄府"，能调节津血的渗灌，使之流通互化，协调平衡。五脏六腑、五官九窍等"玄府"，则调节着气血津液的流行灌注及神机的运转，以保证各自的营养供给，并协调着相应的生理功能。

玄府闭塞为诸多疾病共有的基本病机

刘完素在《素问玄机原病式》中指出："人之眼、耳、鼻、舌、身、意，神识能为用者，皆由升降出入之通利也；有所闭塞者，不能为用也。"并提出诸多病证"悉由热气怫郁，'玄府'闭密而致气液血脉，荣卫精神，不能升降出入故也，各随郁结微甚，而为病之重轻"，认为热郁"玄府"，使"玄府"闭塞，是导致多种疾病共有的基本病机。一方面，"玄府"因具有流通气液、渗灌气血和运转神机等功能，气血津液的流通失调，神机的运转失常，都可以归结为"玄府"病变。另一方面，"玄府"作为人体无处不有的、至微至小的一种基本结构，不论六淫外邪的侵袭，还是七情的失调，饮食劳倦所伤，气血津液失养，均可影响其畅通造成闭塞，而"玄府"一旦失其通畅，又必然导致气血津液精神升降出入障碍，表现出气失宣通、津液不布、痰阻血瘀、神无所用的四类基本病变，形成恶性循环，但其病理变化的本质都可归属于"玄府"闭塞。故"玄府"闭塞的病变是中医学的最基本病机之一，也是百病共有的基本病理变化。

开通玄府是中医独具特色的基本治则

基于"玄府"闭塞在诸多病变中的普遍意义，因此，开通闭塞之"玄府"，自然成为临床治疗的一个主要目标和基本原则，并独具特色。

1. 通玄泻火　火热证候的形成，常与"玄府"闭塞而阳气阻遏壅盛分不开。刘完素曾做了专门的论述，认为邪热较盛，则"玄府闭密"而气机郁遏，气机郁遏又反过来促使火热更盛，从而形成火愈炽则郁愈甚、郁愈甚则火愈炽的恶性循环，因此，在火热病证治疗中使郁遏的阳气开通则显得较为重要。对此，刘完素认为，当配伍辛温宣通之品，以助散热结，开壅滞，为火热证候的治疗另辟蹊径，使开通"玄府"泻火成为一个独特的治法。

2. 通玄润燥　"玄府"闭塞而致津液血脉阻滞，可形成相反的两方面，既可使津血停蓄之处凝聚而成痰成瘀，又可使津血隔绝之处失去滋养而化燥化风。对其治疗，前者运用辛散开通之法以行津活血，已为人所熟知；后者也用辛散开通之法，以布津润燥，则用之较少。以消渴为例，历来多从阴虚燥热立论，以滋阴清热润燥为治疗大法，唯刘完素强调郁结是本病中的基本病变，治以生姜汁散结解郁，使"抑结散则气液宣行而津液生也"。

3. 通玄补虚　从"玄府"学说的角度看，不存在纯虚无实之证。因为"玄府"的微细结构，有赖于气血津精的营养，才能保持正常的畅通，一旦亏损失养，往往累及"玄府"造成衰竭自闭，进而导致气血津液留滞成实。此时，当酌情施补，但若单纯投以补益药并非万全，尤其是滋腻之品难以奏效。而在大队补益药中配伍少量辛温走窜的通玄药，开通道路，引领补益之品运行布散，往往能更好地发挥其补药充养之功。如李东垣谓参术补脾，非以防风、白芷行之，则补药之力不能到，实为本法所用之典范。

4. 通玄达神　神机运转失常，是"玄府"闭塞病机中的最有创意的认识。刘完素指出："若目无所见，耳无所闻，鼻不闻臭，舌不知味，筋痿骨痹，齿腐，毛发堕落，皮肤不仁，肠不能渗泄者，悉由热气怫郁，'玄府'闭密而致气液、血脉、荣卫、精神不能升降出入故也。"刘完素之说为神不运转所致的诸多疾病开拓了治疗的新思路。具体而言，即通过开通"玄府"，使神机正常运转，达到明目、聪耳、开喑、起痿、益智等作用。如刘完素论治耳聋、目病等病，善使用辛香走窜温通类药物，以通玄达神、明目聪耳。现临床上运用"玄府"理论论治遗精阳痿、痴呆（血管性痴呆）、中风（脑出血、水肿）等病，皆是以恢复"玄府"的开通，运转神机为目的，通过通玄达神，而达起痿、开喑、益智之功。

刘完素提出的"玄府"理论，是脏象理论中有关人体结构层次上遍布全身的、最为细小的微观结构，是人体生命活动的基本物质——气血津精神升降出入的结构基础。"玄府"理论的提出，是对中医微观结构认识的巨大贡献，为中医深刻把握人体生命的现象和规律，深入认识疾病、分析病变机理建立了一个新的平台，为攻克疑难病症提供了新的途径。

26　五脏理论起源

　　脏象学作为中医学理论的基石，自《内经》以降，已存在了数千年的历史，在中医学理论体系的发展进程中起到了不可或缺的重要作用，并在临床实践与理论升华中得以发展、完善。学者张宇鹏对中医五脏理论起源做了探析。

脏象学的概念内涵

　　脏象学的概念内涵历来存在颇多争议，许多学者基于各自的研究成果，见仁见智，给予脏象学各不相同的解释。

　　张宇鹏认为，中医脏象学是基于中国传统思维方式与认知方法，并结合中国文化中的某些核心观念而得出的，用于解释人体各种生命现象与健康观念的理论模型系统。其理论起源在很大程度上原本是哲学思辨的产物，在经长期临床实践的检验、改造并丰富完善后，逐步发展为中医学理论体系的基石。

　　脏象学的发展有赖于两个方面进步的推动，即一方面长期临床实践成就的积累是脏象学理论发展的原动力；另一方面则临床成就必须经哲学思辨的系统改造后，才能真正融合到理论体系当中，成为脏象学不可分割的一个组成部分。而这种哲学思辨法，则在很大程度上受到时代的文化背景的制约与引导，当整个时代的主流思想或思维方式发生改变时，则脏象学也往往会随之出现新的发展与变化，甚至会出现理论体系的根本性转型。在以往的研究中，我们通常更多地强调临床实践的推动作用，对哲学思辨与文化背景的作用则很少虑及，这也是脏象学研究至今难以深入的重要原因之一。

　　脏象学是中医基础理论的核心组成部分，其理论体系的构建，并非各种相关理论的简单堆砌，而是通过思辨方法精心设计的一整套系统化理论模型。这一模型是以中国古代哲学对世界的解释作为模板构建起来的，随着历史的发展，人们的观念发生变化时，整个脏象学理论体系，也将不可避免的被重构，以赋予更新的意义。这一点，在脏象学发展的历史进程中得到充分的体现，中医脏象体系诞生于两汉之际，两汉经学则是其最主要的哲学基础与理论源头；至金元之后，在以宋明理学为代表的新思想影响下，脏象学出现了理论范式的根本性转型，明代命门学说的成熟，则是新脏象体系发展的最高成就。

　　脏象学，是中医学中最高度抽象与综合的理论。因此，除了解剖学外，在实际的临床实践过程中，医家是无法直接获得脏象学知识的，其最初所积累的原始经验，主要表现为病机学、证候学、治则学、方药学等内容，这些知识只有经过精心选择与改造后，系统地整合到设计好的理论模型当中，才能成为完整的脏象学理论。故《素问·玉机真脏论》曰："善者不可得见，恶者可见。"正常的人体脏象，往往需要通过病状态下的变化而反推得出。因此，脏象学承担着两方面的任务，即一方面要对人体结构及其生理现象做出一定的说明；另一方面也要体现出中医对人类生命与健康观念的认识，并隐含了对人体健康标准的界定。其中，后者居于核心与主导的地位。

早期医学对脏象的认识

　　中国的医学虽然起源很早，但在秦汉时期以前，还处于原始的自发状态，并不成系统。在当时，如症状、疾病学、药物学等偏于实用的内容，而对于脏象学这样高度抽象与综合的理论，并没有受到更多的重视。在先秦时期，人们并没有清晰的脏腑概念，肝、胆、心、肺、脾、肾、肠、胃等并称，没有藏与府的概念区别，而当时对人体藏府功能的认识也是非常模糊的。

"藏"的观念在战国中后期出现了规范化的倾向，当时的人们已经开始对脏象学有了一定的理论思考。"藏"最早写作"臧"，指君王储藏珍贵之物的处所，有宝藏、宝库之义。在最初时，人们对体内各脏器并没有统一的通称，而是将各个单名并列使用，有时也提出其中某一个或某几个来泛指。"藏"作为人体重要的内脏器官统称，最早见于《庄子》与《管子》书中的"五脏""六藏"之说，应为宝藏之义在人体内的类比引申，是人体储藏精气的宝库。

在集中代表了稷下黄老学派思想的《管子》一书中，最早明确了"五脏"即为脾、肺、肾、肝、心五种内脏器官，并进一步将之与五味、五肉、九窍等相联系起来，已初具后世藏府五行配属的理论雏形。此乃先秦时期对五脏理论最为系统的表述，后世中医的脏象学很可能就是在此基础上发展而来。

在早期的中医学中，有"五脏""六藏"（出自《庄子》与《列子》）与"九藏"（出自《周礼》）3种说法，在先秦时代都在一定的范围内流行过。但随着时代的发展，后两种说法已逐渐湮没在历史长河之中。究其原因有很多种，其中战国后期五行思想学术地位的提高，无疑对"五脏"学说取得独尊的地位具有关键性的作用。古人对数字"五"的崇信由来已久，早在殷商时代就已有把各种纷纭现象归于五类的习惯。尽管"五行"的概念和内容定型化是比较晚的事情，但"五行"思想却一直弥漫在春秋战国时代，随着人们对一些特定数字的信仰而成为人们的普遍观念。这一思想最初应当与"五方"的空间观念有关，逐渐发展成为一个通用于相当多领域的类名，如五行、五方、五神、五声等。到了战国中晚期，这些概念已经相当紧密联系在一起了，而《管子》一书中对"五脏"的叙述也将之与五味、五肉等相配属，说明在当时"五脏"理论也同样参与到"五行"思想体系的构建当中，成为五行理论的一个不可分割的部分。此后随着汉代阴阳五行思想的兴盛，"五脏"说就此取得了不可动摇的统治地位，其余的理论都被边缘化了。

"五脏"的观念是伴随着"五行"理论的成熟而发展起来的，早期的"五脏"是属于五行大系统中的一部分。阴阳五行学说在战国中晚期才真正发展成为无所不包的理论体系，而首次将五脏理论正式引入五行学说的是《吕氏春秋》。《吕氏春秋·孟春纪》："孟春之月……祭先脾。"即指孟春、仲春与季春月祭祀之时将脾脏放在最前，与此相应夏月祭肺、秋月祭肝、冬月祭肾，而在一年之中的季夏时祭祀"中央土"时须"祭先心"。在其中，古人对各种内脏器官（人或动物的）认识，也作为祭祀仪式的一部分，而被纳入五行大系统当中，即脾属木、肺属火、心属土、肝属金、肾属水。《吕氏春秋》最突出的贡献在于对它"十二纪"系统的设计，这是一个可以包容和涵盖天地万物古今等所有知识和思想的基本框架，综合了各种思想、知识与技术。《吕氏春秋》所建立的这种构建无所不包的理论体系的思想方法，这在中国学术发展上开启了一种新的思路，对后来脏象学理论体系的建立也有着非常重要的启迪与示范作用。这种思想方法在后来的《淮南子》《春秋繁露》等书中得到进一步的发展，并直接影响到《内经》脏象理论体系的建立，成为"四时五脏阴阳"理论的思想源泉。

两汉经学对脏象学的影响

医学在秦代以前主要是以可以付诸实践的经验和技术的形式流传的，理论不具有实用性，因而从未受到医家的重视。秦汉以后，国家的统一带来思想的融合，力图构建无所不包的普适性理论体系的思想，逐渐成为学术发展的主流。早期以单纯的经验与技术为主体的中医学，在被日渐边缘化的过程中，也开始有意提升自己的文化品质，逐渐在时代变化的大背景中寻找到自身的思想依据。与底层的经验技术力图向上层精英思想提升的趋势一致，精英思想也同样向这种底层文化索取营养来充实自己，使得其思想体系更加丰富而具有说服力。在这两方面的共同努力下，中医学终于完成了其理论体系的初步构建，而其中脏象学理论体系的建立，不仅是发展中医理论最重要的基础，也代表了秦汉时期中医学术的最高成就。

在早期中国的各种学术思潮中，两汉经学思想（主要是今文经学思想）对中医脏象学发展的影响最大，其中最为重要与关键的有两点影响：其一是天人合一思想体系的确立；其二则是与阴阳五行思想的结合，正是这两点确立了中医脏象学理论的核心思想。而以《内经》和《难经》为代表的中医脏象学理论体系，也在很大程度上是参照了经学的理论而创建的。其中以董仲舒的《春秋繁露》为早期经学思想的集大成之作，也对脏象学的影响作用深远。

"天人合一"思想是两汉经学体系的理论基础，而这一点也最终成为构建脏象学理论体系的核心观念之一。董仲舒创立的"天人合一"思想分为"天人相类"与"天人感应"两个层次，认为"天"是一切自然与社会合理性的本源与依据，同时也是人之所以成为人的本源与依据，人仿佛就是"天"的投影，人的形体、身躯、四肢、五脏也都是效仿"天"的产物。天具有无上的权威，天的意志决定着人类社会的命运，天与人可以相互沟通，但这种沟通并不是直接的，而是间接的，即通过"灾异"来体现。这一思想深刻影响着脏象学的理论，为《内经》的"天人相应"学说确立了理论基础。

阴阳五行思想的神秘化结合也是经学思想的一个重要特征。董仲舒认为的天的运行有其内在的规律，体现为阴阳分合运行。阴阳之道是宇宙和社会中的普遍规律，天"分为阴阳，判为四时，列为五行"，阴阳与四季相配，四季又与五行相对，依照春生、夏长、秋收、冬藏大思路，阴阳五行被引申到从自然到社会，乃至人伦道德等一切事物与现象上去。由此将阴阳五行抽象为一切事物运动与事物间关系的最高准则与终极依据。而在将朴素的阴阳五行思想神秘化的过程中，董仲舒所构建的社会政治理论就获得了某种宇宙自然法则上的依据与支持，使其在理论体系本身呈现出一种不可言说的神秘性的同时，也获得了某种不证自明的权威性。这种思维方法同样也一丝不差的被借用到脏象学理论体系的创建过程中，"四时五脏阴阳"的理论成为脏象学的主体与核心，这正是受到经学的深刻影响。

除了《春秋繁露》以外，《白虎通义》也是两汉经学中集大成的重要经典，对于脏象学理论体系的形成同样起着不可替代的作用。东汉章帝建初四年，为解决今、古文经学的分歧与冲突，皇帝召集天下各派经学的代表人物大会于白虎观，就经学上的歧义进行辨析，会后由班固根据会议记录编撰成《白虎通义》一书。白虎观会议的根本目的在于统一学术思想，而《白虎通义》所代表的就是在汇集各家各派观点的基础上经过皇帝裁决后形成的共识，是经过主认可的国家意识形态的理论表述，具有某种强制的规范性，对汉代乃至后世的思想与学术都有着深远的影响。而当我们深入研究后发现，《白虎通义》中所表述的脏腑内容与《内经》的理论几乎相同，都是代表了今文经学对人体脏腑结构的理解与认识，而其余的不同认识（如古文经学所坚持的"心属土"理论），不是被忽视就是受到了批驳。以《内经》为代表的脏象学理论体系，正是由于完全符合国家意识形态的要求，显然是得到了官方的认可，而成为东汉以后的主流与正统。

《内经》的贡献

两汉时期可能有多部专述理论的医书，很可惜大多已经亡佚了，而唯一流传下来的《内经》确立了中医基本理论框架，成为后世中医学的理论源头。中医脏象学理论体系的构建，同样也是在《内经》中最终完成的。

其实在《内经》完成之前，以阴阳五行学说为基础的脏象学理论模型，已经参照经学思想的理论框架建设完成了，但这还只是一个空架子，缺少实际的内容。而《内经》最重要的贡献，就是要将医学实践长期积累的各种原始经验与知识（主要是对脏腑功能与特性的认识），经过精心选择与改造后，系统地整合到设计好的理论模型当中，而最终完成脏象学理论体系的构建。

古人对藏府生理功能与特性的认识，其来源是非常复杂的。有一些功能来源于先秦时流传下来的认识，这其中最重要的就是"心主神明"理论，这是中医最早认识到的脏腑功能。另一些功能显然是解剖学带来的直观认识，如心主血脉，解剖可以很容易的发现心脏与大血管相连，血液在血管中流动，因而血脉就归心来管辖。其余如肺司呼吸、肝藏血、胃主受纳等。这些解剖学的认识通常只是创建理论的灵感来源，这通常总是要经过归纳、转换、引申等改造过程而最终定型的。如肺主气的功能，这显然是以肺司呼吸的功能为认识基础的，然而若仅只是解剖学的发现，则只能认识到"肺主呼吸之气"或"肺主胸中之气"。若将之推广到肺主全身之气，"诸气者，皆属于肺"（《素问·五脏生成》），则仅凭解剖学知识是不够的，这很可能需要从临床实践的积累获得经验，并且也有一定的思辨成分参与其中。

　　临床实践的发现，是认识脏腑功能的第三个来源。古代医生们经过长时间的医疗实践活动，认识到一些重要的脏腑功能，并将其依次归纳到五脏系统之中。那么古人究竟是怎样通过临床实践认识的呢？主要是通过外在的"象"来反推内在的"藏"。《素问·玉机真脏论》曰："善者不可得见，恶者可见。"这是反推人体脏腑功能的重要方法。正常的生理功能是很难被人们注意到的，然而一旦发生病变，受到影响的部分生理功能就立刻凸显出来了。这种方法在《内经》中非常重要，《内经》中对很多脏象学理论并没有进行很好的归纳，但后世医家归纳的脏腑功能在《内经》中均能找到其渊源，只是其在《内经》中并不表现为脏象理论，而以症状、病机、治则等理论形式出现。这些内容被抽提出来，经过理论思辨的改造后，归纳为脏象学的理论形式而被纳入脏象理论中。如《素问·脏气法时论》"肾病者……喘咳"；《素问·逆调论》"肾者水藏……主卧与喘也"；《灵枢·经脉》"肾，足少阳之脉……是动则……喝喝而喘"。这些都是对肾病与喘的相关认识，这是临床实践得来的经验，在后世则与肾主闭藏的理论结合，被总结为"肾主纳气"的脏象理论。与此相类，肝主疏泄的功能在《内经》中也并无明确记载，但在病机与治则中却可找到其根源，《素问·生气通天论》"阳气者，大怒而形气绝，而血菀于上，使人薄厥"；《素问·六元正纪大论》"木郁达之"；《素问·宝命全形论》"土得木而达"。"木"与"怒"均归属于肝，后世肝主疏泄之说就是从此发展而来。

象的思想与中医脏象学理论构建

　　讨论至此，还有一个重要的问题没有解决，即这些看似各自独立的功能是如何被整合到同一个体系之中的？对比中西医学对生理功能的描述，发现两者在组织结构与内容形式上均有很大的不同。两者都是以实践经验的总结为基础的，西医是严格地遵守器官的结构与功能一一对应的原则，以系统的解剖学为基础与出发点来认识与丰富其生理学的内容；中医则是首先参照阴阳五行学说建立了脏腑体系框架，然后在实践经验中总结出与生理功能有关的内容，提炼并改造为适合脏象学的理论形式，然后按照理论的来源、特征与形式的不同，分门别类依次填充到既有的脏腑框架当中去。脏腑框架是先验决定的，生理功能来源于后天经验，两者必然存在着巨大的差距与矛盾，因而必须有一个连通两者的中介，这个中介就是"象"。

　　"脏象"的概念则首见于《素问·六节脏象论》："脏象何如？岐伯曰：心者，生之本，神之变也，其华在面，其充在血脉。""脏"指藏于体内的内脏，包括"五脏""六府"以及其他脏器；"象"，则是表现于外的生理与病理现象，"有诸内，必形于外"是古人普遍认同的观念，内在脏腑的生理活动与病理变化一定会在人体外部有所反映，即为脏象。在脏象学理论体系的构建过程中，先天的框架与后天的经验均被抽象为"象"的形式，再经思辨方法的改造，两者的差距很轻易的就被弥合了，一个完整而精巧的脏象学理论框架就此被创建出来。在体系中，"象"成为理论的中心，解剖实体的"藏"被彻底的边缘化，而经实践经验总结的人体功能则被转换了形式后隐藏在后台，在临床应用时，"象"被重新还原为病机、证候与治则等可供实用的理论形式，进而实现其临床的指导作用。

　　"象"在中国古人思想观念中占有非常重要的地位，是中国传统思维的基础与核心。总的来讲，由于中国古代缺少形式逻辑的传统，因而中医学的理论形式实际上更接近于西方科学中所谓的"唯象理论"，即力图最大限度的与现象相拟合，而并不特别深究对理论的解释，因为"象"的本身即为真理。近代以来，人们研究脏象学时，多把"脏象"的内容包括"藏"与"象"两个层次，这实际在某种程度上是对古人的误解。在古人的思想中，内藏的"藏"与外显的"象"实为一体，并无分别。人们在谈论

"五脏"之时，其实既非指深藏体内的解剖脏器，也非指显露于外的各种表象，而是由两者抽象而出的，更高层的"象"。这里的"象"不仅指现象，而更多的具有意象与法象的含义。因此，建立在科学实验基础上的西医生理学不同，中医的脏象学理论，除了是古人对人体的认识，其中更包含有某种方法或工具的意味，一方面将临床实践得来的经验与知识系统总结，使之规范化、体系化；另一方面也以"象"作为工具，借以将自身对于医学的经验与体悟传达给后世医家。脏象学的这种作用类似于指月亮的手指一般，看到月亮是我们最终的目标，但没有看到月亮时，我们还是必须依赖手指的指引。脏象理论，正是指向中医临床的一根手指，在中医学的传承与发展中，起着不可替代的关键作用。

27　五脏的文化蕴义

　　中医脏象学最重要的内容就是"五脏六腑"。关于"五脏",可谓人人耳熟能详。"脏"是"藏"的简写字,而对"藏",大多数书籍都会解释为:脏,藏(cáng)也,是人体贮藏精气的脏器。但是,对于"脏"名称的发展轨迹及原型,其深刻含义以及对临床应用的启示是什么?学者郝保华等从古代文化蕴义角度对此做了探析。

脏字的演变及原型含义

　　1. 脏字的演变轨迹　古代文字是反映当时社会及科技水平的一面镜子,对五脏的"脏"字及其内涵的演变发展,当然也可通过这个途径去了解。"脏"和"腑"是先秦古人对人体器官及功能系统的两种分类,是十分重要的事情。在生产力低下、书写媒介落后的先秦历史时期,古人往往语言精练,惜字如金,对重要事物,如和人性命攸关的脏器分类和命名,肯定是有其深刻含义的。认真地查阅有关"五脏"的古代文献,大致可以了解到"脏腑"的"脏"经历了这样的演变:臧—藏—臟—脏。

　　如今人们所采用的"脏"字,最早写作"臧",而且一直使用到汉代前后,如《汉书·食货志》:"府臧不实。"《汉书·王吉传》:"吸新吐故以练臧。"可以说在《汉书》里,"藏"都写为"臧",但是,约在汉以后,这个"臧"字上便加上了草字头,如《说文·新附》说:"藏,匿也。"徐铉按:"《汉书》通用臧字,从艸(草字头),后人所加。"钮树玉《新附考》对此说道:"汉碑已有藏字,知俗字多起于分隶。"再如《汉书·礼乐志》:"臧于理官。"颜师古注:"古书怀藏之字,本皆作臧。"

　　很明显,在汉以前,"脏"字原皆为"臧",大约在汉末以后,加上了草字头,大致取意深藏、埋藏之意。当然,五代前后的"臟"字,加上肉月旁,作为人体的脏器专用字,不作他用。至于"脏"字,是如今的简写字。这个字简化得很不好,不仅不能表达原来的含义,反而容易望文而生歧义,不利于后人对古代中医知识的领会和理解。

　　2. 藏字的原型　对"藏"的解释,一般的中医书籍都解释为:藏,藏也。《说文》段注云:"凡物善者,必隐于内也。"在《汉书·食货志》里讲"府藏不实"。再参看其他各种古籍,都可以说明,"藏"是贮藏"善物",也就是贮存珍贵物品之处,故在一定意义上,又可以作为"仓库"之意用。

　　可见,所谓"脏",在先秦时期,写作"臧"(藏),其原型指仓库而言,当然,这些仓库都是特殊的。在长期的实践中,古贤发现五脏皆有这些仓库类同的性质,取类比象,才借用了"臧"之名。

藏的详细含义

　　熟悉古文字的人们都会知道,古人由于书写的困难,常用字精到,其义准确,往往不可互代,譬如"府库",在大体上均是指仓库而言,但又各有区别,《左传·昭公十八年》分别讲到"府人""库人",可见"府"与"库"是不同的,到后世才混为一谈。其实,在先秦时期,"仓库"一类的字,都有所专指:"仓"是指贮存谷物的建筑物,多为方形,在甲骨文里,仓库的形象为一排数间的仓库,是较大的贮谷物处。《汉书·卜式传》:"县官费众,仓府空,贫民大徙。"其注:"仓,粟所聚也;府,钱所聚也。"可见"仓"是官方贮谷物的大仓库。"囷",圆形的贮谷仓,《吕氏春秋·仲秋》"修囷仓",高诱注曰:"圆曰囷,方曰仓。"现在在农村仍可见到,就是以麦草为尖顶的圆形小谷仓。"廪"则是指专以储米的建筑物。《荀子·富国》:"垣窌仓廪,财之末也。"其注:"谷藏曰仓,米藏曰廪。"到了后世,仓廪才逐渐混用,用以指储粮之所,如《素问·皮部论》"廪于肠胃",就说明了小肠是受盛运化食物水谷之处。由此可见,古代"藏"这种仓库,也一定有其特殊之处。

汉字中的"藏"字有两个读音:一为"cáng"。在古时主要用于动词:有收存、储藏以及隐匿之意。另外还作"深"讲。《素问·长刺节论》:"头疾痛,为藏刺之。"王冰注:"藏犹深也,言深刺之也。"作为另一个读音的"zàng",就是五脏之"藏"的原义了。这层意思原是指君王储藏珍贵之物的处所,为宝藏、宝库之义。如《左传·僖公二十四年》:"晋侯之竖头须,守藏者也。"这里讲的"藏",就是指宝库,"守藏者"就是指看守宝库的人。《宋史·天文志》:"一曰天积,天子之藏府。"其"天子之藏府",就是天子的宝库。再如,《史记·老子传》:"周守藏之吏也。"其索隐曰:"按藏室吏,乃周藏书室之吏也。"就是说,老子是给周王管理文书档案室库的官员。其帝王的这种专以储存宝玺诰册、珍宝珠玉的"宝库"——也就是"藏"的设制,一直传至后世。如汉时设有中藏府,省称中藏,设令、丞之官,专管文书贵重之品。这种管理财物的部门,其建制在唐前后也传到了日本,至今日本还设有"大藏省"。

臧的设置历史久远

"臧",也就是后世写作的"藏",这种宝库的设置建制历史极长久,据目前看到的资料,至少在宋时还在使用,如《宋史·太宗七女传》:"太宗尝发宝藏,令诸女择取之,欲以观其志,主(荆国大长公主)独无所取。"

而开始设立"藏"的年代,也是很久远的,如《史记·龟策传》:"至周室之卜官,常宝藏蓍龟。"再如《周礼·中庸》:"今夫山,一拳石之多,及其广大,草木生之,禽兽居之,宝藏兴焉。"就是讲,在三代时就已经有"藏"的设立了。

通过对古文献的分析可知,所谓的"藏",也就是"臧",其原型最早是远古时期帝王放置珍宝印玺、文书档案、诰命册书类物品的库房,这种库房储存的宝物,都放置于"金匮"之中。所谓"金匮",就是一种铜皮包束的大箱子。"臧(藏)"内的物品极为珍贵,一般只能进不能出,并需严密看守。这种传统,从周至清,一直沿用。据《史记》,老子在周时就当过管理这种库房的官员。中医也有《金匮要略》一书,书名之义就形容此书的内容极为珍贵重要。

五脏之五的来历

中医学中的"五脏"之"五",并不完全是古人在实践中最先发现这五个脏器重要,方才设立了五脏之五数,至少,在中医理论发展的先秦历史时期,有多种脏腑的分类方法。

首先,有"九脏"的归类方法。如《周礼·天官·冢宰》:"以五气、五声、五色视其死生,两之以九窍之变,参之以九脏之动。"按其注疏,这九脏是:"脾、肺、心、肝、肾、胃、膀胱、大肠、小肠。"《素问·三部九候论》:"神藏五,形藏四,合为九脏。"还有《素问·六节脏象论》:"故形藏四,神藏五,合为九脏以应之也。"《素问·灵兰秘典论》还说"十二脏"的归类方法:"愿闻十二脏之相使,贵贱何如?"这里的十二脏就是五脏六腑,再加上膻中。

如果再详读《内经》,可知尚有四脏、六脏、八脏之说。古时还曾有多种关于脏腑的归类方法,这种情形,《素问·五脏别论》有一段特殊的记述:"黄帝问曰:余闻方士,或以脑髓为藏,或以肠胃为藏,或以为腑,敢问更相反,皆自谓是。不知其道,愿闻其说。"这段记述,说明曾有一段时间,古医家关于脏腑的分类方法是没有最后确定的。

那么这五脏之说是怎样来的?据资料看,五脏六腑的"五"和"六",首先是古人"法天则地",模拟类比"天地之大数"而来的。这里所说的"天地之大数"就是"五行"与"六合"。

古人认为，人是天地间阴阳之气的精粹所生，人体的生命规律是完全与天地自然规律相符合的，所以"天人相副"。《礼记·礼运》："故人者，天地之德，阴阳之交，鬼神之会，五行之秀气也。"故而人体之大数，也就应和天地大数相一致。《白虎通德论·性情》："人本含六律五行气而生，故内有五脏六腑。"而《白虎通德论·五行》说得更明白："天人欲相向而治也……人有五脏六腑，何法？注五行六合也。"

再看看《春秋繁露·人副天数》："天以终岁之数，成人之身，故小节三百六十六，副日数也；大节十二，分副月数也；内有五脏，副五行数也。"在古人的观念里，人和天地是"相参"的，人体的形与数与天地的形与数是"相副"的。五行是天地间运行之根本大法，因此，人体最重要的脏器的数目，其设置就须依五行之数而定，就一定是五个。

五脏之五数有深厚的文化底蕴

古贤关于五脏六腑的建立，其模型来源于对先秦时期两种独具特色仓储建制的类比模拟，五脏借助五行原理模拟了帝王之宝"藏"，故有了"五"数之说。当然，进一步探讨，还可以看到，古人使用"五"之数，更有独到的、深厚的文化背景。

《汉书·律历志》讲到"六"与"五"数时说："传曰：'天六地五，数之常也。天有六气，降生五味。夫五六者，天地之中合，而民所以受生也……十一而天地之道毕。'"

《国语·周语下》讲到"六"与"五"这两个数："天六地五，数之常也。经之以天，纬之以地，经纬不爽，文之象也。"就是讲，"六"为天数，"五"为地数。当然，天人相副，人体也必须符合这两个数的规律。这种认识最初来源于中国古人强烈的世界中心观念。中国古人认为自己处于大地中央，中心加上东南西北四个方向，共五方。正如司马光《类篇》所说的一样："十数之具也，一为东西，一为南北，则四方中央备矣。"而在这五个方位上按时节运行或进行的事物，就是五行。而这五行里运行着的众多事物中，除"气"以外，其余有形之事物，都是在大地平面上发生的，如《国语·鲁语》："地之五行，所以生殖也。"《史记·天官书》："天有五星，地有五行。"《左传·昭公二十五年》："则天之明，因地之性，生其六气，用其五行。"而《素问·五运行大论》讲得更透彻："天垂象，地成形，七曜纬虚，五行丽地。地者，所以载生成之形类也。"

这就是"地五"的含义。在所有先秦经典文献里，记述人与自然时空方位的经典对应关系应是：人面南而立，上南下北，左东右西。如此，五脏在人体腔平面的布局就为：左（东）脾、右（西）肝、上（南）肺、下（北）肾，四脏拱卫着中央之心。说到底，这就是古贤据天人相副观念对人体腔中五脏刻意安排的最完善的布局。《灵枢·五阅五使》："府藏之在中也，各有次舍，左右上下，各如其度也。"正因为五脏与"地五"之数相合，因而五脏为阴，性静而藏精气，这就是各种先秦文献里记述的五行方位对应五脏的关系。这种对应关系到秦汉时，通过临床实践，经过复杂的演变，才成为现今所见到的模式。

关于五脏一词的讨论

综上所述，中医学中的"五脏"一说，其来源历史悠久，至少比目前人们的认识要早得多——不是在秦汉，也不是在战国，而是更早。"五脏"的"脏"字，经过了一系列的演变，古贤们采用"藏"字的目的，就是要类比模拟先秦时期帝王贮存宝器的"藏"（藏）。而"藏"最主要的特征就是珍藏珍贵之物，基本上只进不出，多多益善。而五脏也都具有藏精气而不泻的共性，这是古贤经过医疗实践总结出来的。所以，古贤们比类取象，也取名为"藏"。"五脏"的"五"数的架构，不是随意而来的，而是古人刻意安排的，是在五行观念下，在独具特色的"天六地五""天人相副"的观念下设定的。故在一定意义上可以说，五脏之说是古代社会观念和医疗实践的综合产物。

《素问·五脏别论》："所谓五脏者，藏精气而不泻也，故满而不能实；六府者，传化物而不藏，故实而不能满也。"这些是古贤对脏与腑的分类原则。所以，在养生和临床治疗时，应尽量保持五脏精气的充盈，力求做到《素问·上古天真论》所说的"持满"，这也是古贤在为"五脏"起名时，借助、模拟古代"臧"等仓储制度的根本原因，因为古时的"臧（藏）"这种特殊的仓库，也正具有这样的特性。

28   五脏实质为三胚层说

大部分专家学者认为，中医脏腑不是实质性器官，而是人体生理现象的临床归类，即是一个生理概念。人体的任何一种生理功能都必须通过实质性的组织结构发挥作用来实现，因此中医五脏即使是生理功能的概括，也必然有其自己的形态学基础。

中医脏象学主要是通过长期对生理病理现象的观察及反复的医疗实践建立起来的理论体系，这一观点已为医学界所公认。学者罗正威认为，脏象学的创建者正是通过观察的方法，发现了胚胎发育过程中的三胚层在形成成体后，来源于同一胚层的组织间的共性及相互联系，并用五脏归纳之。即是说，五脏的形态学基础来源于三胚层组织，某脏即是对某胚层分化的某类组织的归纳。

从现代医学人体发生学看，人体所有系统、器官都由三胚层分化而成。人体的任一器官均由两个以上的胚层分化而成，由一个胚层分化为功能结构，其他胚层（如中胚层）构成辅助结构。由同一胚层发育为功能结构的系统和器官，常有一定的共性，即大致相似或相关的功能。如外胚层的主要衍生物是中枢神经系统（脑和脊髓）、周围神经系统、眼、耳、鼻的感觉上皮、表皮及其衍生物（毛发及指、趾甲）、皮肤的附属腺、牙釉质、乳腺、垂体、肾上腺髓质等，其共性是主管人体对内外环境变化的感知和协调；内胚层的主要衍生物有胃肠道和呼吸道的上皮、扁桃体、甲状腺、甲状旁腺、胸腺、肝及胰的实质、膀胱及尿道的上皮、鼓室腔、窦和耳咽管的上皮，其共性是主管人体对各种必需物质的摄取、部分废物的排泄及部分免疫功能；中胚层的主要衍生物有软骨、骨及结缔组织、骨骼肌及平滑肌、心脏、血管、淋巴管及血细胞、肾、生殖腺（卵巢及睾丸）和生殖管道、脾、肾上腺皮质、体腔浆膜等，其共性是起营养、支持、保护、防御、繁衍等作用。三胚层分化组织与中医五脏有着非常明确的对应关系。

肝与外胚层

中医肝的主要生理功能是主疏泄、主藏血。肝的功能实质是对全身进行调节，这一作用与脑脊神经节、自主神经系统的功能极其相似。另外，肝的经络过乳房，其华在爪，可见肝的功能与外胚层的衍生物，特别是外胚层中神经嵴发育而成的脑脊神经节、自主神经系统、指（趾）甲、乳腺、垂体、肾上腺髓质等组织有密切的关系。这种相关性已被大量研究所证实。如金益强认为，中医肝脏脏象本质与神经系统、神经-体液系统调节因素有密切联系；张震认为，肝主疏泄包括自主神经某些功能的作用，而肝对情志、气机、脾胃、月经和爪甲的影响，与自主神经功能有惊人的雷同；原湖南医科大学中西医结合研究所对肝病证候的病理生理学基础研究证实，肝郁脾虚证具有自主神经功能异常；肝阳上亢证表现为自主神经功能紊乱、交感亢进，其主要病理生理基础是外周交感-肾上腺髓质功能偏亢；有学者研究肝气郁滞证则发现，肝郁气滞患者自主神经功能状态以交感神经功能偏亢为主，可见中医肝脏确与外胚层分化组织密切相关。

心与外胚层及中胚层

1. 心主神志与外胚层   中医心主神志的功能与外胚层分化的中枢神经系统、周围神经系统、眼、耳、鼻的感觉上皮、表皮等有关。所谓心为"君主之官"是指心对五脏六腑具有统帅作用。从现代医学的角度看，接受外界信息为神经系统各种感受器（包括眼、耳、鼻等特殊感受器）的功能，而综合分析各种信息并做出反应，则为中枢神经系统的功能，同时也只有中枢神经系统能起到控制和统帅全身的作用。而神经系统的各种感受器（包括眼、口、耳、鼻等的上皮）及中枢神经系统均由外胚层衍生而成，所以心主神志的功能实质为外胚层衍生组织发挥的作用。

另外，中医认为"心在液为汗"。现代医学认为，汗腺是由表皮向真皮长入的一个实质性细胞群芽发育而形成。汗腺受交感神经支配，当温度刺激神经中枢或在精神紧张因素的影响下，可以反射地引起汗腺细胞分泌活动并引起出汗。所以汗的产生与表皮及神经系统有关，而表皮及神经系统都来源于外胚层，可见"心在液为汗"与外胚层有关。

《素问·至真要大论》："诸痛痒疮皆属于心。"意即凡是疼痛、瘙痒、疮疡都与心有关。痛和痒是神经末梢（痛感受器）受到伤害性刺激后引起的感觉，而疮疡多生于皮肤或影响到皮肤。皮肤的表层及神经系统都由外胚层产生，所以"诸痛痒疮属于心"，亦是对中医心脏与外胚层关系的一个证实。

中医心主血脉的功能实际上是指心脏对血液的推动作用及血管对血液的约束作用。解剖学上的心脏及血管均由中胚层发育而成，因此心主血脉与中胚层发育组织有密切关系。

脾与中胚层、内胚层

1. 脾主运化、主升清与中胚层、内胚层 中医脾主运化、主升清的功能与内胚层化生的胃肠道上皮、肝及胰的实质有关；与中胚层衍化的骨骼肌及平滑肌、血管、淋巴管等有关。因脾主运化是指脾具有把水谷转化为精微物质，并将其转输到全身的生理功能，即对饮食物的消化、吸收和转运功能。从现代医学理论看，食入物质的消化吸收主要是消化系统的功能。在食物的消化过程中起主要作用的是机械性消化和化学性消化。机械性消化是由于消化道平滑肌的收缩活动将食物磨碎及将食物与消化液充分混合，并推动食物下行。人体消化道的平滑肌来源于中胚层。因此，消化与中胚层分化组织有关；化学性消化是通过消化腺分泌的消化液完成的。消化腺主要是消化道黏膜内含的腺体及几种大消化腺，如唾液腺、胰腺及肝，而消化道黏膜上皮及肝胰等实体均来自内胚层。食物中营养物质的吸收主要在小肠进行，食物中糟粕的排泄主要在大肠，大小肠上皮亦来源于内胚层，所以脾主运化的功能与来源于内胚层、中胚层的组织有关，主要是内胚层化生组织的作用。

中医理论中脾主升清有两大效应，其一是指脾能将水谷精微等营养物质吸收和上输心、肺、头目；其二是指对内脏的固托作用。前一效应主要是指脾对精微物质在体内的转输作用。而现代医学理论营养物质是在小肠吸收后通过毛细血管和淋巴管转输到全身的。血管、淋巴管及血细胞均来源于中胚层。而内脏位置的恒定要依靠肌肉、脂肪组织的作用，而此二者亦来源于中胚层，可见脾主升清作用与中胚层组织发挥作用有关。

2. 脾主统血与中胚层 中医理论中脾主统血主要指脾有统摄血液在经脉中流行并防止逸出脉外的功能。从现代医学理论看，这一功能实际上为维持血管正常状态从而防止出血或渗血的作用。血管正常状态的维持主要是通过血管壁、血小板及血浆（凝血因子）等 3 方面的协同作用来实现的。血管壁内皮及血小板均来源于中胚层，而且凝血机制的启动亦与血小板及血管壁密切相关，因此脾主统血的功能与中胚层有关。

另外，中医理论认为肌肉四肢归属于脾系统，脾的功能状态可以决定和影响肌肉四肢。从胚胎发生看，骨骼肌、平滑肌（虹膜、汗腺和乳腺的平滑肌除外）均来源于中胚层，故脾主肌肉四肢的作用亦与中胚层衍化组织有关。

肺与内胚层

中医肺的主要生理功能是主气、主宣发肃降、主通调水道。这些生理功能与内胚层衍化的呼吸道上皮、扁桃腺、甲状腺、胸腺、膀胱和尿道上皮、耳咽管上皮等有关。

1. 肺主气、司呼吸与内胚层 《素问·五脏生成》"诸气者，皆属于肺"。即一身之气都属于肺，分为主呼吸之气和主一身之气两方面。肺主呼吸之气是指肺是体内外气体交换的场所。现代医学认为，体内外气体交换是呼吸系统的功能。而从胚胎学看，自喉至肺的上皮均来源于内胚层，因此肺主呼吸的功能与内胚层分化组织有关。

肺主一身之气指肺对气的生成特别是宗气的生成和全身气机的调节具有重要作用。中医认为，气是构成人体和维持人体生命活动最重要的物资，具有推动、温煦、防御、固摄、气化五大生理作用。这种对气的功能的描述与现代医学扁桃腺、胸腺、甲状腺等功能相似。现代医学认为，扁桃腺、胸腺与机体的免疫功能有关——类似于中医气的防御作用。赵江云、刘霞对肺气虚证、肺气阴两虚证的研究证实，此两种证型患者均存在明显的细胞免疫功能低下及免疫调节功能紊乱。王元勋等的研究支持这一观点，而且认为肺气虚时兼有体液免疫功能低下；甲状腺分泌的甲状腺激素有促进体内蛋白质的合成，维持人体正常的生长发育作用——类似于气的气化、推动作用；甲状腺激素还可使许多组织的糖和脂肪的氧化分解活动增强，使耗氧量、产热量及 ATP 产生增多——类似于气的温煦、气化作用。另外，当甲亢时出现机体基础代谢率显著增高、体温升高、患者烦躁不安、易激动、多言、失眠等症状与气有余就是火的热证相仿，甲低时出现的感觉迟钝、行动迟缓、说话慢、思睡、体温偏低、皮肤冷而苍白等症状与阳气虚弱的症状一致。而且甲状腺素可使心跳加强加快，从而促进心脏推动血液运行——类似于肺通过宗气助心行血的作用。因此，肺主一身之气的功能可能与扁桃腺、胸腺、甲状腺有关，后者均来源于内胚层。

2. 肺主宣发肃降 通调水道与内胚层，《灵枢·决气》："上焦开发，宣五谷味，熏肤、充身、泽毛，若雾露之溉是谓气。"上焦包括心肺，心肺的宣发作用可以将饮食物的精微物质布散到全身。现代医学认为，饮食中的营养物质从小肠吸收后，主要从淋巴管和血管运送到全身，而氧气和二氧化碳也是通过血液循环而布散全身或从肺脏排出。所以，肺的宣发肃降功能似与血液淋巴循环有关。血液循环主要与心有关。甲状腺素可使心跳加强加快，使血液循环加强，促进营养物质布散全身，废物废水排出体外。由于甲状腺组织来源于内胚层，故肺主宣发肃降功能与内胚层组织有一定关系。

肺主通调水道是通过肺的宣发肃降功能对水液的输布、运行、排泄起疏通和调节作用。从现代医学观点看，水液的排泄主要通过汗和尿两大途径，特别是尿液。尿液的排泄与泌尿系统有关，泌尿系统中，膀胱上皮（三角区除外）及尿道上皮均来源于内胚层，可见中医对水液排泄的认识可能与内胚层衍化组织有一定关系。

肾脏与中胚层

《素问》"肾者，主蛰，封藏之本，精之处也，其华在发，其充在骨""肾者水脏，主津液"。中医肾脏主要生理功能是主藏精、主水、主纳气。这些功能恰与胚胎中胚层衍生的软骨、骨、肾、生殖腺和生殖管道、肾上腺皮质、血细胞、结缔组织等有一定关系。

1. 肾主藏精与中胚层 中医理论认为，肾主藏精是指肾对精具有封藏和控制作用，使肾精不致无故外流，从而达到主持人体生长发育和生殖的作用。中医通过观察人体头发、骨骼、牙齿等变化判断人体生长发育状况。在胚胎学中，骨骼、牙齿本质等均由中胚层分化而来。而肾上腺皮质分泌的糖皮质激素对人体的物质代谢、机体的生长发育均有极其重要的作用。另外，人体的生殖功能在现代医学理论中是由生殖系统主持和控制的，生殖系统包括生殖腺、生殖管道及附属腺都来源于中胚层。因此，中医肾主藏精、主人体生长发育与生殖的功能和中胚层衍化组织发挥作用有一定关系。

2. 肾主水与中胚层 中医理论中"肾主水"指肾对体内津液的输布和排泄，维持体内津液代谢的平衡起着极为重要的调节作用。这一作用是通过对尿液的生成和排泄实现的。现代医学认为，尿液的生成和排泄是泌尿系统的功能，而在人体发生学中，泌尿系统如肾、肾小管、输尿管、膀胱三角区等均来源于中胚层，所以肾主水的功能与中胚层衍化组织密切相关。

3. 肾主纳气与中胚层　　中医理论中"肾主纳气"是指肾具有摄纳肺吸入的清气，防止呼吸表浅的作用。现代医学认为，呼吸过程包括三个相互联系的环节，其中外呼吸指外界环境与血液之间在肺部实现的气体交换。它包括肺通气（肺与外界的气体交换）和肺换气（肺泡与血液之间的气体交换）两个过程。因为呼吸过程的有效实现，最终取决于肺换气的有效与否，所以肾主纳气似与肺换气关系密切。肾不纳气的实质是由于体质虚弱，机体未能把 V/Q 比值大致维持在 0.8 这一正常范围。这一比值的维持主要依靠肺通气与血流的自身调节进行，即当低氧作用于局部血管时，使局部血管收缩；低二氧化碳作用于支气管平滑肌时，使支气管收缩从而达到 V/Q 比值大致维持在 0.85。由于支气管平滑肌与血管平滑肌均来自中胚层，所以肾主纳气的功能与中胚层衍生组织发挥作用有关。

4. 肾系统其他功能与中胚层　　中医脏象学认为，肾主骨生髓通于脑。从胚胎学看，骨髓由中胚层发展而来，中枢神经系统的小神经胶质细胞亦来源于中胚层，所以肾主骨生髓的作用与中胚层衍生组织亦有一定关系。另外，现代医学认为，骨髓含有强大分化潜力的多能干细胞，能分化为各种血细胞及免疫细胞。这一认识与中医认为肾藏精、精生髓、精血互生及卫气"根于下焦（肾）"的看法极其一致。

在肾虚本质的研究中发现，辨证为"肾阳虚"的患者，尿中 17 羟皮质类固醇的含量下降。经补肾治疗后，17 羟皮质类固醇的含量恢复正常，因此认为中医学理论中"肾"的概念与丘脑下部-腺垂体-肾上腺皮质系统功能有密切关系。胚胎学认为，肾上腺皮质来源于中胚层，因而上述研究进一步说明中医肾的实质与中胚层衍化组织有一定关系。

29　从形气神论中医五脏

　　西汉前期《淮南子·原道训》："形者，生之舍也；气者，生之充也；神者，生之制也。"认为人是由形、气、神构成，三者相互关联、相互影响、缺一不可。中医学对五脏的认识应区别于西医学的人体解剖学，其是在解剖学的基础上建立、在象思维上形成的中医五脏。学者施丽娟等从形、气、神的角度来认识五脏，探讨了五脏形、五脏气、五脏神及三者之间的关系。

从形、气、神论五脏

　　1. 从形论五脏　形是指人体的有形实体，是生命活动的房舍，其包括脏腑组织、形体官窍、皮肉筋骨、四肢百骸及具有濡养作用的精微物质。《难经·四十二难》："肝重二斤四两，左三叶，右四叶，凡七叶，主藏魂。心重十二两，中有七孔三毛，盛精汁三合，主藏神。脾重二斤三两，扁广三寸，长五寸，有散膏半斤，主裹血，温五脏，主藏意。肺重三斤三两，六叶两耳，凡八叶，主藏魄。肾有两枚，重一斤一两，主藏志。"首次对五脏的质量、形态及容量做了解剖测量，与西医解剖学在认识上有一致也有不同。《内经》对五脏的形态并不是像西医学详尽描述五脏的具体组织结构，而是更加关注五脏气和五脏神。西医学非常重视对形的研究，而中医学超越对形的认识，认为五脏并不仅指血肉之五脏，血肉之五脏只能解释脏象学中五脏的部分特性、生理功能和病理变化。

　　2. 从气论五脏　气是指人体生命活动的动力，是构成和维持人体生命活动的基本物质之一。气不但充斥于人体内部脏腑组织之中，而且弥散于有形机体的周围，正如《灵枢·刺节真邪论》："真气者，所受于天与谷气，并而充身也。"《难经》称其为"原气"或"元气"。元气，是人体最根本、最重要的气，是人体生命活动的原动力。《素问·阴阳应象大论》："人有五脏化五气，以生喜怒悲忧恐。"说明五脏气是由五脏所化。《内经》非常注重五脏之气，反复提出，以突出五脏之气在五脏中的主导地位。

　　（1）从气的运动形式论五脏：人体之气的运动形式主要有升、降、出、入4种基本形式。《素问·六微旨大论》："出入废则神机化灭，升降息则气立孤危。故非出入，则无以生长壮老已；非升降，则无以生长化收藏。是以升降出入，无器不有。"故气的升降出入运动是人体生命活动的根本，一旦停息就意味着生命活动的终止。《素问·刺禁论》："肝生于左，肺藏于右，心部于表，肾治于里，脾为之使，胃为之市。"肝属木，位东方，应春季，属阴中之阳的少阳，体阴而用阳，其气当左升；肺属金，位西方，应秋季，属阳中之阴的少阴，体阳而用阴，其气当右降。《素问·阴阳应象大论》："清气在下，则生飧泄；浊气在上，则生膜胀。"后世医家总结为脾主升清，胃主降浊。脾属土，居中央，主四时，养四脏，脾气升而胃气降，为脏气升降之枢纽。《审视瑶函·内外二障论》："肾属水，水能克火，若肾无亏，则水能上升可以制火，水上升，火下降是为水火既济。"后世医家称"心肾相交"。心属火，位南方，应夏季，属阳中之阳的太阳，其气升已而降；肾属水，位北方，应冬季，属阴中之阴的太阴，其气降已而升。故气的升降出入决定着五脏正常的生命活动。临床从气的运动形式来认识五脏更容易把握疾病的发生、发展及预后。

　　（2）从气的多少论五脏：五脏之气，相互影响，相互为用，一脏之气多少均影响着其余四脏。《灵枢·本神》："肝藏血，血舍魂，肝气虚则恐，实则怒。脾藏营，营舍意，脾气虚则四肢不用，五脏不安，实则腹胀，经溲不利。心藏脉，脉舍神，心气虚则悲，实则笑不休。肺藏气，气舍魄，肺气虚则鼻塞不利，少气，实则喘喝胸盈仰息。肾藏精，精舍志，肾气虚则厥，实则胀，五脏不安。"因此在治疗疾病时，必须先审查五脏病证的表现，从而了解各脏脏气的虚实，根据病情来全面把控。五脏之间有相生和相克、相侮和相乘的关系，一脏之气偏盛或偏衰都会影响其余四脏。脾土助肺金，若脾气虚损，则肺的宣肃功能异常；肺金养肾水，若肺气虚损，则肾的藏精、纳气、主水之功异常；肾水滋养肝木，精血同源，若肾精亏虚，则影响肝藏血的功能；肝木济心火，若肝血虚，则影响心主血脉功能；心火温脾土，若心气虚，则影响脾的运化、生血及统血功能。肾水能制约心火，心火能制约肺金，肺金能制约肝木，肝木能制约脾土，脾土能制约肾水。五脏之间的相互制约可以保证五脏发挥正常的功能。若五脏中被克一脏之气亢盛，不受制约，则可欺侮克者，如金本克木，肝木之气亢极，不受金制，则出现木侮金。若五脏中克他一脏之气亢盛，对其过度克制，则为相乘，如木本克土，肝木之气亢极，过度克土，则出现木乘土。因此，五脏之气多少均会影响五脏功能的正常发挥；五脏之气相互影响，相互为用，相互制约；一脏之气盛或衰均会影响五脏整体的生理功能。

3. 从神论五脏　　神的含义有广义与狭义之分：广义的神是指人体生命活动的主宰及其外在总体表现的统称；狭义的神指人的意识、思维、情感等精神活动。五脏神是指五脏所藏之神，即"神、魂、魄、意、志"。

（1）从五神论五脏：《素问·宣明五气》"心藏神，肺藏魄，肝藏魂，脾藏意，肾藏志。是谓五脏所藏"。指出五脏各有所藏之神。《灵枢·天年》："血气已和，营卫已通，五脏已成，神气舍心。"认为五脏形成就产生了神气，神潜藏于心，虽然由心作为主导，但仍然通过五脏分藏五神，经五神的协调统一来完成一切神志活动。由此可见，五神是由五脏而藏，故云"五脏神"。《素问·灵兰秘典论》："心者，君主之官也，神明出焉。"说明心的职守乃藏神。《灵枢·邪客》："心者，五脏六腑之大主也，精神所舍也。"指出人的生命活动由心主宰，只有在心的主宰下，五脏六腑才能发挥正常的生理功能。心藏脉，脉舍神，心主宰人体周身的血液运行，代表一切思维活动的神都依附在血脉之中。心的功能正常，则思维敏捷，精神充沛；反之，心血不足，心神失养，则出现精神恍惚、心烦失眠等精神活动异常。《素问·灵兰秘典论》："肝者，将军之官，谋虑出焉。"指出肝有主思想活动的功能，可以辅佐心神来完成精神活动的作用。肝藏血，血舍魂，代表精神意识的魂就依附于肝血之中。肝主疏泄，畅达全身气机，对情志活动发挥调节作用。若肝血充足，肝气畅达，则气血调和，心情开朗，心境平和，情志活动佳；反之，肝气郁结或亢逆，则出现情志活动的异常。脾藏营，营舍意，指脾胃贮藏营气，精神活动的意念要附在营气之中。若脾统血功能正常，则情志活动正常；反之，脾不统血，血溢脉外，营气亏虚，则出现精神活动异常。《素问·灵兰秘典论》："肺者，相傅之官，治节出焉。"认为肺脏好比辅佐君主的宰相，协助治理全身。肺藏气，气舍魄，肺主一身之气。若肺气充沛，则宗气旺盛，气机条畅，辅心行血，精神调畅；反之，肺气虚，可导致心血运行不畅，神失统摄，出现精神异常。肾藏精，精舍志，指肾贮藏五脏六腑的阴精，精神活动的志就依附在肾精之中。《素问·经脉》："人始生，先成精，精成则脑髓生。"《素问·五脏生成》："诸髓者，皆属于脑。"说明肾藏精，精生髓，而髓又藏于脑。若肾中精气充盛，生髓有源，髓海充足，则神充志清、思维敏捷；若肾精不足，生髓无源，髓海空虚，则神志活动异常。由此可见，五脏神在心的主宰下，共同协调完成神志活动。

（2）从五志论五脏：心在志为喜，肝在志为怒，脾在志为思，肺在志为忧，肾在志为恐。五志保持一个平和的状态才能调养心性，太过或不及均会影响五脏。《素问·举痛论》："余知百病生于气也。怒则气上，喜则气缓，悲则气消，恐则气下……思则气结。"说明大怒、大喜、大悲、大恐、过思均会引起五脏气机的紊乱。《灵枢·本神》："是故怵惕思虑者伤神，神伤则恐惧，流淫而不止。因悲哀动中者，竭绝而失生。喜乐者，神惮散而不藏。愁忧者，气闭塞而不行。盛怒者，迷惑而不治。恐惧者，神荡惮而不收。"指出心中过度怵惧、惊惕、思考、焦虑均会损耗神气。神气被伤，则使人产生惊恐、畏惧的情绪，使五脏的精气流失不止；过度悲哀而损伤内脏，会使人神气衰竭，甚则丧失生命；过度喜乐，会消耗涣散神气而无法蓄藏；过度忧愁，会使上焦的气机闭塞而不能畅行；过度愤怒，会使神志迷惑，失去常态；过度恐惧，会使神气动荡而精气不能收敛。若五志不及，长期压抑自己的情绪也会有损身心健康。因此，五志不及宜疏导，五志太过宜抑制。只有五脏志在平和的状态下，才能身心调畅，一切神志活动才能够正常完成。

从形、气、神之间的关系论五脏

1. 五脏形与五脏气　道家养生思想认为形为气之舍，气为形之充。形体为气运行的房舍，气充斥在形体之中。《灵枢·寿夭刚柔》："形与气相任则寿，不相任则夭。"指出形体与正气相称，内外平衡，多会长寿；形体与正气不相称，内外失衡，寿命多会短。《素问·刺志论》："气实形实，气虚形虚，此其常也，反此者病。"指出人体生命活动中，气充实的形体也壮实，气虚弱的形体也虚弱，这是一种正常现象，与此相反的就是病态。五脏化生五脏气，五脏之气运行在五脏之中，五脏是五脏气运行的载体，五脏气机的运动形式及多少是五脏生理病理状态的反映。五脏之气的正常运动及盛衰影响着五脏之形，五脏气与形密不可分，两者不可单独存在；若两者分离，则气机涣散而形体消亡。

2. 五脏形与五脏神　《内经》中的"形与神俱"是指能够合理、适当地运用天地间的阴阳变化规律及一些养生方法来调养，使精神和形体协调，则形体不容易衰老，精神不容易耗散，而尽终天年。赵佶注《西升经·神生章》："形资神以生，神资形以成。"认为两者相互化生，相互为用，共同为人体生命的存在、发展奠定基础。形为神所依附，神为形之所主。《类经》："形者，神之体；神者，形之用。无神则形不可活，无形则神无以生。故形之肥瘦，营卫血气之盛衰，皆人神之所赖也。故欲养神者，不可不谨养其形。"不仅概括了形与神之间的关系，还提出形神互相为用、互相为养、缺一不可，无形神无以附，无神形无以使。五脏形在五脏神的支配下来完成生命活动，五脏形不能脱离五脏神而活动，五脏神也不能脱离形体而存在，两者互相依附。五脏神和志的生理病理状态反映五脏形的功能能否正常发挥。五脏形和五脏神密不可分，两者不可单独存在；若两者分离，则"神去机息"。

3. 五脏气与五脏神　气是构成宇宙万物的本源。《杂病广要》："人禀天地阴阳之气以生……一气周流于其中以成其神。"气化神，气的变化和多少会影响神的生理功能和病理状态。《灵枢·天年》："血气已合，营卫已通，五脏已成，神气舍心，魂魄毕具，乃成为人。"说明在人体形成的初期就产生了神气，神气相合，两者密不可分。此外，神具有主宰气的运行的功能，如《度人经注》："神为气之主，气为神之臣。"神气不可分离，否则"神去则气绝，气绝则神去"。因此，五脏之气和五脏之神相互作用，相互影响。五脏的气机升降失常，可导致五脏情志发生改变，从而影响五脏之神；五脏之神太过或不及也会导致气机紊乱。

中医学对于五脏的认识有别于西医解剖学，超越对形的认识，主要把握关注气和神的作用。施丽娟从形、气、神3个层面来认识五脏，深化了对五脏生理功能和病理变化的理解，进一步将五脏形、五脏气、五脏神进行系统而完整的区分。临床上疾病错综复杂，千变万化，证多涉及多脏，尤其是会累积五脏形、五脏气、五脏神的不同层面。通过对五脏形、气、神整体观的认识，可为临床治疗不同层面的五脏病奠定理论基础，提供新的思路。

30 张仲景的脏象观特点及文化背景

　　张仲景著《伤寒杂病论》开创了中医学辨证论治的先河，其中《伤寒论》在论治过程中突出了"六经辨证"的方法，而《金匮要略》则突出了"脏腑辨证"的方法。但实际上张仲景在整个辨证论治过程中处处是以"八纲辨证""六经辨证""脏腑辨证"为基础的，尽管会在论述某病时以某种辨证方法为纲领，但其论述过程涉及并联系了多种辨证方法，这一辨治的全面性也造就了张仲景学说历久弥新、传承不衰的局面。正是因为张仲景在面对复杂机体病变时的全面考量，使之著述时运用了多种辨证方法相互支撑、纲举目张，在这一过程中，学者孙相如等从《伤寒杂病论》不断涉及的描述脏腑功能失调的相关内容里，总结出张仲景相对成熟独特而不同以往的脏象观，并进一步解析了这一脏象观的特点及其文化思想背景。

张仲景的脏象观

　　1. 张仲景的"论病脏象观"　　不论是《伤寒论》中以"六经"为名论述外感，还是《金匮要略》中正式用"脏腑辨证"论治杂病，张仲景的论治过程无时无刻不涉及脏腑功能失调而引起病变的论述。如《伤寒论》32条："太阳与阳明合病者，必自下利，葛根汤主之。"提到的"下利"一症便是侧面地表明了肺部病邪影响大肠传导所致的病变；再如《伤寒论》242条："患者小便不利，大便乍难乍易，时有微热，喘冒不能卧者，有燥屎也，宜大承气汤。"又从侧面反映了因大肠实热，腑气阻滞导致肺气肃降不行而出现喘息的症状。

　　由上可见，在这样类似的论述过程中，可以看出张仲景承袭的是脏象理论体系中关于脏腑相表里的有关内容，因为本来脏腑表里便源自临床观察，故而这一理论相对可靠且印证于张仲景的医理阐述中。但可以发现，仅就《伤寒论》而言，张仲景对藏府之间、脏与脏之间因功能关系失调而产生病变的论述方式不同于以往对脏象的阐发，即在多数情况下不再反复探讨脏象之间的关系、不再过多赘述脏象与自然界的联系、不再侧重对脏腑病变做推导演绎，反而补充以大量对症状、证型的直观客观描述。尽管其实质的确是在阐述脏腑功能失调的内容，但"病、症、证、脉"很明显已经成为《伤寒论》的主要表述对象，而脏腑关系、外界对于脏腑的影响及脏腑病变预后等内容多数时候便依托这些对象的表述而表达。再如论述两腑之间功能失调时，《伤寒论》199条"阳明病无汗，小便不利，心中懊㤏者，身必发黄"及221条"阳明病，脉浮而紧，咽燥口苦，腹满而喘，发热汗出，不恶寒，反恶热，身重"，说的是因为"胃中实热内盛或湿热蕴结"导致了"胆热"，进而致胆汁外溢引起口苦、发黄等症状，同样并未直接言明是何脏腑的病象。显然，因为《伤寒论》以"六经"论述外感病变为主，故未直言脏腑，但这种通过论述"病、症、证、脉"来侧面阐发脏腑功能失调引发病变的方式已经构成了张仲景独特的脏象观，也进一步充实完善了中医学脏象理论的知识体系，使之与临床实证的联系出现了飞跃式的进展。而即使在《金匮要略》中，张仲景已经开始直接以"脏腑辨证"立论，但对于脏腑的描述同样建立在大量对"病、症、脉、证"的描述中，如《金匮要略·肺痿肺痈咳嗽上气病脉证治第七》："问曰：'热在上焦者，因咳为肺痿。肺痿之病何从得之？'师曰：'或从汗出，或从呕吐，或从消渴，小便利数，或从便难，又被快药下利，重亡津液，故得之。'曰：'寸口脉数，其人咳……肺痿吐涎沫而不咳者，其人不渴，必遗尿，小便数，所以然者，以上虚不能制下故也。此为肺中冷，必眩，多涎唾，甘草干姜汤以温之。若服汤已渴者，属消渴。'"对于肺脏疾病的论述可见一斑。

综上可以看到，自张仲景开始，脏象理论开始进一步与临床紧密结合。基于这一结合，孙相如认为张仲景的学术理论里产生了当时最为实际有效的脏象观。而产生这一脏象观的原因，是源自张仲景对于"病"概念的成熟认识，自《伤寒杂病论》开始，中医学才具有了相对完整的"病"的概念，"病"是全面概括疾病进展整个过程属性、特征及发展变化规律的诊断概念，因此，"病"应当囊括病因病机、发生发展、预后的全部内容，显然张仲景在《伤寒杂病论》中细致地对每一个病从病因、病机、症状、体征、发生、证型、治疗乃至治疗干预后的转归、预后等进行了近乎详尽的直观客观描述。由此把张仲景的脏象观总结为"论病脏象观"。

2. "论病脏象观"例举　以"脾脏"为例，仅就《伤寒杂病论》对"脾阴虚"相关病变的阐述便形成了较完善的知识体系。如《伤寒论》第 247 条论"脾约"，《伤寒论·辨太阴病脉证并治》论述"太阳病误下"，《金匮要略》中《血痹虚劳病脉证并治》论治"虚劳"、《妇人杂病脉证并治》论治"脏躁"、《呕吐哕下利病脉证并治》论治"胃反"、《腹满寒疝宿食病脉证治》论治"寒疝腹痛"、《妇人妊娠病脉证并治》及《妇人杂病》论治"妊娠脾虚失养"等，通过全面地论述"病象"而形成了关于"脾阴虚"的完整病变概念。

仅就脾脏的"脾阴虚"一证，张仲景就凭详实细致的临床观察对"病"展开了全面论述。而"病"的全面论述无疑是张仲景对脏象理论的知识体系进行了一次有力补充，脏象理论体系也从过去的繁琐探讨推演脏腑生理病理，或未成系统的脏腑辨证论治的瓶颈中脱颖而出。综上，孙相如把张仲景通过详述"病、脉、症、证"而完整阐发各脏腑"病象"的脏象观称为"论病脏象观"，正是"论病脏象观"的产生使得脏象理论体系开始与临床实际紧密接轨。

论病脏象观特点及其文化渊源

医学作为自然科学，同时也是一门社会科学，因此，不同的时代文化背景必然会影响到一个时代的医学思想转变。因此，在认识理解古代医贤学术理论产生的过程中，有必要了解理论观点所产生的时代文化背景，有助于我们能客观正确地理解、认识中医学理论。基于上述认识，孙相如尝试解析张仲景的"论病脏象观"特点及其文化思想背景。

1. 东汉末期的社会文化思潮　到了东汉末期，朝代终结的弊象凸显，君主骄奢淫逸，外戚、内宦、豪强轮势专权，内忧外患；各类正常政治制度也为各方势力把控而被不断破坏，由此催生出了东汉末期态度鲜明的批判性思潮。在当时学界里，早先被推崇神话的经学已不能调节社会政治的乱局，从而经学地位下滑，而诸子学说兴起，一种以博通自由、务本求实为特点的思想潮流给东汉末期的混乱局势带来一股清风。在此背景下，王符、崔寔、仲长统、荀悦等代表中小地主阶级的知识分子用大胆、批判、揭露的哲学思想引领了批判思潮，同时以王充《论衡》为代表的哲学思想著作也开始流行。

张仲景生活的绝大多数时间处于东汉末期，《伤寒杂病论》成书时也正是东汉末期，由此从张仲景著述医论与以往医著迥然不同的风格及求真务实的医理阐发，便可以感受到其在一定程度上受到了社会批判思潮影响。且单就张仲景《伤寒杂病论·原序》中的部分言辞，也可看出他强烈的批判思想，"观今之医，不念思求经旨，以演其所知；各承家技，终始顺旧，省疾问病，务在口给……夫欲视死别生，实为难矣"。此与王充对学术传承弊端的批判言辞几乎如出一辙，如《论衡·别通》："守信一学，不好广观，无温故知新之明，而有守愚不览之闇。"还有《论衡·正说》曰："前儒不见本末，后儒信前师之言，随旧述故，滑习辞语。"由此，张仲景的批判思维可见一斑，而其"论病脏象观"的诸多特点也与时下的流行文化思想颇有渊源。

2. "论病脏象观"的特点及其文化思想背景　张仲景的"论病脏象观"有 3 个特点：刻意淡化的"天人合一"观，自然朴素的"气一元论"思想以及全面运用了"阴阳学说"，对这 3 个特点及其文化渊源的解析如下。

（1）刻意淡化的"天人合一"观：两汉初期，董仲舒在杂糅阴阳思想后所推崇的经学将"天人合一"视为最高定律，"天人合一"思想又在"独尊儒术"的时代背景下得到当权者的过分重视强调，最终导致了经学的神学化，谶纬之学泛滥、神仙巫祝风行也因此而起。

东汉前期，王充便已经开始对董仲舒经学的谶纬之说进行强力批驳。王充根据古代物质客观的"气一元论"学说和道家描述天道为"自然无为"的思想，而提出了"元气自然论"。如《论衡·自然》："天地合气，万物自生"，"夫天覆于上，地偃于下，下气蒸上，上气降下，万物自生其中间矣"。"气"是天地万物生成的本原，并没有凌驾于自然之上的主观意志操控世界变化。《论衡·说日》"天道无为，人道有为"，更是直言世间仅有人是有意识、有意志的，而"天道"则是自然存在的，并不具备改变世界的主观意志。这一唯物的自然论哲学思想直到东汉末期礼崩乐坏之际才得以流行，彼时的学者对于"天人关系"有了更为清醒客观的认识，张仲景也不例外。

因此，可以看到《伤寒杂病论》内容相对更为重视客观观察，且开始运用直观描述的方式直接地阐发医学临床现象，重新回归到人本身进行生理病理观察论述，不再繁琐地用取类比象的方式广泛联系自然与脏腑及脏腑之间的关系。即使有与五行生克、脏腑表里相关的内容，如《金匮要略·脏腑经络先后病脉证》："夫治未病者，见肝之病，知肝传脾，当先实脾，四季脾旺不受邪，即勿补之；中工不晓其传，见肝之病，不解实脾，惟治肝也。"所言正是"肝木乘脾土"之理，却未见张仲景以五行学说阐发，而是刻意地直接阐述了临床实践中可见的一种"肝脾病象"；再如《伤寒论》108 条"伤寒腹满谵语，寸口脉浮而紧，此肝乘脾也，名曰纵，刺期门"，及 109 条"伤寒发热，啬啬恶寒，大渴欲饮水，其腹必满，自汗出，小便利，其病欲解，此肝乘肺也，名曰横，刺期门"，也是以"纵、横"来代表"肝乘脾"及"肝木侮肺金"的病象，但就是不言五行。由此，可以看到张仲景"论病脏象观"刻意淡化了"天人合一"观。但值得注意的是，这一淡化并非否认"天人合一""五行学说"等先贤整体、唯物的哲学思辨，实是为了扬弃当时已为经学神话的"天人合一"思想，本着求真务实的学术精神而对医学进行了更为实际有用的阐发。

（2）朴素自然的"气一元论"思想：以董仲舒《春秋繁露》《易纬·乾凿度》《白虎通·天地》为代表的著作尽管承认"气"为宇宙生成的本原，只不过它们把"气"神化，并使阴阳、五行等诸多唯物哲学思想服务于"天授皇权"的思想。如前所述，得益于东汉末年社会批判思潮的哲学思想，"气一元论"本身所具有的自然唯物客观的性质得以恢复，并成为当时哲人们用以批判经学思想的重要理论依据。而在《伤寒杂病论》中也可以看到朴素自然的"气一元论"思想所带来的影响。这一影响的直接体现便是张仲景医学思想中重要的"恒动观"，如从张仲景六经辨证来看，对于病程进展、病邪传变的叙述便始终体现发展恒动思想，除本经病外，张仲景会详述并病、合病、失治误治乃至治疗预后，每一病因或多种病因在不同部位的不同表现，如仅就《伤寒论·太阳病脉证并治》论述误汗误下的变证达 75 条之多，可见，张仲景重视观察"变化"的医学特点；再如张仲景在《伤寒论》第 16 条论述治法时，提出了"观其脉证，知犯何逆，随证治之"的方法，便体现了灵动发展的治疗观；还有如"实则太阳，虚则少阴"，"实则阳明，虚则太阴"等论述，也是张仲景对机体正邪动态变化的敏感观察。

如《素问·六微旨大论》提出"气"恒动特性，"岐伯曰：'夫物之生从于化，物之极由乎变，变化之相薄，成败之所由也。'放气有往复，用有迟速，四者之有，而化而变，风之来也……岐伯曰：'不生不化，静之期也。'"强调了"气"往来进退、缓慢迅速促使物质产生运动变化，而不断地运动变化则是生命运转的常态和根本。显然，张仲景受到了这一原始、朴素、自然的"气一元论"思想影响，在辨证论治过程中处处以发展变化的敏锐目光观察疾病发展转归，源自这一思想使得张仲景的"论病脏象观"具有了丰富的临床内容。

（3）全面运用了"阴阳学说"：东汉末期，社会动荡不安之际，道家思想乘势兴起，阴阳学说也日渐流行。在这一时代背景下，虽未见仲景学说中明显的"道学"痕迹，但显然张仲景并不排斥阴阳学说，并大量引入著述之中。综观《伤寒杂病论》，张仲景几乎将"阴阳学说"运用到各个与疾病相关的论述中，如，以"三阴三阳"立论的六经辨证；以"阴阳"区别症状。像《伤寒论》131 条："病发于阳，而反下之，热入因作结胸；病发于阴，而反下之，因作痞也。"以"阴阳"区别结胸与痞的病因；

用以描述脉象的，如《伤寒论》3条："太阳病，或已发热，或未发热，必恶寒，体痛呕逆，脉阴阳俱紧者，名为伤寒。""阴阳"描述脉的部位；表示正邪变化的，如《伤寒论》342条："伤寒厥四日，热反三日，复厥五日，其病为进。寒多热少，阳气退，故为进也。"以阳代表正气，表示正虚邪进；还有在《金匮要略》里对于各脏腑阴阳虚实的阐述等。诸如此类，可以见到"阴阳学说"在仲景学术体系中运用之广泛，自然这一运用也体现在张仲景的"论病脏象观"中，成为其特点。

综上所述，张仲景在《伤寒杂病论》中对于疾病全面详实的论治内容对脏象理论的知识体系进行了一次有力补充，使脏象理论在历史上首次真正系统的与临床实践紧密结合。因为张仲景对"病"概念的成熟认识和全面论述，可把张仲景的脏象观称为"论病脏象观"，而这一观点的产生正是源自东汉末期批判思潮的影响，由此张仲景论述医理采取了与以往不同的形式风格，且在汲取当时社会流行的哲学思想以后，使得其理论学说有了求真务实的明显特点，实为医学理论实践运用的大突破、大进步。总而言之，张仲景的"论病脏象观"的产生与时代文化背景息息相关，这一脏象观的产生为脏象理论的进一步演化发展打下了坚实基础。

31 张元素的脏象观特点及文化背景

自医家张元素伊始，脏象理论的临床运用又进入了一个新的阶段，形成了以研究脏腑辨证为核心的学派——易水学派。张元素在全面总结《内经》《华氏中藏经》以及钱乙、孙思邈等医著、医家有关脏象理论内容的基础上，进一步将脏腑辨证理论系统化并补充相关脏腑用药心得，形成了独具一格的脏象观，学者刘芸等从解析其脏象观的特点，探讨了形成这一特点的社会历史文化背景。

脏象理论滥觞于《内经》；张仲景在《金匮要略》中开始用脏腑辨证的方式论治杂病；《华氏中藏经》虽将脏腑虚实寒热辨证的内容充实进脏象理论以进一步指导临床，但叙述精简有余、详实不足；唐代孙思邈《千金要方》也以脏腑辨证论病，然论述宽泛而繁杂；宋代钱乙同样以脏腑辨证立论却精专于儿科。及至金代医家张元素，其在继承前人精粹的基础上进一步结合实践总结归纳，形成了更加成熟实用的脏腑辨证理论体系，也从此开启了以脏腑辨证论治为核心思想的易水学派。张氏的脏象理论体系成熟、条理明晰，且补充以直接实用的脏腑用药心得，形成了其独特的理论观点。张氏观点的产生，在一定程度上与当时的社会历史文化背景息息相关。

解析张元素的脏象观特点

1. 引经据典，条理纲目 《医学启源》是张元素撰以用来教授学徒的著作，该书基本可以反映张元素的主要医学思想。综观《医学启源》可知，其中较多内容并非张元素原创。如《医学启源·上卷》中，"五脏六腑，除心包络十一经脉证法"诸篇不仅辑录了《华氏中藏经》论述五脏六腑虚实寒热生死逆顺的全部内容，同时还补充以《灵枢·经脉》中关于是动病、所生病的阐述，配以《素问·脏气法时论》中各脏用药原则及钱乙《小儿药证直诀》的对证方药，其间再补充以个人用药心得。如以其中"脾之经，脾脉本在肌肉，足太阴，湿，己土"篇为例，称"经曰：脾者，土也，谏议之官，主意与智，消磨五谷，寄在胸中，养于四旁，旺于四季，正主长夏，与胃为表里，足太阴阳明，是其经也……脾土热，则面黄目赤，季胁痛满；寒则吐涎沫而不食，四肢痛，滑泄不已，手足厥，甚则战栗如疟也。临病之时，切要明察脉证"，取录了《华氏中藏经·论脾虚实寒热生死逆顺之法》全文；另有论述"是动则病，舌本强，食则呕，胃脘痛，腹胀善噫……主脾所生病者，舌本痛，体不能动摇，食不下，烦心，心下急痛，寒疟，溏瘕泄，水闭黄疸，不能卧，强立，股膝内肿厥，足大指不用"，则取自《灵枢·经脉》篇；还有论述"脾苦湿，急食苦以燥之"，源于《素问·脏气法时论》的相关内容，等等。其后的"三才治法""三感之病""四因之病"等篇也多取录自《华氏中藏经·论诸病治疗交错致于死候》及《素问》中的"阴阳应象大论""至真要大论""六元正纪大论"等篇的相关内容。再如《医学启源·内经主治备要》则全文辑录了刘完素《素问玄机原病式》的内容。《医学启源》全书几乎各个篇章均可见张元素对于前人经典内容的录述，可以说引经据典是张氏撰写《医学启源》的一大特点。

总的来看，刘芸认为，《医学启源》对所引经典并非机械挪用，而是医家根据个人实践心得对所引经典进行了重新编排，使得行文条理清晰、纲举目张而能彰显个人医学思想，同时也深入浅出且理据充分地阐发了张氏的医学主张及方药创制。首先，医著开篇以"天地六位脏象图""手足阴阳"篇将五脏与六腑、经脉、运气的配比关系进行阐明，提纲挈领其脏腑系统；之后分别在各脏系统框架内详细阐发脏腑生理、病理、诊断、治法及具体方药，最后依据脏象理论创制新的制方用药原则等。可以说，张元素通过引经据典、条理纲目，不仅对脏象理论的相关内容进行了一次去粗存精的凝练总结，而且融合了个人的创新发挥，使得脏象理论日趋成熟完备，且其理法方药更适用于临床实践。

2. 精究脏腑，立法处方　综前述，《医学启源》是反映张元素医学思想的代表医著。张元素有的放矢地引用、纲目条理地编排，使诸家经典熔于一炉，为其个人医学观点的阐发提供了说理依据和应用思维。可以说张元素将个人学术思想融入于所引经典之中，令人深感其学有渊源、功力深厚。其中，刘芸认为整篇医著无论是采撷《华氏中藏经》、录取《素问玄机原病式》，还是发挥《内经》的运气、经脉学说等，均彰显了张元素"精究脏腑"的核心医学思想，恰如《医学启源·五脏六腑、除心包络十一经脉证法》开篇所提出的"夫人有五脏六腑，虚实寒热，生死逆顺，皆见形证脉气……此乃良医之大法也"。该文虽取于《华氏中藏经·五脏六腑生死寒热逆顺之法》，却是借前人之见表达个人观点，表明了张元素认为病变的决定性因素在于脏腑的虚损，也可以换句话说，即脏腑是张元素医学观点中的"病变之本"。基于这一核心认识，张元素不断引借前人对于脏腑特性的阐发来指导辨证论治。而这一核心思想也为其能进一步创立新的治法方药提供了思想源泉和立论基础。

值得注意的是，张元素在《医学启源》阐发脏腑辨证的过程中结合了"五运六气"学说，以"天地六位脏象图"作为开篇立论，其后在各篇内容中均参以"脏腑运气"的相关内容。但《金史》载张元素有"平素治病不用古方，其说曰'运气不齐，古今异轨，古方今病不相能也'"。似乎显示张元素在"运气"学说的运用和认识上有矛盾。但"运气"学说的应用不仅是张元素"精究脏腑"的重要思维工具，同时也是张元素借以融汇各家经典学说来服务"脏腑辨证论治"的思想媒介。首先，张元素以"运气"学说为指导纲领类别脏腑系统，为其后类别药物的"性味归经"打好了理论基础；其次，以《医学启源·内经主治备要》引用刘完素《素问玄机原病式》为代表，因刘完素重视"运气"学说而以六气为致病之本阐发医学理论，张元素便巧妙地以"运气"之说类别脏腑系统而沟通了"脏腑辨证"体系与刘完素"六气致病"学说，也由此张元素能进一步在《医学启源·六气方治》中以"风、暑热、湿土、火、燥、寒水"六气类别方剂以指导临床应用。但因为张元素以脏腑为本实施辨治，因此，其立法处方并不囿于"运气"学说，亦不拘泥于前人古方，而能随证化裁。正如《医学启源·治法纲要》："前人方法，即当时对证之药也。后人用之，当体指下脉气，从而加减，否则不效。余非鄙乎前人而自用也。盖五行相制相兼，生化制承之体，一时之间，变乱无常，验脉处方，亦前人之法也。厥后通乎理者，当以余言为然。"因此，在诸家经典基础上对脏腑不断地精研探究，使得张元素的《脏腑标本寒热虚实用药式》等著作能进一步罗列各脏腑本病、标病的常见证候，并以寒热虚实温清补泻为治则指导各种方剂创制及药物使用，设立了在当时先进规范的方药治病使用模式。

3. 探赜药性，对脏应象　以《医学启源》为源头，张元素对于完善脏象理论的另一大贡献在于提出了药物归经及引经报使理论。张氏不仅发展了药物学理论，同时以脏象为纲领指导药物的使用让中医学脏象理论在临床应用上焕发了更大的生机。

从《医学启源·五脏六腑、除心包络十一经脉证法》开始，张元素已宗《素问·脏气法时论》并结合个人用药心得对各脏腑用药展开了阐发，如"肝苦急，急食甘以缓之，甘草；肝欲散者，急食辛以散之，川芎。补以细辛之辛，泻以白芍药之酸。肝虚，以陈皮、生姜之类补之""心苦缓，以五味子之酸收之。心欲软，软以芒硝之咸，补以泽泻之咸，泻以人参、甘草、黄芪之甘。心虚则以炒盐补之""脾苦湿，急食苦以燥之，白术，脾虚，则以甘草、大枣之类补之，实，则以枳壳泻之"等；初步依据脏腑特性提出了与各脏对应的药物运用，体现出了其对药性的初步归纳。在此基础上，张元素在《医学启源·用药备旨》的"气味厚薄寒热阴阳升降之图""药性要旨""用药升降浮沉补泻法"等篇中开始详细探究药性，如"注云：味为阴，味厚为纯阴，味薄为阴中之阳；气为阳，气厚为纯阳，气薄为阳中之阴……咸味涌泄为阴，淡味渗泄为阳"。该论述发挥了《素问·阴阳应象大论》的"气味"理论以探讨"四气五味"的阴阳属性。又如，"苦药平升，微寒平亦升；甘辛药平降，甘寒泻火，苦寒泻湿热，甘苦寒泻血热"。初步阐发"气味"的治病机理。"肝胆：味辛补，酸泻；气温补，凉泻。注：肝胆之经，前后寒热不同，逆顺互换，入求责法。心小肠：味咸补，甘泻；气热补，寒泻。注云：三焦命门补泻同"；则探讨脏腑补泻与"四气五味"关系，等等。他还在"药性生熟用法""药用根梢"篇中探讨了药物炮制及药用部位与"气味"和治病的关系等。在不断地探讨和研究药性的过程中，张元素进一步结合实践给药物"定性定味"，在《医学启源·用药备旨》的"去脏腑之火""各经引用"等篇中对药物"归经"及"引经"作用作出了定论。最终，张元素在"药类法象"及"法象余品"篇中以"风生升、热浮长、湿化成、燥降收、寒沉藏"及较难定性的"法象余品"作为类别对130多味药物进行了"性味归经"和对应脏象的归纳总结，使得各类药物得以对脏应象、应用明确。

这一系列用药心得在张元素的另两部代表作《珍珠囊》及《脏腑标本寒热虚实用药式》中得以进一步完善贯彻，使得脏象理论指导下的临床用药得以有论可依、有律可循，也无怪乎李时珍大赞张元素："辨药性之气味、阴阳、厚薄、升降、浮沉、补泻、六气、十二经，及随证用药之法，立为主治、秘诀、心法、要旨，谓之《珍珠囊》，大扬医理。灵素之下，一人而已。"

综上所述，"宗于历代经典阐发观点、精究脏腑指导立法处方、探赜药物性味对应脏象"是张元素脏象观的重要学术特点，也使得脏象理论发展取得了里程碑式的成就。但总起来说，其医学思想特点有着当时社会文化背景的深刻烙印。

解析张元素脏象观的文化背景

北宋之后，北方少数民族逐鹿中原，中国北方成为政权交争的主战场而开始长期战乱。及至金代，北方部分地区暂时统一，历经长期战乱的中国北方民生困难且天灾疫病频繁暴发。在这种情况下，不仅瘟疫肆虐，同时因长期流离失所、民不聊生而致大量内科病盛行，出现了具有时代特征的新疾病谱。因循守旧的医家方剂已不能解决当时的疾病问题，在此背景下，迫使金代诸多医家另辟蹊径、谋求医效，同时金代独特的时代文化背景也促使了当时医家以新的研究方式、思维模式展开医学探究。

1. 旧儒重兴带动尊经学风 自北宋南迁以后，金代当政者为巩固政权，仍以儒家学说为正统，如《金史·卷一二五文艺上》："世宗、章宗之世，儒风丕变，庠序日盛。"儒家经典成为金代科考和教育的主要教材，如《金史·卷五一选举志一》："凡经，《易》则用王弼、韩康伯注，《书》则用孔安国注，《诗》用毛苌注、郑玄笺，《春秋左氏传》用杜预注，《礼记》用孔颖达注，《周礼》用郑玄注、贾公彦疏，《论语》用何晏集注、邢昺疏，《孟子》用赵岐注、孙奭疏，《孝经》用唐玄宗注。"但值得注意的是，金代儒学教育多是以宋朝以前的注本为标准用书，可见金人建朝为统一思想而视北宋文化思想为异端，对于新兴理学并不推崇。这一现象在全祖望修订的《宋元学案·卷一百屏山鸣道集说略》有评述说"关、洛陷于完颜，百年不闻学统……建炎南渡，学统与之俱迁，完颜一代，遂无人焉"。由此可见一斑。在该体制主导下，金代多数学者学风古朴，着重关注先秦儒家经典，旧儒学由此特别兴盛。

张元素作为8岁应试童子举、27岁应试经义进士的科举士子，显然其个人学术作风深受金代旧儒学风的影响。因此也使得其著书立说带有明显的尊敬尚典的风格，这一特点在《医学启源》中体现得格外突出，其围绕脏腑辨证所展开的立论阐发均宗以《内经》等历代经典，不仅有较大篇幅的直接引用，且创新之说也均以经典为依据作专题性发挥。

2. 王道思想孕育王道医学 源于金代对于儒家学说的重视，儒学的修身观、王道意识、正统意识、民本意识等均对当时学者的思想产生了巨大的影响，儒家讲求"修身、齐家、治国、平天下"而重视个人心性修养、追求王道治国的意识成为当时主流认识。因此，有学者归纳张元素的医学主张有着"王道医学"特点，认为其以"脏腑为本"论治疾病的思想与儒学的"王道意识"相近，有一定道理。这一思想观点明显体现在张元素的两点医学主张上，一是他格外重视"脏腑辨证"，在治病过程中体现"正气存内，邪不可干"的思想，认为患病主要因素在于"脏腑虚乘"，故其在化裁古方和创制新方上面格外重视补正驱邪，少用攻伐药物；二是其在调补脏腑的过程中已出现了固护脾胃的思想萌芽，诚如易水学派李东垣传人罗天益云："先师尝曰：洁古老人有云：养正积自除，犹之满坐皆君子，纵有一小人，自无容地而出。今令真气实、胃气强、积自消矣。洁古之言，岂欺我哉。"这一具有溯本求源、修正补偏特色的医学思想显然离不开儒学修身观、王道意识的熏陶感染，由此也就孕育出以张元素为代表的具有

"王道医学"特色的易水学派。

3. 理学北传触动格物穷理　学界普遍认为，相较于两宋理学的开拓精进，金代儒学因内容驳杂未成体系而未能提供新的思想元素，故该时期被视为古代思想史的低谷，因此学者在谈论文化思想时会忽略金代；而肇兴于北宋的理学在两朝对垒时，学统南传而发展为这一时期的主流思想，但此时北方理学并非完全绝迹，及至金代中后期，随着南方程朱理学北传，最终北方理学得以复兴。生活于金代的张元素，在"犯庙讳下第"后潜心医学，通过20余年研习方才成为一代名医，及至其收授学徒、著书立说之时，应当已近元代末期，故而其学术思想的形成则很有可能受程朱理学影响。

由前述可知，张元素结合诸家学说精究脏腑特性，将脏腑辨证理论进一步精细化、系统化；同时，张元素探赜药性，发挥了药物气味、归经、制方等学说，并根据气味厚薄、升降浮沉的药物性质结合"五运六气"之理进行与脏象相对应的分类，进一步完善了脏象理论的实际应用。这些医学思维、学术方法所体现出的探求事物原委、道理的精与程朱理学所倡导的"格物穷理"不谋而合；且其中关于"象""气"等概念的认识和推求也有诸多理学痕迹。由此可知，理学在金代中后期的北传对张元素医学思想的形成亦产生了深刻的影响。

综上可知，金代在中国文化思想史上呈现了新、旧儒学交织并存的局面，在这一文化背景的影响下，张元素格外重视脏腑辨证，因尊经学风而以引经据典、条理纲目的方式阐发观点，受理学影响而精究脏腑本质、探赜药物属性。这些元素共同构成了张元素脏象观的独特之处，也最终铸就了更为系统实用的中医学脏象理论体系，开创了脏象理论临床实践运用的新局面。

32 唐容川中西汇通脏象学特点

学者杨冬霞等通过对近代中西汇通医家唐容川在脏象研究方面提出的新观点以及在临床中的运用，阐述他从古代哲学及气化的观点论述五脏，提出天癸、命门、肝阳、肺阳、脾阴之说，这些理论确有其先进性，通过对这些基础理论的整理，补充完善中医基础理论，揭示其对中医临床上的启示。

晚清名医唐宗海（1846—1897），字容川，四川彭县人，倡导中西汇通，西学在中国迅速传播的时期，他敏锐地观察到近代中医学术和中国一切国有的文化制度一样，在全新的文化政治氛围中所受到的挑战，同时，也看到西洋医学"制造之巧，格致之精，是为中国所不及"。知大势所趋，力主顺乎潮流，成为中医界提出"中西汇通"口号第一人。

先生分别从《内经》中阴阳、五行、五脏六腑、血气所生、十二经脉、精气血津液等方面与西医一一比对。从中医学角度提出了一系列诸如"男女天癸"以及"命门之气"，男子的髭须，女子的月经，而西医皆不知为何物。并把这些理论运用到《血证论》的临床治疗当中。

从《内经》的中国古代哲学的物质观论述五脏

在《易经·系辞上》里就提及"是故易有太极，是生两仪，两仪生四象，四象生八卦，八卦定吉凶，吉凶生大业"；"西医谓造化主惠育群黎，所谓造化主即天地之神也"。天地之神，就是阴阳之道，天道以资始，地道以资生。一切有形之体皆赖元气的化生。气本为一，分为阴阳。

气是阴阳二气的矛盾统一体，即《素问·阴阳应象大论》中"清阳为天，浊阴为地，地气上为云，天气下为雨，雨出地气，云出天气"。得天之阳以养气，得地之阴以养血，秉此阴阳之气而化生万物，即化生五运六气，乃至五脏六腑。

唐容川首次提出补脾阴以开胃进食，其借《伤寒论》"存津液"3字为据。后根据西人有甜肉汁、苦胆汁，指出具体的脾阴物质，即是胆汁、胃酸和胰液，皆入肠胃化谷，脾阳不足，水谷不化，脾阴不足水，谷亦不化，好比釜中煮饭，釜底无火不熟，釜中无水亦不熟，后人根据唐容川补脾阴宜开胃进食的理论，用人参、花粉治胃津干枯，津液是融化水谷之本。

中医学的脏象原作藏象，脏象一词首见于《素问·六节脏象论》。藏，指隐藏于体内的脏器；象，其义有二，一指脏腑的解剖形态，二指脏腑的生理病理表现于外的征象。脏象学，就是通过对人体生理、病理现象的观察，研究人体各个脏腑的生理功能、病理变化及其相互关系的学说。

1. 五脏的生理功能与《内经》中的五脏相联系 通过经络、以类取象法把内脏与其络属相互串联。在五脏所属中肝"旧说七叶，居左胁下，西医云四叶，后靠脊，前连膈膜，胆附于肝之短叶间，膈即附脊连肝，从肝中生出，前连胸膛。肝体半在肝上，半在肝下，旧说言肝居左，西说言肝居右，实不偏居于左，谓肝居左者，不过应震木东方，谓自当配在左耳"。指出中医肝居左是与震卦方位相匹配。又言"西医言肝无所事，只以回血生出胆汁，入肠化物，不过《内经》肝主疏泄之义而已……肝系上连心包络，故同称厥阴经……然其系脊间正中，至诊脉分左右，亦从其气化而分，非以形而分也"。指出中医的五脏是按气化来划分，说明肝脏居右，但肝气应东方木，所以其气自左而升，即中医之五脏是以气化论五脏，而非西医的外形之五脏。

2. 在五脏所属论肾中提出命门丹田之说 "肾中有油膜一条，贯于脊骨，是为肾系。此系下联网膜，又有气管，由肺而下，附脊循行，以下入肾系而透入网膜，达于丹田。两肾属水，中间肾系属火，即命门也……肾系是白膜层叠结束而成,一条贯脊,其次为气管,外通于鼻,一吸天阳,下入丹田,为生气之根。又其次为溺窍,水入胃,散膜膈中,以入肾系,合为溺窍透入下焦,乃及膀胱。尤有一管,名曰命门者,水中之阳,外通天气,为生命之根源也。"指出命门丹田人体水和气化生中的重要作用,且为生命之源。

3. 以病机论述脏腑为临证提出新思维　在五脏所藏中首论心藏神,论述人之所以有知觉,神之主也。"生之来谓之精,两精相搏谓之神。"首先提出神生于肾中的精气,而上归于心,合为离卦中含坎水之象,阴精内含,阳精外护心脏之火所以光明朗润,而能烛物。"神即是心火,得肾阴济之,而心中湛然,神明出焉。心血不足则神烦,心火不足则神怯,风痰入心则神昏。"也就是神明生于肾而藏于心,这为临床治疗心血不足引起的心悸、痰火扰心引起的不寐、痰气郁结引起的癫证、痰火扰神的狂证、风痰闭阻的痫证以及脾肾两虚的痴呆、心肾两虚的失眠提出了治疗和辨证依据。在《血证论》中提出用保元汤治疗肺阳虚的痰饮咳嗽,把肺阳比作太阳,肺阳布散,阴液自消。在治疗便血中提出大肠的传导赖气,小便亦赖肺气化行,这为治疗癃闭和淋证提出用清肺金和补肺气之法,为提壶揭盖之说打下理论基础。

4. 从五脏的生克制化理论论述五脏所主　五行之理相生相制,制则生化。心是火脏而受制于肾水,肾乃心脏生化之主,故其主肾也。心为离火,心之所以生血亦因水交于火,即化为血。以水济火,而火之功用乃成,故心血虚者必兼补肾水,如天王补心丹、仲景复脉汤均用熟地黄。肺之主为心,心火温肺,胸中阳和,无寒饮咳痹,心火太甚则肺燥。又脾之合为肉,脾为太阴,主运化水谷,以生肌肉,肌为肥肉,肉为瘦肉,肥肉是气所生,瘦肉是血所生,脾阳虚则肉浮,脾阴虚则肉消,这一理论在临床上得到充足的体现,肉浮则为虚胖之人,所以用温脾阳之法治疗虚胖。脾之主在肝,肝木之阳不生则为泄泻,小建中汤用桂枝温肝,肝火郁则为痢,亦是肝病累脾。肾之主为脾,脾土能克水,所以封藏肾气。脾不统摄则遗精,脾不制水,则肾水泛而为痰饮,这为劳伤心脾所致遗精,痰饮从脾肾论治作出解释。

5. 用经络相互络属、脏腑所合来论"证"产生的机理　经云食气入胃,散津于肝,肝寒则胆汁不能化物,肝热则化太过而发中消。脾合胃,胃为五谷之府,纳谷少者,胃阳虚,纳谷多而不化者,脾阴虚,如噎膈病,粪如羊屎,既是脾阴虚,无濡润之气,故燥结不化,知脾阴胃阳,而用健脾胃的方法,膈之病名,首见于《内经》"三阳结,谓之膈"。隋代巢元方将噎膈分为气、忧、食、劳、思五噎;忧、恚、气、寒、热五膈。关于噎膈的病机,朱丹溪在《脉因证治·噎膈》中指出"血液俱耗,胃脘亦槁"。并提出"濡养津血,降火散结"的治疗大法。明代张景岳在《景岳全书·噎膈》中提出"惟中衰耗伤者多有之"。因此噎膈病的早中期都有脾阴虚粪如羊屎的症状。

用中医的气化论述人体水液的代谢

1. 肾和膀胱依靠命门之气化推动水液代谢　肾合膀胱,膀胱者津液之府,盖《内经》明言:"三焦者,决渎之官,水道出焉。"子宫在膀胱后,男子名为丹田,肾阳入丹田,蒸水则化气上行,而膀胱所主者在于生津液。肾中之阳蒸腾膀胱之气,于是水中之气,也就是卫气,上升为津液,卫气附与水,水能生气,气也能生水,通过肺气的宣发,气出皮毛而为汗,气出口鼻为气为唾,游溢脏腑内外则名津液,再通过脾的转输、胃的通降,下输膀胱,膀胱如釜三焦之中蓄水,丹田如灶里添薪,溺能射出者,则又肺气注射之力也,溺出膀胱实三焦主之,此即水液的代谢、尿液的形成、卫气的形成和运行。

2. 水化气,气化水,气与水本属一家　"太阳之气不达,在外则汗不得出,在内则痰饮交动,水阴不足,上可形成痰咳(肺气不宣),下可行成闭结(腑气不通)。"三焦者,决渎之官,水道出焉。三焦之根出于肾中,即两肾之间的命门,上循胸中入于心包络,连肺上咽,人饮之水,由三焦而下膀胱,即饮入于胃,游溢精气,上输于脾,脾气散精,上归于肺,肺宣发水通过毛孔而化为汗,通过鼻孔而呼出气和少量的水;肺的肃降,肝的疏泄,脾的运化,胃的通降,小肠受盛化物泌别清浊,浊者归于大肠,大肠传导糟粕排出体外。

在生理情况下，通过肾阳即命门之少火温熏脾胃之阳使谷物在胃中腐熟，此外，心阳亦须肾阳的充养才能生生不息，才能化气为血，才能让心阳像太阳一样普照大地让万事万物生生不息。在病理情况下，火不足以蒸水，则津液不生，气不得化，水不足以济火，则津液干枯，小水不下。在生理情况下，老人溺多，化气少而水质多；壮者溺少，化气多而水质少。

男女天癸及其形成

"天癸者，天一形成之癸水，乃肾中一阳之气化，而为水液至者，为肾气化水至于胞中，即女子二七而天癸至，七为阳数，八为阴数，离为女，坎为男，皆阴阳互换之道，男阳而得阴数，女阴而得阳数，女子七岁更齿，二七而天癸至。肾中天一阳气所生之水，冲任属后天，主奉心化血，冲任二脉导血下行，入于胞宫，与天癸之水会合，所谓任脉通，任脉起于胞中，天一阳气所化之癸水从督脉下入胞中，后天任脉感阳气而通畅，其丽于任脉者，为太冲脉，亦得天癸之阳，而所化之阴血更加盛满，于是阴血下入胞中与癸水会合为经血，每月一行是为月事，故曰月事以时下。"男子以气为主，则血从水而化为精，女子血气交会化为月信，男子血水所化之精，二八天癸至精气溢泻，另外男子所化之精上行循督脉入脊上脑，则生骨髓，循任脉则上颊绕唇，是生髭须。唐容川认为，天癸指的是人身五脏六腑所化之精，精是脏腑生理功能活动的表现。精包括先天之精和后天之精，先天之精来源于父母藏于肾，后天之精来源于脾胃运化水谷之精微，以维持脏腑生理功能，盈余部分乃藏于肾。精的生理功能：繁衍生殖、生长发育、生髓化血、濡润脏腑。其中的繁衍生殖和生殖发育就是天癸的作用。

内伤七情论述中医情志致病

1. 七情与脏腑气血有密切的关系　七情指喜、怒、忧、思、悲、恐、惊等七种正常的情志活动，七情即七气，加上寒温二气即九气，七情是人的精神意识对外界事物的反应，七情是指过于强烈持久或突然的情志变化导致脏腑气血阴阳失调而发生疾病的情志活动。情志活动与气血有密切的关系，脏腑气血的变化也会影响情志的变化，故"血有余则怒，不足则恐"。脏腑的生理活动必须以气血为物质基础，而精神情志活动又是脏腑生理功能活动的表现。

2. 五志论述情志与脏腑的关系　意志者所以御精神，收魂魄，适寒温，和喜怒者也。在此要重视脾肾，一主后天，一主先天，为人身之本，肾藏志，志定则足以御肾精，御心神，使不得妄动。志定则足以收肝魂，收肺魄，使不得妄越，脾藏意主思虑，故能令寒温适其宜，喜怒和其节。既是脾肾为先后天之本，所以中医情志致病的治疗，不但要重视心肝，还要重视脾肾。而西医把情志致病皆归属抑郁症的范畴。

综上所述，唐容川在五脏所属论肾之中首先提出命门、丹田之说，神生于肾中的精气，而上归于心。天一所生之癸水至，所以女子二七而月事以时下，男子则生髭须。其命门、丹田之说及脾阴、肺阳、肝阳之说在今天临证中仍有指导意义。他"汇通中西医学的改革精神是难能可贵的，由于历史的局限性和本人的盲目性，而导致某些观点的牵强和个别认识的粗浅，这也是可以理解的"。对西医解剖生理与中医经典著作所作的对比虽然有着严重的缺陷，但他不仅通晓医理，有丰富的临证经验，把中西医学的汇通运用到止血法中，这是他对中西医汇通所作的不可磨灭的贡献。因为今天的中西医结合也是不完美的，所以唐容川作为中西医汇通的杰出代表，应该给他恰当、全面的评价。

33　金元时期脏象学新思想及理论范式转型

在中医学术发展的历史上，金元时期是一个变革与创新的时代，其影响极为深远。金元医学的成就也是多方面的，而脏象学新思想的出现及其理论范式的转型，则是其中影响最为深远的一个方面，学者张宇鹏对此做了广泛而深入的探析。

与大多数中医学理论相同，脏象学理论体系最初的构建也是在《内经》中完成的。自两汉之后，《内经》所开创的以五行学说为基础、以五脏中心论为核心的脏象学理论体系大行其道，占据了中医学的主流统治地位，此后的诸书均自觉或不自觉地将这一学说作为正统思想来规范自己的理论。由此"五脏六腑"即成为不言自明的真理，并作为其余一切医学实践中最根本的理论基础而广泛地指导临床，其余各种脏象理论大多被边缘化而受到忽视，这种情况从汉末一直延续到两宋时期，脏象学一直平稳发展，突出建树不多，并且由于其理论的成熟而变得日趋保守僵化。到了金元时期，保守僵化的五行脏象体系影响力逐渐降低，不再占据主流地位，而以四大家为代表的金元医学，思想开放，锐意进取，一扫唐宋以来因循守旧的暮气，大胆探索新的思想，在宋代理学思想的影响下，新的理论与学说层出不穷，尤其是其中的阴阳太极学说成为新脏象体系的理论基础，命门、相火、元气等新概念逐步走进脏象学关注的中心视野，成为金元医家争相讨论的热门话题，最终导致脏象学理论范式的转型。

《内经》中的脏象学理论范式

脏象学理论最初萌芽于《管子》与《吕氏春秋》当中，此后又被两汉经学思想所吸纳，用以为其天人合一的思想寻找依据。在其过程中，主要是学者通过哲学思辨来设计并构建。在《内经》完成之前，以阴阳五行学说为基础的脏象学理论模型，已经参照经学思想的理论框架建设完成（以《春秋繁露》与《白虎通义》为代表）。而《内经》最重要的贡献，就是要将医学实践长期积累的各种原始经验与知识（主要是对藏府功能与特性的认识），经过精心选择与改造后，系统地整合到设计好的理论模型当中，而最终完成脏象学理论体系的构建。

《内经》中所阐述的脏象学理论，在很大程度上是参照了经学理论而创建的，以阴阳五行学说为理论，以广泛运用五行生克思想为其主要学术特征，故可以将其称为"五行脏象体系"。每一个自成系统的理论体系，都应可以寻找到一个处于核心地位的理论范式，这个范式是贯穿于体系内的所有理论当中的。五行脏象体系当然也存在这样一个范式，可以将之概括为"藏府五行"理论模型。这一理论模型主要包括以下几方面的内容：首先，是以五行理论来规范藏府，即五脏六腑均分属五行，甚至五脏的数目也是依据五行原则来确定的；其二，五脏在逻辑结构上是平等的，彼此循环无端，处于完美和谐状态，并无任何一藏突出；其三，受董仲舒"天人相应"学说的理论影响，五脏六腑的运动变化规律与天地五行的变化同步，尤其是在四时的变化上表现非常明显；其四，五行之间的生克乘侮规律，在五脏之间也同样有效，且广泛运用于各种理论，甚至影响到病机学、治则学等多方面的内容。

五行脏象体系的成熟与僵化

由于早期的五行脏象理论脱胎于西汉时期的经学思想，与医学临床是基本脱节的。在《内经》与《难经》中医学界才开始将哲学界的脏象理论引入医学理论当中，初步构建成整套完整而系统的脏象学理论体系。然而，由此可以认识到，脏象学并非旧有的医学思想的总结，而是秦汉之后才从哲学界移植来的理论创新，因此传统的经验与新生的理论，如何紧密结合而不产生矛盾，这就是一个必须解决的严重问题。

因此，为了解决这一问题，自汉末至两宋的上千年时间里，脏象学对中医学其他理论进行了全面的规范与改造。这一工作从《神农本草经》就已经开始了，在书中完全以五脏功能的虚实盛衰来规范药物的功效主治；在《金匮要略》与《中藏经》中，脏腑概念正式进入辨证论治当中；《脉经》大力推广寸关尺分候藏府的理论，使脏象学与诊断学紧密结合；《诸病源候论》则大量运用五脏生克的理论来解释病候，成功地将"五行脏象"学说引入病机学理论；《千金要方》则首创以藏府类方的方法，使脏象学成为疾病诊治的规范与导向；而钱乙与刘完素将脏象理论引入治则学当中。由此最终完成了脏象学对中医学的改造工作，有《内经》所开创的五行脏象体系成为中医学最终的理论基础，其余所有的理论都是在五行脏象体系的规范与导向内逐步发展起来的。以五行脏象为核心的脏象学理论体系，在唐宋时期也达到了其最成熟的巅峰。

然而，理论的僵化也伴随着其过度成熟而出现了。唐代孙思邈的《千金方》是对早期医学思想最为重要的一次系统总结，脏象、病因、病机、诊断、证候、治则、方药等中医各个领域的理论都被有机地结合起来了，形成了一个成熟而完整的中医学理论体系。成熟的理论体系固然极大地方便了人们的学习与实践，但从另一方面讲也同样大大降低了人们继续探索与创新的欲望。这一时期，人们的关注点开始转向对各种方剂与药物的搜集，大型方书与本草著作不断涌现，而医学理论则由于缺乏创新而逐渐流于形式，被不假思索地转抄照搬，或牵强附会地随意运用。

另一方面，《内经》脏象体系中最重要的成果是将源自经学的先验框架与医学实践得来的经验完美地结合在一起，但很可惜这一正确的方向在魏晋隋唐时期并没有得到足够的重视。这一时期的医家们普遍更迷恋于对精巧完美的先验框架的阐发，而对其如何与实践经验相结合却多有忽视，这就出现了诸如力图以五行生克思想解释一切医学现象的倾向。考察这一时期的历史，可以很容易地发现，虽然五行脏象体系的适用范围日渐扩大，但其实际的临床实用性却逐渐被削弱，这种理论与实践的体用分离现象日趋明显，最终直至出现如《局方》这样完全舍弃理论而单纯强调方证对应的方法与思路，成为医学发展的主导。理论出现如此的僵化与衰落，推倒重建已经成为一种无法回避的选择。

新思想出现的条件与机遇

金元时期是中医学术发展的转型期，新的思想之所以在这一时期出现，首先是学术发展的需要。自宋代之后，《内经》所开创的以五脏中心论为核心内容的脏象学理论体系，变得日趋僵化保守，流于形式，理论发展的停滞不前，又直接影响了对临床实践的指导，使得局方与成药大行其道，整个医界因循守旧、不思进取之风盛行。到了金元时期，战乱频繁，连年灾荒，疾疫丛生，这在客观上迫切需要医药事业的发展与变革，而理论的变革尤其重要。

然而，医学理论是不可能单独发展的，必然要受到社会发展水平的制约，首先最为突出的问题就是要寻找新的理论工具。《内经》的五行脏象学体系实际上是受到两汉经学的启发而被创造出来的，也藉由经学的学术中心地位而获得了某种不证自明的真理性，因此脏象学的发展首先要依赖于新的思想工具对经学的突破，而这就是北宋时期出现的理学思想。宋代理学的出现源于对僵化保守的汉唐经学的突破，汉儒治经，偏于注解，名物训诂；唐儒治经，上承汉儒，依注作疏，笃守"疏不破注"的原则，不仅以"疑经"为背道，而且以"破注"为非法，因而千年以来儒学传承陈陈相因，千篇一律，严重束缚着思想界，扼杀了思想的自由创造。经过社会的不断发展与变迁，汉代的经学思想已经难以适应经世致用的需要，力图弥合这种体与用分离与矛盾的努力，正是宋代理学思想发展的原动力之一。医学的发展并不能脱离社会发展的大背景而单独存在，因此在这一时期，中医学领域内体与用分离的情况也是非常普遍的，理论与实践脱节，尤以脏象学最为严重。面临挑战就需要有效的应对方法，而理学的成功恰好为中医提供了有力的思想武器。

脏象理论之所以会在金元时期出现转型，与医生个人素质的提高也有很大的关系。在宋代以前医家多以世代为医的职业医生为主，获取知识的来源多为其先辈口传心授，或自己的临床经验，这就带有很大的局限性。自宋代以后，印刷术广泛流行起来，知识的迅速传播成为可能，理学思想都在全社会范围内得到相当程度的普及。而北宋的林亿校正古代医书的活动，作为古代医学知识的一次系统总结，也使医学理论得以广泛传播。因此，金元医家在个人的修养与素质上普遍高于前代。此外，宋代之后，随着社会等级观念的淡化，医生的社会地位逐步提升，北宋名相范仲淹就曾有"不为良相，则为良医"的名言。尤其是有一类特别的儒者另辟蹊径，将医学当作儒家格物致知的实践之一，希望由医学入手修心提高自己的儒学修养，进而最终达到经世济民之目的。此类医家在金元之后也不在少数，以朱丹溪"援儒入医"为代表。大量儒生进入医学领域，儒者多兼通医道，医者多通儒理，儒学与医学相互影响、相互渗透，客观上为理学思想对医学理论的改造创造了必要的条件与机遇。

理学思想的渊源，可以远溯至唐代的韩愈、柳宗元，但其真正发轫确是始于北宋初年的大思想家周敦颐，至熙宁年间，以邵雍、张载、二程等人为代表，一大批理学家不断涌现，各自创立新说，标志着理学思想的成熟。然而，此时的理学思想只是在文人士大夫之间的思想碰撞，既没有得到官方政府的重视，也没有真正流传至民间，因而对此时的医学也谈不上什么影响。迨至金国兴起，北宋灭亡，来自官方的僵化保守思想与垄断势力也随之消失了，新思想的影响也在北方逐渐扩大。以刘完素、张元素、李东垣等人为代表的民间医家再度活跃，在理学思想的启迪下，通过临床实践，揭开陈腐俗套的弊端，创成一条新路，成为革新的先锋代表。在南方的南宋王朝，虽然理学传承不绝，而且产生了朱熹这位集大成的思想家，但是由于政府对思想的控制仍然严密，理学思想仍然处于边缘化的地位，直至元朝灭宋后，才得以改观。朱丹溪以朱熹五传弟子的身份，转攻医学，正式"援儒入医"，自觉或不自觉地将大量的理学内容引入医学领域，成为金元医学的集大成者，也最终完成了脏象理论形态的转型，为明代脏象学的大发展奠定了坚实的基础。

理学思想与观念对脏象学的影响

新的脏象学思想是在宋明理学的大背景中诞生的，尤其是朱熹的"理学"思想、张载的"气"学、周敦颐的"太极"理论，亦即邵雍对"先天"思想的重视，都是其主要理论基础，而宋代易学的复兴，甚至包括道教学术的新发展，都为命门理论的诞生提供了充足的养料。与五行脏象体系相比较，宋明理学与两汉经学之间的差异也同样体现在医学领域。

首先，与汉儒宏阔不羁的思想相比，宋儒比较务实，大多已经放弃了两汉流行构建宏大的、无所不包的普适性理论体系梦想，转而追求发现理论中某一点的核心价值。如二程与朱熹论"理"，张载论"气"，陆九渊论"心性"，周敦颐论"太极"等，各执一端，自成体系。因此，受理学的影响，此时的医家谈论脏象，总喜欢针对某一个主要问题出发，引申出其理论体系，又因个人学识、经历、见解的不同，各家分流也自此而始。《四库全书总目提要》："儒之门户分于宋，医之门户分于金元。"

在脏象学领域内，这一传统始于李东垣的脾胃学说。在宋代之前的医学典籍中，但凡专论脏象的章节，基本上都是采取五脏综述的方法，五脏平等，循环无端，并无任何一藏突出，这充分显示了汉代经学构建宏大的、无所不包的普适性理论体系的思想倾向。而李东垣在其代表著作《脾胃论》当中，首次打破常规，不再综述五脏，而是将"土为万物之母"的哲学理论引入医学当中，提出"内伤脾胃，百病由生"的论点，以脾胃为中心，重点讨论内伤病的问题，其余诸藏多被忽略，这就很像宋儒们处理问题的方式。自李东垣之后，这种专论一藏的方法得到广泛流行，五脏的中心地位被逐步弱化，而且脏象学的内容也不再局限于五脏六腑，命门、相火、元气等概念逐步走进脏象学关注的中心视野之内，为明清时期脏象学的多元化发展奠定了基础。

其次，宋代理学对阴阳太极思想的重视也对脏象学的转型有着重大的影响。宋学与汉学的另一个主要区别，是五行理论逐渐被淡化，而阴阳太极学说则大行其道。宋代理学的发轫，是以对易学的重新认识为开端的。魏晋隋唐之际，佛教思想泛滥，儒学逐渐式微，原因是多方面的，其中有一点是对宇宙本源的解释上，佛学中四大、四劫、三界六道、大千世界等精巧的宇宙论思想完全压倒了过度重视世俗伦理的儒家，比较而言，汉代经学确立的那种以五行万物归类为最终依据的宇宙论模型，则显得过于死板而缺乏变化。因此，宋代儒学的复兴，沿着"出入于释老"而"反求诸六经"的三教合一思路，首先是从道家思想中重新发现了易学的价值，通过对河图、洛书、太极图、先天图等道家神秘主义图式的重新解读，以哲学思辨的方式创造出理学自身的宇宙论结构。在宋代理学的宇宙论解释中，阴阳太极思想占据极为重要的地位，是理学宇宙论的核心观念之一。如周敦颐在《太极图说》中论述：无极而太极，太极动而生阳，动极复静，静而生阴，静极复动。一动一静，互为其根；分阴分阳，两仪立焉，阳变阴合，而生水火木金土，五气顺布，四时行焉。五行一阴阳也，阴阳一太极也，太极本无极也。五行之生也，各宜其性。无极之真，二五之精，妙合而凝。乾道成男，坤道成女。二气交感，万物化生，万物化生而变化无穷焉（《太极图说》）。

在这里周敦颐构建了一个生动的宇宙生成图式，"无极"资于"太极"的"动静"而有"阴阳"两仪，"阴阳"相互作用产生"五行"，而后两者相合，"乾道成男，坤道成女"，最终化生万物。如此则构成"无极"—"太极"—"阴阳"—"五行"—"乾女"—"万物"的宇宙论结构，其中"阴阳"是作为宇宙本源的太极（或无极）化生天地万物的中心枢纽，其重要性甚至超过了虚悬于其上的"太极"。不只是周敦颐，包括张载的气学、二程与朱熹的理学等，"阴阳"都在其理论体系中占有极为重要的地位，相比之下，汉代倍加重视的五行学说则被搁置一旁，乏人问津。

这一点变化在脏象学领域内的影响非常深远。在宋代之前的脏象学、五行学说占有绝对的主导地位，阴阳学说的重要性则并不突出。人们论及脏象之阴阳时，要么是以藏府分阴阳，即藏为阴、府为阳；要么就是五脏之内分阴阳，即如一水二火（肝、心为阳，肾为阴）、二阳三阴（肺、心为阳，肝、脾、肾为阴）之类的内容，是一种特定的解释，并无多少实用价值。而一脏之内再分阴阳（如心阴、心阳，肾阴、肾阳之类），并将之与盛衰虚实结合起来运用到临床中的，则是在金元之后才逐渐出现的，这明显是受到宋明理学阴阳太极思想的影响与启发。

首先取得突破的是刘完素与张元素。刘完素把《内经》五运六气中"君火以明，相火以位"的君火与相火引入人体脏象当中，以心为君火，命门为相火，首创命门相火说。如此，则"右肾属火不属水"，这是首次在一脏之内区分"水""火"不同的性质，是后世"肾阳"的最早表述，开"阴阳太极脏象"理论之先河。易水学派的创立者张元素在同一时期也论及命门相火，并进一步将之与"元气"联系起来，大大增加了命门的重要性。虽然刘完素与张元素两人的命门相火论更多的是从道家思想中获得的灵感，但与当时社会阴阳学说被普遍重视有关。此后阴阳学说，在脏象学中的地位越来越重要，被众多医家争相采用，如李东垣的"火与元气不两立"理论与"内伤阴火"论等，均明显是受到了阴阳学说的启发，而王好古《阴证略例》重视藏府虚损，罗天益《卫生宝鉴》独辟三焦辨治等，也都同样可以看作对"阴阳太极脏象"理论的一种早期探索。朱丹溪可以被看作是"阴阳太极脏象"理论的开创者，他在"援儒入医"后，将大量的理学内容引入医学领域，提出"人身各有一太极"的思想，其理论具有很鲜明的哲学色彩。例如在他对"君火""相火"的论述中，可以很明显地感受朱熹"天理""人欲"思想的影子。朱丹溪对脏象学的贡献主要是相火论、阳有余阴不足论和藏府阴阳升降学说等，非常明确地把阴阳太极思想作为其理论的核心，也为明代命门学说的大发展提供了思路。

"先天"与"后天"的区分，在宋代理学中也是一个非常重要的思想。北宋大儒邵雍首创先天之学，以数字符号表示宇宙生成和发展的架构，形成一个数学化的纯形式的先验体系。所谓"先天之学，心法也，故图皆自中起，万化万事，生乎心也……盖天地万物之理，尽在其中矣（《皇极经世绪言·先天象数第二》）"，由此"先天"与"后天"的观念成为理学思想的重要组成部分。"先天""后天"思想对中医学理论的发展具有重要的认识意义，两者的区分虽然在《内经》中有一些思想的萌芽，但直至金元以后的医家，在理学的影响下对先后天的理论进行了充分阐发。李东垣首创脾胃为元气之本，并就先天元气和胃气间的关系进行了阐述，此后"元气"的概念，借由理学对"先天"思想的重视而兴盛起来，成为金元一家讨论的中心话题之一。此后，命门、肾、脾诸藏也纷纷引入先后天的概念，成为脏象学新的发展方向，而直接启发了明代医家对先天之本与后天之本的概括和论述。

此外，宋明理学在宇宙和世界本源问题上执着探索，也对脏象学的发展产生不可忽视的影响。尤其是明代之后的医家们，在理学思想的影响下，也开始了对人体生命本源的追问，在探讨人体阴阳水火的互根互用关系问题之后，更借太极而言人体先天，将太极和命门相联系，构建了一个比五脏六腑更高层次的脏象体系，完成对《内经》脏象理论的根本突破。

阴阳太极脏象体系的基本框架

阴阳太极脏象体系不同于形成于《内经》的五行脏象体系，而是经由自金至清的数百年间，几十位医家间的摸索、探讨与争鸣后，逐渐形成的一种共识。其中，由于医家与流派的不同，而形成了许多种相关或不相关的思想与学说，总的归纳起来，主要包括以下3个方面：对人体阴阳的认识，对人体五脏的重新定位，以及关于命门、胞宫等新藏府的理论。这些理论尽管形式与内容各不相同，但都秉承了一个共同的特点，即均以宋明理学作为其理论基础，而且对理学中阴阳太极思想格外重视，这就保证了在理论体系中确实具有一个处于核心地位的理论范式贯穿于所有理论当中，从而使各家理论间具有较好的可通约性以及能够基本实现体系内的相容与自洽性。这一点在两种脏象理论体系间的相互比较时，表现得特别明显。

阴阳太极脏象体系是以宋明理学为其主要理论基础的，尤其是以朱熹的"理学"思想、张载的"气"学、周敦颐的"太极"理论等为代表，而宋代易学的复兴，甚至包括道教学术的新发展，都为阴阳脏象体系提供了充足的养料。其中周敦颐所创造的"太极图"模式最具代表性，阴阳脏象体系本身在很大程度上就是类比这一框架来设计的。在这其中几个主要的要素，如太极（无极）、阴阳、五行、万物，在阴阳脏象体系中都可以找到其相应的对象。参照无极或太极的模型，在人体即为元气与命门之属，由先天元气一分为二，则成真阴、真阳，而后阴阳动静相生又化生五脏，阴阳与五脏相合则共同组成人体。这一框架即为明清时期阴阳脏象体系对人体的基本认识，各家理论虽细微之处各有侧重与不同，但总的来讲都是以这一基本框架为基础构建的。

理论范式转型的完成及其历史意义

金元时期，在中医脏象学发展的历史上，有着非常重要而独特的地位，在这一时期，脏象学理论的形态与范式完成了第一次根本性的转型，以两汉经学为理论基础的"五行脏象"体系开始衰落，而以宋明理学为理论基础的"阴阳太极脏象"学说逐渐盛行。这一转变始自刘完素开创的命门相火理论，而经过张元素、张子和、李东垣、王好古、罗天益等人的发展，至元代医家朱丹溪集新思想之大成，其主要贡献：相火论、阳有余阴不足论和藏府阴阳升降等学说，非常明确地把阴阳思想作为其理论的核心。朱丹溪的脏象学理论也为明代命门学说的大发展提供了思路。而朱丹溪本人也可以被看作是理论范式完成根本性转型的标志。

阴阳太极脏象体系的理论范式，可以将之概括为"命门阴阳"理论模型，包括以下几方面的内容：其一，新思想打破五脏间的平衡关系，针对某一问题，建立某一藏府的主导地位，其他藏府围绕其重新确定关系，这一特征最突出的例子就是李东垣的《脾胃论》。这一改变具体表现为对两宋以前盛行的五行脏象体系先验框架的忽视与破坏，虽导致理论的普适性下降，适用范围较局限，但与临床实践的联系更加紧密，更符合医学本身所追求的目标。其二，阴阳太极学说在理论构架中占有主导地位，人体中的阴精与阳气受到充分的重视。而且，在金元时期出现了在同一藏府内部划分阴阳的趋向，这一趋向首先表现为对命门与肝肾（相火）阴阳水火性质的讨论，而最终在明代以后扩展到所有涵盖藏府的普适性方法。阴阳的盛衰、消长、变化及其相互转化成为医家争相讨论的重点内容，同时"先天"与"后天"等哲学概念也被引入脏象学当中，被广泛运用于解释疾病与指导治疗。第三，《难经》中命门概念被发展起来，与道教中的"丹田"理论及周敦颐的"太极"学说相结合，与元气、相火等理论相结合，成为新理论体系的核心内容。这一思想在明代又得到进一步发展，最终导致明代命门学说的大发展，从而最终完成了对五行脏象体系的根本性超越。

　　金元时期理论范式的转型，在脏象学的发展历史上有着非常重要的意义，主要体现在两个方面：首先，新思想的出现标志着理论向临床实践的回归。早期的脏象理论体系在隋唐以后由于其过度成熟而逐步走向僵化，尤其到了两宋时期，理论与实践的脱节日趋严重，医学理论则流于形式，被普遍忽视。金元时期新思想最突出的特征，正是追求理论向临床实践的回归，突破了精巧而又死板的五行脏象先验框架的桎梏，直接从临床实践经验出发总结脏象学理论，重新发现脏象学的价值。

　　其次，理论转型开拓了中医学的视野。随着阴阳太极脏象体系的出现，阴阳、命门、元气、相火的新的概念和理论被逐步发展起来。这些名词虽然都可以在《内经》与《难经》当中找到出处，但金元之后被赋予了全新的意义，建立了全新的理论。由此，除五行脏象体系外，又出现了一种全新的阴阳太极脏象体系，为中医学理论的发展开拓了一片新的领域，也为明清时期中医脏象学理论的多元化发展创造了条件。

34　脏腑、脏象和脏器

　　学者鲁明源认为，中医学的"脏腑"与"脏象"是两个不同的概念。"脏腑"首先是解剖学上的器官，而"脏象"作为系统功能是在解剖学"脏腑"的基础上建立起来的。两者有区别，亦有必然的联系，均具有独立存在的意义。

脏腑——内脏的解剖结构

　　人们认识人体最直接、最方便的途径就是通过解剖观察其形态特征。《灵枢·经水》："夫八尺之士，皮肉在此，外可度量切循而得之，其死，可解剖而视之。"在《内经》《难经》时代，古人通过这种感性的、直观的方法对自身的构造已有了最基本的认识，如《素问·五脏生成》"诸血者，皆属于心""故人卧血归于肝"，《素问·阴阳应象大论》"天气通于肺"，《素问·太阴阳明论》"脾与胃以膜相连耳"，《素问·逆调论》"肾者水脏，主津液"，《素问·痿论》"心主身之血脉"，以及《难经·四十二难》中"胆在肝之短叶间……盛精汁三合"，《难经·三十六难》"肾独有两者"等有关论述，与现代解剖学的差异仅在于粗疏与精细之间。

　　《素问·五脏别论》明确指出"脏"与"腑"分为3类，即五脏、六腑、奇恒之腑总称曰"脏腑"，解剖结构的差异是分类的主要依据和标准。当然，由于观察手段的限制，古人对内脏形态结构的了解被局限在肉眼观察的水平上。各脏腑最基本的生理功能也是在这一观察水平上得出的，如心主血、肝藏血、肺司呼吸、肾主水、胆贮存和输泄胆汁、胃主受纳和腐熟水谷、小肠主受盛化物、大肠主传化糟粕、膀胱主排尿等功能都是与其各自的解剖结构相适应的。

　　对内脏结构的认知是探索内脏功能的首要环节，很难想象在对形态结构一无所知的情况下，能"推论""臆想"出其功能来。基于此，"脏腑"的内涵应包括内脏的解剖结构及与之相适应的功能。这一概念的确立，从对中医学认识的轨迹来看，应早于"脏象"概念，并且是独立存在的。

脏腑——解剖脏器译名的依据

　　有学者认为，现代解剖学中脏器的译名，是"借用"了中医脏象中有关的名称，但两者内涵并不一致，存在着"解剖实体"与"功能单位"的本质区别。然而，为什么现代解剖学内脏的译名能方便地借用中医脏腑的名称，并且基本上做到了一一对应，对号入座？究其原因，说明两者具有根本的相同之处，即均采用了解剖的方法，观察了同一客体。可以断言，一个以结构为出发点的"脏器"无论如何也是难以与纯粹的、整体意义上的功能单位相吻合的。所谓"脏腑"，是中国古代关于人体结构的知识体系，这也正是现代解剖学中脏器译名的依据所在。

　　现代解剖学中脏器的名称与古代解剖知识中脏腑的名称几乎是等同的。但由于古人认识水平的限制，难免将一些"非独立脏器"列入脏腑的范畴，如"三焦"本是古人肉眼看到的脏腑之间或脏腑内部的间隙或通道，因其有"沟通联系"作用，故为六腑之一。《吴医汇讲·三焦论赘言》强调指出："夫三焦者，即胸、膈、腹内三空处也，诸大贤皆谓有名无形者，所以别其不同于他脏他腑之自具一形耳，非曰无形即无其处，正欲指空处，故曰无形也。"现代解剖学正是因为其远离实体，有名无形而未加借用。可见，中医学的"脏腑"与解剖学的"脏器"，其基本内涵是一致的。

脏象——脏腑功能的演化

古人对自身结构的认识受到生产力水平的严重制约，因而无法对内脏的微细结构进行深入研究，而且儒学的兴起也不允许解剖学向纵深处发展，这就使人体的生命现象成为无法打开的黑箱。在这种情况下，古人不得不放弃由结构到功能的认识方法，而只能通过对表现于外的正常或异常的生命现象进行长期大量的观察，借助既有的粗糙的解剖知识去推测这些现象与内在脏腑的联系。《素问·六节脏象论》所谓"天食人以五气，地食人以五味……气和而生，津液乃成，神乃自生"，清楚地说明了有诸内者必形诸外，察外可以测内的观点。

《素问·五脏生成》："五脏之象，可以类推。"故由外揣内可以得到生命现象与内在脏腑的诸多联系。如"心藏神"的功能就是以解剖知识为始基，通过对生命现象的长期观察，用主观思辨的方法推论演化出来的。解剖知识告诉人们"心主血"，而反复的实践经验使人们发现血与神密切相关，血足者神旺，失血者神少，亡血脱血者神昏或失神。既然心主血，而神以血为物质基础，故神亦必藏于心。这就将藏于体内的脏腑与诸多相关的生理病理现象联系确定为一个不可分割的统一体，名之曰"脏象"。张珍玉深入浅出地道出了"脏象"的精髓："以形态学为基础，而不完全以形态学论理。"并且这种认识方法还决定了将人体与时间、空间的联系也纳入脏象之中。以"心脏象"为例，其形成源于古代解剖学上的"心主血"，观人体之象得出"心藏神""开窍于舌""其华在面""在体合脉""在志为喜""在液为汗"等，观自然之象则联系"夏季""南方""炎热""赤色""苦味"等。因此，心脏象是主血之心与若干相关的人体、自然之象的集合体。总之，"脏象"基于解剖而不拘于解剖，充分反映了生命现象的整体统一和普遍联系，因而也就更深刻、更充分、更科学地把握了生命的本质活动。《灵枢·九针十二原》"粗守形、上守神"，形象地点明了中医脏象学的深刻内涵。

所谓"功能单位"，也正是体现了脏象的联系特征而得到了广泛赞赏。但必须指出，中医学的脏腑首先是解剖意义上的脏器，而后才被取象比类为中医学的脏象，即心、肝、脾、肺、肾。这不仅将解剖学上五脏、六腑、奇恒之腑的诸多功能重组演化为五个"功能单元"，与人体整体水平的生理病理现象相联系，并且将相应的自然现象也纳入五脏系统，将人体置于内外环境的普遍联系之中，充分体现了中医学以整体观念为指导思想的科学性，不妨称之为心脏象、肝脏象、脾脏象、肺脏象、肾脏象。这种认识符合中医理论的经典旨意和客观实际。

对脏腑与脏象进行区分的启示

古代解剖中所观察到的脏腑是脏象理论赖以发生形成的基石，脏象则是脏腑由解剖实体系统功能演化的结果。明确两者的区别与联系将会给我们许多有益的启示。

1. 纠正比较研究中的误区   由于脏腑与脏象有别，所以在中西医比较研究中，与解剖学中脏器具有可比性的应该是脏腑而不是脏象。晚近的研究者却往往用具有系统功能意义的脏象与脏器比较，并且随意地以脏腑取代脏象，得出的结论是中医学的脏腑不是解剖学中的脏器，而且两者谁也不包含谁。这就在比较中混淆了脏象与脏腑的概念，以脏腑代脏象与脏器加以比较，坚持认为脏腑不是解剖学上的脏器，使原本立足于解剖而形成的脏象成了无源之水、无本之木，演变为抽象的"纯"功能，难免使人对其科学性、实践性产生怀疑。

因此，在中西医比较研究中，首先要弄清本旨，明确中医理论的形成背景和过程，还经典理论以本来面目，才能使比较研究更合理，得出的结论更准确，更具有指导价值和意义。

2. 对内脏功能的再认识   中医学有关内脏功能的含义是复杂的，依据认识的层次可分为两类：一类是可以直接从脏腑的解剖结构上得到完满解释的功能，不妨称之为"结构功能"；另一类是以象测脏，或是对脏腑之间关系进行思辨形成的，可以称之为"系统功能"。系统功能必须以结构功能为基础和立足点，否则会沦为唯心主义的玄学。可以说，脏象的功能是这两类功能的融汇与综合。因而，了解从结构功能到系统功能的演变过程是研究脏象学确切内涵的重要途径之一。

（1）脏腑功能均以结构为基础：脏腑各有其不同的结构功能。中六腑和奇恒之腑的功能几乎都是通过解剖结构来建立的，在脏象学中，它们的结构功能均被归纳定位到五脏的系统功能之中，这是以五脏为中心的整体观所特有的方法，因而有"脏象"而无"腑象"。五脏之中，心主血脉、肺主呼吸、肝藏血、肾主水等，均是其结构功能，也是其系统功能演化的始基。这应该是探讨诸脏象形成渊源的重要依据和出发点。但是，由于长期以来没有从理论上阐脏腑与脏象的源流承传关系，形成了重脏象而略脏腑的研究倾向，使有关研究完全抛开了内脏的解剖结构，陷于漫无目的的功能之海中不能自拔。例如对中医脾实质的研究，有的学者认为：脾主要包括消化系统以及能量代谢和水液代谢的一切器官系统，也包括神经、体液调节机构。这就使中医之脾游离于一切内脏的解剖结构之外，成为无所不包的功能，从而模糊了脾与其他脏腑的相互关系，极易造成理论上的混乱。

为了避免研究中的盲目性，必须从经典理论入手，首先认定脾脏的结构功能。根据有关脏腑内景解剖的资料分析，宋代杨介《存真图》、明代杨继州《针灸大成》、张景岳《类经图翼》、许浚《东医宝鉴》等均称脾"掩乎太仓""脾俞在十一椎下是脾之部位"，这与现代解剖学所见之脾是一致的，故中医脏腑之脾与解剖脏器之脾是符合的。脾脏器是体内最大的淋巴器官，具有产生白细胞、产生抗体、贮存铁质、贮存血细胞等多项功能。由此可以设想，所谓"脾主裹血""脾主为卫"正是对上述功能的客观描述，是古对这一器官长期观察和研究所得出的结论。后人却因为对脏象学解剖基础的轻视而完全忽略了脏腑之脾的存在，因此，对其结构功能无从解释，只能将其牵强附会地归结为"脾主运化"功能的附属和延伸。这只会将脾实质的研究引入日趋泛化的歧途。

（2）脏象功能也以解剖学论理：脏象是一个系统概念，是诸多相关脏腑功能分类整合的结果，如胃、肠等对饮食物消化吸收的功能因其相关而被整合为"运化"功能。这些被整合形成的系统功能均要分别归纳定位到五脏之中。如果与五脏的结构功能同类或相关，则可予以合并定位。如奇恒之腑的脑，能主司精神活动，称为元神之腑，脑神的功能与血密切相关，故藏神与主血均被定位于心脏象。这种联系方式完全挣脱了形态结构的束缚，仅以功能相关为纽带，所谓"功能单位"的渊源正在于此。

另一种情况是，被整合出的系统功能与五脏的结构功能之间没有直接或必然的联系，这时解剖集团的相关性就成为归类定位的主要依据。例如，"运化"功能与脾"为卫""裹血"的结构功能既无直接关系，也非同类功能，是如何被定位到同一脏象之中的呢？《素问·太阴阳明论》："脾与胃以膜相连，而为胃行其津液。"《素问·刺禁论》："脾为之使，胃为之市。"可见，正因为胃与脾在解剖位置上最近，所以推测二者在功能上密切相关，脾脏象的系统功能是解剖学上脾、胃、肠等功能的概括。在这里，解剖结构成为脏象学重要的说理工具。脾、胃、肠等脏腑的结构功能既然可以从解剖的角度被整合到一起，古人认为这些结构功能之间也应该有内在的、深层次的联系。由于中医理论广泛的解释能力，反过来用"运化"来解释"为卫"和"裹血"也就成为自然而然的事情了。脾脏象正是经历了上述认识过程之后才逐渐定型的。从这个角度入手分析，可以将脾脏象中繁杂的经典论述糅为一体，使其结构与功能之间散乱无序的关系变得清晰明朗。

脏腑与脏象是中医理论中两个不同的概念。在与西医的解剖脏器加以比较时，必须严格区别使用。结构与功能是脏象学论理过程中不可或缺的两个方面，形态结构是脏象得以形成的基础。源清流自洁，只有从解剖学基础入手，循着古人的认识过程去研究脏象学，才能深刻、准确地理解其内涵。

35 脏腑概念从解剖实体转化为生理功能系统的成因

脏腑概念是中医脏象学的理论基石。直至今日，中医脏腑概念的确切指代仍然存在争议，制约了中医理论的进一步发展。应该说，这种争议是与西方解剖学的观念传入后，两种认识相互碰撞分不开的。不能否认，记载在医学典籍上的脏腑有充分的解剖学依据，以历史的语境分析，明末清初之前中国人所说的五脏六腑，应当就是解剖学意义的脏器。但也应当承认，古人在论述脏腑的作用和地位时，很多情况下脱离了具体的解剖学实体，脏腑名称被虚化为"气化"功能的载体，形成了当代所见到的中医脏腑概念的"功能化"现象。学者项忆瑾等分析了这种现象的源头，以期初步揭示脏腑概念从解剖学实体转化为生理功能系统的成因。

上古文化对原始脏腑概念塑造的影响

目前我们所推崇的脏腑学说的理论框架是由《内经》奠定的。很多学者注意到，《内经》的思想脉络与刘安组织撰写的《淮南子》大致相同，再加上如此皇皇巨著在《史记》上没有记载，而刘向编次的《七略》却有记载，似可以推断出《内经》与《淮南子》大约出自同一时代。因此，考察先秦到西汉的文献，可以大致把握脏腑学说雏形的产生脉络。

中国最早的文字是甲骨文，甲骨文上有很多解剖学知识的记载，但多为体表可识别的结构，如首、面、臀、膝等，需要剖开才能认识的结构则只占极少数，例如：心。这提示在殷商时期，人们对体内脏器的认识还十分浅显，更不可能产生脏腑与古代学说的有效结合（这一时期，诸如阴阳五行学说也未形成）。《周礼·天官冢宰·医师》则已经提到"九藏"的概念，没有提到具体的内容；东汉经学家郑玄的注解是："正藏五，又有胃、膀胱、大肠、小肠"；唐朝贾公彦进一步注疏："正藏五者，谓五脏：肺、心、肝、脾、肾，并气之所藏。"不管后世的注解是否体现原作者的本意，至少可以看出在《周礼》成书的年代，人们对内脏的认识已有较大提高，并且所有的体内器官均可以称为藏，还没有脏腑的严格区分。《管子》中已经有了"五脏"的明确记载，内容和我们在《内经》上常见的五脏相同，并出现五脏与五位的配属。《管子·水地》："人，水也。男女精气合，而水流形。三月如咀。咀者何？曰五味。五味者何？曰五脏。酸主脾，咸主肺，辛主肾，苦主肝，甘主心。""五脏已具，而后生肉。脾生隔，肺生骨，肾生脑，肝生革，心生肉。五内已具，而后发为九窍。脾发为鼻，肝发为目，肾发为耳，肺发为窍。"由于《管子》中五味与五行的配属关系是恒定的，因此，可以说这些论述具备了五脏五行配属的初步形态。综上所述，可以看出人们对脏腑的认识过程，也是将脏腑概念与上古文化学说相结合的过程。

提到上古文化对脏腑概念的影响，需要先明确儒家内部关于古文经和今文经这两个概念。秦始皇焚书坑儒以后，很多古代经典已经消失。西汉建政后，人们通过回忆，用当时的流行字体——隶书将这些经典记录了下来，后世称之为今文经。后来人们发现藏匿起来的古代经典，这些经书以"蝌蚪文"撰写，时人已不认识，故称之为古文经。将古文经用今文翻译后，人们发现其与通过记忆整理的今文经存在很多差异，并因此在两汉时期形成了古文经学与今文经学两个流派。两个流派在对上古经典的文字、经义的认识上存在分歧，产生了激烈争鸣。对于五脏与五行的配属关系，今文经学与古文经学就给出了不同的秩序，深刻地影响了脏腑学说的发展。虽然《管子》最早提出了五脏五行配属关系，但这种配属既不符合今文经学给出的秩序，也不符合古文经学给出的秩序说明，在《内经》成书之前，上古社会对五脏五行的配属关系仍然存在争议。古文经学给出的五脏五行配属秩序是：肝配金、脾配木、心配土、肾配水、肺配火，这种配属方法比较符合五行的逻辑原旨，应当就是两汉前已有的成熟的匹配方法，《礼记·月令》和《吕氏春秋》就采用的这种配属方法，可见它为当时的知识界所认可。《淮南子·时则训》在记述祭祀相关的事件时，也延续上述匹配模式。但《淮南子·地形训》在讨论五方之人时，五脏与五行的配属关系发生了一次彻底的转变：即采用了苍色主肝、赤色主心、白色主肺、黑色主肾、黄色主胃的匹配方式。《内经》除了将黄色主胃改为黄色主脾外，其余五行匹配完全相同，这种五脏五行配属方法公认为今文经学的范畴。很显然，今文经学的五脏五行配属方法成为《内经》的思想主轴。

　　伴随着五脏与五行配属关系的改变，脏与脏、脏与腑之间的关系也必然出现了大幅的调整，秦汉之际的这场变革，对中医学的影响是深刻而久远的。虽然古文经学排定的五脏与五行的配属方式更符合五行学说的原旨，但却与古代医家基于原始实证的解剖生理观察不符，可能也经不起医疗实践的检验。正如东汉经学家郑玄在《礼记注疏》所指出的"今医疾之法，以肝为木、心为火、脾为土、肺为金、肾为水，则有谬也。若反其术，不死为剧"。由此可以看出，不仅五行学说影响了古代医家对脏腑概念的认识，上古医家对脏腑的解剖生理观察也反过来促进了五行学说的丰富和发展。中医脏腑概念的原型就在上古文化与古代解剖生理知识的结合中得以塑造完成。

原始脏腑概念的发展没有脱离解剖学实体

　　脏腑的本初概念对应的是解剖学器官，这一点是没有什么疑问的；并且"解剖"一词本来就出自中医学的原典，大家所熟悉的《灵枢·经水》上的原文也清晰地告诉我们，医学先祖进行过较为系统的解剖学实践。尽管上古的医家在构建脏腑的原始概念时，直接或间接地借助关于万事万物的哲学学说（如五行学说）加以推论。但归根结底，五脏学说的原初建构是以解剖学实体为根据的。

　　1. 心主血脉学说的原初建构　《内经》中记载了心主血脉的功能。中医学界的流行观点认为，心主血脉的功能可能源自于解剖观察。近来有学者指出，心主血脉是五行归类的结果，其主要文献依据是《内经》上的众多条文，如《素问·金匮真言论》："南方赤色，入通于心……是以知病之在脉也。"但从另一个方面看，这种描述实际上进一步表明，心主血脉是以解剖学观察为依据的。试想，心居中央，为君主之官，应与黄色相配，古文经给出的顺序正是心属土，将赤色与心联系起来的配属方法不但与五行的一般配属原则相违，也违背古代的法统思想。那么，是什么强大的力量导致"心"退出中央黄色的主位而居南方呢？项忆瑾推测是心与赤色的血之间存在的密切关联性才推动了心的五行配属的调整。由此似可推断，五脏的五行配属不是凭空推定的，实质上以客观的事实为依据。

　　2. 脾主运化学说的原初建构　当代中医学将脾的功能总结为主运化、主升清和主统血，这3个术语都不是直接来自《内经》。所谓主运化和主升清虽然被后世划分为两个功能，但其依据的《内经》条文是相同的，诸如"饮入于胃，游溢精气，上输于脾。脾气散精，上归于肺，通调水道，下输膀胱。水精四布，五经并行，合于四时五脏阴阳，揆度以为常也"。《内经》同时提出了上述论断的来源："脾与胃以膜相连耳，而能为之行其津液何也？"这一线索表明，上古的医家在确定脾的功能时，充分考虑到解剖学因素。脾主统血来源于《难经·四十二难》"脾……主裹血，温五脏"，后世学者认为，这一论断的提出基于解剖学观察。

　　根据五行学说推断的脾功能为"脾主肉"，如《素问·金匮真言论》："中央黄色，入通于脾……其味甘，其类土……是以知病之在肉也。"通过考察《内经》的条文可以发现诸如"肉萎""四支不举"等与肉相关的病变都归结为脾病。

　　3. 肾主藏精、主水学说的原初建构　在中医学教程中，往往会对肾的功能有较详细的阐述，肾的主要功能包括主藏精、主生殖、主骨生髓、主水、主纳气等。主藏精、主生殖来自相同或相关联的《内经》条文，如《素问·六节脏象论》"肾者，主蛰，封藏之本，精之处也"，《素问·上古天真论》"肾者主水，受五脏六腑之精而藏之""丈夫……二八，肾气盛，天癸至，精气溢泻……七八，天癸竭，精少，肾藏衰，形体皆极。女子……二七，而天癸至，任脉通，太冲脉盛，月事以时下……七七，任脉虚，太冲脉衰少，天癸竭，地道不通，故形坏而无子也"等，有学者经过认真考订认为上述结论都是经过较系统的解剖生理观察得出的；并由此进一步导出"肾主骨生髓"的推断。肾主水符合五行配属原则，但很多学者也认识到肾配属水的推断可能通过观察肾与膀胱的关系、肾与排尿的关系而得出。五行与五脏的关系在古文经学和今文经学中有很大不同，但肾属水的配属关系却没有改变，这反映了上古的医家对于肾与水的关联性具有很高的把握。

《内经》《难经》以后的脏象理论发挥加剧了脏腑概念与解剖学实体的游离

在古代的生产力条件下，通过剖割并用肉眼进行解剖学意义上的识别相对容易，但进行详尽的生理学意义推断常常比较困难，因为后者需要通过复杂的技术手段才能实现，这往往不是当时的生产力条件所能提供的。更有甚者认为儒家思想成为中国古代的正统思想以后，通过剖割来认识人体结构和功能的途径也几乎被断绝。在这种情况下，《内经》《难经》等上古典籍中未达到的地方，后世的引申就不再受脏器解剖学基础的束缚，而是将《内经》《难经》等形成的认知体系作为引申的出发点和论断的最终依归，这一部分的推论往往与解剖学实体游离。

1. 心概念的引申   《内经》记载了"心主血脉"等，这些记载与西方医学后来描述的所谓"血液循环"，显然是不能等同的。事实上，《内经》中并没有对心如何主血脉给予明确的阐释。直到唐代王冰注释《内经》时，才发挥出了"心行血"的论断，但没有解释如何"行血"。明代《医学入门》全面继承了王冰的观点，在其《脏腑条分》章节中提出了心"营运"血的完整论述："人身动则血行于诸经，静则血藏于肝脏，故肝为血海，心乃内营运之，是心主血也。"这些推论符合当时条件下的认识水平，虽然不能契合作为解剖学脏器的心脏的功能，但与《内经》《难经》等形成的认知体系并不违背。

2. 肾概念的引申   肾的泌尿、生殖等功能是由《内经》建构的。肾主纳气并非来自《内经》的原文，有作者注意到在1964年全国教材《内经释义》中并未提到"肾主纳气"之说。真正明确提出这一论断的是宋代《仁斋直指方》："肺出气也，肾内气也。"该学说在明清时期开始完善盛行并影响至现代。这是脏腑概念后世引申的典型例子，目前已经找不到解剖学实体的影子。宋元之前的文献讲到肾与咳喘的关系还有水饮作为中间过渡；明清以后，水饮作为中间过渡不再被提及。

3. 肝概念的引申   在现行中医学的教程中，肝的主要功能为主藏血和主疏泄。《内经》上没有肝主疏泄的论述，但有详细的"肝藏血"的记载，而更多的是关于肝主筋、生筋的论述。肝主筋是根据五行学说进行配属的，虽然在现行教材中着墨较少，但却是《内经》中着重阐述的内容，基于此才有诸如"肝为罢极之本""诸风掉眩，皆属于肝"等在中医临床上具有重大价值的论断。《内经》中对于"肝藏血"还有进一步的阐释，"人卧血归于肝，肝受血而能视，足受血而能步，掌受血而能握，指受血而能摄"，我们无法知道上古的医家进行以上判断的根据是什么，一个相对合理的解释是，这些描述可能基于一些粗略的解剖学观察。

肝主疏泄不是《内经》的原文，最早见于元代朱丹溪《格致余论·阳有余阴不足论》"主闭藏者肾也，司疏泄者肝也"，主要讲的是男子的排精现象，现在关于肝主疏泄的概念多是清代时候的发挥，时至今日，仍为学术界所争议。

脏腑概念功能化的最终完成

在秦汉以前的上古时期，人们对于脏腑的认识从直接或间接的剖割机体开始，《内经》《难经》的脏腑概念正是根据这些直观的解剖生理学发现进行了原始的建构。正如中国上古时期对于自然界其他领域的认识一样，人们对于脏腑的认识一开始就伴随着上古哲学学说的形成而形成，一方面这些上古的哲学思想左右着脏腑概念的认知方向，另一方面人们对脏腑概念的认识反过来也丰富了上古的哲学思想。一旦《内经》《难经》形成脏腑学说的概念体系后，人们就有条件借助这些概念及其相关联的术语体系进行理论延伸。如果说唐宋以前人们对脏腑的认识还多是基于阐释中医学的原典，金元以后，人们开始大胆地依据经典的概念体系提出新说，这些"新说"几乎完全脱离了脏腑概念的解剖学实体，给后世的脏腑理论带来极大的影响。20世纪初，以余云岫为代表的西医学者开始质疑中医的脏腑理论，1917年余氏撰写的《灵素商兑》依据近代解剖生理学发现几乎将中医的脏象理论全盘否定，引发当时整个中国社会的震动。余氏的书籍出版发行后，中医界备感郁愤，但5年内未见到有分量的反驳文章。1922年，恽铁樵发表了《群经见智录》一书，开始系统地回应余氏的质疑，开明宗义地提出"西医之生理以解剖，《内经》之生理以气化"。这是历史上中医学以功能单位阐释中医脏腑概念的开端，起到了两个方面的作用：一是将宋元以后中医脏腑概念日趋脱离解剖实体的现象予以正名；二是有效地反击了以余云岫为代表的废止中医派的攻击。恽铁樵的思想很快为广大中医从业者所接受，自此以后，除了少数学者在研究具体问题时还会提到脏腑概念相关的解剖学实体外，现行的中医基础理论教科书几乎不再提及，中医脏腑概念在近代的思潮影响下彻底实现了向功能系统的转化。这种中医脏腑概念的去解剖化现象无疑方便了中医理论的阐释，避免了西医学说的干扰；但有利就有弊，另一方面也对自身的发展有所束缚。

36　脏腑表里关系的科学内涵

中医学认为，人体是一个以五脏为中心的有机整体。脏腑表里关系是以经络为基本框架，气、血、精、津、液为基本物质，具有坚实的物质基础，亦是中医脏象学和经络理论的基础。学者张倩在现代研究成果的基础上，从解剖学、神经生物学等方面证明脏腑互为表里的科学内涵。

经络沟通联系构建了脏腑互为表里的基本框架

心与小肠，肺与大肠，脾与胃，肾与膀胱，肝与胆，三焦与膀胱在经脉上相互络属，其在体内由络脉相互连属，在体表由别络和经别相互联系，从而构成表里关系。

1. 十二经脉间的直接络属关系　经络具有"内属于脏腑，外络于肢节"的作用，可沟通人体上下内外。十二正经是经络的核心，而十二经脉的直接络属关系为脏腑互为表里提供了坚实的基础。《灵枢·经脉》："肺手太阴之脉，起于中焦，下络大肠，还循胃口，上膈属肺""大肠手阳明之脉……络肺，下膈，属大肠""胃足阳明之脉……入缺盆，下膈，属胃，络脾""脾足太阴之脉，起于大指之端……入腹，属脾，络胃""心手少阴之脉，起于心中，出属心系，下膈，络小肠""小肠手太阳之脉，起于小指之端……入缺盆，络心，循咽下膈，抵胃，属小肠""膀胱足太阳之脉……入循膂，络肾，属膀胱""肾足少阴之脉……上股内后廉，贯脊属肾，络膀胱""心主手厥阴心包之脉，起于胸中，出属心包络，下膈，历络三焦""三焦手少阳之脉……入缺盆，布膻中，散络心包，下膈，遍属三焦""胆足少阳之脉……贯膈，络肝属胆""肝足厥阴之脉……抵小腹，挟胃，属肝，络胆，上贯膈，布胸胁"。

属，《说文解字》："属，连也。"《广雅·释诂二》："属，续也。"《书·禹贡》："泾属渭汭"，有连系、连续之意，引申为会合。络，《广雅·释诂四》："络，缠也。"有缠绕、环、包罗之意。可见《灵枢·经脉》明确指出肺与大肠，脾与胃，心与小肠，肝与胆，肾与膀胱，三焦与心包之间存在表里相合的关系。

2. 络脉络穴相互间的连接沟通　络脉也是经脉系统的重要组成部分。《灵枢·脉度》："经脉为里，支而横者为络。"络脉系统可分为络脉、孙络、浮脉。《灵枢·经脉》："手太阴之别，名曰列缺，起于腕上，并太阴之经……取之去腕半寸，别走阳明也""手少阴之别，名曰通里，去腕一寸，别而上行，循经入心中……取之掌后一寸，别走太阳也""手心主之别，名曰内关，去腕二寸""手太阳之别，名曰支正，去腕五寸，内注少阴""手阳明之别，名曰偏历，去腕三寸，别入太阴""手少阳之别，名曰外关，去腕二寸……注胸中，合主""足太阳之别，名曰飞扬，去踝七寸，别走少阴""足少阳之别，名曰光明，去踝五寸，别走厥阴""足阳明之别，名曰丰隆，去踝八寸，别走太阴""足太阴之别，名曰公孙，去本节之后一寸，别走阳明""足少阴之别，名曰大钟，当踝后绕跟，别走太阳""足厥阴之别，名曰蠡沟，去内踝五寸，别走少阳"。

十二正经的络穴是各络脉别出于正经之处，络脉与经脉交汇于此，互为表里的两经脉之间也通过络穴相互沟通联络，从而治疗本经经脉及相表里经脉病证。

3. 十二经别沟通表里阴阳　《灵枢·经别》提出，阴经经别合于互为表里的阳经，形成"六合"。六合就是表里经脉之间形成的小循环，足少阴肾经与足太阳膀胱经形成"项—肾—膀胱—胭"循环；足厥阴肝经与足少阳胆经形成"阴毛—肝—胆—目锐眦"循环；足太阴脾经与足阳明胃经形成"髀关节—脾—胃—鼻颧"循环；手少阴心经与手太阳小肠经形成肩关节—心—小肠目内眦"循环；手太阴肺经与手阳明大肠经形成"肩关节—肺—大肠—喉咙"循环；手厥阴心包经与手少阳三焦经形成"肩关节—心包—三焦—耳后"循环。

气血精津液是实现脏腑互为表里功能的基本物质

气、血、精、津、液是构成人体的基本物质，脏腑互为表里的基础之一就在于共同维持气、血、精、津、液的正常运转。

1. 十二经脉气血流注　经脉是气血运行的道路，全身气血通过十二经脉通行全身，环周不休。十二经脉的气血流注构成了脏腑表里的基础。十二经脉气血沿着"手太阴肺经—手阳明大肠经—足阳明胃经—足太阴脾经—手少阴心经—手太阳小肠经—足太阳膀胱经—足少阴肾经—手厥阴心包经—手少阳三焦经—足少阳胆经—足厥阴肝经—手太阴肺经"的循行路线，濡养、沟通、联系全身脏腑组织。《难经·二十三难》："经脉者，行血气，通阴阳，以荣于身者也。其始从中焦，注手太阴、阳明，阳明注足阳明、太阴，太阴注手少阴、太阳，太阳注足太阳、少阴，少阴注手心主、少阳，少阳注足少阳、厥阴，厥阴复还注手太阴"。

2. 表里脏腑之间精、气、血、津、液的运行

（1）肺与大肠共同维持气的出入：气是维持人体生命活动的动力，《素问·六微旨大论》："出入废则神机化灭，升降息则气立孤危。"肺吸入自然界的清气，通过其"朝百脉，主治节"的作用将气散布全身脏腑组织官窍，然而气的流动是循环不息的过程，有入亦有出，大肠作为气排出的重要环节，毗邻魄门，与肺共同调节气的出入，互为表里。

（2）心与小肠共司血的循环往复：心主血脉，维持血液在人体内正常运行，小肠内含丰富的血管，贮藏大量血液，小肠是血液循环的重要环节，当机体死亡后，只要小肠还在活动，门脉仍能保持一定的血压。

（3）脾与胃共同维系气的升降：脾主升，胃主降，脾将水谷精微上输头面、心肺，布散全身，胃将水谷之浊气下传。脾胃相合，升降相因，清气上升，浊气下降，《临证指南医案》"脾宜升则健，胃宜降则和"，二者共为气机升降之枢纽。

（4）肝与胆共同协调精的贮藏：胆与饮食物的传化有关，故属六腑之一，胆汁是由肝之余气所化生，为"精汁"，《难经》"胆内盛精汁三"，可见肝中精气有余则贮藏于胆，胆吸纳肝中精气形成胆汁，二者共同协调精气贮藏。

（5）肾与膀胱共同调控津液代谢：津液泛指人体内一切正常水液。肾主水，一切津液又为肾所主，《素问·灵兰秘典论》"膀胱者，州都之官，津液藏焉"，二者共同调控机体津液代谢，故肾与膀胱密切相关。

（6）三焦与心包汇聚气血津液：尽管《难经》认为三焦与心包均有名而无实，但综合《内经》相关论述，越来越多的学者认为，三焦与心包络均为脂膜所构成。三焦通行水液，为水液运行的通道，且又为元气升降的道路。心包又称膻中，为心之外膜，包裹心脏，附有络脉，以通行气血。心包与三焦共同实现气、血、津、液的循环转化。

证候特征呈现出脏腑互为表里的病理特点

1. 心与小肠　心火亢盛，下移小肠，可出现少尿、尿赤、刺痛等症状，反之小肠之火上延及心，则易出现口舌生疮、心烦失眠等症状。

2. 肺与大肠　肺宣发肃降功能不利，易导致大肠传导失司，以致腑气不通，大便秘结；大肠传导功能障碍，亦可导致肺气郁闭，从而出现咳嗽、胸闷等症状。

3. 肝与胆　肝疏泄功能失常，可导致胆汁排泄障碍，甚至出现瘀积不通，以致黄疸、口苦等症；

胆汁分泌排泄障碍，亦可影响肝之条达，从而出现气机不利等诸多症状。

4. 脾与胃　脾主升清，胃主降浊，二者共同维持水谷之运化，"清气在下，则生飧泄；浊气在上，则生胰胀"。脾气不升，则出现完谷不化之泄泻；胃气不降，则出现呃逆、呕吐等症状。

5. 肾与膀胱　肾气不固，膀胱失约，水液代谢功能障碍，则出现小便过少或过多症状。

现代研究成果证实了脏腑互为表里的科学内涵

近年来有关脏腑表里的物质基础研究逐渐增多，从解剖生理学、组织胚胎学、神经生物学、分子生物学等方面进行的探究，揭示了互为表里脏腑的科学内涵，其是在肺与大肠、心与小肠互为表里研究方面取得了显著进展。通过截取、量化十二经脉能量信息变化，互联网与贮有大量确诊病例信息的中央数据库进行系统对比分析发现，十二经脉-脏腑的表里相合关系是客观存在的，心与小肠、肺与大肠相合关系最为显著，肝与胆、肾与膀胱次之，而心包与三焦、脾与胃则较差。

1. 心与小肠　中医学认为"心主神明"，肠内许多神经丛的结构具有与中枢神经系统相似的特点。迷走神经感觉纤维将肠感受器的感觉传递到大脑，同时也将感受信息通过迷走神经反射环路传递到肠道神经系统。中枢神经系统通过对感觉传入的反应而调节肠道神经系统。在脑和肠道中有很多相同的神经递质，如乙酰胆碱、去甲肾上腺素、三磷酸腺苷、多巴胺及 5-羟色胺。首先在肠道中发现的血管活性肠肽、胃泌素、胆囊收缩素、蛙皮素、胃动素和促胰液素等激素在脑中存在，而原先在脑中发现的 P 物质、神经降压素、生长抑素、促甲状腺素释放激素、促肾上腺素皮质激素及脑啡肽等，也可在肠道中测出。

小肠上端的血管内皮细胞分泌的血管活性肽可进入小肠分泌，以利于小肠的消化、吸收。与此同时，血管活性肽可增强心肌收缩力，具有扩张冠状动脉和降血压的作用。另外，小肠 S 细胞分泌的促胰腺素可促进心排出量增加，扩张肠系膜动脉。肠道分泌的多肽激素对心血管也有一定的生理效应。研究表明，交感神经系统在针刺心经、小肠经以改善心功能和干预心肌缺血的过程中发挥着重要作用。电针心经或小肠经均可拮抗脑垂体后叶素所致的急性心肌缺血性心率延缓作用，并可改善心功能，对急性心肌缺血具有保护作用。心经通过本经而发挥作用，而小肠经则发挥了表里经的功能，从侧面验证了"表里相合"理论。小肠缺血预处理可以减少急性心肌梗死时氧自由基的产生，增强机体对氧自由基的清除能力，从而起到保护心肌细胞的作用。

2. 肺与大肠　从胚胎发育的角度看，肺与肠的结构来源相同。胚胎发育到第四周，内胚层被卷入到筒状的胚体内，形成盲管即原始消化管，头端为前肠，尾端部分是后肠，与卵黄囊相连的部分为中肠。肺来源于前肠，原肠内胚层分化成呼吸道上皮和腺体。从胚胎组织发生角度来说，肺与回肠、结肠存在时相上的同步性，"肺与大肠相表里"中的"大肠"大致可定位于回肠和结肠，肺肠相关可能与其原始的同源性相关。

Wnt 信号通路介导脏腑器官发生的多个步骤。正常的 Wnt 信号在早期肺芽时期已经存在，并且在支气管生长过程中有信号分子的聚集。研究指出，胚胎肺祖细胞中高水平的 Wnt 通路活性能诱导产生肠祖细胞的肺特异基因，进而导致产生多种类型的肠细胞。

肠道是人体最大且最复杂的内分泌器官，而某些肠道分泌的物质可对肺产生影响，如血管活性肠肽在胃肠道中含量最高，在肺部也广泛分布，具有刺激呼吸、松弛血管、舒张支气管、刺激肠液分泌的作用。降钙素基因相关肽也是一种重要活性肽，具有收缩支气管和舒张气道血管的作用，同时能抑制肛门内括约肌、直肠纵行肌的收缩，从而抑制结肠环、纵行肌的自发性收缩。

黏膜免疫细胞迁徙是肺与大肠相表里的免疫学基础，淋巴细胞归巢使分散于全身各处的黏膜建立共同的黏膜防御机制，这也是肺肠免疫相关的重要途径。此外，分泌型免疫球蛋白（sIgA）也是体现"肺与大肠相表里"的重要物质基础之一。肺和大肠都具有典型的载膜结构，均可产生大量 IgA，呼吸道和消化道是发生 sIgA 免疫反应的主要场所。sIgA 也是各处黏膜免疫联系的共同分子基础，黏膜免疫可能是肺与肠之间联系的桥梁，经过黏膜免疫形成肺脏-肠道网络关系。

3. 肝与胆　现代解剖学、生理学认为，胆囊通过疏松结缔组织附着于肝脏面的胆囊窝内，胆囊血管和神经均来源于肝脏的分支，胆囊动脉多发自肝固有动脉右支，经肝胆三角分布到胆囊。胆囊、肝外胆管、各级肝内胆管、肝脏毛细胆管共同组成胆道系统，肝细胞和胆管分泌胆汁，胆汁酸、胆红素等胆汁成分通过肝细胞代谢，肝胆均来源于前肠末端腹侧壁内胚层细胞增生而成的肝憩室，而肝胆的生理功能也体现于平滑肌与括约肌在调节体内物质流动功能上的相互配合关系。"肝主谋虑"和"胆主决断"分别是指物质相对稳定性和即将发生质的改变环节，胆居于半表半里之间，正与括约肌位于物质流动的中介点、要冲点的解剖特性相符。

4. 脾与胃　《素问·太阴阳明论》以"脾与胃以膜相连"描述脾与胃在结构上的关系，可见脾胃的概念最初是解剖学的概念。大量研究表明，脾虚时会影响胃泌素、P物质、血管活性肠肽、胃动素、生长抑素、神经降压素、β-内啡肽以及胃肠道内分泌细胞的变化。

5. 肾与膀胱　泌尿系统来源于胚胎早期的间介中胚层。膀胱具有贮尿和排尿功能，二者是在肌源性和神经受体的调节下通过舒张和收缩实现的，因此，逼尿肌保持正常的舒张和收缩对维持正常的贮尿和排尿尤为重要。膀胱逼尿肌和内括约肌由交感神经及副交感神经共同支配。肾阴虚者副交感神经亢进，支配膀胱的副交感神经抑制，膀胱松弛，收缩无力；肾阳虚者，交感神经兴奋，支配膀胱的交感神经兴奋使膀胱逼尿肌反射亢进，张力升高。

6. 心包与三焦　现代解剖学证实，心包是包裹心和大血管根部的纤维浆膜囊，由浆膜心包和纤维心包两部分组成，共3层，内含少量心包液，具有润滑作用，可减少心搏动时摩擦。当心脏收缩时，心包腔空间加大形成局部负压，与各大血管并行的心包延伸部分与大血管壁间的组织液即做向心流动，使心包液量加大，紧接着心脏又舒张，超过了常量的心包液又被挤出心包，这就正好成为经络物质的正常动力，其频率与心率一致，说明心包与三焦相对应。心包与三焦的相合，分别与血压、淋巴循环关系密切，于心包经、三焦经穴区所进行的电生理和示踪剂追踪技术研究，又为此二经的脏腑相关在脊髓内的联系找到了新的证明。心包经及三焦经对不同频率的低频声波具有选择性吸收特性，特定频率声波可引起心包经及三焦经共振。

脏腑互为表里是以经络系统为架构，气、血、精、津、液为物质基础而实现的，典型证候特征亦呈现出脏腑互为表里的病理特点，近年来现代科学研究已从多方面证实了其科学内涵，从而进一步说明脏腑表里关系理论是经络学说和脏象学的基础，也是经脉-脏腑相关理论的核心内容。

37 脏腑"五、六"之数探讨

从事中医的人们无不熟知五脏六腑。为什么是"五"个脏、"六"个腑呢？长期以来大家习惯了五脏六腑之说，各种中医书籍、教科书都极少涉及这个问题，似乎关于五脏六腑的安排是天经地义、无可置疑的。但是，只要对照一下西医生理学、解剖学对人体脏器的分类，就可知道两者是有多么显著的不同。首先，西医无所谓脏与腑的区别。其次，没有预定数目的分类方法，而是按生理功能归类分为呼吸系统、循环系统、免疫系统等，如果再发现一个，则自然地补上去一个就是。其实，再稍深究一下，就可知道，古贤对五脏和六腑中"五"及"六"的归纳和分类，是独具匠心的，是富有深意和富有中国文化特色的。这个问题似乎很小，却可引起对一些重大的科研论题的深思。

学者郝保华等讨论了五脏六腑中的"五"及"六"两个数目，认为这两个数是古代医家从"五行"和古代的国家机构"六府"比拟而来的，而且其有着深刻的，独具"天人合一""天六地五"观念的古代文化观念背景。并认为理解了这个问题，有助于对一些重大中医科研课题的认识。

古代原有多种脏腑归类方法

初习中医的人，可能会想，五脏就是心、肝、脾、肺、肾，古人最先发现这五个脏器最重要，故称为五脏，其原本就应是这样的。其实，在中医理论发展的先秦历史时期，有多种脏腑的分类方法。

第一种是"九脏"的归类方法。这种规定的特点是将诸多脏腑合在一起，称为"九脏"，譬如《周礼·天官冢宰》开篇宗义"惟王建国，辨方正位，体国经野，设官分职，以为民极"。就是讲，只有帝王，能在也必须在天地时空方位术数的"天意"下，按其"定数"设立各行各业的制度。在这种观念下，早期的医学官职分为医师、食医、疾医、疡医四类。在医疗过程中"以五味、五谷养其病。以五气、五声、五色视其死生、两之以九窍之变，参之以九脏之动"。《周礼》所言"九脏"，按其疏注是脾、肺、心、肝、肾、胃、膀胱、大肠、小肠。此外，《国语·郑语》"是以五味以调口，刚四支以卫体，和六律以聪耳，正七体以役心，平八索以成人，建九纪以立纯德，合十数以训百体"。这段文字全是讲述人体的，按其注疏，"九纪"就是"九脏"。

当然，早期的中医典籍，也有讲到九脏的。《素问·三部九候论》："三而成天，三而成地，三而成人。三而三之合则为九，九分为九野，九野为九脏。故神脏五，形脏四，合为九脏。"《素问·六节脏象论》："九分为九野，九野为九脏。故形脏四，神脏五，合为九脏以应之也。"

古时还有十二脏的归类。如《素问·灵兰秘典论》："愿闻十二脏之相使，贵贱何如？"这里的十二脏就是五脏六腑再加上膻中。这里讲的十二脏，是完全按朝廷君臣官职地位来安排的，在"心为君主之官"的统率下，十二脏形成一个有机的整体。如果再详读《内经》，就可知尚有四脏、六脏、八脏之说。可见，再加上现在人们熟知的五脏六腑的说法，古时曾有多种脏腑的分类方法，当然最后定形的五脏六腑的分类方法，自然有一个演变发展的过程。这种情况，《素问·五脏别论》："余闻方士，或以脑髓为脏，或以肠胃为脏，或以为腑，敢问更相反，皆自谓是。不知其道，愿闻其说。"这段记述，说明曾有一段时间，古医家关于脏腑的建制，是没有最后确立的。

显然，将脏和腑分开，并冠之以"五"和"六"，有一个发展过程，而且是古医家后来经过刻意选择的，"脏"和"腑"的内涵是富有深意的，而"五"和"六"的使用也同样是精心安排的。

五脏之五的来历

那么，五脏之"五"是怎样来的？从上述古时曾有各种脏腑的建制可知，古人是经过选择的。那么，是纯粹从长期的医疗实践中总结出来的吗？确切的答案应该为：不是。

五脏六腑的"五"和"六"，首先应该是古人"法天则地"，模拟类比"天地之大数"而来的。这也和《周礼·天官冢宰》"辨方正位，体国经野，设官分职，以为民极"的观念是完全一致的。这里的"天地之大数"就是"五行"与"六合"。

古人认为，人是天地之间阴阳之气的精粹所生，人体的生命规律是完全与天地自然规律相符合的，所以"天人相副"。《礼记·礼运》："故人者，天地之德，阴阳之交，鬼神之会，五行之秀气也。"故而人体之大数，也就应和天地大数相一致。

关于此点，《白虎通德论·性情》等古籍说得很确切："人本含六律五行气而生，故内有五脏六府，此情性之所由出入也。"而《白虎通德论·五行》说得更明白："天人欲相向而治也……人有五脏六腑，何法？法五行六合也。"再看看《春秋繁露·人副天数》：

"天地之符，阴阳之副，常设于身，身犹天也，数兴之相参，故命兴之相连也，天以终岁之数，成人之身，故小节三百六十六，副日数也；大节十二，分副月数也；内有五脏，副五行数也。"

在古人的观念里，人和天地自然是"相参"的，人体的形与数与天地自然的形与数是"相副"的，五行是天地间运行之根本"大法"，因此，人体最重要的脏器，其设置就须依五行之数而定，就一定是五个。

六腑之六的来历

要清楚"六腑"是怎样发展来的，首先须了解"腑"字。"腑"在汉以前写作"府"，约在汉前后才被加上月字旁，作为肉体讲，才成为人体器官专用字。汉朝之前，"六腑"就写作"六府"，"五脏"写为"五藏"。

什么是"六府"呢？《礼记·曲礼下》："天子之六府，曰司土、司木、司水、司草、司器、司货，典司六职。"其注："（六）府，主藏六物之税者。"《礼记·曲礼下》："在官言官，在府言府，在库言库。"其注："府，谓宝藏货贿之处也。"就是说在周朝时，天子设立有六个主管国家财物税收的机构，就称为"六府"，全国六类重要的财物和消耗性的物品，就在这六个部门里进进出出，在一定意义上讲，这"六府"就是六个不断出入的仓储场所。在这"六府"的机构里，替天子进行技术工作的人员，按《礼记·曲礼下》讲，称为六工：土工、金工、石工、木工、兽工、草工等；而掌管"六府"之官员的官职设置，也往往带有"府"字。如《周礼·天官》载有内府、外府及玉府，而《周礼·地官》载有帛府等，都是掌管财货之官职。

关于"六府"的设置，其起源是极久远的，在夏时就有了。譬如《尚书·大禹谟》："地平天成，六府三事允治，万世永赖。"按其注疏可知，其"六府"就是金、木、水、火、土、谷六类物品的仓储税收管理机构。由于上古文献的简略缺少，现在人们已很少或很难理解当时的一些情景，这是可以理解的。但是，根据这些文献记述，透过些微蛛丝马迹，还是可以了解到中医脏象学的六府，完全是借助于上古时期王制下的国家机构建制类比而来的。

"藏"和"府"均是古代国家财物管理建制，其"藏"是储藏贵重物品如金玉礼器、文书档案的一种特殊的仓库，这些物品是只进不出，一般珍藏不动。据《史记·老子传》载老子就当过周朝管"藏"的官员。而"六府"所藏财货有出有入，以通为用。所以，古代医家借助于这两种仓储建制来形容和称呼人体的重要脏器，其中"六腑"就是直接借助和套用"六府"之名，故而"六腑"也就有六个了。《左传·文公七年》："水、火、金、木、土、谷，谓之六府。"其注解："六者，人之府藏也。"直接了当地说明了这个问题。

五及六之数有深厚的文化底蕴

五脏六腑的建立，其模型来之于对古代两种独具特色仓储建制的类比模拟，六腑直接套用"六府"的建制和名称，五脏借助五行原理模拟了"藏"。故有了"五""六"之说。但如果进一步探究，可以看到古人使用这两个数，更有其独到的、深厚的文化背景。

《汉书·律历志》讲"六"与"五"时说："传曰'天六地五'，数之常也。天有六气、降生五味。夫五六者，天地之中合，而民所受以生也……十一而天地之道毕。"

《国语·周语下》讲"六"与"五"这两个数：

"天六地五，数之常也。经之以天，纬之以地，经纬不爽，文之象也。"就是讲，"六"为天数，"五"为地数。人体也必须符合这两个数的规律。这种认识最初来源于中国人强烈的世界中心观念。

中国古人认为自己处于大地中央，中心加上东西南北四个方向，共五方。正如司马光《类篇》所说的一样："十数之具也，一为东西，一为南北，则四方中央备矣。"而在这五个方位上按时节进行或运行的事物，就是五行。而这五行里运行的众多事物中，除"气"以外，其他有形之事物，全是在大地平面上发生的，譬如：

《国语·鲁语》："地之五行，所以生殖也。"

《史记·天官书》"天有五星，地有五行。"

《左传·昭公二十五年》"则天之明，因地之性，生其六气，用其五行。"

而《素问·五运行大论》说得更透彻："天垂象，地成形，七曜纬虚，五行丽地。地者，所以载生成之形类也。"这就是"地五"的含义。在所有经典的先秦文献里，记述人与自然时空方位的经典对应关系应是：面南而立，上南下北，左东右西。如此，五脏在人体的布局就为：左（东）脾、右（西）肝、上（南）肺、下（北）肾，四脏拱卫着中央之心。《灵枢·五阅五使》："府藏之在中也，各有次舍，左右上下，各如其度也。"这就是各种先秦文献里记述的五行方位对应五脏的关系。这种对应关系到秦汉时经过复杂的演变才改为现在所见到的模式。

而所谓的"天六"之数，也正是"六府"之"六"的最早来源。在先秦文献里，总常用"六"来表示上下及四方六个维度；《庄子·应帝王》称天地四方为"六极"，"出六极之外，而游无何有之乡"。《淮南子·地形训》称为"六合"，"地形之所载，六合之间，四极之内"，《荀子·儒效》称为"六极"，"宇中六指谓之极"。《素问·脉要精微论》："万物之外，六合之内，天地之变，阴阳之应。"

《仪礼·觐礼》上说到在原始的祭礼中，祭祀天地之祭坛中心要安放一个神祇模型——方明。方明是一种表示天地四方，六合时空的、近乎于正方形的六面体，上涂色彩，按《仪礼·觐礼》的记述："方明者，木也，方四尺，设六色，东方青，南方赤，西方白，北方黑，上玄，下黄。"这就是古人包括古代医家对天地空间几何形体和色彩的认识。

古代的帝王认为，自己身为"天子"须按"天意"行事，在行政机构设立上，也模拟"天之圣数"去设立，故在夏时，就设有"六府"之机构。《管子·五行》："天道以九制""人道以六制"。故而从先秦至清末，几乎大多的人事机构建制，都以"六"数来制定，这就是古代行政的"六卿"制度。在古代也经常用"六律"表示"天六"之数。同样，按中医学的"天人合一"原理，五脏模拟大地平面上的五行，六腑模拟三维空间的六府，"天六地五"，人体是天地的缩影，故脏、腑也应有"六""五"之数。这就是五脏六腑中"五"和"六"的真正来历。

由脏腑之五、六引出的思考

由上可知，古代医家所制定的五脏六腑，有着独具匠心的精心安排，其"五"来自对"五行"的模拟类比，而"六"则更直接地借助于对"六府"行政机构的类比；在更深刻的文化背景上，"五"是对大地平面 5 个方位的比拟，"六"是对六合空间的比拟，而这些都是在中央观念下对"天人合一"观念的体现。

研究脏腑"五""六"之来历，似乎是一个很小的学术问题，但这个问题却可以带来一些对重大科研课题的思考：

（1）从这个问题可知，古代医家最初在建立中医理论体系结构时，并不全是"从医疗实践中总结而来的"，有时候是从术数的角度，来体现对"天意"完美理解和巧妙安排，有些甚至出于对社会制度、朝廷机构的模拟，这样的做法，有其两面性，利在可以体现"天人合一"的整体观念，但是有些安排较显生硬，如对"奇恒之府"中"脑"的安排上，就颇为牵强。郝保华初步认为，所谓的脏象学及经络学都是古人利用当时的社会观念提前建立起一个虚拟的象征性很强的数理框架，再逐步加上经医疗实践总结的内容，经长期补充修改而形成的。因此，研究这些问题，必须实事求是，不抬高，也不贬低，应从更深刻的历史角度去认识，而目前这方面的工作却很欠缺。

（2）搞清一个问题，对其他类似疑难学术问题皆可能触类旁通。如理解了"天六地五"在先秦的含义，就可以更清楚地理解"五运六气"。当然，也有助于对经络实质研究的理解。1973 年长沙马王堆出土的医学帛书里，有论述经络内容的，如：《足臂十一脉灸经》、《阴阳十一脉灸经》甲本、乙本。

这些灸经记述的经脉只有十一条，现在一般的研究大多认为其是后来十二经脉的早期雏形，但如果理解了古代社会"天六地五"观念后，再结合其经脉中五阴（脏）经、六阳（府）经等证据，就可了解到这些经脉是古代经脉的另一学术派别，和后世十二经脉系统并没有完全的先后发展关系。

（3）从《内经》及其他先秦文献可知，古医家对脏腑及经络的分类均不止一种，而且其数目的安排，在一定意义上讲，均是从古代社会观念里抽象出来的。那么，这些分类方法哪一种更符合医疗实践，古医家的本意是什么呢？到目前为止，还不是十分清楚。马王堆医学帛书中的十一经脉，是同五脏六腑一样，是按"天六地五"的观念设定的。而后世的十二经脉，《灵枢·经别》："六律建阴阳诸经而合之十二月、十二辰、十二节、十二经水、十二时、十二经脉者，此五脏六腑之所以应天道。"《灵枢·经水》："经脉十二者，外合于十二经水。"十二经脉是按阴阳对偶的原理设定的。也是"以应天道"模拟自然界的十二条河流而来的。那么，其"十二"之数是否完全符合医疗实践和人体实际情况呢？后人应尊重古人的医学实践总结，但十一经脉和十二经脉孰是孰非呢？这似乎是摆在面前的一个悖论。古人还认为经络现象主要是"气"的传感，那么，在目前尚没有完全弄清古人设定的经络真正含义是什么的情况下，就假定经络体系是以物质实体形式存在的，并以现代科研手法，投入大量精力时间，花费巨额财力，去寻找经络的实体结构，是不是会走入一个难以得出结论的误区呢？——这是一个值得深思的问题。

38　脏腑双重属性与逻辑悖论

　　脏象学是中医理论的核心，在中医学中占有极其重要的地位，对于阐明四诊所见与人体脏腑正常和异常状态的相互关系，明确疾病状态下的脏腑定位，指导临床诊治具有普遍指导意义。脏象学的核心是脏腑，脏腑属性直接反映脏象学的思维方式和诊疗特点，关乎中西医结合研究思路与方法的正确选择。通常认为，中医脏腑属性早已解决和明了，其实正是在此重大问题上，学术界长期处于解剖学属性与非解剖学属性模棱两可的悖论之中。且在《中医基础理论》（简称《中基》）中得到充分体现。鉴于此，讨论并揭示这一理论问题，显得尤为重要。故学者赵磊等对中医学脏腑双重属性与逻辑悖论做了广泛而深入的探析。

造字之初的脏腑属性

　　汉字造字法有象形、指事、会意、形声4种。其中象形造字作为最原始的造字法，是用线条描摹实物外部形状而造的字，如日、月、山等。中医脏腑"心"为象形字，尽管甲骨文、金文和篆文的字形各不相同，但都是基于实体心脏外部形状的不同角度而造字的。指事字是含有绘画的较抽象的造字方法。如"刃"字在"刀"的锋利处加上一点，以作标示；会意字是用两个及两个以上独体汉字，根据各自含义组成一个新汉字，如尖、休、尘等。在中医脏腑诸字中没有指事字和会意字。形声字是在以上3种造字法基础上，由意符（形旁）和声符（声旁）两部分组合而成。意符一般由象形字或指事字充当，声符可以由象形字、指事字、会意字充当。如攻、花、问等。中医脏腑中的肝、脾、肺、肾、胆、膀胱、肠皆为形声字，其意符从"月"即肉，强调这些脏腑皆为肉体的组成部分。借以可对脏腑的初始属性做出正确判断。通常认为，中医的脏腑既然为象形字和形声字，都针对实物和实体，故而脏腑诸字最初表征的似乎应是实体脏器。

　　然而，唐代画家、绘画理论家张彦远云："颉有四目，仰观天象。因俪鸟龟之迹，遂定书字之形。造化不能藏其秘，故天雨栗；灵怪不能遁其形，故夜鬼哭。是时也，书（即字）画同体而未分，象制肇创而犹略。无以传其意故有书，无以见其形故有画"（《历代名画记·叙画之源流》）。尽管所述对苍颉有所神化，但"俪鸟龟之迹""书画同体"（又称"书画同源"）之造字基本手法与特征则是真实写照。据此王树人认为最初的文字是图画，以图画表意。以象形性为根基的汉字，是由图画加以抽象而逐渐形成的。所谓"书画同源"，不是概念思维的规定，而是"观物取象"所作的对于"象"的描述。概言之，造字之本都源于"象"。由此可知，造字之初先哲们用笔画和线条描述的并非实体，而是它们的外在形迹。因此，古代造字四法体现的皆为象思维，中医脏腑诸字自然也是象思维的产物。

脏象学的脏腑属性

　　客观地说，早期人们借助象形和形声两种造字法对脏腑的认识，是比较简单而肤浅的。人们对事物认识不是一成不变的，脏腑属性也是如此。在早期中医经典中，可以看到这方面的变化。

　　1. 中医脏腑的形态属性　在《内经》《难经》中，均有脏腑在体内部位和形态的论述。关于脏腑所在部位，"腰者，肾之府"（《素问·脉要精微论》），是对肾脏的解剖定位；"脾与胃以膜相连耳"（《素问·太阴阳明论》），是对脾和胃关系的相对定位；"五脏各有所腑，皆相近，而心肺独去大肠、小肠远者，何也?"（《难经·三十三难》）也是从脏腑解剖部位论述脏腑间表里关系的。而"肺者五脏六腑之盖也"（《灵枢·九针论》），提示肺居高位。所谓"心肺独在膈上"（《难经·三十二难》），明确了心与肺所在部位和两者之间大致的部位关系。可以看出，所述脏腑部位是实质脏器的大体定位。

关于脏腑形态，《灵枢·经水》："若夫八尺之士，皮肉在此，外可度量切循而得之，其死可解剖而视之。其藏之坚脆，府之大小，谷之多少，脉之长短，血之清浊，气之多少，十二经之多血少气，与其少血多气，与其皆多血气，与其皆少血气，皆有大数"，可以确认藏之坚脆、府之大小、脉之长短等资料，是借助尸体解剖实际观察而获取的。《灵枢·平人绝谷》对胃、小肠、回肠和广肠的长度、径和盛水谷之数予以记述，测得肠胃总长"凡五丈八尺四寸，受水谷九斗二升一合，合之大半，此肠胃所受水谷之数也"。《灵枢·肠胃》则对"肠胃之小大长短，受谷之多少"有更为详尽的介绍。《难经·四十四难》所论的飞门、户门、吸门、贲门、幽门、阑门、魄门，由上而下顺序介绍了饮食进入人体必经的解剖部位和名称。这些内容，涉及人体脏腑大小、长短、厚薄、数量、容量、重量和质地等，属于形态方面。就《素问》《灵枢》而言，相关内容主要出现在《灵枢》。

有经典所述内容为证，似乎对中医脏腑的属性不难做出判断。即脏象学建构初期，作为其核心内容的脏腑确实具有形态和解剖属性，尽管这些内容是粗浅的，与西医解剖学无法比拟的。

2. 中医脏腑的象属性　象思维是古代先贤认识自然世界的重要方法，也是传统中医基础理论建立最为重要的凭借。归纳而言，《内经》对中医脏腑部位和形态的论述，仅仅很少一部分。从《素问》《灵枢》各篇所论，充斥阴阳、五行、五脏、五脏关系、五运六气、五病的论述，强调"法于阴阳，和于术数""法则天地，象似日月，辨列星辰，逆从阴阳，分别四时"（《素问·上古天真论》），以及"循法守度，援物比类"（《素问·示从容论》），可以确认《内经》语境充满象思维。此语境之脏腑，与造字之初的象属性相照应，固化了象思维特征，远离了脏腑形态解剖属性。

以中医之心为例。《素问·金匮真言论》："故背为阳，阳中之阳，心也；背为阳，阳中之阴，肺也"，从五脏的阴阳属性确定心、肺或阴或阳的象属性。而《素问》中《金匮真言论》《阴阳应象大论》《灵兰秘典论》《六节脏象大论》《五脏生成》《五脏别论》《平人气象论》《玉机真脏论》《经脉别论》《脏气法时论》《宣明五气》等诸多篇卷，凡是心与其他四脏并论者，皆基于五行学说论述平人或疾病时五脏状态和相互关系。所谓"南方赤色，入通于心，开窍于耳，藏精于心"（《素问·金匮真言论》）；"南方生热，热生火，火生苦，苦生心，心生血，血生脾，心主舌。其在天为热，在地为火，在体为脉，在藏为心，在色为赤，在音为徵，在声为笑，在变动为忧，在窍为舌，在味为苦，在志为喜"（《素问·阴阳应象大论》）；"心者，生之本，神之处也；其华在面，其充在血脉，为阳中之太阳，通于夏气"（《素问·六节脏象论》）；"心主夏，手少阴、太阳主治，其日丙丁；心苦缓，急食酸以收之"（《素问·脏气法时论》）；"夏脉者，心也，南方火也，万物之所以盛长也，故其气来盛去衰，故曰钩"（《素问·玉机真脏论》）之类，均是依据五行学说对心与五方、五季、五色、五味、五气、五音、五声、五志、五脉、五华、五官、五体关系的论述。在疾病状态下，"心受气于脾，传之于肺，气舍于肝，至肾而死"（《素问·玉机真脏论》）；若"气上迫肺，心气不得下通，故月事不来也"（《素问·评热病论》）；而"思则心有所存，神有所归，正气留而不行，故气结矣"（《素问·举痛论》）；"心移热于肺，传为膈消"（《素问·气厥论》）；"惊而夺精，汗出于心"（《素问·经脉别论》）；"诸痛痒疮，皆属于心"（《素问·至真要大论》），所述或为与心有关的疾病传变，或属心病变的表现形式，与形态之心、解剖之心毫无干系。

在《素问》中，病症多按五脏分类。如五脏热病（心热病、脾热病、肺热病、肝热病、肾热病）、五脏疟（肺疟、心疟、肝疟、脾疟、肾疟）、五脏咳（肺咳、心咳、肾咳、脾咳、肝咳）、五脏积（肝积、肺积、脾积、心积、肾积）、五脏风（肺风、心风、肝风、脾风、肾风）、五脏痹（心痹、脾痹、肺痹、肝痹、肾痹）等，其中之五脏同样与形态、解剖脏器没有任何关系。《难经·五十难》还论述了五脏病的五邪传变，所谓"从后来者为虚邪，从前来者为实邪，从所不胜来者为贼邪，从所胜来者为微邪，自病者为正邪"，其中的虚邪、实邪、贼邪和微邪，是基于生克关系的五脏病传变，与张仲景《金匮要略》"见肝之病，知肝传脾"同理。不难看出，疾病状态下论及的五脏传变，依然与形态、解剖脏器无关。

由此看来，《内经》等无论对平人抑或疾病的阐述，均是基于阴阳和五行学说而论的，中医脏腑的象属性凸显得淋漓尽致。

3. 中医脏腑属性的重新厘定　面对上述分析结果，中医经典论述呈现的中医脏腑，既有形态和解剖的实体属性的一面，又有非形态非解剖的象属性的另一面。然而，如果同时认可这两种属性，中医学便成为象思维与概念逻辑思维的矛盾复合体；倘若单独承认某一属性，似乎又与事实不符。因而中医脏腑属性问题，成为中医理论中最为典型、十分复杂，同时又被普遍忽略的重大学术悖论。

针对经典中看似并存的脏腑解剖和非解剖属性的两重性，《中基》选择了折中，强调指出：脏象学的形成主要有三个方面：一是古代的解剖知识；二是长期来对人体生理、病理现象的观察；三是反复的医疗实践，从病理现象和治疗效应来分析和反证机体的某些主要功能。这一认识显然忽略了阴阳、五行学说对脏象学建构的主导作用。后文则在此观点上略有调整，认为"虽有一定的古代解剖知识为基础，但其发展，主要是基于'有诸内，必形诸外'的观察研究方法，因而其观察分析的结果，必然大大地超越了人体解剖学的脏腑范围，形成了独特的生理和病理的理论体系"。尽管如此，仍可明显看出《中基》双重承认的基本态度。另外，"脏象"一章所论五脏，均有部位、形态等方面的论述，如心"居于胸腔，膈膜之上，圆而尖长，形似倒垂的未开莲蕊"；肺"位于胸腔，左右各一。由于肺位最高，故称'华盖'""肺叶娇嫩"等，进一步强化了脏象学中脏腑的形态、解剖属性。

从思维逻辑角度，学术界必须在中医脏腑的形态解剖属性与象属性之间做出取舍。显然，由中医经典论述的分量来看，有关脏腑形态解剖属性的内容甚少，而基于象思维的脏腑论述充斥诸篇，占压倒优势。重要的是，属于形态解剖属性的脏腑和伴随的有关论述，一部分纳入依赖阴阳五行学说建立的脏象学之中，如由部位上下左右而确定的五脏阴阳属性；心主血脉、肺主气司呼吸、肾主水等与形态和解剖有关的认识，因为与五行之五德相吻合，自然顺理成章地吸纳进来，成为脏象学不可或缺的重要内容。这是形态解剖内容服从、服务于五行和脏象学的典型例证。另一部分，属于脏腑大小、长短、厚薄、数量、容量、重量和质地的认识，无法纳入脏象学，便作为人体形态和解剖粗浅认识的早期史料保留下来，并未参与脏象学的构建，因而完全可以忽略不计。更为重要的是，中医经典的语境是借助象思维构筑的，而象思维具有本原性、前语言性、前逻辑性、非对象性、非实体性、非现成性、非概念性、混沌性、原创性和悟性之特征，决定了在此语境之下，不可能存在作为实体的解剖脏器。换言之，阴阳五行学说一旦参与脏象学的建构，脏腑的形态、解剖属性随之消失，取而代之者乃象思维特征。在中医理论体系（包括脏象学）中，脏腑不是脏器，全面体现象思维属性。在平人和疾病状态下，每个脏腑都是标志性符号，是多种正常或异常征象的象属性承担者。只有这样，才能真正维护五行学说和脏象学传统的象思维语境，保持中医基础理论的原创性和纯洁性。

中医脏腑属性混淆的利弊得失

由于《中基》对中医经典中脏腑解剖和非解剖属性采取了折中态度，一系列重大学术问题陆续凸显出来。具体表现在：

1. 脏腑与脏器偷换使用　由于《中基》确认脏象学形成的 3 个主因，首要的是古代的解剖知识，因而"脏器、组织和器官"与"脏腑、组织和器官"的表述方式便可互换使用，类似数学上的"等量代换"，自然在没有"组织""器官"的情况下，脏器与脏腑也可彼此替换，导致非解剖术语脏腑与解剖概念脏器混为一谈。这种偷换使用现象在《中基》中屡见不鲜。

2. 由脏腑与脏器的偷换使用，借以推出中医整体观　辨证论治和整体观念是中医学的两大基本特色，通过《中基》的系统论述，已经成为中医界约定俗成、不可动摇的铁律和信念。其实，所谓整体观念，是借助脏腑与脏器的偷换使用而催生的认识。以下再现《中基》完成的这一偷换过程。

由于《中基》认定脏象学是以古代解剖知识为基础的，也就是说中医的五脏肝、心、脾、肺、肾是

"脏器"，脏器自然是有机的，脏器间的关系同样也是有机的，故而在《中基》中，类似"人体是一个不断运动着的有机整体""人体各个组织器官共处于一个统一体中""人体是一个有机整体"的表述，以及有机体、有机整体的应用不乏所见。进而形成了"解剖-脏器-有机体-整体-整体观念"的逻辑链条。倘若如此，相关论述当无可厚非。接下来，《中基》下意识地用中医"脏腑"替换其中的"脏器"，诸如"人体以五脏为中心，通过经络系统，把六腑、五体、五官、九窍、四肢百骸等全身组织器官联系成有机的整体"，脏象学"是以五脏为中心的整体观""脏与腑是一个整体""五脏与形体诸窍联结成一个整体"的结论性认识随即产生。学界理应知道，五行木火土金水不代表任何具体物质，五行中一行之内，各行之间，不存在有机性；同样五脏肝心脾肺肾不是同名解剖脏器，一脏多种象属性和各脏象属性之间也没有有机性，生克制化是维系五脏动态联系的理论模型，与有机性同样毫无关系。包括阴阳五行、脏象等在内，均是古人得意忘形、得意忘象后建立的关于天地人关系的象思维模型。象思维具有的本原性、非对象性、非实体性、非现成性、非概念性、原创性和悟性，决定了基于阴阳五行、脏象学建立的象思维模型不可能是有机的，因而本质上不存在如此虚拟的整体观念。数十年前，这样一次不经意地偷换使用，使学术界毫无猜忌、心安理得地接受了整体观念，并作为中医现代化研究的出发点和落脚点，把整个学术研究在不知不觉中引入歧途。可以确信，从传统的五行学说和脏象学，一下子跳跃到整体观，并非是一次水到渠成的发展过程，也不是华丽的方法学转身。中医整体观似乎满足了人们提升中医理论的心理需求，却误导了学术界数十年，由此造成的负面影响不容低估。现在看来，没有比这样的教训更为深刻了。

3. 中医学语境颠覆性改变　中医脏腑属性混淆引发的另一重大问题是，象思维语境随之发生颠覆性改变，首先是《中基》语境的改变。可以看到，伴随脏腑替换为解剖属性的脏器，《中基》语境已经不是纯粹象思维的学术家园。既然允许脏腑双重属性存在，围绕其中的解剖属性便有移植西医学生理、病理概念的冲动。据不完全统计，《中基》全书使用"生理"至少 369 次；"病理"至少 261 次，且各章节均数量可观，足以证明《中基》中"生理""病理"广泛需求和渗透的程度。尚需指出，《中基》全面移植生理、病理概念，理应做出明确说明，告知在中医理论语境下两者分别充当什么角色，作何理解。遗憾的是，《中基》编撰者并未这样做。实际情况是，"脏象"一章小标题明确"心的主要生理功能"为"心主血脉""心主神明"；"脾的主要生理功能"是脾"主运化""主升清""主统血"等，是知平人脏腑活动、脏腑间关系的象思维表述，均视为脏象的生理功能。在"阴阳五行"一章有阴阳"说明人体的生理功能"，五行"说明五脏的生理功能"的小标题，"气血津液"一章有"气的生理功能""血的生理功能"的小标题；"经络"一章则有"经络的生理功能"的小标题，亦即，关于人体正常状态的分类象思维诠释，一概由移植而来的生理来表述和承担。病理的情况大体也是如此。教材是学科建设的有形载体，涉及学科的理论范畴、理论架构及理论内容。《中基》虽历经几十年的发展，但一直没有摆脱这个怪圈。由此看来，《中基》、借助《中基》乃至整个现代中医学的语境皆发生了重大变化，中医术语与现代医学概念，象思维与概念逻辑思维混而杂处，偷换概念的现象层出不穷，学术混乱已经严重到无以复加的地步。

坦诚地说，揭示中医学脏腑的双重属性和逻辑悖论，是一个无奈而又痛苦的选择和过程。面对中医学现代研究纷繁复杂、混沌无序、举步维艰的窘境，从学术源头寻找问题的症结，已经成为唯一正确的研究取向。希望通过本文论题的讨论，引发学术界更深层次的理性思考和深思熟虑基础上的正本清源。

39　五脏应时理论的内涵

五脏应时理论是中医整体观念的重要内容之一，数千年来贯穿于中医理论体系，指导着中医临床生理、病理及治疗等实践活动。五脏应时理论来源于《内经》"五脏应四时，各有收受"的观点，说明人体的脏腑功能同自然界的四时阴阳变化同步，强调人与自然是相互联系、相互依赖的和谐统一体。由此可见，人体必须顺应天地四时阴阳五行的变化，才能"疾疴不生"，否则必将"百病蜂起"。学者张和韡等就目前存在的五脏应时观点进行了探讨，以期能够完整阐述五脏应时理论的内涵。

目前对于五脏应时理论的认识

中医脏象学内容丰富，但又存在矛盾之处，尤其是对五脏内容的界定和解释具有多义性，不同观点间相互结合、穿插，不同文献之间，甚至同一文献的不同篇章之间，存在着不同的见解，一直没有形成严格统一的定义。兹就关于"五脏应时"理论内涵的认识列举如下。

五脏应时理论在生理方面的认识

1. 五脏功能在应时季节得到增强　脏象应时理论的生理认识出自《素问·六节脏象论》"心者，生之本，神之变也；其华在面，其充在血脉，为阳中之太阳，通于夏气……肝者，罢极之本，魂之居也；其华在爪，其充在筋，以生血气，其味酸，其色苍，此为阳中之少阳，通于春气"，因此有学者指出：五脏在所应季节功能得到增强，表现为肝气旺于春，心气旺于夏，肺气旺于秋，肾气旺于冬。

2. 五脏部分功能在应时季节得到增强　《内经》虽然指出五脏功能在所应季节得到增强，却并未指明脏腑何种功能增强，鉴于此，有学者提出五脏功能在所旺之季仅部分增强，而其他功能则相应减弱。表现为肝在春季疏泄功能增强，藏血功能减弱；心在夏季长养功能增强，以进一步推动血液运行，发挥濡养全身作用，藏神功能则相应减弱；肺在秋季肃降功能增强，宣发功能减弱；肾在冬季封藏功能增强，主生长、生殖功能减弱。

3. 五脏应时理论在病理方面的认识　五脏应时理论在病理方面的认识不同学者之间存在分歧：有学者认为，五脏应时指"应时之脏"与所处季节相通应，脏气旺于当令季节，容易发生相应脏腑的病变，其理论依据来源于《素问·脏气法时论》"肝主春，足厥阴少阳主治，其日甲乙，肝苦急，急食甘以缓之……肾主冬，足少阴太阳主治，其日壬癸，肾苦燥，急食辛以润之，开腠理，致津液，通气也"。相关数据也显示五脏在所应季节出现疾病的小高峰；另有学者提出完全相反的观点，认为五脏的病变在所应季节可得到自然界"同气"滋助而逐渐好转。

五脏应时理论内涵的分析

从现存的观点不难看出，学者对"五脏应时"理论的认识表现在两个方面。一是"应时之脏"在所属时令功能的增强或部分增强；二是五脏疾病在对应季节的加重或缓解。他们的观点均有理论依据和临床数据的支持，然而不同观点指导的临床治疗及养生预防大相径庭，给后学者造成了困扰。但可以肯定的是，他们的观点均有一定的临床指导意义。

1. 五脏应时理论内涵在生理的认识

（1）五脏应时理论的生理内涵的本质：五脏应时理论来源于《内经》，《素问·宝命全形论》"人以天地之气生，四时之法成""夫人生于地，悬命于天，天地合气，命之曰人"，顺应自然界春生、夏长、秋收、冬藏的阴阳变化，是五脏应时的内容。换言之，"五脏应时"的科学内涵为：五脏是机体应时而变并在所应季节起主要调节作用的时间调节系统。脏腑生理功能随着所应季节的阴阳消长而出现增强或减弱，并对其他脏腑处于支配地位，发挥着对脏腑自身及其他四脏重要的调控作用。

（2）五脏在当旺之季的自身调节：五脏自身内蕴阴阳，随自然四时阴阳改变而实现对自我功能的调节，春夏阳气生长，人体五脏则表现为生长、升发之象，而以肝、心两脏为主导；秋冬阳气潜藏，阴气主事，五脏则表现为收敛、潜藏之象，而以肺、肾为主导，即全身气机的"左升右降"。左升右降源自《素问·刺禁论》"肝生于左，肺藏于右"之说，根据五脏、五行、五季、五方相互配合的规律，肝属木，木性生发，主令在春，居于东方，东方属左，肺属金，金性清肃沉降，主令在秋，秋气收敛肃杀，位居于西，而西方属右。左升右降具体表现为：肝在春令以疏泄为用，而藏血功能则减弱；心在夏令以主血脉功能增强，以发挥温煦、濡润全身作用，而藏神功能减弱；肺在秋令则肃降功能为用，宣发功能减弱；肾在冬令则封藏功能增强，表现为藏精功能增强，而生长、生殖功能减弱。

（3）五脏在当旺之季对他脏的调节：当旺之季所应脏腑处于主导地位，通过调控他脏功能共同完成对外界环境阴阳变化的适应性调节。如春令之时，肝气升发，通过调控他脏的功能，共同适应自然界升发的特性，如对心则表现为藏神功能减弱，睡眠时间减少；对肺则表现为肃降功能的减弱，宣发的功能相对增强；对肾的调节则表现为藏精的功能减弱，而表现为生长、生殖功能的增强。

（4）五脏在非旺时令的从属作用：五脏在非旺时令其生理功能则处于从属地位，通过对他脏功能的促进或抑制进行自适应调节来维持整体阴阳的平衡以适应四时阴阳变化。如肝在夏季通过调节其疏泄作用的增强、藏血作用的进一步减弱来增强心主血脉、温煦机体功能；在秋季则其疏泄功能减弱，藏血功能增强来减少对肺的肃降功能的抑制；冬季则疏泄功能降至最低，藏血功能增强，以适应和加强肾藏精功能。

2. 五脏应时理论内涵在病理方面的认识　在病理方面的认识，学者持两派观点。张和韡认为，出现两种截然不同病理表现的原因是"应时之脏"出现了脏腑本身的阴阳失平衡状态。《素问·天元纪大论》中指出"水火者，阴阳之徵兆也；金木者，生成之终始也""寒暑燥湿风火，天之阴阳也，三阴三阳上奉之。木火土金水，地之阴阳也，生长化收藏下应之"。古人指明了五行与六气是阴阳变化的表现形式，是阴阳交感过程中不同的运动状态。人体自身为一大阴阳，与天地阴阳相应，根据阴阳的无限可分性，人体五脏则是阴阳交感过程中出现的某一特性的脏腑，即为"地之阴阳"，分而言之，肝木为阳中之少阳，心火为阳中之太阳，肺金为阳中之太阴，肾水为阴中之少阴。它们分别与"天之阴阳"即自然界六气（当令时气）相通应。五脏各为一小阴阳，在生理情况下，脏腑阴阳维持动态平衡，随四时阴阳变化而调整自身阴阳，实现阴阳的微上微下，达到一种自适应调节状态。在病理状态下，脏腑阴阳失衡，如肝、心系统，若失衡表现为阳偏亢，则是"升发太过"，春夏表现为升发之气占主导地位，则易出现病变加重，即春季肝病、夏季心病加重；若表现为阴偏亢，则是"升发不及"，在春夏则易得自然界阳气的资助而纠正这种"升发不及"的状态，达到暂时的阴阳平衡，因此疾病可得到缓解。肺、肾系统所旺季节为秋、冬季，需顺应此时的"敛藏之气"，若表现为阳偏亢，即"敛藏不及"，在秋冬季节则顺应天地敛藏之性而达到暂时的阴阳平衡，此时疾病可缓解；若表现为阴偏亢，亦即"敛藏太过"，在秋冬则出现病情的加重。

五脏应时理论的指导意义

五脏应时理论作为天人相应学说的重要组成部分，具有切实的理论指导意义。大致可分为以下两点。

1. 指导病因病机分析，通过辨证指导治疗 在五脏阴阳失衡时，通过观察脏腑所得之病在当旺之时令的加重或缓解，来判断脏腑阴阳的偏胜偏衰，从而指导治疗。如春季肝病、夏季心病加重，是"升发太过"，为"阳偏亢"的表现，治疗上可补其阴虚或制其阳亢；若疾病于此时得到缓解，则是"升发不及"，是为"阴偏亢"，治疗上可温其阳以期恢复阴阳的平衡状态。若秋、冬季肺、肾系统出现病情的加重，即顺应时气而出现"敛藏太过"，即为"阴偏亢"，治疗上可补益其阳以恢复阴阳平衡状态；若疾病在秋冬可缓解，则是"敛藏不及"，即脏腑"阳偏亢"，治疗上可滋阴以达阴阳平衡。

2. 指导养生防病 对于五脏阴阳处于平衡状态之人，顺应四时阴阳变化而不违，做到如明代医家张景岳所说"春应肝而养生，夏应心而养长，长夏应脾而变化，秋应肺而养收，冬应肾而养藏"，如此则可"长生久视"。对于医者来说，根据四时阴阳变化来指导治疗和指导患者养生，做到因人、因时、因地制宜，而不拘泥于一种说法及观点，才能在繁杂证候变化的处理中得心应手。顺应自然界阴阳变化来养生防病，正确贯彻天人相应的思想，是中医养生治疗的核心，也是中医整体观念的具体体现。正如明代孙一奎在《赤水玄珠》中所说："用古人之法，审其用法之时，得其立法之心。学无常师，择善而从。"

40　基于概念隐喻的时脏相应理论

　　"时脏相应"理论是中医脏象学的重要组成部分，也是中医解释人体脏腑生理病理，认知生命奥秘的特色之处。以往的研究，主要基于整体观念，将这一理论置于"天人相应""人与自然是一个整体"的角度予以阐释，重点在于寻找季节性因素对中医脏腑生理病理的影响，已很难在理论创新上有所突破。贾春华提出"中医语言是一种基于隐喻认知的语言"，谷浩荣发现隐喻认知在中医脏象学的构建中表现得尤为突出，脏象学中的"时脏相应"理论、"五行五脏"体系、"心为君主之官""肠胃为海""脾为五脏使"等无一不是基于隐喻的，可以说隐喻于中医脏象语言无处不在。认知语言学认为隐喻是一种认知手段，是人类认知未知领域的一种惯用模式，它蕴含着人类认知的一般规律。基于此，学者谷浩荣等将"时脏相应"理论放在隐喻认知的框架下予以考察，从理论形成的角度阐释"时脏相应"是一种基于概念隐喻构建的人体生理病理解释体系，以期能够为中医脏象学的研究引入一种新方法。

中医时脏相应理论研究

　　1. "时脏相应"的一般概念　这一理论最早见于《素问·金匮真言论》，称为"五脏应四时"，后世概括为"时脏相应"，又称为"四时五脏相应"或"脏气法时"，是构建中医脏象理论的奠基之作《内经》认识人体脏腑生理的一个重要学说，这里的四时指自然界春、夏、秋、冬四个季节，五脏指以心、肝、脾、肺、肾五个脏器为中心的人体脏腑系统。中医学认为，人与自然是一个有机和谐的整体，自然界是与人体相通的。《素问·宝命全形论》提出"人以天地之气生，四时之法成"。那么，作为人体核心组成部分的五脏六腑就必然与自然界息息相关。因此，《素问·六节脏象论》提出："心者，生之本……通于夏气；肺者，气之本……通于秋气；肾者，主蛰，封藏之本……通于冬气；肝者，罢极之本……通于春气。"这里的"通"指"通应"。所谓"时脏相应"，其中心主题是说人体内在的脏腑功能与外界时辰季节变化具有同步的相应性变化，即五脏的阴阳属性及气机升降出入与五时之气的阴阳消长相互通应，它的主要内容包括"肝应春""心应夏""脾应长夏""肺应秋""肾应冬"。

　　2. 时脏相应的现代研究　借助现代生命科学的手段，研究者开展了大量的实验研究，并结合临床，试图为"时脏相应"找到物质基础。覃骊兰等从"肝应春"理论研究季节性情感障碍病的发病机制，发现"肝主疏泄"的功能在春天得到加强，而到冬天则相对减弱这一季节性规律与褪黑素（MT）分泌的季节性改变所介导的中枢单胺类神经递质分泌紊乱并最终形成季节性情感障碍（SAD）密切相关。常瑞华等研究了心应夏与MT的关联性，研究发现心气虚组大鼠心钠素（ANP）分泌失调，血浆心钠素水平下降，而松果体手术摘除组大鼠褪黑素下降则应影响了血浆心钠素的水平，因此，推断心钠素可能是褪黑素介导心应夏过程中作用的靶激素之一。吴同玉等基于免疫学实验研究"肺应秋"，实验结果表明，大体免疫器官在春分和秋分两个节气时会有变化，以脾脏指数和胸腺指数为例，正常情况下秋分较春分明显偏低，说明机体免疫功能在秋分时弱于春分，与此相应巨噬细胞（AM）秋分时亦低于春分，而慢性阻塞性肺病（COPD）在秋季易于发作，说明秋季时肺部的免疫功能较春季有所降低。刘晓燕等研究了"肾应冬"调控机制与下丘脑G蛋白的关系，实验表明，G蛋白的q型与o型的含量冬夏差异有统计学意义，均表现为夏高冬低，说明"肾应冬"调控机制与细胞信号转导系统之间存在某些相关性。

　　实验研究虽然在一定程度上反映了"时脏相应"具有物质基础，但总体来看还是比较局限的。中医学中的理论往往都是比较宏观的，或者说是比较"粗糙"的，有些理论的产生甚至带有"想象"的成分，它不可能像现代医学一样精细，能够深入到分子细胞水平，所以实验研究虽然为中医"时脏相应"理论的研究带来希望，但在中医理论与现代科学尚未完全融合的今日，想要取得突破性的进展就必须跨越横在中医语言与西医语言之间的那条鸿沟。

基于隐喻认知的时脏相应考察

1. 隐喻认知是一个普遍的认知模式   美国认知语言学家莱考夫与约翰逊在其著作《我们赖以生存的隐喻》一书中，提出了概念隐喻理论，首次将原本作为修辞方法的"隐喻"上升为一种"认知模式"，并且指出"人类的概念系统是构建在隐喻之上的"。所谓隐喻，简言之就是"以一种概念来理解另一种概念"，隐喻由一个结构相对清晰，我们对其认识较为完善的"始源域"和一个结构相对模糊，我们对其认识较为低级的"目标域"构成，隐喻就是将始源域的图示映射到目标域上，让我们通过始源域来认识目标域。一个概念隐喻的构建要跨越两个域，即"始源域"与"目标域"，要将两个域联系起来甚至整合为一个域，这一过程通过寻找两个域的"相似性"完成。

在《我们赖以生存的隐喻》中，莱考夫指出"隐喻于语言和思想无处不在"。也就是说隐喻是一种普遍存在的现象，是我们认知未知世界的普遍手段。当我们无法用现有的手段对不熟悉的世界加以认知时，隐喻是首选的方式，因为，人类要认知未知世界，探索未知领域，就必须借助已经熟悉、已知的、具体的概念，将其结构映射到未知的、不熟悉的概念上。物理界"光的波粒二象性"，化学界的"原子结构图"，生物界的"DNA 双螺旋结构"无一不是基于隐喻的，而中国古人于此认知方式最有心得，《周易·系辞下》所谓"仰观天文，俯察地理""远取诸物，近取诸身"，中医的"取象比类"都是一种隐喻认知模式。

2. 四时是基于经验体验构建的认知模型科学   科学发现和人类对于未知领域的认知不是漫无目的的，也不是毫无头绪的。或者借助于一定的工具，或者引入哲学领域的相关概念，或基于自身经验体验，等等。20 世纪 50 年代以来，西方科学哲学界主要将关注的热门和焦点集中在科学发现有没有逻辑问题以及科学发现的逻辑是归纳还是演绎。但随着逻辑实证主义的衰落、批判理性主义和历史主义的崛起，西方科学哲学家们逐渐对模型化和模型推理的兴趣与日俱增，而后计算机科学和认知科学的兴起，为认知模型化的诞生提供了可能，1987 年莱考夫与约翰逊在其合著的《体验哲学——体验的心智及其对西方思想的挑战》又一次基于体验哲学和原型范畴理论提出了认知模型理论（CM），这一理论认为认知模型的建立是基于人与现实世界互动体验而形成的各种意向图示。当前，对认知模型的定义为：是指对认识对象所做的形式化表述，是人们在认识事物、理解世界过程中所形成的一种相对定形的心智结构，是组织和表征知识的模式，由概念及其之间相对固定的联系所构成。

中医理论体系的构建就是基于认知模型。"阴阳学说""五行学说"是构建中医理论体系的两大基本模型。阴阳学说最初是一种哲学观念，当其被引入中医理论体系用于说明人体的发生与结构、解释人体生理与病理、模拟疾病的发生与发展时，它就不再仅仅是一种哲学学说，而是一种认知模式。"五行是中国人的思维律"。作为"思维律"，已经很难再找出一个有别于"认知模型"的词语来代替它了，"五行学说"在中医理论体系的构建过程中同样扮演了认知模型的角色。更确切地说：五行学说是一个理论建构型隐喻，而理论建构型隐喻富有洞察力，不仅是纯粹的解释作用，更重要的是它们直接参与科学理论的建构，为未来的理论建构引入术语，在理论建构中起着提供认知框架、建构概念基底的作用。

至今，中医界虽未明确提出"四时模型"，但"四时"范畴在中医理论体系构建中的作用不可忽视，中医脏象学的构建与"四时"具有明显的关系。以四时为始源域解读、诠释脏象的现象在中医脏象学中屡见不鲜，可以说"四时模型"是与"阴阳五行"模型同等重要的中医脏象学构建认知模型。中国作为传统的农业大国，作为农耕文明的发祥地，对于四时气候节气的关注程度到了无以复加的地步，在中国的中原地区一年四季分明，春生、夏长、秋收、冬藏更替有序，生活在这里的古人无时无刻不体验到季节的变化，体验到春华秋实、夏热冬凉，可以说没有任何事物能够代替四时更替对人类的影响，那么把"四时"上升为"中国人的思维律"又有何不可？将"四时"这一思维律引入中医理论体系用以解释人体脏腑生理病理，自然就成为一种认知模型。

3. 基于相似性的"时-脏"隐喻映射构建　从认知语言学的角度看，一个概念隐喻的构建涉及两个域，即作为认知模型的"始源域"和作为认知对象的"目标域"，将始源域的图示映射到目标域，完成对认知对象的认知即概念隐喻的形成。但始源域的选择绝不是任意的，其前提是必须建立起"始源域"与"目标域"的相关性，即隐喻的构建是基于相似性的。在"时脏相应"概念隐喻中，始源域是"春夏秋冬长夏"，目标域是"肝心肺肾脾"。在具体论述之前先做一个说明：传统上一年分为春夏秋冬四时，但中医理论体系的构建者为了配合人体五脏，又划分出了长夏，所以我们这里将长夏亦作为一年中的一个季节。

一年由"春夏秋冬长夏"5个组成，人体由"肝心肺肾脾"5个系统组成。由于隐喻认知最基本的起点是以我们熟悉的事物理解我们不那么熟悉的事物。众所周知，中国传统文化是一种典型的农耕文化，作为农耕文明高度发达的国家，中国古人极为关注四时节气，也就是说四时节气对于古人来说再熟悉不过了。《内经》医学理论正是在这种大背景下诞生的，人体是极为复杂的，在科学技术高度发达的今天，我们依然没有完全揭示人体生命的奥秘，而在《内经》成书之前，对人体生命的探索不知要比现在艰难多少，古人没有显微镜、没有CT，没有各种生物化学技术，甚至连简单的解剖都不可能完成。古人如何认知生命？回答是：隐喻——借助于已知的事物或现象来理解未知的事物或现象。既然一年有5季，且知道"春生""夏长""秋收""冬藏""长夏湿"，而人体有五脏，这之间是不是具有相似性？是不是存在着联系呢？显然，古人发现了二者之间的联系。《素问·金匮真言论》明确提出"五脏应四时"。当然，这不是我们阐述的重点，重点是"时"与"脏"是基于何种相似性而对应的。

以"肝应春"为例。《素问·金匮真言论》："东方色青，入通于肝，开窍于目，藏精于肝，其病发惊骇。"这里指出肝病则"惊骇"，考惊骇一词乃"震动"之意，从四时及气象的角度看，春天特别是惊蛰之后，由于暖湿气流与冷空气的激烈对峙，所以"打雷"的自然现象往往从春天开始，有"春雷滚滚"一词为证，春雷的"震动"与肝病的"惊骇"是"肝应春"隐喻构建的相似性之一；《素问·至真要大论》："诸风掉眩皆属于肝。"意思是说凡是眩晕震颤一类具有"风象"的病症都与肝相关，再考察春季，由于中国大陆的中原地区属于温带季风气候，春季是一年刮风频率最高、风力最大的季节，刮风是树木摇晃、草木折断，此现象与肝病见到震颤眩晕具有相似性，只对医学"动摇不定的症状"与自然界"风吹物动的情景"做一比较就可以发现二者的相似性，故当中医学理论体系的构建者看到肝病时出现动摇不定的症状就会联想到"多风"的春季，这是"肝应春"概念隐喻构建的相似性之二；《素问·风论》："肝风之状……其色青。"指出肝病时面色会转为"青"色，考青色乃草木之色，春三月是万物复苏、草木发荣的季节，此时大自然以青为主色调，这是"肝应春"概念隐喻构建的相似性之三。类似的相似性我们还可以举出很多，但上述三点已足以说明问题，这些相似性已完全可以构建"肝-春"概念隐喻。因为，一个概念隐喻的构建只需要在"始源域"与"目标域"之间找到一个相似点就足够了，以"张三是诸葛亮"这一隐喻为例，只需要发现张三与诸葛亮都很"聪明"这一个相似点就可以了，这足以完成始源域（诸葛亮）到目标域（张三）的隐喻映射，而不需要张三与诸葛亮长着同一张面孔，穿着同样款式的服装。

中医时脏相应概念隐喻的诠释

伽达默尔："一切理解都是语言问题，一切理解都在语言性的媒介中获得成功或失败。"一般而言，每一个学科都有自己特有的语言体系，这一语言体系往往又是相对封闭的，可以称作是某一领域科学家共同体使用的"私有语言"，中医语言亦当如此。中医脏象语言是一种基于隐喻认知的语言，因此，他需要被诠释、被解读、被分析。

　　从哲学角度看隐喻不仅仅是一种修辞方式，其更重要的价值在于它是一种本体论和认识论。一个概念隐喻的构建需要突破两个范畴域，概念隐喻的构建就是类的重新划分过程，其结果是将认知对象"看成另外一个样子"，造成了语义的更新。因此必须对"隐喻的真"进行诠释，进一步说，中医语言的隐喻的研究首先要进行的是"中医隐喻语言的诠释"。相似性是构建概念隐喻的核心，是隐喻的一种"纽带"，想要构建一个概念隐喻就要发现这一"跨域"的相似性，使两个看起来不相关的类之间建立"亲缘关系"，从而形成"范畴错置"。认知语言学对隐喻的解释主要有"替代""比较""互动""创新"等五种模式。隐喻的一般格式是"A 是 B"，A 是需要被认知的对象，即"目标域"；B 是用来认知 A 的项，即"始源域"。现在以"肾应冬"来分析之。分别将用"肾"替换"A"，用"冬"替换"B"，将"肾应冬"转换成标准的概念隐喻，即"肾是冬"。对隐喻的"真"的解释需要求助于"可能世界理论"，隐喻因可能世界诸部分之间的类推而具有真实性。隐喻陈述中的系词"是"必须突破它的关联与认同功能，它不是与现实世界的简单对应与符合，不是认识论意义上的命题与实在符合上的"真"，而是"例示""启发式虚构"与"重新描述"了这个世界。对"肾是冬"的解释是有序的，决不能说成"冬是肾"，"肾是冬"只是部分的相似，如肾主藏精与冬季封藏万物，也就是说"肾是冬"的解释是有限制的，它只不过是用"冬的世界"重新描述了"肾的世界"而已。如果把科学活动理解成对世界的模拟活动，那么，在理论的建构活动中，科学理论的概念与术语所描述的可能世界，只有在一定的语境中与真实世界具有相似性，所以，相对于不可能被观察的真实世界而言，科学的话语将不再具有按字面所理解的意义。更为重要的是：科学解释本身就是一种基于人类经验对可能世界的"隐喻重描"；一个基于隐喻认知构建的科学理论在很大程度上是一个"信念系统"。

41　《内经》四时五脏阴阳理论与五脏调控系统

　　"四时五脏阴阳"是《内经》医学理论的核心，其五脏调控系统是时脏阴阳理论对人体生命活动核心结构与机制的概括。时脏阴阳理论五脏调控系统具有整体地把握人体生命、重视系统内部的关系、重视系统的功能联系和动态平衡观等特点。五脏调控系统所具有的认识特点提示，在利用科学手段来研究《内经》医学理论观点时，必须从人的整体性出发，着重于人体内部的各种关系，来探讨五脏系统之间相互协调控制的机理，从而揭示其理论的现代科学内涵。基于这一认识，学者金光亮等提出的"以时测脏"的研究思路，是对脏象概念科学内涵的有益探索。

四时五脏阴阳理论的提出

　　"四时五脏阴阳"（后称为"时脏阴阳"），其出自《素问·经脉别论》："饮入于胃，游溢精气，上输于脾，脾气散精，上归于肺，通调水道，下输膀胱。水精四布，五经并行，合于四时五脏阴阳，揆度以为常也。"可知，"四时五脏阴阳"一语的基本含义是：人体水液输布代谢过程以五脏功能为基础，并与自然四时阴阳变化规律相适应。由于人体所有生理功能都与水液代谢一样，遵循自然四时阴阳的消长盛衰而变化，所以，又可以将此语之本义进行引申、发挥，用以概括和总结《内经》医学理论的基本观点。

　　所谓"四时"，即春夏秋冬，但《内经》所论之四时，实际上代表着影响人体生命的整个自然界。因人生存于自然界，依赖于自然，与自然相通应，时刻接受着自然变化的影响。《素问·咳论》："人与天地相参，故五脏各以治时。"《素问·宝命全形论》："人以天地生，四时之法成。""夫人生于地，悬命于天。天地合气，命之曰人。人能应四时者，天地为之父母。"天地自然可分为空间和时间两大方面，如《素问·宝命全形论》："天地合气，别为九野，分为四时，月有小大，日有短长，万物并至，不可胜量。"但对于古人而言，由于交通不便，人们的活动范围较窄，所以空间位移变化对人的影响相对较小，自然变化对人体的影响主要体现在时间方面。《内经》所论时间，主要有昼夜变化和四时推移，尤以四时为代表、以四时为标准。《灵枢·顺气一日分为四时》："春生、夏长、秋收、冬藏，是气之常也，人亦应之。以一日分为四时，朝则为春，日中为夏，日入为秋，夜半为冬。"所以，"四时五脏阴阳"之"四时"，可理解为对人体生命活动产生种种影响的自然变化，是人赖以存在的自然条件的代表。

　　所谓"五脏"，虽为肝心脾肺肾，但据《内经》之论，五脏是人体结构与功能的核心，也是人的整体生命活动的代表。如《素问·六节脏象论》以五脏为人体生命之本，分别称心为"生之本"、肺为"气之本"、肝为"罢极之本"、脾为"仓廪之本"、肾为"封藏之本"。《内经》还以五脏为中心，联系五腑、五体、五窍等，构成了有机的统一整体。《素问·咳论》："肺主身之皮毛，心主身之血脉，肝主身之筋膜，脾主身之肌肉，肾主身之骨髓。"《灵枢·脉度》："五脏常内阅于上七窍也。故肺气通于鼻，肺和则鼻能知臭香矣；心气通于舌，心和则舌能知五味矣；肝气通于目，肝和则目能辨五色矣；脾气通于口，脾和则口能知五谷矣；肾气通于耳，肾和则耳能闻五音矣。五脏不和，则七窍不通。"总结与分析上述经文，可见"四时五脏阴阳"之"五脏"，是人体生命的核心，可代表人体整体的有机生命结构和功能活动。

　　所谓"阴阳"，包括五行，其中五行之木火属阳、土金水属阴。众所周知，阴阳五行学说是《内经》认识自然、人体以及二者相互关系的主要理论工具。如《素问·阴阳应象大论》："阴阳者，天地之道也，万物之纲纪，变化之父母，生杀之本始，神明之府也。"这是说，阴阳是自然运动的总规律，自然事物的发展变化，均源于事物内部阴阳两方面既相互依赖又相互制约，既对立又统一的关系。《素问·生气通天论》："夫自古通天者，生之本，本于阴阳。"是说人体生命与自然万物相同，亦源于阴阳变化，遵从阴阳变化的基本规律。《素问·脏气法时论》提出"五行者，金木水火土也，更贵更贱，以知死生，以决成败，而定五脏之气，间甚之时、死生之期也"以及"合人形以法四时五行而治"的观点，说明人体五脏与自然万物一样，分属于五行，遵从五行的生克关系和运动规律，故诊治疾病、判断预后，均须立足于四时五行的道理。

综上所述，将《素问·经脉别论》的"四时五脏阴阳"一语加以引申，可以用以表述《内经》医学理论的基本内容，即以阴阳五行哲学为理论工具，认识天地自然以及人体生命活动的基本规律，并将人与天地自然相联系，构成一个统一的有机整体，在此基础上来认识人的生命活动及其病理变化，指导疾病的诊断、治疗与预防，从而构成《内经》医学理论的核心内容。程士德提出的"时脏阴阳"理论，正是在总结上述有关《内经》医学理论观点的基础上形成的。

四时五脏阴阳理论的基本内容

时脏阴阳理论是《内经》医学理论体系的核心内容，它主要论述了人体内部各种组织结构、功能以及与外界环境的关系。它认为，人体内部各脏腑组织器官并非杂乱无章，亦非彼此孤立，而是通过经络系统的联络作用，以五脏为中心，联系五腑（胆胃大肠小肠膀胱）、五体（筋脉肉皮骨）、五官七窍（目舌口鼻耳）、五华（爪面唇毛发）等组织器官，形成以五脏为中心的人体五大功能活动系统，共同完成人体生长壮老已的生命活动。同时，《内经》又借助五行生克关系，来认识其复杂的生理病理关系，从而形成了有关五脏调控系统的基本认识。这五大功能活动系统的内容，在《内经》的《素问·金匮真言论》《素问·阴阳应象大论》《素问·五运行大论》等篇中有集中讨论。

在人与自然的关系方面，《内经》认为以五方、五时为代表的时空，是生命运行的环境，也是生命的主宰；影响人体的自然因素虽有许多，但均根源于五时、五方的变化。但是，对于活动范围相对固定、空间位移较小的古人来说，随时间变化的自然因素，就成为影响生命活动的主要因素，所以《内经》在讨论自然对生命的影响时，特别重视四时的作用，有"四时阴阳者，万物之根本也"（《素问·四气调神大论》）之论。《内经》时脏阴阳理论主要运用取象比类和推演络绎的方法，来认识和说明人体五脏调控系统与自然之间纷繁复杂的联系。如《灵枢·邪客》："天圆地方，人头圆足方以应之。天有日月，人有两目；地有九州，人有九窍……地有高山，人有肩膝；地有深谷，人有腋腘；地有十二经水，人有十二经脉。"是取天地结构之象，以类比认识人的身体结构。《素问·阴阳应象大论》："清阳为天，浊阴为地。地气上为云，天气下为雨；雨出地气，云出天气。故清阳出上窍，浊阴出下窍；清阳发腠理，浊阴走五脏；清阳实四肢，浊阴归六腑。"是以天地阴阳之气的升降运动之象，类比推理人体阴阳之气的运动规律。《素问·阴阳应象大论》："以天地为之阴阳，阳之汗，以天地之雨名之；阳之气，以天地之疾风名之。暴气象雷，逆气象阳。"是以自然气候变化之象，类比认识人体多种生理病理变化。《素问·阴阳应象大论》还以五行学说为工具，结合运用取象比类和推演络绎的方法，将天地自然的多种事物和现象，与人体的组织结构、生理功能和现象一一对照。比如，其以人体的肾脏、骨髓、耳等组织器官及呻吟、战栗、恐惧等生命现象，与自然界的北方、寒气、黑色、咸味、羽调音乐等相对应；以肺脏、皮毛、鼻等组织器官及哭泣、咳嗽、忧虑等生命现象，与自然界的西方、燥气、白色、辛味、商调音乐等相对应等，从而构建了天地人相统一的整体系统，充分反映了《内经》"天人相应"的观念，也是"时脏阴阳"理论的基本内容。

《内经》时脏阴阳理论中有关四时阴阳消长节律的论述，是中医对生命节律认识的重要内容。它认为自然时序的节律变化，使人体生命活动也产生了与之相应的周期性变化。伴随自然四时推移而发生的气候、光照等变化，可用四时阴阳消长来概括，春夏阳长阴消，秋冬阴长阳消，从而使万物呈现春生、夏长、秋收、冬藏的变化规律；人体通过五脏系统的调节、控制，使机体功能活动与四时阴阳消长变化相应，脏腑气机在春夏表现为升发、长旺的特点，功能活跃，生机勃发，活动增加，在秋冬则收敛、闭藏，功能低下，生机内藏，活动减少。当自然变化反常，四时阴阳消长规律紊乱，超过人体适应能力，或五脏精气虚弱，适应自然变化的能力减退，均可影响五脏功能，扰乱五脏系统之间正常协调的关系，从而导致疾病的发生，并出现季节性发作或加重的现象。如抑郁症春季多发的原理，即是因肝与春相应，若肝系统功能减退，当春季少阳之气升发之时，不能应时而旺，肝气当升不升，就易致气机郁结，表现为抑郁之症。

　　总之，《内经》认为人体生命活动对自然四时阴阳变化规律的适应，是通过五脏调控系统完成的。《内经》对人体生理、病理规律的认识，以及对诊断、治疗、预防、养生等医学理论的论述，也都是以五脏调控系统的认识为基础的。其时脏阴阳理论将以五脏调控系统为代表的人体，在不脱离自然时空的条件下，从整体角度加以研究，从而能够比较全面而合理地阐述人与自然、形态与功能、物质与精神等之间的复杂联系，形成中医脏象学的主要内容。

四时五脏阴阳理论与五脏调控系统的特点

　　1. 整体地把握人体生命　《内经》对人体生命活动的认识，主要运用了"以表知里"（《素问·阴阳应象大论》）"司外揣内"（《灵枢·外揣》）的整体推导方法，通过生命活动的种种外在表现进行分析和认识，从而从整体上把握人体。所谓从整体上把握人体，就是设法认识进行生命活动的人体的整体特质，由此形成了五脏调控系统的一个主要特点——整体观。这种整体观的思想，十分重视五脏调控系统的整体联系与功能，而不过分注重各脏腑组织器官个体的结构形态与功能。

　　五脏调控系统虽是由各个脏腑、组织、器官所组成，但它所具有的某些性质，又是各组成部分所没有的。这是因为，组成五脏调控系统的各个部分之间有着本质的、有机的内在联系，每个部分的变化必然引起其他部分的变化，甚至引起整体系统的变化。这种联系比起各个部分乃至整体的运动，比起外界环境对机体的影响有优势，否则五脏调控系统即不能维持，人的生命也将终结。五脏调控系统所具有的新的性质，正是与其所组成的部分之间的相互联系，以及这些联系之间的结构方式分不开的，这是产生和决定新性质的节点。《内经》医学理论中所讲的主要内容，如脏腑以及脏腑之间、脏腑与机体各组织器官之间通过经络发生的种种生理病理联系，都是人体五脏调控系统这一整体的运动规律的反映。

　　2. 重视系统内部的关系　五脏调控系统主要从功能作用关系上，而不是从物质实体上来认识人体，这也是整体观的一种体现。《内经》虽然把人体分为五脏、六腑、五体、五官等多种组织器官，但由于它所运用的是宏观观察方法，所以就决定了它不可能孤立而深入地研究各组织、器官本身所具有的形态结构与成分、性质和功能，只能以研究各组织、器官之间以及它们与环境之间的关系为主，从它们之间的相互联系中，研究和推理对各脏腑组织器官的性质与功能作用。

　　《内经》时脏阴阳理论主要从2个方面论述了这种关系：其一，是运用五行学说，将人体的组成部分以及与人体生命活动关系密切的自然因素分成五大类，并用五行结构关系说明脏腑间相互协调的关系。如《素问·阴阳应象大论》"筋生心""血生脾""肉生肺""皮毛生肾""髓生肝"之说，即是以借代的手法，以筋、血、肉、皮毛和髓，分别代表肝、心、脾、肺、肾，从而表达了五脏之间的相生关系。又如，《素问·五脏生成》：心"其主肾也"、肺"其主心也"、肝"其主肺也"、脾"其主肝也"、肾"其主脾也"，即是论五脏之间的相克关系。其二，通过经络纵横交错的分布、表里络属的联系，来说明人体各脏腑组织间的结构关系。这在《灵枢·经脉》等记载经络学说的有关篇章中，有详细的讨论。正是这2种结构关系，将人体各脏腑组织器官联系成一个有机的整体——五脏调控系统。

　　3. 重视系统的功能联系　《内经》中脏腑的概念，有粗浅的解剖学基础，但主要是功能意义的概念。《素问·刺禁论》："肝生于左，肺藏于右，心部于表，肾治于里，脾为之使，胃为之市。"清代张志聪注："肝主东方乙木，肺主西方辛金……左东而右西，是以肝左而肺右也。曰生曰藏者，谓脏体藏于

42 《内经》五脏应时理论的科学内涵

"五脏应时"说是《内经》理论体系中的一个重要学术观点，它的核心思想认为人体五脏功能活动与自然四时之间存在协调共振的变化规律。学者郭霞珍等对《内经》"五脏应时"说的科学内涵做了探析。

四时五脏阴阳理论的概念

《内经》"四时五脏阴阳"理论的基本概念，是认为人体是由以五脏为主体的外应五方、五时、五气，内合六腑、五官、五体、五华等组织器官所形成的 5 大功能活动系统构成的有机整体，并不是单纯以形态为基础的人体原形的描述。它体现了《内经》对人体生命活动规律的独特的原创性认识。自 20 世纪 80 年代开始，从文献、临床、实验研究等多个方面展开了深入研究。

经过对《内经》"四时五脏阴阳"理论多年的研究，认为《内经》对人体生命活动规律的认识有两大特点：一是人体以五脏为中心形成了一个整体，《内经》广泛地应用于临床治疗中，如脏病治腑、腑病治脏，官窍、体表部位的病变也可从脏而治，如眼病治肝，心主神明主藏神，但五脏都与神有关，精神、情志、疾病可调五脏等；二是人体以五脏为中心，与自然相合形成一个有机整体，在这里《内经》把人体视作一个开放系统，即人是自然界的一个组成部分，所具有的生命活动现象与自然万物是共振协调的，即"天人相应"。生命活动表现于外之象，与自然万象顺时变化之"象"是互通的，分析《内经》原文可见中医学以"象"测"藏"的思维方法，是基于自然之"象"来认识人体之藏，即从人体表现于外之"象"与自然环境变化之"象"的共同点去分析、归纳、认识人体内在脏腑变化，从《素问·六节脏象论》对脏腑功能的论述就可见一斑。因此，可以说"取象比类"是《内经》认识脏腑实质的一个重要的方法和手段，尤其在取时令季节之象，探讨人体内在之脏的生理病理变化上，在《内经》中不仅涉及篇章多，而且有专篇专论，因此，恽铁樵不无感慨地说："《内经》的五脏，非血肉的五脏，乃四时之脏。"为此，程士德提出从生理的角度揭示中医对脏腑实质的认识，可从五脏与四时的相关性着手，从五脏与四时互为通应的角度研究脏腑实质。更难能可贵的是，在对《内经》"四时五脏阴阳"的理论研究中，程士德强调对中医脏腑实质的研究，不仅要进行文献的整理、分析和临床治疗的验证，而且要结合实验分析的现代研究思路，寻找中医学认识人体生命规律独特之处的科学内涵，将现代实验研究的方法、先进的自然科学成果引入中医基础理论的研究之中。

医学的发展和其他各个自然科学门类的发展一样，作为人同自然界斗争经验的总结，归根结底只能来源于人的社会实践，在认识自然与改造自然的长期实践中创造和积累起来的自然科学技术知识，离不开人类自身生存的自然环境与社会，同理，中医药学发祥于中国的黄河流域与中国的社会环境，具体而言，在我国黄河流域的一年四时中，具有春温、夏热、长夏湿、秋燥、冬寒的不同特点，依据当时古人认识事物属性及其关系的阴阳学说，认为一年四时寒热温凉的变化，是由一年中阴阳气消长所形成的，故四时分阴阳，春夏属阳、秋冬属阴，正因为有了阴阳的消长，才产生了四时寒热温凉的变化，才有了万物的生长化收藏和生命的生长壮老已。在对文献的整理研究中，发现有关自然阴阳运动与生命活动相关的论述，在先秦两汉时期已经多有记载，如《庄子·渔父》："如阴阳不和，寒暑不时，以伤庶物。"《庄子·知北游》："阴阳四时，运行各得其序，惛然若亡而存，油然不形而神。"《管子·四时篇》"东方曰星，其时曰春，其气曰风，木与骨……春三月以甲乙之日发""南方曰日，其时曰夏，其气曰阳，阳归类，并冠以当时所知的一些脏腑器官名称"。《内经》以大自然整体之象为参照，结合人体外在之象的变化，以客观现象为依据，建立认识脏腑的规范和标准，对内在脏腑的生理病理变化加以分析和辨识。尽管目前来看这种认识是粗浅的，却使人们认识事物具有一定的客观科学性，这也是该理论沿用至今的科学性原因之一，中医学用脏与时相应来归类脏腑功能、认识生命规律的方法，不同于以解剖、生化等方法认识生命的西方医学，它是形成中医学独特理论体系的一个重要支点，这种认识是涉及对人类自身本质的命题，在自然科学技术相对落后的古代社会，中医学能从物体本身去认识生命的本质，对医学的发展有着举足轻重的作用。

20 世纪 80 年代起，具有创新开拓精神的程士德，指导其研究团队把中医理论体系传统的整体理论思维模式融入实验研究中，将中医学"天人相应"的基本理论与《内经》"五脏应时"说结合起来，将自然季节变化因素，以及受时令季节影响的机体自身神经内分泌调节因素、细胞信号转导机制的某些功能结合起来，从人体生理的角度，根据"时相"来研究与分析"脏象"，以探讨中医学从时令变化认识人体脏腑功能的科学性和可行性，结合现代时间生物医学、医学气象学等新兴学科知识和技术，从不同角度解释"五脏应时"理论观点的科学内涵，发现这种根据"时相"研究分析"脏象"，在目前脏腑实质研究中是一个新的实验思路，具有原创性。它与从证候验证脏腑、从药物疗效反观脏腑的研究方法不同，将此称为"以时测脏"，即通过观察特定时相下（如季节、时辰）机体的整体功能变化，从中找出规律，归纳诠释中医五脏的实质，拟从研究中寻找中医理论思维模式的合理部分，以求证中医学脏象概念自身的科学内涵。大量的实验研究证明，自然万物与人同处天地之间，在多方面存在着相同的生长发展与变化的规律。

五脏应时说的研究意义

随着研究的深入，本研究组认识到，人体和自然万物一样，直接与空间结构和时间结构两大要素相关，空间结构指形体、器官、组织等；时间结构指生命活动的过程、节律和周期等。空间结构反映了机体有形可见的物质结构特点，时间结构则侧重表达生命活动在不断发展过程中"无形"的整体功能状态，时间和空间共同表现着物质的特性，两者的正常有序对于生命健康具有同等重要的作用。中医学理论体系侧重于对人体时间结构的认识，所以，中医学对人体脏腑功能的认识有别于生物医学。"五脏应时"说就是中医学从时间结构来认识脏腑本质的一种方法，重视空间结构，精于分解短于整合，精于具体结构短于整体功能，注重体内环境而疏于外环境（社会环境、自然季节气候、宇宙星辰等）对人体影响的近代生物医学，随着对自然科学技术的采纳与应用，迅速发展成为世界主流医学，注重时间结构，侧重从生命的运动和变化过程中，从生命与外界相关关系中认识脏腑作用和功能的中医学理论，因其短于实证而难于理解，但是，大量的临床实践证明，中医学与重视空间结构的现代生物医学体系，两者各有所长，都是人类医学科学的组成部分，同样都承担着为人类健康服务的使命，依据这两种认识的相关性，研究从"五脏应时"机理着手，把细胞信号转导机理的研究，作为实验研究的依托，从整体观上进行研究设计，通过观察气温骤变与发病、肾应冬、心应夏、脾应长夏等多项相关的基础实验研究，证实生物体的生长发育除受遗传信息调节控制外，生命活动在很大程度上还受控于环境的刺激或环境信息。例如，在对 G 蛋白即鸟嘌呤核苷酸的含量的测定中发现，实验大鼠（Rattus norvegicus）下丘脑 G 蛋白的含量在生理条件下有季节性变化，对 Gq，Go 的影响尤其明显，出现夏高冬低的态势，这与以往关于"肾"的生精功能在夏季旺盛而在冬季降低的研究结果相一致，G 蛋白是细胞信号转导过程中的重要物质，是第一信使将信息传递给第二信使的中介，它在细胞信号转导系统中起了放大信号及调控信号转换通路的重要作用；在细胞信号转导通路上也有放大信号和调控信号转换通路的作用。因此，实验可以说明"肾应冬"的调控机制与细胞信号转导系统存在着相关性。本研究组还进行了四时阴阳变化对精神分裂症、抑郁症季节性发病机理的研究，观察了正常人、正常大鼠、精神分裂症患者和模型动物一些生理生化指标年节律变化，如血浆和动物脑单胺类神经递质含量、中分子组分的变化等，指出精神分裂症发病可能与自我调节能力降低，不能与自然界"四时阴阳"消长同步，这一现象的发现，对于揭示《内经》"时脏阴阳"有关生命节律理论对现代临床的指导作用，有较大的价值。这些研究和发现与中医学天人相应理论依据五时变化认识五脏生理效应，重视气候环境因素的调节作用有相似之处，这为脏象本质研究将自然四时以及内在脏腑整体生理效应结合起来，奠定了生物学基础，从现代意义上看，中医学的五脏是指受环境因素刺激后，激动细胞信息转导的载体——细胞信号转导系统，将信号传导于神经内分泌免疫网络和体内器官，形成一系列有规律的综合生理效应，这种综合效应经长期进化，形成了一种相对稳定的模式，具有遗传特性，而且还在不断地改变和修饰机体本身，以适应环境，它基于脏腑器官又高于脏腑器官，是一种包含了有形物体的整体功能状态。也就是说，人体生命可能还存在着一个微观生理组织系统，对其物质、生理效能，以及相关规律的解释和揭示，是生命科学研究中的一个新领域，这一认识是继程士德提出"人体是由以五脏为主体的外应四时、五方、五气，内合六腑、五官、五体、五华等组织器官所形成的 5 大功能活动系统构成的统一整体，及它并不是单纯以形态为基础的人体原形的描述"这一观点之后，在不断研究的基础上，经过反复思考后提出的，这也是对中医脏象实质认识和研究的新的思路与设想。

43　天人相应理论的四时-阴阳-五脏关系

"自古通天者，生之本，本于阴阳"。"通天"即与天相通应之意。说明生命根于自然之天地，源于阴阳之运动。《素问·四气调神大论》："阴阳四时者，万物之终始也，死生之本也，逆之则灾害生，从之则苛疾不起。"进一步表明阴阳四时之变化是自然万物化生的根本，生长于自然之中的人类，同样受到阴阳四时规律之影响。因此，基于"天人相应"理论认识脏腑的生理病理是中医学探究生命规律的重要思维模式。学者张娜等以此阐述了太虚元气化生阴气和阳气，其变化是万物生长变化的本源；阴阳二气运动变化的相关性表现为五行之关系，宇宙万物同根同源是四时-阴阳-五脏相关联的理论基础。

中医学天人相应思维模式的形成基础

中医学认为从整体宏观的角度分析，人源于天（自然），天人相应的根本，在于天人两者具有共同的物质基础——太虚元气。化源相同，所以人体的生理、病理变化过程与外界自然环境密切相关。《素问·四气调神大论》"夫四时阴阳者，万物之根本也。所以圣人春夏养阳，秋冬养阴，以从其根，故与万物沉浮于生长之门。逆其根，则伐其本，坏其真矣"，《素问·八正神明论》"月始生则血气始精，卫气始行；月廓满则血气实，肌肉坚；月廓空，则肌肉减，经络虚，卫气去，形独居，是以因天时而调血气也"。《内经》这些基本学术观点，充分说明阴阳的运动与自然四时相应。四时的变化可以反映天之阴阳的消长，而人之阴阳也会随之变化，进而表现出各种生命现象，这就是中医学"天人相应"思维模式形成的基础。由中医学界理论大家程士德所创建的《内经》"时脏阴阳"理论研究团队在近40年的研究中也证明，集中医基础理论之大成的经典《内经》中，相关"天人相应"的论述不仅占有大量篇幅，也是贯穿全书的一条主线。结论是人体为一个与自然息息相关的有机整体，即自然界时间季节、地理环境的变化对人体生理机制的形成具有不可忽视的作用。因此，《素问·宝命全形论》"人以天地之气生，四时之法成"。《素问·经脉别论》"合于四时五脏阴阳，揆度以为常也"。千百年来"天人相应"思维模式一直指导着中医学的临床实践和理论研究。它具体贯穿在生理、病理、诊断、治疗、预防等各个方面，对防治疾病起着重要作用。"天人相应"思想在脏象理论中的具体应用是通过观察自然时序变化，万物之象顺时而异的规律，来探讨内在脏腑的生理病理变化。恽铁樵在《群经见智录》中言"内经之五脏，非血肉的五脏，乃四时的五脏"。程士德也提出"四时五脏阴阳"是《内经》理论体系的核心，同时指出人体是以五脏为中心的外应四时阴阳、内合六腑、五官、五体、五华等组织器官的五大功能系统组成的有机整体。心、肝、脾、肺、肾各脏系统分别与四时相应，主导着相应季节时令中五脏系统之间的协调与控制，维持着人体生命活动。方药中对于脏象学的理解认为其"总的精神就是根据人体所表现于外的各种生理现象、体征，再结合自然节气与这些现象的相应关系加以分别归类，并冠以当时所知的一些脏腑器官名称"。这些研究都说明从与四时季节相应的角度去研究人体生命变化，是中医学理论体系的一个重要的特点。

　　1. 阴阳与四时　《素问·天元纪大论》"太虚寥廓，肇基化元，万物资始，五运终天，布气真灵，揔统坤元，九星悬朗，七曜周旋，曰阴曰阳，曰柔曰刚，幽显既位，寒暑弛张，生生化化，品物咸章"。在古人的视野里广阔无垠的天是世间的主宰，它的运行变化是万物生长的根源。这里的天即指太虚元气，其运行变化的直接结果是阴阳的产生，阴阳乃"天地之道，万物之纲纪，变化之父母，生杀之本始，神明之府"。但是在《素问·五运行大论》又说"天地阴阳者，不以数推以象之谓也"，因为天地的无限辽阔,它们的阴阳变化,是不可能用数字去推算的,只能从观察自然现象的变化中进行分析和了解。然而在自然界中最能代表阴阳变化的就是四时的循环交替。如《素问·脉要精微论》有"万物之外,六合之内,天地之变,阴阳之应,彼春之暖,为夏之暑,彼秋之忿,为冬之怒"之言,四时气候的转变,正反映了自然界阴阳的变化规律。再如《素问·四气调神大论》:"春三月,此谓发陈,天地俱生……此春气之应,养生之道也;逆之则伤肝,夏为寒变,奉长者少。夏三月,此谓蕃秀,天地气交……此夏气之应,养长之道也;逆之则伤心,秋为痎疟,奉收者少,冬至重病。秋三月,此谓容平;天气以急,地气以明……此秋气之应,养收之道也;逆之则伤肺,冬为飧泄,奉藏者少。冬三月,此谓闭藏,水冰地坼……此冬气之应,养藏之道也;逆之则伤肾,春为痿厥,奉生者少。"这段经文进一步从宏观角度来说四时气候特点是自然界阴阳二气消长运动的外在表现,而人处在自然界中也会随阴阳消长有相应的表现,因此人们要顺应四时气候变化以保持机体内阴阳二气的相对平衡。

2. 五行与四时 阴阳源于太虚元气,阴阳二气的相互对立、制约、互根、互用、消长、转化运动是万物形成的内在动力。五行,作为哲学命题,是指木火土金水所指代的5大类事物之间相互关系及其运动变化,是中国古代哲学家用以分析探讨事物运动形式。相互关系的学说,是对阴阳二气运动相互影响相互关联规律的进一步分析和研究的方法。因此,历史上就有五行"五材说",五行"五方说",五行"五时说",五行"五星说"和五行"五性说"等不同的说法。《左传·襄公二十七年》指出:"天生五材,民并用之,废一不可。"《左传·昭公二十五年》:"(天地)生其六气,用其五行。"比如逯宏认为从古东方人对空间认识的角度,五行有"交汇四方"之义。古代医家秉承此意,认为五行之气分布五方,其运动变化导致自然界万物出现生生化化之规律。如《素问·阴阳应象大论》:"东方生风,风生木……南方生热,热生火……中央生湿,湿生土……西方生燥,燥生金……北方生寒,寒生水。"万物生化之规律就是宇宙间元气运动变化的基本规律,"天有五行御五位,以生寒暑燥湿风",此处五行即指五运,为地面五方之气的运动。从后世对五行学说的形式、内涵,以及各种哲学人文思想的发挥上与天文历法、四季物候之象相关,认为五行与古人对四季形成机制的思辨性结果相关,如《素问·六节脏象论》:"五运相袭而皆治之,终期之日,周而复始,时立气布,如环无端。"五运在一年中各主宰一个季节,主气与客气的变化都影响着气候。再如《汉书·艺文志》:"五行之序乱,五星之变作。"在观察天体变化的过程中,古人发现肉眼可观察到的水、金、火、木、土五星有规律的运动,故曰"天有五行",此五行就是指辰星、太白星、荧惑星、岁星和镇星(或填星)五星。同时发现五星在宇宙中的运动规律与四时气候的变化有着密切联系,《汉书·艺文志》:"五星不失行,则年谷丰昌。"五行"五性说"始于《尚书·洪范》:"五行:一曰水,二曰火,三曰木,四曰金,五曰土。水曰润下,火曰炎上,木曰曲直,金曰从革,土爰稼穑。润下作咸,炎上作苦,曲直作酸,从革作辛,稼穑作甘。"孔颖达注:"谓之五行者,若在天则五气流行,在地则世所行用也。"可见由"五材"易名为"五行",实现了由实体到抽象的升华过程,从而标志着五行作为哲学概念的形成。"五行"只有抽象为5种功能属性以后,才可以作为归纳万物万象的模型。自此寒暑燥湿风无形之气,木火土金水五行之性之形统为一体。即东方与春相应而生风,南方与夏相应而生热,中央与长夏相应而生湿,西方与秋相应而生燥,北方与冬相应而生寒。如形气之阴阳相互感应而化生万物。由此可知,太虚元气的变化是万物生长变化的本源,四时变化与五行的契合是万物生长规律的体现,五行也是阴阳二气运动产生的变化的抽象。因此,古代医家引用以解释人体生命生长变化过程中的生理病理现象。

3. 五脏与五行 依据五行归类分析事物是中国古代认识世界万物发展变化常用的一种方法。如在中医学中,《素问·五脏生成》"五脏之象,可以类推",即是指五脏的生理功能和病理变化可以从很多方面进行比类推求。为什么可以这样比类推求呢?这是因为在古人的认识中自然万物来源于太虚元气,气分阴阳,阴阳二气运动产生的变化可以概括为5种现象(即五时的不同),抽象为五行。由此自然界的事物根据五行划分为5类,人与之万物本源相同,中医学也同样采用五行学说,分析和探讨人体的生命运动,人之五脏亦分属五行。五行的生克制化是有规律可循的,所以说可以通过五脏表现于外之象,可以类推人体内在五脏的生理功能和病理变化。首先从感官上来说,五脏可以从五色、五味来比类推求，《素问·五脏生成》中详细论述了五脏与五色、五味的关系："色味当五脏：白当肺、辛，赤当心、苦，青当肝、酸，黄当脾、甘，黑当肾、咸。"简洁恰当地将五脏与五色和五味联系起来。因此内在五脏的变化可以通过外在五色、五味的不同体现出来。其次从人体五脏的功能特性上来说，肾主封藏，为水脏；心主通明，为阳脏又称"火脏"；肝为将军之官喜条达舒畅，主升发，为风木之脏；肺应秋，主清肃而敛降，其性属金；脾主运化而生气血，主中央以灌四旁，为土脏。而《尚书·洪范》对五行特性的概括为"水曰润下，火曰炎上，木曰曲直，金曰从革，土爰稼穑"。由此可见五脏功能特性亦与五行特性是一致的。五脏之气的运动本质上来源于体内阴阳二气的消长运动，其表现形式可以用五行加以概括，因此五脏的生理功能和病理变化就可以通过五行的生克制化规律来解释。

四时阴阳五脏的整合

对于四时阴阳的界定，《春秋繁露》："四时天之四选，春者少阳之选，夏者太阳之选，秋者少阴之选，冬者太阴之选。"《素问·经脉别论》："合于四时五脏阴阳，揆度以为常也。"此段经文是强调在观察分析脉象时不仅要结合四时阴阳，而且要结合五脏阴阳，进行综合判断。综合上文四时与阴阳、五行与四时、五脏与五行的论述，以及《内经》原文都说明四时、五脏、阴阳三者的关系是相互关联的。四时时令对自然万物的变化产生影响的内在根源，在于阴阳二气的消长运动，五行之气各有其主治的时令。人生活在自然界中，就必须适应自然界的各种变化，并能适时调节以应四时之变。这就是《内经》一再强调依据四时季节变化规律，从阴阳属性分析认识脏腑功能特点的理论基础。

五脏阴阳的划分有不同的说法。《医学读书影卷上/不同》中"六节脏象论云：心为阳中之太阳，肺为阳中之太阴，肾为阴中之少阴，肝为阳中之少阳。而《灵枢》九针十二原云：阳中之少阴肺也，阳中之太阳心也，阴中之少阳肝也，阴中之太阴肾也。按《素》以肝为阳者，言其时；《灵》以肝为阴者，言其脏也。《素》以肺为太阴，肾为少阴者，举其经之名；《灵》以肺为少阴，肾为太阴者，以肺为阴脏而居阳位，肾为阴脏而居阴位也。二经之不同如此"。依据《内经》对脏象属性及其功能的基本认识，尤怡分析《灵枢》《素问》中关于五脏阴阳划分标准不同的说法言之凿凿，但是这种关于五脏阴阳划分的论述，不如后世医者周学海在《读医随笔》中执简驭繁之论："肝为阳中之少阳，心为阳中之太阳，肺为阴中之少阴，肾为阴中之太阴，胃为至阴。此五脏阴阳本体之真气也，与六经之三阴三阳，因人身左右前后之部位起义者，迥不侔矣。""侔"是相同的意思，周氏对五脏阴阳的认识从四时阴阳属性及其四时与五脏相应的配属关系角度分析，是更符合中医学五脏生理特性本意的。

脏腑生理病理变化与四时五脏阴阳理论

阴阳乃神明之府，宇宙间的无穷奥妙都是从阴阳运动变化中形成、发展。其形不可见，其用或昭彰。其中人们对于四时时令变化是可以切身感受得到的，正因于此古代医家在中医整体观的指导下把四时、阴阳与五脏相联系，采用取象比类的方法解释人体内在脏腑的生理特性以及病理变化。其中五行休王学说就是这种关系的完美体现。

五行休王，是中国古代医家关于自然万物和人体的五行精气活动规律及其相互关系的一种学说，古代医家认为生长化收藏这个具有节律性的变化周，是由生物体随阴阳运动形成的五行精气的盛衰消长来决定的，而五行精气的盛衰消长，是由时间来制约的。为了便于说明这个问题，古人用"王""休""相""死""囚"作为五行精气不同量的代号。五行精气与时令相当者称为"王"，生王者称为"休"，王之所生者称为"相"，克王者称为"囚"，王之所克者称为"死"。其中五行休王的年节律是，春时水休、木王、火相、土死、金囚，夏时木休、火王、土相、金死、水囚，长夏火休、土王、金相、水死、木囚，秋时土休、金王、水相、木死、火囚，冬时金休、水王、木相、火死、土囚。由此可以看出同一季节不同脏的精气盛衰情况以及同一脏在不同季节的精气盛衰情况。例如春时，肾之精气休、肝之精气王、心之精气相、脾之精气死、肺之精气囚；而肝之精气王于春、休于夏、囚于长夏、死于秋、相于冬。虽然脏之精气盛衰变化不同的内在机制是五行生克，但是五行休王节律的确定是以"王"为先导，即必须先有精气王的脏才能确定其他脏精气变化的不同。而"王"就是脏之精气活动旺盛，"肝者，通于春气"，二者在阴阳属性上同属少阳，同气相求，所以肝之精气王于春，再由五行生克得知其他各脏在春季精气盛衰情况。其余各脏依此类推。

五行休王的理论来源于"五脏应四时，各有收受"之说，《素问·脏气法时论》："夫邪气之客于身也，以胜相加，至其所生而愈，至其所不胜而甚，至于所生而持，自得其位而起。"如"病在肝，愈在夏，夏不愈，甚于秋，秋不死，持于冬，起于春"。由此医家认为根据五行生克乘侮关系可以得知五脏病气传变规律，《素问·玉机真脏论》"五脏受气于其所生，传之于其所胜，气舍于其所生，死于其所不胜""肝受气于心，传之于脾，气舍于肾，至肺而死"。邢玉瑞认为五行休王，是我国古代医家认识自然界万物生长化收藏规律及人体五行精气活动节律的一种理论，以此可指导对疾病的诊断，判断病势的进退、转归和预后。可以认为五行休王理论是"脏气法时"的最佳说明，虽然现在研究发现五行休王并不是完全切合临床实际的，但在其理论指导下，可以病证相参，把具体病证的应时规律作为治病思路，可以开拓临证思维。因此治病"合人形以法四时五行"，在《素问·经脉别论》中论述五脏生理功能时更是直接指出要"合于四时五脏阴阳"。由此可知从阴阳、四时的角度联系五脏生理功能和病理变化，是中医整体观念的具体体现，把握三者的关系会开拓中医临床诊疗的思路，为从多角度认识疾病提供依据。

时间生物医学研究认为这种"人与天相通应"的现象与人体内的生物钟有关。内源性生物钟的存在导致人体出现一系列的生物节律，如呼吸、心跳节律，昼夜节律，周节律，月节律，年节律等，虽然生物节律原位基因的发现证明生物节律是内源性的、可遗传的，但仍有研究发现环境信号是生物节律的外界驱动力。

"人有五脏化五气，以生喜怒思忧恐"，人之五脏可以根据五行属性划分，五脏病理的内在机制在于五气的运动，而五气的运动规律即是五行生克制化规律的体现。阴阳属性的变化可以通过四时更替体现出来，五行之气亦各有其主治的时令。因此，从四时角度联系阴阳五行对人体五脏的作用是"天人相应"思想一个很重要的方面。

44　细胞信号转导与五脏应时的相关性

　　"五脏应时"理论是指人体内在的脏腑生理功能，与自然时辰季节之间存在着相应的适应性变化规律，其内容包括"肝应春""心应夏""脾应长夏""肺应秋""肾应冬"。20 世纪 80 年代，程士德就提出《内经》"四时五脏阴阳"是其理论体系的核心，并提出人体是以五脏为中心的外应四时阴阳、内合六腑、五官、五体、五华等组织器官的五大功能活动系统组成的有机整体。在随后的研究中，经过大量的研究数据分析，郭霞珍将其总结为"五脏应时"理论，提出从现代意义上看，中医学的五脏是指受环境因素刺激后，激动细胞信息转导的载体——细胞信号转导系统，将信号传导于神经内分泌免疫网络和体内器官，形成一系列有规律的综合生理效应的假说。她认为这种综合效应经长期进化，形成了一种相对稳定的模式，具有遗传特性，而且还在不断地改变和修饰机体本身，以适应环境，它基于脏腑器官又高于脏腑器官，可以说是一种包含了有形物体的整体功能状态。也就是说人体生命可能还存在着一个微观生理组织系统。对其物质、生理效能，以及相关规律的解释和揭示，可以说是生命科学研究中一个新的领域。鉴于此，学者杨宗纯等从细胞信号转导角度对"五脏应时"的研究方法做了进一步的探讨。

细胞信号转导途径

　　细胞信号转导是外界环境刺激因子和胞间通信信号分子等，作用于细胞表面（或胞内）受体后，跨膜转换形成胞内第二信使，以及经过其后的信号途径组分级联传递，引起细胞生理反应和诱导基因表达的过程。

　　细胞外的刺激信号如激素、神经递质、生长因子、细胞因子等，当外界刺激被细胞表面受体接受后，主要是通过膜上 G 蛋白耦合激活同样处于膜上的酶或离子通道，产生第二信使，如 cAMP、cGMP 等完成跨膜信号转换。但细胞信号转导并不是单线向下传递的，一种刺激可同时激活数条信号通路，通路中的一个组分也可以激活其他通路，形成一个分支，不同的通路间还存在着相互作用，因此，信号传递途径是一个复杂的网络系统。

四时五脏阴阳与细胞信号转导

　　1. 相似性——从环境到人体　　细胞信号转导研究的中心问题是细胞感受、转导环境刺激及调节代谢生理反应和基因表达的分子途径。它的发现，说明环境刺激在机体生命过程中起着重要的调节作用。而生物体的新陈代谢和生长发育主要受遗传信息及环境变化信息的调节控制，遗传基因决定代谢和生长发育的基本模式，其很大程度上也受控于环境的刺激即从生物学的角度来看，环境因素仍是机体生长发育非常重要的影响因素。

　　而早在 2000 多年以前，《素问·宝命全形论》就提到"人以天地之气生，四时之法成"，可以看出，中医学强调整体观思想，包括人与自然为一个整体的观点，即"天人相应"，《灵枢·岁露论》："人与天地相参也，与日月相应也。"指人体的生理和病理改变受外界自然变化的影响，与自然环境协调共振，其中以四时变化的影响最为明显，《素问·四气调神大论》"故阴阳四时者，万物之终始也，死生之本也，逆之则灾害生，从之则苛疾不起，是谓得道"。《素问·六节脏象论》："心者……其华在面，其充在血脉……通于夏气。肺者……其华在毛，其充在皮……通于秋气。肾者，主蛰……其华在发，其充在骨……通于冬气。肝者……其华在爪，其充在筋，以生血气……通于春气。"《素问·脉要精微论》"四变之动，脉与之上下，以春应中规，夏应中矩，秋应中衡，冬应中权"。可见五脏应于四时，人体也受四时变化影响而发生着相应的生理改变，恽铁樵也曾说："内经之脏，非血肉之脏，乃四时之脏"。四时节气对人的生长发育起着重要的调控作用，如果不遵循自然变化，人体就会病害丛生。

因此，基于对环境刺激的共同认识上，细胞信号转导这一实验方法是可以引入时脏实验的，本课题组也曾提出大胆的假设，外界自然环境的变化通过激活细胞信号转导系统，将信号传至体内相应网络和器官，从而呈现"时脏"的改变。

2. 协调性——"阴阳调和"与"动态平衡"　细胞信号转导的发现，在分子水平上指出了细胞内除了物质和能量代谢的分子途径和网络之外，还存在对其调节控制作用的、自成体系的信号传递分子途径。因此，当外环境发生改变时，细胞信号转导能传递这种变化使内环境发生相应的生理改变，达到机体内外环境的动态平衡，从这个角度来说，其与中医学的"五脏应五时"思想有着异曲同工之处，即当自然界气候环境变动的时候，人体内在的脏腑系统随之而相应改变。因此，中医学认为"人与天地相参""与日月相应"，强调人体的健康在于体内的阴阳气血脏腑经络功能与外环境变化的协调平衡。

"阴阳调和"与"动态平衡"在中国几千年的文化发展中，包含在"中和"的思想范畴内。在古代哲学中，"中和"代表了事物最好最理想的状态。如《中庸》："致中和，天地位焉，万物育焉。"《道德经》："万物负阴而抱阳，冲气以为和。"而对于中医学来说，"中和"也是其所追求的最终目的，其具体表现在阴阳的关系上，如《素问·生气通天论》"阴平阳秘，精神乃治"。指出阴阳平衡，人体生命活动才会健康有序。而人之所以为病，究其根本原因，不外乎是因为阴阳的失调，打乱了机体原本的"和"的状态。因此，《素问·阴阳应象大论》："阴阳者，天地之道也，万物之纲纪，变化之父母，生杀之本始，神明之府也。治病必求于本。"这里的"本"，就是强调万物阴阳的平衡协调，是治疗疾病的根本。基于此，中医诊治疾病，并不仅是针对某种病变，而是要从根本上调整机体的阴阳平衡，使邪去而人自安。

由此可见，机体内的细胞信号传导系统是通过信号分子的传递变化，调节外界刺激与生理反应之间的协调，求得机体内外环境的动态平衡，以保证机体的健康。中医学强调"中和"，也在于求得机体内阴阳关系的调和，使病邪自去，从根本上保证生命活动的健康有序。求得机体的和谐有序是二者本质上的共同点，也使其能有结合起来的可行性，而善于求同存异，本也是中华文化包容性的体现，若能将二者科学结合，对中医学的发展必有着不可小觑的推动力。

3. 可行性——从现象到本质　人体各种功能的实现，需要相关的细胞群体在机能上的协作，保持这种协作，当效应细胞接受外部的信号，进而激活细胞内的信号转导系统，调节细胞效应系统活性，产生生理效应。药物作为机体的外来物质，也作用于细胞信号转导系统，调节细胞功能，产生药理效应。例如，糖皮质激素（GC）通过影响基因转录调节而产生的抗炎和抗免疫作用，主要通过核内受体途径实现。GC 的靶细胞广泛分布于肝、肺、胸腺、淋巴组织、胃肠平滑肌等处，当 GC 作为外来药物刺激进入机体后，能在靶细胞内与其受体糖皮质激素受体（GC）结合为 GC-GR 复合物进入细胞核，GC-GR 复合物通过间接或者直接的作用方式，影响有关炎性反应靶基因的转录或基因表达，最终产生抗炎反应，进而作用于体内的靶器官，在体内发挥广泛的药理作用，在体外则表现出抑制感染和非感染性炎性反应等身体症状。

中医学的脏象学，包含了现象与本质的问题，王永炎院士曾提出中医基础理论对脏腑的认识有"以象为素，内实外虚、动态时空、多维界面"的特点。指出人体内每个脏腑器官都有其表现在外的一些症状信息，且随着时间的推移，不断动态变化着。在古代，《孟子·告子下》就提到"有诸内，必形诸外"。《内经》也曾提出研究脏象的方法论，《灵枢·外揣》："故远者，司外揣内，近者，司内揣外。"《素问·阴阳应象大论》曰："以我知彼，以表知里。"《灵枢·本脏》"视其外应，以知其内脏"。这些其实就是一种取象比类的思考模式，通过观察外在的表象，去探知内在的五脏动态，例如"肾应冬""肾藏精"，其外在之象表现为在冬季机体生殖机能会下降，实质上则是源于肾通于冬气，且贮藏生殖之精的功能。

杨宗纯发现在冬夏正常生理条件下，SD 大鼠下丘脑 Gq 和 Go 的含量均表现为夏高冬低，睾丸 FSH 受体最大结合量（B_{max}）和受体解离常数（Kd）值亦呈现明显的夏高冬低，血浆 GnRH 含量也表现为夏高冬低。睾丸组织基因差异显示夏季有表达而冬季无表达的基因有 2 个。夏季无表达而冬季有表达的基因有 9 个。夏季表达强冬季表达弱的基因有 2 个。夏季表达弱而冬季表达强的基因有 10 个。实验说明细胞信号转导在"肾应冬"的调控机制中起着重要的作用，并推测此调控机制是由于冬季光照的变化或其他环境信息刺激机体后，激活了细胞信号转导系统，将信号传达到神经内分泌免疫网络和体内器官，从而引起一系列与生殖机能有关的综合生理反应。

当外来刺激进入人体时，会经过信号转导的级联反应到达细胞工作装置，从而引起生理效应，并最终将此效应作用于体内靶器官，使其表现出能看到的外在症状。而对于中医学来说，脏象的研究不应该仅停留在取象比类的理论探讨中，应当引入现代生命科学技术，去探讨机体表现于外的症状与内在相应脏腑的关系，基于此，选择了细胞信号转导作为研究方法，通过实验诠释了"时脏"的科学内涵，提示细胞信号转导在脏象的研究中是可以借助的研究方法。

讨　　论

在以"五脏应时"学术思想为研究目标的长期科学实验中，杨宗纯看到细胞信号转导与中医"时脏"理论有着重视环境刺激的相似性，保证机体内外和谐的协调性。由此可见，选择从细胞信号转导的角度，将细胞信号转导引入"时脏"乃至脏象实质的研究，验证"五脏应时"科学性的实验都是可行的，不仅如此，"时脏"的研究也给了很大启发，中医学和现代生命科学是存在某些共性的，虽然历来中医长于整体思考，但现代科学的冲击和碰撞，越来越清楚地认识到中医的发展也需要微观层面的研究，因此当学会借鉴，在求同存异中谋发展，也要在不断地实验中摸索更适合的研究方法。

45　五脏应时理论的现代认识和研究

　　五脏应时理论是关于五脏功能盛衰时间节律的时间生理理论。是指人体内在的脏腑生理功能，与自然时辰、季节之间存在着相应的适应性的变化规律，其内容包括"肝应春""心应夏""脾应长夏""肺应秋""肾应冬"。中医学对"五脏应时"的认识，表明古人在"天人相应"思想指导下，欲从时间结构的角度认识人体生命，以解释各种生理病理变化规律形成的本质和基础，这也是中医学与主从空间结构认识人体生命的西方医学的最主要区别点，也是形成中医基础理论体系的一个核心内容。该理论在形成至今千余年的过程中，对中医学理论研究和临床诊疗、预防养生等各方面均具有重要的指导意义，因而深入研究该理论对中医发展有重要意义。学者邓小峰等对五脏应时理论的现代认识和研究做了梳理归纳。

五脏应时理论的学术简史

　　《内经》是已知最早提出五脏应时理论的中医文献，其用较大篇幅阐释这一理论，直接用"天人相应"观命名的篇章达20余篇，确立了五脏应时理论的思想基础和基本理论。王叔和《脉经》将五脏主时论发展为五脏休王论，进一步发展完善了该理论，后世历代医家关于五脏主时或五脏休王的论述，不出《内经》和《内经》的范围。

　　随着现代时间医学的兴起，中医基础理论中脏象概念的时间构成已经受到关注，大大推动了该理论的现代认识和发展。程士德在20世纪80年代就提出"四时五脏阴阳"是《内经》理论体系的核心，并提出人体是以五脏为中心的外应四时阴阳、内合六腑、五官、五体、五华等组织器官的五大功能系统组成的有机整体。吴国兴明确提出重视时间结构是中医的特色与本质。他认为中医的脏象不是指通常的空间结构（即解剖学中的脏器），而是指与功能相联系的人体时间结构。脏象的实质就是将人体生理功能的相应节律按其内在联系进行归类和分组以便于临床分析的一种科学方法。孟庆云、刘长林等学者也提出中医的基础理论如脏象、经络从本质上讲是人体生命过程中时间关系的产物，单纯的从实体结构上寻找脏象和经络的本质必然会导致失败，并指出从时间结构论述人体是中医学的特色，其实践与开拓对未来生命科学具有带头科学的意义。不仅在理论上有所发展，以郭霞珍为首的北京中医药大学"四时五脏阴阳"研究组还在实验实证性研究上推动了该理论的发展，五脏应时理论开始进入科学实验阶段，为五脏与时相应提供了很多科学的数据。随着现代时间生物学研究方法和技术的引入，相信该理论的研究将会进入一个崭新的时代。

五脏应时理论与现代多学科的关系

　　五脏应时理论虽然是以天人合一观与气、阴阳、五行学说作为其哲学基础，但其蕴含的思想内涵与一些现代自然科学和社会科学的理论有共通之处。现代科学发展的一些理论成果如控制论、系统论、时间环境医学、神经-内分泌-免疫网络理论和细胞信号转导理论对研究五脏应时理论有重要的借鉴价值。

　　1. 五脏应时理论与现代控制论和系统论思想　"四时五脏阴阳"系统内，需要运用五行的生克、制化、胜复、乘侮等规律来自发进行调控，这种调控包括五脏系统的自我调控和五脏系统与外在环境之间的调控两个方面。该理论中蕴含的整体系统和调控的思想，与西方三四十年代兴起的系统论和控制论思潮有很多相似之处,所以,很多学者主张将这两种理论的研究方法引入中医的研究中。

近年来,在运用系统论和控制论研究中医理论方面,取得了一些成绩。任应秋在其所著《中医基础理论六讲》中指出,中医学的五行学说是一种具有东方色彩的比较完整的普通系统论的哲学理论。郑守曾认为,五行系统作为制导系统,其生克制化关系是一种控制和反馈的联系。五行系统是由诸如气候、致病因素、脏腑、五官、形体、精神等人体内外系统的不同层次中有特殊联系之因素所构成;而通过一定医疗技术以恢复阴阳五行系统的有序性,是恢复人体系统稳定联系之最佳方案。匡萃璋指出,五行学说是一种包罗极广的分类联系模式,除了其所揭示的分类与生克关联外,古人还看到人体内部的有目的、有序、有机的关联。这种认识导源于古人的"社会人体观"。以对社会系统的认识来观察人体,就是"社会人体观"的方法论实质。郭仲夫认为天文概念的五行指宇宙的自然节律;气象概念的五行指风、火、湿、燥、寒五气的运动。由于太阳光热的强弱、地球的周转、宇宙线的自身变化等都能在生物体内引起一定反应。人体生理活动、物质代谢及激素分泌对致病因子的感受性、药物的敏感性等均受自然界周期节律的影响。故对医学-生物学-太阳地球物理学-气象学进行详细的同步观察,有利于五脏应时理论的研究。

2. 五脏应时理论与时间环境医学 现代时间环境医学的研究发现决定代谢和生长发育基本模式的遗传基因,其功能的实现在很大程度上也受控于环境的刺激。因此,任何生物都是一定环境下的生物,环境在一定程度上决定了该生物生存的基本特征。在科学技术落后的古代,古人正是通过参考自然环境变化的规律来认识人体自身的生命规律。五脏应时理论就是古人对自然界五个季节(春、夏、长夏、秋、冬)变化所产生的五种气候(温、热、湿、凉、寒)对人体(机体)所发生效应反应的总结。因而引入现代时间医学的研究成果,为我们用现代科学语言来阐释宏观的五脏应时理论的微观机制提供了可能。

目前在时间环境医学领域,对光照极为敏感的松果体是研究热点,大量研究证明,光-生物信号转导是十分重要的生命活动。光信号通过视网膜丘脑下部通路将外界的太阳光信号转变为生物化学信号。研究证明,松果腺分泌的褪黑素(MT)是光-生物信号转导通路中重要的信号转导和调控物质。光信号通过调控,MT 的合成和分泌成功地将外环境的光周期信号转换为内环境的化学周期信号。通过这一化学周期信号,使得生命在不同水平的所有与时间有关的那些生物学过程和生物化学反应与太阳光的周期变化相同步,从而在机体内建立起一种使复杂的生化代谢反应和基因表达过程,使机体内的各种生命运动之间以及它们与其所处环境的自然运动相协调。

而五脏应时理论中的"时"也与光线密切相关。"时"字"从日,从之,之亦声",在这里,所从之"日"指太阳,是太阳的意向;所从之"之"是"象人与地上所往"(徐中舒主编《甲骨文字典》),是进行的意向。二者结合起来,适宜太阳行进的意境表达人们对季节的观察和体验。因而太阳的运行是古人划分时间的最早标志。故将现代研究较为深入的太阳光照研究引入五脏应时理论的研究中是必要的。

3. 五脏应时理论与神经-内分泌-免疫网络理论 神经-内分泌-免疫网络理论,是 20 世纪 80 年代形成的关于各种内外环境刺激所引起的整体调节防御反应机制的理论。大量研究资料表明,机体各细胞、器官及系统的功能活动是依靠神经内分泌系统和免疫系统的调节。这三大调节系统之间依靠神经递质、激素、细胞因子相互传递信息,进行整体调节防卫反应的机制,3 个系统各司其职,又相互调节,是保持机体内环境稳定的基本条件。

这一理论为从微观分析的基础上探讨五脏各自的结构、功能、病证特点及五脏相关的科学内涵提供了可能。近 40 年中西医结合研究表明,中医某"脏"的内容似乎涉及西医所有系统的功能,说明中医也存在一个像西医神经内分泌免疫网络这样的调节体系,即五脏调节系统。五脏是超结构的人身功能子系统,每一脏皆是物质与功能的统一,均涉及多系统的部分结构和功能。每一脏所主的功能均不是某一系统所能独立完成的,每一脏在神经内分泌、免疫等系统内都有所划分和交叉,通过系统内的结构联系产生功能的相互作用,同时又通过系统间共有的递质、激素及细胞因子等信息物质的传递,对人体各系统、器官及细胞进行多层次的相互调节和整合。机体的生理病理现象皆是微观动态变化基础上宏观整合的结果，而五脏即是对生理病理现象的整体概括，是整体一系列组织器官内部联系的事物。

因而，五脏相关的物质基础是神经-内分泌-免疫网络，相关的实质是网络内的相互作用和联系。神经-内分泌-免疫网络理论的研究成功地从分子水平整合了机体最重要的三大功能系统的相互调节关系，为用微观分子的活动来认识机体的整体功能提供了一个有启发意义的模式。这种整体调控模式与中医的五脏调控系统的作用有相似之处，它们均有整体的、动态的特征。它们的作用均是维持机体内环境的稳定。所以，利用现代生物学技术、免疫技术及分子生物学技术深入研究系统、器官、组织、细胞、细胞间识别及大分子信息物质，整体、系统地揭示五脏应时调控系统的调控机制是可行的和必要的。

4. 五脏应时理论与细胞信号转导理论 细胞信号转导理论是当前生物学的前沿热点课题，它是指外界环境刺激因子和胞间通信信号分子等，作用于细胞表面（或胞内）受体后，跨膜转换形成胞内第二信使，以及经过其后的信号途径组分级联传递、引起细胞生理反应和诱导基因表达的过程。

细胞信号转导的这种认为环境刺激作为一个重要的信息，它可影响细胞自身信号传递及基因表达进而使机体产生相应的整体生理调节反应的思想，与中医学五脏应时的天人整体调控的观点存在着很大的相似之处。邓小峰认为，在五脏应时理论中，外界自然的光照、温度、气候、磁场、声波等环境因子作为激发源，"脏"为内在的接收靶点，通过外在的刺激激发了体内的信号转导系统来使人类适应外部环境的变化。研究机体在环境刺激与适应性反应之间的动态机制，可以在微观层面对人体的五脏应时的调控机制做出理论上的说明。所以理论上将细胞信号转导引入中医五脏应时调控机制的研究中是具有可行性的。

五脏应时理论的实验研究

郭霞珍等从"肾应冬"着手开展了一系列实验研究，其在"中医肾应冬生理机制的研究"中，观察了人、大鼠、金黄地鼠四季的下丘脑-垂体-性腺轴的神经内分泌及细胞信号转导物质的变化及其相关组织的形态学变化，结果发现在自然生理条件下，雄性 SD 大鼠生殖轴促性腺激素水平及性激素水平，均表现为夏高冬低。相同的结果也表现在人及其他动物上。实验还发现，大鼠下丘脑 G 蛋白的 4 个亚型中，Gq、Go 含量均呈现明显的夏高冬低，Gs、Gi 则无明显差异。提示肾应冬的发生可能与 Gq 和 Go 介导的细胞信号转导途径相关。卢全生等通过实验发现睾丸中 LH 受体的数目和结合力表现为夏高冬低，从而提出"肾应冬"与受体机制有关。马淑然等在对冬夏大鼠下丘脑、垂体、睾丸的第三信使 c-fos mRNA、c-jun mRNA 的研究发现，其表达水平均表现为冬高夏低。籍此马淑然等提出"肾应冬"在生殖方面的调控机制，可能是通过对肾所藏的生殖之精的两种调控成分，即促进生殖之精的物质和抑制生殖之精的物质而起作用。同时还观察四季雄性金黄地鼠睾丸、精囊、前列腺的重量及其脏体比值，结果冬季三者的重量远远低于其他季节。因而，不仅人和动物的下丘脑-垂体-性腺轴的神经内分泌及细胞信号转导物质存在明显的季节差异，而且在形态学上也发生了改变。

该课题组在实验研究的基础上提出了"肾应冬"调控机制的工作假说，即中医"肾应冬"的调控机制是机体在冬季受到相应环境信息（如光照）的刺激后，激活了细胞信息转导的载体，即细胞信号转导系统，并将信号传导于神经内分泌免疫网络和体内器官，从而形成了一系列与冬季相应的有规律的综合生理效应，是具有科学性的；并首次发现，具有机体整体调节功能的神经内分泌免疫网络和细胞信号转导系统虽然复杂，但是他们都存在共同的季节性规律，而这种节律的综合效应与中医脏腑功能的描述基本相符。

五脏应时理论研究的意义

综上所述，从时间季节结构阐述生命的特征的五脏应时理论与当代自然科学的前沿理论是相通的，所以，恰当地运用现代科学发展的一些理论成果，从季节时间结构的角度出发研究中医五脏应时的理论和临床问题具有光明的前景，表现在以下几个方面：立足于从人体主体性开放的整体调控观、自组织的适应性调节规律、时间结构相关等创新性认识对"五脏应时"调控理论的现代内涵进行深入的剖析，可探索出可行性的中医脏象研究途径和方法，为中医揭示脏象本质的研究开辟了一条新的道路。时间结构差异可以作为中医证候的客观化指标，这将为证的研究提供新的思路。在实验研究和临床流行病学调研的基础上，系统总结和归纳中医临床疾病的生理病理节律模式，并据此对疾病进行早期诊断。根据生物节律用药不仅可以最大限度地发挥药效，还能减免毒副反应和适当减少药物剂量，有很好的临床应用前景。

46　五神脏理论

　　学者夏梦幻等从五神脏理论概念、现代解析两方面分别阐述了五神脏的理论内涵及科学思想，探讨了五神脏理论的现代心理学以及分子生物学机制。基于五神脏核心思想，提出了"五神-五脏-五志"为五神脏信息反馈轴心。探索了五神脏理论对构建中医心理学、中医心身医学的意义以及对临床辨治精神障碍类疾病、心身疾病的指导价值。

五神脏概说

　　1. 神与五神脏　中医学"神"的概念源于古代哲学，是古人对自然界及人体生命现象的认知。中医对神的阐释比较广泛，大致分为"天神"和"人神"两大类。天神指两个方面：①大自然变幻莫测的现象，如《素问·天元纪大论》："故物生谓之化，物极谓之变，阴阳不测谓之神。"②自然界生命活动的规律，如《素问·阴阳应象大论》："天地之动静，神明为之纲纪。"人神亦指两个方面：①人体生命活动的主宰及其外在表现，如《素问·六节脏象论》"心者，生之本，神之变也"；《灵枢·小针解》："神者，正气也。"②人的意识、思维、情感等精神活动，如《灵枢·本神》："何谓德、气、生、精、神、魂、魄、心、意、志、思、虑、智。"前者属广义之神，包括人体一切生理、心理活动的主宰以及生命活动外在的总体现；后者属狭义之神，专指人的思维、意识、情感等精神活动。

　　《内经》首次提出五脏藏神的思想，认为神是五脏活动的一部分，依附五脏而存。《素问·六节脏象论》提出"形脏四，神脏五"。形脏，乃胃与大肠、小肠、膀胱，藏有形之物；神脏，即心、肝、脾、肺、肾，主藏五脏之神。《素问·宣明五气》："心藏神，肺藏魄，肝藏魂，脾藏意，肾藏志。"王冰注："心藏神，精气之化成也。肺藏魄，精气之匡佐也。肝藏魂，神气之辅弼也。脾藏意，记而不忘者也。肾藏志，专意而不移者也。"五脏藏五神，五神分由五脏所属，故中医学称之为"五神脏"。《灵枢·本神》进一步提出五脏藏精是五脏藏神的物质基础，并阐释了神、魂、魄、意、志的基本概念，曰"两精相搏谓之神，随神往来者谓之魂，并精而出入者谓之魄，心有所忆谓之意，意之所存谓之志"。中医学以"神"来命名人的精神活动，五神脏理论发端于《内经》。脏为神之舍，神与脏密不可分。神总统于心，心统帅形神，主宰各脏，此为广义之心神；神又分属于五脏，有神、魂、魄、意、志五种成分，赖五脏之精以养，主司认知、感官、思维、记忆、情感等活动，此属狭义之神。五脏之间功能密切联系，保证了精神、意识、思维等神志的正常活动。五脏藏精有形属阴，五神无形属阳，潜居于五脏。五神脏理论体现了五脏"形与神俱"的整体结构。

　　2. 五神与五脏的辩证关系　五神脏理论反映的是生命存在的形神一体观。张景岳《类经》曰："形者神之体，神者形之用，无神则形不可治，无形则神无以生。"神寓于形体之中，脱离形体则亡。《素问·六节脏象论》："味有所藏，以养五气，气和而生，津液相成，神乃自生。"《灵枢·本脏》："志意和则精神专直，魂魄不散，悔怒不起，五脏不受邪矣。"五脏精气为神的物质基础，神驭气统精对五脏有反向调节作用，故脏为体，神为用，两者相辅相成，相互影响。

　　《理虚元鉴》"以先天生成之体质论，则精生气，气生神；以后天运用之主宰论，则神役气，气役精"，概括了精、气、神的关系。"两相搏谓之神"，先天之精化气生成元神，主宰生命的生、长、壮、老。五脏精内化五脏气，长养五脏神，主司一般精神活动。《类经》："心者，君主之官，神明出焉。此即吾身之元神也。外如魂、魄、志、意五神五志之类，孰匪元神所化而统乎一心？"张景岳认为，元神虽化生于先天之精，但由心所主。五神由元神分化，赖五脏之精充养且总统于心。神的活动有内外之分，魂、魄、意、志等皆偏向于内，喜、怒、忧、悲等皆偏向于外。五志乃五神之外候，同时是五脏之气的外在表现。一方面，五脏生理活动是五神、五志活动的前提；另一方面，五神驭气统精，对五脏生理有反向调节作用。因此，五脏与五神之间存在一种生理与心理、物质与精神、体与用的辩证关系。

五神脏理论现代解析

1. 五神脏的心理学内涵　《灵枢·本神》首次对人的认知、思维等心理活动做了抽象而朴素的描述，如心藏神，"所以任物者谓之心"，心感知外界事物形成最初的印象。脾藏意，"心有所忆谓之意"，脾主思，将心感知后的印象加工、思考形成意念。肾藏志，"意之所存谓之志"，意念反复积累形成稳定、理性的认识思维，存藏于肾中形成肾志。"随神往来者谓之魂"，"并精出入者为之魄"，魂、魄皆随先天之精而生，是人之神存在的初级阶段，也是后天认知思维活动产生的基础。汪昂注曰："魂属阳，肝藏魂，人之知觉属魂。魄属阴，肺藏魄，人之运动属魄。"张景岳对五神亦做了详细阐释，关于神，曰"神乎神，耳不闻，目明心开而志先，慧然独悟，口弗能言"。关于魂魄，提出"魄之为用，能动能作，痛痒由之而觉也""魂之为言，如梦寐恍惚，变幻游行之境，皆是也"。关于意志，释为"心有所向而未定者曰意"；"意已决而卓有所立者，曰志"。故中医学对心理活动过程的解读包括本能条件反射、心的任物、意念的形成及智慧的存藏，最终形成高级精神活动。心理学认为，人体在出生后即存在内部的"感知运动性认知结构"，主要包括感觉和运动。意志属后天形成，是人有意识、有意向的心理过程，可见现代心理学与中医学在对心理活动的认识上是基本一致的。

中医学认为，"神气舍心，魂魄毕具，乃成为人"。神源自先天之精，由心主藏。魂魄随先天之神而化，分别代表本能意识觉与感知觉，属于低级的精神活动。意、志活动以心的任物为起点，在成长发育中逐渐形成并不断完善，属高级的精神活动。中医学对五神的阐述，不仅表达了人体认识、处理事物由感性到理性、从低级到高级的演变过程，同时强调五脏乃心理活动的共同参与者。这对中医心理学的研究与发展有重要指导意义。

2. 五神脏分子生物学机制　中医学对人体精神活动机制的认识是抽象而宏观的，缺乏对五脏调节精神活动功能实质的阐释。有学者提出，中医的脑可以想象成五脏神在心神统帅下的整合机能，五神脏相当于西医学大脑皮质及皮质下中枢的功能体。此外，有证据表明，大脑与外周共同参与精神、意识、情感活动的调节。大脑中的神经递质同时也分散在外周以及其他脏器，神经活动由人体多个器官参与而成，如心脏分泌的心激素能帮助大脑进行思维；多种胃肠动力障碍性疾病与肠神经元异常有密切关系，胃肠道功能失调和病变所引起的各种刺激可通过神经内分泌系统反馈到中枢，影响人的情绪和心态；肝脏代谢障碍使得一些芳香胺类物质进入大脑转变成"假神经递质"，从而引起人体异常神经精神症状；肺脏除了调节呼吸功能以外，还能够分泌大量活性物质如活性肽、P物质等，影响人格及精神活动。以上说明，精神活动需要各脏器共同参与调节，神经内分泌系统是各个器官参与调节心理活动的中介，类似于五神与五脏相互作用的经络系统。因此，五神脏理论目前仍具有科学研究价值，现代脑科学以及分子生物学将为探索五神脏功能实质提供线索。

五神脏理论的意义

1. 构建以"五志-五神-五脏"为核心的中医心理学理论体系　五神、五脏、五志是构成五神脏理论的基本要素，《内经》对三者的关系做了系统阐述。生理上，五脏化五气，以生喜、怒、悲、忧、恐。五脏内藏五神，五脏的精气保证了五神及五志的化生。五神外候五志七情，五神活动不仅影响人格、意识、思维的形成，同时影响情志的表达和调节，其中魂魄偏于对情志活动的感应与释放，意志偏于对情志活动的调节与制约。需要强调的是，五神的功能并非五脏各部分的简单叠加，而是五脏作为整体参与精神思维活动的结果。五神与五脏的对应关系主要是根据五脏的生理特性以及五神的特征进行归属的，强调的是五脏各司认知活动的一部分，而非完全符合五行间的生克制化关系。五脏-五神-五志三者的和谐统一是身心健康的标志。病理上五志过用内伤五神、五脏，五神失调损及脏腑形体。《灵枢·本神》："心怵惕思虑则伤神，神伤则恐惧自失……脾愁忧而不解则伤意，意伤则悗乱……肝悲哀动中则伤魂，魂伤则狂忘不精……肺喜乐无极则伤魄，魄伤则狂，狂者意不存人……肾盛怒而不止则伤志，志伤则喜忘其前言。"详细描述了情志所伤对五神、五脏的影响，即志伤-神伤-脏伤相关。现代医学证明，持久不良的情志刺激干扰大脑边缘体及下丘脑，通过神经内分泌系统可导致某器官发生功能紊乱或形态结构改变，这为探索中医五神脏关于心理病理活动的机理提供了科学依据。

五神脏理论包括了中医学对心理活动的认识，一方面阐明五脏是身心合一的整体，五神、五志的产生、变化与五脏密切相关；另一方面强调神志病变直接影响脏腑活动。因此，以"五志-五神-五脏"为纽带，厘清五神内与五脏外与五志的关系，是构建中医心理学、中医心身医学理论的关键。

2. 指导精神障碍类疾病及心身疾病的辨治　五神脏理论的临床应用价值主要体现在对精神障碍类疾病以及心身疾病的辨证施治上。精神类疾病以神志异常为主，分为器质性和功能性精神障碍两类。典型的心身疾病有高血压病、冠心病、支气管哮喘、消化性溃疡等，该类疾病中精神心理因素决定了其发病、临床表现及对治疗的易感性，不伴明显精神或行为障碍。前者侧重于"精神异常"，后者侧重于"躯体异常"，两类疾病均可运用五神脏理论阐释其病因病机。以五志-五神-五脏为辨证要素，器质性精神疾病辨五脏，功能性精神疾病辨五神，心身疾病辨五志。临床中有时五神、五脏、五志的病象相互兼夹，有时精神症状隐匿在躯体症状背后，有时精神症状突出而无明显躯体异常，从而不易把握主要病机。运用五神脏理论，如果采用"神志辨证"与"躯体辨证"整合的辨证模式，可以对精神类疾病及心身疾病的病机、病证进行合理的定位。比如，肝不藏血，魂失所涵时神志症状可有神魂不定、幻视、幻听、易怒等，而躯体症状则可见头晕、胁肋不舒、目涩头痛等，治疗上多心肝、神魂并治。再如，注意力减退、反应迟钝可归属于心神病变，躯体可伴心悸、多汗等心系证候；感知觉障碍可归于肺魄失用，躯体可见气短、胸闷等肺系证候；焦虑、强迫等思虑不安多属脾意不运，躯体多见嗳气、吞酸、痞满等脾系证候；健忘、意志力衰退等可归因于肾志亏损，躯体或伴腰酸、尿频等肾系证候。有学者以五神与五志为反馈轴心探索郁证的发生及证治，也有研究者以五神病变为辨证核心探索精神分裂症的治疗，还有研究显示，根据"心藏神"理论，以养心益气为法，可以有效改善阿尔茨海默病患者的认知。

综上所述，应用五神脏理论将神志症状同躯体症状整合到脏腑辨证中，不论是对以精神症状为主的精神障碍类疾病抑或是以躯体症状为主的心身疾病的辨证施治均有指导价值。当然临床中有些精神类疾病的症状表现很不典型，不完全符合五志-五神-五脏的配属关系，治疗上不能一味采用脏腑辨证。神志病虽与五脏相关，但与心、肝两脏最为密切，因此，当无证可辨时，不妨从心、肝入手，调神与安脏并用，或可获良效。

中医学的"神"源自先哲对生命现象规律的认识，五神属于人神中狭义之神的范畴，是中医学对人体精神心理活动现象的解读。五神分属五脏，五脏与神志活动（包括认知、思维、意志）密不可分。五脏为五神提供物质基础，五神通过纵横络脉的调控路径，具有统形驭情的反向调节作用。五脏与五神二者是物质与功能、形体与精神、体与用、阴与阳的辩证关系。五脏藏精舍神，构成五神脏"形神统一""阴阳相协"的整体系统，五脏之精、气、神的活动构成了五脏"形与神俱"完整体系，是五脏之象的全部内容。

五神脏理论蕴含丰富的现代心理学、现代心身医学以及现代分子生物学的思想内涵。在心理学层面，神、魂、魄、意、志在阐释人体认知思维活动上同认知心理学多处相通。在分子生物学层面，五脏藏神的物质基础可能同脏器与中枢间的神经内分泌中介有关。在心身医学层面，五神同五脏的关系是最主要的心身关系。以五神-五脏-五志作为五神脏的理论轴心，三个要素之间两两相关，是构建中医心理学、中医心身医学的根基。

47　论五脏神

有史以来，哲学与医学都关注心身关系、精神与大脑关系的问题。明末西方脑科学传入中国，开始了脑主神明与心主神明之争。中医一贯的传统是形神合一、神御形，学者徐木林等认为，对中医"神"的系统认识，将有利于对上述争鸣的一系列问题的澄清。

中医学五脏神的基本内容

五脏神是指人体与外界环境相互作用、人之生命和精神情志活动在宏观层次分属于心、肝、脾、肺、肾五脏支配并协调统一的整体功能。从神是五脏系统首要功能看，五脏系统称为五神脏系统更妥。五脏神的基本内容：

1. 五脏神是人体生命和精神活动的主宰　五脏神包括心藏神、肺藏魄、肝藏魂、脾藏意、肾藏志。人之精神思维活动分属于五脏，人的情志活动亦属于五脏，人有五脏化五气，以生喜、怒、悲、忧、恐。心神统率五脏神为一整体，思维活动的意、志、思、虑、智五环节就是五脏神相互协调的思维过程总体，《灵枢·本神》："两精相搏谓之神；随神往来者谓之魂；并精而出入者谓之魄；所以任物者谓之心；心有所忆谓之意；意之所存谓之志；因志而存变谓之思；因思而远慕谓之虑；因虑而处物谓之智。"人的一切生命活动亦由五脏神主持，如心藏脉，脉舍神；肝藏血，血舍魂；肺藏气，气舍魄；脾藏营，营舍意；肾藏精，精舍志。心是人体生命和精神活动的大主宰，"心者，五脏六腑之大主也，精神之所舍也"。

2. 五脏神的整体调控功能　在五脏神主持下，五神脏系统（脏与脏、脏与腑及各器官组织之间包括五脏六腑、奇恒之府、五体、五官、十二经脉、奇经八脉、气血津液精等），通过气化、阴阳交互作用和生克制化作用，使机体处于"阴平阳秘，精神乃治"的健康状态，并能适应、作用于外部环境，形成开放的巨大系统。

五脏神的调控机制具有抗干扰的作用，主要表现：一为神机气立作用。"神者正气也""正气存内，邪不可干"，气机之升降出入正常，方能与外部环境进行物质能量信息交换。《素问·五常政大论》："根于中者，命曰神机，神去则机息，根于外者命曰气立，气止则化绝。"二是精神意识协调人体内外环境，以抗御内外环境的干扰因素。《灵枢·本脏》："志意者，所以御精神，收魂魄，适寒温，和喜怒者也。"三是五神脏间的生克制化，是自我调控的闭合系统，具有抗干扰、保健康的生理意义。四是五神脏胜复调节，当五神脏生克制化关系遭到破坏，出现相乘相侮异常情况，呈现亚健康态或病态。五为阴阳交互作用，阴阳相互制约、相互协调，是维持生命的根本。《素问·阴阳应象大论》："阴阳者……神明之府也。"《素问·生气通天论》："凡阴阳之要，阳密乃固，两者不和，若春无秋，若冬无夏，因而和之，是谓圣度。"协调阴阳，达到"阴平阳秘"的健康态。阴阳交互作用是人体根本调节机制。"阴阳乖戾，疾病乃起"，当内外环境干扰因素导致疾病发生后，五脏神的自调机制则表现为自愈机制，如胜复调节与阴阳自和机制，达到"阴阳自和，必自愈"（《伤寒论》）。在疾病严重阶段，五神脏的调控机制，以代偿机能（或通过治疗以代偿）、维持或改善这一特定病态下一定水平的稳态。神在代偿中起着决定性作用，"得神者昌，失神者亡"。可见，五神脏系统内部包含的组织器官等物质单元的种类繁多，功能各异，结构复杂，在内外环境干扰下，它们之间相互作用的结果显得更为复杂。五神脏系统就是这极其复杂的结构与功能的有机整体，呈现五大子系统相互关联的结构和相互作用协调统一的综合功能，即五神脏的结构与功能是属于活体人体整体的。

3. 五脏神贯穿于中医理论体系的全程全域　中医理论与临床的各个方面，无不自始至终贯穿着五脏神的精神。

人之神由先天之精而生，后天之精而养，从无到有，由弱变强，体健神足，至年高时体弱，神随之衰退，神灭人亡。神随人体生长壮老已的变化而变化。日常养生防病，重在守神全形，"精神内守，病安从来""积精全神""宝命全形"。《素问·四气调神大论》论述了不同季节不同的养神方法和要求。发病之"三因"中有七情为患；病名有百合病、郁证、脏躁之类以精神情志命名的；神受伤表现有失神、神弱、神乱、假神的程度与性质不同；情过分而致五神脏受伤，有各自不同的证候特征，《灵枢·本神》已有详细论述。精神活动异常，可致五脏发病，而五脏发病亦可致精神意识异常变化。形病有神变，神病亦有形变。疾病诊断的重心在察神，问诊要求"数问其情，以从其意"；闻诊如《医门法律·明闻声之法》："《内经》宫商角徵羽五音，呼笑歌哭呻五声……是听声中，并可得其神气之变动，义更精矣。"治病以治神为本，"上工守神"，《素问·宝命全形论》："凡刺之真，必先治神"，病初神损轻者，以语言调其神，复其形，"告之以其败，语之以其善"；神损较重，则应"谨而调之"。治法上，神病同形病一样从五神脏系统进行辨证论治。有药物、针灸、心理治疗，而以情治情的情志疗法最具特色。神使与否，直接关系临床疗效，《素问·汤液醪醴论》："形弊血尽而功不立者何？岐伯曰：神不使也。""精神不进，志意不治，故病不可愈"。

脑与神明关系

1.《内经》及后世医家对脑与神明关系的认识　关于脑与神明的关系，应从《内经》至明末、明末至今两个时期而论。《内经》虽未明示脑与神明关系，但关于二者的关系论述，涉及解剖、生理、病理相当广泛。《灵枢·海论》："脑为髓之海""髓海有余，则轻劲多力……髓海不足，则脑转耳鸣，胫酸眩冒目无所见，懈怠安卧。"《内经》之后许多医家明确提出脑与神明的关系，如张仲景"头者，身之元首，人神所注"（《金匮玉函经·卷一》）；《颅囟经》："元神在头曰泥丸，总众神也"；李时珍"脑为元神之府"（《本草纲目》）。这些论述，虽是只言片语，确指出脑神关系的要点。明末万历年间《西国记法》将西医脑科学传入中国，对中医影响较大，汪昂"人之记性皆在脑中"（《本草备要》），对脑神有所论述。王清任"灵机记性，不在心在脑"（《医林改错》），否定了心主神明的传统观点。李梴将心划为"血肉之心"和"神明之心"。明末至今特别是当代对脑的解剖、生理、病理及诊治有比以前更详细论述。关于脑主神明与心主神明之论争，自西医传入始，当今更为激烈，有心主神明论、脑主神明论、心脑共主神明论，在心脑共主神明论中又有几种不同的观点，或侧重于脑，或侧重于心。

2. 精气神　《内经》论述了精气神与脑之关系，《灵枢·经脉》："人始生，先成精，精成而脑髓生。"《灵枢·本神》："故生之来谓之精；两精相搏谓之神。"提示脑、精、神三者相关，王冰注"脑为真气之所聚"，真气即元气。可见，精气神包涵脑与元精、元气、元神关系。神由先天之精生，靠后天之精养。精包括先天肾精和后天水谷之精，是人生长发育和生命活动的物质基础。精盛则神旺，精伤则神疲，精益则神明，精畅则神健。真气来源于先天之精与水谷精微和经肺吸进的大气合并而成，是维持和推动人体一切生命活动的物质基础和动力。"精化为气""精实则气融""气化则精生"，精之充足，依赖气的化生，精气生神，神寓于精气之中。精气充足，神乃旺盛而发挥主宰作用。神是精气的外在表现，主宰精与气。精气神乃人身三宝，精与气为性命之源，神为形体与生命之主宰，三者合为一体，为人体生命活动根本。

精气神关系，又可概括为形神关系。"精气为物"（《系辞上》），精有形，气无形有质，气聚而成形，气是形和神的本源。"形与神俱"，形神合一，"形盛则神明，形衰则神惫"，形健时才能充分发挥神的作用，范缜《神灭论》"形者神之质，神者形之用"，形是神的物质基础，神是形的功能，"失神者死，得神者昌"，是强调神对形的主导作用。

五脏神与脑的关系

1. 从现代系统科学有关原理看二者关系 从《内经》至今虽也有从脑解剖结构与功能认识脑与神明关系的（这无疑是正确的），但为后世医家乃至当代医家所遵从的主体精神，仍是心为主的五脏神、五神脏系统。五神脏不包含在脑解剖结构与功能关系中，在脑神之外，这是客观事实。五神脏的理论历经几千年临床实践证实，既不排斥脑为元神之府的观点，又承认五脏神以脑和人体整体为物质基础。从现代系统科学看，五脏神是活体人体整体功能，脑为元神之府是从神之发生而论，是脑解剖结构的功能。二者有整体与局部、上下层次关系。

现代系统科学认为，所有自然系统的整体功能，都是由系统整体构功能（系统内部各要素组合形成的结构所产生的功能）和子系统的原功能（系统内部各要素功能之和）两者之间的对立统一。构功能不是原功能加和，它是系统整体在某个层次突现的性质，这一性质不为子系统具有。五脏神就是这种性质的构功能，它不是人体五脏六腑包括脑在内的奇恒之府原功能的加和，脑或任一子系统不具备五脏神的性质，它是人体整体在宏观层次突现新的结构和新的功能。它虽不是人体整体功能全貌，但它反映了活体人体在自然状态下，在不干扰人体正常生命活动情况下的整体性质，因而是活体人体宏观整体功能的主要组成部分。

《易传》"立天之道，曰阴与阳；立地之道，曰柔与刚；立人之道，曰仁与义。"在这个大环境中，以人为本，"天覆地载，万物悉备，莫贵于人"。内外环境多种因素综合作用于人体整体出现了人体（不是人体某一部分）与环境新矛盾和新规律，使人体整体在这层次突现其新的整体功能。离开了内外环境的综合作用，或者研究人体内部某一组织如脑与内外环境关系，都不可能出现人体整体宏观层次新矛盾，因而也不可能发现其新规律。现代科学证实人脑是社会发展和生物个体发展的交叉点，人脑的功能与社会活动密切相关。精神意识虽是大脑的机能，但决不是大脑内部自生的，而是人类的生物属性与社会属性的综合体现。

2. 脑科学与五脏神的关系 现代脑科学和现代医学将脑作为一个系统，对脑的研究已深入到分子生物学水平、脑电磁场水平；在功能上，不单是脑解剖组织的原功能，还有解剖结构的构功能，即包括脑在内的系统整体功能，认为大脑是人体生命和精神意识的最高司令部，但时至今日尚不能证实为科学的五脏神内容，尚未揭示脑为元神之府之秘。五脏神与现代脑科学有某些共同之处，但二者不能等同，二者之间是交融同一和互补关系。由于中西医是两大立体网络系统，各有运动轨迹和发展变化规律，两系统在人体生理、病理变化之间是交叉关系，因交叉而出现交融同一关系及其状态，在交融同一之外，有非交融状态。其交融同一关系是中西医统一的基础，非交融状态则是二者取长补短之处，交融同一是互补的动力。

《内经》提出的五脏神，揭示了人体整体功能的本质，具有强大的生命力，对中医学和心身医学的发展具有积极意义。由于历史原因，关于五脏神的认识是朴素的、笼统的，就人体医学宏观整体层次的本质而言，只是近似地揭示其本质，有一个极需完善的过程。如果说《内经》揭示的是初级本质，在今天现代科学发达的条件下，是可以进一步揭示其二级、三级乃至更高级本质。一般而言，初级本质可以通过人的感官直接感知客观存在的客体与现象，在临床实践中通过理想实验达到理性认识。包括五脏神在内的整个中医理论深入发展，必须充分吸收现代科学的营养，充分利用现代科学技术。中医五脏神与西医脑科学之间交融同一与互补的观点和方法，有利于中医宏观与微观统一，有利于中医飞速发展。

48 神-脏相关论

"神"是中华民族传统文化中一个十分重要的概念和命题。中国文化之中，"神"的概念具有不同层面的多重性。"神"其原始含义是指天神，《说文解字》："神，天神引出万物者也。"即天地万物的主宰。既然神是天地万物的创造者和主宰者，是物质世界的、超自然的，是人们无限信仰、崇拜、敬畏，甚至是至高无上、无所不能、无处不在、人力不可违逆的"存在"，因而在人们头脑中就具有虚幻反映，这一"神"的观念，进一步被宗教界定为"鬼神"，是一种被民族信仰、宗教崇拜的偶像，后来发展成为具有浓郁宗教内涵的"神"概念。值得在此特别首先一提的是，《内经》在构建其医学理论时，对此层面之"神"的学术立场非常坚定，态度十分明朗，是予以彻底否定和完全摒弃的："拘于鬼神者，不可与言至德"（《素问·五脏别论》）之反宗教"神"论立场。随着认识理性的发展与提高，人们从哲学上对"神"引申出新内涵，是中国古代哲学的重要范畴。《易传·系辞上》："阴阳不测谓之神。"这是哲学层面对"神"概念最早、最经典、最确切也是最合理的表达。阴阳者，天地之道也。"道"就是规律，就是法则。中国的先哲们以"阴阳"诠释"神"，既指出了"神"概念是以阴阳概念表达的客观世界一切事物的固有规律，也揭示了"神"概念是比"阴阳"概念在更高层次上的抽象。此处的"不测"（有曰"莫测"）不是"不能知""不可知""无法知"，而是指用"阴阳"所抽象的客观事物固有规律，虽然是物质世界固有的、自在的、不受人类主观意志影响的，但是人类用自身的五大感官无法直觉这些客观事物固有规律是什么样子，这才是"不测"或曰"莫测"的本来面目。学者蔡光先等阐述了中医神与五脏的相关性。

《内经》论神

学者张登本等通过对《内经》的深入研究，发现《内经》所论"神"的内容多达190之处，可见其所赅之广，说明"神"之为义，具有多重性，但其认为大体可分为人文社科和自然科学两大支系，综而观之主要有以下含义。

1. 神——指自然界客观事物的变化规律 《素问·阴阳应象大论》"阴阳者，天地之道也，万物之纲纪，变化之父母，生杀之本始，神明之府也"。这既是《内经》论"神"的基本立场，也是《内经》论"神"的总纲，此是以"神"概括自然界无穷客观事物的固有变化规律。在肯定"神"是天地万物必须遵循的总规律的前提下，认为人也是天地间万类物种之一，如《素问·宝命全形论》："天覆地载，万物悉备，莫贵于人。"因此人类生命规律也必然要受"神"这种自然界总规律的支配、主宰和影响。同时也告诫人们，"神"是阴阳对立统一法则最高层次的抽象，是天地间最普遍最一般的规律，生命科学也必然遵循之。

2. 神——指生命活动的总规律 人类生命科学中最高层次的"神"概念，是指人体生命活动的固有规律及其由此引发的一切生命现象的总称，此即中医通常所言之广义之神。人类的出现是天地万物演化到特定阶段时的必然产物，因而人类生命的固有规律及其产生的一切生命现象也必然遵循这一总规律。《内经》同样用"神"来加以概括。此即《灵枢·本神》："天之在我者德也，地之在我者气也，德流气薄而生者也。故生之来谓之精，两精相搏谓之神。"此论十分清楚地指出了天地间万类物种演化到人类出现的进程。《内经》认为，先有"天地"，有了天地就为万类物种提供了发生和存在的因素（"德"）和必需的物质（"气"）。生物体的出现，有了物种（"我"）之后，又经过漫长的"德流气薄"

后才产生了"人类"。人类之所以不同于其他物种，是因为人类能发现自然规律，利用自然规律为人类自身服务，因而称人类是"天地之镇"（《灵枢·玉版》）。《内经》则进一步肯定并明确了形成人体的物质为"精"，此即"人始生，先成精"以及"故生之来谓之精，两精相搏谓之神"等有关人体生命形成和发生由来的认识。

3. 神——指人的心理活动　人的心理活动是一个极其复杂的思维意识活动，属于中医学"神"的范畴。对人类心理活动这种"神"的发生及其过程不同阶段最为经典而确切的表述，是《内经》的《灵枢·本神》，其以"神"名篇，推求神的本源，提出了"神、魂、魄、意、志、思、虑、智"等一系列心理过程的命题研究。后世中医及中医基础理论教材常称此为狭义之神。如果以现代心理学的划分范畴而视之，主要是指感知、记忆、思维和想象等认知过程，并涉及意志过程和情感过程。推而广之，对属于人的心理活动范畴，人们常常将某些感知、某种追求等的综合状态，也是以"神"而概括言之，例如"神采飞扬""神气活现""神态可掬""人是应当有一定精神"等。

4. 神——指精气血津液的活动规律　精气血津液既是脏腑活动的产物，又是生命活动的物质基础，其生成、分布、运行以及在整体生命活动过程中所发挥的作用，都有其各自的固有规律，《内经》亦常以"神"概括之。如精也者，"两精相搏谓之神"（《灵枢·本神》）。内在精气充盛，外在才会有神。所以中医观察患者是否有神，实际意义就是通过对表现于外的"神"的观察，以此来推断体内精气的盛衰，所以《内经》里说"得神者昌，失神者亡"（《素问·移精变气论》）。气血者，"神者，正气也"（《灵枢·小针解》）；"血者，神气也"（《灵枢·营卫生会》）；"血气者，人之神"（《素问·八正神明论》）。津液者，《素问·六节脏象论》："津液相成，神乃自生"等即是指此而言。

心神与脑神

中医学"神"的概念，吸收了古代哲学关于"神"为宇宙万物变化的主宰和规律的认识，构建了广义之"神"和狭义之"神"的命题。广义之"神"是人体生命活动的主宰者和调控者，狭义之"神"是指人的精神意识思维情感等活动。如《灵枢·五癃津液别》："五脏六腑，心为之主，耳为之听，目为之候，肺为之相，肝为之将，脾为之卫，肾为之主。"张景岳《类经·疾病类》对此注："心总五脏六府，为精神之主，故耳目肺肝脾肾，皆听命于心。是以耳之听，目之视，无不由乎心也。肺朝百脉而主治节，故为心之相。肝主谋虑决断，故为心之将。脾主肌肉而护养藏府，故为心之卫。肾主而成立其形体，故为心之主外也。"均明确指出五脏六腑、形体官窍、精神意识等生理、心理活动都由心所主宰。故《内经》认为："心者，君主之官也，神明出焉。"（《素问·灵兰秘典论》）神明者，神藏于内，明显于外者是也。然而究竟"孰主神明"，仁者见仁，智者见智，争论十分激烈，形成了"心主神明""脑主神明""心脑共主神"的三足鼎立格局。如此似有必要而辨析之。

1. "心主神明"论　中医传统的思维模式和理论认为，神明所藏在心，所主亦在心。中医理论体系的形成受到中国古代哲学的深刻影响，"心主神明"的理论也不例外。关于"心为神之宅，神为心之用"的论述，《荀子·解蔽》："心者，形之君也而神明之主。"先贤所论，是将"心"作为思维意识的器官来认识的。从文字学角度视之，在"心之官则思"的认识基础上，"心主神明"的理论也有着文字学的渗透依据。大凡与神志活动有关的文字，大多从"心"字底或直接以"心"字示之，如"思""念""想""心领神会""心明眼亮""心身医学"等中的"心"，均说明心与人的思维、意识、情感有关。而且即便是当代，人们将专门研究人的精神意识思维活动规律的学科也称之为"心理学"。

取象思维是中医学最主要的思维方式之一，通过取象比类，在思维过程中对被研究对象与已知对象在某些方面相通、相似或相近的属性、规律、特质进行充分关联类比，找出共同的特征、根本内涵，以"象"为工具进行标志、归类，以达到模拟、领悟、认识客体为目的的方法。类比宫廷之职，"心为君主之官"，至高无上，以此类推，对人体生命活动的主宰和调控当由"心"来统领，故有"心主神明"之论。

中医"心主神明"的确定性，从生理而论，《灵枢·邪客》："心者，五脏六府之大主，精神之所舍也。"《素问·六节脏象论》："心者，生之本，神之变也。"从病理而言，《灵枢·口问》："心者，五脏六腑之主也……故悲哀忧愁则心动，心动则五脏六腑皆摇。"《类经·疾病类》："心为脏腑之主，而总统魂魄，并赅意志，故忧动于心则肺应，思动于心则脾应，怒动于心则肝应，恐动于心则肾应，此所以五志惟心所使也。"可见无论何种神志之病，必先"动于心"而后累及他脏。凡此所论，当以"心主神明"是也。

2. "脑主神明"论　倡"脑主神明"者，大多上朔《内经》"头者，精明之府"（《素问·脉要精微论》），中涉李时珍"脑为元神之府"（《本草纲目·辛夷条》），下及王清任"灵机记性在脑不在心"（《医林改错·脑髓说》），以及现代医学对"脑"功能研究的认知作为立论之依据。然而有不少学者以翔实的证据指出："头者，精明之府"的本义是"眼睛位于头"，"脑为元神之府"也与神志不相干。学者刘保和更以"'脑主神志'论阻碍中医发展"为题撰文认为："李时珍所说的'元神'实为'元始之神'，指的是人体生长壮老已的主宰，具有类似基因学说的意义。"脏象学是中医理论体系的核心，"心主神明"是其中的一个重要理论，脏象学中每一脏腑一以贯之均有其独特的含义，它不单纯是指解剖学中某个实质脏器，而是一个功能集合体。正如李梴在《医学入门》中所说，人"有血肉之心，形如未开放之莲花，居肺下，肝上是也。有神明之心，神者，气血所化生之本也，主万事万物，清灵不昧是也。"但两者均属于"心"。人之五脏六腑是指藏于胸腹腔内的脏官，而脑这一"奇恒之腑"不位于胸腹腔内。因此学者张效霞等认为，在中医学中，"脑"连属于脏腑的资格都不具备，也就更谈不上将"主神明"的功能赋予脑了。清末解剖名人王清任可谓深谙此理，故其于《医林改错》中虽云"灵机记性不在心在脑"，但接着又曰"本不当说，纵然能说，必不能行"。从中医学本身学术体系来看，仅依据上述"似是而非"的寥寥数语，便言"脑主神明"其依据似不足。

另一方面，西医认为精神、意识、思维是脑的功能，似乎与心无关。"脑主神明"的产生是与西医解剖学、生理学的发展分不开的，这是建立在解剖生理学基础之上的，而"心主神明"是构筑在中医学理论基石上的。若攀附或依从西医学的观点，以西解中，这就背离了中医之本义。因而作为中医界完全没有必要盲目追随"脑主神明"之论，必须肯定"心主神明"理论在中医学领域中所处的客观地位。

3. "心脑共主神明"论　心与脑共主神明，系中西汇通的典型产物。中西医汇通代表张锡纯著《医学衷中参西录》，学者张效霞等认为，张氏是基于"吾人在古人之后，当竟古人未竟之业。苦不能与古为新，俾吾中华医学大放光明于全球之上，是吾之罪也"。"西医新异之理，原多在中医包括之中，特古籍语意浑含，有赖于后人阐发耳"的基本信念和态度，因而力主"心脑共主神明"，其目的是在说明"神明在脑之说，吾中华医学早先于西人数千百年而发明，且其所发明者较西人尤为精奥，而于神明之体用，又能详细鉴别，各得其实际也"。此论本身似难以自圆其说，从理论上言，"体用"观仅仅适用于对同一个事物的物质和功能属性做进一步分析的场合，而心与脑则是两个事物，而非一个事物的两个方面。正如学者张迎节所说的那样："这种学说将人体神志活动的物质与功能、体与用分裂开来，也是值得商榷的。神志活动既然是由脑所产生的功能，脑就不可能对神志活动的调节无能为力，而完全由'心'来调控。因为对任何一个脏器来说，物质和功能即体和用都应是对立的统一。"

心神与五脏神

神与五脏相关，《内经》的作者认为，仅用1个最高层次的"神"概念是无法全面表达十分复杂的生命规律、心理活动及其现象的，因此进一步将其分为"心藏神，肺藏魄，肝藏魂，脾藏意，肾藏志"（《素问·宣明五气》）之"五脏神"理论。

1. 心藏神　"心者，君主之官，神明出焉"，是人体生命活动的调控中枢，"故主明则下安"，"主不明则十二官危"。可见，此处心藏之神是指其对五脏六腑、形体官窍乃至全部生命活动的整体调节和支配作用。

2. 肺藏魄　何谓"魄"也？《左传注疏》"附形之灵曰魄……附形之灵者，谓初生之时，耳目心识，手足运动，啼哭为声，此魄之灵也。"《灵枢·本神》："肺藏气，气舍魄。"那么"魄"归五脏之肺主管，魄司痛痒等感觉，此感觉多由皮肤接受，而肺合皮毛、司卫气、主一身之表；魄司啼哭为声，声音由肺发生，而肺主呼吸故主声；魄主本能反应与动作，运动由宗气推动，而肺主一身之气。表明肺与魄在功能上的密切联系，主要是通过肺与气表现出来的，所以通常说"气魄"，故而中医认为"肺藏魄"。而《灵枢·本神》又指出："并精出入者谓之魄"，强调魄与精的关系极为密切。与精同出同入，即与生命同时产生、同时消灭。其理何也？一是《内经》反复强调的"生之来谓之精""人始生先成精""常先身生是为精"，说明先天之精是与生俱来的生命物质。

3. 肝藏魂　何谓"魂"也？《左传疏注》："附气之神曰魂……附气之神者，谓精神性识，渐有所知，此则附气之神也。"《灵枢·本神》："肝藏血，血舍魂。"说明魂与五脏之肝存在着特殊的内在联系。首先，魂以血为物质基础，肝的藏血功能正常，则魂有所舍而得以安藏。其次，《素问·灵兰秘典论》："肝者，将军之官，谋虑出焉。"阐明肝在思维谋虑之中起着重要作用。上述所谓"精神性识，渐有所知"说明"魂"属于思想意识等较为高级的精神活动，"谋"而思维的成分较多，故魂属肝也。肝藏血而开窍于目，而魂可往来游舍于目窍肝脏之间。如唐容川："昼则魂游于目而能视，夜则魂归于肝而能寐。"张景岳："魂之为言，如梦寐恍惚，变幻游行之境皆是。"（《类经·脏象类》）这些也许就是贬义之词"游魂"的医学由来之一。

《灵枢·本神》："随神往来谓之魂。"指出魂与神的关系极为密切，因为魂与神属意识思维活动。思维活动有两种基本形式：想到远处，顾及未来，创造发挥，演绎推理，由此及彼为"往"；考虑现在，思维眼前，归纳问题，总结经验，由远及近为"来"。而或往或来，魂必须在神的控制支配下进行活动，其作用才能正常发挥。魂既然伴随神而产生，故其"往来"活动必须接受神的调节控制，才能维持其正常生命活动。如果肝血亏损，魂不守舍，或魂离开神的控制，"独往独来"，便会导致诸如神志恍惚、惊骇多梦、梦语梦游、幻听幻视等精神意识的异常。

4. 脾藏意　此处之"意"，其含义有三：一是记忆，指人在相关的心理活动中对既往贮存信息的回顾。"脾藏意"王冰注为"记而不忘者也"。《灵枢·本神》也说："心有所忆谓之意。"二是思维，陈无择《三因极一病症方论》说："脾主意与思，意者记所往事，思则兼心之所为也。""今脾受病，则意舍不清，心神不宁，使人健忘。"说明思发于脾而成于心。三是推测，意度之义。《说文解字》："意，志也。从心察言而知意也。"在精神活动方面，意念丰富，想象力、记忆力强，即为意的功能正常的表现。"脾藏营，营舍意"（《灵枢·本神》），意的物质基础是营血，营行脉中，心主血脉，脾亦主统血，所以脏象学认为，记忆思维过程由心脾共同完成，但侧重不同，思维偏重于心，记性偏重于脾。

5. 肾藏志　此处之"志"，是指志向、信心和决心等相关的心理活动。在中医学典籍中，"志"常与"意"合论。如《灵枢·本脏》："志意者，所以御精神，收魂魄，适寒温，和喜怒者也。""志意和则精神专直，魂魄不散，悔怒不起，五脏不受邪"，说明"意志"可驾驭控制其他心理活动或过程。但合论不是上述"志"和"意"的叠加，或修辞中的偏义，而是将"志意"上升到与"魂魄"同为心藏之神的下线支系，是指"心神"对心理活动中的情绪表现、机体反应性、机体对环境气候和病理状态下调适性等方面的机理及其能力。

"志意"所以"御精神""收魂魄"之用，是在肯定"志意"属于"神"范畴的前提之下，指志意能对人的行为、意识、精神状态，以及本能活动的调控。"喜怒"泛指人的全部情绪活动，而情绪活动是人类复杂心理活动过程中最明显、最突出的表达方式。"志意"的"和喜怒"之用，是指志意能调节人的心理活动，使喜怒和谐有序。肾藏志，肾为先天之本；脾藏意，脾为后天之本。中医常"志"与"意"合论，亦说明脏象学中肾与脾在神的活动之中关系的密切性。张景岳《类经·脏象类》："志为意已决而卓有所立者。"《证治准绳》更是明确指"志意合称者，志是静而不移，意是动而不定"。

心神与五脏志

传统中医学所指的情志，即"七情"与"五志"的合称。七情是指喜、怒、忧、思、悲、恐、惊，是环境与生命体作用中的反应类型，即物感而动，属于个体体验，具有外向性。而五脏之志说，源出于《内经》，实际上是把"七情"按照五行学说的原理与五脏相配属的 5 种情志。《素问·阴阳应象大论》"人有五脏化五气，以生喜、怒、思、忧、恐"五志。并指出"心在志为喜""肝在志为怒""脾在志为思""肺在志为悲""肾在志恐"的"五脏志"理论。

1. 心在志为喜　喜是个体脏腑气血功能协调且愿望实现，紧张解除的轻松愉快的情绪体验及相应的表情及行为变化。一般说来，是属于良性刺激，有益于心的生理功能。但喜乐过度、得意妄行，则又可使心神受伤。如心主神志功能过亢，则使人喜笑不止；心主神志的功能不及，则使人易悲。心为神明之主，情志异常，不仅喜能伤心，而且五志过极均能损伤心神。

2. 肝在志为怒　怒，即愤怒、恼怒，是人的欲望未得到满足或自尊心受到打击而引起的一种情绪体验。对于机体的生理活动来说，怒属于一种不良的刺激，可以使气机逆乱，阳气升泄，气血上逆。由于肝主疏泄，阳气升发，大怒则伤肝，可以导致肝的阳气升发太过，血随气逆而呕血，甚则卒然昏不知人。反之，肝的阴血不足，肝的阳气升发太过，则易急躁发怒。

3. 脾在志为思　思，即思考、思虑，是人的精神意识思维活动的一种状态。思，虽为脾之志，但亦与心主神明有关，故谓"思发于脾而成于心"（《医学大辞典》）。正常的思考问题，对机体的生理活动并无不良影响，但在思考过度、所思不遂等情况下，就能影响机体的正常运行，导致气滞和气结。就影响脏腑生理功能来说，最明显的是脾的运化功能。若思虑太过，使脾气不行，运化失常，常能导致不思饮食、脘腹胀闷，甚者头目眩晕、心悸、气短、健忘等症状。

4. 肺在志为悲　悲是指个体对所热爱的人或物，丧失与所追求盼望破灭，对哀痛情绪的体验，是非良性刺激的情绪反应。悲哀在一定范围内，是个体遭受挫折后负性情绪的释放。它对人体的主要影响，是使气不断受到消耗。因肺主气，故悲忧易于伤肺。反之，在肺的生理功能减退时，机体对外来非良性刺激的耐受性就会下降，而易于产生悲忧的情绪变化。

5. 肾在志为恐　恐是人们对事情惧怕的一种精神状态。恐与惊相似，但惊为不自知，事出突然而惊；恐为自知，俗称胆怯。惊或恐，对机体的生理活动来说，是一种不良刺激，能使机体的气机紊乱而致病。惊恐伤肾，恐则气下，使肾气不固，则可见遗精滑精、二便失禁等。正如一句不雅之俗语"吓得屁滚尿流"。

49 玄府理论下的五神脏病机

玄府理论系中医脏象基本理论之一，玄府"周部全身，至微至细"，"五脏六腑皆有玄府"。五神、五脏、五志是构成五神脏理论的基本元素，"五脏藏五神主五志"从中医学角度高度概括了人身情志之生理病理。刘完素谓玄府为"精神荣卫、血气津液出入流行之纹理"，且玄府以开通为顺，闭阖为逆，玄府开阖失司影响人体神机流转。《素问·宣明五气》"心藏神，肺藏魄，肝藏魂，脾藏意，肾藏志"，而今人又提及"心玄府""肝玄府""脾玄府""肺玄府""肾玄府"之说。学者钟霞等认为，探讨玄府理论下的五神脏病机，对于中医心身、精神类疾病的辨治均具有重要的临床指导意义。

玄府理论概述

玄府之含义有二：①狭义玄府。普遍认为，狭义玄府系皮肤之毛孔，如《内经》之谓"汗空""气门""鬼门""腠理"，张仲景之谓"腠者，是三焦通会元真之处……理者，是皮肤脏腑之纹理"，以及后人言及的"元府""细络""毫窍"等，皆系狭义玄府范畴。②广义玄府。通常来说，广义玄府系机体之微观结构，刘完素称谓"玄微府"。结构上，玄府"周部全身、至微至细""无物不有"；功能上，玄府为气液流通之道路，全身气、血、精、津及神机流行运转之门户。至于后世，学者多以此为基础，众抒己见，多有发挥，然未有统一定论。管窥玄府之生理特点有四：①广泛性。玄府敷布万物，遍及周身，"无器不有"。②微观性。玄府极微极细，肉眼难见。③开阖性。玄府为气液流通之道路，"精神荣卫、血气津液出入流行之纹理"。④通利性。玄府以开通为顺，闭阖为逆。

玄府之病理特点有三：①易开阖失司。玄府为气、血、精、津、神之枢，血瘀、气滞、津阻、精亏、神乱等皆能导致玄府开阖失司。②易闭塞不通。六淫、七情、外伤、气血亏虚等皆能导致玄府因实、因损、因虚致闭。③易感邪致病。玄府遍及周身，"无器不有"，极易感邪致病。

现代医学下的"玄微府"：①离子通道假说。郑国庆等提出离子通道作为机体基本兴奋单元，以及进行离子交换、信息交流、通道开放和关闭等特征，与玄府之结构、功能颇有相似之处。②细胞间隙假说。常富业等提出细胞间隙的结构微观、细胞外液流动及其信息传递与玄府的"至微至细"及流通气液的功能机制大致相同。③水通道蛋白假说。张天娥等提出水通道蛋白可参与介导水液的分泌、吸收以及跨膜运输的特征与玄府气液流通功能均极为相似。

玄府与神机流转理论基础

1. 玄府为神机流转之通路 玄府为气液流通之基本通路，气、血、精、津、神皆步其径。玄府开阖功能正常，玄府宣畅是气机升降出入、血液渗灌、精津散布以及神机流转的重要保证。玄府郁闭失宣，气、血、精、津失畅，则引发神机不遂。正如刘完素所说"神识，能为用者，皆由升降出入之通利也，有所闭塞者，不能为用也。"（《素问玄机原病式》）此外，神机流转于玄府，同时也赖于气机升降出入运动的协调，血液渗灌脏腑组织的充盈以及精津散布机体头面的畅达，神机方能息息运转，调控机体的生命活动。

2. 精气血精津为神机化生、流转之基础 "气和而生，津液相成，神乃自生"（《素问·六节脏象论》），气、血、精、津是神机产生的物质基础。"气血宣行，则其中神自清利，而应机能为用矣"（《素问玄机原病式》），气液宣通，精、气、血、津运行顺畅，神机方能顺序运转，以发挥正常功能。玄府以开通为顺，闭阖为逆，而精亏、气滞、血瘀、津阻皆能致闭。玄府郁闭失宣，则神机运转失常，遂见神识功能障碍。

玄府理论下的五神脏病机

　　五神脏理论是象思维模式下中医精神疾病领域的重要理论。中医认为，五脏藏神。神、魂、魄、意、志分属五脏，即《素问·宣明五气》"心藏神，肺藏魄，肝藏魂，脾藏意，肾藏志"。同时，五脏藏精。"肝藏血，脾藏营，心藏脉，肺藏气，肾藏精"（《灵枢·本神》）。精化气生神，为五神化生的物质基础，精气盈亏可反映五神盛衰。此外，五脏精气化生精神情志。"人有五脏化五气，以生喜怒悲忧恐"（《素问·阴阳应象大论》），精神情志同样是五脏神机的外在表现。故五神藏于五脏，反映着五脏精气的盛衰，同时调摄着人身情志、感知、记忆、思维等精神活动。神藏五脏，五脏受伤，可累及五神，导致形神俱病。

　　玄府为五脏神机出入之所，调摄精神，以通利为顺。玄府开阖有司，气液宣通，神机运转正常，则神有所藏，人身之视、听、言、动及精神活动皆能自如。玄府通利是保障五脏生理功能正常发挥的基础条件，玄府开阖正常也有赖于五脏生理功能的维持与辅助。玄府开阖失司，五脏生理功能紊乱，病理因素随之产生，壅滞玄府，玄府因实致闭；或生化基础乏源，玄府失于荣养，玄府因虚致闭。五脏藏五神，五脏皆有玄府，五脏玄府为五神运转通路。若五脏玄府郁闭，则五神运转失常，神失所藏，人身之视、听、言、动及精神活动失于协调。"出入废则神机化灭，升降息则气立孤危"（《素问·六微旨大论》）。五脏神乱不藏，便会出现各种精神活动障碍表现。由此可见，"五脏玄府开阖失常，五脏神失所藏"确是玄府理论下五神脏的重要病机。

　　1. 心玄府开阖失常，心神不藏　　心玄府系心的微观结构，有君主之能。心主神志，统一身之神，心藏神是心神活动的基础。"所以任物者谓之心"，心有"任物"之能，能够感知身体内外变化。心有玄府，是心络之门户，也是心神流转之通路。心为君主之官，统领四脏。心神为五神之首，调控四神。因此，心之玄府为周身玄府之核心，心神流转正常是人体神机活动的基础。有研究者提出，玄府与"使道"概念相类，即存在于元神与五脏神、心神与魂魄意志之间的通道。心玄府开阖正常保证心藏血、主神志等生理功能的发挥，同时玄府通利也有赖于心之生理功能的支持。血瘀、痰浊、气滞等邪侵袭于心，心之功能紊乱，玄府因实致闭，或心之气血不足，玄府因虚致闭，导致心神失于流转。具体来说，若痰浊阻于玄府，玄府因痰受蒙，心神通路被阻，多见神识昏蒙、意识障碍、健忘。"诸躁狂越皆属于火"（《素问·至真要大论》）。若心火炎上，玄府因火灼闭，火热蹿动，心神亢盛浮越，常见多动烦躁、情绪高涨、注意力分散、惊喜若狂等症。若心气、心血不足，玄府因虚致闭，心神流转障碍，加之心神失养，心虚胆怯，也可见惊悸怔忡、情感淡漠、情绪低落等症。

　　2. 肺玄府开阖失常，肺魄受扰　　肺玄府系肺的微观结构，承肺金之职。肺主气，摄一身气机。肺朝百脉，宗气贯心脉、行血气，调一身气血。肺主皮毛，为狭义玄府范畴。肺主气，气舍魄，"气中清汁为魄"（《灵枢悬解》）。肺魄随肺气宣发于外，濡养皮毛以发挥功能，故皮毛为肺玄府之外延。魄门即肛门，连通大肠，以通为顺，可视为"魄之玄府"。魄为阴神，主收、主降。黄元御："阴精之魄，藏于肺金，精魄重浊，是以沉降。"因此，肺魄对精神活动具有肃杀、收敛及抑制作用。魄生感觉成，魄主感觉能动。肺魄藏于肺气，依附精气出入。"气中阴精为魄，气血两充，则魂魄各安其宅"（《高注金匮要略·五脏风寒积聚病脉证治》）。是故肺气盛，则精足魄旺，出入有偿。肺气衰，则精亏魄失濡养，肺魄不藏。肺司呼吸，主气机宣降，玄府为人身气机升降出入之门户，故谓"肺之玄府"。痰湿、痰瘀等邪蕴肺，肺之功能失司，玄府因实致闭，或肺之精气不足，玄府因虚致闭，导致肺魄失于敛藏。具体来说，若痰湿、痰瘀蕴肺，痰瘀壅滞玄府，阻断肺魄流转通路，玄府因实致闭，肺魄失藏，多见夜寐轻浅、夜多异梦等症。肺在志为悲、忧，若肺气、肺阴不足，玄府因虚致闭，肺魄失濡，常见少言寡欢、闷闷不乐、忧郁悲观等症。张景岳"朱子曰……老人目昏耳聩记事不得者,魄衰也"。若肺中精气不足,玄府失荣,开阖失司,肺魄衰怯,可见记忆力下降、愚钝痴呆。此外,《灵枢·本神》"魄伤则狂"。若玄府开阖失常,肺魄驭力不收,也常见精神亢进、妄想幻觉、躁狂发作等症。

3. 肝玄府开阖失常,肝魂妄动　　肝玄府系肝的微观结构,顺肝木之性。肝木性刚,主升主动,喜条达,畅气藏血,体阴而用阳。肝藏血,血舍魂,魂居肝血而得滋养。王明杰等指出,肝主疏泄、主藏血功能的发挥均赖于肝玄府的开阖、畅通与运转,而肝玄府维持正常的开阖功能也离不开肝的生理功能。肝魂有生动之能,调控着肝生理活动的正常发挥。玄府为魂运动之通路,而肝主疏泄、藏血、思谋考虑等一系列生理功能的发生实质与魂之运动机制相类。肝主疏泄,调畅情志。情志抑郁,肝气郁滞或郁而化火,肝火上炎或肝经湿热或肝血、肝阴不足,肝络失养或阴不敛阳,肝阳上亢,均可导致肝玄府开阖失常,影响肝魂运动。具体来说,"肝实则多怒而为狂"(《素问玄机原病式·六气为病》),若肝火上炎、肝经湿热或肝阳过亢,火热灼闭玄府,魂运动通路受阻,发生妄动,症见情绪暴怒、焦躁不安、性情偏执、冲动发狂。《类经·脏象类》"阳神曰魂",魂为阳神,易行易动,故玄府闭,肝魂动,也常见妄行妄动、行为怪异或夜多梦、梦呓、梦游。若肝血、肝阴不足,玄府因虚致闭,血不荣魂,"魂失养,故交睫即魇"(《医宗必读·恐》),而见梦魇。玄府开阖失常,影响肝藏血功能,肝血失藏,魂无所附,妄行游离,而见幻觉妄想、思绪混乱、精神分裂;魂游于外,"卧则魂散而不守,状如惊悸"(《卫生宝鉴》),也可见夜惊。

4. 脾玄府开阖失常,脾意难舍　　脾玄府系脾的微观结构,合脾土之用。脾主运化,化源气血;脾藏意,在志为思。"心之所忆谓之意"(《灵枢·本神》),"意者记所往事"(《三因极一病证方论》),故"意""思"主记忆、学习,"意舍不清,心神不宁,使人健忘"(《三因极一病证方论》)。"夫窍不利者,皆脾胃不足之证"。脾气散精,玄府得以濡养而开阖正常。玄府通利也是脾气散精、脾胃气机健运的重要条件。脾藏营,营舍意。脾气散精又主升清,以奉养神明,而意得养。志意相合"御精神,收魂魄,适寒温,和喜怒"(《灵枢·本脏》)以发挥脾意之用。因此,玄府通利条件下脾主运化、脾气散精生理功能的正常发挥是脾"藏意""用意"的先决条件。同时,玄府为营血渗灌、脾意流转之通路,玄府通利是"脾藏营,营舍意"的关键。脾运失健或升清不及,则成痰浊,壅滞玄府。脾运失健,散精功能障碍,营血生化不足,玄府失养因虚致闭。各种病理因素导致脾生理功能紊乱,玄府失于通利,营血、脾意不寻常道,营阴不足,意不爽慧。具体来说,"痰气最盛,呆气最深"(《石室秘录》)。若脾虚不运,痰浊内生,壅闭玄府,阻断营血、脾意通路,营不舍意;或脾之升清降浊功能失常,浊气壅塞玄府,脾意失清,常见头昏神蒙、不寐心烦、记忆力减退,甚则突然昏厥、不省人事。若阳明火炽,灼闭玄府,神机无路,脾意自出,或火热扰意,脾意过亢,可见导致心烦不寐、躁狂妄动、穷思竭虑、反复强迫、神昏谵语等症。若脾虚失运,营血亏虚,玄府因虚而闭,神机失于流转,意不舍脾,或脾虚升举无力,意失荣养,而生意识恍惚、神疲善忘、神情呆滞、癫痫痴呆等症。若思虑过多,耗伤脾精,逆乱气血,导致玄府开阖失司,脾意受损、意不舍脾或脾意不定,也可见思虑纷纭、思绪过度活跃、少寐等症。

5. 肾玄府开阖失常,肾志不平　　肾玄府系肾的微观结构,任肾水之职。肾藏精,生髓充脑,寓元神,主思维与记忆。肾生理功能的正常发挥离不开肾玄府的支持。肾玄府开阖以助气液宣通。肾中精气蒸腾气化,推动津液沿玄府输布运行,清者上输于肺布散全身,浊者化作尿液经肾之玄府注入膀胱。"肾藏精,精舍志"的功能同样离不开肾玄府的维持。"心有所忆谓之意,意之所存谓之志"(《灵枢·本神》),"志"有意志、神志、情志、意念、识记之意。玄府通利是肾发挥"藏精舍志"功能的基本条件。脑玄府是脑之微观结构,肾玄府与脑玄府相通,肾志、元神均循其道。肾藏精生髓以荣养肾、脑玄府,使之维系正常的开阖功能。邪聚于肾,耗肾损之基质,肾玄府开阖失司,累及于脑,肾、脑玄府均发生通利障碍,肾志、元神妄行难安。具体来说,"精不足则志衰,不能上交于心故善忘"(《本草通玄·卷上》),若肾气不足,玄府虚弱无力开阖,难舍肾志,故见遇事善忘、精神疲惫、愚钝痴呆、神思涣散等症。若禀赋不足或后天劳欲,耗伤肾精肾血,玄府失养,因虚而闭,神失流转,肾志失荣,常见健忘、思维迟缓、优柔寡断、意志不坚、执行力下降等症。若肾水不足,虚火炎炽,灼闭玄府,火热蹿扰肾志，志不守舍，肾在志为恐功能亢进，也常见失眠多梦、怀疑警惕、焦虑不安等症。

玄府理论五神脏病机对辨治精神心理疾病的意义

从玄府理论角度探讨五神脏病机，有助于启发开拓"以五神脏为纲，从玄府论治"中医临床精神心理类疾病的特色思路。认识到"玄府郁闭，五脏功能紊乱，五神不足或紊乱"是临床精神心理类疾病发生的重要机制。以"开玄安神"为代表治法探讨"以五神脏为纲，从玄府论治"中医临床精神心理类疾病辨治方案。

其一，对于玄府郁闭，心神不藏所致症见怔忡、健忘、失眠多梦等的患者，可选用远志、酸枣仁、柏子仁、合欢皮、首乌藤等养心安神之品。偏痰浊者，佐半夏、竹茹等品以化痰开玄；偏心火者，佐栀子、黄连等品以清火开玄；偏心气虚者，佐黄芪、党参等品以益气开玄；偏心血虚者，佐阿胶、白芍等品以养血敛阴开玄。

其二，对于玄府郁闭，肺魄受扰所致症见夜寐轻浅、忧郁悲观、健忘、痴呆等的患者，可选用沙参、麦冬、玉竹、甘草、桑叶等养肺安魄之品。偏痰湿者，佐瓜蒌、贝母等品以祛湿化痰开玄；偏络瘀者，佐当归、桃仁等品以活血开玄；偏痰热者，佐桑白皮、胆南星等品以清热化痰开玄；偏肺气虚者，佐党参、白术等品以益气开玄；偏肺阴虚者，佐生地黄、玄参等品以养阴开玄。

其三，对于玄府郁闭，肝魂妄动所致症见情绪暴怒、失眠多梦、幻觉妄想、夜惊等的患者，可选用龙骨、牡蛎、石决明、珍珠母等镇肝安魂之品。偏肝郁者，佐柴胡、郁金等品以理气开玄；偏肝火者，佐龙胆、黄芩等品以清火开玄；偏肝血虚者，佐山茱萸、枸杞子等品以养血开玄。

其四，对于玄府郁闭，脾意难舍所致症见头昏神蒙、不寐心烦、神疲善忘、痴呆等的患者，可选用人参、茯苓、白术、甘草等补脾藏意之品。偏痰浊者，佐陈皮、石菖蒲等品以化痰开玄；偏火热者，佐黄连、黄芩等品以清火开玄；偏阴虚者，佐石斛、麦冬等品以养阴开玄。

其五，对于玄府郁闭，肾志不平所致症见神疲健忘、精神倦怠、思维迟缓、痴呆、焦虑等的患者，可选用远志、女贞子、淫羊藿、益智、黄精等益肾定志之品。偏肾阴虚者，佐熟地黄、牡丹皮等品以养阴开玄；偏肾阳虚者，佐肉桂、杜仲等品以温阳开玄。

玄府理论与五神脏理论均是中医学领域的重要理论，也是对于中医脏象理论体系的外延与升华，从玄府理论角度探讨五神脏病机体现了两者之间的相互联系与应用。钟霞在"五脏六腑皆有玄府""玄府为神机流转之通路"的基础上，进一步探讨了玄府开阖失司下五神脏心不藏神、肺魄受扰、肝魂妄动、脾意不舍、肾志不安的具体临床病机以及神志异常表现，体现了五脏"形与神俱"的整体结构及中医微观辨证思维。玄府理论为微观角度下中医管窥抽象理论的基本单位，"玄府-微观"模式是中医学认识、丰富和发展其他中医理论的重要形式，因此，丰富玄府理论，将之应用到中医理论的发掘和拓展中都具有十分重要的研究意义。

50　脑脏象理论解析及分形构建

　　脏象理论具有中国古代思维方式的特定文化模式的特征，是天人合一、体用合一、取象比类、体悟内省的思维方法的产物。中医认识的脑结构称为脑的内景，脑的内景与神经功能解剖有一定的相关性；中医认识的脑功能及其相互关系是脑脏象理论的主要组成部分。基于中医基础理论的逻辑框架，认为脑奇恒府整体功能结构高度完备，结构与功能相统一，大约包括脑髓脑室-脑脏腑系统、脑脉脑络-脑经脉系统、官窍神窍-脑窍系统、泥丸九宫-脑神机系统、脑气脑血脑脊液-脑精气系统等 5 个方面。学者周德生等对脑脏象理论做了解析，对分形构建做了探讨。

脑脏象整体观

　　奇恒府，非脏非腑，似脏似腑，不同于一般脏腑的精气聚集之处。《黄帝阴符经·强兵战胜演术章》："爰有奇器，是生万象，八卦甲子，神机鬼藏，阴阳相生之术，昭昭乎尽乎象矣。"脑藏于内，象见于外。脑为元气、元精、元神所聚，神机于此以化生，神明由之以变化，奇器乃神器，故为六奇恒府之首。

　　1. 奇恒指动态平衡状态　奇恒，如果仅仅理解为不同于平常，中医思维缺乏深度和广度。周德生认为：奇，变动，奇变枢机；恒，永恒，恒常其式。奇恒指有规律的圆缺往复而寓永恒的动态平衡过程。《内经博议·奇恒病论》："夫恒之为道，谓胃气五脏，各得其所，上顺天时，内调营卫，故神转不回。"神机循恒道流动有常，奇正变化不可穷尽。人身三奇，精、气、神也。变而用之，奇恒天度，气数有常，以维持人体正常的气化活动。中医以气化结构认识人体，因此，奇恒概括了气化作用的过程流与气化功能的内稳态。

　　2. 脑奇恒府指颅脑　脑作为奇恒之府，一般指颅脑，有时指脑髓。《灵枢·海论》："脑为髓之海，其输上在于其盖，下在风府。"因此，脑指枕骨大孔平面以上的所有器官，也称颅脑、头颅、脑袋、颅腔，由颅和面部组成，包括头皮、颅骨、脑髓、脑脉、脑膜、脑脊液、脑窍等，主要指颅腔中的脑髓。《素问·脉要精微论》："头者精明之府。"《金匮玉函经·证治总则》："头者，身之元首，人神之所注。"

　　有时还包括中医称为督脉、经脉、脑气筋的脊髓、脑神经及周围神经系统等。《难经·二十八难》："督脉者……并于脊里，上至风府，入属于脑。"督脉与脊髓相互依承，大部分功能互用，但不能将两者混为一谈。《医易一理·脑脏论》称脊髓、脑气筋"为脑之余，承脑驱使"，故属于脑。

　　3. 奇恒之中复有奇恒　互藏是指事物间的物象相同部分。阴阳互藏，即阴阳之中再分阴阳，阴中有阳，阳中有阴，对立统一；五行互藏，即五行之中再分五行，每一行中又寓五行生化之机，恒动制化。由此推演出脏腑互藏理论，五脏系统中的任何一藏的功能均渗透于其他四藏之中，通过气血、津液、神机的变化，影响、调节、控制着其他四藏与本藏相关的功能。神分属五脏而总统于脑髓，可以看成脑藏五脏。

　　奇恒之中复有奇恒，即奇恒互藏。总而言之，脑为奇恒府，是一个统一的整体；分而言之，脑髓、脑脉、颅骨也是奇恒府，其局部功能结构之间的相互关系是"同类相从""同类相应""同气相求""同气相动"的。如脉奇恒府为血府，贯通全身周流五脏；脑脉脑络通利血气，深入脑髓，为脑髓输送精微物质；脑髓脊髓缘督脉贯通，旁络全体；骨中另有骨髓充养，颅骨构成颅腔包藏脑髓。脑奇恒府内部，通过互藏之道，不同的功能结构系统高度协调，精化气，气化神，产生功能强大的全息神机。

脑为元神之府，产生的神机循行全身，包括各个脏腑及胆、胞宫、精室等奇恒府。神机依泊从部位外显，如通过少阳相火生发之气，脑神分属于胆则决断中正，故"凡十一脏取决于胆"；通过督脉、冲脉、任脉等联系，脑神分属于胞宫、精室则生殖繁衍，故"命门者精神之所舍"。脑神分属五脏成为神、魄、魂、意、志。因此，脑与脏腑相关，仅指作为生命主宰的脑奇恒府与五脏是互藏的关系；也指特殊部位的脑髓结构产生高级智能，如有学者提出"海马五脏"说法，强调海马区的功能与五脏神的互藏关系。

脑脏象分形观

整体和部分既相互区别又相互联系，整体具有部分没有的功能。构成系统的各个要素缺一不可，系统内部的各个要素都具有独特的、其他要素不可替代的功能。中医认识的脑奇恒府是一个系统概念，脑脏象分形系统揭示复杂现象的局部与整体间内在本质联系及隐藏在这些复杂现象背后的规律。脑奇恒府的结构与功能高度统一，剖析脑脏象的分形结构或形态联系，可以揭示脑主神机功能的运转机制。

1. 脑髓脑室——脑脏腑系统 人身之太极，阴生五脏，阳生六府。从藏泻分脏腑，神为其主。研究表明，大脑高度协调有序，在深层次的自组织活动是相干全息的，运动方式是脑涨落太极模型。《说文解字注·匕部》："脑，头髓也。"脑为髓之海。那么，脑髓之太极内景如何分别？

（1）脏腑乃气化形器：《素问·六微旨大论》"器者，生化之宇，器散则分之，生化息矣"。在具有一定结构和秩序的脏腑形器内，气化演变连续地有序地进行。形、气、神一体互化，由形脏实象向神脏具象化转变，揭示生长化收藏的生命过程。"化有大小"，大到全体三焦，如气出于脑，上控志心，经络循环正常，气和则神安；小到具体器官的某部分，如脑室气化有度，津液循环正常，有补益脑髓的作用。这种整体气化理论，是中医学独特的认知方法。

（2）脑髓脏与脑室腑耦合：《素问·五脏别论》"或以脑髓为藏"，程杏轩《医述》引《医参》称"脑为神脏"，主神志智能。《华洋脏象约编》："性命之枢机，脑髓是也。"从脑内景而言，脑髓脏包括脑髓、脊髓、脑气筋，以脑髓为主体。脑髓为脏者，以其能藏阴也，称为至阴之脏。《医述·杂证汇参》："脑髓纯者灵，杂者钝。"正常人智能高低不同，聪明智慧由脑髓决定。脑髓满实，精明强记，轻劲多力，感觉灵敏。

脑室即脑内部的腔隙，为管腔中空的器官，由脑膜以及分布其上的脑脉、玄府神窍构成，贯通上、中、下三焦，包罗脑髓、脊髓、脑脊液等。从脑内景而言，室称琼室、神室，可归属中医学腑的范畴，脑室腑以玄府神窍为主体，玄府开合气化是产生脑神的内在机制。《道藏辑要·天仙金丹心法》："神藏神室，所处在上。"脑宫神室，也有"脑为神腑"之说。脑室腑中空似腑、畅通上下；内藏清净之液，实而不能满；循环流通为用，敷布气化为神。

有学者强调因形而求其象，分为脑髓大体形态之大太极、脑髓内多精质体之中太极、脑髓神机出入细络之小太极、每个脑细胞之微太极，构成脑髓的核心功能。周德生认为，脑髓为脏，脑室为腑。所以，脑髓脑室脏腑耦合，阴阳表里虚实，有之以为体，无之以为用，共同形成脑窍结构，此无形之太极，为阴阳摩荡之所，神机化生出入之门户。

（3）隶属于心主三焦系统：关于心主、三焦的实质问题，在《内经》中，心主指膻中或者心包络，是神明之心的替身，即脑脏。三焦分而多器、多能，总领气化。故有学者以脑脏与三焦相表里。这种学说得到进一步发挥，有认为心主不是心包络，而是脑脊神经系统。这一系统包括脑、脊髓、脑神经与脊神经，相当于当今解剖学的中枢和外周神经系统。也有认为心主即大主，心主的实体就是中枢神经。而三焦的实质，就是五谷精微运化、代谢的整个通道。具体的通道在体内是无处不有的，即三焦的实质，等同于整个有机的人体。因此，心主与三焦的表里关系，就是中枢神经通过周围神经、神经纤维网支配整个人体的关系。局部三焦，即实体的三处管道，在《内经》"器"的概念中得到应用；整体三焦，即整个有机的人体，在心主与三焦的表里关系中得到应用。可见，心主、脑脏、脑髓脏、神明之心等神脏，与脑脊神经系统的功能类似。三焦是体内水、火、气、血、津、液运行的通道，也是导上宣下的神机通路；与神经管腔等大小不等的通道，大至脑室小至周围神经再生导管，其功能类似。《难经·二十五难》："心主与三焦为表里。"因此，脑髓脑室-脑脏腑系统隶属于心主三焦系统。从气化医学解读，脑髓脏化生、收藏、布散神机，神无体，满而不能泻；脑室腑化生、储蓄、互换、运行、循环津液，津有质，泻而不能满。

2. 脑脉脑络——脑经脉系统　经脉是气血运行的通道，能约束和促进血液沿着一定的轨道和方向循行，所谓脉奇恒府为血之府，主要指脉管（即血脉）。《灵枢·本脏》谓经脉通利，"行血气而营阴阳"，荣气循环全身。故经脉又指气脉，为信息-能量-物质混合流统一体的路径脉络，即神机通路。

（1）脑外经脉：手足三阳、足厥阴、督脉会于百会穴入脑；手足三阴通过经别和相表里的阳经相合，间接入脑。足太阳、阳维、冲脉、督脉会于风府穴入脑。阴阳跷脉、手足太阳、足阳明、足少阴、足厥阴、任脉、督脉从目系入脑，阴维、带脉经督脉间接入脑。所有经脉都与脑有联系，全身经脉之气交汇于脑。因此，脑为经脉循行的核心，成为经脉系统的调控中枢。

（2）脑内经脉：传统记载只有膀胱经、胃经、肝经、督脉、阴跷脉、阳跷脉入络脑，脑内维筋相交的有足少阳经筋、手阳明经筋，跷脉与维筋在脑内伴行，但所有经脉的脑内循行分布路线不清晰。基于脑髓脊髓脑气筋内景，脑髓神窍化生神机，通过维筋相交而达督脉，然后通过督脉统督全身经脉的作用以通达十二经脉气血而发挥"神主导气"的作用。《灵枢·卫气》："气在头者，止之于脑。"头有气街，十二经脉气到头部都联系脑髓。有学者发现，针刺十二经腧穴都存在有脑内激活的特异性区域，推测十二经脉皆入脑，并且存在脑内经脉联通入脑部位与特异性脑区；但是，仍然不能确定脑内经脉直接联系的循行分布路线。

（3）脑脏腑经脉：有学者提出奇经与奇恒府统一。脑髓脏化生神机，督脉络脑贯脊，乃精气升降之通路，传导神机之桥梁，可以视为脑髓脏专有经脉。脑髓依赖气血津液精微物质的充养，脑室腑内藏津液精微，津血互生，冲为血海，又为十二经脉之海，一支入承泣穴，一支行于脊内，与气血、津液、精微相关，也可以视为脑室腑专有经脉。脑脏腑经脉与维脉、跷脉、任脉等奇经，以及肾经、膀胱经、肝经、胆经、心经、心包经、胃经、三焦经等经脉关联最密切。

3. 官窍神窍——脑窍系统　窍乃贯通之所，脑窍为神机出入之隙。广义脑窍包括神窍和官窍，狭义脑窍一般指神窍。中医所谓的神窍是一个实象和虚象结合的具象概念，神窍与脑窍内在结构有关联，主要通过精神神志表现，也通过脑窍之外显器官表现。一般认为，内藏之神即元神、魄神、先天之神，如意识状态乃与生俱来；外显之神即识神、魂神、后天之神，如认知功能是学习培育的。

（1）五官之窍外显神明：官窍有形，包括眼、耳、鼻、口、舌、咽、喉等脑窍之外显器官。腑官窍沟通内外各司其职，脑通过七窍的感受来认识事物、分析事物，即神明的表现。五官七窍与经脉联系，内应脏腑，皆通脑气。窍道通路不同于经脉循行通路。因此，《黄庭经·至道章》："一面之神宗泥丸。"《寓意草·辨袁仲卿小男死证再生奇验并详诲门人》："头为一身之元首……其所主之脏，则以头之外壳包藏脑髓。""从头之躯壳分表里"，官窍为里之表，脑髓神脏为里。

官窍脏腑表里相关，经络气血联通，机能协调，相互为用，此五脏神的表现之一。因此，官窍是神气的门户。《灵枢·脉度》："五脏常内阅于上七窍也。故肺气通于鼻，肺和则鼻能知臭香矣；心气通于舌，心和则舌能知五味矣；肝气通于目，肝和则目能辨五色矣；脾气通于口，脾和则口能知五谷矣；肾气通于耳，肾和则耳能闻五音矣。"

（2）玄府神窍化生神机：脑部内在的腠理玄府气液宣通，化生神机，故称为神窍。《素问玄机原病式·火类》："玄府者，谓玄微府也，然玄府者，无物不有……乃气出入升降之道路门户也……人之眼、耳、鼻、舌、身、意、神、识能为之用者，皆升降出入之通利也。"玄府开合有度，气液宣通，气机变化，升降出入正常则神机气立。玄府神窍化生之神机，出入通利，与形质相合，神有所用，成为神识、精神、情志和脏腑组织的各种功能。

4. 泥丸九宫——脑神机系统　根于中者命曰神机，征于外者名曰神明。因此，元神之功能称为神机。脑主神机，一者，神机调控脏腑内在的自主活动，进而调控人体生长壮老已的生命过程；二者，神机调控脏腑外显的神志活动，进而调控人体的随意运动。

（1）脑九宫九神系统：通过内观返视方法，脑分为9个区域，即九宫，各自有主管之神。九宫的特征、地位、形态、功能是不一样的。脑九宫分阴阳贵贱，相互联系。《养生导引秘籍·上丹田》："上丹田有九处宫阙，悉相通贯。"脑九宫九神系统依部位命名为天庭、极真、丹玄、太皇、明堂、洞房、泥丸、流珠、五帝，说明不同部位的脑结构存在功能的差异。因此，神机也有特异性、多样性、可变性。受易学寰道观渗透，九宫有完整的循环次序，并与奇经及十二经循环相关连。维持脑九宫的内在秩序，气化升降运动变化正常，神机分为精神魂魄四维；之后交互和合，泊于九宫成为九神；九神相互配合进而表现为脏腑诸神及身形诸神，主宰五脏六腑四肢百骸功能。

（2）脑心乃上丹田命门：神的特性就是主宰、调节、控制。脑中泥丸宫居脑正中心位置，又称为脑心、命室、丹田。《类经附翼·求正录》阐释《内经》"命门者目也"，指出："睛明所夹之处是为脑心，乃至命之处，故曰命门。"《杂病心法要诀·神之名义》释："动植之物，一有其形，则形之至精、至粹之处，即名曰心。"因此，脑心即上丹田命门，乃阴阳之根、致命之处。关于上丹田的功能，《黄庭经》梁丘子注"脑神丹田，百神之主"，是诸神汇集之所，即元神之府。元神守位，司脏腑神及身形诸神，是全身最核心的生命中枢。泥丸百节皆有神，精足气充则神旺。脑心调控大脑的整体活动水平，进而调控全身的整体活动水平。

（3）志心神机轴联通全身：志心脑神，化生神机，舍于五脏为五脏神，表露彰显合为神明分为五志；脏腑神以心为中心，心包络称为心主代心行令；上中下三丹田均为命门，上为志心，中为心包络，下为小心。志心（脑）、大心（五脏）、心主（心包络）、小心（命门），形成志心神机轴。《素问·刺法论》所谓"气出于脑"，通过升降聚散、气化转换、阴阳交互、生克制化作用，主控全身功能活动。反之，《素问·阴阳别论》称为"上控志心"，脏腑形体功能活动对脑髓神机中枢有反馈调节作用。志心神机轴联通全身上下内外，神机所行之通路，《本草抄·桂枝》称为"神经"，也有人称其细小者为"神络"。因此，营卫精气乃传达神机之使者，可以称为神使。脑与全身功能活动之间具有双向调控作用，神机功能正常称为"神可使"；无论是神机生化不足、神机通路痹阻、神机调控失衡、神机衰亡，均导致神机障碍，《素问·汤液醪醴论》则称为"神不使"。

5. 脑气脑血脑脊液——脑精气系统　精气是构成人体的各种基本物质，也是人体生长发育及各种功能活动的载体。《庄子·秋水》："夫精，小之微也。"《灵枢·决气》以精、气、津、液、血、脉统称为气。

（1）精气为物：精气包括精阳之气、精阴之气。水谷精气化生营卫，循环有度。《素问·脉要精微论》："诸阳之神气皆上会于头，诸髓之精气皆上聚于脑。"《灵枢·五癃津液别》："五谷之津液和合而为膏者，内渗于骨空，补益脑髓。"脑依赖五脏精华之灌注，六腑清阳之气以濡养。脏腑精气上输于脑，成为脑的气血津液。因此，营卫精气是脑与脏腑联系的中介，是脑结构与脑功能整体关联性的物质基础。

（2）精气化神：脑髓中有毛脉、细络、缠络、孙络、血道、气液道等，将气血、津液输送至脑髓的每个部位，以营养脑髓。神窍玄府通利，开合有度，精气流行正常，阴阳摩荡变化莫测产生神机。《四圣心源·精神化生》："盖阳气方升，未能化神，先化其魂，阳气全升，则魂变而为神。魂者，神之初气，故随神而往来。阴气方降，未能生精，先生其魄，阴气全降，则魄变而为精。魄者，精之始基，故并精而出入也。"精阴与精阳的和合权重、升降程度、出入状态差异，神机分为精（精阴之气养气保神）、魄（附形之灵为魄）、魂（附气之神为魂）、神（精阳之气变化为神）四维。脑为元神，五脏识神因泊从所名。脑中气、血、津、液、精等物质充足，循行正常；脑阴、脑阳、脑气、脑血等平衡有度；元精化生元气，元气化生元神，互相依存互相转化，生化和合符合本质的固有规律，方能髓海充盈，神机敏锐，协调五脏六腑及统辖四肢百骸的功能健旺。

（3）脑脊液循环：脑脊液，中医称为脑汁、津液。脑脊液的产生是由于经脉中的血、津、液、精等水属阴类物质经过玄府气化作用产生，藏于颅腔之间以灌注、充实、滋养脑髓，因气而运行、流通、渗灌和转运。体阴用阳、水火互济、气液宣通。其中有质，轻清稀薄，盈满润泽，不浊不杂；其中有精，营养脑髓，自稳颅压，新陈代谢；其中有信，精气化神，内属五脏，外显神明。精气生神，精气养神。形神一体，循环生化。可以说脑脊液是流动着的精气神复合统一体，也可以看成是物质-能量-信息复合统一体。脑脊液循环以脑室腑的气化功能为基础，是脑髓脏化生神机的重要功能依托。《云笈七笺》记载《黄庭经·务成子注叙》云"神室明正""津液常满""血髓充溢""灵液流通"，才能"神明灵也"。

由于存在脑功能制约的结构复杂性和脑结构制约的功能复杂性，因此，要真正理解脑复杂性必须有多层次的辩证观。本文基于中医学独特的认知方法，利用分形理论，将脑的整体功能结构分解为脑脏腑、脑经脉、脑窍、脑神机、脑精气等5分集的分形系统。不仅脑的局部功能相互区别又相互关联，脑的局部功能与脑的整体功能也是相互区别又相互关联的；并且，脑对全身脏腑有调控作用，全身脏腑对脑有反馈调节作用。这种区别于功能神经学及神经生理学的脑脏象理论，形成一个中医药一体化语言系统平台，是构建中医脑科理论框架和中医脑病学本体的基础。中西医思维模式有高度互补的地方，脑脏象理论在五个维度的核心环节均具有明显区别于功能神经学及神经生理学的特殊性，尤其在中医脑科临床特殊性更多。通过对脑结构与脑功能的复杂性和实用性的理论研究，从整体观和分形观角度阐释脑结构相关的功能复杂性，如脑调控全身机能、精神心理、认知能力等，阐释了脑功能结构复杂性后面的统一原则，夯实了中医脑科学整体气化理论，厘清了中西医脑科理论异同，完善了中医脏腑理论体系，为现代中医脑病的临床分类、中西医结合、病机阐释、辨证论治、选方用药、机制研究等脑科临床应用，提供中医特有的思维策略，开拓新的治疗思路。

51　脑调控机制研究及临床实践与脏象理论创新

　　在中医脏象理论体系中，脑为奇恒之腑，脑由髓汇集而成，故名"髓海"，为元神之府，是生命之主宰。脑散动觉之气，调控脏腑之功能，统辖四肢百骸，开窍于五官九窍。脑之经脉为督脉，统帅诸阳。脑为发令之官，髓为传令之使，督脉通贯脑髓，脑通过督脉连输五脏，调控五脏六腑之功能，平衡阴阳，协调气血津液运行。虽然中医传统脏象理论认为，心为君主之官，对五脏六腑的生理功能起主宰作用。但在科学技术已经高度发展的今天，学者黄燕等认为，应该重新审视这一理论，梳理和发展中医脏象理论，使其更好地与当代科学发展成果相结合，更好地指导临床实践。

神经-内分泌-免疫网络是脑对脏腑调控作用的重要途径

　　1. 神经-内分泌-免疫网络　近年来越来越多的研究证实，神经系统通过其广泛的外周神经突触及其分泌的神经递质和众多的内分泌激素，甚至还有神经细胞分泌的细胞因子，共同调控着免疫系统的功能；而免疫系统通过免疫细胞产生的种细胞因子和激素样物质反馈作用于神经内分泌系统，各系统的细胞表面都有相关受体接受对方传来的各种信息沟通与联系。"神经-内分泌-免疫网络"（NEI 网络）的提出从分子水平上整合了机体最重要的三大功能系统的相互调节关系，从而为以微观分子的活动来认识机体整体功能提供了一个有启发意义的模式。NEI 网络的提出，说明西医学在注重微观局部研究的同时，也逐步走向对机体整体调控的探讨，该网络不仅揭示三大功能系统各自内部分别存在着极其严密和精细的调节机制，同时将三者有机结合起来，使其功能活动在时间和空间上严密协调，相互制约，整合三大功能系统成为协调统一的调控网络，并且阐明了三大系统相互联系的生物学基础，为从分子水平上认识生命运动的整体性提供了有意义的新的研究模式。可见，NEI 网络的提出与发展打破了传统西医学还原论的束缚，与传统中医学提倡的整体系统生命观可谓不谋而合，殊途同归。

　　2. 脏象学与 NEI 网络　中医所谓脏腑是超结构的人体功能子系统，是对人体生理功能、病理变化、病证现象的整体概括，每一脏腑都是物质与功能的统一，涉及多个系统组织的部分结构和功能。每一脏既在神经、内分泌、免疫等系统内有所划分和交叉，通过系统内的结构联系产生功能的相互作用，同时又通过系统间共有的递质、激素、细胞因子等信息物质传递，对人体各系统、器官细胞进行多层次地相互调节和整合。

　　中医脏象学是通过对人体生理、病理现象的观察，研究人体各个脏腑的生理功能、病理变化及其相互关系的学说。脏象学以五脏为中心，脏与其对应的腑形成表里关系，五脏又与形体诸窍联结成一个整体。脏象学中的脏腑，不单纯是一个解剖学概念，更重要的是概括了人体某一系统的生理和病理学概念。脏象学中一个脏腑的生理功能，可能包含着现代解剖生理学中几个脏器的生理功能，而现代解剖生理学中的一个脏器的生理功能，亦可能分散在脏象学的某几个脏腑的生理功能之中。五脏生理功能之间的平衡协调，是维持机体内在环境相对恒定的重要环节。同时，通过五脏与形体诸窍的联系、五脏与精神情志活动的关系，来沟通体内外环境之间的联系，维系着体内外环境之间的相对平衡协调。

　　五脏之间各种生理功能活动的相互依存、相互制约和相互协调平衡，主要是以阴阳五行学说的理论为基础来进行阐释的。五脏的生理功能，虽然各有专司，但心脏的生理功能是起着主宰作用。心为神之居、血之主，脉之宗，在五行属火，起着主宰生命活动的作用，《素问·灵兰秘典论》："心者，君主之官也，神明出焉。"神有广义和狭义之分。广义的神，是指整个人体生命活动的外在表现。狭义的神，即是心所主之神志，是指人的精神、意识、思维活动。人的精神、意识和思维活动不仅是人体生理功能的重要组成部分，又能影响整个人体各方面生理功能的协调平衡。

人的精神、意识和思维活动，是大脑的生理功能，即大脑对外界事物的反应，这在《内经》等文献中已有所记载。但在中医学脏象中则将人的精神、意识、思维活动不仅归属于五脏，而且主要归属于心的生理功能。脏象学认为人的精神情志和意识思维活动，与五脏的生理活动具有密切的关系。由于五脏的生理活动能够统率全身整体的生理功能，所以认为大脑的生理功能正常，有赖于五脏生理功能的平衡协调。五脏的功能活动异常，则大脑的精神情志和意识思维活动也必受其影响。反之，精神情志和意识思维活动的失常，也势必反作用于五脏，从而影响五脏的生理功能。因此，《素问·宣明五气》中说"心藏神、肺藏魄、肝藏魂、脾藏意、肾藏志"，并不是不认识大脑的生理功能，而是进一步把人的精神意识和思维活动加以科学的分类，探讨其与各脏生理活动的关系。

肝脏象学与 NEI 网络

肝脏最核心的功能就是肝主疏泄，它是调畅全身机体，推动血和津液运行的一个重要环节。肝主疏泄这一功能实际上就是 NEI 网络调节功能的具体体现。肝的疏泄功能主要表现在以下 3 个方面：

1. 调畅气机　气机，即气的升降出入运动。机体的脏腑，经络、器官等的活动，全赖于气的升降出入运动。肝的疏泄功能正常，则气机调畅，气血和调，经络通利，脏腑、器官等的活动也就正常和谐（这也就是交感副交感内脏自主神经和神经内分泌功能调节正常的内稳态）。

2. 调畅情志　正常的情志活动，主要依赖于气血的正常运行，情志异常对机体生理活动的重要影响，也在于干扰正常的气血运行。肝的疏泄功能正常，则气机调畅，气血和调，心情就易于升朗；肝的疏泄功能减退，则肝气郁结，心情易于抑郁，稍受刺激，即抑郁难解；肝的升泄太过，阳气升腾而上，则心情易于急躁，稍有刺激，即易于发怒，这是肝的疏泄功能对情志的影响。反之，在反复的持久的情志异常情况下，亦会影响肝的疏泄功能，而导致肝气郁结，或升泄太过的病理变化（这是高级神经功能的活动表现）。肝脏象研究取得重要发现：肝主疏泄，调畅情志的功能由脑内相关脑区功能活动来实现；肝疏泄失常所致经前期综合征肝气逆证、肝气郁证患者相关脑区功能活动显著改变。这一重要发现为"肝主疏泄的功能通过脑内相关脑区功能调控而实现"的科学假说提供充分科学证据。

3. 促进脾胃的运化功能　脾胃的运化功能正常与否的一个极重要环节，是脾的升清与胃的降浊之间是否协调平衡，而肝的疏泄功能，又和脾胃的升降密切相关。肝的疏泄功能正常，是脾胃正常升降的一个重要条件（胃肠神经功能调节）。

肝脏象理论中很大一部分涉及中枢神经系统功能，所以发展肝脏象理论要在中医阴阳五行理论、脏象理论、气血津液理论及病机理论指导下，重点梳理和发展肝与脑、髓、骨、脉、胆等奇恒之腑的功能联系和病理影响理论。奇恒之腑理论是中医脏象理论系统中最不成熟的一块，很难融入阴阳五行系统，不能很好地用阴阳五行理论解释奇恒之腑相互之间的生理功能联系和病理变化影响。需要发展这些理论，途径有两条，一是从中医理论出发，联系现代科学技术发展成果，完善肝脏象系统，特别是肝脏象与奇恒之腑的关系理论；二是从临床出发，总结临床中出现的奇恒之腑功能异常出现的病证及其治疗效应反馈，提炼升华为理论体系。

脑调控脏腑经脉气血理论对血脉病防治的指导意义

在临床实践中，从脑调控脏腑经脉气血理论出发，指导血脉病的防治，取得了较好的临床疗效。又在临床实践中，不断总结、梳理和提高脑调控脏腑经脉气血理论，达到理论与实践的相互促进和提高。

1. 从奇恒之腑-脉角度理解血脉病　血脉病是指气血运行发生异常，进而出现脉中血液运行阻滞、血脉闭塞引起的一系列疾病。相当于现代医学的动脉硬化性疾病，包括冠心病、脑血管病、肾血管病等。脉是运行血液的通道，其生理功能在于运行血液至全身脏腑组织并发挥营养代谢作用，约束血行，反映全身信息。所谓"脉者血之府"。当脉的生理功能失调时，即会产生病理变化。实证由病邪壅阻或气血不畅而致；虚证多为脉气虚陷，气血不足而成，往往局部会出现不仁、不用等痿废现象，即气血不能荣于经脉。在人体虽有心、脑、周围血管之不同，但作为奇恒之腑的"脉"却是独立而统一的脏器，其发病时有共性之处，共同的发病机制、共同的病理机制。

2. 从脑调控脏腑功能角度防治血脉病　血脉病这类疾病均是供应上述脏器的血管发生了粥样硬化和局部阻塞而导致心脏或大脑器官病变，从现代医学角度分析，动脉粥样硬化是血管性疾病的核心问题，动脉粥样硬化的病机演变与血脉病类似，所以动脉粥样硬化性疾病属于血脉病范畴。传统中医观点认为，心脑血管病为血脉瘀滞之病，或气滞血瘀，或气虚血瘀，或痰浊瘀血互阻，等等，治疗上多从行气、益气、化痰、活血祛瘀等法治疗，忽视了脑对脏腑的调控作用，和对气血运行的调节作用。脑散动觉之气，从而感知脏腑经脉之功能状态，感知阴阳平衡状态，感知气血津液之运行状态。根据脏腑经脉功能状态和气血津液运行状态进行调控，根据阴阳相互消长之状态调节阴阳平衡。所以，脑调控心主血脉、肺朝百脉、肝疏泄藏血、脾运化统血、肾开合藏精之功能，保持气血津液运行正常。所以血脉病治疗必须调节脑髓功能，使其调控脏腑功能、调节气血津液运行功能正常，才能达到预期的治疗目的。在急性脑血管病中医药防治方案研究中发现，通腑醒神治法效果非常明显，并且该治法独立于辨证论治之外，任何证型均适用。这引起我们思考，通腑醒神治法是通过 NEI 网络对脏腑的调控而发挥作用的。是通过肝调畅气机，使腑气得通，气血逆乱得平，痰浊壅塞得通，三焦运转恢复正常。如果还是拘泥于中医理论和辨证论治思路，就不会取得满意的临床疗效。所以在脑调控机制研究成果的启发下，通过长期临床实践，感悟到中医理论需要创新以满足临床发展的需求。

3. 脑调控血脉病的作用机制研究　前期研究证实痰瘀互结病机贯穿心脑血管病的始终，"痰瘀互结，痹塞脉道"是缺血性心脑血管病的核心病机。痰瘀即是病理产物，也是致病因素，两者往往相互胶结，相兼为病，终致痰瘀互阻、脑髓脉络不通之病变。罹患心脑血管病之人多年逾四旬，阴气自半，加上岭南痰湿之邪，形成因虚致实、因实致虚的恶性循环，最终导致本虚标实之证。且本逾虚而标逾实、标逾实而本逾虚，出现气虚、阳虚、痰瘀等因素兼挟为患，导致心脑脉痰阻血瘀、脑髓失养、神机失用。以此临床应用益气活血化瘀通络法作为血脉病的治疗大法效果良好。但是益气活血化瘀通络法治疗脑血管病的作用机制是怎样呢？众所周知血-脑及血-脑脊液屏障有一道天然屏障称之为血脑屏障（BBB），BBB 对于进入大脑的物质，发挥着严格的选择性透过的作用，有效地保证血液与脑组织液间的物质交换能够健康有序地进行，并凭借这一功能保持着大脑内环境的稳定，维持脑组织正常生理功能和神经系统的正常生理活动。BBB 的动态结构在血脉病（如卒中）会发生改变，当发生卒中或缺血时，脑内皮细胞的功能被破坏，紧密连接丧失，孔窗增多，脑微血管变薄，基质蛋白和受体的数量显著下降。星形胶质细胞终足膨胀变大，丧失与血管之间的联系。血管管腔漏出液体、蛋白和细胞。小胶质细胞被激活，并向血管延伸，而周细胞则离开血管。白细胞通过整合素依赖过程移出内皮性脑微血管，并通过基质金属蛋白依赖过程移出实质脑微血管。研究显示益气活血化瘀通络法能通过血脑屏障，保护溶栓后血管内皮细胞紧密连接的完整性、减少炎症细胞-中性粒细胞的聚集，从而减少急性脑梗死小鼠溶栓后出血转化，其作用机制可能是通过调控 ECM 代谢及炎症细胞的浸润调控系统 MMP/TIMPs，发挥对血脑屏障的保护作用，维持颅内内环境的稳定性。同时发现不但可以显著降低溶栓后血脑屏障的通透性，而且很好地保护了紧密连接相关蛋白 ZO-1 和 Occludin。同时发现益气活血化瘀通络治疗脑血管病的靶点主要集中在抗氧化，抗炎，抗细胞凋亡，保护内皮细胞功能减轻内皮细胞损伤，抑制胶质细胞反应性，改善血脑屏障损伤等方面。

精准医学与中医理论创新契机

1. 精准医学与中医体质和证候　提出精准医学概念的目的就是要进行个体化治疗，它的理论核心就是人体之间存在着基因多态性，由于基因多态性的存在，就会有些人容易得肿瘤、有人容易患心脑血管病、有人天生长寿、有人天生羸弱。这就是中医的体质和证候概念，所以中医提倡辨证论治，同病可以异治，异病可以同治，本质上就是基于基因多态性的理论。基因多态性使患相同疾病的人出现不同证候特征，也可使患不同疾病的人出现相同证候特征；基因多态性影响个体对药物的反应性质和作用敏感性，所以必须个体化治疗。基因测序、靶向治疗等前沿技术在心脑血管病等慢性病领域的应用，正推动着慢性病防控由群体水平向个体水平、分子水平、基因水平发展。所以精准医学概念的提出对中医发展是一个契机，中医很早就有这些理念，只是这些理念太超前，与之同时代的科学技术水平无法提供理论升华的平台。由于当代科学技术发展，为这一理念提供了可以充分发挥的平台，才使得中医证候、体质、辨证论治理论得到飞速发展的契机。

2. 从精准医学角度研究中医证候的突破口　精准医学在中医药领域研究可瞄准目前影响人类健康最大的疾患，而现代医学治疗手段效果不佳，中医药有明显疗效优势的疾病入手，如心脑血管疾病、自身免疫性疾病等，从这些疾病的最主要证候入手，这些证候特征要鲜明，和其他证候有明显的区别。通过基因检测与传统检查项目共同进行这些疾病高危人群筛选、疾病风险评估、疾病预防和预后评估等。通过生物大数据的分析，获得个体或人群的遗传健康信息，精准筛选出疾病高危人群和疾病风险因素，为患者提供个性化预防和治疗方案，指导心脑血管病等慢性病的早期干预和预后评估。

例如，根据既往的临床研究发现，脑肠肽 CCK - 8 是中枢神经系统中含量最高的神经递质之一，广泛存在于人和动物的中枢神经系统和胃肠道，是一种典型的脑肠肽，在中枢神经系统，可拮抗谷氨酸的神经毒性。脑血管病患者血浆 CCK - 8 浓度在急性期显著升高，在恢复期则有所下降，但仍高于正常水平。而急性脑血管病肝阳上亢证患者血浆脑肠肽 CCK - 8 水平显著高于非肝阳上亢证患者。说明脑肠肽 CCK - 8 可以用作区别不同证候的生物标记物，从而进行精准的证候辨证。对 67 例急性脑梗死患者的血标本进行代谢组学研究，结果显示，急性脑梗死患者血浆一碳代谢中间产物如半胱氨酸、四氢叶酸等和年龄匹配正常老年组相比，有显著差异。既往流行病学研究也发现扰乱的一碳代谢与血管、神经变性如脑缺血、早老性痴呆有密切联系。叶酸在神经形成和保持神经细胞完整性方面具有重要的作用。作为一碳代谢中的辅助因子，叶酸能够促进同型半胱氨酸转化为甲硫氨酸。在细胞水平，叶酸缺乏和高同型半胱氨酸血症存在多种有害作用，包括诱导 DNA 损害，尿嘧啶错误掺入 DNA 以及改变 DNA 甲基化模式。研究结果显示，与年龄匹配正常老年组相比，叶酸含量在脑梗死病例中显著降低。低叶酸状态会增加体内活性氧簇（ROS），从而造成体内兴奋性中毒以及线粒体机能障碍，最终导致细胞凋亡。这样选定特定的病种、特定的证候，进行病证结合下的代谢组学研究、基因多态性研究、基因表达谱研究、基因表达调控研究等，研究这些因素对治疗药物的反应差异和反应敏感性差异，以深化证候、体质和辨证论治理论，发展出与当代科学技术发展相适应的中医理论体系。

总之，中医脏象理论是中医基础理论的核心理论之一，两千多年来一直有效地指导着中医临床并在临床实践中不断发展和完善。脏象理论主要是以阴阳五行学说为基础进行阐释的，而阴阳五行学说有其固有的局限性和不合理成分。发展中医脏象理论，要充分吸收现代科学技术发展成果，使中医脏象理论不断完善和提高，更有效地指导中医临床，提高中医药对重大疑难疾病的防治水平，为人类健康做出更大的贡献。

52　脑主神明理论的源流及内涵

随着中医脑病临床研究的开展，中医脑理论也逐渐引起学术界的兴趣。古代医学文献对脑已有明确认识。《素问·五脏生成》："诸髓皆属于脑。"《素问·脉要精微论》"头者精明之府"；"夫精明者，所以视万物，别黑白，审短长"。《灵枢·经脉》"人始生，先成精，精成而脑髓生"。《灵枢·海论》"脑为髓之海"。《医宗金鉴》"颅者，头顶也……一名天灵盖，位居至高，内函脑髓如盖，以统全体也"。学者王小如回顾了先秦、两汉以降有关脑理论的文化背景，以及同时期中医脑主神明理论的发展，剖析了脑主神明与心主神明之争的渊源，对中医脑神理论的源流及内涵进行了梳理。

道家和古代哲学对脑的认识

与《内经》同一时代的丹道养生家在长期实施内养功的锻炼中对"脑"的功能也有较深刻的认识。如《道藏》中记述人脑分为"九宫""四方四隅，并中央"；五代时内丹家烟萝子著图说明其结构："眉间入三分为双丹田，入骨际三分为台阙，左青房，右紫户。眉间却入一寸为明堂，却入二寸为洞房，却入三寸为丹田，亦名泥丸宫，却入四寸曰流珠宫，却入五寸为玉帝宫，明堂上一寸曰天庭宫，洞房上一寸曰极真宫，丹田上一寸为丹玄宫，流珠上一寸曰太皇宫，九宫各有神居之。"这与现代神经解剖学上的人脑由两额叶、两顶叶、两颞叶、两枕叶以及中央间脑等九部分组成的认识不谋而合。九宫之中，泥丸为一身之祖窍，诸阳之会，万神汇集之都。《三光经》："泥丸者，体形之上神也。"《黄庭内景经》："一面之神宗泥丸。""脑神精根字泥丸。"《太上素灵经》称其为一身之宗，百神之命根。《颅囟经·序》："太乙元真，在头曰泥丸，总众神也。得诸百灵，以御邪气，陶甄万类，以静为源。"从以上论述中，可以清楚地看到道家对"泥丸"即脑的功能可谓是推崇之至。认识到脑为人生命活动的中枢，能够产生精神意识思维。

同时代的哲学文献对脑则有如下的理解。《老子》："谷神不死，是谓玄牝，玄牝之门，为天地根，绵绵若存，用之不勤。"此正是呼吸吐纳、胎息养生的真实写照。所谓"谷神"，乃指"头为天谷以藏神"也。老庄是道家学派的创始人，他们谆谆教诲的"道""法"与脑有密切的关系。《春秋元命苞》："脑之为言在也，人精在脑。"还载："头者，神所居，圆象天，气之府也。"嗣后金正希有"凡有外见一物，必有一形影留于脑中"之论。《庄子》亦有"精神生于道，形本生于精""人之生，气之聚也"之论。

脑主神明论在《内经》中的反映

脑主神明论在先秦两汉还是有一定影响力的。道家和哲学家的观点在当时势必影响到医学，医家在实践中都自觉或不自觉地运用脑神学说，对精神、神经、心理疾病进行论治。《素问·五脏别论》："余闻方士，或以脑髓为脏或以为腑。"从中可以佐证在《内经》主流医学外，其他医学流派中有以脑为脏的。即便是言之凿凿"心藏神""心主神明"的《内经》中也蕴含着脑神学说的端倪。也就是说，《内经》既首立"心主神明"之论，又有"脑主神明"之雏形。此说有以下两点论据：第一，《素问·脉要精微论》中明确指出"夫精明者，所以视万物，别白黑，审短长"，在此主要指视觉功能；在《灵枢·大惑论》中又有"眼系以入于脑"之解剖概念，也把人体的视觉功能归属于脑。明代王惠源在《医学原始》中据此进一步发挥，指出"耳目口鼻之所导入，最近于脑，必以脑先受其象明而觉之，而寄之而存之也"，则把视觉、嗅觉、听觉、味觉等归属于脑。从上文分析，脑髓与脑神应是同时形成的。第二，《内经》中已言明"头者，精明之府"。府者，府库也，乃是储藏之所，头为精明所藏之府，也即是脑藏神之意。

心主神明主流论的形成

统观《内经》各篇，"心主神明"理论是占主导地位的。心主神明学说形成主流地位的依据有二。一是朴素的唯物主义认识论的一面。在政局动荡、战事频仍的春秋战国时代，战场上士兵的死亡多是因失血引起。当时的医家也很容易直观地看到心脏中容纳着大量的血液，而且随着失血的增多，伤者的神志也呈现出由清醒到模糊再到死亡的过程。这种现象可反证心与神的关系，故有了《素问·灵兰秘典论》"心者，君主之官，神明出焉"以及《类经》"心为一身之君主，禀虚灵而含造化，具一理以应万几，藏府百骸，唯所是命，聪明智慧，莫不如之，故曰神明出焉"的解释。《医门法律》："心为五脏六腑之大主，而总统魂魄兼赅意志"，此为医学理论依据。《灵枢·五色》也有"识神于心，以知往今"的论述，《灵枢·本神》更载有"任物者谓之心，心有所忆谓之意，意之所存谓之志，因志而变谓之思，因思而远慕谓之虑，因虑而处物谓之智"。意思是说当心接受客观事物之后，就进行了意、志、思、虑等深化过程，最后达到对事物的认识。二是当时主流哲学思想对医学的影响。如《荀子·解蔽》"心者，形之君也，神明之主也"；《孟子·告子》"心之官则思"；管子说"心之在体，君之位也；九窍之有职，官之分也。心处其道，九窍循环；嗜欲充盈，目不见色，耳不闻声。故曰：上离其道，下失其事"。"专一意，一于心，耳目端，知远之近"；"能正能静，然后能定。定心在中，耳目聪明，四肢坚固，可以为精舍"。以上可为哲学依据。

受其影响，汉字词汇中与思考、思维有关的词语，也多带"心"字，如"心思""心术""心理""心性"等。其中"心之官则思"，更为经典。《孟子·告子上》："耳目之官不思，而蔽于物。物交物，则引之而已矣。心之官则思，思则得之，不思则不得也，此天之所与我者。先立乎其大者，则其小者不能夺也。"孟轲明确提出"心之官则思"，这在中国哲学史上是大贡献。他把感性和理性对立起来，以耳目等感官为"小体"，以心官为"大体"，认为耳目无思考作用，常为外物所蒙蔽，把人引向迷途。心官能思，通过思维的明辨，便能克制物欲以存善性。所以他强调要先把心中固有的东西树立起来，以预防感官因"蔽于物"而夺走善性。关于"心"的这一论述，事实上是哲学认识论上的命题，是哲学上"重思维还是重感官"的问题，把感官归于耳目，把思维归于心，这是哲学范畴的"心"，可见"心神"论在当时是比较盛行的。医学的著书者大多是饱读经史子集的学士，他们在认识论上把"心"看成是思维的器官也不足为奇。

心脑分主神明论的出现

"心主神明"虽作为正统、主导的理论传于后世，但其间也不乏"脑神"论的出现。如《金匮玉函经》："头者，身之元首，人神之所注。"隋代杨上善《黄帝内经太素》："头为心神所居。"宋代陈无择《三因极一病证方论》："头者，诸阳之会……百神所聚。"均点出了脑藏神的本质，但这些阐述均昙花一现，未加深论。明清时期，李时珍发表了"脑为元神之府"理论的独到见解，有划时代的意义。有学者认为李时珍的"脑神"说乃西学东渐的舶来品，实与事实不符。考西方医学传入中国，开始于明朝万历年间，系利玛窦于1581年来华后传入，其所著的《西医记法》（初刊于1595年）中有"记含有所在脑囊"之说，是为"脑主记忆"的论述。据史籍考证，传播此说的是金正希，他的同乡汪昂所著《本草备要》有"人之记忆皆在脑中"之词。然而李时珍撰写《本草纲目》时是万历戊寅年（公元1578年），是在利玛窦来华之前3年，比《西医记法》初刊早17年。的确，在以后的几十年，中医学也受到了西方医学的启示，解剖学逐渐开展，在关于脑的解剖、特性、功能等方面有大量的论述。刘思敬《彻剩八编内镜·头面脏腑形色观》："脑之皮分内外层，内柔外坚，既以保身气，又以肇始诸筋，筋自脑中者六偶，独一偶逾颈至胸，下垂胃口之前……又从脊髓出筋十三偶，各有细路旁分，无肤不及。其以皮肤接处于脑，以脑与周身之楷约。"这段话对脑膜、迷走神经、六对脑神经和十三对脊神经做了形象的描述。王宏瀚《医学原始》："人之一身，五脏藏于内，为之生长之具，五官居于身上为知觉之具，耳、目、口、鼻聚于首，最显最高，便于接物，耳目口鼻之所导入于脑，必以脑先受其象，而觉之，而寄之，而存之也。"说明脑得到的信息由感觉器官眼耳口鼻等收集，再由大脑做总处理，完成储存、记忆、重现等活动。

明代方有执、汪石山、金正希等对脑生理功能都有论述。明末之喻嘉言在《寓意草》中有"头为一身之元首"及"身中万神集会之所"的大段论述，指出了头（脑）为一身之元首，主脏而不奉脏，当自为一脏，为万神集会之所，实质上是对李时珍提出的"脑为元神之府"这一概念的补充和完善，对脑主神明理论的构建也有一定的贡献。自李时珍创脑神学说之后，随着明清时代理学之风渐衰，实用之学日盛，伴随着临床探研学风的兴盛及西方医学的不断传入融汇，对脑主神明的理论不断丰富。王清任在《医林改错》中倡"脑髓说"，论述中继承并发展了李时珍的脑神学说，并融前医的各种有关脑髓学说的学术思想，对脑与听觉、视觉、嗅觉、记忆、言语和思维等精神、神经、心理活动的关系做了系统的论述。最值得称道的是王清任通过临床解剖考察，发现了神经走向的原始分布，把脑的作用方式形成一个完整的、闭合的神经反射，将脑理论系统化了。他说："灵机记性在脑不在心。""两耳通于脑，耳所听之声归于脑；两目系如线长于脑，所见之物归于脑；鼻通于脑，所闻香臭归于脑。"不但说明脑从眼耳口鼻等五官接受外界刺激，产生了感觉，经由大脑，指导着感觉器官产生不同的运动，进一步将脑理论系统化了。

在两派争论难执高低时，又出现了第三派"心脑共主神明"说，以张锡纯为代表。郝懿行在解释"思"字时说"人从囟至心，如丝相贯，心囟二体皆慧智所藏"。这里所说的"心囟"是指"心脑"而言，"心囟二体皆慧智所藏"指明"灵机记性"既在脑也与心有关。张锡纯认为："《素问·脉要精微论》：头者，精明之府。夫精明即神明也。头即脑之外廓，脑即头之中心点也……兹则名之为府者，确定其为神明所藏也。《素问·灵兰秘典论》：心者，君主之官，神明出焉。细绎经文，盖言神明虽藏于脑，而用时实发露于心之谓也。《脉要精微论》所言者神明之体，《灵兰秘典论》所言者神明之用也。"张氏衷于《内经》，参以西学，创造性地提出了"人之神明，原在心与脑两处；神明之功用，原心与脑相辅而成"。神明有元神与识神之别，二者各具特性，"脑中为元神，心中为识神。元神者无思无虑，自然虚灵也；识神者有思有虑，灵而不虚也。"神明又有体用之分，"神明之体藏于脑，神明之用发于心。"他的这种汇通中西兼容两说的理论虽折衷均衡，但却有骑墙之嫌。

53 脑主神明对中医理论发展的重要性

"脑主神明"和"心主神明"是多年来中医界争论的问题之一，学者王新陆认为，随着脑科学时代的到来，应该确立和发展"脑主神明"学说，这对中医学理论体系发展有举足轻重的作用。

脑主神明对中医理论发展的重要性

1. 重构完善的脏象学 脏象学是中医学理论体系的核心部分，确立"脑主神明"可以克服传统脏象学对脏腑功能及其关系论述的缺陷，重构完善的脏象学，进而推动中医学理论体系的发展。

（1）有利于正确阐释脏腑功能：中医学脏象学对脏腑功能的认识主要来源于《素问·灵兰秘典论》中的一段论述"愿闻十二脏之相使，贵贱何如？岐伯对曰：悉乎哉问也。请遂言之！心者，君主之官也，神明出焉。肺者，相傅之官，治节出焉。肝者，将军之官，谋虑出焉。胆者，中正之官，决断出焉。膻中者，臣使之官，喜乐出焉。脾胃者，仓廪之官，五味出焉。大肠者，传导之官，变化出焉。小肠者，受盛之官，化物出焉。肾者，作强之官，伎巧出焉。三焦者，决渎之官，水道出焉。膀胱者，州都之官，津液藏焉，气化则能出矣。凡此十二官者，不得相失也。故主明则下安，以此养生则寿，殁世不殆，以为天下则大昌。主不明则十二官危，使道闭塞而不通，形乃大伤，以此养生则殃，以为天下者，其宗大危，戒之戒之"。明代医家赵献可在《医贯》中曾对此文提出异议："玩《内经》注文，即以心为主。愚谓人身别有一主，非心也。谓之君主之官，当与十二官平等，不得独尊心之官为主，若以心之官为主，则下文主不明则十二官危，当云十一官矣。"赵献可已经敏锐地认识到此文存在悖论，实在是难能可贵。确实如此，在中医学理论中，心、肝、脾、肺、肾并称五脏，分属五行，依五行之生克制化关系完成人体各种生理功能，本属同类，关系平等，心岂能凌驾于其余 4 脏之上而为君主？再者，《内经》中关于脏腑功能的论述中，尚有许多类似于"心为君主之官"之语，诸如"肺为藏之长""凡此十一藏取决于胆"等，而在《素问·阴阳类论》中更是指出肝脏为至尊："黄帝……问雷公曰：阴阳之类，经脉之道，五中所主，何藏最贵？"雷公对曰："春，甲乙，青，中主肝，治七十二日，是脉之主时也，臣以其藏最贵。"因此，据《素问·灵兰秘典论》之文而认为心独尊于脏腑显然是错误的，不利于对脏腑功能的正确认识。

既然"心为君主之官"的说法有误，那么，显然"人身中别有一主"。其实，把《内经》置于当时的文化和社会背景中看，或许《内经》本来就认为脑是凌驾于五脏六腑之上更重要的器官。《说文解字》"官吏事君也"，君主不能称官。《五行大论》中"主首治官，皇帝治官"。《内经》成书年代大约是在春秋战国时期，在当时，周朝下面所有的诸侯国，如秦、汉、楚、魏等都称为君国，这些国家的国王都叫君主，不叫天子，天子应是周天子。孔子讲三月未见周公，这里的周公是天子。因为其时各诸侯小国都比较强盛，不尊重周天子，周天子如同虚设，显得不重要。脑是天子，是周朝，这是当时的吏治。当时吏治排列为东周下面有魏、燕、赵、齐、秦等诸侯国，这些是君主。就像在脑的统治下，有心、肝、脾、肺、肾等脏器一样，只不过心的作用较其他 4 脏更重要一些罢了。由于当时天子并不重要，所以在以各官来类比脏腑时，脑就被省略了。《内经》中的这段论述或许可以更改为："脑者天子也，安天下而帅百官；心者君主之官，从一人而控群臣；肺者相傅之官，治节出焉……膀胱者，州都之官，津液藏焉，气化则能出矣。"这样更符合当时的历史背景，与《内经》的其他原文也并无冲突。

因此，确立"脑主神明"的观点，倡导脑才是人体生命之主宰，才是人身至尊之脏，才是人体生命活动的最高统帅，《素问·灵兰秘典论》中的悖论就会迎刃而解，诸多脏腑功能的阐释会更加合理。

（2）有利于补充五行学说阐释脏腑关系的不足：五行学说是古人运用"取象比类，抽象推演"的方法，以金、木、水、火、土5种物质为代表，用其属性对世界上万事万物进行归类，并阐明其内部运动规律的学说。五行学说在中医学脏象学中的应用，主要是以五行的特性来分析归纳人体脏腑的各种活动，构建以五脏为中心的生理病理系统，并以五行的生克制化规律来分析五脏之间的生理联系，以五行的乘侮和母子相及规律来阐释五脏病变的相互影响，指导疾病的诊断和防治。五行学说作为中医学主要的思维方法，在中医学理论体系的建立中起着重要作用，在古代中医理论形成的时期，为了强调人体内部脏器之间以及人与自然界事物之间的联系和作用，吸收当时盛行的五行学说加以解释，应该说是具有进步意义的，它使世界纷繁的事物和人体复杂的脏器之间的联系变得简单明了而易于掌握，起到了执简驭繁的作用。但不可否认的是，五行学说在阐释脏腑病理生理关系时也存在严重不足。例如在脏象理论中，用五行学说阐明某些脏腑关系，如肝脾（木克土）、脾肺（土生金）、肾肝（水生木）等尚属合理，但阐明心肾（水克火）、肺肾（金生水）、脾肾（土克水）、肺肝（金克木）、心脾（火生土）等之间的关系则明显存在不足之处。如心肾之间本是水火既济的关系，相互资助又相互制约，心火下降既能温肾阳又能制肾水，肾水上腾既能滋心阴又能制心火，而绝不只是"水克火"的关系。肺肾之间最常见的本是肾阴滋养肺阴，而绝不仅是"金生水"的关系。脾肾之间本是先后天相互资助的关系，肾阳可以温助脾阳，脾所化生的精微可以充养肾精，而绝不仅是"土克水"的关系。肺与肝的生理联系，主要体现在人体气机升降的调节方面，肝升与肺降，既相互制约，又相互为用，而绝不是简单的金克木关系。心主血而脾生血，心主行血而脾主统血，心与脾的关系主要体现于血液生成方面的相互为用以及血液运行方面的相互协同，不仅仅是"火生土"的单方面作用。再如将肝之疏泄、藏血以助心行血的功能，释为"木生火"；那么，按肺朝百脉、辅心行血的功能，岂不要得出"金生火"之论？如此之类，不胜枚举。脏腑的功能是多样性的，脏腑之间的联系是十分复杂的，运用五行的特性并不能解释脏腑的所有功能，五行的生克制化规律也很难全面解释五脏之间十分复杂的生理联系。另外，脏象理论由于受五行学说的影响和限制，脏腑只能有五脏六腑（腑还得去掉三焦才能合于五行），以至于"脑""胰"等重要脏器或变成奇恒之府或干脆弃而不论，无法体现其重要作用，甚至不能进入中医的脏象理论中，这显然不符合客观事实。

显而易见，用五行学说阐释脏象的理论模式禁锢了人们的思想，严重制约着中医脏象学的发展。强化"脑主神明"，把脑作为重要的脏器重新构建脏象学，充分阐释脑的功能，并相应引入胰等器官，可以打破五行学说对脏象学的桎梏，使之完善与科学化，对中医理论体系的发展无疑起着重要作用。

2. 促进中医临床发展　在脑科学发展的时代，人们对脑系疾病的认识有前所未有的发展。在传统的脏象学指导下，因为拘泥于"心主神明"之说，在辨治头痛、眩晕、中风、癫狂、昏迷、颅脑外伤、郁证等神经、精神、心理疾病时，不能明确脑在神志活动中的作用，多从五脏求因论治，给病因病机的解释及辨证治疗带来诸多不便。比如在《中医内科学》教材中，只列有肺系病证、心系病证、脾胃系病证、肝胆病证、肾系病证、气血津液病证、肢体经络病证，而没有涉及脑髓病证，与脑髓相关的病证被分别列到心系病证、肝胆系病证、肢体经络病证等中，像眩晕、中风、头痛被列于肝胆病证；痴呆、痫病、癫狂、健忘、不寐、多寐被列于心系病证；痿证、颤证被列于肢体经络病证；郁证则被列于气血津液病证。其实对于这些疾病，从《内经》时代就已经认识到其病位在头，比如说中风，根据《素问·逆调论》气血病逆之说，结合《素问·玉机真脏论》"春脉如弦……真气来实而强，此为太过……太过则令人善忘，忽忽眩冒而癫疾"，可见中风病变的部位在头。而张锡纯更是在《医学衷中参西录》中把《内经》中的"薄厥、煎厥、大厥"分为脑充血和脑贫血，并阐释："其曰薄厥者，言其脑中所郁之血，激薄其脑部，以至于昏厥也。"古人尚且如此认为，今人为何一定要认为中风是肝胆病证呢？

倡导"脑主神明"论，把人的精神、意识、思维活动归属于脑，正确认识脑在精神活动中的重要地位以及脑与人体的感觉、知觉、运动、情绪、意志等功能的密切关系，并用之指导临床治疗，将醒脑开窍、宁神益脑、清脑熄风、益髓补脑等治法用于临床实践，在系统整理和发掘中医学生理、病理理论与脑相关内容的基础上，从病因病机、辨证施治、用药处方各方面探索和完善中医脑学科的相关规律，使之系统化、理论化、规范化，这样对丰富和完善中医理论体系，发挥中医药防治脑疾病的优势，有着积极的意义和重要的学术价值，从而加强中医理论对临床的有效指导作用，促进临床发展。

脑主神明论应完善的假说

"脑主神明"论已经是脏象学发展的必然，但成为成熟而系统的理论还存在某些难点，应当及时提出理论假说，在临床和基础理论研究中予以完善和发展。

1. 脑统领、主宰脏腑 在脑主神明理论下的脏腑关系可以这样描述：脏分心、肝、脾、肺、肾、胰；腑有小肠、胆、胃、大肠、膀胱、三焦，奇恒之府包括髓、骨、脉、胆、女子胞、精室。脑统领和主宰脏腑。脏腑之间则相互对应，在生理的相互影响、病理的相互影响、疾病症状的相互影响等方面呈现一种互动的关系。胰脏作为"脏"之一被提出，胰腺在古医籍中论述较少，其主要功能有三：一是协助脾之运化；二是将胰液排入小肠，协助脾、胃、小肠对食物的消化吸收；三是调节水谷精微的宣化濡养。如上所述，脑和脏腑之间的关系，脑统领、主宰脏腑，分为脑-脏-腑3个层次。心之行血，肺之呼吸，脾之运化，肝之疏泄，肾之封藏，胰之宣濡，胃之受纳，小肠之化物，大肠之传导，三焦通行津液与元气，膀胱贮尿与排尿，胆储存与排泄胆汁以及四肢之屈伸，躯干之俯仰，目之视物，耳之闻声，口之摄食，舌之感味等人体所有的生理活动，无一例外，都是在脑主神明的作用下进行的。若脑主神明功能正常，人体各脏腑功能互相协调，各司其职，互助互用，则全身安泰；反之则导致人体功能紊乱，疾病由此而生。这样的脏腑关系，在表述脑作为人体最重要的器官对脏腑功能、情志活动等方面的影响时，有着不可替代的优势。

2. 脑定位、管理经络系统 传统中医理论认为，脑与经络的关系十分密切。《灵枢·邪气脏腑病形》指出："十二经络，三百六十五络，其血气皆上于面而走空窍，其精阳气上走于目而为睛，其别气走于耳而为听，其宗气上出于鼻而为臭，其浊气出于胃，走唇舌而为味。"手阳明大肠经、足阳明胃经、手少阴心经、手太阳小肠经、足太阳膀胱经、手少阳三焦经、足少阳胆经、足厥阴肝经八条经脉与头有直接联系，其余4条也通过表里关系之经络与头脑相通。可以说，传统中医理论中脑和经络的关系是指十二经脉与五官九窍的关系。其实与脑联系最为密切的是督脉。《难经·二十八难》："督脉者，起于下极之输，并于脊里，上至风府，入属于脑。"督脉与任脉、冲脉、带脉、阴跷脉、阳跷脉、阴维脉、阳维脉一起组成奇经八脉，纵横交错的循行于十二经脉之间，督脉作为与脑联系最为密切的经脉，成为经络系统与脑相连的纽带和维系的支撑。脑和经络密切相联，而且脑对经络系统有着像卫星定位系统样的定位和管理功能。经络作为一个信息系统，诸经、诸络、诸穴位对人体内部和外界环境的反应，都是通过大脑来实现的。人体内大大小小的结构间隙，根据人体的自组织原则，相互联系，相互贯通，形成了网络全身，无处不至的信息通路，脑是信息的中枢，神藏于脑，具有调节控制的作用。这种定位信息传导的途径有可能是通过超短波或电磁波或其他类似的物质而起作用，就像无线移动通信网络一样。

3. 脑、经络、脏腑相互影响 完善和充实脑主神明理论，还应该考虑的是脑、脏腑、经络之间的关系。脑与脏腑、脑与经络、经络与脏腑之间互相影响。脑主宰、统领脏腑，定位、管理经络系统，对脏腑、经络之间的互相联系和作用也有统摄功能；脏腑和经络互相络属、互相影响，脏腑、经络同时又对脑有影响和调节作用。脑通过经络系统与人体各脏腑建立广泛的联系，脑为十二官之主，是人体生命活动的主宰。人体的任何一种生命活动，都是脑统领下的脏腑功能活动的表现。如冉雪峰提出："十二官皆秉承于无上玉清的脑，十二官不得相失。十二官与脑更不得相失。"明确指出脑在脏腑活动中的重要地位和主导作用。脑与诸脏诸腑在生理上相互联系，病理上互为影响。脑的功能正常，则诸脏诸腑各司其职，维持人体生理活动；脑的功能失常，则百病乃生。反之，脏腑功能活动的正常发挥，是脑神髓海充足，脑主元神正常的前提。若脏腑失常，可因髓、血、真气不足而致脑髓不足，元神虚疲，亦可因脏腑之气上郁于脑，而扰动神明。凡此种种皆可致脑神失职而为病。

旗帜鲜明地深化"脑主神明"理论，是在尊重中医自身发展规律、符合中医理论体系的前提下思考问题的。时代在发展，科学在进步，我们应该在我们时代的条件下重新认识和构建脏象学，把"脑主神明"理论作为中医脏象学复杂、最核心的问题去研究，才能适应社会发展的需求，继往开来，完成中医学理论体系的升华，引导中医药理论与实践的现代化发展。

54　论五脏神识系统

《内经》标志着中医学理论体系的形成，五脏神识系统作为中医学理论体系的重要组成部分，散见在《内经》经文中。学者莫飞智等从发生学角度，结合《内经》、道家学说探讨了五脏神识系统建立的理论与实践问题，作为探讨五脏相关学说的方法之一。

五脏神识系统的形成

人是如何胎育、精神如何产生、五脏如何形成、精神意识如何与五脏结合，最终发展成为人？这些都是研究五脏相关学说所必须面对的问题。明代《天仙正理》"父母二炁初合一于胞中，只是先天一炁，不名神炁。（此时母胞胎中无呼吸之神）及长成形，微有气似呼吸而未成呼吸，正神炁将判未判之时。及已成呼吸而随母呼吸，则神炁已判而未圆满之时。但已判为二，即是后天。斯时也，始欲立心立肾，而欲立性立命矣。神已因藏之于心，炁已因藏之于脐。""及至手足举动翻身，而口亦有啼声者，十月足矣。则神炁在胎中已全。""出胎时，先天之炁仍在脐，后天之气在口鼻。而口鼻呼吸亦与脐相连贯。先天之神仍在心，发而驰逐为情欲。由是炁神虽二，总同心之动静而循环。年至十六岁，神识全矣，神炁盛矣。""或有时而炁透阳关，则情欲之神亦到阳关。神炁相合则顺行为生人之本"。

《灵枢·本神》："故生之来谓之精；两精相搏谓之神；随神往来者谓之魂；并精而出入者谓之魄；所以任物者谓之心；心有所忆谓之意；意之所存谓之志；因志而存变谓之思；因思而远慕谓之虑；因虑而处物谓之智。"

《灵枢·经脉》："人始生，先成精，精成而脑髓生，骨为干，脉为营，筋为刚，肉为墙，皮肤坚而毛发长，谷入于胃，脉道以通，血气乃行。"

《灵枢·天年》："何者为神？岐伯曰：血气已和，营卫已通，五脏已成，神气舍心，魂魄毕具，乃成为人。"

《灵枢·属气》："中焦亦并胃中……蒸津液，化其精微，上注于肺脉乃化而为血，以奉生身。"

《灵枢·邪客》："五谷入于胃也……故宗气积于胸中，出于喉咙，以贯心脉，而行呼吸焉。"

将这几段文字结合在一起研究，可整理出以下描述：男为阳，女为阴。男女构精，和合生人。这阳精和阴精互相交媾和合，新的生命便会产生，而在交媾和合的过程中元神就出现了。这父之阳精与母之阴精交媾和合而出现的元神，是分化出下一代生命各种意识、思维的本元，也是生命生长衰亡的根本主宰。

元神与阳精、阴精相挎和合，由两精和合为一精，合成为孕精即胞胎后，脑髓化生了。元神便在脑髓中，发挥主宰生命时程的作用，新生命便由此脑髓开始分化、发育。

脑髓首先分化出"心"和"肾"的细微雏形。与此同时，元神开始演化出魂和魄，协同分化的工作；那些伴随着元神而往返运动的，称为魂，那些伴随精微物质出入的，称为魄。逐渐地呼吸之神分化产生了并随着母亲的状态而呼吸；元神演化出"心"，心具有觉知、识别、应变事物功能，称为"识心""识神"或"心神"。元神的分化作用也就潜存于"心神"。心神演化出"意""志""思""虑""智"。逐渐地新生命的血气已经充和，营养、防卫运行系统已经开通，五脏分立，已经成形，魂、魄、意、志、思、虑、智等神识系统的元素完全演化具备，并分别入舍藏于五脏，形神合一，才成为一个人。

在神识系统中，负责担任觉知一切事物的称为"心"，也就是觉知、识别、应变一切事物的核心。

心能够忆记的功能，称为"意"；意有一定的存想、定向，称为"志"；因循存想、定向而存想到可能的变化，称为"思"；因循思想可能的变化的方方面面而考虑长远的情况，称为"虑"；因循思想可能的变化、考虑长远的各种情况而相应灵活处理事物，称为"智"。

从经文上看，"心"是觉知一切事物的核心，意、志、思、虑、智都是心的不同功能的变化和显现。所以，心、意、志、思、虑、智，以及魂、魄，都有其各自的含义和功能，成为神识系统的元素。当五脏分化、成形后，这些神识元素就入舍藏于相应的脏而发挥作用，则心脏藏神（心）、肝脏藏魂（虑）、肺脏藏魄、脾脏藏意（思）、肾脏藏志（智）。这称为"五神藏"系统，换言之，称为五脏神识系统。

这些神识活动入藏在以五脏为中心的五脏系统之中，由心神来主宰，连同呼吸而来的清气、饮食化生而来的营养物质上注于肺后一起并存于心脏，成为生命躯体百骸的原动力，称为宗气，总管人体一身的血气循环。

《灵枢·本藏》指出："人之血气精神者，所以奉生而周于性命者也……志意者，所以御精神，收魂魄，适寒温，和喜怒者也……志意和则精神专直，魂魄不散，悔怒不起，五脏不受邪矣；寒温和则六腑化谷，风痹不作，经脉通利，肢节得安矣，此人之常平也。五脏者，所以藏精神血气魂魄者也。"

这就表明，五脏的本义就是能储藏精神血气魂魄的 5 种脏器，因而才称为"五脏"，也称作"五神藏"，而包括"心""意""志""思""虑""智"元素在内的神识系统，是用来调御精神、收聚魂魄、调适体温、和调喜怒情志的系统。从"形与神俱"的观点看，神识系统必然要依赖五脏的存藏，才能发挥支配、协调五脏的作用，五脏必然要依靠神识系统的支配、协调才能发挥存藏精神血气魂魄的作用。

这个神识系统是由先天元神分化完毕而来，称为"识神"，担任新生命意识、思维、应变一切事物的作用，因此，也称为后天识神。元神只提供、合成识神的元素，并不负责任何具体意识、思维的活动。

五脏怎么藏五神呢？《灵枢·本神》指出"肝藏血，血舍魂……脾藏营，营舍意……心藏脉，脉舍神……肺藏气，气舍魄……肾藏精，精舍志"。可见，五脏是以血、营、脉、气、精等载体来储藏神、魂、魄、意、志等五神的；反过来说，五神是通过血、营、脉、气、精的运行而入舍藏于五脏的，其运行途径便是经系统。因此，以五脏为中心的五脏系统和以心神为主宰的神识系统，通过经络系统、血营脉气精等紧密结合在一起，形与神俱，互为因果、相互作用、互相协调，共同完成生命活动的各种过程。

五脏神识系统中的七情五志

人出胎生下时，先天之元神仍存于心，通过五神藏系统，发而驰逐为后天之情志欲望之神，也就是喜、怒、悲、忧、思、惊、恐等为代表的所谓的"七情"。按照《内经》对五行学说的运用，这七情也具有五行即木、火、土、金、水的属性，喜为火性、怒为木性、悲（忧）为金性、恐（惊）为水性、思为土性，也称为"五志"。五志为五脏发于外的情志，简称五脏的"在志"。

七情分别为五脏所藏的神识所外发：心藏神外发为喜，外界喜的消息、情境，经"心"觉知识别，也被神摄入而藏于心；肝藏魂外发为怒，外界愤怒的消息、情境，经"心"觉知识别，也被魂摄入而藏于肝；脾藏意外发为思，外界思的消息、情境，经"心"觉知识别，也被意摄入而藏于脾；肺藏魄外发为忧、悲，外界忧、悲的消息、情境，经"心"觉知识别，也被魄摄入而藏于肺；肾藏志外发为惊、恐，外界惊、恐消息、情境，经"心"觉知识别，也被志摄入而藏于肾。

七情本为五脏神识因循外界人事、情景变动所引发，或由内心意识活动组构的意象所引发，七情的太过、不及和适中，都会对五脏系统产生影响。

五脏是藏精、气、神的器官，相对来说，神为精、气的主宰，精、气是神的依附之处。精气神饱满充沛、和谐，才能够正常推动、运行气血到人体各个脏腑、器官、组织等部位，才能保持人体机能的相对平衡，获得健康。基于这样的认识，任何影响到神识系统的人事、情境，包括疾病本身，都会影响到精气神的关系而产生盈虚、盛衰的变化，当这些影响超出自身调节能力，就会引起身心疾病或加重疾病。

心神为五脏神识系统的主宰

五脏之间具有互相促进、互相制约的关系，可以归结为五行的生克乘侮关系，但是，在具体论述五脏关系时，《内经》有时直接叙述五脏的名称，而不说五行之名。如《素问·阴阳应象大论》"东方生风，风生木，木生酸，酸生肝，肝生筋，筋生心"等，说的是相生关系；《素问·五脏生成》"心……其主肾也；肺……其主心也"等，说的是制约（相克）的关系。然而，在《内经》中，也常用社会关系的语言来表述，更能栩栩如生地描绘五脏之间的相互作用关系，这其实就是五行生克关系的实际应用和体现。

五脏六腑中，哪一脏最为重要、处于主导地位呢？将几篇相关经文放在一起进行研究。

《素问·灵兰秘典论》："愿闻十二脏之相使，贵贱何如？……心者，君主之官也，神明出焉……凡此十二官者，不得相失也。故主明则下安，以此养生则寿，殁世不殆，以为天下则大昌。主不明则十二官危，使道闭塞而不通，形乃大伤，以此养生则殃，以为天下者，其宗大危，戒之戒之。"

《灵枢·口问》："心者，五脏六腑之主也……故悲哀愁忧则心动，心动则五脏六腑皆摇。"《灵枢·邪客》："心者，五脏六腑之大主也，精神之所舍也，其脏坚固，邪弗能容也。容之则心伤，心伤则神去，神去则死矣。"《灵枢·大惑论》："心者，神之舍也。"

首先，十二脏指的是心、肺、肝、胆、脾、胃、大肠、小肠、膻中、肾、膀胱、三焦。相使，指的是相互配合、互相役使的关系，也就是相互作用的意思；贵贱，就是地位的相对高低、作用的大小。这些相互作用通过社会秩序的关系来比喻。"心者，君主之官，神明出焉"这是用打比方的办法，来表述心的作用，心就好比君主的作用，神明变化显现都出自于心，换言之，神明变化显现的作用为最高、最大，就好像是君主一样，统管其他十一藏。

"凡此十二官者，不得相失也"是说这十二官相互役使的关系秩序，不得失去。但下文转而说"故主明则下安……主不明则十二官危"，从字面上看，这个"下"，指的是地位低下者，似乎是指"君主"以外的其他十一官。但是"主不明则十二官危"，却又表明这个"主"并不包括在十二官之内，不是"君主"的主，而是在十二官之外。于是产生了逻辑矛盾。

其次，"心"为五脏六腑之主，"心"为五脏六腑之大主，这里讲的"心"，也不包括在五脏六腑之内，若包括在内，则产生逻辑矛盾；心为精神之所舍、神之舍；"心"的"脏"坚固，不能容纳邪气，如果容纳邪气，则使"心"受到伤害，"心"受到伤害，"神"就会离去，"神"离去就会死亡。从这里可以看到心脏、心神的区别。

因此，心为五脏六腑之主的"心"字，指的绝不是"心脏"，换言之，心脏并非五脏六腑之主宰。那么，这个"主"究竟指的是谁？

回到"心"的概念去探究，《灵枢·本神》"所以任物者谓之心"，"任"有"诚笃""担任"的意思，这是说担任真实觉知一切事物作用的称为"心"。这个意义上的"心"，实际就是神识系统的主管——"心"，也就是"心神"的作用。在十二脏中，因为心脏藏神，心神的作用都在心脏这个地方发生的，因此，称心脏为君主之官。也就是说，心脏是藏心神之处，是藏神识系统之主宰的地方，因而只是君主之官，其余十一脏，也都是心神这个"大主"的官员，各司其职。至此可见，心为五脏六腑之主的"主"，指的是心神。心神是五脏六腑之大主。

五脏神识系统与脑的关系

五脏各藏其神，心神为神识系统的主宰，心神能正常发挥作用的过程，称为"主明"，主明则下属的神识系统得以安和，十二官得以正常相使；心神不能正常发挥作用的过程，称为"主不明"，主不明则神识系统不能安和，十二官失去秩序、不能正常相使，生命就发生危险。因此说"主明则下安……主不明则十二官危"，"心动则五脏六腑皆摇"。

为什么会发生主不明则十二官危？是因为人气虚、天气虚以及饮食、劳倦、情志伤害而虚，这"三虚"使得神失去了藏守的原位，甚至会发生死亡。这可从以下相关经文来探讨。

《素问·本病论》："人气不足，天气如虚，人神失守，神光不聚……因而三虚，神明失守。心为君主之官，神明出焉，神失守位，即神游上丹田，在帝太乙帝君泥丸宫一下。神既失守，神光不聚……令人暴亡。人饮食、劳倦即伤脾……因而三虚，脾神失守，脾为谏议之官，智周出焉。神既失守，神光失位而不聚也……令人卒亡。人久坐湿地，强力入水即伤肾，肾为作强之官，伎巧出焉。因而三虚，肾神失守，神志失位，神光不聚……令人暴亡。人或恚怒，气逆上而不下，即伤肝也……肝为将军之官，谋虑出焉。神位失守，神光不聚……令人暴亡也。已上五失守者，天虚而人虚也，神游失守其位，即有五尸鬼干人，令人暴亡也，谓之曰尸厥。"

"神失守位""神既失守""神志失位""神位失守"这些文句指的都是神明失守。从语言环境来看，神失守位，则神游上丹田，上丹田"在帝太乙帝君泥丸宫一下"，按道家炼丹的术语，泥丸宫就是脑，"帝太乙帝君"指的是诸神的最高统管者——元神，可见元神就在泥丸宫脑。假如神游离上丹田而去，就是离开"帝太乙帝君"，就是离开元神这个化生诸神的本元，离开这个"根"。这么一来，"神光失位而不聚"，神光就不能回聚，涣散而去，这就叫作"主不明"（即神失守位而不明），人就会暴亡。

《素问·刺法论》："人虚即神游失守位，使鬼神外干，是致夭亡……谓神移失守，虽在其体，然不致死，或有邪干，故令夭寿。只如厥阴失守，天以虚，人气肝虚，感天重虚。即魂游于上，邪干，厥大气，身温犹可刺之……十二脏之相使，神失位，使神彩之不圆，恐邪干犯……凡此十二官者，不得相失也。"

经文指出，人的某一脏气虚，神就会游离失去守位，"使神彩之不圆"，但仍留在体内，人不至于死亡，假如受到外邪干犯，可以导致死亡。那么，神失去守位，游到哪里呢？这里只提到"魂游于上"，参照《素问·本病论》提到的"神游上丹田"，可知，这个"上"字指的是"上丹田"，即魂游于上丹田，也就是脑部。这里再一次强调了十二脏之相使，十二官不得相失的重要论点，而且与"神失位，使神彩之不圆"并举，"主不明"的含义呼之欲出矣。

心神、脾神、肝神、肾神、肺神，若这五神安和、坚守其位，则心脏、脾脏、肝脏、肾脏、肺脏坚固。若五脏虚衰而不坚，不能藏守五神，神则离开相应的脏，向上游到本身所化生之处——上丹田脑髓部，可谓"叶落归根"、回光返照，若离开元神、涣散而去，则元神无法凝聚，无由生化形骸，也会离开人体，表现为人的死亡过程。

那么，五脏的气虚衰，神失守位，为什么都是游于上、游到上丹田、游到脑部呢？这可以追溯到元神、脑与五脏、神识元素的发生学上来探究。

由前述可知，在孕精合成后，元神在脑髓（泥丸宫）中，成为五脏系统、神识系统分化、发生的本元化生之处，而所化生的五神就入藏于五脏之中，又以心神为主宰，因此，后天个体的一切变化都是由脑髓而出，脑髓是脏腑、躯体发生、分化的场所。打个比方，元神好比是种子，心神好比树根，五神好比是树干、枝叶。种子化生出树根时，种子的一切信息就蕴藏于树根之内，由树根再化生出树干、枝叶。所以，从发生学的意义上讲，脑为元神之府，是符合事实和经典所描述的道理的，而且与心藏神等五脏藏神密切相关，毫无矛盾。由此，归结一句话，人身的发生地在脑髓元神，应用地在心脏心神，五脏神识系统以心神为主宰。

五脏相关是中医理论体系的核心内容，而五脏神识系统是中医理论体系极其重要的组成部分，在《内经》成书时就已经建立。深入整理和研究五脏神识系统，对于养生、防治身心疾病、探索心脑的关系等中医理论和临床应用的发展，对于研究心理学的定性、定位诊治等方面的工作，具有现实而深远的意义。

55 象的观念与脏象学

学者张宇鹏等对"象"的概念内涵与脏象学做了探析。

象概念内涵

"象"的观念是中国传统文化中最为本质的属性，是形成中国传统思维方式的基础与核心，因而在古代，一切具有中国原创性的思想与知识都不可避免地运用到"象"的观念与思维方式中。

"象"的观念的起源可追溯到蒙昧时期对天象的认识。早在六千多年前，中国的先民们就已经建立起以"四象"为基础的天文学知识体系，并在观察"四象"更替的基础上建立起最早用于指导农业生产的天文历法知识。在殷商时期，"象"又指龟卜时龟甲上裂开的纹路，古人认为龟卜之"象"与实际发生的事物之间具有某种神秘的联系，从而建立了占卜预测的方法。此后，在春秋战国时期，"象"的概念逐步发展为与事物具体实在的"形"相对，成为用象征来对事物进行抽象把握的一种认知方法。《周易·系辞》："在天成象，在地成形，变化见矣。""圣人设卦观象，系辞焉而明吉凶，刚柔相推而生变化。"由此，"象"的观念与"观象"的方法也逐渐成为中国古代思想与学术的基础方法之一。

"象"是中国文化中所特有的概念，不同于西方哲学中的现象（phenomenon）和象征（symbolize）等概念，其内涵要更广泛深刻得多。在中国传统思维中，"象"的概念具有 4 种不同层次的含义。《管子·七法》"义也、名也、时也、似也、类也、比也、状也，谓之象。"这正说明了"象"这一概念的复杂多样性。

第一个层次，"象"具有摹拟的含义。《周易·系辞》"象也者，像也。"即抽象的"象"与具体的事物之间一定要在某些方面具有相似性。以《易》为例，以一长横"—"代表阳，以两短横"--"代表阴，这是古人对自然界阴阳现象的一种模拟。

第二个层次，"象"是某种抽象的象征，这一点与"形"相对而言。"形"是指各种具体事物所呈现出来的形象，在某种程度上也代表着事物本身；而"象"则是从一类事物的共同特性中抽象出来的典型代表，《周易·系辞》"拟诸其形容，象其物宜，是故谓之象"。如五行或八卦中的水、火，并非自然界中真实的水、火，而是指从以水、火为代表的一系列事物中抽提出来的共同特性的象征。

第三个层次，"象"具有"比类"的含义。"取象比类"与"取类比象"是中国古代学者所常用的重要方法，也是中国古代认识论的基础与核心。《周易·系辞》："方以类聚，物以群分。"在古人看来，这些事物虽各不相同，但在某些方面却有着相同的特征，故而在某种特定的情况下可以把这些事物都归结在同一类中，而这"类聚"与"群分"的标准，则正是依据其所共有的"象"。

第四个层次，"象"是事物某种本质内涵属性的体现。《周易·系辞》"在天成象，在地成形，变化见矣""天地变化，圣人效之。天垂象，见吉凶，圣人象之"。在古人的心目中，"象"的变化同样代表了天地万物本身的变化，或者更准确地说，每一种"象"的背后都隐含着一套天地变化的公式。因此，古人将对天地万物的认识抽象简化为对"象"的把握与推演，从而使"象"发展成为中国古代认知方法的基础与核心。

象思维的性质与特点

"象"作为中国古代思维方法的基础与核心，具有以下 4 个方面的性质和 1 个有别于其他思维方法的特性。

首先，"象"具有抽象性。顾名思义，"抽象"这个词就是从具体事物中抽提出"象"的意思。虽然"象"本身大多来源于现实中存在的事物，也沿用了其原有的名称如"水""火"等，但当这些日常所熟悉的事物作为"象"的观念而固化在我们头脑中的时候，这些"水"或"火"就不再是现实中存在的水火，而是以"水"或"火"为代表的一系列特点与属性的高度提炼与概括。

其次，"象"具有很强的系统性。"象"并不是孤立的，由于其具有"比类"的性质，那么"象"的观念就必然是一个系统思维的产物。《周易·系辞》："圣人立象以尽意。"说明"象"在古人心目中并非对单一事物的某种现象或象征的描述，而是把"象"当作一种着眼于天地万物的认知与思维方法来运用的，是用来解释整个天地与中的系统性方法。这从古人常用的几种"象"也可以看出，如阴阳、五行、八卦等，都具有很强的系统性，而且均构成完整的理论体系。

再次，绝大多数的"象"都在一定程度上具有普适性与全息性。如"阴阳"之象，万事万物皆可分阴阳，而阴阳之中又可再分阴阳。无论是天文、地理、山川、树木、人体、社会等所有的一切都是具有阴阳属性的。其他"象"的系统，如五行、八卦等也均莫不如此。在此基础上，"象"还具有着全息性，即在某一具体事物或局部都可以体现出天地万物之"象"的属性。"察一叶而知天下秋"。这一观念推广到人体上，就是人可以反映天地万物的变化，即"天人相应"的观念。

最后，不同的"象"及"象"系统之间具有很高的相容性。天地万物由于从不同的角度来看待，会表现出多种不同的属性，因而也就可以被归纳总结为多个不同的"象"或"象"系统，但这些"象"都同样是事物的真实属性，相互之间是相容而互不冲突的，并可在更高层次上相互结合而构成新的"象"体系。如阴阳与五行可相互结合而构成阴阳五行体系。正是由于"象"的这一性质的存在，使得中医各家学说成为可能，基于对不同的"象"的认识与理解而建立的各家理论，彼此之间其实并不矛盾，医生在临床运用时可以在头脑中灵活转换而选择最恰当的治疗方案。

"象"的观念与思维方法，除了以上 4 个性质之外，比较逻辑学还具有非常鲜明的视觉特性。逻辑学最初源于对语言的研究，但仍保持着听觉的线性特点。而"象"的观念则不同，是从视觉经验引申发展而来的。这一点对于理解"象"的观念非常重要，也是"象"的思维方法与其他方法的本质区别。视觉经验所包含的信息无疑要远大于以语言为代表的听觉经验，也更加复杂。因此"象"作为传播视觉经验的手段，远较语言与逻辑难于理解和传播，故常用的逻辑分析等方法都远远不足以理解"象"中所包含的信息，需要对其进行长期的仔细揣摩与综合体验，在实践中将自己所经历的各种视觉经验与前人所描述的"象"进行比对，直至彼此相互重合而心中有所感悟，这就是我们所常说的直觉与顿悟的方法。

取象比类的认知方法

古人对"象"的运用首先是建立在"取象比类"认知方法上的，不同于西方执着于原因与结果的形式逻辑方法。中国古代先民们认为，现象与本质有着统一的属性，故"有诸内必形诸外"，是以借助"拟诸其形容，象其物宜"的方法，依据"易则易知，简则易从"的原则，将天地万物的普遍特征与根本规律抽象成简约的"象"，即以象征的方法来代表或区分不同事物的现象或本质，即《易传·系辞》所说"象也者，效此者也"。由此，"象"的观念成为中国学术的理论基础与本质特征，与形式逻辑的方法相比较，"象"的方法在牺牲了确定性的同时却在最大程度上获得了思想的开放性与普适性，而实践经验的验证则成为"象"的真伪取舍的根本基准。

"取象比类"的认知方法包括"取象比类"与"取类比象"两个步骤。首先是"取象比类"，即从众多单独的、个别的事物中抽提出能够代表各自本质属性的"象",而后进行相互比较而聚类,即建立"象系统",并通过"象系统"将各自不同的事物联系在一起。"取类比象"则是在已经建立了"象系统"的情况下,通过对"象系统"的认识而推测可被纳入系统之中的陌生事物所可能具有的本质属性。

"天人相应"的观念是对"取象比类"方法的系统总结,即将所有从天地万物中抽提出来的"象"均统一在同一个系统之内,从而建立起万事万物之间的普遍联系,从而也形成了中医学重视整体观念的特点。这一思想虽是由西汉董仲舒正式提出,但实际早在殷周时代就已成为思想界的普遍共识,并据此理念总结出从天地万物中抽提"气""阴阳""五行"等多种"象"的系统,成为奠定中医学理论体系最根本的理论基础。

"取象比类"与西方逻辑分析的方法是有着本质差别的。逻辑学最早出于亚里士多德的"三段论",是靠严密的逻辑推理来保证其正确性。然而,由于三段论的演绎方法本身是不产生新知识的,新知识必须通过归纳法从众多繁杂的经验中总结,因而归纳法与演绎法之间实际上是存在巨大裂缝的。因此,在逻辑学保证知识的确定性的同时,更多的有用或无用的经验都被漏过。这就像我们在沙滩上捡拾贝壳,能够拿到手中的只不过是地面上触手可及的几个而已,大量埋藏在沙子下面的贝壳都被漏过了。"取象比类"的方法则不同,它是从一个个别事物中寻找出"象"而后归类,以类比的方法来推测事物可能具有的属性。这与逻辑分析相比较,是以牺牲知识的确定性为代价,而获得更大的开放性来保留更多的实践经验。这就如同使用筛沙子的方法来获取贝壳,它肯定会比单纯用手捡拾获得更多的贝壳,但也可能保留下很多无用的石头。

我们的祖先是通过实践检验来达到去伪存真的目的,从而解决"取象比类"方法导致知识确定性丧失的问题。在中医学发展的过程中,每当有医家提出新的理论,一定会有大量的医生在自己的临床实践中实际运用,或成功或不成功,成功的经验被保留下来越传越广,不成功的则很快被束之高阁乃至被历史遗忘。这一过程就如大浪淘沙,几千年下来逐步积累才形成博大精深的中医学理论体系。

象观念与脏象学

"脏象"的概念则首见于《素问·六节脏象论》:"脏象何如?岐伯曰:心者,生之本,神之变也,其华在面,其充在血脉。""藏"指藏于体内的内脏,包括"五脏""六府"以及其他脏器;"象",则是表现于外的生理与病理现象。王冰注:"象,谓所见于外,可阅者也。""有诸内,必形于外"是古人普遍认同的观念,内在脏腑的生理活动与病理变化一定会在人体外部有所反应,即为脏象。张景岳释:"象,形象也,藏居于内,形见于外,故曰脏象。"(《类经·脏象类》)因此,人体外部表象的变化也一定可以客观地反映体内脏腑的功能变化,从而可以作为推断脏腑病变的依据。《灵枢·本神》:"视其外应,以知其内藏,则知其所病矣。"

对比中西医学对生理功能的描述发现,两者在组织结构与内容形式上均有很大的不同。两者都是以实践经验的总结为基础的,西医是严格遵守器官的结构与功能一一对应的原则,以系统的解剖学为基础与出发点来认识与丰富其生理学的内容;中医则是首先参照阴阳五行学说建立脏腑体系框架,然后将实践经验中总结出与生理功能有关的内容,提炼并改造为适合脏象学的理论形式,然后按照理论的来源、特征与形式的不同,分门别类依次填充到既有的脏腑框架当中去。脏腑框架是先验决定的,生理功能来源于后天经验,两者必然存在着巨大的差距与矛盾,因而必须要有一个连通两者的中介,这个中介就是"象"。在脏象学理论体系的构建过程中,先天的框架与后天的经验均被抽象为"象"的形式,再经思辨方法的改造,两者的差距很轻易的就被弥合了,一个完整而精巧的脏象学理论框架就此被创建出来。在体系中,"象"成为理论的中心,解剖实体的"藏"被彻底的边缘化,而经实践经验总结的人体功能则被转换了形式后隐藏在后台,在临床应用时,"象"被重新还原为病机、证候与治则等可供实用理论形式,进而实现其临床的指导作用。

由于中国古代缺少形式逻辑的传统,因而中医学的理论形式实际上更接近于西方科学中所谓的"唯象理论"，即力图最大限度地与现象相拟合，而并不特别深究对理论的解释，因为"象"的本身即为真理。近代以来，人们研究脏象学时，多把"脏象"的内容分为"藏"与"象"两个层次，这实际在某种程度上是对古人的误解。在古人的思想中，内藏的"藏"与外显的"象"实为一体，并无分别。人们在谈论"藏府"之时，其实既非指深藏体内的解剖脏器，也非指显露于外的各种表象，而是由两者抽象而出的更高层的"象"。

综上所述，与建立在科学实验基础上的西医生理学不同，中医的脏象学理论除了是古人对人体的认识，其中更包含有某种方法或工具的意味，一方面将临床实践得来的经验与知识系统总结，使之规范化、体系化；另一方面也以"象"作为工具，借以将自身对于医学的经验与体悟传达给后世医家。脏象学的这种作用类似于指月亮的手指一般，看到月亮是我们最终的目标，但没有看到月亮时我们还是必须依赖手指的指引。脏象理论，正是指向中医临床的一根手指，在中医学的传承与发展中，起着不可替代的关键作用。

56　气象、形象概念与藏的关系

　　脏象学是中医学重要的内容，脏象是一对体用关系，象具有"气象"及"形象"两个概念，而在病机上则有"证"的概念，"气象"及"形象"所对应的藏也具有不同的内涵。学者许志效等在生理上创新了"形象"的概念，指出"剖而视之"的器官组织仍然是具有形象特征的"象"，它们是脏而不是"藏"。"藏"是存在于形体内的气或精气，精气的运动变化，反映于外的征象为"气象"。在病机病理及疾病的诊断上也相应地提出了"气证"及"形病"的概念。这些概念的提出，在于明确中医理论体系不仅包括机能主体论的思想，同时也包括解剖生理学的方法。这些思想有助于解决中医对结构异常类疾病，特别是深入人体内结构异常性疾病上的认识不足。这对于完善脏象理论，最终发展为适应于现代医学环境的现代中医理论具有重要意义。

气象的概念及与藏的关系

　　"脏象"首见于《素问·六节脏象论》。何谓"脏象"？王冰解释："象谓所见于外，可阅者也。"而"藏"则指藏于五脏内的"气"或"精气"。但《内经》很多情况下不直接称呼藏于五脏内的精气，而是称脏器的名字代指这些精气。如《素问·刺禁论》："肝生于左，肺藏于右，心布于表，肾治于里。"这里的心肝肺肾就指心肝肺肾所藏的精气。又如《灵枢·百病始生》"气有定舍，因处为名"，这里的"气"在原文中也指邪气，气与邪气的命名法则是相似的，如《素问·六节脏象论》"气合而有形，因变而正名"，与《灵枢·顺气一日分为四时》"气合而有形，得藏而有名"的气就分别指的是正气和邪气。所谓的"气象"则是指藏于五脏内的精气的运动变化反映于外的征象。《素问·五脏生成》："五脏之象，可以类推。"王冰注："象，谓气象也。"张景岳："象，气象也。肝象木之曲直而必在筋，心象火之炎上而应在脉，脾象土之安静而应在肉，肺象金之坚敛而应在皮毛，肾象水之润下而应在髓骨。凡此者，脏象之辨，各有所主，皆可类而推也。"这里的"气象"应当指五脏之气反映于外（五体）的征象。

　　《素问·平人气象论》以"气象"定篇名，从其内容"春胃微弦曰平""夏胃微钩曰平"等论述得知"气象"指的是脉气或脉象。脉气亦即"精气"或"真气"，当真气行于经者即为经气，如《素问·离合真邪论》："真气者，经气也。"真气与谷气并行于脉者为脉气。《灵枢·刺节真邪》："真气者，所受于天，与谷气并而充身也。"与谷气并行充身的真气是以脉为通道的，如《素问·玉机真脏论》："藏气者，不能自至于手太阴，必因于胃气，乃至手太阴也。"谷气也，即胃气，如张景岳："故谷食入胃，化而为气。是为谷气，也为胃气。"真气亦即藏气。《内经》认为，离开内藏行于脉的精气（真气），必须与胃气一并运行，否则就是疾病，即《素问·平人气象论》："所谓无胃气者，但得真藏脉，不得胃气也。"通过脉象（气象）可以了解体内藏气（真气）的生理和病理，这也就是由"象"知"藏"的认识方法之一，总之"气象"之"象"就是脏象之象。

　　《管子·内业》："凡人之所生也，天出其精，地出其形。合乃生，不合乃不生。"《素问·宝命全形论》："人生于地，悬命于天，天地合气，命之曰人。"可见，构成人体以及维持人体生命活动的气包括两部分，一部分是天之精气，另一部分是地之形气。《内经》认为，形体是由地之形气构成的，但由形气所构成人的有形躯体远远不是生命的有机体。生命的意义在于人体内如何藏有更多的精气，然后才是精气激发和推动人体的生命活动，没有精气、形骸独居就意味着死亡。按照脏象体用关系的观点，精气就是脏象之藏，而它所对应的象即是"气象"，王冰称之为"气象性用"，并以五行法则推演五脏病变，

"间甚之时，死生之期"。基于王冰的"气象性用"，恽树玉指出《内经》的五脏，非血肉之五脏，乃四时之五脏，气化之五脏。20 世纪 80 年代初，程士德提出了"四时五脏阴阳"的基本学术思想，这是当前脏象学的核心思想。其实连接四时五脏阴阳的基本要素就是精气，如《淮南子》的"天地之袭精为阴阳，阴阳之专精为四时，四时之散精为万物"。精气把人体与自然界连接成一个有机整体，从而构成了以五脏为中心的整体观念。如《灵枢·本脏》："五脏者，所以参天地，副阴阳，而连四时，化五节者也。"《素问·经脉别论》："太阳藏何象……少阳藏何象……阳明藏何象？"以及《素问·宣明五气》"五脉应象：肝脉弦，心脉钩，脾脉代，肺脉毛，肾脉石，是谓五脏之脉"，就充分体现了"气象"与四时五脏阴阳的关系。

气象的主要内容包括"色象""脉象"等，如《素问·移精变气论》："色脉者，上帝之所贵也。""欲知其要，则色脉是矣。"治疗上提到了"治之要极，无失色脉"。关于"色象"，《素问·六节脏象论》在"脏象何如"后提到"其华在面""其华在毛""其华在发""其华在爪""其华在唇四白"等五脏之精气对五体的荣养作用而华于五体，而五色则是这种荣华的主要表现形式，正如《素问·脉要精微论》："夫精明五色者，气之华也。"当藏气呈病态时就会表现出相应的"色证"，如《内经·五脏生成》："五脏之气，故色见青如草滋者死，黄如枳实者死。"张景岳也说："藏气败于中，则神色夭于外。"（《类经·五脏五色死生》）需要指出的是，《内经》"证"的含义与"病形""病状"是相同的。"证"有征象之义，是疾病反映于外的征象，而辨证论治中的"证"是对疾病病机性质的高度概括，是对疾病发展过程中某一阶段的病理概括。

气象除了气色表现之外的"色象"外，另一个重要气象表现就是脉象。脉象能反映五脏之精气的盛衰，如《素问·五脏生成》："夫脉之大小滑涩浮沉，可以指别，五脏之象，可以类推。"同样，当藏气呈病态时脉象的表现就是"脉证"。气象还有其他的表现形式，如眼睛是精气上注的地方，即《灵枢·大惑论》："五脏六府之精气，皆上注于目而为之精。"所以，可以通过察看眼睛来判断五脏的精气盛衰。如果五脏精气不足，就会表现出眼睛及视力上的异常，如《素问·脉要精微论》："以长为短，以白为黑，如是则精衰矣。"

在人体中，通过"气象"的观察是认识神机的主要方式。《内经》称五脏为"五神藏"（《灵枢·本神》）。精气的气化流行是神气存在的基础，而神机是维持整体机能和谐状态的重要因素。如《素问·玉版论要》："五色脉变，揆度奇恒，道在于一，神转不回，回则不转，乃失其机。"主宰生命的"神机"只存在活的机体当中，死亡则神机灭绝，所以认识神机是不能通过尸体解剖的方法，只有通过活体的"气象"观察，才能把握"神机"。总之，"气象"是中医脏象学的重要内容，随着中医学的发展和研究的深入，"气象"还有更多的表现形式。

形象的概念及与藏的关系

关于"形象"的概念，张景岳在解释"象"及"脏象"的含义时说："象，形象也。藏居于内，形见于外，故曰脏象。"这里的"形象"之"形"有两层意思，一是"形"有"显露"、表现出来的意思，如成语中"喜形于色"以及张景岳所说的"凡邪中于身，必证形于外，查其外证，即可知病在何经"就是这个意思。《灵枢·顺气一日分为四时》："气合而有形，得藏而有名。"张景岳释："气合而有形，脉证可据也。得藏而有名，表里可察也。"不难看出，这里的"形象"是包括"气象"在内的广义的"形象"。如《灵枢·邪气藏府病形》："黄帝问于岐伯曰：五脏之所生，变化之病形何如？岐伯答曰：先定其色五脉之应，其病乃可别也。"病形是脏象病理状态下反映于外的形象。二是"形象"之"形"仅指形状、样子。如《笔花医镜·肺部》："肺，形如华盖。"一般地讲，眼能看见的是形，能见就是象，即"见乃谓之象"（《易·系辞传》），所以称之为形象。这里的形象是形质、形状之象，狭义之形象。由于气象专有所指，所以以下所论之"形象"，仅指形质、形状之象。由于整个人体我们视之可见，所以我们可以称之为形体。不仅如此，即使是体内的脏腑器官，我们通过解剖等手段仍然可以看见，即《灵枢·经水》："若夫八尺之士，皮肉在此，外可度量切循而得之，其死可解剖而视之。"由于人体内的脏腑器官同样是可见的有形之体，因此也可称之为形象。相对于有形的是无形，无形是不能看见的。如《素问·八正神明论》："不形见于外，故俱不能见也，视之无形，尝之无味，故谓冥冥，若神仿佛。"无形的、看不见的东西可以称之为藏"，例如天道视而不见，故称天道为藏，如《管子》"藏之无形，天道也。"无形藏于有形之内不可见，而有形现于外且有象，无形决定有形，故称之为脏象。应当指出的是，所谓的有形与无形是物质的宏观与微观的不同存在形式，并不是有与无的关系。

　　形象所对应的"藏"当指构成有形的无形之气。《素问·阴阳应象大论》："地气上为云，天气下为雨。"在这里作为有形的云和雨是由无形的气聚之而成。无形之气在宏观上是不能看见的，当气凝聚为有形的物质时我们才能够看见，即"气聚则离明得施而有形"（《正蒙·太和》），气聚有形则为显，亦即象，即"显其聚也""聚为有象"（《正蒙》）。"所谓气也者，非待其蒸郁凝聚，接于目而后知之"（《神化》）。《内经》引《太始天元玉册·运气微旨》："太虚寥廓，肇基化元，万物资始，五运终天，布气真灵，揔统坤元，九星悬朗，七曜周旋。曰阴曰阳，曰柔曰刚，幽显既位，寒暑弛张，生生化化，品物咸章。""太虚"一词出自《庄子》，是指宇宙空间。后来《吕氏春秋》和《淮南子》"虚廓生宇宙"正是此意。张载受其影响，在关于气与万物（形质）的关系中说："太虚无形，气之本体；其聚其散，变化之客形尔"（《正蒙·太和》）。张载认为，万物（客形）是由气聚而成的。气聚构成形质，形质是气的宏观存在，气是形质的微观形式。气之本体与万物（客形）的关系是本体与现象的关系，即体用关系。

　　《内经》在"道器观""精气论"的影响下，将人体视为精气聚合、离散之器，生命现象是精气升降出入运动的结果。由于历史的原因，脏象的主要研究重点没有放在形质结构之器上，即"皆以气而不以质"（《四圣心源·五行生克》），但形质结构为精气活动提供了活动的场所。"形象"与"气象"都是脏象学的重要组成部分，形象把地气作为本体，强调对人的形体的认识，而气象把天气作为人的本体，强调的是对人之精气的气化流行的认识。我们把人体结构异常性疾病称之为"形病"。形病可以见于体表，也可见于体内，见于体表的如乳岩、瘿瘤等，见于体内的如息贲、伏梁、肠瘤、石瘕等。

气象与形象的关系

　　通过气象和形象所认识的对象是精气和形质。精气和形质的本质区别在于一个是"动"，另一个是"静"。如《素问·天元纪大论》："应天之气，动而不息；应地之气，静而守位。"《素问·六微旨大论》："言天者求其本，言地者求其位。"而精气来源于天，行形质来源于地，即所谓的"凡人之所生也，天出其精，地出其形"（《管子·内业》）。所以，在人体中具有"流动性"的物质应属于精气之类，具有"安静性"的物质应属于形质之类。精气以动为本，形气以静为本，精气与形体的动与静决定了两者之间的生理功能和病理变化具有本质上的区别，也决定了通过"气象"与通过"形象"认识人体的生理与病理所采用的方式是不同的。

　　精气具有流动性。正是精气这种流动性，才把五脏、六腑、五体以及四时等连接成为一体。也正是由于精气的流动性，才激发出人体气机的升降出入。气机的升降出入是维持整体生命活动的基础。现代将气机升降出入理论称为气机学说。气机升降出入失调是病理变化的根本病理。《素问·六微旨大论》："出入废则神机化灭，升降息则气立孤危。"《内经》把精气维持生命和谐状态称之为"神机"，主宰生命的"神机"只存在活体之中。《灵枢·天年》："神气皆去，形骸独居而终。"死亡是生命的结束，其标志就是精气由流动变为静止，亦即神机灭绝。所以，认识人体的生命现象，必须是在活体基础上进行。当机体处于疾病状态时，正邪双方斗争就要通过"气象"反映于外。而机体内正与邪双方力量的对比每时每刻都在发生变化，所以对于疾病的诊治也只能通过"辨证"的方式才能得以进行，因此在病机上强调"气证"而不是"气病"。总之，无论是认识人体的生命现象，还是病理变化，都不可以割裂精气的流动性，或者尽量减少干扰人体精气（或精气所激发的其他形式的气）的运动状态，这是通过"气象"认识人体生理功能和病理变化，与运用解剖方法认识人体的生理功能和病理变化的根本区别。

　　人体以及体内的所有器官组织都可以称之为形质。通过"形象"认识宏观人体是较为容易的，这是由于其形质之象具有静止性与直观性，没有精气所具有的流动性，即"应地之气，静而守位"（《素问·天元纪大论》）。但认识体内的脏腑器官组织就必须用"解剖而视之"的方法了。对于认识微观形质则需要借助于现代研究手段和方法才能做到，这使得对形质的认识由宏观转入微观变得更趋复杂。但是这种认识也使得我们从宏观的"形象"更接近于微观的"藏"。从根本上讲，有形之象的背后是无形之气。所谓的无形之气只是相对而言，这种无形之气只是相对于宏观有形的无形。也就是说，这里的"藏"是有形的微观结构，以及构成这种结构的物质基础。

　　就整体而言，形与气是相辅相成的，形与气相任则健，不相任则衰。如《灵枢·寿夭刚柔第六》："形与气相任则寿，不相任则夭。"治疗上，"形气相得，谓之可治""形气相失，谓之难治"（《素问·玉机真脏论》）。就局部形病而言，一方面，局部的"形病"是整体之气升降出入异常或正邪相争的结果；另一方面，形质之病反过来又会影响气的升降出入或气血的运行。气的升降出入以及气血的运行是精气，气化流行在人体内的具体体现，形体必须为气的升降出入和气血的运行提供通道（如经脉等）。当形病使这一通道发生阻塞，势必影响气的升降出入或影响气血的运行而表现出"气证"，如二尖瓣狭窄不严重时对血液循环没有影响，仅仅是单一的形病，但当其狭窄加重时一定会影响血液的运行而出现相应的"气证"。所谓的"形病"仅仅是局限的形体结构异常及局灶性的症状表现，比如肿瘤所表现出的局部肿形及疼痛等局灶症状。临床上要求我们既要辨"气证"，也要识"形病"，两者是缺一不可的。如《素问·玉机真脏论》："凡治病，察其形气色泽，脉之盛衰。"

　　"形有缓急，气有盛衰"（《灵枢·寿夭刚柔》）。"形"与"气"是人体生命存在的重要形式。通过观察"气象"与"形象"（《灵枢·寿夭刚柔》），可以了解"形气之逆顺"，治以"调阴与阳"，而使"精气乃光"；"合形与气，使神内藏"（《灵枢·根结》）。今后如何在整体上以及在同一层次和不同层次之间，通过对"气象"与"形象"相结合的手段来认识人体的生理与病理，将给我们提供一个更为广阔的研究空间。

57　脏象是一种立体网络状结构

　　按结构主义者 Piaget 的说法："结构"是"由具有整体性的若干转换规律组成的一个有自身调整性质的图式体系。"这就是说"结构"有 3 个要素：第一，整体性；第二，具有转换规律；第三，自身调节性。他认为"整体有整体作为自己的性质，即局部或局部的简单总和所没有的性质"。因此，他主张从整体出发来认识局部，要打破"原子论式"的研究。20 世纪 80 年代在神经内分泌学逐步完善的基础上，1997 年 Bascdovsky 提出了"神经-内分泌-免疫网络学说"，它通过探究信息传递过程及伴发的物质能量信息转换来说明整体调控机制。学者李震等认为，脏象也是一种"结构"，是一种多因多果的、多层次的立体网络状结构。

脏象学是以象论脏的学说

　　脏象学是中医的基本理论之一，在中医理论中占有主导地位，始见于《素问·六节脏象论》。脏，指内脏，即人体藏于胸腹内部的部分；象，为现象，即内脏显于外的表现。张景岳《类经》注"脏象"时说："象者，形象也，脏居于内，形见于外，故曰脏象。"脏象学是古人在粗浅的解剖学知识基础上，借助于当时盛行的哲学思想——元气学说、阴阳学说和五行学说，经过反复的临床实践，用"取类比象""以表知里"等朴素系统方法，通过分析、归纳、推衍，概括为五脏。五脏本质内涵在于调控。象是在不断变化的，《易》中的"爻"就是变动的意思。万物在变，人在变，证也在变。所有的变化都会在象上反映出来。这就是中医"以外揣内"的哲学根据。同一种病在不同患者身上，同一个患者在不同发病阶段，其"象"可不同；不同的疾病，不同的患者，有时其"象"相同。象随时间和节气以及内外环境的变化而变化，而且有着自身的变化规律。象反映其质，象不同则质不同，类似的象有类似的质，"观物取象""取象比类"。所以，中医可"同病异治""异病同治"。而这个"象"是宏观的、动态的、整体的、可比的。因此，脏象学是人体功能表现的宏观综合概念，是研究人体脏腑生理功能、病理变化及其相互关系的学说。

五脏一体，相生相克

　　中医脏象学很重视五脏之间的复杂关系。张景岳《景岳全书·脉神》："凡五脏之气，必互相灌濡，故五脏之中，必各兼五气。"这就是说，五脏之间密切相关，每一脏都含有其他脏之气，而每一脏之气又都渗透到其他脏之中，调整着相互之间的关系。

　　"肝主一身之里"。《医宗必读》："凡脏腑十二经之气化，皆必藉肝胆之气化以鼓舞之，始能调畅而不病。"肝主疏泄，一是指肝胆能疏脾胃，助脾胃运化；一是指肝胆有升发透泄作用，使全身气机舒畅。一旦肝失疏泄，气机不畅，气血不和，经络阻滞，不仅形成肝气郁结、肝火上炎、肝风内动等，同时还会引起心、脾、肺、肾等脏器的复杂病变。

　　"心为一身之主"。心是中医学中五脏六腑的核心。它的主要功能是主血脉和主神志。心主血脉并和血脉共同构成人体血液循环系统，输运养料以维持各个组织器官的功能。同时心又主精神意识、思维活动。五脏的心不仅包括解剖学里所指的心，还包括中枢神经系统比较重要部分的功能。《灵枢·本神》："心藏脉，脉会神。"《灵枢·口问》："心者，五脏六腑之大主也。"《医学源流论》："心为一身之主，脏腑百骸皆听命于心。"

"肺者，五脏六腑之盖也"。肺主气，司呼吸，主宣发肃降。"气"一是指脏腑经络等的功能，如五脏之气，六腑之气，经脉之气；一是指大自然的空气和来源于水谷精微所化生的卫气和营气。肺司呼吸，通过呼出体内的浊气，吸进新鲜空气，从而保证了人体新陈代谢的进行。但肺的呼吸功能又与肾有密切关系。肾主纳气，是"气之根"，故呼吸功能虽在肺而根源则在于肾。当肾气虚弱、肾失摄纳作用时，或肾气不足、气不归肾时，就会呼吸困难，发为喘促。《素问·五脏生成》："肺者，气之本也。"

"脾为后天之本"。脾主运化，是气血化生之源。《素问·太阴阳明论》："脾者，土也，治中央，常以四时长四脏。"脾一方面从饮食中吸收营养物质，在心肺的参与作用下，通过三焦、经脉输送到全身，营养各脏腑，肝、心、肺、肾四脏无不赖脾以滋养；一方面促进体内水分的吸收和运行，在脾、肾、三焦的配合下，共同维持人体水液正常的代谢。《医宗必读》："后天之本在脾。"

"肾为先天之本"。中医以肾为人身最重要的部分。肾主藏精，包括先天之精和后天之精。先天之精指肾脏本身所藏之精，是人类生育繁殖的基本物质。后天之精指五脏六腑之精气，这种精气来源于饮食中的精华部分，是维持人体生命活动的基本物质。先天之精必须有后天之精的滋养，才能不断地得到补充；后天之精也必须有先天之精的气化，才能继续产生，两者之间有不可分割的密切关系。

肾精属阴，又称"肾阴""元阴"，对人体各脏腑起着濡润滋养的作用，为阴气之本；肾脏的阳气又称"肾阳""元阳"，对人体各脏腑起着温煦和生化的作用，为阳气之根。肾阴、肾阳互制互用，保持着肾脏本身的阴平阳秘，也维护着机体各脏阴阳的相对平衡。若肾之阴阳失衡，可影响到其他脏的阴阳平衡。各脏的阴阳失衡，日久又必累及于肾，故曰"病久及肾"。

由以上分析可以看出，中医脏象学虽然有其解剖学基础，然而它主要是对人体生理功能、病理变化、病症现象的整体概括。每一脏的功能都需要其他脏的配合，同时又调控着其他脏的某些功能。五脏之间相互依存，相互制约，相生相克。

五脏本质的内涵在于调控

人体在疾病状态时，对外界所作出的反应不会局限于某一生理系统，而是全身各个系统密切配合的综合结果。戴豪良认为，脏象学是关于人体应变系统认识的一个假说。他认为如用现代科学概念来认识表达中医脏象学的实质的话，则可从应变学一系列概念着手。何谓"应变"？生命体为响应内外环境变化而具有学习能力和改变内部运行机制的适应能力，这种随内外环境变化而进行变化的调整、适应过程即称之为"应变"。它是生命得以繁衍生存的基本能力。这实际上就是生物体内的代谢调节。

人体物质代谢是由许多相关而复杂的代谢途径所组成的。在正常情况下，尽管内外环境也发生一定的变化，但由于有效的代谢调节机制，机体会保持一种动态平衡。当内外环境的变化超出了代谢调节机制的调节能力或调节机制发生异常，就会出现代谢紊乱，引起疾病。生物体在长期进化过程中，逐步形成的这种适应内外环境变化的能力，就是代谢调节。单细胞的微生物能通过细胞内代谢物浓度的改变调节某些酶促反应的速度，称为细胞水平的代谢调节，这是最原始的调节方式。随着生物的进化，出现了多细胞生物，细胞的分化出现了内分泌细胞和分泌激素，激素可以改变细胞内代谢物的浓度，也可以改变某些酶的催化活力或含量来影响代谢反应的速度或方向，发挥代谢的调节作用。而到了高等动物和人，由于不仅有了完整的内分泌系统，又有了功能复杂的神经系统，在神经系统调控下，将体内的内分泌系统、血液循环系统、免疫系统调动起来，致使体内的器官、组织和细胞的代谢发生相应的变化，以适应新的环境，使内环境保持相对的稳定。这个调节就是一个多变量、多层次、多时相的结构。在神经、体液的统一调控下，将体内有关的组织、细胞按一定方式组成一个系统，并按一定规律进行应变活动，使机体的生命活动维持在适度稳定状态，这个系统可称为"应变系统"。

张景岳在论述命门时说："肾两者，坎外之偶也，命门总主乎两肾，而两肾皆属于命门，故命门者，为水火之府，为阴阳之宅，为经气之海，为生死之窦。""命门居两肾之中，即人身之太极，由太极以生两仪，而水火具焉。"赵献可在《医贯》中推测命门中水火的产生及其功能时说："其右旁有一小窍，即三焦，三焦者，是其臣使之官，周流于五脏六腑之间而不息，名曰相火，其左旁有一小窍，乃真水也，亦无形，上行夹脊至脑中，为髓海，泌其津液，注之于脉，以荣四末，内注五脏六腑，亦随相火而潜行于周身。"这里的"上行夹脊至脑中……泌其津液……内注五脏六腑……潜行于周身"实际上乃指神经内分泌系统。以邝安、沈自尹为代表的许多科学家、学者在对肾进行了大量研究之后，得出了肾阳虚证有下丘脑-垂体-肾上腺轴的不同环节、不同程度功能紊乱的结论，又进而在甲状腺、性腺轴的同病异证组对比研究中探寻到肾阳虚证的主要发病环节在下丘脑。在对衰老即生理性肾虚的研究中，证明"老化钟就在下丘脑"。在药物验证中观察到补肾药能提高老年大鼠的下丘脑中双氢睾酮受体亲和力，而且对下丘脑的神经递质、释放激素以及淋巴细胞糖皮质激素受体各个环节都有明显的调整作用。这与神经内分泌免疫网络学说的整合中枢在下丘脑的认识相吻合。用神经-内分泌-免疫网络学说来研究中医五脏理论，可以看出，中医五脏本质的内涵在于调控。中医五脏调控理论所描述的人体调控规律是一种整体的、非特异的调控理论，与现代医学的神经-内分泌-免疫网络学说有很多相似之处。

脏象是一种立体网络状结构

中医把整个自然界看作一个庞大的有机体，人体作为一个复杂的大系统是大自然的组成部分，又把脏腑系统作为构成人体的分系统，而把五脏作为脏腑系统的子系统，即五个子系统——心、肝、脾、肺、肾系统作为要素，相互配合组成更高一级的脏腑系统。任何一个系统都是较高系统的要素，任何一个要素又是一个较低的系统。各脏之间，以经络为纽带，遵循阴阳五行对立统一规律的联系。健康是"阴平阳秘"，疾病是"阴阳失调"，治病的过程是"调整阴阳"的过程。脏腑通过满布全身、无处不在的经络，遵循阴阳五行对立统一的规律把人体有系统、秩序井然地联系起来，形成一个上下统一、内外相应的纵横交错的立体网络系统。而脏象是患者个体的一组特定的"证候"或症状、体征。例如《伤寒论》中"太阳病，头痛、发热、汗出、恶风、脉浮缓"等五个主要症状构成太阳表虚证。这是一种用桂枝汤治疗的证型（结构）。若太阳病见项背强几几，反汗出，恶风者，当用桂枝汤加葛根主之，这是太阳表虚经枢不利证。如见"太阳病，项背强几几、无汗、恶风者"，则为太阳表实经枢不利证，当用葛根汤主之。由于这种"证候"是患者作为一个整体的临床表现，它是机体各局部规律相互作用整合而成的患者整体规律的一种反映，是一种与组织形态和物质代谢辩证统一的功能之象。任何一个孤立的症状或体征，在一个证型中只有部分的意义，不能代表一个证，只有将全部症状与体征按其内部规律组合在一起，成为一种整体性的结构时才有"证"的意义。因此，可以认为，脏象是一种宏观的、整体的、多因多果的、多层次的立体网络状结构。

58　《内经》的象思维

象思维就是以事物表现于外的形象、征象为依据，通过广泛联系，来探究事物内在本质和事物运动变化规律的思维方法。象思维来自《周易》。《内经》运用象思维方法，建立了脏象理论、经络理论、病因理论、诊法理论、辨证理论等中医学基本理论。象思维一直是主导中医临床思维的方法。中医象思维方法具有其科学的内涵。学者吴润秋等对《内经》象思维做了全面的探析研究。

《周易》象思维的理论

象，是事物的形象、征象。《易·系辞传下》："象者，像也。"《周易》用象来表达思想，其中爻爻是象，卦卦是象。象就是《周易》的本质特点，故原文指出"是故易者，象也"。象思维方法的理论，就是阐释象的特性、象的内容、立象、法象的原则和方法的理论。

1. 立象　《周易》为什么要立象？宇宙间的事物千千万万，形形色色。每一事物的发生、发展及其变化，又是错综复杂、捉摸难定的。用有限的文字语言来表达它们，实在是难以胜任。作《易》者从宇宙这个广度和高度，揭示了一切事物的变化规律，用"—"和"--"两个符号及其组合的不同形式，进行高度的抽象和概括。但用之来说明具体事物及其所包含的道理，则显得太抽象，太难以理解，必须寻找一种思维方法，于是创造了"象"这一概念。《易·系辞传上》："子曰：书不尽言，言不尽意。然则圣人之意其可见乎？子曰：圣人立象以尽意，设卦以尽情伪，系辞焉以尽其言，变而通之以尽利，鼓之舞之以尽神。"书，书册；言，言语；意，思想内容。书册是记录言语的，但很难把言语全部记录下来；言语是表达思想的，但很难完满准确地表达出人们的思想。人们的思想要靠言语表达，靠书册记载。然而言语、书册都有其局限性。象，就可以弥补这一不足。立象的目的在于"尽意"，能将书册、言语所不能完全表达的思想全部表达出来。象具有灵活性，可代表任何事物。通过立象来表达众多事物，反映复杂的思想，打破了言语、书册的局限性。设卦，其实也是立象；尽情伪，其实是尽意。

《周易》立象，是通过模拟各类事物的不同形象、征象，使其所象恰如其分。《易·系辞传上》指出："圣人有以见天下之赜，而拟诸其形容，象其物宜，是故谓之象。"赜，幽深之意；拟，模拟之意。"象其物宜"是立象的原则。

2. 法象　法象就是取象。取自然事物的形象、征象作为爻、卦之象。《周易》法象的范围广大，大则天地日月，小则动植飞潜，都可以用来法象。《易·系辞传上》："是故法象莫大乎天地，变通莫大乎四时，悬象莫大乎日月。"宇宙万物既是《周易》考察的对象，也是《周易》用以取象的范围。通过对天地、鸟兽诸物以及人体自身的观察分析，建立了无数个象，用以尽爻象、卦象之意。《易·说卦传》对八卦取象做了示范说明。如乾卦取象于天，象天之健运不息。但运动变化是渐进的，为了表示这一思想，《周易》以龙作为乾卦六爻之象。其初九爻取象为"潜龙勿用"。意如正在潜伏的龙不宜动作，象事物处于将萌之时。若人处于此时，须养晦以待时，勿有所急躁而为。上九爻取象"亢龙有悔"。龙飞到最高处，必然下降。意为发展到了极点，应该时时反省，改正错误，识时务，通达变，方保无忧。如此法象，赋予了每一卦和卦中每一爻内含的丰富思想，给人们开拓了广阔的领悟空间。

3. 象的特性　《周易》象的特性，表现在它的普遍性、选择性、象形性和象意性。

（1）普遍性：《周易》法象的范围相当广泛，宇宙一切事物都可以用来法象，这就是象的普遍性。《周易》所涉及的事物都应从象的角度去看待，而不应拘泥于某事某物。

（2）选择性：一个具体事物有多方面的形象、征象都可以成象。但用来说明具体的爻象、卦象时，其取象是有选择性的。如坤卦"元亨利牝马之贞"，用牝马来象坤卦。牝马即母马，它们有许多特征，如体肥、力小、活动较迟缓、顺从牡马等。取母马柔弱顺从的特点，作为坤卦之象，坤卦之象的特点就是柔顺。这就是取象的选择性。

（3）象形性：一般而言，象来自物之形。《易·系辞传上》："见乃谓之象，形乃谓之器。"见，可见的现象、形象；器，有形之物。如坎卦，从卦形上看，像水流貌，将卦画竖写，就成了"水"字。

（4）象意性：64 别卦每一卦都分上、下两部分，每一部分是八经卦之一。别卦的卦象则要结合上下两卦之象及其关系所含的意思。如困卦，坎下兑上，坎象水，兑象泽，泽在上，水在下，寓意泽中水漏而干涸，是困乏之象。

4. 象的内容 《周易》象的内容，有性象、质象和所象征的事物 3 个方面。其性象以阴阳分，其质象以刚柔判，所象征的事物则又有某一具体事物和某一类事物的区别。

性象和质象，取决于卦中爻的画数奇偶。如八经卦，卦画总数是 3 画、5 画者为奇，奇为阳。乾、震、坎、艮四卦，每卦的卦画总数为奇。故此四卦的性象为阳，质象为刚。卦画总数是 4 画、6 画者为偶，偶为阴。坤、巽、离、兑四卦，每卦的卦画总数为偶。故此四卦的性象为阴，质象为柔。

所象征的事物，每一卦都取一个具体事物为该卦的基本象，如乾卦象天、坤卦象地等。每一卦所类聚的事物，要综合卦的性象、质象和基本象来考察。如乾卦，性阳、质刚、象天，由此推演，凡属阳性、质刚、在上部的事物，都为乾卦所类象，如天道、君、父、头部、大肠、金属……都归属于乾象。坤卦性阴、质柔、象地，由此推演，凡属阴性、质柔、在下部的事物，都为坤卦所类象，如地道、臣、子、腹部、脾脏、土属……都归属于坤象。

象思维方法的模型

《易·系辞传上》："是故易有大极，是生两仪，两仪生四象，四象生八卦，八卦定吉凶，吉凶生大业。""大极"即太极；两仪即阴阳；四象即少阴、太阴、少阳、太阳。八卦包括八经卦和 64 别卦。这实际上是象思维的总纲。在应用中，产生了几个基本的象思维模型，有阴阳象模型、五行象模型和卦象模型三种。

1. 阴阳象模型 有两种：一是阴阳二象模型，一是阴阳四象模型。

（1）阴阳二象模型：宇宙是一个整体，由阴阳两个部分所组成。将宇宙事物类归为阴、阳两大属性。按此模型，可以把握事物的属性。

（2）阴阳四象模型：说明阴阳的消长、转化的运动变化。少阳象：说明阴渐消，阳始长。太阳象，说明阳盛极，阳始转为阴。少阴象，说明阳渐消，阴始长。太阴象，说明阴盛极，阴始转为阳。

2. 五行象模型 取木、火、土、金、水五种自然物的特性之象，来类归宇宙一切事物，分为 5 大类。

3. 卦象模型 有八卦象模型、64 卦象模型。

（1）八卦象模型：将宇宙事物分为 8 类。取天、地、雷、风、水、火、山、泽自然之象特性，来类归宇宙一切事物。

（2）64 卦象模型：64 卦的排列次序，表示事物发展的全过程。事物从乾卦开始，发展到既济卦，说明事物的运动发展暂告一段落。未济卦居最后，表示旧的矛盾已结束，新的矛盾又将开始，事物将进入一个新的发展过程。

《内经》的象思维

《周易》的象思维方法，在《内经》中的应用是十分广泛的。《内经》应用象思维方法，从而形成了脏象、经络象、六淫象、脉象、色象、疾病证候象等中医的象理论。

1. 脏象　人体脏腑深藏于体内，虽然在人死后可以"解剖而视之"，然而解剖只能观察到尸体的脏腑形态，而对活体的脏腑功能活动是难以知道的。古代医家运用象思维方法，结合粗略的解剖知识，建立了脏腑理论，对人体脏腑的形态、性质、功能等进行了全面的认识和探究。

"脏象"一词，首见于《素问·六节脏象论》，论述"脏象"的还有《素问·灵兰秘典论》《素问·五脏别论》《素问·藏气法时论》等20多个篇章。综合《内经》脏象理论，可有形态象、性质象、职能象、时空象四类。

（1）性质象：即脏腑的性象和质象。脏腑的性象指脏腑的阴阳属性。《素问·五脏别论》将脏腑分为五脏、六腑和奇恒之腑三大类。心、肝、脾、肺、肾五脏和脑、髓、骨、脉、胆、女子胞奇恒之腑象于地，属阴；胆、胃、大肠、小肠、三焦、膀胱象于天，属阳。《内经》时代天文学认为，地静天动，地阴静藏，天阳健运。人与天地相参，五脏与奇恒之腑的功能特性，法地阴静藏之象，藏阴精而不输泻，故"藏而不泻"。六腑又称传化之腑，其功能特性法天阳健运之象，传化输泻水谷而不藏留，故"泻而不藏"。《素问·金匮真言论》亦指出"藏者为阴，腑者为阳"。脏腑的阴阳性象分别得十分明确。分别脏腑的性象，其意义在于据此把握脏腑的功能特点。六腑为阳，象天，按《周易》天是健，运转不息，故六腑的功能法天阳的运转不息之象，主水谷的消化、吸收、排泄而不留藏。五脏属阴，象地，按《周易》地是顺，静藏不动，故五脏功能法地阴静藏之象，主精气的藏守而不妄泻。如肺藏气，肝藏血，脾藏营，肾藏精，心主血脉而藏神。一旦五脏失于藏守，精气外泄，而产生各种虚衰病证。

脏腑的质象分刚质和柔质。脏腑的质象，按其阴阳、五行及生理特性来认识。心与小肠属阳属火，故质象为刚。肝与胆属阳属木，故质象为刚。脾属阴属土，故质象为柔。胃属阳土，故质象为刚。肺与大肠属金性燥，故质象为刚。肾与膀胱属水性寒，故质象为柔。分别脏腑刚柔质象的意义在于它们之间的功能协调，即刚柔相济，阴阳平和。如脾胃两脏，脾为阴土质柔润，胃为阳土质刚燥，两者在生理上刚柔燥润相济，共同完成对饮食水谷的消化功能。在病理情况下，脾胃的刚柔燥润关系失常，就会产生各种临床证候。如脾的柔润太过而胃的刚燥不及，临床表现出痰饮水湿内停的病变，治疗上宜燥湿运脾。若胃的刚燥太过而脾的柔润不及，临床表现出津枯燥结的病变，治疗宜柔润养胃。又如心火下降温暖肾水，肾水上升制约心火，水火相交，刚柔相济。

（2）形态象：指脏腑的大小形状及其生理病理状态的征象。《内经》认识人体的形态有两种方法：一是在人体解剖的条件下，直接观察人体的形态；二是对人体外在的某些特征的观察分析，间接地测知脏腑的形态。所以，脏腑的形态象，据此分为解剖形态象、外观形态象和综合形态象3种。

1）解剖形态象：《内经》对人体确实进行过解剖观察，从而积累了大量的有关人体脏腑组织的认识经验。《灵枢·经水》："若夫八尺之士，皮肉在此，外可度量切循而得之，其死可解剖而视之。其脏之坚脆，府之大小，谷之多少，脉之长短，血之清浊，气之多少，十二经之多血少气……皆有大数。"关于肠胃消化道的解剖形态象，《灵枢·肠胃》对其大小、容量、长度、形状做了十分精细的描述和记载。《灵枢·骨度》关于人体骨骼的长度及其各部分的比例观察最为仔细，测量较为准确。

2）外观形态象：就是采用从外观内的方法来认识脏腑组织的形态征象，也就是根据体表某些特殊标志来确定相应的内脏形态特点。运用《周易》立象法象的方法，来阐述内脏的生理病理。《灵枢·本脏》指出："五脏者，固有小大高下坚脆端正偏倾者；六府亦有小大长短厚薄结直缓急。"以心为例简述如下：确定心的形态象有两个外观标志，即皮肤的颜色、纹理和鸠尾骨。皮肤色赤、纹理细的属心小之象。心小者神志安定收敛，外邪难以为害，但易伤于忧患的情志变化。皮肤色赤、纹理粗的属心大之象。心大者神气疏阔，心情开朗，不易伤于忧患，但易为外邪所伤。无鸠尾骨的属心高之象。心偏高，上迫于肺，易使肺气壅滞，多见烦闷不舒，气郁、神呆、善忘，遇事难以言语开导，比较固执。鸠尾骨短小的属心下之象。心偏下则心阳常不振，易于涣散，神气怯弱，易感寒邪为病，经不起言语的恫吓。鸠尾骨长的属心坚之象。心气坚实则神气安定，守卫固密，不易为外邪与情志所伤。鸠尾骨直下不突出的属心端正之象。心端正者神气血脉和利，不易受到内外伤害。鸠尾骨歪斜一方的属心偏倾之象。心偏倾者神志不安，遇事无定见。

3）综合形态象：是从整体出发，综合人的外形特征、心理特征、生理病理特征，来观测脏腑的形态象。综合形态象按其取象的方法有两类：一是按阴阳禀赋取象的"五态人"，二是按五行特性取象的"五行人"。①五态人。《灵枢·通天》指出："盖有太阴之人、少阴之人、太阳之人、少阳之人、阴阳平和之人。凡五人者，其态不同，其筋骨血气各不等。"五态人，即阴阳禀赋多少不同的人。太阴之人，阴气纯盛；少阴之人，阴多阳少；太阳之人，阳气纯盛；少阳之人，阳多阴少；阴阳平和之人，阴阳二气协调和正。②五行人。取木、火、土、金、水五行自然之象将人的形态象分为五大类。《灵枢·阴阳二十五人》指出："先立金木水火土，别其五色，异其五行之人。"如木行之人，皮肤色苍，小头长面，身直大肩背，小手足，有才华，好用心思，多忧，劳于事，但体力不强，能耐受春夏，不能耐受秋冬，秋冬易感邪发病。

（3）职能象：十二脏腑的功能各有专司，但又相互协调，从而维持人体正常生命活动。《素问·灵兰秘典论》取象于国家管理机构中主要官位的职能，来说明十二脏腑的功能。如心，象"君主之官"，主宰全国的职能，故能主宰全身，出"神明"；肺，象"相辅之官"，协助君主管理国家的职能，故有治理调节全身的功能，出"治节"等。

（4）时空象：脏腑的时空象，就是脏腑的生理病理与自然界的时间和空间的内在关系。

1）脏腑的时象：《内经》认为，脏腑的生理活动，在一年之内，一月之中，一日之间，分别有各自当旺的时间规律，在病理上亦反映出时间特征。如肝胆，在一年之内，其气与春气相通应；在一月之中，其气旺于甲乙日；在一日之间，其气旺于寅卯时。肝胆应时而旺，其外在征象主要是脉微弦、情志畅、筋脉刚健有力等。其病变规律如《素问·脏气法时论》指出："病在肝，愈于夏，夏不愈，甚于秋，秋不死，持于冬，起于春，禁当风。肝病者，愈于丙丁，丙丁不愈，加于庚辛，庚辛不死，持于壬癸，起于甲乙。肝病者，平旦慧，下晡甚，夜半静。"肝病在夏季、丙丁日、巳午时一般向愈，因处于相生之时。肝病在秋季、庚辛日、申酉时，疾病往往加重，甚至死亡，因肝病处于相克之时。肝病在冬季、壬癸日、子亥时，疾病处于相持状态，不见好转，亦不见加重，因肝病处于相生之时。肝病在春季、甲乙日、寅卯时，疾病往往好转向愈，因处于本脏气当旺之时，正能胜邪。这是中医时间医学的理论基础。

2）脏腑的空象：脏腑的空象，指脏腑的空间关系，主要从3个方面来把握。①脏腑在体内的空间象。心肺居膈上胸中，而肺在心之上，为五脏六腑之华盖，其位最高。心居心包络之内，心包络有如心主之宫城。脾胃居中焦，以膜相连。肝胆居膈下，肾居腰脊之前，小肠接胃，大肠接小肠，膀胱居下焦，女子胞在膀胱之后。三焦分上、中、下3部，包罗脏腑。脏腑之间又通过经络相互联系，组成一个有机的整体。②脏腑的气化空间象。脏腑与五体、五官、五华等内外联系，就是脏腑气化活动的空间象。《素问·刺禁论》指出："肝生于左，肺藏于右，心部于表，肾治于里，脾为之使，胃为之市。"这是论述脏腑气化活动在体内外的空间象，与脏腑在体内的位置无关。肝为阳，肝气升发；肺为阴，肺气肃降。左右乃阴阳升降之道路，左升右降。肝肺气化如日月升落之象。肝的气化在左侧，主升发；肺的气化在右侧，主肃降。王冰："肝象木，王于春，春阳发生，故生于左也；肺象金，王于秋，秋阴收杀，故藏于右也。"心为阳主火，心气分部体表，如心阳温暖肌肤。肾为阴主水，肾气主里，如肾精滋养脏腑。心、肾分主人体的表里，犹如肝、肺分主人体的左右。脾主运化，将水谷精微输布到全身内外，有如使役一般，故说"脾为之使"。胃主受纳，是水谷聚集之所，故说"胃为之市"，有如人体内物质聚散的市场一般。③脏腑的自然空间象。脏腑的自然空间象，主要是脏腑气化与自然界空间的关系。体现与在天的五星、在地的五方和万物五色的关系。《素问·金匮真言论》有明确的论述。

2. 经络象　主要体现在空间象、性象和时间象3个方面。

（1）经络的空间象：除了浮现于体表皮肤的浮络以外，人体的经络是不可看见的，只是在某种特殊情况下本人的自我感觉经络传感的存在，如刺激穴位、练气功、某些病理状态等。古人通过大量的生活体验和临床积累，意识到人体除了脏腑、皮肉筋骨以外，确实存在着一个连通脏腑体表上下的"经路"。

《内经》用象思维方法，描绘出这种"经路"的形态、走向。关于经络的空间象，《灵枢·经脉》《灵枢·经别》《灵枢·经筋》等篇做了详细的描述。

（2）经络的性象：经络的性象，以阴阳分，手足六阴经、任脉、阴维脉、阴跷脉性象属阴；手足六阳经、督脉、阳维脉、阳跷脉性象属阳。分别经脉性象的意义在于两个方面：一是把握经脉行走的大方向，二是了解经脉的气血多少。

（3）经络的时间象：人体经络的气血运行有一定的时间规律，这就是经络的时间象。经络的时间象，有月象、日象、时象3种。

1）经络的月象：经脉之气在一年之中分别旺于一个月。经络的月象主要体现在足经。《灵枢·阴阳系日月》最早论述足十二经脉的月象。原文指出："故足之十二经脉，以应十二月。"左足少阳、太阳、阳明经脉，分别旺于一、二、三月；右足太阳、阳明、少阳经脉，分别旺于四、五、六月；右足少阴、太阴、厥阴分别旺于七、八、九月；左足厥阴、太阴、少阴分别旺于十、十一、十二月。

2）经络的日象：经脉之气在一月之中，分别旺于一定的日期。经络的日象主要体现在手经。《灵枢·阴阳系日月》最早记载手十经的日象。原文指出："手之十指，以应十日。"左手少阳经气当旺日是甲子、甲戌、甲申；左手太阳经气当旺日是乙丑、乙亥、乙酉；左手阳明经气当旺日是丙寅、丙子、丙戌；右手阳明经气当旺日是丁卯、丁丑、丁亥；右手太阳经气当旺日是戊辰、戊寅、戊子；右手少阳经气当旺日是己巳、己卯、己丑；右手少阴经气当旺日是庚午、庚辰、庚寅；右手太阴经气当旺日是辛未、辛巳、辛卯；左手太阴经气当旺日是壬申、壬午、壬辰；左手少阴经气当旺日是癸酉、癸未、癸巳。

3）经络的时象：在一日之内，经脉之气分别旺于一定的时辰。足少阳胆经旺于子时，足厥阴肝经旺于丑时，手太阴肺经旺于寅时，手阳明大肠经旺于卯时，足阳明胃经旺于辰时，足太阴脾经旺于巳时，手少阴心经旺于午时，手太阳小肠经旺于未时，足太阳膀胱经旺于申时，足少阴肾经旺于酉时，手厥阴心包经旺于戌时，手少阳三焦经旺于亥时。经络的日象和时象，是临床针刺按时开穴的理论依据。

3. 六淫象　六淫是中医的病因之一，源自于自然界风、寒、暑、湿、燥、火六种气候。六气的太过或不及，就成为致病的六淫。六淫属自然界的致病因素，这些致病因素作用于人体，发生一系列的生理病理变化，在没有仪器设备的条件下，如何把握六淫的性质和致病特点？《内经》就运用象思维来把握六淫的性质和致病特点。六淫象的确立，是建立在两个基础之上的。这两个基础是：自然界六气的性质和特点；六淫作用于人体或体内阴阳气血的变化所表现出的病理征象。运用"类比"的方法将两者联系起来，这就是六淫象形成的机理。六淫作用于人体所表现的病理征象，称为"外六淫"；由于体内阴阳气血变化所表现的病理征象，称为"内六淫"。因此，六淫象实际上是在内外因素作用下人体病理变化的综合概括，与自然界风、寒、暑、湿、燥、火六种气候没有直接的因果关系。

4. 脉象、色象

（1）脉象：有脉的形态象、脉的空间象、脉的时间象3类。

1）脉的形态象：即脉的形状、动态现象。如大、小、长、短等，是脉的形状；数、迟、虚、实、滑、涩、弦、紧、微、弱、洪、濡等，是脉的动态。根据脉的形态象可判断邪、正的盛衰。

2）脉的空间象：即脉所出现的部位。《内经》有三部九候脉法、遍身脉法、寸口脉法等多种方法。根据脉的空间象，可判断疾病所在的部位。①三部九候脉法。脉有上、中、下三部，各部有天、地、人三候，合为三部九候。各部、候脉象分别反映一定脏腑的病变，《素问·三部九候论》论述颇详。三部九候脉法根据上下左右相失与不相失，上中下三部调与不调来"决死生，处百疾"。上下左右脉不相应或参五不调则为病甚或死证。②遍身脉法。即沿着十二经脉的走行方向，从开端到终末逐一按摸，感触经脉走行部位动脉搏动的情况，从而判断经脉气血流动的情况。主要诊察脉搏至数、脉体大小、脉的流动等情况，来判断十二经脉、五脏六腑的病变。遍身脉法中有一些特定部位脉象，具有特殊的诊断意义。如人迎脉，在颈部喉结两旁之动脉，此处脉动盛喘急，为水肿病。虚里脉，在心尖搏动处，此脉可诊断宗气的盛衰，若此脉动应衣，为宗气外泄之象。趺阳脉，在足背两筋之间的动脉，此脉可诊胃气之存亡。大病久病，若此处无脉，主胃气衰亡。手少阴脉，在手腕纹后尺侧之动脉，此脉可诊妇女妊娠。若此脉动盛，主妊子。③寸口诊脉法。分寸、关、尺三部，左右手分别与心肝肾、肺脾命相配合，每部有浮、中、沉三候，亦称"三部九候"，是自《难经》之后临床常用的诊脉方法。

3）脉的时间象：即脏脉法时。《内经》运用"天人相应"整体观理论，论述人体五脏功能活动与自然四时气候变化相适应而产生的脉象变化，因而脉有时间象。《素问·脉要精微论》指出：春夏秋冬"四变之动，脉与之上下"。四时更替，阴阳消长，产生了春温、夏热、秋凉、冬寒的气候变化，影响人体的脏腑、经脉的功能活动和气血的运行，从而脉象也会发生相应的变化。四季正常脉的时间象是"春应中规，夏应中矩，秋应中衡，冬应中权"。《素问·脉要精微论》《素问·平人气象论》《素问·玉机真脏论》等篇，对脉的时间象都有论述。掌握脉的时间象，其意义就在于可判断疾病的吉凶预后。如《素问·玉机真脏论》："脉从四时，谓之可治""脉逆四时，为不可治"。《素问·平人气象论》："脉得四时之顺，曰病无他；脉反四时及不间脏，曰难已。"可见，从脉与四时之相应与否可以推测其疾病的吉凶预后。

（2）色象：《内经》望色，重在面部颜色的变化。有色的类别象、色的空间象两类。

1）色的类别象：自然界的颜色，千千万万，《内经》总分为五类，即青、赤、黄、白、黑。五色分别为五脏所主，在病理情况下，色青，主肝病，主风，主痛；色赤，主心病，主热；色黄，主脾病，主湿；色白，主肺病，主虚；色黑，主肾病，主寒，主水。色还有泽夭、抟散的区别。色泽，即颜色明润光泽，一般为正常之色；色夭，即颜色晦暗无泽，一般为病色。在病理情况下，色泽者病轻，预后良；色夭者病重，预后不良。如《素问·玉机真脏论》指出："色泽以浮，谓之易已……色夭不泽，谓之难已。"《灵枢·五色》指出："色明不粗，沉夭为甚；不明不泽，其病不甚。"色散，即色疏而浅，为邪浅病轻之象，主病将解；色抟，即色聚而深，为邪深病重之象，主病久渐聚。先散后抟，主病加深；先抟后散，主病将解。如《灵枢·五色》指出："五色……察其泽夭，以观成败；察其散抟，以知远近。"

2）色的空间象：就是色出现的部位。《灵枢·五色》关于脏腑身形在面部的分部有详细的论述。庭（前额）候首面，阙上（眉心之上）候咽喉等。人体一旦发生病变，在面部相应部位就会出现色泽形态变化。如足少阴肾经阴寒之邪上逆泛心，可在心所主的鼻根部出现黑色；妇女寒性痛经，可在人中隐现青色；瘀热痛经，可在人中隐现紫红等。这种面部色诊方法是通过大量的临床实践总结的经验，颇具现代生物全息律的思想。

象思维的科学内涵

在数千年前，由于历史条件限制，人们不可能对事物内部的复杂结构和运动机理进行深入细致的观察，中华先民们于是创造了"象"的概念。从事物外部的表现即它们的形象、征象来考察事物、把握事物内部运动的规律，这就是象思维。数千年来，象思维是中华民族的主要思维方法。有了这种思维方法，人们的思想可以自由地驰骋于宇宙之间，可以对天地的形成、一切有生物的生长衰亡、一切无生物的形质变化、社会的发展运动等都能作出符合中华文化的解释。象思维在中华民族中根深蒂固，已形成了完整的理论体系。

象思维因其特殊的文化背景，故是世界其他民族难以理解和掌握的。一代心理学大师卡尔·古斯塔夫·荣格（C. G. Jung，1875—1961）对《易经》深有研究。他在《金华养生密旨与分析心理学》一书中写道："几年以前，当时的大不列颠人类学会的会长问我，为什么像中国这样一个如此聪慧的民族却没有能发展出科学。我说，这肯定是一个错觉。因为中国的确有一种科学，其标准著作就是《易经》，只不过这种科学原理如许许多多的中国其他东西一样，与我们的科学原理完全不同。"

西方科学源于古希腊。欧几里得《几何原理》是关于空间数量的经典，对西方科学和哲学思维的发展有着深远的影响。故西方人认识世界，着眼于空间实体，这就是"体科学"。以"体"为认识的思维，侧重于形体形质，偏向于空间和相对静止，主要依靠抽象方法和分析方法，将世界分成个别和一般、本质和现象两个对立部分，将事物的整体归结为局部构成，把事物的复杂性还原为简单性，追求事物的唯一性、稳定性、确定性。

刘长林认为，东方哲学以"象"为认识的思维，着眼于不断运动变化的事物现象，侧重于自然的时间过程，这就是"象科学"。"体科学"侧重于空间，而"象科学"侧重于时间。这是东、西方两种科学的本质区别。"象科学"主要依靠意象思维和综合方法，以抽象方法为辅，视整体决定局部，在个别和一般、本质和现象中寻找现象的规律。"象科学"研究的是自然的规律。也就是说，其研究对象不受人为的控制、人为的设定，是在完全开放的自然状态下，探求事物运动变化的规律。事物在自然状态下会受到各种随机的、偶然的因素的推荡，因而具有复杂性、至变性特点，但其中并非纯然混乱，没有规律。用"象科学"研究得出事物的规律有三个特点：其规律不能用控制性试验方法获得；其规律不能或暂时不能用数学公式表达；其规律具有重复性，是性质上的重复，而不是量的重复。因而进一步提出，中医学是建立在象思维基础之上的科学，它是"象科学"的代表。

象思维方法，作为一种科学的理论，指导着中医学理论的构建，数千年来一直主导着中医的临床思维，然而，未被明确地认识，大有"不识庐山真面目"之感！

《内经》的象思维，或者说中医的象思维，是以人体生命活动的外在表现为出发点，来探索、研究人体内脏、器官、组织的生理功能、病理特点，指导临床诊断和治疗。象思维的"象"，可以说与现代信息科学的"信息"同义。中医的"象"就是人体生理、病理表现在外的一切"信息"。象思维就是运用特定的思维方法，将这些"信息"加工处理，从而建立起中医学理论，如脏象理论、经络学理论、病因学理论、病证学理论、诊断学理论等。中医临床上，医者通过四诊，收集患者的各方面"信息"，运用象思维方法，对这些"信息"进行加工处理，就可以作出疾病的诊断和辨证，就可以处方用药进行治疗，而无需其他。因此，中医学是一种特殊的、有别于世界其他医学的信息医学。

59 《内经》的象数思维

中医学是具有独特范式的中国传统生命科学体系，而象数与义理的结合是《内经》中最主要的科学方法，我国传统科技深入发展了象数义理，成为定性与定量相互结合的古典科学范式。学者吴新明等认为，《内经》中存在多种不同的象数种类，五行、三阴三阳、九宫八风和五运六气是主要模式，但是后世五脏六腑的脏象成为医学的主流象数思维模型，象数思维建构了中医基础理论的基本逻辑体系和时空观念，具有非常重要的科学价值。

《内经》开创的独特生命科学范式

相对起源于近现代西方科学的现代医学而言，《内经》开创了中医学术共同体的科学范式，其中包括中医学的世界观和人体观、临床的诊疗实例、诊疗过程的方法和手段、医疗活动的事先预测（广义的五运六气理论）、事中运筹（病机、标本、四气五味等理论）和事后评估（疗效评价标准）等。《内经》作为中医学的经典理论著作，在其主要科学方法中使用了象数与义理融合的思维方式，其典型表现就是处于中医基础理论核心地位的脏象、经络和运气理论。

1. 科学方法的思想根源 从现有的文献来看，阴阳和五行作为中医学的主要科学方法，各自有着不同思想根源。阴阳受《易》的影响较多，而《尚书·洪范》最早系统提到五行。而中医学经典《内经》中则明显看到阴阳、五行二者的合流、融会和内部贯通。在中国科技史的考察中，不难发现中医作为应用科学是建立在一般科学基础之上，也就是易学理论的基础上才得以实现的。故而根据早期中国易学的发展历程，则能更好地理解阴阳五行学说在《内经》各章节的形态和思想源流。

一般认为，河图洛书二者分别是对五行相生和五行相克的理论描述，同时在河洛奇偶组合和四正四隅的组合中，还很明显地体现了阴阳的对，故而河洛数理系统作为众多易学理论的基本范畴就是这样一个阴阳五行二者理论的融通。再如干支甲子，其中奇偶分阴阳，十干分别配属五行，而十二支通过多种不同组合（对冲、合局等）也配属五行，其应用较多地体现在运气七篇大论中。

《素问》开篇就论述人体盛衰规律，所谓女子七七、男子八八之数，进而在《六节脏象论》中天道之数六六为节，地理之数九九制会。其实这一思想来源于传统易学的数字卦，后来也有卦分七八、爻用九六之说。盖以阳爻为三，所谓叁天，而阴爻为二，所谓两地。故而乾坤各三画分别为九与六，而兑、离、巽三画卦为八，艮、坎、震三画为七。《素问·阴阳应象大论》的"七损八益"实则根据此易理推来，要意是从后天六子返回先天父母混沌状态，为养生大要。后世房中术借用此术语别赋新意，而当知其根源在于更早形成的易学象数。

象数偏重于科学，在中医具体技术运用中随处可见，所谓病象、脉象乃至药物法象之说；而义理偏重于哲学，在中医理论阐发中则新意迭出，可见标本中气、肾命学说等，二者在《内经》各章节中交相辉映，完成了对中医学这门连接自然科学和人文科学的独特学术体系的理论建构。二者又各有所长，这正是《易传》所谓见仁见智之意。

《内经》中多次提到"黄帝坐明堂，始正天纲，临观八极，考建五常"，这一点揭示了早期建立中医学基础理论的天文学准备和象数学准备。前贤所谓"法于阴阳，和于术数"，也正是在这一系统思想指导下，才使得天人合一成为中医学的基本理念，才使得他们在《素问·宝命全形论》中获得这样的信念："能经天地阴阳之化者，不失四时；知十二节之理者，圣智不能欺也；能存八动之变者，五胜更立；

能达虚实之数者，独出独入，呿吟至微，秋毫在目。"

2. 哲学本体论要求　西方哲学认为，广义本体论指一切实在的最终本性，这种本性需要通过认识论而得到认识，因而研究一切实在最终本性的为本体论，研究如何认识则为认识论，这是以本体论与认识论相对称。从狭义说，则在广义的本体论中又有宇宙的起源与结构的研究和宇宙本性的研究之分，前者为宇宙论，后者为本体论，这是以本体论与宇宙论相对称。

生命科学的建立，无疑需要回答这些根本性的问题。西方哲学早期有"相"论，而中国哲学则以"道"为本体，开辟了独特的道理。近代西方科学哲学对于自然知识原理的探索过程，也对西方自然科学中许多概念进行了批判。其实也意味着建立哲学本体的途径并非唯一。而先秦中国哲学复杂多样，作为《内经》的思想根源，易学和道家老庄之学的哲学本体论对《内经》影响较多，最晚到《淮南子》中有来自儒道合流的影响。后者哲学上以"道"为本体，其内在逻辑要求建立象数的宇宙论和本体论。其最为经典的象数化论述来自《老子》："道生一，一生二，二生三，三生万物。"

在《内经》五运六气理论的内容结构中，最能反证这个宇宙论的结构。一方面，关于宇宙生成论，《素问·天元纪大论》："太虚寥廓，肇基化元，万物资始，五运终天，布气真灵，揔统坤元，九星悬朗，七曜周旋，曰阴曰阳，曰柔曰刚，幽显既位，寒暑弛张，生生化化，品物咸章。"这段文字旨在阐明从太虚→乾坤→五运→九星（北斗）→二十八宿→万物的生成过程。这个宇宙论的推论就是象数化的世界构造，这正体现了人与自然合一的思想思路。

而另一方面，关于五运六气这个揭示自然生态系统内部复杂结构的理论阐述，有天符、岁会、太乙天符、同天符、同岁会 5 种模式。因岁会为平气，可细推发现 60 年运气加临有 15 年内的规律。

太过不及为阳之数 9，而平气为阴之数 6，15 年内的小周期中，可见二者之比恰为叁天两地之率，此为先秦易学之成论，天地自然之道。至此可以反思，复杂系统之内部由简易规则的反复迭代而生成，可谓是易简之道以御天下之至赜，实为易学宇宙论之必然影响。

3.《内经》的主要思维逻辑　《内经》注重生命科学规律的阐发，故而脏象理论作为人体观成为重要的理论范畴。今人从脏腑形态与功能去理解脏象，而从传统的象数角度来审查，脏象学是象数方法在中医学中的应用，其实就是象类现象、意象和法象的医学运用。《素问·金匮真言论》和《素问·五常政大论》等多次在阐发脏象时重点论述了疾病的证候（病象），同时也提到时空要素的相应，还提到用数，然而可惜其法后世未详。

《灵枢》是以经络学说为主要理论来研究疾病治疗。经络学说所描述的人体观是手足三阴三阳经络为主干的网络系统，沟通了人体的表里、上下、内外、四肢百骸，使得针灸学等应用技术得以高度发展，这一独特的生命观无疑也是高度象数化的理论体系。

另一方面，在阐述阴阳离合、脉症顺逆、标本逆从、正治反治等问题的过程中，《内经》又充满了哲学意趣，体现了高度的思辨性，反映出当时作者群体对健康和疾病发展变化过程的卓越认识。

总言之，《内经》中除了直觉思维之外，在一般医学科学活动中，具体到宇宙观、人体观、生命观的知识细节里，象数思维都占据重要地位。除此之外，在一般疾病的预防、诊断、治疗过程中，无不体现着象数思维的特征。在理论归纳和阐发过程中，又深刻体现了义理之学的思辨总结能力。

《内经》主要象数思维模式

先秦时期的中国学术具有旺盛的创造力，《内经》中现存多种不同的象数思维模式可以作为医学方面的例证。基本概念的逻辑运动构成了理论架构，故而现将《内经》主要象数模式从取象、运数和判断规则等方面简述如下。

1. 五行　五行理论是在内经中占有主导地位的象数思维模式，特别是有关临床问题的脉象、证候、药性、方剂等内容非常丰富。后世中医实际的五行理论应用过程中重象而轻数，与先秦时期中医学风有较大的变化。

2. 三阴三阳 三阴三阳的独特理论形态是《内经》中特别的象数思维模式，与汉易《太玄》似乎有共同的早期源头。《素问》多篇对此有所阐发，但《内经》中多篇在运用这套术语过程中，已显示出内涵的细微差异，这个内容运用于经络的命名和运气的建构，对后世影响很大。

3. 九宫八风 该模式本质源于风角和洛书九宫、后天八卦等早期易学理论，在《灵枢·九宫八风》中保存了若干内容，其中包含着可贵的思想，所惜后世湮没无闻。其说大致以太一（岁神、北斗）处中宫招摇临御八宫，各四十五、六日，以四立、两分、两至一共八节为期限。其法以对宫相冲，不用《难经》所谓虚、实、贼、微、正的五邪说。

4. 五运六气理论 五运六气的象数模型在《内经》中是最为复杂的，简言之就是十干化运、十二支化气。而运气各有主客，客主加临，运气相合，六十花甲各有年内推步详图，自不待言。实际运气中具有非常复杂的运数规则，如河洛象数规则，五运有太过、不及与平气三类，而六气又有德、化、政、令、灾、变之象，人病应天，象亦繁复。论其大要为干支化为客运客气，年内五运与六气相错之步，年间有迁正退位之变，失常有三年化疫之机。天人相应，标本感召，《素问》认为此理当为治病之机要。

象数作为科学方法分析

现代系统科学认为，开放系统研究的方法是定性与定量相结合的综合集成方法，是专家经验、统计数据和信息资料、计算机技术三者的有机结合。而在《内经》时代，中医学研究健康和疾病的象数方法可以视为这一现代理念的古典原型，也就是综合使用古典定性与定量的方法。

1. 取象与定性分析 取象活动是根据象类的特征要求进行分类。《内经》的取象活动也是针对某个层次内的生命现象进行"定性分析"，与层次不同要素的基本属性由此确定下来。如把"怒"这种人类情绪活动现象归属于"木"的类象，把"空积沉阴，白埃晦暝"的季节气象特征归属于"太阴"（五运六气理论中六气之一）之类，如此就确定了该现象在某层次中的属性和地位。西方传统科学哲学重抽象，研究者力图概括作用与组合作用等具体过程所获得在场者的共相，这个"相"具有较强的确定性，因排除了主观的因素，凸显人工刻意地把对象孤立化。中国传统易学通过"取象"过程所获得的"象"则是在场与不在场的统一。也就是说，"象"中包含了时空要素和观察者本身，保存了质料与形式的自然统一状态，易学象数及其应用学科中医学就使用了这种科学方法进行定性分析。

2. 运数与定量分析 一般传统象数的用数之法多用干支与卦象，二者在内部通过特殊规则可以通约。运数的一般操作是从研究对象里提取其时空信息作为参数，选择主要参数作为核心要素，再根据次要参数和主要参数之间的特定运算规则，结合五行、卦象关系进行研判。中医所使用的简单象数模型可以直接从时空要素之一进行判断。如五行脏象理论可以迅速判断"瘛瘲"为"肝风"之病，其优点在于简便易行而失之于粗糙。而在五运六气这样复杂的中医象数模型内部，为细化层次和体现局部细节，则增设多个根据基本参数衍生出来的二级乃至三级概念（如甲午年，三之气少阴君火为司天之气是二级概念，而论平气则为三级概念），在后期概念系统上再进行逻辑推导，故而可以相对深入、精准，但其缺点是繁复。

运数的方法可视为现代科学定量分析的原型，其关键在于处理数量关系，可以确保一定精度要求范围内的准确性。传统方法长于宏观尺度内的整数运算，对于较大或者较小数量级的问题，多采取科学计数法后取整推算，故而也有其自身的局限性和适用范围。

3. 时空观是中医的关键科学 近现代自然科学的每次重大突破都是对传统范式时空观的变革，这是根源于人类意识的结构和世界观建构方法的根本性大问题。在这个底层的每个微调都深刻影响着整个科学知识体系。《内经》作为中国传统科学技术体系的一部分，其独特的医学科学范式根源于上述独特的时空观念，这不但是中医学的独特思维模式，也是中医关键科学问题之所在。近年来，自然科学在分形和混沌领域内的发展迅猛，其时空观的意义受到重视，后者逐渐显示出与传统象数学的某些学术上的"家族亲缘性"，是值得关注的前沿领域。

60   先秦、两汉象数思维及其对脏象理论的影响

象数思维是中国传统文化基础的思维方式，影响了包括中医学在内诸多学科理论的形成，成为中医学在医疗实践活动中收获知识、积累经验并进而形成理论体系的重要方法。理解并进一步掌握阴阳、五行等概念在脏象等中医理论里的体现与应用，就有必要认识"象数"这一重要的思维方式。学者孙相如等对先秦、两汉时期象数思维的文化渊源及其对脏象理论的影响做了探析。

先秦、两汉时期象数思维的文化渊源

1. 象数思维的产生与确立   "象数"的产生要追溯到先秦、两汉以前。《左传·僖公十五年》："龟，象也；筮，数也。物生而后有象，象而后有滋，滋而后有数。"龟卜时产生的裂纹形态便是"象"的起源，而"数"则源于占筮揲蓍及数字记录，人们通过对这两类事物的笃信来揣度事物变化、预测事态发展。可以说，从中国的神学时期伊始，象数思维便牢牢地占据了人们的信仰而得以根深蒂固、流传推广。"象"与"数"起初来源不同、意义有别，之后"象数"结合用以纪日、纪月、纪年，殷人甲骨中已有60甲子与干支的全部配合，继而又配以方位、阴阳、五行。最终，"数"的意义超越了计量、数字，与"象"紧密结合而成为代表诸多事物意义的符号。1977年中国考古学家在安徽省阜阳县双古堆西汉古墓中发现汉文帝七年（公元前173年）的太乙九宫占盘，就是以"象数"结合的形式展现了超前的数字艺术，这一形式在河图、洛书图、纳甲图等中都有体现。通过这些图与干支、八卦等内容的配合，使得象数系统进一步完善，并最终成为《易经》成书的核心思想，在《易经》中"象数"融合成熟并形成系统理论而影响深远。

随着生产水平的逐步提高，人类对自然、社会的认知能力及生产、生活的实践能力大幅度提升，巫卜之说渐渐退出历史舞台，人们对宇宙万物开始有了趋于理性的哲学思考。但象数思维模式已成为人们惯常的思考方式，且在此思维方式下产生的理论观点往往能以理服人地揭示事物的普遍规律，由此才产生了以象数思维为基础且成系统的理论著作——《易经》。如《易传·系辞传下》："古者包牺氏之王天下也，仰则观象于天，俯则观法于地，观鸟兽之文与地之宜，近取诸身，远取诸物，于是始作八卦。"一方面说明了"八卦"源于"观象"，另一方面也说明"八卦之象"能反映"万物之象"。《易传·系辞传上》："子曰'书不尽言，言不尽意。'然则圣人之意，其不可见乎？子曰：'圣人立象以尽意，设卦以尽情伪，系辞焉以尽其言，变而通之以尽利，鼓之舞之以尽神'。"说明了象数思维在表达事物意义方面具有优越性。凡此种种皆是强调了象数思维的权威性。简单来说，在一定程度上《周易》就是一本论述从卦象推导比拟物象、从物象推导比拟意象之过程的理论著作，可视之为象数思维的滥觞之作。经由《易经》构筑系统完备的"象数"系统，《易传》进一步对其阐发说明，象数思维得以确立并进一步推广传播而成为古代诸多文化思想形成的源点。

2. 象数思维的内涵外延   在中国传统文化中，"象"主要包含两层意思，即"物象"和"意象"。物象是事物外在的客观现象、形象，而意象是人们对事物的主观感知和体验感悟。《周易·系辞》曰："是故夫象，圣人有以见天下之赜，而拟诸其形容，象其物宜，是故谓之象。"说的便是先贤通过观察事物而感知并比拟得出"象"的过程。具体来说，就是人们通过观察事物客观形象进而通过比拟和推导得出其意义、内涵及与其相联系的具有同类性质的事物。由此可概而言之，"象"包含了先贤认识事物的不同层次，包括事物的形象，即物象；由物象比拟推导其意象；通过"象"再援物比类进一步充实

"象"的内容。

"数"在中国传统文化中也主要包含两层意思，即量化数字和代表事物性质的"数"。"数"产生于度量、记录和测算，有数目、数量、计算的意义，如《管子·七法》"刚柔也、轻重也、大小也、实虚也、远近也、多少也，谓之计数"，指的就是通常人们认识的用以量化的数字。此外，"数"有"自然之理""易数"等意义，如天地生成数、九宫数、河图数、洛书数等，这是因为古人在生产实践中发现自然界的普遍事物都有一定数量的规律特征，如三百六十五日、十二月、四季、五指、五趾等，古人进而对具有相同数字或相承接数字的事物进行了联系推拟和援物比类，从而使"数"成为一类富含事物性质的象征，也使其与"象"的意义共通融合。《吕氏春秋·不苟论第四·贵当》："性者，万事之本也，不可长，不可短，因其固然而然之，此天地之数也。"表明了"数"是作为自然规律的存在，万物皆有"定数"。《周易·系辞传上》"引而伸之，触类而长之，天下之能事毕矣"，则申明了"数"在自然界中的权威性。

综上可知，象数思维就是古人在观察世界的过程中通过直接观察和客观感受到的图像、数字以及符号来辩证地比拟推导事物联系、揭示自然规律，从而构筑了独特的世界观、认识观。以这一思维作为基础，古人又不断地对世间万物进行取象比类而进一步充实传统文化的思想体系。如《吕氏春秋·季春纪·圜道》："天道圜，地道方。圣王法之，所以立上下。何以说天道之圜也？精气一上一下，圜周复杂，无所稽留，故曰天道圜。何以说地道之方也？万物殊类殊形，皆有分职，不能相为，故曰地道方。"便是取象天地规律以阐发王制法度；《大戴礼记·本命》："分于道，谓之命；形于一，谓之性，化于阴阳，象形而发，谓之生；化穷数尽，谓之死。故命者，性之终也。则必有终矣。"以象数思维阐发生命活动变化；《淮南子·地形训》："天一地二人三，三三而九。九九八十一，一主日，日数十，日主人，人故十月而生……二九十八，八主风，风主虫，虫故八月而化。"将动物的孕期数与代表自然界事物的"数"联系而做类比；东汉经学大师郑玄注《易传·系辞》："天一生水于北地，二生火于南，天三生木于东地，四生金于西，天五生土于中。阳无耦，阴无配，未得相成……二五阴阳各有合，然后气相得施化行也。"将"气、天地、阴阳、五行"等事物与特定的"象数"进行系统联系。诸如此类，在象数思维模式的指导下，中国传统文化思想形成了整体联系、丰富且系统稳固的理论体系，这一体系无疑也对中医学理论的形成产生了巨大影响。

象数思维对脏象理论形成的影响

象数思维作为古人思维模式的根本基础，在引入"气一元论""阴阳""五行"等概念以后，共同构成了稳定成熟的认识论和方法论。在这一系统稳定的认识论和方法论的指导下，中医学脏象理论的产生也就顺理成章了。象数思维对于脏象理论的形成主要有以下影响。

1. 直接观察以认识脏腑形象，即脏腑"物象"　多数人在学习理解脏象理论的过程中主要着眼其"意象"而忽视了与理论相关的"脏腑形象"，象数思维的首要过程就是认识事物形象，即"物象"。无疑，《内经》作为脏象理论体系形成的滥觞，在象数思维的指导下对于脏腑的形象也有着比较充分的直接观察。如《素问·六节脏象论》："脏象何如？岐伯曰：心者，生之本，神之变也，其华在面，其充在血脉……肺者，气之本，魄之处也，其华在毛，其充在皮……肾者，主蛰，封藏之本，精之处也……肝者，罢极之本，魂之居也，其华在爪，其充在筋，以生血气……脾、胃、大肠、小肠、三焦、膀胱者，仓廪之本，营之居也，名曰器，能化糟粕，转味而入出者也，其华在唇四白，其充在肌。"除略其中对于各藏与四时之气、五色、五味的类比推导。这一段文字首先描述的就是通过直接观察得出的各脏腑生理功能的联系及表现，亦即脏腑的生理"物象"。《灵枢·肠胃》："请尽言之，谷所从出入浅深远近长短之度，唇至齿，长九分，口广二寸半……第四节肠胃所入至所出，长六丈四寸四分，回曲环反，三十二曲也。"则更是直白地描绘了解剖后肠胃的度量形态，是肠胃本身的物理形象。还有《灵枢·邪气脏腑病形》："臣请言五脏之病变也。心脉急甚者为瘛疭；微急为心痛引背，食不下。缓甚为狂笑；微缓为伏梁，在心下，上下行，时唾血……肾脉急甚为骨癫疾；微急为沉厥奔豚，足不收，不得前后。缓甚为折脊；微缓为洞，洞者，食不化，下嗌还出。"描述的是五脏病变时表现的脉象及外在症状，即五脏病理"物象"等。类似的直观观察结果在《内经》里论述颇多，有时脏腑之"物象"和"意象"被并列阐述，当我们理解了象数的思维过程，就应当有意识地重视脏象理论中对于"物象"的直接观察并加以区别解读。

2. 比拟推导脏腑的"意象" 《易传·系辞上》"子曰'书不尽言，言不尽意'"。古人认识到观察脏腑形象后的直接语言描绘是不能将脏腑生理联系、功能表现、病因病机等事物全部表达清楚的，特此在《内经》中重点提出对脏腑"意象"的比拟推导。运用援物比类方法阐发脏腑的"意象"，使得脏腑的形象活动丰富了起来，不再局限于客观观察到的形态表现。如《素问·阴阳应象大论》："东方生风，风生木，木生酸，酸生肝，肝生筋，筋生心，肝主目……北方生寒，寒生水，水生咸，咸生肾，肾生骨髓。"便是经典的推导五脏"意象"的论述，其中将五个方位、五种自然现象、五行、五味、五声、五音、五种情志等事物援入以比拟五脏生理功能，使得五脏功能与人体各生理、情志表现与自然界紧密联系起来，这一描述既基于观察也得益于比拟推导，从而形成了相对完整的五脏"意象"。《素问·金匮真言论》："东方青色，入通于肝，开窍于目，藏精于肝，其病发惊骇，其味酸，其类草木，其畜鸡，其谷麦，其应四时，上为岁星，是以春气在头也，其音角，其数八，是以知病之在筋也，其臭臊……北方黑色，入通于肾，开窍于二阴，藏精于肾，故病在谿，其味咸，其类水，其畜彘，其谷豆，其应四时，上为辰星，是以知病之在骨也，其音羽，其数六，其臭腐。"将四时、五种星宿、五谷、五畜等事物援入比拟五脏，使得五脏生理形象鲜活具体起来，指导人们进一步认识并掌握五脏特性。《素问·灵兰秘典论》："心者，君主之官也，神明出焉……三焦者，决渎之官，水道出焉。"将官制形象援入比拟五脏，使五脏的生理功能一目了然、生动具体。总之，象数思维方式下比拟推导出的脏腑"意象"使得其生理活动、功能表现等难以直接观察的现象鲜活具体起来，使人们对于脏腑的认识进一步加深。

3. 总结归纳脏腑生理、病理及诊治规律 以象数思维直接观察得到的脏腑"物象"以及比拟推导得出的脏腑"意象"奠定了中医司外揣内的基础，如《素问·评热病论》言"视其外应，以知其内脏，则知所病矣"，不仅是病理规律，五脏的生理、诊治规律也得以进一步推导总结。如《素问·上古天真论》："女子七岁，肾气盛，齿更发长；二七而天癸至，任脉通，太冲脉盛，月事以时下……丈夫八岁，肾气实，发长齿更……七八，肝气衰，筋不能动，天癸竭，精少，肾脏衰，形体皆极。"便是在客观观察的基础上以"阳数七、阴数八"与"女子为阴，男子为阳"相合，按"阴阳和合"的"意象"推导出的生长发育规律。《素问·五脏生成》："故色见青如草兹者死，黄如枳实者死……黑如乌羽者生，此五色之见生也。"在客观观察的基础上结合五脏与"五色"对应的意象，归纳了望诊五色预后疾病的规律。《灵枢·九宫八风》："风从南方来，名曰大弱风，其伤人也，内舍于心，外在于脉，其气主为热……风从东南方来，名曰弱风，其伤人也，内舍于胃，外在肌肉，其气主体重。"则以方位与五脏相联系的"意象"推导归纳了自然界不正常的气候对于脏腑的病理影响。还有如三阴三阳、灵龟八法、三部九候等指导诊治疾病的方法皆得益于运用象数思维的推导总结。

象数思维作为古人认识世界、解读自然的思维方式基础，奠定了中国传统文化思想的认识论和方法论，也从而对包括脏象理论在内的中医理论形成产生了深远影响。象数思维对于脏象理论形成的影响包括认识脏腑"物象"，比拟推导脏腑"意象"以使其生理表现、功能活动形象具体以及归纳总结脏腑相关规律3个方面，尤其是脏腑"物象"。作为医学理论，脏象理论的可靠主要源自直观、客观的观察，而观察也是象数思维展开推导、总结规律的根本基础。

61 类比思维与脏象学的建构

类比思维是中医学广泛使用的逻辑思维形式，属于中国传统文化的范畴。它与形式逻辑学中的类比法并不完全等同，有其显著的特征与重要的价值。学者邢玉瑞等认为，研究类比思维在中医脏象学中的应用，对于深入理解与科学地研究中医脏象学，均有十分重要的意义。

类比思维的概念、形式、特点

类比思维是指古人受天人合一理念的影响，在对自然界观察的基础上，将具有相似或相同特征即象的事物划为一类，并在类的基础之上进行比较、推导，确定不同类间的联系，使知识在不同类间迁移的一种思维方式。其在中医理论体系中的运用也可称为中医类比思维。

类比思维的基本形式可分为三种：①比类。比类就是古人在对自然界直接观察的基础上，发现不同现象或事物之间的相似性，将其联系起来归为一类的方法，也是原始思维的进一步发展。《内经》对此十分重视并广泛加以应用。如《素问·示从容论》"夫圣人之治病，循法守度，援物比类，化之冥冥"，即强调比类方法在疾病的诊治活动中具有重要的作用。②类推。类推是在比类的基础上发展而来。由于知识的扩展，类可能具有更广泛的意义，可以涵盖更多的事物，具有推演的特征或功能，可以从作为前提的类、模型或命题推演出另一类的属性。即它的推理性质已超越了比类的范围而进一步增强。③比附。比附就是在不同的类之间建立某种必然性的联系，表现为对类的一种表象的理解。比附具体有附象与附数两种。在所有的比附中，又以五行最为突出和典型。对五行的比附，从单一行看比附是附象，而从整个五行的比附来看则是附数。上述三种基本形式，也是类比思维发展的三个不同阶段，在实际运用中又密不可分，统一于类比思维之中。

类比思维的特点，首先，它是一种做横向运动的思维形式。所谓思维的横向运动，就是指思维是在个别或具体的事物与现象之间做水平方向的运动，即从个别走向个别，从具体走向具体，思维中所涉及的两端之间并无任何知识上的类属关系。其次，它具有联想性。在类比活动中，通往各个端点的大门始终是打开的，甚至在各个端点之间就根本不存在任何屏障。于是，一个没有边际约束的空间使得联想的飞翔成为可能。因此，联想具有随意的性质，不像推理必须在一个限定的范围内循规蹈矩，它可以跨越巨大的种类界限和知识空间，在两个看似完全不着边际的物象之间建立联系。只要这两个物象在某一点上具有相似性，思维就可以在此二者之间驰骋。

类比思维在中医脏象学中的应用

中医脏象学对脏腑生理功能与特点、气血循环与作用的认识，以及经络系统的建构，都借用了类比思维的方法。概而言之，可分为以下几个方面。

1. 建构脏象系统，阐释脏腑功能 《素问·五脏生成》"五脏之象，可以类推"。通过对"象"的类比推理，中医学将人体五脏六腑与形体官窍、生理心理活动，乃至自然界的物象联系起来，构成了中医学的脏象系统。如《素问·阴阳应象大论》："东方生风，风生木，木生酸，酸生肝，肝生筋，筋生心，肝主目……神在天为风，在地为木，在体为筋，在脏为肝，在色为苍，在音为角，在声为呼，在变动为握，在窍为目，在味为酸，在志为怒。"此段原文，即以五行为框架，将五脏、四时、五方、五气、五味、五色、五体、五官、五志等联系在一起，从而构建了中医的肝脏象理论。

中医学对脏腑生理功能的认识，也多借用类比思维以推论，如《素问·灵兰秘典论》将脏腑与社会系统相类比，不仅说明五脏六腑是统一和谐的整体，同时也阐述了五脏六腑的主要生理功能及地位，指出"心者，君主之官也，神明出焉。肺者，相傅之官，治节出焉。肝者，将军之官，谋虑出焉……凡此十二官者，不得相失也。故主明则下安，以此养生则寿，段世不殆，以为天下则大昌。主不明则十二官危，使道闭塞而不通，形乃大伤，以此养生则殃，以为天下者，其宗大危，戒之戒之"。《素问·六节脏象论》则借用自然界气候、物候的特点以说明五脏的生理功能及其特点，如对肾的论述"肾者，主蛰，封藏之本……为阴中之少阴，通于冬气"。即以冬天的气候、物候特点推论肾的生理功能及其特点。

在脏象理论中，五脏、六腑、奇恒之腑都具有自己的生理特点，而对这些生理特点，同样是通过类比思维来认识的，如《素问·五脏别论》"脑髓骨脉胆女子胞，此六者，地气之所生也，皆藏于阴而象于地，故藏而不泻，名曰奇恒之腑。夫胃大肠小肠三焦膀胱，此五者，天气之所生也，气象天，故泻而不藏，此受五脏浊气，名曰传化之腑，此不能久留，输泻者也"。此段原文，即以天地的"藏泻"特点为依据，推论出奇恒之腑像大地之包纳收藏，贮藏阴精传化之腑像天体之运转不休，不断地传化水谷。

2. 推论气血运行，阐述阳气生理　中医学在没有必要的实验性研究的情况下，是不可能对呼吸生理、血液循环产生正确认识的。但这并不妨碍中医学从总体上提出气血循环的理论。中国古人很早就认识到宇宙万物有着周而复始的环周运动，并将其概称为"圜道观"，《吕氏春秋·圜道篇》明确指出：日夜一周，圜道也；月躔二十八宿，轸与角属，圜道也；精行四时，一上一下各与遇，圜道也；物动则萌，萌而生，生而长，长而大，大而成，成乃衰，衰乃杀，杀乃藏，圜道也。"中医学也以"圜道观"为依据，明确提出了"经脉流行不止，环周不休"（《素问·举痛论》）的观点，只不过其论气血的循环，大多以胃为中心，如《灵枢·玉版》"人之所受气者，谷也。谷之所注者，胃也。胃者，水谷气血之海也。海之所行云气者，天下也；胃之所出气血者，经隧也。经隧者，五脏六腑之大络也"。《灵枢·五味》亦指出："谷始入胃，其精微者，先出于胃之两焦，以溉五脏，别出两行，营卫之道。"这里，认为胃为气血之源头，并借助海之行云气于天下，推论胃之所出气血通过经隧而布散五脏六腑。而十二经脉首尾衔接的气血循环，则如《灵枢·经脉》所论，始于中焦，由肺手太阴之脉起，循十二经脉流注次序，而最后复归于肺，形成气血的循环圈。如此，终而复始，与天地同纪。

对气血运行的病理变化，中医学也借用类比思维来认识。如《素问·离合真邪论》即借用气候变化对江河之水的影响，推论六淫邪气对经脉气血的影响，指出"天地温和，则经水安静天寒地冻，则经水凝泣，天暑地热，则经水沸溢，卒风暴起，则经水波涌而陇起。夫邪之入于脉也，寒则血凝泣，暑则气淖泽，虚邪因而入客，亦如经水之得风也，经之动脉，其至也亦时陇起"。韦协梦《医论三十篇》用河水的运动，以说明气的运动："气不虚不阻……譬如江河之水，浩浩荡荡，岂能阻塞，惟沟浍溪谷水浅泥淤，遂至壅遏。不思导源江河，资灌输以冀流通，惟日事疏凿，水日涸而淤如故。古方金匮肾气汤乃胀满之圣药，方中桂、附补火，地、薯补水，水火交媾，得生气之源，而肉桂又化气舟楫，加苓、泻、车、膝为利水消胀之佐使，故发皆中节，应手取效。"其对气虚的病机、治法及金匮肾气汤的组方原理应用类比思维的方法做了形象而微妙的阐述。

中医学对阳气生理的认识，常借用太阳作为类比推理的依据，如《素问·生气通天论》："阳气者，若天与日，失其所则折寿而不彰，故天运当以日光明。"此即将阳气与太阳相比，一方面从太阳的发光、发热等，推论出阳气具有温熏、蒸化及"阳因而上，卫外者也"等作用；另一方面，可根据日出日落来推导人体内阳气的消长规律。如《素问·生气通天论》："阳气者，一日而主外，平旦人气生，日中而阳气隆，日西而阳气已虚，气门乃闭。"《灵枢·营卫生会》亦指出："日中而阳陇为重阳，夜半而阴陇为重阴……夜半为阴陇，夜半后而为阴衰，平旦阴尽而阳受气矣。日中为阳陇，日西而阳衰，日入阳尽而阴受气矣。"即阳气的昼夜消长与太阳的昼夜运动周期同步，而这无疑是通过对太阳的观察，类推及人的结论。

太阳，在古代是对人类影响最大的自然物。通过对太阳观察，古人不仅推知阳气的生理作用，同时也推出很多的理论，其中较有影响的当为朱丹溪的"阳有余阴不足论"及张景岳的"大宝论"。从同一对象出发，竟然推出几乎两种截然不同甚或矛盾的观点，让人有些费解。这是因为类比思维具有联想性特点，从同一对象的不同属性或作用出发，可以联想到不同的事物或现象，而产生不同的结论。朱丹溪《格致余论·阳有余阴不足论》："天地为万物母。天，大也，为阳，而运于地之外地；居天之中，为阴，天之大气举之。日，实也，亦属阳，而运于月之外月，缺也，属阴，察日之光以为明者也。人身之阴气，其消长视月之盈缺。"朱丹溪将日月相比，从日常圆推出阳常有余，从月之盈缺推出阴常难成。而张景岳《类经附翼·大宝论》："凡万物之生由乎阳，万物之死亦由乎阳。非阳能死物也，阳来则生，阳去则死矣。试以太阳证之可得其象。夫日行南陆，在时为冬，斯时也，非无日也，第稍远耳，便见严寒难御之若此，万物凋零之若此。然天地之和者，惟此日也；万物之生者，亦惟此日也。设无此日，天地虽大，一寒质耳。人是小乾坤，得阳则生，失阳则死。"如此，张氏从太阳的唯一性出发，即"天之大宝，只此一丸红日"，而推出"人之大宝，只此一息真阳"。双方的类比对象虽然相同，但出发点、推理过程皆不同，得出的结论自然也不尽相同。

3. 建构经络理论，阐释气血多少　经络学说是中医学的组成部分之一，在经络学说中，也运用了类比思维来建构和阐释其理论。如经脉之数定为十二，就是从天人合一的类比推理而来，《素问·阴阳别论》："人有四经、十二从……四经应四时，十二从应十二月，十二月应十二脉。"《灵枢·阴阳系日月》并具体论述了十二月与十二脉的对应关系。即以经脉配十二月建立经脉循环，则经脉在数量上需要满足十二条，故经脉之数不足十二时，则将原先五脏中的心脏分为心与心包络，以凑足其数。而当经脉之数超过十二时，三阴三阳分类已不能容之，则另立奇经八脉以统之。

《内经》对十二经之血气多少的阐述，也使用了类比思维。《灵枢·经水》根据"经脉十二者，外合于十二经水，而内属于五脏六腑。夫十二经水者，其有大小深浅广狭远近各不同，五脏六腑之高下小大、受谷之多少亦不等"的原理，具体阐述了十二经脉与十二经水的对应关系，应用类比思维的方式，将人身的十二经脉与十二条河流相类比，借河流之大小、水量之多少、源流之长短远近，说明"十二经之多血少气，与其少血多气，与其皆多血气，与其皆少血气，皆有大数"《灵枢·经水》。在临床应用时，根据"其源流远近固自不同"，"而刺之浅深，灸之壮数，亦当有所辨也"（《类经·经络》）。

《难经·二十七难》借用类比思维的方法，形象地阐明了奇经八脉不同于十二正经，具有储藏调节十二经脉富余气血的功能，指出"经有十二，络有十五，凡二十七气，相随上下，何独不拘于经也，然圣人图设沟渠，通利水道，以备不然，天雨降下，沟渠溢满，当此之时，霶霈妄行，圣人不能复图也，此络脉满溢，诸经不能复拘也"。其他如四海理论的提出、五输穴的阐述，无不借用类比思维以推论。

综上所述，古人利用类比思维，参照自然界的各种事物和现象，以建构脏象、经络理论，推论经脉气血运行与多少，阐述脏腑功能及阳气生理等。类比思维的应用，有力地促进了中医脏象学的形成同时，由于偏重于物象的类比，也造成了中医脏象学重功能而轻形质、重关系而轻实体等特点，在一定程度上阻碍了中医脏象学的发展。

62　援物比类在脏象学构建中的发生学意义

《素问·五脏生成》："五脏之象，可以类推。"正是通过对"象"的"比类"，中医学将人体五脏六腑与形体官窍、生理心理活动，乃至自然界与社会的物象联系起来，构建了中医学的脏象学。中医学对"援物比类"方法的应用可以归纳为两大类型：①"比类"说理。在这里中国古代的哲学理论以及多学科知识等是作为表述的工具。②"比类"推理。即从普遍的哲学命题出发，通过"天人一理"原理进行比类，导致新理论的发生。正如邢玉瑞所说："在中医学中，取象比类有推导与说理的不同。"鉴于此，学者李如辉等将"援物比类"方法的应用，为"比类"说理与"比类"推理分别做了论述，尽管实际应用上有时两者很难截然区分。

比类说理

中国古代的哲学理论以及多学科知识，为中医脏象学的构建提供了重要的表述工具，具体体现在概念的移植、嫁接、改造与应用以及理论原则的引入与说理两个方面。

1. 概念的移植、嫁接、改造与应用　脏象学的理论体系由诸多命题组成，而命题又是藉名词概念来表达的，概念是思维之砖，孔子："名不正，则言不顺；言不顺，则事不成。"（《论语·子路》）脏象学的一系列概念大量来自中国古代哲学学说概念的移植、嫁接、改造与应用，重要而又普遍的如①精、气：如脏腑之精，脏腑之气，水谷之精，谷气，先天之精，后天之精，元气，中气，宗气等均来源于哲学精气概念的移植、嫁接、改造与应用；②隐、显与有、无：如脏象、有形无形、脏腑体用与表里、司外揣内（以表知里）等概念都与哲学的显隐、有无范畴相纠葛；③形、神：如形脏、神脏以及形神关系、七情学说等有关概念皆来自哲学形、神范畴的移植应用；④阴阳：如脏腑阴阳、肾阴肾阳、心阴心阳等均来自哲学阴阳范畴的移植嫁接；⑤五行：心-火、肺-金、肝-木、脾-土、肾-水的相互配属，以及五脏系统之间的生克、胜复、制化、乘侮、母子相及等均来自哲学五行学说的移植嫁接等。

2. 理论原则的引入与说理

精气学说使脏象学构建了脏腑之精化生脏腑之气、脏腑精气运行不息推动脏腑功能活动的理论。

阴阳学说用于说明脏腑的阴阳属性，使脏象学构建了脏腑精气分阴阳，脏腑阴阳对立统一推动脏腑生理功能活动，并维持了脏腑自身的协调平衡的理论。

五行学说则将复杂的人体组织结构划分为五大功能系统，五大功能系统以五脏为中心，联系六腑、五官、九窍、五体、五志以及自然界的五方、五时、五气、五化、五色、五味等，体现了人体整体功能的统一、形神的统一、人与自然环境的统一、人与社会环境的统一。从而，"使脏象理论业已具备的系统观，采用了统一的表述方式，并进一步具体化、明确化、条理化"。

援引军事理论的说理，如"兵法曰：无迎逢逢之气，无击堂堂之阵；刺曰：无刺熇熇之热，无刺漉漉之汗"（《灵枢·逆顺》）；援引自然现象的说理，如"气之不得无行也，如水之流，如日月之行不休"（《灵枢·脉度》）；援引农耕生产现象的说理，如"下有渐洳，上生苇蒲，此所以知形气之多少也"（《灵枢·刺节真邪论》）；援引社会现象的说理，如《素问·灵兰秘典论》"心者，君主之官也，神明出焉"；援引地质学知识的说理，如《管子·地数篇》"上有丹沙者，下有黄金；上有慈石者，下有铜金……此山之见荣者也"；援引天文学知识的说理，如《素问·五运行大论》："地者，所以载生成之形类也，虚者，所以列应天之精气也。形精之动，犹根本之与枝叶也。仰观其象，虽远可知也。"

比类推理

在中医学术史上，似乎历代医家运用取象比类于比喻说理、论证阐发的，要远较借之以推导演绎、寻求新知的为多。从量的角度，确实如此。但从质的角度，"比类"推理产生新知的效应，又是"比类"说理所不具备的。

1. 心（心包络）

（1）心化赤为血：据《内经》记载可知，其对血的把握是在对人体实施自觉的解剖来达到的。《灵枢·经水》："夫八尺之士……其死可解剖而视之……脉之长短，血之清浊……皆有大数。"《内经》对血色赤的自觉观察，为"心化赤为血"理论的发生提供了关键的特性。盖心属火，火色赤，"比类"推理即可导出"心化赤为血"理论。

（2）心其华在面：心其华在面，多数学者认为其机制在于"由于头面部的血脉极其丰富"。但披阅《内经》，并不见有面部组织薄嫩、血管丰富的解剖记载。由此可见，解剖及经络学说均无法构思出"心其华在面"理论。王新华指出："不仅心之华在面，其他脏腑的气血阴阳，同样也上荣于面。"这无疑是符合临床所见的。可知，生理、病理的观察乃至治疗反证对于"心其华在面"的理论构思也是无能为力的。我们倾向于认为，出于五行介入对人体整体性作出归纳说明的需要而应用"援物比类"方法，是该理论赖以发生的途径。具体地，《素问·六节脏象论》"心者……为阳中之太阳，通于夏气"。《素问·阴阳应象大论》"人上配天以养头"。心为阳，头面为人体上部亦为阳，同气相求，故"心其华在面"。这种思维逻辑在《内经》是广泛应用着的，如《素问·太阴阳明论》"故伤于风者，上先受之；伤于湿者，下先受之"。

（3）心在窍为舌：五脏开窍理论并不具备所谓的经络依据。有人认为形态结构上的一致，是窍藏对应关系构思的依据之一。盖心为一倒置圆锥体，舌呈扁圆形，当舌自然收缩时，舌恰像一缩小的心脏。这一观点的前提是《内经》对内脏的解剖形态必须有一定的了解。应该说这一前提是具备的，这一前提一旦成立，那么"援物比类"作为《内经》广泛应用的方法，基于形态结构的相似性，进而进行类比，继而导致"脏窍"关系认识的发生是可能的。因而，这一观点无疑有其存在的根据和价值。

（4）心包络代心受邪：古代医家藉"国家类比"认为，心为人身之君主，不得受邪，所以若外邪侵心，则心包络当先受病，故心包有"代心受邪"之功用。如《灵枢·邪客》："心者，五脏六腑之大主也……邪弗能容也。容之则心伤，心伤则神去，神去则死矣。故诸邪之在于心者，皆在于心之包络。"可见，心包络"代心受邪"的理论认识乃心与"君主"比类确立后的进一步衍生物。

2. 肺

（1）肺气肃降："肺气'肃降'是从'金'行特性中'比类'推导出来的，是以'金'行特性为参照系，采用'援物比类'（《素问·示从容论》）的结果"。依据在于《内经》运气七篇的升降理论。《素问·天元纪大论》："然天地者，万物之上下也；左右者，阴阳之道路也。"《素问·五运行大论》："上者右行，下者左行，左右周天，余而复会也。"人身一小天地，天人一理，因肺为"华盖"，在五脏六腑中位置最高，故肺气从右下降。《素问·六元正纪大论》："秋气东行……秋气始于上……秋气始于右。"这是通过气候变化的规律，阐述了秋气从西方开始，西方在右，逐渐向东运行，联系五行学说的取象比类，肺属金，金令主于秋，秋气收藏肃杀，位居西方，其气从右而降，《素问·刺禁论》"肺藏于右"，即肺气从右下降。"肺藏于右"实"肺气肃降"的同义表述。

（2）肺主诸气合成宗气：肺主生成诸气，合成宗气，是"天地合气而万物化生"这一关于自然界演化原理的"援物比类"的理论成果。解剖学发现，肺为"华盖"，并由此演化为人体后天之"天"。《灵枢·九针论》："一者，天也；天者，阳也。五脏之应天者肺；肺者，五脏六府之盖也。"脾为人体后天之地。"天覆地载，万物悉备"（《素问·宝命全形论》）。人体亦同此理。人体之"天地合气"，即肺脾合气，而"万物化生矣"（《素问·至真要大论》）。藉此思辨，《内经》认为宗气、营气、卫气、血与津液的生成无一例外地经历以下两个过程——"谷入于胃"与"传与肺"。如《灵枢·刺节真邪》"真气者，所受于天，与谷气并而充身也"。《灵枢·营卫生会》"人受气于谷，谷入于胃，以传与肺，五脏六府皆以受气。其清者为营，浊者为卫"。《灵枢·营卫生会》："中焦亦并胃中，出上焦之后。此所受气者……上注于肺脉，乃化而为血。"《素问·经脉别论》："饮入于胃，游溢精气，上输于脾，脾气散精，上归于肺……水精四布。"

（3）肺在窍为鼻：肺在窍为鼻理论并不具备所谓的经络依据。有人认为肺呈锥体，位于纵膈两侧，鼻亦如此，形态学的相似是其发生学原理之所在。

3. 脾

（1）脾主运：与脾主化的发生学途径完全不同的是，脾主运功能认识的发生主要在于五行的"比类"推导。脾属土是脾主运理论赖以推导的大前提。它源于古代哲学中土生养万物、万物以土为本的思想。《管子》："中央曰土，土德实辅四时入出。"这一观点被引入医学后，则用以说明脾胃在五脏六腑中的重要性——转输精微以"灌四傍者也"（《素问·玉机真藏论》）。

至于"脾气散精……上归于肺"（《素问·经脉别论》），其发生学途径与脾灌溉四傍又有所不同，它是执"天地合气，化生万物"这一自然界演化原理"比类"推理的结果，盖肺为华盖，为人身后天之天，脾属土为人身后天之地，"天覆地载，万物悉备"（《素问·宝命全形论》）。人体亦同此理，藉此思辨，故有"脾宜升则健"（《临证指南医案·卷三·脾胃·华岫云按》）、"脾主升清"之说。此外，"脾为后天本"理论的发生学依据亦有着藉以上哲学命题"比类"推理的因素。

（2）脾主四肢：中国古代有着四肢为四隅、四维的空间方位说。张景岳《类经》"四维，四肢也"。任应秋《阴阳五行·河图洛书说》："九宫之数，戴一履九，左三右七，二四为肩，六八为足，五居中央。""二数在上方九数的右角，四数在上方九数的左角，是为二四为肩；六数在下方一数的右角，八数在下方一数的左角，是为六八为足，五数独居于四正四隅的中央。"这样把一三七九四个阳数居四方称四正，把二四六八四个阴数居四隅称为四维。由此，把四隅之数的肩、足而类推为四肢，四隅即是四维。如《淮南子·天文训》有"东北为报德之维""西南为背阳之维""东南为常羊之维""西北为蹄通之维"。这是把四维与方位联系在一起的最早论述。《素问·气交变大论》"土不及，四维有埃云润泽之化""其眚四维，其藏脾，其病内舍心腹，外在肌肉四支"。可见，脾主四肢实"土生四象"命题在医学领域的具体贯彻。

4. 肝

（1）肝主疏泄：关于木的特性，《尚书·洪范》"木曰曲直""'曲直'……引申为……条达、舒畅"。《礼记·月令篇》："孟春之月……其器疏以达……盛德在木。"可见，木即具"疏泄"，于此，《内经》是颇为认同的，《素问·五常政大论》："木德周行……其用曲直……其藏肝。"如此，执木之特性便可推衍出肝主"疏泄"的结论。马月香就肝主疏泄的发生学依据进行探讨后指出："中医学的整体观念是表象综合、援物类比肝主疏泄的主要依据。"

（2）肝性喜条达、主升发：《血证论》"肝属木，木气冲和条达"。唐容川此语实道出了肝喜条达生理特性认识的发生学原理，即"条达"之认识系在肝属木理论的基础上，藉木之特性类比推理的结果。《素问·阴阳类论》"春甲乙青，中主肝"，谓脏气法时肝主春。《素问·四气调神大论》"春三月，此谓发陈，天地俱生，万物以荣"。春三月阳气始发，内孕生升之机，借此物候以"比类"，则肝气升发可知。

（3）肝在窍为目：肝在窍为目理论同样不具备所谓的经络依据。故有人认为肝呈楔形，分左右两叶，眼为横置卵形，与肝相似，即形态学的相似是"肝在窍为目"理论的发生学原理之所在。

5. 肾

（1）肾者主蛰：蛰是指自然界昆虫、兽类的冬眠现象，《说文解字注》："蛰，藏也……凡虫之伏为蛰。"即寓潜藏、封藏、闭藏等义。《易传·系辞下》："龙蛇之蛰，以存身也。"可见，蛰乃虫兽赖以存身的一种行为。"肾者主蛰"语出《素问·六节脏象论》，意谓肾脏具潜藏、封藏、闭藏之生理特性。其理论的发生归纳起来主要有两个方面：①脏气法时理论。在肾脏法时这一点上，《内经》前后各篇具有高度的一致性——皆以肾应冬；②"比类"推理。由于肾应冬，而冬日"蛰虫周密"（《素问·脉要精微论》）。天人一理，"比类"推理，则知"肾者主蛰"。《素问·六节脏象论》"肾者主蛰……通于冬气"。这正是《内经》对"肾者主蛰"理论发生学原理的自白。

（2）肾在窍为耳：肾在窍为耳理论也不具备所谓的经络依据。故有人认为其发生学原理在于形态学的相似，盖肾左右各一，耳亦左右各一，二者皆呈蚕豆形。

综上可见，"援物比类"方法对于中医脏象学的构建具有重要的发生学意义，其中，"比类"说理为中医脏象学提供了实用、有效的表述工具；而"比类"推理又直接构建出诸多脏象理论。深入研究"援物比类"方法对于中医脏象学构建的发生学意义，对于从本质上认识脏象学具有重要价值。

63 象思维与躯体化症状：五脏疾病表达的文化心理学途径

　　"心理问题的躯体化"是指人们在发生心理不适时，不是或较少以焦虑、恐惧及情绪变化等心理化的方式呈现，而是以头痛、腰痛和胸痛等自感躯体症状的方式呈现，但常规的医学检查又不能证实器质性病变的存在。由于未能发现病理学基础，因此患者的躯体化主诉便不能进入生理疾病的范畴而得到对应的医学处理；反复体现出这种表达倾向和求助模式的人，往往被认为是潜在的心理疾病患者。躯体化一词遂被以 DSM 为代表的各种标准化精神病治疗手册广泛认可，成为一个通行的心理疾病标签。一定程度上，正是由于西方医学的高"准入门槛"，才使得躯体化不能归入生理疾病之门，只能从属于心理疾病之所；虽然患者本身并不一定认同，但依据现行疾病划分标准，仍欠缺将其纳入医学范围的足够证据。

　　与此同时，20 世纪 70 年代以来，许多跨文化学者和治疗家发现，东西方人群的躯体化临床报告率存在显著区别：非西方社会人群的躯体化报告率远较西方人群高，这一现象在抑郁症患者的临床报告中体现得尤为明显。针对我国大陆人群的相关研究也显示，我国精神科门诊患者的躯体化报告率一直居高不下，以躯体化症状为临床主诉的患者往往达到 70% 以上。为此，也有学者开始尝试从人类学的角度探讨，但国内目前关于躯体化的文化心理成因的分析，总体上仍然较为少见。

　　为从本土文化心理视角考察躯体化现象，尤其是中国患者的高躯体化主诉现象，就不得不提及中华民族特有的"意象思维"模式。"意象思维"也称为"象思维"；其中，"'象'表现着事物类的形象，建构了思维模拟的范式，并表征或象征着某种意义。这三个方面有机地构成了'象'的意义空间，由此也产生出其特有的思维功能。"这种思维方式以天人合一的整体宇宙观为基本出发点，注重认知主体的感性直观和体验联想，通过不断地观物取象和取象比类将世界万物构想成一个有机的整体，并以"以象诠象"的方式对事物之间的联系进行比拟和说明。象思维形塑着中国人的基本认知方式，是传统中国人探索世界的基本思维工具，奠定着中国人的普遍文化心理。象思维近年来被国内学者提倡，源自于学界对以工具理性和科学主义为基本特征的"概念思维"的深入反省和对中华民族的原创性思维方式的呼唤。但这些努力多局限于哲学、艺术和中医等传统学术领域，较少在其他新兴学科和论题中得到应用。在心理学的研究中，仍鲜有文献提及这一思维方式对文化心理的建构。学者吕小康等重点论述了意象思维模式下的身体观和医学观如何塑造中国人在疾病表达上的躯体化倾向，以及这对当下医学与心理治疗实践的实际影响。

象思维下的医学身体观

　　中国古代医学传统中的身体观无不体现着意象思维的痕迹，中医的脏象学是这一思维观的典型体现。"藏象"现也通常写作"脏象"（类似地，"藏府"现通行写作"脏腑"）。中医脏象学是中医理论体系的核心，也是传统中国人身体观的基本理论形态。它是古代医家运用象思维方法，结合粗略的解剖知识而建立，综合体现了中国人对人体脏腑的形态、性质、功能的认识和探究，反映出中华民族特有的思维方式与认知方式。

　　1. 脏腑构成　中医根据五行之象，从直观经验入手，按照功能行为相同或相似则归为同类的原则，构建脏象理论。脏象学的象思维特征，首先体现在中医所谓的脏象，既与实体解剖脏器有关，又不能完全理解为实际的解剖学器官，而更多地作为一种特殊的功能分类系统。它既是"实指"，又是"虚指"。所谓实指，是指中医的脏腑确实有其解剖学依据，例如五脏六腑，一般而言，五脏即指心、肝、脾、肺、肾，六腑是指胆、胃、大肠、小肠、膀胱、三焦。其中，除三焦的具体位置存在争议外，其余各种器官的存在是确定无疑、可感可触的。所谓虚指，是指中医学里的五脏六腑，又不能简单地理解为解剖学器官。否则，既有可能（从西方医学的角度看）找不到对应的实体（如三焦），更可能无法理解中医对脏腑的特有认知方式。

例如，中医典籍中的肝，很难等同于现代医学解剖视角中的肝。《素问·刺禁论》："愿闻禁数？岐伯对曰：脏有要害，不可不察。肝生于左。"这种"肝生于左"的观点，很难与肝在人体右侧的解剖学事实相匹配。对于这一问题，历代医家与当下学者都有过深入探讨。台湾学者皮国立在细致地梳理这一历史争论后发现，"在近代以前，医家们虽各执己见，发表医论，对《内经》'肝生于左'的内容有所发挥，但以治疗为主，众人并不认为《内经》所言'肝生于左'有什么破绽或不完整的地方。"实际上，即便是当下的中医践行者，也不断地强化一个基本理念：中医的五脏不是解剖的五脏，千万不可简单对等；脏象学的创生虽以原始的解剖学为始基，但在发展过程中逐渐出现了"从实体到功能"的演变，脏象推演认识取代实体解剖认识而成为主流观点，使得中医的身体观是虚拟气化的身体观而非形质化的身体观，其重点在于功能形态而不是形态结构。

因此，中医脏象说作为传统中国主导性的医学身体观，在论述身体的组织与构成时，具有极强的灵活性，是一种充满想象力的身体观。同时，中医以阴阳五行为纲，将自然界的各种变化与藏府的生理病理表现相联系，推演与自然界五方、五季、气候、五色、五味、五化、五音、五谷等的对应之"象"，并利用阴阳五行的特性及生克制化，将自然现象与人体的器官与心志相联，构建人体内外环境的整体联动系统。如"夫言人之阴阳，则外为阳，内为阴。言人身之阴阳，则背为阳，腹为阴。言人身之脏腑中阴阳，则脏者为阴，腑者为阳。肝、心、脾、肺、肾，五脏皆为阴，胆、胃、大肠、小肠、膀胱、三焦，六腑皆为阳。"（《素问·金匮真言论》）这是以天人同构的模式，将阴阳赋诸以形体之象。而"东方生风，风生木，木生酸，酸生肝，肝生筋，筋生心，肝主目……神在天为风，在地为木，在体为筋，在脏为肝，在色为苍，在音为角，在声为呼，在变动为握，在窍为目，在味为酸，在志为怒"（《素问·阴阳应象大论》）。这是进一步地将躯体、情志与多重意象结合，使得人身成为一个"万象更迭"的小天地。

中医学以象思维的方式理解人体与世界，以阴阳五行的理论规范脏器功能的内涵，总结和推演各种生命现象与脏腑气血、阴阳五行的关系，建立了比较完整的脏象理论体系。这种理论的创造只能是意象性的而不是逻辑性的，但它却在事实上奠定了中医生理、病理、诊断、治疗等各方面的理论基础。如吕爱平所言，"中医学用象思维和综合方法所获得的脏腑概念已经不是人体脏器实体的简单映像，而是一种思维创造，脏腑概念具有模型性质，是一种思维模型"。在西方近现代的医学思想传入中国之前，中国人并未认真反思这种身体观有何不妥，而是据此指导医学实践并取得了自己的独有成果。这自然而然地加强着民众对这一思维的信心和依赖，至今仍然绵延不绝。

2. 气与经络　脏象学的象思维特征，还体现在其经络气血观上。中医论者通常将中医身体观称为"气化身体观"，以"气"这一概念的模糊性、弥漫性和多重性，解释传统身体观的独特性。中医学对气血、津液、经络的认识，都渗透着意象思维的特征。

例如，"天地之间，六合之内，其气九州、九窍、五脏十二节，皆通乎天气"（《素问·生气通天论》）。这是将整个身体置于气的笼罩之下，建立起气与身体的"必然"关联。"夏三月，此为蕃秀。天地气交，万物华实，夜卧早起，无厌于日，使志勿怒，使华英成秀，使气得泄，若所爱在外，此夏气之应，养长之道也；逆之则伤心，秋为痎疟，奉收者少，冬至重病"（《素问·四气调神大论》），这是将气与季节相匹配，说明病理的产生。"人有五脏化五气，以生喜怒悲忧恐"（《素问·阴阳应象大论》），这是以气论证五脏的功能。所有这一切，都在于通过观察自然世界的各种物象，应之于各种身体之象，从而使得人身与天地在象的层面上达成动态的协调。

　　而经络观的出现，更是将五脏六腑、五官九窍、四肢百骸、皮肉筋骨等器官和组织有机地联系成一整体，成为脏象学的主要内容。经络学说的成型，也是象思维运作的结果，是医家用意构建的特殊理论形态。例如，《难经·八难》中认为"诸十二经脉者，皆系于生气之原。所谓生气之原者，谓十二经之根本也，谓肾间动气也"，这是将气与脉相结合，论述两者的统一性。《难经·十四难》认为，"上部有脉，下部无脉，其人当吐，不吐者死。上部无脉，下部有脉，虽困无能为害。所以然者，人之有尺，譬如树之有根，枝叶虽枯槁，根本将自生。脉有根本，人有元气，故知不死"，这以树木的生长状况来比拟人的脉象。《脉经·平人迎神门气口前后脉》记载，"右手寸口气口以前脉阴阳俱虚者，手太阴与阳明经俱虚也。病苦耳鸣嘈嘈，时妄见光明，情中不乐，或如恐怖"，这是脉象与心理症状的关联。诸如此类的意象关联，在医学古籍中举不胜举。

　　有意思的是，中医的经络理论不仅在理论内容上极具意象性，在表达风格上也是一以贯之，这与西方的医学理论及其表达方式迥然不同。栗山茂久在比较中医与古希腊的脉搏理论后认为，中国古代的医书，其语言风格更类似于文学作品，而非（西方意义上的）医学著作。例如，《脉经·脉形状指下秘诀第一》："浮脉，举之有余，按之不足。芤脉，浮大而软，按之中央空，两边实。洪脉，极大在指下。滑脉，往来前却流利，展转替替然，与数相似。数脉，去来促急。促脉，来去数，时一止复来。弦脉，举之无有，按之加弓弦状。"这里与其说是一位中立的观察者在客观地描述什么是作为实体的各种"脉"，不如说是一位全身心投入其中的治疗者在艺术性表达他对各种脉的感受是什么；认知主体对事物本质的定义，直接等同于他们对事物的观感。这种论述只有在意象思维的论域中才有可能产生和被理解，因为它并不是科学式的抽象与综合，而是哲学式的思辨与体悟。

　　应当说，通过观感和体悟得到的本质，与通过定义和抽象得到的本质，实际上是截然不同的。中医的这些观点，若衡之以西方科学的眼光，是极不严格、欠缺逻辑基础的，但在中国人的思维方式中，却完全可以欣然接受。实际上，经络是否存在，本是西方医学难以验证的问题；但对中医和许多中国人而言，其存在的充分性几乎是毋庸置疑的。许多中国人对中医的首要印象，便是"脉诊"；而在大陆中小学施行数十年之久的"眼保健操"，也从小塑造了国人对经络穴位的认识；平时常用的各种风油精、白花油、风湿跌打膏药等居家药品，在说明书中也往往附有各种简易的经络穴位图示，指明涂抹或粘贴于某处，会有何种疗效；武侠小说与电视剧的长盛不衰，更是一定程度上促成了经络观（尽管这种经络观往往被赋予了各种艺术性的夸张，如笑穴、哭穴等）在社会层面的非学术化普及；各类针灸、按摩、足疗、拔火罐等养生保健书籍与电视节目，或是为弘扬传统医学，或是受商业诱惑的刺激，以各种案例现身说法，图文并茂、形式多样地倡导传统经络与医学观。这使得现代中国人即使没有正式学过中医或看过中医，但依然可以从各种渠道获知粗浅的中医学基本知识。虽然这种教育是非正规的，很可能是一知半解，甚至是以讹传讹的，但它们无一不在强化着人们对传统的身体观与治疗观的有效性的信念，从而成为传统知识传播的不可忽视的一种途径，也成为形塑当下中国人身体观的重要力量。

疾病之象及其诊治

　　疾病总与身体相联。但由于传统医家眼中的身体，就已经不完全是形质化的躯体；那么所谓的"疾病"，也就不一定"扎根"于具体可见的解剖学脏器，而是以中医的气化身体观为指归，以脏象学为基本认知框架，从而形成特殊的疾病观与诊治观。正是在这种意义上，疾病并不仅仅是一种躯体现象，也是一种文化现象；疾病的表达方式与诊治方式，会明显地体现出一个民族特有文化心理特征。

　　1. 疾病的起因　在中医眼中，疾病的发生发展，与气的运动和变化有关，所谓"百病皆生于气也"（《素问·举痛论》）"血气不和，百病乃变化而生"（《素问·调经论》）。气有阴阳邪正，随阴阳四时五行的消长变化而盛衰，从而生成疾病并使之传变，所谓"五行者，金木水火土也。更贵更贱，以知死生，以决成败，而定五脏之气，间甚之时，死生之期也"（《素问·脏气法时论》）。同时，中医还通过五行分类模式，将不同性质的病因与不同的时节、方位和脏器等挂钩，例如"阴病发于骨，阳病发于血，阴病发于肉，阳病发于冬；阴病发于夏"（《素问·宣明五气》）以及"春伤于风，邪气留连，乃为洞泄。夏伤于暑，秋为痎疟。秋伤于湿，上逆而咳，发为痿厥。冬伤于寒，春必温病。四时之气，更伤五脏"（《素问·生气通天论》），这都是认为不同季节的不同病因，会产生不同的疾病。另外，中医学的病因说非常注意到社会及心理因素的致病作用，如"尝贵后贱，虽不中邪，病从内生""故贵脱势，虽不中邪，精神内伤，身必败亡"（《素问·疏五过论》）"怒则气上，喜则气缓，悲则气消，恐则气下，寒则气收，炅则气泄，惊则气乱，劳则气耗，思则气结"（《素问·举痛论》）。

总结中医的病因说，可以发现，它们所注重的并不是疾病的部位，而是发病背后的"根源"。而对这种根源的最简单、最本质的概括，应当是人体阴阳失调、气血不合，所有这种失调和不合的表现，均可以称为疾病。这种疾病观与当下的西方医学的疾病观是大相径庭的。西医以器官病理学为准绳，以器官的病理改变为依据，认为病理改变是疾病的原因。于是西医在定义疾病时，必须先找到病灶；找不到病灶，就无法获得"疾病"之合法地位，最多只能冠以"××综合征"之名，以便为找不到病灶的临床现象找到临时的医学归属。反观中医，"中医病因学概念是以具体形象的物质名词来表达抽象概念。因为中医的病因是以具体名词表达抽象概念，所以绝不能将中医的病因概念简单地等同于其名词所代表的具体事物"，这就使得中医的"疾病"一词所包含的内容，要远远超过西方医学所界定的内容。在中医观点中，致病因素无时无处不存在，但人体自身也有抵御各种致病因素侵害的能力。当前者的力量强过后者时，疾病就会产生，并可用阴阳五行的理论进行解释。而阴阳五行同时又可以解释自然世界和社会世界的变化，因此，身体疾病与自然与人事也可相通相感，从而使中医学的疾病观天然地呈现出"生理—心理—社会"的综合模式。西医里的各种疾病诱因（如饮食不节、心神不宁）在中医眼中正是疾病的真正病因，而无须管疾病是否体现于躯体的解剖学病变。

因此，中医的这种疾病观本质上是一种开放性的疾病观。这也使得较之于当下西方医学，患者与医家在对身体是否患病的判定上，处于相对平等地位。原因部分在于中医的病因学名词本身多抽象而含糊，即使是医家本身也难以厘清其中的所有概念和脉络。同时，患者可以结合自身日常生活中的各种经历，以自身体验为基准，加之丰富的联想与感悟，生动地描述自己的症状。这就使得患者在求诊过程中出现较为主动的姿态，处于主动解释的位置。而在西方医学模式下，患者是否患病却有严格的诊断标准，且多数诊断均依赖于复杂的医学仪器与测验方法而进行，缺少医学训练和设备支持的患者，很少能够在疾病判断上掌握话语权，也很难由自己主动地阐述患病的生理病因。这就使得患者只能被动地等待医生的解释，处于被动接听的位置。中西两种疾病观对患者求诊方式的不同期待，是显而易见的。

2. 疾病的诊察　中医对疾病的诊察，在方法论上主要以阴阳应象为理论基础，司外揣内，"以象测藏"。其基本诊断方式是望闻问切四诊，同时强调"生理—心理—社会"的整体诊察，以天地四时相应的象思维观指导全部诊断过程，在观察身体自身变化的同时也探察个体周围环境的特征，从而断定疾病的病因病机。因此，《内经》奉行的最佳诊治方式是"圣人之治病也，必知天地阴阳，四时经纪，五脏六腑，雌雄表里。刺灸砭石，毒药所主，从容人事，以明经道，贵贱贫富，各异品理，问年少长勇惧之理审于分部，知病本始，八正九候，诊必副矣"（《素问·疏五过论》）。在诊治方式上，也要遵循这样的原则："凡未诊病者，必问尝贵后贱……必问饮食居处……必知终始，有知余绪，切脉问名，当合男女"（《素问·疏五过论》）。医生在诊察时，必须结合人事、饮食、脉象、脏象综合把握，需问清患者的贵贱、贫富、苦乐，结合患者的性别、饮食起居，察本探原，整体辨证。如果不能做到这些，就是医者的过错，"凡此五（过）者，皆受术不通，人事不明也"（《素问·疏五过论》）。可见，治疗的失败，不仅在于医术本身的欠缺，也在于医生的不察人事，将人体置于整体环境中的各种关系之外而单独观察。

中医的这种综合诊治观在后世得到很好的贯彻。例如，孙思邈也提出："凡欲为大医者，必须谙《素问》、《甲乙》、《黄帝针经》、《明堂疏注》、十二脉经、三部九候、五脏六腑、表里孔穴、本草药对，张仲景、王叔和、阮河南、范东阳、张苗、靳邵等诸部经方，又须妙解阴阳禄命、诸家相法，及灼龟五兆、周易六壬，并须精熟，如此乃得为大医……又须涉猎群书，何者？若不读五经，不知有仁义之道，不读三史，不知有古今之事，不读诸子，睹事则不能默而识之，不读《内经》，则不知有慈悲喜舍之德，不读《庄》《老》，不能任真体运，则吉凶拘忌触涂而生。至于五行休王、七耀天文，并须探赜。若能具而学之，则于医道无所滞碍，尽善尽美矣。"想要成为"大医"，不仅需要知道狭义的医学所属范围内的知识，还应博学多识，成为一名通晓天文地理、人伦世事乃至命相之学的杂家，这又是意象思维的整体观的体现。医学知识不仅不排斥其他知识，反而欢迎其他知识的参与。在中医的治疗观中，诊治并不仅仅是个医学领域问题，而是整个生活领域的问题。医学绝不能将自己独立于其他知识、自立自重，而要匹配着其他知识进行传递和执行。这又与强调自身专业性、独立性和权威性的西方生物医学模式大相径庭。在中医传统中，医生本身的治疗观就对各种知识持相当开放的态度，因此，患者的各种病患话语也就能得到相应的重视，使得患者与医生之间的交流处于相对平等的地位。

在具体的治疗过程中，中医运用象思维，将疾病之象与脏腑气血脉象及天地四时相应，区分出丰富的疾病之象，一一对应四时的生长收藏、五脏机能的递相旺衰、脉象的节律变化、面部的神态气色等。医生根据脉象与四时的关系及四季脏气主令，可以判断疾病所在、治疗难易、下药方式甚至死亡时间。例如，《素问·玉机真脏论》认为，"春脉如弦""夏脉如钩""秋脉如浮""冬脉如营"。以春脉如弦为例："春脉如弦，何如而弦？岐伯对曰：春脉者，肝也，东方木也，万物之所以始生也，故其气来软弱，轻虚而滑，端直以长，故曰弦，反此者病"（《素问·玉机真藏论》）。春季的脉象，因春天为万物始苏，处于尚未完全发育的状态，因此正常的脉气也会相应的轻软虚滑。如果春天时人体的脉象不是如此，那么就可测知身体已经患了疾病。另外，人的不同面色也会对应不同的四时五脏。"五色之见于明堂，以观五脏之气"（《灵枢·五阅五使》），"以五色命脏，青为肝，赤为心，白为肺，黄为脾，黑为肾。肝合筋，心合脉，肺合皮，脾合肉，肾合骨也"（《灵枢·五色》）。中医认为，人的面色春天稍青，夏天稍红，秋天稍白，长夏稍黄，冬天稍黑。在病理上，青色多属肝风，赤色多属心火，黄色多属脾湿，白色多属肺虚，黑色多属肾疾。"黄色薄皮弱肉者，不胜春之虚风；白色薄皮弱肉者，不胜夏之虚风；青色薄皮弱肉，不胜秋之虚风；赤色薄皮弱肉，不胜冬之虚风也"（《灵枢·论勇》）。因此，即使不对五脏本身进行解剖分析，医家也可以通过观察不同时节中的人的面色、脉象，就可以对其疾患做出判断。

以脉象、面象等测知病情，是中医的常规诊法，也是以象测藏这一象思维的医学应用。这种司外揣内的方式，尽管其中的生理学原理至今仍未被完全说明，但许多中医践行者仍然自信满满地认为这是中医治疗方法的高明之处。例如，廖育群认为"传统的中国医学最精彩的内容在于抓住原因与结果之两端，去分析、处理问题，而将中间的变化细节留给现在和未来的自然科学去加以证实"。这种信心的建立，除了已有中医治疗提供的有效个案外，还必须依靠意象思维的文化心理积淀，这才能使这一方法获得本民族特有的医学方法论的支持，使之即使不断面临诘难，依然能够长盛不衰。

象思维：躯体化表达的文化心理基础

如果顺着文化心理学的分析思路，重新审视躯体化应当如何归类的问题，就不难发现：躯体化之所以难以归类，并不完全在于这一现象本身难以"解释"，同时也在于当下西方主流的生物医学模式下的疾病观，已经牢牢地将疾病定义在生理病变的维度上。这样，无法找到病理基础的现象，自然就难以找到圆满的"医学解释"。但问题在于，这种疾病观并非唯一存在的疾病观，也难称唯一正确的疾病观。如上文所分析的，传统医学在象思维的观照下，已经呈现出诸多不同于西方医学的基本特征。在象思维的论域中，心理与生理并无本质区分，它们分别应对着阴阳五行四时，存在着一系列明显或不明显的因果关联；疾病从来没有心理疾病与生理疾病之别，它们都只不过是疾病的不同层面；生理与心理只是形式的区别而不是本质的区别，只有表象的不同而没有机理的不同。在认同意象思维方式的个体看来，心理问题的根源可能在心理，但至于它的表现是否在"心理"，那是极其次要的问题。实际上，人的五脏六腑总受特定的情志影响，心理疾病也有可能传化成生理症状；相应地，许多生理症状，也总伴随着各种特定的心理表现，需要医生的悉心观察、用心领悟。既然心理和生理只是人之身体的不同侧面，难以断然区分，那么身体的病也自然涵盖心理与生理的双重维度，不必再行分家。在这一思维下，躯体化又怎能作为一种"异常"的现象和专门的精神病学名词呢？

同样地，在象思维盛行的社会中，医学的任务是维持心理与生理的协调，以及自身与社会自然的协调。于是，这种医学所治疗的对象，就不是西方医学下作为独立实体的疾病，而是作为生命整体的人。体现在中医的疾病分类术语中，便是它所处理的对象并非是西式定义中的"疾病"，而是以本土概念表达的"证"。尽管"证"的概念至今依然模糊，但它显然不同于只局限于生理病灶的"疾病"，原因在于"'证''证候'的概念中，包含了病变的本质和现象两种内涵，从而导致理解和应用的混乱"。中医的证既是现象的描述，又附有本质的概括。它源于中医的脏象理论，是中华民族象思维方式的体现，也始终是临床诊断和治疗的根本依据。

例如虚证，它又可以分为气虚、血虚、阴虚、阳虚；如伤寒证，就有表寒、里寒、表热、里热、表里皆热、表里皆寒、表寒里热、表热里寒多种类型。在作为中医辨证基础的八纲证候中，表证、热证、实证可归纳为阳证；里证、寒证、虚证可归纳为阴证。这些概念究竟是生理还是心理，抽象还是具象？实际上很难分清。而且，在意象思维的观照下，也无须分清。正如甄橙所言，这是因为"与西医学不同，在中医学体系中，生理与病理是无法分开的。在没有病理发生的情况下，无法单独认识和研究生理……举凡脏象、气血、三焦、命门等学说，无一不是生理与病理的统一。离开了病理，单纯的生理对中医毫无意义，因为中医生理只是对客观道理的领悟"，中医眼中的"疾病"，也不是西医眼中的"疾病"。这就是通常所谓的"西医辨病，中医辨证"，前者必须有对应的实体，通过医学指标来验证躯体是否异常；后者却建立在一套意象化的、气化的身体观的基础之，依赖于主体的感悟和经验进行判定。这种医学理论是特殊的，但未必不是有效的。因此，中医实践者可以认为，"（人们在）感到身体不适时，并不一定有器质性病变与实验指标改变。另外，通过治疗来改善患者的生存质量，也不限于非要改变病理变化。中医在临床上通过辨证论治，常可治疗查不出病变但有症状的人；也可在实验室指标不变即病理改变没有逆转的情况下，使症状改善"。

从医患关系的角度看，中医辨证的方式无疑更为接近患者自身的疾病体验，也更能将本人自身的陈述作为辨证的标准。当然，这种分类模式本身存在诸多模糊之处，其理论基础也不一定完全正确。但是，一个观点是否正确（现在的标准往往是它是否符合"科学"）与人们是否认同之间，并不能画等号。只要人们认同一个观点，那么不管这一观点是否"正确"，就会产生一定的影响力。因此，一个观点是否正确（是否符合科学），与它有没有影响力，也并不完全等同。中医及与之匹配的传统文化在中国数千年的传播，已经根深蒂固地塑造了中国人的身体观、疾病观和治疗观，成为一种潜藏于心的文化心理积淀。现代的中国人虽然通过学校教育和大传媒的传播，接受了诸多西式的生理学知识和医学名词，但这并不妨碍他们同样通过大众传媒和日常生活经验，潜移默化间传承了许多传统的思想观念，并以混合杂糅的方式看待自己的身体和疾病。例如，一个中国人可能以西方解剖学的观点认识肾——脏器的有形一面，却又同时认定肾具有中医所谓的强根固本的功能，故而会有意识地通过药材、食物或运动来补肾，所谓"药食同源""补气养精"，而这些观念又是西方医学所无法理解、难以认同的。当然，在个体觉得肾亏时，并不一定见得有器质性的病变，但"患者"本身依然可以通过观察自身的面色、形态、行为，以其粗浅的中西并用的医学"常识"，前往医院求诊并要求医学治疗。

如此一来，中国人的高躯体化报告率也就完全不难理解了。因为中国患者的身体，在认知层面上，既是西方医学中的病理学躯体，又是传统观念形塑的气化身体。它既有基因、细胞等生理学构造，可以用胆固醇、白细胞、五羟色胺等生理指标来反映；同时也可以用气、阴阳、五行等传统理念来解释，并体现为具体的面象、苔象、脉象、饮食起居、行为表现或抽象的精气神。许多中国人骨子里深信生理与心理之间存在某种共同影响，因而即使在表达情绪问题时，也会很自然地联想到"病由心生""气坏了身子"等日常用语，或者是"怒伤肝"等中医知识，从而合理地怀疑自己是否已经因情绪和心理问题导致了躯体问题，并要求医学检查和照顾。即使医学诊断的结果未能证实其想法，也不一定能打消其内心对疾病的恐惧和对疾病的潜在性的怀疑。对于许多中国人而言，这种怀疑并非是由于他们患了难以解释的"心理疾病"，而是由于传统思维方式所塑造的医学信念所致。

　　尽管并不是所有人都会表现出这种怀疑，但是中医学思想的源远流长和广泛传播，仍使我们有理由相信：中国人表面上体现出的高躯体化报告率，并不是真的有这多高比例的中国人罹患了躯体化障碍，而只是他们对疾病的过分敏感，以及身心合一的疾病表达方式所致。当我们使用西式的诊断标准，衡量中国人的躯体化报告率时，实际上已经忽略了不同文化心理对疾病表达的影响，很有可能得出有失偏颇的结论。实际上，近年来涌现的具身认识心理学的相关研究，已经从西方研究内部进一步质疑以往西方学界主导性的主客两分、躯体与心理二分的思维模式，强调躯体状态与认识过程的相互透，并提供了相应的实证依据。在具身认识心理学看来，在身体与外部环境互动的过程中，大脑通过特殊的感觉和运动通道形成具体的心理状态；而概念的使用涉及真实体验的感觉——运动状态的再激活，使用不同的概念系统，可能引发不同的感知觉。由此可以假设，对躯体和疾病的不同概念化模式，可能不仅仅只体现为医学概念的不同，还有可能导致躯体感觉的不同，进而影响中西方临床患者的不同躯体化报告率。当然，这一假设还有待验证。但可以确定的是，对躯体化这类涉及不同文化背景的"心理疾病"，必须将之置于相应的文化脉络中细致考察，才能真正厘清其中可能蕴藏的各种"非医学"因素。总之，"医学问题"并非仅仅是个生物学问题，同时还是一个文化心理学问题，需要各种知识的辅助和多重视角的介入。

64 论五脏辨病体系

纵观中医理论发展史，辨病论治要先于辨证论治。而在辨病论治的理论体系中，要数"五脏辨病"的理论体系最完善，甚至优于仲景的六经辨证。六经辨证虽然广泛应用于临床，可是它缺少一套完整、系统的理论体系作为指导，不似"五脏辨病"在疾病的诊断、治疗以及预后上有一套贯穿始终的理论作为基础。在诊断上通过望诊五色（青、赤、黄、白、黑）及切诊五脉（弦、钩、代、毛、石）来判断属于何脏之病；在治疗上则取本经腧穴或子母经的腧穴，依据疾病的虚实寒热确定穴位及补泻手法，或者据"五味补泻"理论选取方药治疗；在预后上则根据脉色的善恶及生克变化来确定患者生死和愈期、死期。六经辨证在治疗大法上可称详备，但在诊断及预后上显然有所不及，因而学者蔡同泽等认为，对"五脏辨病"进行整合梳理，同时也为六经辨证的完善提供了思路。

五脏辨病的雏形

《史记·扁鹊仓公列传》记述的仓公 25 个病案里，就已经出现了"五脏辨病"的内容，可以看出当时"五脏辨病"的理念已经进入中医的理论系统中。

第一，仓公对于"五脏脉法"的运用非常娴熟。《内经》中记载了五脏的平脉、病脉及死脉的不同表现，仓公诊断五脏病所用的脉法虽然不能肯定与此完全相同，但着实有相似之处。如《仓公传》中"脉长而弦，不得代四时者，其病主在于肝"，与《素问》中肝脏脉象为"弦""如循长竿"非常相似；《仓公传》"脉来数疾去难而不一者，病主在心"，与《素问》中记载的心脏脉象为"钩""来盛去衰"，同样是"来去不一"，大体也相同；《诊籍》里还有肾与脾的病脉，皆与《素问》记述的关于脾及肾的脉象相差不大。如"沉之而大坚，浮之而大紧者，病主在肾"；"其脉深小弱，其卒然合合也，是脾气也"。

第二，用五脏将疾病分类。《仓公传》中有"肺消瘅""肾痹"这样的在病名里含有五脏的病名，它的用处便是在某病之下又用五脏将之分类，如《素问·咳论》肺咳、肝咳、心咳、肾咳、脾咳，《素问·疟论》肺疟、肝疟、心疟、肾疟、脾疟，《素问·痿论》肺痿、肝痿、心痿、脾痿、肾痿等。这样的分类方法不仅使医者更清晰直观地认知疾病，并且对疾病治疗及预后都功莫大焉。例如病在肺，则依据患者的虚实寒热来选取肺经或子经肾经或母经脾经的五腧穴，依据五行生克的理论推测病在夏则病重，遇秋则病间，因为夏日属火而火来刑金，肺金旺于秋则自得其位故也。

第三，运用五行生克理论预后病之生死。《仓公传》"竖伤脾，不可劳，法当春呕血死""奴伤脾气也，当至春膈塞不通，不能食饮，法至夏泄血死"。这两个病案都是脾病过重而导致死亡的案例，相当于《内经》所言的"真脏脉现""死症"，所以"死不可治"

五脏辨病的成熟

直至《内经》的问世，"五脏辨病"才逐渐趋于成熟，其中对五脏病的诊断、治疗及预后有着详细论述。

1. 用五脏将疾病分类 除了在上面谈到的咳、疟、痿可以按照五脏进行分类之外，《素问·风论》的肝风、心风、脾风、肺风、肾风，《素问·痹论》肝痹、心痹、脾痹、肺痹、肾痹，《灵枢·厥病》肝心痛、肺心痛、脾心痛、肾心痛、真心痛，《灵枢·胀论》肝胀、心胀、脾胀、肺胀、肾胀都可以分类。

用五脏分类疾病的方法使我们可以直观地知道疾病的病位在何脏，有利于加深对疾病的了解并掌握疾病的发展规律。

2. 五脏病病因的不同　五脏各有所喜，亦各有所恶，其致病的诱因也不尽相同。肺的病因是"形寒饮冷"，肝的病因是"有所大怒"或"有所堕坠"，心的病因是"愁忧恐惧"，脾的病因是"劳倦"或"汗出遇风"，肾的病因是"入房太甚"或"用力举重"。以上这是五脏一般的致病因素，至于具体疾病的病因则又有区别。如五脏风病，因五脏在人体背部各有腧穴，风中之则成病，《素问·风论》："各入其门户所中，则脏腑之风。"又如五脏咳病，咳嗽的直接病机是肺气上逆，但是五脏皆能令人咳，这是因为其余四脏感受寒邪之后皆能传病于肺，《素问·咳论》："五脏各以其时受病，非其时各传以与之。"痹病仿此，所不同的是，痹之初先是伤皮肉脉筋骨，病久不愈，至时又感受风寒湿之气而成五脏痹病。《内经》运用了五脏整体辨证的方法，尤其是在大体的致病因素一定的情况下，认真分析细微的因素变化，可以据因断病位，为正确诊断奠定基础。

3. 五脏脉色的不同　五脏脉的出现为区分五脏病提供了坚实的基础。每脏的脉象大体分为 3 种，平脉、病脉、死脉。平脉指正常人的脉象，病脉指异常的脉象，死脉指病情危重而预后不良的征象，即真脏脉。五脏各主四时，人的脉象会因为自然界的阴阳盛衰而发生变化，肝旺于春，故脉弦，心旺于夏，故脉钩，肺脉则毛，冬脉则石，这是四时的正常脉象。脉象的改变是因为"冬至四十五日，阳气微上，阴气微下；夏至四十五日阴气微上，阳气微下"，倘使春不弦，冬不石则皆为病脉。凡五脏皆以胃气为根蒂，"平人之常气禀于胃，胃者人之常气也，人无胃气曰逆，逆者死"，若胃气充实则为平脉，胃气弱则为病脉，无胃气则为死脉，因春夏秋冬皆"以胃气为本"。以肝脉为例，肝的平脉"软弱招招，如揭长竿末梢"，此时胃脉缓弱之象明显；肝的病脉"盈实而滑，如寻长竿"，此时胃脉之象已微；肝的死脉"急益劲，如新张弓弦"，此时则全无胃脉，故死。《内经》为我们展示了人体与四时相应的五脏脉象，具有重要的临床意义。所谓知常达变，有了五脏四时平脉为参考，以脉之有神、有无胃气为准绳，必然为临床识脉审病打下良好的基础。

病色可分为青、赤、黄、白、黑五种，分别见于不同的脏腑和不同性质的疾病。《内经》认为人与自然界是一个有机的整体，五色也归属于五行系统中，分别与五脏相应。而病色又有善恶之分，善色表示虽病脏腑精气未衰，如《素问·五脏生成》："青如翠羽者生，赤如鸡冠……此五色之见，生也。"若为恶色则表明脏腑精气衰竭，"青如草兹者死，黄如枳实者死……此五色之见，死也。"

色脉合参是中医最弥足珍贵的诊断方法，《素问·移精变气论》："色以应日，脉以应月……夫色之变化以应四时之脉，此上帝之所贵，以合于神明也。"在《灵枢·邪气脏腑病形》中有具体色脉合参的运用，按常理有是色必有是脉，即色青则脉应当弦，如若"见其色而不得其脉，反得其相胜之脉则死；得其相生之脉，则病已矣"。

古人发现五脏脉色，对在五脏所主症不容易鉴别时，或病已危重而人无疾苦时，可以利用脉色来对该病做出区分，定位病在何脏。如果已现五脏之死脉、死色，又可根据五行生克确定死生之期。

4. 五脏病治疗的不同　实则泻之，虚则补之，这是治疗疾病的大法，自不待言。一旦疾病可以用五脏分型之后，我们在针灸用药时就可以直抵其本。如心痛之病，若为肺心痛则取肺经的荥穴与输穴，而不取心经上的气穴，"肺心痛也，取之鱼际、太渊"；若为肝心痛则取肝经的荥穴与输穴，"肝心痛也，取之行间、太冲"。如咳嗽之病，若为肺咳则取肺经输穴太渊，若为肾咳则取肾经输穴太溪，若为脾咳则取脾经输穴太白，凡五脏病咳皆取其本经输穴，因"病在脏者取之输，病在腑者取之合"也。

至于用药，《内经》虽然只有散在的十三方，可是在《脏气法时论》里却提出了治疗五脏虚实用药的基本法则。如肝用辛补之，酸泻之；心用咸补之，甘泻；脾用甘补之，苦泻之；肺用酸补之，辛泻之；肾用苦补之，咸泻之。《内经》对五味功效的论述是从理论上的一次总结，其后近千年未有医书对五味功效加以论述，直至南宋、金元时期才又一度展开了药物五味功效理论的探讨，张元素在《脏腑标本寒热虚实用药式》记载，肝虚则用陈皮、生姜之辛补之，肝实则用芍药之酸泻之；肾虚则用熟地黄、黄柏之苦补之，肾实则用泽泻之咸泻之；脾虚则用甘草、大枣之甘补之，用枳壳之苦泻之。

5. 五脏病预后的不同　五脏病的生、死、间、甚随时间的不同而有别，病情预后则依据阴阳盛衰与五行生克的情况而定。由于脏腑生理功能随着所应季节的阴阳消长而出现增强或减弱，并对其他脏腑处于支配地位，发挥着对脏腑自身及其他四脏重要的调控作用。《素问·脏气法时论》曰"邪气之客于身也，以胜相加，至其所生而愈，至其所不胜而甚，至于所生而持，自得其位而起"，五脏有病就按以上规律或病加，或愈，或甚，或持，或起。那么这预后所当具备的条件是"必先定五脏之脉，乃可言间甚之时，死生之期"，也就是说必须先要据脉色确定确实为五脏病变方可用之，若是腑病、经病则不在此例。例如肾病，愈在春，甚于长夏，持于秋，起于冬。

《灵枢·顺气一日分四时》："夫百病者，多以旦慧昼安，夕加夜甚。"这是因为病不在五脏而然也，若病在五脏则又须以五行生克确定疾病的间甚，故曰："脏独主其病者，是必以脏气之所不胜时者为甚，以所胜时者起也。"

由以上可见，五脏辨病在《内经》时代已然非常成熟，病因、望诊及脉诊、治疗、预后都有一定的理论基础，而且四者的贯穿联合也是非常精密、系统的。

五脏辨病的继承

殆至隋唐，虽然"五脏辨病"未有《内经》记述的系统完善，然而隋唐诸名医还是沿用了这一诊治疾病的方法，在继承的基础上仍有所发挥。

1. 疾病五脏分型的扩展　晋唐诸书除了继承《内经》所记载的疾病外，仍然用五脏分型的分类方法对疾病进行分析。如瘅病分肝瘅、心瘅、脾瘅、肺瘅、肾瘅，蒸病分肝蒸、心蒸、脾蒸、肺蒸、肾蒸，劳病有肝劳、心劳、脾劳、肺劳、肾劳，痫病有肝痫、心痫、脾痫、肺痫、肾痫，水肿病有肝水、心水、脾水、肺水、肾水，中风有肝中风、心中风、脾中风、肺中风、肾中风。疾病进行五脏分型之后，它们除了共有某病的特征之外，每脏仍有属于自己病理特点的表现。如瘅病皆身体发黄，一派热象的特征，可是分类之后，"心瘅则烦心，心中热；肾瘅则唇干；脾瘅则溺赤出少，惕惕若恐；肺瘅则饮少小便多；肝瘅则胃热饮多"。又如痫病，肝痫则面青，目反视，手足摇；心痫则面赤，心下有热，短气，息微数；脾痫则面黄，腹大，泻痢；肺痫则面目白，口沫出；肾痫则面黑，正直视不摇，如尸状。对疾病这样加以区分的话，可以准确地诊断疾病的病位，从而为患者提供更加准确的治疗方法。

2. 治疗上的进步　《内经》中仅有 13 方，治疗之法大部分是针灸的内容，以药物治疗疾病的记载缺如，殆至隋唐，医方大备，可一补《内经》在方剂上的缺憾。

五脏有虚实，而"虚则补之，实则泻之"又是中医的基本治疗原则，首次运用方剂理论补泻五脏虚实的首推《辅行诀五脏用药法象》（后简称《辅行诀》），该书记述了五脏虚的临床表现，并于后附录方剂。如肺实则表现为咳喘上气，胸中迫满，不能平卧，用方为小泻肺汤与大泻肺汤；肺虚则汗出口渴，少气不足以吸，胸中痛，脉虚，选用小补肺汤与大补肺汤。心肝脾肾仿此。然而《辅行诀》中记载的五脏补泻与《脏气法时论》记载的补泻法有较大出入，如《辅行诀》中泻脾用辛，泻肾用甘，而《脏气法时论》中苦味泻脾，咸味泻肾。二者比较，《辅行诀》之文明显具有严谨的逻辑性与规律性，而《素问》则显得略为杂乱，并且《辅行诀》中仍有方剂可作互相引证之用。

另外，药物归经的理论也可以在隋唐医书中找出一些雏形。譬如《古今录验》中记载，治疗"九疸"用秦王散，秦王散是由 11 味中药组合而成，根据瘅病的病位在于何处便加重某一味中药在秦王散中的比重，从而达到治病祛疾或引诸药入某经的作用。秦王散的组成是栀子仁、葛根、葶苈子、瓜蒌、瓜蒂、秦椒、石钟乳、凝水石、牡蛎、泽泻、白术。如果病为心瘅则加重葛根的分量，若病为肺瘅则要加重秦椒与瓜蒂的比重，若病为肝瘅则增加白术的分量。在《古今录验方》中还记载了水肿病诸如此类的论述。十水丸治疗 10 种水肿病，十水丸的组成包括椒目、大戟、甘遂、芫花、玄参、赤小豆、桑白皮、泽漆、巴豆、葶苈子 10 味药，它的组方原则也是"随其病始所在，增其所主药，皆一分"。如"肿从头起，名为白水，其根在肺，椒目主之；肿从面起，名为青水，其根在肝，大戟主之；肿从胸起，名为黄水……肿从股起，名为黑水，其根在肾，玄参主之"。将药物的功效与脏腑结合是归经的认识来源之一，脏腑的病变往往代表着脏腑的证候，如果某种药物能够对某脏腑病变产生治疗效果，说明该药物对某脏腑病变具有选择性。虽然晋唐并没有明确提出药物归经的理论，但是当时的医药学家已经认识到了它的存在，并为后世医家发现归经理论提供思路。

人体是以五脏为中心、极其复杂的有机整体，所以五脏的盛衰强弱关系到人的生活质量及健康与否。在众多的疾病中，相较六腑、经脉、皮肉筋骨，唯独五脏导致的疾病最重，《素问·阴阳应象大论》："善治者治皮毛，其次治肌肤……其次治五脏，治五脏者，半死半生也。"五脏之病，实属难治，遇到必死之病，医者因不识而妄治必然会妨害医患之间的关系。因此，深入挖掘五脏辨病在诊断、治疗及预后的内容，并能够熟练在临床上应用显得尤为重要。

65　　五脏阴阳研究

　　先秦两汉时期《内经》的成书，标志着中医理论体系的基本形成，之后经过历代医家的不断补充发展完善，至清代而臻于成熟。作为一种有系统理论和诊疗体系的传统医学，不仅对中华民族的繁衍昌盛发挥了重大作用，而且在世界医学史上也占有重要地位。但时至今日，西方医学在医疗市场上占据了主导地位，学术界对中医学术产生了种种疑惑，中医自身也陷入了困惑之中，就是中医界内部对中医学术的一些概念及其内涵也是众说纷纭，莫衷一是。学者郭华等就中医理论体系的核心概念五脏阴阳从理论上进行了梳理。

阴阳学说

　　1. 阴阳源流　　阴阳是中国古代哲学的重要概念，体现了中华民族辩证思维的特殊精神，其哲理玄奥，反映着宇宙的图式；其影响远且大，成为人们行为义理的准则。从周朝到春秋战国时期，很多医家、学者及占卜家已经开始用阴阳学说来解释疾病及生活中的许多其他问题。如《国语·周语》记载周幽王二年有地震，伯阳父用"阳伏而不出，阴迫而不能蒸"来解释地震。《左传·昭公元年》秦名医医和在为晋侯诊病时已开始用阴阳来论述病因。马王堆出土的古代医书中，《足臂十一脉灸经》、《阴阳十一脉灸经》已经用阴阳来命名和区分脉，并有了泰阳（太阳）、少阳、阳明、泰阴（太阴）、少阴、厥阴的名称，只是尚未与脏腑学说相结合。马王堆古医书以后，《内经》的成书则标志着阴阳医学化的完成。

　　2.《内经》对阴阳的论述　　《内经》作为中医理论体系的奠基之作，阴阳学说在其中占据非常重要的地位。明乎阴阳等于掌握了理解中医理论的一把钥匙。如《灵枢·病传》："何谓日醒？岐伯曰：明乎阴阳，如惑之解，如醉之醒。"足见《内经》对阴阳学说的重视。

　　《内经》关于阴阳理论对宇宙和人体的根本作用有着深刻的阐释。首先，《内经》认为阴阳之气是宇宙万物和人体生命的根本。《素问·四气调神大论》："夫四时阴阳者，万物之根本也。"肯定一切事物都产生于阴阳二气的相互作用。《素问·阴阳应象大论》则明确指出："清阳为天，浊阴为地。"《素问·生气通天论》强调有生命的物体也以阴阳为存在的根本："自古通天者，生之本，本于阴阳。"就人体而言，"人生有形，不离阴阳"（《素问·宝命全形论》），故《素问·金匮真言论》具体论述了人体阴阳的划分："言人身之阴阳，则背为阳，腹为阴。"其次，《黄帝内经》认为阴阳是宇宙万物和人体生命活动的总规律。如《素问·阴阳应象大论》："阴阳者，天地之道也，万物之纲纪，变化之父母，生杀之本始，神明之府也。"

　　3. 后世医家对阴阳学说的发展　　历代医家在实践的基础上对阴阳学说又有所发展，东汉时期张仲景在阴阳理论的启发下，提出了三阴三阳辨证总纲，即六经病提纲，这样为六经病辨证体系的建立奠定了基础。成书于南北朝时期，托名华佗的《中藏经》对阴阳理论亦做了发挥，颇有参考价值。如《中藏经·寒热论》："人之寒热往来者，其病何也？此乃阴阳相胜也。阳不足则先寒后热，阴不足则先热后寒；又上盛则发热，下盛则发热。皮寒而燥者阳不足，皮热而燥者阴不足。"这段经文解释了由于阴阳盛衰而引起寒热先后的次第以及不同部位出现的种种寒热现象，可以看出其对阴阳理论的深刻理解和灵活应用。王叔和撰写了我国第一部脉学著作《脉经》，并根据脉象的部位、频率、力度和通畅程度等将脉象分成阴阳两大类。如《脉经·辨脉阴阳大法》："脉有阴阳之法何谓也？浮者阳也，沉者阴也，故曰阴阳。""凡脉大为阳，浮为阳，数为阳，动为阳，长为阳，滑为阳；沉为阴，涩为阴，弱为阴，弦为阴，短为阴，微为阴。"这种关于脉象提纲挈领的阴阳分类方法，对临床很有意义。另外，根据审辨阴阳脉法，可以对疾病的轻重逆顺进行预测："阳病见阴脉者反也，主死；阴病见阳脉者顺也，主生。"不仅如此，还可以根据阴阳脉法反过来判断疾病虚实："浮之损小，沉之实大，故曰阴盛阳虚；沉之损小，浮之实大，故曰阳盛阴虚。"王叔和应用阴阳理论对脉学进行概括和总结，为中医诊断学做出了贡献。朱丹溪通过对自然现象的观察，认为天大地小、天外地内、日实属阳、月缺属阴，所以自然界就存在阳有余阴不足的普遍现象。而人体之气属天之阳气，血属地之阴气，故气（阳）常有余血（阴）常不足，创"阳有余阴不足"之说，强调养阴泻火，称为滋阴派。明代张景岳提出："天之大宝，只此一丸红日；人之大宝，只此一息真阳。"《景岳全书·新方八略》："阳失阴而离者，不补阴何以收散亡之阳；水失火而败者，不补火何以延垂寂之阴？此又阴阳相济之妙用也。故善补阳者，必于阴中求阳，则阳得阴助而生化无穷；善补阴者，必于阳中求阴，则阴得阳升而源泉不竭。"根据这一学术思想，创制了左归丸和右归丸。综上可以看出，历代卓有成就的医家们对阴阳学说都非常重视。

4. 医学的阴阳与哲学的阴阳　有关阴阳学说，争论的焦点在于阴阳学说在中医学理论中是一种方法论还是理论体系的核心的问题，这要从医学上的阴阳概念与哲学上的阴阳概念说起。哲学的阴阳应定义为：阴阳，是中国古代哲学的一对范畴，是对自然界相互关联的某些事物和现象对立双方的概括，含有对立统一的概念。哲学的阴阳学说，指用哲学阴阳的对立属性及其对立制约、互根互用、消长转化关系，认识自然，解释自然现象，探求自然规律的宇宙观和方法论。中医学的阴阳，是中医学方法的一对范畴，是对与中医理论体系有关的某些事物和现象对立双方的概括，含有对立统一概念。是中国古代哲学阴阳说与中医学理论相结合的产物，是以中医学的阴阳对立属性，互根互用，消长转化关系认识生命，解释人体生理现象、病理变化，指导诊察疾病、辨识病证，探求养生防病治病规律的一种方法论。《内经》对阴阳的应用，并不仅从哲学的角度，而且还把它的某些内容与医学紧密地结合在一起，使之成为医学理论中的一个重要组成部分。这种既有哲学又有医学的理论，就是《内经》中的阴阳学说。

有关哲学的阴阳与医学的阴阳的关系，正如傅贞亮所言：《内经》作为中医理论体系的奠基之作，不仅促进了中医学的发展，同时由于中医理论与中国古代哲学密不可分，因此《内经》也对中国古代哲学的发展做出了重要的贡献。阴阳理论作为哲学观和方法论被《内经》引入中医学后，一方面有力地促进了中医理论的建构与发展，并成为中医理论体系的有机组成部分，贯穿于中医生理、病理、诊断、治疗、养生等各个方面，是中医理论与临床思维的重要方法。另一方面，《内经》又深化、发展了阴阳理论，创立了脏腑阴阳、三阴三阳等医学阴阳的理论，充分展现了阴阳辩证思维的特点。

中医学是建立在实践基础之上的，在其发展过程中，由于当时的历史条件和科学水平的限制，不能对人体内部结构进行深入细致的把握，因此把当时盛行的哲学阴阳五行学说引入医学，作为解说、推理、分析、判断的工具，因此有人称其为"说理工具"。但这种说理工具被广泛地应用于医学领域之后，已经成为一种思想体系，成为指导中医学实践的思想方法，成为中医的指导思想，已经不能再简单称其为说理工具。在前人长期的生活和医疗实践中，阴阳学说已将其自身有机地融合于中医的理论体系内，历来被认为是中医理论体系中的重中之重。

五脏学说

《内经》中大量篇章论及五脏六腑，如《素问·灵兰秘典论》论及官能五脏；《素问·六节脏象论》论及五脏六腑的基本生理功能；《素问·五脏生成》把五脏与五味、五色、五体等联系起来，提出了泛化的五脏概念；《素问·五脏别论》为五脏六腑、奇恒之府正名；《素问·脏气法时论》提出四时五脏及证治。再看《素问》提及的病证，诸如风、痹、痿、厥等，《灵枢》有关十二经脉的论述，无不与五脏密切相关。因此，五脏当之无愧地为中医理论体系核心的部分。

1. 从解剖形质论五脏　医学理论源于对生命体的直接观察，这便是最早的解剖学知识。《灵枢·经水》明确说"外可度量切循而得之，其死可解剖而视之"。因此，古人早就知道从解剖实体研究生命体，

《灵枢》的骨度、经脉等篇记载了全身骨骼筋脉及各种自然标志；肠胃篇记载了消化道解剖形态、长度，误刺重要脏器后的严重后果等。《灵枢·肠胃》《灵枢·平人绝谷》则比较详细地记述了胃、小肠、大肠等的形态、大小、容积等。《灵枢·肠胃》载食道与肠道的比例与现代解剖学非常接近，非臆测所能得。但《内经》对人体脏腑组织形态学的认识，主要基于比较简单的解剖学知识，谈不上系统。解剖学没有被确立为一个学科，而只是记录了古人社会生活中一些有关的经验。在此基础上建立的中医脏象学不可避免地走上了一条重功能、轻形质的道路。

2. 功能的五脏　以直观方法认识内脏功能，其作用是有限的，除显而易见者外，不得不"望形生意"，通过对解剖实体形象的忖度，臆断其功能。这是在古代技术不发达的条件下，形成概念的合乎逻辑的方法学取向之一。如谓心脏在人体正中，故与中央主宰之神相应，主人身之神；《灵兰秘典论》《痿论》谓肺覆心上，如帝王之华盖，故为"脏之长，心之盖"，推测其对心有辅佐作用、治节诸脏而称为相傅之官；《太阴阳明论》借助"以膜相连"的解剖观察，想象脾"能为胃行其津液"等。其立论采取仿象臆测的方法，对生命现象进行系统整体把握，从生命过程及生命体各部分功能活动的关系，分析其机制与规律。

总的来说，脏腑学说是建立在整体观的基础上，充分反映了人体内外和环境的统一。它所指的脏腑，除了指实质脏器以外，更主要地概括了人体生理功能和病理变化上的种种反应。因此，脏腑功能的活动，实质上就是机体的整体活动。因此，在研究五脏时，要把整个五脏六腑作为一个整体系统来研究，而不能采用还原分析的方法，割裂五脏六腑之间的联系，单独研究某一脏或腑。

3. 五脏的中心地位　恽树珏《群经见智录》："西医之生理以解剖，《内经》之生理以气化……盖《内经》之五脏非解剖之五脏，乃气化之五脏。"指出中医理论体系的独特之处还在于它有一套别于西医的脏腑学说。中医的脏腑学说，是对通过生活、病痛与治疗的观察和体验获得的知识加以哲学概括的理论，虽有其解剖基础，但主要是功能概括、归类及其相互关系的表述，因而五脏被视为生命活动的中枢，与西医学同名内脏的概念不可相提并论。

与近代科学否定旧说提出和证实新说（假说）的发展形式不同，中医学采取了经典引申的发展形式。这是一种学术贯通式的发展模式，其中经典是源，是创新的基础；后世是流，是对原有理论创造性地发挥，使原有理论不断深化和完善。《内经》的脏腑理论确立之后，后世莫不宗之，如张仲景以脏腑经络病脉证第一为《金匮要略》的总论，后世莫不宗之以为杂病辨证的纲领。宋代钱乙在长期的临床实践尤其是儿科方面的长期研究中提出了五脏辨证，创造了泻白散、泻青丸、益黄散等著名方剂。金代张元素从脏腑出发，进行药物的研究，写成脏腑药式，为药物学的药物归经指明道路。至明清肾命学说、三焦辨证亦为五脏辨证的补充和发展。因此，五脏学说在中医理论体系中的中心地位是毫无疑义的。

五脏阴阳

《内经》的总纲是阴阳五行和五脏阴阳。阴阳作为"天地之道，万物之纲纪"，具体到脏腑，五脏属阴，六腑属阳。而五脏亦各有阴阳，六腑与五脏互为表里，共属五行。所以，这里所说的五脏阴阳辨证，亦包括六腑在内。后世医家虽从各自不同的角度对中医理论做了补充完善与发展，但其论述中心仍不离五脏阴阳。中医的辨证方法，无论是八纲辨证、六经辨证，还是三焦辨证、卫气营血辨证，最后都可以用阴阳加以分析，都可以归属到具体的脏腑之上，都可以同五脏阴阳辨证联系起来。

1.《内经》对阴脏阳脏的划分　在脏象学中，总体上说五脏属阴，六腑属阳。然而，就五脏而言，《内经》主要以以下两个方面区分为阴脏阳脏，一是以部位区分。如《素问·金匮真言论》："故背为阳，阳中之阳，心也；背为阳，阳中之阴，肺也；腹为阴，阴中之阴，肾也；腹为阴，阴中之阳，肝也；腹为阴，阴中之至阴，脾也。此皆阴阳表里内外雌雄相输应也，故以应天之阴阳也。"二是以五脏特性及阴阳多少区分。如《素问·六节脏象论》提出了心为阳中之太阳，肺为阳中之太阴，肾为阴中之少阴，肝为阳中之少阳之说。另外，有关五脏阴阳的划分问题，《内经》中也反映了学术争鸣的性质。如《灵枢·九针十二原》："阳中之少阴，肺也，其原出于太渊；阳中之太阳，心也，其原出于大陵；阴中之少阳，肝也，其原出于太冲；阴中之至阴，脾也，其原出于太白；阴中之太阴，肾也，其原出于太溪。"《灵枢·阴阳系日月》对阳脏阴脏的区分与此类同。

2. 生命本质及生命运动 从生命运动机体健康与发病来看，生命体之所以能够存在，就是因为脏腑气机升降有序，阴阳之气出入平衡协调，这样生命体才能维持健康状态，而不致出现运行紊乱；人的聪明智慧才能正常发挥，神机变化不失其常。人的发病，也是外邪作用于人体，引发机体阴阳失和、五脏功能失调而引起的。五脏既有阴脏、阳脏之分，阴阳脏之间也必须保持协调平衡。遵循"阴平阳秘"的准则，才能"精神乃治"；保持"五脏元真通畅"，方可"人即安和"。反之，阴阳失和，脏腑壅滞，则百病丛生。治疗上法当平衡阴阳，调和五脏。

3. 临床辨证施治 五脏六腑皆有阴阳，在五脏中，心、肝为阳脏，脾、肺、肾为阴脏，五脏之间只有达到阴阳平衡状态，才能保持其功能整体上的稳定状态，这里的阴阳平衡就是强调心、肝与脾、肺、肾在生理病理上关系及其在治疗上的意义。心属火，能行阳气而制阴于下，心阳的温煦作用能化气行水，心阳温肾阴，则"水火相济"，真阴不寒；心阳温肺金，则化行津液，水津四布；心火生脾土，则脾阳得助，水液运化有权。若心阳不足，则水液运化无权。肝属木，为阴中之阳脏。肝气和肝阳具有主升发、调达、谋虑、决断的能力。肝之阳气正常，则疏泄有权，藏血有道。肝阳温肺，则百脉不失常道；肝阳温肾，则肾精化血有方；肝阳暖脾，则运化有法，统血有权。若肝之阳气衰微，则疏泄无权而表现一系列临床证候，如脑顶冷痛、黄疸、疝气、腹中切痛、唇指发青、阴缩乳缩等，治疗宜辛温、辛热之药，以辛补之。拟用吴茱萸汤、暖肝煎等化裁。若肝阳偏亢，则上可侮金，中可乘土，下耗肾阴。侮金者，用黛蛤散合泻白散，以清肝泻肺；乘土者，用逍遥散或龙胆泻肝汤化裁，以健脾疏肝；水不涵木者，拟一贯煎合杞菊地黄丸加减，以滋肾平肝；肝阳独亢者，拟镇肝息风汤或龙胆泻肝汤，以镇肝清肝。

总之，五脏又分阴阳，阴脏阳脏的区分把阴阳学说与五脏学说有机地联系起来，更好地反映了五脏特性及其生理病理变化，为临床辨证施治和选定治疗提供了进一步的理论依据。明代楼全善《医学纲目》，以脏腑为纲目来归纳病类，全书以四分之一篇幅讨论阴阳脏腑的理论。楼氏说："昼读夜思，废飧忘寝者，三十余载，始悟千变万化之病态，皆不出乎阴阳五行之病态……五脏也、六腑也。十二经脉也……皆一五行也。"可见，在中医理论体系内，阴阳五行与五脏已经有机地融合起来，但它们之间还是有区别的，不能简单地说是阴阳概括了五脏或者五脏涵盖了阴阳。五脏和阴阳的关系是：以五脏为基础，以阴阳为主导。在中医学理论体系中，离开五脏谈阴阳，阴阳就失去了其存在的基础；而离开阴阳来谈五脏，五脏则成为空洞的骨架而失去了灵魂。因此，在中医理论体系中，阴阳和五脏是不可分割的，它们共同为中医理论体系的构建发挥着重要的作用。如果能够善于运用、灵活运用五脏阴阳辨证，一定会对中医基础理论和临床治疗做出更大的贡献。

66 《伤寒论》六经辨证与《内经》五脏阴阳的关系

《内经》成书于两千多年前的春秋战国时期，是我国现存最早的医学著作，被后世医家奉为中医学的经典。在《内经》中建立了以五脏阴阳为核心的医学理论，构成了中医学的理论根基，后世历代医家虽各有创见，流派纷呈，而究其本源，莫不由此。东汉年间，伤寒大疫流行，医学家张仲景以悲天悯人之心、济危扶厄之志，勤求古训，博采众方，著《伤寒杂病论》一十六卷，该书在流传中被分为《伤寒论》和《金匮要略》两书。《伤寒论》中仲景运用了三阴三阳的辨证方法，创立了理法方药兼备的辨证论治体系，即后世所称"六经辨证"。六经辨证体系是仲景先师在五脏阴阳理论基础上，结合伤寒病临床实践而创造的辨证论治典范。学者武冰等就《伤寒论》六经辨证体系与《内经》五脏阴阳理论的关系做了探析。

《伤寒论》六经辨证与《内经》五脏理论的关系

《内经》所构建的以五脏系统为中心的脏腑经络理论是中医学认识人体生理病理的基础，五脏是人体功能活动的中心，脏腑与脏腑之间，脏腑与全身各部分之间，通过经络相互联系，人体之气血津液通过经络得以敷布全身，循环周流，构成了一个有机的整体。任何致病因素都必须作用于人体，才能产生疾病，也就是说，任何疾病都是以人体脏腑经络的生理功能失常为基础，脱离了脏腑经络，就脱离了疾病产生的客观基础。

但是，《伤寒论》中的三阴三阳病证并不简单等同于《内经》的经络病变，六经辨证也不是脏腑经络辨证的别名，也正是由于这个原因，对于六经辨证的理解造成了不少的分歧，著名的如朱肱的六经经络说，方有执的六经六部说，柯韵伯的六经地面说，张隐庵的六经气化说等，当代学者更是各抒己见，百家争鸣，据王庆国等的统计，关于六经实质的假说有 41 种之多，有很多解释甚至脱离了《内经》五脏阴阳的理论核心，据此而欲求伤寒之正旨，可谓难矣。

在《伤寒论》原序中，仲景谓："夫天布五行，以运万类，人禀五常，以有五脏，经络府俞，阴阳会通，玄冥幽微，变化难极，自非才高识妙，岂能探其理致哉！"明白指出五脏经络府俞是构成人体的基础，但是仲景更加强调人体是一个复杂的有机整体，脏腑经络的生理病理变化"玄冥幽微，变化难极"，必须要在阴阳五行的指导下，深谙会通变化之道，才能领悟到其玄奥精深之理。

张仲景的著作原名为《伤寒杂病论》，包括今日流传之《金匮要略》与《伤寒论》两书。《金匮要略》主要是论述杂病的辨证论治，《金匮要略》首篇名为"脏腑经络先后病脉证第一"，相当于全书杂病部分的总论，即确立了杂病的治疗以脏腑经络辨证为主的辨证方法。《伤寒论》主要为外感病的辨证论治部分，以三阴三阳为纲。仲景的三阴三阳辨证是基于《内经》脏腑经络理论而另辟新论，这是由于伤寒病具有特殊的发病和传变规律，仲景才在脏腑经络辨证的认识基础上，结合临床实际，创立了既源于《内经》又独立于《内经》之外的三阴三阳辨证体系，以指导伤寒病的治疗。

在《伤寒论》三阴三阳病中，很多条文反映了所属经络循行部位的病变。如太阳经"从巅入络脑，还出别下项……挟脊抵腰中"，故太阳经受邪则见头项痛、身疼、腰痛等证；阳明经"起于鼻之交頞中，旁纳太阳之脉，下循鼻外，入上齿中，还出挟口"络于目而行于面，故阳明病可见面赤、目痛、鼻干等；少阳经"从耳后入耳中，出走耳前，至目锐眦后……循胸，过季胁"，故少阳经受邪，可见耳聋、目赤、胸胁苦满等。三阴病多属里证，其经络所反映的证候虽不像三阳经那样显著，但其所表现的某些证候，如太阴病的腹满，少阴病的咽痛，厥阴病的头痛，都与经络的循行部位不无关系。

由于脏腑与经脉之间是本与标的关系，是根与干的关系，三阴三阳病自然也会出现相应脏腑的病变。如太阳表证不解，邪气循经入里，会出现膀胱蓄水、蓄血之证；阳明病有胃肠燥实之腑实证；少阳病有胆火犯胃之呕吐；太阴病有脾阳虚、寒湿内生、升降紊乱之腹痛下利；少阴病有肾阳不足、温煦失司之手足逆冷、恶寒踡卧、下利清谷；厥阴病有肝寒犯胃、浊阴上犯之干呕吐涎沫、头痛等。

《伤寒论》中还有很多疾病传变都要用经络的络属来解释。如少阴病阳气恢复出现"一身手足尽热者，以热在膀胱，必便血也"的太阳膀胱证，厥阴病阳气来复出现"呕而发热"的少阳证；太阴寒湿证脾阳恢复，湿去邪留，出现邪从燥化"大便硬"的阳明腑实证。这些脏腑之间病证的转化，如果没有经脉的络属为依据，就不容易解释这种现象的出现。另外，《伤寒论》中还出现了刺风池、风府、期门等腧穴以治疗伤寒病的方法，这些都是仲景三阴三阳辨证不离于脏腑经络理论的明证。

从以上的论述可以看出，仲景的著作中到处都有脏腑经络理论的烙印，认识伤寒病的发病和传变规律，指导伤寒病的治疗，都不能离开脏腑经络，研究仲景《伤寒论》的三阴三阳辨证，必须建立在对脏腑经络的认识基础上，不能随意摒弃脏腑经络理论而空谈六经辨证，正如刘渡舟所说："脱离了经络学说的三阴三阳是无本之木，无源之水，就失去了存在的基础。"

《伤寒论》六经辨证与《内经》阴阳学说的关系

阴阳学说是中国古代先哲认识宇宙和自然的主要思想和方法，阴阳的消长平衡交感化育了天地间无穷无尽的生命现象，人类也是阴阳化生的产物，古代先哲们同样应用阴阳的思维方法来认识人体。《内经》的出现奠定了阴阳理论在中医学中不可撼摇的基础地位，《素问·阴阳应象大论》："阴阳者，天地之道也，万物之纲纪，变化之父母，生杀之本始，神明之府也，治病必求于本。"中医学认为，一切疾病的本质是人体的阴阳失调，因此无论临床症状千变万化，抓住阴阳就能掌握疾病的根本，即《内经》"治病必求于本""生之本，本于阴阳"。阴阳可以概括各种疾病发生的总体趋向，如"阴盛则阳病，阳盛则阴病"；可以用以统摄临床复杂多变的症状，故"善诊者察色按脉，先别阴阳"；用阴阳还可以指导疾病的治疗，"谨察阴阳所在而调之，以平为期"。阴阳学说作为中医学的核心理论，渗透于中医学的方方面面，是中医学藉以阐释各种复杂生命现象的重要工具。

《伤寒论》一书也正是在阴阳学说影响下所撰著的，在《伤寒论》全书中处处可见阴阳学说的烙印。《伤寒论·辨脉法第一》开篇即言"脉有阴阳""凡脉大浮数动滑，此名阳也，脉沉涩弱弦微，此名阴也"，用阴阳来统括各种脉象以及判断疾病的转归和预后，"凡阴病见阳脉者生，阳病见阴脉者死"。《伤寒论》太阳病篇用"发于阳"与"发于阴"来划分疾病的种类，进而判断疾病的预后，"发于阳者，七日愈；发于阴者，六日愈"。在太阳病火逆的病机方面，用"阳盛则欲衄，阴虚小便难，阴阳俱虚竭，身体则枯燥"来解释火劫发汗出现的变证。在疾病的转归上，提出了"凡病若发汗、若吐、若下、若亡血、亡津液，阴阳自和者，必自愈"的观点。阴阳学说渗透在《伤寒论》的方方面面，凡此种种，不胜枚举。

利用阴阳学说对疾病进行辨证的思想被后世医家概括为八纲辨证，也就是阴、阳、寒、热、虚、实、表、里八个纲领，其中阴阳二纲又为其总纲。八纲辨证源于《内经》阴阳辨证的思想，它不是针对某一种具体疾病的辨证方法，而是中医学的基本辨证纲领，是对疾病的病位、病性、邪正盛衰、发展趋势等各方面的总的概括。中医学中的各种辨证方法，都是八纲辨证思想的具体体现，六经辨证自然也不例外，兹从《伤寒论》原文引例为证：

表里之辨：第 51 条"脉浮者，病在表，可发汗，宜麻黄汤"；第 285 条"少阴病，脉细沉数，病为在里，不可发汗"；第 91 条"伤寒，医下之，续得下利，清谷不止，身疼痛者，急当救里；后身疼痛，清便自调者，急当救表，救里宜四逆汤，救表宜桂枝汤"。

寒热之辨：第 11 条"患者身大热，反欲得衣者，热在皮肤，寒在骨髓也；身大寒，反不欲近衣者，寒在皮肤，热在骨髓也"；第 277 条"自利不渴者，属太阴，以其脏有寒故也，当温之，宜服四逆辈"；第 168 条"伤寒若吐、若下后，七八日不解，热结在里，表里俱热……白虎加人参汤主之"。

虚实之辨：第 60 条"下之后，复发汗，必振寒，脉微细，所以然者，以内外俱虚故也"；第 70 条"发汗后恶寒者，虚故也；不恶寒但恶热者，实也"；第 180 条"阳明之为病，胃家实是也"。

阴阳之辨：六经辨证本身即是以阴阳为纲，将伤寒病用三阴三阳分证。太阳、阳明、少阳多属热证、实证，统归于阳证；太阴、少阴、厥阴多属虚证、寒证，统归于阴证。

八纲辨证，分则为八纲，统而言之，不过阴阳而已。《伤寒论》的六经辨证，正是阴阳辨证思想在伤寒病辨证中的具体体现，是仲景灵活运用阴阳学说辨治伤寒病的生动示范。

《伤寒论》六经辨证与《内经》五脏阴阳理论的关系

从以上的论述已可以看出，《伤寒论》之六经辨证论治体系与《内经》之脏腑经络理论和阴阳学说有着深厚的渊源。六经辨证体系的出现，有其必然之因素，也就是伤寒病特殊的发病特点和发展规律，每一种辨证方法都是针对具有不同发病学特点的疾病而设立的，六经辨证正是针对伤寒病而设，伤寒病是风寒邪气伤人阳气为主的证候，六经辨证就是以疾病过程中阳气的消长变化为主线，以六经所系的脏腑经络、气血津液的生理功能与病理变化为基础，结合人体正气的强弱、病邪的轻重、病位的深浅、病势的进退等因素，对伤寒病发生、发展过程中的各种证候进行分析、综合、归纳，借以判断疾病的病位、病性及病机，并选取一系列配伍精当、疗效确切的方剂以治疗伤寒病所出现的不同证候，从而构建了理法方药兼备的六经辨证论治体系。

张仲景的六经辨证的创立，体现了中医学辨证理论的发展。六经辨证不是脱离《内经》五脏阴阳理论而创立的，而是建立在对人体脏腑经络的生理功能和病理变化基础上，是基于《内经》五脏阴阳理论的进一步发展，是五脏阴阳理论在伤寒病治疗中的具体体现。六经辨证体系的创立是中医学辨证方法上的一次创新，也是仲景勤求古训而不泥古法的精神的体现。

《内经》五脏阴阳辨证为中医辨证理论的纲领

《内经》确立了以五脏阴阳为核心的中医基础理论，五脏系统是中医学认识人体生理功能的基础，也是人体疾病现象产生的基础，是中医学基本的辨证实体，阴阳是中医辨证的基本纲领，是中医学的基本思维方法。《伤寒论》的六经辨证，是仲景先师在伤寒病临床实践中创立的辨证方法，堪称中医辨证论治的典范，但是无论怎样发展创新，六经辨证都没有脱离五脏阴阳这个基本理论核心。五脏阴阳辨证，不仅是《伤寒论》六经辨证的纲领，更是中医辨证理论的基本纲领。

67　五脏理论文献研究

　　中医学是中华民族优秀传统文化思想、自然科学知识、长期临床实践经验的结晶，是中华民族智慧的集中体现，历经千年而不衰，且仍服务于大众，这反映出中医理论本身所蕴含的科学性。脏象是中医学对人体生命本质的认识，是中医病因、病机、诊法、治疗、养生和预防等方面的核心理论，指导着临床医疗实践，是中医理论体系重要组成部分。由于五脏是脏象理论的核心内容，开展五脏理论相关研究是中医理论体系研究的重中之重。清代医家唐容川指出："业医不知脏腑，则病原莫辨，用药无方。"强调了五脏在中医学中的重要地位。目前，对于中医五脏理论学者从理论研究、临床研究、实验研究及多学科方向开展了大量卓有成效的工作，整体呈现出多元化、跨学科的特征，既有助于深化对于人体五脏的认识，丰富中医理论体系的科学内涵，也体现出中医理论体系的开放性和包容性的特点。理论研究是中医发展创新的基础、源泉，学者李永乐等通过对近年来中医五脏方面的理论文献研究整理，分析了中医五脏理论研究现状，以期为进一步开展更深层次中医五脏研究，提供一定参考。

肝的理论文献研究

　　对于"肝"而言，王国英采用发生学方法探求了《内经》肝脏象理论发生发展过程，其认为古代解剖学、中国古代文字、阴阳五行、天文历法及其他古代哲学观念、文化背景的渗透，以及对生理病理现象的直接间接观察、医疗实践的反馈和逻辑归纳等是其重要发生因素和构建方法，其整体上经历了由实体概念向功能概念演化轨迹。于宁等进一步针对肝脏象理论的古今变迁进行了深入分析，探索建立了古今对比研究模型，其认为概念在演进过程中存在的基本形式有沿袭、分解、插入、消亡、演绎、断裂、缩减和融合，存在重叠、单项、相交、包含、被包含五种关系，揭示肝脏象理论体系是稳定与变化的统一；并指出"肝主疏泄"经过"土疏泄""肝司疏泄""肝喜疏泄"等多次概念转换，最终形成既蕴含有对水谷、生殖之精、水液及气机等物质的疏泄作用，又蕴含条达之性的"肝主疏泄"理论内涵。而郭建忠认为，由于黄老道家重"阴"，儒家重"阳"，随着中医哲学的转变，立论角度的变化，肝的生理功能的阐释也随之改变，由"道器"观下的藏血舍魂演变为"体用"论下的藏血主疏泄。王维广等分别对宋以前、宋以后和现代三个时期的肝阴肝阳概念进行了历史考察，其认为汉唐时期主要指肝中的阴气和阳气，宋明时期主要用于表达肝的体用关系，现代虽然中医基础理论确定了肝阴肝阳概念含义，但是由于忽视中国哲学变化，造成概念内涵存在争议。而钟燕春等进一步通过从文献调研、理论探索还有临床实践方面证实，认为肝阳在生理与病理上都是客观存在的。司鹏飞等重点对肝体阴用阳展开研究，认为其是在脏腑辨证以及本草学发展的基础上，借助中国古典哲学体用范畴而对肝脏象理论进行的全新阐发，既包括肝的生理特点，也是对肝病理特征的概括。李永乐等应用知识考古学方法着重考察了晋唐时期哲学框架下木和肝的对象及这两个概念间的关系，其认为晋唐时期肝属木理论是权威理论，虽出现范式危机，但是没有完成范式转换；并对《内经》中肝与情志怒、恐、忧、惊之间的关系加以分析，从脏腑生理功能、生理特性的角度阐述肝与多种情志形成的内在机制，指出肝与情志的一一对应模式多反映人体的生理情况，一对多模式反映的是人体病理情况，阐述了二者之间的多重复杂关系。龙飞虎专门针对宋以前的肝脏象理论展开研究，厘清了"肝藏血"理论的源流、发展变化，指出在战国至三国时期"肝藏血"的主要功能是为"魂"提供物质基础，在两晋至五代时期"肝藏血"功能发展为是濡养肝之形体官窍以及主持女子月事的物质基础。曹幽子重点对肝脏象证候作历史文献研究，认为肝脏象证候是肝脏疾病发展过程中某一阶段病理变化本质的反映，是肝脏象系统失调而形于外的表现，最大程度上反映了肝脏象系统的状态，由病位、病性和临床症状组成。冯文林等对"肝主筋"展开研究，认为肝有助于维持胃肠弹性以及脏腑间链接，功能失常可导致《素问·生气通天论》所提到的"筋脉横解"出现以泄泻为主"肠澼"之病。邓雅芳等认为肝开窍于目，是基于肝-经络目系（眼睛及其附属器官）统一整体观形成，脏腑精气可通过肝经上达于目，目系细微变化可用来推测肝脏甚至五脏六腑气血变化。陈玉萍等重点对"肝应春"理论内涵进行研究，认为肝主疏泄功能增强并处于主导地位，是人体在春季应时而变起主要调节作用的内在机制。

心的理论文献研究

对于"心"而言，张晨通过应用发生学研究方法，对《内经》中心脏象理论体系发生因素、形成与发展过程进行了分析，认为古代解剖学明确了心脏象理论的始基——作为实体器官的心脏，初步形成心主血脉与主神明功能的形态学基础，文字发生学充实了其内涵，中国古代哲学、社会官职文化是其构建关键要素。刘赛华等进一步对不同历史时期的心脏象理论展开细节研究，并指出先秦、秦汉时期中医心脏象理论已基本形成，辨证论治的模式初步构建；晋隋唐时期，医家对心病证的病因、病机认识已较系统，心脏象理论体系已经初具规模；宋金元时期在心病的治疗、病因病机的认识和阐发较唐以前的医家有所提高；明清时期，心脏象理论日臻成熟，从病因及临床表现方面对惊悸、怔忡详细鉴别，更加准确、详尽地阐述了"心肾相关，水火既济"理论，脏腑辨证方法更加完善，并与其他辨证方法互参，弥补了前人的不足，使心脏象理论认识更加完备。而谷建军认为，随着宋明理学的兴起，宋以后医学学理呈现了鲜明的哲学化取向，人体脏腑逐渐脱离了实体的存在意义而概念化、形上化，其中"心"主要表现在心功能的形上化，以君火为心之用；心范畴的扩展，君相合一；心君的本体化，心为太极；心脏象的去实体化等，完成了从形上层面覆盖形下的脏象理论模式建构。而杜渐等专门对"心主神明"内涵展开探析，由于"心神"是人的生命活动最高主宰，人类的精神活动根据五行可归纳为神、魂、魄、意、志"五神"，是对人身之神活动不同层次、不同内涵和不同阶段的概括，认为其是中医学运用脏象学一元化地阐述人体复杂生命活动规律的假说。黄攀攀等进一步认为"心藏神"功能以"心主血脉"为物质基础，贯穿于睡眠活动的各个环节并发挥重要调节作用，从而分析了《内经》中医睡眠理论。赵坤等则基于《内经》形气观专门分析了心与血脉的关系，认为心与血脉皆为解剖所见的实体结构，是天地火气化生，由于心为库藏，储藏太阳、火气，心所储藏的太阳、火气对血脉具有化生与充养作用，即形与气的作用，没有心脏推动血液在经脉内运行的含义。林展弘围绕《内经》的心病范围及背后支撑理论展开研究，认为《内经》中的心虽指解剖意义上的心，但心的生理功能是基于气论发展而来，其心病范围涉及心脏本身及胸腔部出现的相关症候、精神情志病症、心经、心包经所包含的病症，以及根据阴阳五行数术理论判断的心病。

此外，张登本对心之窍进行深入研究，认为由于心藏神，有"任物""处物"作用，在此思维背景下提出心之窍可为舌、为目、为耳。而李钰等主要对《内经》中"舌为心之窍"理论进行分析，认为心开窍于舌是心主神明在舌上的表现，舌可反映心主血脉及心主神志的功能状态。杨阳等主要剖析了"心应夏"本质内涵，认为心在夏季心主血脉功能增强、藏神功能相对较弱，从而发挥对自身心系统及其他四脏重要调控作用，实现机体应时而变。

脾的理论文献研究

对于"脾"而言，王宏利利用发生学研究方法，把《内经》脾脏象理论关键性术语放置在古代具体历史环境、文化背景下进行综合、动态考察，认为其受到古代阴阳、五行、形神和天人文化影响而发生并形成相关概念术语。其中，"脾为阴中之至阴"与"足太阴"是古代阴阳文化在人体内脏阴阳属性上应用的产物；"脾属土"是《内经》将脾与方位"中央"进行关联，经过取象配属而成，并类推出"脾不主时"与"脾主长夏之时"不同结论；"脾主为胃行其津液"最终演变为后世"脾主运化"，"脾藏营"演变为后世"脾统血"。冯亚慧重点对明代脾脏象学术发展特点进行总结，认为脾胃基本属性以传承为主，脾脏象理论发展逐渐倾斜于临证应用，辨证方法的复杂化与新治则治法的提出，为脾胃病的治疗提供了更多依据，其在脏象学术体系中地位逐渐上升。高嘉骏等立足《内经》，从"脾胃为本"的释名、理论外延与内涵的界定着手，认为"脾胃为本"理念是中医学理论特点，研究脾胃在人体正常生命活动、疾病的发生发展及摄生中作为"本"的核心意义，有关脾胃知识、理论的认识形式和规律（认识论）可归纳为脾胃文化理论体系，是其理论外延，深入剖析了其理论内涵。而周作文等认为脾的脏象理论与气的功能特点相结合便是脾气，在脾的脏象理论中起着核心作用。李涵等从脾的解剖结构、生理功能、论治特点等方面对脾"体阴而用阳"进行了详尽疏证，并指出脾居中土藏营贮血，其体属阴，以气为发挥运化、升清、护卫功能的物质基础，其用为阳的功能特点。于漫等以年代为节点，系统梳理了脾阴学说脉络，认为其导源于《内经》、张仲景开创"脾阴"之先河、雏形衍于金元、补偏救弊于明清、求同存异于近代；并从口的解剖形态、生理功能、脾开窍于口知五味的生理病理、唇为脾之外候的生理和临床意义及脾经循行口唇部位等方面分析了"脾开窍于口，其华在唇"。杨丽等系统地对脾主运化的源流与发展进行梳理，认为从《内经》时代开始，至明清时期结束，从最初在运化水谷的过程中脾胃同论，到之后将脾在运化中的功能分离出来，并在理法方药上不断完善，最终形成了完整的脾主运化理论。翟双庆则针对脾胃与神志的关系进行了深入探讨，其在"脾藏营，营舍意"以及中焦脾胃气机为五脏气机之枢纽相关理论基础上指出，神志活动是人体整体生理活动基础上产生的最为高级的机能，其以五脏之间整体协同作用为基础，而中焦脾胃气机是五脏气机之枢纽，故可认为中焦脾胃升降气机是主持人体神志活动的关键，强调了中焦脾胃对于人之神志活动的重要性，通过深入挖掘脾脏象的理论内涵为临床精神疾病从脾胃论治奠定了基础。杨丽等专门针对《内经》脾藏意主思进行研究，认为脾藏意中的"意"有记忆、思维两方面的含义，而脾在志为思之"思"只是情感范畴的"思"，不应包括认知上的"思"，并指出脾为谏议之官也是脾藏意主思的反映，其理论基础是脾藏意生血。而裴宇鹏等以"脾主运化"基本生理功能为核心，以神、精微、气血、肌肉和津液等脾所主功能为要素，从整体角度探索构建脾脏象理论模型。唐元瑜等在中医整体观思维、中心核心思想、调衡自和的中庸思想的影响下，依据中医脾脏在形、神、时、病等生理、病理、疾病防治过程中的核心地位及其气主升的生理特点，首次创新性地提出中医"大脾胃"概念，认为其是一个涉及胰、脑等人体组织器官，以消化功能为主，包含免疫、神经、内分泌、血液等多系统、多功能的一个综合单位，其主要特点是以脾为核心主导地位、以脾为枢的调衡机制。魏贻光则重点分析了"脾主身之肌肉"内涵，从整体观角度认为人外之头面四肢躯壳、内之五脏六腑以及维系内外各组织，乃至保持各部分位置相对稳定的横膈、网膜、系膜等所有肉质器官组织均属该范畴。王家琪等对脾主时理论进行分析，认为"脾不主时"重在强调脾旺于四时、长养人体各脏腑的后天之本的地位，"脾主长夏"重在强调脾与长夏之湿性相合的生理、病理特性，两者在临床具有同等重要的地位。而覃骊兰等认为，脾胃纳运相成、升降相因、燥湿相济协同，有助于维持机体"应长夏而变"的自稳调节稳态，是"脾主长夏"的本质内涵。

肺的理论文献研究

对于肺而言，王稷将发生学研究方法引入，通过归纳《内经》中肺脏象理论的相关内容，认为朴素直观的古代解剖对人体的认识、汉字文化对相关内容的记录保存、古代哲学的渗透，及医学实践的检验，使肺脏象理论由实体向功能、由形向神实现转变，是影响《内经》肺脏象理论发生与形成的重要影响因素。而苏新民针对肺脏象的相关术语展开了专项研究，利用《中华医典》系统梳理相关条文中肺精、肺津、肺气、肺阴、肺阳、肺血等词涵义，理清各名词间逻辑层次关系，确定名词主体涵义，从而实现对肺精、肺气、肺阴、肺阳、肺血、肺津等名词重新定义，确定肺脏象各名词间的逻辑关系，丰富了术语规范的研究方法。常兴等从脏象学和生理病理的角度对"肺阳"以及"肺阳虚"加以阐述，从理论和现代实验研究角度都进一步证实"肺阳"，为临床治疗肺系疾病提供了新思路和理论依据。徐勤磊等根据《内经》所描述的"相傅"和"治节"先后逻辑关系分析了"治节"的含义，将肺主治节的过程概括为"天地阴阳升降-节气-出入-腠理与肺-肺人体阴阳升降"，其中通过气的"出入"运动获得"气立"所蕴含的阴阳升降信息，依据"气立"及时调整机体内部的阴阳升降，从而适应外环境的变化。吴筱枫等系统地对肺脏象辨证论治理论源流进行梳理，认为先秦至秦汉时期肺脏象理论及辨证论治模式初步形成，魏晋隋唐时期丰富的临证实践发展了肺脏象辨证论治体系，宋、金、元时期肺脏象辨证论治又呈多元发展之态，明清时期肺脏象辨证论治理论日臻成熟。王稷等重点对《内经》肺主皮毛理论进行研究，认为是在一定解剖基础之上，将哲学的阴阳五行学说运用于医学之中，在整体观念的媒介与途径指导下，动态观察人体生理病理而得出的结论。王凤仪等进一步认为，卫气、津液是肺主皮毛的媒介和途径，可协助肺与皮毛共同完成呼吸运动、调节体液代谢、稳定体温、护卫抗邪等的多种功能活动。罗辉专门对"鼻为肺之窍"进行研究，认为通过肺的"肃降"防御作用，构成了人体第一道保护屏障，体现了肺主气卫外的作用。王婕琼等对肺主悲忧进行了探讨，认为精神、思虑等活动以气为物质基础，肺气充足，气血充沛，精神活动正常，反之机体不能耐受外界不良刺激出现一系列精神神经异常的症状。吴同玉等则对肺应秋理论内涵进行研究，认为秋季肺的肃降功能增强，发挥对其自身系统及其他脏腑系统重要的调控作用，从而调控机体适应秋季气候变化。

肾的理论文献研究

对于"肾"而言，鞠诣然应用发生学研究方法，认为简明朴素的古代解剖学知识、蕴意深刻的文字、阴阳五行、易学术数、天文历法、社会官制，及诸子百家和其他古代哲学观念及文化背景渗透、对生理病理现象的直接间接观察、医疗实践的反馈和逻辑归纳等，是《内经》肾脏象理论构建的重要影响因素与方法，从不同方面分析了《内经》肾脏象理论演进状况和轨迹。李奕祺专门从精与水的关系角度分析了肾脏象，认为精水合一，精、水在生命起源方面得到统一，是肾脏象理论建构的哲学基础。杨雯等重点对《诸病源候论》有关肾理论进行探讨，认为《诸病源候论》对于肾系统中的生理理论阐述《内经》更为精炼，对于病变证候及症状的认识较之更为详实，重点突出了肾生理功能的实践意义。郑洪新与师双斌则对肾脏象理论中"肾藏精"相关内容展开研究，其通过收集整理四部关于中医药学名词术语标准化学术著作中"肾藏精"理论的相关概念（不包括相关中药、方剂），认为中医"肾藏精"可为"道""象""器"三个层次构。并进一步阐述了"肾藏精"理论中的精、肾藏精、肾精、肾气、肾阴、肾阳、命门、天癸、先天之本九个核心概念的产生、发展的阶段性特点，认为其多源自于先秦至两汉时期，隋唐时期在解释与继承前代《内经》《难经》等医学经典的基础上，又进一步确立肾阴、肾阳概念，拓展了"肾藏精"基础理论概念的内涵与分类，宋、金、元时期则在继承前代思想的基础上，在肾之阴阳水火理论等方面有所创新，明清时期，建立命门学说，又使"肾藏精"基础理论有了新的飞跃。陈慧娟等系统地对脏象学中"肾主纳气"理论的含义、原理进行剖析，认为肾主纳气理论来源于临床观察、治疗经验的不断提炼和总结，并可能受到了古代导引术的启发而形成。王丽敏等对"肾主骨"与"少阳主骨"二者关系进行分析，认为肾主骨，偏于骨之体，体现在生理方面，"少阳主骨"主骨之用，体现在机制方面，一阳一阴，一体一用，相辅相成。李如辉对"肾开窍于耳及二阴""在液为唾"的发生进行专项研究，认为"肾开窍于耳"是由于五行学说的介入，"肾开窍于前阴"是"肾主水""肾藏精"理论的"衍生物"，应用类比是其可能的发生学途径，"肾在液为唾"这一理论宜修正为"涎唾同为口津，并主于脾肾"。而杜磊等对肾与情志的关系进行了剖析，认为"起呕""志""恐"均是肾藏精功能的体现，均依赖于肾藏精理论为基础，三者功能的发挥需要肾所藏之精随具体条件而改变。覃骊兰等对"肾应冬"理论的本质内涵进行专项研究，认为冬季肾封藏精气、主纳气功能加强，并处于支配地位，肾主气化水液功能减弱，对自身肾系统及其他四脏发挥调控作用，从而使机体应时而变。

脏腑关系的理论文献研究

对脏腑之间关系，徐志伟等对国医大师邓铁涛的五脏相关理论科学内涵进行整理研究，认为包括五脏系统内部的关联（五脏的功能系统观）、系统之间的关联（五脏之间的联系观）、系统与外部环境的关联（天人合一的整体观）三个层次，五脏之间关系不是依靠五行相生相克推理，而是长期临床实践之总结。李永乐等通过对《内经》中五脏理论原文进行整理，从五行调控、四时阴阳调控、气化调控、官能调控角度分析中医五脏之间的调控关系，并进一步认为经络学说、解剖基础，以及五脏所藏精微物质是五脏理论的"体"，五脏之生理功能、生理特性等具体知识内容即五脏之"用"，是在阴阳、五行、精气理论指导下，借助意象思维这一方法，在五脏之"体"基础上形成了各种生理功能、五脏与形窍志液时的关系、脏腑之间关系以及各种生命活动现象，形成了"体-象-用"五脏理论阶梯模式，从横向、纵向不同维度对中医五脏理论的框架结构进行深入剖析。脏与腑在生理上相互作用是由各脏腑所属的经络相互联接、相互渗透所构成，脏腑表里气化不通，津血循环不畅则成病理状态。其中，朱宗元重点对"肝之余气溢入于胆、聚而成精"进行了文献研究，认为根据"五脏皆有出入，惟胆无出入"的解剖认识，应用气化理论来解释胆的精气来源。郭宗耀等对"心与小肠相表里"理论的源流进行梳理，认为从文字起源上看，肠在功能意义上与心相表里，一为火脏，一为火腑，二者同是人体生命力之源。脾与胃，解剖位置相近，生理功能相互影响，于东林等认为，胃的功能是将饮食水谷转化为水谷精微，实现"化"，脾是将胃所吸收的水谷精微运输至全身各处，实现"运"，二者在管理饮食物中角色明确。张先庚等进一步从生理功能方面强调了脾胃在人体生命活动中的重要作用，指出"脾为先天之本，胃者五脏之本"。王键等对"肺与大肠相表里"理论历史源流进行梳理，认为秦汉时期初现雏形、隋唐时期理论渐进发展、宋金元时期理论趋于完善、直至明清时期理论日臻成熟，在肺系疾病和肠系疾病等多病种中得以广泛应用。倪新强等从发生学角度剖析了"肺与大肠相表里"理论，认为解剖是其奠基与先导，阴阳五行学说的影响和渗透，使肺与大肠从实体解剖名称向综合功能概念发生质的转变和飞跃，经络学说的形成、发展和完善使得较为完善的肺合大肠理论最终得以确立，具有鲜明的古代文化特色。孟庆岩等通过计算机技术对《中华医典》中肺与大肠表里关系文献进行研究，认为经络络属关系是其形成依据，气机升降和津液相关功能是肺与大肠表里的功能基础，鼻和魄门是肺与大肠表里的解剖基础。郑晶等进一步从气机升降运动角度分析了肺合大肠，认为肺与大肠气机升降相因又是肺肠相合的内在机制。李如辉对"肾合膀胱"进行了发生学分析，认为解剖方法、司外揣内的观察方法、阴阳学说、五行学说及经络学说一个多因素、多方法参与了"肾合膀胱"理论的建构过程，其中解剖方法占有主导地位。而刘鹏对于肾与膀胱脏腑表里关系进行分析，认为其确立的根本原因或者说决定性因素，并不在于肾与膀胱围绕尿液而发生的解剖学上的关联，而是源于以津液为中转。

古人在医疗和社会实践活动中，在掌握五脏一定解剖知识基础上，进一步借助古代精气、阴阳、五行理论指导，形成了关于心、肝、脾、肺、肾五脏之生理功能、生理特性，以及与人体内外关系的系统知识体系，是关于心、肝、脾、肺、肾五脏的系统的理性知识体系。近年来，学者们在中医五脏的理论文献研究方面开展大量工作，涉及五脏本身、五脏之间、脏腑之间相关理论的发生学、古今比较、源流演变、特定历史阶段相关研究及具体概念内涵的深入阐释等，但是对于中医五脏理论深层次的理性提炼与概括、内在固有规律总结仍显不足，最新的研究成果被纳入现行的中医理论体系框架内较为缺乏。

因此，做好中医理论继承与创新，需要进一步加强中医五脏理论的框架结构研究，在梳理相关概念、范畴内涵本质基础上厘清各种概念、范畴之间的层次关系；需要进一步在把握中医五脏理论历史演进过程的基础上探索总结内在规律，从而推进五脏理论内涵建设；需要进一步围绕新时期遇到的临床实践问题，从中医五脏角度加快开展源流梳理、理论内涵研究等，实现理论与临床互为支撑、协同互促，满足新时期中医理论体系的继承与创新发展需求。

68 论易学对脏象学发展的影响

《周易》被称作"群经之首"，是中国传统文化中最重要的思想源头之一。自《周易》一书诞生后的几千年间，历代学者对其不断地进行解读与诠释，而成为中国学术发展的主流方向之一，即"易学"。学者张宇鹏认为，易学对中国传统文化的影响是全方位的，医学同样受到极深的影响，故有"医易相通"之说，其中作为中医学理论基础的脏象学表现得尤其明显。

象与阴阳的观念

"象"观念的起源可追溯到蒙昧时期，而《周易》则是对此完整而系统的总结，同时也成为后世认识与理解"象"思想的源头活水。"象"的观念是中国传统文化中最为本质的属性，是形成中国传统思维方式的基础与核心，因而，在古代，一切具有中国原创性的思想与知识都不可避免地运用到"象"的观念与思维方式。中医学同样也不例外，"象"的观念与"取象比类"的认知方法在中医基础理论体系形成过程中有着不可替代的作用，而这又突出体现在脏象学的理论中。

"象"在中国古人思想观念中占有非常重要的地位，是中国传统思维的基础与核心。古人对"象"的运用首先是建立在"取象比类"的认知方法上的，《周易·系辞》："古者包羲氏之王天下也，仰则观象於天，俯则观法於地，观鸟兽之文，与地之宜，近取诸身，远取诸物，於是始作八卦，以通神明之德，以类万物之情。"不同于西方执着于原因与结果的形式逻辑方法，中国古代先民们认为现象与本质有着统一的属性，故"有诸内必形诸外"，是以借助"拟诸其形容，象其物宜"的方法，依据"易则易知，简则易从"的原则，将天地万物的普遍特征与根本规律抽象成简约的"象"，即以象征的方法来代表或区分不同事物的现象或本质，即《易传·系辞》"象也者，效此者也"。由此，"象"的观念成为中国学术的理论基础与本质特征，与形式逻辑的方法相比较，"象"的方法在牺牲了确定性的同时却在最大程度上获得了思想的开放性与普适性，而实践经验的验证则成为"象"的真伪取舍的根本基准。

总的来讲，由于中国古代缺少形式逻辑的传统，因而中医学的理论形式实际上更接近于西方科学中所谓的"唯象理论"，即力求理论能在最大程度上与可经验的现象相拟合，而并不过于深究其内在因果律的解释，因为"象"的本身即为真理。近代以来，人们研究脏象学时，多把"脏象"的内容包括"藏"与"象"两个层次，这实际在某种程度上是对古人的误解。在古人的思想中，内藏的"藏"与外显的"象"实为一体，并无分别。人们在谈论"五藏"之时，其实既非指深藏体内的解剖脏器，也非指显露于外的各种表象，而是由两者抽象而出的，更高层的"象"。

"天人相应"的观念是对"取象比类"方法的系统总结，即将所有从天地万物中抽提出来的"象"，均统一在同一个系统之内，从而建立起万事万物之间的普遍联系。这一思想虽是由西汉董仲舒正式提出，但实际早在殷周时代就已成为思想界的普遍共识，并据此理念总结出从天地万物中抽提"象"的两套具体方法，即"阴阳"与"五行"的思想。其中对"阴阳"思想的认识正是易学所讨论的中心内容，也是中医学对阴阳认识的思想源头。

太极学说与太极阴阳脏象体系的出现

自《内经》开创了脏象学理论体系后，直至隋唐时期，脏象学理论的基本模型没有发生太大的变化，至宋代之后，《内经》所开创的以五脏中心论为核心内容的脏象学理论体系，变得日趋僵化保守，流于形式，理论发展的停滞不前，又直接影响了对临床实践的指导，整个医界因循守旧、不思进取之风盛行。到了金元时期，战乱频繁，连年灾荒，疾疫丛生，这在客观上迫切需要医药事业的发展与变革，而理论的变革尤其重要。宋代理学思想便成为突破就有学术传统的新思想工具，深刻地影响着中医学的发展。

易学研究在两汉时期达到了一个高峰，此后作为儒学五经之首，而占据了古代中国思想与学术的中心地位。特别是在唐代确立科举制度之后，《周易》成为国家正式认定的教材，对易学的研究也被官方僵化的体制所禁锢了。经过社会的不断发展与变迁，汉代的经学思想已经难以适应经世济用的需要，力图弥合这种体与用分离与矛盾的努力，成为宋代理学思想发展的原动力之一。

宋代理学的发轫，是以对易学的重新认识为开端的，沿着"出入于释老"而"反求诸六经"的三教合一思路，首先是从道家思想中重新发现了易学的价值，通过对河图、洛书、太极图、先天图等道家神秘主义图式的重新解读，以哲学思辩的方式创造出理学自身的宇宙论结构。在宋代理学的宇宙论解释中，太极学说占据极为重要的地位，是理学宇宙论的核心观念之一。太极理论是中国古代概括阴阳易理和反映世界发生、发展变化规律的图式，其概念最早出自《周易》，《易传·系辞上》"易有太极，是生两仪，两仪生四象，四象生八卦"，具有宇宙本原的至高无上、至极无以复加之义。宋儒周敦颐借用了《周易》中"太极"的概念，熔儒、道于一炉，从实体与属性相统一的高度，创立"太极图说"，通过对"无极"—"太极"—"阴阳"—"五行"—"乾坤男女"—"万物"的层层推演，构建了一个生动的宇宙生成与演化图式。

《内经》脏象学体系是以五行学说为理论基础，以五脏六府为核心框架而构建的，这一体系历经千年之后至唐宋时代已逐渐僵化。而在宋代理学，尤其是太极学说的影响下，中医脏象学理论寻找到了新的理论模型，从而完成了对《内经》脏象学体系的超越。首先取得突破的是刘完素与张元素。刘完素把《内经》五运六气中"君火以明，相火以位"的君火与相火引入到人体脏象当中，以心为君火，命门为相火，首创命门相火说。张元素在同一时期也论及命门相火，并进一步将之与"元气"联系起来，大大增加了命门的重要性。此后太极学说在脏象学中的地位越来越重要，被众多医家争相采用，如李东垣的"火与元气不两立"理论与"内伤阴火"论等，均明显是受到此启发，朱丹溪可以被看作是新理论的开创者，他在"援儒入医"后，将大量的理学内容引入到医学领域，提出"人身各有一太极"的思想，其理论具有着很鲜明的哲学色彩。朱丹溪对脏象学的贡献主要是相火论、阳有余阴不足论和藏府阴阳升降等学说，并以太极之理成功地解释了君相二火的生成与性质。非常明确地把阴阳太极思想作为其理论的核心，也为明代命门学说的大发展提供了思路。

阴阳太极脏象体系不同于形成于《内经》的五行脏象体系，而是经由自金至清的数百年间，几十位医家间的摸索、探讨与争鸣后，逐渐形成一种共识。阴阳太极脏象体系是以宋明理学为其主要理论基础的，尤其是朱熹的"理学"思想、张载的"气"学、周敦颐的"太极"理论等为代表，而宋代易学的复兴，甚至包括道教学术的新发展，都为阴阳脏象体系提供了充足的养料。在这其中周敦颐所创造的"太极图"模式最具代表性，阴阳脏象体系本身在很大程度上就是类比这一框架来设计的。在这其中几个主要的要素如太极（无极）、阴阳、五行、万物在阴阳脏象体系中我们都可以找到其相应的对象。参照无极或太极的模型，在人体即为元气与命门之属，由先天元气一分为二则成真阴、真阳，而后阴阳动静相生又化生五脏，阴阳与五脏相合则共同组成人体。这一框架即为明清时期阴阳脏象体系对人体的基本认识，各家理论虽细微之处各有侧重与不同，但总的来讲都是以这一基本框架为基础构建的。

在金元时期，命门学说与太极理论的联系并不十分紧密，刘完素等医家对命门的理解更多地是从道教内丹学获得的灵感，自朱丹溪"援儒入医"之后，才首次明确的将人体与太极联系到一起。至明代初期，太极的思想与学说已经得到了全社会的普遍认同，并成为学术界的一种主流思想模式。而当时流传于道教中的阴阳鱼太极图也广泛流行起来，成为思想界新的热点，对明代命门学说的成熟产生重大影响。

阴阳鱼太极图出自《易传》中"易有太极，是生两仪"之说，同时充分地体现出阴阳二气的消长平衡、互根互用、阴中有阳、阳中有阴等特点，充满了神秘主义象征与哲学思辨的意味，一经出现立即得到学术界的普遍追捧，大量用于各个领域学术研究。在医学界同样深受启发，尤其是以孙一奎、赵献可、张景岳等医家为代表，纷纷借用阴阳鱼太极图来说明命门的内在结构及其与肾藏的关系，将太极、阴阳、命门、真阴、真阳等概念完美地结合在一起，共同构建了一个比五脏六府更高层次的脏象体系，而完成对《内经》脏象理论的根本突破。

孙一奎创"命门动气"学说，提出："命门乃两肾中间之动气，非水非火，乃造化之枢纽，阴阳之根蒂，即先之太极。五行由此而生，藏府以继而成。"其中"阴阳之根蒂"一句明显受到阴阳鱼太极图的启发。

赵献可在《医贯·内经十二官论》提出"肾间命门"说，认为"人受天地之中以生，亦原具有太极之形，在人身之中，非按形考索，不能穷其奥也。"即人体中的太极必有形迹可寻，而"人身太极之妙"即命门："命门即在两肾各一寸五分之间，当一身之中，《易》所谓一阳陷于二阴之中……乃一身之太极，无形可见。"赵献可以"先天水火"来代称真阴与真阳，并绘出图式力求说明命门的具体部位与形态，指出："命门在两肾中。命门左边小黑圈是真水之穴。命门右边小白圈是相火之穴。此一水一火俱无形。日夜潜行不息。两肾在人身中合成一太极。"很显然，这实际上就是阴阳鱼太极图在人体中的想象，借此以充分阐明命门水火之间相互依存、相互为用、相互平衡的关系。

张景岳在总结前人成就的基础之上，大量运用太极阴阳理论阐述命门，提出水火命门学说，将太虚、道、先天、无极等用以解释太极，而熔医、道、儒等宇宙论于一炉，认为人体生命的产生和起源亦与宇宙万物同理，命门即起到了人身之太极的作用，是人体生命的本源，统括阴阳、五行和精气。同时，命门兼具水火，阴阳本同一气，水火之于人身，即是阴阳精气，从而把人体阴阳、精气与水火有机地联系了起来。张景岳的水火命门学说，结合易学思想把中医学的阴阳理论发展到了一个崭新的高度，从太极一气到两仪阴阳，化生"先天无形之阴阳"，继而再生成"后天有形之阴阳"，以元阳之火论生命活动的功能，以真阴之水论气血津液和藏府，以水火的关系，体现了阴阳互根、互用于相互制化的思想，在其著作中，阴阳互根、水火同源、精气互生的理论贯穿始终，充分体现出太极理论所蕴含的思想精髓。

《周易》卦象在脏象学中的应用

自宋代理学出现之后，易学的研究又迎来了一次新的大发展时期，这成为易学从庙堂走入民间，在全社会普及的一个契机。在医学领域内，宋代援儒入医的潮流导致大量儒医的出现，使得医生行业内平均的素质与学养大为提高，易学也就自然而然的成了构建医学理论的思想重要工具之一，故有"医易同源"之说。与以往易学对医学只有间接影响不同，明代之后的医家更倾向于直接引用《周易》中的引文与卦象来说明其学术思想，其中最为突出的例子就是以"坎""离"的卦象来比喻肾藏与心藏。

以卦象喻五脏最初源自其五行属性归类，《难经集注·荣卫三焦第四》："八卦属五脏法三焦，以明人之三焦法象三元也。心肺在上部，心法离卦，肺法兑卦；乾卦，主上焦，乾为天，所以肺行天气；脾胃在中部，脾胃属土，统坤卦；艮亦属土，艮为运气，主治中焦；肾肝在下部，肾法坎卦，肝法震卦；巽卦，主下焦，主通地气，行水道，夫如是。乃知坎离震兑坤以法五脏，乾艮巽乃法三焦，以合八卦变用。"

而后，坎卦与肾脏的关系引起了医家们的注意。自刘完素首倡新"命门"学说以来，命门、相火与肾藏的关系就成了医家们讨论的热点问题，尤其是肾中藏先天真阴、真阳的结构得到了普遍的接受。为说明这一理论，坎卦的卦象作为最佳的理论模型，而受到广泛的重视。坎为水，喻肾脏，其卦象为二阳夹一阴及象征二水夹一火，亦即两肾之水夹命门相火之象，代表肾中藏命门真阳。《医贯·医巫闾子医贯序》："水之生于火也益信。火生乎水。亦还藏于水也。其象在坎。一阳陷于二阴之中。而命门立焉。

盖火也而肾水寄之矣。"与此相对，离卦卦象也被用来暗指心火中藏有真阴，《周慎斋遗书·二十六字元机》："且真阴藏于离宫，故曰神阴。"即指"真水实生于心"。

"心肾相交"即肾升心降的理论：最早可追溯到魏晋时期：皇甫谧《针灸甲乙经》曾明确指出："夫心者火也，肾者水也，水火相济。"但此说只是以心肾之间静态感应，来解释《内经》中"心主耳"的说法，而并无明确的动态升降交流。首先明确提出肾升心降理论的，可见于五代时期的道家内丹学经典《钟吕传道集》中"肾气"与"心液"的理论，而在医学界内，则首见朱丹溪"心肺之阳降，肝肾之阴升"说。易学认为阳气向上运动，阴气向下运动，以乾坤二卦代表阴阳，若初始状态即是阳上阴下的话，阳气越升越高，阴气越降越低，两者分离，是为否卦，是不好的趋势，将会招来灾祸；反之，若初始状态即是阴上阳下的话，阴气自上而下降，阳气自下而上升，阴阳相交而融合，是泰卦之象，故称"阴阳交泰"，最为吉利。更进一步说，坎卦为水属阴，但其象为二阴夹一阳，又象征阴中之阳；离卦为火属阳，但其象为二阳夹一阴，象征阳中之阴。坎上离下为水火既济卦，阳升阴降，阴阳相济，代表事情成功与顺利；而离上坎下为火水未济卦，阳逾升而阴逾降，不能相交，代表事情尚未成功。由此可以看出，"心肾相交"理论完全是模仿泰卦与既济卦而设计的，故又有"心肾交泰"或"水火既济"之称。《医学入门·脏腑》："两肾二系相通下行，其上则与心系通而为一，所谓坎北离南，水火相感者也。"

由坎离两卦卦象进一步分析，即得出"肾阳与心阴乃人体之真阴真阳"的结论，而此"真阴真阳"又恰恰正是人体气机升降的原动力。《周慎斋遗书·阴阳脏腑》："心肾相交，全凭升降，而心气之降，由于肾气之升，肾气之升，又因心气之降。夫肾属水，水性润下，如何而升？盖因水中有真阳，故水亦随阳而升至于心，则生心中之火。心属火，火性炎上，如何而降？盖因火中有真阴，故火亦随阴而降至于肾，则生肾中之水，升降者水火，其所以使之升降者，水火中之真阴真阳也。真阴真阳者，心肾中之真气也。"

心居上焦，其性主动，为"阳中之太阳"，故心以阳（火）为主；肾位下焦，其性主静，为"阴中之阴"，故肾以阴（水）为主。人体在生理上，位于上的心火，下降于肾，以助肾阳，使肾水不寒；而居于下之肾水，则上济于心，以滋心阴，使心火不亢。如此，使心肾协调，故称之为"心肾相交"或水火既济。在病理上，若心火不能下降于肾而独亢于上，或肾水不能上济于心而凝聚于下，皆可导致心肾的关系失常，而见失眠多梦、心烦惊悸、腰膝酸软，或见男子遗精、女子梦交等症。称为"心肾不交"或"水火失济（未济）"。《韩氏医通》中立有交泰丸方，可和调阴阳，能使心肾水火阴阳二气相交，立方之意也是出自泰卦的思想。

69　脏象学的胚胎发生学依据

脏象学和经络学说作为中医学理论体系的两大支柱均出自《内经》。"脏象"首见于《素问·六节脏象论》,"藏"指藏于体内的脏腑器官实体,"象"指显现于外的生理功能、病理变化现象。后世在历代医家医疗实践的基础上,将主要出自《内经》中对人体各个内脏实体及其生理活动、病理变化以及相互关系的论述概括总结为脏象学。胚胎学是研究个体发生来源及发育规律的科学,研究内容包括生命的孕育,胚胎发育各阶段的形态生理演变特征,发育过程中对于生活条件的适应、变异和遗传以及个体发育与种系发育的统一法则等。现代胚胎学为了解人体、发现生命现象作出了巨大贡献,它能否成为研究中医脏腑、经络的工具,成为中西医学的结合点,是本研究关注的重点。

中医学、西医学是两个不同的理论体系,但是人体只有一个,两个体系应当有共同之处,中医五脏六腑与西医内脏器官也都应当在一种生命模式下,由同一种分化、发育、生长方式,从受精卵到成体和出生,形成完全相同的人体。学者张栋从脏器发生来源、发育时间和位置关系等,追踪脏腑、器官的形成及其相互关系,以寻找中医脏象学的胚胎发生学依据。

脏腑的发生

1. "脾"和卵黄囊

(1)"脾"指何脏:卵黄囊是胚胎时期的"养料仓库",它的顶部形成了原始消化管,胚胎早期的消化管其全部结构是从卵黄囊的内胚层形成的上皮组织生成的,这种内胚层的上皮组织则形成将来成体的消化管道及腺体的上皮组织,因此成体后,不具有"卵黄囊"这个脏器实体,而由卵黄囊所衍生的消化道腺体上皮组织仍存在于机体,成为一个"卵黄囊"机能系统。对照分析胚胎时期卵黄囊的功能、衍化,与中医理论对脾功能与作用的论述,张栋认为,中医脾脏是指胚胎时期的卵黄囊及成体后由它衍生的消化系统。

(2)"脾"和卵黄囊的功能:《内经》对脾的功能有多处说明,如"脾藏营""藏真濡于脾""脾胃者,仓廪之官",这里说的"脾"是"米谷之仓",盛藏营养物质,与卵黄囊的作用十分相近。非哺乳类高等动物卵黄囊很大,内有母体预先储存的丰富养料。虽然哺乳动物卵黄囊内实际没有卵黄积聚,但是卵黄囊依旧在幼胚内形成。幼胚卵黄囊相当大,而且它的壁是一个重要的暂时造血中心,胚胎早期的血球就是在位于卵黄囊壁上的血岛内产生的,起营养胚体的作用,因此,从"脾"和卵黄囊的功能来看,二者是同一脏器及衍化。

(3)"脾"的功能活动方式:《素问·经脉别论》"脾气散精",后世还有"脾主升清,胃主降浊"之说。卵黄囊储存的母体营养物质通过卵黄蒂进入消化道中,供胚体消化吸收。卵黄蒂附着在胚肠的部位正在将来小肠移行大肠处(回盲瓣)的颅侧,因而卵黄囊中的养料要通过消化道吸收,必须上输于消化道,故"脾主升"。而成体后胃内食物须下行才能消化和排泄,故"胃主降"。从机能活动方式看,"脾"与卵黄囊也有对应关系。

(4)"脾"和卵黄囊的位置:《素问·太阴阳明论》有描述脾的形态和位置的记载,即"脾为孤藏,脾者上下至头足"。胚胎早期,在还没有任何脏器发生,或其他脏器出现的早期,卵黄囊极大,一度大于整个胚体,故"上下至头足",这样对"脾"的描述对应于胚胎时期的卵黄囊并不牵强。

(5)脾开窍于口:《灵枢·脉度》"脾气通于口";《素问·金匮真言论》"开窍于口,藏精于脾"。由卵黄囊形成的原肠有口凹，发育到一定时期，口凹破裂，形成口腔与口唇，与原肠和卵黄囊均相通连，因而"脾（卵黄囊）气通于口"是有胚胎学依据的。

卵黄囊的功能、形态、衍生的消化系统及其功能作用对应中医学"脾"，具有胚胎发生学依据。

2. "肾"和肾脏   中医脏象中的肾有两大主要功能，主水液代谢和主人体发育与生殖，而这些正是胚胎时期三个肾结构（原肾、中肾和后肾）以及成体后由这三个肾结构生成的泌尿生殖系统的综合功能。近代胚胎学研究显示，泌尿系和生殖系的结构和发生有着密切关系，这两个系统的一些器官出现后，甚至没有开始执行任何功能便完全消失了。又有一些器官逐渐失去原来的功能，而在退化进程中与新形成的器官联合后开始执行新功能。可以说这两个系统发生过程中有许多角色的活动都很重要，而且迟早都将发生联系，这种联系直到成体后仍然保留着。因此认为，中医脏象中的"肾"是一个机能系统，指的是胚胎时期三个肾结构及由它们衍生的泌尿生殖系统。

（1）肾主水液：《素问·逆调论》"肾者水藏，主津液""肾者水也"，指出了肾有司水液代谢的作用，与现代医学肾脏的作用相同。回顾泌尿系统的形成过程和与生殖系统的关系，胚胎时期，有 3 个不同的排泄器官，原肾是最早形成并执行功能的，原肾退化后由中肾接替原肾的功能，在中肾的尾侧后来又发生了第三个排泄器官即后肾，这是人类的永久肾；后肾替代中肾后，中肾的部分结构发生了生殖系统的一些结构，中肾、后肾和永久肾均有排泄水液的作用，因此，它们无疑可以"主水液"。

（2）肾主人体发育与生殖：《素问·上古天真论》中有对肾主生长发育和生殖的论述，用了肾气盛、肾气平均、肾气实、肾气衰等不同名词来说明"肾"在生长发育过程中的作用。现代医学的肾脏没有这种作用，但由胚胎时期的中肾衍生的生殖系统有这样的作用。性腺和男性生殖导管的发生与泌尿系统有密切的关系。当中肾还是主要的排泄器官时，其腹缘出现嵴样增厚区，称为性腺嵴，由它们发育成性腺——睾丸或卵巢。一些中肾小管在中肾退化时和正在发生的性腺联接，形成了输送性细胞的性腺导管——输精管，附睾、精囊、射精管亦由中肾的部分结构生成。可见男性从性腺到性腺导管的形成与肾脏（原肾、中肾和后肾）有着相当紧密的联系，故"男子以肾为先天"之说甚为科学。女性的性腺导管（Miller 氏管）虽然不是中肾直接产生的，但是是在靠近中肾管的旁边发生的，由它形成的输卵管、子宫和阴道可以说都与中肾密切相关。

上述分析说明泌尿系统与生殖系统有着密切的关系，它们都由胚胎时期的三个肾结构发育而成，以致成体后，两个系统仍有一定的联系，而泌尿生殖系统与中医脏象中的"肾"是同一机能体系，具有胚胎发生学依据。

3. "心"和心脏

（1）心为君主：《内经》中关于"心为主"的论述有"心者，五脏六府之大主也"（《灵枢·邪客》），"心者，君主之官"（《素问·灵兰秘典论》），"五脏六腑，心为之主"（《灵枢·师传》）等，均指出心是人体一切组织器官的"主宰"。从心脏在胚胎发育中的重要作用分析上述对"心"的论述，更能解释中医理论中"心"的至高无上的生物作用。成体哺乳动物执行消化、吸收、呼吸和排泄功能的器官，是极其复杂和高度分化的结构，所以成形都很徐缓，非至胚胎发育末期都不开始其功能活动；但是胚胎在建成成体各种器官的漫长时间内，必须解决养料供给问题，而哺乳类胚胎卵黄养料极少，为了生存和生长，必须尽早开始发育，并长入子宫壁内的母体血液循环。心脏（循环系统）是各脏器中最早形成并发挥功能的器官，人胚的第一次心搏大概在发育的第 3～4 周发生，在开始颤动 4 天或 5 天之后推动血流，此时肝和肾的原基才开始形成，而肺芽则要到第 5 周左右才出现。胚胎心脏的功能早于神经供应，迷走神经是在心脏搏动之后 1～2 周才生长进入心脏的。所以胚胎时期，心确实为其他脏器的"君主"，主宰着它们的发育，如果没有心脏的发育和心搏的开始，血液循环就不能建立，其他脏器就不可能发育形成。

（2）心的功能：对心的功能作用，《素问》"心主身之血脉""心者，其华在面，其充在血脉""凡此十二官者，不得相失也，故主明则下安，主不明则十二官危，管道闭塞而不通，形乃大伤"；说明心的功能和重要作用。胎儿完全依赖于胎盘以得到氧和营养物质，并排泄废物，而从母体血液经胎盘吸取的养料，必须借助于胚胎本身的血流才能输送到胚体各个部位，任何重要的血管完全中断，即使时间不长，胚体也必然死亡，正所谓"管道闭而塞不通""十二官危""形乃大伤"。因而"主血脉"也有在胚胎时期推动血液在血管内循环不息、摄取营养、排泄废物之意。

（3）心的生成：《素问》"诸血者，皆属于心""心布于表"之说，似乎是对胚胎时期心血管形成的论述。卵黄囊的血岛位于其表面，胚体血循环内最初的血球是在卵黄囊的血岛内发生的，而最早的心血管系统是由血岛发育而成的，即血在位于表面的血岛内生成，血岛又形成了血管系统与心相连，心脏推动了血管系统内血液的运行，"诸血"都"归于心""属于心"，最初的血液和血管系统是在体表形成的。

（4）心的位置：《素问·刺禁论》"七节之傍，中有小心"。原始心脏是由前肠下面腹外侧的成对原基——生心板开始形成的，左右成对的双层结构形成的成对心管不断互相靠近，在胚体 7 体节之时在中线融合成一个单管。在 7 体节以前心管左右各一，位于双侧，7 体节以后的一段时间内，双侧心管靠近融合为心脏，位于腹中线，与成体之后位于偏左侧有所不同。更值得一提的是，"胚体 7 体节"这句近代胚胎学对胚龄的常用术语，与"七节"这个《内经》中的名词相似，此时双侧心管正好融合在中线，心的位置又与《内经》的记载完全对应，这意味着什么呢？胚胎"七节之傍"之时，"小心"位于中央，胚胎时期心脏的发育过程支持这种说法。

4. "脑"与"心主神明" 《素问·五脏别论》"脑、髓、骨、脉、胆、女子胞，此六者，地气之所生也，皆藏于阴而象于地，故藏而不泻，名曰奇恒之府"，指出了"脑"并不是最重要的脏器。现代医学则把脑和神经系统视为动物体的主宰，一切生命活动都要由神经系统协调才能完成，这在成体后的动物体上无疑是绝对正确的。但是在胚胎发生阶段，机体的器官、内脏、身体外形等均已基本建立后，神经系统在胚体 8 周才初具雏形，此时胚体虽然只有 27～31 mm，但是在此时期之前，机体心、肝、肾等主要脏腑及器官系统的大部分结构均已完成分化，与鼻和眼相连的感觉神经还没有显著发育时，感觉器官的原基已基本形成，到胚胎 3 个月末时，神经末梢才开始长入上皮细胞间和皮下结缔组织中。脑及皮质分化和形成更晚，海马区皮质在胚体 6 周时开始分化，7～8 周旧皮质开始分化，11 周左右新皮质区才盖有一层灰质原基（后演变为大脑皮质），17 周皮层迅速生长，28 周时脑回才与成人相似。神经系统建立时间较晚，故胚体各脏器、各系统的分化、发育并不是在神经系统和脑的调控下完成的。对比之下，胚胎时期"心"最早形成，它的作用不可或缺，在胚胎 3～4 周时，心就开始了第 1 次搏动，并在之后的 4～5 天推动血流进行胚体的循环，携带养料和胚胎发育的调控物质，供给胚体、脏腑、器官、组织、细胞的生长发育，包括此时正处于分化发育、没有健全和还没有行使功能的脑和神经系统。没有"心"功能的正常发挥，不能完成发育过程，因此，"心者，生之本""心者，君主之官也，神明出焉""心藏神"的论述具有胚胎发生学依据，有其科学内涵。

5. 关于骨 《灵枢·五变》中云"颧骨者，骨之本也"。为什么颧骨是骨之根本呢？颧骨在胚胎时期是体内的首批骨化骨之一，颧骨最先并且大面积的骨化，因此，颧骨为骨之本（最先形成且骨化的）是有胚胎早期发育依据的。

五脏与开窍器官的发生

五脏与相应开窍器官的对应关系是中医脏象学的一个重要内容。心，主血脉，其华在面，开窍于舌；肺，主皮毛，其华在毛，开窍于鼻；脾，主身之肌肉，其华在唇四白，开窍于口；肝，主筋，其华在爪，开窍于目；肾，主骨，其华在发，开窍于耳及二阴。这种对应关系的论述最早见于《内经》，并且被大量临床现象和病例所证实。五脏与相应开窍器官关系的建立，在胚胎发育过程中具有一定的时间对应关系。"脾开窍于口"前面已述及，以下对其他脏腑与开窍器官进行分析。

1. 肺开窍于鼻 《素问·五阅五使》"鼻者，肺之官也"；《素问·金匮真言论》"西方白色，入通于肺，开窍于鼻"；中医理论中的"肺开窍于鼻"之说起源于此。从肺与鼻的形成时间来看这个开窍关系的胚胎学依据如下：①当原始支气管形成侧支气管芽时，是在胚胎第 5 周，而鼻凹也是在胚胎第 5 周时开始出现的。②初级支气管形成是在胚胎第 7~8 周，而鼻部外形接近成形的时间也是第 7~8 周。

2. 肝开窍于目 《素问·金匮真言论》"东方青色，入通于肝，开窍于目"，中医理论认为，目是肝的开窍器官。从肝与目的形成时间来看这个开窍关系的胚胎学依据如下：①肝的原基出现时间在胚胎第 3 周，原始视泡的出现时间也为胚胎第 3 周。②具有分泌功能的肝分泌小管的建立在胚胎第 5 周初，而视杯的形成和晶状体的出现是在胚胎的第 4 周末和第 5 周初之时。

3. 肾开窍于二阴 《素问·金匮真言论》"北方黑色，入通于肾，开窍于二阴"，说明了肾与二阴的关系。从胚胎时期肾的发育过程与二阴及男女生殖系统的衍变分析，这个开窍关系也具有胚胎发生学依据。肾脏在胚胎时期的发育过程较为复杂，由三个肾结构依次出现，当中肾接替原肾后，原肾便退化，后肾接替中肾后，中肾部分结构退化，部分结构衍生了生殖导管系统，成人后的肾脏是由后肾形成的。①后肾开始形成是在胚胎第 5 周初，而此时由泄殖腔的泄殖膜破裂而形成了肛门和尿生殖口。②后肾初步建立时为胚胎第 12 周，女性胚胎的阴道开口时间大约也在第 12 周。从脏器发生的角度讲，肾不仅"司二便"，还与生殖系统有一定的联系，这与中医理论中对"肾"的论述相吻合。

4. 舌为心之官 《灵枢·五阅五使》有"舌者，心之官也"之论，后人通过大量临床实践也总结出了舌为心之苗、心开窍于舌的客观规律。从胚胎发生学角度分析，心发育时造成的外部隆凸开始时很接近头部，胚胎 3~4 周时，心隆凸位于将形成舌骨的下颌弓和舌弓下面，看起来心是在颌下出现的，此时心与下颌弓和舌弓很接近。"舌为心之官，舌为心之苗"，由于胚胎发育时期这种位置关系使得舌与心二者建立了特殊联系，故舌能反映心的一些生理、病理变化。

5. 肺主皮毛 《素问》有多处对肺主皮毛的记载，如"肺之合皮也，其荣毛也""肺主身之皮毛""肺生皮毛"。皮毛指一身之表，包括汗腺、毛发和皮肤等组织，而皮肤的功能主要由汗腺和毛发所表现。"肺主皮毛"说明肺与皮毛的紧密关系和生理联系，这种联系也是在胚胎发育时期建立的。分析肺泡与汗腺、毛发的生成时间发现，胚胎第 6 个月时，肺泡管通入肺泡使肺泡形成，此时肺泡上皮也开始出现重要变化：泡壁上皮变薄，肺循环毛细血管网密度增加，毛细血管襻开始凸入变薄的上皮，此时汗腺和毛发也正在出现。胚胎第 6 个月，形成汗腺的细胞索不断向真皮延伸，形成不规则卷曲，汗腺的雏形开始建立。毛囊的基本形成也是在胚胎第 6 个月，而在第 6 个月末时体表能辨认出毛发（胎毛）。从肺泡和汗腺、毛囊的形成时间看，"肺合皮毛"具有胚胎学依据。

古代中医理论中没有关于脏腑和器官形成时间的论述，但通过上述对五脏及其开窍器官形成时间的分析，可以认为，脏象学中五脏开窍于五窍的学说是以一定的胚胎发生机制为根据的。

脏象经络发育追踪研究方法的提出

上文着重讨论了脏象、五脏开窍与胚胎器官的关系，主要从发生来源、发育时间、位置关系等方面进行分析，意在说明脏象学是具有一定的胚胎学根据。近代对中医各脏腑系统的研究表明，中医各脏腑系统有着广泛的功能和复杂的联系，中医脏象学体现的正是被现代医学所忽视的整体间的联系，这也正是中医理论中最为宝贵的"整体观"的精华所在。在胚胎的分化发育进程中，不同脏器、不同器官的发生来源、发生时间不同，它们在不同的生长速率下形成，通过对中医脏象与胚胎时期各脏器关系的分析和对中医五脏与开窍器官形成时间的考证，张栋认为：①胚胎时期同一来源的组织尽管生成了不同的器官和脏腑，如 3 个肾结构发育成为泌尿和生殖系统，又如卵黄囊的部分组织形成了食管、胃、小肠和大肠的部分结构，然而这些同一来源所形成的系统内诸多的器官和脏器具有某些相似之处和某些共同特点，这些相似之处和共同特点使同一系统器官之间产生了"纵向联系"，即同一系统执行相同生理功能。②胚胎时期同一时间生成的脏器（脏腑）具有一些相同性质，例如，神经纤维长入的时间相同等，使它们之间产生了"横向联系"，即不同脏腑系统之间的联系，也是中医理论中脏腑的"五行""相生相克"等关系。③胚胎时期位置关系接近的器官可以产生特殊的联系，如心与舌、中肾管与女性性腺导管，发育过程中和成体后虽然它们可能产生了距离，但它们在胚胎时期建立的关系还会表现出一定功能上的联系，也属于脏腑"横向联系"的范围。纵向联系是系统内的，横向联系是系统之间的，系统内的可以产生相同生理作用，而系统之间的联系也很多，所以会出现一个脏腑病变后，继发另一脏腑异常的临床表现。

对中医脏腑系统的近代研究显示出中医理论中整体观的正确性，这种整体观是由前述的纵向联系和横向联系表现出来的，而这两种联系的建立是在胚胎发生时期，因而提示一个十分重要的问题：研究生命体的整体联系可以也应当从胚胎发生时期开始，对机体之间各部分联系最为重视的中医学研究中，为寻找各系统、各器官和整体间的联系，应用追踪在发生时期它们之间关系的研究方法更为适合，并具有重要意义。

根据此观点提出"脏象经络发育追踪研究方法"，主要内容是：从受精卵的分裂、胚层的分化、脏腑和器官的生成开始，由简到繁地追踪每一个脏腑器官的发生来源和生成时间，用以明确成体后各脏腑、各系统之间的关系；机体各系统、各脏腑和器官并非快速生成，它们之间的联系并非即刻建立，而是有一个由原始到成熟、由简单到复杂的过程，顺着其分化、发育、生长的全过程进行纵向和横向联系追踪，便于了解机体内部的复杂联系，这样可能比逆向研究，即机体成体之后再寻找各种联系更简便、明确、有效。

上述方法不仅可以对中医脏象进行验证，还可用于经络、穴位形成的研究，以及目前尚未发现的而机体确实存在的多种联系如生物全息规律等，使人们对生命体的认识达到更高级的程度。

中医理论被认为是源于几千年前、根据大量临床现象总结出来的、古朴的、抽象的、综合了文化、哲学的理论体系，实际上中医理论具有生物科学基础，能在几千年前认识到依据生命胚胎发生、发育所形成的机能系统，并形成医学理论体系，足以说明中医理论、脏象学的伟大。

70 脏象学的理论基础、构建与研究

中医脏象理论不仅包含了解剖、生理等基础医学方面的内容，还外延于病因病机、辨证、处方用药等方面；不仅阐明了人体生理活动与病理机制的中心环节，而且是临床治疗的理论依据。可以说，中医脏象理论是中医理论体系的核心。学者赵艳等将近年来脏象理论的研究做了梳理归纳。

脏象的概念

《内经》奠定了脏象理论的基础，"脏象"二字首见于《素问·六节脏象论》，其他诸多重要篇章中亦有相关论述，如《金匮真言论》《六节脏象论》《平人气象论》《玉机真脏论》等。后经张仲景《金匮要略》、华佗《中藏经》、孙思邈《千金要方》等的不断充实发挥，使脏象学逐渐发展完善起来。

金元以后，滑伯仁《读素问钞》中始立"脏象"专篇，后张景岳续注卷三、卷四"脏象"类中，从《内经》31 篇经文中或全录或节选，辑为 32 段文字，概括了脏象学的主要内容。张景岳："象，形象也，藏居于内，形见于外，故曰脏象。"所以脏象的"藏"有脏的含义始于张景岳。张志聪《素问集注》："象者，像也。论脏腑之形象，以应天地之阴阳也。"马莳《素问注证发微》："夫藏在内，而形之于外者可阅，斯之谓脏象也。"此外李中梓《内经知要》、薛生白《医经原旨》也有所阐发。

清末至民国期间，西方医学的涌入给脏象学的理论发展和临床实践带来了某些新的影响。如恽铁樵认为："《内经》之五脏非血肉的五脏，乃四时的五脏，不明此理，则触处荆棘，《内经》无一语可通矣。"揭示了中医脏象理论整体观的本质。

现代《中医基础理论》教材对脏象概念的注释为："藏于体内的内脏表现于外的生理功能和病理现象。"王琦的《中医脏象学》、孙广仁的《中医脏象生理学》和严世芸的《中医脏象辨证学：肝胆病辨证论治方案》，系统总结了我国古代脏象理论研究的学术成就，丰富和发展了脏象学的理论体系，首次将脏象理论提升到一门学科的地位，为中医基础理论的学科分化奠定了基础。

近年围绕"脏象"及"脏""象"的含义，引发了不少争鸣。20 世纪中后期一度将"藏象"记作"脏象"，如《中医大辞典·基础理论分册》将"藏象"通于"脏象"，解释为"指人体内脏机能活动的征象"。程昭寰认为藏是脏象的主体，是所藏内脏、所藏精气的结合，是形态性结构与功能主体性结构的结合，而象有变、理、数的内涵，寓变于象，寓理于象，寓数于象。王洪图把脏象学定义为研究脏腑、经脉、形体、官窍的形态结构、生理活动规律及其相互关系的学说。孙广仁认为"藏"的内涵有二：一是指"藏器"，即为实质器官，属于"形藏"；二是指"藏气"，即不指实质器官，而是指人体整体之气运动变化不同状态的抽象。同时认为"象"的内涵有三：一是指脏器的外见形象；二是指内脏表现于外的生理病理征象；三是指内在五个生理病理系统与外在自然环境相通应的事物与现象，即两者类比所获得的"比象"。王琦认为，所谓脏象就是指内有脏腑的生理功能活动及病理变化反映于人体外部的象征，而这种象征客观地反映了内在脏腑的功能变化，从而作为推论或判断脏腑功能变化趋向的依据。乔明琦认为，脏象的基本内涵为"藏于体内的内脏器官及其表现于外的生理病理征象"。脏象是前贤在粗略解剖知识的基础上，通过"司外揣内""以象测藏"等方法所建立的有关人体组织结构及其功能活动和病理变化的理论知识，此已为学术界所公认。孟庆云归纳认为脏象学的概念启导于《周易》爻象，分为现象、意象和法象，具有时间、空间多维属性，表述了人体的全息系统模型。任秀玲从先秦逻辑"正形名"理论出发，认为脏象是名、形、实三位一体的概念，脏象理论体系的构筑是对脏象理论概

念中"象"的发挥和演绎，是以象测脏的脏象方法的运用。李瀚旻从脏象学的演变进程分析认为，脏象概念呈现三种演变形式：实体赋予功能——实体功能统一，功能脱离实体——实体功能分离，功能涵盖实体——实体功能重组。吴爱华等认为，象的内涵，包括内脏的外见"形象"，也指内脏表现于外的生理病理征象"表象"，还指内在五个生理病理系统与外在自然环境相通应的事物与现象"比象"。这种认识体现出哲学思想在中医学理论中的渗透与融合，是客观所见的形态与主观推理所得的认识的有机结合。

综观各家论说，将"藏"与"象"分开的阐述都是以追本溯源作为其主要方法。古代的解剖实践证实了"藏"的概念最初是指有表象的实质脏器，同时受到当时的哲学思想的渗透和影响，将客观所见的形态与主观推理所得的认识结合在一起，从而构建了脏象理论的基本形态。

所以"脏象"的内涵是指藏于体内的具有不同生命活动规律的内脏及其表现于外的解剖形态、生理病理征象以及与自然界相通应的事物和现象。中医学是用精神气血津液理论来解说各脏腑的生理功能和病理变化的，同时又用经络理论和体质理论来阐释各脏腑的特性和脏腑之间的关系，所以"脏象学"的外延也涵盖了经络、体质和精神气血津液等理论。

脏象学的形成与发展

脏象是脏腑由解剖实体向系统功能演化的结果，是藏于体内之脏腑与若干相关的人体部位、官窍及其功能与自然之象的集合体，不局限于单纯的形态结构。这种认识方法决定了将人体与时间、空间的联系也纳入脏象之中。

关于脏象学的形成条件，可归纳为以下几方面：①以古代解剖学知识为基础。如《灵枢·经水》："若夫八尺之士，皮肉在此，外可度量切循而得之，其死可解剖而视之。其脏之坚脆，腑之大小，谷之多少，脉之长短，血之清浊……皆有大数。"《内经》还记载了胃肠系统的长短、解剖位置等。《难经》中关于脏腑解剖的有关记载更为详细。这说明我国的解剖学远在《内经》成书之前已有了相当的水平。正是因为有了这个基础，才有可能对所认识的脏器、组织进行命名、研究讨论。②整体性的观察。通过观察把人体外在客观表现与内脏器官、组织功能联系起来加以认识。③哲学思想的渗透。精气学说、阴阳五行学说、取象思维等哲学思维对脏象学的形成起到了不可或缺的指导作用。④大量的临床实践。从临床病象中推导出脏腑的生理功能。

基于对脏象的理论认识，有人将脏象学的建构分为三个阶段。第一阶段：脏象学的建构以解剖方法为始基，古代解剖实践使之具有实践性和科学性。第二阶段：将脏象学的建构置于元气论思想基础之上，完成了从实体到功能态的演化。如"司外揣内"方法的运用使机体作为整体所呈现出来的宏观生理病理过程得以突出。第三阶段：五行学说的介入使脏象学的内涵得以确立，使其理论系统化、具体化、明确化和条理化，使脏象理论走向成熟。

由于历史条件的限制，我国的解剖学没有得到应有的发展，后世对于脏腑的研究多是把生理、病理结合起来讨论，没有形成独立的学科。有关脏腑的认识与现代医学并不完全相同，有的甚至大相径庭，因而各个脏腑的含义，大多不单纯是一个解剖学的概念，而主要是一些生理学和病理学的概念。由于无法对内脏的细微结构进行深入研究，先贤不得不借助哲学思辨的途径，运用臆测与推想来认识脏象。

有人认为脏象理论的建立使得医生对于联系实体的观察研究减少了，同时受魏晋玄风、宋明理学的影响，导致中国古代医学走上了一种不同于西方医学的发展道路。已故名老中医萧龙友在《整理中国医药学意见书》中分析道："中国之医，有道有术。汉以前之医，大都皆能由术入道，即庄子所谓技而进乎道者也，如扁鹊、仓公、华佗传中所称治病之法皆本于此。魏晋以后，《外经》失传，而所传之《内经》，又多掺杂秦汉人之论说，岐黄之真学不明，学医者无所适从乃群遵仲景为医圣，奉其《伤寒》《金匮》之书为不二法门，专以伊尹汤液之法治病，而所谓解剖之术，几无人能道。宋以后医家虽名为笃守《内经》，其实皆以五行生克附会穿凿，空而不实，精而不当，遂成为今日之医，而于古人之所谓医道、医术相悖不可以道理计。"所以研究脏象不能离开结构谈功能,否则将成为玄学。

脏象之脏虽不同于现代医学的解剖器官,但绝非没有组织结构的凭空之想。五脏生理病理征象是由构成五脏系统的组织结构功能活动所产生、所表现的,是机体在生命活动状态下的特有表现。对于客观存在的错讹也应当加以扬弃,而不能持抱残守缺的态度而自圆其说,故步自封只会继续拉大中医学与现代科学技术的距离。形成于两千多年前的脏象学已具有相当高的水平,确实是值得引以为自豪的事情,而中医学发展到今天,有所继承、有所扬弃、有所补充、有所发展也是理所当然的。

脏象学研究的方向

王琦将"脏象学"的概念界定为"是研究人体各脏腑生理功能、病理变化及相互关系的学说"。邓铁涛从 20 世纪 50 年代开始研究中医五行学说,结合临床联系五脏,到 80 年代提出"五脏相关"学说,认为应该把人体的功能归纳为五大系统(五脏),内外环境都与这五大系统联系起来,生理、病理、诊断、治疗、预防等方面,都可概括于五者之中,并在医疗实践中起到指导作用。因此,从临床角度出发,用"五脏相关"这个学术名词较为合适。

研究人体整体功能时仅仅从生命活动的外象推知具体脏器的数量、形态结构及相互间关系几乎是不可能的,因此脏腑学说重在从解剖直视入手,对脏器的生理病理进行认识;但是对活体中内脏活动的许多现象依靠解剖直视是无法了解的,至多也只是单个内脏的生命现象的直接反映,而生命现象是人体多脏多功能的综合,许多方面是无法从形态直观能探视的,而脏象学研究可以从活体观察入手,不受内脏形态结构的限制,二者是相关的、互补的。中医脏象学中的脏腑实体结构只是人体整体功能的某种内在结构之一,是从整体功能入手探讨时空结构的统一,这种方法有着重要的现实意义,是深入研究的方向。

脏象理论研究的目标应当是:在中医理论的指导下,充分运用传统方法和现代科学技术(包括现代医学技术)去寻找中医脏象学对人体认识的规律,重点是对五脏系统生理功能的认识,用现代语言阐述脏象学的基本内涵,为中医学其他学科的发展服务。对中医脏象学的研究,既要符合中医基本理论,又要努力吸取现代科学的技术和方法。第一,要加强古代医学文献的研究整理和发掘,一些尚待发现的理论问题不容忽视。对脏象学的一些概念内涵要系统地了解其源和流,从学术思想的发展动态中去探索其真实本意。第二,要实现藏与象的统一。不能沿用西医对某脏的研究思路来研究中医脏腑,也不要只研究脏而忽视了象和象变。在研究中要与生理特性相结合,"拟诸其形容,象其物宜"等说理方法有引用价值。第三,注重整体观念,既要注重五脏的四时阴阳,又要联系五脏的经络体窍,同时也应把每脏的若干生理相互联系对应看待。第四,病证结合,准确抓住证的概念,注重证的特异性、相关性、传变性,避免证的不准确性和不稳定性。第五,运用现代科学技术加强脏象多方位研究。

目前脏象理论研究的不足之处。首先,脏腑概念的含义在历史上经历了由解剖器官到整体功能单位的演变,脏腑概念内涵的不确定性使中医理论缺乏严密性。其次,对脏象学的文献研究不够重视和深入,忽视了一些亟需发掘的理论问题,缺少对一些理论内涵从源到流的文献整理发掘,对古代词意的诠释出现轻易舍弃和否定的做法。第三,研究中对中医整体观的哲理性突出不够,没有足够重视每一脏的若干功能之间、脏与外环境之间、脏与机体内部其他脏腑及组织之间的整体相关性和传变性。第四,对证的辨证规范化、标准化研究不够,许多指标的特异性不强、敏感性不高。证的诊断标准多数只能定性,不能定量,对证的演变发展规律更缺少一个完整的观察。第五,实验研究中动物模型的复制缺乏按照中医理论研制的严密性,有的模型没有准确抓住证的本质属性,有的模型建立与中医理论似是而非,不能有效地接触到脏腑本质去说明问题。

71　脏象学的演进轨迹

学者李如辉认为，中医脏象学的建构经历了创生、从实体到功能态的演化以及脏象学整体系统观念的最后确立 3 个阶段。

解剖学方法——脏象学创生的始基

解剖学方法是医学研究中最古老而又最基本的方法，历来为西方医学所重视，但是对于解剖方法在中医理论创生时期扮演什么角色这一问题，人们不是无暇顾及，便是视为无关紧要，然而这一被忽视的盲点，恰恰是我们研究脏象学的发生必须认识的。

1. 第一部人体解剖学是中国写的　具有整体观念和辨证论治两大基本特点的中医学独特理论体系的奠基者——《内经》，在解剖学方面并不乏建树，其内容广泛涉及骨骼系统、呼吸系统、消化系统、泌尿生殖系统乃至神经系统等。对解剖的描述涉及位置、色泽、形态重量、解剖生理乃至解剖病理等各个层面。诸多记载，不但基本符合实际情况，甚至大大超越了当时的世界水平，令人叹为观止。《灵枢·经水》："夫八尺之士，皮肉在此，外可度量切循而得之，其死，可解剖而视之。"这一对解剖方法积极倡导的态度更为难能可贵，因为在人类各种知识的积累和进步过程中，一种有活力的科学方法论结构比具体的科学成果具有更强的示范和放大作用。尽管事实上解剖学方法在中医学的演化过程中并没有起到这种"示范"和"放大"作用，但这并不影响人们对其作出历史的客观评价。如黄胜白早在 20 世纪 50 年代中期便旗帜鲜明地指出："拿灵枢经和魏萨利书比至少要早 1500 年，因此，我们可以说：中国医人首先解剖人体，第一部人体解剖学是中国写的。"而马伯英则认为："希波克拉底虽被后世尊为'医学之父'，但他本人并未做过人体解剖，《希波克拉底文集》中有关解剖的知识，据有关学者的研究，都是从动物而后推及于人体的，真正主张做人体解剖并为医学理论服务的，是中国的《内经》。"

总之，尽管《内经》的解剖方法，在《内经》整体方法的光环对比下不那么耀眼，但它的确在世界解剖史上拥有光辉的一页，这是历史的事实，亦正是这一史实，将脏象学的发生建构在了马克思历史唯物主义科学认识论的坚实基础之上。

2. 解剖学方法作为脏象学发生始基的确认及其意义　《吕氏春秋》"孟春之月……其祀户，祭先脾"（《孟春纪第一·正月纪》）"孟夏之月……其祀灶，祭先肺"（《孟夏纪第四·四月纪》）"孟秋之月……其祀门，祭先肝"（《孟秋纪第七·七月纪》）"孟冬之月……其祀行，祭先肾"（《孟冬纪第十·十月纪》）。说明当时早已因为器官的部位不同、作用互殊确定了专用之名称，人体器官亦然。《灵枢·胀论》为此提供了有力的旁证："脏腑之在胸胁腹里之内也，若匣匮之藏禁器也，各有次舍，异名而同处。"可见，没有解剖实践，便没有心、肝、脾等脏腑概念，更谈不上脏象学。心、肝、脾等脏腑概念所表征的本质特性和特征最初只能是解剖学的。因此，解剖方法是脏象学创生的始基，只有坚持、确认这一点，脏象学才谈得上实践性和科学性。否认解剖方法作为脏象学发生始基的观点，即将心、肝、脾等脏腑概念理解为纯思辨产物的观点，企图完全脱离实践，从所谓先天概念和先天原则出发，运用逻辑推导来建立脏象学，实际上从根本上否定了脏象学。这种思辨从产生到确立两头与经验割离了联系，在认识论的根本立场上陷入了谬误。马克思把这种思辨视为"神学的最后支柱"。中医学中心、肝、脾等脏腑概念最初是由解剖实践提出来的，继之参与脏象学建构的思辨，并非孕育心、肝、脾等脏腑初始概念的母体，亦并非和经验事实相剥离，它既不排斥解剖等经验事实的引导，又力求经验事实的验证，是以经验的可检验性为指标的思维建构活动，是符合唯物论认识论根本要求的方法论意义上的思辨。这种思辨，在现代科学研究实践中得到了卓有成效的应用，爱因斯坦认为："只有最大胆的思辨才有可能把经验材料之间的空隙弥补起来。"美国当代著名物理学家、科学史家 G. 霍尔顿认为："给思辨设置障碍就是对未来的背叛。"

总之，解剖方法是脏象学赖以发生的始基。确认古代解剖学方法的奠基作用十分重要，因为只有这样，脏象学才谈得上实践性和科学性；只有这样，才能客观地分析中国古代哲学后来干预进行思辨的原因、方式和规律；只有这样，才能正确评价不同思维和研究方式先后参入脏象学构筑所形成的特点和利弊。

从实体到功能态的演化

结构与功能是物质系统的普遍属性，二者之间存在着"结构决定功能，功能反作用于结构"这一辩证关系，具有高度的适应性和统一性。因此，"从实体到功能态的演化"并非指实体与功能的关系而言。我们设置这一标题的着眼点在于：①脏象学的创生以解剖方法为始基，但又根本不以解剖形态学为指归，《内经》经过现实的困难，越过时代的局限，通过移植借鉴哲学等方法，成功地完成了脏腑概念由实体器官到功能态的转移演化。②显而易见，中西医体系之间具有显著的差异，具有强烈的不可通约性。西医分析还原思想渊源于古希腊的原子论，中医整体辩证思想渊源于元气论哲学。因而，从比较中、西医学研究的角度，中医脏象学亦存在着从实体到功能态的演化过程。

1. 演化的启动 恩格斯指出"我们只能在我们时代的条件下进行认识，而且这些条件达到什么程度，我们便认识到什么程度"。由于古代生产和科学发展水平的限制，古代人们不得不通过思辨的途径，用猜测和推想来弥补对事实认识的不足，这是历史的必然，具有世界通约性。这是脏象学从实体到功能态的演化得以启动的内部原因。就中医而言，范文澜指出："战国医学家知道从解剖求病理，确是找到了发展医学的道路，不过，当时的解剖术很粗疏，要说明病理，不得不采取阴阳五行说。"可见，《内经》借鉴移植哲学方法进行思辨，同时放弃了器官解剖观察进而转向对自然条件下的生理病理观察，主要还是取决于医学的内在矛盾——医学实践与医学发展需要之间的矛盾。伴随着这些方法的兴起和缘此出现的巨大成功，解剖学方法便无可奈何地让出其在中医学中的地位，脏腑概念的内涵便发生了背离解剖实体器官的嬗变——从实体到功能态的演化。

此外，有学者曾就《希波克拉底文集》和《内经》作过比较，并以"不期而似"为题，将两者的共同点归纳为："巫术和超自然主义观念的抛弃"、"细致的观察与哲学学说的引入"、"整体观念的确立"和"动态平衡思想的孕育"四个方面。但是，由于西方自然哲学"原子论"的长期统治地位及其分析还原思路对西方医学的深刻影响，希波克拉底著作中的那些整体论方法长期受到严重的忽视，直到现代才重新得到认识，难怪乎 R. 杜博斯万般慨叹："环境力量与人类万物，医学和社会学的相关性问题，从来没有比科学的历史开始时更广博和更敏锐的洞察而提出过。"这一情形和中医学形成强烈的对照和反差，希波克拉底整体论方法的夭折缘于"原子论"文化思想的选择；《内经》整体方法的成长发育及其在中医学中的主导地位的确立则缘于"元气论"文化思想的选择。"元气论"文化思想正是脏象学顺利完成从实体到功能态演化的外部条件。

2. 演化与中国传统文化的认同 由于科学技术水平的限制启动了医学研究方法向背离解剖分析方法的方向演化，这一演化之所以获得了巨大成功，还有一个重要的外部条件，即文化背景。弗里乔夫·卡普拉指出："包括现代西方医学在内的任何一种保健系统，都是其历史的产物，并且存在于某一特定的环境和文化背景中。"

舍弃了解剖形态结构实体这一观察对象，感性材料的来源便由自然状态下的机体作为整体所呈现出来的生理病理信息所取代，这实际上便规定了演化的总体方向，因为基于这种观察的理性思辨而建立起来的脏象学因此而具有了整体的、过程的（动态的、功能的）、表象的等特征，即脏腑概念不再单纯是实体的，而更主要的是一个综合功能单位了。这种演化在西方医学史上因为文化选择上的压力而未能发扬光大，西方文化环境成为保存这一演化胚胎的"酒精瓶"。恰恰相反，背离解剖学方法的演化，在古代中国实际上却意味着与传统文化的求合和回归。

中国古代哲学思想中关于自然界的思想体系，压倒或含盖其他本源说的主导性观念，即元气论自然观。这一自然观认为：①气乃无形质可见，其内部没有空隙，外部没有边界的连续性物质。②世界本源于气。③气自身具有运动属性——气化，其动因缘于气的内在矛盾，即阴阳两个方面，阴阳的相互作用，使气处于聚合弥散、升降出入等运动状态中。气自出、气自起、气自变，"气有阴阳，推行有渐为化"（《正蒙·神化》）。自然界各有形质的具体实物，皆气聚合而成，"气凝为形"（《物理小识·四行五行说》）。"虚空"亦"弥漫"着气，"虚空即气"（《正蒙·太和》），"空皆气所实也"（《物理小识·气论》）。如此，则整个天地自然，无论是具有具体形态的实物，抑或各实物之间看不见、摸不着的"虚空"，皆由气组成，都充满着气，故有"通天下一气耳"的著名命题（《庄子·知北游》）。所不同的只是实物和"虚空"中气的存在形式不同，前者呈"聚合"状态，而后者呈"弥散"状态，王廷相："有形亦是气，无形亦是气，道寓其中矣"（《慎言·道体》）。张载："太虚不能无气，气不能不聚而为万物，万物不能不散为太虚，循是出入，是皆不得已而然也"（《正蒙·太和》）。这样，整个物质世界便统一于气这一物质本原中，气凝聚而为实体，实体又复散为气，物质的连续性和间断性处于不停地转化中，以气为中介，一物亦可向它物转变。整个自然界就是这样永恒地"流动"着。

以上所述可见，元气论这一凝聚着东方先民们不懈努力和智慧的思想结晶，不但是唯物的，而且充满了辩证法原理。在它的视野里，世界是一个统一于"气"本原的有机整体，事物处于永恒的运动和变化之中，而这一变化和发展是一以时间为主轴的气化活动的"过程流"，一切有形事物的存在不过是这一"过程流"的瞬间表现或空间记录。对此，张岱年有着十分精辟的见解："如果中国古代哲学有自己的独特的思维方式，这就是中国古代的辩证思维的方式……中国的辩证思维中最具特色的，应该是整体观点与过程观点。中国哲学与中国医学都是把全世界看作一个整体，把每一个人的身心，每一个动物，每一个植物，都看作一个整体；同时又把全世界看作一个过程，把每一个事物的存在也看作一个过程。"除此，自从孔子提出"道器"的范畴及老子提出"天下万物生于有，有生于无"（《老子·四十章》），其主要倾向便以道为本，以器为末，以道为体，以器为用，形成"重道轻器""尚无薄有"的社会价值观，这种价值观本身就站在解剖学方法的对立面，而对背离解剖方法的演化表现出认同及强化作用，使得"粗守形，上守神"（《灵枢·九针十二原》）成为《内经》医学思想的主流。

总之，元气论的哲学思想塑造出东方文化肇始之初便专注于整体和过程的传统，并演变成具有深刻传统的方法导向。中医学舍弃了解剖结构实体这一观察对象，"司外揣内"取代解剖学方法及其迅猛崛起，感性材料来源便由自然状态下的机体作为整体所呈现出来的宏观的生理、病理过程所提供。可见，这一演化，就中医学来说，表现为向传统文化的全面求合和回归；而就传统文化而言，则表现为对中医学这一演化的认同。

脏象学整体系统观念的最后确立

脏象学整体系统观念的确立，就其过程来说，经历了两次跃迁。第一次是实体到功能态的演化，使脏象学的建构置于元气论思想基础之上。此时，脏象学便具备了整体系统特征，这是元气论自然观自身特征所决定的，这一次跃迁实现了系统观念从无到有的突破。第二次跃迁是五行学说的介入，这一跃迁意义不同于第一次，它是使业已具备的系统观，进一步具体化、明确化、条理化。"五行的引入为中医理论设计了联系的整体格式。"因此，五行学说的介入是脏象学系统观念最后确立和成熟的标志。

72   脏象学的类推方法

脏象学是中医理论之核心。脏象学形成过程中使用了大量的逻辑学知识。这些逻辑多交叉运用，其中主要的是"类推"形式。对"类推"形式"辨彰学术，考镜源流"，探索其历史局限和在当今科技条件下完善之可行性及其作用，对继承和发展中医具有重要价值。学者梁峻等对脏象学中"类推"方法做了深入研究。

论题之由来

古人思维中多有"类推"的表达习惯，如"同声相应，同气相求……本乎天者亲上，本乎地者亲下，则各从其类也"。同时，古人还指出"类推"的作用，是"以类族辨物"，可见"类推"、类辨形式很早便已成为人们观察分析事物的基本方法。"类推"的观点即联系的观点。《墨子》首先提出"察类""明故""辨类"等概念。"察类"即观察事物间的联系，"明故"即明白类似事物联系的本质，"辨类"即分析事物之异同并加以区别。中医漫长的临床实践观察，不仅产生了丰厚的感性认识，而且亦通过"类推"方法产生出大量的接近理性的认识，从而客观上形成了一个类从、类比、"类推"的认识表述体系，但尚未被人们系统揭示，更没有在新的科技条件下创新。"类推"方法只有在肯定临床实践感性认识的体系中，通过大量归纳才能获得，这也符合中医实际。"类推"法只有在承认客观事物独立存在性的前提下，以事物本质联系为基础，才能正确运用或扩展。数千年浩如烟海的中医文献和现代临床实践存在大量的类从、"类推"等表述方法，其逻辑话语即表述为直观、形式、演绎、归纳、辩证等方法。在中医学术表达中包括许多普适可重复且能凸显其个性又切合临床实用的具体方法，它既是中医理论体系构建方法的重要组成部分，又是指导临床的实用法则，还是大口径借鉴吸纳现代科学技术以完善该方法的重要研究方向。

类推方法之考察

古人在类推之前首先必须正名。孔子提出"名不正则言不顺"（《论语》）的主张，但主要停留在政治名位上。而墨子则明确提出"以名举实"（《小取》）的主张，即"所以谓，名也；所谓，实也。名实耦合也"（《经说上》）。这也就是说，概念是从客观事物而来，是客观事物的反映，从此出现了逻辑思想的萌芽。集先秦逻辑思想大成的荀子在评论各家的基础上进一步提出正名的原则："同则同之，异则异之，单足以喻则单，单不足喻则兼，单与兼无所相避则共"（《正名》），即名是说明实的，实同则名同，实异则名异。由于事物有具体种类之差别，但有的用单名词表达，有的用复称名词表达。事物虽有差别，但有相同性质就可归入一类。简而言之，就是名副其实，概念与客体相符，这就从内涵上揭示了概念的来源和本质。从外延角度，墨子对概念做了"达、类、私"（《经说上》）的分类，即普通概念、类概念和个别概念。从属种关系上则认为，属概念包含着不同的种概念，其特点是"兼"（《经说下》）。与之相同，荀子也分为"单名、兼名、共名、别名"（《正名》），以区别单一概念和复合概念以及属概念和种概念。而名辩家公孙龙的"白马非马"论，则以其具体实例论述了后概念和种概念的区别。

类的概念产生和正名后，医药领域遂开始使用。以《内经》为例，其成书年代正值中国哲学史上百家争鸣阶段。在强大的论辩思潮中，诸子百家为驳斥论敌、宣扬己见，都不同程度地从思维形式、思维规律和逻辑方法上寻找根据和武器，形成了先秦哲学丰富的逻辑思想。《内经》自然而然地接受了当时最进步的哲学观点，来系统说明丰富的医疗实践以构建医学理论。它不仅从学术思想上自觉地运用了辩证逻辑，如阴阳的对立统一、气机的升降出入等，而且在写作方法上多采用问答形式，亦广泛运用形式逻辑。在这些逻辑思想指导下，《内经》以类的概念和由此引申出的方法构建出脏象学，这个学说中亦大量地运用了类推方法。

类的概念和类推方法的具体标志是判断方法的运用。逻辑学认为，判断是由概念组成的对事物有所断定的思维形式，它表示概念之间的关系不限于反映事物的规定性。墨子称判断为"辞"，并提出"以辞抒意"（《小取》）的主张。荀子《正名》指出："辞也者，兼异实之名论一意也。"即判断是用众多概念来表达的一个意思。恩格斯《自然辩证法》指出："在希腊哲学的多种多样的形式中，差不多可以找到以后各种观点的胚胎、萌芽。"正是如此，先秦逻辑学这一萌芽在《内经》中已有运用。如《素问·脉要精微论》"以此参伍，决死生之分"，就是以望闻问切所得到的认识来判断疾病预后的实例。

在运用类的概念进行判断时亦分多种形式。直言判断方面有两个基本形式，其一是全称肯定判断。如《经说上》："尽，莫不然也"，即所有 S 是 P。如《热论》所谓"今夫热病者，皆伤寒之类也"。其二是特称肯定判断。如《小取》："或也者，不尽也"，即有些 S 是 P。如《素问·至真要大论》所谓"不治（不治旺而然者）五味属也"。模态判断方面有三个基本形式，其一是必然判断。如《经说上》："必，不已也"，即 S 必然是 P。如《素问·评热病论》所谓"邪之所凑，其气必虚"。其二是或然判断。如《经说下》："无说而惧，说在弗必"，其中包含 S 是或不是 P。如《素问·调经论》所谓"夫邪之生也，或生于阴，或生于阳"。其三是实然判断。如《经说下》："有之而不可去，说在尝然"，即 S 是 P。如《素问·太阴阳明论》所谓"脾与胃以膜相连耳，而能为之行其津液"。关系判断方面有两个基本形式。其一是选言判断。如《经说上》："辨者或谓之牛，或谓之非牛"，即 A 或 B，二者必选其一。如《素问·上古天真论》"人年老而无子者，材力尽矣？将天数然也"，就暗含了预期的选择。其二是假言判断。如《小取》："假者，今不然也"，即设 S 是 P。如《素问·评热病论》所谓"不出则伤肺，伤肺则死矣"。综上所述，全称肯定指示事物的共同性，要求考虑问题要面面俱到；特称肯定告诫不要漏掉个别情况；或然判断启发分析鉴别；实然判断提醒既有现状。值得注意的是，基于中医理论的特点，《内经》中假言判断俯拾皆是对种种条件下的生理、病理、辨证、治疗做了前瞻预示，留下"邪气盛则实，正气夺则虚""气复反则生，不反则死"等大量警句般的名训。

在正名概念并进行判断的基础上，亦存在许多推理现象，即所谓"求其属也"。推理是由一个或几个已知判断推出一个新判断的思维形式。墨子指出"以说出故"（《小取》），即是"明故"的要求。"说，所以明也"（《经说上》），即推理的作用，是将论题的根据展示出来。荀子《正名》也指出"不异实名，以喻动静之道"，即推理是运用判断对某个或者一类事物作出正确的分析和结论。在推理过程中墨子认为必须具备"故、理、类"这 3 个基本范畴。《大取》："夫辞以故生，以理长，以类行也。"即一个判断要有根据才能提出，要符合规则才能推论，要做类的比较和转换才能引出新的判断，所谓"三物必具，然后足以生"（《大取》）。恩格斯《自然辩证法》："归纳和演绎，正如分析和综合一样，是必然互相联系着的。"在先秦逻辑学中，归纳推理和演绎推理像孪生兄弟同时孕育成熟，而介于二者之间且身兼二者性质的类比推理也应运而生。

首先，研究归纳和演绎推理。荀子《大略》："是非疑，则度之以远事。"即考察过去，从总结具体的经验中得到合乎规律的认识。《小取》也说"以类取"，从个别事物提取同类的共性。这一逻辑形式，对于从丰富经验中抽象理论的《内经》来说显然是必要的。《素问·经脉别论》："故饮食饱甚，汗出于胃；惊而夺精，汗出于心；持重远行，汗出于肾；疾走恐惧，汗出于肝；摇体劳苦，汗出于脾；故……生病起于过用，此为常也。"这就是对内伤发病规律性的归纳，与归纳推理相反，演绎推理则是从一般到特殊的推理，即荀子所谓"以类行杂，以一行万"（《王制》），墨子所谓的"以类予"（《小取》）。还如《灵枢·口问》："此厥逆走上，脉气辈至也。少阴气至则啮舌，少阳气至则啮颊，阳明气至则啮唇矣。"

其次，研究类比推理，该推理是根据两种事物进行比较的推理。墨子在《小取》中就类比的形式进行了论述："援也者曰子然，我奚独不可以然也"；"推也者，以其所不取同于其所取者，予之也"。即两个相同的事物具有相同的性质。对于未知的事物，可以因其与已知事物同类而断定。《内经》广泛采取五行属性类推，使之成为中医学最基本的认识事物的方法。是众所周知的。诸如《素问·阴阳应象大论》："天有四时五行……以生寒暑燥湿风，人有五脏化五气……以生喜怒悲忧恐"等。这一由已知到未知的类推手段，可以使人们超越现有认识的狭隘界限，获得深广的知识，并成为辨证施治过程中有所依从、有所遵循的方法。

推理是具有一定根据的推测活动，与之相关联的还有一种验证的方法。即所谓"善言气者，必彰于物"。谈到验证必先明确假说。假说是人们对事物的本质和规律的推测性说明。恩格斯在《自然辩证法》中指出："只要自然科学在思维着，它的发展形式就是假说。"现代人都知道对假说的验证有两个手段：一是科学实验。二是实际观察。但在先秦时期实验是做不到的，那么验证一个事物就只有靠观察的手段。其主要衡量标准也是能否利国利民，墨子《非命上》："于何用之？发以为刑政，观其中国家百姓人民之利。"把利国利民作为考察事物是非曲直的标准，这是一个方法上的创举。荀子《性恶》："凡论者，贵其有辩合，有符验，故坐而言之，起而可设，张而可行。"而站在新兴地主阶级立场上的法家韩非，其"参验"主义则使他由疑古转入反古变法。他认为"言会众端，必揆之以地，谋之以天，验之以物，参之以人，四征者符，乃可以观矣"（《八经》）。如出一辙，《素问·气交变大论》："善言天者，必应于人；善言古者，必验于今；善言气者，必彰于物；善言应者，同天地之化。"《灵枢·官能》"法于往古，验于来今"，这些都表现了注重验证的思想。《内经》不仅从方法论上重视验证，实际运用也不乏其例。《灵枢·逆顺肥瘦》"岐伯曰：故别络结则跗上不动，不动则厥，厥则寒矣。黄帝曰：何以用之？岐伯曰：以言导之，切而验之，其非必动，然后乃可明逆顺之行也"，阐明了验证自己理论的方法。《素问·痿论》"有渐于湿……痹而不仁，发为肉痿，故《下经》曰：肉痿者，得之湿地也"，这便是对古典医经理论的验证，即"借一斑略知全身"之例。以上说明，在先秦形式逻辑的影响下，使《内经》在语言表达上更准确、更精炼，在说理上更缜密、更有力。

类推方法之局限

脏象学是中医理论之核心。"脏象"一词，《内经》中凡两见，即《素问·六节脏象论》篇名及该篇中"脏象何如"之提问。以"藏"与"象"二字相关成句者，还见于《素问·经脉别论》"太阳藏何象""少阳藏何象""阳明藏何象"等。"脏象"之含义主要有三：第一，根据《灵枢·外揣》"司外揣内，司内揣外"思想，其具有内外联系之意。第二，根据《丹溪心法·能合脉色可以万全》"有诸内者必形诸外"之语意，反映藏于内之本质活动必有征象表现于外。第三，根据《灵枢·本脏》"视其外应以知其内脏，则知所病也"和《淮南子》"有病于内者，必有色于外"等思想，反映其内藏有病，其外在亦表现出相应的症状。三者概而言之，即藏于体内之脏腑活动表现于外的生理功能和病理现象。由于脏象学表达人体功能时多以类相从、取类比象，所以在大量类从事例中，潜藏着许多类推法则。然而，因历史局限古人对类从材料精审不够，或有牵强成分夹充其间，这便影响了精华成分的正常彰显，因此有去粗取精、去伪存真之必要。

宇宙事物是普遍联系的。同类事物存在方式和联系秩序具有相同相似处，但亦有差别。正因为脏象学在长期临床实践观察获得感性认识基础上，在"类辨"思想指导下形成，所以取类比象、类比类推知识丰富。脏象学中存在的类推法在思维形式上具有多重属性。如从人与自然联系角度分析，肝属木，脾属土，木克土，所以"见肝之病，知肝传脾，当先实其脾气"。这一认识乃为"直观逻辑"形式。再如表述五脏之功能为"藏精气而不泻"，由此加上小前提，心属五脏之一，结论是心亦藏精气而不泻，这样便构成"形式逻辑"的三段论式。这种类推在脏象学大量存在。但在这司空见惯的类推中，能否剔除其牵强成分，这是本文特别要提出的问题。如六腑之功能是"传化物而不藏"，按照三段论规则，胃、小肠、大肠、膀胱各为腑，它们都"传化物而不藏"可以理解。但三焦和胆这两腑传化何物，就需深入研究了。这两个三段论怎么构建？如不能构建，则在小前提下追加否定条件，然后推导出否定结论。这对于学术规范来说也是可行的。若能构建，可构建成何种模式？梁峻初步认为，可以通过引文分析、同引聚类分析方法，从该两腑功能记载的大量文献聚类中寻找出最优答案。正因为类推具有这样的拓展空间，所以脏象学中类推科学形式的研究，恰是中医继承创新的切入点。

人们一般说的逻辑学是指形式逻辑学。这一学科，是由古希腊先哲苏格拉底发端，经柏拉图发展，由亚里士多德完成。先此的逻辑，都属于赛理斯创立的直观逻辑学。16 世纪以降，随着数理科学的发展，法国哲学家笛卡儿等创立了演绎逻辑学。英国培根开其端，穆勒集其成创立了归纳逻辑学。德国黑格尔创立了辩证逻辑学。与此同步，中国先哲也在逻辑发展史上取得一定进展。所以勾画这一线索，其目的是说明脏象学中的类推法并不简单属于某种具体的逻辑学形式，而几乎包括了上述所有的形式且多交叉配合使用。更重要的是，脏象学中潜藏的类推形式，一经发掘归纳使之逻辑化，并在现代科技条件下不断创新完善，便可成为在一般逻辑原理指导下具有普适易重复且切合临床实用的科学形式。

类推方法之新探

构建符合中医临床实际且普适科学的类推形式，不仅需要逻辑知识的支撑，更需要建立在大量计量数据的基础上。根据梁峻引文分析、聚类分析的亲身实践，用该法构建类推形式是可行的。该法的具体方法很复杂，但概括其要如下：广泛收集表达人体内环境"以类相从"的材料，亦即由具体到抽象的归纳材料，还有如表达人体外环境规律天人相应的有关材料等。对原始材料进行筛选、考订后，分别按直观、形式、演绎、归纳、辩证五类编制长编，各类下再分纲、目、条，对类的歧异处进行考异，对各条学术内容和表达形式逐一辨别，删繁就简、去粗取精。对材料具体的计量方法为：一是用文摘法筛出核心期刊；二是以这些核心期刊为研究对象，以它们刊登脏象理论中直观、形式、演绎、归纳、辩证等文章的作者、文题、单位、参考文献、重构的逻辑性文摘为字段建立引文数据库；三是编制或购买引文频次统计软件以产生所需数据；四是利用上述数据，绘制脏象理论中直观、形式、演绎、归纳、辩证文献被引用频次表；五是以此频次表为依据对原始材料去粗取精；六是以引文数据库为基础，编制或购买同被引频次统计软件以产生所需数据；七是以此批数据绘制聚类图和耦合图，以聚类和耦合结果为依据确定类、纲、目；八是以聚类、耦合之联系寻找新的类推线索并深入分析研究；九是从中医实际出发，运用逻辑学知识，整理出脏象理论中直观、形式、演绎、归纳、辩证的一般类型和临床应用形式，按照内部逻辑关系，制成多层次类推逻辑树状结构表；十是对聚类中发现具有多重联系的类推形式，可单独开展深度研究，其具体的方法是以三段论形式为指导，在设定大、小前提方面作逻辑、聚类、计量、临床等多角度考察，筛选临床实用者经逻辑思考形成普适的形式；十一是对于初步规范的类推形式开展专家咨询，委托专家临床试用，反馈意见加以修正。

脏象学的重要方法来源于先秦"察类明故类辨"思想，表达上述思维的关键方法是类推形式。传统类推形式具有某些局限，因此需要继承创新。科学类推形式的构建不仅需要传统逻辑形式的不断扬弃和规范，而且需要建立在以计量基础上的引文分析、聚类分析、耦合分析等支撑，还需要设计合理的临床验证方式。重构类推形式，不仅是一个去粗取精的过程，而且是深入研究脏象学、继承发展中医学的可行方法。

73　论中医脏象学的方法论意义

中医学产生于自然科学发展水平还很低的古代，然而，至今仍表现出强大的生命力，对现代医学发展起着不容忽视的作用，其奥秘何在？这是个值得研究的问题。学者洪英俊认为，这与中医学方法的科学性分不开，中医《内经》脏象学说中蕴含着科学的思维方法。

中医脏象学中蕴含的科学方法

我国西汉中、晚期成书的《内经》从功能现象入手，在简单的解剖知识基础上，研究人体的生理活动规律，创立的脏象学，是中医基础理论的核心内容，长期以来在临床实践中起着重要的指导作用。

"脏"是指藏于体内的五脏、六脏和奇恒之腑，又称脏腑，"象"是指表现于外的生理、病理现象，中医把通过外在的功能表现来推知内部脏器的活动以及它们的生理、病理的学说称为"脏象"。这里的脏腑并不是一个单纯的解剖学概念，《素问·六节脏象论》："心者，生之本，神之变也，其华在面，其充在血脉，为阳中之太阳，通于夏气；肺者，气之本，魄之处也，其华在毛，其充在皮，为阳中之太阴，通于秋气；肾者主蛰，封藏之本，精之处也，其华在发，其充在骨，为阴中之少阴，通于冬气；肝者，罢极之本，魂之居也，其华在爪，其充在筋，以生血气，其味酸，其色苍，此为阳中之少阳，通于春气。"《素问·灵兰秘典论》："心者，君主之官也，神明出焉；肺者，相傅之官，治节出焉；肝者，将军之官，谋虑出焉；胆者，中正之官，决断出焉；膻中者，臣使之官，喜乐出焉。"

中医脏象学中，把脑列入奇恒之腑，将现代科学认识到的脑的生理和病理主要归于心而分属于五脏；心主神志，肝主疏泄、藏魄、主怒，肾藏精、生髓通脑、藏志、主恐，脾藏意、主思，肺藏魄、主悲。可见，中医的"脏腑"是一种理想模型，它只存在于人的头脑中，是人体组织生理功能和联系本质的反映。它是在实践经验基础上，经过长期的观察体验和反复的医疗实践，运用科学猜想和科学抽象，突出人体相关组织生理功能和联系，舍象其物质基质、结构等其他特征，而建立起来的理想模型，它揭示了人体的功能和脏腑、组织、精、神、气、血及自然环境等的联系。

爱因斯坦指出，知识不能从经验中得出，只能从经验与理性的结合得出。中医学运用抽象思维建立起来的脏象学，用现代科学的观点来看，也是深刻的。现代医学已认识到，疾病不是一种抽象的概念，而是发生在活生生的人身上的一种过程，是人体系统编离了正常的状态，人也并不是各种内脏器官的总和，而是具有"心""身"两方面功能，从事创造性劳动，处于自然环境和复杂社会生活之中的完整系统。所以，当今世界医学潮流正趋向从"生物医学模式"向"生理-心理-社会医学模式"转变。

而在两千多年前成书的《内经》之脏象学，就把人体看成是生理-心理-自然-社会的复杂系统，把人体、疾病、诊断、治疗都看成是一个系统、一个过程，如脏象理论用五脏的生克乘侮来阐述生理、病理、诊断、治疗，中医的临床诊断，是"内景反观"，就是用本质说明现象，用脏象学指导临床医疗实践，中医的治疗是"辨证施治"。"证"同人体功能联系在一起，治病是使人体系统功能状态由失常回到正常，在脏象理论指导下的脏腑辨证，诸如"滋水涵木""培土生金""抑木扶土""壮水制火""虚则补其母，实则泻其子""甘温除大热""寒之不寒，是无水也，壮水之主以制阳光"等辨证施治法，精辟地分析和把握了人体复杂系统的生理病理机制，体现了脏象学把人体、疾病、治疗都看成是一个系统、一个过程的观点。在欧洲，到19世纪，黑格尔才第一次"把整个自然的、历史的和精神的世界描写为一个过程，即把它描写为处在不断运动、变化、转变和发展中，并企图揭示这种运动和发展的内在联系。

中医对人体生理-心理-自然-社会这个复杂的系统及其联系，执简驭繁，用脏象把握，这符合科学思维的简单性原理，即爱因斯坦所说的，理论体系所包含的彼此独立的假说或公理应最少，这种理论的统一性是客观世界物质统一性的反映。

由脏象学的创立，到"内景反观""辩证施治"，反映了中医学由现象到本质抽象，由理性抽象到形成理性具体——理想模型，再用本质说明现象，改造客体的完整认识过程，这种方法在人类认识史上具有普遍的方法论意义：它既能克服主观经验的限制，又能克服客观条件的限制，帮助人们去认识事物的本质，脏象学中蕴含的科学方法对现代医学的发展有着重要的现实意义。

克服主观经验的限制，认识事物的本质

科学认识不仅是描述事实，更重要的是用原理去解释事实，事实是可以通过观察、实验直接认识的，而用于解释事实的原理是不能直接认识的。爱因斯坦同海森堡的一次谈话中说："从原则上讲，把一个理论建立在可观察的量上是完全错误的，因为实际恰恰相反，只有理论才能决定我们能够观察到什么。"

因为理论、原理是事物本质的反映，本质是事物的内在联系，它是不能被直接感觉到的，而是靠头脑通过理性思维去把握的，苹果从树上脱开落下地，可以感觉到，描述其作用力大小与距离的平方成反比关系的万有引力定律，可以通过实验归纳出来，而理解为什么会产生万有引力，建立相应的理论，就不能直接认识了，以至于万有引力的本质是什么这个古老的问题至今尚未解决，对于描述电荷之间的相互作用，人们可以在实验的基础上，用类比法与万有引力定律比较，得出电荷之间作用力大小与距离的平方成反比关系的库仑定律。但自然界已知的强相互作用、弱相互作用、电磁作用、万有引力作用等四种作用如何统一，却无法直接认识，现在亦尚未解决，由现象去认识事物的本质，往往要根据一定的经验事实和科学原理，通过猜想提出假说。

中医脏象学使用的是科学猜想，它以经验事实为根据，以辩证法思想作指导，在古代自然科学发展水平还很低的条件下，由于这种方法的科学性，使中医脏象学能克服主观经验的限制，在一定程度上正确地揭示出人体生理、病理的本质，当代科学的发展，更显示出了这种方法的重要意义。

恩格斯在《自然辩证法》中指出："只要自然科学在思维着，它的发展形式就是假说，一个新的事实被观察到了，它使得过去用来说明和它同类的事实的方式不中用了，从这一瞬间起，就需要新的说明方式了——它最初仅仅以有限数量的事实和观察为基础，进一步的观察材料会使这些假说纯化，取消一些，修正一些，直到最后纯粹地构成定律，如果要等到构成定律的材料纯粹化起来，那么这就是在此以前要把运用思维的研究停下来，而定律也就永远不会出现。"

克服客观条件的限制，认识事物的本质

近代实验科学为研究提供了很好的手段，但研究对象的特殊性使这种手段又受到限制，有的研究对象，正像马克思说的"既不能用显微镜，也不能用化学试剂，二者都必须用抽象力来代替。"医学研究的对象"人"，是一个复杂的系统，医学并不是纯粹的自然科学，它涉及自然、社会、生理、心理，所以，在医学研究中，科学抽象有着更加重要的意义。

而且，由于客观条件的限制，有的实验是难以物化的，它的进行要靠抽象力，在头脑中进行，如爱因斯坦的加速度与引力等效原理实验，就是在头脑中进行的。伽利略比萨斜塔实验否定了亚里士多德的物体下落速度与物体重量成正比的理论，但物化的实验却不能建立让人理解这一现象的理论，因为根据牛顿经典力学的万有引力定律，物体重量不同，受的引力就不同，产生的加速度也就不同，而事实却不是这样，如何理解？爱因斯坦在头脑中做了这样一个实验：在一个自由漂浮于星际空间的封闭房间里，房间被装在它下面的火箭加速，房间里所有的物体都会被压向地板，像有引力把它们住下拉一样，有一

个人站在这个以匀加速度 a 运动的空间实验室里，他手上有轻、重不同的两个球，同时松开这两个球，由于两个球都已不与火箭体相连，它们继续以松手瞬间所具有的速度做匀速直线运动，因此保持并排的位置，但火箭运动是加速的，室内地板很快就会赶上这两个球，并同时碰到它们，在室内观察者看来，这两个球是以相同的加速度 a 向地板运动的，从而得出加速度与引力等效原理，成功地解释了不同重量的物体做自由落体运动的下落速度相同的事实。

人体这个复杂系统，其联系也是相当复杂的，这些联系并不是都能用实验方法找到其物质结构的，以致钱学森、卢正中认为不能把物质结构上的联系，看成是唯一的，并举例说，一个人群体，我们没有看到人们之间用线连着，但是，是一个集体，有着相互间的个人的联系和关系。

按照中医的理论和实践，经络系统是调节体表内脏之间的一个系统，人体的脏腑、四肢、百骸、皮毛、肌肉、血脉等组织与器官之所以能进行有机的整体活动，主要靠经络在其间的密切联系。现代生理学中已知的神经系统和内分泌系统并不能把经络系统所揭示的人体系统的复杂联系囊括，现代研究也没有找到经络的组织结构。然而，在科学技术发展水平还很低的古代，中医学用科学的思维方法克服了客观条件的限制，揭示出人体系统的复杂联系。

中医脏象学方法的现实意义

中医脏象学从整体出发，从系统出发，运用科学猜想和科学抽象的方法，建立理论的方法，它能帮助人们克服主观经验和客观条件的限制去认识事物本质。

这种方法对现代科学发展有着重要的现实意义，因为，仅凭观察和实验，得出的是较低层次的描述现象的经验定律，近代科学在这方面已取得了巨大的成就，而高层次的理论原理，往往要根据直接经验，通过猜想建立假说，再由假说通过逻辑道路推导出一系列结论、命题，再把这些结论、命题与经验事实对照，或否定，或修正，经验证上升为理论。"中医脏象假说"正是通过长期的实践验证而上升为"中医脏象理论"的。建立假说的过程中，伴随着直觉、顿悟和想象，其中想象起着重要的作用。爱因斯坦指出："想象力比知识还重要，因为知识是有限的，而想象力概括着世界的一切，推动着进步，并且是知识进化的源泉，严格地说，想象力是科学技术研究中的实在因素。

科学发展过程中要深入细节，深入微观，这样就不得不把客观世界的联系、变化暂时撇开，来孤立、静止地研究事物。近代科学已经做了这样的工作，大大促进了科学技术的发展。但是，到了 19 世纪，特别是到了当代，近代科学的方法就成了科学技术发展的束缚，现代科学发展使人们注意到中国古代的科学方法的重要意义，荣获国家首届最高科学技术奖的科学院院士吴文俊，就将我国古代数学理论和方法特点与现代计算机技术结合，取得了当代世界先进科技成果。

在近代科学基础上产生的西医，比中医深入细节，深入微观，使医学得到了巨大的发展，但在医疗实践中，也逐渐暴露出种种不足，比如说癌症的治疗，西医手术疗法虽然是很有效的，但手术切除病变组织后，有的患者其他组织又出现癌变，这反映了把病变组织与其他系统割裂开来的弊端，它忽略了作为医学对象的"人"的完整性，而中医脏象学的医学模式是"生理-心理-自然、社会环境医学模式"，它对现代医学模式由"生物学模式"向"生理-心理-社会医学模式"的转变，无疑有着启迪作用。由此可见，现代医学的发展需要重视对中医学方法的研究，重视中医《内经》脏象学中蕴含的科学方法。

74　从现代方法论审视脏象学的方法

学者梁启军认为，从现代方法论角度看脏象学形成过程中主要应用了系统考察法和阴阳描述法、解剖认知法和五行归纳法、核心功能认知法、耗散论考察法、生态描述法和协同论描述法、彻底唯物论、实践验证法。这是因为人体生命本质是复杂的，古人为了揭示人体生理、病理规律，追求表述更科学、更有利于指导临床而有意或无意采用的方法，这些方法可用宏观态势描述法概括，宏观态势描述法是脏象学的方法论本质。

《新华字典》对科学的定义是：反映自然、社会、思维的客观规律的分科的知识体系。科学的行为实质是追求主观表述无限接近客观，符合这一实质的主观表述就是科学，否则就是伪科学；科学解决"是什么"和"为什么"问题。技术是从事实践的专门技能；技术高于一般的生存常识，是以科学知识为指导的，具有专业性，即技术是科学知识实用化（实践化），解决"干什么"和"如何干"的问题。方法论是科学发现和技术应用中所应用的思维方法和实践方法的总结。因此科学、技术、方法论三者的关系是：科学是主观表达客观，技术是客观表达主观，方法论是两种表述中采用的主观表述形式。中医学是典型的技术化科学，应用了独特的方法论。

中医理论的形成过程和科学特征

在中医学萌芽之初，我们的祖先仅仅是为了祛除病痛和维护健康的需要，有意无意地应用了一些方法，随着经验的积累，就形成了一种将这些经验记录、系统、理论化的要求。这种要求催生了深入了解人体生理、病理规律的动力，因为只有客观深入地了解这些积累的治病、保健知识所涉及的主体，才能将这些知识进行验证并升华。要想了解人体，不打开人体是不行的，于是我们祖先解剖了人体，从此中医学开始形成和发展。其内容是围绕确切的物质形成的，因此，中医学也就具备了科学内核。但由于历史原因，单凭当时的解剖水平，所获得的知识是基础的、宏观的和粗略的。于是我们祖先在此基础之上，本着服务于治病保健的目的（技术应用目的），又借助了大量其他方法描述、检验、发展中医学，使中医学发展成为一门关于人体生理、病理和治疗保健的综合理论。当医学侧重于阐述人体生理、病理规律和现象时，表现的主要是科学性；当它被应用于治病保健时，表现的主要是技术性一面，所以医学是典型科学、技术统一体。中医学的发展过程更是以其技术需要带动科学实践的发展过程，所以中医学的理、法、方、药是不分家的科学理论。在中医学的发展过程中，也就有了其独特的方法论体系。

中医脏象理论形成过程中所应用的主要方法

1. 系统考察法和阴阳描述法　在整体层面上，人体是一个物质与能量摄入、贮存、利用、排出系统，通过口鼻摄入物质、能量，以五脏贮藏之，通过肛门排出消化吸收后的糟粕，通过尿道排出代谢产物，通过皮肤散发热量而排出汗液，通过鼻腔排出代谢废气；没有物质、能量的摄入和贮存，人体就不能维持生命活动和发育成长，摄入和排出平衡遭到破坏，人体就会生病。中医学首先从整体层面研究并表述这一系统功能，并主要根据各组织器官在物质与能量摄入、贮存、利用、排出这一基础功能中扮演的角色，将人体的组织器官分为以五脏为中心的五个子系统。人体各级组织器官的相关属性和生命活动态势和自然界其他事物一样，具有与能量相对增加和相对减少两种状态相对应的二向性；相对趋向明亮、活动、兴奋、温热、向上、向外、扩散、开放等生命态势；相对趋向晦暗、沉静、抑制、寒凉、向下、向内、凝聚、闭阖等生命态势。于是中医学借用具有普遍意义的哲学概念阴阳来表述，并把人体健康状态界定为阴平阳秘。

2. 解剖认知法和五行归纳法　在《内经》成书之前，中医界前辈曾经仔细地解剖过人体，这是毫无疑问的。因为对人体内的五脏六腑、奇恒之腑及其他组织，若没有解剖的直观知识是很难定位的。但在当时历史条件下，对人体的解剖肯定是粗略的，现代解剖可见的细胞、分子概念在当时是不会出现的。为了更客观、更简单地阐述组织器官的生理功能，就要进行一些抽象和整合，还有适当推测，于是引进五行匹配五脏（六腑），用五行属性类比描述五脏（六腑）各自总的功能态势，并用五脏连属人体躯干的相应组织，形成五个系统。并引进"气"宏观整合人体内肉眼不可见生命物质。结果使得人体整体层面以下的组织器官层面和更微观的物质层次都得到了客观而又简单的描述。总之阴阳、五行、气并用，使得人体的物质性和功能性在当时的历史条件下得到较好地表述。这种表述方式有 4 个特点。①物质性：中医学的每一个概念都有坚实的物质内核。②整合性：在既定的物质基础之上进行合理的抽象和整合，使之更简易，更方便临床，这是中医学通用的思维模式。③模糊性：人体是有机的统一体，各组织器官的功能是密切相关的，微观组织在当时也是难以区分清楚的，在进行上述整合的时候，保持一定模糊性成了保证客观性的一种必然选择，因为若是硬性人为地清楚区别就脱离了客观实际，成了随意剪切，背离了科学原则。④活体性：除了解剖方法是在尸体上进行外，中医学的其他方法的应用都是在活体上进行的，所以中医学概念都是鲜活的，都趋向于描述不同层面的总体生命态势。

3. 核心功能认知法　人体首先是一个物质、能量摄入、贮存、利用、排出系统，物质、能量的进出是人体生命活动的核心过程；人体各组织器官也主要是围绕这一功能生成和存在的，各组织器官的生理活动也主要是围绕这一核心生命过程展开的。所以中医学首先从物质、能量摄入、利用、排出的角度定义了五脏、六腑和奇恒之腑，从而形成了命门-脏腑-经络-人体外围组织的四级定位，即中医脏象理论将人体组织器官分为四个等级，脏象理论的科学实质就是组织器官的物质、能量宏观意义上相关性的揭示。

4. 耗散论考察法　人体生命稳态是相对的，中医用肾气盛衰表述其改变；人体是一个有空间终点的客观存在，人体生命活动是一个有时间性起点和终点的过程，即人体生命活动是一个物质、能量耗散过程。《内经》开篇"上古天真论篇"就明确地论述了这个问题："女子七岁肾气盛，齿更发长，二七而天癸至……四七筋骨坚，发长极，身体盛壮……七七任脉虚，太冲脉衰少，天癸竭，地道不通，故形坏而无子也。丈夫八岁肾气实，发长齿更……四八筋骨隆盛，肌肉满壮……八八……则齿发去。"女子的"四七筋骨坚，发长极，身体盛壮"和男子"四八筋骨隆盛，肌肉满壮"就是生命的空间终点，此时人体空间延伸已达极限，不会再长高了。"上古之人，其知道者，法于阴阳，和于术数，食饮有节，起居有常，不妄作劳，故能形与神俱，而尽终其天年，度百岁乃去。"这句话的意思就是说人只要保健得法，可以活到天赋的年龄 100 岁左右，即人体生命时间终点应该是 100 岁左右，否则"以酒为浆，以妄为常，醉以入房，以欲竭其精，以耗散其真，不知持满，不时御神，务快其心，逆于生乐，起居无节，故半百而衰也。"精者，以肾气为主的人体微观生命物总称也。这样中医就以肾气的盛衰为主线，并加上三焦概念，客观地描述了人体是一个物质、能量耗散的过程。

5. 生态描述法和协同论描述　中医学论述人体生理、病理时是将人放在自然大背景下考察，中医学形成之初，虽然达尔文还是遥远的未来，我们祖先也未目睹进化论真言，但他们已经科学地认识到人类是来源于自然演化中，是天地之气相互化生而成。中医学已客观地认识到自然界的一切规律，如昼夜交替、四季循环、五运更迭等，都深刻影响人的生理活动和病理变化。中医学还认识到一般的自然界在变化形成的刺激是人体生命活动所必需的，只有这些变化太过或不及时，如六气变成六淫，超过人体自我调节能力范围之外才会生病；另外也有一些特殊的致病因素，如疫疠，则特别易致病和引起流行。同时中医学还应用自然界事物和现象类比人体相关组织、结构，除前述的阴阳、五行外，经络的形成和穴位的命门等都应用了这种思维方法，形成了中医学特有的"天人合一"观即生态观；在人体内部，中医学用五行生克理论表述人体五个子系统之间客观存在的相互滋生、制约关系，其实这就是人体内部生态论。总之，中医客观地描述了人与自然之间、人体内部组织器官之间的相互作用和相互影响的关系，这也是协同论表述法。

6. 彻底唯物论　中医学首先认为人产生于天地之气的交感运动，其实这就是唯物的进化论的一种古老的中国式表述；同时认识到一切精神活动都是有物质基础的，五脏六腑和奇恒之腑的物质、能量是精神活动产生的内在物质基础，外界刺激只是引起精神情绪变化的一个外因，人体物质生命活动终止，精神也就消失。

7. 实践验证法　实践是检验真理的唯一标准，这一论断在中医学的产生和发展过程也得到充分印证。中医学的发展史就是一部医学实践史，通过医生的自体体验和对患者临床治疗的不断即时总结和长期总结，不断检验、完善和发展已有的理论，使其向真理更接近。因此，有人认为中医学是经验医学，不过这一认识是不全面的。中医学是典型的科学和技术结合体，任何技术性实践过程都是经验积累的过程，经验表明的更多的是技术层面，所以把中医学界定为经验医学，等于只看到中医学的技术性一面，而弱化了它的科学内核，科学是不能用经验做定语的，技术是科学的外衣和实用化，经验只是使技术熟练化，并完善技术和技术背后的科学的一种方式。

脏象理论的方法论总结

从上面的论述可以看出所有已发现的方法论在传统中医学中都有影子，但其中每一种方法论又都不能较好地代表中医学方法论的内涵和外延。其实这很正常，因为所谓方法论是主观表述客观的某种方法的冠名；而复杂事物蕴含的规律是多维的和多面的，科学本质就是追求主观描述无限接近客观，而任何单一方法面对复杂的事物所潜藏的多维、多面规律时都显得心有余而力不足。我们医学先辈在表述人体规律时，根本就没有什么方法论的念头，只是追求最大限度地主观接近客观，至于方法则服从于这一目的。怎么表述有利于达到这一目的，就怎么表述，如果问这是什么方法论的话，就是实事求是的方法论。至于现有的方法论都能在其中找到影子，那是因为这些方法论都是研究自然界客观存在事物规律得出的结果，而人体是自然界中进化程度最高的生物系统，映射了自然界所有规律，所以现有的方法都存在于中医学中。

但这不是说就找不到一个合适的方法论冠名来完整地概括脏象理论的方法论，上述诸多的方法中，解剖认知法是中医理论体系形成的前提方法。实践验证法是用来检验已形成理论是否正确的最后关卡，并推动其继续向前发展。其他所有方法才是中医学脏象理论形成的特色方法；这些方法合起来描述的目标是一致的，即在不同层面和不同空间范围，首先对人体的物质存在进行宏观综合，然后对综合出来的物质集合从总的生命运动态势上进行生理功能描述，这就是宏观态势描述法。所以宏观态势描述法就是脏象理论的方法论实质。中医学首先引入从物理、化学运动变化态势角度描述自然的哲学概念阴阳、五行；同时引入描述肉眼看不见的，但却是客观存在的微观物质或客观存在的哲学概念气，用气描述人体生命活动中无处不在的、肉眼不可见的微观物质，并明确指出在形态上较气稍高一级的人体生命物质——血和津、液是由气组成的，气、血、津、液都具备各自的生命功能态势。由气、血、津、液构建生成的五脏（及六腑、奇恒之腑）是具备一定生命功能态势的、以相应解剖脏器为核心的组织器官集合。然后以五脏为中心，连属相应的组织器官最终构成一个以物质、能量摄入、贮存、利用、排出为中心生命活动的物质、能量耗散系人体。至此中医脏象理论基本完成了对人体生理功能的认识，并把人体健康状态界定为"阴平阳秘，精神乃治"。需要指出的是，中医脏象理论对人体生理功能的认识不是从哪个单一层面开始而后单项逐步深入认识，而是站在宏观角度，从微观的气、血、津、液，有形的组织器官（脏腑等）及整体三个层次齐头并进，一步到位地进行阐释。其后中医学对病理描述和治疗切入及疗效的评估也是应用宏观态势描述法；宏观态势描述法是贯穿整个中医学的方法论。

弱化中医哲学思辨，凸显中医科学本质

很多人认为中医含有太多哲学思辨的成分，这实在是对中医的误解和误传。中医是关于人体的严谨科学体系，主要属于自然科学范畴，其内容主体是人体的生理病理规律，其所用哲学表述方法只是为了使其主体内容更接近客观，而不是其内容的主干。强调中医的哲学思辨一方面是因为没有真正学透中医，另一方面会使中医走向经验泥沼。不应该附加中医原本没有的古代哲学内涵，更不能偏离主题而过多地想当然地认为中医富含儒、道、佛等文化内容，这样会掩盖中医的科学实质。应该弱化中医哲学思辨成分，超越其古代方法论的表述方式，抓住其方法论主干，用全世界皆懂的而又能概括其所有方法论实质的现代方法论——宏观态势（描述）法刷新中医方法表述形式，并凸显中医自然科学本质，中医才能在当今和未来获得有名有实的可持续发展的科学主体的地位。

75　脏象学与控制论

　　时代的巨轮已经跨进 21 世纪。在世界的医学园地里，已经是西方现代医学统治的天下。但在地球东方的一角，一棵寿已几千年的老树，仍然挺拔繁茂，旺气冲天，周围百花齐放，灿烂夺目，香飘万里，这就是古老的中华医药学伟大的宝库。为什么它不但没有被淘汰，反而越来越受到许多国家和科学家的重视，主要原因是它有独特完整的医学理论体系，有独特有效的治疗方法，有长期医疗实践验证的自然药物宝库，有合乎科学的观点和思维方法——认识论。

　　在中医理论体系中，脏象学和经络学说是体系的核心。一个医学理论的形成，必须有实践的基础和合乎科学的思维方法，《内经》的脏象理论、经络学说也不例外。中医理论是以朴素的唯物论观点和自发的辩证法思想为指导的，但究竟是怎么形成的呢？

　　20 世纪 70 年代凌耀星看到华国凡与金观涛写的《中医：科学史上的一个奇迹》一文，这两位科学家将控制论中的黑箱理论与中医脏腑、经络理论的形成联系在一起，发现中医学与现代控制论在方法论上有惊人的相似。该文提到中医学是通过不打开黑箱的方法调节、控制人体的医学理论体系，也就是说脏象经络学说形成的思维方法是现代崭新的科学认识论。这对中医学理论的内涵有了深一层的了解，扩展了思路。学者凌耀星就华国凡等的学术观点结合自己的体会，阐述了中医脏象学与控制论的相关性。

控制论的认知方法是脏象学形成的途径

　　控制论是 20 世纪 40—50 年代出现的崭新科学技术理论之一，它的出现对现代科学技术和世界社会发展产生了重大而深远的影响。控制论通常把所要研究和控制的对象看作是一个黑箱，对象的内部结构和性能是未知的，有待于研究。研究的方法有两种：一种是打开黑箱，一种是不打开黑箱。前一种，工程师只要把机器拆成零件，就可以一目了然。如研究对象是人体，现代医学采取的是打开黑箱的方法，就是解剖分析的研究方法。毫无疑问，现代医学取得了很大的成就，但缺点是在不同程度上干扰了人体正常的生命活动，不能完全精确地反映生命运动的客观过程，具有一定的局限性；也不同程度地割裂了人体局部和整体的紧密联系，甚至会失去生命活动最基本的东西。

　　我国古代很早就有解剖，如《灵枢·经水》："若夫八尺之士，皮肉在此，外科度量，切循而得之，其死，可解剖而视之。其藏之坚脆，腑之大小，谷之多少，脉之长短，血之清浊，气之多少……皆有大数。"但是中医的解剖学并不是脏象学的主要基础。《素问·六节脏象论》"脏象何如？"王冰注："象谓所见于外，可阅者也。"《类经》张景岳注："象，形象也，藏居于内，形见于外，诊于外者，斯以知其内。盖有诸于内，必形诸外。"经文中黄帝不问藏腑何如，而问脏象何如？这里《内经》作者已非常明确地指示脏象学不是从解剖人体内部藏腑进行研究而得来的，而是对人体内部脏腑显现在外表的形象观察研究而形成的。王冰、张景岳两位医家的注解已经说得清清楚楚，所以有些医家称之为"藏腑学说"显然是错误的。由此可见，祖先所采取的研究方法是"不打开黑箱"来研究调节控制人体的方法。一方面是医生用自己的双手和五官通过望、闻、问、切取得黑箱的输出信息，即症状，也就是《内经》所说的脏象的变化。这样取得症状信息过程基本上没有干扰人体本身的生理病理活动，也没有破坏原有的状态结构；另一方面是医生经过对黑箱输出的脏象（症状）作辨析，选取对应的治疗方法，向黑箱输入即控制过程，所关心的是人体黑箱内部病变反应的症状变量。由此可见，控制论比较重视从对象系统整体联系的角度来认识对象，这是中医辨证论治的雏形，也就是脏象学形成的途径。

脏象学研究方法与控制论的相关性

我们的祖先从一无所知到理论体系的建立，经过了几千年的历程，在长期实践中从多方面进行研究。古代医家有许多不同的调节方法，与控制论黑箱理论常用的调节方法相符合。

1. 尝百草——随机调节　追溯到远古时代，有了病痛，需要药物治疗，据战国时代的《山海经》记载，传说"神农……尝百草之滋味，水泉之甘苦，令民知所避就，当此之时，一日而遇七十毒"，文中神农应指广大劳动人民。这一记录生动地反映了当时人们不顾生命、寻觅药物，与疾病作斗争的史实。"尝"就是黑箱的输入信息，人们在自然界丰富的动物、植物、矿物中任选一种，症状减轻、加重或死亡是人体黑箱的输出信息。一种药物无效，就换一种"尝"，直至有效。通过这种随意调节，开始对各种药物的作用有了初步认识，当然这种"尝"的方法是盲目的，也是危险的，要付出代价的，成功的概率很小，但在上古时代却是唯一的方法。他们为后人提供了有效药物和经验教训。另一方面，对每一种药物来讲，药物本身也是一个小黑箱，经过测试，对药物的认识也有同样的意义，如此几千年来代代相传，不断扩大数量，逐步提高认识，中医学的药物宝库由此发展。

2. 对症治疗——有记忆调节　通过无数次随机调节，人体黑箱从各种角度得到实验、针灸、药物对人体的作用有了广泛的认识，同时了解人体输入与输出的对应关系是效果的关键。进行研究时，最先按部位分类，在殷墟出土的甲骨文中已有人体症状称为"头痛""耳痛""鼻痛""眼痛""牙痛"等，说明当时医药也仅限于对症治疗。对症治疗所注重的是人体黑箱输出与输入的对应关系，人们可以根据他人过去的对应关系的经验，主动地选择穴位或药物，对于失败的教训也可以得到借鉴。利用经验或教训都需要记忆，人们口授笔录，世代积累，保留了有用的价值，这就是控制论黑箱理论的"有记忆调节"。

3. 辨证论治——多变量系统　对症治疗比随机调节进化了一大步，但头痛医头、脚痛医脚的治法治愈率仍不高。如某种药物治好了某人的头痛，但在一大群头痛者中有效率却很低。这说明人体黑箱许多输入与输出之间没有完全确定的一一对应性，那就需要用重新规定系统的方法。先是多考虑一些输入输出变量，如医生不仅要看到头痛，还需要了解头痛的部位和轻重、病发的时间、起居、体温、饮食、睡眠、情绪、舌象、脉象以及其他兼见症状等，把人体看作具有多变量的系统，然后把它们分成几类，采取不同的处理方法，这样就可以大大提高治疗的确定性，这就是辨证论治。

从经验性的对症治疗上升到多变量系统的辨证论治，是中医学跨越到理论阶段的飞跃，是在长期医疗实践中逐步升华的，主要体现在《内经》的问世。

《内经》对人体疾病的认识和治疗的方法正是控制论中多变量系统的辨证论治。仍以头痛为例看《内经》是怎样辨证和调治的：在整部《内经》中，据初步统计讨论头痛病的大约三十处，如《素问·五脏生成》"头痛巅疾，下虚上实，过在足少阴巨阳，甚则入肾……心烦，头痛，病在膈中，过在手巨阴少阴。"《素问·奇病论》"人有病头痛以数岁不已，此安得之，名为何病？岐伯曰：当有所犯大寒，内至骨髓，髓者以脑为主，脑逆故令头痛，齿亦痛，病名曰厥逆。"《灵枢·厥病》内有六种厥头痛，一种真头痛。"厥头痛，面若肿起而烦心，取之足阳明，太阴。厥头痛，头脉痛，心悲善泣，视头动脉反盛者刺尽去血，后调足厥阴……厥头痛，先痛，腰脊为应，先取天柱，后取足太阳。厥头痛，头痛甚，耳前后脉涌而热，泻出其血，后取足太阳。真头痛，头痛甚，脑尽痛，手足寒至节，死不治。头痛不可取于腧者，有所击堕，恶血于内，若肉伤，痛未已，可则刺，不可远取也。"

从上面所引经文可以看到，《内经》对头痛病的治疗主要是根据各种不同变量系统来完成对人体的控制。为了取得这些必需的变异度，原文所述很明显是从医生详细的望闻问切来的。《内经》对望色、察看、听声、辨音、问病、切脉等都有专篇或详细论述，望、闻、问、切各有独到之处，也就是这些对人体可辨状态的研究，为控制人体取得了必需的变异度，中医学中的"症"就是全面地分析了整个人体症状变量的变化所总结出来的，不仅头痛如此，《内经》的许多疾病专篇如《热论》《风论》《痹论》《痿论》《厥论》《举痛论》《咳论》《胀论》乃至《痈疽》等所有内科、外科疾病，无一不是辨证论治的对象；此外，如"十二经是动所生病""病机十九条"等也不例外，可谓比比皆是。

4. 审症求因——由症变量探求病因 在病因学方面，中医学历来重视自然与社会环境对人体的影响。外感六淫致病从现代科学的角度来看就包括了生物、物理、化学等多种因素，而我们的祖先开辟了一条独特的认识途径——审症求因。从控制论来看，人体的输出和输入是有对应性的，输出的是症状变量，现在人们把环境因素看作是输出的症状变量，由症状变量的变化来推导输入的情况，寻找这种确定性对应，也就是探求病因。在控制人体时，受控的依旧基于症状变量，这样人们还是能够间接地辨析和控制它们。在长期的实践中，人们观察环境因素症状变量的综合性变量，发现了人体可辨状态具有压缩变化的趋势，主要有六种，那就是六种受环境制约的"证"，由此推导环境致病因素可以分为六种，并从便于控制的角度，建立了它们的模型，这就是"风，寒，暑，湿，燥，火"，称之为"外感六淫"。如《素问·金匮真言论》"八风发邪，以为经风，触五脏，邪气发病"；《素问·生气通天论》"因于露风，乃生寒热"；《素问·热论》"人之伤于寒也，则为病热"等。

5. 藏变量与象变量 在前面关于脏象学中已经说明了脏象的涵义和通过四诊能取得的脏象变量，即症状变量，脏象也就是藏变量的反应，但藏变量是不能用四诊直接取得的。祖先们在长期临床实践中发现，有些患者出现的心悸不安、面色不华、失眠、倦怠、乏力、健忘、舌色淡、脉细弱等象变之间具有较强的联系；同时出现在病程演变过程中，往往随着病情起伏，经过治疗又往往同样趋向正常。这表明几个象变之间存在着约束，即相关性。据此人们就设想在人体内存在一个更本质的变量，把它称为"心气虚"，它左右着上述症状——象变量的变化，此后在医疗实践中就有必要引进"心血虚"这样一个新的藏变量来提高控制人体的确定性。其他四脏与此相同。

藏变量是运用象变量推导出来的，有很高的临床应用价值，当然未作严密计算，所以从本质上来说，这种不打开黑箱形成的藏变量是一种模糊数学方法。用这种方法推导出来的藏变量有许多，其中有几十种是常用的。根据这些藏变量所反映的生理病理规律，医生把它们分为心、脾、肺、肾、肝五大类，它们构成了人体黑箱的 5 个子系统。如心系有心气虚、心血虚、心阳虚、心阴虚、心火盛、心阳亢、心血瘀阻、痰迷心窍、痰火扰心、心神失常等。此外还有脏、气、血、精、津的藏变量，如气滞、血瘀等。《内经》基于藏与象的关系，奠定了脏象学的辨证基础。后世医家继承《内经》从更多方面研究这两种变量的关系，丰富了脏象学的内容。

6. 阴阳辨证——负反馈调节 在《内经》辨证论治行列中有许多不同的方面，如阴阳辨证、脏象辨证、经络辨证、虚实辨证、六气辨证、表里辨证、上下辨证……其中有的是病因辨证，亦有病机辨证，包含了后世的八纲辨证、六经辨证、三焦辨证等。在上述的许多辨证方法中，原则上都属于阴阳辨证的范畴；在治法方面，负反馈调节是控制人体黑箱的一种方法。

"阴阳"是中国古代自发的辩证法观点。古代医师们以这种辩证法思想与医学实践结合起来，贯穿到医学中去，成为《内经》的阴阳学说。它不仅是中医学理论体系的思想基础，也成为中医学中的说理工具。对此认为辨证论治是中医临床的核心问题，阴阳辨证是基础。在论治方面也无处不在阴阳理论的指导下进行的，这就是现代控制论的负反馈调节。

负反馈调节是控制黑箱的一种基本方法。《中医：科学史上的一个奇迹》一文中曾举例：一只船在大海中航行时，必须保持一定的航向才能达到目的。在航行的过程中，它会受到种种来自外部或内部某些因素的影响偏离航向，急需进行调整，过去经典的调节需要测风速、水流及检查内部等并进行计算。事实上仍然还有许多干扰是无法事先估计的。现代采用的是"实际航向"的办法。只要掌握船的实际航向，就可以根据正确航向求出船的偏航程度，也就是"目标差"，据此调节舵轮，既简单又省事。作者说："使我们感兴趣的是在对比西医体系和中医体系方法上的某些差异时，也发现了类似的情况。中医学认为人体在正常情况下处于一种阴阳平衡的稳定状态，如果失去了相对的平衡，就称为"阴阳失调"，人就病了。《素问·生气通天论》："阴盛则阳病，阳盛则阴病，阴阳离绝，精气乃绝。"根据这一观点，中医学的调节原理就概括为"谨察阴阳所在而调之，以平为期"（《素问·至真要大论》）。这种调节原理就是控制论的负反馈调节。这种调节方法有一个很大的优点：在不清楚实质性原因的情况下，仍能采取有效的措施，使患者恢复到正常状态。负反馈调节的基本原理在中医学被广泛应用着。《素问·阴阳应象大论》："善诊者察色按脉，先别阴阳。"以航船为例来说就是要确定航船的航向偏左几度或是偏右几度的问题。当然人体比航船要复杂得多。这里方向性很重要，人体每一个症状变量都有各自的方向性，往往是错综复杂的。如何能从一大堆看来杂乱无章的可辨状态中找出有规律的方向性变化，是阴阳辨证的一个中心课题。它们不是随意规定的，乃是在实践中比较人体的正常生理状态和病理变化总结出来的。一般来说，具有运动的、兴奋的、热的、亢进的等属阳；与之相反的，沉静的、抑制的、衰退的等属阴。望诊色泽鲜明者属阳，晦暗者属阴；闻诊声音洪亮者属阳，低微者属阴；切诊脉象浮、数、滑、洪、弦者属阳，沉、迟、涩、微弱者属阴。确定了症状变量的方向性，医生调节的方向也就随之确定了。中医的药物学是按照辨证体例来建立的。中药的寒、热、温、凉、升、降、浮、沉等方向性性质是与证相对应的。如《素问·至真要大论》"寒者热之，热者寒之，温者清之，清者温之，散者收之，抑者散之，燥者润之"等。

以上一系列治法都选择与症状相反的方向，用纠正人体黑箱偏差的航向，使它恢复到正常的航向。也就是说《内经》把系统的负反馈调节技术方法应用于调控人体，得到了成功。

两千多年来，历代医家在《内经》理论指导下，通过辨证论治，用负反馈调节方法，治病救人，在医疗实践中不断改进、提高，直至今天。由此认为《内经》不仅是中医学理论体系基础理论的经典，也是临床辨证论治的法书，是来源于实践也指导实践的经典。张仲景的《伤寒杂病论》是学习《内经》的典范。

《内经》理论与内稳定器模型

在长期临床实践中，人们逐渐发现五脏之间、脏腑之间都相互影响，绝不是各自孤立的，从控制论来说就是负反馈耦合关系，而且这种耦合关系是普遍存在的。通过对象变量的长期研究，《内经》作者建立了一个关于人体黑箱内部构造的模型：它反映了人体黑箱各部分生理功能的相互滋养生化和相互克制作用，也反映了病理状态下疾病的传变方式，以及机体各部分功能的协调方式。这个模型的核心是心、脾、肺、肾、肝五脏之间的种种制化关系。受古代哲学思想的影响，将这种相互反馈的制化关系解释为有序的生克关系。

1. 相生关系　对经常体现脏间生理功能的相互滋养、生化作用称为"相生关系"或"母子关系"。母脏对子脏的滋养关系，生化作用又常处于主导地位，如肾之精以养肝，肝藏血以济心，心之热以温脾，脾化生水谷精微以充肺，肺清肃下行以助肾。

2. 相克关系　主制关系常体现脏间生理功能的约束、克制作用。制约作用在人体正常生理状态下常处于主导地位，称为"相克关系"。如肺气清肃下降可以抑制肝阳上亢，肝气调达可以疏泄脾土的壅滞；脾气运化可以制止肾气的泛滥；肾水滋润可防止心火之亢盛；心火的阳热可制约肺气之清肃太过等。

3. 相侮关系　若相克的制约作用表现不足，就反过来制约对方，称为"相侮关系"。有关五脏生克制化关系的问题，在《内经》中有详细的论述，《素问·六微旨大论》："亢则害，承乃制。"张景岳法云"造化之机，不可无生，亦不可无制。无生则发育无由，无制则亢而为害，必须生中有制，制中有生，才能运行不息，相反相成。"由此使机能保持正常的动态平衡。以上《内经》所建人体模型的脏腑通道、各种反馈回路形成的维持相对的稳定的机制与控制论的稳定器极为相似。《内经》所建立的人体模型，正是一种内稳定器模型，由此建立了一整套丰富多彩的脏象辨证调节方法。

脏象模型是研究人体学的新途径

从 20 世纪前半时期以来，人们就开始关注中西医结合问题。很多人不明白中医与西医在本质上的差异，把中医脏象与西医解剖学联系在一起，口诛墨伐，贬低中医学，甚至认为中医学与西医解剖学、生理学、病理学基本不符，抓住某些枝节，把中医学看得一无是处。这种看法，肯定是错误的。

关于这个问题，华国凡等认为，中医学与西医学是两个完全不同的医学体系，中医学采用了不打开黑箱的研究和控制方法，后者采用了打开黑箱的方法。它们分别建立了不同的人体模型。这两个模型是互为补充的，但绝不是等价的。把中医简单地归结为西医，或者把西医简单地归结为中医，这种努力都不可避免地遭到失败。中医学所引进的藏变量，所建立的模型，实际上是整个人体物理、化学、生理、病理上的综合变化。一对简单的输入输出反应也往往要牵涉到人体多个系统的共同作用，要发生一连串的物理、化学、生理、病理变化。有关藏变量实质的研究，必须而且只有用不打开黑箱和打开黑箱相结合的方法，兼用现代科学的各种知识和技术才能深入下去。

中医不打开黑箱的方法是从活体中观察、控制、研究的方法。在人体奥秘中有些方面只有在活体中能体验，如经络现象、机体中有些特殊联系等被中医学所发现，而在现代医学中却阙如。中医针灸、气功等它们也都属于脏象模型的内容，都是从临床控制论的确定性中直接总结出来的，两千年来不断修正完善，因此它具有极大的实践和理论价值。研究中医学藏象模型的内容，可为人体学研究提供新的途径。

76 黑箱方法与脏象学

黑箱是现代控制论使用的概念。控制论是研究动物（包括人类）和机器内部的控制和通信的一般规律的学科。它不仅揭示了科学技术与生物、社会之间共同的控制规律，而且在许多方面冲破了传统的思维方式和研究方法束缚，进一步丰富了科学方法的内容。中医学是我国唯一一门保持传统的应用科学，之所以在世界上经久不衰，就因为它具有朴素的系统性和辩证性的独特优势，且同控制论黑箱方法结合紧密，其中脏象学理论既是通过黑箱方法建立起来的，同时又为中医黑箱识别与控制提供了理论基础。学者钱丽对黑箱方法与中医脏象学的关联做了探析。

脏象学是通过黑箱方法建立起来的

所谓黑箱，是指内部结构尚不能（或不便）直接观测，但可以从外部去认识的事物。凡客观事物，当人们还未深入解剖其内部细节，还不清楚其内部详情时，都可以看作是黑箱；黑箱方法是不直接探测其内部结构，而通过考察对象的输入、输出及其动态过程，来研究对象的行为、功能等特性的科学方法。中医虽然没有明确提出和使用黑箱概念，但在二千多年的医疗实践中实际上大量地、有效地运用着黑箱方法。《内经》所说的"脏象"一词恰好道明了中医理论脏象学是不自觉地运用黑箱方法构建的。

"脏象"一词，首见于《素问·六节脏象论》："脏象何如？岐伯曰：心者，生之本，神之变也，其华在面，其充在血脉。""藏"，指藏于活人体内的脏器。"象"，是内脏功能在机体外部的表现，是可以通过直观把握的，王冰注云："象，谓所见于外，可阅者也。""象"是"藏"的外在反映，"藏"是"象"的内在本质，"脏象"则是人体系统现象与本质的统一体。张景岳释："象，形象也，藏居于内，形见于外，故曰脏象。""有诸内必形诸于外"，故所谓"脏象"，就是指内在脏腑的生理活动及病理变化反映于人体外部的征象，而这种征象客观地反映了内在脏腑的机能变化，从而作为推论或断定脏腑机能变化的依据，如《灵枢·本神》："视其外应，以知其内脏，则知其所病矣。"

脏象学的形成，虽然有一定的解剖知识基础，但比较简单而粗糙。一些复杂深奥的理论，一些用现代分子生物学、内分泌学知识所能阐述的内容，即使是现代细致的解剖技术有时还说不明白，何况在科学技术不发达的古代，粗糙的解剖学知识自然更难以阐明。因此，人们只有通过其他方法（黑箱方法）对人体和疾病进行整体认识，而且这种整体认识很自然地就从体表开始，即不通过解剖的方法，而是通过观察"象"的方法来研究人的正常机能活动及其与相应脏器的关系，并阐述这些脏器的功能变化与其内在联系。象在外，藏在内，何以能"司外揣内"呢？因为事物的本质总是要通过一定的现象表现于外，而任何现象又都是从某一特定方面表现出事物的本质。《灵枢·刺节真邪》："下有渐洳，上生苇蒲，此所以知形气之多少也。"地面上芦苇的繁茂与否可反映藏在苇蒲下面的湿地的大小和肥瘠。同样道理，人体是一个活着的有机整体，各部分之间每时每刻都在相互制约、相互影响着。机体外部的"象"，必然与内在"藏"的生理活动存在着相应的联系，且活体上显现的"象"是极其丰富和不断变化的，它能动态而真实地折射出内在生理机能的状态及其所发生的变化，而生命的本质，又蕴含在丰富、生动、活泼的生理病理现象及其与内脏功能的联系之中，通过机体外部的表征可以把握藏于人体内部脏器的变化规律。这是"司外揣内"认识方法的客观基础。例如面色红润，精神饱满，思维敏捷，脉象和缓有力，即可推测心的功能正常；风寒伤肺引起咳嗽时，患者可兼有畏寒、发热、鼻塞、流鼻涕等证候，从而推断出在生理情况下肺是与皮毛相联系（肺合皮毛），且肺的外窍是在于鼻（开窍于鼻）等。当然这种推测不是主观任意的，而是依靠多年的、多少辈人的经验积累起来，从中找到某些规律性，才能进行正确的推测。可见，"司外"是认识症状变量"象"，"揣内"是企图摸清机体内部构件之间的联系和变化规律。只要揣透了内部规律便不难控制人体系统。但正因为这个"揣"是司"象"揣"藏"，因而，这"藏"的结构关系只可能是一种相关性设置，即模型。尽管脏象学用了解剖概念，但"司外揣内"的方法使解剖概念发生了实际作用上的转化。如"肝克脾"的实际含义是"胁痛、易怒"症候群的出现常常导致"纳呆、恶心、便溏"症候群的接踵而至，即症候群之间的关系，而并非真实脏器之间的关系。所以，中医脏象学中脏腑的生理解剖概念已被症候学异化了，它不仅是一个解剖学的概念，更重要的是以整体功能为基础，根据体表所呈现的体征、功能联系来确定的概念。一个脏器的生理功能，可以包含着解剖生理学中几个脏器的生理功能，而现代解剖生理学中的一个脏器的生理功能，亦可分散在脏象学的某几个脏腑的生理功能之中。"三焦"就是一个明显的例证，西医解剖生理学没有"三焦"这个概念，而《内经》将它单独列为一腑，并不是根据解剖，而是根据生理病理现象概括了整个五脏六腑全部功能。

中医学的生长点在于活的人体，在于生命现象的整体性、过程性和辩证性。脏象学正是把人体作为活的有机整体，以整个活的机体作为研究单位，在不割裂整体、不干扰正常生命活动的情况下，用"司外揣内"的推导方法，把握整体的运动规律。这与不直接探测其内部结构，而通过考察对象的输入、输出及其动态过程，来研究对象的行为、功能等特性的黑箱方法有着共同的哲学根据，与黑箱理论不谋而合。可以说"司外揣内"即"以表知里"法是自发的、原始的黑箱方法，而脏象学就是通过黑箱方法建立起来的，它与现代控制论中黑箱方法所不同的是，它没有也不可能具备一整套严密的数学逻辑方法和实验方法而只能靠直观的观察，在实践中摸索总结。

脏象学包括经络，经络是运行全身气血，联络脏腑肢节，沟通上下表里的通道。经络从何而来？古人充分运用了黑箱方法，观察到某些脏腑有病可以在体表的一定部位出现病理反应点，针刺这些反应点可以治疗相应脏腑的病变，同时，脏腑疾患还会沿着一定的路线有规律地出现各种病证。当刺激某一穴位时，可有一定的传导路线，且具有同类主治性能的穴位又往往排列在同一感传线路上，这样就由"点"到"线"，形成了经络的循行路线，为经络学说的建立奠定了基础。

脏象学奠定了中医黑箱识别和控制的理论基础

中医脏象学的建构主要依据"有诸内，必形诸于外"的理论，"以象论藏"，正是把人体看作黑箱，采用不打开人体黑箱的方法来研究人体生命活动规律。理论的建立不是其主要目的，中医毕竟是一门实用医学，识别、控制和治疗疾病是其根本所在。由于中医认识人体、获取生理病理信息是通过司外的方法，这就决定了其揣内即分析、推测病因、病机及对疾病的控制只能在人体外在表象基础上进行，经过长期临床经验的积累和总结，逐步形成了中医特有的诊治疾病的方法——辨证论治方法。辨证论治起着连接理论与临床的桥梁作用，也是中西医在实践方式上的根本区别。如果脏象学是运用黑箱理论建立起来的人体模型，那么，"辨证论治"就是识别和控制模型的特殊方式。

中医是把人体当作一个黑箱来研究的。一方面，人体黑箱输出的信息，中医是通过望、闻、问、切四诊来获得的。四诊方法有一个重要的特点，就是在取得人体输出信息的过程中基本上没有干扰人体本身的生理病理活动，没有破坏原有的状态结构。从历史上看，虽然早在《内经》时代就有一些关于尸体解剖的零星记录，但它们始终未像西医那样成为理论体系形成的主要依据。中医脏象经络学说建立所依据的主要是象变量，即在人体体表所呈现出的、并能为医者生理感观所能感知的功能表象。另一方面，医者对人体黑箱的输入过程即控制过程，其受控量也只限于象变量。对于西医来说，由于有分析科学作基础，医生可以直接观察人体内部实质性器官的变化，因此受控量也可以是体内实质性器官的状态变量。随着分析科学的发展，受控量已逐渐深入到某些分子原子水平。而对中医而言，患者的状态信息（象）是通过四诊方法获得的，因此受控量也只能限于四诊所能及的象变量范围。对各种施治输入，中医关心的是它们对象变量的影响，例如麻黄的发汗作用、茯苓的利尿作用等，至于麻黄、茯苓的分子结构，对人体的作用机理，中医是不关心的。

中医虽有一定程度的人体解剖知识，但人体内在脏腑的生理、病理机制对中医是黑箱。同样，自然界提供的种种植物、动物、矿物药的成分、结构、性质，古人也一无所知，药物对中医也是一个黑箱。中医就是采用药物黑箱来控制人体黑箱的。

中医的辨证论治，就是典型的黑箱调节。应诊的患者是一个不可任意打开的黑箱，中医以脏象学为理论指导，通过四诊来考察患者黑箱，四诊是观察黑箱的基本手段，是对病体黑箱各种表象的综合考察，通过四诊收集象变的信息从而推导出藏变。如在长期的医疗实践中，人们认识到仅仅着眼于个别变量的对症治疗法只能取得很小的确定性，"头痛医头，脚痛医脚"往往顾此失彼，得不偿失，必须考虑到更多的状态变量。如果不仅看到头痛，而且注意到头痛的部位、轻重、时间，注意到出汗、脉象、舌象、面象、睡眠、年龄、性别、情绪等一系列情况，注意到一组相关的症候，以症候群作为认识系统状态特征的集合变量，信息增多了，系统状态的辨识就更加细致准确了。"四诊合参"标志着中医治疗达到了多变量调节的熟练运用。中医以四诊得来的症候信息辨析疾病过程的各种状态，将那些相关性强的症状归为一组，称为一个"证"，以证作为调节单位，就不必一个症状一个症状地考虑。"一症对一药"变为"一证对一方"。

辨证论治中的一个重要环节就是通过证的各种表象来寻找致病的原因。中医历来重视环境因素对人体的影响。外感六淫，即风、寒、湿、燥、暑、火，这是中医认为人体致病的主要因素。从今天科学的角度来看，包括了生物、物理、化学等多种因素的致病作用。在古代的社会历史条件下，人们不可能对这些致病因素进行实质性的深入研究，不可能对它们进行细致的辨析。中医另辟蹊径，利用黑箱方法，通过对证的辨析来推测病因，即"审症求因"。如果把环境因素看作人体的输入，症状变量为输出，那么输入和输出之间是有某种确定性关系的。"审症求因"就是寻找这种确定性关系，由症状变量系统的变化推导输入的状况，探求病因。人们从医疗实践中长期观察环境因素对症状变量的综合影响，发现反映在人体可辨状态中具有约束的变化趋势主要有6种，也就是6种受环境制约的证。由此推导环境致病因素可以分为六种，从便于控制的角度建立了它们的模型，这就是风、寒、湿、燥、暑、火，称为外感六淫。《素问·刺法论》："五疾之至，皆相染易，无问大小，病状相似。"这个"病状相似"，就是一批相似的可辨态。因此尽管人们不知道"五疾"究竟是些什么细菌病毒，但还是能从证中把它们区别出来，从而分别寻找对付它们的方法，分别论治。《素问·骨空论》"风从外入，令人振寒，汗出头痛，身重恶寒"，这是对"风从外入"这一证的描述。人体接受了"风邪"这样一种输入，产生了"振寒、汗出头痛、身重恶寒"这样一种可辨状态。这样一种可辨状态出现了，也可以反过来推导人体曾感受了"风邪"这样一种输入。

从控制方法来说，把立足点放在机体整体反应性上，比单纯地考虑实质性致病因素的方法更有利于调动机体对抗疾病的功能，这是中医病因学的一大优点。另外，人体所处的环境条件是极其复杂的，致病往往不是单纯由一种因素，而是由多种因素综合作用的结果。在这种情况下，采用审症求因的方法就显示了它的长处，因为在证中反映的正是各种因素综合作用的结果，由此而创立的控制方法也就包含了针对综合因素的效果，这是它的另一大优点。

从黑箱的输入输出信息看，如果把作用于人体的致病因素（如外感六淫、内伤七情等）视为对"人体黑箱"的"输入"，四诊所得的资料则可视为一种"输出"，那么，从输入与输出信息中找寻某种确定性的关系，就是辨证。即从输出的病状信息中，探求出输入的病因，辨别出病性、病位、病势与病机，"证"反映了疾病的本质。这样，虽然没有打开人体黑箱，却能了解体内的病理变化，然后"知犯何逆，随证治之"。"辨证"的目的就是"施治"，"施治"就是黑箱控制。不管是用"扶正"法，还是"祛邪"法，都是在不打开人体黑箱的状态下进行，如果辨证不清或虚实夹杂，还可用"随机调节"法，即对黑箱采用随机输入，直至获得理想的输出为止。

可以说，中医的黑箱方法是在没有手段和条件打开人体和疾病黑箱的历史条件下不得不用的，人体和疾病被作为模糊的整体，强调在生命和疾病中运动和平衡的关系，应充分认识其合理的科学内核，发扬优势。

77　脏象学形成研究

脏象学是中医理论体系的核心，《内经》奠定了独特的中医理论体系并初步构建了脏象学，广泛应用于诊法、辨证、治疗、预防、养生等各个方面，有效地指导着中医临床各科的医疗实践。《内经》以降，代有发挥，使之渐趋完善。学者王颖晓就近十年来众多学者从多学科角度对脏象学形成发展缘由的研究做了梳理归纳。

古代解剖学的直观观察法与脏象学产生

解剖学方法是脏象学创建的始基。脏象学的产生，首先以形态学为基础。没有解剖学的实践，就没有各个脏腑器官的概念，更谈不上对脏腑器官功能活动的认识。尽管中医学所说的脏腑与现代医学中所说的同名脏器不能完全等同，但其基本概念无疑仍以脏器实体为依据。而认识脏器实体，只能靠解剖学方法。

早在春秋战国时期，古人对脏腑的形态已有了一定的认识。20世纪50年代中期，有学者通过中西医的比较，指出《灵枢经》比魏萨利书至少要早1500年，中国人首先解剖人体，第一部解剖学是中国写的。《希波克拉底文集》中有关解剖的知识，多是由动物而后推及人体的，真正主张做人体解剖并为医学理论服务的，是中国的《内经》。《灵枢·经水》："若夫八尺之士，皮肉在此，外可度量切循而得之，其死可解剖而视之。其脏之坚脆，腑之大小，谷之多少，脉之长短，血之清浊，皆有大数。"说明在当时解剖学方法是认识人体结构的基本方法。《灵枢·肠胃》及《难经·四十二难》等古医籍详细描述了人体脏腑的解剖形态、重量、长度、色泽、容积等。

解剖学方法在脏象学形成中有着重要的意义。首先，通过解剖观察建立了脏腑器官的概念，尽管最终建立起来的脏象学不以脏腑器官的解剖形态为指归，但其理论构建却以这些初始解剖概念为起点。其次，解剖图谱的绘制，对普及人体科学知识和增强医者的直观认识发挥了积极的作用。再次，解剖实践促进了人们对脏腑生理功能的认识，如心主血脉、肺主呼吸、肾主水液、胃主受纳腐熟、大肠主传化糟粕、胆藏精汁等，都是以解剖知识为基础的。因此，解剖方法是脏象学赖以发生的始基。确认古代解剖学方法的奠基作用十分重要，唯有这样，脏象学才谈得上实践性和科学性，才能客观地分析中国古代哲学后来干预进行思辨的原因、方式和规律，进而正确评价不同思维和研究方式先后参入脏象学构筑所形成的特点和利弊。

系统论方法与脏象学形成

系统是由相互作用和相互联系的若干组成部分而组成的具有特定功能的整体。《内经》运用《易经》原始系统思维模式构筑脏象学，在其整体观的认识中处处体现出系统论的认识方法，主要表现在以下几方面：首先，依据人体内外的完整统一性，把人体作为一个整体进行考察，通过生命过程中自然流露的外部征象，来研究内脏的活动规律及其相互关系。从整体出发，强调人体内在的联系与统一，强调五脏是产生精神活动的物质；认识脏腑虽以一定的解剖知识为依据，但主要突出五脏功能系统，并以生理与病理相结合，以阴阳五行为说理工具，建立脏象学的理论框架。其次，系统具有"环境适应性"，《内经》依据天人相应、时空统一的观念，不仅提出了相对完整的"天人相应"理论体系，还形成了"四时五脏阴阳"理论，奠定了脏象时空统一观念。这种内外环境相统一的思想，构成了脏象学的整体性。再次，运用系统的关联性、层次性原则，形成了以五脏为中心，配以六腑，籍经络系统外络肢节，与四时五气相通应的脏象学。最后，运用系统的自组织原则，把人体视为自组织整体，认为脏象本身是自我调控的稳定系统，通过五行的生克胜复，从多层次多因素多维双向调控，实现人体最佳适度的稳定状态。

黑箱方法与脏象学建构

所谓黑箱，是指内部结构尚不能（或不便）直接观测，但可以从外部去认识的事物。《内经》"脏象"一词恰好道明脏象学是不自觉地运用黑箱方法构建的。脏象学把人体视为活的有机整体，以整个活的机体为研究单位，在不割裂整体、不干扰正常生命活动的情况下，主要依据"有诸内必形诸于外"的理论，"以象论藏"，把人体看作黑箱，采用不打开人体黑箱的方法来研究人体生命活动规律。脏象学的实质是关于人体生理和病理生理的理论，中医的五脏虽然有其解剖实体，但其实质是人体与天地自然相对应的五大功能系统的代名词（符号）。是故研究脏象学，不可把中医五脏系统等同于西医同名解剖器官，必须走出这种对号入座式研究方法的误区，才能阐发中医学术真谛，发扬光大中医学术。已故中医学家恽树珏明言：《内经》之五脏，乃四时之五脏，不明此理，则触处荆棘，《内经》无一语可通矣。

中医的黑箱方法是在没有手段和条件打开人体和疾病黑箱的历史条件下不得不用的，人体和疾病被视为模糊的整体，强调在生命和疾病中运动和平衡的关系，这是其合理的科学内核，但又必须看到其直观性多而客观化不足，定性多而定量不足，描述多而揭示不足的局限性。因此，吸收、移植现代医学的各种技术手段，方可适应现代条件下考察和控制疾病的各种需要，实现中医黑箱方法的现代化。

文化学方法与脏象学的形成

社会官制对脏象学产生一定影响。《内经》以社会官制类比说明脏腑生理功能及其相互关系。《素问·灵兰秘典论》有关"十二官"的论述便是典范，如其论："心者，君主之官，肺者，相傅之官"，就因心藏神而在人体生命活动中起着主宰、统帅作用，犹如一国君主，故称"君主之官"；肺与心，同居膈上，位置毗邻，上翼心君，下覆诸脏，位高宣降，且助心行血，体现了肺对心君的辅佐和对机体诸多功能的调节，恰如宰相辅助君主，故称"相傅之官"。《内经》以君臣相傅论脏腑，并以官职的大小、贵贱来说明其地位、作用及相互关系，反映古代官制文化对脏象学形成的影响，对深层次理解脏象理论体系的本质和规律有很大的指导意义。

另有学者指出，古天文历法是中医基础理论的思辨框架。《内经》脏象学是在天文历法的先验模式框架基础上构建的。脏象学为了满足不同时期、不同流派的天文历数，形成了不同的体系，主要有四时脏象理论、五行脏象理论、六节脏象理论、五脏六腑十一脏象理论等，而脏象已经从脏腑抽象为一个功能系统的代名词。

古代哲学思维与脏象学的建构

虽然对解剖结构有了一定认识，但由于受当时科学水平发展的限制，无法对内脏的细微结构进行深入的研究，先贤不得不借助哲学思辨的途径，运用臆测与推想来认识脏象。气、阴阳五行学说、取象思维等哲学思维的系统干预对脏象学的形成亦起到了必不可少的指导作用。

气一元论是中国古代主要的哲学思想。古代哲学元气论认为，气是构成万物的本原，是运行不息的物质，是万物感应的中介。受此影响，"气"这一术语在中医学中被广泛应用。大凡言气者，多有物质、因素、属性、状态诸义。《内经》言气，继承了先秦最先进的气一元论唯物哲学观。中医理论所指的"气"，除具有气一元论所指"气"的共性外，更具有温煦、推动、防御、固摄等生理功能。因此，有学者指出脏腑的形态特征只是气的一种特有形式，气的运动是脏腑功能表现的内在物质基础，脏腑是具有某种功能的"气"的集合，应导"气"归脏象，对脏腑功能的认识，应从动态的相互联系的角度分析。研究脏象，须立足其功能，而非形态结构。生理上，应研究脏腑的各组成部分是如何统一协调运作，而后才完成其特有功能；发生病变时，应研究各环节的病变情况，再综合探讨病变过程。古代哲学的阴阳学说渗透到脏象学，分脏腑为阴阳，分气血为阴阳，分精气为阴阳。尤其将精与气各分阴阳，建立了"五脏精气阴阳"理论体系，充实与发展了脏象理论。

《内经》以五行各自特性及生克乘侮规律来阐释人体生理、病理及其与外在环境的相互联系，构建了以五脏为中心，以经络为桥梁，联络六腑、五官、七窍、五志、五液、五时、五味、五音等的五大生理病理理论体系，形成"五脏一体观""形神一体观"。此外，运用五行学说，把自然环境的变化亦分为五类，如五时、五方、五化、五色、五味等，以与五脏相通应，反映"天人合一"的思想。五行学说以五行表达五脏的生理特性，并将脏腑等各限定为五，这对五脏某些生理功能的认定，也起了一定作用。

不可否认，脏象学的构建亦源于《周易》象的理论和方法。取象思维提供"以象测藏"的方法，对"象"的类比推演，"由表及里""司外揣内""以象测藏"，贤哲将脏腑的生理功能、系统联系及其与自然界相通应的规律有机地联系成一个整体，构成了中医脏象学的核心内容。对脏腑生理功能的阐释到处渗透着取象思维的特征，突出表现在以下几方面：一是用五行特性喻五脏生理特征。二是"以官释官"，即以社会官制类比说明脏腑生理功能及其相互关系。三是以气候、物候喻五脏生理特性。四是借五行的生克制化理论喻脏腑生理功能间的内在联系。此外，脏象学还以五行特性为纲，以象为工具，将自然界的各种变化与脏腑的生理病理表现相联系，推演出脏腑与自然界五方、五季、气候、五色、五味、五化、五音、五谷等的通应之"象"。又有学者指出《内经》在脏腑学术理论的构建方面，已大量引用河洛之数、八卦之理，以阴阳五行类分人体脏腑，对"象"的分析注重功能、轻视实体，即以功能为"象"。采用易象分类原则，说明阴阳八卦与五行、河洛之间可互换。在这一模型里，五脏是中心，五腑、五官、五体、五志、五声、五方、五味、五色、五时、五化等纳入其中，整个脏象理论就是"河洛卦象模型"。

医疗实践的反证与脏象学的不断修正完善

中医学丰富的临床经验的积累，是产生脏象理论的源泉。多数脏象理论是古代医家通过长期对人体生理病理现象的观察与体悟而得出的。对脏腑生理功能的认识，有一个从外在生理之象的观察、综合以推测内在生理功能认识的过程。而对"生理之象"的认识又往往存有"从病理反证生理"的现象。对脏腑病理状态的认识，亦有一个从外在病理之象观察、综合以推测内在病理变化的认识过程。能够指导临床实践的脏象理论被保留下来，并得到进一步发展，反之，则被淘汰。如肾主生长发育与生殖及主骨的理论，对临床不育症、小儿发育迟缓症、早衰症、老年痴呆症等证的防治和各类骨折的治疗，都有重要指导意义，故得到长足发展。而膀胱主津液的理论，因对水肿治疗等病几乎无指导意义，故而得到修正，将主津液的功能归为肾。

现代科学技术与脏象学内涵的探讨

现代科学技术的飞速发展为中医脏象学的发展带来新的机遇和挑战，赋予脏象学新的内涵。脏象学的现代研究，多结合现代生物学知识，对脏象的实质提出种种假说，并据此对中西医结合的切入点提出设想。有学者指出脏象实质的细胞生物学假说，认为五脏其实是细胞的"五脏"，即细胞的五个不同功能系统，其中线粒体是中医的脾，即细胞的能量系统；染色体是中医的肾，即细胞的先天遗传信息系统；配体—受体—信号转导系统是中医的肝，即细胞的信息交流、接受、反应系统；细胞膜是中医的肺，即内外物质的分隔和交流系统；而离子通道是中医的心。由此，可以设想中医脏象细胞生物学是中医现代化和中西医真正有机结合的最佳契合点。亦有学者从分子生物学角度来阐述脏象的内涵，提出建立一个在中医理论指导下的功能基因组（包括某脏象器官的相关基因，其功能的相关基因和神经内分泌网络的相关基因），这种功能基因组合从微观的角度对"脏象"的实质研究有所提示。

综上所述，脏象学是由多种因素相互作用、多门学科相互影响下形成并不断发展、完善的。古代哲学思想的不断渗透和古文化的深刻影响，奠定了脏象学的思维模型。古代解剖学观察是脏象学形成的始基，它既产生了脏腑的概念，又促进了对脏腑部分生理功能的认识。系统论与黑箱方法，是通过对人体外部生理、病理现象的整体观察，来认识人体的生理、病理规律，体现了脏象学的整体性特点。以象测藏，是脏象学形成的最重要的方法论基础。医疗实践的反证和现代科学技术的渗透使脏象学不断得到修正与发展，渐趋完善。因此，脏象学的研究，必须充分重视多因素、多学科对其的影响。

78　脏象学与中医健康观

脏象学是中医学理论体系的基础与核心，也是中医学的最高度抽象与综合的理论。中医脏象学不仅仅是对人体结构及其生理现象做出一定的说明，同时也是中医对人类生命与健康观念的认识，并隐含了对人体健康标准的界定。因此，学者张宇鹏认为，加深对中医学健康观的认识，对于更加深刻地理解中医脏象学的内涵至关重要。

中医学对健康观的认识

当我们谈到"健康观"概念的时候，通常总是引用世界卫生组织（WHO）对"健康"概念作出的解释："健康是整个身体、精神和社会生活的完满状态，而不仅仅是没有疾病和体弱。"然而，WHO 对健康概念的定义是一种静态的观念，是一种理想的状态，现实中是难以企及的，在临床实践中也有很大的局限性。如"亚健康"既非健康也非疾病，在现有的疾病——生物医学模式下是难以解决的问题。

中医学对"健康"的理解与西医不同，它更加贴近临床实践的需求。与西医的生物疾病医学模式相比较，中医所遵循的是人类健康医学模式，这是中国传统文化中人本主义思想在医学领域的集中体现。与西医学的健康观与疾病观相分离不同，中医学的健康观是在中医学中最为重要的核心观念之一，中医学理论的主要内容，从病因、病机到诊法、辨证再到养生防治，甚至于脏象理论等几乎都是围绕着中医学对健康观念的认识而次第展开的。因此，可以说整个中医学的理论体系就是在对人类健康的深刻理解基础上建立起来的。

中医理论认为，人体是一个处于动态平衡状态的有机整体，表现在阴阳方面是互根互化、消长平衡，表现在脏腑之间是相生相克相互制约，表现在人与外界的关系方面则是天人相应等。在人与自然环境相适应的过程中，虽然在不同的时间与环境下，人体的生命现象与生命活动可能会表现出生、长、壮、老、已等一定的高低起伏变化，但只要时刻保持机体内部及其内外环境的相对平衡与协调，机体就能够达到应有的健康状态，即"阴平阳秘，精神乃治"，否则就会出现疾病乃至死亡，"阴阳离决，精气乃绝"。

与现代医学健康观中难以企及的"完满状态"不同，中医学健康观所强调的"平衡"状态则是现实中实际存在的，大多数人经过一定的调整与治疗都是可以恢复健康的。因此，如何调整人体以达到必须的平衡与和谐状态，即"以平为期"则成为中医学的根本治疗总则。如《素问·三部九候论》："必先度其形之肥瘦，以调其气之虚实，实则泻之，虚则补之。必先去其血脉而后调之，无问其病，以平为期。"在"以平为期"的治疗总则前还要突出强调"无问其病"，由此可见与力图消除病因的西医学不同，中医学对人体自身健康的目标指向是决定中医诊断与治疗的核心观念，这也是中医学人类健康医学模式最主要的内涵。

中医健康观念在脏象学理论构建中的作用

与注重解剖与实验的西医学不同，以"象"思维为代表的中国（中医）原创思维方式，决定了中国先民对于人体结构及其生理现象的认识，一定是从对人自身外在表现的系统观察入手。因此，医家是无法直接获得脏象学知识的，其最初所积累的原始经验，主要表现为病机学、证候学、治则学、方药学等内容，在哲学知识经过系统整合后，在纳入事先设计好的哲学框架当中，才形成了中医学的脏象学理论。

由此可知，中医学对于正常人体的脏象学知识，实际上主要包括两方面的内容，首先，很大一部分内容是对既有哲学框架的比附，这主要是关于人体与藏府阴阳五行归类，如何看待这些内容历来是存在争议的。尤其是近代西方科学传入之后，很多学者极力主张在医学中排除传统哲学的因素，其直接针对的靶子往往就以这部分内容为代表。然而我们必须认识到，这部分内容同样是有长期积累系统观察与实践经验作为基础的。中医脏象学与西医生理学不同，它并不是严格地根据逻辑思维因果关系建立起来的，其本质上是一种依据"象"思维的原则，对人体自身的生命现象系统总结的一种分类方法。因此，当《素问·阴阳应象大论》中说"风生木，木生酸，酸生肝"时，并非真的是风、木、酸与人体内的肝脏（Liver）会发生什么实质性的联系，其更多的是一种理论的需要。但这其中仍包含着大量原始医学经验的积累，如"风伤筋""酸伤筋"等，此处所说的"风"与"酸"并非仅指自然界大气流动与醋的味道，而更多的是经过医学重新定义使之与医学经验相匹配，成为藏府功能与特性的一部分，从而最终用于指导临床实践。

另一部分内容则是对脏腑功能与特性的描述，这是中医脏象学的主体内容，是由中医学独特的思维方式所决定的。这一部分脏象学的知识，并不是来源于对人体的直接观察，而往往需要通过病理状态下的变化而反推得出，如《素问·玉机真脏论》："善者不可得见，恶者可见。"因此，这一部分脏象学知识，绝大部分可以看作是对于人类疾病与健康现象的一种理论解释模式。如当要描述肝藏血与脾统血的功能时，往往必须借助对肝不藏血与脾不统血病理状态的说明来实现。因此我们发现，在中医学的理论中，脏象、病机、证候与治则四者在实质上是具有内在联系而相互贯通的。如"肝主风"是脏象学理论，在病机则表现为"诸风掉眩，皆属于肝"，在证候中则称"肝风内动证"，治则则需要"平肝息风"，四者同时构成了一个从理论到临床、从疾病到治疗的完整辨证施治过程，从广义上讲整个中医学理论，就是针对所有疾病的解释模型与干预方法的集合。其理论的出发点是人类所罹患的各种疾病，而其指向的目标终点则是达到人体自身平衡及人与自然间的和谐统一，即健康状态。因此，脏象学本身就隐含了对人体健康标准的界定，同时也体现了中医学对人类生命与健康观念的认识。

健康观在脏象学中的体现

中医学认为，人类的健康实际上指的是达到人体自身平衡及人与自然间和谐统一的过程，主要包括形神统一、正气为本、动态平衡与顺应自然4个方面内容，而中医脏象学理论体系的确立，则是隐含着对人体健康标准的界定。

1. 形神合一　形即人有形的身体，包括五脏六府、筋脉骨骼、肌肉皮毛、五官九窍等生理组织器官。神则通常是指思维意识、聪明智慧、情绪心理等精神活动，而在更广义上则是指人体的各种功能及生命现象的综合表现。中医学认为人是形神相依、心身相关的统一体，形与神二者相互依附，不可分割。

中医学认为，形神二者的和谐统一是人体健康的根本。《素问·上古天真论》："故能形与神俱，而尽终其天年，度百岁乃去。"形为神之宅，神乃形之主，比较而言中医学更重视"神"对"形"的统摄作用，如精神意识活动正常，则代表着形体功能也处于正常有序的状态，人即能保持健康；反之，则会造成形体功能的紊乱，导致人的虚弱甚至死亡。故《内经》中有"得神者昌，失神者亡""神转不回，回则不转"等说法。同样，人之衰老亦是形与神离的结果："百岁，五脏皆虚，神气皆去，形骸独居而终矣"（《灵枢·天年》）。

然而中医学所谈论的"神"，不仅是人的一般思维意识与精神状态的概括，更是人体不可或缺的一个重要功能，在脏象学中则首先体现在对"心主神明"这一功能的认识。心主神明是指心有统帅全身藏府、经络、形体、官窍的生理活动和主司精神、意识、思维、情感活动及性格倾向等。《素问·灵兰秘典论》："心者，五脏六府之大主也，精神之所舍也。"

"神"的活动是在心藏中完成的，故有"心藏神"之说，这既是指主宰人体生命活动的广义之神，又包括精神意识思维情志等狭义之神。《素问·灵兰秘典论》"心者，君主之官，神明出焉""主明则下安……主不明则十二官危"。神志昌明则直接决定五脏六府生理功能的正常发挥，也是人类保持健康的关键所在。而在心藏神的基础上，进一步推而广之，将"神"的功能细分为"神、魂、魄、意、志"5个组成部分，并将之与五脏理论相结合，这就构成了中医学的"五脏藏神"理论，即心藏神、肝藏魂、肺藏魄、脾藏意、肾藏志，涵盖了人的思维、想象、情感、意志、记忆和感官知觉及对形体的控制等所有精神心理活动，共同维持着人体的健康。

2. 正气为本 中医学认为，人自身的健康状态遭到破坏即是疾病，故人体内正气（抗病防病能力）的盛衰才是维持身体健康的关键所在。因此，《内经》中多次强调"正气存内，邪不可干""邪之所凑，其气必虚""四季脾旺不受邪"等观念。这一点与单纯强调对抗疾病的西医学形成了鲜明的对比。

"正气"是人体机能的总称，通常包括两个层次的认识。在认识论层次上，正气是人体生命活动的动力与源泉，是维持与体现人类生命健康的基础所在；而在临床实践的层次上，正气则往往与病邪相对而言，即指人体自身的抗病防病能力。具体到中医理论中，其概念则根据需要又分别以各种不同的形式来体现，如李东垣独重脾胃之气，孙一奎阐发命门动气等，这些都是在正气为本的健康观指导下对中医理论的发展。

正气作为人体抗病防病能力的总称，其在本质上指的是人体内的气、血、津、液等构成和维持生命活动的基础是否充足完好，如果任何一项出现不足，都会严重影响人体健康。人一出生就从父母那里得到先天精气，这先天精气必须要靠后天的水谷精气来维持生命。因此，中医理论认为，人体正气的充足与否无外乎有两个来源，即先天禀赋是否充足与后天调养是否得当。

先天精气禀受于父母先天，先身而生，藏于肾中，又赖后天精气以充养，维持人体生命活动的基本物质与原动力，主要功能是推动人体的生长和发育，温煦和激发脏腑、经络等组织、器官的生理功能。中医脏象学中有多个理论与之相关，如"元气""真阴真阳""肾精"等，其涵义相近，依据各家理论不同各有侧重，但一般均责之于肾脏或命门，故中医有"肾为先天之本"之说。人从出生经过发育、成长、成熟、衰老以至死亡皆与肾气有关，人体脏腑和精气的盛衰，随着年龄的增长呈现出由盛而衰而竭的规律性变化。人在整个生命过程中，由于肾中精气的盛衰变化，而呈现出生、长、壮、老、已的不同生理状态，这是人类生命的自然规律。所以，对生长发育障碍，如"五软""五迟"等病，补肾是其重要治疗方法之一，补肾填精又是延缓衰老和治疗老年性疾病的重要手段。

后天精气包括饮食物中的营养物质和存在于自然界的清气。因为这类精气是出生之后从后天获得的，故称后天之精气。其中，通过肺的呼吸运动所吸入自然界的新鲜空气，又称清气、天气、呼吸之气。而饮食中的营养成分，则通过脾胃运化水谷所生成，又称为水谷精气。

脾胃为"后天之本"，"气血生化之源"，故脾胃强弱是决定人之寿夭的重要因素。正如《景岳全书》："土气为万物之源，胃气为养生之主。胃强则强，胃弱则弱，有胃则生，无胃则死，是以养生家必当以脾胃为先。"《图书编·脏气脏德》："养脾者，养气也，养气者，养生之要也。"李东垣在《脾胃论》一书中阐述的"人以脾胃中元气为本"的思想，提出了脾胃伤则元气衰，元气衰则人折寿的观点。《脾胃论》："真气又名元气，乃先身生之精气，非胃气不能滋。"元气不充，则正气衰弱。李东垣指出"内伤脾胃，百病丛生"，正说明脾胃虚衰是生百病的主要原因，故调理脾胃、扶正益气也是预防保健的重要法则，脾胃健旺则是人体健康长寿的基础。

3. 动态平衡 中医学认为，保持人体内环境的动态平衡是维护健康的关键所在。《素问·生气通天论》"阴平阳秘，精神乃治，阴阳离决，精气乃绝"，这充分体现了中医健康观的思想。

阴阳学说与五行学说是构建中医理论的哲学基础，中医学在此基础上建立起人体正常生理活动的理论模型，气、血、寒、热、虚、实等范畴相互间的和谐与统一就构成了阴阳平衡；而五行的平衡则主要指脏腑之间五行生克乘侮关系的平衡与协调。人体正是通过阴阳五行相互依存与制约的和谐统一，实现人体内环境的平衡，从而最终达到维持人体健康的目的。

在中医学中的"阴阳"概念首先是对人体无形之气与有形之质的区分，如气血、卫营、脏腑、清浊、阳气与阴精等，同时阴阳也代表了寒热、水火、虚实、上下等事物不同的特性。人体的生命是由于阴阳运动、阴阳气化所产生，阴阳平衡是生命活力的根本。阴阳平衡就是阴阳双方的消长转化保持协调，既不过分也不偏衰，呈现一种协调的状态。阴阳平衡的实质是阳气与阴精（精、血、津、液）的平衡，也就是人体各种功能与物质的协调。阴阳平衡则人健康、有神，阴阳失衡人就会患病、早衰甚至死亡，所以养生的宗旨是维系生命的阴阳平衡。

除阴阳平衡外，脏腑之间的平衡与协调也是非常重要的。中医学认为，心、肝、脾、肺、肾五脏之间在生理功能上有着相互依赖、相互制约的关系。它们之间必须相互协调，才能保证人体的健康状态，否则就会出现各种病证。而各个藏府之间的相互关系，主要是由藏府所述五行生克乘侮关系所决定的。

脏腑之间五行生克关系，是疾病发生与传变的重要规律，而通过对特定脏腑的调理，可以截断疾病传变的途径，从而达到"治未病"的目的。张仲景在《金匮要略·藏府经络先后病脉证第一》："夫治未病者，见肝之病，知肝传脾，当先实脾，四季脾旺不受邪，即勿补之。"这正是动态平衡健康观在中医学理论中的具体体现。

人体内环境的平衡，绝不是一成不变的静止状态，而是随着人体生命活动并通过新陈代谢实现的动态调节过程。因此，维持人体内环境的动态平衡，就必须依赖于各个脏腑功能，尤其是作为人的生存基础的气、血、津、液生成、运行、输布与代谢功能的正常。与之相应，如心主血脉；肺主气，主宣发肃降，通调水道，主治节；脾主运化，主升清，主统血；肝主疏泄，主升发，主藏血；肾主水，主藏精、主纳气等功能均与调节人体内环境的动态平衡有关，任何一点出了问题，都会影响全身的健康。而在中医的临床实践中，对于脏腑气机的调节，是保持人体内环境的动态平衡、维护人体健康最重要的手段之一。

4. 顺应自然　在中医学理论中，人是一个有机的整体，人与环境之间存在着天然而不可分割的联系，即人体自身与自然环境之间有着统一的本原、属性、结构和规律，因此"天人合一"也就成为指导中医学理论体系构建的核心观念。基于"天人合一"的观念，中医学在研究人体正常生命活动和疾病变化时，注重从整体上、从自然界的环境变化对人体的影响上来认识。即除了重视人体各藏府、组织、器官之间的联系与功能的平衡外，同样强调人体与外界环境的协调与统一。

中医学深受中国传统文化中天人相应宇宙观的影响，认为人体如何顺应自然界的变化，尤其是如何顺应四季气候的变化，也是达到健康状态的关键所在。由此则发展出"四时五脏阴阳"等脏象理论，运用到临床实践的辨证论治中即是"三因制宜"学说，进一步推广到疾病预测中即是"五运六气"学说等。

天地变化对于人的生产生活影响最大者莫过于四季更替，这不仅关系到农业生产，而且对人体健康状态的变化也同样是一个根本性的决定因素。古人很早就意识到这一点，在将古代哲学中阴阳与五行的观念引入到医学领域的过程，实质上就是关于四季变化对人体健康影响的一种抽象表述。

"四时五脏阴阳"理论是《内经》中脏象学的主体与核心内容。古人认为人与自然界保持着高度的统一性，因此古人以四季与五方的结合为基础，依照春生、夏长、秋收、冬藏大思路，将天象、物候等各种思想、知识与技术纳入到统一的阴阳五行理论模型中来，并进一步将阴阳五行通过四时（加入长夏则为五季）与五脏结合，从而运用阴阳五行学说将自然界的方位、季节、气候等与人体五脏功能系统密切联系，勾画了一个内外相应的整体脏腑模式。

在这一理论中，五脏六府均分属五行，而五行与五季相结合，又使人体的五脏与自然界的天象、物候变化联系在一起，实现了"天"与"人"的完美结合。中医学认为，五行与五季为五脏生理功能与特性的归纳起到了重要的导向作用，并提供了保证其合理性的终极依据，而五脏六府的运动变化规律与天地五行的变化同步，尤其是在四时的变化上表现得非常明显，人需要调整自己以顺应自然界的变化，否则就会出现病变，这也是"天人相应"思想在医学上的具体表现。

因此中医认为，人体的健康与外界自然环境的变化息息相关，如何顺应环境的变化，特别是顺应四时更替的自然规律是养生的关键所在，这在《内经》记载中俯拾皆是。如《素问·四气调神大论》曰："逆春气，则少阳不生，肝气内变。逆夏气，则太阳不长，心气内洞。逆秋气，则太阴不收，肺气焦满。逆冬气，则少阴不藏，肾气独沉。"又如《素问·金匮真言论》曰："东风生于春，病在肝，俞在颈项；南风生于夏，病在心，俞在胸胁；西风生于秋，病在肺，俞在肩背；北风生于冬，病在肾，俞在腰股；中央为土，病在脾，俞在脊。"除了对病候的描述外，在诊断学方面则有"春弦""夏钩""秋毛""冬石"的四季脉象之说，治疗方面则有因时制宜的原则，养生方面则有四季养生的具体方法。这些内容都是在以"四时五脏阴阳"为代表的脏象学理论的指导作用下，中医学总结出大量与之相关的临床经验。

79 脏象学名词术语分类

　　分类是研究和应用的基础，同时也是研究的重要内容。建立科学合理的分类方法，在现代中医研究中具有重要意义。脏象学是中医学理论的核心构架，上及哲学文化下达形神体魄，包罗脏腑、形体、官窍、精神活动以及气血津液等物质，与古代社会学以及多种自然科学的成果密切相关，因此其名词术语涵括的内容极为广泛，成分又极其复杂。所以，对脏象学名词术语的分类是一项艰巨的系统工程，但是也绝非没有任何规律可循。在不脱离中医学基本理论的前提下，依照语言文字学标准，认真分析每个名词术语的语义及形成来源，辨别其内涵与外延，可找出其归类的客观规律。在尚无统一标准的前提下，学者李晓君等对此进行了初步的尝试，意在举一反三。

解剖部位类

　　脏象概念的产生，首先是以解剖学为基础的。《灵枢·经水》："若夫八尺之士，皮肉在此，外可度量切循而得之；其死，可解剖而视之。其藏之坚脆，府之大小，谷之多少，脉之长短，血之清浊，气之多少，十二经之多血少气，与其少血多气，与其皆多血气，皆有大数。"古代医家将观察到的与人体脏腑有关的解剖内容进行了描述记载。如在《灵枢·肠胃》中，详细地记载了胃肠的形状、容量、位置、长短以及食管与肠的长度比等，基本与现代解剖学知识相吻合。此类术语中，一部分是指躯体的大体解剖部位，如胸膈以上部位为上焦、膈至脐为中焦、脐以下为下焦等。另一部分是指脏腑器官的某些具体解剖部位。如胃的上部近贲门处为上脘，胃的下部近幽门处为下脘。《难经·四十四难》则具体指出："胃为贲门，太仓下口为幽门，大肠小肠会为阑门，下极为魄门。"这一类术语还包括飞门、户门、吸门；咽喉、会厌、喉关；膈、会阴等。

脏腑器官类

　　脏象学名词术语中有一类是专对脏腑器官的命名。中医学对脏腑器官的认识建立在解剖学基础上，但同时把人体外在的生理病理现象与内脏的功能活动联系起来，即通过观察人体表现于外的生理病理征象，结合阴阳五行等理论分析推测内脏的功能活动规律，再将概括升华获得的脏腑功能赋与解剖观察到的脏腑器官。经过数千年医学实践的锤炼，形成具有重要临床意义的概念术语。因此，脏象学中脏腑不能与解剖学的脏腑简单对号，更不能以现代医学观点为标准判定其存在与否，因其不是单纯的解剖学概念，而是所谓的生理病理学概念。从将脏腑分为五脏、六腑、奇恒之腑 3 类，可以看出，对脏腑器官的命名是脏腑形态与脏腑功能结合的产物；从对可确认解剖形态的心、肺、肝、肾、胃肠等器官的认识，到对尚不能确认其解剖形态的命门、三焦等器官的认识，充分体现了脏象学的特色。

　　然而，奇恒之腑中的骨、脉、髓是否应归属脏腑器官，是在脏象学名词术语分类中值得探讨的问题。是否可根据其形态与功能，把骨、脉归入脏腑外应形体官窍类，把髓归入脏腑精微物质类，使中医学术语体系更加严密，更加科学。

　　脏腑器官类术语主要包括：五脏、六腑、奇恒之腑；心、肝、脾、肺、肾、心包络（心主、膻中）、命门；胆、胃（胃脘、太仓）、大肠（广肠、回肠）、小肠、膀胱、三焦（孤腑）；脑、女子胞（胞宫、子脏、子宫）；精室等。

脏腑功能类

脏腑功能类名词术语中的一部分，是通过解剖观察推论得出的。如《灵枢·平人绝谷》"胃大一尺五寸，径五寸，长二尺六寸，横屈，受水谷三斗五升"，故曰胃主受纳水谷。而肺"虚如蜂窠，吸之则满，呼之则虚"（《类经图翼》），故言肺主呼吸。但此类术语中的大部分，是通过观察人体外在的生理病理现象，结合脏腑所处的位置及形态，运用古代哲学思维的逻辑推理方法司外揣内而成，但经过了反复的临床检验与理论的修正升华。如"肝主疏泄"这一抽象术语的产生，就是一个典型例证。中医学根据长期对人体生理病理现象的观察，结合五行理论，认为肝与木具有柔韧、升发、条达等共同的本质属性，故以肝属木，并以春升木气之性比拟肝的生理功能，如精神舒畅使肝气条达则气血调畅；如抑郁忿怒拂逆肝气则胁痛满胀，连及少腹，通过疏肝解郁治疗可使之缓解，故曰肝主疏泄。

脏腑功能类名词术语大都含义明确，其语法结构的构成也比较清晰，多为主谓宾关系结构。如心主血脉、心主神明、肺主气、肺主宣降、肺主治节、肺朝百脉、肺主行水、脾主运化、脾主升、脾主统血、肝主疏泄、肝主藏血、肾藏精、肾主生殖、肾主水、肾主纳气、胆主决断、胃主受纳、胃主腐熟、胃主降浊、小肠主津、大肠主液；或为动宾关系结构，如运化水谷、运化水液、升清降浊、泌别清浊、蒸腾气化等。

脏腑相关类

脏象学特别体现了中医学的整体观思想，认为脏与脏之间、脏与腑之间、腑与腑之间均存在着密切的关联，它们互根互用、相辅相成，构成了一个不可分割的有机整体。脏腑的阴阳、表里、藏泄、守使、气化、升降等理论为其立论依据，经络的沟通与三焦的气化以及气血津液的输布运行是脏腑相关的物质基础。脏与脏相关的术语有：心肾相交、肝肾同源、肺肾相生、先天生后天、后天养先天等。脏与腑相关的术语包括：脾主为胃行其津液、肾为胃之关；脏行气于腑、腑输精于脏；脏腑表里相合、心合小肠、肺合大肠、肝合胆、脾合胃、肾合膀胱；脏腑气化相通、心与胆相通、肝与大肠相通、肺与膀胱相通、脾与小肠相通、肾与三焦相通等。

脏腑生理特性类

脏腑的生理特性，是指与脏腑生理功能密切相关的、某些脏腑所特有的性质。这样一类名词术语具有高度概括的特征，都是通过长期对脏腑生理病理现象的观察与感悟、沉淀与积累逐渐升华而成的。如五脏藏而不泄、六腑泄而不藏；五脏满而不能实、六腑实而不能满；脾喜燥而恶湿、胃喜润而恶燥；肝体阴而用阳、肝喜条达而恶抑郁；肝为刚脏、肺为娇脏、肺为清虚之脏、脾胃为气机升降之枢、心为生之本、肺为气之本、肝为罢极之本、脾胃为仓廪之本、肾为封藏之本及六腑以通为用等。

特定术语类

特定术语是脏象学中所特有的、一般具有特定含义的一类术语，它们是在脏象学的形成发展过程中约定俗成的，或出于特定的医学典籍、具有较强的文学或社会学色彩的术语。如"君主之官"出于《素问·灵兰秘典论》，特指心；"先天之本"出于《医宗必读》，特指肾。特定术语类主要包括君主之官、相傅之官、将军之官、仓廪之官、作强之官、中正之官、受盛之官、传导之官、州都之官、决渎之官；先天之本、后天之本；水谷之海、髓海、气海、血海、五脏六腑之海；气之主、气之根；生痰之源、贮痰之器等。

脏腑阴阳应象与五行类比类

在脏象学的名词术语中，有一类与阴阳、五行学说密切相关。有的是古代医学家用阴阳学说说明脏腑的组织结构，阐明脏腑气血或精气的作用，建立五脏阴阳应象理论所产生的概念术语；有的是以五行学说为指导，以自然界生化模式去类比、演绎人体的生命过程，建立以五脏为中心的生理病理学系统理论所产生的概念术语；或是阴阳与五行学说在脏腑这个焦点上发生交叉融合所产生的概念术语。这一类术语的含义更为抽象，其内涵与外延的确定也更为困难。

以"心阳"来说，即是脏腑理论与阴阳学说结合的产物。一般名词术语词典对心阳的解释是："心的阳气，与心阴相对而言……心阳是心气的体现。"什么是心的阳气？其概念很不明确。准确地说，心阳应是指心脏中具有推动和温煦作用的物质及其功能。心脏中具有推动和温煦作用的物质是心气，由于心气这种物质的运动，产生了心主血脉和主神志的功能。而心气的推动和温煦作用具有自然界阳的属性，所以就产生了心阳的概念。心阳以心气为基础，故心阳常与心气并称为心之阳气。这就可以很好地解释为什么在心气大虚之时，往往伤及心阳，出现心的功能减退及心阳不振之寒象。

而"心火"的概念则产生于脏腑理论与五行学说的结合。以自然界木、火、土、金、水五种物质的运动，与人体五脏的位置、功能进行综合、类比，则心属火。而心火的实质仍旧源于心的阳气。具体来说，心火又有少、壮之分。少火即心之正常的阳气，具有推动血液运行和温煦人体脏腑的重要作用；壮火是心之阳气过亢的产物，具有炎热向上的病理特征。在这里"心阳"与"心火"两个概念源于不同的哲学理论，但二者在临床实践这一支点上有机地结合在一起。总之，脏腑阴阳应象与五行类比类名词术语，是脏腑的物质或功能与阴阳、五行学说结合的产物，包括心阴、心阳、肝阴、肝阳、肺阴、肺阳、脾阴、脾阳、肾阴、肾阳、元阴、元阳、胃阴、胃阳；心火、脾土、肝风、肾水、肺金、肾为水火之宅、真水、真火、命门之火、命门之水等，不能只简单地把它们归结于脏腑阴阳属性或五行属性的归类，应从更深的层次进行探讨。

五神藏类

脏象学认为，五脏精气是人体精神情志活动的物质基础。人的精神意识思维活动与五脏的功能活动关系密切，故中医学把精神活动加以分类并分属于五脏，建立了所谓的"五神藏"理论，如心藏神、肺藏魄、肝藏魂、脾藏意、肾藏志。而内在脏腑气血的变化也会影响到情志的变化，外界的精神刺激只有作用于相关的内脏才能表现出不同的情志反应。《素问·阴阳应象大论》说："人有五脏化五气，以生喜怒悲忧恐。"故有心在志为喜，肝在志为怒，脾在志为思，肺在志为忧，肾在志为恐等术语。

脏腑精微物质类

精气血津液等是构成人体和维持人体功能活动不可缺少的物质，它们既是脏腑功能活动的产物，又是维持脏腑功能活动的物质基础。因此，脏象学的名词术语中有一类是脏腑与精微物质共同组成的，其构成与脏腑的功能特点关系极为密切，如心气、心血、肝气、肝血、脾气、肺气、肾精、肾气等。元气、宗气、营气、卫气、先天之精、后天之精、生殖之精、脏腑之精、天癸等精微物质，均为脏腑功能活动的产物。汗为心之液、肝主泪、肺主涕、脾主涎、肾主唾等术语，则是脏腑精微物质外濡走泄的表现。

脏腑外应体窍类

形体是指构成人身的重要组织，包括皮、脉、肉、筋、骨，又称五体；官窍是指机体有特定功能并与外界直接联系的重要器官，包括眼、耳、口、鼻、舌及前阴、后阴，一般称五官九窍。它们通过经络与内在脏腑密切相关，是脏象学中不可或缺的组成部分。脏腑化生的精微物质能维持形体官窍的功能活动，脏腑的生理功能、病理变化也可反映于形体官窍。因此就形成了脏腑外应体窍类术语。包括心合脉、肺合皮毛、脾合肉、肝主筋、肾主骨以及心开窍于舌、肺开窍于鼻、脾开窍于口、肾开窍于耳及二阴、肝开窍于目等，以及舌为心之苗、喉为肺之门户、脉为血之府、齿为骨之余，爪为筋之余、发为血之余及魄门亦为五脏使等。

脏腑病变症状类

脏腑的功能失常，常导致一系列病理表现的产生。中医脏象学对许多症状的描述言简意赅，极具特色，但在初学者的学习理解以及对外交流上却存在一定的问题，对其进行规范整理、准确释义是非常重要的。脏腑病变症状类术语举要：心悸、怔忡、语謇、谵语、失语、胸闷脘痞、咳喘、呼多吸少、便溏、纳呆、嗳气、呃逆、吞酸、嘈杂、下利清谷、五更泄泻、黄疸、呕血、衄血、经少、经闭、角弓反张、五迟、五软、五劳七伤、遗精、阳痿、癃闭、月经不调、崩漏、久泄滑脱、消谷善饥、完谷不化等。

脏腑病机证候类

辨证论治是中医治疗学的精髓，而各种辨证的结果最终都要落实在脏腑证候上，这是因为脏腑证候能充分体现疾病的病因、病机、脏腑病变位置，是中医基础理论与疾病诊断治疗的衔接点，是脏象学的重要临床依据与支撑。脏腑病机证候类术语，在历代医家的临床实践中不断丰富与完善，为治疗脏腑病变打下了坚实的基础。这一类术语多为四个字所组成，其语言精炼，语法特征明显。依语法关系大致可分为 3 种类型：

1. 主谓宾关系类 如痰迷心窍、痰火扰心、热陷心包、肝气犯脾、肝气犯胃、湿浊困脾、肝火犯肺、木火刑金、水气凌心、寒水射肺等。

2. 主系表关系类 在这类术语中，多精简系动词，而直接用名词、形容词充当谓语。如中气下陷、肝气抑郁、肝阳上亢、肝火亢盛、血海空虚、心血瘀阻、肝阴不足、心血亏虚、心气不足、肾气不固、脾肾阳虚、心脾两虚、心肝血虚、心肝火旺、心肾阳虚、心肾阴虚、肺肾阴虚、肝经湿热、肝经风热、大肠湿热、膀胱湿热、气化不利等。

3. 补充说明关系类 在这类术语中最为典型的是使用"失"与"不"构成补语，以概括说明脏腑功能失调所出现的病理状态。如肺失宣降、脾失健运、肝失疏泄、水火失济；肝不藏血、脾不统血、肾不纳气、心肾不交、血不养筋、血不养目、肝脾不和、肝胃不和等。

治则治法类

脏象学中涉及治则治法的名词术语不多，主要在于从治疗学的角度，反证关于脏腑生理病理的某些理论观点。例如保胃气、利小便以实大便、治痿独取阳明、脏病治腑、腑病治脏、疏肝健脾、培土生金、温肾利水、宣通水道、填补肾精、交通心肾等。

80 脏象学名词术语规范化研究方法

脏象学名词术语的规范化研究是复杂的系统工程，涉及中医理论与临床诸多方面。但任何概念内涵与外延的形成均有一定的规律可循，这为脏象学名词术语的规范化研究提供了可能和依据。学者李晓君等对脏象学名词术语规范化研究方法做了探讨。

溯本求源，科学归类

脏象学的名词术语源自《内经》，但其中的大多数还是在中医学数千年的发展中，由历代医家在临床实践中结合古典经义阐发而成。因此，首先应对脏象学的名词术语进行系统整理。由于历史的变迁，有些术语的含义发生了演变，所以要尽量找出每个术语的生成之源，理清其含义的发展脉络，在此基础上根据其语义和语法关系进行比较与归类，然后以统一规范的符合逻辑的语言，界定各个术语的内涵与外延。对含义有争议的术语，应广泛采集各家之说，归纳概括较为公认的观点，结合临床实际，深入论证，加以取舍。

辨别多义，澄清歧义

汉语语汇的词义在形成过程中与其他民族语言相比自由度更大，这就使得脏象学的名词术语普遍存在含义宽泛的情况。这表现在两个方面：一是一词多义的现象，二是歧义的存在。而现代规范的文字语言却对概念的含义有着明确的限定，不允许语言表述存在歧义或含混。因此，规范脏象学的名词术语，应注意以下两点。

1. 辨别多义 针对一个术语有多种含义的情况，首先应根据这一术语的生理、病理及临床意义确定其反映于概念中的对象的本质属性，研究它的多种含义是否都与其本质属性相吻合，相吻合的即属于这一概念术语的外延。如肝肾同源，从其内涵的本质属性而言，属于五脏相关的理论。从这一概念所适用的对象来看，包括几个方面，具体来说，一是指肝肾精血的互生互化，二是指肝肾阴液的相互滋养，三是指肝肾相火同源于命门。三个方面的含义均与肝肾同源内涵的本质属性相符，所以构成了其概念的外延。

2. 澄清歧义 脏象学名词术语的歧义现象也普遍存在。所谓歧义，是指与概念的本质属性不相同、不一致的含义。这主要是由于一些本应规范的名词术语在使用中概念被简化等原因，在中医学中产生了一部分约定俗成的术语，并以师承口授等形式流传下来，以至于被写进辞书，造成了理解和使用的困难以及学科间、国际交流的障碍。如"肝气"一词，《简明中医辞典》的解释是：①指肝脏的精气；②病证名。《中医名词术语选释》载：①指肝本脏的精气；②病症名称。就其本质属性而言，肝气是气的一种，具体来说是存在于肝脏之内的气。由于这种气的运动，维持了肝脏及其经脉的正常功能活动，如疏泄、升发、条达等作用。因此，准确地定义肝气的概念应为："肝气，是肝脏所藏之气，是肝脏进行生理活动的物质基础和动力。"而作为"病证名"的肝气，实际上是对肝气郁结病理状态的一种简称，与肝气概念的本质属性有很大的差异，这种解释往往让中医初学者或非中医专业人士难以理解，可以算作一种歧义。至于肝气作为"病症名"，通俗地说作为一种症状名称，则是根本就不存在的。所以，对类似的情况，应逐一进行澄清规范，以维护学科的严密性和科学性。

统一标准，科学表述

进行脏象学名词术语的规范化研究，必须制定和使用统一的标准，进行科学准确的表述，不允许掺杂个人的观点，也不允许随意性过强，自由度过大。

1. 语言逻辑规范 规范脏象学的名词术语，不仅要从语义上准确表达其内涵，还应从语言规律角度客观地进行研究，准确科学地进行表述。如果依据语法关系，对脏象学的名词术语可分成单纯名词或名词性词组类、主谓（宾）关系类、动宾关系类、主系表关系类、补充说明关系类、因果关系类、条件关系类、并列关系类、短语类等不同的类型，由于每一类术语的语言结构、语法关系相同，它们所表达的含义往往存在逻辑、形式或内容上的同调或相似，所以对具有相同语法结构的名词术语的表述应建立统一的标准。如"心气不足"与"肾气不固"中的不足与不固，均为谓语性的表语，用以说明心气虚与肾气虚的病理状态；"脾失健运""脾不统血"中的失健运、不统血均以补语的形式说明脾的功能失常的病理状态；而单纯名词或名词性词组类多用以描述脏腑解剖位置、脏腑组织器官、脏腑精微物质、脏腑病变症状等，如中脘、胞宫、肾精、下利清谷等；主谓（宾）关系类，多用以说明脏腑的生理功能及其与形体官窍的关联，如肝藏血、脾统血等。

2. 文献应用规范 中医文献是包含我国历代医家认识人体生理与病理、疾病预防与治疗的经验和知识的物质客体，积累着无数的事实、理论、方法、科学构思和假设，记载着许多成功的经验或失败的教训。进行脏象学名词术语的规范化研究，要有充分的文献依据。文献使用的规范化是名词术语规范化的重要前提。然而，中医历代医籍浩如烟海，各家学说见仁见智，文献的应用取舍直接影响到研究工作的质量，因此文献研究使用的规范化势在必行。

（1）建立规范的脏象学文献数据库：随着科学技术的飞速发展，计算机作为信息的存贮载体，为文献资料的汇集存贮提供了巨大空间。现代数据库的应用，为中医文献检索开辟了一条简捷之路。建立规范的脏象学文献数据库，不仅可为脏象学名词术语的规范化研究提供技术支持，而且可为脏象理论的深入研究奠定良好的基础。在这项工作中以下几点尤为重要。①精选历代名著。中国历代医家撰述甚丰，但由于学术流派、师承、引述或传抄等原因，以致很多观点及内容交叉重复的情况极为普遍，有时文献引用者很难找到其源头，有时甚至会出现某教材引述的某医家的观点，早已在其数十年甚至数百年前的医籍中存在，从而造成教学、科研的"硬伤"。因此，建立规范的脏象学文献数据库，首先要精选历代名著，简要介绍每部书的出处、卷数、存佚及著作人传略等情况，并以成书年代为先后顺序，将其中关于脏象学的理论观点分门别类加以收录。对同一观点，仅收录最早的医籍所载，后世完全重复系转引抄录的则删去不收。对少数引述于确已佚失古籍的可收录。在选择历代名著过程中，还应注意版本的优劣，要充分利用版本研究的成果，务求使用精校精刻的版本，避免因传抄传刻、脱文讹字而贻害学术研究。②广收期刊论文。目前，我国中医药期刊的出版发行量很大，内容广泛而丰富，涉及脏象学的内容也很多，其中有对传统脏象理论和名词术语的注释与阐发，有观点新颖的学术争鸣与讨论，有最新的科研成果，有临床治验体会，能及时反映学科动态，为脏象学名词术语规范化提供了一定的依据。虽然许多图书情报机构已建立信息检索中心，但尚缺乏旨在针对脏象学的完整、丰富的论文资料。因此，在脏象学文献数据库中广泛收集相关的期刊论文、会议文献、学位论文及学术报告等，是一项意义重大的工作。

（2）规范使用脏象学文献资料：脏象学名词术语规范化是建立在坚实的文献研究的基础上的。因此，对文献的使用必须规范统一。①依据"大家"之说。由于脏象学形成于数千年前，其名词术语多用词简洁，含义深邃，而后世医家的研究诠释往往见仁见智，不一而足。所以，对中医古代文献使用的基本原则是应尽量依据于"大家"之说。所谓"大家"，是指在中医学发展史上的著名医家，他们不仅具有很高的理论造诣，又有极深厚的临床功底，他们的观点往往得到多数人的认可，从而具有较强的说服力。对不具有代表性的医家医籍，可在学术性研究中引述其观点，但在名词术语的规范化过程中应尽量避免使用，以免使之失于偏颇。②避免断章取义。由于古代文献的词意较现代更为宽泛，还存在一词多义或通假通解的现象，与现代对文字的理解存在较大差异，甚至由于流传过程中的讹、脱、衍、错，可严重影响对其含义的正确理解，所以对古代文献进行引证时，必须全面了解前后相关文字甚至整篇文字的含义，必要时借助训诂学知识加以理解，不能断章取义，随意应用，造成文意的割裂，甚至讹传。③力求引证丰富。由于脏象名词术语产生背景的特殊性和复杂性，其规范化的难度是很大的，有时一个名词术语就是一个研究课题，所以这是一项长期的基础性研究工作。特别是对一些词意不甚清楚，争议较大的术语，不能采用急功近利的做法，而应下功夫花力气进行挖掘整理，力求从不同侧面提供丰富的佐证，使这项工作扎扎实实地进行下去。

脏象名词术语的规范化是为中医学发展的长期目标所做的准备之一。在这个过程中，应采取实事求是的态度，不仅要继承脏象名词术语中正确合理的部分，同时对其中存在的错讹之处要进行科学的扬弃，去粗取精，去伪存真，甄别修正，使之更加系统化、条理化、规范化，为脏象学的提高发展奠定基础。

81　脏象学理论体系框架

　　脏象学理论体系并不是统一的而是存在着两套围绕不同理论模型而建立的子系统，其一，是以《内经》和《难经》中所阐述的脏象学理论为代表，可称为"五行脏象体系"；其二，则是以明代温补派孙一奎、赵献可、张景岳等人所创建的命门学说为代表，可称为"阴阳脏象体系"。这两种体系是分别以两汉经学与宋明理学为其主要理论基础而构建的，其时间分野大约在金元时期，此前脏象学以"五行体系"为其主要内容容，此后则"阴阳体系"逐渐占据上风。学者张宇鹏等对脏象学理论体系的框架做了探析。

脏象学的概念内涵与理论范畴

　　张宇鹏等认为，中医脏象学是基于中国传统思维方式与认知方法，并结合中国文化中的某些核心观念而产生的，用于解释人体各种生命与健康现象的理论模型系统。其理论起源在很大程度上原本是哲学思辨的产物，在经长期临床实践的检验、改造并丰富完善后，逐步发展为中医学理论体系的基石。

　　脏象学是中医基础理论的核心组成部分，其理论体系的构建，并非各种相关理论的简单堆砌，而是一整套通过精心设计的系统化的理论模型。脏象学承担着两方面的任务，即一方面要对人体结构及其生理现象做出一定的说明；另一方面也要体现出中医对人类生命与健康观念的认识，其中后者占有核心和主导地位。当人们的观念发生变化时，整个脏象学理论体系，也将不可避免地被重构，以赋予更新的意义。

　　脏象学的发展有赖于两个方面进步的推动，即一方面长期临床实践成就的积累是脏象学理论发展的原动力；另一方面则是临床成就必须经哲学思辨的系统改造后，才能真正地融合到理论体系当中，成为脏象学不可分割的一个组成部分。而这种哲学思辨方法，在很大程度上受到时代文化背景的制约与引导，当整个时代的主流思想或思维方式发生改变时，脏象学也会随之出现新的发展与变化，甚至会出现理论体系的根本性转型。在以往的研究中，我们通常更多地强调临床实践的推动作用，对哲学思辨与文化背景的作用则很少虑及，这也是脏象学研究至今难以深入的重要原因之一。

脏象学理论体系框架的再认识

　　理论体系是由若干同类或相关的理论组成的，然而深入研究我们就会发现，并非所有的同类理论均可在同一体系内相互理解与解释的，即不同的理论间虽意向同样的目标客体，但由于其依赖的理论基础与构建方法的不同，而呈现出明显的差异性，甚或有可能因其理论间不可通约性的存在而导致深层次内在矛盾的产生。这一情况在脏象学理论体系中经常会困扰我们。

　　解决这一矛盾的最好办法就是在理论体系的大框架下，再进一步地划分若干子体系。即将遵循同样理论基础与思维方法构建的相关理论，各自有机地整合，得到若干子体系，从而可以在子体系的内部实现理论的相容与自洽。当然，这种子体系的划分并非将理论想当然地随意分堆，而是至少应满足以下几个条件：首先是同一个子体系内的理论，应建立在同一个理论基础与思想层面之上，而这种理论基础通常都是哲学的，且往往带有时代的文化背景；其次，需要有一个处于核心地位的理论范式贯穿于系统内的所有理论当中，否则即不能称之为系统；第三，各不同的理论间应基本能够实现体系内的相容与自洽性，若不能保证，则需重新审视划分方法；此外，我们还应当注意，即理论应当有较丰富的内容，且具有相当的普适性，即此脏象学理论除可解释特定的生命现象或健康观念外，还可参与其他如病机、辨证、治则等多方面理论的构建，仅可用于某一特定的场合或仅有某单一用途，只能认定为孤立的理论，是不成系统的。

若以上的设想可以成立，则当我们重新审察脏象学时，就可以很清晰地发现在其理论体系内，确实拥有两套围绕不同的理论模型而建立的子系统：一是以《内经》和《难经》中所阐述的脏象学理论为代表，广泛运用五行生克学是其主要学术特征，故可以将之称为"五行脏象体系"；二是以明代温补派孙一奎、赵献可、张景岳等人的命门学说，因其更加重视阴阳变化的理论，故可以将之称为"阴阳脏象体系"。此外还有一些不成系统的孤立理论，如四海学说、脑髓学说、膜原学说等。

两种脏象学理论体系的哲学基础及其理论范式

当对这两个主要的理论系统深入研究后就会发现，脏象学之所以会表现出这两套截然不同的理论，其根本原因是由于所依据的哲学基础及其创建时代的文化背景不同，当一个时代的人们对整个世界的认知方法都发生了改变，在中医学的领域内，也必然会不可避免地有所反映，而这种改变恰恰是在脏象学中体现得最为明确。

五行脏象体系诞生于两汉之际，两汉经学则是其最主要的哲学基础与理论源头。在早期中国的各种学术思潮中，两汉经学思想对中医脏象学发展的影响最大，其中最为重要与关键的有两点影响：一是天人合一思想体系的确立，二是与阴阳五行思想的神秘化结合，正是这两点确立了中医脏象学理论的核心思想。而以《内经》和《难经》为代表的中医脏象学理论体系，也在很大程度上是参照了经学理论而创建的。

每一个自成系统的理论体系，都应可以寻找到一个处于核心地位的理论范式，这个范式是贯穿于体系内的所有理论当中的。五行脏象体系当然也存在这样一个范式，可以将之概括为"藏府五行"理论模型。这一理论模型主要包括以下几方面的内容：其一以五行理论来规范藏府，即五脏六府均分属五行，甚至五脏的数目也是依据五行原则来确定的；其二，五脏平等循环无端，处于完美和谐状态，并无任何一藏突出；其三，受董仲舒的"天人相应"学说与京房的"卦气"理论影响，五脏六腑的运动变化规律与天地五行的变化同步，有时是在四时的变化上表现非常明显；其四，五行之间的生克乘侮规律，在五脏之间也同样有效，且广泛运用于各种理论，甚至影响到病机学、治则学等多方面的内容。

阴阳脏象体系就是在宋明理学的大背景中诞生的，尤以朱熹的"理学"思想、张载的"气"学、周敦颐的"太极"理论为其主要理论基础，而宋代易学的复兴，甚至包括道教学术的新发展，都为命门理论的诞生提供了充足的养料。与五行脏象体系相比较，宋明理学与两汉经学之间的差异也同样体现在医学领域。首先，与汉儒宏阔不羁的思想相比，宋儒比较务实，大多已经放弃了两汉流行构建宏大的、无所不包的普适性理论体系梦想，转而追求发现理论中某一点的核心价值。故此时人们谈论脏象，总喜欢针对某一个主要问题出发，引申出其理论体系，又因个人学识、经历、见解的不同，各家分流也自此而始。其次，宋学与汉学的另一个主要区别是五行理论逐渐被淡化，而阴阳太极学说大行其道。在脏象学领域内这一点表现得非常鲜明，在宋金之前，人们论及脏象也说阴阳，但要么是以藏府分阴阳，要么就是五脏之内分阴阳，是一种特定的解释，并无多少实用价值；而一藏之内再分阴阳（如心阴、心阳，肾阴、肾阳之类），并将之与盛衰虚实结合起来运用到临床中的，是在明清之后才广为流行的。五行生克学说也是同样，北宋以前被广泛使用于各个方面的理论，而明清以后则逐渐演变退化为某一特定疾病的特定解释，不再具有广泛的普适性了。

阴阳脏象体系的理论范式，可以将之概括为"命门阴阳"理论模型，包括以下几方面的内容：其一，阴阳太极学说在理论构架中占有主导地位，特别强调脏腑内的阴阳的划分；其二，打破五脏间的平衡关系，针对某一问题，建立某一脏腑的主导地位，其他脏腑围绕其重新确定关系，但普适性下降了，适用范围较局限，这一特征最突出的例子就是李东垣的《脾胃论》；其三，《难经》中的命门概念被发展起来，与道教中的"丹田"理论及周敦颐的"太极"学说相结合，成为全身真阴、真阳的总枢纽，同时"先天"与"后天"等哲学概念也被引入到脏象学当中来；其四，阴阳的盛衰、消长、变化及其相互转化成为医家争相讨论的重点内容，被广泛运用于解释疾病与指导治疗。

脏象学理论发展的历史演进

早在先秦时期，人们并没有清晰的脏腑概念，肝、胆、心、肺、脾、肾、肠、胃等并称，没有藏与府的概念区别，最早提及"五脏"一词的是《庄子》一书，而《管子》一书最早明确指出五脏即为脾、肺、肾、肝、心，并将之与五味、五肉、九窍等相配合，已经能够初步体会到五脏与五行间的联系。

早期脏象学理论众多，仅"藏"的数目就有"五脏""六藏""九藏""十一藏""十二藏"等很多种说法，在五行配属上《吕氏春秋》的"心属土"与《内经》的"心属火"之争，已成为一时研究的一大公案。然而到两汉之际，《内经》在经学思想的指导下，以五行学说为核心将各种不同说法都统一到同一个脏象学理论体系框架之中，即形成了后来我们所熟悉的脏象学内容。

《难经》通常被认为是解释《内经》的著作，但实际上其中包含了很多《内经》中所未曾提及的内容，其中最为重要的是其对五脏形状的描述，说明了当时中医脏腑理论确实是建立在深厚的解剖学基础之上的，而"左肾右命门"的说法又为后世"命门"学说提供了灵感。《内经》之后，脏象学的第一次重大发展出自张仲景，在《金匮要略》中，首论"藏府经络先后病脉症"，脏腑概念正式进入辨证论治当中，这在《华氏中藏经》中"五脏六府虚实寒热生死逆顺脉证之法"凡十一篇中得到进一步的发展。隋代巢元方的《诸病源候论》则是"五行脏象体系"的又一次重大发展，该书大量运用五脏生克的理论来解释病候，成功地将"五行脏象"学说引入病机理论当中。孙思邈的《千金要方》则首创脏腑类方的方法，杂病以五脏六府为纲，寒热虚实为目，结合病证进行论述。钱乙《小儿药证直诀》突出五脏辨证论治，尤其重脏腑虚实和五脏之间的生克制化关系，并开滋阴补肾之先河。金代刘完素《素问病机气宜保命集》论其病机，无不关乎脏腑，而其"亢害承制"学说则更是将"五行脏象"理论引入治则学当中，这是"五行脏象体系"的最后一次重大发展。

命门作为一个独立的脏腑，最早见于《难经》，为右肾的代称，是男子藏精、女子系胞之所在，为"肾间动气""原气之所系"，具有重要作用。此说在后世有着深远的影响。然而，自汉代到北宋的1000多年间，命门学说并没有多大的发展，始终只被当作肾藏的一部分来看待，肾命一家。其性质也是属水的，未脱"肾者主水"的范畴，仍为"五行藏府"中的一个组成部分。

自金元之后，理学思想深入人心，逐渐在潜移默化中改变了人们的思维方式。与之相应，在医学领域也同样出现了变化"五行脏象"体系逐渐衰落，"阴阳脏象"学说开始盛行。首先突破命门属水论的是刘完素与张元素。刘完素把《内经》五运六气中"君火以明，相火以位"的君火与相火引入人体脏象当中，以心为君火，命门为相火，首创命门相火说。如此，则"右肾属火不属水"，这是首次在一藏之内区分"水""火"不同的性质，是后世"肾阳"的最早表述，开"阴阳脏象"理论之先河。张元素也在同一时期论及命门相火，并进一步将之与"元气"联系起来，大大增加了命门的重要性。虽然刘完素与张元素两人的命门相火论更多的是从道家思想中获得的灵感，但与当时社会阴阳学说被普遍重视有关。

李东垣在其代表著作《脾胃论》当中，首次打破常规，不再综述五脏，而是以脾胃为中心，重点讨论内伤病的问题，其余诸脏多被忽略。这就很像宋儒们处理问题的方式，且其"火与元气不两立"的理论，很明显是受到了阴阳学说的启发。与李东垣类似，王好古《阴证略例》重视脏腑虚损，罗天益《卫生宝鉴》独辟三焦辨治等，也同样可以看作对"阴阳脏象"理论的一种早期探索。

朱丹溪可以被看作是"阴阳脏象"理论的开创者，他本人原是儒生，在"援儒入医"后，也自觉或不自觉地将大量理学内容引入医学领域，提出"人身各有一太极"的思想，其理论具有很鲜明的哲学色彩。例如在他对"君火""相火"的论述中，可以明显地感受到朱熹"天理""人欲"思想的影子。朱丹溪对脏象学的贡献主要是相火论、阳有余阴不足论和脏腑阴阳升降等学说，非常明确地把阴阳思想作为其理论的核心，为明代命门学说的大发展提供了思路。

由于金元四家以来关于相火的讨论，自 12 世纪以后便逐渐演变为命门学说发展的高潮。明代很多医家均论及命门，如李时珍、虞抟、李梴等，但以温补学派的孙一奎、赵献可、张景岳三家之论最为卓著，且大量体现宋明理学思想，成为独立于《内经》五脏体系之外的又一新脏象体系。

孙一奎是命门三大家中最早的一位，创立"命门动气"学说。他承袭朱丹溪"人身必有一太极"的思想，将理学当中的"太极"理论融入医学当中，结合《难经》原气之论来阐发命门。同时进一步摆脱了《难经》"左肾右命门"的窠臼，提出"命门乃两肾中间之动气，非水非火，乃造化之枢纽，阴阳之根蒂，即先之太极。五行由此而生，脏腑以继而成"（《医旨绪余》）。可知，他所描述的命门先于脏腑存在，用"太极之本体"来形象地比喻命门的重要地位和作用，是得以生成五脏六腑的根源所在。

赵献可提出君主命门说，他认为命门位处两肾中间，彻底与肾藏脱离，而成为主宰十二官的"真君真主"，其功能位于五脏六腑之上，为"主宰先天之体"，有"流行后天之用"。赵献可运用《易经》中"坎"卦的理论来解释肾与命门二者之间的关系，认为两肾有形属水，命门无形属火，其位居两肾中间，即"一阳陷于二阴之中"，阴中有阳才能化气而产生生命，而命门之火的作用则始终居于主导地位。赵献可的命门理论受到理学、易学及道教等多方面思想的影响，承前启后，对后世影响很大。

张景岳在总结前人成就的基础之上，对于命门学说进行了系统深入的论述及阐发，提出水火命门学说。张景岳大量运用太极阴阳理论阐述命门，认为命门为人身之太极，是人体生命的本源，统括阴阳、五行和精气。同时，命门兼具水火，阴阳本同一气，水火之于人身，即是阴阳精气，从而把人体阴阳、精气与水火有机地联系起来。张景岳的水火命门学说，结合易学思想把中医学的阴阳理论发展到一个崭新的高度，从太极一气到两仪阴阳，化生"先天无形之阴阳"，继而再生成"后天有形之阴阳"，以元阳之火论生命活动的功能，以真阴之水论气血津液和脏腑，以水火的关系，体现了阴阳互根、互用于相互制化的思想，使其成为明代命门理论的集大成者。

综上所述，可以惊讶地发现，作为中医理论基石的脏象学，并不是我们以往印象中那样的稳定不变，恰恰相反，脏象学的理论在历史上经历了革命性的变化，在某种程度上讲是脏象学引领了中医学术的发展方向。因而，在当今的时代，如何正确地认识和理解中医脏象学，并运用科学的方法对其理论体系理性重构，已成为中医学术未来发展的必由之路。

82 论脏象为核心的中医体系

《内经》《难经》《神农本草经》所体现的中医基础科学体系，主要包含六大范畴，即脏象、诊法、病机、治则、方剂、药物。在这六大范畴中，脏象学代表了中医学的本质特点，是基础科学体系里的基础。

用一般系统论的话来讲，脏象学是中医意义上的三道合一之人的整体生命系统模型，是由三道合一之人相关的诸多要素为基础而建构的。四诊（诊法）是中医临床诊察疾病的手段，以构成脏象的诸多要素为参照，诊察疾病过程中三道合一之人的病理表现。病机是以脏象学为根据，在对诸多要素病理表现观察的基础上，对疾病病因、病性及发展趋势的概括。治则是以疾病病机的认识为根据，所制定的促使三道合一之人恢复正常状态的战略决策。方剂是以治则为根据，按君、臣、佐、使的功效标准组合起来的关于疾病治疗的战术布局。药物是根据方剂的战术布局为依据，在疾病实施具体治疗的过程中，对不同兵种、军种的恰当运用。

反之则可以这样理解：药物由方剂而使用，方剂因治则而组成，治则因病机而确立，病机由四诊而认识，四诊以脏象为根据。这同样表明脏象学代表了全部中医学的本质特点，它与西医学术体系中的生理学、解剖学一样，是中医基础科学体系里的基础。学者李致重围绕构成中医脏象学的要素，进一步论述了以脏象为核心的中医体系。

中医的脏象不同于西医的脏器

早在20世纪初恽铁樵曾说：中医学的脏象是四时阴阳五行之脏象，绝非西医学的血肉之组织与脏器。所以认识中医学体系的本质特点，首先要从脏象说起。

藏，音"zàng"，其意与藏（音"cáng"）相通，即藏于内的意思。李致重曾经讲过，第一次文化高峰前后，中外的先祖们都十分关注人体解剖结构的研究。只是由于研究方法、工具的历史局限性，中外先祖们在这一领域始终停留于同等粗浅的水平。尽管如此，这并没有影响中国的先祖对人类生命真谛的探索热情。以《内经》为代表，先祖们明智地把探索生命真谛的视野聚焦在其外所见的"象"上。所以"见象而知藏"，就是对中医脏象学既准确又传神的生动概括。也可以说，先祖们不仅懂得内在的结构很重要，而且外在的象也是人的生命真谛的反映，深入地观察、研究所见的象，同样是知藏之所用的一条途径。《内经》曰"阴阳者，天地之道也""外为阳，内为阴""阴者，藏精而起亟也，阳者，卫外而为固也"；"阴在内，阳之守也，阳在外，阴之使也""阳化气，阴成形"等。这些观点既是"见象而知藏"的哲学说明，也是脏象学的理论依据。

李致重再次强调，决不能将西医的脏器与中医的脏象相互混淆。如果说中医是形而上的以象论藏，那么西医则完全是形而下的以脏说脏。在西医的以脏说脏里，依靠的是人体解剖学技术，见到的是脏器的形态结构，关注的是脏器的功能作用，它的视野里完全没有无形无肉的中医学之象。所以为了避免因中西医概念范畴的混淆而出现的中西医学理论体系的混乱，在中医的文献里最好使用"脏象"二字，在西医的文献里最好使用"脏器"二字。

西医进入中国100多年以来，中医的教材以及诸多文献里，"脏腑"普遍取代了原有的脏象意义上的"藏府"。这绝不是杞人忧天的画蛇添足，也不是文字变迁上的吹毛求疵，其中既有学风低迷、不求甚解的误读，也有人心浮躁、以西律中的误解。

例如：《内经·灵枢》里有一篇经文，名为"经水第十二"。全篇以君臣问答的形式，写下了黄帝与岐伯之间的四轮讨论。

第一轮讨论时，黄帝从十二经水"其有大小、深浅、广狭、远近各不同"说起，联系到"五脏六腑之高下、大小、受谷之多少亦不等"，最后集中起来，向岐伯提出了针灸治疗上"刺之深浅，灸之壮数"的问题。岐伯没有直接就这一具体问题做回答，而是从整体角度做了一个原则性的解释："天至高，不可度，地至广，不可量，此之谓也。且夫人生于天地之间，六合之内，此天之高、地之广也，非人力所能度量而至也。"岐伯在这里关于"天地之间，六合之内"，"非人力所能度量"的解释，既是针对黄帝从"十二经水""五脏六腑"的整体角度上的设问，也是站在形上性原则角度所作的反驳性答复。岐伯是想说明，应当用形上性的思维来思考形上性的问题，不要用形下性标准来机械地对待每一个患者。

紧接着岐伯口气一转，沿着黄帝的发问以举例的方式讲了一段令黄帝不能不深思的话："且夫八尺之士，皮肉在此，外可度量切循而得之，其死可解剖而视之，其藏之坚脆，府之大小，谷之多少，脉之长短，血之清浊，气之多少，十二经之多血少气，与其少血多气，与其皆多血气，与其皆少血气，皆有大数。"意思是说，以形下的解剖评论脏腑，以简单的量度评论经脉，都是不难明白的表面问题。接着岐伯以反问的方式把问题交给黄帝："其治以针艾，各调其经气，固其常有合乎？"意思是说：眼下是要用针灸的方法，通过调理经气以治疗疾病的，为什么不能从形上性角度参照从常人的标准，对待取穴与针灸这些具体问题呢？这种站在形上性整体的高度来说明具体问题的讨论方式，在《内经》中比比皆是。尤其需要强调的是，岐伯没有把刑场上的"剖割比干、斩杀翟义"视为医事上的解剖，也没有用那种所谓的解剖来解释中医的脏象理论。

在第二轮讨论时，因为黄帝的尚有"不解于心"之处，于是岐伯从"人所以参天地而应阴阳"的形上性整体上，对"五脏六腑十二经水"彼此之间"外有源泉而内有所禀"，"内外相贯，如环无端"的系统性、完整性，做了解释说明。然后在第三、第四轮讨论中，对黄帝关于解剖、量度方面的疑问，进一步从"以心撩之"（用思维来判断）、"法天之常"（按照人群的常规）、"取其中度"（以不偏不倚为量度）几个方面，再一次做了原则性说明。最后详细的以"切循扪提，视其寒温盛衰而调之，是谓因适而为之真也"做了总结。从而把具体的量度问题，落实到以形上性的原则与方法来对待和解决。

所以《内经》所讨论的主题是：引导人们不要拘泥于形下性的解剖和机械的量度，应当从中医形上性整体观念出发，在具体取穴定位、实施针艾时，参照常规，经过思考，以中为度，灵活权衡。

由此可见，文中的"其死可解剖而视之"，只不过讨论问题时为了反驳而假设的一个反面举例而已，并没有把中医引入形下性观念或方向。然而近百年来，许多学者断章取义武断地认为中医脏象与西医脏器的基础皆是解剖。这不仅是对《内经》的误读和误判，而且是对中医西医化的开脱和辩解。为什么不能收起浮躁之心，认真地读一遍不足千字的"经水第十二"，而不惜半个多世纪的光阴固执地以讹传讹呢？其实，类似的误读和误判，已经是当代一种普遍的文化现象，绝不是"经水第十二"这一个案例。

再如：近60年，大学院校的《中医基础理论》《黄帝内经选读》等教材中总论或者专论阴阳五行的章节里，都有一个围绕五行与五脏的综合图表，大体包含十二三个项目。为什么将这一综合图表排列在总论或者专论阴阳五行的章节里，而不是排列在脏象学章节之首呢？因为人们把中国哲学中的阴阳五行学说，与建立在阴阳五行基础上的中医脏象学相互混淆了。其实这个综合图表，正是一个被人们阉割不全的中医脏象系统的要素结构略表。

作为分类研究《内经》第一人的明代医家张景岳，在其《类经》中并没有将阴阳五行与脏象混为一谈。在《类经》脏象一章里，汇集了《内经》讨论脏象的内容计29篇。这里以五脏为纲，以五行为目，仅将《金匮真言论》《阴阳应象大论》《五运行大论》三篇中五行与五脏的相关项目叠加起来，每一个脏象即达30余项。如果将与每一个脏象相关的项目称之为系统论里的要素，那么上述3篇中的每个脏象，均由30余项要素组合而成。如果把大学院校教材里的综合图表，称之为脏象系统的要素结构图表，那显然是严重残缺不全的。

另者，近60年来，大学院校的《黄帝内经选读》脏象一章里，只是按照选读的体例，摘编了《内经》中的部分原文。这种"选读"式的教材，最多只是关于脏象的一段语录。若以脏象而言，内容残缺、零乱，知识不够系统，完全不能使学生从中认识到完整的中医脏象体系。

以五脏之中的"心"为例，各版《中医基础理论》中关于心的相关条目，计有五六项：心主神明、主血脉、在志为喜、在液为汗、开窍于舌。在这里，五行概念被扭曲为一个干瘪空洞的符号，人与天地阴阳相关的要素明显不足。并不是中医学完整、真实的脏象模型。

基于上述，中医的脏象不同于西医的脏器。完整、真实的中医学脏象，还需要回到《内经》，在此基础上重新研究、重新认识。

中医脏象系统的要素结构

人类生命的原形呈现在中医面前的，是整体生命之证候；形成整体生命之证候的基础，是融天地之道、人生之道、个体之道为一体的三道合一之人。所以用哲学的语言讲，以整体生命之证候所呈现的三道合一之人，即是天人相应观、整体系统观、动态平衡观为前提的诸多相关因素共同作用下的人类生命原形。也就是说，在不拆开人类生命原形的前提下而形成的中医基础科学体系，必然是天人相应观、整体系统观、动态平衡观为前提，以多因素相关性的三道合一之人为依据的。据此可以肯定，中医的基础科学体系，是以多因素相关性的哲学思维，在三道合一之人的基础上建构起来的。而中医脏象系统的要素结构，则是将多因素相关性的三道合一之人的具体化。换一个角度来讲，倘若脏象系统没有全面的要素结构，它就不可能完整、真实地体现出中医多因素相关性的三道合一之人的独特价值与本质。

1. 中医脏象系统的要素结构略表　以多因素相关性的三道合一为依据，以阴阳五行学说的思想方法与框架为基础，整合《内经》《金匮真言论》《阴阳应象大论》《五常政大论》《五运行大论》《灵兰秘典论》《六节脏象论》《五脏生成》的脏象内容，组合为"中医脏象系统的要素结构略表"。

中医脏象系统要素结构略表

五行	木	火	土	金	水
五气	风	热	湿	燥	寒
五时	春	夏	长夏	秋	冬
五化	生	长	化	收	藏
五方	东	南	中	西	北
五色	青	赤	黄	白	黑
五味	酸	苦	甘	辛	咸
五脏	肝	心	脾	肺	肾
藏之性	将军	君主	仓廪	相傅	作强
藏之功	出谋虑	出神明	藏五味	主治节	出伎巧
藏之本	罢极之本	生之本	仓廪之本	气之本	藏之本
藏之主	魂之居	神之变	营之居	魄之处	精之处
五府	胆	小肠	胃	大肠	膀胱
府之性	中正	受盛	仓廪	传道	州都
府之功	主决断	主化物	出五味	出变化	化津液
五华	爪	面	唇四白	毛	发
五体	筋	血脉	肌肉	皮毛	骨
五病	发惊骇	发五脏	发舌本	在背	在络

续表

五行	木	火	土	金	水
五畜	鸡	羊	牛	马	彘
五谷	麦	黍	稷	稻	豆
五星	岁星	惑星	镇星	太白星	辰星
五音	角	徵	宫	商	羽
五数	八	七	五	九	六
五臭	臊	焦	香	腥	腐
五声	呼	笑	歌	哭	呻
五动	握	忧	哕	咳	栗
五志	怒	喜	思	忧	恐
五性	暄	暑	静兼	凉	凛
五德	和	显	濡	清	寒
五用	动	躁	化	固	藏
五气化	荣	茂	盈	敛	肃
五虫	毛	羽	倮	介	鳞
五政	散	明	谧	动	静
五令	宣发	郁蒸	云雨	雾露	霰雪
五变	推拉	炎燥	动注	肃杀	凝冽
五眚	为陨	燔焫	淫溃	苍落	冰雹

五常变		木	火	土	金	水
	平气	敷和	升明	备化	审平	静顺
	不及	委和	伏明	卑监	从革	涸流
	太过	发生	静曦	敦阜	坚成	流衍

2. 关于中医脏象系统要素结构略表的说明

（1）关于本表名称的说明："中医脏象系统要素结构略表"。这里需要对脏象系统、要素以及为什么称之为"略表"作一些说明。

首先，关于"脏象系统"。表里的"中医脏象系统"，与西医的消化系统、呼吸系统、循环系统的含义完全不同。所谓系统，即近代贝塔朗菲的《一般系统论》所研究的系统，指的是与同一事物互相关联、互相作用、互相影响的组成部分所构成的具有特定功能的整体。所谓系统方法，是物理学、化学方法不可能解决的，适用于整体、复杂科学的新理论、新方法。如果回到中国哲学的阴阳五行学说来看，它应是两千多年前业已成熟的，成功地运用于中医学研究的中国式一般系统论。只是表述中国式的一般系统论时，所采取的逻辑形式、文字符号与近代一般系统理论、方法不同而已。

用台北邝芝人的话来讲，"阴阳五行作为一般系统理论"；用德国慕尾黑大学 M. 波克特的话来讲，中医学"采用阴阳和五行作为常规标准"；用钱学森的话来讲，"人体是一个开放的、复杂的巨系统""人体科学一定要有系统观，而这就是中医的观点"；用李致重的话来讲，"世界上第一个信息系统模型，是中国的阴阳五行学说"。

认真地拜读近代 3 位一般系统理论创始人的原著，即贝塔朗菲的《一般系统论》、申农的《信息论基础》和维纳的《控制论原理》对于中国阴阳五行学说的深刻理解，和进一步汇通一般系统论与阴阳五行学说的关系，是十分必要的。

　　20 世纪 80 年代初，我国有许多研究和传播一般系统理论的学者，也出版过许多翻译与介绍一般系统理论的著作。在知识结构中最缺乏的，正是学习中医所必需的传统哲学（阴阳五行学说）的底蕴。因此从近代一般系统理论的角度认识中医，不仅是引导我们认识中医，认识阴阳五行学说的捷径，而且是驱使我们走向传统哲学，走向中医寻根之路的动力。表中使用"中医脏象系统"的说法，也寓有此意。

　　其次，关于脏象系统的"要素"。表中的"要素"一词，也是从近代一般系统论中引来的概念。在一般系统论里，要素指的是构成整体系统之内的一个单元，或者可以理解为构成系统的基本因素、重要条件。

　　从系统结构来讲，如果把天人合一的"三才"作为一个系统，那么三道合一之人，则是构成这一系统的一个要素。如果再把三道合一之人作为一个系统，那么肝、心、脾、肺、肾，则是这一系统之内的 5 个要素。如果进一步把肝、心、脾、肺、肾 5 个要素中的每个脏象又作为一个下一级的子系统，那么每一个子系统的要素都包括哪些，则是建构肝、心、脾、肺、肾 5 个子系统的首要问题了。

　　人类生命的原形、整体生命的证候、三道合一之人，此三者是本同而名异的关系，是天地间同一个整体生命的人。那么，在三道合一前提之下构成整体性生命的人，都有哪些重要的条件和因素呢？用一般系统理论的概念来说，表中以五脏为纲的 30 多个条目，就是构成整体性生命之人的要素。

　　在此李致重特别强调：人类生命的原形、整体生命的证候、三道合一之人，此三者都是通过表中每个脏象的 30 多条要素，呈现在人们感官和思维之中的。换句话说，人类生命的原形、整体生命的证候、三道合一之人如果没有每一个脏象的 30 多条要素为支撑条件，此三者统统成为无意义的空话，脏象随即成为徒有其名的空壳，而且中医的天人相应观、整体系统观、动态平衡观，也从此蜕变为虚无、空洞的口号了。

　　可以说，支撑脏象的 30 多条要素及其要素之间的关系、联系，才把一个天人相应、整体系统、动态平衡的人类生命的原形、整体生命的证候、三道合一之人，完整、真实、集中地呈现在每一位中医的前面。甚至可以这样说，倘若一位中医的感官和思维之中没有这些要素构成的人，他将永远停留在中医的理论殿堂之外，永远不可能真正懂得诊法、病机、治则学说以及方剂、中药的理论体系。

　　从一般系统理论的系统结构来说，围绕整体性生命之人而建构的三道合一之人系统，中医脏象系统，是同一个系统之内而位于不同层次的同性异构系统。也就是说，两者都在整体生命之人这一大系统之内，但却是上下不同层次的子系统。因为是同性的系统，所以构成三道合一之人系统的要素，也是构成中医脏象系统的要素。同样的道理，中医四诊可见的整体生命之证候，也是同样的要素作用下而展现于医生的感官之中的。所以表现为证候的要素，也同样是医生须臾在思考的要素。

　　表里的 30 多项要素，就是前文提到的与生命多因素相关性的具体内容。从多因素相关性到脏象学的形成，其中就是贯穿于中医学始终的综合-演绎的逻辑思维。30 多项要素体现了多因素相关性的综合意义上的"多"。通过理性思维从综合意义上的"多"上升为脏象学，就是综合-演绎的思维结果。而中医临床辨证的过程，也无时不在多因素相关性的综合-演绎的逻辑思维之中。

　　再次，关于"略表"一词，这里还需要做一些说明。脏象作为中医基础科学体系的核心，它不仅要向人们回答构成脏象的要素是什么，更重要的是要把要素背后支配三道合一之人的道（或原理、规律、法则）向人们揭示出来。也就是说，脏象学要向人们回答的，是三道合一之人背后的天地之道、人生之道、个体之道究竟是什么。三道合一之人存在的原理、规律、法则揭示出来之后，人们才能明辨整体生命之证候发生、发展、运动、变化的原因和证候演变的生命轨迹。由此可见，从对构成三道合一之人要素的综合研究，到演绎为中医的脏象学，是《内经》作者们长期哲学思维的结果。所以从对要素的综合思考，到对脏象学的真正理解，同样是每一代中医在理论上逐步成熟的必然过程。从对临床证候综合性的理论思维，到对临床病机的真实把握，是每一位临床中医须臾不可偏离的思维模式。有鉴于此，这一张"略表"重点提到的只是要素，而且是第一次以图表的形式面世，因此这一图表只能称之为"略表"。

　　自明代张景岳《类经》之后，中医脏象学的系统化研究，学术界一直未曾见到过经得起推敲的新进展。随着哲学以及系统科学研究方法的逐步普及，这里以张景岳分类研究《内经》为基础，描绘这一脏象系统要素表，真正的用意在于向学术界同仁们求教。故当此之际，也必须称之为略表。

（2）关于结构略表的3个项目的说明：表中以黑体大字所显示的，是3个主要项目。

首先，表中顶端的一项，是五行木、火、土、金、水。这表明表中是在哲学阴阳五行的基础上衍生而来的，因为阴阳五行是建构中医学的方法论，而阴阳五行也是中国特色的一般系统理论。更因为脏象学是中医基础理论的基础，所以具有中国特色的一般系统理论的阴阳五行学说，当然是脏象系统的基石，自应居于略表之首。

其次，表中底部的"五常变"，是以《素问·五常政大论》为依据的。这里在突出五行平气的基础上，也将不及与太过之气列于其中。以期遵照"太虚寥廓，五运回薄，衰盛不同，损益相从"的常规，在说明五行属性的同时，亦必须将五脏的特点以及运动、变化的一般道理明示在先。

《素问·五常政大论》讨论平气的"气"，实则是三道合一之人的"道"。在哲学里，道是万事万物发生、发展、运动、变化的总原理、总规律、总法则，而气则是道在具体事物中的具体原理、规律、法则。从哲学的意义上讲，道与气两者，名异而本同。因此《内经》中提到的气，在多数的情况下均应以道来理解。在《素问·五常政大论》中关于五平气的敷和、升明、为化、审平、静顺，就是对三道合一之人在正常状态下的5种正常规律、原理、法则的具体描述。而五气不及情况下的委和、伏明、卑监、从革、涸流，五气太过情况下的发生、赫曦、敦阜、坚成、流衍，则是对三道合一之人在不正常状态下，偏离正常规律、原理、法则的理性概括。由此把《素问·五常政大论》中5种气化正常与失常状态的论述汇合起来，就是关于影响脏象变化的因素、特点及其规律、原理、法则的大讨论。用一般系统理论的语言来表达，这一大讨论展现出的就是钱学森所讲的"人体是一个开放的、复杂的巨系统"。正因为人这一系统开放、复杂、巨大，所以在缺乏哲学与系统科学准备的情况下，免不了令人产生望而生畏，望而却步之概。

当把《素问·五常政大论》以及《素问·五运行大论》《素问·金匮真言论》《素问·阴阳应象大论》这4篇相关内容字斟句酌反复体会时，就会从中领悟到构成三道合一之人的各方面特点及其运动变化的内在规律、原理、法则。假如历史把建构出中医基础科学理论的任务交给我们，那么要知道三道合一之人的内在规律、原理、法则，我们应当从哪里入手呢？如果有一般系统理论的知识基础，就会懂得应当从三道合一之人的要素及其相互联系、关系入手。这就是接下来要讨论的关于中医脏象系统的要素结构问题。

再次，关于中医脏象系统的要素结构。表中占空间最大的一项，显然是脏象系统的要素结构。在五脏这一主题之下的要素，合计30多项。对于脏象而言，30多项要素不为多，肯定还有遗漏的；30项要素不宜少，否则脏象概念便支撑不起来。在这些要素中，充分体现出天、地、人、我各方面与整体生命的相关性，其中导致六淫、七情变化的诸多因素，尤其不可忽视。

《素问·五运行大论》中告诉我们，天地阴阳之变是千变万化、难以计数的。"数之可十，推之可百，数之可千，推之可万"。因为难以计数，"故不以数推，以象之谓也"。而天地阴阳之中的人则要简许多，所以"夫数之可数者，人中之阴阳也"。既然"人以天地之气生，以四时之法成"，因此"数之可数"的30多种要素，同样体现了天地间多因素相关性的哲学认识论特点。

这30多种要素，还有平气、不及、太过的阴阳气化之变。这就把人的生命过程中五脏以及五脏之间错综复杂的整体性关系，一下子推到"数之可十，推之可百，数之可千，推之可万"的最顶层。这种整体、复杂的大视野、大思维，不仅让每一位中医学子感受到真实的、鲜活的、存在于时间与空间之中的30多种脏象要素的特征，也让每一位中医学子从此体会到中医理论的整体性、复杂性、恒动性。由此，就会自然而然地走进哲学，走进阴阳五行所体现的一般系统理论的思想、原则与方法了。

哲学研究的对象是天地间万事万物发生、发展、运动、变化着的象，中医研究的是三道合一之人发生、发展、运动、变化着的证候。因此，哲学要求人们在无限的时间、空间里，通过多因素相关的哲学思维以认识支配万事万物的本质规律，中医则同样要求人们在脏象千变万化的证候表现中，通过多因素相关的哲学思维以认识支配人的生命与疾病的本质规律。既然综合-演绎的逻辑思维方法是哲学思维的基本方法，那么学习中医就必须学好哲学，从而掌握和运用好综合-演绎的逻辑思维方法。

中医基础科学理论的脏象学，从进入中医殿堂的第一道门槛，便把我们带进了多因素相关性的三道合一之人的生命世界。因此把复杂多变的临床证候，放在多因素相关性的脏象体系中进行综合性考察，以逻辑思维的能力演绎出疾病病机的认识，是中医临床规范化的"辨证求因、求机"的疾病诊断过程。如果不懂得多因素相关性的中医脏象理论，便无法检验自己的临床诊断是否准确。若不愿意接受综合-演绎的哲学思维，将永远是挂着中医招牌的门外汉。

构成五脏的 30 多项要素，既是体现人类生命原形的要素，也是体现三道合一之人的要素，整体生命之证候的存在与变化，也是由这 30 多项要素的变化而决定的。在三道合一之人基础上建构的中医脏象系统，其中的任何一藏都包含着 30 余项相关要素。所以这 30 余项要素，是三道合一之人的具体化，也是整体生命之证候的内在根据。尽管这 30 余项要素随着具体情况可增可减，但是多因素相关性的哲学原则，却是永远不可动摇的。

倘若脱离了这些要素支配的证候，天人相应、整体系统、动态平衡的三道合一之人则萎缩为学术性口号，中医的脏象模型将蜕变为无内容的空壳。如此一来，诊法、病机、治则、方剂、药物（针灸）等中医基础理论范畴，则犹如离群之马，无链之珠，整个中医基础科学体系也就名存实亡了。到头来留给后人的，也许只是一堆看得见的丧失了理论家园的原始药材。其实这一结局，今天正大踏步地向我们走来。

总而言之，中医的脏象系统是形上性的，它与西医人体解剖所见的形下性的组织、器官，完全不可同日而语。欲摆脱中医西化和经验化的困扰，首先要正确地认识中医的脏象学。

（3）关于中医脏象系统的补充说明：中医脏象系统的要素结构略表，主要说明了构成脏象系统的要素。要素是构成中医脏象系统的基石，也常常是人们最容易忽视，最多误解的基本问题。因此以上着重围绕脏象系统的要素，做了一些初步的讨论。

脏象学是中医基础科学体系的基础，《内经》讨论脏象系统的内容很多。诸如五脏之间生、克、乘、侮的关系，脏象与经络学说之间的关系，脏象与阴阳、气血之间的关系，五脏与六府的关系，五脏与奇恒之府的关系等，都是脏象学的重要内容。另外，脏象在临床上与八纲辨证、藏府辨证、经络辨证、六经辨证、三焦辨证、卫气营血辨证、气血辨证之间的关系等，也是讨论脏象学时需要联系到的内容。以上这些内容，都属于中医基础科学体系之内的具体理论范畴。中医脏象结构的要素问题，是脏象学的首要的、基石性理论问题，也是与西医的组织、器官系统最容易混淆的问题。

关于中西医知识体系的框架结构

在大医学观之下谈中西医学体系，其实并不突然。中西医知识体系结构模式，都是由 4 个层面的知识构成的。

第一个层面是方法论方面的知识，也是中西医在人类科学总体分类层面上的区别。中医是形而上的哲学体系内的医科，西医是形而下的近代物理、化学体系内的医学。作为一个合格的中医，必须有坚实的文、史、哲，尤其是哲学方面的基础。仅知道哲学史或者一般性的哲学常识是不够的，一定要在哲学的认识论、方法论上打下良好的基础。读好中医到经典医著，只有良好的古文基础也是远远不够的。打好坚实的哲学基础，是开启一个人理性思维，汇通中医学理论真谛的金钥匙。临床中医一辈子的辨证论治，无时不是沉浸在综合-演绎的哲学思维之中。

第二个层面是中西医基础科学体系方面的知识，亦即中西医各自的研究方法，研究各自的对象所形成的知识体系。中医的对象与方法，决定了中医基础科学的本质特色，也是中医区别于西医的根本所在。中医的基础科学体系包括了脏象、诊治、病机、诊法、治则、方剂、中药七大范畴，脏象是中医基础中的基础，是中医灵魂的核心。《内经》《难经》重点讨论的是脏象、诊治、病机、诊法、治则，《伤寒杂病论》《神农本草经》奠基了方剂、中药基础。因此未能深刻掌握中医基础科学体系的中医，是很难成就为真正的临床大医的。

第三个层面是中西医临床技术方面的知识体系。它是基础科学体系在临床技术上的延伸，直接指导着临床各科的诊断和治疗。张仲景《伤寒杂病论》，是中医千古的典范。它的价值不仅是方药之技，而且是把中医基础科学的原理运用于辨证论治全过程的楷模。西医的临床诊断靠的是影像学检查以及各种生化指标，中医的临床诊断靠的是哲学理论思维和辨证论治基本功的训练。中医的临床技术的规范化、标准化与西医完全不同。中医临床技术的规范化主要有两条：一是中医知识结构的规范化，主要包括以上3个层面的知识内容；二是中医理论思维的规范化，主要是哲学理论思维和辨证论治基本功的规范与训练。有了这两个规范化之后，才会有中医临床技术应用的相对标准化。这里的相对标准化，是"以纲带目"前提下的相对灵活，指的是在以上两个规范化的前提下，具体遣方、用药，或者兼用针灸、推拿、外治等措施的灵活安排。

第四个层面是临床治疗各科，即医疗实践中临床技术分科应用的知识。中医的临床分科，与西医分科的原则显然有别。一方面，不论中医临床的哪一科，都必须有以上两个知识结构的规范化为前提。另一方面，在西医看来的内、外、妇、儿各科，在中医看来都是整体的三道合一之人。中医的临床分科，应当是大内科前提之下的相对分科，更不应以专病的名义分为专科。即使医事管理上参照西医形式分科，那就更需要强调以上两个知识结构的规范化。否则，就难免朝着早期的经验疗法的方向滑去。当然，不论中医还是西医，都包括不少经验层面的医疗知识。在经验层面的医疗知识里，一方面是熟练应用临床技术前提下的个人独到的经验，另一方面是由于基础科学与临床技术尚不足以涵盖的处于经验层面的治疗实践。这些经验层面的医疗知识当然是可贵的，应当在逐步提高的基础上纳入临床技术分科的知识之中。

中、西医是在大医学之内的两种不同的医学科学。既各有所长，必各有所短。人类两种医学体系共存的格局，必将是长期的，甚至是永远的。在基础科学层面中西医应当并存并重，独立发展；在临床技术层面中西医需要合理配合，优势互补。如何实现中西医临床优势的有机配合，是中西医工作人员相互尊重，共同参与的长期而又复杂的研究课题。不能急于求成，更不能把临床技术层面的中西医配合，混同于基础科学层面的中西医合一。

本文的主题可以梳理为以下几点：其一，中医面对的人类生命的原形，是天道之人、人道之人、个体化之人（三道合一之人）的总合。其二，三道合一之人是哲学的天人相应观、整体系统观、动态平衡观在人类生命上的具体体现。其三，天人相应观、整体系统观、动态平衡观具体地体现在三道合一之人上的要素，大体有30余项。其四，这30余项要素是以整体生命证候的形式展现给中医的，并且是支配证候的条件与根据。其五，这30余项要素同样是建构中医脏象学的根据，当然也是临床四诊、辨证病机的根据。其六，多因素相关性是哲学认识论的基础，综合-演绎的逻辑方法同样是建立在多因素相关性基础上的。其七，与人类生命相关的30余项要素体现了多因素相关性的哲学认识论特征，综合-演绎的逻辑方法也必然贯穿用于中医理论与临床的全过程。其八，假如这30多种要素被肢解了、阉割了，中医的脏象学则会蜕变为空壳，中医的辨证论治就失去了依据，所谓的天人相应观、整体系统观、动态平衡观，也彻底地名存实亡了。所以重铸中医之魂，首先是中医基础科学体系的正本清源。而正本清源的首要环节，就是重新认识中医的脏象学。

83　对脏象学本质特征的模糊认识

　　学者李爽姿等认为，中医脏象最本质的属性是客观实在性，这使中医理论认知有了唯物的基本内核；最突出的特点是运动性，相互的运动，使中医理论认知有了辩证法的合理内核；最显著的特征是系统性，整体、联系、普遍的观点，使它确立了具有中医理论特色的整体观念；而最基本的要求是认识脏象的规律性，只有认识了脏象的规律性，才能更好地了解它的本质特征及其相互联系。对脏象本质特征作些模糊认识，是为解决中医基础理论与临床实践结合问题，探寻提高医家诊疗思维能力有效途径做准备。

　　在传统的中医文化和意识结构中，从整体出发的系统综合的观念占据着突出的主导地位。中医基础理论保留着一种强调自然界天地万物与人体之间相参，以及各种事物相互之间具有内在关系的有机整体观，它沿着整体综合、相对运动的方向，提出了脏象学。这是传统中医关于人体内部结构——心、肝、脾、肺、肾等脏腑器官，生理功能和病理变化相互反馈调节的模糊化模型。而不刻意注重人体解剖结构和部分生理功能的把握，更不局限于脏腑器官的具体形状，却在功能的转化及相互关系方面，结合人体的生命活动现象，加以推断，是脏象学的特点之一。这样就与中医临床实践诊疗望、闻、问、切四诊操作系统密切地联系起来。以此为基础，使辨证论治成为中医诊疗疾病的主要手段，并形成中医临床实践的特色优势。

　　由于医家临床诊疗的需要，有必要从认识论的角度对中医脏象学的本质特征加以描述，以求得对其延续、表述和运用的正确。尽管还比较肤浅模糊，但是可以就其较为明确清晰的科学理解做些探讨。

脏象的客观实在性

　　客观实在性是脏象最本质的属性，它使中医理论认知有了唯物的基本内核。脏象的客观实在性，就是脏象的物质性。脏象是医家之外人体的客观物质世界，是人体生理和疾病现象自身的表现，虽然其客观实在性并不像西医解剖学那样具象，以及结构概念的清晰和标准化，但从其功能特性上，可以彰显和表明其客观实在性和物质性是真实存在的。它是不以医家的意志为转移的。医与巫的区别正在于此。

　　脏象的客观实在性，是医家作为诊疗患者疾病的主体，认识疾病变化和实现辨证论治的客观基础。由于脏象是医家自身之外的客观实在，因此，它才能为医家所感觉、所反映，同时也才能为医家所改造、所利用。否则，一个机体形似"黑箱"，人们打不开、看不透其内部状况，便无从实践，也无从认识。

　　脏象的客观实在性，在自身就表现为脏象既有质的规定性，又有量的规定性，是质和量的统一；脏象既有一定的形式，又有一定的内容，是形式和内容的统一；脏象既是本质的，又是现象的，是本质和现象的统一。医家正是通过脏象自身的客观实在性，来认识脏象、认识疾病和在诊疗疾病的临床实践中辨证论治的。这使中医理论认知有了唯物的基本内核。

脏象的运动性

　　运动性是脏象最突出的特点，相互的运动，使中医理论认知有了辩证法的合理内核。一切疾病现象都是在发展变化的，都有一个产生、发展、转归或消亡的过程。整个疾病客观事物处在永恒的运动之中。这是人类个体生老病死过程的本性。脏象学的精髓，就在于它运用了辩证法的观点，描述了人体内部脏腑经络动态的变化规律，以及以阴阳五行学说为架构，各自功能之间的衔接与转化。条理井然分明，无一不与临床医疗实践相关，而不是简单的脏腑排列。因此，正是由于脏象学有了辩证法这个合理的内核，才会为医家认识疾病现象、在临床实践中辩证论治产生积极的指导作用。

脏象学最突出的特点是从人整体生理、病理功能的联系上，以五脏为中心，把人体这样一个复杂的系统分作 5 个子系统，进而深入研究在各种人体状况下它们之间的相互联系、相互作用、相互影响。第一，机体内部脏腑生理功能和病理变化在体表组织所反映出来的现象，如五色、五味、五志等；第二，各个脏腑之间正常的相互协调、相互制约、相互转化的关系，以及一旦某脏腑发生病理变化所引起的连带反应；第三，又把人体作为一个独立的自组织系统，置于天地万物自然的环境中，深入研究大自然的变化给予人体内部脏腑的各种影响以及人体相应的反应和变化规律。这样就为中医在临床上辩证论治奠定了理论基础，尽管缺乏现代检测仪器影像设备和理化数据指标分析体系，古代医家还是能够运用脏象理论，通过临床实际观察患者的感官、形体、面色、舌苔、气味及脉象的变化，来了解其机体内部脏腑的盛衰虚实，同时，还可以根据脏腑传变的规律，来推断相关脏腑的受累程度，并根据病情的发展变化，加以治疗或者阻隔病的传变以及防止新的疾病。

可见，脏象运动产生的过程性，决定了医家对疾病认识的过程性。脏象运动发展的历史性，也从客观上决定了医家认识疾病发展的历史性。如果把脏象看作一成不变的东西，孤立地、静止地研究脏象，就不能正确地反映它、掌握它、运用它。辩证法这个合理内核的作用正在于此。

当然，任何疾病的运动发展都包括相对静止和显著变动这两种状态。相对静止状态不仅是疾病分化和发展的必要条件，而且是医家认识、判断和辨别疾病现象以及转归疾病状况的必要条件。但是，疾病的恒动性是相对的，变动性是绝对的。它总归是要向转归康复或恶化危亡这两极运动发展。如果否认相对静止是疾病运动发展中的一种特殊状态，是违反人类疾病发生发展客观本性的。科学辩证地看待疾病，这正是掌握脏象理论，准确辩证论治的要义。

脏象的系统性

系统性是脏象最显著的特征，整体、联系、普遍的观点，使它确立了具有中医理论特色的整体观念。脏象的系统性，就是脏象的联系性、整体性，在脏象学看来，人体系统就是由一定数量的相互联系的因素组成的稳定的统一整体。同时，这个系统的存在，具有客观普遍性。而脏象存在的普遍性，又显现了它的系统性。

脏象理论使我们认识到，人体是以五脏为中心的一个整体。由于五脏分别和六腑以及体表的各个器官、组织形态络属于表里从属关系，于是形成了机体内的 5 个子系统，又由于五脏六腑之间有生克制化的相互作用、相互制约、相互运动关系，因而这 5 个子系统在功能上得以相互配合、相互协调，构成统一的整体。所以，脏象是作为系统而存在的，也是存在于系统之中的。

然而，古代医家在"有诸内必形诸外"的思想指导下提出来的"视其外应，以知其内藏"（《灵枢·本藏》）认知方法，是通过人体外部的征象来研究机体内部的脏腑经络生理病理变化和各个脏腑之间相互关系的学说。因此，中医"藏"的概念，并不单纯是解剖学概念，而是一种人体功能系统的概念。尽管系统是由部分组成的，但是，它并不是部分的机械相加，把五脏孤立的特征和活动机械地叠加起来，并不能真实地反映脏象整体的特征和活动方式。脏象系统各因素之间是相互联系、相互作用的。如果脏象系统中各个组成部分的成分和它们之间相互联系、相互作用的方式、结构和功能发生了变化，那么，整个脏象的状况和性质也就要发生相应的变化。因此，在临床实践中，就要求医家把握脏象的系统性，从患者整体上、病变联系中，对其疾病现象进行综合的考察和研判，在人身整体系统中和病变动态里把握脏象，从而为准确地辩证论治创造条件。

脏象的规律性

规律性是脏象最基本的要求，只有认识了脏象的规律性，才能更好地了解它的本质特征及其相互联系。整个物质世界，自然和社会都有自己的发展规律。人体的生长壮老已乃至疾病发生发展过程，也有自己的成长发展规律。医家临床实践的诊疗思维规律就是疾病发生发展客观规律的反映。由于脏象学能够阐发人体生理病理现象的规律性，脏象才成为一个统一的运动的机体生理病理变化的客观实在。同时，也由于脏象的规律性，人们才可以在变动不居的疾病现象中认识脏象的本质联系，从而能够把握住脏象相互联系的规律，再通过辨证论治改变脏象，有效地解除病痛。这样的特色诊疗技能，为中华民族的生息繁衍做出了显著的贡献。

但是，以历史唯物主义的立场、观点，从中医整体思维特性来看脏象的规律性，也存在着许多对诊疗思维精确化不利的因素。

一方面，形成中医理论认知的秦汉时代，大一统的社会历史人文环境，形成了以儒家为正统的意识形态结构。儒家提倡的"中庸""平和"之道，在中医理论思维的性格方面留下了深刻的痕迹。以不变应万变的心理意境，驱使医家们在诊疗中，大都向往那种特定的含糊其词的表达方式。脏象学也不例外，它依赖着抽象的思辨来容纳机体内的各种矛盾和联系，小心翼翼地避免对复杂的人体结构与功能活动加以细致分割的考察，也回避从个别推出一般时，可能导致的片面性的结局。后世医家更是常常将自己临床实践中，实际所见的病变现象与医学经典《内经》《难经》《伤寒论》等予以比对取准，这就遏止了历代医家打开眼界，深入探索自然人体奥秘的可能。尽管，传统中医理论基本概念"阴阳"可以被用以解释近乎于一切的疾病现象。可是，它似乎又等于对一切疾病现象都不能够作出具有实质意义上的解释。这种"无所不为"的模糊认识模式，构成了脏象学本质的模糊特征。由于缺乏向精确化思维模式转化的手段和方法，有些时候就实论虚，只能是提供"无所为"的不同结论，这让患者莫衷一是，难以捉摸。临床上，这种现象比比皆是，造成中医诊疗思维能力的弱化，直接影响中医的疗效。

另一方面，中医的学术传统中重"意会"，而不重"言传"的方式，也妨碍了诊疗思维精确化的进程。脏象学的概念大多是根据临床实际观察提出来的，其中不少仅仅用一些具体的例子或取象比类来说明，这会使那些没有亲身经历过的后来医家百思不得其解，只有靠自己的揣摩或经验去心悟、体会原意。稍隔一段时间，就不得不耗费巨大的精力去注解和考证，甚至还要对注解和考证再注解和再考证。以至于到了当代许多中医理论研究课题，都还停留在归纳、整理、描述和考注性的状况。使中医基础理论研究"微言大义"之业"兴旺发达"，而创新和发展则止步不前。也正是由于在思想观念和学术交流中，缺乏彼此共识又简单、明晰、准确的表达方式、语言和原则，学术中鱼龙混杂、鱼目混珠之风的生存就具备了充分的条件，从而危及中医理论成果的流传、影响力和发展。

84　传统脏象理论的科学本义和现代脏象理论模型

学者梁启军对传统脏象理论的科学本义和现代脏象理论模型做了探析。

五脏中心论的本义和科学性

传统中医脏象理论研究人体功能的基本思路是从自然到人体、从整体到脏器组织，再到气。从整体层面上考察，人体首先是一个物质、能量的摄入、利用，并排出代谢产物的生物有机体，这一生理过程是其他生命活动的前提和基础，其终止即意味着生命的终止。现代生理学知识告诉我们，人体消化吸收的营养物质和吸收的氧气（中医所指的清气）首先进入血液，再由血液输送到全身各处组织器官，即血液是最主要的物质、能量载体。心、肝、脾、肺、肾是人体体腔内部血液汇聚的 5 个脏器，我们古代医学先贤认识到心、肝、脾、肺、肾是人体中向全身组织器官输送物质能量的 5 个核心脏器，于是以五脏为中心的脏象理论开始形成，并客观形象地把五脏定义为"所谓五脏者，所以藏精气者，故满而不能实"。

人体是一个物质能量摄入、贮藏、利用、排出的体系，五脏已表述了物质、能量的"藏"的功能，就要有相应的器官来表述"出"的功能，胃、大肠、小肠、胆、膀胱是将人体代谢产物和消化后的废物排出体外的大型腔道，是人体保持整体生命运动摄入-贮藏和利用-排泄的动态平衡而必需的和天然形成的器官，就被定义为与五脏相对应而表述"出"之意的五腑，并对腑定义为"所以传化物者，故实而不能满"。

这样从宏观角度，物质、能量摄入-贮存和利用-排出这一人体核心和前提生理功能就得到客观表述，物质、能量由五脏向周身组织输布以供利用，消化、代谢废物主要由五腑排出体外，人体其他组织、器官的功能都是围绕着这一物质、能量贮存。利用核心功能过程展开的，人体的所有其他功能也是以此功能为基础的，至此以五脏为核心的藏-象理论的内核基本形成。

脏象理论中关于脑的定位和胰腺未论及的科学性

现代解剖学从形态上界定的 9 大系统中，除了神经系统和内分泌系统外，中西医两种医学对其他七个系统的形质表述是差不多的。中医学中没有具体的神经系统、内分泌系统及免疫系统的形态描述，这首先是科学发展的历史水平所限，中医理论形成之初尚无能力将神经系统、内分泌系统及免疫系统的具体组织形态和相对应的微观功能界定出来；其次是中医脏象理论思维特点决定，因为神经系统、内分泌系统及免疫系统是对体内外刺激信息做出应激、决策、调节的，是服务人体生命存在过程和目标的；而人体的物质、能量摄入、贮存、利用和排出过程是人体生命活动过程中最主要和最基本的生命过程，神经系统、内分泌系统及免疫系统当然也是服务于这一生命活动过程的。从这一生命活动过程进行考察，已合理、科学地确定了五脏的中心地位，于是我们的先贤发明并抽象出与整个中医理论体系相匹配的经络、正气和气化等概念来表述人体调节系的物质形态和功能，且以表述功能为主，因此中医学中就没有现代解剖学意义上的神经系统、内分泌系统及免疫系统的具体形态描述，属于神经系统的脑在脏象理论中也就属次要的奇恒之腑位置，论述得比较少。脑是神经系统的一部分，属调节决策器官，从进化角度和功能复杂程度角度看，它在人体器官中进化程度最高，功能最复杂，但这只能表明人体调节适应能力的进化程度高，它的功能仍然是服务于以物质、能量的摄入、贮存、利用、排出为中心的人体生命活动过程和目标，在人体器官中是二级器官；虽然它也是一个"多血"器官，但它汇聚的血液是用于向自己供应物质、能量的，而不是用于向其他组织器官输送物质能量，是人体最大的物质、能量消耗器官，消耗就是"出"，与五脏藏精气的藏功能相违背，又脑不接触饮食物、不向体外排除消化糟粕，所以《内经》将脑界定为奇恒之腑是科学的，任何脑入脏的企图都违背了中医学的基本科学原则。

胰属于小分泌腺，不像五脏是多血器官，可以归入脏的范畴；也不像胃、小肠、大肠、膀胱、胆囊一样排出代谢废物，可以归入腑的范畴；更不像奇恒之腑有藏精气之态，它只是附属于脾胃的一个小腺体，功能被胃之腐熟和脾之运化等概括，所以中医脏象理论中没有提到胰。这正是中医科学性的体现，如果中医脏象理论中有胰腺的地位，那么与其同样地位的甲状腺、前列腺等小腺体也应该有位置，这样一来，中医就不是科学了。总之，脏象理论中脑的奇恒之腑地位的界定和胰腺的未论及正是中医科学性的体现。

三焦概念的实质和科学内涵

要论三焦，就要先论心包。传统中医学认为，心是脏腑之君主，既然是君主，就要与其他脏腑有所区别、有所相隔以示地位特殊，心包就是作为这样的"区别"和"相隔"而被提出的。心包应该是心包膜及其间浅在腔隙和其外围的一些结缔组织的总称。

三焦和心包相伴存在，是为强调五脏及相对应的五腑的中心地位而被提出。心包裹心，间接藏精气，故相对于三焦而言属脏；三焦相对于心包居外，又包裹五脏五腑，是形象意义上的五脏向外输布精气和五腑向外排出废物的大通道，故属腑，至此五脏六腑体系形成。所以真实意义上的腑只是5个，三焦是为了强调五脏及其他五腑的地位而被提出。但三焦这一概念的提出，除上述强调五脏六腑其他五腑中心地位外，还有以下重要意义。

1. 表述人体通过体表的能量（热量）散发功能、皮肤的不显汗功能、汗腺的分泌汗液功能

这3个功能对人体的能量、水液的正常代谢有重要作用，所以中医认为"三焦者，水火之通道也"。水者，人体水液也；火者，能量（热量）也。还表述了其他五腑来完成的人体排出功能。本条表述功能是三焦的主要功能。

2. 表述人体生命活动中重要的一维——空间架构维（即时空维）

人体组织在空间和时间上呈严格有序排列，人体的各组织器官是限制在一定的时间和空间之内的，这一生命活动特征可以称为空间架构维，因为时间和空间是相统一的。三焦可以达到表述这一生命之维存在和其重要性的目的。

3. 和心包一起，以心包经和三焦经使经络系统完整

这在《难经·二十五难》中已有明确论述："有十二经，五脏六腑十一耳，其一经者，何等经也？然，一经者，手少阴与心主别脉也。心主与三焦为表里，俱有名而无形，故言经有十二也。"

4. 与其他五腑构成六腑，用六腑对五脏，暗示人体的物质、能量在总体上来说是藏少出多的

人体生命是一个有空间终点和时间终点的耗散系。故三焦在中医学中，虽然"有名无形"，但确实是一个不可或缺的重要概念。

狭义脏象——五脏系统连属的科学实质

人体是有机的生物系统，各组织器官功能都是相互影响的，但彼此之间的影响有主次之别，当以五脏为出发点考察人体其他组织器官和五脏之间的相关程度时，以五脏为中心的功能连属系统就形成了。如"帝曰：脏象何如？岐伯曰：肾者，主蜇，封藏之本，精之处也；其华在发，其充在骨"。"在窍为耳"。这是在长期临床实践中发现肾的物质、能量、功能状态和发、骨、耳的物质、能量、功能状态联系很紧密的理论总结，并用五行理论进行归类的结果；其他四脏的物质、能量、功能状态对骨、发、耳的物质、能量、功能状态就没有影响了吗？当然有，只是肾对它们影响最大而已。其他四脏的系统连属也是同样道理，所以人体五脏连属系统是以五脏为中心的人体组织器官的物质、能量、功能状态的最大相关链，这应该是中医狭义脏象的科学本义。因为中医首先表述人体的物质、能量摄入、贮存、利用和排出这一重要的和前提性功能，物质、能量是中医论述组织器官功能及其相互关系的基础，而物质能量又是由五脏输送向其他组织器官的，所以五脏就成了人体中心和组织器官连属的中心；以五脏为中心的5个系统就是5个物质能量功能状态的最大相关链。至于具体调节机制和具体相关路径，则用经络和气化抽象论述，淡化现代医学意义上中间调节机制和具体线性调节路径是传统中医学整个理论体系的理论特征和时代特征。从现代医学或其他科学角度也许会找到脏象理论的诸多解释性根据，但只会进一步发展和验证脏象理论，而不会否定古人所要表述的脏象本义，以历史唯物主义观点从古人本来角度首先实事求是地理解中医，才是继承和进一步发展中医的正确态度和前提，也是正确的方法。

命门的科学实质

明代赵献可认为，《内经》中的君主之官不是指心，实是指命门，命门是真君主；即对《内经》以后流行的"心主神志"的观点提出了质疑；又认为命门在两肾各一寸五分之间；命门中的生命物质是先天火气。先不说赵献可对《内经》十二官论中关于君主之官功能论述的质疑，并把君主之官的功能归为命门对不对。赵献可的质疑使我们想到另一个重要问题，即生命原动力问题；五脏为什么要藏精气？六腑为什么要传化物？经络（包括脑和神经）为什么要调节呢？这就是命门之火温煦激发的作用，命门是生命原动力之源，即上文所谓"真君主"。

现代生理学实验证实，肾上腺皮质分泌多种激素，其作用广泛，对维持机体的基本生命活动十分重要。肾上腺髓质分泌儿茶酚胺类激素，在人体应急反应中起重要作用。肾上腺皮质激素对糖、蛋白质、脂肪、水、盐代谢都有重要调节作用，对血液系统、循环系统等功能的正常进行都有重要影响，而且肾上腺皮质还分泌性激素。"动物实验表明，切除双侧肾上腺后，极小的有害刺激即导致动物死亡，动物几乎不能适应任何应激环境，但若仅去除肾上腺髓质而保留肾上腺皮质，则动物可以存活较长时间。"这一切说明肾上腺在人体生命活动调节中扮演基础性角色，其他组织器官虽然功能完好，一旦切除肾上腺，生物体生命即宣告结束。脑的调节功能当然重要，但没有脑的低等生命照样生存，靠的就是内分泌物质的调节，脑、神经等是在进化中形成的高级调节系统，人体激素及其他分泌物的调节方式代表生命形成以来的基本调节方式。肾上腺就是人体中最基本最原始生命调节之源的概括（最原始的调节之源当然是遗传基因中的预设生命信息。但作为一个成熟人体的系统功能的运行，肾上腺分泌物的调节功能就具有原始地位），即以皮质激素为核心的激素群就是生命原动力之源，而小腺体在脏象学中是没有形态学上的地位，归在相应脏腑形态学概念之内，属气的范畴。肾上腺紧附肾脏，与命门对应，应该就是命门的物质基础和核心所系。所以，用中医语言表述命门火气就是生命原动力之源。赵献可将命门界定为肾间动气是正确的，其他界定都不正确。

脏象理论的宏观态势论和系统论实质

自然有五行，人有五脏，以"五行"这一哲学概念匹配五脏以阐释五脏功能是很自然的事情。五行是对自然界五类物质各自不同理化或生命运动态的抽象和表述，是动态的；心、肝、脾、肺、肾是活体脏器，中医学效法"五行"思维，对其各自生命活动总的态势进行归纳和描述，其物质核心就是相应的解剖脏器，其他辅助地位的细小器官，如内分泌腺体、神经系统、内分泌系统等的功能也按五行属性分别归入相对应属性的脏器功能及相应经络之中。所以，传统中医学五脏是以相应脏器为核心，以五行属性进行归类，以其宏观生理功能态势进行功能表述的器官组织集合。

中医学认为，脏以藏为用，属里；腑以出为用，属表；脏腑互为表里，使人体这一生物体藏和出形成了一对一的协调配对关系。肝和胆、肾和膀胱的表里关系容易理解，它们是彼此相连的，一藏一出，互为里表；心包和三焦的表里关系也容易理解，一里一外，相互比较存在，一藏（包裹心脏）一出，互为表里。

至于肺和大肠的表里关系，要从人体整体开阖态势找原因，肺在人体上部，司体腔上口，大肠在人体下部，司体腔下口，二者功能互相影响，其相互协调对维持体腔正常腹压有重要作用，而且肺吸清气，大肠排出糟粕，一进一出互为表里；心藏血，并泵向全身，小肠在总的生命活动态势上是吸收营养入血，并把废物向下排出。在人体物质、能量的储存和利用上，心和小肠一藏一出互为表里；胃总的运动态势是腐熟水谷，并向下排出；脾总的功能态势是升清、裹血，脾升胃降，一藏一出互为表里。胃、小肠、大肠本是体内一条完整的消化系统腔道，之所以分别和脾、心、肺匹配表里，是因为脏腑表里关系是产生于对人体整体核心功能考察的前提之下，讨论的是人体的物质、能量在宏观上的进出（摄入和利用）平衡问题，强调的是脏以藏为用功能和腑以出为用功能在这一平衡过程中的相互协调和连贯，而不是简单的解剖学意义上的对称关系，是脏和腑功能相互关系的宏观态势论。六腑也是具有一定生命功能态势的器官，但其部分功能被与其对应的五脏概括，其自身功能主要被定位在"传化物"，五脏和六腑的功能定义是相比较存在的。脏腑的功能再经过系统化宏观整合就构成了升降出入的整体功能。事实上，中医都是从宏观态势层面描述精、气、阴阳（此处指物质）、血、津液、脏腑、整体等的功能，而且它们都是相对宏观概念，所以脏象理论包括整个中医首先是宏观态势论。

从物质、能量的摄入、贮存、利用和排泄的这一人体基本功能上看，人体是一个以五脏为中心、由内向外的物质能量输布利用系统，外部的物质能量由内部供应，即由内部功能决定外部功能；内部脏腑的功能状态影响这一供应过程，故其内部信息会在外部有所表现，所以中医通过望闻问切从外部捕捉信息而诊断内部疾病；而人体的代谢废物和消化糟粕由六腑排出体外，人体的代谢最终出口是二阴（排出大小便）、肺（排出废气、水分，被三焦功能概括）、皮肤（排出汗液等，被三焦功能概括）。这样脏象理论又是关于人体基本生理功能的一个物质能量摄入、有用物质能量的贮存和利用、代谢废物和消化糟粕排出的系统论。

现代脏象理论的模型

综上所述可以总结出，传统中医的脏象学是将人体组织器官分为 4 个层次的五脏中心论；命门是原动力，五脏是中心，经络代表调节系统，其他是五脏的连属系统，所以脏象理论又是组织器官层次论。可见，若要给脏象理论的方法论冠以现代化名字，那就是层次系统态势论。可以将脑-神经-内分泌系统纳入经络系统中并稍加整合，现代脏象理论就可具雏形了。这样做并没有放弃脏象理论的精华，脏象理论的精华是其宏观态势论、系统论、组织器官层次论及其表述的部分西医不能表述的人体客观生命规律。中医和西医的科学对象都是人体，神经、内分泌系统的组织形态和生理功能是任何人体科学不容回避的事实，脏象理论吸收它会使自己的理论宏观微观并重，成为现代层次的系统态势论。

85　脏象研究思路与方法

　　脏象学是中医理论体系的核心内容，体现了中医学术的鲜明特色，亦是临床辨证论治疾病的理论基础。近年来，众多学者运用不同的科学知识和方法对中医脏象学的内涵及其实质进行了深入的研究，取得了许多可喜的成绩。然而对于脏象的实质、脏象系统的构建，尤其对脏象学的研究方法等关键问题仍存有较大分歧。学者白鸿就近 10 年来脏象理论研究思路与方法的研究进行了简要述评，并对存在的问题进行了初步分析。

文献研究

　　文献研究方法是中医基本理论主要的研究方法，也是脏象理论研究的重要方法之一。比如对脏象的概念认识，有学者提出脏象的内涵也包括"藏"与"象"两个方面，即藏于体内的内脏及其所表现的解剖形态、生理病理征象以及与自然界相通应的事物和现象；脏是脏象的主体，其结构是形态性结构与在此基础上形成的功能性结构的结合；脏象是以脏为中心的生理病理系统。此概念源于古人的解剖观察；脏功能的一部分根据其形态结构推理而得，而其复杂的部分则通过整体观察而赋予；其概念的确立得益于古代哲学思想诸学说的渗透，并在临床实践中不断修正与完善。

　　如对脏腑概念的认识，以往认为脏腑是功能性概念，近年来诸多文献研究表明，脏腑同样具有解剖学属性。有学者指出，中医脏腑的解剖属性在脏腑命名、脏腑生理、脏腑病证中均得到不同程度的体现，表明中医脏腑与实体脏器存在一定的相关性。亦有学者指出，脏腑概念最初不是对机体表象综合抽象的产物，而是在解剖基础上建立起来的表征体内实在之物的本质属性和特征的真实概念。

　　再如对"肝主疏泄"的探讨，有学者对"肝主疏泄"的源流加以梳理，认为疏泄一词最早可追溯至《礼记·月令》"孟春之月，祭先脾……其器疏以达……盛德在木"的一段记载。《格致余论》虽提出"司疏泄者，肝也"，但疏泄一词含义模糊，既指肝气对肾精的作用，又指精液外泄的病理现象，尚未作为肝脏功能的专有名词。肝主疏泄作为完整概念提出，首见于《古今图书集成·医部全录》卷九十六《素问·平人气象论》"藏真散于肝"句下注："肝主疏泄，故曰散。"此后，不少医家从多方面加以阐发，使这一理论渐臻成熟。还有学者对肝主疏泄含义沿革加以考察，认为明代以前肝主疏泄只有掌管精液排泄的作用。清代"肝主疏泄"含义扩大，一是对脾胃消化的作用，如唐容川；二是协调二便的作用，如吴鞠通、唐容川；三是调畅气机的作用，如赵彦晖、吴达。近 40 年来肝主疏泄概念在上述基础上有所取舍，较为常用的有调畅情志、调畅气机、促进脾胃运化等内容，对精液排泄、协调二便的作用则鲜有涉及。可见，通过文献的梳理、总结，系统归纳或者提炼升华中医的某些认知，进而升华为系统的理论，是中医理论的重要来源之一。

临床研究

　　近年来，围绕脏象学开展了一系列临床研究，研究较多的集中在脏腑病证方面，主要包括临床经验总结、病证结合的诊断标准化研究、证候的实质研究以及病证结合的临床实验研究等方面。

　　1. 病证结合诊断标准化研究　病证结合的诊断标准化研究是中医理论与临床发展的基础，是今后中医持续长期发展的前提。脏腑生理一系列作用涉及西医多个系统的生理活动，临床表现复杂，证候各异，因此为脏象的深入发展带来了一定的困难。许多学者在临床实践中对脏象的一些常见而重要的证候进行了整理归纳，如对"肝郁气滞"的研究，辽宁中医学院郑洪新博士依据尸检结果，首次报道"肝郁气滞证"病理解剖改变特点。黄柄山等对"肝郁气滞证"临床表现、发病原因、个性特点及相应指标进行了较为全面的研究。杨维益提出肝脏象在五脏中地位于清代上升至首位的认识，并依据秦伯未之论强调研究"肝郁"当分"太过"与"不及"。张珍玉则对肝郁证有了进一步的发挥，并在《中医学基础》中提出肝气、肝郁证候的不同临床表现和治则方药。乔明琦围绕着肝失疏泄的"肝气逆""肝气郁"两种基本证候确立证候标准，展开了从基础到临床、从个体到人群、从宏观到微观的系列研究，取得了显著性成果。此外，通过现代数理统计的方法，尤其是通过回归分析的方法筛选主要临床表现的诊断标准化研究也逐渐受到重视。

2. 证候实质研究　有研究指出，证候实质研究是应用相对客观监测指标对证候做出定量诊断，并以此为中介，实现中西两种医学本质上的交汇与融合。近 10 年来，分别从不同角度在五脏证、阴阳证、寒热证实质等方面取得了一定的成果。研究表明，根据各个局部的结果并不能找到某个或某一组对于某一证候非常特异的客观指标，许多指标在不同病的同一证中的变化趋势是不一样的，而在不同证候中又存在着共同的病理状态。认为原因在于证候实质研究中存在着弱特异性的特征，而弱特异性则主要源于中医证候所隐含的多态性和同态性。故单纯用直观、线性的方法去把中医证候和西医理化指标进行一一对应，已经不能实现中医药的现代化。只有综合运用现代研究成果，从多方面着手才能探索中医证候的实质，并且提出了以下几种主要的研究思路与方法：①围绕中医的临床实践，遵循标准化、规范化的有关要求，对中医理论概念进行规范；②继承发掘古代文献精华内容与当代专家的系统调研相结合；③采用临床流行病学方法，进行大样本的临床研究；④合理应用现代科学技术。

3. 病证结合的临床试验研究　通过病证结合的模型，对病因、致病机理等的临床试验研究是目前重要的一种研究方法。如对"肝郁证"的研究，20 世纪 70 年代开展的"肝郁证"临床研究，并采用现代检测手段，寻找其客观指标。发现"肝郁"患者具有交感神经功能和甲状腺素等改变。90 年代初中期，对肝阳上亢、肝火上炎、肝胆湿热及肝血虚证进行的研究，对所研究证候首先依据文献、老中医专家经验及初步临床观察结果，拟定其诊断标准，并采用更为先进的检测手段，指标也更具针对性，研究结果显示出上述 5 证的基本病理变化特点。以乔明琦为首的科研团队对"肝郁证"临床表现、发病和相关指标进行了更加深入的研究。拟定肝郁证临床调研表，开展大样本、多中心的临床流行病学调研和相关指标检测。结果表明，"肝郁证"不是单一证候，患者主要呈现两种不同类型：一类以情绪亢奋、急躁易怒、头腹胀痛为特点；一类以情绪低落、郁郁寡欢、胸闷善太息为特点。两类患者血、尿中去甲肾上腺素（NA）等指标有显著性差异。据此提出"肝气逆""肝气郁"两证概念，并初步提出两证诊断参考标准。随后借助有关量表开展两证病因与发病机理研究，认为机体"气血潜在不畅"易受外界情志刺激而发病的内在因素，其实质是血清甲状腺素 T_4 水平显著升高，雌二醇（E_2）孕酮（P）正常分泌峰阙如。由此调研检测结果提出，肝气逆、肝气郁两证是肝疏泄失常始发证结论，并建立临床诊断实验参考指标，提出"气血潜在不畅"病因概念，"多情交织共同致病"假设。这些新认识，丰富并深化了对肝疏泄常宏观、微观机制的理解，为肝脏既易升动太过又易疏泄不及双重病理特性提供了有力佐证。

实验研究

动物实验研究近年来蓬勃发展，在模型塑造、模型动物病理生理学的基础研究，尤其在肝郁证、肾虚证、脾气虚、心血瘀阻等脏腑证候方面颇有建树。如对肝郁证的研究，20 世纪 70 年代末用四氯化碳及艾叶等中毒法制造"肝郁"小鼠、大鼠模型。80 年代初对"肝郁脾虚证"进行了较为系统研究，检测该证患者临床客观指标，复制该证大鼠模型，开展治疗方药作用机理试验。山东中医药大学先后报道"肝气逆、肝气郁"两证临床研究和大鼠模型建立及进一步研究结果。建立肝气逆、肝气郁证大鼠模型及其复制技术标准，开展从下丘脑到心、肝、胃、肾上腺等组织器官单胺类神经递质含量变化动态连续检测，并用自己研制的药物使大鼠模型获得药物反证的支持。同时，选择下丘脑等组织中单胺类神经递质作指标，不仅为两证大鼠模型提供客观证据，而且对两证深层微观机制作出阐明，为揭示肝疏泄失常现代机理提供实验资料与科学解释。之后，采用宏观和微观相结合的方法对经前期综合征（PMS）病证结合进行研究，建立 PMS 肝气逆、肝气郁病证结合临床诊断和疗效评价标准；复制该病证结合大鼠、猕猴模型，逐步探查肝主疏泄不同层次机制，并以理论为先导研发新药。再后，以 PMS 两证大鼠和猕猴模型为对象，对肝疏泄失常中枢机制进行研究，试图搞清外周血尿、器官神经递质和性激素水平与中枢内含量变化关系，中枢内该类指标与其受体作用情况，该类受体编码蛋白基因表达及其调控作用，探索肝主疏泄功能定位和阐明作用机制，在分子和基因水平上揭示肝主疏泄的微观机制，推进肝脏象学向现代科学水平迈进。

思维模式研究

中医理论具有鲜明的自身特色，思维模式也独具一格。近些年对中医理论思维模式的研究也逐渐受到重视。构成人体子系统间的关联关系复杂，并且人体能不断与外界进行物质、能量、信息的交换，因此人体是一个开放的复杂巨系统。中医以其独特的研究方法和认知模式，能够有效地分析人体复杂的生命现象和维护人体的健康。有学者认为，思维模型的运用，是中医研究人体的基本手段和方法。思维模型不是利用物质实物做模型，而是在人们的思维中对认识对象的一种纯化、简化的印象。它是抽象的，是思维形式的模拟物，需要用思维把握。"脏象"是中医认识人体复杂系统的思维模型，思维模型的建构过程中人体解剖是"脏象"思维模型构建的基础，经历了从解剖实体向功能模拟的演化，而"五行学说"的介入标志着"脏象"思维模型的确立。这种思维模型具有抽象性、整体性、恒动性的特点。并且认为中医"脏象"思维模型对系统复杂性研究的意义，认为复杂性科学倡导一种新的思维方式、思想导向和概念模式，正在冲破自牛顿时代以来一直统治着科学的线性的、简化论的思维方式，它探索现实世界的整体性问题，从系统的角度去考虑复杂性问题。"脏象"作为中医认识人体复杂巨系统的思维模型，蕴涵有系统论和控制论的基本思想，至今仍然有效地指导中医临床实践，足可显示其实用和存在的科学价值。

其他研究思路与方法

中医药的研究方法向来见仁见智，多学科研究目前多受关注。现阶段，学科、学术的发展是不能脱离其他学科或学术而独立发展的，学科的交叉、渗透、互参已成为学科发展的趋势，尤其是与现代生命科学、分子生物学、遗传学、数学、统计学、社会学等学科的结合更是密不可分。近些年学科建设与发展的历程也充分证明了这一点。

需要特别强调的是，流行病学研究方法也逐渐成为目前中医学发展的主流方向之一，既可以从宏观角度探讨临床实际问题，也可以从微观角度深层次地分析诸如发生学的机制问题。此外，数据挖掘技术、中西医对比研究等方法也越来越多地出现在中医药的研究中。

目前脏象研究思路与方法的局限

1. 脏象内涵不确定的困惑　脏象不同于脏腑，中医脏象理论有其自身的特点，如五脏为中心的整体观、重象而轻脏腑、主观与客观、唯心与唯物并存等。因此，要进一步界定脏象内涵与外延，对脏象学的研究也应继承发扬其合理内核（如整体观、动态观、辩证观）的基础上去粗取精、去伪存真、甄别修正、整理提高，继承其中的正确合理的部分，摒弃一些不真实或无临床价值的内容，同时要借鉴现代解剖学、生理学、病理学、分子生物学等知识，吸收近年来中西医结合研究脏象的新成果，建立起具有现代水平的新脏象学。

2. 传统思维方式的缺失　医药的历史与发展总是与其文化母体休戚相关。中医学植根于中国古代的传统文化中，与传统文化和古代哲学有很深的渊源，中医理论的建立依赖于中国传统的思维方式和独特的认知方法。由于西学东渐和新文化运动的兴起，传统文化日益萎靡，而西式思维渐居主导，"中医式"的理论思维能力先天不足成为制约中医理论发展的重要原因。

3. 理论与临床衔接不够　中医理论的产生来源于临床实践，实践是中医理论兴盛发展的根基。中医学历来重视经验积累，单纯依赖现代实验医学的方法是不够的，必须尊重和应用中医学的思维模式和方法，在坚持整体辨证思维的指导下，以临床为中心、以实践为前提，基础研究和临床研究相结合，提出理论假说，是中医理论发展应遵循的基本原则。基于临床又回归临床，是中医理论发展的必由之路。

4. 研究思路与方法的困惑　现代科学技术的飞速发展为中医脏象学的发展带来新的机遇，赋予了脏象学新的内涵，同时也形成了巨大的挑战。突出表现在主导研究思路系参照现代西医基础研究的模式，运用动物模型或结合临床观察与调查进行研究的；重点研究领域集中于脏象、经络、证候、四诊、治法的"现代科学实证"研究；研究方法主要采用现代西医基础实验方法及其他实证科学相关的研究方法；基本研究目标是从现代医学或现代实证科学的角度，验证、诠释、说明中医基础理论范畴的若干问题。虽然某些研究取得了若干有现代实证科学意义的进展与结论，或对中西医临床诊疗有所借鉴和启发，但也存在着对"实证科学"的迷信，对高新技术的盲从，以致某些研究自觉不自觉地脱离了中医学的客观发展规律，脱离了中医学防病治病的根本目标。在研究方法上，往往将文献研究混同于理论研究，或将实验研究代替理论研究，忽视或基本放弃中医理论思维。此外，对中医基础理论范畴中不同性质、不同层次、不同问题的研究方法，缺乏具体问题具体分析和区别对待。应重点放在如何继承、完善与发展中医理论学体系，研究中医学理论如何指导现代中医诊疗实践，理清中医学科研的思路与方法，认真解析不同性质、不同层次、不同领域、不同问题的研究，在研究思路、研究方法上的区别等。一切研究的出发点与落脚点必须以中医学术自身的提高为目的，而不是异化、肢解和改造，并重视与中医理论体系内在逻辑联系相对接。

此外，继承不够、创新不足也是中医药发展的突出问题。中医传统理论延续两千余年，记载了中医丰富的临床经验和精华，必须很好地继承与挖掘。继承是一切研究的基础和前提，创新是发展的关键，创建科学的假说和构建新的理论。以继承性研究确立中医学某一基本理论和概念的内涵，以现代科学手段对该理论和概念的内涵作深化研究的过程中，科学的假说和新的理论便可能产生。要加强古代文献的研究整理和发掘，紧密结合临床实践（如对医案的整理和发掘），并借鉴现代文献研究的一些思路和方法，如对计算机的应用或循证医学思想带来的启示等。

86　论脏象学融入现代医学的思路与方法

中医药是中华民族的瑰宝，西医学是现代医学之主流，随着医学向整体系统医学发展的趋势，殊途同归，中西医结合是今后未来医学必然的产物。然而自 1956 年提出中西医结合的方向后，迄今已度过半个世纪，尚未有重大突破，究其迟缓的原因，虽有众多因素，但潘文奎认为一是中西医结合未在理论上予以沟通，实是一遗憾之事；二是尚未摸索到有效的中西医结合的方法也是一重要因素。诚如要过河一样，必须要解决桥或船的问题，否则过河只是一句空话。所以要促使加快中西医结合的进程，必须研究其科研思路与方法，在中医理论体系中，脏象学是其核心内容，今后必将渗入未来医学之理论，学者潘文奎等对脏象学融入现代医学之方法做了探讨。

补罅苴漏，建全脏象整体之完整性

科学是不断发展健全的，由推理、设想，直至真理的发现，是不断完善的，决不会裹足不前。然而中医的理论核心虽经几千年的岁月，但迄今仍以引经据典为荣，无有长足的进步，由此不免与突飞猛进的现代医学拉开了距离，且观脏象学之内容，其尚存在着不全、不深、不透的弊端，如此怎能让人信服！故欲使脏象学不被现代科学所取代，就必须首先完善自身的理论体系。

脏象学主要存在着两方面不完善的地方：一是脏象学的内涵。五脏作为脏象学的核心，各脏均应具有阴阳气血的实质，但在古老的脏象学中，就肺脏而言，注重于肺气、肺阴，而忽略了肺阳和肺血，尤其是对肺血没有任何深一层次的阐发，无形中形成了空白缺陷。对由于心衰导致的肺郁血，则无法以肺阴、肺气予以满意的解释，成为他人攻击的弊端。伽利略说过："真理就是具备这样的力量，你越是想要攻击它，你的攻击就愈加充实了和证明了它。"所以作为振兴中医的学者就必须在理论上下一番功夫，补罅苴漏，使之充填完善，并经受实践的考验，不断充实提高，为世人所公认。一是脏象学奠基于 2000 余年之前，古文字用词简练，常一字多义，含义深奥，由此对医古文的诠释，常存在分歧，也成为他人批驳的藉口。因此在注解时既不可单从字面上予以曲解，也不可轻易否定，必须深悟其全文的奥义。诸如"肝为罢极之本"的诠释，历来有从音训、声训、义训等各方面解释，但都未能予以通解，其关键即在于局限于"罢极"之字面，而未与此功能系肝脏之生理功能相联系。从五脏之整体功能考虑，从《说文》之词义诠释，罢极乃"遣散人身之气血布敷于周身"之义，则颇为贴切。姜春华建议将此注解纳入中医教材中以正视听，由此可见，对古文之诠释也关系到中医理论之完整性及其可信性，不可等闲视之。

诚然对中医理论完整性的研究是要花费相当精力和时间的，并不是可轻易获得效益的。然而拜伦说得好："逆境是达到真理的一条通路。"惜乎当今中医界投身于理论研究者寡，又缺乏相应的资金，无形中更延缓了中医向未来医学渗透的进程，必须急起直追。

弃旧迎新，接纳现代科学之新观念

在自然科学中，各门应用科学已有逐渐被数学、物理、化学、生物学等基础科学所阐释和充填的趋势，中医学也决不能例外。在此就存在着中医西化或西为中用的分歧，中西医结合之概念即隐含着中西医并存的实质，所以一味追求中医西化显然是犯了方向性错误。然而如何正确掌握西为中用，接纳现代科学之内涵，也是一思路与方法的问题。

目前最常见到的是运用现代科学（主要是现代医学）来解释中医理论之内涵，对脏象学而论，主要是探研五脏之生理功能，其中有些生理功能，诸如肺主气、心主血脉、脾主运化水谷精微、肾主水等，均与现代医学之理论相通，但尚有些脏腑功能，如脾主水湿、肾主纳气、肝藏血、心藏神等则以现代医学无法理解，对此必须深入予以探研。如今通过相关的实验研究，也逐步予以阐明，所以决不要错误地认为西医不能解释的中医理论都是谬论，都是错误的，恰恰相反，有时正是其精华所在。正如巴尔扎克所说："当你看到不可理解的现象感到困惑时，真理可能已经披着面纱悄悄地站在你的面前。"所以瑞典医生 Hams Agren 说："中国传统医学充满了合理的非玄学的内容，值得彻底研究，以发现其精华，其中有些原理有可能结合进国际医学。"

值得注意的是，国外对中医学的研究已经从中医基础理论着手，诸如利用磁、声、光、电、核等物理技术对经络实质进行探讨，运用肌力测定方法研究脾主肌肉的理论，利用白细胞表面抗原检测和 SOD 活性测定技术探讨中医"证"的实质等，这些都借助于现代先进的科学和技术，为什么我们不能接纳现代科学为我所用呢？所以必须抛弃守旧的排外观念，大胆运用现代科学阐发中医理论之见解，为世人所共识。

在运用现代科学阐发中医理论之际，必须注意两方面的情况：一是要维系中医整体观念的哲理。当今在开展中医理论实验研究时，常是采纳西医单体分析研究的思路，孤立地看待一项立论，很少与其他相关理论相联系。诸如对脾脏功能的研究课题，分别探讨了脾阳虚与胃泌素水平、肠胃道微循环障碍、胰腺外分泌及小肠吸收功能等关系，各学者均强调了自身研究结果的重要性，然而脾阳虚是一组证候，其虽可发生各种生理病理的变化，但在这些变化中，各占有何种地位，孰轻孰重，均应相互联系，有所侧重，并非各自为政。惜乎对脾阳虚的总体概念至今尚未形成，各实验结果均独树一帜，由此未能向世界医学传播一整体形象，以确立脏象学的核心地位。二是在向现代医学渗透中医理论时，应科学地阐明中医理论的实质内涵。诸如呼吸系统关系中医肺脾肾三脏；消化系统涉及肝脾胃三脏；生殖系统波及心肝肾三脏等，在这些系统中应致力于研究中医肺脾肾、肝脾胃、心肝肾各脏所关系的现代生理病理的实质，予以科学的阐明，则无形中也促进了中西医的沟通和相融。

反复推敲，精确翻译中医名词术语

在中西医的交流中，必然涉及翻译工作，要把中医理论精确地传授到国外，全仗精确的译文。试想若请一位门外汉做翻译，必然会笑话百出。所以要充当一个称职的医学翻译，必须精通中、西医双方面的理论，并深切领会翻译文字的实质内涵，并经反复推敲，才能胜任译文这项工作。惜乎目前这种高标准的人才紧缺，由此不免在翻译中产生误差，影响了中医理论向外拓展的深度。

想当初，当西医传入中国之时，是外文翻译成中文的鼎盛时期，可以想象从事翻译必然是由懂中医的人员承担，由此出现了中西医脏器与脏腑同名的现象。然而由于中西医之解剖知识丰盈程度的差异，出现了将"扁似马蹄"的 Splenis 翻译成"脾"，不得已把同属于中医脾的"形如犬舌"的 Pancreas 翻译成"胰"，此或是胰、异之谐音所使，由此造成了胰、脾之混淆。在中医理论中，有些未有相对应的西医组织名称，诸如三焦、天癸、腠理、经络等中医术语，至今仍是没有定论的不解之谜。

当今中医东渡向外传播之期是中文翻译成外文的大好时机，如今已有好几本中英文中医术语的翻译书籍。其相互对照，其中不乏相同的译文，但也存在不少大相径庭的外文，有的从意译，有的从音译，五花八门，莫衷一是。若全国能集中精通中西医医理又具有相当外语水平的人才，汇集一起，共同切磋，制订出符合中医理论，又能为西医所接受的精当的译文，则既可全球统一用词，又可弘扬中医知识，何乐而不为呢。

在翻译的过程中必须注意的是切不可草率从事。在针灸向外传播时，对穴位的译名未用音译，也未用意译，而是简单地用阿拉伯字编码，由此造成脾俞 BL20、足三里 ST36、三阴交 SP6、内关 PC6 等外文穴名。从这些外文穴名词义分析，仅是洞悉其所在经络及其所处编号，而中医穴名的实质含义已消失殆尽，已不能从这些穴名中窥度其脾俞、内关之功用含义，也不能从三里、阴交等词义中掌握其精确的定位所在，这不免干扰了中医针灸理论的向外传播。如今 WHO 已把它定为经络腧穴国际化标准方案，并无法更改，不免有些遗憾。所以翻译文字的确定必须慎重而认真地对待。个人认为在中医理论文字的翻译中，除拼音直译外，意译诚为重要。意译的用词不一定要生搬硬套外文词组，可用相应的词组充分表达中医理论的内涵，并使西医能够理解。诸如心气虚证，不能简单地用西医的 Heartfailure 所取代，因为心气虚不等同于心力衰竭，而应译成 Hypofunction of the heart，此词义是心脏功能不全，与心气虚之概念相吻。因此在现代医学的词组中应增添相关用词，并扩充其词义之内涵，与中医之理论力争合拍，才能既正确无误，又能毫不遗漏或曲解其词义，使中医理论能为普天下之医教者知晓。

有机契入，重点突破中西结合环节

中西医结合是一项漫长而艰巨的工作，非一朝一夕之事。在半个世纪的相互撞击和汇通中，未有长足的成果，关键是未寻找到相互结合的突破口。要从理论上予以结合，彼此能融会贯通，必须从临床上着眼，因为一则中医是经验医学，二则临床实践是唯一检验真理的标准，故中医学渗入未来医学的突破口就在诊断学和治疗学两方面。

临床诊断，现代医学具有雄厚的优势，特别是近年来彩超、纤维内窥镜、CT、核磁共振等仪器，是中医"四诊"望尘莫及的。然而冷静地分析对比中西医的诊断措施，中医之苔脉是其优势所在。在现代医疗仪器中尚无相应的设备，惜乎自 80 年代兴起的舌象仪、脉象仪的研制，有始无终。在此必须引起注意的是，这些诊断仪不能仅从影像仪考虑，而不从中医理论着想，若在图像分析中，渗入中医理论脏腑辨证的内容，诸如舌尖属心、舌边属肝、齿痕为气虚、舌绛为阴虚、寸关尺三部与五脏的关系等，则不仅超越西医诊断仪的诊断水平，并为传播中医理论具有说服力的佐证，可有效地加速中西医结合的进程。

在中西医结合工作中，临床上的辨病与辨证相结合已为人们所共识，在辨病为纲、辨证为目的的疾病诊断中，对中医"证"的研究是一项重要的工作，证是西医不具有的对疾病深一层次的认识，也是弥补西医只注重病，而忽视患者整体的缺陷。对证的研究，在未来医学中，一则可进一步反映疾病的个体差异性、病程的阶段性、诊断的精确性及其不同质的病因、病性、病位，与现代科学分析的精密性、微观性、渗透性有异曲同工之妙。二则对一些诊断不明者，尤其是"第三状态"者可有充分的认识。所谓第三状态就是处于健康与病变之间的情况，也就是经过临床各种检查没有发现异常，而患者却自述有各种不适的自我感觉，即通常所说的"有症无'病'"的状态。西医往往认为患者是无病呻吟，失去了早期发现的机遇，而中医之脏腑辨证则轻而易举地有所发现，可根据苔脉的辅助检查，作出诊断，予以对证处理，防病于未然之期。所以日本学者有地滋氏等明确指出："在临床检查未见异常时期，汉方的'证'就表现出来了。"这是现代医学尚未认识的领域，也是中医理论在未来医学中可大展宏图之所在。

当前现代科学已开展全球性的人类基因组研究，在此中国既有 14 亿多人口和众多的几代同堂的家谱，又有 56 个不同民族，在基因组的调研中具有得天独厚的优势，若在这基因组研究中掺入中医理论，开展人类基因组与中医理论相关性的研究，则更具有特殊性。诸如中医肝脏的功能涉及中枢神经、内分泌、消化系、心血管、生殖系等多脏器功能，肾之功能涉及泌尿、生殖、骨骼、内分泌、呼吸、血液诸系统，在这些系统的基因中有哪些相同的基因组？若能有所发现，岂不是找到了在人体中有关中医五脏为核心的脏象学的实质内涵，给中医脏象学以科学的阐述，既寓有新意，又为融入未来医学奠定了基础。

在治疗方面，中医理论的突破口，当随着目前疾病谱的改变，以攻克难治病为当务之急。西方医家也越来越重视中医药在难治病治疗中的价值。所谓的现代难治病的概念正是西方医家从生物医学模式的疾病中分化出来的一类疾病，其往往未发现有明确的致病因素，而在疾病的发生和发展中，常和体质因素、生活起居、精神因素有着密切的关联，西医已无法从杀灭病原体、消除致病因素、纠正病理改变上选择方法和药物，有时正可谓束手无策。而中医则可从导致这些疾病发生的内因出发，通过脏腑辨证，联系五脏之间的生克关系，寻找到它的病理因素和主要矛盾方面，在衡量邪正盛衰偏颇后，有的放矢，对证下药，扭转其病理因素，保持机体内环境的恒定。所以日本平马直树指出："疾病种类发生变化，代谢及免疫异常，慢性疾病增多，现代医学无能为力，而中医往往取效。"平马直树呼吁"重新评价中医"。足见中医对难治病的研究不仅可提高自身的学术威望，有助于世界医学的进步与发展，也是面向世界、面向未来的发展方向，其突破性的成果必将是融入未来医学举足轻重的重要内容。

在治疗方面，随着科学的发展和人类社会的进步，世界医学已向预防医学拓展，这也是中医理论得以发展的一个突破口，中医治未病的思路早已在脏象学中显露，所谓"见肝之病，知肝传脾，当先实脾"就是一个明显的例子。所以日本著名医学家有地滋氏也不得不承认："治未病者，并非盲目的预防措施，乃是针对个体而采取的恰当处理，从这点来看汉方至少比西医是上工。治未病是现代难治病的预防医学，是汉方在今天最有价值之处。"现代医学虽然在防疫方面已有不少的措施，但药物有不良反应及其严格的适应证，而中药之较少毒副作用也为西医所仰慕，在国外已掀起回归自然、采用天然药品之风，也为中医药在防治两方面进行了舆论准备，加之中医辨证论治的灵活性、针对性、辨证性及其之有效性，必将大有作为。所以只要以正确的思维逻辑、具有实效的科研方法，以中医理论为核心，以世界医学为难题为目标，持之以恒地深入研究，不断充实提高，有所发现，有所创新，中医药理论不仅不会被现代科学之研究成果所取代或淹没，相反会有其广阔天地。

87 论新世纪脏象研究思路与方法创新

　　中医学是中华民族灿烂文化的重要组成部分，它以博大精深的科学内涵，独具特色的理论体系，屹立于世界医学科学之林。在中医理论体系中，脏象学是其核心内容。近 20 年来，对中医脏象的研究大量吸取现代科学技术新成就，在思维、方法、理论、临床等各个层面展开了空前规模的研究工作。学者马民等认为，中医脏象研究实际上已经跨入新时期的现代化进程，孕育着新的理论突破和思路、方法创新。

关于思维层次的研究

　　要成功完成中医脏象的现代研究，首先要解决学术思想和思维方式的某些困惑，明晰中西医学的不同历史特征及互补关系，确定中医脏象现代研究的思路与方法。

　　1. 中医和西医具有不同的历史特征　　中医学是在古代朴素自然的科学观念下形成的，是宏观整体下的研究成果，其思维方式与观察方法具有宏观性、整体性、动态性与综合性的特点，研究方法为粗略的解剖、肉眼的观察，研究思路是取类比象，研究对象以外在表现为主，内在为辅，以外推内。而西医学是在现代自然科学体系中成长起来的现代生命科学，是微观、局限下的研究成果，研究方法为精细的解剖、准确的测量，研究手段以仪器设备为主，思路是从分子和细胞水平上阐明机制，由外到内，层层深入分析。中医重在应用有效，西医重在机制清楚。脏象学作为中医理论体系的核心内容，充分体现了中医学的思维、方法特点。因此，对于中医脏象的现代研究必须符合中医学的基本特征。

　　2. 中医和西医的互补关系　　中医和西医是两种不同的医学科学，二者存在观察层次、理论视角和认识方式的差异，不能把这种差异看作先进与落后，而是各具特点、优点与不足，二者在不同层次上的相互补充，最终构成完整的医学体系。西医作为中医的微观基础，中医作为西医的宏观规律。中医应研究宏观规律下的内在联系和基础。西医应研究微观层次上的综合规律。中医脏象研究，应积极吸取西医学的新成果、新理论，深入地探索和研究五脏生理功能、脏象本质等中医理论，实现中医脏象现代研究的实质性突破。

　　3. "证"的科研思路与方法　　中医脏象学对人体生理病理观的把握是通过"证"来实现的，因此"证"的客观研究对脏象的现代研究至关重要。"证"的科研思路与方法首先应遵循 3 个条件进行：①设立统一的辨证标准，以利于选择典型而无其他证的夹杂，从而得出明显的结果。②"证"是出现于各种疾病中，设立同病无证的患者加以对比，以排除疾病对各项检测指标的影响。③"证"的动态变化应有相应指标的改变，应用典型方药治疗可见指标改善。"证"研究的突破性进展直接影响中医脏象实质的现代研究，例如对肾本质的研究，首先建立了统一辨证标准，从异病同治的研究途径，发现肾阳虚患者普遍有尿 17 羟值低下而后从肾上腺皮质功能往上追溯，研究得出了肾阳虚证具有下丘脑—垂体—肾上腺轴功能紊乱的结论，实现了科学研究中的可测量性（定量）和可重复性（定性）。其后对肾阳虚证设立了同病异证组，在性腺轴和甲状腺轴上的对比研究，都显示肾阳虚证者的功能紊乱，由于 3 轴均累及，故可推论肾阳虚证的主要发病环节在下丘脑，最近又证明了补肾药可直接提高 CRF 基因的转录与表达水平，从而改善下丘脑—垂体—肾上腺—胸腺（HPAT）轴的抑制状态，提供了补肾药可直接作用于下丘脑的证据，由此得出肾本质实际是下丘脑—垂体—三个靶腺（肾上腺、甲状腺、性腺）轴的结论，开辟了中医脏象研究的新局面。

其次，在"证"的实验研究中，动物模型复制是科研的重要手段之一。必须加强体现中医整体观念及"证"特色的动物模型的研究。一方面，不能纯粹用西医的思路来复制中医实验动物模型，使研究缺乏中医特色；另一方面，亦不能一味强调整体性，刻意追求综合方法，忽略对"证"本质的研究，缺乏创新意识，使动物模型复制趋于模糊化、简单化。而应制定出动物模型的各项定量、半定量客观指标，并用药物反证其正确性，扩展、丰富其内涵，使研究工作更科学、规范，从而给中医及脏象的现代研究提供坚实可靠的实验室证据。

强调微观辨证在中医脏象研究的作用

微观辨证学是 20 世纪 50 年代从中医药学中孕育出来的新学科，它应用现代新的科学技术将传统经典辨证提高到细胞、亚细胞乃至分子、基因水平，以阐明脏腑、证候的实质及其规律。其通过观察微量化学反应来确定和测量人体细胞内各种微量和超量化学物质。进而了解人体脏腑器官的代谢特点及生理病理规律。运用微观辨证学从细胞、分子、基因水平研究脏腑、器官的生理病理及所反映的"证"，为探索中医脏象实质提供了一条崭新的思路。

近年来，关于脏腑及脏腑病的微观辨证取得了较大的进展。心的现代研究：①心阴虚。患者交感神经系统功能亢进，表现在"心率较快"，血内多巴胺-β-羟化酶（DβH）活性偏高，尿儿茶酚胺（CAs）排出增多，血液胆碱酯酶活性偏低。尿 17 羟皮质类固醇（17-OHCS）含量增多。代谢增加，血内三碘甲状腺原氨酸（T）含量多，血内雌二醇（E）增多，免疫功能、淋巴细胞转化率和 E-玫瑰花环形成率均偏低。②心气虚。患者有交感或副交感神经系统功能亢进，尿 17 羟皮质类固醇（17-OHCS）排出量减少，有血瘀证，如血黏度增加，纤维蛋白含量增高，左心室功能减弱。③心阳虚。交感神经系统功能低下，"心率慢"，DβH 活性低，尿内 17-OHCS 排出少，免疫功能低下，血液黏度增大。肾的现代研究：①肾阳虚。尿内 17-OHCS 含量降低，用 17-OHCS 刺激后呈延迟反应。尿内 CAs 降低，血内 TSH 高，T 含量低，基础代谢率也降低，TRH 刺激后 TSH 呈延迟反应；性激素降低，免疫功能低下。②肾阴虚。尿内 17-OHCS 含量升高，CAs 增多；血内 TSH 升高，基础代谢率高，免疫功能低下。此外，肝、脾、肺的现代研究及其五脏病的微观辨证也取得了很大的进展。目前，微观辨证学正运用现代细胞生物学、分子生物学等新技术，向分子、基因水平探索和研究脏腑器官的生理病理及其变化规律。

当然，强调从细胞、分子、基因水平研究中医、脏象的重要性，绝不意味着可以忽视传统的宏观辨证，相反只有把微观研究与宏观辨证相结合，才能客观地反映中医脏象的实质及规律。科学发展的基本模式为纯宏观→纯微观→宏观与微观，对于脏象学的研究，应在发掘中医传统思维方法的同时，注重微观、局部的思维方法研究，强调在整体观念指导下的局部形体的微观研究。

将脏象学纳入现代科学的研究序列

1. NEI 网络学说与中医脏象　现代医学研究证实，机体各细胞、器官、系统的功能活动不仅依靠神经内分泌系统的调节，而且有赖于免疫系统的参与。神经内分泌免疫（NEI）三大系统在保持自身平衡协调的同时，完成对内环境稳态及各系统的调节整合。近 40 年中西医结合研究表明，中医某"脏"的内容似乎涉及西医所有系统的功能。那么中医学是否也存在像西医神经内分泌免疫网络那样的一个调节体系？答案是肯定的。这个体系就是五脏调节系统，是肝、心、脾、肺、肾五大脏器在维持自身相对稳定的同时对循环、呼吸、消化等功能活动进行调节。

血液循环的五脏调节：中医认为心主血脉，全身的血液赖心气的推动在脉中正常运行；肺主治节朝百脉，全身血液都要通过经脉而聚会于肺，通过肺的呼吸进行气体交换，然后输送到全身；脾统血，防止血溢脉外；肝藏血，有储藏血液和调节血量的功能；肾藏精，精血同源，并可调节有效血液循环。气体呼吸的五脏调节：肺主气司呼吸；肾主纳气，防止呼吸表浅；肝主疏泄，直接参与气机的调节；脾主运化，水谷精气与肺的呼吸之气和而生成宗气；心主血，血为气母，既可载气又给气以充分营养。此外，水液代谢、饮食消化、精神思维等功能活动均存在五脏调节机制。

脏象学关于人体调控机制的认识和行之有效的调节手段，这种整体的、非特异性的调节理论与西医的 NEI 网络学说有很多相似之处。二者相互渗透、结合，不仅有利于中西医结合研究，而且有可能产生突破性进展。正如龙振洲所言，NEI 深入研究将对中医学的研究和发展产生极其深远的影响。

2. 基因形态的多样性与人体脏腑阴阳　人类基因既有结构（形），又有功能（态），基因结构的差别和功能的变异，也就是基因的多形性和多态性，形成了人体对各种因素影响的千变万化的反应。中医学认为，人身分阴阳，二者相互依存，相互为用又相互制约。人体正常的生理健康状态是阴阳双方的动态平衡即"阴平阳秘"，而疾病的形成乃由阴阳平衡失调所致，无论内因或外因作用于人体导致阴阳的偏盛偏衰，均会形成疾病表现。现代生命科学及基因研究证实 BCL-XL 与 BCL-XS，AI 与 Bad，MCL 与 Bak 等基因相互对应，既相互拮抗又相互依存（通过形成异二聚体实现）。正常生理状态下，二者相互之间结构和功能动态平衡，符合中医"阴阳"的特征。同时同一基因如 BCL-XL 在人体发育的不同阶段或不同状态下（如磷酸化和非磷酸化）状态下，表达不同，可以表现两种不同的功能状态，符合中医"阴阳之中复有阴阳""阳中有阴，阴中有阳"的理论。

从 DNA 到 RNA 再到蛋白质是生物界信息流动的"中心法则"，通俗地说是基因决定性状，即决定结构和功能。在物质和功能之间，中医学更加重视功能性，强调人体脏腑经络器官的阴阳平衡，功能协调，而治疗疾病也重在调理人体的阴阳失调状况，利用药物、针灸等恢复阴阳的平衡状态，使其恢复到"阴平阳秘"的功能状态之中。如 β-珠蛋白合成障碍性贫血是经典的单基因遗传性疾病，西医治疗效果不佳。吴志奎等根据中医"肾生髓"的理论，对 29 例患者采用益髓生血灵治疗，并与西药马利兰的疗效进行比较，在不输血的情况下，前者提高血红蛋白显著，疗效维持时间长，明显优于马利兰的临床效果。研究表明中药治疗并不改变患者的基因突变性，而是开启 γ-基因，促进 γ-珠蛋白基因表达，诱导血红蛋白 F 合成增加，从而代偿 β-珠蛋白基因功能缺陷，达到治疗目的，这不仅显示中医通过调节机体功能治疗疑难病的优势，而且首次在基因遗传病的用药方面，做到不改变基因结构，而是通过修饰、调节基因表达与基因产物功能，来获得无副作用与后遗症的显著疗效。

2003 年 4 月 14 日美国联邦国家人类基因组研究项目负责人弗朗西斯·柯林斯博士隆重宣布，人类基因组序列图绘制成功。这不仅首次在分子层面上为人类提供了一份生命"说明书"，推动了生命与医学科学的革命性进展，而且为中医药现代化提供了绝好的契机。当今基因治疗技术日新月异，但是绝大多数发病率高，危害性大的多基因病，如高血压、风湿病、哮喘病等属于多种功能基因调控失常所致，不适宜于基因治疗。因此对疾病的治疗，不管在现在还是将来，都将从调控基因的功能着手，即从修饰或改变基因的表达与基因产物的功能着手，而不是以改变与纠正基因的结构为主要手段。这非常符合中医学重视整体治疗，侧重功能调节，纠正阴阳平衡失调的治疗观。已有报道说中医药或针灸能对某些关键性功能基因进行调控，从而改善以至纠正病理状态，并达到了国际前沿水平。

总之，人类基因的结构（形）和功能（态）及其多样性从多个方面反映了中医阴阳的特征，其可能就是阴阳的物质基础，《内经》说"阳化气，阴成形"，可以认为阳为基因的功能，阴为基因的结构。而基因之间交互作用，相互影响反映了人体阴阳的对立互根、消长平衡关系，正由于此生命现象才丰富多彩，千变万化，同时疾病也是复杂多变的。将现代基因科学引入人体脏腑阴阳的研究中必将大大加深和拓宽中医脏象的研究思路与方法。

3. 基因科学与中医脏象　21 世纪是生命科学的世纪，伴随着后基因时代的来临及基因科学的进展，医学科学研究将发生革命性的变化，所以有人称"基因科学导致医学革命"。同时，中医脏象的现代研究也必将由此掀开新的篇章。

中医学认为肾藏精，主生长发育生殖，肾精包括"先天之精"和"后天之精"，二者相辅相成，故称"肾为先天之本"。现代分子生物学研究证实基因与人体的生长发育密切相关，基因是生物体内特定的 DNA 核苷酸片段，是生物遗传的基本单位，基因的表达与调控直接影响细胞的增殖与凋亡，决定人体的生长发育、衰老、遗传、生殖，与中医"肾主生长发育"之间有着诸多的内在联系。如 1996 年免疫衰老研究权威 Miller 指出衰老可能是 T 细胞过度凋亡。上海医科大学在 1999 年采用补肾复方进行研究证实，补肾复方能使老年大鼠的 Fasl 基因表达下调，T 细胞与 Fasl 基因关系密切，Fasl 被称为 T 细胞死亡因子，衰老时"上调"而"加速"细胞凋亡，而现在国际上没有一种手段能使 Fasl 下调。中药补肾复方能选择性地下调 Fasl 基因，从而延缓衰老。这证实了肾本质与基因的密切关系，同时也说明了中医脏象学是有分子生物学基础的。

当前现代科学已开展全球性的人类基因组研究。我国在基因组的调研中具有得天独厚的优势，若在其研究中掺入中医理论，开展人类基因组与中医脏象的相关性研究，如五脏的生理功能与哪些基因组有关，它们的基因组之间有何联系等，则更具特殊性。正如中科院人类基因组中心首席科学家杨焕明所说，基因科学的进展将成为中医现代化的突破口。中西医结合已经从"证明性研究"开始进入"创新发展研究"，而且使得分子基因水平上的所见与整体水平上的人，相互之间的距离越来越小，宏观与微观的结合点将要落实在建立脏腑生理功能和病理变化的基因表达谱，以药测证的基因调控网络。

总之，现代科学技术的发展给中医脏象研究提供了机遇，期望在保持和发扬中医脏象学理论特色的基础上，在中西医结合的团结协作中，将宏观辨证与微观研究相结合，同时吸取现代科技的新成果，不断实现中医脏象研究的思维与方法创新，使脏象研究有质的飞跃，从而为 21 世纪生命科学的发展做出贡献。

88　论脏象学理论体系的构建

脏象学是中医基础理论体系的核心，是临床各科辨证论治的理论基础。历代医家对脏象学多有论述，但专著甚少，学者王琦通过近 30 年的系列研究，认为作为中医理论核心的脏象学，从学科特征来说，具有相对独立的知识体系和方法论的体系，并有坚实的实践基础。通过对脏象理论进行系统阐述，从而构建理论体系，确立其学科地位。其从概念体系、方法论体系、价值体系三个方面进行了论述，这不仅有助于脏象理论的深化和自身完善发展，而且对提高整体中医学术水平有着重要意义。

概念体系

概念是反映对象本质属性的思维形式，概念系统是若干认识支点的汇集。建立概念系统，使基本概念和内容的表述达到规范，用现代语言阐述其内涵和外延，有助于把握理论的本质特征和规律。

概念系统首先要涵盖中医脏象学的研究范畴、形成发展和基本特点，以体现中医脏象学的基本面貌。其次建立心、肝、脾、肺、肾五大系统结构，对每一脏腑进行系统研究，包括五脏六腑、奇恒之府及命门、精室等。每一脏（腑）依次分为：阴阳五行属性、生理特征、功能等基础研究部分；与经络、五官、自然、其他脏腑的关系等整体联系研究部分；该脏（腑）的病因、病机、发病特点、主要病证、脏腑辨证、治法、药物、方剂等临床研究部分，以及现代研究进展及历代医论精选等考证挖掘研究部分，从多个方面加以阐发。如以"心"为例，分列阴阳五行，心的特性、心的功能、心与经络、心与面舌、心与自然、心与其他脏腑、心病发病特点、心的主要病证、心病辨证、心病的治疗、心专题讨论、心的现代研究进展等方面。各个脏腑自成系统，从而构建一个完整的体系，在广度和深度上充分反映其丰富内涵。

研究脏象的概念，必须梳理其形成理论的思维模型和认知途径。中医脏象学约有六个理论模型。一是解剖学模型，即实体观察描述模型。如《内经》对五脏实体、张力硬度、六腑大小形态、血脉长度等均有表述，《灵枢·肠胃》还记载了解剖实例，指出人体食管长度与大小肠长度比例约 1：35，与现代解剖测量结果近似。《素问·刺禁论》还明确指出："藏有要害，不可不察……刺中心，一日死……刺头，中脑户，入脑立死。"较之成书较晚的《难经》，对有些脏腑都记有大小、长短、容积、重量等具体数字，在当时已达到了人类认识自身的先进水平。心主血，肝藏血，肺司呼吸，肾主水，胆贮存和疏泄胆汁，胃主受纳和腐熟水谷，小肠主受盛化物，大肠主传化糟粕，膀胱主排尿等功能都是与其各自的解剖结构相适应。二是"四象"阴阳模型与阴阳属性模型。"太阳、少阳、太阴、少阴"（《易传》）称为"四象"。《灵枢·阴阳系日月》："心为阳中之太阳，肺为阳中之少阴，肝为阴中之少阳，脾为阴中之至阴，肾为阴中之太阴。"《素问·六节脏象论》亦有类似"四象"的记载，但表述不一，心者"为阳中之太阳"，肺者"为阳中之太阴"，肾者"为阴中之少阴"，肝者"为阳中之少阳"。均以太少阴阳，四脏配四象，说明脏腑与四时阴阳消长的通应。有关脏腑的阴阳属性，《素问·金匮真言论》："夫言人之阴阳……则背为阳，腹为阴……故背为阳，阳中之阳，心也；背为阳，阳中之阴，肺也；腹为阴，阴中之阴，肾也；腹为阴，阴中之阳，肝也；腹为阴，阴中之至阴，脾也。""若人身之藏府中阴阳，则藏者为阴，府者为阳。"以概括不同脏腑阴阳属性及阴阳气的多少，说明其功能动态变化。三是方位数学模型。赋予脏腑时空、升降功能特性的表述，肝气左升、肺气右降说，即源于河图洛书的天体左旋运动。《灵枢·九宫八风》根据天地运行规律，建立了九宫图说，依洛书八卦配合脏腑和四时方位，提出离卦位之南方属心，坎卦位北方属肾等。根据河图将脏腑配属易数，赋予五行方位和生成数联系及人与天地相应概念，如将肝、心、脾、肺、肾分别配以八、七、五、九、六共五数，如"东方青色，入通于肝……其数八""南方赤色，入通于心，其数七"(《素问·金匮真言论》)等。《内经》运气七篇大论中亦载有河图、洛书方位数，如"木曰敷和……其数八""火曰升明……其数七"(《素问·五常政大论》)等。五脏系列和四时、四方关系的定位，如心位南方则主夏，肾位北方则主冬等，而其生成数则是指导治疗的重要理论依据，其中"五"是四方生数，生数加"五"即为成数。如生数一，成数六，则有补无泻等。四是时间节律模型。人体的阴阳，其内部合于五脏六腑，外部合于筋骨皮肤，十天干、十二地支分别与人体内、外结构有着相互配属的关系。"甲肝、乙胆、丙小肠、丁心、戊肾、己脾，庚大肠、辛肺，壬膀胱、癸肾脏"，地支配脏腑则为"寅为胆，卯为肝，巳为心，午为小肠，辰戌为胃，丑未为脾，申为大肠，酉为肺，亥为肾、心包，子为膀胱、三焦"。《素问·六节脏象论》以人之六脏六器与一年时间节律的天地时序、三阴三阳六节相应；《素问·藏气法时论》则言人的脏腑功能在一年四季功能各有旺衰，而且具有周期性变化，《素问·四气调神大论》则将春、夏、秋、冬与肝、心、肺、肾对应；《素问·金匮真言论》则以五脏配五时，即前述脏腑对应，加脾之长夏。其所论述的生命节律和疾病应四时日月等生命现象特征，是人类对生物节律的早期发现。五是五行的全息关系模型。主要以五行理论体现结构，即用五行归属五脏并联系六腑、五官、五体、五志、五声、五情。除以五行分别归类各个脏腑及脏器相关联组织外，并运用五行生克乘侮以及制化、胜复理论，阐述人体生命活动和病理表现(如"母病及子""子病犯母"等)，以及藏泻、动静、升降等生命活动形式，说明人体各脏器在正常或病理情况下是相互联系，相互制约的，体现其脏腑功能系统稳态与调控机制。《灵枢·五色》提出了按五行脏象系列的面部色诊全息图，并确立正常的色泽，通过色泽变化推测五脏变化。《灵枢·师传》《灵枢·大惑论》等篇也提出人体某一局部有全身缩影的全息特征。六是五神藏模型。《内经》认为神、魂、魄、意、志五种思维情志活动与人之五脏有联系，体现"形神统一"的思想，《素问·宣明五气》："心藏神，肺藏魄，肝藏魂，脾藏意，肾藏志。"据此提出了情志活动与五脏相关的生理、病理、诊断、治疗等理论。

概念系统必须不断完善与求证。对过去脏象论述中不够完备，又与临床关系密切的一些问题，须补其完备，臻于完善。如既往肝病的辨证中只有肝阴虚和肝血虚，须补充肝阳虚(肝虚冷)和肝气虚(肝气不升)证治。对脾阴、肺阳、肾实证等也应作补充和阐述。如明代缪希雍《先醒斋医学广笔记》、万密斋《养生四要》、周子干《慎斋遗书》及清代唐容川《血证论》对脾阴多有阐发，有助于补充东垣升补脾阳的不足。而南朝齐·褚澄《褚氏遗书·津润》、清代陈修园《时方妙用》、清代唐容川《血证论》对肺阳亦有所论，肺之宣发、输布作用与肺阳有关，研究肺阳有助于对"形寒饮冷则伤肺"(《灵枢·邪气脏府病形》)的理解。再如奇恒之府的脑、髓、骨、脉、胆、女子胞，从《内经》起至历代医籍，虽均有论述，但多失于简略，应对其专门研究，补其不足。如脑的认识，虽李时珍提出"脑为元神之府"，但从主导思维来说，理法方药体系大多由心为代表的脏腑学说所代替。至今有关心主神明还是脑主神明，或心脑共主神明，脑属奇恒之府还是属脏属腑，仍聚讼不休。又如精室，称名道义见于医籍者尤少，奇恒之府有女子胞，而在男子为精室，是生殖之精生贮之处，具有生精和主泌精液的作用，是肾主生殖的重要组成部分，详述精室功能与脏腑经络的关系，精室病的病因、病机、发病特点、主要病证、辨证、治疗等，这些可为中医临床学的发展作出贡献。

概念系统应该是"变动不居"的，不断注入新的研究内容，形成学术增长点，故需反映现代研究进展。如对"肝藏血""肝阳上亢""肝气郁结"；"心主血脉"；"脾主运化""脾主肌肉"；"肺主气""肺与大肠相表里"；"肾藏精""肾主生殖"等研究，结合临床，运用多学科交叉方法，探讨有关脏腑的生理功能和病理变化，反映传统的脏象学理论融入现代科技的新知，体现时代特征。

面对历史上遗留的脏象理论学术纷争问题，有待重新梳理，正本清源，从历史发展源流和总体考察的基础上进行取舍。如对"心开窍于舌"还是"开窍于耳"的问题，古代有些医家对此持有异议，即使是《内经》一书，也有两种不同的说法。《素问·阴阳应象大论》谓："心在窍为舌"，"肾在窍为耳"。《素问·金匮真言论》："南方赤色，入通于心，开窍于耳。"后世医家如张子和、张景岳则认为，心"寄窍于耳"，"耳者，心之窍"。有的医家从心主血脉，司濡养耳窍，联系到因心病所致的耳疾，故有心主耳或"耳则兼乎心肾"的说法。上述方面，须从脏腑相关及临床实践予以证实。

对重要命题要进一步深化认识。如"三焦"有形、无形？位居何处？功用如何？也是长期悬而未决的问题。历代对三焦之所以产生如此之多的分歧及疑义，关键在于混淆了六腑之一的三焦与上焦、中焦、下焦，两者完全不同的定义和内涵，应以原著的表述为依据，讲其本有的概念和观念，力戒把原著中没有的概念加入或引申，得出符合事实的结论。

认识论、方法论体系

中医脏象认识论，反映于理论与内部逻辑结构两个方面，又有四个特点：一是有系统思维，非线性、复杂性、开放性的世界观和方法论作为其理论基础，或有贯穿各个理论观点的基本线索；二是有自己所要解决和阐述的中心问题或基本理论问题；三是所阐述的一系列基本理论观点之间是彼此相互联系的，从而形成不可分割的有机统一整体；四是所阐述的每一方面的基本理论观点，除与其他方面的理论观点构成有机整体外，又自成系统。其中，整体协调的认识思维是脏象学的基本特点。脏象学在阴阳五行学说的指导下，以五脏为中心，以心为主导，通过经络联络关系，把人体各部分组成一个既分工又合作并与外界环境相通的有机整体。脏腑之间的平衡协调，以及人体与外在环境的协调统一，是机体维持正常生命活动的基础。人体的整体功能不是各部分功能的简单相加，人体各组成部分之间，在形态结构上不可分割，在生理功能上互相协调，在物质代谢上互相联系，在病理变化上互为影响，体现了结构与功能的统一，物质与代谢的统一，局部与整体的统一。中医脏象学将人体置于自然界的时空中，对活体的生命现象从整体统一的观点来进行研究，阐明人与自然、形态与功能、物质与精神之间的复杂关系，是脏象学的基本特点。

中医脏象学的方法论，突出表现在以下三个方面。其一，以"象"测"藏"，司外揣内的信息处理方法。"象"，就是信息，每个事物只要存在，就会有外在表现，也就是事物的"象"。从认知途径来说，"象"可分为物象、现象、意象和比象。物象，即物体的形象，如对心脏形态的描述：心的实体位于胸腔之内，两肺之间，膈膜之上，形如倒垂之莲蕊，有心包护卫于外。现象，即可观察的征象，如通过观察目、舌、口、鼻、耳及机体的筋、脉、骨、肌、皮，以了解脏腑反映于外的生理、病理表征，或特定的病理现象，如"诸风掉眩，皆属于肝"。意象，即体悟、感知之象，如对"神"的认知，何谓"神"？《素问·八正神明论》："神乎神，耳不闻，目明心开而志先，慧然独悟，口弗能言，俱视独见，适若昏，昭然独明，若风吹云，故曰神。"言其神，作为人感知的各种现象，难以用语言直接表述，它通过人的生命活动诸多特征，无所不在，但无实体可寻，体现了采用直觉、体悟、思辨的思维方法。比象，即取象比类。如心属火，肺属金，肝属木，脾属土，肾属水等，进行属性的分类组合，或为与自然界的事物和现象建立相应联系进行类比，如"心通于夏气"，"南方赤气，入通于心"，"五脏之象，可以类推，五脏相音，可以意识，五色微诊，可以目察"（《素问·五脏生成》），运用五行类比五脏功能系统，用演绎思维和类比方法于医学研究之中。

从认知层面来说，"象"有体表之象，如"肝病者，两胁下痛引少腹，令人善怒"（《素问·脏气法时论》），体用之象，如"肝为风木之脏，因有相火内客，体阴而用阳，其性刚，主动、主升，主赖肾水以涵之，血液以濡之"（《临证指南医案》），时空之象，如"东方青色，入通于肝，……其应四时，上为岁星，是以春气在头也"（《素问·金匮真言论》），体质之象，如"勇士者，目深以固，长衡直扬，三焦理横，其心端直，其肝大以坚，其胆满以傍，怒则气盛而胸张，肝举而胆横，眦裂而目扬，毛起而面苍，此勇士之由然者也。""怯士者……肝系缓，其胆不满而纵，肠胃挺，胁下空……故不能久怒，此怯士之所由然者也"（《灵枢·论勇》），论述了勇、怯之士在外部特征与脏腑形态结构方面的差异。

从"象"测"藏"，以表知里，是以"象"为生命与疾病信息链的认知模式。《素问·阴阳应象大论》"余闻上古真人，论理人形，列别脏腑，端络经脉，会通六合"，反映其思维特点是生命内外同构。

中医脏象学运用"司外揣内"的方法"视其外应，以知其脏，则知所病矣"（《灵枢·本藏》），所描述生理和病理现象，是通过"合而察之，切而验之，见而得之"。观察外部体征表象，考察体内脏腑功能变化的方法，即通过表现于外的信息，反映内部的物质、能量，来推断内部的功能活动。这种不断变化的活体生命活动现象，不是依靠解剖学所能获得的。《内经》形象的比喻为"下有渐洳，上生苇蒲，此所以知形气之多少也"。

　　其二，整体联系的方法。中医脏象学以阴阳、五行作为说理工具，建立脏象学的理论框架。不仅将人体本体功能及体、华、窍、合、志、液、神、色、脉、音、味的有关器官、组织、部位按模型进行比拟归类，而且将当时的科学，如天文、历法、地理环境、气候、物候所认识到的自然现象也按这个模型进行归纳、整合，这样一个脏象系统便成为一个开放的、有序的系统。从整体观出发，强调人体由经络、气血津液多渠道沟通内在的联系与统一，并强调五脏是产生精神活动的物质基础；强调人与自然的联系与统一，突出了脏腑的时空要素，即五脏四时阴阳；虽以一定的解剖学知识为依据，但主要以五脏为主体，突出五脏功能系统，并以生理与病理相结合，体现了脏腑之间整体性、联系性、有序性、动态性和调控性，因此，必须深化脏腑相关理论的研究。协同学的建立者哈肯说"虽然亚里士多德也说过整体大于部分，但在西方一说到具体问题进行分析研究时就忘了这一点"，而中医却成功地应用了整体思维来研究人体和疾病。

　　其三，实证的研究方法。中医脏象学既有如"心藏神"的抽象的理论思维，又有如"心主血脉"的实体描述。之所以得知"其藏之坚脆，府之大小，谷之多少，脉之长短，血之清浊，气之多少，十二经之多血少气，与其少血多气，与其皆多血气，与其皆少血气，皆有大数"，是通过活体的形体度量和死后的解剖而获得的。《灵枢·经水》指出"若夫八尺之士，皮肉在此，外可度量切循而得之，其死可解剖而视之"，说明实证方法的重要性。人体结构与功能的统一，是生命科学的重大命题。基于脏象学包含"形"与"象"、结构与功能表达的双重性，用多学科交叉方法进行相关的实证与实验研究，特别是借鉴现代生物科学技术，探讨五脏功能的物质基础，以推动中医基础理论和临床思辨型思维模式和逻辑推理、定量实验互动发展。如对"肝阳上亢"等证型与自主神经系统功能失调、交感神经介质代谢失调的研究，对肝脏象本质进行病证结合、医药结合、临床实验结合、分子生物技术与心理行为结合，阐明了有关证候及所对应方剂的效应，走向微观与宏观结合的共识轨道。值得指出的是，脏象学在形成的过程中，是通过反复的医疗实践，从病理现象和治疗效应来分析和反证机体的某些功能。医疗实践，也是实证，通过脏象形成的病因观、病理观、治疗观都有其坚实的实践基础，今天仍需在临床实践中去粗存精，获得新的论证。

价值体系

　　中医脏象理论的价值体系，主要体现在理论提升及与时俱进的品质，切实体现对临床的指导作用。具体来说，一般应包括"三个板块"，一个目的。如对脏腑相关理论中"肺与大肠相表里"研究，理论板块有两条线，一是肺合大肠，二是手太阴肺经下络大肠，上膈属肺。理论产出有三点，即生理特点如宣发、肃降、传导关系（药物归经理论），气机升降理论，经脉相互络属关系理论；临床板块包括肺病及肠、肠病及肺的病种、证候演变规律、辨证要素，相应的治则、治法；实验板块包括肺与大肠内在联系与协调的生物学证据，肺与大肠论治的效应机制等，以达到提升理论与应用的目的。

　　脏象体系的归宿是直接指导临床，构建五脏系统病证诊疗体系，将整个人体分为五个生理病理系统，即心系统、肺系统、脾系统、肝系统、肾系统，以五脏系统为核心，无论是外感病证、内伤病证多可归属于系统之一，或系统兼病。目前中医有多种辨证方法，如气血津液辨证、卫气营血辨证、三焦辨证等均与脏腑辨证并列，存在逻辑层次关系混乱，实际上，除八纲辨证之外，脏腑辨证是所有辨证方法的基础（即使八纲辨证的阴阳、表里、寒热、虚实，亦必须落脚到脏腑方有指归），故应以脏腑辨证归纳与统一。基于中医脏象学中有实体之脏，有实体与功能统一之脏，亦有实体与功能分离之脏，因此，必须形态辨证与功能辨证相结合。

对五脏病证系统须从病证命名、概念、术语及诊断标准 4 个方面进行规范化。同时，每一脏（腑）从病因、病机、发病特点、主要病证、治法、药物、方剂等方面系统论述，指导辨证遣方。如对肝阳上亢、肝阳化风、肝火上炎、肝气郁结、肝血虚、肝气虚、肝阴虚、肝阳虚、寒凝肝脉及肝郁脾虚、肝胆湿热等证，要在坚实的临床实践基础上，借助现代数理逻辑方法，信息处理方法，并结合对历代医家有关五脏病医案的整理分析，探讨证候的病变特点，获得可信的证据、数据，进行客观、准确的表达，以体现临床规律性、实用性。

脏象理论是基于临床实践又受临床实践所检验的，以脏象理论建构的病因、病机、诊断、治则、治法，为中医临床医学奠定了基础，今后对于脏象理论的研究仍以临床为归宿，并在新的医疗实践中不断检验、反证、创新、发展，为理论体系构建提供鲜活内容。

总之，人体是一个开放的、复杂的巨系统，需要用复杂化科学的理论与方法来研究，要建构起一个具有较强解释已知事实和容纳新事实的能力的理论体系。在其结构上既要有概念体系、方法论体系，又要有价值体系，既要涵盖脏象物质、功能、信息多个层面，又要体现脏腑、精神、自然环境的相互关系，既要重视理论的提升发展，又要促进临床应用的贡献，从而使中医脏象学对生命科学和中医学的整体发展起到重要作用。

89　脏象辨证体系的理论构建研究

脏象辨证体系是在认识辨证思维的原理、基本规律和辨证实质的基础上，通过对症状、体征的规范，明确五脏系统的病位特征与病性特征，构建以五脏系统为核心的脏象辨证体系。脏象辨证体系的理论构建，历经 40 余年。学者吴承玉等系统梳理、精研历代辨证方法与辨证思路，整合各种辨证方法，继承传统辨证精华，探求辨证原创思维，创建脏象辨证体系，为临床各科提供具有普遍规律的辨证方法与思维模式。

脏象辨证体系的层进式构建

1. 概念体系的构建　脏象辨证体系以五脏系统为核心，凝练了"藏系统"的概念，并根据临床诊断思维建立了"脏象病位""脏象病性""脏象病位特征""脏象病性特征""脏象基础证""脏象复合证"等概念。

其中，藏系统是指以五脏为中心的 5 个生理病理系统（即心系、肺系、脾系、肝系、肾系），包括五脏及与其直接相关的脏腑、形体、官窍、经络、华、液、志等组织结构及功能。脏象病位和脏象病性分别反映了藏系统的病变部位和病理性质；脏象病位特征和脏象病性特征是对脏象病位和脏象病性有明确诊断意义的特征性证候；脏象基础证是由单一的脏象病位与单一的脏象病性构成的证；脏象复合证是由两个或两个以上的脏象基础证构成的复合证。从而确立了从"临床信息→证候（脏象病位特征、脏象病性特征）→脏象病位、脏象病性→脏象基础证→脏象复合证"的脏象辨证过程，构建了脏象辨证体系的概念体系。

2. 辨证思维模式的构建　脏象辨证体系以"以象测藏，从症辨证""原则性和灵活性相结合""病证结合"为基本原则，在此基础上构建脏象辨证的思维模式。

构成证（简称 Z）诊断的核心为脏象辨证要素（简称 Xn）。脏象辨证要素来源于临床信息，临床信息主要从四个方面获取：一是对该证诊断具有特殊意义的最常见症状以及特异性症状，能明确提示脏象病位与脏象病性，并在诊断上具有特定意义，为主症（简称 A）；二是一般伴随症状，在该证中出现频率较高，在诊断上具有完善性和辅助性意义，可帮助确立脏象病位与脏象病性，或不同程度地顾及该证的变异型、非典型型、过渡型的诊断，为次症（简称 B）；三是舌脉变化（简称 C）；四是西医学检验指标（简称 D）。通过对《伤寒杂病论》等经典著作的系统研究，结合古今名家医案，创建辨证思维模式与组合规律：（1）$A+B+C+D \rightarrow Xn \rightarrow Z$；（2）$A+B+C \rightarrow Xn \rightarrow Z$；（3）$A+B+D \rightarrow Xn \rightarrow Z$；（4）$A+C+D \rightarrow Xn \rightarrow Z$；（5）$B+C+D \rightarrow Xn \rightarrow Z$；（6）$A+B \rightarrow Xn \rightarrow Z$；（7）$A+C \rightarrow Xn \rightarrow Z$；（8）$A+D \rightarrow Xn \rightarrow Z$；（9）$B+C \rightarrow Xn \rightarrow Z$；（10）$B+D \rightarrow Xn \rightarrow Z$；（11）$C+D \rightarrow Xn \rightarrow Z$；（12）$A1+A2+\cdots\cdots+An \rightarrow Xn \rightarrow Z$（An 代表多个并存的主症）。其中，脏象辨证要素 Xn 包括脏象病位与脏象病性，二者具备后就可组合成证。

脏象辨证提炼出了主症（A）、次症（B）、舌脉（C）、西医学检验指标（D）四个方面的临床信息，根据中医辨证理论明确其组合规律，确立由临床信息识别证候（脏象病位特征、脏象病性特征），辨识脏象病位、脏象病性，再由脏象病位、脏象病性组合成证的脏象辨证思维模式。

3. 脏象辨证体系的构建　脏象辨证体系囊括了各藏系统（心系、肺系、脾系、肝系、肾系）的概念、生理功能、病因病机、发病特点、病位与病性特征、基础证、复合证等内容，从理论基础、辨证方法、临床应用、现代研究等方面构建了脏象辨证体系。

其中，藏系统的病位特征与病性特征是研究的核心内容。该部分通过收集 21206 例各藏系统临床病案，在参考古籍整理及专家意见的基础上，根据各藏系统的生理功能和病理特点，结合临床，对各藏系统的病位、病性特征进行了探析、梳理和凝练，系统地阐述并规范了各藏系统病位特征、病性特征，在此基础上构建了脏象病位、病性诊断知识库，形成了脏象智能辨证的计算方法。

同时，通过对脏象基础证和脏象复合证的系统研究，明确每一常见证型的相应脏象病位、病性特征，以及所涉及的现代医学疾病门类与检查指标，并溯流求源，梳理相关文献论述、精选方药，形成理法方药一气贯通的脏象辨证学的证体系，构建了脏象辨证体系。

脏象辨证体系的构建思路与方法

1. 以文献研究为基础 ①对于经典文献如《伤寒杂病论》等古籍，逐条考辨比对，从证候与方药加减变化之枢机总结辨证规律，提炼脏象辨证思维模式。②通过检索南京中医药大学图书馆的馆藏纸质资源与《中华医典》等数字资源，对涉及辨证理论的文献整理撮要，完善脏象辨证思维模式。③从古今医案如《名医类案》《中国百年百名中医临床家丛书》等类书、丛书中汲取医家临床辨证的方法学精华，对脏象辨证思维模式进行检验调整。④参考现代中医学的相关概念和疗效判断标准，将上述研究获得的知识根据脏象辨证要素建立数据库，通过频数与排序的方法优化数据结构，系统总结历代中医文献中证的演变过程及结果，使脏象辨证体系的规范化站在一个更高的起点上。

2. 以专家征询为依据 德尔菲法是常用的专家调查法，不仅能简捷、实用、高效、科学地提取专家经验，充分发挥专家的集体效应，并能消除个别专家的局限性和片面性，对于证型诊断的规范化研究是可行和有效的。根据文献和病历回顾性研究结果，制定信访咨询表，在全国范围内选择中医诊断学领域 20 余位长期从事教学、科研与临床的知名专家进行问卷调查，请专家对藏系统病位特征、病性特征与各证候做出重要性评价，然后采用频数计算、Meta 分析和统计表等方法处理。在上述资料分析处理基础上，结合专科知识，对结果进行综合分析、评价，初步拟定临床病位、病性特征。

3. 以临床流行病学和循证医学研究为重要手段 症状作为患者的主观感受，是不易量化的软指标，经常受到多种因素的影响，也不可避免地掺入了主观臆测的成分，因而医生的临床辨证具有极大的波动性和不确定性，临床流行病学和循证医学研究方法的引进有助于解决这一问题。脏象辨证体系临床流行病学研究，以中医理论为核心，收集五脏系统疾病中医证候的描述性资料，建立中医症状、体征、理化指标资料库，并结合文献研究和专家征询的成果，为辨证分型、辨证标准及疾病证候演变规律的阐明提供依据。在中医理论指导下，应用科学的研究方法，强化科研设计，排除各种偏倚和干扰因素的影响，确保研究结果的真实性和研究结论的可靠性。

4. 以客观化指标为补充 脏象辨证思维模式的构建充分应用了现代科学技术，对前期文献和临床研究所得指标的生理、病理意义进行整体的系统研究，将现代医学检验指标（D）引入辨证中，突出"病证结合"的原则，吸收现代医学经过实验定量的研究成果，以符合现代中医诊断的发展要求。但现代医学指标往往只能体现证的某些侧面，不能反映证的复杂性及多层次性。因此，不能片面地根据生理生化指标来诊断某证，应将微观指标与中医的宏观指标结合起来，在脏象辨证组合规律（基本公式：A ＋B＋C＋D→Xn→Z）视野下，使用统计学方法筛选藏系统不同证型的特异性指标并赋予权重，提升辨证的准确度，并指导临床诊断与治疗。

脏象辨证体系构建的科学意义

1. 脏象辨证体系完成了中医辨证体系的系统构建 脏象辨证体系对中医辨证体系进行宏观架构，通过深入研究中医辨证的理论原理、思维模式与辨证原则，系统构建中医辨证体系，确立相应的框架结构、概念体系、理论内涵、知识范畴。脏象辨证体系的构建过程综合运用了文献研究、抽样调查、统计分析、数据挖掘等研究方法，源流清晰，结构严谨，既保留中医传统的精华内容，又运用现代研究方法进行实证，并与临床紧密结合彰显应用价值，形成了融汇古今的中医辨证新体系。该体系不仅对重点关键问题进行了开创性地研究，如脏象病位特征与脏象病性特征的确立、临床信息的提炼与组合规律，而且在脏象辨证学的证体系基础上提出论治原则，理法方药贯通，对提高临床疗效能起到直接指导作用。

2. 脏象辨证体系符合中医辨证思维原理　脏象辨证体系重在把握辨证的精髓，抓住了辨证的基本元素和证的实质，认识层次清晰，藏系统三个认识环节（证候特征-辨证要素-证型）层次分明，是中医认识论在辨证学上的较大突破。藏系统证候和证名均具有动态、演变、灵活、复杂的特性，藏系统辨证要素则具有有限、固定、静止的特性。任何症、征都是为了辨别藏系统证的要素，任何证名都是由藏系统证素组合而成，用有限统无限，执简驭繁。

3. 脏象辨证体系揭示中医辨证普遍规律，是临床各科共性的辨证基础　脏象辨证体系重点阐述了脏象病位证素与病性证素的形成与组合规律，遵循"以象测藏、从症辨证"的原则，获取与识别病位、病性特征，进而执简驭繁地把握临床灵活、多变、动态的基础证与复合证。该体系整合八种辨证方法，揭示了辨证的基本规律、实质与关键，并奠定了辨证规范化的基础。脏象辨证体系容易掌握，既有规律可循，又体现圆机活法，辨证结论准确一致，经得起重复，具有很强的实用性和可操作性。掌握这一辨证统一体系，为把握灵活复杂的辨证方法找到了原创思维规律，为临床各科创建了具有普遍规律的共性辨证思维方法。

脏象辨证体系的研究特色与原创性

1. 揭示中医辨证的基本规律和基本原理　脏象辨证体系摒弃以往"以病套证、以证套症"的辨证思路，着重突出"以象测藏、从症辨证"的原则，以脏象证素特征的获取和识别为研究基础，强调脏象病位结合病性贯穿辨证始终，有机组合后可涵盖临床各种错综复杂的证，体现辨证的系统性和发展性，证的特异性和稳定性。

2. 界定脏象辨证要素的概念　脏象辨证是根据中医学理论，对藏系统证候（症状、体征等）进行分析，认识其本质，作出藏系统证名诊断的思维认识过程。脏象辨证要素是构成藏系统证名的要素，是根据中医理论提炼出不能再分解的基本诊断单元，非分类纲领，包括藏系统病位证素与藏系统病性证素。病位证素是病理变化的位置，病性证素是对病理本质的概括，证素有一定的组合规则和重叠涵盖关系。辨别藏系统证素的过程即从"证候"到"证素"，再到"证"的过程。辨证的核心与本质是通过对临床信息的辨识确定藏系统病变位置和性质，明确提出藏系统证素是构成藏系统证名的基本要素，只能通过临床信息辨识。

3. 构建与拟定藏系统证素的原则　新体系以规范临床信息，获取和识别藏系统病位与病性特征为研究基础，规定各证素的特征及其重叠涵盖关系，确定藏系统病位证素与病性证素；并在此基础上拟定相对成熟的常见证素，包括藏系统病位证素 45 项、病性证素 31 项，作为临床常用藏系统证素。

4. 创建研制"脏象智能辨治系统"　在遵循中医理论体系和规律的前提下，采取多学科综合交叉，通过现代科学技术的合理应用，揭示辨证的基本规律和科学原理，构建"脏象智能辨治系统"。将专家决策与有关知识相结合，从定性到定量，实现人机结合，创建人工智能辨证论治系统。

90　脏象基础研究是中医学现代研究的起点

学者闪增郁等认为，脏象理论的基础研究是中医学现代研究的起点。

中医脏象理论是中医学的理论核心

中医学的基础理论是对人体生命活动和疾病变化规律的理论概括，其理论的核心，应对整个学科具有支撑作用。中医脏象理论在中医学中，不仅包含了中医解剖、生理等基础医学方面的内容，还外延于中医病因病机、辨证、处方用药等方面。换言之，它不仅是阐明人体生理活动与病理机制的中心环节，也是临床治疗学的理论依据。因此，中医脏象理论是中医理论体系的核心。

脏象学的理论特征

从脏象学的形成及发展来看，它在认识论、方法论上体现了以下特征：依据人体内外的完整统一性，通过"见外而知内"的方法，把人体作为一个整体进行考察，通过生命过程中自然流露的外部征象，来研究内脏的活动规律及其相互关系。从整体出发，强调人体内在的联系与统一，并强调五脏是产生精神活动的物质；虽以一定的解剖学知识为依据，但主要突出五脏功能系统，并以生理与病理相结合，以阴阳五行作为说理工具，建立脏象学的理论框架。诚如方药中所说，脏象学"总的精神就是根据人体所表现于外的各种生理现象、体征，再结合自然节气与这些现象的相应关系加以分别归类，并冠以当时所知的一些脏腑器官名称，实际上是以此为代号，来归纳当时人们在与疾病斗争中所积累的若干经验认识，这就是中医学所说的'脏象'含义及脏象学提出的物质基础"。显然，五脏的生理、病理及其表现于外的各种现象、体征成为脏象学形成的主要客观基础和特色。五脏的生理功能和病理征象始终贯穿于中医学基础理论及临床各科。因此，我们认为五脏的生理功能和病理征象是中医学中最基本的也是最重要的内容。

关于中医脏象理论基础研究的重要性、必要性和紧迫性，新中国成立以来特别是近年来，国家投入了大量的人力物力进行中医药的研究工作，从局部看取得了一定成绩，从总体看没有取得突破性进展。究其原因，是由于脏象理论的基础研究工作没有取得突破性进展，因此，避开中医脏象理论的基础研究，就不能从根本上对中医学现代研究产生推动作用。

以中医"证"的现代研究为例。中医的"证"是与脏腑功能紧密相关的，在现代科技对脏腑的特征没有一个基本明确认识的情况下，进行中医"证"的现代研究就不会取得突破性进展。比如要开展"肾虚证"的现代研究，如果现代科技不能明确认识中医学的"肾"，就无法对"肾虚"进行研究。因此，对于"肾虚"的实质、引起"肾虚"的病因病机和"肾虚"的治则治法等研究就显得十分盲目。

再以中药复方的现代研究为例，我们知道中药复方更多的是与证相对应的，在现代科技对各证的特征没有一个基本认识的情况下，进行中药复方的现代研究显然不会取得突破性的进展。比如要开展针对肾阴虚的中药复方的现代研究，如果现代科技对肾阴虚证的基本特征没有一个比较明确的认识，就无法对复方的疗效、组方、工艺等进行研究。因此，开展中医"证"的现代研究的前提，是现代科技对中医学所论述的脏腑的生理特征有一个基本的认识。失去这个前提，进行中医证的现代研究就不会有实质的进展。开展中药复方现代研究的前提，是现代科技对各个证的特征有了基本的认识。失去这个前提，进行中药复方的现代研究是徒劳的。所以，脏象理论的基础研究是中医现代研究的根本前提。

中医脏象理论基础研究的主要目标

在中医理论的指导下，充分运用传统方法和现代科学技术（包括现代医学技术）去寻找中医脏象学对人体认识的规律，重点是对五脏系统生理功能的认识，用现代语言阐述脏象学的基本内涵，为中医学其他学科的发展服务，是中医脏象理论基础研究在今后相当一段时间内的主要目标。

中医脏象理论研究的切入点

1. 采用中医"司外揣内"的方法   从"证"入手是脏象学研究的重要切入点，但着眼点是提取五脏生理系统的特征，而不是"证"的实质研究。

张景岳注"脏象"曰："象，形象也；脏居于内，形见于外，故曰脏象。"可用"司外揣内""由我知彼，由表知里"的间接方法推求，达到"视其外应，以知内脏"的认识。例如由汗出过多而心慌，可知"汗为心之液"；由热则汗出，可知"热气通于心"。由寒则尿多而推理为"寒气通于肾"。人悲伤哭泣时泪涕交流而有时伴有咳嗽，因而认识到肺主悲，在液为涕，在变动为咳。这种由外推内的办法还可以进一步推测病变，见其色，按其脉，可以知其病，原因在于"色脉形肉，不得相失也"，这是被实践所验证的，《灵枢·邪气脏腑病形》："夫色脉与尺之相应也，如桴鼓影响之相应也，不得相失也，此亦本末根叶之出候也，故根死则叶枯矣。"脏象学还注意到自然界在许多方面是具有对称性的，一切事物均可以分为阴阳。由事物的一面，推导与其对称的另一面，可以内外、脏腑互推，也可以察身形而候其脏腑。

如何用现代科学技术方法去认识中医学五脏系统生理状态下的特征呢？以正常人及实验动物为对象进行研究是现代生理学等基础学科的研究内容。中医学的认识方法与其不同，认为"恶者可得见，善者不可得见"，即对于中医五脏的生理功能，应通过它的病理征象来认识。

从病理现象反推生理功能，是推测脏象功能的重要方法之一。即以病理异常征象为信息，与正常状态相对照，再运用分析、综合、类比、演绎等方法，来推导生理功能。例如，在风寒伤肺咳嗽时，又见恶寒、发热、鼻塞、流清涕等症，而推论出肺合皮毛，开窍于鼻。在纳减便溏、腹满肠鸣的脾虚湿困时，又常伴见四肢不温，消瘦乏力，而推知脾主肌肉四肢。《素问·阴阳应象大论》对上述凭外部揣度内部，由病推不病的方法进行了概括："以我知彼，以表知里，以观过与不及之理，见微得过，用之不殆。"按照上述方法建立的脏象学，其脏腑必然是以功能单位为主，而不是解剖单位。

辨证论治是中医学的显著特点之一，其核心是"证"。所谓证或证候，既包括四诊检查所得，又包括内外致病因素，全面并且具体地揭示了疾病的特征、性质和具体阶段的主要症结。用现代科学技术认识中医"证"的特征，并通过"证"的特征获得中医五脏的生理状态下的特性，应当首先成为中医基础理论研究要开展的工作。可以说，当用现代科技认识了中医五脏生理状态下的特征时，中医学的现代研究将会向前迈进一大步，传统中医学将向现代中医学迈进一大步。

采用中医"司外揣内"的方法，从"证"入手进行脏象学研究，着眼点是提取五脏系统生理状态下的特征，而不是"证"的实质研究。这与以往"证"的规范化研究、"证"本质研究的目标是完全不同的。显然，这项工作是"证"的规范化研究、"证"本质研究工作的基础。如果现代科技对五脏系统生理状态下的特征有了一定的认识，则与五脏相关各证的研究就有了参照系，以"肾"为例，如果现代科技对"肾"脏系统生理状态的特征有了一定的认识，则"肾虚证"本质的研究就比较容易开展了。当我们能用现代语言讲述五脏生理系统的功能时，"证"实质及"证候"规范化问题将迎刃而解。还有通过"证"进行脏象学研究，还可以从病因病机、治则治法等角度研究五脏生理系统的内涵。

2. 利用中药的性味归经理论   通过动物实验进行脏象理论研究中药的性味归经理论，是古人根据五行分类，将自然界所生的物质分为五味，分别归入五脏，以滋养调节五脏功能。应用性味归经原理，观察中药对所入脏腑的影响，对揭示五脏功能也会有所帮助。《素问·六节脏象论》："草生五色，五色之变，不可胜视；草生五味，五味之美，不可胜极。嗜欲不同，各有所通。天食人以五气，地食人以五味。五气入鼻，藏于心肺……五味入口，藏于肠胃，味有所藏，以养五气，气和而生，津液相成，神乃自生。"提出天地阴阳通过植物——"草"的气味营养人体，从而产生"神"的理念。由于人体或脏腑"嗜欲不同"，收藏这些气味各有所偏。为了进一步论证黄帝发问："脏象何如？"意为脏腑收藏气味之后有何征象？"心者，生之本，神之变也，其华在面，其充在血脉……肺者，气之本，魄之处也，其华在毛，其充在皮……脾胃大肠小肠三焦膀胱者，仓廪之本，营之居也，名曰器……其华在唇四白，其充在肌。"系统阐述了五味滋养五脏之气，其表现可以通过"其华""其充"反映出来。因此，通过观察不同性味归经的中药对实验动物的影响，也可以为推测五脏的功能特征提供信息。

在研究的初始阶段应以临床研究为主

动物实验为辅，中医学在研究人体生理功能时，主要采用整体动态的观察方法，这是一种综合的研究方法。当然，中医学也采用过一些解剖方法，如《灵枢·经水》："若夫八尺之士，皮肉在此，外可度量切循而得之，其死可解剖而视之。"这是用分析的方法来认识人体，由此认识了人体脏腑的形状、大小、位置以及血液在血管内流动、血液循环和心脏有关，等等。这是认识人体结构的基础，对进一步认识人体的功能有启导作用。但是，解剖方法不能观察器官的功能，因此，对活体的观察就成了中医学研究人体的主要方法，而脏象学就是其理论成果。"精气内守，形神外见"，而人死之后，它的功能消失，外无所见，故在尸体上无脏象二字可言。这种认识，具有"只有在尸体中才有部分"，每个部分都"不能看作从整体分出来的部分"的思想。要实现整体观察，就必须在活体上进行，这就可以动态地观察人体，中医学主要运用由表推里的生理观察和由病理反推生理的方法。

在长期的医疗实践中，对临床的经验性事实不断总结、归纳、演绎，逐渐升华形成了中医学的各种学说和理论。中医是实践医学，中医对脏象的认识也不能脱离临床实践。因此，对脏象的研究应该只能从临床开始并以临床为主。动物实验可以用于人体研究受到限制的工作，可用于中药研究脏象理论的工作，但重点应以临床对人体的观察为主。在中医脏象理论的基础研究未取得突破性进展之前，中医学的现代研究不可能取得突破性的进展。为促进中医学现代研究的发展，应尽早、大力开展对中医脏象理论的基础研究。这项工作将为我国中医学的现代研究和发展奠定坚实的基础，并产生深远的影响。

91　脏象实质的细胞生物学假说

中医的脏象学，一直是中医理论的核心和精华所在，正因为有了五脏，才有内联六腑、外络五窍四肢百骸的中医整体理论。众所周知，"五脏"绝不等同于西医的心、肺、肝、脾、肾。多年来，对中西医结合的脏象实质展开深入研究的各位先驱所取得的成绩，使我们一步一步地揭开中医脏象实质的面纱。现代人对脏象学研究后认为，"脾"不仅是指西医学的整个消化系统，而是多系统、多功能单位，与神经、内分泌、血液循环、免疫、生殖、运动等系统均有密切关系；肝与自主神经系统、中枢神经系统、肌肉运动系统、消化系统密切相关；肾是丘脑-垂体-甲状腺、肾上腺、性腺轴。五脏中与现代医学比较同一的概念就仅仅剩下"心"和"肺"两脏，但为何心能"主神志"，肺为何能"主皮毛"，又为"水之上源"，却无法解释。中医的脏象学用现代医学理论来看总显得有些扑朔迷离、似是而非。

但是，如果换个视角，不把脏象的"五脏"当作实体器官的"五脏"，而把中医脏象的现代研究的成果和相关细胞生物学的新近进展相结合，不难得出中医脏象的实质是在于细胞和亚细胞结构。"五脏"其实是细胞的"五脏"，是细胞的五个不同功能系统，可以落实为不同的亚细胞结构。因此，中医的脏象学，实质上是一种"微观"和宏观相结合的学说，从它着手，中医理论可以和现代医学中最前沿的细胞生物学相结合，从而使中医与现代医学理论实现真正意义上的融合。因而学者郑敏麟提出了中医脏象实质的细胞生物学假说。

中医脏象细胞生物学的内容

1. 线粒体——中医之"脾"　"脾"即细胞的能量系统，主要结构为亚细胞结构之线粒体（广义上还应包括细胞质中的无氧酵解系统）。

ATP即气：中医认为，气是维持人体生命活动的最基本物质。气具有活力很强的不断运动的特性，对人体的生命活动有推动和温煦作用，人的整个生命过程就是气的升、降、出、入的运动变化的过程。人体的气，禀受父母的先天之精、饮食物中的营养物质和存在于自然界中的清气。而现代医学认为，ATP是唯一的细胞能够直接利用的能源。机体不断进行各种生命活动，包括肌肉收缩、神经冲动的传导、一些分子和离子的转运，以及个体的生长、繁殖等（后两者意味着小分子前体合成生物大分子蛋白质、核酸），体内还经常由小分子前体合成胆固醇、脂肪酸、血红素、多糖等生命活动所不可缺少的物质。这个生命过程自始至终都需要能量的推动，而这能量就来自ATP。在产生ATP的过程中产生的质子漏和ATP断裂时释放出的能量对机体起着维持体温的作用。ATP主要来源于机体细胞的线粒体，在线粒体内膜和基质中固有的催化氧化磷酸化反应的酶——一种由人类基因表达的蛋白质（禀受父母的先天之精）的催化作用下，饮食物中的营养物质（水谷精微）被氧气（自然界中的清气）氧化后产生了ATP。

由上可以认为，ATP和气极有可能是现代医学和中医对同一物质的不同表述。

线粒体为"脾"实质的主要亚细胞结构：线粒体通过三羧酸循环，氧化从消化系统（胃腑）消化吸收而来的糖类、脂肪、蛋白质等营养物质（水谷精微），生成ATP（气）；此外，线粒体的三羧酸循环是糖、脂、氨基酸三大营养物代谢的最终通路和相互转化的枢纽，三羧酸循环的中间产物，为细胞合成生命活动所需的各种活性物质提供了前体，所以线粒体是细胞乃至整个生命体每时每刻进行各项生命功能活动的枢纽和核心，与消化系统（广义的胃）相为表里，成为"气血生化之源""后天之本"。由于线粒体的功能异常将不可避免地导致细胞凋亡，所以线粒体功能正常与否决定着脏器功能的盛衰，"有胃气则生，无胃气则死"。另外，线粒体又是对体液环境高度敏感的细胞器，渗透压、pH 值异常和细菌内毒素等（水湿之邪），都可能对其结构和功能造成损害，这又和中医关于"脾恶湿"的特性相契合。

所有对能量高度需求的器官，其组成细胞内都有数目众多的线粒体，例如肌肉的运动、小肠对营养物的吸收、肾小管的重吸收等都需要大量能量，而这些器官细胞内富含线粒体，这与中医关于"脾主运化水谷精微""主肌肉四肢""脾制水"的理论丝丝入扣。

血液学的研究表明，血小板中 ATP 含量为红细胞的 150 倍。这些含量可观的 ATP 在血小板完成各项生理功能（包括保持膜及细胞的完整性和正常形状、其他物质合成代谢、对刺激的反应、聚集释放反应）中起着不可或缺的作用。即使在休止期，也即血小板未被激活的时候，血小板中所产生的 ATP，也有 41%～50% 以上来自线粒体氧化磷酸化。当血小板被激活时，这一途径大大加强。因此，如果血小板中线粒体的功能失常，将严重影响血小板的凝血功能，而易出血。线粒体（脾）所产生的 ATP（气）保证了血小板的凝血功能正常，使血液不溢出脉道，这与中医"脾气摄血"的理论相符。

在中药药理研究方面，健脾益气药多与改善线粒体的功能有关，如人参皂苷的抗疲劳作用，其机制就是通过促进剧烈运动时产生的大量乳酸变成丙酮酸，再经乙酰 CO-A 进入线粒体的三羧酸循环参加氧化供能，此外，还能使机体更有效地利用糖原和 ATP。

2. 染色体——中医之"肾"　"肾"即细胞的先天遗传信息系统，其亚细胞结构为染色体（广义上包括核染色体和线粒体染色体）。

中医认为，"先天之精"首先是指禀受于父母的生殖之精，它是构成胚胎发育的原始物质，在胚胎成形后藏之于肾，并在脾胃运化生成的水谷精气和各脏腑化生的精气等组成的"后天之精"的不断充养和资助下，化生一身之元气（元阴、元阳），发挥其生理效应，调控机体的生长、发育和生殖。

从现代医学的角度看，生殖的物质基础（生殖之精）——精子与卵子，其中最主要的细胞结构就是染色体 DNA，而生殖的最主要目的，也是把遗传物质——染色体 DNA 传给下一代。在出生后，藏之于体细胞细胞核染色体 DNA 内（中医之肾）的遗传信息，通过复制、转录和表达，控制着每个细胞的生长、增殖、凋亡以及各项生命活动。细胞核核仁还是组装核糖核蛋白体亚单位的中心，而核糖核蛋白体是合成蛋白质的细胞器。细胞通过"DNA→RNA→蛋白质"的信息流，把遗传信息翻译成具有各种生命功能的蛋白质，这些蛋白质（元气和元阴、元阳）推动和执行着人体几乎所有的生命活动。从宏观和整体的角度看，众多细胞的生长、增殖、凋亡和时刻进行的生命活动就构成了机体的生长、发育、生殖和衰老，而 DNA 中遗传信息的正常与否，必然决定机体健康与否。

肾所主的器官组织，包括骨、髓、脑、性腺、齿、发等器官，都有一个共同的特点，即其器官组织中起着关键作用的细胞，其染色体 DNA 都时刻在高度复制和（或）转录表达，所以这些细胞的结构都有明显的特点——细胞核较大（高复制、高转录）和（或）核糖体数目众多（高表达）。所有抑制 DNA 正常功能的药物，如许多用于化疗和免疫抑制的细胞毒药物，都有损伤"肾"的副作用；所有补"肾"中药都有保护和增进 DNA 正常功能的作用。

3. 配体-受体-信号转导系统——中医之"肝"　"肝"即细胞的信息交流、接受和反应系统，其亚细胞结构为配体-受体-信号转导系统。

中医认为，肝主升发阳气，具有启迪诸脏，调畅气机的作用，喜条达，恶抑郁，体阴而用阳。这与在细胞间起信息传递作用的物质（激素、神经递质）的作用特点很相似，激素和神经起着激发和调节靶器官细胞生理功能的作用（升发阳气，启迪诸脏，调畅气机）。激素、神经递质发挥生理作用后就必须马上被灭活，如果潴留在体内，则导致调节功能的紊乱（喜条达，恶抑郁）。激素与血液内的白蛋白结合，缓慢地释放出来发挥生理效应（体阴而用阳），如果血液白蛋白太低而使游离激素浓度过高，则使靶细胞反应过亢而出现"阴虚阳亢"的症状。

现代研究认为，中医"肝"的实质与神经系统、内分泌系统、消化系统、肌肉运动系统有关。神经和内分泌细胞即是细胞受体-信号转导系统的主导，神经末梢释放的递质和内分泌细胞分泌的激素从根本上说都是一种细胞信号（配体），它作用于靶细胞的受体，激活细胞内的第二信号系统，从而产生细胞内一系列的生理反应。而"肝主疏泄"对消化系统的作用，实质上也从属于神经系统内分泌系统的作用，消化系统除了受自主神经释放的递质调节外，还受激素的调节，正如陈元方等指出，"无论通过什么机制，实际上胃肠道的每一功能似乎均受到各种肽类激素的调节。肽类激素的变化在很多胃肠疾病的发病中均有意义。另外"肝"病所表现出来的肌肉运动系统的异常实质上是神经系统的异常表现，如抽搐、震颤，实质上都是神经中枢的病变。

至于现代医学的肝脏与中医"肝"的关系，可以这样认为，由于肝脏是变活各种激素的主要器官，它使激素能及时快速地灭活，不"抑郁"在体内而使机体功能紊乱，所以它是全身细胞的配体-受体-信号转导系统不可缺少的一个重要环节，起着不可低估的作用，但它并不是中医的"肝"实质的主体，更不等于中医的"肝"。

钙离子是细胞内信号转导的很重要的物质，而所有贝壳类都有平肝潜阳的作用（介类潜阳）。

4. 细胞膜——中医之"肺" "肺"即细胞的内外物质的分隔和交换系统，其亚细胞结构为细胞膜（广义上包括所有的生物膜）。

中医认为，"肺为四脏之上盖，通行诸脏之精气"（《太平圣惠方·治肺气喘急》），主宣发肃降，主呼吸，通过呼浊吸清，吐故纳新，促进气的生成，并调节气的升降出入，并主通调水道、"肺朝百脉"、"气为血帅"，故"肺"在血液循环中也起着重要作用。

从细胞角度看，细胞膜覆盖于细胞的最外层，为其他"四脏之上盖，通行诸脏之精气"，它主持着细胞的呼吸。通过膜上的自由扩散、各种载体蛋白的协助转运、主动运输以及胞饮、胞吐作用（宣发肃降），实现细胞内外物质的交换（吐故纳新，气的升降出入，通调水道）。当细胞膜把细胞内的生理或病理产物通过胞吐等作用分泌到细胞外以实现其功能（如汗腺细胞分泌汗液）则称为"宣发"，当细胞膜通过载体运送细胞所需要的物质以保证内液的各种物质成分的稳定，则称为"肃降"。

从宏观角度看，所有以分隔或（和）交换功能为主要功能的器官组织，如肺、气管、支气管、血管、肾小球（主要结构为肾小囊和毛细血管球）、皮肤，都为"肺"所主。这些器官组织的一个显著特点是细胞是以细胞膜为最主要的细胞器，细胞膜面积巨大，而细胞内其他细胞器不发达。血管内皮的舒缩直接影响着血液的流畅与否，故中医有"肺朝百脉""气为血帅"。肾小球是尿液从血中过滤的最开始之处，这也应是"肺为水之上源"的另一个侧面的意思。

中医脏象细胞生物学对中医生理、病理阐述的解释

1. 五脏与上、中、下三焦

（1）"肺"——细胞的内外物质的分隔和交换系统，其结构为细胞膜（不包括膜受体和离子通道），其主要功能是保持细胞内物质的稳态，其位于细胞的最外层，故属上焦。

（2）"心"——细胞膜上的离子通道，它属于细胞膜应激系统的一部分（其功能不同于保持细胞内物质的稳态的载体，而更类似于受体——信号系统），也位于细胞的最外层，故属上焦。

（3）"脾"——线粒体，位于细胞质中，在细胞的中层，故属中焦。

（4）"肾"——染色体，位于细胞核中，在细胞的最内层，故属下焦。

（5）"肝"——配体-受体-信号转导系统，细胞膜受体与配体结合后在细胞质中产生生理效应（属中焦），细胞质中受体与配体结合后在细胞核（最内层）中产生生理效应（属下焦），故"肝"有属中焦、下焦两种说法。

2. 肝肾同源、肾主闭藏、肝主疏泄 "肾"（染色体 DNA）是先天的遗传信息，"肝"主后天的细胞间信号传递，两者都与信息的保持和交流有关，故"肝肾同源"。

"肾"——染色体 DNA 主要的功能特点是本身结构的完整性和稳定性，并把遗传信息一代代地往下传递；而"肝"——细胞间信号传递的结果是促使细胞和染色体作出应激反应，转录某部分遗传信

息，表达为功能蛋白，以适应机体和环境的需要，故"肾主闭藏，肝主疏泄"。

3. 肝主升，肺主降　细胞间的第一信号（配体），如神经末梢释放的递质和内分泌细胞分泌的激素，作用于靶细胞的受体后，激活细胞内的第二信号系统，从而产生细胞内一系列的应激反应，其结果必然导致细胞内必需物质的消耗和细胞质成分的改变和失衡，这些都要靠细胞膜（肺）通过与细胞外环境的物质交换来重新获得平衡，这即是"肝主升，肺主降"。

4. 大脑功能与"五脏"的关系——心藏神，肾藏志，肝藏魂，肺藏魄，脾藏意（脾主思）

脑细胞包括神经元和神经胶质细胞。众所周知，神经元是高度分化的细胞，它的"五脏"——细胞核、细胞膜、线粒体、离子通道、信号系统都很发达，都在大脑思维活动中起着重要作用，所以中医有"心藏神，肾藏志，肝藏魂，肺藏魄，脾藏意（脾主思）"之说。

（1）脾藏意（脾主思）：大脑是高度耗能的器官，静息状态下大脑所消耗的能量占全身的70%～80%，脑细胞中线粒体数目众多。所谓"意"是指临时的意向，所谓"思"即思考，两者都是指大脑活动的状态，大脑活动时对能量的依赖更是大大加强。

（2）肾藏志：《灵枢·本神》"意之所存谓之志"，"肾藏精，精舍志"，"肾，盛怒不止则伤志，志伤则喜忘前言"，说明"志"是指较永久的记忆，并为"肾"所主。

现代神经科学研究认为，大多数神经元只有一个细胞核，它占胞体的很大一部分，大部分处于常染色质的状态，神经元内大都含有大量的核糖核蛋白体、粗面形内质网和尼氏体，说明神经元内蛋白质合成和代谢功能特别旺盛。

而现代神经科学研究认为，长时记忆的形成有赖于脑内RNA和新蛋白的合成。RNA和新蛋白的合成，无疑是在基因的转录和调控下进行的。

（3）肝藏魂："肝为谋略之官"，"肝"是配体-受体-信号转导系统，它在大脑细胞精神活动中的重要性不言自明。大脑中存在有上百种神经递质，每个大脑神经元时刻都在接受和释放递质。每时每刻，大脑神经元都在接受其他神经元释放的递质，进行计算和整合信息，然后作出判断，最后释放递质，影响其他神经元。可以这么说，外界信息的海洋在大脑里内化为递质的海洋，而大脑神经元则游弋其间，乐此不疲。此外，脑内各种激素的水平也影响着大脑的功能状态。

（4）肺藏魄：神经元细胞膜上各种载体所进行的物质交换是神经元维持正常功能的重要条件。另外，神经细胞轴突上的雪旺细胞的绝缘性在细胞轴突的兴奋传递中起着重要作用。

（5）心藏神：当突触后膜上的受体接受了其他神经元释放的递质后，立即引起神经元细胞膜上离子通道的改变，导致离子在细胞膜内外的进出和膜电位的变化。外界信息在大脑里内化为各种递质，而递质又通过突触后膜上的受体离子通道内化为神经元的膜电位的变化，从而最终导致神经元静息、抑制或兴奋状态的改变。而宏观上则表现为思想和行动的改变。

5. 肾主水、脾制水、肺为水之上源

（1）肾主水与肾主阴精：肾主水，在古医籍中多数是指广义的水，包括精、阴血、津液，由于肾藏先后天之精，主元阴，故统率一身之阴精。如《素问·上古天真论》："肾者主水，受五脏六腑之精而藏之。"《类经附翼》："肾者主水，受五脏六腑之精而藏之，故五液皆归于精，而五精皆统于肾。"《丹溪心法附余》："左肾以藏真水。"清代李延昰《脉诀汇辨》："肾属下焦，统摄阴液。"清代何梦瑶《医碥》："精髓血乳汗液津泪溺皆水也，并属于肾。"《嵩崖尊生全书》："真阴乃命门无形之水，谓之原精，似与血无异，不知血即水也，人身中涕唾津液津痰汗便溺皆水也。"肾主水实质上即肾主元阴的另一种表述，其与染色体DNA的关系如前述，实质上是强调染色体DNA在主持细胞生命活动中所起的主导作用。而现在多数情况下讲的"肾主水"实际上是"肾主津液"，它只是"肾主水"的一个小方面。

（2）肺为水之上源、脾制水、肾主水：从细胞角度看，细胞的细胞膜是水和溶解于水中的各种物质进出细胞的必经通道，细胞膜上的钠泵等载体通过对离子的转运，以保持细胞内的正常离子浓度和渗透压，所以可以这样说，细胞膜"为水之上源"；线粒体产生的ATP为细胞膜上的各种载体提供能量，没有线粒体产生的ATP，细胞就不能维持正常的离子浓度和渗透压，所以线粒体"制水"；染色体

DNA 在主持细胞生命活动中起着主导作用，所以 DNA 的活动主导着细胞内液中各种物质成分的进出，此外，线粒体 DNA 正常与否决定着线粒体功能是否正常，所以说"肾主水"。

6. 关于"火不生土"以及"脾肾阳虚" 线粒体是个半自主的细胞器，线粒体中含有自己的 DNA（MtDNA），并能自我复制。细胞核 DNA 和 MtDNA 共同编码组成线粒体的蛋白质成分，细胞核 DNA 和线粒体中存在着密切的信息交流。MtDNA 的突变或异常将导致线粒体异常和线粒体疾病。根据我们关于"染色体＝肾""线粒体＝脾"的假说，编码线粒体上的功能蛋白的细胞核 DNA 和 MtDNA 与线粒体的关系即是中医"肾"与"脾"的关系。细胞核中编码线粒体上的功能蛋白的 DNA 和 MtDNA 的突变或异常导致线粒体异常和线粒体疾病即是"火不生土"，而其疾病多表现为脾肾阳虚。

7. "脾"与"阴火" "脾气下流，阴火上乘""元气与阴火"不两立。李东垣重脾胃，提出"阴火"的理论，临证上应用颇广，但"阴火"的实质却引起后世医家的不断争论。既然是"脾气下流，阴火上乘"，那"阴火"的实质一定与"脾"有关。美国 LUBERT STRYER 编著的《生物化学》，提到的一个病例为我们解释了"阴火"的实质。书中写道：曾有过一篇有趣的报告说一个三十八岁的妇女不能进行长时间的体力劳动。她的基础代谢是正常人的两倍以上，但她的甲状腺功能是正常的，活检肌肉组织检查表明她的线粒体在结构上变化很大而且不正常。后来生物化学的研究证明这些线粒体中没有呼吸控制，不管 ADP 是否存在，总是被氧化。换言之，在这些线粒体中氧化作用和磷酸化作用并不是密切耦联的。而且，它们的 P：O 比值低于正常值。因此，在这一患者体内，燃料分子的很多能量是转化为热而不是转化为 ATP。

由上面例子可以看出，线粒体功能的异常——氧化磷酸化解耦联，是阴火形成的原因。能量无法贮存在 ATP 的高能磷酸键-P 中供机体需要时使用，而是以热量的形式释放出来。燃料分子的很多能量是转化为热而不是转化为 ATP，即为"脾气下流，阴火上乘"，难怪李东垣要说"元气与阴火"不两立。

实践是检验真理的唯一标准。中西医都经历了临床实践的长时期的检验，当然两者应该是真理。而真理只能有一个，所以中西医理论一定有共同的内核，也就是二者一定有可以融会贯通的地方。

中医着眼于宏观，西医着眼于微观。现代科学中不就有宏观科学与微观科学结合的最佳范例——最微观的粒子物理学与最宏观的宇宙天体学相结合，产生了粒子天体学，从而揭开了宇宙万物的神秘面纱，发现了宇宙规律吗？中医重形象、直觉，轻逻辑；而形象思维也是人类理解世界万物不可缺少的一种思维，至少它可以避免过于强调逻辑思维所导致的错误，学过逻辑学的人都知道，逻辑推理常常可产生许多用逻辑学本身无法解决的悖论，可见逻辑思维也有它的局限性。相反，很多杰出的科学家在有伟大的发现之前都是先有对真理的"形象的直觉的洞见"，然后再通过逻辑的推理和实验去证明。

脏象理论是中医理论的核心，正因为有了脏象理论，才有内联五脏六腑、外络五窍四肢百骸的中医整体理论。多年来对中医脏象实质展开深入研究所取得的成果、与现代细胞生物学的最新进展，为中医现代化和中西医真正有机结合提供了一个最佳契合点——中医脏象细胞生物学。

92　脏象理论研究

脏象学是中医基础理论体系的核心，是临床各科辨证论治的理论基础，是历代医家在长期生活、医疗实践以及对人体解剖认识的基础上逐渐形成的理论，主要研究人体脏腑生理功能、病理变化规律及相互关系，旨在通过人体外部的征象来探索内脏活动规律，进而有效地指导养生防病、疾病诊治与康复。近年来，国内学者对脏象学进行了广泛而深入的研究，取得了不少进展。学者王国为等重点以中国知网（CNKI）数据库和相关著作为主要信息来源，对 2020—2021 年度的中医脏象理论研究进展从脏象学的概论性研究、脏腑各部的理论研究，以及脏腑相关理论研究 3 大方面进行了梳理归纳。

脏象学的概论性研究

在中医脏象学的概论性研究方面，主要涉及脏象的学术源流、思维特点、辨证体系、现代应用和分析评价等。

1. 学术源流研究　在学术源流研究方面，研究者主要围绕代表性医家著作展开。如刘珍珠等探讨《内经》中的脏腑配属模式，认为脏腑配属存在多种常规模式和特殊模式，认为《内经》非一时一人所作，原文中存在理论不断完善发展的痕迹，也促成了后世医学流派的创立与发展。何慧玲等对宋代《欧希范五脏图》与《存真环中图》的传承关系进行研究，认为后者是对前者的继承与发展，而且《存真环中图》是宋以后的许多医籍脏腑图及十二经脉图的主要蓝本，并对日本汉医的脏腑、经脉学说产生了重要影响。姚蕙莹对《辅行诀五脏用药法要》中五脏辨治规律进行研究，认为《辅行诀》中五脏辨治理论以《内经》《难经》的"脏象"思维为根基，五行学说为框架，引入哲学"体-用-化"模型。

任北大等则对《医学启源》与《中藏经》关于脏腑辨证理论体系的内涵差异进行研究，认为两书在脏腑辨证体系框架建立方面一脉相承。相比而言，《医学启源》的用词更为准确精练，在辨证分类上更为全面详细。刘芸等则认为张元素在全面总结前人脏象理论的基础上，进一步将脏腑辨证理论系统化并补充相关脏腑用药心得，使脏象理论的临床运用进入新的阶段，形成了以研究脏腑辨证为核心的易水学派。

2. 思维特点研究　不少学者对脏象学的思维模式和主要特点进行分析，如马振等基于"道-形-器"哲学观对《内经》脏象观进行研究，认为中医脏象观即是哲学观在医学方面的体现。而象思维与脏象学的关系是近年研究的重点。如刘玮等认为"脏腑"是古人通过解剖认识、根据"人形"的"十象"显现的信息，列别、论理出来的理论，再通过针刺疗效验证定论的脏腑；"象"是区分列别五脏的"现象"；以脏与象的对应关系，系统完成了人类生理学说、病理学说、观察诊断学说、治疗学说的医学理论体系。赵磊等认为在中医经典象思维语境下，凡纳入脏象学的脏腑，其形态解剖属性随之消失，而赋予象属性。而对《中医基础理论》教材对脏腑属性具有形态解剖和象思维的双重认可提出批评。李洪海等基于《周易》象数思维进行卦象-脏象理论研究，基于易象思维探析八卦-脏腑体系的对应关系以及各脏腑具体的功能，并探究十二辟卦、时间节律和脏象之间的联系，探寻脏腑应时调摄之法。

中国传统哲学的"体用"学说在脏象理论研究中也得到了广泛的重视。邓海林从"形气神三位一体"出发，探析《内经》中的五脏功能，提出中医五脏的"体"由形脏、气脏和神脏三部分构成，中医五脏的功能是在"气"背景下，形脏、气脏和神脏的整体功能。毕伟博等对脏象学的基本思想方法进行探讨，提出了阴阳脏象之本体论、全息感应等假说。刘文平等从体用观解析五脏"以藏为本、以通为用"的学术观点，认为五脏所藏精气为体，血肉五脏、经络腑腧、四肢百骸为用，以藏为本体，以通为现。

此外，贾春华团队认为中医学是一个充满隐喻认知的学科，通过整理总结脏腑图及相关古代典籍，发现脏腑君臣关系包含"上尊下卑"的方位隐喻内涵，脏腑表里配属关系由"远疏近亲""表贱里贵"以及位置相似映射等方位隐喻构建形成，揭示概念隐喻在中医脏象学中具有基础性和普遍性。

3. 辨证体系研究 脏腑辨证是中医辨证理论的重要组成部分。吴承玉团队主张在认识辨证思维的原理、基本规律和辨证实质的基础上，通过对症状、体征的规范，明确五脏系统的病位特征与病性特征，构建以五脏系统为核心的脏象辨证体系；指出脏象辨证体系的构建思路与方法：以文献研究为基础，以专家征询为依据，以临床流行病学和循证医学研究为重要手段，遵循"以象测藏、从症辨证"的原则，综合运用多种研究方法，揭示中医辨证的基本规律和基本原理，获取与识别病位、病性特征，把握临床基础证与复合证。在此体系原则指导下，对心系、肝系、脾系、肺系、肾系脏象病位与病性特征展开系列研究。

4. 现代应用研究 脏象理论的现代应用是研究热点，涉及人体疾病诊断、治疗、护理和健康养生等多方面。

符美虹等基于脏象学与现代生物物理指标，探究建立可实现疲劳早期检测及诊断的中西医结合方法和模型，建立"脏象-生理指标-疲劳评价"的疲劳监控、评价模式。李闪闪等从化疗药药物毒性的外在征象着手，由象及藏，系统归纳了各类常见化疗药药物毒性的脏腑特点，为临床运用中医药治疗化疗药物毒性提供新的治疗思路和方法。姚琼等基于脏象理论进行中医药防治新冠肺炎要点分析，并依据运气学说归纳防治新冠肺炎的简易操作手册。姚颖等认为肝、脾、肾是三阴性乳腺癌的重要病位，气滞、痰、瘀、火毒是三阴性乳腺癌的重要病性。陈胡蓉等以五脏为空间维度构建消渴治疗框架。程娜基于中医脏象理论对健身气功六字诀养生效果开展实验研究，结果表明，嘘呵呼呬吹嘻分别与肝经、心经、脾经、肺经、肾经、三焦经的气血变化相关。

5. 分析评价研究 邢玉瑞团队对新中国成立以来脏象学研究资料进行整理评述，从研究方法角度，汇编为理论研究进展、临床与实验研究进展两大部分，认为当前中医脏象学的研究做了大量科学诠释性工作，但创新性成果较少，存在一些脱离原有理论语境的诠释失误和中西医概念混淆的问题。李永乐等则认为，近年来的中医五脏理论文献研究在中医五脏理论深层次理性提炼与概括、内在固有规律总结、最新研究成果纳入现行中医理论体系框架等方面存在不足，需要进一步加强研究。

脏腑各部的理论研究

1. 心脏象理论研究 关于心脏象系统的研究，主要包括心脏象的发生学、基本概念、生理功能与特性研究等。

（1）心脏象的发生学研究：齐元玲认为心脏象理论的形成，深受中国古代文明起源影响，在中国古代解剖学与经验医学的广泛观察与应验中完成了对心主血脉、主神明的构建，而心脏象之"象"的建立广泛应用象思维，形成心之象。认为心脏象理论的形成有医学本身的发生学背景，更有其社科的、中医学独有的发生学演变过程，"天人合一"是其发生学最深刻的理论源头。

（2）心脏象基本概念研究：王肖阳等基于元整体观，从形质、文化、脏象、情志、五行、经络6个方面解析《内经》中"心"的相关内容，认为《内经》以形质之心为基础，是在脏象、五行和经络的联系下形成的元整体，并由此建立了心的生理和病理基础。安冬等从形、气、神谈中医学的心，通过论述心形（物质）、心气（能量）、心神（信息）之间的关系，深化对中医学"心"的理解，为临床治疗不同层次的心病提供理论依据。

（3）心脏象的生理功能与特性研究：在心脏象的生理功能与特性研究方面，研究者重点聚焦心主神明理论的探讨。如齐元玲等认为心主神明经历了自然之神向人体之神的演变过程，在"授命于天"基础上借鉴封建官制制度，与中国古代哲学相结合，形成医学的藏神概念。心主神明理论的形成以解剖物质结构为基础，与天地人文结合，是中医学整体观念在脏象理论形成过程中的应用。招萼华认为心主神明在《内经》以前已形成，心实际上代表全体内脏，心主神明的实际意义是内脏主神明。五脏藏神是在医疗实践中产生的，在中医临床上运用广泛，实用意义大，应当用五脏藏神取代心主神明作为中医重要的基础理论。唐思诗则认为五神皆为心神之运用，是生命活动的最高调控体系，通过气化活动来体现生命活动。而程梦慧等则围绕心与脑的生理病理及脏腑之间的相互关系，研究二者发挥其功能特点的物质基础，以"此心非彼心"立论，提出"脑为君主之官，为五脏六腑之大主"的观点。

此外，赵正泰等从心与火的关系出发，通过"燃料"与心、"热量"与心及"光明"与心等方面分析了火对心脏象形成的影响。吴欣等则基于《内经》对心的经脉脏腑相关进行研究，从正经、经别、络脉、现代研究等角度论证关于心的经脉脏腑相关，认为开展心的经脉脏腑相关研究，可进一步丰富以心为靶向器官的相关理论。

2. 肝脏象理论研究　在肝脏象理论研究方面，学者重点对现代中医肝脏象理论创建、肝脏象相关概念、生理功能、生理特性和应时特点等进行探讨。

（1）现代中医肝脏象理论构建：高冬梅等依据肝脏象现代研究系列重要发现，创建"现代中医肝脏象理论"，阐明肝脏象表现于外生理病理征象的内脏结构及其功能机制和情志致病的脑中枢机制，清晰肝脏象系统器官结构，明确肝主疏泄和主藏血功能机制，实现肝脏象理论的"本质阐明"，为中医药现代化提供理论支撑与研究向导。

（2）肝脏象基本概念研究："肝为罢极之本"出自《素问·六节脏象论》，后人对此多有探讨，近两年亦有学者再阐发。如周瑾等认为"罢极"是一种"阴阳消长运动交替调节的状态"，"肝为罢极之本"解释为肝是调节机体阴阳消长、交感和合以达到动态平衡的功能阀，是维持全身各脏腑生理功能处于正常秩序的活力源泉，是机体在生理病理状态下阴阳达到协调平衡状态的内在根据。张娟等提出"罢极之本"是对肝"藏血"与"疏泄"功能的高度概括，其功能作用体现在形、神两方面。因此，肝不仅是耐受形体运动疲劳的根本，也是耐受精神疲劳的根本，从而为临床从肝论治慢性疲劳综合征提供理论基础。邢玉瑞概括现代对"罢极"的诠释为运动说、疏泄说、刚柔说、调节说、功能总括说、将军之官说、目功能说7类，并指出部分诠释存在脱离原文语境和中西医概念混淆的误区，认为"罢极"解读为"调节"较为合理，即肝为调节人体生命活动的根本。

周赛男等认为"肝生于左，肺藏于右"理论可溯源至《周易》的阴阳之道，在《内经》中演变为阴阳升降，并奠定了脏腑气机升降的理论基础。临床中，"肝生于左，肺藏于右"体现了肝肺气机升降的特性，标识了肝肺病证反映于体表的病位以及肝肺气血偏胜的病位，指导了中医法象用药。

陈红梅对肝气、肝气虚进行理论溯源与集成研究。认为肝气为生理概念、肝气虚为病机概念，肝气虚病机理论客观存在。

（3）肝的生理功能特性与应时研究：肝主生发是肝的生理特性之一。李瀚旻团队长期研究中医药调控肝再生的理论基础、生物学基础及以此基础形成的治疗策略，提出"肝脏象肝脏中心说"，以肝脏为主体开展肝脏象研究工作，完善"肝主生发"的肝脏象理论体系，取得中医药调控肝再生防治肝脏及其相关病证的基础与临床应用成果。

韩琦基于"肝应春，主疏泄、调节情志"研究松果腺在四季调节海马功能的机制。实验表明，血清MT、海马 MTR 以及海马 Gs/Gi-cAMP-PKA-CREB 信号通路的表达具有一定的季节节律性，表现为春夏季较低、秋冬季较高；认为"肝主疏泄、调节情志，应时而变"具有科学内涵，其微观机制可能与松果腺- MT -海马 MTR 以及 Gs/Gi-cAMP-PKA-CREB 信号通路相关。

在肝藏魂理论研究方面，杨健认为魂的内涵是阳神、主外、主动，是精神活动的核心，具有体现人的生命活动、主宰人的睡眠与梦境、调节人的情志等功能，并结合历代医籍记载，阐释魂与精神情志类疾病的密切关系。

3. 脾脏象研究

（1）脾脏象理论体系研究：高晓宇等探讨现代复杂适应系统思想在脾脏象理论中的应用，认为脾脏象是一个功能网络，是集中枢神经系统/肠神经系统主导的神经-内分泌-免疫网络整体调控下，生物力学、生物膜、线粒体对物质转运、能量转换和信号转导的整合效应。不同于传统系统论实行自上而下的集中控制，脾脏象系统是自发实行由下而上的分散协调，也是"渐进分异"与"渐进中心化"的结合。陈智慧等认为中医脏象理论具有复杂性思维特点，需将系统论、控制论、诠释学等方法共同引入中医脾脏象理论的研究中，指导中医脾脏象理论系统研究，解决中医脏象理论的复杂性问题。

袁东超等基于中医术语学和知识本体研究方法，依托中医基础理论，确立《内经》脾脏象理论的语义关系和语义类型。武丽霞整理《内经》中脾藏系统疾病57种，认为部分疾病如脾瘅、脾风疝、脾胀、脾痹、脾消、脾风、脾心痛、脾疟等，与现代医学概念上的脾病具有明显差异。

（2）脾脏象基本概念研究：在脾脏象的相关概念研究中，关于脾的实质讨论成为一个焦点。贺娟认为《内经》之"脾"系解剖学之胰腺，《内经》脏腑系统是实证认识基础上，以关系为主，形成哲学化的医学理论。潘芳等亦认为胰腺属于中医学脾范畴，且其生理功能与病理特点均与脾密切相关，参与脾主运化、升清、主四肢肌肉等功能。赖敏等认为脾的解剖实体包括现代解剖的脾脏和胰腺，以支撑其生理功能，脾胃的地位经历了由胃重脾轻到胃轻脾重的改变，脾的解剖实体也从胃下之胰腺变为胃左上之脾脏。徐杨等则认为，现代解剖意义上的肝脏属于中医学脾脏，主要依据为代谢、分泌胆汁、解毒排泄的功能与脾脏的主运化功能相一致，造血功能与脾脏生血功能相一致，能解毒的性质与脾主升清的生理特性相符，肝脏产热现象能诠释《难经》中"脾裹血，温五脏"的说法。

郭文茜等基于人体肠道菌群的生理功能，探讨"脾为后天之本"的科学内涵，认为肠道菌群所居的肠道属于中医学广义的脾胃范畴，其发挥诸如营养物质吸收、免疫功能调节、能量代谢调控等多方面调控作用，分别与脾胃学说的脾主化生气血、脾为之卫、脾主运化等概念契合。

（3）脾脏象的生理功能特性与应时研究：在脾脏象的生理功能和生理特性研究方面，专家学者主要聚焦在脾主运化、脾应岁时的相关研究方面。

在脾主运化研究方面，李朝认为在哲学因素、文化因素、实践因素等关键影响因素综合影响下，形成了脾主运化理论。王启航等认为"脾主运化"最初含义是指脾发挥辅助胃消化吸收饮食物的作用，至汉末由张仲景具象化为"脾主消磨"，至宋代严用和提出脾主运化理论，将整个胃肠道的功能统归于脾，至明代张景岳系统论述"脾主运化，脾运胃纳"，使"脾主运化"成为主流认识。其演变趋势是脾功能的扩大，脾解剖学基础的模糊，不仅反映了脏象理论的迁延，也深刻影响了临床治法。

在脾应岁时的研究方面，史佳岐认为《内经》中脾与岁时的对应关系分为脾不主时、脾主长夏、脾主三月四月、脾主立秋和秋分之间4种，后两种在后世逐渐淡出视野。脾不主时又包括脾主四时和脾主四时后十八日，脾主四时内涵体现出脾具有长养、调和万物的"象"，脾主四时后十八日是指脾具有转化万物属性特点的"象"，"脾主长夏"则是脾正确应象之后的发展。都国文等认为，"脾应长夏"的本质是脾胃功能协同合作的自稳时间调控系统，平时呈现"脾虚胃强"的生理状态，在长夏季湿邪盛的气候状态下多发表实里虚的相关性疾病。

也有部分学者对脾脏象与疾病关系进行现代诠释探讨。如左金辉等从系统论角度探讨脾脏象理论与恶性肿瘤的关系，以物质-能量-信息为切入点，从亚细胞水平挖掘其机制和规律。

4. 肺脏象研究

（1）肺脏象基本概念研究：在肺脏象基本概念中，肺阳的概念少有提及。常兴等"五脏一体观"角度，探讨分析肺阳与其他脏腑阳气的联系，对"肺阳""五脏阴阳"等相关概念内涵和理论体系构建进行探讨。丁元庆等则结合新型冠状病毒肺炎的相关内容阐释肺脏象，提出肺受邪、肺生邪、肺藏邪、肺散邪、肺祛邪、肺能制邪等观点，认为扶正保肺是治疗包括新冠肺炎在内的肺系病证之总则。

（2）肺脏象的生理功能与体窍关系研究：在肺的生理功能研究方面，专家学者聚焦于"肺主治节"的诠释研究，对肺朝百脉、主气司呼吸功能等也进行了探究。

在"肺主治节"的研究方面，李长青等认为"肺者，相傅之官，治节出焉"是对肺生理功能的高度概括，也把肺和其他各脏腑联系起来，是各脏腑病从肺论治的理论基础。张星认为"肺主治节"为肺通过自身生理功能与特性，协调人体生命活动，调节气血津液、五脏六腑、人体官窍、经络情志，使其达到有序和谐的状态。张少巍等则认为"治节"中"节"或可理解为"关节"，主要包括骨之"关节"、经脉之"关节"及自然之"关节"。肺主"治节"即肺对"关节"进行"节制、督导"，使各关节、脏腑安定有序。邢玉瑞等认为现代学者对肺主治节的诠释可概括为治理调节说、生命节律说、功能节律综合说、生理秩序说、肺主治理关节说等5种，认为肺主治节是指肺通过宗气参与人体呼吸、心跳、脉搏以及气行节律的调节，现代教材将"治节"理解为治理调节，是对肺功能的高度概括，是现代语境下的一种发挥。将肺主治节功能扩大到对全身功能、节律的治理调节，或天人和谐有序等，有过度诠释之嫌。

张积思等对"肺朝百脉"理论进行探析，提出"肺朝百脉"中"朝"字应通"潮"，为潮汐之意，该理论应阐释为肺使血液如潮汐般涌入百脉之中。

徐杨采用基于压电陶瓷传感器的呼吸运动检测装置，对肺司呼吸功能进行了自然状态下的长时程实时无创检测，实现肺司呼吸功能异常相关症状与证候要素的客观测评。

张雨璇等基于红外热成像技术对"肺开窍于鼻"理论进行研究。通过对80例受试对象的观察发现，风热犯肺证观察组肺区及鼻窍温度升高，红外热图显示热偏离，用以验证中医藏窍理论中"肺开窍于鼻"的正确性。

5. 肾脏象研究

（1）肾脏象的学术源流研究：赖敏等认为，古代医家基于肾与膀胱解剖结构的关系以及从自然界水循环向人体水代谢的隐喻映射，构建了肾主水和气化的功能，逐渐形成了中医肾脏象学。王剑男认为《内经》中虽有对肾藏精、肾气的论述，但并未提及肾精、肾阴和肾阳的相关内容；《内经》中与肾脏相关的病名较现今繁杂，部分病名已较少使用，部分病名被划为不同系统范畴。谷建军团队认为两汉隋唐时期是肾脏象理论形成和发展的关键期，肾脏象理论从初具理论及辨证论治体系，过渡到重视治法方药及临证发展；宋以后，肾脏象体系中，肾脏逐步被命门所取代，认为命门太极本体论体系的建构，阐明了心肾相交为生命运动的基本机制，是脏象理论体系哲学化的关键转折。雅楠认为明清时期肾系理论有很大发展，各医家提出诸多新观点，如对于肾命的位置、功能有了新认识，对肾与五脏的关系有了更深层研究，通过肾与天癸、肾与冲任、肾与心脑、肾与胞宫的论述而更加明确了肾对生殖的主导作用。

（2）肾脏象基本概念研究：在肾的实质研究方面，邵向阳等认为骨髓间充质干细胞（BMSCs）具有强大的增殖能力及多向分化潜能，与肾脏象的生理病理变化有诸多相似之处。现代研究表明，补肾中药能促进BMSCs增殖并诱导其定向分化为成骨细胞、神经细胞、生殖细胞，基于此展开探讨，有助于揭示"肾脏象理论"的物质基础和科学内涵。

黄建波认为，可以从中华传统文化发展、中医肾脏象学发展、"先天之本"具有相对性、孕育子代生长发育、临床实践有效性、肾在五脏六腑的重要性以及中医生命观等角度，创新发展"肾为先天之本"理论体系。

命门学说是近年来的研究热点之一。明清时期，随着宋明理学的影响、温补学派的崛起，命门学说成为当时的研究热点，其中《外经微言》成为研究命门的著作代表。林明欣基于《外经微言》的解读，对命门学说的理论及临床应用进行了系统研究阐发。席崇程则结合知识图谱与定性定量研究方法，系统研究明代温补学派肾命学说的核心组成、基本框架和临床应用等相关内容，并基于名老中医治疗腰痛的辨治特色，探讨明代温补学派肾命学说在现代中医临床的应用。李德帅等认为命门与肾有所不同，并非左肾或者右肾，而应当是一个独立的重要脏腑，统管人体一身之阴，是元阴元阳生化之地，是人体的藏精之腑，是阴阳转化的枢纽之一。命门腑的经脉为任脉，从现代解剖学角度来看，命门腑应当归结于垂体-甲状腺-肾上腺-性腺轴这个分泌系统。

（3）肾与形窍志液时关系的研究：对于"肾开窍于耳"理论，黄树明等结合近年来关于中医学"肾"的对应于现代生理学的下丘脑-垂体-性轴以及下丘脑-垂体-肾上腺轴和下丘脑-垂体-甲状腺轴等内分泌功能的研究成果，认为基于内分泌功能对听觉的调节来探索"肾开窍于耳"理论的机制，可以为探索益肾法治疗听觉系统疾病的机制，以及其理论的现代科学实质提供线索。

刘森通过动物实验研究"肾应冬"的生物学机制，证实生物钟基因 *per1*、*per2* 具有一定的季节节律性，并且参与了下丘脑-垂体-肾上腺轴对机体的调控过程；认为"肾应冬"生理机制与下丘脑-垂体肾上腺轴褪黑素的变化，G 蛋白介导和第三信使 c-fos、c-jun 参与的细胞信号转导系统密切相关。

6. 六腑与奇恒之腑理论研究　脏象理论以五脏为中心，相关研究整体以五脏居多，而对六腑和奇恒之腑涉及较少。通过分析近两年文献发现，在腑的研究方面，对胆腑的关注较多，也有涉及三焦、脑、女子胞等。

关于奇恒之腑的概念，郑涵等从"开阖枢"角度阐释，认为脑为元神之府、交济心肾，胆居中正、转枢表里，脉藏血气、转运营卫，髓存精气、藏泄为用，女子胞主生殖、内蓄精血，骨为人体之干、藏纳髓脂。

在胆腑理论研究方面，许睿认为六腑之胆以胆囊为原型，奇恒之胆则源于对男性生殖器官的观察；提出六腑之胆主藏泄胆汁，奇恒之胆主藏精种子，认为奇恒之胆的功能演化为少阳春升之胆，具有枢转阳气、主决断的功能，以此阐释"凡十一脏取决于胆""胆主决断"等理论，归纳六腑之胆、奇恒之胆与少阳春升之胆各自不同的病机变化。高斐宏等认为《内经》中，对于胆的性质功能有十一脏说、十二脏说、五脏六腑说、奇恒之腑说，同时对与胆腑和胆经相关的病症、代表性症状也进行了总结。邢亦谦等认为《内经》中奇恒之腑之"胆"，是古人对人体之胰最早的描述，并认为胰的内外分泌部分别行使着中医"肾"和"脾"功能，分属于两大脏腑体系。

在三焦理论研究方面，刘彧杉等通过三焦膜性管道理论，分析三焦为涵盖各类脏腑器官体腔的包膜及淋巴间质组织，具有运行水液元气、调畅气机气化、化生护卫精微等作用。

在脑理论研究方面，狄舒男等认为中医脏象理论体系对脑的独立生理病理描述较少，影响了临床诊疗效果，通过溯源《内经》分析了中医脑相关理论的形成背景，初步归纳总结脑的生理病理。

在女子胞理论研究方面，郁悦等认为子宫腺肌病病变部位在女子胞，女子胞藏精、主生殖，是冲任、督脉的起源，且与三脉关系密切，临床中以调补冲任、振奋督阳等方法治疗子宫腺肌病常可取效，恢复女子胞的藏泻功能成为治疗的目的与前提。

脏腑相关的理论研究

在脏腑相关的理论研究中，主要可分为脏-脏相关、脏-腑相关和腑-腑相关理论研究。近两年的研究主要涉及心脾相关、心与小肠相表里、肺与大肠相表里等常见关系，也有研究比较新颖的脏腑关系如"肝-肠别通""脑-肠相关""耳-脑相关"研究等。

1. 脏-脏相关理论研究　对于心脾相关理论的研究，李朝分别从心脾相关的理论渊源、生理基础、直接作用机制、间接作用机制、生理体现等方面探讨心脾相关的理论内涵。吕萍基于中医脏腑生成说，阐发心是随脾生成后而衍生出来，心是充实与完善了脾的功能，并从神明为五脏所主探讨其源本，认为中医脏腑的核心是在脾，并非在心，脾与心呈主从关系，展现心脾气血互济、神意相承的密切相关及其临床的运用意义。

刘玉莲等对"肝肾同源"理论研究图谱进行了可视化分析，认为当前主要的研究方向和趋势是"名医经验"，直观展示了该领域的研究历程、研究热点及发展趋势。

2. 脏-腑相关理论研究　毛迎迎从"心与小肠相表里"理论探讨脑衰老及补肾健脾开心法延缓脑衰老的机理，认为衰老是脑-肠相关功能衰退并表现为神志影响的综合进程，并通过动物实验方法，探讨补肾健脾开心法改善脑衰老相关炎症的有效性及其作用机制。

王宪正等阐述"肺与大肠相表里"的研究进展，认为理论研究方面主要涉及经脉络属、阴阳学说及脏象理论；临床研究方面主要用于指导药物治疗，包括肺病治肠及肠病治肺，针灸治疗应用较少；实验研究主要从实体结构、黏膜免疫、肠道菌群等方面探讨，近年来有"肠-肺轴"的提法。

刘頔基于"阳道实，阴道虚"理论对脾胃气化进行研究，构建脾胃虚实气化"内循环"和三阴三阳"气化层"的脾胃气化模式，从脾胃阳道实阴道虚气化理论解读《伤寒论》的三阴三阳理论。

近年来对于"肝与大肠相通"理论研究较多，而现代医学的肝-肠轴相关理论也从微观角度进一步丰富完善了其理论内涵。如毛艾琪等基于《医学入门》"肝与大肠别通"理论，认为肝与大肠生理上都与水谷精微的运化输布、气机升降、腑气传导等功能相关，足厥阴肝经与手阳明大肠经之间存在间接联系；现代西医亦发现肝与肠可相互影响，提出"肠-肝轴""肝肠循环"等概念，为"肝与大肠别通"理论提供解剖生理、微观生物学上的解释。王朝军等认为，"肝与大肠相通"的核心内容包含三焦别通关联、开阖枢气化相通、肝寄腑于大肠、大肠兼具金土双重属性、肝与大肠的功能影响 5 个层面。姜惠中等以"肝与大肠相通"为基础，分析肝肠之间的病理生理联系，提出在结直肠癌肝转移的发生机制中，五行关系是传变的关键，经络系统是转移的重要途径。陈果等认为，将"肝-肠轴"和"脑-肠轴"学说联系而成"肝-脑-肠轴"，延伸两种学说的覆盖范围，可以将脑、肝、肠从病理生理有机地结合起来，为相关疾病提供新的干预手段和治疗措施。李洪海等认为肠道菌群属于中医学"虫"的范畴，肝气对肠道菌群具有始动疏调的作用。因此从肝的角度出发，或可为临床因肠道菌群失调所引发的病证提供新的治疗思路。

3. 腑-腑相关理论研究　刘亚楠认为，胃、小肠、大肠三者共同构成肠胃的整体结构，肠胃内、外气化是一个完整、统一的过程，其中胃在肠胃内气化中发挥主导力量，脾在胃外气化中占据主导地位，整个过程以五脏为核心，由脾胃发挥决定性作用；饮食入肠胃消化、吸收、排浊输出的过程，主要由肠胃内气化承担；肠胃外气化中肠胃的气化功能为生命提供营养之源头，为五脏系统的生理功能提供物质能量来源，从而达到"气归于权衡""合于四时五脏阴阳"的整体生命要求及"天人合一"的要求。

4. 其他脏腑相关理论研究　王磊等通过整理中医耳与脑、脏腑与脑、耳与脏腑之间的联系，结合体表刺激耳迷走神经-孤束核-默认网络脑效应机制研究，将传统针灸与现代医学相融合，提出"耳脑脏腑"相关理论。文愈龙等以"脏腑-膜原（玄府）-眼目"气血输布轴理论勾连五轮八廓学说、肝窍学说及玄府学说，分析脏腑精气化生，上注荣润眼目的气血生成转化输布过程，简述五脏系统气血生成与眼目气血灌注之间存在的物质联系。王堇屹提出以人体"胰腺"取代无脏功能的"心包"以正其脏位，以十二指肠取代三焦，作为与胰腺相表里的腑，以合《内经》"十二藏"之说。娄文凤等探讨甲状腺与肾的关系，认为从"象"而论，两者在解剖位置、形态、结构上具有诸多共同点，且循经相连，络属足少阴肾经；生理上，两者均有促进机体生长发育、生殖的功能，参与机体的水液代谢和阴阳平衡的调节；病理上，肾虚损的病理表现与甲状腺功能减退症、甲状腺功能亢进症等疾病表现类似。

近两年来，专家学者在脏象理论研究领域有了积极进展，取得大量成果。从脏象理论体系的整体性研究而言，主要从学术源流、思维特点、辨证体系、现代应用与分析评价等多方面开展研究。其中，在脏象理论的思维模式研究方面，贾春华团队长期致力于脏象理论中隐喻方法的研究，其研究工作经持续多年不断延伸拓展，已形成一定的影响，是近年来较突出的独创性研究成果。吴承玉团队，是另一个同样长期持续坚持研究的重要研究团队，多年来其深耕于脏腑辨证的研究，在既有的脏腑辨证基础上，重新构建并完善了以五脏系统为核心的脏象辨证体系。其研究成果在很大程度上揭示了脏象理论与临床实践的联系，具有很强的实用性。在具体脏腑的各论及脏腑相关研究中，主要从发生学、学术源流、基本概念、理论体系结构、生理功能与特性等多方面开展研究。其中不乏亮点，如"肝为罢极之本""肺主治节""心主神明""命门"等重要概念与理论，被多位学者从不同角度反复研究，其学术观点彼此争鸣，形成了一些研究热点，促进了脏象学的传承与发展。部分研究涉及多学科，从中西医学比较、系统科学思辨、肠道菌群、生物节律等多角度予以阐发，富有新意，启迪思维。

93 基于脏象探讨卵巢为奇恒之娇脏

中医脏象学依据人体形态结构与生理功能特点，将内脏分为"五脏""六腑"和"奇恒之腑"。然而，"五脏""六腑""奇恒之腑"难以全面概括整个人体的生理现象与病理状态。如女性重要的性腺器官卵巢，虽然古代医家对于其功能的研究早已开始，但大多将其生理功能分述于其他脏腑之中。中医如果不深化对"卵巢"形质功能的认识，既不利于中医理论的创新发展，更有碍临床精准治疗。为此，基于卵巢结构功能及其生理病理特点，学者魏一苇等不仅认为卵巢应为"奇恒之脏"，而且它是"奇恒之娇脏"。

卵巢为奇恒之脏概念的提出

1. 奇恒之脏概念 "五脏"是以心、肝、脾、肺、肾为中心的5个生理病理系统。《素问·五脏别论》："所谓五脏者，藏精气而不泻也，故满而不能实。六腑者，传化物而不藏，故实而不能满也。"唐代医家王冰注："精气为满，水谷为实。五脏但藏精气，故满而不实；六腑则不藏精气，但受水谷，故实而不满也。"在解剖上，五脏内部组织相对充实，是实体性器官；六腑中空，为空腔性器官。在生理特点上，五脏化生和贮藏精气；六腑受盛和传化水谷。"奇恒之腑"则在形态上中空有腔与六腑相类，而功能上贮藏精气与五脏相同，所谓似脏非脏、似腑非腑。如《素问·五脏别论》："脑、髓、骨、脉、胆、女子胞，此六者，地气之所生也，皆藏于阴而象于地，故藏而不泻，名曰奇恒之腑。"

《周易·系辞》："一阴一阳之谓道。""道"即规则、法则，揭示了任何事物都是由阴阳对立两个方面构成。《素问·宝命全形论》更明确指出"人生有形，不离阴阳"。于此，脏象学中既有"奇恒之腑"，"奇恒之脏"的提出便也不足为奇。

由于古代条件的限制，人们对人体组织器官的解剖、生理病理的认识难以全面深入，是以中医古籍中并无"奇恒之脏"概念的记载。不过，对于"奇恒"之意有着充分的阐述。如《素问·病能论》："奇恒者，言奇病也。"而对于奇病的理解，纵观《素问·奇病论》，认为奇病为一些疑难、复杂、迁延性以及退变性疾病；《说文解字》亦提到"奇者，异也""恒者，常也"，"奇恒"即异于平常之意。综合上文关于"脏"的论述和"奇恒"含义的古代认识，有理由认为，奇恒之脏的概念应满足：形态结构上应具备脏之"内部组织相对充实"的特点，生理功能上却不似平常五脏的藏而不泻；而在临床上，"奇恒之脏"所病则应具备复杂、疑难、迁延性或退变性的特点。

2. 卵巢为实性器官，具有藏泄双重性 卵巢是产生与排出卵子，并分泌甾体激素的性器官。中医对卵巢的认识论述较晚，清末《沈氏女科辑要笺正·第三十一节》首先论及卵巢为"子核"，输卵管为"子管"。曰"子宫之底，左右各出子管一支，与小孔通，长二寸半，垂于子核之侧，不即不离。子核者，在子宫左右离一寸，向内有蒂，与子宫相连，向外有筋带，与子管相系，形如雀卵，内有精珠十五粒至十八粒不等。内贮清液，是为阴精，女子入月之年，精珠始生，至月信绝，其珠化为乌有"。"男精入子宫，透子管，子管罩子核，子核感动，精珠迸裂，阴阳交会"。这两段论述形象地描述了卵巢排卵功能，以及与女性生理生殖生育的密切关系。

解剖学证实，卵巢为一对扁椭圆形的实性器官，其形态上具备"脏"的特性，但从卵巢形态和功能的周期性变化，其又异于平常之脏，可谓"奇恒"。

"奇恒"之一在于卵巢形态的变化。在女性一生的不同阶段，卵巢的形态有较大的变化。青春期前卵巢表面光滑；青春期开始排卵后，卵巢表面逐渐凹凸不平；育龄期妇女卵巢大小约 4 cm×3 cm×1 cm，重 5～6 g，灰白色；绝经后卵巢逐渐萎缩变小变硬，盆腔检查时不易触到。

"奇恒"之二在于卵巢的功能具有藏泄双重性，并随着不同年龄而发生变化。从青春期开始到绝经前，卵巢的功能发生周期性变化；"卵泡期"即中医"经后期"，卵巢发挥"藏而不泄"之功能，表现为肾阴生长，卵泡发育；排卵期即中医"氤氲期"，卵泡成熟，肾阴盛极，阴盛阳动，重阴转阳，此时卵巢功能"泄而不藏"，排出卵子，卵泡排出后，黄体形成并逐渐发育成熟；黄体期即中医"经前期"，此期阴盛阳生渐至重阳，卵巢功能"藏而不泄"；黄体后期，阴阳俱旺，冲任充盛，如果受孕成胎，则可维持胞胎生长，否则，重阳则开，"泄而不藏"，月经来潮。

正因为卵巢的周期性变化，藏泄有度，才使月经具有周期性、节律性。一旦藏泄失其常，则月经或提前或延后，或闭经，经量或多或少，或崩漏不止，甚至不孕等。

卵巢为奇恒之娇脏的认识

奇恒之娇脏，是在认定卵巢为"奇恒之脏"的基础上，对卵巢形质、生理病理特征更精准地认识概括。

1. 卵巢形质与娇脏　《现代汉语词典》解释"娇"为"柔嫩、美丽可爱"，记载的词组有"娇小、娇贵、娇嫩、娇气、娇柔、娇养"等。中医古籍鲜有涉及卵巢形质的描述，直至清末《沈氏女科辑要笺正》提出"子核"：形如雀卵，内贮精液。现代解剖学表明，卵巢位于盆腔侧壁，深居其中。因其为腺体组织，具有质地柔软轻灵，且表面无腹膜覆盖，游离于盆腔的特点，其"娇小""娇嫩""娇柔"之形体特质显而易见。

2. 卵巢生理病理与娇脏　虽然古代医家对卵巢形质的认识有所局限，但古籍中并不缺乏卵巢功能的记载。如古代医家论及肾所藏的生殖之"精"、承肾滋胞之"胞脉"、始于父母而后天趋于成熟之"天癸"等，均在一定程度上关乎卵巢生理功能。有专家指出，肾和天癸的功能是卵巢功能的具体体现。《素问·上古天真论》"女子七岁，肾气盛，齿更发长。二七而天癸至，任脉通，太冲脉盛，月事以时下，故有子……七七任脉虚，太冲脉衰少，天癸竭，地道不通，故形坏而无子也"即是最有力的证据。现代中医学者将这一环路概括为"肾天癸-冲任-胞宫轴"，其中以肾为主导，由天癸调节，通过冲任的通盛、相资，督脉、带脉的调约，在胞宫主司下由子宫表现出经、带、胎、产的生理活动。

现代医学认为，因卵巢周期性变化，使女性生殖器发生一系列相应变化，其中尤以子宫内膜的周期性变化最为显著。一方面，卵巢周期主要受下丘脑、垂体功能调节：下丘脑分泌促性腺激素释放激素（GnRH），通过调节垂体促性腺激素的分泌，调控卵巢功能，影响卵泡的自主发育和排出；另一方面，卵巢分泌性激素对下丘脑-垂体又有反馈调节作用。下丘脑、垂体、卵巢之间的这种相互调节、相互影响，形成一个完整而协调的神经内分泌系统，称为下丘脑-垂体-卵巢轴（HPO）。可见，卵巢具有生殖和内分泌双重功能。正是这种独特功能，使它在女性一生中举足轻重，而恰是因为这种举足轻重无可替代的功能特性，体现了卵巢作用"高高在上"，令人不可小视的"娇贵"一面。

卵巢不仅"娇贵"，而且"娇气""娇纵"。比如，突然或长期精神压抑、紧张、忧虑、环境改变、过度劳累、情感变化、寒冷等，或减肥致体质量下降、神经性厌食，或长期剧烈运动或芭蕾舞、现代舞等训练，均可能引起下丘脑、垂体功能低下，进而卵巢功能失调而导致月经不调、闭经、不孕等。除遗传因素、自身免疫性疾病外，医源性损伤，如放疗、化疗对卵巢的破坏亦是卵巢早衰临床常见病因。有报道，卵巢是射线敏感器官，低剂量照射即可导致其功能不可逆损伤，CHAMBERS 等发现若照射剂量超过 300 cGy，卵巢功能降低的比例明显增加，放射单次剂量达到 400 cGy 或 10 日内分级方案总剂量达 1500 cGy 均可导致卵巢功能衰竭。其他如手术所致的卵巢血供影响，甚至长期熬夜、精神压力，或制鞋卖鞋、销售服装、美容美发等接触化学药品，亦均可损伤卵巢功能，导致早发性卵巢功能不全，甚至最后发展为卵巢早衰。有学者将月经过少的 150 例患者按熬夜频次划分为"极少""经常""偶尔""总是"4个方面，结果显示，熬夜频率与卵巢储备功能具有明显相关性。卵巢这种"敏感易损"的特质，与有关"娇脏"的中医古籍记载高度契合。"娇脏"一词最早见于宋元时期方书《鸡峰普济方·论咳嗽》，该书指出"古人言肺病难愈，而喜卒死者，肺为娇脏，怕寒而恶热，故邪气易伤而难治"。在"邪气易伤而难治"的"娇脏"特点上，卵巢与肺有着高度相似性。

奇恒之娇脏的临床意义

"卵巢为奇恒之娇脏"的提出，不仅丰富了中医脏象学理论，而且更重要的是可以指导临床遣方用药与卵巢保健。

1. 指导遣方用药

（1）分阶段论治：在女性一生的不同阶段，卵巢的形态和功能有较大的变化，这也是其"奇恒"的一个缘由。因此，临床只有基于卵巢的"奇恒"特性，依据女性不同年龄阶段的生理病理特点予以调治，方能收到预期效果。如金代刘河间在其所撰《素问病机气宜保命集·妇人胎产论》中将女性一生分为3个阶段，提出了3个阶段相应的治疗大法"妇人童幼天癸未行之间，皆属少阴；天癸既行，皆从厥阴论之；天癸已竭，乃属太阴经也"。女性8岁之前，HPO的功能处于抑制状态。约8岁之后，GnRH抑制状态解除，卵巢内的卵泡受垂体促性腺激素的影响开始有一定的发育并分泌性激素，生殖器官、内分泌、体格逐渐发育至成熟，属于肾气渐盛的阶段，故重在治肾。所谓"天癸既行"，这一阶段生活重担、学习压力、工作繁忙等，可不同程度影响HPO而导致月经不调、不孕等病症。鉴于其发病多与情志有关，故临证每宜"从肝论治"。"天癸已竭"，指月经终止。由于卵巢内卵泡自然耗绝或剩余的卵泡对垂体促性腺激素丧失反应，导致卵巢功能衰竭，即所谓肾气衰、任脉虚、太冲脉衰少、天癸竭。这一阶段，自当顺时而为，颐养天年，治疗以培补气血为主，重在调理作为气血生化之源的脾胃。刘河间的这一观点影响着历代妇科专家，对临床立法组方遣药具有重要的指导意义。

（2）顺藏泄规律：卵巢功能"奇恒"的最大特点是具有藏泄双重性。因此，调治卵巢功能就应该顺其"藏泄"规律，把握各个阶段不同的生理病理特点。

"卵泡期"（经后期），卵巢"藏而不泄"，肾阴生长，卵泡发育。临证宜滋肾养血，充养冲任。待阴血渐复，则在滋阴之中佐以温阳益气，以促进阴阳的转化。此期总的原则宜予调补，勿滥攻；排卵期卵巢功能"泄而不藏"，排出卵子。此时肾阴盛极，重阴转阳，阳动则推动卵泡排出，故宜益气助阳、活血通络，以促进卵泡排出；黄体期（经前期）卵巢功能"藏而不泄"，此期阴盛阳生渐至重阳。因此，阳气易于偏盛，肝气易于郁结，血海满盈，阴血易于瘀滞。治当行气疏肝、活血调经为主，即宜于疏导，勿滥补。

目前临床广泛运用的中药人工周期疗法，即依据卵巢、子宫藏泄的周期变化来立法组方遣药。虽然各中药人工周期疗法的应用与药物选择不尽相同，但基本遵循滋肾养血-活血化瘀-补肾助阳-活血化瘀的序贯立法原则。如妇科名家韩冰常运用补肾调冲之法顾护卵巢，即是顺应卵巢"藏亦泄之"的生理特性。

（3）忌峻补强攻：卵巢作为"娇脏"表现有"娇贵""娇气"的一面，故在临床遣方选药时，应慎用或忌用峻补强攻之品，时时顾护卵巢。如妇科名家尤昭玲，认为女人似水如花，需要细心呵护，切忌过燥、过热、过寒、破瘀峻猛之品伤及卵巢卵泡。为此，尤昭玲临床除很少使用附子、鹿茸等大温峻补之品外，对于三棱、莪术、水蛭等尤其慎用。尤昭玲临证擅长选用花类药物，认为"花虽不如原蒂系枝蔓、根茎气味之厚，但多本性未改，药力缓薄，轻飘柔和，芬香宣散，此天地造化，为如花似花千金之体不适而备。"如卵泡排出障碍之不孕，常常使用三七花或月季花，或配伍胎菊花、玳玳花、玫瑰花、绿梅花、百合花等，借其宣散之力，通达胞宫脉络，以促卵泡顺利依时排出。

2. 重视养巢护卵　《素问·八正神明论》"上工救其萌芽……下工救其已成，救其已败"。《素问·四气调神大论》："是故圣人不治已病治未病，不治已乱治未乱，此之谓也。夫病已成而后药之，乱已成而后治之，譬犹渴而穿井，斗而铸锥，不亦晚乎？"对于疾病，中医古代医家指出必须以防为主，强调了"治未病"，亦即预防为主的医疗观点。卵巢作为奇恒之娇脏，"敏感易损"，更应时时呵护。吴克明即强调卵巢之病，防重于治，应注重卵巢的保养。

关于养巢护卵，魏一苇认为主要从以下方面着手：一是防患于未然。既要尽可能避免医源性的卵巢损伤，如手术、放疗、化疗、中西药物的不当运用等，更要保持健康的生活方式、适量的运动、良好的情绪和心态，以免"病已成而后药之，乱已成而后治之"，出现"渴而穿井，斗而铸锥"的窘境；二是防微杜渐。如果出现月经不调、周期改变、经量变少、白带变化、不孕等，应该及早诊治调理，以绝后患。

卵巢作为女性的性腺，其重要性不言而喻。"卵巢为奇恒之娇脏"的提出，有助于促进卵巢形态质地、生理功能、病理变化、临证诊疗等方面的研究，于临床意义深远。

94 基于脏象理论探讨化疗药的毒性

恶性肿瘤是威胁人类健康的重要疾病。据 WHO 报道，2018 年在 1 800 万新增癌症病例和 960 万癌症死亡病例中，我国新增病例数有 80.4 万例，死亡病例数有 229.6 万例。虽然近年来靶向和免疫疗法逐步在恶性肿瘤的治疗中应用，能在一定程度上缓解患者的痛苦，但亦存在不良反应大等问题。目前，化疗仍是恶性肿瘤治疗的主要手段，在杀伤肿瘤细胞的同时，对正常细胞也有损害作用，其常见的药物毒性有骨髓抑制、消化道反应、皮肤不良反应、神经系统毒性、肝肾功能损害等，给患者带来较大的痛苦，为临床治疗带来较大困难。

中医学认为化疗为药物毒邪侵袭机体，加重机体"虚""毒""瘀"，致使气血脏腑损伤，以脾胃、肝肾最为明显，导致骨髓抑制等。中医药历史悠久，治疗恶性肿瘤具有较好疗效。脏象理论是中医的核心理论之一，将内在本脏与外在征象相结合，并与中医学的望、闻、问、切相联系，不断发展完善。脏象首见于《素问·六节脏象论》，"藏"指藏于体内的脏腑组织器官，可理解为藏于体内，不可径见的内脏；"藏"即指藏匿，强调脏腑在体内，又通"脏"，指肉质器官，即五脏六腑。脏腑居于体内，难以直接观察，所以研究藏只能另觅他途。"象"指表现于外的生理、病理现象，如王冰注："象谓所见于外，可阅者也。"张景岳："象，形象也。藏居于内，形见于外，故曰脏象。"阐释了"象"是体外显现的现象、形象、征象。可见，化疗药各种药物毒性表现则归属于"象"，从其表现可以正本求源，追溯到与之相对应的内脏，指导临床治疗，体现了脏象理论的内涵。

目前缺乏基于脏象理论的中医药治疗化疗药的药物毒性的系统研究。因此，学者李闪闪等研究首先对临床常用的化疗药物进行系统梳理，并以中医脏象理论为指导，中医病因病机为基础，归纳了各类化疗药药物毒性的特点，为中医药治疗化疗药药物毒性提供新的治疗思路和方法。

常用化疗药归纳

目前，临床常用的化疗药有 104 种，根据药理作用及化学结构可分为 6 大类，其中烷化剂类 20 种、抗代谢类药 21 种、抗肿瘤抗生素 19 种，植物类药物 16 种，激素类药物 19 种，杂类 9 种（含铂类 5 种）。研究发现，目前临床应用最广泛的化疗药约 40 种。

基于脏象理论探讨烷化剂类、抗代谢类、铂类、抗肿瘤抗生素类、植物类等常见化疗药药物毒性

研究发现，中医药治疗恶性肿瘤有较好疗效，肿瘤患者中医药临床应用的总体比例为 40%，能较好减轻患者化疗药物毒性。中医学在诊断、辨证、施治疾病中均体现整体观念，注重各脏腑之间的联系。脏象理论则体现了中医诊治疾病的思维。

1. 基于脏象理论探讨铂类、烷化剂类、植物类等化疗药化疗后骨髓抑制 骨髓抑制是化疗最常见的不良反应，大多数化疗药都会出现骨髓抑制，其中铂类、烷化剂类、植物类等最为常见，如顺铂、环磷酰胺、异环磷酰胺、长春瑞滨等。患者常会出现白细胞、血小板，血红蛋白降低，导致贫血、出血等并发症，临床可出现发热，面色苍白，身软乏力等症状。化疗后骨髓抑制涉及肾与脾胃，粒细胞刺激因子主要促进中性粒细胞系造血细胞的增殖、分化和活化，在体外刺激骨髓造血细胞的中性粒细胞前体，

使之分化增殖为成熟的粒细胞集落，与中医学的肾主骨生髓相一致，因此针对肾脏原因所致的骨髓抑制，多采用重组人粒细胞集落刺激因子注射液，此外，促红细胞生成素成年以后多由肾脏合成，也是治疗由肾脏原因所致的骨髓抑制的主要药物；脾脏参与血小板的生成，针对由脾脏原因导致的骨髓抑制可采用重组人血小板生成素注射液等治疗。

中医学无骨髓抑制的病名，但依据临床表现，可将其归于中医"虚劳""血证"等范畴。主要病机为脾肾亏虚，髓亏血枯，病位与脾、肾关系密切。

（1）肾与骨髓抑制：骨髓抑制患者常出现出血、贫血等造血功能异常的表现；肾为先天之本，《素问·阴阳应象大论》"肾生骨髓"，肾主藏精，《素问·六节脏象论》："肾者主蛰，封藏之本，精之处也。"指出了肾主藏纳，有潜摄人体精气的作用。精生髓，髓居骨中化生血液，构成了血液的主要来源。《素问·生气通天论》："骨髓坚固，气血皆从。"肾精充足，则生血有源。精不足则髓不满，继而导致血不能化，出现贫血、血小板低下等症状。可见，骨髓抑制与肾关系密切。

（2）脾胃与骨髓抑制：脾胃为后天之本，脾主统血，主运化，推动全身气血津液的运行；《灵枢·决气》："中焦受气取汁，变化而赤，是谓血。"故称脾胃为生化之源。目前研究认为，化疗药物作为一种邪毒，中伤脏腑，脾胃运化功能受损，血生化乏源，最终导致气血亏虚；脾气虚弱，失于统摄，则会出现出血等症状。

可见，脾肾亏虚为该病关键，宜采用益气养血、健脾补肾等法治疗。如朴炳奎认为化疗后骨髓抑制多为药毒伤及脾肾，或损伤气血所致。多用健脾益肾、补气养血之中药，可运用十全大补汤等治疗；林丽珠等认为骨髓抑制采用补益脾肾、滋养肝肾方法治疗可促进骨髓功能恢复；白鸽等认为中医学在治疗骨髓抑制时应以脾、肾两脏为主，采用具有健脾补肾、益气养阴等功效的精元康胶囊具有较好疗效。

2. 基于脏象理论探讨铂类、抗代谢类、植物类等化疗药化疗后消化道不良反应　消化道不良反应主要因为化疗药物损伤消化道黏膜，产生组胺，5-羟色胺（5-HT）等多种递质，同时与第四脑室的催吐化学感受区相关，化疗药以及化疗药物的代谢产物作用于催吐化学感受区，再传至呕吐中枢，出现呕吐、恶心等症状，严重者可导致水和电解质平衡紊乱、甚至危及生命。大多数化疗药均会导致消化道不良反应，其中以铂类、抗生素类、植物类最为常见，如顺铂、氟尿嘧啶类、伊立替康等。消化道不良反应主要涉及脾胃两脏，现代医学多采用抑酸护胃类药物应对，如5-HT受体拮抗剂、抗组胺药、吩噻嗪类等。

中医学多认为消化道不良反应属于"反胃""呕吐""泄泻"等范畴，与脾胃关系密切。主要病机可总结为中焦脾胃运化失司，气机升降失调，常采用理气健脾之法调畅中焦气机。代表方剂为泻心汤类。

脾胃与消化道反应。脾胃同居中焦，经脉相互络属，二者燥湿相济，纳运相协，升降相因，胃为水谷之海，脾主运化水谷精微，《素问·刺禁论》"脾为之使，胃为之市"也。脾胃坐镇中焦，共同执掌中焦气机转枢之纽。化疗易损伤脾胃，《素问·阴阳应象大论》："清气在下则生飧泄，浊气在上，则生䐜胀。"脾胃不和，脾气失运，水湿内聚则纳呆、腹泻；脾虚气血生化乏源，则乏力、消瘦等。《诸病源候论》："呕吐之病者，由脾胃有邪，谷气不治所为也，胃受邪，气逆则呕。"胃气上逆，则出现呕吐等症状。

文献发现，现代医家治疗化疗后消化道不良反应亦多从脾胃论治。如周岱翰认为化疗所致的消化道不良反应总病机为胃气上逆，湿浊下降而致，多采用法半夏、旋覆花、代赭石等调畅中焦气机；蒋卿认为恶性肿瘤化疗后所引起的消化道反应多因脾胃亏虚，运化失常所致，其主要病机是中焦寒热错杂、气机升降失常，治宜采用辛开苦降之法治疗。

3. 基于脏象理论探讨铂类、抗代谢类、抗肿瘤抗生素类、植物类等化疗药化疗后肝肾功能损伤
药物性肝损伤是指由各类化学药物、生物制剂、传统中药、膳食补充剂等所诱发的肝损伤。可见化疗药所致的肝功能损伤属于药物性肝损伤的范畴，化疗后肝损伤主要是血清丙氨酸氨基转移酶（ALT）的升高，抗氧化物指标即还原型谷胱甘肽水平及超氧化物歧化酶等活性降低及组织学病理学的改变，蒽环类、紫杉类、铂类、氟尿嘧啶类等临床常见抗肿瘤药均会引发肝损伤，化疗联合用药更使毒性增强。他们主要干扰癌细胞 DNA，RNA 或蛋白质的合成发挥抗癌作用。肝损伤虽涉及脾胃，但以肝脏为主，针对肝脏可采用增强肝脏的还原氧化水解等化学反应进行解毒功能的还原型谷胱甘肽治疗；化疗后肾损伤亦是肿瘤患者常见的并发症，常可影响所有肾段，是直接细胞毒性和免疫介导的药物性肾损伤。化疗药中易导致肾功能损害的有甲氨蝶呤、顺铂、吉西他滨等。目前针对损伤的药物较少，如针对肾功能损失出现尿酸过高的别嘌醇片，肾损伤而造成蛋白质代谢失调的复方 α-酮酸片。基于化疗后肾损伤的发病机制的探索，未来可能的治疗方法有抗氧化治疗、抗黏附分子治疗、间充质干细胞等。

化疗后肝损伤属于药物性肝伤的范畴，其临床表现与药物性肝肾损伤大致相同；中医学多认为药物性肝损伤根据其临床表现可归属于"黄疸""胁痛"等范畴，主要病机为药物毒邪袭肝，肝失疏泄，肝郁脾虚，气机不畅；在治疗方面，根据其病因病机，均可采用清热祛湿、疏肝健脾等方法治疗。如王金周等自拟疏肝健脾汤能明显改善药物性肝损伤的临床症状，促进肝功能恢复。方中取柴胡、太子参为君药，芍药、茯苓、香附、枳壳等为臣药，以奏"疏肝理气、健脾利湿"之效。王爱华等自拟柴胡栀子豉汤以疏肝解郁、健脾化湿，能有效地减轻抗结核药物性肝损伤。不同的是，中医学认为化疗药为火毒之邪，易耗气伤阴，加之绝大多数恶性肿瘤需要长期定期运用化疗药治疗，长期服药损伤正气，致药毒停留体内，在清热祛湿、疏肝解郁、祛除药物邪毒的同时，常可根据中医学辨证论治的特点，加以益气养阴扶正的药物，代表方剂为龙胆泻肝汤等；肾损伤属于中医学"淋证""水肿"等范畴，主要病机为肾气亏虚，药物毒邪袭肾，湿热毒邪蕴结；代表方剂为肾气丸等。

此外，肝损伤还包括非药物性肝损伤，非药物性肝损伤常见为酒精性肝损伤，根据其临床表现及辨证论治的特点，中医学在治疗化疗后肝损伤和其他药物性肝损伤及非药物性肝损伤中，各有侧重。如在治疗酒精性肝损伤时，中医学并无酒精性肝损伤的病名，根据其临床症状，可归属于"酒病""酒癖""胁痛"等范畴。中医学认为酒为大热有毒之品，如《诸病源候论》记载"酒性有毒，而复大热，饮之过多，故毒热气渗溢经络，浸溢腑脏，而生诸病也"。可见，饮酒过多常易导致湿热内生，阻滞肝胆，气机疏泄失常。与化疗后肝损伤相比，酒精性肝损伤湿热更重，常以清热祛湿为主，多采用清利湿热，兼以疏肝解郁等方法治疗，如温伟添等用自拟舒肝茶进行酒精性肝损伤的临床观察，该方以利水渗湿泄浊之泽泻，生津止渴解酒毒之葛根为君，辅以绞股蓝、乌龙茶、黄芩，共引湿热下行，解酒毒，取得较好疗效。茵陈蒿汤来源于张仲景《伤寒论》，由茵陈、栀子、大黄组成，具有清热利湿，利胆退黄的功效，是治疗黄疸的代表性方剂，王磊等发现运用茵陈蒿汤治疗酒精性肝损伤，可以有效减轻醛固酮（ALD）大鼠脂肪变性与肝纤维活性，降低血清 L-γ-谷氨酰基转移酶（GGT）活性。

（1）肝与化疗药药物毒性：肝藏血，主疏泄，喜条达，肝疏泄功能正常，气机调达，鼓舞脾胃之气血，促进其运化功能。因此肝与脾为疏泄与运化、藏血与统血的协调统一的关系。土得木而达，即肝的疏泄功能正常有助于脾胃功能的健运；脾主运化，气血通畅充足，也有助于肝脏之疏泄。此外，肝病可乘脾，肝病可犯脾，化疗药毒入肝，影响肝之疏泄，加之肿瘤患者素体本虚，肝体已损，胁肋为肝经所布，气机郁滞，则胁痛；同时，化疗药又常易损伤脾胃，肝气横逆犯胃，肝郁脾虚，脾失健运，则纳差、恶心；药物邪毒熏蒸肝胆，胆汁不循常道，泛溢肌肤，则黄疸。总之，化疗药物性肝损伤的病位在肝，与脾、胆、胃密切相关，病因病机主要是化疗药物毒邪入侵，耗气伤阴，损伤肝体，肝失疏泄，肝气郁滞或侵犯脾胃，正虚邪盛，湿热内蕴肝胆或肝脾升降失常所致。

中医学治疗化疗后肝损伤多采用调和肝脾、疏肝理气、清肝利湿、滋补肝肾等方法治疗。如余国友认为采用陈皮、栀子、大黄、金钱草等清热祛湿药治疗化疗后肝损伤可保护肝细胞、降低氨基转移酶。研究认为化疗后药物肝损伤主要因化疗药毒内侵，首犯脾胃，继及肝胆，肝气不升，气机逆乱，治宜疏肝和胃，清热利湿。朴炳奎认为治疗肝损伤采用当归、枸杞子、女贞子、五味子等滋肾补肝等药物治疗，疗效较好。

总之，药物性肝损伤根据其病因病机，多采用清热祛湿，疏肝健脾等方法治疗，化疗后肝损伤在此基础上，常加以滋补肝肾的药物，如枸杞子、女贞子等；在非药物性肝损伤中，以常见的酒精性肝损伤为例，多以湿热为主，采用清热祛湿等方法治疗。

（2）肾与化疗药药物毒性：中医学认为化疗药属外来之"邪毒"，肾主水，主气化，化疗药药物邪毒侵袭脏腑，导致肺、脾、肾之功能异常，肾开阖无度，加之肺治节无权，脾健运失司，水湿蕴结，发为水肿。肾阴肾阳为一身阴阳之根本，肾阳不足、命门火衰，则形寒肢冷，腰膝疼痛。《素问·逆调论》："肾者水脏，主津液。"湿热药毒内侵，蕴结下焦，肾主水，气化失常，膀胱气化不利，则出现淋证。可见，化疗后肾损伤病位在肾，与肺、脾、膀胱关系密切。

中医学治疗化疗后肾损伤，多采用益肾健脾，清热利湿等法治疗。如宋立群认为水肿、血尿等的出现均责之于脾肾，提出"健脾益肾法"；余国友治疗肾功能损害者，常选择山茱萸、女贞子等滋补肝肾，佐以茯苓等利水渗湿消肿。

4. 基于脏象理论探讨抗代谢类、抗肿瘤抗生素类等化疗药化疗后口腔黏膜炎 口腔黏膜炎是化疗后常见药物毒性之一，主要因为化疗会损伤口腔，可抑制口腔黏膜上皮细胞的损伤，影响 DNA、RNA 及蛋白质的合成，使细胞无法进行正常复制和增殖。口腔黏膜炎通常在患者化疗后的 4～5 日，随着口腔内红色斑块的产生而逐渐表现出来；化疗开始后的 7～10 日，逐渐形成口腔黏膜炎。其中甲氨蝶呤、氟尿嘧啶、卡培他滨、替吉奥导致黏膜炎的发生率很高。口腔黏膜炎主要涉及心、脾两脏，康复新液能促进血管新生、抗炎、提高机体免疫功能，与脾脏为免疫器官，心主血脉相对应，可见，治疗因脾胃导致的口腔黏膜炎可选择康复新液等治疗。

口腔黏膜炎属于中医"口疮""口疡"的范畴。化疗药属"药毒"之邪，易灼伤津液，阴虚火旺而发口腔黏膜炎。其病位多与心、脾胃有关。

心、脾胃与口腔黏膜反应：口疮的主要临床表现是浅表性溃疡，周围充血，灼热疼痛等，属于火热邪毒的表现。《素问·至真要大论》"诸热瞀瘛，皆属于火""诸痛痒疮，皆属于心"。心火炎上，熏蒸于口，则口舌生疮。中医学认为舌为心之苗，心脉布舌上。《灵枢·脉度》："心气通于舌，脾气通于口，口舌为心脾外候。"《诸病源候论·口舌疮候》："手少阴，心之经也，心气通于舌；足太阴，脾之经也，脾气通于口；脏腑热盛，热乘心脾，气上冲于口与舌，故令口舌生疮也。"化疗药属"药毒"之邪，热乘心脾，灼伤津液，而发口腔黏膜炎，病位多在心、脾胃。

中医学治疗口腔黏膜炎多采用滋阴泻火等方法，如廖天华等将导赤散与清胃散化裁为具有养阴清热泻火功效的愈疡汤，经临床试验证实，治疗口腔黏膜炎疗效较好。袁博等发现在西医治疗的基础上合用具有泻脾胃伏火的泻黄散治疗化疗后口腔黏膜炎，具有较好疗效。

目前，化疗后常会出现骨髓抑制、消化道反应、皮肤毒性、肝肾功能损害、脱发、神经系统毒性等多种药物毒性，现代医学治疗虽有一定的疗效，但仍存在局限性。如消化道反应，治疗消化道不良反应的药物较多，包括 5 - HT 受体拮抗剂、抗组胺药等，一定程度上可改善恶心、呕吐等症状。但因其本身存在药物毒性，也可产生不良反应。需要从中医学着手，探寻新的诊疗思路。

作为中医学理论体系的核心部分，脏象理论将内在本脏与外在征象相联系，司外揣内、见微知著，在诊治疾病中不断发展与完善，对疾病的诊治具有重要的指导意义。本研究在脏象理论指导下，以中医病因病机为基础，从骨髓抑制、消化道不良反应、肝肾功能损伤、口腔黏膜反应等化疗药常见药物毒性的临床表现着手，即化疗药药物毒性的外在征象，将脏腑的病理表现与生理功能相联系，由象及藏，系统归纳了各类常见化疗药的药物毒性的脏腑特点，为临床治疗提供指导意见。同时通过分析发现，中医药治疗化疗药的药物毒性多从脾胃论治，脾胃为水谷之海，气血生化之源，与恶性肿瘤常导致机体气血脏腑损伤的病机相契合，进一步体现了后天之本的重要性。

人是一个有机的整体，各脏腑之间是相互联系、相互影响的，疾病的发生、发展也是这样。各类化疗药对人体的影响亦如此，并不局限于一个脏腑，中医药治疗化疗药物毒性要从整体着眼，以脏象理论为指导，将外在之"象"与内在之"藏"有机地结合在一起，通过对象与象之间的综合分析判断，归纳其规律性，即"辨证"，同时重视疾病起因、发生、发展、转归、预后的相互联系，重视各脏腑之间的联系，正本求源，只有这样才有助于找出新的诊疗路径，提高中医的临床疗效。

第二篇　心之脏象与病症辨治

95 心脏象理论及辨证论治历史

脏象在中医理论中居核心地位，探索其丰富的科学内涵，是中医基础理论继承与创新的重要问题。辨证论治是中医理法方药在临床上的具体应用，研究其发展历史和变化特点可为现代临床脏腑辨证论治提供重要借鉴。心脏象理论是构成中医脏象理论的重要内容之一，因而开展心脏象理论及辨证论治文献研究具有极为重要的意义。学者胡冬裴从文献研究角度，对心脏象理论及辨证论治进行了系统、全面、规范的研究。对先秦、秦汉时期、晋隋唐时期、宋金元时期及明清时期有关心脏象的认识做了提要钩玄式的整理、归纳，包括脏象理论和辨治经验，对该领域研究发展的脉络进行了梳理。同时阐述了各历史时期医家对心脏象认识的不同观点。

先秦、秦汉时期心脏象理论基本形成，辨证论治模式初步构建

心字首见于甲骨文，其原始意义为人和动物的心脏实体形象。春秋战国时期诸子百家从不同的侧面论心，心概念的内涵被逐步扩展。在先秦典籍中，初步以人的思维器官、心理活动、感情欲望、思想认识、道德意识等内容来规定心的内涵。儒家孔子和孟子以仁义道德论心，荀子以主体思维论心，显示出其重伦理道德和思维认识的特色；道家以虚而无形之道论心，具有较高的哲学思辨性；法家以欲利观念论心，亦重主体思维；《管子》规定心为智之舍。这些表明，人类对自身内心世界的认识在实践发展的基础上不断深化。从殷周到春秋战国，一直用这一思路来阐释心的内涵。这一独特的运思，使心成为中国古代哲学中标志思维主体以及思维活动的重要哲学范畴，并且对中医学的产生和发展有着重要的影响。

1. 中医脏象理论体系初步形成 秦汉时期是中医学理论体系形成和奠基时期，对心的生理、病理、诊断、治疗大法等认识已勾勒了基本框架。《内经》较为详细地论述了心的形质，明确心脏的位置在胸腔之中、胸骨之后。但是，只能从外观上进行粗放的描述，缺乏细致的刻画。不过，《内经》所言心脏外观色赤，形有大小坚脆之分，位有高下端正偏倾之别，说明中医脏象学从一开始就有其一定的形态解剖学基础。《难经》对心脏的记载，已有局部解剖的认识。《内经》《难经》对心的生理功能亦已经明确，心主血脉、心主神明、心藏神、心为五脏六腑之大主等理论，至今仍然是认识心的准绳。除此之外还论述了心的某些病理和病证。《内经》《难经》奠定了心病证认识的基础。《中藏经》对《内经》中的有关论述做了讨论，并对五脏六腑病证虚实寒热及生死逆顺设专论阐述，对五脏六腑的生理、病理、诊断、辨证治疗及预后等方面做了较全面的论述。

2. 心病证病因病机认识已较系统 《内经》《难经》奠定了心病证认识的基础。对心病病因认识到有外感病邪、饮食所伤、情志内伤、劳伤、误治伤心等。对心病病证认识到胸痹、心痛、短气、心悸、气喘（心力衰竭）、血脉病、神识病、心烦、心热、心咳、心痹、心疟、心风、心胀、心的经脉病证（是动病、所生病）、心绝、赤丁、心疝。《内经》明确提出平心脉、病心脉、死心脉。

3. 《伤寒杂病论》首次确立心脏象辨证论治 脏腑辨证首创于《伤寒杂病论》。《金匮要略》论述心病证治有《胸痹心痛短气病脉证治》专篇。从临床辨治角度发挥了《内经》心的理论，其中尤为重要且对后世产生深远影响的有心痛、心悸、心烦等病证的辨证方药。

4. 《内经》生铁落饮为第一张心病证的专方 该时期心病治疗论述甚简，《内经》十三方中生铁落饮为第一张心病证的专方："有病怒狂者……治之奈何？岐伯曰……使之服以生铁落为饮。夫生铁者，

下疾气也。"主治癫狂，开心病治疗之先河。

晋隋唐时期心病证的脉学、归类、证候、方药得到了发展

晋隋唐时期，是中医学发展的鼎盛时期。王叔和的《脉经》补充了心病证的脉学特点；巢元方所著《诸病源候论》成为中医疾病病理学的先驱，系统归类了心病证的证候；王冰的《重广补注素问》，使《内经》的深奥医理得到了更为清晰的展示；而孙思邈的《千金要方》《千金翼方》《银海精微》及王焘的《外台秘要》等，既重视心病证的系统归类，又总结了具体的方药治法。这一时期在中医理论与临床实践紧密联系的基础上，发展了对心病的治疗，使理、法、方、药成为一个有机整体。

1. 王冰首次提出心行血　王冰《重广补注素问》"肝藏血，心行之"。这是晋隋唐医家在《内经》学说的基础上，首次提出"心行血"的认识，是对心理论的重大贡献。

2. 症与证分类的萌芽时期　晋隋唐时期是"症"与"证"分类的萌芽时期，对后世有很大影响。心病常见症状有心痛、惊悸、心闷、心胀、心烦、怵惕思虑、愁忧恐惧、汗、舌疮、多忘。心的主要病证有心疟、心中寒、寒疝心痛、心痹、心热、心疸、心热病、心痫、心实热、心痈、心劳、脉蒸、心虚寒、伏梁、心咳、心中风、心痹、心水、心匿等。晋隋唐孙思邈、巢元方、王冰等医家主要侧重于对症状的描述，对某些病证进行了一定的病机阐述。

3. 以寒热虚实为纲领辨证心病　明确心实热证、心虚寒证，晋隋唐医家对心病的辨证较为系统，基本上是以寒热虚实为辨证纲领，明确提出了心实热、心虚寒、心劳、心伤等证并相应推出一系列治疗方药。心寒证有虚实之分，虚者因心本身阳气不足或全身阳气亏损影响及心所致，即心虚寒证。实者因寒冷之邪阻滞心脉，所论心疟、心中寒、寒疝心痛等病证而见一斑。心热证亦有虚实之别，虚者多因劳心过度，久病失养，耗伤心阴；或情志内伤，心阴暗耗；或心肝火旺，灼伤心阴等所致，如瘅疟。实者多因邪热外侵，导致心阳偏亢，如心热证、心疸证、心痫、心实热证、心痈等。另外，尚有因心本身阴阳气血虚衰而致实邪外侵所致的虚实兼挟证候，如心痹、心中风、心水、心匿等。

4. 心病治疗取得突破性进展　开创了药物学和方剂学的先河，晋隋唐医家对心病的治疗，较之秦汉时期有了突破性的发展。在治则方面，充分体现了中医学的整体观点、辨证论治、治病求本和早期治疗的基本原则，对临床心病治疗的立法、处方、用药起着普遍的指导作用。创建的治法方药全面而系统，一直沿用至今。常用的药物已为现代科学所证实，如附子，现今已成为常用的强心药。它开创了药物学和方剂学的先河，为后世方剂学和药物学的发展奠定了坚实的基础。

宋金元时期心脏象理论呈现多元化的发展模式

宋金元时期，医学呈现多元化的发展模式，理论上注重创新，继承、深化、发展了对心的认识，尤其在治疗上积累了丰富的经验。其中《太平圣惠方》极大地丰富了对心病证及治疗方药的认识，对方剂学的发展产生了重大的影响。《圣济总录》也提出了治疗心病证的多种方药。可以说，心病证研究达到了一个崭新的阶段。

1. 朱丹溪提出心肾关系为坎离既济　心肾关系在心与他脏关系中，居重要地位。朱丹溪："人之所生，心为火居上，肾为水居下，水能升而火能降，一升一降，无有穷尽，故生意存焉。"朱氏则进一步提出了"坎离既济"说。指出："凡肾水欲生而沃心，心火欲降而滋肾，则坎离既济，阴阳谐和，火不炎上则神自清，水不渗下则精自固。"

2. 陈无择创三因说　七情变化最易伤心，宋代医家陈无择创三因说，并指出"思想成病，其病在心""多欲则伤心"。

3. 心气不足与心火亢盛为心病主要病机　宋金元医家对心的病机的认识，论述较多的是心气不足与心火亢盛。李东垣认为"心气不足可导致其火大炽""心火亢盛……营血大亏……是血中伏火日渐煎

熬，血气日减"。刘完素、张元素还提出了"火极似水"的病机，如对战栗一证分析指出："此由心火热甚，亢极而战，反兼水化制之，故寒战也，然寒战者，由火甚似水，实非兼有寒气也，故以大承气汤下之，多有燥粪，下后热退，则寒栗愈矣。"

4. 奠定了心火理论研究的基础 秦汉晋唐时期诸医家所谈心火，大多为心的代称，从五行来分，心属火，故称心火。综观宋金元诸医家所论，除继承前说之外，多指心阳偏亢的表现。刘完素："喜为心火之志也。"此处心火乃是心的代称。刘完素、张元素均认为"诸痛痒疮，皆属心火"，此论点与《内经》"诸痛疮疮皆属于心"只有一字之差，却道出了疮疡的病位、病性及病机。杨士瀛、朱丹溪还阐明"君火者心火也，可以湿伏，可以水灭，可以直折，惟黄连之属可以制之"。进一步说明心火属病理表现，需用黄连之类清心泻火。张子和还认为："《内经》曰神有余者笑不休，此所谓神者，心火是也。"此期对心火的论述，为现在心火理论研究奠定了基础。

5. 钱乙创制导赤散治疗心热 在儿科病上，钱乙认为小便赤涩、血淋、"小儿合面睡、上窜咬牙，皆心热也"，并创制导赤散，至今仍为治疗心火亢盛的代表方剂。

6. 张元素确立心病证虚实标本的用药方法 金代医家张元素根据《内经》的脏象理论和病机学说，精辟地总结了脏腑的生理和发病概况，其重要发明是将脏腑病证分为"本病"和"标病"，并明确了虚实标本的用药方法，名之为《脏腑虚实标本用药式》。此外，"五脏五味补泻"和《洁古珍珠囊》所载的"引经报使"，对于辨证论治同样具有重要意义。其中对心病证虚实标本的用药方法做了明确阐述。

7. 危亦林明确指出黄连能去心中恶血 黄连在历代书籍中记载清心热、泻心火，然危亦林则认为"黄连能去心中恶血"，用黄连治疗心血瘀阻，具有实用价值。《外台秘要》亦曾有黄连治疗卒热心痛的记载。

明代心脏象理论发展已臻成熟

心脏象理论研究，发展至明代已臻成熟。在心的病证及其与其他脏腑合病的论述中，最为突出的是心肾不交、心脾血虚及心肺气虚，占有相当重要的分量。如"遗精"一症，主要与心肾不交有关，故心肾同治，《理虚元鉴》用归养心脾汤、归养心肾丸、养心固本丸、养心固肾丸治之。另外，龚信在《古今医鉴》里述及胆涎沃心可引起心气不足，可用温胆汤（《医宗必读》）治疗。

1. 李梴首次提出心有血肉之心与神明之心之分 明代医家李梴在《医学入门》中首先将心分为"血肉之心"与"神明之心"。明确心有两种不同概念，其所谓"血肉之心"乃指位于胸中之心脏，而"神明之心"无具体形态，指主宰人体生命活动的功能。明代医家李时珍进而提出"脑为元神之府"之说，将神之功能与脑联系起来。如《本草纲目》："鼻气通于天，天者头也，肺也，肺开窍于鼻而阳明胃脉环鼻上行，脑为元神之府，而鼻为命门之窍。"然李时珍也主张心为神明之府，在《本草纲目》："心藏神，为君火。"并论药"山药，镇心神，安魂魄，主健忘，开达心孔，多记事"。

2. 痰饮瘀血理论得到重视 龚廷贤"痰者……迷于心者则怔忡恍惚"。《古今医鉴》论述的胆涎沃心可致心气不足，鲁伯嗣《婴童百问》"小儿风壅痰热，心神不宁，惊悸烦渴，唇焦颊赤，夜卧不安，谵语狂妄"等痰火扰心病症，内容丰富，为临床认识痰饮伤心证提供了宝贵的资料。

另外，瘀血病机得到明代医家重视。虞抟《苍生司命》认为"吐血即眩晕者"，是"胸中有死血迷闭心窍"，治疗"宜行血清心窍"。《本草纲目》也明确载有黄连泻心肝火，去心窍恶血，止惊悸。王化贞《产鉴》："产后心痛，为阴血亏损，随火上冲心络，名曰心包络痛，宜大岩蜜汤治之，其真心痛者，朝发夕死，夕发朝死，无药可救。"

3. 缪希雍益元散独特引经治疗犬毒入心 缪希雍在《先醒斋医学广笔记》里特别论述犬毒可致心病："犬咬之毒，入心经则以益元散为引经之药。"一般治疗毒邪犯心，常用栀子散、犀角散（《太平圣惠方》）清心类方药，黄连、细辛等手少阴心经的引经药物。而缪希雍却用益元散作为引经药物较为独特。分析益元散的组方，辰砂清心宁心，滑石利水，甘草解毒，用于犬毒，利尿排毒，甚为有理。

4. 陈实功治疗疮毒攻心重视护心　疮毒治疗，历代注重清热解毒，常用犀角丸、牛黄丸、三黄泻心汤等。所用清热药物有大青叶、石膏、栀子、知母、黄芩、大黄、牛黄、犀角及生地黄汁、生玄参汁、生芦根、麦冬；解心毒药物用射干、贝母、连翘、山豆根、黄连、灯心草、淡竹叶、熊胆、羚羊角。纵观以上药物，主要是在清泻心热的同时配以滋润养阴之品，以助泄热，重在攻法。然陈实功则别开蹊径，治痈疽、发背已成而未化脓之际，恐毒气不出，必致内攻，故须预服琥珀蜡矾丸，选用琥珀、朱砂护心，散血解毒，甚为独特。

清代温病学说发展

中医学延及清代，临床医学有很大发展，温病学说发展成熟，中西医汇通思潮开始出现。切合临床实用的心病证的病因病机、诊断治疗的论述更趋详尽，热入心包的病机和清心开窍的治法被明确提出，试图用西方医学知识探索心的生理病理的资料亦时有所见，心脏象理论认识更加完备。

1. 王清任提出灵机记性不在心在脑　《医林改错》对"心主神志"的理论提出了修正，强调"灵机记性不在心在脑"。指出："灵机记性在脑者，固饮食生气血，长肌肉，精汁之清者，化而为髓，由脊骨上行入脑，名曰脑髓。盛脑髓者，名曰髓海。""小儿无记性者，脑髓未满；高年无记性者，脑髓渐空。"可见王氏已明确认识到人的精神与思维活动器官是脑而不是心，这在当时对心脑的认识无疑是一种进步。而张锡纯《医学衷中参西录》则认为"人之元神藏于脑，人之识神发于心。识神者，思虑之神也"。

2. 温病学家明确提出热入心包的病机和清心开窍的治法　温病学家强调，外感病中出现神昏谵语等神明失司之证，多由热邪径入心营所致，如叶天士《外感温热篇》指出"温邪上受，首先犯肺，逆传心包"；"营分受热，则血液受劫，心神不安，夜甚无寐"。薛生白《湿热病篇》亦说："湿热病，壮热口渴，舌黄或焦红，发痉神昏，谵语或笑，邪灼心包，营血已干。"清代温病学家提出的"热入心包"理论，发前人之未发，为清心开窍之法提供了理论根据。吴鞠通《温病条辨》、陈平伯《外感温病篇》、薛生白《湿热病篇》、余师愚《疫病篇》、雷丰《时病论》等均从热入心包论神昏谵语，并以清心开窍治之。

3. 《血证论》进一步发展了心病证病因病机理论　《血证论》从血虚、瘀血、火扰、水饮、痰浊等方面论述心病之病因病机，认为"血虚则神不安而怔忡，有瘀血亦怔忡；火扰其血则懊憹；神不清明则虚烦不眠，动悸惊惕；水饮克火，心亦动惊；血攻心则昏迷，痛欲死；痰入心则癫；火乱心则狂"。另外，薛立斋对瘀血攻心的治疗做了进一步阐述，若阳气虚寒，用岩蜜汤温之；瘀血上冲，用失笑散散之；血既散而痛仍作，用八珍汤补之。大凡心腹作痛，以手按之却不痛血虚也，需用补养之剂；按之而痛益甚者瘀血也，宜用行血利气之药。丰富了心的理论。

4. 江笔花提出心部药对　江笔花《笔花医镜》曾举治疗心虚、心实、心热、心寒的心部药对，据其作用之强弱而称"猛将""次将"。补心猛将：北五味。补心次将：酸枣仁、柏子仁、远志、丹参、龙眼肉、麦冬、当归、白芍、茯苓。泻心猛将：石菖蒲、黄连、木通、朱砂、犀角。泻心次将：栀子、连翘心、通草、车前子、淡竹叶、灯心草、莲子心。

以上从文献研究角度，对心脏象理论及辨证论治进行了系统、全面阐述，梳理了该领域研究发展的脉络，以对心脏象理论和辨证论治的研究有所帮助。

96 心脏象理论规律研究

脏象在中医理论中具有重要意义，其核心内容是据此展开的独特有效的辨证论治。探索其丰富的科学内涵，是新时期中医基础理论继承与创新的重大关键问题，也是自身发展的重大需求。辨证论治是中医理法方药在临床上的结合应用，是指导中医临床的理论原则，是整个中医学的特色、特征之一，精髓、精华所在。心脏象理论是构成中医脏象理论的重要内容之一，因而开展心脏象理论及辨证论治文献研究具有极为重要的现实意义。

学者胡冬裴等从文献研究的角度，梳理了心脏象理论、辨证论治理论的发展脉络；对历代有关心病证的征象，采用现代统计学的方法，应用计算机进行频数统计、聚类、回归分析等科学手段，以研究心病证与征象的相关性，科学而又客观地归纳心脏象辨证的规律。对心理论研究进行了全面、规范的收集，系统、细致的整理，重点、深入的探索，有效、规范的提升。采用的文献研究方法及其手段新颖科学，具备了客观、全面和多而不乱、繁而不杂的特点，在中医学文献研究的方法学上做了新的尝试，对类似研究将有所启迪。

梳理心脏象理论、辨证论治理论的发展脉络

"心"字首见于甲骨文，其原始意义为人和动物的心脏实体形象。秦汉时期是中医学理论体系形成和奠基时期。对心的生理、病理、诊断、治疗大法等认识已勾勒了基本框架。《内经》较为详细地论述了心的形质，明确心脏的位置在胸腔之中、胸骨之后。说明中医脏象学从一开始就有其一定的形质解剖学基础。《内经》《难经》对心生理功能心主血脉、心主神明（心藏神）、心为五脏六腑之大主等理论的阐述，为后世认识心的准绳。《伤寒杂病论》超越了前人所取得的成就，创造性地将病、脉、症、治并论，并通过条文的形式把理、法、方、药有机地贯穿起来，奠定了心病辨证论治的基础，成为中医诊治疾病的精髓和一大特色。晋隋唐时期，是心理论发展的鼎盛时期。王叔和《脉经》补充了心病证的脉学特点。巢元方所著《诸病源候论》，系统归类了心病证的证候，成为中医疾病病理学的先驱。孙思邈《千金要方》《千金翼方》《银海精微》及王焘的《外台秘要》等，既重视心病证的系统归类，又具体总结了方药疗法，较之秦汉时代有了突破性的发展，开创了药物学和方剂学的先河，为后世方剂和药物学的发展奠定了坚实的基础。宋金元时期，医学呈现多元化的发展模式，《太平圣惠方》《圣济总录》极大地丰富了心病证及治疗方药的认识，对方剂学的发展产生了重大影响，心病证研究达到新的阶段。明清时代温病学说的成熟，中西医汇通思潮的出现，使心理论认识更加深入。

探讨心病证的病因、病机、征象、病变特点规律

1. 心病的外象有自身规律可循 心的外象，即心的解剖及手少阴心经的循行部位，包括心的位置、面部、胸部正中、肩胛、腋窝、手掌心、上肢内侧沿中小指等部位出现的症状。常见症状为面红赤、肩胛痛、腋窝及肘窝痛、掌心潮热多汗、中指小指不用，心胸闷痛、心悸及左乳下虚里动而应衣等。根据脏象学，心其华在面，开窍于舌，在声为笑，在味为苦，在液为汗，其色红，其在体为脉，故见面颧色赤、疮疡、舌疡、口苦、尿赤、喜笑失常、多汗、脉洪或结代脉等症状，均定位于心。心病的外象充分体现了"心"的脏象学特征。

（1）心脏局部（体表部位）发生病变所表现的症状：心痛、胸中痛、躁悸、心动等。

（2）心病中出现的精神、情志方面的病症：烦闷、谵妄、语笑、悲、狂、惑、烦、惊、恐等症状，印证了"心藏神"这一脏象理论。

（3）血流异常的症状群：血流、血泄、血衄、瘀血，脉痹阻不通畅等，体现了心主血脉的理论。

（4）面部色泽的变化、皮肤的症状：身热、面赤、色赤，额赤等面部色泽的变化，身热、疮疡、疹、痈疮、口疮、诸痛痒疮等皮肤病变，体现了"心……其华在面"的脏象理论。清楚地看出心-血液-血脉-面之间的相互关系，同时也是"火"的征象。

（5）面心的经脉循行为依据的症状群：咽干、喉中介介如梗状、胸痛、胁痛、臂痛、腋肿等系列症状，虽出现频次大大低于心脏本身功能改变发生的症状，但基本囊括了心的功能改变的所有症状。

2. 心病病机有自身规律可循　心本脏之病，多起于内伤，心血虚、心气虚为心病证多见的病证。心阴虚的主要病机为心血亏耗，心阳虚的主要病机为心气不足，两者均可表现为心神不宁。心容易为火热之邪、情志波动、瘀血阻滞、水饮痰浊所伤，其中尤以火热之邪为最。心病病因，内外皆有，非独内生。六淫之邪均可伤心，然又非独火热之邪。心病症状有阳气不足引起的心痛和脉之结、代、细、涩；有血不养心引起的惊悸、怔忡、脉结或脉代；有气血阴阳亏虚、心神失养引起的失眠、多梦、健忘，甚则神志涣散、谵妄、神昏，甚至发生猝死；有感火热之邪引起的温邪逆传心包，或心肝火炽，或阴虚火旺，或湿热痰火；有痰浊、水饮等阴寒之邪所伤引起的心脉不畅或心神失养等。各证型出现的规律有所不同：热入心营、热入心包、暑伤心营、疫毒内陷等证多见于外感热病严重阶段；心病虚证多见于慢性病的中后期；心血瘀阻、寒凝心脉、胸阳闭阻等证多以急性发作的形式出现。

3. 心病证的虚实特点概括　心之病证，虚证不外乎气、血、阴、阳的不足；实证可以痰、瘀、火概之；虚实夹杂总以气、血、阴、阳不足为基础，兼夹痰、瘀、火、热、寒、风、湿等实证共同出现。

心之阳气偏盛即是心火，由于邪热痰火内郁而致者，为实证；由于劳心过度，耗伤心阴心血而致的心阳相对亢盛，则多为虚证；由于情志所伤，五志化火而致者，多为实证；然心之虚火与实火之间常可转化。

探究心病证的类型特点

以心病证的征象及治疗作为心病证辨证论治研究的切入点，探讨心病证的类型。

1. 心病证类型的研究　本课题从文献研究角度，全面、规范地收集了历代心脏象理论、辨证论治文献，系统、细致地整理了心病证的病因、征象、治疗原则、代表方剂、代表药物。收集中医病证中外感热病病证、心小肠病证、肺大肠病证、脑髓情志病证、脾胃病证、肝胆病证、肾膀胱病证、气血津液病证、三焦病证、卫气营血病证、六经病证、五官形体病证、经络病证等证中有关于"心"的中医证型（结合国标），加以归纳、总结，同时以心病证的征象及治疗作为心病证辨证论治研究的切入点，探讨、归纳了心病证的类型，一为心本脏病证。包括外感病证：风邪伤心证、寒邪伤心证、暑邪伤心证、湿邪伤心证、燥邪伤心证、热邪伤心证、脚气冲心证、疫毒伤心证；内伤病证：饮食伤心证、情志伤心证、劳逸伤心证、寒热错杂证、心火上扰证、痰饮伤心证、瘀血伤心证、囊虫侵脑证、气闭神厥证；心气血阴阳不足证：心气不足证、心阳亏虚证、心血亏虚证、心阴亏虚证、心阳暴脱证、心气虚血瘀证、心气血两虚证、心气阴两虚证、心阳虚血瘀证、心阴阳两虚证、心热阴虚证、心阴虚火旺证、心阴虚血瘀证、心阴血虚证。二为心本经病证。包括是动病证、所生病证。三为心兼脏病证。包括心脾两虚证、心脾结热证、心肾不交证、心肾两虚证、心肾火热证、心胆气虚证、心肺两虚证、心肺热盛证、心肝火旺证、心肝血瘀证、心肝两虚证、心小肠结热等证，并就古今心病证类型认识的异同做了分析。

比较古代、现代心病证型分类，发现古代心本脏病证中脚气冲心证、寒热错杂证以及血虚有热、血虚寒凝证，现代心病分型中未有提及；而现代分型又对古代某些心病证型做了进一步补充和完善。如在瘀血伤心证中加入了心热血瘀证；在心的气血阴阳不足中补充了心阳虚血瘀证；在心肺兼证仅有心肺阳虚证的基础上增加了心肺气虚证、心肺阴虚证、心肺气阴两虚证、心肺阴虚血瘀证。提示心病的机制逐渐被认识，其中瘀血最为明显，诊疗方法也不断丰富。

2. 心病证规律数理统计分析研究 结合现代统计学方法，用计算机对心病征的征象进行频数统计，对心病证中出现频率较高的征象进行聚类、Logistic 回归分析（SPSS 软件分析系统）研究心病证与征象的相关性，探索心病证内在病理变化的特点和规律。

（1）基本原理和方法：中医"证"是由多个证候组成，对"证"中所出现证候的频率及证与证候之间相关性的研究，即是"证"研究的核心与基础。通过对文献资料中心病证证候的频数统计，从整体上了解心病证症候发生频率情况（心的定位症状），并从中提取频率较高的症候进行分析，因为出现频率越高的症候，意味着与心病证的相关性越大，就越有研究价值和意义。

在把握频数较高的心病证症候的基础上，进行聚类、Logistic 回归分析，探索心证型与症状的相关性。

（2）具体步骤和操作规程：①查阅、收集历代医籍关于心病证的文献资料进行汇总，作为本研究的原始资料。②将原始资料进行编号，筛选后留取有效样本 2 388 条，涉及症状 150 个，这些症状的覆盖面较广，上至头面，下至足跟，与五脏病理变化均有关联。③对古籍中所述症状进行规范化处理，如烦心按心烦统计。心疼、心憋闷疼痛，都按心痛统计等。④将所有样本输入 Excel 表格中，每个样本均作标记，凡出现的症状标记 1，未出现的症状标记 0，然后进行频数统计、聚类及 Logistic 回归分析。

（3）频数统计结果与分析：计算机对心病证的征象进行频数统计研究。结果为心主血脉功能失常的症状占 58.24%；神志、精神症状妄乱、失眠、惊恐、恍惚、神不宁、狂笑、惊痫等占 38.98%；热性症状面赤、身热、口干欲饮、掌中热痛、五心烦热、咽干口燥、脉数等占 21.56%。提示心的病证临床表象主要为心主血脉、心藏神的功能失常，并且证实心主血脉的外象为面色、舌色、脉象、心胸部感觉；心藏神的外象为精神、神志、意识、睡眠。同时提示心为火脏，多见热证。上述结果与心脏象理论完全吻合。

（4）聚类结果与分析：对心病证中出现频率较高的征象进行聚类、Logistic 回归分析，探究了心病证与征象的相关性，因心病证型繁多，故选取数据较多的寒凝心脉、心火上扰、痰浊阻心、心气不足、心血亏虚、心肾不交等典型证型进行分析研究。聚类分析结果如下：①寒凝心脉证。心痛、背痛、心悸在寒凝心脉中特异性较高，腹痛、胸痛、胸胀闷等聚成一类，说明不通症状占主导地位。相关系数结果为：一是寒凝心脉证与面青、心下满、心痛、脉痹、脐上下动、胸痛、腹痛、背痛呈正相关关系，相关系数越高，寒凝心脉证出现的可能性越大，提示上述症状是构成寒凝心脉证的主要症状。二是寒凝心脉证与面赤、失眠、心烦呈负相关关系，相关系数越低，寒凝心脉证出现的可能性越小，提示若出现此类症状，即可排除寒凝心脉证。②心火上扰证。心火上扰证中心烦、妄乱、口渴、心痛、面赤、身热、失眠等症状特异性较高；掌中发热、惊恐、目赤、小便不利、口疮、舌疮、狂笑、重舌等火热性症状会聚类出现，与中医心脏象辨证理论基本一致。相关系数结果为：心火上扰证与掌中发热、舌裂、五心烦热、狂笑、面赤、心烦、妄乱、口渴、目赤等症状均呈正相关关系，相关系数越高，心火上扰证出现的可能性越大，提示上述症状是构成心火上扰证的主要症状。与神不宁、胸胀闷、心悸、多忘、咳喘、遗精等症状均呈负相关关系，相关系数越低，心火上扰证出现的可能性越小，提示此类症状，在心火上扰证中出现较少，对辨证具有指导意义。③痰浊阻心证。痰浊阻心证主要症状为心悸、妄乱、胸胀闷、头目眩、失眠、心烦、呕哕等。此类症状在痰浊阻心证中特异性较高，神倦或昏、惊痫、神不宁、胸痛、心痛、咳喘、恍惚、口噤、目直、胁满、舌强等症状会聚类出现。相关系数结果为：痰浊阻心证与口噤、胸痛、头目眩、惊痫、呕哕、脐上下动、胸胀闷、心悸等症状均呈正相关关系，相关系数越高，痰浊阻心证出现的可能性越大，提示上述症状是构成痰浊阻心证的主要症状。与悲、自汗、身热等症状均呈负相关关系，提示此类症状，在痰浊阻心证中较少出现，上述结果与心脏象理论基本相符。④心气不足证。心气不足证中心悸、惊恐、悲、失眠、神不宁、恍惚、多忘、自汗等症状特异性较高；心烦、妄乱、多梦、呕哕、神倦或昏、面色萎黄、胸胀闷、郑声、嗜睡、头目眩等症状会聚类出现，对心气虚证状多表现为心不藏神，具有指导意义。相关系数结果为：心气不足证与郑声、悲、汗出、心悸、惊恐、神不宁、多梦等症状均呈正相关关系，相关系数越高，心气不足证出现的可能性越大，提示上述症状是构成心气不足证的主要症状。心气不足证与面赤、口渴等症状均呈负相关关系，相关系数越低，心气不足证出现的可能性越小，提示此类症状出现，可排除心气不足证，对辨证具有指导意义。⑤心血亏虚证。心血亏虚证中心悸、失眠、神不宁、心烦、妄乱、惊恐、恍惚、多忘等症状特异性较高；神昏或倦、面色萎黄、自汗、心痛等症状会聚类出现，与中医心脏象辨证理论基本一致。相关系数结果为：心血亏虚证与面色萎黄、心悸、神不宁、失眠等症状均呈正相关关系，相关系数越高，心血亏虚证出现的可能性越大，提示上述症状是构成心血亏虚证的主要症状。与呕哕、口渴等症状均呈负相关关系，相关系数越低，心血亏虚证出现的可能性越小，提示此类症状，在心血亏虚证中出现较少，对辨证具有指导意义。⑥心肾不交证。心肾不交证中遗精、心悸、失眠、多忘等症状特异性较高；神不宁、盗汗、喉梗、心等症状会聚类出现，与中医心脏象辨证理论极为相似。相关系数结果为：心肾不交证与遗精呈正相关关系，提示遗精是构成心肾不交证的主要症状。心肾不交与心痛呈负相关关系，提示它在心肾不交证中出现较少，对辨证具有指导意义。

　　上述研究结论与心脏象理论一致。本研究的创新点在于：突破了常规的主观思辨方法以及受个人经验束缚之缺陷，将前人观察到的客观现象，名家积累起来的经验与中医基本理论有机地融为一体，借助现代数理逻辑方法进行处理，以探索其客观的内在规律与联系，结论科学、客观、可靠。对指导临床实践、提高心病证的诊治疗效、防范病情的深入发展有着重要的现实意义。同时亦为心脏象辨证论治体系的建立、为提高辨证水平和疗效、为中医辨证论治实现统一、规范、完整的目标奠定基础。

97　元整体观视域下《内经》"心"的内涵

　　《内经》中"心"相关脏腑理论的形成和发展深受中国古代哲学的影响。中国传统整体观是一种典型的元整体观，而不是合整体观，其思想基础是气一元论。元整体的本原是混沌一元的整体，部分由整体分化而来，整体是部分的基础和前提。气一元论把世界和事物理解为由混沌一元的气分化而来，气分阴阳，阴阳生万物。在这种思想的影响下，《内经》阐释的中医理论体系便从"天人合一""形神合一"的元整体观出发，以气为本体，以阴阳五行为关系模型，将人体置身于自然、社会的时空中加以考察，建立其生理、病理基础。

　　中医的元整体观主要包含 3 个基本层次的关系。一是系统与环境的关系，即人与自然环境、社会环境的"天人合一"；二是系统与要素的关系，即身体与精神的"形神合一"、"藏居于内，形见于外"的脏象等；三是要素与要素的关系，即五脏相关、经络相关、五行相关等内容。《内经》对人体重要组成部分的"心"的阐释即是元整体观的重要体现，其在不同层次关系中分化出的心具有不同属性，包括文化之心、形质之心、脏象之心、五行之心等。学者王肖阳等在元整体观视域下，探析了不同属性心的内涵，以期为《内经》脏腑概念及理论体系建构的研究提供参考。

心的本体：形质之心

　　虽然中医对脏腑的认识主要通过"以象测藏"的方式，但最初亦源于解剖实践。《灵枢·顺气一日分为四时》即有心形态的记录，"心为牡脏，其色赤"；与《内经》一脉相承的《难经·四十二难》也载有"心重十二两，中有七孔三毛，盛精汁三合"。由此可知，《内经》对心的认识是以解剖学为基础的。同时，《内经》也分析了心的大小和解剖学位置与疾病的关系，如《灵枢·本脏》："心小则安，邪弗能伤，易伤以忧；心大则忧不能伤，易伤于邪。心高则满于肺中，悗而善忘，难开以言；心下则藏外，易伤于寒，易恐以言。"

　　除心的本脏外，形质之心还包括其所主之血脉，即"心主身之血脉"（《素问·痿论》）；"心之合脉也"，"诸血者皆属于心"（《素问·五脏生成》）。另外，《内经》中还有关于"心系"的描述，但仅有依托病理状态的记载，具体所指并未明确，如"忧思则心系急，心系急则心道约"（《灵枢·口问》），"悲则心系急"（《素问·举痛论》）。对此，后世医家滑伯仁在《十四经发挥·卷十》中认为"心系有二：一则上与肺相通……盖五脏系皆通于心，而心通五脏系也"。张景岳在《类经·六卷》中指出"心当五椎之下，其系有五，上系连肺，肺下系心，心下三系连肝、脾、肾"。可见，心系或是心脏与其他脏器相联系的血脉和经络，但具体还有待进一步考证。总之，以解剖认识为基础的心和血脉构成了形质之心，同时在元整体观的认识下心的属性得到了进一步扩展。

系统与环境：天人合一的文化之心

　　夏朝建立中国古代历史上第一个国家政权，此后伴随商、周、春秋战国、秦的政权更迭，中国传统政治思想觉醒，"君王"概念与中央集权制度诞生。这一阶段的国家政治理念和君臣思想作为重要的环境因素，对心属性的建构产生较大影响，形成"心位君位"概念。古代医家将"君主"这一集权概念类比心在脏腑中的地位，即心在脏腑之中高居君位。

《荀子·致士》："君者，国之隆也，父者，家之隆也。隆一而治，二而乱，自古及今，未有二隆争重而能长久者。"指出君主在一国之中地位最为显赫尊贵且是唯一的。《吕氏春秋》也认为国家安危荣辱之本在于主，肯定了君主的崇高地位。在社会环境影响下，心的功能特点在《内经》中也被赋予了相应的社会职能——"心者，五脏六腑之主也"（《灵枢·口问》），将心置于五脏六腑之主的尊位，认为心具有主导统领五脏六腑生命活动的功能。并从君主与国家的关系认识上提出"主明则下安，以此养生则寿，没世不殆，以为天下则大昌"（《素问·灵兰秘典论》）。《吕氏春秋》："万物殊类殊形，皆有分职，不能相为。"君主确立各臣子的职位，强调"凡为治必先定分"，臣子各司其职，辅助君主。故心之下，有"肺者，相傅之官""胆者，中正之官""膻中者，臣使之官""脾胃者，食廪之官"等。心主诸脏腑"不得相失也"，否则"主不明则十二官危，使道闭塞而不通，形乃大伤"（《素问·灵兰秘典论》），体现了在天人合一的元整体观框架下，心不仅具有社会政治的"契约"式人际属性，也具有相应主导力的医学功能，《淮南子·原道》："心者，五脏六腑之主也，所以制使四肢，流行血气，驰骋于是非之境，而出入于百事之门户也。"

系统与要素：形神合一的情志之心和司外揣内的脏象之心

1. 情志之心　随着古代哲学的发展，心系统中逐渐产生新的要素，即心被赋予情志活动的功能。在先秦时期的文学著作中，《诗经·邶风·柏舟》"忧心悄悄，愠于群小"，表达愤怒情绪。《周易》中的一些卜辞"为我心恻""我心不快""其心不快"均体现了情志由心所生。此后，各家学派对于心所承载的思想功能做了更深入的阐释，如孟子认为"仁义礼智根植于心"；荀子提出"人何以知道？曰：心。心何以知？曰：虚壹而静"（《解蔽》）。《内经》成书于西汉中后期，其间深受古代哲学思想的影响。《素问·灵兰秘典论》："心者，君主之官，神明出焉。"《灵枢·天年》："何者为神？岐伯曰：血气已和，荣卫已通，五脏已成，神气舍心，魂魄毕具，乃成为人。"可知神藏于心，由此形成"心神论"。

古代医家在心主神的基础上根据医学需要对心之志又做了进一步的定义，提出"心在志为喜"（《素问·阴阳应象大论》），喜乐过度，则造成"神惮散而不藏"（《灵枢·本神》）。又因心为君主之官的文化属性，致使包括心在内的五脏情志最易伤心神，"故悲哀愁忧则心动，心动则五脏六腑皆摇"（《素问·灵兰秘典论》）。陈无择则以此为基础，提出七情内伤病因论，即"七情，人之常性，动之，先自脏腑郁发，外形于肢体，为内所因也"，体现了情志之心-形质之心-脏象、经络、五行之心病机联系的元整体观。这与现代心身医学相契合，但与其将心与身的割裂不同，中医学将社会、情志和形体纳入一个整体，这种"神"变层次所展现的生命观体现了中医学超前的医学观念，在现代"生物-心理-社会"医学模式背景下更加突显了其实用价值。

2. 脏象之心　"脏象"一词首见于《素问·六节脏象论》，"脏象何如？岐伯曰：心者生之本，神之变也；其华在面，其充在血脉，为阳中之太阳，通于夏气……凡十一脏，取决于胆也。"脏象为心系统中的特殊要素，其可以分化出更小的组合要素，包括脏腑的生理功能，阴阳关系，与四时节令的关系，与其他脏腑的联系等内容。张景岳认为"脏居于内，形见于外，故曰脏象"。"脏"指藏之于内的五脏六腑，"象"指脏腑表现于外的生理病理现象及其与自然相关事物的比象。《素问·五脏生成》："心之合脉也，其荣色也。"张志聪注曰："色现于明堂，心之华在面，故其荣在色。"

心的盛衰与否可由望面和望舌来探察，"手少阴之别……循经入心中，系舌本"（《灵枢·经脉》）。心气通于舌，故心与舌直接相连；心主血脉，血脉通之荣之，则舌体红润，灵活柔软。心的功能正常，则舌能感知五味、表达语言；若心病则"舌卷不能言"。心的盛衰与否也可通过脉诊来探察，《素问·脉要精微论》"左外以候心"。基于阴阳五行理论，东、南为阳，西、北为阴，圣人南面而立，左为阳，右为阴，心属火位南，故居左，且心位肺之下、膈之上，故对应寸部。心脏平和脉象当"累累如连珠，如循琅玕"；病脉可见"喘喘连属，其中微曲，曰心病；死心脉来，前曲后居，如操带钩，曰心死"（《素问·平人气象论》）。现代研究表明，心脏象虽然是循环系统的集中体现，但还涉及神经-免疫-内分泌网络，尤其是与血管内皮功能指标有密切联系。如内皮素-1、一氧化氮、肿瘤坏死因子-α的水平，可通过调节血管的舒缩平衡和炎症反应，影响脑神经的重塑、慢性心功能衰竭的进展和舌质舌苔的变化。炎症因子也可引起情志疾病和睡眠障碍的发生。仿真研究也发现，通过改变手臂动脉血管的顺应性、血流的惯性和血液的黏性阻力，可仿真多种脉象的寸部波形。可见，神经递质、炎症因子等信息物质与信号通路形成的网络系统，为形质之心与外在征象和情志之心等相联系的元整体提供了现代科学依据。

要素与要素：五行之心和经络之心

1. 五行之心　五行学说将自然事物、现象划分为五数、五色、五性、五味、五气等。古代医家受五行思维方式影响将五脏与更多相关要素连接在一起，使脏象学成为一个内涵丰富的关联整体，具有同一五行属性的一类物质归于一脏，以五行之间的生克联系探索和阐述五脏系统之间的制约、协调关系，又以五行乘侮，说明脏象系统之间的病理联系。其中的要素包括体、志、液、窍、时等。①心在体合脉。即"心主身之血脉"，余脏为"肺主身之皮毛""肝主身之筋膜，脾主身之肌肉，肾主身之骨髓"。②心在志为喜。心属火，而喜为阳和之气属火，故心之志为喜，喜则气畅达。③心在液为汗。《素问·宣明五气》"五脏化液，心为汗"。津血同源，血出脉外为津，津出于皮肤腠理为汗。④心在时为夏。"心者……为阳中之太阳，通于夏气"（《素问·六节脏象论》），心属火为阳中之阳，四时之中，夏属火，故心通于夏气。⑤五轮为络。精气藏于眼，"血之精为络"（《灵枢·大惑论》），故心主五轮之络。

由此可见，在五行学说的指导下，五行之心的范畴不断扩充，又因五行学说的强大包容性，使新认知在纳入旧理论框架的同时又能保持理论的整体性。但五行学说的不足也逐渐显露。一者，这种"大系统"分类的方法会因个人认知的不同而产生差异，如心窍的归属，《素问·金匮真言论》为"耳"，《素问·阴阳应象大论》则为"舌"；二者，五行学说导致中医理论的直观性、模糊性和超稳定性（或可称为"不可证伪性"），阻碍了近代中医理论的进一步发展；另外，由于五行学说强大的分析推演能力，使理论外延无限扩大，最终形成由大量抽象概念堆砌却缺乏内涵的"复杂性理论"。因此，如何在保存五行理论的整体性基础上，以现代思维和表达方式对其中合理的哲学思想进行改造和认识，促进中医理论和概念的清晰化、实体化则显得极为重要。

2. 经络之心　受"天人合一"影响，人体的经络亦与自然相应，故有"凡此五脏六腑十二经水者，外有源泉而内有所禀。此皆内外相贯，如环无端，人经亦然"（《灵枢·经水》）。同时，经络也是将人体五脏与六腑、五官九窍、四肢形体建立紧密联系的生理基础，如《灵枢·海论》："夫十二经脉者，内属于脏腑，外络于肢节。"心所主经脉包括手少阴心经和手厥阴心包经，有关记载主要集中在《灵枢·经脉》《灵枢·经别》和《灵枢·经筋》。手少阴心经"起于心中，出属心系。下膈络小肠……循小指之内，出其端"；其经别"入于渊腋两筋之间，属于心……上于面，合目内眦"，又一经别"名曰通里，去腕一寸半，别而上行，循经入于心中，系舌本，属目系"；其经筋"起于小指之内侧，结于锐骨……结于胸中，循臂，下系于脐"。心所主的手厥阴心包经"起于胸中，出属心包络，下膈，历络三焦……其支者，别掌中，循小指次指出其端"；其经别"下渊腋三寸，入胸中，别属三焦，出循喉咙，出耳后，合少阳完骨之下"，又一经别"名曰内关，去腕二寸，出于两筋之间，循经以上系于心，包络心系"；其经筋"起于中指……其支者，入腋散胸中，结于臂"。可知，经络是联络脏腑肢节、沟通内外上下、传导生物信息的通道，是心元整体的联系核心。另外，经络也将形质之心与心神紧密相联，《灵枢·九针十二原第一》："小针之要，易陈而难入。粗守形，上守神。神乎神，客在门。"表明针刺的关键在形质之心，更在于调神，而经络中的"门"，正是调神的靶点。总之，中医学以形质之脏为基础，过经络系统将情志、官窍、形体联系成为一个元整体，由此脏腑气血的变动通过经络显示于外，既可达到司外揣内的诊查目的，又可达到针外治内的治疗目的。

《内经》的心内涵根据不同属性分为以解剖认识为基础的形质之心，在社会环境影响下形成并具有相应统领作用的文化之心，"形神合一"的情志之心，"司外揣内"的脏象之心，以五行学说为指导经理论经验推演形成的五行之心，在自然环境影响下形成的经络之心。同时又以形质之心为基础，在脏象、五行和经络的联系下，不同内涵的心又形成一个元整体，并由此建立了《内经》心的生理和病理基础。中医心内涵的多重性特点也决定了其不能与现代医学的心血管系统简单对应。目前，借助现代科学技术，在一定程度上揭示了不同内涵的心的联系基础，这是一个潜在的研究方向。但也应认识到生物体不是各种生物分子功能的简单叠加，其间存在着复杂的网络关系，这也正是中医脏腑元整体性的体现。因此，不能孤立的、片面的、静态的看待那些"不确定性"或"人为因素"的复杂评价指标。而应在元整体观的指导下实现还原论、整体论和系统论的有机融合，以揭示中医心内涵的本质，并预测传统心属性之外的科学事实，才能真正实现中医理论的继承与创新。另外，在研究中需要注意不应纠缠于阴阳五行等理论，而应从临床客观经验和已有的成果积累入手，设立具体的研究边界，警惕缺乏内涵的"复杂性理论"，以形成从求证到解析、从解析到发现的研究范式。

98　论心脏象的宏观与微观实质

中医学的脏腑与解剖学意义上的同名脏器不能等同，这已成为现代中医理论界的共识；但是，中医学的五脏六腑究竟有没有现代医学的物质实体与之对应，还是一种没有实体的功能单位，众说纷纭、莫衷一是。厘清中医学五脏六腑的现代医学实质，克服当今中医、中西医结合界"脏腑"的概念和理论的混乱，建立"中医科学脏腑理论"，是中医现代化和中西医真正融合的必由之路，将在指导本学科的理论研究和临床实践中发挥较大的作用。学者郑敏麟等结合中医文献学、解剖学、生理学、细胞生物学和中医脏象学的相关最新进展，详细论证了中医学的心，在宏观层面的实质是解剖学的"脑"和"心脏"，在微观层面的实质可能是细胞的"离子通道"。

解剖学宏观层面：中医学心的实质包含解剖学的脑（主体）和心脏（附属）

现在，越来越多的中医、西医界学者相信心与脑相关。而事实上，在人体解剖学的宏观层面，中医学心的实质包含了解剖学的"脑"和"心脏"。

1. 历代医家对心主血脉和主神志生理功能的认识

（1）中医学心原始含义是解剖学的心脏：心首见于甲骨文，心是象形文字，象心脏之形，其本义指心脏。《说文·心部》对心的释义为："人心……在身之中，象形。"

（2）《内经》《难经》对心的认识：心是位于胸中的解剖学心脏，且有主血脉和主神志两种生理功能。

1）《内经》对心主血脉功能的论述：《素问·痿论》"心主身之血脉"。《素问·五脏生成》"心之合脉也"。《素问·六节脏象论》"心者……其充在血脉"。《素问·阴阳应象大论》"心……在体为脉"。

2）《内经》对心主神志功能的论述：《内经》认为，心主神志，为人体五脏六腑、四肢百骸的主宰。《灵枢·本神》"所以任物者谓之心"。《灵枢·大惑论》"心者，神之舍也"。《素问·六节脏象论》"心者，生之本，神之变也"。《素问·灵兰秘典论》"心者，君主之官，神明出焉"。《灵枢·邪客》"心者，五脏六腑之大主，精神之所舍也"。心主神志，心伤将导致精神情志异常，甚至神去而死亡。《灵枢·邪气脏腑病形》"心脉急甚者为瘈……缓甚为狂笑"。《灵枢·口问》"悲哀愁忧则心动，心动则五脏六腑皆摇"。《灵枢·邪客》"心伤则神去，神去则死矣"。

3）《内经》《难经》对心的位置、形态的论述表明，有主血脉和主神志两种功能的中医学之心，就是解剖学的心脏。《内经》和《难经》指出心的位置在胸腔中、胸骨后，并详细描述了心的形状。如《灵枢·胀论》"膻中者，心主之宫城也"；《难经·四十二难》"心重十二两，中有七孔三毛，盛精汁三合"。这充分说明了《内经》《难经》所认为的中医学之心，是指解剖学的心脏。古代医家并未将"主血脉"之心和"主神明"之心一分为二区别对待，而认为它们均是胸中的解剖学之心所主。

（3）《内经》《难经》以后的历代医家对心主神志和主血脉功能的论述。

1）历代医家对心主神志功能的相关论述。①宋至明代医家论心"主神志"。宋代医家陈无择创立"三因说""思想成病，其病在心""多欲则伤心"。此处之心，亦为"主神志"之心。综观宋、金、元的医家所论"心火"，实为"神志"；如刘完素认为"喜为心火之志也"；张子和云"《内经》曰神有余者笑不休，此所谓神者，心火是也"；朱丹溪认为"人之所生，心为火居上，肾为水居下，水能升而火能降……凡肾水欲生而沃心，心火欲降而滋肾，则坎离既济，阴阳谐和，火不炎上则神自清，水不渗下则精自固"。明代张景岳在《类经·脏象类》中论元神："然万物之神，随象而应，人身之神，惟心所主。故本经曰：'心藏神。'又曰：'心者君主之官，神明出焉。'此即吾身之元神也。外如魂魄志意五神五志之类，熟匪元神所化而统乎一心？是以心正则万神俱正，心邪则万神俱邪，迨其变态，莫可名状。"②清代温病学家论"心包"。中医学传至清代，温病学说发展日益成熟，随着"热入心包"病机的提出和清心开窍治法的发明，中医学心脏象的理论更加完善。温病学派创始人叶桂、温病大家吴鞠通、陈平伯、薛生白等都强调，外感病中温邪侵犯"心包"，出现烦热、神昏谵语、痉厥等神志症状的改变，其病位主要在心包。在治疗上，针对"热入心包"的神昏证常用辛凉开窍法，使用安宫牛黄丸、至宝丹、紫雪丹等，现代人在此基础上开发出"清开灵"和"醒脑静"注射液等。药理实验表明，上述诸药的药理成分均对血脑屏障（BBB）具有特别的作用。冰片、麝香、苏合香、安息香、石菖蒲等清心开窍的中药均是通过作用于 BBB 来治疗神志昏迷的患者，且上述中药用来治疗脑瘤、脑水肿、癫痫等疾病时，均获得较好的治疗效果。由此可见，这里病邪所犯的"心包"，其实是指解剖学的 BBB，心包所护卫的中医学之心，自然只能是解剖学的脑。③《血证论》论心病证病因病机。唐容川从血虚、瘀血、痰浊、水饮、火扰等方面探讨心病的病因病机，亦多从"心主神志"立论。《血证论·脏腑病机论》："血虚则神不安而怔忡，有瘀血亦怔忡；火扰其血则懊；神不清明则虚烦不眠，动悸惊惕；水饮克火，心亦动惊；血攻心则昏迷，痛欲死；痰入心则癫；火乱心则狂。"

2）历代医家对心主血脉的功能的相关论述：古代医家对"心主血脉"和"心行血"论述很少。直至清代，受到西方医学的影响，个别医家吸收了西医有关血液循环的知识，并用它诠释《内经》"心主血脉"。古代医家认为，血液运行的动力源于肺、肝、心三脏，其中主要动力是肺，而非心脏。心主一身之血脉，肺主一身之气。心虽主一身之血，而血之运行，实赖肺气以行之。气为血帅，气行则血行；血非气不运，血的运行，依赖气的推动，随着气的升降而运至全身；肺主一身之气而主治节、朝百脉，调节着全身的气机，推动和调节血液的运行，是血液运行的主要动力；脉气流经，经气归于肺，肺朝百脉。可见，周身的血脉运行，依赖于肺气的宣肃流通。"气中有血，血中有气，气与血不可须臾相离。"（《难经正义·一难》）"人之一身，皆气血之所循行，气非血不和，血非气不运。"（《医学真传·气血》）肺、肝、心三脏之中，肺朝百脉，主一身之气对血液的推动作用，是血液运行的主要动力；心和肝，对肺推动血液的运行起辅助作用。在清代以前，医家对"心主血脉"和"心行血"的功能并不重视，论述也很少。除明代李梴《医学入门·脏腑》中"人身动，则血行于诸经"、清代姚止庵在《素问经注节解·五脏生成》的注释"肝藏血，心行之"外，在其他典籍未见论述。直到清代以后，受到西方医学中有关血液循环知识的影响，中医学才渐渐重视心在血液循环中的作用，并以相关的西方医学知识解释"心主血脉"。清代邵同珍《医易一理·气血论》："肺主气，心主血。肺之呼吸以行脏腑之气；心因之一舒一缩，以行经络之血……心脏，舒，出紫血之浊气，缩，入赤血之清气。赤血，即受肺吸入清气生气，由心运行血脉管滋养周身之精血也；紫血，即受脏腑经脉浊气毒气改变之血，由回血管复运行肺内，待呼出浊气，得吸入之清气，则紫血复变为赤血，仍流布周身之内，以养生命。人身之血脉运行，周而复始也。"该文章将现代医学中有关血液循环和动、静脉血的特征和古典中医理论融合，表明现代医学血液循环理论对中医学的影响。此外，唐容川《中西汇通医经精义·五脏所属》、沈仲圭《经脉即血管之研究》、杨如侯《灵素生理新论·论营卫之生会》中均有类似论述。

2. 近代中医学血脉之心（解剖学的心脏）和神明之心（解剖学的脑）概念的提出

（1）近代西方医学对心和脑功能的认识：随着近代西方医学的发展，对心脏的功能以及脑与神志关系的认识得到进一步深入。近代西医学认为，心脏的最主要作用就是在血液循环中起到"泵"的作用，是血液循行的动力器官。1543 年，比利时医生、近代人体解剖学的创始人安德烈·维萨里，出版了开拓性的解剖学巨著《人体的构造》，阐述了"心脏是血液循环的动力"的解剖学结构基础。1616 年 4 月（明代末年），英国著名的生理学家、医生威廉·哈维提出了关于血液循环的理论。同时，近代西方医学认为，神志是指精神、意识、思维等高级中枢神经活动，是意识对外界客观事物的反映，是属于大脑的机能。

（2）近代中医学对心的认识的发展和演变：明清时期，在西学东渐的过程中，因受到西方医学的影响，有少数医家提出了"脑主神明"的理论，如明代李时珍《本草纲目·辛夷》："脑为元神之府。"清代汪昂《本草备要·辛夷》："人之记性，皆在脑中。"清代王清任在前人的基础上，对脑的功能作出了较详细的论述，把记忆、视、听、嗅、言等功能皆归于脑。

但主流中医学仍主张把"主神志"归为心的功能；但同时承认，心有"血脉之心"和"神明之心"。部分医家甚至承认"神明之心"其实就是指脑，但因为"心主神明"的理论，是在长期的医疗实践过程中形成的具有传统特色的五脏理论体系，仍对临床有重要指导作用，所以不应该轻易改变。如明代李梴《医学入门·脏腑》："心者，一身之主，君主之官。有血肉之心，形如未开莲花，居肺下肝上是也。有神明之心，神者，气血所化之本也，万物由之盛长，不着色象，谓有何有，谓无复存，主宰万事万物，虚灵不昧者是也。"

3. 神明之心（脑）为主体，血脉之心（心脏）为神明之心的附属

（1）从《内经》相关的条文看，主血脉并非是心的最核心的功能。《素问·痿论》"肺主身之皮毛，心主身之血脉，肝主身之筋膜，脾主身之肌肉，肾主身之骨髓"。在《素问·五脏生成》《素问·六节脏象论》《素问·阴阳应象大论》中也有类似论述。在《内经》中，"心主血脉"总是与"肺主皮毛""肝主筋""肾主骨""脾主肌肉"并列陈述，说明心的"主血脉"功能，与以下功能处于等同的地位：肺的"主皮毛"功能（肺的最主要功能主呼吸）、肝的"主筋"功能（肝的最主要功能主疏泄）、肾的"主骨"功能（肾的最主要功能主生殖）、脾的"主肌肉"功能（脾的最主要功能主运化）。

综上所述，《内经》认为，主血脉并非是心的最核心的功能（心的最主要功能应该是主神志），神明之心（脑）居于主体地位，血脉之心居于附属地位。

（2）中医学神明之心（脑）通过主神志的功能而成为五脏六腑之大主的君主之官。

1）心因主神志而为五脏六腑之大主。《灵枢·邪客》："心者，五脏六腑之大主，精神之所舍。"《灵枢·口问》："心动则五脏六腑皆摇。"《灵枢》两条条文表明，心之所以能成为"五脏六腑之大主"，是因为它是"精神之所舍"，它是通过主神志的功能来支配五脏六腑（也包括血脉之心），由此使十二官不得相失。如果因为五志太过，心神动摇，则五脏六腑皆受其影响而功能失常。由此可见，主神志的"神明之心"（脑），才是真正的"五脏六腑之大主"。

2）心凭借主神志的核心功能，以"使道"为传递媒介而支配十二官。《素问·灵兰秘典论》："心者，君主之官，神明出焉……主明则下安，以此养生则寿，殁世不殆，以为天下则大昌；主不明则十二官危，使道闭塞不通，形乃大伤，以此养生则殃，以为天下者，其宗大危。"首先，本条文开篇就摆明观点——心只因主神明而成为君主之官，故曰"心者，君主之官，神明出焉"。把"神明之心"与其他的脏腑之间的生理和病理关系比喻为君主和官员（十二官）之间的关系。其次，文中"使道"，王冰注为"神气相使之道"，张景岳注为"脏腑相使之道"；说明心君"主神志"的功能是通过"使道"传达并支配脏腑十二官，从而为五脏六腑之大主。如果心君"主神志"的功能昏乱不明，十二官失去心君的协调和节制，就会出现"形乃大伤……其宗大危"的危候。

综上所述，中医学神明之心（脑）通过主神志的核心功能，并凭借"使道"（上下行神经传导通路、脑神经和脊神经）作为命令传递的通道，以支配和调节五脏六腑的功能，从而成为五脏六腑之大主，即"君主之官"。

（3）从主神志和主血脉看神明之心（脑）与血脉之心（心脏）的主从关系：心脏的跳动，血管的舒缩，均在脑干生命中枢的支配之下，并受自主神经的调节。因此，可以认为血脉之心（解剖学的心脏）的功能，其实是在神明之心（解剖学的脑）支配和调节之下，而居于从属地位。换句话说，心通过"主神志"从而"主血脉"，亦说明了血脉之心（心脏）的功能是受神明之心（脑）所节制的。

（4）从心碎综合征看神明之心（脑）对血脉之心（心脏）的影响：现代医学的"心碎综合征"，也称"应激性心肌病""发作性左心室心尖部膨隆"，多由精神（神明之心的神志）剧烈波动诱发。患者常主诉心前区压榨性疼痛，约有 1/3 的患者于发病时出现肺水肿、心源性休克及室性心律失常等严重心脏

证候群，甚至出现心尖血栓形成、心脏栓塞性脑卒中、左室游离壁破裂，以及心包炎等致命性心脏事件而死亡。其发病机制至今仍未阐明，可能与心脏肾上腺受体激活、交感神经功能紊乱、冠脉多血管痉挛等有关。从以上病例可见，神明之心（脑）的神志变化对血脉之心（心脏）的巨大影响和支配作用。

（5）对血脉之心（心脏）是"君主之官"的驳斥：首先，《素问·灵兰秘典论》已明言，心只因"主神明"而成为"君主之官"，也就是说"神明之心"（脑）才是真正的君主之官。其次，虽然心脏对人体很重要，心脏如果骤停，全身器官包括脑都要死亡，但仅凭这个论据就认为"血脉之心"（心脏）是君主之官，论证并不充分。因为，大面积的肺栓塞也会快速致人死亡。事实上，解剖学的肺、肝、肾对人体同样重要，这三个脏器中的任何一个脏器衰竭，人就死亡。只不过，人因心脏骤停而死相对常见而已。所以，五脏对人体都很重要，不能因为心脏对人体不可或缺，就认为它是君主之官。所以，"君主之官"的意思，是它能支配和调控其他的器官，只有作为神经系统最高中枢的"神明之心"（脑），才能配得上这样的称谓。

4. 神明之心（脑）作为中医学之心的宏观形态学实质的主体，血脉之心作为神明之心附属，可以对中医学心脏象系统进行完美阐释 中医学神明之心（脑）最核心的生理功能是主神志；通过主神志，从而实现了"其华在面""在液为汗""在窍为舌""与小肠相为表里"的内联六腑、外络五官九窍的中医学心的脏象系统。因此，主神志是心（脑）最核心的生理功能，其他功能均由主神志延伸而来。

（1）其华在面 神明之心（脑）最核心的生理功能是主神志，人的神志的各种变动，产生的情绪都会通过面部的表情表现出来，而强烈的情绪波动更会导致面色的改变：如发怒的时候面色发青，恐惧的时候面色发白，高兴的时候红光满面。故曰"其华在面"。

（2）在液为汗 神明之心（脑）最核心的生理功能是主神志，而神志与汗密切相关。首先，精神紧张，可引起发汗。其次，汗水中98%～99%的成分主要是水，除水以外，汗水中还含有一定的电解质，主要是钠和氯离子，还有少量的钾和钙；如果由于各种原因导致出汗过多，而又没有及时补充流失的电解质，就会导致电解质紊乱（低钠、低氯、低钾、低钙），从而导致神志的异常，重者甚至昏迷或出现幻觉。

（3）在窍为舌 舌有尝百味之功，还能辅助发音。"三寸不烂之舌"常用来形容能说会道、善于辞令的口才。神明之心（脑）主神志的功能正常，则舌头灵动，言语清晰明亮有逻辑。神明之心（脑）"主神志"的功能失常，将导致舌头运动能力的失常与发音、言语的异常，如痰蒙心窍或瘀阻心络（脑部各种病变）时，或舌体僵硬挛缩歪斜、言语不能，或模糊不清，或谵语、郑声。此即为"心在窍为舌"的生理和病理之意。

（4）心与小肠相为表里与心移热于小肠 "心与小肠相为表里"的脏腑相表里的论断，其临床生命力并不很强，在临床中使用的范围较少，唯一还在临床中使用的证型是"心移热于小肠"。中医学认为，心和小肠，一脏一腑互为表里，当心火旺盛时，则症见心烦，口溃舌疮，甚则心火由里传表，致小肠分清泌浊失常，则见小溲短赤灼痛、血尿等症，即为"心移热于小肠"。治疗该证的代表方剂是导赤散。导赤散由生地黄、木通、生甘草梢、淡竹叶4味药组成，主治心经火热，见心胸烦热，口渴面赤，意欲饮冷，以及口舌生疮；或心热移于小肠，小便赤涩刺痛，舌红，脉数。从西医的角度看，如果脑和神经系统的功能亢奋（心火偏亢），就会通过神经内分泌的回馈，使全身新陈代谢加快，甚至亢进以及免疫系统紊乱；免疫系统的紊乱可导致口舌生疮；新陈代谢的亢进将导致水分的消耗急剧增加，如不及时补充水液，就会出现"口渴、意欲饮冷、小便赤涩刺痛"的轻度脱水症状。此即中医学之"心移热于小肠"。

细胞学微观层次：中医学之心的形态学实质应是离子通道

在细胞学的微观层面，郑敏麟提出了"中医脏象实质细胞生物学假说"，认为中医脏象的实质是五个亚细胞结构：染色体——"肾"，配体-受体-信号转导系统——"肝"，线粒体——"脾"，离子通道——心，细胞膜——"肺"。在解剖学的宏观层次，中医学心应包含解剖学的脑和心脏，那么在细胞学的微观层次，中医学之心的形态学实质就应是离子通道。

1. 神经元和心肌细胞的共同生理特性，就是自发地产生并且传导电的冲动；其形态学基础是离子通道　正如美国著名的脑科学专家 I. B. 莱维坦所说，"我们确实知道，严格地说，心肌细胞并非神经元。然而，它们之间在电信号传递调制的机制上有如此之多的相似之处，我们可以将心肌细胞当作名誉上的神经元。"从现代医学的微观角度看，脑的神经元和心肌细胞，它们有着极其相似的生理特性，自发地产生并且传导电的冲动；而这一生理特性的形态学结构基础，则是细胞膜上的离子通道。脑的神经元和心肌细胞膜上都有数目众多的离子通道，而这就是它们产生并且传导电的冲动的形态学结构。

2. 从细胞学层面，对神明之心（脑）与血脉之心（心脏）的主辅关系的探讨　脑的神经元和心肌细胞都能自发地产生并且传导电的冲动；它们的细胞膜上都有数目众多的离子通道。但二者对比，脑的神经元的细胞膜上能产生电信号的离子通道的数目，比心肌细胞多得多。这也是中医学心的宏观形态学实质是解剖学的脑和心脏，其中脑（神明之心）为主体，心脏（血脉之心）为附属，在细胞学层面的一个证据。

3. 心主血脉　心肌细胞的结构中，最独特的就是离子通道。众所周知，心脏功能的正常与否，除了与心肌的收缩力密切相关外（由心肌细胞的线粒体决定，已认为与脾的功能相关），更为重要的是心脏节律的正常与否；而心脏节律的正常与否，取决于心肌细胞上各种离子通道的功能状态。此外，全身血管的功能状态，也与血管内皮细胞上的离子通道密切相关。

《内经》《难经》认为心是位于胸中的解剖学之心脏，且有主血脉和主神志两种生理功能。明代李梴提出了神明之心（脑）和血脉之心（心脏）的区分。神明之心（脑）通过主神志的核心功能，并凭借"使道"（上下行神经传导通路、脑神经和脊神经）作为命令传递的通道，以支配和调节五脏六腑的功能，从而成为五脏六腑之大主，即"君主之官"。血脉之心（心脏）的功能，其实是在神明之心（解剖学的脑）支配和调节之下，居于从属地位。换句话说，心通过主神志从而主血脉，亦说明了血脉之心（心脏）的功能受神明之心（脑）所节制。因此，在解剖学的宏观层面，中医学心的实质包含了解剖学的脑（主体）和心脏（附属）两个器官，脑（神明之心）为主体，心脏（血脉之心）为神明之心的附属。

神经元和心肌细胞有着极其相似的生理特性，自发地产生并且传导电的冲动；而这一生理特性的形态学结构基础，则是细胞膜上的离子通道。因此，在细胞学的微观层次，中医学之心的形态学实质应是离子通道。

99　"心"的中西医比较研究

　　学者张挺等从解剖、生理、病症等角度对中西医学有关"心"的认识进行了比较，认为脏象学中的心具有一定解剖学基础；中医理论体系中的心虽与现代医学心脏在生理功能上有相似之处，但又超越了现代医学有关认识，与心血管系统、神经系统、血液系统及代谢功能等有关。

解剖形态学比较

　　关于心的重量，《难经·四十二难》"心重十二两"。依照古今度量衡转换及《难经》成书年代的考证，"十二两"可分别折算为 170.16 g（周朝）、193.68 g（秦西汉）、167.04 g（东汉魏晋）。可见《难经》所记载的心的重量较现代医学测得的心脏重量略轻。据推测这可能是由于古代被戮之人，心腔中所容纳的血液大部分流出所致，另外性别差异即女子心脏较轻也应考虑在内。《难经》所记载的心、肝、肺、肾的重量均比现代解剖学确定的为轻，这可能与人类在进化过程中，从形体到内脏均有所增大有关，或古今计量折算尚有一定出入。

　　从心的位置和形态来看，中医学已认识到心形如莲蕊，其上有孔，位于膈上等。这与现代解剖学对心的描述大体相仿。严健民通过对甲骨文"心"字的考证，认为"七孔"是人们对心进行详细解剖而得出的结论，即为肺动静脉孔、上下腔静脉孔、左右房室孔、主动脉孔。张挺认为"七孔"当源于解剖，但具体所指尚待商榷。从《灵枢·本脏》有关"心大""心小""心高""心下""心坚""心脆"等的描述，可以看出《内经》已对"心"的位置、形态以及质地有了较为直观的认识。尽管在《医学入门》等书中有"神明之心"和"血肉之心"的划分，但这只是后世医家根据"心"的功能作出的概念分类。即使神明之心是"不着色象"的，它仍是寄居于有形的器官（心）之中。然而中医学对心的解剖形态的认识自《内经》《难经》以后再也没有大的发展。千余年来，依然是"心象尖圆，形如莲蕊""心有七孔三毛""心肺独居膈上"等有限的术语。反观西方医学，随着时间的推移，关于心的解剖形态认识在深度和广度上均获得了长足的发展，现已深入到分子生物学的水平。

　　中西医学有关"心"解剖形态的认识有同也有异。之所以有相同之处是因为在中医学形成的早期，人们确实进行了一定的解剖实践。解剖知识为人们归纳分析表象信息资料，提供了一系列粗略的内在脏器解剖概况，人们在构造理论过程中借助思辨，将外在之象和内在之器相互匹配。因此可以说，解剖方法发现了"心"，并由此提出了"心"这一解剖概念。可以认为，古人对脏器解剖的基本认识是脏象学赖以产生的始基。

病理生理学比较

　　1. 中医学"心主血脉"与西医学心泵功能的比较　随着中医脏象理论研究的深入，人们多方面、多层次地对"心主血脉"进行了探讨。以西方解剖学为基础，以中医脏腑功能为结合点开展的中西医学结合研究，也为中西医学之"心"在生理病理上的密切关系提供了依据。李爱忠等发现心气虚证患者的血液流变学指标全血黏度、全血还原黏度、红细胞压积和红细胞电泳时间均呈异常，并随心气虚损的程度而加重。史载祥等证实心气虚者具有不同程度的左心功能不全，且随心气虚的加重而恶化。任树生等认为心功能障碍，心射血量减少、组织绝对或相对灌注不足是产生心气虚的病理基础。《实用中西医结合内科学》甚至指出心气虚实质是由于心肌中维持心脏功能活动的基本能量代谢不足,表现为外周血细胞糖原含量及心肌 SDH 活性的显著下降。因此心气虚确能导致现代医学意义上的心功能不足的病理生理改变。牛欣用彩色多谱勒显像的方法研究了寸口桡动脉血管的运动变化,发现脉管的径向运动、轴心位移与心动周期具有一致性,从而验证了"心合脉"的客观性。孔宪明等认为"心主血脉"即相当于脉象是心血管功能的外部表现,与心脏功能由前负荷、后负荷、收缩力以及心率等因素所决定的观点完全相符。

可见,心气虚可出现血液动力学、血液流变学、微循环及能量代谢等方面的变化,而这与现代医学的心泵的循环功能障碍相似。不同的是,中医学着眼于外部表现,除了通过观察面色、舌象外,主要根据脉象的变化来推测心主血脉功能的正常与否;现代医学则强调循环功能,通过内在的变化亦即血液动力学等指标的检测去判断心泵功能的强弱。两者认识之所以相同,是因为它们都是建立在解剖学的基础之上,但由于中西医学思维方法不同,认识角度不一,从而形成"横看成岭侧成峰"的迥异之见。

2. 从发生学角度认识"心主神明" 西方医学认为,精神意识思维活动为脑的重要功能,心脏与精神意识思维活动并无直接关系;中医学认为"心主神明"具有其独特的内涵;两种医学体系的认识迥然不同。鉴于此,张挺对心主神明理论的产生加以追溯。

(1)古代哲学与文化的渗透:中医理论体系的形成,受到古代哲学的深刻影响,"心主神明"理论也不例外。关于"心为神之宅,神为心之用"的观念,在古代哲学的诸多论述中均有所体现。孔子:"七十而从心所欲,不逾矩。"老子:"不可见欲,使民心不乱。"荀子:"心者,形之君,神明之主。"孟子:"心之官则思,思则得之,不思则不得也。"古代哲学的"心灵论",不仅影响到《内经》,形成"心主神明"观点的提出,而且使这种观念为世人所广泛接受。人们将专门研究人的精神意识思维活动的 Psychology 翻译为"心理学"。直至今日,无论在文字抑或语言上仍保留有这种"心主神明"的认识现象。凡与神志活动有关的文字或词汇,大多从"心"或"忄"旁。

(2)古代政体官制的影响:《内经》成书于先秦两汉封建社会时期。《素问·灵兰秘典论》径称心为"君主之官",喻之为皇帝。因《内经》素被视为经典,若有人敢越雷池半步,对《内经》所论提出疑义,都被视为离经叛道。故自《内经》将心喻作君主之官而主"神明"之后,无人敢于更改。可能是慑于君主的权威,《灵枢·邪客》"诸邪之在于心者,皆在于心之包络",从而形成心包"代心受邪"一说。"心主神明"理论能够比较稳定地延续至今,可能与我国长达两千多年的封建制度有关。

(3)与脏象学对人体病理生理的独特认识方法有关:古代医家通过对人体生理、病理的长期观察以及临床疗效的验证,得出"心主神明"这一论断。第一,心的功能状态改变常导致神明的异常,如心跳停止,精神意识思维活动也同时停止。《灵枢·邪客》"心者,五脏六腑之大主也,精神之所舍也,其脏坚固,邪弗能容也,容之则心伤,心伤则神去,神去则死矣"。指出心功能状态改变则出现神明异常。第二,神明功能异常,亦常伴有心脏功能的改变,如人在愤怒激动时,常感到心跳加速。《医学正传·怔忡惊悸健忘》"惊悸者,蓦然而跳跃惊动,有欲厥之状,有时而作者是也"。指出恐惧易惊等神明功能异常多伴有心跳的改变。第三,古代医家还从临床治疗上反证出"心主神明",如健忘、不寐、癫、狂等神明异常疾病从心论治,常获显效。明代龚廷贤《万病回春》"状元丸"条下"专补心生血、宁神定志、清火化痰,台阁勤政,劳心灯窗,读书辛苦,并健忘、怔忡、不寐及不善记而多忘者,服之能日诵千言,胸藏万卷,神效",指出状元丸具有补心生血之功,临床上能治疗健忘、不寐、怔忡等神明异常的疾病。第四,"心主血脉"是心主神明的物质基础。正常生命活动的进行,是以五脏所化生的精气血津液作为物质基础的。神志活动更不例外,它既由五脏功能活动所产生,又必须依赖五脏所化生的各种营养物质的滋养作为物质基础。故中医每将神志活动分属于五脏(如心藏神主喜)。其中血液是神志活动最基本最重要的物质基础。只有血液充足,神志思维才正常,表现于外则精神饱满,意识清楚,思维敏捷,即《灵枢·营卫生会》所谓"血者,神气也",而心又是主血脉的脏器,故中医有"神志活动分属于五脏而主宰于心"的说法。

3. "心与小肠相表里"与西医学心与小肠关系的比较 近年来,随着胃肠激素研究的进展,为认识心与小肠的关系提供了新的依据。研究发现肠道分泌的多肽激素对心血管具有重要的生理效应。例如，小肠 S 细胞分泌的促胰液素可使心排出量增多，对肠系膜动脉、肝动脉有直接扩张作用，从而有利于小肠对营养物质的消化与吸收；由肠道 H.D 细胞分泌的血管活性肠肽有增强心肌收缩力的作用，对冠状动脉有强烈的扩张作用；半结扎小肠可引起心脏的变化肉眼、镜下均可见心脏不同程度的病理损害，而对照组（大肠）则无此变化。这些结果表明，现代医学已认识到心与小肠间存在某种联系，循环血量的改变不仅影响小肠吸收、分泌，还直接影响其运动，而小肠分泌的激素同样也可影响到心脏。

中医学提出"心与小肠相表里"理论，认为生理上心与小肠之经络相互络属；病理上心火可下移小肠，小肠有热可上炎于心。尽管两者都论述到心与小肠存在着密切联系，但两者所指实质明显不一。究竟应如何来认识心与小肠的有关依据？我们借助发生学的观点对此进行了探讨。

（1）解剖方法的参与：脏腑表里关系的确立，解剖学起着举足轻重的作用。只有经历解剖实践才能从不同的形态出发，形成心、小肠等不同的脏腑概念，而心、小肠等概念的形成又是心与小肠相合关系的前提。

（2）五行学说的渗透：五行学说介入中医学是在脏腑相合理论之前或之后，目前尚缺乏考证。而五行学说介入中医学的目的在于将机体归纳为以五脏为中心的五大生理系统，则是毋庸置疑的。出于这种归纳、分类的需要，人们便会找寻与某一脏关系较密切的因素，这客观上促进了脏腑相合的构思。

（3）经络学说的影响：心与小肠对应式的最终固定，有赖于经络学说的形成、发展和完善。从《足臂十一脉灸经》《阴阳十一脉灸经》等马王堆古代脉书可见，两种脉灸经在谈及每一条脉时均和一定的疾病组群相联系，区分为"是动则病"和"所生病"两类。"是动病"和"所生病"表明经络学说是古人在治疗疾病的实践中逐步形成的。《素问·刺热》："心热病者，先不乐，数日乃热。热争则卒心痛、烦闷善呕头痛面赤无汗，刺手少阴太阳。"《素问·五脏生成》："心烦头痛，病在膈中，过在手巨阳少阴。"阴阳两条经脉的俞穴配伍运用实践及其确切疗效，促进了经脉络属关系的形成。比较马王堆脉灸经和《内经》可见，两部脉灸经中尚看不出经脉和脏腑有必然的联系，而《灵枢·经脉》所载十二经脉中脏腑的络属关系已趋完整。因此，随着经络学说的形成、发展和完善，尤其是经络与脏腑络属关系的发现，脏腑相合相配形式得以最终固定下来。

4. "心开窍于舌"与西医学心与舌关系的比较　近年来，随着脏象理论现代研究的进一步开展，中医脏窍相关理论更为丰富和发展。学术界对"心开窍于舌"理论的内涵也作出了科学的阐释。Boriosi G 与 Cantoni T 根据胚胎发育全息理论指出，在原始心管和口腔黏膜之间存在着明显的空间上的邻近。张恩和认为心与舌形态结构上的一致性，是脏窍对应关系构思的依据之一。心为一倒置圆锥体，舌呈扁圆形，当舌自然收缩时，舌恰像一缩小的心脏。陈振湘等观察了 1636 人次舌象，认为舌象的动态变化与季节关系密切，夏季异常舌象出现率明显高于其他三季。这与中医学心-舌-夏的五行模式相一致。在临床上，心血管疾病可出现舌的变化（包括舌质、舌苔、舌下络脉）。贾玉华对不同舌象的心血管功能进行了研究，淡红舌的心脏血管功能较好，而紫瘀舌的心功能和血管指标变化均较明显，且心功能指标的优劣随淡红舌、红舌、暗红舌、淡白舌到紫瘀舌的次序下降。有学者观察了各种心脏疾病的舌象变化，发现心肌梗死在急性起病 24 小时以内以薄白苔为主，以后随着痰浊化热至脏腑气衰的病机变化，舌苔转为黄腻或白腻苔，并继续转为灰腻、黑腻苔。张问渠认为舌下络脉曲张可以作为早期肺心病的指征，慢性喘咳患者舌下络脉粗张，即使目前无典型肺心病症状，将来也能发展为肺心病；另外，慢性气管炎患者舌下络脉曲张在Ⅱ度以上，就应考虑有肺气肿及肺心病的可能。

西医学认为舌的变化多与营养缺乏、代谢障碍有关。而根据中医学"心开窍于舌"这一理论，舌的变化可以反映心功能、肺功能的改变，可以掌握心血管疾病的病机转化，并可以推测疾病的预后。"心开窍于舌"最初含义仅指舌质的变化可反映心功能的正常与否，而最新的研究表明舌苔、舌底络脉等也可随心血管疾病发生变化，表明这一理论在新的条件下得以拓展。

中西医学心系疾病相关性的分析

为了探寻中西医学心系疾病的相关性，张挺等对《临床中医内科学》所属循环系统的 13 个病种 81 种证型进行了统计，发现中医学辨证属心气血阴阳病理改变的共有 49 类，约占 60％。还对《实用中西医结合内科学》所属循环系统的 14 个病种 85 类证型进行了同样的分析，发现中医学辨证属心气血阴阳病理改变的共有 48 类，约占 56％。同时，根据《现代中医心病学》对 20 种中医学心病进行归类研究，发现涉及现代医学循环系统疾病共 5 种，包括冠心病心绞痛、急性心肌梗死等，其余分属脑动脉硬化、心脏神经官能症、神经衰弱、围绝经期综合征、精神分裂症等精神神经疾病，以及舌乳头炎、口腔溃疡、舌肿瘤等口腔科疾病。可见，现代医学循环系统的大部分疾病均可辨证为中医学心系病症，则中医学心病也涵盖了相当一部分循环系统疾病。

张挺等从解剖形态、病理生理、病症等方面对中西医学有关心的认识进行了比较，结果表明中医学脏象学中的心具有一定的解剖学基础，心主血脉的生理功能及其病理观也正是建立在解剖形态的基础之上。这同时也是中西医学有关心的认识异中有同的根本原因。但由于两者所处的社会文化背景不同，认识视角和研究手段迥异，所以两种体系又存在着较大差异。中医学理论体系中的心虽与现代医学心脏的生理功能有相似之处，但又超越现代医学的认识，而与心血管系统、神经系统、血液系统及代谢功能等有关。通过比较认为：中医的"心"其脏象外延的拓展决非随心所欲的杜撰，而是维系着大量翔实的经验事实；西医心脏器概念存在着某些不足，局部脏器的形态解剖界限并非其功能的边界。

100 脏象心与心-脑关系的现代解析和探求

中医学脏腑理论——"脏象学"根源于3000多年前《内经》,《素问·六节脏象论》中黄帝问岐伯"脏象何如"? 后续于《素问·五脏生成》,完成于《素问·五脏别论》。内容虽经历代注解与发挥,但仍围绕《内经》始创的基本理论范围。中、西医学两种体系的发展,起始与过程都根源于实践,根据人体实际存在和实际变化不断深化认识,但采取的研究方法不同,因而既有某些共同性,又有各自的特殊性;既有共通性也有对立性。面对现代科技飞速发展的形势,中医学也应迅速大量吸收现代科技发展中的成果,大力创造和改革,求得彻底更新和发展。现代中医学也应寻找中医学的现代科学解释。学者姚谦等就中医脏象心与心-脑关系做了现代解析和改革探求

揭开中医脏象学的面纱——内脏器官系统论

中医脏腑理论出自《内经》,源于宏观概述的脏象论,它以生理功能系统内含解剖学定位,并联系病理变化表现,而冠以代表所属系统名称。而非西医以具体解剖脏器,寻求生理功能,再发展到系统解剖与生理联系。中医脏腑的生理和病理体系,其实包含着现代医学多个解剖器官的生理和病理,既有其物质基础,也有其形态结构,但在形态结构上是分散的,分散存在于多个子系统和多个器官之中,却以生理与病理相关,紧密联系为一体。因此在研究脏腑时,应将脏腑作为功能单位来研究,充分体现人体的统一性和各脏腑的特殊性,以及辨证的不断变化的规律。当前,对中医脏腑论的认识,最重要的是,不要从一脏一腑的名称和西医脏器名称对照来理解,而要以系统论的观念来认识中医学的五脏"脏象"是五大系统。内经所述之五脏,不仅仅指有形可见的五种血肉内脏之心脏、肝脏、脾脏、肺脏、肾脏的个体,而且是指以五种内脏为中心的五大心、肝、脾、肺、肾系统。正如《中医脏象学》所称"是一个活体人的生理功能的五类系统的代称"。个人认为不仅如此,它还包涵病理生理变化,联系病理证候演变的辨证形式系统。例如贯穿了阴阳平衡与盛衰的变化;五脏系统间及与六腑器官间生克制化、相乘相侮、气血运行盛衰等变化规律。即五脏大系统是以生理功能为核心,联系病理及证候演变过程系列表现,取一个有代表性的有形脏器为作为系统名称,即心、肝、脾、肺、肾系统。

心象是心——脑脏器系统

源于《内经》的中医脏象"心象",是指以心为中心的大心系统,实际上是指"心血管-内分泌-脑神经系统"。《素问·六节脏象论》"心者,生之本,神之变也;其华在面,其充在血脉,为阳中之太阳,通于夏气"。《素问·五脏生成》"心之合脉也,其主肾也""诸脉者皆属于目,诸髓者皆属于脑……诸血者皆属于心"。《素问·灵兰秘典论》"心者,君主之官也,神明出焉"。《素问·宣明五气》"心藏神"。《素问·六节脏象论》"心者,生之本,神之变也"。《灵枢·邪客》"心者,五脏六腑之大主也,精神之所舍也。其脏坚固,邪弗能容也,容之则心伤,心伤则神去,神去则死矣"。《素问·举痛论》"思则心有所存"。《灵枢·本神》"所以任物者谓之心""心气虚则悲,实则笑不休"等论述。说明《内经》的理论认为心脏是血液归属与输送中心,充养血脉,是供应全身血液的主要脏器;同时也是主宰精神、意识、思维、语言、行为、认知、情感、心理等活动的器官。这是心血管

和脑神经中枢系统功能的合称。心象，即大心系统。也就是将脑神经系统（包括协调内脏器官的植物神经和神经-内分泌）统一在大心系统之内。心系统也是人体各系统的统帅"心者，君主之官"，最高协调中心，主宰五脏六腑的功能活动，包括主宰人的情志变化。明代张景岳《类经·脏象类》："心者，君主之官，神明出焉。心为一身之主，禀虚灵而含造化，具一理而应万机，脏腑百骸，唯所是命，聪明智慧，莫不由是，故曰神明出焉。"《灵枢·海论》："髓海有余则轻劲多力，自过其度；髓海不足，则脑转耳鸣，胫酸眩冒，目无所视，懈怠安卧。"都是说心-脑主神明的生理功能正常，则神志清晰，思维敏捷，精力充沛，能统摄全身机能，适应内外环境千变万化。如心-脑有病变，髓海邪气过盛，则表现为狂躁妄动，举止失常，此时动作轻巧敏捷，力大超过常人；若脑之髓海不足，则可出现精神意识思维方面的异常表现，可见头晕耳鸣，腿酸无力，目眩眼花，疲倦思睡，记忆力减弱等临床表现。

心为五脏六腑之大主，但与肾的关系最为密切，《素问·逆调论》："肾不生，则髓不能满。"陈修园《医学从众录》："肾为肝之母，而主藏精，精虚则脑海空虚而头重。"肾有阴阳，肾阳上温心阳，肾阴滋养心阴，肾阴阳充足，共济心脑，心脏搏血跳动有力，精神适时振奋。现代研究证明肾阴肾阳皆是内分泌调节激素，所以，心主神明，是对精神-神经-内分泌-靶器官这个机体最重要的调控网络的整体概括，是中医学整体观念与脏腑相关的重要体现。大心系统也即是心血管-内分泌-脑神经系统的总称。

1. 心-血液-血管系统或心血液循行系统　如《素问·六节脏象论》"脏象何如？岐伯曰：心者，生之本，神之变也，其华在面，其充在血，为阳中之太阳，通于夏气"。又《素问·五脏生成》"心之合脉也，其主肾也""诸脉者皆属于目……诸血者皆属于心……故人卧血归于肝，肝受血而能视，足受血而能步，掌受血而能握，指受血而能摄"。《素问·阴阴应象大论》"心生血，血生脾，心主舌……在体为脉，在藏为心，在色为赤"。是说心之脏象是主宰人体的血液循行于周身，并主宰精神意识神奇变化之最高生命中枢，是维护生命的根本。心脏内的血液经脉管循行于全身，其脉管内含红色血液充实于全身各部位，其荣华表现在面部之色气，在人体阴阳属性中相当于最阳性（最有动力），其主要联系是肾系统。全身所有的血液都要归属经过心脏，再经过肝、脾、肾添加精华物质而输送全身器官与四肢。心系之血液夜卧时轮回归养于肝（在肝中生化与新陈代谢），活动时由肝再充养入血脉，作供应全身的血液的源流，循脉管流动于身体各部分；这种含有精华物质的血液充养于眼而能视物，充养于足则能行走，充养于手掌则有力量握持，充养到手指才能做精细的摄取动作。说明心是一个血泵，以接收并充满赤色血液而能搏动的心脏为主体，连同担任输送血液的脉管，推进血液循环周身，组成"心脏-血液与血管功能系统"。

2. 心脑神系统或脑脊髓神经（筋）功能系统　《素问·灵兰秘典论》"心者，君主之官也，神明出焉"。《灵枢·邪客》"心者，五脏六腑之大主也，精神之所舍也"。《素问·八正神明论》"血气者，人之神，不可不静养"。《灵枢·本神》"心藏脉，脉含神，心气虚则悲，实则笑不休"。《灵枢·营卫生会》"血者，神气也"。《灵枢·本神》"所以任物者谓之心"。"任物"是指接受外界信息以分析反应。以上说明心系并列的主要功能是神明，即精神、情志、智能。是发出精神与神气，接受内外界信息，进行思维、分析、认知、判断并作出适当反应。

（1）中医学对脑、髓的认识：《灵枢·经脉》"人始生，先成精，精成而脑髓生，骨为干，脉为营，筋为刚，肉为墙，皮肤坚而毛发长"。《素问·逆调论》："肾不生，则髓不能满。"清代名医程杏轩《医述》："脑为髓海……髓本精生，下通督脉，命火温养，则髓益充……精不足者，补之以味，皆上行至脑，以为化生之源。"《灵枢·五癃津液别论》："五谷之津液，和合而为膏者，内渗于骨空，补益脑髓而下流于阴股。"《灵枢·决气》："谷入气满，淖泽注于骨，骨属屈伸，泄泽补益脑髓，皮肤润泽，是谓液。"以上所论，是说受父母之精交合而成的精，首先生成脑及髓，然后生成骨骼、血管、营血、筋腱、肌肉、皮肤及长出毛发。并且说明脑与髓以及肾与脑髓的直接关系，即"脑为髓海"，"肾不生，则髓不能满"。同时又指出虽然脑髓是由先天之精结合而生成，但其髓海的补充供养，是由肾精不断输入和五谷化生的营养津液源源不断地补益而充实。关于脑的位置和形态,《灵枢·海论》:"脑为髓海,其输上在于其盖,下在风府。"说明颅骨内装满脑髓,上自头盖顶部,下至头颅骨末端的颅颈交界的风府穴。在《道藏》收载的历代道书中,对脑的形态结构也有记述:人脑大体上分为"九瓣"或称"九宫",即四方四隅,并中央,皆为神灵居住之所。是说人脑由2个额瓣、2个顶瓣、2个颞瓣、2个枕瓣以及中央瓣等9个部位构成,并称之为九宫。这与现代解剖将大脑分为额、顶、颞、枕各两叶并中央间脑共9个部分极为相似。其对脊髓的定位如宋代邵康节《观物外篇》:"今视脏象,其脊骨中髓,上至于脑,下至于尾骶,其两旁附肋骨,每节两向,皆有细络,一道内连腹中,与心肺缘及五脏相通。"将脊髓定位在脊骨中,上至于脑,下至于尾骶,以及分支附肋,脊节两向,皆有细络,内连心肺腹中与五脏相通。既肯定脑与脊髓连接的关系,并粗略地认识到由脊髓中逐节分出细络,延胸肋腹部分布,并内联五脏,这与现代医学脑脊髓神经系统分布基本一致。

(2)脑髓的功能与重要性:

1)脑为元神之府,真气聚集之所,出智慧与认知功能:《灵枢·脉要精微论》"夫五脏者,身之强也,头者精明之府,头倾视深,精神将夺矣""夫精明者,所以视万物,别白黑,审短长。以长为短,以白为黑,如是则精衰矣"。王冰《黄帝内经素问集注·脉要精微论》:"诸阳之神气,上会于头,诸髓之精,上聚于脑,故头为精髓神明之府。"这是说头脑是精气神明之所在,精、气、神上聚于脑,如果精气神不足,就表现出头颅抬举无力而倾斜垂搭,两眼无神而看不清事物,进展到颠倒黑白长短的昏蒙程度,则是精神衰败;而精气神明的功能,是人能够认识外界事物,进行分析辨别的认知能力和智慧,例如识别各种物体的颜色和不同的形状等。如果认识发生障碍,不能辨别周围事物,就是精的衰败而神亦离夺。李时珍《本草纲目·辛夷发明》:"脑为元神之府,而鼻为命门之窍。人之中气不足,清阳不升,则头为之倾,九窍为之不利。"王肯堂《证治准绳·真头痛》:"盖髓海真气所聚,卒不受邪,受邪则死,不可治。"因"六腑清阳之气,五脏精华之血,皆会于头,为至清至高之处……至清而不可犯也"。说明脑是精气神会聚之所,为至高至清的元神(元神是统帅神魂魄意志之本神)所居,关乎人身生命之主宰,受中气和清阳之气的升托,并通利九窍(两眼、两耳与鼻、口、舌、二阴),既不能失去精华之血和真气供养以及清阳的升托,也不能受邪气的侵犯。前者不济则头倾视深,九窍不利;后者受邪则死,不可治或难治。足见头脑是精神、智慧、认知世界与生存本能的高级统合中枢,在人身有极重要位置。

2)脑与髓联系全身内外:《难经·二十八难》"督脉者,起于下极之俞,并于脊里,上至风府,入属于脑"。清代刘思敬在《彻剩八编内镜·头面脏腑形色观》中对脑髓与脑筋的论述颇为详细:"颈节臂髓,连脑为一——脑之皮分内外层,内柔而外坚,既以保全体气,又以肇始诸筋,筋自脑出者六偶,独一偶逾颈至胸,下垂胃口之前,余悉存顶内,导气于五官,或令之动,或令之觉。又从臂髓出筋十三偶,各有细络旁分,无肤不及。其以皮肤接处,稍变似肤,始缘以引气入肤,充满周身,无弗达矣。筋之体,瓤其里,皮其表,类于脑,以脑与周身联系之要约。"《难经》明确指出统领十二经的督脉,自下而上并脊柱内之脊髓上行至风府(枕后下方),入于脑中,并属于脑。而至清代医学家已认识到颈髓分节,连脑为一体,而脑的构造有皮包于脑周,皮分内外层,外坚内柔,外坚可保全脑髓之精气功能,内柔又联系诸多筋经。自脑出于颈有6对筋经,另有单独一对穿过颈进入胸部,下垂布于胃上口之前,其余筋经都存于颅内,传导脑气到达五官,使五官能动,并能视、味、嗅、听觉;还从脊髓分出13对筋经,再由这些筋经细分支络,分布到全身所有皮肤、肌肉、筋腱,使皮肤肌肉筋腱等里里外外都能与脑中枢相联系,认为筋经是脑与周身联系的重要通路。关于脑与髓的功能,《黄帝内经素问集注·脉要精微论》:"诸阳之神气,上会于头,诸髓之精,上聚于脑,故头为精髓神明之府。"《医述·卷十一·杂证汇参》:"脑为髓海……脑髓纯者灵,杂者钝,耳目皆由以禀令,故聪明焉。"程杏轩引《会心录》:"盖脑为神脏,谓之泥丸宫而精髓藏焉。人生精气实于下,则髓海满于上,精神内守,病安从来……脑藏髓,脑为元神之府以统全身。"都是说脑是清阳之气与精华血液汇聚的最高中枢,进而产生元神,是神明所在之府,以统帅全身,耳目五官及全身各部皆受其指挥,因此,脑是至尊而不可侵犯之神脏,聪明智慧发出之地，不可不纯（不可受邪）。脑与周身的联系通过脊髓与其分支筋经，布于全身内外无处不到。由此观之，在中医学发展历程中，已逐渐对脑与脊髓的构造并脊神经与周围神经联系与分布，以及脑脊髓神经功能，有了符合实际的认识与概略的理论叙述，对脑作为高级神明智慧中枢功能重要性有了一定的认识，并且认识到，脑对全身内外环境适应性调节起着关键性作用，所以有"精神内守，病安从来"的论断。

3）独特的经络系统与脑脊髓神经的联系：经络系统与脑脊髓神经的联系构成人体独特的大网络。《灵枢·邪气脏腑病形》："十二经脉，三百六十五络，其血气皆上于面而走空窍。"《难经·二十八难》："督脉者，起于下极之俞，并于脊里，上至风府，入属于脑。"说明由督脉并脊髓入附于脑，会同从头颅空窍注入的诸经脉，从上部交接于脑内，在督脉监督下，接收脑的统领，进而引导气血循行周身十二经脉，三百六十五络，调节全身的功能活动。此网络既保证了脑与全身经脉相联系，又配合脑脊髓神经系统通过另一独特的网络——经络，调节各脏腑器官四肢百骸，以至肌肉皮毛的生理病理变化。贾少微、王凡等用 SPECT 和 99 mTc-ECD 研究了 63 例正常人和缺血性脑血管病患者针刺前、留针和电针时 rCBF 和脑功能活动的变化。SPECT 显示，针刺一侧肢体穴位时，以对侧大脑皮质、对侧丘脑、同侧基底节和双侧小脑皮质 rCBF 和脑功能活动增高变化为主。缺血性脑血管患者比正常人反应更敏感。近年来，众多医学科研专家运用功能磁共振成像（fMRI），观察大脑中的针刺效应，"多项研究表明，针刺一定腧穴在脑部可得到相应区域的响应和激活，可引起大脑特殊的活动。针刺不同穴位所影响的脑功能区不同，腧穴与脑区之间可能存在特异性对应关系"。以上研究均证明：脑脊髓神经系统与经络系统交会于脑，既密切联系而又各自功能独立，并共同构成人体生理、病理生理大网络体系。这是对现代医学的重要补充。

3. 心神（脑神）的内涵 《内经》中的"神"含义复杂，就人体而言有广义与狭义之别，广义之神指整个人体生命活动的外在表现，包括人体适应周围环境与自然界变化的能力表现；狭义之神特指人体的精神思维活动。关于中医学对神或神气的内涵，总体与现代神经精神学、心理学对于意识、思维、认知、精神活动基本上一致，只不过具体形容稍有区别。如《灵枢·本神》："凡刺之法必先本于神。血、脉、营、气、精神，此五脏之所藏也。至于淫泆离脏则精失、魂魄飞扬、志意恍乱、智虑去身者，何因而然乎……何谓德气，生精、神、魂、魄、心、意、思、智、虑？请问其故？"这是以针刺治疗必须先根据患者的精神状况，作出诊疗的判断，从而论及血、脉、营、气、精、神的所在部位与本质。它是蕴藏在五脏中的人的生命活动物质基础和精神动力，其根本是神气状态。如果人过分纵欲淫荡，不断耗伤而损失掉五脏的精气，就会使魂魄飘扬，意志混乱恍惚，失去智慧和思维分析能力，这是什么原因呢？又怎么理解精、神、魂、魄、心、意、思、智、虑这些不同的精神状态表现？"岐伯答曰：天之在我者德也，地之在我者气也，德流气薄而生者也。故生之来谓之精，两精相搏谓之神，随神往来谓之魂，并精而出入者谓之魄，所以任物者谓之心，心有所忆谓之意，意之所存谓之志，因志而存变谓之思，因思而远慕谓之虑，因虑而处物谓之智。故智者之养生也，必顺四时而适寒暑，和喜怒而安居处，节阴阳而调刚柔，如是则僻邪不至，长生久视。"以上是岐伯回答说：天地这个大自然，给予我们有规律的生化之机，长养之气。长养之气不断随着生化之机而生成精（精华的物质），精之阴阳相交合变化产生精神，而精神内含可分神、魂、魄、意、心（志）、思、虑、智等 8 个元素成分。接受外界事物，承担分析反应而应变的主体在心神。怎样理解神志与精神的各个成分呢？具体分析 8 个元素：阴阳（男女）两精交合而生出的是神；随神往来活动而出现的感觉机能称之魂；跟随精气一同出入而产生的精神活动功能叫做魄（相当于魄力）；心中有记忆并产生欲念的过程叫作意；决定将欲念转化为行动的过程叫作志；为了实现欲念将意志变成为现实而反复考虑的过程叫作思；因思索而推演的过程叫作虑；因思虑而定出巧妙解决事物方法的过程和能力叫作智。但让人自发去了解客观事物、接受外界信息并作出的主观反应的是心神，接受外界信息产生神的应变总担当在心（脑）这个神的中心。因此，聪明智慧的人的养生方法，应当顺应四时，根据气候的寒热变化调正适应，平时既不过喜，也不过怒，顺自然而安居，根据阴阳盛衰变化进行调节，达到刚柔相济，就可以百邪不侵，延年长寿。其后，岐伯接着说："是故怵惕思虑则伤神，神伤则恐惧流溢而不止。因悲哀动中者，竭绝而失生。喜乐者，神惮散而不藏。愁忧者，气闭塞而不行。盛怒者，迷惑而不治。恐惧者，神荡惮而不收。"都是以生理病理角度讲心神，若思虑过度，恐惧不已，悲哀伤痛过极，大喜大乐过激，都会损伤神气，使精神涣散不能收敛，神气闭塞而精神障碍，惶恐不已而使精气流失，甚至神志昏愦而失去常态。这些全都是讲心（脑）的精神活动从生理失调到病理变化的密切关系，具体分辨为五志七情，符合现代医学对脑中枢神经精神活动包括心理功能的研究结果。这里所讨论的心神就是脑神。

对脏象论之心与脑出神明为精神所舍论的改革建议

其一，脑是精神与意识，智慧与功能的发生体；脑是神明发生之主体，应为现代中医确认。中医学《内经》中早已有对脑的基本论述，只是不够全面透彻而将脑列入奇恒之府，目的也是待以后进一步观察论述。如《灵枢·经脉》："人始生先成精，精成而脑髓生。"何为精？《灵枢·决气》"两神相搏，合而成形，常先身生，是谓精"，说明了脑髓和精与神的生成关系。《素问·脉要精微论》："头者，精明之府，头倾视深，则精神将夺也。"《金匮玉函经·卷一证治准则》："头身者，身之元首，人神所注。"隋代杨上善"头是心神所居"。至唐代孙思邈《千金要方》中曰"头者人之元首，人神之所注"。宋代陈无择的《三因极一病证方论》提出"头者诸阳之会，上丹产于泥丸宫，百神所聚"。明代李梴在《医学入门·心》中领悟出人心有二：一是，藏于胸中，推动血行的"血肉之心"；二是，无具体形态可言的主宰人体生命活动的功能"神明之心"。他已经否认了胸中的心有主宰生命活动的全部功能，认为这个"血肉之心"只有推动血行的作用，而另"神明之心"主宰人的精神意识思维。王清任在《医林改错》中亦提出"灵机记忆不在心而在脑"；清代汪昂《本草备要》"人之记性，皆在脑中"；《东医宝鉴·外形篇·头》则指出"头为天谷以藏神"，把听觉、视觉、嗅觉以及思维、记忆、言语等功能归于头脑。明代李时珍认为"脑为元神之府"。中医学自古代至现代都没有否定脑是精、髓之所，神藏之地。精神与意识，智慧与活动仍然是由大脑组织细胞所发生，现代脑电生理实验，脑CT、脑核磁共振成像及脑生化代谢的ECT成像等诸多现代科研实验，均以大量的资料验证，临床实践也以无数资料证实。普世皆知，脑外伤、脑炎、脑出血、脑梗死所造成的昏迷时，无意识思维和情感表达，深度昏迷时更无任何感觉，处于与外界联系中断状态，然而心脏仍然跳动，心血管进行的血液循环仍持续进行，脑血液循环除病变区减少外仍持续运行。中医学称之为"心包受邪"，此心包非心脏局部解剖学的心包，因为这意义上的心包仍完好无损，仍保护着心脏跳动供血，而彼所谓"心包受邪"的"心包"，乃是病理上广义的"心包"，即现代已研究清楚的脑（包括大脑、小脑、中脑）和脑干。通过脑干与脊髓并自主神经和内分泌联系全身各部位，以调节人体适应内外环境的变化。这已是现代生物学和人体医学研究得十分清楚的事实。所幸的是现代中医已确认"脑病"范畴及病因病机，1997年颁布的《中医临床诊疗术语·疾病部分》明确列出"脑系病类"，如痫病、癫病、狂病、癫狂病、多寐、不寐、中风、脑瘤、脑萎、痴呆、偏头痛、脑鸣等34种，成为继承发展中医"脑主神明"论学说的里程碑。脑是神明发生之主体，应为现代中医确认。

其二，传统中医学早已认识到脑髓是人的精神思维之主要功能发生地，现代中医学即应将脑由奇恒之府改为奇恒之脏，亦或称之为"神脏"，即"脑神脏"。《灵枢·决气》："两神相搏，合而成形，常先身生，是谓精。精成而后脑髓生"，《素问·五脏生成》"诸髓皆属于脑"，说明脑髓由肾精所化生，髓生脑，脑内充满脑髓。《医述》"脑为髓海"。现代解剖和生理科研也充分证明"脑"是功能发达的实质性脏器，肯定了脑与精神的密切渊源及重要地位。中医学当然也应明确脑髓更属于"藏而不泻"的真正的"奇恒之脏"，或者说是"脑神脏"。

21世纪，人类对脑的研究进入了"认识脑，保护脑，开发脑"的关键时期，对结构最复杂，含有几百亿甚至千亿多种形态细胞的大脑、小脑、脑干和脑脊髓的脑脊髓神经系统，无论是现代西医、中医对它的了解都甚少，它含有远未揭开的诸多功能和秘密。作为迈向现代化的医学，无论西医或中医，在承认已知结构和功能基础上，进行更深入的研究和探讨心脏与脑脏之间的统一性和相关性，会发生对人脑的观念的根本性变化。中医药学应首先实现从"心主神明"到"心-脑主神明"的理论变革，把心与脑的密切相关及"心-脑主神明"论，列为人体最重要、最复杂的核心问题去研究，把建立"心-脑主神明"论作为一项系统工程去创建，从而推动中医"心-脑主神明"的现代化研究与发展，并以此为突破点，引导中医药理论与实践现代化发展。

101　心主神明的含义

心主神是中国传统文化的重要观点，在中国哲学及中医学中均占有重要地位，至今仍被中医学奉为主导理论而加以运用。为更好地理解和运用这一理论，学者刘霁等从文字学、古代哲学、中医学等角度，进一步对心主神明的含义及此观点的形成进行了探讨。

心主神明

1. 神为万物的主宰　"神"是中国传统文化中最重要的概念之一。其原始含义是指天神，《说文解字》："神，天神引出万物者也。"徐灏注："天地生万物，物有主元者曰神。"即天地万物的主宰。《易传》从哲学上对"神"引申出了新的内涵，如《系辞》"神无方而易无体""阴阳不测之谓神"。此处"神"是指事物的变化神妙莫测。随着认识理性的发展与提高，人们又把"神"看成是天地万物运动变化的内在规律，《中国大百科全书·哲学》："神，最初指主宰自然界和人类社会变化的天神，后来经过《易传》和历代易学家、哲学家的解释，到张载和王夫之，演变为用来说明物质世界运动变化性质的范畴。"从古代哲学中神含义的演变过程看，无论是天神，还是天地万物的主宰，或是运动变化的内在规律，都没有出主宰之义。

《内经》继承了中华民族神文化底蕴，将神引入中医学理论作为一个重要概念来解释生命现象。《内经》接受了古代哲学神的含义，保留了其主宰之内涵，如《素问·气交变大论》："天地之动静，神明为之纪，阴阳之往复，寒暑彰其兆"，神明为自然界的主宰，即《素问·天元纪大论》所称作为天地之道、万物之纲纪、变化之父母、生杀之本始的"五运阴阳"，天地间的一切运动变化都是在自然变化规律影响下进行的。人为自然界万物之一，所以《内经》将自然界主宰之神的含义移植到人体，提出了"神机"的概念。《素问·五常政大论》："根于中者，命曰神机，神去则机息。"机，《庄子·至乐》："万物皆出于机，皆人于机。"成玄英疏："机者，发动，所谓造化也。"神、机相连，即造化之机，乃万物生命过程的内部主宰，《素问·玉机真脏论》："天下至数，五色脉变，揆度奇恒，道在于一，神转不回，回则不转，乃失其机。"万物造化之理在于和谐有序，否则神去机息，轻者病，重者死。从而成功地确立了《内经》中神为生物体生命活动之主宰的内涵。《灵枢·天年》："以母为基，以父为楯，失神者死，得神者生也。"以胚胎的生命能力为神，决定胎儿生死及其发育；《素问·汤液醪醴论》："形弊血尽而功不立者何……神不使也。"以脏腑气血正气为神，正气衰败则治疗失据而无能为力，均不离"神"为生命活动的主宰之义。综上所述，古代哲学中神所含有的"为万物之主宰，为人体生命活动之主宰"的含义在《内经》中被完全吸收。

2. 心为人身的主宰

（1）古人尚"中"：古人认为中的位置十分重要，具有"上下通也""击其中则首尾俱至"的作用。尚中本是孔子用以调和、解决矛盾所提出的一种方法，即《礼记·中庸》所谓"执两用中""不得中行而行之，必也狂狷乎！狂者进取，狷者有所不为也""君子中庸，小人反中庸"。其后，子思把这一方法论提高到世界观的高度，如《礼记·中庸》："中也者，天下之大本也；和也者，天下之达道也。致中和，天地位焉，万物育焉。"郑注："位，犹正也。育、生也、长也"，即中乃是宇宙中最根本、最普遍的法则，"致中和"则万物得以生长。可见，中国古人对中的重视程度。

（2）人身心居中：在五行配伍的争论与演变过程中，以五行之土配中央，一直比较稳定。而古人对土一直非常重视，周幽王太史伯阳，在谈及宇宙万物构成时云："故先王以土与金、木、水、火杂，以成百物。"（《国语·郑语》）这个五行说是"在某种特殊的物质元素中去寻找自然现象无限样性的统一"，而这个统一便是以土与其他四行相杂合，把土放在特殊位置上（五行之首位，杂合而成百物），以突出其重要性。

人身五脏之中何脏居中属土呢？《说文·心部》："心，人心，土藏，在身之中，象形。"这里的心应当指实体心脏而言。学术界大多数学者认为心是一个象形字，字形上是心脏的形态。古人造心字时指人体之实体脏器，即心脏。由《说文》对心的字解还可看到，古人认为人之心脏位于人体之正中，即五脏之正中。《礼记·月令》《吕氏春秋·十二纪》皆称：中央土"祭先心"，孔达疏："中央主心"，并以心脏的解剖位置居中作释。因此心配土的观点，正在于从解剖部位说明心居中，与四方四时相配均主中，也正表明了古人对心的重视。也正因为心居人身正中，古代也才有"中心"一词，其义正如《辞源·中》所释：中心"①内心。心居体中，故称中心。②物之中央"。

正是基于心脏配土居于人体正中，而中又倍受古人重视的认识，所以心也就成为人体之主宰。如《文选·汉》"君者中心，臣者外体"，故古人常把心称为"心君""天君"，《荀子·天论》："心居中虚，以治五官，夫是之谓天君。"即言其"居中虚"而为天君；许翰注扬雄《太玄经·玄数》："肺极上以覆，肾极下以潜，心居中央以象君德，而左脾右肝承之。"言心居中央故有"君德"之象；《管子·心术上》："心之在体，君之位也。"戴望注："心之在体，当身之中，凡身之运，为皆心之所使，故象君位。"亦从心居中作解；而余洞真《悟玄篇·中宫》更将心与中央土结合来论其重要性，其云："土生万物，心主万物，心即土也，土即心也，故曰中央戊己土。中央即玄关一窍也。了得土，万物死；了得心，万事息。"

（3）心为君主主神：心为君主、主神的思想，已经深深扎根于中国传统文化中，作为中医学经典著作的《内经》也接受了先秦哲学关于心为君主、主神明的观念，并结合中国社会制度传统的君臣制观念，形成了《内经》以君臣相傅论脏腑、其中心主神明为君主之官的思想。如《灵枢·邪客》："心者，五脏六腑之大主，精神之所舍也，其脏坚固，邪弗能容也，容之则伤心，心伤则神去，神去则死矣。"《素问·灵兰秘典论》"心者，君主之官，神明出焉""主明则下安，以此养生则寿，殁世不殆，以为天下则大昌；主不明则十二官危，使道闭塞不通，形乃大伤，以此养生则殃，以为天下者，其宗大危"。《内经》以国论身，将人和谐有序的生命活动喻为封建王朝官僚体制的有效运作，尊心为"君主之官"，以确立其主宰地位；"神明出焉"则言其主宰之功，诸官各司其职而又分工合作。

（4）心主神的物质基础：心主神的物质基础主要在于血与脉。脉为行血气、营阴阳之道路，分布于全身，内属脏腑，外络肢节，是联系全身各部之间的纽带，是传递信息的关键，是人体各组成部分之间的信息传导网、传送道。故《素问·灵兰秘典论》称其为"使道"，王冰注为"神气相使之道"。心主宰脉，则是掌握着五脏间的协调关系。血是各脏腑功能活动的基础，濡润滋养全身，一切组织器官均赖血液以供给营养，才能维持其功能活动，如《素问·五脏生成论》："肝受血而能视，足受血而能步，掌受血而能握，指受血而能摄。"《内经》认为心主血，掌握着五脏整体活动。所以，从血脉的角度来说，心为五脏的中心，心主神是从血脉的角度强调五脏整体协调主宰神志活动。

五脏中心主神

1. 心主神明的实质内涵　通过上述分析可以看到，以心主神观念的形成，大致经历了以下理性思辩过程：神是天地万物和人的主宰，古人认为"中"者至重，为"天下之大本"，而心居人身五脏之正中，为人身的主宰，因而心与神就自然地联系到一起，在人身心也就成为人之神的代称，也即心主神明。从这个理性思辩的过程我们得到启示，即所言之"心"有"中心"之义，心主神实际上是"中心主神"。所以，心主神的实质内涵是"五脏中心主神"。再结合"神"含有"主宰"之义，故能称为"五脏中心"者应当具备以下两个特点：一是在人身中居于"中心"之重要地位，二是具有"主宰"人身之重要功能。

《内经》十分强调形神一体的观念，因此探讨"神"与"五脏中心"，也应从形体的物质基础来分析。《内经》非常重视气机和血脉的通畅调和，《素问·至真要大论》："气血正平，长有天命。"《素问·八正神明论》："血气者，人之神，不可不谨养。"若气血乱则为病，如《素问·汤液醪醴论》"形弊血尽"会导致"神不使"，《素问·调经论》："气血以并，阴阳相倾，气乱于卫，血逆于经，血气离居，一实一虚。血并于阴，气并于阳，故为惊狂。血并于上，气并于下，心烦悗善怒。血并于下，气并于上，乱而喜忘。"对于人体而言，气血的通畅调和十分重要，而心主血脉、脾为五脏气机的枢轴。从五脏气机来说，脾胃为五脏中心；从脉为五脏联系之道、血是五脏功能活动的物质基础来说，心为五脏中心。因此，就五脏功能活动的物质基础来说，心脾为五脏中心。

翟双庆调查了中医学古今代表医案《名医类案》《续名医类案》《二续名医类案》《中国现代名中医医案精华》中所载的凡见有精神异常症状的病例，将所用的中药（即该症状所在病案的治疗药物）按药物归经理论归属脏腑，分析、探讨中医学治疗神志性疾患的规律，考察心主神理论的运用情况。得出以下结论，古今医家治疗神志疾患时，虽五脏同治，但其中更重视心与脾胃，从临床应用的角度验证了心、脾为五脏中心。因此，心主神实质上是"五脏中心主神"，不仅有心主神，而且有脾主神之义。

2. 脾主神论   脾胃在五行属土而位居人身中央，在《内经》所确立的中医理论中是十分明确的。古人重视中央土，由此可见脾在五脏中具有特殊位置，在人体生命活动中起重要作用。其重要性表现在两个方面：其一，脾胃是后天之本，气血生化之源，灌溉滋养周身，《素问·太阴阳明论》："脾者土也，治中央，常以四时长四脏，各十八日寄治，不得独主于时也。"《素问·玉机真脏论》："脾为孤脏，中央以灌四傍。"其二，脾胃居中央，是生命活动、气机运转的"枢轴"。五脏之气协调通畅，升降出入正常，人体则健康。《素问·刺禁论》："肝生于左，肺藏于右，心部于表，肾治于里，脾为之使，胃为之市。""使"与"市"可引申为通畅之意，即肝心肺肾四脏之气的升降出入，要依靠中焦脾升胃降的作用。

脾胃中焦气机为五脏气机的枢纽，主要包括 3 方面。其一，从中焦脾胃位于中央而言。五脏位置，心肺在上，在上者宜降；肝肾居下，居下者宜升；脾胃位中，通连上下，故为升降之枢纽。五脏的升降无不依中焦脾胃升降气机配合来完成。其二，从中焦脾胃属土，不独主于时着眼。脾"以四时长四脏"，人体五脏六腑均有脾土之气，故李东垣《脾胃论》中有"肺之脾胃虚"的论述。明代周慎斋《慎斋遗书》对此进行了发挥，认为人体五脏中任何一脏都具有类似脾胃的形质和功能，明确提出了五脏之中每一脏都有"脾胃"的观点。其三，中焦脾胃升降，主持诸脏出入。五脏精气皆靠后天水谷精微滋养、填充，这是五脏的人，由中焦气机升降所主。五脏向全身输布精微和自身排泄浊气，这是五脏的出，靠的是脏腑本身的升降功能，但也离不开中焦脾胃气机为之主持。可见，中焦脾胃为五脏气机运动之中心、是五脏气机联系之枢纽，所以提出了脾胃为五脏中心，为调节五脏整体之关键的观点。《内经》多篇提到五脏藏神的观点，基于脾胃在五脏整体协调中起着"枢轴"的作用，故翟双庆认为"脾对于全部神志活动的产生与作用的发挥方面，占有重要地位"。

另外，从字形上看，"脾"字从"卑"。罗建平认为卑乃"箄"之初字，指竹制的捕具。卑的周代铭文即形如手执网具状。又卑与毕（畢）形音皆近，而毕为捕鸟兽之网具，亦可为证。远古时，卑的捕捞行为乃于湖海中网罗鱼虾，轻轻提起，水沥尽而渔物出。同样的行为，从脾的角度讲，可以理解为在水谷之海（胃）中设网取精。这正是脾的运化精微之功效。作为一种捕具，脾与心的主要功能相通，都是一种驾驭对象的工具，即心主神明，驾驭全体器官；而脾运化精微，驾驭后天之本。可见，从脾的字形字义分析，脾具有驾驭对象的特征，类似心对人身的主宰功能。综上所述，脾为中土，为人体五脏气机之枢轴，在五脏整体协调及神机运转中起重要作用，因此脾为五脏中心，脾主神的观念应得到心主神同样的重视。

鉴于以上分析，从心主神观点的形成过程来看，此"心"含有"中心"之义，对人体而言即五脏之中心，而不单指实体脏器之心或脏象概念的心象系统。因此，心主神的含义应当理解为五脏中心主神。通过理论探讨、病案分析和临床观察，这里的"五脏中心"主要是指心和脾，即不仅心主神，而且脾亦主神。脾通过整体调节五脏气机而起到运转神机、主神的作用。"五脏中心主神"的观点为临床治疗神志疾患提供了新的思路和方法，即通过调节五脏整体的中心以治疗神志疾患。抓住五脏整体协调、抓住脾胃与心，调节五脏整体的中心以治疗神志等方面疾患，实是掌握中医学脏腑与神关系理论的实质与关键，也是正确理解心主神理论的实质所在。

102　天人视域下《内经》心主神明命题探析

心主神明是中医基础理论的重要命题，其说首见于《素问·灵兰秘典论》："心者，君主之官也，神明出焉。"学界既往对本命题的探讨，主要集中于个体生命视域内"心"的定位与功用。值得注意的是，《内经》语境中的"神明"概念，是"心主神明"命题研究的基本前提与重要依据。基于此，学者樊经洋等以《内经》"神明"概念为理论切入点，通过阐明其深层意涵与思想旨趣，深入考察中国古代天人视域下"心主神明"命题的实质内涵与诠释维度，并对近现代以来古今、中西医学对话与论争的焦点——"心脑关系"问题进行了关联性探讨与阐发。

天人视域下《内经》神明相关用例探析

在先秦两汉思想范畴中，"神明"概念具有丰富的意涵，大致可归纳为以下 3 类：第一，早期宗教范畴内人格神或意志主体的代称；第二，天地自然范畴内阴阳变化之道的妙用；第三，个体生命范畴内精神意识活动的统称。学界既往对《内经》"神明"概念的考察，多从第 3 类意涵出发，注重探讨其在人体生命内部的定位与功用。《内经》中"神明"一词共出现 19 次，除《素问·八正神明论》篇名为王冰所冠外，原文用例共 18 处，其中 9 处用例的"神明"意涵均指向"天地自然范畴内阴阳变化之道的妙用"。拟对此 9 处用例进行细致梳理，考察天人视域下《内经》"神明"概念的深层意涵与思想旨趣。

此 9 处用例，可分为"神明为之纲纪""通神明（合于神明）""神明之府" 3 类表达形式。

1. 神明为之纲纪　本类用例共 3 处，见于《素问》"阴阳应象大论""五运行大论""气交变大论"。《素问·阴阳应象大论》："是故天地之动静，神明为之纲纪，故能以生长收藏，终而复始。"《素问·五运行大论》："天地之动静，神明为之纪；阴阳之升降，寒暑彰其兆。"《素问·气交变大论》："天地之动静，神明为之纪；阴阳之往复，寒暑彰其兆。"

在先秦两汉时期，作为自然变化妙用的"神明"概念，往往同时兼具恒常性与变动性。此类用例以"神明"作为天地动静的"纲纪"，侧重凸显其恒常性，即视"神明"为自然气化运动升降往复秩序的内在根源。进一步看，此种自然世界运行的恒常性、秩序性、可认知性正是中医学基于天人互通关系进行理论构建的前提与基础。

2. 通神明、合于神明　本类用例共 4 处，见于《素问》"气交变大论""生气通天论""移精变气论"。

第 1 处，《素问·气交变大论》："善言天者，必应于人；善言古者，必验于今；善言气者，必彰于物；善言应者，同天地之化；善言化言变者，通神明之理。"

此处将"变"与"化"的观念与"通神明之理"相联结，其思想路径与《素问·天元纪大论》"物生谓之化，物极谓之变，阴阳不测谓之神，神用无方谓之圣"具有内在一致性，均将抽象自然妙用与具象生命过程深刻关联起来。换言之，所谓"阴阳不测"的自然神妙功用，并非幽隐玄虚之事，相反，它时刻贯穿于万物原始反终的生命过程之中，呈现于风雨寒暑、四时递化之内，正如《荀子·天论》对"神"的定义："列星随旋，日月递炤，四时代御，阴阳大化，风雨博施，万物各得其和以生，各得其养以成，不见其事而见其功，夫是之谓神。"

此外，"善言化言变"尚有另一层涵义，即凸显了自然世界运转的变动性、不测性。此表达与前文提到的"神明为之纲纪"相补充，共同构成《内经》理解人体生命与天地自然"常"与"变"的双重维度。事实上，对必然与偶然、秩序性与变动性的双向把握，始终融贯于中医学主体性思考方式与认识方法之中，并由此形成了多层次的、极具实践效能的疾病认知与诊疗思维。

第2处，《素问·生气通天论》："故圣人传精神，服天气，而通神明。"

"通"，《说文解字》训为"达"，有通往、通达之义。"通神明"，指人可以通过某种方式，体察、通达天地自然神妙的造化功用，此既是古代天人理论的思想要义之一，亦是探讨"心主神明"命题内涵的重要维度。此外，本用例尚有两点值得注意：首先，"通神明"被视为圣人之事，非普遍的生命群体所能达到，此与视"神明"为人人具有的精神情志有着显著区别；其次，"通神明"与"传精神，服天气"并举，实质指向人类生命境界的提升，终至与自然大化默契随顺、动静同波的存养之道。应当指出，此种观念非中医学的独创，而是这一时期生命哲学共识性观念的典型表达。与之相较，下文所论《素问·移精变气论》有关"通神明"的用例，则以更为具体与可操作的现实路径，转化为中医学理论的本体性、实质性内容。

第3、第4处，《素问·移精变气论》："上古使僦贷季，理色脉而通神明……夫色之变化，以应四时之脉，此上帝之所贵，以合于神明也，所以远死而近生。"

此处出现"通神明"与"合于神明"两处用例：前者与《素问·生气通天论》相似，皆以"通"作为谓词，实即以人为本位视角体察自然天道。所不同者，"通神明"的主体，不再是泛称的圣人，而是确有所指的上古医家僦贷季。主体的转换，实质将思想语境由广义认知维度转移至医学内部。

后者"合于神明"的主体，是"色之变化"与"四时之脉"。考其要义在于，人体的"色"与"脉"随天地自然气化的常变规律而变动，如影随形，如响应声。此表达在客观上确定了以"色"与"脉"认知人体生命与自然气化互通的合理性与有效性。

基于以上理论表述，《素问·生气通天论》中唯有圣人能实现的、超越性的"通神明"境界，在《素问·移精变气论》中转以具象的人体"色"与"脉"为机要，本于天人的自然性互通关系，确立了医学语境内对"神明"的具体把握路径：以医者为主体、以"色"与"脉"为核心，深刻体察人体与自然气化常变互通的践行方法，从而在身体认知与疾病诊疗层面，对"通神明"的内涵进行了诠释与落实。

3. 神明之府 本类用例共2处，见于《素问》"阴阳应象大论""天元纪大论"，两者文辞相同，唯后者改"阴阳"为"五运阴阳"，此处可合而观之。

《素问·阴阳应象大论》："阴阳者，天地之道也，万物之纲纪，变化之父母，生杀之本始，神明之府也，治病必求于本。"

此用例有两点值得注意：首先，"神明"与阴阳、天地、万物、变化、生杀并举，其意涵仍属自然的神妙功用，而非个体的精神情志；其次，"府"字的用法颇具深意。称"阴阳"是神明之府，可知阴阳并非神明的本体，而是其得以呈现的形式依托。联系以上论述可以推知，作为自然大化神妙功用的"神明"本体，在《内经》中是无形无相的抽象存在，然而其呈现形式及载体却是多样的，无论是原始反终的万物生命过程，抑或天地阴阳气化的升降往复，乃至居于人体生命君位的"心"，皆可为抽象"神明"在具象世界的不同呈现。从另一角度看，这些存在于不同范畴中的异类意涵，亦借由"神明"概念的统摄，获得了交融互通与彼此诠释的可能性。

通过梳理以上用例可知，"天地自然神妙功用"是《内经》"神明"概念的重要意涵构成。此种功用兼具恒常性与变动性，其呈现形式是多样的，既寓于自然气化升降往复之中，亦显象于万物生命全过程之内。由此角度出发，天人视域下《内经》"心主神明"命题中的"心"，正是此种自然妙用在个体生命层面呈现显露、变化流行的观念性载体，其所以超拔于诸脏腑官窍、四肢百骸之上，居于生命主宰之位的深层原因，亦与自然妙用的寄寓流行有着极为密切的关联。

心主神明命题的 3 种诠释维度

随着中医理论研究视角的多元化趋势，近年来有关"心主神明"的探讨，逐渐由个体生命精神意识维度，延伸至更广阔的视域，尤其注重"心"与"神明"概念在中医学天人互通理论构建中的桥梁作用。如翟双庆指出，古代"重中"思想是心为君主之官、主神明的哲学观念基础；王明强指出，"心"在天地自然作为与神明通联的中介、在人体生命作为主宰的双重意涵之间密切相关；张维波提出《素问》"神明"概念与天地阴阳具有深刻关联，并基于此探讨"神明出焉"的理论内涵。以上研究从不同视角出发，对"心主神明"的思想渊源及理论特质进行了深入考察。

然而，仍有一个核心问题尚待进一步探讨：中医理论中的"心主神明"命题，究竟是本于何种身体观、疾病观构建与诠释，由抽象观念落实为具象化、实质化的医学理论，进而在构说与实践的双重进境中，切实确立了中医学独有的天与人、自然与生命的互通关系阐释？围绕此问题，以《内经》为核心文本，旁参同一时期思想史重要观念，可由"体察""任物""流行"3 种诠释维度切入，深化探讨天人视域下"心主神明"命题的内涵实质及其在中医理论构建过程中的具象化落实与多层次延展。

1. 体察——从"保性命之真"到"起百病之本" 在《内经》整体语境中，始终隐含并存着两类不同的认知主体，以保养自身形神本真为要义的生命个体，及以探索疾病变化规律为本旨的医者群体。如以《汉书·艺文志》的划分方法，前者可归入"保性命之真"的神仙家，后者则属于"起百病之本，死生之分"与"本草石之寒温，量疾病之浅深"的医经、经方家。以历史的现实观之，这两类群体本无截然的区分，甚至常常兼具双重身份；以思想的层面观之，则两者在《内经》中确然存在着思想倾向、认知方法、践行路径的分殊。然而，这种分殊并非对立，而是互补，并由此构成《内经》极为丰富的生命体认层次。以本节主题为例，以个体生命之"心"体察天地阴阳变化妙用之"神明"，认知自然世界的秩序与节律、变动与几微，无论对养生家抑或医家而言，均是题中应有的要义。

从前者出发，《内经》中"却老而全形"的根本法则，正如《素问·上古天真论》对真人、至人、圣人、贤人的描述那样，在于将自身视为自然大化的同体，从而在生命过程的各个层面，如行住坐卧、饮食起居、喜怒情志、精神思虑，皆依循顺应天地阴阳的秩序与节律。此种实践路径施行的必要前提，正是对由"常"与"变"共同构成的自然妙用，亦即"神明"的体察与把握。所谓"法于阴阳，和于术数""提挈天地，把握阴阳"等思想表达，皆合此旨。

从后者出发，当"体察"的要义落实于医学理论构建时，医者的认知方式与诊疗思维亦获得了诠释与确认，其中尤以"理色脉而通神明"为典型表达。无论内伤抑或外感，凡人体生命处于失衡状态，亦即疾病过程中时，患者的"色"与"脉"，乃至生命状态的诸种显象，必将与正常自然气化秩序失去相应关系，转而呈现为太过、不及、错序等情状。因此，医者唯有对自然常变与生命常变皆具精准的体察，才能"通常"而"达变"，准确地把握疾病在此一时刻的本质机要与变化趋势。事实上，此种对医者体察认知层面的严苛要求，以不同表述形式贯穿于《内经》篇章之中；从更宏观的角度看，中国传统学术"运用之妙，存乎一心"的价值旨趣，亦由此在中医学理论及实践中获得了深刻的呈现。

2. 任物——"心君"的价值旨趣与情志致病观念 《灵枢·本神》对"心"作出这样的定义："所以任物者谓之心。"当代学者对"任物"一语，多从认识论角度加以解释，如"心的任物功能指接受外部信息，反映客观事物的功能"。这种定义固然有其合理性，然而综观秦汉思想图景下"心"的"任物"之功，并不止于纯客观的功用，更包含了对人体生命主宰之"心君"的价值取舍。

"任"，本义为负荷、抱持。"物"，在外指世间万事万物，须为人所理解应对者；在内则指一身之脏腑官窍、四肢百骸。存于个体生命之内的"心"，何以能主宰全身，乃至任持万物呢？对此，最宜引为思想佐证的，是提出与"心主神明"相似命题的《荀子》。《荀子·解蔽》："心者，形之君也，而神明之主也，出令而无所受令。"此语与《素问》"心者，君主之官也，神明出焉"之义颇为契合，两者亦历来被认为具有思想层面的内在关联。那么，作为"形之君""神明之主"的"心"，被赋予了怎样的价值定位，应具有何种理想状态呢？荀子给予的解答，即是"虚一而静"说："人何以知道？曰：心。心何以知？曰：虚一而静。心未尝不藏也，然而有所谓虚；心未尝不满也，然而有所谓一；心未尝不动也，然而有所谓静……不以所已藏害所将受谓之虚……不以夫一害此一谓之一……不以梦剧乱知谓之静……虚一而静，谓之大清明。万物莫形而不见，莫见而不论，莫论而失位。"

由《荀子》对心"虚""一""静"的价值定位，结合"所以任物者谓之心"的命题，可以推知：在《内经》思想语境中，以"心"为"神明之主"，在个体生命中居于超越性的君位，其确然区别于其他脏腑官窍、四肢百骸之处，或并不在于"有为"地主宰一切思维认知与精神情志，而在于虚、静、定的"无为"本质。因其"虚"，故能任持种种事物的变化，如张景岳："心为一身之君主，禀虚灵而含造化，具一理以应万几。"因其"静"，故能洞照天地自然变动无方的神妙功用，如《管子·心术上》："静则精，精则独立矣。独则明，明则神矣。"因其"定"，故能宰制与外界相接的耳目官窍，而不为外物所淆乱，如《灵枢·本脏》："心端正则和利难伤，心偏倾则操持不一，无守司也。"

值得注意的是，以虚、静、定为价值旨趣的"心君"观念，不仅存在于《内经》生命哲学层面，更与具体疾病认知密切相关。申言之，当精神情志及思维认知功能过度运用，从而悖离淆乱了主宰之"心"应具有的虚、静、定状态时，人体生命内部状态将渐趋失衡，进而引致种种疾病的发生。如《灵枢·口问》解释"哀而泣涕出"及由此所致的夺精之证时，即以"心动"为致病根源，指出"悲哀愁忧则心动，心动则五脏六腑皆摇"，此指情志过用而言。如《素问·举痛论》："思则心有所存，神有所归，正气留而不行，故气结矣。"此指思维过用而言，过度思虑扰乱了主宰之心虚静任物的本然状态，导致气机停滞而致病。

由以上论述可知，从"任物"角度诠释"心主神明"命题时，应特别注重"心君"观念的价值定位。本于以上价值定位，与"心主神明"密切关联的"主明则下安""主不明则十二官危"等思想表达，将获得更加合理的解读。"明"的内在意涵，正是"心"作为生命主宰，所应保持的虚、静、定的本然状态；反之，悖于此种状态、情志及思维的过用，则是疾病发生的重要原因。由此视角出发，可知"心君"蕴含的价值旨趣，并非停留于纯观念层面，更是中医疾病理论构建中隐含而不应忽视的重要线索。

3. 流行——"心主神明"的动态诠释与"阴阳流行"身体观构建理路　在《内经》中，"阴阳"与"心"皆可作为"神明"的呈现形式或观念载体；从另一角度看，两者经由"神明"概念的联结，亦获得了交融互通与彼此诠释的可能性。无论"阴阳"，还是"神明"，作为古代哲学的重要概念，具有一个共同的特点，即时刻处于运动、变化、周流之中。如张岱年所说："中国哲学有一个根本的一致的倾向，即承认变是宇宙之中一根本事实。变易是根本的，一切事物莫不在变易之中，而宇宙是一个变易不息的大流。"那么，与"阴阳""神明"紧密关联的生命主宰之"心"，又是在何种理论构建之下，得以具有动态周流、变易不息的特质，从而呈现不测之自然妙用的呢？

应当指出，《内经》对此问题，并未依循纯观念路径蹈空发展，而是在身体认知层面赋予"心"以具象而切实的动态诠释。申言之，以"心-脉-血气-荣卫"为核心的"阴阳流行"身体观构建理路，正是此种动态诠释的肯綮所在。

综观既往研究，已深入探讨了"心主神明"与"心主血脉"命题的关联性，并从医学实践角度出发，指出血气是人类精神活动的物质基础，以此论证"心主神明"命题的有效性。然而，从理论构建视角切入，或将得出不同结论：以"脉""血气""荣卫"作为阴阳流行之"神明"在人体生命中的具象呈现，从而令相对静态的"心"，经由此种身体观构建，被赋予类于自然大化之消长变化、生生不息的动态特质，或许正是中医学独创性天人关系诠释的又一重要内涵。

（1）脉——"神明"在身体观层面的具象载体：从"神明""心""脉"等概念的关联出发，若称"心"为自然神妙功用在个体生命层面的观念性载体，那么"脉"则是呈现此种妙用的实指性构成。《灵枢·本神》："心藏脉，脉舍神。""脉"作为"五体"之一，既与"心"存在功能性的关联，又因其诸多特质与自然范畴之"神明"概念相契合，故最宜作为其在身体观层面的具象载体。

首先，在"脉"的观念形成初始，即融贯了自然观与身体观的互通构建。人们或是先感受到身体脉动，进而以此描述自然的水地潜流；抑或目见百川灌河、泉脉交错，由此体悟到生命内部血气的周流不息、潜行无已；何者为因、何者为果，已不可考。然而，从《国语》《史记》的土脉、地脉、水脉，到《素问》《灵枢》《难经》的溪谷、沟渠、经水，业已清晰勾勒出"脉"所承载的自然认知与身体认知交互诠释的现实，及其在双向构说过程中的思想延展。

其次，自然神妙功用具有运行不息、常变共存、可被体察认知等特质，而构成"脉"的理论要素，恰与这些"神明"之特质相契合。脉是流转不息、周行无已的，如《灵枢·脉度》"如环之无端，莫知其纪，终而复始"。自然大化有常有变，脉亦有平有病，平脉与四时相应，病脉则与四时阴阳、人体形色相失，呈现为太过不及、失时反候之象。脉虽潜行周身，而又遍见于三部，医者通过候脉，即可体察人体气化的偏盛偏衰、胜复乘侮。

综上所述，自然世界之"脉"，作为承载水流的通路，其川流不息、涨落应期，是"神明"妙用在天地视域内的典型呈现；个体生命之"脉"，作为承载血气的经隧，其贯注无端、浮沉循时，且与主宰之"心"密切相联，故最宜充任"神明"妙用在身体视域内的具象反映。

（2）血气与荣卫——"阴阳流行"身体观的落实与延展："心"所藏之"脉"，作为身体的实指性构成，在观念渊源及特质方面，均宜于呈现自然妙用之"神明"在人体生命层面的周流不息、变动无穷。然而，如董仲舒"凡物必有合"，仅以"一体"构说，显然难以有效呈现阴阳流行的具体变化形式与功用。因此，由"神明-心-脉"构成的、自然与生命贯通的"一体"路径，进一步以"血气""荣卫"的"两面"形式落实于身体认知中，并由此延展为疾病诊疗层面的诸多重要观念。此处仅简要探讨相关三则命题，以例证说明此种动态身体观的理论内涵与实际运用。

第一，《素问·八正神明论》："血气者，人之神，不可不谨养。"明确以"血气"诠释"神"的概念。称血气为"人之神"，非精神、情志之谓，仍应指自然妙用在人体生命的具体呈现。作为佐证者，正是贯穿全篇的重要治则"因天时而调血气"。申言之，"天时"与"血气"，分别作为"神"在自然与生命场域内的呈现形式，两者之间息息相应、紧密关联；基于此种观念，医者施行针刺治疗时，须以天之寒温、日之明晦、月之盈缺、风之正邪，作为候察人体血气盛衰浮沉态势的重要依据，选择适当时机施治，即所谓"得时而调之"。

第二，《难经·十四难》："损其心者，调其荣卫。"心藏脉，荣卫分别作用于脉中与脉外；荣清而卫浊，荣阴而卫阳，两者与脉偕行，正是"阴阳流行"身体观的重要构成。《难经》在治则中明确将"心"与"荣卫"直接关联，通过调和荣卫血气，达到治疗心之虚损的目的。此命题在当时及后世的医学理论与实践中得到了深刻呈现，以《伤寒论》炙甘草汤治"脉结代，心动悸"的虚损之证为例，所用药非专入心经，而正由补益荣卫以治心，正如尤怡《伤寒贯珠集》所解："宜人参、姜、桂，以益卫气；胶、麦、麻、地、甘、枣，以益营气。营卫既充，脉复神完，而后从而取之，则无有不服者矣。"

第三，《金匮要略·五脏风寒积聚病脉证并治》："邪哭使魂魄不安者，血气少也，血气少者属于心。"指出凡无故悲伤哭泣，神魂不安，如邪祟所凭之精神情志病证，病机在于血气衰少、心君失养。故欲治其情志，必先奠安血气，书中以甘麦大枣汤治妇人脏躁，正与此相关。其方以甘草补虚益气、大枣安中和营。至于小麦之功，历代注家多从归经解释，按小麦本属五谷，《灵枢·经脉》"谷入于胃，脉道以通，血气乃行"，麦谷入中焦以生化荣卫、灌溉脏腑，血气充实则魂魄安宁，所谓邪哭、脏躁自然得解，此亦可视为养血气以调心疾的典型应用。

综上所述，作为"天地自然神妙功用"的观念性载体、人体生命主宰之"心"，经由"脉-血气-荣卫"的"阴阳流行"身体观构建，被赋予了变易不息、周流无已的动态特质。从整体认知出发，此种动态特质将"心君"的无形不测之功落实于生命诸多具体机能之中，令五脏六腑、经络官窍等人体生命的基本构成，经由阴阳周流不息地运动变化，在"神""气"等层面感通联贯，形成整体关联、动态平衡的独特生命认知，为"心君"统摄"百官"作出了合理性诠释。从具体功用出发，人体生命各个基本构成，在气血贯注、阴阳流行的生命运动变化过程中，亦无不以各自所司官能正常与否，反向呈现了"心君"的状态，从而构成中医学认知疾病发生、进行辨证诊疗的重要路径，《内经》中的"五神脏""头者精明之府"等理论，正是此种思维路径的典型范例。

基于心主神明诠释维度的心脑关系

自西医学传入中国以来，"心主神明"抑或"脑主神明"的问题，及由此引申的心脑关系问题，即成为古今、中西医学展开对话与论争的焦点之一。究其争论的实质，既源于不同医学对人体生命认知取向的明显差异，亦与神明观念的古今嬗变紧密相关。就前者而言，西医学倾向以"有形之质"探究人体结构与功能，中医学则重在以"无形之气"认知人体生命常变规律，基于不同认知倾向，产生了对"心"与"脑"的理论侧重与解释路径分殊。就后者而言，"神明"概念在《内经》中作为"自然大化神妙功用"的意涵逐渐淡化，作为"个体生命精神意识活动"的意涵则更加凸显、成为主导性观念认识，在客观上导致了"主神明"功用在古今思想语境下的理解差异。

1. 精明之府——脑与窍　今人对于"脑"的定义是：动物中枢神经的主要部分位于头部，人脑管全身知觉、运动和思维、记忆等活动。在《内经》中，"脑"与头、髓、首面、官窍等概念密切相关，多有连称或同义互换，其中所论"脑"与"窍"的关系尤宜深究。《内经》虽未明确将体察、感知、辨识之功归于脑，然多归于头部耳、目、鼻、口诸窍，且申言两者相关。

在诸清窍中，《内经》对"目窍"与"脑"的关联论述最为充分。一方面，《灵枢·大惑论》："五脏六腑之精气，皆上注于目而为之精……裹撷筋骨血气之精而与脉并为系，上属于脑，后出于项中。""目者，心使也。心者，神之舍也。"目为心使，受五脏六腑精气而成，其系上属于脑，故从结构认知而言，"目窍"可视为"心"与"脑"相联结的肯綮之处。另一方面，就功能认知而言，目窍主视，其关键职能在于感知辨识外物，故又可视为"个体生命"与"外部世界"相联结的机要所在。

值得注意的是，当代学者多引《素问·脉要精微论》"头者精明之府"作为论证"脑主神明"的理论依据之一。然而何谓"精明"？经文明确作解："夫精明者，所以视万物，别白黑，审短长。"可知"精明"正指个体生命对外部世界的体察、感知、辨识能力，此处虽以"目"之功能立论，实则涵括耳、鼻、口、舌诸窍，正如张景岳所云："五脏六腑之精气，皆上升于头，以成七窍之用，故头为精明之府。"由此可知，人体清窍皆分布于首面，其体受五脏精气而连属于脑，其用则在于感知辨识外物，此正是"头为精明之府"意指所在，亦反映了《内经》中"脑"与五脏六腑大主之"心"在"体察"外部世界维度的深刻关联。

2. 有无之辨——君道无为，臣道有为视角下的心脑关系　前"任物"一节指出，秦汉思想语境下"心君"的"任物"之功，并非指周遍任持、反映一切客观事物的具体功用，而恰在以君道之"无为"宰制形体官窍之"有为"。自思想史观之，"君道无为，臣道有为"观念本于先秦道家，继而对秦汉政治哲学与生命哲学皆产生深刻影响。就政治哲学而言，臣道贵在各任其事，君道则贵在虚静无为，如《韩非子·主道》称明君应"虚静以待令，虚则知实之情，静则知动者正"，《吕氏春秋·审分览》"君也者，以无当为当，以无得为得者也"。就生命哲学而言，处于君位的"心"与处于臣位的"百官九窍"之间，"贵无"与"贵有"的分野亦极为明确，如《管子·心术上》："心之在体，君之位也。九窍之有职，官之分也。心处其道，九窍循理。"何谓"心处其道"？在于虚欲守静，动则失位，静乃自得。《荀子·天论》："耳目鼻口形能，各有接而不相能也，夫是之谓天官。心居中虚以治五官，夫是之谓天君。"耳、目、鼻、口、形贵在辨识外物，耳闻声、目视色、鼻嗅气、口尝味、形辨寒热痛痒，诸如此类感知辨识功能，皆为"官"之能；"心"居君位，其所以宰制官窍形体、令其各司其职，则贵在以虚静之"无"统摄官能之"有"，此为个体生命中"君臣"之分殊。

基于以上观念，结合《内经》有关"心"与"脑"的认知，重新审视个体生命中的心脑关系问题，可以发现两者在"主神明"论题中并不存在实质性理论冲突。"脑"所主司之感知辨识、意识思维功能，皆属生命哲学中之所谓"有"，亦即《内经》中"官"之职分；"心"作为生命形神主宰，其价值贵在生命哲学中之所谓"无"，即以虚静而定的存有状态统摄众多具体生命机能，此为"君"之职分。审言之，

"心"与"脑"正在一定程度上反映了"无"与"有"在古代生命哲学中对待为用、须臾不可相离的辩证关系。

3. 水火相感——阴阳流行视角下的心脑关系　《内经》以"心-脉-血气-荣卫"的"阴阳流行"身体观构建，在身体认知层面赋予"心"以具象而切实的动态诠释与理论延展。应当指出，作为《内经》重要哲学范畴的"阴阳"，广泛存在于人体生理病理各个层面理论构建之中，对于"心脑关系"的探讨亦不例外。

间接而言，《内经》对"脑"与"肾"的关联进行了充分阐释，如"肾生骨髓""脑为髓之海""肾藏精""精成而脑髓生"等表述，皆反映了"肾"与"脑"之间的同源化生关系；肾为"阴中之阴"及"肾者水也"的类属特性亦循此同源关系而为"脑"所具，从而与心为"阳中之阳"及"火者心也"的类属特性，形成相反相成、交互为用的对待关系。基于此，从某种程度上说，"心脑关系"可与"心肾关系"相比类，此种见于《内经》的原始理论形态，实质上奠定了后世医家以坎离互藏、水火相交探讨"心脑关系"的诠释基础，如清代唐容川《医经精义》："盖肾足则髓足，髓筋入心，以水济火，真精内含，则真光外发，神明于是出焉。"

直接而言，《素问·解精微论》的一段经文可视为《内经》对心脑关系及相关情志变动的重要材料："夫水之精为志，火之精为神，水火相感，神志俱悲，是以目之水生也……泣涕者脑也，脑者阴也，髓者骨之充也，故脑渗为涕。"此则经文非专论情志，而是就"悲哀则泣下"的具体问题进行诠解，然其内容实质上反映了《内经》对情志发动及关联现象的认识：首先，经文将"悲哀则泣下"的根源解为"神志俱悲"，此归属于"神"的范畴。其次，神动则气动，由情志发动引致心、肾二脏气化异常，即所谓"水火相感"，此归属于"气"的范畴。再次，无形之神气变动引致有形之水液变动，即"泣涕俱出而相从"；此处将水液之本归于肾，水液之源则出于脑，故云"泣涕者脑也，脑者阴也"，此归属于"质"的范畴。在这段经文中，情志变动具有"神"-"气"-"质"的变化过程，而以人体气化层面的"水火相感"为机要，实质正隐含着将心脑关系寓于阴阳流行、形气转化的动态诠释中进行认识的思想线索。

综上所述，自个体生命视域出发，作为主司感知辨识、思维意识之"脑"，其价值定位在于"有形以为用"，因其具一定之形质、相应之功用，外连清窍以司感知，内承肾精以司运动，故仍归于"官"之职分。作为自然神妙功用寄寓于人体生命的观念性载体，形神主宰之"心"的价值定位，并不局限于某种具体官能，而在于"无形而不测"，因其无形而不测，故分之则有神、魂、魄、意、志各归其脏，任之则有百官各司其职，行之则有血气阴阳通行周身，《素问·灵兰秘典论》所谓"主明则下安，主不明则十二官危"，正深刻揭示了"心"在个体生命中的本根性、超越性价值所在。自更为宏观的天人视域出发，"心"之贵虚、贵静、贵定，正契合古代生命哲学无为以任自然、随顺以合大化的根本要义；"脑"之贵有、贵动、贵运，则反映了人作为"万物之灵"，自觉体察、认知、遵循天地万物运动变化规律的个体价值定位。两者关系，亦可视为中国古代哲学以无御有、有无相生的辩证思想在个体生命认知层面的具象呈现。

樊经洋等首先对"神明"相关用例进行了梳理，指出"天地自然神妙功用"意涵是《内经》"神明"概念的重要构成。其次，由"体察""任物""流行"3种诠释维度切入，深入考察天人视域下"心主神明"命题的内涵实质：在认知层面，反映为个体生命对天地自然妙用的深刻体察；在价值层面，反映为心君虚静而定、以"无为"任持外物与自身的观念旨趣；在功用层面，反映为以"脉"为具象载体，气血荣卫相偕、阴阳流行不息的动态身体观构建。最后，基于"心主神明"诸诠释维度与理论内涵，对中医理论中的"心脑关系"问题进行了关联性探讨与阐发，指出"心"在《内经》语境中具有本根性、超越性价定位，心脑关系在一定程度上反映了古代生命哲学中以无御有、有无相生的辩证思维方式。

"心主神明"命题在《内经》乃至中医理论范畴内的意涵指向，并不局限于个体生命结构与功用，更是中医学对中国古代天人关系创造性诠释的重要构成。本命题最为独特之处，在于其并未停留于纯观念层面，而是始终与中医学的具体身体认知及疾病诊疗理论紧密关联、深刻融通，这也是"心主神明"在后世中医学发展历程中始终保持理论活力的根本原因。

103　中国轴心突破视域下心主神明发生学审视

心主神明是中医学的重要基本理论，始见于《内经》。对于"心主神明"学说的提出，学者从文字学、取象思维、先秦哲学、文化风俗、生理解剖、医疗实践等多个视角予以发生学考察，但皆未能立足于春秋战国时期中华文化轴心突破的历史维度予以辨析解读，未能抓住"心主神明"学说建构历史成因的根本所在。1049 年，德国哲学家卡尔·雅斯贝尔斯（KarlJaspers）在《历史的起源与目标》中提出"轴心时代"（AxialAge）学说，认为"在公元前 500 年左右的时期内和公元前 800 年至 200 年的精神过程中"，"世界上的所有三个地区（指中国、印度和西方）的人类全都开始意识到整体的存在、自身和自身的限度"。这个"轴心时代"就是中国春秋战国"子学时代"，中华文明开始走出巫觋文化的蒙昧，迈向自我意识觉醒和精神自觉的文明征程。心主神明学说的提出是中国轴心突破的历史产物，也是轴心突破在医学领域的重要历史映像之一。学者王明强在中国轴心突破视域下对"心主神明"发生学做了审视。

中国前轴心期巫觋医学的心、神疏离

雅斯贝尔斯将轴心期之前的人类文明称为前轴心期文明，包括巴比伦文明、埃及文明、印度河流域文化和中国春秋以前的文化。就目前文献资料所及，中国前轴心期文明"心"为普通脏腑，"神明"一词尚未出现，与之相关的词汇"神"则为外在神灵，"心""神"未有关联的痕迹。

前轴心期中华文明的特征虽亦可以"天人合一"论之，但其是一种外向型的相合。其时人类社会尚未摆脱原始文明的蒙昧状态，缺乏自我价值和精神感知，缺少独立的个体及人类群体自我意识，将自我和群体看作神灵意志的产物，处于神灵的支配之下，人听命于外在的"神""帝"，其文化以神灵崇拜和巫术为主要表征。中国远古时期的民神关系应是"夫人作享，家为巫史"的"民神杂糅"状态，普通民众以及各氏族都可借助某种仪式与神沟通，后颛顼受命进行宗教改革，"绝地天通"，自此与天神沟通的权力被少数人所掌握，只有巫方能通过某种形式与神相通，获取天命，一般人是无法与神沟通的，而大巫往往与世间的王合二为一。夏商周时期是中国文明从前轴心时期向轴心时期转换的过渡阶段，其文明形态从整体上来看，虽然实现了从夏商时期"尊天命""事鬼神"到西周"尊德崇礼"的转变，但其巫觋文化是一以贯之的。禹、夏启皆被以巫视之。《史记·夏本纪》："天下皆宗禹之明度数声乐，为山川神主。"殷商时期"不问苍天问鬼神"，占卜风气甚盛。《礼记·表记》："殷人尊神，率民以事神，先鬼而后礼。"且商王亦常亲自问卜，"商朝的开国者汤，可以说是出身于'巫'……自汤以下，商代各王均保留了'巫'的传统"。西周虽然开始巫文化的"祛魅"，但"巫""卜""祝""史"等巫类的官职依然设置，鬼神祭祀依然保留。

在这种神灵与巫觋文化笼罩之下，我国早期巫医不分，《公羊传》隐公四年条何休注"钟巫之祭"曰："巫者，事鬼神，祷解以治病请福者也。男曰觋，女曰巫。"通过祭祀和巫术沟通神灵成为解决身心困扰的有效途径，形成一种原始的巫觋医学形态，将解决病患痛苦寄托于对外在力量的迷信之中。巫术在早期医籍中多有留痕，如早于《内经》的《五十二病方》中屡见"禹步三""天神下干疾"等专用语汇。早期的狩猎、肉食和氏族间的征战，原始先民对脏腑器官有着一定的认识，应是毋庸置疑的。甲骨文中，"心"之字形，为象形字，是对心脏器官的摹形。目前所能看到的早期医学文献，如出土的简帛医书中出现"心如绝""心如悬""心疾""心痛"等心脏疾病，以及经脉"上走心""入心中"等描述，都是将心看作普通的脏腑。且不说在缺乏自我意识、巫作为人神沟通媒介的巫觋文化之下，并无个人精神意识含义上的"神明"概念。即使从外在的"神"而言，其与一般人普通生理器官的"心"也是无法产生关联性的。既不可能产生"心""神"相通意识，更不可能出现"心""神"一体的认知。巫医甚至可以通过巫术把生命和灵魂赋予将亡的患者，《韩诗外传》记有古时神医俞跗以顺势巫术疗疾："中古之为医者曰俞跗。俞跗之为医也，搦脑髓，爪荒莫，吹区九窍，定脑脱（旧作"搦木为脑，芷草为躯，吹窍定脑"），死者复生。"在草人身上施加法术，使法力移至患者，使之恢复生机，人之灵魂与生命可由外在法力赋予，与人内在的"心"并无任何关联。

中国轴心突破的内向超越为心、神（明）一体提供了基础

与西方文明轴心突破的外向超越格局不同，中国文明轴心突破呈现出"内向超越"的特性。柏拉图认为真实的世界在于独立于人的感官之外的理念或形式，而感官所认识的世界只是理念的影子而已。唯有不朽灵魂中的"理性"才可察见理念或形式的真实本体，并为速朽的肉体带来些许潜存的记忆。与西方感官世界和真实世界异质二分不同，中国轴心突破后的超越世界和现实世界却呈现出"道不远人"（《中庸》）、"道在迩"（《孟子·离娄上》），甚至道"在屎溺"（《庄子·知北游》）的"不即不离"新天人合一状态。这种内向型的天人合一与轴心突破前外向型的天人合一不同，其实现转型的关键点有二：一是天由具有人格色彩的"帝""上帝"转化为以"气"为基原、融自然规律与义理德行为一体的大"道"之"天"。二是确立了与大道之天相融通的"治气养心"精神修养方法，尤其是新提出了"养心"的修身之法。自此以后，通过"治气养心"追求达到与大"道"之天融汇一体成为中国知识分子的终身追求，也成为中国文化天人合一的内核。这种转型为"心"与"神明"的关联奠定了基础。

1. 轴心突破时期"天"内涵的转化与以"心"为媒介的内向型天人合一的形成　徐复观《中国人性论史》中认为"人类知识的活动，一定是从原始宗教的否定开始"。从"殷人尚鬼"向西周"尚德"迈进的重大转折，在于小邦周灭大国商的重大历史事件，促使有识之士反省原始文明对鬼神和天命的依赖，逐渐从对外部力量和神灵意志的盲目崇拜中走出，思考自身的价值和地位，建立在神灵崇拜和天命观念基础之上的巫觋文化开始瓦解。这个时候具有人格神色彩的"帝""上帝"不再是高高在上的主宰者，而是依据世上王者之"德"行使天命，即《周书》"皇天无亲，惟德是辅"。《尚书·泰誓》"天视自我民视，天听自我民听"，天意已成为民意的体现，人的意志和地位已超越鬼神和天命。西周的"以德配天"虽使天具有"义理之天"的含义，但其本质仍是世上王寻求外在的统治合法性之源。真正实现外向型天人合一向内向型天人合一突破的是孔孟、老庄等诸子。余英时在《论天人之际：中国古代思想起源试探》中赞赏日本学人小野泽精一根据金文和《孟子》《管子》中有关"心""德""气"等概念的分析，对于"天命"观念的变化提出：即使处于那种天命信仰的氛围中，心被当作受入侧的主体加以确立，也是一种划时代的情况。因此可以说，提出"心"和"德"，就金文来看，立场也是前进了。但是，必须说，天命威严，在体制中的心本身的自立性，还是缺乏的。那种古代咒术的状况（指巫术），作为前提只存在于周代，到了孔丘时，尽管同样是天命信仰，但可以看到从支持王朝政治，天降之物（指天命）向个人方面作为宿于心中之物（指德）的转换。

而之所以能实现这种内向型的突破，在于春秋战国时期，随着子学理性思潮的兴起，中国出现了一种新的宇宙论，这就是大"道"涵盖下的、以"气"为本原的物质性和精神性浑融一体的宇宙观。天、地、人以及万物皆由气运化而形成生命整体，其母体和动力之源则是"道"。"根据这个新宇宙论，有一股叫作'气'的原始而又混然为一的生命力满布在整个宇宙。'气'无时无刻不在运动之中，而当其分殊、个体化之后，世间万物遂得生成……大概而言，气可分为两类：质轻，通常和天联想在一起的清气；质重，通常和地联想在一起的浊气。刘殿爵曾说，人'是两种气的和谐混融，身体由浊气构成，心则是清气之所在'。"更为重要的是，先哲们不但构建了这种以"气"为基础的宇宙，而且创造性地设立了一个本源性的"道"，以作为宇宙产生和运化之源，如《管子·内业》"凡道，无根无茎，无叶无荣，

万物以生，万物以成，命之曰道"，从而形成了系统的宇宙学说。由此，"天"从具有人格色彩的神不但变化为物质性的天，而且富有规律、义理等丰富内涵，是以"道"为主轴的兼具物质性和精神道德色彩之"天"。而这个"天"又通过气化宇宙与个体紧密关联，个人则通过自身的"治气养心"来实现与"天"的通达。

正是由于气化宇宙论的出现，使得个体的人与外在的"天"都统一于"气"，从而为个体的人与天的融通提供了可能，为新型天人合一奠定了基础。人与天的融通除了基于物质性的"气"之外，更为重要的是轻清之气所构成的"心"为与精神性的"天"道融通提供了通道和中介。"新天人合一走的是内向超越之路，因此必须引'道'入'心'，以建构一个'可以上通于天'的'秘道'""内向超越突出了'心'的特殊地位……'心''道'合一的新构想却又在不知不觉中赋予'心'以'天''人'中介的功能"。这个心与天道融通的路径，在孔孟那里体现为"仁"。与西周以前礼乐本于巫文化的宗教信仰或周公制礼作乐以"德"说"礼"不同，孔子以"仁"为礼乐之本。"人而不仁，如礼何？人而不仁，如乐何？"（《论语·八佾》）"仁"和"礼"是表里一体的。如朱子："一于礼之谓仁。只是仁在内，为人欲所蔽，如一重膜遮了。克去己私，复礼乃见仁。仁、礼非是二物。"而"仁"在个体内心。《孟子·告子上》："仁义礼智，非由外铄我也，我固有之也，弗思耳矣。""仁，人心也。"《孟子·尽心上》："尽其心者，知其性也；知其性，则知天矣。存其心，养其性，所以事天也。"由此，余英时高度推崇孔子在中国轴心突破中的重大贡献，"孔子寻找'礼'本，不走巫文化外求之'天'的老路，而另辟内求于'心'的新途，就此点说，他确是为中国轴心突破揭开序幕的第一位哲人"。在老庄那里则体现为"心斋""坐忘"。《庄子·人间世》倡言"心斋"："若一志，无听之以耳而听之以心；无听之以心而听之以气。耳止于听，心止于符。气也者，虚而待物者也。唯道集虚。虚者，心斋也。"《大宗师》论及"坐忘"："堕肢体，黜聪明，离形去知，同于大通，此谓坐忘。"皆在于治气养心，心境虚静纯一，从而达到与宇宙相融。这种"同于大通"的状态勿需外求，只在于自身"至虚极""守静笃"。

对于"心"在中国轴心突破中的重要地位，余英时云："这一划时代的轴心突破带来了两个重要的发展：其一，哲学家（或思想家）依靠个人的自力与'天'相通……而不假任何外在的媒介（如巫），最后则只有乞援于一己之'心'……其二，'道'上源于'天'，但因'道不远人'（《中庸》），且'无所不在'（《庄子·知北游》），因此'道'又下通人'心'而'止'于其中。这样一来，求'道'者惟有先回向自己的内'心'，然后才可能由'道'的接引而上通于'天'。"

2. 轴心突破时期"神明"一词的出现及其含义转向　"《左传》《国语》表明至少在春秋晚期，'神明'一词已开始出现，此后'神明'一词在《礼记》中出现14次，《墨子》《孝经》《楚辞》各2次，《管子》8次，《易传》4次，《庄子》《荀子》各7次，《韩非子》4次，应该说在战国时期'神明'一词已经普遍使用"，"神明"在先秦思想家那里已经成为探讨自然、社会、人生的通用思想范畴，被广泛使用，而且其已经从原始文明中的宗教用语外在"神"的含义变成了具有丰富意蕴的哲学用语。

学者对于先秦时期"神明"含义进行了较为深入的研究，尤其是郭店楚简《太一生水》中，"神明"被列为宇宙生成过程中的重要一环，引起学术界对神明的广泛兴趣。据贾晋华的统计，大约有8种解读：其一为神祇；其二为昼夜；其三为光明；其四为"天地的功能、大自然的作用"或"天地生成万事万物的神妙作用"；其五为道的一种性质、精神及作用；其六为无形莫测的精气或精神及其作用或现象；其七认为本义指自然神明，其后发展为礼制神明或道的表现功用等观念；其八认为神明可能指神灵、精神、作用等多种含义的交互。尽管解说纷纭，但古人并非毫无关联地予以使用。春秋战国时期的"神明"既沿用外在"神"的原义，如"仰之如日月，敬之如神明，畏之如雷霆"（《左传·襄公十四年》），同时开始脱离具体的神祇，泛化为充溢于天地之间的大道精神和功能主宰。宇宙运化不息，似乎有一种主宰力量在推动，巫觋文化将之归于神灵。随着理性思潮的涌起，这种推动力量则转变为兼具物质性和精神性的"道"，其具体路径就是气化，其呈现形式就是阴阳四时。所以《太一生水》的宇宙生成系统是"太一-水-天地-神明-阴阳-四时-沧热-湿燥-成岁"。《素问·阴阳应象大论》："阴阳者，天地之道也，万物之纲纪，变化之父母，生杀之本始，神明之府也。""清阳上天，浊阴归地，是故天地之动静，神明为之纲纪，故能以生长收藏，终而复始。"而且在春秋晚期，"神明"已经从超拔于普通人之外的存在开始与人有了内在关联，有学者对于《左传》三次出现"神明"的具体语境予以深入分析后认为："从'敬之如神明'到'至于神明'也反映了神明与人开始有了内在关联，特别是通过德行可以通达神明，这是春秋晚期的重要思想跃动。"

轴心突破之后，人与神明开始有了内在关联。而这个联系的中介则渐渐归之于"心"。《管子·心术上》专论心之功能和修养，"心之在体，君之位也；九窍之有职，官之分也。心处其道，九窍循理"，心之在体，犹君之在国，欲而乱心则失道，失道则体敝国乱。道不远人，只要心虚静纯一，则可得道留神，"道不远而难极也，与人并处而难得也。虚其欲，神将入舍。扫除不洁，神乃留处""天曰虚，地曰静，乃不伐。洁其宫，开其门，去私毋言，神明若存"。其神明所生路径如下：内心虚静-体悟大道-神明若存，体现出心、道、神三位一体的哲理架构。与巫师斋戒跳舞降神不同，此处通过内心修养来求得自身精神的圆满，这个"神""神明"既来自外在的"道"，更体现为"道"内化之后的精神意志。尽管有学者并不赞同余英时所提出的"中国轴心突破的真正对象其实是礼乐背后的巫文化"，但对轴心突破中"心"地位凸显的论述是切中肯綮的，"内向超越突出了'心'的特殊地位；在新系统中，'心'是为了否定并取代旧系统中的'巫'而出现的……但这不是一般的'人心'，而是一种特殊的'道心'，必须通过'治气养心之术'（《修身》）才能修成"。

人对神明的把控能力，《庄子·应帝王》描述了一个典型案例：壶子。壶子面见神巫季咸四次，先后呈现杜德机、善者机、衡气机等生机之相，始终立于自身本源，与之虚与委蛇，达到出神入化之境，最后让神巫季咸落荒而逃。神巫季咸的落荒而逃宣告了人自身精神和意识的觉醒独立，人通过个人修养与道融通，完全摆脱外在神灵和巫术的控制，实现了对自身的完全掌控，神从外在的主宰内化为自身的独立存在。

中国轴心突破对心主神明理论建构的影响

与哲学领域相较，医学领域中心与神明产生关联较为晚起。从理论的建构而言，医家的哲学素养普遍不会高于士，出土的早期医籍文献普遍哲理水平不高即为明证。医书中哲理成就最高的典范《内经》，其成书年代又颇多争议，其中单篇成文时间则更为复杂。但总体而言，是哲学浸润医学的产物，医学在当时哲理的基础上实现了自身理论的升华。所以，从理论上推测，医学领域中心与神明的关联应是哲学层面向医学领域浸润的产物。从文献上考证，亦有二点证据可供参考：其一，出土的早期医药文献并未出现"心"与"神明"之间的关联性内容。就连"神明"一词亦仅出现在养生类文献中，如马王堆出土房中术专书《合阴阳》"九而通神明"，"中极气张，精神入臧，乃生神明"，《天下至道谈》"十动产神明"，《十问》"玉闭时辟，神明来积""九至勿星，通于神明"等，皆指采阴补阳房中术所产生的激发人体生机之效。其二，《内经》中"神明"内涵丰富，是先秦时期"神明"思想的整体呈现。

"心主神明"的提出意味着人的主宰开始摆脱鬼神灵魅，返归自身，主体性价值得彰显，人体自身的运行法则代替了外在鬼神和天命的支配。因此，医学领域中"心主神明"理论的提出是中华文化轴心突破的产物，没有中华文化轴心突破所带来的人主体性的自觉和张扬，没有中国轴心突破内向超越所带来的"心"地位的凸显和"神明"的哲理化，则不可能产生"心主神明"理论。中国文化轴心突破的关键点是宇宙观的转化，其构建了一个以"道"为中轴的"气"化的宇宙系统，万物不仅在"道"的场域之下统一于"气"，而且赋予这种宇宙系统兼具物质性和精神性的特质，并以"气"为人与万物宇宙唯一的物质基础，而以清气构成的"心"为人与精神性的宇宙相通达的中介。所以，立足于轴心突破的视野来审视"心主神明"理论首先就要从这种宇宙系统着眼。先秦思想家中将"神明"与"心"紧密相联者非荀子莫属，其明确提出"心者，形之君也，而神明之主也，出令而无所受令"（《荀子·解蔽》）。与学界一般将荀子"神明"理解为精神或心思不同，郭静云立足于思想史的历史本真，从宇宙观的角度来考察其历史真实内涵，指出荀子的"神明"是天地、心、"并一而不二"三个概念综合关联下的产物，并非单纯人文思想，而是包含着宇宙观，是将"人"看作微观宇宙，基于天人相参的宇宙观，立足于知"道"之"心"来阐述"心为神明之主"，"荀子的'神明'观念，虽保留宏观宇宙-天地观的出发点，但基本上集中于微观宇宙——'人'的核心概念。荀子对'神明'的定义近于黄老学派，既将'神明'视为'道'的唯一产物，又看作知'道'的唯一依据。只是黄老学派以神明论及宏观宇宙，而荀子藉此来探讨儒家的'君子养心'之议题。在荀子的观念中，'心'有'道生一'中'一'的本质，于是为'神明之主'，而善于容纳、表达以及修正'道'。人有心，由此能在自身中积累神明，从而能有认知'道'的功能。"

《内经》"神明"一词出现十数次，已脱离了宗教巫术的神灵观，是基于气化宇宙观之上的唯物思想。《内经》"神明"含义丰富，但并未超出先秦"神明"意蕴，其基本思想仍是前文所论及的"充溢于天地之间的大道精神和功能主宰"，只不过或指向天地大宇宙，如"是故天地之动静，神明为之纲纪"（《素问·阴阳应象大论》），或指向人体之小宇宙，如"心者，君主之官也，神明出焉"（《素问·灵兰秘典论》），"衣被不敛，言语善恶，不避亲疏者，此神明之乱也"（《素问·脉要精微论》）等。在天地大宇宙中，"心"为人与"神明"通联的中介。同样，在人体小宇宙中，充溢于人体的精神和主宰亦系之于"心"。正如张景岳所云："心为一身之君主，禀虚灵而含造化，具一理以应万几，脏腑百骸，唯所是命，聪明智慧，莫不由之，故曰神明出焉。"明代医学家李梴更是提出"心"分"血肉之心"与"神明之心"，他在《医学入门》中说："有血肉之心，形如未开莲花，居肺下肝上是也。有神明之心，神者，气血所化，生之本也……主宰万事万物，虚灵不昧者是也。"实际上，中国医学中的"心"与西医中的"心"不同，"血肉之心"与"神明之心"并非二"心"，而是一"心"之体有二"心"之用，二者互含互藏，密不可分。中国古代医家非常关注"神明之心"。朱丹溪《格致余论·阳有余阴不足论》："心，君火也，为物所感则易动，心动则相火亦动，动则精自走……所以圣贤只是教人收心养心。"《家藏蒙筌·怔忡惊恐》："寒暑湿热，有形之病；忧愁思虑，无形之疾。有形之病，可以药治；无形之疾，必须喜以胜愁、乐以忘忧，然后用药始效。且心主神明，非他脏可以比，此谚云'心病还将心药医'。患此者，苟非养心寡欲，返观内守，而恃药力，必无济矣。"

对于"心主神明"理论学界颇多争论。明代李时珍提出"脑为元神之府"，于是后世又有"脑主神明"之说。近代医家张锡纯则综合二说倡导"心脑共主神明"。甚至"心主神明"的概括是否符合《内经》"心者""神明出焉"之原意。学者各持己见，众说纷纭，莫衷一是。王明强无意于评判其优劣短长，只是尝试从中国文化发展的历史维度厘清"心主神明"发生学的历史逻辑和内在理路。实践是检验真理的唯一标准，不论争论如何激烈，中医学以"心主神明"为核心业已形成理、法、方、药的完整体系，并有效指导临床实践，其合理性是毋庸置疑的，对其进行深入整理挖掘、发展完善是当前学界的重要责任。

104　心主神明内涵与外延

　　"心主神明"是中医学重要的神志理论，其思想源于《内经》。《灵枢·本神》："任物者谓之心。""任物"是心接受外界信息并做出反应的过程，其本质属于精神活动的范畴。随后该篇又曰："心有所忆谓之意，意之所存谓之志，因志而存变谓之思，因思而远慕谓之虑，因虑而处物谓之智。"由此可见，《内经》认为，各种心理过程皆由心所发，此即"心主神明"之佐证。另据考证，"心主神明"一词较为流行始自清代，《黄帝素问直解》《本草备要》《重订广温热论》等著作中多次出现该词。目前"心主神明"已经是中医学最为常用的术语之一，为避免滥用误用，学者纪宇等尝试澄清"心主神明"的内涵与外延，整理总结《内经》心主神明论的理论框架，并阐述了相关理论问题。

心主神明论之总纲

　　在古代哲学和医学中均有"心主神明"的思想。《荀子·解蔽》："心者，形之君也，而神明之主也，出令而无所受令。"既然心是形之君，依据形神合一的原则，自然可以得出心是神明之主的推论。《灵枢·邪客》："心者，五脏六腑之大主也，精神之所舍也。"此处"舍"是居住的意思，即心是神所在的地方。这里"精"与"神"原是两个概念，即"生之来谓之精，两精相搏谓之神"，两字合用时多指代人的心理活动。《素问·灵兰秘典论》："心者，君主之官，神明出焉。"可视为心主神明论的总纲，后世医家给予颇多注解与阐发。如张景岳在《类经·脏象类》中解释："心为一身之君主，禀虚灵而含造化，具一理以应万机，脏腑百骸，惟所是命，聪明智慧，莫不由之，故曰神明出焉。"

　　何谓"心"？古代医家的理解方式有两种：一心说，即主血脉之"心"和主神明之"心"是一个"心"。《内经》"心藏脉，脉舍神""血者，神气也""血脉和利，精神乃居"，故心、脉、血、神四位一体，彼此作用，相互影响；二心说，即主血脉之"心"和主神明之"心"是两个"心"。前者是心脏，后者是心理，二者一实一虚，功能上彼此独立。明代李梴《医学入门》曰："有血肉之心，形如未开莲花，居肺下肝上是也。有神明之心，神者，气血所化，生之本也，万物由之盛长，不着色象，谓有何有，谓无复存，主宰万事万物，虚灵不昧者是也。"

　　何谓"神明"？《类经》解释："此即吾身之元神也。外如魂魄志意五神五志之类，孰匪元神所化而统乎一心？"张景岳认为，"神明"即人的"元神"，元神内统于心，外化五神与五志等精神活动。简单地说，"神明"即人一切精神活动的总和，"心主神明"即心主宰人的精神活动。

心主神明论的基本观点

　　《内经》中除了总纲之句外，还构建了心主神明论的理论框架。可总括为：从形态看，心者神之舍；从功能看，心者神之主；从生理看，心得神则生；从病理看，心失神则死。

　　1. 心为神舍，心为神主　在古代哲学和医学中，常形象地把心比作神的居所。《管子·心术上》曰："虚其欲，神将入舍。""舍"是居所的意思，指的就是"心"。《灵枢·大惑论》："心者，神之舍。"即心是神所在的地方。古代哲学和医学还经常把心比作君主，以突出其高于其他脏腑的特殊地位。《管子·心术上》："心之在体，君之位也；九窍之有职，官之分也。"明言了心君对九窍的统帅作用。《素问·灵兰秘典论》用官职来比喻各个脏腑，且列举了各自的职能："心者，君主之官也，神明出焉。肺者，相傅之官，治节出焉。肝者，将军之官，谋虑出焉。胆者，中正之官，决断出焉。"随后又讲述了心君与其他脏腑臣子之间的关系，即"主明则下安""主不明则十二官危"。

可见心与神之间有着密切的联系：心是神的物质基础，神是心的功能表现，即"心神合一"。

2. 得神则生，失神则死　《灵枢·天年》提出了人得神而生的观点，"以母为基，以父为楯；失神者死，得神者生也"，随后该篇又进一步讲述了人得神的全过程，"血气已和，营卫已通，五脏已成，神气舍心，魂魄毕具，乃成为人"。这里讲到五脏形成以后，神明要居于心中，且由神所属的魂和魄都产生了，人才能成为真正意义上的人。《灵枢·邪客》提出了人失神而死的观点，"其脏坚固，邪弗能容也。容之则心伤，心伤则神去，神去则死矣"。提示若邪入于心，则神必受损，轻则会罹患精神障碍，重则会殒命。此外，《灵枢·口问》还指出了情志致病的传变过程，"悲哀愁忧则心动，心动则五脏六腑皆摇"，即各种不良情志刺激首先伤心，其次再感传其他脏腑。

可见不论得神而生的生理过程还是失神而死的病理过程，都离不开"心"与"神"的相互作用。心与神一荣俱荣，一损俱损。

《内经》心主神明论的表述方式

《内经》非一时一人之作，其囊括了多种情志理论，其中最主要的情志学说首推五脏藏神论，其次才是心主神明论（或称心主藏神论）。所以在《内经》中心主神明论不像五脏藏神论那样详细和系统，而是较为散在，并有直接论述和间接论述之别。所谓直接论述，指《内经》中直接表达"心主神明"观点的句子，诸如"心者，君主之官，神明出焉""心者，五脏六腑之大主也，精神之所也"等。所谓间接论述，指《内经》中需要通过分析才能推理得出"心主神明"的句子。举例来说，《灵枢·本神》："心藏脉，脉舍神。心气虚则悲，实则笑不休。"《素问·调经论》："神有余则笑不休，神不足则悲。"合此两句观之，"神"与"心"的关系最为密切。《灵枢·邪气脏腑病形》"愁、忧、恐、惧则伤心"；《灵枢·本神》"心怵惕思虑则伤神"。合此两句来看，情志刺激首先伤心，心伤则神亦伤，这便应了心主神明论"心伤则神去"的观点。

心主神明论与五脏藏神论

五脏藏神之说运用五行理论将"神"一分为五，而后分藏于五脏，即心藏神，肺藏魄，肝藏魂，脾藏意，肾藏志。该学说亦将"志"一分为五，而后分归于五脏，即心主喜，肝主怒，肺主悲，脾主思，肾主恐。此外，《内经》又认识到人的精神活动应该有一个统一的归属，故又有心主神明之说，即五神皆为心所藏，五志皆为心所主。两种理论一分一合，相得益彰。

值得一提的是，古代医家多未对心主神明论和五脏藏神论作明确区分，从而形成一种较为折衷的观点。如张景岳"情志之伤，虽五脏各有所属，然求其所由，则无不从心而发""忧动于心则肺应，思动于心则脾应，怒动于心则肝应，恐动于心则肾应"。说明各种情志刺激首先由心所发，其次才与分属的五脏相对应。严格地说，这已经不是单纯的心主神明论了，而是心主神明论与五脏藏神论的融合。

心主神明论的价值与意义

从理论上来说，心主神明论丰富了中医基础理论，为我们提供了有别于五脏藏神论的新视角。以"人之哀而泣涕出"的现象为例，用心主神明论解释为："心者五脏六腑之主也，目者宗脉之所聚也，上液之道也，口鼻者气之门户也。故悲、哀、愁、忧则心动，心动则五脏六腑皆摇，摇则宗脉感，宗脉感则液道开，液道开故泣涕出焉。"有学者用《灵枢·口问》这一段来来阐释《红楼梦》中林黛玉的善哭之证。若用五脏藏神论则解释为：肺属金，在液为涕，开窍于鼻，故悲忧直接伤肺而"涕"出；又因金克木，肝属木，在液为泪，开窍于目，故悲忧间接伤肝而"泣"出。从这个例子可以看出，"心主神明"论阐释问题更灵活，可不拘泥于五行生克制化之规律，弥补了五脏藏神论过于机械的不足。

从实践上来说，心主神明论对于心身疾病与精神疾病的诊疗有重要的指导意义。如《内经博议·张子和九气感疾论》记载了金代刘完素以清心火之法治疗情志病的情况，"今代刘河间治五志独得言外之意，谓五志所发，皆从心造，故凡见喜、怒、悲、恐、思之症，皆以平心火为主"。所谓"治五志独得言外之意"，指刘完素从"心"论治七情内伤的诊疗思路摆脱了《内经》中五脏藏神论的束缚。这既是对心主神明论的验证，又是对该理论的继承与发展。

心主神明与脑主神明的争论

随着对大脑认识的不断加深，中医学对于"孰主神明"的认识出现了分歧。脑主神明和心脑共主神明两种学说相继提出，使中医学对神经系统疾病和精神心理疾病的认识提升到了一个新高度，也因此使心主神明论受到前所未有的质疑和挑战。

脑主神明之说的代表人物是清代王清任，他在《医林改错》中从解剖角度对心主神明提出质疑，"气之出入，由心所过，心乃出入气之道路，何能生灵机、贮记性？"他观察到耳、目、鼻皆通于脑，故所听之声、所见之物、所闻之味皆应归属于脑；还观察到小儿随着脑的发育，其心理功能（诸如感知、记忆、语言等）也在不断发展，于是得出"灵机记性不在心在脑"的结论。

心脑共主神明之说的代表人物是民国时期的张锡纯，他统合了中医的"心"与西医的"脑"，认为心脑相通，共主神明。《医学衷中参西录》"人之神明，原在心与脑两处""心与脑，原彻上彻下，共为神明之府""人之元神在脑，识神在心，心脑息息相通，其神明自湛然长醒"。他还认为，脑伤及心，心伤及脑，即"一处神明伤，则两处神俱伤"。此外，更是论述了"脑充血""脑贫血"等神经疾病以及"癫狂"等精神疾病的病机与治法，如认为癫狂"系有热痰上壅将其心脑相通之路杜塞，遂至神明有所隔碍，失其常性，此癫狂失心之所由来也。治之者当投以开通重坠之剂"。

"脑主神明"提出之日起，就不断有学者建议废除心主神明，以脑主神明取而代之，是所谓中医之进步。不过亦有学者严正反对，认为心主神明是中医理论之精髓，其深奥要义，非现在之西医所能明察，不但不可废之，还要高举之，以为中医之特色。我们以为，五脏藏神与心主神明，一分一合，虽有对立，亦可统一。以此理推之，脑主神明与心主神明，一新一旧，虽有矛盾之处，但可求同存异，共同在诊疗实践中发挥实效。

105　心主神明内涵——总统魂魄兼赅意志

　　"心主神明"是中医学运用脏象学一元化地阐述人体复杂生命活动规律的假说,它认为人的生命活动最高主宰是"心神"。心神主导着精神心理活动,这是"心主神明"的重要内涵。但人类的精神活动十分复杂,《内经》用五行归类的方法,按其与五脏的关系,将其归纳为神、魂、魄、意、志"五神"。五神分别以五脏为之舍,其中除心藏神外,余为肝藏魂、肺藏魄、脾藏意、肾藏志,因此五脏又有"五神脏"之称,这是根据其职能分工及层次高低的一种分类方法。《灵枢·本神》:"生之来谓之精,两精相抟谓之神,随神往来者谓之魂,并精出入者谓之魄……心有所忆谓之意,意之所存谓之志。"心神,是属于最高层次者。神魂魄意志分而为五,但合而为一,都属于"心主神明"的范畴。如《医门法律》:"心为五脏六腑之大主,而总统魂魄,兼赅意志。"学者杜渐等对"心主神明"的内涵做了探析。

心神总统魂魄

　　1. 魂魄概念　《左传·昭公二十五年》"心之神爽,是为魂魄"。可见,早在春秋时期人们已经认识到"魂魄"是心神主导的精神活动现象,属于精神范畴。神、魂、魄三者之间关系十分密切,可以认为神为之本体,魂魄则为其表现,根据其特点又有阴阳之分,即魂为阳神,魄为阴神。如《类经·脏象类》:"神者,阴阳合德之灵也……惟是神之为义有二,分言之,则阳神曰魂,阴神曰魄。"先秦时期以"魂魄"概念来表达精神意识已很普遍,但也有将其视为精神实体者,以致后来道教发展成"三魂七魄"说。《内经》在"形神合一"思想影响下,坚持了唯物主义的"魂魄观",认为"生之来谓之精,两精相抟谓之神,随神往来者谓之魂,并精而出入者谓之魄"(《灵枢·本神》),指出魂魄同神一样,也是以精气为物质基础的。《灵枢·本脏》"五脏者,所以藏精神血气魂魄者也",进一步指出魂魄也是以"脏"为所依附之形。

　　2. 魂与心神　魂是指与心神相伴随的一种精神活动,《灵枢·本神》:"随神往来者谓之魂。"也就是说,魂在心神的指挥之下反应迅速,亦步亦趋地进行意识思维等精神活动。"往来"作为一个时间概念,包括有过去、现在、未来的含义。魂随神往来的活动,也就包括了对以往的记忆、分析、归纳、总结,对当前的具体实施、操作,对未来的策划、谋略等精神活动。《左传注疏》将"魂"称为"附气之神""附气之神者,谓精神性识,渐有所知。"《朱子语类》"人能思虑计划,魂之为也",戴震所言"心之精爽,有思辄通,魂之为也",皆说明古代先贤已认识到,魂是在心神主导下逐渐发展形成的思想意识、情绪思维和知识技能等精神活动。

　　《素问·六节脏象论》:"肝者,罢极之本,魂之居也。"魂所以藏之于肝,是因魂的活动以肝血为物质基础,肝的藏血功能正常,则魂有所舍而得以安藏。《灵枢·本神》:"肝藏血,血舍魂。"肝为"将军之官",所以能"谋虑出焉",其所藏之"魂"发挥了重要的作用。由此可见,魂随神共同进行着高级精神活动,二者关系密切但又有所区别。以精与神对言之,精为阴而神为阳;以神与魂对言之,则"神为阳中之阳,而魂则阳中之阴也"(《人身通考·神》)。"盖神之为德,如光明爽朗,聪慧灵通之类皆是也;魂之为言,如梦寐恍惚,变幻游行之境是也。神藏于心,故心静则神清。魂随乎神,故神昏则魂荡。"可见魂是比神层次较低的精神活动,并与睡梦有着密切的关系。如唐容川《中西汇通医经精义·五脏所藏》:"夜则魂归于肝而为寐,魂不安者梦多。"

　　魂所概括的精神活动很广,据文献记载除"精神性识""思虑计划"及睡梦外,还与随意运动、精神调节、视觉感知、性格勇怯等有关。如"人之运动，皆神魂之所为，肝藏魂，故为罢极之本"（《素问释义·六节脏象论》），"昼则魂游于目而能视""魂不强者虚怯"（《中西汇通医经精义·五脏所藏》）等。方药中所著《辨证论治研究七讲·脏象论》："魂的作用就是人体在心的指挥下所现的正常兴奋或抑制作用。"魂所概括的诸多精神活动，虽然大多与肝有关，以"肝藏血""肝主疏泄"为生理基础，但"心者五脏六腑之大主也"，终究还是在心神主导之下。

3. 魄与心神 魄，是指人体某些本能性的反应和活动能力，因其是与生俱来的，故《左传·昭公七年》："人生始化曰魄。"《灵枢·本神》进一步认为"生之来谓之精……并精出入者谓之魄"。这不仅明确指出魄是与生俱来的，更强调了魄是以精为物质基础的。所以若以精与神对言之，精为阴而神为阳；若以精与魄对言之，则精为阴中之阴而魄为阴中之阳。"出入"是指活动的指向性，包括由内向外和由外向内。魄并精出入的活动，也就包括了内向的本能感知和外向的本能反应动作。如《左传注疏》："初生之时，耳目心识，手足运动，啼哭为声，此魄之灵也。"可见魄是婴儿出生后不学即会的先天本能感觉、反应和动作，如心跳呼吸、吮乳吸食、消化排泄、啼哭嬉笑、耳听目视、手足运动、皮肤感觉等，皆是魄活动的表现。关于魄所概括的精神活动，后世有很多论述，如《类经·脏象类》："魄之为用，能动能作，痛痒由之而觉也。"戴震言："盖耳之能听，目之能视，鼻之能臭，口之知味，魄之为也。"今人在此基础上对魄的认识又有所发展，如方药中指出，魄也包括了"人体本身所固有的各种生理调节代偿功能"（《辨证论治研究七讲·脏象论》）。由此可见，魄是一种不受内在意识支配的能动作用表现，是一种本能的无意识活动，因此与源于先天的元神关系更为密切。这种精神活动与后天发展起来的识神比较，虽然是比较低级的，但其蕴含的能量和作用却是不可忽视的。

《素问·六节脏象论》："肺者，气之本，魄之处也。"魄所以藏之于肺，主要与肺主气的功能有关。《灵枢·本神》："肺藏气，气舍魄。"魄所概括的与生俱来的呼吸、啼哭、皮肤痛痒等本能活动，都是以"肺主气""主皮毛"为其生理基础，而魄所概括的机体本能的生理调节和代偿机能，正是"肺主治节"的具体体现。尽管魄与肺二者密切相关，但作为"相傅之官"的肺是在"君主之官"心的领导之下行令的，所以魄的活动终究还是在心神主导之下的。

4. 魂、魄皆由心神所统领 "魂"与"魄"，一为阳神，一为阴神，虽有阴阳之别，但二者却有着密切联系，都是在心神主导之下的精神活动，所以常并称为"魂魄"。在正常情况下二者不能分离，无魂则无以言魄，无魄则不足以论魂。如《朱子语类·鬼神》："魂神而魄灵，魂阳而魄阴，魂动而魄静……二物不相离。""魂"与"魄"二者阴阳对立统一于心神之中，如果这种关系遭到破坏，则必然会影响心主神明的功能而危及生命，《抱朴子·内篇》："人无贤愚，皆知己身有魂魄，魂魄分去则人病，尽去则人死。"

心神兼赅志意

1. 志意概念 《灵枢·本神》"所以任物者谓之心，心有所忆谓之意，意之所存谓之志"。从广义上说，志意都是指心"任物"后所进行的意识活动，是随后进行的更复杂更高级意识思维活动"思""虑""智"的基础。人们对客观事物的认识过程，就是由感觉到思维来完成的。认识的开始阶段，心所任之物只是由感官所获得的表面的、个别的现象，即所谓感觉和知觉。感知是思维的材料，思维以感知为内容，通过思维，心所任之物将升华成本质的、全面的、有内在联系的概念。在这一完整的思维过程中，志意所承担的是前期对感知材料的记忆和存储，以为之后的理性思维奠定基础，即所谓"因志而存变谓之思"（《灵枢·本神》）。因此可将"志意"理解为在心神主导之下由感性认识到理性认识的过渡阶段。

荀子将志、意二者结合起来构成"志意"一词，相当于现代心理学之"意志"。按朱熹、王夫之的观点，二者的区别在于：志是"公然主张"的目的，意则是"私地潜行"的动机；志是"未有事而预定"的自觉心理活动，意则带有"因一时之感动"的随意非自觉性质；志具有"一定而不可易"的持久性与稳定性，意则是"心所偶发""乍随物感而起"的短期性与偶然性。因此，志意概括了目的与动机的性质以及二者的关系。陈孝禅指出，这是"能动的意识"或者说是"意识的能动方面"，故属于人身之神的范畴，由心神所主。

《灵枢·本脏》："志意者，所以御精神，收魂魄，适寒温，和喜怒者也……志意和则精神专直，魂魄不散，悔怒不起，五脏不受邪矣。"指出"志意"还具有对其他精神活动的驾驭、调控及对外环境的适应作用。强调"志意"能收摄"魂魄"，说明志意是比魂魄更高级的精神活动。志意、魂魄都属于精神范畴，是在心神主导之下不同层次不同作用的精神活动，因此"志意"对"魂魄"的收摄作用，仍属于"心主神明"功能的一部分。

2. 意与心神　"志意"并称，泛指一种意识活动，但二者还是有区别的。正如《证治准绳》所言："志意并称者，志是静而不移，意是动而不定。""意"的内涵主要有二：一是《灵枢·本神》所说"心有所忆谓之意"，是指记忆功能而言；二是《增韵·志韵》所言"意，心所向也"，是指一种意念、意向活动，这种意识活动属于初步的思维，因尚未完整而具有不确定性，《类经·脏象类》："谓一念之生，心有所向而未定者曰意。"《证治准绳》"意是动而不定"，也是这一含义。因此王夫之把"意"定义为"欲有所为"，这相当于现代心理学中意志过程的初级阶段，即动机斗争阶段。"意"有时也泛指意识思维，如"谨察病机，以意调之"。此外，"意"还引申出意义、意思、情意、意味等含义，这些都属于精神活动，因此都由心神所主。

《灵枢·本神》"脾藏营，营舍意"，一是说明五神之"意"藏于五脏之"脾"，更强调了所以藏之于脾，乃因脾所化生的营血是其物质基础。脾主运化水谷精微，化生营血，为后天之本。后天形成的记忆思维能力，是随着后天精气对先天不断充盈而逐渐发展起来的，所以"意"的活动也就是以"脾主运化"为生理基础的"脾主思""脾藏智"（《难经》）的功能体现。虽然"意"与脾密切相关，但"心为五脏六腑之大主"，所以仍是在心神主导之下的。

3. 志与心神　"志"的含义也很多，《灵枢·本神》"意之所存谓之志"，是专指记忆的存储而言，即将心所追忆的事物保留下来的过程。"意"和"志"都具有"记忆"的含义，但前者重在回忆，相当于识记信息的提取；而后者则重在存记，相当于识记信息的保持。《荀子·解蔽》"人生而有知，知而有志，志也者，臧也"，即为此义。《墨子·经上》："勇，志之所以敢也。"此"志"有志向、意志之义。"意已决而卓有所立者，曰志"（《类经·脏象类》），是指在"意"的基础上加以确认，因此具有相对的完整性和确定性，有更明确的目标而专志不移，即《证治准绳》："志是静而不移。"这相当于现代心理学意志过程的目的执行阶段，即经动机斗争而确立奋斗目标去执行的过程。如《墨子·经说上》："志行，为也。""志"有时又指心理活动的指向和集中，即唐容川所说"志者，专意而不移也"，这一含义相当于现代心理学所说的"注意"。此外，"志"有时还代表情绪、情感活动，如《素问·四气调神大论》："以使志生""使志无怒""使志安宁""使志若伏若匿"。《素问·阴阳应象大论》："肝在志为怒""心在志为喜""脾在志为思""肺在志为忧""肾在志为恐"等。总之，"志"的诸多内涵都没有脱离精神的范畴，因此皆由神明之心所主。

《灵枢·本神》"肾藏精，精舍志"一语，道出了五神之志藏于五脏之肾的道理，乃因肾所藏之精是"志"的物质基础。《素问·上古天真论》："肾者主水，受五脏六腑之精而藏之。"精生髓，髓上注于脑，"脑为髓之海"（《灵枢·海论》），故《内经》称"头者精明之府"（《素问·脉要精微论》）。这一论点，启发了后世对"脑髓"与存记、思维、意志等精神活动关系的认识，可以认为是后世"脑主神明"说的萌芽。但从"心主神明"的角度看，"志"实际上是在心神主导下，以"肾藏精"为生理基础的心理活动，其中包括了"伎巧出焉"。

4. 志、意皆由心神所统领　意、志分而言之为二，但合而言之为一。因其都具有记忆、思维、意志等内涵，所以古代常将其并称为"志意"。志意概括了很多高级的精神活动和有意识的调控能力，这些都属于人身的狭义之神，即心理活动的范畴。心为君主之官，"精神之所舍也"（《灵枢·邪客》），主导着全部的精神心理活动。因此可以认为，志意是在心神统领之下实施的一部分"神"的功能。正如朱熹所言"志者心之所之""意者心之所发"（《朱子语类·卷五》）。从志意的物质基础和生理基础来看，虽然"脾藏营，营舍意""肾藏精，精舍志"，但二者也是不可截然分开的。肾为先天之本，藏精之处；脾为后天之本，气血生化之源，二者相互资生、相互转化。精血充则志意强，精血相合才是记忆、思维等意识活动的物质基础。精血的化生虽然与脾肾功能密切相关，但也是在"五脏六腑之大主"心神的主导之下，所以说心神"兼赅志意"。

综上所述，人身之神虽有神、魂、魄、意、志五神之别，但这只不过是对人身之神活动不同层次、不同内涵、不同阶段的概括而已。其中心神为最高统帅，魄、意志都是在心神统领之下进行的各有分工的精神活动。这些活动虽有分工，但在心神的主导下又相互联系或制约着。这些精神活动，都是以心神主导之下的五脏功能活动为其生理基础，以五脏所藏的精、气、血为其物质基础。因此神、魂、魄、意、志分而言之为五，但合而言之仅为一"心神"尔。张景岳《类经·脏象类》："人身之神，唯心所主……外如魂魄志意五神五志之类，孰匪元神所化而统乎一心。"喻嘉言《医门法律·先哲格言》："心为五脏六腑之大主，而总统魂魄、兼赅志意。"

106　心主神明发生学思考

　　发生学方法是反应和揭示自然界、人类社会和人类思维形式发展、演化的历史阶段、形态和规律的方法。而中医理论的发生学研究是反映和揭示中医理论的发生、发展及演化的历史进程及规律的方法。通过发生学的研究，可以重现中医理论产生、形成及演变的规律过程，还原其内涵本质，提高其临床应用价值，并对中医理论的规范化、客观化、标准化提供极其重要的指导意义。同时通过发生学研究还可以发现中医理论的逻辑问题和结构缺陷，为进一步修正完善中医理论提供基础。

　　"心主神明"作为中医学理论，最早出自《内经》，《素问·灵兰秘典论》："心者，君主之官也，神明出焉。"对于"神明"的解释，历代医家多有不同见解。而在《说文解字》中，"神"从示申，引出为万物的主宰；"明"从日月，寓意为日月的照耀引导之力。"神明"从文字意义来看指的是万物的主宰指引世间万物的活动。早期的"神明"是具有意志性、人格性、主宰性的具体性的"神"，其侧重点在"神"这一具体的主宰者。如《周易·系辞下》："阴阳合德，而刚柔有体，以体天地之变，以通神明之德。"《礼记·祭法》："山林川谷丘陵，能出云为风雨，见怪物，皆曰神。"进入战国时期，"神明"则多指宇宙的心、天地的精神，其具体性和人格性逐渐淡化，强调其意志性、主宰性，即重视"明"。如《荀子·解蔽》："心者，形之君也，而神明之主也。"在《内经》中"神明"一词也多次出现，《素问·脉要精微论》"言语善恶不避亲疏者，此神明之乱也"；《素问·五运行大论》"论言天地之动静，神明为之纪"；《素问·移精变气论》"此上帝之所贵，以合于神明也"；《素问·阴阳应象大论》"阴阳者，天地之道也……神明之府也"。其中，"神明"的含义也不尽相同，包含了自然界的规律，人的思想、精神，神祇之本身等。但结合整个中医理论体系来看，"心主神明"中的"神明"是指心具有主宰五脏六腑、形体官窍等生命活动和意识、思维等精神活动的功能。但精神活动并非"心"独有，在《素问·宣明五气》"心藏神，肺藏魄，肝藏魂，脾藏意，肾藏志"，指出五脏各有所藏，不同的是，心所藏精神活动具有主宰的能力。究其原因，是中医将"心"与自然界的神祇、社会的君主相对应，将其主宰化、君主化，故其产生的思维、神识等精神活动则具有了"明"的性质，被称为"神明"。为何会产生这一演化过程，学者姜涛等就其发生学做了探讨。

古代哲学思想的影响

　　中医理论的形成素来与古代哲学密不可分，而中国古代哲学的重"心"思想是影响"心主神明"生成的重要因素。中国古代哲学体系的构建始终与儒、道、法三家相关联，而以儒、道、法为代表的中国古代哲学家对"心"的讨论从未停止过。以孔子及其继承人孟子、荀子为代表的儒家学派在思想上非常重视"心"的独特地位。《论语·为政》："吾十有五而志于学……七十从心所欲，不逾矩。"孔子在论述人生不断成长的过程中强调，70岁达到人生的最高境界便可跟随心的召唤，强调了"心"在道德上至高无上的地位。而孟子强调"心"是上天赐予人的重要器官，此器官的用处便是思考。《孟子·告子上》："心之官则思，思则得之，不思则不得也。此天之所与我也者。"同时孔孟所倡导的仁、义、礼、智、信均根植于人心，认为心性与天性同。如《孟子·尽心上》："君子所性，仁义礼智根于心"，"尽其心者，知其性也。知其性，则知天矣。"荀子则更为直白地将"心"比为君主，《荀子·解蔽》："心者，形之君也，而神明之主也，出令而无所受令。"《荀子·天论》："心居中虚以治五官，夫是之谓天君。"因此，儒家十分重视"心"的地位，认为其主管人性、天道，与天相通。

　　道家的庄子对"心"也尤为关注，其著作《庄子》中"心"出现 186 处。此外，还有如灵台、灵府、神、明、精神等表达"心"的词，均想表达"心"是精神活动的主宰。后期，刘安在发展道家的基础上著《淮南子》一书，同样承认"心"的君主地位。其在《淮南子·精神》中言："心者，形之主也；而神者，心之宝也。"《淮南子·原道》："夫心者，五脏之主也，所以制使四支，流行血气。"

　　法家的诸多著作中，如《心术》《白心》等也强调"心"的重要地位，其代表人物管子在《管子·心术上》言："心之在体，君之位也；九窍之有职，官之分也。心处其道，九窍循理。"管子将心喻君，九窍比诸官，这些理论已经和《内经》中的理论基本相同。总而言之，古代以儒、道、法为代表的中国古代哲学皆重视"心"的独特地位，这为《内经》中的心为君主，主神明提供了重要的哲学基础。

古代文化风俗的渗透

　　除了哲学思想的深刻影响，古代文化风俗包括文字、诗歌、音律等的渗透，对中医学理论的构建具有一定的影响。中国古代汉字的创造源于对世界的观察和思考，融合了古人的思维、文化、习俗等多方面因素。从文字学的角度，"心"字从创造之初便与情感意识等思维神识活动密不可分，如"意"，《说文解字》："从心察言而知意也。""悟"，《说文解字》："内心获得深知。""恬"，《说文解字》："内心安静。"由此可见，在古人造字之时便已将心与感情、智力等神识活动相关联，这对日后发展"心主神明"理论提供了一定的文字学基础。同时限制于科学技术的发展，古人也将不能解释的狂乱等病与"心"挂钩，如在殷墟卜辞中有"疒心"表示精神疾病，《诗经》"愿言思伯，使我心痗""忧心孔疚，我行不来""忧心悄悄，仆夫况瘁"，其中"痗""疚""瘁"等均为疾病的意思，由此可见，情志过度而出现心疾早在文学作品中就广泛出现。据统计在最早的诗歌集《诗经》中，"心"字共出现 168 次，其中与情感、思想和品行相关的有 165 次。而在最早的音乐理论著作《礼记·乐记》中，涉及"心"之处也达 30 处，如"凡音之起，由人心生也。人心之动，物使之然也""其乐心感者""其怒心感者"等，而这些"心"的含义包含心智、情感、品性、意愿等多种含义。因此，心与神相关联的观点在远古时期已经与文字、诗词、乐理等方面相融合，故将其渗透到医理中也是理所当然。

以解剖学的观察为基石

　　哲学及文化是"心主神明"思想上萌发的基础，解剖上的肉眼观察是"心主神明"形成的直接因素。在科技尚未发达的古代，中医强调取象思维的运用，以简单的解剖学观察来思考脏器的功能。在《内经》中已有解剖的记载，《灵枢·经水》："夫八尺之士，皮肉在此，外可度量切循而得之，其死可解剖而视之。"通过解剖，古人对心脏已经有了一个初步的认识，而对心脏形、色、位多个方面的观察，可能是"心主神明"发生的重要原因。一观心之位，心脏位于体腔的左上方，古代以上为尊，肺虽在心之上，但肺的形状如伞状，如君主的华盖，故肺虽居高位但实则心之华盖，用以保护心脏。如《素问·痿论》："肺者，脏之长也，为心之盖也。"类似的还有膻中，《灵枢·胀论》："膻中者，心主之宫城也。"这样而看，心既居上位，又有它脏相护，如君主在位，官臣相拥。而左右来看，心居上而偏左，左亦为尊。古代崇尚太阳，以日出之方向为尊，而君王坐北朝南，此时左手的位置正好是东方，故多以左为尊，如古代男左女右，对应着男尊而女卑的思想。因此，从位置来看，心脏的方位正为尊贵的象征。

　　二观心之色，心色主赤，《灵枢·五色》："赤为心"。赤色在古代也具有特殊的含义，在《说文解字》中解释赤色为"南方色也，从大从火"。赤色为火色，古人对赤色的尊崇实际源于对太阳、火及血液的崇拜。在秦汉时期赤色代表了天与君主的权威，如《汉书·礼乐志》在形容天门时说到"大朱涂广，夷石为堂"，用朱即赤色来形容天门，体现了赤色在人们心中的神圣地位。同时赤色也是君王活动的征兆，如刘邦被称为"赤帝子"，刘秀出生时"有赤光照室"，可见赤色与君王、主宰的关系极为密切。到了战国秦汉时期，因赤色应火，在秦以前周王朝为火德，先祖得赤乌之符，也崇尚红色。秦代虽改为水德为先，以玄色为尊，但仍保留了赤色为贵，故君主的服饰多用赤玄二色，并以此二色暗示天子的权威。因此古人在解剖观察到心色赤后，便将其与火相应，与主宰世间的天神及君主相应，这也促进了"心主神明"的出现。

以心脏生理功能为基础

心脏的生理学功能为心主血脉。无论是通过主观的解剖学观察，还是通过理性的分析，古人都已经认识到了这一点，并在《内经》中充分地阐释了心对于血的独特调控作用。《素问·痿论》："心主身之血脉。"《素问·五脏生存》："诸血者，皆属于心。"心主血脉主要表现在两方面：一为推动和调控血液的运行，输送营养物质于全身各脏腑孔窍；二为化生气血，摄精微而为血，即所谓的"奉心化赤"。这两个生理功能都为"心主神明"这一理论的确立提供了可靠的生理学基础。就推动调控血液运行方面，"神明"由心而发，其主宰人体生命活动则需要输布于各脏腑而发挥作用，血脉便是"神明"得以遍布周身的管道，而心气的作用则是其布散的直接动力。就化生气血而言，血是"神明"的物质载体。"神明"与血均来自水谷精微，《灵枢·平人绝谷》："故神者，水谷之精气也。"《灵枢·决气》："血者水谷之精气也。"心脏将水谷精微化血而为"阴"，化神而为"阳"，阴阳相抱，故血能蕴神。因此，心主血脉的生理特点正契合了"心主神明"生理基础，为"心主神明"理论的确立提供了可靠的依据。

以广泛医疗实践反馈为验证

古人的医疗实践过程，大部分是根据中医理论的指导而进行诊治，但仍有部分是先于理论出现并对理论的发展起到了一定的推动作用。其中依据药物的形状、质地、颜色等来猜测其功能便是其中之一。"心主神明"这一理论可能与这种反向思维存在一定的关系。古人通过解剖看到心的最显著的特征一是其形状，二是其颜色，因此根据心独特的"象"，观察出了一类像心的药物。如丹砂、牡丹皮之类，外具心之赤色；酸枣仁秉火之赤，同属心之色；连翘有壳有子，如心藏于体内；莲子外有心形，而莲心又居其中；栀子，外有皮像心包，内之子赤而像心，此类皆外有心形而内有心色。又有龙骨者，寓意为天地主宰，本成龙形，不腾飞而藏于地中。而服用这些具有心"象"的药物后，古人发现丹砂能安神，牡丹皮能除惊痫，栀子能除烦乱，酸枣仁可安眠，莲子可安神志，龙骨可敛神潜阳。因此，建立了象心之药可安神志，平烦乱，推演出神志类疾病是由心所主导的。由此，这一临床实践活动的反馈转化成了"心主神明"形成的可靠依据，并继续指导临床，扩大了其应用范围，如心之物多能入心而平精神，灯心草能清热除烦，竹叶心亦能清心安神，皆以心入心之义。

符合五脏为中心的理论框架

"心主神明"作为中医理论的构成理论之一，必须符合其整体理论框架，这一框架便是以五脏为中心的理论体系。中医学受到《易经》以及儒、道等理论的影响，认为人体是天地相交的产物，人的生理病理均注重与天地的对应。《灵枢·岁露》："人与天地相参也，与日月相应也。"《灵枢·邪客》："人与天地相应也。"按位置而言，脑居人体最上，理应为君，但由于诸多原因，脑并不像五脏一样经简单解剖便可直接观察，造成了解剖上多重脏腑而轻脑。这也导致了在将人与天地相参时，忽略脑而以五脏为中心构建了理论体系，如五脏各有官职且与五谷、五果、五畜、五菜等天地万物一一对应。而脑为"髓海"为奇恒之腑，并无官职，《素问·五脏生成》："诸髓者，皆属于脑。"《灵枢·海论》："脑为髓之海，其输在上于其盖，下在风府。"脑的功能则多依赖脑髓的功能而实现，即滋养骨骼、头目、化生血液、保持记忆等。如《灵枢·海论》："髓海有余，则轻劲多力，自过其度；髓海不足，则脑转耳鸣，胫酸眩冒，目无所见，懈怠安卧。"。因此，从《内经》的理论体系来看，脑在古代并未达到与五脏相同的地位，而理论的建立也以五脏为中心，这导致了在寻找人体的"君主"时，自然而然地以五脏中的"心"担任。

"心主神明"理论可能由古代的文化风俗中萌发，经过古代哲学重"心"思想的洗礼，在被中医学吸收后，通过解剖学的观察思考，生理功能的合理分析，结合医疗实践的反馈，最终参与构建了以心为主宰，以五脏为中心的独特中医理论体系，广泛运用并指导临床。

107　心主神明发生学视域下的成因

　　发生学由生物学领域遗传学演化而来，最先用于探讨动植物等的发生和演化规律，后适用范围逐渐扩展至人文社会科学，中医学同样适用。中医理论的发生学研究，其核心是把中医的理论回置于其发生发展的历史环境的哲学、社会、农业、天文、宗教、伦理道德等背景下，进行综合的动态考察，从源头把握中医理论的核心实质。

　　心主神明理论的发生有其深刻的渊源历史以及自然、社会环境。中国古代社会深受"天"之影响，中国古代社会建制以天的星象为参考，力求"天人合一"，心为君主之官、心主神明的深刻发生学背景受天象影响；天象的演变规律成为最早意义的"神明"，是万物主宰，哲学的渗入增加了人文色彩，神明也是精神、思维等；心主神明有其丰富的人文背景，"君主之官"借鉴了封建社会百官之建制，君主为一国之统领，心如同人体之统率，掌管生命活动；此外心主神明有丰富的文字学背景，先秦诸多典籍对"神明"做了深刻探讨，对《内经》心主神明的提出有深刻影响；同时心主神明有其物质基础，以心主血脉为前提。探讨心主神明的理论对于从根本把握中医理论的学术内涵、《内经》的真实所指，意义非凡，也对中医临床提供理论借鉴。学者齐元玲等对发生学视域下心主神明理论的成因做了广泛而深刻的探析。

发生学内涵及其意义

　　发生学是揭示和反映自然界事物、人类社会和人类思维方式发生、发展以及演化的历史阶段、形态和规律的方法。其源于 17 世纪诞生的胚胎学，最初主要用于探讨生物学领域动植物的发生、发育和演化问题。作为一种科学的研究方法与范式，发生学应用范围逐渐从自然科学领域扩展到人文社会科学领域，成为具有普遍意义的研究方法。发生学注重研究对象发展过程的动态考察，从而使人们能以发展的眼光看待事物或某一理论、思维方式的进展过程。中医学以人体生命为核心，汇通天文历法学、地理气象学、哲学、人文社会学等多种学科，具有复杂的、深远的发生学背景，将发生学方法用于中医学理论产生发展的探索，具有重大意义。

　　近年来发生学研究广泛应用于中医学，以探讨中医理论的发生学原理。中医发生学研究的对象，包括《内经》《伤寒杂病论》《神农本草经》《难经》等中医学奠基之作。后世某些经典理论，包含着奠基时期的理论积淀，同时昭示着新理论、新学派的产生，也成为中医发生学研究的重要内容。梁茂新系统提出了中医学发生学研究构想及方法、步骤，由此中医理论发生学研究步入快速发展阶段，形成了以李如辉、邢玉瑞、鞠宝兆、李其忠等为代表的相对稳定的发生学研究学术群体，立足相关历史断代，从天、地、人出发，以自然背景为发生母体，以精气阴阳五行学说为中介，以哲学、社会学、历法天文学等为理论渊源，对中医脏象学、营卫理论、经络理论、病因病机理论、诊法与方药理论等进行了系统、深入的发生学探讨。

　　对中医理论进行溯本求源，从根源把握中医理论的实质，避免后世在传承与发展中的盲从及讹传。心主神明理论是脏象学的重要组成部分，对阐述生命本质、探讨病变规律、指导临床实践有重要作用。探讨心主神明发生学背景，有助于从源头把握其理论内涵，避免意会与盲从，以期更好地继承中医传统思维，指导临床诊疗。

心主神明的发生学探析

1. 天文学背景——心为生命活动总领 中国古代社会深受"天"之影响，天象的演变规律成为最早意义的"神"，神的含义，来自先人对天象的观察与依赖。

原始农耕的内在需求决定了先民的认知视野侧重天、地、人三位一体的宏观天文地理及气象历法学。天象成为中国古代社会建制的最深层基石。由天象而派生的万事万物之规律成为广义的神。《说文解字》："神，天神引出万物者也，从示申声。"《礼记·祭法》："山林川谷丘陵，能出云为风雨，见怪物，皆曰神。""神"表示变化莫测。《周易·系辞上》"神无方而易无体""阴阳不测谓之神"。"神"从神秘莫测之含义被具体化，指代万事万物神秘莫测之变化或其变化规律。"明"是光亮、天神。《说文解字》有"朙"字下释："照也，从月从囧。"《春秋繁露·离合根》："天高其位而下其施，藏其形而见其光。高其位，所以为尊也；下其施，所以为仁也；藏其形，所以为神；见其光，所以为明。"神明，即指自然万物变化的内在规律及外在表现。"神"与"明"均有天神、自然规律之意，是自然现象的神秘莫测，是万物主宰。

后"神""明"合称一词，即"神明"，代表神秘莫测、事物最高规律。如《左传》："是以有精爽，至于神明。""仰之如日月，敬之如神明，畏之如雷霆。"神明指的是神秘莫测的自然现象及其规律，受万人敬仰。《鹖冠子·泰鸿》："天也者，神明之所根，醇化四时，陶埏无形，刻镂未萌，离文将然者也。"《淮南子·泰族训》释："天设日月，列星辰，调阴阳，张四时，日以暴之，夜以息之，风以干之，雨露以濡之。其生物也，莫见其所养而万物长；其杀物也，莫见其所丧而万物亡；此之谓神明。"神明是万事万物生存的法度，天象的运转、四季变化、昼夜交替、万物生长收藏等，皆由神明主宰。如《鹖冠子》："万物与天地，总与神明体正之道。"

中医学的生命学理论实践体系是在元气阴阳五行六气学说指导下构建形成的，元气阴阳五行六气学说又是基于天文地理学以及气象历法学形成的。人生天地之间，与"天地相参也，与日月相应也"（《灵枢·岁露》），根据天人相应的原理，人体诸多脏腑功能及其外在表现，人与自然、社会环境的联系，虽然变化莫测，但是人体之神的表现，皆由心统领。如《灵枢·天年》："血气已知，荣卫已通，五脏已成，神气舍心，魂魄毕具，乃成为人。""神"的含义逐步从规律、圭臬过渡到人的主体之"神"，并逐渐与"心"联系起来。"心"与"神"紧密结合，从而形成了"心神一体""心主神明"之思辨，心为主管生命、精神的器官。《庄子·齐物论》："劳神明为一，而不知其同也。"《管子·心术》："洁其宫，开其门，去私毋言，神明若存。"《孟子·尽心下》："圣而不可知为神。"房玄龄注："官洁无私则神存。"将神与人的能动性结合起来。《荀子·解蔽》："心者，形之君也，而神明之主也。"论述心是形体的统帅，是生命的主宰。又如《淮南子·精神训》："心者，形之主也；而神者，心之宝也。"《淮南子·原道训》又有"夫心者，五脏六腑之主也，所以制使四肢，流行血气"之记载，意为心是形体五脏的主体，支配四肢百骸，掌管运行气血。

以上可以看出，先民将自然之神纳入人的生命活动，与心联系，此处是广义之神的发生学背景。心主神明，意即心为生命活动的总领，主管人的整体生命运转。如《素问·六节脏象论》"心者，生之本，神之变也。"心是广义之神之所舍，对生命客观的存在以及生理活动，均是主宰。如《灵枢·本神》："所以任物者谓之心。"

2. 社会学背景——心为君主，藏神明 《素问·灵兰秘典论》"心者，君主之官也，神明出焉……膀胱者，州都之官，津液藏焉，气化则能出矣"。五脏六腑在人体生命活动的定位参考社会百官建制，不同官职负责不同生理功能。"心主神明"是由"君主之官"决定的。

《史记·天官书》："星座有尊卑，若人之有官曹列位，故曰天官。"先人将二十八星宿分为"三垣"，即紫薇垣、太薇垣、天市垣，紫薇垣代表天上皇宫，有帝星、帝后星、群妃星、三公星、太子星等；太薇垣代表天上政府，有将星、相星、诸侯星；天市垣是天上都市的意思，有宗正星、宗人星、客星等。

紫薇垣见于《开元占经》辑录的《石氏星经》，大约出现于战国时代。天文学的观测直接导致了君权神授观念的形成。《论语·尧曰》："天之历数在尔躬，允执其中。"先人认为，授命之帝居于天之中央的北极，人王若要依天而立政，就必须居于地之中央。帝廷组织得以建构，由此构建一整套对天地、祖先、社稷的祭祀制度与礼器制度，有关阴阳、刑德的哲学思考相伴而出现。中国古代封建帝王建制，包括宫殿选址、社会官制，均以此为圭臬，中土、中原等政治地理概念依次建立起来，与之相匹配的是居中而治的传统政治观。

"君主"作为最高统治者，是天子，与天同在，同时是国家活动的原动力、社会运作的核心力量。其余百官辅佐君主以治理国家。《说文解字》："心，人心，土藏也。在身之中，象形，博士说以为火藏。"《管子·心术上》："心之在体，君之位也。"《荀子·天论》明确提出"形具而神生""天职既立，天功既成，形具而神生……心居虚中，以治五官，夫是为天君"。心的解剖位置在人体偏中央的位置，或最重要的位置，与天象、君主官位一致，成为主神明的自身职能的深层发生学背景。

"神明"既有广义之一身主宰以及生命活动的外在体现，又有狭义之精神、意识、思维等。作为广义之意，其功能理应由最高统帅担任。《内经》脏象论以中国古代封建帝王官制为借鉴，将心与君主相配，心成为脏腑之主宰，如《素问·灵兰秘典论》："心者，君主之官。"《灵枢·口问》："心者，五脏六府之大主也。"心作为一身之大主，不仅是自身特性的至高无上，更是功能对生命活动至关重要。因此，"神明出焉"紧跟"君主之官"，有其深刻的封建社会建制背景参考。

3. 文字学背景——精神情志与心相关　如果说天文星象的运转催生了广义之神，哲学、社会学、先秦文学的发展则产生并完善了狭义之神。在自然界"神"的概念借鉴中，哲学渗入其中，使"神"除去"巫术"的部分含义，并上升为普遍意义的"神"；同时增加了人文色彩，即精神、思维等。

先秦时代气化学说开始产生、发展，先民对"神明"含义有进一步充实，"神明"有了"精神"之意，如《庄子·齐物论》："劳神明为一而不知其同也，谓之'朝三'。"至西汉初年，"神明"还有明智之义，如《淮南子》"见人所不见谓之明，知人所不知谓之神，神明者，先胜者也"，人可如神明一般神乎莫测，洞察一切、掌握一切。

随着先民认识水平的不断提高，神的内涵逐渐被概括、总结。《周易·系辞上》"神而明之""至神""鼓之舞之以尽神"等，都与人的思虑、精神意志有关，即人可以感知神。正是由于其难测，故领悟它并应用它的精神智慧也称为"神"。随着哲学之渗入，自然之神具体化，有了狭义指向，在人体则为精神思维。《白虎通义·性情》："心之为言任也，任于思也。"《孟子·告子上》："心之官则思，思则得之，不思则不得也。"明确思虑、思考等出乎心。《说文解字注》："思，从囟从心。自囟至心，如思相贯不绝。"人的思维活动与心相关。《礼记·大学疏》："总包万虑谓之心。"也说明心有思虑、思考等功能。又如《管子·心术》："心也者，智之舍也。"智谋、智慧等思维形式与心相关。《诗经·小雅》："我心匪鉴，不可以茹；我心匪石，不可以转；我心匪席，不可以卷。"心为智慧、灵性之所在。《尚书·大禹谟》："人心惟危，道心惟微；惟精惟一，允执厥中。"均是把心当作精神思维产生的主要脏腑。心不仅是能动的思维、思虑的所在或主导，也是感性情绪等的集合。从汉字之造字含义来看，如思、愁、怒、恐、悲以及惊、慌、惧、怕、忧等情绪性汉字，均有"心"或"忄"部首偏旁，可见"心"与人们的精神思维活动密切相关。

中医学认识到，在广义主宰的神之外，尚有狭义的精神思维等神，如《素问·宣明五气》："心藏神，肺藏魄，肝藏魂，脾藏意，肾藏志。"狭义之神之精神、意志、思虑、情感等，由心统帅，分属五脏。张景岳《类经·脏象类》："神者，阴阳合德之灵也……惟是神之为义有二，分言之，则阳神曰魂，阴神曰魄。"将"神"分为阳神和阴神，指出"阳神曰魂，阴神曰魄，以及意志思虑之类皆神也。合言之，则神藏于心，而凡情志之属，惟心所统，是为吾身之全神也"。由此可见，虽有不同脏腑所属之神，然心所藏之神居五神之首，总领意志，是心理活动的主宰。如《灵枢·邪客》："心者，五脏六腑之大主也，精神之所舍也。"《灵枢·本神》："心藏脉，脉舍神。""喜乐者，神惮散而不藏。"

在病理方面，则有惊可伤心、思虑不定等心不藏神病理表现，如《素问·经脉别论》："惊则夺精，汗出于心。"《素问·举痛论》："惊则心无所倚，神无所归，虑无所定，故气乱矣。"《灵枢·邪客》："心伤则神去，神去则死矣。"《素问·调经论》："神有余则笑不休，神不足则悲。"以上可以看出，心主神明不仅指心是生命活动主宰、是广义之神，也是精神、思维、情感的集合及主宰。

4. 自然科学背景——心主血脉为物质基础　心字的产生源自人们对心脏的实际观察。心字的写法亦证实了心藏功能的解剖学基础，如甲骨文，实为解剖结构的象形；金文与篆文则是解剖结构的进一步完善；隶书的出现，解剖在字形的影响逐渐削弱，指意功能逐渐加强。心主藏神，既有哲学思想的渊源，更有医疗实践的积累。

在认识到神有广义、狭义并均与心相关的同时，哲学的渗透还认识到无形之神以有形之体为依托，也为中医心脏象理论的形成提供了理论借鉴。《老子》"营魂魄抱一"，即形神能结合为一。《淮南子·精神训》："夫形者，生之舍也气者，生之充也神者，生之制也……故夫形者非其所安也，而能处之则废，气不当其所充者则泄，神非其所宣而形之则昧，此三者不可不慎守也。"形、气、神是构成生命的重要基础，相互作用，先有形体后有神的体现，形体是神的物质基础，神是生理活动的结果。此外，《淮南子·精神训》还将神与心结合，神以心为依托："心者，形之主也；而神者，心之宝也。"心是思维器官，是人的精神现象的物质基础，神依赖实体器官，同时又是器官功能的表现。

哲学的渗透将神与心相合，而系统的心主藏神，包括广义之神、狭义之神、五脏藏神，离不开中医学自身的发展。《史记·扁鹊仓公列传》记载，上古时期的名医俞跗已经可以"割皮解肌，决脉结筋，搦髓脑，揲荒爪幕，湔浣肠胃，漱涤五脏"。说明上古时代已有医学解剖。《内经》也有大量关于脏腑解剖结构的描述，如《灵枢·脾胃》："唇至齿长九分，口广二寸半……广肠传脊，以受回肠，左环叶脊上下，辟大八寸，径二寸寸之大半，长二尺八寸。"如《灵枢·胀论》"膻中者，心主之宫城也"，是对心的解剖位置的描述。心主血脉的生理功能即是在解剖学的基础上构建起来的。

《素问·五脏生成》："诸血者皆属于心。"《素问·脉要精微论》："脉者，血之府也。"《素问·平人气象论》："脏真通于心，心藏血脉之气也。"《素问·痿论》："心主身之血脉。"《素问·阴阳应象大论》："心生血。"血、脉与心直接联系。生命活动以有形之精血为物质基础，形为神之宅，神以血为基，血运周身至关重要，与心相关。若神不附于血中，则飘浮无根。生命活动的有序进行以广义的神体现，而神的存在，则以血脉为物质基础。《灵枢·本神》"生之来谓之精，两精相搏谓之神"，《灵枢·天年》"血气已和，荣卫已通，五脏已成，神气舍心，魂魄毕具，乃成为人"，阐明了人的心理活动以生理功能为基础，形神统一，神由形派生。而五脏生理功能是否正常与形体机能密切相关，因此神的产生必与五脏相关，形神统一理论为五神应五脏的发生提供了物质基础。

《左传》："心之神爽，是为魂魄。"病理状态下，则多见神的失常，而神的失常又最终归结到心。《周易》将由郁闷成疾之证称为"心病"，《国语》把思想意识狠毒称为"心狠"，《庄子》亦有"郑有神巫……列子见之而心醉"之记载。在长期的观察与医疗实践中，先民发现，神的失常与心关系最为密切。如《灵枢·邪客》："心者，五脏六腑之大主也……邪弗能容也。容之则心伤，心伤则神去，神去则死矣。故诸邪之在于心者，皆在于心之包络。"心为大主，不得受邪，若外邪侵心，则心包络当先受病。心为神明之府，邪气扰心，或心脏内虚，则神失其守而发生惊悸不安。如《灵枢·天年》"心者，五脏六腑之大主也，精神之所舍也……心伤则神去，神去则死矣"。

先人在解剖认识到心主神明以心主血脉为基础的同时，也通过大量临床实践得到证实。即大失血或血脉完全不通之人，表现为没有神气，或没有生命迹象。因此心主血脉的生理功能是心主神明的解剖学基础。心气充足、心阳温通，则血脉得通，生命活动之物质充足且运行有度，神明方能正常有序。

心主神明发生学研究意义

发生学方法引入中医学中，较好地阐明了脏象理论形成的基础与特点，即脏象理论以解剖学为基础，但不以解剖学说理。《内经》关于脏象理论的阐述，避免了科学技术低下的弊端，跨越时代局限，通过直接观察、移植借鉴哲学等方法，完成了脏腑概念由实体器官到功能态的演化。在实体脏腑的基础上，摒弃单纯从解剖结构论理的单一性，应用哲学思想，将脏腑理论与天、地等联为一体，实现了由解剖到功能、由局部到整体、由表象到本质的飞跃，形成了总结概括人体规律的形而上的四时五脏阴阳系统，由此体现了中医学天人相应观、五脏一体观以及形神一体观等理论特色。

心主神明有其深刻的发生学背景，天象观察的基础上产生的代表万事万物规律的神是其基石，影响中国古代社会建制，中医学以此为深层次的发生学背景，心如同君主，为一身之主宰，掌管生命运动，为广义的心主神明。哲学渗入使得广义的原始之神进一步具体化，赋予其人的主观能动性，并与心发生关系，心主神明另一层面指的是精神、意识、思维、情绪等也由心总管。广义之神、狭义之神与心的关系是中医学长期观察的结果，解剖学的观察、医疗实践的积累，先民认识到心主神明有一定的物质基础，即血液的充盈与运行正常，这一切均以心主血脉为前提。

心为君主之官，主神明，奠定了心在脏腑中的重要地位。养生、诊疗，均以心为基础，重视心的功能的调摄。同时将神与心相配合，广义之神为一身之大主，也是生命活动的外显；狭义之神包括精神、意识、思维、情绪等，与心相配，心在五脏所藏之神中，总管其他四脏。因此在临床，具有重要指导意义，神志病症多从心入手。《素问·灵兰秘典论》："故主明则下安，以此养生则寿，殁世不殆，以为天下则大昌。主不明，则十二官危。"此外，"心主神明"其内涵解析及其发生学研究，对后世关于"心主神明""脑主神明"理论的争辩，起到正本溯源的作用。"心主神明"基于中医脏象学，并非单纯实体解剖器官，而是与天、地、社会一体功能集合。"脑主神明"受现代解剖学、生理学等影响，与脏象理论发生学背景、思维模式及理论体系迥然有别，对临床则更是缺乏相关系统的中医理论支撑。此外"心脑共主神明"说，实则否定了"心为五脏六腑之大主"的理论前提，且进一步混淆了中医脏象理论。中医理论研究须坚持"中华文化"的主体地位，立足中国古代文明以探究理论实质。发生学视域下心主神明理论的成因辨析，更好地解决了中医心脏象理论中心与神明的关系，对后世理论的传承与继承、临床应用等，有根本性的指导意义。

108　心主神明探要

　　是心主神明，脑主神明，还是心脑共主神明，一直是中医学神主学说中一个颇有争议的问题。然而，争论的主题内容应在中医理论体系框架内，完整体现"心主神明"科学的内涵与外延，充分反映中医基础理论研究的发展方向，有利于全面阐述"心主神明"内在本质，从而指导中医临床实践。为此，学者周美启等就心主神明的基本框架、物质基础以及其在中医临床中的指导作用做了探析。

心-脑-神志系统是心主神明的基本框架

　　神之本义，《易·系辞》："变化不测之谓神。"神的概念引用至医学理论，则赋予多种涵义，大体可分为3类：第一，神系指自然界物质运动变化的本能和规律。《素问·天元纪大论》："神，在天为风，在地为木；在天为热，在地为火；在天为湿，在地为土；在天为燥，在地为金；在天为寒，在地为水。故在天为气，在地成形，形气相感而化生万物矣。"《素问·阴阳应象大论》："阴阳者，天地之道也，万物之纲纪，变化之父母，生杀之本始，神明之府也。"说明无形之气和有形之物相互通融交感，则万物由此化生。第二，神系指人体生命活动的外在表现。如《素问·五常政大论》："根于中者，命曰神机，神去则机息。"《素问·六微旨大论》："出入废则神机化灭；升降息则气立孤危。"人体的生命活动称之为神机，而神则是人体生命活动的外在表现。第三，神系指人的精神、意识、思维活动。如《素问·灵兰秘典论》："心者，君主之官，神明出焉。"《素问·宣明五气》："心藏神。"《灵枢·邪客》："心者，五脏六腑之大主也，精神之所舍也。"《素问·六节脏象论》："心者，生之本，神之变也。"因此，神与心关系密切，神为心所主。人的精神、意识、思维活动为心所主持，同时又分属于五脏，分为五神，即神、魄、魂、意、志。《素问·宣明五气》："心藏神，肺藏魄，肝藏魂，脾藏志，是谓五脏所藏。"此外，五神之间也有相互关系，由此推衍出思、虑、智等思维活动的概念。如《灵枢·本神》："随神往来者谓之魂，并精而出入者谓之魄，所以任物者谓之心，心有所忆谓之意，意之所存谓之志，因志而存变谓之思，因思而远慕谓之虑，因虑而处物谓之智。"同时，由于心为五脏六腑之大主，主司神明，其余各脏腑是在心的主宰之下进行分工协作而共同维持正常活动，如《素问·灵兰秘典论》："故主明则下安，以此养生则寿……主不明则十二官危，使道闭塞而不通，形乃大伤，以此养生则殃。"可见心神之明与不明，直接关系到全身脏腑之治与乱，决定着生命的存亡。

　　志，是指人的精神、情志，即喜、怒、思、忧、恐五志。中医学同样将五志归属于五脏，即心志为喜、肝志为怒、脾志为思、肺志为忧、肾志为恐。此外，由于心在人的精神情志活动中的主宰作用，五志情欲无不从心而发，五情所伤无不因心而感。如张景岳《类经》："心为脏腑之主，而总统魂魄，并赅意志，故忧动于心则肺应，思动于心则脾应，怒动于心则肝应，恐动于心则肾应，此所以五志唯心所使也。"

　　中医学有关人脑的生理功能及其病理变化，虽然自《内经》始就提出了脑与神有关，诸如"头者精明之府"（《素问·脉要精微论》），"髓海不足，则脑转耳鸣，胫酸眩冒，目无所见，懈怠安卧"（《灵枢·海论》）。但倡导"脑主神明"则是近代医家的事情，从李梴到王清任，愈演愈烈，如"脑为元神之府"（《本草纲目·辛夷》），"人之性情，皆在脑中"（《本草备要》），"灵机记性在脑者……名曰脑髓……所以小儿无记性者，脑髓未满；高年无记性者，脑髓渐空"（《医林改错·脑髓说》）等。这些零星的认识与现代医学对脑的认识差距很大，且始终未能彻底融入中医基础理论框架之内，因此其对中医临床指导价值极为有限。

精、气、血、津液是人神志活动的物质基础

人身之神可分为先天之神和后天之神，先天之神，又名"元神"。后天之神，又称为"欲神"或"识神"，如《玉清金笥青华秘方金宝烁丹诀》："夫神者，有元神焉，有欲神焉……欲神者，气质之性也；元神者，先天之性也。"《医学衷中参西录》："识神者，有思有虑，灵而不虚。"先天之神由禀受于父母的先天之精化生而来，如《灵枢·本神》："故生之来谓之精，两精相搏谓之神。"父母之生殖之精相搏而生成元精，藏于肾；元精化元气，元气生元神，则精气神三宝初俱，如《理虚元鉴·心肾论》："以先天生成之体论，则精生气，气生神。"其后天之神是后天水谷之精化生的血与气转化而来的，正如《灵枢·平人绝谷》："神者，水谷之精气也。"《素问·八正神明论》："血气者，人之神。"说明血与气是化神的物质基础。因脉为血之府，气随血而行于脉中，且心主血脉，故《灵枢·本神》又有"心藏脉，脉舍神"之说。一方面心可通过气血的变化表达出来，另一方面可通过脉和血气的流通而发挥统帅和调控各脏腑功能的作用，主宰人体的生理活动和心理活动。《灵枢·营卫生会》："血者，神气也。"反之，心主血脉的功能异常，心的气、血、阴、阳诸不足，则必然出现神志方面病理变化。

津液的生成、输布和排泄，是一个涉及多个脏腑一系列生理活动的复杂的生理过程，其来源于饮食水谷，是通过脾胃、小肠和大肠吸收饮食水谷中的水分和营养而生成；其输布主要依靠脾、肺、肾、肝和三焦等腑功能的综合作用而完成；其排泄与津液的输布一样，主要依赖于肺、脾、肾等脏腑的综合作用；在生理上，一方面与气血之间相互渗透、相互促进、相互转化，另一方面又存着相互依存、相互制约和相互为用的密切关系。气血津液的精华化为肾精，为脑髓变化生之本源，主补益脑髓而濡空窍，髓者以脑为主，因称脑为髓海。杨上善注："胃酸津液渗入骨空，变而为髓，头中最多，故为海也。肾所生，其气上输脑盖百会之穴，下输风府也。"否则，髓海空虚，则脑转耳鸣。

值得一提的是，津液的排泄途径之一汗，心与汗有密切关系，即心在液为汗。《素问·经脉别论》："惊而夺精，汗出于心。"即指人在精神紧张时，或受惊时易出汗，旨与心为五脏之大主，主宰人体的精神情志活动，故精神情志引起的出汗与心直接相关。

经络是实现心-脑联通的途径

经络学说认为，人体气血津液的运行，脏腑器官的功能活动，以及相互之间的联系和协调，均须通过经络系统的运输传导、联络调节的功能得以实现，并使之成为一个有机的整体。

就心与脑之间的联系，一方面是通过十四经脉循环间接地联系着，其中直接有经脉、奇经八脉、经别和经筋与脑相联系，如足太阳膀胱经"入络脑""交巅"（《灵枢·经脉》），"入于脑""入脑"（《灵枢·寒热病》）；足厥阴肝经"与督脉会于巅"（《灵枢·经脉》）；督脉"入络脑"（《素问·骨空论》），"入属于脑"（《难经·二十八难》）；足阳明胃经"入络脑"（《灵枢·动输第六十二》）；手少阳经别"别于巅"（《灵枢·经别》）；足少阳经筋"交巅上"（《灵枢·经筋》）。其中脑为髓之海，其输上在于其盖。直接有经脉、经别与心相联系，如手少阴心经"起于心中，出属心系"；足太阴脾经"注心中"；足少阴肾经"络心"；手少阳三焦经"散络心包"；手太阳小肠经"络心"（《灵枢·经脉第十》）；手少阴经别"属于心"；足太阳经别"当心入散"（《灵枢·经别》）。另一方面更有经络直接连通于脑和心者，如手少阴络脉"入于心中……属目系"（《灵枢·经脉第十》）；足阳明经别"上通于心……还系目系"；足少阳经别"上贯心，系目系"（《灵枢·经别》）；督脉"上贯心入喉……上系两目之下中央"（《素问·骨空论》）。其中目系是指眼后与脑相连组织。正是由于经络的沟通与联系，从而发挥了"心主神明"的功能。

心主神明佐证于临床

　　理论的价值在于指导临床实践。大量中医临床业已证明，"心主神明"理论在指导临床实践有着十分重要的价值。中医中的法、方、药（穴）无不体现"心主神明"理论，如治法中的清心、养心、宁心、定志等几乎与开窍或安神构成了统一，而滋阴、益气、补（养）血、祛痰、豁痰、化痰、活血、通腑等在某种程度上是实现开窍或安神的前提。与之相对应的方药，如朱砂安神丸、犀角地黄丸、安宫牛黄丸、至宝丹、紫雪丹、安神定志丸、归脾汤、人参养荣汤、天王补心汤、知柏地黄丸、柏子养心丸、八珍汤、清宫汤、清营汤、温胆汤、苏合香丸、导痰汤、礞石滚痰丸、血府逐瘀汤、各类承气汤等的创立和临床应用，均充分体现了"心主神明"的奥妙。与之相对应的遣方组穴，如十二经中特定穴之五输穴的井穴、原穴以及任、督脉在治疗神志病中灵活应用，特别是手少阴心经和手厥阴心包经的腧穴主治癫、狂、痫、中风、热病昏迷、失语、眩晕等，其中心经主治长于痴呆、多梦、中风昏迷、失语或舌强不语等，而手厥阴心包经则长于昏迷、癫、狂、痫、热病昏迷，这些都为"心主神明"丰富了内容，并在临床实践中屡建奇功。

　　总之，"心主神明"是古人在长期临床实践中逐步形成的，现今指导临床切实有效的理论，不可简单地用"脑主神明"来替代。在研究时，应将"心主神明"纳入中医理论体系中，并结合五脏六腑、经络、气血津液等加以整体认识，整理出一套建立在中医理论框架中的新的理论体系，以探求"心主神明"的实质，并能用之确切地指导临床实践。

109   心主神明的身心一元论

中医形神合一生命整体观，揭示了人的生命是由形和神两方面构成的有机统一整体。人的生命活动虽然十分复杂，但基本可划分为两大类，一类是以物质代谢和能量代谢为特征的生理活动，另一类是更复杂更神秘的精神活动。对于两者如何整合调控，中国古代先哲早就提出了"神者，生之制也"（《淮南子·原道训》）的观点，认为生命活动（包括生理活动和心理活动）在"神"的主导之下有序进行。"形神合一论"强调神必须依附于形而存。关于具体存于何处，《内经》指出"心藏神"，《素问·灵兰秘典论》"心者，君主之官，神明出焉"，于是便形成了"心主神明论"。学者杜渐等认为，"心主神明"是在中华传统文化大背景下，在中医学脏象理论的基础上产生的。"形神合一"的生命整体观，揭示了人的生命是由形和神两方面构成的有机统一整体。"心主神明"是中医学运用脏象学一元化阐述人体复杂生命活动规律的假说，它认为人的生命活动最高主宰是"心神"，生理和心理活动都统一在"心神"之下进行，从心理的角度强调了心神对精神活动的主导作用及心理和生理之间相互影响的机制。

心主神明的内涵

"心主神明"中"心"的概念具有深厚的中华传统文化底蕴，与源于西方的现代医学生理解剖学所说的心有着本质的差别。"心"的概念引入《内经》，已成为中医脏象学中的五脏之一。归纳其功能主要有两个方面，即"主神明"和"主血脉"，前者为后者的物质基础，后者为前者的功能体现；前者为形为体，后者为神为用，实际仍为"形神合一"的统一体，"舍利无刃，舍刃无利"（《神灭论》），因此并不存在"血肉之心"和"神明之心"的分别，可统而言之地称为"脏象之心"。中医心理学由于其研究的对象是属于"神"范畴的心理活动，因而强调"心神明"之用，但也没有忽视"心主血脉"之体。因此，中华传统文化（包括中医学）对"心"的认识，远不止是血肉之心，更重要的是属于精神活动的范畴。

《内经》在中华传统文化的大背景下，将"心"的范畴扩展到脏象学中，认为"心者君主之官，神明出焉"（《素问·灵兰秘典论》），明确提出"心主神明"的命题。《灵枢·邪客》所言"心者五脏六腑之大主也，精神之所舍也"，则概括了"心主神明"的内涵。"五脏六腑之大主"是指主导脏腑功能活动，"精神之所舍"是指主导精神意识思维活动，前者偏重于生理性活动，后者则是心理性活动，二者构成了人的全部生命活动，因此"心主神明"就是心神主导着人的生命活动。如《类经》："心为一身之君主，禀虚灵而涵造化，具一理以应万机，脏腑百骸，惟所是命，聪明智慧，莫不由之。"换句话说，也就是人的生理和心理活动都统一在心神主导之下，因此"心主神明"是"心身一元化""心理生理一元化"的理论基础。"心主神明"是中医学运用脏象学元化地阐述人体复杂生命活动规律的假说，它认为人的生命活动最高主宰是"心神"，生理活动和心理活动都是统一在"心神"之下进行的，从心理的角度强调了心神对精神活动的主导作用及心理和生理之间相互影响的机制。

心神主导脏腑功能活动

脏腑功能活动，是人体维持生命的重要生理功能。五脏六腑在心神主导之下相互协调地进行着水谷代谢、气血生化，不仅直接为生命活动提供物质和能量，而且通过对精神活动提供物质基础也间接地影响着心理活动。

中医学的脏象学在"形神合一"思想指导下，将主导生命活动的"神"依附于脏象之"心"，因此"心"发挥着"主神明"的作用。《灵枢·邪客》："心者五脏六腑之大主也。"《淮南子·原道训》"夫心者五脏之主也"，其"心"皆是指"心神"而言。

《素问·灵兰秘典论》明确指出，"心"之所以为"君主之官"，就是因其"神明出焉"而发挥着"神"对生命的主导作用。《素问·灵兰秘典论》"十二官相使"，为了说心为五脏六腑之主，运用比拟法将国家机器各部门行政职能形象地比喻于人身，分别列举了各脏腑的功能。心为"君主之官，神明出焉"，其余依次为"肺者，相傅之官，治节出焉；肝者，将军之官，谋虑出焉；胆者，中正之官，决断出焉；膻中者，臣使之官，喜乐出焉；脾胃者，仓廪之官，五味出焉；大肠者，传道之官，变化出焉；小肠者，受盛之官，化物出焉；肾者，作强之官，伎巧出焉；三焦者，决渎之官，水道出焉；膀胱者，州都之官，津液藏焉，气化则能出矣"。其中既有生理性活动，也有属于心理性活动者，如"谋虑""决断""喜乐""智周""伎巧"等。尽管十二官之用概括得尚不够全面，但其主要精神于说明脏腑职能分工虽然不同，但必须要相互协调，只有这样才能保证人体生命活动的正常状态，故强调"凡此十二官者，不得相失也"。其中起重要调控作用的便是尊为"君主"的心神，"主明则下安，以此养生则寿，殁世不殆，以为天下则大昌。主不明则十二官危，使道闭塞而不通，形乃大伤，以此养生则殃，以为天下者，其宗大危"。

心神主导精神心理活动

精神指人的意识、神志等，可以认为是心理活动的外在表现。心理活动是人类生命活动的重要方面，与生理活动一样都具有脏腑生理基础。心神主导脏腑功能活动，因而"心主神明"也就具有了双重涵义。机体的生理性活动是如何在心神主导下协调运行的，这是中医学基础理论所研究的内容。中医心理学基础理论则着重研究"心"为"精神之所舍"的问题，也就是心神如何主导认识客观世界、对客观世界的态度，以及由此而产生的有意识、有目的的行为心理过程。

1. 心神主导对客观世界的认知过程 对客观世界的认知过程是心理活动的一个重要方面，认知过程大致可分为感知活动和认知思维。通过感觉器官对客观世界的感知，是认知过程首先产生的心理活动，这是在心神的主导下进行的。古代先哲早就认为心神主导着人对客观世界的认知，荀子："心居中虚，以治五官。"（《天论》）至于进一步的思维活动，《孟子·告子上》"心之官则思"，也明确了心神的主导作用。《内经》关于对客观世界认知过程的认识，在《灵枢·本神》中有系统论述："所以任物者谓之心，心有所忆谓之意，意之所存谓之志，因志而存变谓之思，因思而远慕谓之虑，因虑而处物谓之智。"这里明确指出了心是认知客观事物的处所，认知过程是客观事物反映于心神的过程，是由最初对所接触事物的感知，进一步记忆、经验积累，以至于形成概念的由感性认识上升为理性认识的量变发展到质变的过程，以及利用已形成的概念对未来进行判断、推理的创造性思维过程和理论指导实践的处理事物的过程。

《内经》在"整体观"思想的指导下，虽然认为人类的意识思维活动也与其他内脏的功能活动有关，如"脾藏意""智周出焉"（《素问遗篇·刺法论》）；"肾藏志""伎巧出焉""肝藏魂""谋虑出焉""肺藏魄""治节出焉""胆者中正之官，决断出焉"等，但是由于"心藏神"而"主神明""主明则下安"，所以实际上人类的意识思维活动，是在心神主导之下各脏腑共同完成的功能活动。由此可见，心神主导对客观世界认知的全部过程，包括各阶段、各层次。这种认识直到今天，在描述认知过程的常用的词汇中也可充分体现出来，如将感知过程称为"细心观察"，记忆过程称为"牢记在心"，思维过程称为"用心去想""细心分析"乃至"心中有数"，意志过程称为"下定决心"，注意称为"不可分心"，谋虑称为"计上心头"等。

2. 心神主导对客观世界的态度体验 人类对客观世界的态度总是以带有某种特殊色彩的体验形式

表现出来，这就是情绪和情感。现代心理学认为，需要是情绪和情感产生的基础，客观世界是否满足个体的需要，还要依靠对刺激个体的客观世界的认知，因此认知是情绪和情感产生的最直接原因。中医心理学认为，既然认知过程是在心神主导下完成的，那么情感过程当然也属于"心主神明"范畴。

中医心理学运用了中医学"七情""五志"的概念来概括人的复杂情感过程，简称为"情志"。《素问·阴阳应象大论》："人有五脏化五气，以生喜怒忧思恐。"指出人的情志变化是五脏气化功能的一种表现形式。"心为五脏六腑之大主"，五脏的气化活动是在心神的主导之下进行的，因此"五脏化五气"所生的"喜怒忧思恐"，自然是在心神主导之下产生的正常情志变化。所谓"肝在志为怒、心在志为喜、脾在志为思、肺在志为忧、肾在志为恐"，其实情志并不是由五脏直接发生的。若从情志发生的过程来看，首先是通过心神对刺激情境的认知，然后在心神的主导下，分别由五脏对其产生反应而表现出来的。正如《医门法律》所说："忧动于心则肺应，思动于心则脾应，怒动于心则肝应，恐动于心则肾应，此所以五志惟心所使也。"此即所谓"五志所发，皆从心造"（《儒门事亲》），"凡情志之属，惟心所统"（《类经》）。

3. 心神主导行为动作　行为指个体活动中可以直接观察的部分，是心理学研究的重要内容。中华传统文化对行为的认识，《周礼·地官·师氏》："敏德以为行本。"郑玄注："德行，内外之称，在心为德，施之为行。"这虽然是在道德领域中阐述道德行为与"心"的关系，但也可看出，先哲早就意识到人的有意识的行为是由心神主导的。《墨子·经上》："志行，为也。"而"志者，心之所之"（《朱子语类》），更明确了由意志支配的行为是由心神所主。

动作是由肢体的运动来完成的，有目的的肢体运动，是人类在意识支配下最主要的行为动作。《内经》："足受血而能步，掌受血而能握，指受血而能摄。"（《素问·五脏生成》）"血"是肢体随意运动的物质基础和生理基础，《内经》"血者，神气也"（《灵枢·营卫生会》），"血气者，人之神"（《素问·八正神明论》），心主血脉而神明出焉，因此肢体随意运动由心神主导。

语言是人类所特有的行为，是表达思想的重要方式，是以声音为基础的活动。《灵枢·忧恚无言》："喉咙者，气之所以上下者也。会厌者，音声之户也。口唇者，音声之扇也。舌者，音声之机也。悬雍垂者，音声之关也。"可见《内经》早就认识到，声是由发音器官各部分之间协调活动而产生的，这种协调的活动也是在心神主导之下完成的。《古今医统》："肺为声音之门，肾为声音之根。"认为"声音者内关五脏"，而"心"为"五脏六腑之大主"，所以声音虽"内关五脏"，但仍为心神所主导。因此只有神识正常，且发音器官各部分能够在心神主导下协调运动，才能通过语言正确地表达思想。

心神总领众神

心神主导着精神心理活动，这是"心主神明"的重要内涵。但人类的精神活动十分复杂，《内经》用五行归类的方法，按其与五脏的关系，将其归纳为神、魂、魄、意、志"五神"。五神分别以五脏为之舍，其中除心藏神外，余则为肝藏魂、肺藏魄、脾藏意、肾藏志，因此五脏又有"五神脏"之称。这仅是根据其职能分工及层次高低的一种分类方法。《灵枢·本神》说："生之来谓之精，两精相抟谓之神，随神往来者谓之魂，并精出入者谓之魄……心有所忆谓之意，意之所存谓之志。"由此可以看出，心神是属于最高层次者。神魂魄意志分而为五但合而为一，都属于"心主神明"的范畴。如《医门法律》："心为五脏六腑之大主，而总统魂魄，兼赅意志。"人身之神虽有神、魂、魄、意、志五神之别，但这只不过是对人身之神活动不同层次、不同内涵、不同阶段的概括而已。其中心神为最高统帅，魂魄、意志都是在心神统领之下进行的各有分工的精神活动。这些活动虽有分工，但在心神的主导下又相互联系或制约。因此神、魂、魄、意、志分而言之为五，但合而言之仅为一"心神"尔。张景岳《类经·脏象类》："人身之神，唯心所主……外如魂魄志意五神五志之类，孰匪元神所化而统乎一心。"喻嘉言《医门法律·先哲格言》："心为五脏六腑之大主，而总统魂魄，兼赅志意。"

中医心理学的"心主神明"，是在悠久的中华传统文化大背景下，在中医学脏象理论的基础上产生的，具有着浓厚坚实的中华传统文化底蕴，高度概括了人类复杂的精神活动，不仅阐述了复杂生命活动的调控整合机制，更重要的是强调了心身统一、一元化地阐述了人类复杂生命活动的规律性。"心主神明"将"心"看作是心理的物质器官，这一观点虽然不同于现代心理学"人的心理是客观世界在人脑中主观的、能动的反映"的结论，但其认识和解决问题的方向是正确的，比唯心主义将人的心理看成是神秘的灵魂要科学。"心主神明"也是中医脏象学的重要内容，"心主神明"不仅很好地阐释了人体复杂生理活动的整合控制、心理活动的有序进行，更重要的是突出了心理和生理的统一。这一思想长期以来有效地指导着中医临床实践，在养生保健、防治疾病上都发挥了很好的实际效果。

110　心主神明研究

学者朴顺天等对心主神明的研究做了梳理归纳。

心主神明是天人合一思想与取类比象理论的产物

1. 文献探讨　中国古代文献中能见到对太阳神的崇拜。羲和是传说中的中国古代掌管天文历法的人，相传他是黄帝时代的官。《史记·历书》："黄帝考定星历。"同书《索隐》引《系本》及《律历志》曰："黄帝使羲和占日，常仪占月……容成综此六术而著《调历》。"所谓"占日"是指观测太阳，计算日等。又因为羲和在传说中与观测太阳有关，所以在古代神话故事中把羲和塑造为太阳的母亲。《山海经·大荒南经》中说，在东海之外有羲和国，国中有一女子叫羲和，嫁给帝俊为妻，生了 10 个太阳，每天羲和在甘渊为 10 个太阳洗澡。而屈原在《离骚》中，则把羲和写成驾驭太阳车的神，就像希腊神话中的赫午俄斯一样。

又从中国文字来看，发现古人认识世界是以太阳为中心。田倩君认为："神，从示申。申，电也。电，变化莫测，故称之曰神，神之示旁亦为周时所加。电在周以前无雨旁，祗作申。神字周以前无示旁，祗作申，此乃申电神三位一体之证明。"神是申，申就是电。朴顺天认为神是示与申（电）的合成字。电是光，光就是太阳。在这里可推测"神"字的意思就是祭祀太阳。《集解》言简意赅："神明，日也。"确实是"神"字里也有太阳的含义。因此，人们把"神"通常说"神明"。《周易·说卦传》曰："离为火，为日，为电。"《康熙字典·雨部》："电，火属也。"《素问·阴阳应象大论》："天气通于肺，地气通于嗌，风气通于肝，雷气通于心，谷气通于脾，雨气通于肾。"《说文解字注》："孔冲远引河图云，阴阳相薄为雷，阴激阳为电，电是雷光。"雷气是与电气同步出现，相互不离。电气（雷气）是火（太阳），火属于心。神与心同样，一个主宰万物，一个主宰人体生命活动，所以说"神"与"心"合。

中医认为，《内经》理论来源于先秦诸子哲学思想，特别是与《周易》有关，它也有与太阳有关的论述。《周易·说卦传》"离为火，为日，为电"，"天乾地坤，日离月坎"，说明离卦就是日，是五行当中的火。《易纬·乾坤凿度·大象》《易经·说卦传》中亦有同样的论述："离也者，明也，万物皆相见，南方之卦也；圣人南面而听天下，响明而治，盖取诸此也。"又《周易折中·卷九·象上传》引齐梦龙的评论："龟山杨氏云火无常形，丽物而有形，最的本旨。人之生也。得水为精，得火为神，其合也。气聚而形成于有其分也，气散而神泯于无。盖精所以为形，而神丽于形者也。天地，形之大者也。日月丽天，百谷草木丽土，其神之发见而可见者也。"对此，《易经·系辞上》明示："是故法象，莫大乎天地；变通，莫大乎四时；显象著明，莫大乎日月。"

《内经》据此说明神，包括天地之神和人身之神两个方面。前者指自然界的主宰，后者指人体生命活动的主宰。它以取象比类的逻辑推理方法来推论脏腑的生理功能。

《素问·阴阳应象大论》："清阳上天，浊阴归地，是故天之动静，神明为之纪，故能以生长收藏，终而复始。"《素问·气交变大论》："夫五运之政，犹权衡也，高者抑之，下者举之，化者应之，变者复之，此生长化成收藏之理，气之常也。失常，则天地四塞，故曰：'天地之动静，神明为之纪，阴阳之往复，寒暑彰其形，此之谓也。'"马莳注："清阳则上升于天，其浊阴则归于地，阴阳升降，即天地之动静也。"王冰："其动静谁由主司，盖由神明纲纪耳。"张志聪解释："神明者，日月斗星也。"在此基础上，张景岳又阐述了神明的作用："应天之气，则九星悬朗，七曜周旋也。"这里向我们展示了太阳系各星体的运行，"神明为之纪"即是以神明为中心为纲纪之意，显然只有太阳才具备这样的地位。

与大自然一样，人同样有一个主宰生命的万能之主。《素问·灵兰秘典论》："心者，君主之官，神明出焉……故主明则下安，以此养生则寿，殁世不殆，以为天下则大昌。主不明则十二官危，使道闭塞不通，形乃大伤，以此养生则殃，以为天下者，其宗大危，戒之戒之。"《灵枢·五癃津液别》："五脏六腑，心为之主。"《灵枢·邪客》："心者，五脏六腑之大主也，精神之所舍也，心伤则神去，神去则死矣。"就脏腑组织功能活动的整体性而言，"心"是这些活动的主宰。《素问·六节脏象论》："心者，生之本，神之变也，其华在面，其充在血脉，为阳中之太阳，通于夏气。"张景岳注："心为君主而属阳，阳主生，万物系之以存亡，故曰生之本。心藏神，神明由之以变化，故曰神之变。"心主生命之神，万物之生，在于气化不息，人身之生命则在于心主之功能。心主之功能正常，才能气化以行，脉道通利，气血以流，五脏六腑皆气从以顺。

烟建华说：心"医言之主神明，神乃火气之精，故心属火行而应南方与夏天。"火气之精就是太阳，太阳就是主宰万物的神，主宰人体的太阳就是心。晋干宝《搜神记》卷十一《韩冯妻》曰"日出当心"。《景岳全书》："凡变化必著于神明，而神明必根于阳气，盖此火生气，则无气不至，此火化神。"《素问·遗篇刺法论》："气出于脑，即室先想心如日……次想赤气自心而出，南行于上，化作焰明。"有学者认为，心主神明是取象比类理论的产物。《素问·五脏生成》："五脏之象可以类推。"心主血，血色红赤，如火之赤热，如天之日，象征炎热的南方，为人身太阳。

2. 现代佐证

（1）试验证明太阳对人体的影响：苏联学者发现，心脏病与太阳微粒子辐射的地磁后果有关系。在研究太阳活动和心脏病时，苏联的研究人员检查了 1961—1967 年间斯维尔德洛夫斯克市每天心肌梗死心脏病发病率与死亡率。在全部检查的年代里，在地磁活动的日子里发病或死亡的数字高于地磁宁静期的数字，苏联 6 个其他城市的统计结果也与此类似。而当地磁爆发时，血凝块溶解需要比较长的时间，这一点是"很危险的"，因为它能刺激血栓的生成，从而引起心脏病。

荷兰生物气象研究中心发现了支持太阳对血液发生影响这一理论的新证据，并在研究健康男性的血沉速率、血红蛋白、血压周期性的起伏。据说血沉周期长的与太阳周期有关，具有某特定血沉速率人的百分比，从 1958 年（这一年太阳活动出现峰值）的最高值下降到 1966 年（宁静太阳年）的最低值。

H. 克罗默对人体生物磁场的测量结果证明，心、脑磁场又受地球和太阳磁场影响并与知觉、精神活动有关。叙拉克大学也提出太阳活动同精神紊乱关系的报道。有人认为，心磁是人体的控制性结构，是地球及太阳磁场自然选择的适应性结果，心磁场受地球磁场、太阳磁场影响而存在，故心磁的研究有利于心神的开发。

（2）实体的"心"主宰人体生命活动（包括精神思维意识的功能）：最近几十年心脏移植手术的发展，愈来愈多的个案显示出心脏移植之后几乎改变了一个人的性格和一个人的生活方式，简直就是变为另外一个人了。

现代心理学家认为，人的心理的产生是脑对客观现实的反映，但是意识的形成对于大脑皮层来说可能也不是唯一的。实验研究证明，失去大脑皮层的人还有意识存在。病例显示，某患者右大脑半球切除 14 年后，他的某些高级功能仍然存在，精神心理检查表明，对颜色、音乐、具体人物、环境认知和时空的分辨关系上并没有明显障碍。临床观察显示，心脏功能与意识状态两者之间具有密切联系。例如，大量的试验研究表明，窦房结构功能失常出现主要的症状有眩晕、昏厥，心脑综合征的表现有反复的意识丧失、失语、感觉减退，重度休克常有意识障碍，如果人脑中的血液循环停止 6 秒，就会引起知觉丧失。体外循环，特别是在阻断主动脉之后多数患者意识和自主呼吸均消失，心脏复跳后又能清醒。心脏手术后的患者可以出现精神障碍，心脏的跳动表明生命代谢在进行，它的停止则是死亡的象征。

苏联一病理生理学家实验证明，当把猴的冠状动脉结扎后，即发生心肌梗死；但如事先用柯卡因麻醉猴的冠状动脉，再行结扎时，并不出现心肌梗死。外电引述克拉克植入人工心脏的外科医生德夫里斯的话说："虽然塑料心脏不断泵血，但克拉克的血管变得松弛无力，发生膨胀，他的循环系统不能保持把带氧的血推向全身器官所需要的压力。他的结肠功能丧失了，接着他的肾功能丧失了，然后大脑功能丧失了。"朴顺天估计心脏被置换之后，"心激素"的分泌停止了，当肺脏代替心的部分功能维持超过了一定的限度，"心激素"在体内的储存用尽之时，生命便终止了。Spain 氏观察在发病后 1 小时死亡的468 例中，冠状动脉病占 91%，说明急死与心脏有关。

据动物实验所知，心脏离体后，在一定的条件下，可以自律性运动，而机体内其他器官则没有这种特殊的功能。因此，欧洲有些解剖学者也曾坚持认为心脏是神经的源泉。这些资料均有力证明，生命活动（包括精神思维活动）和心脏的功能有着不可分割的关系。

心主神明受古代宇宙空间理论的影响

日心说与盖天论都强调太阳是宇宙的中心，中心亦主宰宇宙万物。日心说认为太阳是宇宙中心，地球和其他行星都围绕太阳转动，又称"日心地动说"。波兰天文学家哥白尼认为，地球不是宇宙中心，而是一种普通行星，太阳才是宇宙中心，行星运动的一年周期是地球每年绕太阳公转一周的反映。

盖天论是中国古代的一种宇宙学说。据《晋书·天文志》记载："天中高于外衡冬至日之所在六万里。北极下地高于外衡下地亦六万里，外衡高于北极下地二万里。天地隆高相从，日去地恒八万里。"盖天说宇宙结构理论力图说明太阳运行的轨道，持此论者设计了一个外衡六间图，图中有七个同心圆，各个不同节令太阳能沿不同的"衡"运动，这个七衡六间图是力图定量地表述盖天说的宇宙体系。

古代哲学家和医学家均认为人是一小天地，人体的主宰是心脏，提出心主神明。在受到日心说理论的影响之下，日心说认为太阳是宇宙中心，故早期心配属为土，居中央。在受到盖天论理论的影响之下，盖天说认为太阳在宇宙的最上面，《内经》心配属为火，居上。无论中医理论中的心属火或者心属土，都与古代宇宙空间理论有关。

从时间节律上考察心主脉，脉舍神

在人活着的时候，心脏的跳动是容易扪得到的，心脏跳动的时候，生命就存在，而当心脏停止了跳动，生命就不存在了，神志就消失了。但在一些特殊的条件下，心跳急促是伴随着精神紧张同时存在的。所有这些容易被人们用来作为依据，建立"心主神明"这个理论。心脏的跳动，一呼一吸，全是时空有序性的复合。心跳节律不但是生命存在的一个信号，而且是时间结构的主要表现。心脏的生理节律则是一个层次分明、高度有序的时间系统。现代时间生物学的研究表明，脉搏的节律取决于心脏节律，而心脏节律与呼吸节律有密切的相位协调关系。对此，古人早有记载，如《素问·平人气象论》："人一呼脉再动，一吸脉亦再动，呼吸定息脉五动，闰以太息，命曰平人。"这说明脉搏数和呼吸数相关。此外，心脏节律跟行走、跑步、咀嚼和眨眼的节律也有相互协调关系。呼吸节律与胃蠕动、血压节律也有间接关系。脉象是由脉搏的速率、节律、强度、位置和形态所组成，与心搏血量、心瓣膜功能、血压功能、血管内血容量以及末梢血管功能状态有关。因此，脉诊也可以说是人体时间结构变化的综性反映。

心脏发育比其他器官早，而且成为胎体先后天发育的基础。人胚还没有一粒大米长时，就出现了类似心脏的结构，名"心原基"。人胚第三周简单的两腔心脏就开始收缩出现正常的心跳节律，它可以搏出血液。血是心神活动的主要物质基础，如《灵枢·营卫生会》："血气者，人之神。"杨上善《黄帝内经太素》释："血者神明之气，而神非血也。"即血液是人的心理活动赖以存在的物质基础，心脏主宰人体的血液循环。如《医学入门》："人心动，则血行于诸经。"《素问·六节脏象论》认为心"其充在血脉"。《素问·痿论》亦提出"心主身之血脉"。《灵枢·本神》"心藏脉，脉舍神"。在心跳节律正常的情况下，营血在经脉中运行不已，通达周身，内滋五脏六腑，外濡四肢九窍，从而产生神的活动，使心神作用得以正常体现。只有心的气血充盛，神志活动才能正常。《灵枢·平人绝谷》："血脉和利，精神乃居。"试想，如果心脏停止跳动，失去了"主血脉"的生理功能，我们还能有生命吗？临床实践也证明，心脏一旦发生了病变，心跳节律不正常，神明活动方面则出现烦躁、谵语、神志昏迷或举止失常。

心主神明是天人合一思想的产物，而它以取象比类的逻辑推理方法来推论脏腑的生理功能。从文字、文献来看，古人认为神就是太阳，太阳是自然界的主宰者，心脏是人体生命活动的主宰者。据此，《内经》亦说明神包括天地之神（太阳）和人身之神（心）两个方面。它认为心是生命的根本，是神灵思维的出处，主宰了人体的一切神机变化。心主神明是人体生机气化的重要中枢。上述的实验研究亦表明，心脏不但主宰生命活动，而且主管精神、思维、意识活动。现代时间生物学的研究也证明，太阳与人体之间有一定的关系，而人体的生理、病理都受太阳的影响。

111 从心主神明探析心理应激性心肌缺血的辨治

心血管疾病与精神心理障碍之间的相关性日益得到关注。多项临床研究表明，30%～70%的冠心病患者可在精神心理压力应激下诱发心肌缺血，称为心理应激性心肌缺血（MSIMI），该类型心肌缺血与运动或药物负荷诱发的心肌缺血不同。MSIMI除影响生活质量外，还会导致不良心脏事件的风险增加，且独立于其他传统危险因素。荟萃分析显示，MSIMI可使冠心病、心血管终点事件的发生率或总病死率增加2倍。MSIMI已成为双心医学领域广泛关注的热点问题。现代医学对MSIMI的治疗，多在规范应用原有冠心病治疗药物的基础上，使用针对精神心理障碍的药物，包括选择性5-羟色胺再摄取抑制剂（SSRI）、5-羟色胺/去甲肾上腺素再摄取抑制剂（SNRI）、去甲肾上腺素和特异性5-羟色胺再摄取抑制剂（NaSSA）等，可有效提高患者生活质量并改善预后。但由于单纯接受西医治疗存在患者依从性差及药物副作用等局限性，发挥中医药多靶点、多途径治疗的优势，研究中医药在MSIMI治疗中的作用具有重要的临床意义。学者蒋跃绒从"心主神明"理论探析了心理应激性心肌缺血的辨治。

中医对心主神明的认识

1. 心主血脉与心主神明相互影响 中医学早在《内经》中就提出"心主血脉"和"心主神明"两大重要生理功能。《素问·灵兰秘典论》："心者，君主之官也，神明出焉。"《素问·八正神明论》："血气者，人之神。"《灵枢·本神》："心藏脉，脉舍神，心气虚则悲，实则笑不休。""心主血脉"囊括了"心主血"和"心主脉"的生理功能，血液在脉管内循环运行，输送营养而达于周身，是"心主神明"的重要物质基础。反过来，"心主神明"的功能也可影响"心主血脉"的功能。若情志畅达，则气血调和；若情志失畅，则心气郁结、气滞血瘀、耗伤气血，导致血脉失和。

2. 五志过极皆可影响心神 中医学关于情志致病的认知也可追溯到《内经》。情志异常皆可影响心神。《素问》有"喜伤心""人忧愁思虑即伤心"的记载，《灵枢·口问》"悲哀忧愁则心动，心动则五脏六腑皆摇"。《类经》进一步指出七情皆可伤心："情志之伤，虽五脏各有所属，然求其所由，则无不从心而发"。《景岳全书》"神虽由精气化生，但统权精气而为运用之者，又在吾心之神"。《证治准绳》"夫心统性情，始由怵惕思虑则伤神，神伤，脏乃应而心虚矣"。因此，五志过极皆可影响到"心主神明"的功能。

3. 心主神明功能失常可导致心系疾病 历代医家不仅认识到情志过激可以导致心悸、心痛等心系疾病，而且对心系疾病合并情志改变的治疗积累了丰富的临证经验。隋代巢元方《诸病源候论》："夫思虑烦多则损心，心虚故邪乘之，邪积不去，则时害饮食，心中怫怫如满，蕴蕴而痛，是谓之心痹。"宋代严用和《济生方·惊悸论治》认为心悸与心胆有关："惊悸者，心虚胆怯之所致也。"清代沈金鳌在《杂病源流犀烛·心病源流》中指出七情皆可致心痛："七情之由作心痛，七情失调可致气血耗逆，心脉失畅，痹阻不通而发心痛。"

心理应激性心肌缺血的现代认识

目前MSIMI的具体机制尚不完全清楚。女性、左室功能不良、肥胖等都是MSIMI的危险因素。可能机制涉及血小板聚集、炎性因子、冠状动脉微血管舒缩功能障碍、基因多态性等方面。紧张、焦虑、恐惧、烦躁、愤怒、冲动及重度抑郁等心理应激可使交感张力骤增，儿茶酚胺释放过多，引起心肌细胞的肥大、凋亡和心脏重构，同时，β-血小板球蛋白和血小板因子4等血管活性物质增加，促发冠状动脉斑块的形成和破裂。心理应激也可引起严重的冠状动脉痉挛，甚至诱发心肌梗死。

REMIT研究纳入了270例缺血性心脏病患者，均进行一组3种压力应激测试，其中43.44％为MSIMI，18.15％为正常左室反应者（NLVR），与NLVR组相比，MSIMI组对肾上腺素、胶原、5-羟色胺＋二磷酸腺苷（ADP）诱导的血小板聚集均表现为更高的聚集反应，静息状态下两组血小板聚集和血小板5-羟色胺转运体表达无明显差异，提示压力应激诱发的血小板聚集性的动态变化可能是MSIMI的潜在机制，压力应激诱导的血小板高反应性和心血管事件相关。静息状态下，与男性相比，女性对5-羟色胺和肾上腺素的血小板聚集反应更高；精神压力后，女性有更高的MSIMI发生率，表达更多的负面情绪和更少的积极情绪，且对胶原诱导的血小板聚集反应比男性高。5-羟色胺升高介导的血小板聚集是抑郁合并心肌梗死的潜在机制，血小板活性增高会使心肌梗死合并抑郁患者的心脏事件发生率增加。

自主神经功能失调和炎性因子的生成也与MSIMI有关。急性情绪反应性精神压力可引起影响预后的心功能和心肌灌注的缺损以及慢性炎症。心理应激后，女性和男性炎性因子白介素-6（IL-6）浓度均升高，而50岁以内女性IL-6浓度为男性的2倍，心肌梗死后，50岁以内的女性与年龄匹配的男性相比，有更高的炎性因子水平。与同年龄的男性相比，年轻女性心肌梗死后MSIMI的发生率更高，预后较差，较高的炎症状态可解释这种性别差异。心理应激和腺苷诱导的心肌缺血之间具有高度一致性，对34例心力衰竭病史超过3个月且射血分数低于40％的冠心病患者，分别进行腺苷负荷和心理应激干预后进行心肌灌注单光子发射计算机断层成像术（SPECT）成像，应激后30分钟和应激前相比，内皮素-1和IL-6升高，IL-10降低，左室舒张末容积和收缩末容积在心理应激和腺苷负荷后均较静息状态下增加。炎性因子如肿瘤坏死因子-α（TNF-α）、白介素-1（IL-1）和IL-6在抑郁患者中高表达，刺激中枢5-羟色胺神经传递，与下丘脑-垂体-肾上腺轴（HPA）过度活跃有关，也通过多种机制参与其他应激诱导的疾病，如心肌梗死和冠心病的发生和进展。

心脏微循环障碍可能是精神压力和短暂心肌缺血之间相互作用的关键环节，是MSIMI的促发因素。MSIMI的发展可能是将来心脏事件的一个"沉默"指标。心理应激试验发现，精神压力可使健康人冠状动脉微小血管扩张，冠状动脉血流增加，而对冠心病患者，精神压力可引起冠状动脉微小血管扩张受阻，心肌供血、供氧减少，在精神压力应激下，冠状动脉粥样硬化狭窄节段血管收缩且血流量减少，而在光滑的心外膜血管则可观察到血管扩张和血流量增多。研究表明，年轻女性心肌梗死后发生MSIMI的概率是男性的2倍，其机制与女性在精神压力下的微血管功能障碍和外周血管收缩有关。

中医对 MSIMI 的认识和治疗

MSIMI属中医学"郁证""脏躁""胸痹""心悸"等范畴，常由七情过极引起气血运行失常，致使心气虚损、肝失疏泄、心气郁结、心脉痹阻等，轻者可仅有胸闷、心悸、情绪不宁等症状，重者可因忧虑恐惧使病情恶化，忧思竭虑，甚或恐悲交加，出现心惊胆怯、夜寐不安、腹满纳呆、心悸怔忡、胸闷心痛等，久之旧病不瘥，又添变证，甚者可出现真心痛、厥证等变证。MSIMI临床以女性发病率高于男性，这与女子的生理特点有关。《临证指南医案》云："女子以肝为先天。"妇女以血为重，行经耗血，妊娠血聚养胎，分娩出血，以致常有余于气而不足于血。多因思虑忧郁，肝血暗耗，心神失养，发为心悸，或长期压力恼怒，肝气郁而不畅，血脉因而淤滞，心脉痹阻，发为胸闷。

本病病位在心，与肝、脾、肾关系密切，尤以心、肝为主。病性有虚、实之分。虚者多由心之气及血、阴、阳不足引起心神失养，实者多由气滞、血瘀、痰湿（火）等导致心脉不畅，心神被扰。可虚实夹杂或相互转化。中医治疗当明辨虚实和病情缓急，补虚与泻实兼顾，同时重视调和气血、调理心神。虚证予以益气养血、滋阴温阳；实证予疏肝理气、活血化瘀、清火化痰等。临证需分清虚实主次，治当兼顾，且应酌情配合宁心安神之品。

近年来，国内学者对冠心病合并焦虑、抑郁等情绪障碍或心理应激性心肌缺血的中医药治疗开展研究，2016 年发布的《心理应激导致稳定性冠心病患者心肌缺血的诊断与治疗专家共识》推荐用于治疗 MSIMI 的中成药包括振源胶囊（益气通脉、宁心安神）、心可舒片（活血化瘀、行气止痛）、心灵丸（活血益气、宁心安神）、复方丹参滴丸（活血化瘀、理气止痛）、乌灵胶囊（补肾健脑、养心安神）等。

临床研究方面，多以冠心病合并焦虑、抑郁的患者为研究对象，观察药物多集中于行气活血、疏肝健脾、益气养心、宁心安神等中药复方。如刘梅颜等以冠心病共病抑郁或焦虑的 MSIMI 患者为研究对象，在常规治疗基础上加用心可舒片活血行气，以安慰剂作对照，疗程 8 周，结果显示，治疗组左心室缩短分数（LVFS）明显升高，血清同型半胱氨酸（Hcy）、PHQ-9 抑郁症筛查量表评分、广泛性焦虑量表（GAD-7）评分均明显降低。孙月园采用疏肝健脾、养心安神之怡心汤治疗冠心病稳定型心绞痛合并焦虑、抑郁且中医辨证属肝郁脾虚证的患者，治疗组在改善焦虑积分和抑郁积分方面明显优于对照组，且中医证候总有效率和心绞痛有效率均高于对照组。刘芊等采用随机对照研究方法，观察自拟疏肝宁心汤加减联合心理疗法对伴有焦虑的冠心病患者的疗效，结果显示，治疗组在常规治疗基础上联合中药及心理治疗后，症状明显改善，且汉密尔顿焦虑量表评分明显低于对照组。叶庆红等将 78 例经皮冠状动脉介入治疗（PCI）术前后合并焦虑、抑郁的老年冠心病患者随机分为治疗组和对照组，分别在常规治疗基础上给予舒肝解郁胶囊或帕罗西汀片，结果发现，舒肝解郁胶囊可改善 PCI 术前后伴发的焦虑及抑郁症状，疗效与帕罗西汀相当，且不良反应少。张晓羽等采用简单随机对照临床研究设计，观察虚拟康复训练系统结合柴胡龙骨牡蛎颗粒治疗心理应激导致稳定性冠心病心肌缺血且中医辨证符合气滞血瘀、心胆郁热患者的有效性及安全性，结果显示，虚拟康复训练联合柴胡龙骨牡蛎颗粒可改善 MSIMI 患者生活活动能力、提高生存质量、改善负性情绪，达到双心同治的目的。

基础研究方面，多采用心肌缺血合并情绪应激模型，观察中药对其影响。万婷采用慢性非可预见性应激刺激结合大鼠腹腔注射异丙肾上腺素（ISO）的方法制造心肌缺血动物复合模型，结果发现，益气活血药可能通过影响脂联素在脑海马体、心肌组织中的含量，抑制炎症反应、抑制细胞凋亡、改善心肌缺血；同时也通过影响脑以及相关神经体液调节因素，影响模型大鼠的心理状态。刘梅颜等采用强迫游泳试验结合冠状动脉结扎造成心肌梗死合并抑郁大鼠模型，采用益气活血中药（三七、人参、珍珠）预处理，结果发现益气活血药物预处理能改善心肌梗死、抑郁或心肌梗死＋抑郁等应激造成的血清和血小板 5-羟色胺水平下降。

目前，以行气活血、疏肝健脾、益气活血、宁心安神等为基础的中医治疗对 MSIMI 或冠心病合并焦虑、抑郁等情绪障碍显示出了较好的临床疗效和应用前景。

心理应激性心肌缺血的发生与"心主血脉"和"心主神明"的功能失常有关，病位在"心"，兼及肝、脾、肾他脏。以调和气血、补虚泻实、心肝同治、调理心神为主要治疗法则。中医药治疗心理应激性心肌缺血，因其安全性高、多靶点、整体调节的优势已展示了良好的应用前景。

112   从心主血脉辨治原发性高血压

高血压病是一种常见的心血管疾病，常引起心、脑、肾等重要器官的病变而危及人类的健康与生命。对于现代医学定义的高血压病，历代著述并无与之相对应的病名，现代大多从"眩晕""头痛"的角度进行辨证论治。郭维琴认为，高血压病患者早期因情志因素而致气滞血瘀；后期因热邪伤阴致阴虚血阻，气血瘀痹；晚期因气阴两虚，气不帅血致气虚血瘀，阳虚血凝。因疾病发展过程中始终贯穿着导致血瘀的因素，且中医认为"久病入络""久病入血"，故从"心主血脉"的认识出发，"从心论治"高血压病，佐以活血化瘀药物，可事半功倍，收桴鼓之效。

病因病机

关于高血压病的病因病机，《内经》有"诸风掉眩，皆属于肝"之说。《千金方》也指出"肝厥头痛，肝为厥逆，上亢头脑也"，认为肝是高血压病的发病枢纽。"阳亢"和"肾虚"是占主导地位的经典理论依据。另外《景岳全书》有"无虚不做眩"之说，《丹溪心法》提出"无痰不作眩"的观点。自明清开始，"瘀血致眩"之说开始受到广泛的重视和临床发挥。如清代《临证指南医案》有"阳虚浊邪阻塞，气血瘀痹而为头痛"之说。明代虞抟首倡"血瘀致眩"。《内经》"心主身之血脉""诸血者，皆属于心"。心主血脉包括主血和主脉2个方面。全身的血液都在脉管中运行，依赖于心脏的推动作用，才能输送到全身。心气不足，血流不畅，则虚损诸疾丛生，"气滞则血瘀"，气虚清阳不升，血虚脑失所养，发为眩晕、头痛之症，若兼有痰浊阻滞，浊阴不降，上扰清窍可加重眩晕，或致反复不愈。气血失调是引起高血压的最直接原因，病机为气血逆乱。心主血，血舍神，心主神明，影响神志。所以，只有心的气血充盛，心神得养，心主血脉的功能才能正常发挥。反之，若心有了病变，则种种病变亦随之而生，所以心主血脉异常是导致高血压病的重要病机之一。流行病学调查显示，血瘀证普遍存在于高血压病患者之中，现代研究结果证实了血瘀证是高血压发病的重要病理基础之一。

辨证分型

现代中医学者对高血压病主要以阴阳、脏腑为纲进行中医辨证分型。中国中医研究院西苑老年医学研究所认为老年人高血压的虚证多，尤其以肾虚为最。上海市高血压研究所认为对于高血压病的中医分型应以阴阳为纲，分成2类，4型为宜，2类为"阴虚阳亢"和"阴阳两虚"，阴虚是其"本"，阳亢是其"标"。山西中医研究院将本病分为阳亢、阴虚阳亢、阴阳两虚和阴虚4型。中国中医研究院广安门医院将高血压分为肝阳上亢、肾阴虚和肝风痰浊。近年来，在中医临床研究中，阴虚阳亢为常见证型，其次为肝肾阴虚、肝火亢盛、痰湿壅盛、气滞血瘀、肝郁脾虚、冲任失调等。另有人提出高血压病的中医辨证分型主要为肝阳上亢、肝肾阴虚、痰浊中阻和瘀血阻络4型。在现代科研中，目前被大家广泛接受和采用的是《中药新药临床研究指导原则》将高血压分为肝火亢盛、阴虚阳亢、阴阳两虚和痰湿壅盛4型的分型方法。高血压病早期中医证型多为肝火亢盛，罹病后经年不愈则气血皆伤，化为败瘀凝痰，痰瘀阻滞清窍而发为眩晕。

治疗研究

目前对于高血压病的治疗，主要遵循"虚则补之，实则泻之""平衡阴阳，调整气血"的原则。临床以平肝、补肾、健脾等法为主。传统观念多以肝阳上亢、阴虚阳亢、肝肾阴虚、心肾两虚、痰浊中阻、阴阳两虚等证为着眼点和临床治疗的切入点来论治高血压病，虽能改善症状，但难以巩固或提高疗效。郭维琴等应用中西医结合学会有关虚证和血瘀证的全国标准，对100例高血压病门诊患者进行临床流行病学的中医研究，结果发现，无论是高血压的Ⅰ期、Ⅱ期还是Ⅲ期患者，心虚证者均多于肝虚证、肾虚证，血瘀证也多于同期的气虚、阴虚、阳虚证者，且与"心主神志""心主血脉"相关的心悸、胸闷、失眠多梦、健忘、肢体麻木等症状也相当普遍。黄力等研究发现在高血压病各类证型中伴有血瘀证者约占高血压病总数的一半，并且血瘀的程度有Ⅲ期＞Ⅱ期＞Ⅰ期的趋势，说明血瘀证贯穿高血压病病变全过程，且随着病情的发展日趋严重。此外，高血压病具有起病缓慢，病程长，中老年多发，易反复，缠绵难愈等特点。中医认为"久病入络""久病入血"。可见，"从心论治""活血化瘀"是高血压现代中医治则的重要内容之一。

其次，活血化瘀的应用与《内经》"疏其血气，令其调达，而致和平"的指导思想相吻合。心主血脉，以气为用，心气的盛衰与血液循环有直接关系。高血压病患者，特别是老年患者，心气虚衰为其主要病机。高血压病亦有实的一面，"痰瘀阻络、毒损心络"是高血压病发生的主要病理基础。高血压病患者心脏、血管结构及功能、血液流变学等的改变都反映了心虚证、血瘀证在高血压病发病及病理上的重要性。因此，在辨证论治基础上参以合理的活血化瘀法已逐渐成为针对高血压发病病因、病理机制、提高疗效的更有效治法，也正被更多的中西医学者们所认同。郭维琴在高血压病治疗过程中尤其重视活血化瘀药物的应用，灵活、有效应用活血化瘀法是其治疗高血压病的突出特色。郭维琴认为，高血压病患者早期因情志因素而致气滞血瘀；后期因热邪伤阴，致阴虚血阻，气血瘀痹；晚期因气阴两虚，气不帅血，致气虚血瘀，阳虚血凝。因疾病发展过程中始终贯穿着导致血瘀的因素，而瘀血产生又成为进一步致病的病理因素，使病情不断进展加重。气虚则血瘀，特别是老年患者，心气虚衰为其主要病机。如清代叶天士："久发频发之恙，必伤及络。络乃聚血之所，久病必瘀闭。"《医宗金鉴》也认为"瘀血停滞，神迷眩晕，非用破血行血之剂，不能攻逐荡平也。"故而从"心主血脉"的认识出发，在治疗中体现出"从心论治"的原则，适当加入活血化瘀药物对高血压病治疗有益。

验案举隅

验案1：患者，男，36岁，2010年3月9日初诊。头痛3年余，发现血压升高3个月。偏头痛，每因情绪波动而反复发作。3个月前因头痛测血压：130/96 mmHg，心率76次/min，律齐。纳食可，二便正常，夜寐欠安，易醒，醒后不易复眠。苔薄白，舌胖有齿痕，脉沉无力，尺不足。有高血压病家族史。生化全项：甘油三酯、胆固醇增高，高密度脂蛋白降低。西医诊断为高血压病；中医诊断为头痛。

处方：钩藤15 g，菊花10 g，夏枯草12 g，蔓荆子10 g，川芎10 g，丹参20 g，红花10 g，赤芍15 g，白芍15 g，首乌藤30 g，合欢皮20 g，远志6 g，炒酸枣仁15 g，山茱萸12 g，生山药15 g，蜈蚣2条。7剂。每日1剂，水煎分2次服。

1周后复诊，药后头痛、精神好转，可正常入睡，仍有早醒，食欲好。小便正常，大便溏薄，苔薄白腻，舌暗胖，有齿痕，脉沉无力。血压130/80 mmHg，心率68次/min，律齐。自测血压波动于130～140/70～90 mmHg之间。以上方去丹参、红花，加珍珠粉（冲服）0.6 g，以增加宁心安神之功，14剂。

三诊时诉药后头痛、精神明显好转，睡眠正常，食欲好，小便正常，大便溏薄，苔薄白腻，舌暗胖，有齿痕，脉沉无力。血压130/80 mmHg，心率68次/min，律齐。以上方去生山药，加炒白术

30 g，苍术 10 g，14 剂，健脾和胃，调理善后。

按：本案患者头痛 3 年余，属中医"头痛"范畴，辨证属早期因情志因素而致气滞血瘀，诊断高血压病。患者偏头痛，每因情绪波动而反复发作。纳食可，二便正常，夜寐欠安，易醒，醒后不易复眠。苔薄白，舌胖有齿痕，脉沉无力，尺不足。平素易情绪激动，烦躁易怒。综合四诊为肝阳头痛，兼有气滞血瘀。治以平抑肝阳，活血化瘀，宁心安神。应用钩藤、菊花、夏枯草、蔓荆子、川芎平抑肝阳，丹参、红花、赤芍、白芍活血化瘀，蜈蚣通络搜风。首乌藤、远志、合欢皮、炒酸枣仁宁心安神。肝在头痛病机中占有特殊重要的地位，如《素问·至真要大论》"诸风掉眩酸皆属于肝"。头痛的发生与阴阳失调，气血紊乱有关，然责之于肝，亦与心主血脉、心主神明密切相关。《内经》指出"心为五脏六腑之大主，而总统魂魄，兼赅意志""怒动于心则肝应"。心之功能失调，影响肝之疏泄调达，情志抑郁，脾运失常，化生痰浊，流于血脉，痰瘀互阻则见头痛。临证从心、肝两脏论治头痛，平抑肝阳，兼以活血化瘀，宁心安神，治其兼症，常取得满意疗效。

验案 2：患者，女，76 岁，2010 年 2 月 23 日初诊。患者高血压病 20 余年，长期规律服用降压药，血压维持在 130～160/50～60 mmHg，时有头晕发作。今日早起后感头晕，伴恶心、呕吐 1 次，为胃内容物。平时行走速度稍快即出现胸痛伴胸闷憋气，同时可出现左上肢疼痛及背部酸胀感，腰酸腿软，乏力，食欲欠佳，大便干，4～5 日一行。既往有冠心病，糖尿病史。血压 180/60 mmHg，心率 70 次/min，律齐。苔薄白腻，舌暗，脉弦滑，尺不足。心电图：窦性心律，Ⅰ、Ⅱ、Ⅲ、AVF、V5、V6S－T 段下移。室性早搏。头颅 CT：双侧基底节区、双侧脑室旁腔隙性脑梗死不除外。西医诊断为高血压病。中医诊断为眩晕、胸痹。

处方：党参 15 g，黄芪 15 g，丹参 20 g，红花 10 g，鬼箭羽 12 g，郁金 10 g，枳壳 10 g，姜黄 10 g，鸡血藤 30 g，钩藤 15 g，葛根 15 g，川芎 10 g，生白术 30 g，瓜蒌 30 g，薤白 10 g。7 剂。每日 1 剂，水煎分 2 次服。

二诊：食欲已正常，大便不干，2～3 日一行，药后乏力、自汗、心悸减轻，头晕亦减轻，胸部仍有压迫感，食欲好，睡眠尚可，二便正常。血压 160/60 mmHg，心率 72 次/min，律齐。苔薄白腻，舌暗，脉沉细浮。以上方去薤白，加熟大黄 10 g，地龙 10 g，荜茇 6 g，14 剂。

三诊：药后心悸减轻，头晕缓解，食欲好，大便正常，2～3 日一行，乏力好转，自汗、胸部压迫感减轻，食欲及睡眠好，二便正常。血压 140/60 mmHg，心率 72 次/min，律齐。苔薄白腻舌暗，脉沉细。以上方去姜黄，14 剂，缓解症状，调理善后。

按：本案高血压患者以头晕反复发作为主，属于中医"眩晕"范畴。辨证属气阴两虚，气不帅血，致气虚血瘀，阳虚血凝。患者表现为头晕，伴恶心、呕吐，胸痛伴胸闷憋气，左上肢疼痛及背部酸胀感，腰酸腿软，乏力，食欲欠佳，大便干，4～5 日一行。苔薄白腻，舌暗，脉弦滑尺不足。病位在肝、脾、心，病性为本虚标实。气血亏虚、胸阳不振为本虚，痰浊痹阻、瘀血阻络为标实，综合四诊为气虚血瘀，痰瘀阻络，胸阳不振，治则以益气活血，宣痹通阳为法。应用党参、黄芪益气，丹参、红花、桃仁、川芎活血化瘀，钩藤、夏枯草、菊花平肝潜阳，葛根升发阳气，荜茇、瓜蒌温通心阳。眩晕之病因虽多，以内伤为主，如嗜食酒肉肥甘，饥饱劳倦，长期恼怒抑郁等。痰浊中阻致清阳不升，浊阴不降；风阳升动，上扰清空；气血亏虚，脑失所养；眩晕日久，久病入络，导致瘀血内停。郭维琴临证不因眩晕为主症而单纯以镇肝息风，平肝潜阳为法，而是常配合使用活血化瘀之品，如丹参、红花、川芎、桃仁、鸡血藤、茺蔚子等药，同时配伍适当行气药，协助活血化瘀之力，可取得满意疗效。总之，活血化瘀法在治疗高血压病中具有重要的意义，这与"心主血脉"有着密不可分的关系。

113 心主血脉理论对心血管疾病的意义

　　"心"居于胸腔，隔膜之上，为五脏六腑之大主，故称之为"君主之官"（《素问·灵兰秘典》）。《素问·宣明五气》"心主血"；《素问·痿论》"心主身之血脉"；从中医脏象学理论阐述了心脏的主要生理功能之一。学者王凤荣等认为，探讨《内经》"心主血脉"的深刻含义及其在临床上的应用，对于心血管疾病的防治具有极其重要的指导意义。

心主血脉析

　　1. 心与血之间的关系　《素问·宣明五气》"心主血"，说明了心脏的主要生理功能之一，主宰血液在全身脉管中循环无端，周流不息，以营养人体的周身内外上下，故《素问·五脏生成》"诸血者，皆属于心"。

　　血液是构成人体和维持生命活动的基本物质之一，具有滋养作用的红色的液态样的物质，主要是由营气和津液组成，而营气和津液都来自脾胃生成的水谷精微（生化血液的最基本物质），如《灵枢·决气》"中焦受气取汁，变化而赤，是谓血"；《灵枢·邪客》"营气者，泌其津液，注之于脉，化以为血"；深刻说明作为人体后天之本的脾胃的运化功能在血液生化及构成中的重要地位，亦为气血生化之源，然而血液的生成是一个十分复杂的过程，不仅需要靠脾运化精微，然而亦不能忽视经心赤化，肝疏泄而藏血，肺气调血，肾精化血等脏腑的功能，如张景岳："血者，水谷之精也，源源而来，而实生化于脾，总统于心，藏受于肝，宣布于肺，施泄于肾，而灌溉一身。"

　　《难经·二十二难》："血主濡之。"言简意赅地说明了血液营养和滋润的主要功能。血亦是精神活动的重要物质基础，如《灵枢·平人绝谷》："血脉合利，精神乃居。"周流全身，运行不息，如环无端的血液不断地对全身各脏腑组织器官起着充分的营养和滋润的作用，以维持人体正常的生理活动，如《素问·五脏生成》："肝受血而能视，足受血而能步，掌受血而能握，指受血而能摄。"进一步阐释只有心主血功能的正常发挥，才能使得各脏腑组织器官均得到濡养作用，维持正常的机体活动。

　　血液在人体的正常运行，必须依赖于心阳气充沛、血液充盈及脉道通利。心阳气的推动、温煦和固摄作用之间协调运作，决定着心脏的正常搏动，从而使血液在脉管中运行不息而不至于溢出脉外，通达全身，无所不至，如《医学入门》："人心动，则血行诸经。"然而血液的运行亦不能忽视肺的宣发和朝百脉，肝的疏泄和藏血，脾生血和统血等脏腑的生理功能在其中所起的作用。总之，血液循环的正常运行，与心、肝、脾、肺等脏腑生理功能是否协调平衡有着重要关系。《素问·经脉别论》："食气入胃，散精于肝，淫气于筋。食气入胃，浊气归心，淫精于脉。脉气流经，经气归于肺，肺朝百脉，输精于皮毛。毛脉合精，行气于府。府精神明，留于四藏，气归于权衡。"这段原文具体描述水谷精气在人体内的运行走向，而水谷精微是生化血液的最基本物质，所以也可从原文中了解到血液在心、肺、脉构成的循环系统中，呈现出离心性和向心性的大致循环走向。

　　总之，心所主之"血"乃是全身之血，在心脏的搏动下，推动着血液在脉管中运行不息，周流全身，不断地营养和滋润着全身各脏腑组织器官，以维持人体正常的生理活动。心主血的生理功能发挥正常，人体才能面色红润光泽，胸部舒畅，舌质淡红而滋润光泽，脉象和缓有力。

　　2. 心与脉之间的关系
　　（1）从结构上认识：脉，即血脉、经脉，是五体之一，亦是奇恒之腑，是一个相对密闭的管道系统，血液和营气循脉行于脉内，遍及全身，环周无端，故又称为"血府"，如《素问·脉要精微论》："夫脉者，血之府也。"深刻地阐释脉为全身血液运行不息，周流无端的通路，即现代医学所言之动静脉及全身之微小血管。通过解剖和观察人们对于心的大小和心脏的大血管也有所了解，如《难经》"心重十二两，中有七孔三毛，盛精汁三合"，其中"三毛"即是对心脏大血管的描述。《灵枢·动腧》："经脉十二，而手太阴足太阴阳明，独动不休何也。"描述人体寸口、人迎、内踝后、足背上、外踝上几处部位的血脉在触摸时搏动不已，因此《内经》将其命名为"动脉"，如《素问·三部九候论》指出："上部天，两额之动脉；上部地，两颊之动脉；上部人，耳前之动脉。"在实践中针灸刺破血脉之后，发现有的"血滑，刺之则射"，有的"血黑以浊，故不能射"（《灵枢·血络论》），直观形象地描述出动静脉及其之间的差异。

（2）从功能上理解：《素问·宣明五气》"心主脉"；《素问·五脏生成》"心之合脉也"；说明心与血脉之间关系密切，在心气的推动下，心脏的正常搏动下，血液才能在脉管中运行不息，通达全身，从而实现其运行气血的功能。血脉亦可约束营血，使其循行于脉内而不至外溢，并且能约束和促进血液沿着一定的轨道和方向循行，如《灵枢·决气》："壅遏营气，令无所避，是谓脉。"脉是奇恒之腑之一，有"藏而不泻"的功能特点，如《素问·五脏别论》："脑、髓、骨、脉、胆、女子胞，此六者，地气之所生也，皆藏于阴而象于地，故藏而不泻，名曰奇恒之腑。"脉主藏血，在生命活动过程中具有调节血容量和血液浓度等作用，如《灵枢·血络论》："血脉者，盛坚横以赤，上下无常处，小者如针，大者如筋。"更重要的是脉与心连，心脏的正常搏动下，脉管中的血液才能运行不息，如环无端，通达全身，连接成为统一的有机体，而且"心为五脏六腑之大主也"（《灵枢·邪客》），故脉搏跳动可以反映全身的情况。

3. 心、血、脉三者之间的关系 《素问·痿论》"心主身之血脉"，是中医脏象学的重要理论之一，心主血脉包括主血和主脉两个方面，所谓"主"，即主持、主宰之意。血，指血液，由营气和津液组成，是构成人体和维持生命活动的重要的营养物质。脉，即血脉、经脉，为气血运行的管道。心主血脉的基本含义是指在心阳气的推动、固摄和温煦作用之间协调运作下，心脏的正常搏动，推动血液循行于脉中而不溢出，通达全身，无所不至，如环无端，滋润和营养着五脏六腑、肢体官窍及筋骨皮肉等全身的组织器官，从而维持人体正常的生命活动，可见心、脉、血三者密切关联。心、脉、血三者组成一个循环于全身的相对独立的密闭系统的系统，而心在这个系统中起着主导作用，为"君主之官"（《素问·痿论》），如《医学入门》"人心动，则血行诸经……是心主血也"；《素问·六节脏象论》：心者，生之本，神之变也，其华在面，其充在血脉，为阳中之太阳，通于夏气。"

心藏神与心主血脉之间的关系

《素问·宣明五气》"心藏神"，神明之心是人体生命活动的主宰，具有接受、处理和反映外界客观事物和信息，从而进行意识、情志和思维活动，产生人体的精神活动，协调统一人体的正常生命活动，《灵枢·邪客》："心者，五脏六腑之大主，精神之所舍也。"而血与脉是神志活动的物质基础，如《素问·八正神明论》"血者，神气也"；《灵枢·本神》"心藏脉，脉舍神"。神明之心主宰整个人体生命活动，心主血脉的生理功能也受心神主宰，总之，心藏神与心主血脉之间相互联系，相互影响。

心主血脉与心血管疾病的关系

随着社会经济的变革，人们生活方式的变化，导致心血管疾病成为危害中老年人健康的常见病、多发病。而"心主血脉"理论在临床上对于心血管疾病的防治具有重要意义，血液在人体中正常运行，必须以心阳气充沛、血液充盈及脉道通利为基本前提条件。心阳气的充沛决定着心脏的正常搏动，从而使血液循于脉中而不溢，运行不息，通达全身，不断地营养和滋润着全身各脏腑组织器官，以维持人体正常的生命活动。若心主血脉的功能失常，则会通过人体的面色、舌象、脉象和胸部的异常反映出来，故《素问·调经论》有"病在脉，调之血；病在血，调之络"之说。然心主血脉同心藏神亦息息相关。所以对于心血管疾病的防治应从养心、治血、通脉、调摄精神四个方面入手。

1. 养心　养心包括养心气、养心血、养心阴、养心阳，心为五脏六腑之大主，心的气血阴阳通充沛，则各脏腑组织器官协调运作，维持人体正常的生命活动。

2. 治血　《难经·二十二难》"血主濡之"；《素问·八正神明论》"血气者，人之神，不可不谨养"；《灵枢·平人绝谷》"血脉和利，精神乃居"；充分说明血具有滋润和营养的功能，为全身各脏腑组织功能活动提供营养，是构成人体和维持人体生命活动的最基本物质，故有"血气不和，百病乃变化而生"之说（《素问·调经论》）。治血之法包括养血、活血两个方面，亦包含了未病的预防、已病的治疗两方面。唐容川《血证论》中说"血虚则神不安而怔忡，有瘀血亦怔忡"；王清任的血府逐瘀汤是治疗心血管疾病的有效方，如《医林改错》指出"心跳心慌，用归脾安神等方不效，用此方百发百中"，说明养血活血之法在心血管疾病中的重要性。

3. 通脉　通脉之法包括通畅脉管，保持脉管的柔韧性，以及脉管的养护，从而使血运通畅，运行全身，充分发挥血液的作用，如《素问·脉要精微论》："夫脉者，血之府也。"

4. 调摄精神　情志为病是心血管疾病的一个重要致病因素，精神情志活动，与人的生命活动有密切的关系。在疾病过程中，情志波动又能使疾病加重和恶化，如"忧思则心系急，心系急则气道约，约则不利"（《灵枢·口问》），精神愉快，心情舒畅，气血调达，气血和平，而调摄神志可使气血运行和顺，从而增强正气抗邪能力，即利于恢复健康，亦可预防疾病发生发展，故《素问·上古天真论》提出"恬淡虚无，真气从之，精神内守，病安从来"，所以重视调养神志对心血管疾病的预防有一定意义。

综上所述，《内经》中"心主血脉"的理论为中医临床提供了可靠的理论依据，它贯彻于整个中医学理论体系，体现于理、法、方、药诸多方面，对于心血管疾病的防治具有重要的指导意义，临床治疗时应多多加以揣摩应用。

114　心主血脉理论对冠心病诊治的启发

《内经》是中医学理论的渊薮，历代医家的临床实践都基于《内经》所建立的基本概念和理论框架，现代中医临床实践所用的理论依据也未曾超越其理论框架。冠心病是现代常见病和多发病，是威胁人类生命健康的疾病之一。现代中医学对冠心病的病因病机及治疗原则也形成了一定的系统性认识，但仍然需要进一步深化理论以提高中医药治疗冠心病的疗效。学者姚怡等从《内经》理论出发，结合现代医学和现代名老中医经验，对冠心病的中医病因病机和治法做了进一步的概括和阐发，以期对现代中医治疗冠心病有所启发。

《内经》心主血脉理论的解读

1. 心主血脉本义　《内经》中"心主血脉"之说，见于《素问·痿论》"心主身之血脉"。主，即主宰、关联之意，可引申为控制、主导，以及主要相关性。后世医家逐渐将之发展成为"心主血脉"理论。用现代语言来阐释，即在生理上，心对全身血液的运行和脉道的通畅起主导、控制作用；在病理上，心的病变与血脉的病变直接相关。在生理上，一方面，心阳心气推动血液流注全身，濡养周身肢体脏腑官窍，王冰《重广补注黄帝内经素问·五脏生成》"肝藏血，心行之"；另一方面，脉道的通畅和搏动有赖于心阳心气鼓动。如黄元御："脉络者，心火之所生也，心气盛则脉络疏通而条达。"在病理上，心的病变与血气失调直接相关。《素问·脉要精微论》："夫脉者血之府也……涩则心痛。"张景岳注："涩为血少气滞，故为心痛。"心气虚衰可见代脉，《素问·脉要精微论》："夫脉者血之府也……代则气衰"。

值得注意的一点是，《内经》中"血脉"的含义，既包括现代解剖学中血管的概念，又包括针灸疗法中经络的概念，二者常难以分清，故血脉除了运行气血外，还有联系脏腑肢体官窍的功能，《素问·平人气象论》："藏真通于心，心藏血脉之气也。"张志聪注："此论五脏之经气厥逆，而为厥心痛也，藏真通于心，心藏血脉之气也，是以四脏之气厥逆，皆从脉而上逆于心。"故"心主血脉"还包含了心通过血脉与其他脏腑（肺脾肝肾胃小肠）产生联系，并对其他脏腑的血脉产生影响的含义，反之，其他脏腑出现异常，也可以通过血脉影响到心。这为后世医家治心病时提出的"养其四脏则心自安"治则提供了理论源头。

2. 心主血脉与心主神明的关系　《内经》的现代研究表明，《内经》中"心"的概念并非单一的解剖学概念，根据《内经》独特的"援物比类""司外揣内"的思维方式，《内经》中"心"的概念不仅指解剖实体的"心"，更多的是指功能上的"心"，实为一个系统概念，即今人所说的"心脏象系统"。在《内经》中，心除了"主血脉"功能外，主要还有"心主噫""心主汗""心藏神"（《灵枢·九针论》）"心者，君主之官也，神明出焉"（《素问·灵兰秘典论》）"五脏六府，心为之主"（《灵枢·师传》）的功能。其中，"心藏神"和"心者，君主之官也，神明出焉"这两个表述，由后世医家概括为"心主神明"。心主神明与心主血脉并列为心的两大主要功能。在临床上，心主神明与心主血脉关系十分密切。《灵枢·本神》："心藏神，脉舍神，心气虚则悲，实则笑不休。"《素问·八正神明论》："血气者，人之神不可不谨养。"这两句表述提示两层含义，一是指心气的病变可导致情绪失常，二是指血脉之气可濡养神志，血脉的病变可导致心神失于濡养，从而出现情绪失常。而情绪的异常，也会影响心主血脉的功能。如《素问·痹论》"淫气忧思，痹聚在心"，提示情绪过激可诱发心病或加重心病。这与现代医学中情绪激动可诱发心绞痛的观点十分符合。

3. 中医心主血脉与西医循环系统　西医学的循环系统，由心脏、血管和调节血液循环的神经体液等组成，也称为心血管系统。心脏主要是泵血功能，血管起着输送血液的功能，血液从静脉回入心脏，心脏又将血液泵入动脉，心脏和血管的组合完成了全身的血液循环，而血液循环的主要功能是向全身输送营养和回收代谢废物。西医学里心血管对于血液的运输功能与中医心主血脉理论中心与经脉能行血气，通阴阳而濡养周身的内容基本一致。

近年来，对于心钠素和内皮素的发现，也使西医学认识到心脏和血管的内分泌功能，心脏可调控血管的收缩，血液循环也起着信息传递的作用。这项发现，与心主血脉理论同样承认了心对血液运行和血管的调控功能，所不同的是，中医学认为心在血液的运行和血管的调控中占主导地位，而西医学认为对血液运行和血管进行调控起主要作用的是神经系统而非心脏本身。

《内经》心主血脉理论与冠心病

1. 病因病机　冠心病指因冠状动脉狭窄、闭塞等病变引起心肌缺血、缺氧的一类疾病。由于冠状动脉病变95％～99％是因为动脉粥样硬化导致，所以，冠心病在临床上主要指冠状动脉粥样硬化性心脏病。冠心病是最常见的一种心脏病，在我国目前的心血管疾病中患病率最高。按照 WHO 的命名，冠心病可分为隐匿型冠心病、心绞痛、心肌梗死、缺血性心肌病和猝死。冠心病的临床表现以心绞痛最常见，而长期心绞痛可发展成缺血性心肌病，表现为心功能减退、心律失常、心绞痛、下肢静脉血栓形成等一系列临床症状。

现代中医学将冠心病、心绞痛、心肌梗死归于"心痛""厥心痛""真心痛""胸痹"等范畴，将冠心病心绞痛病因病机概括为本虚标实，本虚指心之气血阴阳不足，标实指寒凝、血瘀、痰浊、气滞。从心主血脉理论角度来说，冠心病的病理本质为心之经脉痹阻不通。《素问·缪刺论》："邪克于足少阴之络，令人卒心痛。"隋代《诸病源候论》："夫心痛，多是风邪痰饮，乘心之经络，邪气搏于正气交结而痛也。若伤心之支别络而痛者，则乍间乍盛，休作有时也。"明代《医学入门》进一步指出："厥心痛，因内外邪犯心之包络，或他脏犯心之支络。"清代《杂病源流犀烛》则直接认为心痛病在血脉而不在心："就经所言病，皆在血脉，而不在心……若心经络病者，动则嗌干、心痛……所谓经络病而及心如此。"

王庆其认为，从心主血脉的角度来解析冠心病的病机，大致可分为心气虚、心气滞、心阳虚、心阴虚、寒克心脉、热邪扰心 6 种，现予阐释如下。①心气虚，无力推动血行，可致血瘀心脉痹阻。如《医林改错》："元气既虚，必不能达于血管，血管无气，必停留而瘀。"②心气滞，气滞则血行不畅，心脉可痹阻不通。主要原因是七情不畅，心气郁结于内。如《素问·举痛论》："思则心有所存，神有所归，正气留而不行，故气结矣。"③心阳虚，血脉不得温煦，阴寒内生，可产生痰湿、寒凝、血瘀、气滞之邪痹阻心脉。心属火脏，血气喜温而恶寒，所以，在冠心病的诸多病机中，心阳虚被认为是该病的重要病理机制。汉代张仲景在《金匮要略·胸痹心痛短气病脉证治》中将胸痹心痛的病机高度概括为"阳微阴弦"。"阳微"指上焦阳气不足，胸阳不振而见阳脉（寸脉）微小，"阴弦"指痰湿、瘀血、寒邪等阴邪痹阻于心胸而见阴脉（尺脉）弦紧，现代医家多以此论为依据论治冠心病心绞痛。④心阴虚，阴血不足，则血虚成瘀，痹阻心脉。多见于冠心病之缺血性心肌病中的心律失常。⑤寒客心脉，寒邪侵入心脉，寒凝气滞，可使心脉痹阻。《素问·举痛论》："寒气客于背俞之脉，则脉泣，脉泣则血虚，血虚则痛。其俞注于心，故相引而痛。"寒邪收引，客于心脉可致心脉气滞、挛缩，则血虚，血虚则心痛，是为"不荣则痛"。这相当于西医学中受寒可导致冠脉痉挛，产生心肌缺血。⑥热邪扰心，脉中之血被火热之邪煎熬成瘀，可使心脉痹阻。或因情志不畅，心气不疏，郁而生热，或因嗜食烟酒肥甘，痰热内生，或因暑热邪气，可见热邪客于心脉。清代尤在泾《金匮翼·心痛统论》："心主诸阳，又心主血，是以因邪而阳气郁伏，过于热者痛。"

此外，心通过血脉经络与其他四脏产生联系，其他四脏的病变可通过经脉影响到心，出现心痛的症状。《素问·厥论》中提出了 4 种厥心痛：脾心痛、肝心痛、肾心痛、肺心痛。肺主气朝百脉，肺气虚弱可至血行迟滞，痹阻心脉而心痛。且心肺之气同出于胸中大气，宗气虚则心肺功能均下降，故在治疗冠心病心力衰竭时需从肺论治或心肺同治。肝主疏泄，肝气病变亦可引起心痛。《薛氏医案》："肝气通则心气和，肝气滞则心气乏"，清代陈士铎《辨证录·心痛门》："肝火之冲心……必须泄肝木之火，更须解木气之郁，而少佐以安心之剂，则心痛自止也。"故冠心病因情绪不畅致病者也可从肝论治。脾胃为后天之本，若脾胃虚弱，则气血生化不足，血虚则经络不充，气虚则血行无力，也可使心脉滞涩而心痛。《备急千金要方》："心劳病者，补脾以益之，脾旺则感于心也。"明确提出了调脾治心的治疗大法。冠心病因长期劳累紧张，忧思伤心脾者，多可从脾论治。肾为先天之本，一身阴阳所系。肾阳不足，则心阳失却温阳，可致心阳虚弱而心脉痹阻而痛，肾阴不足，不能上济心火，可致心火旺，心血亏，心脉苦涩而痹阻不通而痛。《素问·藏气法时论》："肾病者……虚则胸中痛。"冠心病久病或年老体衰者多从肾论治。

2. 临床治疗　基于上述冠心病心脉痹阻的病机，中医治疗冠心病的大法主要有温阳法、益气养阴法、活血化瘀法、化痰通络法以及五脏同治法。温阳法出于张仲景治疗胸痹心痛之法，可归纳为通阳、补阳、救阳。通阳法即行气法，指使郁阻之阳气恢复通畅，从而使痰湿、瘀血等病邪消散，常用药为薤白、桂枝、细辛等，代表方剂为瓜蒌薤白半夏汤和枳实薤白桂枝汤。补阳法指温补元阳，散去阴寒，若寒象不重，可用淫羊藿、仙茅、补骨脂等温补类药，若阴寒较重，则需用附子、乌头、肉桂、鹿茸等大辛大热之品壮阳散寒。救阳法指心阳虚衰而见冠心病心力衰竭危重证者，以四逆汤回阳救逆，人参、红参益气固脱，龙骨、牡蛎潜镇外浮之阳气，附子、干姜壮阳强心。对于冠心病心力衰竭者，还可用温阳益气利水法、益气通络利水法、温补心肾之阳法、温阳活血法等。益气养阴法多用于冠心病心律失常者，代表方为炙甘草汤。活血化瘀法也是冠心病的主要治法之一，多用丹参、红花、桃仁、三棱、莪术等活血药，朱良春强调，胸痹心痛治疗中活血化瘀占有重要地位，常用水蛭一味治疗冠心病心绞痛，与西医用阿司匹林、肝素抗凝溶栓有异曲同工之妙。化痰通络法，亦由于部分患者为肥人痰湿之体，或常食膏粱厚味，从而痰凝于心胸，故常用半夏、陈皮、厚朴、瓜蒌等药化痰去实邪，并配合健脾药物从源头上减少痰饮的产生，这与西医用阿托伐他汀等降血脂药物防止冠心病也是殊途同归。

清代薛宝田《北行日记》："荣卫为血脉之所生，心为之主；然荣卫起于中州，肝肺脾肾实助其养，养其四脏则心自安也。"现代有医家提出，冠心病从它脏论治之法，即五脏同治法，亦是"养其四脏则心自安也"治则精神的体现。如邓铁涛提出，从脾胃论治冠心病，分为五法。①健运中气法，以香砂六君子汤、桂枝汤丹参饮合方化裁。②调脾养血法，以归脾汤为主。③醒脾化湿法，以三仁汤、藿朴夏苓汤、茯苓杏仁甘草汤加减。④健脾涤痰法，以黄连温胆汤、小陷胸汤加减。⑤温阳理中法，以附子理中汤加味。张毅等提出，从肺论治冠心病，并用宣肺降气法治疗病程短，心绞痛程度轻，以闷胀为主的患者，方用苏子降气汤加减，取得较好疗效。张世筠等发现，冠心病与中医肝证有密切联系，尤其是肝气郁结、肝火上炎、肝胆湿热、肝阳上亢、肝郁脾虚、肝肾阴虚、寒凝肝脉证相关性。王秀宝等提出，对于绝经后女性冠心病的治疗，从肝肾论治之法。究其原因，可能与雌激素对冠状动脉的保护和对血脂的调节作用有关，补肝肾药物可改善绝经后女性雌激素水平，并调节血脂、保护血管内皮细胞。

3. 名老中医的特色经验　王庆其在治疗冠心病时，根据心主血脉理论，结合临床观察，认为冠心病患者存在心之阴阳俱虚的情况，治疗时常阴阳兼顾，温通心阳法与补益心阴法同施，常用桂枝、附子、细辛、干姜、薤白等通心阳，麦冬、生地黄、北沙参等益心阴；气为血帅，气行血行，气虚血瘀，心气虚则心脉瘀阻，故仿补阳还五汤之法，常重用黄芪以益气行血；王庆其又将心之血脉痹阻不通大致分为两种病理情况：一为痰瘀阻滞心脉，治以祛瘀化痰，软坚散结法；一为络脉拘急，相当于血管痉挛，治以解痉祛风法。针对心脉痹阻方面的用药，除了化痰软坚、活血化瘀的药外，王庆其还善用虫类药，并将冠心病虫类药分为两大类：一类是化瘀通络，如水蛭、土鳖虫等，一类是解痉祛风，如僵蚕、蜈蚣、全蝎等。而对于胸闷为主，体形肥胖、舌苔厚腻的痰湿体质冠心病患者，王庆其则重用白术（30～90 g），辅以党参、茯苓等健脾化湿之品。对于冠心病后期出现心力衰竭的患者，王庆其予心肾同治，症见尿少肢肿畏寒偏阳虚的用真武汤合五苓散加减，并重用附子和红参，兼见阴虚者用生脉散合参附汤阴阳同补。另外，还十分注意保持冠心病患者的大便通畅，因为排便过于用力可增加心肌耗氧量，诱发心绞痛甚至猝死。除了一般的通便药以外，对于便秘严重者还常用芦荟（1～2 g）改善患者的排便。

附验案一则：患者，男，63 岁，2016 年 1 月 2 日初诊。反复胸闷胸痛两年余，加重半年。2013 年 11 月医院查冠脉造影：冠脉前降支阻塞 60%，常服西药维持。2015 年 8 月起出现胸闷加重，曾于××医院复查冠脉造影，与 2013 年检查相比无明显变化。现胸闷常作，可出现胸痛放射至左肩，持续时间短暂。久行后气促，胸闷加重。伴心慌，耳鸣，纳寐可，大便调。有高血压病史，现服西药控制良好。否认高血脂、糖尿病病史。刻下胸闷反复发作，活动后加重，偶伴胸痛、心慌、口干、耳鸣，纳寐可，大便调。舌质红，舌苔白腻，边有齿痕。脉弦。西医诊断为冠心病，心绞痛；中医诊断为胸痹，气阴两虚痰瘀阻脉。治以益气养阴，温阳通络，活血化瘀，行气化痰。

处方：黄芪 30 g，麦冬 12 g，北沙参 12 g，丹参 30 g，薤白头 9 g，桂枝 9 g，王不留行 12 g，泽兰叶 12 g，制半夏 12 g，细辛 6 g，三七 12 g，八月札 12 g，路路通 12 g。14 剂，每日 1 剂。水煎分 2 次服，服 14 剂后，诉胸闷、心慌、劳累后胸闷加重的情况基本消失，唯有胃部泛酸较明显，又予上方加枸橘李 12 g，14 剂。后患者未再复诊。

冠心病是现代常见病、多发病，相当于《内经》中的"厥心痛""真心痛"。后世医家对《内经》"心主血脉"理论逐渐完善，至现代根据"心主血脉"理论，对冠心病的病因病机可概括为心脉痹阻，其中医证型可分为心阳虚、心气滞、心气虚、心阴虚、寒客心脉、热邪扰心、他脏传病几大类，治疗大法主要有温阳法、益气养阴法、活血化瘀法、化痰通络法以及五脏同治法。

西医学研究表明，动脉粥样硬化始发于血管内皮的损伤，然后才有脂质沉积、血小板聚集乃至动脉粥样斑块的形成，而早期血管内皮损伤是可逆的。冠心病好发于中老年人，意味着血管内皮的老化与其损伤及修复有关。有学者提出，保护动脉内膜的功能结构，使其不受或少受损伤，推迟其老化，或可成为减少冠心病发生与发展的新途径。西医在保护血管内皮方面的方法和论述很少，中医在动物实验研究中发现，具有平肝降火潜阳作用的镇肝熄风汤可通过保护血管内皮、调节雌激素水平，最终对于动脉粥样硬化具有良好的防治效果。可见，中医药对于血管内皮或有一定的保护作用。根据心主血脉理论，是否可以通过调节心之气血阴阳，乃至"养其四脏则心自安"的方法，而达到保护和修复血管内皮的作用，甚至减缓血管内皮的老化，从而提高冠心病的疗效，减少冠心病的发生呢？这是一个值得尝试和研究的方向。

115　心主血脉理论与肾素-血管紧张素-醛固酮系统生物学网络相关性

网络生物学和网络医学在 21 世纪被相继提出，该类学科在实验研究、计算机科学和信息工程的基础上，由生物学、遗传学、药理学及系统学等多种学科整合而成，多以蛋白交互网络、信号传导、基因调控与代谢网络系统的方式呈现。网络生物学除了其生物学特质外，还清晰展现了各个网络节点间的因果联系。中医是系统的医学，目前较多研究围绕着中医"证"的本质，着手于证型、疾病、药物等相关网络模型的构建与优化，藉此来阐明中医药作用于疾病的机制。学者朱灵妍等通过追溯中医经典《内经》，探讨了"心主血脉"理论与肾素-血管紧张素-醛固酮系统生物学网络的相关性及运用价值。

中医的心主血脉

《素问·痿论》"心主身之血脉"；《灵枢·经脉》"谷入于胃，脉道以通，血气乃行"。心主血，是指血液通过心这个生生不息、运动不止的"泵"输注全身，发挥营养和滋润作用；心主脉，即血液只有正常地运行于脉中，才能发挥其作用。心气充沛，推动有力，心血充盈，加之脉道通利，则心主血脉功能正常。

若心气不足，推动无力，或心不主脉，又见肺失治节不能辅心主脉，内生痰浊入于血脉，导致血中痰浊积聚，痰瘀着于脉道而出现"胸痹"。再有，脉为心之体，血为心之用，若心脏的推动力过强，或血液充盈过度，或脉道狭窄，均可使脉压增大，血压升高而出现"脉胀"。若到了心血管疾病终末期，心气亏虚，无力鼓动血液，加之心阳不振，心血不足，病及元阴元阳而最终导致慢性心力衰竭。

肾素-血管紧张素-醛固酮系统（RAAS）影响心血管疾病发生、发展与转归

RAAS 由肾素、血管紧张素原、血管紧张素转化酶、血管紧张素 I、血管紧张素 II 和醛固酮等组成。组织中 RAAS 各激素的异常变化与高血压、动脉粥样硬化、心肌肥厚、心力衰竭（简称心衰）、脑血管疾病等密切相关。其中最重要的效应因子——血管紧张素 II 有较高的生物活性，在血流动力学、细胞生长、重构调节以及神经传递方面起一定的作用。其作用主要包括升高血压，收缩血管，调节冠状动脉血流量，刺激血管平滑肌细胞的增殖和迁移，刺激交感神经，提高醛固酮的生物合成和活性，以及促纤维原细胞内 I 型及 II 型胶原的合成，并诱导其纤维化。

RAAS 参与血压的调节、动脉粥样硬化的形成和发展以及心肌梗死后心肌重构等多种心血管疾病过程，与心血管系统疾病的发生发展密切相关。RAAS 的过度激活触发了心肾病理反应的过程，RAAS 抑制剂的心脏保护作用可能是通过减轻肾功能不全的系统性损害带来的保护效应，也有可能来自内皮细胞对心脏、机体的保护机制。心衰实质性的机制归结于左室重构和神经体液系统的失衡，RAAS 在其中起了重要作用。有学者认为心衰作为临床上一种进行性衰退的疾病，在解释其病理生理变化时，应将注意力放在系统生物学的综合方法论上，提出了包括症状、体征、生物标志物的网络。

心主血脉理论与 RAAS 生物学网络的相关性

心主血脉理论长期指导着中医临床，心气充沛、心血充盈和脉道通利是血液正常运行的基本条件，任何环节的异常都会导致心血不畅或心血妄行，乃至瘀血形成。RAAS 的效应范围涉及了几乎所有的心血管疾病，一旦 RAAS 持续激活，过多的血管紧张素 Ⅱ 和醛固酮加重心脏、肾脏负荷，引起内皮功能障碍，同时促进心肌肥大和纤维化，导致心肌细胞坏死，促进血管平滑肌重塑，引发心血管疾病和肾功能异常。

一项纳入 158 998 例高血压患者的 Meta 分析显示，血管紧张素转化酶抑制剂（ACEI）显著降低患者死亡率。参与醛固酮生物作用的盐皮质激素受体，其抑制剂已成为针对 RAAS 的视网膜血管病变的治疗手段。心肌梗死后早期 RAAS 激活可代偿性维持重要生命器官的血供，但随着其过度激活，则会启动心肌细胞凋亡和心室重塑的过程。Bonapace 等发现心衰时动脉僵硬度可能与胶原代谢改变有关，研究者在后续研究中又发现，ACEI 类药物对反映 RAAS 激活程度的血清 Ⅰ 型胶原水平升高的心衰患者的远期预后更有益。在 sGCα1 基因敲除小鼠上发现 RAAS 抑制剂能调节血压并改善内皮依赖的血管舒张作用，提示在受损的 NO/cGMP 通路中，RAAS 参与了血压调控。在动物模型免疫细胞中检测到 RAAS 成分的表达，提示 RAAS 还与一些自身免疫性疾病相关。心以脉为体，以血为用，多年的研究及临床实践表明，RAAS 与心肌能量代谢、血管舒缩、炎症反应、免疫调控等各个环节相关，可作用于心肌、血管等多个载体，RAAS 已有其成熟稳定的生物学网络构成。

中医药具有强心、利尿、扩血管作用，已广泛应用于临床实践，近年来对强心利尿、通利血脉疗法及药物的现代药理研究已取得一定成果。王阶认为，中医药治疗心血管疾病有良效；心血管疾病为心血管网络结构和功能的损伤所致，提出建立中医药网络心血管病学，以期为阐明中医药疗效机制提供新视角。心肾不交是心肾综合征发生的理论核心，有医家认为交通心肾法可能是通过干预机体 RAAS 的过度激活，改善组织重构，从而起到保护心肾的作用。血瘀证猪模型在造模术后 4 周，血浆血管紧张素 Ⅱ 与醛固酮含量发生了显著的变化，提示 RAAS 激活与氧化应激损伤反应参与调控心肌缺血血瘀证的内在病理机制，引起心功能下降，内皮功能障碍。研究发现，心喘胶囊能明显提高犬衰竭心脏中心肌细胞 β 受体的密度，降低血浆去甲肾上腺素、肾上腺素的水平，还能明显降低血管紧张素转换酶活性，该作用与倍他乐克联合开博通作用相似。吴以岭团队通过对芪苈强心胶囊进行药理研究，认为该药既能改善血流动力学，缓解心衰症状，又能明显抑制 RAAS，减少心室重构，改善患者心功能及预后。霍旺等通过建立大鼠"孙络绌急"模型，发现 RAAS 在"孙络绌急"所致的心肌缺血早期即可被激活，随着缺血时间的延长而逐渐发挥作用，诱导冠状动脉微血管痉挛，从而加剧急性心肌缺血相关病理变化的发生。清热解毒药能通过抑制血管紧张素 Ⅰ 转化酶 1 的活性，起到降低血压的作用。无论是从心血管病中医证型、病机或是从方药药效研究的角度出发，RAAS 均成为其发挥作用的关键环节。

心主血脉理论与 RAAS 生物学网络的相关性探讨的意义

《素问·脉要精微论》："夫脉者，血之府也。"脉是血的载体，血液在心脏的支配主导下，输注于全身的大小血络，周流不息。"心主血脉"对现今正确认识心血管循环系统仍有探索的价值。RAAS 已成为现代医学研究中影响心血管疾病发生、发展与转归的经典环节，RAAS 已具有成熟的生物学网络。在 RAAS 生物学网络的背景下，以"血""脉"为载体开展现代中医药研究，一则可以联系有活血化瘀、复脉、通脉等功效的药物或方剂，结合其现代药理研究，寻找与 RAAS 网络的契合点，通过挖掘网络中关键节点和功能性模块，来探索新的药靶及药物治疗间的协同效应；二则可在 RAAS 生物学网络中加入与中医"血""脉"相关的疾病，如脉胀、脉痹、胸痹、心悸、心衰、脱疽等，进一步完善该网络，从直接或间接的联系中优化疾病治疗方案。当然这个"病"还可与西医病名建立关联。把"心血脉"理论与相关治法方药应用于现代心血管疾病，能开拓中医药心血管病治疗思路与遣方用药的选择范围，在治疗上针对单个或多个病理环节进行药物探索与干预；对产生效应的治法方药，可解释其产生效应的生物学途径，探索其生物学基础和发生机制。

在 RAAS 生物学网络的平台中整合 RAAS 相关蛋白质水平、基因水平、代谢水平的各种信息，分析其代谢、基因调控途径，提出在"心主血脉"理论指导下的 RAAS 生物学网络研究思路，藉此找出有特定生物功能的节点或结构，探索"血""脉"相关疾病的治疗靶点及中医药如何调控该网络，可能为现代中医药的研究提供思路。

116　心主血脉理论与闭塞性动脉硬化的相关性

　　闭塞性动脉硬化症（ASO）是常见的外周动脉闭塞性疾病，是全身性动脉硬化在下肢动脉的表现，早期临床表现为肢体发凉、怕冷、麻木，间歇性跛行等，严重者可导致截肢。近年来，随着我国人口老龄化比例不断增加，ASO 发病率呈逐年上升趋势，严重影响患者身心健康，成为研究的热点。ASO 属于中医学"脉痹""脱疽"等范畴，其病位在脉管，病机多为瘀血阻络、血脉闭阻，临床多从寒湿侵袭、脾气不健、肾阳不足等论治。ASO 因其病情复杂多变，临床治疗效果并不十分显著。学者刘玉莲等从"心主血脉"角度探讨了 ASO 的病因病机、发病机制及治疗原则，以期为临床防治提供新思路。

对《内经》心主血脉内涵的理解

　　心主血脉理论源于《内经》，《素问·平人气象论》"心藏血脉之气"，而在《素问·痿论》明确提出"心主身之血脉"。其中"主"，有主宰、关联之意。后世医家逐渐将其发展成为"心主血脉"理论。心主血脉包含心主血和主脉两个方面。

　　1. 心主血　《灵枢·决气》"中焦受气取汁，变化而赤，是谓血"。《血证论》："火者，心之所主，化生为血液以濡养周身。"即中焦脾胃运化的水谷精微，由脾气之升上输于心脉，在心气的作用下变化为红色的血液，说明心脏参与血液的生成。心主血另一涵义为心气推动和调控血液运行，具有输送营养物质于全身脏腑形体官窍的作用。血液的运行与五脏功能关系密切，其中心的搏动泵血作用尤为重要。心气充沛，心阴和心阳协调，心脏搏动有力，频率适中，节律均匀，血液在脉中正常运行并输布全身，发挥其濡养作用。若心气不足，心脏搏动无力，或心阴、心阳失衡，均可导致血液运行失常，血行不利，血停于脉中，阻塞脉道，发为"瘀血"，久之化蕴，损伤脉道，可为"瘀毒""痰毒"。"瘀""毒""痰"等病理产物瘀滞脉道，逐渐堆积，进而影响血脉功能。

　　2. 心主脉　《灵枢·本藏》有"经脉者，所以行血气而营阴阳"的记载，说明脉是容纳、运输血液的通道。《灵枢·决气》："壅遏营气，令无所避，是谓脉。"脉道的通利和充足的脉气，是保证血液正常运行的基本条件。《素问·宣明五气》明确提出了"心主脉"的理论，心气推动和调控心脏的搏动和脉管的舒缩，达到维持脉道通利的目的。清代黄元御《医圣心源》："脉络者，心火之所生也，心气盛则脉络疏通而条达。"若心气虚无力推动血液的运行，脉管无力舒缩，血行不利，滞于脉中，损伤脉道，久之脉道闭塞不通。

　　心、血、脉三者紧密联系、密切配合，构成了一个以心为主导的相对闭合的系统。如《素问·举痛论》："流行不止，环周不休。"这一系统功能的正常与否除取决于心气是否充沛外，还与血液的充盈、脉道的通利有关。其中心气充沛又起着主导作用，故谓"心主身之血脉"。

心主血脉功能失调与 ASO

　　瘀血阻络、血脉闭阻是 ASO 基本病机，其多源于心主血脉功能失调。心、血、脉三位一体，以心为主，正所谓"诸血皆行于脉，诸脉皆属于心"。心主血脉功能的正常发挥，首先在于心、血、脉结构形态的完整与畅通，其次是心的气血阴阳充盛。反之，心、血、脉三者任一结构或者功能出现异常均不能正常发挥心主血脉的功能，以致心之气血阴阳失衡，血液运行不畅，脉络瘀阻不通，发于下肢时，临床则表现为肢体的发凉、怕冷、间歇性跛行、严重者可出现静息痛，甚至出现肢端溃疡、肢体坏疽等。

动脉粥样硬化（AS）是 ASO 发病的主要病理改变，它是动脉血管内膜损伤伴脂质沉着，多因素参与的慢性炎症性疾病，目前已知的 AS 发病机制有很多，如血栓形成学说、内皮损伤学说、脂质浸润学说等，但还不能完全阐释其复杂机制。其中高血压、高血脂和高血糖是肢体血管病变的重要致病因素，对于大血管病变主要是加速了 AS 的病变进程，病变可累及肢体的大、中、小各级动脉。高胰岛素血症、脂质代谢紊乱、血液流变学异常等因素均参与其中，造成血管内皮细胞损伤，致使 AS 发生或伴有血栓形成，终致管腔狭窄或闭塞。临床表现为肢体缺血、营养障碍或坏疽的发生。与中医学"心主血脉"理论中的心、血、脉三者任一功能失常造成心的气血阴阳失衡，血液运行不畅，脉络瘀阻不通，发为"瘀血"，久之化蕴，损伤脉道，可为"瘀毒""痰毒"等，痰挟瘀血，终致 AS 的发病机制基本相符。在进一步的发展过程中，脂蛋白逐渐增加，且不能在血管中代谢，最后沉积于动脉血管内壁，而刺激纤维组织增生，使血管内膜灶状纤维化，中层平滑肌细胞向内膜移行、增殖，形成粥样病灶，血管壁弹性降低，管腔狭窄、闭塞，最终引起 ASO 的发病。

西医学对心脏解剖结构的认识，以及在此基础上形成的血液循环学说，促进了心主血脉理论的进一步完善与发展。在中西医汇通时期，医家们普遍接受了西医学提出的有关血液循环系统的相关理论，并以此来阐释、佐证"心主血脉"这一传统中医学理论。唐容川《中西汇通医经精义·五脏所主》："西医云，心有运血管、回血管，外则散达周身，内则入于心中。心中有上下四房，以存血，心体跳动不休，而周身血管应之而动是为动脉，此说极是。脉经云脉为血府即此之谓也……其应心而动为无疑矣，故云心之合脉也。"可见唐容川认可西医的心脏解剖知识及血液循环学说，认为肺循环和体循环就是《内经》中所说的营卫交会于手太阴肺及心主血脉之理论。即心主血脉理论主要涉及了西医学的血液循环系统。西医学认为，心脏是血液循环系统中的重要脏器，血液在动脉内的正常运行首先依赖于心脏正常的泵血功能。临床中，心力衰竭患者，心脏泵血功能障碍，血液无法正常输送到肢体末端，则可加重 ASO 患者肢体的发凉、怕冷、间歇性跛行、溃疡或坏疽等情况。荟萃分析显示：包括 ASO 在内的下肢动脉疾病（LEAD）患者心脑血管事件风险增加，与无 LEAD 患者比较，心脏病风险增加 5 倍，脑卒中和总死亡率增加 2～3 倍。LEAD 常同时患心血管疾病，18％LEAD 患者并存冠心病。LEAD 合并冠心病时容易被冠心病的症状掩盖，研究发现，冠状动脉造影确诊的冠心病患者中 13％～16％合并 LEAD，且 LEAD 患者冠状动脉病变更为广泛。LEAD 的危险因素主要有吸烟、高血压、高胆固醇血症及 2 型糖尿病，尤其对男性影响更大。在中国人群中，心血管疾病传统危险因素：老龄、吸烟、教育水平、高血压、糖尿病、冠心病、血脂异常等均可增加 LEAD 风险。刘新文等通过观察运动训练对于不能接受手术治疗的高龄 ASO 患者的改善情况发现，运动训练可以提高患者的心肺功能，提高心脏射血力量，并提示个性化有氧训练有利于改善高龄 ASO 患者的症状。

心主血脉理论对 ASO 防治的指导意义

AS 是 ASO 的病理基础，其原因在于心主血、心主脉功能失调。大量循证医学证明，AS 并不是老龄化的必然结果，可以应用中医中药进行预防和治疗。因此，基于心主血脉理论，防治 ASO 应该从维护心、血、脉着手。

1. 护心　心为五脏六腑之大主，心的气血充足，阴阳平衡，血液在脉中正常循行并濡养周身，各脏腑才能协调运转，人体生命活动才能正常。护心有二，即安心与乐心。安心、即劳逸结合，适当运动，健康睡眠，清淡饮食，避免或减少外感六淫，邪不伤心，心自安宁。所谓乐心，即保持乐观的心态、愉悦的心情，以宁心安神、心理平衡为目的，心态平和、顺应自然是《内经》中重要的养心思想。

2. 治血　在肢体动脉闭塞性疾病的早期，尚未发生肢体坏疽者，则称为"痹"。《素问·痹论》指出"痹"，"在于脉则血凝而不流"。《素问·五脏生成》："血凝于肤者为痹，凝于脉者为泣，凝于足者为厥。"这是由于气血瘀滞，血脉凝泣，营卫失调，而发生"脉痹""血痹"，出现肢体血液循环障碍，即瘀血痹证。《内经》中重视血瘀性疾病的调和气血治疗，总结了活血化瘀疗法的临证应用和治疗机制。《素问·至真要大论》强调"疏其血气，令其调达"。《素问·调经论》指出"病在脉，调之血；病在血，调之络"。确立调和气血，疏通血脉，保持气血运行的理论，对临床治疗 ASO 具有重要的指导意义。

尚德俊对周围血管疾病血瘀症及其活血化瘀法进行了重点研究，创立了外科血瘀症学。他提出瘀血阻络、血脉闭阻是 ASO 的主要病机，也应是 ASO 辨证论治规律研究思路的出发点。活血化瘀法是治疗 ASO 的主要法则，应贯穿于 ASO 治疗的始终，临床上应灵活应用，并提出"活血十法"。崔公让提出，ASO 属于中医"血瘀证"范畴，通常是指因气虚、气滞、寒凝、湿热等因素导致血行不畅，脉络瘀阻；同时，也有因外伤或各类急、慢性疾病导致出血未能及时消散而引起者。总的来讲包括新病血瘀和久病血瘀。陈淑长也认为 ASO 临床多表现为瘀血、缺血、瘀斑、肿胀、舌红绛、紫黯、青斑等明显的血不循经、瘀滞不行或血行不畅。因此，她提出活血化瘀法在 ASO 治疗中甚为重要。临床中按活血化瘀药物作用程度分为和血、活血、破血三类。和血类多常用当归、丹参、赤芍、鸡血藤等；活血类药物多常用川芎、郁金、牛膝、苏木等；破血类药物主要有水蛭、土鳖虫、三棱、莪术等。瘀血证与血管内皮细胞损伤、免疫反应、能量代谢障碍有着密切的关系，活血化瘀法能够改善内皮细胞功能，还具有抗炎和调节免疫的作用。

3. 通脉 《灵枢·平人绝谷》"血脉和利，精神乃居"。说明血脉平和通利是机体健康的具体体现。通脉包括保持脉管的流畅性、柔韧性等。中医学通脉、护脉的方法主要有养心复脉、益气活血通脉、温阳通脉等。养心复脉是应用养心的药物达到修复脉管损害的目的，这类方药包括丹参通脉汤、黄芪通脉汤、炙甘草汤、三甲复脉汤等；气血是人体内的两大基本物质，在人体生命活动中占有重要地位，《素问·调经论》："人之所有者，血与气耳。"气为血之帅，血为气之母，气能生血、行血、摄血，气壮则血行自如，所以活血配合补气可相得益彰，可补元气，生新血，祛瘀浊，临床多应用益气通脉汤加减；血宜温，温则通，寒则凝。《内经》指出"寒独留，则血凝泣，凝则脉不通""血气者，喜温而恶寒，寒则泣不能流，温则消而去之"。认为"血脉凝泣"，寒凝血瘀，宜用温法。阳气充足才能推动血行，应用温阳救逆的药物恢复、振奋阳气，达到行血及通利脉管的目的，这类方药包括通脉四逆汤、当归四逆汤、黄芪桂枝五物汤等。

ASO 是常见的外周动脉闭塞性疾病，其临床表现在早期可无症状，或仅有下肢的发凉、怕冷、麻木等，易被患者忽视，随着时间延长病情可逐渐进展，出现间歇性跛行、静息痛等表现，后期可发生肢体溃疡、坏疽等，严重者可导致截肢。临床中，对 ASO 中后期的治疗方法现代医学一般是以截肢为主，给患者带来极大的经济和心理负担，因此中医药在对 ASO 防治方面显示巨大的优势和应用前景。ASO 属于中医学"脉痹""脱疽"等范畴，其病位在脉管，病机多为瘀血阻络、血脉闭阻，临床多从寒湿侵袭、脾气不健、肾阳不足等论治。刘玉莲从《内经》"心主血脉"理论出发，探讨了心主血脉失常与 ASO 的病因病机、发病机制、临床表现等相关性，通过将中医理论与现代医学理论和临床相结合，揭示了 ASO 与心主血脉功能失调密切相关。因此，在临床治疗中提出从心论治，注重心、血、脉三者的关系，临床灵活辨证，以活血益气、豁痰通脉为主，活血化瘀法贯穿始终，其法重在益气活血，益气补其体虚，激发人体正气，防止过犹不及；活血豁痰祛其陈瘀，通达经脉，给邪留有出路，达到扶正祛邪的目的，以消除痹阻、流通血脉、调和气血，恢复心主血脉功能正常，从而进一步提高 ASO 的临床治疗效果，为今后临床治疗 ASO 提供新思路，带来新方向。目前，国内对此研究仍然处于发展阶段，临床与实验研究较少且不完善，因此，进一步探究并完善心主血脉失常与 ASO 之间的相关性可以作为今后新的研究方向。

117   舌为心之窍理论探析

窍，本义为孔、洞，《说文》："窍者，穴也，空也。"中医所说的"窍"指人体与外界相通的腔道。《周礼》记载人有九窍：上窍谓耳、目、鼻、口，下窍谓前、后阴，上七窍合下二窍共成九窍。基于中医学整体观念，认为外在官窍与内在脏腑关系密切，形成了窍脏相关理论。五脏皆有其所对应的孔窍，《灵枢·脉度》："五脏常内阅于上七窍也。"认为通过观察人体的上部七窍可知五脏的状况。学者李钰等对"舌为心之窍"理论做了探析

心之开窍的争议

心之开窍自古以来多有争议，仅《内经》中就有"心开窍于舌""心开窍于耳""心开窍于目"三个不同说法。《素问·阴阳应象大论》："心主舌……在窍为舌。"《素问·金匮真言论》："南方赤色，入通于心，开窍于耳。"《素问·解精微论》："夫心者，五脏之专精也。目者，其窍也。"

《内经》对心与舌生理病理联系的论述最为详尽，《素问·阴阳应象大论》在阐述五脏与窍的关联时，以"在窍"定义心与舌的关系；《灵枢·五阅五使》以"舌者，心之官也"论述二者的从属；《灵枢·脉度》："心气通于舌，心和则舌能知五味矣。"明确了心与舌在生理功能上的密切联系。后世医家宗"心开窍于舌"之说为最多，但历代医家对此争议纷繁。

1. 舌非孔窍   舌非孔道，其组织结构并不具有孔窍的特性，故后世医家对于能否定义舌为"窍"多有疑义。肺、脾、肝、肾的开窍皆在《周礼》的"九窍"范畴，但舌不在此列。王冰在《素问·阴阳应象大论》的评注中曾指出"寻其为窍，则舌义便乖"。

2. 通窍于舌，寄窍于耳   《千金要方·心脏》"心气通于舌，舌非窍也，通于窍者，寄见于耳"。心开窍于舌而寄窍于耳的说法亦见于《证治准绳》："心开窍于舌，以舌非孔窍，因寄窍于耳，则是肾为耳窍之主，心为耳窍之客。"

五脏开窍理论的确立及其后世的诸多论述与发挥，多着重于脏与窍的关系，而轻于"窍"字的意义。舌虽然不在九窍之列，亦非孔窍，但自《内经》为始称其为"心之窍"，此"窍"意为关键、要害，旨在体现舌与心之间在生理、病理各个方面存在密切联系，这对于在临床上基于脏窍理论诊治舌与心的病证具有指导意义。

舌为心之窍的理论依据

心与舌在生理上有十分密切的联系，观察舌的变化可以测知心主血脉及心藏神的功能。舌能辨五味，帮助食物吞咽，是发音的重要器官。言为心声，舌通过产生言语来表达心的思想，心开窍于舌是心主神明在舌上的表现。

1. 心主血脉，心与舌经脉相连   舌体血脉丰富表浅，血运充盈。心主血脉，舌色较面色更能准确灵敏地反映血脉的充盈状态，从而体现心血的变化。《临证验舌法》："舌者，心之苗也。"苗，意为端绪、预兆，舌是反映心血状态的最前沿阵地。《增订通俗伤寒论》："心开窍于舌，故舌红为心之正色，舌绛为心之真脏色，真脏脉现者病多危，真脏色现者病尤危，故不论脉证如何，见绛舌多不吉。"舌色红活淡润则预示着心血充盈，是舌应有的正常色；舌体紫暗不鲜、黯淡无华则是心血不足的征兆，而绛

色则属于真脏色，多是危兆。

心与舌通过经脉相互联系，《灵枢·经脉》："手少阴之别……循经入于心中，系舌本，属口系。"手少阴心经之别络入于心中而连系于舌下。《灵枢·五阅五使》"心病者，舌卷短，颧赤"，表明心若有病变，可见舌卷而短缩，或由舌之经脉挛急所致。《素问·诊要经终论》："厥阴终者，中热嗌干，善溺心烦，甚则舌卷，卵上缩而终矣。"说明在厥阴经心包络的病变亦可反映在舌的征象上。《灵枢·五阅五使》："心病者，舌卷短。"心有病则筋脉挛缩，舌即蜷缩。《圣济总录》记载重舌的产生是由于"心脾二经，蕴伏热气，循缘经络，上冲舌本，遂令舌下血脉胀起，如小舌状，故谓之重舌"，这是心与舌经脉相通的临床佐证。

2. 心气和，舌能辨五味　舌能辨识五味，味觉功能的发挥源于心气对舌体的滋养。《灵枢·脉度》："心气通于舌，心和则舌能知五味矣。"心气通达于舌而荣养舌窍，心气通调平和则舌能辨别五味。心的经脉上系于舌，经气充足，流通于舌窍，舌能辨五味；心气不足则舌不知味，莫辨苦酸甘辛。故有"舌者，心之官"，舌为"心之苗窍"等说法。

3. 心藏神，主司舌之言语　心藏神，主宰人的神志活动。《灵枢·邪客》："心者，五脏六腑之大主也，精神之所舍也。"神是生命活动的外在表现，可以通过人的眼神、面色、语言、反应和形体姿态动作等综合反映于人体外部。其中言语受到心神的统领调控，最能反映人的精神状态。人的所有精神活动，包括意识、思维、情绪、意志都能通过语言获得充分的展现。而舌作为言语的枢纽，受到心神的调控支配，反映心主神志的功能状态。

心神安定清明则舌能言事；心神健旺则舌体活动灵活，语言通畅流利；心神不宁则言语混沌不清，表意不明；心神失常，则舌强、舌謇、失语。《灵枢·忧恚无言》："舌者，音声之机也……横骨者，神气所使，主发舌音也。"王冰《素问·阴阳应象大论》注："心别是非，舌以言事，故心主舌。"清代陆懋修在《内经运气病释》"火胜则舌难言"，是指心火亢盛之时心神躁动，故难以言语。

舌为心之窍的临床应用

在生理上，心主血脉，手少阴心经之别络系舌本，舌的功能有赖于心血充养与心神调节，能反映心主血脉的功能状态。《血证论》："舌为心之苗，而居口中，脏腑之气，发现于口者，多着于舌。"在病理上，若心有病变亦可从舌反映出来，在临床上可以通过舌质及味觉、语言的变化测知心的病变。清代汪宏《望舌遵经·望舌诊法提纲》指出："心者，生之本，形之君，至虚至灵，具众理而应万事者也。其窍开于舌，其经通于舌，舌者心之外候，是以望舌可测其脏腑经络、寒热虚实也。"

舌质淡白胖嫩或紫暗，多为心阳不足；舌质红绛瘦小，则为心阴亏虚；舌白薄瘦，颜色暗淡则为心血不足；舌赤烂疼痛生疮，或见木舌、重舌，常是心火上炎；舌质紫暗，或有瘀斑，则为心血瘀阻；若舌卷、舌强、语謇，或失语，或味觉异常，则为心主神志功能失常。明代章潢《图书编》："舌为心之苗，心气通则舌知五味；心病则舌焦卷而短，不知五味矣。"《外台秘要》："舌主心，脏热即应舌生疮裂破。"《罗氏会约医镜》："七情所郁，及心经郁热，则舌肿。"《医原》："木舌、重舌、舌帆，属心经燥热；舌菌、舌垫、舌肿大塞口，属脾经湿热挟心火上壅。舌本强硬兼为热兼痰；若舌卷短、萎软、枯小，为肝肾阴涸，而舌因无神气矣。"《素问·脉要精微论》："心脉搏坚而长，当病舌卷不能言。"表明心脉异常可见舌卷而丧失言语功能。

在《内经》中曾有通过舌来治疗心病的论述。《素问·脏气法时论》："心病者……取其经，少阴太阳，舌下血者。其变病，刺郄血者。"记载了心病治疗可使用点刺舌下放血之法。明代吴昆《素问吴注》："心开窍于舌，故取舌下血以泻其实。"亦是通过舌下放血来泻心之实邪的方法。

"心窍闭阻"之证及其治疗使用的开窍方药是基于"心开窍于舌"的理论衍生的，诸多心脑血管疾病在舌体上的存在部分病理反映征象。所谓心窍闭阻，是指心神功能发生严重的障碍，语言异常为其重要表现，诸如谵语妄言，应答无伦，乃至舌謇难言、昏迷不语等。可见心窍闭阻是以语言异常为主的病理概念，而开窍方药之效，亦非心窍被开启，实际上是神志语言功能的恢复如常。邓铁涛对辨证属于痰热蒙蔽心窍或者痰湿阻窍致吞咽反射消失的昏迷患者，往往采用点舌之法救治，常收效甚佳。所谓点舌之法，就是用紫雪丹、至宝丹、安宫牛黄丸、苏合香丸或者含有冰片、麝香、牛黄的丸散点放于舌，从舌上吸收，能达到开窍醒神恢复吞咽之作用，为进一步口服中药打开大门。西医学舌下含服硝酸甘油对心绞痛发作时的显著疗效，亦是舌为心窍理论的灵活运用。

舌与手少阴心经之别络在经脉上相连，在生理功能上赖心血充养，由心神支配。心主血脉、藏神的功能正常，则舌体红润柔软，运动灵活，语言流利，味觉正常。舌虽非孔窍，但自《内经》为始称其为"心之窍"，此"窍"为关键、要害之意，与心之间在生理、病理各个方面存在密切联系，故与其他四窍归四脏一样，归为心之官窍。"舌为心之窍"不仅在理论上可以用来辨证诊断疾病，在临床上基于脏窍理论诊治舌与心的病证亦具有指导意义，还可以用来当作给药途径来治疗心系疾病。

118　心与小肠相表里理论源流与发展

　　脏象理论是中医学特有的理论体系，也是中医理论的核心，经过千百年的临床实践检验对现代中医学的发展仍具有重要的理论和现实意义。脏象学中"心与小肠相表里"理论一直以来都因缺乏确凿的理论依据而备受争议，且其在临床应用方面亦鲜有报道。中医脏象理论特点是重功能而轻形态，其所包含的"心与小肠"与现代解剖学的"心与小肠"不可等同。学者郭宗耀等在文献整理的基础上，从文字训诂、脏象理论、经络腧穴及现代医学研究等方面对此理论进行了探索，以期进一步揭示其理论和学术价值，更好地指导临床实践。

心与小肠相表里理论的中医学基础

　　1. 心与小肠相表里理论的文字起源　　"心与小肠相表里"的确立存在着字源学特点。心为君主之官，在中医理论中五脏六腑的功能概括受到了古代官制文化和尚中思想文化的影响。心为象形字，肠声符为"昜"，从"昜"即阳（陽）。"心为火脏，烛照万物"，肠的同源字包括扬（揚）、旸（暘）、阳（陽）、汤（湯）等，包含了阳光、热的意思。脐是肠的外部形态，脐，齐也（齐州为九州之中），为人体的中心，又为神阙穴所在，"神"是心所主，"阙"是君主所在城池的大门，胚胎发育过程中也是从此处汲取营养。肠在功能意义上与心相表里，二者同是人体生命力之源，一为火脏，一为火腑。

　　2. 心与小肠相表里理论的经络基础　　明确经络之间的相互关系有助于了解疾病的发生、发展、变化的过程，宋代窦材《扁鹊心书》："学医不知经络，开口动手便错。盖经络不明，无以识病症之根源，究阴阳之传变。"《灵枢·经脉》"心手少阴之脉，起于心中，出属心系，下膈络小肠""小肠手太阳之脉，起于小指之端……入缺盆络心，循咽下膈，抵胃属小肠"。《素问·骨空论》："督脉者……入络脑……上贯心。"《灵枢·经脉》"足太阳之脉……其直者，从巅入络脑""足少阴肾之脉……贯脊（脊通于脑）属肾……其支者，从肺出络心，注胸中"。由以上论述可以看出，心除了与小肠相表里的关系之外，二者尚通过其经脉、经别联系增进与脑的联系。心经与小肠经的表里关系决定了二者的生理、病理基础。

　　3. 心与小肠相表里理论的生理基础　　心与小肠解剖位置相去甚远，为什么会相表里呢？《难经》对此作出了回答，"五脏各有所腑皆相近，而心、肺独去大肠、小肠远者，何（谓）也？然经言心营、肺卫，通行阳气，故居在上；大肠、小肠，传阴气而下，故居在下，所以相去而远也"。心主血脉，心阳之温煦，心血之濡养，有助于小肠的化物功能；小肠主化物，泌别清浊，吸收水谷精微和水液，其中精微部分经脾气转输于心，化血以养其心脉。其他对二者生理基础的论述，如《素问·灵兰秘典论》"心者，君主之官，神明出焉""小肠者，受盛之官，变化出焉"。《本草述钩元》："夫心为火主，气者火之灵也，而小肠与之合。心不司气化，而小肠为心司气化之权，又心生血，而小肠即为血化之府。"《医旨绪余》："小肠为心之府，心色赤，故小肠为赤肠，主引心火浊气下行，而不使上干于华盖，所谓容受之府也。"《中西汇通医经精义》："饮主化气，食主化血，食物在小肠皆化为液……遂上奉心而生血，所以小肠为心之府，乃心所取材处。"

　　《诸病源候论》中论述冲脉吸纳心、小肠经脉的血液，经心与小肠温化，形成月经，所以妇人经带诸病均与心、小肠相关。《太平圣惠方》"此二经之血，在于妇人，上为乳汁，下为月水，冲任之所流也""夫心主于血，合于小肠，小肠者通于胞门子脏……其经血上为乳汁，下为月水"。《严氏济生方》

《妇人大全良方》《卫生宝鉴》等皆提及此论。《素问·腹中论》："病名血枯……气竭伤肝，故月事衰少不来也。"唐代王冰注释该段论述为"肝藏血，以少大脱血，故肝伤也……女子则月事衰少而不来"。自此心与小肠主经、带、妊娠的观点逐步被肝主藏血、主经水的观点所代替。《灵枢》中有心包代心受邪之说，后为温病学派所发挥，而《中藏经·论小肠虚实寒热生死逆顺脉证之法》在《内经》基础上提出的"小肠代心受邪说"则已逐渐被忽略。另外，张景岳注释《内经》时也继承李东垣"大肠小肠皆属于胃"的学术观点，认为"盖胃为六腑之长，而大肠小肠皆与胃连，居胃之下，气本一贯，故皆属于胃"。此后，小肠功能的独立性逐渐淡化。关于"心与小肠相表里"理论的生理基础应当正本溯源、回归经典，努力发掘中医理论，先继承而后才能在此基础上创新。

4. 心与小肠相表里理论的病理基础　病理表现上，心火移热于小肠，泌别清浊功能失司，小肠火随水液经三焦下注膀胱，引起尿少、尿赤涩痛、尿血等；而小肠有热亦可循经上炎于心，可见心烦、舌赤糜烂等。《脉经》："左手寸口人迎以前脉阴阳俱实者，手少阴与太阳俱实也，病苦头痛、身热、大便难……以胃气不转，水谷实也；左手寸口人迎之前脉阴阳俱虚者，手少阴与太阳经俱虚也，病苦洞泄，四肢寒，肠澼。"《诸病源候论》："心主于血，与小肠合。若心家有热，结于小肠，故小便血也。"虞抟《苍生司命》："如心有火，炎灼日久必遗热于小肠，则成小便淋秘。"《重订灵兰要览》："心脉止者，为惊泄。"《医宗金鉴》："其上发口糜下泻即止，泄泻方止，口糜即生。"以上均为历代医家对"心与小肠相表里"的病理基础进行的论述。

5. 心与小肠相表里理论的临床运用　在疾病的病因病机阐释及治疗方面不乏"心与小肠相表里"理论的运用，如《伤寒论》中太阳蓄血之抵当汤证应为太阳经证失治，邪热随经内传，瘀热结于下焦少腹（手太阳小肠腑），循经上扰心神，其人发狂。中医学脏腑经络理论重功能轻形态，就脏腑功能的协同性和概括性，《金匮要略》用理中汤治疗胸痹开辟了从脾胃论治胸痹之先河，李东垣将脾胃与大小肠总属于中焦。此外，有研究总结《吴鞠通医案》《临证指南医案》《续名医类案》《丁甘仁医案》《增评柳家四选医案》中有关胸痹心痛病的医案，其中提到脾胃的频率仅次于心，从侧面提示了心病与脾、胃、大肠、小肠是密切相关的。吴谦在《医宗金鉴·删补名医方论》中评述导赤散曰："心与小肠为表里也……皆心移热于小肠之证。故不用黄连直泻其心，而用生地滋肾凉心，木通通利小肠……心经之热可导也"。

心与小肠相表里理论的现代研究

"心与小肠相表里"理论现代研究中的热点主要有颅脑肠脑（腹脑）说、冠心病与肠道菌群关系及经络相关研究等几个方面。

1. 颅脑肠脑（腹脑）说　现代医学研究证实，心与小肠来源于同一胚层，早期胚胎发育中产生的神经脊，一部分进入了中枢神经系统，另一部分变成肠神经系统。德国医生莱奥波德·奥尔巴赫发现，肠壁上附着两层由神经细胞和神经束组成的薄如蝉翼的网状物。王锡宁通过移植"大陆板块漂移"学说，发现"人体巨系统的解剖构成原理——结绳原理"及"颈上人与颈下人"的解剖对称结构，成为第一个发现"腹脑"的人。另有研究发现，早在圆口类动物就已存在肽在脑和胃肠道内的双重分布，成为进化过程中保留的特征。在脑和肠道中有很多相同的神经递质，如血管活性肠肽、胃泌素、促胰液素等激素以及 P 物质、神经降压素、生长抑素及脑啡肽等，脑肠肽和脑-肠轴的概念随之产生，临床有患者在小肠梗阻的同时出现了一些精神症状，并且伴随着小肠梗阻的缓解和彻底解除，精神症状逐步减轻直至消失。还有研究基于肠梗阻患者出现心动过缓而提出肠心反射学说。现代医学用"心磁场""脑肠互动学说"解释肠易激综合征的发生机制，又为"心（脑）与小肠相表里"理论提供了科学依据。

2. 冠心病与肠道菌群关系　肠道菌群失调可引起多种疾病的发生，也可能与脂质代谢和动脉粥样硬化的发生有关。研究发现，冠心病患者可出现肠道菌群失衡，提示肠道菌群失衡可能是促进冠心病发生的原因之一。另有研究显示，在筛选血浆心血管疾病标记物过程中，发现与 3 个候选物质呈明显相关，经确认分别是胆碱、三甲氧氨（TMAO）和甜菜碱，这3种物质同在食物来源磷脂酰胆碱代谢通路上，且其代谢必须依赖肠道菌群参与。肠道菌群可能通过参与调节宿主胆固醇代谢、氧化应激和炎症从而促进心血管疾病的发生、发展。有研究证实，由小肠S细胞分泌的促胰液素可促使心排出量增高，S细胞主要分布在小肠上段肠黏膜腺窝处，十二指肠球部最多，空肠次之，回肠较少。肠道分泌的多肽激素也可对心血管产生生理效应。2015年发表的一项由克利夫兰医学中心开展的研究，首次采用干扰肠道代谢活动的药物治疗心脏病，并提出通过调节肠道菌群来治疗心脏病的策略。冠心病患者与健康人群的肠道菌群在菌群结构上存在较大差异；同时冠心病患者肠道菌群致病菌数量多于健康人群，而拟杆菌类有益菌则低于健康人群。这些研究更有力地证实了"心与小肠相表里"理论。

3. 经络相关研究 针刺研究结果显示，电针心经、小肠经腧穴可改善急性心肌缺血大鼠心电图，降低急性心肌缺血大鼠血清肌酸激酶和乳酸脱氢酶活性水平，对急性心肌缺血具有保护作用。心经和小肠经的腧穴可改善冠心病患者心肌供血并且腧穴的治疗作用有相对特异性。对针刺心经与小肠经腧穴干预心脏和下丘脑基因表达谱的比较研究则表明，在心脏和下丘脑差异基因数目上，均显示心经组和小肠经组变化趋于一致。

中医理论形成的过程中以意象思维为核心，从自然现象和人体生命现象出发阐释了生命构造的规律，涉及字源学、古代解剖学、古代社会人事制度、古代哲学等方面内容。中医理论在一定程度上属于"黑箱理论"，在理论与实践过程中其内在物质基础与协调机制不明确，在实际应用中也受到了一定局限。我们应该从中医理论和思维出发，结合现代解剖学、病理生理学、分子生物学、微生物与免疫学等现代科学寻找更多证据来阐释中医理论，逐步打开"黑箱"，丰富和发展中医学已有的理论方法，提升临床应用的新价值，为中医学的发展壮大和走向世界做出新的贡献。

119　心与小肠相表里理论内涵及临证应用

　　"心与小肠相表里"理论出自《内经》，是中医脏象理论的重要内容，是中医辨证施治的重要依据。为进一步揭示此理论的学术价值及其在治疗心系疾病中的应用，学者关卓骥等从中医经典文献、现代医学相关研究证据两方面，对此理论内涵进行了深入探析，并进行了临证应用的探讨。

心与小肠相表里理论内涵

　　1. 心与小肠在经络循行中互为表里　　在经络系统中，心属手少阴经，小肠属手太阳经，心与小肠通过所属经络的循行形成表里相合关系。心经与小肠经之循行最早见于《灵枢·经脉》"心手少阴之脉，起于心中，出属心系；下膈，络小肠""小肠手太阳之脉，起于小指之端，循手外侧……入缺盆，络心……抵胃，属小肠"。除了正经的属络关系外，尚有手太阳、手少阴之经别从腋部走出，入于心与小肠，上出目内眦，合并于手太阳小肠经。如《灵枢·经别》"手太阳之正……入腋走心，系小肠也""手少阴之正，别入于渊腋两筋之间，属于心……合目内眦"。此外，手少阴心经之别络从通里穴分出，走向手太阳小肠经；手太阳小肠经之别络从支正穴分出，走向手少阴心经。由于经别、别络的作用，加强了两经之间的联系，相互沟通了经气。如明代马莳注："表里者，内外也。"手少阴心经走行于肢体内侧，属心系，下络小肠，属里；手太阳小肠经走行于肢体外侧，属小肠，络心，属表。

　　2. 心与小肠在生理功能上相互联系、相辅相成　　心与小肠所属经脉相连，气血相通，因此在脏腑生理功能上相互联系、相辅相成。如《素问·痿论》"心主身之血脉"。心主血脉，五行属火，心火下降于小肠，在心阳之温煦、心血之濡养下，保证小肠化物。小肠生理功能如《素问·灵兰秘典论》："小肠者，受盛之官，变化出焉。"小肠在心之温煦濡养下，受盛化物，泌清别浊，推动糟粕和水液至大肠和膀胱，维持饮食物的消化、吸收和水液的正常代谢，同时清者经脾上输心肺，赤化为血，使心血充足，以养心脉，如《素问·经脉别论》："浊气归心，淫精于脉。"《本草述钩元》将二者生理联系总结为"阳得阴以行其化，小肠为心主行其气化者也""心为火之主，气者火之灵，而小肠与之合，心不司气化，而小肠为心司气化之权，心生血，小肠即为血化之府"。

　　3. 心与小肠在病理上相互影响　　心经实火，可移热小肠，导致其泌别清浊功能失司。小肠火随水液经三焦下注膀胱，引起尿少、尿赤、尿刺痛、尿血等小肠实热之证候，如《诸病源候论》："心主血，与小肠相合，若心家有热，结于小肠，则小便血也。"《医宗金鉴》中亦有心之病气通于小肠的论述："心与小肠为表里也。所见口舌生疮，小便赤黄，茎中作痛，热淋下利等证，皆心移热于小肠之证。"反之，若小肠有热象，亦可循经而上熏于心，引起心烦、舌赤、口舌生疮等证候。同时，若小肠有虚寒之证，化物失职，不可化生水谷精微以养心脉，日久可见心血不足的病证。如《备急千金要方》所载心小肠俱实、俱虚之证："病若头痛身热，大便难，心腹烦满，不得卧，以胃气不转水谷实也，名曰心小肠俱实""病苦洞泄，苦寒少气，四肢厥，肠澼，名曰心小肠俱虚也"。

心与小肠相表里理论现代医学研究

　　现代医学诸多研究成果为"心与小肠相表里"理论提供了有力依据。如针刺心经、小肠经腧穴以治疗心脏疾病等经络相关研究；温灸小肠之募穴"关元穴"能辅助改善肺心病心衰患者的症状，以及改善老年心血管疾病患者的全血比黏度、血浆比黏度、红细胞聚集指数等指标。但目前最有力的科学依据来源于肠道微生态与心血管系统关系的相关研究。

1. 肠道菌群与心血管系统的共生关系 人体携带着大量不同种类的微生物，肠道中约有十万亿种微生物，总质量约 2 kg。肠道微生物携带着丰富的基因信息，且肠道微生物群十分活跃，数天更新 1 次。临床研究表明，肠道微生态在人类基因表达、免疫反应、代谢稳态、心理健康、调节胃肠激素释放以及减少多种疾病的危险因素中均具有积极作用。同时，在心血管系统方面，有益的微生物菌群可通过调节脂质的生成、代谢，控制免疫反应以及抗氧化剂的生成等途径降低心衰的严重程度、心梗的风险因素，或减少心梗后事件的发生。

2. 肠道微生态失调与心血管疾病的病理联系 压力、高脂饮食、炎症标志物的升高和使用抗生素等诸多因素会导致肠道微生物群的组成发生变化，这种变化被称之为肠道微生态失调。胆碱、三甲胺-N-氧化物（TMAO）和甜菜碱是膳食磷脂酰胆碱的 3 种代谢物，它们是心血管疾病的重要危险因素，在肠道中，胆碱可以通过微生物群的催化作用转化为三甲胺（TMA），TMA 自由进入血液循环并通过肝黄素单加氧酶氧化形成 TMAO，而 TMAO 可影响巨噬细胞、肝脏、肠道中胆固醇和甾醇的代谢。当肠道微生态失调时，可导致 TMAO 水平升高和尿毒症毒素的产生，随后 TMAO 与血小板相互作用，增强了血小板的反应性，从而增加血栓的形成。可见，肠道微生态失调可通过引起血脂异常、炎症和动脉纤维化等加速动脉粥样硬化和心血管疾病的发生发展。有学者曾研究健康个体与心血管疾病患者肠道微生物群的差别，发现心血管疾病患者肠道中肠杆菌科、链球菌属等菌群丰度增加，同时丁酸产生菌和肠道微生物群的常见菌群大幅度下降。

3. 肠道微生态与心血管系统的关系为心与小肠相表里理论提供依据 由此可见，心血管系统与肠道微生态密切相关，肠道微生态平衡有利于心血管系统的健康。反之，肠道微生态失衡会对心血管系统产生病理影响。这从侧面论证了中医心与小肠相表里理论的科学性。

心与小肠相表里理论临证应用

现代医学已尝试通过纠正肠道微生态失衡来治疗心血管疾病，例如通过化学合成药物干预肠道菌群来阻止或减少小鼠体内的 TMAO 产生，从而降低血管反应性和动脉损伤后过多的血凝块形成；或利用益生菌来对抗肠道微生态失衡，以降低心血管疾病的风险等。中药与针灸是中医治疗心系疾病的两种主要有效方式，基于现代医学相关研究已从侧面论证了中医心与小肠相表里理论的科学性，可扩大此理论在临证中的应用，从小肠论治心系疾病。

1. 心与小肠相表里理论在中药内治法中的应用 中药的功效是在几千年的临床实践中总结出来的，具有重要的临床指导价值。针对肠系病症的中药有润肠的中药如决明子、火麻仁、郁李仁、冬葵子、瓜蒌子、榧子、肉苁蓉、锁阳等，涩肠中药如石榴皮、乌梅、五倍子、禹余粮、罂粟壳、诃子、肉豆蔻、赤石脂等，清肠中药如马兜铃、珍珠粉、枸杞叶等。

现代药理学对中药进行了深入研究，发现中药化学成分丰富，药理作用广泛。中药及其有效成分可通过调节肠道细菌的种类、数量、比例、定位等来纠正紊乱的菌群结构，对肠道微生态有双向良性调节作用。如党参、茯苓、白术、神曲、山茱萸、熟地黄、枸杞子等能促进双歧杆菌和乳酸杆菌等正常菌群的繁殖；黄芩、黄连及其药对可促进肠道有益菌群的生长，同时抑制有害菌群繁殖；公丁香、虎杖、使君子、秦皮等一定程度上可抑制多种肠道杆菌繁殖；大黄、丁香、黄柏和姜黄对金色葡萄球菌有抑制作用；中药如大黄，不仅可以保护肠道黏膜屏障，减少肠道细菌内毒素的易位，还可降低血浆中细胞因子的水平。更有学者对目前关于中药治疗肠道菌群失调的研究按中药类别进行了总结，发现补益药可以改善肠道菌群，清热解毒药不但可以使有益菌增加，还对有害菌繁殖造成的发热有良好的退热功效。

中医内科选方遣药，补虚泻实是其基本原则之一。基于心与小肠相表里理论，心与小肠经气相通，气血互化，病气相互影响，因此治疗心系疾病可在内科整体辨证论治的基础之上，根据证候表现、病性之虚实，辅以补泻小肠腑气之中药，从而扶助心之脏气或祛除心之邪气，达到祛邪扶正的目的。如炙甘草汤中运用了一味火麻仁以滑利小肠、疏通小肠经气，从而改善心经气血之运行，使全方共奏益气滋阴、通阳复脉的功效；抑或在辨证论治基础之上加用上述调节肠道生态的中药以纠正肠道微生态失衡。

对于心系疾病的治疗，在中医整体辨证选方基础之上，可辅以具有补肠、清肠、润肠等功效的药物，或者结合现代药理学研究成果选取具备调节肠道微生态作用的中药以增加疗效。

2. 心与小肠相表里理论在针灸中的应用　古代针灸已有从小肠治心病的实例，如扁鹊选取小肠经之募穴关元穴治疗心痛证："两胁连心痛……灸关元三百壮"。动物实验研究亦表明电针配以小肠之经穴如养老、支正等穴可辅助改善心肌缺血小鼠的心电图、心肌酶学等指标。因此临证治疗心血管疾病选穴施针时，在整体辨证确定针刺方法、选取主穴的基础之上，可根据穴位功效多配小肠经之经穴以提高疗效；或在此基础上辅以穴位贴敷、耳穴压豆等中医特色疗法调理小肠经之经气。

心与小肠相表里理论还可对针灸取穴法进行相应的指导，如对子母补泻取穴法的临床应用进行拓展。《难经·六十九难》提出"虚者补其母，实者泻其子"的治疗思想，将五输穴配合五行，然后按"生我者为母，我生者为子"的原则，虚证用母穴，实证用子穴，此即子母补泻取穴法，在应用中又分为本经与他经子母补泻两种方法。根据此法，心经的实证应"泻其子"。心属"火"，"土"为"火"之子，故泻本经五输穴中属"土"之输穴神门；属"土"之脾经为心经之"子经"，故泻"子经"五输穴中属"土"之输穴太白。根据心与小肠相表里理论进行拓展，还可泻小肠经之"子穴"小海，泻小肠经之"子经"胃经之"子穴"足三里。心病的虚证同理。基于心与小肠相表里理论大大拓宽了针灸治疗心系疾病的思路。

以上论述立足于中医理论，结合现代生理学、病理学、药理学、分子生物学等方面的研究成果，从中医经典文献、现代医学中肠道微生态与心血管系统的关系等方面进行理论探讨，进一步揭示了中医心与小肠相表里的理论内涵，并深入阐述和探讨此理论的应用现状及前景，可为中医从小肠防治心系疾病提供更加充分的理论依据，为临床治疗心系疾病开辟了新思路。

120　心与小肠脏象辨证论治理论沿革

　　脏象学是中医辨证论治的理论基础，而心、小肠脏象理论又是构成中医脏象理论的重要内容之一，是指导临床心、小肠辨证论治的重要理论依据。因而开展心、小肠脏象理论及辨证论治的文献整理研究具有极为重要的意义。学者杨柳等从文献研究角度，对先秦秦汉时期、晋隋唐时期、宋金元时期及明清时期有关心与小肠脏象的认识做了纵向的脉络梳理，包括脏象理论和辨治经验的发展，并对代表性医家的论述进行总结、分析，为进一步深入开展心小肠脏象辨证论治规律的整理研究提供了思路。

秦汉时期心脏象理论基本形成，辨证论治模式初步建立

　　《内经》《难经》对心与小肠的形质结构、解剖位置和生理功能有较为详细的论述，确立了心、小肠脏象学，并初步形成心脏象辨证论治的思想。《伤寒杂病论》首次确立心脏象辨证论治。《中藏经》对五脏六腑病证虚实寒热及生死逆顺做了较全面的论述。

　　1.《内经》《难经》初步形成心脏象辨证论治的思想　对于心与小肠的位置和形态，《灵枢·顺气一日分为四时》："心为牡脏，其色赤。"《难经·三十二难》："心肺独在膈上。"《灵枢·肠胃》："小肠后附脊，左环回周迭积，其注于回肠者，外附于脐上，回运环十六曲，大二寸半，径八分分之少半，长三丈二尺。"对小肠的解剖进行了详细的描述。《灵枢·平人绝谷》："受谷二斗四升，水六升三合合之大半，此肠胃所受水谷之数也。"对小肠的收纳容量进行介绍。《难经·四十二难》"小肠重二斤十四两"，又增加了对小肠重量的描述。

　　对于心的生理功能，《内经》主要归纳为"心主血脉"与"心藏神"两方面。《素问·痿论》"心主身之血脉"。《素问·六节脏象论》"心者，生之本，神之变也，其华在面，其充在血脉"。《素问·调经论》指出"心藏神"。《灵枢·大惑论》"心者，神之舍也"。对于小肠的生理功能，《灵枢·卫气》"六腑者，所以受水谷而行化物者也"。《素问·灵兰秘典论》："小肠者，受盛之官，化物出焉。"指出小肠有受水谷，化水谷，行化物，行津液之功能。

　　心、小肠病脏象辨证。心的病证，包括心的本经病证和心的本脏病证。心本经病证包括是动病，如《灵枢·经脉》"心手少阴之脉，起于心中，出属心系，下膈，络小肠……是动则病嗌干，心痛，渴而欲饮，是为臂厥"；所生病，"是主心所生病者，目黄，胁痛，臑臂内后廉痛厥，掌中热痛"。关于心的本脏病证，《素问·刺热》曰："热病者，先不乐，数日乃热，热争则卒心痛。"《素问·至真要大论》："太阴之胜，火气内郁，疮疡于中，流散于外，病在胠胁，甚则心痛热格，头痛，喉痹，项强。"

　　小肠的病证包括小肠的本经病证和小肠的本腑病证。小肠的本经病证包括是动病，如《灵枢·经脉》"小肠手太阳之脉……是动则病嗌痛颔肿，不可以顾，肩似拔，臑似折"；所生病，"是主液所生病者，耳聋、目黄，颊肿，颈、颔、肩、臑、肘、臂外后廉痛"。小肠的本腑病证，可见小肠实热证，如《素问·举痛论》"热气留于小肠，肠中痛，瘅热焦渴，则坚干不得出，故痛而闭不通矣"；寒客小肠证，如《灵枢·师传》"肠中寒，则肠鸣飧泄"。

　　2.《伤寒杂病论》首次确立心脏象辨证论治　《金匮要略·脏腑经络先后病脉证第一》："心火气盛，则伤肺，肺被伤，则金气不行。""虚虚实实，补不足，损有余，是其义也。余脏准此。"《金匮要略·百合狐惑阴阳毒病证治第三》："百合病者，百脉一宗，悉致其病也。"百合病是心肺阴虚病变，心阴不足，

心火旺盛，损伤肺阴。由于心主血脉，肺主治节而朝百脉，故心肺正常，则气血调和而百脉皆得其养；如心肺阴虚成病，则百脉俱受其累，证候百出，故称"百脉一宗，悉致其病也"。其证候可表现为两方面：一是由于阴血不足，心失所养，心火旺盛而影响神明，时而出现神志恍惚不定，语言、行动、饮食和感觉失调现象，常表现为默默无语，欲卧不能卧，欲行不能行，想进饮食但不能食等症状。二是由于阴虚生内热，出现口苦、小便赤、脉微数等表现。治疗应着眼于心肺阴虚内热，采取隔一、隔二疗法，养心阴、降心火，避免火旺克金。以百合润肺清心，益气安神；以知母养阴清热，除烦润燥；以泉水煎药清其内热。三者共起补虚、清热、养阴、润燥作用。

3.《中藏经》论五脏六腑虚实寒热生死脉证　汉代华佗论心、小肠虚实寒热生死逆顺脉证。如《中藏经·论心脏虚实寒热生死逆顺脉证之法第二十四》："心气实则小便不利，腹满，身热而重，温温欲吐，吐而不出，喘息急不安卧，其脉左寸口与人迎皆实大者是也；心虚则恐惧多惊，忧思不乐，胸腹中苦痛，言语战栗，恶寒恍惚，面赤目黄，喜衄血，诊其脉左右寸口两虚而微者是也。"《中藏经·论小肠虚实寒热生死逆顺脉证之法第二十五》："小肠实则伤热，热则口生疮；虚则生寒，寒则泄浓血，或泄黑水，其根在小肠也。又，小肠寒则下肿，重有热，久不出，则渐生痔疾。有积，则当暮发热，明旦而止也。病气发，则令人腰下重，食则窘迫而便难是其候也。小肠胀则小腹胀，引腹而痛也。"丰富了脏象辨证论治内容。

晋隋唐时期心、小肠临证实践的积累与发展

晋隋唐时期中医学得到了长足的发展，出现多部记载临床诊疗经验的医著，如《脉经》《诸病源候论》《千金要方》《千金翼方》《外台秘要》等。此时期的医家更加注重具体方药治法的总结，使理论与实践紧密结合。

1.《脉经》补充了心、小肠病证的脉学特点　《脉经》指出"心实，左手寸口人迎以前脉阴实者，手厥阴经也。病苦闭，大便不利，腹满，四肢重，身热，苦胃胀。刺三里。心虚，左手寸口人迎以前脉阴虚者，手厥阴经也。病苦悸恐不乐，心腹痛，难以言，心如寒，状恍惚。小肠实，左手寸口人迎以前脉阳实者，手太阳经也。病苦身热，热来去，汗出而烦，心中满，身重，口中生疮。小肠虚，左手寸口人迎以前脉阳虚者，手太阳经也。病苦颅际偏头痛，耳颊痛。心、小肠俱实，左手寸口人迎以前脉阴阳俱实者，手少阴与太阳经俱实也。病苦头痛，身热，大便难，心、腹烦满，不得卧，以胃气不转，水谷实也。心、小肠俱虚，左手寸口人迎以前脉阴阳俱虚者，手少阴与太阳经俱虚也。病苦寒，少气，四肢寒，肠澼，洞泄"。阐述了心实、心虚、小肠实、小肠虚、心小肠俱实、心小肠俱虚诸病证的脉象特点。

2.《诸病源候论》系统归类了心、小肠病证的证候　如风邪化热导致心痛之证，《诸病源候论·心痛病诸候》："若支别络脉为风邪所乘而痛，则经久成疹，其痛悬急懊者，是邪迫于阳，气不得宣畅，壅瘀生热，故心如悬而急，烦懊痛也。"寒邪伤心导致心痛之证，《诸病源候论·寒疝心痛候》："寒疝心痛，阴气积结所生也。阴气不散，则寒气胜。寒气胜，则痛上下无常。言冷气上冲于心，故令心痛也。"另外该书还有因小肠虚寒导致"肠病惊跳"的论述。

3.《千金要方》归纳心、小肠脏腑虚实寒热辨证　《千金要方》专列"心藏脉论""小肠腑脉论"总结心、小肠病的脉证。其论脏腑虚实寒热的辨证纲领，即心、小肠都有"实热"和"虚寒"证，而相为表里的二者又有"俱实""俱虚"的情况，孙思邈既重视心、小肠病证的系统归类，又总结了许多具体的方药治法。如治心热实或欲吐，吐而不出，烦闷喘急头痛，予石膏汤；治心虚寒，心中胀满悲忧，或梦山丘平泽，予半夏补心汤；以柴胡泽泻汤治小肠热胀口疮，以大补心汤治疗心小肠俱虚等。

宋金元时期心小肠脏象辨证论治的多元化发展

宋代政府积极促进对医药科技的发展，组织编纂了《神医普救方》《太平圣惠方》《圣济总录》《太平惠民和剂局方》等一系列方书，留下了许多传世名方，其中包括大量心、小肠脏象辨证论治的内容。而许多金元医家在理论上继承前世医家的成果并加以创新、深化，发展了对心与小肠的认识，在治疗上亦积累了丰富的经验。

1.《太平圣惠方》从虚实寒热论治心小肠病证　该书以《千金要方》和《外台秘要》为蓝本，采用“按脏腑病证”的分类方法，有关辨证论治的理论少，而实践多。该书强调脏象辨证，每个脏均列有虚、实、气不足、中风等4种病候及处方，每个腑均列有虚冷、实热两种病候及处方。第四卷专论心、小肠脏象理论、病源与选方，共15门，列心藏论。心藏论为心脏论治总纲，引《素问·阴阳应象大论》心脏象学介绍心之生理；次论心气实、心气虚之症状及治则；最后结合脉象变化及五行生克理论阐发心与肺、肝、脾、肾之间的传变及预后。收载了心虚、心实、心气不足、心藏中风、心藏风邪、心风狂言、心风恍惚、心藏风虚惊悸、心藏风热、心热多汗、心胸烦热、补心益智及治健忘、小肠虚冷、小肠实热等14种病证临床表现与方药。如治疗心气虚、惊悸善忘、不思饮食，予远志散；治疗心实热、惊悸善笑、心神不安，予泄热安心沙参散；治疗小肠虚冷、小腹如刀割，或绕脐结痛、冷汗出，予吴茱萸散；治疗小肠实热、小便黄赤、涩不痛，予黄连散。

2.《圣济总录》丰富了心小肠脏象辨证论治理论　《圣济总录》为宋徽宗仿宋太宗《太平圣惠方》之意而作，以收宋朝内府和当时医家用之有效的医方为主，重视理论总结，强调以理论指导临床实践。书中第四十三卷为心藏门、小肠门，统论心、小肠本脏及经络循行所经部位病证及治疗。列有心藏统论、心虚、心实、心热多汗、心中寒、心烦热、心健忘、善笑、瘛病、小肠虚、小肠实、小肠有寒等门。在其他病证中亦兼有心之内容，如“诸风门”从五脏出发论治中风，列“心中风”论，“论曰心中风之状，多汗恶风，焦躁善怒吓，赤色，病甚则言不快。诊在口，其色赤，夫心受风，风盛则生热，热盛则汗不止，心之液为汗故也，汗多则腠理疏，疏则真邪相搏，是以恶风。又心恶热，热极则唇焦内躁多怒。心之声为言，病甚则言不快，心气通于舌故也。又其证胸背拘急，不可倾侧，面赤头痛。熻熻发热，不能安卧，以心主血，其风日久，随营卫行，内外相搏，蕴积而然也。”收有人参饮、辰砂天麻丸、牛黄丸、定神琥珀丸、乌犀散、人参丹砂丸、安神定志牛黄丸、金薄琥珀丸等8种方药。《圣济总录》总结了北宋时期心、小肠脏象辨证论治的实践经验，加强了理论总结，为心小肠脏象辨证论治理论与临床的发展做出了贡献。

3.《小儿药证直诀》对小儿心小肠脏象辨证论治理论的发展　钱乙的辨证纲领以五脏为辨证基础，以“风、惊、困、喘、虚”来归纳肝、心、脾、肺、肾的证候特点。钱氏指出，心主惊，若发热渴饮抽搐为火气有余之实证，治宜清心泻火，可用泻心汤；若口中气温，心胸部热，避热就冷，俯卧，咬牙，为心火有余心阴不足之实中挟虚证，宜清心养阴，利水导热，予导赤散；若见目淡红等阴虚血热又挟外邪者，予生犀散。钱氏虽强调五脏分证，同时特别注意五脏之间的相互关系相互影响。如“目连札不搐，得心热则搐，治肝泄青丸，治心导赤散主之”。

4. 金元医家对心小肠脏象辨证论治的理论发挥　张元素将脏腑病机按照寒、热、虚、实、本病、标病、是动、所生病等分类并加以发挥，形成以寒热虚实为纲领的脏腑病机系统，论心脏病机包括火实、神虚、本热、标热；小肠病机有实热、虚寒、本热、标热。另外将脏腑病证分为“本病”和“标病”，并明确了虚实标本的用药方法，如论心、小肠之生理及临证表现及治疗：“心藏神，为君火。包络为相火，代君行令。主血，主言，主汗，主笑。本病：诸热瞀瘛，惊惑谵妄烦乱，啼笑骂詈，怔忡，健忘，诸痛痒疮。标病：肌热，畏寒战栗，舌不能言，面赤，目黄，手心烦热，胸胁满，痛引腰背肩胛肘臂”“火实泻之；神虚补之；本热寒之；标热发之。”“小肠主分泌水谷，为受盛之官。本病：大便水谷利，小便短，小便闭，小便血，小便自利，大便后血，小肠气痛，宿食，夜热旦止。标病：身热恶寒，喑痛颔肿，口糜耳聋。实热泻之""虚寒补之；本热寒之；标热散之"。

刘河间把人体各脏腑的不同属性与六气紧密相联系，从脏腑的虚实与相应之气的变化，以及脏腑诸气的盛衰胜复关系来分析病机。他认为："脏腑经络不必本气兴衰而能为其病，六气互相干而病也。"如他分析中风一证的病机时说："中风偏枯者，由心火暴甚，而水衰不能制之，则火能克金，金不能克木，则肝木自甚而兼于火热，则卒暴僵仆。"刘氏把心气自甚作为中风病机之根由，通过脏腑五行生克关系，最后导致肝气自甚。

明清心小肠脏象辨证论治理论臻于成熟

心脏象理论研究，发展至明代已臻成熟。至清代，温病学说发展成熟，对心脏象理论认识亦更加完备。

1. 明代李梴将心分为"血肉之心"与"神明之心"《医学入门》"心者，一身之主，君主之官。有血肉之心，形如未开莲花，居肺下肝上是也。有神明之心，神者，气血所化，生之本也，万物由之盛长，不着色象，谓有何有？""血肉之心"指居于肺下肝上有具体形态之心脏；"神明之心"指主宰人体生命活动的无形之功能。

2. 汪绮石认为精虽藏于肾，而实主于心"心之所藏者神，神安则气定，气为水母，气定则水澄，而精自藏走，精逐而流也。且心主血，心血空虚，则邪火上壅，而淆其灵舍，于是神昏志荡，天精摇摇，淫梦交作，而精以泄。其甚者，不待梦而时泄……故肾病当治其心"。在《理虚元鉴》中以归养心肾丸、养心固肾丸治之。

3. 李中梓指明健忘主要责之于心肾不交"心不下交于肾，浊火乱其神明；肾不上交于心，精气伏而不用。火居上则因而为痰，水居下则因而生躁，扰扰纭纭，昏而不定。故补肾而使之时上，养心而使之善下，则神气清明，志意常治矣。"故予人参养荣汤，指出"补肾而使之时上"，肾交于心；"养心而使之善下"，心交于肾，而达到心肾相交。

4. 清代江涵暾提出心部药对和方药其《笔花医镜》曾举心虚、心实、心热、心寒的主要病机和表现"心之虚，血不足也。脉左寸必弱，其症为惊悸、为不得卧、为健忘、为虚痛、为怔忡、为遗精"。"心之实，邪入之也。心不受邪，其受者，胞络耳。脉左寸必弦而大，其症为气滞、为血痛、为停饮、为痰迷、为暑闭、为虫啮。""心之寒，脉左寸必迟，其症为暴痛。""心之热，火迫之也，脉左寸必数，舌尖赤，其症为目痛、为重舌木舌、为烦躁、为不得卧、为癫狂、为谵语、为赤浊、为尿血"。并列心部药对，据其作用之强弱而称"猛将""次将"。补心猛将五味子；补心次将酸枣仁、柏子仁、远志、丹参、龙眼、麦冬、当归、白芍、茯神。泻心猛将石菖蒲、黄连、木通、朱砂、犀角；泻心次将栀子、连翘心、通草、车前子、竹卷心、灯心、莲子心。七福饮、秘旨安神丸、归脾汤、安神定志丸、十补丸、洋参麦冬汤、清心丸、沉香降气散、清隔煎、化虫丸、姜附汤、导赤散、泻心丸、生铁落饮、萆薢分清饮、阿胶散等方16首。

5. 清代医家对于温病中的暑温和伏暑病，多从心论治心主血脉，又主神明，所以心的病理变化主要是血脉运行的障碍和情志思维活动的异常。

暑入心营：暑为火热之邪，暑气通于心，中人最速，极易内陷心营。吴鞠通以咸寒苦甘之清营汤方，清心热，养心阴，治疗暑热之邪由卫分而不经气分、营分或不由上焦顺传中焦而直接内陷心包之"脉虚夜寐不安，烦渴舌赤，时有谵语，目常开不闭，或喜闭不开"。

热入心营，下移小肠：热在心营，营阴受损，热日轻夜重，口干不欲饮，热扰心神致心烦不寐；心与小肠相表里，心营热邪下移小肠则小便短赤热痛。《重订通俗伤寒论》予导赤清心汤，以鲜地凉心血以泻心火，丹皮清络血以泄络热为君，臣以茯神、益元、木通、竹叶，引其热从小便而泄；佐以麦冬、灯芯均用朱染者，一滋胃液以清养心阴，一通小便以直清神识；使以童便莲心咸苦达下，交济心肾以速降其热。

化燥入血：心与夏气相通，同气相求；心的阳气在夏季较为旺盛，因此在夏季心病发生较多。湿热化燥，深入营血分，动血伤阴；血热妄行则上下腔道出血或发斑。余霖以清瘟败毒饮治疗温毒化燥入血之"表里俱盛，狂躁烦心。口干咽痛，大热干呕，错语不眠，吐血衄血，热盛发斑"。

综上所述，《内经》中已初步形成了心脏象辨证论治理论思想；至《伤寒杂病论》《中藏经》确立心脏象辨证论治并丰富其内容；晋隋唐时期《脉经》《千金要方》在继承秦汉心小肠脏象理论的基础上，更加注重具体方药治法的总结，使理论与实践紧密结合；宋金元及明清时期，中医心小肠脏象辨证论治理论体系日渐成熟。

121　从肠心轴诠释心与小肠相表里

　　"心与小肠相表里"作为中医脏象学的核心组成部分，是中医辨证论治的经典理论。心与小肠的论述首见于《灵枢·本输》"心合小肠，小肠者，受盛之腑。"但由于心与小肠之间的具体机制尚未完全明确，心与小肠相表里素来备受争议，如有研究者认为心与小肠相表里论述的是心与肾的关系。近年来肠道微生态的研究可谓如火如荼，越来越多的证据表明肠道微生态与心血管疾病有着千丝万缕的联系，研究者根据肠道微生态与心脏之间的双向信号传递提出的肠心轴学说，提升了肠道微生态与心血管疾病的相关性，诠释了心与小肠相表里的科学性，为中西医结合从小肠论治心血管疾病提供了理论基础。学者陈建飞等对此做了梳理归纳。

心与小肠的相互联系

　　1. 在结构上的关系　中医理论认为心与小肠通过经络而相互联系。手太阳小肠经属小肠络心，手少阴心经属心络小肠，《灵枢·经脉》："心手少阴之脉，起于心中，出属心系，下膈，络小肠。""小肠手太阳之脉，起于小指之端，循手外侧……入缺盆络心……抵胃属小肠……其支者，别颊上颐，抵鼻，至目内眦。"原文表明手少阴心经与手太阳小肠经交接于手小指端。《灵枢·经脉》："膀胱足太阳之脉，起于目内眦，上额，交巅……其直者，从巅入络脑。"《素问·骨空论》："督脉者……上额交巅上，入络脑……上贯心。"表明手少阴心经通过督脉与脑间接相连，手太阳小肠经通过足太阳膀胱经亦与脑相连。心与小肠通过经脉相互属络、经别加强相互体内联系、络脉加强相互体表联系、循环路径上表里相贯而联系。

　　从胚胎学发育的角度来看，人胚胎发育至第3～4周时，胚盘向腹侧卷折，形成圆柱状的胚体，卵黄囊顶部的内胚层则被卷入胚体内，形成一条头尾方向的管道及原肠。原肠分成前肠、中肠和后肠3段，中肠主要分化为十二指肠的中下段、空肠、回肠、盲肠和升结肠以及横结肠右2/3段的肠管。人胚胎在第2周末时，卵黄囊壁的中胚层间充质细胞聚成团形成血岛，血岛中央的游离细胞和周边的细胞分别分化为造血干细胞和内皮细胞，相邻的血岛内皮细胞相互融合逐渐形成原始内皮管网，间充质细胞变扁形成内皮管。发育过程中有的内皮管互相融合以及血液汇流增粗，有的因血流减少而萎缩甚至消失，逐渐形成胚胎早期的原始心血管系统。何艳中等研究证明小肠黏膜下层复合经5-氮胞苷诱导的骨髓间充质干细胞，经过相关方法可构建出心肌组织薄片，并认为小肠黏膜下层是一种良好的心肌组织工程生物支架材料。

　　综合以上经典古籍的论述及现代医学的研究，手太阳小肠经走行于肢体外侧，属表，属小肠而络心；手少阴心经走行于肢体内侧，属里，属心系而下络小肠。明代马莳所注《黄帝内经灵枢注证发微》："表里者，内外也。"手少阴心经与手太阳小肠经不仅直接在手小指端交接，还通过其他经络的作用沟通两经经气，加强两经之间的联系，心与小肠一脏一腑，一阴一阳，一表一里，构成表里关系。小肠居腹中，心居胸中，两者在解剖结构上相距甚远，小肠由内胚层发育而成，心脏由中胚层发育而来，同样小肠黏膜下层经过相关方法可构建出心肌组织薄片。

　　2. 在生理上的关系　中医理论认为心主血脉，是机体血液运行的动力和枢纽，心为五脏六腑之大主，藏精气而不泻，满而不能实；心藏神，五行属火，心之气通于小肠，心下降于小肠，在心血之濡养和心阳之温煦下，才能保证小肠的化物功能。小肠为六腑之一，传化物而不藏，实而不能满。《素问·

灵兰秘典论》：“小肠者，受盛之官，变化出焉。”《医经精义》中指出：“小肠中所盛者，只是食物，乃阳质也，饮主化气，食主化血，食物在小肠皆化为液，以出于连纲，遂上奉心而生血，所以小肠为心之腑，乃心所取材处。”小肠在心阳的温煦和心血的濡养下将消化后的食物分为水谷精微和食物糟粕两个部分，将水谷精微吸收，经脾上输心肺，化赤为血，供养心脉，小肠将食物糟粕和水液传至大肠和膀胱形成二便。

现代医学认为心脏是推动血液循环的动力装置，在血液的循环中，心脏的周期性收缩和舒张发挥了核心作用，是推动血液循环的必要条件。血液经过心脏的推动，才能将血液中 O_2 和 CO_2、营养物质和代谢产物等进行运输和交换，以维持机体内环境的稳态。小肠是机体消化过程中最主要的阶段，食物经胃进入小肠后一般停留 3～8 小时，通过小肠的机械性消化和化学性消化，大分子物质被分解成可被小肠黏膜吸收的小分子物质。

综上可知，中医及现代医学研究均表明心与小肠在生理上相互联系，心脏推动机体血液循环，小肠消化和吸收糖类、脂肪、蛋白质、电解质、水和各类维生素等物质，心与小肠相互配合，以维持机体内环境的稳态。

3. 在病理上的关系　中医典籍《诸病源候论》“若心家有热，结于小肠，则小便血也”。表明心经实火，可移热于小肠，导致尿涩赤痛、尿黄、尿血等小肠实热证。同样《医宗金鉴》：“心与小肠为表里也，然所见口糜舌疮、小便黄赤、茎中作痛、热淋不利等证，皆心移热于小肠之证……用生地滋肾凉心，木通通利小肠，佐以甘草梢，取易泻最下之热，茎中之痛可除，心经之热可导也……若心经实热，须加黄连、竹叶。”原文指出心经实热之证的常见症状，心火移热于小肠时，治宜清心养阴、利水通淋。小肠之热亦可循经上熏于心，症见心烦、心悸、舌赤糜烂生疮等。若小肠虚寒，化物失职，不能泌别清浊、吸收水谷之精，致清阳不升，浊阴不降，日久出现心血不足的病证。

现代研究表明炎症性肠炎患者发生急性动脉事件的风险显著增加，而且年轻患者的风险最高。小肠功能紊乱引起铁、维生素 B_{12} 等营养物质吸收障碍进而导致贫血，长期贫血进而引起贫血性心脏病，甚至进展为心力衰竭危及生命。研究采用 16SrRNA 测序技术对研究对象大便样本中微生物 DNA 进行分析，并对与终身心血管疾病风险相关的个别种属进行了检测，结果发现普里沃菌 2、普里沃菌 7、Tyzzerella 菌、Tyzzerella 菌 4、Alloprevotella 菌和 Catenibacterium 菌 6 个微生物种属与终身心血管疾病的风险有关。

从上述文献可知，心与小肠在病理上互相影响，历代医家丰富和发展了心与小肠相表里的理论基础，并提出了从小肠论治心系病证的方药，现代研究亦表明肠道疾病或肠道菌群紊乱会诱发或加重心血管疾病。

肠道菌群与心血管疾病的关系

中医理论认为小肠具有受盛化物、分清泌浊的功能，这与肠道微生态系统对物质的消化、吸收功能相吻合。近年来随着微生态学研究地不断深入，越来越多的证据表明肠道微生态系统失衡是导致或促进心血管疾病发生、发展的危险因素。肠道菌群与心血管疾病的机制主要包括：①肠道菌群紊乱引起细菌内毒素移位，通过促进炎症因子释放导致炎症反应；②肠道菌群代谢产物异常，从而促进心血管疾病的发生、发展；③肠道菌群通过影响体内免疫及神经系统，从而诱发或加重心血管疾病。因此，肠道菌群紊乱与心血管疾病的相关性是中医心与小肠相表里理论的一种升华，此即中医“心合小肠”的机制之一。

1. 肠道菌群通过肠心轴代谢途径与高血压的关系

（1）肠道菌群种类和比例：肠道菌群的种类以及菌群的比例与高血压有着明显的相关性：Adnan S 等将原发性高血压易中风的大鼠（SHRSP）和正常血压 WKY 大鼠的肠道菌群分别植入 4 周大 WKY 和 SHR 大鼠，在 11.5 周时，对 WKY 大鼠植入 SHRSP 肠道菌群的血压比植入 WKY 肠道菌群的血压高出 26 mmHg（$P=0.02$）；通过 16S 测序分析粪菌组成，发现植入 SHRSP 菌群的 WKY 大鼠的厚壁菌门与拟杆菌门的比值明显上升（$P=0.042$），多个分类群的相对丰度与收缩压相关，表明肠道菌群的种类和比例可以直接影响收缩压。另有研究表明高血压肠道菌群中的粪球菌属、丁酸弧菌、普拉梭杆菌、罗斯菌属、butyricimonas 等有益菌减少，而普氏菌属、克雷伯菌属、梭杆菌属明显增加。

（2）肠道菌群代谢产物：肠道菌群产生多种影响血压的物质，如短链脂肪酸、氧化甲胺、色氨酸、脂多糖、硫酸氢盐和酪氨酸等。如短链脂肪酸主要包括丁酸盐、丙酸盐以及乳酸盐等。Huart J 等将 54 名男性分为 3 组：38 名高血压组（其中 21 名接受降压药治疗）、7 名临界高血压组、9 名正常血压组，通过监测 24 小时内的血压变化，发现在未接受降压药治疗的 33 名受试者中，Clostridium sensu stricto1 菌属与血压呈正相关；不同组别受试者粪便中的短链脂肪酸水平显著不同，高血压受试者粪便中的乙酸盐、丙酸盐及丁酸盐水平显著高于正常血压的受试者。另有研究表明，肠道菌群代谢产物硫酸氢盐可直接作用于血管，调节血压。

（3）肠道菌群调节免疫炎症和神经激素：肠道菌群通过调节炎症反应、免疫系统以及神经激素调控血压。高盐饮食会使小鼠肠道菌群多样性减少，尤其是乳杆菌属细菌（乳杆菌属细菌会抑制 TH17 细胞），这种改变会促进免疫炎症反应，导致促炎症的 TH17 细胞的数量和活性增加，TH17 细胞激活后产生白细胞介素 17（IL-17），IL-17 细胞因子会促进高血压和动脉壁炎症反应，还能诱发自身免疫性疾病。肠道菌群代谢产物酪氨酸通过改变交感神经递质（如肾上腺素、去甲肾上腺素以及多巴胺），进而引起交感神经失调。肠道菌群可以促进血管紧张素 Ⅱ 诱导的血管功能障碍和高血压。一项纳入了 14 项 702 例高血压病患者的随机对照试验荟萃分析表明，益生菌发酵可以产生抑制血管紧张素转化酶活性的多肽，从而降低高血压病患者的收缩压和舒张压。Toral 等对正常对照组大鼠和自发性高血压大鼠进行了粪便微生物群的相互移植，结果发现自发性高血压大鼠脑中的还原型辅酶Ⅱ氧化酶活性增加，血浆中的去甲肾上腺素和酪氨酸羟化酶水平增加，下丘脑室旁核中的促炎细胞因子也较前增加，研究表明肠道菌群的改变会影响交感神经活性和神经炎症。

通过上述研究可知，肠道菌群通过调节饮食、菌群种类、代谢产物、免疫炎症、神经激素等多种途径影响高血压的发生发展，然而，肠道菌群通过肠心轴与高血压关系的具体机制有待进一步研究。

2. 肠道菌群通过肠心轴代谢途径与心力衰竭的关系

（1）肠道菌群失调：心力衰竭患者志贺菌、耶尔森菌、念珠菌沙门菌、弯曲杆菌等肠道致病菌数量明显增多，而乳酸菌、双歧杆菌等肠道菌群数量减少，且性别、年龄、体质量指数较健康对照者无明显关系，表明心力衰竭患者存在肠道菌群失调。另有研究发现，与健康者相比，心力衰竭患者肠道菌群的多样性显著减少，同时肠道中红蝽菌科、丹毒丝菌科、疣微菌科、布劳特氏菌属、柯林斯氏菌等丰度显著降低，而肠杆菌科菌群的丰度增加。心力衰竭患者肠道菌群多样性显著降低以及肠道有益菌减少，因此，肠道菌群失调可能是心力衰竭发病机制和进展的因素之一。

（2）肠道菌群代谢产物：慢性心力衰竭通过影响肠道微循环，导致肠道黏膜屏障障碍和细菌易位以及代谢产物的增加，通过诱导炎症反应从而加重心力衰竭。慢性心力衰竭患者肠道菌群代谢产物 1-磷酸神经鞘氨醇、三甲胺-N-氧化物（TMAO）增加，而烟酸、乳清酸、肉桂酸等代谢产物显著降低。TANG W H 等对 720 例稳定期心力衰竭患者进行 5 年随访，研究空腹血浆 TMAO 与全因病死率之间的关系，结果发现在 TMAO 浓度和 B 型利钠肽（BNP）水平之间存在显著的相关性（$P<0.001$），血浆 TMAO 的水平与死亡风险明显相关，在对传统危险因素和 BNP 水平进行调整之后，TMAO 水平升高仍可预测 5 年死亡风险（$P<0.001$），以及估计肾小球滤过率（$P<0.001$），表明心力衰竭患者 TMAO 水平较高，TMAO 水平升高则预示着较高的长期死亡风险，且与传统危险因素和心肾指标无关。心力衰竭患者微循环障碍导致肠道结构和功能改变，肠黏膜屏障的破坏导致肠道微生物及其代谢产物易位，通过诱导炎症反应而加重心力衰竭。

肠道菌群失调及其代谢产物可能是心力衰竭发病机制和进展的重要因素，部分代谢产物（如TMAO）等可用于预测心衰患者的死亡风险。这为未来心力衰竭的治疗和预后判断提供了新思路。

3. 肠道菌群通过肠心轴代谢途径与冠心病的关系

（1）肠道菌群失调：冠心病患者肠道菌群总负荷明显增加，乳酸杆菌和双歧杆菌显著减少，而幽门螺杆菌、大肠杆菌、链球菌明显增多，表明冠心病患者肠道菌群紊乱，且肠道菌群的变化与冠心病的发生及发展机制有一定相关性，肠道菌群失衡可能是促进冠心病发生的原因之一。Emoto 等研究冠心病患者与健康志愿者之间肠道菌群的差异性，研究表明冠心病患者成熟的乳杆菌数量以及厚壁菌/拟杆菌的比例明显增加，相反，拟杆菌（双歧杆菌和普氏杆菌）明显下降。肠道菌群多样性和结构的改变是冠心病的危险因素之一。

（2）肠道菌群代谢产物：越来越多的证据表明肠道菌群代谢产物与冠心病之间的相关性，如苯乙酰谷氨酰胺（PAGln）、脂多糖（LPS）和 TMAO 等。在一个独立的队列中（$n=4000$ 名受试者）发现PAGln 与心血管疾病和死亡相关，摄入的大部分苯丙氨酸（PAGln 的前体）在小肠中被吸收，但未被吸收的苯丙氨酸在大肠中被肠道菌群代谢为苯丙酮酸，随后被代谢为苯乙酸，吸收到门脉系统后，苯乙酸很容易在肝脏中代谢产生 PAGln，PAGln 通过 G 蛋白偶联受体（包括 α2A、α2B 和 $β_2$-肾上腺素能受体）增加血小板反应性和血栓形成。Forkosh E 等对 516 例 50～79 岁患者的 LPS 水平进行了测量，结果表明血清 LPS 水平超过 90% 的患者发生动脉粥样硬化的风险增加了 3 倍。另有研究对 4007 例接受冠状动脉造影的患者随访 3 年，结果表明高 TMAO 水平与发生重大不良心血管事件（MACE）的风险具有明显相关性。

从上述研究可知，冠心病患者肠道菌群的多样性和结构显著改变，PAGln、LPS 和 TMAO 等代谢产物与冠心病的发病机制及预后有着密切关系。因此，肠道菌群及其代谢产物可能参与冠心病的发生、发展，这为益生菌、粪菌移植等方法调节肠道菌群治疗冠心病提供了依据。

中药通过肠心轴代谢途径治疗心血管疾病

1. 逆转心肌重构　保元汤是中医治疗元气亏虚的经典方剂，由黄芪、人参、甘草、肉桂组成。保元汤对线粒体损伤具有明显的保护作用，主要通过调控线粒体功能和 ATP 能量产生发挥心肌保护作用，保元汤能抑制心肌细胞凋亡以及肥大，抑制心室重构。DU 等用异丙肾上腺素诱发大鼠心肌肥大，发现心肌肥大的大鼠粪便微生物群落和代谢成分发生了显著变化，经保元汤治疗后有效地改善了与心肌肥大相关的肠道菌群失调，特别是拟杆菌门和厚壁菌门，逆转了肠道菌群代谢产物的变化，如短/中链脂肪酸，初级/次级胆汁酸和氨基酸。保元汤抗心肌肥大的机制与精氨酸和色氨酸衍生物及其下游促肥大、促炎和促氧化剂信号通路的抑制有关；抗生素抑制肠道菌群试验发现保元汤介导的心肌保护作用在药效学或代谢调节方面均下降。保元汤对心肌肥大的保护部分依赖于肠道菌群，而肠道菌群代谢产物色氨酸和精氨酸衍生物的调节作用是保元汤保护心脏的重要机制。

2. 抗血小板聚集　胆碱经肠道菌群中的 Cut C 酶代谢为三甲胺（TMA），TMA 吸收入血后经肝脏转化为 TMAO，TMAO 可增加血小板聚集和体内血栓形成，血浆 TMAO 水平可预测动脉粥样硬化血栓事件的风险。曲华研究发现黄连素可以抑制肠道菌群将胆碱转化为 TMA，对含有 Cut C 基因菌种厌氧培养，结果表明黄连素能抑制含有 Cut C 基因的菌种对胆碱利用，从而降低 TMA 产生；黄连素直接干预 Cut C 酶的研究发现，黄连素能直接抑制 Cut C 酶的活性。因此，黄连素通过抑制肠道菌群和 Cut C 酶的活性减少 TMA 的生成。同样，毛黎博研究发现血府逐瘀免煎颗粒能够使肠道菌群多样性以及相对丰富度增加，降低 TMAO 水平及血小板聚集率。因此，血府逐瘀免煎颗粒通过调节肠道菌群降低TMAO 的生成，是其发挥抗血小板聚集的一条重要途径。

综上所述，中医经典理论认为心与小肠在经络上相互联系，在生理上相互配合，在病理上相互影响。现代研究发现肠道菌群及其代谢产物可以通过多种途径参与心血管疾病的发生发展，研究者根据肠道微生态与心脏之间的双向信号传递提出的肠心轴学说与中医心与小肠相表里理论相吻合。中药具有多成分、多层次、多靶点等优势，中医通过肠心轴代谢途径治疗心血管疾病的有效性进一步验证了肠心轴学说。因此，肠心轴诠释了中医心与小肠相表里的科学性，为中西医结合从小肠论治心血管疾病提供了理论依据，为中医的现代化研究提供了新的视角；同样，这些经典的中医理论，可以为现代医学的研究带来新的启示。

122　从心与小肠相表里辨治炎症性肠病

　　炎症性肠病（IBD）主要包括溃疡性结肠炎（UC）和克罗恩病（CD），是一种累及胃肠道的慢性非特异性炎症性疾病，反复发作，缠绵难愈，根据其临床表现的不同，隶属于中医学"泄泻""痢疾""肠澼"等范畴。流行病学调查显示，IBD发病率在全球范围内呈逐年上升趋势。目前IBD的病因及发病机制尚未明确，考虑与遗传、环境因素、肠道菌群和宿主免疫系统相互作用相关。炎症性肠病是典型的心身疾病，患者常伴随程度不一的心理精神问题，而患者的心理精神状态亦可影响IBD症状的轻重，此与脑-肠轴（GBA）学说相符。传统中医早在《内经》中就初步提出"心与小肠相表里"理论，此理论与GBA机制不谋而合。学者赵菁等将陆为民运用"心与小肠相表里"理论与GBA相结合论治IBD的经验做了梳理归纳，以冀为IBD中医治疗提供新策略。

心与小肠相表里中医理论基础

　　1. 心与小肠相表里——生理基础　"心与小肠相表里"出自中医脏象学。所谓"显藏者象"，"脏象"二字含义实为将藏于内者显象于外，并非简单解剖学"脏器"之义，正如《灵枢·本藏》所言"视其外应，以知其内藏，则知所病。"即所藏者为体，显象者为用，由象知体，体用一源，司外揣内，而五脏所藏实为五神，即心藏神、肺藏魄、肝藏魂、脾藏意、肾藏志。由此可知，脏象学中的脏腑概念包含了实体脏腑及气化脏腑，可理解为现代医学中的实体脏器和脏器功能两方面内容，且偏重于后者。并且心作为"君主之官"，是"精神之所舍"，相较其他脏腑，心对于情志调控占有主导作用。

　　同时脏腑之间依靠经络相互联系，如《灵枢·经脉》："心手少阴之脉，起于心中，出属心系，下膈络小肠。""小肠手太阳之脉，起于小指之端……入缺盆络心，循咽下膈，抵胃属小肠。"《素问·骨空论》曰："督脉者……入络脑……上贯心。"根据上述论述，可知心经与小肠经互为表里关系，且相应脏腑通过经络系统相互关联。因而，心与小肠表里两经的关系是二者生理、病理关联的基础。

　　心与小肠相表里，更为强调二者气化脏腑的表里关系，即二者功能上的联系，非仅指解剖脏腑部位的远近关系。《难经》曰："五脏各有所腑皆相近，而心、肺独去大肠、小肠远者，何（谓）也？然经言心营、肺卫，通行阳气，故居在上；大肠、小肠，传阴气而下，故居在下，所以相去而远也。"《周易·乾》曰："同声相应，同气相求……本乎天者亲上，本乎地者亲下，则各从其类也。"此处解释了心与小肠在生理功能上的承接性，因其通行阴阳气的属性不同，故而位置相距甚远，如孙一奎《医旨绪余·命门图说》中所言："盖人以气化而成形者，即阴阳而言之……内含一真气，以为生生不息之机，命曰动气，又曰原气，禀于有生之初，以无到有。"由此可知心与小肠虽然解剖位置有上下不同，但在生理功能上相互配合。《素问·灵兰秘典论》："心者，君主之官，神明出焉。""小肠者，受盛之官，变化出焉。"《医经精义便读·上卷》曰："小肠中所盛者，只是食物，乃阳质也，饮主化气，食主化血，食物在小肠皆化为液，以出于连纲，遂上奉心而生血，所以小肠为心之腑，乃心所取材处。"心主血脉，即主生血、行血，输送营养物质濡养小肠，同时，心乃阳中之阳，心阳的温煦、推动作用有助于维持小肠的生理功能。小肠主化物，泌别清浊，吸收水谷精微和水液，吸收的精微物质经脾气转输于心，心化血以养其心脉，除此之外，小肠主液，水液可充养血脉。心有统领之功，犹如君主，内藏神，主明则安，若心神不宁，小肠受盛之功受累。中医所谓广义之神，包含情绪、情感等心理活动，归心所主。情志致病即现代医学心身疾病，指由消极情绪引起机体出现应激反应而导致的多种躯体性障碍，IBD亦属于此范畴。

中医理论中"心"的概念不仅指心血管系统，更包含现代医学中神经系统和代谢系统等，并与"脑"的功能相通。而中医理论中"小肠"的概念，涵盖现代医学中的胃肠功能的含义，并与肠道菌群相关，肠道菌群可参与和调节人体的营养吸收代谢，对人体胃肠功能产生影响，研究表明肠道菌群失调与胃肠功能紊乱性疾病如便秘发病相关。由此可知中医"心与小肠相表里"内涵可被 GBA 解释，其包含有中枢神经系统与肠道菌群的交互关系，精神心理因素在此机制中发挥重要作用。

2. 心与小肠相表里——病理基础　心与小肠在生理上相互联系，在病理上亦相互影响。心火亢盛之时，可移热于小肠，小肠泌别清浊功能失司，则出现排便异常，同时小肠火随水液经三焦下注膀胱，引起小便淋漓涩痛、尿赤尿血等；而小肠有热亦可循经上炎于心，可见心烦失眠、舌赤糜烂等。现代医学研究发现，冠心病的诸多危险因素，如高脂血症、2 型糖尿病和高血压均与肠道菌群失调密切相关，同时肠道菌群还可通过与环境因素和遗传因素的交互作用而间接影响动脉粥样硬化疾病的进展等，此皆为心与小肠相表里的病理关系的体现。

GBA 与 IBD 的关系

1. GBA 现代医学认识　GBA 是大脑和肠道之间的双向通信系统，由中枢神经系统、自主神经系统、内分泌系统、免疫系统与肠道微环境组成。这种脑与肠道之间的连接作为一个复合体整合环路中的交通信号，从脑部的情感中枢到认知中枢，经由神经递质传导至周围器官和肠道，影响肠道感觉、运动、内分泌、自主神经和免疫功能。目前认为 GBA 与 IBD、肠易激综合征等发病密切相关。

2. GBA 在 IBD 的作用机制　肠道炎症反应可对患者精神心理产生负面影响，而精神心理因素亦可加重肠道炎症反应并使疾病加重、反复。而 GBA 是精神心理因素与肠道炎症反应相互作用的桥梁。精神心理因素通过 GBA 增加患者肠道通透性、改变肠道菌群、增强免疫反应从而加重 IBD 病情，同时 IBD 患者的肠道炎症反应亦可引起精神心理疾病。精神心理疾病的产生即是中医"心主神明"功能的异常表现，GBA 在 IBD 发病的双向作用再次佐证了"心与小肠相表里"的理论。

3. 情志干预——IBD 治疗新策略　精神心理因素在疾病发病过程中的作用日益受到关注，情志干预在 IBD 治疗中占有重要地位。对于 IBD 患者，临床治疗中可加强情绪管理以降低疾病严重程度、复发频率，预防并发症，减少住院和手术切除率，提高患者生活质量。研究显示小剂量抗抑郁药物不仅可直接改善 IBD 患者焦虑抑郁的评分，而且可通过促使副交感神经释放神经递质，减少机体释放炎性因子，从而使患者获益。如度洛西丁、氟西丁等可改善患者躯体症状和减轻肠道炎症反应。但对于 IBD 患者，抗焦虑抑郁药的选用缺乏统一标准，且疗效不确切，不良反应明显，因而临床运用受局限。但中医药疗法在情志干预方面具有优势，能改善患者心理状态，促进肠道症状的缓解及稳定病情等，可作为重要的辅助治疗手段。

自古以来，历代医家已知情志失调可致"痢疾""泄泻"等肠道疾病，如《证治汇补·痢疾》："七情乖乱，气不宣通，郁滞肠间，能发积物。"而情志失调所致肠道疾病，大多医家从肝论治，如《景岳全书·泄泻》："凡遇怒便作泄泻者，必先怒时挟食，致伤脾胃，故但有所犯，即随触而发。从肝脾二脏病也。"肝脾两脏生理上相互关联，病理上亦相互影响，肝的疏泄正常，则脾的运化亦健，相反，若情志失调，肝气郁结，横逆犯脾，则脾失健运，可导致泄泻便溏等。治疗上多辅疏肝解郁之品，如柴胡、香附、郁金等，但单用疏肝解郁之法时，治疗效果往往不尽如人意。陆为民此时常从心论治，如《三因极一病证方·泄泻叙论》"喜则散，怒则聚，惊则动。脏气隔绝，精气夺散，必致溏泄，皆内所因。"如《灵枢·口问》："悲哀忧愁则心动，心动则五脏六腑皆摇。"若患者素体阳盛或饮食、情志失调所致内火偏盛，则心神易被扰动，心主血脉之功失常，同时阳火之邪可从心影响至小肠，使小肠泌别清浊之功失衡，导致排便异常，甚至出现脓血便、血便，此为实证，亦有因虚而发病者，若人体气血阴阳亏虚，则心神失养，精神涣散，心主血脉功能受损，血液生成、运行皆受影响，小肠之功亦受累，血从肠腑出，致使排便异常。因此，心作为"五脏六腑之大主"，其功能受损，可导致心神不明，引起各种精神心理问题，亦可导致炎症性肠病发生发展。陆为民据此对 IBD 合并精神心理问题的患者，提出从情志着眼，尤其是对解郁治疗效果欠佳的患者，依据"心与小肠相表里"理论，强调可从养心神、调情志治疗。调情志即是安心神，心神有主，则小肠之功即可正常发挥。

调养心神法在 IBD 中的运用

IBD 以消化道表现为主，腹泻是共有的常见症状，故中医可参照泄泻论治，但因 UC 和 CD 临床症状的差异及疾病发生、发展变化的不同，具体证治亦有区别。

徐景藩认为，UC 可归于古中医"下利"病，病位在肠，病本在脾，与肝、肺、肾相关，病机关键为肠道湿热，气血凝滞，应以"祛邪导滞"及"脏腑相关"为治疗原则。治疗以清热化湿为基础，活血行气贯穿始终，扶正需以健脾为主，佐以调肝、理肺、益肾，辅以消导、祛风、治痰。

陆为民认为 CD 可归于中医"痢疾""肠痈"，病位在小肠，病本在脾，与心、肝、肾相关，基本病理变化为脾虚不运，湿热搏结，气血壅滞，总属本虚标实之证，发作期以标实为主，缓解期以本虚为要。治疗以健脾理气、清肠化湿为主，辅以凉血化瘀。由于 IBD 病情时有反复，治疗时间长，加之有癌病风险，患者常伴有不同程度的精神心理问题，即存在焦虑、抑郁状态，此时单用疏肝之法疗效甚微，应结合心与小肠相表里理论，从心神着手，考虑其病机为"情志-心神-肠道受损- IBD"，治疗上采用调养心神之法。

清热安神法是治疗 IBD 常用之法，多用于 IBD 活动期肠道症状较重者，患者可见脓血便甚则血便，急躁易怒，面红目赤，口苦生疮，心悸失眠，胸胁胀痛，小便黄，舌红苔黄，脉数，此为火热之邪内扰心神，以致心神不安所致。陆为民对于此类患者喜用黄连，《珍珠囊》谓"黄连其用有六：泻心脏火，一也；去中焦湿热，二也；诸疮必用，三也；去风湿，四也；治赤眼暴发，五也；止中部见血，六也。"其既能祛湿热，又能泄心火，为治此病要药，皆因黄连味苦入心，而气寒秉冬寒之水气，故能以气之寒泻心火之盛而使内藏之神安，加之黄为中土之色，故能祛中焦肠道湿热，用量可至 10 g；心火亢盛者多为肝郁日久化火，母病及子，肝火炽以致心火盛而神被扰，常将黄连搭配香附，以 1∶2 配伍用之，取《韩氏医通》黄鹤丹意。香附辛，微苦甘而性平，归肝经，功擅疏肝解郁、理气止痛，《别录》曰其"除胸中热"，《本草纲目》"香附之气平而不寒，香而能窜，其味多辛能散，微苦能降……得栀子、黄连则能降火热。"二者一疏一泻，使气行则火自消，火消则神自安。除此之外，栀子亦为治疗此类患者常用药。栀子苦寒，功效泻火除烦，清热利湿，凉血解毒，张仲景在《伤寒杂病论》常用其治疗心中懊恼、虚烦不眠，此皆为心神被热扰之象，需以栀子除胸膈之热、清心中之火以安神，诚如左季云："栀子苦能泻热，寒能胜湿，主治心中上下一切证。"

滋阴安神法常与清热安神法同用，用于火盛伤阴，心阴受损的患者，可见焦虑易怒、心悸失眠、手足心热、口燥咽干、潮热盗汗、黏液脓血便，舌红少苔、脉细数，若火热仍盛、阴亏不甚，常选黄连阿胶汤，能清心火、滋真阴，其主治之"心中烦，不得卧"，即为阴阳不和、神机被扰所致，黄连清热燥湿，阿胶滋阴养血止血，对于 IBD 活动期下利脓血、烦躁失眠者尤为合适。陆为民常将阿胶改为阿胶珠与黄连合用，阿胶珠清热之功强且减少了阿胶滋腻碍胃的不良反应，临床效果更佳。对于火热不甚，阴伤明显的患者，陆为民常选用百合地黄汤滋阴清热以安神。百合地黄汤出自《金匮要略》，"百合病者，百脉一宗，悉致其病也。意欲食复不能食，常默然。欲卧不能卧，欲行不能行，饮食或有美时，或有不用闻食臭时，如寒无寒，如热无热，口苦小便赤，诸药不能治，得药则剧吐利，如有神灵者，身形如和，其脉微数"。《千金方衍义》曰其"百合病若不经发汗、吐、下，而血热自汗，用百合为君，安心补神，能去中热，利大小便，导涤痰积；但佐生地黄汁以凉血，血凉则热毒解而蕴结自行，故大便当去恶沫也。"陆为民多将其用于 IBD 缓解期，患者多为抑郁状态，因二药寒凉，故便秘者合适，而以腹泻为主者慎用。陆为民谓百合对于心阴伤、心神不宁者最为适用，从其名可知此药有"合"之功，即以敛为用，因而能安敛心神，临床亦可根据患者症状将其与莲子、知母及鸡子黄同用。

养血安神法亦适用于IBD缓解期患者，临床可见情绪低落、默默不语、爪甲唇淡、神倦乏力，大便稀溏，夹杂黏液，舌淡苔薄白，脉细。陆为民常用归脾汤或当归补血汤合甘麦大枣汤治之。因心主血、血舍神，如《灵枢·平人绝谷》"血脉和利，精神乃居"，因心血不足，则神失所养，病症丛生，《金匮要略》"邪哭使魂魄不安者，血气少也；血气少者属于心，心气虚者……而精神离散，魂魄妄行"，此段说明心血不足可导致神志异常，而心血生成依赖脾胃运化，故脾胃健则气血足，加之肠道濡养亦有赖中土之功，故补益脾土之气血是治疗此类患者的大法。甘麦大枣汤是治疗"脏燥"主方，脏燥为脏阴不足，脏气扰动，神不守舍所致，故治疗当以滋阴养血为主，平复燥扰之脏气，如顾松园言"此方以甘润之剂调补脾胃为主，以脾胃为生化气血之源也，血充则燥止，而病自除矣"。

温阳安神法常用于患病日久、气损及阳的患者，多为抑郁状态，伴心悸胸闷，畏寒肢冷，腰膝酸软，大便夹杂不消化食物伴有脓液，小便清长，舌淡红边有齿痕，苔薄白，脉沉。陆为民常用附子理中丸、桂甘龙牡汤合参附汤，因心阳不振、阴寒聚集，则神机不用，上述各方旨在温心脾之阳以安心神，土为火之子，脾阳虚则子盗母气，心阳亦亏，因而治疗上需温养心脾，即子壮则母强，若阳虚及肾，常加用补骨脂、益智，前者"能暖水脏，阴中生阳，壮火益土之要药也"，后者可加强温补脾肾止泻之功，并配伍少量黄连，有反佐之意。

重镇安神常与上述治法诸法合用，即用重镇之品以安心神，同时起收涩止泻之功。常用于焦虑明显但单用草木之品疗效欠佳的患者，如煅龙骨、煅牡蛎、珍珠母、紫贝齿等，剂量用至30～60 g以求质重潜降以安神。

上述诸法，热者清之，寒者温之，实者泻之，虚者补之，旨在通过调养心神，使心神宁则脓血止、肠腑安，即用中医药缓解焦虑抑郁状态，通过GBA恢复肠道功能、调节肠道群、减轻临床症状。

验案举隅

患者，男，63岁，2018年5月31日初诊。因反复便血2年，加重1周收住入院。患者于2018年4月开始出现便血，3～5次/日，夹有较多脓液，无腹痛，无恶心呕吐，未予重视。后因便血量进行性增加，5～8次/日，血常规：WBC $9.0×10^9$/L，HB 158 g/L，ESR 5 mm/h。2018年6月5日结肠镜下见回盲部大量脓性分泌物，黏膜充血水肿，散在针尖样溃疡，降结肠散在大小约0.3 cm表浅溃疡，周边黏膜潮红充血，升结肠、横结肠、乙状结肠及直肠黏膜粗糙充血，见多发表浅溃疡及红斑糜烂，并附着大量脓性分泌物；直肠见一大小约1.0 cm宽基底赘生物，诊断为结直肠多发溃疡（溃疡性结肠炎？）；直肠息肉样增生。同期病理：（回盲部、升结肠、乙状结肠）慢性活动性肠炎；（横结肠）慢性非活动性肠炎；（直肠）慢性活动性肠炎，局灶腺体腺瘤样增生伴轻度异型增生。先后予美沙拉秦缓释颗粒抗炎，整肠生调节肠道菌群，复方谷氨酰胺肠溶胶囊营养肠道黏膜及中药灌肠等治疗后便血症状时有反复。1周前患者再次出现便血，每日达十次以上，色鲜红、暗红交替，每次量中等（患者不能估计大概数量），时呈喷射状，大便质稀。2020年4月8日至某医院急诊，予以头孢唑肟抗感染以及肠外营养治疗后未有明显好转，今日门诊收住入院，病程中患者便前伴有轻微脐周不适，不伴有下腹痛，无肛周疼痛，无恶心呕吐，无恶寒发热，无盗汗，稍有头晕，食欲差，上腹部时有隐痛不适感，小便正常，夜寐差。既往有2型糖尿病病史。体检：腹软，脐周轻压痛，未及包块。腹部叩诊呈鼓音，移动性浊音阴性，肠鸣音稍增多，无振水音，未闻及血管杂音。双下肢中度凹陷性水肿，舌质暗红，苔腻微黄，脉滑数。西医为溃疡性结肠炎；2型糖尿病。中医诊断为便血病（脾虚湿热证）；治疗上予抑制免疫炎症反应、消炎止泻、调节肠道菌群及控制血糖等治疗，并予清热化湿、凉血止血中药口服，患者虽大便次数减少，但仍时有黑便，夜寐欠佳，舌红，苔薄白微黄，脉数。患者病久，火热盛阴血伤，心神不宁，治拟滋阴清热，养血安神，辅以健脾化湿，方选黄连阿胶汤加减。

处方：黄连6 g，酒黄芩15 g，阿胶珠10 g，炒白芍10 g，甘草6 g，乌梅炭30 g，仙鹤草30 g，炒白术 30 g，炒海螵蛸（先煎）30 g，炒山药 30 g，白及 5 g，三七粉（冲服）5 g，太子参 15 g，茯苓 25 g，炒薏苡仁 30 g，桔梗 6 g，煨木香 10 g，煨葛根 30 g。每日 1 剂，水煎分 2 次服。

患者服用上方 3 剂后，夜寐较前好转，大便隔日一次，未解血便，遂予出院，出院后继服原方 7 剂，诸症皆平。

按：患者平素饮食不节，损伤脾胃，脾主运化，若脾失健运，则水湿内生，湿邪内阻于肠，日久化热，而成脾虚湿热。湿热日久，损伤肠道脂络，而出现便血。舌质暗红，苔腻微黄，脉滑数，为脾虚湿热之象。患者病情反复，火热渐盛，上扰心神，下煎肾阴，加之脾土斡旋失司，水火失济，又心合小肠，心火可下移小肠，迫脓血从肠道出，以致诸症丛生，时有反复，而病情迁延不愈，使患者精神负担加重，情绪焦虑，亦可加重病情。故而治疗 UC，不可局限于脾胃，当从整体观之，此患者选黄连阿胶汤加减以交通水火，清火滋阴，可谓心火清，则肠热祛。黄连阿胶汤出自《伤寒论》，治疗少阴热化，曰"少阴病，得之二三日以上，心中烦，不得卧，黄连阿胶汤主之"。方由黄连、黄芩、白芍、鸡子黄、阿胶组成，功效滋阴清热，交通水火，正如《辅行诀》中言其为小朱鸟汤，主治南方离火盛。临床研究表明，黄连阿胶汤治疗精神类疾病，如失眠、抑郁症等效果明显。研究显示，黄连总生物碱能够激活 PPARγ、抑制 p38MAPK 与 NF-κB 信号通路，降低炎性因子，缓解结肠组织炎症损伤，促进结肠黏膜修复；黄芩苷能够抑制多种细菌生长，同时通过调节人体免疫水平减轻溃疡性结肠炎的症状；白芍总苷具有抗炎镇痛作用，芍药乙醇浸膏有镇静效果；阿胶可以提高机体免疫功能，并且能对抗氢化可的松诱发的细胞免疫机制作用；鸡子黄中的蛋黄免疫球蛋白 IgY 对多种致病菌有杀伤作用，且鸡子黄醇提物可能有抗焦虑作用，本方治疗 IBD 机制与 GBA 相合。本案中，将三七粉与白及同用，是徐景藩常用药对，谓二药为护膜之良药，尤其白及，是治疗消化道炎症、糜烂、溃疡的首选药物。此案患者虽为 UC，但临证之时切忌思维局限，只着眼于脾胃，须知"心与小肠相表里"，从"情志-心神-肠道受损-IBD"观念出发，拓展治疗理念，提高临床疗效。

123　从心与小肠相表里探析冠心病与肠道微生态的关系

　　冠状动脉粥样硬化性心脏病简称冠心病（CHD），由于冠状动脉发生动脉粥样硬化而导致管腔狭窄或闭塞的发生，而使心肌缺血、缺氧或坏死，从而出现胸痛、胸闷等症状的心脏病，因此是一种缺血性心脏病。近些年来有研究发现，CHD 的发生不仅局限于循环系统，与肠道微生态也有密切关系。研究显示，肠道微生态的紊乱与循环、消化、内分泌以及神经系统等多种系统疾病具有显著相关性。而这正符合中医学中的心与小肠相表里理论，心与小肠在生理情况上相互协调，在病理情况下相互影响，治疗上应两者兼顾，故有脏病治腑，脏腑同治等法。学者孙静等基于"心与小肠相表里"探析了肠道微生态与 CHD 的关系，归纳了其相关干预的研究，并提供了更多的 CHD 临床诊疗思路。

心与小肠相表里的理论源流

　　生理方面，心与小肠两者是相互为用的。心居于人体的上部，并在五行中属火，小肠在下，主受盛化物、泌别清浊，在心阳的温煦作用下，小肠的功能才得以正常运转，使水谷精微转化成气血输布于全身，其中将其浓厚部分经脾气转输于心，并化血以养心脉，且将糟粕下输于大肠和膀胱，来维持人体饮食的消化和吸收、正常的水液代谢。《医旨绪余》："小肠为心之府，心色赤，故小肠为赤肠，主引心火浊气下行，而不使上干于华盖，所谓容受之府也。"《医经精义便读》："食物在小肠皆化为液……遂上奉心而生血，所以小肠为心之腑，乃心所取材处。"《本草述钩元》："夫心为火主……而小肠与之合。心不司气化，而小肠为心司气化之权，又心生血，而小肠即为血化之府。"

　　病理方面，两者之间是相互影响的，《医宗金鉴》："心与小肠相表里也。然所见口舌生疮，小便赤黄，茎中作痛，热淋下利等证，皆心移热于小肠之证。"《诸病源候论》："心主于血，与小肠合。若心家有热，结于小肠，故小便血也。"虞抟在《苍生司命》："如心有火，炎灼日久必遗热于小肠，则成小便淋秘。"如在心火过旺则会产生除口烂、舌疮外小便短赤、灼热疼痛等小肠火热的证候。如若小肠有热证，亦可延经脉上于心，产生心烦、舌尖糜烂等心火证候，治疗上将清泻心火与清利小肠之热兼顾，才能取得良好疗效。导赤散就是以导心经火热而从小便而利的典型方剂，为宋代钱乙所创。

　　心与小肠相表里的经络基础。《灵枢·经脉》"心少阴之脉，起于心中……下膈，络小肠""小肠手太阳之脉，起于小指之端……入缺盆，络心"。二者经脉相联，通过经脉络属而互为表里，故气血相关。此外，《灵枢·经脉》"足太阳之脉……其直者，从巅入络脑""足少阴肾之脉……贯脊（脊通于脑）属肾……其支者，从肺出络心，注胸中"。因此，《素问·骨空论》"督脉者……入络脑……上贯心"。故除了心经与小肠相表里外，督脉、足太阳膀胱经、足少阳肾经等多条经脉也通过心、小肠相通，共建心与小肠的经脉网络系统。

心与小肠相表里的现代医学研究

　　1. 肠道微生态的构成　数以万计的微生物寄居在健康人的胃肠道内，因此这些微生物统称为肠道菌群（GM）。GM 构成一个庞大而复杂的生态系统，一个人结肠内就有 400 个以上的菌种存在，肠道中所定植的细菌总数是人体细胞总数的 10 倍，可达到 100 万亿个。人类的肠道内菌群种类有 1000 余种，主要有厚壁菌门、拟杆菌门、放线菌门、变形菌门、梭杆菌门等，而其中以拟杆菌门、厚壁菌门占多数。这些细菌构成了肠道微生态系统，从出生开始，就参与人体多项生理活动，如促进食物的消化、营养物质的吸收、神经的发育，并可影响机体的免疫功能和代谢功能，持续影响人体的健康。

2. 肠道微生态失衡所致冠心病论证了心与小肠相表里理论 大量研究表明，肠道微生物群及其产生的代谢物具有生物活性并影响宿主，因此肠道微生物群也可作为重要的内分泌器官发挥作用，即对摄入的饮食作出反应。肠道微生物群产生的代谢物通过繁杂的路径与宿主的远端器官进行联络，并由通过调节宿主的代谢和炎症，来调理人类的健康和疾病，严重影响动脉粥样硬化、高血压、心力衰竭等心血管疾病。动脉粥样硬化（AS）的产生与动脉壁的脂质积聚和炎症相关，并且细菌也是动脉粥样硬化的致病因素之一。三甲胺 N-氧化物（TMAO）是一种肠道微生物衍生的膳食胆碱和其他含有三甲胺营养素的代谢物，与心血管疾病的风险密切相关。经由肠道微生物群的代谢过程，膳食胆碱和肉碱可代谢转化为三甲胺（TMA）。随后，TMA 通过门脉循环被吸收，并被含黄素单加氧酶（FMO）家族的酶，特别是肝脏中的 FMO3 迅速转化为 TMAO。且年龄、所食食物种类及 GM 的构成等可影响 TMAO 的产生。

此外，有研究发现，通过观察胆碱、TMAO 和甜菜碱的水平能够预判人类心血管疾病（CVD）的风险。在过去的几年中，TMAO 已被证明是主要心血管不良事件的一个新的独立危险因素。TMAO 浓度是冠状动脉粥样硬化负荷的独立预测因子，可预测冠心病长期死亡率。另外，TMAO 可加快血管炎症的产生从而诱发 AS 产生，提高血小板高反应性和促进血栓形成而加强 CVD 产生的风险。TMAO 已被证明对血小板有直接影响，可以改变依赖刺激的细胞内钙信号以应对多种激动剂，并促进了血小板反应和血栓风险。例如，直接注射 TMAO 或膳食胆碱和肠道微生物群依赖性 TMAO 升高被证明可以提高血小板反应，促进凝血。研究还表明低剂量阿司匹林轻度降低受试者的 TMAO 水平，并减弱了 TMAO 水平升高所致的促血栓（血小板聚集反应）效应。

如前所述，肠道微生物代谢产物 TMAO 已被证明是心血管疾病发展的关键介质，并对心脏发生纤维化也有促进作用。肠道微生物群在脂质代谢和心血管疾病发病中的作用机制已广泛被研究人士所探讨。TMAO 高血浆水平是可加速 CVD 的发展形成。研究表明：①TMAO 可能会调节胆固醇和固醇代谢；②TMAO 可能降低肾小球滤过率，并可能会使葡萄糖耐受性受损；③TMAO 还可能提高动脉血压。然而这些都已成为心血管疾病的独立风险因素。Seldin 等报告说，TMAO 通过丝分裂原激活蛋白激酶和核因子-κB 的信号传导促进血管炎症。总之，数据探索了 TMAO 诱导动脉粥样发生可能的机制。最新研究表示，冠脉内皮功能障碍是冠心病发生的重要原因，并成为冠心病研究的一个新热点。内皮功能障碍是血管受损的重要标志，促成 AS 的形成和发展，导致心血管疾病产生，故被定义为 AS 的初期标志。TMAO 通过干扰内皮交接蛋白诱导内皮功能障碍，通过激活 HMGB1 导致紧密结核蛋白的破坏，并改变内皮细胞的通透性，通过 HMGB1/TLR4 轴导致内皮功能障碍。在马国华等的研究中，报道了 TMAO 作为 AS 期间内皮功能障碍调节剂和单核细胞诱导剂的新作用。对有症状的 AS 患者进行的研究显示，GM 不同分类的比重与体重指数和血浆甘油三酯呈负相关，与血浆高密度脂蛋白（HDL）和胆固醇呈正相关。为了更好地了解 TMAO 在 CVD 中的作用，对于选择性冠状动脉造影的大量受试者试验研究，观察到血浆 TMAO 水平的升高直接关系到与心血管不良事件（MACE）风险的增加。由于 TMAO 对急性冠状动脉综合征有影响，所以表明了 TMAO 高血浆水平与 MACE 和死亡率增长的风险相关联。此外，高 TMAO 水平也会影响心血管疾病的预后，因为它增强了急性心肌梗死患者的 MACE 风险和再梗塞。TMAO 也被判定作为急性心肌梗死的二级危险分层的生物标志物，也可作为高危人群中的低风险患者的检测指数。专注于特定病理学（如心力衰竭）的研究也表明心衰患者的血浆 TMAO 浓度更高。此外，这种高浓度与心力衰竭患者预后不良相关，而且，血浆 TMAO 水平与其他心脏生物标志物（如 B 型钠尿肽）呈正相关。与血浆 TMAO 水平相关的外周动脉疾病患者的死亡率和风险评估也有所提高。胆碱和甜菜碱浓度的提升也会加大患 MACE 和 CVD 的风险。然而，这种相关性只有在血浆 TMAO 处于高水平才有意义。在 Heidi L. Collins 等研究中发现，TMAO 可以减缓主动脉病变的形成，这表明轻微的 TMAO 可能在 AS 中具有心脏保护作用。周欣等通过对 49 名健康人、50 名稳定冠心病（CHD）受试者和 100 名 ST 段抬高心肌梗死（STEMI）患者的全身细菌进行研究，发现肠道微生物群（乳杆菌、细菌和链球菌）已多数存在于超过 12％的 STEMI 患者血液中，肠道细菌易位（LPS 和 D-乳酸）的显著增加与全身炎症和预测不良心血管事件有关，并在抗生素 MI 小鼠的全身炎症和心肌细胞损伤均得到缓解。该研究阐述了 GM 与冠心病的发生发展具有肯定的相关性。与 AS 程度较低或冠状动脉健康的受试者相比，冠状程度较严重的受试者粪便中更容易携带瘦肉梭菌群和肠杆菌DNA。有研究发现，67.6％的冠状动脉斑块可出现肠道细菌 DNA 扩增，最常见的是链球菌属（41.0％），其次是肠杆菌属（12.1％）、瘦肉梭菌（2.4％）和乳酸杆菌属（2.4％），随着年龄的增长，冠状动脉斑块中链球菌 DNA 的比例下降，但肠杆菌 DNA 的比例增加，且在超过一半的冠状动脉斑块中检测到属于典型胃肠道细菌的细菌 DNA，最常见的是链球菌属，其次是肠杆菌科、瘦肉梭菌属和乳酸杆菌属。

冠心病有许多致病危险因素，例如高血压、血脂异常（总胆固醇过高或低密度脂蛋白胆固醇过高、甘油三酯过高、高密度脂蛋白胆固醇过低）、高血糖/糖尿病、超重/肥胖等。且近来有大量研究表明，在肥胖、糖尿病和心血管疾病等很多疾病中肠道菌群都起着根本性作用。GM 与高脂血症是相互作用的，在生理方面，肠道中的正常菌群所产生的酶可以加速降解胆固醇，并且可通过发酵产生短链脂肪酸（SCFAs）来抑制肝脏合成酶的活性，调节胆固醇在血和肝脏中的重分布来降低血脂，还可通过产生结合 BA 的水解酶来影响肠肝循环，使肝脏增加利用胆固醇合成 BA，使血中胆固醇下降。而在病理方面，高脂血症会影响正常菌群的生长与消亡，从而改变肠道微生态。在早期的研究中发现，肠道微生态的失衡、炎症状态可引发交感神经与肠道相互间功能异常，从而导致高血压的出现和病情的发展。一些 GM 与能量摄入、身体肥胖和代谢变化相关，而其他一些细菌群，如普氏菌群，则与炎症状态和糖尿病的变化有关。2 型糖尿病患者会发生 GM 失调，其中酵母菌、肠球菌等条件致病菌数目增加，而双歧杆菌、类杆菌、乳酸杆菌等有益菌数量减少，且 GM 失调可诱发慢性炎性反应，导致胰岛素抵抗、肥胖、脂代谢紊乱。现代研究证实，代谢综合征（MS）是心血管疾病多个危险因素（如肥胖、"三高"）的聚集体，现代医学认为 MS 增加心血管风险主要因为"肥胖、胰岛素抵抗、炎症反应、氧化应激"，指出代谢综合征的最终后果是心血管疾病，而 GM 的紊乱又可加速 MS 的进展。低密度脂蛋白（LDL）会经过清道夫受体被巨噬细胞摄取的过程而产生泡沫细胞，并可通过巨噬细胞、平滑肌细胞和血管内皮细胞的氧化过程而转化成氧化 LDL，氧化 LDL 还可吸引血单核细胞黏附于血管壁，并对内皮细胞产生一定的毒性作用等，加速增进粥样斑块的发展与形成。在 MOHAMMADI 等的研究中表明，热休克蛋白（HSPs）是一类高度保守的蛋白质，普遍存在于原核生物和真核生物中，这类蛋白质在生理条件下起保护作用，但在细胞外 HPSs 作为 AS 的"危险警告"，并通过一些细胞表面受体激活免疫炎性反应，TMAO 可上调和/或诱导高表达 HSP70，可导致巨噬细胞异常活化，促进巨噬细胞吞噬氧化型 LDL，加速泡沫细胞形成和 AS 进程。且 HSP70 还能促进内皮细胞中黏附分子合成，因此在 AS 进展过程中也发挥一定作用。

因此，现代医学研究可以证实"心与小肠相表里"这一中医理论，并且有利于指导冠心病与肠道微生态的研究。越来越多的实验研究揭示了肠道微生物群及其衍生代谢物为心血管健康和疾病发生的关键因素。肠道微生物群可以通过次级胆汁酸（BA）、脱氧胆酸和岩石胆酸影响心血管的健康，因此，更好地了解与心血管疾病相关的代谢物的生物合成所涉及的肠道微生物途径，将极大地有利于心脏健康的管理，尤其是预防心血管疾病。

改善肠道微生态治疗冠心病

研究表明，饮食方式的调整能够避免红肉等 TMA 营养物质的摄入，可以调整 GM 的分布产生 SC-

FAs 从而降低 TMAO 的方式，对于空腹 TMAO 水素食者比杂食者拥有更低，且口服肉碱导致 TMAO 合成的能力明显降低，从而控制或减慢 AS 形成和发展，起到防治冠心病的目的。目前的研究表明，肠道微生物 TMA 裂解酶是 AS 的治疗靶点，3,3-二甲基-1-丁醇（DMB）可抑制微生物三甲基胺的形成，减轻胆碱饮食增强 AS，非致死性肠道微生物酶抑制可影响宿主心代谢表型。Zeneng Wang 等研究发现，DMB 可抑制不同的微生物 TMA 裂解酶，并抑制生理多微生物培养所产生的 TMA（例如肠道内容物、人类粪便）和降低喂食高胆碱或 L-肉碱饮食的小鼠的 TMAO 水平。DMB 可抑制胆碱饮食增强的内源性巨噬细胞形成和载脂蛋白 E 基因敲除小鼠 AS 病变的发展，因此针对肠道微生物生产 TMA 和非致命的微生物抑制剂。粪便菌群移植（FMT），又叫粪便移植，因为这类治疗手段与现代医学外科手术中的器官移植相类似。因此，也可将这种粪菌移植认定为一类特殊的"器官移植"。其是治疗 GM 紊乱导致各种疾病的重要手段，是一种重塑肠道正常菌群的方法，将移植健康者粪样中的功能菌群到患者肠道内，重组具有功能正常的 GM，从而治疗肠道及肠道外的疾病。

中药单体及复方制剂对 TMAO 具有调控作用，不少研究以肠道微生态为切入点来探讨中药有效成分及复方制剂干预 AS 的作用机制，研究发现，以清热、活血、化痰为主要功效的中药单体或复方能够调整肠道微生态、抑制 TMA 等前体物质合成，抑制 TMAO 诱导的内皮细胞凋亡和泡沫细胞形成。体外实验及动物实验表明，白藜芦醇（RSV）是一种具有抗 AS 作用的天然植物抗毒素，具有心血管保护、抗氧化、抗炎、抗癌等作用。RSV 增加乳酸杆菌属和双歧杆菌属的水平，提高了胆汁盐水解酶的活性，增加肝 BA 新合成并促进 GM 重构降低 TMAO 水平而改善 AS。Zhang 等研究发现黄连中的小檗碱可通过调控 GM 结构抑制高脂饮食喂养大鼠肥胖和胰岛素抵抗的产生，并通过削减宿主的外源抗原负荷和提升肠道中的 SCFA 水平来促进缓解炎症。山楂能有效纠正高胆碱饮食喂养的小鼠血脂紊乱及抑制 AS 斑块形成，且可能通过影响饮食卵磷脂和肠道菌群参与 AS 的途径中巨噬细胞清道夫受体和过氧化物酶体增殖物激活受体相关基因及蛋白表达而纠正脂质紊乱。生山楂作为药食同源酸甘味之品，可改善与肠道菌群相关的血脂，结果与中医学中山楂入足太阴、阳明经，健脾消食导滞的作用相符。席梅等研究发现，金合欢素可能通过调控转录因子体（LDLR）和固醇调节元件结合蛋白 2（SREBP-2）蛋白来增加低密度脂蛋白受体的表达，进而降低小鼠血清中低密度脂蛋白胆固醇（LDL-C）水平，调节小鼠的血脂代谢，同时对小鼠的肠道菌群也有影响，提示其可能具有抑制动脉粥样硬化的潜在作用。养心通脉方能降低大肠杆菌等有害菌数目，恢复冠心病血瘀证大鼠肠道内乳酸杆菌与双歧杆菌的数目；同时对总胆固醇（TCHO）、TG、LDL-C 和全血黏度、红细胞聚集指数等指标值有一定的控制，且可提高 HDL-C。中药可发挥正向调节作用类似于益生菌制剂，且具有调节的菌落结构更为丰富的优势，大量实验已证实。综合上述，中药可以降低 TMAO、升高 SCFAs，改善血清学指标。故中药调节肠道菌群治疗冠心病的机制中至少包含 3 种干预途径，是一种综合的治疗方式。

肠道微生态失调与 CHD 有密不可分的联系，无论代谢异常还是炎症反应均可促进 CHD 的发生发展。目前，肠道微生态的研究及其应用已成为精准医疗大环境中的重要洪流之一，且探索以改善肠道菌群为中医药防治冠心病为切入点的研究屡见不鲜，对比 CHD 经典药物治疗、血运重建等治疗，传统的中医中药具有靶点多样、成分丰富等治疗优势。降低循环 TMAO 水平成为治疗关键，许多研究者从微生物、肝酶、饮食等方面来减少 TMAO 水平。中医药改善肠道微生态、防治冠心病及其危险因素将是一个新的治疗方向，中药在保证疗效和干预 TMAO，SCFA，BA，THCO 等中间代谢产物的同时，也能重建肠道内菌群结构，表明中医药可能通过肠道代谢的角度干预冠心病的进展，这为中医药的临床应用给予了强有力的证据支持。

124　从心与小肠相表里探析肠道菌群与抑郁症

　　抑郁症以显著而持久的情绪低落、兴趣减退为主要临床特征，并且心境低落与其处境不相称，是最常见且最易复发的精神类疾病。近些年，肠道菌群失调在抑郁症的发生发展中的作用越来越受到重视，并提出了"微生物-肠-脑轴"的概念，为抑郁症的防治提供了新的思路。"心与小肠相表里"是否为从肠道菌群着手防治抑郁症的中医学理论基础？学者鲍婷婷等对此进行了探讨。

心与小肠相表里的中医学认识

　　心与小肠通过经脉相互联系，相互属络。《素问·痿论》"心主身之血脉"。指心气推动血液在经脉内运行的生理功能。心阳之温煦，心血之濡养，有助于小肠的受盛化物和泌别清浊功能的正常；同时小肠的受盛化物，可促进水谷精微物质和水液的吸收，其中浓厚部分经脾气转输于心，奉心化赤以养其心脉，使心有所主。《素问·宣明五气》"心藏神"，指心有统率全身脏腑、经络、形体、官窍的生理活动和主司精神、意识、思维和情志等心理活动的功能。心藏神的功能正常，则可以通达气机，调节脏腑功能，小肠的正常生理功能才能得以发挥。反之，"悲哀忧愁则心动，心动则五脏六腑皆摇"。小肠有热亦可循经上炎于心，可见心烦、失眠等，如《王氏医存·卷八》："脏中，小肠热皆上行，故不能眠也。"《灵枢·大惑论》："此人肠胃大而皮肤湿，而分肉不解焉，故多卧矣。其肠胃小，皮肤滑以缓，分肉解利，卫气之留于阳也久，故少瞑焉。"综上可知，中医学心与小肠两者在生理病理上密切相关，肠道受邪可影响心的正常生理功能。《内经》中所述"心主血脉、心主神志"，此"神志之心"与现代医学脑的生理功能基本对应，中医学的"小肠"包含了肠道的部分功能，故可以认为中医学"心与小肠相表里"理论与现代医学提出的"脑-肠轴"理论是相通的，其部分内涵可以理解为中枢神经系统与肠道菌群的密切关系。

从心与小肠相表里理论到抑郁症中的肠道微生物群落

　　现代医学研究认为，肠道和大脑之间存在着密切的联系，这种联系是在母亲妊娠期形成的，其影响会持续一生。

　　1. 抑郁症肠道微生态失衡　肠道菌群与人体是共生互利密不可分的统一体，又被称为人的"第二基因组""第二大脑"，它的作用不仅局限于胃肠道，而且可以通过免疫、神经内分泌和迷走神经这 3 条途径，形成"脑-肠轴"，参与调控脑发育、应激反应、焦虑抑郁、认知功能等中枢神经系统的活动，从而对脑的功能和行为产生重大影响。其中迷走神经是"脑-肠轴"的核心通道，直接影响着精神健康信号的上行下达。越来越多的证据支持：肠道微生物对中枢神经化学和行为有重大影响，尤其是与压力相关的反应，肠道菌群、肠道、脑三者间密切的信息交流，共同影响人的喜怒哀乐、思维和认知能力。

　　临床证据显示，抑郁患者的菌群多样性和丰度都有所下降。与健康个体比较，在门水平，抑郁患者粪便中拟杆菌门和变形菌门含量升高，而厚壁菌门含量降低；在科水平，普雷沃氏菌科含量增加；在属水平，普氏菌属含量增加，粪菌属和瘤胃球菌属含量降低；双歧杆菌属和乳酸杆菌属含量降低。虽然这些研究都发现，抑郁症患者与健康个体的粪便菌群不同，但具体差异部分仍有分歧，这可能与研究者采用不同诊断标准、人组标准以及粪便菌群检测方法等因素有关。动物实验发现，啮齿类抑郁模型动物的肠道微生物也与其健康对照组有明显区别。在嗅球切除模型、母子分离模型、社交挫败模型、慢性可变应激模型以及慢性束缚应激模型中都发现了这种现象,甚至抑郁动物的菌群组成与抑郁患者有相似之处,如门水平拟杆菌门含量增加而厚壁菌门含量降低,属水平乳酸杆菌属含量减少。这些证据均提示抑郁可能与特定的菌群表型(菌群组成和结构)有关。如 Jiang 等发现抑郁症患者的肠道菌群存在失衡现象,主要表现为有害菌如肠杆菌科细菌显著增加,而有益菌如普栖氏粪杆菌属则降低,普栖氏粪杆菌属含量越低,抑郁症状越严重。Strandwitz P 等研究小组发现,粪便拟杆菌的相对丰度与大脑中与抑郁症活动增加相关的功能连接性之间存在反比关系,该研究首先分离出了 KLE1738,这种细菌对一种名为 7-氨基丁酸(GABA)的大脑化学物具有惊人的依赖性。Liang S 等研究发现慢性应激可通过改变肠道菌群,进而引起菌-肠脑轴功能失调,包括海马 5-羟色胺(5-HT)含量降低、脑源性神经营养因子(BDNF)mRNA 表达减少、血浆应激激素水平增加、循环白介素-10 水平降低、肠道菌群改变等,从而引起抑郁。

此外,研究发现传统抗抑郁疗法发挥作用似乎与对菌-肠-脑轴的影响有一定关系:如三环类抗抑郁药(TCA),也能抑制大肠杆菌、鼠疫耶尔森杆菌等生长;目前常用的选择性 5-羟色胺再摄取抑制剂(SSRIs)类能够抑制革兰氏阳性细菌生长;甚至最新的抗抑郁药胺酮,也能抑制一些葡萄球菌、肠球菌和白假丝酵母的增殖。

2. 脑-肠轴的内部分子机制　肠道微生物作为人体最大、最直接的外环境,在抑郁症的发生发展过程中,形成复杂的神经/内分泌/免疫炎症的生物网络机制,可能涉及以下几种。①神经递质失衡机制:抑郁症的发生发展与多巴胺(DA)、5-HT、GABA、去甲肾上腺素(NE)等神经递质密切相关。研究发现肠道菌群可合成或消耗抑郁症相关神经递质,体内 50%DA 是通过肠道产生;5-HT90% 是由分布于胃肠黏膜的肠嗜铬细胞分泌的,5% 可能来自肠道细菌,肠道菌群代谢产生的短链脂肪酸能调节体内 5-HT 的水平;双歧杆菌和乳酸杆菌两个家族中有近半菌株能够合成 GABA;大肠杆菌、芽孢杆菌和酵母菌可产生 NE;芽孢杆菌和血清杆菌可产生 DA。植物乳杆菌、瑞士乳杆菌和婴儿双歧杆菌能升高大脑中的 5-HT 和 DA 等单胺类神经递质的水平,且这些神经递质的代谢产物水平显著降低。肠道中一种叫作 K1E773S 的细菌以 GABA 为食物,从而使 GABA 的含量减低。②免疫炎症反应机制:胃肠道系统(GIS)是最大的免疫器官,抑郁症中存在一种慢性、低水平的炎症状态,肠道菌群可作用于免疫系统,降低外周血中促炎因子 IL-1、IL-6、IL-8、IL-10、肿瘤坏死因子-a(TNF-a)和转化生长因子-β(TGF-β)等的释放,并升高抗炎急性期蛋白、趋化因子、黏附分子、前列腺素等的表达,从而影响中枢神经系统,最终导致脑功能的改变;Leonard B E 认为任何形式抑郁症的有效治疗都伴随着抑制细胞促炎因子的释放和降低下丘脑-垂体-肾上腺(HPA)轴的激活。③HPA 轴机制:HPA 轴是人体神经内分泌系统的重要组成部分,在人体急慢性应激中发挥重要作用。HPA 轴与肠道菌群存在互作关系。一方面,HPA 轴活动增强后,可使促肾上腺皮质素释放激素、儿茶酚胺类激素、糖皮质激素等分泌增多,作用于肠道,改变肠黏膜屏障通透性,影响肠道菌群组成及功能;有实验表明给大鼠注射法氏乳杆菌可降低 HPA 轴对应激的反应,使促肾上腺皮质激素、促肾上腺皮质素释放激素及皮质类固醇水平下降。另一方面,肠道细菌可促进肠道内分泌细胞分泌某些神经肽,如甘丙肽,作用于 HPA 轴,在焦虑抑郁的发病中发挥作用;有实验证明摄入婴儿双歧杆菌可逆转母婴分离(MS)大鼠 HPA 轴的高反应,缓解抑郁症状。④神经营养因子失衡机制:肠道微生物群通过分泌各种神经营养因子和蛋白质,如 BDNF、突触素(SYN)和突触后密度蛋白 95 抗体(PSD-95)等,影响大脑的发育和可塑性。海马区是抑郁症患者与健康人差异最明显的脑区之一,当肠道菌群改变时会引起海马区 BDNF 及 miRNA 和 mRNA 的表达水平减少,引起皮质、海马神经元组成和功能的改变,导致抑郁症的发生。⑤其他:研究发现粪便微生物群移植小鼠粪便、血清、肝脏和海马代谢物联合分析表明,氨酰 tRNA 的生物合成发生了显著变化,粪便代谢物与肝脏关系密切。这提示肠道菌群通过"微生态-脑-肠轴"参与抑郁症的发病过程,可能与肝脏代谢有关。此外,目前的多项研究发现抑郁症患者中,由于肠道菌群变化和血浆中连蛋白及脂肪酸结合蛋白 2(FABP2)浓度升高,肠道屏障通透性增加,可促进脂多糖(LPS)排入血液。肠道菌群发生变化后人体内 BDNF 浓度升高可能影响机体免疫及大脑的信号变化，从而导致焦虑/抑郁状态的发生。

抑郁症防治前景

综上分析可知，从改善肠道菌群入手防治抑郁症有中医学"心与小肠相表里"及现代医学"脑-肠轴"的理论基础，为抑郁症的治疗提供了新的思路。

1. 改善饮食 研究发现饮食可以改变肠道菌群，饮食质量可能与抑郁症发作的风险成反比。有人提出肠道微生物在饮食质量和抑郁症中起到中介作用，饮食质量较差导致肠道菌群改变可会诱发和加剧抑郁症状，相反，饮食质量提高则能够避免或缓解抑郁症状。例如长期坚持高血压防治饮食（DASH）和更低的抑郁概率之间存在显著的负相关；地中海饮食可能具有抗抑郁特性，食用地中海饮食可有效缓解抑郁症症状，降低抑郁症风险；2015 年 Snchez-VilIegas A 等经过 10 年随访比较了地中海饮食评分（MDS）、亲素食饮食模式（PDP）和替代健康饮食指数-2010（AHEI-2010）这 3 种饮食模式与抑郁症的关系，研究发现 3 种饮食质量评分与抑郁风险呈显著负相关，并推测对这些饮食模式的非最佳坚持可能是增加抑郁风险的部分原因。在抑郁症患者的饮食方面，MyNewGut 协会建议，应该鼓励抑郁症患者或易患抑郁症的患者加强富含谷物、纤维和鱼类的饮食。

2. 补充肠道益生菌 研究表明补充益生菌可以缓解抑郁症状，甚至能达到与传统抗抑郁药物类似的效果，并改善认知和代谢。一方面，益生菌通过促进神经信号物质产生影响抑郁症：肠道益生菌能够合成一些与宿主结构完全相同的可刺激神经组织的化合物，如乳酸菌和双歧杆菌能产生 GABA；埃希氏杆菌属、酵母菌属能产生 NE；念珠菌、链球菌、埃希氏杆菌属、肠球菌能刺激 5-HT 的产生，这些代谢产物可以有效缓解抑郁症状。Hettick J M 等分析表明，神经系统中的重要神经递质如 GABA 与抑郁症的发生密切相关，益生菌可通过迷走神经调节大脑皮质 GABA 受体的表达，从而减轻焦虑、抑郁等行为。同时，还有研究发现，脑中 5-HT 的合成依赖于色氨酸含量，故能够提高色氨酸合成的益生菌可能具有提高 5-HT 合成的潜力。因此增加 5-HT 的利用度，不仅可以改善与重度抑郁相关的中枢神经系统症状，而且还能够促进 HPA 轴的调节并减少由神经递质的消耗引起的抑郁症状。另一方面，益生菌通过调节内分泌细胞激素影响抑郁症：健康人的每种神经激素可通过各自的循环通路及激素间的相互作用和反馈调节使机体的内环境处于动态平衡。当肠道内部菌群紊乱时，神经内分泌调节便会失调，从而出现精神性疾病，如抑郁症、焦虑症等。肠道中的微生物能够通过调节肠道内分泌细胞分泌激素，生成脑肠肽、瘦素、促肾上腺皮质激素释放因子、促肾上腺皮质激素、肾上腺皮质酮等激素类物质直接作用于脑组织。研究发现，肠道中的益生菌可使肠道敏感性发生改变，调节肠道内在感觉神经元的兴奋性，有效维持肠道微生态的稳定，从而调控肠道内分泌细胞激素的分泌，使其保持动态平衡，作用于机体脑部神经，缓解抑郁症等精神性疾病的临床症状。

脑-肠轴是中枢神经系统和肠道之间的双向交流系统，与精神性疾病密切相关，肠道菌群可通过与脑-肠轴交互作用影响抑郁症的发生发展，形成复杂的神经/内分泌/免疫炎症的生物网络机制。"心与小肠相表里"与现代医学提出的"脑-肠轴"理论是相通的，一方面，这给未来中医药治疗抑郁症提供了新的思路：基于心与小肠相表里，以肠道菌群为靶点，改善脑-肠轴的功能将在抑郁症治疗和预防中发挥重要作用；另一方面，开展此方面的研究，进一步探索心与小肠相表里关系的现代生物学机制，揭示心与小肠相表里脏腑相关的实质，科学检释心与小肠相表里中医学内涵及外延，可促进"心与小肠相表里"的理论创新和发展，具有良好的应用和发展前景。

125 从心合小肠论动脉粥样硬化与肠道微环境的关系

　　动脉粥样硬化（AS）是冠心病、脑卒中等心脑血管疾病发生发展的共同病理基础，其发病机制复杂，涉及内皮细胞损伤、脂质沉积、炎症细胞的聚集浸润、炎症因子的释放、血小板的聚集活化、血管平滑肌增殖迁移等多种病理过程。AS与人体衰老过程密切相关，相关疾病所导致的死亡居首位。AS属于中医学血脉病症的范畴，与中医学"脉痹""脉萎"等疾病相类似。近年来，中医药在AS防治过程中取得了一定进展，但其作用机制、作用通路及靶点尚不十分明确。学者曲华等结合现代医学肠道菌群研究进展，从"心合小肠"理论探讨了AS与肠道微环境的关系，以期为从小肠论治AS提供理论依据。

心合小肠的渊源与含义

　　《灵枢·本输》："心合小肠，小肠者，受盛之腑。"首次提出"心合小肠"理论。心与小肠生理上互为表里，经络上相互络属，病理上互相影响。在生理状态下，心主血脉，心阳之温煦，心血之濡养，有助于小肠的化物功能；小肠主化物，泌别清浊，吸收水谷精微和水液，其中浓厚部分经脾气转输于心，化血以养其心脉，重浊之糟粕、水液下输大肠和膀胱。在经络上，手少阴心经属心络小肠。《诸病源候论》："心与小肠合，俱象火；小肠，心之腑也，其水气下行于小肠，为溲便。"《医经精义》："心为火脏，火气宣明，则能化生血液，流畅筋脉，血脉流行，则其志常喜。""小肠中所盛者，只是食物，乃阳质也，饮主化气，食主化血，食物在小肠皆化为液以出于连纲，遂上奉心而生血，所以小肠为心之腑，乃心所取材处。"《本草述钩元》："阳得阴以行其化，小肠因为心主行其气化者也。""夫心为火主，气者火之灵也，而小肠与之合，心不司气化，而小肠为心司气化之权，又心生血，而小肠即为血化之府。"心为"阳中之太阳"，称为"火脏"，其意在于心有主持阳气的功能特性。在病理表现上，心病可传小肠。《医宗金鉴》："心与小肠为表里也，然所见口舌生疮，小便赤黄，茎中作痛，热淋下利等证，皆心移热于小肠之证。"小肠之病也可上传于心，如小肠主液的功能失调，则停饮上犯于心，如《诸病源候论》："心痛而多唾者，停饮乘心之络故也，停饮者，水液之所为也……小肠，心之腑也，其水气下行于小肠，为溲便，则心络无有停饮也……若冷热相乘，致脏腑不调，津液水饮停积，上迫于心，令心气不宣畅，故痛而多唾也。"小肠之热上乘于心亦可影响心主神明的功能，如《王氏医存·卷八》："脏中，小肠热皆上行，故不能眠也。"心主血脉的功能作为人体最重要的生命活动之一，在生、长、壮、老、已的过程中起着决定性的作用；小肠泌别清浊，奉心主血；心合小肠，方可血脉流畅、心有所养。心与小肠失其和合，则见痰浊、血瘀、痹阻等。

心合小肠的功能正常是血脉调和的先决条件

　　《素问·灵兰秘典论》："小肠者，受盛之官，化物出焉。"受盛化物，即指小肠可接受、盛纳胃中传导来的腐熟水谷，并将其进一步化生，产生可被人体利用的精微与应当排出体外的糟粕。精微与糟粕的正常代谢与小肠泌别清浊的生理功能密切相关。《医学入门》："小肠上接胃口，受盛其糟粕传化，下达膀胱、大肠，泌别其清浊宣通。"指出小肠所化生的精微吸收、糟粕排泄与小肠"泌别清浊"的功能密切相关。小肠"泌别清浊"是人体消化、吸收、排泄等功能得以实现的关键环节。小肠"受盛化物""泌别清浊"功能的正常发挥，是血脉调和、五脏得养的重要条件。小肠功能正常，则精微可经脾入血脉，周营全身，糟粕杂物也可以正常排泄。张景岳《类经·脏象》："脾气化而上升，小肠化而下降。"说明小肠与脾、胃互相配合，共同完成消化功能。

若小肠失"受盛化物"之能、运化无力，则精微不生，血脉无以为养，气虚血亏，无力推动血液运行，可导致血液运行缓慢，浊邪沉积，日久渐致瘀滞，发为脉痹等病。若小肠失于"泌别清浊"之功，则清浊纳排失常，清者不升，可生为飧泄，浊者不降，内入血脉，则可导致浊毒污于血脉，久可酿生痰浊、血瘀，使得血失清浊，脉失柔和。由此可以看出，"心合小肠"的生理功能失常可导致血脉疾病，这为从小肠论治 AS 提供了新视角。

心合小肠理论为阐释 AS 与肠道菌群的关系提供了新思路

肠道菌群及其代谢产物与 AS 的研究显示，肠道微环境与 AS 的发生发展密切相关，基于中医学"心合小肠"理论认识和现代医学肠道菌群研究进展，我们认为，肠道菌群是小肠生理功能正常发挥的生物学基础。研究发现，肠道菌群在人体营养物质的消化、吸收及排泄过程中扮演着重要角色，一方面可以促进营养物质的吸收入血，另一方面，还可以辅助将消化过程中所产生的代谢产物即糟粕排泄出体外。这与小肠"受盛化物""泌别清浊"的功能相切合。肠道菌群为研究小肠与血脉的关系提供了新的切入点，有关肠道菌群的深入研究将为阐明中医药防治冠心病等 AS 相关疾病的作用机制提供新的途径和靶点。

研究发现，肠道菌群组成和功能的失调在 AS 的发生发展中起重要作用，已成为 AS 防治的新靶点。肠道菌群与 AS 的相关性研究显示，AS 的发生与肠道菌群组成特异性改变密切相关，AS 患者肠道菌群组成中 Collinsella 菌属的丰度显著增加。进一步研究发现，肠道菌群能将动物性食物中的卵磷脂代谢生成三甲胺（TMA），后者经肝黄素单加氧酶（FMOs）作用活化产生氧化三甲胺（TMAO），进而诱发 AS。大样本人群队列研究及动物实验分别证明，TMAO 与 AS 的发生密切相关，已被公认为新的独立的 AS 危险因子之一。研究发现，细菌介导的代谢产物 TMAO 可以导致 AS 的发生，并可增加心血管事件，这使 TMAO 在临床上的重要性受到了广泛的关注。TMAO 可促进巨噬细胞清道夫受体 A、Cluster of Differentiation 36（CD36）的表达，导致巨噬细胞吞噬更多的被氧化或氨基甲酰化修饰的低密脂蛋白，积累更多的胆固醇，增加血栓事件的发生，如心肌梗死、脑卒中以及死亡。

肠道菌群的稳态在维持机体的物质代谢及防御功能等方面起着重要作用。AS 常见危险因素包括高血压病、糖尿病、肥胖、血脂异常等，现代研究显示，肠道菌群与血压水平、血糖代谢、血脂代谢等密切相关。有研究分析发现，高血压病患者肠道菌群丰度和多样性降低，厚壁菌和拟杆菌比值升高，产生乙酸、丁酸等短链脂肪酸（SCFA）的细菌数量减少，而乙酸、SCFA 可通过多条受体途径影响血压水平。此外，研究还报道，肠道菌群能够影响血清素、多巴胺和去甲肾上腺素等血管活性激素的水平从而调节血压。肥胖作为 AS 的重要危险因素，与肠道菌群结构和功能改变密切相关。动物研究显示，肥胖小鼠与体瘦小鼠相比，其盲肠段厚壁杆菌数量增加，拟杆菌数量下降；将肥胖小鼠和正常小鼠的盲肠内容物分别移植入无菌小鼠，结果显示，接受肥胖小鼠盲肠内容物的无菌小鼠体质量增加更加明显，提示肥胖显性可通过肠道菌群移植实现。临床队列研究证实，肥胖患者菌群丰度明显降低。与此同时，肠道菌群与糖尿病的发生也存在一定联系。通过宏基因组关联分析 345 例中国糖尿病患者肠道菌群 DNA，结果显示，2 型糖尿病患者存在中度菌群失调，一些产丁酸的共生菌数量减少，而多种条件致病菌数量增加。另一项对 145 例欧洲女性糖尿病患者肠道菌群的研究也显示，能产生丁酸的罗氏菌数量减少，乳杆菌与链球菌丰度增加。肠道菌群引起糖尿病的机制与普氏菌属、拟杆菌属细菌导致支链氨基酸合成增多及胰岛素抵抗相关。此外，因肠道菌群失调导致的 SCFA 水平紊乱、脂多糖（LPS）水平升高及生长因子（GLP-1）分泌障碍也是糖尿病发生的重要原因。研究显示，肠道菌群与血脂异常亦密切相关。通过比较无菌小鼠与正常喂养小鼠血清、肝脏和脂肪细胞脂质的研究显示，肠道菌群具有调节宿主脂质代谢的作用。进一步临床队列研究显示，厚壁杆菌与拟杆菌是影响血脂变化的主要菌门，其对血清甘油三酯与高密度脂蛋白胆固醇水平影响较大。其相关的机制主要为肠道菌群产生胆盐水解酶，将结合胆汁酸转化为次级游离胆汁酸，次级游离胆汁酸可通过 G-蛋白偶联受体调节肝脏与全身脂质代谢，菌群失调导致胆汁酸分泌紊乱，从而造成血脂异常。此外，还与 TMAO 影响胆固醇的转运与胆汁酸水平相关。

基于肠道菌群代谢及小肠病理特征论治 AS 的启示

肠道菌群是膳食依赖的 AS 易感性的中心环节，在人体内发挥动态且有弹性的内分泌器官功能，其可产生大量代谢依赖性及非代谢依赖性的信号，直接或间接作用于机体，是外界食物及药物因素影响 AS 发生发展的重要环节，是心血管疾病防治的新靶点。既往药物研究多以机体内的酶类作为靶点，在未来可开发针对某种肠道细菌或肠道细菌中的某种酶类为靶标的药物，这为心血管疾病的防治提供了新的视角。肠道菌群及其代谢产物研究为探索小肠与血脉的关系提供了新的切入点，肠道菌群的深入研究将为阐明中医药防治冠心病等心脑血管疾病的作用机制提供新的途径和靶点。

126　从心合小肠探讨肠道菌群与糖尿病心肌病的关系

　　近年来糖尿病患病率逐年上升，糖尿病最大的危害在于可导致多个器官慢性进行性损害，糖尿病并发心血管疾病为临床常见并发症，也是导致患者死亡的主要原因。糖尿病性心肌病（DCM）是糖尿病常见的并发症之一，其发病机制尚未完全明确，目前认为是以糖尿病引起的糖脂代谢紊乱为发病基础，导致氧化应激增强，炎症通路被激活后损伤心肌细胞，造成病理性心肌重构，心脏舒张及收缩功能障碍。DCM 主要病理改变为心肌细胞肥大、间质纤维化及心肌脂质蓄积，病变过程经历由早期舒张功能障碍逐渐到收缩功能障碍，最终形成临床心力衰竭。国内外流行病学调查证实，糖尿病患者在排除其他危险因素影响的情况下，心力衰竭的发生风险增加 2～5 倍。虽然现代医学认识 DCM 有近 50 年，但其特异性治疗方法仍处于探索阶段，多种传统降糖药在降低血糖的同时并未能降低心血管事件的发生率，如磺酰脲类及噻唑烷二酮类等。中医学在以整体观念防治糖尿病并发症方面拥有较为丰富的经验。

　　"心合小肠"源于中医脏象基础理论，早在《内经》便有记载："心合小肠，小肠者，脉其应。"合有相合之意，指出了心与小肠互为表里的内在联系。近年来研究发现肠道菌群与 DCM 的发生密切相关，一方面是对"心合小肠"中医经典理论的重要科学阐释，另一方面提示从调节肠道菌群论治 DCM 的可能。学者吕超等立足于心合小肠理论，探索了肠道菌群与 DCM 的关系，为调节肠道菌群论治 DCM 提供了理论依据。

心合小肠的理论依据

　　心合小肠指心与小肠互为表里，二者关系主要体现在经络循行、生理功能及病理状态。在经络上，小肠与心存在络属关系，手太阳小肠经属小肠络心，手少阴心经属心络小肠。在生理功能上，心主血脉，心脏不停跳动，通过经脉将血液运输至小肠，发挥营养和滋润作用，以维持小肠的正常生命活动；小肠泌清别浊，吸收水谷精微和津液，通过脾的运化功能，上输营养物质至心脏以维持其功能。因此，二者相互为用，心为小肠行濡养之功，小肠为心司化气之权。在病理上，心经实火，可移热于小肠，小肠有热又可上熏于心，此外，小肠有恙，化物失职，水谷精微不生，日久可出现心脉不通及心血不足之症。

心合小肠理论为治疗 DCM 提供新思路

　　1. 心合小肠功能正常是气血调和的重要条件　心与小肠经络相连，互为表里，生理上相互依赖，病理上相互影响。《中西汇通医经精义·脏腑之官》："小肠中所受盛者，只是食物，乃阴质也。饮主化气，食主化血，食物在小肠，皆化为液以出于连网遂上奉心而生血，所以小肠为心之腑，乃心所取材处也。"小肠居于胃之下，受盛胃中水谷而分清别浊，所化之清者在小肠气化作用下可被吸收为人体可利用的精微物质，浊者可由此渗于前流入膀胱，浊之糟粕可归于后转入大肠。就饮食物进入体内后消化吸收过程而言，"饮入于胃，游溢精气，上输于脾，脾气散精"（《素问·经脉别论》），胃主受纳腐熟水谷，小肠与胃相连，承胃之下，水谷精微及津液有赖于小肠的消化吸收，小肠属腑，上接幽门与胃相连，下接阑门与大肠相连，受盛化物是其基本生理功能。只有小肠化物的功能正常，才可将食物化生为水谷精微，上输于脾，小肠与脾胃相互配合，完成升清降浊，构成机体升降之枢，将精微物质经脾气上输于心，心化血以养心脉。

《诸病源候论·心痛病诸候》："心痛而多唾者，停饮乘心之络故也。停饮者，水液之所为也……小肠，心之腑也，其水气下行于小肠，为溲便，则心络无有停饮也……若冷热相乘，致脏腑不调，津液水饮停积，上迫于心，令心气不宣畅，故痛而多唾也。"若小肠失去泌别清浊之功，则会出现清者不升，浊者不降，精微不生，心失所养；糟粕不降，浊者入血则生痰浊、瘀血等病理产物，心脉不通。这与DCM病机相似。中医虽无DCM这一病名，但根据其临床证候表现，可认为其辨证属虚实夹杂、消渴日久，一者耗气伤阴，心脉不足，气血生化乏源；二者病久入络，血脉瘀滞，影响气血运行。

2. 肠道菌群失衡与DCM相关性 肠道菌群是微生物与人体共同进化、相互依存的产物，其构成受到遗传、地域和饮食等多方面因素影响。饮食物进入消化道后，在小肠里停留时间最长，在功能上可帮助宿主消化吸收食物的营养物质，代谢产生有毒废物排出体外。部分营养物质吸收过程，肠道菌群的参与甚至是不可或缺的，如膳食纤维有赖于肠道菌群中拟杆菌等分解后吸收，短链脂肪酸、维生素及部分无机盐离子的吸收也需要肠道菌群参与。可见肠道菌群对饮食物代谢过程与中医学小肠主化物的生理功能相契合。

人体肠道寄居着大量以细菌为主的微生物，正常情况下，菌群组成及其代谢产物之间维持着复杂的动态平衡。当宿主环境改变时可影响到肠道菌群组成，引起肠道内环境失衡，条件致病菌增多，通过多种途径形成或加重疾病。近年来研究发现，肠道菌群失调在糖尿病及其并发症的发生发展中发挥着重要作用。肠道菌群与DCM发生发展存在紧密而又复杂的联系：首先，肠道菌群全程调控游离脂肪酸代谢，促进氧化应激反应；再者，菌群代谢形成的短链脂肪酸降低可显著增加胰岛素抵抗；同时，长期菌群结构紊乱必然造成大量有害代谢产物增多，炎症因子透过受损的肠壁进入血液，形成内毒素血症。这些都是DCM的加速发展因素。研究表明在DCM小鼠体内，肠道屏障功能及菌群的组成发生较大改变，其中有益菌罗伊氏乳杆菌及异杆菌属丰度降低，而致病菌瘤胃球菌属、狄氏副拟杆菌、多尔氏菌及梭状杆菌数量增加。

3. 基于心合小肠调节肠道菌群治疗DCM 肠道菌群和DCM的关系与心合小肠理论有诸多相通之处。小肠主液，中医认为液在人体内流动性小，浊而稠，灌注于脏腑（心）、骨节、脑、髓等器官，起濡养作用。津液以水为主体，富含丰富的营养物质，对滋养机体、化生血液、调节阴阳平衡、排泄废物等功能具有重要影响。小肠有恙，则不能濡养心脉，心之气血生化乏源；小肠不能主液，则易生病理有形之痰饮水湿，阻滞心脉。肠道菌群不仅能调节营养物质的吸收，在病理状态下，可产生多个损害心血管系统的产物，如氧化三甲胺、内毒素等。氧化三甲胺是由肠道菌群代谢膳食中胆碱和L-肉碱产生的，研究发现较高浓度的血浆氧化三甲胺为糖尿病患者心血管不良事件的独立危险因素。肠道菌群主要由革兰氏阴性菌组成，因此肠道菌群的失衡常伴随着细菌内毒素及促炎因子进入循环系统。DCM以慢性心肌炎症为特征，血液循环中促炎因子的增加可导致心肌细胞凋亡及间质纤维化，从而影响心脏功能。

肠道菌群恒动性、整体性的特点是中医理论平衡观、整体观的重要体现。肠道菌群动态平衡在维持人体健康中起着至关重要的作用，也是中医学阴阳平衡观念的重要体现。"阴平阳秘，精神乃至"，而一旦这种平衡被打破，则导致阴阳失调，出现病态。在DCM患者体内，肠道菌群组成及数量在疾病早期便已出现较大改变，导致菌群代谢产物进入血液引发一系列免疫炎症反应，出现心肌损伤；同时，心力衰竭的不断加重又可进一步恶化肠道菌群丰度，形成恶性循环。这是对心与小肠经络相连、血气相通的重要科学阐释，若是以调节肠道菌群为切入点治疗DCM，便可打破这种恶性循环，为治疗DCM提供了有效手段。

中药汤剂多以口服方式进入人体，离不开肠道群的代谢转化作用。肠道菌群与中药成分之间存在相互作用，一方面肠道菌群可对中药成分进行分解代谢形成活性物质，另一方面中药成分可调节肠道菌群恢复其稳态。近年来，针对 DCM 与肠道菌群的研究日益增多，为通过调节肠道菌群防治 DCM 提供了新思路。随着中医药的发展，中药治疗 DCM 的优势逐渐凸显，中药进入肠道后与肠道菌群之间的作用可能是认识效应机制的突破口。

心与小肠在经络上相互联系，生理上相互为用，病理上相互影响。现代医学研究发现肠道菌群与 DCM 存在密切联系，丰富了中医心合小肠这一经典理论的科学依据，同时提示调节肠道菌群是防治 DCM 的有效手段。中药与肠道菌群的相互作用可打破 DCM 与肠道微生态之间的恶性循环，为 DCM 的防治提供了新思路。

127　基于心合小肠辨治心力衰竭

慢性心力衰竭（CHF）患者血流灌注不足，可影响包括肠道在内的多种器官的功能。随着病情进展，会进一步损伤肠道屏障功能，导致肠道水肿，引起菌群失调。与此同时，研究发现肠道菌群可通过炎症、免疫、代谢等多种途径加速心力衰竭的病理进程，致使心力衰竭病情恶化。CHF 属于中医学"心水""水肿"等疾病范畴，中医辨证多属气血失和、血瘀水停证。患者除胸闷痛、气短、双下肢水肿等常见症状，多伴有恶心纳呆、胃脘不适、腹痛腹胀等胃肠道症状。研究证实这些症状与肠道菌群失调关系密切。近年来，中医药防治 CHF 取得一定进展，但其精准机制、靶点尚需深入探索研究。为此，学者张伟等结合西医肠道菌群及其代谢产物的最新研究成果，基于"心合小肠"理论探讨了 CHF 与肠道菌群的关系，以期为从小肠论治 CHF 提供坚实的理论基础。

心合小肠的理论内涵

中医学认为人体是有机的整体，脏腑之间既有分工又有协作。《灵枢·本输》："心合小肠。"是指心与小肠生理上相互为用，经络上相互沟通，病理上相互影响。

1. 心与小肠生理上相互为用　在生理状态下，心与小肠解剖位置相距较远，功能却相互为用，同是人体生命力之源，一为火脏，一为火腑，一脏一腑互为表里。《难经》："心营、肺卫，通行阳气，故居在上；大肠、小肠，传阴气而下，故居在下，所以相去而远也。"心主血脉，为"阳中之太阳"，心血濡润，心阳温煦，有助于主宰小肠受盛化物的生理功能；小肠受盛化物，吸收水液及水谷精微，小肠泌清将精微部分经脾气散精转输于心以养心脉，奉心化赤以充心血，小肠别浊以排泄废物。如《本草述钩元》："心不司气化，而小肠为心司气化之权，又心生血，而小肠即为血化之府。"若小肠受盛化物失常，将产生水、湿、痰、饮等病理产物，痰饮水湿阻遏胸阳，停滞心脉为心水的病机关键。

2. 心与小肠经络上相互沟通　在经络上，心与小肠相互沟通，相互络属构成表里关系。手太阳小肠经属小肠络心，手少阴心经属心络小肠，如《灵枢·经脉》："小肠手太阳之脉，起于小指之端……络心，循咽，下膈，抵胃，属小肠。""心手少阴之脉，起于心中，出属心系，下膈络小肠。"《类经》："小肠属丙火，与心为表里。"从穴位主治效能看，手太阳小肠经腧穴主治神志病，古代针灸文献记载颇多。如《针灸大成》《灵枢·本输》《针灸甲乙经》记载前谷可治"热病汗不出，狂引癫疾"；《针灸聚英》《针灸大成》认为后溪可治"卒狂""发狂"；《针灸聚英》《针灸资生经》中认为腕骨、小海可治"癫疾""瘛疭"；教材《腧穴学》中记载有神门、少冲可治"大便脓血"，证实心经腧穴可治小肠病证。《素问·脏气法时论》："心病者，胸中痛，胁支满，胁下痛，膺背肩胛间痛，两臂内痛。"从临床症状来看，心痛者疼痛部位往往放射到肩胛区域，这与小肠经络循行路径十分吻合；小肠疾病多伴有抑郁、焦虑等身心疾病，研究证实小肠疾病可沿经络传导，导致心主神明功能失常。诸多研究表明，督脉、手太阳、足阳明等多条经脉经络走势互相联通，共同构建了机体"心合小肠"相关联的经脉网络系统。

3. 心与小肠病理上相互影响　病理表现上，心病可传小肠，如心火移热于小肠，引起小肠泌别清浊功能失司，导致小肠火邪随水液经三焦下注膀胱，引起尿赤、尿痛、尿少、尿血等症。《血证论》明确指出："心与小肠相为表里，遗热于小肠则小便赤涩。"《医宗金鉴》："心与小肠为表里也，然所见口舌生疮，小便赤黄，茎中作痛，热淋下利等证，皆心移热于小肠之证。"临床上治疗此类病证，多采用导赤散利小便以清心火，疗效颇佳。吴谦《医宗金鉴·删补名医方论》："心移热于小肠之证，不可用黄连直泻其心，心与小肠互为表里，应使用木通通利小肠，心经之热自然可导。"病理上，小肠之病亦可上传于心，若小肠火邪循经上炎，上犯于心，可导致心烦、失眠、舌赤生疮等。《诸病源候论》："心痛而多唾者，停饮乘心之络故也，停饮者，水液之所为也……小肠，心之腑也，其水气下行于小肠，为溲便，则心络无有停饮也。"说明了小肠具有助心行气利水的生理功能。小肠泌别清浊功能正常，可将津液等精微物质转输至周身，将浊者传入大肠，一旦功能失调，将导致水液代谢紊乱，饮停于内，上犯于心。诸多中医经典条文证实，小肠之热上乘于心，可使心主神明功能失常，《王氏医存》："脏中，小肠热皆上行，故不能眠也。"《伤寒论》中太阳蓄血之抵当汤证，是太阳经证失治导致邪热随经内传，邪热与瘀血胶结于下焦少腹（手太阳小肠腑），循经上扰心神，导致发狂之证。

心合小肠功能正常是气血调和、心脉畅达的重要条件

心主血脉，则五脏得养，对人体生命进程起着至关重要的作用。小肠泌别清浊，方可化心血、养心脉；心合小肠，则心得所养，气血调和，心脉畅达。若心与小肠功能失合，则见痰饮、血瘀、水饮等停滞血脉，心脉瘀滞，发为心力衰竭。

《素问·灵兰秘典论》："小肠者，受盛之官，化物出焉。"清代医家高士宗："小肠受胃之浊，水谷未分，犹之受盛之官，腐化食物，先化后变，故化物由之出焉。"说明小肠功能正常，则水谷水液得纳，精微可经脾入心以化心血、养心脉，心主血脉，血液得以营养周身。此外，小肠泌别清浊功能正常可将糟粕排泄体外。张景岳《类经》："小肠居胃之下，受盛胃中水谷而分清浊，水液由此而渗于前，糟粕由此而归于后。"指出小肠"泌别清浊"功能正常是人体消化吸收精微物质，排泄糟粕杂液的关键环节，是气血调和、心脉畅达、阴阳平衡的重要条件。

若小肠失"受盛化物"之功，则精微不生，心失所养，血脉不充，导致气血亏虚，血液运行迟缓停滞脉中，瘀血阻滞，发为心力衰竭。若小肠失于"泌别清浊"之功，则清者不升，浊者不降，心失所养，心血乏源，心主血脉功能失常，水液糟粕留滞脉中，浊者入血酿生痰浊、瘀血，使得气血失和，脉失所养，心脉失调，痰瘀水相互夹杂于脉中，发为心力衰竭。由此可以看出，"心合小肠"的生理功能失常可导致气血失和，痰浊、瘀血、水饮内停，心脉不畅，发为心力衰竭，这为从小肠防治慢性心力衰竭提供确切的理论依据。

心合小肠理论可阐释慢性心力衰竭与肠道菌群的关系

现代研究表明，肠道菌群及其代谢产物与心力衰竭（HF）的病情进展关系密切。基于中医"心合小肠"理论和西医肠道菌群及其代谢产物关系的最新研究结果，肠道菌群是"小肠"发挥正常生理功能的物质基础，肠道菌群失调可引起细菌移位，引发全身炎症反应，加速心力衰竭的进展。研究发现，肠道菌群及其代谢产物可通过免疫和神经内分泌等机制协助宿主调节食物消化、吸收功能，保证黏膜屏障的发育，抑制病原微生物的繁殖，以调节肠黏膜功能，促进营养物质的吸收；另一方面，肠道菌群以代谢磷脂类和胆碱类等消化过程中产生的可引发动脉粥样硬化的糟粕。这与中医学小肠"受盛化物""泌别清浊"功能相吻合。肠道菌群可作为研究"心合小肠"的切入点，为治疗心力衰竭提供确切的物质基础，肠道菌群的深入研究将为中医药防治心力衰竭的作用机制提供新的依据。

研究发现，肠道菌群的分布、形态、构成、功能失调在 HF 病理进程中起着关键作用，维护肠道菌群功能正常可能成为防治 HF 的新靶点。肠道菌群与 HF 的相关性研究显示，在肠道菌群作用下，卵磷脂、胆碱、左旋肉碱等膳食营养素被转化生成三甲胺（TMA），TMA 在肝脏中经单加氧酶催化下生成 TMAO，TMAO 水平升高可促进肺水肿、心肌纤维化、心室重构、B 型钠尿肽（BNP）水平增高、进而导致心力衰竭的发生。正常人体内，肠道微生物种群处于动态平衡，若平衡被打断、肠道黏膜受损，体内 TMAO 浓度上升，此时更容易通过肠道黏膜屏障进入血液循环中，加速心血管疾病的发生发展，

TMAO升高可预测心力衰竭死亡率，降低血浆 TMAO 浓度，可改善患者预后。有研究表明，给予慢性肾病合并心力衰竭大鼠口服活性炭吸附剂（AST－120），可清除肠道中 TMAO 及 TMAO 前体，起到延缓大鼠左心室肥厚和心肌纤维化进展的作用。

肠道菌群功能正常有利于防治 CHF 的发生。有研究分析发现，鼠李糖乳杆菌可改善大鼠心梗后左室肥厚，改善心功能。采用随机对照试验配合短期随访，研究发现鲍氏酵母菌可有效改善心功能。CHF 常见病因包括动脉粥样硬化、高血压病、血脂异常、心肌梗死等。现代研究证实，肠道菌群与导致心力衰竭的心脑疾病关系紧密。研究表明 TMAO 可影响动脉粥样硬化的病理进程，其机制可能与通过上调血管细胞黏附分子-1（VCAM－1），激活 PKC 和 NF-kB 信号通路，造成内皮细胞功能紊乱有关。有学者对一部分高血压病患者进行肠道菌群测序分析，发现其肠道菌群丰富性及多样性显著减低，表明肠道菌群失调可能与人高血压有关。大鼠长期给予血管紧张素Ⅱ，可降低体内肠道菌群的丰富性，而拟杆菌和厚壁菌门含量显著增多。自发性高血压大鼠给予口服米诺环素治疗，结果显示拟杆菌与厚壁菌门比例显著降低，大鼠肠道菌群恢复平衡状态，血压显著下降。另有小鼠动物研究提示：鼠李糖乳杆菌能降胆固醇，调节血脂和治疗非酒精性脂肪性肝病，调控胆固醇合成限速酶 3-羟基- 3 -甲基戊二酰，促进胆固醇的分解代谢，以降低介质中胆固醇的含量。王丽君等通过 PCR-DGGE 法分析急性心肌梗死患者粪便标本，结果显示心肌梗死患者肠道菌群多样性降低，提示肠道菌群失调与心肌梗死可能存在一定的关联。研究证实，给予心肌梗死大鼠口服抗菌药物，可减轻心肌损伤及心肌梗死后的炎症反应。

人体内寄生着数十亿肠道菌群，它们主要位于肠道，与机体保持"对立统一"的动态平衡，这与中医学整体观念不谋而合。研究证实，肠道菌群与 CHF 的病情进展密切相关，这为中医传统理论"心合小肠"赋予新的内涵。因此，在临床诊治 CHF 的过程中，尤其应该加强对肠道的重视，强调心肠并治，这是对中医经典概念的再次深化，也为中医药临床诊治和现代化研究开拓了新的思路。肠道菌群失调及代谢产物氧化三甲胺（TMAO）水平升高可引发全身炎症反应，可通过加速心肌纤维化、心室重构及冠脉斑块形成，加重水钠潴留及全身炎症反应等多种机制加速心力衰竭进展。肠道菌群是心力衰竭防治的新靶点。有学者提出通过口服代谢产物关键介质的抑制剂活性炭吸附剂（AST－120）及粪菌移植等治疗心力衰竭，疗效明显，这为治疗心力衰竭提供了新的视角。加强肠道菌群及其代谢产物的研究，将为中医药探索从小肠论治心力衰竭提供确切证据。目前已有研究表明，中医药通过调节肠道菌群，可改变宿主的代谢状况，阻断病程进展，这为防治心力衰竭提供了新的途径。基于"心合小肠"理论，结合高通量测序、宏基因组学等先进的微生物学检测方法，针对肠道微生物结构、功能及代谢特点进行中医认识，可能是下一步防治 CHF 的关键环节，可为中医药防治慢性心力衰竭打下坚实的理论基础。

128　基于脏象学心肝胃同治在功能性消化不良中的运用

功能性消化不良（FD）是指起源于胃、十二指肠区域的消化不良症状，常规检查无明显异常，临床表现难以用器质性疾病解释，主要症状包括餐后饱胀、早饱、上腹痛和上腹烧灼感等，是临床上最常见的身心疾病，属于常见的功能性胃肠病之一。FD 属于中医学"胃脘痛、痞证、嘈杂、呃逆"的范畴，本病病位在胃，与心、肝、脾三脏相关。脏象学联系了藏于体内的五脏和表现于外的病理现象，学者展立芬等通过对胃、心、肝三脏之间各自的脏腑特点以及存在的联系进行探讨，并基于此提出"心胃相关"理论在本病中的运用基础、选穴特点及优势，为"心胃相关"理论指导下针灸防治本病进行铺垫，以期为相关机制的研究提供理论参考，充分发挥针灸防治功能性消化不良上的作用优势及中医特色。

FD 的病因病机

FD 多由情志不遂、饮食伤胃、劳倦伤脾等所致。本病病位在胃，与肝、心有关。清代叶天士在《临证指南医案》中言"肝为起病之源，胃为传病之所""肝病必犯土，是侮其所胜也，克脾则腹胀，便溏或不爽"。《医方考》："泻责之脾，痛责之肝，肝责之实，脾责之虚，脾虚肝实，故令痛泻。"《血证论》："木之性主于疏泄，食气入胃，全赖肝木之气以疏泄之，而水谷乃化。设肝之清阳不升，则不能疏泄水谷，濡泻中满之证，在所不免。"

不论是忧思过度气结于中，还是郁怒伤肝使肝失疏泄；不论是肝失疏泄在先，脾气虚弱在后，或是脾虚在先，木乘在后，肝失疏泄和脾气虚弱都是其主要病机，不可分割。

《仁斋直指方》："心之包络，与胃口相应，往往脾痛连心。"《素问·经脉别论》："食气入胃，浊气归心，淫经于脉，脉气流经，经气归于肺，肺朝百脉，输精于皮毛。"人体的各种情志活动，都是心神活动的组成部分，即情志发乎心而应五脏，胃的活动受心神的制约与调控，心主宰和协调一切人体生理和心理活动。五脏六腑各司其能，但是仍需相互协调，不得相失，而主导这个重要协调作用的正是心神。如心神失养，则夜卧不安，致胃气不和，脾胃运化失常。综上可得，FD 的发生多由情志不遂、饮食伤胃、劳倦伤脾等所致，以往众多医家多认为与肝有关，包括肝失疏泄和肝气郁结。随着临床研究和循证医学的深入，临床发现脾胃病的患者常伴有焦虑抑郁等心神方面的症状，心的功能异常也常伴有消化系统疾病，故而心与本病中的关联逐渐受到医家的重视。探究心与肝在本病中的调节作用，能更好地指导脏象理论在本病防治中的运用。

心肝的脏象特点及理论基础

脏象是指藏于体内的内脏及其表现在外的生理病理征象，体现为五脏为中心的整体观，具有科学性、完整性以及实用性，其在人体生理病理和疾病的诊疗预后中奠定了辨证和整体观念的基础，在整个中医学理论体系中占据重要地位，为阐释生理病理和预防诊疗疾病提供了理论基础。脏象学包含了五脏、六腑和奇恒之腑，其中 FD 的发病主要与胃、肝、心有关，探究 FD 与心、肝之间的关系可以帮助更好地了解 FD 的病因病机，从而指导临床治疗。

神是中医理论中极其重要的内容，《内经》将其用来解释生命活动，归纳为万物的主宰。人体之神包含了广义之神和狭义之神，广义之神是指整个人体的生命活动的主宰和体现，狭义之神是指人的意识、思维、情感等。

五神藏将神与脏象理论中的五脏紧密联系起来，构筑了形神一体观，狭义之神包含了"神、魂、魄、意、志"，且分别对应"心、肝、肺、脾、肾"五脏，五脏藏神细化了五脏在人体意识形态方面的作用，充分展示了中医脏腑高于器质性功能的特点，奠定了整体调控机体状态以及治疗相关疾病的基础，在调控人体精神活动方面发挥着至关重要的作用。

心为五脏六腑之大主，主行血、主神志，《素问·灵兰秘典论》："心者，君主之官，神明出焉。"心主行血是指心气维持心的搏动，从而推动血液运行的说法，营气由水谷精微物质产生，进入血脉，循脉运行全身，内而脏腑，外达肢节，终而复始，通过营气的游走运行，使得血液在人体经脉中流行，故而气血的运行与心和营气有关，现代研究从细胞学角度证实了这一过程，扈新刚利用现代心理学情绪诱发实验技术及情绪量表研究方法观察被试者试验前后情绪变化特点后发现：不同情绪的人群红细胞水平存在明显的差异，从而揭示出中医"心主神明"理论科学内涵可能与机体内红细胞以及血红蛋白水平有关，即气血与情绪之间存在密切关联。在气血和调的基础上，人体通过捕获信息、传导加工、决策输出这一过程，使得心神产生并散布周身，即《灵枢·本神》："心有所忆谓之意，意之所存谓之志，因志而存变谓之思，因思而远慕谓之虑，因虑而处物谓之智。"从而调节人体正常生命活动。

心藏神是指中医理论中，心为君主之官，控制调节人体一切精神活动，这一调控过程的实现主要依靠气血和调和脉道通利。心藏神在情绪调节方面占据主导地位。《内经》根据五脏对应关系及先后顺序，将心肝脾肺肾五脏分别对应于喜怒思忧恐，即"人有五脏化五气，以生喜怒思忧恐"。其中，心对应喜，显示高兴、欢愉的情感状态。平和状态下的"喜"是人体满足生理需求的情绪反应，是心气向外散发的一种表现。

中医学认为，心神在情绪活动的产生、发展中占据主导地位，机体情绪状态的改变是气机运动的结果，协调稳定的气机运动是正常稳定情绪产生的基础，反之则出现异常的情绪活动，即《素问·举痛论》："余知百病皆生于气也，怒则气上，喜则气缓。"心神失常，心气涣散，会出现"喜笑不休、癫狂"等异常情绪，即《素问·调经论》"神有余则笑不休，神不足则悲"，现代研究表明心神失常后会出现焦虑抑郁等情绪。

肝为将军之官，主疏泄、主藏血。肝属木，木为升发，肝主疏泄，主要包括疏通气血、畅达气机、促进消化吸收、促进胆汁分泌和调和情绪的功能；肝藏血是指肝具备储藏、调节血液和防止出血的作用。"魂"是主宰人体精神活动的神中属阳、主外、主动的部分，具有调节人体生命活动、主宰睡眠及影响精神情志功能的作用，属于精神活动的核心，"肝藏魂"是指肝为魂的居所，即《素问·六节脏象论》："肝者，罢极之本，魂之居也。"肝血充足、肝气升发是"魂"的生理基础及主要生理机制，即《灵枢·本神》"肝藏血，血舍魂"，在五脏神中肝对应怒，故肝藏魂与怒关系密切，现代研究表明肝藏魂与情绪的启动、表达以及强化有关，此外，魂功能受损与焦虑、抑郁等精神心理障碍存在相关性。

FD 是属于一种功能性消化系统疾病，存在治疗难度大、病情易反复、治疗周期长等特点，随着病情的深入，患者逐渐出现焦虑抑郁等负面情绪，通过对住院患者的调查发现：FD 住院患者中抑郁和（或）焦虑倾向高，此外，过重的心理负担又造成病情加重，如此恶性循环给患者的身体造成严重损害。综上可得，FD 及其所伴随的焦虑抑郁等精神情志障碍与心、肝有关。其中 FD 伴随的焦虑抑郁等负面情绪状态的产生与心神异常存在密切关联，肝在其中起到加强负面情绪的作用。

胃心肝脏象之间存在的关联

中医理论认为，五脏一体观即五脏六腑为人体中心，气血精津液为人体各项生理活动的物质基础，机体通过经络系统内连脏腑，外络五官九窍、四肢百骸，共同构成一个统一的有机整体，五脏整体观在诊病、治疗、预防及调护上具有重要的临床意义。FD 与脾胃、心、肝密切相关，此三者之间亦存在相关性，并且在功能性消化不良的病因病机以及防治上具有关联性。

1. 心与胃之间的关联   心为阳脏，为五脏六腑之大主，主宰机体生命活动，胃为阳腑，为奇恒之府、五脏六腑之海，主收纳腐熟水谷。心与胃的关系包含了心与胃在位置上、生理功能上具有密切的关联，主要体现在以下方面：①心与胃依靠膈膜分隔开，两者仅以一膜相隔而分别居于膈之上下，心处于膈膜之上，胃位于膈膜之下，心胃二者位置相邻。②心胃经脉相通，《素问·平人气象论》："胃之大络，名曰虚里，贯膈络肺，出于左乳下，其动应衣，脉宗气也。"《灵枢·经别》："足阳明之正……属胃，散之脾，上通于心。"《仁斋直指方》："心之包络，与胃口相应，往往脾痛连心。"心、胃二者在经脉上是相通的。③在中医五行生克制化理论中，脾胃属土，心属火，火能生土，心脾（胃）为母子关系。《医贯·五行论》："若夫土者，随火寄生，即当随火而补。然而补火，有至妙之理。阳明胃土，随少阴心火而生，故补胃土者，补心火。"脾胃属土，土爱稼穑，可载万物；心属火，火曰炎上，有温热之性。火能生土，即心为脾之母，脾为心之子。心阳温脾阳方可生化无穷，脾土滋心火故能致心阳不亢。若母子生克制约失衡，则"母病及子、子病犯母"，致心病传脾、脾病扰心。④心胃功能相依，《灵枢·邪客》："心者，五脏六腑之大主也，精神之所舍也。"心主神明，主血脉，为五脏六腑之大主；胃为仓廪之官，气血生化之源，两者的功能相互影响。《素问·经脉别论》："食气入胃，浊气归心，淫精于脉。"心的功能与脾胃运化散布精微有关；《灵枢·口问》"心动则神伤，故五脏六腑皆摇"，胃的收纳腐熟功能亦受到情志的调控。张景岳《类经》："心为五脏六腑之大主，而总统魂魄，兼收意志，故忧动于心则肺应，思动于心则脾应，怒动于心则肝应，恐动于心则肾应，此所以五志唯心所使也。"心具有主宰一切生理活动和人体精神意识思维活动的功能，即情志发乎心而应五脏，胃的活动受心神的调控，因此心胃的功能相互影响。

周福生首倡"心胃相关"理论，并提出心神的调控作用在胃肠功能性疾病中有着一定的作用。心胃相关有广义与狭义之分。狭义心胃相关是指心主神志功能与脾胃主运化功能之间的关系，而广义心胃相关是指心的功能与脾胃的功能之间的关系。在中医理论中，"心"并不完全是现代解剖意义的心，更多是指心主神志的功能，"胃"指的是脾胃及整个消化系统。心胃之间关系紧密，位置邻近，经络相同，五行相生，功能相互影响。心对胃的影响，更侧重于心主神志，即情绪对脾胃系统的影响。人体的各种情志活动，都是心神活动的组成部分，即情志发乎心而应五脏，胃的活动受心神的制约与调控，心主宰和协调一切人体生理和心理活动。五脏六腑各司其能，但是仍需相互协调，不得相失，而主导这个重要协调作用的正是心神。如心神失养，则夜卧不安，致胃气不和，脾胃运化失常。

现代研究表明心血管疾病和消化系统疾病之间存在神经反射、代谢物质两个方面的关联和影响。心胃相关理论与现代医学中神经内分泌系统和精神心理对胃肠道的调控不谋而合，与脑肠互动理论具有一致性。研究表明经皮穴位电刺激可以提高胃容受功能、迷走神经活动度，改善自主神经功能紊乱和迷走神经活动度，改善 FD 相关症状。这从侧面证明了胃肠与自主神经功能活动存在密切关联，心脏与胃肠之间通过自主神经产生关联。当出现胃痛等 FD 症状时，胃肠蠕动减慢，同时，机体副交感神经功能亢进，交感神经功能低下，出现易疲倦、抑郁、冷漠等情绪表现；另外，FD 迁延日久，出现长期的焦虑抑郁等精神心理障碍时，此类情绪应激可刺激大脑，通过自主神经系统的神经反射和物质代谢来使得机体适应应激状态，处于此种状态下胃肠运动、胃肠激素都会出现异常，从而导致 FD 缠绵难愈，反复出现。由此可见，心胃之间有着一定的临床和理论基础，对于指导 FD 的治疗可起到一定的作用。中医心胃相关理论反映的是心神与脾胃之间相互作用相互影响的关系，通过调整心神可以来调理脾胃功能，相反通过调理脾胃也可以来治疗心神疾病，这一点与脑肠互动理论具有一致性。

2. 心与肝之间的关系   《侣山堂类辨》"五脏之气，皆相贯通"。五行学说中，肝与心为母子关系，即肝为心之母，心为肝之子，五脏之间心与肝的关系，主要表现在行血、藏血和精神调节这两个方面。①血液运行方面：心主行血，心为一身血液运行的枢纽；肝藏血，肝是贮藏血液、调节血量的重要脏器。两者相互配合，共同维持血液的正常运行。②精神调节方面：心藏神，主宰意识、思维、情感等精神情志活动，肝藏魂，主宰机体睡眠与梦境、调节人的情志，肝主疏泄，调畅气机，维护情志的舒畅，心肝两脏，相互为用，共同维持支持正常的精神情志活动。③气血运行方面：心主行血与肝主疏泄在调畅人体气血方面具有共同的生理意义，即行血功能的正常运行可以使得肝疏泄有度，进而畅通全身气机、调畅气血。

在病理表现上，心与肝的关系主要有：①心血不足使得肝气失调，进而魂受到影响。②心主行血与肝主疏泄互为基础。③心液不足会导致肝液亏虚，进而影响魂，即《辨证奇闻·离魂》中所载"心，肝子，亏则无液耗肝，肝又伤，肝伤则血燥，血燥则魂不藏"。④心与肝在情志上的病理表现也存在差异，心藏神失常表现在心神衰弱和心神扰乱两个方面，主要包括神志低迷、精神不振、反应迟钝、焦虑恐惧、狂躁不安、淡漠痴呆和卒然昏倒等，神乱主要与焦虑存在相似之处；肝魂失常可表现为谋虑失衡、惊恐、幻听、睡眠失常、多梦、易惊易醒等，其中肝失疏泄、心神衰弱主要与现代医学中抑郁有关。

综上可得，心与肝在血液运行及情志调节方面互相为用，在病理上主要通过藏神失常与藏魂失常进而出现一系列的表现，心藏神异常主要与焦虑抑郁等情志异常有关，肝藏魂异常主要与睡眠有关，心神在五神藏中占据统帅地位，肝魂受心神统领，魂是心神统领下出现的思维、情绪、意识等方面的精神活动。基于此，功能性消化不良伴随出现的焦虑抑郁等情绪障碍多从心论治，并且具有"治病必求于本"的内涵。

3. 肝与胃之间的关系　肝与胃在生理上相互联系，脾胃互用，在功能及主治上均密切相关，故此脾胃同用，肝与胃的关系主要有：①肝主疏泄、脾主运化，饮食入胃，经由脾胃运化，化为水谷精微，濡养脏腑、经脉及全身，维持正常的生命活动，其中肝的疏泄功能可以帮助水谷运化、布散及排泄，如《血证论》："食气入胃，全赖肝木之气以疏泄之，而水谷乃化。"此外，肝疏泄功能有赖于脾胃提供营养物质，当肝血充足，方可保证肝疏泄功能正常，而肝血须得脾胃运化之精微不断充养。②肝主藏血，可以调节体内血量；脾主生血，具有统摄血液的功能，肝与胃共同作用，调节人体血液生成与储存，进而维持人体生长代谢。③肝脏为将军之官，主一身气机运动，肝气升发、主动、向上；胃气以通降为本，脾主升，脾胃互相结合，共同构成机体气机运动的枢纽，肝气升发运动与脾胃相关，脾胃正如内部枢纽，可以调节机体气机，进而维持肝气升发，同时，肝气升发，也可以推动脾胃二脏的气机运动，如《内经》"中央土，以灌四傍"。

脏象理论的运用

脏象理论通过感知脏腑在生理运行、病理改变等方面的变化，从而在疾病的产生、进展、治疗及预后上发挥指导作用。功能性消化不良病位在胃，主要与心、肝有关，在治疗上多为两脏同治或多脏同治。

1. 心胃同治　心胃同治在治疗消化系统疾病中具有重要的指导意义，心胃相关是基于心胃同治上出现的一种治则治法。心胃相关理论有广义与狭义之分，狭义心胃相关是指心主神志功能与脾胃主运化功能之间的关系，而广义心胃相关是指心的功能与脾胃的功能之间的关系。

心胃相关理论在功能性消化不良中可以将其存在胃肠动力障碍以及伴随的焦虑抑郁状态联系起来，心胃相关理论包括了心与胃肠在病理生理上相互联系、相互影响，特别是心主神（精神心理因素）的功能与胃肠（消化系统）主受纳、腐熟、传化水谷等功能之间的密切关系。此处的心强调的是心主神明这一功能，相当于西医学的精神心理状态，而胃则相当于西医学的消化系统。充分认识心与胃肠之间的关系，特别是通过探讨心对精神活动的调摄，精神活动对胃肠的影响这一链式关系，对发展中医情志病学及胃肠病学具有非常重要的意义。基于心胃相关理论，在治疗 FD 上，主要可以从养血安神，补心益胃；疏肝利胆，宁心安神，理气和胃；理气化痰，清心和胃；清化胃热，泻心安神这几个方面入手。

2. 肝胃同治　肝胃同治理论以脏象理论中肝与胃之间的生理联系和病理关联为出发点，以中医整体观念为基点，发展过程中得到了历代医家的认可和运用，在消化系统疾病中具有广阔的应用前景，现代研究经此理论运用于胃食管反流综合征、乳痛、偏头痛等多种疾病中，并且取得令人满意的临床效果。

肝胆与脾胃病理上彼此影响。若情志不舒，肝失疏泄，气机不畅，则脾的运化失常而致肝胃失和，临床上可见胸闷、胁痛、善太息、腹胀、肠鸣、泄泻；或者肝气犯胃，胃气不降反而上逆致肝胃失和，临床上可见胁肋、脘腹部胀满疼痛，嗳气、吞酸、呃逆等。

基于此，根据辨证论治原则，肝胃同治的治疗原则主要为疏肝理气、和胃止痛；疏肝和胃、健脾养血；疏肝清热、和胃通降；柔肝滋阴、益胃生津；暖肝温胃、理气止痛等。

FD 的发生与胃、心、肝有关，中医理论从脏象入手，从脏腑角度论治 FD，根据疾病与脏腑的相关性，从心胃同治的角度出发，可以更加有效地改善 FD 及其伴随的焦虑抑郁等负面情绪，从而达到治疗本病的目的。基于此，心胃相关理论在本病中的运用可以更好地发挥治疗效果。

心胃相关是指心主神志与脾主运化功能在经络走势、生理病理上的相互联系与相互影响。心胃相关理论与现代医学中神经内分泌系统和精神心理对胃肠道的调控不谋而合，与脑肠互动理论具有一致性。心胃相关理论从中医的整体观出发，充分认识心神与胃肠功能之间的密切联系，重视情志在脾胃消化系统疾病中的致病因素作用，不仅为现代临床诊治消化系统疾病开拓了思路，提高了疗效；而且为心理疾病等多科疾病的诊治另辟蹊径，进一步体现了中医学形神合一的整体观。人体经脉与脏腑相关，表里相连；有的一经调控多脏（腑），有的多经司控一脏（腑）。八脉交会穴之公孙、内关穴很好地体现了心胃二经经气相同，同气相求的概念。心胃经络互通的关系，构筑了心胃相关的生理基础，为从心论治脾胃病提供了物质基础。

第三篇 肝之脏象与病症辨治

129 《内经》肝之脏象理论

《内经》中对肝之生理病理与疾病病因病机、症状、辨证论治方法、治则的认识虽散见于各个篇章，但认识却是较为系统和全面，尤其是肝脏象理论对后世影响极大，数千年以来一直指导着中医理论的发展和临床诊疗实践。学者李晓娟等从以下 4 个方面对《内经》肝脏象理论进行了探讨分析。

肝之生理特性

《内经》中对肝生理属性的认识已经非常全面，如"言人身之脏腑中阴阳，则脏者为阴，腑者为阳。肝、心、脾、肺、肾五脏皆为阴""肝开窍于目"（《素问·金匮真言论》），"东方生风，风生木，木生酸，酸生肝"（《素问·五运行大论》），"肝者，罢极之本，魂之居也；其华在爪，其充在筋，以生血气，其味酸，其色苍。此为阴中之少阳，通于春气"（《素问·六节脏象论》），"木曰敷和……其藏肝"（《素问·五常政大论》），"五脏化液……肝为泪"（《素问·宣明五气》）等，高度概括了肝体阴而用阳的生理特性，明确指出了肝在地域为东方，在季节为春气，在五行为木，在五色为青，在五味为酸，在五志为魂，在五体为筋，在五官为目，其华在爪，在液为泪。

肝之生理功能

"肝者，将军之官，谋虑出焉"（《素问·灵兰秘典论》）。肝主生发，具有促进元气生发和敷布，生发卫气，疏利气血，调畅情志，排泄废物，协调全身各脏腑组织的生理功能，犹如统率军队的将军，深谋远虑，运筹帷幄，安内攘外，在机体生命活动中起着重要的统率作用，这是《内经》对肝生理功能的高度概括。如果肝的功能失常必然导致多种疾病的产生，所以后人又称肝为"万病之贼"。

1. 肝主敷和 《素问·五常政大论》"木曰敷和""敷和之纪，木德周行，阳舒阴布，五化宣平……其性随，其用曲直，其化生荣……其藏肝"。肝于五行属木，木之平运，是为敷和，肝性条达，敷布阳和之气，调节人体脏腑阴阳气血，协调机体功能活动。《张聿青医案》："木不敷和，则心血不生，脾不能为胃行其津液，胆不能化相火，胃不能下降而收纳，肾无以藏精。"肝失敷和则脏腑难以维持其正常的生理功能。

（1）肝气敷散，畅达情志：调畅情志是肝主敷和的一个重要功能。"肝藏血""魂舍血"，血赖气行，因此气血乃神魂之物质基础。《灵枢·本神》"肝气实则怒"，《素问·调经论》"肝藏血，血有余则怒"，《素问·脏气法时论》"肝病者，两胁下痛引小腹，令人善怒"。情志以血为本，以气为用，肝之敷和功能太过或不及，升降出入异常，则易出现情志异常的表现。人的精神、情志活动虽由心主宰，但与肝也密不可分。肝主敷和，调畅气机，肝气调达，肝血充沛，疏泄得宜，则心情开朗，精神饱满，情志舒畅；肝之敷和失常，肝失疏泄，则情志抑郁，忧思悲恐，多疑善虑，胸胁胀闷，喜叹息或性情急躁，发忿大怒；肝气血不足，魂不守舍，则出现惊骇多梦，夜卧不安，梦游、梦呓等情志异常症状。因此，许多医家治疗情志病着重从调肝入手，善用疏肝解郁、养血柔肝、安神定魂之法，以恢复其敷和之功。如有学者指出肝气郁结型轻、中度抑郁症的患者与肝之疏泄密切相关，并提出临床治疗抑郁症应从肝主疏泄调畅情志论治为宜。陈意临床上治疗情志病常从调肝气为先，并创新性地提出疏肝、平肝、养肝为一体的"治肝拟童说"，每多获益。

（2）肝气调达，助脾散津："饮入于胃，游溢精气，上输于脾，脾气散精，上归于肺"（《素问·经脉别论》），而"土得木而达"（《素问·宝命全形论》）。脾属土，肝属木，木能克土，脾胃为仓廪之本，脾主升清，胃主降浊，而肝居半表半里，为中气之枢纽，肝气调达，疏泄正常，才能使脾升胃降，运化水谷，将精微上归心肺进而输布全身，将浊气下达小肠、大肠，正所谓"肝升则脾升，胆降则胃降"。肝胆疏泄功能正常，才能鼓舞脾胃之气血，促进其运化水谷、水湿的能力。若肝失疏泄，气化功能失常，脾不散精，运化水液功能低下，水液不能布散而停滞于体内，就可产生痰、湿、饮等病理产物。脾不健运，水湿内停，清阳不布，气滞湿困，致使肝胆疏泄不利，为土壅木郁，临床常选用既能疏肝郁，又能和脾胃之品，脾胃健运则肝气自畅。而对于肝脾不和，则脾气失升，胃气失降，中焦气机壅阻，脾胃运化迟钝之木不疏土证，临床多以疏肝行气止痛为治则，屡见效验。

（3）肝木敷和，气血冲和：《素问·调经论》"人之所有者，血与气耳"，气血是构成人体不可或缺的基本物质。《血证论》"以肝属木，木气冲和条达，不致郁，则血脏通畅"。人体之气血流通舒畅有序，有赖于肝之敷和功能的调节。"肝生于左""肺生于右"，肝自左升发，助肺气肃降，升降有序，气机转输畅达，周转运行，维持脏腑经络生理活动。肝又藏血，气为血帅，气行则血行，气滞则血瘀。肝疏泄功能正常，则气机条达，血脉调畅，气血冲和，脏腑安和，万病不生。若肝失疏泄，则气机郁滞，血脉瘀阻，出现胸胁胀满，月经失调，癥瘕痞块、吐血、头晕目眩，甚者卒然昏仆等症。如《素问·生气通天论》："阳气者，大怒则形气绝，而血菀于上，使人薄厥。"临床治疗也强调调和气血，贵在肝木敷和。

（4）肝枢气机，敷布津液：津液的输布和代谢赖脾、肺、肝、肾、三焦密切协调，相互配合完成。然肺通调水道，为水上之源；脾运化水湿，转输津液；"肾者水脏，主津液"，对水液起着蒸化调控作用；三焦为"决渎之官"，为津液流注输布的通道。而这一切，离不开肝之敷和，气机调畅的枢纽作用。气为水母，能化水布津，肝气调达促进了津液的输布环流，内灌脏腑，外濡皮毛，滋润全身。另肝脉绕阴器，肝气疏助肾司开合，使津液排泄有度。若肝失疏泄，诸脏失于肝气之敷和，则易生臌胀、痰饮、水肿等病证，如《素问·大奇论》"肝雍，两胠满，卧则惊，不得小便"。

由此可见，肝主敷和功能不仅表现在协调五脏六腑、气血阴阳方面，也与机体新陈代谢密切相关，是对肝生理功能的高度概括。需要指出的是，金元时期朱丹溪在《格致余论·阳有余阴不足论》中就《内经》肝主敷和基础上提出"司疏泄者，肝也"，提到肝疏泄精气的功能。晚清时唐容川将"肝主疏泄"与血液生成、运行的关系进行了详实地阐述。直至近现代，"肝主疏泄"为大多数医家所认可，并将"疏泄"为肝的主要功能之一。但现代许多学者认为"肝木发生之纪……土疏泄，苍气达"，肝主敷和更能体现肝之敷布条达人体脏腑气血阴阳，协调五脏六腑、阴阳气血，使人体各项功能趋于和谐平衡的功能。

2. 肝主藏血　"肝藏血"始见于《灵枢·本神》，文中有"肝藏血，血舍魂"的记述。《素问·五脏生成》："故人卧血归于肝，肝受血而能视，足受血而能步，掌受血而能握，指受血而能摄。"肝脏蓄藏血液，并根据机体的活动状态调控血液循环，当机体处于睡眠或安静状态时，机体需血量显著减少，大量血液贮藏于肝脏；当机体处于工作或运动状态时，血液即由肝脏输送到经脉，加大对全身脏腑、组织筋脉的濡养作用，维持各脏腑组织的相应功能。即肝脏可根据机体生理活动需求情况，及时调控运行于各脏腑组织器官的血量。如王冰《黄帝内经素问》"肝藏血，心行之。人动则血运于诸经，人静则血归于肝脏"。肝藏血，除了调节血量之外，还有收摄血液作用，使血液行于经脉之中而不致溢出脉外，肝不藏血，则出现吐血、妇女崩漏等各种出血等多种出血证。这在古籍中已有大量记载。

肝藏血不是一个简单的贮与泻的关系，更是气血化生之所。《素问·六节脏象论》指出："肝者，罢极之本，魂之居也，其华在爪，其充在筋，以生血气。"叶天士也认为"肝者，敢也，以生血气之脏也"，认为肝为气血生化之所，指出肝为合成补充和代谢交换血液营养物质的重要场所之一，加强血气成分的更新，为机体罢极提供新的物质基础。现代医学认为，肝是合成凝血因子和机体所需营养物质的重要脏器之一，是代谢中枢、机体加工厂等。

肝藏血不仅表现在肝的贮存血液、调节血量等方面，更重要的是通过这种作用使各种精微物质得到重新的合成、分解、代谢，为"气血生化之所"。一旦肝藏血功能发生损伤，其相应的病理变化就会表现出来。正如《读医随笔》所云"医者善于调肝，乃善治百病"。

3. 肝主耐劳　《素问·六节脏象论》中指出"肝者，罢极之本"，肝具有主疏泄和藏血功能，两者相辅相成，相互为用，共同调控气血的运行。肝疏泄和藏血功能正常，气机舒畅，血运通达，气血调和，筋脉濡养，是机体抵御疲劳以及促使从疲劳中尽快恢复的根本。肝脏有损，机体不耐疲劳，即可出现疲乏症状。正如都亚楠等所说肝主藏血，是"罢极之本"的物质基础；肝主疏泄，是"罢极之本"的功能保证。肝为罢极之本揭示的是肝脏生化升发气血，是肝疏泄功能和藏血功能的充分反映和高度概括，更是调节人体生命活动的根本。

王辉武等对 3 413 例肝病患者的临床症状进行了分析，证明了疲乏症状的出现及减轻，与肝病的发生及好转关系密切，在肝病治疗演变过程中，疲乏症状减轻与消失，常与肝病的好转与痊愈呈正相关，一切能造成疲乏症状的因素，都对肝病的治疗、康复不利。

肝之经络

《灵枢·经脉》详细地描述了十二经络、络脉分布走向，以及所主相关疾病，是经络理论的奠基之大本原。"肝足厥阴之脉，起于大趾丛毛之际，上循足跗上廉，去内踝一寸，上踝八寸，交出太阴之后，上腘内廉，循股阴人毛中，过阴器，抵小腹，挟胃，属肝络胆，上贯膈，布胁肋，循喉咙之后，上入颃颡，连目系，上出额，与督脉会于巅；其支者，从目系下颊里，环唇内；其支者，复从肝别贯膈，上注肺"。指出了足厥阴肝经属肝络胆，与足太阴脾经相交，过阴器，挟胃，布胁肋，连目系，与督脉会于巅；其分支上注于肺等循行分布特点，其经络与脾、胃、胆、肺的联系，对在生理情况下互相配合，病理情况下互相影响提供了紧密的纽带，其经气异常时就会导致相关脏腑、组织功能异常，也为通过调理足厥阴肝经经气，治疗上述脏腑组织的相关病症，提供了依据。

肝与胆、肺、心、肾关系

《内经》通过对脏腑功能特点、五行的生克规律的阐述，揭示了脏腑之间的关系，肝除了调畅脾胃，与脾胃关系十分密切外，与胆、肺、心、肾等在生理、病理上也均存在紧密联系。

1. 肝与胆　"肝合胆"（《灵枢·本脏》），"肝者，将军之官，谋虑出焉。胆者，中正之官，决断出焉"（《素问·灵兰秘典论》），"肝足厥阴之脉……属肝络胆""胆足少阳之脉……络肝属胆"（《灵枢·经脉》），肝与胆一脏一腑，互为表里，在功能上，肝主疏泄，肝之余气化生胆汁，胆汁排泄正常有赖于肝气畅达，如肝气郁滞，郁而化热，疏泄失司，导致胆汁贮存和排泄不利，"肝气热，则胆泄口苦"，甚至凝汁成石；在情志上，肝主谋虑，胆主决断，和情感活动密切相关，两者互济，勇谋双全，肝虚胆怯则易惊善恐；在经脉上，两者相互络属，又都布于胸胁，进一步加强了两者生理、病理、证候等的互相影响。

2. 肝与肾　"肝藏血""肾藏精"（《灵枢·本神》），"肾生骨髓，髓生肝"（《素问·阴阳应象大论》），"肾受气于肝"（《素问·玉机真脏论》），精血同源，互为生化，肾水生肝木，肝血有赖于肾精的不断滋养，使肝阳不致上亢，肾精又有赖于肝血资生为精的不断补充。肝主筋，肾主骨，肝肾共司机体运动。因此，二者在病理上，常常相互累及，共同为患，症见女子月经周期紊乱，经量过多，或闭经；男子遗精滑泄等症。

3. 肝与肺　"肝生于左，肺藏于右"（《素问·刺禁论》），并非指肝肺二脏的解剖位置，而是指"肝从左而升，肺从右而降，升降得宜，则气机舒展"（叶天士《临证指南医案》），肝居下焦，其气上升为顺，肺居上焦，其气以降为宜，二者互相制约，互相协调，升降有序，维持气血的上下贯通。从经脉循行来说，二者也有密切联系，"肝足厥阴之脉……其支者，复从肝别贯膈，上注肺"。如肝郁化火，循经上逆，灼肺伤津，木火刑金，肺失肃降，即可出现咳引胁痛，咯血、烦躁易怒等症。

4. 肝与心　从五行生克来说，肝与心属母子关系，肝木生心火，是母子关系。"肝藏血，血舍魂"（《灵枢·本神》），"心者，生之本，神之变也，其华在面，其充在血脉"（《素问·六节脏象论》），明确揭示了肝与心的关系主要表现在血液运行与情志活动两方面互相协同、互相影响。肝藏血充足，视机体的活动状态调节血量，肝气舒展敷和气机运行，与心脏协同推动血液正常运行，并共同维护正常的精神、情志活动。当肝血不足或心血不足时，另一方常常因之而虚，出现心肝血虚证候，症见心悸、头昏、面色无华、爪甲不荣、月经量少色淡等；当肝气失疏，肝阳亢或心火偏旺时，另一方常常因之而亢盛，出现急躁易怒、心烦、心悸等症，甚者出现躁狂、出血等。

综上所述，《内经》肝脏象理论体系是以肝本脏为中心，与腑、窍、体、液、时等共同构成人体的肝脏象理论体系，从独特角度系统说明人体生理、病理，并成为指导中医肝系疾病辨证论治的理论基础。

130　肝脏象的生理病理特点

　　以阴阳五行学说为基础的脏象学，是中医学研究人体生理病理机制的指导理论，它的来源是人们的生活实践和治疗实践，具有解剖学基础。通过对人体出现的"征象"去探讨脏腑的病理机制与生理功能，并且作出相应的概括与总结，为认识疾病、辨证论治、治病求因奠定理论基础。《难经·四十二难》："肝者……主藏魂。"基于客观条件不太充分的古代，中国古人对肝脏象的形态与解剖认识的成就也是值得肯定的。中医脏象学认为肝的生理功能是主疏泄，藏血。"肝在五行中属木，在位为东，在季为春，行春升之令，其气以升发为顺。肝气主升发则生养之气可化，诸脏之气生生有源，化育既施则气血冲和，五脏安宁，生生不息"。肝喜条达而恶抑郁，清代唐容川《血证论》："肝属木，木气冲和条达。"肝的作用有很多，如主谋略，主精明，主筋主动，主藏血。这些作用共同协调维持人体的正常生理活动，当肝的生理功能出现异常的时候，就会出现相应的病理现象。学者温小雨等对中医学肝脏象的生理病理特点做了探析。

肝生理功能中的平衡关系

　　肝的生理功能分为主藏血、疏泄以及肝藏魂，三者之间既相互依存又相互制约，正是因为这种关系，维持了人体机体中五脏阴阳以及气血之间的平衡。肝主疏泄，调畅周身气机，气行则血行。肝血充足则肝阴能够制约肝阳，起到约束肝气使其疏泄得当的作用。《灵枢·本神》："随神往来，为之魂。"魂作为人体心神活动的一部分，与肝的藏血功能极其密切，肝血充足则魂有所舍不至于流离失所。而藏魂与疏泄的关系，则在七情上显现，五志之间密切相关，环环相扣，肝脏对应的五志是怒，"大怒则形气绝，血菀而上使人薄厥"，怒其实就是疏泄过度的表现。由此可见，无论是主藏血还是主疏泄，亦或是主藏魂，三者之间都是密不可分的关系。下面主要论述肝藏血与主疏泄的生理特点。

　　1. 肝藏血　肝脏的生理功能，其一就是主藏血而调血运，《素问·六节脏象论》："肝者，罢极之本，魂之居也；其华在爪，其充在筋，以生血气。"李梴《医学入门》"人动则血运行诸经，人静则血归于肝脏"，另外又提到"肝藏血，血舍魂"，肝藏血的功能正常，则能够贮调相宜，使魂有所舍，心有所主，以上经典理论都阐明了肝具有调节血量和藏血的功能。唐容川提出"治一切血症总不外乎理肝也""补血者，总以补肝为要"，也从侧面论证了肝血在生理病理中的重要性。《素问·五脏生成》指出"故人卧血归于肝，肝受血而能视，足受血而能步，掌受血而能握，指受血而能摄"，肝除了能干预人体的情志活动和主精明之外，还能够调节全身血液的运行。当在需要寝息的夜晚时，身体各处不需要过多的血液供给，肝气能够将大量的血液收归肝脏之中。相反在白天的时候，人们需要参与各类活动，都是依靠肝所供给的血液维持机体的活动。心为五脏六腑之大主，心有所安，情志自然畅达，精神自然正常。在一天十二个时辰中，丑时肝经当令，肝经将肝血运输到肝脏之中，使所藏肝血能够滋养自身还能够推陈出新，为第二天供养全身做足准备，而我们的睡眠质量最佳的时机正是此时。另外《说文解字注》"丑、纽也。纽，系也。一曰结而可解"。肝气在一天之中大多数时间都处在升发与疏泄的状态，紧绷而又束缚，因此文中用绳子来形容肝的特性是非常形象的，但即使是再紧绷的状态也是需要放松的。白天时，肝脏源源不断地将血液输送全身维持机体运作，等到夜晚肝气收敛肝血安宁，因此肝藏血才能保持动静有时，疏泄有度。

　　2. 肝主疏泄　是指肝脏具有调达、舒畅、宣散等生理功能。人体五脏六腑安宁，气血津液的运行、脾胃饮食水谷的运化、情志心理的变动以及生殖功能等诸多方面是以气机的调畅为重要条件。马月香提出："肝主疏泄的功能正常，人体内部的五脏六腑、经脉组织、气血津液的生理功能就能处于稳定而正常状态。"如《读医随笔》："肝者贯阴阳，统气血握升降之枢。"肝主疏泄包含的内容非常广泛，一方面代表着肝自身柔和畅达的生理状态，另一方面又关系着机体之中一身之气的调畅。肝之疏泄正常，则诸藏气机调达，气血和合，经脉通畅，人体能够正常协调生理活动，化生营养，排出糟粕。

肝主疏泄主要体现在以下几点，其一是能够促进气、血、津液的正常运行，这三者的正常运行除了和肺、脾、肾、心的生理活动相关外，还和肝的生理功能有密切联系。气要正常运行，最重要的条件就是肝疏泄功能正常，只有疏泄适度，气行通调，升降出入才能正常，因此疏泄功能的好坏是影响气机调畅的最直接原因。疏泄功能在血的表现主要为"气为血之帅，血为气之母"，而在津液的表现则是能够促进水液代谢、保持水液平衡，主要的作用点在调畅三焦气机，通调三焦水道，使水液运行通畅，以上就是疏泄功能在气血津液中的影响。其二是促进水谷的运化与精微的吸收功能。肝与胆互为表里，肝能促进胆汁的生成分泌与排泄，共同维护脾胃气机升降的正常运作。胆所分泌的胆汁生成、排泄都依靠肝的作用。只有肝的疏泄功能正常，气机通调，胆道畅通，胆汁方能顺利排入消化道，发挥其作用，达到帮助消化的效果。因此《东医宝鉴》说"肝之余气，溢入于胆，聚而成精"，正是阐述了肝胆之间的联系。其三是调畅情志，良好的情志活动，主要赖于气血的正常运行。而肝通过对气血津液等方面的调节来协调自身的情志与精神活动。其四则是表现在控制男子的排精和女子的行经，对生殖产生影响。根据"精血同源"理论，肝血充足，则生殖之精可以转化，肝主疏泄，气血冲任通调，故男精壮，女经调；再者肝经绕阴器而行，直接关系着人的生殖，故称"肝司生殖"。

肝的病理特点与生理之间的密切联系

脏腑的病变都有阴阳、表里、寒热、虚实之分。当然，肝的病理变化也不例外。但基于肝的生理功能，虚实寒热之间的病理转化也较复杂，以气血上的表现为着手点，分析肝的病理特点与病理变化。众所周知生理功能上的特点过与不及，必然会导致病理的变化。其病理特点，从气血津液上来阐述大概分为以下几点。

1. 肝气不和　其致病原因多为肝失疏泄，出现气机郁滞，情志抑郁，气血不畅的病理变化。而肝失疏泄又分为疏泄不及与疏泄太过。肝者，喜舒畅而恶抑郁。如肝气疏泄不及则会出现情绪抑郁，从而引起肝气郁结，日久还可能出现肝郁化火。患者的临床表现多见胸满胁痛、嗳气烦闷、妇女经行不调等。治法应该采用疏肝理气、软坚散结、活血化瘀等。该类疾病多因情志抑郁，通常遭受精神刺激及其他病邪的侵袭。疏泄失职日久，气机郁结，终日郁郁寡欢；长时间抑郁不解，便转为急躁易怒。一定程度上也会导致血液的瘀阻，出现气滞血瘀的证候，严重还会出现气郁化火。《中医大辞典》肝气不和条下云：肝主疏泄，太过与不及均为肝气不和。临床症状一般表现为脾气急躁，胸满胁痛，女子乳房胀痛，月经失调等；此外若肝气疏泄太过也会导致"木亢乘土"而出现一些脾胃系的疾病。例如出现恶心呕吐、嗳气反酸、泄泻便溏等胃肠道症状。由于肝为刚脏，本身阳气偏亢盛，从而出现疏泄功能亢进。综上所述，肝气疏泄不及和疏泄太过都是因为肝的疏泄功能出现异常。木固然可以固卫脾土，但是过于亢盛也会出现木亢乘土，因此基于两种不同的病机采用的药物也有区别，疏泄太过时采取抑肝法，疏泄不及时采用疏理肝气法，使得肝气疏泄功能恢复正常。

2. 肝气亏虚　早在《素问·方盛衰论》中就曾提到"肝气虚，则梦见菌香生草，得其时，则梦伏树下不敢起"。如《灵枢·本神》："肝气虚则恐，实则怒。"这些都证实了肝气虚与睡眠质量、情志变化息息相关。潘家乐等认为肝气虚是指肝气虚弱，不足以推动升发功能，调畅之力弱化引发的一系列证候表现，而所谓的肝阳虚则是在肝气虚衰基础上出现的肝阳日衰退的表现。肝气与肝血联系密切，气虚则血无以化生，肝气虚在女性患者中特别显著，"女子以肝为主"，主要表现为月经量少、颜色淡，甚者出现气虚不能运化血液，而出现气虚血瘀之证，治以补肝之气血，助肝之疏泄。

3. 肝血亏虚 肝藏血是肝脏的生理功能，一般而言"肝主血海"，即肝的作用是贮藏血液、调节血量。肝气与肝血之间是相互影响的关系，只有肝的疏泄正常，气机调畅，血液运行才能通畅，肝脏才能藏住血液；反之肝只有正常发挥藏血的功能，肝血充足，使得肝木得以濡养，疏泄功能才能正常运作。保证肝脏疏泄功能的基本物质就是所藏之血。朱丹溪经过临床总结之后得出"阳常有余，阴常不足，气常有余，血常不足"的结论。以此警示保护阴血，重视阴血在养生保健治病中的重要性。血液运行状况取决于肝，肝阴虚则不能滋养血脉。阴血之间互相关联，肝阴虚损而致营阴亏虚，而使血液运行不畅出现血瘀之证，这归结于血是构成人体生命活动的基本物质。

4. 肝阴不足 肝阴亏损的致病原因大多数是由于温病后期、气郁化火抑或是肾阴不足而导致的肝脏阴液不足。由于肝阳常有余，肝阴常不足。而阳主动，阴主静，人体常常处在动的阳性状态之中，精血、阴气，阴液最易耗散，肝的情况就更是如此。通常肝阴不足临床症状一般是头晕耳鸣，心烦气躁，潮热盗汗，或手足蠕动，妇女出现少经、闭经等。其病理机制为阴虚不能潜阳，所以出现肝阳上亢或者肝风内动。因此治疗方法宜采用滋养肝阴为主。

5. 肝阳上亢 肖元宇等认为肝阳上亢、肝火上炎都属于肝阳失制的一种病理状态。虽大部分的肝阳上亢属于实证偏多，但是不能忽略的一点就是无论虚实都能导致肝阳上亢。虚证导致的肝阳上亢，实乃肾水亏虚出现肝阴不足，以至于造成阴不制阳的病理局面。而绝对的肝阳亢盛则属于实证。二者都会出现热象以及风动，不同的则是实证热象的程度要比虚证的更强，风动的表现也更加明显。因此治疗上采取的治法有异，虚证治以滋养肝肾以平风，实证当以平肝阳而息风。

肝的特性预示了疾病发展方向

肝为刚脏和肝主升发二者皆为肝的生理特性。正因为肝为刚脏，肝气主升主动，因此肝的生理特性表现为刚强躁急，表现出来的疾病特点以变动明显为多见。而肝主升发，其含义是指肝能够升发阳气，通过升发阳气进而实现调畅气机的作用。脏象学的指导思想是以阴阳学说和五行学说为基石，《中医基础理论》第 2 版中指出在五行学说之中肝属木，木曰曲直，肝气像树木一样具有条达、舒畅、升发之能，生机盎然欣欣向荣。肝气喜条达而恶抑郁，肝内存有相火，喜升喜动皆反映了肝的生理特性，同时也警示了需要留意疾病发展以及变动的方向。

1. 肝为刚脏 "肝为刚脏"学说是由叶桂所创立，是对"将军之官"的深刻理解。最早见于《临证指南医案》"肝为刚脏，非柔润不能调和也"。通常认为肝为刚脏，"肝主升发，为将军之官"。肝脏犹如将军一般骁勇善战，性动而急，刚正不阿。《明堂五脏论》："肝者，干也。"同样在诗经《尔雅·释言》中有"扞，相卫也"的记载，同为保卫、护卫之意。故《素问·灵兰秘典论》称肝为"将军之官"。肝功能正常，则能够在保护自身不受病邪的侵害下，做到抵抗外邪、保卫机体，以条达有序作为基点，体阴用阳作为特点，共同维护着机体正常生理活动。当肝的功能失常时，则气机逆乱，迫血上行；或伤及他脏，出现全身病变。因此，维持机体正常活动的关键还是要看肝脏的功能是否正常。

2. 肝主升发 五行之中肝属木，在季为春，春季气候由寒转温，阳气生发，则肝气舒畅调达，精气散布周身，五脏六腑得以濡养。"肝主升发"通过调节肝气使得人体一身之气调畅，使经脉气血运行有序，维持脏腑气化功能。反之，如果"肝失升发"，人体气机失调则五脏气化失常。肝能够调节血量，肝经上巅络脑，正常的肝好像春天树木那样充满生机，舒畅调达体现"升发"的现象。肝体阴用阳，是为风木，其气上升，故极易升发过度而上亢。《临证指南医案》："肝为风木之脏，因有相火内寄，体阴用阳，其性刚，主动，主升。"郭弋凡等认为肝主升发功能正常能够维护五脏六腑的功能，使脏腑气化正常五脏得安；反之，肝失升发则会出现以肝失疏泄为主的四脏气机紊乱，肝病及心脾肺肾最终导致五脏不安。

　　近年来，越来越多的学者对肝脏的生理病理进行了深入研究。五脏六腑各司其职，脏腑生理功能的正常与否，都会影响其病理机制的变化。无论是藏血还是主疏泄，都在协调人体阴阳和脏腑之间的平衡中扮演重要的角色。在治疗疾病之前首先需要明确脏腑生理功能，而要想准确找到异常之处进行治疗，就要先清楚该脏腑的作用机制以及病理变化，让疾病治疗变得有据可依。不只是局限在肝脏疾病的治疗上，五脏六腑皆是如此，因此温小雨等以肝脏象为例，试图更清晰地指出脏腑中生理与病理之间的交集，明朗地剖析了脏腑的生理病理，为明确诊疗疾病与预防疾病发生提供一定的参考。

131　阴阳五行学说与肝脏象理论的三次变革

　　概念和理论的演变并非一成不变，一线相承，而是不断迁移与重构。阴阳五行学说作为中国思想史与中医学发生的重要理论，在中国文化与中医学理论中具有方法性作用。其基本图式与内容所发生的变化，都会对同时代的中医肝脏象理论产生巨大的影响。那么，这种变化又是由什么引起的呢？法国人类学家米歇尔·福柯说："权利制造知识，权利和知识是直接相互连带的。"知识的背后，体现的是权利的分配，话语即权力，权利筛选能为自己服务的知识，并配合各种手段渗透到社会的各个细节。不同时代的主流意识形态代表了当时权利的基本分配，影响着当代社会的方方面面。学者王洪弘等以不同历史时代的主流意识形态为基点，梳理了历史上阴阳五行学说与中医肝脏象理论的三次变革及其相互关系。

汉唐时期在经学影响下的阴阳五行与肝脏象理论

　　经学为汉唐时期的主流意识形态，经学构建的"天人宇宙论"直接影响了当时中医相关概念与理论的发生与发展。阴阳、五行作为中国早期认识世界的基本哲学概念，春秋以前是"泾渭分明，各成体系的"，分别代表了不同的分类体系。战国末期，阴阳家邹衍首次明确将其结合，初步构建了阴阳五行学说，确立了时空相应、以小见大、五德转移的宇宙论图式，以阴阳的运动来推动五行的运转，增强了解释性。至西汉年间，儒生代表董仲舒为符合当时"大一统"的政治需要，用先秦时期的儒家思想改造了阴阳家的宇宙论，"将阴阳五行（天）同王道政治（人）做异质同构的类比联系"，构建了一套完整的"天人相应"宇宙论系统图式，提出"道之大原出于天"，为汉武帝所推崇，影响了其后两千余年的历史，为"中国的文化心理结构"奠定了稳固基础。班固《汉书·五行志》中"董仲舒治公羊春秋，始推阴阳，为儒者宗"明确指出了这一事实。其后，晋唐延续并固化了这一图式。李泽厚认为，以《内经》为代表的中医学说正是天人宇宙论构建在科学思想中的表现。

　　1. 阴阳、五行均是气来源于天　早期的阴阳五行指的是气，是天地之气的分列，属于并列关系。阴阳五行学说属于气的运行模式，其中阴阳二气的基本运动是天地之气的升降，而五行之气基本的运行模式是四时之气的有序更跌。现代学者普遍认为最早使用阴阳一词并带有抽象意义对立的是《国语·周语》："夫天地之气，不失其序；若过其序，民乱之也。阳伏而不能出，阴迫而不能蒸，于是有地震。今三川实震，是阳失其所而镇阴也。"文中伯阳父用阴阳二气的失序解释地震的发生。如《慎子·外篇》指出："气之擎敛而有质者为阴，舒散而有气者为阳……阴气凝聚，阳在内者不得出，则激搏而为雷……阳气正升，为阴气所乘，则相持而为雨。"阴阳为具有不同特性的气，阴阳二气的升降失调是雷雨产生的原因。至《春秋繁露·五行相生》："天地之气，合而为一，分为阴阳，判为四时，列为五行。行者，行也。其行不同，故谓之五行。"明确指出阴阳五行是天地之气的分列。

　　值得注意的是，"天"作为该时代哲学终极依据，是万物化生的缘起，具有主宰地位。如《春秋繁露·官制象天》："天有十端，十端而止已，天为一端，地为一端，阴为一端，阳为一端，火为一端，金为一端，木为一端，水为一端，土为一端，人为一端，凡十端而毕，天之数也。"指出具有主宰地位的"天"是阴阳、五行和天、地、人的开端，阴阳、五行之气皆来源于天。

　　2. 肝为木气化生储藏源于天地的少阳之气、木之气　汉唐时期，肝为实体脏腑，由天地之间的木气化生，应于春，储藏少阳之气、木气，与胆、筋、目、爪、足厥阴肝经等共同构成一个木生系统。如《素问·阴阳应象大论》："东方生风，风生木，木生酸，酸生肝，肝生筋，筋生辛，肝主目……在色为苍，在音为角，在声为呼，在变动为握，在窍为目，在味为酸，在志为怒。"详细列举了木生系统相关的重要元素。如《素问·六节脏象论》"天食人以五气，地食人以五味……肝者，罢极之本，魂之居也……此为阳中之少阳，通于春气"，指出肝之气来源于天。《素问·金匮真言论》"东方青色，入通于肝，开窍于目，藏精于肝"，指出肝有储藏天地精气的功能。此时尚未有单独的肝阴、肝阳以及肝主疏泄的概念与理论出现，而肝气指的是储藏于肝的天之木气或应于春的少阳之气，而魂为木之精气，肝舍魂是五神脏理论中肝的功能，肝藏血、"血舍魂"附属于肝舍魂理论，并不具备后世医家所叙的诸多功能。

汉唐时期的医家认为，脏腑之气皆来源于人体之外的天地五行之气，五藏（即五脏）的主要功能是储藏，保守精气以抗邪、养生，生化精气构成相同的体、窍、液、志。脏所表现的功能即所藏之气的功能，五行之气通过经络进入五脏，充于体窍等，并进一步发挥其功能。相应地，脏的异常与恢复也由所藏之气特性决定，主要表现为储藏精气的有余、不足以及运行的闭塞不通。如《素问·生气通天论》："夫自古通天者，生之本，本于阴阳。天地之间，六合之内，其气九州九窍、五脏、十二节，皆通乎天气。"指出五脏之气来源于天气。如《素问·五常政大论》"敷和之纪，木德周行……其用曲直……其脏肝"，指出天之木气功用曲直，应于肝脏。《素问·气交变大论》"岁金太过，燥气流行，肝木受邪。民病两胁下少腹痛，目赤痛眦疡，耳无所闻"，指出木气受邪，则肝生疾病。与此同时，与哲学概念中的阴阳、五行分别代表天地之气的升降与四时之气的有序更迭相类，五脏藏有阴阳之气，其气亦可升可降，如肝藏少阳之气、肝气升于左；五脏藏五行精气，与其窍、体、液、志，俱生于四时之气。

宋明时期在理学影响下的阴阳五行与肝脏象理论

宋明时期，在经历了魏晋时期玄学与隋唐时期佛学本体论思辨之学的兴盛后，儒学批判性地吸收改造释道的宇宙论、认识论，再建孔孟传统，以张载、朱熹、王阳明等为代表的理学成为该时期的主流意识形态。在其影响下，中医理论也产生根本的变化。北宋时期，理学开山祖师周敦颐著《太极图说》，结合儒学伦理与道学宇宙图式，构建了一幅"无极-太极-动静-阴阳-五行-四时-万物""无极-太极-人极"的新宇宙图式，具体指出了宇宙原动力的生发及运行规律，后传于二程，再传朱熹，为后人所尊崇。王夫之称"宋自周子出而始发明了圣道之所由，一出于太极阴阳人道生化之终始"。该图虽然也提出"人与天地参"，但与董仲舒的"天人感应"不同的是，后者仅仅是宇宙论整体机械结构下自我调节反馈机制的一种发挥，而前者已经开始关注本体、内部动因，是"心性之学"。在这种新的范式，尤其是"无极-太极-人极""太极动而生阳，静而生阴""物物一太极"等观点的直接影响下，一方面，运气学说在中医理论中重新受到重视，并在其后很长一段时期成为中医阐述生理病理等各方面理论的基本框架；另一方面，医家不再一味于人体外部天地之间寻找生命动因，转而关注人体自身内部的动因，寻找人身之太极，并相继对中医脏象理论做出了不同创新，创立了火热论、元气阴火论，相火论和命门说等理论，发展了中医病机与脏象理论，对中医学的发展具有重大意义。也有学者认为，"太极图说"是在董仲舒的"二元五构"模型基础上，又加上一个一元的模型，形成一个"一元，二动，五构"的宇宙模型，"这个模型以其对称与平衡的特性而具有广泛的适用性，因而对中医的影响也就越大"。

1. 阴阳是气，五行是质，生于太极　宋明时期，受新的宇宙图式的影响，阴阳五行不再是具体的气，地位也不再平等，"气之阴阳先有，质之五行后有"，为天地之间万千形象产生的本体；太极"动则生阳，静则生阴"的运动变化过程是阴阳五行的来源，阴阳五行学说属于宇宙发生的模式。如《太极图说》"太极动而生阳，动极而静，静而生阴，静极复动。一动一静，产生阴阳万物"，指出太极动静变化产生阴阳万物。《类经图翼·五行统论》："五行者，水火木金土也。五行即阴阳之质，阴阳即五行之气，气非质不立，质非气不行。行也者，所以行阴阳之气也。朱子曰：五行质具于地而气行于天。其实元初，只一太极，一分为二，二分为四。天得一个四，地得一个四，又各有一个太极行乎其中，便是两其五行而已。"明确指出阴阳五行源于太极，一气一质，相辅相成。《朱子语类》"太极只是天地万物之理。

在天地言，则天地中有太极；在万物言，则万物中各有太极""万物、四时、五行，只是从那太极中来"，进一步指出万物皆有太极。

2. 肝为厥阴风木之气，内寄相火　宋元时期，肝为厥阴风木，主风主动，内寄相火，与肾藏精属水属静相对；明代及清代早中期，此论仍盛，但渐渐被肝化生气血阴阳，肝气郁、有余化火，火动生风等新理论所替代。学术变革的在医学内部的起因始于宋代五运六气学说的兴盛。一方面，六气与五行相配，肝气由储藏应于春的少阳之气，转为厥阴风木之气。如刘完素《素问玄机原病式》："厥阴风木乃肝胆之气也。"另一方面，六气比五行多一个要素，故五行中的火被割为君火、相火两种，二者便能匹配。后朱丹溪延续刘完素等火热论，以《太极图说》为指导，将相火赋予新的含义。如《格致余论》"太极，动而生阳，静而生阴。阳动而变，阴静而合，而生水、火、木、金、土，各一其性。惟火有二：曰君火，人火也；曰相火，天火也……故凡动皆属火……具于人者，寄于肝肾二部"，提出相火论，认为相火寄居肝肾。

宋元时期藏为形、与气合，五脏的核心功能不再是储藏，而是在外气象的形体。五脏病超越神志、经络、体窍，核心转为运气所主疾病；治法方药亦由运气学说推导，逐渐发展为药物归经理论。此间，脏象理论的创新，先有刘完素火热论，六气、五志化火说；李东垣脾胃元气阴火说，以火为元气之贼；后有朱丹溪相火说，阳有余、阴不足，倡滋阴说。明代及清代早期，藏转成为"居于内、形象于外"本体，藏即气、即理、即太极。肝理论的核心是肝为厥阴风木、内寄相火，延续至清代中早期，如《四圣心源》："风者，厥阴木气之所化也……在人为肝……手厥阴心主以相火而化气于风木……凡病之起，无不因于木气之郁……是以厥阴之病，下之则寒湿俱盛，上之则风热兼作，其气然也。"值得注意的是，宋以后肝阴、肝阳的概念指的是肝自身产生阴阳，气血亦然；该时期的肝主藏血主要服务于内寄相火说，用于涵养相火；另外元代朱丹溪提出"司疏泄者肝也"，引发后世肝主疏泄理论；清代叶天士提出了体阴用阳新说。

清末以后在西学影响下的阴阳五行与肝脏象理论

清末以后，由于政府与国力的衰弱，为强国，政府大力引进倡导西方技术、政策和知识，许多传统知识都面临着被西学重构甚至被抛弃的命运，当代的中医理论便是在西方唯物辩证法以及结构-功能图式、生物学等背景下重构产生的新理论。唯物辩证法即马克思主义辩证法，始于19世纪初，是马克思主义哲学的核心组成部分，主要包括对立统一、辩证否定和质量互变三个基本规律，现象-本质、结构-功能、整体-部分、形式-内容等基本范畴。在这个大背景下，结合宋明体用关系，古代肝脏象理论知识等，为了和西医进行区别或者附会，当时的学者们或为旧知识赋予新内容，提出新的观点，如西医重形质，中医重气化，五脏为功能系统等；或以西医生理病理为框架梳理中医理论的各个方面，如肝能"防止出血"的功能便是对西医生理病理知识的附会。

1. 阴阳五行是属性，是分析工具　阴阳五行是对事物与现象本质属性的概括，而非具体事物；阴阳之间、五行之间的关系，只是分析原则或事物变化的本质规律，而非事物具体变化过程。阴阳五行被广泛应用于理论分析，而在实践中逐渐被边缘化。其中，阴阳为一分为二的分析工具，可以具体化为结构与功能，物质与功能，本质与现象，以及中国古代哲学之形与气、体与用、体与象等多种二分的关系。如《中医基础理论》中"阴阳，是中国古代哲学的一对范畴，是对自然界相互关联的某些事物或现象对立双方属性的概括"，对阴阳概念作出了明确界定。它表现在脏象学上，代表每一藏具有特定功能的同时，需要具备相应的物质基础，肝藏血即是为肝主疏泄配备的附属功能。是故，肝主疏泄临床应用广泛，而肝藏血应用很少。五行是指被抽象出来的五种事物特性，古代哲学家们用五行理论来说明世界万物的形成及其相互关系。"五行学说是研究木火土金水五行的概念、特性、生克制化乘侮规律，并用以阐释宇宙万物的发生、发展、变化以及相互关系的一种古代哲学思想，属于中国古代唯物论和辩证法范畴……以五行学说来阐释人体局部与局部，局部与整体、体表与内脏的有机联系以及外在环境的统一。"明确指出了五行概念的定义及其在中医理论中的作用。五行配属五脏,五脏便是各行特性生命现象的本质,这是各脏的首要功能。如肝属木,木曰曲直,故疏畅条达的木的特性表现为肝的功能,就是肝主疏泄,即肝主疏泄是由木的特性决定的首要功能。

2. 肝气具木之性、必阴阳互根而藏血 明代命门说代替相火说,又在清代晚期被元气说替代。命门藏先天水火,诸脏藏后天气血,脏腑气血阴阳的人体模式逐渐流行。脏的功能即脏气的功能,可分为阴阳,化为水火、气血,由水火、气血完成,其异常亦可通过调整其气血、水火、阴阳完成。如王泰林《西溪书屋夜话录》:"肝气、肝风、肝火,三者同出异名。""然内风多从火出,气有余便是火。"三者之中的演变关系中不再采用厥阴风木及相火说。

西学东渐,中西医汇通学派医家构建的肝理论,基于西医学实体解剖结构,并且强调肝脏气的功能的作用。如唐容川《中西汇通医经精义·五脏所属》:肝"旧说七叶,居左胁下,非也。西医云四叶,后靠脊,前连膈膜,胆附于肝之短叶间","旧说肝居左,西说言肝居右,其系实居脊间正中,至诊脉分部左右,亦从其气化而分,非以形而分"。"后言所主,明其相制相成也",秉承《内经》:"亢则害,承乃制,制则生化"的五行、五脏顺序相克才能保持正常人体生化过程。

当代中医学脏象理论以五行特性作为五脏首要功能,如肝五行属木,木曰曲直,故肝气的特性为疏泄调达,功能表现为肝主疏泄,藉由舒畅全身气机来维持情志、气血、水液与消化以及男子精液、女子生殖的功能。如《中医基础理论》第七版教材中直言"木曰曲直……凡具有生长、升发、条达、舒畅等作用或性质的事物,均归属于木,肝在五行属木,木性曲直,肝气具有木的冲和条达、伸展舒畅之能;肝有主疏泄的生理功能,肝气性喜条达而恶抑郁",直接用肝所属的木之性来解释肝的生理功能与特性。又阴阳互根,肝气主疏泄的物质基础是肝藏血。又"肝主疏泄,其用属阳,有主藏血,其体属血,故有体阴用阳一说",用肝的阴阳属性来解释体阴用阳学说。

此时,五脏是生理功能与病理表现的本质概括,是一种功能系统。藏的功能由气、阴阳、五行特性决定,以五行特性定义五脏核心功能,以阴阳互根协调各藏内部功能之间关系,即五行特定决定其首要功能、阴阳学说决定其次要功能,其异常表现与恢复方法由其功能直接推导而出。这些都是不同于前代的新理论。

历代阴阳五行学说内容纷杂,并不统一。王洪弘等以历代主流意识形态主导的阴阳五行学说为基础分析肝脏象理论的发展与创新,发现二者有明显的相关性。如汉唐时期,阴阳、五行均为元气、精气,肝脏则由少阳、木气化生,功能为储藏少阳、木气,生化精气构成相同的器官与物质以及对抗外来邪气;宋明时期,阴阳是气、五行是质,生于太极,化生万物,肝气则为厥阴风木之气而内寄相火,化生气血、阴阳;当代阴阳五行学说认为阴阳、五行是事物与现象的属性,属性决定其功能特点,故肝属木主疏泄,又阴阳互根而主藏血。其中,历代创新的阴阳五行学说,是历代肝脏象理论以及脏象理论构建的新方法;各时期的脏象理论中藏的实质、功能、相互关系与临床应用、特点等内容均由当时阴阳五行学说决定。历史上,阴阳五行学说与中医肝脏象理论先后经历了三次大的变革,前代的理论与临床有的被抛弃,有的重新整合协调进入新的理论结构中。当代的中医脏象理论,是当代学者,采用当代阴阳五行学说,整合古代肝脏理论、当代肝脏疾病诊治知识、西医学相关知识以及当代哲学思想,创造性构建的一个新理论。

132　象隐喻视域下肝脏象的认知符号学解释

　　温世伟曾提出过一些在中医学隐喻理论研究中常常被忽略但又是至关重要的问题，这些问题涉及中医学隐喻理论研究的核心命题，即在中医学隐喻理论研究中除了要从隐喻认知内容上对中医学理论进行全面的分析和阐述，更重要的是要对中医学隐喻理解的具体认知过程和认知理据给予充分的关注。这在其他学科的隐喻理论研究中也是存在的，如徐慈华提出："随着隐喻认知价值的日益凸显，越来越多的学者不再局限于探讨隐喻表达背后的认知内容，而开始将研究的重心移向隐喻理解的具体认知过程。"并提出了对此问题的符号学方法论的解决方案。这个具体的认知过程，实际上就是符号学中有关符号表征项和解释项之间如何建立意指关系的过程。而所谓在符号间建立意指关系的过程，法国符号学家巴尔特指出："符号是音响、视像等的一块（双面）切片。意指则可被理解为一个过程，它是将能指和所指结成一体的行为，该行为的产物便是符号。"

　　在符号意义理论的构建认知解释方面，彭佳认为，符号是一种意义体，符号是用来表达或解释意义的，不管这种意义是语言的，还是文化的，甚至可以是生理性的。所以符号是携带意义和表达意义的，是为了意义而存在的。

　　符号学方法论一般被视为人文社会科学方法论的语义学和逻辑学基础，故也被称为人文社会科学的数学工具。郭鸿指出："语言是一个代码系统。"同样，中医隐喻语言系统也是一个中医学的代码系统。把符号学研究方法引入中医隐喻理论研究，把中医隐喻语言系统视为一个符号系统，同时把中医隐喻语言系统与其他符号系统放在一起研究，这样就可以更真实地发现和分析中医隐喻语言的本质，更好地理解和把握隐喻理解的具体认知过程，以及对其认知理据进行进一步探索。学者温世伟等以象隐喻为支点，从符号学的意义认知解释的角度出发，考察了五行学说"木"之属性和肝脏象范畴家族象似性之间的关系。论证了"木"和肝脏象范畴的象隐喻发生学机制。得出结论，正是由于认知符号学解释项的参与，才使得中医学理论的发生和发展具有了生生不息的内在动力和发展永续的活力。提出并回答了长期困扰中医学隐喻理论研究中的一些问题。源于五行学说范畴的中医肝脏象范畴理论的认知意义解释具有元认知的解释功能，是理解和认知中医学理论的认知起点。

认知符号学和中医象隐喻

　　西方符号学起源于对于患者症状进行观察的症候学。在英语中，符号学的词根"seme"也即"征兆"之义，在希腊语里表示"符号"和"意味"的意思，征兆成为主要表明人体状况的符号。和中医临床诊断的目的一样，古代西方医生如何从患者的症状来判断病情，就是症状学或诊断学。至今在一些西方语言中，"症状学"与"符号学"共用的还是同一个词形"Semiology"。美国哲学家、现代符号学的两大创始人之一皮尔斯，将符号学称作"Semiotics"，而另一位现代符号学的创始人，瑞士语言学家索绪尔则将其称为"Semiology"，两者具有相同的词源发生学来源。从根本上说，这种根据患者的症状来诊断所患之病的工作伴随着符号的解释过程，表明符号学起源于一种症候学或医学符号学。

　　他们二者最大的不同在于，皮尔斯的解释符号学着重于研究符号和认知方面的密切联系和互动关系，因此有的人认为，"皮尔斯符号学是一门认知科学，也就是认知符号学"，与此相较，索绪尔的结构主义符号学整个理论体系在认知方面没有给予太多的关注。

　　认知符号学研究的是一门从认知角度考察符号所表达的意义的学科，苏晓军认为认知符号学，"试图对包括语言在内的一切文化符号进行认知研究，寻求对人类意义生成的理解。认知符号学不仅研究自然语言的意义构建，而且研究语言与注意系统之间的关系，研究图画结构和音乐结构等"。

中医隐喻理论研究是中医理论界 20 多年来持续关注的主要研究方向，而中医象隐喻认知思维模式的提出更是从中国原创思维模式的角度对 20 世纪 80 年代由王树人、喻柏林所提出的象思维研究的深化、分化和细化研究。

从认知路径和认知内容来看，象隐喻是以人类经验为基础，以象似性为认知基础和认知连结节点，以认知范畴作为象隐喻认知域的规定，两个不同认知范畴之间的相似性通过隐喻认知发生新的心智活动而产生新的认知理据和认知意义。周昌乐提出，隐喻哲学问题，或者更进一步说，面向隐喻认知的意义理论的构建问题，对于整体推动隐喻研究深度与广度具有深刻的意义。

符号学对木的认知意义解释

徐畅指出："符号世界的三分法理论是认知符号学的理论基础，它与索绪尔结构主义的二分法的不同之处就在于皮尔斯认为除了能指和所指外，构成符号的还有人的观念这一意识层面，它在符号与对象之间充当着中介的角色。""这在皮尔斯所提出的'符号-对象-解释项'的三项式中有所体现。"

所谓皮尔斯符号学三分法是认为进行认知活动的符号由三部分组成：符号、符号所代表的对象、意义解释，它们之间的认知关系是，符号——通过解释——和对象发生联系。也即符号指向对象，但必须经过人的解释才产生认知意义，解释就是意义，而在解释中最重要的符号各认知项之间的关系就是符号和对象之间的"象似关系"。

有学者研究指出在木的生发之象以及与木相对应的五方中的东、五时中的春、五气中的风、五色中的青、五味中的酸以及五脏中的肝等关系之间存在有较高程度的"象似关系"。他们运用西方哲学家路德维希·维特根斯坦的家族相似性理论将这种"象似关系"命名为木家族。

1. 对木家族的象似性关系的分析　依据认知符号学的分析框架，首先对中医肝脏象的发生学源头——五行范畴中的"木"及木家族进行认知分析：中医肝脏象理论来源于中医五行学说中的"木"，而"木"的所有家族象似性关系所呈现出的隐喻之象就是"木"之范畴发生的根本心理认知机制。可以看到大自然生长的植物"木"，及其呈现出来的各种原始的植物之"象"原本只是无处不在、到处生长的各种植物原生的自然之象，反映在古人的头脑中，通过以象说象、以象喻象的象隐喻认知思维，发生创造出了一个和大自然的"木"原生之象高度象似的抽象符号，即用"木"字来指代所有的具有"木"属性的物质。按上述符号三分原则，这里的"木"和其所表征的"木之象"就是一个"符号"，也即皮尔斯认知符号学三分法中的"符号表征项"，这个符号所代表或也可以说所表征的"对象"就是大自然原生态的各种植物的自然之象，经过"解释项"，也即人的意义认知解释，这个"符号"由此和"对象""解释项"三位一体构成了一个"符号意义体"，并由此发生和衍生出新的认知意义，这种新的"认知意义"就是五行学说中"木"范畴的发生学解释，这个认知过程就构成一个完整的符号学认知过程。在以上三位一体的符号学认知解释过程中，认知的三方互为依存，彼此相互规约并在三方关系的规约框架内进行积极、开放和能动的认知思维推导，并由此构成一种可以无限推演进行的认知和意义解释的思维场景。在这种永不落幕的思维场景中，赵星植认为："'解释项'理论是皮尔斯为当代符号学理论所作出的最大贡献，它使得符号表意的重心放在了接受者这一端。由解释项所推演出的'无限衍义'学说，则证明了符号表意过程具有动态性、开放性以及持续性；这使当代符号学彻底打开自身，拥抱开放、多元的符号学。"

2. 木家族范畴的属性　通过对认知符号学的认知解释过程，关于"木"的符号认知意指过程得以完成，由这个认知意指过程所推演出的木家族的范畴属性意义，有学者认为有大约如下几种。

（1）生发之象：《说文解字》"木，冒也。冒地而生。东方之行。从中，下象其根"。中指草木刚长出来。"生，进也。象草木生出土上"（《说文解字》）。"生"可解释为"起也、产也"（《康熙字典·午集上·生字部》），从无出有叫作生，是质变。升做动词时意思为上升、升起。"发"在《说文解字》中解释为"射发"，清代段玉裁注"引申为凡作起之称"。发含有动、起之意，可象征树木从土中长出之势如射箭一样。另外，发有发越、分散及扩大之意，可象征树木散状、辐射状的生长势态。树木具有生机，有生才有长。生已经含有了升的意象，生发昭示了树木向上向外升散生长的势态。当树木被切除了树枝后会继续生长至枝繁叶茂，还可以通过枝条来培植成与原来一样的植物，所以树木具有强大的生发性。"曲直者，言木可揉曲，亦可从绳正直"（《白虎通疏证》）。另外木还具有条达之性与疏泄作用。

（2）空间之象"东"：《说文解字》"東，动也。从木。官溥说：从日在木中"。"東"字采用"日、木"会意，像太阳升起，照射到树木上的方向。东方为太阳升起之方，阳气生发，对应了木的生发之性。

（3）候之象"春"：春季是一年四季之开端，为自然阳气萌动生发之时，以和缓状态催生万物，草木生发，动物繁殖，农夫播种。生物者春，春则木旺，春季阳气的生发和长物之性与木对应。

（4）气之象"风"：风为气的流动状态，轻浮发散而善行数变。随时令的周而复始，风具有相对明显的运动变化规律，包括风向、风速和风力等，与木的生长周期性契合。风具有升散之性和周期性，风的轻浮之态与木在水中所表现的漂浮相似，轻而摆动不定。春风又有和煦、主生发的特征。

（5）色觉象"青、苍"：青可指蓝、绿、黑3种颜色。中医学中的青色特指草木的颜色。"青，生也。象物之生时色也"（《康熙字典·戌集中·青字部》），青还有未成熟和年轻之意。"苍，草色也"（《说文解字》），苍还有老的意思。苍色指深青色、深绿色。

（6）味觉象"酸"：《尚书·洪范》"曲直作酸"，孔安国注"酸是木实之性"，《白虎通疏证·四卷》："木味所以酸何？东方万物之生也。酸者以达生也，犹五味得酸乃达也。"酸味有通达的特点，这是酸与木对应后借用了木的特性。中医认为酸味性收涩，对过度升散的肝气有收敛作用。

综上所述，"木"及其"象"就从一个大自然的普通的物质的名称经过象隐喻的认知和符号学的意义解释，发生成了五行学说的一个有机组成部分。按皮尔斯的理论"这种解释可以无限地进行下去，因此这种意指是动态的"。而且"这种符号解释过程是无止境的，认知主体会不断地对前一个符号作出解释，而得出的每一个解释项又被将来的符号所解释，如此循环往复，而主体对指称对象的认识也就不断得到加深。这便是皮尔斯所提出的无穷的符号过程"。这就解释了中医五行学说为什么会几千年来一直具有生生不息、不断发展前行的内在动力的原因。有了人的意义解释的赋能，"木"由此就有了旺盛的生命力，就可以无穷尽地衍生和发展下去。

从木范畴到肝脏象范畴

上面以认知符号学的理论框架对五行学说中的"木"的属性的发生和衍化进行了分析和推演，推导出了五行学说范畴中"木"的基本范畴属性。根据认知符号学的工作原则，只要满足一定条件，这种符号学的推演认知就可以无限地进行下去。

1. 象似性是"木"范畴和肝脏象范畴的隐喻纽带　"木"范畴和肝脏象范畴分属两个不同范畴，象似性就是连接两个范畴的认知通道和纽带。有学者研究，"隐喻的条件有二，其一，本体喻体分属不同的范畴；其二，以相似性为纽带。所以，隐喻、范畴、相似性三者联系紧密。相似是范畴化的基础，范畴相似性以外的差异中的相似是隐喻得以成立的条件。因此，隐喻的相似性是一种差异中的相似，相似中的差异"。

木家族象似性在这两个不同范畴间的认知解释中起着关键的隐喻认知连接作用，不同的是，在上面的推演中，木的原始自然之象是符号学认知的"对象"；木的基本范畴属性是"符号表征"；人是"解释主体"。但在木范畴和肝脏象范畴间的第二层次的隐喻认知符号分析过程中，木的基本属性成了"对象"，肝脏象范畴成了"符号表征"，人依然还是解释的主体，象隐喻认知仍然是其心理工作机制，工作路线也还是沿着"符号-对象-解释项"进行。

2. 肝属木的基本生理属性　围绕肝属木的认知锚定，中医经典对肝的生理属性的认知全面展开，"肝开窍于目"（《素问·金匮真言论》），"东方生风，风生木，木生酸，酸生肝"（《素问·五运行大论》），"肝者，罢极之本，魂之居也；其华在爪，其充在筋，以生血气，其味酸，其色苍。此为阴中之少阳，通于春气"（《素问·六节脏象论》），"木曰敷和……其藏肝"（《素问·五常政大论》），"五脏化液……肝为泪"（《素问·宣明五气》）；肝在地域为东方，在季节为春气，在五行为木，在五色为青，在五味为酸，在五志为魂，在五体为筋，在五官为目，其华在爪，在液为泪。有学者认为肝主生发，具有促进元气生发和敷布，生发卫气，疏利气血，调畅情志，排泄废物，协调全身各脏腑组织的生理功能，如果肝的功能失常必然导致多种疾病的产生，所以后人又称肝为"万病之贼"。

3. 木曰曲直与罢极之本　有学者认为"罢极之本"是对肝生理功能的概括，是"木曰曲直"的反映。罢，松弛之义；极，拘急之义。"罢极之本"同"生之本""气之本""封藏之本""仓廪之本"一样，是对肝相反相成的整体生理功能的概括，即通过肝的调节作用，人体各脏腑组织在气血运行、功能调节等方面，都维持着张弛有度、无太过也无不及的状态，是维持人体正常生命活动的内在机制。

可以看出，古人围绕符号对象之"木"的基本属性而展开的对肝脏象符号的认知意义解释一直在发展和深化。比如，木曰曲直与罢极之本之间的认知关系就是随着历代医家的认知解释而不断深化。

关于肝为"罢极之本"的渊源与历代医家对此的认知，从《素问·六节脏象论》的"肝者，罢极之本"，到叶天士的"肝者，敢也，以生血气之脏也"，认为肝为气血生化之所的意义解释一直在发展和深化。有学者认为："历代注解对于'罢极'两字说法不一。其一，作为病理概念，即'劳倦''疲乏''筋劳'之义，马莳注：'肝主筋，故劳倦罢极，以肝为本'；张志聪注：'动作劳甚谓之罢，肝主筋，人之运动皆由乎筋力，故为罢极为本'。明代李念莪、张景岳，近代秦伯未等皆宗此说；后世《中医大词典》和《中医辞海》解释为肝主筋，人体耐受疲劳的能力与肝的气血盛衰有关，肝是人体运动机能和耐受疲劳的根本。其二，作为生理概念，'罢'作'罴'，似熊的一种动物，是力量、承受能力的体现，倪法冲认为'罢极'一词的真正内涵惟做'罴'解，方合原意。"这说明，关于肝脏象的符号学意义解释在历史上从来没有停止，这也说明，前述人类的认知思维是一个永不间断、无限衍义的过程的论断是有其认知理据支持的。

4. 罢极之本与肝主藏血、肝主耐劳　从认知符号学意义解释的角度考察，五行学说的参与和结合，使得中医临床实践和理论的深化、再造和扩充进入了无限边界的认知域。这一点，从由"罢极之本"而来的肝主藏血和肝主耐劳的认知可以看出。"肝藏血"始见于《灵枢·本神》"肝藏血，血舍魂"和《素问·五脏生成》"故人卧血归于肝，肝受血而能视，足受血而能步，掌受血而能握，指受血而能摄"。王冰《黄帝内经素问》："肝藏血，心行之。人动则血运于诸经，人静则血归于肝脏。"李晓娟等提出："肝藏血不是一个简单的贮与泻的关系，更是气血化生之所。"《素问·六节脏象论》指出："肝者，罢极之本，魂之居也，其华在爪，其充在筋，以生血气。"邢金丽等认为："肝为气血生化之所，指出肝为合成补充和代谢交换血液营养物质的重要场所之一，加强血气成分的更新，为机体罢极提供新的物质基础。"

李晓娟等也认为"肝具有主疏泄和藏血功能，两者相辅相成，相互为用，共同调控气血的运行。肝疏泄和藏血功能正常，气机舒畅，血运通达，气血调和，筋脉濡养，是机体抵御疲劳以及促使从疲劳中尽快恢复的根本。肝脏有损，机体不耐疲劳，即可出现疲乏症状"。"肝主藏血，是'罢极之本'的物质基础；肝主疏泄，是'罢极之本'的功能保证。肝为罢极之本揭示的是肝脏生化升发气血，是肝疏泄功能和藏血功能的充分反映和高度概括，更是调节人体生命活动的根本"。

肝脏象认知范畴具有元认知意义

徐慈华等提出："符号学可以作为一种元学科的分析视角，结合隐喻研究的历史变迁和发展现状，探讨在符号学的基本框架中把握当前隐喻研究的大体形态和趋势。"正像逻辑学区分了"元语言"和"对象语言"，一样，心理学中也有"认知"和"元认知"等不同的概念。"所谓的元认知是一个人所具有的关于自己思维活动和学习活动的认知和监控，其核心是对认知的认知"。

　　以上分别从符号学的认知框架，象隐喻的工作机制以及肝脏象的意义解释等几个方面对五行学说的"木"范畴、肝脏象范畴的发生学，以及对二者之间所进行解释的无限衍义边界的认知路径等进行了分析和解释。分析可见，以认知符号和认知对象间的象似性作为纽带，对人体的脏腑功能作为认知对象进行认知符号学意义上的意义解释和论证，这种意义解释已经进行了几千年，并一直延续到今天。正是由于这种认知解释过程具有非常强烈的具身特征，并且已经内化成为所有中医人每日践行的日常行为模式，这种行为模式已经构成一种中医临床活动的标准范式规范并覆盖中医人的全部认知场域。

　　徐慈华指出"在这样的符号过程中我们对符号动态对象的理解是一个无限的过程，我们的解释总是无限接近于真实，却又永远无法涉及它"。通过象隐喻认知机制所产生符号学解释意义的中医学理论也是这样，总是无限接近于真实，但又永远无法涉及它。

　　由五行学说范畴作为逻辑起点而发生的中医学理论的所有范畴都具有元认知的意义，据此元认知锚定范畴而推演出的所有有关中医学的理论、方法、假设和推论等思想产品，均属于中医学之元理论和元认知解释。这种元认知和元理论从发生学开始就是以一种动态的、开放的、不断和其他范畴进行着信息的互动交换，持续进行自身的认知反馈并据此进行认知修正的自洽的运动模式。这个认知解释过程将永远持续进行下去，这也是中医学理论能够生生不息、永远具有生命力的内在原因和发展动力。

133   从形气神论中医学的肝

中医学认为人是由形、气、神 3 个要素构成。人的生命是以形态组织结构为基础，在"神"的主宰作用下，通过调节"气"的运动变化完成各种生命活动。脏象也正是以形态组织结构为基础的生命系统，如《中医基础理论》教材中所指出"脏象学是以脏腑的形态和生理病理为研究目标的中医学基本理论"。作为中医理论体系核心的脏象学，不仅仅是形态解剖上的概念，而且是在此基础上对脏腑功能的研究。学者安冬等将"形气神"与肝紧密联系，通过论述肝形、肝气、肝神及其之间的关系，深化了对中医肝的特性、生理功能及病理变化的理解，以期为临床治疗不同层次的肝病奠定理论依据、提供新的思路。

形、气、神及其之间的关系

"形"指人体的有形实体，包括组织结构、脏腑形体官窍以及人体生命活性物质等。"气"是人体生命活动的特殊物质，充斥于人体周身，弥散于有形机体的周围。正如《灵枢·刺节真邪论》论述"真气者，所受于天与谷气，并而充身也"是机体进行生命活动的主要形式。神有广义、狭义之分。广义之神，指人体生命活动的主宰及其外在总体表现的统称；狭义之神是指意识、思维及情志等精神活动。

形、气、神三者是相互依存、相互联系的整体。早在西汉典籍《淮南子·原道训》中有记载"形者，生之舍也；气者，生之充也；神者，生之制也。一失位则三者伤矣"。形为气和神的房舍，没有形则神气无所依附，正常的生命活动也就无从谈起。气为生命活动的重要形式和内容，没有气则没有生命的有机活动，"出入废则神机化灭，升降息则气立孤危"（《素问·六微旨大论》）。神为形气之主，生命活动没有神的主宰和调控则"气乱、精离"。《灵枢·天年》："失神者死，得神者生。"《素问·五常政大论》说"神去则机息"。

肝形、肝气、肝神及其之间的关系

1. 肝形、肝气、肝神   肝位于腹腔，横膈之下，右胁之内。肝体藏血，有"血海"之称，其贮藏的血液，除濡养肝脏本身外，还输布至其他形体官窍，濡养筋、爪等，维持其正常的功能。肝脏也是经血生成之源。肝脏的解剖学证实了"肝藏血"的现代医学原理：肝脏是由肝实质和一系列管道结构组成。肝内有两个不同的管道系统。一个是 Glisson 系统，另一个是肝静脉系统。前者又包含门静脉、肝动脉和肝管，三者被包裹于一结缔组织鞘内。肝静脉是肝内血液的输出道，单独构成一个系统，其主干及其属支位于 Glisson 系统的叶间裂或段间裂内，收集肝脏的回心血液。肝脏的血液供应非常丰富，是唯一有双重血液供应的器官。其一是门静脉，主要接受来自胃肠和脾脏的血液；另一是腹腔动脉的分支——肝动脉。门静脉与肝动脉进入肝脏以后，反复分支，在肝小叶周围形成小叶间动脉，进入肝血流窦中（肝毛细血管），再经中央静脉，注入肝静脉，最后进入下腔静脉而回心脏。正常人心排血量的 25％进入肝脏。

肝主疏泄是肝脏象的主要生理功能之一，充分体现肝气的作用。肝主疏泄的功能是指肝气对人体全身气机、脾升胃降、精血津液及精神情志等方面具有疏通、调节、畅达及宣泄等综合性的生理功能。调畅气机是其中心环节，在此基础上派生了调畅情志活动、调畅脾升胃降、调畅胆汁泌泄、调畅血液循行、调畅津液输布、调畅排精行经的生理功能。

　　肝神的表现形式有两个方面。其一，肝藏魂，指肝主意识、思维活动以及梦幻活动。魂乃神之变，属神志活动的范畴，一是指伴随心神活动而做出反应的意识、思维活动，如《灵枢·本神》"随神往来者谓之魂"；二是指梦幻活动，《类经·脏象类》"魂之为言，如梦寐恍惚，变幻游行之境，皆是也"。其二，肝在志为怒，怒为七情之一，是肝功能活动的表现形式，人在情绪激动时的反应状态。

　　2. 肝形与肝气的关系　肝体阴而用阳是对肝形和肝气关系的高度概括，体阴即肝主藏血，以血为体，血属阴，用阳即肝主疏泄，以气为用，气属阳。肝体为肝气的生成提供物质基础，血为气之母，气的生成离不开血液的化生和濡养。肝气（肝阳）升发有度，有赖于肝血（阴）协调，肝血（阴）主凉润、柔和，肝气（阳）主温煦、升动。肝血与肝气协调，肝气才能柔和而升发，发挥正常的疏泄、畅达气机的功能。肝血不足，则易致肝气升发太过，出现肝火上炎或肝气亢逆的病变。

　　形为气之宅，气为形之充。肝体协调肝气生成、运行的同时，肝气对肝血亦有化生、推动、统摄的作用。气能生血，肝气参与各脏腑的气化功能，促进饮食水谷转化为营气、津液并化赤为血，是血液生成的动力。在肝体贮藏血液的同时肝气以助调节血量，使血量随着机体活动量、情绪及外界气候等因素的变化而变化，如《素问·五脏生成》"人卧则血归于肝"，唐代王冰注"肝藏血，心行之，人动则血运于诸经，人静则血归于肝藏"。何者？肝主血海故也。肝气也可助肝体固摄血液，防止出血。

　　3. 肝形与肝神的关系　形神互生，形神相合。二者相互化生、相互为用。上文所述，肝神包括肝藏魂和肝在志为怒两个方面。肝藏魂，魂由肝血化生和涵养，如《灵枢·本神》："肝藏血，血舍魂。"肝藏血充足，魂随神往，魂有所舍而不妄行游离，维持正常神志及睡眠。如果肝血不足，血不养魂，而见失眠多梦、梦魇梦呓、梦游或幻觉等症。肝火亢盛，魂不守舍，则出现狂乱、烦躁、夜寐不安等症。肝在志为怒，怒以肝之气血为生理基础，故肝之气血失调常可引起怒的情志改变。《素问·调经论》"血有余则怒"。

　　同样，肝体也不能脱离肝神的主宰作用而独立存在。《灵枢·天年》"失神者死，得神者生""神气皆去，形骸独居而终矣"。肝神的异常可使肝血逆乱，"大怒则形气绝而血菀于上，使人薄厥"（《素问·生气通天论》）。

　　4. 肝气与肝神的关系　神由气生，《灵枢·本神》认为"神"由父母阴阳二气相合而化生，即"两精相搏谓之神"。精、气、血、津和液等物质是神产生的物质基础，而肝气的疏泄功能对精血津液的生成和布散起主导作用。此外，《灵枢·本神》："肝气虚则恐，实则怒。"由此可见，脏腑之气虚可导致"神"病变。当肝气偏亢时，常可表现出激动，情绪失控，甚则发怒。肝气虚、肝血不足，则易于产生郁怒之变。

　　气由神使，神具有主导、支配气的运行的功能，如《度人经注》："神为身之主，气为神之臣。"肝神的正常主宰肝气疏泄功能的正常。一般来说，当怒则怒，怒而有节，有利于肝气的疏导和畅达。若怒而无制，大怒或郁怒不解则易于伤肝，造成肝气疏泄失调，前者可致肝气升发太过、疏泄过亢；后者可致肝失疏泄、肝气郁结。

　　形、气、神不是孤立的，是相互关联的一个整体。通过论述脏象肝的形、气、神相互为用、相互协调，构成肝的有形实体，并赋予肝的功能特性。形、气、神"一失位则三者伤矣，是故圣人使人各处其位，守其职而不得相干也。故夫形者，非其所安也而处之则废。气不当其所充而用之则泄，神非其所宜而行之则昧。此三者，不可不慎守也。"（《淮南子·原道训》）这3个要素各司其职，相互关联，缺一不可。肝体贮藏血液，为肝气疏泄、肝神魂怒的场所和物质基础；肝气疏泄调畅气机为肝体刚柔并济、肝神魂怒的前提；肝神魂怒则为肝形、肝气的主宰，控制功能活动的中枢。《道枢·胎息篇》指出"神者生形者也，形者成神者也，形神合同，更相生，更相成。神无形则不住，形无气则不变，气无形则不立，故云神形者，受气之本也，气者养形之根也"。肝形、肝气、肝神一方的异常，都会引起其他两方的变化，从而导致不同层次肝的病理变化，临床上要辨识清楚，以有效地开展临床治疗，提高疗效。

134　肝脏象的免疫学机制

中医学中的免疫一词，最早见于明代《免疫类方》，但有关免疫的资料却在先秦文献中已屡见记载。中医学中虽没有现代免疫学的理论，但类似免疫的概念却处处反映在脏腑、气血、津液、阴阳虚实等基本理论中。脏腑、气血和津液既是维系人体生命活动的基本物质，又是某些功能的具体反映，其中也体现了现代医学所谓的免疫系统和免疫功能。《内经》中有"正气存内，邪不可干""邪之所凑，其气必虚"等论点，中医所谓的正气，应当是指人体的功能活动，包括脏腑、经络、气血等的功能和抗病康复能力。广义而言，正气还应当是指机体的正常组织结构和形态以及在此基础上进行的正常生理活动，即生命物质运动以及表现于外的活力、精力、适应力、抵抗力等。

现代医学所谓的免疫，是指机体识别异物和排斥异物，以维持机体的生理平衡和内环境稳定的全部过程。因此，中医正气的功能包含了现代医学的免疫力。中医肝的生理功能在人体的生命活动中占有重要的地位，中医学认为，肝其性曲直刚柔，体阴而用阳，具有主疏泄、调情志、贯阴阳、统气血的功能。肝既藏有形之血，又疏无形之气，虽为五脏之一，但其特性与其他四脏相比，确有特异之处。此外，在病理上，肝病也多易犯及他脏。《知医必辨》："人之五脏，惟肝易动而难静，其他脏有病不过自病……惟肝一病，即延及他脏。"中医同时还有"肝为五脏六腑之贼"的说法。因此，肝对于人体发挥正常的生理活动以及机体正气的强弱具有重要的意义。学者严灿等从中医基础理论及现代免疫生理学的角度，对肝脏象与机体免疫的关系进行了初步探讨。

肝与精神情志活动

中医学认为，人的情志活动除了与心有关外，还与肝的疏泄功能正常与否关系密切。《素问·灵兰秘典论》："肝为将军之官，谋虑出焉。"肝疏泄正常则人心情舒畅，气血平和；肝失疏泄，一则表现为兴奋亢进，急躁易怒；二则表现为郁郁寡欢，多疑善虑。精神心理活动是神经系统的高级功能，情志活动的改变则是典型的神经内分泌反应，其对免疫系统的影响也是神经内分泌调控的结果，在总体上表现为抑制，并通过免疫损伤使机体对许多疾病的易感性增加。《素问》："恬淡虚无，真气从之，精神内守，病安从来。"强调了调摄精神情志可以增强正气，减少疾病的发生。中医认为"凡病之起，多由于郁"。朱丹溪："血气冲和，万病不生，一有怫郁，诸病生焉。"由于肝主疏泄，调节气机和调畅情志，所以情志的变化多责于肝。若肝失疏泄则势必影响气血之升发与流通，情志活动出现异常，脏腑功能失调，进而改变机体的内环境，使机体免疫力下降。现代研究表明，肝的实证和虚证都表现出不同程度的神经内分泌免疫功能的紊乱，这主要是因为肝主疏泄与情志关系密切，情志变化引起大脑皮层功能改变所致。

肝在脏腑整体功能活动中的作用

肝主疏泄，能保证全身气机通畅，使五脏安生，故中医学有"肝能生养五脏之说"。病理上，肝疏泄失常，则气机受阻，使五脏皆受其害。《张氏医通》："肝脏生发之气，生气旺则五脏环周，生气阻则五脏留著。"

1. 肝与脾胃　脾胃的升降形成了人体的消化运动，肝主疏泄功能的正常则是保障脾胃升降的前提。《血证论》："木之性主于疏泄，食气入胃，全赖肝木之气以疏泄之，而水谷乃化。"脾胃为后天之本，气血生化之源。脾胃运化正常，则气血源源化生，周身营养充足，机体免疫力强。《金匮要略》："四季脾旺不受邪。"肝与脾胃之间的关系，《内经》："土得木而达，脾……其主肝也。"周学海："脾之用主于动，是木气也。"肝疏泄正常则能促进脾胃运化，以化生充足的气血，使正气旺盛，机体抵抗力增强；若肝失疏泄，则势必影响到脾胃。"《灵枢·病传》："病变发于肝。三日而之脾。"在消化系统中，肠-肝-脾被认为是一个免疫整体，营养状态、病邪侵袭、免疫功能三者间相互作用，互为因果。肝失疏泄使脾胃运化不利，气血化生不足，则脏腑组织器官无以充养，营养不良时，体内蛋白质呈负平衡状态，细胞更新和增殖严重受限，组织器官萎缩或供氧不足，代谢十分旺盛的免疫器官也会发生功能的形态结构的改变，导致机体正气不足，免疫力下降。此外，肝能摄取能量，脾胃化生的水谷精微是由肝摄取而运达全身的，《素问·平人气象论》"脏真散于肝"，肝能供应能量，《素问·六节脏象论》："肝者……罢极之本。"肝还能转化能量以充养五脏，使机体壮实健康，《素问·宝命全形论》"肝……在地为化，化生五味"。

2. 肝与心　肝能助心行血，《明医杂著·医论》："肝为心之母，肝气通则心气和，肝气滞则心气乏。"肝与心能共同维持血液的正常运行，有利于机体内环境的稳定。《读医随笔》："肝气舒，心气畅，血流通，筋条达，而正气不结，邪无所客矣。"

3. 肝与肺　肝与肺共同调节机体的气机，使气升降有序。《理虚元鉴》："肺主皮毛，外行卫气，气薄而无以卫外，则六气所感，怯弱难御，动辄受损。"从而明显地指出了肺与卫气、皮毛的免疫防御功能。肺居上焦而主气，要借助于肝的疏泄才得以正常宣降。若肝气郁结，常会影响肺之宣肃。肝能升发卫气，参与机体防御活动，这既是肝本身升发功能的体现，也是肝与肺等脏腑共同协调作用的体现。肝升发卫气，可驱除已侵入之外邪，卫气一旦受邪，位于卫营表里之间的肝胆之气即组成人体的二线防卫系统，一方面鼓动卫气抗邪于外，另一方面组成藩篱，屏障于里。张景岳据此理论创制了升发肝气以解表之名方——正柴胡饮。卫气的卫外功能与非特异性免疫功能十分相似，包括白细胞、淋巴细胞、网状内皮细胞等的作用。而白细胞的吞噬作用也确实大部分是在"脉外"进行的。由于肝具有升发卫气的作用，所以一旦肝气升发不足，则肌表不固，外邪易侵，正所谓"风客淫气，精乃亡，邪伤肝也"。"春三月……少阳之气始发，少阴之气始衰，阴阳怫郁于表里，皮毛之病俱生，表里之病同起"（《普济方》）。《灵枢·师传》："肝者主为将，使之候外。"说明肝具有抵御外邪的作用。《素问·五常政大论》指出"木曰敷和"，说明肝具有敷布营养物质、卫气和抵御病菌，以执行其"候外"之职。

现代生理学指出，肝脏本身就是一个分解和排泄毒物的代谢库。肝脏内巨噬细胞和大颗粒淋巴细胞（LGL），对外来微生物等的侵袭具有抵抗能力，对自消化道进入的病菌约有99%能被及时吞噬和消灭，还能监视细胞突变和早期肿瘤细胞发生以及阻止肿瘤细胞经血液通过肝脏转移。肝内巨噬细胞能分泌干扰素、肿瘤坏死因子等，其细胞膜上有IgGFc受体、C_3受体，能识别被IgG、IgM或补体包被的异物，继而迅速吞噬、处理；对肿瘤细胞的某些特异性抗原有识别作用而进行吞噬、杀灭，或经它吞噬处理的抗原传递给免疫活性细胞（T淋巴细胞），尚有清除肝内复合物或扣留抗原防止机体发生有害的抗体应答，故有免疫调节的重要功能。肝内LGL均呈OX-8阳性，表明具有自然杀伤细胞的细胞毒T淋巴细胞免疫样作用。

4. 肝与肾　肾为先天之本，主藏精。现代医学研究表明，非特异性免疫与肾精有密切关系。同时，肾与免疫活性细胞的生成有关，有间接的中枢免疫器官的作用。肝藏血，肾藏精，精血可以互化，故肝肾之间的关系，又有"精血同源"之说。此外，中医学认为精生髓，现代医学认为骨髓不但有造血的功能，而且还有产生各种免疫细胞的功能，与机体的各种免疫功能关系密切。由于肝肾在生理上相互资生，在病理上亦相互影响，盛则同盛，衰则同衰，肝病日久会伤及肾精，肾主一身之阴阳，肾精的不足必使人体内部正常的阴阳平衡（免疫系统的自我稳定）遭到破坏，整个机体的功能衰退，从而引起一系列的免疫性疾病。

脏腑功能之间的协调发挥是保持机体内环境稳定的重要条件，根据中医脏腑相关理论，肝对于各脏腑功能之间的协调具有重要的调节作用。

肝对精气血津液等的影响

　　精、气血、津液既是维持人体生命活动的最基本物质，又是机体免疫的物质基础，发挥着调节免疫平衡，确保免疫功能稳定的作用。《读医随笔》："肝者贯阴阳，统血气……握升降之枢。"肝对上述物质的生成、输布与代谢有重要的影响，肝主疏泄以调畅气机，促进脾胃的运化功能以化生水谷精微，进而生成充足的精、气血、津液。精（包括先天之精和后天之精）具有化生血液和防御外邪的功能，"夫精者，身之本也"，"善藏精者，春不病温"，说明精的实质是免疫的物质基础。气血是构成人体生命活动的精微物质，也是免疫的物质基础。《灵枢·本脏》："人之血气精神者，所以奉生而周于性命也。"

　　气血平和是正常生理的基本条件，体现了人体全部的正常生理功能，《素问》："气血平和，长有天命。"肝主疏泄能调畅一身气机，维持气血的正常运行，李用粹云："气不周流之关键在于肝气不舒。"若肝失疏泄，气机失调，由气郁而致化火、生痰、火郁经隧，痰阻脉络，又会加重气机不利，以气机不利为先导，可以引起一系列连锁的脏腑虚实寒热的病理改变。在治法上，中医学也非常重视疏肝解郁以调畅气机，通过活跃气机的运行，达到清除脏腑功能障碍，修复因病证而受损的组织，恢复和改善脏腑组织正常的生理功能的目的。

　　肝主疏泄可通过调节气机、疏利脉道，使道不闭塞，血行无阻。《血证论》："肝属木，木气冲和调达，不致遏郁，则血脉得畅。"现代医学研究表明，若由于血运障碍，长期慢性阻塞性充血，常会造成组织物质代谢障碍，脏器组织缺乏充足的营养供给，代谢产物无法及时排泄，会使脏器组织的功能普遍低下。在血液中，中性粒细胞与单核细胞能吞噬微生物和异物，淋巴细胞具有免疫功能。嗜碱性粒细胞和嗜酸性粒细胞参与免疫反应；血浆中的免疫球蛋白（抗体）具有对抗相应抗原的作用；血小板与凝血因子可使机体受损时及时止血，这些都是血液具有防御功能的体现。由此，血液的生成、储备、运行及发挥正常的生理功能，都必须依赖肝主疏泄与肝藏血的功能。

　　综上所述，中医学肝不仅对机体的情志精神活动产生重要的影响，还可以在机体脏腑功能活动中起协调作用，对构成和维持人体生命活动的精微物质和精、气血、津液等的生成与代谢有重要的影响，这不仅有利于机体保持稳定的内环境，具有较强的免疫力，而且也可以反映出中医肝脏象的有关免疫生理学机制。

135 肝脏象肝脏中心说

　　肝脏象本质研究是近现代脏象本质研究中较为活跃的领域，其基础和临床研究均取得若干进展，丰富和发展了肝脏象学，但肝脏象本质研究亦存在"脱离肝脏主体""肝脏象本质任意组合""肝脏象多中心或无中心"的研究偏向，过分强调"他脏病证从肝论治"，忽视"肝脏病证从肝论治""肝脏病证从他脏论治"和"肝脏他脏同治"的肝脏象本质研究，严重妨碍临床疗效的进一步提高和肝脏象学科建设。学者李瀚旻等通过提出"肝脏象肝脏中心说"，纠正研究偏向，扩展和深化了肝脏象本质研究。

命题提出的必要性及依据

　　近现代脏象本质研究至少形成 3 种代表性学说，即"脏象纯功能说""脏象指标说"和"脏象结构功能说"。"脏象纯功能说"认为《内经》之五脏，非血肉的五脏"。"中医五脏实质上并不是一个个独立的实体器官，即应脱离'脏'的概念来认识五脏。五脏并不是'脏'而是机体内部协调、控制各器官组织生理功能的调节与控制系统"。这种学说目前在中医学界仍有相当的影响力，但由于其不符合唯物辩证法"物质第一性"的基本原理，其认识也过于深奥，不利于脏象本质的研究，故其认同度在逐渐下降。

　　"脏象指标说"曾经"统帅"脏象本质的研究，至今仍是主流研究方向。其临床和动物实验采用现代医学、生物学指标的检测来揭示"肝藏血主疏泄"科学内涵的研究。但在"脏象指标说"的思想指导下研究脏象本质也有其缺陷。通过科学指标反映脏象本质的研究方法无疑是一条正确的道路，但遗憾的是，有些指标开始被认为是"特异"的，随着研究的不断深入，发现这些指标越来越不"特异"。固守找不到"特异"的脏象指标就无法揭示脏象本质的认识，不仅严重动摇了脏象本质研究者的决心，而且遭到学术界"脏象有无本质"的质疑。由于认识上的严重困惑，使脏象本质研究已陷入现实的低谷，甚至学术界已不敢理直气壮的重提"脏象本质"研究。

　　"脏象结构功能说"是近些年来对脏象本质研究的主流认识之一，认为脏象概念主要经历了 3 种演变形式：实体赋予功能——实体功能统一；功能脱离实体——实体功能分离；功能涵盖实体——实体功能重组。"脏象结构功能说"是"实体功能重组"的典型代表，认为脏象本质包含着现代医学多个解剖器官的生理和病理。中医五脏有其物质基础和形态结构，但这种物质基础和形态结构分散存在于多个器官之中，有时还不是一些固定的组合，其认同度在学术界呈逐渐上升趋势。由于认识的提高，在一定程度上推动了脏象本质的基础研究。但近些年来，在"脏象结构功能说"指导下的脏象本质研究也出现诸如脏象本质"任意组合""多中心"或"无中心"的认识"偏差"。过分强调"本脏病证从他脏论治"，而忽视了"本脏病证从本脏论治""他脏病证从本脏论治"和"本脏他脏同治"。以肝脏象本质研究为例，大量的临床实践遵循"肝脏疾病从肝论治"，但肝脏象本质研究却偏重于"他脏疾病从肝论治"，忽视了"肝脏病证从肝论治""肝脏病证从他脏论治"和"肝脏他脏同治"的脏象本质研究。如国内外有关肝本质的主要研究均脱离"肝脏"，而以神经症、情感障碍、心因性反应病症、高血压、甲状腺功能亢进、糖尿病、溃疡性结肠炎、支气管哮喘、偏头痛、妇女月经病、不育不孕等病症为主。认为本能需求为肝主疏泄的核心、动机和情绪中枢大脑边缘系统为肝主疏泄的调控中枢；下丘脑-脑干-自主神经通路和交感-肾上腺髓质通路是其信息通路；平滑肌系统是肝主疏泄功能得以实现的效应器；肾上腺皮质激素对肝主疏泄功能的维持和变化有重要的调节作用。

上述有关肝脏象的本质研究从不同侧面在一定程度上揭示了肝脏象的科学内涵，阐明了"他脏病证从肝论治"的疗效机制，丰富和发展了肝脏象理论。但这种"脱离肝脏"研究肝脏象本质的"一边倒"研究，客观上起到了"导向性"效应，在学术界引起了某些"错觉"，认为"肝藏不在肝脏"或"肝脏不是肝藏"，似乎只有"他脏才是肝藏"。有鉴于此，为避免肝脏象本质研究"逐他脏之末"而"舍肝脏之本"，有必要"正本清源"，加强"从肝脏研究肝脏象本质"，揭示以肝脏为中心的肝脏象组织-功能结构体系，探讨"肝脏病证从肝论治""他脏病证从肝论治"和"肝脏他脏同治"的疗效机制，进一步推动肝脏象本质研究，丰富和发展中医脏象理论。肝脏象肝脏中心说的立论依据主要包括：肝藏与肝脏主体吻合，肝藏与肝脏缺失互补，肝脏与他脏正反相关。

肝藏与肝脏的主体吻合

"肝脏象肝脏中心说"的基本理论是肝藏是肝脏的主体，肝藏包含肝脏而不限于肝脏。现有的研究成果表明，肝藏已大部包含肝脏，未来的趋势是"绝大部包含"或"全包含"。

1. 解剖结构的主体吻合　《内经》对人体的认识就建立在解剖的基础上，《灵枢·经水》："若夫八尺之士，皮肉在此，外可度量切循而得之，其死可解剖而视之，其藏之坚脆，腑之大小，谷之多少，脉之长短，血之清浊，气之多少……皆有大数。"《难经》已认识到肝藏是具有明确解剖部位的器官，如《难经·四十一难》："肝独有两叶。"《难经·四十二难》："肝重二斤四两，左三叶，右四叶，凡七叶。"并认识到肝与胆紧邻的解剖关系，"胆在肝之短叶间，重三两三铢，盛精汗三合。"用现代解剖学知识分析古人"肝有两叶""凡七叶"之说足以显示出古人对肝脏解剖观察的精确。人体肝脏外观大体可分为左、右两叶，但从应用解剖学角度出发，根据肝内血管的分布，可将肝实质分成若干段，每个叶和段都有其相对独立的管道系统，彼此之间有较明确的界限。因此，每个叶、段可视为一个独立的形态和功能单位，也可视为一个外科单位施行切除。肝内的门静脉系统铸型标本清楚地显示肝内存有一些裂隙，这些裂隙就是肝叶、肝段之间的自然分界线。根据国内公认的肝脏分叶、分段的概念和命名，一个完整的肝由正中裂分成左右两半（"两叶"）。右半肝由右叶间裂分成右前叶和右后叶；右后叶又被右段间裂分成上、下两段。左半肝由左叶间裂分成左内叶和左外叶；左外叶又被左段间裂分成上、下两段；加上尾状叶，正好为"七叶"。这足以说明，古人对肝脏的认识来源于精确的解剖知识，就肝脏的实体概念而言，古今认识是完全一致的，即肝藏与肝脏的解剖结构的主体吻合。

2. 功能认识的主体吻合　肝脏是体内功能最为复杂的脏器，目前发现至少包括消化、神经、内分泌、免疫、代谢等在内的2000多种功能。将肝脏的病理生理与肝脏的功能认识进行比较研究，可以发现有关肝脏象的主要功能（"藏血主疏泄"）与肝脏功能的病理生理现象具有高度的吻合。目前归纳"藏血主疏泄"的肝脏象功能，诸如造血、调节血量、血液分布、情志、消化、水道、气血、冲任等均能从肝脏的病理生理现象及其物质基础得到解释。如肝主情志的认识，《内经》认为"喜怒不节则伤肝""若有所大怒，气上而不下，积于胁下，则伤肝"。在临床工作中，我们注意到急慢性肝病患者除消化道症状外，还有神经精神症状，表现为头晕、头昏、头痛、失眠、多梦、乏力、两胁不适、烦躁、易怒或抑郁、担心、恐惧等。这些症状的出现均与中医肝主疏泄的功能失常（"肝失疏泄"）密切相关，因"肝主疏泄"可通过调控情志变化、神经-内分泌-免疫功能和肝再生，促进肝病康复。若慢性肝病患者病情好转或康复，其上述"肝失疏泄"的神经精神症状亦随之好转或消失。又如饮食运化本在脾胃，但肝胆与脾胃在组织结构上相互毗邻沟通，在经络循行上密切联系，在功能活动上相互配合，形成木土生克、共化饮食、同生气血的关系。脾胃升降是饮食消化吸收的正常过程，而"肝主疏泄"是维持脾胃升降的必要条件，与现代医学将肝脏划归消化器官的认识高度吻合。

肝藏血的脏象理论基本包括"有血可藏"（有关血液的生成、丢失或消耗），"调节血量"（有关气血的调节）和"藏循常道"（有关出血凝血机制）3大内容。血液生成不足导致"藏血不足"或"无血可藏"，除肝脏病证影响消化吸收导致血液生成不足外，肝脏的造血功能更是与肝藏血功能认识高度吻合。

人类肝脏在胚胎第 8～12 周为主要造血器官，至成人时其造血功能虽由骨髓代之，但肝脏病变常引起血液学的变化，如红细胞的质（形态改变及溶血）和量（贫血）的变化，白细胞减少、血小板减少等。肝脏本身的生理结构决定了其具有"调节血量"和"藏循常道"等肝藏血的脏象功能，肝脏具有独特的门静脉和肝动脉两套血供系统，肝脏接受大部分的内脏血液，整个肝脏系统可贮存全身血容量 55％的血液。人静卧时，肝脏血流量可增加 25％，当人体活动时，肝脏至少可提供 1000～2000mL 血液来保证足够的心脏排出量。肝脏血管任何平面的严重梗阻，侧支通道将成为出血的来源。血浆凝血因子是止血过程不可缺少的，而凝血因子大多数在肝脏内合成，这些凝血因子的半衰期均甚短，当肝细胞坏死时，凝血因子可迅速减少，造成凝血障碍。与此同时，肝脏又能对已经活化的凝血因子及时适当地清除，以避免过度凝血。肝脏又是纤维蛋白溶酶原合成的场所，急慢性肝病均可出现纤维蛋白溶酶原量的减少和质的障碍。严重肝脏病更能体现肝藏血功能的紊乱（肝失藏血）的后果，如门脉高压是慢性肝病最常见的而且是致命的并发症，它导致胃及食管静脉曲张的发生和发展、曲张静脉出血、腹水、肾功能不全、门-体（短路）脑病、脾功能亢进和肝肺综合征。现代"肝-肾轴学说"（物质基础之一是肝脏产生并作用于肾脏的"肾小球升压素"）能较好地解释肝藏疏通水道的功能和指导"从肝论治"肝肾综合征和慢性肾衰竭。近年来，国外学者注意到亚铁血红素是血液执行生理功能的重要组成成分，肝脏不仅是除血液系统外第一大含亚铁血红素的器官，而且也是调节亚铁血红素含量的最重要器官。亚铁血红素具有多种生理功能，能够调节下丘脑促性腺激素和促肾上腺皮质激素释放激素等功能，在神经内分泌网络中发挥着非常重要的作用。据此，李平提出"亚铁血红素是'肝藏血主疏泄'的新物质基础"的科学假说，开展"从肝论治"肾脏病证的疗效及机制研究，取得了良好的实验和临床治疗效果。

从全国分层随机抽样确定的 88 所中医医院 1994 年 12 万余份出院患者中，根据国家标准《中医病证分类与代码》要求依据西医诊断，对遴选出的基础资料进行了分析，获得西医肝病 7 种，共 2923 例，其中有 2723 例归类于肝系病类（中医诊断），占整个西医肝病的 93.16％，且西医肝病的 7 个病种均可在肝系病类中见到，可见肝藏与肝脏在临床实践中的高度吻合。

肝藏与肝脏的缺失互补

众所周知，肝藏与肝脏分属于中医与西医不同的医学体系，在某些认识的方法学上存在差异，故除了上述高度吻合的认识外，必然存在各自认识的"盲点"。肝脏象系统论述的内容，而肝脏理论尚未深入研究；反之，肝脏理论认识深刻的内容，而肝脏象描述得不够具体。这就需要将肝藏与肝脏的认识进行"缺失互补"，在推动肝脏象的理论认识和临床实践的同时，丰富肝脏的深入研究。

早在《内经》就建立了"肝主生发"的理论基础，后世亦有少数医家继承了《内经》"肝主生发"的理论认识，但对"肝主生发"的科学内涵和临床应用却很少涉及，使"肝主生发"的重要功能在肝脏象体系中"缺失"。而现代医学肝再生的生物学基础正好是"肝主生发"的理论补充。肝再生在所有脏器组织再生中最为奇特、惊人、复杂和精细。在急慢性肝病病程进展中，肝再生是重要而关键的病理生理学基础，维持正常的肝再生是修复肝损伤的必然机制，肝再生失调与肝衰竭、肝硬化和肝癌的发生发展密不可分。肝再生是肝衰竭患者存活的生机所在，若在有效的时间内，坏死的肝细胞得以正常再生，则患者存活；若不能及时获得足够的肝再生，则患者必至肝衰竭而亡。尽管肝硬化的病因多样，其发病机制各不相同，但都涉及肝细胞坏死、结节性再生和结缔组织增生这 3 个相互联系的病理过程。尽管肝细胞癌（HCC）的发病机制目前并不明确，但目前认为病毒性肝炎的慢性炎症导致肝细胞不断地破坏和再生是 HCC 发生的重要因素。

早在《内经》就有"髓生肝"的理论认识，但长久以来，鲜有学者深入挖掘其科学内涵。主要原因是经典胚胎发育学认为在发育过程中一种胚层的细胞不能转化为另一种胚层的细胞，源于中胚层的骨髓不会产生源于内胚层的肝脏。受此观点限制，长久以来缺乏对于"肾藏精，精生髓成肝"的研究，"髓生肝"只能是尚无现代科学依据的科学假说。近些年来，国内外学者突破经典胚胎发育学的某些固有认识，获得了一系列创新性强和应用前景广阔的研究成果。特别是随着骨髓干细胞研究的深入，"髓生肝"的科学内涵逐渐被揭示。近10年来，在多项国家级和省部级课题的资助下，围绕"肝主生发"进行了一系列临床与实验研究，取得若干阶段性成果。"肝主生发"是指肝藏具有独特的再生修复能力，其再生修复能力在直接或间接受全身脏腑组织调控的同时，又直接或间接影响全身脏腑组织的再生修复。"髓生肝"（"精髓生肝""骨髓生肝"和"脑髓生肝"）是"肝主生发"的生理机制，即"精髓""骨髓""脑髓"调控或转化生成肝。"髓失生肝"是"肝主生发"的病理机制，即"精髓失调""骨髓失调"和"脑髓失调"导致肝再生异常。尽管肝再生的机制研究进展较快，但尚缺乏调控肝再生的具体手段与方法。中医药广泛用于急慢性肝病的治疗，其作用机制可能是多途径、多层次、多系统、多靶点、多时限地调控肝再生过程。这也正好成为肝再生调控手段与方法的"补充"。目前研究表明，"补肾生髓成肝"是针对"髓失生肝"病机的治疗法则，即补肾生精髓、骨髓和脑髓而调控转化生成肝，以维持正常的肝再生。"补肾生髓成肝"至少可通过3个途径或机制调控肝再生：①通过影响下丘脑-垂体-肝轴和神经-内分泌-免疫网络而调控肝再生（补肾生脑髓成肝）。②通过影响骨髓干细胞转化为肝脏细胞而调控肝再生（补肾生骨髓成肝）。③通过影响肝内环境（包括调控肝再生的细胞因子、肝内干细胞、祖细胞等）或体液细胞因子而调控肝再生（补肾生精髓成肝）。在揭示"肝主生发"科学内涵的基础上，阐发了急慢性肝病"髓生肝""髓失生肝""久病入肾""重病入肾"的病因病机理论，提高了"补肾生髓成肝"调控肝再生以防治肝损伤、肝硬化和肝癌的临床疗效。

西医肝再生研究重点关注肝脏再生自身调控过程，而"肝主生发"在中医整体观念的指导下，不但关注其他脏腑组织对肝再生的调控，而且亦关注肝再生对其他脏腑组织再生修复的影响。西医肝再生研究重点关注正常肝再生机制，而"肝主生发"的研究在注重利用中医药调控肝脏等脏腑组织的正常再生修复的同时，更关注如何利用中医药减少或防止肝脏等脏腑组织的异常再生病变。如此，就能做到肝藏与肝脏研究的缺失互补，相得益彰，实现肝脏象理论研究的突破与创新。

肝脏与他脏的正反相关

肝脏象以肝脏为结构-功能体系的中心，那么肝脏与他脏至少存在两种关系：一是肝脏影响他脏（正向相关）；二是他脏影响肝脏（反向相关）。"神经-内分泌-免疫网络"是肝脏与他脏正反相关的关键环节。这种肝脏与他脏正反相关的肝脏象组织-功能的结构特点，决定了在强调"他脏病证从肝论治"同时，不能忽视"肝脏病证从肝论治""肝脏病证从他脏论治"和"肝脏他脏同治"。

1. 肝脏与他脏正向相关　肝脏作为重要组织器官，其病理生理变化对他脏的影响基本可包括在"肝藏血主疏泄"等主要肝脏象理论之中。各种急慢性肝病进展到一定时期、一定程度均可能影响其他脏器，特别是终末期肝病出现的肝性脑病、门脉高压症、肝肾综合征均包含在"肝失疏泄"和"肝失藏血"的肝脏象病证之中。现代肝脏象本质研究发现"神经-内分泌-免疫网络"是肝脏象的重要科学内涵，其本质是肝脏与他脏相关的中间环节。肝脏是体内最复杂的生化器官，关于肝脏和内分泌间的关系，长期以来多偏重于了解肝脏与激素的代谢关系。而20世纪70年代后则认识到肝脏对其他靶组织有广泛调节功能，特别是它具有合成、释放酶以外的富有活性物质的能力，提示肝脏可能是一个内分泌器官。近年来随着对弥漫性内分泌系统的认识及受体学说等的深入研究，有些作者已把肝脏作为内分泌系统的组成部分。受体的激活及其功能改变，不仅可以影响细胞敏感性及终末器官的生物效应，而且可以通过复杂的受体调节作用产生靶细胞外的内分泌及其代谢改变。肝细胞受体在激素作用下被激活时，虽伴有某些关键限速酶参与调节代谢，但由于受体既存在于肝细胞内，亦存在于肝细胞外环境中，故受体的调节可能较其他特异代谢酶具更广泛的代谢影响。1982年在意大利Serono召开的首届"内分泌与肝脏"专题研讨会上提出了"下丘脑-垂体-肝轴"的新概念，并把肝脏视为使激素和其他细胞调节因子成为统一体的一个重要部位。肝脏正是通过"下丘脑-垂体-肝轴"与"下丘脑-垂体-胸腺、肾上腺、性腺、甲状腺轴"等"神经-内分泌-免疫网络"发生直接联系。

有学者分析现代有关"肝主疏泄"理论的期刊文献，发现排列在前 36 位的疾病中与"肝脏"相关的病名就占了 17%，排在第二位的是糖尿病，占 6.39%。糖尿病本不属肝脏疾病，但却是与肝脏正向相关的病证，特别是发病率迅速增高的"肝源性糖尿病"。早在 1906 年 Naunyn 等就提出"肝源性糖尿病"的概念，目前多数学者认为 80% 以上的慢性肝病患者具有糖耐量异常，并发糖尿病者高达 30%，而正常人群糖尿病发病率仅为 0.6%。高血糖是糖尿病的典型症状，肝脏、肌肉和脂肪等外围组织以及消化道均可直接影响血糖水平。肝脏和肌肉组织主要直接影响空腹血糖水平。高血糖是表象，糖代谢器官受损才是病因，仅根据血糖水平制定的治疗措施存在"治标不治本"的缺陷。有学者发现，人体对胰岛素的敏感性或耐药性与肝脏中的肝胰岛素敏感物质（HISS）密切相关，肝脏很可能是生物体内最大的胰岛素调剂器官。我们根据"肝疏泄脾土"的功能-结构体系，采用"疏肝达脾"的治法提高了中医药治疗肝性糖尿病的疗效。这就为糖尿病"从肝论治"的机制研究找到新的切入点。

2. 肝脏与他脏反向相关 叶天士"女子以肝为先天"的认识指导妇科月经病"从肝论治"，在强调肝脏病证影响月经病的同时，注重月经病证与肝脏病证的"反向相关"显得非常必要。目前认为，决定月经病的雌激素并不是简单、被动的在肝内被代谢降解，其本身及其代谢产物均参与肝脏疾病的发生发展过程。流行病学及实验研究均提示：肝硬化、肝癌等慢性肝病的患病率存在性别差异，即患者主要为男性和绝经后的妇女，推测内源性雌激素是造成疾病性别差异的主要原因。雌激素与肝癌的关系：一方面，药理剂量的雌激素及其代谢产物有致癌作用。有研究显示，雌激素代谢产物 4 - OHE$_2$、2 - OHE$_2$ 和 16α - OHE$_1$ 和肝癌发生有关；原发性肝癌可能具有一定的激素依赖性，肝癌组织与非癌组织比较，ER-α 的含量无明显差异，ER-β 的含量却显著降低，而且血清 E$_2$ 水平增高与原发性肝癌转移有关，它有可能通过促进血管内皮生长因子和层粘连蛋白受体的合成而影响肿瘤的转移过程。另一方面，在生理条件下雌激素又有抑癌作用。雌激素能抑制 HBV 转录和 HBV-DNA 复制；雌激素能增加肝脏内巨噬细胞的非特异性免疫作用，可能影响肝癌发生。

雌激素与肝硬化的关系：在一定生理剂量范围内具有多方面、多水平的抗肝纤维化作用，其主要机制为：①抑制肝星状细胞（HSC）增殖和分泌细胞外基质（ECM）。②通过 MMP - 1/TIMP - 1 途径增加 ECM 降解而发挥抗肝纤维化作用。③E$_2$ 可抑制肝纤维化大鼠肝脏 I、III 型胶原蛋白及转化生长因子 β1 的合成表达，从而发挥对肝纤维化的抑制作用。④雌激素是一种强力的内源性抗氧化剂，可减轻脂质过氧化作用抑制 HSC 活化，E$_2$ 还可减少培养的大鼠肝细胞中 NF-kB 及 IkB-α 的表达。⑤增强肝细胞中抗氧化酶- GPx 的活性，诱导表达具有抗氧化作用的酶类如铜-锌 SOD 及谷胱甘肽过氧化物酶等。⑥通过对人端粒酶逆转录酶的反式激活延缓慢性肝病的进展。另外，雌激素的代谢产物也具有抗纤维化作用。

雌激素与肝炎的关系：实验提示，雌激素能抑制雄性鼠 HBV-DNA 的表达，还能抑制 HBsAg 的合成，补充雌激素可抑制雄性鼠 HBeAg 的产生。另外，HBx 与 ER 相互作用可能是导致肝癌发生的一条重要信号通路。

136　肝胆脏象辨证论治理论的发展

　　肝胆脏象理论是构成中医脏象理论的重要内容之一，是指导临床肝胆辨证论治的重要理论依据。秦汉时期，《内经》中已形成肝胆脏象理论与辨证论治思维，历经张仲景《伤寒杂病论》、华佗《中藏经》，初步形成肝胆脏象辨证论治之原则。晋唐时期王叔和《脉经》、孙思邈《千金要方》等对临床肝胆病证论治进行了总结梳理，渐成体系。至宋金元时期肝胆脏象辨证论治的总结与理论创新令人瞩目，延及明清有更多的医家发挥和医案存世。肝胆脏象辨证论治理论是脏象辨证论治学体系中内容最丰富，也最复杂的，因此学者陈玉鹏等认为，从文献角度梳理肝胆脏象证治发展沿革，对进一步研究中医学从肝胆出发辨治多种临床疾病的规律具有深远的意义。

秦汉时期肝脏象理论、辨证论治原则的形成

　　从文字学角度看，"肝"左边形旁"月"，表示其质地是肉；右边声旁"干"，有冒犯、干预之意。中医肝和胆的概念便是从解剖出发。"肝"字，从"干"，即古代的"盾"。古人解剖发现肝之形如盾，取类比象，故有此称。肝脏的特性就在于干预、协调体内其他脏器的功能活动。"脏象"首见于《素问·六节脏象论》。《内经》在对人体肝藏生理、病理活动的认识基础上，结合阴阳五行学说、气化学说以及古代哲学思想，确立了肝胆脏象学，并初步形成肝脏象辨证论治的思想，后经过东汉张仲景的《伤寒杂病论》，华佗的《中藏经》等肝胆临床实践的不断总结，肝脏象辨证论治理论体系逐渐成形。

　　1. 《内经》《难经》肝脏象辨证论治理论初步形成　　《内经》及《难经》中已论述了有关肝脏的形态、生理、病理及足厥阴肝经循行等内容，并对肝病诊断、治疗和预防有了初步阐述。

　　（1）生理：《素问·六节脏象论》"肝者，罢极之本，魂之居也；其华在爪，其充在筋，以生血气，其味酸，其色苍，此为阳中之少阳，通于春气……凡十一脏，取决于胆也"。《素问·五脏生成》："故人卧血归于肝，肝受血而能视，足受血而能步，掌受血而能握，指受血而能摄。"《素问·玉机真脏论》："春脉者，肝也，东方木也，万物之所以始生也。"《素问·本神》："肝藏血，血舍魂。"以上条文指出肝的生理特性对应少阳春天之气，具有藏血的功能，血液充足，则能保持人神志"魂"的安定，肝通过血气的濡养作用，维持人体筋膜、目、手、足、爪、甲的正常生理功能。

　　（2）病理：《素问·五脏生成》"多食辛则筋急而爪枯"。《素问·脉要精微论》："肝脉搏坚而长，色不青，当病坠若搏，因血在胁下，令人喘逆。"《素问·腹中论》："病名血枯。此得之年少时，有所大脱血。若醉入房中，气竭肝伤，故月事衰少不来也。"《素问·示从容论》："肝虚肾虚脾虚，皆令人体重烦冤。"《灵枢·邪客》："肝有邪，其气流于两腋。"《内经》有关肝之病证病理变化多是从肝主疏泄、肝藏血生理功能失调的角度来论述，病变出现在肝本脏及经络所循行络属的部位。

　　（3）诊断：《素问·至真要大论》"诸风掉眩，皆属于肝"。《素问·脏气法时论》："肝病者，两胁下痛引少腹，令人善怒。"《素问·标本病传论》："肝病头目眩，胁支满。"《素问·经脉别论》："疾走恐惧，汗出于肝。"《素问·刺热》："肝热病者，小便先黄，腹痛多卧，身热，热争则狂言及惊，胁满痛，手足躁，不得安卧"。《内经》对肝藏病证常见临床表现有较多的论述，如掉眩、胁痛、少腹痛、烦躁易怒、头目不利、胁下支满、小便黄、多卧、狂言、惊、四肢烦躁、卧不安等，出现了包括眩晕、胁痛、少腹痛、支满、善怒、失眠、肝汗等在内的肝藏病名，并初步以寒热虚实来进行辨证。

（4）治则治法：《素问·脏气法时论》"肝欲散，急食辛以散之，用辛补之，酸泻之"。《灵枢·五邪》："邪在肝，则两胁中痛，寒中，恶血在内，行善掣节，时脚肿。取之行间，以引胁下，补三里以温胃中，取血脉以散恶血；取耳间青脉，以去其掣。"《内经》根据药物性味理论，提出了肝病证内服药物的补泻原则，同时运用经络理论，遵循虚实补泻原理辨证选穴针刺治疗。

（5）预防：《灵枢·五味》"肝色青，宜食甘，糠米饭、牛肉、枣、葵皆甘"。《灵枢·九针论》："病在筋，无食酸。"指出了肝病证饮食宜忌。

2.《伤寒杂病论》肝胆脏象辨证论治原则初步确立　东汉张仲景《金匮要略》将脏腑病机理论运用于临床，在"脏腑经络先后病脉证""中风历节病脉证并治""五脏风寒积聚病脉证并治""水气病脉证并治"等篇目均有论及肝胆脏腑辨证的内容，灵活运用五行学说的理论，初步确立肝胆脏象辨证论治之原则。如《金匮要略·脏腑经络先后病脉证》指出"见肝之病，知肝传脾，当先实脾"，即治肝的同时要注意补脾气，使之正气充足，以防肝之病传于脾。"夫肝之病，补用酸，助用焦苦，益用甘味之药调之。酸入肝，焦苦入心，肝入脾"。肝属木，木生酸，补用酸是以本味补之，治疗遵循虚则补之，实则泻之的原则，心为肝之子，焦苦入心，子令母实，因此助用焦苦。甘味之药可以实中焦脾土，以防传变。

张仲景还创制了众多治疗肝胆病的经典方药，如透邪解郁的四逆散；和解少阳的小柴胡汤；疏肝解郁、降逆止痛的奔豚汤；疏肝理气、活血化瘀的旋覆花汤；清热利湿退黄的茵陈蒿汤；温胃降逆止呕的吴茱萸汤；治疗妇人脏躁悲伤的甘麦大枣汤等。

3.《中藏经》论肝胆虚实寒热生死逆顺脉证　汉代华佗《中藏经》概括地叙述了中医学天人相应的哲学基础，确立了脏腑辨证论治体系，提出了"虚实寒热生死逆顺"的有别于《内经》《伤寒杂病论》的辨证之法，丰富了脏象辨证论治的内容，并总结各种疑难杂病论治大法，从理论到临床，形成了一套完整的体系。其医论部分联系肝胆生成和病理以分析肝胆证候及脉象，并论述了肝脏的虚实寒热生死逆顺之法，对后世颇有影响。如《中藏经·肝脏虚实寒热生死逆顺脉证之法》："肝者……弦长曰平，反此曰病。""大凡肝实，则引两胁下痛，引小腹令人喜怒；虚则如人将捕之；其气逆则头痛耳聋颊赤……肝中寒，则两臂痛不能举，舌本燥，多太息，胸中痛，不能转侧，其脉左关上迟而涩者是也；肝中热，则喘满而多怒，目疼，腹胀满，不嗜食，所作不定，睡中惊悸，眼赤视不明，其脉左关阴实者是也；肝虚冷，则胁下坚痛，目盲臂痛，发寒热如疟状，不欲食，妇人则月水不来而气急，其脉左关上沉而弱者是也。"晋王叔和《脉经》、唐孙思邈《千金要方》均受其影响，各有发展。

魏晋至隋唐时期肝胆临证实践的积累

魏晋至隋唐时期，临床医学有进一步的发展，出现多部记载临床诊疗经验的医著，如《肘后救卒方》《脉经》《诸病源候论》《千金要方》《外台秘要》等。其中，《脉经》《千金要方》在《中藏经》有关肝胆脏象辨证论治理论的基础上，有更丰富的肝胆病证实践积累，并留下诸多方药。

1.《脉经》明确提出肝胆脏腑经络辨证　西晋王叔和《脉经》，在论脉的同时，辑入了十二脏腑经脉病的辨证论治内容，包括"肝足厥阴经病""胆足少阳经病"等，简要地提出了肝实、肝虚、胆实、胆虚、肝胆俱实、肝胆俱虚等各脏腑虚实病证，为孙思邈《千金要方》脏腑虚实寒热辨证之所本。如"肝实，左手关上脉阴实者……病苦心下坚满常两胁痛，息忿忿如怒状""肝虚，左手关上脉阴虚……病苦胁下坚，寒热，腹满不欲饮食，腹胀，恍恍不乐，妇人月经不利，腰腹痛""胆实，左手关上脉阳实……病苦腹中气满，饮食不下，咽干头痛，洒洒恶寒，胁痛""胆虚，左手关上脉阳虚……病苦眩厥痿。足指不能摇，躄不能起，僵仆，目黄失精""肝胆俱实，左手关上脉阴阳俱实……病苦胃胀，呕逆，食不消""肝胆俱虚，左手关上脉阴阳俱虚……病如恍惚，尸厥不知人，妄见，少气不能言，时时自惊"。

2.《千金要方》归纳肝胆脏腑虚实寒热辨证　孙思邈是继《脉经》后对脏腑辨证颇有建树的医家，

他将多种疾病分属五脏六腑进行论治，如坚癥积聚属肝、胸痹属心、痢疾属脾……《千金要方》所载的肝胆脏腑虚实寒热辨证法，比之《脉经》有了明显提高，对后世脏腑辨证的进一步发展有着深远的影响。《千金要方》专列"肝藏脉论""胆腑脉论"总结肝胆病的脉证。其论脏腑虚实寒热的辨证纲领，即肝、胆都有"实热"和"虚寒"证，而相为表里的肝胆又有"俱实""俱虚"或"俱实热""俱虚寒"的情况，孙氏在此辨证纲领下，记载了许多肝胆具体症状和治疗方药。如治肝实热，目痛胸满，气急塞，用泻肝前胡汤；治肝虚寒，胁下痛，胀满气急，目昏浊，视物不明，用槟榔汤；治胆腑实热，精神不守，用泻热半夏千里流水汤；治大病后虚烦不得眠，此胆虚寒故也，宜服温胆汤，等等，不少方剂成为肝胆病证名方。

3. 其他医著肝脏象理论之发挥　南北朝《集验方》《删繁方》提出"热则应脏""寒则应腑"，并以温胆汤治胆寒证。另"肝藏血"一词最早见于《灵枢·本神》，并在《素问·五脏生成》中曰"人卧血归于肝，肝受血而能视，足受血而能步，掌受血而能握，指受血而能摄"，提到肝藏血的生理作用，但对其机理未加阐明，唐代王冰注解时初步解释了肝藏血的机理，即"肝藏血，心行之，人动则血运诸经，人静则血归于肝"。

宋金元肝胆脏象辨证论治的总结与理论创新

宋代是中医学承上启下的重要时期，宋政府组织学者对历代医著进行了整理和校勘出版，同时还组织撰著了《太平圣惠方》《圣济总录》《太平惠民和剂局方》等一系列方书，为后世留下许多名方，其中收录了大量肝胆脏象辨证论治的内容，尤其是《圣济总录》，收载了大量当时内府及民间的临证实践用方，在病名、病证、方药等方面较之唐代更为丰富，如《千金要方》以乌梅丸治"肝邪热为疟"，《太平圣惠方》则以知母散治"肝疟"，用乌梅丸、蜀漆圆治疗"肝疟久不瘥"及肝疟成劳；后《圣济总录》又制乌梅饮、鳖甲丸治"厥阴肝疟"。金元医家则根据《内经》条文，结合个人临床经验，对肝脏象理论发挥颇有创新。

1. 《太平圣惠方》从虚实寒热论治肝胆病证　《太平圣惠方》以五卷篇幅首论脏腑病辨治，内容虽不少引自《千金要方》《外台秘要》，但也新增了大量中晚唐至宋初的医学经验。继《千金要方》之后，《太平圣惠方》对肝胆虚实寒热病机的研究更为深入，在方药运用方面进一步丰富，其中卷三专论肝胆脏象理论、病源与选方，共15门，列肝藏论1首，病源14首，方有105首。肝藏论为肝脏论治总纲，引《素问·阴阳应象大论》肝脏象学介绍肝脏生理；次论肝气实、肝气虚之症状及治则；最后结合脉象变化及五行生克理论阐发肝与肺、心、脾、肾之间的传变及预后。收载了肝虚、肝实、肝气不足、肝脏中风、肝风筋脉拘挛、肝风筋脉抽搐、肝壅热头目不利、肝气逆面青多怒、肝脏风毒流注脚膝筋脉疼痛、肝风冷转筋、胆虚冷、胆实热、胆虚不得睡、胆热多睡等14种病证临床表现与方药。《太平圣惠方》论治肝胆病，主要有肝实热、肝虚寒、胆实热、胆虚寒等证治，其中治肝实热的泻肝前胡汤较《千金要方》的泻肝前胡汤增加了羚羊角、大黄、赤茯苓，其清热泻肝之功更强，在其他方中此三味药使用频繁；肝虚寒的治疗，《太平圣惠方》继承《千金要方》之思路，但《太平圣惠方》常加入鳖甲、羚羊角、犀牛角等动物类药，及麝香、木香、冰片、沉香等芳香行气之品，并重视补益脾肾，用参、术、茯苓、黄芪，及山茱萸、熟地黄、石斛、五味子等。胆实热《千金要方》只有泻热半夏千里流水汤方，而《太平圣惠方》则有泻热麦门冬散、羚羊角散等五方。胆虚寒论治也较《千金要方》详细，"大病之后，脏腑尚虚，荣卫未和，生于冷热。邪客于阴，阴气虚，卫气独行于阳，不入于阴，故令不得睡也"，治疗用茯神散，药用茯神、柏子仁、酸枣仁、黄芪、人参、熟地黄、远志、五味子等，补养气血，安神定志。

2. 《圣济总录》集北宋肝胆脏象辨证论治理论之大成　《圣济总录》上承《太平圣惠方》之学，而又集北宋医学之大成。《太平圣惠方》所收以前代效方、验方为主，《圣济总录》乃以收宋朝内府和当时医家用之有效的医方为主，选方精要，体现了北宋医学的进步，并重视理论总结，强调以理论指导临床实践。《圣济总录》收录肝胆所主病证、病名、方药等内容均远超《千金要方》。在病机方面，增加了不少新的认识，如认为肝气盛则血有余，为肝实之证；肝气虚则为血不足，为肝虚之证，这是《太平圣惠方》理论的延续。在此之外，又进一步论述了肝与脾、肾、心、肺及三焦之间的病机关系，如"肾气亏损，不能生肝，肝乏生气，遂多虚冷""肝气雍实，热刑于脾""肝脏雍实，风热搏经络，动于心肺""肝气久虚，三焦气不顺上攻"等论述，都是晋唐医籍中所未见的新论。《圣济总录》对《内经》"肝胀"、《金匮要略》"肝著"病机等，也有更深入的阐述。书中卷四十一、卷四十二为肝藏门、胆门，统论肝胆本脏及经络循行所经部位病证及治疗。列有肝藏统论、肝虚、肝实、肝胀、肝著、肝风筋脉抽搐疼痛、煎厥、肝气逆面青多怒、薄厥、肝病筋急、疹筋、胆虚、胆实、胆虚不眠、胆实多睡、胆瘅等门。在其他病证中亦兼有肝胆之内容，如"诸风门"从五脏出发论治中风，列"肝中风"论，"论曰《内经》谓以春甲乙中风，为肝风。肝风之状，多汗恶风，善悲，嗌干善怒，时憎女子者。有头目、两胁痛，行常伛偻，嗜甘如阻妇状者；有但踞坐，不得低头，绕两目连额色微青，唇青面黄者。治法宜灸肝俞，后以药治之"，收有石膏汤方、排风羌活散方、升麻汤方、白藓皮汤方、雄黄丸方、犀角丸方、羌活散方、天雄散方、丹砂丸方、天麻丸方等 10 种方药。《圣济总录》卷 102 至卷 113 为眼目门，收载了大量眼科病证方药，均从肝论治。可见《圣济总录》在继承历代肝胆脏象辨证论治理论的基础上，总结了北宋时期肝胆脏象辨证论治的实践经验，加强了理论总结，并创制了诸多肝胆方药，为肝胆脏象辨证论治理论与临床的发展做出了贡献。

3.《小儿药证直诀》小儿肝胆脏象辨证论治理论总结 从五脏辨证论治，是钱乙学术思想的核心部分，其充分运用五脏五行的规律，将五脏同儿科常见病如惊、风、困、喘、虚等密切联系起来，指导临床小儿病证诊断治疗。他认为肝属木，主风，主筋，其声在呼，开窍于目。故小儿肝病常见哭叫目直、呵欠顿闷、项强等症。诊断上，钱氏特别注意辨别肝与其他四脏之间的脏腑虚实和生克制化关系。治疗根据病情的新久虚实，虚则补其母，实则泻其子，如肝有实热，"手寻衣领及乱捻物，泻青丸主之"；风热俱盛，侮及肺金，"壮热饮水，喘闷，泻白散主之"；母令子实，肝热而心火亦炽，肝心同治，"目直视不搐，得心热则搐。治肝，泻青丸；治心，导赤散主之"。

4. 金元医家对肝胆脏象辨证论治的理论发挥 《千金要方》《太平圣惠方》《圣济总录》都从虚实方面论治肝胆病证。至金元时期，医家结合个人的临床经验，各创学说，从不同角度对肝胆脏象理论进行发挥。

刘完素以"五运主病""六气为病"，探讨脏腑六气病机学说，他根据《内经》理论提出"肝运主病"，即"诸风掉眩，皆属于肝"，并从"六气皆从火化"角度，分析肝病病机："掉，摇也；眩，昏乱旋晕也。所谓风气甚而头目眩晕者，由风木旺，必是金衰不能制木，而木复生火，风火皆属阳，多为兼化，阳主乎动，两动相搏，则为之旋转"(《素问玄机原病式·五运主病》)。对这类风火相兼之病证，当配以清凉之治法。又"六气为病"中"风类"："诸暴强直，支痛缓戾，里急筋缩，皆属于风"。厥阴风木，乃肝胆之气也，根据其"亢害承制"观点，认为"风木为病，反见燥金之化，由亢则害，承乃制也。况风能胜湿而为燥也，亦十月风病势甚而成筋缓者，燥之甚也。故诸风甚者，皆兼于燥"。

张元素根据《内经》的脏象理论和病机学说，精辟地总结了各脏腑的生理和发病概况，其重要的发明是将脏腑病证分为"本病"和"标病"，并明确了虚实标本的用药方法，名之为《脏腑虚实标本用药式》，其中含肝胆脏象辨证论治内容。如论肝之生理及临证表现："肝藏血，属木，胆火寄于中；主血，主筋，主呼，主怒。本病：诸风眩运，僵仆强直，惊痫；两胁肿痛，胸胁满痛，呕血；小腹疝痛，痃瘕，妇女经痛。标病：寒热，疟；头痛，吐涎；目赤，面青，多怒；耳闭颊肿；筋挛卵缩，男子颓疝，妇女少腹肿痛、阴病。"对肝病证的虚实标本用药方法做了明确阐述。

"疏泄"一词虽早见于《素问·五常政大论》，但直至朱丹溪才明确指出肝主疏泄功能，他在《格致余论·阳有余阴不足论》中说："主闭藏者肾也，司疏泄者肝也。"朱丹溪还提出"相火论"，认为"凡动皆属火""人有此生……其所以恒于动者，皆相火之为"。相火"寄于肝肾二部"，肝肾之阴悉具相火，相火妄动，则耗损阴精，成为贼邪，导致病变丛生，朱氏善于用滋阴降火法治疗相火妄动之病证，其代表方为大补阴丸。朱丹溪善于治诸般郁，创有越鞠丸统治诸郁，而其治"肝有怒郁"的痫证患者，针灸肝穴，与汤药并施，为后人垂范。

明清医家肝胆脏象辨证论治理论臻于成熟

　　明清时期，中医肝胆脏象辨证论治理论体系臻于成熟。明代缪希雍，清代江涵暾、王旭高、费伯雄等医家，他们都在肝胆病的辨证用药方面进行过认真实践，总结了不少论治肝胆病的用药法则，并筛选出许多有效药物。明清医家撰著大量医案，其中如《名医类案》《续名医类案》《临证指南医案》《吴鞠通医案》《静香楼医案》等收录许多论治肝胆病证的临床案例。

　　1. 缪希雍提出治疗吐血"宜补肝，不宜伐肝"　　缪希雍治疗吐血的三药法，即"宜行血，不宜止血""宜补肝，不宜伐肝""宜降气，不宜降火"。这是"见血休治血"的发挥和具体运用。缪氏认为，肝为将军之官，主藏血，吐血者，肝失其职也。养肝则肝气平，而血也有所归。伐之则肝虚不能藏血，血愈不止矣。肝有疏泄之功，调节血运。出血证多是因肝阴不足，肝阳偏亢，气血逆乱，使肝藏血失职所致。缪氏常用生地黄、牛膝、枸杞子、芍药、鳖甲、山茱萸、炙甘草等，方如六味地黄丸，酸甘化阴，养阴制阳。此法适用于阴虚内热，气火亢盛的吐血证。

　　2. 李中梓阐发"乙癸同源，肝肾同治"　　在肝肾关系问题上，李中梓阐发"乙癸同源，肝肾同治"的机制，在《医宗必读·乙癸同源论》中指出生理上相火寄于下焦肝肾，而肝肾为精血所藏；治疗上补肾即补肝，泻肝即泄肾。怒气伤肝不可补，恐惧伤肾不可泻。补肝为濡养肝血，壮水之主；泻肾为不致肾气过亢。泻肝所以降气，补水所以制火，是治疗大法。这比《难经》"东方实，西方虚，泻南方，补北方"的治则更进一步，成为传世明论。

　　3. 叶天士"阳化内风"论治　　叶天士重视肝生理病理变化，并论述了"阳化内风"与肝脏的密切关系。《临证指南医案》"中风门"中，叶氏在前人论述基础上，认为中风的主要病机是由"阳化内风"所致，充实和提高了中医学内风病机理论。虽然阳化内风有多种病因，并牵涉多脏腑病证，但其本皆不离乎肝。如肝与其他四脏之间生化、制约关系失调，如精液耗损、心血不足、木乏滋荣、肺脾衰惫，以及烦劳火起、热邪伤阴等，都能使肝脏失去柔和性，引起人身阳气的变动。

　　4. 江涵暾提出肝部药对　　江涵暾《笔花医镜》曾举治疗肝虚、肝实、肝热、肝寒的肝部药对，据其作用之强弱而称"猛将""次将"。补肝猛将如枸杞子、北五味子、乌梅。补肝次将如山茱萸、菟丝子、何首乌、当归、沙苑子、蒺藜、白芍、鳖甲、龙骨、牡蛎、木瓜。泻肝猛将如郁金、桃仁、青皮、莪术、沉香。泻肝次将如郁金、木香、延胡索、柴胡、栀子、川芎、川楝子、赤芍、瓜蒌皮、白蒺藜、佛手、钩藤。凉肝猛将如龙胆、黄连。凉肝次将如羚羊角、夏枯草、石决明、青蒿、菊花。温肝猛将如肉桂、桂枝、吴茱萸、细辛、胡椒、骨碎补。温肝次将如菟丝子、艾叶、山茱萸、茴香。

　　5. 王旭高治肝三十法　　王旭高《西溪书屋夜话录》中仅存《肝病证治》一篇，其治肝三十法，比较全面地总结了前人治肝经验，其中受叶桂的治肝方法影响最深。对肝病证治："肝气、肝风、肝火，三者同出异名，其中侮脾乘胃，冲心犯肺，挟寒挟痰，本虚标实，种种不同，故肝病最杂而治法最广。"王氏治肝以此三者为纲，分别论治。如肝气证治，有疏肝理气、疏肝通络、柔肝、缓肝、培土泄木、泄肝和胃、泄肝、抑肝等八法。其治肝之法，丰富而细致，对后人颇多启发。

　　6. 费伯雄治肝方　　费氏治学主张以"醇正""和缓"为宗旨，对肝脏病证的调治甚有心得。指出"肝者将军之官，其体阴，其用阳，故为刚脏"，而营阴不足是肝脏病变的重要原因，自制调治肝病方剂多首，如肝气太强，抑制脾胃，见中脘不舒，饮食减少，制抑木和中汤；肝风眩晕制滋生青阳汤；肝受燥热，筋缩爪枯，制涵木养营汤；肝胆火盛，胁痛口苦，制加味丹栀汤，等等。其治肝方剂，皆通过临床实践而拟制。

　　综上所述，《内经》中已初步形成了肝胆脏象辨证论治理论的雏形，至《伤寒杂病论》《中藏经》肝胆脏象辨证论治理论与实践进一步丰富，已确立辨证论治的体系，并留下许多肝胆治疗的经典方药。晋隋唐时期《脉经》《千金要方》在继承秦汉肝胆脏象理论的基础上，结合临床实践，对肝胆脏象辨证论治的理论体系有更深入的思考和总结，开始将肝胆病证列专篇进行阐发，并总结出肝胆脏腑经络辨证、肝胆虚实寒热辨证等重要的辨证纲领，对后世颇有影响。宋金元及明清时期，中医肝胆脏象辨证论治理论体系日渐成熟。

陈玉鹏从文献研究角度，对先秦至明清医著及医家有关肝脏象辨证论治的理论进行了系统、全面的阐述，梳理了历代肝胆脏象理论及辨证论治发展的脉络，为进一步深入开展肝胆脏象辨证论治规律的整理研究提供思路。

137　肝脏象现代研究思路、目标及进展

脏象研究几经起伏，目前处于深刻变革前的相对沉寂状态。如何打破这一沉闷局面，前景将会怎样？学者乔明琦以肝脏象现代研究为例，依据相关研究资料和工作进展，勾画其研究总体思路和基本目标，以期对促进脏象学变革有所启示。

肝脏象及其证候研究现状与问题分析

1. 研究回顾　肝脏象现代研究与肾及脾研究相比起步相对较晚，但研究相对集中，呈现如下几个阶段：1978 年湖北中医学院在全国率先开展"肝郁证"临床研究，采用现代检测手段，寻找其客观指标。发现"肝郁"患者具有交感神经功能和甲状腺素等改变。与此相应用四氯化碳及艾叶等中毒法制造"肝郁"小鼠、大鼠模型也相继报道。随后，1981 年前后，原湖南医学院附属医院中医基础理论研究室对"肝郁脾虚证"进行了较为系统研究，检测该证患者临床客观指标，复制该证大鼠模型，开展治疗方药作用机制实验。1985 年《中医年鉴》曾以肝脾两脏研究为例，认为应在脏象研究中开辟五脏病理研究新途径。辽宁中医学院中医基础理论教研室郑洪新依据尸检结果，首次报道"肝郁气滞证"病理解剖改变特点。1987 年前后，原黑龙江中医学院中医诊断教研室黄柄山等对"肝郁气滞证"临床表现、发病原因、个性特点及相应指标进行了较为全面的研究。20 世纪 90 年代初、中期湖南医科大学附属湘雅医院在其原有研究基础上，连续对肝阳上亢、肝火上炎、肝胆湿热及肝血虚证进行研究，对所研究证候首先依据文献、老中医专家经验及初步临床观察结果，拟定其诊断标准，所用检测手段更为先进，指标更具针对性，研究结果显示出上述 5 证的基本病理变化特点。山东中医药大学中医基础理论教研室先后报道"肝气逆、肝气郁"两证临床研究和大鼠模型建立及进一步研究结果。其间有关"肝郁证"动物模型研究有新进展，中国中医研究院等报道模具、夹尾法等复制"肝郁证"大鼠模型。

以上研究促使理论思考和认识深化，1997 年前后北京中医药大学杨维益提出肝脏象在五脏中地位于清代上升至首位的认识，并依据秦伯未先生之论，强调研究"肝郁"当分"太过与不及"。乔明琦等分析"肝郁证"动物模型研究中的问题，指出模型表现证候与临床表现不符，证候与概念含混和临床特征把握不准是其模型与原型分离的重要原因。并依据临床和基础研究发现提出"肝主疏泄与调节机体单胺类神经递质有关"假说，对肝脏象的认识和研究开始深入到微观层次。

2. 研究现状　与上述阶段研究呈现的普遍活跃状况相比，20 世纪 90 年代末至今，肝脏主要证候如肝郁脾虚、肝阳上亢等均已获资助研究；如无新的研究思路，同类研究难以再有新的进展，故已开展过这一方面研究的黑龙江、湖北等地未再有新的研究报道，相对处于平静时期。同时重点研究相对集中，主要在山东中医药大学和湖南医科大学附属湘雅医院进行。在国家自然科学基金委和科技部重点资助下，两家单位正在分别进行经前期综合征肝气逆证发病中枢机制与临床辨证规范和疗效评价标准研究，及以肝郁证为代表的抑郁症证候辨证研究。

3. 问题分析　出现上述局面的主要原因可能有二：一是国家科技政策导向，继"七五""八五"国家连续资助中医基础研究之后，"九五"转向重点资助临床和应用开发研究。以证候和病证结合动物模型为代表的中医基础研究一度受到冷落。"十五"中医基础研究重大科学问题项目启动，研究单位相对集中；二是理论认识起伏，20 世纪 90 年代末期理论界认为动物模型和证候指标研究的方向不对，是走入"误区"，若干原有研究单位及人员可能受此影响未能继续坚持研究。

总体思路：以肝脏基本功能为研究对象，深入揭示肝脏功能机制及其活体结构

思路依据是，脏象的基本内涵为"藏于体内的内脏器官及其表现于外的生理病理征象"，此已为学术界所公认；脏象是中医前贤在粗略解剖知识基础上，通过"司外揣内""以象测藏"方法所建立的有关人体组织结构及其功能活动和病理变化的理论知识，亦无疑义；人是由多个层次结构组成的复杂系统，个体水平上的生命活动及其征象是由其内部不同层次结构功能相互作用共同完成的，此已为生命科学充分证明。因此，研究脏象不能离开结构谈功能，否则将成为玄学。脏象之脏，藏于体内的内脏器官不同于现代医学的解剖器官，但绝非没有组织结构的凭空之象。五脏生理病理征象是由构成五脏系统的组织结构功能活动所产生而表现的，是机体在生命活动状态下的特有表现。因此，围绕肝脏基本生理功能，扣准机体不同层次上反映肝脏功能变化的客观指标，借助现代科技检测手段进行深入研究，探索揭示其功能机制及其活体结构，应是肝脏象研究的总体思路。

基本目标：构建反映肝脏功能机制及其活体结构的科学假说

假说是理论的初期形态，是科学由实践向理论飞跃的桥梁。只要科学还在思维着，它的发展形式就只能是假说（恩格斯《自然辩证法》）。因此，鉴于脏象深刻而复杂的内涵，构建反映肝脏功能机制及其活体结构的科学假说，应是肝脏象现代研究的基本目标。

活体结构和功能机制是深化脏象理论、创新脏象学的两个关键问题。活体结构也可称之为功能结构，是指机体在生命活动过程中由生命活动需要所形成的功能结构，即在机体器官、组织结构的基础上，因生命活动的需要而产生的器官的、组织的功能联系。这一概念来源于近年欧美国家生命科学兴起的"结构生物学"（Structural biology）。生命科学研究显示，生命活动中机体产生若干新的联系结构，不同水平的机体生命活动复杂现象无法由其解剖器官组织功能说明，需要从活的联系中寻找答案。功能机制系指产生功能的机体的不同层次结构、功能及其相互关系，即功能是如何发生的？是由哪些组织结构及活性物质，通过何种途径，发挥何种作用而产生其功能的？如现代医学认为收缩是肌肉的基本功能，肌纤维滑动是其收缩的基本机制。主疏泄与藏血是肝脏两大基本功能，肝脏是如何主疏泄和藏血的？靠传统的"以象测藏"方法无法知晓。只有借助现代检测手段，深入机体内部，探索不同层次的结构联系及其具体机制，才能逐步阐明这一功能及其结构。发现一种机制及其结构，表明该学科由现象描述向本质发现的飞跃。探索并揭示中医脏象活体结构和功能机制将是脏象学由传统的整体水平上的描述向内部深层本质的逼近。一旦建立起这一科学假说，将对中医学产生巨大推动作用，带动中医学由传统向现代迈进。

主要研究进展与其假说构建

20世纪80年代中期，欲从当时研究热点的"肝郁证"探索肝主疏泄机制。查阅研究报道发现两个问题：一是对肝郁证的表述含糊不清，如症状有急躁易怒和郁郁寡欢、胀痛走窜与胸闷太息等并见；二是同一检测指标的变化前后矛盾，如自主神经功能检测有交感神经亢奋和抑制两种结果等。导致这一现象的原因可能与对中医有关论述未能准确把握有关。查阅文献发现"肝郁证"混淆了前人有关"肝气和肝郁"的区别，从而导致研究结果前后矛盾。《素问·玉机真脏论》言肝气"太过则令人善怒，忽忽眩冒而巅疾；其不及则令人胸痛引背，下则两胁满"。清代李冠仙《知医必辨》从逍遥丸适应证角度提出区别肝气与肝郁的重要性。他说："病者肝气郁结，或为人所制，有气不能发泄……投以逍遥自然获效。若其人并无所制，而善于动怒，岂有病不加甚耶？"当代医家秦伯未先生在《谦斋医学讲稿》中指出："肝气郁结与一般肝气证恰恰相反，肝气证是作用太强，疏泄太过，故其性横逆；肝气郁结是作用不及，

疏泄无能，故其性消沉……由于性质的不同，用药就有出入。"张珍玉在《中医学基础》中提出肝气、肝郁证候的不同症状和治则方药。可见古今医家对肝疏泄失常出现的肝气太过与不及已有明确论述，无奈当时研究者疏忽了文献研究。

科学证明，只有开展研究取得第一手客观资料，才能获得正确的结果。为此我们开展了以下四个阶段的研究。

第一阶段："肝郁证"临床表现与发病的相关指标研究。拟定肝郁证临床表现调研表，开展济南市等地区人群和临床流行病学调研及相关血尿指标检测。结果表明："肝郁证"不是单一证候，患者呈现两种不同类型，一类以情绪亢奋、急躁易怒、头腹胀痛为特点；一类以情绪低落、郁郁寡欢、胸闷善太息为特点。两类患者血、尿中去甲肾上腺素（NA）等指标有显著性差异。据此提出"肝气逆、肝气郁"两证概念，并初步提出两证诊断参考标准。随后借助有关量表开展两证病因病机研究，结果显示：肝疏泄失常的病因主要是情志刺激，尤其是多种情志刺激组合致病概率最大。个性外向和胆汁质者多呈现肝气逆证，内向和忧郁质者多呈现肝气郁证。经前期、睡眠欠佳、身体疲劳状态下最易于发病，即机体"气血潜在不畅"，是易受外界情志刺激而发病的内在因素，其实质是血清甲状腺素 T_4 水平显著升高，雌二醇（E_2）、孕酮（P）正常分泌峰阙如。据此调研检测结果，提出肝气逆、肝气郁两证是肝疏泄失常始发证结论，并建立临床诊断实验参考指标，提出"气血潜在不畅"病因概念，"多情交织共同致病"假设。这些新认识，丰富并深化了对肝疏泄宏观、微观机制的理解，为肝脏既易升动太过又易疏泄不及双重病理特性提供有力佐证。其后建立肝气逆、肝气郁证大鼠模型及其复制技术标准，开展从下丘脑到心、肝、胃、肾上腺等组织器官单胺类神经递质含量变化动态连续检测，并用我们研制的药物使大鼠模型获得药物反证的支持。继临床研究发现肝疏泄失常肝气逆、肝气郁两证之后，又在动物身上复制出两证模型，为两证确立增添有力证据。同时，选择下丘脑等组织中单胺类神经递质作为指标，不仅为两证大鼠模型提供客观证据，而且对两证深层微观机制作出阐明，为揭示肝疏泄失常现代机制，提供实验资料与科学解释。

第二阶段：情志致病机制人群、临床和基础研究，发现情志致病方式与伤脏规律。山东、河南、浙江三省中医药院校按照严格科研设计同步开展上述大样本、多中心的人群调研和检测。结果显示：①人们日常体验到的是多种情绪的组合，单一情绪体验仅发生在特定情景和短时间之中；②情志刺激致病以多种情志组合伤肝以及肝为主兼及胆胃的概率最大，占其总病例的 61.3%；③肝主疏泄调畅情志与调节机体下丘脑、肝脏和外周血中儿茶酚胺（CA）、去甲肾上腺素（NA）、5-羟色胺（5-HT）、甲状腺素（T_3）和雌二醇（E_2）等单胺类神经递质和激素水平变化密切相关。以上结果表明：肝调畅情志功能包括下丘脑在内的复杂结构通过调节单胺类神经递质与激素水平变化而实现。正常情况下，人们体验到多种情绪组合；发病情况下，多种情志刺激交织共同致病首先伤肝，或同时合伤潜病之脏。由此提出"多情交织共同致病，首先伤肝"假说，这一新见解能够较好地说明人们日常生活中复杂情志活动，解释病变状态下情志致病方式与伤脏规律，为传统七情学说发展提供新的空间和方向。

第三阶段：经前期综合征（PMS）病证结合研究。利用流行病学调研，摸清 PMS 证候分布规律，建立 PMS 肝气逆、肝气郁病证结合临床诊断和疗效评价标准；复制该病证结合大鼠、猕猴模型，逐步探察肝主疏泄不同层次机制，并以理论为先导研发新药。研究中先后与美国、澳大利亚等国进行国际合作。

第四阶段：肝疏泄失常中枢机制与情志病证研究技术平台研究。以 PMS 两证大鼠和猕猴模型为对象，试图搞清外周血尿和器官神经递质、性激素水平与中枢内含量变化关系，中枢内该类指标与其受体作用情况，该类受体编码蛋白基因表达及其调控作用。目的是探索肝主疏泄功能定位和阐明作用机制，在分子和基因水平上揭示肝主疏泄的深层机制，推进肝脏象学向现代科学水平迈进。建立情志病证研究整套技术方案，包括情志病证调研检测配套量表和指标、病证诊断和疗效评价标准、动物模型、中医药干预可能的作用靶点，以及可信的工具药物等。目前正在完善和推广该技术平台。可以预期，随着该技术平台的广泛应用，反映肝主疏泄调畅情志宏、微观机制的科学假说将随之提出，将为中医临床肝疏泄失常证候诊治与疗效评价提供有效理论指导。

138　肝系脏象病位与病性特征研究

　　学者史话跃等在中医脏象辨证理论体系构建研究过程中，基于南京中医药大学附属医院 4203 例肝系临床流行病学调查数据结果和专家意见，结合古籍文献研究等，根据肝系的生理功能和病理特点，对肝系的病位、病性特征进行了凝练、梳理和研究，并系统地阐述、规范了肝系的病位、病性特征症。

肝系生理功能

　　肝系是指肝及与其直接相关联的脏腑、官窍、经络等组织结构的总称，包括肝、胆、目、筋、爪、足厥阴肝经、足少阳胆经等。肝主疏泄，主藏血，在体合筋，其华在爪，开窍于目，在液为泪，其味为酸，在志为怒，藏魂；肝与胆相表里，胆主贮存和排泄胆汁，主决断。

肝系病位特征症

肝系生理功能异常产生的病位特征如下。

　　1. 肝主疏泄异常特征症　胸胁胀闷，胁肋、少腹、脘腹胀痛，经行乳房、少腹胀痛，胁肋刺痛，头晕，头胀，头痛，面红目赤，咽部异物感，病情轻重随情绪发生变化，情志抑郁，善太息，烦躁易怒，意志消沉，多疑善虑，吐血，咯血，乳房结块，胁下肿块，颈部瘿瘤、瘰疬，腹膨隆，腹硬满，黄疸，口苦，大便溏结不调，月经周期紊乱，痛经，闭经，女子排卵异常，不孕，男子排精异常，不育等。

　　（1）调畅气机功能异常：胸胁胀闷，胁肋、少腹胀痛，经行乳房胀痛等属肝经气机不利的病位特征；头晕、头胀、头痛、面红目赤等属肝郁化火、循经上炎的病位特征；咽部异物感属痰气搏结于咽喉的病位特征。

　　（2）调畅情志功能异常：情志抑郁，善太息，病情轻重随情绪发生变化等属肝失疏泄，情志不畅的病位特征；烦躁易怒属肝郁化火的病位特征；意志消沉，多疑善虑等属肝气、肝阳不足的病位特征。

　　（3）调节血液和津液运行异常：吐血，咯血等属肝火迫血妄行的病位特征；乳房结块，胁下肿块，胁肋刺痛等属痰气、瘀血互结于乳房、胁下的病位特征；腹膨隆，腹硬满等属痰瘀水互结于腹的病位特征；颈部瘿瘤，瘰疬等属痰气结于颈部的病位特征。

　　（4）促进脾胃运化异常：胁肋、脘腹胀痛等属肝胆、脾胃气机不畅的病位特征；黄疸属肝胆疏泄失常，胆汁外溢的病位特征；口苦属胆汁上溢的病位特征；大便溏结不调属肝郁脾虚的病位特征。

　　（5）促进女子行经排卵和男子排精异常：月经周期紊乱，痛经，闭经，经行乳房及少腹胀痛等属肝失疏泄，冲任失调的病位特征；女子排卵异常、不孕，男子排精异常、不育等属肝失疏泄，影响女子排卵和男子排精的病位特征。

　　2. 肝主藏血异常特征症　头晕，目眩，肢体麻木，月经量少色淡，月经量多，崩漏，闭经，咯血，呕血，衄血等。

　　头晕，目眩，肢体麻木等属肝藏血不足，头目、筋脉失养的病位特征；月经量少色淡，闭经等属肝血不能充盈冲任之脉的病位特征；咯血，呕血，衄血，月经量多，崩漏等属肝失藏血、血液妄行的病位特征。

3. 肝在体合筋，其华在爪异常特征症　肢体关节屈伸不利，肢体拘急，易于疲劳，头身振摇，肌肤麻木，口眼㖞斜，半身不遂，角弓反张，手足抽搐、蠕动、震颤，肌肉瞤动，前阴萎缩，阳痿，阴囊收缩引痛，舌强不语，口舌发麻，舌动异常，爪甲色淡、干枯、脆薄等。

肢体关节屈伸不利，易于疲劳等属肝血不足，筋脉失养的病位特征；头身振摇，肢体拘急，肌肤麻木等属肝阳化风，筋脉挛急的病位特征；口眼㖞斜，半身不遂等属肝风夹痰阻滞经络的病位特征；角弓反张，手足抽搐等属热邪燔灼肝经的病位特征；手足蠕动、震颤等属肝阴不足，筋脉失养的病位特征；肌肉瞤动属肝血亏虚，筋脉失养的病位特征；前阴萎缩，阳痿，阴囊收缩引痛等属肝主宗筋异常的病位特征；舌强不语，口舌发麻，舌动异常（舌体痿软、强硬、震颤、歪斜、吐弄、短缩）等属肝主舌上筋脉异常的病位特征；爪甲色淡、干枯、脆薄等属肝血不足，爪甲失养的病位特征。

4. 肝开窍于目，在液为泪异常特征症　目涩，视物模糊，视力减退，歧视，雀盲，迎风流泪，畏光羞明，多眵，黑睛生翳、溃烂等。

目涩、视物模糊、视力减退、歧视、雀盲等属肝阴血不足、目失濡养的病位特征；迎风流泪、畏光羞明、多眵等属肝经风热或肝火上扰目窍的病位特征；黑睛生翳、溃烂等属肝胆实火上攻或湿热熏蒸肝胆的病位特征。

5. 肝在志为怒异常特征症　情绪急躁，烦躁易怒等。情绪急躁、烦躁易怒等属肝火上炎，肝阳上亢或肝郁化火的病位特征。

6. 肝藏魂异常特征症　恶梦纷纭，卧寐不安，梦游，梦呓等。恶梦纷纭、卧寐不安、梦游、梦呓等属肝火或肝阳扰乱神魂的病位特征。

7. 肝味为酸异常特征症　口酸，呕吐酸水等。口酸、呕吐酸水等属肝火犯胃的病位特征。

8. 胆贮藏和排泄胆汁异常特征症　厌食油腻，口苦，黄疸、大便色白等。厌食油腻属湿热蕴结肝胆，脾胃运化失职的病位特征；黄疸、大便色白等属胆汁外溢的病位特征；口苦属胆汁上溢于口的病位特征。

9. 胆主决断异常特征症　胆怯易惊，惊悸不宁，善恐，优柔寡断等。胆怯易惊、惊悸不宁、善恐、优柔寡断等属胆气内虚的病位特征。

10. 肝经异常特征症　胸胁、少腹或巅顶处疼痛，阴部不适，疝气等。胸胁、少腹或巅顶处疼痛，阴部不适、疝气属肝经寒凝气滞的病位特征。

11. 胆经异常特征症　胸胁苦满，寒热往来等。胸胁苦满，寒热往来属少阳胆经不利的病位特征。

肝系病性特征症

肝系病性特征症，病性属实有气滞、血瘀、热（火）、阳亢、寒、痰、湿、饮、水停、砂石、虫积等；病性属虚有气虚、血虚、阴虚、阳虚等。

1. 病位在肝系，病性属实的特征症

（1）气滞：情志抑郁，烦躁易怒，善太息，病情轻重随情绪发生变化等属肝失疏泄，情志失调的病性特征；胸胁或少腹胀痛，经前或经行乳房胀痛等属肝失疏泄，气血运行不畅的病性特征；月经不调，痛经，闭经等属肝失疏泄，冲任不调的病性特征；咽部异物感属痰气搏结于咽喉的病性特征；大便溏结不调属肝郁脾虚的病性特征；脉弦属肝气失疏，脉气紧张的病性特征。除上述肝系特有的气滞特征症外，气滞病性还有痛处胀闷，胀痛随嗳气、矢气减轻等共性特征症。

（2）血瘀：胁肋刺痛，胁下痞块，乳房肿块等属肝血瘀阻于胁下、乳房的病性特征；肝掌，蜘蛛痣，赤丝红缕，腹露青筋等属肝络瘀阻的病性特征；痛经，经血夹有血块，闭经，恶露不畅等属肝血瘀阻，冲任失调的病性特征；舌边有瘀点或瘀斑属肝血瘀阻的病性特征。除上述肝系特有的血瘀特征症外，血瘀病性还有出血色紫暗或夹有血块，痛处固定，舌质紫黯，脉涩或结或代等共性特征症。

（3）热（火）：头目胀痛，面红目赤，口苦等属肝火上炎的病性特征；急躁易怒属肝火内扰神魂的病性特征；胁肋灼痛属肝火内灼的病性特征；耳鸣，耳聋，耳痛流脓等属肝胆气火上冲于耳的病性特征；吐血，衄血，乳衄，乳头溢液，月经先期，月经量多，经色深红，崩漏等属肝火炽盛，迫血妄行的病性特征；带下黄臭属肝经湿热下注的病性特征；颈项强直，四肢抽搐，角弓反张，牙关紧闭，两手握固，直视上窜等属火热之邪燔灼肝筋的病性特征。除上述肝系特有的热（火）特征症外，热（火）病性还有壮热喜冷，大便秘结，舌质红或绛，脉洪滑数等共性特征症。

（4）阳亢：头目胀痛，头摇而痛，头晕，眩晕欲仆，目眩，耳鸣，面红目赤等属肝阳亢逆，上冲于头面的病性特征；头重脚轻，步履不正属肝肾阴虚，亢阳上扰的病性特征；急躁易怒属肝阳亢扰神魂的病性特征；失眠多梦属肝阳内扰神魂的病性特征；口眼抽动，手足震颤，肢体麻木等属肝阳化风，筋脉挛急的病性特征；卒然昏倒，不省人事等属风阳挟痰蒙蔽清窍的病性特征；脉弦数属肝阳上亢的病性特征。

上述阳亢特征症是肝系特有的病性特征之一。

（5）寒：少腹、巅顶冷痛，阴囊冷缩，睾丸抽痛，寒疝等属寒邪侵袭肝经的病性特征；爪甲青紫属寒凝气血的病性特征；月经后期属寒凝气滞血瘀，冲任失调的病性特征；带下清冷，带下腥等属肝经寒湿下注的病性特征。除上述肝系特有的寒特征症外，寒病性还有四肢厥冷，恶寒喜暖，舌苔白，脉紧或沉迟等共性特征症。

（6）痰：乳房肿块，颈部瘿瘤，瘰疬，咽部异物感等属痰气搏结于乳房、颈部、咽部的病性特征；言语謇涩，肢体麻木，口眼㖞斜，半身不遂等属肝风挟痰阻滞经络的病性特征；惊悸不宁，胆怯易惊等属痰火内扰，胆气不宁的病性特征。除上述肝系特有的痰特征症外，痰病性还有痰多，包块，舌苔腻，脉滑等共性特征症。

（7）湿：黄疸属湿邪内阻，肝胆失疏，胆汁外溢的病性特征；阴部异常（潮湿、瘙痒、湿疹、肿胀、湿烂），带下量多质黏等属肝经湿邪下注的病性特征。上述肝系特有的湿特征症外，湿病性还有头重如裹，口腻不渴，舌苔滑腻，脉濡或缓或细等共性特征症。

（8）饮：胁间饱满，咳唾引痛等属饮停胸胁，阻碍气机的病性特征；脉弦属水饮致肝失调达，脉气紧张的病性特征。除上述肝系特有的饮特征症外，饮病性还有头晕目眩，舌苔白滑等共性特征症。

（9）水停：腹膨隆，腹水等属肝失疏泄，水液内停的病性特征。除上述肝系特有的水停特征症外，水停病性还有肢体浮肿，小便短少不利，舌淡胖，苔白滑，脉濡或缓等共性特征症。

（10）砂石：右胁胀痛或绞痛，右肩部放射性疼痛属砂石阻滞胆管的病性特征。

（11）虫积：右上腹、剑突下绞痛等属蛔虫阻塞胆道的病性特征；呕吐胆汁，吐蛔等属胆气上逆的病性特征。

2. 病位在肝系，病性属虚的特征症

（1）气虚：情志抑郁，意志消沉，善太息等属肝气虚的病性特征；胆怯易惊属胆气内虚，失于决断的病性特征；脉弱以左关为甚属肝胆气虚的病性特征。除上述肝系特有的气虚特征症外，气虚病性还有神疲乏力，少气懒言，舌淡嫩，脉虚等共性特征症。

（2）血虚：头晕目眩，视物模糊，视力减退，夜盲，爪甲色淡，爪甲脆薄，肢体麻木等属肝血不足，头目、爪甲、筋脉失养的病性特征；失眠多梦属肝血不足，神魂不安的病性特征；月经后期，月经量少色淡，闭经等属肝血亏虚，冲任失调的病性特征；肌肉𥆧动，肌肤瘙痒等属肝血亏虚，筋脉失养的病性特征。除上述肝系特有的血虚特征症外，血虚病性还有舌淡苔白，脉细等共性特征症。

（3）阴虚：头晕眼花，两目干涩，视物模糊等属肝阴不足，头目失养的病性特征；胁肋隐痛属阴虚内热，虚火灼伤肝络的病性特征；月经先期，月经量少色深红等属肝阴不足，冲任失调的病性特征；手足蠕动属肝阴亏虚，筋脉失养的病性特征。除上述肝系特有的阴虚特征症外，阴虚病性还有两颧潮红，潮热盗汗，舌嫩红，脉细数等共性特征症。

（4）阳虚：面色青黑属肝阳亏虚，气血不能上荣的病性特征；意志消沉，精神疲惫等属肝阳不升的病性特征；少腹隐痛，痛经，闭经，阳痿等属阳虚寒凝的病性特征。除上述肝系特有的阳虚特征症外，阳虚病性还有畏寒肢冷，大便稀薄，舌淡胖，苔白滑，脉沉迟无力等共性特征症。

肝系常见基础证与复合证

　　根据前期研究发表的"五脏系统病位特征与基础证的研究"的基础证与复合证组合规律，临床上肝系常见的基础证型有肝郁气滞证、肝火炽盛证、肝血瘀阻证、肝脉寒凝证、肝经湿阻证、肝气虚证、肝阴虚证、肝血虚证、肝阳虚证、胆经热盛证等。肝系常见复合证型包括以下几种。①肝系病性复合证：肝经湿热证、肝风内动证、胆经湿热证、胆郁痰扰证等，其中肝风内动证包括肝阳化风、热极生风、阴虚动风、血虚生风几种类型；②肝系病位复合证：肝火犯肺证、肝胃气滞证、肝肾阴虚证、心肝血虚证、心胆气虚证等；③肝系病位、病性复合证：肝胆湿热证、肝郁脾虚证、肝肾阴虚阳亢证等。

　　在研究过程中酌情删除了重复、不恰当、不规范的症状，对以往肝系统中的症状交叉重叠现象进行了厘正，补充了如肝味为酸、肝在志为怒、肝藏魂、肝经、胆经等相关的异常特征症。通过对肝系病位、病性特征的研究，希望能为临床辨证提供依据，并提高临床辨证的准确率。肝系病位、病性特征症的研究丰富和完善了中医辨证内涵，是对辨证思维的继承和发展，并可为脏象辨证系统智能软件的开发奠定基础。

139　发生学视角下中医肝脏的实质

在西医学传入中国后，关于中医学脏府功能与解剖实体不相符合的问题，多以恽铁樵"《内经》之五脏，非解剖的五脏，乃气化的五脏"来说明中西医学理论基础的不同。其后，中西医结合与中医现代化的要求又触发学界展开对脏腑实质的探求，其方法通常是结果导向性的，即根据中医理论所载脏腑之生理、病理表现，寻求体内符合现代医学解释的物质基础和形态结构，如从肝气郁结、肝阳上亢、肝风内动等的临床、实验研究，推断肝藏实质为神经、免疫、内分泌等。无论正确与否，这些研究都甚少关注或尝试解答为何中医脏腑会产生如此明显不合常理的名实分离现象。

若深入到对中医理论创生时期进行考察，有关困惑便迎刃而解，于是中医发生学研究便悄然兴起。这类研究提供了一个较为清晰的藏府（脏腑）演化视野：肯定了解剖作为藏府理论创生的始基，分析了在当时科技条件下，中医藏府从实体器官通过"取象比类""司外揣内"等思维方法，经由气、阴阳、五行等哲学构建，逐渐形成以功能为划分依据的脏象体系。具体到肝藏，往往溯举《灵枢·本脏》"肝大则逼胃迫咽"、《灵枢·五邪》"邪在肝，则两胁中痛"、《难经·四十一难》"肝独有两叶"、《难经·四十二难》"肝重四斤四两，左三叶右四叶，凡七叶"等，认为足以说明，其解剖实体即为西医之肝。然而在发生学视角下，仅仅溯源至《内经》《难经》时期显然是不够的。文字是人类认知有迹可寻的最早载体，"肝"字的生成一定要比医学理论中的"肝"藏要古老得多。以此为出发点，形成了学者高晶晶等探溯中医肝藏实质的研究思路。

文字学启示

如果按照《说文解字》："肝，木藏也，从肉干声"，则"肝"仅仅是一个形声字，代表一个发"干"音的人体结构。问题是作为音符的"干"是否也有可能表意呢？考"干"字甲骨文字形，是一种长条状的叉形工具，主要用于进攻（《说文》"干，犯也"），也可用于防御（《方言》盾"或谓之干"），还可以取物（《荀子·议兵》"皆干赏蹈利之兵也"）、搅拌（《韩非子·用人》"明君使事不相干"）等。徐灏《说文解字注笺》："疑干即古竿字，亦即古杆字"，"竿"与"杆"在外形上类似，区别在于材质。既然"干"上可以添加意符"竹"或"木"进行材质的细分，那么在"干"上添加了意符"肉"的"肝"字，是否也可以表示一种像"干"（"竿""杆"）一样的人体结构（内脏）呢？基于此种考虑，"肝"字与"脊髓"的关系至少在形态上是非常吻合的，而且"脊髓与脊神经"的密切关系最能体现"肝主筋"。

目前学者多以"干"有"盾"义，从而推断"肝"取象于解剖之盾形。此解过于迂回，"干"作为武器，首先是击刺进攻、挥舞格挡，也可以起到如盾般的防御作用，"干"之"盾"义应源于此，而非似盾之形。《释名·释形体》："肝，干也。五行属木，故其体状有枝干也。"再考以"干"为构件的汉字，其形态几乎皆是条状而非盾形，如竿、杆、秆、轩、虷、舌、骭等，"肝"字亦不应例外。另外，从"肝"为"脊髓"出发，理解成语"肝脑涂地"（质地皆似豆腐）、"肝肠寸断"（形态皆似绳索）也更为合理。

文献学依据

如果说"肝"字创生之初是对"脊髓"这一解剖结构的形象记录，那么在今日已完全演变为西医之肝的情况下，能否在遥远而不绝如缕的存世古文献中找到一些支撑的依据呢？甲骨文与金文中都未有"肝"字的相关记载，先秦文献中"肝"字主要出现于医经（《素问》《灵枢》）和礼经（《周礼》《仪礼》《礼记》等）。

医经中的"肝"已经是比较成熟的脏象体系了，以四时五方、五行五脏之"春东风木肝、夏南热火心、中湿土脾、秋西燥金肺、冬北寒水肾"为推演基链，形成了一整套中医基础理论，虽然并没有明确指出肝的解剖位置，但似乎所有涉及"肝"的经文，在后世医家的论述中都不约而同地指向了西医之肝。礼经中的"肝"主要以礼祭用品的形式存在，也未能提供直接有效的位置信息，但在《礼记·月令》中有春"祭先脾"、夏"祭先肺"、中"祭先心"、秋"祭先肝"、冬"祭先肾"的记载。很显然，先秦存在着两套五脏与四时、五方、五行的配位方法，医经所载与今文《尚书》合，礼经所载与古文《尚书》合。这在儒家属于重大的学术争端，后世学者对此展开了激烈的论证，最终以东汉经学大家郑玄在《驳五经异义》（今佚）中所解作为定论，并被唐代孔颖达载入儒家的官方教科书《十三经注疏》之《礼记正义·月令第六》，其文曰："《月令》祭四时之位，及其五脏之上下次之耳。冬位在后而肾在下，夏位在前而肺在上，春位小前故祭先脾，秋位小却故祭先肝。肾也、脾也，俱在鬲下；肺也、心也、肝也，俱在鬲上。祭者必三，故有先后焉，不得同五行之气。今医疾之法，以肝为木，心为火，脾为土，肺为金，肾为水，则有瘳也。若反其术，不死为剧。"

以上所论之方位，按照孔颖达所疏，当指"牲立南首"而言，与医经《素问·阴阳离合论》中"圣人南面而立"是一致的，即以"人"或"牲"为中心，前南后北、左东右西，以顺时针为"气"或"四时"的运行方向。如此就很容易理解《素问·刺禁论》"肝生于左，肺藏于右，心部于表，肾治于里，脾为之使，胃为之市"的论述了。因为医经所使用的是"五脏之气"与"五行之气"的功能配位法，以功能推理而言，并非实指；而礼经所使用的是"五脏之位"与"四时之位"的实体配位法。据此，礼祭之肝位对应于秋位，秋位比夏位（对应于肺位）"小却"，即稍后，可知肝在肺后，且俱在鬲上，那么就只有"脊髓"最为符合了。且"肝"不会向上延伸入脑，按《礼记·明堂位》所载"有虞氏祭首，夏后氏祭心，殷祭肝，周祭肺"，"首"与"肝"显然是分开的。"肝在鬲上"之说，除了上述所引郑玄之文，《礼记正义·月令第六》之"乃制肺及心肝为俎"，孔颖达亦疏"心肝皆鬲上之物，故从肺类俱置俎上"，《周礼注疏·天官冢宰下》之"肺气热，心气次之，肝气凉"，贾公彦亦疏"此三藏并在鬲上"，可互参。

肝脏实质演化

"肝"字创生之后，礼祭之肝"秉承着造字的初衷活跃在礼经古文献中，而"医学之肝"则在此基础上，沿着 3 条不同的路径分别进一步演化，最终呈现于医经古文献中。

1. 本脏推演　当把"肝"之解剖实体界定为"脊髓"后，一切与肝"在体为筋""其用为动"的相关论述便有了"物质基础"，而若以"肝"为西医之肝是无论如何都不可能推出这些结论的。毕竟医学理论要建立在临床实践的基础之上，如果没有现实中"脊髓损伤"导致"肢体截瘫"的现象支撑，而仅仅用纯思辨的"肝木比类"来解释这些理论的产生，无异于空中楼阁和缘木求鱼。而所谓的"司外揣内"也必然是"有诸内必形诸外"，如果没有实在的内，又如何观察到相应的外？

正是有了"脊髓"和"枝干"在外形上的相似，"肝"与"木"的比类才有了共同的取象基础，从而赋予了肝"木曰曲直"的特性（主动、生发、条达等），于是"曲直失控"的疾病（抽搐、僵直、瘫痪等）便归入肝系；进而取"风吹树动"之象来比类解释此类疾病的成因，有了"风胜则动"和"在天为风"的推演；又"春三月，此谓发陈，天地俱生，万物以荣"，从"生发"的特性而有了"在时为春"的推演；生发太过是为"怒则气上"，有了"在志为怒"的推演；失"条达"特性，而有了"肝郁不舒"的证型推演等。自然而然地，"肝"就涉足了"脑"的领域。

2. 向"脑"虚化　医经中对"脑"之解剖是明确的，如《灵枢·海论》："脑为髓之海，其腧上在于其盖，下至风府。"相当于整个颅骨之内的髓状物，《说文解字》释之为"头髓也"。对"脑"之功能也有一定的了解，如《素问·脉要精微论》："头者，精明之府，头倾视深，精神将夺矣。"将意识与头（脑）相连；如《灵枢·经筋》："左络于右，故伤左角，右足不用，命曰维筋相交。"指出头（脑）与躯体运动（感觉）相关。然而，如《素问·五脏别论》："余闻方士，或以脑髓为脏，或以肠胃为脏，或以为腑，敢问更相反，皆自谓是，不知其道。"当时对"脑"的认识，不但有局限，同时还有争议。最终，"脑"成为一个并没有什么实际功能的"奇恒之府"，而其功能的体现则散入各脏腑体系中。

"肝（脊髓）"与"心（血脉）"因为和"脑"有着实质上的连接，所承尤多。如《灵枢·本神》"肝气虚则恐，实则怒""心气虚则悲，实则笑不休"，《素问·金匮真言论》"藏精于肝，其病发惊骇"，《素问·宣明五气》"并于肝则忧"等，两者几乎将医经中的"情绪"全部涵盖。需要指出的是，上述经文将怒、恐、惊、忧俱归于"肝"，与另外一些经文及后世通行的五脏七情配位有所不同。医经作为先秦医学之集大成者，既非一人一时之作，又经过了历代多次修订，其理论虽已相对统一，融合过程中还是留下了各派学术不同见解的痕迹。与"脑"相关的功能分配，随着实体的虚化，出入尤多。关于情绪推演，如果说生发太过导致"怒则气上"，那么生发不及自然"恐则气下"，而气沿着脊髓上至于脑，下及于肾，这应该就是《素问·阴阳应象大论》等将"在志为恐"配位给肾的线索。"惊则气乱"而动，动属肝。至于"忧"，《灵枢·本神》："愁忧者，气闭塞而不行。"与《素问·举痛论》所载"思则气结"一样，都是肝失条达而气机不畅，其中"忧"偏病理，"思"偏生理。

论及"脑"最重要的思维意识活动，《灵枢·本神》有着较为完整的阐述："生之来谓之精，两精相搏谓之神，随神往来者谓之魂，并精而出入者谓之魄，所以任物者谓之心，心有所忆谓之意，意之所存谓之志，因志而存变谓之思，因思而远慕谓之虑，因虑而处物谓之智。"其中神、魂、魄（与生俱来），普遍存在于生物；意与志（闪念与记忆），广泛存在于动物；思、虑、智（规划等高级思维），则只存在于人类等高级动物。一般而言，心藏神、肝藏魂、肺藏魄、脾藏意、肾藏志，而"肝者，将军之官，谋虑出焉；胆者，中正之官，决断出焉"；"肝主语"等，则明确将人类的高级思维都归入肝系。

基于以上论述，"心（血脉）"虽与脑关系密切，但究其实质结构却是可剥离的，"肝（脊髓）"与"脑"在实质结构上却并没有天然的界限，在实际的演化过程中，"肝（脊髓）"向上涵盖了大量"脑"的功能（又不时按"就近原则"将末端腰骶段归属于"肾"），如此得出"东风生于春，病在肝，俞在颈项；南风生于夏，病在心，俞在胸胁；西风生于秋，病在肺，俞在肩背；北风生于冬，病在肾，俞在腰股；中央为土，病在脾，俞在脊。故春气者，病在头；夏气者，病在脏；秋气者，病在肩背；冬气者，病在四肢"的结论。

否则以心与胸胁、肺与肩背、肾与腰股的邻近排比配位法，肝之"俞在颈项"和"病在头"如何解释得通呢？至于脾之俞在"脊"，按照上述规律类推，应是"脐"（音近）或"脘腹"（句式合）之误，否则"项""背""腰"连而成"脊"，不应并称列举。

3. 向"胁"实化　医经中多次提及"肝"与"胁"，两者的关系非常密切。如《灵枢·本脏》："肝小则藏安，无胁下之病；肝大则逼胃迫咽，迫咽则苦膈中且胁下痛。肝高则上支贲，切胁悗为息贲；肝下则逼胃胁下空，胁下空则易受邪。""广胸反骹者，肝高；合胁兔骹者，肝下。胸胁好者，肝坚；胁骨弱者，肝脆。膺腹好相得者，肝端正；胁骨偏举者，肝偏倾也。"认为肝之形状、质地、位置都会对胸胁产生影响。如《灵枢·五邪》："邪在肝，则两胁中痛。"《灵枢·邪气藏府病形》："气上而不下，积于胁下则伤肝。"《素问·脏气法时论》："肝病者，两胁下痛引少腹。"《素问·标本病传论》"肝病头目眩，胁支满"等，都认为肝病的主要表现为胁部不适。

按照古人朴素的"就近原则"，从经文的字面意思推断很容易就会得出"肝在胁"的结论。从《仪礼·少牢馈食礼》"上佐食举尸牢幹"之郑玄注"幹，正胁也。古文幹为肝"，也可略窥由"肝"到"幹"再到"胁"的演化之路。所以医经而下，"肝在胁"几成定论，只是有右胁、左胁、两胁的不同说法，从而不可避免地引发与同位于胁的"脾"的争端，直接造成了中医"肝""脾"两脏解剖实体长期以来混沌不清的局面。

当把"肝"在解剖上界定为"脊髓"，并在功能上拓展入"脑"，运用现代医学的知识，就会清楚地发现医经中所观察到的"肝病在胁"现象，其实可以用中枢神经系统的病变（精神上、器质上），通过周围神经系统（脑神经之迷走神经、脊神经颈丛之膈神经、脊神经胸段之肋间神经等）的传递，从而表现为胁部症状（疼痛、胀满等）来解释。这样，膈之下的胁部就只有"脾"了。那么将中医之"脾"认为是以西医之肝为解剖实体，功能上拓展到胰和脾，结合"脾"之文字学内容，此结论相对合理。不然，何以解释"肝咳之状，咳则两胁下痛""脾咳之状，咳则右胁下痛"，更何以解释医经中论述"肝"病常常使用"两胁"（包括"两肤""两腋"），而非特定的"右胁"？《难经·四十二难》言脾"有散膏半斤"，从而将"脾"之实体拓展到了胰，但其时《难经》中关于肝脾实体的认知已然是误解了。同理，中医之"肾"，按照"就近原则"自然也包含了邻接的肾上腺，并在功能上涵盖了邻近的性腺与性器官。如此，中西医理论在实体解剖层面就不存在大而不可调和的分歧了。

　　"肝"字创生的解剖实体应指"脊髓"，医经中其功能拓展到"脑"；"脾"字创生的解剖实体应指"西医之肝"，其功能拓展到"西医之胰和脾"。解剖层面的明确和相对统一，将使古老的中医理论更容易被现代人理解，也能够更好地衔接与应用现代科技关于脑、脊髓、肝、胰、脾等的最新研究成果，从而促进中医学的创新与发展。

140 肝脏的中医脏象归属

肝脏是人体内最大的腺体和具有多种代谢功能的实质性器官。在组织层面，肝脏由无数肝小叶构成，肝小叶是肝的结构和功能单位；在细胞层面，肝脏由肝细胞、肝窦内皮细胞、肝星状细胞、肝巨噬细胞、斑点细胞等组成，肝细胞是肝内数量最多的细胞。现代医学通过解剖对肝脏的形态和位置已经有了清晰的认知。肝脏为红棕色，呈楔形，可分为膈面和脏面，左、右两叶。肝脏大部分位于右季肋区和腹上区，小部分位于左季肋区。肝膈面与膈相接，肝左叶表面有心的压迹。肝脏面与胃前壁、十二指肠、结肠、右肾及肾上腺等相接。中医对肝的位置与形态的认识也早有记载。如《黄帝内经素问注证发微》："生于肝者，如以缟裹绀。绀者深青扬赤色，此青之明润也。"对肝的色泽（肝呈赤色）进行了描述。《难经》："肝独有两叶。"对肝的形态进行了描述。《十四经发挥》："肝之为脏，左三叶，右四叶，凡七叶，其治在左。其脏在右胁右肾之前，并胃著脊之第九椎。"对肝的形态位置与毗邻关系进行了描述。从以上内容看，现代解剖学的肝脏与中医学的肝基本位于同样位置，具有同样形态，那两者是同一脏器吗？很明显在功能上，中医学的肝的功能内涵大于现代解剖学的肝脏。这是因为中医学对肝的功能的认知不仅来自中医解剖知识，还来自对生命现象的动态观察、对病理现象的反向推算、对临床经验的总结以及受到古代哲学及人文因素的影响，故中医学肝的内涵远大于现代解剖学的同名脏器。中医肝脏所具有的功能和生理特性是现代解剖学的肝脏不能完全匹配和完成的，例如中医认为肝风内动则发生震颤、抽搐、拘挛等，这些症状不是现代解剖学的肝脏功能失调导致的，而是躯体神经系统的异常导致的。肝失疏泄、肝气郁结则发生急躁易怒、情绪低落等，这些症状也不是现代解剖学的肝脏功能失调导致的，而是大脑边缘系统的异常导致的。中医肝脏与现代解剖学的肝脏可能并不是同一脏器。那现代解剖学的肝脏当属于中医脏象中的哪一脏呢？学者徐杨等根据传统中医脏象学，以现代医学中肝脏的解剖学、发生学、生理学、生物学基础等为依据，从发生发育、主要功能、形态结构等角度探讨了肝脏的中医脏象归属。

肝脏的发生发育

肝脏在胚胎时期是由原始消化管的前肠发生发育而来，肝内的细胞是由原始消化管的细胞分裂、分化而来。在胚胎第 3 周末，位于卵黄囊顶部的内胚层被卷入胚体内，形成一条头尾方向纵行的封闭管道，称为原始消化管（原肠）。原始消化管可分为前肠、中肠及后肠 3 段。原始消化管的前肠与中肠交界处的内胚层细胞向腹侧迅速增生、增厚，形成一囊状突起即肝憩室。在胚胎第 4 周，肝憩室迅速生长，伸入原始横膈的间充质中并分为头、尾两个膨大，较大的头部称为肝芽，是肝的原基，将演变成肝内外肝管的黏膜上皮和肝细胞。胚胎的原始消化管是为了吸收母体营养，进行物质能量交换的结构，按照中医脏象理论应属于脾藏（融合了中医内涵的脾称之为脾藏），发挥"运化"的功能。在胚胎时期，原始消化管是肝脏的发源地，因此也可以推测肝脏与中医脾藏有关。肝脏的发育过程实际上是为了更好地满足胚胎物质能量交换与代谢的需求，原始消化管前肠与中肠交界处的内胚层细胞不断高度特化而形成肝细胞及其他肝内细胞的过程。肝脏的发生发育是为了胚胎更好地进行物质能量的交换与代谢，即中医所言的"运化"。发生发育过程中产生的肝细胞是物质代谢（运化）的中心，它将肠上皮吸收的营养物质分解再合成为可供人体利用的成分，再将体内的代谢废物、毒素等分解排出。肝内其他的细胞，如肝窦内皮细胞也能选择性地筛取从内脏循环而来的各种物质，只允许较大的蛋白分子通过，并且还能清除从内脏循环而来的各种废物。这些细胞的主要功能都是为了完成物质能量的交换与代谢，当属于中医脾主运化的范畴，是中医脾藏从饮食物中吸收水谷精微，并将水谷精微转运至周身，将糟粕（毒物、废物）排出体外的功能。因此，肝脏（由肝细胞及肝内其他细胞构成）可能属于中医脾藏。

肝脏的主要功能

　　肝脏是人体的代谢中心，体内的一切代谢过程几乎都需要肝脏的参与。它是糖、脂类及蛋白质等合成与分解、转化与运输、贮存与释放的重要场所，也与激素和维生素的代谢密切相关。中医脏象理论认为，脾主运化是整个饮食物代谢过程的中心环节，饮食物的消化及水谷精微的吸收、转运都由脾藏所主，脾藏将饮食物分解、变化为能吸收的精微物质，并将这些精微物质吸收、转运至周身，以营养脏腑经络、五官九窍、四肢百骸等，使其发挥正常功能。如《太平圣惠方》："脾主化谷纳食。"《普济方·脾脏门》："夫脾者，位居中央，旺于四季，受水谷之精气，化气血以荣华，周养身形，灌溉脏腑者也。"《医学求是》："盖谷气入于胃而传于脾，脾气输谷精于肺胃，化气血而散布诸经，由经及络。"《医宗必读》："后天之本在脾，脾为中宫之土，土为万物之母。"这些都说明了脾藏在"运化"中的重要地位，其为后天之本，能容载化生万物。肝脏也几乎参与所有营养物质（糖、蛋白质、脂肪、激素、维生素）的代谢生成。这些营养物质又输送到全身各部发挥濡养滋润的作用，维持人体的存在和正常生理功能的发挥，这与脾藏生化万物的功能相合。人摄入饮食物后并不能直接吸收这些饮食物，需要中医脾藏发挥"运化"功能，将饮食物变成可以吸收的水谷精微，这与肝脏将饮食物中不能被人体直接吸收的糖类、脂肪和蛋白质分解为可被人体直接吸收的葡萄糖、甘油和脂肪酸、氨基酸等相符。肝脏还有一个重要功能是分泌胆汁，胆汁能乳化脂肪，促进脂肪消化分解和吸收，也能促进脂溶性维生素的吸收。这个功能也突显了肝脏在消化吸收（中医所言"运化"）功能中的重要地位。

　　肝脏具有解毒的功能，它能把有毒物质（体内代谢产生或从外界摄取而来）经过氧化、还原、分解、结合和脱氨等化学作用，或蓄积作用，或吞噬作用，变为无毒或溶解度大的物质，最后通过胆汁或者尿液排出体外，以保护机体。中医脏象学认为，脾藏主运化功能既包括运化水谷精微以营养周身，还包括将从外界吸收的毒物或精微物质利用后产生的糟粕分解并排出体外。《医参》："脾之所以消磨水谷者……食物之精得以尽留，至其有质无气，乃纵之使去，幽门开而糟粕弃矣。"因此，糟粕的分解和排出也是脾藏主运化功能的重要一环。肝脏对体内有毒物质的解毒和排泄正好体现这一点。肝脏解毒功能的性质还符合脾主升清的生理特性，比如肝衰竭患者，若其体内存在门体分流，肠道中的氨没经肝的解毒就直接进入体循环，从而引起血氨升高，发生氨中毒而导致肝性脑病，这在中医应该属于脾不升清、毒邪上扰的范畴。

　　肝脏具有造血功能。在胚胎第 9 至第 24 周时，肝脏含大量造血干细胞，增殖能力强，还存在多种造血刺激因子，能产生血液。在人出生后，肝脏的造血功能被骨髓代替，但在某些病理情况下，肝还是可以恢复部分造血功能（即髓外造血），以保持人体血液供应。中医认为，脾具有生血功能，早在《灵枢·决气》就言："中焦受气取汁，变化而赤，是谓血"的记载。《景岳全书》："血者，水谷之精也，源源而来，实生化于脾。"《伤寒悬解》："脾为生血之本。"血是重要的生命物质，是由脾藏运化饮食物而生成的。肝的造血功能与中医脾藏的生血功能相合。

　　肝脏可能属于中医脾藏，其代谢、分泌胆汁、解毒排泄的功能与脾藏主运化功能相一致，其造血的功能与脾藏生血功能相一致；肝脏能解毒的性质与脾主升清的生理特性是相符的。

肝脏的形态结构

　　肝脏在形态结构上极具特点。它具有肝动脉和肝门静脉的双重血液供应，而且拥有丰富的血窦，使肝细胞能够充分、便捷地与身体各部分进行物质和能量的交换。肝细胞不仅能从肝动脉中获得由肺和其他组织运来的充足的氧和营养物质，还能从肝门静脉中获得很多由肠道吸收而来的各类营养物质。肝脏还具有胆道系统和肝静脉的双重输出通道。胆道系统与肠道相连，能够将胆汁排入肠道，同时排泄代谢产物，肝静脉与体循环相连，能够将肝内的代谢产物运输到其他组织器官或者将其排出体外。从中医角度，肝脏的这种形态结构正好迎合了脾藏发挥"运化"功能的需要。中医脏象学认为，脾藏将饮食物运化为水谷精微和津液后，需要按照一定的途径和通路将它们转运到全身各处，同时再将精微物质利用后产生的糟粕通过一定通道排出体外。如《太平圣惠方》："脾胃为水谷之海，凡水谷之精华，化为气血，润养身形，其糟粕则下行也。"《素问·经脉别论》："食气入胃，散精于肝，淫气于筋。食气入胃，浊气归心，淫精于脉……饮入于胃，游溢精气，上输于脾，脾气散精，上归于肺，通调水道，下输膀胱。"《灵枢·玉版》："胃之所出气血者，经隧也。"这些都是古代文献对水谷精微、津液、糟粕等在体内的输布通道的一些描述。肝脏的双重血液供应就是水谷精微和津液在体内输布的一部分通道，使营养物质可以便捷地到达周身，充分发挥濡养作用；肝脏的双重输出管道也是糟粕等排出体外的一部分通道，使有害物质不在体内存留，顺利排出体外。肝脏这样特殊的形态结构可以保障"运化"功能在体内更好地完成，故从这个角度来看，肝脏是脾主运化功能发挥的重要一环，可能属于脾藏。

在安静的时候，人体最大的产热器官是肝脏。肝细胞内含有丰富的线粒体，这些线粒体不断地产生腺苷三磷酸，为肝内上千种生化反应提供能量，产生热量。肝内有丰富的血窦，肝脏产生的这些能量和热量再通过血液到达全身各个组织器官，以营养和温养周身。中医脏象学认为，"脾裹血，温五脏"（《难经·四十二难》），指的是脾藏统摄血，通过血液给五脏运送营养物质和热量。肝细胞产生能量和热量，并通过血液将他们运送到全身，正是对"脾裹血，温五脏"最好的诠释。

概言之，肝脏作为人体最大的腺体，与中医的肝是不同的。从肝脏的发生发育过程、主要生理功能、特殊形态结构来看，肝脏可能属于中医脾藏，其代谢、分泌胆汁、解毒排泄的功能与脾藏主运化功能相一致；其造血的功能与脾藏生血功能相一致；肝脏能解毒的性质与脾藏升清的生理特性是相符的；肝脏的产热现象能诠释"脾裹血，温五脏"的说法。探究肝脏的中医脏象归属能进一步丰富中医脏象学理论，为中医临证从脾论治肝炎、肝硬化、肝纤维化等肝脏疾病提供理论基础，以期开拓中医治疗肝脏疾病的新思路和新方法。

141　肝脏象现代研究

脏象理论中，肝不再是解剖学概念中的独一器官，而是具有一些特定功能的概念总称。肝在五行属木，为阴中之阳，通于春气。木曰曲直，故肝的功能为木舒畅调达的特性表现。肝脏象理论中肝功能正常运行是维持、保障机体多种生理功能正常发挥的重要条件。目前，国内学者针对脏象理论中肝所体现出的疏泄、藏血、应春功能进行临床、实验、理论等多方面的研究，发现肝疏泄、藏血、应春功能异常与应激、情志、认知类疾病的发生密切相关，涉及神经内分泌免疫调节网络、传统四轴等，而调肝药物可多靶点的进行干预，深入发掘了中医肝脏象理论的微观机制。学者侯雅静等对肝脏象现代研究做了梳理归纳。

肝主疏泄现代研究

肝主疏泄功能，包括疏调气血、调节情志、促进消化、通利水道、调理生殖。中医认为，任何形式的病邪首先是影响了机体正常的气机，进而气血津液及脏腑功能失调。研究表明肝藏血、主疏泄的功能调控中枢为脑中枢，功能区涉及边缘叶、海马、下丘脑等。有学者从生物学角度研究，认为肝主疏泄功能同现代心理应激理论相应。现神经内分泌与免疫系统之间，存在着多种神经递质、神经肽、激素以及免疫因子所介导的相互调节作用，完成对内环境稳态及循环、呼吸、消化、泌尿、造血、生殖等系统的整合。NIM 网络是维持机体内环境及生理功能平衡和稳定的根本基础。这与中医学强调的阴阳气血，脏腑协调平衡的整体观是高度一致的。

1. 肝主疏泄与情绪现代研究　《素问·阴阳应象大论》"东方生风、风生木"，以风、木来概括和比喻肝的自然属性，风性轻扬，善行数变；木性柔和，疏畅条达。肝气疏泄畅达，木气调达，周身气平血和，则情志愉悦；若肝失疏泄，气机郁结不畅，则或因气郁而情志抑郁，多愁善感，或因气郁化火而急躁易怒，失眠惊悸。肝主疏泄调畅情志的过程是神经-内分泌-免疫网络调节机体的过程，涉及中枢、外周的多个层次、靶点及环节的变化。中医肝脏象调节情志的过程类似于机体生理状态下的应激过程。因此，从"应激医学"作为切入点开展对"肝主疏泄调畅情志"的生物学机制特别是中枢神经生物学机制研究成为目前研究的热点。应激是生物体抵御外界生存环境的不良刺激所作出的一种生理性防御反应。通常可分为两个时相：面临急性应激时，表现出焦虑、烦躁易怒、失眠惊悸，头晕、多汗等契合"肝木不达，气郁化火"的机理；面临慢性应激时，表现出情绪低落，郁郁寡欢，多愁善感，契合"肝失疏泄，气机郁滞"。

急性应激时，机体表现出的烦躁易怒、头晕、失眠、多汗等，与自主神经系统紊乱密切相关。早期对肝主疏泄与自主神经系统紊乱的研究发现，肝之虚实两类证候出现截然相反的自主神经系统紊乱现象，肝实证包括肝火上炎证、肝阳上亢证等血浆去甲肾上腺素、肾上腺素含量增高，出现以交感偏亢的自主神经功能紊乱；而肝虚证包括肝血虚证、肝阴虚证等血浆去甲肾上腺素、肾上腺素含量降低，出现以副交感偏亢的自主神经功能紊乱。近年来，从急性应激时交感神经亢进作为切入点，系统阐释了"肝失疏泄，气郁化火"的一系列机体反应。具体来说，肝郁化火证出现的血浆去甲肾上腺素、肾上腺素、多巴胺升高，T3、T4 降低，促甲状腺素升高等交感肾上腺髓质和肾上腺皮质亢进的指标变化。从而引起胃肠充气而见"胁痛"，雌孕激素水平异常而"月经不调"，血管平滑肌收缩而见"紧张、心悸和脉弦"。然而，肝失疏泄情志抑郁所见的以"抑郁"为焦点的情志变化，以及肝郁化火所见的以"焦虑"

为焦点的情志变化，可能更多的侧重于中枢神经生物学机制的失调。

肝失疏泄出现"抑郁"样的情绪变化，主要涉及中枢皮层、边缘系统及下丘脑-垂体-肾上腺轴等部位。现代研究集中在以下几大方面。①单胺类神经递质：肝郁大鼠在海马、下丘脑、前额叶皮质、脑脊液及全脑部位出现单胺类神经递质5-羟色胺、多巴胺、去甲肾上腺素及其代谢产物显著下降。②中枢氨基酸水平：研究发现海马、杏仁核、皮层的兴奋性氨基酸，以谷氨酸及其受体（离子性受体 N-甲基-D-天冬氨酸受体（NMDAR）、α-氨基-3羟基-5甲基-4异恶唑受体（AMPAR）；代谢性受体（GluRs）为代表，其产生的兴奋性神经毒性作用，可能是肝失疏泄，引起"抑郁"样精神行为的生物学机制之一。而研究也发现肝失疏泄致使的谷氨酸过量释放的病理过程中，中枢特别是海马和皮层糖皮质激素的异常升高扮演着至关重要的角色。③神经肽及神经营养因子：神经肽是一类作用于神经元之间从而影响机体摄食、代谢、社会行为、学习记忆等活动的神经元信号分子，扮演着神经肽激素、神经递质和细胞因子等角色。在众多神经肽中，神经肽Y（NPY）是肝失疏泄情绪抑郁生物学机制的热点研究对象。这是因为，广泛分布于神经系统的NPY是调节情感及行为的关键因子，同时NPY作为下丘脑食欲调节网络中重要的促进食欲因子，在"肝失疏泄-情志不畅-食欲下降"的过程中起着重要的作用。脑源性神经营养因子（BDNF）及其受体是肝郁情绪抑郁研究的重点。BDNF能够刺激新生神经元发育、生长和成熟，又具有调节谷氨酸的释放，因此在中枢神经的结构可塑性和功能可塑性上起着重要的作用。大量研究论证了中枢皮层、海马及杏仁核内BDNF的异常表达，也可能是肝失疏泄，情绪抑郁的生物学机制之一。④中枢神经免疫：近年来，细胞因子特别是中枢细胞因子也是肝失疏泄，所致情绪抑郁的研究中的重点。中枢细胞因子一方面影响糖皮质激素受体，影响丘脑下部和垂体对皮质醇升高的敏感性，导致HPA轴的负反馈减少，最终引起HPA轴的多度激活，参与情绪活动。另一方面影响单胺类神经递质5-HT的合成及再摄取。此外，细胞因子持续激活，使得星形胶质细胞、少突胶质细胞等相关神经元细胞发生凋亡受损、胶质细胞与神经元交互作用出现障碍，参与情绪行为活动。⑤下丘脑-垂体-肾上腺轴轴体亢进：持续遭受不良应激源刺激的大鼠，可出现下丘脑及血浆促肾上腺皮质激素及促肾上腺皮质激素释放激素、血浆皮质酮的升高，HPA轴下游靶器官肾上腺微观结构受损，这些HPA轴亢进现象在应用疏肝方剂后得以改善。

肝郁化火出现"焦虑"样的情绪变化，主要涉及中枢蓝斑-边缘系统的改变，当各种致病因素引起蓝斑扰动杏仁核、海马边缘系统时，出现心烦易怒，焦虑不安等精神变化。在肝失疏泄所致焦虑情绪研究中，着重研究了蓝斑-CRF系统和蓝斑-去甲肾上腺素系统，从应激高位中枢蓝斑投射的信号，可以通过CRF能神经元或去甲肾上腺素能神经递质，作用于边缘系统以及下丘脑，从而引起精神活动异常。"肝郁化火出现焦虑烦躁"的研究与"肝失疏泄，情绪抑郁"的生物学研究相近，目前从中枢单胺类神经递质、氨基酸水平、神经营养因子、神经免疫以及HPA轴等不同层次均进行过研究，主要涉及皮层和边缘系统的中枢部位。

2. 肝主疏泄与消化现代研究 《内经》"木之性主疏泄，食气入胃，全赖肝木之气以疏泄之，而水谷乃化"。现阶段国内学者从胃肠动力学角度对肝主疏泄可助脾胃运化这一脏象理论进行研究，着重对与消化密切相关的胃肠的激素调节进行研究。胃肠道功能易受到环境应激和情绪变化的影响，所以被称为是人类最大"情绪器官"，肝郁脾虚证大鼠胃肠功能减弱可能与血浆MTL及胃蛋白酶升高有关。肝主疏泄影响消化功能涉及脑肠轴，其中脑肠肽发挥重要生物学效应，可能成为药物治疗肝失疏泄影响脾胃运化的靶点。例如肝郁脾虚大鼠模型的血浆Ghrelin浓度降低，而Ghrelin是在下丘脑和胃皆可表达作用的肽类物质，具有增加食欲、调节能量代谢平衡以及促进胃酸分泌等生物学功能，肝郁失于疏泄可通过影响Ghrelin表达继而影响胃肠消化功能。机体物质与能量的产生有赖于脾胃的运化功能，脾胃为气血生化之源，但肝主疏泄调节气机却是脾胃正常升降的前提。

3. 肝主疏泄与生殖现代研究 人类的生殖功能依赖肝主疏泄功能的正常运行，肝气舒畅，肝血充足则气血冲任调和，肝血濡养宗筋，肝气疏泄精血以维持女子胎孕，男子生育的功能。从肝-情志-内分泌的关系，以及生殖系统男女有别的角度出发，现代医学研究发现女性肝失疏泄影响生殖主要通过下丘脑-垂体-卵巢-性腺轴，男性则与下丘脑-垂体-睾丸-性腺轴功能异常有关。当机体长期处于精神紧张或压力状态下，会导致肝气郁结不畅，研究发现情绪紧张会抑制下丘脑分泌 GNRH，使垂体分泌 FSH、LH 减少，可引发卵泡发育不良或不发育，导致闭经甚至不孕。肝统前阴，主筋，而阴茎以筋为体，阴器不用所致诸症多责之于足厥阴肝经，男性生殖内分泌疾病主要表现为下丘脑-垂体-睾丸轴的异常，具有合成雄激素和精子的睾丸是这一病变的中心环节。情志活动的异常可以影响到下丘脑-垂体-睾丸轴，导致男性神经、内分泌功能紊乱，出现男性睾丸生精功能紊乱，影响生殖功能，这与肝调畅情志切合。例如血清泌乳素（PRL）升高与情感变化相关，而血清泌乳素（PRL）持续升高可导致下丘脑-垂体-性腺轴功能紊乱，引发男性性功能障碍，反面印证肝主疏泄可参与生殖功能调控。

肝藏血现代研究

肝藏血包含调节血量、贮藏血液、收摄血液的生理功能，现代医学从肝脏的凝血因子产生不足，或门静脉血液的调节、分布异常研究阐释中医之"肝不藏血"。肝脏是人体内重要储血器官，肝脏细胞可合成相关凝血因子达到凝血目的，同时可控制抗凝血及纤维蛋白溶解等不利因素以保证凝血功能正常。这些肝脏生理功能都与中医脏象理论"肝藏血"中调节血量、收摄血液相呼应，同时"肝藏血"功能与促红细胞生成素（EPO）通路相关，肾脏和肝脏分泌的促红细胞生成素是一种激素样物质，具有促进红细胞生成功能。运用疏肝调血方剂可以调节辐照后小鼠血清中血小板生成素（TPO）、促红细胞生成素（EPO）的表达，促进骨髓抑制小鼠造血功能的恢复。体现了中医理论中肝参与血液生成的理念，同时也体现了肝藏血中肾精化血归于肝的思想。

肝藏血功能失常根据临床表现可分为两类：①肝藏血不足导致肝之经脉、组织失养，呈血虚之状。②肝不能正常收摄血液，即肝不藏血，临床可见吐血、衄血或崩漏等症状。肝纤维化肝气郁大鼠，肝超声检测结果示门静脉血液回流受阻，肝动脉血流量代偿性增加，临床常出现蜘蛛痣、鼻衄、牙龈出血、皮肤和黏膜有紫斑或出血点，女性常有月经过多等肝不藏血的表现。同样，乙肝肝硬化患者出现神疲乏力、目涩、肝掌、蜘蛛痣等肝失藏血的证候特点时，其对应血液中凝血酶原时间、凝血酶及活化部分凝血活酶时间均有明显延长，体现出不同程度的凝血功能障碍。基于"肝-血管"的角度对肝凝血系统、EPO 通路及肝相关血液流变学的研究，发现"肝藏血"功能失常可引发出血、贫血、微循环障碍等。而肝主藏血功能同样依赖于肝主疏泄功能的正常运行，其生物学效应可能同样从中枢脑区及边缘系统到下游的神经、递质、激素、血管受体，肝脏血管、肝脏非实质细胞系统等整体调节而发挥作用。故今后可从"脑-肝-血管"轴的角度，基于肝血管和生理、神经支配等方面，探讨"藏血"的机制。

肝应春，肝开窍于目现代研究

"肝应春"出自《素问·六节脏象论》："肝者，罢极之本，魂之居也……此为阳中之少阳，通于春气。"指中医肝脏的生理功能与春季的气候变化具有同步相通和协同的关系。现代医学提出的"生物钟"规律相似，其实质是指"肝藏血""主疏泄"等功能自稳调节在不同季节会相应改变，即肝的生物钟作用机制。从生物学角度分析这种季节性改变，应是体内神经-内分泌-免疫调节网络在四季变化的综合体现。人体的脑-血管轴、脑-内分泌轴、脑-肠轴的微观分子指标也存在着应时而变的规律，这些可能都与高位调节器——松果体密切相关。随着四季肝功能变化，褪黑素合成限速酶 AANAT mRNA 表达呈相反趋势，体现"肝应春"功能在不同季节对自身及其他脏腑的调控作用。海马体中 5-HT 可以反映中枢活动状态，而其表达量具有季节性差异，或成为肝应春的中枢调控作用点。临床和流行病学研究中均已证实，生物节律改变和睡眠障碍已经成为精神疾病的预测因子，而抑郁症的产生与长期睡眠中断和慢性失眠相关，中医理论中肝疏泄藏血功能失调，可能会导致气滞或气逆，两种气机变化均会引发情志异常改变，侧面印证了肝应春功能与机体内神经-内分泌-免疫调节网络有关，而松果体可能为其功能最高调控位点。

《素问·金匮真言论》"东方色青，入通于肝，开窍于目，藏精于肝。"肝与目在生理上由经络直接连属，肝可藏血，而目受血能视，肝主疏泄，肝和则目能辨色。针对目与肝关系，现代研究从与视觉相关的微量元素、代谢途径和肝脏相关性阐发肝开窍于目的生理病理基础。肝藏血，血液中富含多种维生素及微量元素，其中维生素 A 被称为抗眼病维生素，肝功能异常时视黄醇结合蛋白生成不足，血浆维生素 A 水平降低，会引发弱光敏感性下降。在肝与眼之间，微量元素发挥生物效应具有直接联系，例如眼是含锌量较多的器官之一，而锌主要在肝脏吸收，肝部疾病可使锌的吸收减少导致锌缺乏，同时使锌结合量下降，进一步损害视力。这些维生素及微量元素从肝发挥作用于眼都以血液为载体，体现了中医肝脏象中目受血而能视的理论。肝脏除了可合成或吸收与眼功能相关的微量元素外，其还可分泌合成影响眼功能的蛋白物质，例如肝细胞生长因子是非新生血管增殖性玻璃体视网膜病变的关键因素。除此之外，眼部病变与肝脂代谢异常相关：高脂血症患者脂代谢异常，极易继发视网膜小动脉粥样硬变等眼部疾病。肝脏的代谢功能可影响眼功能变化，当肝失疏泄，肝不藏血引起肝功能异常，其相关代谢途径或可能构成肝开窍于目的生物学网络，而与眼功能相关的微量元素或成为影响两者的效应靶点。

肝脏象包含多个生理功能，这些功能涉及的体内神经调节网络庞大而复杂，所以目前研究采取以疾病发病机制与肝功能失调的相关性为基础，结合中药以方测证为切入点，从基因、蛋白等层面观测指标表达变化是较为可行的方法。在临床研究中，大部分成果都是针对调肝方药的疗效进行研究分析，以临床验证药物疗效为准，未见有进一步探索，在今后临床研究中，可以综合运用组学方法，深入观察肝功能失调人群体内生理病理变化，从基因、蛋白、代谢等多个层面进行研究期许可以了解肝脏象生物学机制。在实验室研究中，多数研究报道为特定指标的表达变化与病证模型及药物组的比对研究，研究成果多为散乱的点，缺乏系统性，同时在指标的选取中存在非特异性指标问题。其次，近年来少见关于肝脏象功能与组织结构的相关报道，可能因脏象本质是功能的综合表现，若单从形态学角度对独一脏器或结构进行研究难有突破，但可在病证结合研究中参考疾病病灶和特异性指标表达涉及的相关组织，并进行形态学观察，可能会在组织结构上发现肝脏象功能的效应器。总览肝脏象研究多从不同疾病与肝脏功能失调关系开展研究，亦是对异病同治的生物学机制进行补充，同时可以加入对同一疾病不同证候的研究，运用同病异治与异病同治的研究思路，即可以排除疾病本身对肝功能的影响，又可以找到相同脏象功能的共同生理基础，有利于完善脏象理论的生物学网络。

142　论肝脏象的宏观和微观实质

具有相同或相近的亚细胞结构分化类型的细胞，虽然散布在全身各处不同器官中，但它们却作为一个整体对相同的体内外环境的应激作出相同的生理和病理反应。这可能就是中医内联五脏六腑、外络五窍四肢百骸的"脏象系统"的物质基础。学者郑敏麟认为，中医之"肝"在宏观上可能是神经系统、内分泌系统，在细胞和亚细胞层次可能就是配体-受体-细胞信号转导系统，并结合有关中医脏象的现代成果和细胞生物学的有关知识，对二者的相似性做了逐一对比。

中医肝脏象的宏观实质

1. 中医肝脏象与神经系统、内分泌系统　现代研究认为，中医肝的实质与神经系统、内分泌系统最密切相关。这与我们临床上所见基本一致，如神经系统疾病之神经官能症多表现为肝郁或肝火证，癫痫、中风、帕金森病多表现为肝风内动证；内分泌系统疾病如甲状腺功能亢进症多表现为肝火证，女性月经不调和围绝经期综合征多表现为肝郁或肝脏象的其他病症。

有学者研究认为，中医肝病患者普遍存在自主神经功能失调。其中肝实证以交感神经偏亢为主，其病理生理改变包括能量消耗增加、心血管活动亢进、血液循环加强、肾上腺分泌增加，这与肝实证临床特征之烦躁易怒、头胀痛、面红目赤、口干、眩晕欲倒、脉弦数等密切相关；肝虚证以副交感神经偏亢为主，病理生理改变包括能量消耗减少、血压下降、心跳减慢、应激反应降低等，这与肝虚证所见的神疲乏力、头晕、胆怯、脉虚无力等一致。大样本、多中心的人群调研结果显示：肝主疏泄调畅情志与外周血中儿茶酚胺（CA）、去甲肾上腺素（NA）、5-羟色胺（5-HT）、甲状腺素（T_3）和雌二醇（E_2）等单胺类神经递质和激素水平变化密切相关。

2. 中医肝脏象与消化系统、运动系统　有人研究认为，中医肝的实质除了与神经系统、内分泌系统有关，还与消化系统、肌肉运动系统有关。而郑敏麟认为，与中医肝病真正有直接关系的，只有神经和内分泌2个系统；而中医肝病中有关消化系统、肌肉运动系统的症状，其实都是神经和内分泌2个系统的改变所致的间接反应。因为，根据中医脏象理论，中医肝对消化系统的作用，其实就是肝主疏泄的功能。"肝主疏泄"实质上从属于神经系统和内分泌系统的双重作用。西医认为，消化系统除了受自主神经释放的递质调节外，还受激素的调节。正如陈氏等指出："无论通过什么机制，实际上胃肠道的每一功能似乎均受到各种肽类激素的调节。肽类激素的变化在很多胃肠疾病发病中均有意义。"此外，如果纯粹从中医理论来讲，这种情况下所表现出来的胃肠道症状，也不是"肝"的本证，而是肝气横逆（神经和内分泌系统失调）犯"土"（消化系统）后表现出来的脾胃的病症。

此外，肝病所表现出来的肌肉运动系统的异常，实质上是神经系统的外在异常表现，如高热痉厥、癫痫、中风、帕金森病所表现的骨骼肌的抽搐、震颤，实质上都是脑的病变的外在反应。

3. 中医肝脏象与解剖学意义上的肝脏　肝脏是人体的物质代谢枢纽。各种经胃肠道消化分解后的物质，先通过胃肠道黏膜被吸收到胃肠道管壁内的毛细血管，再汇入胃肠道的静脉（肠系膜上静脉、脾静脉、肠系膜下静脉、胃左静脉——这些静脉主要收集腹腔内食管末段、胃、小肠、大肠等的静脉血），最后汇总到门静脉。每分钟由门静脉入肝的血液 1 000～1 200 mL，其作用就是输送从胃肠道中消化吸收的各种营养物质。这些胃肠道中消化吸收的营养物质，只有经肝再加工和进一步代谢、转化后，才能组装成为人体所需的物质，再经血液运送到全身以供各器官组织利用。

所以，解剖学上的肝脏，是中医之"脾"，它的功能是"运化"中医之"胃"（西医的消化道）消化吸收来的"水谷精微"。肝（中医之脾）与消化道（中医之胃）的生理功能完全符合中医理论关于脾胃之"胃主受纳，脾主升清"的阐述。

中医肝脏象的微观实质

1. 神经递质、激素与配体-受体-细胞信号转导系统　神经系统和内分泌系统正是细胞受体-信号转导系统的主导。神经末梢释放的递质和内分泌细胞分泌的激素，从根本上说都属于细胞信号（配体），它作用于靶细胞膜或细胞内的受体，激活细胞内的第二信号系统，从而产生细胞内一系列的连锁反应，使分布于全身各处的靶细胞表现出短暂或持久的特异性生理应激改变，而众多细胞的集体应激改变就形成了宏观的生理进程，诸如乙酰胆碱（配体）作用下的一块骨骼肌的收缩，或整个机体在激素（配体）作用下的青春期萌动，均是如此。

在配体-受体-细胞信号转导系统中，配体居于主导地位，而配体必须通过与靶细胞的受体结合，激活细胞内的第二信号系统，才能激发靶细胞产生特定的生理活动。

2. 中医肝脏象的生理和病理特点与配体-受体-细胞信号转导系统　中医认为，肝主升发阳气，具有启迪诸脏，调畅气机的作用，喜条达，恶抑郁，体阴而用阳。这与在细胞间起信息传递作用的激素、神经递质的作用特点很相似，激素和神经递质起着激发和调节靶器官细胞生理功能的作用（升发阳气，启迪诸脏，调畅气机）；激素、神经递质发挥生理作用后就必须马上被灭活，如果潴留在体内，则导致调节功能的紊乱（喜条达，恶抑郁）；激素与血液内的白蛋白结合，缓慢地释放出来发挥生理效应（体阴而用阳），如果血液白蛋白浓度太低而使游离激素浓度过高，则使靶细胞反应过亢而出现"阴虚阳亢"的症状。

我们熟知的有机磷中毒，其机理就是有机磷抑制了胆碱酯酶的活性，使乙酰胆碱无法及时迅速地灭活，而蓄积在靶器官处引起一系列的症状。乙酰胆碱蓄积在神经肌肉接头处，则出现面、眼睑、舌、四肢和全身横纹肌发生肌纤维颤动，甚至全身肌肉强直性痉挛等"肝风内动"的症状。乙酰胆碱蓄积在副交感神经与胃肠道的突触间隙，则出现腹痛呕泻等"木侮土"的症状。

3. 肝藏魂　如果承认肝在微观层面是配体-受体-信号转导系统，那么它在大脑细胞的精神活动中的重要性则不言自明。大脑中存在有上百种神经递质，大脑的每个神经元每时每刻都在接受和释放递质。每个神经元接受其他神经元释放的递质，进行计算和整合信息，然后做出判断，最后再释放递质，影响其他神经元。可以这么说，外界信息的海洋在大脑里内化为递质的海洋，而众多的大脑神经元则游弋其间，乐此不彼。此外，脑内各种激素的水平也影响着大脑的功能状态。

4. 从五脏微观实质看肝与他脏的关系　郑敏麟提出中医脏象实质细胞生物学假说，认为中医脏象的实质在于细胞和亚细胞结构。中医五脏其实也是细胞的五脏，细胞的五脏是细胞的 5 个不同功能系统，可以落实为 5 个亚细胞结构，即线粒体——中医之"脾"，染色体——中医之"肾"，配体-受体-信号转导系统——中医之肝，细胞膜——中医之"肺"，离子通道——中医之"心"。而我们可以用该假说成功解释五脏之间的生理病理联系。

（1）肝肾同源：肾（染色体 DNA）是先天的遗传信息，肝主后天的细胞信号传递，二者都与信息的保持和交流有关，故"肝肾同源"。肾（染色体 DNA）主要的功能特点是本身结构的完整性和稳定性，并把遗传信息一代代地往下传递；而肝细胞信号传递的结果是促使细胞和染色体做出应激反应，转录某部分遗传信息，表达为功能蛋白，以适应机体和环境的需要，故"肾主闭藏，肝主疏泄"。

（2）肝主升，肺主降：细胞间的第一信号（配体），如神经末梢释放的递质和内分泌细胞分泌的激素，作用于靶细胞的受体后，激活细胞内的第二信号系统，从而产生细胞内一系列的生理反应，其结果必然导致细胞内必需物质的消耗和细胞内成分的改变和失衡，这些都要靠细胞膜（肺）通过与细胞外环境（即组织液）的物质交换来重新获得平衡，这即是"肝主升，肺主降"。

5. 介类潜阳　钙离子是细胞内信号转导的重要物质，而中医认为所有贝壳类都有平肝潜阳的作用（介类潜阳），众所周知，贝壳类中药最主要的成分就是钙盐。

综上所述，中医之肝与解剖学意义上的肝脏完全无关。中医之肝，在宏观层面包括神经系统和内分泌系统，在细胞的微观层面就是配体-受体-细胞信号转导系统。

有人主张，中、西医是完全不同的医学理论体系，不可互通，也不应该互通；为避免因五脏六腑的概念与西医解剖学相抵触，中医学应该利用"阴阳五行四时和症状表象"，并根据现代的"黑箱和巨系统理论"来构建一套"纯粹功能、完全脱离人体解剖实质"的现代中医脏象理论。郑敏麟认为，这完全是一种掩耳盗铃的自欺欺人做法，根本无法被明眼人所接受，更可能让中医陷入一种无法自拔的绝境。"完全脱离人体解剖实质"的中医理论，就像墙头芦苇，无法根深叶茂；就像无源之水，无法源远流长。中、西医理论，也并不像有人所主张的那样"是完全不同的医学理论体系，不可互通"。中、西医理论所要阐述的都是有关人体生理和病理规律的真理，而真理只能有一个；所以，如果中、西医理论都是有关人体规律的真理，二者之间就应该有一个共同的真理内核，这个真理内核就可以成为它们互通的融合点。

143　肝阴肝阳概念的历史考察

　　肝阴肝阳概念是肝脏象理论的重要内容。中医基础理论认为，"当古代哲学的阴阳概念用于中医学，与某些特定的中医学词语融合后，便产生了一些相对独立的概念，如肝阴与肝阳"。然而，由于中医学者大多认为肝阴肝阳概念的发展是线性的，忽视了中国哲学经历了两汉经学、宋明理学和现代哲学等多次重大变革及这些变革对阴阳理论演变和肝阴肝阳概念的影响，因而就肝阴肝阳概念的具体内容而言，中医界对此存在巨大争议。通过对肝阴肝阳概念的历史考察，厘清肝阴肝阳概念在不同时期的不同含义及各时期主流阴阳观和肝阴肝阳概念之间的关系。学者王维广等以为，厘清肝阴肝阳概念的历史演变和各时期哲学思想对肝阴肝阳概念的影响，无论是对古代肝脏象理论、中医脏象理论的研究，还是对现代肝脏象理论、中医脏象理论和中医理论的构建，都有积极的意义。

经学时期阴阳学说和肝阴肝阳概念

　　两汉时期主流的哲学理论是经学。受其影响，汉代医家将阴阳学说引入医学中的主要目的是将具体的医学现象进行分类，明确这些现象在"天"所支配的整个世界的机械运动中的位置。为此，在中医的概念中没有形成以肝为对象划分阴阳的肝阴、肝阳概念，这一时期的肝阴、肝阳主要指肝中的阴气和阳气。

　　1. 经学中的阴阳观　中国古代很早就有关于阴阳的论述，如《素问·阴阳应象大论》"阴阳者，天地之道也……神明之府也"。然而，正如李泽厚所述，"阴阳始终保留着相当具体的现实经验，并没有完全被抽象为纯粹思辨的逻辑范畴"，经学的阴阳学说，"其主要的意义在于指出两个对立的范畴"。如董仲舒将阴阳归为"十端"之一，即"天有十端，十端而止矣……阴为一端，阳为一端……凡十端而毕，天之数也"。可见，在经学体系内，世界万物的关系是平等的，且都属于最高范畴"天"。医学中的阴阳是"天"的一端，应用阴阳对已知的医学现象进行分类，以说明这些现象属于整个机械运行中的哪个环节。如《素问·金匮真言论》所论，"故背为阳，阳中之阳，心也……腹为阴，阴中之至阴，脾也"；《灵枢·寿夭刚柔》"内有阴阳，外亦有阴阳，在内者，五脏为阴，六腑为阳；在外者，筋骨为阴，皮肤为阳"；《素问·五脏别论》指出，"夫胃大肠小肠三焦膀胱，此五者，天气之所生也，其气象天"。

　　2. 经学背景下的肝阴肝阳　两汉时期医家将阴阳学说引入脏象学，主要是确定肝的阴阳属性，如《素问·金匮真言论》"腹为阴，阴中之阳，肝也""言人身之藏府中阴阳，则藏者为阴，府者为阳，肝、心、脾、肺、肾五脏皆为阴，胆、胃、大肠、小肠、膀胱、三焦六府皆为阳"。虽然两汉医家应用阴阳概念确定肝的阴阳属性，却没有形成以肝为对象划分阴阳的肝阴、肝阳概念。这一时期的肝阴肝阳主要是指肝中的阴气和阳气。正如《千金方》所论，"凡筋极者主肝也……复感于邪，内舍于肝，则阳气入于内，阴气出于外，若阴气外出，出则虚"。

　　3. 经学对肝阴肝阳概念的影响　两汉时期的肝阴肝阳概念主要是受当时占据主流的两汉经学所影响。经学的阴阳学说主要用于明确相关联的事物或现象在整个世界的机械运行中的位置，以便可以参照整个世界机械运动的运行规律说明这些事物和现象的运行规律。其中"天人感应"和经学的"世界图式"两种观念起到重大作用。"天人感应"是经学的重要观点。汉代经学认为，天和人可以相互感应，如《春秋繁露》"天亦有喜怒之气，哀乐之心，与人相副，以类合之，天人一也"。可见，天人感应确定天与人的运动规律是一致的。如《同类相动》中论述天有阴阳，人亦有阴阳，即"天地之阴气起，而人之阴气应之而起，人之阴气起，而天地之阴气亦宜应之而起，其道一也"。人的生理也要符合自然的运行规律，如《素问·四气调神大论》"春三月，此谓发陈，天地俱生，万物以荣。夜卧早起，广步于庭，被发缓形……逆之则伤肝，夏为寒变，奉长者少"。

同时，经学体系中，世界的运转是在天的意志下的机械运动，正如冯友兰指出："认为世界的变化是没有意识和目的的，是按照阴阳和五行的机械性的法则进行的。"使用阴阳等概念将世界分类，明确世界万物在整个机械运动中所处的具体环节，并以此说明事物变化的一般规律。董仲舒指出"天者万物之祖，万物非天不生""天地大数，相反之物也，不得俱出，阴阳是也……并行而不相乱，浇滑而各持分，此之谓天之意"。

由于人与天的运动规律一致，因此人体、脏腑、肝、气血等都是在天的支配下的机械运行，即人的正常生理状态是在天的支配下机械性的完成。如《素问·生气通天论》"天地之间，六合之内，其气九州、九窍、五脏、十二节，皆通乎天气"；《素问·阴阳应象大论》"天有精，地有形，天有八纪，地有五里，故能为万物之父母"；《素问·宝命全形论》"人以天地之气生，四时之法成……夫人生于地，悬命于天，天地合气，命之曰人。人能应四时者，天地为之父母"。另外，《素问·至真要大论》也指出："天地合气，六节分而万物化生矣。"

宋明时期的阴阳学说和肝阴肝阳概念

汉代的经学到了宋代便退出了主流思想，经学中"天"的概念已经不再是不证自明的道理。为此，程朱理学成为这一时期主流的哲学思想，"重新建立思想世界，并将它笼罩和指导社会生活"。受其影响，在继承前代对肝阴肝阳的认识基础上，以"体用一源""理一分殊"和哲学界对阴阳生成机制的讨论为基础，宋以后的医学产生了肝阴、肝阳概念的萌芽。

1. 理学中的阴阳观　理学中的阴阳观最重要的观点就是"太极动而生阳……静而生阴"。汉唐论述过阴阳二气的来源，如《素问·阴阳应象大论》"阴阳者，天地之道也""天地者，万物之上下也……左右者，阴阳之道路也"，然而并没有论述阴阳二气生成的机制。正如郑万耕指出"汉唐……只是讲太极元气分化为阴阳二气……但都未讨论太极元气怎样分化为阴阳二气的问题"，由于经学中"天"的崩溃，儒学逐渐从经学的宇宙论向入学的本体论转变。为此，儒家开始讨论阴阳的来源和产生机制。"经过周敦颐、张载、朱熹、王夫之等人辩论，逐步解决了太极如何生出阴阳二气"。如《太极图说》"太极动而生阳，动极而静，静而生阴，静极复动。一动一静，互为其根。分阴分阳，两仪立焉"。同时认为阴阳和五行不再是并列的关系，而是由阴阳所化生，即"阳变阴合，而生水火木金土"。

逐渐确立宋明理学的阴阳观念作为新知识被引入医学中，宋以后的医家开始使用理学的阴阳观解释医学问题。如孙一奎所论，"天地万物，本为一体。所谓一体者，太极之理在焉……皆不能外乎阴阳。阴阳异位，动静异时，皆不能离乎太极……此太极之理，则日用动静之间，皆当致夫中和，而不可须离也"。再如张景岳云"阴阳者，一分为二也。太极动而生阳，静而生阴，天生于动，地生于静，故阴阳为天地之道"。同时，医家不再仅仅是应用阴阳对已知的医学现象进行分类，如张景岳云，"有是象则有是理，有是理则有是用"。可见，阴阳的应用已经向研究医学现象的功用转变。正如朱伯崑指出，"象，指阴阳体象；理，谓变化之道，即阴阳变易之理；用，指功用，如阳主热，阴主寒等"。

2. 理学背景下的肝脏阴阳学说　宋以后医家继承了前代应用阴阳观对肝脏进行阴阳属性的分类，同时将理学的阴阳观引入脏象学，形成了以肝为对象的肝阴肝阳概念。这一时期的肝阴肝阳概念主要是表达肝的体用。

宋以后的医家在注释《内经》的过程中，继承了前代应用阴阳观对肝脏进行阴阳属性的分类。如张志聪集注《黄帝内经》选取王冰的论述，"肝为阳脏，位处下焦，以阳居阴，故谓阴中之阳"。再如高士宗论述，"人身背阳腹阴，故背为阳……腹为阴，而阴中之阴，肾也。腹为阴，而阴中之阳，肝也，腹为阴，而阴中之至阴"。

　　除了继承前代应用阴阳观对肝脏进行阴阳属性的分类外，宋以后的医家将理学引入中医，形成了以肝为对象的肝阴肝阳概念的萌芽。如《格致余论·阳有余阴不足论》"阳道实阴道虚。又曰至阴虚天气绝，至阳盛地气不足……主闭藏者肾也，司疏泄者肝也"。肝肾互为阴阳，肾属阴、为静，肝为阳、为动。可见，朱丹溪将理学的阳动阴静的阴阳观引入肝脏象理论之中。正如李成卫所述，"朱震亨解决医学问题、构建新理论采用的方法是朱熹的理学"。除了将"阳动阴静"的理学阴阳观引入肝脏象理论之中，宋以后医家还将体用观引入医学。如《临证指南医案》中提出体阴用阳的概念，即"肝……体阴用阳，其性刚，主动主升"。

　　3. 理学对肝阴肝阳概念的影响　宋以后的肝阴肝阳概念主要是受当时占据主流的理学的影响。理学体系中，世界的运转不是在天的意志的机械运动。取而代之的是用"理一分殊""体用一源"说明事物变化的规律。同时，由于宋明对太极生阴阳的具体过程有了详细的讨论，并形成了理学的世界图式。为此，"体用一源""理一分殊"和"阳动阴静"三个概念成为这一时期构建肝阴肝阳概念的重要因素。

　　理一分殊，宋代人开始以具体事物为讨论主体进行格物致知。正如朱熹所述，"如一所屋，只是一个道理，有厅有堂。如草木，只是一个道理，有桃有李""天地之间，理一而已。然乾道成男，坤道成女，二气交感，化生万物"。为此，由于理一分殊、格物致知被引入中医，肝成为被讨论的主体，宋以后的医家用格物致知的方法讨论脏腑的"理"。正如朱丹溪所说，"医为吾儒格物致知之一事"。李时珍指出"医者贵在格物也""物理万殊，学者其可不致知乎"。

　　在宋明理学中，"太极动而生阳，动极而静，静而生阴"，肝即是理，肝就是太极。为此，这一时期的肝阴肝阳虽然继承了前代的肝阴气肝阳气的名称，但肝阴肝阳主要指肝自身产生的阴阳。如《医学源流论》提出"五脏有五脏之真精，此元气之分体者也。而其根本所在……阴阳阖辟存乎此，呼吸出入系乎此。无火而能令百体皆温，无水而能令五脏皆润"。

　　宋以后的医家主要引用体用一源构建肝阴肝阳的概念。体用概念被作为重要的儒学概念并非始于秦汉，如方克立指出"直到魏晋时期，体和用才成为一对重要范畴，有了明确的哲学涵义"。哲学界对其形成于何时虽有定论，但其被奉为儒学之圭臬，则始于程颐的"体用一源，显微无间"。一般认为体指主体、实体或本体，用指作用、功用或用处。同时运用这个宽泛的概念解释具体的事物。如《朱子语类·卷六》"如这身是体，目视、耳听、手足运动处便是用。如这手是体，指之运动提掇处便是用""譬如此扇子，有骨，有柄，用纸糊，此则体也，人摇之，则用也。如尺与秤相似，上有分寸星株，则体也，将去秤量物事，则用也"。正是由于宋以后医家将体用一源引入医学，肝脏象理论形成了以体用为基础的肝阴肝阳概念。正如吴鞠通所述"肝为足厥阴，肝之体主入，本阴也；其用主出，肝主疏泄，又寅宾出入也，则阳也。补阴者，补其体也，如阿胶、黄肉、鳖甲、牡蛎之类；补阳者，补其用也，如当归、郁金、降香、香附之类"。

现代的阴阳学说和肝阴肝阳概念

　　时过境迁，随着中国现代化的进行，现代中医学阴阳学说被认为"主要是辩证法思想"。在中医现代化的背景下，中医基础理论确定了肝阴肝阳概念的含义。然而由于受现代哲学和科学的影响，且忽视了中国哲学的变化，中医界对肝阴肝阳概念产生了巨大的争议。

　　1. 现代中医学中的阴阳学说　现代中医基础理论认为，阴阳的含义和内容主要是"中国古代哲学的一对基本范畴"和"阴阳对立制约、阴阳互根互用、阴阳消长平衡、阴阳相互转化"。现代中医阴阳学说的背后支撑理论是"矛盾论"，正如《中医基础理论》认为，"阴阳是一些特殊的矛盾范畴"。

　　现代中医理论应用阴阳学说构建、完善中医脏象学。如王琦指出"对过去脏象论述中不够完备，又与临床关系密切的一些问题，须补其完备，臻于完善……对脾阴、肺阳、肾实证等也应作补充和阐述"。阴阳学说主要应用于以下几个方面：第一，说明人体的组织结构，如"组成人体的所有脏腑经络形体组织……划分为相互对立的阴阳两部分"；第二，概括人体的生理功能，如"对于人体的生理活动，无论是生命活动的整体还是就其各个部分，都可以用阴阳来概括说明"；第三，阐述疾病的病理变化，如"疾病的发生标志着这种协调平衡的破坏，故阴阳失调是疾病的基本病机之一。阴阳学说用来阐释人体的病理变化"；第四，指导疾病的诊断，如"中医诊断疾病的过程包括诊察疾病和辨识证候两个方面"；第五，指导疾病的防治，如"调整阴阳，使之保持或恢复相对平衡，达到阴平阳秘，是防治疾病的基本原则，也是阴阳学说用于疾病防治的主要内容"。

2. 现代中医理论中的肝阴肝阳概念　现代中医理论继承了前代应用阴阳观确定肝脏在脏象学中的属性，即肝属阴中之阳。同时，现代中医理论也形成了系统的肝阴肝阳概念。然而现代中医基础对肝阴肝阳的概念并不统一，主要有三种：第一种认为，"肝阴是肝精的滋养、宁静、抑制等功能的表达……肝阳是肝气的温煦、生发、兴奋等功能的表达"；第二种认为，"肝阴是肝脏中具有滋润、潜降、宁静、收藏等功能的物质……肝阳……是肝脏中具有促进、温煦、上升、运动、宣散等功能的物质"；第三种认为，"肝为阴阳的同一体……体阴用阳"。

3. 现代哲学和科学的影响造成了肝阴肝阳概念的不统一　肝阴肝阳作为具体的医学概念，却有三种不同的含义，很多现代中医学者都对其给予了各自的解释。如王洪图认为，"哲学的阴阳和医学的阴阳含义不尽相同，但医学的阴阳毕竟是在哲学阴阳思想指导下产生的，而且是两者的结合，所以二者之间有联系也是必然的，那就是用阴阳所代表的事物和现象是相对的……但阴阳又不等同于矛盾"。

从肝阴肝阳概念构建的角度考虑，造成肝阴肝阳概念存在争议的主要原因，主要是受阴阳学说和现代科学结构功能的影响，以及忽视了中国古代哲学的变化。①受阴阳学说的影响，肝阴肝阳的概念主要是将阴阳学说与肝脏象学结合。为了满足阴阳是相对的，将肝阳的含义定为功能的表达，那么肝阴的定义也必为功能的表达。同理，如果将肝阳定义为物质，那么肝阴的定义就一定是物质。正如孙广仁指出"依据阴阳的基本概念，只有处于同一层次的同类事物及其属性，才可以确定其阴阳属性"。可见，这种定义虽然满足了哲学上阴阳概念的协调一致，但却不符合现代科学结构功能理论。如《中医基础理论》指出，"肝阴虚是指肝之阴血不足，筋脉失养虚热内生的病理表现"。②受到现代科学结构功能理论的影响，肝阴肝阳的概念则不能违背现代科学结构功能理论。为此，现代中医将肝阴定义为肝阴是肝脏中具有滋润、潜降、宁静、收藏等功能的物质，肝阳定义为肝阳是肝气的温煦、生发、兴奋等功能的表达。这样虽然满足了现代科学结构功能理论的需要，但是通过哲学层面的阴阳关系审视这样的肝阴肝阳概念，则显得非常不协调。正如孙广仁指出"物质与功能，既不属同类的事物，也不是同类的属性，因而不能区分其何者为阴，何者为阳……物质与功能不在同一层次上，也不具备阴阳的相反性，不能以阴阳来说明"。③《内经》时代的阴阳多为对举，并非是纯粹的逻辑范畴。同时，由于"将理论追溯到《内经》是中医学学术史研究的普遍方法"，如廖育群曾指出谢观的论述"吾国医学，萌于上古，成于周……成为中医变化之时期"，是一种"对于时间坐标的淡忘"，为此，在忽视中国哲学变化的基础上，应用追溯的方法研究肝阴肝阳概念也是产生巨大争议的原因之一。

综上所述，通过对肝阴肝阳概念的历史考察，厘清了中国哲学的多次巨大变革对阴阳理论的演变和肝阴肝阳概念的影响，及不同哲学背景下肝阴肝阳概念的不同含义。结论认为，受经学的影响，汉唐时期的中医理论中没有形成以肝为对象划分阴阳的肝阴肝阳概念，肝阴肝阳主要指肝中的阴气和阳气。在理学的影响下，宋明时期的中医学孕育了以肝为对象划分阴阳的肝阴肝阳概念，这一时期的肝阴肝阳概念主要是表达肝的体用。在中医现代化的背景下，中医基础理论确定了肝阴肝阳概念的含义。然而由于受现代哲学和科学的影响，且忽视了中国哲学的变化，中医界对肝阴肝阳概念产生了巨大的争议。厘清肝阴肝阳概念的历史演变和各时期哲学对肝阴肝阳概念的影响，减少虚构的历史对肝阴肝阳概念的影响，无论是对古代文献、肝脏象理论、中医脏象理论的研究，还是对现代肝脏象理论、中医脏象理论和中医理论的构建，都有积极的意义。

144　肝木曲直论

中医学理论认为，肝内蕴五行气质之真，为生命之源，其具有敷布少阳生发与升发之气，调和人体阴阳、气血、表里，随神往来而制化六经、主持协调其余诸脏生理功能的作用。从临床角度看，"诸病多生于肝""风木者，五脏之贼，百病之长，凡病之起，无不因于木气之郁"，故有"医者善于调肝，乃善治百病"之说。故而基于肝在中医学理论及临床中的重要意义，深度理解剖析中医"肝"脏象中的关键问题（如肝木曲直等）大有裨益。

综观当代国内公开发表之学术论文，其中对于"肝木曲直"或"木曰曲直"的相关研究较少，或语焉不详、浮光掠影，或将研究重点主要定位于"肝主疏泄""肝主藏血""肝为罢极之本"等，然"肝木曲直"之论对于肝之脏象具有提纲挈领之意义，故学者黄博韬等认为有必要就此问题深入探讨。

求本溯源曰曲直

《说文解字》："曲，象器曲，受物之形……不直曰曲。"观其字形，可知其除与正直之意相反外，还具收纳、收藏之隐义。又曰："直，正见也……正直为正，正曲为直。"观其字形，正如茂盛生长之树木，干直向上、枝柔发散。古文中的"曲直"之意，细考有四。其一：弯曲与伸直，如《尚书·周书·洪范》中"木曰曲直"。其二：是与非，如《荀子·王霸》中"不恤是非，不治曲直"。其三：能与不能，如《荀子·非相》中"知行浅薄，曲直有以相县矣……曲直犹能不也"。其四：乐曲的回曲与放直，如《礼记·乐记》中"使其曲直、繁瘠、廉肉、节奏……曲谓声音回曲，直谓声音放直"。可见，"曲"与"直"在古代是一对性质相反而又联系紧密的概念，两者既对立又统一。

"木曰曲直"是先秦时期古人对五行中之木行以及与木行德情相类之事物（人体对应为肝）的特性与功能提纲挈领式的高度抽象概括。《尚书·周书·洪范》在论述五行之时，首次提及"木曰曲直"。其后，中医经典《素问·五常政大论》在论述五运平气之纪时言："敷和之纪，木德周行，阳舒阴布，五化宣平，其气端，其性随，其用曲直，其化生荣，其类草木，其政发散，其候温和，其令风，其藏肝。"《灵枢·热病》："木者，肝也。"中医学历来遵循"天人相应"原则，并且擅用"取类比象"法认识人体生理规律。"木曰曲直"之意象，最初来源于人们对树木之干伸直而向上生长，树木之枝曲柔而向外发散现象的概括总结，结合古文"曲直"之词义内涵，这种特性应被抽象推演为人体之肝具有刚柔相济、体阴用阳、敷和藏收、化生升发的生理特性与功能。然当代医界对于"肝木曲直"的认识往往不够深刻，甚至时常出现偏颇之见，如"肝为刚脏""肝无补法"之说等。

刚柔相济谓曲直、体阴用阳释曲直

五行之中，肝属木，肝木之母为水为阴，肝木之子为火为阳，肝木介于水火阴阳之间，故为阴阳一统之体。肝木"刚柔相济""体阴用阳"之说实际上均是"木曰曲直"的具体表现和进一步阐释，是中医学为体现出肝之相反相成、对立统一特性而提出的理论。

肝为"刚脏"与肝为"柔脏"之争，中医学界历来有之。黄博韬以为，两说皆失之偏颇，不能完整体现"肝木曲直"之总体特性。例如，以"肝为刚脏"为论者，喜以《内经》中"肝为将军之官"立论，断章取义、片面强调"肝气急""内寄相火""壮勇""在志为"主动主升"等，同时常引叶天士

《临证指南医案·肝风》中"肝为刚脏"之说佐证。殊不知，肝之生理历来具有两面性。"将军之官"如仅知气急、刚勇、善怒，不善思谋略、运筹帷幄，如何能攘外（外御邪气）安内（内安气血）、保家卫国；况且"将军"亦偶有怯懦之时，肝气、肝阳亦可现衰弱之象，并非只可见一派亢盛之状。任应秋曾言："将军作战，贵在善谋，不贵在勇，故《内经》曰谋虑出焉，并未说刚强出焉。"秦伯未亦指出："在肝虚症上，只重视血虚而不重视气虚显然是不全面的。"事实上，古代中医对于肝之"柔"属性早有记载。如《素问·五运行大论》中阐述木运时提到"在地为木，在体为筋，在气为柔，在藏为肝"；肝应春而禀初生柔嫩少阳之气，故《中藏经》言"其气嫩而软"；又《医学衷中参西录》谓肝"恶燥喜润……润则肝体柔和，而肝火肝气长宁静"。

另外，叶天士"肝为刚脏"之说原文为"故肝为风木之脏，因有相火内寄，体阴用阳，其性刚，主动、主升，全赖肾水以涵之，血液以濡之"。细考可见，叶氏在提出肝之"性刚""主动、主升"的同时，不忘强调"体阴用阳""血液濡之"；再者，本段是在叶氏论述"肝风"病时提出，为呼应其后治法中提出的"非柔润不能调和"之论，目的是纠正当时医界因受"肝无补法"说影响以致香燥伐肝治法盛行为患的时弊，并不能代表叶氏对于肝之整体认识。综上可见，肝应为刚柔相济之脏，其既有刚猛勇直之性，亦具柔润委曲之情。

对肝"体阴用阳"的具体诠释后世有着诸多观点，或今人有"体阴用阳非独肝也"之说，而秦伯未"肝主藏血……以血为体，以气为用"的见解无疑是最为贴切而又最少思辨成分的。秦氏的观点直接影响了当代的中医基础理论教材，其中大多表述为"肝体阴"主要是指"肝主藏血"的功能，"肝用阳"主要是指"肝主疏泄"的特性，"体阴"与"用阳"的有机统一、不可分离、相互作用，体现了肝的生理功能及生理特性。肝体阴（藏血），既是基于中医古代朴素解剖学对肝体本质"柔软而充满血液"的认识，也是肝主贮藏血液、调节血量、防止出血功能的具体体现；肝用阳（疏泄），则是对肝气用刚、内寄相火、主升主动特性，以及调节全身气机、调畅情志、推动津血运行、协助脾胃运化、调节男子排精及女子月经等功能的概括。肝之"体阴"与"用阳"看似对立，实则有机统一、相反相成，是"肝木曲直"之性的具现。

敷和收藏寓曲直、化生升发类木象

肝主"敷和"源自《内经》中"东方生风，风生木，其德敷和"以及"敷和之纪，木德周行，阳舒阴布，五化宣平"等原文。"敷"者宣布、布施、铺陈也，"和"者和谐、协调、温和也。木曰敷和原指木行具有敷布某种物质，使其不协调状态趋于和谐之意。引申至人体之肝，意为肝具有敷布少阳生发之气，燮理阴阳气血，促进生化代谢，随神往来以主持协调人体诸脏功能活动的作用。有学者认为，肝主"敷和"较之肝主"疏泄"，能够更加准确、明晰地体现出肝之敷布阳和、制化六经，令"五化宣平"的生理功能，也有助于澄清"肝气虚""肝阳虚"等病证上的模糊认识。肝主"敷和"具体体现在肝随神敷运少阳温和之气，以宣养心气调节血运、舒启肺金煦身固表、制化脾土升降发始、温化肾水共司藩育的作用之中。

需要重视的是，相较敷和发散的一面，肝亦有藏血收敛的一面，这也是对"肝木曲直"概念深度理解后的必然结论。《素问·调经论》："夫心藏神，肺藏气，肝藏血……故人卧血归于肝。"王冰注："肝藏血，心行之，人动则血运于诸经，人静则血归于肝脏，何者？肝主血海故也。"即认为肝藏血是因肝主血海。其后，肝藏血之"藏"更是被赋予了固摄收敛之意。《卫生宝鉴·妇人门》："夫肝、摄血者也，是厥阴肝脉，弦出寸口，上鱼际，则阴盛可知矣。"《寿世保元》："吐衄、崩漏，肝家不能摄荣气，使诸血失道妄行。"可见在病理上若肝摄血之功能失常，可导致各种出血。《读医随笔》："肝藏血，非肝之体能藏血也，以其性敛故也。"即肝可摄血、防止血不循经或血溢脉外的功能是通过肝收敛之性实现的。近代中西汇通时期，随着西方解剖学及血液循环理论的传入，唐容川、恽铁樵等医家更是进一步提出"肝主神经、可调节血运血量"之说，黄博韬以为此说可视为肝的敷和发散与藏血收敛之能相结合的产物，亦体现出"肝木曲直"之性。更有相关研究提出，通过对"肝木曲直"特性的理解，阐释出人体血脉类木之形（心为树根，大血管为树干，而后逐级分支，最后分至叶脉、即毛细血管）、寓木之性（柔韧、条达、生发）之理，得出肝可主一身血脉之结论。

《内经》"东方木也，万物之所以始生也""肝者……其华在爪，其充在筋，以生血气"，《素问注证发微》："又诸气皆属于肺，则吾身之血气，皆由肝而生也。"《本草经解》："肝者敢也，以生血气之脏也。"肝类木象，应东方、应春季，故蕴生生之机，在人体表现为具有化生血气精津、维持其余诸脏生机之能。正如《张聿青医案》所言"木不升发，则心血不生，脾不能为胃行其津液"；又如《张氏医通》所言"精不泄，归精于肝而化清血"。肝木化生之能，还表现为其可转化精微物质，为体内代谢之中枢。《素问·经脉别论》："食气入胃，散精于肝，淫气于筋。"脾胃所输精微物质，在肝中代谢转化后，可形成某些新的精微，随阳和之肝气濡养诸脏、筋脉，摄血敛血（产生凝血因子或抗凝血物质）。

木在年中应春，春季阳气升发，草木始得欣欣向荣，呈现一派向上向外生长之势；木在日中应晨，而晨时为太阳东升之际。肝类木象因而也具有升发之性。肝木升发主要体现在肝主气机升降方面，如《读医随笔》"肝者……握升降之枢也……世谓脾为升降之本，非也。脾者，升降所由之径；肝者，升降发始之根也"。中医所言"肝左肺右"，并非言其解剖位置，而是阐述肝气与肺气的升降关系，肝气左升，而肺气右降，升降有节，则人体气机圆润流畅、交感得宜。肝木升发之性还体现在其促进清阳上输阳位方面，如《类证治裁》"凡上升之气，自肝而出"。中焦生化之血液精微如需上输至上焦及头面巅顶，则主要有赖于肝气之升运，因足厥阴经是阴经中唯一可循行至人体巅顶之经。临床中可见，如肝升发之力不足，无法濡养头脑，则可见头晕、头顶痛、视物模糊等症。

肝木曲直之临床意义

因肝木曲直，肝集刚柔相济、体阴用阳、敷和收藏、化生升发之生理特性于一身，故称其为气血之枢机、升降之根本，如王孟英"肝主一身之里"（《柳州医话》）。也正因此生理特性，相较他脏，肝为"万病之贼"（《续名医类案》）、"起病之源"（《临证指南医案》），且"肝病最杂而治法最广"。而治肝之法，究竟以何为宜，历代医家众说纷纭。

《医碥》："百病皆生于郁……因郁而不舒，则皆肝木之病矣。"肝病虽杂，然肝气、肝火、肝风诸证之病起皆出一源，即肝气郁结。对于治肝郁之法，《内经》"木郁达之"，王冰注曰"达谓吐之"。对于"达之"，后世一般释之为疏肝理气解郁之法，并被部分当代医师源引为治肝之圭臬，付诸临床，然疗效却不尽如人意。黄博韬认为，"木郁达之"仅仅是《内经》针对部分因郁而发的肝病的治疗大法，若过于强调疏肝理气解郁，容易助长"肝无补法"之谬误认知，也不符合临床实际。忽略肝生理功能的两面性而治肝，实因对"肝木曲直"之性认知不透彻。

黄博韬认为，面对肝病之杂，在充分理解肝禀"类木""曲直"之性的基础上，可以《内经》所言"揆度奇恒"之法应对，此处"恒"意为寻常、不变，"奇"意为灵活、变通，恒法与奇法结合，方可取效满意。具体而言，治肝之恒法，为涵木体（养肝体）、达木用（达肝用），此总体治法应贯穿所有肝病治疗的始终；只是根据病情虚实轻重、季节时令变化及干犯他脏情况，涵木体、达木用之法的具体施用程度及比例不同，亦即治肝之奇法。对于如何涵木体、达木用，中医经典中已有初步提示。《素问·脏气法时论》："肝欲散，急食辛以散之，用辛补之，酸泻之……肝苦急，急食甘以缓之。"《金匮要略·脏腑经络先后病脉证》："夫肝之病，补用酸，助用焦苦，益以甘味之药调之……此治肝补脾之要妙也，肝虚则用此法。"综而述之，即以辛散升发之药助肝用之不及、酸伐疏泄之药抑肝用之太过，再以酸收甘缓之药配合焦苦之药涵养肝体、理脾益心。

另外，治肝之奇法尚有度病情、度时令、度干犯他脏之分。①度病情：肝病可有轻重、虚实、缓急之分，其治法用药亦有别。例如，若为肝气郁结、胁痛新病，则以疏肝理气为主，少佐柔肝健脾清热，可用柴胡、香附、郁金、青皮、橘叶、牡丹皮、栀子、生白芍、陈皮等或逍遥散之类，胁痛日久难愈则酌加旋覆花、桃仁、泽兰、当归须等兼通血络；若为肝火上炎、游行三焦，则以清肝泄热为主，少佐养阴益胃通利，可用羚羊角、龙胆草、夏枯草、栀子、黄芩、泽泻、石斛、麦冬、竹叶、沙参等或龙胆泻肝汤、当归龙荟丸之类；若为肝风内动、阴虚阳亢，则涵养肝体为主，佐以息风和阳，可用生地黄、玄参、生白芍、山茱萸、阿胶、酸枣仁、牡蛎、羚羊角、钩藤、菊花、白蒺藜等或镇肝熄风汤之类；若为肝寒呕逆、疝气腹痛，则急以辛温补肝、甘温建中，可用吴茱萸、肉桂、干姜、独活、黄芪、炒白术、当归、川芎、五味子等或滑氏补肝汤之类。②度时令：根据时令的不同，需考虑肝生理之性的动静主次而调整治疗方案。相关研究表明，肝之藏血收敛功能与肝之敷和发散（疏泄）功能，可随着自然界五季（春、夏、长夏、秋、冬）阴阳的消长，呈现如"生物钟"一般的峰谷交替、周而复始的"S"形曲线变化；冬季时肝的藏血功能达到峰值而敷散疏泄功能最弱，夏季时肝的敷散疏泄功能最强而藏血功能最弱。例如，对于慢性肝病患者，在冬季来临之时可稍增方药中的养血柔肝之品，而在夏季来临之时可稍增敷布阳和之品，或可取效更佳。③度干犯他脏：肝由于其"类木""曲直"的生理特性，除本脏病证复杂外，还易波及他脏，可见刑肺乘脾、耗肾冲心之变。因而，针对肝木这种易于干犯他脏的病理特性，临床治疗中除养肝体、达肝用之外，还需注重兼调他脏，否则往往治之不应。如治肝气上冲犯肺、猝然胁痛、上气咳喘，可加用桑白皮、橘红、苏梗、杏仁等；又如治木火素盛、肝风上逆、心下疼热、中虚纳少、饥不欲食者，可加用人参、麦冬、玉竹、甘草等以滋阳明而宁肝风。总而言之，治肝之法当守恒而度奇，"从其性，适其宜，而致中和，即为达道"。

145　肝主疏泄理论框架构建分析

当代"肝主疏泄"是肝脏象理论中的重要概念，从 1960 年出版的第 1 版中基教材《内经讲义》到 2002 出版的第 7 版《中医基础理论》，7 个版本的教材对"肝主疏泄"的认识有延续，也存在较大差异。学者王维广等通过考察各个版本的全国统编中医基础理论教材及民国时期的主要著作，分析当代"肝主疏泄"理论框架的构建过程和方式。从理论构建的角度诠释当代"肝主疏泄"理论。厘清了这一点，无论是对肝主疏泄的研究，还是对肝脏象理论、中医脏象理论的研究以及中医理论的构建都有积极的意义。

疏肝解郁治法的广泛应用是肝主疏泄理论的临床基础

明末清初以来，在西医的冲击和中医自身发展的基础上，逐渐确立了疏肝解郁等治法是肝病的主要治法。相对于广泛应用的"疏肝解郁"等治法，全国统编第 3 版中基教材之前的著述中，肝的核心功能并非是"肝主疏泄"。通过考察各版教材发现，当代"肝主疏泄"理论源于"肝郁"病机由病理到生理的反推。

1. 全国统编第 3 版中基教材前"疏肝解郁"治法的应用广泛　清末民初之时，各医家极其重视肝病的证治。"疏肝解郁"治法经过王旭高的提炼，成为肝病证治的基本方法。王旭高《西溪书屋夜话录》："肝气、肝风、肝火，三者同出而异名……肝病最杂而治法最广。"此说影响甚广，对后世主流医书的编写人员影响极大。程门雪所编著的《金匮讲义》中，设"肝气、肝风、肝火治法例"一节，其中论述"五脏之病，肝脏最多……万病不离郁"。《杂症学讲义》中也设了"肝气肝火肝风"一节。其中指出"治肝气，先疏其郁，宜逍遥散"。秦伯未编写的《内科学讲义》中也论述"肝……其性条达而不可郁"。王一仁《分类方剂学》中设"气郁门"。

新中国成立后，中医学院试用教材重订本《中医内科学讲义》中提到"在肝病的实证中，肝气郁结、肝火上炎、肝阳妄动三者同出一源，多由情志郁结，肝气有余，化火上冲，致肝血不归藏而妄动。三者的关系极为密切，不能截然分割，临床应掌握其主次，随证施治"。

2. 全国统编第 3 版中基教材确定了肝的核心功能是"肝主疏泄"　第 1 版全国统编的中基教材是 1960 年出版的《内经讲义》，这版教材中肝的主要功能有两个，即"肝为将军之官"和"肝藏血"。第 2 版全国统编的中基教材是 1964 年出版的《内经讲义》，这版教材中延续了第 1 版的说法，肝的主要功能为"肝为将军之官而出谋虑"和"肝藏血"。

1971 年北京中医药大学编写了《中医基础理论：试用讲义》，在这版教材中肝的主要功能是"主藏血"和"主疏泄"。这也是"疏泄"第一次作为肝的主要功能出现在教材中。其具体表述为"疏泄是保持本脏之功能协调及其他脏腑正常活动的重要条件"。其具体表现为"情志"和"消化功能"2 个方面。第 3 版的全国统编的《中医基础理论》沿用了《中医基础理论：试用讲义》中"主藏血"和"主疏泄"的说法。与《中医基础理论：试用讲义》不同的是，这版教材用"肝气"和"气机"的概念诠释了当代"肝主疏泄"理论。同时，在"情志"和"消化"两方面外，增加了"疏利三焦，通调水道的作用"。

第 4 版的全国统编的《中医基础理论》大致延续了第 3 版的全国统编的《中医基础理论》。第 5 版的全国统编的《中医基础理论》中，肝主疏泄主要表现从"情志""消化""疏利三焦，通调水道的作用"3 个方面，变成了"调畅气机""条畅情志""排卵、月经、排精"3 个方面。其中"调畅气机"中又可分为"维持气运行""促进消化吸收""维持血的运行和津液的输布代谢。第 7 版的全国统编《中医基础理论》中"肝主疏泄"理论则变为疏泄主要保证气机的正常运行。进而保证"维持血的运行和津液的输布代谢""促进消化吸收""条畅情志""排卵、月经、排精"4 个方面的正常。

3. 当代"肝主疏泄"理论源于"肝郁"病机由病理到生理的反推　"肝主疏泄"理论第一次作为肝的功能列入统编中基教材始于 1974 年的第 3 版统编教材。通过考察各版本统编教材中肝脏象理论内容和书写体例发现，"肝主疏泄"源于对"肝郁"病机由病理到生理的反推。

全国统编的第 3 版中基教材，主要依据的版本是 1971 年北京中医药大学（当时称北京中医学院）编写的《中医基础理论：试用讲义》。在《中医基础理论：试用讲义》中，肝的主要功能是"主藏血"和主疏泄"。这是"疏泄"第一次作为肝的主要功能出现在教材中。其具体表述为"肝喜条达疏泄，恶抑郁。在正常情况下，疏泄是保持本脏之功能协调及其他脏腑正常活动的重要条件"，其具体表现为"情志"和"消化功能"两个方面。进一步查找资料发现，1970 年北京中医药大学编写的《中医学讲义：西医学习中医试用》对《中医基础理论：试用讲义》的编写有很大影响。《中医学讲义：西医学习中医试用》中，将肝的生理论述如下"性如风木：肝性如风，风的特点是善动而速变，临床上见到抽搐……等病症时，中医就认为是肝风的表现。肝性如木，喜条达疏泄（就是畅达无拘束的意思），恶抑郁，忌精神刺激。违反这个特性就会产生病证，如人受精神刺激后情绪抑郁，可影响肝的条达疏泄，引起肝气郁。肝气郁于……肝气郁结过久时可以动风，也可以化火，称为肝火"。可见，疏泄源于对"肝郁"病机由病理到生理的反推。

西医知识、命门学说、气机理论是重构当代肝主疏泄理论的知识基础

重构当代"肝主疏泄"的主要知识基础是"西医知识"和"命门学说"。西医知识指的是西医中肝为消化器官的内容被加入到肝主疏泄之中。命门学说指的是命门学说中，命门产生"动气"，动气维持人体正常的生命活动的内容加入到了肝主疏泄理论中。

1. 当代肝主疏泄理论中的"西医知识"　《中医基础理论：试用讲义》中，列入到"疏泄"功能中的消化功能源于西医。清末民初之时，各医家对调肝而治消化功能的机理，多是从五行相克的角度论述。如《医学衷中参西录》中论述"究之肝胆之为用，实能与脾胃相助为理。因五行之理，木能侮土，木亦能疏土也"。但也有汇通学派的医家将消化功能直接归为肝脏。如唐容川曾论述"木之性主于疏泄，食气入胃，全赖肝木之气以疏泄之，而水谷乃化。肝之清阳不升，则不能疏泄水谷，渗泄中满之症，在所不免"。其后又言："西医言肝无所事。只以回血生出胆汁入肠化物。"可见，汇通学派中，即把西医的消化功能加入到了肝的功能之中。

受此影响，消化功能被归为肝逐渐成为中医的共识。如对中基教材编著起重要影响的秦伯未，也将消化功能加入到肝脏象中。他曾论述"肝能制胆汁，入胃化谷，以故有木能疏土之说。且又能疏水，则以肝覆于胃之上，胃之下口弯曲处有一门，在幽门之上，号曰津门，有津门管，导胃中之水外出，入油膜中，下渗膀胱，至其所以能导水外出者，因肝连隔膜，而膈膜因人呼吸扇动，则肝之总提亦因之上下，抽出胃中之水，此肝之疏泄之义"。

2. 当代肝主疏泄中的"命门学说"　自明代以来"命门学说"一直是中医理论的重要内容。近代对命门学说的认识主要认为命门是人体生命的原动力，其产生的"动气"输布一身上下，正常维持其与脏腑的功能正常。如秦伯未亦指出"命门为生命之根，包括真阴真阳，产生动气，通过脏腑、经络、达脑，通骨髓，走四末，温皮肤腠理等，在维持人体正常生理活动上，起着主导的作用"。重构肝主疏泄理论过程中，加入了命门产生"动气"，动气维持人体正常的生命活动的内容。其主要原因有两点。

第一，一些医家认为命门与肝的功能是相似的。如秦伯未论述"命门阳气和心阳气相通，也只有命门阳气通于心经后才能使全身精神焕发……肾和骨髓的生成、脑的活动、生殖力的旺盛等，有着密切关系。命门通于肾脏，对这些方面也起着重要作用……后天的生化须依赖先天命火的温养……命门阳气的

温分肉腠理，即是通过三焦来布达全身，营气出于中焦，卫气出于下焦，也是通过三焦而生化的……命门为相火，胆亦司相火，命门与胆的性质既相同"。肝与胆相表里，这里说命门与胆的性质既相同，可以认为是命门与肝相同。

第二，重构命门功能后，其缺少的"动气"功能与新出现的气机功能基本一致。《中医基础理论：试用讲义》中没有命门这一章节，将命门产生生命原动力的功用归为了肾脏，缺少了产生动气输布全身的功用。第3版的全国统编的《中医基础理论》增加了命门一节，但说法仍延续了《中医基础理论：试用讲义》中认为命门产生的是元阴元阳。仍然缺少产生动气输布全身的功用。在这版教材中，首次运用气和气机概念论述疏泄功能，即"肝主疏泄，主要关系到人体气机的升降与调畅。气机，是人体脏腑功能活动基本形式的概括"。可见在这里肝主疏泄通过升降调畅，维持脏腑组织的功能正常。这与动气的功能基本一致。

3. 当代肝主疏泄理论的气机理论　　肝主疏泄是肝气疏畅全身气机，以确保其他脏器气机正常、通畅而不郁滞的功能。其实质是气的生命动力在脏腑功能上的体现。气机的升降出入是生命物质的基本运动形式。升降出入，无器不有。每一个脏腑都有各自的气机运动，为各自的功能提供基本的动力；各脏腑相互依赖、相互支撑，构成人体整体的气机正常运动。所有功能都需要一脏为主、他脏支撑完成。如《素问》"五脏六腑皆令人咳，非独肺也"，即保障气的正常出入人体，首先是肺的宣发肃降功能正常，其次，还需要其他脏腑功能的支撑。肝主疏泄，一方面需要其他脏腑功能支撑，如心火温煦、肾水滋养、脾土敦敷、肺气肃降，另一方面也为他脏功能提供支撑。肝主疏泄的功能，从气机角度分析，即是通过疏泄全身气机，以疏泄心气而畅达情志，疏泄脾胃以促进运化，疏泄肺气以促进宣降，疏泄肾精以完成生殖功能。为此，重新定义的气、气机概念是《中医基础理论》教材实现构建当代"肝主疏泄"，使肝主疏泄具备了调节一身之气输布的功能的核心保障。气的概念从具体的特定物质和功能，变成了构成世界最基本的物质。气机概念逐步取代了命门学说中动气的概念。

在第3版教材之前气的概念是具体的特定物质或功能。如秦伯未在《中医入门》中气的概念是具体的物质和功能。曾指出"气……指整个人体内气血和其他物质及能力"，"中医临证时所称的气，多数是脏腑功能的障碍或消化不良等产生的气体"。第2版教材中亦指出"气的含义有二：一是指流通着的微小难见物质，如水谷之气，呼吸之气等；一指人体脏器组织的活动能力，如五脏之气，六腑之气，经脉之气等"。在第3版教材之后，气被重新定义为"物质"。气机的概念被提出，并且逐步成为输布一身上下之气的动力。第3版的全国统编的《中医基础理论》中，气的概念是"是构成人体和维持人体生命活动的基本物质之一……从人体的生理、病理角度而言，气可以概括人体脏腑组织各种不同的机能活动……根据气在人体分布的部位以及它所反映出来的作用不同，故又有不同的名称，如呼吸之气"。可见，该版教材将气的概念抽象化，使其更具有概括性。第4版的全国统编的《中医基础理论》延续了第3版的说法，其论述的"气是构成世界的最基本物质，宇宙间的一切事物，都是气的运动变化而产生的……气是构成人体的基本物质，并以气的运动变化来说明人的生命活动"。第5版的全国统编的《中医基础理论》中没有精气学说这一章节，"气是构成世界的最基本物质，宇宙间的一切事物，都是气的运动变化而产生的……气也是构成人体和维持人体生命活动的基本物质"。第7版的全国统编的《中医基础理论》中出现了精气学说这一章节，"精气是构成宇宙的本源"。

第3版教材中提出了气机的概念，其论述到"气机，是人体脏腑功能活动基本形式的概括"。第4版教材把气机的所指从脏腑功能重构为气的运动，气的运动形成了脏腑功能的活动。其论述"气机泛指气的运动变化，可以说是对人体脏腑功能活动基本形式的概括"。第5版和第7版教材进一步强调了气机是气的运动，如第5版教材论述"气机，即气的升降出入运动。机体的脏腑、经络、器官等的活动，全赖气的升降出入运动"。第7版教材论述"气的运动，称为气机"。

当代阴阳五行学说及气机理论是肝主疏泄理论的核心方法

第 3 版的全国统编的《中医基础理论》主要从两个方面诠释当代"肝主疏泄"理论，即当代阴阳五行学说和气机理论。其后的教材不断地强化阴阳五行推断的合理性和气机的重要作用。《中医学讲义：西医学习中医试用》中"疏泄"一词是"畅达无拘束"的意思。而第 5 版教材则变为"疏，即疏通；泄，即发泄、生发"。可见，从文字表述上看"疏泄"逐渐与"木"的特性相靠拢。第 5 版的全国统编的《中医基础理论》中，"肝主疏泄"主要表现变成了"调畅气机""条畅情志""排卵、月经、排精"。第 7 版的全国统编《中医基础理论》中"肝主疏泄"理论则变为疏泄主要保证气机的正常运行。进而保证"维持血的运行和津液的输布代谢""促进消化吸收""条畅情志""排卵、月经、排精"4 个方面的正常。为此，当代阴阳五行学说是决定肝主疏泄理论的基本结构，肝主疏泄理论的构建方法。

"肝主疏泄"是由当代五行学说中木行的特性推断的肝的首要功能。当代定义的阴阳五行学说，将阴阳、五行均为实物与现象的属性，而非具体事物；阴阳之间、五行之间关系，只是分析原则或事物变化的本质规律，而非事物具体变化过程。五行是 5 种事物特性，五脏便是各行特性生命现象的本质，这是各脏的首要功能。木为肝的属性、特性，肝便是木行特性生命现象的本质，木的特性便成为肝的首要功能。木曰曲直，故疏畅条达的木的特性表现为肝的功能，就是肝主疏泄。为此，肝主疏泄是由木的特性决定的首要功能，肝主疏泄的理论和理性得到了确认。第 4 版教材中则论述"古人以木气生发的冲和条达之象，来形容肝疏泄功能的正常"。随后的各版本教材虽语言表述方面略有改动，但都延续了这样的论断，即木的特性是肝俱有疏泄功能的原因。为此，重新定义的"木"的概念是重构肝主疏泄理论的核心保障之一。

阴阳，为一分为二的分析工具。可以具体化为结构与功能，物质与功能，本质与现象，以及中国古代哲学之形与气、体与用、体与象等多种二分的关系。表现在脏象学上，每一脏具有特定功能的同时，需要具备相应的物质基础，肝藏血即是为肝主疏泄配备的附属功能。是故，肝主疏泄临床应用广泛，而肝藏血应用很少。从气血关系而言，气是功能、为阳、为用，血是物质基础、为阴、为体，肝藏血主疏泄属于气血关系，可以用体阴用阳概括。

综上所述，"疏肝解郁"治法的广泛应用是当代"肝主疏泄"的临床基础，"西医知识"和"命门学说"是重构当代"肝主疏泄"的主要知识基础，当代阴阳五行学说及气机理论是肝主疏泄的构建方法。为此，从理论框架的角度分析，肝主疏泄是当代学者，采用当代五行学说，整合古代肝脏理论、当代肝脏疾病诊治知识、西医学相关知识以及当代哲学思想，创造性构建的一个新理论。在完成采用新方法构建核心理论之后，前代的理论与临床应一部分会被抛弃，保留下来的部分要协调进入新的理论结构中。新理论同样也会对应用体系重新构建。前代的核心应用在新体系中会边缘化。由于核心方法与功能不同，相同词汇代表的概念不同，病机与治法的阐释原则不同，体系之间存在库恩所谓整个体系之间"不可通约"性。通过当代"肝主疏泄"的构建分析，可以清楚地看到当代"肝主疏泄"理论重构与创新中的新方法、新的知识与新的临床应用思路。证明了中医理论是一个可以吸纳新知识，不断创新理论。当代"肝主疏泄"理论框架分析从理论构建的角度证明了中医理论的发展需要采用新方法分析新知识、新临床经验，创造性地构建新理论。这无论是对肝脏象理论、中医脏象理论的研究、现代肝脏象理论、中医脏象理论和中医理论的构建都有积极的意义。

146　肝主疏泄机理探析

　　肝主疏泄是肝的主要生理功能。疏，即疏通；泄，即发泄、升发。肝的疏泄功能反映了肝为刚脏、主升主动的生理特点。因此，可将肝主疏泄功能概括为肝主疏泄是指肝气具有疏通、畅通全身气机，进而促进精血津液的运行输布、脾胃之气的升降、胆汁的分泌排泄以及情志的舒畅等作用。但对肝主疏泄功能形成的机理目前尚未论述，学者马月香等对此做了探析。

解剖学中的肝脏是脏主疏泄形成的形态学基础

　　尽管中医学所说的肝脏象与现代医学所说的肝脏器有着不同的内涵，但肝脏象的概念以及对肝主疏泄功能的认识仍然以解剖学中的肝脏器实体为依据。如果没有解剖学的作用，便没有肝脏器的名称，更谈不上肝脏象。通过古代的解剖观察，古人认识了肝的名称、大体解剖部位和大体解剖形态。在对肝脏形态学观察的基础上，古人又认识了肝主藏血的生理功能。

　　1. 认识了肝的名称、解剖部位和解剖形态　据文献记载，五脏最初的命名是依据某脏的位置及其与他脏腑的关系而得出的。肝，受音义于"干"，如《白虎通义》称："肝之为言干也。"干，有侧旁之意。肝脏位于人体躯干部的侧面，故称"肝"。对于肝的部位，据公元213年前刘熙之《释名》云："肝，干也。""干，胁也。""胁，两旁也。"可知肝的部位在胁。《内经》虽未明言肝脏的部位，但在其篇章的有关论述中已隐含"肝位于胁下"。如《素问·脏气法时论》："肝者两胁下痛引少腹。"《素问·咳论》："肝咳之状，咳则两胁下痛，甚则不可以转。"《灵枢·五邪》："邪在肝，则两胁中痛。"从肝病出现胁下痛，可推知肝位于胁下。《灵枢·胀论》："肝胀者，胁下满而痛引少腹。"《素问·标本病传论》："肝病头目眩胁支满，三日体重身痛。"从肝病出现胁下满，也可推知肝位于胁下。《灵枢·邪气藏腑病形》："有所堕坠，恶血留内，若有所大怒，气上而不下，积于胁下，则伤肝。"《灵枢·本脏》："肝大则逼胃迫咽，迫咽则苦膈中，且胁下痛。肝高则上支贲，切胁悗，为息贲；肝下则逼胃，胁下空，胁下空则易受邪……肝偏倾则胁下痛也。"指出肝大则压迫胃，牵制食管而形成膈中证，且胁下作痛，据此不仅推知肝位于胁下，而且可知与胃相邻。《难经》则记载了肝的重量及其形态，如《难经·四十二难》："肝重四斤四两。"《难经·四十一难》："肝独有两叶。"与现代解剖学的肝脏有两叶认识相似。

　　2. 认识了肝主藏血的功能　目前一般认为，"肝主藏血，是指肝脏具有贮藏血液、调节血量和防止出血的功能"。肝脏具有贮藏血液的功能是古人通过对肝脏的解剖观察而得到的。古人最初看到的肝与现代解剖学的肝脏在解剖部位、外观形态、重量等方面应该是一致的，只有粗浅与精细之别。如《内经》通过病理观察，隐含了肝的部位在胁下，与现代解剖学肝脏的解剖部位一致。《难经·四十一难》："肝独有两叶。"也与现代解剖学的肝脏有两叶认识相似。中医学的藏血之肝与现代医学的肝脏具有相同的内涵，如李宝卿也认为中医学中的五脏"它们基本上与解剖学中的心、肝、脾、肺、肾等的形态、位置及重量相似或相近似，尽管两者之间还存在着某些不同之处"。现代解剖学的肝脏"血液供应丰富，为棕红色，质软而脆……易破裂出血"。正如恽铁樵在《生理新语》中所说："惟肝含血管最富，故取生物之肝剖之，几乎全肝皆血……故肝为藏血之脏器。"

　　古人通过解剖观察认识了肝脏具有贮藏血液的功能之后，又观察到人体的血液是"流行不止，环周不休"（《素问·举痛论》）。藏于肝脏的血液要运行到全身各个部位，以供机体各组织的生理需要，如《素问·五脏生成》："肝受血而能视，足受血而能步，掌受血而能握，指受血而能摄。"然而，"人卧血归于肝"，古人据此推知，当机体活动时，外周血量需要增加，肝能释放血液到外周组织；当机体静卧时，外周需要血量减少，血液要归流于肝。王冰《增广补注黄帝内经素问》："肝藏血，心行之，人动则血运于诸经，人静则血归于肝藏，何者，肝主血海故也。"因此，肝具有调节外周血量的作用。现代生理学证实，人静卧时，肝脏血流量可增加 25%，当人体活动时，肝脏至少可提供 1 000 mL～2 000 mL血液来促进足够的心脏排出量。

至于肝脏有防止出血的作用，是取"肝藏血"之"藏"字还有约束、固摄之义。因而肝脏有防止出血的作用即是有摄血的作用，对此古代医家早有论述。如《卫生宝鉴》："夫肝摄血者也。"《妇科准绳》："肝虚不能摄血也。"《杂病源流犀烛·肝病源流》也认为，肝"其职主藏血而摄血"。这一理论从病理和治疗上也得到了证实，如《素问·举痛论》："怒则气逆，甚则呕血。"《傅青主女科》："夫肝本藏血，肝怒则不藏，不藏则血难固。"唐容川《血证论》："有怒气伤肝，肝火横决，血因不藏。"怒为肝志，大怒使肝气功能失调，不能固摄血液。《丹溪心法·头眩》："吐衄、崩漏，肝家不能摄荣气。"可知在病理上肝的功能失常能够导致各种出血。在治疗上，针对肝在血证治疗中的重要作用，《先醒斋医学广笔记》专立调肝一法治疗吐血，认为"吐血者，肝失其职也，养肝则肝气平而血有所归，伐之则肝虚不能藏血矣"。现代医学认为，血浆凝血因子是止血过程不可缺少的，而凝血因子大部分在肝脏内合成。此外，肝对毛细血管壁的通透性也有影响，各种因素影响到肝脏的造血及凝血功能，都会引起出血。

中医学认为，肝所藏之精为肝精，由于肝主藏血，肝精融入肝血之中，肝精肝血是肝进行功能活动时的物质基础，肝精肝血化生肝气，而主疏泄则是肝气功能的具体体现。

整体观念是表象综合、援物类比肝主疏泄的主要依据

在古代，由于科学技术的低下，古人对脏腑的解剖学认识只能深入到器官水平。舍弃了脏腑的解剖实体之后，人与自然界的整体统一观以及其在自然环境的影响下所表现出来的宏观的生理、病理现象和对治疗的反证，是认识肝主疏泄生理功能的主要基础。如果说肝主藏血的生理功能是借解剖学而产生，那么肝主疏泄的生理功能则是通过整体观察而赋予。

1. 在时间和空间上　《素问·宝命全形论》"人以天地之气生，四时之法成"。可见，四时的更替对人体的生理病理产生着重要的影响。《素问·阴阳应象大论》："东方生风，风生木，木生酸，酸生肝，肝生筋，筋生心，肝主目。"《素问·金匮真言论》："东方色青，入通于肝……是以春气在头也。"《素问·脏气法时论》："肝主春。"《素问·六节脏象论》："肝者……通于春气。"可见，肝与东方、春天有着整体的联系。日出东方，为一天之始，初阳布和，温暖如春，万物荣美。春天为一年之始，阳气渐升，气候转暖，万物复苏，如《素问·四气调神大论》："春三月，此谓发陈，天地俱生，万物以荣。"因此，肝应阳升东方，行春令之气，便使肝气内藏"生长""升发"之性。

2. 在生理上　《内经》虽未明确提出"肝主疏泄"，但在其篇章中多处论述了肝气具有升发、条达、舒畅的特性。如《素问·五常政大论》"木曰敷和""敷和之纪，木德周行，阳舒阴布……其性随，其用曲直……其政发散……其藏肝""苍气达，阳和布化，阴气乃随，生气淳化，万物以荣，其化生，其气美，其政散，其令条舒"。王冰注："敷和，敷布和气，物以生荣。"《素问·气交变大论》："东方生风，风生木，其德敷和，其化生荣，其政舒启。"王冰注："舒，展也；启，开也。"《素问·五运行大论》："东……风……木……在藏为肝……其德为和，其用为动……其政为散，其令宣发。"可见，《内经》记载了肝木在生理上具有生发、舒达之性。同时也得到了后世医家的认可，如清代医家叶天士："肝为风木之藏……其性刚，主动，主升。"唐容川："肝属木，木气冲和条达。"周学海也指出："肝之性喜升而恶降，喜散而恶敛。"

3. 在病理上　从病理现象来反推内脏的某些生理功能，也是脏象学形成的一个重要方面。《素问·标本病传论》："肝病头目眩，胁支满，三日体重身痛，五日而胀。"满、胀皆为气机不畅而郁滞的表现，可知肝与气机运行有关。《素问·举痛论》："怒则气上……悲则气消，恐则气下，惊则气乱。"可见，惊

恐悲怒等情志刺激，皆损伤肝气而导致气机紊乱。何以知道惊恐悲怒损伤的是肝气而不是其他脏气？《素问·金匮真言论》："东方色青……藏精于肝，其病发惊骇。"《素问·脏气法时论》："肝病者，令人善怒，善恐，如人将捕之。"《素问·风论》："肝风之状，善悲，善怒，时憎女子。"《素问·痹论》："肝痹者，夜卧则惊。"《素问·经脉别论》："疾走恐惧，汗出于肝。"《素问·刺热论》："肝热病者，热争，则狂言及惊。"可见，惊恐悲怒等不愉快情志多与肝有关。因而肝病出现气机运行不畅，明智的古人据此可知肝有调畅气机的作用。《素问·五脏生成》："多食辛，则筋急而爪枯。"肝在体合筋，其华在爪，辛能发散，多食辛，使肝气发散太过，损伤肝气之本性，则使筋、爪出现病变。

4. 在治疗上 就治疗而言，《素问·脏气法时论》"肝苦急，急食甘以缓之，肝欲散，急食辛以散之"。《素问·六元正纪大论》："木郁达之。"《难经·十四难》："损其肝者，缓其中。"可见，对肝病的治疗多用缓和、散发、条达的方法来治疗，以恢复肝气条达、舒畅之本性。这进一步证明了肝气具有条达、散发、缓和之性。隋代巢元方《诸病源候论》："肝脏病者，忧愁不乐，头旋眼痛，可气出而愈。"意指肝病能使气机郁滞，气出可使气机畅达而愈。清代何梦瑶则更加明确地提出以"达"治肝。

5. 在养生上 中医学十分重视养生，在《内经》开篇即提出"恬淡虚无，真气从之，精神内守"的养生思想。对于肝应春天的养生，《素问·四气调神大论》："春三月，此谓发陈，天地俱生，万物以荣，夜卧早起，广步于庭，被发缓形，以使志生，生而勿杀，予而勿夺，赏而勿罚，此春气之应，养生之道也。逆之则伤肝。""逆春气则少阳不生，肝气内变。"意指春天应顺应肝木之气的升散、升发之本性，以防止疾病的发生，否则，可伤肝引起病变。

可见，无论是从肝脏所对应的时间、空间上，还是从肝脏的生理现象、病理现象以及治疗的反证观察方面，皆反映了肝具有生长、升发、条达、舒畅之性。

147　肝主疏泄内涵演变

　　肝主疏泄是肝的主要生理功能之一，是中医肝脏象学的重要内容。目前《中医基础理论》第 10 版教材认为，肝主疏泄的中心环节是调畅气机，具体包括调畅精神情志、协调脾升胃降、促进胆汁泌泄、维持血液循行及津液输布、调节排精行经等生理作用。但肝主疏泄范围甚广的生理功能是如何形成及演变的却众说纷纭。学者王静波等对肝主疏泄的内涵进行了梳理，以期更加深入地认识肝脏象内涵及其发展过程。

肝主疏泄概念确立

　　疏泄，《说文解字》将"疏"释为通，有疏导、开通的意思。"泄"引申为发泄、发散之意。大多数学者认为，虽然《内经》并无"肝主疏泄"的明确记载，但其理论来源于《内经》。《素问·五常政大论》："发生之纪，是谓启陈，土疏泄，苍气达……其脏肝脾。"由于《内经》仅此一处谈到"疏泄"，且只言"土疏泄"未谈及"木疏泄"，"土疏泄"是生理问题还是病理问题一直存在争议。如唐代王冰释："生气上发，故土体疏泄。"明代张景岳认可王冰的观点并释为："木气动，生气达，故土体疏泄而通也。"二者都认为"土疏泄"是"苍气达"的结果，是一种正常的生理过程。而清代高士杙则在《黄帝素问直解》中释为："木胜土衰，故土疏泄。疏泄，虚薄也。"并认为"木运太过曰发生"。木运太过是指万物未至其所主时令而先生发荣美，《素问·五常政大论》将之命名为"发生"，是一种病理现象。从《素问·五常政大论》原文来看，"发生之际"确是在讲木运太过的问题，释为病理现象更为符合原文。但如果从中医理论及临床实际来看，唐代王冰与明代张景岳解释也较合理。这种情况与《素问·宝命全形论》"土得木而达"类似，但从《内经》原文来讲，达与伐、灭、缺、绝意思相近，但今人多释为"通达"，认为肝疏泄有助于脾土的运化。

　　自《内经》以降，"疏泄"一词很少被提及，直至金元时期的朱丹溪在其《格致余论·阳有余阴不足论》中提出："主闭藏者，肾也；司疏泄者，肝也。"其弟子戴思恭在《推求师意·梦遗》中解释为"肾为阴，主藏精；肝为阳，主疏泄。"明代薛立斋受朱丹溪影响在《内科摘要·脾肺肾亏损遗精吐血便血等症》中曰："肾主闭藏，肝主疏泄。"虽然朱丹溪、戴思恭、薛立斋所述句式不同，但均是将肝之疏泄与肾之闭藏联系在一起，疏泄与闭藏相对分别描述肝肾不同的生理功能。此后，清代喻嘉言提出"肝主谋虑，性喜疏泄"，将"疏泄"作为肝的生理特性。其后，清代陈梦雷提出"肝主疏泄，故曰散"，完成了从《内经》的肝脾关系、朱丹溪等的肝肾关系，到肝独有生理功能的转变。自此之后，"肝主疏泄"的理论才日臻完善和发展。

　　新中国成立后，20 世纪五六十年代的《中医基础理论》相关教材在表述肝的功能时，仅仅谈到"肝主藏血"，并没有论及"肝主疏泄"。直到 1974 年北京中医学院主编的《中医学基础》，也即全国统编第 3 版中基教材才确定了肝的核心功能是"肝主疏泄"和"肝主藏血"，此后各版《中医基础理论》教材沿用这个说法，肝的功能基本概括为"肝主疏泄"和"肝主藏血"。

肝主疏泄内涵演变

　　全国统编第 3 版中基教材仅将"肝主疏泄"概括为"情志""消化"和"通利三焦、疏通水道"3

个方面。全国统编中基教材第 5 版又补充了"调畅气机""女子排卵行经和男子排精"。经历版中基教材不断补充扩展，"肝主疏泄"内涵逐渐扩大，最终形成了"调畅情志""协调脾升胃降""促进胆汁泌泄""调畅气机""调畅血和津液的运行输布"和"调节排精行经"6 个方面。

1. 调畅情志　全国统编中基教材第 3 版将"疏泄情志"作为"肝主疏泄"的重要内容。明代赵献可认识到郁病与肝失疏泄有关，主张用逍遥散治疗。清代王孟英从病理上说明肝与情志的关系，有"七情之病，必由肝起"的论述。张锡纯则认为诊其脉左关微弱，知系怒久伤肝，肝虚不能疏泄也"，将"主疏泄"与"肝郁"联系起来，首次提出肝主疏泄、调畅情志的思想。情志泛指人的情绪、情感活动。《灵枢·本神》"所以任物者谓之心"，情志活动首先由心所发，但"心藏神"功能的发挥还受肝主疏泄的影响，"心藏神""肝藏魂"，五脏之中以心肝二脏与情志关系最密切。《素问·灵兰秘典论》"心者，君主之官也，神明出焉……肝者，将军之官，谋虑出焉"，二者之间母子相生，肝气通畅，则心气平和；肝气郁滞则心气不足，无力养神，因而情志活动由心所统领，肝所调控。只有肝疏泄功能正常，肝气平和、气机畅达、气血调顺，精神情志才能平和无害，否则就会出现《灵枢·本神》"肝气虚则恐，实则怒"的情志异常情况。

2. 协调脾升胃降　消化方面主要包括协调脾升胃降和促进胆汁泌泄 2 个方面。《素问·五常政大论》："发生之纪，是谓启陈，土疏泄，苍气达……其脏肝脾。"按王冰与张景岳的注释"苍气达"有助于"脾疏泄"，是最早对肝气畅达能促进脾疏泄水谷关系的论述。唐容川《血证论·脏腑病机论》进一步表述："木之性主于疏泄，食气入胃，全赖肝木之气以疏泄之……设肝之清阳不升，则不能疏泄水谷。"肝只有疏泄功能正常，才能维持脾升胃降、升清降浊功能正常，也即唐容川所言："盖肝木之气，主于疏泄脾土，而少阳春生之气，又寄在胃中，以升清降浊，为荣卫之转枢。"病理上，清代叶天士在《临证指南医案·木乘土》中较详细地论述了肝郁影响脾胃，其"治肝可以安胃"的名句，乃出自这一理论。《沈氏尊生书·杂病源流犀烛》："嗳气、嘈杂、吞酸……皆胃家之病，而治之之法，固不离乎胃矣。而亦有时不专主胃者，盖胃司纳食，主乎通降。通降则无此四者之病，其所以不通降而生病之故，皆由肝气逆冲，阻胃之降矣。"可见，胃气失于通降，亦同肝气失于疏泄密切相关。

3. 促进胆汁泌泄　近代中西汇通医家受西医学影响，对"肝主疏泄"的内涵进一步扩充，将肝主疏泄扩展至疏泄胆汁。唐容川从生理病理角度谈及肝主疏泄对胆汁泌泄的影响，认为"西医言肝无所事，只以回血生出胆汁入肠化物"。张锡纯《医学衷中参西录》有"且因肝热而波及于胆，致胆汁因热妄行，随肝气之疏泄而下纯青色之水"的论述，亦说明肝的疏泄功能对胆汁的影响。肝胆互为表里，肝之余气化生为胆汁，只有肝的疏泄功能正常，胆汁才能正常分泌、排泄，饮食物的消化吸收才能正常。

4. 调畅气机　全国统编《中医基础理论》第 5 版教材首次将"调畅气机"作为"肝主疏泄"的主要内容进行阐述。全国统编《中医基础理论》第 9 版教材将"调畅气机"作为"肝主疏泄"的中心环节，认为只有肝气疏通气机才能畅达，脏腑经络之气才能运行通畅无阻，升降出入运动才能协调平衡。近代张锡纯认为，肝的疏泄功能对于五脏气机的畅通至关重要，将"肝主疏泄"扩展至对气机的疏泄，《医学衷中参西录》："肝属木，木之条上达，木之根下达。为肝气能达，故能助心气之宣通……为肝气能下达，故能助肾气之疏泄。"气机即气的升降出入运动，《素问·六微旨大论》对升降出入运动的广泛性和重要性进行了论述："故非出入，则无以生长壮老已；非升降，则无以生长化收藏。是以升降出入，无器不有。"肝主升、动、散的生理特性，有助于气机的疏通、畅达、升发。因此，肝的疏泄功能正常则气机调畅，脏腑、经络等活动才能正常和调。

5. 调畅血和津液的运行输布　全国统编第 5、第 6 版《中医基础理论》教材将肝调畅血和津液的运行输布作用归于肝调畅气机之中，并未单独列出。清代张志聪将肝的疏泄功能推及至津液的运行输布上，在其《黄帝内经素问集注》中论到"木乃水中之生阳，故肝主疏泄水液"。《吴鞠通医案》："肝主疏泄……失其疏泄之职，故不大便，小溲仅通而短赤特甚。"清代唐容川强调肝主疏泄对血运行的意义，其《血证论·脏腑病机论》云"肝属木，木气冲和条达，不致遏郁，则血脉得畅"，明确了肝主疏泄对津液、血运行输布的促进作用。血的正常循行和津液的输布代谢，均有赖于气的推动和调控。肝气疏泄，畅达气机，气为血之帅，气行则血行，气行则津行，因此肝主疏泄正常可调畅血和津液的运行输布。肝调畅血和津液的运行输布最终要归因于肝调畅气机的作用。《素问·刺禁论》："肝生于左，肺藏于右。"主升、主动、主散的特性，有助于全身脏腑气机的平衡，才能发挥心行血、肺助心行血、脾统血的作用，血才能正常输布而不瘀滞。津液的输布运行依赖肺、脾、肾、三焦等脏腑功能活动，肝调畅气机还能通利三焦、疏通水道。

6. 调节排精行经 《素问·上古天真论》认为，人的生殖功能与肾关系最为密切，后世医家在治疗相关疾病时多从肾来论治。朱丹溪在论治"遗精"中首次提到"主闭藏者，肾也；司疏泄者，肝也"；认为只有肝之疏泄与肾之闭藏协调平衡，男子才能正常排精。女子正常行经、按时排卵也是肝气疏泄和肾气闭藏相互协调的体现，其中肝气疏泄尤为重要。叶天士根据《素问·灵兰秘典论》中"肝者，将军之官"的论述，提出了"肝为风木之脏，又为将军之官，其性急而动，故肝脏之病，较之他脏为多，而于妇女尤甚"，进而有"女子以肝为先天"之说。相对于男子而言，肝的疏泄对于女子生殖更为重要。

从《内经》"土疏泄"到朱丹溪"肝司疏泄"、喻嘉言"肝喜疏泄"、陈梦雷"肝主疏泄"，及至全国统编中基教材第3版明确将"肝主疏泄"作为肝的核心功能，形成了完整的"肝主疏泄"理论。

"肝主疏泄"内涵经过历代医家补充及历版《中医基础理论》教材扩展，也在不断完善扩大。一是张锡纯将"主疏泄"与"肝郁"联系起来，首次提出肝主疏泄、调畅情志的思想；二是《内经》对"土疏泄"的论述是"肝主疏泄"促进脾升胃降的理论源泉；三是中西汇通医家受西医学影响将疏泄胆汁作为"肝主疏泄"的重要内容；四是张锡纯将肝的疏泄功能扩展至对气机的疏泄；五是张志聪、唐容川将肝的疏泄功能推及至水液与血的运行输布；六是朱丹溪从肝肾关系出发首论肝疏泄生殖之精。随着中医理论的发展，临床医学的进步，现代医学的影响，中医肝主疏泄理论内涵也在逐渐扩展，经过历代先贤的不断补充完善，最终形成了以"疏泄气机"为核心的"肝主疏泄"完整内容，不仅丰富了中医脏象学，也表明中医理论具有不断开放、包容、持续发展完善的特点。

148　肝主疏泄理论的发生学原理

"肝主疏泄"理论作为脏象学的重要内容之一，在临床诊疗中具有相当广泛的应用。新中国成立后，随着肝脏象学研究的深入而成为一个颇具影响的概念。对于"肝主疏泄"理论是如何发生的这一问题，目前的认识几近空白，而不解决这一"知其然而不知其所以然"的状态，把握"肝主疏泄"理论的本质也就无从谈起。学者王静波等认为，以下方法及学说参与了"肝主疏泄"理论的构建。

以表知里对肝脏病机特点的把握

"任何经验科学都必须以观察作为理论建构的基础"，《内经》亦然，其观察方法据观察对象的不同可分为解剖观察、生理观察和病理观察等。

"肝主疏泄"调节气机的作用，具有对立于解剖的本质。同时，显然属于"善者不可得见"（《素问·玉机真脏论》）之列。这就意味着，解剖及生理观察对于把握"肝主疏泄"功能是无能为力的。那么病理观察及治疗反证情形如何？在病理状态下，肝脏的病变有肝气郁和肝气亢逆（肝阳、肝火、肝风等）以及肝气（阳）虚等。理论上肝气郁结证"木郁达之"（《素问·六元正纪大论》）之治，似乎可以印证肝脏调节气机的生理功能，但问题在于除肝郁外，《内经》尚有五脏之郁（《素问·六元正纪大论》），说明五脏皆有调节气机的功能。既然如此，何以独冠肝以"疏泄"之用？是知"肝郁达之"之临床并不足以建构起"肝主疏泄"理论。肝气（阳）虚与之同理。再就肝气亢逆而言，五脏气机也无不存在亢逆之变，但肝气亢逆证较之其他脏气亢逆却有着一个引人注目的特点。如春脉太过的"眩冒"（《素问·玉机真脏论》），悲哀中所致的"阴缩而挛筋"（《灵枢·本神》），筋巅疾的"身倦挛急"（《灵枢·癫狂》）以及"舌卷"（《灵枢·经脉》）等。总之，肝气亢逆证具有"动摇不定"的共同症状特征。这一特征使肝气亢逆与其他脏气亢逆区别开来，可以肯定《内经》对此有着深刻的认识，故《素问·至真要大论》将肝病的病机概括为"诸风掉眩"。

类比与肝-风对应关系的确立

中国古代的气论自然观认为，自然界是一个统一于气的有机整体，"通天下一气耳"（《庄子·知北游》）。人亦毫无例外地由气构成，"人之生，气之聚也"（《论衡·言毒》）。《素问·宝命全形论》："人以天地之气生……天地合气，命之曰人。"由于人与自然界有着同一的物质基础，与自然界遵循着同一的规律，故云"人身一小天地"（《医门棒喝·温暑提纲》），"人之与天地也同……其情一体也"（《吕氏春秋·情欲》）。《内经》"智者察同，愚者察异"（《素问·阴阳应象大论》）的观点，正是酿成于这样的背景。也正是这一根深蒂固的观念，使得《内经》时代的医家，将注意的焦点集中于事物的共性上，广泛应用"援物比类"（《素问·示从容论》），因为类比的逻辑正在于事物的同一性，类比推理、类比说理成为《内经》构建及阐述医学理论的核心方法之一。

风是流动的气，"夫大块噫气，其名为风"（《庄子·齐物论》）。"动"乃风之特性，《灵枢·刺节真邪》："大风……不知东西，不知南北，乍上乍下，乍反乍复，颠倒无常。"《素问·风论》"风者善行而数变"，而《素问·阴阳应象大论》则迳谓"风胜则动"。肝气亢逆之"动摇不定"症状特征，与自然界

"风"之善行主动特性相类。应用类比方法，便可确立起肝-风的对应关系。十分明显，早在《内经》的理论体系中，这一对应关系已告确立。"东方生风，风生木，木生酸，酸生肝"（《素问·阴阳应象大论》）一节经文便足以为证。

五行学说的介入与木行特性的类比推衍

五行学说既是中医学的说理工具，又是中医学理论的有机组成部分，执五行特性以说明和推衍相关事物或现象的特性是作为说理工具的五行学说所具有的重要功能之一。考诸历代有关医学文献不难看出，一方面前贤对"疏泄"的理解有着颇多分歧，如王冰等以"疏泄"为生理之常，而高士宗等则以"疏泄"为病理之变。但另一方面又有着高度的一致性，这突出表现在从"肝主疏泄"理论的最早雏形直至其成熟，都规定着它与"木行"的紧密联系，这一点是相当明确的。兹录数节文献以为佐证：①"木德周行……其用曲直……其藏肝"（《素问·五常政大论》）；②"木郁之发……民病胃脘当心而痛，上支两胁，鬲咽不通，食欲不下，甚则耳鸣眩转，目不识人，善暴僵仆"（《素问·六元正纪大论》）；③"肝木性疏泄，不受遏郁，郁则经气逆"（《类证治裁·肝气肝火肝风论治》）；④"肝属风木……其脏主疏泄"（《银海指南·肝经主病》）；⑤"肝主疏泄，肝病不能疏泄，木穿土位，亦胀矣"（《温病条辨》）；⑥"凡木之性专主疏泄"（《四圣心源·消渴根源》）。这一现象提示，"肝主疏泄"理论的发生与五行学说的介入及木行特性的类比推衍密切相关。

《内经》中关于肝木配属的论述比比皆是。如《素问·水热穴论》："春者木始治，肝气始生。"《素问·玉机真脏论》："春脉者肝也，东方木也，万物之所以始生也。"《灵枢·热病》："木者肝也。"印会河等指出："肝喜条达而恶抑郁，有疏泄的功能，故以肝属木。"即认为先有"肝主疏泄"的认识，而后有肝木配属。但实际上"肝主疏泄"理论认识的发生在时间上要远远滞后于《内经》确立的肝木配属关系。那么，肝木配属是如何发生的？

考诸先秦文献，肝脏的五行对应关系有肝-木与肝-金配属的不同。据《吕氏春秋·孟秋纪》之"孟秋之月……其祀门，祭先肝"。孟秋之月祭以肝，即以肝配金。唐代孔颖达《礼记正义·月令疏》："古《尚书》曰脾，木也；肺，火也；心，土也；肝，金也；肾，水也。"许慎按："《月令》春祭脾，夏祭肺，季夏祭心，秋祭肝，冬祭肾，与古《尚书》同。"这与今文《尚书》"肝，木也；心，火也；脾，土也；肺，金也；肾，水也"之五行配属相去甚远。可以说除今文《尚书》外，《礼记·月令》《吕氏春秋·十二纪》《明堂月令》等多数文献主张古文《尚书》的配法。

《内经》肝-木对应与今文《尚书》同，但需要指出的是，作为医学的内容，《内经》的肝-木对应不可能是今文《尚书》现成配式的机械套用，医学活动的参与是十分自然的事。如前所述，对肝气亢之"动摇不定"症状特征的观察，产生了肝与风之间的对应关系，而风属木。如《素问·五运行大论》："神在天为风，在地为木。"这样，以风为中介，应用"同气相求"（《易·乾·文言》）原理，便可推衍出肝属木，肝-木配式的发生学轨迹大致如此。

关于木的特性，《尚书·洪范》："木曰曲直。""曲直……引申为条达……舒畅。"缪希雍："扶苏条达，木之象也。"（《神农本草经疏·五脏苦欲补泻》）可见，木即具有"疏泄"之用，于此《内经》是颇为认同的。《素问·五常政大论》便云："木德周行……其用曲直……其藏肝。"如此，执木之特性便可推衍出"肝主疏泄"这一结论。

"木之性主于泄"（《血证论·脏腑病机论》），"木之疏泄"（《四圣心源·消渴根源》），"木以疏泄为性"（《医学求是·血证求源论》）等表述，也无不说明"肝主疏泄"出于木之特性的推衍。正如李如辉所云："肝属木，木性条达，便成为后世作出'肝主疏泄'这一功能概括的滥觞。"

当然，实际应用对"肝主疏泄"理论价值肯定，又是该理论得以传承、发展和完善不可或缺的因素。正如徐余祥等所指出的那样："肝主疏泄的理论，其关键并不在于它是不是原出于《内经》本旨的问题，而是在于此理论通过实践验证，有没有实际应用价值的问题。"

综上可见，"肝主疏泄"理论的发生学原理有：①"以表知里"对肝脏病机的把握，并概括出"诸风掉眩"这一特点；②以中国古代气论自然观为应用前提的类比构建出肝-风对应关系；③五行学说介入，以风为中介，应用"同气相求"原理，确立起肝与木的对应关系，进而执木行特性类比推衍出"肝主疏泄"；④临床选择。

149　肝主疏泄的现代生物学阐释

　　"肝主疏泄"是肝的主要生理功能之一，自元代朱丹溪首次提出"司疏泄者肝也"，历代医家对"肝主疏泄"的内涵和外延不断丰富、扩展。近年来随着中西医的交流及科学技术的进步，"肝主疏泄"的现代生物学本质逐渐得到阐释，学者肖开慧等通过梳理近几年有代表性的观点，初步总结为肝主疏泄的控制系统为大脑边缘系统，以下丘脑-垂体-肾上腺（HPA）轴和微生物肠-脑轴（MGBA）为代表的神经-内分泌-免疫网络是其作用途径，肌肉及筋膜是其效应组织。

肝主疏泄的理论内涵及外延

　　"疏泄"一词首见于《内经·素问》"土疏泄，苍气达"，这里的"土疏泄"是木气条达，土得木制化而疏通的结果，暗含肝木疏通、条达的生理功能。而"肝主疏泄"最早出现于金元时期《格致余论》中，"主闭藏者肾也，司疏泄者肝也"。朱丹溪提出相火论，认为肝肾二脏皆有相火且密切配合，相火随君火（心）而动，动则精走。自"疏泄"提出以来，历代医家对其外延不断丰富和扩展，如清代张志聪曰"疏泄水液"，清代唐容川"促进脾胃运化、血液生成和运行、胆汁产生和排泄"，清代张锡纯"调节全身气机"。新中国成立以来，全国中医基础理论统编教材以现代科学理论方法整合历代医家的观点，不断修订和完善，逐渐构建起当代"肝主疏泄"理论的框架。目前《中医基础理论》（第十版）教材中肝主疏泄的定义主要指肝具有维持全身气机疏通畅达的功能，调畅气机是其中心环节，其所派生的生理功能又包括调畅情志、维持血行津布、协调脾胃气机、促进胆汁泌泄以及调节排精行经。

中医理论中肝与脑的关系

　　《内经》时期，人们便对肝与脑的关系有了一定的认识，肝主疏泄的第一要务即调畅情志。近年来，对于肝脏象的现代生物学阐释也多涉及脑甚至整个神经系统。在中医理论中脑属于"奇恒之腑"，具有主宰生命活动、精神活动和感觉运动的功能，这与肝脏的一些功能多有相通之处。

　　1. 生命活动——脑主肝用　脑为元神之府，是生命的枢机。《灵枢·经脉》："人始生，先成精，精成而脑髓生。"两精相搏，随形具而生之神，即为元神。肝发挥其生理功能同样也离不开脑的主宰作用。

　　2. 精神活动——肝脑共调　脑主司人体的意识、思维、情志等精神活动。肝藏魂，魂是脑主人体精神意识活动的一部分；《素问·灵兰秘典论》："肝者，将军之官，谋虑出焉。"这里的"谋虑"与脑的思维活动不谋而合；而肝在调畅情志方面更是离不开脑的密切配合，同时，肝在情志方面的疏泄异常也会影响脑，肝在志为怒，"怒则气上"，肝疏泄太过，气血上逆犯脑，容易出现中风、眩晕等脑系疾病。如《素问·生气通天论》："大怒则形气绝，而血菀于上，使人薄厥，目盲不可以视，耳闭不可以听，溃溃乎如坏都，汩汩乎不可止。"其发病急骤、变化迅速的特点也十分符合肝作为风木之脏的特性。

　　3. 感觉运动——肝脑协同　《灵枢·寒热病》"足太阳有通项入于脑者，正属目本，名曰眼系"。目系连于脑，视觉是脑感知事物的起点。"肝足厥阴之脉……上入颃颡，连目系。"《灵枢·脉度》："肝气通于目，肝和则目能辨五色矣。"肝开窍于目，视力的正常与否有赖于肝之气血的充盈濡养，脑才能继而通过目系感知事物。

　　肝主筋，为罢极之本，躯体的运动性疲劳往往与肝有关。"脑为髓之海"，《灵枢·海论》："髓海有余，则轻劲多力，自过其度。髓海不足，胫酸眩冒，懈怠安卧。"可见髓海的充盛与否对运动产生重要影响。

肝主疏泄的现代生物学研究

1. 肝主疏泄的控制系统——大脑边缘系统 大脑边缘系统是由每侧大脑半球内侧面的大脑皮质及其下核团所构成的结构，包括嗅皮层、海马、扣带回、胼胝体、脑岛、颞极、杏仁核、隔区、下丘脑及乳头体等部位，其主要功能包括：①与摄食、防御、生殖行为有关；②调节内脏、情绪活动；③参与脑的记忆活动等。与肝主疏泄功能在调理脾胃、调节生殖、调畅情志等方面的表现具有很大的相似性。岳广欣等认为疏泄本身寓有疏通、外达、发泄之意，而人的本能需求也是一种内在潜能的释放、发散，动机与情绪分别是本能需求外现与内驱产生的结果，所以其调控中枢——大脑边缘系统同样也可理解为肝主疏泄的控制系统。

王爱成等现肝气郁结证患者的正电子发射型计算机断层显像脑功能成像上扣带回前、后部多显示葡萄糖代谢减低，初步找到了肝气郁结证功能定位相关脑区的证据。本课题组前期发现肝郁气滞型抑郁症患者的静息态功能性磁共振成像（fMRI）出现后扣带回与双侧颞中回和楔前叶的功能连通性均降低，与双侧额上回的功能连通性增加，任务态 fMRI 显示肝郁气滞型抑郁症患者面对悲伤和中性面孔时左脑岛和左额下回的脑激活增加。魏盛和乔明琦通过分析经前期综合征猕猴模型整体表现与相应微观指标变化发现：烦躁、易怒等肝疏泄太过所表现的症状可能与下丘脑、边缘叶去甲肾上腺素（NE）、多巴胺（DA）、5-羟色胺（5-HT）水平上升密切相关；抑郁、萎靡等肝气疏泄不及所表现的症状可能与下丘脑、边缘叶 DA 水平下降，5-HT 水平上升有密切关系。

四逆散、柴胡疏肝散历来是疏肝解郁的经典方剂。张铭珈等通过动物实验发现四逆散可减少慢性应激动物模型海马区自噬体/自噬溶酶体，降低轻链蛋白 3-Ⅱ、Beclin1、ULK1 蛋白表达量，升高 P62 蛋白表达量，这说明四逆散可抑制慢性应激大鼠海马区过度自噬。Zhang 等通过网络药理学和实验研究发现柴胡疏肝散通过调节 PI3K/AKT 信号通路促进了海马神经发生。由此看来，四逆散、柴胡疏肝散发挥疏肝作用的脑区主要在海马等部位。

综上所述，海马、下丘脑、杏仁核等脑区已被众多研究证明是肝主疏泄的重要控制系统，但其分工协作关系及深层调控机制尚不清楚；而其他脑区是否具有与之相似的调控作用仍需要大量实验研究去挖掘和验证。

2. 肝主疏泄的作用途径——神经-内分泌-免疫网络 神经-内分泌-免疫网络学说最初于 1977 年由 Besedovsky 和 Sorkin 正式提出，其定义为：在应激作用下，中枢神经系统通过调节下丘脑-垂体-靶腺轴或自主神经系统，产生一系列激素、神经递质、神经肽类等物质，对免疫系统产生调控作用；而免疫系统受到抗原刺激后，免疫器官发生相应变化，免疫应答产生干扰素和免疫活性分子，反过来也影响神经、内分泌系统。

从中医脏象理论分析，心理应激为情志因素，而调畅情志是肝主疏泄功能最重要的表现之一，严灿等认为肝的疏泄功能对机体调节心理应激反应起着决定性作用，而神经-内分泌-免疫网络是现代心理应激理论的核心。近年来，一些研究肝脏象的学者也发现肝主疏泄的功能机制与该网络关系密切，而 HPA 轴和 MGBA2 条作用途径是其重要体现。

（1）HPA 轴是神经-内分泌-免疫网络调控应激反应的主干。在现代医学中，应激影响着 HPA 轴及皮质醇动力学的变化：应激使得交感神经兴奋，下丘脑可分泌促肾上腺皮质激素释放激素（CRH），促使垂体产生促肾上腺皮质激素（ACTH），此激素作用于肾上腺皮质，使之分泌大量的糖皮质激素，以适应应激的需要。于林等以孤养结合慢性应激的方法构建大鼠抑郁模型，观测到模型组大鼠 CRH、ACTH 及血浆皮质酮（CORT）水平升高；此外，慢性心理应激反应导致的肝郁证大鼠脾淋巴细胞增殖反应降低，腹腔巨噬细胞释放 H_2O_2 功能显著下降，免疫功能下降。而疏肝方剂加味逍遥散和加味四逆散可在一定程度上拮抗 HPA 轴的亢进，降低相关激素水平。

（2）MGBA 是神经-内分泌-免疫网络调控应激反应的重要分支。脑-肠轴是通过神经、免疫、内分泌等途径将大脑与肠道联系起来的双向信息交流系统，而肠道菌群与胃肠道功能、大脑功能联系密切，形成 MGBA。在中医学中肝、脾关系密切，木克土，肝郁易伴随脾虚症状，映射在现代医学研究中，与心理应激导致的 MGBA 功能紊乱有着密切关系：心理应激可激活 HPA 轴，释放糖皮质激素，作用并改变肠黏膜的通透性及黏膜屏障，影响肠道菌群组成；而肠腔内环境的变化（包括肠道菌群及其代谢产物的变化）可以通过肠道相关淋巴组织释放细胞因子，或通过肠黏膜内分泌细胞释放肠肽物质，最终又传到中枢神经系统。如心理应激通过 HPA 轴最终引起的肠道菌群的变化可影响胃饥饿素、胃泌素等与摄食、消化有关的脑肠肽的分泌，导致机体出现纳差、腹胀等脾虚表现，而逍遥散可通过调节相关脑肠肽的水平和改变肠道菌群构成干预脑肠互动，改善慢性应激状态下的大脑与胃肠功能，发挥其疏肝健脾作用。

3. 肝主疏泄的效应组织——肌肉系统

（1）肝主疏泄调节平滑肌舒张和收缩：平滑肌是非横纹肌的肌肉组织，分布在人体动、静脉血管壁、膀胱、子宫、生殖道、消化道、呼吸道以及眼睛的睫状肌、瞳孔开大肌、瞳孔括约肌等。田进文等认为肝主疏泄功能体现在人体各种平滑肌的收缩与舒张过程中：肝主疏泄可促进脾胃运化及胆汁排泄，而饮食物的传送、消化及二便的排出离不开消化道、胆囊以及泌尿道平滑肌的参与；肝主疏泄维持着血液的正常运行，而血液运行依靠着血管平滑肌的舒缩；肝主疏泄在生殖方面的表现如男性的勃起、排精，女性的月经、怀孕、分娩，这些都与生殖道平滑肌直接相关。岳广欣等认为血管平滑肌系统是肝主疏泄功能得以实现的效应器，肝气疏泄太过所表现出来的面红目赤、头晕胀痛、舌红、脉弦等症状主要是由于眼、面、舌、头颅内外的血管平滑肌过度舒张，毛细血管充血，脉管内压力增高所致。黄熙等在长期实验研究中多次证明疏肝理气方药中某些主要成分（如阿魏酸）具有抗抑郁、促肠蠕动、舒缩血管作用，这一作用于脑、内脏平滑肌、血管平滑肌三靶点的成分促使他提出脑-平滑肌（BSM）轴—— 一条在特有脑区与平滑肌间互相影响、反馈与调节的神经内分泌通路，通过一些局部的细胞色素 P450 与内源性活性物质，在中枢与器官/血管平滑肌之间进行调节。相较于现有的各轴（如脑肠轴、下丘脑-垂体-性腺轴等），该轴同样发端于脑，但外周端进一步深入到了组织层面——平滑肌。该假说可以较好地用来解释应激性疾病的多系统现象，如将近一半的抑郁症患者伴有消化系统的躯体症状，而抑郁症患者的夜尿通常也超出常人 3～6 倍；可以更好地揭示抑郁症共病的发病机制，为研发作用于多靶点的抗抑郁新药提供理论支撑，对于缓解抑郁症患者相关躯体症状具体重要的临床价值。

（2）肝主疏泄影响骨骼肌含量和活动：骨骼肌，又称横纹肌、随意肌，包含肌腹、肌腱以及筋膜、滑膜囊、腱鞘等辅助装置。人体的运动离不开骨骼肌的收缩与舒张、肌腱的牵引、筋膜和韧带的约束与保护。中医讲"肝在体为筋"也体现于此。骨骼肌的收缩和舒张离不开气机的调达、气血的充盛，这与肝脏调畅气血的生理功能密切相关。肝失疏泄，易引发情志抑郁，气血难以濡养肌肉，造成肌肉减少。Kim 等发现患有抑郁症的男性的骨骼肌比没有抑郁症的男性要少；还有研究发现抑郁症患者会增加久坐行为，从而运动减少，骨骼肌力量减弱。由此可见，肝失疏泄、情志抑郁会影响到骨骼肌的含量和活动，这启示未来与骨骼肌相关的干预可从疏肝解郁的方向进行研究和开发。

肖开慧综合现代生物学研究探讨肝主疏泄的生理功能，从大脑边缘系统、神经-内分泌-免疫网络、肌肉组织对肝主疏泄的生物学基础进行深度挖掘，其价值意义主要体现在 3 个方面：①有利于现代人们理解中医肝脏象的理论，使得人们对肝脏象的外延理解更加清晰；②对挖掘以加强肝主疏泄相关功能药物的靶点预测和精准治疗提供理论依据；③基于肝主疏泄理论可为压力应激相关多系统的现代研究拓展思路。

150　肝主疏泄的生理学基础

　　肝作为主疏泄、调畅人体气机的脏器，在五脏中占有举足轻重的地位，具有调畅气机、调畅情志、调畅血行、分泌排泄胆汁、维持脾胃的升降功能、助脾散精、泄浊解毒、疏利三焦水道、调畅月经、疏泄肾精、疏散外邪等作用。另外，肝脏之藏血、藏魂、主筋等诸种生理功能无不与疏泄功能有关。如果疏泄失常则气机紊乱，脏腑功能失调，诸病丛生。中医肝病涉及临床各科，多达几十种疾病，因而有"肝病十居六七""肝病贼五脏"之说。虽然肝病致病广泛，但气机郁滞是其病理基础，疏泄不利是其发病的根本，学者岳广欣等从现代信息控制学的角度进行了探讨，以期揭示肝主疏泄的生理学基础。

边缘系统是肝主疏泄的高级中枢

　　中医肝脏并非解剖意义的肝脏，它涉及了神经、循环、消化、内分泌、生殖等系统，很难给予解剖学定位，这种中西医对照的方法也使中医研究陷入了困惑之中。如果用信息控制系统的理论，把中医的脏看成一个信息控制系统，似乎更容易理解中医的五脏及其功能。

　　1. 疏泄、藏魂与本能　疏泄本身寓有疏通、外达、发泄，从而获得某种满足和心身愉悦之意。人的本能欲求冲动是一种源于内的潜能发泄与外达过程，舒畅得泄即达目的。因此，从本能欲求冲动来诠释肝主疏泄理论，更符合原意，也更切合临床实际。从心理学来分析，人都有不同层次的本能性需求，若本能性需求适度，心理调整及时，称为肝主疏泄正常，条达舒畅；若需求太过，称疏泄太过，表现出易怒烦躁，甚至侵犯性行为等；若需求受挫，称为疏泄不及，在情绪、饮食、生殖系统等方面会出现众多病理反应。

　　肝藏魂，魂为五神之一，亦与肝的疏泄功能有关。王米渠提出："魂也是生命活动过程中一些本能的现象。"这些本能现象主要是先天既有的运动、感觉和反射，以及在此基础上逐渐发展起来的一种整体调控能力，实际上都属于躯体性、生物性的范畴。因此，可用"躯体生物本能"一词来概括其实质，它是排除了社会文化、道德规范、自我意识、心理结构等后天社会心理因素的影响以生命本来的节律运行着的状态；是无意识、非自我、无社会文化影响、无认知理性的、低级的、躯体化的、本能的精神活动；是"生物学"个体的行动，而非"社会的自觉的"个体的行动。

　　2. 动机和情绪与边缘系统　动机是对所有引起、支配和维持生理心理活动过程的概括。所有的生物有机体都会趋向于某些刺激而远离某些刺激，这由它们的喜好和厌恶来决定。例如，饿了就要吃东西，渴了就要喝水。弗洛伊德提出人类体验到的动机来源于生的本能（包括性欲）和死的本能（包括敌对行为），他认为本能的冲动指引心理能量去满足身体的需要。情绪是一种由客观事物与人的需要相互作用而产生的包含体验、生理和表情的整合性心理过程，它是人的需求与刺激相互作用后认知评价的产物。由上可知，动机和情绪都和本能需求有关，其中动机是本能需求的外显表现，情绪是本能需求内在驱动的产物，而本能需求是肝主疏泄功能产生的核心，因此，动机和情绪属于肝主疏泄调节的范畴。

　　大脑中与动机和情绪形成关系密切的区域是大脑的边缘系统，它包括梨状皮层、内嗅区、眶回、扣带回、胼胝体下回、海马回、脑岛、颞极、杏仁核群、隔区、视前区、下丘脑、海马以及乳头体等部位。实验证明，刺激或损伤哺乳动物的扣带回/杏仁复合体/隔区，海马等部位，动物会出现假怒、逃避、防御或淡漠、嗜睡、温驯等情绪反应。另外，边缘系统还与人体本能活动有关。如下丘脑内侧区是饱食中枢，外侧区是摄食中枢，控制着摄食活动；下丘脑与促性激素的基础水平和周期性变化有关，控制着机体的生殖功能；下丘脑调节交感神经和副交感神经以维持和调节人体内环境；杏仁体与下丘脑相连，用于控制摄食活动；杏仁体与下丘脑及脑干中许多部位有双向纤维联系，从而控制情绪行为的表达。

由于边缘系统，特别是海马、下丘脑、杏仁体，不但是动机和情绪形成和调节的中心，而且还调控着人体的本能性活动，维持内环境的自稳态，因此，边缘系统为肝主疏泄的调控中枢。

自主神经系统和交感-髓质系统是肝主疏泄的信息通路

本能和动机欲求产生后，通过一定的途径把这种信息指令传递到效应器部位，才能产生疏泄的生理效应。

1. 自主神经通路　情绪的表达除主观体验外，还有生理唤醒，生理唤醒主要是为了动员躯体对引起情绪的来源做出反应。自主神经系统是生理唤醒的重要组成部分，它通过交感和副交感系统同时为躯体的情绪反应做好准备。此外，自主神经系统还调节着人体的一些生物本能活动，如呼吸、消化、觉醒等，甚至在睡眠状态仍在发挥作用。大量的中医临床实验研究显示，肝病各证候都存在自主神经功能的失调，如肝病实证各证以交感神经偏亢为主，肝病虚证各证以副交感偏亢为主。表明肝的功能与自主神经系统有密切关系。因此可以认为，自主神经系统是肝主疏泄的信息通路。

边缘系统是动机和情绪的发源地，它主要通过下丘脑-脑干-自主神经系统来调控疏泄功能。下丘脑一直被认为是自主神经系统皮质下的高级中枢，其受大脑皮质的调节，与皮质边缘叶及脑干网状结构有密切关系。下丘脑有交感神经中枢和副交感神经中枢，因此肝主疏泄的自主神经通路分为两条，一为交感神经通路，即下丘脑后区、腹内侧区—中脑中央灰质—延髓腹外侧前区—交感传出系统—效应器；一为副交感神经通路，即下丘脑副交感中枢、中缝核、孤束核—复合迷走背核和疑核副交感节前神经元—副交感传出神经系统—效应器。

2. 交感-肾上腺髓质通路　金益强等对中医肝病五类证候患者进行血浆去甲肾上腺素和肾上腺素测定，结果显示，肝脏各证除肝气郁结证外，都显示一定规律的异常变化，实证偏高，虚证偏低。说明肝主疏泄的信息传递与交感-肾上腺髓质系统也有关系。边缘系统的调控信息可通过脊髓侧角交感节前神经元-肾上腺髓质引起儿茶酚胺的释放入血，产生类似交感神经通路兴奋的效应，对自主神经通路起到补充作用。

平滑肌系统是肝主疏泄的效应器

肝主疏泄最主要的作用是调畅气机，它调节物质流动和分布，即疏通、发泄全身气、血、津液，使其畅达宣泄。气、血、津液在体内的运行大多是通过以平滑肌为主体的各种管腔来完成的。平滑肌在边缘系统的控制下，通过下丘脑—脑干—自主神经通路和交感—肾上腺髓质通路，产生舒缩活动，完成疏泄的具体过程。因此平滑肌就是肝主疏泄整个信息控制系统的效应器。

1. 平滑肌舒缩以适应外环境的变化　正常生理状态下，肝主疏泄功能是由血管平滑肌有规律的舒缩来充分展现的。《素问·五脏生成》："人卧血归于肝。"即平滑肌的收缩与舒张功能改变着血管容积而使血有所藏，调节着人体的气机，使之与人体的状态相适应。大多数部位的平滑肌受交感和副交感神经的双重支配，两者的平衡协调维持着正常平滑肌的舒缩活动。当人受到刺激与人的本能需求或动机一致时，动机和情绪信息可正常产生，经过边缘系统内部的协调平衡，确定交感神经通路和副交感神经通路的兴奋程度，再通过两条通路支配平滑肌的舒张和收缩程度，产生相应的生理效应，即本能需求得到了满足，气机处于调畅状态，人即产生愉悦的外在表现。当人受到刺激与人的本能需求或动机相矛盾时，本能需求被压抑，边缘系统处于权衡矛盾的紊乱状态中，两条通路的兴奋性也就失去了常态，或一方过度兴奋，或一方过度抑制，或时兴奋时抑制，无有节制，支配的平滑肌出现过度的收缩或松弛，或收缩与松弛无规律，致使物质和能量不能正常运送和输布到需要的部位，使人产生了气不得伸的感觉，即肝失疏泄，气机郁滞。

2. 病理状态平滑肌舒缩失去节律 疏泄失常、气机不利是肝病的基本病机，它包括两种情况：一为疏泄太过，一为疏泄不及。

疏泄太过即肝气升发太过，使气血上冲，呈现亢奋状态。若眼、面、舌的血管平滑肌过度舒张，毛细血管充血，则见面红、目赤、舌红等；若因颅内外诸部血脉充血，则见头晕、头胀等；若因头部血管异常扩张，平滑肌受到牵拉，则见头痛；若因肝升气张，阻力血管平滑肌异常收缩，脉管内压力增高，则见弦脉。阻力血管平滑肌紧张性收缩过度是肝气升逆、肝阳上亢，甚至破裂而致阳升风动等病理变化之关键所在。实验表明，肝阳上亢证、肝阳化风证以微血管收缩为主，肝火上炎证、肝胆湿热证血管舒张占优，此皆为肝疏失畅不达，平滑肌运动紊乱所致。

肝气升发、宣泄受阻，呈抑郁状态，即所谓肝疏泄不及，临床上称肝郁气滞。研究显示：肝气郁结证中枢交感神经功能活动偏低，而外周交感-肾上腺髓质功能偏亢，血管舒缩功能的活性物质 TXB_2 含量升高，$6-Keto-PGF_1a$ 含量下降。以上情况表明在肝主疏泄信息通路上出现兴奋和抑制相矛盾的现象，因此血管平滑肌的运动也就发生紊乱，出现低效运动和无效运动，甚至是产生与脏器需求相反的舒缩反应。

总之，平滑肌作为肝主疏泄的效应器，具体执行着调畅气机的功能。正常情况下，平滑肌产生自律运动和受到刺激产生舒缩反应，以使气血津液的分布与各脏器功能状态相适应；在病理情况下，长期的系统信息紊乱，或过于兴奋，或过于抑制，或出现矛盾，使平滑肌的舒缩异常，甚至出现恶性循环的现象，最终可损伤脏器而致疾病发生。

肾上腺皮质激素与肝主疏泄功能状态的关系

肝主疏泄与肝脏体阴而用阳的特点关系密切。体阴指肝所藏之血，用阳是指肝的生理功能和病理变化多以阳为主，如肝为少阳、内舍相火、主升主动、喜条达、为刚脏。其中最关键的是"内舍相火"，正是肝有相火，作为其疏泄的动力，向外发散，疏通气机，才使肝有疏泄的功能。

1. 肾上腺皮质激素与相火的关系 人体内生理之火有二，一为君火，藏于心；一为相火，主要藏于肾，亦寄于肝，还分布于胆、膀胱、三焦、心包。相火具有"水中之火"的特性，它寄寓下焦肝肾精血之中，以肝肾之阴为物质基础，为人身动气，主持诸气，通行三焦，是人体生命活动的原动力。

肾阳虚（相火衰）的患者肾上腺皮质功能均处于低下状态，血浆皮质醇低于正常水平。在使用激素治疗免疫性疾病（如肾病综合征）中观察到，大剂量激素应用早期患者临床上所表现的证候大多属阴虚火旺型，常见兴奋、失眠、多汗、面红、五心烦热、口干、痤疮、多毛、舌质红等症状。

由此看来，激素与中医学"少火"的性质相似。临床应用激素相当于外源性补充"少火"，从而发挥扶正祛邪的治疗作用。但是，在外源性激素超生理量长期使用的情况下，其变为"壮火"，损伤肾阴，耗散元气，还能抑制机体内源性"少火"的生成，从而导致气阴两虚，这就是激素初治阶段多表现为阴虚内热证，而在减量和维持阶段多可表现出明显的气阴两虚或阳气虚衰症状的原因。也就是说，激素具有类似"壮火"样副作用。

因此，肾上腺皮质激素与相火功能十分相似。一方面，两者皆对全身各脏腑的功能有激发和调控作用；另一方面，肾上腺皮质激素长期升高会产生一系列不利的影响，如抵抗力下降、生长发育迟缓、抑郁、性欲减退、月经紊乱等，这与相火的两面性也不谋而合。

2. 激素与边缘系统的兴奋性和敏感性的关系 作为肝主疏泄的调节中枢——边缘系统，一方面接受内外环境的刺激和反馈调节，另一方面对整个疏泄系统的兴奋性进行调节，使之与内外环境相适应。类似于人体相火的皮质激素在上述调节中起着重要的作用，其在血浆水平的异常变动，影响着边缘系统的兴奋性和敏感性，进而影响到疏泄各方面的生理效应。

　　糖皮质激素是通过与其受体相结合而发挥生理作用的，其受体包括糖皮质激素受体（GR）和盐皮质激素受体（MR）两种。在正常生理情况下，糖皮质激素通过 MR 维持着大脑海马区域的稳定兴奋输入以使其有一定的兴奋性输出。若再加上 GR 的激活作用，如在急性的应激之后，通常会使海马兴奋输出减少。皮质激素通过边缘系统的（海马）MR 对基础的下丘脑-垂体-肾上腺轴活动有维持效应，而且与中枢反应系统的敏感性或刺激阈值有关联。肾上腺皮质激素还通过 GR 调节兴奋性和抑制性神经输入到下丘脑。因此，MR/GR 的平衡对神经元的兴奋性、应激反应和行为适应极其重要。

　　在持续应激或糖皮质激素浓度过高状态下，过量的糖皮质激素与 GR 结合，发挥对 MR 的调节作用，同时还会引发对边缘系统神经元的损伤。Sloviter 将大鼠双侧肾上腺皮质切除后，导致糖皮质激素缺乏，结果发现海马齿状回颗粒细胞发生丢失。由此可见，在过高或过低水平的糖皮质激素作用下，极易导致神经元的损伤，从而影响边缘系统的兴奋性和敏感性，造成情绪紊乱、记忆功能下降以及对刺激反应异常，出现精神紊乱、焦虑、抑郁、易激惹等情绪反应异常、肝疏泄失调的现象。

　　肝主疏泄是肝脏的核心生理功能，疏泄功能失常致病范围广泛，疏泄不利、气机失调是其基本病理机制。肝主疏泄的生理学基础如下：①边缘系统是肝主疏泄的调控中枢，是动机和情绪产生的发源地，它一方面接受内外环境的刺激，及时做出反应；另一方面接受体内状态的反馈信息，调整其状态，产生适应性反应。②边缘系统的信息传递主要通过边缘系统—脑干—自主神经通路和交感—肾上腺髓质通路来实现，其中自主神经通路又分为交感神经通路和副交感神经通路。③平滑肌系统是肝主疏泄的效应器，通过平滑肌的舒张和收缩活动，最终完成在边缘系统控制下的整个疏泄过程。④糖皮质激素通过对边缘系统兴奋性和敏感性的影响，调节着肝主疏泄的功能状态和强弱。

151   肝主疏泄的应用及其整体调节

　　疏泄是肝的主要生理功能之一，"疏"者通也，乃疏通、畅达之意；"泄"乃排泄、宣泄之意；"疏泄"一词是对肝的升发条达的高度概括。肝主疏泄在机体功能活动中起着重要的作用，如疏理气血、疏通水液、疏达脾土、疏利胆气、疏畅情志、疏调冲任等，涉及多个脏腑的功能调节。

　　肝主疏泄具有广泛的生理效应，从现代医学角度来看，与神经、内分泌、免疫系统的调节关系较为密切。以此理论指导临床用药，不但治疗肝系疾病如酒精肝、脂肪肝、肝硬化等有满意疗效，而且从整体观念出发，以脏腑相关的角度研究肝主疏泄，它脏疾病从肝论治，以疏肝理气为主，灵活变通亦能奏效。学者王宪龄等从调气机、促血行、和脾胃等方面探析了肝主疏泄的整体调节作用。

疏肝理气乃治肝总则

　　肝主疏泄体现了肝条达疏畅、主升主动的生理特性。肝的疏泄功能失常，以疏泄不利、气机失调为其基本病理机制，其形式有太过或不及，其病机有虚有实，如《西溪书屋夜话录》："肝虚而力不能舒，或肝郁而力不得舒，日久遂气停血滞，水邪泛滥，火势闪灼而外暴矣。"

　　肝的藏血功能也与疏泄息息相关，且肝为刚脏，体阴用阳，内寓相火，疏泄功能失常，又极易变动，表现出易郁、易亢、易虚等特点，其病变涉及临床各科。虽然肝病致病广泛，病机庞杂多变，但总以疏泄失职为各种病机转变之根由，周学海《读医随笔》："凡病之气结，血凝，痰饮，浮肿，臌胀，痉厥，癫狂，积聚，痞满，眩晕，呕吐……皆肝气之不能舒畅所致也。"肝病治法虽多，但以恢复肝气条达、开结畅郁为调肝总则。《素问·六元正纪大论》指出"木郁达之"。"达"即疏泄通达。明代医家张景岳："木喜畅达，故在表者当疏其经，在里者当疏其藏，但使气得通行，皆谓之达。"清代医家王泰林也认为："肝病最杂，而治法最广，肝气之治，最常者疏肝理气。"可见，治疗肝病应尽快恢复肝主疏泄、喜条达的生理特性，故疏肝理气乃是治疗肝病之大法。

疏肝理气与整体调节

　　1. 疏理肝气调气机　肝主疏泄以气机的疏通、畅达、升发为基本机制，气机调畅则血脉和利，脏腑功能活动协调有序。肝的疏泄功能失常，如疏泄太过，则出现急躁易怒、头胀头痛、失眠多梦等症状；疏泄不及，导致肝气郁结，则出现郁郁寡欢、胸胁胀痛、善太息等症状。现代医学研究表明，肝疏泄功能失常、气机紊乱，此时机体处于自主神经功能失调、内分泌功能紊乱状态，以及整个机体内环境的不平衡状态。黄炳山对肝郁气滞证及相关证候进行了现代病理、生理学基础的研究，认为肝脏功能与大脑皮层的兴奋、抑制以及自主神经功能等多种因素有关。严灿等发现，肝郁证大鼠的胸腺、脾脏重量减轻、全血 T 淋巴细胞转化率降低，说明肝郁证大鼠免疫功能呈低下状态。

　　王宪龄等对酒精性肝损伤大鼠进行了实验研究，比较了各组动物的免疫器官胸腺、脾脏指数和内分泌器官肾上腺指数，证实模型对照组上述指标皆低于空白组，表明酒毒湿热内蕴，导致肝失疏泄状态与内分泌、免疫调节失衡有一定的关系。经采用疏肝药物柴胡、黄芩配伍等治疗，肾上腺中 VitC 含量均明显降低。参考给药后对肾上腺指数的影响，提示疏肝药物可使肾上腺皮质功能活跃，从而能够加强抗炎、抗病毒、调节免疫等多种生物效应。同时，观察胸腺萎缩退化程度发现，实验中柴胡黄芩 1：1 组、

1：2组、小柴胡颗粒组、黄芩组均能使萎缩的胸腺趋于正常，提示疏肝药物可抑制乙醇对组织的损伤，拮抗肾上腺皮质功能活跃而导致的胸腺萎缩，从而使胸腺得以发挥正常的免疫功能，表明疏理肝气可能与神经、内分泌、免疫调节相关。肝疏泄正常，能为机体各功能的正常发挥创造良好的环境和条件，从而发挥整体调节作用。

2. 疏理肝气调血行　"气为血之帅"，气的推动作用是血液循行的动力。肝主疏泄，调畅气机，从而推动血液在脉道中正常运行，唐容川《血证论》："肝属木，木气冲和条达，不致遏郁，则血脉得畅。"肝疏泄失常，气机遏郁，则血行不畅，遂生瘀血。清代吴澄认为："积瘀凝滞，不问何经，总属于肝，盖肝主血也，故凡败血积聚，从其所属，必归于肝，故见胁肋小腹胀痛者，皆肝经之道也。"《血证论》中亦有"瘀血在脏，则肝主之"的说法，可见肝疏泄失常与瘀血的形成息息相关。

肝病伴有瘀血者临床较为常见，其病机目前多认为是湿热残留、肝脾两伤、气滞血瘀，肝硬化期为肝、脾、肾俱虚，气、血、水相搏结，因此在肝病的病变过程中都存在着气机郁滞、血行不畅、瘀血等因素。瘀血为患，血瘀气滞，更加重了肝病的病变。临床上肝病患者常见"瘀证"，如肝区疼痛、痛有定处、面色晦暗或黧黑、皮肤有蛛丝赤缕、肝脾肿大、舌暗、舌边舌尖见瘀点、脉络细涩等瘀血症状。现代医学研究也表明，急、慢性肝病均有不同程度的肝微循环障碍，反映了肝病过程中瘀血的存在。如 Lewy 等用肝炎病毒感染小鼠实验发现，肝炎病毒能诱使单核细胞产生前凝血质单活素（PCA），PCA 可使凝血酶原裂解成凝血酶，激活凝血系统，造成微循环障碍。重症肝炎时色氨酸代谢异常，产生大量的中间代谢产物，尤其是 5-HT，使肝微血管痉挛，也可导致微循环紊乱。有研究发现，肝组织中去甲肾上腺素的含量较为丰富，在急性应激状态时，其释放增加，对引起肝脏微血管痉挛也产生一定作用。

肝郁气滞血瘀也常表现在肝病以外的多种疾病之中，缪希雍在《本草经疏》中言："夫血者，阴也，有形者也，周流乎一身也，一有凝滞，则为癥瘕，瘀血，血闭，或妇人月水不通，或击扑伤损积血，及心下宿血坚痛，皆从足厥阴受病。"临床上乳癖、痛经、闭经，以及前列腺肿大等，皆可从肝论治。张翠英等以疏肝理气合活血化瘀方药组成肝舒乐片治疗乳癖取得显著疗效，认为其病机离不开肝郁气滞、血瘀痰凝，采用疏肝理气、活血化瘀方药治疗能降低血液黏度、增强机体免疫力。因此，可以通过疏肝理气与活血并用，发挥整体调节功能，使气行则郁解，气行则血行，促进机体气行通顺，血脉和畅。

3. 疏理肝气调脾胃　肝与脾胃关系密切。脾升胃降的协调平衡是保证脾胃消化功能正常的重要因素，而肝主疏泄对协调脾胃气机的升降尤为重要。肝疏泄功能正常能够促进脾气上升，又能协调胃气降浊。脾气升则健运，胃气降则能纳。肝气条达，不郁不亢，则可鼓舞脾胃之气，使中焦脾胃升降有序，运化有职，水谷与水液得以运化，气血化生有源，从而滋养肝脏及全身。唐容川："木之性主于疏泄，食气入胃，全赖肝木之气以疏泄之，而水谷乃化。"肝疏泄功能失常，可以导致肝脾不调或肝胃不和等证，故临床上肝病患者除见急躁易怒、胸胁乳房胀痛等症状以外，又可出现脘痞、纳差、腹胀、便溏、呕恶、口苦、泛酸等脾胃功能失常的表现。临床治疗仍以疏肝理气为主，常用治法如疏肝和胃、调和肝脾、柔肝健脾等。

此类相关研究也较多，如盛浩等，从实验指标上观察肝失疏泄对小肠吸收功能的影响发现，正常组大鼠空肠头段电频率、幅值、运动指数大于肝气逆组同项指标，同时肝气逆组又大于肝气郁组；肝气郁和肝气逆组与正常组对比 5 种酶活性都有不同程度的显著减弱。电镜下肝气逆组小肠吸收细胞部分线粒体肿胀，基质减少、空化、变短变少，而肝气郁组的细胞器官破坏更为严重。研究表明，肝主疏泄对脾主运化具有促进作用，当肝失疏泄时可致脾失健运，而且由于肝失疏泄的类型不同，对脾运化功能的影响也各有差异。

王宪龄等在大鼠急性酒精性肝损伤的实验中发现，模型大鼠有胃肠组织病理形态学损伤，胃黏膜中消化性溃疡诱导因子内皮素含量增高、胃肠功能失调，以及营养物质的吸收代谢障碍等，且一般情况较差。中医学认为，酒属湿热之品，多饮必伤及脾胃肝胆而引发疾病。酒毒之邪伤胃，胃失和降，胃不降浊，肝失疏泄，湿热阻滞中焦，加重脾胃功能失常，此为酒精性肝、胃损伤的病因病机。实验结果也从一个侧面反映出中医药治疗酒精性损伤性疾病的优势，即整体调节，肝胃同治。

此外，从现代生化的角度来看，脂质等营养物质应该属于水谷精微的范畴，类似于中医学对膏脂的表述。即膏脂源于水谷精微，在脾的运化和肝的疏泄功能作用下流行于津血之中，是人体营养物质之一。可见肝主疏泄功能与脂质代谢在生理病理以及相关疾病的治疗上也有非常密切的关系。有学者以柴胡疏肝散加减分别治疗脂肪肝85例和52例，有效率依次为97.6%和100%，显著高于对照组的81.1%和76.9%（$P<0.05$和$P<0.01$），说明以疏肝为主合理配合其他治法，对调节脂质代谢的异常有明显作用。尹佐才等以疏肝健脾法治疗脂肪肝患者60例，其中谷丙转氨酶（ALC）异常者40例，总胆固醇（TC）异常者16例，甘油三酯（TG）异常者25例，脂蛋白异常者32例，HBsAg阳性者28例。临床以疏肝健脾法治疗，服药1个月后，痊愈34例，有效24例，无效2例。

综上所述，肝主疏泄具有广泛的生理效应，对全身气机的调畅、气血的运行以及脏腑功能的协调等发挥着重要的整体调节作用，类似于现代医学的神经系统、内分泌系统、免疫系统、血液系统、消化系统等部分功能的集合。尽管肝的病变错综复杂，但疏泄不利、气机失调为其基本病机，遵循治病求本的原则，以恢复肝脏正常的疏理特性为要，疏肝理气为治肝之大法。而疏理肝气以恢复肝之正常疏泄为目的，临床上又不能仅仅局限于疏肝理气之药物。从肝的整体功能出发，肝主疏泄又主藏血，肝疏泄正常必须以藏血充足为前提，如陈士铎《辨证录》："肝中有血，则肝润而气舒，肝中无血，则肝燥而气郁。"由于肝疏泄功能失常，有情志郁滞、肝郁而不疏者，有肝血不足、肝燥而不疏者，有肝气屡弱、肝虚而不疏者等。而且肝疏泄失常，进一步又可导致气血津液代谢失常，相关脏腑功能失调，故需要在中医理论指导下深入研究和探讨疏肝理气药物的配伍作用及机制，以疏肝理气立法，兼以其他疗法。探究中药作用于机体对肝主疏泄的影响及其整体调节作用，从多角度加强对中医肝主疏泄理论的综合实验研究，为临床合理有效组方遣药，活用药物提供科学实验依据，促进中医药理论的发展。

152　肝主疏泄与人体昼夜调控机制

　　随着春、夏、长夏、秋、冬阴阳的消长，"肝藏血、主疏泄"也呈现应时而变的调控功能，在不同季节的表现如同生物钟一样有着各自的峰谷，有规律地变化着。肝生理功能在一年中的应时而变是五脏应时的内在机制和推动力。《内经》把一日分为四时，"朝则为春，日中为夏，日入为秋，夜半为冬"，那么肝气的疏泄功能在一日之中的消长变化规律是否与其在一年中的变化规律相似呢？学者王乐鹏等对肝主疏泄的昼夜节律变化及其调控机制进行了探讨。

肝主疏泄的源流

　　"肝主疏泄"泛指肝脏通过肝气疏通畅达全身气机，从而对全身气、血、精、津液的运行输布、脾胃之气的升降、胆汁的排泄、情志的变化等起到调节作用。其内涵源流可以上溯至《内经》，《素问·五常政大论》："发生之纪，是谓启陈，土疏泄，苍气达……其象春，其经足厥阴、少阳，其藏肝脾，其虫毛介，其物中坚外坚，其病怒。"朱丹溪明确提出"肝司疏泄"，其在《格致余论·阳有余阴不足论》中记载："主闭藏者肾也，司疏泄者肝也。二脏皆有相火，而其系上属于心。心君火也，为物所感则易动，心动则相火亦动，动则精自走，相火翕然而起，虽不交会，亦暗流而疏泄矣。"以此为肇基，后世医家对"肝司疏泄"的含义不断补充与完善。如清代张志聪在《黄帝内经素问集注》中指出："肝主疏泄水液，如癃非癃，而小便频数不利者，厥阴之气不化也。"晚清唐容川《血证论》："肝属木，能疏泄水谷，脾土得肝木之疏泄，则饮食化。"1978 年北京中医学院（现北京中医药大学）主编的《中医学基础》教材中明确提出肝主疏泄是肝的主要生理功能，肝主疏泄的理论地位自此确立。

肝主疏泄的现代认识

　　1. 肝主疏泄与神经体液调节有关　乔明琦提出，肝藏血主疏泄中枢调控关键部位主要在边缘前脑及相关脑区，经特定神经体液调节作用于相应效应器官，从肝论治相关病证的临床疗效是通过纠正上述脑区及其效应器官的结构及功能失常来实现的。肝主疏泄具有促进气、血、精、津液运行输布，调畅情志，促进运化，调节血量等生理功能，均是在此调控作用下效应器官活动的表现。在微观层面上，依据临床和基础研究结果提出"肝主疏泄与调节机体单胺类神经递质有关"的假说。

　　2. 肝主疏泄的功能存在季节性变化　杨阳等认为，肝主疏泄的功能随季节变化，并引导气血津液及其各项身体功能随之改变。春季肝有度地疏泄，促进周身气血津液向上、向外、向体表输布；夏季肝疏泄功能最强，促进气血津液最大程度地向上、向外、向体表输布，并促进心主血脉的功能；长夏肝疏泄功能逐渐减弱；秋季肝疏泄功能更弱，气血津液因此内藏、下降；冬季肝疏泄功能最弱，相对表现为闭藏的功能。并认为这种季节性改变的生理机制是机体神经-内分泌-免疫网络在环境变化因素的刺激下季节性调节的体现，而其高位调节器可能在松果体。

　　肝主疏泄调节情绪，有研究者从调畅情志的角度研究肝主疏泄的调控机制，如陈玉萍等认为，情志类疾病季节性情感障碍具有季节性发病规律，这与光照、褪黑素分泌水平的变化具有密切的关系。研究发现，下丘脑褪黑素合成限速酶 N-乙酰基转移酶（AANATmRNA）表达存在四季变化规律，且具有由夏季到春季，到秋季，再到冬季逐渐增高的趋势。因此认为这可能是肝主疏泄功能顺应季节的时序变化，即"肝应春"的调控机制之一。褪黑素也是一种具有节律性分泌的激素，王光凯以慢性应激方法制造肝郁证动物模型，发现慢性应激肝郁证与褪黑素之间存在明确的相关性。

3. 与昼夜节律变化相关的某些疾病与肝有关　中医对肝主疏泄的昼夜生理节律现代研究较少，但在临床及病理研究中发现存在与肝调节相关的昼夜节律。如失眠的生理机制与昼夜节律密切相关，中医临床对失眠症也常从肝论治。刘晓萌发现，四逆散通过增强大鼠皮层神经元 γ-氨基丁酸 A 型（GABA-A）受体对 γ-氨基丁酸（GABA）的亲和性，延缓 GABA-A 受体的失活，提高细胞膜上 GABA-A 受体的表达，增强 GABA-A 受体介导的突触后电流，抑制神经元，从而改善失眠。高血压病也存在昼夜节律变化，潘立敏运用天麻舒心方治疗老年高血压病阴虚阳亢型患者，发现西药对照组与中药治疗组均具有良好的降压效果，但中药治疗组全天收缩压及日间收缩压降低幅度更大，提示中药调肝可能是有选择性地对血压昼夜节律进行调节，而不仅仅是简单的降压。

肝主疏泄的科学内涵及昼夜调控机制

通过对肝主疏泄理论源流的梳理可以看到，"肝主疏泄"基本理论是在古代医家不断总结既有学说，并结合临床实践反复验证，最终抽象概括的基础上才得以确立的。基于现代研究结果可以认为，肝主疏泄存在一个调控的中枢，这个中枢或许在脑部，其调控与神经内分泌系统有关，并有各种神经内分泌递质、激素的参与，有其生理学基础，但其具体相关物质基础尚需进一步研究。临床诊治中也发现，肝主疏泄与某些疾病的病理节律存在着密切的关系。有学者对其季节性调控机制做出了初步论述。

1. 肝主疏泄调控的核心是气机　《素问·六微旨大论》"出入废则神机化灭，升降息则气立孤危。故非出入，则无以生、长、壮、老、已；非升降，则无以生、长、化、收、藏"。人与自然相通应，人体各种生命活动在气升降出入的引导下有序地进行。肝主疏泄、调畅气机是肝最基本的生理功能，使脏腑经络之气运行畅通无阻，从而发挥其正常的生理功能。通过规律有度的疏泄，调节气的升降出入以促进精、血、津液的运行和代谢，以及其他脏腑组织的各种活动有序进行。肝的疏泄规律有度，则气的升降出入有度，机体生命活动有序进行；肝的疏泄失常，疏泄太过，则肝气上逆，疏泄不及则气机不畅，肝气郁结，并由此产生各种疾患。总之，肝主疏泄的功能主要体现在保障气机运行的通畅、有序两个方面。

2. 肝主疏泄调畅气机实质是对人体阳气的生、长、化、收、藏的调节　古人通过对人体的阳气在一日之中的盛衰变化来描述人体生命活动的大致生理节律，即《素问·生气通天论》："阳气者，一日而主外，平旦人气生，日中而阳气隆，日西而阳气已虚，气门乃闭。"人体内部生命活动由气引导，"与天地相应，与四时相副"（《灵枢·刺节真邪》），与自然四季的物化现象相同，也存在着生、长、化、收、藏的变化。根据"五脏应时"的概念，肝应春、心应夏、脾应长夏、肺应秋、肾应冬，其中肝应春的实质是肝气疏泄的功能在春季加强，推动气血津液升发，以适应春"生"之气；在其他季节则是通过肝主疏泄对气的调控功能随季节而变化，协同其他四脏共同完成对人体气机的调节，从而适应自然界生、长、化、收、藏的季节变化。《内经》把一日分为四时，曰"朝则为春，日中为夏，日入为秋，夜半为冬"。肝气的疏泄功能在一日之中的消长变化也存在着类似四时"生、长、化、收、藏"式的异级同构模式，并与其他四脏一起完成人体生命活动在一昼夜中"生、长、化、收、藏"式的小循环。

早晨太阳升起之时是一日中的春天，肝主疏泄的功能表现为使气机升发，使夜间潜藏在阴分的阳气升发出来。《灵枢·卫气行》指出"是故平旦阴尽，阳气出于目，目张则气上行于头"。日中是阳气最隆盛的时候，肝主疏泄的功能表现为使气血最大程度地外达，使心之血脉更加通畅，从而最大程度地发挥心主血脉输送气血外达的功能。日入是气血下潜的时候，肝主疏泄表现为使气血下潜之道通畅，从而协助肺发挥其肃降的功能。夜半为冬，气机内藏，肝主疏泄表现为使气机内藏之道通畅，从而发挥肾主闭藏的功能。

需要指出的是，正如自然界的四季变化并非如此分明，人体一昼夜的四季也并不是 24 小时的四等分，古人对于一日分四时的划分也在一定程度上存在着语言的模糊性。并且在漫长的生物进化过程中，地球的生物环境也因天体的运动变化、宇宙环境的改变发生着变化，地球的时间节律也并不与今天完全一样，因此，生物所形成的内部节律在进化到今日或许还留有远古时期的印记。

3. 肝主疏泄与人体卫气循行的昼夜节律有关　卫气作为人体阳气之中最有代表性的一种气，其运行也具有昼夜变化的周期规律。《灵枢·卫气行》："是故平旦阴尽，阳气出于目……其始入于阴，常从足少阴注于肾，肾注于心，心注于肺，肺注于肝，肝注于脾，脾复注于肾为周。"描述了卫气白天在人体体表循行往复，护卫机体；夜晚入于体内，温养脏腑。肝开窍于目，属厥阴，为阴尽阳生之藏，所以卫气在白天循行体表的开始即是在肝疏泄发散气机的作用下，从阴出阳，由目发端，而其在体表经络的循行也是在肝的疏泄发散的动力调控下得以循流不息，正所谓"木曰敷和""敷和之纪，木德周行……其政发散"（《素问·五常政大论》）。肝脏敷布卫气于体表，由于肝主疏泄在一日之中有着生长化收藏的变化，因此，卫气在一日之中也有生、长、化、收、藏的变化，所以才有疾病的"旦慧、昼安、夕加、夜甚"的变化，正如《内经》："春生、夏长、秋收、冬藏，是气之常也，人亦应之。以一日分为四时，朝则为春，日中为夏，日入为秋，夜半为冬。朝则人气始生，病气衰，故旦慧；日中人气长，长则胜邪，故安；夕则人气始衰，邪气始生，故加；夜半人气入脏，邪气独居于身，故甚也。"

4. 肝主疏泄与血液分布的昼夜节律有关　肝有两大功能，除主疏泄外，还主藏血，二者相辅相成。血液发挥作用离不开气的调节，如《血证论·脏腑病机论》："肝属木，木气冲和调达，不致郁遏，则血脉得畅。"血液要不断流动才能发挥其正常的生理功能；反之血液停滞或血行不畅就成为病理状态的瘀血，不能发挥其濡养作用，且还会由此变生各种疾病。《中医基础理论》中所论述的肝调节血量，是指肝根据机体各部分组织器官活动量变化而调节循环血量，即当机体活动剧烈或情绪激动时，肝将血液向外输送，当机体安静或休眠时，血液归藏于肝。除此之外，对于血液的循行与分布，肝主疏泄也对其存在着昼夜节律的调控。

肝主疏泄主要通过肝气的作用，气是血液运行的动力，肝气疏泄的昼夜节律变化相应地引起血液的运行与分布昼夜节律，血压的昼夜节律变化最能体现这一点。正常人的血压存在着明显的昼夜节律变化，一般为凌晨4—5时血压明显升高，并在白天维持在较高的水平，夜间入睡后血压逐渐下降，在零时左右血压维持在一个较低的水平直至凌晨4—5时开始新一轮的血压升降。这是因为凌晨肝气向上升发，使血压升高，推动血液上荣，头目得以滋养方能神清气爽，进行白天的劳作；而夜间血压逐渐下降，则是肝向下疏泄气机，使气血向下之通道开启，以使气血闭藏于下。

5. 肝主疏泄的昼夜调控机制　基于以上论述，肝主疏泄昼夜调节的内涵是肝通过疏泄作用，使人体气机的通道有规律地疏通畅达，引导气机有序地在人体之中运行和敷布，同时协助其他四脏在不同时间段有选择地发挥其主要功能，或升腾宣发，或肃降收敛，或闭藏。在肝主疏泄昼夜节律的调控下人体卫气和血液的运行和分布也有着昼夜节律的变化。

肝主疏泄的临床指导意义

肝主疏泄的昼夜生理节律对生命活动具有重要的意义，如高血压病的发生与昼夜生理节律关系密切。研究表明，人的正常血压存在昼夜水平的节律性波动，而某些高血压病患者收缩压和舒张压昼夜节律均消失，或是收缩压节律明显异常。有研究者认为，夜间血压的升高，特别是收缩压的升高，或节律消失是导致脑、心、肾靶器官损害的重要因素。另有研究发现，肝阳亢与肝阴虚两种证型的高血压病患者的昼夜血压变化节律均出现异常，且两种证型的变化不同，肝阳亢患者血压节律呈勺型改变，肝阴虚患者昼夜血压变化节律呈非勺型改变。提示如果从调节肝主疏泄的昼夜节律入手治疗与肝相关的疾病，或许是临床治疗的一种新思路。

153　肝主疏泄为调控免疫功能的核心

肝主疏泄的研究主要集中在神经系统、心理应激系统、内分泌系统和机体代谢等方面，而肝主疏泄在免疫方面的功能作用是什么，对维持机体正常的免疫功能具有什么样的调控作用，尚未进行深入的研究。学者赵昌林认为，肝主疏泄是维持机体正常免疫功能的基础，是调控人体免疫功能活动的核心。当六淫、情绪刺激等因素导致肝失疏泄时，会引发免疫相关性疾病或恶性肿瘤，而中医疏肝理气方药具有干预作用。

肝主疏泄的生理效应

朱丹溪《格致余论·阳有余而阴不足论》"主闭藏者肾也，司疏泄者肝也。二者皆有相火，而其系上属于心。心，君火也，为物所感则动。心动则相火亦动，动则精自走，相火翕然而起，虽不交会，亦暗流而疏泄矣"。肝主疏泄的实质在于保持全身气机的流畅，促进气的升降出入运动，实现对人体各种生理活动的协调作用，而人体生理活动是通过心主血、肺主气、脾主运化、肾藏精的具体功能实现的，由此可见，肝主疏泄的功能正常是维持各脏腑功能正常的基础，是维持机体正常生理功能活动的核心。《知医必辨》："人之五脏，惟肝易动难静。其他脏有病，不过自病……惟肝一病及延及他脏。"肝失疏泄，导致气血运行失常，出现血瘀或者肿块，肝失疏泄，影响肺、脾、肾和三焦的气化功能，可见梅核气、瘿瘤、臌胀、癥瘕和积聚等。

肝主疏泄具有广泛的生理效应，与神经和内分泌的调节密切相关。研究认为，肝主疏泄的生理效应是通过自主神经系统和交感-髓质系统的信息通路和平滑肌的效应器来实现的。肝气郁证模型大鼠下丘脑中肾上腺素、多巴胺及 5-羟色胺水平显著升高，去甲肾上腺素水平显著降低，且用药后均得到明显改善。肝主疏泄应激的调节位点除下丘脑-垂体-肾上腺轴以外，还有海马、大脑皮层等边缘系统，涉及多个脑区。内源性阿片肽广泛参与应激的调节，并且在中枢神经系统和免疫系统之间起着重要的调节作用。

肝是强大的天然免疫和获得性免疫功能的器官，肝脏淋巴细胞富含自然杀伤细胞（NK）、自然杀伤 T 细胞（NKT）和 T 细胞受体（TCR）γδT 细胞。来源于肠道菌群的抗原随血液进入肝脏，通过肝血窦被一系列抗原提呈细胞和淋巴细胞所获取，展开一系列极其复杂的免疫应答过程。NK 细胞、T 淋巴细胞、B 淋巴细胞、树突状细胞和枯否细胞等，构成纷繁复杂的天然和获得性免疫应答系统。肝脏的免疫应答之所以复杂，还在于肝窦状隙是个特殊的结构，是无基底膜的空隙结构，所有的免疫细胞可以直接或间接与肝脏细胞进行接触，从而与嗜肝病原体进行多样化的相互作用，包括免疫清除和免疫耐受的发生。

肝主疏泄是调控机体免疫功能活动的核心

毒邪是肝病的主要病因，毒邪侵入肝脏后，会影响肝脏的生理功能，可无临床症状。无症状乙型肝炎并不出现阴阳寒热虚实，机体处于正常的阴阳协调状态，毒邪侵入机体后耗伤肝气，是一个缓慢的病理过程。肝脏是机体正常功能调控的中枢，易被毒邪侵害，出现长期、缓慢的病理变化过程。

在临床研究中发现，慢性肝炎患者出现胁痛、纳差、乏力、腹胀等肝气郁结的症状时，实验室检查

$CD4^+CXCR5^+$ T 细胞的数量和功能下降，而在肝癌患者中该细胞的数量和功能下降更加明显，随着 $CD4^+CXCR5^+$ T 细胞数量的升高，患者的生存时间延长。通过肝癌标本的病理检测，发现患者辅助性 T 细胞 17（Th17）、调节性 T 细胞（Treg）和滤泡性 T 细胞（Tfh）的基因表达均下调。在转移性肝癌中，患者 NK 细胞和 $CD4^+$ T 细胞数量也显著下降。通过使用调节免疫功能的中药和针灸治疗，患者免疫细胞功能提高，肝失疏泄的病理状态也得到明显改善。以上研究表明，在疾病导致肝失疏泄时，患者 $CD4^+$ T 细胞亚群的数量和功能会下降，而中药和针灸可以提高其功能。

　　HBV 可抑制 C57BL/6J 小鼠的免疫功能，表现为 $CD4^+CXCR5^+$ T 细胞的数量下降。基因检测分析发现，Th17、Treg 和 Tfh 的基因表达均下调，表明 HBV 影响 $CD4^+$ 的 T 细胞亚群。用解毒抗癌方和疏肝健脾方治疗后，均可以提高小鼠的 $CD4^+CXCR5^+$ T 细胞的数量，延缓肿瘤的进展。在动物模型的干预中，艾灸和 Jagged-1/Fc 融合蛋白均可促进 Treg 细胞的分化。当肝失疏泄时，$CD4^+$ T 细胞亚群中 Treg 细胞的功能和数量下降，可出现与炎性相关的肿瘤微环境，导致肿瘤发生，而中药和艾灸治疗可有效地进行干预。在细胞实验中，疏肝健脾方没有杀灭肝癌细胞的作用，说明其抗癌作用是通过调节免疫细胞的功能而实现的。基于此认为，肝主疏泄可能是机体调控免疫功能活动的核心。

Treg 在肝主疏泄中的作用

　　成熟的 T 细胞根据 TCR 表达的不同又可分为 γδ 和 αβ 两组。αβT 细胞根据其功能不同分为 $CD8^+$ T 细胞和 $CD4^+$ T 细胞。Th 细胞包括 Th1、Th2、Th17、Treg、Tfh 和 NKT。Treg 的作用主要在于维持免疫系统的正常功能和控制免疫动态平衡。Treg 抑制炎症反应，对抗自身抗原、共生微生物、过敏原和病原体，并调整免疫系统稳态和功能。免疫应答和免疫内环境稳定的调节主要是通过 $CD4^+$ Treg 的作用实现的，免疫应答不仅仅局限于肝病，还包括调节机体的生理状况，而一旦免疫耐受失衡就会导致自身免疫性疾病和持续感染的发生。研究表明，丙型肝炎病毒（HCV）感染可以抑制 Treg 的数量和功能。在自身免疫性肝病和慢性病毒性肝炎患者中，T 细胞介导的免疫反应起关键作用，而 Treg 可以控制这种免疫损害。在临床试验中，Treg 的靶向药物 Daclizumab 可以提高免疫反应，Treg 可能是严重肝病免疫治疗的关键靶点，Treg 可能是肝主疏泄调控免疫功能活动的中枢。

　　免疫细胞在肝癌的发生和转移中具有重要作用，慢性肝炎会出现 T 细胞浸润和肝脏的代偿性增生，而代偿性增生会促进肝细胞癌的发生发展；通过药物刺激中性粒细胞会导致肝癌的程度加重和肝的体积重量增加，而抑制中性粒细胞会现肝体积缩小，表明中性粒细胞在肝癌的形成中具有重要作用。免疫细胞通过活化各种下游效应器，如 NF-κB、AP-1、STAT 和 SMAD 转录因子及 caspases，分泌细胞因子等起作用，通过靶向抑制中性粒细胞的浸润可以抑制肝癌。中性粒细胞通过 TGF-β、中性粒细胞弹性蛋白酶（NE）、基质蛋白酶 9（MMP-9）和活性氧（ROS）促进肝癌的发生和转移。中性粒细胞促进肝癌的发生主要依靠 TGF-β 的作用。中性粒细胞通过释放 ROS 和 NE 杀死癌细胞和促进肿瘤转移，通过释放血管内皮生长因子（VEGF）、MMP-9，或前动力蛋白 2 维持血管生成，并通过可溶性介质如肝细胞生长因子增强肿瘤细胞的侵袭性。

　　当肿瘤生长和转移减缓时，中性粒细胞或成纤维细胞反而可以维持肿瘤营养微环境，对肿瘤细胞提供支持。中性粒细胞产生的趋化因子 CXCL12 可以诱导 T 细胞在体内迁移，如果能够干扰或阻止免疫细胞迁移到正常组织，就可能会减缓或者抑制癌症的发生和转移。抑制中性粒细胞的功能对肝癌具有抑制作用，中性粒细胞分泌的趋化因子 CCL2 会导致肿瘤扩散或者恶化，将抗 CCL2 疗法和抗 IL-6 疗法相结合，能减少肝癌转移和提高存活率。当肝失疏泄时，Treg 的作用下降，会出现免疫系统功能紊乱，导致恶性肿瘤的发生和转移。

　　柴胡疏肝散是中医疏肝理气的代表方剂，目前的研究主要集中在抑郁症方面。研究表明，柴胡疏肝散可明显改善抑郁症模型大鼠的抑郁状态，其机制可能与增加海马、额叶、杏仁核区 BDNF 及其受体 TrkB mRNA 表达有关，柴胡疏肝散全方具有明显的抗抑郁作用，单纯的疏肝解郁或活血柔肝则不及全方的作用。柴胡疏肝散的抗抑郁效果可能与增加大鼠海马组织 5-羟色胺含量、提高脑中缝核色胺酸羟化酶 2 表达量有关，柴胡疏肝散的抗抑郁机制与脑中枢单胺类递质的代谢密切相关。通过在 H22 肝癌移植瘤的实验中发现，疏肝健脾方可改善小鼠的生存质量，维持小鼠的正常体重和食欲；疏肝健脾方可以提高小鼠 CD4$^+$CD57$^+$T 细胞和 CD4$^+$CXCR5$^+$T 细胞的数量。疏肝健脾方提高了免疫细胞的数量和功能，可能是其控制肿瘤生长和提高生存质量的依据。上述研究表明，柴胡疏肝散可改善机体的免疫功能，纠正免疫功能紊乱。

综上所述，肝主疏泄是调控人体正常免疫功能活动的核心，是维持人体正常免疫功能的基础，Treg 是肝主疏泄在免疫功能方面的生物学基础。当六淫外邪、情绪刺激等因素导致肝失疏泄时，Treg 的调控功能下降，使中性粒细胞等免疫细胞功能紊乱或下降，导致出现免疫相关性疾病或者恶性肿瘤发生和转移，而柴胡疏肝散可以阻断这一过程。

154　肝主疏泄与单胺类神经递质的相关性

　　肝主疏泄是中医肝脏象理论的主要生理功能之一。肝主疏泄，是指肝气具有疏通、畅达全身气机，进而促进精血津液的运行输布，协调脾胃之气的升降，促进胆汁的分泌排泄，以及舒畅情志的作用。肝主疏泄，调畅气机，气机通畅则促进全身血液运行，而气血是精神情志活动的物质基础，因此肝主疏泄功能正常，则精神愉快，情志舒畅。若肝失疏泄，则常常导致情志活动异常，《柳州医话》"七情之病，必由肝起"。

　　现代研究发现单胺类神经递质参与调控机体的精神情绪活动，甚至研究证实单胺类神经递质或其代谢产物可作为情绪异常疾病诊断的生物学标志。因此，近年来有很多关于"肝主疏泄"调畅情志的内在机制研究以单胺类神经递质为切入点，学者田蕾等从肝主疏泄与单胺类神经递质的理论概述，肝主疏泄与单胺类神经递质相关性的实验研究、临床研究，对近年有关"肝主疏泄"调畅情志与单胺类神经递质间的相关性研究进行了梳理归纳，为进一步开展"肝主疏泄"调畅情志的内在机制的研究提供了参考。

肝主疏泄与单胺类神经递质相关性的提出

　　1. 肝主疏泄理论回顾　"疏泄"一词最早出现在《内经》中，如《素问·五常政大论》："发生之纪，是谓启陈，土疏泄，苍气达。"自《内经》后，"疏泄"一词提及尚少，直到金元时期，朱丹溪《格致余论·阳有余阴不足论》："主闭藏者肾也，司疏泄者肝……二者皆有相火，而其系上皆属于心。"其"司疏泄者肝也"中，"司"是"承担"或"掌管"的含义，因此本句可理解为掌管疏泄功能的脏腑是肝，但是，朱丹溪所言之"疏泄"与《素问》中的"疏泄"有所区别，丹溪所言之"疏泄"仅是相对于肾的"闭藏"功能而成对出现的，仅表示肝对于生殖之精的疏泄功能。而直到明朝，医家薛立斋在《内科摘要》首次将"司疏泄者肝也"转化为"肝主疏泄"，其云"余述丹溪先生云，肾主闭藏，肝主疏泄，二脏皆有相火"。而将"肝主疏泄"正式作为肝的生理功能来进行论述是在清朝医家陈梦雷主编的《图书集成医部全录》中，其云"肝主疏泄，故曰散"。此处的"肝主疏泄"是作为肝的一种独有的生理功能进行论述的，从此，"肝主疏泄"的脏象理论才日趋完善。

　　肝主疏泄的功能是指肝脏具有维持全身气机的疏通畅达，进而促进机体精、血、津、液的运行输布，调和脾之气的升降转输、调畅精神情志、调节女子的行经排卵以及男子的排精等作用。

　　肝主疏泄的机制在于调畅气机，换言之，肝主疏泄是以调畅气机为根本，其他作用是在调畅气机的基础上产生。所谓气机，便是指气的升降出入运动，升降出入运动是气化的基本形式，气化运动的升降出入过程是通过脏腑的功能活动实现的，因此，气机也是人体脏腑功能活动的基本形式的概括。

　　主疏泄的功能正常，肝气疏通条达，表现既不抑郁也不亢奋，此时人体可以很好地协调自身的精神情志，若肝主疏泄的功能出现异常，则容易引起机体情志活动异常。《柳州医话》："七情之病，皆由肝气。"同时，精神情志活动的异常也容易造成肝疏泄功能的异常，两者之间往往互为因果，肝失疏泄所导致的精神情志异常，称作因郁致病，而情志异常所引起的肝失疏泄，则称作因病致郁。

　　2. 肝主疏泄与单胺类神经递质关系研究肇萌　单胺类神经递质，包含了儿茶酚胺类以及吲哚乙酸类，儿茶酚胺包含了去甲肾上腺素、肾上腺素以及多巴胺，它们均是以儿茶酚胺为基本结构的神经递质，而吲哚胺在化学结构上则是以吲哚与乙胺两个部分组成的，主要指 5 - 羟色胺。

　　（1）去甲肾上腺素与肾上腺素：去甲肾上腺素、肾上腺素以及多巴胺，均属于儿茶酚胺，其拥有共同的生物合成与代谢途径。儿茶酚胺在胞浆内由酪氨酸经过酪氨酸羟化酶的羟化而生成多巴，再通过多巴脱羧酶的脱羧最终生成多巴胺。多巴胺随后进入囊泡，经过囊泡中的多巴胺羟化酶的催化，可以生成去甲肾上腺素，通过肾上腺素能神经元以及肾上腺素髓质中的甲基移位酶催化，去甲肾上腺素可以进一步形成肾上腺素。去甲肾上腺素与肾上腺素生理功能主要体现在以下3个方面。①对于心血管功能活动的调节作用：脑内的去甲肾上腺素能够使血压下降，心率减慢，其降压的机制主要与 α_2 受体的活动相关，其减慢心率的作用则与 α_1 受体相关。②对于镇痛作用的影响：现有资料已经证实，脑内的去甲肾上腺素可以拮抗因使用吗啡而产生的镇痛作用。如脑室内注射去甲肾上腺素可以拮抗吗啡的镇痛功能，使用化学损毁试剂6-羟多巴胺可以损坏大鼠多巴胺的上行传导束，从而达到增强或是延长吗啡的镇痛作用。③去甲肾上腺素系统和情感活动存在密切联系。有关情感障碍的患者脑内的儿茶酚胺代谢改变各家报道并不一致。去甲肾上腺素系统增强时可表现出一系列的躁狂症状，而当去甲肾上腺素系统功能减弱时则可引起抑郁，因此近年有学者在研究"肝主疏泄"调畅情志的内在机制中，以单胺类神经递质为切入点。

（2）多巴胺：多巴胺的前体物质为酪氨酸，当酪氨酸进入神经元后便可以被酪氨酸羟化酶转变成多巴，随后多巴经过多巴胺脱羟酶的脱羟而生成多巴胺。

中枢神经系统的多巴胺系统的生理功能主要体现在以下4个方面。①对于躯体运动的调节作用：多巴胺作为椎体外系的重要神经递质，因而它和躯体运动存在密切联系。体内多巴胺神经元的增强可以引起运动功能的增强，而多巴胺神经元的活动减弱时则运动功能可减弱。②参与相应的精神情志活动：临床观察发现，促进多巴胺与去甲肾上腺素释放的苯丙胺能够引起苯丙胺精神病，主要表现为妄想型的精神分裂症Ⅰ型，也可以使精神分裂症患者的病情加重。现代药理学研究表明，经典的安定类药物都具有不同程度的阻断中枢神经系统中的多巴胺受体的作用。现代研究认为，中脑边缘系统的皮质内多巴胺系统的功能在情绪和精神活动中起到至关重要的作用。③参与调解垂体内分泌的功能：下丘脑-垂体的多巴胺通路可以通过对 D_2 受体的功能活动进而调节垂体的内分泌功能。研究发现，在大脑第三脑室注入微量的多巴胺，可以导致垂体的黄体生成素与卵泡刺激素的分泌增多，催乳素的分泌降低。④参与调节心血管的功能：现代研究证明，激动脑池周围相应的多巴胺受体可以造成心血管功能的抑制，使心率减慢，血管的外周阻力下降，血压降低。

（3）5-羟色胺：消化道内的肠嗜铬细胞中包含人体近90%的5-羟色胺，血小板内约占8%，另外小部分位于各个组织与器官的肥大细胞中，而中枢神经系统中所含的5-羟色胺仅占全身的1%~2%。

中枢神经系统的5-羟色胺的生理功能主要表现在以下4个方面。①对于睡眠的影响：现代研究发现，通过注射对氯苯丙酸使猫脑内的5-HT的水平降低，猫会表现出严重的失眠。相反，若是注射5-HTP使脑内的5-HT的水平增高则可以促进睡眠。②对于机体体温的影响：目前多项研究资料表明，激动 $5\text{-}HT_{1A}$ 受体可以使体温下降，激动 $5\text{-}HT_2$ 受体则可以使体温升高。有研究发现颅脑外伤的患者持续发热，可能与脑外伤时导致大量的5-HT释放作用于体温调节中枢而引起。③对于心血管功能的调节：低位脑干中的 $5\text{-}HT_{1A}$ 受体被激活可以导致交感神经抑制以及迷走神经的兴奋，从而引起心率减慢，血压下降。④镇痛作用：研究表明，中枢神经系统中的5-HT可能参与介导了吗啡的镇痛及针刺镇痛。

肝主疏泄的功能在调节人类的精神情志活动过程中起到至关重要的作用。现代医学认为，单胺类神经递质也参与机体的精神情绪活动中，许多学者经研究发现单胺类神经递质或其代谢产物可以作为情绪异常疾病诊断的生物学标志，如和昱辰等研究发现血清中的单胺类神经递质水平的改变可以作为诊断抑郁症的一个重要的生物标志指标。王筱兰等研究发现焦虑症患者的血浆中的单胺类神经递质的浓度也出现显著的异常。乔明琦等经过近十年的前期研究，对于中医肝脏象理论之中的"肝主疏泄"功能，分别从动物模型、药物干预实验研究、临床研究等方面进行了系统的研究，最终提出了"肝主疏泄和调节性激素以及与单胺类神经递质相关"的科学假说。

肝主疏泄与单胺类神经递质关联的实验研究

1. 内在机制研究　郝世凤通过运用绷带束缚雌性大鼠的四肢，外加束缚桶制备肝郁模型，发现造模后的大鼠中枢神经系统的单胺类神经递质去甲肾上腺素、多巴胺的水平以及5-羟色胺/多巴胺的比值均异常升高，血清中的雌二醇与孕酮分泌也增多，下丘脑中的β-内啡肽以及雌激素受体的水平呈现异常增高。因此，认为肝郁证可以导致雌性大鼠的中枢神经系统单胺类神经递质的合成与代谢出现异常并引起雌激素的分泌紊乱。

尹巧芝等通过采取带枷、夹尾，捆绑以及慢性应激刺激等不同方式制备"肝郁"模型，发现与正常对照组相比，带枷组与夹尾组模型大鼠脑干中的去甲肾上腺素水平显著下调，其中夹尾组模型大鼠脑干中的多巴胺含量显著升高，其他模型组的大鼠脑干中的多巴胺的水平显著升高，但不具有显著的统计学差异。基于上述结论尹巧芝等认为"肝郁"一般是由于情志刺激所诱发，而情志的调节与中枢神经系统的去甲肾上腺素、多巴胺的水平密切相关。

毛海燕等通过运用"带枷单笼的喂养方法"制备肝郁证的模型，通过测定不同脑区中的单胺类的神经递质水平，进一步探索肝主疏泄的中枢系统机制，发现肝郁证模型组大鼠各脑区的5-羟色胺的水平均显著高于正常组，5-羟色胺的代谢产物5-HIAA的水平无显著差异，提示肝郁证可以引起5-羟色胺的生成增多，但其代谢却未见增强。此外，肝郁模型组大鼠脑干及间脑的去甲肾上腺素水平降低，各脑区的多巴胺水平显著升高，因此进一步推断肝郁证的形成与中枢神经系统中单胺类神经递质含量的变化密切相关。

2. 干预实验研究　李艳霞等通过观察分析芍药苷对于血虚肝郁证的模型大鼠的下丘脑-垂体-肾上腺（HPA）轴以及海马内的单胺类神经递质（如5-羟色胺以及多巴胺等）的影响，发现相对于肝郁模型组，芍药苷组的大鼠红细胞与白细胞均显著升高，糖水消耗量也显著升高，HPA轴中的血清ACTH显著增多，海马中的5-羟色胺以及多巴胺的水平显著增多，基于上述结论可见芍药苷主要是通过升高单胺类神经递质的水平，来发挥其柔肝疏肝的作用，一定程度上也反证了肝的疏泄功能与单胺类神经递质的水平密切相关。

马玉峰等通过研究观察柴胡疏肝散对于肝郁证模型大鼠前额叶与海马的单胺类神经递质产生的影响，发现柴胡疏肝散能够明显改善肝郁证模型大鼠的症状。此外，治疗组和模型组大鼠相比，其5-羟色胺及其代谢产物5-HIAA以及多巴胺的水平均显著升高，因此进一步推断柴胡疏肝散的抗肝郁作用主要是通过增加了海马中5-羟色胺及其代谢产物5-HIAA以及多巴胺的水平而实现的。

张虹等研究观察柴胡对于肝郁证模型大鼠中枢系统神经递质的影响，发现肝郁证模型大鼠中枢神经系统的去甲肾上腺素和多巴胺水平显著下降，中药柴胡具有一定的疏肝解郁功效，具有增强肝郁证模型大鼠中枢内去甲肾上腺素与多巴胺等单胺类神经递质的功效。

敖俪元研究发现慢性束缚应激制备焦虑型肝郁脾虚证的模型大鼠，在造模期间表现出了肝疏泄失常的症状，如明显的紧张焦虑，相互攻击的行为，束缚反应剧烈，且与正常组进行对照，发现肝郁组模型大鼠海马中的5-羟色胺与去甲肾上腺素的水平显著升高，而采用疏肝解郁的方药逍遥散治疗后可以明显地改善肝郁脾虚组模型大鼠的肝郁症状，同时使其海马中的5-羟色胺与去甲肾上腺素水平均显著下调，进而推断疏肝方药逍遥散的疏肝作用机制可能在于有效降低肝郁脾虚患者中枢神经系统内过高的单胺类神经递质。

肝主疏泄与单胺类神经递质关联的临床研究

王翠芸通过观察清肝汤对于肝郁化热型的经前期综合征的治疗效果发现，清肝汤不仅可以很好地改善肝郁化热型的经前综合征患者的典型躯体不适，如胸闷不适、心烦易怒、失眠多梦，头目眩晕，还可以纠正其内分泌紊乱，有效地改善其神经系统的功能。实验结果显示，与健康组相比，治疗组在治疗前其体内的儿茶酚胺与肾上腺素水平均显著高于健康组，使用清肝汤可以使治疗组的儿茶酚胺与肾上腺素水平显著下调，表明清肝汤的作用机制可能在于影响患者的单胺类神经递质，纠正神经系统功能的紊乱，进而改善情志抑郁的状态，最终达到治疗疾病的效果。

张瑞芬通过研究观察消更解郁汤对于肾虚肝郁证的围绝经期抑郁症患者的治疗效果发现，消更汤可以显著地升高雌激素水平，减少促卵泡激素以及黄体生成素的水平，明显地升高肾虚肝郁证围绝经期抑郁症患者血浆中的 5-羟色胺与去甲肾上腺素的水平，上述实验结果表明消更汤治疗肾虚肝郁型的围绝经期抑郁症可能主要通过升高血清雌二醇的含量，减少促卵泡激素与促黄体生成素的水平，进而调节HPA 轴的功能，从而使中枢神经系统中的单胺类神经递质水平达到平衡，最终实现改善围绝经期抑郁症患者症状的效果。

陈淑娇通过观察研究围绝经期综合征的肝郁证型与雌激素、雌激素的受体以及单胺类神经递质水平之间的关系，发现肝郁病与血清中雌二醇存在显著的负相关，与 5-羟色胺、去甲肾上腺素以及多巴胺也存在显著的负相关，表明雌二醇与单胺类神经递质的改变可能是肝郁证的重要生物学基础。

催宁通过观察研究老年抑郁症患者的不同证候的特征以及各证候和单胺类神经递质之间存在的关系，发现肝郁脾虚型患者较正常对照组的去甲肾上腺素、5-羟色胺以及多巴胺的水平显著下降，肝郁气滞证的患者去甲肾上腺素的水平与正常对照组的差异不显著，5-羟色胺的水平与多巴胺的水平均显著低于正常对照组。研究认为单胺类神经递质在抑郁症的肝郁脾虚及肝郁气滞证中起到至关重要的作用。

155　肝主疏泄与中医内科多种疾病的关系

　　在中医脏腑理论中，肝主藏血、主筋、主疏泄并开窍于目，准确地描绘出肝脏在人体内的功能。肝能够贮藏血液并进行血流量的调节同时患者肝脏一旦出现病变，便会通过眼睛表现出来。肝主疏泄指的是肝的正常生理功能便是能够疏通和通畅人的气机，同时还能够调节人的胃肠功能，当肝的正常功能受损时患者会出现胸胀气滞、脾胃失调等症状。除此之外，中医认为肝脏与人的情绪密不可分，当肝气下降时患者的情绪往往会变得低落表现出郁闷，当患者肝气上升时情绪也会比较激动表现为烦躁，长期保持这样的负面状态，便会导致免疫机制失常，这意味着身体抵御疾病的能力有所下降，便会让多种疾病趁虚而入，足可见引申出本次研究的重要现实意义。学者刘媛媛等对肝主疏泄与内科各类疾病的关系进行了研究并发掘其病因及其机制与治疗方法。

肝失疏泄与胃痛的关系

　　1. 症状特点　在临床西医内科中胃痛患者非常常见，多见于胃溃疡、急慢性胃炎、胃穿孔、胃下垂等疾病，患者的临床表现为腹上部剧烈疼痛。中医上将胃痛大致分为七种：其一为胃气壅滞，主要是由于胃气不降导致患者出现胃脘胀满、嗳气等症状；其二为胃中蕴热，主要是由于热邪导致患者感觉胃脘部有强烈的灼烧感；其三为肝胃气滞，由于气机不畅导致患者出现胃脘胀痛甚至会累及两胁，此种胃痛与肝失疏泄有极大的关系；其四为肝胃郁热，主要是由于患者热邪郁滞出现口干、烦躁等症状，此种胃痛与肝失疏泄也有很大的关系；其五为胃络瘀阻，由于患者瘀血阻络导致患者胃脘刺痛且常拒绝医生按压痛处；其六为脾胃虚寒，由于患者阳虚出现的遇寒则痛、遇暖则舒的胃脘隐痛；最后一型为胃阴不足，主要由于患者阴液虚亏而出现的胃脘隐痛。上述第三型、第四型胃痛为典型的肝失疏泄之症，患者大多伴有大便不畅、嗳气、恶心等症状，当患者情绪烦躁激动时疼痛更加剧烈。在古书中有较多对胃痛的描述，如《灵枢·邪气脏腑病形》中谈及"胃病者，腹䐜胀，胃脘当心而痛"，很早便意识到胃痛的发生与肝气郁结有关。亦或是在《素问·六元正纪大论》中曾言"木郁之发……民病胃脘当心而痛"。本病在古语中也指代心痛，《外台秘要·心痛方》中"足阳明为胃之经，气虚逆乘心而痛，其状腹胀归于心而痛甚，谓之胃心痛也"。这里的心痛即胃痛。肝气触犯胃，便会表现为胃脘胀痛，也是胃痛患者病症产生的缘由。

　　2. 病因与机制　当患者生活不顺导致思绪纷杂、情绪不畅时便非常容易出现肝失疏泄，因肝失疏泄导致患者的气机不畅，血行阻滞导致胃部经络受阻最终造成胃内淤血停滞，患者表现胃脘胀痛有时还会累及两胁还可能会有烦躁、口干等症状。《沈氏尊生书·胃痛》："胃痛，邪干胃脘病也……唯肝气相乘为尤甚，以木性暴，且正克也。"可印证以上结论。大量研究表明患者出现肝失疏泄症状时，半数以上患者同时会伴有自主神经功能失衡。在陈泽奇等研究中，也进一步表明，肝气郁结会扰乱自主神经功能，该功能紊乱可达85%，其中交感神经亢进者较为多见。肝失疏泄患者在情绪激动时肾上腺素与去甲肾上腺素的含量高出正常值，而当患者情绪低落时二者含量则明显低于正常值。经调查慢性胃炎患者最常出现肝胃不和之症，而且大多数患者都会出现情绪方面的明显变化，患者因情志不遂而伤肝导致肝失疏泄最终出现脾失健运、气机不畅，这一点可以在邝宇香的研究中得以证实。

　　3. 辨证论治方法　治疗时首先应缓解患者的胃痛症状同时辅以理气，虽说中医有云"通则不痛，痛则不通"，但在治疗胃痛时此"通"不能一味地理解为"通下"，应该用辩证思维考虑，主要注重对患者疏肝行气，解郁止痛同时对患者的情志进行梳理，保证患者心情畅快，若确诊患者为肝失疏泄导致的胃痛则可用柴胡疏肝散进行治疗，注意根据患者的实际情况加减应用能够取得更好的治疗效果。如若患者是由于热邪郁滞导致的胃痛则可用丹栀逍遥散适量应用进行治疗。

肝失疏泄与不寐的关系

1. 症状特点　不寐出于《难经·四十六难》指的是患者入睡困难，甚至一整夜都无法入睡，或者睡眠质量较差，入睡后容易惊醒同时伴有注意力、记忆力下降等症状。不寐也被称为失眠，在《内经》中也被称为"目不瞑""不得卧""不得眠"。不寐患者也可能表现为一整夜都处于时睡时醒中而且夜寐梦多，由于患者入睡困难或者即使入睡也无法获得好的睡眠质量，因此患者醒来后仍感觉疲惫，白天便会出现头晕脑胀、疲惫乏力、健忘等不适症状，不寐患者大多会情志不遂导致肝失疏泄出现肝郁化火之症，具体表现为患者急躁、头昏、口干、面红、腹胀、目赤、咽干、舌红苔黄等，患者的脉象表现为弦数脉。

2. 病因与机制　肝郁化火的患者大多会有情志不遂的表现，情志不遂进而伤肝，上扰心神导致患者夜不能寐甚至出现胸闷胁痛的症状。如今正是飞速发展的时代，人们生活节奏飞快伴随着各种生活压力也逐渐增大，导致人们情志不遂，焦躁、压抑等各种负面情绪导致患者肝失疏泄进而出现肝郁化火之症引起不寐。经过大量的调查研究发现，长期或者是突然地产生强烈的负面情绪，会刺激人体的激素水平、神经递质的释放功能异常进而导致患者的神经系统以及脑部功能紊乱。大脑无法进行正常生理活动，导致大脑皮质过于兴奋最终出现不寐的症状。当大脑受到刺激时会释放大量的多巴胺兴奋神经递质，调查研究表明兴奋神经递质的过度释放与人的失眠关系密切，从中医的角度探究不寐的病因最终得出主要与情志有关，怒急伤肝导致肝郁化火最终出现不寐之症。

3. 辨证论治方法　对不寐患者进行治疗时应注意对症用药，患者大多表现为肝失疏泄、肝郁化火因而应疏肝泻火解郁同时对患者进行精神疏导，从根本上消除患者的情志不遂，引导患者放松心情的同时，为患者提供控制情绪的方法确保患者内心舒适平和。不寐患者可用龙胆泻肝汤进行治疗，同时注意根据实际情况进行药量的加减，若患者不寐症状极其严重、大便秘结、头痛剧烈可应用当归龙荟丸进行治疗，但用药时也应注意忌酒忌油腻，有慢性病的患者应该谨慎用此药，同时用药 3 日后如症状未改善应该停止使用此药。

肝失疏泄与胸痹心痛的关系

中医所指的胸痹心痛便为西医所说的心绞痛、冠心病，是对人们日常生活影响最大的一类疾病。通常是老年人易患上这类疾病，这一类疾病也往往威胁老年人的生命安全。目前这类疾病在临床中机制变化复杂，无形中增大了治疗难度，所以值得更多人警惕和注意。随着人们生活质量的提高，胸闷心痛在老年群体中的发病率逐渐升高，而且心脏不能再生的特性就决定了此类疾病对人体的不利影响非常严重，经过大量的调查研究发现大多数胸痹心痛患者都会伴有肝失疏泄的现象。这里提及的胸痹心痛和西医中提及的冠心病、心绞痛有着一定的一致性，但并不是同一类病症，胸痹心痛主要指正气亏虚、饮食、寒邪等原因产生的瘀血、气滞、寒凝痹阻心脉等症状，左胸是憋闷、疼痛的主要部位。

1. 症状特点　中医认为肝主疏泄管理人体内的气机、主藏血管理人体内的血液，而胸痹心痛则是由正气亏虚引起的气滞、瘀血阻塞心脉导致患者出现左胸或者是膻中憋闷甚至疼痛，中医将此名为胸痹心痛。胸痹心痛患者发作时会感到胸闷或者是隐痛，较严重的患者会感到左胸或者是膻中压榨性疼痛而且常伴有气短、呼吸不畅、面色苍白等症状。胸痹心痛的患者发病时一定要密切关注患者的发病时间，一旦患者疼痛超过 30 分钟便意味着患者可能面临朝发死亡的危险，需要对患者进行密切看护。

2. 病因与机制　胸痹心痛主要发生在老年群体，由于老年人体内各个脏器正处于衰老阶段，而且老年人体质虚弱易造成精神抑郁，肝失条达进而伤脾，脾虚津液而不能输最终聚集成痰，气血不畅伴痰阻心脉进而导致患者出现胸痹心痛。除此之外，老年人由于病痛折磨以及自身的各项身体功能下降，导致生活质量下降容易出现情志不遂的现象，郁闷愤怒会导致肝脏受损最终也会导致肝失疏泄，肝郁化火，津化成痰，最终痰浊气滞阻塞心脉进而引发胸痹心痛。中医认为七情除喜外均能导致胸痹心痛的发生。大量研究表明当患者情绪过于激动或过于紧张时体内兴奋性神经递质儿茶酚胺的含量迅速升高，据调查儿茶酚胺过多与高血压、高血脂的发病密切相关，高血压、高血脂患者极易出现动脉粥样硬化进而引发冠心病、心绞痛等疾病。因此胸痹心痛最常见的病因便是情志不遂。

3. 辨证论治方法　治疗时应该疏肝止痛，缓急理气。中医认为疏肝止痛、缓急理气能够有效调节患者的内分泌功能，同时还能够达到抑制血小板聚集，防止血栓形成的效果。现代医学认为能够通过抑制血小板聚集进而防止动脉血栓的形成，有效改善冠状动脉血管的功能进而增加心肌供氧量并保护缺血的心肌细胞。对于胸痹心痛的患者可以应用柴胡疏肝散进行治疗，同时也需要注意用量。关于柴胡疏肝散对胸痹心痛的治疗效果已经有诸多学者进行实际实验，实验结果表明应用柴胡疏肝散加减对胸痹心痛患者治疗的有效率能达到 90％以上，因此柴胡疏肝散对胸痹心痛患者的治疗效果极好。有学者认为柴胡疏肝散与金铃子散合用对冠心病患者的疗效更好，而且还认为肝郁持久而致心痛的患者还可以应用连温胆汤加减进行治疗也能取得较好的疗效。

肝失疏泄与脑卒中的关系

　　脑卒中是中医内科中常见的内科疾病，也被称为"中风"和"脑血管意外"，属于一种急性脑血管疾病，在古代中医学界，认为脑卒中与肝有着密切关系。如《素问·至真要大论》："诸风掉眩，皆属于肝。"清代著名医家叶天士言："脑卒中是因肾精不能濡养肝阳，阳气失其涵养偏亢而生风。"张云雷曰："凡此诸条，皆是肝胆火生……扰乱脑之神经，或为暴扑，或为偏枯……此皆近世之所谓脑卒中也。"不难看出肝风、肝火、元阴亏虚皆是脑卒中产生的主要缘由，也间接证明了脑卒中与肝失疏泄存在紧密关联。肝为刚脏，体阴而用阳，性喜调达恶抑郁，若肝失疏泄，则肝气郁结，气郁化火，火亦可生风动血，亦可损耗元阴，长久下去，便会成为脑卒中的根源。

1. 症状特点　脑卒中通常发病急、病情凶险、临床症状复杂，可能会因为救治不及时、救治不理想而留下各种后遗症，包括瘫痪、失语等。甚至有可能因为脏腑而引起神识失用，也会威胁患者生命安全。在临床中也发现，脑卒中患者往往伴有急躁、抑郁、多愁善感、悲天悯人等表现。可将脑卒中症状特点归纳为以下几点。①肢体瘫痪：也可表现为双偏症，即感觉障碍和偏盲症状；②精神症状：精神不佳，可能会神情异常、产生幻觉、伴有全面性遗忘症状、癫痫发作、神志冷漠等，与脑区存在障碍有关；③全身症状：若病情触及后循环的脑卒中患者，伴有头晕、呕吐、双眼黑蒙症状，患者也会出现吞咽困难、四肢瘫痪等症状；④跌倒发作：是后循环缺血的典型表现，较为严重患者会出现嗜睡、昏迷等症状，外在症状与脑区受损严重程度有关，需要经过大脑 CT 检查或磁共振检查来进一步明确，方可给予针对性治疗。

2. 病因与机制　脾与胃同为气血化生之源，后天之本。胃的功效是在人体中盛装饮食水谷之用，而脾则是负责消化布散水谷精微，二者志气升降协调，饮食水谷化作精气血津液。脾胃之气的升降较大程度受肝气决定，肝失调达，则木克脾土，脾虚生痰，或脾虚气血化生无源，则气血亏虚，气虚则无力行血，之后会造成血瘀、使得阴虚生热，便会让脑卒中有产生和发作的机会。

　　肝失疏泄，脾失健运，便会导致津液化生无源，津液不足对脑卒中的发作有着显著意义，当前有干燥综合征引发的脑卒中报告，津液的作用是调理血流稀稠，体内缺失津液，血液中的津液就可渗出脉外充养津液,当血流黏稠时,津液便进入脉内稀释血流。为此,津液不足,意味着血液不能得到津液滋养,黏稠度升高,便易造成血栓,若血栓出现在脑部,则有形成脑卒中的风险,这也是临床医生叮嘱患者不要剧烈运动丢失体液的重要原因。若津液得到补充,脾胃之气升降协调,便可消除脑卒中发生的风险。

与此同时,肝主疏泄调畅情志,会影响脑卒中发生进展预后,若肝失疏泄,则容易形成肝气郁结之症,临床表现较为多样,最为多见的是情志变化。情志变化对于人的五脏六腑影响可谓之深,五脏气机失调会造成人体气血阴阳失和,阻塞经络,便会导致脑卒中发生。诊断过程中,发现忧思、暴喜、震怒后,往往会影响到脑卒中的发生,脑卒中发生风险会显著提升,可见情志对于脑卒中的影响较大,也容易增添脑卒中并发症,让病情急转直下,预后不良,也会升高患者的致残率和死亡率。有研究表明,肝郁气滞患者往往交感神经活跃,其病生变化包括耗能增加、肾上腺素分泌过多、血液循环加快等,其中的肾上腺素分泌增多会直接导致患者血压上升,临床中伴有易怒、易躁等症状,所以易增加脑卒中发生可能。

3. 辨证论治方法　可应用疏肝理气的药方,如张锡纯的镇肝熄风汤,在潜降之品中以茵陈、麦芽、川楝子为主,这三种皆是疏肝理气的较好材料。治疗脑卒中,不可过分潜降,需要适当顺应肝木生发之性加以疏肝理气之品,方可达到事半功倍的治疗效果,已经有研究使用这一手段对脑卒中患者展开治疗,治疗效果令人满意。

肝失疏泄与其他内科疾病的关系

肝失疏泄不仅与以上疾病有关,还与其他内科疾病的发病有着密切的关系,也与其他疾病的产生存在紧密关联。如情志不遂导致肝郁气滞常常会导致经络受阻,四肢疼痛风寒邪气入体为痹病。患者长期紧张急怒也会增加发生癌症的风险,怒急伤肝导致肝失疏泄进而造成气血不畅,脏器不能得到充分的营养而功能障碍进而引发癌症,实际临床试验表明因情志不遂而导致发生癌症的概率在 95% 以上。在皮肤科因肝失疏泄而引发皮肤病的病例也很常见,此类患者大多患有白癜风、痤疮、斑秃、银屑病等疾病,肝郁化火极易引发神经性皮炎,丘疹等,通过治疗患者的肝功能失调,也让部分皮肤病患者的病情有了较大改善。除了以上的皮肤病,肝气郁滞也会导致黄褐斑、扁平苔藓、神经性皮炎、皮肤瘙痒,肝失疏泄,肝郁乘脾也会导致脾失健运,湿浊内生,郁而化热,则易出现带状疱疹、亚急性湿疹等外在疾病,也需要重点关注,足可见肝失疏泄与身体健康有着莫大的关系。

肝主疏泄与中医内科多种疾病关系探讨

肝主疏泄是肝脏最重要的生理功能之一,肝在人的身体中承担着藏血和调节体内血液分布的职责,可以疏通全身气机,与其他脏器一起协调运行,它具有调节精神、情志活动,疏通气血、化导淤阻、宣泄清浊的功能。

肝主疏泄与气血运行、水液代谢、脾胃升降、情志活动都有着紧密联系,肝的疏泄功能若遭受破坏,则肝气失于条达,便会引发多种疾病。要知道,肝主疏泄是医家在长久的实践中总结出来的经验,不少学者也认为医学范畴的肝脏也包含心血管、神经、内分泌、生殖系统等部分生理功能,有学者认为肝失疏泄与自主神经紊乱也存在关联,这对研究肝脏起到了积极推动作用。有关肝主疏泄的生理病理,可归纳为调情志,畅气血;藏血液,畅输布;助脾胃,调升降;调胆汁,排毒邪;调月经、摄精液;疏三焦,调水液。

肝无论是在中医还是在西医都发挥着非常重要的作用,而且肝的功能失常会导致多种疾病的发生,不仅是在内科还有外科、妇产科等由于肝功能失常引起的并发症非常常见。中医肺腑理论认为肝主疏泄,一旦患者肝失疏泄可能会导致高血压、不孕不育、脾胃不和等疾病的发生,而且中医肺腑理论还指出肝功能是否正常与患者的情绪关系密切，因而在对患者进行治疗过程中可以采用情志疗法。许多外国学者认为抑郁、焦虑、烦躁等不良情绪与中枢神经系统的功能关系密切，甚至影响神经递质的正常释放以及影响患者的免疫力。当患者出现不良情绪时神经递质与激素的释放便会超出正常水平，进而使患者的免疫功能下降导致疾病的出现，当患者情绪正常时免疫系统能够发挥正常的功能进而使患者身体健康。

156　肝主疏泄理论及临床研究

　　肝主疏泄是指肝具有疏通、宣泄和升发的生理功能。疏指疏通，泄指宣泄、升发。"疏泄"一词首见于《素问·五常政大论》"发生之纪，是谓启陈。土疏泄，苍气达，阳和布化，阴气乃随，生气淳化，万物以荣。其化生，其气美，其政散，其令条舒"。"木曰敷和……木曰发生……敷和之纪，木德周行，阳舒阴布，五化宣平。其气端，其性随，其用曲直，其化生荣，其类草木，其政发散，其候温和，其令风，其藏肝"。上述条文以取象比类的手法，用木之舒展条达、升发宣散的特性形容了肝的疏泄功能。朱丹溪在《格致余论·阳有余阴不足论》中提出"主闭藏者肾也，司疏泄者肝也"的理论，明确指出了肝主疏泄。肝主疏泄包含丰富的理论内涵，主要体现在调畅气机、促进津血的运行、代谢和脾胃消化、调畅情志以及促进和调节生殖功能等。肝主疏泄的理论对临床病证的认识及治疗具有重要的指导意义。学者于峥等对"肝主疏泄"理论及其临床指导应用研究做了梳理归纳。

调畅气机

　　气机泛指气的升降出入运动。肝主疏泄而调畅气机，即是指肝能促进气的升降出入的有序运动。人体的各种生理活动，包括呼吸、饮食物的消化、水液的代谢、血液的运行以及生殖功能等，都依赖于气的推动，受肝主疏泄功能的调节，所以肝主疏泄而调畅气机对全身的生理功能均有重要的影响。肝主疏泄的功能正常，则气机调畅，津血运行通利，与之相关的各种生理功能也正常。肝主疏泄的生理功能失常，则可导致气机失调而出现相应的病理变化：一是疏泄功能太过，肝气亢奋，血随气涌而见面红目赤、头胀头痛、急躁易怒等，甚或血随气逆而见呕血、晕厥。如《素问·生气通天论》："阳气者，大怒则形气绝，而血菀于上，使人薄厥。"二是肝的疏泄功能不及，气机郁结、气血不畅而见胸胁两乳胀满不适甚或疼痛等症。

　　左媛媛等认为，糖尿病的病因可归纳为饮食不节、情志失调和素体阴虚，上述三者均与肝失疏泄相关。肝主疏泄而调畅气机是维持机体各脏腑正常生理活动协调的重要条件，若饮食不节、情志失调或素体阴虚都易伤肝，导致肝失疏泄、气机紊乱、化火伤阴，致使气血津液等精微物质不能随气机正常代谢而发为消渴。马月香等认为，肝气郁、肝气逆是肝失疏泄的始发证候，肝失疏泄、气机郁滞不畅而出现以情志抑郁，肝经所过部位发生胀满疼痛以及妇女月经不调等为主要临床表现的肝气郁证；肝失疏泄、肝气升发、疏泄太过，使气机逆乱出现气逆于头目或横逆克脾犯胃相关的头晕头胀、面目红胀、胸胁胃脘胀痛、呕吐吞酸等肝气逆证。李惠林等认为，肝失疏泄、气机失调在疾病的发生发展中起重要作用，肝主疏泄而调畅气机，协调气的升降出入之间的平衡，从而调控机体新陈代谢的动态变化；若肝失疏泄则机体气机不畅，气血津液代谢失常，导致胰岛功能紊乱而发为消渴。

促进血液的运行和代谢

　　"气行则血行"，血液是人体生命活动的物质基础，血的运行依赖于气的推动，受肝主疏泄功能的调节。肝主藏血，具有贮藏血液和调节循环血量的作用。如"人动则血运于诸经，人静则血归于肝脏"。但藏血功能的正常须赖于疏泄功能，肝气舒畅条达血液才得以正常运行、藏泄适度。如《血证论》："肝主藏血焉，至其所以能藏之故，则以肝属木，木气冲和条达，不致遏抑，则血脉得畅。"因此，只有肝主疏泄功能正常，气机调畅则血脉通畅，血液才得以正常运行；肝主疏泄功能失常，气机失畅，则势必影响到血液运行。一是疏泄功能太过，甚至血随气逆而见吐血、衄血、崩漏等；二是疏泄功能不及，气机不畅，气滞血瘀，导致病患部位胀满、刺痛甚或出现积聚等。

贺敬波等认为，心绞痛病位在心，肝主疏泄、心主血脉，推动血液在脉道中正常运行，若肝失疏泄，则血液推动无力而致气滞血瘀，血脉瘀阻导致冠心病的发生；又肝失疏泄，肝气郁滞横逆犯脾，脾失健运，气血生化不足，血虚则心肌失养，气虚则推动血液运行无力而致气虚血瘀；或脾失健运、痰浊内生形成痰瘀互结，均可诱发和加重冠心病。李永峰通过对血瘀证的形成与肝失疏泄相互关系的探讨，认为肝主疏泄是主要的化瘀力量，肝失疏泄是重要的致瘀因素，提出从肝论治血瘀证。肝主疏泄而调畅气机，血液的运行有赖于气机的调畅，若气机郁结则血行障碍形成血瘀；肝主疏泄而促进脾胃运化，脾胃为气血生化之源，肝失疏泄、肝不调脾、气血化生无源而致气虚，气虚无以推动血行则成血瘀；肝主疏泄可推动心气的敷布，而心受肝气而心脉充盈、运血有力、血行通畅，若肝失疏泄不能调心则致血瘀。

促进津液的运行和代谢

水液在体内的运动依赖于肺、脾、肾、三焦等脏功能活动的调节，而肝主疏泄可通利三焦，促进肺、脾、肾等脏的气化，有利于水液的正常代谢。《素问·灵兰秘典论》："三焦者，决渎之官，水道出焉。"指出了三焦为水液运行之通路，而肝脏可调畅三焦之气机，疏利上下之水道，使津液运行流畅。肺主肃降，可通调水道；脾司运化，可传输水谷精微；肾主水合膀胱，有气化开阖之权。肝气疏泄正常，则肺、脾、肾之气化有权，水液得以正常运化和输布。肝失疏泄、气滞水停则可导致水液代谢障碍而见痰饮、水肿等；若痰气胶结、阻滞经络，还可见瘰疬、痰核、梅核气等诸多病变。从治疗上讲，有"治水必治气，气行则水行"的论治思想，亦反证了肝主疏泄对水液代谢的作用。

李志强等认为，肝失疏泄在痛风的发病中起关键作用，治疗上应从肝论治痛风。肝主疏泄功能正常，则脾胃气机升降有常，肾脏气化有常，三焦气机通畅而水液代谢正常；若肝失疏泄、气机不畅，脾失运化，气血失和，痰湿内生；或肝失疏泄，肾阳亏虚，气化不利，水液代谢失常，均可引起尿酸的生成增多或排泄减少。江宏革认为，肝的疏泄功能对脏腑气化活动及水液的吸收、转输、敷布、排泄等代谢过程起到重要的调节作用。水肿的基本病机是肝失疏泄，气机升降失调，影响肺主宣降、脾主运化、肾脏开合，使三焦壅塞，水液不能循行于常道，水湿内停而为水肿。并提出升肝降肺利水法、泄肝培土利水法、养肝滋肾敛精利水法、疏肝理气利水法、清肝解毒利水法及疏肝和络利水法等以治疗水肿。

促进脾胃的运化

脾胃是人体主要的消化器官，盖胃气主降，受纳腐熟水谷，以输送于脾，脾气主升，运化水谷精微以灌溉四旁。饮食物的消化吸收主要依赖于脾胃的运化功能，而脾升胃降的气机运动则受到肝气疏泄功能的调节。只有肝主疏泄功能正常，人体气机调畅，脾胃才能升清降浊有序，饮食物方能得以正常的消化吸收及输布。如《血证论》："木之性主于疏泄，食气入胃，全赖肝木之气以疏泄之，而水谷乃化。设肝之清阳不升，则不能疏泄水谷，渗泄中满之症，在所不免。"如肝气的疏泄异常，影响到脾的运化与升清功能，在上可见头目眩晕、两胁胀闷，在下可见腹胀腹泻等；若肝气疏泄异常影响到胃的受纳与腐熟功能，则在上可见呕逆、嗳气、纳呆，在中为脘腹胀满疼痛，在下可见便秘。

黄晋红等认为，慢性胃炎的病因病机与肝失疏泄关系密切，肝失疏泄，气机不利，脾不运化升清、胃失受纳降浊，则出现脘腹胀满疼痛、纳差、呃逆、反酸、腹泻、便秘等慢性胃炎的临床表现。治疗本病当善于调肝，审证选用疏肝、抑肝、清肝、柔肝、养肝诸法。张效科等认为肝失疏泄，肝病在前，胃病在后，肝胃同病是慢性胃痛的根本病机，肝失疏泄，肝气郁滞，横犯胃土，致胃气不降、气机郁滞、不通而痛，治疗本病应以疏肝和胃法治疗为主。窦志芳等认为，肠易激综合征与肝主疏泄关系密切，肝属木，脾属土，若肝木可脾土太过，则脾主运化、升清功能减弱，出现腹痛、腹泻等症状；脾胃运化与肝主疏泄而调畅气机的功能密切相关，肝主疏泄，调畅全身气机，脾胃是人体气机升降之枢，脾升胃降调和则机体受纳运化功能正常。肝失疏泄，脾胃气机运动失常、络脉不通、不通则痛而出现腹胀、腹痛；肝失疏泄，气机郁滞，不能助大肠气化则出现便秘。

分泌胆汁以助消化

肝与胆互为表里，肝之余气化为"精汁"，溢入于胆，胆汁排泄到肠腔内，可以帮助食物的消化和吸收。胆汁为肝之余气积聚而成，胆汁的分泌与排泄，也依赖于肝主疏泄功能的正常。只有肝主疏泄功能正常，则胆汁才得以正常分泌和排泄，方能有助于脾胃的运化功能，促进饮食物的消化与吸收。如果肝气郁结、疏泄功能正常，则胆汁生成排泄障碍，出现胁肋胀满疼痛、口苦、纳食不化等症；若胆汁逆流入于血脉，外溢于皮肤，则可见黄疸等病症。

杨欣等认为胆石病病位在胆，而病之本源在肝。胆汁的化生有赖于肝阴的资助、变化，胆汁的藏泄取决于肝气的疏泄、调节。若肝阴不足、肝之气化无力、肝失疏泄，影响胆腑通降功能，致胆汁瘀滞而成胆石病。治疗上应注重养肝阴、助肝用，积极调整饮食结构，改变不良生活习惯，纠正机体内分泌紊乱，以防止阴精过耗，消除成石隐患。

调畅情志

情志属心理活动，是人对外界客观事物刺激所产生的喜怒忧思悲恐惊等情感的变化，中医认为"心主神志""肝者，将军之官，谋虑出焉""肝者……魂之居也"，由此可见情志活动不仅与心的关系密切，与肝主疏泄功能亦密切相关。人的情志活动以气血为物质基础，而肝主疏泄、调畅气机、促进气血的运行故能调畅情志。只有肝主疏泄功能正常，气血调畅，人的精神情志才正常。而肝失疏泄，气血不调则可致情志失调，主要表现为2种情况：一是肝的疏泄功能太过，肝气亢奋，临床可见头胀头痛、急躁易怒；二是疏泄不及，气血不畅，肝气郁结，临床可见郁郁寡欢、多疑善虑等。肝的疏泄功能与情志活动互为因果，生理上互相联系，病理上互相影响。

现代医学的亚健康状态主要由精神压力过大、不良的环境、饮食、作息等刺激所致，以忧郁、焦虑、记忆力减退、无原因疲劳为主要临床表现，而临床各项理化检查无阳性指征。肝是中医学调控亚健康状态的中枢，亚健康状态的基本病证是肝主疏泄失常导致的情志失调。女子亚健康临床多表现为"肝郁气滞证"，治肝为女子亚健康第一大治法。贾秀琴等认为，肝失疏泄是亚健康状态发生之源。亚健康状态的主要表现为疲劳、睡眠障碍和精神情志异常。亚健康与情绪性格密切相关，肝的疏泄功能失常，若疏泄不及、肝气郁结则会引起情志抑郁，出现郁郁寡欢、善叹息等；若疏泄太过、肝气上逆，则会引起情志活动亢奋，表现为急躁易怒、失眠多梦等；肝失疏泄导致气血运行失常，脏腑、筋骨失养，从而产生疲劳；肝失疏泄、气机不畅、心神失养而致失眠。由此提出肝在亚健康状态中起主导性调节作用，在治疗上调节气机是亚健康状态调控的首要法则，调肝是调节亚健康状态的根本治法。张建博等认为，抑郁症与中医肝脏有诸多联系，肝失疏泄是抑郁症发病的主要病机。肝主疏泄，调畅气机，调节情志；肝失疏泄，气机不畅，情志失调，表现为郁郁寡欢、情绪低落等；肝失疏泄，脾失健运，痰浊内生，上扰清窍则出现情志活动异常；肝失疏泄，气血运行不畅，气滞血瘀，瘀血内阻，神明失守，而出现精神抑郁、性情急躁、心悸失眠等；气、痰、瘀相互影响使郁证的病机演化由轻而重。

促进和调节生殖功能

肝主疏泄可影响到人的生殖功能，主要表现为影响女子的生殖功能。妇女以血为本，冲为血海，任主胞胎，妇女经、带、胎、产等生理功能与冲任两脉关系密切。而肝主疏泄可协调冲任两脉的正常活动。女子胞的功能以气血为物质基础，而肝主疏泄、调畅气机，促进气血的运行。同时，肝主藏血，调节血量，为女子胞输送气血亦维持其正常的生理功能。因肝与女子胞的功能极其密切，故称"女子以肝为先天"。肝主疏泄功能失常，则可导致女子胞功能障碍。如肝失疏泄，气血不畅，影响到女子胞功能则可见月经不调、周期紊乱、痛经等。二是影响到男子的生殖功能。朱丹溪曰："主闭藏者肾也，主疏泄者肝也，二者皆为相火，而其上属于心。心君火也，为物所感则易动，动则精自走，相火翕然而起，虽不交会，亦暗流而疏泄矣。"可见，肾主藏精，肝主疏泄，而乙癸同源，两者共同完成精液的封藏与疏泄。如肝的疏泄功能太过，扰动精室，则可见遗精、早泄等。

蔡芳英分析围绝经期综合征的中医病因病机，认为妇女围绝经期以肾虚为本，肝实为标，肾阴阳失衡或阴不制阳，虚火妄动；或肾阳虚衰，失其温煦；情志不舒，肝失疏泄，脾胃运化失常，精微不生，气血亏虚，肝血不足，水不涵木，肝气郁结，气血运行不畅，气滞血瘀而致本病。治疗本病时注重养血柔肝、疏肝气，使气机条达，血运通畅，本病得解。张静认为，女性生理特点为"易郁易滞"与肝主疏泄密切相关，妇科疾病多有"易亢易怒"的特点与肝失疏泄密切相关，因此提出"解郁化滞"为妇科病的治疗要法，提倡在疏肝解郁的同时配以滋阴养血、健脾益气、化瘀生新等法，使肝藏血、主疏泄的功能得以正常发挥。还要注重在情感上及时给予疏导、支持和关心，纠正不良情绪对气血脏腑功能的影响。姜茜等认为肝藏血、主疏泄，与女性的生殖功能密切相关，不孕的基本病机是肝失疏泄、情志不畅，机体气机紊乱，脏腑气血阴阳失调，形成血瘀、痰阻等，最终导致肾、冲任二脉及子宫中阴阳消长转化障碍，从而影响月经来潮及卵子排出，造成不孕。治疗上肝失疏泄、情志不畅的不孕当以疏肝解郁为主，佐以养血理脾，同时注意情志的调节。

综上所述，肝主疏泄是肝脏象理论的主要内容，可将其概括为"肝主疏泄是指肝气具有舒通、畅达全身气机，进而促进津血运行输布、脾胃气机升降、胆汁的分泌和排泄及情志的舒畅等作用"。肝主疏泄在调节人体生理功能方面发挥着重要作用，因此若肝失疏泄可导致多种疾病的发生，从"肝失疏泄"分析疾病的病因病机及"从肝论治"角度提出疾病的治则均具有重要的临床指导意义。

157 基于象思维的肝主疏泄理论探赜

"疏泄"作为肝脏象的主要生理功能之一，广泛应用于各类研究与实践。"肝主疏泄"理论经过了"土疏泄""肝司疏泄""肝喜疏泄"等演化以及后世的不断补充和发展得以形成，而象思维的应用在其演化过程中贯穿始终。学者张晋冀等从象思维的角度梳理并探究了不同时期"肝主疏泄"的理论内涵及其在五行学说、生理特性、与其他四脏生理关系三个方面的应用体现，冀以更深入地认识"肝主疏泄"理论的发生和演变以及象思维在中医理论形成过程中的重要性。

象思维的概述

《周易·系辞传》"易者，象也。象也者，像也""见乃谓之象"。古人所谓之"象"，为肉眼所见或感官所知的万物之属性。从发生学的角度来讲，象最初是作为事物的相似性而衍生出来的，随着人们认识的发展，可将其大致划分为物象、意象、道象三个不同层次。中医学之象思维，以"象"为第一性，即一切与生命及健康有关，表现于外可见或可感知的物象资料及生理、病理现象包括实验现象都是中医学观察研究的开端。并且，中医学尤为注重功能特性与事物之间的动态联系，即重视"意象"的表达。如肝喜条达、恶抑郁，有疏通气血、调畅情志的功能，与树木生长、升发、条达特性相似，故将肝归属于五行之木。

《内经》中疏泄的概念

"疏泄"一词首见于《素问·五常政大论》"发生之纪，是谓启陈，土疏泄……万物以荣"。由于"疏泄"在句中是以"土疏泄"而非"木疏泄"的形式出现，致使后世对此处"疏泄"一词理解各异。王冰和张介宾均将"土疏泄"注解为"土体疏泄"，并将其原因归结为木气升发，引动土体。如王冰注："生气上发，故土体疏泄；木之专政，故土体上达。"张景岳《类经》："木气动，生气达，故土体疏泄而通也。"据此，"土疏泄"是木气条达，土得木制化而疏通的结果，暗含肝木条达、疏通的生理功能。然高世栻曰："疏泄，虚薄也。"即土气疏松虚薄是由木乘土所致。亦有学者认同其观点，认为"土疏泄"属于脾脏的病理现象，与肝脏生理功能无关。虽后世注解不一，但在注解的过程均以取象比类的手法展现了肝-木、脾-土的对应关系，同时反映出"肝木"和"脾土"两者的密切联系，是象思维在五行学说的应用体现。

肝主疏泄理论的演化

1. 宋元时期　以"疏泄"一词作为肝生理功能的表述，当自朱丹溪始。朱氏在《格致余论》中指出："主闭藏者肾也，司疏泄者肝也。二者皆有相火，而其系上属于心……心动则相火亦动，动则精自走，相火翕然而起，虽不交会，亦暗流而疏泄矣。"虽"疏泄"一词于句中两次出现，但其所含之意各不相同。"司疏泄者肝也"，司，掌管，主持，意为肝脏具掌管疏泄之职，与肾主闭藏之能对举。"亦暗流而疏泄矣"，当以相火妄动而导致精液外泄讲。此处的"疏泄"为精液暗流之喻，形容"精自走"的病理现象。朱氏在使用"疏泄"一词时虽兼有肝生理、病理之涵，但为"疏泄"作为肝生理功能的理论发展埋下伏笔。

2. 明清时期

（1）理论形成与特性的认识：戴思恭在《推求师意·梦遗》中论及梦遗的病因病机时说"肾为阴，主藏精，肝为阳，主疏泄……肾之阴虚则精不藏，肝之阳强则气不固"。并以"乃肝脏所寄之相火强"解释"肝之阳强"非脏真之阳强，而是因内寄相火，以气为用，是肝体阴用阳生理特性的体现。喻喜言在《寓意草》有"肝主谋略，性喜疏泄"之述，"喜"字虽不如"司"字更能直接表现肝的生理功能，但在一定程度上包含了肝喜条达的特性。罗美在《内经博议》中描述肝的生理特性为"其性疏达而不能屈抑"，间接展现了"疏泄"与"条达"的密切关系，即肝主疏泄功能的发挥，为其喜条达之本性使然。薛立斋遵从朱丹溪对"疏泄"为肝之生理功能的认识，在《内科摘要》中仅改变表述方式，将"司疏泄者肝也"以"肝主疏泄"的形式呈现。

（2）理论内涵的逐渐丰富：随着"肝主疏泄"理论的初步形成，以及被世人所认知和应用，其内涵亦在不断丰富，已扩充至水液和五脏真气。张志聪认为："肝主疏泄水液……而小便频数不利者，厥阴之气不化也。""肝主疏泄，小便不利者，厥阴之气逆也。"当厥阴之气出现"逆"或"不化"的异常状态，即肝气不利，肝失疏泄，使水液代谢异常，而见小便难的症状。秦景明在《症因脉治》将肝失疏泄导致小便不利的病因分为肝阳虚和肝阴虚："阳虚小便不利之因，主疏泄……肝之真阳虚，则施泄无权""阴虚小便不利之因……肝主疏泄，肝阴不足，则亢阳癃闭而小便不利"。陈梦雷在《图书集成·医部全录》中对《素问·平人气象论》"藏真散于肝"一句注为"肝主疏泄，故曰散"。指出肝之疏泄可将五脏真气敷布于周身。发展至此，"肝主疏泄"已非肝与脾或肾对举的状态，而是作为肝的生理功能单独提出，其内涵得以公认并逐渐发展和完善。

3. 近现代　近代中西医汇通之大家张锡纯将气机的疏泄纳入"肝主疏泄"的内涵，以"肝热而波及于胆，致胆汁因热妄行，随肝气之疏泄而下纯青色之水"的论述，来说明胆汁的排泄受肝气之调控。刘渡舟在《肝病证治概要》中对"疏泄"解释为"肝有疏通排泄的作用"，具体表现在对血液循环的调节和促进机体新陈代谢两个方面。王维广等提出当代"肝主疏泄"理论是立足于"肝郁"病机，由病理到生理反推而形成，其以西医知识（肝为消化器官）和命门学说（命门产生"动气"）为主要知识基础，由当代阴阳五行学说及气机理论构建。韦昱等通过分析 2000 年后"肝主疏泄"的研究情况，重新诠释"肝主疏泄"的功能，主要有调节精神情志、维持气血运行、促进消化吸收、调节水液代谢、调节生殖等功能。通过梳理现行各出版物对"肝主疏泄"生理功能的表述发现，虽措词不一，但不外乎以上五个方面。余凯在分析现行教材中医理论过度诠释时，明确指出"肝主疏泄"理论作为脾土病理状态的概述，即"泄泻"，并且提出其作为肝的生理功能。经考证，清代尤在泾编著的《金匮要略心典》记载"肝喜冲逆而主疏泄，水液随之上下也"较早论述了此观点。

象思维在肝主疏泄理论中的体现

象，作为人对事物进行思维运动产生的结果，由于主体认识不同，存在个体差异，但大致可分为物象、意象和道象三个层次，而层次的划分，则取决于观物取象、据象比类、据象类推等具有递进性的取象思维方式。基于象思维诠释"肝主疏泄"，可通过观物取象、据象比类、据象类推三种取象思维方式，在五行学说、肝的生理特性和与其他四脏的生理联系三个方面进行探究。

1. 观物取象　通过观察客观事物的外在形式，认识事物的形象，构建相关的意象和功能模型的取象思维方式为观物取象。五行学说是运用观物取象思维方式形成理论的典型代表之一，即五行的含义由五种物质材料升华为功能属性，进而成为象征性意象或形象化符号。因此，五脏的生理特点可由五行特性推衍而来，如木曰曲直，木之舒畅条达的特性体现于肝的生理功能，即为"肝主疏泄"。《说文解字》中将"疏""泄"释为"疏，通也"。"泄，水受九江博安洵波而入"。《辞海》将二字概括为"疏通，畅达，宣泄"。与属木之物象所具条达，喜舒畅，恶抑郁之性相应，因此"主疏泄"为肝之生理功能。

2. 据象比类 据象比类是在观物取象的层次之上，对不同事物或现象间存在的共性或者相似性采用比喻、象征等方法进行比较和推衍进而说明问题的取象方式。其特点在于事物间只存在表象的类似，并无本质上的类属关系，且由联想建立起来的事物或现象间的联系具有强烈的主观色彩。分析肝之生理特性，以阴柔为体而主藏血，以阳刚为用而达疏泄。肝之疏泄，以气为用，调达周身气血，濡养脏腑百骸；升阳助护卫气，抵御外邪侵犯。《素问·灵兰秘典论》中将肝以"将军之官"作喻，即是用据象比类之法对其生理功能和特性的概括。

3. 据象类推 据象类推是以据象比类为基础进行推演的一种思维活动，即通过两个或两类对象间的相互比较得出相同或相似点，并将其中的一个或一类对象的已知属性推演至另一个或一类对象，从而对后者及两者间关系得出新的认识。"肝主疏泄"的生理功能调节着全身精气血津液的生成和运行，在肝与其他四脏生理联系上发挥着重要作用。而基于五脏-五行认识的象，经过类比推理，对两者关系认识更加深刻，为据象类推思维方式在"肝主疏泄"理论认识的具体应用体现。

（1）肝脾关系之水谷运化：《素问·六元正纪大论》在对五运郁极乃发之"木郁之发"行论述时，提出"民病胃脘当心而痛"，表明脾胃受肝主疏泄的影响。唐容川在《血证论》中论述肝之疏泄可促进脾胃运化水谷说："木之性主于疏泄，食气入胃，全赖肝木之气以疏泄之，而水谷乃化。"张锡纯亦借五行相乘关系说明木旺乘土、木不疏土的病理情况："肝脾者，相助为理之脏也。肝木过盛可以克伤脾土，即不能消食……肝木过弱不能疏通脾土，亦不能消食。"张志聪在注《素问·宝命全形论》之"此得所胜之气制化也"时，有"土得木而达"之解，与上亦同，皆从五行角度展现肝脾关系，说明土需木疏，木能疏土的原则。基于此原则发展而来的"木郁达之""知肝传脾，当先实脾""肝病必犯土，是侮其胜也"肝脾病理传变及治则治法等亦运用了据象类推的思维方式。叶倩男认为肝木主疏泄，可疏利胆汁，促进脾土运化；肝木植于脾土，脾气健旺使气血生化有源，肝体得以濡养，故肝脾于生理上休戚相关，病理上相互传变。谢晶日基于"肝脾论"的认识，提出肝木与脾土生理病理息息相关，肝郁为因，脾虚为果，胃部痞满为发病之象。

（2）心肝关系之气血疏调：王孟英以"火非木不生，必循木以继之"来说明肝与心在五行之中的相生关系。王冰注《素问·五脏生成》："肝藏血，心行之。"即心血充盈，心气充足，则肝有所藏；肝疏泄正常，调节血量，助心行血，则血行正常。情志，反映人体精神活动过程中情感的变化，在中医学中以"七情"概称。人的情志活动以气血运行为基础，肝主疏泄，疏调气血，故除心作为五脏六腑之大主、精神之所舍、总统魂魄之外，肝对调节情志亦发挥着重要的作用。《名医杂著医论》以"肝为心之母，肝气通，则心气和，肝气滞，则心气乏"二者的相生关系来展现肝的疏泄作用对心气和乏，即情志活动的影响。施学丽认为心肝二脏属性相同，都具有阳的特性；经络相连，生理上经气相通，病理上经气互传；木生火则母子相生相及；功能相关体现在共同作用于血液生成运行和情志活动。

（3）肝肺关系之升降相因：《素问·六节脏象论》以"肝者……为阳中之少阳，通于春气"，展现了肝与春季相通应的关系，同时也突出了肝气同春气，具有向上、升发的生理特性。肝主疏泄与肝气主升二者相辅相成，疏泄功能正常则肝气升发有序，肝气升发有力则促进疏泄之能。肝主疏泄，应少阳春升之气，于左升发；肺气下降，应少阴秋收之气，于右肃降。"肝生于左，肺藏于右"是《素问·刺禁论》对二者气机升降的概括。《石室秘录》以"肺金非木不能生，无木则金无升发之气"来阐述二者相互为用的关系。正常情况下，肺气充足，肃降正常，肝气疏泄，升发条达，肝肺升降得宜，气机舒展调畅，气血充盈调和。刘臻肝左肺右，气机左升右降、金木相制，气机相得、气血流注，开合于肝肺二经，即脏腑、五行、经络三个方面阐释了"肝肺气机升降循环"理论，体现了肝肺在气机升降调节方面关系密切，于周身气机通畅、气血调和有重要作用。

（4）肝肾关系之藏泄互用：《素问·六节脏象论》以"肾者，主蛰，封藏之本……通于冬气"来说明肾封藏、闭藏的生理特性。肝主疏泄，调畅气机，使肾气开合有度，肾主封藏，藏精纳气，防肝气疏泄太过。疏泄与封藏相反相成的作用在促进肾与膀胱气化功能上亦有体现。《素问·大奇论》："肝雍……不得小便。"《难经·十六难》亦云："假令得肝脉……闭淋，溲便难。"张隐庵《黄帝内经素问集注》："木乃水中之升阳，故肝主疏泄水液。"说明肝失疏泄，影响肾与膀胱气化功能，水液代谢失常，从而出现小便难的病理症状。杜宁宁为肾在五行属水，主蛰藏守位，肝木生于肾水，肝为水之子而肾为木之母，肾水随木生，故肾的功能正常发挥，有赖于肝气对机体气机的正常调节，又称肝行肾气。

象思维是以客观事物的外在形式为依据，以物象或意象为工具，运用直觉、象征、比喻、联想、推类等方法，以表达对象世界的抽象意义的一种思维方式。象思维在"肝主疏泄"理论中的应用，即是通过观物取象、据象比类、据象类推三种取象方式，在五行学说、肝的生理特性和与其他四脏的生理联系三个方面依次梳理的形式来探究。从象思维在"肝主疏泄"理论形成的应用一隅，尚可窥见象思维作为一种思维模式贯穿中医脏象理论的形成过程，对中医理论形成与发展发挥着重要作用。

综上所述，"疏泄"一词最初并非以"肝主疏泄"的形式出现，内涵也并非确指为肝的生理功能，经过不同时期的演化和发展，终以"肝主疏泄"的理论形式为世人所知。而基于象思维梳理"肝主疏泄"理论的演化过程，并以取象思维方式为切入点，探其在五行学说、生理特性以及与心、脾、肺、肾生理功能联系的理论内涵，不仅能更清楚地认识不同时期"肝主疏泄"的含义，亦能体会到象思维在中医理论形成过程中的重要意义。象思维是中医学发展过程中获取知识和经验，构建理论体系以及进行临床思维的重要方法，因其不做现象与本质、个别与一般的对切，将事物归结为与物象或意象相应合的"象"，故具有直观性、具象性、经验性、或然性、随意性等特征，提醒后世学者在学习的过程中不但应保持追本溯源的求知精神和培养多思维、多角度的探索能力，也要结合科学实践，以辩证的态度分析和解决问题。

158　基于肝主疏泄从肝辨治肾实证理论

　　肾实证是由肾经邪气盛实所致的证候，多由寒热、水湿、瘀血等邪留滞肾脏、经络，或壅闭其窍道所致。目前，肾实证病机分为肾热、肾火、肾寒、肾石、肾风、肾湿、肾瘀血等，且论治多从泻肾角度施治，或曰清热，或曰利水，或曰活血，临床效果不佳，病情易出现反复，但从疏肝法论治者较少。肝肾同源，居于下焦，肝主疏泄，肾主闭藏，若肝失疏泄，肝郁气滞，子病及母，肾脏先受其犯，肾气开阖失司，邪气郁滞于肾，亦可引发肾实证。学者高鹤丹等通过查阅文献与古籍，基于肝主疏泄理论对肾实证进行了探析，提出肝失疏泄是导致肾实证的主要病机。治疗应以疏肝为主要方法，并综合理气解郁、调心安神、活血祛瘀、温阳散寒等治法以恢复肝主疏泄之能，气机调畅，即可化解肾气壅塞之态，扭转肾实加剧之势。

肝主疏泄与肾主闭藏的关系

　　1. 肝主疏泄，肾藏泄有度　　肝主疏泄是对肝生理功能的高度概括，"疏泄"一词最早记载于《素问·五常政大论》："发生之纪，是谓启陈，土疏泄，苍气达。"《说文解字》注："疏，通也。"《淮南子·本经训》："精泄于目，则其视明。"由此可知，疏、泄二字具"通""散"之义，即疏通、畅达、舒畅之谓。朱丹溪在《格致余论·阳有余阴不足论》中最早提出："主闭藏者肾也，司疏泄者肝也。"明确指出肝之疏泄，调节肾之藏泄，实现精液的正常排泄。肝具有调节气机的生理功能是毋庸置疑的，而"调达"作为气机的生理特点，指的正是疏通、畅达、舒畅之运动状态。故"主疏泄"是肝脏调节气机最鲜明的生理功能。

　　肾主闭藏是对肾生理功能的深度凝练，"闭藏"，又曰封藏。"封藏"一词首见于《内经》，《素问·六节脏象论》："肾者，主蛰，封藏之本，精之处也。"封即封闭，藏即收藏、储藏，封藏二字寓意相通，皆体现封闭、储藏之意。因此，"封藏"一词准确表达了肾脏的生理特性及功能。而肾的生理功能是靠肾气主蛰，即肾气具有封藏、闭藏、潜藏之生理特性来体现的，故肾气充沛，则肾封藏有度；肾气化失常，则封藏失司。

　　根据肝主疏泄与肾主闭藏的生理特点，二者相互为用，相互制约，一阴一阳，一静一动，一藏一泄，构成一对矛盾统一体。肾实证的记载，最早见于《内经》："肾气虚则厥，实则胀，五脏不安。"后世医家又有所发展，《备急千金要方·卷十九》："肾实热，少腹胀满……耳聋，梦腰脊离解及伏水等。"表明肾实证是由于邪气壅盛或郁滞于肾中，肾气失和，代谢失常，藏泄失职出现的一系列症状。故气机通畅是避免肾实证发生的关键因素。肝气疏泄是经络气血正常运行的保障，而肾的封藏状态并是静止的，藏泄的运动状态赖肝的疏泄方能协调完成，闭藏与疏泄的有机结合决定了肾之精关的藏泄状态。即肾保持精关秘藏的状态，肝为精关疏泄之阀门，调节着精关的藏泄状态。如陈修园曰："肝木为子，偏喜疏泄母气，厥阴之火一动，精即随之外溢。"张锡纯在《医学衷中参西录》亦说"肝行肾气"，"肝气能下达，故能助肾为疏泄"，均表明了肝主疏泄对肾气的疏泄具有重要的作用。肝气疏泄正常，肾藏泻有度；反之，肝失疏泄，肾藏泄失常。而肝之疏泄不仅助肾疏泄精气，且肾中精气壅塞时，又可助其疏通壅结之态。因此，肝之疏泄对于无论何种原因引起的肾中精气失常导致的肾实证皆有调节作用。

　　2. 肝气畅达，肾开阖有序　　肝气、肝阳为肝主疏泄提供源源不断的动力，因此，肝气与肝阳的充足是肝主疏泄发挥正常的前提和保证。肝主疏泄赖肝气、肝阳的推动作用，方能斡旋周身气血精津液。

肾主藏精，主水液，决定了肾实证主要体现在精气藏泄与水液代谢的失常，出现肾气化失常、开阖失司所形成的肾脏壅塞不通为主要表现的症状。而肝与肾共司气化，如清代周学海《读医随笔·卷四》："故凡脏腑十二经之气化，皆必籍肝胆之气化以鼓舞之，始能通畅而不病。"指出肝胆之气可促进全身脏腑、十二经脉的气化，从而维持周身气机畅达而不郁滞。且肝肾同居下焦，肾中元气借肝气升发，肝气畅达，可使先天之精气敷布周身。肝气畅达充足，则肾气化有权，开阖有序。故肝气充足，肾开阖之门关闭正常；肝气不足，则肾开阖动力不足，开阖失常，即当开未开而壅滞，当关不关而溢泄。正如明代秦景明《症因脉治》："肝主施泄，肾主开阖，肝之真阳虚，则施泄无权；肾之真阳虚，则关门不利，此聚水生病，而小便不利之因也。"表明肝气、肝阳对肾之开阖有重要的调节作用，若肝气、肝阳不足，升发无力，则疏泄不及，肾气亦无力借助肝气而升发上达，从而出现肾中精气壅塞，水液代谢失常等肾实之证。

肝在五行属木，应春，内孕升发之机，肝气升而鼓舞诸脏，气机达，脏腑和。在生理上，肝气能上能下，向上发散肝气，向下疏泄肾气。张锡纯提出："元气纵存，若无肝之升发，沉寂于肾，亦难保生命之树常青；元气激发生命链条传动不息，尚须借助肝气升发的媒介和运载。"说明肝气升发、疏泄正常，肾中元气方能激发传动，反之，则肾郁闭塞，传动无力，导致邪气壅滞于肾经、肾府，发为肾实证。因此，肝气疏泄，则肾开阖有度、施泻正常；肝失疏泄，则肾开阖失司、精气壅塞。肾经气壅滞是肾实证的主要特点之一，如唐代孙思邈云：肾邪实，则精血留滞而不通。"而肝主调畅一身之气机，主疏泄，若肝气郁结，疏泄失职，最易导致气机壅塞不通；又肝肾同源，同寄下焦，如果肝气郁结导致肾气不能通于肝脏，则气机郁结。刘启华等指出肝的疏泄作用可疏通阻滞、祛除外邪。因此，肾实证需要肝的疏泄方能疏通其壅滞，肝气畅达是决定肾之开阖的前提和基础。

肝失疏泄是肾实证病理基础

肾实证的产生亦包括外感与内伤，出现以邪气壅滞为主要表现的证候，邪实包括寒热、水湿、痰饮、败精、瘀血等病理产物壅滞肾府、肾经及窍道。主要原因离不开气机的失调。首先，外感六淫由表侵入经络，导致气血紊乱，气机失常；其次，内伤七情，突然或长时间情志变化，尤其是焦虑、抑郁，最易导致肝气郁结、肝失疏泄。最后，皆因肝失疏泄而导致气机失调，无力恢复气机升降，鼓动肾气而司藏泄。说明肝失疏泄与肾实证有密切相关性，可导致肾失藏泄、肾水失调及窍道壅闭等证，且肝失疏泄对情志调节失常亦是引发肾实的重要因素。

1. 肝失疏泄，肾失藏泄　男性排精、女性排卵与经血来潮等，皆与肝气疏泄有关，是肝肾两脏功能作用的结果。肝主疏泄失常表现为疏泄不及与疏泄太过两种状态：疏泄不及即肝气郁，疏泄太过即肝气逆。若肝气郁结，疏泄不及，无法助肾实施藏泄，宗筋弛废，则可见男子阳事不举、精瘀、阳痿及不育等；肝火亢盛，疏泄太过，内扰精室，则可出现梦遗等。李俊文通过实验研究发现肝郁与精瘀有一定相关性。刘超等通过对大量文献进行分析，发现肝郁肾虚型阳痿占 50.0%，治法均以疏肝解郁为主。因此，可以推断男性生殖功能的疾病，不局限于肾虚为主，肾实证亦不少见。其中，肝郁可导致肾精、肾气的疏泄失常，从而形成肾气郁、肾精瘀，乃至日久引起肾血瘀阻等。

同样，女子的排卵与月经来潮亦需肝气的疏泄，疏泄失职可导致月经不调、痛经、闭经、排卵障碍及不孕等证。相珊等针对肾气郁结、瘀浊阻肾两方面病机，对多囊卵巢综合征（PCOS）的肾实证辨治进行了探析。其中，PCOS 患者的主要临床表现之一是月经先后无定期，并伴有心烦易怒、情绪抑郁等表现，这与肝气逆乱、疏泄失常有着密切的关联，说明肝郁是导致以上 PCOS 两大病机的主要因素。因此，以上论述进一步肯定了气机失调对于肾实证的影响，而肝主调畅一身之气机，故肝失疏泄是肾实证发生的病理基础。

2. 疏泄失职，肾水不调　肝具有推动血液和津液正常运行的功能。因此，水液与二便的代谢排泄不仅需要肾气的蒸腾气化，亦离不开肝气的疏泄调节。如《素问·大奇论》："肝满肾满肺满皆实，即为肿……肝雍两胠满，卧则惊，不得小便。"脏满者，实邪为患，不通也。中医学认为，肺脾肾三脏与水液代谢的关系最为密切，而从以上论述看，小便不利、水肿等表现为主的肾气化不利，水湿停聚与肝主疏泄皆有密切关系。施学丽在五脏生湿关系中详尽地探析了肝失疏泄引发机体水液代谢失调的机理。肾脏居于下焦，借肝升发之性完成气化过程，若肝失疏泄，下焦满闷壅塞便是肾实证最显著的特征，如《景岳全书·传忠录》："肾实者，多下焦壅闭，或痛或胀，或热见于二便。"

纵观现今时代，社会经济与信息发展迅速，随之而来的压力也空前巨大，人们情绪波动极大，抑郁、焦虑普遍存在，而与之最为密切的是肝脏。肝之性，似有牵一发而动全身的特点，如尤在泾《金匮要略心典》："肝喜冲逆而主疏泄，水液随之上下。"说明肝气一旦冲逆，全身水液即发生变化，进而影响全身代谢失常，子病及母，肾水不调最宜从肝失疏泄角度辨析论治。如黄元御《灵枢微蕴·噎膈解》："粪溺疏泄，其职在肝，以肝发扬……冲决二阴，行其疏泄，故传送无碍。"充分阐明肝主疏泄对于肾脏水液与二便的调节作用，肝失疏泄，水液代谢障碍，二便失常，发为水肿、二便不利（如癃闭、淋浊）等肾实为特点的病证。因此，肾实证的发生与肝主疏泄失职有着直接的关系。

3. 肝气不通，窍道壅闭　腰为肾之府，若肾经气不通导致的肾实证，可表现为腰胀痛、肾着等；又肾开窍于耳，故可表现为耳聋、听力下降等。然而，对于肾所司耳窍病，《内经》中少见肾之经脉、络脉、经别与耳联系的相关记载。相反，见于"手少阳三焦经入耳中，出走耳前""足少阳胆经入耳中，出走耳前"。从经文中看，耳与少阳经联系密切，少阳者，肝胆也，再结合耳病之气壅者，可以推断，肾实证的耳病可能是肝胆经之气不通，气机失调，不能疏泄肾气，从而导致了肾经气的闭塞不宣，出现耳内堵闷不舒、听力减弱，甚至耳聋等症状。临床上酌情加入疏肝药即见疗效，细细究之，仍离不开肝主疏泄，调达气机之故也。

此外，肝性喜舒畅而恶抑郁，肝气和顺能主升发，施展条达气机之能；一有怫郁，诸病生焉。且肝主疏泄对情志发挥着重要的调节作用，不良的情绪又会影响肝的疏泄，出现肝气不舒、肝气郁结等病变。朱丹溪认为气血郁滞是诸病的共同病机，并首创六郁之说，六郁之中，首重气郁，并提出气郁多由于肝失疏泄、不得条达所致。《素问·举痛论》："百病皆生于气也。"指的便是七情所伤导致气机不畅，从而派生一系列的病变。因此，肝失疏泄是肾实证形成的病理基础，肝失疏泄导致肝郁→气机失调→肾气郁→肾失开阖→贮藏与施泻失职→肾气滞、肾精瘀，进一步发展为肾血瘀滞，从而出现复杂的肾脏实性疾病，如临床可见精瘀、阳痿、前列腺增生肥大、精索静脉曲张、睾丸抽痛、闭经，不孕不育等诸证。所以肝郁是肾实证不可忽视的主要病机。

从疏肝论治肾实证

综上所述，肾实证在临床中广泛存在，不仅存在于男性疾病、妇科疾病，亦发生在官窍疾病中，但都与肝失疏泄有着密切的关联，临证过程中尚需谨慎辨证，不可单从肾脏着手，仍需考虑从肝失疏泄角度切入，采用疏肝法治疗肾实证。根据肝失疏泄引发实证病理特点，从疏肝法治疗肾实证可以分为疏肝理气解郁、疏肝调心安神、疏肝活血祛瘀、温阳疏肝散寒。

1. 疏肝理气解郁　肝气郁结、肝失疏泄引发肾实证的病证及治疗古人早有记载，如清代傅青主所言："肝为肾之子，肝郁则肾郁，肾郁而气必不宣……正肾之或通或闭耳；或曰肝气郁而肾气不应……肝之或开或闭，即肾气之或去或留，相因而致，又何疑焉。治法宜舒肝之郁，即开肾之郁也。"明确指出了肝郁导致肾郁的病理变化过程及表现的症状，并提出了具体的治则治法。其肾郁邪盛发生的根源在于肝气郁结，气机失调，疏泄失司，导致肾气不宣，经络壅塞，发为肾实，治疗应以疏肝理气解郁为主。其代表药物有香附、佛手、木香、枳壳、白芍、柴胡、郁金、陈皮、麦芽、玫瑰花、青皮等，常用疏肝解郁方剂如柴胡疏肝散、四逆散、逍遥丸。由于肝失疏泄，肾气不通，气血难达宗筋所致的男性肾实性疾病，如阳痿、慢性前列腺疾病，学者运用经方四逆散、柴胡疏肝散在治疗上都收到了良好的效果。

2. 疏肝调心安神　临床上亦不少青壮年男性出现肾精郁、阳痿等肾实证，青壮年时期正值肾精充足、肾气旺盛阶段，何以出现阳事不举或阳痿等？细细究之，精神因素导致肝气郁结、肝失疏泄，气血壅塞难达阴茎所致的可能性极大。如《景岳全书》："凡思虑焦劳，忧郁太过者，多致阳痿；凡惊恐不释者，亦致阳痿。"此类患者除勃起障碍、宗筋不用，尚有精神抑郁、心神不宁、烦躁等症。因此，在治疗肾实证采用疏肝法的同时要调心安神，心神安宁则气顺血和，如《素问·灵兰秘典论》："主明则下安……主不明则十二官危，使道闭塞而不通，形乃大伤。"临床上调心安神的药物有远志、茯神、酸枣仁、石菖蒲等。梁宝坚通过临床对照观察发现加入调心安神药治疗肝郁型阳痿疗效显著。另外，药物治疗的同时尚需精神的调摄，清心寡欲，精神内守，并保持夫妻和睦，才能最终使得疾病痊愈。

3. 疏肝活血祛瘀　《内经》有对于肾实证的阐述，如"肾满""肾胀""肾癃""闭癃""前后不通"等。说明肾实证需以通为主要治疗方法。王均贵认为六淫、七情可导致气血循环障碍出现肾气滞、肾精滞，进一步导致血瘀、肾精瘀，临床上主要表现为少腹小腹胀满或刺痛拒按，面色黧黑晦暗、舌下青筋瘀点，并伴有烦躁不安、善惊善恐，治疗以疏肝行气、活血化瘀通精为主，并用血府逐瘀汤治疗死精、精索静脉曲张合并不育症等肾实证，临床疗效显示总有效率达到82.5%。此方剂药物组成意在通过疏肝解郁兼活血化瘀使得肝气通畅，肾血安和，病自痊愈。正如《读医随笔》中指出："凡病之气结、血瘀、痰饮、积聚……皆肝气之不能调畅所致也。"另外，秦国政临证常用入肝经之刺蒺藜与蜈蚣配伍治疗肾实证阳痿，并指出肝失疏泄引起的实证阳痿主要是当今社会生活压力巨大，情志不遂（焦虑、抑郁）等原因引起的。其目的是通过疏通肝气，以缓解经络瘀滞，改善血液循环，使气血充盈，振动阳痿。因此，治疗肾实证需重视疏肝兼活血祛瘀。

4. 温阳疏肝散寒　肝主疏泄、主藏血之功能皆赖肝气、肝阳的推动方能完成。若肝气不足，日久可导致肝阳亏虚，无力疏泄。肝木应春，温暖则条达上升；若不暖，则肝阳下陷，气郁，病为寒证。如《圆运动古中医学》："足厥阴肝经，下络睾丸。肝木下陷，陷则生寒，故病寒疝。疝者，睾丸肿痛，木气结聚成形也。"足厥阴肝经循少腹，绕阴器，子病及母，肝实寒日久导致肾实寒，因此，临床上肾实寒证可通过温补肝阳，疏肝散寒而止痛。清代王泰林《西溪书屋夜话录》："温补肝阳药有肉桂、吴茱萸、蜀椒、苁蓉。"代表方剂如暖肝煎、补肝汤等。肾实证可出现在不同妇科疾病中，包括月经病、带下病、妊娠病等。医家多数通过单纯温补肾阳，疗效不佳，刘婧针对寒凝血瘀型原发性痛经，采用吴茱萸暖宫贴联合少腹逐瘀汤治疗临床效果显著，两组方中吴茱萸、巴戟天、肉桂温补肝肾之阳，散寒而止痛；蒲黄、五灵脂、川芎、延胡索、没药入肝活血行气，气行则血行，气血和畅病自愈。

综上所述，从肝论治肾实证有其理论依据、病理学基础以及专家学者的临床实践证明。总之，肾实证表现多以壅、塞、满、胀、闭为特点，因此，高鹤丹认为善治壅闭者，调气也，从肝主疏泄角度出发，调节肾主闭藏之能，从疏肝法论治肾实证是其主要方法，气机一转，邪气乃散，诸病自愈矣。如《读医随笔》："和肝者，伸其郁，开其结也，或化血，或疏痰，兼升兼降，肝和而三焦气化理矣，百病有不就理者乎？"

159 从心理应激理论探讨肝主疏泄功能的研究

心理应激是指机体在通过认识、评价进而意识到应激原所造成的威胁时所产生的心理与生理功能改变的过程。随着当今社会的飞速发展，人们所要面临的社会竞争日趋激烈，需要承担的生活与工作的压力也日渐增多，随之需要面对更多的心理应激。

心理应激在正常范围内是机体的一种自我保护性的生理反应，此时机体的代谢增强，需要消耗更多的能量，以供应机体来适应情绪与周围环境的改变。但持续时间过长、程度过于剧烈的应激则会损害机体的适应能力，进而导致心身症状。

因此心理应激已经逐渐成为一些现代疾病的主要病因，特别是心身类疾病，根据 WHO 的统计，在 10 种导致社会沉重负担的疾病当中，心理（精神）疾病就占据了 4 种。不仅如此，由于人们长期处在紧张、焦虑的状态中，冠心病、高血压、糖尿病以及癌症等也已经成为常见病、多发病，它们被统称为"心身疾病"，是当今危害人类健康最严重的一类疾病。基于这种现状，加强对心理应激相关机制的研究以及对心理应激的防治已经成为当今医学的一个重要而紧迫的任务。中医学中虽然没有"心理应激"这一概念，但是中医的脏象学和七情学说很早就认识到了不良的环境或者精神刺激与人体的疾病有着十分密切的联系。有关情志因素的调控中医将其归入"肝主疏泄"的功能之中，由此可以考虑从心理应激角度开展有关肝主疏泄调畅情志功能的现代研究。学者田蕾等通过对心理应激理论与肝主疏泄功能及其近年相关的研究的整理归纳，认为心理应激理论与中医的肝主疏泄功能是密切相关的，从中医角度来看，中医的肝主疏泄功能在机体调节心理应激中起到了决定性的作用，从而对今后从心理应激理论探讨中医肝主疏泄功能的研究提出了思考。

从心理应激角度研究肝主疏泄的理论

肝主疏泄是中医肝脏象理论的主要内容。疏，即疏通、舒畅、畅达；泄，即宣泄、宣散、升发。在中医文献中，"疏泄"一词最早见于《内经》，《素问·五常政大论》："发生之纪，是谓启陈，土疏泄，苍气达，阳和布美，阴气乃随，生气淳化，万物以荣。"肝主疏泄的功能便是指肝脏具有维持全身气机的疏通畅达，进而促进人体精血津液的运行输布，协调脾胃之气的升降转输、胆汁的分泌排泄、调节女子的行经排卵与男子的排精以及调畅精神情志等作用。

中医理论认为，肝主疏泄的机制是调畅气机。换言之，肝主疏泄是以调畅气机为最根本，其他的作用是在调畅气机的基础上派生。气机，是指气的升降出入运动，是中医对脏腑功能的高度概括。而中医理论认为情志异常致病首先会影响机体气的运动，如《素问·阴阳应象大论》："百病生于气也，怒则气上，喜则气缓，悲则气消，恐则气下……惊则气乱……思则气结。"当机体的气机发生异常的变化时，便影响着人体气、血、津液正常的生化与输布，进而影响脏腑的正常功能。

正常的生理状态下，肝脏的疏泄功能正常，肝气疏通条达，既不抑郁也不亢奋，此时人体能较好地协调自身的精神情志活动，表现为情志愉悦，理智明了，思维敏捷，气和志达。若肝脏的疏泄功能失调，则易导致机体的精神情志活动异常。肝失疏泄主要表现为疏泄太过与疏泄不及 2 个方面。一方面，疏泄太过，则多表现为面红目赤、头胀头晕、烦躁易怒等。另一方面，疏泄不及，则多表现为忧愁思虑，郁郁寡欢等。《柳州医话》："七情之病，皆由肝起。"同时，情志活动的异常也会对肝脏的疏泄功能造成重要的影响，两者之间常常互为因果，肝失疏泄而引起的情志异常，称为因郁致病，情志异常所导致的肝失疏泄，称为因病致郁。

中医病因学说中的情志致病范畴包含了现代医学的病理性心理应激的概念。应激的概念最早是由加拿大内分泌生理学家 H. Salye 提出，他在实验研究中发现，当动物处于极端或有害的环境刺激下，如冷、热、疲劳或饥饿等，机体的循环、呼吸、消化及体温调节等生命系统的活动会远远超出其正常的生理范围，严重的甚至可处于濒死状态，则此时外部刺激对机体的需求远远超过了机体的适应能力。他将这种现象称作"对需求的非特异性反应"，并从医学的角度首次提出了著名的"应激学说"。

随着应激学说的发展，心理应激研究也逐渐得到了飞速发展，自从 1977 年 Besedovsky 正式提出"免疫-神经内分泌网络"的假说以来，大量研究也已经证实，心理应激的调节核心是神经内分泌-免疫调节网络。在应激状态下，中枢神经系统是通过对下丘脑-垂体-靶腺轴、外周交感神经以及副交感神经系统对淋巴组织和免疫器官产生调控作用。机体的应激系统是由位于中枢的神经指挥系统和外周的效应器官与功能组成，其中中枢神经系统以下丘脑和海马为主，外周效应器官则是在下丘脑-垂体-肾上腺皮质（HPA）轴和传出交感-肾上腺髓质系统以及副交感系统的协同作用下完成。心理应激反应发生时，最显著特征就是下丘脑-垂体-肾上腺轴（HPA轴）被激活，并由此导致大量的GC分泌。董秋安等研究"恐惧"情绪的应激对于大鼠内分泌与免疫系统的影响，发现恐惧情绪可以通过激活 HPA 轴，升高 ACTH 与 CORT 的水平来调控应激水平，同时恐惧应激也可以升高 IL-8 的水平，从而抑制机体的免疫功能。马学萍等通过实验研究发现慢性应激可以引起大鼠海马皮质酮的显著升高，减少海马组织中的 BDNF 表达，从而导致抑郁发生。严灿以立式束缚等作为应激原制作应激反应大鼠模型，观察到应激大鼠血浆中的 CORT、ACTH 以及下丘脑的 CRH 含量均明显升高，提示应激使大鼠的 HPAA 兴奋性增强，同时发现大鼠脾淋巴细胞的增殖反应下降，提示束缚激怒应激引起了细胞免疫功能低下，并认为血浆中的 CORT 上升可能是导致细胞免疫功能受到抑制的主因。

而近些年来对于肝实质及其相关证候的研究也与肝主疏泄的功能与神经、下丘脑以及内分泌免疫网络的调节功能有着十分密切的关系。陈淑娇等通过监测 PPS 肝郁证大鼠外周与中枢海马的雌激素、雌激素受体以及神经递质的变化，证实了 PPS 肝郁证与神经递质表达的变化相关，进一步明确了 PPS 肝郁病理和 Ca^{2+}/CaMKII 通路之间的关系，并证实了 PPS 肝郁证和神经内分泌网路之间的关系。李艳等通过实验研究发现"肝主疏泄"的生理调控机制可能与调节应激状态下导致的 HPAA 功能亢进有关，并认为与"肝主疏泄"关系密切的中枢部位是下丘脑。张惠云等发现肝气郁证的模型大鼠下丘脑中的 E、DA、5-HT 水平升高明显，NE 水平明显下降，提示了肝气郁证与下丘脑中的 NE、E、DA、5-HT 等指标关系密切。

通过上述有关肝主疏泄与心理应激机制的研究，不难发现不良的心理应激是通过破坏神经-内分泌-免疫网络的平衡协调而导致疾病，然而肝的疏泄功能也与中枢、下丘脑以及内分泌免疫网络的调节有着十分密切的关系，因而从心理应激与肝主疏泄的作用机制来看两者的关系紧密，因此可以考虑从心理应激角度来开展肝主疏泄的研究。

从心理应激角度的肝主疏泄功能实验研究

从心理应激理论来探讨肝主疏泄功能的实验研究，主要围绕着心理应激状态下运用疏肝药物的干预实验展开。

胡海燕等通过观察疏肝解郁药物四逆散对于慢性应激抑郁模型大鼠的干预实验发现，四逆散可以改善因慢性心理应激所造成的海马神经干细胞的增殖与分化，并认为肝主疏泄功能可以加速海马神经干细胞的增殖，在一定程度上逆转慢性心理应激所造成的海马损伤。

富文俊等观察研究发现，疏肝方剂逍遥散可以通过降低因慢性心理应激所造成的大鼠的下丘脑室旁核区 CRHmRNA 表达损伤，恢复 HPA 轴的功能，减少慢性应激对海马区造成的损伤。另有研究也观察发现加减逍遥散不仅可以提高 2 型糖尿病小鼠的胰岛素的敏感性，减轻胰岛素抵抗，还可以对抗慢性心理应激造成的 2 型糖尿病小鼠胰岛素抵抗。

吕红伟等运用不可预知性躯体刺激的方法构建了心理应激大鼠模型，并通过柴胡疏肝散来研究疏肝理气法对于应激性胃溃疡大鼠的血浆、胃以及生长抑素等的干预作用，发现柴胡疏肝散可能通过神经内分泌网络来调节胃溃疡大鼠中枢与外周的脑肠肽激素水平，恢复机体的动态平衡，从而达到修复溃疡，标本兼治的目的。

通过以上有关中药干预应激状态的实验研究发现，运用具有疏肝解郁作用的中药复方对心理应激状态下的动物模型进行干预，具有疏肝作用的方剂均能显著的改善因慢性应激所导致的各相关指标的水平的异常，从而改善了因慢性应激所造成的病理性的症状，提高了动物模型的抗应激的水平，进而反证了心理应激与中医肝主疏泄功能的密切关系。

从心理应激理论的肝主疏泄功能临床研究

1. 健康人群研究　詹向红等以健康的在校大学生为被试对象，通过情绪诱发和情绪调节的动态加工实验范式，观测其愤怒情志调节的机体生理反应，发现愤怒能更大程度激活 HPA 轴与自主神经，使机体处于更高水平的生理唤醒，并提出调控肝主疏泄的部位可能在大脑。

唐利龙等也以健康学生作为被试者，分别在 4 个节气（冬至、春分、夏至、秋分）对被试者进行青少年生活事件量表（用于评价应激的强度与频度）和躯体状况调查表进行调查，发现生活事件总的应激强度及其各因子和躯体状况存在着明显的相关性，健康的适应因子除在春分外均对被试者的躯体状况有明显的影响，因此研究认为这可能与"肝应春"相关，肝调节并舒畅了机体全身的气机，从而使机体可以很好地适应外界环境的变化。

2. 疾患者群研究　张琼等通过研究辨证分型为肝郁气滞证与非肝郁气滞证的乳腺增生患者的心理应激生活事件评分改变，得出乳腺增生病患者属肝郁气滞证的患者较多，生活事件评分随着肝郁气滞程度的加重而升高，提示肝郁气滞证和情绪因素密切相关，并认为生活事件的评分可作为临床判断肝郁气滞证候分级的客观指标，为临床诊治提供客观依据。

薛亮等通过横断面研究探索心理应激对于绝经前后诸证心身症状造成的影响，探索不同中医证型的女性患者心理应激与心身症状，发现不良的心理应激可以大大加重绝经前后诸证的心理症状，并通过调查发现绝经前后诸证的多个中医证型中，肾虚肝郁证的负面生活事件的数量和消极应对方式显著高于其他证型，肾虚肝郁证的心理症状也明显严重于其他证型。

分　析

在心身健康日渐受到关注的今天，心理与健康的关系的重要性更加凸显，目前国内关于心理应激的相关机制研究已经逐渐开展起来，并取得一定进展。

通过心理应激与肝主疏泄的理论探讨，及相关的动物实验研究和临床流行病学研究，发现现代医学关于心理应激的理论不断地印证和完善了中医脏象理论关于肝主疏泄功能的论述，从心理应激角度研究中医脏象以及其相关的病因病机，不仅符合中医传统的整体观，而且也应用了现代医学模式，具有很好的理论价值与现实意义。

以上研究分析可知从心理应激理论探讨中医肝主疏泄，往往主要围绕着疾病的某个特定阶段的表现与机制进行研究，然而对其动态的变化过程研究较少，疾病是一个动态演变的过程，因此，在今后的研究中应引起一定的重视。另外，从心理应激理论研究中医肝主疏泄功能的动物实验研究大多针对于疏肝药物对心理应激动物模型的干预，或是监测动物模型在心理应激与肝失疏泄情况下微观指标的改变。然而研究心理应激机制与肝主疏泄功能的重点应该放在临床，由于动物与人的生理特点还存在很多相异之处，针对人体所进行的研究结果更具有参考价值，有更大的临床意义，因而应加大采用临床流行病学的研究方法对处于心理应激状态下的人群进行属于中医肝病证候的调查研究，从而寻找中医肝病证候在心理应激人群中的分布规律，并借助更多的实验室的微观指标的监测进一步揭示中医肝病证候形成的病因病机及物质基础，从而丰富和发展中医的病因病机制论与肝主疏泄理论，并为今后中医证候的标准化、客观化和规范化研究提供可靠依据，进而使中医临床辨证及用药更具准确性。

从心理应激研究肝主疏泄功能的实验研究以疏肝药物对心理应激动物模型的干预为主已展开了大量的实验研究，就此应带动和丰富中药复方的药理研究和其在临床中的规范化应用，结合动物实验的研究成果和临床的治疗成果，将进一步揭示调肝方药的作用机制，从而为中药新药的发展和研制提供坚实的理论基础。

另外，近年随着功能磁共振成像与分子生物学技术的迅速发展，其在神经科学与情绪心理学领域已经得到应用，中枢神经递质与它们的相关受体，以及其合成与代谢相关的酶基因多态性、脑功能活动状态和脏腑功能与情绪之间的相互关系将成为今后研究的前沿与热点。

160 从肝主疏泄理论探析围绝经期综合征抑郁状态

围绝经期综合征是发生在女性绝经前后的一种常见多发妇科疾病，临床表现具有异质性，包括月经稀发、烘热汗出、阴道干涩、失眠抑郁、焦虑不安、记忆力减退等一系列症状。近年来围绝经期出现抑郁状态的现象愈发常见，主要表现为情感持续性低落、思维迟钝、自卑自闭、焦虑紧张等，严重者可有自杀倾向。在我国约50％的女性会出现典型的围绝经期综合征相关症状，若患者存在慢性基础疾病，则围绝经期综合征的发病率可以高达64％。金勤等调查研究发现患围绝经期综合征的女性中35.95％皆存在抑郁症状，由此可见一斑，围绝经期综合征女性出现抑郁倾向者实不少见。学者江紫曦等从肝主疏泄理论渊源及内涵切入，探索了肝主疏泄理论在围绝经期综合征抑郁状态诊疗中的指导意义及应用价值。

环境对围绝经期综合征抑郁状态发生的影响

围绝经期是女性一生中必经的生理时期，随着现代人们生活节奏的加快，来自各个方面的压力加上特殊的时期，让女性极易发生情绪波动。围绝经期女性大多处于45～55岁，家庭生活周期正处于孩子离家创业或空巢期，家庭关系的重新调整和适应问题，使围绝经期女性的情绪自我调整更加困难，抑郁症状的发生率明显上升，有文献报道此时期抑郁的发生率较绝经前提高2～3倍。随着我国人口老龄化进程的加速，老年群体的生活质量问题引起人们的高度关注，围绝经期为女性进入老年期前的过渡阶段，普遍的情绪问题会严重影响生活质量，这不仅关乎个人，还影响和谐的家庭关系，成为一个家庭问题，甚至发展为社会问题。因此导致围绝经期综合征女性抑郁状态的原因值得深入思考与研究，以期从病因入手，找到疗效更佳、依从性更优的治疗方案。

中医对围绝经期综合征抑郁状态的认识

围绝经期综合征抑郁状态中医古籍中并无此病名，根据其证候可归属于"脏躁""百合病""郁证""心悸""不寐"等疾病范畴，众多古籍中皆可见相关记载，如《金匮要略·妇人杂病脉证并治》"妇人脏躁，喜悲伤欲哭，象如神灵所作，数欠伸"。《景岳全书·杂证·不寐》"总属其精血之不足，阴阳不交，而神有不安其室耳"。从肾虚立论是古今历代医家对其病因病机的基本认识，现代医家也一般认为此病的发生与肾和天癸关系非常密切，而肾之阴阳为天癸发育的条件，故治疗多以调补肾之阴阳为主，而忽略了肝的重要作用。江紫曦通过回顾文献梳理肝主疏泄理论内涵及临床观察总结导师用药经验，认为围绝经期综合征伴情绪抑郁，即极易悲伤，情绪不能自已的状态，往往与肝主疏泄密切相关，与肝促进气血化生调和，调节全身气机的生理功能密切相应，从肝论治可有较好疗效。

早在《素问·上古天真论》中就论述了女性不同生理阶段的特点，其中明确指出"女子……六七，三阳脉衰于上，面皆焦，发始白。七七任脉虚，太冲脉衰少，天癸竭，地道不通，故形坏而无子也"。从中可知，古人已经认识到，从六七开始，女子开始出现衰退的生理表现，七七之时，冲任虚衰，生理功能进一步衰退，天癸耗竭，女性生殖功能丧失。女子随着年龄的增长，生理功能的低下是必然趋势。

《坤元是保》："嗜欲过于丈夫，感伤过于……病之根也，妇人兼之。"凡女子者生性易感，情绪易受外界因素的干扰，而肝为将军之官主谋虑，肝与思维情绪变化等精神活动密切相关，因此女性疾病多与肝相关，这是生理特性所决定的。《灵枢》中指出人到五十岁的时候，肝的生理功能会出现减退，妇女阴血处于不足的状态，《叶氏女科证治》："妇人四十六七岁，肝肾二经气血亏损。"所以随着年龄的增长，肝功能的衰退，气血的不足，导致女子易发生情志疾病，这是自然发展的必然结果。《女科经纶》："妇人病多是气血郁结，故治以开郁气为主，郁开气行……诸病自瘥。"《医贯·郁病论》："予以一方治其木郁，而诸郁皆因而愈。"故治疗围绝经期综合征抑郁状态可从调理肝气入手，肝气舒则脾气通，气血足，情志畅。

肝主疏泄理论的历史渊源

肝主疏泄，疏泄二字作何解？在《说文》中疏为通之意，故"疏"本义为"疏通"，《国语·周语》："疏为川谷，以导其气。"也是通的意思。早期"疏"是指水岸、河道、经渠等被疏通的意思，如禹疏九河、禹疏沟洫等。泄"的本义指"发泄、宣泄"，《诗经·大雅·民劳》："惠此中国，俾民忧泄，言发泄忧愁愤怒。"可理解为情绪的发散与泄出，从而获得内心的满足和心身愉悦之意。"疏泄"最早见于《素问·五常政大论》："发生之纪，是谓启陈土疏泄，苍气达，阳和布化，阴气乃随，生气淳化，万物以荣。"这里是指肝气条达，脾土得肝气疏泄而通。

最早明确提出肝主疏泄的是元代医家朱丹溪，他在《格致余论》中提出"主闭藏者肾也，司疏泄者肝也"。此后，"肝主疏泄"就成了各代医家的重要学术理论概念。对肝主疏泄的理论内涵，历代医家皆有自己的见解。薛立斋肯定了肝主疏泄是肝的生理功能。陈梦雷概括归纳使"肝主疏泄"抛去了与脾或是与肾对举的状态，成为肝独有的生理功能。喻嘉言将"肝司疏泄"改为"肝喜疏泄"，认为"疏泄"乃是描述肝的自身特点。卢之顿将"肝主泄"与体用学说进行结合，认为肝以疏泄为用，藏血为体，明确"疏泄"是肝的功能。王峰认为疏泄概念应理解为病理概念方合《内经》经义，若视其为肝的生理功能概念则不符合《内经》原旨。于宁等通过分析古代医家的注释及现代学者的观点，认为"疏泄"是对肝脾关系的描述。对于疏泄的见解暂无统一定论，大体有三种观点，其一，"疏泄"是肝的生理功能。其二，"疏泄"是指一种病理现象。其三，"疏泄"是指肝脾关系。此三种观点皆有可取之处，肝的生理特征是主升主动，故整个脏腑的气化、气机的升降出入，必赖肝气的生发鼓舞，如《类证治裁》："凡上升之气，皆从肝出。"肝气调达则全身气血通畅。而所谓疏泄为病理现象是指肝使壅滞的气血通畅，正如疏通河道一般，使之通畅而无阻，故需先出现壅滞，而后肝才能发挥促进气血运行的作用，此为病理概念。肝脾关系论是指肝病下一步则导致脾病，如《难经·七十七难》："所谓治未病者，见肝之病，则知肝当传之于脾。"故疏泄可指肝气畅则脾气通，是对肝脾关系的解释。在20世纪80年代中期以后，肝主疏泄被列为肝的生理功能在各版本教材中得到统一。

肝主疏泄与情志的联系

1. 肝主疏泄促进气血化生调和　在中医理论中，情志活动正常以气机调畅、气血调和为前提，以精血津液输布上达脑窍为关键。《素问·阴阳类论》："春、甲乙青，中主肝，治七十二日，是脉之主时，臣以其藏最贵。"说明古人认为五脏之中以肝为贵，肝为脾之母，脾为肝之子，肝和则脾安，脾主运化功能正常，则气血化生有源，气血充足和顺。《灵枢·平人绝谷》："血脉和利，精神乃居。"气血和顺，则心境平和，志活动适宜，故肝主疏泄功能促进气血化生调和进而影响情志活动。《素问·灵兰秘典论》：肝者，将军之官，谋虑出焉。"谋虑之意在《内经》中指的是"肝藏血，血舍魂"，在《千金方》中指的是"肝藏魂"，而"魂"是指能伴随心神活动而作出较快反应的思维意识活动，换言之，便是指肝调畅气血，而主思维情绪意识活动的功能。

2. 肝主疏泄调畅气机运动　肝主疏泄调畅气机为肝诸多功能中最重要和根本的功能。气机是指气的升降出入，是脏腑功能活动的高度概括。《素问·举痛论》："百病生于气也。"肝的疏泄功能正常，则气机调畅，气血调和，精神舒畅，若肝疏泄不及，则气血瘀滞，肝气郁结，疾病由生，出现情志的改变，从而出现郁郁寡欢、善太息等症状。《妇科玉尺》："稍有不遂，即为忧思；忧思之至，激为怨怒。"论述了情志不遂影响肝疏泄功能，肝失疏泄，则气机失调，气血瘀滞，使得情志异常，为怨为怒，由不得己。《临证指南医案》："女子以肝为先天……易于怫郁，郁则气滞血亦滞。"女子以肝为先天，以血为用，女子的经、孕、胎、产、乳无不依赖于肝的疏泄功能，肝失疏泄则气血不调，气不顺为郁，血不调亦为郁。肝者畅达气机，气行则血行，血液因此能够正常运行，脑为清阳之府，气血之总汇，脑窍得到充分濡养，则情志舒畅，心情愉悦，从而起到了调畅情志的作用，而在女子身上此功能更为显著。故在临床上我们从肝论治多有疗效，以疏肝养肝、利气开郁作为用药重点。

肝主疏泄与情绪变化的现代研究

现代研究从神经内分泌免疫为切入点对肝主疏泄进行了深入研究，取得了一定成果。侯雅静等究表明面临慢性应激时抑郁样情绪变化，与中枢皮层、边缘系统及下丘脑-垂体-肾上腺轴等部位有关，表现出情绪低落，甚则悲伤欲哭的状态，符合肝失疏泄，则气机郁滞。张和韡等研究表明肝主疏泄调畅情志的实质是体内激素水平的变化负反馈于下丘脑，通过大脑皮层整合而表现为情志的变化，肝主疏泄的中枢神经生物学机制是在整体上与调节下丘脑-垂体-肾上腺轴及下丘脑-垂体-甲状腺轴相关。故围绝经期综合征女性发生抑郁情绪，肝的功能作用不可忽视。陈攀等研究发现，疏肝解郁方药作用的主要靶区之一为海马，能有效改善海马的损伤，故直接表明肝主疏泄功能与情志活动的密切相关性。此外，严灿等研究发现，应激状态下大鼠血浆中去甲肾上腺素、肾上腺素、β-内啡肽含量明显升高，予加味四逆散干预后，血浆中β-内啡肽含量降低，β-内啡肽是一种参与镇痛、感情应答调节的神经递质，其含量变化也说明肝主疏泄与调节情绪相关。邓颖等研究发现柴胡疏肝散可明显改善抑郁模型大鼠的抑郁状态，其机制可能与增加海马、额叶、杏仁核区 BDNF 及其受体 TrkB mRNA 表达相关，间接表明肝与情绪调节密切相关。故临床上以肝主疏泄理论为切入点，以调肝法治疗围绝经期综合征抑郁状态具有较好疗效。

验案举隅

患者，女，48 岁。2019 年 1 月 5 日初诊。主诉月经未至半年，伴心情抑郁，时悲伤欲哭。既往月经规律，11 岁初潮，每次行经 5～6 日，30 日为 1 周期。5 个月前患者无明显诱因出现月经未行，末次月经 2018 年 7 月 27 日至 7 月 31 日，量少，色暗，无血块，伴腹胀，左胁下隐痛，自行服用"逍遥丸"后腹胀及胁下隐痛缓解。刻下症见乏力短气，喜叹息，时有烘热汗出，口苦口干，纳差，眠差，凌晨自行清醒，醒后不易入睡，大便 1～2 日 1 行，便溏，质黏腻，味臭，小便微黄。2016 年诊断为双侧乳腺增生，左肾囊肿，颈椎退行性病变。G2P1A1，否认家族遗传病史，舌淡红，脉弦而虚。辅助检查，（2018 年 12 月 9 日）B 超：右侧卵巢偏实性，子宫内膜 0.2cm。妇科检查：外阴已婚式，阴道通畅，宫颈光滑，分泌物量少，清洁度Ⅱ°，细菌（－）。改良围绝经期综合征 Kupperman 评分：26 分。抑郁自评量表：0.6 分。

处方：柴胡 9 g，白芍 15 g，赤芍 15 g，当归 15 g，茯苓 10 g，山药 15 g，牡丹皮 10 g，熟地黄 15 g，山茱萸 10 g，百合 30 g，酸枣仁 15 g，益母草 10 g，墨旱莲 15 g，女贞子 15 g，丹参 10 g，生龙骨 30 g，生牡蛎 30 g，鳖甲 20 g，桂枝 10 g，牛膝 10 g，黄芩 10 g，泽泻 10 g。14 剂，每日 1 剂，水煎分早、晚 2 次服。并与患者进行心理疏导，鼓励其积极治疗，认识自身状态，从其所欲，畅尽其言。

二诊（2019 年 1 月 19 日）：服药后情绪明显改善，未再出现无故欲哭的症状，出汗、睡眠情况较前好转，1 月 9 日至 1 月 12 日出现少量阴道出血，余症状同前。上方去山茱萸，改山药 30 g，益母草 15 g，茯苓 15 g，加炒白术 20 g，炒枳实 15 g。14 剂。

三诊（2019 年 2 月 3 日）：患者服药后食欲佳，心情愉悦，烘热汗出症状消失，仅余时有后背发热，睡眠情况好转。改良围绝经期综合征 Kupperman 评分：18 分。抑郁自评量表：0.53 分。一诊方改酸枣仁 20 g，女贞子 30 g，茯神 15 g，加生黄芪 20 g。继续服 14 剂。

按：患者初诊治疗遣方以滋水清肝饮为底方加减，以清热疏肝为主，辅以滋阴养血，方中柴胡疏肝郁以理肝气，白芍、酸枣仁、熟地黄益肝血以柔肝体，当归、丹参、益母草活血调经以散肝郁，赤芍、牡丹皮清热凉血以除肝热，生龙骨、生牡蛎收敛固涩以潜肝阳，白术、山药、甘草补脾益气，实土以御木侮，牛膝、山茱萸、女贞子、墨旱莲兼补肝肾，滋肾水以养肝木，兼顾患者口干口苦，失眠等诸多症状，结合舌脉，予黄芩与柴胡配伍，共奏和解少阳之功，予百合与酸枣仁配伍，共起清心安神之效。诸药合用有调肝之疏泄功能，共奏阴阳调和之力，故患者服药后情绪改善明显，效果显著。

161　从肝主疏泄探析子宫内膜异位症与良性乳腺结节、甲状腺结节发病机制的相关性

子宫内膜异位症（EM）为妇科常见病、多发病，育龄期妇女发病率 10%～15%，以疼痛、不孕、盆腔包块为主要临床表现，发病机制不明确。既往研究表明，子宫内膜异位症与良性乳腺疾病具有明显的相关性，与单纯的甲状腺肿亦具有明显相关性。临床发现，子宫内膜异位症患者常合并乳腺结节、甲状腺结节。学者时光等从肝主疏泄理论入手，从疾病的发生与治疗探析子宫内膜异位症与乳腺结节、甲状腺结节的相关性，以为相关疾病的中西医治疗提供思路。

子宫内膜异位症与乳腺结节、甲状腺结节均属癥瘕范畴

根据临床表现将子宫内膜异位症归属于中医学"癥瘕""不孕""痛经"等范畴。《诸病源候论》："八瘕者，皆胞胎生产，经血往来，血脉经气不调至所生也……因生积聚，如怀胎状……岁月久，即不复生子也。"古代文献将乳腺结节归属于"乳癖""乳癖""乳中结核"范畴，如《外科正宗》："乳癖乃为乳中结核，形如丸卵，或坠痛作痛或不痛，皮色不变，其核随喜怒消长。"甲状腺结节属于"瘿病"范畴，《三因极一病证方论·瘿瘤证治》按瘿肿之形、色不同分为气、血、筋、肉、石 5 种，其中"坚硬不可移者，名曰石瘿；皮色不变，即名肉瘿；筋脉露结者，名筋瘿；赤脉交络者，名血瘿；随忧愁消长者，名气瘿。"子宫内膜异位症、乳腺结节、甲状腺结节虽病位不同，但均属"癥瘕""积聚"范畴。《诸病源候论·癥瘕病诸候》："癥瘕者……病不动者，直名为癥。若病虽有结瘕，而可推移者，名为瘕。瘕者，假也，谓虚假可动也。"由上可见，从疾病概念的描述而言，三者疾病范畴一致，均表现为有形结块，且多数为推之可动，良性较为多见。

肝失疏泄为子宫内膜异位症、乳腺结节、甲状腺结节共同病机

肝主疏泄是指肝对全身气机、血液、津液等具有疏通、畅达的作用，主要表现在调畅全身气机、促进血液与津液的运行输布、促进脾胃的运化功能和胆汁的分泌排泄、调畅情志、疏泄男子精液与女子月经五个方面。肝疏泄功能正常是保持肝脏本身的功能以及其他脏腑功能协调有序的重要条件。肝主疏泄功能失常则气机郁滞不畅，气火太过上逆则出现血液运行失常、精神情志异常、水液代谢障碍等。《景岳全书·妇人规·血癥》："瘀血留滞作癥，唯妇人有之，其证则或由经期，或由产后，凡内伤生冷，或外受风寒，或郁怒伤肝，气逆而血留，或忧思伤脾，气虚而血滞，或积劳积弱，气弱而不行，总由血动之时，余血未尽，而一有所逆，则留滞日积而以成癥矣。"指出郁怒伤肝、气机逆乱而致血瘀是子宫内膜异位（癥瘕）的病机。《医宗金鉴·外科心法要诀》："乳中结核梅李形，按之不移，色不红，时时隐痛劳岩渐，证由肝脾郁结成。"表明乳腺结节的发生与进展均与情绪密切相关，多为肝脾郁结所致。《诸病源候论》载："瘿者，由忧恚气结所生。"《济生方·瘿瘤论治》："夫瘿瘤者，多由喜怒不节，忧思过度，而成斯疾焉。"均提示忧思过度，悲愤气结，喜怒失常可导致甲状腺结节的产生。古代医家对三种疾病的描述，都强调了情绪异常在疾病发生与发展中的作用。

叶桂在《临证指南医案》中指出"女子以肝为先天"，提示肝在女性生理与病理过程中起重要作用。

女性多忧善疑，易致肝气郁滞。正如《圣济总录》中瘿病的相关记载"妇人多有之，缘忧患有甚于男子也。"故甲状腺结节女性发病率高于男性，其原因主要是忧虑、愤怒情绪较男性明显。肝气郁滞导致疏泄功能失常，气机失调，郁滞于肝及其经脉，足厥阴肝经循行涉及小腹、少腹、胸胁、颈部、脑等部位，故可出现胁肋、乳房、少腹胀痛。肝气郁滞日久，气滞及血，血行不畅会引起癥积肿块；气滞水停，水液代谢障碍，聚而为痰，痰气互结，形成瘿瘤。因此，子宫内膜异位症、乳腺结节、甲状腺结节发病均可由不良情绪导致肝失疏泄，肝郁气滞为始动病机。

局部雌激素表达异常是子宫内膜异位症、乳腺结节、甲状腺结节发病的共同因素

现代研究显示，乳腺、卵巢、甲状腺均为腺体组织，其中卵巢、甲状腺是内分泌器官，具有分泌激素的作用，乳腺、子宫均为激素反应性器官，受下丘脑-垂体-腺体轴调控，下丘脑-垂体轴的变化可影响到多个腺体，腺体或下游器官分泌的激素也可通过正/负反馈作用于垂体或其他腺体/器官，导致腺体共病。卵巢为女性的性腺，可分泌雌激素、孕激素和少量雄激素；甲状腺细胞可分泌三碘甲状腺原氨酸（T3）、甲状腺素（T4），而雌激素、孕激素、T3、T4 均可通过反馈作用于腺垂体。子宫内膜与乳腺均为雌激素表达的靶器官，故局部雌激素表达增加会导致子宫内膜增生与乳腺结节的发生。

甲状腺结节是指各种原因导致的甲状腺内出现一个或多个结构异常的团块，常伴有甲状腺功能的异常。临床上多种甲状腺疾病，如甲状腺退行性病变、炎症、自身免疫及新生物等都可表现为结节。研究表明，甲状腺结节的发病率为 20％～76％，而雌激素水平、脂代谢紊乱是发病的危险因素。雌激素通过多种机制促进甲状腺肿瘤细胞增殖，从而促进甲状腺结节的发生。甲状腺激素可以促进乳腺的发育和分化，异常的甲状腺激素正是甲状腺结节发生的关键病因。因此，甲状腺激素、雌激素和碘等因素是乳腺疾病与甲状腺疾病相同的内源性致病因素。

子宫内膜异位症作为雌激素依赖性疾病，其发病与乳腺良性疾病（包括乳腺纤维腺瘤、纤维上皮性肿瘤等）相关，而乳腺良性疾病患者的雌激素水平较正常女性升高。对良性乳腺疾病的亚型评估时发现，子宫内膜异位症与增生性、非增生性良性乳腺疾病相关性中度增加，不孕妇女子宫内膜异位症和增生性良性乳腺疾病之间的相关性最强。子宫内膜异位症患者盆腔环境存在激素与炎症的改变。因内膜组织依靠循环的雌激素生长与维持，故雌激素被公认为在子宫内膜异位症发病中起重要作用。子宫内膜异位症与乳腺良性疾病（包括乳腺结节）可能受到相同的激素调控，故子宫内膜异位症的发生与发展与乳腺良性疾病具有相关性。另外，良性乳腺疾病是乳腺癌的高危因素，经手术证实的子宫内膜异位症患者＜40 岁时患乳腺癌的风险增加。

另有研究表明，甲状腺参与子宫内膜与卵巢生理过程，并认为甲状腺疾病与不孕、流产、早产等妇产科疾病密切相关。促甲状腺激素（TSH）与黄体生成素（LH）存在结构上的相似性与交叉反应，TSH 受体与 LH 受体均在子宫、卵巢上表达，并且对子宫内膜病灶生长具有重要作用。健康女性的子宫内膜上存在甲状腺激素，促甲状腺素受体及来源于甲状腺激素代谢酶的表达。子宫内膜上的甲状腺素合成及激活与米非司酮摄入及孕激素抵抗相关。中度与重度子宫内膜异位症的微阵列分析结果表明，甲状腺激素稳态与代谢可能参与子宫内膜异位症病理过程。异位内膜中促甲状腺素受体（TSHR）过度表达，可能因此对 TSH 变化敏感。甲状腺激素直接刺激子宫内膜细胞上的雌激素受体，导致细胞增殖，表明甲状腺激素和雌激素之间存在相互作用。甲状腺激素有利于异位子宫内膜细胞产生活性氧，参与子宫内膜异位症炎症反应的同时，活性氧簇（ROS）通过细胞外调节蛋白激酶（ERK）激活直接或旁分泌效应诱导增殖。另外，碘缺乏被认为是导致 TSH 分泌或应答提高而引起甲状腺肿的原因。同时碘缺乏通过增加雌激素活性导致良性乳腺疾病。子宫内膜异位症作为雌激素依赖性疾病，碘缺乏作为良性乳腺疾病与甲状腺疾病的关键因素，未来研究可着眼于碘缺乏如何通过影响 TSH 分泌，增加雌激素活性，进而影响子宫内膜异位症的发生与发展。

治疗均以疏肝为主，辅以消癥散结、化痰活血

子宫内膜异位症、乳腺结节、甲状腺结节发病均与肝失疏泄相关，病机基础是肝气郁滞，故治疗均以疏肝解郁为主。子宫内膜异位症病机为瘀血阻滞冲任胞宫。前期研究结果显示，气滞血瘀证是子宫内膜异位症常见证型。因此，时光等提出从"郁"论治子宫内膜异位症，因"郁"致"瘀"，将子宫内膜异位症病机关口前移，并创制解郁活血法治疗子宫内膜异位症的代表方剂活血消异方。乳腺结节治疗以调畅气机为主，佐以化痰散结。《明医指掌》："但当破气豁痰，咸剂以软其坚结，自然消散。"在治疗甲状腺结节时除重视疏肝理气，同时要豁痰，软坚散结，体现中医"异病同治"的观点。

综上所述，子宫内膜异位症、乳腺结节、甲状腺结节均属中医学"癥瘕"范畴，肝失疏泄、肝郁气滞为疾病的始动病机。中医治疗当切中病机，治以疏肝解郁为主，辅以消癥散结、化痰活血。

162 论肝主疏泄功能与乳腺癌的关系

学者王进军等分析现代女性为适应现代生活所发生的生活方式改变中，与诱发乳腺癌相关的因素，并重点从中医的角度探讨了肝脏在其中扮演的角色。同时结合现代医学的研究，分析了肝主疏泄功能的合理性以及其在乳腺癌发生发展中的重要地位，有利于今后用中医手段，以肝主疏泄的生理功能为重点进行预防、诊断和治疗。

乳腺癌的流行病学

近年来，随着我国人口老龄化的加速、工业化及城市化的发展以及生活方式的改变（如避孕、吸烟、饮酒、缺乏运动、生活压力增加）、以控制生育为目的摄入激素类物质，不同程度地影响人体的内分泌功能，导致女性罹患乳腺疾病风险日益加重。同时因妊娠不满 37 周分娩女性人数的增加及母乳喂养的人数减少，使这两种有潜在保护作用的因素作用减弱，也是诱发年轻女性患乳腺肿瘤影响因素之一。此外，乳腺癌及相关疾病的家族史、乳腺癌相关的易感性基因、晚孕、较早的初潮（<13 岁）、体重超标（WH 标准：BMI≥25）也是其发生发展的高风险因素。

基于流行病学调查，妊娠产次增多、母乳哺育史及母乳哺育时间的延长等因素，均能显著降低年轻女性罹患乳腺癌的风险。提高早期乳腺癌的检出率并进行及时有效的治疗是降低乳腺癌死亡率的有效措施。

中西医乳腺癌的影响因素

回顾历史典籍，中医学很早就对乳腺癌的临床表现及发病机理有广泛的描述与研究，并指出肝主疏泄与乳腺癌的发病及进展有密切关系。

1. 中医文献关于乳腺癌的记载 有关乳腺癌发病过程和病机的描述可以追溯到南宋时期，陈自明把"若初起，内结小核……不赤不痛，积之岁月渐大"这一病命名为乳岩，并提出肝脾郁怒、气血亏损是本病的病机。值得关注的是，元代医家窦汉卿不仅创立了乳腺癌"阴极阳衰"的独特中医病因理论基础，提出一套独特的早期诊疗思维，并特别指出女性发病患者群的普遍性"已嫁未嫁皆生"。元代朱丹溪又对乳腺癌的病因加以补充，指出本病是因长期的忧怒抑郁导致肝脾气机阻滞。到明代《外科正宗》中，陈实功正式用五志和五脏的关联解释乳腺癌的病因，表现为忧郁伤肝，思虑伤脾，负面情绪积郁心中，经络阻塞，聚而成核。也反映了情志疏泄在乳腺癌预防中的作用，是更进一步的认识和发展。清代冯楚瞻总结前人描述，又补充了"筋失荣养，郁滞痰结"的病机及"内溃深烂"的不良预后。同时代王维德把瘰疬，即颈部淋巴结结核的症状同乳腺癌类比，"症与瘰疬恶核相若，是阴寒结痰"，同时首次指出乳腺癌"男女皆有此症"这一特点。蒋宝素在《问斋医案》中对本病做了系统总结，如病名来源"以其形似岩穴故"，病程"乳房结核，数载方溃"，病因"忧思气结，肝郁脾伤"，预后"遍考前贤诸论，皆言不治"。前贤对乳腺癌记载的逐渐深入，不仅是对中医基础理论的补充，也为现代乳腺癌的研究提供参考依据。

2. 情志对乳腺癌患病的影响 中医学认为，情志是一种特定的情绪体验、情绪表达以及相应的生理和行为变化，内外环境变化是其产生的条件，一般情况下，情志不会产生疾病，只有长期处于不良情绪刺激或突然强烈的情绪刺激超出机体生理和心理的承受能力，才会产生疾病。简言之，每一种情志都可影响内在脏腑气机的运行，如怒可使气上冲头顶，表现为血压升高、面红耳赤；思可使气机郁结，表现为食欲减退；恐可使气机骤下，表现为尿失禁；还有喜使气机舒缓、悲使气机消散、惊使气机混乱。

2016 年《中国肿瘤心理治疗指南》中指出，焦虑、抑郁、恐慌等情绪是乳腺癌幸存者占主导地位的心理问题。据路晓庆等报道，女性的心理、情绪控制状态与乳腺癌的发生关系密切，愤怒、焦虑及抑郁等负面情绪可能增加遭遇乳腺癌概率。Winnie 等收集了 218 例乳腺癌幸存者的病例，并对他们的精神、心理状态进行统计归纳分析，汇集数据得出乳腺癌患者中，接近一半的患者存在不同程度的心理健康问题，焦虑、抑郁、焦虑合并抑郁的发病率分别为 21.4％、34.4％和 15.6％。李晓曼等研究发现，抑郁、焦虑等负性情绪会显著影响机体内分泌、免疫系统、神经系统相关的功能，造成人体自主神经功能紊乱、内源性激素分泌失调、免疫功能下降，从而诱发各种类型肿瘤的发生、发展和转移，这也从另一方面说明不良的情绪与乳腺肿瘤的发生之间存在着关联。

学者 Xu 等通过使用慢性轻度应激模型、光遗传学刺激和行为分析研究乳腺癌小鼠模型，发现慢性应激会引起小鼠的焦虑样行为，并增加血清中去甲肾上腺素和皮质酮的浓度，这些激素与压力和焦虑密切相关。mPFC 中 VTATH 末端的光遗传学激活挽救了由慢性压力引起的焦虑样行为。慢性应激导致乳腺肿瘤的显著进展，并且 mPFC 中 VTATH 末端的重复光遗传学激活显著减弱了应激诱导的乳腺癌进展并降低了去甲肾上腺素和皮质酮的血清浓度。此外，血清去甲肾上腺素或皮质酮浓度与肿瘤大小呈正相关。以上研究结果都提示情绪调节回路对乳腺癌的进展具有积极作用。

3. 肝主疏泄对情志的影响　中医脏象学将人体分为心、肝、脾、肺、肾五大系统。从脏象理论出发，肝与胆相表里，五行属木，主升主动，在志为怒，在液为泪。肝主疏泄，喜调达，肝主疏泄功能正常，则气机柔和调畅，气血生化有常，则心情愉悦舒朗；肝失疏泄，则气机钝滞不畅，在情志上，可表现为郁闷寡欢，情志压抑，称为"因病致郁"；反之也是如此，情志的失常偏颇，也可促成人体内在气机失调，从而影响到肝脏的疏泄功能。比如情志中的怒和抑郁可导致气机不畅而影响肝疏泄功能。"肝气虚则恐，实则怒"，怒可使肝气上逆或肝风内动，临床表现为头痛、胃疼、情绪暴躁等；抑郁可使气郁、气滞，临床多表现为情绪低沉、闷闷不乐、多愁善感。

女子在月经期表现的各种乳胀、头痛、烦躁，产后表现的产后抑郁证和围绝经期所表现的围绝经期综合征等，均是肝主疏泄功能失常的表现。因肝主疏泄对人心理应激反应有一定调节作用，若肝疏泄功能正常，机体接受一定外界环境的刺激后，也可使人体情绪趋于稳定平和，不导致生理功能的改变，反之易出现"肝郁气滞"的临床症状。

4. 雌激素对乳腺癌的影响　较高的内源性雌激素水平，对于无论是绝经前还是绝经后女性均会增加经历乳腺肿瘤的风险。Key 等对 18 项前瞻性研究进行的 Meta 分析，以及 *Lancet Oncol* 杂志的研究表明，对于绝经后女性，激素水平上升后，其本人罹患乳腺癌的可能性也会相应升高。Key 等汇总分析了 7 项前瞻性研究，共纳入 767 例绝经前乳腺癌和 1699 名女性匹配对照者，结果显示，乳腺癌发病风险与雌二醇、游离雌二醇、雌激素酮、雄烯二酮、硫酸脱氢表雄酮和睾酮浓度呈正相关。

5. 肝主疏泄对雌激素的影响　雌激素是女性最重要的性激素。内源性雌激素以 4 种不同形式存在，即雌酮、雌二醇（E_2）、雌三醇和雌酚。E_2 是循环的主要雌激素，与其他雌激素相比，它对 ER 的亲和力最高，其在维持代谢稳态和能量效率以及调节女性情绪等方面都起着重要的作用。肝脏是雌激素代谢的主要部位，也是雌激素作用的主要非生殖靶器官。肝脏主疏泄功能中，代谢雌激素的功能的异常，可引起人体重要的内分泌调节轴——下丘脑→垂体→卵巢调节轴中某一环节出现异常，从而引起雌激素水平、卵巢、子宫功能的异常，而这些异常又可以通过负反馈调节机制，影响到下丘脑→垂体→卵巢调节轴，在人体症状上表现为闭经、月经先期、月经后期、月经先后不定期、月经量少、月经量多、崩漏等一系列症状。因此中医中肝脏疏泄的功能与其代谢雌激素的生理功能息息相关，肝脏通过控制雌激素的代谢来发挥它的疏泄功能，同时雌激素的代谢也通过反馈调节机制，影响肝脏的疏泄功能。

肝主疏泄的现代研究

"肝主疏泄"调畅情志活动的功能，目前认为是现代医学神经-内分泌系统共同作用的结果，人的情绪心理变化是中枢边缘系统联合内分泌系统，通过体液、神经等调节方式，作用于相应靶标后，在人体反应于外的表现，下丘脑-垂体-肾上腺轴/甲状腺轴的反馈与负反馈调节机制引起机体各种分泌物质水平的变化，调控机体的应激反应，再通过中枢整合（肝主疏泄功能的生物学基础初探）。

Rohit 等研究证明下丘脑→垂体→肾上腺轴在乳腺癌中有着举足轻重的地位，各种负性的情绪通过激活释放肾上腺素和去甲肾上腺素相关的交感神经系统，以及激活释放皮质醇的下丘脑→垂体→肾上腺轴来促进乳腺癌进展，抑制这些机制可以缓解肿瘤的进展。

马雪玲等的实验，给予相同周龄的肝火亢盛证大鼠和正常大鼠相同应激刺激，"肝主疏泄"功能正常的正常大鼠能作出适应性反应，而"肝主疏泄"功能异常的肝火亢盛证大鼠表现为易激惹状态，并出现应激损伤，应激惹评分也较正常大鼠要更高，且应激结束后，恢复也较慢；检测其血液发现，肝火亢盛证大鼠血液中的血管紧张素（Ang-Ⅱ）和 NE 含量明显升高，而正常大鼠组则无明显变化或逐渐恢复正常，这能证明"肝主疏泄"的生物学基础可能与 Ang-Ⅱ 和 NE 含量变化及恢复速度有关。而与血管紧张素相关的肾素-血管紧张素-醛固酮系统（RAS），已被 Amee 等认为在乳腺肿瘤中的发病机制和发展中发挥作用。

张浩等从促红细胞生成素（EPO）生物学机制方向论述，认为胎儿时期 EPO 主要由肝脏合成发挥造血作用，同时造血生血的生理功能离不开肝脏的配合，这就是 EPO 与"肝藏血的联系"；而 EPO 的抗抑郁作用、神经保护等作用，又与"肝主疏泄"的功能类似。因此认为 EPO 是"肝藏血"与"肝主疏泄"两个功能间的重要联系点。此外，有研究发现 EPO 在抗抑郁反应（肝发挥疏通畅泄）中也许是通过调节 5-羟色胺的代谢、众多能够营养神经的因子中（如神经元钙浓度、肌醇三磷酸、环磷腺苷反应元件结合蛋白等），促进神经祖细胞的增殖、分化，调控退行性变化神经的可塑性达到抗抑郁作用。但有研究表明 EPO 可驱动乳腺癌的进展，并且某些接受 EPO 治疗的癌症患者的生存率下降，因此 EPO 在乳腺癌中可能存在着双向调节机制。

赵昌林认为肝能否正常发挥疏泄的生理功能会对免疫系统产生影响。因为在丙型肝炎中，肝处于疏泄功能异常状态下，体内 Treg 细胞数量减少、功能受抑制，使其不能抑制机体的炎症反应，维持机体内环境稳定的功能下降，是疾病进展的一个重要的原因。而采用健脾疏肝的中药方剂，如代表方剂柴胡疏肝散干预的 H22 肝癌移植瘤小鼠，其生存质量明显提高，并且调节了免疫细胞的数量和功能，可能是其控制肿瘤进展的证据之一，从而进一步证明"肝主疏泄"的生物学基础。虽然 Treg 细胞被认为是乳腺癌的危险因素，但 Leandro 等的最新研究证明，在原位乳腺癌中，Treg 细胞的存在是通过选择性抑制促肿瘤发生的 TH2 反应和抑制癌症干细胞防止浸润前乳腺癌向浸润性乳腺癌的转变。

综上所述，肝主疏泄功能可调节人体情志、影响激素水平的代谢、调节雌激素的分泌，从而达到防治乳腺癌的目的。虽然乳腺癌的发病机制复杂，但是从肝主疏泄功能角度考虑，健康的生活方式、愉悦的心情、积极阳光的性格、正常的婚育哺乳，对预防乳腺癌的发生、治疗及预后均有积极的意义。

163　论肝主疏泄与艾滋病的关系

　　艾滋病又称为人类获得性免疫缺陷综合征（AIDS），是感染人类免疫缺陷病毒（HIV）后导致机体免疫缺陷，多系统发生机会性感染和肿瘤的一种恶性传染性疾病。相关文献统计，AIDS 发病常侵袭肺、脾、肾三脏，而肝与本病的关系却鲜有提及。学者邱荃等认为，肝主疏泄作为肝最重要的生理功能，其功能的发挥在 AIDS 的发生发展过程中有重要的作用，影响着 AIDS 的发生、发展及转归，贯穿着疾病发展的全过程。

肝主疏泄的渊源及理论内涵

　　"疏泄"一词最早见于《素问·五常政大论》"发生之纪，是谓陈启，土疏泄，苍气达"。虽未提出肝主疏泄，但文中多次论述肝气具有条达、舒畅、升发之性。金元时期，朱丹溪在《格致余论·阳有余而阴不足论》中明确提出"主闭藏者肾也，司疏泄者肝也"。直至明代薛己在《内科摘要·脾肺肾亏损遗精吐血便血等症》中曰"余述丹溪先生云：肾主闭藏，肝主疏泄，二脏俱有相火"，肝主疏泄一词才正式出现。后经历代发展，肝主疏泄已成为当今中医学界对肝生理功能的共识。

　　肝主疏泄作为肝的主要生理功能，已在临床医疗实践过程中得到了广泛的应用。其概念涉及范围甚广，包括调畅全身气机的运行、促进全身血液与津液的输布、促进脾胃的消化及胆汁的分泌与排泄、促进女子排卵行经及男子排精、调畅情志等。《读医随笔》"凡脏腑十二经之气化，皆必藉肝胆之气以鼓舞，始能调畅而不病""医者善于调肝，乃善治百病"。《张氏医通·卷十一》："肝藏生发之气，生气旺则五脏环周，生气阻则五脏留著。"《杂病源流犀烛·肝病源流》："故一阳发生之气，起于厥阴，而一身上下，其气无所不乘。肝和则生气，发育万物，为诸脏之生化。"由此可见，维持肝疏泄功能的正常发挥是防治百病的主要原则。

肝主疏泄与艾滋病

　　肝疏泄功能正常发挥，全身气机调畅，气血和调，才能使经络通利，脏腑、形体、官窍等的生理活动稳定有序。AIDS 的中医病机多为气机失调、气滞血瘀、痰饮凝聚、脾气虚、元气损伤、肝气郁滞等，都与肝疏泄功能的失常有着密切的联系。

　　1. 与血液及津液运行输布的关系　气运则血行，肝气的疏泄作用可促进血液的运行，使其畅达而无瘀滞。若气机瘀滞，血行障碍，则为瘀血。赵晓梅等对 HIV 感染者进行临床治疗时发现，约 1/3 的患者出现舌质紫暗，舌面瘀斑、瘀点，脉象有经络受阻、气滞血瘀之征，并出现面色苍黑、口唇青紫，皮肤粗糙且色素沉着，毛发枯萎，肝脾肿大等，当病情进入中晚期时瘀血证随病情恶化而加剧。王健在坦桑尼亚观察 252 例 HIV 感染者中，191 例出现舌质瘀象，发生率约达 75.79％，表明血流不畅、瘀阻脉络是 HIV 感染者舌质瘀象的主因。胡研萍等通过临床研究发现，因郁致瘀为 HIV 感染者主因病机之一，肝失条达，气机瘀滞，致使血行不畅而生瘀。并根据吴有性"疫邪首尾以通行为治"的原则，使用理气化瘀之法调治。宗力亚等认为，瘀为 AIDS 发展的中心环节，也是该病恶化的关键环节，正所谓"毒自络入，深伏为害"，而致络伤瘀阻。

　　肝气郁结亦会导致津液输布代谢出现障碍，形成痰饮水湿等病理产物。故治痰需理气，肝气顺则津液随肝气而顺，自无停积成痰之患。AIDS 肺部感染多与"痰"相关，王东旭等对 196 例 AIDS 肺部感染患者中医证候分布进行探讨，发现痰热壅肺证和痰湿阻肺证分别占 44.9％和 27.0％，说明"痰"作为主要的病理产物在 AIDS 肺部感染中最为常见。中医学的津液代谢输布和现代医学的水液代谢、物质代谢及其调节、内环境稳定概念相似，宋夕元等通过对相关文献的分析，从"怪病多痰"理论深入探讨 AIDS 肺部感染的病因病机，进一步说明了痰作为病理因素在 AIDS 肺部感染发病过程中的影响不容忽视。

疏泄失职也可致痰瘀互结，清代唐容川《血证论》"痰亦可化为瘀""血积既久，变能化为痰水"。由此可见，肝失疏泄，生痰成瘀，痰阻则血难行，血凝则痰易生。痰留于内，久必化瘀；瘀血内阻，久必生痰。所以"气行则痰行""气行则血行"，当疏泄正常，行滞开郁，气机条达，故可"痰化瘀消，瘀去痰散"。临床观察发现，痰瘀阻肺证是 AIDS 肺部感染主要证型之一，症见咳嗽喘息，喉间痰鸣，面色灰暗，唇甲发绀，舌质暗，苔厚浊腻，脉结滑等，可在涤痰祛瘀、泻肺平喘等治法基础上加以疏肝理气药物。

2. 与脾胃运化的关系　脾胃运化功能的协调体现在脾胃之气的升降相因，与肝的疏泄功能有着极其密切的联系。肝气疏泄，调畅气机，有助于脾升胃降，从而促进了脾胃的运化功能。若肝气影响到脾土，则为"肝脾不调"，导致脾失健运，谷食不化，出现胸胁、腹部胀满疼痛等症；若致脾气不升，"清气在下，则生飧泄"，则发生肠鸣、腹泻等症。AIDS 消化系统疾病多与肝脾失调相关，刘成丽等以肝脾为中心辨证治疗 AIDS 持续性腹泻，在治法上强调疏肝解郁健脾。李广则认为，在 AIDS 消化系统疾病中，肝脾两脏是最易受损的脏器，治疗当注重疏肝理气健脾。近些年来，AIDS 肝损伤的发病率逐渐增加，肝病发生后影响疏泄功能，进一步阻碍了脾胃运化和气机升降。有研究发现，HIV 引起的免疫抑制加速了慢性丙型肝炎病情的进展，在低 $CD4^+T$ 淋巴细胞计数的感染者中更易出现肝纤维化和肝脏炎症坏死。因此，肝失疏泄后导致脾胃不调是 AIDS 消化系统疾病产生的主要病机。

《素问·宝命全形论》："土得木而达之。"《素问·五脏生成》："脾之合肉也……其主肝也。"《素问·经脉别论》："食气入胃，散精于肝，淫气于筋。"《内经》中多次提到脾胃须依赖肝木才能发挥正常的生理功能。由此可见，消化系统的正常是由肝脾共同承担的结果。当代医家多将脾气虚损作为 AIDS 发病的重要环节，而在治疗过程中多采取健脾益气之法，若顾护脾胃的同时兼顾疏肝理气，使气机条达，脾胃升降有序，则效果更佳。

3. 与元气的关系　元气是人体最基本、最重要的气，为人体生命活动的原动力，是维持人体生命活动的最基本物质，推动着人体的生长、发育，温煦和激发各脏腑、经络、组织器官的生理活动。《难经·三十六难》："命门者……元气之所系也。"故元气根于肾，肾藏精气，元气依赖肾中精气所化生。元气与肝之间的关系同样密切，《医学衷中参西录》："人之元气，根基于肾而萌芽于肝。"肝肾同源，肝主疏泄，肾主封藏，二者相互为用，相互制约。若肝气疏泄失司，导致肾气闭藏不佳，则精气失散，元气虚损。张海燕等的流行病学调查显示，AIDS 期的本质特征是元气亏损。在治疗的过程中，可在培补元气同时酌加治肝之品，令其藏泄有度。

4. 与情志的关系　《灵枢·本神》"肝气虚则恐，实则怒"。肝疏泄功能正常，则气机调畅，气血和调，心情舒畅，既无亢奋，也无抑郁；若疏泄失司，肝气郁结，则心情抑郁，悲忧善虑；若郁而化火，肝气上逆，则易怒烦躁，激动亢奋，故情志的异常与肝气的疏泄功能有着密切关系。目前 AIDS 仍是一种不可治愈的疾病，当患者得知感染 HIV 病毒后，常出现剧烈的情志变化，包括焦虑、忧郁、愤怒、悲伤等。且社会舆论长期误导，公众对 AIDS 缺乏足够正确的认识，使得 HIV 感染者和 AIDS 患者不仅要承受病痛的折磨，同时还要背负巨大的心理压力，所以改变患者的心理状态，也是治疗 AIDS 重要的一部分。韩瑞卿建议在治疗精神抑郁的 AIDS 患者时从肝论治，证分两型，肝气郁结证治法为疏肝理气解郁，方用逍遥散或柴胡疏肝散；肝郁化热证治法为疏肝清热解郁，方选丹栀逍遥散加减。

为 HIV 感染者提供心理方面的支持，树立战胜 AIDS 坚强的意志，消除抑郁、焦虑、恐惧等，也是医务人员的责任。于成文等运用情志护理法，使医患之间彼此信任与包容，平抚患者的忧虑。同时对情绪过于激动、产生报复社会心理的患者，采用中医传统的以情胜情疗法，平息患者的愤怒之情。疏肝理气，调节情志，如《素问·上古天真论》："恬淡虚无，真气从之，精神内守，病安从来。"

5. 与泄浊解毒的关系　肝脏对肠道吸收的内毒素具有强大的解毒作用，肝气疏泄胆汁，也能将有毒之邪排出体外。机体代谢过程中，废物残渣的排泄是借肝的疏泄作用才能达成，故可保持体内状态的条达稳健。当肝主疏泄功能正常发挥时，排泄出体内多余的有毒物质，肝脏器官才能保持健康。

目前随着高效抗逆转录病毒治疗（HAART）疗法的广泛应用，虽可明显降低 AIDS 的发病率和病死率，但其药物潜在的肝毒性不仅妨碍对 HIV 的长期抑制作用，而且会导致患者肝功能衰竭甚至死亡。所以在运用 HAART 疗法治疗 AIDS 的同时，要时刻注意药物本身毒副作用的危害，一旦影响到肝气的疏泄，造成有毒物质在肝脏的堆积，就会产生严重的肝损害。有文献报道当归芍药散加味治疗 HAART 疗法造成的肝损伤有效率达 85.42%。当归芍药散出自《金匮要略·妇人妊娠病脉证》，具有养血健脾、疏肝解郁之效，说明运用疏肝法可以恢复肝气疏泄，排除肝脏毒素，修复肝脏损害。

疏肝理气药物的临床选用

在临床治疗 HIV/AIDS 过程中，应对肝气不疏的患者酌情选用不同药物。肝气郁结明显者，可用逍遥散、柴胡疏肝散等；肝郁化火者，可用丹栀逍遥散、金铃子散等；寒凝气滞者，可用天台乌药散、暖肝煎等；气滞兼阴虚者，可用一贯煎；肝脾不调者，可用四逆散；兼腹泻者，痛泻要方；气滞血瘀者，可用枳实芍药散、当归芍药散、复元活血汤、桂枝茯苓丸、鳖甲煎丸等；情绪抑郁者，可用越鞠丸、半夏厚朴汤等。疏肝理气单味中药有柴胡、郁金、青皮、木香、川楝子、青木香、荔枝核、香附、佛手、香橼、玫瑰花、绿萼梅、娑罗子、天仙藤、九香虫等，以上药物均可随症加减，灵活应用。

AIDS 在不同的阶段会产生不同系统或多系统损害，用现代医学研究方法研究肝主疏泄的生理学基础可发现，肝主疏泄涉及了神经、消化、循环、内分泌、呼吸、生殖等系统，说明了肝主疏泄理论可以指导 AIDS 的临床治疗。虽然 AIDS 发病的机制复杂多样，但邱荃等认为，将肝主疏泄作为治疗 AIDS 的一个切入点，治疗时配合疏肝理气之法，对延长患者的生命、提高生活质量具有重要意义。从肝主疏泄论治，不仅丰富了中医学对 AIDS 医理的认识，也为中医学治疗 AIDS 提供了新的思维模式。

164　基于肝主疏泄探讨脂肪肝分期辨治

　　脂肪肝是以肝细胞脂肪变性和肝细胞脂肪蓄积为特征的临床病理综合征。随着人们饮食结构和生活方式的改变，脂肪肝发病率不断增高。欧美等发达国家成人脂肪肝患病率超过 20%，而脂肪肝在我国也有超过病毒性肝炎成为第一大肝病的趋势，且发病渐趋低龄化，已成为突出的公共卫生问题。现代医学对脂肪肝的治疗多为调脂保肝，缺乏有效的针对性药物。中医药治疗脂肪肝积累了丰富的经验，形成了诸多理论和辨证治法。学者吕宝伟等从肝主疏泄角度出发，探讨了脂肪肝气血津液代谢障碍特点及治法，以期提高中医药治疗脂肪肝的临床疗效。

肝主疏泄理论

　　1. 理论渊源　"疏泄"一词首见于《内经》，《素问·五常政大论》"发生之纪，是谓启陈。土疏泄，苍气达。"王冰于《重广补注黄帝内经素问》中指出"土疏泄"缘于"苍气达"。《素问·宝命全形论》"土得木而达"则进一步指出了土得木的疏泄而调达。

　　明确提出肝具有疏泄功能的医家为元代朱丹溪，其在《格致余论·阳有余阴不足论》中提出："主闭藏者，肾也；司疏泄者，肝也。"其弟子戴思恭在《推求师意》中进一步论述为"肝为阳，主疏泄"，但这里的疏泄多指疏泄精气而言。

　　明清时代诸多医家对肝主疏泄有了进一步的认识，并从生理和病理角度完善了这一理论。明代薛己首先提出"肝主疏泄"一词，其《内科摘要》："余述丹溪先生云，肾主闭藏，肝主疏泄。"《本草经疏》"扶苏条达，木之象也"及《寓意草》"肝主谋略，性喜疏泄"从生理角度论述了肝的疏泄功能与条达之性。《黄帝内经素问集注》中"肝主疏泄，小便不利者，厥阴之气逆也"及《医学心悟》中"肝主疏泄，肝火盛，亦令尿血"则从病理角度论述了肝主疏泄。

　　2. 内涵　肝主疏泄是指肝具有疏通、舒畅、条达以保持全身气机疏通畅达，进而保证机体多种生理功能正常发挥的重要作用。《读医随笔》："肝者，贯阴阳，统血气，居贞元之间，握升降之枢者也。"肝主疏泄对机体的气血津液代谢起着重要的调节作用。

　　（1）影响气机：肝者风木之脏，其性升发条达。《类证治裁》："肝木性升散，不受遏郁。"肝气具有"主动、主升"的生理特点，喜条达而恶抑郁，反映了其疏泄功能之本质。肝的疏泄功能对气机的升降出入起着疏通调节作用，人体之脏腑气血津液均依靠气机升降出入而相互联系，维持其正常的生理功能，如《读医随笔》"凡脏腑十二经之气化，皆必藉肝胆之气化以鼓舞之，始能调畅而不病"。故肝疏泄有度则全身气机条畅，各脏腑组织的生理功能均能正常进行。若肝失疏泄则影响气机的升降出入，气机失调。《证治汇补》："气不周流之关键在于肝气不舒。"气机失调，各脏腑组织的生理功能亦受到影响。《素问·六微旨大论》："出入废，则神机化灭；升降息，则气立孤危。"

　　（2）影响水液代谢：肝主疏泄，调畅全身脏腑经络气机，而水液运行亦赖于气的推动，气行则水行，气滞则水停。尤在泾《金匮要略心典》："肝喜冲逆而主疏泄，水液随之而上下也。"肝主疏泄主要通过两个途径来调节水液代谢。一是调畅三焦气机：三焦为通行元气、水谷之通道，气机正常则三焦水道通利，如《类经·脏象类》"三焦气治，则脉络通而水道利，故曰决渎之官"；二是影响肺、脾、肾等脏腑气机的升降：人体内水液代谢是由多个脏腑共同参与的一个过程，《素问·经脉别论》"饮入于胃，游溢精气，上输于脾，脾气散精，上归于肺，通调水道，下输膀胱。水精四布，五经并行"，肺、脾、肾、膀胱及三焦等脏腑在水液代谢中起着重要的作用，而肝通过影响肺脾肾等脏腑的气化活动而调节水液代谢。由此可见肝之疏泄功能与水液代谢有着密切关系。

若肝失疏泄则气机郁滞，三焦水道不利，水液输布代谢障碍。《吴鞠通医案·胁痛》："肝主疏泄，肝病则有升无降，失其疏泄之职，故不大便，小溲仅通而短赤特甚。"肝失疏泄，气机阻滞，气滞则津停，水湿痰浊内生，从而导致痰饮、水肿等疾病。

（3）影响血液运行：血液循行是五脏共同调节的结果，肝的疏泄功能通过影响脏腑气机的条达舒畅而调节血液运行。肝疏泄有度，气机条达，心主血脉、肺朝百脉、肝主藏血、脾主统血等生理功能才能正常发挥，血液正常运行才能得以保障。《血证论·脏腑病机论》："肝属木，木气冲和条达，不致遏郁，则血脉得畅。"肝脏本身对血液的运行亦起着重要的调节作用，如《四圣心源》："血统于肝，凡脏腑经络之血，皆肝血之所流注也。"《医学发明》："血者皆肝之所主……盖肝主血故也。"可见肝疏泄正常为血液正常运行的重要保障。

若肝失疏泄，气机不调，必然影响血液的运行。气为血之帅，气行则血行，气滞则血瘀。《格致余论》："血为气之配，气热则热，气寒则寒，气升则升，气降则降，气凝则凝，气滞则滞。"血液的循行异常与肝失疏泄有着密切关系，《血证论》："瘀血在脏，则肝主之，以肝司血故也。"

脂肪肝

脂肪肝是指由于各种原因引起的肝细胞内脂肪堆积过多的病变。按病理变化脂肪肝可分为早期单纯性脂肪肝、中期脂肪性肝炎、脂肪性肝硬化 3 个阶段。早期脂肪肝多无临床症状，仅有情绪低落、疲乏感或右胁不适；中期脂肪肝有类似慢性肝炎的表现，可有食欲不振、疲倦乏力、恶心、呕吐、肝区或右上腹疼痛等；肝硬变期患者可出现明显右胁疼痛、腹水等严重病情。

1. 中医病名归属　"肝主疏泄"理论是如何发生的这一问题，目前的认识几近空白，而不解决这一"知其然而不知其所以然"的状态，把握"肝主疏泄"理论的本质也就无从谈起。吕宝伟认为，以下方法及学说参与了"肝主疏泄"理论的构建。

2. 中医病因病机　各位医家对脂肪肝的发病机制认识不尽相同，然脂肪肝的病位在肝，与脾、肾等脏腑关系密切为大家共识。其病因不外乎情志不遂、酒食不节、劳逸失度、久病体虚、体质因素等方面。其病机多归纳为肝脾肾功能失调，气滞、血瘀、痰湿内生，符合肝失疏泄所致的气血津液代谢障碍特点。而气血津液代谢障碍在脂肪肝的不同病期有着不同的偏重，其早期以肝郁气滞为病机特点，中期以痰湿内阻为要，肝硬变期以气滞血瘀、痰瘀交阻为主。

（1）初期因于气机失调：肝失疏泄，气的升降聚散出入受到影响，则气机失调，百病由生。《医林绳墨》："气也，常则安，逆则祸，变则病，生痰动火，升降无穷，燔灼中外，血液稽留，为积为聚。"人体血与津液均赖气以运行，气行则行，气滞则停。气滞日久则内生痰浊瘀血，滞留肝脏而形成脂肪肝。早期脂肪肝患者多有情绪易低落、乏力懒动、胸胁不适等表现，这与中医学肝郁气滞密切相关。

（2）中期痰湿中阻为主：肝疏泄失职，气机失调，木不疏土或木郁乘土均可致脾运化失司。脾失健运，津液停滞不得输布，湿浊内生，痰饮内聚，阻滞肝脉，壅塞肝体而形成脂肪肝。《灵枢·百病始生》："津液涩渗，著而不去，而积皆成矣。"中期脂肪肝患者多体型肥胖，口黏口腻，肢体困重，腹胀纳差，这与中医学痰湿中阻关系密切。

（3）肝硬变期出现瘀血阻滞：肝失疏泄，气机失调，则血运不畅。《沈氏尊生书》："气运于血，血随气以周流，气凝血亦凝矣，气凝在何处，血亦凝在何处。"气机失调，痰饮阻滞，血运不畅，久则瘀血内生，阻于肝脉而发为脂肪肝。肝硬变期脂肪肝患者舌下瘀斑瘀点、右胁肋刺痛明显，且血液流变学异常，肝脏纤维化甚至肝硬化，这与中医学血瘀因素有关。

分期辨治

肝失疏泄在脂肪肝的发病中起着重要作用，因此脂肪肝的治疗应以纠正肝失疏泄为要，针对其气血津液代谢障碍，应予以疏肝理气、除湿化痰、活血化瘀之法。然患者所处的阶段不同，气滞、痰湿、血瘀的程度各有侧重，治疗上当突出重点。

1. 初期重在疏肝理气　此期患者症状多不明显，脂肪在肝内堆积相对较少，临床多伴有血脂异常。此期病机可概括为肝失疏泄，气机失调，肝郁气滞。针对其肝郁气滞的病机特点当予疏肝理气以条畅气机，气机条畅则气血津液代谢恢复正常，病情缓解。常用疏肝理气类中药多具有较好的调脂作用：柴胡提取物可作用于脂肪代谢的不同环节，具有抗脂肪肝、抗肝损伤、降胆固醇等作用；香附提取物对大鼠离体脂肪组织释放游离脂肪酸具有促进作用，可促进离体脂肪组织的分解；郁金提取物可降低大鼠血清总胆固醇、甘油三酯和低密度脂蛋白的含量，具有明显的降血脂作用；枳壳提取物辛弗林可促进交感神经末梢去甲肾上腺素的释放，对体内脂肪代谢具有促进作用。

2. 中期主以祛湿化痰　此期患者症状明显，脂肪在肝内大量堆积可出现肝脏炎症病变。其病机乃肝失疏泄，气机失调，继而脾失健运、痰浊内阻。痰湿不除则阻滞气机，久蕴成浊，壅塞肝脉，损伤肝脏，故治疗上当主以除湿化痰。而常用祛湿化痰类中药多有调脂保肝之效。白术提取物能显著降低高脂模型大鼠血脂水平，并能降低血清中谷丙转氨酶、谷草转氨酶的水平而达到保护肝脏作用。陈皮提取物橙皮苷能明显减轻非酒精性脂肪肝大鼠肝组织脂肪变性和炎症，减轻脂质过氧化，并能显著降低肿瘤坏死因子 α、游离脂肪酸和白介素-6 水平。茯苓提取物茯苓多糖可降低大鼠血浆内甘油三酯、血浆总胆固醇和低密度脂蛋白含量，茯苓三萜可降低小鼠血清中转氨酶的活性而具保肝作用。

3. 肝硬变期当重视活血化瘀　此期患者肝脏产生硬变，肝脏细胞由脂肪堆积向肝纤维化发展。其病机乃肝失疏泄，气滞痰阻血瘀日久，痰浊瘀血留着于肝。而祛除瘀血尤为重要，瘀血不除则肝之经脉不通，气血津液代谢无从谈起，病情缠绵难解。故此期治疗上当重视活血化瘀之法。而临床常用之活血化瘀类中药多具有抗肝纤维化之效。川芎提取物川芎嗪能显著减轻肝胶原纤维增生程度，具有抗肝纤维化作用。丹参提取物能明显抑制正常及损伤肝细胞脂质过氧化反应，改善肝内微循环障碍及血液黏稠度，促进肝脏再生及抗肝纤维化。赤芍提取物可通过抑制肝组织内细胞外基质的过度沉积、肝星状细胞激活增殖等机制达到抗肝纤维化的作用。丹皮提取物丹皮酚可通过降低氧化应激水平，增强抗氧化作用来改善肝纤维化进程。

脂肪肝发病率逐年增高，病情进展可出现脂肪性肝炎及肝硬化，严重危及国人健康。我们以中医学肝主疏泄理论为指导，通过分析肝主疏泄对气血津液代谢的影响，对比脂肪肝发病中气血津液代谢障碍的特点，认为脂肪肝发病符合肝失疏泄的特点，气滞、痰湿、血瘀病理因素分别在脂肪肝不同阶段发病中起着关键的作用，临床治疗脂肪肝当根据疾病所处的不同阶段而分别重视疏肝理气、祛湿化痰、活血化瘀之法。

165　从肝主疏泄辨治肝豆状核变性

　　肝豆状核变性（HLD）又称 Wilson 病，是一种常染色体隐性遗传铜代谢障碍所致的肝硬化和以基底核为主的脑部变性疾病，由于铜离子在肝、脑、肾、角膜等组织脏器中沉积，临床特征为进行性加重的锥体外系症状、精神症状、肝硬化、肾功能损伤、角膜 K-F 环。HLD 经过积极系统的治疗，大多数患者能够延续生命，但因病程迁延、不能根治导致生活质量受到一定影响。临床治疗 HLD 基本原则是在低铜饮食的基础上用药物促进铜排出和减少铜吸收，西医以铜络合剂为主治疗铜代谢障碍性疾病，主要药物有重金属螯合剂，但此类药物毒副作用大，且价格昂贵。中药驱铜具有两种途径，一是从小便加强对铜的排泄，二是部分重建胆道排铜系统，这两种途径弥补西医驱铜的不足。临床证据表明，中西医结合较单用西药或中药治疗效果更显著。但关于中药的选择，不论是从辨证论治角度出发，抑或从病因病机角度出发，不同学者有不同的观点，业内并没有统一标准。"肝主疏泄"是中医理论体系中的一个重要组成部分，临床上以"肝主疏泄"理论为基础指导用药在治疗各类疾病中都取得了一定的成果，从肝系疾病本身出发，如指导脂肪肝、酒精肝、肝硬化的临床用药，从"肝主疏泄"生理作用角度出发，在治疗妇科疾病、冠心病、腹水、睡眠障碍，甚至在情绪精神障碍方面亦有显著收效。HLD 以肝脏症状和神经精神症状为主，既有肝系疾病又兼他脏之病，学者金平等立足"肝主疏泄"对 HLD 进行辨治之理做了初步探析。

肝主疏泄内涵分析

　　1. 疏泄流源　"疏泄"始见于《素问·五常政大论》"土疏泄，苍气达"。其意于运气指异常节气的变化，而于人体来说则指病理性变化，并非指肝脏的生理功能。到金元时期，朱丹溪于《格致余论·阳有余而阴不足论》中指出："主闭藏者肾也，司疏泄者肝也。二者皆有相火，而其系上属于心。心，君火也，为物所感则动。心动则相火亦动，动则精自走，相火翕然而起，虽不交会，亦暗流而疏泄矣。"明确将肝与"疏泄"联系在一起，但前后两处"疏泄"寓生理、病理内涵于一体，矛盾不清。近代医家对于"肝主疏泄"内涵不断扩充，直到新中国成立后，正式将"肝主疏泄"作为肝脏的主要生理功能之一，并认为"肝主疏泄"具有调控人体阴阳动态平衡的作用，与各个脏腑生理功能密切相关。

　　2. 肝主疏泄含义　"肝主疏泄"的含义包括以下三个方面：一指肝本身"喜条达而恶抑郁"的生理特征，肝气不舒则会引起一系列肝郁病症；二指肝气具有调畅全身气机的作用，包括调畅情志，促进脾胃运化，调节胆汁的分泌排泄，调节精血津液与生殖功能；三指疏通、排泄作用，包括调节血液循环和促进新陈代谢，如《肝病证治概要》中言："机体代谢过程中废物的排除，也是藉肝气疏泄的作用，诸如水气潴留，痰浊内生，瘀血阻滞等证，在一定程度上也与肝失疏泄有关"。

肝主疏泄的病理表现

　　秦伯未在《谦斋医学讲稿》中云："肝气证是作用太强，疏泄太过，故其性横逆；肝气郁结是作用不及，疏泄无能，故其性消沉。"因此，"肝失疏泄"主要表现为肝气不及、太过两个方面的病理变化。疏泄不及，气机不得疏通、畅达，则气机郁滞，进而肝气郁结，称肝郁、肝气郁，其郁滞，可在形躯，可在脏腑，也可在情志，常见精神抑郁、脾胃失和、津精不布、血瘀经滞，多由情志刺激、久病或他脏疾病影响而致。疏泄太过，出现气机逆乱，称之为肝气逆，临床多从本脏、本经部位开始，循经扩散，上至头目，下至前阴，横犯脾胃。根据肝气太过所犯的部位、脏腑的不同，症状亦有不同，在情志上则以躁怒为主。

有学者认为，肝失疏泄是疾病发生之源。因"肝主疏泄"的根本生理功能在于调畅人体气机，这是维持人体生命活动的基础，故肝失疏泄必然导致人体各种疾病发生。《续名医类案》："肝为万病之贼，殆以生杀之柄不可操之人耳。"因此，病理上有"肝为五脏六腑之贼"的说法，即肝失疏泄，除了导致肝脏本身病变，气机逆乱还可累及他脏，乘脾、犯胃、刑金、冲心、及肾、克胆、上扰神明，以致各种复杂病变。

HLD 病因病机与肝主疏泄

HLD 在中医学上没有病名记载，但据其临床特点，如肢体震颤、精神障碍、肝脾肿大、腹水等一般将其归属于"颤证""痉症""癫狂""肝风""积聚""鼓胀""黄疸""水肿"等范畴。杨任民等认为其关键病因病机为铜毒内蕴，肝胆湿热所致。王殿华等认为 HLD 是毒邪入络之病，病机为肝胆郁结、铜浊蓄积、毒邪滞络。杨文明等认为禀赋不足、铜毒内生、铜浊邪毒、酿生湿热、火热燔灼、引动肝风，痰瘀互结、形成癥积，此四则是其病因病机。虽然不同学者对 HLD 的病因病机有不同的认识，但均认为铜毒是导致本病的关键所在，只是各有侧重。关于铜代谢的机制存在多种假说，一般认为，人们通过日常饮食摄入铜，并通过胃和十二指肠对铜进行吸收，通过肝脏进行贮存和调节，主要经过胆汁由大便进行排泄，极少部分则通过尿液、汗液、唾液进行排泄。HLD 是隐性遗传疾病，因肝细胞内的铜转运功能部分或全部丧失，致使铜离子排出障碍，肝和胆囊直接参与铜蓄积的病理过程，日积月累肝铜含量逐渐增加，多余的铜甚至会进入血液循环或其他器官。即先天肝肾不足，肝失疏泄。疏泄不及，气机郁滞，以致铜毒蓄积，疏泄太过，气机四逆，以致铜毒乱布。临床上躯体外伤及精神刺激等应激创伤常是诱发 HLD 病情发生和加重的主要因素，可见，这与肝失疏泄导致铜毒在体内的重新分布有关。

肝气疏泄不及致铜毒蓄积主要表现在 4 个方面。一则肝气疏泄不及致胆汁分泌排泄障碍，使铜毒蓄积于肝，反致肝气郁滞，铜毒愈重，恶性循环，造成早期肝细胞慢性炎症，肝脏纤维化，肝硬化。二则肝气疏泄不及致脾胃之气升降失调，脾失健运，清浊不分，铜浊于胃肠吸收增多，以致铜毒蓄积。脾失健运又致水液化生障碍，水湿困脾，津液停聚，见腹胀、脾大等症。三则肝气郁致气不行血，血滞为瘀，铜毒易蓄积于血，甚则可见痰瘀互结，症如面色黧黑、言语謇涩、流涎不止、肢体不利等。四则肝气郁致情志不舒，症见精神抑郁，表情呆滞，反应迟钝等。徐春甫《古今医统》："郁为木性不舒，遂成郁结，既郁之久，变证多端。"林佩琴《类证治裁》"肝木性升散，不受遏郁，郁则经气逆"。故肝郁日久化火可转化为肝气亢进之征，肝气逆乱，上犯、下迫、横逆，血随气逆，以致铜毒四逆。铜毒上逆头目，铜毒沉积于脑，以致脑损害出现各种神经症状，如震颤、肌强直、肌张力障碍、构音障碍等锥体外系症状，铜毒沉积于目，则见眼部 K-F 环。肝气横逆脾胃，则见口苦、尿赤、便黄、黄疸。肝逆上扰心神而致情志躁怒，可见性情欣快、兴奋、急躁，甚则攻击行为。肝气逆亦可作为"肝失疏泄"始发症候，常以神经症状为初发临床表现，但 HLD 先天不足，肝虚不疏，多以肝郁日久而致肝气逆乱。肝主疏泄，肾主闭藏，肝肾同源，二者之间相互制约、相反相成，不论肝气疏泄不及或太过，均会对肾脏的生理功能产生影响，致铜毒沉积于肾。

HLD 的辨证论治与肝主疏泄

目前来说，临床上 HLD 的分型较多，且没有统一标准。各医家对 HLD 的病因病机有不同的观点，因此各医家对 HLD 在辨证划分和治则治法方面亦有侧重。杨任民等认为，本病治宜苦泄清热，利胆除湿，临床上以肝豆汤为代表。王殿华等认为，本病不宜辨证论治，应从病机入手进行治疗，治宜疏肝利胆、通利二便、活血通络、降浊排毒，临床上以柴黄肝豆散为代表。HLD 仍需以辨证论治为指导原则，并将 HLD 分为湿热内蕴、痰瘀互结、肝气郁结、肝肾阴亏、脾肾阳虚五型，根据不同证型遣方用药，并在临床大量数据中发现以湿热内蕴和痰瘀互结最为常见，分别以肝豆汤和肝豆灵为代表制剂。王共强等在分析 HLD 中医证型时发现肝胆湿热、肝郁脾虚、肝肾阴虚、痰湿阻络四个证型在临床上最为常见，且与其前期研究发现的四个常见证型，即肝胆湿热、肝肾阴虚、肝风内动、痰湿阻络稍有差异。叶群荣等在临床数据研究中发现，HLD 的证型与病程有关，早期就诊者多为肝肾不足型、肝肾阴虚型，发病急速者以湿热内蕴型为主，病程长者以肝风内动型为主。

王泰林《西溪书屋夜话录》："肝虚而力不能舒，或肝郁而力不得舒，日久遂气停血滞，水邪泛滥，火势闪灼而外暴矣。"此一言高度概括出"肝失疏泄"所致的复杂病理变化和各种继发病理现象。疏泄不及，气机郁结，气血、津液运行受阻，气血内郁久而生热、化火、肝气上逆，津液不化而生湿、凝聚而成痰，产生气滞、血瘀、热毒、痰饮、水湿等病理变化，这些病理因素直接导致"肝失疏泄"主要证候，如气虚肝郁、肝气郁结、肝经湿热、肝阳上亢、肝火上炎、痰瘀阻滞、气滞血瘀等，若累及他脏，则见肝肾阴虚、肝郁脾虚、肝胃不和、肝火扰心等一系列证候。目前临床上常见的 HLD 分型，与"肝失疏泄"所致证候基本一致，基于"肝主疏泄"理论结合临床症状对 HLD 进行分型行之有效。根据肝失疏泄所致病理变化和发生过程，金平认为 HLD 中医证型和疾病发展过程有关，初期因先天肝虚不足，多以肝肾阴虚型为主。随着疾病的进程而后夹杂各种病理因素，因虚致实，虚实夹杂，可见肝气郁结型、肝胆湿热型、气滞血瘀型、痰瘀阻滞型。疾病后期铜毒四逆，多以肝气逆证为主。治疗上应紧密围绕"疏泄"二字，避免含铜量较高的药物，以疏肝益肾、调畅气机为原则进行临证加减，常用的疏肝泄浊药物如柴胡、郁金、大黄、萆薢，肝气郁证以疏肝理气为主，肝气逆证以疏肝降逆为主，生湿热者加以清热利湿，聚痰瘀者加以化瘀祛痰，素体虚者适当补益。

肝的疏泄功能与生命活动息息相关，参与人体气血运行、水谷运化、水液代谢、精神情志活动等。从上文分析认为 HLD 病因病机为先天肝肾不足，肝失疏泄。疏泄不及则气机郁滞，以致铜毒蓄积累及肝胆；或疏泄太过，气机四逆，以致铜毒乱布累及脑、肾。HLD 治疗应以疏肝益肾、调畅气机为原则。"肝主疏泄"同样参与了铜代谢的过程和分布，肝失疏泄便会导致铜代谢障碍，从而引发金属元素介导下的蛋白质聚集与氧化应激等级联病理变化，然而，从微观角度出发，"肝主疏泄"参与铜代谢的生物学机制及其动态演变过程有待实验研究。近年来，临床上对"肝主疏泄"的理论分析、疗效观察，甚至微观机制的研究颇多，主要集中在"肝主疏泄"对调节情志功能和脾胃功能两个方面。研究结果一致认为，"肝主疏泄"具有一定程度的神经内分泌免疫系统功能与中枢调控机制，与下丘脑-垂体-肾上腺轴和脑肠轴关系密切。未来可以根据现有的研究基础进一步分析铜离子在"肝主疏泄"所调控的系统中的代谢情况，甚至病理变化。

166 从肝主疏泄探析原发性高血压

高血压病是以体循环动脉血压升高为特征严重危害人类身心健康的疾病，可损害心、脑、肾的结构和功能，并且是心脑血管疾病最重要的危险因素之一。我国18岁及以上成人高血压患病率为25.2%，男性高于女性，城市高于农村，60岁以上人群高血压患病率约为49%。患者依从性差、知晓率低、控制率低，是血压控制不理想的最主要原因。高血压病容易合并多种疾病，且并发症多，严重影响患者的生活质量。西医治疗高血压需长期服药，且不能随意停药。而采用中药复方进行辨证施治，因其强调个体化，且具有多组分的特点，可多靶点、多环节进行干预，使患者各系统各脏器的失衡状态得以调整；在控制血压的同时调整患者血压变异性，改善临床症状、减少靶器官损害，提高生活质量。学者刘东敏等根据多年临床经验认识到肝与高血压病发病关系最为密切，并基于"肝主疏泄"理论探析了高血压病病机，制定相应的治疗原则，经临床验证疗效显著。

中医对高血压病的认识

中医古籍中无高血压病名，但根据临床症状可将其归属于"眩晕""头痛""肝风"等范畴。临床表现常见头晕、头痛、耳鸣耳聋、眼花、急躁易怒、心烦失眠、腰膝酸软、口干口苦等症。《素问·标本病传论》："肝病，头目眩，胁支满。"《灵枢·口问》中论述："故上气不足，脑为之不满，耳为之苦鸣，头为之苦倾，目为之苦眩。"李中梓《内经知要·病能》："眩，昏花也。"《重广补注黄帝内经素问》："眩，旋转也。"其中描述的临床表现与现代医学中高血压表现相同，这些均说明高血压病发生与肝脏有关。清代怀远在《古今医彻》中提到"头风之疾，乃本肝经而作"，说明了该病发生的根本就在于肝脏功能失常，因此治疗上应注重从肝调治。

肝主疏泄理论及功能

《素问·六节脏象论》："肝者……为阳中之少阳，通于春气。"肝为厥阴风木之脏，肝主升、主动，肝藏血、主疏泄，喜条达而恶抑郁，保证全身气机的正常运行。"肝主疏泄"首见于朱丹溪所著《格致余论》"主闭藏者肾也，司疏泄者肝也"。明代薛立斋《内科摘要·卷下》正式提出"肝主疏泄"。周学海《读医随笔》："故凡脏腑十二经之气化，皆必借肝胆之气化鼓舞之，始能条畅而不病。"如果肝的疏泄功能正常，则气机调畅，气血和平，心情舒畅而不发病；"土得木而达"，指肝疏泄功能正常可协助脾胃气机的升降。张景岳《类经》："木气动，生气达，故土体疏泄而通也。"文中"土疏泄"是木气条达，土得木制化而疏通的结果，可理解为肝木条达、疏通的生理功能。在血液与津液的运行和输布方面，若其生理功能正常，可协助促进人体血液的运行，使之调畅而不致瘀滞，如《血证论》："以肝属木，木气冲和调达，不致遏郁，则血脉通畅。"并且还有通利三焦，疏通水道等作用。

从肝主疏泄剖析高血压病机特点

根据中医文献结合现代医学认识，多认为高血压常见病因是饮食劳倦、情志内伤、先天不足、后天失养、年老体衰，病因为风、火、痰、瘀、虚，病位主要涉及肝、脾、肾三脏，其中与肝的关系密切。

《知医必辨》："人之五脏，惟肝易动难静。其他脏有病，不过自病……惟肝一病，即延及他脏。"朱丹溪云："气血冲和，万病不生，一有怫郁，诸病生焉。"最新调查也显示肝与高血压密切相关。

1. 肝阳化风　《素问·风论》"风者，善行数变"。风有外风、内风之分，其中内风与肝的关系密切，故又称肝风或肝风内动。《素问·至真要大论》病机十九条中曰"诸风掉眩，皆属于肝"，明确指出该病病位在肝，病因为"风"，病机是肝风内动。华岫云按云："经云诸风掉眩，皆属于肝，头为诸阳之首，耳目口鼻皆系清空之窍，所患眩晕者，非外来之邪，乃肝胆之风阳上冒耳，甚则有昏厥跌仆之虞。"阐述了肝风内动可导致头目眩晕。清代叶天士所著《临证指南医案》眩晕门提出"阳化内风"的观点，认为肝风是"身中阳气之变动"，揭示了肝阳化风。如果肝主疏泄功能正常，则肝气柔和、条达舒畅，能维持全身各脏腑组织器官气机的升降出入。如果长期精神紧张可耗伤肝肾之阴，致阴虚阳亢，水不涵木，阴不制阳，久则阳热动风，血随气逆，循经上攻头目，则血压急剧上升，阻于脑脉，清窍失养，则有中风之风险。《医学入门·头眩》："瘦人多肾水亏少，相火上炎而眩晕，所谓风胜则地动，火得风则火召旋是也。"《素问·调经论》："血之与气并走于上，则为大厥。"临床多见头目胀痛，眩晕耳鸣，失眠多梦，腰膝酸软，头重脚轻，甚则出现口眼㖞斜，半身肢体麻木不仁，四肢抽动，昏不识人等，舌红苔黄，脉弦有力。

2. 肝火上炎　肝以血为本，以气为用。朱丹溪提出"气有余便是火"，因暴怒伤肝，肝失疏泄，肝气郁结，日久化火，火性炎上，肝火上升循经分布，上达于头、目、耳、胁等部位；或五志炽盛之证。如《症目脉治》"言风主乎动，木旺火生，则为旋转，比五志厥阳之火上冲，而为实火眩晕之症"。临床可见头晕目眩、头胀而痛，急躁易怒，面红目赤，心烦失眠，口干口苦，小便色黄，大便秘结，舌红苔黄，脉弦数。

3. 肝旺痰阻　朱丹溪提出"无痰不作眩"；《万病回春·眩晕》："大凡头眩者，痰也。"说明高血压病与痰关系密切，痰有痰湿、痰热、风痰之分。痰的产生是由于脾失健运，水谷不能化生为精微；或由于脾虚推动无力，致水液不能正常运行敷布。如《证治汇补》："脾虚不分清浊，停留津液而痰生。"但肝与脾的关系密切，主要表现在肝主疏泄与脾主运化，具体体现在对水谷精微的运化方面。肝属木，脾属土，肝主疏泄可疏通调达一身之气机，促进脾胃对水谷的消化以及吸收。因木克土，若肝阳上亢日久，肝气横逆克脾，影响脾胃运化功能，以致肝旺脾虚，升降失宜，则易形成痰湿，进而变生脂浊。现代医学认为脂质属中医学中无形之痰，是导致高血压病的重要因素之一。血甘油三酯、总胆固醇、低密度脂蛋白-胆固醇升高，可导致血管硬化，形成高血压病。肝火灼津成痰或痰湿内蕴日久化热致痰热形成；热盛生风，风痰上扰清窍均可发为眩晕。临床表现为头痛、头晕、失眠多梦，腹胀纳差、呕恶，大便溏薄，舌红，苔白或厚，脉弦滑。

4. 肝郁血瘀　《素问·五脏生成》"人卧则血归于肝"。唐代王冰注："肝藏血，心行之，人动则血运于诸经，人静则血归于肝脏。何者？肝主血海故也。"《灵枢·百病始生》："内伤于忧愁，则气上逆，气上逆则六俞不通，温气不行，凝血蕴里而不散，津液涩渗，著而不去。"气为血之帅，血为气之母。气病及血可导致血运失常。瘀有血瘀、痰瘀、瘀热之分。肝主疏泄，调畅一身之气，又主藏血，调节全身之气血。抑郁恼怒伤肝，肝失疏泄，肝郁气滞，不能推动血液的正常运行，血脉瘀滞；肝郁脾虚，影响水液代谢致痰浊内生，进而影响血液运行，血行不畅故痰瘀形成；肝藏血，火盛灼血伤络，致瘀热形成。瘀血、痰瘀、瘀热阻于清窍，脑失所养故发为眩晕。现代医学认为高血压与血小板聚集力增强、血液黏稠度增高、血流缓慢有关，这些病理改变符合中医血瘀的特点。临床表现为头晕、头痛如刺，口苦耳鸣，胸胁胀痛，心悸、胸痛，夜寐差，舌质黯红或有瘀斑，舌底脉络迂曲青紫，脉弦涩。如《仁斋直指方》："瘀滞不化，皆能眩晕。"

5. 肝阴（血）亏虚　《景岳全书·眩晕》指出"眩晕一证，虚者居其八九"。张景岳提出"无虚不作眩"。虚证以肝肾阴虚、肝血亏虚多见。抑郁恼怒伤肝，肝失疏泄，肝气郁结，日久化火，火热灼伤肝阴，致肝阴亏虚，阴虚不能上濡脑窍致眩晕。《灵枢·海论》"髓海不足，则脑转耳鸣，胫酸眩冒，目无所见，懈怠安卧"（肾主髓）。《蒲辅周医疗经验·眩晕》"眩晕总不离肝肾，其病在肝，其本在肾"。

"乙癸同源"，因肝藏血、肾藏精，精血同源。肝所藏之血由肾精化生，封藏于肾中五脏六腑之精又依赖于肝血的滋养，因此肝、肾休戚相关。肝阴虚日久可累及肾阴，肾阴亏虚则为眩晕，头痛如空，两目干涩，视物不清，或颧红、五心烦热，舌红少苔，脉弦细数。阴阳互根，日久阴损及阳形成阴阳两虚，症见眩晕、耳鸣、腰膝酸软、畏寒肢冷，舌质淡、脉沉细。肝主藏血，肝郁乘脾，影响脾脏运化水谷精微功能，气血化生乏源而致血虚，肝血亏虚，无以滋养脑窍可见头晕目眩，伴面色少华，视物模糊不清，口唇爪甲苍白，或心悸失眠、四肢麻木，女人月经量少或经闭，舌质淡，脉弦细涩。

基于肝主疏泄的高血压论治

通过"肝主疏泄"理论分析高血压病的病机特点，刘东敏在辨证论治的基础上，遵循"疏其气血，令其条达，而致和平"的治则，结合自身临床经验与近代医家经验相结合总结出临床上常用治疗方法。

1. 平肝潜阳法　《临症指南医案》"所患眩晕者，非外来之邪，乃肝胆之风阳上冒尔"。清代叶天士在《临证指南备要·肝风》中指出："肝为风木之脏……肺金清肃下降令以平之。"主要包括平肝潜阳法及镇肝息风法，适用于肝阳化风证，常用天麻钩藤饮或镇肝熄风汤。天麻、钩藤平肝息风；现代药理研究认为天麻有降低外周血管阻力、降低血压、镇痛作用，其有效成分天麻素主要作用于神经中枢，通过减轻小血管阻力，扩张动脉和小血管，调节内皮素、血管紧张素Ⅱ等而达到降压作用；钩藤具有降压、镇静作用，其有效成分钩藤碱通过抑制细胞内钙离子释放，产生直接扩血管作用。《临证指南医案》："凡肝阳有余，必须介类以潜之，柔静以摄之，味取酸收，或佐咸降，务清其营络之热，则升者伏矣。"临床常加用龙骨与牡蛎，如《本草经读》："龙骨能敛火安神，逐痰降逆，故为惊痫颠痉之圣药。"石决明入肝经，治疗肝阳上亢引起的眩晕、头痛效果显著。张锡纯治疗眩晕主张"以代赭石则下达之力速，上逆之气血即随之而下"。对肝阳上亢引起的心烦不寐者，加代赭石或磁石重镇潜阳；白芍柔肝抑阳，牛膝补益肝肾，引血下行。对引动内风之证，用大定风珠养肝息风，可加血肉有情之品阿胶、龟甲、鳖甲等增强养肝息风之功效。其中天麻钩藤饮在治疗高血压疾病中颇有优势，配合西药使用，更能使血压平稳，疗效更加显著。郑娟娟采用天麻钩藤饮联合卡托普利治疗肝阳上亢型原发性高血压53例，治疗后其收缩压、舒张压水平均低于单纯使用卡托普利治疗。曾志聪研究显示，天麻钩藤饮降压机制可能是通过调节自主神经，影响内分泌起到降压作用。

2. 清肝泻火法　肝藏相火，故肝郁易从火化，肝经实火，发作急，来势猛，气火上逆、扰动清窍而为眩晕。《灵枢·五乱》"气……乱于头，则为厥逆，头重眩仆"；《素问·玉机真脏论》"春脉……太过则令人善怒，忽忽眩冒而巅疾"。治宜清肝泻火，以苦寒之品，直折其势。常用龙胆泻肝汤或丹栀逍遥散化裁加减。龙胆草清泻肝胆火热；《本草求真》谓其"是以一切热郁肝经等证，得此治无不效"。《药品化义》赞龙胆草"凡属肝经热邪为患，用之神妙"。黄芩清肝肺之火；炒栀子泻三焦之火热，三者合用增强清泻肝火之功效。肝经火热耗伤阴血，故用当归、生地黄滋阴养血，使祛邪而不伤正；柴胡疏肝理气，引药入肝。诸药合用，泻中有补，降中有升，驱邪而不伤正，泻火而不伤津。大便秘结可加大黄、芦荟、芒硝等泄热通便。热盛伤阴可加用麦冬、沙参。李保丰龙胆泻肝汤加减联合硝苯地平缓释片治疗肝火上炎型老年高血压病可明显缓解临床症状，改善血压状况，提高老年患者的生存质量。蔡晓玲用加减丹栀逍遥散结合体质调理干预气郁质肝郁化火型高血压合并焦虑抑郁患者，结果显示能有效改善收缩压及肝郁化火型的临床症状。

3. 镇肝祛痰法　《医门法律》"风生必挟木势侮其脾土，故脾气不行，聚也为痰"。明代秦景明认为"痰饮眩晕之症，胸前满闷，恶心呕吐，膈下漉漉水声，眩悸不止，头额作痛，此痰饮眩晕之症也"。治宜镇肝祛痰，方用半夏白术天麻汤或温胆汤加石决明、钩藤等。半夏、白术燥湿化痰，天麻平肝息风。现代药理研究证实半夏具有改善微循环、扩张外周血管等作用；天麻降压作用显著；石决明入肝经，张锡纯称之为镇肝之要药；石决明提取物可抑制血管紧张素转换酶活性。刘爽等研究表明实验组大鼠血压均显著下降，而对长期紧张引起的高血压，石决明降压效果更明显。故该类高血压需重用生石决明。治痰先治气，气顺痰自消，若胸脘痞闷、嗳气、苔厚腻者，加用香附、佛手、郁金疏肝行气以消痰。"痰是有形之火，火是无形之痰"，痰郁化热致痰热形成，朱丹溪认为"多是湿土生痰，痰生热，热生风也"。临床可见头晕、烦热，口渴，舌红、苔黄者，用黄连温胆汤或可加黄连、黄芩、竹茹清热化痰；久病入络，痰瘀互结，舌质黯，有瘀斑、瘀点，脉涩者，可加丹参、川芎、粉葛、红花活血化瘀。此型如未经积极治疗，有发为中风之可能，单纯除湿化痰力不能及，可用涤痰汤加石决明、钩藤等。此治法以镇肝息风药与化痰药结合，标本兼治，使痰祛肝平，血压下降。蔺莉霞用温胆汤联合半夏白术天麻汤治疗高血压疗效确切。成莎等应用温胆汤联合半夏白术天麻汤治疗原发性高血压合并高脂血症患者，其血压、血脂、血流动力学水平均明显改善。

4. 疏肝活血法　《素问·标本病传论》"肝病头目眩胁支满"。《医读》"瘀血停蓄，上冲作逆，亦作眩晕"。因此遵循《内经》"木郁达之"的治则，治宜疏肝活血或行气活血，适用于肝郁血瘀型高血压病。方用柴胡疏肝散或越鞠丸加减；柴胡疏肝散来源于《景岳全书》，方中香附疏肝解郁；柴胡和解表里、疏肝升阳；白芍柔肝止痛、养血调经；郁金行气解郁；川芎解郁通达、活血化瘀；枳壳宽中理气；炙甘草调和全方。诸药配伍具有疏肝理气，活血化瘀之功效。头痛、面赤者加菊花、夏枯草平肝潜阳；心悸、失眠者加首乌藤、栀子养心安神；瘀血重者合用桃红四物汤或血府逐瘀汤。现代药理学研究显示该方中柴胡具有安定、镇静作用；川芎嗪被认为是川芎的有效成分，具有抗血小板聚集、扩张血管、抗门静脉高血压作用。岳雪勇观察到柴胡疏肝散联合稳心颗粒不仅能改善肝气郁结型患者的血压，同时能改善焦虑症状。加味越鞠丸在改善高血压患者焦虑和抑郁症状的同时能显著降低患者胰岛素抵抗指数，提示其治疗高血压的机制可能与改善患者胰岛素抵抗有关。李钊华用血府逐瘀汤联合西药治疗老年难治性高血压，疗效显著，且不良反应少。

5. 柔肝滋阴法　《症因脉治》"焦心劳累，忧愁郁结，心脾伤而不能生血为眩晕者"。肝血不足，血失濡养，血虚生风，风扰清空，乃发眩晕。《全生指迷方·眩晕》："由肝虚血弱，则风邪乃生，盖风气通于肝……谓之风眩。"治疗上宜养血柔肝，用四物汤为主方。《景岳全书·杂证谟·眩晕》："无虚不能作眩，当以治虚为主，而酌兼其标，孰是孰非，余不能必，姑引经义，以表其大意如此。"《类证治裁》"肝为刚脏，职司疏泄，用药不宜刚而宜柔，不宜伐而宜和"。叶天士提出"肝为刚脏，非柔润不能调和"。对肝阴不足者宜采用柔肝养阴法，方用一贯煎或滋水清肝饮加减。"阴虚难调"，因此肝阴不足患者往往血压波动明显，病情迁延，且易引动肝风而变生他证，可用滋养肝肾法，选用杞菊地黄汤。《素问·阴阳应象大论》："年四十，而阴气自半也，起居衰矣。年五十，体重，耳目不聪明矣。年六十，阴痿，气大衰，九窍不利，下虚上实，涕泣俱出矣。"阴虚日久，阴损及阳，可见阴阳两虚，以患病较久的老年患者多见，治宜温补肝肾，选金匮肾气丸加减。雷杰采用以生地黄、枸杞子为君的养阴降压方，在稳定缓和降低血压的同时，能够改善患者的血压变异性。刘丽萍用中药加味杞菊地黄汤在高血压病阴虚阳亢证患者治疗中疗效显著。张磊等观察一贯煎联合苯磺酸左旋氨氯地平片治疗单纯收缩期高血压，可有效降压、改善临床症状及体征。

近年来，中医从肝论治高血压已经得到广泛认可。基于肝主疏泄论深入分析高血压的病机演变，多为肝阳化风、肝火上炎、肝旺痰阻、肝郁血瘀、肝阴（血）亏虚证，临床上分别采用平肝潜阳法、清肝泻火法、镇肝祛痰法、疏肝活血法、柔肝滋阴法治疗。但高血压病的发生发展虽多及于肝，却不独责于肝，临床应用过程中应细心揣摩，洞察病机，根据疾病与脏腑的关系，辨证论治，知常达变。灵活运用中医整体观念为患者制定符合自身情况的个体化诊疗方案，方能取得良好疗效。

167 从胆固醇代谢论肝主疏泄致动脉粥样硬化的机制

动脉粥样硬化（AS）是指在动脉及其分支的动脉壁内膜及内膜下有脂质沉着（主要是胆固醇及胆固醇脂），同时伴有中层平滑肌细胞移行至内膜下增生，使内膜增厚，形成黄色或灰黄色状如粥样物质的斑块。西医认为，血脂异常是导致 AS 的最重要的危险因素，临床上，在脂质代谢紊乱中，总胆固醇（TC）及低密度脂蛋白胆固醇（LDL-C）的增高备受关注。与此同时，心理应激可引起血浆中胆固醇升高，从而促进 AS 的发生。肝主疏泄是对肝大部分生理功能的高度概括，其作用不仅仅局限于调畅精神情志，同时也是保证脾胃运化等功能正常运行的条件。而现代医学认为脂类物质的消化吸收主要靠胆固醇在肝脏中转化的胆汁酸来发挥作用。因此肝主疏泄功能与胆固醇代谢在生理、病理以及 AS 的防治上必然存在非常密切的关系。学者王英等对《金匮要略》等历代古籍及近几年对疏肝药物现代研究等的基础上，提出基于疏肝通络药物，发展维持胆固醇稳态可能是防治动脉粥样硬化的新策略。

肝主疏泄，调畅气机是心主血脉的前提

肝主疏泄，是指肝具有维持全身气机疏通畅达，通而不滞，散而不郁的作用，是推动气血正常运行的重要环节。所以肝能助心行血：心主血脉是指心血在心气心阳的推动下正常运行，流注全身，发挥濡养全身的作用。心气心阳能正常鼓舞推动心血有赖于肝脏发挥其疏通、畅达气机的生理功能，即肝主疏泄的功能正常，所以肝气舒畅调达，血液才能得以随之运行，藏泻有度。"肝属木，木气冲和条达，不致遏郁，则血脉通畅"（《血证论》）。若肝失疏泄，气机不畅，则血行缓慢，甚或停而成瘀。因此，肝主疏泄与心主血脉的生理功能是密切相关的。

有研究表明中医关于"痰瘀痹阻"的发病学说与现代医学认为高脂血症引发 AS 其动脉血管先后出现的脂质条纹、纤维斑块以及由此引发的出血坏死、溃疡、钙化、附壁血栓等复合病变的病理特征和发病机制极为相似，而"痰瘀"正是肝失疏泄病理产物之一，由此可见，肝主疏泄、调畅气机是心主血脉的根本保证。

胆固醇代谢可能是肝主疏泄，调节脂质代谢的主要途径

1. 肝主疏泄与胆固醇代谢相关的物质基础 肝主疏泄是对肝大部分生理功能的高度概括，具体表现为调节精神情志、促进消化吸收、维持气血运行、调节水液代谢、调节生殖功能等。而胆固醇在体内不能彻底氧化分解成 H_2O 和 CO_2，但可转化成具有生理活性的物质，如胆汁酸、类固醇激素等。两者的关系具体表现为：

（1）血浆中胆固醇的堆积是情志不舒，肝失疏泄，气血运行不畅的病理产物：中医认为，因心情不畅或学习、工作等压力造成肝气不舒，肝气郁结时，可因气滞导致心脉痹阻，而发为气滞血瘀型之实证胸痹。西医认为，AS 主要是由于血浆中胆固醇含量过多，沉积于大、中动脉内膜上，动脉内皮细胞损伤，脂质浸润进而形成粥样斑块，导致管腔狭窄甚至阻塞，从而影响受累器官的血液供应。

（2）胆汁酸的正常合成与排泄，是肝主疏泄，促进消化吸收的物质保障：中医认为，肝气郁结，气

机失调，则会影响胆汁的分泌与排泄，可导致脾胃的消化吸收障碍。西医认为，某些引起肝功能失常的疾病，进而会影响胆固醇的合成与代谢，导致胆汁酸盐合成不足，脂类在肠道的消化吸收障碍。

（3）盐皮质激素的正常合成与分泌，是肝主疏泄，调节水液代谢的物质基础：中医认为，肝失疏泄，三焦气机阻滞，气滞则水停，从而导致痰饮、水肿等。西医认为，在肾上腺皮质，胆固醇可转变为肾上腺皮质激素，如醛固酮等，如机体胆固醇代谢障碍，醛固酮分泌增高时，会引起水钠潴留，进而导致水肿。

（4）雌、雄激素的正常合成与分泌，是肝主疏泄，调节生殖功能的根本保障：中医认为，肝失疏泄，在女子表现为经、带、胎、产异常，在男子则表现为精液的藏泻失度，遗精不育等。西医认为，胆固醇在卵巢，转变为雌二醇、孕酮等雌性激素；在睾丸，转变为睾酮等雄性激素。如因胆固醇代谢异常，累及雌性或雄性激素分泌时，亦会引起生殖功能的紊乱。

综上所述，中医对肝主疏泄的认识与西医对胆固醇分解代谢产物的认识有异曲同工之妙。因此，王英认为胆固醇代谢是肝主疏泄、调节脂质代谢的主要途径。

2. 胆固醇代谢是联系肝主疏泄与脂质代谢的枢纽　肝脏在脂类合成、分解等代谢过程中起着非常重要的作用，它是合成脂肪酸和脂肪的主要场所，也是人体中合成胆固醇最旺盛的器官。肝脏能分泌胆汁，其中胆汁酸盐是胆固醇在肝脏中的转化产物，能乳化脂类，促进脂类的消化和吸收。此外，细胞内外脂代谢的正常与否亦取决于肝细胞摄取 LDL 与 HDL 介导的胆固醇逆向转运的平衡。肝脏是人体低密度脂蛋白受体（LDLR）较为密集的器官，循环中 75% 的 LDL 是在肝脏中被降解清除的，其中 90% 就是通过 LDLR 途径实现的。外周组织过多的胆固醇是通过清道夫受体 SR-B1（即主要分布在肝脏的功能性 HDL 受体）摄取逆转运至肝脏最终通过转变成胆汁酸而排出体外的。所以有研究表明当肝脏分泌的 HDL 与 LDL 比例在 2∶1 时，是维持体内胆固醇稳态的前提条件。

从现代生化的角度来看，脂质等营养物质应该属于水谷精微的范畴，类似于中医学对膏脂的表述。如肝失疏泄，气机不畅，精微物质难以正常输布于全身，就会导致膏脂在体内输布、排泄异常，最终发展成为病理性的脂浊痰湿，侵潜血脉，导致血脂升高而发病。孙建芝等实验结果表明，痰浊证患者血清 TC，LDL 含量明显高于正常人组及非痰浊组（$P<0.01$），沈辉等理气化浊法治疗高脂血症显示，方中理气药的配伍可显著降低 TC 水平并提高 HDL 水平（$P<0.01$）。由此可见，胆固醇稳态是保证肝脏脂质代谢正常的关键。

因此，虽然中医学"肝"的概念并不等同于现代解剖学的肝脏，但肝主疏泄功能调控胆固醇代谢的作用，和现代研究证明肝脏是胆固醇代谢的中心，其代谢状况反映着人体整体脂质代谢水平的观点是一致的。肝失疏泄，胆固醇代谢紊乱，引起血脂升高，诱发 AS。王英认为胆固醇代谢是肝主疏泄、调节脂质代谢的主要途径，胆固醇代谢紊乱是肝失疏泄致 AS 的机理，AS 在某种程度上可以认为是由肝脏疾病继发的动脉功能障碍性疾病。

胆固醇代谢紊乱是肝失疏泄导致动脉粥样硬化的关键病理机制

AS 作为心脑血管疾病重要的病理基础，预防和控制 AS 已然成为医学研究的重点。在文献陆续报道的所致 AS300 多种危险因素中，高脂血症尤为突出，此外，吸烟、高血压、糖尿病等也是诱发 AS 的重要原因。此外，脂代谢失调也是导致 AS 的重要原因，由于 HDL 具有摄取外周组织包含动脉壁上过剩的血清 TC，将其逆向转运致肝脏分解排泄，被誉为机体的"清道夫"，肝脏疾病时，LDL 升高与 HDL 降低使得两者比例失调易导致 AS。

动物实验表明，胆固醇在 AS 发生发展中起着非常重要的作用。马骁等分别用血清胆固醇、病理解剖及超声检查法检测家兔高脂饲料喂饲 12 周前后 TC、LDL-C、HDL 胆固醇（HDL-C），同时计算 TC/HDL-C 含量、动脉粥样斑块形成情况及腹主动脉内膜-中层厚度（IMT）的最大值 IMTm，发现 12 周后家兔血 TC、LDL-C、HDL-C、TC/HDL-C 显著升高（$P<0.01$），病理解剖证实 12 周后腹主动脉

形成粥样斑块，IMTm 与 TC/HDL-C 成正比。而 AS 病理特征是：血管壁粥样斑块中主要代谢物为 TC。Framingham 研究表明 TC/HDL-C 值升高是确诊 AS 的有效指标，HDL-C 减低是诱发老年人发生冠心病的重要危险因素之一。这就提示我们，临床实践时，对高胆固醇血症患者除了需要降低 TC、LDL-C 水平，还应注意提高 HDL-C 的水平，只有这样才有利于疾病向愈，而不至于演变成 AS。

临床试验报道，精神长期处于紧张状态，会加大 AS 发生的风险，其机制一方面归咎于肝失疏泄则胆汁分泌排泄功能障碍，从而影响胆固醇的排出，引起血脂代谢失常所致。张仲景早在《金匮要略》之"胸痹心痛短气病脉证治"篇中就首次较为详尽地阐明了胸痹从肝论治的理法方药，如"胸痹心中痞，留气结在胸，胸满，胁下逆抢心，枳实薤白桂枝汤主之，人参汤亦主之；胸痹胸中气塞、短气，茯苓杏仁甘草汤主之，橘枳姜汤亦主之"；方中人参、甘草、白术、茯苓等益气健脾，燥湿化痰之品以及橘皮、枳实、厚朴理气散结之品，虽三味中药的归经不属于肝，但意在从肺脾入手而疏肝，这些应用都充分体现了仲景从肝论治胸痹心痛的思想。近些年，大量的疏肝药物也被应用到高脂血症和 AS 的治疗中，比如经柴胡疏肝散治疗 3 个月后的高脂血症患者，其血清 TC、LDL 水平明显降低，同时 HDL 也显著升高（$P<0.05$）。

正常的血脂水平有赖于胆固醇稳态的维持。胆固醇代谢可能是肝主疏泄调节脂质代谢的主要途径，血清胆固醇的增高可能是肝失疏泄，胆固醇代谢异常，血脂紊乱诱发 AS 的发病机制。动物实验研究表明，高脂饮食能引起家兔高胆固醇血症及 AS 的发生，为此提出了佐证。研究表明联系胆固醇代谢与 AS 的因素很多，比如内皮脂肪酶、B 类清道夫受体 1（SR-B1）、ABCA-1 基因等，但疏肝药对以上因素的作用未被得到证实。心病的病因在肝，治病求本，故治则也应先疏肝。此外，中药还具有作用多靶点、毒副作用小等诸多优点。因此，以 AS 的肝失疏泄，胆固醇代谢紊乱理论为指导，筛选以影响胆固醇代谢的物质为作用靶点的疏肝通络药物，发展维持胆固醇稳态可能是防治 AS 的新策略。

168　从肝主疏泄辨治肠易激综合征

　　肠易激综合征（IBS）是具有腹痛、腹胀或腹部不适及排便习惯改变，并伴有大便性状异常，持续性存在或间歇性发作，但又缺乏解释以上症状的形态学和生化学异常的一组临床综合征，是一类心理、生理、病理相互作用形成的典型心身疾病，也是临床常见的功能性胃肠病。根据功能性胃肠病罗马Ⅲ的诊断标准，IBS 可分为便秘型（IBS-C）、腹泻型（IBS-D）、混合型（IBS-M）和不定型（IBS-U）4 种亚型。据我国北京、广州的流行病学研究发现 IBS 占普通人群的 5.6%。IBS 的发病机制尚未明确，可能与胃肠动力异常、内脏高敏感性、生活应激、炎性改变、精神心理因素、分泌异常与遗传因素等有关，其中胃肠动力异常是 IBS 发生的主要病理基础。最新研究发现 IBS 因精神心理因素的发病达到了 54%，二者相互作用的发病机制与脑肠轴功能的异常有关。中医学无肠易激综合征之病名，根据该病的临床症状，结合罗马Ⅲ诊断标准，以腹痛、腹部不适为主症者，应归为"腹痛"范畴；以大便粪质清稀为主症者，应归为"泄泻"范畴；以排便困难、粪便干结为主症者，应归为"便秘"范畴；此外，该病与"郁证"亦有着不同程度的关系。中医学认为 IBS 的病机是肝郁、脾虚、湿滞、燥热等因素影响大肠传导功能；病位在大肠，与肝和脾密切相关；饮食不节、外邪侵袭及情志因素均可导致脾失健运、肝失疏泄，致使肝胃不和、肝郁气滞、肝木乘脾、肝脾不调，引起肠道气机不利、肠道传导失司，引起腹痛、腹泻等症；肝郁脾虚是 IBS 的主要证型。学者吴亚娜等基于中医学肝主疏泄、调畅情志理论，从肝辨治肠易激综合征，以期为临床治疗肠易激综合征提供理论依据，提高治愈率。

情志因素是 IBS 发病的重要因素

　　1. 精神心理因素与 IBS 现代研究　随着对 IBS 的深入研究，越来越多的医者认识到 IBS 的发病不但是由生物因素所致，还与心理、社会因素有着密切关系。IBS 患者的临床症状与其固定的思维和行为模式密不可分，异常的人格在临床症状的表达上起到重要作用。各类应激状况及抑郁、焦虑、紧张等情绪变化可使患者的肠道症状加重；相反，如果控制了各种显著的情感变化，患者的肠道症状也将得以缓解。王超等对 101 位 IBS 患者的精神心理状态进行评估，结果显示 57.4% 的患者伴有不同程度的焦虑和（或）抑郁；73.3% 的患者伴有不同程度的睡眠障碍，主要以日间功能障碍受损最为严重，其次为睡眠质量和睡眠效率；此外，患者的精神心理障碍愈严重，则 IBS 相关症状愈重，生活质量受损也更明显，后两者亦可加重患者的精神心理障碍，形成恶性循环。Morito 等研究发现 IBS 患者多伴有日间瞌睡次数增加现象。徐芳等研究 IBS-D 患者中医体质与生活质量的相关性，结果发现平和质对 IBS-D 患者生活质量多方面均有促进作用（$P < 0.05$）；气郁质是降低 IBS-D 患者生活质量的主要因素，尤其是烦躁不安及忧虑等情绪。以上研究均表明精神心理因素在 IBS 的发生、发展过程中发挥着重要作用。

　　2. 情志因素与 IBS 中医认识　《素问·调经论》"志有余则腹胀飧泄""怒则气逆，甚则呕血及飧泻"。说明忧思恼怒、焦虑紧张等情志失调可导致肝气郁结、失于疏泄，因此肝极易为情志所伤。《杂病源流犀浊·诸郁源流》："诸郁，脏气病也，其原本于思虑过深，更兼脏气弱。"气机郁滞可进一步引起血瘀、湿聚、痰生，甚则化火生风伤阴等。《医方考》："泻责之脾，痛责之肝，肝责之实，脾责之虚，脾虚肝实，故令痛泻。"指出泄泻的发生责之于肝、脾两脏的失调，关键在于肝气不疏和脾气虚弱。《医学求是》："腹中之痛，称为肝气……木郁不达，风木冲击而贼脾土，则痛于脐下。"从五行相克理论说明腹痛的发生在于肝木克脾土。《景岳全书·泄泻》："凡遇怒气便作泄泻者，必先以怒时挟食，致伤脾胃，故但有所犯，即随触而发，此肝脾二脏之病也。盖以肝木克土，脾气受伤而然。"说明发怒是导致腹泻的病因之一。叶天士云："肝病必犯土，是侮其所胜也，克脾腹胀，便或溏或不爽。"由此可见，肝气郁结、肝失疏泄、横逆犯脾或忧郁思虑、土虚木乘，均可导致脾失运化，大肠传导失职、通降功能失调，从而产生腹痛、腹泻。

肝主疏泄与 IBS 关系

肝主疏泄，调畅一身之气机，调节血的运行和津液的输布代谢，协助脾胃升降。若精神过度紧张、恼怒或抑郁，皆可导致肝失疏泄，木郁不达，肝木乘脾，出现腹痛、腹胀、嗳气、大便不爽等 IBS 相关症状。《血证论》："木之性主于疏泄，食气入胃，全赖肝木之气以疏泄之，而水谷乃化，若肝不能疏泄水谷，渗泻中满之证，在所不免。"指出泄泻、腹痛、腹胀的病因皆责之于肝，肝的正常疏泄是脾胃正常运化和传导的重要条件。《医学入门·五脏穿凿论》："肝与大肠相通，肝病宜疏通大肠，大肠病宜平肝。"陈英杰基于此理论，提出"肝寄腑于大肠"，认为"肝与大肠相通"的生理意义主要在于肝寄腑于大肠，借道大肠而降泻浊气，通过大肠的降浊使肝之生理功能正常，而肝之疏泄功能正常又保证了大肠的顺利降浊。唐容川云："肝内膈膜下走血室，前连膀胱，后连大肠。厥阴肝脉，又外绕行肛门，大肠传导全赖肝疏泄之力，以理论则为金木交合，以形论则为血能润肠，肠能导滞之故，所以肝病宜疏通大肠以行其郁结也，大肠病如痢症、肠风、秘结、便毒等症，皆宜平肝和血润肠以助其疏泄也。"从肝与大肠生理结构的关系进一步阐释了肝主疏泄影响大肠传导。《辨证录·大便秘结门》："夫肝属木，木易生火，火旺似宜生脾胃之土，土又生金，何至大肠无津，成闭结之苦症？不知肝中之火，乃木中之火……故欲开大肠之闭，必先泻肝木之火，则肝气自平，不来克土，胃脾之津液，自能转输于大肠，而无阻滞之苦矣。"指出肝火炽盛，灼伤燥金，津液不布，阴液耗损，则肠道失润，引起便秘。《伤寒论》中治疗热灼伤阴、燥屎内结者，予以承气汤，取厚朴、枳实通降疏泄之力，而行大肠秘结之气。黄元御云："肾司二便，而传送之职，则在庚金，疏泄之权，则在乙木。"肝气调达可以促进大便的正常排泄。《素灵微蕴·噎膈解》："饮食消腐，其权在脾；粪溺疏泄，其职在肝。"指出大肠"传化物而不藏"的功能与肝主疏泄息息相关，肝气调达则一身之气升降有度，大肠传化糟粕功能正常，则 IBS 不易发生。

从肝辨治 IBS

基于肝主疏泄相关理论，临床治疗 IBS 以调理肝气为切入点，疗效显著。赵丹阳等对 70 例 IBS 患者进行随机分组，治疗组 35 例采用柴胡疏肝散（柴胡、茯苓、白术、陈皮、香附、川芎、枳壳、白芍、炙甘草）加减治疗，对照组 35 例给予匹维溴铵片合蒙脱石散剂口服，治疗 3 个月后，治疗组、对照组有效率分别为 94.3%、74.3%，两组对比，差别有统计学意义（$P<0.05$）；治疗组临床症状改善程度明显优于对照组（$P<0.05$），表明柴胡疏肝散加减治疗腹型 IBS 肝郁脾虚证的疗效优于单纯西药治疗，可以改善临床症状，提高患者生活质量。汪正芳等对治疗组 51 例 IBS 患者给予调理肝脾方，对照组 46 例口服匹维溴铵片，治疗 4 周后采用积分进行疗效评价，结果显示治疗组在改善排便次数、粪便性状症状积分方面明显优于对照组（$P<0.05$）。彭美哲等在一项随机、双盲、平行对照研究中，将 60 例腹泻型肠易激患者随机分为治疗组和对照组，分别采用痛泻药方加减、匹维溴胺片治疗，治疗 4 周后进行中医证候总体疗效评价，结果显示治疗组有效率为 88.9%，对照组有效率为 65.2%；治疗组能有效改善 IBS 主要单项症状，尤其在改善腹胀腹痛、情志抑郁、急躁易怒方面优于对照组（$P<0.05$）；治疗组胃肠激素水平明显降低。表明疏肝健脾法治疗腹泻型肠易激综合征临床疗效满意，可为中医疗效评价的客观化指标提供依据。罗莎等采用六磨汤（木香、乌药、枳实、大黄、沉香、槟榔）联合氟哌噻吨美利曲辛片治疗 IBS-C 患者 39 例，对照组给予莫沙必利片及乳果糖，同时分别对 2 组患者进行综合护理干预，治疗 15d 后，治疗组有效率（92.31%）优于对照组（76.93%）。杨洁等通过多中心随机平行对照

研究发现疏肝健脾类方药组能够明显降低腹痛、腹胀、腹泻等临床症状积分（$P<0.05$），有效率也显著高于对照组（$P<0.05$）。方建松等总结临床常见的 IBS 治法要素 17 类，发现肝脾同调的治法在文献中的采纳率高达 51.3%，此亦反映了肝脾失调在 IBS 病机中的重要地位。张友根等将 64 例 IBS 患者采用随机数字表法随机分为两组，每组 32 例，对照组实施一般护理，治疗组在一般护理基础上加用中医五音疗法及膳食干预，治疗 1 个月后评估两组患者的心理状态及生活质量，治疗组明显优于对照组，两组对比，差别有统计学意义（$P<0.05$）。《肠易激综合征中医诊疗共识意见》认为，脾胃虚弱和肝气疏泄失职存在于肠易激综合征发病的整个过程，肝郁脾虚是导致肠易激综合征发生的重要因素。最新研究表明 IBS 是一个多变量的"炎症"过程，其发病机制是脑肠轴上脑肠肽水平的改变，其中神经肽 Y（NPY）是一种广泛分布的神经递质，NPY 及其受体参与大脑中的记忆、情绪及调节食物的摄入，不仅能够调节胃肠道功能，而且对心理精神具有调节作用。李晓红等认为肝主疏泄、调畅情志和协助脾胃运化的功能与脑-肠轴具有相关性。

　　肠易激综合征是一种肠道功能紊乱但无明显胃肠道结构改变的疾病。精神心理因素不仅能导致情绪的异常改变，而且能引起食欲不振、腹胀、腹泻等胃肠道反应，加之 IBS 患者大多平素体质较弱，故易出现神经-内分泌调节失衡，表现为感受性及情绪兴奋性过强，且不易恢复，此与中医证候学中的"肝脾吻合"具有一致性。肝主疏泄功能正常，脾胃得以升清降浊，大肠亦可正常传化糟粕，则腹痛、腹泻及便秘等 IBS 相关症状便不易发生。因此，从肝主疏泄、调畅情志入手，可有效治疗 IBS。另外，最新的研究表明基于脑-肠轴探讨不同证候 IBS 的发病机制，将中医学理论与现代研究方法相结合，可进一步明确 IBS 发病机制，提高该病的诊治水平。

169　肝失疏泄致衰论

　　人之生长壮老已是生命活动的自然规律，衰老是一个必经的生理过程，《素问·上古天真论》"上古之人，春秋皆度百岁，而动作不衰""尽终其天年，度百岁乃去"。《灵枢·天年》也说："人之寿百岁而死。"从我国最早的医学论著《内经》的论述中就能发现个别老人可突破寿限从而享其天年，但属于少见。而在衰老的过程中认知功能障碍对个人、家庭和社会已构成巨大压力。防治认知功能障碍应重视临床前延缓脑的老化和轻度认知障碍患者的治疗。因而，研究脑老化及认知功能衰退的成因、干预脑老化及认知功能衰退过速的策略和措施是衰老研究的关键科学问题。

　　学者关徐涛等认为，肝失疏泄是现代衰老的主要机制和关键病机。其通过对《内经》以及相关古代文献的整理研究，综述肝主疏泄的生理病理特点，并基于对"肝主疏泄"内涵的理解，主张从肝主疏泄论治衰老，防治脑老化，并进行了一系列的基础和临床研究，为中医衰老学说提供新的见解。

　　中医衰老理论可谓源远流长，《内经》对养生、防衰就有详细的论述，后世医家在此基础上，不断发展和完善，形成了多种衰老学说共存的局面，主要有肾虚衰老、脾虚衰老、脾肾两虚夹瘀衰老、先天说、后天说、精气神虚损说、阴阳失调说、津液不足说、邪实说、气运失常说、气虚血瘀衰老说、气虚痰浊衰老说、三焦气化失常说等。虽然研究取得一定的成果，但仍存在着问题。从以上相关衰老假说不难看出，脾肾为先后天之本，从脏腑研究衰老，脾肾一直是处于主导地位，从病机角度可以看出中医研究衰老总以虚证论治，其治疗原则无外乎补益"气血阴阳"，尽管近年来王永炎提出"毒损脑络"理论，但肾精亏虚是其发生的前提，浊毒损伤脑髓是该病发病的重要机制，其病机仍是基于肾虚。随着生活水平的提高，竞争日益激烈，人们的精神压力逐渐增大，疾病谱也有了明显的变化，精神疾病和心身疾病日益增多。身体上的虚弱已经不是导致衰老最主要的原因，取而代之的是与心理社会因素相关的疾病成为早衰的原因。情志调养越来越受到现代人的重视，情志因素成为导致衰老的重要因素。詹向红通过长期的临床观察以及基础性研究提出"情志衰老假说"，认为肝主疏泄不及或太过均可加速脑老化的发生，课题组通过对不同神经质水平的正常人群、轻度认知障碍（MCI）患者和实验动物多层面研究，观察长期负性情绪积累对衰老进程中认知功能的影响。利用功能磁共振成像（fMRI）和事件相关电位（ERP）技术探讨情志内伤所致认知功能衰退各认知域改变的神经影像学特征及中药干预前后的变化，并从神经可塑性、表观遗传调节、信号转导通路等多维度阐释情志致衰机制。

肝主疏泄的理论渊源

　　《内经》中无肝主疏泄一说，但"疏泄"却最早见于《素问·五常政大论》"发生之际，是谓启陈，土疏泄，苍气达，阳和布化，阴气乃随，生气淳化，万物以荣"；《素问·宝命全形论》"土得木而达"；《素问·五常政大论》："木曰敷和……木曰发生……敷和之纪……其类草木，其藏肝。"从以上条文的描述均是对肝的"疏泄"功能的描述，通过中医取类比象的思维方法，木喜舒展条达恶抑郁为"将军之官"。

　　后世医家对此少有论述，"肝主疏泄"最早见于朱丹溪所著《格致余论·阳有余阴不足论》中提出了"主闭藏者肾也，司疏泄者肝也"的理论，明确指出了疏泄是肝的生理功能。朱丹溪也在《格致余论》中综合外感、内伤等因素创立"六郁"学说，认为气郁是由情志不畅所致，且为"六郁"之首。缪希雍《本草经疏》："扶苏条达，木之象也；升发开展，魂之用也。"更为具体的认识到肝（木）具有疏泄之功，条达之性。明代薛立斋《内科摘要·卷下》将"司疏泄者肝也"改为"肝主疏泄"，进一步肯定了"肝主疏泄"这一功能。马莳在《黄帝内经素问注证发微》提出"司疏泄者，肝也"。

清代，肝主疏泄理论得到了新的发展，周学海《读医随笔·卷四》："故凡脏腑十二经之气化，皆必籍肝胆之气化以鼓舞之，始能通畅而不病。"认为肝的疏泄有调畅全身气机、气化的作用。张志聪《黄帝内经素问集注》《黄帝内经灵枢集注》"肝主疏泄水液，如癃非癃，而小便频数不利者，厥阴之气不化也""肝主疏泄，小便不利者，厥阴之气逆也"。认为"肝主疏泄水液"，当厥阴之气"逆"或"不化"时，可使小便不利。

唐容川对肝主疏泄血液的生成与运行的关系进行了详细阐述，使肝主疏泄的理论得以完善。《血证论·脏腑病机论》："木之性主于疏泄，食气入胃，全赖肝木之气以疏达之，而水谷乃化。设肝之清阳不升，则不能疏泄水谷，渗泄中满之证在所不免。"所述肝主疏泄对水谷的影响。"肝属木，木气冲和条达，不致遏郁，则血脉得畅"。叶天士《临证指南医案》"气郁不舒，木不条达，嗳则少宽"肝失疏泄的病例。可见，肝主疏泄理论是由历代医家在《内经》理论中逐步发展而来的。

近年来，陈家旭提出："肝主疏泄的功能正常，人体内部的脏腑、器官、组织、气血的生理功能就能处于正常状态。"白云静也提出："肝主疏泄是保持肝脏本身的功能以及其他各脏腑功能协调有序的重要条件。"王静指出肝的升发作用不仅维持着自身的生理活动，而且直接影响着全身各脏腑的功能活动。

肝主疏泄的生理功能以及病理变化

1. 肝主疏泄的生理功能 有关肝主疏泄的生理功能特点在第八版全国中医高等院校规范化教材中指出："肝气具有疏通、畅达全身气机，进而促进精血津液的运行输布、脾胃的运化功能、胆汁的分泌排泄以及情志的调畅等作用，促进男子排精和女子排卵行经"。当然有关肝主疏泄的生理功能特点也有学者有不同的认识，曾金铭提出疏利三焦通调水道，调理冲任二脉亦是肝主疏泄内涵的应有之意；潘会等认为肝主疏泄有清内御邪作用，肝之疏泄，犹如将军之职，疏之有序，则人体内环境条达、健康，防止了内邪孳生，并认为此点与现代医学肝脏的解毒、排毒相合。方鸿等认为肝主疏泄的功能特点不仅表现在以上几个方面，而且对中药发挥性能具有重要的调节作用；高玉章等认为肝主疏泄的生理作用亦应包括泄浊解毒、宣散外邪。

2. 肝主疏泄失常的病理变化 肝的疏泄功能失常也无非表现为肝气的作用太强导致疏泄太过（肝气逆证）与肝气的作用不及（肝气郁证）。《素问·玉机真脏论》在论述肝病时说"其气来实而强，此谓太过。其气来不实而微，此谓不及""太过则令人善怒，忽忽眩冒而颠疾，其不及则令人胸痛引背，下则两胁胠满"；此正所谓肝气有不及太过两方面。《素问·脏气法时论》与《素问·方盛衰论》对肝气疏泄太过的临床症状进行了描述："肝病者，气逆，则头痛耳聋不聪颊肿；气上不下，头痛癫疾。"《素问·六元正纪大论》"木郁达之"，明确指出了肝气郁证的治疗要以疏通畅达的方法来治疗。

（1）肝气逆证的病因病机：多由大怒或郁怒伤肝，或突然的情志刺激造成。《素问·举痛论》："怒则气上。"从而影响到肝的疏泄功能，致肝气升发、疏泄太过，使气机逆乱，气机或逆于上部，影响头目的生理功能，或横逆克脾犯胃，影响脾胃的运化功能，而出现各种异常的病理现象。

（2）肝气郁证的病因病机：多因情志刺激，如抑郁伤肝，或其他病邪的侵扰，影响到肝的疏泄功能，导致肝气升发不足，疏泄不及，气机郁滞不畅，而表现出各种病理现象。由此看出无论肝气郁证或是肝气逆证多是由情志刺激所致的肝主疏泄失常的病理改变。

肝失疏泄情志异常与衰老

1. 肝气逆与衰老 《素问·生气通天论》"阳气者，大怒则形气绝，而血苑于上，使人薄厥"。肝为刚脏，为将军之官，急躁易怒，病则易伤气机，郁而化火，伤及五脏，詹向红认为，负性情绪以愤怒为核心，对社会及个体的危害较大，许多重大的心身疾病可以追溯到慢性的愤怒情绪持续累积。怒是负性情绪中最不可忍受、怒与疾病发生关系最为密切的情绪反应之一。中医基础理论认为，肝主疏泄，在志为怒，怒伤肝，长期或剧烈的愤怒情绪会阻碍肝疏泄气机的功能，使气机逆乱。头为诸阳之会，五脏精华之血，六腑清阳之气皆汇聚于脑，方有神明之用，若气机逆乱，则气血不能正常输布于脑，脑失濡养则脑老化加速。

2. 肝气郁与衰老　《灵枢·天年》"五十岁，肝气始衰……形骸独居而终矣"。说明了人体的衰老是从肝开始的速衰老，徐中环认为"衰老当责之于肝郁"。指出肝郁致精郁精衰，肝郁戕害五脏，疾病丛生而加速衰老，从病理上指出肝郁可以导致外部形体征象的改变，精神活动能力的下降，机体代谢率和生理功能的下降以及生殖功能的下降。李晓康根据《内经》提出"人之衰老，肝为先导"的论断。肝郁形成以后，肝失疏泄，情志失调，条畅气血功能失常，造成气滞血瘀，导致衰老加速。"气血冲和，万病不生，一有怫郁，诸病生焉"。情志不畅，疏泄失职，必然影响全身气机通调致使脏腑受累，或气血亏虚，脑失濡养；或痰瘀互结，清窍阻塞，化毒为害；或二者并见，虚实兼夹，终可致脑之生机下降。

肝失疏泄致衰相关说

詹向红从肝郁情志角度出发，即旷日持久的情志不畅，疏泄失职是加速衰老进程中认知功能衰退的重要原因之一。通过复制大鼠 D-半乳糖脑老化模型，采用慢性不可预知性应激诱发多种负性情绪，观察长期负性情绪应激对脑老化大鼠认知行为学，衰老生物学及形态学影响，并从神经可塑性，表观遗传调节，信号转导通路等角度阐释其机制。

通过流行病学调查，对患者进行访问，填写肝气郁结证评定量表用于评估被试的肝气郁结程度，Beck 抑郁量表（BDI）、Beck 焦虑量表（BAI）用于评估被试的情绪特征；填写蒙特利尔认知功能量表（MoCA）和韦氏成人智力量表（WAIS-RC）分量表用于被试总体认知功能的评估和认知域的专项测验，测定衰老生物学指标尿 8-羟基脱氧鸟苷（8-OH-dG）、血浆超氧化物歧化酶（SOD）、过氧化脂质（LPO）、PBMC 端粒酶活性测定。

应用神经影像技术功能磁共振（fMRI）为认知功能障碍提供了一种在体病理学显像手段，应用事件相关电位（ERP）从神经电生理角度阐释情绪因素所致脑老化的独特机制。通过 ERP-fMRI 联合同步描记以同时获取高时空分辨率信号成为可能，脑作为一个整体，分析大脑结构网络及各脑区成分变化的相关性，并与认知功能测试相结合。"见肝之病，知肝传脾，当先实脾"。根据上述肝气郁结证诊断标准纳入的被试中又确有部分患者兼有脾虚症状，故本研究拟采用成药逍遥丸对肝气郁结型 MCI 患者进行干预，从而得到实验假说的验证。

詹向红提出"肝失疏泄致衰"相关说，探讨衰老的机制，通过临床观察、流行病学分析、动物实验以及临床实验，深入分析肝失疏泄理论在人体衰老中的重要地位，得出肝主疏泄失常能加速老化。肝主疏泄功能失常可导致气滞、瘀血和痰浊等病理产物的形成，这些都是影响衰老的重要因素。而肝的疏泄功能正常可有效调节一身气血，达到延缓衰老的目的。肝的疏泄功能失常导致情志异常是导致疾病加速衰老的重要因素。肝能调畅情志，肝气条达对于情志舒畅，预防早衰，延缓衰老具有重要作用。

假说突破了以往健脾补肾以延缓衰老的传统观念，提出通过疏肝养肝、怡情舒肝以延缓衰老的思路，这对于预防中年早衰特别的轻度认知功能损害具有重要的价值和意义。本课题正是基于肝主疏泄调畅情志理论指导下，围绕衰老及认知老化的成因、特点与机理，通过对不同神经质水平的正常人群、MCI 患者和实验动物的多层面研究，借助神经影像学技术，以期把情志伤肝致衰置于更有说服力的科学水平之上，为过速脑老化提供病因学依据，为认知功能衰退的中医药干预提供新思路，为肝主疏泄和七情内伤赋予新认识，为中医衰老理论增添新内涵。

170　肝失疏泄理论的现代研究

　　肝者，主疏泄，性喜条达而恶抑郁，具有疏通、畅达、宣泄、升发的生理功能。正如朱丹溪所说："司疏者，肝也。"（《格致余论·阳有余而阴不足论》）人体气机之升降出入、津血输布代谢、脾胃运化、情志调畅、生殖功能调节均有赖于肝的作用。如果肝失疏泄，肝气郁滞，或肝气上逆，则身体的多种功能不能正常发挥，多个系统会出现症状，例如胸胁胀满疼痛、胃脘不舒、烦躁易怒、郁郁寡欢、四肢发凉、关节疼痛、月经不调等。

　　随着生活节奏的加快、社会压力的增加，肝气郁滞在日常生活中表现得愈加明显。如抑郁症、亚健康等心身疾病，发病率呈愈演愈烈之势，严重影响人们的身心健康。故研究并总结肝失疏泄的病因病机将有助于防治一系列的心身疾病，对人类健康具有重要意义。学者于峥等探讨了肝主疏泄的生理基础、肝主疏泄动物模型的研究，用实验方式研究肝失疏泄的证候，以期能够为肝病的研究与诊疗提供参考。

肝失疏泄的结构基础

　　中医认为，肝主疏泄，但对其具体机制尚不明了。很多学者运用现代医学技术手段，开展了肝主疏泄的本质研究。严灿等从免疫学角度设计实验研究，纳入诊断为肝郁的患者 50 例，并与正常组对照。观察全血 T 淋巴细胞转化率、免疫球蛋白（IgG、IgM、IgA）、补体（C_3）、尿木糖排泄率、血浆环磷酸腺苷（cAMP）、环磷酸鸟苷（cGMP）。结果显示，肝郁组的 T 淋巴细胞转化率及尿木糖排泄率、cAMP 及 cAMP/cGMP 均下降，差异具有统计学意义（$P<0.05$）。同时，还设计动物模型实验，结果显示肝郁大鼠的免疫器官、T 淋巴细胞转化率、腹腔巨噬细胞吞噬率及吞噬指数较正常组明显降低（$P<0.05$）；肝郁组的皮质酮却较正常组显著升高（$P<0.05$）。以上结果提示了肝郁组免疫功能的低下，以及强烈外部刺激下表现出的"丘脑垂体-肾上腺"皮质系统的功能抑制。故研究者认为，肝郁导致身体免疫功能的紊乱，其主要机制为"因滞致虚，因虚夹邪"，即肝郁导致脾虚，继而出现对外界刺激失应答。

　　有学者运用大鼠、猕猴模拟经前期综合征，探讨肝失疏泄的微观机制。通过对比观察，发现血清、边缘叶、下丘脑性激素及其调节激素系统（黄体酮、雌二醇、泌乳素）和血清、边缘叶、下丘脑单胺类神经递质系统（去甲肾上腺素、多巴胺、5-羟色胺）与情绪关系密切，揭示了肝主疏泄可能的神经-内分泌实质。

　　岳广欣等从现代信息学角度阐释了肝主疏泄的生理基础。他们认为应将肝看作一个信息系统，而边缘系统（指高等脊椎动物中枢神经系统中由古皮层、旧皮层演化成的大脑组织以及和这些组织有密切联系的神经结构和核团的总称）则是肝主疏泄的高级中枢。肝主疏泄主要在于调畅情志、藏魂等一系列本能欲望和动机，与边缘系统的功能极其相似。边缘系统通过自主神经系统和交感-髓质系统下传信号，其效应器是平滑肌系统。所以肝主疏泄的生理基础为"边缘系统-自主神经系统和交感-髓质系统-血管平滑肌"这一有机体系的信息传导，达到平滑肌有序舒缩，从而适应环境变化。当本体欲望不能完美实现，平滑肌系统失去节律性收缩，出现气血逆乱之表现，比如头晕头痛，故肝郁的基础是上述系统的平衡因外界刺激而被打破，导致效应器的功能失调。另外，岳广欣认为激素与中医学"少火"的性质相似，糖皮质激素过量使用则可通过上述信息系统进行负反馈调节，从而出现边缘系统的兴奋性和敏感性降低的情况，甚至出现神经元损伤，临床表现为肝气不疏。

田进文等认为，肝主疏泄调节脾胃运化的功能与平滑肌关系密切。提出"消化系统平滑肌组织归属'肝'，黏膜腺性组织归属'脾'""消化系统平滑肌对饮食物和消化液的疏泄作用是'土得木而达'的体现""平滑肌层与黏膜层的解剖关系是'肝脾相助为理'的形态学基础""平滑肌层与黏膜层的解剖关系是'肝木乘土'和'木不疏土'的生理基础"等观点。黄熙等创新性地提出了脑-平滑肌轴（B-SM轴）的概念，他们认为肝主疏泄主要是通过脑、脏腑平滑肌、血管平滑肌这三个靶点来完成的，并且认为在治疗抑郁症方面，应当从这三个靶点寻求新药物、新突破。

另外，有学者认为，肝主疏泄跟肝脏本身的结构关系密切。孙学刚等认为肝主要的作用是调畅气机，即调节物质、能量的流动和分布，疏通、宣泄全身气、血、津液，使其畅达。现代医学认为，肝脏主要参与人体营养物质的代谢，调节人体电解质平衡，参与解毒，它的代谢功能与中医学中脾胃运化吸收水谷精微相似。可见，肝主疏泄更体现在其调整机体能量分布上。那么肝脏正常生理功能的发挥与其本身的生理结构关系必然非常密切。孙学刚研究认为，肝窦内皮是肝主疏泄的重要结构。肝窦内皮含有特殊的窗孔，其孔径约 $0.1\sim0.2~\mu m$，无隔膜，而且肝窦内皮下仅有少量不连续基膜，这使肝窦成为肝脏与血流物质交换的主要场所，其对营养物质的吸收与再分布是肝细胞代谢、转化物质的前提，可能是维系脏腑经络功能、气血阴阳平衡的关键所在。当然，如果内皮及窗孔结构破坏，物质及能量（气）分布不当，则出现肝气不舒的一系列症状，例如肝脏脂肪代谢紊乱引起的动脉粥样硬化。

综上所述，目前学者对肝主疏泄/肝失疏泄的阐释主要从神经、内分泌网络的正负调节方面入手，并且认为脑、平滑肌在肝的功能发挥方面起着重要作用。理解肝主疏泄的含义应从狭义和广义两方面切入。狭义地讲，中医认识的肝和现代解剖学上的肝一样，参与物质和能量的转化，那么肝主疏泄或者肝失疏泄必然跟肝脏本身的结构紧密相连，必然与肝窦内皮的窗孔密切相关；广义地讲，中医认识的肝是一个大的神经、内分泌调节系统，这个系统包含了狭义的肝脏，并且系统存在正反馈和负反馈调节，共同维持机体的平衡。但于峥认为，中医的肝主/失疏泄的生理基础在于后者，它们是由神经内分泌系统平衡/紊乱决定的。

肝失疏泄的动物模型研究

为了更深入探讨肝失疏泄的实质，也为了发掘更好的治疗方法，近年来不少学者开始运用动物模型进行研究。徐建阳等通过梳理文献总结如下，造模方法大致有药物造模法（艾叶注射、肾上腺素注射）、情志刺激造模法（颈部带枷单笼喂养法、夹尾激怒打斗法和捆绑法）以及两者结合造模法。造模成功后其病理改变主要影响循环系统、消化系统、免疫系统、神经内分泌系统，其临床表现与肝失疏泄证吻合，证明这些造模法的切实可行。徐建阳还建议，应当从符合中医病因病机的角度出发复制动物模型，这样才能准确反应其真正内涵。严灿等等为了建立符合肝失疏泄的动物模型，运用改进的慢性心理应激反应模拟中医肝失疏泄证过程，通过临床症状、病因病机、实验室检查、药物治疗效果进行评价，证实该模型的适用性。徐建认为要建立科学的动物模型，必须对应激反应模型本身的有关生理病理改变有较为清晰的认识，否则会因为各种复杂因素的影响而导致实验失败。

中医病证反映疾病的一个状态，是疾病的某一阶段概况。肝失疏泄包含了两种状态，即肝气郁滞证和肝气上逆证，故建立这样的动物模型在刺激方式、刺激量、刺激频率等方面都需要仔细衡量。另外，对于动物的表现也应当有一个统一客观的判断标准，这样才能准确评价造模的成功与否。应当全面地进行文献梳理，方才能取长补短。

肝失疏泄与脾胃运化

肝在五行中属木，脾胃属土，五行生克关系中木克土。如果肝气不疏，木旺乘土，则脾胃运化功能受到影响，而脾胃乃"后天之本、气血生化之源"，所以肝失疏泄将影响气血生成。从这个角度讲，肝的功能影响脾胃功能的正常运转。为了进一步说明肝主疏泄和脾主运化之间的关系，易崇勤等建造功能性消化不良小鼠模型，用四君子汤进行干预。通过与对照组比较发现，建模后反应吸收功能的指标如血糖、肝脏线粒体氧化磷酸化反应、肝细胞能荷较正常组低；用四君子汤后，上述指标都有明显改善（$P<0.01$），尤其以大剂量四君子汤组最为明显。该实验以辅助脾胃运化的四君子汤作为实验药物，但在生理指标上，它对肝脏的功能有明显改善，说明了中医脾主运化与肝脏的密切关系。脾胃运化包含两个方面的内容，即腐熟水谷和吸收精微物质，后者与现代医学认识到的大小肠、肝脏的功能关系密切。从这个角度讲，肝主疏泄是脾胃功能的重要组成部分。该实验若能从疏肝理气角度进一步设计对照实验研究，将更能说明两者之间的关系。

张沁园等从肝主疏泄和小肠吸收之间关系的角度设计动物对照实验，选取与吸收功能密切的三方面指标观察。结果发现，无论是肝郁组还是肝气逆组，小肠电活动性、小肠吸收细胞酶活性（三磷酸腺苷酶，碱性磷酸酶，葡萄糖-6-磷酸酶，琥珀酸脱氢酶，乳酸脱氢酶）、空肠头段吸收细胞的超微结构等都较正常组弱，提示肝气不疏可导致小肠吸收功能低下，揭示了肝主疏泄与脾胃运化的密切关系。该实验若能加用药物干预，更能够全面说明二者之间的关系。

刘汶等进行了证候调查分析，在所收集的 267 个功能性消化不良患者中，辨证为肝郁型占 58.4%，可见肝失疏泄对脾胃消化的影响之大。同时，他们还发现，肝郁病例中，情绪差的患者数目巨大，占86.5%，反映了情志不和与肝失疏泄的密切关系。

综上所述，目前对于肝失疏泄和脾胃运化的关系的研究主要集中在两方面，一是以肝气不舒为出发点造动物模型，了解肝气不舒的情况下小肠吸收功能的变化；二是从脾胃等消化功能不良的角度出发，了解肝脏功能的变化。于峥觉得上述两方面的研究缺少治疗上的实验补充，如果能从两个角度都进行药物干预并观察疗效，将能更清楚地说明二者的关系。另外，《金匮要略》："见肝之病，知肝传脾，当先实脾，四季脾旺不受邪，即勿补之。"说明肝失疏泄导致脾胃运化失调，疏肝理气就能预防或治疗脾胃病；反过来，通过实脾的方法可以预防或治疗肝病。那么中医的肝和脾之间是否是一种正负反馈调节的关系系统呢？这有待于进一步研究。

肝失疏泄与妇科疾病

肝藏血，主疏泄，调节血液灌注，关系着各脏腑器官的荣衰。《素问·上古天真论》："（女子）二七而天癸至，任脉通，太冲脉盛，月事以时下，故有子。"王冰注："冲为血海，任主胞胎，二者相资，故能有子。"说明女子的月经、生育与冲、任二脉关系密切。而《医学真传》认为："盖冲任之血，肝所主也。"可见女子的月经、生育等的"高级中枢"在肝，所以叶天士《临证指南医案》："女子以肝为先天。"说明肝气调达不郁是女性生殖功能正常的重要后盾；如果肝失疏泄，则可出现诸如月经不调、不孕不育等一系列妇科病症。所以研究肝郁和妇科疾病的关系及防治方法，具有极强的现实意义。

柴丽娜等调查发现，222 例月经病患者中，肝郁型占 54.5%。另外，运用心理测评发现，114 例肝郁组病例中，48 例有情绪诱因，其中 25 例因愤怒引起。肝郁组阳性项目、总分、心理障碍、人际关系等方面与健康组比较差异均有统计学意义（$P<0.01$），提示肝郁型月经病具有心理障碍这一普遍现象。同时该实验也反映了愤怒与肝失调达的密切关系，怒伤肝，肝气不调，血海不畅，月经病乃成。王希浩等为了探究肝郁导致月经病的机制做了临床试验，对比观察实验组和对照组血清泌乳素（PRL）水平，实验组明显偏高（$P<0.01$），且在纳入的 166 例肝郁病例中，血清 PRL 升高有 139 例，达 83%，这充分证明了肝郁和血清 PRL 升高的密切关系，提示了肝郁致月经病的可能机制。解月波也从血清角度探讨肝郁和月经病的关系，纳入肝郁型月经病 52 例，正常对照组 53 例，不仅观察 PRL，还观察雌二醇（E_2）、黄体酮（P）、E_2/P。比较发现，肝郁型月经病组 PRL 明显升高，E_2、P 降低，以 P 降低明显，E_2/P 明显升高。运用疏肝法治疗后，升高的血清 PRL、E_2/P 水平均显著降低（$P<0.01$），血清 P 水平显著升高，月经失调也得到改善。这一结果补充并证实了王希浩等的研究结果，可信度高。朱静等做

动物实验表明，肝郁及心理应激可明显增加大鼠子宫重量及系数（$P<0.05$ 或 $P<0.01$），胸腺指数明显降低（$P<0.01$），且血清 E_2、P 含量降低（$P<0.05$ 或 $P<0.01$），血清黄体生成素（LH）、促卵泡刺激素（FSH）含量升高（$P<0.05$ 或 $P<0.01$），血清白细胞介素 2（IL-2）、γ 干扰素（INF-γ）含量降低（$P<0.05$ 或 $P<0.01$），血清 IL-6、肿瘤坏死因子-α（TNF-α）含量升高（$P<0.05$）。这些实验结果反映了肝郁和心理应激对子宫肌瘤生长的明显促进作用，并提示肝郁导致子宫肌瘤的结构基础可能是下丘脑-垂体-性腺轴（HPG 轴）及下丘脑-垂体-肾上腺皮质轴（HPA 轴）。肝郁及应激状态导致内分泌失调及免疫功能低下，加之两个轴的长时间功能紊乱，最终导致子宫肌瘤形成。李京枝等也进一步证实了肝郁对大鼠卵巢及子宫结构的影响，他们发现肝郁组卵巢中卵泡颗粒细胞减少，膜细胞层增加，后者常发生黄素化，间质细胞内血管扩张，黄体数量较多，体内有大量红细胞浸润，个别黄体有液化、体积增大。运用疏肝的木香调经胶囊治疗后，高剂量组的卵巢结构改善，间质血管扩张不明显，黄体数量与模型对照组对比相对减少，其体积正常，上皮无明显异常，黄体内仅见少量红细胞浸润，初级及次级卵泡数量正常，颗粒层上皮无改变，子宫内膜增厚；另外，治疗后卵巢局部 TNF-α 的表达明显降低（$P<0.01$）。由此可见，肝郁不仅影响内分泌水平，更是直接影响组织器官的结构和功能。赵志梅认为，精神刺激、应激可扰乱自主神经功能，尤其是经期 α-兴奋性受体占优势，若处于应激状态，子宫内膜平滑肌及血管平滑肌收缩增强，而致子宫内压增大，痛经和经血逆流增多；同时 PRL 的升高易引起子宫内膜异位症及不孕不育。

肝失疏泄不仅影响脾胃及妇女生殖系统，由上面的分析可知，它可累及全身的神经内分泌网络。现代社会的快节奏以及社会变革给人们心理上增加了巨大的压力，情绪的长久不良刺激是肝失疏泄的主要原因，出现消化不良、妇科疾病，以及失眠、抑郁症等一系列严重影响人们生活质量的病症。研究并阐明肝失疏泄的病理机制有助于预防严重的身心疾病，具有重要意义。目前众多学者的研究无论从动物实验角度还是药物临床角度，都把焦点集中在与神经、内分泌相关的两个轴上，即 HPG 轴及 HPA 轴，在一定程度上阐明了肝失疏泄的生理基础和病理机制，并且运用疏肝理气的方法取得了显著的实验结果，为进一步的科研提供了数据支持。但是由于很多实验研究仅限于动物实验，其动物模型的建立没有标准，造模结果难以统一，动物情绪难以控制和观察，故实验结果难免偏差。鉴于此种情况，詹向红等尝试在正常人群中开展实验，通过播放单一性的诱发正常人群愤怒情绪的影片片段给正常大学生，观察其生理反应，结果显示愤怒情绪可放大 HPA 轴的作用，且不同的宣泄方式拥有神经电生理方面的证据支持。这种创新的研究方法还需完善，可更直观验证肝失疏泄的内涵。

21 世纪的医学模式已变成"生物-心理-社会"模式，可见人们对心理因素与疾病之间的关系越来越重视，所以开展肝失疏泄的研究迫在眉睫。

171 肝失疏泄与五脏生湿机制

湿邪分为外湿和内湿，外湿为外侵六淫之一，内湿则为内生五邪之一。内湿既属病机范畴，又为病理产物性病因。内湿具有重着、黏滞、趋下等特性，是由人体脏腑功能失调，运化转输水液功能障碍而致。由内湿导致的病证，称为内湿证。

内湿证按八纲辨证可分寒湿和湿热，寒湿为湿从寒化，可见苔白腻、口不渴、无发热、大便稀溏或成水样、脉紧；湿热为湿从热化，可见苔黄腻、口渴少饮、身热不扬、便溏不畅或里急后重、脉数。按三焦辨证则可分湿郁上焦，症见胸中满闷、头胀头重；湿阻中焦，症见脘腹胀满、口腻纳呆；湿滞下焦，症见小便短少、频数急迫、女子带下、淋浊。按脏腑经络辨证，湿停于肺发为咳喘痰饮；湿阻心脉则胸痹心痛；湿滞肝胆则为黄疸胁痛；湿渍脾胃则为脾瘅泻痢；湿聚于肾则为水肿癃闭；流注于关节则为热痹、肿胀；流连于四肢为痿、为躄、肢体不用；侵淫于皮肤则为痛、疡、脚气、疮、肿。现代研究表明，许多疾病，如脂肪肝、糖尿病、风湿病、高血压病、冠心病等都与"内湿"有着密切联系。

内湿的形成与脏腑功能失调密切相关，特别是肺脾肾三脏，如清代石寿棠《医原·百病提纲论》："内湿起于肺脾肾，脾为重，肾为尤重。盖肺为通调水津之源，脾为散输水津之本，肾又为通调散输之枢纽。"虽然肺脾肾功能紊乱是内湿产生的重要原因，但因肝主疏泄，调达气机，在协调五脏发挥其生理功能中具有重要的地位。若肝疏泄失常，易导致五脏功能失调，从而产生内湿。学者施学丽等就肝失疏泄与五脏生湿关系的机制做了阐述。

肝失疏泄，枢机不利，气滞津停，水湿内生

肝主疏泄，畅达气机，气行则津行，气疏则津布。尤在泾《金匮要略心典》："肝喜冲逆而主疏泄，水液随之上下也。"《温病条辨》："肝主疏泄，风湿相为胜负，风胜则湿行。"肝疏泄功能正常，能助脾胃之转输运化、心肺之宣发肃降、肾气之蒸腾气化、三焦气机之通利，则上下四旁气机条畅，水液敷布正常，使津液之清者，转输、敷布至脏腑、肌肉、皮毛等组织；使津液之浊者，下输膀胱为尿液，气化后排出体外。若肝疏泄失职，气滞津停，可使水湿潴留，引起梅核气、瘰疬、痰核、水肿等内湿病证，如《丹溪心法》所说"一有怫郁，诸病生焉"，《医原·百病提纲论》"气结则枢转不灵而成内湿"。

肝主疏泄，调畅情志，疏泄失常，则情志不调，易致津液运行障碍。如《灵枢·刺节真邪》所说"喜怒不时，津液内溢"，《灵枢·百病始生》"若内伤于忧怒，则气上逆，气上逆则六输不通，温气不行，凝血蕴里而不散，津液涩渗，著而不去"。肝郁气结，气机阻滞，病初在气分，久延及血，血凝成瘀，导致津液凝滞，产生水湿。

肝属木，通于春，为五脏之长，可调畅各脏腑之气机，使之升降出入而生化不停。周学海《读医随笔》"凡脏腑十二经之气化，皆必藉肝胆之气化以鼓舞之，始能调畅而不病"，并提出"医者善于调肝，乃善治百病"的著名论断。肝为春生之气，不病则长养化生，鼓舞一身之气。"肝木属春，生生之气，如无此气，人何以生""诸病多生于肝""肝为万病之贼"。肝病则脏腑气机失调，气血运行不畅，诸病因生，形成水湿痰饮，癥瘕积聚等。

肝失疏泄，木郁土壅，脾运失职，水湿内生

脾主运化，包括运化谷食和运化水液，保证脏腑、经络、四肢百骸等组织得到充足的精、气、血、津液濡养，从而发挥正常的生理功能。故有"脾为后天之本""脾为气血之本"之说。脾又能使水饮化为津液，并将津液布散至全身，如《素问·经脉别论》"饮入于胃，游溢精气，上输于脾，脾气散精，上归于肺，通调水道，下输膀胱，水精四布，五经并行"。脾为"散输水津之本"，脾虚则上不能输津养肺，下不能助肾治水，中不能运化水谷以灌四傍，必致水湿内停。故《素问·至真要大论》有"诸湿肿满，皆属于脾""湿淫于内者，脾土不能制湿，而湿内生也"之论。

肝主疏泄，脾主运化，土得木而达。肝协调脾胃之气的升降，能使清阳之气生发以助脾之运化，使浊阴之气下降以助胃通降。"脾者，升降所由之径；肝者，升降发始之根也"；"木疏土而脾滞以行"。肝失疏达，气机逆传，脾升胃降功能失常，水津不布，则滞而成湿。如《脾胃论·脾胃胜衰论》"肝木旺则挟火势，无所畏惧而妄行也，故脾胃先受之。或身体沉重，走疰疼痛，盖湿热相搏……附著于有形也"；《血证论·脏腑病机论》"木之性主于疏泄，食气入胃，全赖肝木之气以疏泄之，而水谷乃化。设肝之清阳不升，则不能疏泄水谷，渗泄中满之证在所不免"。另肝主疏泄，可促进胆汁泌泄，可以帮助脾胃纳运。若肝疏泄失常，则脾的运化功能障碍，可出现厌食、腹泻、水肿等水湿内停之证。

肝失疏泄，木火刑金，肺失宣肃，水湿内生

肺主行水，通过宣发和肃降推动全身水液的输布和排泄。通过肺气宣发，将津液向上向外布散，上至头面诸窍，外达皮毛肌腠，并化为汗液排出体外。通过肺气肃降，将津液向下向内布散，下输于肾，成为尿液生成之源。若肺主行水功能失常则导致津液代谢障碍，可出现痰饮、尿少、汗少、浮肿等水湿内停之证。

肝气主升，肺气主降，升降相因，共同维持全身正常的气机运动，调节水液运行、代谢。《本草述钩元·卷三十一》"肝司地气之升，肺司天气之降，由升而得降以孕育于地者，肺为肝之用也。由降而得升以还畅于天者，肝又为肺之用也"。叶天士云"人身气机合乎天地自然，肺气从右而降，肝气从左而升"。肝升发正常，木和金清，肺宣降正常，津液布散和排泄正常。人身之气，其主在肺，其调在肝，气之有调有主，有纳有出，有升有降，气行则水行，则湿无从生。反则，金不能制木或木旺火亢，可致木火刑金，致使肺金失宣降，致水湿内停为患。

肝失疏泄，子病及母，肾失蒸腾，水湿内生

肾主水，通过两个方面完成主持和调节人体水液的代谢作用。一是调节参与津液代谢的相关脏腑，肾气的蒸腾气化、肾阴的滋润宁静、肾阳的温煦推动，对肺、脾、肝、胃、小肠、大肠等参与津液代谢的脏腑具有重要的调控作用。二是调节尿液的生成和排泄，全身的津液，通过三焦下输于膀胱，在肾气的蒸腾气化作用下，津液之清者，上输于肺，重新参与津液的代谢；津液之浊者，生成尿液。《素问·逆调论》"肾者水藏，主津液"。肾阳虚衰，津液不化，可致尿少水肿。肾气虚，气化失常，水液不能下输膀胱，水液代谢障碍而致水肿、寒泄等。

肝主疏泄，肾主闭藏，互制互用。肝主疏泄与肾主闭藏之间存在着相互为用、相互制约的关系，维持机体正常生理功能。正如朱丹溪所说"主闭藏者肾也，司疏泄者肝也"。《医学衷中参西录》"肝气能下达，故能助肾气之疏泄"。肝气疏泄防止精气壅滞，利于肾藏精功能的发挥。若肝之疏泄与肾之闭藏之间的关系失调，则机体阴阳、气血失调，诸病丛生。肝经寒凝，肝气运行受阻，疏泄不畅，子病及母，肾不气化，致小便不通，水湿内停。如《素问·水热穴论》："肾者，胃之关也，关门不利，故聚水

而从其类也，上下溢于皮肤，故为胕肿，胕肿者，聚水而生病也。"肝气郁结，疏泄失职，引起小便滞涩、淋沥不尽。正如张志聪《黄帝内经素问集注》"木乃水中之生阳，故肝主疏泄……而小便频数不利者，厥阴之气不化也"，又如黄元御有"肾司二便，而粪溺之输泄，其职在肝"之说。

肝失疏泄，母病及子，心脉瘀阻，水湿内生

心主血脉，心气推动和调控血液的生成与运行。心主血脉失常，血行不畅而瘀滞，瘀血停滞可致水液积聚，如唐容川述"吐血、咳血必兼痰饮……瘀血化水亦发为肿，是血病而不离乎水者也"，又有"瘀血流注亦发肿胀者，乃血变成水之证"之说，均指出瘀血可导致水肿。张仲景在《金匮要略·水气病脉证并治第十四》中明确指出"妇人则经水不通，经为血，血不利则为水，名曰血分"。心气虚，推动无力，心主血脉失常，血液瘀滞，从而引发水肿。

心为阳中之太阳，阳气对人体水液具有重要的温煦、推动等作用。心阳充盛，如离照当空，可促进津液正常气化运行，不会停滞而成痰成饮。反之，当心阳受损时则易致水液代谢异常，如《素问·气交变大论》"岁水太过，寒气流行，邪害心火。民病身热烦心躁悸……甚则腹大胫肿"，指出寒邪太过损伤心阳可能出现水肿等症状。刘渡舟认为"心属火，为阳中之阳脏，上居于胸，能行阳令而制阴于下。若心阳不足，坐镇无权，不能降伏下阴，则使寒水上泛，而发为水气上冲"。

肝主疏泄，心主血脉，母子相生，肝气疏泄，气机畅达，有助于心主血脉功能的发挥，能使心血正常运行。肝疏泄失常则母病及子，心功能失常，如《保婴撮要·心脏》中指出"肝气通则心气和，肝气滞则心气乏"。若肝疏泄不及，肝气郁结，母病及子，心主血脉功能失常，血行瘀滞，血中津液大量渗出脉外，积于组织之中则为痰饮、水肿诸疾，"血不利则为水""水气盈溢，气脉闭塞，渗透经络，发为浮肿之证"。若肝疏泄太过，血随气逆，血不循经，溢出脉外，则形成出血、瘀血，影响气机，气机障碍，气不行津，则津液停聚，亦形成水湿痰饮。

肝与内湿的形成密切相关，因此在内湿治疗上不仅要着重于肺脾肾三焦，更要重视调肝，并且治湿不忘治气。先贤医家对此多有论述，如周学海云"凡治暴疾、痼疾，皆必以和肝之法参之。和肝者，伸其郁，开其结也，或化血，或疏痰，兼升兼降，肝和而三焦之气化理矣，百病有不就理者乎"；唐容川云"气化则湿自化，即有兼邪，亦与之俱化"。著名新安医家王乐匋认为"水液代谢需要肝气的调达，否则气郁则水停痰聚，所以治水盛痰停需理气化湿"。故《素问·五常政大论》云"木德周行，阳舒阴布，五化宣平"。又如唐容川《血证论·阴阳水火气血论》云"气与水，本属一家，治气即是治水""气行水亦行也"。观历代治湿方剂，无论寒湿、湿热、诸脏腑失调所生之湿，亦多用疏肝理气之药，譬如阴霾密布，得风而自散矣。邓家刚在总结前人经验的基础上，根据多年的临床实践提出"治湿不离治肝""治湿不离理气"的观点，在治疗内湿病症时，多在辨证的基础上酌加木香、柴胡、郁金、香附、佛手、青皮、川楝子等疏肝理气药，往往收到事半功倍之效。

172　肝失疏泄亚健康状态发生之源

　　社会发展带来的生活节奏加快、工作压力增加、竞争性增强等多种社会心理因素，使人们面临并承受更大的压力，导致了亚健康人群的不断增多。亚健康状态主要表现为疲劳、睡眠障碍和精神情志的异常，这些与中医所描述的情志失调的常见症状相一致。近年来，大量的临床实践表明，亚健康的发生与肝失疏泄有关；临床对亚健康的治疗从肝主疏泄理论入手可获得满意疗效。学者贾秀琴等在查阅文献中也发现，在中医古籍中也不乏从肝论治"未病"的记载。因此，可以推断亚健康根源责之于肝，病机为肝失疏泄，肝失疏泄是亚健康发生之源。

肝与亚健康

　　亚健康已成为本世纪威胁人类健康的重大问题之一。虽无明确的病因及疾病诊断，却表现出疲劳增加，活力、反应能力降低，适应能力减退，在国外亦称"第三状态"或"灰色状态"。有学者认为，亚健康是介于健康与疾病之间的一类状态，本质大多是可逆的心身失调。文献资料表明，这种非病非健康的亚健康状态其发生率高，好发于中青年和脑力劳动者，因而成为全社会普遍关注的问题，中年人是高发人群。

　　中医学认为，健康是"阴平阳秘，精神乃治"，如果阴阳失衡即可产生"亚健康"状态乃至疾病。肝位于胁肋部，与胆相表里，在体合筋，开窍于目，性喜条达，与春季生发之气相应。肝的主要生理功能有两方面：一是"主藏血"，具有贮藏血液和调节血量的功能；二是"主疏泄"，调节五脏生理功能。《读医随笔》云："凡脏腑十二经之气化，皆必藉肝胆之气以鼓舞之，始能调畅而不病。"强调了肝有协调诸脏的作用。《素问·阴阳类论》："春甲乙青，中主肝，治七十二日，是脉之主时，臣以其脏最贵。"《素问·五常政大论》："木德敷和，阳舒阴布，五化宣平。"即肝脏生发之气，有启迪协调诸脏腑组织功能活动的作用，故五脏以肝为最贵。《杂病源流犀烛》指出："一阳发生之气，起于厥阴，而一身上下，其气无所不乘。肝和则生气，发育万物，为诸脏之生化。"也强调了肝有协调诸脏的作用。肝主藏血，心主行血，肝血充足，贮调相宜，则心有所主，肝主疏泄，心主神志，疏泄有度，则心神安藏，《明医杂著·医论》："肝为心之母，肝气通则心气和。"虽然有"肺主气"之说，但是对于各种刺激所引起的气机的变化，主要由肝脏来调整；肝通过促进脾布散精微的作用而实现其对脾脏生理功能的调节；肝藏血，肾藏精，精血互生，肝主疏泄，肾主封藏，肝对肾的调节主要体现在肝肾阴阳协调平衡和生殖方面。

　　《素问·举痛论》："余知百病生于气也。""气"，泛指人体气机失调的病理。即"百病生于肝失疏泄"。有同样的认识，如《医学八法》"诸病多生于肝"，《类证治裁》之"诸病多自肝来""凡病无不起于郁者"等，皆论述了肝是导致人体大多疾病发生的根源，并认为调肝气、畅情志是其治疗的基本方法。《知医必辨·论肝气》中也阐明了人体五脏中唯有肝病易累及其他脏腑："人之五脏，惟肝易动难静。其他脏有病，不过自病，亦或言及别脏，乃病久而生克失常所致。惟肝一病即延及他脏。"因此，肝主疏泄的根本作用在于调畅全身气机，在于维持人体正常的生命活动。肝失疏泄必然导致人体内各个脏腑组织功能失调而致疾病的发生。

　　亚健康状态是由于心理、生理、社会三方面因素使机体的神经系统、内分泌系统、免疫系统失衡、功能紊乱而产生的一系列表现；并随着生存环境的恶化、生活节奏加快、工作压力增大、饮食结构的改变，使得情志刺激不断扩大和密集，导致亚健康状态发生的概率与严重程度与日俱增。中医肝脏的生理功能的重要性和病理变化的复杂性，均表明肝与亚健康的相关性。

肝失疏泄导致亚健康状态发生

1. 肝失疏泄与情志不畅 肝气性喜条达而主疏泄，《格致余论》："司疏泄者肝也。"肝主情志，《类证治裁》谓："凡上升之气，皆从肝出。"《医碥》"诸郁源于肝"，说明肝气易于郁结的病理特点。情志活动与全身各脏腑功能相关，脏腑功能正常与否赖于肝之疏泄条达。正常的情志活动，又依赖于气血的正常运行，情志异常则干扰气血的正常运行。

肝的疏泄功能正常，则气机调畅，气血和调，精神舒畅；若功能失常，病由此生，肝疏泄不及，肝气郁结，引起情志的抑郁，出现郁郁寡欢、善太息等；若肝疏泄太过，肝气上逆，引起情志活动亢奋，表现为急躁易怒、失眠多梦。情志失常反作用于肝的疏泄功能，导致气血运行紊乱，进而又加重情志失常。

亚健康与情绪性格密切相关，其发生多为情志失调导致脏腑气机失常而表现出一系列证候。在对亚健康所进行的心身相关的临床证候的流行病学研究中，有学者揭示情志因素的主导性：处于亚健康状态者多半兼有不良的精神情感活动，而生理上、身体上的失调或虚弱又每伴随精神情感失调加剧。也有研究认为，情志失调是导致亚健康状态发生的重要因素，即肝失疏泄，失于条达，气机郁滞所致。

2. 肝失疏泄与疲劳 水谷精微化生血后贮藏于肝并赖肝的调节备用全身，故"肝主藏血"。肝所藏之血，其一，保证肝自身所需，肝得养才能发挥正常的主疏泄、藏血和调血功能；其二，肝内贮藏一定量的血液，供养肝体保持柔和，制约其阳气升腾，使之冲和条达而勿过亢；其三，通过肝的调血、疏泄，将所藏之血根据机体各部位需要而输布、供养全身。

《素问·六节脏象论》："肝者，罢极之本，魂之居也，其华在爪，其充在筋。"《素问·五脏生成》"人卧血归于肝……足受血而能步，掌受血而能握，指受血而能摄"；《素问·经脉别论》"食气入胃，散精于肝，淫气于筋"；肝具有"主束骨而利机关"的功能，筋的营养来源于肝血。肝血充盈，筋膜得养则运动灵活有力。调节体力与脑力均以气血为物质基础，以经络为通道，以五脏功能的相互协调为实现条件。肝主疏泄，调畅气机，可保证脏腑气血的运行正常。因此，全身骨骼、关节、肌肉的协调运动及机体运动能力的大小实质上皆受肝的调节，故肝与疲劳关系密切；且肝可通过调节脏腑气血等多个途径，影响疲劳感的产生。《读医随笔》"肝者，贯阴阳，统气血……握升降之枢""气不周流之关键在于肝气不舒"。肝失疏泄必然导致气血运行失常，脏腑、筋脉失养，从而产生疲劳。

3. 肝失疏泄与失眠 《诸病源候论·大病后不得眠候》"阴气虚，卫气独行于阳，不入于阴，故不得眠"。《类证治裁·不寐》："不寐者，病在阳不交阴也。"均强调睡眠与阴阳之气的循行有关。而肝体阴而用阳，肝气的调畅是阴阳各循其常的前提条件。《辨证录·不寐门》"气郁既久，则肝气不舒，肝气不舒，则肝血必耗，肝血既耗，则木中之血上不能润于心"而不寐；《普济本事方·卷一》："平人肝不受邪，故卧则魂归于肝，神静而得寐。今肝有邪，魂不得归，是以卧则魂扬若离体也。"《血证论·卧寐》载"肝病不寐者，肝藏魂……若浮阳于外，魂不入肝，则不寐"，均阐述了肝与失眠的关系。肝失疏泄，气机不畅，心神失养而导致失眠。

亚健康状态的发生，最主要的症状如疲劳、抑郁和失眠等都与肝密切相关。肝失疏泄，使机体内环境发生改变。所以肝在亚健康状态中起着主导性的调节作用，在治疗上应重视调治肝脏。

调肝是亚健康治疗的根本

亚健康和疾病都属于人体的气血阴阳失调，而肝的疏泄功能正常则气机调畅、气血和调、阴平阳秘，因此调整人体气血阴阳的失衡状态和脏腑功能是中医治疗的根本。《读医随笔》"医者善于调肝，乃善治百病"，《续名医类案》"治病不离肝木"，《知医必辨·论肝气》"治病能治肝气，思过半矣"，皆论述了善于治肝乃治病之良策。张山雷《藏府药式补正·肝部》："肝气乃病理之大法门，善调其肝，以治百病，胥有事半功倍之效。"注重肝主疏泄在疾病治疗中的运用，不仅能防止疾病演变加重，而且对疾病康复有重要意义。

时代发展带来的一个主要的社会问题就是身心疾病的增多，亚健康状态高发，针对肝失疏泄是导致亚健康发生的主要病理基础，以肝主疏泄调畅情志为出发点，调肝治疗亚健康，这不但符合中医传统的整体观念，而且符合现代生物-心理-社会医学模式，具有良好理论价值和现实意义。因此，调节气机是亚健康状态调控的首要法则，调肝治法是调节亚健康状态的根本。

现代医学对亚健康病因的研究，多从细菌感染、免疫系统抑制、内分泌代谢失调等方面考虑，忽视了亚健康问题形成的社会心理、环境及生活方式等因素的影响；在治疗上也多采用对症处理，但治疗效果不理想。中医药对亚健康状态的调节作用显现出独特的优势。有研究亦表明，中医肝与神经、内分泌、免疫网络调节有必然联系，是其调节心理应激反应的生理机制，足以显示中医药在亚健康状态调节上的优势。

目前，现代分子生物学的研究还不能充分地解释中医整体水平上的肝失疏泄理论，但近年来已有学者运用功能性磁共振等先进技术，无创性动态实时直观地定位了肝气郁结证患者中枢病变的相关脑区，为肝气郁结证提供了客观化证据。

173　肝主藏血理论探析

　　肝藏血是肝脏象理论的主要内容之一，目前多将肝藏血含义概括为"肝藏血，是指肝脏具有贮藏血液、调节血量和防止出血的功能。主要表现在涵养肝气；调节血量；濡养肝及筋目；为经血之源；防止出血"。近年来大量的临床实践表明，许多临床常见病、多发病的发病机理与肝不藏血有关；对某些疾病的治疗，从肝不藏血理论入手，大多获得满意的疗效。沈舒文立足于肝藏血，补、敛、温、行并用治疗原发性血小板减少性紫癜（ITP）取得了显著的疗效。尽管有关肝藏血相关研究报道不少，但对肝藏血功能异常的临床表现、病理机制研究依然存在不足，如肝不藏血是如何产生的？如何引起一系列病理变化？临床如何诊断肝不藏血？等等，这一系列问题的不确定性，使得临床对恢复肝藏血功能的探索有限，不能有效指导临床辨证论治，故学者邢金丽等认为，有必要对肝藏血的理论进行深入探析。

肝藏血源流

　　"肝藏血"一词，最早见于《内经》。《素问·调经论》"夫心藏神，肺藏气，肝藏血"。《素问·五脏生成》："故人卧血归于肝，肝受血则能视，足受血则能步，掌受血则能握，指受血则能摄。"这是对肝藏血的生理功能简单的描述。唐代王冰注《素问》："肝藏血，心行之，人动则血运于诸经，人静则血归于肝脏，何者？肝主血海故也。"在此，王冰初步解释了肝藏血的生理机制，认为是肝主冲脉血海之故。《素问·六节脏象论》首倡肝生血气："肝者，罢极之本，魂之居也，其华在爪，其充在筋，以生血气。"叶天士也认为："肝者，敢也，以生血气之脏也。"肝藏血功能进一步得到丰富，肝藏血不仅是贮血之器，也能生气血，濡养筋脉及其他各脏器。清代唐容川《血证论·脏腑病机论》："肝主藏血焉，至所以能藏之故，则以肝属木，木气冲和条达，不致郁遏，则血脉得畅。"从肝调节血脉侧面阐释了肝藏血的机理，肝气条达与否直接影响血脉通畅，比王冰所论更加深入，肝藏血理论进一步丰富完善。蔡陆仙结合现代医学对肝脏的功能与结构的认识，阐释了肝藏血的部分生理机制和作用，他在《中国医药汇海·论说部》中说："肝为腺甚巨，含血滋多，名曰血海，以肝藏血也。使血不经肝脏藏之，则回血管之收缩，发血管之注射，其障碍于心脏之功用者甚巨，故血藏于肝，正所以调节之，使血液各安其道。"后世根据蔡陆仙的认识总结出肝藏血具有贮藏血液和调节血量的作用。肝有防止出血的功能，取"藏"字有固摄之意。《杂病源流犀烛·肝病源流》认为肝"其职主藏血而摄血。"《读医随笔·气能生血血能藏气》："肝藏血，非肝之体能藏血也，以其性敛故也。"通过肝敛之性，使血液循行于脉内及藏于肝内，防止逸出。至此，对肝藏血功能的认识逐渐完善了。可见，自《内经》首见肝藏血一词，经后世医家不断补充和发挥，至清代肝藏血的含义及功能已经比较明确，肝能贮藏血液、调节血量、防止出血，但对肝藏血机制及病理机制方面阐释不够详尽。

肝藏血生理功能及病理表现

　　1. 肝能贮藏血液　有学者指出肝能够贮藏血液是由肝脏本身的生理结构决定的；肝能够调节血量是古人通过对人体的生理现象观察而得出的。正如恽铁樵在《生理新语》中所云："惟肝含血管最富，故取生物之肝剖之，几乎全肝皆血……故肝为藏血之脏器。""贮藏血液"的作用是指肝脏具有储藏血液的生理功能，后世还将肝喻为血库、血府、血室。贮藏血液的功能正如唐代王冰注《素问》："肝藏血，心行之，人动则血运行诸经，人静则血归于肝脏。何者？肝主血海故也。"肝贮藏充足的血液，为女子月经来潮的重要保证。病理上，肝贮存血量不足，而致肝血虚，营养物质不能合成、储存并交换至血液，也不能及时输送至全身，机体各部分得不到足够的血液营养，甚则血虚生风，血燥生风，血不养肝，肝失柔润而硬化等。另一方面，肝藏血不足不能制约肝的阳气升动，而致肝阳上亢、肝火上炎、肝风内动等病理变化。

2. 肝能调节血量　"调节血量"的作用是指肝藏血正常时，能根据机体各部分组织器官活动量的变化而调节循环血量，保证正常生理活动的需要。肝调节血量主要是在肝之疏泄作用下完成的，肝气条达则血脉通畅。其调节途径有三：一是根据机体的需要，调节人体各部的血量；二是调节冲任二脉，控制女子月经来潮；三是将肝藏之血输送至肾化为精藏于肾，还可将肾精注入于肝化为血为肝所藏，此即"精血互化"。

肝能调节血量是古人通过对人体的生理现象的观察而认识到的。古人观察到人体的血液是"流行不止，环周不休"。肝贮藏充足的血液，可根据生理需要调节人体各部分血量的分配。当机体活动剧烈或情绪激动时，肝脏就通过肝气的疏泄作用将所贮藏的血液向外周输布，以供机体的需要。当人体处于安静或情绪稳定时，机体外周对血液的需求量相对减少，部分血液便又归于肝。病理上，肝调节血量功能失调，不能将肝内所藏之血输布于外周血脉，或过量血液归藏于肝脏，仍可导致全身各组织器官供血不足，导致血虚诸症。长期藏血过多，不能输布于诸经，久郁不解，而形成瘀血或肿块，阻塞脉道，渐成胁肋积证、真心痛、中风等病症。

3. 肝能防止出血　"防止出血"的作用是指肝藏血有助于血液在脉中正常运行，防止其溢于脉外而生出血。气有固摄血液之能，肝气充足，则能固摄肝血而不致出血；又因阴气主凝，肝阴充足，肝阳被涵，阴阳协调，则能发挥凝血功能而防止出血。可见，肝脏有防止出血的作用即是肝有摄血的作用。对此古代医家早有论述，如《卫生宝鉴》："夫肝摄血者也。"在病理上肝不藏血，肝防止出血功能失常，继而出现吐血、衄血、便血等多种出血证。这在古籍中已有大量记载。《丹溪心法·头眩》："吐衄、崩漏，肝家不能摄荣气。"可知在病理上肝的功能失常能够导致各种出血。

4. 肝为气血化生之所　肝藏血不是一个简单的贮与泻的过程，更重要的是血气化生之所。《内经》首先提出了肝与气血化生的关系，《素问·六节脏象论》中指出："肝者，罢极之本，魂之居也，其华在爪，其充在筋，以生血气。"后历代医家也多有阐述。明代马莳《素问注证发微》："阴阳应象大论云木生酸，酸生肝，肝生筋，筋生心，心生血，血生脾，脾生肉，肉生肺，肺生皮毛。又诸气皆属于肺，则吾身之血气，皆由肝而生也。"叶天士认为"肝者，敢也，以生血气之脏也"。肝能生血，受藏于肝之血复行于周身之时，与入肝之血相比已有了新的变化，并成为肝藏魂、其华在爪、其充在筋、为罢极之本的物质基础。

肝藏血的现代医学基础

以往认为中医脏腑是功能性概念。但近年的诸多研究表明，脏腑同样具有解剖学属性。有学者从多方面对中医脏腑的解剖学属性加以探析，得出结论：中医脏腑的解剖属性在脏腑命名、脏腑生理、脏腑病症中均得到不同程度的体现，表明中医脏腑与实体脏器存在一定的相关性。孙广仁认为，"藏"的内涵既包括实质器官"脏器"（形藏），也指非实质器官，还指人体之气运动变化的不同状态"藏气"（神藏）。"脏"的概念，不仅是解剖学的概念，更是生理、病理学概念，是功能性概念，脏的结构是形态性结构与在此基础上形成的功能性结构的结合。

肝藏与肝脏分属于中医与西医不同的医学体系，在某些认识的方法学上存在差异。"肝脏象肝脏中心说"的基本理论是肝脏的主体，肝藏包含肝脏而不限于肝脏。有学者提出肝脏是现代医学名词，它只代表肝实体，并无他指。还有学者提出中医学的藏血之肝与现代医学的肝脏具有相同的内涵。肝藏与肝脏主体吻合，生理功能及病理改变高度吻合，但各自存在认识盲点，肝脏象系统论述的内容，而肝脏理论尚未深入研究；反之，肝脏理论认识深刻的内容，而肝脏象描述得不够具体。这就需要将肝藏与肝脏的认识进行"缺失互补"，在推动肝脏象的理论认识和临床实践的同时，加深对肝脏结构与功能的认识。

在功能上，肝藏血，有学者认为肝有贮藏、调节全身血量的作用仅是肝藏血功能的客观的、表面的现象。钟飞认为中医学肝藏血与现代医学肝脏在物质代谢中的作用之间存在着必然的联系，肝为血气化生之所，实质是指肝为合成补充和代谢交换血液营养物质的重要场所之一。现代医学认为，肝是合成机体所需营养物质的重要脏器之一。肝藏血不仅表现在肝的贮存、调节血量方面的作用，更重要的是通过这种作用使各种物质在肝内得到新的分解和合成，去废存用，保留和合成新的有效成分，表现在"血气"成分的更新和作用的加强，为机体罢极提供新的物质基础，所以说肝为罢极之本。

中医理论认为："肝是藏血之脏"。唐代王冰注《素问·五脏生成》"肝藏血，心行之，人动则血停于诸经，人静则血归于肝，肝主血海故也"。由此概括了"肝"具有"藏血"和"调血"的功能，从生化角度看，中医的"肝藏血"与肝脏在物质代谢的作用之间，存在着密切的必然关系而非侥幸的巧合。肝脏在物质代谢中起着"代谢中枢"作用，故有体内的最大化工厂之称。

现代医学中的肝脏指的是解剖学中的肝脏这一脏器，它的功能局限于肝脏这一脏器的具体作用；而中医的肝藏是指以肝为中心，五脏统一的生理功能的集合体，并非单指某一脏象，肝藏血这一生理功能是肝脏与其他脏腑的纽带，更能说明五脏是统一的。

肝不藏血之出血与机体内凝血因子、抗凝血物质的改变密切相关。《素问·经脉别论》："食气入胃，散精于肝，淫气于筋。"消化吸收的精微物质，在肝内完成蛋白、糖、脂肪、能量等一系列代谢，为机体提供可用的能量。血浆蛋白如多种凝血、抗凝物质、纤溶物质都是在肝细胞的内质网合成的，这些血浆蛋白不仅是构成血液的主要成分，并且对血液在血管内液态流动，既不外溢又不凝血起着极为重要的作用。因此，肝藏血不仅是对血液起贮存、调节的作用，更重要的还在于化生血液成分，以维持体内凝血、抗凝血协调平衡，防止出血。中医肝藏血的防止出血、肝能生气血与现代医学中凝血功能是有密切联系的，这也说明中医肝藏血有其具体的现代医学基础。

肝藏血是肝脏象理论的主要内容之一，肝藏血的功能除肝贮藏血液、调节血量和防止出血之外，还包含"肝为气血化生之所"。肝藏血，血属阴，肝必须依赖阴血的滋养才能发挥其正常的生理作用，一旦肝脏发生损伤，其藏血功能必定受损，发生"肝不藏血"的病理变化。肝脏解剖结构及化学组成特点是支持"肝藏血"的重要现代科学依据，而肝是"代谢中枢"，对物质代谢起着重要的"调节器"作用，是体内的最大"加工厂"，则证明"肝为气血化生之所"的重要论点。有学者提出"八脏贵肝"，其中肝藏血的重要性也是其重要理论基础之一。肝藏血的重要性决定了相关疾病的治疗必须重视恢复肝藏血的功能，临床多种疾病如肝硬化、妇科疾病，以及内分泌方面，从肝失藏血角度治疗有其必要性，正如《读医随笔》所云："医者善于调肝，乃善治百病。"唐容川在《血证论·吐血》中指出："肝为藏血之脏……司主血海，冲、任、带三脉又为肝所属，故补血者，总以补肝为要。"

174　从肝藏血主疏泄辨治围绝经期综合征

　　围绝经期综合征，发生于妇女绝经期前后，是因卵巢功能的减退或丧失、性激素分泌减少，引起以神经、内分泌等多系统功能紊乱的一组症候群，临床常以潮热、汗出、情绪烦躁或抑郁、失眠、眩晕、月经紊乱、皮肤感觉异常、骨关节疼痛或是精神心理改变等为主要临床症状。现代研究发现在绝经期前后，60%～90%女性有程度不等的围绝经期综合征表现；亦有研究证实绝经期前后心血管事件和骨质疏松发病率的显著增加，严重影响围绝经期女性的生活。现阶段围绝经期综合征西医治疗以性激素替代疗法为主，虽然在一定程度上可以缓解绝经前后症状，但包括子宫出血、性激素不良反应、子宫内膜癌、乳腺癌等不良反应也限制了性激素疗法的应用。中医药疗法在改善围绝经期患者症状，提高患者生活质量方面疗效明显，同时具有较好的安全性。因此，学者曲华等认为，探讨围绝经期综合征的中医药辨治具有重要意义。

肝脏疏泄失调，肝血不充是围绝经期综合征的重要病机

　　《临证指南医案》指出"女子以肝为先天"；《血证论·脏腑病机论》"木气冲和调达，不致郁遏，则血脉得畅"；故肝疏泄功能正常，则气机调畅，血运通达，月经正常来潮。此外，《素问·五脏生成》："人卧血归于肝。肝受血而能视，足受血而能步，掌受血而能握，指受血而能摄。"肝藏血与疏泄相互为用，肝中所藏精血为肝疏泄功能正常发挥提供了物质基础；而肝正常疏泄可维持肝中血液的藏泄代谢提供动力。

　　从女性生理、病理变化特点看，围绝经期妇女正处在天癸"行"与"不行"的交替阶段，如《灵枢·天年》指出"五十岁，肝气始衰，肝叶始薄"。围绝经期女性，因经历经、胎、产等各种原因可以损伤肝阴肝血，导致肝中所藏血液不足、阴血不充，从而可以出现月经紊乱等症状；此外，肝中阴血不足，肝脏疏泄失常，则可以导致肝脏疏泄不及而致肝郁或者肝脏疏泄太过，肝中阳气上亢或横逆犯脾胃，引起失眠、眩晕、情志抑郁等症；另外，肾藏精，肝藏血，精血同源，精血不足，肝肾同病，水不涵木，血不濡肝，失其柔和凉润之能，疏泄不利，气机郁滞，肝郁日久化火，火盛伤阴，加剧肝血不足，虚热内生，或致肝阳升泄太过，甚至虚阳上越等诸多病理改变。

　　肖承悰通过长期临床实践，发现肝脏条达疏泄功能失调在围绝经期综合征中扮演着重要角色。史大卓等则发现，肝脏生理功能失调，是围绝经期高血压病、抑郁症、失眠等发病的重要因素。在此基础上，许多医家进行了围绝经期综合征流行病学研究，郭艳通过对270例围绝经期综合征进行辨证，虽然其证型繁多，但肝气郁结以及肝肾阴虚证型占了较大比重；叶燕萍对106例围绝经期综合征患者辨证分析结果示，单纯肝郁型或兼有肝郁型者达79.2%，充分说明肝郁是导致围绝经期综合征的重要病机；邵祺腾等则通过对200例围绝经期女性辨证分型，发现肝肾亏虚及肝肾阴虚证型可达90%以上。因此说肝脏疏泄失调，肝血不充，是围绝经期综合征发病的重要因素。

当补血佐以活血

　　肝血虚、肝阴不足是围绝经期综合征发病的重要因素，研究发现肝血虚在围绝经期患者中较为常见，与痰、瘀、阳亢等多种病理因素密切相关，更是围绝经期月经失调、眩晕、失眠发病的重要因素。

虽然肝阴肝血亏虚是常见病理特征，但滋补阴血却不宜猛投滋腻碍胃之品。对于围绝经期综合征患者，补肝血时当补以甘、酸之味，用其偏温之性。甘能缓急，"肝苦急、急食甘以缓之"，酸味入肝，酸甘化阴，以补肝体。配以温者（偏温、非温燥），以肝体阴而用阳，主升主动。补肝血虚时，用药之性偏温，温则直升宜动，有助肝性。再者，温性有助血脉流通，肝脏藏血。可以选用方剂四物汤，方中熟地黄、白芍、当归、川芎4味药，只有白芍药性偏凉，其余3味皆偏温。方中熟地黄、白芍，味厚以养肝血；当归、川芎则辛温性散，以顺肝用。动静结合，寒温并用，深切阴阳气血生化之机。

临床研究发现四物汤可以显著降低围绝经期综合征患者的 Kupperman Index 评分，提高了围绝经期综合征患者的生活质量，进一步的药理研究发现四物汤能够明显提高雌激素受体 T47D 细胞 ERα 的表达水平（$P<0.05$）。

宜柔肝不宜镇肝

肝体阴用阳，是为刚脏，愈镇愈烈，故针对围绝经期综合征肝阳上亢的患者，切不可过用平肝潜阳类药物，如龙骨、牡蛎、珍珠母、代赭石等。此类药物虽可取效一时，但重镇之性困遏肝用条达。治疗肝阳上亢，用药之道，贵在调理气血冲和之性，柔肝体、顺肝用、使气血调和，则上亢之阳不潜自平。因此，针对轻度肝阳上亢，症见头痛、目眩者，可仅用柴胡疏肝散或四逆散疏发肝气，并酌加当归、川牛膝。当归、川牛膝引上亢之肝阳下行；对于中度肝阳上亢者，症见面部烘热、头部胀痛等，可以使用丹栀逍遥散类以清肝疏肝，同时佐用加川牛膝等药物引血下行；若肝阳上亢程度较重，出现头痛欲裂、面部烘热、口苦心烦等，此时则可以采用天麻钩藤饮、镇肝熄风汤类药物，但切不可久用，在上亢之阳潜镇后，继以柔肝疏肝之法调理气血。同时，还要注意肝阳上亢者多伴有肝阴不足。因此在平肝潜阳方中，需要伍用养肝滋阴之品。即使没有阴虚体征，亦可稍配伍麦冬、生地黄、白芍等药物。现代临床研究发现，采用柔肝补肝药物对于改善女性围绝经期患者失眠、减缓卵巢功能衰退、减少围绝经期相关的骨质疏松，具有重要的作用。

疏肝调气提高生活质量

对于围绝经期综合征患者而言，往往伴有肝气不疏导致的情志抑郁焦虑等，因此当治以疏肝解郁。故治疗肝郁应用疏肝理气药时，要适当配伍养肝柔肝药，如白芍、枸杞子等药物，使肝体得以柔和，肝用得以疏畅条达，又可防疏泄太过，耗伤肝阴。这在《伤寒论》的四逆散（柴胡、白芍、枳壳、甘草）中有所体现，在疏泄肝气之时，加用白芍以养肝柔肝。

除此之外，《金匮要略·脏腑经络先后病脉证治》："见肝之病，知肝传脾，当先实脾。"肝郁之证，往往可以横逆犯脾胃，而影响脾胃运化，因此在疏解肝郁时，应当酌加固护脾胃的药物，如四君子之类，从而坚实脾气，防止肝郁乘脾。同时，肝脏作为条畅气血的脏腑，若肝中气机不疏，血液运行往往会影响血脉的通利，出现血脉瘀滞，因此气滞血瘀在肝脏病变中较为常见。治疗肝郁证，尤其是长期肝气不舒者，即使没有血瘀之征，亦应佐以活血之品，如川芎、红花、姜黄、当归等，气血相因、血以载气，血脉条畅，肝气才易调达。研究发现，酌加活血化瘀药物可以有效缓解围绝经期综合征患者的症状，提高患者的生活质量。

补肝不忘养肾

乙癸同源，肝阴源于肾阴，肝阴亏虚往往伴随着肾阴不足，对于围绝经期综合征患者，肝肾阴亏时常并见，故补肝阴多肝肾并补。王庆国认为"滋水涵木，补肾平肝"是治疗围绝经期高血压的基础；夏桂成认为围绝经期综合征的发生是由于妇女围绝经期心-肾-子宫生理生殖轴功能的紊乱，与肾阴亏虚、肾水不足密切相关。因此，在围绝经期综合征的治疗上应注意滋肾养阴。在方剂的选择上，补肝阴时可以选用六味地黄汤之类，方中山茱萸、熟地黄、山药、枸杞子滋肾阴、养肝体；牡丹皮、泽泻、茯苓辛甘淡渗，防滋补腻滞。实验证明补肾调肝中药能有效提高围绝经期大鼠血清雌激素（E_2）水平，降低卵泡刺激素（FSH）、黄体生成素（LH）含量，改善卵巢功能；并可增加血中性激素与下丘脑单胺类神经递质水平，增强子宫功能，通过调节 β-内啡肽（β-EP）水平改善下丘脑-垂体-内分泌轴与自主神经功能的紊乱状态，从而有效稳定机体内环境，改善围绝经期神经内分泌系统功能，缓解围绝经期症状。此外，补肾中药还可通过调节血液中超氧化物歧化酶（SOD），谷胱甘肽过氧化物酶（GSH-Px）活性及丙二醛（MDA）含量增强抗氧化能力，起到延缓围绝经期氧化衰老进程的作用。

围绝经期综合征的症状多端，可严重影响患者的生活质量；此外，研究发现其与多种疾病的发生发展密切相关。如何改善患者症状，降低相关事件发生率是围绝经期综合征治疗的关键环节。西医激素疗法有一定的局限性，因此对围绝经期综合征患者进行科学的中医药干预十分重要。通过临床实践及文献梳理发现围绝经期综合征的发生发展与肝疏泄、藏血功能失调密切相关；在此基础之上，结合中医脏象理论与现代药理研究发现，从肝论治可能是围绝经期综合征中医辨证过程中的突破口，补肝柔肝、条畅气机等治法探讨，可为围绝经期综合征的辨治提供一定的借鉴意义，进一步的基于药理机制的研究与大型规范化临床试验的开展将是未来的研究方向。

175 从肝辨治动脉粥样硬化

动脉粥样硬化（AS）是以动脉退行性和增生性为特征的血管性病变。主动脉粥样硬化、冠状动脉粥样硬化、脑动脉粥样硬化等在临床上较为常见，各种动脉硬化的共同特点为管壁增厚变硬，失去弹性和管腔狭窄，病变多从内膜开始，并且在疾病发展过程中有多种病变合并存在的可能，在病变过程中糖类和脂类在血管壁局部聚集，动脉层逐渐出现退行性改变，甚至产生继发性病变，如斑块内出血、破裂及血栓形成等。在中医古代文献典籍中并无"动脉粥样硬化"，但可根据其发病特点和临床表现，归类为"胸痹""真心痛"范畴。《薛氏医案》曾提及，心脏发生病变，要从调肝的角度入手。可见，从肝论治对动脉粥样硬化的重要作用。学者梁健等分别从阴阳、五行、气血等生理及病理方面说明心肝两脏在发病过程中的紧密联系，从而探讨了肝的生理功能失常对动脉粥样硬化发病的影响。

从肝辨治动脉粥样硬化的理论基础

1. 心与肝在五行上的联系 《素问·阴阳应象大论》"东方生风，风生木，木生酸，酸生肝，肝生筋，筋生心。"说明了肝对心的濡养作用。心属火，肝属木，木为心之母，肝藏血而心主血脉，心血充盈，则肝有所藏，肝血不亏，则心有所养。由此可见，心血运行与肝藏血及肝主疏泄功能密不可分。《难经·十难》以脉测病机说，如果心脉发生急性病变，与肝脏之邪有极大关联。刘完素在《黄帝素问宣明论方》中认为，心肝两脏为母子关系，如果出现木乘于火，火反侮于木的情况，则心肝两脏的生理功能发生异常改变，出现子母受累的病理变化。

2. 心与肝在阴阳上的联系 心肝在阴阳方面存在着平衡制约的关系。《素问·六节脏象论》："心者，生之本……为阳中之太阳，通于夏气。肝者，罢极之本……为阳中之少阳，通于春气。"因而可知，心为君主之官，心阳气推动血液的循环，故称心为"阳中之太阳"。肝与春气相应，主升发，调畅全身气机，因此肝被称为"阳中之少阳"。肝调畅气机的功能正常，有助于心气的推动，从而使得脉道通利，血行得畅。《素问·四气调神大论》所言，与春气相违背，少阳无以生，肝气受损；与夏气相违背，太阳之气化生无源，导致心气受损。可见，心肝两脏阴阳属性异常，是疾病发展过程中的重要因素。

3. 心与肝在气血上的关系 王冰注《素问·五脏生成》云肝主藏血，心主行血，动则血液循行于诸经，静则血液回归于肝脏，故为肝主藏血。心主血脉的作用主要在于维持全身血液运行，提供基本动力以及发挥营养和滋补作用。肝主藏血，肝的生理功能正常，有助于心行血，输送全身血液。《血证论》认为，肝属木，肝的气机顺畅条达，血脉得以通畅。《薛氏医案·求脏病》指出肝气通畅对心气和顺的重要作用，如果肝气阻滞，心气必然生而无源。强调了肝主疏泄的重要作用，肝血充足，疏泄有度，可使气机运行通畅而不留滞，则心血运行功能正常。若肝血生成不足，心血化生则无源，气机失常，气血津液运行受阻，容易形成痰饮、瘀血等病理因素。

4. 心与肝在经络上的联系 心属手少阴经，属心系，向下循行经过横膈，与小肠相联络。心经的支脉，从心系向上，夹食管上行，与目系相连接。肝属厥阴经，起于足大趾背毫毛部，沿着足背从内踝前上行，到达小腹，夹胃，属于肝，络于胆，再向上循行通过横膈，散布于胁肋部，上入鼻咽部，连于目系。心肝两经在胸胁相交接，生理上相互联系，相互影响。《灵枢·经别》云胆经经别循行中，在阴毛处与肝经汇合，胆经的分支入季胁间，与胸内联络属胆，向上散行于肝，并且贯穿于心。肝经与胆经相表里，心肝也可通过胆经经别相交接，由此可见心肝两脏在经络上的密切联系。《灵枢·厥病》："真心痛，手足青至节……厥心痛，色苍苍如死状，经日不得太息，肝心痛也。"表明病痛疾病发作时，同时兼有肝经之症，因此心肝两经在病理上有紧密联系。

5. 心与肝在情志上的联系　《灵枢·邪客》"心者，五脏六腑之大主，精神之所舍也"。人的精神活动，思维意识皆与心相关。除此之外，还与肝主疏泄的功能密不可分，肝气调畅使心气充盈，从而推动脉道血液运行通畅，流注全身。另外，心血充盈，血有所藏，肝主疏泄功能不受影响，则情志活动正常。若情志失调，肝失疏泄，则可造成气滞血瘀，引发一系列心系疾病。

从肝辨治动脉粥样硬化的病因病机

1. 从肝辨治动脉粥样硬化的病因　中医学认为动脉粥样硬化的主要病理变化为本虚标实，肝、脾、肾三脏与病变的发生有密切关系。致病因素大致可分为痰瘀、热毒、湿热等。随着生活水平提高，高脂血症成为导致动脉粥样硬化的又一重要原因，当代社会，动脉粥样硬化的患者多数都伴有血脂异常，摄入过多肥甘厚味，肝脏代谢异常形成膏脂，从而加速动脉粥样硬化的形成。现代研究发现肝窦内皮窗孔是肝主疏泄的重要结构。内皮窗孔变小、数量降低、去窗孔化是肝主疏泄失常的主要因素。由于肝失疏泄，肝筛的通透性下降，导致脂质代谢失常，这与动脉粥样硬化的发病机制紧密相关。

2. 从肝辨治动脉粥样硬化的病机

（1）肝主疏泄与血脂异常：中医学中的"膏脂"与现代医学中的血脂相似。大多数学者认为，动脉粥样硬化与高脂血症的出现息息相关。《灵枢·五癃津液别》的记载中说明了膏脂来源于人体纳入五谷之后所运化而生的津液。《灵枢》"津液和合为膏者，以填补骨空之中，则为脑为髓，为精为血"。不仅阐述了膏脂的来源，同时进一步阐明了膏脂与精血之间相互转化的关系。脂质代谢失常，积聚于脉道，痹阻脉络，形成痰浊、痰瘀等病理产物，这与动脉粥样硬化的发病有着很大关系。肝主疏泄的功能主要在于调节气机，使得血液和津液运行有力。如果肝主疏泄的功能发生异常，肝木乘脾，造成脾失运化，中土不运，无法有效地输布气血津液，水谷精微积滞脉道，引发膏脂代谢失常。当代研究发现，脂质主要在肝脏内完成代谢。所以，协调肝主疏泄与血脂的关系是从肝论治动脉粥样硬化的关键。

（2）肝主疏泄与情志失常：情志泛指受外界事物刺激而做出的反应，属于精神活动范畴。情志活动大概分为喜、怒、忧、思、悲、恐、惊，也就是中医内科学中所说的七情。肝主疏泄与情志活动二者在生理上相关，病理上相连。五脏之中，心与情志的联系最为紧密，心主藏神，人的精神、情绪等都受其支配影响。心的生理功能主要靠气血的濡养。《明医杂著·医论》中提出，根据五行相生的关系，肝为心之母，肝气通畅，则心气和顺，肝气停滞，则心气生化乏源。肝主疏泄功能正常则可以辅助心气的正常运行，从而在调节情志活动中起到重要的作用。若肝失疏泄，气机运行受阻，造成情志活动失常，心气无力推动心血运行，则血行瘀阻，脉道阻塞，从而加速动脉粥样硬化的发生发展。

（3）肝主疏泄与痰瘀互结：动脉粥样硬化发病与"痰瘀"有着紧密的关系。痰是机体所产生的病理产物，在疾病发展过程中产生的非正常性体液，称为痰饮。瘀即指瘀血，是停滞并凝结于脉道的血液。痰瘀皆由津液所化，而痰瘀互结的病理基础是气机的逆乱。肝主疏泄，主要调畅气机以及相关脏腑的水液代谢功能。肝失疏泄则可造成气机运行受阻，津液运行不畅，水液停滞，从而形成痰饮，痰浊阻滞气机，血行受阻，进一步形成痰瘀互结的病理变化。另外，肝主疏泄的功能正常，肝木调达，心火才能够旺盛。若肝失调达，则心火不旺，心阳不足则动力不足，血液停滞于脉道，痰浊易于生成。所以说，痰瘀的形成与肝主疏泄功能的受损有很大的关系。

从肝辨治动脉粥样硬化

动脉粥样硬化的发病日益呈现年轻化的趋势，这一变化无疑与生活水平的提高，饮食以及生活工作负担过重有密切的联系。过食肥甘厚味，强烈而持久的精神负担等因素均会对肝主疏泄功能造成不良的影响。通过现代医学研究发现，情志的各种失常如焦虑、抑郁、激动等都会引起神经功能紊乱，对血管、心脏造成影响。另外，肝失疏泄会造成胆汁分泌障碍，容易造成脂质代谢异常，从而有加速动脉粥样硬化的可能。肝失疏泄是动脉粥样硬化发病的关键，所以"心病肝治"成为治疗的基本原则。

1. 疏肝理气，调畅气机　本法适用于由情志抑郁导致的肝失疏泄。肝失条达，气机逆乱，心气无力推动血液在脉道运行，导致气滞血瘀。临床症见情绪失常，激动或抑郁，心前区憋闷而痛，善太息，脉弦。治宜疏肝理气，方用柴胡疏肝散加减。梁海松治疗气滞血瘀型冠心病运用柴胡疏肝散合四物汤加减，在调理气机、改善血运循环障碍、扩张血管方面取得了显著的疗效。

2. 疏肝化痰，行气降浊　本法适用于肝失疏泄，肝气瘀滞，胸阳痹阻，聚液成痰，痰阻气机之症者。临床症见心胸憋闷疼痛，憋闷感甚于疼痛，恶心，纳差，舌苔白腻，脉弦滑。治当疏肝化痰，行气通络，方用瓜蒌薤白白酒汤加减，以达宽胸散结、消痰化浊之功效。当代研究表明，瓜蒌能够调节脂代谢，保护血管内皮，加大冠状动脉流量，同时可以减缓心肌收缩力和降低心率。另外，薤白可以明显降低血清中胆固醇、低密度脂蛋白的含量及甘油三酯的含量，同时可以明显升高血清高密度脂蛋白的水平。

3. 疏肝活血，通络止痛　本法适用于肝主疏泄功能失职，气机不畅，气血生化乏源，血行受阻致瘀之症者。临床症见心前区针刺样疼痛，痛处固定不移，可伴有肌肤甲错、夜寐不安等，舌有瘀斑、瘀点，脉弦而涩。治当疏肝活血，通络止痛，选方用血府逐瘀汤加减。组方旨在疏肝行气，通络止痛，活血化瘀。

临床病案举隅

李某，男，55岁。2017年9月14日初诊。主诉头晕10年，心前区憋闷疼痛，近期加重。患者心前区不适，腰部疼痛，乏力，气短，纳寐可，小便淋漓不尽，大便可，舌红，苔黄腻，左寸脉弦滑。患者平素性情急躁，嗜烟酒，喜食肥甘厚腻之物。辨证为肝脾不和。拟清脂通脉颗粒。处方：当归12 g，焦山楂24 g，绞股蓝12 g，柴胡12 g，酸枣仁24 g。根据兼症再加陈皮12 g，法半夏12 g，杏仁24 g，川贝母5 g，丹参24 g，制何首乌12 g，乳香12 g，没药12 g，神曲24 g，茵陈6 g。方中柴胡归肝胆经，既能疏肝解郁，又能升举脾胃之阳气；绞股蓝养心益气健脾，兼有化痰祛瘀之功，同时可以很好地抑制血清中总胆固醇及甘油三酯的水平；当归水溶成分主要由阿魏酸构成，能够有效保护心肌，增加心肌血流量；山楂能够消肉积、癥瘕，显著降低血清中总胆固醇含量；酸枣仁归心、肝、胆经，养心益肝安神。诸药合用，共奏疏肝健脾活血祛瘀之功效。肝主疏泄，在脏腑功能中主要起到调畅气机、调节脾胃升降的作用，脾胃为气血生化之源，消化水谷精微，输布津液，传导糟粕，皆需依赖气机的升降作用。肝主疏泄可以有效调节脂质的生成，气机顺畅通达，有利于气血津液的输布和脂质在体内的运行。这对从肝论治动脉粥样硬化有着深远的意义。

冠状动脉粥样硬化主要病位在心，心主血脉，心血在脉道循行通畅，则保证人体的正常生命活动不受影响。在五脏关系中，心肝两脏之间的关系尤为密切。两者在经络上相连，五行相关，肝主藏血，肝气调达和畅，心主行血的功能才得以正常运行。另外，肝为心之母，在疾病发展过程中会出现母病及子的传变，两者在病理上又相互影响，并且为从肝论治提供了有力的理论依据，体现了中医整体观念以及辨证论治的特点。现代生物-心理-社会医学模式所提倡的"身心同治"思想与从肝论治的思维一致，这对预防及治疗心血管疾病有着深远的影响。

176　从肝辨治多发性硬化

多发性硬化是以中枢神经系统炎症脱髓鞘改变为特征的一种自身免疫性疾病，多表现为四肢无力、视力障碍、共济失调等，具有时间多发性和空间多发性的特点。其发病原因及机制目前尚未明确，多数研究者认为可能与病毒感染、自身易感性、自身免疫反应及遗传等多种因素有关。多发性硬化属临床罕见病，男女患病比例约为1：2，具有较高的致残率及复发率。视力障碍、肢体运动及感觉障碍是多发性硬化的首发症状及主要临床表现。目前西医主要采用免疫治疗（激素、免疫球蛋白、硫唑嘌呤等），不良反应明显，疗效不甚理想。

多发性硬化归属中医学痿证、风痱、青盲、喑痱、昏渺等范畴。历代医家认为本病多由先天肾元亏虚、后天脾胃虚弱、邪毒内侵等诸因素所致，治疗亦多从脾、肾论治，主张以补益脾肾通络为主，少有强调从肝论治者。肝主疏泄、主筋主目，与多发性硬化的病机和临床症状密切相关，故学者陈鹏等探讨了从肝辨治多发性硬化的机制及法则。

从肝辨治多发性硬化的理论基础

1. 肝主疏泄　疏泄即疏通、宣泄，该词始见于《素问·五常政大论》："发生之纪，是谓启陈，土疏泄，苍气达，阳和布化，阴气乃随，生气淳化，万物以荣。"朱丹溪在《格致余论·阳有余阴不足论》中提出"司疏泄者，肝也"，指出肝具有疏通、宣泄、条达、升发的生理功能和特点。肝主疏泄，体现在畅达气机、调脾胃运化、助气血化生、促气血运行、舒畅情志等方面，从而保证机体生理功能的正常发挥。

（1）调脾胃升降，助气血化生：多发性硬化以肢体痿软无力为主要临床特征，属中医痿证范畴，历代医家将其病机总结为五脏气热、经络为病、气血不足、阳明为病等，多认为本病的发生发展与脾胃密切相关。《素问·痿论》提出"治痿独取阳明"的治则，因阳明经是五脏六腑汇聚之海，主润宗筋，而宗筋主束骨、利机关，若阳明气血虚则宗筋纵弛，带脉不利，发为痿证。正因为脾胃为后天之本，饮食入胃，游溢精气，脾气散精，方可濡养脏腑组织、四肢百骸。全身的肌肉均依靠脾胃所运化的水谷精微之气濡润滋养，脾胃健运肌肉才可发达丰满、臻于健壮。如《素问·玉机真脏论》："五脏者，皆禀气于胃，胃者五脏之本也。"《景岳全书·脏象别论》曰："血者水谷之精也，源源而来，生化于脾。"《灵枢·邪客》："营气者，泌其津液，注之于脉，化以为血，以荣四末，内注五脏六腑。"然脾胃受纳腐熟、化生气血的生理功能离不开胆汁的分泌排泄，更需要肝的疏泄条达、通畅气机。胆与肝相连相承，内贮胆汁，注于肠中，助小肠化物。肝与胆互为表里，肝与脾又互为木土关系，胆汁为肝之余气所化，胆汁的分泌与排泄全赖于肝气的疏泄，只有胆汁排泄顺畅，方可助脾胃运化。《血证论·脏腑病机论》："木之性主于疏泄，食气入胃，全赖肝木之气以疏泄之，而水谷乃化。"若肝失疏泄，则气机不畅，胆汁分泌排泄失常，脾胃运化失司，气血乏源，清阳不升，布散无力。脾虚生化乏源，濡养不足，故四肢沉重、麻木无力、拘挛、痿软不能随用；脾虚胃弱，升降枢机不利，则见语言不清、吞咽困难；脾胃虚损，气血生化乏源，肝血不足，肝窍失养，则见视朦、复视、视力障碍等。

（2）理气机条达，促气血运行：血液是人体肌肉筋骨活动及经络通利的物质基础，"气行则血行"，故血的运行依赖于气的推动，更受肝主疏泄功能的调节。肝体阴而用阳，主疏泄属其阳，主藏血属其阴，具有贮藏血液和调节循环血量的作用，如"人动则血运于诸经，人静则血归于肝脏"。但藏血功能的正常赖于疏泄功能的发挥，气的推动作用是血液循行的动力，肝气舒畅条达血液才得以正常运行、藏泄适度。如《血证论·脏腑病机论》："肝主藏血焉，至其所以能藏之故，则以肝属木，木气冲和条达，不致遏抑，则血脉得畅。"《血证论·脏腑病机论》："肝属木，木气冲和条达，不致遏郁，则血脉得畅。"因此，只有肝主疏泄功能正常，气机调畅方使血脉得以通畅，血液得以正常运行。有学者认为肝失疏泄是重要的致瘀因素，肝主疏泄是主要的化瘀力量。肝的疏泄功能正常，则气的运动疏散通畅，血的运行随之畅通无阻，经络通利，四肢活动健达。若肝失疏泄，则气机运行失常，血运滞留，瘀血内阻经络，通则见经脉痹阻，病久则气血阴精亏虚，肌肉经脉失养，故出现肢体筋脉弛缓、无力、视物模糊等症状。其次，肝失疏泄，脾失健运，则痰浊内生，痰与瘀胶着缠绵，可使本病反复发作，缠绵难愈。

（3）主气机升发，调情志畅达：精神状态的变化在多发性硬化脑广泛损害时较为常见，可表现为情感淡漠、缺乏判断力，或精神抑郁、注意力不稳定等。中医学认为，各种精神与情绪的变化均有一定的脏腑基础。《灵枢·本神》"随神往来者，谓之魂"；"肝藏血，血舍魂"。魂为五脏精气化生的精神情志活动，精神状态的变化及情志活动主要为心神的功能，同样与肝的疏泄功能关系密切。叶天士较明确地论述精神刺激与肝主疏泄的关系，《临证指南医案·卷六》指出"恼怒肝郁""气郁不舒，木不条达"。肝为甲木，甲木为阳，喜条达、恶郁遏，主升发一身之气机。由此可见情志活动与肝主疏泄功能密切相关。肝失疏泄可令人善悲恐、忿忿如怒、恐畏、精神惊悸不安等。肝为机体气机中枢，一方面，情志过激、肝气旺盛则横逆犯胃，胃气郁滞，胃失和降，气血不能生化，不能濡养四肢筋骨，导致多发性硬化患者肌肉痿软不用；另一方面，肝以阴血为本，以气升发为用，是阴阳和气血的共同体，刚柔并济，与血有关。"悒郁动肝致病……疏泄失职"，即正常情志活动依赖于气血的正常运行。气血调和，则心情舒畅；若肝失疏泄，则气机不畅、气血失和，表现为郁郁寡欢、情感淡漠、精神压抑、注意力缺乏等。

2. 肝主筋 古代医家多以痿证论治多发性硬化，并针对肝和痿证的关系提出"筋痿"。《素问·痿论》首次提出此概念："思想无穷，所愿不得，意淫于外……宗筋弛纵，发为筋痿。"并指出"肝主身之筋膜"。《医门法律·络脉论》"肝主筋，肝病则筋失所养，加以凤有筋患，不觉忽然而痿矣"，指出肝失所用则筋失所养，发为痿证。《临证指南医案·痿》："盖肝主筋，肝伤则四肢不为人用，而筋骨拘挛。"筋痿的提出明确揭示了肝和痿证的密切关系，而肝主筋理论也较好地阐述肝的生理、病理特征。肝主筋，筋的舒缩功能正常，方能使肢节活动自如。肝血充盛，筋脉充养，肢体运动灵活自如；若肝血不足，筋失所养，则可见肢体麻木、活动不利。《素问·六节脏象论》："肝者……其华在爪，其充在筋……为阳中之阳气，通于春气。"说明肝是筋力的来源，同时也是运动耐力的重要源泉。如《素问·上古天真论》"七八，肝气衰，筋不能动"，指出肝气不足，筋脉失去充分的营养供应，筋急则挛，久之则发为筋痿。肝接收胃消化所得的水谷精微之气后，一部分贮存于肝，一部分输布于筋，发挥其滋养筋脉的作用，以保障机体筋骨关节正常而有序运行。肝在体为筋，肝体阴而用阳，若肝阴阳平衡，肝血得养，肝体得柔，则气血和畅，肝气自疏，筋脉得充，筋之功能运行顺畅；若肝气郁结化热，耗伤肝之阴津，肝所主之筋膜失养，拘急挛缩，则表现为肢体无力、筋脉拘急、肢体麻木、不能屈伸、活动不利等。

3. 肝主目 多发性硬化患者多存在视神经损伤，视力障碍是其主要及首发临床症状，故中医常亦称之为青盲。目睛能明视万物，与肝的关系密切，如《灵枢·经脉》："肝足厥阴之脉……属肝……连目系。"《审视瑶函·内外二障论》："眼乃五脏六腑之精华，上注于目而为明……皆从肝胆发源，内有脉道孔窍，上通于目，而为光明。"指出目镜之光明有赖肝胆之精上通。另外，《灵枢·脉度》："肝气通于目，肝和则目能辨五色矣。"由此可见，肝开窍于目，肝与目通过经脉相连，肝之气血充盈和合、上滋于目，则双目有神、视物清晰；若肝之气血不足，目失所养，则两目干涩、视物昏花；若肝火上炎，则见目赤生翳；若肝阳上亢，则见头晕目眩。《素问·五脏生成》："肝受血而能视。"肝疏泄调畅，气血津液方可灌注眼底组织，肝藏血，人静则血归于肝脏贮藏，人动则血运行于经脉，营养周身，"目得血而能视"，肝血充实，方可上荣耳目。若血虚亏少、血虚生热，或肝阴亏损，不能濡养头目，则两目干涩、视物昏花，或为夜盲，并出现多发性硬化中视力障碍与之伴随的眼球胀痛、眼球震颤、头晕头痛、复视斜视等症状。而女子以肝为先天，以血为本，更易受到影响从而产生头晕、两目干涩等病理表现。

4. 肝肾同源　多发性硬化的发生与肝肾关系密切。肾主藏精，精生养骨髓，乃生肝木；肝主藏血，精能生血，血可化精，相互转化，肝肾同源的本质即精血同源。肝主筋、主藏血，肾主骨、主藏精，筋骨经脉的濡养与肝肾两脏休戚相关。如《临证指南医案·痿》："夫痿证之旨……盖肝主筋，肝伤则四肢不为人用而筋骨拘挛。肾藏精，精血相生，精虚则不能灌溉诸末，血虚则不能营养筋骨。"指出五脏六腑不足皆可致痿，唯肝肾尤为重要。肝气下疏肾精，肾水上涵肝木，肝血、肾精互为资生，肝肾同源，盛则同盛，衰则同衰。肝阴、肝血不足，日久不能下汲肾阴，肾阴亏虚，不能涵木制阳、温煦肝脉，最终导致肝肾亏虚。肝肾不足，阴血亏虚，精气暗衰，阳无所制，阴不敛阳，不能滋养筋脉、骨髓、肌肉，则导致肢痿无力，或者出现筋脉拘急；不能濡养头目，导致视物昏渺、头晕；肝肾不足导致脾胃亏虚，运化失职，水谷精微生化乏源，不能濡养肌肉，导致肢体麻木、疼痛、运动不能。肝肾同源，肝主筋，且司全身筋骨经脉之屈伸；肾主骨，藏真阴而寓元阳。若肝血失于濡养、肾精不足，则肢体麻木无力、筋脉拘急；筋骨脉络失养，则活动不利。

从肝辨治多发性硬化的临床运用

1. 肝气郁结当疏肝，兼以健脾　多发性硬化属肝郁气滞者，除主症外可兼见神情淡漠、郁郁寡欢、善太息、胸闷不舒及情志郁闷等，当以逍遥散合柴胡疏肝散为基础方。方中柴胡入肝、胆经，疏肝解郁、通调气机；枳壳、香附、陈皮疏解肝气，可降低肾上腺素、多巴胺水平，并抑制交感神经过度亢奋；白芍、当归养血活血、柔肝舒筋；茯苓、白术可健脾濡肌；赤芍、丹参、川芎行气活血，上行下达，和解以利肝胆之经气；薄荷疏散郁遏之气。全方共奏疏肝解郁、理气通络之效，气达则血行通畅，气血调和，四肢肌肉筋骨才可得以濡养，情志得以恢复。若肝郁较重，可随证加郁金理气通络，加合欢皮、玫瑰花等疏肝条达拂郁；若肝火旺盛，加牡丹皮清血分之伏热，生地黄、赤芍清热凉血活血，栀子导热下行、清解肝中郁热；因肝火灼伤津液，不能上承于口，口干口苦者，可加白茅根、天花粉清热生津。《素问·痿论》中提出"肝主身之筋膜，脾主身之肌肉"，《诸病源候论·风身体手足不随候》"脾气弱，即肌肉虚，受风邪所侵"，故对于多发性硬化患者，调肝气同时应注重补益中焦脾胃，常用人参、白术、山药、大枣补脾益气，茯苓、白扁豆健脾祛湿，薏苡仁、砂仁、陈皮健脾理气化湿。

2. 肝血亏虚当补血，兼以柔肝　多发性硬化属肝血亏虚者，因阴血亏少，肝失涵养，木动生风而发肢节麻木不仁、屈伸不利、筋脉疼痛、震颤拘挛等，同时视力减退较甚，或为夜盲，并兼见头晕目眩、爪甲不荣、失眠多梦，治疗当以补肝血、养肝体，可选用补肝汤加减。补肝汤出自《医学六要》，具有补肝养筋明目之功效，为滋养肝血的代表方剂。方中熟地黄、白芍、当归、川芎补肝血以固本；木瓜性温味酸，可舒筋活络、养肝缓急；酸枣仁养心安神；炙甘草调中益气、调和诸药。全方合用可补肝血、养筋明目。兼见气虚者，可加党参、黄芪；兼见血虚者，可加阿胶、何首乌、枸杞子；兼见血瘀者，可加水蛭、鸡血藤等；兼见肢体抽动者，可加地龙、全蝎。《临证指南医案·卷六》："肝为刚脏，非柔润不能调和也"，因肝为刚脏，性喜条达而恶抑郁，宜柔宜养，然疏肝之药性味多辛温芳香偏燥，疏肝之品易耗伤阴血，故临床疏肝补肝的同时应运用柔肝法，用甘缓柔肝之品以柔克刚。岳美中有云"肝宜柔而不宜伐"，故柔肝者，当以甘缓养血育阴之品益肝体，从而调达肝气，常用白芍、生地黄、北沙参、当归、佛手、香橼、玫瑰花、合欢花、绿萼梅等药以柔肝养血敛阴，如《本草正义·草部芳草类》"玫瑰花……柔肝醒脾，流气活血"，《本草求真·白芍》"气之盛者，必赖酸为之收，故白芍号为敛肝之液，收肝之气，而令气不妄行也"。故治疗多发性硬化属肝血亏虚者，应滋补肝血，兼以柔肝缓急，方能益肝体、补肝用。

3. 肝阴不足当滋阴，兼以补肾　多发性硬化晚期多有肝肾亏虚，可见肢体痿软无力、步态不稳、手足麻木、头晕耳鸣、眼昏目涩、构音困难，兼见腰膝酸软、健忘少寐、心悸心烦、口咽干燥、五心烦热等，治疗当以滋补肝肾之阴，临证用药强调肾精宜温润，常以六味地黄丸为基础方补肝肾、养血益髓。肾生精，神光充沛有赖肾精的上乘，随症加用淫羊藿、肉苁蓉温养真阳、填补肾精、扶助肾气；菟丝子、覆盆子、枸杞子补肾明目；何首乌以收敛精气；五味子酸收敛聚精气。目睛不明者，可加用防风、升麻、葛根风药疏利玄府，载药上行，以益精升阴上达头目；素体虚弱者予紫河车粉，以达"返本还元"、疗"诸虚百损"之效。还可配伍少许健脾益气之品，如白术、砂仁等。诸药配伍合用，共奏滋补肝肾、益精填髓、健脾益气之效。另外，还可用左归丸、二仙汤、乌精地黄汤等滋补肾精、潜纳肝阳，既解决肾为先天之本、精气之源的根本问题，又使肝体得养，肝气平和。患者上肢麻木无力较重，则加桑枝、桂枝，可温经散寒、通络止痛；下肢重则加杜仲、牛膝，两药归肝、肾经，杜仲滋肝养肾、补中益精气、强筋骨，牛膝引药下行，合用可达补肝肾、强筋骨、活血通经之功用。研究显示，黄芪、巴戟天、山茱萸、杜仲等多种中药都具有调节免疫的作用，且中药不良反应少，可替代西药免疫抑制剂长期服用。

多发性硬化是神经科较为难治的疾病之一，其发病率逐年上升，并呈年轻化趋势，具有致残率高、易复发的特点，严重危害人类健康。相较于当前西药治疗的局限性，以辨证论治为基本治则的中医药治疗则有着较高的灵活性。历代中医医家多从湿热、毒邪、脾肾亏虚等方面论治多发性硬化，其发病与肝之功能失调有关联，在临证方面须以整体观念为指导，以辨证论治为核心，谨守病机，证精当，细查证候，从肝论治，注重疏达肝气、调肝理血及滋补肝肾之阴等，恢复肝之疏泄、畅情志、生血藏血、主目主筋的功能，自能得到较好的临床疗效。

177 从肝辨治绝经后骨质疏松症的机制

绝经后骨质疏松症（PMOP）是指由于绝经后卵巢功能下降、雌激素水平低下导致骨量的迅速流失及骨组织微结构的改变，促使骨的脆性增加的一种代谢性骨病，绝经后中老年妇女为主要好发人群。随着我国老龄化社会的来临，PMOP 发病呈逐年上升趋势。骨质疏松性骨折（OPF）是 PMOP 最严重的并发症之一，外力与绝经后骨量迅速流失均为骨折发生的高危因素。因其 PMOP 发病呈多发性、隐秘性、渐进性，因而给临床上防治带来巨大挑战。近年来，随着对该病认识不断深入及中医基础理论对该病治疗指导意义的挖掘研究，中医药在防治 PMOP 上发挥出巨大的优势。但目前对于 PMOP 防治的中医基础理论和现代医学相关性认识存在不足。中医基础理论"从肝论治"是防治 PMOP 的重要指导思想，该防治理念与现代医学 PMOP 临床防治及基础研究存在相关性，对其相关机制的探讨剖析有利于指导 PMOP 科学防治，学者石敏等基于对肝主疏泄-畅情志、肝藏血、肝主筋等肝生理功能与 PMOP 的发病相关机制做了探讨，以期对 PMOP 的防治诊疗提供新的思路。

中医肝——PMOP 理论渊源

中医学中尚无 PMOP 病名，结合本病发病特点及临床表现描述可归属于中医学"骨痿""骨痹""腰痛""骨枯""骨极"等范畴，对该病历代医家均有大量记载。《素问·长刺节论》："病在骨，骨重不可举，骨髓酸痛，寒气至，名曰骨痹。"《灵枢·经脉》："足少阴气绝则骨枯。"《千金要方·骨极》："骨极者，主肾也。肾应骨，骨与肾合……若肾病则骨极，牙齿苦痛，手足疼，不能久立，屈伸不利，身痹脑髓酸，以冬壬癸日中邪伤风，为肾风。风历骨，故曰骨极。"《素问·上古天真论》："丈夫……七八，肝气衰，筋不能动。"若肝失疏泄，则会影响人体气血津液的生成和运行，从而影响筋骨的营养。以上文献对该病的病因病机、临床表现、病理变化过程有精辟的论述。体现了以肾主骨生髓、肝主筋藏血为物质基础（肝肾同源、精血同源、乙癸同源）的 PMOP 发病全程病因病理。历代医家对 PMOP 的论治意见不一，但大多医家均"从肾论治"PMOP，忽视了"从肝论治"PMOP 的重要性，对"从肝论治"中医基础理论及现代医学防治机制相关性认识不足，使得该病的防治虽取得一定成绩，但未达到相对理想状态。

脏象学来源于中国传统文化之哲学的发展，通过对自然界事物及人体疾病的认识加深、不断完善、反复总结，形成了以"五脏一体观""宏观一体论"为核心的独特认识。该学说认为人体是一个复杂精密的整体，整体与局部、表象与本质、宏观与微观、神志与形体有机结合复合体。人体以五脏六腑为中心，通过经络系统将五体、五官、九窍等全身连接成有机整体，并与自然界共同形成一个整体，各个器官之间生理上互惠互利，病理上相互影响。肝脏作为其中的一个个体，也有属于自己的独特体系，《素问·六节脏象论》有"肝者，罢极之本，魂之居也，其华在爪，其充在筋，以生血气"之说，即生理上存在肝血养筋、肝阴柔筋之功，病理上也有血不养筋，筋骨失养，骨枯筋弱之过。肝体系作为人体不可分割的一部分，肝主疏泄-畅情志、肝藏血、肝主筋及脏象中肝-胆-筋-爪-目亦为临床上辨证论治不可或缺的依据。

现代医学肝——PMOP 相关性研究

现代医学研究认为，肝脏本质不仅有消化系统功能，还可涉及神经系统、内分泌系统、免疫系统及循环系统等多器官、多脏器功能的综合单位。现代研究表明，肝脏疾病的存在与 PMOP 发生密切相关，其中包括病毒性肝炎、原发性胆汁性肝硬化、铁超负荷、非酒精性脂肪肝病、酒精性肝病、肝移植、Wilson 病等，这些疾病能够不同程度地刺激影响体内细胞因子代谢、钙和维生素 D（D1、D2）、维生素 K 的代谢、激素水平异常及 RANKL 信号表达异常等，直接或间接导致骨代谢异常、骨量流失、骨微观结构改变等后果。

1. 肝主疏泄-畅情志-绝经后骨质疏松症相关性　肝主疏泄最早源于《素问·五常政大论》"疏泄，苍气达，阳和布化，阴气乃随"。后世医家朱丹溪对其进一步界定："主闭藏者肾也，司疏泄者肝也"。肝主疏泄不及，肝气郁结而闷闷不乐，忧悲欲哭；肝主疏泄太过暴怒伤肝，急躁易怒，失眠头痛。因此，肝喜条达而恶抑郁，肝调气机而畅情志。有研究指出，气郁、气虚、血瘀、实痰、湿邪均为 PMOP 重要的致病因素，其中气虚（肾气虚、脾气虚）、气郁（肝气郁）为主要病因，血瘀为促进因素，实痰、湿邪相互转化亦为重要推动因素。从而有"治痹必先治虚，治郁、治瘀、治痰"之说。从病理生理层面来说，肝失疏泄会造成气机不畅情志失常。情志病日久反之也会导致气机不畅，由此而引发的气虚、气郁、痰瘀、血瘀、湿邪等致病因素可直接或间接导致 PMOP 的发生。这些致病因素长期积于体内，使得 PMOP 发生的风险居高不下。围绝经期前后大部分女性患者极易出现上述情志异常征象，与此同时伴随月经异常、骨量急剧下降、躯体疼痛、感觉异常等诸多现象，骨密度亦较同龄妇女有所降低，说明围绝经期前后肝主疏泄-情志、绝经后骨质疏松症存在密切相关性。现代医学研究着眼于肝脏整体功能发现，肝脏不仅有代谢消化功能，还与神经系统、内分泌系统、生殖系统存在一定关联。有研究者通过动物实验表明，肝脏实体内含有某种特异蛋白基因表达与肝主疏泄功能密切相关，且通过肝郁造模成功的大鼠体内所含去甲肾上腺素（NE）、5-羟色胺（5-HT）、肾上腺素（E）、β-内啡肽（β-EP）、多巴胺（DA）、调节性 T 细胞等出现含量与表达紊乱，进而影响其机体生殖、内分泌、神经功能。PMOP 主要是因为中老年女性卵巢功能下降、雌激素水平分泌下降，而生殖、内分泌功能与下丘脑-垂体-卵巢轴（HPOA）这一信号轴系统密切相关。肝主疏泄-情志与 PMOP 之间以生殖、内分泌、神经系统等复杂因素为媒介，在生理上相互关联，在病理上相互影响。

2. 肝-血-绝经后骨质疏松症相关性　肝藏血是中医脏象肝的主要生理功能之一，五行属木，以血为本，又称之为"血府、血海、血室"。《内经》"足受血而能步，掌受血而能握，指受血而能摄"，说明了人的坐、卧、立、行与肝脏贮藏调节血液有重要关联。由此可见，血液是人体脏器生理功能得以正常运行的重要载体，肝脏作为全身气机枢纽，可调节促进血液正常运行输布。其次，女子以血为本，肝藏血是妇女经血主要之来源，既为女子月经来潮的重要物质基础，亦为妇女绝经不来的重要因素。肝血充足，月经量多来潮规律，肝血不足，月经量少甚则闭经。肝贮藏血液调节血量布达全身，可濡养形体四肢、五官九窍、皮肤、筋骨，若肝血不足，阴血亏虚，濡养功能衰退，肝血不养筋则筋脉拘急；肝血不养骨则骨枯髓空。若肝气郁结，疏泄失司，气机不畅，可致血瘀。《灵枢·本脏》"经脉者……濡筋骨，利关节"。若气血运行不畅，停滞为瘀，筋骨失养，关节不利而至骨痹、骨痿，故血瘀是 PMOP 的主要促进因素。现代研究表明，人体所需精微营养物质以血液为载体经动静脉循环系统输送至全身进行体内外物质合成与交换，而肝脏是血液途径最重要的脏器之一，肝脏是血液中营养物质合成与交换的场所，人体所吸收因精微营养物质通过肝脏合成转化后成为濡养骨骼、肌肉的主要物质基础。肝失条达，气血不畅，瘀血内生，骨骼肌肉得不到正常的营养供给可发生骨枯肉痿髓减之症。现代研究表明，血瘀证患者凝血功能参数及血细胞数值（平均红细胞体积、红细胞体积分布宽度、平均血小板体积等）异于常人，局部血液微循环异常导致骨细胞代谢异常，骨量减少、骨微观结构改变引起 PMOP 局部疼痛产生。血虚、血瘀导致的 PMOP 疼痛与清代医家王清任所提"不通则痛，不荣则痛"这一疼痛致病理念不谋而合。肝-血-绝经后骨质疏松之间存在互为因果之联系，为该疾病的诊疗提供新的思路与方法。

3. 肝-筋-绝经后骨质疏松症相关性 《素问·宣明五气》中首次提出"肝主筋"这一理念，云"五脏所主，心主脉，肺主皮，肝主筋，脾主肉"。《素问·六节脏象论》："肝者，罢极之本……其华在爪，其充在筋。"《灵枢·经脉》："骨为干……筋为刚……皮肤坚而毛发长……肝主身之筋膜。"《类经·脏象类》："人之运动，由乎筋力，运动过劳，筋必罢极。"《素问·上古天真论》"丈夫……七八肝气衰，筋不能动"，提出肝气衰与筋的密切关系。因此，筋的生理活动主要依赖于肝血的濡养，肝血充足，筋才能维持其束骨骼而利关节之用；肝血亏虚，筋的运动约束作用减退，运动不灵、肌肉松弛、肢体麻木、屈伸不利等病理现象出现。由此观之，脏象理论中肝脏与筋在结构中相互络属，在功能上密切关联，在生理上相互影响，病理上互为因果。中医脏腑五行生克关系中，肾为肝之母，肝为肾之子，由于肝与肾之间的密切关系，中医有"乙葵同源、肝肾同源、精血互生、筋骨同宗"之说。人体之筋（骨骼肌、韧带、关节囊、肌肉、肌腱、筋膜及其相关血管神经等骨周围一切软组织总称）附着于骨骼关节之上，对内约束骨骼、对外连接肌肉，筋与骨之间的动态平衡维持人正常的体态与运动功能。现代医学将PMOP定义为一种单纯性原发性代谢性骨病，忽视了"筋"在PMOP中的重要作用。现代疾病的诊疗不应着眼于病灶局部，因考虑到疾病整体的发展变化，对于PMOP尤因如此，PMOP的诊疗不应只着眼于"骨"，更应认识到"筋"。肝为筋的动力源泉，筋为骨之所连，骨为筋之所归（筋可束骨、诸筋从骨），PMOP发病病理表现以"筋痿"与"骨痹"并存，在其治疗过程中亦需做到"调筋"与"治骨"并重。

PMOP以其发病的高发性、隐秘性、渐进性等特点而不被人们早发现、早重视、早治疗。疾病发展后期一系列并发症严重影响中老年女性的生活质量，对社会及家庭造成沉重的负担。中医药通过"整体观念、辨证论治"理论为指导，对治疗PMOP有一定优势。但由于脏象理论"肾主骨"思路的指导，大多医家多以"肾"为核心治疗PMOP，忽视了"肝"在PMOP的发病过程中扮演的重要作用。肝主疏泄畅情志、肝藏血、肝主筋等肝脏生理功能与PMOP疾病的发生发展皆有密切的关系，故有"女子以肝为先天"中医妇科疾患指导理论及"筋骨并重"中医骨伤科治疗理念的存在。随着现代医学研究的不断发展，PMOP与肝脏疾患关系密切，临床治疗研究亦取得了进展，一定程度上验证了中医脏象理论肝脏体系与PMOP之间的复杂关系及"从肝论治"指导思想治疗PMOP的科学性。"从肝论治"观念体现了肝脏的重要性，一定程度上弥补了PMOP"从肾论治"的不足。

178   从肝辨治甲亢性骨质疏松

甲状腺功能亢进症（hyperthyroidism）简称甲亢，是以甲状腺激素异常分泌过多为特点的一组常见内分泌疾病。甲亢患者骨量易丢失，是引起骨质疏松的危险因素之一，也是引起继发性骨质疏松的常见原因。近年来，甲亢性骨质疏松成为继糖尿病性骨质疏松症之后又一关注热点。因其具有隐匿性，直到发生脆性骨折时才被诊断，故早期临床表现多以甲亢的症状为主，具体表现为怕热多汗、心慌手抖、大便次数增多、多食易饥等，到病情加重时还可出现腰膝酸软、全身骨痛、身高缩短、骨骼变形等骨质疏松的症状。有报道指出甲亢患者发生骨质疏松的概率为 21.8%，发生骨量减少为 37.1%。目前积极地抗甲亢及补钙辅助治疗是较明确的治疗方案，因疗程较长，副作用较大，造成了社会和家庭的沉重负担，故学者胡飞等认为，探讨从肝辨治甲亢性骨质疏松的发病机制及防治具有重要意义。

中医肝与甲亢性骨质疏松的相关性记载

1. 肝与甲亢   中医学没有甲亢的病名，但有与其相关的记载，前人将甲状腺肿大类疾病统称为"瘿瘤""瘿气"等。由此可见，瘿病不等同于现代医学中的甲亢，还包括了多种甲状腺疾病，如甲状腺功能减退症、亚临床甲状腺炎、弥漫性毒性甲状腺肿等。刘祥秀等提出瘿病分为瘿气、瘿病眼病、瘿痛等，其中瘿气相当于西医学中的弥漫性毒性甲状腺肿（Graves 病）。而 Graves 病是引起甲亢的最常见原因，占 50%～80%，由此可见，甲亢可根据瘿气辨证施治。《灵枢·经脉》："肝足厥阴之脉……循喉咙之后，上入颃颡，连目系。"而甲状腺的解剖位置在颈前下方甲状软骨下软组织内，刚好在肝经的循行上，可说明甲状腺疾病与中医肝脏有着密切的关系。中医学认为甲亢的发生多因情志内伤所致，正如宋代陈言在《三因极一病证方论·瘿瘤证治》中所说"夫血气凝滞，结瘿瘤者……随忧愁消长中"。清代沈金鳌："瘿之为病……其源皆由肝火。"肝旺势必克土、扰心、刑金、伤肾，这与临床上甲亢的病变发展规律相符，即发病初期为肝气郁滞，随着病程的延长，病情加重，从实转虚。

2. 肝与骨质疏松   中医学对骨质疏松病名并无明确记载，大致属于中医学"骨痿""骨痹"等范畴。《素问·五常政大论》："木曰敷和……敷和之纪，木德周行，阳舒阴布。"说明肝主疏泄，调畅气机，促进气血的运行，气为血之帅，气行则血旺，气血旺盛周而复始则促进筋骨的生长；肝气衰则气血瘀滞，阻塞流通，导致筋骨失养，日久而痹。且肝主筋司运动，说明骨痹的发病与肝脏的关系密切，《素问·痹论》："痹在于骨则重，在于脉则血凝而不流，在于筋则屈不伸。"说明肝气亏虚，则筋骨活动不利，气血瘀滞，不通则痛，发而骨痹。肝主藏血，肾藏精，肝肾同源，精血同源，如张景岳《类经·脏象类》"肝肾为子母，其气相通也"。指出肝肾母子精血互化，两脏经络相连、气血相通，共同促进骨骼的生长。

现代中医学对肝藏血主疏泄的相关性探讨

现代医学认为肝脏是人体内目前最为复杂的脏器，它包括消化、神经、内分泌、免疫、代谢等在内的多种功能，相当于一个化学加工厂，几乎参与体内一切物质的代谢，参与营养物质的分解与合成，濡养全身，维持机体的正常功能。这与中医脏象学肝主藏血、主疏泄的作用是相符的。肝主疏泄和藏血功能是相互为用、相辅相成的。肝内贮藏充足的血液可涵养肝气，以保证肝主疏泄的正常发挥；血液藏于肝中，以及肝血输布外周，或下注冲任形成月经，又需要在肝主疏泄作用的调解下完成。

1. 肝藏血主疏泄与情绪　肝主疏泄调畅情志，主要表现在肝气郁结与亢逆两方面。若肝气郁结或亢进，出现情志活动异常，前者常见情志抑郁、惆怅怅惘；后者多见急躁、易怒等。有学者指出从"应激医学"开展对"肝主疏泄调畅情志"的相关生物学机制研究是目前研究的热点。肝主疏泄在机体心理应激中占主导地位，急性应激时肝实证主要以血浆中去甲肾上腺素、肾上腺素含量增高而出现交感神经偏亢的功能紊乱为主；肝虚证则与之相反，出现烦躁易怒、头晕、失眠等。甲状腺激素分泌过多或甲亢时，可引起中枢神经亢进，临床表现与面临急性应激时的情况基本一致。肝主疏泄功能失调会引起肝血不足，使濡养功能减退，四肢、筋骨等出现异常。且有研究发现，骨质疏松的发病与情志密切有关。Stetler 等认为其机制可能是通过对下丘脑-垂体-肾上腺皮质的调控，从而增加其发病的风险。

2. 肝主疏泄与消化　肝气疏泄是保障脾胃功能正常的前提，如《内经》："木之性主疏泄……全赖肝木之气以疏泄之。"现代很多研究已经证实肝主疏泄影响消化功能与脑肠-轴理论密切相关。而脑-肠轴功能的发挥依赖于胃泌素（GAS）、胃动素（MOT）等胃肠道活性物质的调节。GAS 可促进胃肠道的分泌功能，增加胃肠道的运动，充分吸收食物中的营养物质。MOT 分布在小肠，促进胃肠运动并加快水、电解质的运输，使胃肠代谢有序进行。甲状腺激素可通过调控胃肠道平滑肌细胞增加其对神经递质的兴奋性，具体表现在甲状腺激素分泌过多时肠胃蠕动加速，呈现出多食易饥、大便次数增多等高代谢症状。同时，肝主疏泄功能失调，颈前下方甲状软骨下软组织内可引起胃肠功能紊乱，阻碍营养物质在胃肠道的吸收，使胃肠中维生素 D 的合成减少，导致钙、磷吸收障碍，引起负钙平衡，促使骨代谢紊乱破坏骨骼的健康。

3. 肝藏血主疏泄与生殖　人类的生殖依赖肝主藏血、肝主疏泄的功能。两者正常运行，则气血冲任调和，宗筋得以濡养，精血充足则女子正常胎孕，男子生育功能正常。肝主疏泄影响生殖主要通过下丘脑-垂体-性腺轴调控，肝气疏泄尤为关键，而情志的变化对性腺轴的影响与肝在性腺轴中起到的调节作用大致相符；肝血充足、肝气畅达则肝血流注冲脉，冲脉血海充盈则月经按时来潮。若肝血不足，常致月经量少，甚或闭经，长此以往会导致生殖系统的破坏，人体各种激素水平分泌下降，直接或间接导致骨质的低下、骨量的减少。由此可见，肝藏血主疏泄与骨质疏松之间以生殖、内分泌、神经系统等为媒介，相互关联，相互影响。

肝-甲亢性骨质疏松的相关性研究

1. 从肝辨治甲亢的相关性　任志雄等认为甲状腺疾病其病位在甲状腺，首次提出甲状腺为"奇恒之府，有助肝疏泄，助肾生阳之功"。可见，从肝辨治甲状腺疾病具有重要意义。目前一般认为甲亢的基本病机是肝郁，属于自身免疫性疾病，炎症细胞及其释放的炎症因子在甲亢的发病过程中发挥重要作用，参与病情的进展。姚沛雨等认为肝失疏泄为甲亢发病基础，予以益气养阴、清热泻火等中药治疗，作用于肝脏皮质醇，使机体的基础代谢率降低，减轻高代谢症状，具有显著的抗炎、免疫效果，促进甲状腺功能的恢复。刘怀珍等认为柴芍二至散可减少机体 TNF-α、IL-6 等炎症因子的表达，矫正 Th1/Th2 免疫混乱，调节免疫功能，减轻炎症反应，达到养肝、抗炎作用。调肝养肝可调畅全身气机，调整脏腑功能，达到了良工治未病的效果。

2. 从肝辨治骨质疏松症的相关性　郭宏敏在不否认传统脾肾论治理论的基础上，认同"肝藏血，主疏泄，以血为体，以气为用，肝体阴而用阳"。基于"肝肾同源"理论提出"以肝为中心"，注重补肝柔筋，调理气血阴阳，自拟骨松方在临床上取得良效。有研究表明补益肝肾活血方可促进机体骨质生成，降低骨质吸收，从而缓解临床症状。又有研究指出肝失疏泄通过使人体血钙降低、维生素 D、钙磷的代谢紊乱及甲状旁腺激素升高，最终导致骨质疏松症。而郁久成瘀，何升华等认为血瘀会导致骨内微循环障碍，使骨重建失衡，最终引发骨质疏松。蔡美芹认为疏肝温肾痰瘀双解汤配合针灸能促进对抗骨吸收，提高骨钙素水平，纠正激素失衡，刺激肝经改善局部血液循环，有效缓解腰背疼痛症状。

从肝辨治甲亢性骨质疏松的意义

甲亢性骨质疏松属于高转换性骨质疏松，胡飞认为从肝辨治是重点，积极治疗原发病是前提，中医"肝"与内分泌调节、免疫调节、炎症反应、物质转化等过程紧密相关，大量研究也证实了肝的功能失常是引起甲状腺激素调节和骨代谢加剧的共同源头。大量研究表明在甲亢得以控制后的第一年骨密度明显增加，在甲状腺功能恢复的 3～6 年之后，甲亢并发的骨质疏松得以恢复。

179　肝脏象在单纯性甲状腺肿的运用

单纯性甲状腺肿是临床上的常见疾病，主要表现为甲状腺肿大，不伴有甲状腺功能亢进或减退，相当于中医学的"气瘿"。中医对本病认识较早，认为其发生往往与肝关系密切。学者刘红延等运用肝脏象理论，对单纯性甲状腺肿的认识与辨治进行了探析。

单纯性甲状腺肿的中西医概述

单纯性甲状腺肿，是指非炎症和非肿瘤原因阻碍甲状腺激素合成而导致的甲状腺代偿性肿大。一般甲状腺功能正常，不伴有功能亢进或减退，甲状腺为弥漫性或多结节性肿大。可呈地方性分布，主要由于环境缺碘引起，多见于内陆山区和半山区。当一个地区的单纯性甲状腺肿患者超过该地区人数的10％时，称为地方性甲状腺肿。也可散发分布，称为散发性甲状腺肿，患病率约为 5％。青春期、妊娠期、哺乳期和绝经期由于甲状腺激素的需要量增高，也可发生轻度弥漫性甲状腺肿，称为生理性甲状腺肿。单纯性甲状腺肿女性患者多见，女性患病率通常是男性的 3～5 倍，发病年龄以 10～30 岁为高峰期。该病病因复杂，多数患者无明确病因，但总体来说，病因可以分为三类：甲状腺激素原料-碘的缺乏；甲状腺激素需要量的激增；甲状腺激素生物合成和分泌的障碍。有些患者是由于缺乏合成甲状腺激素某个步骤的酶，或由于致甲状腺肿的物理、化学及生物因素等所致。在我国生理代偿性甲状腺肿和结节性甲状腺肿是最常见的甲状腺肿的类型。

单纯性甲状腺肿相当于中医的"气瘿"。气瘿是瘿病的一种，因其患部肿块柔软无痛，可随喜怒而消长，而称之为气瘿。《诸病源候论》中有关于该病的描述："气瘿之状，颈下皮宽，内结突起，腘腘然亦渐长大，气结所成也""瘿者，由忧患气结所生，亦曰饮沙水，沙随气入于脉，搏颈下而成之""诸山水黑土中出泉流者，不可久居，常食令人作瘿病，动气增患"。说明该病病因有两种，一为忧恚，二为水土。因忧恚而情志内伤，从而导致肝脾气逆，脏腑失和，发为本病。另外，该病与生活地区和所饮水质也有着一定的关系，常常因动气而增加患病的可能性。总而言之，外因为平素饮水或食物中含碘不足，内因为情志不畅，忧怒无节，气化失调，气机升降失常，营运受阻。除此之外，女性产后肾气亏虚，外邪乘虚而入，亦能引发本病。由中医的病因病机中可以得出，本病与肝的关系最为密切。

肝脏象

脏象学是研究人体各个脏腑的生理功能、病理变化及其相互关系的学说。它是历代医家在医疗实践的基础上，在阴阳五行学说的指导下，概括总结而成的，是中医学理论体系中极其重要的组成部分。"脏象"二字，首见于《素问·六节脏象论》。"藏"指藏于体内的内脏，"象"指表现于外的生理、病理现象。脏象包括各个内脏实体及其生理活动和病理变化表现于外的各种征象。

脏象学是中医生理学、病理学、临床辨证论治的理论基础，肝脏象是其中最复杂、最多变、生理病理影响范围最大的系统，在五脏之中尤为重要。肝脏象的概念为肝表现于外的解剖形态、生理病理征象及其与自然界相通应的事物和现象。包括肝、胆等脏器及更重要的藏血、疏泄、主筋等功能系统。肝脏象以肝为中心，包括了肝本脏的生理活动、病理表现及其与心、肺、脾、肾四脏之间生理病理的相互依赖、相互制约，同时通过经络联系体、华、窍、合、志、液、神，形成一整个生命活动系统。这个系统凭借经络的沟通，依赖于循环贯注的精、气、血、津液传递的信息，形成了一个以肝脏为中心的有机整体。

《难经·集注》："肝者，据大言之，则是两叶也。若据小言之，则多叶矣。"《难经·四十二难》"肝重四斤四两，左三叶，右四叶，凡七叶""胆在肝之短叶间，重三两三铢，盛精汁三合"。以上可以看出古人对肝的解剖形态的了解。

足厥阴肝经在人体的循行路线为：足厥阴肝经，起于足大趾背毫毛部，沿足背经内踝前上行，至内踝上八寸处交于足太阴经之后，上经腘窝内缘，沿大腿内侧，上入阴毛中，环绕阴器再上行抵达小腹，夹胃，属于肝，络于胆再上行通过横膈，分布于胁肋部继续上行经喉咙的后面，上入鼻咽部，连目系，从额部浅出，与督脉在巅顶部相会。其支脉，从目系下循面颊，环绕唇内。另一支脉，从肝部分出，穿过横膈，注于肺。主治肝胆病、妇科病、前阴病以及肝经循行部位的其他病证。

肝的主要生理功能可以概括为肝主疏泄、肝藏血、肝开窍于目、肝主筋、肝藏魂、肝主生殖及肝与胆互为表里。其生理特性可以概括为肝主生发、肝喜条达而恶抑郁、体阴而用阳。由于肝具有以上的生理功能及生理特性，故其病理主要分为以下 6 种：肝疏泄失调，从而导致肝气郁结证、气滞血瘀证、肝郁脾虚证、肝火上炎证、肝气上逆证等肝不藏血，从而导致肝血虚证；肝阴不足，导致肝阴虚证、肝阳上亢证、阴虚火旺证；肝气不升，导致肝气虚证；肝风内动，导致肝阳化风证、热极生风证、阴虚风动证以及血虚生风证；寒邪侵袭肝脉而形成寒滞肝脉证。

历代医家根据肝的生理病理特点，总结了很多肝脏病证的治法，主要有以下几种：疏肝理气法、宣通肝络法、柔肝法、暖肝法、清肝法、泻肝法、化肝法、平肝法、镇肝法、搜肝法、息风法、温肝法、养肝法、补肝法、清胆法、温胆法、泄肝和胃法、泄肝健脾法、培土宁风法、暖土御风法、泄肝降逆法、抑肝安金法、清金制木法、清肝泻心法、清肝滋水法。

肝脏象与单纯性甲状腺肿

中医学认为肝主疏泄，其性刚强，喜条达而恶抑郁，凡精神情志之调节功能都与肝密切相关。"肝足厥阴之脉，起于大指丛毛之际，上循足跗上廉，去内踝一寸，上踝八寸，交出太阴之后，上腘内廉，循股阴，入毛中，环阴器，抵小腹，挟胃，属肝，络胆，上贯隔，布胁肋，循喉咙之后，上入颃颡，连目系，上出额，与督脉会于巅。其支者，从目系，下颊里，环唇内。其支者，复从肝别，贯隔，上注肺"。通过肝经在人体的走行可以看出，肝脉起于足大趾，上行环阴器，过少腹，挟胃，属肝络胆，贯隔布胁肋，循喉咙，连目系，上巅顶。肝主藏血，有贮藏和调节血量的作用。肝主筋，司全身筋骨关节之屈伸。单纯性甲状腺肿的发病与肝具有密切的关系，因肝具有主疏泄与藏血的生理特点，而颈部又为人体气血交汇之重要枢纽，人体之上下气血皆由此经过，加之颈部狭而短，更易于阻塞。若其任一经脉气机不利，血行不畅或为痰湿邪气等阻滞，则气血易于结聚留滞而为患。肝藏血、主疏泄，调节全身的血流和血量，调畅全身气机，颈前结喉处和全身各脏腑的气血盈亏或郁滞均与肝失疏泄密切相关。因此，肝经在人体的走行所经过的部位及肝的生理功能特性为单纯性甲状腺肿从肝论治提供了理论依据。单纯性甲状腺肿主要分为以下两种证型。

1. 肝郁脾虚证　本证是指肝郁乘脾，脾失健运所表现的证候，多因情志不遂，郁怒伤肝，木郁克土或思虑伤脾，劳倦过度，脾失健运，反侮肝木所致。肝性喜条达而恶抑郁，肝郁气滞，气机不畅，经脉不利，情志抑郁易怒。肝郁气结痰凝，痰随气逆，循经上行，痰气搏结于肝胆经脉，发为气瘿。常表现为颈部弥漫性肿大，伴四肢困乏、气短、纳呆体瘦，苔薄、脉弱无力。治之当以疏肝解郁、健脾益气为主，宜服四海舒郁丸，并随证候特点而加减药物。

2. 肝郁肾虚证　本证仍以肝郁为主，同时伴有肾阳虚的证候。肾主骨，腰为肾之府，肾阳虚衰，不能温养筋骨、腰膝，肾居下焦，为阳气之根，肾阳不足，失于温煦，则畏寒肢冷，下之尤甚，阳虚无力运行气血，而络不充，肾阳衰惫，阴寒内盛，阳虚不能鼓舞精神，则神疲乏力，肾阳为生殖的动力，肾阳虚弱，故性欲冷淡。水为木之母，当肝郁疏泄不畅时，可累肾水。肾阳虚导致冲任不固，而冲任二脉都属于肝，任脉调节阴经气血，为"阴脉之海"，同时，任脉又具有主胞胎的功能。冲脉调节十二经气血，循经上至头，"通受十二经气血"，与女子月经及孕育有关，为"十二经脉之海"，即"血海"，其自身气血的调畅和充盈依靠肝的藏血和疏泄功能而保持正常。肝经与任脉相交汇，故两经的气血亦相交汇，若肝血充盈并且疏泄有序则冲任经脉气血通畅而无气滞癥聚、血络搏阻之患。反之，若肝气机不畅，疏泄失司，则肝血不足，并且疏泄无序则冲任经脉气血受阻，而易发气滞癥聚、血络搏阻。因此，肝郁肾虚而发为气瘿。常表现为颈部肿块皮宽质软，伴有神情呆滞、倦怠畏寒、行动迟缓、肢冷、性欲下降，舌淡、脉沉细。治之当以疏肝补肾，调摄冲任，宜服四海舒郁丸合右归丸，并随证候特点而加减药物。

基于肝脏象学的单纯性甲状腺肿的治疗

由于肝的生理特性为主生发，肝气以生散、宣发作为气机运动的特点，在五行属木，在季节为春，肝就像春天的树木一样，具有充满生机、生发生长的特性。同时，肝喜条达而恶抑郁，肝气冲和条达，不致遏郁，则血脉得畅，若肝郁不和，每易火发为怒，产生气逆、生风、动血诸症，故治疗气郁多以辛散为发。因此，治疗单纯性甲状腺肿应重用疏肝理气类药物。

由于长期抑郁愤怒或忧虑过度，导致肝气机不畅，失于条达，气滞痰凝，壅结于颈前而成瘿，所以历代医家大多以疏肝理气、消瘿散结作为治疗单纯性甲状腺肿及气瘿的主要方法。如《外台秘要》中用陈皮来治疗气瘿，《外科正宗》中的海藻玉壶汤、活血散瘿汤中用青皮来治疗气瘿，《外台秘要》中"疗冷气咽喉噎塞兼瘿气昆布丸"中亦用吴茱萸、干姜两味温性疏肝理气药，治疗由寒邪内侵肝经导致的肝气郁滞不通的气滞痰凝类瘿病。治疗气瘿，"顺气为先"，即当用柴胡、川楝子、郁金、香附、木香等疏肝理气类药物来疏肝气、健脾运。气瘿之病，其病情常常随情志波动而波动，在治疗时，应重用疏肝理气类药物，并且可随病情而加大剂量。

近年来，临床上治疗单纯性甲状腺肿的用药，除了重用疏肝理气类药物之外，常常有以下几种方药。刘学兰用行气活血消瘿汤治疗单纯性甲状腺肿取得了较好的疗效，药用为海藻、昆布、浙贝母、夏枯草、桃仁、赤芍、当归、青皮、郁金、瓜壳、法半夏。方中当归、桃仁、赤芍活血化瘀，通经络之郁气；浙贝母、法半夏散结，消停聚之痰；更以海藻、昆布、牡蛎消瘿散瘀，青皮、郁金、瓜壳行气解郁。诸药合用，具有活血化瘀、行气化痰、消瘿散结的作用。徐华欣用加减海藻玉壶汤治疗单纯性甲状腺肿，药用为海藻、昆布、浙贝母、夏枯草、当归、生地黄、牡蛎、三棱、莪术、皂角刺、醋柴胡、苦参、炮穿山甲。方中海藻、昆布、牡蛎消瘿散结、化痰软坚，炮穿山甲破血消肿，三棱、莪术破血、祛瘀、行气，浙贝母、夏枯草、苦参清热散结，当归、皂角刺养血、活血、消肿，醋柴胡疏肝解郁，生地黄清热、凉血、养阴，以防病久伤阴。诸药互相配合，共奏理气、活血、化痰、消瘿散结之功效。王元浩用消瘿汤加减治疗单纯性甲状腺肿，药用夏枯草、柴胡、香附、昆布、海藻、海浮石、牡蛎、黄药子。气滞酌加青皮、槟榔、桔梗，血瘀加当归、川芎、丹参，挟热加黄芩、龙胆草、连翘，挟痰加法半夏、茯苓、大腹皮，体虚加党参、黄芪、当归。方中夏枯草能平肝解郁、清热散结，柴胡、香附疏肝理气开郁，昆布、海藻、牡蛎软坚散结，海浮石清热化痰，黄药子凉血降火、解毒消瘿。全方共奏理气开郁、清热散结、软坚消瘿之效。谢春光用半夏厚朴汤为基础方加减治疗单纯性甲状腺肿，药用为法半夏、厚朴、茯苓、苏梗、黄芩、栀子、香附、白芥子、浙贝母、王不留行、橘核、红花、川芎。方中去生姜之辛温，加黄芩、栀子清泄肝火，香附疏肝理气，白芥子、浙贝母祛痰止咳，王不留行行血活血、消肿止痛，橘核理气散结，红花、川芎活血化瘀。诸药合用，共奏理气化痰、消瘿散结之功效。

单纯性甲状腺肿是临床上的常见疾病，由于缺碘、致甲状腺肿物质或先天性缺陷等因素引起的代偿性甲状腺肿大，且不伴有明显的功能异常。属于中医瘿病范畴中的"气瘿"。中医对于治疗单纯性甲状腺肿有着丰富的临床经验，特别是基于肝脏象理论治疗单纯性甲状腺肿，往往有着良好的疗效。从肝脏象理论出发，结合单纯性甲状腺肿的临床特点及病机演变，充分认识肝的生理病理特点，探讨肝脏象与单纯性甲状腺肿的关系，提出从肝郁论治单纯性甲状腺肿具有中医理论基础和治疗的可行性，在临证时可充分发挥中医整体观念与辨证论治的核心思想，结合单纯性甲状腺肿的发病机理，从而提高临床疗效，为临床从肝论治单纯性甲状腺肿提供了重要的理论依据。

180 肝气主升与肝脏象证候的关系

　　肝气主升，是指肝气具有向上升动和向外发散的生理特性。肝气主升能够调节全身气机，肝气升发正常则气机才能正常运行，脏腑功能才得以协调。肝气升发异常主要有太过与不及，导致肝气逆或肝气郁，从而出现肝火上炎、肝阳上亢、肝风内动、肝郁气滞等一系列肝脏象证候。学者鞠佃君等通过对相关文献的研究整理，论述了肝气升发异常的机理和病理。并对肝气主升与肝脏象证候关系做了探讨。

肝气主升的生理特性

　　1. 肝气主升的生理基础　肝气具有主升主动的生理特性。《类证治裁》："凡上升之气，皆从肝出。"肝气升发，是指肝气的上升主动和向外发散以调畅气机的生理特性。肝气升发主要指阳气的激发推动作用及其气机主升的特点。肝在五行属木，通于春气，与东方相应。《素问·玉机真脏论》："春脉者，肝也，东方木也，万物之所始生也。"一年之计在于春，春季是生命的开始，春具有阳气上升的特点，阳气经过秋冬的收藏，在春季升发，万物得以复苏，生长升发。《素问·六节脏象论》："肝者，此为阴中之少阳，通于春气。"《素问·金匮真言论》："东方色青，入通于肝，是以春气在头也。"《素问·四气调神大论》指出"春三月，此谓发陈，天地俱生，万物以荣""逆春气，则少阳不生，肝气内变"，都指出肝中所寄藏的春生之气，实际上就是一种升发之气。肝气与东方相应，日出东方，东方是日升之处，象征着上升和一天新的开始。

　　2. 肝气主升调节气机　肝气能够疏通、畅达全身的气机，与肝气主升这一生理特性有着密切的联系。肝气赖于升发的特性调节气机的升降出入，使脏腑经络之气的运行通畅无阻，对五脏六腑的功能有重要的作用和意义。肝气升发疏泄功能正常发挥，则气机调畅，气血和调，经络通利，脏腑、形体、官窍等的功能活动得以稳定有序。如《素问·六微旨大论》："气之升降，天地之更用也。"气机是气化的基础，唯有人体之气不断有序的升降出入运动，方能引发机体正常的气化过程，使机体正常的新陈代谢，生化不息。然而气机的正常运行依赖于肝气升发正常。《张氏医通》："肝脏生发之气，生气旺则五脏环周，生气阻则五脏留著。"指出了肝脏生发之气对五脏功能的影响。《素问·六微旨大论》："出入废则神机化灭，升降息则气立孤危。故非出入，则无以生长壮老已；非升降，则无以生长化收藏。是以升降出入，无器不有。"概括了气机升降停止，则意味着生命活动的结束。《素问·举痛论》："百病生于气也，怒则气上，喜则气缓，悲则气消，恐则气下，惊则气乱，思则气结。"可见百病无不因于气机失调，而气机失调则因于肝气升发疏泄失常，故百病皆因于肝失疏泄。周学海《知医必辨》："故凡脏腑十二经之气化，皆必籍肝胆之气化以鼓舞之，始能通畅而不病。"若肝气升发常，则五脏气机畅达，气血冲和，脏腑经络功能协调，若肝气升发异常，则气机不畅，气血失和，经络阻滞，脏腑功能失调。

　　3. 肝藏血对肝气主升的影响　肝藏血，血属阴，故其体属阴；肝气主升主要是阳气的推动作用，故其用属阳。肝以血为体，以气为用，正所谓"肝体阴而用阳"。《临证指南医案·肝风篇》："肝为风木之脏，因有相火内寄，体阴用阳，其性刚，主动，主升。"肝血与肝气之间有着密切的联系，"气为血之帅，血为气之母"，肝血肝阴能够化生涵养肝气，使之冲和条达，发挥其正常的疏泄功能，防止疏泄太过而亢逆。若肝血肝阴亏虚，则肝气化生无源，就会引起肝气虚；血不养肝，就会导致肝疏泄失职，肝气升发异常，全身气机紊乱。肝之气血不和，肝血虚不能涵敛肝气而导致其无所收，也就是所谓的血不载气，使肝失疏泄，肝气升发太过，从而引起肝气亢逆，肝阳上亢，肝火上炎等病理变化。所以肝应储存充足的血液，才能化生和涵养肝气，使之疏通畅达。肝气升发正常，气机调畅，血运通达，藏血才有保障；藏血正常，则发挥血的濡养作用，不使肝气亢逆，才能保持全身气机疏通畅达。从肝的整体功能出发，肝主疏泄又主藏血，肝疏泄升发正常必须以藏血充足为前提，如陈士铎《辨证录》："肝中有血，则肝润而气舒，肝中无血，则肝燥而气郁。"《血证论·脏腑病机论》："肝主藏血焉，至其所以能藏之故，则以肝属木，木气冲和条达，不致遏郁，则血脉得畅。"指出气血充和的重要性。如朱丹溪所云："气血冲和，百病不生。"肝的这种藏血的功能，主要体现在肝内必须贮存一定的血量，以制约肝的阳气升腾，勿使过亢、升发太过，以维护和制约肝的疏泄功能，使之冲和调达。肝气主升，气机得以疏通畅达，气行则血行，血液得以流通调畅。肝藏血与肝主疏泄、气机调畅，两者相互制约、互相促进，共同维持肝气主升、主动的特性及其功能活动。故肝气主升与肝藏血是相辅相成的，主要体现在气与血的和调。

肝气升发异常与肝脏象证候的关系

肝气升发异常不外乎太过与不及，肝气升发太过会导致肝气逆，而升发不足可导致肝气郁。肝脏象证候包括肝郁气滞、肝火炎、肝阳上亢、肝风内动等。肝气升发异常就会产生一系列的肝脏象证候，肝气郁结、肝火上炎、肝阳上亢、肝风内动等证也可影响肝气的升发。

1. 肝气逆　肝气升发太过，疏泄太过，就会导致肝气逆。《灵枢·阴阳系日月》之"肝为阴中之少阳"。阳的本性主升、主动，肝为阳脏，故在生理上肝气易升、易动。如《推求师意·卷之下》："在肝则温化，其气升。"宋代赵佶提出了"肝气逆"的证名，《圣济总录》："肝气逆则面青多怒，胁下苦满，或时眩冒。"对肝气逆的症状做了描述。在病理上，肝气易升动无制而出现肝气上逆。肝气逆多因大怒或郁怒伤肝，或突然的情志刺激，影响到肝的疏泄功能，导致肝气升发、疏泄太过，而使气机逆乱。临床表现为急躁易怒，失眠头痛，面红目赤，胸胁乳房走窜胀痛，或血随气逆而吐血、咯血，甚则突然昏厥。如《素问·调经论》："血之与气并走于上，则为大厥，厥则暴死。气复反则生，不反则死。"《素问·脏气法时论》："肝病者，气逆，则头痛耳聋不聪颊肿。"《素问·方盛衰论》："气上不下，头痛癫疾。"都对肝气逆证的临床症状进行了描述。隋巢元方《诸病源候论》："肝象木，气逆则头眩，耳聋不聪，颊肿，是肝气之实也。"指出肝逆由肝气升发太过导致。暴怒伤肝，易引起肝气升发疏泄太过，而导致肝气逆证。如《素问·举痛论》"怒则气上""怒则气逆"。清代沈金鳌《杂病源流犀烛·肝病源流》："其性条达而不可郁，其气偏于激暴易怒，故其为病多逆。"指出肝气失常，升发太过，多出现气逆的情况。《杂病源流犀烛·肝病源流》："其气偏于急而激暴易怒，故其为病也多逆。"

肝火上炎，阳气升发过度，气机失于条达，疏泄太过，则易于情绪急躁，稍受刺激，则易于发怒。临床多表现为头痛、烦躁、耳鸣、胁痛等。《素问玄机原病式》："气逆冲上，火气炎上故也。"指出肝气逆可导致肝火上炎。肝阳上亢，因肝素体阳盛，或肝肾阴虚，阴不制阳，致肝阳亢逆于上。临床多表现为眩晕耳鸣、头目胀痛、面红、烦躁等。肝风内动即阳亢风动，多因于肝失条达，肝气升发太过，肝阳素亢，耗伤阴液，阴不制阳，阳亢化风。临床多表现为眩晕、肢麻震颤、头胀痛、面赤，甚则突然昏仆、口眼歪斜、半身不遂等。《临证指南医案》："内风乃身中阳气之变动。"指出内风由肝阳所化。

2. 肝气郁　肝气升发不足，疏泄不及，就会导致肝气郁。肝气郁多因于情志刺激，如情志抑郁伤肝，或其他病邪的侵扰，影响到肝的疏泄功能，导致肝气升发不足，疏泄不及，气机郁滞不畅，而表现出各种病理现象。气滞、瘀血、痰浊等也均可导致肝气郁。肝气郁的临床表现为情志抑郁，善太息，闷闷不乐，悲忧欲哭，胸胁、少腹胀满疼痛，走窜不定等。明代孙一奎在《赤水玄珠·郁门》中首先提出了"肝郁"的证名，并云"肝郁者两胁微膨，嗳气连连有声"，详述了肝气郁证的具体表现。《医旨绪余·上卷》："木性上升，怫逆不遂则郁。"指出肝为春升少阳之气，易于郁遏，病变易疏泄不及而导致肝气郁结的特点。《素问·玉机真脏论》在论述肝病时说"其气来实而强，此谓太过，其气来不实而微，此谓不及"。肝气郁是一种气机阻滞、功能受抑的病理状态，如《丹溪心法》："郁者，结聚而不得发越也。当升者不得升，当降者不得降，当变化者不得变化也。"《证治汇补》："七情不快，郁久成病，或为虚怯，或为噎膈，或为痞满，或为腹胀，或为胁痛，女子则经闭堕胎、带下、崩中，可见百病兼郁如此。"

肝气升发不足，肝气郁久势必会导致血瘀、火郁等证。如《寿世保元》："盖气者，血之帅也，气行则血行，气止则血止，气有一息之不运，则血有一息之不行。"《沈氏尊生书》："气运乎血，血本随气以周流，气凝则血亦凝也。"都指出了血行是靠气来推动的，气郁则血亦瘀。血瘀证见脘腹刺痛，面色熏黑，肌肤甲错，四肢急惰，能食便红，脉沉涩等。肝为刚脏，内寄相火，郁久生热，易从火化，所以肝气郁也会导致火郁，主症见头痛、颧赤、目赤、口苦、多梦易惊、急躁易怒、脉沉数等。

肝病证候的治疗

从上文可看出，肝的病变主要反应在疏泄失常，肝气升发异常，气机逆乱，精神情志变异等。所以治疗肝病多从疏肝理气入手，以恢复肝气条达、开结畅郁为调肝总则，以恢复肝主疏泄的正常生理功能以及肝气升发调达的生理特性。《素问·脏气法时论》："肝苦急，急食甘以缓之，肝欲散，急食辛以散之。"《难经·十四难》："损其肝者，缓其中。"可见，对肝病的治疗多用缓和、散发、条达的方法来治疗，以恢复肝气条达、舒畅之本性。

不论调肝气之疏泄太过还是不及，柴胡和芍药这一药对为必需之品。柴胡舒肝解郁，疏散肝气，但柴胡辛散过用则易伤肝阴，挑动肝之相火，故配伍酸苦微寒之白芍，敛降肝气，与柴胡一散一收，一升一降，从而调理肝气。

肝气升发不足，疏泄不及，就会使气机郁滞不得畅达，应用疏肝解郁或养肝疏郁的方法进行治疗，方用逍遥散加减。林佩琴《类证治裁》："肝木性升散，不受遏郁，郁则经气逆，为嗳，为胀，为呕吐，为暴怒胁痛，为胸满不食。"临证多选用柴胡、香附等疏肝解郁之辈，以资助气机的枢转。隋代巢元方《诸病源候论》："肝脏病者，忧愁不乐，头旋眼痛，可气出而愈。"指出肝病可致使气机郁滞，气出可使气机调畅而愈。《素问·六元正纪大论》："木郁达之。"明确指出了肝气郁证要以疏通畅达的方法来治疗。

叶天士认为"精血衰耗，水不涵木……肝阳偏亢，内风时起"。指出肝阴肝血虚，肝阳化风的发病机理，常选用镇逆摄纳、潜阳平肝、息风凉肝等法制其亢进，匡正枢机。清代王旭高将肝病分为肝气、肝风、肝火三类，并列出了治疗肝气逆、肝气郁的治法方药，肝郁者宜疏肝理气，香附、苏梗、橘叶之属；肝逆者宜抑肝、泄肝，金铃子、延胡索、白芍等。肝气升发太过，肝气上逆，气机逆乱，治法应平肝降逆，方用柴胡舒肝散加减。

综上所述，肝气主升这一生理特性，决定了肝气向上升发和向外布散从而调节气机的升降出入。肝气靠肝血肝阴的化生涵养，肝藏血充足则肝气升发正常，不至于肝气虚或者血不敛气而使肝气上逆。肝气升发异常而导致的肝气逆和肝气郁的病理变化，要结合病理特点，合理选用平肝降逆或疏肝解郁的治疗方法，恢复肝气的条达舒畅，从而达到治疗的目的。

181　肝为罢极之本新解

　　"罢极之本"出自《素问·六节脏象论》，"肝者，罢极之本，魂之居也，其华在爪，其充在筋，以生血气……此为阳中之少阳，通于春气"。本篇在阴阳五行学说的影响下，以五行为纲，运用取象比类的思维方法，论述了五脏的生理功能，将五脏与精神活动、外部组织，以及通应的季节时令等联系起来，确定五脏的阴阳属性，反映其生理病理特性，体现了表里一体、天人相应的整体观。其中，将肝的主要生理功能概括为"罢极之本"，为藏魂之所，养筋荣爪，属少阳，通春气。关于"罢极之本"，历代医家颇多阐释，各有所长，但仍然有未尽之处。学者张娟等在历代医家认识的基础上，结合临床应用和现实意义，阐述了"罢极之本"的新认识。"罢极之本"的"本"，《说文解字注》中释为："木下曰本从木，从丁。"《康熙字典》对"本"释为："《说文》木下曰本，从木，一在其下，草木之根柢也。《左传·昭元年》水木之有本源。《班固·西都赋》元元本本，殚见洽闻。又《玉篇》始也。又之本，必在底下。"总之，本是木的末端，表达的是"基础""最初状态""原始""根源"之义。"肝为罢极之本"已经超出了解剖学认识范围，是从人之"本"的高度，概括肝的生理功能及其在整体中的意义。

历代医家观点及分析

　　历代医家对于"罢极之本"的理解不一，众说纷纭，主要有以下几种观点。王冰《重广补注黄帝内经素问》注："夫人之运动者，皆筋力之所为也，肝主筋，其神魂，故曰肝者罢极之本。"吴崑《黄帝内经素问吴注》："罢，音皮。动作劳甚，谓之罢极。肝主筋，筋主连动，故为罢极之本。"张景岳、马莳、张志聪、姚止庵等亦持基本相同的观点，均认为肝为"罢极之本"即肝主筋，筋司运动，运动过度可感疲劳，故肝是筋力疲劳产生的根本。日本丹波元坚在《素问绍识·卷第一》中认为："罢极当作四极。四极见汤液醪醴论。即言四支。肝其充在筋。故云四极之本也。"此说与脾主四肢的传统认识相矛盾，故后世多不采用。高世栻从更高层次上阐释肝为"罢极之本"的意义，他在《黄帝内经素问直解》中云："'罢'，作'羆'。肝者，将军之官，如熊羆之任劳，故为羆极之本。"高世栻采用取象比类的方法，将肝喻为熊羆，而熊是一种力量源泉、承受能力的象征，以此突出肝之任劳勇悍之性，隐含肝具有耐受疲劳之意，并与"将军之官"联系起来认识，显然比前人的观点更为深刻。今人有从训诂角度阐发，如李今庸在《读古医书随笔》中说："'罢极'的'罢'当为'能'字，而读为'耐'，其'极'字则训为'疲困'。所谓'能极'就是'耐受疲劳'。人之运动，在于筋力，肝主筋，而司人体运动，故肝为'能极之本'。"此说在王冰、张景岳等的观点基础上，结合高世栻的寓意，强调了肝在消除及耐受形体疲劳中的重要作用。王洪图在《内经讲义》中说："罢，通疲，怠惰、松弛。极，通亟，紧急、急迫。肝主筋，主司运动，筋收缩则紧张有力，筋弛缓则乏力松弛。二者交替进行，便产生肢体运动。"

　　根据《素问·六节脏象论》所述，"罢极之本"与"生之本""气之本""封藏之本""仓廪之本"同样都是对生命之本的高度概括，仅将"肝为罢极之本"从肝主筋的层面去理解，显然与其他"四本"的功能地位不一致，忽视了"罢极之本"的真正作用，削弱了"罢极之本"在人体功能活动中的真正地位。根据《内经》所述及临床所见，机体过用皆会产生疲劳，并非全由筋所主之运动导致，如《素问·宣明五气》："久视伤血，久卧伤气，久坐伤肉，久立伤骨，久行伤筋，是谓五劳所伤。"可见，疲劳与气血精神皆有关，而仅从肝主筋的层面去认识，存在一定的局限性。

　　《素问·六节脏象论》从整体观念出发，论述了脏象的主要功能，将五脏的功能概括为"本"，并将五脏与形体、精神及季节阴阳等联系起来，构建了以五脏为中心的整体结构。可知"肝为罢极之本"一定是对肝的主要生理功能的概括，且与形体、精神皆有关联。因此，认识"肝者，罢极之本"不能仅仅局限在以"筋"这一"形"的变化，还当重视肝与"神"的关系，从形神两个方面诠释肝为"罢极之本"的意义。

对肝为罢极之本的再认识

脏象学的发展经历了由"实体到功能态的演化"，肝脏象的发展也是如此。由于解剖方法直观易懂，一般而言，与解剖关系密切的脏腑功能确定较早。就肝的生理功能而言，《内经》（《内经》）中已经明确提出"肝藏血"（《灵枢·本神》），并论述了其生理意义，如《灵枢·本神》之"肝藏血，血舍魂"，《素问·五脏生成》"人卧血归于肝，肝受血而能视"，皆指出肝贮藏、调节血量以养魂、养目的生理作用。《内经》虽有"疏泄"一词，但并非指肝的功能，于宁等总结陈梦雷首次正式将"肝主疏泄"一词作为肝的生理功能独立提出。然而，《内经》虽未确认肝主"疏泄"，但已有肝属木（《素问·玉机真脏论》）、应春（《素问·五常政大论》）、通风气（《素问·阴阳应象大论》）、为少阳（《素问·四气调神大论》）、主敷和（《素问·五常政大论》）、肝生于左（《素问·刺禁论》）、为将军之官（《素问·本病论》）、在志为怒（《素问·阴阳应象大论》）等理论，这些论述既是对肝生理特性的描述，也是后世提出"肝主疏泄"功能的理论依据。因此，对"罢极之本"的认识，应该也必须立足于肝主"藏血"及"疏泄"的功能，如此才能体现出"本"的意义。

1. 肝为气血调节之器　《素问·六微旨大论》"升降出入，无器不有。故器者生化之宇，器散则分之，生化息矣。故无不出入，无不升降"。王冰注："包藏生气者，皆谓之生化之器。""器"概指世间万物及其功能活动的单位，是气之升降出入的场所。气的运动促进生化，故器是生化之宇，人体各个部分皆为"器"。《素问·六节脏象论》在论述肝的生理功能时，提到肝有"以生血气"的作用，对此虽有"衍文"之说，但王冰、张景岳皆认为本句是有意义的，故注曰："东方为发生之始，故以生血气。"明确提出肝的生、升之性，对气血之化生有促进作用。根据肝的生理功能，肝不仅能促进气血化生，还能调节气血的运行和分布，以满足人体在各种状态下的需要。

肝应春，属少阳，其生理特性是发生、升发，主疏泄及藏血，体阴而用阳。"体阴"是指肝之藏血功能，有贮藏、收受血液之体；"用阳"是指肝疏泄气机的功能，有升动、疏散之性。肝之功能"一敛一疏"，在血液贮藏、收摄、气血运行、调节等过程中起重要的调控作用。王琦认为肝藏血而具有长养升发之机，对人之气血有疏泄、调节的作用。肝之藏泄机制通过调控气血运行、气机的升降出入来调控各个脏腑的生理功能，从而实现对生命的调控，故肝是气机升降调节的保障。肝之疏泄功能正常，一则可畅达气机，气行则血行，促进气血运行循环无阻，生生不已，以达生血气的目的。二则促进脾胃升降及胆汁分泌排泄，有助于脾胃纳化水谷精微，为气血生成提供原料。唐容川《血证论·脏腑病机论》："木之性主于疏泄，食气入胃，全赖肝木以疏泄之，而水谷乃化。"因此，肝主疏泄对于气血的化生及运行具有促进和调节作用。肝藏血，一方面为肝之疏泄提供能量基础，另一方面调摄全身的血液供给，保证人体需要，如《素问·五脏生成》："故人卧血归于肝，肝受血而能视，足受血而能步，掌受血而能握，指受血而能摄。"张景岳注："人寤则动，动则血随气行阳分，而运于诸经；人卧则静，静则血随气行阴分，而归于肝，以肝为藏血之脏也。"王冰注："以当摄受之用也。血气者，人之神，故所以受血皆能运用。"明确指出肝的藏血功能对于气血调节以保证形神运用的重要作用。

肝司疏泄与藏血，相反相成，畅和全身气血，肝之藏泄功能正常则人体气血调和，神清形强，从而维持全身脏腑体窍等功能活动的正常进行。即通过肝对气血化生、运行和分布的调节作用，人体形神无论在动与静、寤与寐等各种情形下，都能得到适量、充足的气血供给以满足生理需要，并保持无过、不及的"中和"状态。故肝为"气血调节之器"。

2. 肝是调神之脏　《素问·八正神明论》"血气者，人之神"。《素问·六节脏象论》："气和而生，津液相成，神乃自生。"气血是维持人体正常生命活动的精微物质，人的精神活动必须依赖气血的濡养，只有物质基础的充盛，才能产生充沛而舒畅的精神活动。肝能调节气血，亦是调神之脏。

《灵枢·本神》："肝藏血，血舍魂。"《素问·宣明五气》："肝藏魂。"指出肝与魂的密切关系。对于"魂"的涵义，《灵枢·本神》："随神往来者谓之魂。"《左传·昭公二十五年》："心之精爽，是谓魂魄。"孔颖达注："魂魄，神灵之名……附气之神为魂也……谓精神性识渐有所知。"魂，指后天形成的精神表现形式，类似今人所说的思维、想象、评价、决断和情感、意志等心理及精神活动。张景岳《类经·脏象类》："魂之为言，如梦寐、恍惚、变幻、游行之境皆是也。神藏于心，故心静则神清；魂随乎神，故神昏则魂荡。"游行，指梦游，张景岳是通过病状提示后人"魂"的内涵，梦是人在睡眠时产生想象、思考或感觉，"梦寐""游行"是魂的病状，即梦中惊醒、恶梦、梦游、梦呓、梦魇等非良性的梦境，其病机为神动而魂不应，即魂不能随神往来相互呼应。"恍惚"即思维不能集中甚至散乱，判断力差甚或心烦意乱、决断不能；"变幻"即出现各种幻觉，如幻视、幻闻、幻听等。上述病状均是思维异常、谋虑不能等精神疾患的常见表现。因此，《素问·灵兰秘典论》："肝者，将军之官，谋虑出焉。"肝主疏泄、藏血，性喜条达而恶抑郁，保障气血畅通运行而供给"谋虑"需要，犹如"将军"有勇有谋，运筹帷幄，决胜千里，保家卫国，从而行使保护诸脏的职能。

心为君主之官，主神明；肝为将军之官，主谋虑。就神而言，心司主宰之职，肝行调节之能，辅助心神完成调控五脏六腑及精神、意识和思维活动。如果说心是主神之脏，肝就是调神之脏。

3. 肝是耐受形神疲劳的根本 关于"肝为罢极之本"的认识，仅从"肝主筋"诠释，显然不能反映出其重要意义，与经旨也不符合，因为《素问·六节脏象论》在"肝者，罢极之本"之后，以"魂之居也，其华在爪，其充在筋"做补语，说明肝为"罢极之本"的意义关乎形、神两端，而不仅仅指肝与筋的关系。其实，古代医家已经认识到了这一问题，只是仍然囿于"运动"作解，如张琦《素问释义》："人之运动皆神魂之所为，肝藏魂故为罢极之本。魂者，阳自左升，在东为魂，血中之温气所化，自东而南则化神也……肝藏血，而化神，为升发之本，故血气皆由之生。"有学者以此为根据，提出肝藏魂则夜寐安，有利于运动疲劳恢复的观点。可见，古今医家在理解"肝者，罢极之本"时，忽略了肝对神魂的直接调节作用。而突出肝与神魂的关系，对于"罢极之本"的功能定位至关重要。

《内经》已有"肝藏血，血舍魂"的论述，同时，也有与"肝主疏泄"相关的诸多论述，肝与神魂的关系，不仅仅与"肝藏血"有关，也与肝"通于春气""生于左"，为"少阳""将军之官，谋虑出焉"等构建"肝主疏泄"功能的理论有关。肝为少阳春升之气，春气升则万化安，人体中气血的化生，皆赖少阳之气的推动和调控。周学海《读医随笔·平肝者舒肝也非伐肝也》："凡脏腑十二经之气化，皆必籍肝胆之气化以鼓舞之，始能调畅而不病。"肝胆主疏泄、升发，可促进脏腑气血的化生，《素问·六节脏象论》有"肝……以生血气"的论述。因此，肝的功能正常，气血畅通，人神方明。张景岳《类经·脏象类》："肝属风木，性动而急，故为将军之官。木主发生，故为谋虑所出。胆禀刚果之气，故为中正之官，而决断所出。胆附于肝，相为表里，肝气虽强，非胆不断，肝胆相济，勇敢乃成。"说明肝胆升发疏泄之性与决断、谋虑等神魂活动密切相关。《素问·生气通天论》："阳气者，精则养神，柔则养筋。"王冰注："此又明阳气之运养也。然阳气者，内化精微，养于神气；外为柔软，以固于筋。"说明阳气具有温养神和筋的作用，主管形体和精神活动。在阳气的温煦作用下，机体精神爽慧、思维敏捷、筋肉柔和、动作灵活。可见，肝之所以为"魂之居"和"其充在筋"，是由其"藏血"与"疏泄"功能共同协同实现的，因而，"罢极之本"实为对肝的"藏血"与"疏泄"功能的高度概括，在"象"的表现上，通过形体和精神两方面的常与变反映出来，因此说肝不仅是耐受形体运动疲劳的根本，也是耐受精神疲劳的根本。从"形与神俱"（《素问·上古天真论》）的高度蕴涵了肝为人之"本"的意义。

现实意义——从肝论治慢性疲劳综合征（CFS）

随着社会的发展，人们承受的工作强度和精神心理压力也在不断增加，临床上以身体和精神疲劳为主诉的患者逐渐增多，已成为当今临床关注的重点，1988 年美国疾控中心将此类疾病正式命名为 CFS。CFS 是以慢性或反复发作的极度疲劳为主要表现的综合征，常见有全身疲乏、肌肉关节疼痛或僵硬、咽部不适、头痛、胃肠功能紊乱等躯体症状，以及精神疲惫、心情抑郁焦虑、睡眠障碍、健忘等精神症状。CFS 在中医古籍中虽无相应的病名，但根据其临床表现，与中医肝脏象密切相关。肝主疏泄、主藏血，为"罢极之本"，是人体耐受形体和精神疲劳的根本，当肝失疏泄、藏血不足时，人体对形体疲劳及精神紧张的耐受能力降低，或体力、脑力透支，伤及"罢极之本"，导致肝之功能失常时，均会出现 CFS 的各种表现。肝失疏泄，不能疏畅情志则心情抑郁或焦虑，影响脾胃升降则胃肠功能紊乱；肝血不足，神魂失养，则睡眠障碍、神疲、健忘，筋失所养则肌肉关节疼痛或僵硬、运动疲乏；肝经不利则头痛、咽部不适等。由于"肝为五脏之贼"（《医学求是·血证求原论》），肝的功能失常还会引起气血郁滞，进而影响他脏，出现一系列相应表现，如《医碥·郁》："百病皆生于郁……郁而不舒则皆肝木之病矣。"因而，周学海《读医随笔·平肝者舒肝也非伐肝也》："医者善于调肝，乃善治百病。"可见，《内经》"肝为罢极之本"的论述，是现代临床从肝论治 CFS 的理论基础。刘洋等总结彭玉清经验认为，本病责之肝失疏泄及肝血不足，临证之时应从肝论治，调肝解郁，疏畅气机，养血柔肝，临床中取得了较好的疗效。谢忠礼等运用加味四逆散治疗 CFS，认为该病多数存在应激事件，多重慢性应激下大鼠海马和额叶神经元端粒酶活性降低，端粒缩短，可能会导致患者气机的运行失调，故从肝论治。俞壮武认为，CFS 由肝失疏泄、脾失健运引起，表现为肝郁脾虚证，治疗以疏肝养血、健脾益气为法，方用逍遥丸治疗，其观察结果显示，患者疲劳症状明显减轻，睡眠质量明显改善，总有效率 95.30%。牛占忠等认为，CFS 患者多因情志不遂而导致肝气郁结，气机不能正常运行，进而影响肾气，肾气虚弱可进一步影响肝气运行，以致肝郁肾虚，选用疏肝补肾法治疗，疗效显著。

综上所述，对"肝为罢极之本"的认识，仅仅从肝藏血、主筋的角度去理解，难以体现肝的主要生理功能，也与《素问·六节脏象论》人以五脏为"本"的观念相左。因此，只有全面考虑肝藏血与疏泄、主筋与藏魂等功能关系，才能深刻理解肝为"本"的内涵以及《内经》"形与神俱"的意义，从而为临床应用提供理论基础，体现了《内经》理论的现实指导价值。

182　肝为罢极之本研究

"肝为罢极之本"是中医脏象学的重要理论之一。历代医家围绕"罢极"多有阐述。学者刘晓培等对此理论50年的研究，从理论、实验、临床方面的研究做了梳理归纳。

理论研究

1."罢极"的读音释义　对"罢极"一词读音释义的解释，归纳起来主要有以下几个观点。

（1）"罢极"即疲劳：持此观点者以吴崑、张志聪等为代表。如明代吴崑云："罢，音皮。动作老甚，谓之罢极。肝主筋，筋主运动，故为罢极之本。"认为"罢"字音义同"疲"，"极"即"劳"，"罢极之本"就是"疲乏劳困之本"。清代张志聪《黄帝内经素问集注》："动作劳甚谓之罢。肝主筋，人之运动皆由乎筋力，故为罢极之本。"张景岳、喻嘉言等均赞同以上说法。今潘秋平依据《说文解字》、朱骏声《说文通训定声》《玉篇》以及《史记·淮阴侯列传》中对"罢极"解释为疲劳，认为"肝者罢极之本"可以理解为肝是人体疲劳的根本。

（2）"罢极"即过度疲劳：以姚止庵为代表。如姚氏《素问经注节解》："罢与疲通，肝主筋，过劳则运用乏竭而困倦矣，故云罢极。"对"罢极"的释义为"过度疲劳"。

（3）"罢极"即耐受疲劳：《尔雅翼》释"罴，熊之雌者，力尤猛。"高士宗《皇帝素问直解》："罢，作'罴'……肝者，将军之官，如熊罴之任劳，故为罢极之本。"高士宗将"罢极"代表力量，以为肝是人体力量的源泉，隐含耐受疲劳之意。邢玉瑞认为罴是熊的一种，是力量、承受能力的体现，"罢极"是刚勇多力的象。秦伯未在《内经知要浅解·脏象》明确指出"肝是耐劳的根本"。李今庸在《黄帝内经析疑三十三则》中提出："本节'罢极'的'罢'当为'能'字，而读为'耐'，其'极'字训为'疲困'。所谓'能极'就是'耐受疲劳'。"

（4）"罢极"即免除疲劳："罢极"读作"baji"，意为"解除疲劳"。林绍志认为"罢"是一个会意字，其本义是"解除"，"极"的本义是指房屋的中栋，即正梁，引申为顶点，穷尽，因此认为"罢（ba）极"应为动宾结构，是"解除疲劳"的意思。贾延利认为"罢"的本义是"遣散"之义，引申为"解除""消除"等义。"极"有"疲乏"之义。认为"罢极"当是"解除疲劳"之义。"肝者罢极之本"义为"肝脏是解除疲劳的根本"。

（5）"罢极"即四支：将"罢"当为"四"，"罢极"当作"四极"，引申为四末，四肢。此观点以日本的丹波元坚为代表，他在《素问绍识》中云："或曰罢极当作四极。四极见汤液醪醴论。即言四支。肝其充在筋，故云四极之本也。"现代学者郭霭春等也赞同此观点。

（6）"罢极"即谓目之视力：边海云、陈利国认为"罢"即"放眼远观"，"极"即"登高远眺"。"罢极"即谓目之视力。"肝者罢极之本"旨在强调"眼睛视力的好坏强弱取决于肝"。刘日才也有相近的观点，认为"罢极"的本意是表示"闭目""开目"两种相反的目睛运动之生理功能，"肝者罢极之本"是指肝是人们"开目""闭目"运动的根本。

（7）"罢极"即遣散人身之气血布敷于周身：潘文奎将"罢"字解为"遣散"，认为这不仅与"肾者封藏之本"相对应，而且与"肝欲散""敷和纪……其政发散"相符。并依据《荀子·儒效》及《尔雅·释地》将"极"解为"周身之疆限"。于是，将罢极解为"遣散人身之气血布敷于周身"，并指出此释与疏泄义同，既能反映肝的最主要的生理功能，又与原文旨意相符。王琦认为肝藏血而具有长养生发之机，对人之气血有疏泄、调节的作用，肝之疏泄本含有疏通气机、排泄废物之义，与遣散、排除之义合。另有人提出"罢极"与"疏泄"为"异言相代"之说。亦有人将之训释"肝为疏泄调节之本"。

（8）"罢极"即中正决断：张德英把"罢极"解为"中正分析""正确判断"，认为此与肝主谋虑、胆主决断相一致。

（9）肝为"罢极之本"是对肝脏生理功能病理变化的概括：孙广仁等持此观点。

（10）"罢极之本"即产生人体运动的根本：王洪图在《中医药学高级丛书·内经》中说："罢，通疲，怠惰、松弛。极，通鱼，紧急、迫急。筋膜舒张则迟缓乏力，收缩则紧急有力，二者交替进行，以便产生肢体运动。肝主筋，主司肢体运动，所以称肝为'罢极之本'。"其释义为人体运动的根本。认为肝藏血，主筋，人动则血运于诸经，以营养筋膜、肌肉及骨骼，从而产生人体的运动功能，所以称为人体肢体运动的根本。孟景春依据张景岳"人之运动，由乎筋力，运动过劳，筋必罢极"，同样认为"罢极之本"是产生人体运动的根本。

（11）"罢极之本"即调节动与静、兴奋与抑制的根本：马佐英、史丽萍、何山等将"罢"解为安静或抑制，"极"指紧张或兴奋，故将"肝者，罢极之本"解释为"肝为调节动与静、兴奋与抑制的根本"。张登本《内经词典》注："罢，通疲；软弱，松弛。极，通急；刚强，紧张。罢极，软弱刚强，松弛紧张……罢极之本犹刚柔之本，缓（松弛）急（紧张）之本。"似乎罢极也有调节之意。

上述 11 种观点集中反映了对"罢极"二字的理解，各种说法似乎都能自圆其说，目前尚未取得共识。其中把"罢极"理解为耐受疲劳的支持者较多。

2. "肝为罢极之本"的机理解释　历代医家、学者对"罢极"的诠释虽不尽相同，但大都认为"肝者罢极之本"是指肝与人体运动及运动时的耐受和消除疲劳的能力有关，其作用机理离不开"肝藏血-主疏泄-在体合筋"的逻辑关系。如唐代王冰说："夫人之运动者，皆筋力之所为也。肝主筋，其神魂。故曰肝者罢极之本，魂之居也。"明代张景岳《类经》："人之运动，由乎筋力，运动过劳，筋必疲极。"清代姚止庵《素问经注节解》："罢与疲通，肝主筋，过劳则运用乏竭而困倦矣，故云罢极。"经查阅 10 个版本的高等中医药院校《中医基础理论》教材，6 个版本的高等中医药院校《内经选读》教材对于肝为"罢极之本"的认识均按照这条逻辑线上进行解释。凌耀星、吴文鼎、任应秋等对其认识也离不开此机理，藏血是其基础，疏泄是其保障。

孙钧从气血理论角度解释其机理，认为"机体疲乏无力的病机不是筋伤，而是气血虚弱"。邓家刚认为肝集厥阴、少阳于一身，阴尽于厥阴而阳始于少阳，血归于肝，而肝又有春之生发特性，且肝的藏血、生发之性在人体具有至关重要的作用。而认为"罢极"是表示"闭目""开目"两种相目睛运动之功能者，则从肝开窍于目，肝之气血通过经络输送到上窍目睛，并且控制和协调目睛来解释。

从以上探讨分析可以看出，对"罢极"的诠释，围绕"肝藏血-主疏泄-在体合筋"机理较多，作为脏象学的重要内容，肝藏血、主疏泄的理论实质上既能充分反映其对肝的诸多功能的高度概括，又能显示出肝脏在人体诸脏中的重要地位，也是"肝者罢极之本"的理论基础。

临床研究

王庆其在《内经临证发微》中提到，"肝病的临床表现再多，其中疲乏一症为肝病的典型症状"。当今不少医者用临床观察的方法来"证实"肝为疲劳之本。王辉武、顾学兰等认为肝为疲劳之本，并通过观察肝炎患者，用疲劳量表的方式测定，结果显示肝病患者普遍存在疲劳症状群。张德英、杨鹏举把"罢极"解释为"正确分析、准确判断"，用"繁木泻土"法，治疗思维迟钝、判断失准的疾病，如老年痴呆。有学者则从临床治疗学的角度进行探讨，张德新、潘丰满认为肝病时人体活动及活动时耐受和消除疲劳的能力下降，治疗当用"补、柔、养、清、疏、泻"等法，调肝之气血，重建"肝者罢极之本"的功能。而且，耐受疲劳状态与肝病向愈息息相关。

娄永和认为"罢极之本"是指肝是耐受疲劳的根本的认识，治疗肢体瘫痪的患者从肝论治，并举病案作为例证。王文革认同肝为"罢极之本"是指肝脏为耐受疲劳的根本,并结合临床案例脑卒中后疲劳的病理机制为肝用不足论述之。郭文娟依据"肝为罢极之本",即肝是疲劳的根本,或者说肝耐受疲劳,亦认为亚健康状态、慢性疲劳综合征与肝脏有密切的联系,认为肝为罢极之本,说明肝具有奉养心身劳作的作用,因此肝失其能是亚健康状态的核心病机。并认为亚健康的防治应从疏肝、平肝、镇肝阳、养肝血等方面展开,重在调理肝脏。

　　凌家杰从运动医学的角度探讨运动能力及疲劳的产生与中医"肝"的生理病理联系,认为肝与运动能力和耐受疲劳能力有着非常重要的生理病理联系。各医家在临床实践中从不同的角度分析肝为"罢极之本",结果都大致论证了肝与疲劳相联系。

实验研究

　　陈列红选择急性黄疸型甲型病毒性肝炎、慢性乙型病毒性肝炎、慢性重症病毒性肝炎,肝炎后肝硬化患者作为研究对象,通过检测患者血清中铜铁锌镁元素含量,从微量元素的角度探讨"肝为罢极之本"的机制。研究发现肝病各种证型均有不同程度的乏力,微量元素含量与健康人相比,大多有不同程度的下降。提示"肝为罢极之本"的物质基础之一可能是血液中的微量元素。马玉兰进行了"'养肝柔筋方'对大鼠运动训练阶段体重和骨骼肌氧分压 $P(O_2)$ 的影响"的实验研究,结果表明"养肝柔筋方"的抗疲劳作用与其改善机体能量代谢有关。史丽萍等观察的力竭性运动对小鼠肝脏超微结构及肝糖原肌糖原含量的影响——肝为"罢极之本"的实验研究,结果进一步证明了肝与运动性疲劳之间确实有着密切联系。

　　通过以上医者的实验研究结果,进一步证明了肝与运动性疲劳之间确实有着密切联系。为肝为"罢极之本"中医理论提供了可靠的实验依据。

　　"肝者罢极之本",是中医脏象理论的内容之一,是对肝的生理功能的一种理性认识。历代学者利用文献学方法,溯源逐流,对"肝为罢极之本"做了较为系统的理论阐述。现代学者还依据各自的理解从临床观察、临床实验、动物实验等不同方法的研究中,不断探索和丰富着这一古老的理论,并推动了研究的进展。这些研究在充实"肝者罢极之本"的同时也丰富了中医脏象学的内容。

183　从人体时间节律探析肝为罢极之本的内涵

　　"肝为罢极之本"是中医脏象学的重要组成部分之一，古今医家对该理论进行了大量探讨和阐发，但观点不尽一致。虽然均具有一定道理，但未必符合经旨和临床实践。纵观目前研究尚缺乏结合时间节律进行探讨的报道，因此，学者朱佩等结合《内经》原文及"天人相应"的"四时五脏阴阳"理论，从人体适应外界气运交替的角度对"肝为罢极之本"理论内涵进行了阐释。

肝为罢极之本的不同认识

　　1. 从肝主筋的角度，认为肝是人体产生疲劳、耐受疲劳的根本　此观点可以再细分成生理和病理两个方面，一从生理方面来说，支持此观点的学者以高士宗为代表，认为这里的"罢"通"羆"，是母熊的意思，其耐劳而多力，借此比喻肝脏任劳而凶悍的生理特性，此处"罢极之本"的意思是肝是人体耐受疲劳的根本。二从病理方面来说，支持此观点的学者以吴崑、张志聪等人为代表，吴崑提出："动作劳甚，谓之罢极。肝主筋，筋主运动，故为罢极之本。"在这里"罢"通"疲"，是疲劳的意思，而"极"应当以《说文》中"燕人谓劳曰极"中的意思理解，"罢极"即指极度疲劳的意思，而"罢极之本"的意思即肝是人体产生疲劳的根本。

　　2. 从肝主藏血和肝主筋的角度，认为肝是产生人体运动的根本　支持此观点的学者以王洪图为代表，将"罢极之本"理解为肝是人体产生运动的根本。这种观点认为运行于周身的血液对于人体各处的筋膜、骨骼、肌肉等主司人体运动的组织具有濡养作用，而肝主藏血，调节人体周身血量的作用直接影响血液的濡养作用，因此肝成为产生人体运动的根本，称为"罢极之本"。

　　上述两种观点主要基于肝主藏血和主筋的生理特性进行分析，忽视了肝主疏泄和肝应春的特点，尚不能充分阐释"肝者，罢极之本"的深层内涵。朱佩认为，在理解"肝者，罢极之本"时，应当从"四时五脏阴阳"整体观出发，充分将肝的各方面生理功能进行高度概括并与时间因素相结合，总结分析出"罢极之本"的内涵及意义，从而更加科学系统地认识其生理功能和指导临床治疗。

肝为罢极之本的理论内涵

　　1. 肝为罢极之本是指肝主导阳气由"藏"向"生"的转化　"罢"在《说文解字》中"引申为止也，休也"，即停止；"极"在《周髀算经》中作出了从时间节律角度上的解读："极三万一千九百二十岁。生数皆终，万物复始"，即指时间节律循环中的极点。可见，"罢极"语义学含义具有终止（"藏"）向"生"的转化过程的时空内涵。

　　"肝为罢极之本"语出《素问·六节脏象论》："肝者，罢极之本，魂之居也……此为阳中之少阳，通于春气"。这说明中医的肝不是解剖学的肝，而是与春季收受通应的肝。正如恽铁樵云："《内经》之五脏非血肉之五脏，乃四时的五脏。"中医的肝是古人在时间节律基础上所认知的肝，因此，结合时间节律解读"肝为罢极之本"的理论内涵更加符合《内经》"五脏应时"这一原创思维。

　　根据《内经》原文和中医"四时五脏阴阳"理论，朱佩认为，"肝为罢极之本"中肝的功能具有随时间节奏变化而表现出"居下焦、主疏泄、主藏血、应春而变"的时空性。在生理状态下能够保持气机有序的升降出入，维持机体"阴平阳秘"的动态平衡。因此"肝为罢极之本"应当理解为肝是人体阳气在生、长、化、收、藏的时间节律循环中由"藏"向"生"的转化主导因素。

国内学者刘力红也提出了类似的观点,认为"生之本""气之本""仓廪之本""封藏之本"的内涵是分别对心、肺、脾、肾最重要生理问题的概括,因此"肝为罢极之本"的解读也应当符合这一思路。他提出"罢极"是促使每一年之间交替变换的一个关键因素,比如从运气学说上来看,每一年的主运都不相同,而且有很大的跨度,人体为了与天地变化的跨度上保持一致,就要依靠肝这个"罢极之本"。

2. 肝主疏泄和肝主藏血在"罢极"的动态过程中一阴一阳协同配合,相反相成 肝的生理功能包括主疏泄和主藏血两个方面,二者一阴一阳协同主司肝生理功能的正常运作,同时也形成了"肝为罢极之本"这一生理特性应时而变。肝主疏泄和肝主藏血在"罢极"的动态过程中肝主疏泄处于主导地位,感应天地阴阳之气的消长变化,调节人体气机升降顺应天地阴阳之气的升降变化,而肝主藏血则处于从属地位,协同和配合肝主疏泄,调节人体血液从而使机体顺应天地间阴阳之气的变化。因此,肝主疏泄和肝主藏血的协同配合是"肝为罢极之本"的生理基础,也是《内经》"阳主阴从"思想的表现,为肝在各个时间节律周期的相应时间段中发挥调控作用奠定了基础。

3. 肝调控五脏顺应春生之气,完成机体由以"藏"为主到以"生"为主的转变 在以年为单位的时间周期循环中,冬季应于肾,机体及体内的诸脏腑在肾气的影响和作用下,均表现为以"藏"为主,比如在这个时间点肝的生理功能便是表现出以肝主藏血为主、肝主疏泄为辅的生理状态。冬春之交,此刻肾主封藏到达了极点,正是由"藏"转化为"生"的时间节点,自然界万物开始表现出一派生长、生发、条达、舒畅之象,人体内肝脏的疏泄功能顺应自然界的变化而增强,逐渐占据主导地位。肝气顺应春天升发之气而向外向上,人体的气机运行跟随季节天地阴阳消长变化而呈上升之势。此时,人体开始进行由"肾应冬"到"肝应春"的转化,肝脏由冬季的从属地位逐渐转变为春季的主导地位,同时肝脏的生理功能活动也由以肝主藏血为主、肝主疏泄为辅逐渐转变为以肝主疏泄为主、肝主藏血为辅。在肝的主导作用下,调控五脏顺应春生之气,进而使机体完成由以"藏"为主到以"生"为主的转变,肝也完成了身为"罢极之本"的职能。

"肝为罢极之本"这一职能的正常与否,在年周期中对人体的生理病理有着重大的影响。例如,生理上人体的生长发育具有显著的季节性,根据世界卫生组织的一项研究证实,儿童在春季(3—5 月)生长发育最快,身高的生长速度是秋天的 2～2.5 倍。再如,在长期临床研究中发现,病理上季节性情感障碍多在春季由抑郁转为躁狂,其发病机制与肝在春季调控功能异常联系密切,治疗上从调节肝主疏泄与肝主藏血协调配合的角度着手,取得了很好的疗效。

4. 厥阴经气旺于丑时,促进机体阳气随天地阳气的增加而逐渐增加 在以日为单位的时间周期循环中,中医提出了"子午流注"的概念,认为肝经气血流注的时间对应丑时,即凌晨一点至凌晨三点。此时人体的阳气开始在"肝为罢极之本"的作用下逐渐升发,阳气逐渐充盛。这个时候人体内的肝的生理功能够正常运转,那么在肝主疏泄的主导作用下,人体的阳气将会随天地阳气的增加而逐渐增加,在肝主藏血的作用下,血液濡养各个脏腑,使得各个脏腑的阳气得以充养,从而促使人体的阴阳变化与天地的阴阳变化一致,即达到天人合一的状态。

此外,"厥阴欲解时"也为此观点提供了理论依据。《伤寒论》:"厥阴病欲解时,从丑至卯上。"现代研究对此理论解释为厥阴病是阳衰阴盛之证,在丑时至卯时(凌晨一点至早晨七点),阳气渐生、渐盛从而使病邪得以缓解。这个过程中厥阴肝发挥了促进人体阳气顺应自然界阳气变化,完成由"藏"转"生"过程的关键作用,也正因此这个时间段成为"厥阴欲解时"。临床上,对于丑时至卯时之间频频发作的疾病如失眠等,也多从厥阴肝的角度进行治疗,并取得了较好疗效。

肝为罢极之本的临床指导意义

结合时间节律变化分析"肝为罢极之本"的科学内涵,对于临床治疗具有重要指导意义,对于人体在时间周期循环中由"藏"转"生"时间点所出现的病理变化或功能异常,往往考虑从肝论治,可获得佳效。

1. 有助于指导春季发育迟缓病辨治　对于春季生长迟缓的发育期儿童，除了考虑补养肾气、充养先天以外，还可以从"肝为罢极之本"的角度考虑，可能是因为肝主疏泄的作用不足，导致机体的阳气不能充分发散、不能促进机体生长，故治之以调畅气机的药物，使患者体内的阳气能够顺应天地阳气的升发而正常发育，如使用柴胡疏肝散等；也可能是因为肝主藏血的作用不足，导致机体脏腑筋脉失养，机体的阴阳变化与天地的阴阳变化不相协同，治之以疏肝解郁、柔肝养血的药物，使患者体内的阴阳平衡能够顺应天地间阴阳的动态变化，如使用逍遥散等。

2. 有利于指导季节性情感障碍辨治　季节性情感障碍的发病具有秋冬抑郁高发，春夏减轻或转为躁狂的季节性变化规律，中医认为其病因病机与心、肝两脏联系密切，治疗上也多从这两个脏腑进行治疗。这与"肝为罢极之本"职能联系密切，治疗上秋冬季节运用疏肝解郁养血的方剂如逍遥散等，使阳气升发，调畅情志，养血安神，即可取得针对性治疗的效果；而春夏季节，因肝主疏泄的功能居于调控主导地位，当以养血宁心安神为主，以防疏泄太过导致患者出现躁狂的表现。整个季节性情感障碍的治疗要点，重在维持"肝为罢极之本"中肝主疏泄与肝藏血的协调平衡。

3. 有益于指导失眠辨治　对于失眠的患者，尤其是丑时失眠的患者，应当从肝的角度进行辨证与治疗。因为"肝为罢极之本"的职能失司，导致了人体阴阳的变化没有顺应外界阴阳的变化，从而出现了"阳不入阴，夜不能寐"的情况。除了失眠以外常伴有其他与肝相关的疾病表现，如因肝失疏泄导致的肝气郁阻会出现情志、精神上的异常以及胸胁的胀闷不舒等；肝血亏虚导致肝魂不得内藏而出现梦吃、易惊以及面白无华等，治疗上宜选用乌梅丸等具有敛肝安神作用的方剂进行治疗，以恢复"肝为罢极之本"的职能。

综上所述，朱佩认为在解读"肝为罢极之本"时，应当结合时间节律，从生气通天、天人合一的时间节律角度进行阐释，从这一角度来看，"肝为罢极之本"实质是指人体阳气在生长化收藏的节律循环中，由肝来主导自"藏"向"生"的转化过程。中医所论述的肝，不是解剖学意义上的肝，而是具有时空特性的肝，将肝在时间节律上的重要作用作为"肝为罢极之本"的深层内涵具有重要的临床指导意义，特别是在指导辨治人体阳气由"藏"转变为"生"的过程中出现节律性紊乱所导致的各种疾病，具有重要参考价值。

184　肝主疏泄调畅情志的内涵及应用

"疏泄"一词首见于《内经》，朱丹溪在《格致余论·阳有余而阴不足论》中对肝与疏泄的论述，曰"司疏泄者，肝也"，明确指出了肝主疏泄。中医学认为，肝主疏泄是指肝具有疏通、宣泄和升发的生理功能，包括了调畅气机、促进津血的运行和代谢、调畅情志、促进脾胃消化及促进和调节生殖功能。情志即情感、情绪，是机体对外界客观事物的刺激所作出的情感方面的反应，属精神活动范畴。中医学将情志活动概括为喜、怒、忧、思、悲、恐、惊七个方面，肝主疏泄与情志活动互为因果，生理上互相联系，病理上相互影响，故从肝论治情志病具有重要的临床指导意义。学者于峥等对肝主疏泄畅情志的理论内涵及临床应用做了阐述。

肝主疏泄畅情志的中医学内涵

肝主调畅气机即肝主疏泄而促进气的升降出入的有序运动。肝气疏则气的运行通而不滞；肝气泄则气散而不郁。人体的各种生理活动，包括呼吸、饮食物的消化、水液的代谢、血液的运行及生殖功能等，都依赖于气的推动，受肝主疏泄功能的调节。因此，肝主疏泄、调畅气机对全身的生理功能均有重要的影响。气机调畅则身体功能平衡，病无从生；肝失疏泄，则气的升发不足，气机的疏通和发散不利，气机不畅，而出现胸胁、少腹等胀痛不适，治疗多采用疏肝理气法，如赵彦晖《存斋医话稿续集》："惟肝主疏泄，若郁结而肝气不舒，则当遵木郁达之旨。"

肝主疏泄而能促进津血的运行和代谢。中医学认为，"气为血之帅"，气的推动作用是血液循行的动力。肝的疏泄功能正常，则气的运动疏散通畅，血的运行亦随之畅通无阻，经络通利，脏腑器官的活动也正常和调。唐容川《血证论·脏腑病机论》："肝属木，木气冲和条达，不致遏郁，则血脉得畅。"若肝的疏泄功能减退，气机不畅，则导致血行不畅而瘀阻；疏泄太过，则血随气逆。水液的运行也离不开肝的疏泄功能。因水之运行全赖于气，气行则水行，气滞则水停。肝主疏泄而调畅气机，气机畅则津液输布也随之畅通无阻；肝失疏泄，水液不能正常代谢。

情志泛指人的情绪、情感活动。五脏之中，以心与情志关系最密切，心主血脉，主藏神，精神情志主要是心神的生理功能，而心神的物质基础是气血，故情志活动与气血关系亦非常密切。《明医杂著·医论》："肝为心之母，肝气通，则心气和，肝气滞，则心气乏""心为君主之官""肝为将军之官"，故肝主疏泄能辅助心气的鼓动，使血行有力，在调节神志活动中亦能发挥重要作用。总之，人的情志活动以气血为物质基础，而肝主疏泄，调畅气机，促进气血的运行，故能调畅情志。只有肝主疏泄功能正常，气血调畅，人的精神情志才能正常；若肝失疏泄，气血不调则可致情志失调，主要表现为两种情况：一是肝的疏泄功能太过，肝气亢奋，临床可见急躁易怒等；二是疏泄功能减退，气血不畅，肝气郁结，临床可见郁郁寡欢、多疑善虑等。肝失疏泄而致情志异常，情志异常亦可导致肝失疏泄。因此，临床上多应用"肝主疏泄"而调畅气机、调和气血指导情志失常相关病症的治疗。

肝主疏泄调节心理应激反应

从现代医学角度研究中医脏象本质得出：肝脏的相关病证可表现出神经-内分泌-免疫网络的功能紊乱。陈家旭认为，肝主疏泄的生理病理与神经内分泌活动密切相关。李瀚旻等首次建立"左旋谷氨酸单钠-肝再生-大鼠模型",发现该动物模型的肝再生受到明显抑制,且"神经-内分泌-免疫网络"功能紊乱,并发现左归丸治疗后可改善,提出了"肝肾同源于神经-内分泌-免疫网络"的假说。王朝勋等对怒伤肝患者神经-内分泌-免疫系统失调进行了探讨,提出愤怒情绪发生时,激活交感神经系统,促使交感肾上腺髓质系统兴奋,进而内分泌系统被激活,多种激素分泌增加,对肝及其他脏器都有严重影响,使之出现异常变化,认为怒伤肝的现代医学机理是引起神经-内分泌-免疫系统失调。严灿等认为,肝主疏泄的本质与神经内分泌有关,提出肝经循行联络机体很多内分泌腺体,肝主疏泄对其有调节功能;肝主疏泄可调节机体神经递质、神经肽、激素等的合成和分泌;心理应激通过对神经内分泌的调控影响免疫系统,进而增加了机体对许多疾病的易感性;提出肝主疏泄可调节心理应激。岳广欣等从现代信息控制系统理论角度对肝主疏泄的生理学基础进行了探讨,提出动机和情绪中枢大脑边缘系统为肝主疏泄的调控中枢,调控中枢通过下丘脑-脑干-自主神经通路和交感-肾上腺髓质通路对肝的疏泄功能进行调控。

心理应激是个体在生活适应过程中,由于环境要求与自身应付能力不平衡的认识所引起的一种身心紧张状态,这种紧张状态倾向于通过非特异性的心理和生理反应表现出来。一般情况下,心理应激所引起的防御反应是机体的自我保护机制,不会引起病理性改变。当机体长期处于慢性应激状态时,会使防御反应始终处于持续活动状态,从而导致应激系统失调,同时对某些疾病的发生发展施加重要的影响。现代医学认为,心理应激通过神经-内分泌-免疫网络对机体产生全身性的影响。该网络是维持机体内环境及生理功能平衡和稳定的基础。中医学认为,应激反应首先影响了机体的正常气机运行,进而导致气血津液运化失常、脏腑功能失调及阴阳失衡;而肝主疏泄,调节气机,气机调畅则气血津液运行正常,脏腑功能得以正常发挥,阴阳和调,与现代应激理论相似。总之,心理应激反应通过神经-内分泌-免疫网络对机体产生影响,而肝主疏泄可对神经内分泌免疫功能进行调节,故肝主疏泄可调节心理应激反应。

由此可见,心理应激导致的机体病理性反应与肝脏密切相关,从中医脏象分析主要责之于"肝"。肝失疏泄所致的机体病理改变与病理性心理应激反应相似。从中医角度而言,肝主疏泄功能在机体心理应激反应中起决定性作用,肝是机体调节心理应激反应的核心。肝主疏泄,调畅气机,则气血调和。因此,对于心理应激反应所引起的神经、内分泌、免疫功能失调,调肝是治疗的基础方法。如李峰等认为,肝是人体应激机制的调节中枢,对于各种刺激所引起的气机变化,主要是由肝脏来调节,疏肝对于情志因素引起的各种病理性变化有决定性的调节作用。

肝主疏泄畅情志指导临床治疗举例

随着社会的发展,因生活节奏快、工作压力大、竞争性增强等因素引起的过度精神紧张与适应不良所导致的疑难病的发病率日渐增高。精神疾病、心脑血管疾病、消化系统疾病、免疫系统疾病都与心理应激相关。中医学认为,疾病的发生均有不同程度的精神因素在内,多表现为抑郁、悲观或急躁、易怒等,这些病症的发生发展都可以从情志的角度考虑,应根据"肝主疏泄"的理论进行辨治。

抑郁症是一种常见的情感性精神障碍,是一种以显著而持久的情绪低落为主要临床特点的综合征。临床多表现为心情抑郁、思维迟缓、少言寡语,并伴有食欲减退、性功能降低、睡眠障碍等症状表现。中医学中没有"抑郁症"病名,根据其临床症状当属于"郁证"范畴。谢一民认为,抑郁症与肝脏关系甚为密切,情志所伤,肝失疏泄,肝气郁结,气机不和是抑郁症的主要病机,肝郁是造成抑郁症的核心,从肝论治抑郁症具有重要的临床意义,具体可根据辨证施以疏肝、养肝、清肝等法。抑郁症常表现为全身应激反应的失调。韩毳等认为,抑郁症与中医肝脏的关系非常密切,肝失疏泄出现的临床表现与现代抑郁症相符,神经内分泌功能失调可能是抑郁症和肝失疏泄证共同的病理学基础,认为从"调肝"论治抑郁症及其他精神科疾病是一种有效的方法。

现代医学研究发现,胃食管反流病患者大多数都存在不同程度的精神心理异常表现,在心理应激时,胃动力显著降低,胃排空显著延迟,精神心理因素可通过介导神经系统和胃肠激素等,影响食管扩约肌压力和胃食管动力。李志等通过对精神心理因素与胃食管反流病中医证型的相关性研究表明，精神心理因素与胃食管反流病关系密切，中医不同证型的胃食管反流病患者均有不同程度的精神神经症状表现，而肝失疏泄，肝气促进脾胃消化的功能失常会导致胃食管反流病的发病，中医辨治本病时应重视疏肝解郁，调畅气机，同时配合现代医学精神疗法，才能取得更好的临床效果。

儿童孤独症亦称"自闭症"，多起于婴幼儿时期，表现为社会交往能力缺陷、功能性沟通障碍、语言发育障碍、行为刻板及兴趣爱好狭隘等。中医认为，儿童孤独症的临床表现大多是"肝"失去调控情志作用的突出表现。穆朝娟等通过研究得出，有1/3的孤独症患儿存在5-羟色胺（5-HT）血症，且5-HT系统的功能障碍与孤独症许多症状存在因果关系。马燕等对孤独症患儿5-HT浓度与孤独症严重程度的关系及5-HT再摄取抑制治疗孤独症核心症状的临床机制进行研究，结果显示，5-HT在患儿体内浓度升高，但与本病严重程度无关，应用再摄取抑制剂治疗孤独症显示出一定的临床效果。大量临床研究显示，疏肝解郁类中药可调节体内5-HT，具有显著的抗焦虑、抗抑郁作用。张晓文等认为，肝脏可合成金属硫蛋白，金属硫蛋白参与调节免疫反应和能量代谢，参与机体损伤的保护，肝脏诱导产生金属硫蛋白对各种应激产生防护，与"肝主疏泄"功能相一致。郭佳认为，孤独症的发病与肝密切相关，肝失疏泄，肝气郁结，升发不及则造成儿童孤僻、内向的性格，提出从肝论治孤独症具有重要的临床价值。

乳腺增生症是以周期性乳房胀痛、乳房肿块为临床症状特点的中青年妇女最常见的乳房病。本病在中医学中属"乳癖"范畴，病程长，不易治愈彻底，容易反复，病情多随月经或情志改变而变化。现代医学认为，本病是一种心理应激反应性疾病，而中医学则认为，由于肝失疏泄，冲任失调而致气血运行不畅，气滞血瘀，痰凝结聚而成"乳癖"。张琼等认为，乳腺增生症的发生与心理应激关系密切，两者都受神经内分泌功能调节，且与情志变化相关，中医运用疏肝理气等治法在本病的治疗中常可取得较满意的疗效。

中医学认为，肝主疏泄，能调畅气机，以促进津血正常运行；如肝失疏泄，则气机紊乱，气血失和，情志失常。肝不仅在生理上对神经-内分泌-免疫网络具有一定的调节功能，在病理上，无论虚、实都会表现出不同程度的神经内分泌功能紊乱，心理应激可通过神经-内分泌-免疫网络系统对机体产生全身性的影响。基于"肝主疏泄"可调节心理应激反应，所以从"治肝"入手治疗这些疾病具有较高的临床应用价值。

185　肝主疏泄调畅情志的中枢神经生物学机制

近 10 年来对中医肝脏象研究所得出的主要一致性结论是：肝的实证和虚证都表现出不同程度的神经内分泌功能紊乱，这主要是因为肝主疏泄与情志关系密切，情志变化引起大脑皮层功能改变所致。但中医肝调节情志变化的中枢神经生物学物质基础及作用方式是什么，学者严灿等对肝主疏泄调畅情志功能的中枢神经生物学机制进行了初步的研究。

研究的切入点和方法

心理应激是机体通过认识、评价而察觉到应激原的威胁时引起的心理、生理功能改变的过程。生理性应激反应对机体有利，易于机体快速适应内外环境因素的变化。但强度过大、时间过长的病理性应激反应则对机体有害。由于机体的心理应激机制与诸多疾病的发生、发展和转归有着密切的关系，因此，心理应激以一种融合生物-心理-社会模式的概念在生物医学领域中得到了广泛的应用。尽管中医学中没有"心理应激"这一概念，但中医脏象及七情学说很早就认识到不良的环境或精神刺激与疾病的发生、发展密切相关。病理性的心理应激反应属于中医学所述情志异常的范畴，肝主疏泄通过调节气机、血和津液而调畅情志，而肝失疏泄所致生理病理改变的发生、发展在一定程度上也是一种病理性的心理应激反应，因此，心理应激反应成为研究肝主疏泄调畅情志功能的中枢神经生物学机制的一个很好的切入点。

中医学所论之脏腑虽与西医解剖学器官的名称相同，但却不单纯是一个解剖学概念，更重要的是一个生理及病理学方面的概念，是功能单位或系统。从中医脏象学形成的方法论来看，中医对机体脏腑功能的认识主要是采用"从病理和药效推导生理"的模式，这种研究模式也决定了中医脏腑、证候和方药的研究是密切相关的，脏腑功能的本质往往是通过证候病理和方药效应来进行反证。

心理应激反应可以理解为体内适应性反应和应激原之间相互作用的一种状态，但任何应激反应都有一个过程。而中医所谓的"证（证候）"也反映了与疾病有关的各种因素作用于不同个体所引起的反应状态，这种状态是现代医学有关生理及病理（包括功能性和器质性）的综合反应，并随着各种影响因素的变化而改变。在临床上，对机体这种反应状态的分析归纳过程即是中医的辨证。由于应激反应与证候形成都具有过程性和阶段性，心理应激反应与中医证候在本质上具有高度的相关性，特别是应激的慢性或反复过程，与多数疾病过程或中医"证"的形成过程接近，因此，通过建立慢性心理应激反应模型模拟了"肝失疏泄、情志异常"的综合病理变化过程，也比较符合临床实际的病理变化。既然模拟了"肝失疏泄、情志异常"的综合病理变化过程，因此，在组方用药上也根据实际病理变化体现出疏肝、柔肝、平肝以及清肝的综合调治的思想，并通过调肝方药（加味四逆散）的治疗效应来进一步反证和揭示肝主疏泄，调畅情志功能的有关中枢神经生物学机制。

肝主疏泄调畅情志功能的中枢神经生物学机制

1. 研究假说的提出　心理应激反应的物质基础是神经内分泌免疫调节（NIM）网络，而中医肝的疏泄功能也存在着一定的 NIM 网络调节机制，这已经为本课题组及其他学者的大量研究所证实。但从心理应激角度而言，应激的发生——从察觉威胁到出现反应是通过脑机制的中介来实现的。目前有关心理应激中枢神经机制的研究越来越受到重视，但有关肝主疏泄调畅情志的具体的中枢神经机制的研究几乎未见报道，这也就成为研究的重点之所在。在以往一系列研究的基础上，结合中医整体观和平衡观以及心理应激理论，我们提出了研究假说：中医肝主疏泄调畅情志的功能在实现对交感-肾上腺髓质以及下丘脑-垂体-肾上腺皮质系统的整体性调节上，还可能存在着一定的具体的中枢神经机制（包括相关不同脑区的定位、定量以及神经生理生化及病理改变等）；在作用机理上体现出局部（中枢神经机制）与整体（NIM 网络）的有机统一。

虽然目前对"观念的"心理社会因素如何转变为"物质的"生理反应的关键部位及详细机制尚未完全明了，但是借助于神经功能定位的形态学方法（如 c-fos 原癌基因表达）以及对相关不同脑区神经生理生化的改变和不同方药治疗效应的观察分析，可以帮助在细胞及分子水平上初步寻找和阐明介导肝失疏泄（慢性精神心理应激损伤）的中枢部位及其病理机制，从而得以在中枢神经生物学方面初步揭示中医肝主疏泄调畅情志的物质基础及其作用方式。

2. 初步的发现

（1）调节下丘脑-垂体-肾上腺皮质（HPA）轴：研究发现，慢性心理应激反应大鼠血浆皮质酮（CORT）、下丘脑、血浆促肾上腺皮质激素（ACTH）及促肾上腺皮质激素释放激素（CRH）含量均明显升高；而调肝方药可显著降低下丘脑和血浆中上述物质的含量，说明调肝方药可抑制慢性心理应激所致的 HPA 轴的亢进。在形态学方面，应激大鼠低倍镜下可见肾上腺髓质层明显缩小，皮质层与髓质层之比增加，皮质束状带细胞数量增多，排列紊乱；高倍镜下细胞体积略有增大，核有所缩小，胞浆相对增加（核/质比缩小），空泡减少，血窦明显扩张充血，提示 HPA 轴处于亢进状态。而运用调肝方药的大鼠，高、低倍镜下观察可见其髓质层厚度增加，皮质束状带细胞数量减少，核染色有所加深，核/质比增加，血窦扩张明显减轻，空泡增加。说明调肝方药可明显调整应激所致 HPA 轴的亢进状态。

（2）对中枢单胺类神经递质的影响：研究发现，应激大鼠下丘脑多巴胺（DA）、5-羟色胺（5-HT）含量明显降低，血浆去甲肾上腺素（NE）、肾上腺素（E）含量明显升高，血浆 5-HT/NE、5-HT/E 及下丘脑 5-HT/NE 均明显降低。调肝方药可以升高应激大鼠下丘脑和血浆中 DA、5-HT 含量，并能降低血浆中 NE、E 含量，升高下丘脑和血浆 5-HT/NE 以及血浆 5-HT/E。说明调肝方药可以有效地调节慢性心理应激所致的中枢单胺类神经递质的紊乱。与补肾、健脾方药的对比研究发现，补肾、健脾方药对中枢和外周的单胺类神经递质的调节无规律性，也基本无统计学意义。

（3）对中枢氨基酸水平的影响：研究发现，应激大鼠海马谷氨酸（Glu）、天冬氨酸（Asp）含量明显升高，γ-氨基丁酸（GABA）和牛磺氨酸（Tau）含量明显降低；下丘脑各氨基酸含量变化不显著。调肝方药可以降低海马 Glu、Asp 含量，对 GABA 和 Tau 则无显著影响。说明调肝方药可以调节慢性心理应激反应海马部分氨基酸水平，防止兴奋性氨基酸的神经毒性作用。补肾、健脾方药可以上调海马 Glu 和 Asp 与 GABA 和 Tau 的比值（EA/IA），而调肝方药则表现出下调趋势。此外，调肝、补肾方药有上调下丘脑 EA/IA 的趋势，而健脾方药则无影响。

（4）对一些神经肽和神经递质合成酶的影响：研究发现，慢性心理应激大鼠下丘脑、垂体内 β-内啡肽（β-EP）水平明显降低，血浆含量明显升高。调肝方药可以明显升高下丘脑、垂体内 β-EP 水平，降低血浆 β-EP 含量。说明调肝方药调控慢性心理应激反应的中枢机制与其调控中枢阿片促黑皮质激素原（POMC）细胞分泌产物有关。RT-PCR 法检测结果发现，慢性心理应激大鼠下丘脑 CRHmRNA 的表达明显升高，调肝和补肾方药可以明显地降低下丘脑 CRHmRNA 表达，而健脾方药对此则无调节作用。免疫组化结果显示，慢性心理应激大鼠下丘脑弓状核和腹内侧核酪氨酸羟化酶（TH）阳性细胞明显增多；调肝和健脾方药可使两核 TH 阳性细胞数量明显增加，说明调肝和健脾方药能增强应激大鼠中枢 TH 功能，进而增强机体应对应激的能力。

（5）对中枢环核苷酸系统的影响：放射免疫法检测发现，慢性心理应激大鼠下丘脑 cAMP 和 cGMP 含量均显著升高，调肝方药可显著降低下丘脑 cAMP 含量，对 cGMP 无显著影响。

（6）对下丘脑不同脑区核团 c-fos 蛋白表达的影响：免疫组化检测发现，慢性心理应激可诱导 cfos

在大鼠海马、大脑皮质、杏仁核、下丘脑室旁核（Pa）、室周核（Pe）以及弓状核（Arc）内广泛持续表达，其中以大脑皮质、杏仁核最为密集。调肝方药可明显降低上述脑区核团 fos 样免疫阳性神经元的数目，减少 fos 蛋白的表达。

初步的结论

探讨肝主疏泄调畅情志功能的中枢神经生物学机制，采用了"方-证-效-脏腑功能本质"的研究思路。所开展的研究工作和所取得的结果初步形成以下结论。

第一，肝主疏泄调畅情志功能存在着中枢神经生物学机制，所提出的研究假说得到初步的验证。肝主疏泄之所谓"疏泄"，其中枢神经生物学机制在整体上与调节下丘脑-垂体-肾上腺轴有关，具体而言，可能与调节慢性心理应激反应（情志活动异常）过程中中枢多种神经递质及其合成酶、神经肽、激素、环核苷酸系统以及即刻早期基因 fos 蛋白表达等的变化有关，表现出多层次、多靶点以及多环节的作用特点；作用的脑区涉及下丘脑（包括不同核团）海马、杏仁核等。

第二，通过对调肝、补肾、健脾方药的对比研究，初步发现尽管已有的许多研究表明健脾、补肾方药对 NIM 网络亦有一定的调节作用，但从心理应激反应角度而言，健脾、补肾以及调肝方药对 NIM 网络的调节机制及其调控中心可能还存在着一些不同。目前的研究结果初步提示，补肾、健脾方药的作用部位也涉及下丘脑和海马，但主要影响中枢氨基酸的生成与代谢，总体上不如调肝方药作用的范围广，这可能是中医学所谓"疏泄"与"调补"的不同之处。

今后研究的思路与方法

其一，以心理应激作为研究的切入点，要考虑不同的应激反应（应激原、应激强度、应激方式等）会有不同的神经内分泌的改变。一些神经递质（如 5-HT、DA、NE、E、氨基酸等）、神经肽（如 CRH、ACTH、β-EP 等）、激素（如 CORT 等）在中枢与外周的变化不同；行为学及情绪变化的不同；免疫功能变化的程度不同；中药治疗效应的不同等。因此，今后应进一步加强对应激反应模型本身的有关生理、病理改变的研究；同时，还应动态观察整个应激反应过程中不同时间段会有哪些不同的病理变化，在明确所采用的应激模型的基本病理生理变化的基础上进行中医药的研究，结果会更加客观科学。

其二，在其他脏腑功能研究方面，一些研究虽然没有明确是从心理应激的角度进行研究，但实际上所采用的方法仍然是心理应激的方法，如采用猫吓鼠方法模拟"恐伤肾"以研究肾的功能、采用睡眠剥夺方法模拟"心气虚"以研究心的功能等。采用不同的治法方药（如补肾、养心类方药等）进行调节干预，亦有一定的效果。因此还应当与诸如养心安神类、健脾类以及补肾类方药等作进一步的对比性研究，探讨不同方药的抗心理应激损伤的作用机理，从而为反证不同脏腑功能提供科学依据。

其三，应当采用循证医学的理论和临床流行病学研究方法，对处于心理应激状态的人群或具有情感性障碍或神经症的患者进行属于中医肝病证候的调查，寻找中医肝病证候在此类病症中的分布规律，并借助于中医体质理论，在细胞、分子等不同层次上揭示证候形成的物质基础，从而为进一步揭示肝主疏泄，调畅情志功能的神经生物学机制提供科学的依据。

186 从神经内分泌探析肝主疏泄调畅情志的内涵

全世界约 5% 的人罹患情感障碍性疾病，情绪与健康和疾病的关系，尤其是负面情绪对健康和疾病的影响已成为当今社会关注的焦点。慢性应激是情感障碍性疾病的主要诱发因素，严重影响人类健康。现代医学认为，机体应激的适应性反应系统主要由交感神经系统和边缘系统-下丘脑-垂体-肾上腺（LHPA）轴控制，慢性应激可引起机体神经内分泌功能紊乱，从而引起情感障碍性疾病。

中医在形成之初就重视情志活动对人体健康的影响，《灵枢·百病始生》："喜怒不节则伤脏。"《三因极一病证方论·五劳证治》对此则有进一步阐释："五劳者，皆用意施为，过伤五脏，使五神不宁而为病，故曰五劳……是皆不量禀赋，临事过，遂伤五脏。"对情志病的治疗，中医创造性地提出了"以情胜情"的方法。《素问·阴阳应象大论》云"怒伤肝，悲胜怒""喜伤心，恐胜喜""思伤脾，怒胜思""忧伤肺，喜胜忧""恐伤肾，思胜恐"。学者张和韡等就肝主疏泄、调畅情志的理论基础及现代神经内分泌研究进行了探析，以期能够完整阐述肝主疏泄、调畅情志的理论内涵，为情志疾病的治疗提供思路。

肝主疏泄，调畅情志的理论基础

疏导气机是肝调节情志的基础。情志活动首先影响脏腑气机，早在《素问·举痛论》就明确指出情志活动引起的气机紊乱是导致疾病的原因，"余知百病之生于气也，怒则气上，喜则气缓，悲则气消，恐则气下……惊则气乱……思则气结"。疏泄、调畅气机是肝的重要生理功能之一，《素问·五常政大论》："发生之纪，是为启陈。土疏泄，苍气达，阳和布化，阴气乃随，生气淳化，万物以荣。"至金元时期朱丹溪在《格致余论·阳有余阴不足论》中明确提出"肝司疏泄"的理论，"主闭藏者，肾也；司疏泄者，肝也"。

肝气疏泄功能正常，人体则气机调畅、气血平和。心情舒畅，神思清晰敏捷。若疏泄失职，出现太过或不及，则会出现情志改变。疏泄不及可表现为郁郁寡欢，孤僻少言，或多疑善虑，甚则闷闷欲哭。疏泄太过，可见急躁易怒，面赤语粗。甚者狂言叫骂，不避亲疏等。如《灵枢·本神》："肝气虚则恐，实则怒。"

因此，中医调畅情志、治疗情志病多从肝入手。王孟英明确提出："七情之病，必从肝起。"朱丹溪认为"郁多缘于志虑不伸，而气先受病"。气血怫郁是致病的根源，气郁为诸郁的根本。明代赵献可也提出治郁应以解决木郁为先。

现代对肝主疏泄、调畅情志理论做了大量研究，学者对肝主疏泄的生理病理的认识多认为与神经内分泌活动相关。情志活动与肝主疏泄功能关系密切，情志变化可引起大脑皮层功能改变，肝虚证与实证均可导致神经内分泌功能出现紊乱。肝主疏泄调畅情志功能存在着中枢神经生物学机制，这一假说得到初步的验证。

下丘脑-垂体-肾上腺（HPA）轴与肝的关系

HPA 轴具有调节机体应激反应的功能，是神经内分泌系统的重要组成部分。HPA 轴的功能亢进，是抑郁症的发病基础。赵海滨等通过构建"肝气郁结证"大鼠模型，证实模型大鼠呈 HPA 轴亢进状态，认为肝郁证病理改变的本质之一是 HPA 轴的功能紊乱。在早期预防中，临床前期 HPA 轴功能正常化的治疗可能降低抑郁症的发病风险。因此针对 HPA 轴相关激素合成酶及其受体信号通路，甚至相关基因的靶向干预，有望为抑郁症的治疗提供新的思路。据报道，调肝类方剂可降低应激大鼠中枢多种神经递质及其合成酶、神经肽、激素、环核苷酸系统以及 Fos 蛋白表达的变化，逆转慢性应激大鼠 HPA 轴和免疫功能紊乱。有研究显示，调神疏肝针刺方法可下调抑郁症患者血浆中增高的 CORT 和 ACTH 含量，患者的焦虑/躯体化数值比降低。

现代医学已经证实中枢海马是神经固醇类物质发挥活性的重要脑部结构，这一部位的损害会导致严重的记忆和注意缺损以及情感和行为的障碍。海马作为边缘系统的重要组成部分，为 HPA 轴负反馈调节的重要组成部分，糖皮质激素受体（GR）和盐皮质激素受体（MR）在这一负反馈调节中发挥重要作用。有学者研究发现，肝主疏泄功能状态的强弱主要依赖于糖皮质激素对边缘系统兴奋性和敏感性的影响。下丘脑是情感反应的大脑皮质下最高整合中枢，因此，中医肝脏象"主疏泄调节情志"本质之一就是体内激素作用于海马，负反馈于 HPA 轴，在下丘脑作用下，大脑皮质将激素水平变化整合表现于外的情志反应，其本质就是体内 HPA 轴激素水平的变化。

下丘脑-垂体-甲状腺（HPT）轴与肝的关系

下丘脑-垂体-甲状腺（HPT）轴功能异常与心理障碍密切相关，甲状腺激素水平的变化可影响抑郁或躁狂状态。

通过动物实验研究，学者发现抑郁大鼠的 T4、TSH 降低，T3 升高，疏肝类方剂能够改善大鼠抑郁状态，使 T4、TSH、T3 趋于正常，认为疏肝类方剂发挥抗抑郁作用的重要机制之一是调节 HPT 轴紊乱的激素水平。陈宝忠认为，归脾汤对大鼠的抗抑郁作用，可能是通过调节 HPT 轴分泌来实现的。

临床研究已经证实，精神分裂症患者在下丘脑-垂体-甲状腺轴功能的异常，表现为 TT4、FT3 及 TSH 的降低。抑郁症患者 HPT 轴功能低下，并且与临床症状相关。研究发现，老年抑郁症患者甲状腺激素水平下降时，有可能出现抑郁症的一些临床表现，而临床症状改善后，也伴有甲状腺激素水平的变化。脑卒中后抑郁（PSD）与梗死部位及甲状腺功能异常密切相关，以左侧半球、皮质、前部的 PSD 发生率较高，且对 HPT 轴的抑制时间较长。

下丘脑-垂体-甲状腺轴（HPT）功能异常对心理障碍的影响广受认可，甲状腺激素水平的高低与抑郁或躁狂症状密切相关。抑郁症的产生器官为人体的神经系统，神经系统的发育与甲状腺激素的水平息息相关，甲状腺的功能和抑郁症的疗效可能存在关联。因此，张和韡认为，中医肝脏象"主疏泄调节情志"另一本质就是体内甲状腺激素水平的变化，体内稳态微平衡的变化负反馈作用于下丘脑，大脑皮质将激素水平变化整合表现于外的情志反应。

总　　结

现代医学对情志活动的研究主要集中在情感活动障碍上，对正常状态下人体情志活动的相关调节机制研究尚有限。中医认为人体情志活动由心所主，但肝在对情志活动变化中占有不可忽视的地位，在五神脏的相互平衡协调中具有重要作用。1982 年首届内分泌与肝脏专题讨论会在意大利 Serono 召开，会上提出了"下丘脑-垂体-肝轴"的新概念，并把肝脏视为使激素和其他细胞调节因子成为统一的一个重要部位。肝与大脑思维、情志的相关性已经逐渐被现代医学所认可，中医认为，肝主疏泄、调畅情志活动功能正常，则人体气血调和，能够对外界的刺激做出正常的适应性调节而不致病，如《素问·脏气法时论》："肝者，将军之官，谋虑出焉。"若肝主疏泄、调节情志功能失常，则出现情志异常及气滞血瘀的病变。

中医肝不是一个孤立的器官，而是在中枢系统调节下多器官、多靶点的自适应调节系统，肝主疏泄的中枢神经生物学机制是在整体上与调节下丘脑-垂体-肾上腺（HPA）轴及下丘脑-垂体-甲状腺（HPT）轴相关，具体而言，可能与调节心理应激反应过程中中枢多种神经递质及其合成酶、神经肽、激素、环核苷酸系统以及相关基因、蛋白表达等的变化有关，表现出多层次、多靶点以及多环节的作用特点；作用的脑区涉及下丘脑（包括不同核团）海马、杏仁核等。

因此，对于情感活动障碍的疾病治疗可以从肝论治为主，辅以调节他脏。分而言之，对于疏泄不及的情感活动障碍，可在疏泄、调畅肝脏气机的基础上，或辅以活血、清热、滋阴等法，使脏器相平，则气血和调，情感障碍则可望治愈；对于疏泄太过所致的情感活动障碍，则可以重镇潜阳之法为主，辅以他法，以使肝气平复。

肝在人对外界自然、社会环境的变化的适应过程中扮演着重要的角色，注重肝气的养护在养生防病中具有重要意义。《素问·四气调神大论》对春季肝脏的调护做了详细论述："春三月，此为发陈。天地俱生，万物以荣，夜卧早起，广步于庭，被发缓形，以使志生，生而勿杀，予而勿夺，赏而勿罚，此春气之应，养生之道也。"因此，使肝气的变化与自然相合，做到"与天地相参"，勿使太过或不及，则人体能够"精神内守"，不易出现情志病及其他疾病，即使发病也较轻，易于治疗。

在社会竞争日趋激烈的今天，压力大及饮食失宜往往出现"忧患缘其内，苦形伤其外"，而人们"又失四时之从"，导致情志病的发生。中医情志病从肝论治及调护，在很大程度上弥补了现代疗法的不足，因此，中西医疗法的配合，可以为情感障碍的治疗及预防提供更好手段及方法。

187   肝主情志与溃疡性结肠炎的关系

　　溃疡性结肠炎（UC）是一种以结直肠黏膜连续性、弥漫性炎症改变为特点，以腹泻、黏液脓血便、腹痛为主要临床表现的慢性非特异性肠道炎症性疾病。心理因素是 UC 的重要病因，情绪心理障碍与 UC 疾病活动之间具有双向作用；心理因素不但可以加重 UC 患者的肠易激样症状，而且可将 UC 复发风险提高 6 倍以上，UC 的反复发作亦可加重患者心理负担。心理因素可能通过"神经-内分泌-免疫"网络调节肠道菌群，损伤肠道黏膜屏障，诱发免疫失衡而形成局部溃疡。中医认为情志为肝所主，肝脏疏泄功能正常可使气机调达，情志调畅，而"肝病者……常令人善怒"；反之，情志抑郁亦可致肝失疏泄，使"肝气郁逆，诸疾峰起矣"。《素问·至真要大论》"厥阴之胜……少腹痛、肠鸣飧"，情志过极化火、郁久成毒，肝毒熏蒸大肠，热灼血络而现"腹痛""便血""下白沫""下脓血"等，这与现代医学对本病的认识相符。学者李晶等以肝主情志为主线，探讨了情志因素所致 UC 的理论基础及在 UC 不同分期的作用，为治疗 UC 开阔思路、提供借鉴。

肝主情志所致 UC 理论依据

　　1. 情志与肝肠相关之中医认识　　不良情绪可对人体产生深远影响，如《内经》："夫百病之始生也，皆生于风雨寒暑，阴阳喜怒，饮食居处，大惊卒恐。"中医认为肝主情志，因此可从肝肠二脏生理功能上的连通制约关系探究情志所致 UC 的病机。一则肝属木，木性升发条达、主疏泄，调节全身气机；大肠与肺同属金，金性清肃收降，木与金一升一降相互制约以防过犹不及。大肠主降、传导糟粕，可为肝降泄浊气，以利于肝脏及全身气机的通畅调达，肝亦可通过由肺主司大肠之气而调节大肠传导开阖功能，正所谓"大肠之所以能传导者，以其为肺之腑，肺气下达故能传导"，而致痢之由实不责脾而责在肝肺。情志过极化火伤肝，肝失疏泄，侮及肺金，肺与大肠互为表里之脏，"肝肺之毒熏蒸大肠，热灼血络而下便脓血，大肠传导失职，发为泄泻"。二则"大肠小肠皆属于胃也"，脾胃居于中焦，脾升胃降，肝主疏泄，协调脾胃之气机升降，二者共同维持人体气血津液生化与输布。"岁木太过，风气流行，脾土受邪"或脾气虚衰，肝木乘脾可致中焦经络失和则"水谷滞留，濡泻中满之证现矣"。因此情志抑郁、肝气不舒、肝失疏泄则脾胃升清降浊功能障碍，使水谷不化、肠腑壅塞、水谷下迫。三则"魄门亦为五脏使"，大肠的传导与排泄功能正常，使浊气自魄门排出，则脾可升清，肺能宣降，肝能疏泄，神乃自安；若大肠"腑气不通"或脾气亏虚不能运化水液，则浊气不降、聚液成湿，湿壅中焦，气机阻滞、湿壅木郁，同时"血气者，人之神""脾藏意……是谓五脏之所藏"，脾藏营舍意是情志活动的物质基础，若脾虚气血生化不足，致肝体失养，可进一步加重肝气郁结之证，使肝失疏泄、情志抑郁。肝肠功能相互影响，在情志-肝-肠（脾）的病程中发挥重要作用，是情志致肠病的重要病理生理基础，是 UC 发病的重要病机。

　　2. 心理因素与 UC 发病之现代医学认识　　肠黏膜屏障构筑了人体与外源性物质接触的第一道防线，UC 的发生就是以肠黏膜屏障损伤为中心，涉及"神经-内分泌-免疫"网络的复杂慢性炎症过程。心理因素可直接作用于肠道菌群，也可通过影响神经内分泌激素参与调节免疫应答，进而导致肠黏膜生物屏障损伤、机械屏障功能障碍，肠黏膜通透性增高，以致外源性致病菌或肠道正常菌群及其代谢产物侵入肠黏膜上皮，诱发免疫屏障紊乱而形成局部溃疡。局部溃疡形成还可引起肠道微环境改变，影响肠道菌群在肠黏膜及肠腔内的定植，进一步诱发生物屏障障碍，形成闭合环路进而加重局部溃疡。

肝主情志贯穿 UC 各期

1. 情志应激与 UC 发作　一项对 UC 患者的流行病调查发现，长期感到压力是 UC 的危险因素。压力、焦虑和抑郁均为心理健康的相关评判维度，具有一定关联性。有研究表明，UC 患者伴焦虑状态比例为 37.50%，伴抑郁状态比例为 36.11%，同时伴焦虑和抑郁状态的比例为 27.78%，而疾病活动性与 UC 伴焦虑和（或）抑郁状态显著相关，二者相互影响。叶天士《临证指南医案》："因情志不遂，则郁而成病矣。"气机郁滞或不畅会导致全身气机运行不利，气血失和，脏腑功能不能正常发挥，肝失所养，肝气郁结。而肝病必犯土，是侮其所成也，克脾则腹胀，便或溏或不爽。因此焦虑、抑郁等情绪变化可导致肝失疏泄、肝气郁结，横逆犯脾、脾失健运、湿邪停滞，气血失调，肠络损伤，传导失司，临床可见腹痛、腹泻、里急后重、胁肋疼痛、脘腹胀痛、不欲饮食等症；而肝郁化火则急躁易怒，相火下移于肠道，热毒凝聚、瘀阻经络、肉腐血败，则出现下痢赤白脓血等，如《三因极一病证方论》："因脏气郁结，随其所发，便利脓血。"薛志平等研究表明舒肝解郁胶囊联合美沙拉嗪肠溶片治疗 UC 可提高临床疗效，并可改善患者焦虑、抑郁情况，进而提高其生活质量。UC 发作期从肝论治可"平其肝气之怒"，使"脾胃之土自安"，恢复大肠传导功能。

2. 缓解期 UC 之情志异常　病程迁延、活动期与缓解期交替出现是 UC 的主要病程特征。据调查缓解期 1/3 的患者可现腹痛、腹部不适、腹泻等排便习惯改变等症状，称为"IBD-IBS"样症状，这种症状给 UC 愈合标准的定义以及停药减量等方面均带来困惑，且延长病程、降低 UC 患者的生活质量，因此引起了学者广泛关注。有研究显示存在缓解期 IBD-IBS 样症状的患者其精神心理状态以及其他消化不良症状均较无 IBD-IBS 样症状者明显，其生活质量下降尤其体现在精力、社会功能、精神心理健康等维度。而且这种患者心理异常以焦虑、抑郁为主，并且不受亚临床炎症的影响。一项对 UC 缓解期重叠 IBD-IBS 样症状的研究发现，重叠症状的发病基础是脾虚，肝郁是发病关键环节，主要证型为肝郁脾虚证。《医方考》："泻责之脾，痛责之肝；肝责之实，脾责之虚，脾虚肝实，故令痛泻。"肝主疏泄，调畅一身之气机，调节气血运行和津液输布代谢，协助脾胃升降。若精神过度紧张、恼怒或抑郁，皆可导致肝失疏泄，木郁不达，肝木乘脾，出现腹痛、腹胀、大便不爽等 IBD-IBS 相关症状。杨静采用健脾疏肝法联合西药治疗缓解期 UC 肝郁脾虚证，发现观察组在 Mayo 评分、肠镜积分、黏膜组织学、腹泻、腹痛、食欲减退、情绪抑郁等方面较对照组为优，UC 缓解期注重疏解肝郁，畅达气机可以恢复肠道功能，缓解 UC 症状。

3. 反复情志刺激与 UC 复发　UC 迁延不愈使患者普遍存在病情不确定感，可导致不同程度的焦虑、抑郁等负性情绪，增加患者心理压力及精神负担，使其工作、生活受到严重影响。有报道显示，缓解期维持治疗的 UC 患者 1 年内复发率为 11.3%～73.0%，而情志因素在 UC 复发中具有重要促进作用，焦虑和抑郁症状与 UC 的复发密切相关，消极心理可通过神经内分泌系统影响胃肠道黏膜功能，最终加重黏膜炎症。UC 病久素体脾肾俱虚，阴阳失衡，水湿蕴结，而"腹肚作泻，久不愈者必瘀血为本"，因此郁久入络，气血壅塞，又复感情志刺激，本已"阳明胃土已虚"又"厥阴肝风振动"，则使肝失疏泄，气机郁结不畅，加重血脉瘀滞，血瘀碍气，湿浊自生，壅腐成毒使 UC 复发，因此肝主情志理论贯穿 UC 的发生、缓解及复发的全过程，具有重要意义。

从肝论治 UC 临床应用

1. 肝脾同调，清利湿热　UC 活动期病机以湿热蕴肠为主，因此常用黄连、黄芩、黄柏、苦参、白花蛇舌草、白芍以清利湿热、泻火解毒。黄连苦燥可坚肠胃，又可清热化气，是治痢之要药，加入黄柏则"能降火去湿，而止泄痢"；与白芍相须，既泻肝之实火，又可清解肠腑湿热。恐湿热之邪阻遏气机，使湿郁木壅，方中常加入枳实、青皮、厚朴、陈皮、槟榔以加强泻肝之力。但恐苦寒燥湿之药妨碍脾胃运化，故常加入茯苓、苍术、砂仁、薏苡仁、白扁豆等健脾利湿，炮姜、白术以补中焦脾胃之虚，诸药肝脾同调，温清并用使气机畅达、大肠湿热得除。

2. 解郁疏肝，调气和血　"肝木失调、脾胃受之""泄利下重者，四逆散主之"。缓解期 UC 以肝郁脾虚为主症，临床上常以柴胡、白芍相须为用。肝主藏血，体阴而用阳，柴胡疏肝之阳，通达气机，白芍泻肝之阴，调气和血，两药一升一敛，调和气机。有研究对"从肝论治"UC 进行数据挖掘，得出"柴胡"和"白芍"为代表药物，柴胡与白芍共有靶标占 24%，二者存在协同作用。方中常配伍香附、郁金、延胡索、乌药、白术等以加强疏肝解郁健脾、理气活血之功，同时辅以乌梅可收耗散之津液，涩肠敛气固脱，又可入肝经敛肝防止疏泄太过，克伐脾土。《黄帝内经太素·卷三》："邪客大肠及手阳明脉，大肠中热，大便难，肺气喘争，时有飧泄也"。肺与大肠同气相求，在病理上相互影响，因而在疏理肝气的同时，常以陈皮、厚朴、桔梗、枳实等开宣肺气以利大肠，使肝气调达、脾气上升、大肠气降、全身气机升降有序，泻痢得止。

3. 清肝凉血，柔肝化瘀　《诸病源候论·痢病诸候》"血痢者，热毒折于血，入大肠故也"。湿热瘀毒与大肠气血相搏是 UC 病机的重要特点。叶天士云"入血就恐耗血动血，直须凉血散血"，因此临证常用地榆、侧柏叶、牡丹皮、红藤、败酱草等清肝祛瘀排脓之品。UC"平时有瘀血在络，温热之邪与之纠结，热附血而愈觉缠绵，血得热而愈形胶固"，因此常配伍赤芍、当归、茜草、木香、白芍等柔肝散瘀之品。UC 病程久，势必使气机阻滞、瘀血阻络，瘀血作为新的病理产物持续不断地作用于人体，导致本病难愈、复发。王晓瑜等认为凉血化瘀方剂可以明显改善治疗 UC 患者的临床症状，提高有效率，且安全可靠，其作用机制可能是通过提高 HGF/c-MET 的表达，修复结肠黏膜，恢复肠上皮屏障功能，从而达到炎症减轻的作用。清肝凉血化瘀法可益气活血祛瘀、清热化湿，使瘀毒去、新血生，气血调和、大肠通利。

4. 风药散肝补肝，健脾通络　情志刺激固然是肝失疏泄的重要病因，然苦寒药物损伤肝之阳气或脾虚气血生化不足，肝体失养亦是肝失疏泄、生发无力的重要原因。风药属木、辛温通达，可疏达肝气，而"风能胜湿"且"补而不滞"，因此常于治疗中加入白术、细辛、黄芪等"温补肝气"之品配合柴胡、川芎升发清阳、散瘀疏肝，细辛更可温少阴虚寒，诸"风药"可共奏补肝养肝、散肝疏肝、祛风胜湿之功。《本草纲目》云荆芥"入足厥阴气分，其功长于祛风邪，散瘀血，破结气"，因此方中还常加入有活血化瘀之效的祛风药如荆芥、羌活、白芷、桂枝等宣畅气机、疏通血络。风药升浮，可助脾气升腾，因此配伍防风、柴胡、薄荷等调节脾胃气机升降，鼓舞阳气，升阳举陷，使阳升脾健，泄泻得止。现代研究表明荆芥和防风对 UC 模型大鼠症状及病理组织有明显改善作用，促进肠黏膜修复，其机制可能与上调结肠 AQP4 和 AQP8 蛋白表达相关。

5. 疏畅情志，调达肝气　人的情志活动以气血为物质基础，《灵枢·决气》："气为神之母""血脉和利，精神乃居"。肝主疏泄，调畅气机，促进气血的运行，故能调畅情志，而病理性心理应激反应属于情志异常的范畴，中医认为主要责之于肝，肝失疏泄则气血运行不调，情志不畅，甚则脏腑功能紊乱，肝主疏泄可通过调畅气血运行来调节心理应激反应。因此无论是新病、久病，疏肝畅情是治疗 UC 的重要环节，临证常用郁金、佛手、木香、合欢、玫瑰花、香附、乌药等疏肝解郁之品并配合心理疗法，解其心结，畅其情志，使肝得疏泄、脾复健运、气血调和。

随着疾病谱的不断变化，心理因素在疾病中的作用越来越受到重视，UC 是临床常见的难治性疾病，预后差，易反复，研究认为心理因素可诱发、加重 UC。中医认为情志活动与肝的疏泄功能密切相关，而肝与大肠又可通过中医脏象理论相互影响制约，从而形成从肝论治肠腑病的理论基础。肝肠相关，情志活动异常贯穿于 UC 发生、发展的各个分期，因此对于 UC 的治疗应充分考虑心理因素的影响，可以融合疏肝、清肝、柔肝、补肝、散肝之法以疏畅情志、调达肝气、肝肠同调，以提高临床疗效，防止复发。

188　论平滑肌系统与肝主谋虑、胆主决断的关系

　　肝脏与胆相表里是中医学的重要理论。田进文于 1997 年提出肝脏的生理解剖基础是人体平滑肌系统，那么在平滑肌意义上如何来理解肝脏与胆的关系？胆与平滑肌系统又是什么关系？肝主谋虑与胆主决断之间的关系能否在平滑肌意义上有一个合理的解释？学者田进文等对此做了探讨。

肝脏主谋虑与胆主决断及其相表里的传统认识

　　《内经》《难经》已明确提出了肝脏与胆互为表里的关系，《素问·血气形志》指出"足少阳与厥阴为表里"；《灵枢·本输》"肝合胆，胆者中精之腑"；《难经·三十五难》亦明确提出"胆者，肝之府"。这在理论上奠定了肝脏与胆的密切关系。后世医家对肝脏与胆的特性和关系做了深入的阐发，《黄帝内经素问吴注》："肝气急而志怒，故为将军之官，肝为厥阴，未出于阳，潜发未萌，故主谋虑。"《医方考·卷之二》："肝主谋虑，胆主决断，谋虑则火起于肝，不决则火起于胆。"《黄帝内经素问证注发微》："一阴者，即厥阴也。厥阴为里之游部，将军谋虑，所以为独使也。"《类经·卷二十三》："胆附于肝，相为表里，肝气虽强，非胆不断，肝胆互济，勇敢乃成。"《冯氏锦囊秘录·内经卷》："肝者，将军之官，谋虑出焉。胆者，中正之官，决断出焉。肝与胆合，气性相通，故诸谋虑取决于胆。咽胆相应，故咽为使焉。"所有这些论述表明，肝脏与胆相表里的重要内容是肝脏主谋虑和胆主决断之间的关系。

　　谋虑与决断是两个描述人的主观精神活动的概念，而肝脏与胆是人的生理上的具体结构，这里就存在一个如何把生理结构与心理活动的概念真正统一起来的问题。把古人这种表述所涵盖的范围单纯理解为对心理活动层面的说明显然是不全面的，实际上古人也没有把"谋虑"和"决断"单纯地理解成精神活动，而常常是引申到与其有着类似环节或相关联的具体生理功能之中来阐明二者的关系。如《素问·奇病论》："数谋虑不决，故胆虚气上溢，而口为之苦。"这里的谋虑、决断显然已引申为生理上的疏泄功能之异常状态，而不能单纯理解为精神上的思考问题犹豫不决就导致胆汁上溢而口苦的。因此，它还应该有丰富的生理上的内容，对于很多认识有必要给出生理上的解释，如"凡十一脏皆取决于胆""咽者，胆相应，故咽为使焉"等。

对胆汁的分泌排泄过程的观察是中医脏象肝胆关系的认识基础

　　脏象概念源于解剖，肝胆也不例外。对于解剖的肝与胆囊的功能及其关系，古人通过解剖和病理生理的观察手段是可以有一个初步的观察和认识的。《难经·四十二难》："胆在肝之短叶间，重三两三铢，盛精汁三合。"《素问·痿论》曰："肝气热，则胆泄口苦筋膜干。"《灵枢·四时气》："邪在胆，逆在胃，胆液泄，则口苦，胃气逆，则呕苦，故曰呕胆。"《灵枢·天年》："五十岁，肝气始衰，肝叶始薄，胆汁始减。"这些论述和现代生理解剖对肝脏、胆囊的认识是一致的，这反映了中医的肝胆理论确实是首先来源于对肝脏和胆囊的观察。

　　但中医学中的"胆"并非完全指的是胆囊，"胆气"也远远不止是"胆囊之气"所能包括的。一个明显的例子是，在现代医学条件下，手术切除胆囊者大有人在，难道这些人没有胆气、不能决断了吗，显然不是。中医学中的"胆"毫无疑问也是一个由具体解剖名词而来但内容已脏象化的概念。其生理作用已不局限于胆囊对胆汁的排泄，而成为在人体中调节物质流动上有普遍意义的一种功能、一个环节。

那么"胆"的生理解剖基础应该是指什么？退一步说，即便把"胆"完全理解成胆囊，它与肝脏的生理解剖基础是平滑肌系统这一认识也是统一的，因为胆囊本身是一个平滑肌为主的器官，二者相合自不必多言。但把"胆"完全理解成胆囊是难以让人满意的。

那么古人把握住了怎样一种生理内容和环节而进一步提出肝脏主谋虑、胆气主决断呢？首先还是要从胆汁的生成上谈起。肝细胞在脏象上当属脾，肝细胞产生胆汁实际上是脾藏自身通过运化而产生的一种精微物质，其对饮食的消化是属脾自身运化水谷的作用，但实现这一过程需要肝脏的疏泄作为中介。当胆汁产生出来以后，必须经毛细胆管、肝内胆管、肝胆管、胆囊、胆总管、奥狄括约肌等平滑肌性质的管道系统把胆汁输送到肠道，才能发挥胆汁的生理作用，这一过程属于肝脏疏泄胆汁的范畴，即木疏土。胆汁的运送过程实际上是肝脏助脾脏运化之功能，即"土（脾脏产生的胆汁）得木（肝胆平滑肌系统的运送）而达（运化水谷之部位即小肠）"。

在胆汁从分泌到入肠这一过程中，肝细胞分泌胆汁是连续的，毛细胆管、肝内胆管、肝胆管运送胆汁首先进入胆囊也是连续的，但胆汁由胆囊到十二指肠的排泄是间断的，因此输送胆汁和排泄胆汁就成为这一整体功能上的两个环节。其中输送胆汁是一个量的积累过程，这一过程胆汁仍处在胆系平滑肌系统之中。而胆汁的排泄则相对是一个运输过程中的质变过程，这一过程引发了胆汁进入消化道开始发挥其功能的下一个过程，前者是后者的基础，后者是前者的目的。因此，中医学中"肝胆关系"实际上是对胆汁排泄过程中这两个环节的理论概括。古人从解剖上看到胆囊中有胆汁，胆汁要排入肠道，并从这种现象总结出本是解剖上肝脏、胆囊的基本关系，后却以脏象的观念推而广之，认为人体中所有物质的流动和分布都具有胆汁在其被疏泄过程中所经历的这两个环节的特点，并以"谋虑"和"决断"这两个概念来表述之。谋者，是量的积累，断者，是质的改变，之所以如此，是因为这两个概念所表述的在思维过程中的两个密不可分的环节与人体内物质流动过程的基本环节是一致的，以谋虑、决断来表述的肝脏与胆的生理关系正是出于这样一种客观基础，即抓住变化的环节和环节之间的相互关系。这种脏象性质的推广又恰恰符合平滑肌在人体中的生理特点。

平滑肌与括约肌的功能关系是肝藏主谋虑和胆主决断关系的生理解剖基础

括约肌是平滑肌的一种特殊类型，它分布在体内物质流动的关节点上，起着闸门的作用，是平滑肌系统功能得以正常发挥的重要结构。在人体内，由平滑肌（含括约肌）所决定的物质的流动和分布过程实际上都包括两个环节，一是具有"未出于阳，潜发未萌"的"谋虑"阶段，二是继之而"中正决断"阶段。所谓谋虑者，是指物质流动、分布过程中的量变过程，这一过程基本不伴有物质在质上的改变，而只是量上的改变，在功能上是准备阶段，就像做决定之前的酝酿思考阶段；"决断"过程则是物质将发生质的改变的最后输送环节，即在"决断"过程之后津液方能发挥其滋润作用，血液方能发挥其濡养作用，胆汁方能发挥其化谷作用等。

因此，脏象的胆，实际上是以"胆"字命名了一个疏泄功能在调节体内物质流动上的最后一个作用环节，即把物质传送到其功能发挥的场所，是为"决断"物质的流动在这一环节上或决口而出，或断流而止。疏泄功能既有动力作用，又有闸门作用，这一闸门作用即是所谓的"胆气"。肝与胆合，气性相通，这一"闸门"作用的物质基础正是由一种特殊类型的平滑肌完成的，即括约肌。

括约肌分布在体内物质流动和分布的关节点上，是物质流动过程中某一阶段和下一阶段的分界点，这在人体中有着普遍的意义。在血液循环方面，动脉血管平滑肌根据机体的需要调节血液流量到达相应的器官组织，此为"谋虑"阶段，毛细血管前括约肌则"决断"血液是否最终能流到该组织的毛细血管网以发挥血液的濡养作用，此为决断过程。括约肌开放则血液流入毛细血管网，发挥其濡养功能，同时血液自身也发生了从动脉血向静脉血的转变。因此，毛细血管前括约肌所完成的是"胆气"的中正决断之功。

在消化方面，中医学把食物所经过消化道的关节点总结为"七冲门"，其中吸门、贲门、幽门、阑门、魄门皆有括约肌组织，它们的功能状态"决断"着食物由一个消化过程转入另一个消化过程，皆为胆气所主。正是基于这种平滑肌在括约功能上的客观性，所以古人很正确地提出了"咽者，胆相应，故咽为使焉"的观点。对此有学者指出，胆之所以主咽，"真正的原因可能是：咽乃人体水谷出入的门户，是食物由口进入食管和整个胃肠的必经之路，是人体内外交换的枢纽，与曲直之性相通，所以才与胆有关"，此说甚是。在某一个消化阶段所进行的物理消化和食物的传送，则当归属疏泄中的"谋虑"功能主事。

因此"谋虑"与"决断"是疏泄的两个功能环节，二者必须协调配合才能使体内气、血、津、液正常地输布。由于"胆气"是整个人体气机调畅的关键点，因而其生理意义就非同一般，故《内经》给胆以很高的地位，云"凡十一藏皆取决于胆"，说的就是其在气机调畅中的重要性。各种器官、组织、细胞若没有胆气最后的决断，就不会得到血液的濡养、津液的滋润等，其功能也就必然出现异常。李东垣所谓"胆气春升而万化安"的理论推广，更是描述了"胆气"在生养万物（在人体中就是各种细胞、组织等）中的条达舒畅之象，这真是十分合理。在中医学脏象之胆被认为是处于半表半里之间，这也正与括约肌所处在从上一个流通结构移行到下一个流通结构的关节点、要冲点、中间点的解剖地位相符合。

因此，在肝脏的生理解剖基础是人体平滑肌系统这一理论认识下，肝藏与"胆"相表里实际上说的就是平滑肌与括约肌相表里、相联系；二者本是一种组织，关系自然密切。中医学的"肝胆关系理论"在平滑肌这一物质基础上也获得了一元化的解释。

189　肝主筋理论的现代生物学本质

　　"肝主筋"理论首见于《素问·痿论》："肺主身之皮毛，心主身之血脉，肝主身之筋膜，脾主身之肌肉，肾主身之骨髓"。文中明确筋膜为肝所主。1913版《最新解剖生理卫生学》把筋分为横纹筋、平滑筋、心脏之筋。由此可见，我国早期西医学者在中医理论基础上结合解剖学将筋理解为肌肉，即横纹肌、平滑肌和心肌。学者徐帅等进一步扩展"肝主筋"的外延，提出假设：肝脏血和主疏泄的生理功能是通过肝脏（为与现代解剖学的肝脏区分，将中医理论内涵中的肝称为肝藏）对"筋"的调控而实现的，并分别基于中医、西医理论，对"肝主筋"的生物学本质进行了探讨，以期对上述假设予以佐证。

肝主筋是肝藏血功能实现的基础

　　《素问·五脏生成》："故人卧血归于肝，肝受血而能视，足受血而能步，掌受血而能握，指受血而能摄。"王冰注"肝藏血，心行之，人动则血运诸经，人静则血归于肝脏，何者，肝主血海故也。"肝脏并非造血器官，且体积有限，虽内部血运丰富，但也不足以容纳全身血液，何来"藏血"一说呢？肝为血海，可根据人体需求来调节血液分布，然而肝脏不同于心脏具有的射血功能，"行血"的实现可从"肝主筋"理论着眼。血液储存于血管中，血管平滑肌是构成血管（毛细血管除外）的主要结构成分，具有收缩与舒张功能，可驱动血液流动。因此，徐帅将血管平滑肌视为中医理论中的"筋"，将"藏血"理解为"调血"。血管为贮存血液的场所，如果被中医理论视为"筋"的血管平滑肌是调节血量分配的具体执行者，则肝脏是血管平滑肌的统领者。

　　血管平滑肌细胞是构成血管壁组织结构及维持血管张力的主要细胞，其功能及结构的改变均能影响血压的波动。治肝类中药可通过抑制血管平滑肌细胞的增殖而达到降压和减缓动脉硬化的目的。清眩降压汤是陈可冀的经验方，其主要作用是平肝阳、清肝热、益肝肾，临床实验证实该药可抑制血管平滑肌细胞增殖，控制血压进一步升高，并改善因血压升高所致的动脉血管重构。

肝主筋是肝主疏泄功能实现的根基

　　肝主疏泄是指肝脏能促进血与津液的运行输布、促进脾胃运化与胆汁分泌排泄、调畅情志、促进男子排精与女子行经排卵。精、气、血、津液等精微物质在体内的运行，大多通过以平滑肌为结构主体的各种管腔来完成，各种平滑肌的舒缩就是疏泄的具体过程，这一过程中所发生的精微物质流动和分布即为疏泄的具体结果。疏泄是肝脏的主要功能，"肝主筋"是该功能实现的根基。肝脏通过调控内脏平滑肌以实现精微物质的输布，从而维持人体的正常生理活动。

　　1. 肝主筋与支气管平滑肌　肺居于上焦，为阳中之阴脏，其气肃降；肝位于下焦，为阴中之阳脏，其经脉由下而上贯注于肺，其气升发。阴阳升降正常，则人体气机正常。五行理论中，肝与肺是"金克木"的关系，若肝阳肝火过旺，反侮肺金，引发肝风动摇，气机逆而上行，导致肺宣发肃降失常，痰气交阻，气道挛急，发为哮喘，即"木火刑金"。故肝肺功能失调是哮喘关键病机之一。

　　武维屏所创经验方哮喘宁可通过调肝理肺达到降低外周血嗜酸性细胞计数、抑制血浆内皮素含量、血栓素 B2、6-酮-前列腺素 F1α 失衡的目的，具有抗气道炎症、降低气道高反应性、舒张支气管平滑肌的作用。加味芎蝎散可通过平肝息风、肃降肺气，促进气道平滑肌凋亡分子的表达，减缓咳嗽变异型哮喘大鼠的气道重塑，可用于治疗咳嗽变异型哮喘。

2. 肝主筋与消化道平滑肌　《景岳全书》"怒气暴伤，肝气未平而痞""凡遇怒气便作泄泻者，必先以怒时挟食，致伤脾胃，故但有所犯，即随触而发，此肝脾二脏之病也，盖以肝木克土，脾气受伤而然"。情志失调，肝木不舒，横克脾土，致脾失健运，气机不利，上则嗔胀痞满，下则清浊不分、排便异常。

胃肠道神经系统与平滑肌细胞的紧密连接是保证胃肠道正常蠕动的先决条件，Cajal 间质细胞（ICC）作为连接胃肠道神经系统与平滑肌细胞的重要间质细胞，在调控胃肠动力方面起着至关重要的作用。研究表明柴胡疏肝散能明显改善胃肠功能紊乱模型大鼠胃肠道 ICC 的超微结构，抑制功能性胃肠病大鼠胃窦肌间 ICC 过度自噬，促其恢复正常肌间结构，改善胃肠道平滑肌的异常舒缩；运脾柔肝方可通过改善便秘型肠易激综合征大鼠 ICC 形态和数量来促进肠道运动，从而加速粪便在肠道中的推进率。

3. 肝主筋与胆道系统平滑肌　胆道系统运动障碍性疾病可归属于中医足少阳胆经或足厥阴肝经病变范畴。《灵枢·五邪》："邪在肝，则两胁中痛。"《素问·缪刺论》："邪客于足少阳之络，令人胁痛不得息。"肝脏体阴用阳，肝胆互为表里，故胆道系统之筋膜亦喜阳气之温煦、阴血之濡养，若阴血、阳气不足或阴阳失衡则胆系筋脉挛急而发病。

胆道系统由胆囊、肝总管和胆总管组成，其中分布着大量平滑肌细胞，将胆道系统看作中医学中的筋膜，可解释治肝类中药能缓解因胆道系统运动障碍性疾病引起的腹痛或胁痛。研究发现 ICC 除分布在胃肠道外，在胆囊、肝外胆道、Oddi 括约肌中也广泛分布，因此，胆道系统运动障碍性疾病的发生与 ICC 功能正常与否密切相关。治肝类中药可通过调控胆道系统的 ICC 间接作用于胆道平滑肌，其中，养阴柔肝代表方芍药甘草汤可通过调节 ICC 自噬，来改善胆道系统平滑肌舒张效应，实现缓急止痛的目的。

4. 肝主筋与生殖系统平滑肌　《临证指南医案》"女子以肝为先天"。肝脏与女性的经、孕、产、乳关系密切。张锡纯认为"月事不行，由于血室不足，而血室为肾之副藏，实借肝气之疏泄以为流通，方书所谓肝行肾之气也"。女性的主要生殖器官均由平滑肌组织构成，从"肝主筋"理论着眼，卵子运输、经血排泄、胎儿娩出、乳汁分泌均与"筋"得肝脏濡养舒缩有度关系密切。若肝气受损，主筋功能失常，生殖系统平滑肌不能得到有效调控，则引发诸如月经紊乱、痛经、不孕症、流产、产后乳汁稀少等生殖相关疾病。傅青主治疗痛经强调以治肝为主，同时兼顾肾、脾。经水忽来忽断时痛当补肝，经水未来腹先痛当泄肝，行经后少腹疼痛当疏肝，经前腹痛吐血当平肝，肝气条达，下焦气血调和，故不作痛。现代学者针对痛经也多以养血柔肝、疏肝理气类药物为主，在治疗痛经药物中，当归、白芍、川芎、延胡索、香附等归肝经药物使用频率最高，治疗原发性痛经效果明显。养血调肝类代表方当归芍药散，能抑制大鼠离体子宫平滑肌的自发性收缩及由子宫收缩促进剂引起的离体子宫平滑肌剧烈收缩，其作用机制为该药能同时抑制子宫平滑肌细胞外 Ca^{2+} 内流及细胞内钙库释放，从而达到松弛子宫平滑肌的目的。归肝经药物川芎中总生物碱、总酚酸和总挥发油对缩宫素致大鼠离体子宫平滑肌收缩均有抑制作用。

《灵枢·经脉》："肝者，筋之合也，筋者，聚于阴器。"《万氏家传广嗣纪要》："阴痿不起不固者，筋气未至也，肝主筋，肝虚则筋气不足矣。"肝主筋，前阴属筋，肝失疏泄，阴筋不得濡养，发为阳痿，充分说明肝脏与男性生殖系统的密切关系。阴茎的勃起与排精是一系列复杂的心理和生理过程，其生理本质是一系列神经血管活动。阴茎勃起依赖于动脉充血和静脉关闭；排精由输精管及射精管完成，阴茎动静脉、输精管及射精管均由平滑肌构成。精属肾所藏，肝主筋而行之，平滑肌舒缩功能得到肝脏的有效调控，精液则可正常排出。

男科疾病发病率与社会进步成正相关，工作压力加大，情志不遂、所欲不得、焦虑过甚或郁怒不愤等不良情绪皆可影响肝脏的疏泄功能，导致肝胆气郁、气血运行失畅，不能灌溉阴筋而出现阳痿。国医大师王琦认为肝主筋与阴茎勃起关系密切，肝的疏泄、藏血功能正常，肝血可快速充盈于阴茎，从而达到阴茎的勃起，因此，针对男性勃起功能障碍研制出的疏肝益阳胶囊及自拟方疏肝振痿汤临床疗效显著。

5. 肝主筋与泌尿系统平滑肌 《灵枢·经脉》："膀胱足太阳之脉……是主筋所生病者"。肝经绕阴器，前阴者，宗筋之所聚。《灵枢·经脉》："是肝所生病者……遗溺闭癃。"肝主筋，司疏泄，喜条达，肝失疏泄、气机不畅则影响三焦水液运行及气化，若肝疏泄太过则尿频、尿急甚至尿失禁，疏泄不及则小便淋漓甚至癃闭，芍药甘草汤可调节家兔膀胱平滑肌的收缩，其作用机制可能与该药影响膀胱平滑肌肌电压相关。柴胡水煎剂可增高豚鼠膀胱逼尿肌的张力及收缩波平均振幅，并减慢收缩频率，其作用机制与神经受体作用无关，主要是通过直接作用于平滑肌而实现。

肝脏的主要生理功能是推动和调节人体血液、精微物质的输布，这一功能的实现依托于肝藏对人体平滑肌系统的调控。徐帅从中医学理论出发提出假设：肝藏血和主疏泄的生理功能是通过肝脏对"筋"的调控而实现的。部分治肝类中药可直接或间接作用于血管平滑肌和部分内脏平滑肌，发挥疏肝、平肝、清肝、缓肝、柔肝等作用，一定程度上证实了"肝主筋"理论的现代生物学特征，即肝脏对平滑肌系统的调控。

190   怒伤肝理论现代研究

一般认为，怒既是中医基本情绪七情之一，同时也是不良负性情绪的核心，其主要包括发怒和郁怒两种主要情绪表达形式。当前随着经济社会的快速发展，生活竞争的日趋激烈以及生物-心理-社会医学模式的认可普及，不良情绪愤怒刺激对人体生理病理的影响越发受到国内外研究者的关注。学者秦中朋等系统总结了"怒伤肝"的近现代研究，通过分析怒伤肝的原因、阐述了怒伤肝的临床意义，研讨了怒伤肝的实验动物造模方法等，以期为中医情志病因病机理论赋予新认识。

怒伤肝的病因病机

1. 传统医学病因病机 一般认为，机体功能以"和合"为最佳状态，而"肝在志为怒"，怒之太过或不及则最易伤肝。《内经》"怒由肝之精气所化生"，故怒作为肝的直接情绪产物，其表达太过或不及均易对肝产生直接的反作用。当前多项研究报道，怒的太过或不及，或引起机体气机紊乱，肝之疏泄失司，升降不循常道，进而影响他脏功能，滋生痰瘀浊邪而得病，如《灵枢》"忧恐忿怒伤气，气伤脏"；或"暴怒伤阴"，影响肝之藏血功能，导致气血逆乱妄行，引起机体大厥、薄厥，如《素问》"大怒则……使人薄厥"；或扰乱肝魂，致使将军之官不能其位，罢极之本失司，肢体筋脉抽搐。现代中医学者如乔明琦课题组认为个体发怒后，若及时向外或向他人发泄，即为愤怒表现，属于肝疏泄太过范畴，与经前期综合征肝气逆证症状呈密切相关；而若发怒后不向外发泄而郁结于心，即为郁怒表现，归属肝疏泄不及范畴，与经前期综合征肝气郁证症状呈密切相关。此外刘瑶、刘静茹等也从理论和临床观察等不同方面研究证实怒以肝脏精气为物质基础，所伤之脏亦为肝；在此基础上，王一丹等通过临床病例观察证实长期郁愤人群肝气郁结程度明显，提示郁愤心理状态对肝脏的损害作用更大。

2. 现代医学病因病机 关于怒伤肝的现代医学作用机制，当前国内外学者进行了大量研究，但其具体影响机制却尚无定论。如岳文浩等认为怒伤肝的作用机制可能有以下 5 种途径：①怒刺激作用交感神经后进而引起肾上腺髓质系统兴奋；②怒刺激机体后可加速机体循环，导致机体肾素-血管紧张素-醛固酮系统兴奋，相关激素水平过度表达；③怒刺激机体后，可使机体应激反应增强，导致下丘脑-垂体-肾上腺（HPA）轴过度激活；④怒还可刺激作用机体垂体-甲状腺轴兴奋和过表达；⑤怒刺激机体后可导致胰高血糖素增多，同时胰岛素分泌减少。以上机制从循环、代谢、内分泌等不同程度解释了怒伤肝的部分可能机制。在此基础上，王朝勋等进一步研究发现上述怒伤肝机制均与"神经-内分泌-免疫"系统失调有关，其中相关激素过度表达和激活是其重要环节。李宁等通过系统总结国内外相关研究后推断大脑海马和前额叶皮质在怒的调控中发挥关键作用，而下丘脑在怒调控环路中具有中心环节，他认为怒可使大脑中枢交感神经系统兴奋，促使机体血压上升、全身代谢增强、胃肠道抑制等功能紊乱，也可作用机体"神经-内分泌-免疫网络"，抑制机体的免疫功能。田蕾等研究发现：怒作为人体感知外界环境反应的心理应激，可影响机体中枢神经系统、内分泌系统、免疫系统等多个系统功能的正常发挥。

怒伤肝的临床研究

肝主疏泄，其在志为怒，是情志调节的核心。《素问·举痛论》"百病皆生于气，怒则气上"，故怒的负性情绪表达主要通过气机影响肝主疏泄的功能。若肝主疏泄功能正常，全身气机条达通畅，则与肺升降相因，与心、脾、肾"表里出入""中枢运作"协调有序，继而机体则和谐无病；若怒而伤肝，肝失疏泄，轻则或横逆乘脾导致腹胀、腹泻，或上扰脑窍，致使头晕、头痛等，重则伤及他脏，变生他病，如糖尿病、肿瘤、痴呆或消化道出血等危及人体生命。此外现代众多中医学者通过临床观察提出"肝病十居六七""肝为五脏之贼"等假说和论述，充分体现了中医肝病影响范围之广，而怒作为损伤肝脏的主要形式之一，其现代临床应用和研究也颇为广泛。

一般认为，怒作为负性情绪的核心，可使肝气郁结，气机失常，影响五脏精华之血和六腑清阳之气的输布汇聚，进而直接或间接导致机体各类疾病的发生，临床多表现为内分泌系统紊乱、消化系统疾病或心脑血管系统疾病如高血压和冠心病等。詹向红课题组通过动物实验研究证实慢性愤怒情绪应激可致使大鼠海马 CA1 区神经元线粒体膜电位下降，海马神经元凋亡率上升，大鼠水迷宫实验寻台时间延长，显著降低大鼠空间学习记忆能力，加速大鼠脑老化进程。在此基础上，秦中朋课题组继而进行了长期愤怒情绪积累与血浆单胺类神经递质含量的相关性研究，发现模型组大鼠神经递质含量明显升高，再次证实慢性愤怒可通过损伤海马功能进而加速脑老化进程。此外，孟迎春等通过对易怒特质人群进行睡眠疲劳状况相关性分析后发现：易怒特质与机体睡眠疲劳状况呈负相关，该结论与古文"吏怒者倦也"论述不谋而合。许卫华等通过对肠易激综合征患者回溯性研究发现：肝病要素在肠易激综合征中医证候中最为常见，其中郁怒伤肝，肝脾不和是其重要病因病机，并进一步提出临床治疗郁怒伤肝型肠易激综合征患者应从肝论治，疏肝健脾。此外，高知勇、孟令霞等基于怒伤肝的心理应激假说研究发现癌症细胞、肝肿瘤细胞的增殖及增生与郁怒刺激存在一定相关性，并提出对于临床上易怒癌症患者，在治疗上应重视治肝为要。新近刘自健等通过大量文献研究和临床观察发现：怒与消渴病的发生和发展存在相关性，易怒可能是消渴病的危险因素；另有向勇、陈龙梅等基于肝主筋理论研究发现，郁怒情志易导致筋伤即慢性软组织损伤等疾病。

基于"怒伤肝致病"理论，相关学者对于其临床用药也进行了探索和考评。如喻玲等通过系统分析大量中医古籍"怒伤肝相关疾病及治疗处方用药"记载后发现：中医证型虚寒证、热证、火证、气滞证多与怒致病相关，中医治法以温里散寒、健脾安神等最为常见，相关治疗药物以香附、甘草、木香、川芎、半夏等行气理气类药物为主，以上用药规律总结对"怒伤肝致病"的临床用药有着一定的指导和参考作用。

怒伤肝的实验动物造模方法

1. 直接刺激法　直接刺激法是指将实验动物置于一种封闭且不可避免的应激环境，通过给予实验动物电击、噪声、束缚等一种或多种刺激制备动物模型的方法。该方法操作简单，是情绪应激动物模型最常使用的制备方法，但其操作过程中易存在躯体应激因素，实验过程往往要注意合理把控和规避。

（1）大鼠类：大鼠实验是情绪应激造模模型的研究热点。其中束缚是一种常用的应激方法，恰当时间的束缚应激刺激可成功制备大鼠愤怒等模型。如贺立娟等通过对大鼠运用慢性束缚应激联合孤养的方式成功建立了肝气郁结证大鼠模型。詹向红课题组采用改良的随机不可预知性刺激成功制备长期愤怒情志大鼠模型。对情绪应激组大鼠自实验开始第 15 天起每天分别随机施以下述 8 种不同刺激中的一种：束缚、温水游泳、间接电击、强光、摇晃、潮湿垫料、噪声、惩罚性饮水等。持续刺激 4 周，该方法合理控制了躯体刺激成分，并将心理应激因子随机序贯干预且使单一应激因子的作用时间稍微延长，较为适用于制备长期负性情绪应激大鼠模型。

（2）猕猴类：使用灵长类动物猕猴为研究对象的情绪造模方法新近受到了研究者的广泛青睐。如选取雌性猕猴为研究对象，实验过程中将雌猴置于密闭的压缩笼内，然后以猕猴稍能活动为限度，对其连续施以挤压刺激 7 小时，持续挤压 5 天后发现猕猴叫声增多，烦躁易激惹，攻击性强，频繁攻击其他猕猴，甚至攻击人，咬抓笼舍等实验，较好地制备了愤怒情志猕猴模型。张惠云等运用以上猕猴情绪造模方法成功建立肝气逆模型，并检测证实肝气逆猕猴的血、尿去甲肾上腺素含量均明显升高，提示愤怒情绪应激模型制备有效。

（3）猫类：有学者尝试通过对猫"怒吼中枢"（GC）进行电击刺激进而成功制备"怒伤肝"愤怒情志动物模型，实验过程中对猫 GC 进行适度电击刺激后，造模成功则诱发猫的愤怒反应如暴发性怒叫、攻击啃咬、耸毛甩尾、极度扩瞳、伸爪等典型表现。

2. 间接刺激法 间接刺激造模法一般不对实验模型组动物进行直接束缚性刺激，而是通过对与模型组居于同一空间的其他动物施以电击、夹尾等刺激，进而影响、攻击实验模型组动物以制备愤怒情志模型的实验方法。如詹向红课题组探索了一种间接电击激怒法的愤怒情志大鼠造模方法：实验过程中使用电极末端电击刺激攻击鼠，攻击鼠受电击刺激后被激惹，随即对愤怒应激组大鼠发起攻击，双方互相对峙、打斗，继而产生愤怒心理。使用间接电击法连续干预 4 周后结果显示：愤怒应激组大鼠鼠毛竖立、尖叫、对峙，甚至撕咬、打斗等，符合愤怒应激状态特征。该造模方法愤怒情绪较为单纯、应激持续时间长、躯体成分好，较为适合长期愤怒情志大鼠动物模型的制备。

3. 社会应激行为学造模方法 社交失败模型最初源于心理学实验设计研究，实验过程中首先选取一批攻击鼠进行单独饲养、独处适当长时间诱发其攻击性倾向，随后施以实验组大鼠进入同一空间后，实验组大鼠往往受到攻击鼠攻击和欺凌，进而产生愤怒行为，但此造模方法可能存在不同品系动物在社交失败应激中的反应有所差异。乔明琦课题组分别运用居住入侵法和慢性束缚应激法制备经前期综合征大鼠模型后发现，居住入侵法可更好地模拟临床患者愤怒情志肝气郁结的过程，具有更好的生态学效度。但不可否认的是居住入侵法作为一种社会心理应激造模法，其模型制备所需条件和要求往往过高、造模成功率不高。

4. 基于条件反射的造模方法 条件反射造模法主要围绕动物的本能需要，通过对动物施加威胁刺激使其心理上产生趋避反应冲突，进而诱发产生相应愤怒情绪。如邓青秀等通过每天将模型组大鼠置于水深与大鼠剑突平齐的特制铁桶中特定时间，使之不能随意运动，结果发现造模开始前 3 天模型组大鼠出现烦躁不安，不断嘶叫，抓咬模具，易激惹等愤怒情志表现；而造模 3 天后模型组大鼠则出现活动逐渐减少，精神萎靡不振，饮食饮水减少，纳呆甚至不思饮食等一系列肝郁症状。

怒由肝之精气所化生，愤怒和郁怒是其两种主要形式，肝在志为怒，故怒为病，与肝密不可分。肝主疏泄，调畅情志，畅达全身气机，气机的正常运转是五脏精气血津液正常输布的基础。因此，无论是情志致病还是五脏内伤杂病，均要充分重视肝脏象功能——肝失疏泄理论在疾病发病中的作用，临床治疗"怒伤肝"类情志疾病时应充分考虑调肝健脾法的未病先防、既病防变优势。此外，当前动物实验是认识和研究"怒伤肝现代机制"的重要媒介，因此在科研研究方面，应不断探索和总结国内外相关情志疾病类研究思路和方法，在中外医家学者的研究基础上注重不断创新改进实验方法、完善研究思路、改良并单化实验动物模型，尽量规避人为干扰、实验误差等不可控因素，不断丰富和完善怒伤肝的现代机制研究思路及临床研究方案，以期为中医学情志病因病机理论及肝脏象学增添新内涵。

191 肝肾同源理论

学者李瀚对"肝肾同源"的理论做了广泛而深入的探析。

有关肝肾同源几个概念的定义

1. 肾 肾藏（肾）是具有藏精、主水、作强等效应的结构和功能系统。其内涵是指藏精、主水、作强等功能特点的本质属性；其外延是指能产生上述功能或是能使上述功能形成完整调控体系以适应体内外环境变化的所有组织结构和其相关的功能系统。藏"有隐藏不露和守藏动用两层含义：前者强调肾脏维持后天之精不断充养先天之精而不耗散的隐藏性，后者强调肾脏保卫防守所藏之精不受邪气侵犯和使精能顺利地化生真阴真阳以备机体动用的防卫调节性。精是机体的本原可化生其他物质且能产生多种重要生理效应的在体内起决定作用的微细物质，如生殖之精、精神之精、化气之精、生血之精等。主水即主持调节水液代谢的功能。"作强"包括人的才智和体力，"盖髓者，肾精所生，精足则髓足，髓在骨内，髓足则骨强，所以能作强，而才力过人也。精以生神，精足神强，自多伎巧，髓不足者力不强，精不足者智不多"（《医经精义》）。肾的"作强"功能包含有现代医学高级神经活动的部分结构和功能系统。

2. 肝 肝藏（肝）是具有藏血、疏泄、生发等效应的结构和功能系统。其内涵是指藏血、疏泄、生发等功能特点的本质属性；其外延是指能产生上述功能或是能使上述功能形成完整调控体系以适应体内外环境变化的所有组织结构和其相关的功能系统。同上所述，"藏"有隐藏不露和守藏动用两层含义：前者强调血液在肝脏化生和保持血液在脉道运行的不显露性，后者强调肝脏保卫防守血液不受邪气侵犯而使血量和血液成分随生理需要的变化而变化的防卫调节性。血是具有濡养、载气效应在机体内流动着的红色液态物质。中医的血与现代医学的血液大致相当，但并不完全等同。前者更强调其濡养、载气的功能特点。疏泄的基本含义是运动协调。肝主疏泄主要体现的是如下功能：疏泄情志、疏泄气血、疏泄水液、疏泄脾胃、疏泄冲任、疏泄平滑肌等。生发即化生、升发的功能。"化生"主要体现的是肝脏惊人的独特的再生能力（包括对其他组织生长的调控作用）和物质在肝脏代谢转化的功能；"升发"主要体现的是肝脏主升主动的功能特点和对其他脏腑组织运动的调节作用。

3. 肝肾同源 "肝肾同源"是指肝肾的结构和功能虽有差异，但其起源相同，生理病理密切相关，可采用"肾肝同治"的治疗法则。在先天，肝肾共同起源于生殖之精；在后天，肝肾共同受肾所藏的先后天综合之精的充养。"人始生，先成精，精成而脑髓生"（《灵枢·经脉》），"肾生骨髓，髓生肝"（《素问·阴阳应象大论》）。此处"骨髓"，即"骨、髓"；骨髓，《素问·脉要精微论》："骨者髓之府。"《素问·解精微论》："髓者骨之充也。"《素问·奇病论》："髓者，以脑为主。"《灵枢·海论》："脑为髓之海。"张景岳对此解释："凡骨之有髓，惟脑最巨，故脑为髓之海。"由于"肾生骨髓"，"脑为髓之会合"，所以脑和髓的名称虽然不同，而实际上是同出一源的。又有"脊髓"直接与"脑髓"相联。所以，此处的"髓"是"骨髓"、"脊髓"和"脑髓"的总称。此三者均由肾精化生，故《素问·五脏生成》指出："诸髓者，皆属于脑。"吴昆云髓生肝，即肾生肝，"水生木也"。肾为肝之"母"，肝为肾之子，肾通过"髓"生养肝而发生母子联系。"源"是相关联的中心环节，故"肝肾同源"又即肝肾的结构和功能体系通过某些中心环节而密切相关。"肝肾同源于精血"意即肝肾的结构和功能体系通过"精血"这一中心环节而密切相关。

中医肝肾概念的演变

中医肝肾概念的演变同整个脏象概念的演变一样，虽划分不出明确的时间界限，但却能清楚地看到3种演变形式。①实体赋予功能——实体功能统一：古人在先秦"正形名"逻辑理论指导下，提出"脏象"是名、形、实三位一体的基本概念。"物固有形，形固有名"。脏象作为概念（名），就是对藏于体内的内脏（实）和其生理病理征象（形）的理论概括。故早期的脏象概念以解剖的五脏为基础，然后以五脏为中心，内系五腑、五体、五官、五华形成五个功能活动的系统，分别主司人体生命过程中的物质代谢等功能活动，通过五脏系统之间的协调和控制，来适应自然变化。明代张景岳认为"象，形象也；藏居于内，形现于外，故曰脏象"（《类经》）。也就是说，藏于体内的脏腑形体结构，可以通过体外的征象，将其功能反映出来。特点是将局限的实体赋予可以无限扩展的功能，其实体概念和功能概念是统一的，这种"统一性"的实质是"取类比象"的理论规定。②功能脱离实体——实体功能分离：尽管"正形名"逻辑理论强调"正名"必须"名实相符"，但限于社会生产力、科学技术的发展水平和人的认识能力不足，"正形名"是借助"形"来把握"名实相符"和探讨"实"的。"实"的外在形象成为研究实体的关键。这种逻辑理论和思维方法深刻地影响了脏象理论体系的构建，决定了脏象理论体系主要是对"象"的发挥和演绎，也在一定程度上决定了脏象概念的"功能脱离实体——实体功能分离"演变形式。近、现代有医家极力推崇这一脏象概念的演变，甚至认为"中医五脏实质上并不是一个个独立的实体器官，即应脱离'脏'的概念来认识五脏。五脏并不是'脏'，而是机体内部协调、控制各器官组织生理功能的调节与控制系统"。主张脏象的实体概念与功能概念相分离，认为中医脏腑的功能是脱离其实体结构而存在的，其结果是高度肯定了脏象的功能概念，而否定了脏象的实体概念。脏象概念的"纯功能"说是其典型代表。③功能涵盖实体——实体功能重组：这是现代脏象概念演变的主要形式之一，不少现代医家（特别是中西医结合医家）认为中医生理病理其实包含着现代医学多个解剖器官的生理病理，中医五脏有其物质基础和形态结构，但其物质基础和形态结构是分散的，分散存在于多个器官之中，而且有时其物质基础和形态结构还不是一些固定的组合。但功能系统涵盖实体结构，即将功能系统与全身有关联的形态结构重新组合成新的脏象概念。如肝肾的脏象概念涵盖了现代医学肝肾的主要形态结构和功能系统，并将其他与之相关的形态结构和功能系统亦纳入其中，即现今脏象肝肾概念是中西医结合的重组概念。这主要是近年来脏象本质的研究成果，如将肾虚定位于下丘脑；将肝与"神经-内分泌-免疫网络"联系起来，等等。

1. 肾概念的演变

（1）实体赋予功能——实体功能统一：《内经》时代已有解剖，对肾的形态虽未明确描述，未分左右，但已知"腰者，肾之府"。至《难经》始分左右，称"左为肾，右为命门。命门者，精神所舍也；男子以藏精，女子以系胞，其气与肾通"，并有其形态的大体解剖学描述。此时脏象肾的实体概念与现代医学肾的解剖学概念一致，并将其功能概念寓于"腰之两肾"中。

（2）功能脱离实体——实体功能分离：自《难经》至宋，均以左肾右命门为说。到明代，则甚倡命门学说，虞搏云："夫两肾固为真元之根本，性命之所关，虽为水藏，而实为相火寓乎其中，愚意当以两肾总号命门。"虞氏跳出宋以前左肾右命门之说，认为两肾可总称命门。此时命门的概念尚未脱离肾的实体，只是将两肾的概念归并为命门。张景岳进一步阐发命门的含义，认为"肾两者，坎外之偶也；命门总主乎两肾，而两肾皆属于命门。故命门者，为水火之府，为阴阳之宅，为精气之海，为生死之窦"。"命门居两肾之中，即人身之太极，由太极以生两仪，而水火具焉"。可见此时命门概念就是肾的概念，但命门概念已开始脱离"腰之两肾"的实体概念。赵献可对命门位置说得更为具体，"命门即两肾各一寸五分之间，当一身之中"。《易经》谓一阳陷于二阴之中，《内经》曰七节之旁有小心是也。命曰命门，是为真君真主，乃一身之太极，无形可见，两肾之中是其安宅也。有关肾的功能，《内经》有一段重要阐述，指出女子年龄以七、男子以八为基数，并以齿、发、骨的变化作为观察肾中精气由长到盛而衰的曲线和判断人体生长、发育、壮盛及衰老的标志。后世医家据此提出肾阴肾阳是人体各脏腑阴阳的根本，五脏六腑的阴都由肾阴来供给；五脏六腑的阳都由肾阳来温养，故又称真阴（水）和真阳（火）。五脏六腑有病，时间久了都会影响到肾，即"病久及肾"。反之，肾阴肾阳发生偏盛偏衰亦会导致五脏六腑的病变。可见肾的功能至关重要，故又有"肾为先天之本"的说法。至此，肾的概念已由"左肾右命门"的解剖概念演变为"真阴真阳"的功能概念，且此时肾的功能概念在很大程度上已脱离"腰之两肾"的实体概念。

（3）功能涵盖实体——实体功能重组：综观以上论述都举太极与水火，似乎同出一源。而《医贯》中论及命门中水火的产生及功能，有其独到的见解："其右旁有一小窍，即三焦。三焦者，是其臣使之官，禀命而行，周流于五脏六府之间而不息，名曰相火……其左旁有一小窍，乃真阴，真水气也，亦无形。上行夹脊至脑中为髓海，泌其津液，注之于脉，以荣四支，内注五脏六府，以应刻数，亦随相火而潜行于周身。"可见赵献可已将肾与脑之髓海联系起来。此时肾的概念涵盖了"腰之两肾"的实体概念，并将脑的部分实体和功能归并于肾，即将脏象肾的概念（包括功能和实体）进行了重新组合。现代肾本质的研究结果之一，就是将肾虚定位于下丘脑，此即脏象肾重组概念演变的典型代表。

2. 肝概念的演变

（1）实体赋予功能——实体功能统一：在《内经》《难经》时代，古人虽认识到肝是具有明确解剖部位的器官，如"肝有两叶""七叶"之说，并认识到肝与胆紧邻的解剖关系，如《淮南子·真训》中有"肝胆胡越"之说。用现代解剖学知识分析古人"肝有两叶""七叶"之说足以显示出古人对肝脏解剖观察的精确。人体肝脏外观大体可分为左、右两叶，但从应用解剖学角度出发，根据肝内血管的分布，可将肝实质分成若干段，每个叶和段都有其相对独立的管道系统，彼此之间有较明确的界限。因此，每个叶、段可视为一个独立的形态和功能单位，也可视为一个外科单位施行切除。肝内的门静脉系统铸型标本清楚地显示，肝内存有一些裂隙，这些裂隙就是肝叶、肝段之间的自然分界线。根据国内公认的肝脏分叶、分段的概念和命名，一个完全的肝由正中裂分成左右两半。右半肝由右叶间裂分成右前叶和右后叶；右后叶又被右段间裂分成上、下两段。左半肝由左叶间裂分成左内叶和左外叶；左外叶又被左段间裂分成上、下两段；加上尾状叶，正好为"七叶"。由此可见，古人对肝脏的认识来源于精确解剖知识，在将实体赋予功能时，虽未必能精确定位，但此时肝的实体概念和功能概念是统一的；用取类比象的思维方法将胁下之肝脏赋予应于春、主升发、藏血、藏魂等功能。

（2）功能脱离实体——实体功能分离：尽管古代解剖已确知，肝脏位于右胁下而肺脏位于胸中，但论其功能时却强调"肝生于左，肺藏于右"。王冰注："肝象木，旺于春，春阳发生，肝生于左也；肺象金，旺于秋，秋阴收杀，故藏于右也。"这种以"功能定位"的思想反映了肝的功能可以脱离肝的实体结构而存在。甚至对解剖所见，也往往从功能角度解释，如对"肝有两叶"的现象，《难经·四十一难》解释为"肝者，东方木也……去太阴尚近，离太阳不远"。

（3）功能涵盖实体——实体功能重组：后世对肝的认识已远超出胁下之"肝脏"，如肝的生理特点是：肝属木，主春令之气，春为生发之气，除反映肝惊人的再生能力外，对其他脏腑的气机起疏泄调节作用，"凡上升气之，皆从肝出"（《类证治裁》）。具体表现有：①肝主谋虑，与某些高级神经功能有关。②肝藏血，具有调节血量的功能，故人体在应激状态下，肝对血液的调节作用可保证心脑肾等重要脏器精微物质的灌流。③肝对内分泌有促进作用。中医学认为，胆汁的分泌、女子排卵、男子排精均与肝有关；现认为肝与某些神经递质、激素的释放等神经内分泌功能有关。脏象肝实质的研究结果之一，是将肝与神经-内分泌-免疫网络系统联系起来。随着现代医学的深入研究，发现肝脏不仅仅是消化和代谢器官，而且具有重要的内分泌功能，并把肝脏视为是使激素和其他细胞调节因子统一协调的重要部位，这一点正好与古人对脏象肝的认识相吻合。由此可见，脏象肝的现代概念虽进行了很大程度上的重组，但其概念仍涵盖了胁下之"肝脏"的实体结构和功能。

肝肾同源的理论渊源

"肝肾同源"的哲学思想渊源于《易经》，医学基础根源于《内经》，临床实践丰富于汉唐金元，理论体系形成于明代，实验研究发展于现代。《素问·阴阳应象大论》："肾生骨髓，髓生肝。"吴昆注：髓生肝，即肾生肝，"水生木也"。可见《内经》认为，"肾"是通过"髓"生养"肝"而体现"母子"联系的。"脑为髓海""肾生肝"的生理功能，必然受到"脑髓"的调控。不但"肝肾"生理联系如此，而且病理影响亦然。《灵枢·本神》"肝藏血，血舍魂，肝气虚则恐""恐惧不解则伤精，精伤则骨酸痿厥""肾藏精，精舍志，肾气虚则厥"，故有"恐伤肾"之说。唐代孙思邈在《千金要方》指出下焦病的治疗应"热则泻于肝，寒则补于肾"。此说原指肝肾寒热，以后逐步发展到指肝肾相火与真阴。宋代钱仲阳在其《小儿药证直诀》中指出："肝有相火，有泻而无补；肾有真水，有补而无泻。"至明代李中梓运用《易经》哲学思想，根据《内经》医学理论，参考历代医家的认识，并结合自己的临床经验，在其《医宗必读》中提出著名的"乙癸同源，肾肝同治"的理论观点。"肾应北方壬癸""肝应东方甲乙"，肾藏精，肝藏血，精聚为髓，精髓化生为血（精血同源），由于肝肾同源于精血，故云"乙癸同源""东方之木，无虚不可补，补肾即所以补肝；北方之水，无实不可泻，泻肝即所以泻肾……故曰肾肝同治……然木既无虚，又言补肝者，肝气不可犯，肝血当自养也。血不足者濡之，水之属也。壮水之源，木赖以荣。水既无实，又言泻肾者，肾阴不可亏，而肾气不可亢也。气有余者伐之，木之属也。代木之干，水赖以安。夫一补一泻，气血攸分；即泻即补，水木同府"。程文囿在《医述》引《医参》论述了脑与肾的关系，"脑为髓海……髓本精生，下通督脉，命火温养，则髓益充……精不足者，补之以味，皆上行至脑，以为生化之源，安可不为之珍惜"！钱镜湖在《辨证奇闻》中则论述了"脑气不足治在肝"的观点，"盖目之系，下通于肝，而上实属于脑。脑气不足，则肝之气应之，肝气太虚，不能应脑……治之法，必须大补其肝气，使肝足以应脑，则肝气足而脑气亦足也"。由此可见，肝肾又同源于脑。

肝肾同源的研究

尽管过去对脏象本质（包括肝、肾）的研究，多只注重单一脏器（肝或肾）的功能及其物质基础的探讨，对"肝肾同源"的相关机制尚缺乏系统而深入地研究；但有的研究自觉或不自觉地已涉及该方面的内容，客观上为"肝肾同源"提供了初步实验依据。吴志奎等通过对中国神方补肾生血药作用机理的研究，在阐述肾藏精、精生髓、髓生血理论客观性的基础上，采用HPLC法分析生理性肾虚老龄大鼠肝细胞DNA的甲基化水平，DNA的甲基化是一种基因修饰作用，大量研究表明，基因活力与其DNA甲基化水平呈反相。DNA的甲基化水平的提高可维持基因的正常表达，阻止异常基因（癌基因、衰老基因）的表达。在衰老过程中，基因组DNA甲基化总体水平呈下降趋势。结果发现中国神方补肾生血药可明显提高生理性肾虚老龄大鼠肝细胞DNA的甲基化水平，从而提高基因稳定性，维持正常基因表达，延缓衰老基因的起动。叶平等以40%他巴唑水溶液造成大鼠甲减，观察龟龄集和右归丸对甲减大鼠肝细胞结构和组织化学变化的作用。结果表明，龟龄集和右归丸均能使甲减大鼠肝细胞变性范围减少或程度减轻，使肝细胞的RNA含量明显增加，5-核苷酸酶、葡萄糖-6-磷酸脱氢酶、细胞色素氧化酶活性明显增加，使琥珀酸脱氢酶活性降低。提示补肾助阳药对于甲减大鼠肝脏有一定的保护作用，其作用可能是通过调节核酸代谢有效地产生能量而实现的。卓勤等观察了补肾益精药物益肾宝及左归饮对老年小鼠DNA双链结构及损伤修复能力的影响。结果发现，老年小鼠脾淋巴细胞DNA双链剩余率较青年小鼠显著降低，紫外线照射后，其损伤修复能力较青年小鼠显著降低，服用补肾益精药物后明显提高。老年小鼠肝细胞DNA的Tm及热增色效应较青年小鼠显著升高，服用补肾益精药物后其Tm热增色效应明显降低。表明被肾益精药物可以减少老年小鼠肝脾DNA损伤程度，提高其损伤修复能力，改善其 DNA 结构的增龄性变化。为了给"肝肾同源"的认识提供更直接的科学依据，采用"肾生髓，髓生肝"的科研思路去研究"肝肾同源"，首次建立了"MSG-肝再生-大鼠模型"。通过观察左归丸对"MSG-肝再生-大鼠"肝再生的影响，初步揭示了左归丸通过"下丘脑-垂体-肝轴"和"神经内分泌免疫网络"调控肝再生的作用及机制；将"肝肾同源于精血"的认识推进到"肝肾同源于脑""肝肾同源于下丘脑-垂体-肝轴""肝肾同源于神经内分泌免疫网络"。

192 从肝肾脏象探讨晚发型抑郁症核心病机及防治

晚发型抑郁症（LOD）是老年期抑郁症的一个特殊亚型，其临床诊断主要是依据《中国精神疾病分类方案与诊断标准》第3版制定的标准，LOD特指首次起病于60岁以后的原发性抑郁症，不同于早发型老年期抑郁症。但国内学者常用老年性抑郁症统称。LOD在临床上除了以持续的心境低落、恐惧或焦虑不安为主要表现外，还有一个显著特点，即常伴有认知功能的损害。随着社会人口的日益老龄化，LOD的发病率逐年上升，在伴有其他躯体疾病的老年人中的发生率甚至可高达50％。目前对LOD的药物治疗主要是运用各类抗抑郁、抗焦虑及抗精神病类药物，由于老年人各脏器功能衰退，对药物的不良反应敏感、耐受性差，加之患者多存在情感脆弱、应激因素、认知损害以及合并焦虑等特点，因此，临床上如何选择药物颇为棘手，总体疗效一般。此外，绝大多数研究表明LOD较早发型抑郁症具有更高的发病率、死亡率和致残率，极易发展成为老年痴呆症。

中医药在防治抑郁症方面积累了较为丰富的经验，中药（复方）多靶点、多环节整体调节以及安全性相对较高的特点，使得中医药对LOD具有预防和治疗的双重作用等。尽管已有诸多中医学者对老年性抑郁症的发病和病因病机进行了探讨，但由于没有充分考虑到LOD不同于一般老年性抑郁症的特殊性以及老年人的生理病理特点，因而对LOD中医核心病机的把握还不够准确，由此也影响了临床治疗的精准性。基于LOD患者群具有衰老的基本特征以及在此基础上出现心情低落、思维迟滞、认知功能损害、躯体症状等临床病理表现，学者王宣尹等立足于中医肝肾脏象理论对LOD的核心病机以及相关研究思路进行了探讨，以期为今后进一步提高中医药防治LOD的临床疗效提供借鉴。

从肝肾脏象理论探讨LOD的核心病机

1. 从肝肾脏象论衰老及LOD 就衰老而言，肾中精气的衰减是基本的生理改变，但肝气虚衰同样也是衰老的一个重要始动因子。《素问·上古天真论》："男子八岁，肾气盛，发长齿更……七八，肝气衰，筋不能动，天癸竭，精少，肾藏衰，形体皆极。"《灵枢·天年》："五十岁，肝气始衰。"因此，肝肾虚衰是机体在自然衰老进程中所出现的一种脏腑由盛转衰，形气渐虚的生理性改变。肾主封藏，既藏先天之精又藏后天之精，肾中阴阳为一身阴阳的根本；人体的各种生理活动，包括呼吸、消化吸收、水液代谢、血液运行等都要依赖肝主疏泄对气机的调节，肝肾两脏对机体生理功能的正常发挥具有重要的影响。此外，肝肾两脏在生理和病理方面关系密切，中医称之为"肝肾同源"或"精血同源"。①肝藏血，肾藏精，精血互化。②肝主疏泄，肾主封藏，两者相互为用。③肝肾同居下焦，阴阳相互滋养和相互制约。肾虚可致肝阴血不足，阴不制阳而使肝失疏泄，亦可使肝阳气不足而直接导致肝失疏泄；反之，肝失疏泄或肝阴肝阳不足同样会影响肾之封藏或损及肾阴肾阳，最终导致肝肾同病。因此，肝肾虚衰又是多种老年病发病的基础。

虽然LOD的发病因素较为复杂，但总与机体的衰老、功能退化和抗应激能力低下有关。"脑为元神之府"，肾藏精生髓，脑为髓海，肾中精气是脑的形成、发育和功能发挥以及维持整个人体精神活动与行为活动的物质基础；就肝与脑的关系，清太医院钱镜湖在《辨证奇闻》中有独到的论述："盖目之系，下通于肝，而上实属于脑。脑气不足，则肝之气应之，肝气太虚，不能应脑……治之法，必须大补其肝气。"再者，从机体抗应激能力而言，肾藏精治于里而主外，精盈神旺则能起呕应变，保持内外环境的协调统一，维持身心和谐健康。即"人之精神与志皆藏于肾，肾精不足则志气衰"（《医方集解》）。心理应激可通过对神经内分泌的调控影响免疫系统，进而增加了机体对许多疾病的易感性。肝是机体调节心理应激反应的核心，对于各种刺激所引起的气机变化，主要是由肝来调整。因此，肝肾虚衰同样是LOD的重要发病基础。

2. 从肝肾脏象探讨 LOD 临床症状机理　LOD 的临床症状主要包括四大类。①情感障碍：如心境低落、兴趣丧失，缺乏愉快感、悲观失望、精力减退、疲乏感等。②思维迟缓、意志和行为障碍：如神思恍惚、反应迟钝、联想困难、意志减退、行为迟滞或强迫行为等。③认知功能障碍：如记忆减退、认知迟钝等。④常伴随躯体症状：食欲降低或体质量明显减轻、睡眠障碍、心烦、头晕头痛、性欲减退等。如何阐释 LOD 的中医临床病机，历代医家对肝、肾生理病理的论述具有很强的启发性和指导意义。《灵枢·海论》："髓海有余则轻劲多力，自过其度；髓海不足，则脑转耳鸣，胫酸眩冒，目无所见，懈怠安卧。"《医经精义》："精以生神，精足神强，自多伎巧。"《医碥·郁》："百病皆生于郁……郁而不舒，则皆肝木之病矣。"《素问·生气通天论》："阳气者，精则养神，柔则养筋。"《辨证录》："心欲交于肾，而肝通其气；肾欲交于心，而肝导其津，自然魂定而神安。"《医学衷中参西录》："肝主元气的萌发，为气化发生之始""肝气能上达，故能助心气之宣通……肝气能下达，故能助肾气之疏泄"。《类经·脏象类》："肝肾为子母，其气相通也。"在历代医家有关论述的基础上，王宣尹从肝肾功能失常以及肝肾同病的角度对 LOD 的临床症状病机进行了剖析。

肾虚在临床上多表现为肾精虚、肾阳虚和肾阴虚，精虚则髓海失养、阳虚则阳气升发不足、阴虚则阳亢（化热化火）或阴血不足、神失所养，这些病变都可导致情感障碍、思维迟缓和意志和行为障碍以及认知功能障碍。肝最重要的主体功能是主疏泄，肝失疏泄是肝的基本病理改变已成为共识。肝失疏泄则气血运行紊乱，又可致阴血不足、虚阳上亢（化热化火）、神失所养，从而导致 LOD 的发生。基于肝肾同源，临床上肝肾的病变常相互影响最终导致肝肾同病。肝、肾本脏病变或肝肾同病又可影响他脏，如导致心神失养或脾失健运等，使 LOD 患者出现明显的躯体症状。此外，在肝肾病变的基础上，脏腑功能整体性失调，酿生痰浊、瘀血，这些病理性产物又可痹阻脑络，使髓窍不利，脑神失养，引发 LOD 或加重 LOD 病情。

已有临床多中心大样本的规范中医证候调查结果表明，肾虚是抑郁症的核心病机之一，肾虚肝郁是抑郁症的主要证型，且老年期抑郁症肾虚肝郁型最为常见。基于上述对 LOD 临床症状发生机理的剖析，王宣尹认为"肾虚及肝失疏泄"是 LOD 的核心病机，并且贯穿于 LOD 整个发病过程的始终。

从肝肾同源探讨 LOD 的防治

肝肾同源理论对临床治疗的一个重要启示就是肝肾同治，即强调在临床上出现肝肾两脏同时发生病变，或一脏病变累及另一脏时，应采用两者同治的方法以达到最佳的治疗效果。针对 LOD 的"肾虚及肝失疏泄"这一核心病机，临床上应本着治病求本和肝肾同治的原则，将补肾调肝法确立为防治 LOD 的基本大法。

补肾主要是针对肾精虚、肾阳虚和肾阴虚等而采用补肾填精、培补肾阳和滋养肾阴等治法方药。由于肝具体病变的多样化，因而调肝治法的内涵相对较为丰富。如肝气肝阳生发不足则宜补益肝气温补肝阳；肝气郁结则宜疏肝解郁；肝火亢盛则宜清肝泻火；肝阴亏虚或肝血不足则宜滋补肝阴、养肝补血等。对 LOD 的防治应在补肾调肝的基础上，结合具体的阴阳、气血、脏腑的病理改变，即通过辨证，而采用相应的治法方药。通过检索文献发现，尽管已有较多有关中医药治疗老年性抑郁症的报道，但由于诊断标准的模糊性，病例纳入标准不够严谨，因而在判定中医药对 LOD 的疗效方面还缺乏客观性、准确性和科学性。直接针对 LOD 的中医药治疗报道基本缺如。已有的研究显示，运用补肾法或调肝法或肝肾同治法治疗抑郁症都取得了较好的疗效，这不仅为补肾调肝法防治 LOD 提供了临床基础，也显示出其良好的应用前景。

LOD 的发病机制较为复杂，现代医学研究表明，其发病机制主要与下丘脑-垂体-肾上腺（HPA）轴功能紊乱、单胺类神经递质 5-羟色胺（5-HT）、去甲肾上腺素（NE）、多巴胺（DA）等合成释放不足、兴奋性氨基酸毒性、海马区脑源性神经营养因子缺乏等因素有关。中药药理研究表明，补肾填精或补肾助阳药能不同程度地纠正脑内单胺类神经递质的紊乱，调节 PA 轴功能，抑制神经毒素产生，保护海马神经元，促进海马神经元的存活和再生，提高胆碱能神经元数量和功能等，能有效地改善模型动物的抑郁状态和认知功能等；而调肝治法方药抗抑郁的作用机理研究也显示出其与补肾治法方药具有很多共性之处。这些药理学研究结果为临床运用补肾调肝治法方药防治 LOD 提供了较为充分的科学依据。

补肾调肝治法方药防治 LOD 的研究思路

研究表明，辨证论治下中西药联用比单用西药对抑郁症有更好的疗效，并能显著减少西药的不良反应，显示出中医药防治抑郁症的优势和良好应用前景。但目前有关中医药针对 LOD 的防治研究报道很少，我们对今后采用补肾调肝治法方药防治 LOD 的有关研究思路进行了初步探讨。

1. 临床研究方面　在今后的临床实践中将补肾调肝作为防治 LOD 基本治法进行客观规范的多中心、大样本的随机对照试验研究，特别是在药物起效时间、患者耐受性、药物不良反应等方面做出准确客观的科学评价。在针对重症患者的治疗方面，将补肾调肝治法方药与西医抗抑郁药联合使用，着重评价中药在增效减毒和防止复发方面的效应，既要重视对临床近期疗效的系统观察，又要客观准确地评估远期临床疗效。此外，还应着重评估补肾调肝治法方药对 LOD 患者认识功能损害的修复及改善其预后的作用。

临床上对中药疗效观察和作用机理的研究，除了运用多种抑郁量表进行评估外，还应借助于多种客观明确的实验室量化指标和影像学检查。比如，采用脑神经递质检测系统，定量检测中枢 5-HT、DA、NE、谷氨酸、γ-氨基丁酸、乙酰胆碱等与抑郁症发生密切相关的神经递质的含量；检测外周血中促肾上腺皮质激素和糖皮质激素含量以评估中药对 LOD 患者 HPA 轴功能的影响等；此外，采用磁共振成像（MRI）技术，通过观察脑白质胆碱能神经通路的神经影像学改变，并结合量表，观察和评估中药对 LOD 患者认知功能障碍的改善作用，等等。量化指标和影像学检测不仅可作为疗效评定的必要参考，而且能为阐明中药作用机理、作用部位和靶点提供科学的依据。

2. 基础研究方面　首先建立规范合理的 LOD 动物模型。LOD 动物模型既要是抑郁症模型，又要能体现老年化的生理病理特点。目前，国际公认的抑郁症模型为慢性轻度不可预计应激模型（CUMS），如何进一步使模型反映出老年化特征，可直接采用自然衰老 24 月龄大鼠与 CUMS 相结合的方法，即对老龄大鼠实施狭小空间、45°斜笼、湿笼、新入侵者（两笼并笼）、间歇光照、黑屋、禁食、禁水等应激刺激，造模周期为 4 周。这种造模方法相对而言比较符合 LOD 发病的实际情况，尤其是在衰老改变这一环节上。而且，自然衰老 24 月龄大鼠已被作为中医生理性肾虚的动物模型使用。在精神药理研究中，应尽可能地避免物理、躯体、药物等因素在造模中的运用，因此，王宣尹认为采用药物（激素）造成的肾虚（阳虚、阴虚等）模型不宜使用。

中药复方具有整体治疗作用以及多组分、多靶点（包括靶过程）协同作用的特点，对于调肝补肾治法方药防治 LOD 的药理药效研究，首先必须阐释清楚复方究竟作用于哪些靶点、环节或通路，这些靶点、环节和通路之间的关系以及对它们的作用的关系，这也是复方体现治疗优势并作为新药开发的药理学基础。

针对 LOD 发病的多种机制，结合目前的有关研究进展，今后应着重在以下几方面进行深入研究，从而为今后有关补肾调肝方药治疗 LOD 的转化医学研究奠定基础。①补肾调肝治法方药对 LOD 模型海马神经可塑性的影响，包括缓解海马萎缩，对海马神经元损伤的修复和促进其再生、抑制海马神经元的凋亡等。②补肾调肝治法方药对 LOD 模型神经内分泌系统紊乱的调节。具体靶点或靶过程涉及 HPA

轴、儿茶酚胺系统、5-HT 系统、谷氨酸通路、神经肽、内啡肽等。③补肾调肝治法方药作用 Wnt 信号通路提高神经元可塑性的研究。④补肾调肝治法方药作用于胆碱能通路改善认知功能的研究。⑤多导睡眠图（PSG）改变是目前抑郁症最突出的生物学发现，抑郁症具有一般睡眠障碍 PSG 的特点。因此，可借助 PSG 深入研究补肾调肝治法方药对 LOD 睡眠障碍的改善作用及机理。⑥补肾调肝治法方药对 LOD 模型中枢和外周免疫激活（抗炎/促炎免疫失衡）的调控作用。⑦补肾调肝治法方药对 LOD 生物节律紊乱的调节作用。⑧立足于中医"肾为先天之本"理论，结合表观遗传学与传统遗传学两种研究方法，从 LOD 的遗传易感性与环境的相互作用方面探讨补肾调肝治法方药的效应与机理。

随着人口寿命的延长，LOD 的患病率呈逐年上升趋势，也日益受到精神医学专业医师的高度重视。通过本文的阐述分析，王宣尹认为"肾虚及肝失疏泄"是 LOD 的核心病机，补肾调肝作为基本大法在防治 LOD 方面具有良好的应用前景，今后应充分发挥其潜在优势，深入实践，从而更大程度地提高 LOD 的临床综合防治水平。

193 从体用关系探析肝肾脏象与抑郁症的因机证治

抑郁症是一种以持久的心境低落及认知功能损害为主要特征的情感障碍性疾病。随着现代社会生活节奏的不断加快，抑郁症的发病率逐年升高。抑郁症所带来的精神和经济的双重负担引起了人们的高度重视，如何切实有效地防治抑郁症已成为医学界日益关注的热点之一。传统中医理论认为肝气郁结是抑郁症的主要病机，临床上亦多从肝进行论治。学者黄云玲等基于中医体用学说并结合肝肾脏象生理病理理论对抑郁症的因机证治进行了探析，以期为中医临床治疗抑郁症提供新的思路。

体用学说及其在中医学中的运用

体用，是中国古代哲学本体论中表达本体与现象、实体与功用关系的一对重要范畴。所谓"体"，即本体，实体；所谓"用"，即现象，功用。体用范畴萌芽于先秦，成熟于魏晋。古代哲学在构建其哲学体系时，常以"有体有用""明体达用""体用不二"立宗。关于体用二者的关系，结合历代学者所言，可从两个层次进行理解。其一，万物皆有体、用二属性。如唐代易学家崔憬在其著作《周易探玄》中云："凡天地万物，皆有形质。就形质之中，有体有用，体者即形质也，用者即形质上之妙用也。"其二，"体"与"用"二者不可分，"体"不可自我实现，而由"用"来实现，"用"不可独自呈现，须由"体"来决定，如程颐所言："体用一源，显微无间。"（《周易程氏传》序）

中医学在其发展过程中，深受古代哲学思想的影响。早在《内经》中就有脏腑与体、用关系的描述，开体用学说之先河。如《素问·五运行大论》："东方生风……在体为筋……其用为动……西方生燥……在体为皮毛……其用为固；北方生寒……在体为骨……其用为藏。"这里的体是指与脏腑相关的组织，即筋、脉、肉、皮毛、骨等；用是指作用。《内经》以降，"体""用"分别在相关医学典籍中有所论及，如金代李东垣《脾胃论》提出"天地互为体用四说"，强调自然界的事物发生与发展，是互为体用的，如在地的"木火土金水"之体，化为在天的"风热湿燥寒"之用，予人体以"生长化收藏"的生理功能。清末医学家章楠在《医门棒喝》中对体用亦有论述，"君火为体，相火为用，体用虽二，究其源，实则一火而已"。可见章楠所论的"体"与"用"与程颐的"体用论"有一定的相通之处。

纵观历代医家及医学典籍关于脏腑体用的论述，所谓体者，指形质，即脏腑本身、所藏之精气血及其所络属之形体、官窍等组织；所谓用者，指功用，即功能所主、阴阳属性和气血运化（升降出入等气化功能）等方面。体用虽分而名之，但二者是相互依存的，即体用不二。在中医学中，体用关系不仅用于阐释脏腑生理病理，还用于探究药物性味功效。如李时珍在《本草纲目》中指出，用药宜以"气味、主治附方，著其体用也"。综上所述，体用学说在《内经》时期已有萌芽，之后经过历代医家的发挥、实践与总结，其内容逐渐完善而被广泛应用。

肝肾体用论

叶天士《临证指南医案·肝风》："肝为风木之脏，因有相火内寄，体阴用阳，其性刚，主动，主升。全赖肾水以涵之，血液以濡之，肺金清肃下降之令以平之，中宫敦阜之土以培之，则刚劲之质，得为柔和之体，遂其条达畅茂之性，何病之有？"由此提出了著名的"肝体阴而用阳"的学术观点，并阐明了内在涵义。其含义有三：其一，肝的疏泄和藏血功能是相互制约，相辅相成的。肝主藏血，其体为阴；肝主疏泄，调畅气机，性喜条达而为用阳（藏血为体，疏泄为用）。其二，肝之形质虽阴柔，且贮藏大量血液，但其性用却刚烈，好升好动，常凌犯他脏，故曰"体阴用阳"。其三，肝以血为体，以气为用，故有"体阴而用阳"之称。

吴鞠通《医医病书》："肾为足少阴，主润下，主封藏，体本阴也；其用主布液，主卫气，则阳也。"提出了肾体阴而用阳的观点。肾为五脏之一，处下焦，且"肾藏精""肾为水脏"，精水皆为至阴至柔之物，故肾体为阴；肾用在气，肾为水之下源，肾水的调节，依靠肾的气化作用完成，肾为气之根，肾气充沛，纳气归根。皆属阳用，故肾用阳。

肝肾之体为阴，肝肾之用为阳，此为肝肾体用论。此外，肝藏血，肾藏精，精血同源；肝主疏泄，肾主闭藏，共同维持机体气血阴阳的平衡。

抑郁症从肝肾论治

1. 基于肝肾体用探讨抑郁症的病因病机　中医虽无"抑郁症"病名，但根据其症状体征应归属于"六郁""脏躁""梅核气""百合病"等范畴，即指情志抑郁之类的疾病。中医学认为，情志活动正常与否与以下两方面息息相关。①情志活动是以脏腑所化生和贮藏的精、气、血为物质基础。脏腑精血者，属体也。"脑为元神之府"，是主宰精神活动的器官，中医认为脑髓之盈亏关系着"脑主神明"的功能。肾体藏精，精生髓，诸髓汇于脑，肾中精气是脑生理功能正常和维持人体精神活动的物质基础；就肝和脑的关系而言，肝体藏血，血上供于脑，血足则脑髓充盈，能够正常发挥其精神主宰的功能。再者，中医常常强调肝肾精血同源，精血相互滋生，肝肾之体充足则通过脑作用于机体，使情志功能保持正常。②脏腑之气的运动变化，在情志活动中也发挥着重要作用。气化者，属用也。肝用主疏泄，《素问·病机气宜保命集》将肝主疏泄功能解释为"此脏气平和则敷和，太过则发生，不及则委和"。"敷和"为敷布和谐之意，即疏泄功能正常则气机调畅，气血和调，机体的生理功能得以正常运行，人体对外界客观事物的刺激能够产生正常的情志变化。反之，若肝失疏泄，气血运行紊乱，包括不及和太过两方面，肝用不及，则肝气郁结，表现为郁郁寡欢；肝用太过，则肝气有余，功能亢进，表现为躁狂的症状，皆会导致抑郁症的发生。肾用主要体现在肾阳的生理功能上，《素问·生气通天论》认为"阳气者，精则养神，柔则养筋"，《内经》指出"阳主动"，肾阳又为一身阳气之根，动力之源，肾阳充足则神定气清，神志活动正常。相反，肾用失常多表现为不及，即肾阳虚衰，阳气升发不足，则神失温养，症见精神抑郁不乐，甚至悲观绝望；同时肾阳不足不能化生肾精以充养脑髓，脑失所养，神识失常，则可表现为记忆减退、认知迟钝等；此外，阳不足也可导致肾藏志功能失常，故意志减退、兴趣丧失、注意力不集中等抑郁症状的病机也归结于肾。基于肝肾同源，肝用失于疏泄会影响肾用之封藏，而肾为肝之母，肾阳不足，不能鼓动肝气升发，疏泄失司，加重情志抑郁，而导致肝肾同病。除此之外，体用二者不可分，肝阴肝血不足，阴不制阳导致肝失疏泄，肝用失常；肾阳不足，肾用失常，不能化生肾精，也可导致肾体亏损。概而言之，情志之变，多责之于肝肾之体亏损而为用过逆或不及。有学者曾运用汉密尔顿抑郁量表（HAMD）对患者的抑郁症状进行评定，结果显示HAMD量表的阻滞因子（包括抑郁情绪、兴趣减退、工作能力下降、迟缓等抑郁症核心症状）与肾阳虚因子呈正相关，而与肝气郁结、肝郁化火因子呈负相关。HAMD量表的焦虑躯体化因子（包括精神性焦虑、躯体性焦虑、胃肠道症状、疑病和自知力、全身症状）与肝郁化火相关性最强。研究结果表明，肾虚及肝郁化火因子对抑郁症的发病具有重大意义。

2. 运用体用学说指导抑郁症的临床证治　目前，抑郁症的中医辨证分型尚未有统一的标准。就肝、肾体用方面而言，肝用疏泄，喜条达而恶抑郁，患肝郁证者甚多，表现为持久的心境低落，是肝用不及的体现；但肝用失常不可忽略过逆的方面，抑郁症患者还可出现狂躁，运动性激越的病理表现，此即为肝用太过，肝郁化火之证。临床上有医生根据现行公认的抑郁症诊断标准（CCMD－3）中拟定的主要症状进行分析，认为抑郁症的中医辨证应以虚证为纲，其中又以肾虚为最常见，老年抑郁症、围绝经期妇女抑郁症多以肾阳虚为病理基础，故肾阳虚证在抑郁症中亦常常可见。再者，前人强调"体用不二"，郁证日久，会损伤肝肾之体，如《类证治裁·郁证》："凡病无不起于郁者……夫六气外来之郁，多伤经腑，如寒、火、湿、热、痰、食，皆可以消散解。若思、忧、悲、惊、怒、恐之郁伤气血，多损脏阴，可徒以消散治乎？"由此可知，肝肾之体阴血亏虚之证亦可常见。基于对抑郁症病因病机和临床症状的认识，抑郁症可大致分为以下两类：①肝肾之体不足，如肝阴虚，肝血虚证，肾阴虚证等。②肝肾之用失调，即用不及和用过逆，如肝气郁结证（气郁化火），肾阳虚证等。近年来，有学者为了探索抑郁症中医证候的分布规律，运用贝叶斯网络模型结合聚类分析以及专家经验对抑郁症中医证候进行研究，结果发现，肝气郁结证、肝郁化火证、肝阴虚证、肾阴虚证、肾阳虚证皆为常见证候，这与基于肝、肾体用关系对抑郁症病因病机的分析相吻合。

　　结合以上分析，对于抑郁症的治疗应以调肝、补肾及体用兼顾为原则。基于"肝体阴而用阳"的特点，调肝治法的内涵相对丰富，既要针对肝体不足以补养肝阴肝血，又要针对肝疏不及和太过进行综合调治。肝疏不及，肝气郁结者，宜疏肝解郁，常选用辛味药物舒畅条达，如柴胡、香附、郁金等；肝疏太过者，则宜清肝平肝，如加味四逆散中施以栀子以清肝，施以石决明以平肝。然辛散之品易耗伤肝阴肝血，故应兼用养血敛阴之品，如白芍、当归、生地黄等，养肝体，助肝用。肝气郁结日久、五志过极均易化火，丹栀逍遥丸主治肝郁化火之证，方中以牡丹皮、栀子清泻肝火，用当归、白芍、柴胡以养血补肝，疏畅肝气，不正体现了"体用兼顾"的思想。《医宗金鉴·删补名医方论》："妙在泻肝之剂，反作补肝之药，寓有战胜抚绥之义矣。"肾体肾用失常则以虚为主，主要包括肾体不足的肾阴虚和肾用失常的肾阳虚两方面，故临床治疗抑郁症针对肾方面常常以滋养肾阴和培补肾阳为主，如补肾益神方中以熟地黄、枸杞子、山茱萸滋肾阴，以巴戟天、杜仲、肉苁蓉补肾阳，以补为主，体用兼顾，效果颇佳。中医治疗讲求整体调节，故中医临床治疗抑郁症应从肝和肾论治，以肝肾的体用同治为基本大法。目前临床上采用滋水清肝饮、补肾调肝清心方等治疗抑郁症取得良好疗效。

　　黄云玲认为肝肾皆为"体阴而用阳"之脏，肝肾之体亏损，肝肾之用失调是抑郁症发病的重要机制，对抑郁症的中医治疗，不应囿于传统的疏肝解郁的思路，应强调调肝和补肾以及肝肾的体用同治。

194 从《内经》探析肝脏象在抑郁症的运用

抑郁症是临床上常见的心境障碍疾病，在目前的 10 大疾病中排名第 4 位，其患病率已经超过了常见疾病冠心病，成为未来人类面对的主要疾病之一。中医学文献书籍中虽没有对"抑郁症"一词有明确记载，但有不少情志疾病的病名，如"郁证""百合病""脏躁"等，通过对照其相互之间的临床表现，可发现不少相同、相似之处，因此可把抑郁症归属于情志疾病范畴。学者余蔓等基于对《内经》中关于肝脏的生理特性及病理规律的认识，结合相关古籍记载与近现代研究，对抑郁症进行了探析。

抑郁症的中西医概述

抑郁症患者虽以显著而持久的心境低落为主要临床特征，但往往多伴有疲乏、身体疼痛、头晕、胸闷、心悸、口干、多汗、尿频、尿急等症候群，在身心同病的折磨下，患者容易萌生自残甚至自杀念头，其中不乏付诸实际行动者，严重危害人类健康。抑郁症发病机制涉及复杂的心理和生物学机制，目前主要认为与以下三个方面有关。①下丘脑-垂体肾上腺（HPA）轴亢进引起糖皮质激素、促肾上腺皮质激素（ACTH）、血清皮质醇（CORT）升高，机体内分泌及免疫系统功能紊乱而发病；②海马区神经细胞损伤，脑源性神经营养因子（BDNF）表达变化，相关神经元受损导致信号传导障碍而引发抑郁症；③中枢神经系统内多巴胺（DA）、去甲肾上腺素（NE）、5-羟色胺（5-HT）、P 物质、神经肽 Y等多种单胺类神经递质含量下降，或其相关受体数量减少、敏感性降低。针对其发病机制，目前西医抗抑郁药主要有 5-羟色胺再摄取抑制药（SSRIs）、去甲肾上腺素再摄取抑制药（SNRI）、三环类抗抑郁药（TCA）、单胺氧化酶抑制剂（MAOI），但均有一定依赖性，停药后易反弹，用药期间不少患者可见恶心、口干、头晕、食欲减退、体质量增加等不良反应。

抑郁症归类于中医学中的郁证、脏躁等情志疾病。郁证病名首见于明代虞抟《医学正传》。《丹溪心法·六郁》："气血冲和，万病不生，一有怫郁，诸病生焉，故人身诸病，多生于郁。"《医碥》："百病皆生于郁，郁而不舒则皆肝木之病矣。"五行当中，肝为木，木郁亦即肝郁。肝主疏泄，喜条达而恶抑郁，一旦肝气郁滞，失于疏泄，则引起气血失和，故而发为郁证。气机不畅，升降失常，阴阳失调，则百病生，故郁证患者常伴有纳差、疲倦、失眠、胸闷、头痛、头晕等症状。诸症皆起于肝气郁结，故从古至今临床医家多从肝论治郁证等情志疾病，并收获了显著疗效。

《内经》肝脏象学

《素问·六节脏象论》云："脏象何如?"这是"脏象"一词最早的记载，脏象学在中医基础理论体系中处于举足轻重的地位。《内经》以其独特的天人合一的思维特点，对人体内脏腑形体诸窍的形态结构、生理活动规律及其相互之间的关系做了非常深入的研究，从各个脏腑的解剖学结构出发，结合各种象数模型，推理出其对应的生理病理表现。中医学所指的脏腑解剖学结构并非现代西方医学的器官实体解剖位置，而是包括整个脏腑及其特定的功能系统。《难经·集注》："肝者，据大言之，则是两叶也。若据小言之，则多叶矣。"《难经·四十二难》："肝重四斤四两，左三叶，右四叶，凡七叶，主藏魂。"由此看出，古人对于肝脏的解剖形态认识与现代解剖学中对于肝脏的研究有相同之处。《素问·金匮真言论》："阴中之阳肝也……此皆阴阳表里内外雌雄相输应也，故以应天之阴阳也。"《素问·阴阳应象大论》："东方生风，风生木，木生酸，酸生肝，肝生筋，筋生心，肝主目……在体为筋，在藏为肝，在色为苍，在音为角，在声为呼，在变动为握，在窍为目，在味为酸，在志为怒。怒伤肝。"由此可见，阴阳五行学说是《内经》用于研究各脏腑解剖结构及生理病理功能特点的主要象数模型。根据阴阳五行学说，肝在五行中属木，与春季相应，为阴中之阳，是为少阳，其经络配属厥阴，又为五运之始，种种属性决定了其气主生发，具有条达的生理特性，对人体全身的气机起生发推动作用，使阳气升腾，在五脏中占重要地位，故有学者提出肝脏象肝脏中心学说，从本质上对肝脏象学内容进行深入研究，倡导肝脏病证应当从肝论治、他脏病证亦可从肝论治及多脏同治。

从经脉循行看，肝足厥阴之脉，起于足大趾，沿内踝前上行至小腹，交任脉于中极、关元，继续上行至头部，与督脉交于百脉汇聚之处巅顶。任督二脉同源，共起于胞中，分属阴阳。因此，针刺肝经之穴不仅能疏导郁结之肝气，亦能通任督二脉，起全身性调节作用，对于阴阳失调之病证起双向调节作用。

肝脏象与抑郁症

《素问·阴阳应象大论》："人有五脏，化五气，以生喜怒悲忧恐。"即人体五脏各对应不同类型的情志活动，而五脏五情相互之间又有着紧密联系。《灵枢·本神》："忧愁者，气闭塞而不行。盛怒者，迷惑而不治……肝悲哀动中则伤魂，魂伤则狂忘不精。"过怒则必伤肝，肝损则魂伤气结，气机紊乱，气血失和，五脏失于濡养，脏腑生理功能失调，故抑郁症患者除心情抑郁外，临床上常伴见多系统的躯体症状表现，如眩晕、头痛、不寐、多梦、肢体乏力、胁肋部不适、喜太息、腹胀、纳差等。纵观古今，不少医家均认为，肝失疏泄、气机郁滞是郁证等情志疾病的主要发病机制。肝主疏泄理论最先见于《格致余论·阳有余阴不足论》："主闭藏者肾也，司疏泄者肝也。"此书对于该理论的发展与传承可谓贡献极大。朱丹溪认为"郁多缘于志虑不伸，而气先受病"，主张肝失疏泄是郁证的病机根源，疏泄失司则气血运行不畅，精神失养。除朱丹溪外，明代医家赵献可亦认为六郁之首当为木郁，治疗应从肝论治，解决木郁为先。至清代，张锡纯在《医学衷中参西录》中明确提到"诊其脉左关微弱，知系怒久伤肝，肝虚不能疏泄也"，认为郁证乃肝气虚，疏泄失常所致。发展至今，学者卢永屹、王天芳、董湘玉、刘启泉、胡浩等均认为情志异常与气机不畅密不可分，医治当着眼于肝脏，以疏肝理气为主。根据兼夹证不同，又可分为肝郁脾虚及肝郁血虚两种常见证型。

1. 肝郁脾虚证 本证患者或素来喜躁易怒，或遇事不顺，情志不遂，郁怒伤肝，气机郁滞。《素问·经脉别论》："食气入胃，散精于肝，淫气于筋。"肝、脾两脏在生理功能方面是密切联系的，根据五行生克理论，肝居东方属木，主疏泄、藏血，脾居中央属土，主运化、统血，肝木条达是脾土健运的前提，然脾气实肝阴血方得以荣养。如唐容川《血证论》："木之性主乎疏泄，食气入胃，全赖肝木之气以疏泄之，水谷乃化，设肝之清阳不升，则不能疏泄水谷。"肝郁不舒，脾失健运，故本证抑郁症患者除见情志抑郁、喜叹气外，伴见纳呆、腹胀、恶心欲呕、反酸嗳气、乏力、大便黏腻不爽等脾虚见症，舌苔白腻，脉弦。

2. 肝郁血虚证 基于上述，肝气郁结，气机郁滞，脾失健运，升降失司，一方面，清气不升，水谷精微无法转化营阴，气血生化乏源；另一方面，浊气难降，积聚中焦，痰湿内生，痰浊日久化热耗伤阴血，致血虚更甚。营血亏少，心神失于荣养，则见心虚胆怯。《素问·灵兰秘典论》："心者君主之官也，神明出焉。"心主血脉，主管人的精气神，因"血脉和利，精神乃居"，血脉空虚，脉道失于和畅则精神失养，发为郁证。提示气血对于精神情绪的影响不可忽视，故言"血气者人之神，不可不谨养"。本证患者精神抑郁，可兼有贫血，兼症见精神恍惚、眩晕、不寐、多疑、易恐善惊等血虚心神失养、心虚胆怯的表现，其舌质淡、苔薄腻或兼黄，脉弦细。

基于肝脏象学的抑郁症诊疗思路

脏象学运用于疾病诊治的途径，是在了解各脏腑生理功能的基础上，通过对人体外在的能被察觉与感知的症状表现加以分析，从而推断其内在脏腑生理功能紊乱及活动规律改变的原因，据此对因治疗。郁证的独特之处在于，其以精神症状为主，与情绪因素密切相关，合并有多系统的躯体症状，但一般无明显器质性病变及明确的生理病理机制存在，故临床诊治有一定困难。

肝属木，肝气通于春，《素问·诊要经终论》"正月二月，天气始方，地气始发，人气在肝"，肝就好比初春时蓬勃生长的树木，升发辛散，向上向外舒展，充满生机，故曰肝主生发、主疏泄。肝脏作为人体精神活动的调节枢纽，肝气郁结，疏泄不及则见心境低落，易悲善哭；气机紊乱，清阳不升，脑窍失养，则见思维缓慢、记忆力减退、视物模糊等；因肝经循行环阴器一周，若肝气升发无权，则可见阳痿、早泄等性功能障碍及生殖系统疾病；"肝为罢极之本"，是人体抵抗疲劳的主力军，肝损魂伤则见倦怠；肝病及脾，脾土壅滞，故见纳呆、腹胀等脾胃相干症状；肝气不舒，气血失和则心神失荣，故见睡眠障碍。肝气辛散，喜条达而恶抑郁，治疗郁证之首当疏肝理气解郁，因此，治疗方面选用味辛性散的理气药、开郁药收效甚佳。

张仲景在《金匮要略》中记载不少关于情志疾病的治疗方法，首创和法，从其所创经方小柴胡汤、甘麦大枣汤、百合地黄汤、半夏厚朴汤、泻心汤、四逆散等可看出，仲景认为调理气机是治疗情志病的关键，这对后世医家治疗郁证有着深远影响，现今常用治疗郁证的方，如柴胡疏肝散、逍遥散、越鞠丸等均是在此基础上而立的。治疗郁证，古往今来不少医家主张"治郁当先理气"，方中多用香附、柴胡、陈皮、木香、青皮、枳实、沉香、乌药等疏肝理气药，兼用大枣、黄芪、当归等补虚药以益气健脾养血。郁证患者其病情受情绪刺激影响大，病程处于发作、进展期时配合心理疏导的同时应重用疏肝理气药，并根据病情轻重而适当加大剂量，另应根据其伴随症状，辨证投以补气健脾、养血安神之品。

近年来，涌现了不少文献研究资料支持以疏肝理气为根本治疗抑郁症可获良效。邓颖等随机对照临床试验中，纳入抑郁症患者 60 例，其中 30 例选用舒肝养心安神方口服治疗 8 周，总有效率高达 83.33%，所用药物主要为柴胡、郁金、百合、合欢皮、酸枣仁、远志、大枣、茯神；陈晓娟抑郁症中药治疗临床研究中，共纳入肝郁脾虚型患者 53 例，均以疏肝解郁、健脾和营为治法，给予香附、郁金、柴胡、茯苓、当归、陈皮等理气药物治疗 2 个疗程，疗效显著。得益于现今科学实验研究的发展，关于中药抗抑郁的作用机理研究也取得了可观进展。梁梅丽等采用 LC-MS 代谢组方法学，研究柴胡石油醚作用于抑郁症模型大鼠海马组织代谢轮廓的实验研究，柴胡治疗抑郁症机制可能为调节氨基酸、嘌呤代谢及三羧酸循环水平，改善抑郁状态；周湘乐等使用性温和不可预见性应激方法造模抑郁型大鼠后，给予百合地黄汤灌胃，通过对比研究发现百合地黄汤灌胃组大鼠治疗后血清 IL-1β 含量明显低于模型组，海马 5-HT 表达明显高于模型组，提出百合地黄汤抗抑郁作用机理之一为抑制血清 IL-1β 含量升高，提高海马 5-HT 表达水平。

通过对针刺治疗原发性抑郁症组方规律分析发现，肝经腧穴使用频次排第三，其中太冲穴选用频次居肝经穴位之首，因太冲为肝经输穴、原穴，是肝经气血留止之处，刺之可疏肝理气，畅情志。研究表明针刺太冲穴可使刺激循肝经上传至额叶，在额叶产生持续累积效应，从而起到调节情绪、改善认知、改善记忆力的作用。

随着社会科技的进步发展，人们承受来自生活工作的压力日益增大，这与抑郁症的发病率急剧增加不无关系。发展至今日，越来越多关于抑郁症患者自杀的报道，其中不乏高学历高素质人才，任何一条生命的离世都是应该被惋惜的，必须对此予以重视。抑郁症患者在经受低谷情绪折磨的同时，常合并有反应迟钝、注意力分散、记忆力下降、倦怠乏力、头晕、心悸、不寐、胁肋疼痛、腹胀、排便习惯改变等系统功能紊乱的症状，鉴于各项辅助检查结果一般无明显异常，临床诊断主要依据患者或家属提供的病史及各种抑郁量表测评。抑郁症的临床症状表现与中医学书籍中描述的郁证、百合病、脏躁等情志病症状如出一辙。中医对于郁证等情志病的治疗有着丰富的临床经验，从《内经》中大量关于肝脏象特点及其生理功能的阐述可知，肝与人的情绪密切相关，是人体调节情绪的枢纽，对于抑郁症的治疗起重要作用。后世医家从肝着手论治郁证等情志疾病多疗效显著。余蔓等基于《内经》并结合历代医家的观点，对肝脏的生理病理特点及其经脉循行进一步分析，结合抑郁症的临床特点，探讨肝脏象与抑郁症的关系，提出从肝论治抑郁症具有充分的中医理论基础知识支持，临证时当在辨证论治的基础上，充分发挥中医整体观，结合抑郁症的发病机理遣方用药，辨证取穴，从而提高临床疗效，为临床从肝论治抑郁症提供了重要的理论依据。

195　从肝脏象探讨习惯性肩关节脱位因机证治

　　肩关节是人体活动度最大的关节，同时也是最不稳定的关节，常因各种因素导致脱位。肩关节脱位是骨科临床中多见的关节损伤性疾病，严重影响患者的生活质量及身体健康。肩关节脱位的概率占到全身关节脱位概率的 45%～50%，若发病初期治疗不及时或治疗不当易造成习惯性肩关节脱位，严重影响患者的心理及身体健康。现代临床治疗中多采用手术的方式进行治疗，但手术治疗创伤大、花费高。

　　习惯性肩关节脱位属中医学"伤筋""骨错""脱位"等范畴。《仙授理伤续断秘方》："肩胛上出臼，肩骨脱臼，肩骨失落，臑骨突出，髑骨骱失，肩骨出髎，肩骱迭下。"由此可知，古代医家们对于肩关节脱位已早有研究，归属于"伤筋病""脱位病"的范畴并有形态学观察，且普遍认为与肝脏关系密切。以肝脏本体为中心的肝脏象理论作为中医脏象理论的核心内容之一，其理论内涵主要包括肝似楔形，分为两叶，居横膈之下上着脊之九椎下；肝官至将，主谋略，体阴而用阳；藏血而主疏泄；其在体合筋，在液为泪，在志为怒，开窍于目，与春气相通。从现代医学上看，肝脏象理论内涵覆盖了许多层面，肝脏作为合成机体所需营养物质及体液代谢循环的重要脏器，让物质在肝内得到新的分解和合成，去废存用，保留和合成新的有效成分，表现在"血气"成分的更新和作用的加强，为机体"罢极"提供新的物质基础，这是"肝藏血"的体现。肝脏参与机体的物质代谢、激素代谢、解毒及胆汁分泌，是身体的"代谢中枢"，也更好地诠释了"肝主疏泄"。另外肝脏在化生血液成分，以维持体内凝血、抗凝血协调平衡，防止出血等方面都发挥着重要作用。这些都是肝脏象理论内涵与现代生理学的相通之处。学者李伟杰等立足于中医经典及近现代文献，分析了"肝脏象"生理及病理变化与习惯性肩关节脱位的关系，以期对习惯性肩关节脱位的病机分析及治疗有所裨益。

肩关节稳定机制

　　肩关节稳定靠静力及动力两方面因素维持。动力因素包括肩袖组织及肱二头肌长头等肩关节周围的肌肉组织。静力因素包括韧带、肩关节面的几何形态、关节囊-盂唇复合体结构、关节腔内负压及肩肱平衡。由于肩胛盂小而浅，而肱骨头直径为肩胛盂前后径的 2 倍，且肩胛盂表面只有四分之一与肱骨头接触，故肩关节的骨性支持结构相对薄弱，而关节囊韧带及软组织在维持肩关节稳定中起着重要作用。因此韧带及软组织损伤也是导致肩关节结构不稳定的重要因素。这一点在中医学中也得到了证实。汉代许慎所著《说文解字》对筋的解释是"筋，肉之力也。从力、从肉、从行"。说明筋是包含肌肉、肌腱、韧带在内的附着于骨周围软组织的总称。筋附于骨而聚于关节。《风劳臌膈四大证治》："筋者，周布四肢百节，联络而束缚之。"《圣济总录·伤折门》："诸筋从骨……连续缠固，手所以能摄，足所以能步，凡厥运动，罔不顺从。"筋连接骨节肌肉，不仅加强了关节的稳固性，也在骨关节活动中起着重要作用，伤筋必及骨，筋伤而骨错，故曰"宗筋主束骨而利机关也""机关纵缓，筋脉不收，故四肢不用也"。

中医对肝脏象与习惯性肩关节脱位的认识

　　《周易》："易者，象也。象也者，像。"古人解之云肉眼所见或感官所知的万物之属性。肝象木，木曰"曲直"，曲直之象，即为肝之本象，"曲"之谓肝体柔而主藏血，"直"之谓肝用阳而主疏泄。肝主升发，具有促进元气生发和敷布的生理功能，若肝的生理功能异常，常乘脾、犯胃、冲心、侮肺、及肾，故曰肝为"万病之贼"，诸病皆从肝来，从肝论治。肝"在体合筋"，肝主全身之筋膜，肝主筋司运动，诸筋束骨利机关，肩关节习惯性脱位的发病与肝脏关系密切。《素问·五脏生成》："人卧血归于肝，肝受血而能视，足受血而能步，掌受血而能握，指受血而能摄。"肝藏血，并能根据人体生理需求调节血量，人体各个器官结构都离不开血液的濡养。《血证论》："以肝属木，木气冲和调达，不致郁，则血脏通畅。"气为血之帅，气行则血行，肝疏泄有度，则气机畅达，血脉畅通，气血调和，筋骨得以濡养而强健，使骨束于筋而不得错。"肝肾同源"，母子相生，肝藏血，肾藏精，肾精气化肝血，肝血滋养肾精，精血互化，共同濡养筋膜。"食气入胃，散精于肝，淫气于筋"，精血化生有赖于水谷精微的能量，而肝助脾运化水谷之精微以濡筋强骨。可见肝脏功能异常在肩关节习惯性脱位发病中起着重要作用，和调肝、脾、肾三脏，共奏强筋、壮骨之效，能有效预防肩关节习惯性脱位的发生。

基于肝脏象病理变化的习惯性肩关节脱位病机

1. 气顺则脉通，血畅则筋养 肝象木，"木曰敷和，其藏肝"(《素问·五常政大论》)。肝藏血主疏泄，肝主筋司运动，机体正常生命活动，筋骨的强健都与肝脏象密切相关。肝主疏泄这一生理功能首载于朱丹溪《格致余论》"主闭藏者肾也，司疏泄者肝也"。《素问·五常政大论》"敷和之纪，木德周行，阳舒阴布"，肝之疏泄，以气为用，疏泄五脏真气敷布周身，使气机升降出入条畅，气为血之帅，气畅则血行，气血充盈，筋骨得以濡养而强健。木不敷和，枢机不利，则心血不生，脾不能为胃行其津液，胆不能化相火，胃不能下降而收纳，肾无以藏精，肝失疏泄，营卫失和，筋脉失养，筋无能以束骨而导致脱位的发生。"客与脉中则气不随，故卒然而痛"(《素问·举痛论》)，另瘀血为有形之体，肝失疏泄，血瘀生而拘于脉，脉道不通，不通则痛，临床表现为习惯性肩关节脱位急性期疼痛。现代研究发现：关节脱位致血管破裂后在关节囊内、外形成的血肿，与疤痕组织填充于关节腔内，也是导致关节难以复位及日后发展为习惯性脱位的原因。肝主疏泄，调畅情志，情志舒畅亦是促进关节修复防止脱位的重要因素。于阿振等观察了系统化护理对复杂踝关节骨折脱位患者术后活动及恢复的影响，发现缓解患者压力，让患者感受关爱，保持心情愉悦，同时为患者提供温馨舒适的住院环境，使情志畅达，有助于缓解疼痛，提高治疗效果。肝疏泄有度，筋骨则刚，肝主疏泄在维持肩关节稳定方面显得尤为重要。

2. 水壮则木茂，木顺则水调 中医学认为"肝藏血""肾藏精""肝肾同源""精血同源"，肝肾关系密切。《灵枢·脉经》"肾足少阴之脉……其直者，从肾上贯肝膈"，肾乃肝之母，肝为肾之子，肝肾生理上相互联系；"肝之虚，肾水不能涵木而血少也"，可见肝肾在病理上相互影响。近现代的"肝肾同源"认为肝血滋养肾精，肾精气化肝血。张璐在《张氏医通》中提到"气不耗，归于肾而为精，精不泄，归精于肝而为血"；徐文弼指出"人身液化为血，血化为精"。精血互化，肝血充沛，疏泄有度，下输于肾，化精以藏之，肾精充盈，气化有度，上传于肝，化血以养之。肝血不足，精无以化，肾精亏虚，髓不得生而骨空骨不得束于筋而脱，又血不足，筋脉失养，筋不束骨，从而引起肩关节习惯性脱位。现代研究表明，中医学肝肾与下丘脑-垂体-胸腺/性腺/甲状腺轴均有潜在的联系，普遍认为"神经-内分泌-免疫网络"是"肝肾同源"的物质基础。李瀚旻等在此学说基础上通过动物实验研究证实了"下丘脑-垂体-肝轴"的存在，进而进一步丰富了"肝肾同源"的现代理论内涵。黄明建用滋补肝肾的肩关节复位汤治疗习惯性肩关节脱位，结果愈显率达到95.4%，效果明显，显著改善了患者的临床症状。

3. 土沃则木达，木盛则土丰 肝木克脾土，太过即乘，太弱侮，肝脾关系密切。肝有疏泄之功，脾有运化之能，肝疏泄有度，则脾运化有序，气血油然而生，脾协调发挥，共养四肢百骸。中焦脾土为后天之本，化水谷之所，生气血之源。所谓"土得木而达之"(《素问·宝命全形论》)，"木能疏土而脾滞以行"(《医碥》)，脾土运化收纳全赖肝气疏泄，肝对脾有制克生化之功，肝疏泄有度，气机升降枢化适宜，脾运健旺，生血有源，统摄有权，使肝有血可藏，百骸得养。"肝为木气，全赖土以滋培"(《医宗金鉴》)，肝疏泄功能正常也有赖于水谷精微的滋养。若脾气虚衰，水谷滞而不化，气血生化无源，肝疏泄失司或脾不统血，血过多，导致肝血不足，气日以衰，脉道不利，筋不得水谷气无以濡养，皆无气以生而不能束骨，发为"骨错"，故谓之"脾气虚则四肢不用"（《灵枢·本神》）。作为中医五脏之一的脾，不仅包含了现代医学脾的功能，还包含了胰腺、胃和大小肠的部分功能，参与人体的造血、储血、免疫等重要生命活动，肝脏功能受损，肝脾相克失衡，影响机体造血、物质代谢功能，使得破损的韧带修复缓慢甚至难以修复，导致习惯性肩关节脱位的发生。

肝郁血虚核心病机下的养血柔肝总则

习惯性肩关节脱位的主要病因为外伤伤筋，筋不束骨，或因久病耗气伤血，气血亏虚，脉道不利，筋失所养，瘀血内生，或因肝气郁结，肝失疏泄，气机升降出入逆乱，营卫失和，或因脾气虚衰，运化失司，气血化生无源，肝血不足，气日以衰，邪气盛而正气衰，使筋无所养，无以束骨，骨骼出臼。总之，肝气易滞，肝血易虚，习惯性肩关节脱位主要以肝郁血虚为主，治疗上当从肝论治，在兼顾他脏时，主用养血柔肝之法。

1. 肝为刚脏，宜柔宜舒 肝为刚脏，以血为体，以气为用，体阴而用阳，其气主动主升，喜条达而恶抑郁。肝体属阴，赖之阴精以涵，故得充盈，如《素问·灵兰秘典论》："肝者，将军之官，谋虑出焉。"肝作为"将军"，刚正不阿，有勇有谋，平定祸乱，方能四海平安。肝功能正常时，可抵御外邪，护机体为安，若肝失条达，阴不足而阳暴亢，刚柔不济，常延及他脏，乘脾、犯胃、冲心、侮肺、及肾，一身而为病也。故治疗上应根据肝为刚脏的特性，宜柔宜舒，酸甘以养阴，辛散以清阳，当如《临证指南医案·胁痛》所述："《内经》肝病不越三法：辛散以理肝，酸泄以体肝，甘缓以益肝。宜辛甘温润之补，盖肝为刚脏，必柔以济之，自臻效验耳。"

2. 见肝之病，知肝传脾，当先实脾 《金匮要略·脏腑经络先后病脉证》："夫治未病者，见肝之病，知肝传脾，当先实脾，四季脾旺不受邪，即勿补之。"析其中之意，盖肝为藏血之脏主疏泄，脾为统血之脏主运化，二脏生理互相联系；肝失疏泄可致脾滞失运，脾气虚衰也可影响肝疏泄之功，二脏病理上相互影响。《杏轩医案辑录》："木虽生于水，然江河湖海无土之处，则无木生。是故树木之枝叶萎悴，必由土气之衰，故培其土，则根本坚固，津液上升，布达周流，木欣欣向荣矣。"脾气健旺，生血有源，统摄有权，肝有血可藏，疏泄得当，实正气以养周身，故不为病也。临床上裴正学用"培土荣木"法治疗肝郁脾虚型胆囊术后综合征，使脾气健旺，则木不乘土，肝气自疏，肝脾调和，气机通畅，获得良效。鉴于肝脾生理病理联系，若遇中气不旺，饮食少进者，当"培土荣木"，治肝实脾。气之源头在乎脾，气能生血，故健脾能使后天固，气血旺。临床常用黄芪、党参、白术、山药固后天之本，益气健脾以生血，气血调和，筋骨则刚。

3. 乙癸同源，肝肾共治 《症因脉治》："肝主疏泄，肾主开阖，肝之真阳虚，则施泄无权；肾之真阳虚，则关门不利，此聚水生病，而小便不利之因也……乙癸同源，肝肾同治，以《金匮》肾气丸、八味丸主之。"肝藏血，肝血充足，助肾化精；肾藏精，肾精充盈，化血养肝。如《医宗必读》："补肾即所以补肝。"滋养肾精即为资助肾之阴阳，肾阳温肝阳，肾阴滋肝阴，肝木敷荣，血充气畅，筋脉得以濡养。研究发现柴黄益肾颗粒在减轻大鼠肾损伤的同时，还可治疗肝损伤。左归丸亦有促进肝组织再生的作用。故鉴于"肝肾同源"，真水不足者，或阴中求阳，或阳中求阴，总应"滋水涵木"，肝肾同治。血之源头在乎肾，精血互化，补益肾精，精髓满而血化有源，临床常用补骨脂、狗脊、制何首乌、女贞子以补先天之精，阿胶益髓，精髓满而气血生，筋脉养而骨骼强。

4. 治病求本，养血柔肝 "肝气衰，筋不能动"，肝主筋，筋束骨，筋依赖肝血的濡养。习惯性肩关节脱位，究其本源，应是肝血不足，肝疏泄功能失常，水谷精微不能布散，筋不得濡养，不能束骨，骨发为骨错。张小丽等通过实验研究证实了"养血柔肝"法可以保护肝细胞、改善肝功能。肝功能正常，肝司疏泄，使滞肝之气调达顺畅，肝藏血充沛，使血运有常，营卫荣和，筋有所养，筋强骨壮，患病之所健运如常，正所谓治病求本，养血柔肝。

验案举隅

患者，女，43 岁，2018 年 5 月 10 日初诊。主诉左肩部肿痛，活动受限 1 h 余。患者自诉习惯性肩关节脱位病史 5 年余，平素偶感眩晕，食纳欠佳，面色萎黄，神疲乏力，腰膝酸软，月经不规律，色淡量少。因肩关节脱位反复发作，患者精神负担较重，心理压力大，双眼干涩，情绪易紧张。二便可，舌淡，苔薄白，脉弦细。体格检查：左肩部活动受限，关节盂空虚，搭肩实验（＋）。西医诊断为习惯性肩关节脱位；中医诊断为脱位病（肝血亏虚）。予以肩关节手法复位后，肘关节屈曲 90°，前臂吊带固定于胸前。治以疏肝解郁，健脾养血，方选肩关节脱位汤化裁。

处方：制何首乌 30 g，女贞子 30 g，枸杞子 30 g，狗脊 30 g，桃仁 15 g，红花 15 g，麸炒白术 30 g，茯苓 15 g，当归 20 g，熟地黄 30 g，黄芪 60 g，阿胶 30 g，鸡血藤 30 g，吴茱萸 30 g，山药 30 g，薏苡仁 30 g，巴戟天 20 g，枳壳 20 g，姜黄 30 g，升麻 30 g，补骨脂 20 g，海螵蛸 30 g，蒲公英 30 g，鱼腥草 30 g，延胡索 20 g，甘草 6 g。7 剂，每 2 日 1 剂，水煎 2 次后混匀，分 4 次早晚温服，月经期需暂停服药。

二诊（2018 年 5 月 25 日）：半个月来肩关节无脱位发生，乏力、食少症状改善，精神较前好转，二便调，舌淡，苔薄白，脉细数。上方去桃仁、红花，加党参 30 g，红参 10 g。9 剂，月经期需暂停服药。患肢继续悬吊胸前，嘱其畅情志，行腕关节功能锻炼。

三诊（2018 年 6 月 5 日）：患者服药期间无脱位发生，食少、乏力、腰酸症状基本消失，月经规律，色红，经量适中，舌淡红，苔薄白，脉细数。复诊方药继服 2 个月，月经期暂停服用。患肢继续悬吊 1 个月，1 个月后去外固定，行肩关节功能锻炼，随访 1 年无肩关节脱位现象发生。

按语：此例患者因肩关节脱位时常发生，精神负担重加之久病体虚，正气虚衰，致习惯性脱位。结合患者舌脉，情绪易紧张，辨证为肝血亏虚证。肝血亏虚，精无以化，肾精亏虚，日久及脾，脾气虚衰，无以化生气血，加之肝失疏泄，脉道不利，使患所筋失濡养，无以束骨，发为本病。治宜疏肝解郁，健脾养血，方选肩关节复位汤加减内服。初诊方中制何首乌、枸杞子、狗脊、巴戟天、补骨脂为君药，共奏滋补肝肾、强筋壮骨之效，肝血充沛，肾精充盈，使筋强而骨壮；女贞子、鸡血藤、熟地黄共取"阴中求阳，益精血"之义以补肝肾之阴；当归、阿胶补血养血，养阴柔肝；黄芪、白术、茯苓、薏苡仁、山药健脾补中益气，为臣药，大补脾之元气，以资生血之源，气血充盈而精微盛，筋骨得以濡养而强健，使骨束于筋而不得错；枳壳破气消积，通利关节，配以桃仁、红花、延胡索活血化瘀，吴茱萸舒筋活络，姜黄、海螵蛸行气止痛，鱼腥草、蒲公英消肿解毒，升麻升阳，诸药总起活血化瘀，舒筋通络，共为佐药，气血相因，血以载气，气机畅达，血脉畅通，使正气盛又营卫合；甘草为使药，调和诸药，甘草配白芍，二者共奏酸甘化阴，缓急止痛之功。二诊时瘀血除，故去桃仁、红花，加用党参、红参，强其补中益气之效。诸药水煎服，煎煮 2 次后混匀。每 2 日 1 剂，早晚温服共 4 次，以免大剂攻击过当之虞。辨证施治，阴阳并补，获得良效。

习惯性肩关节脱位主要是由于肩关节周围韧带及软组织损伤造成的一种习惯性脱位病，辨证施治是治疗的关键，久病体虚，气日以衰引起肝血不足，导致肝脏疏泄及藏血功能异常，血虚不能濡养筋膜；肝失疏泄，则气机不畅，脉道不利，筋无所养，都易导致习惯性肩关节脱位的发生。近年来亦有学者使用手法复位配合养血柔肝法治疗习惯性肩关节脱位，亦取得良好的效果。中医治疗习惯性肩关节脱位有独特的优势，临床治疗应辨证论治，析其病因病机，才能更好地选方医治，取得理想的效果。

196　从肝脾辨治慢性疲劳综合征

　　慢性疲劳综合征（CFS）是一种以慢性或反复发作的极度疲劳且持续至少半年以上为突出表现的一组症候群。因 CFS 西医发病机制不明确，故临床除服用舍曲林、帕罗西汀等药物治疗外，治疗主要依靠心理及生活方式干预措施，如改善睡眠质量、心理治疗、运动疗法、改变饮食习惯、补充营养素、氧气疗法等。中医学中无 CFS 病名，但疲劳作为中医临床中常见的症状，常被描述为"倦怠""懈怠""懈惰""身重""四肢劳倦""四肢不举""四肢不欲动"等，属于"虚劳""郁证"的范畴，与 CFS 的临床表现非常相似。中医在传统中医理论指导下，结合现代医学的认识，运用中医诊治手段，进行了大量的关于 CFS 的临床研究和机理探讨，积累了较丰富的经验，学者朱玲对此做了梳理归纳。

CFS 西医学发病机制

　　现代医学认为 CFS 病因分为感染因素和非感染因素。常见的感染因素为 EB 病毒、人类疱疹病毒和细小病毒、流感病毒等；非感染因素包括心理因素、疲劳毒素、免疫功能失调、遗传因素和营养缺乏等，其中心理因素和免疫功能失调是公认的最重要因素。CFS 无特异实验室检查，许多症状是精神和心理性的，如睡眠、注意、记忆、情绪等，这些都必须通过患者的自我报告或精神、心理评分表加以诊断。袁萍对 202 例 CFS 患者进行了调查，结果显示，职业压力、学习压力和社会压力是 CFS 的主要影响因素，其中学习压力的影响力最大。倉恒弘彦等对 71 名 CFS 患者和 223 名对照者利用"社会再适应评价量表"（Holmes）进行了问卷调查，评估其"负性事件应激值"，该研究表明，CFS 的发病与应激具有相关性。许多研究者提出 CFS 发病与免疫功能失调有关。Kavelaars 等指出慢性疲劳综合征是一种神经内分泌-免疫系统调节失衡性疾病。抗原持续刺激理论认为，机体在抗原持续刺激下作出长期恒定的免疫反应。这种反应在导致 CFS 抗原消除后仍然保持，产生高水平炎症递质及细胞因子，如白细胞介素、干扰素等而引发 CFS。

CFS 中医学病因病机

　　中医学认为，CFS 发病与五脏皆有关系，其中与肝脾的关系最为密切。葛晓舒等对历代医家以疲劳典型症状的方剂进行总结后发现针对脾虚型的方剂所占比例最大。季绍良等认为随着时代的发展，由于竞争的增强，生活的紧张，肝脏功能失调在疾病的发生、发展过程中占据了越来越重要的地位。朱玲在临床中也发现肝郁脾虚型的 CFS 患者在临床最为常见。

　　1. 脾脏与 CFS 的关系　脾主四肢，倦怠与脾的关系最密切。《素问·太阴阳明论》："今脾病不能为胃行其津液，四支不得禀水谷气，气日以衰，脉道不利，筋骨肌肉，皆无气以生，故不用焉。"脾的功能低下，则表现为四肢困倦、乏力。CFS 的典型症状是持续或反复发作的严重疲劳。姜礼在《风劳臌膈四大证治·虚劳》指出脾虚所致"脾劳"，典型症状是倦怠兼发热。也与 CFS 长期低热的症状相符。脾虚则气血化源不足，内不能调和五脏，外不能洒陈于营卫经络，经脉肌肉失养，则肌痛。

　　脾虚最常见的原因是劳力太过和饮食不调，劳力太过损耗机体正气而致脾虚。饮食不节暴饮暴食，饥饱失调，偏食嗜饮，都可损伤脾胃，日久则脾胃衰弱。隋代巢元方《诸病源候论》"大饱伤脾，脾伤，善噫，欲卧，面黄"，现代社会人们由于工作原因饮食无规律或者常进食过多膏粱厚味而致脾伤。

另外，劳神过度同样可导致脾虚而产生疲劳。《灵枢·大惑论》"故神劳则魂魄散、志意乱"。《灵枢·本神》"脾愁忧而不解则伤意，意伤则挽乱，四肢不举"。即七情变动，影响到脾、肝、肾等脏器的功能活动，从而产生疲劳，忧思多兼见，所以心脾易并伤。出现记忆力下降或注意力难以集中的表现。《景岳全书·杂证谟·虚损》认为，"思之不已，则劳伤在脾"。CFS 在接受过良好教育、经济收入中等水平以上的脑力劳动人群中发病率更高，例如从事电脑软件开发、财务人员、科研、金融等工作者。

故而张景岳将脾虚的原因总结为劳倦和劳神，《景岳全书·杂证谟·劳倦内伤》："盖脾胃之伤于外者，惟劳倦最能伤脾，脾伤则表里相通而胃受其困者为甚；脾胃之伤于内者惟思忧忿怒最为伤心，心伤则母子相关而化源隔绝者为甚，此脾胃之伤于劳倦情志者较之饮食寒著为更多也。"

治疗方面，常用人参、黄芪、灵芝、黄精、茯苓、白术等益气健脾。李东垣认为脾虚怠惰根本原因在血虚脾弱，是热伤元气的结果，创立了甘温除热的补中益气汤，调补脾胃，升阳益气，是现在临床治疗 CFS 低热症状最常用的经典方剂。徐太九运用归脾汤治疗 CFS 也取得了良好的疗效。

2. 肝脏与 CFS 的关系　疲劳与肝亦有着密切的关系。《素问·不从容论》："肝虚、肾虚、脾虚，皆令人体重烦冤。"《素问·六节脏象论》："肝木受邪……肃杀而盛，则体重而烦冤。"肝为"罢极之本"，肝主筋，因此肝对于肢体的运动、肌肉的力量，都有着主管作用。《类经·脏象类》："人之运动，由于筋力，运动过劳，筋必罢极。"在肝脏功能异常时自然会出现疲倦乏力、运动减少等疲劳症状。说明肝功能失调是产生疲劳的重要原因。

肝主疏泄有调畅情志的功能，正常的情志活动，主要依赖于气血的正常运行，情志异常对机体生理活动的重要影响，也在于干扰正常的气血运行。肝的疏泄功能在减退持久的情志异常的情况下，则肝气郁结，心情易于抑郁，稍受刺激即抑郁难解。反之在反复的持久的情志异常情况下，亦会影响肝的疏泄功能，而导致肝气郁结，而出现喜太息，情志抑郁易怒等症状。《类经·脏象类》"怒不知节，则劳伤在肝"。

《理虚元鉴·知节》也指出虚劳之人其性情多有偏重之处，治疗还需因情制宜，自悟自解。CFS 多数表现在心情抑郁，常出现情绪不稳，焦虑不安，思绪混乱，注意力不能集中，烦躁易怒等，严重者可诊断为不同程度的抑郁症。

季绍良认为 CFS 的病机关键在于不良的精神情绪刺激，不合理的生活方式以及脑力、体力活动过度等原因作用之下，影响肝的疏泄，进而消耗肝气，形成肝气虚证。肝气一虚，则疏泄无力，不能主筋、藏血，因此产生以显著疲劳为主的一系列症状，导致 CFS 的发生。张翠珍关于 CFS 发病因素的研究表明心理应激指数高、情绪低落反映在中医证候上则主要是肝郁气滞。目前国外研究也指出 CFS 与精神应激的关系主要因为过度应激是导致神经-内分泌-免疫网络紊乱的直接原因，而目前认为 CFS 发病机制主要是紊乱的神经-内分泌-免疫网络所致，另外也与人们生活的社会环境处处存在压力与竞争，面临的应激因素较多，应激水平较高而难以适应，人们的情绪反应或应对方式表现消极有关。由此可见，现代慢性疲劳的首要原因不是体力劳动所致，而是脑力劳动过度和精神心理的紧张，其次是环境污染和不良生活习惯。

肝郁型的 CFS 治疗时以疏肝养肝为主，常用柴胡、合欢皮、郁金、佛手、香橼、陈皮等药物。

3. 肝脾与 CFS 的关系　中医脏象学认为五脏之间并非独立而是相互关联。《素问·五脏生成》："脾，其主肝也。"这里所说的"主"，实际上即是指制约，也即是相克，"制则生化"，脾主土，而制于肝木，故肝为脾之主。肝藏血而主疏泄，脾统血、主运化而为气血化生之源。肝脾两脏的关系，首先在于肝的疏泄功能和脾的运化功能之间的影响。脾的运化，有赖于肝的疏泄，若肝失疏泄，就会影响脾的运化功能，从而引起"肝脾不和"的表现，称为"木旺乘土"。《素问·宝命全形论》："土得木而达。"《血证论》："木之性主于疏泄，食气入胃，全赖肝木之气以疏泄之，而水谷乃化；设肝之清阳不升，则不能疏泄水谷。"肝主疏泄，促进脾胃运化功能。肝的疏泄功能正常，是脾胃正常升降的重要条件。因此过度劳神劳力、饮食不节、情志郁结可导致肝的疏泄功能和脾之运化功能失调，临床表现为肝气郁滞，脾气虚弱的一系列证候。目前多数研究认为 CFS 是以精神、情绪刺激，不良生活习惯，脑力、体力活动过度为刺激源，导致人体神经、内分泌、免疫诸系统的调节失常，最终表现以疲劳为主的机体多种组织、器官功能紊乱的非特异性的综合征。

因此治疗上须兼顾二脏，肝脾同治。成方常用逍遥丸，健脾疏肝。王天芳等拟消疲怡神口服液治疗肝郁脾虚型CFS患者，方用人参、枳壳、黄芪、柴胡等药补脾调肝，患者NK细胞活性和免疫球蛋白含量显著上升，症状明显改善，疲劳、抑郁、焦虑量表的分值明显下降。自拟"消疲汤"治疗CFS患者症状明显改善。方中黄芪益气为君，人参、灵芝、白术健脾益气，当归、白芍补血为臣，陈皮、玫瑰花、合欢皮、郁金疏肝解郁为佐。全方振奋阳气，益气养血，改善气虚乏力、神疲体倦、腰膝酸软等症状；理气和中，疏肝解郁，可缓解健忘，心胸烦闷及其他抑郁症状。

验案举隅

患者，女，45岁，公司职员。患者以反复发作乏力半年，加重1周就诊。查体及各项理化检查均正常，排除抑郁焦虑症。患者就诊前曾以营养神经和活血通络的药物治疗，病情未缓解，且逐渐加重。刻下：患者双下肢无力，行走困难，少气懒言，心悸、烦躁，夜寐不安，舌淡苔薄白脉细。西医诊断为CFS；中医辨为脾虚肝郁证；予以益气养血、消疲解郁法治疗。

处方：人参10 g，灵芝10 g，黄芪30 g，白术10 g，陈皮10 g，当归10 g，白芍10 g，玫瑰花10 g，合欢皮30 g，郁金10 g。7剂，每日1剂，水煎分2次服。

二诊：下肢无力较前好转，可自行在屋中活动，夜间睡眠时间延长，多梦，时有心悸烦躁，舌淡苔薄白脉细。上方加远志10 g，醋柴胡10 g。7剂。

三诊：气短乏力明显好转，可在屋中活动，烦躁较前好转，偶有心悸，舌淡苔薄，脉细。上方去远志、玫瑰花，加五味子10 g，黄精20 g。7剂。服药后患者症状消失。

197 从肝脾肾辨治过敏性紫癜肾炎

过敏性紫癜（HSP）是一种以坏死性小血管炎为基本病变的免疫性疾病，主要表现为皮肤紫癜、腹痛、关节痛及肾脏损害，其肾脏损害称为过敏性紫癜性肾炎（HSPN），亦称之为肾型紫癜，发生率约 20%～60%，可在任何年龄段发病，以儿童为主，但成人并不少见，占成人继发性肾病的第二位，约有 15%～20% 的 HSPN 可能发展为慢性肾衰竭。目前，西医对于本病的治疗多根据患者病情轻重程度，选择性应用糖皮质激素、免疫抑制剂、血管紧张素转换酶抑制剂和血管紧张素受体拮抗剂及抗凝、利尿消肿等对症治疗，甚至肾脏替代治疗。

中医无 HSPN 病名，根据其临床表现可归属于中医学"紫斑""衄血""尿血""尿浊""葡萄疫"等范畴，总属本虚标实之证。国医大师郑新认为，该病以肺脾肾亏虚为本，风湿热毒虚致瘀为标。临床治疗时，多根据其病因病机采用辨证分型及专法论治，取得了较好的临床疗效。而肝脾肾三脏功能失调在紫癜性肾炎发病中后期也起到了至关重要的作用，学者李小艳等从肝主藏血、疏泄功能失和，脾主运化、统血功能失职，肾主封藏、主水功能失司三大方面进行了阐述。

病因病机

1. 肝主藏血，疏泄功能失和 肝主藏血，属阴，主疏泄，属阳，故肝"体阴而用阳"，二者相辅相成，共同起到调节血量、贮藏血液的作用，从而维持机体的阴阳平衡。《灵枢·本脏》："人之血气精神者，所以奉生而周于性命者也。"《血证论·脏腑病机论》："肝属木，木气冲和调达，不致郁遏，则血脉通畅。"肝的疏泄和藏血功能是相辅相成、相互为用的。肝主疏泄和藏血关系正常则气血调和，阴阳平衡，若肝主疏泄、主藏血功能失调，则百病丛生。若人体情志不和或他病及肝，导致肝气郁结、疏泄失职，肝藏血功能受损，则血和津液的功能受到影响。元代朱丹溪云："人生诸病，多生于郁……六郁之中，气郁为先，气郁一成，诸郁遂生。"《金匮钩玄·六郁》："气血冲和，万病不生，一有怫郁，诸病生焉。"其都体现了情志因素对气血功能调和的重要影响。

对于紫癜性肾炎患儿，若家长教育方式不合理或患儿所求不遂等易造成情绪异常，如《万氏家传幼科发挥》："儿性执拗，凡平日亲爱之人，玩弄之物，不可失也；求人不得则怒，怒则伤肝，啼哭不止……客忤成病也。"成人患者多由于工作生活压力大、同事关系不和等，致情志不畅、肝气郁结，肝脏疏泄功能失职，进而影响肝藏血功能，致使血不循经、溢出脉外而出现皮肤紫癜；而气能载血、血能载气，血不循经的同时，也会引起气的运行不畅，气血不调，导致患者全身气机紊乱，则进一步加重病情。

2. 脾主运化，统血功能失职 中医学认为，脾胃为后天之本，脾主运化、主统血。脾主运化包括运化水谷精微和运化水液两方面。《素问·太阴阳明论》："今脾病不能为胃行其津液，四肢不得禀水谷气，气日以衰，脉道不利，筋骨肌肉，皆无气以生，故不用焉……土者生万物而法天地。"《素问·经脉别论》："饮入于胃，游溢精气，上输于脾，脾气散精，上归于肺。"体现了脾主运化功能正常的重要性。脾主统血，指脾有统摄血液在经脉中运行，防止其溢出脉外的功能，如清代沈明宗《张仲景金匮要略》："五脏六腑之血，全赖脾气统摄。"《难经·四十二难》："脾裹血，温五脏。"体现了脾主统血功能正常的重要性。

西医治疗 HSPN 时，多口服激素或免疫抑制剂，易造成胃肠道不良反应，而中医认为，此类药物多苦寒伤胃，加之患者饮食上要求严格，需限制海鲜、低盐低脂清淡饮食等，致使脾胃之气受损，气血亏虚，运化水谷精微的功能下降，出现乏力、腹胀痛、食欲减退等不适症状；脾不统血，血溢脉外可见紫斑、血便；也可因脾胃之气虚弱而变生他病，正如李东垣《脾胃论》："百病皆由脾胃衰而生也。"由于脾位于中焦，又主运化水液，《素问·至真要大论》："诸湿肿满，皆属于脾。"故脾气虚，水液代谢障碍，不能将吸收的水谷精微向上、向下输布至肺和肾脏经代谢排出体外，故可见四肢、躯干甚至脏器水肿。而水液代谢障碍衍生出新的病理产物——湿邪，湿邪胶着，会进一步加重脾气虚损，使疾病缠绵难愈。

3. 肾主封藏，主水功能失司　中医学认为，肾为先天之本，肾主封藏、主水。《素问·六节脏象论》："肾者，主蛰，封藏之本，精之处也。"《素问·上古天真论》："肾者主水，受五脏六腑之精而藏之。"说明肾的封藏功能与精微物质的关系。《素问·水热穴论》："肾者，胃之关也，关门不利，故聚水而从其类也，上下溢于皮肤，故为胕肿。胕肿者，聚水而生病也。"体现了肾气在调节机体水液代谢方面的重要作用，所以说肾主水。而肾司开阖，若肾气虚，开阖失度，则会引起水液代谢紊乱。

紫癜性肾炎患者初期因感受外来邪气，风热相搏，郁而化热、迫血妄行，外溢肌肤而发红斑，早期一般较少侵及肾脏；若病情进一步发展，邪气入里化热，热灼营血，伤及肾络，可见紫斑、尿血；病久肾气虚，可见腰酸痛；肾虚则藏精功能减退，精关不固则精微物质外泄而见蛋白尿，如《诸病源候论》："劳伤肾虚，不能藏于精，故因小便而精微出也。"肾气虚，则肾主司和调节全身水液代谢的功能减退，肾失开阖与脾失运化一起，水湿浊毒内停而发全身水肿；肾阳虚则畏寒、怕冷；肾阴虚则头晕耳鸣、盗汗、脱发、五心烦热、多梦。若肾气不复，则疾病久治不愈。

肝脾肾三脏功能失调在 HSPN 发病过程中是相互影响、相互转化的，肝肾同源，肝藏血，肾藏精，肾为先天之本，脾胃为后天之本，五行中肝属木，脾属土，肾属水，而木克土，土克水，水生木，其中任何一脏功能失调，久治不愈，必会影响其他两脏功能的正常运行，进而导致全身气机紊乱，疾病久治不愈。

辨证论治

1. 从肝——疏理肝气，调畅气血　对于肝气郁结明显的患者，治疗时应注重疏理肝气、调畅气血，方用柴胡疏肝散或逍遥散加减，多用养血柔肝之品，如柴胡、白芍、香附、陈皮、当归、川芎、白术、茯苓等，以奏疏肝理气之效。患者家属和医生应多鼓励患者，尽量避免指责其行为方式等，同时，患者也要保持情绪稳定，树立战胜疾病的信心和勇气，积极配合治疗。

2. 从脾——健脾益气，利水消肿　对于脾胃虚弱的患者，治疗时应注重健脾益气、利水消肿，常以参苓白术散为基础方加减。王自敏认为，应首先考虑患者脾胃虚实，只有脾气健运，脏腑气血才能充足，选方用药时需注意伐而不伤正气，补而不碍脾胃。若患者久病体虚，用药宜轻，可用黄芪、党参、山药、白术等先恢复脾胃之气，再辅以陈皮、半夏、砂仁等和降胃气，以防补益之品滋碍脾胃，从而使中焦气机调和，脾胃和则病自祛。对于水肿较重者，应注意在健脾益气用药基础上，加利水、渗湿之品，如茯苓、泽泻、滑石、白茅根、薏苡仁、白术、桂枝、通草等。患者在遵医嘱服药的同时，也应做到合理饮食、合理作息，养成良好的生活、饮食习惯以固护脾胃之气。

3. 从肾——补肾益气，收敛固涩　对于肾气虚的患者，治疗时应注重补肾益气、收敛固涩。在应用补气药的基础上，常加收敛固涩药，如芡实、金樱子、益智、五味子、桑螵蛸等。早期治疗时，应加入清热凉血之品，并防苦寒之品伤津耗液，如柴胡、生地黄、黄芩、金银花、连翘、紫草、蒲公英等。后期虽紫癜消退，但肾气未复，偏气阴两虚者，可予生地黄、牡丹皮、白芍、墨旱莲、酒女贞子等清营分之热，黄芪、枸杞子、菟丝子、金樱子、莲子等固护阴液，同时增强患者免疫功能；偏阳虚水泛者，可以真武汤加减，常加黄芪、太子参、白术、茯苓、山药、枸杞子、菟丝子、淫羊藿、巴戟天等补肾益气温阳。普遍认为瘀血是贯穿该病始终的病理因素，可适当辅以丹参、鸡血藤、红花、赤芍、益母草等活血化瘀药物以活血化瘀，改善肾脏循环。

肝脾肾三脏功能失调在 HSPN 中后期发病过程中起着至关重要的作用，本文主要从肝主藏血、疏泄功能失和，脾主运化、统血功能失职，肾主封藏、主水功能失司三大方面分别论述了肝脾肾三脏在 HSPN 发病过程中所起的作用，治疗时从肝脾肾三脏出发，注重疏理肝气、调和脾胃、补肾涩精，不仅可改善患者临床不适症状、缓解病情，还可减轻西药带来的不良反应，促进疾病向愈。

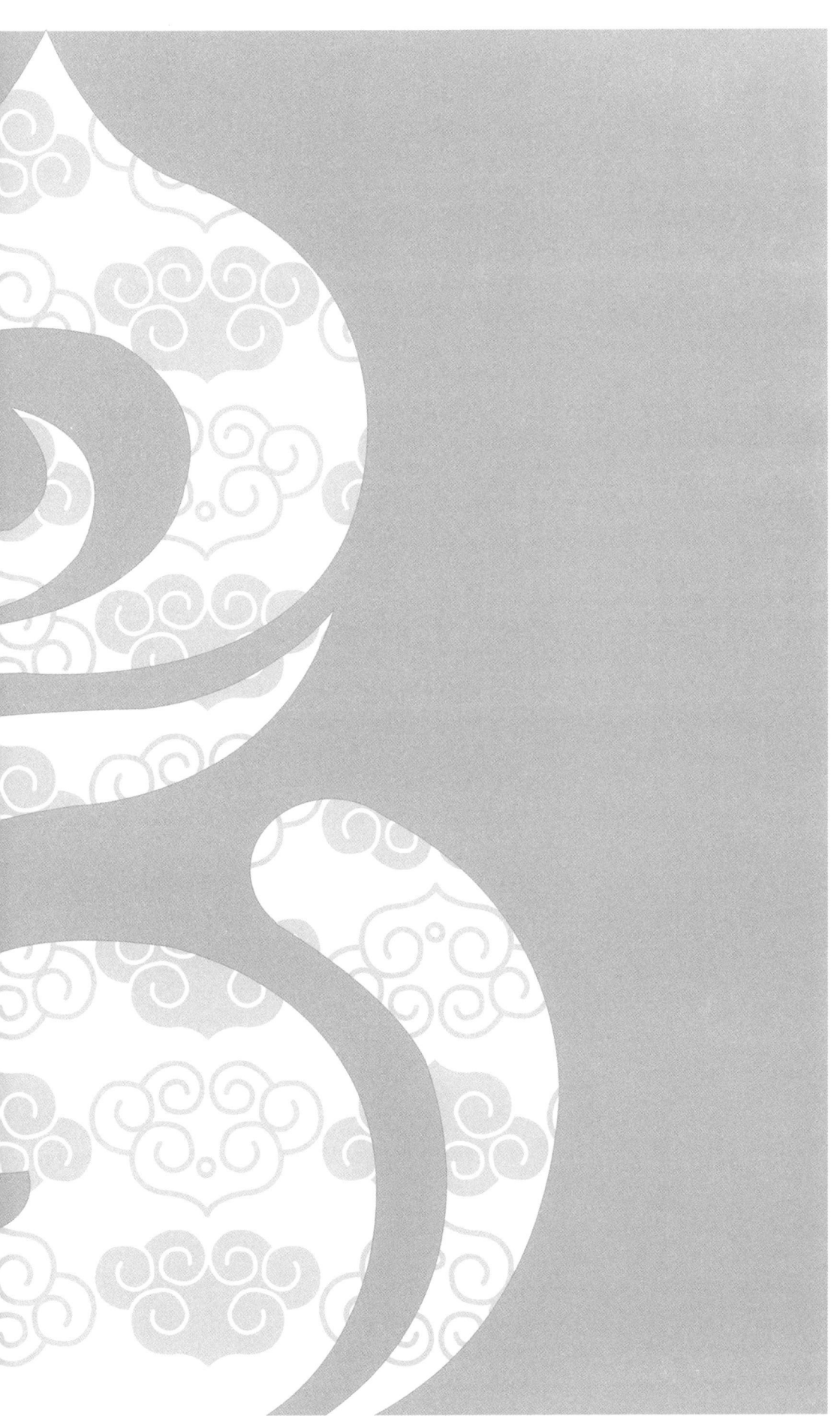

第四篇　脾之脏象与病症辨治

198 《内经》脾脏象理论及构建思维方法

成书于西汉中晚期的《内经》，为"医家之宗""中医学术之源"，《内经》从脾的生理功能、脾之外象、脾的生理特性三个方面，初步勾画出了脾脏居于内，脾象现于外的脾脏象理论体系，为中医脾胃理论之渊薮。而开展《内经》脾脏象理论的研究，对其经文的阐释，不但要知其然，还要知其所以然，这样才会深刻领悟中医理论的认知思维模式，感知中医对生命的认知，以寻找到中医理论的创新之源。故思考《内经》脾脏象理论形成的社会、文化、哲学背景及其构建思维方法，这对于中医学术的继承、发展和创新，具有高屋建瓴的提升和一叶知秋的重要指导意义。学者唐元瑜等对《内经》脾脏象理论及其构建思维方法做了探析。

脾的生理功能

社会，是中医理论形成的重要学术背景和影响因素之一。《内经》成书于封建君主帝王专制的等级社会，君主至上为天，臣民卑下为地的官宦制，深刻影响了中医理论的形成。

如《素问遗篇·刺法论》借鉴古代封建官衔制，采用"取象比类"思维方法，提出"脾者，谏议之官，知周出焉"。《说文》徐注："谏者，多别善恶以陈于君。"类比于人体，则人之形、神、时、病的寒热虚实、盛衰变化，均需由居于中焦的脾脏来调平致和，即脾具有调衡的重要作用。此外，《素问·六节脏象论》《灵枢·本神》《素问·太阴阳明论》还分别提出了"脾者，仓廪之本，营之居也""脾藏营，营出中焦""脾为胃行其津液也""饮入于胃，游溢精气，上输于脾，脾气散精，上归于肺"，明确脾是饮食物消化的主导，能化生气血，转输布散水谷精微，为人体气血化生之源。需要指出的是，"脾藏营"的"藏"，有封藏、统摄，固摄之意，故"脾藏营"还有脾能统摄血液，保证血液在脉道中循环无端，不逸出脉外，即脾具有统血、摄血的功能。

故借鉴古代封建官衔制，采用取象比类思维方法，《内经》构建了脾具有调平致和，化生气血，统摄血液，布散精微的重要作用，为人体气血化生之重要源泉。

脾之外象

《内经》时代，先秦诸子百家争鸣，百花齐放，文化思想欣欣向荣，以儒道释为主流的先秦文化在世界观和方法论上具有一定的先进性。中医学在其发生过程中，吸收先秦诸子思想，将其融入中医理论，变为自己的血脉基因，因此先秦文化也就成为中医理论形成的重要来源之一。其中，道家"天人合一""同源同道""道法于自然"的道气论思想也影响和渗透到了中医学。而《内经》则采用取象比类、司外揣内思维方法，结合长期的、宏观的临床医疗实践，以及对生产生活的观察体验，初步构建藏于体内的脾脏与表现于外的脾之征象相通应的脾脏象理论基本框架。

如《素问·六节脏象论》："脾者……其华在唇四白，其充在肌，此至阴之类，通于土气。"《素问·阴阳应象大论》《素问·痿论》《素问·平人气象论》亦云"脾生肉""脾主身之肌肉""脾藏肌肉之气也"，即脾所藏精气之荣华主要集中反映在体表的唇四白，肌肉则是脾脏功能活动的外在表象，所以藏于体内的脾脏与现于外的口唇、肌肉密切相关联。需要指出的是，脾所藏脾气，充满活力，全身无处不到，其则可到达人体最远端的四肢末，《素问·太阴阳明论》就从生理、病理正反两个方面论证了脾与四肢肌肉的联系："脾主四肢肌肉""脾病而四支不用"，所以全身肌肉，尤其是四肢肌肉的丰满壮实是脾脏功能正常的重要外在表象，亦是脾功能健全的重要标志之一。

此外，在"人与天地相参，与日月相应"的天人合一的整体观念和五行哲学思想指导下，《内经》还构建藏于体内的脾脏与天地四时相通应的"脾脏器法时论"。受不同五行哲学思想的影响，《内经》对脾与四时的关系以及对脾在五脏中地位的认知完全不一样。如受生克五行哲学思想的影响，《素问·平人气象论》："长夏……脏真濡于脾。"强调脾与长夏季节相通应，长夏为脾气所主之时，脾气的活力在长夏季节最为旺盛。而受中土五行的影响，《素问·太阴阳明论》"脾者土也，治中央，常以四时长四脏，各十八日寄治，不得独主于时也""脾不主时，寄旺于四时"，即脾与四时相通应，四季之末十八日，为脾所主之时，且伴随着日月星辰运转所产生的因时之序的更迭交错，脾脏功能和脾所藏之精气脾气，也呈现出阴阳盛衰的节律性和周期性变化。所以《内经》所论的脾脏，其实质是一个时空合一、与时相通应、具有应时节律性和周期性特点的时脏概念。

同时，受道家"贵生""重生"思想的影响，《内经》还认为，人是天地中最为宝贵的生灵，不同于植物、动物，它"有气，有生，有知，有义"，有着怒喜思悲恐惊等丰富的情感和认知思维能力，充满智慧和创造力。故《灵枢·本神》还进一步明确脾脏与脾之外象思志之间的联系："脾藏营，营舍意主思。"《素问·阴阳应象大论》："脾在志为思，思伤脾。"肯定脾脏与脾之外象人的精神意识思维活动之一的思志之间的整体联系，构建《内经》脏象理论中最具中医特色的"脾藏情相关论"。而思志又属于中医"神"的范畴，所以《内经》所论的脾脏，其实质是一个形神合一，与情志密切相关联的神脏概念。

故借鉴道家天人合一、形神一体、时空一体的整体观念，《内经》明确藏于体内的脾脏与表现于外的脾之征象体、华、窍、液、志、时之间的关系，初步勾画出了脾-肉-唇-口-涎-思-长夏（或四时）的整体联系，使《内经》脾脏概念，成为一个抽象的复杂的功能单位，具有整体性、时空性、节律性、周期性和情感性特点，完全不同于西方医学的实体解剖脾脏，充分体现《内经》"候之所始，道之所生"的生命认知规律，这也为中医运用司外揣内，以象测藏的思维方法来认知生命、辨治疾病提供重要的理论依据。

脾的生理特性

脏腑生理特性，是对脏腑生理功能特点的高度概括和升华，所以对脾脏生理特性的认识，也离不开联系其生理功能。而这一过程，也同样贯穿和体现中医对人生命活动规律的认知思维模式。

1. 恒动主升　精气、阴阳五行学说，是中国古代哲学的主体，认为天地阴阳、四时五行的运动是永恒的，"动而不息，永无休止"是其普遍规律，如精气的升降聚散、阴阳的消长平衡、五行的生克制化，无不体现着事物的运动与变化规律。故借鉴精气、阴阳五行哲学思想的恒动理念，《内经》构建脾恒动主升的生理特性。

如利用道气一元论思想，《素问·六微旨大论》"升降出入，无器不有""成败倚伏生乎动，动而不已，则变作矣""物之生从于化，物之极由乎变"，强调恒动是人生命永恒的主题。《素问·阴阳应象大论》亦根据阴阳的属性特点，提出清浊升降出入运动观："清阳出上窍，浊阴出下窍；清阳发腠理，浊阴走五脏；清阳实四支，浊阴归六府。"所以，脾恒动主升的生理特性，其实质是对脾所藏精气脾气升降出入运动变化规律和脾升清散精功能的高度概括，体现《内经》采用辨证、恒动的思维方式来看待人生命活动规律的认知理念。

2. 枢机调衡　枢，户枢也；机，机要、关键之意。《说文》释义为"门之转轴，门户开合之枢"，引申为主司制动的机关，以及事物之间联系的纽带和中心环节。

故借鉴"门轴为枢"之意象，《内经》采用取象比类思维方法，在《素问·阴阳应象大论》中指出"脾为至阴之脏"。即脾是从阳位到达阴位的过渡脏腑，是位于上焦阳位与下焦阴位之间的枢纽和中心环节，在人体内部各脏腑间发挥着枢机调衡的重要作用，维持着人自身内部的相对平衡。而产生这种内在的、自身维稳的调衡机制，则缘于脾为气机升降之枢，以及其运动所产生的气化效应。故《素问·五常政大论》："根于中者，命曰神机，神去则机息。"此外，脾枢机调衡的生理特性，还可同时表现在维持人与外界自然环境的协调统一上，能够顺应天地四时的寒暑温凉，主动地适应地理方位的差异变化。而这种人与外界自然保持协调统一的内在机制，同样也缘于脾为气机升降之枢，以及其运动所产生的气化效应。《素问·五常政大论》："根于外者，命曰气立，气止则化绝。"所以，脾枢机调衡的生理特性，实质包括脾为生命之内枢和生命之外枢两方面内容，它是对脾为气机升降之枢以及脾气化功能的高度概括，充分体现《内经》采用"天人相应"的整体观念来看待天、地、人三才相互关联的认知思维模式。

3. 核心主导 《内经》时代的古中国，是一个以农桑为主的封建帝制国家。在农事耕作中，农作物及庄稼都必须以土为载体，才能完成其生长化收藏的生命过程，并逐渐形成"万物土中生""土化生万物""万物无土不成""万物之中皆有土气"的认知理念。中土五行哲学思想亦认为，土居中央，主司万物，对水、火、木、金其余四行的运动变化起着重要的主导、支配作用。

故借鉴中土五行哲学思想和重土重中的思想理念，《内经》采用取象比类思维方法，以五脏与五行属性相配伍，从空间层面构建以脾为核心的脏腑中心论，明确五脏之中脾居中央，统四脏，为五脏之核心。如《素问·玉机真脏论》："脾脉者土也，孤藏以灌四旁也。"同时，《内经》还从时间层面强调脾的核心主导地位。如《素问·太阴阳明论》"脾者土也，治中央，常以四时长四脏，各十八日寄治，不得独主于时也""脾不主时，寄旺于四时"。所以，《内经》是从时间和空间层面，运用时空一体的整体观念来认知脾的核心主导地位这一重要生理特性。而这种认识完全不同于西方医学所采用的时空分离的还原论思想来认知生命，故东、西方医学理论构建的社会、文化、哲学背景的不同，是造就二者在对人体脾脏的认知理念上产生巨大差异的根本原因。

借鉴中国古代精气、阴阳五行哲学思想、道家天人合一的整体观念、古代封建社会的官衔制、农耕制，以及对人生命活动的粗浅认知，《内经》采用司外揣内、取象比类思维方法，从脾的生理功能、脾之外象、脾的生理特性三个方面，初步构建脾脏象理论体系。而该理论体系在构建过程中所反映和折射出的以人为本、天人合一、形神一体、中土调平、中庸合和，以及恒动不息的思想理念，也体现中医对天地四时阴阳，以及对人生命价值、生命活动规律的认知思维模式。故思考《内经》脾脏象理论体系及其构建思维方法，将有助于提升中医对生命、疴疾、健康及其防治的认知思维能力，从而更好地把握好中医学术的继承、发展和创新。研究中医理论，从其发生的社会、文化、哲学背景中去探讨和挖掘理论背后的深层次内涵，这也是提升中医理论水平的重要方法和路径之一。

199　论中医学脾的发生学脉络

　　发生学方法的出现以及应用迄今已有约 250 年的历史。发生学方法是反映和揭示自然界、人类社会和人类思维式发展、演化的历史阶段、形态和规律的方法。这种方法是对 18 世纪，也就是发生学方法出现之前的"自然界的绝对不变性"的论说的根本颠覆，它将发展、联系的方法引入人们对自然界的探索过程中，从而使人类能够以一个发展的眼光看待客观存在之自然。而将这种方法引入中医学概念的产生发展探索中，无疑具有重大的意义。

　　在中医学漫长的发展过程中，逐渐形成了以脏象学为核心的理论体系。脏象学对说明生命本质、探索病变规律、指导临床实践有着极其重要的作用。脏象理论的发展大致可以分为三个阶段，即概念的创生、从实体到功能态的演化，以及系统观念的最后确立这三个阶段。作为脏象中最为核心的部分——五脏，心、肝、脾、肺、肾，地位虽高，但也因为历史文献的驳杂、众医家的各执一词而有着最为复杂的、难以说清的概念混乱问题。学者谢惠迪等以发生学的方法，对"脾"概念、特点和功能的形成与发展做了梳理。

脾概念的创生阶段——以原始解剖学为基石

　　不论是西方文明还是东方文明的最初始阶段，对周围环境的好奇、对自身的质疑都是本能的反应，所以在最初的阶段，对事物进行分解来一探究竟的冲动应该是相同的。当然，我们的祖先也确实是这样做的。据《史记·扁鹊仓公列传》记载，上古时期的名医俞跗已经可以"割皮解肌，决脉结筋，搦髓脑，揲荒爪幕，湔浣肠胃，漱涤五脏"。或许言语多有夸大，但是上古时期，祖先们的探索精神和探索方法即为这种"分解"精神和方法是无疑的。所以，有充足的理由相信，脾的概念的最初形成是建立在原始的解剖学基础上的。如《素问·太阴阳明论》中有"脾与胃以膜相连"的记载；《素问·五脏生成》"生于脾，如以缟裹栝蒌实……黄当脾，甘"。这些都是最早对脾的位置、颜色、形态的朴素记载，也是非常简单的记录。到了《难经》时代，则有了更为准确的描述。《难经·四十二难》："脾重二斤三两，扁广三寸，长五寸，有散膏半斤，主裹血，温五脏。"这是对脾重量、大小、质地的描述，以及在其外形的基础上对脾的功能的最初推测。

　　以原始解剖学为脾的概念始基从"脾"字的文字学角度也可以找到佐证。《说文解字》："脾，土藏也，从肉卑声。""卑，贱也，执事者，从左甲。"脾由月、卑组成，月如上示表与肉有关，卑是个会意字，金文、小篆字形都由左、甲两个象形字组合而成。其中"左"象左手，"甲"示士兵头上的头盔，卑字用从事劳动的手和戴头盔士卒表示身份、职位低下，按古代礼仪，左右两方，右方地位高，左方地位低。清代李滢《身经通考》中认为，"脾，裨也，掩乎太仓，裨助胃气也，居心肺之下，故从卑"。由此也可知古人已经知道脾位于躯干的左侧，并且居心肺之下，辅助胃气，地位较胃为下。这些观点的得出无不与原始的解剖学发展有关。

　　《灵枢·本脏》中也有对脾的解剖学记载："脾小则藏安，难伤于邪也；脾大则苦凑而痛，不能疾行。脾高则引季胁痛；脾下则下加于大肠，下加于大肠，则藏苦受邪。脾坚则藏安难伤，脾脆则善病消瘅易伤。脾端正则和利难伤，脾偏倾则善满善胀也。""黄色小理者，脾小；粗理者，脾大。揭唇者，脾高；唇下纵者，脾下。唇坚者，脾坚；唇大而不坚者，脾脆。唇上下好者，脾端正；唇偏举者，脾偏倾也。"对脾的大小、高下、坚脆、正偏进行了描述。这些结论的得出，并不是以解剖形态为基础的，反而是通过对人体外观的观察推测得到的。古人根据皮肤的纹理、口唇的状等外形的差异，利用"司外揣内"的方法，得到了这些结论。很显然，这些形态学的描述已经距医学起源时期的解剖学研究相去甚远，这也昭示着古人对包括脾在内的脏腑的研究开始逐渐迈入一个新的阶段。

脾的功能态演化阶段——古代哲学思维的注入

脏象学的创生以原始的解剖学为始基，但又根本不以解剖学形态为指归，《内经》越过时代的局限，通过移植借鉴哲学的方法，成功完成脏腑概念从实体器官到功能态的转移演化。在原始的条件下，根本不可能有足以发达的技术以对人体有超出"脏之坚脆，腑之大小，谷之多少，脉之长短，血之清浊，气之多少，十二经之多血少气，与其少血多气，与其皆多血气，与其皆少血气，皆有大数"的解剖观察。但是人类天性中的探索与好奇，迫使古人退而向其他的领域寻求帮助。当时正是以气论统天下的时代，整体、恒动、联系的气论哲学自然而然地成为人们认识自然的首选方法，因为气论自然观为人们提供一个整体、联系、恒动的世界。这也就意味着，人们可以用司外揣内、以表知里的方法，更加深入地探索人体，了解人体。同时，当时的文化选择偏向于气论的哲学观，后来又垂青于儒学的思想，使得形而下的"器"更加不受重视。这也是解剖学方法难以延续的一个重要原因。

从实体向功能态的演化过程包括几种不同的方向：本脏脏象、阴阳脏象、五行脏象、"社会模式"脏象。

1. 本脏脏象　这种脏象学是继解剖学之后最早创立起来的，是整个脏象学不同演化方向的基础和前提。这种方法最先提出"以表知里"和"司外揣内"的方法，也就是通过研究机体的外部表征，来推导人体内部组织的运动规律。《灵枢·脉度》中说"脾气通于口，脾和则能知五谷矣"，《素问·五脏生成》中也有"脾之和肉也，其荣唇也"。与之相同的还有《素问·六节脏象论》中"脾、胃、大肠、小肠、三焦、膀胱者，仓廪之本，营之居也，名曰器，能化糟粕，转味而入出者也，其华在唇四白，其充在肌"。以及在第一部分最后的论证中所引用的《灵枢·本脏》中的记载，也是如此。此时对脾的认识和理解，依然是通过对人体的观察，但已经脱离了解剖学的形态描述，转而对人体最外围的部分进行研究，以得出与脾有关的结论。

2. 阴阳脏象　阴阳脏象的构建是以对脏腑进行阴阳属性的划分作为切入口的，其目的在于以阴阳的对立统一说明脏腑之功能特性及其之间的相互关系。阴阳是一对矛盾的概念，同时具有运动的属性，将阴阳的概念引入脏象学大大满足了说理的需要。如果仅从气论的观点来看，正是阴阳相搏而使脏腑之气恒动，正是脏腑之气的恒动使得脏腑有了各自的功能。但是数术思想的融入，则将这一朴素的理论改头换面，继而成为后来为人们所普遍接受的理论。此时的脾是这样的："腹为阴，阴中之至阴，脾也"（《素问·金匮真言论》），"脾，仓廪之本，此至阴之类，通于土气"。这是借阴阳理论说明脾的相对位置和外形特点。又因为数术阴阳可以无限再分，即《素问·阴阳离合论》中"阴阳者，数之可十，推之可百，数之可千，推之可万"，于是脾便有了脾阳、脾阴之说，分指脾的功能和物质。这样一来说理就方便得多，根据阴阳的依存互根、消长转化、对立制约和动态平衡等性质，就可以顺理成章地对脾的生理、病理变化进行分析。

阴阳脏象的理论虽然说理方便，却也忽视了这样一点，即为脏腑"贴标签"一样地规定了阴阳性质之后，脏与脏、府与府、脏与府之间复杂关系理所应当地就被简化为阴阳间的二元关系了，但是事实上，古籍中并没有这样的记载，而且因为对五脏的看重，古人忽略了六腑，而未能给六腑明确的阴阳划分。那么复杂的关系是如何体现的呢？此时就出现了五行脏象。

3. 五行脏象　五行学说是以五行各自的特性作为归类和推演事物五行属性的法则。通过与最基本的五行的归类和搭配，又混合了数术的思想，脾除了要与五行中的土行相对应之外，还要对应五味、五时、五声、五色、五谷、五畜等看似完全不相干系的内容。而且这些对应在现在看来是没有任何意义可言的，且古人自己的解释也是牵强附会的。不过为脾赋予中土的属性，在五行对应五脏的过程中，还是较为有道理的。虽然与更早的《礼记·月令》《吕氏春秋》中的脾属木记载相左，但是很显然，这种将脾归于土的划分更有道理。如王凤阁所云"脾胃为接受水谷之脏，五谷乃土所生"，故"土属脾胃二脏"是可以接受的。但是脾与其他内容的配属则稍显牵强。如"脾为牝脏，其色黄，其时长夏，其日戊己，其音宫，其味甘"（《灵枢·顺气一日分为四时》）。脾在《内经》中与四时、方位的配属还存在着几种不同的方法，有认为"不得独主于时"而脾气四季旺盛的"四分发"，有将一年多分出一个长夏而以脾主之的"五分法"，还有一年分为八时配与四方、四隅和中央的"八分法"，足见数术思想之教条复杂对朴素中医思想的影响。

4. "社会模式"脏象　运用社会关系模式来类比说明脏府的生理功能及其相互关系，就是所谓的"社会模式"脏象。最有名的一段论述当属《素问·灵兰秘典论》中的"脾胃者，仓廪之官，五味出焉"的论述。但是这一演化方向在临床应用中并无太大的实际意义，也仅仅是一个演化的方向罢了。

脾系统观念的最后确立——哲学、数术观的渗透贯通

在脏象学中，脾脏以其脏的属性规定为依据，在人体构成了腑、志、液、体、窍、时等的框架，即在腑，脾脏与胃腑形成脏腑表里关系；在窍，脾"开窍于口"；在液，脾与涎相关；在体，脾主肌肉与四肢；在志，脾藏营舍意主思；在时，脾主时应长夏，又不主时而"各十八日寄治"。五行属土，位居中焦，主受纳运化水谷，滋养周身，故为"五脏六腑之大源"，被后世称为"后天之本"。这样内联人体，外应自然，统率整个庞大系统的脾是最终确立的脏象的脾。

1. 脾与胃之间的表里关系　从解剖的角度来看，"脾与胃以膜相连"（《素问·太阴阳明论》），相距甚紧，考诸其他脏腑的表里关系便知，位置关系对表里的配属有重要的决定作用。若从古代"司外揣内"的观察方法上看，也可得到脾与胃相表里的结论。"味过于酸，肝气以津，脾气乃绝……味过于苦，脾气不濡，胃气乃厚"（《素问·生气通天论》），"夫五味入口，藏于胃，脾为之行其精气，津液在脾，故令人口甘也，此肥美之所发也。此人必数食甘美而多肥也，肥者令人内热，甘者令人中满，故其气上溢，转为消渴"（《素问·奇病论》）。两者均可说明，从外部的观察，可推知脾胃之间的表里关系。再从阴阳学说的角度看，"万物负阴而抱阳，冲气以为和"，从侧面论述了相距较近的脏腑之间理应具有表里的对应关系，也就佐证了脾胃表里关系的合理性。

2. 脾舍意主思　首先，五脏藏神舍志，与古代"形与神俱"的观念是分不开的。所谓"形俱而神生"，且在中医的认识中，"神"有广义与狭义之分，前者指的是人身的各种生命活动的总称，后者则是特指人类的精神意识活动。由此便知"脾"形俱，必然应有"神生"。《内经》中所谓的"意"各家的解读都不尽相同，《灵枢·本神》："心有所忆谓之意。"陈无择《三因极一病证方论》："意者记所往事。"以上两种说法意在说明意即记忆。《类经·脏象类》："一念之生，心有所向，而未定者，曰意。"《医宗金鉴》："意者，心行之机动而未形之谓也。"也就是指对事物的原初的心理动力。有学者认为，意与其他四志有明显不同，即意为后天的活动，而其他四志多指先天的思维活动，有因脾为后天之本，故脾藏意，顺理成章。

3. 脾与液、体、窍　脾"开窍于口"；在液，脾与涎相关；在体，脾主肌肉与四肢。这些结论的得出多源自解剖学的观察和经络的络属关系。

经过以上的概括和梳理，希望能够基本理清脾的发生学脉络。

200 论中医学脾脏概念

中医五脏概念，虽是解剖学概念，但是其内涵却与解剖学上的五脏有着明显差异。尤其是脾脏，脏象理论中的脾脏与解剖所见之脾是截然不同的两个概念。应如何正确理解中医"脾脏"概念及其与解剖脾的关系，是研究脾脏理论的关键。当深入到脏象理论创生时期赖以建构基本概念的发生学研究时，这些困惑便茅塞顿开。学者纪立金运用中医发生学方法，从脾脏的初始内涵、属性规定、脏象结构三个方面，审视"脾脏"概念的演变过程，说明解剖学脾脏在中医学脾脏形成过程中的地位及作用，阐明中医学脾脏概念的范畴，对于正确理解中医学脾脏概念的科学内涵，规范中医学脾脏概念具有重要的意义。

脾脏概念的初始内涵

脾脏概念的建立，首先来自于解剖，但在《内经》中没有记载脾脏的解剖形态，只有"脾与胃以膜相连"。而《难经·四十二难》有"脾重二斤三两，扁广三寸，长五寸，有散膏半斤，主裹血，温五脏"的描述。在中医文献中关于脾脏的解剖部位认识是一致的，即在腹腔上部，隔膜下面，在季肋部，与胃"以膜相连"，位于胃的背侧左上方。但对脾的解剖形态，尽管历代文献都有记载，中外医家均有论述，近年来亦有不少学者进行了研究，却仍未有一致意见，如有的认为指现代解剖学中的脾脏，有的认为指现代解剖学的胰腺，还有的认为中医学脾脏包括现代的脾胰二脏等。

从形态学对中医学脾脏的认识，尽管有所分歧，但总是对《内经》内容的补充与说明，这是毫无疑问的。问题是《内经》为什么没有脾脏形态的记载，难道《内经》时代不了解脾的形态吗？从文字发生学及五脏命名的确立看，这一方面的认识，在《内经》时代早已完成，心、胃是象形字，肝、脾、肺、肾是形声字，从文字的表意方面看，显然是指内实质性脏器的。对其命名也并非任意为之，祖先是在实地考察了脏腑的部位以及各自的特点，才用一定的语言形式固定下来，如肝、脾，一左一右，其位均在边侧，故命名皆取此义。肝，受音义于"干"，干有侧旁之意，《诗经·伐檀》中有"置之河之干兮"。"干"即是河边。《易·渐》中有"鸿渐于干"。《释文》引郑注："干，水傍。"脾，受音义于"裨"。裨有偏义。《释名》中有"在旁曰裨"，《文选·袁绍檄豫州》中有"授以裨师"。注："裨师，偏师也。"显然，在《内经》成书时代，五脏的解剖已相当精细。因此，脾脏命名显然是依据解剖实体与部位，且《灵枢·本脏》有脾之大小、高下、坚脆、端正、偏倾等论述，可见，《内经》脾脏之名来源于解剖实体之脾脏。

中医学在认识人体的生理功能和各种病理现象时，其着眼点自然而然地放在了对人体的动态生命过程的观察上，而不是人体的各种不同的形态结构上。形态结构只有相对的意义，或者说，只有能够解释人体的生命现象的结构，才具有意义。例如中医学在对肺的形态结构特点进行介绍时，强调的往往只有如下几个方面：肺为华盖、肺叶白莹和肺叶娇嫩、虚如蜂巢。但这并不意味着中医学对肺的解剖缺乏认识，而是这几个方面与中医学的整体联系的观念所强调的思想更加吻合而已，成了中医学建立"肺脏"概念的基础。同样，《内经》不记载脾的形态，只有"脾与胃以膜相连"，是注重了脾与周围的整体联系，说明脾胃联系密切，是从功能角度提出的，这也吻合了重气化、轻实质的致思倾向。"脾与胃以膜相连"的结构比脾本身的形态构重要得多，或者说脾脏也只有与胃以膜相连，才显现出脾脏在生命活动中的意义，这是中医对脾脏的本来认识。可见，中医学建立"脾脏"概念的初期，其着眼点放在了"脾与胃以膜相连"的功能结构上，此时脾脏本身的实体结构已显得不重要了。

当然，基于上述认识，对脾脏所产生的生理病理，多是以思辨方法获得。在古代，人们运用思辨方法去构造某些有意义的，甚至是天才的猜测，这是很自然的事。思辨方法在古代既有其历史必然性和合理性，又有其认识价值。因此，在观察到脾脏解剖的部位上，有"脾与胃以膜相连"，遂认为两者在生理、病理上必然存在着联系，故有脾主"为胃行其津液"的功能。显然这是思辨与推理。但是由这种思辨与推理所获得的初始认识所构筑成的脾脏理论却有效地指导着临床，并形成了独特的理论体系——脾胃学说，因此不得不承认，基于古代对脾脏解剖学方面所了解的知识，以思辨与推理的方法所获取的初始认识，便是脾脏理论创生的基石与先导，构成了中医"脾脏"概念建立的初始内涵。没有脾脏的古代解剖学及其认识，就谈不上有"脾脏"概念，更谈不上有什么脾脏理论。

脾脏概念的属性规定

在"有诸内，必形诸外"的整体观念指导下，强调以五脏为中心的内外统一，强调五脏之间的整体联系，强调五脏与自然的对应联系，其认识向着以五脏为中心的整体的、联系的、表象的、动态的方向发展，这本质上是把人体的生命活动现象归之于五脏的运动变化，显然，此时的五脏已不是解剖层次上的解剖形态学概念，而是能使人体内外统一，表征"藏居于内，象现于外"的本质属性与特征的概念。因此在建立能"藏居于内，象现于外"的"脾脏"概念时，应首先认识它的属性内涵。

1. 脾胃之脾　胃肠是机体与外界进行物质交换的场所，藉以摄取生命活动过程中所必需的营养物质。这个概念，在我国古代早有所知。《素问·六节脏象论》："草生五味，五味之美，不可胜极……五味入口，藏于肠胃，味有所藏，以养五气，气和而生，津液相成，神乃自生。"并且《内经》时代对胃肠，从解剖到功能，其认识是深刻的。如《灵枢·平人绝谷》："胃满则肠虚，肠满则胃虚，更虚更满，故气得上下，五脏安定，血脉和利，精神乃居，故神者，水谷之精气也。"肠与胃，古人将它们都归于胃的范围，《灵枢·本输》云："大肠、小肠，皆属于胃，是足阳明也。"《伤寒杂病论》将它们称为胃家。

胃接受食物，进行消化、吸收、输布的整个过程中，其功能有些可以，有些则不可以通过直观来认识，古人就把它概括为"纳""输布津液""散精"等过程。其中胃"受纳"水谷的功能可以直接认识，其余的"输布""散精"等功能，不能被直观所认识，就被臆测地属于与胃紧紧相邻并有膜与之相连的脾脏。如《素问·太阴阳明论》："脾与胃以膜相连耳，而能为之行其津液。"从而建立了以肠胃水谷的消化、吸收、敷布为主的脾胃脏象。这是脾脏在肠胃解剖学基础上最先建立起来的脾胃脏象体系，可以说，认识脾脏，首先应是从肠胃开始的，确立了脾是运化水谷的"器"。脾胃脏象体系深刻反映了脾脏特征之一，即脾在中焦是集中发挥作用的部位。

2. 至阴之脾　对脾脏阴阳属性的划分，其目的在于以阴阳的对立统一，进一步说明脾的功能特性，及其与他脏的关系。

（1）以脏腑相对，脾脏属阴："脏阴""腑阳"的属性划分，其依据大致有两个方面。其一，是以脏腑的解剖形态的相对特点。"脏……它们都是胸腹腔中内部组织比较充实的实体性脏器"，"腑……它们都是胸腹腔中内部组织中空而囊状或管腔性脏器"。脏腑的形态学特点，是在脏腑的相互比较中产生的，脾相对于胃等腑属阴。其二，是根据脏腑的功能特点。五脏藏精气，精气是藏的内容，精气藏而不泄，六腑传化水谷，以传化为主，泄而不藏。即《素问·五脏别论》："所谓五脏者，藏精气而不泻也，故满而不能实。六腑者，传化物而不藏，故实而不能满也。"脾为五脏之一，藏精气，它又为胃行其津液。藏精气与行津液似乎矛盾，其实藏精气重点是指脾脏贮藏精气于内，而行津液则是指脾脏从水谷中化生精气。因此，藏精气与行津液并不矛盾，说明脾既是贮藏又是化生精气之处，其化生精气的过程也是不断贮藏精气的过程，故脾贮藏精气而属阴。

（2）以五脏相对，脾为至阴：五脏划分阴阳，其依据有二。其一，根据天气阴阳之中又有阴阳，人亦应之的理论，根据其解剖部位的相对特点，提出"人身之脏腑中阴阳，则脏者为阴，腑者为阳，肝、心、脾、肺、肾五脏皆为阴，胆、胃、大肠、小肠、膀胱、三焦六腑皆为阳"。并进一步提出"背为阳，阳中之阳，心也；背为阳，阳中之阴，肺也；腹为阴，阴中之阴，肾也；腹为阴，阴中之阳，肝也；腹为阴，阴中之至阴，脾也"。《素问·金匮真言论》根据解剖部位的特点，指出"脾居腹中，至深至阴处"。《素问·评热病论》："腹者，至阴之所居。"故脾为阴中之至阴，"至"字有"到"的含义。其二，根据人体内的心、肝、肺、肾、脾分别与四时及土气相通，以四时及土气的阴阳之气的多少，来推断心、肝、脾、肺、肾五脏的阴阳之气的多少，心为"阳中之太阳"、肺为"阳中之太阴"、肾为"阴中之少阴"、肝为"阴中之少阳"，而脾、胃、大肠、小肠、三焦、膀胱"皆通于土气"。土气之中阴气最多，为至阴，故脾为至阴，至者极也，就是极阴，阴气最大，故又称为太阴。

可见以阴阳对脾脏划分，为阴脏，且为阴中之至阴，说明脾脏表现出至阴属性之特征，脾为至阴之脏，在五脏中阴气最多，为至阴之气。

（3）土行之脾：作为古代哲学的五行理论对中医学的渗透与指导，其中哲学之五行学说到中医学之五行学说过程，一个很重要的问题是五脏如何配五行。这是理解中医脏象理论的一个关键性问题。关于五脏配五行，古代有两种匹配法。

在《吕氏春秋》按五行法则建构的宇宙异质同构系统中五方、五味、五数、五色、五音与五行的匹配关系与今本《内经》相同，而唯五脏匹配相异，即木配脾、火配肺、土配心、金配肝、水配肾。据东汉末年许慎《五经异义》引古文《尚书》也是"脾木、肺火、心土、肝金、肾水"。西汉时，董仲舒也是说"土者，君之官""中央者，君官也"（《春秋繁露·五行相胜篇》）。五脏的这种匹配模式可能与上古在不同的季节用不同的脏器的祭祀活动有关，在不同的季节用不同脏器的祭祀活动，形成了五行与五脏的对应关系，即脾木、肺火、心土、肝金、肾水。这种匹配法，就是与古代解剖的部位有关，脾左、肺上、肝右、肾下、心中其位置正与五行方位相对，这种祭祀活动，即是以解剖出的实体器官在相应的季节进行的祭祀活动。当然这种匹配法对医学也有影响，如《仓公传》有"此伤脾气也，当至春扁塞不通"之说，此脾非属土，而是脾属木，至春木气当令，故病加重。这种匹配法，虽有中医学方面的体现，但终究没有发展起这种匹配法的医学理论体系，而《内经》五脏配五行的匹配法即肝木、心火、脾土、肺金、肾水却得以延续与发展。

《内经》五行与五脏的匹配法，与古文《尚书》匹配法之不同是显而易见的。古文《尚书》实际上是重视实体与五行相配，而《内经》匹配法，已显示出重视其功能属性，尽管是简单推测与猜想与五行相类比的势头。如从古代解剖可知，五脏的一些生理功能已能简单推测，"脾与胃以膜相连"，这不能不说明脾通过胃而与水谷之土气相通，为脾与土相配提供依据。"诸血者，皆属于心"也是通过解剖得出的，血色赤如火，对心与火的相配也提供依据，这些正吻合了当时中医学"重道轻器"的发展基调，从脏象理论中，关于脏的生理功能的认识有些与解剖脏的功能认识是一脉相承这一事实，不能不反映当时五脏与五行匹配时的思想基础。因此，中医学选择与确认的五行与五脏以重功能属性的匹配法，正是中医学创生与发展的必然。

五脏与五行相配的确立，五脏的五行属性特征也就得以明确。脾土相配，反映脾脏具有土的属性特征。《素问·玉机真脏论》："脾为孤脏，中央土，以灌四旁。"《素问·太阴阳明论》："脾脏者，常著胃土之精也。土者，生万物而法天地，故上下至头足，不得主时也。脾者土也，治中央，常以四时长四脏。"其都反映脾土居中央长养四旁的"土爱稼穑"的属性特征。

以上脾胃之脾、至阴之脾、土行之脾是以解剖学为依据，从功能角度对脾脏的属性界定，是脾脏概念嬗变的主因。然三者之中，土行之脾是建立"脾脏"概念的关键，因为脾胃之脾、至阴之脾皆可归属于土行之脾，而土行之脾又是最能显示"脾脏"结构框架的。因此，土行之脾的确立，反映了脾脏由实体向功能演化过程的结束。

脾脏概念的脏象结构

以脾脏的属性规定为依据，在人体构成了腑、志、液、窍、体、时等的脾脏象系统框架，即在腑，脾与胃形成脏腑表里结构在窍；脾"开窍于口"，在液，脾与涎相关；在体，脾主肌肉与四肢；在志，脾主意与思；在时，脾主时应长夏，又不主时而"各十八日寄治"等。这一脾脏象结构体系，一方面，在空间上表现为腑、体、窍、液的脾系统结构，在时间上表现为主长夏又各十八日寄治的活动变化规律，体现着脏象的时空结构；另一方面，在形体上表现为腑、体、窍、液的脾系统活动，在神志上表现为藏意主思的精神思维活动，体现着脏象的形神结构关系。脾脏象结构体系的形成标明了"脾脏"概念的最后确立。

综上所述，脾脏古代解剖的初始认识是"脾脏"概念形成的基石与先导；五脏阴阳五行的属性规定是"脾脏"概念嬗变的依据与主因；脾脏的脏象结构体系的形成标明了"脾脏"概念的最后确立。不难看出，"脾脏"概念背离其解剖实体，而指向表征其脏象属性特征的概念，形成脏象脾。脏象脾虽然能在中焦集中表现为脾胃之脾，似乎与解剖脾相吻合，但目前必须承认这样一个事实，中医每每强调脾的重要性，并被称之为"后天之本"，而西医则不然，如在治疗某些疾病时，采用脾切除术。脾的中西医差异如此之大，一直困惑着医学界，难道脾切除是切除"后天之本"吗？绝对不是，其实这正反证了脏象脾与解剖脾在概念及其功能上存在着本质的差异。脏象脾是在气论基础之上，形成的表征脏象属性特征的概念，而解剖脾只是解剖所见的解剖实体。因为古代解剖学在脏象理论形成过程中起到基石与先导的作用，因此，脏象脾与解剖脾尽管差异如此之大，但在认识脏象脾时，仍是以脾的解剖学知识为依据。以解剖脾的形态结构为依据，以阴阳五行为论理工具，把握的却正是脏象脾的运行规律及其特征，形成的却是中医"脾脏"的概念，这完全符合整个脏象理论形成的发生学规律。

201 论古代自然科学和医学实践对脾脏象理论发生的影响

中医学理论体系形成是长期医疗经验的积累，古代自然科学的渗透，古代哲学思想影响的成果。脾脏象理论发生和发展具有时代特征，植根于当时自然、社会、人文环境中，投射着不同时代文化思想和科学成果的影迹，并在医学实践中反复论证、积累和推进。学者秦微等从脾脏象理论发生发展的背景切入研究，在厘清古代环境、自然科学及医学实践对脏象理论体系形成的共性影响基础上，深入揭示了中医脾脏象理论原创思维的来源、方式和发展，以为发展创新脾脏象理论提供了依据。

脾脏象理论在古代自然、社会环境中孕育生长

远古人居住在禽兽之间，夏季居住阴冷之地，冬季活动身体以驱寒，饮食方面经历了从茹毛饮血，到神农尝百草教人学会耕种农艺，再到饮食用火烤熟、烹饪的过程，说明远古社会居住、饮食、生活条件匮乏，人类艰难地在与恶劣的自然环境作斗争。同时，私有制开始出现，欲望产生，七情具备，伴随着战乱、社会动荡，人心不安。这样的内、外环境，容易使人产生脾胃不适的症状，在甲骨文中虽未言脾胃之名，但卜辞篇已经有"腹不安"的记载，最初利用占卜解决病痛，说明人们开始对脾胃病症的思考与探索。

农业起源可追溯到太古时代，继渔猎、初起农作之后，古代农业不断发展，随之改变了旧有的生活方式。中国古代的农耕文化对土地尤为依赖，土地是孕育生命，生养万物之根源。《尔雅·释言》："土，田也。"从上古时期井田之制，到中古时期均田流变，近古时期佃农风行，再到近世时期田赋结合，人们意识到土地的重要性。重视农业也促成古朴民风和保守思想的形成，这种观念起到了稳定社会秩序和巩固统治的作用，亦长期稳固了"重土"思想，生生不息的思想传承孕育了属土之脾为气血之本、升降之枢、五脏之本、后天之本、养生之本等重大的脾脏象逻辑结论。

脾脏象理论体系蕴涵着丰富的古代自然科学知识

1. 天文、历法对脾脏象理论的影响 中国古代的科技主要有天文、历法影响到了脾脏象理论的完整形成。盖天说的宇宙模型强调地的重要性，可见脾如大地承载万物；浑天说证明了《内经》中土地的功能结构；五星运行提出中央土星，填充了脾脏象理论的内容；而二十四气与七十二候则指出脾藏致病与气候的关系。以天文历数认知人体脏腑，是中医脏象学的重要特点，不同的天文历数，形成了不同体系模型，如五脏六腑十一脏象是五运六气历标示人体的产物，六节脏象是在六爻的天文历数模型基础上构建起来的。四时脏象模型，脾主长夏。五脏五腑、五脏六腑脏象模型，脾与胃相配。六节脏象模型有多种说法，其中"嗌六脏"说，"谷气通于脾"（《素问·阴阳应象大论》），当与脾主运化水谷有关；"头六脏"说，见于《素问·诊要经终论》中，且其论述的主旨即"六脏应六时""三月四月，天气正方，地气定发，人气在脾"，在这一模式下，脾主时在三月、四月；八卦八风脏象模型，天芮星配坤卦，脾属坤卦，在西南属土，居玄委宫，应谋风，所主之时是自立秋至秋分之间的四十五日；以及"十二脏腑"说等。

2. 古代地理对脾脏象理论的影响　《内经》对方域的划分主要是五方说和九州说，《素问·阴阳应象大论》描述了五方气候的特点，"中央生湿"。《素问·五运行大论》描述更加细致："中央生湿，湿生土，土生甘，甘生脾，脾生肉，肉生肺，其在天为湿，在地为土，在体为肉，在气为充，在藏为脾。其性静兼，其德为濡，其用为化，其色为黄，其化为盈，其火保，其政为谧，其令云雨，其变动注，其灾淫溃，其味为甘，其志为思。思伤脾，怒胜思，湿伤肉，风胜湿，甘伤脾，酸胜甘。"脾与方位的配合依据于中国古代的空间观。根据五行概念源于"五位"之说，"中"是五位之中最重要的，能够调控其他四方。脾主长养生化的特点与五位中的"中"、五行中的"土"相应，故有"中土"之说。由于五行生克制化作用，在中、南、西、北等方位的地域上，人体脾的功能相对较强，病变主要以脾胃的实证多见；而在东方地域上，人体脾的功能相对较弱，病变主要以脾胃虚寒证多见。《素问·异法方宜论》："中央者，其地平以湿，天地所以生万物也众。其民食杂而不劳，故其病多痿厥寒热，其治宜导引按蹻，故导引按蹻者，亦从中央出也。故圣人杂合以治，各得其所宜，故清所以异而病皆愈者，得病之情，知治之大体。"《素问·金匮真言论》："中央黄色，入通于脾，开窍于口，藏精于脾，故病在舌本，其味甘，其类土，其畜牛，其谷稷，其应四时，上为镇星，是以知病在肉也，其音宫，其数五，其臭香。"不同地区人群的生活习惯和体质寿命以及发病方面都是有区别的，人的情志也受地域的影响。这些理论不仅体现出了异法方宜、因地制宜的治疗原则，也拓展了脾脏象理论研究思路。

3. 古代气象对脾脏象理论的影响　《素问·金匮真言论》"五脏应四时"是《内经》的一个重要命题。祖先早就观察到自然界对人类生存的影响，而自然对人影响最重要、最具代表性的是春夏秋冬四季，而人类在漫长的进化过程中也形成了相应的适应机制，即"五脏应四时"或称"五脏主时"理论。脾与季节时段无以对应，就在夏季分出第三个月称作长夏属土（又称季夏或称至阴），与脾对应，以全五脏、五行之数。《素问·平人气象论》也有类似的表述，长夏"藏真濡于脾"。在这个模型中，脾对应长夏恶湿。除了四时正常气候可因为人体正气不足而导致疾病外，还可由于四时气候的异常变化而致病，比如《素问·气交变大论》："岁木太过，风气流行，脾土受邪，民病飧泄食减，体重烦冤，肠鸣腹支满，上应岁星。"气候的变化对脾疾病发展和转归有一定影响。《素问·脏气法时论》"病在脾，愈在秋，秋不愈，甚于春，春不死，持于夏，起于长夏""脾病者，日昳慧，日出甚，下晡静"。了解脾与自然之间的联系与规律，可为脾相关疾病的防治提供理论依据。

天文、历法、地理、气象等对脾脏象理论的影响，体现了脾脏象系统与自然界相参相应，即与外环境的高度一致性，也是具有时空特征的五脏系统的一个组成部分。

脾脏象理论的发生发展是反复医学实践积累的成果

1. 古代解剖正向推动理论形成　《内经》中提到人死后可以进行解剖观察，对整个消化道的长度就有研究，与今天我们所知的长度相差不多，并对脾的位置有认识。《灵枢·本脏》："脾高则引季胁而痛，脾下则下加于大肠。"《素问·太阴阳明论》："脾与胃以膜相连耳。"《内经》中对脾的形态虽然没有明确记载，但是《难经》在脾的形态方面描述较为详细，对脾的重量、形状、大小以及其附带组织"散膏"，《难经·四十二难》："脾重二斤三两，扁广三寸，长五寸，有散膏半斤，主裹血，温五脏，主藏意。"这些解剖认识对"脾主运化""脾主统血"理论的发生奠定了基础。脾与胃肠的位置关系和消化道为脾胃实现消化功能等生命活动（即脾主运化理论）的基本结构根据；"主裹血"为"脾主统血"理论形成的基本结构根据。

2. 临床实践反推理论的发生　脾气外绝导致血泄，反推了脾气对血的统摄理论。《内经》从病机角度反映出脾气对血的统摄作用，《素问·示从容论》"于此有人，四肢解㑊，喘咳血泄……今夫脉浮大虚者，是脾气之外绝"。"气"是其统摄作用的主要外在体现。运用温补营气、温补脾阳的方药推导出脾生血、统血的理论内涵。《伤寒论》102条："伤寒二三日，心中悸而烦者，小建中汤主之。"张仲景在治疗血证中，血虚运用温补营气方法，在桂枝汤的基础上创造小建中汤，体现了脾为气血生化之源，化生血液而统血的理论内涵。张仲景还认识到脾统血与脾气、脾阳有关。《金匮要略·惊悸吐衄下血胸满瘀血病脉证治第十六》"下血，先便后血，此远血也，黄土汤主之"，运用柏叶汤、黄土汤治疗脾虚寒，血失固摄而吐血下血，体现了脾固摄血液而统血的理论内涵。

湿邪伤脾反推了脾主运化水液理论。太阴湿气当令，每多伤脾，《灵枢·九针论》"脾恶湿"，因此脾易被湿邪所伤。故脾的运化水液功能减退，必然导致水液在体内的停滞，而产生湿、痰、饮等病理产物，甚则导致水肿。

饮食伤脾反推了脾主运化水谷理论。《诸病源候论·食伤饱候》"夫食过于饱，则脾不能磨消，令气急烦闷，睡卧不安"。食入过饱，饮食物无法消化，引起腹胀、气急等症状，甚则睡卧不安、失眠；反之，过饥则化源不足，气血必虚，机体虚弱，邪气易乘之。《太素·调阴阳》注："甘以资脾气，今甘过伤脾气濡，令心闷胃气厚盛也。"脾主味为甘，过食肥甘厚味使脾不能为胃行其津液，影响胃的受纳作用。饮食偏嗜，亦会影响脾胃正常功能，《诸病源候论·留饮宿食候》"留饮宿食者，由饮酒后饮水多，水气停留于脾胃之间，脾得湿气则不能消食，令人噫气酸臭，腹胀满，吞酸，所以谓之留饮宿食也"。

劳倦伤脾反推了脾胃为气血生化之源理论。《素问·本病论》"人饮食劳倦即伤脾"。《素问·调经论》"有所劳倦，形气衰少，谷气不盛，上焦不行，下脘不通"。《素问·宣明五气》"久坐伤肉"。《素问·举痛论》"劳则气耗"。均是指劳累过度，损伤脾气，可见气少力衰，四肢困倦，神疲懒言，动则气喘等。适度的活动，有助于脾胃气血化生和流通。

思伤脾反推了脾与情志的生理联系。《素问·阴阳应象大论》"思伤脾"。《灵枢·本神》"脾愁忧而不解则伤意，意伤则悗乱，四肢不举，毛悴色夭死于春"。由于脏腑之间相互联系，《素问·阴阳应象大论》"人有五脏化五气，以生喜怒悲忧恐"。这些不同的情志因素，均能直接或间接影响脾胃的正常生理功能。梦境亦反映了脾与情志的无形联系。《素问·方盛衰论》："脾气虚则梦饮食不足，得其时则梦筑垣盖屋。此皆五脏气虚，气有余，阴气不足，合之五诊，调之阴阳。"《灵枢·淫邪发梦》"脾气盛则梦歌乐，身体重不举""厥气……客于脾，则梦见丘陵大泽，坏屋风雨……客于胃，则梦饮食。客于大肠，则梦田野。客于小肠，则梦聚邑冲衢"。

脾脏象理论源于古人朴素的认知，在古代自然、社会环境中孕育生长，又通过与中国古代哲学融合，在取象比类中得到了发展，再经由长久的临床应用，其生理功能得到了完善，是反复医学实践积累的成果，其体系蕴涵着丰富的古代自然科学知识。

202　论古代文化与脾脏象理论的发生

　　中国传统文化与脾脏象理论的发生密不可分，不仅孕育了理论的生长，也不同程度规定了其发展走向。从发生学角度来看，脾脏象理论系统的构建，所援引的重要元素之一就是文化元素。基于文化背景的研究，可明晰脾脏象理论发生的思维特征、文化来源和学术内涵，对于提高脾脏象理论的理性思维水平，构建现代知识背景下的脾脏象理论的知识体系，丰富和创新脏象理论起到一定作用。

　　学者秦微等从中国传统文化切入，探讨周易河洛、先秦诸子学说、儒道文化等与脾脏象理论发生的关系，通过脾脏象理论形成的文化渊源挖掘，得出这些古代文化理念虽主张各异，但都能和谐融入理论体系之中。脾脏象理论可谓得易学象数的原始架构，儒道互补天人合一的主要理念，中土文化之精粹逐渐形成与完善。文化思想的挖掘，可深层次揭示中医脏象学原创思维的来源、方式和发展，厘清脏象理论体系形成的内在规律性，进而为传承及创新理论提供支撑。

易学象数与先秦诸子学说对脾脏象理论形成的影响

　　1. 医易同源、医源于易，脾脏象理论体系脏象数取用思维模型　　周易河洛是先民对世界的总体认识，其宇宙观、整体观、变易观，具有独特的学术魅力，作为构建中国原始文化的基石，也对中医学理论体系的形成有深刻的影响。其与阴阳五行相融合，洛书体现了五居中的动态平衡以及中土对四方的主宰等，这种土生万物模式与《内经》中土具有统领、调节水火、木金的功能相同，推之"脾为五脏之本""脾统四脏"理论的发生。洛书配属八卦，独中五无卦可配，形成"中五立极"，中五不占四方而统领四方，象以定数，数以征象，"时脏阴阳"系统结构中"中央黄色，入通于脾……其类土……其数五"（《素问·金匮真言论》），脾脏不独立于四时而统治四时，与之相符。

　　《易传·说卦》："坤为脾。"《灵枢》九宫八风图与此相同。后天八卦脾配坤卦（阴土），方位在西南；胃配艮卦（阳土），方位在东北，坤之本意为地，艮之本意为山，五行均属土，土之方位更多的是配中央。亦有脾胃太极论与中气太极论，即医家认为五脏之中脾与中气为太极，清代邵同珍云："盖天地一大太极，人身一小太极……脾土色黄居中，主静藏意，为诸脏资生之本，太极也。"（《医易一理·太极两仪四象八卦配五脏周身图说》）清代黄元御认为中气为太极，胃、脾为两仪，肝、心、肺、肾为四象。

　　2. 先秦诸子学说间接影响中医脾脏象理论形成　　百家争鸣的文化思潮促进中医脏象理论体系的完善，先人关于中医理论中运用的哲学概念的认识，亦成为中医脾脏象理论体系构架的基础。其中道家、儒家影响颇多，各家比较看重"中土"的特殊地位。墨家"察类明故"的逻辑思想，对脾脏象相关理论的归类起到影响。阴阳家"五行配伍"中土与黄色的中央至尊地位也更趋完善。杂家《管子》的"精气"是世界本原论及《吕氏春秋》的精气本体论，支撑脾气为脾一切功能活动基础的论点；《管子·四时》中五行思维模式引领到医学与五脏相配，亦为中土脾胃理论奠定基础。兵家提倡做到"有备无患"，顾护脾胃常被古代医家作为未病先防、既病防变、瘥后防复的重要原则。农家思想注重环境、天时、地理、气象和人的协调性，《内经》也强调脾与自然之间的联系与规律，为脾相关疾病的防治提供理论依据。

医儒相通，儒文化对脾脏象理论形成的影响

1. 儒家的宗法伦理观、"重道轻器"等思想对于脾的命名、解剖理论的形成发展产生影响 《内经》把人体的器官命名为十二官，脾称之为"谏议之官"，体现了儒家思想中的正名思想，其实质就是政治等级观念。最初《内经》未见脾的形态结构，而对于脾脏位置的描述较多，与胃的亲密关系清晰呈现，缘由可能一是脏腑在全身所处的位置契合阴阳哲学观下的分类，二是脾在与胃为主的关联系统中才显现出其生命意义。所以说古人对脾的解剖实体虽有见识，但仍以功能活动的动态形象为根本，据象定脏，脾主运化、统血，为气血之本、脏腑之本乃至后天之本的功能并非言一个形态器官的表现，而是涉及多系统的综合功能的表达，这种重功能轻形态的认识既是脾脏象理论的特征，也是儒家重道轻器思想的映射。

2. 在重农经济背景下，"重土""中和"思维和"中庸之道"对脾脏象理论产生影响 《白虎通》特别突出了"土居中央"的神学观点，把土说成是一切物质元素中最根本的元素和社会组织中的最高主宰，看重君主的地方和中央集权专制政权至高无上的神圣性，这种思想加重涂抹了"土（脾）"文化。五行中以土为要，汉代哲学家董仲舒《春秋繁露·五行相胜》进一步明确了土的核心地位："土者，君之官也。"《春秋繁露·五行之义》："土者，天之股肱也……五行之主也。"《春秋繁露·五行对》："五行莫贵于土，五色莫贵于黄。"《素问·太阴阳明论》："脾者土也，治中央，常以四时长四藏。"五脏受气于脾，脾属土，灌溉滋润肝肺心肾四脏。人之奉养，来源于饮食水谷的精气，脾主运化水谷精微，外养皮毛筋骨肉，内养脏腑。清代陈修园《时方妙用·附录慎柔五书》阐释为"五脏皆受气于脾，故脾为五脏之本"。清代沈金鳌《杂病源流犀烛·脾病源流》："盖脾统四脏，脾有病，必波及之；四脏有病，亦必待养于脾。故脾气充，四脏皆赖煦育；脾气绝，四脏不能自生。"脾胃有化生气血为周身提供养分的作用，同于土地生养万物之能。

中庸思想与中医构建中和的生命环境的理念是不谋而合的，儒家思想是中医理论体系构建的文化基础。脾又位居中央，地位特殊，脾的生理特性及治疗用药更凸显了"中和"的基调。脾位"中宫"、脾胃为"中焦"；治疗上有"温中""理中""安中""和中""补中"之大法，在处理脏腑兼证时有"健脾和胃""调和肝脾"等原则。

3. 儒家三才观对脾脏象理论体系建构产生影响 儒家亦强调天时、地利、人和的综合作用，可以说《内经》中大多数人体脏腑与天文历法气象对应的模型都是这种"三才观"大框架的体现。如六节脏象模型"头六脏"说，"三月四月，天气正方，地气定发，人气在脾"（《素问·诊要经终论》）；八卦八风脏象模型，天芮星配坤卦，脾属坤卦，在西南属土，居玄委宫，应谋风，所主之时是自立秋至秋分之间的45日。《内经》对方域划分的五方说中"中央生湿""中央黄色，入通于脾，开窍于口，藏精于脾"（《素问·金匮真言论》），这些脾与天时地的相关理论拓展了脾脏象的研究思路。

"医乃道之绪余"，道家本原观、自然观、辩证观对脾脏象理论形成的影响

1. "道在于一"的本原观 道家思想的内核"道在于一"奠定了中医"气一元论"学说的基础，脾的主要生理功能包括脾主运化、脾主统血、脾主升清。其中脾主运化有赖于脾气的推动，"脾气散精"是推动精微转运的根本，脾主升清有赖于脾气的升发；脾主统血有赖于脾气的固摄，不论生血、摄血、行血都不离脾气，"盖脾统血，脾气虚则不能收摄"（《景岳全书·便血论治》）。

2. 道法自然、天人合一的自然观 道法自然与天人合一是中国传统哲学的基本思想，其对中国传统文化的影响具体表现在各个层面。《老子》中表现最为明显。道家主张宽让境界，柔软不争，平等宽容，贵和有度，静柔以保精气，脾土属阴而喜润喜柔。脾不燥不湿，不寒不热，治疗脾胃多以甘味药为多，甘可缓急可解毒可调和。从脾的特性及相关的理论上能寻到这些思想的投射。养生一词最早见于

《庄子·内篇》，古代医家十分重视脾胃在人体生命活动中所起的重要作用，脾与胃相为表里，同居中焦而主土，为万物之所生，也为万物之所归，脾胃与养生相关理论自然发生。道家注重对整个自然界进行整体认识，认为人和天地万物都是以"道"为本原。"道"是自然与人存在的共同基础，也是人与万物的共同本性。"脾"相当于人体小宇宙中的"地"，大地如母亲，源源不断地为人体后天发育、成长、维持生命历程提供给养。"脾"主要是将水谷精微输送到各脏腑组织中去，以发挥滋润濡养的作用；另一方面将代谢后的水液通过其运输作用不断排出体外，从而维持人体水液代谢的相对平衡。由于天人相应，中央与脾气相通，故在中央方位人体脾的功能旺盛。五运之三运为土，六气中四之气为太阴湿土，同气相求，人体"至阴"之脾与气候潮湿而温暖之长夏相应。脾的生理病理及脾病的转归预后，都有它的年、月、日、辰等自然节律。

3. 对立依存关系的辩证观　《易经》中的阴阳关系是直接从观察宇宙万物矛盾中得出的，体现着普遍的相互对立、相互依存的关系。这种辩证观，在脾脏象理论中主要体现在脾与胃、脾阴与脾阳的关系上。脾与胃功能相互为用，即脾与胃通过经络的相互属络构成脏腑表里关系，因此两者表里配合、相互为用。纳运相合，即饮食物的消化和吸收过程需要二者密切配合，共同完成。升降相因，即脾升胃降，气机调畅，才能维持消化功能的正常进行。燥湿相济，即脾胃一阴一阳，阴阳平衡，消化功能才能维持正常状态。脾阴在脾主运化等功能中负责滋润、制约阳热、防止过亢；脾阳负责温煦、推动，脾具坤静之德，乾健之运，二者平衡脾之生命活动安泰自如。

中医理论植根于中国传统文化，周易河洛、先秦诸子学说、儒道文化等都在脾脏象理论发生过程中留下痕迹。这些古代文化理念虽主张各异，但都能和谐融入理论体系之中。脾脏象理论可谓得易学象数的原始架构，儒道互补天人合一的主要理念，中土文化之精粹逐渐形成与完善。通过文化思想的挖掘，深层次揭示中医脏象学原创思维的来源、方式和发展，深入探讨脾脏象理论体系形成的内在规律性，进而为发展创新理论提供支撑。

203 论脾属土的文化渊源及内涵

从古至今，人们都离不开土。从传统观念来说，土地是人类最初的摇篮，生而落地；也是最后的家园，死而归土。所有绚丽和辉煌，在无数的岁月中，被土掩埋。土质聚气，土生万物。中土文化，生生不灭。五行学说中脾胃属土，借大地滋生自然界万物的现象，比喻脾胃为营养生化之源的生理特点，为各脏腑器官组织的生长和功能活动提供物质基础。

脾与土相配属理论的出现并非偶然现象，而是根植于特定的自然人文环境、综合背景产生的文化的折射。适合农耕的地理环境、封闭的自然经济、中央集权大一统的宗法制度和神学思想、儒家文化中和思维，以及五行学说广泛发展等都影响着这一理论的形成和发展；"脾属土"的内涵是以土"化"（生）万物功能的类比，是以中央"运"（灌四旁）的功能的类比。在挖掘思想文化渊源的基础上诠释理论的本质和内涵是脏象理论研究的有效途径，学者秦微等论述了中医脾属土的文化渊源及内涵。

土（脾）文化渊源

土地是万物的本源，在中国传统文化中都有很多内容与土地有着紧密联系。五行"土文化"源远流长，是和人类起源、土地崇拜、土地祭祀紧密相连的。

1. 土为万物之母 中国辽阔而又闭塞的地理位置，气候温和，四季分明，为农业的发展提供了适宜的条件。先民的生活方式主要是农业为主，中国的传统文化，无不建立在农业生产基础之上。《尔雅》："土，田也。"农业的发展离不开土地，即以"土"为根本。中国长期的封建社会，是自给自足的小农经济。《汉书·食货志》："一夫不耕，或受之饥；一妇不织，或受之寒。"耕织结合的经济结构形式是先民的主要生产方式，人民只有依靠小农经济得以繁衍生息，重视农业也促成国人古朴民风和保守思想的形成，这种观念起到了稳定社会秩序和巩固统治的作用，长期稳固了"土"文化。

2. 中土五行的模式 "河图、洛书"是先民对世界的总体认识观，也是中国原始文化的基石，"河图、洛书"与阴阳"五行"相融合。土居中央，上南下北，左东右西，形成中土五行模式。土之生数为五，以生水火金木，从而计算五行生成数。如天一生水，地六成之，即水之生数一，加五（万物皆生于土），得水之成数六，以此类推。河图十数配置包括阴阳五行之基本内涵。五为奇数，五为生数之基础、成数之桥梁，体现了土生万物、土为万物之母的思想。

3. 土统四方的观念 古称"皇天后土"，万物生于斯归于斯，根据五行概念源于"五位"之说，"中"是五位之中最重要的，能够调控其他方，故五行中"土"占据主导地位。

宗法制度、神学思想，加重涂抹了"中土"文化。宗法制度的特点之一就是君权，皇帝拥有至高无上的权利，而五行配伍也是历朝历代维护皇权的手段，统治臣民。中国古代有三皇五帝之说，而五帝之中，中央之帝五行属土，故称黄帝，其居其他四帝之上。《国语·郑语》："故先王以土与金、木、水、火杂以成百物。"战国时期的邹衍将五行与五方、五色相配，认为金、木、水、火、土各居一方而土居中央，黄之尊的观念使土与黄色的核心地位分别对其他四行的统帅作用更为明确，"五行配伍"中土与黄色的中央至尊地位也更趋完善。《管子·四时》阐述了五方、五时与天干的配应，把"土"放置于中间，曰："中央曰土，土德实辅四时入出……春赢育，夏养长，秋聚收，冬闭藏。"四时之气的生、长、收、藏皆得"土"助益的结果。汉代哲学家董仲舒《春秋繁露·五行相胜》进一步明确了土的核心地位："土者，君之官也。"《春秋繁露·五行之义》："土者，天之股肱也……五行之主也。"《春秋繁露·

五行对》："五行莫贵于土，五色莫贵于黄。"《白虎通》特别突出了"土居中央"的神学观点，把土说成是一切物质元素中最根本的元素和社会组织中的最高主宰，看重君主的地方和中央集权专制政权至高无上的神圣性。

儒家文化中和思维影响"中土"文化。殷商时代的出土文物与文献资料都证明殷人已有尚中意识，这种思想是对前人的传统文化的总结。中和思维痕迹可追溯到《周易》，《逸周书·武顺》明确提到"人道尚中，耳目役心"，儒家中庸之道成为民族的主要思维方式，"尚中（土）"的情结已融入生命之中并且亘古没变，"中道思想"伴随灵魂深处。

脾在中土五行模式中土的内涵

"脾属土"理论随着五行学说广泛发展孕育形成并发展。

1. 脾的中土五行模式　五行作为当时广泛存在的思维模式延展开来说明一些概念。两汉时期，五行说已被引领到医学，并与五脏相配。五脏配五行，古代有《尚书》和《内经》两种匹配法，一个分歧在于把君主的地位从"土"移至"火"，从脾移至心，吻合了中医学"重道轻器"的发展基调。古代对脾胃解剖位置的认识，脾位居中焦，与胃以膜相连。《素问·太阴阳明论》："脾与胃以膜相连耳。"这说明脾通过胃而与水谷之土气相通。《素问·六节脏象论》："脾胃大肠小肠三焦膀胱者……通于土气。"为脾与土相配提供依据。凡具有生化、承载、受纳等性质或作用的事物，均归属于土，并且土得木制化而疏通，肝气疏泄调节气机的功能正常有助于脾胃的消化功能。《灵枢·热病》："索骨于肾，不得，索之土，土者，脾也。"可见，《内经》中"土"出现新词义，首见脾的义项。而"脾主长夏"的观点与《管子·四时》模式最后定型于土主季夏是相关的。由社会因素及医学本身的发展，共同选择与确认了中医学中五行与五脏的匹配模式，即现在所发展起的中医学理论体系。与"中土"具有天时地利的优势、位居人类生存和发展至关重要的地位相一致，中医学特别重视脾胃，提倡"治未病"，脾对养生防病有着无法替代的作用。如《金匮要略·脏腑经络先后病脉证》："四季脾旺不受邪。"反之，脾失健运，气血亏虚，则人体易病。《脾胃论·脾胃盛衰论》："百病皆由脾胃衰而生也。"由于五行生克制化作用，在中、南、西、北等方位的地域上，人体脾的功能相对较强，病变主要以脾胃的实证多见；而在东方地域上，人体脾的功能相对较弱，病变主要以脾胃虚寒证多见。

2. 脾属土内涵

（1）脾属土是在农耕经济发展下，以土"化"（生）万物功能的类比：《尚书大传》论"五行"中提到"土者，万物之所资生也，是为人用"。《说文》："地之吐生物者也。二象地之下，地之中，土物出形也。"《释名·释天》"土吐也，能吐生万物也"。土原意指生长，引申为化生。因此，可以推测，最初将"脾"取象比类为"土"时，是取其"化"之象。

"脾胃者，仓廪之官，五味出焉"（《素问·灵兰秘典论》），脾胃的功能正如大地，所谓"生万物而法天地"（《素问·太阴阳明论》），后人解读为"脾主化"的雏形。《诸病源候论·脾胃诸病候》："胃为水谷之海，主受盛饮食者也；脾气磨而消之，则能食"。《太平圣惠方·治妇人血风攻脾胃不能食诸方》："脾与胃为表里，脾主化谷纳食。"《圣济总录·脾脏冷气腹内虚鸣》："脾为中州，主腐化水谷坤诸脏腑。"《济生方·脾胃虚实论治》："夫脾者，足太阴之经，位居中央，属乎戊己土，主于中州，候身肌肉，与足阳明胃之经相为表里。表里温和，水谷易于腐熟，运化精微，灌溉诸经。"脾主化水谷为精微物质，营养机体，滋润百骸，如果脾胃损伤，则不能执行"化"的功能。《格致余论·大病不守禁忌论》："胃热善消，脾病不化。"《素问病机气宜保命集·虚损论》："谷不能化而脾损。"

所以中医运用取象比类的思维方法，将脾胃配属土，探踪寻源，最基本源于地理环境的自然造化，民以食为天，农业民族对土地无比崇尚，农业经济的发展加重了先民对土地的依赖和情结。正是"土"的孕育，化生了我们的肌肉、骨骼和血脉，决定了中华民族子孙的肤色，生生不息。

（2）脾属土是以中央"运"（灌四旁）功能的类比：脾主长养生化的特点与五位中的"中"、五行中的"土"相应，故有"中土"之说。《素问·金匮真言论》："中央黄色，入通于脾……其味甘，其类土。"《素问·五运行大论》："中央生湿，湿生土……其在天为湿，在地为土，在体为肉，在气为充，在藏为脾。"《内经》关于脾之功能的阐述"散精""灌四旁""行津液""行津气"等均是指脾具有转输、布散精气的作用，为"脾主运"的理论奠基。《素问·经脉别论》："饮入于胃，游溢精气，上输于脾，脾气散精，上归于肺，通调水道，下输膀胱，水精四布，五经并行。"《素问·玉机真脏论》："脾为孤藏，中央土以灌四旁。"《素问·太阴阳明论》"四支皆禀气于胃而不得至经，必因于脾，乃得禀也""脾与胃以膜相连，而能为之行其津液""脾病不能为胃行其津液"。第一，从文化层面来看，五行中以土为要。《素问·太阴阳明论》："脾者土也，治中央，常以四时长四藏。"《医理真传·五行说》："五行之要在中土，火无土不潜藏，木无土不植立，金无土不化生，水无土不停蓄。故曰土为万物之母。"阐明五行中以土为要。第二，从和五脏的关系来看，五脏受气于脾。《难经·三十难》："经言人受气于谷，谷入于胃，乃传与五脏六腑，五脏六腑皆受于气。"脾属土，灌溉滋润肝肺心肾四脏。人之奉养，来源于饮食水谷的精气，脾主运化水谷精微，外养皮毛筋骨肉，内养脏腑。清代陈修园《时方妙用·附录慎柔五书》阐释为"五脏皆受气于脾，故脾为五脏之本"。第三，从在五脏中的地位来看，脾统四脏。清代沈金鳌《杂病源流犀烛·脾病源流》："盖脾统四脏，脾有病，必波及之；四脏有病，亦必待养于脾。故脾气充，四脏皆赖煦育；脾气绝，四脏不能自生。"

　　"脾属土"是土"化"、中土"运"功能的类比，中医脾主运化，化生万物，维持人体所需的物质和能量。饮食物是人出生后所需营养的主要来源，是生成气、血、津液的主要物质基础，而饮食物后精微的吸收、转输都由脾所主，脾气将饮食物化为水谷精微，为化生气、血、津液提供充足的原料，为"气血生化之源"；而且能将水谷精微吸收并转输至全身，以营养五脏六腑、四肢百骸，使其发挥正常功能，并能充养先天之精，促进人体的生长发育，是维持人体后天生命活动的根本。

204   论脾胃为五脏之本

脾胃同居横膈之下，脾主运化，胃主受纳，脾喜燥恶湿，胃喜润恶燥，脾主升清，胃主降浊，二者一纳一运，一润一燥，一升一降，一阴一阳，共同完成饮食水谷的消化与吸收，故有后天之本之说。脾胃纳运功能的正常与否，决定气血的化生，即"脾胃为气血生化之源"，而气血是五脏功能活动维持的基本物质，同时脾胃为气机升降的中心，故有"脾胃为五脏之本"之说，这一理论在临床中具有重要的实践意义。学者皮舟遥等认为，脾胃是肝、心、肺、肾四脏气血化生之本源，气之升降出入莫不关乎脾胃。脾胃互为表里、阴阳，升降、润燥、纳运相依，共同推动人体的运化。脾胃对五脏的护卫及濡养正常则不病，护卫、濡养不及则易病。五脏病为气血、气机以及气化的异常，脾胃失和则气血不通。中焦脾胃纳运协调，水谷消化正常，气血化生有源，升降相因则气血调和。脾胃受纳、运化水谷，进而化生气血以养五脏，调畅气血以安五脏，临证治疗应注意健运中焦脾胃，使气血生化有源，气机斡旋有常，则五脏安和。

本之含义

《说文解字》："木下曰本。从木，一在其下。"指出了"本"即草木的根或靠根的茎干，强调了其居于下位。《左传·昭公元年》："木水之有本原。"《国语·晋语》："伐木不自其本，必复生。"不难发现，"本"与草木有关，而且"本"对于草木的生存具有重要意义。《论语·学而》："君子务本，本立而道生。孝悌也者，其为仁之本欤！"这就将"本"的意义泛化了，不仅仅对草木而言，还指出道德品性作为人立世之"本"的重要性。由此看出，本，即根本、本源，人或事物的主体部分，突出其不可缺少或替代。

与草木之本、君子之本相类比，病亦有其本。在中医学中，作为治疗疾病最高指导思想的"治病求本"，其"本"即本质、根本之义。"治本"属于基本治则，本相对于标而言，如邪与正，邪气为标，则正气为本。"本"即是指疾病发生发展过程中最关键、最核心的方面。因此，有学者提出，人的生命之本为生生之气；生生之气即人的正气，具有抗病、自调和、自康复等功能。随着语境、应用领域的变化，"本"的含义虽然不断地被抽象化，但总不失其根本之义。这显然与重视根本这一中国传统文化观念相一致。

五脏之本

五脏，即肝、心、脾、肺、肾五大脏象功能系统，这是中医学者目前一致的观点。而"五脏之本"，即五脏的根本、本源到底是什么？《素问·五脏别论》："五脏者，藏精气而不泻。"中医学认为，宇宙间精气是构成和维持人体生命活动的基本物质。"气一元论"认为，构成万物的本原是具有物质属性的气。由此看来，可以说精气是"五脏之本"。《医学真传·医道失传》："以为后之医者，必明……血气生始之根源。"则可知人之气血为"五脏之本"。自然界之水谷禀宇宙精气，自然界之人亦禀受之，且人食五谷，五谷养五脏，人以水谷为养生之本，故宇宙精气为人生之本。其具体机制在于水谷经脾胃运化化生水谷精微，化为气血，五脏皆有气血。可见，就人之五脏而言，"五脏之本"为水谷化生之气血。气血是五脏物质之本，且以气为主，而宇宙间精气是人之气血来源。

五脏之本，其物质基础在于气血，而五脏非单纯静止，其功能之本为基于气机的气化。气机是指气在人体内正常的运动，升、降、出、入为基本形式。所谓人体之气化，即人体生命活动过程中气的运动变化。气、血、水谷精微的转化、输布均有赖气化，气化正常则气、血、水谷转化、输布如常，气化不行则气、血、水谷皆成郁滞。故有学者提出"五脏者气化之器也"，五脏是人体气化活动之功能性结构核心。五脏是一个自调自稳的动态平衡性功能结构体，在不断气化过程中得以维持其稳态，可见五脏之本非静，而在于动，即气的运动、变化，亦即气机、气化。

脾胃为五脏之本

1. 化生气血，形质之本　"胃为五脏之本"最早见于《内经》，《素问·玉机真脏论》："五脏者皆禀气于胃，胃者五脏之本也。"《灵枢·五味》："水谷皆入于胃，五脏六腑皆禀气于胃。"《慎斋遗书·望色切脉》："脾胃者，又阴阳气血之归本处，胃为气之原，脾为血之原。"由此可见，水谷经脾胃运化成水谷精微，化生气血，为五脏物质之本，即所谓的后天之本。《医学原理》"脾为五脏之本"，《时方妙用》"脾为五脏之本"是由于"五脏皆气于脾"。以上均明确提出了脾胃为五脏之本的论断，肯定了脾胃在维持五脏正常生理活动的重要作用。清代宋良弼《医方小品·脾胃》："论凡人之生，脾胃为本，故先贤云脾为五脏之主宰，胃为六腑之大源也。"说明脾胃不仅是五脏之本，亦为六腑之源。可以说脾胃实际是五脏六腑之本源，胃气（实则脾胃之气合称）是五脏六腑精微物质的来源和根本。如《素问·五脏别论》："胃者，水谷之海，六腑之大源也。五味入口，藏于胃，以养五脏气；气口亦太阴也，是以五脏六腑之气味，皆出于胃，变见于气口。"

水谷入胃，其必先入于口。五味经口摄入，内藏于脾胃，一纳一运，化为气血，一升一降，散布于四肢九窍中，如雾露以滋润形体。否则，脾胃不化气血，肢九窍不荣，则形体不充。而形体的充盛与否，其本质在于"肌肉满壮""筋骨劲强"的程度。脾主肌肉，脾气旺则肌肉壮，脾气弱则肌肉痿；筋骨虽非脾所主，但皆赖气血充养，"血和则经脉流行，营复阴阳，筋骨劲强"（《灵枢·本脏》），"气日以衰，脉道不利，筋骨肌肉，皆无气以生，故不用焉"（《素问·太阴阳明论》）。脾胃充养形体，其关键在于化生气血输布于四肢、躯干，肌肉、筋骨强劲，则形体健硕。此外，现代医学认为，肌肉主要由蛋白质和水组成，而现代研究发现，内质网是具有蛋白质属性的消化酶、凝血因子合成的场所，从而提出内质网与脾的脏象功能密切相关。基于此理论，可以较好地解释脾主肌肉。

2. 禀赋土德，长养之本　《素问·经脉别论》："食气入胃，散精于肝，淫气于筋。食气入胃，浊气归心，淫精于脉。脉气流经，经气归于肺，肺朝百脉，输精于皮毛。毛脉合精，行气于腑，腑精神明，留于四脏。"尤怡《医学读书记》"土具冲和之德，而为生物之本"，脾胃在五行中属土，故有长养生物之能，如《类经·脏象类》："四时五脏，皆不可一日无土气也。"张景岳提出五行"互藏"，同时强调"土之互藏，木非土不长，火非土不荣，金非土不生，水非土不畜，万物生成，无不赖土"。可见，土是万物生成的本源，木、火、金、水赖土以生长、繁荣、生成、蓄存，推而及之，五行互藏则五脏亦互藏，脾胃是肝、心、肺、肾四脏气血化生之根源。叶天士《景岳全书发挥·论脾胃》："土旺四季之末，寒热温凉，随时而用。故脾胃有心之脾胃，肺之脾胃，肝之脾胃，肾之脾胃。"故有学者指出，叶天士认为脾胃与其他四脏关系密切，五脏以脾胃为本。

3. 居于中央，气化之本　升与降，是脏腑气化的基本功能。若脾胃之气机升降失调，则肺随之失于宣降，上焦闭塞不通而发为"脾胃咳"。《素问·六微旨大论》："出入废则神机化灭，升降息则气立孤危。"由此可知，五脏皆有气，且五脏之气非静止不变，而是处于不断运动变化之中。但五脏之气的运动并非杂乱无章，《素问·六微旨大论》"升已而降，降者谓天；降已而升，升者谓地"，心肺居于上焦则气降，肝肾居于下焦则气升，脾胃居于中央，脾气升而胃气降，气之升降出入莫不关乎于脾胃。如朱丹溪《格致余论》："脾居坤静之德，而有乾健之运，故能使心肺之阳降，肾肝之阴升，而成天地之交泰，是为无病之人。"所以，脾胃与气的运动息息相关，亦即脾胃为五脏气机调畅之本。

五脏与六腑互为表里，亦与人体外部组织表里相应，脾胃位居中央，气机升降出入正常则全身气机调畅，五脏六腑各司其职，腠理致密、面色荣润，筋骨柔和、九窍通利。否则，脏腑失调，腠理疏松、面色黯淡、筋骨僵痿、九窍不通。故李东垣云："脾胃虚则九窍不通。"

《药鉴·病机赋》云："胃乃六腑之本，能纳受水谷，方可化气液；脾为五脏之本，能运化气液，方能充营卫。"明确指出，脾胃作为五脏之本的原因在于，脾胃二者通过受纳、运化的协调促进气血化生，"化气液""充营卫"，以安五脏；同时还说明，脾胃在作为气血生化之源这一物质之本的同时，还作为功能之本，是人体气机升降出入的枢纽，五脏气机"和合"的中心。如此才能气血调畅，五脏安和。

在五行系统中，自然界五化有生、长、化、收、藏，与脾相应的为化。化乃变化、转化之义。气化作为五脏功能之本，是建立在脾胃气机调畅前提下的。由于运动是气的根本属性，气化的内在机制和枢纽机关则是气机。脾具有运化食物与水液的功能，就体现了脾气不但是运动的，同时还具有转化、转输的功能。此外，脾主升清，则胃肠道吸收的水谷精微上归心肺化生气血，即"饮入于胃，游溢精气，上输于脾，脾气散精，上归于肺"。气下降，水谷转化为食糜进一步消化吸收，食物残渣则燥化为粪便。从生理上讲，脾胃互为表里、阴阳，与五脏六腑的功能密不可分，其升降、润燥、纳运相依，共同推动人体的运化。脾胃不但是运之本，亦为化之本。脾胃是气化之本，其内在机制在于脾胃是气机之本。

4. 主于四时，卫外之本　脾主四时即是无时不主，四时主气亦中气所在。此处所言"中气"即脾胃之气。《灵枢·五癃津液别》言"五脏六腑……脾为之卫"，张景岳《类经》释："卫者，脏腑之护卫也。"明确提出了脾胃具有卫外功能，为五脏之护卫。正如《金匮要略》所言："四季脾旺不受邪。"现代研究认为，中医脾的功能不仅包括西医学消化系统功能，还包括免疫功能，与脾为卫外之本的思想相契合。

从《脾胃论·脾胃盛衰论》所谓"脾胃虚弱……五脏之气不生"来看，脾胃虚弱是导致五脏病的关键，作为五脏之本的"气"无以化生，五脏失其护卫及濡养之本。《医宗金鉴·删补名医方论》："胃气旺则五脏受荫，胃气伤则百病丛生。"这些都提示了脾胃对于五脏的护卫及濡养正常则不病，护卫、濡养不及则致病。李乾构云："脾胃不虚不得病。"

5. 统摄血液，守内之本　"何谓血？岐伯曰中焦受气，取汁变化而赤，是谓血"（《灵枢·决气》）。脾胃为气血生化之源，亦为气血统摄之本。脾胃是人体气机斡旋的中心，既主升降，亦调出入。卫气、荣气即是脾胃出入之气。"胃气"乃"卫气""荣气"，可见脾胃不但具有保护卫外之功，也具有荣养守内之能。卫气出于外可抵御外邪；荣气入于内能滋养脏腑。所以说脾胃气旺，在外则化为卫气护卫五脏，入内则转为荣气内守五脏。脾胃虚，卫外失固则邪犯，荣养不足则正虚，发为五脏病。《灵枢·营卫生会》："谷入于胃，以传与肺，五脏六腑，皆以受气，其清者为营，浊者为卫，营在脉中，卫在脉外。"故可知，脾统摄血液的本质在于营气在脉中固摄而卫气在脉外防溢。因脉中运行为血，故脉内之营气尚具有一定濡养作用。

6. 因于强弱，病愈之本　胃气的强弱在疾病的发生过程中发挥着关键作用。《内经》将"脾胃气绝"单列出来，认为其为"死"症的核心病机。《伤寒论·辨阴阳易差后劳复病脉证并治》"患者脉已解"，但"微烦"，其原因就在于"脾胃气尚弱，不能消谷"。这就说明胃气强弱在疾病向愈过程中具有非常重要的作用，胃气强则病愈，胃气弱则病。《脾胃论》中尚载有"肝之脾胃病""心之脾胃病""肺之脾胃病""肾之脾胃病"，四者之病本皆在脾胃，脾胃虚弱、元气不足是病之根本。《慎斋遗书》亦有"心之脾胃虚""肺之脾胃虚""肝之脾胃虚""肾之脾胃虚""脾胃之脾胃虚"之言。促进脾胃运化之力、促进胃气行药力乃病后恢复之关键。《景岳全书·传忠录·神气存亡论》"凡药食入胃，所以能胜邪者，必赖胃气施布药力"，亦即"伐木不自其本，必复生"之理。"本"即"木下"而强调其所在之位，脾胃同居于人身横膈之下而为气血生化、调和的本源，故言脾胃为五脏之本。

脾胃为五脏之本临床应用

1. 五脏病当健脾胃　中医学治病求本，故脾胃病当治本脏，实属正治之法。此外，脾胃是五脏气机和合的中心，通过调理脾胃，斡旋中气，可使全身气机流畅，达到协调五脏六腑治疗各种疾病的目的。如《时方歌括·补可扶弱》："胃气为生人之本，参、术、苓、草从容和缓，补中宫土气，达于上下四旁，而五脏六腑皆以受气。"

李德新认为，人身之平衡，就是气血阴阳之平衡，调脾胃使脾胃健运，进而调节人身之气血阴阳，从而达到治病的目的。叶人遵循"人以脾胃为本"等理论，提出从脾胃论治五脏病，并广泛运用到临床，取得满意的疗效。有学者提出，李东垣升阳汤补益脾胃兼泻心之阴火，可治"心之脾胃病"；升阳益胃汤、清暑益气汤升补脾胃，兼补肺气，疗"肺之脾胃病"，治疗"肝之脾胃病"的调中益气汤以升举脾胃为要，兼以疏肝，治疗"肾之脾胃病"的神圣复气汤亦体现护中思想。吴凡伟等指出，"胃气"理论（狭义指脾胃功能）在危重症中应用广泛。提出胃气强弱决定五脏衰患者的预后，要重视培补"胃气"，顾护"胃气"。所以，五脏病当首推补脾胃以使脾胃之体健全，运脾胃而致脾胃之能正常。

2. 五脏病先调气血　五脏物质之本为气血，功能之本在气化。气血失和是脏腑失调的病理反映，亦是许多疾病的基本病机。"五脏之道，皆出于经隧，以行血气，血气不和，百病乃变化而生"（《素问·调经论》），故五脏病之本在于气血不和，应调和五脏之气血。五脏病不足，当补其气血之不足；五脏病不用，当行其气血之不通。此皆因五脏之体禀气血，五脏之用亦在气血。

五脏皆以气血为本，并非指气血本身藏于五脏，气血也并非静止的、一成不变的，气处于不断运动、变化之中，以促进精、气、血、津液不断转化、运行。只有气血正常产生、运行、转化，五脏才能进行正常的生理活动，否则，气血不生、不行、不化，以致五脏病。

《素问·平人气象论》："人以水谷为本，故人绝水谷则死，脉无胃气亦死。"可见脉以胃气为本，五脏之气秉于胃。脉行于人身上下内外，可贯通五脏六腑。张西俭认为，通过由外察内，从脉气、脉质的变化，大致可以察知内在气机变动，通过脉来辨识人体的寒热虚实，从"脉气、脉质"上总结出如何诊察脾胃气血的盛衰。故此，五脏病本在气血、气机以及气化。

3. 健脾胃即调气血　程履新《易简方论·脾胃》"经曰饮入于胃，游溢精气，上输于脾，脾气散精，上归于肺，清者为营（血也），浊者为卫（气也），是气血皆由饮食生也"。可见，气血化生赖于脾胃，健脾胃即生气血。吴有性在《温疫论补注·补注温疫名实引经析义下篇》："中焦不治，胃气上冲，脾气不转，胃中为浊，荣气不通，血凝不流。"此即言脾胃失和则气血不通，故健脾胃则气血调。故中焦脾胃纳运协调，水谷消化正常，气血化生有源，升降相因则气血调和。

气血是神产生的物质基础，气足血清则神明晰，气弱血浊则神昏乱。李东垣认为，元气不足，则阴火内生而扰乱心神，要使心神安定，七情不伤，就应当调治脾胃，以资元气泻心火。阮士怡为，血浊是冠状动脉粥样硬化性心脏病发生发展的始动因素，治疗要健脾以助运化。其实，不论是资助元气，还是清化血浊，其实质均是通过健脾胃而达成的。健脾胃的根本目的在于调和气血，虚则补之，实则泻之，浊则清之。

《素问·六节脏象论》"心者生之本""肺者气之本""肝者罢极之本""脾者，仓廪之本""肾者主蛰，封藏之本"，即论五脏在生命活动中的主体功能，后世概括为心主血脉藏神，肺主气司呼吸，肝藏血主疏泄，脾主运化水谷，肾主水藏精。精（含水谷精微）、气、血等物质与五脏息息相关，为五脏物质与功能之本。《素问·调经论》："人之所有者，血与气耳。"亦可以看出，人之根本乃气血，换而言之，五脏之本即是脾胃所生之气、血，以及脾胃主导的贯穿于生命全程的气机、气化过程。就物质而言，脾胃禀土之德，长养五脏，化生气血，充养形体；就功能而言，主四时，助气化，可充营卫，守内固外。

总之，脾胃之位属五脏之本，其受纳、运化水谷，进而化生气血以养五脏，调畅气血以安五脏，即《难经·二十二难》所谓"气主煦之，血主濡之"。因此，临证均应健运中焦脾胃，方能气血生化有源，气机斡旋有常，五脏安和。

205　　脾脏象研究的系统生物学思考

　　中医脾脏象的现代研究是脏象理论发展的重要环节。脾脏象研究的过程中，中医学界多运用现代医学的思维与理论加以解释，现代医学与其他自然科学一样，通过对人体结构的精确分解，力求以微观的结构改变来解释宏观生命现象，这种研究方法显然无法体现中医学整体性、复杂性、非线性的特点。如何应用有效的研究方法解决中医脾脏象研究的关键问题是中医学界持续关注和不断探索的重要环节。系统生物学是一个跨学科的研究领域，以整体性、系统性研究为特征，"从表面到点"探索生命规律，能够在细胞、组织、器官和生物层面研究生物系统不同部分之间的相互作用，通过生物信息学和复杂生物系统的计算和数学建模，定量描述和预测生物功能、表型和行为。系统生物学可从多维度、整体性、动态性的角度解析生命活动过程及机制，与中医学的"整体观""动态观""辨证观"有相似之处。在系统生物学时代，中医学整体论与现代医学还原论有可能找到"共同语言"，因此，将系统生物学用于中医脾脏象的现代研究，可为阐释脾脏象内涵提供新视角；同时通过对脾脏象的系统生物学研究文献进行梳理和分析，可为系统生物学模式下的脾脏象研究提供思路与方法。学者周雯等通过梳理目前中医脾脏象系统生物学研究文献，发现基因组学可以阐释中医脾脏象的生物学基础，转录组学可以揭示中医脾脏象的内在调控机制，蛋白质组学可以解析中医脾脏象的物质基础和内在联系，代谢组学可以解释中医脾脏象的代谢机制。

脾脏象的客观化研究

　　中医学理论强调脾的生理功能是主运化、主统血、主升清，脾在体合肌肉、主四肢，脾在五行属土，为阴中之至阴，与长夏之气相通应。现代中医脾脏象的研究主要围绕上述中医学理论开展，涉及消化、神经、内分泌、免疫系统及能量转换、水盐代谢、微循环等方面。有研究显示，脾运化-主肌肉与线粒体脂肪酸氧化相关联，脾主运化水液的物质基础是水通道蛋白、脾应长夏的中介是松果腺分泌的褪黑素，脾统血的重要物质基础是血细胞及其参与止血过程的主要成分血小板，脾藏意主思功能与脑肠肽水平相关，脾阳虚者的中焦与口唇温度有相关性。但是，脾脏象客观化研究中的"一种疾病/一种证候-一组基因或蛋白"的研究模式不能从整体性、动态性、多维度的角度全面解析脾脏象，且在脾脏象的内部包含许多能量转换、信号转导、物质转运等生命过程，故亟需能够整合不同层面如器官、细胞、分子的物质，从而解析脾脏象科学内涵的前沿科技手段，如系统生物学。

从系统生物学角度研究脾脏象

　　系统生物学的核心是整体性和系统性的研究，其试图通过整合不同层次的信息来理解生物系统的功能。系统生物学技术主要包括基因组学、转录组学、蛋白质组学及代谢组学等，随着这些高通量技术和数据分析的发展，越来越多的研究集中在系统层面以阐明复杂的生物现象。来自组学技术和计算研究的大量信息已被用于理解生物现象以预测生物系统的相互作用，包括生物信息学、数据挖掘和机器学习等产生的信息。近年来，许多学者采用这些技术对脾的生理功能与病理机制进行研究，补充了传统中医脾脏象的研究模式，试图揭示中医脾脏象理论的内在规律和整体特征。

　　1. 基因组学可以阐释中医脾脏象的生物学基础　　基因组学是利用生物信息学技术对所有基因组进

行测序、功能分析和作图的遗传学分支，其重点是对生物完整的 DNA 序列进行系统评估。基因组学认为不同的个体具有不同的 DNA 序列，这与中医学的"证"有相似之处。目前基因组学与脾脏象的研究集中于采用病与证相结合的方法，从而发现不同疾病状态下脾证候的基因表达谱。相关研究涉及的疾病有慢性胃炎、2 型糖尿病、非酒精性脂肪性肝病、痛风、类风湿关节炎，其中慢性胃炎脾虚证的研究较多。脾虚证可以出现在多个系统多种病变中，一般以消化系统功能紊乱为主要表现。慢性胃炎是消化系统最常见的疾病之一，研究显示，2667 例慢性胃炎患者中有高达 29.55% 的患者表现为脾虚证。以慢性胃炎脾虚证为例，其差异基因表达谱主要有糖类代谢相关基因如 β－乙酰氨基葡萄糖转移酶 1（B3GNT1）、氨基葡萄糖（N－乙酰）转移酶 1（GCNT1），脂类代谢相关基因如乙酰辅酶 A 酰基转移酶 2（ACAA2）、细胞色素 P450 家族 20 亚家族 A 成员 1（CYP20A1），蛋白质代谢相关基因如核糖体蛋白 S28（RPS28）、泛素结合酶 E2D2（UBE2D2）等。

基因组学技术具有高通量、多因素、快速、灵敏等特点，可以系统地研究基因与疾病、证候之间的关系。运用基因组学技术获得临床和脾相关病证动物模型的基因数据，通过生物信息学方法的挖掘与解析，可有效纯化复杂的中医证候，解决疾病与证候之间关联性较弱的问题。此外，通过对比临床与动物研究基因组学的差异，有助于筛选脾相关病证的差异基因表达谱和基因组生物标志物，有望从基因水平阐释中医脾脏象的生物学基础，为中医病证间的关系提供依据。目前脾虚证的基因图谱主要与糖类、脂类、蛋白质代谢相关，这些基因通过影响糖类、脂类、蛋白质的代谢影响机体的生理功能，从而表现出消化、吸收、营养障碍等脾虚相关症状。糖类、脂类、蛋白质是体内主要供能物质，通过食物获取后经消化吸收进入组织细胞，进而满足多种生理活动的需要，此过程与中医学的"脾主运化"相近，提示糖、脂、蛋白质代谢与中医学"脾主运化"密切相关。但这些基因标志物只是中医脾脏象研究中初步筛选的结果，且小样本的单基因检测无法覆盖表型，今后还需开展大样本多基因多位点的检测来反映脾相关证候的差异基因，并开展基因敲除或基因过表达的机制研究进行逐个验证；同时还应将中医脾脏象理论与基因组学技术有机结合，从糖类、脂类、蛋白质代谢角度对脾相关证候进行研究，了解脾不同证候状态下物质代谢之间的关系，为中医脾相关证候的发病机制研究提供生物学基础，从而完善脾脏象研究的指标体系，并进一步阐述脾脏象的本质。

2. 转录组学可以揭示中医脾脏象的内在调控机制　转录组学是指从总体上研究基因转录（包括类型、结构和功能）及调控规则，包括非编码区功能研究、转录结构研究、基因转录水平研究和新转录区研究。与静态基因组不同，转录组受外源和内源因素的调控，因此，转录组是一个物种基因组与其外部物理特性之间的动态联系，可反映特定器官、组织或细胞在特定生理阶段的所有基因表达水平。目前转录组与脾脏象的研究内容集中于两个方面：一是采用病证结合方法，将不同疾病脾虚证患者与气虚证、脾胃湿热证进行对比，从而发现脾虚证的基因表达谱以及脾证候特有的分子网络；二是观察肝郁脾虚证模型的差异表达基因。如研究发现，慢性胃炎脾虚证患者具有的特征性免疫学基础可能体现在补体激活经典途径、炎症反应和固有免疫反应等方面，肝郁脾虚证的可能关键基因涉及 DNA 复制、ATP 结合及 Notch 信号通路，脾胃湿热证与调节稳态过程、定位调节、运动调节、细胞黏附、细胞迁移、解剖学形态结构的形成等基因的功能相关。

转录组被认为是连接基因组与蛋白质组的纽带，能够对整体的基因相互作用网进行描述，转录组学可以揭示特定生物过程和疾病/证候发展的分子机制。在转录水平研究中医脾证候相关基因的转录调控，有助于揭示中医脾证候的内在调控机制，为中医脾证候的规范化和现代化提供实验依据。目前通过对脾相关证候转录组学的研究，发现与胰岛素分泌相关的 RNA 具有差异表达，这些差异 RNA 可在一定程度上反映脾与胰腺有密切联系。张锡纯在《医学衷中参西录》中指出："古人不名膵而名为散膏，散膏即膵也，为膵之质为胰子，形如膏，而时时散其膏之液于十二指肠之中……故曰散膏，为脾之副脏。"提示现代医学的胰腺与中医学中的脾关系密切，从解剖实质、生理功能及病理变化来看，胰腺应视为脾的一部分，为脾之副脏，与脾共主运化升清、化生气血、输布精微、供养脏腑、灌溉四旁。脾虚会影响胰腺的正常生理功能，影响胰岛素的分泌，这与机体在转录水平上的变化相一致。此外，研究还发现脾虚证的差异基因涉及免疫反应，这在一定程度上能够体现中医学"脾为之卫"理论。"脾为之卫"是指脾有保卫机体、抗邪御病的功能，脾运化水谷精微使正气得充、营卫调和，从而发挥抵御外邪的作用，这与机体免疫系统所发挥的功能相似。然而 RNA 调控网络关系的研究仍然缺乏，另外研究对象分组比较简单、研究收集的样本例数较少，不能很好地鉴定差异 RNA 是证候特异性还是疾病特异性。今后在对中医脾相关证候的转录组学研究中，需要优化研究分组，如应包括脾气虚证组、脾阳虚证组、脾阴虚证组等，增加样本量，并联合 mRNA、miRNA、lncRNA 等多种 RNA 的测序结果，深入理解中医脾相关证候的转录水平的调控机制。此外，仍需对转录组学的测序结果进行验证，而临床研究的结果还需在细胞或动物层面开展进一步的机制探讨。

3. 蛋白质组学可以解析中医脾脏象的物质基础和内在联系　蛋白质组被定义为基因组的蛋白质补充。蛋白质组学是蛋白质组概念的延伸，该方法避免了短期内不能获得有关生命活动的"全景式信息"的弊端，其核心在于筛选、鉴定并验证差异表达蛋白质，进而从生物信息学角度分析差异表达蛋白，为蛋白质组学研究结果的解析提供信息支撑。目前蛋白质组学与脾脏象的研究内容集中于两个方面：一是揭示脾气虚证、脾阴虚证、脾阳虚证的分子标志物，二是对不同疾病的脾虚证进行研究，了解该种疾病脾虚证的蛋白质组学表达情况。如研究发现，葡萄糖调节蛋白 78、胰蛋白酶、白蛋白与脾气虚证的发生有关；过氧化损伤与脾阴虚证密切相关，糖代谢异常、细胞骨架损伤与脾阳虚证相关；其中，异质核核糖核蛋白 A2/B1、结蛋白、3-磷酸甘油醛脱氢酶、真核翻译起始因子 5α-1、载脂蛋白 A-I 可能是与脾阳虚证相关的疾病特异性蛋白，主要涉及脂肪降解和吸收通路、维生素降解和吸收通路、补体系统代谢通路等，而脾虚证的发生发展主要与机体物质代谢途径及免疫系统功能有密切关系。

蛋白质组学研究克服了蛋白质表达和基因之间的非线性关系，直接在蛋白质水平研究疾病作用的机制和靶点。通过蛋白质组学的研究，可以解析疾病过程的内在联系，并且能够基于不同层次的整体蛋白质活动阐释中医脾脏象研究的基本规律。目前脾脏象蛋白质组学的研究结果显示，脾虚证涉及糖代谢异常、细胞骨架损伤、免疫功能改变等，这些蛋白质组学结果有助于解析中医脾的生理功能。如糖代谢异常与基因组学结果一致，是在蛋白质水平上对中医学"脾主运化"与糖代谢关系的进一步印证；细胞骨架与中医学"脾主肉"密切相关，两者都有维系结构与形态的特点；脾虚证涉及免疫系统功能的结果与转录组学结果一致，为中医学"脾为之卫"理论进一步提供依据。尽管这些研究能够将辨证与辨病相结合，找到与脾虚证密切相关的蛋白表达，但研究目前仍处于探索差异蛋白质阶段，未来还需建立各种疾病脾虚证蛋白质组学数据库、研究脾虚证差异蛋白质间的相互作用、绘制脾虚证蛋白质图谱、筛选健脾方剂治疗脾虚证模型的靶蛋白并加以验证。另由于种属差异性与基因多样性，动物模型的蛋白质组学结果可能并不适用于人体，故相关研究结果还需要临床样本的进一步验证。

4. 代谢组学可以解释中医脾脏象的代谢机制　小分子代谢物水平的研究被定义为代谢组学，其旨在测量特定条件下存在于细胞或组织中的代谢物，可在个体水平上提供有关代谢组的信息。代谢组学广泛用于研究疾病、证候的病理生理变化，通过评估各种内源性物质（如血液和尿液）的差异表达，可以提供有关疾病、证候诊断的信息。目前代谢组学与脾脏象的研究多集中在两个方面：一是检测脾虚证患者的血液、尿液，获得证型的代谢表型，并将其与正常人数据作对比，得到差异性代谢物指标；二是检测脾虚模型动物的血液、尿液代谢物，建立代谢指纹谱，进而与临床的标准"指纹图谱"匹配，有助于确立新型客观化和量化的脾虚证动物模型，对确立中医脾虚证研究的规范化、标准化有一定的借鉴意义。如研究发现，脾气虚、脾阳虚大鼠血清中花生四烯酸、十二碳烯酸、亚麻酸含量显著下降，主要存在糖代谢、脂代谢、能量代谢等异常，脾气虚体质患者血液中的差异性标志物主要参与机体的糖代谢、脂肪酸代谢、能量代谢、胆汁酸代谢、免疫功能、抗氧化等方面。

代谢组学可以分析生物体对内源性或外源性刺激和干扰（例如疾病和药物治疗）反应后的代谢物变化，可以寻找到反映人体生物学状态的生物标志物，并通过小分子代谢物的动态变化来解释病理状态。目前通过临床研究和动物实验，采集单一的和不同疾病的脾虚证型的血液、尿液、粪便或组织等标本进行代谢产物数据分析，结果显示脾虚证的发生机制可能与糖代谢、脂代谢、能量代谢密切相关。其中糖代谢与脂代谢是对基因组学、转录组学、蛋白质组学结果在代谢组水平上的进一步补充；而能量代谢与中医学"脾主升清"功能密切相关，即脾的阳气通过向上的升腾作用，将水谷精微和津液上输心肺，从而起到营养荣润脏腑四肢百骸的作用，为人体正常的生理活动提供动力，与线粒体的能量代谢和传递功能具有相似性。与基因组、转录组、蛋白质组相比，代谢物与机体的表型生物学功能最接近，能够反映机体的短期物质改变和药物作用形式的改变，代谢组学与临床的联系也更为密切，开展中医脾脏象代谢组学研究，有望为脾相关证候的诊断、预后和疗效判定标准提供部分依据。

此外，代谢组学的变化可在一定程度上阐释脾相关证候的发生机制及中医脾相关证候的代谢机制，可为脾本质的探讨提供依据。然而目前的研究仍处于差异代谢物的筛选阶段，且存在筛选出的差异代谢物数量过多以及缺乏对其内在规律深入挖掘的问题，无法精确地反映出机体整体的代谢状态。下一步应当聚焦于筛选出的差异代谢物，对这些小分子物质的生物合成、表达、调节等展开研究，只有不断充实整个代谢网络，才能扩大对代谢产物的认识和对代谢机制的理解，从而精确、量化地预测脾相关证候的发生发展机制，揭示脾脏象的代谢机制。

研究脾脏象，可以对整体的基因相互作用网进行描绘，有助于系统地了解机体对疾病状态或环境挑战的应答；以蛋白质组学研究脾脏象，可以直接在蛋白质水平研究机制，克服基因和蛋白质表达之间的非线性关系；以代谢组学研究脾脏象，可以研究生物体的代谢调节网络，获得有关疾病、证候诊断和药物疗效的信息。在系统生物学的平台上，科研工作者以组学研究"组""谱""学""群""多"等整体思想为指导，在整体、器官、组织、细胞的水平上，探讨脾脏象的生物学本质，发现了一些与脾相关的功能基因、miRNA、差异蛋白质及代谢物，为揭示脾脏象理论对健康和疾病的作用规律及调控机制提供了可能；同时通过对相关分子的功能分析，进一步说明了脾与糖代谢、脂代谢、能量代谢、免疫功能的关联。脾脏象不仅是一个概括人体一系列生理、病理学的系统，亦是一个复杂、多层面、综合性的功能网络。为理清这个复杂的网络，需要从"系统辨识"的角度得出结论，而这是一个基于定性描述到定量分析继而高层次定性总结的过程。高通量、大规模数据的采集和分析使得系统生物学的研究更符合中医脾脏象的特点，采用系统生物学等前沿科技研究脾脏象能够帮助构建脾脏象学术发展体系，从而实现脾脏象的继承与创新。

206　从脾脏象时空观探析对生命、疾病及防治的认知思维

　　中医时空一体观，是关于人生命、健康、疾病及其防治在时间和空间上统一性和完整性的认知理念。由于中医研究的对象是有生命的人体，故这里的"空间"，主要是指发生在人身上，与生命、健康、疾病等密切相关联的内在脏腑气血的盛衰变化，以及表现于外的生理病理征象；而"时间"，则是指客观存在于天地自然界中的春夏秋冬四时的更替和一日昼夜晨昏的变化，以及无形的、看不见的人的生命节律和疾病过程中不同的发展阶段。

　　脾统四脏，应四时，为生命之枢机，探讨《内经》脾脏象理论的时空认知思维特色，其目的在于一叶知秋以揭示《内经》所论生命之道，高屋建瓴以提高中医对世界、生命、疾病及其防治的认知思维能力。学者唐元瑜等将相关内容做了阐释。

《内经》脾脏象理论的时空认知思维特色

　　由于中医学研究的对象是活生生的人体，故相对于时间变化而言，《内经》脾脏象理论更注重人体空间上的变化。这种关注主要表现在两个方面，即不同时间层面和同一时间层面下，脾脏象在空间上各自相应的变化及特点。

　　1. 不同时间层面下脾脏象的空间变化　精气一元论，是中国古代重要的哲学思想之一，其认为人与天地万物同源同道，都是由至精至微的精气所化生，故万物同宗同源，有着千丝万缕的普遍联系。借鉴该哲学思想理念，《内经》构建了"天人合一""天人相应"的整体观念，成为影响《内经》脾脏象理论形成的重要基础之一。如《内经》认为人的整体性，不仅仅表现在人自身的完整性上，人生活在天地自然界中，必然还会受到四时季节气候、昼夜晨昏的影响而表现出与四时变化相顺应的生命节律。如《素问·宝命全形论》："人以天地之气生，四时之法成。"《灵枢·本脏》："五脏者，所以参天地，附阴阳，而连四时，化五节者也。"因此，人的脏腑生命活动及其变化规律，是与天地四时阴阳相通应的，人体五脏具有应时的节律性。

　　在"人与天地相参，与日月相应"的整体观念指导下，运用五行属性归类思维方法，根据五行配时空的演变规律，《内经》构建了藏于体内的脾脏与天地四时相通应的"脾脏器法时论"。受不同五行哲学思想的影响，《内经》对脾与四时关系的认知是完全不一样的，如受生克五行哲学思想的影响，《素问·平人气象论》："长夏……脏真濡于脾。"强调了脾与长夏季节相通应，长夏为脾气所主之时，脾气的活力在长夏季节最为旺盛。而受中土五行哲学思想的影响，《素问·太阴阳明论》则云"脾者土也，治中央，常以四时长四脏，各十八日寄治，不得独主于时也""脾不主时，寄旺于四时"，即脾与四时相通应，四季之末十八日，为脾所主之时。

　　需要指出的是，"脾主长夏"和"脾不独主于时而主四时之末十八日"并不矛盾，二者都是在时空一体的整体观念指导下，分别从脾的生理功能和脾的核心主导地位两个不同的视角，探讨了"四时之中皆有脾气"。"脾主长夏"论，并不是单指脾独主于长夏，脾与其他四时也相通应，四时之中皆有脾气，只是长夏季节气候炎热，多雨多湿，而脾性湿属戊土，同气相求，同类相召，故在长夏季节脾气的活力表现最为旺盛，随着四时之序的更迭交错，脾所藏精气——脾气也呈现出阴阳盛衰的

节律性和周期性变化。所以，"脾主长夏"论，强调的是随着春、夏、长夏、秋、冬五个不同季节的更替交错，即在五个不同的时间层面，脾脏的功能及其重要物质基础脾气，在空间上所表现出来的相应盛衰变化。而"脾不独主于时，主四时之末十八日"之论，虽然同样是在时空一体的整体观念指导下，探讨"四时之中皆有脾气"，但其强调的是在不同时间层面下，随着春夏秋冬四时之序的变更，脾在空间层面所发挥的枢机调衡作用：脾能运化、调和心肝肺肾四脏的交错更替，使四脏分别依次与相应的四时顺应，从而统领四脏，在五脏中占据着核心主导地位。所以二者都是在时空一体的整体观念指导下，分别从脾的生理功能和脾的核心主导地位两个不同的视角，对"四时之中皆有脾气"的两种不同的认识和表达。故《内经》所论脾脏，其实质是在"天人相应""天人合一"的整体观念指导下的时脏概念。

2. 同一时间层面下脾脏象的空间变化　五方说，是中国古代对天地方位东南西北中的一种朴素认识和总结，强调了同一时间层面下，天地自然方位在空间上相应的变化及完整性，是时空一体整体观念的最初萌芽。《内经》时代，先秦诸子百家争鸣，百花齐放，《内经》理论在其形成过程中，不自觉地吸收了以儒道释为主流的诸子思想，以五行属性归类思维方法为主，结合取象比类、司外揣内、推演络绎等，将天地自然与人联系在一起，形成了"天人相应""天人合一"的整体观念：天地有五运六气，人有五脏六腑。即《灵枢·本脏》："五脏者，所以参天地，付阴阳，而连四时，化五节者也。"初步构建了在同一时间层面下，藏于体内的脾脏与表现于外的脾之征象相通应的空间脾脏象理论基本框架。

在同一时间层面下，脾脏象在空间上的整体性主要表现在：人体脾脏象自身的完整性，以及脾与天地四时五方相统一的认识上。如《素问·太阴阳明论》《素问·经脉别论》对脾与胃在结构和功能上的空间整体联系，概括为"脾与胃以膜相连""脾为胃行其津液也""饮入于胃，游溢精气，输于脾"。《素问·六节脏象论》则论述了藏于体内的脾脏与表现于外的唇四白、肌肉之间在空间上的整体联系："脾者……其华在唇四白，其充在肌，此至阴之类，通于土气。"《素问·阴阳应象大论》《素问·痿论》《素问·平人气象论》亦云"脾生肉""脾主身之肌肉""脾藏肌肉之气也"，而《素问·宣明五气》在论述五脏化五液时，则提出了"脾为涎"。此外，《灵枢·本神》《素问·阴阳应象大论》还进一步明确了脾与思志之间的整体联系，"脾藏营，营舍意主思""脾在志为思，思伤脾"，肯定了脾与脾之外象中作为人的精神意识思维活动之一的思志之间的空间整体联系，构建了《内经》脏象理论中最具中医思维特色的"脾藏情相关论"。

所以，受古代五行哲学思想影响，在同一时间层面下，《内经》从空间层面，构建了人体脾-四肢-肌肉-涎-口-思志的系统联系，突显了藏于体内的脾脏与表现于外的脾之征象体、华、窍、液、志、时之间在空间上的整体联系。

启示及意义

时空一体观，是中医理论的重要认知思维特色之一。探讨《内经》脾脏象理论的时空认知思维特色，不仅可以掌握脾脏象理论构建的思维及方法，而且对于进一步提升中医对世界、生命、疾病及其防治的认知能力，具有重要的指导意义。

1. 一叶知秋提升中医对世界观和生命观的认知　《内经》是一部关于人生命科学的巨著，对于生命本源、生命过程、生命现象以及生命本质规律的揭示，都离不开时空一体整体观念的指导作用。如关于生命的本源，《内经》认为天地阴阳四时法则是生命形成的根本。宇宙中"九星悬朗，七耀周旋"，天体的运行产生了春、夏、秋、冬四季的更替和昼夜晨昏的变更，形成了春温夏热秋凉冬寒的气温变化，这是天地自然在春夏秋冬不同的时间层面下产生的各自相应的空间变化。同时，由于宇宙中精气的升降出入运动，在同一时间层面，天地万物还会产生相应的空间变化，如春风一吹，万物复苏，生命萌发；夏阳高照，叶茂花开，生命勃发；秋来凉生，大雁南飞，生命皆凋；冬冷刺骨，天寒地冻，生命闭藏；人在氤氲的候之时合于阴阳，生命由此诞生，由无形变有形，并不断长大，十月怀胎，瓜熟蒂落。这些都是在时空一体整体观念指导下，从哲学层面对自然界天地万物生命本源最质朴的认识。

而对于自然界中最为宝贵的人的生长壮老已的生命过程，则也可以运用时空一体的整体观念，从宏观层面，以象测脏，来揭示出生命的本质及其变化规律。如《素问·上古天真论》借鉴道家重水思想，采用取象比类思维方法，提出了"女子七七论""男子八八论"，从人生命过程生、长、壮、老、已五个不同的时间层面，探讨了人生命外象齿、发、骨等在空间上的相应变化，并借助司外揣内思维方法，揭示了藏于体内的肾之精气的盛衰是人生、长、壮、老、已这一生命过程变化的内在本质，突显了《内经》在时空一体观念的指导下，整体、动态、辨证地来看待生命过程的认知思维方式和特色。

此外，深刻认识和理解时空一体整体观念，还有助于提升和指导中医对于人生命现象与生命活动规律的认知，如人体阳气一日的盛衰变化、营卫二气的运行与睡眠、四时季节的变化与脉象等。《素问·脉要精微论》在探讨人四时脉象变化时指出：随着春夏秋冬四时季节在时间上的交错更替，人之脉象在空间上也会相应出现"春弦、夏洪、秋毛、冬石"特点。而脉象是人气血盛衰的外在表象，故四时脉象的变化，其本质是在不同时间层面下，人体气血在空间上所表现出来的盛衰变化及规律。再如《素问·生气通天论》亦在时空一体整体观念指导下，对于一日之中人体阳气的盛衰变化，提出了"阳气者，一日而主外，平旦人气生，日中而阳气隆，日西而阳气已虚，气门乃闭"，人体之阳气具有"旦慧、昼安、夕加、夜甚"的盛衰规律，这也是人体阳气在一日之中不同的时间层面下，在空间上所产生的盛衰变化及规律。

所以，这些都提示时空一体整体观念，对于提高中医对人生命本源、生命过程、生命现象及其内在的生命活动变化本质规律的认知，具有重要的指导作用。

2. 高屋建瓴以提升中医对疾病观及防治观的认知　时空一体整体观念，不仅影响到中医对世界、生命的认知，对于疾病及其防治，也具有重要的指导意义。如东汉张仲景的六经辨治理论体系、明清温病卫气营血及三焦辨治理论体系，虽然三者都是中医治疗疾病时采用的不同辨治方法，但对于疾病过程中每一阶段病理变化的认识理念是一样的，都采用了时空一体的整体观念来认识疾病在各个阶段的病理变化及治疗，都强调了在疾病过程中，随着疾病在不同时间层面或同一时间层面下，人体脏腑气血阴阳在空间上产生的各自相应病理变化及特点。

如在温病发展过程中，依次会出现卫气营血四个重要的传变阶段，随着疾病在卫气营血传变时间上的不同变化，人体脏腑气血阴阳在空间上也会同时出现相应的病理改变。如卫分证可见肺卫失宣；气分证可见热炽津伤；营分证可见营阴受灼、心神受扰；血分证则可见热盛迫血、热瘀交结等。这些都是温病在卫气营血四个不同时间层面下所表现出来的相应空间上的病理变化及特点。

此外，在卫气营血发展过程中，温病某一传变阶段，即在同一时间层面下，也可发生不同的空间变化。如同样是卫分证阶段，因为在感邪性质上可能有风热、暑热、湿热、燥热的不同，所以卫分证在空间上的病理变化及其外在表象也就各异；随着疾病的进一步发展，在气分证阶段，病变则可依次出现在肺、胸膈、阳明经、腑等部位的不同；在血分证阶段，则可出现多部位多腔道的出血，这些都是在同一时间层面下所发生的空间上的相应病理变化。由于疾病在某一阶段发生了空间上的病理改变，疾病在某一阶段的证也就发生了变化，而中医治疗疾病是针对能够反映疾病某一阶段病理本质的证来进行的，所以温病卫气营血不同传变阶段的治疗原则和方法也就各异，即叶天士《温热论》所谓"在卫汗之可也，到气才可清气，入营犹可透热转气……入血就恐耗血动血，直须凉血散血"，也才会有"同病异治"和"异病同治"两种不同的中医辨证论治思维模式。所以，时空一体整体观，对于提升中医认知疾病传变过程、病理变化规律及其治疗等都具有重要的指导意义。

时空一体整体观念，虽然是《内经》脾脏象理论构建的思维特色之一，但它对于提高中医观察和认知世界、生命、疾病及其防治的能力等，具有重要的指导意义，渗透到了中医理论的各个层面，故与中医的其他思维如人本、中庸、合和、恒动、象思维相比较，时空一体整体观念是中医思维方法学中的最高层次。

　　最后，需要指出的是，对于急性脑卒中、胸痹等急性血管性疾病的发病及治疗而言，中医不仅仅关注其在空间上血管的病理改变，而且也"争分夺秒"地关注其相应的时间变化，如发病的时间、治疗抢救用药的时机等。所以，在时空一体整体观念的指导下，开展心脑血管疾病的发病及其治疗用药时间的研究，关注其治疗的"时间窗"，这对于进一步提高中医药防治心脑血管疾病的综合能力和临床疗效，亦具有重要的启发和指导意义。

207   从系统论角度阐释脾脏象理论

脾是"后天之本""气血生化之源"，脾脏象的研究是脏象理论发展的重要环节。然而在脾脏象理论研究的过程中，中西医由于遵循的哲学观点不同，其整体观的内涵也不尽相同。西医学与其他自然科学一样，通过对人体结构的精确分解，力求以微观的结构改变来解释宏观生命的现象。相反中国传统的唯物主义哲学对医学影响深远，注重整体、分化、相互作用及内在矛盾。在这种整体观的影响下，中医学认为，人体及各脏腑都是"道生一，一生二，二生三，三生万物"的具体体现，这样就形成了中医学朴素系统论的思维方式。学者高晓宇等从系统论角度阐释了脾脏象理论。

系统论思想与中医学元整体观

系统论起源于 20 世纪 40 年代，是研究系统的一般模式、结构和规律的学问，它研究各种系统的共同特征，用数学方法定量地描述其功能，寻求并确立适用于一切系统的原理、原则和数学模型，是具有逻辑和数学性质的一门科学。钱学森指出"系统论是整体论与还原论的辩证统一"，它是科学的、高层次的整体观。

中医学认为，脏象不是一个由组织器官堆砌而成的混合体，而是一个自组织的有机整体。结构是功能的结构，不能从微观上找到整体的功能依托。中国传统思维方式贯穿着系统论思想，可以说，中医学在几千年的发展过程中形成了系统论思想。系统思维是中医学特色的实质与核心。但自鸦片战争以来，中医学深受西方还原论思想的影响，脏象理论首当其冲，学术界多运用西医学的思维与理论加以解释，这背离了中医学的本质，扼杀了中医学复杂性、整体性、非线性的特点。系统论的提出，也许会为中医脏象理论的发展提供正确的方法，中医疗效的多因素、多靶点、多环节、动态整体等特点有待实现。

系统论思想与脾脏象理论

脾脏象理论的研究，不是缺乏理化指标，而是缺乏对理化指标的正确解读，缺乏发现相关指标隐性关联的方法，缺乏构建整体有机的脾脏象理论体系的思维方式。脾脏象理论终究会呈现出一句概括性的真理，而在达到这一"单纯"之前，需先穿越复杂的系统论丛林。

1. 整体性原则与相互联系性原则

（1）整体性之自然社会：在《内经》"人与天地相参"观点的指导下，中医采用取类比象等思维方法，构建了脾脏象的五行归类，即脾居中央，与长夏湿气相通应。脾为"太阴湿土，得阳始运"（《临证指南医案》）。长夏湿土与湿气同气相求，故此季脾土受困之病较多。社会因素对脾胃的影响同样不容忽视，金元时期兵荒马乱，人民饥寒劳役，李东垣等医家认识到"为饮食劳倦所伤而殁者，将百万人"（《脾胃论》）。可见脾脏象与自然环境、社会环境有着密切的联系。它贯穿了"五脏应四时，各有收受"和"生物-心理-社会医学模式"的一般系统分析法，也决定了脏腑生理的统一性和协调性，为脾脏象病机五行传变奠定了整体观基础。

（2）整体性之黑箱整体：人体是一个有机整体，传统中医理论强调"脾开窍于口、其华在唇、在体合肉"，脾与形体官窍、四肢百骸都有着紧密联系。在中医学的发展过程中，还没有条件把人体打开，即使有条件打开，因破坏了整体的联系，也不能精确地反映生命运动的客观过程，故在多数情况下把人体作为一个"黑箱"来对待。"脏腑之在胸肋腹里之内也，若匮匿之藏禁器也"（《类经》）。可见脾脏象理论的形成与控制论的原理有吻合之处。从本质上来说，这种不打开黑箱形成的脏变量是一种模糊数学方法。几千年来，中医临床诊疗实际上都在运用这种黑箱方法，只是没有从控制论的角度将其原理阐释清楚。

（3）整体性之脾与五脏：张景岳根据脾有"中央土以灌溉四旁"的作用，推演出"五脏中皆有脾气，而脾胃中亦有五脏之气"的理论，由此突出了脾这一"后天之本"的重要地位。在此基础上他又提出了"善治脾者，能调五脏即所以治脾胃也"的临证思路。可见脾脏作为人体这一开放性的巨系统中的一个子系统，与其他四脏有着紧密的联系。其中脾与肾先天定后天，后天补先天；脾与肺母子相生，培土生金；脾与心经脉相连，子母相联；脾与肝木病传土，脾得木达。"中医五脏相关"理论是强调系统内部、子系统之间是相互促进、相互制约，多维联系的有机整体。这是一个开放的、动态的过程，影响因素存在多样性，具有非线性特征。脾脏象系统与其他脏象系统之间的关系是不可叠加的，不是简单的一次函数关系。我们可以从相关的数量、性质、强度等性质进行考察，借鉴复杂性科学，运用多学科交叉进行综合研究，力争建立一个更完善、更准确反映客观规律的五脏相关理论。

（4）整体性之神经-免疫-内分泌网络（NEI）：脾为"后天之本"，在生命活动中起着极其重要的作用。孔凡涵认为，每个脏腑都可看成是全息胚。《内经》脾脏象理论包括脾的消化、吸收、运输、转化、统血等功能。现代研究表明，脾脏象虽然是消化系统的集中体现，但还涉及 NEI 网络。NEI 网络虽然各司其职，却又有着密切的联系，三者间通过递质、激素、细胞因子等信息物质及它们的受体和细胞内信息传递系统构成一个复杂的网络体系，调节着机体的生命活动。虽然现代研究推测中医之脾可能包括脾藏、胰脏、大肠、小肠等脏器，但脾不能用几个解剖学组织加以限定，更不能把脾脏象归结为这几个脏器生理功能之和，因为脾脏象内部包含太多物质转运、能量转换、信号转导等生命过程。这与系统论所强调的整体性原则相一致，即整体大于部分之和原则：系统在整体水平上，存在着不能用各部分及其加和来解释的性能，一旦把系统分解为各部分，这种整体性能就不复存在，它是不可还原的，也不能归结或"提纯"为什么物质成分，只能在系统整体与内环境的相关作用中进行考察和调节。之所以整体的性质不能由各组成要素的性质单纯叠加而成，是因为要素与要素之间有着极其复杂的相互作用，而相互作用是系统运动变化的根本原因。

2. 有序性原则　宇宙中生命的物质结构形式可以是多种多样的，但生命的共同本质则是一种稳定有序的状态，是一种通过不断地与外界交换物质能量来维持的有序状态，即一种"最小熵产生"的耗散结构。"脾气散精"即是指脾通过有效运化将营养成分输送至全身的过程，是人体获得有效能源和维持正常代谢的关键环节，是一个高度有序的过程。脾脏象的功能是秩序井然有条不紊的，若此有序性被打破则为病态。

（1）有序性之宏观气机调节：朱丹溪《格致余论》"脾具坤净之德，而有乾健之运，故能使心肺之阳降，肾肝之阴升，而成天地交之泰，是为无病之人"。可见上、下两焦脏腑之气皆因脾胃之势而升降，正所谓"脾是阴阳升降的枢纽"。

（2）有序性之中焦化物布精："脾在体合胃"，胃气主降，脾气主升。胃降，糟粕得以下行；脾升，精气才能输布。胃为阳腑，喜润恶燥；脾为阴脏，喜燥恶湿。脾胃以膜相连、纳运相得、升降相因、燥湿相济、各司其职，两者有序配合共同完成"水谷出焉"之职。在运化水谷上，"食气入胃，散精于肝，淫气于筋。食气入胃，浊气归心，淫精于脉；脉气流经，经气归于肺；肺朝百脉，输精于皮毛"（《素问·经脉别论》），这与现代医学对食物在体内消化吸收的认识几乎一致。在运化水湿上，正如"饮入于胃，游溢精气，上输于脾，脾气散精，上归于肺，通调水道，下输膀胱，水精四布，五经并行"（《素问·经脉别论》），人体所摄入的水液需经过脾的吸收和转化以布散全身而发挥滋养、濡润的作用。如上述有序性功能遭到破坏，则水液代谢失常，即"诸湿肿满，皆属于脾"，健脾运湿的药物则是恢复脾脏的这种有序性。

（3）有序性之微观气血生化：现代研究表明，脾脏有序机制的物质基础可能是广泛分布于肺、肾及消化系统的水通道蛋白（AQP），也可能与 oatp4a1 mRNA 及蛋白表达有关。在微观层面，线粒体是细胞的"动力工厂"，通过三羧酸循环和氧化磷酸化，氧化三大营养物质（水谷精微）生成 ATP（气），并且还利用琥珀酸单酰与甘氨酸合成血红素（血）。邓伟民等依此推测，脾的本质是细胞内进行能量转换的线粒体，而三大营养物质在线粒体的氧化功能过程中又是一个严格有序的呼吸链。

可见脾对气机的调控、对水谷精微的转运，无论是在宏观层面还是微观层面，都体现着严格的有序性。现代系统论创始人贝塔朗菲指出"除了可见形态的组织在宏观上观察的以外，还存在着由各种过程的相互作用产生的、以保护其自身抵御干扰的'不可见的组织'"。这里所说的"不可见的组织"就是系统的有序性。

3. 动态性原则 人的生命活动随时受到内外环境变化的干扰，应对干扰保持自身的稳定是中医认识疾病和治疗疾病的关键。

（1）动态性之生理功能："脾胃者，仓廪之官，五味出焉"，脾胃主饮食物的受纳和腐熟，脾胃不断地进行消化、吸收和运输，为全身的脏器供应能量，可以理解为一种"自生自化"的自主生命运动。从宏观上看，脾主运，对能量物质起着"推动力"；脾主化，对营养精微起着"转化力"；脾主统血，对血液运行起着"固摄力"。脾的这些功能，都是脾"气化"作用的集中体现，而"气化"作用正是人体"自主"生命活动的本质动力。生物力学的作用在无形之中增加着脾脏象的复杂性，更是不可还原、无法归结为特定物质成分的。况且脾脏象的要素及要素之间的相互作用远不止这几个力所能概括。由于受到历史条件的制约，中医学对脾脏象的认识尚处在朴素的水平，或许脏象系统运动变化的深层机制和规律可以从这些"动力"入手，从而揭示出脏象动态干预、多层面整合的要求。

（2）动态性之五行生克自稳：脾脏的生理功能又受到其他四脏的生、克、乘、侮，实际上是一个在自身涨落中保持整体稳定的"自稳模型"，是一种自保持和自稳定的机制。

（3）动态性之脾胃正气防护：中医强调"内伤脾胃，百病由生"。中医"正虚"的内涵既深刻又丰富，其中关键性的内容是指机体自组织机制和能力的"虚"，因此，调理脾胃气机，培护正气，是中医防治疾病的重要环节。只有脾胃功能强健，人体正气才能充盛，从而达到"阴平阳秘"的最佳状态。

4. 层次性原则 等级秩序是系统论的又一个重要原则，系统论认为，宇宙是一个巨大的等级系统，可以分为无限多个层次，可以把任意一个层次看作一个系统。中医理论以五脏、六腑、五体等不同的角度把人体这一系统划分为不同的层次，并且各个层次间不是孤立的而是互相联系的，是多级结构、多级功能和多级环。五个生理系统是由五脏为中心，与六腑、形体、官窍组成，而各脏腑、形体、官窍又是以精、气、血、津、液为物质基础。在"脾系统"中，脾为中心主导，维持脾及胃所主"运化"的功能，分化出起主导地位的"运化系统"。"脾在体合肉"，脾胃健运，则生养肌肉，臻于丰满；"脾主统血"，脾气充足，则血不妄行，循行脉内。肌肉和精血都是脾所运之水谷化生而成，而前者又是构成和维持五脏生理活动的要素，因此，脾与所主之肌肉、所统之精血之间在不同层次存在等级差异性，可以视作脾系统内部的"肉系统"和"血系统"。

推而广之，脾脏象作为一个系统，向下会揭示出构成该系统的子系统（要素）、子子系统（要素的要素），以至无穷；向上会发现包含或孕育了子系统的母系统（人体）、母母系统（社会、环境），以至无穷。脾脏象不是由各器官构成的混合物，而是一个高度统一的整体，作为下层结构的"肉系统"和"血系统"，其构成不是由自己决定的，而是由上层"脾系统"的指令而决定的。当把某一层次的功能异常归结为该层次的结构的器质性改变时，不应该就此为止，或把器质性改变归结为外因所致，而应当再前进一步，从该结构所从属的上、下、左、右的关系网上来考察引起这个"纽结"发生器质性改变的"网上原因"。脾脏象生命过程主要取决于器官系统之间的协调平衡，而中医学正是把病因病机认识的重心放在这些"关系"上。还原论的一个原则性的错误正是忽视或抹杀了高低层次之间的这种原则性差别。可以从微观层次找到宏观变化的一些具体机制，但不可能用微观机制完全阐明宏观变化。

5. 自组织原则

（1）自组织之脾旺渐增不受邪：所谓自组织，是系统在特定的内外条件下，从混沌到有序，从低序到高序，并稳定在一定有序度上的自我完成过程。地球的内部外部条件为生命提供了基础，生命经过30多亿年的进化，生命信息积累到高级水平，自组织能力发展到高级水平，就产生了人类。脾脏象作为人体的子系统，同样也重复着这一进化过程。小儿初生，脾禀未充，胃气未动，故显示"脾常不足"的初始状态，也是一个远离平衡的、非线性的、开放的系统。随着不断地进食水谷精微，不断地与外界环境进行信息的交换、积累、增殖和保存，脾的功能逐步趋于成熟，逐渐发展成"四季脾旺不受邪"的阶段。

（2）自组织之药疗自愈纠偏性：在治疗方面，一切治疗作用都必须通过机体的自主性反应这一中介环节。从原则上讲，疗效是机体对治疗自主性反应的表现。以从脾论治痰瘀型冠心病为例作说明。脾失健运，升降失常，则清阳不升，浊阴不降，无以运化水湿，停而为饮，聚而为痰，痰浊内蕴，上犯心脉，阻碍心血运行，形成了痰湿停滞，痹阻心脉的病理状态。治疗上应健脾益气、祛痰化浊，健脾益气在先，通过药物的偏性，以纠正人体的偏性，恢复人体自愈能力；祛痰化浊在后，是脾虚症状改善，脾的正常生理功能得以彰显的必然结果。与西医单纯的祛痰化浊不同，中医是借药方之力，触发机体内在的自我调节能力，这种势能远大于药物原发动力。

自然界中的系统都是自我发生、自我调节的。脾系统在内外条件涨落的推动下，自己走向并维持在一个有序稳定的"目的点"上。其间的自组织机制就像一只"看不见的手"，把系统组织到有序稳定状态上来。关于自组织的本质，现代研究认为是"信息的流动过程，是系统'吃进'信息、累计信息、增殖信息、保存信息的过程"。脾脏象自组织的实质，也许可以用耗散结构论等理论来阐释说明。

结　论

脾脏象理论研究已经深入到分子生物学阶段，借助现代科学技术，大部分结构上的盲点已经被扫除，然而大量的发病机制并未真正明确。这是因为人体的复杂性不在于结构而在于功能，不能够孤立的（非联系）、个别的（非全面）、静态的（非时空变化）看待脾脏象指标。脾脏象学所强调的"天人相应、脏腑相关、生克制化、调理气机、辨证论治"等，均是以系统的、整体的、动态的、有序的思想来研究人体，与现代系统论的思想相吻合，是落在还原论视野之外的。脾脏象理论并不只是五行学说所描述的那种简单的对应关系，而是一个开放的巨系统，是一个综合性的、多层面的、极其复杂的功能网络。为搞清这个复杂的网络，要进行"白箱化"，但最终要从"系统辨识"的眼光看得出的结论。也就是说，脾脏象理论要从古代整体模糊的象思维理论走向分析，因为分析是走向深化的前提，但最终还是走向综合，因为综合是分析的深入，也是分析的归宿。这是一个从定性描述到定量分析，再重新进行高层次定性总结的过程。而走向综合的方法，就是要充分发挥现代的系统科学方法论，在自我否定的辩证中自我升华，促使脾脏象理论的再一次提高和深化。相信系统论思想的应用，不仅可以揭示还原论原理无法认识的脾脏象本质，还能够预测出传统脾脏象理论之外的科学事实，为"从脾论治各系统疾病"打开更广阔的思路。

中医学是一门原创性科学，存在于西医学还原论的视野之外。整体论和还原论不是相互矛盾而是相互补充的。一个完整的脾脏象理论体系应当从"白箱化"的方法开始，而以"黑箱化"的方法告终，不以黑箱方法告终，不可能登上科学的高峰，但如不以白箱的方法开始，便缺少了对科学理论最重要的明晰思考。系统科学代表着新的科学方法，关联着一场科学革命，这场革命是从经典科学向新型科学的历史性转变。中医学在充分吸收西医学优点的同时，依据、借鉴、转化、移植系统论各学科的思想，从而让以脾脏象为代表的中医脏象理论这一中医学核心理论得到应有的诠释与发展。

208　现代复杂适应系统思想在脾脏象理论中的应用

脏象理论是中医理论体系的核心，五脏生理功能及其调控机制是脏象理论研究的关键问题。在五脏之中，脾属土居中，运化水谷，化津液以灌溉肝、心、肺、肾四脏。"五脏之气，皆绕于脾"（《嵩崖养生全书》）；"人身五脏六腑非脾胃不养"（《圣济总录》）。可见脾脏象理论的研究是脏象研究的重中之重。脾脏象的现代化不是缺乏理化指标，而是缺乏对理化指标的正确解读，缺乏发现相关指标隐性关联的方法，缺乏构建整体有机的脾脏象理论体系的思维方式。

人自幼年到成年由"脾常不足"发展到"四季脾旺不受邪"的生理状态，是一个自组织的生理过程。脾脏象是一个无中心的（"气血生化"和"免疫监察"自发的相互作用运转）、多中心的（神经-内分泌-免疫多系统）和一中心的（最高的决策中心：脑-肠轴）协调的功能网络，是集中枢神经系统/肠神经系统主导的神经-内分泌-免疫网络整体调控下，生物力学、生物膜、线粒体对物质转运、能量转换和信号转导的整合效应。不同于传统系统论实行自上而下的集中控制，脾脏象系统则是自发实行的由下而上的分散协调，也是"渐进分异"与"渐进中心化"的结合。学者高晓宇等对现代复杂适应系统思想在脾脏象理论中的应用做了探析。

脾脏象理论的系统论特征

现代科学初始崇尚机械还原论，把物质粒子活动当作最高实在。20 世纪 50 年代，贝塔朗菲提出"一般系统论"，主张用机体整体论的模式来代替机械论，强调把有机体作为一个整体或系统来考虑。他说："生物的整体是由原来未分的原始整体分化为在结构和功能上彼此分异的各个专门化部分，然后再产生它们的协作，只有从还未分化的整体状态转化到各组成部分的分化状态上才可能有进步。"由此形成的系统理论体现着整体性、相互联系性、有序性、动态性、层次性和自组织性。

传统中医学在"人与天地相参"观点的指导下，构建了"脾开窍于口，其华在唇，在体合肉……与长夏相通应"的脾脏象理论；张景岳根据脾有"中央土以灌溉四旁"的作用，推演出"五脏中皆有脾气，而脾胃中亦有五脏之气"的理论；而从《内经》发展起来的脾的生理功能包括消化、吸收、运输、转化、统血等过程，则可看成一个全息胚，可见脾脏象融入了系统论思想的"整体性与相互联系性"的原则。朱丹溪《格致余论》曰"脾能使心肺之阳降，肾肝之阴升，而成天地之交泰"，正所谓脾是阴阳升降的枢纽。现代学者推测，脾的本质是细胞内进行能量转换的线粒体，而三大营养物质在线粒体的氧化供能过程，又是一个严格有序的呼吸链，故认为"阴阳升降枢纽"及"线粒体呼吸链"与系统论思想的"有序性"原则不谋而合。《素问·灵兰秘典论》："脾胃者，仓廪之官，五味出焉。"从宏观上看，脾主运，对能量物质起着"推动力"的作用；脾主化，对营养精微起着"转化力"的作用；而脾主统血，对血液运行则起着"固摄力"的作用。脾的这些"力"，都是脾气化作用的集中体现，而气化作用正是人体自主生命活动的本质动力。同时脾的这些生理功能又受到其他四脏的调控，实际上是一个在自身涨落中保持整体稳定的"自稳模型"，也是系统论思想"动态性"的充分体现。"脾在体合肉"，脾胃健运，则生养肌肉，臻于丰满；"脾主统血"，脾气充足，则血不妄行，循行脉内。肌肉和精血都是脾所运之水谷化生而成，因脾与所主肌肉、所统精血之间在不同层次存在等级差异性，据系统论"层次性"

原则重新审视，可以看作脾系统内部的子系统，即"肉系统"与"血系统"。小儿初生，脾禀未充，胃气未动，故显示出"脾常不足"的初始状态，也是一个远离平衡的、非线性的、开放的系统。随着不断进食水谷精微，不断与外界环境进行信息的交换、积累、增殖和保存，脾的功能逐步趋于成熟，逐渐发展成"四季脾旺不受邪"的阶段，而这个过程与系统论思想的"自组织性"原理相似。

　　脾脏象学所强调的"天人相应，脏腑相关，生克制化，调理气机，辨证论治"等，均是以系统的、整体的、动态的、有序的观点来研究人体，与现代系统论的思想相吻合，是落在还原论视野之外的认识。早在 20 世纪 80 年代就有学者尝试把一般系统论的思想引入到中医脏象理论的研究中，但令人遗憾的是，经过了二三十年的探索仍未建立起两学科之间的桥梁。

系统科学的发展与转变

　　为揭示复杂系统的一般规律，贝塔朗菲提出的"一般系统论"核心思想是动力之源局限在整体、中枢，是整体赋予部分以活力。起初此观点非常吸引人，但是一般系统论原理没能在中医药科研领域得到广泛应用，而且在整个生物技术、工程设计、经济领域等方面，一般系统论原理也都受到了限制。一方面，通过构建严格的数学框架来解释和预测这类系统重要共性的尝试没有获得普遍成功。另一方面，我们看到贝塔朗菲由于用系统论的整体来对抗机械论的粒子，过分强调了整体性、有序性和统一性的观念，而完全否定了局部性、无序性和分散性的观念，只抓住了复杂性思想的一些方面，但尚存在理论和实践上的局限，还远不能刻画出实际系统的复杂性。随着系统科学的发展，在 20 世纪 90 年代，圣菲研究所提出了复杂适应系统理论。贝塔朗菲的系统论实行的是自上而下的集中控制，而圣菲研究所的系统实行的则是由下而上的分散协调。法国复杂科学权威专家莫兰认为，生物组织和社会组织的"高度复杂性表现在它们同时是无中心的（也就是说以无政府的方式通过自发的相互作用运转）、多中心的（即拥有几个控制和组织的中心）和一中心的（即同时还有一个最高的决策中心）"，这种说法是比较全面的。总之，贝塔朗菲不可还原的涌现到圣菲研究所那里变成了可以还原的涌现。我们不能简单地把像中医和生命科学这样的复杂性系统纳入一般系统论的框架，而现代复杂适应系统理论也许会对脾脏象有更准确且深入的启示。

现代复杂适应系统理论对脾脏象理论的启示

　　1. 脾脏象的"无中心"特点　复杂系统是由大量组分组成的网络，不存在中央控制，而是通过简单运作规则产生出复杂的集体行为和复杂的信息处理。

　　脾是"后天之本""气血生化之源"，"脾气散精"即是脾通过有效运化将营养成分输送至全身的过程，是人体获得有效能源和维持正常代谢的关键环节。现代研究表明，"脾主运化"更深层的含义是线粒体的生物氧化产能过程，脾脏象的功能本质可能是线粒体对物质转运、能量转换和信号转导的整合效应。上述代谢途径一般是复杂的化学反应序列，受自我调节反馈控制，例如，糖酵解通过多层反应将葡萄糖转化为丙酮酸，丙酮酸又通过柠檬酸循环的代谢途径产生许多物质，其中包括三磷酸腺苷（ATP），ATP 是细胞能量的主要来源，该机制是一个基于反馈的过程。糖酵解的一个主要作用是为制造 ATP 提供必需的化学原料，依赖于分子的随机扩散和分子相遇的概率，如果细胞中 ATP 的量很多，就会减缓糖酵解的速度，从而降低 ATP 的产生速度。反过来如果细胞缺乏 ATP，糖酵解的速度就会加快。以 ATP 生成为代表的脾脏象代谢速度一般都受途径产物调节，通过"并行极差扫描"酶对分子浓度的时空变化进行采样，进而反馈到代谢途径，使得各途径的相对速度可以不断根据细胞的当前需求进行调整。整个过程都不存在中央控制，是"局部"分子的随机扩散和相遇，各途径的相对速度可以不断根据细胞的当前需求进行调整，通过局部分撒，集成为全身的代谢速率，即全身脾脏象化生气血的功能状态。

　　疾病的产生是因人体正气不足邪气入侵所致，脾的功能正常，卫气充盛，则人体不易受外邪的侵扰，即"四季脾旺不受邪"，可见脾与免疫系统的关系十分密切。近年来的研究表明，脾虚证免疫功能下降主要包括胸腺、脾脏等免疫器官重量的减少及超微结构的改变，自然杀伤细胞杀伤能力、分泌细胞因子能力的下降，巨噬细胞吞噬、杀瘤能力、产生一氧化氮能力的下降，血清中免疫球蛋白含量的下降，T细胞亚群的变化及红细胞免疫功能损伤等。可见脾在化生气血的同时进行着"免疫监察"。免疫系统由数以亿计的细胞和分子组成，淋巴细胞在其中起主导性作用，每个淋巴细胞表面覆盖的受体能与特定的类型分子匹配。为了能覆盖到数以万计的病原体，免疫系统利用随机性，通过淋巴细胞的DNA复杂的随机重组过程，制造出新的受体。对于任何进入体内的病原体，身体很快就产生出能与病原体的标记分子相结合的淋巴细胞，这是一个自然选择的过程。而另一个过程，虽然免疫系统攻击外来病原体，但它同时也会通过依赖一组信号分子——细胞因子。在攻击强度和尽可能防止伤害身体之间进行平衡。免疫系统对身体的伤害会导致细胞因子的分泌，细胞因子会抑制活跃的淋巴细胞。淋巴细胞采样这些分子信号的空间和时间分布，进而被激活或是休眠，可能的伤害越严重，细胞因子的浓度就越高，从而达到调节免疫系统的目的，而不用对整个免疫系统进行抑制。同时淋巴细胞随血流分布，因此，体内淋巴细胞的空间分布也有随机成分，从而可以采样抗原的多种可能空间特征。以脾脏象为代表的"免疫监察"系统不存在中央控制，利用了随机性和或然性，每个淋巴细胞的受体形状都随机生成，淋巴细胞激活的具体阈值、实际的分裂速度、后代的变异以及随血流分布都具有随机性。每个淋巴细胞都执行简单的程序，使得整个免疫系统作为一个整体执行复杂的计算。

　　脾脏象所呈现的"气血生化"和"免疫监察"过程都是根据系统的需要在"局部"随机分散探测与集中行动之间不断进行互动。个体在局部区域根据少数简单规则发生相互作用，从而自下而上形成系统整体复杂有序的功能模式。而信息则是通过采样实现通信、行为的随机成分、微粒化探测等途径传递和处理的。在细胞代谢中，分散行动的分子通过随机探测与由化学浓度和基因调控的集中激活或抑制结合在一起。在免疫系统中，分散探测通过带有各种受体、尝试匹配可能抗原的淋巴细胞群体的不断变化来进行，最终在这个复杂的适应系统中达到随机性与确定性的平衡。即系统从极为随机、并行和自下向上的处理模式逐渐转变成确定、连贯并且集中的模式，逐步形成对"气血生化"和"免疫监察"的一致性认知。可见脾脏象的上述两大生理功能都是"无中心"的。

　　2. 脾脏象的"多中心"特点　　现代复杂适应系统理论的经典产物之一是网络科学。网络是由边连接在一起的节点组成的集合，节点对应网络中的个体，边则是个体之间的联系。网络科学的特征是：高度的集群性、不均衡的度分布以及中心节点（多中心）结构。

　　脾为"后天之本"，在生命活动中起着极其重要的作用。现代研究表明，"脾"是以消化为主的多系统、多功能的综合单位，与神经-内分泌-免疫系统（NEI网络）功能有密切联系。脾气虚证是脾脏象最基本的病理状态。另有研究发现，健脾药物对脾虚动物模型的作用是通过以下方式进行，在神经系统是通过改善单胺类神经递质及神经肽含量，在内分泌系统是通过调节胃肠激素、甲状腺激素及性激素含量，在免疫调节作用方面则可能是通过提高脾脏指数与胸腺指数，增强T淋巴细胞活性，升高IgM水平，影响细胞因子及蛋白质的表达。NEI网络虽然各司其职，却又有着密切的联系，三者通过递质、激素、细胞因子等信息物质及它们的受体和细胞内信息传递系统构成一个复杂的网络体系。网络体系思维意味着关注的不是事物本身，而是事物之间的关系。在脾脏象调控网络中，节点可能代表单独的"免疫、神经、内分泌"等系统，边则代表系统之间"递质、激素、细胞因子"等调控关系，而每个单独的节点内部可能还会分化出无数个细小的子节点。复杂性科学的观点认为，一旦网络结构变得足够复杂，即有大量节点控制其他节点，复杂和"自组织"行为就会涌现出来。

　　承担着"气血生化"功能的脾脏象维系着整个物质代谢网络，而代谢网络中的节点是化学反应物——原料和产物。研究发现，健脾药物可通过影响蛋白激酶（ERK）的信号，调节脾虚胃癌小鼠细胞外ERK信号通路中转录激活蛋白1（AP-1）和白细胞介素2（IL-2），从而使通路阻断脾虚胃癌发生。通过对脾脏象理论的研究，发现健脾中药治疗脾气虚证可能与激活胃cAMP-PKA信号转导通路有关，从而影响目的基因的转录，进一步干预因脾虚生痰而引发的冠心病等疾病的治疗。脾脏象复杂性的根源主要来自基因网络，它不是单个基因独立作用的简单相加，细胞中遗传活动受通过基因调节蛋白质连接起来的复杂网络的控制。而现在的普遍观点则是，细胞中的基因组成了非线性的信息处理网络，基因调控网络包括功能基因和调控基因，功能基因编码用于细胞结构和运转的蛋白质，而调控基因编码的蛋白质则可与目标基因旁边的 DNA "开关" 相结合，从而开启或关闭相应的基因。可见在脾脏象系统中包含众多信号转导的过程，由此构建了多信号、多通路、多中心的 "脾" 系网络。而信号通路这一体现着脾脏象多中心特性的微观本质，可以追溯到基因层面。

3. 脾脏象的 "一中心" 特点　脾脏象与神经系统有着极为紧密的联系。《伤寒论》"不大便五六日，绕脐痛，烦躁""阳明病，胃中燥，大便必硬，硬则谵语""阳明病，其人喜忘者，必有蓄血……屎虽硬，大便反易""太阳病不解，热结膀胱，其人如狂……宜桃核承气汤"；揭示了烦躁、谵语、喜忘、癫狂等病症与中枢神经系统的联系。现代医学同样总结出肠易激综合征、功能性便秘、功能性腹泻、功能性腹胀、功能性排便失禁、提肛综合征、直肠内痉挛痛症、盆底肌协调障碍等疾病可能是由于中枢神经系统与胃肠道之间的交互作用发生改变所致。研究表明，促肾上腺皮质激素释放因子（CRF）是一种中枢脑肠肽物质，对胃肠运动起着抑制作用。过度思虑、紧张等不良情绪持续刺激会引起脑内 5 -羟色胺（5-HT）增加，而 5-HT 会引起 CRF 释放，进而导致食欲减退，消化功能减弱等。20 世纪 30 年代，美国的 Von Euler 和 Gaddum 同时发现了存在于大脑和胃肠组织的多肽，之后人们又发现了几十种 "脑肠肽"。这证实了胃肠运动除了通过交感和副交感神经的去甲肾上腺素和乙酰胆碱进行调节外，还有种类繁多的脑肠肽通过中枢和外周调节着胃肠的运动功能。此外，消化道本身还具有肠神经系统，可以不依赖中枢神经系统而独立行使功能，称之为 "肠之脑"。包括精神因素在内的各种因素，都可以通过影响 "脑-肠轴" 而引起胃肠道运动障碍和感觉异常。一般认为，基于 "脑-肠轴" 对胃肠运动的调控是通过三个层次相互协调作用来实现的：第一层次是肠神经系统的局部调控；第二层次是位于椎前神经节，接受和调控来自肠神经系统和中枢神经系统两方面的信息；第三层次是中枢神经系统，由脑的各级中枢和脊髓接受内外环境变化时传入的各种信息，经过整合，再由自主神经系统和神经-内分泌系统将其调控信息传送到肠神经系统或直接作用于胃肠效应细胞。可见，"中土之枢" 的脾通过 "脑-肠轴"，在不同层次将胃肠道与中枢神经系统联系起来，构成中枢神经系统/肠神经系统主导的神经-内分泌网络。

209　基于系统思维对脾脏象内涵的认识

系统思维最早出现于 20 世纪 60 年代，主要是指把思维对象作为系统来认识事物的思维方式，是伴随着复杂性问题的出现和系统学的诞生而出现的。系统思维是解决复杂性问题的重要思维方式，其基本原理包括整体性原理、动态性原理、有序性原理、自组织原理等。人体符合复杂系统的基本特征。中医学以人体作为主要研究对象，上探天文，下究地理，中询人事，构筑了以五脏为中心，内合四肢百骸，气血津液，外应四时阴阳，五位空间的有机整体，强调了以五脏为中心的人体运转机制同天地自然的统一性，形成了中医的独特的"脏象"概念，其"天人合一"的整体思维方式同系统思维有诸多相似之处。系统具有层级性的特点，即一个系统可以划分为若干个子系统。组成系统的元素之间存在着物质、能量、信息的交流，共同维持着系统的稳定和有序。从这个角度出发，人体可以作为"时空体系"（宇宙）的子系统，亦可作为主系统，其子系统主要是"脏象体系"；以五脏为中心的脏象系统又可以作为主系统再进行分层。脾脏象系统是人体五大功能系统之一，其构成元素主要包括脾脏、脾气、脾血、胃腑、肌肉、四肢、口、唇、意、思，涎、味甘、色黄、长夏（各十八日寄治）、宫音等；脾脏象系统呈现出的功能状态不是某构成元素单一作用的结果，而是这些元素之间通过物质、能量、信息（气）的相互作用呈现出的综合功能态。学者亓涛等利用系统思维对脾脏象系统进行了研究和剖析，探讨了脾脏象系统的内涵。

脾脏象系统的整体性

脏象学是在整体观念这一主导思想的影响下形成的，认为人体自身及人与自然均是一个整体。人体本身可以称作一个系统，这个系统以五脏为核心，将人体的六腑、四肢百骸通过气机和经络联系起来，形成一个有机整体。再者认为人与自然是一个整体，自然的各种变化，必然会对人造成各种影响。脾脏象作为人体脏象学的一个子系统，其本身亦具整体性的特点。具体表现如下。

1. 形神整体性　脾脏象形神整体性表现在两个方面：一是其组织结构的整体性，脾脏象系统作为五脏系统之一，其呈现出的主运化水谷，主气机枢纽，统血等生理功能，是单一部分不可能完成的，它是各构成要素之间相互协作共同呈现出来的，其整体性保证了各生理功能的正常实现。二是脾脏象系统是形神的统一体。中医学认为神是人体生命活动的外在表现（广义之神），是和形体相统一的，《灵枢·本神》："生之来谓之精，两精相搏谓之神。"《素问·上古天真论》"形体不敝，精神不散"；人的精神情志活动（狭义之神）是作为人体在心理方面的一个表现，自然是和形体相统一的，《灵枢·卫气》："五脏者，所以藏精神魂魄者也。"《灵枢·经水》："五脏者，合神气魂魄而藏之。"脾脏为五脏之一，亦是形体和精神的统一体。脾脏通过其生理活动，将体表组织器官和内脏在结构、生理病理上联系起来，脾通过藏意、主思，和人的情志识活动联系起来。脾脏在人体部分形态结构和精神情志方面架起一座沟通的桥梁，组成形神一体的有机系统。

2. 时空整体性　《素灵微蕴·脏象解》："五脏之部，心位于上，肾位于下，肝位于左，肺位于右，脾位于中。"这是五脏在人体空间上的分布，这种空间的分布对脾脏的生理功能产生了重要的影响。脾居中央，肝升于左，心旺于上，肺降于右，肾藏于下，形成以脾胃为中轴的五脏运行规律。《四圣心源》："祖气之内，含抱阴阳，阴阳之间，是谓中气。中者，土也。土分戊己，中气左旋，则为己土，中气右旋，则为戊土。戊土为胃，己土为脾，己土上行，阴升而化阳，阳升于左则为肝，升于上则为心。

戊土下行，阳降而化阴，阴降于右，则为肺，降于左，则为肾。"脾胃居中土，运作四象，循环往复，维持气机升降，这是脾脏在空间的存在。《素问·脏器法时论》"脾主长夏"；《素问·太阴阳明论》"脾者，土也，治中央，常以四时长四脏，各十八日寄治，不得独立于时也。土者生万物而法天地，故上下至头足，不得主时也"；此论述讲明了脾脏的时间属性，主长夏，各十八日寄治。时间对脾脏系统的影响一者体现在主长夏，长夏以湿为主气，为土所化，应人体脾之气。一者是各十八日寄治，体现出以四时长四脏，脾土中央以灌四旁的特点。其空间的特性决定了时间的特点，时间的特性随着空间的变化而变化，空间脱离时间而无机，时间脱离空间而无序，两者相互协调，呈现出"居中央，调四象，主长夏，寄四时"的脾脏象的时空统一性，体现了系统论整体大于部分之和的特点。

3. 气血整体性　脾脏象系统的生理表现是通过脾气来实现的。脾气是脾脏及其生理功能的物质基础。根据"气分阴阳"，脾气可以分为脾阴、脾阳。脾阴是脾气中具有寒凉、宁静、抑制作用的部分，脾阳是脾气中具有温煦、推动、兴奋作用的部分。《内经》对阴阳的关系做出了精辟的论述，"阳在外，阴之使也，阴在内，阳之守也""孤阴不生，独阳不长"，强调阴阳是互为根本，相互依存的，是一个有机的统一体。脾血的概念现在不常提，大家更强调的是脾主统血的功能。从中医元气论的角度出发，气是构成人体的基本物质，血是由气产生的。从中医发生学的角度看，血亦是构成人体的基本物质。脾血是脾气之母，脾气是脾血之帅，两者相互为用。系统思维体现的是整体概念，当探讨一个生命现象的时候，要意识到这些外在表现是系统所包含的组分，及各组分之间功能的整合表现。脾气脾血是脾脏象系统的重要组成部分，通过脾气、脾阴、脾阳、脾血共同完成脾脏的生理功能及病理的自我调节。

脾脏象系统的动态性

大自然的四时交替，昼夜轮回，六淫戾气，人类自身的内伤七情，饮食失宜，劳逸适度都会对人体的病理生理产生种种影响。脾脏象系统亦不例外，在各种因素的影响下，其会出现相应的动态变化。《素问·宣明五气》："五脉应象，肝脉弦，心脉钩，脾脉代，肺脉毛，肾脉石，是谓五脏之脉。"张景岳注："代，更代也，脾脉和软分旺四季，如春当和软而兼弦，夏当和软而兼钩，秋当和软而兼毛，冬当和软而兼石，随时相代，故曰代。"这说明四时的常脉必有和缓脾胃在其中，四时之脉才可以随时节更替，其转变是由脾来担当的。从侧面说明，人适应自然四季的变化，必须有赖于脾气健旺，才能随时节正常运转，这是脾藏系统随时间变化的重要内容。《脾胃论·脾胃盛衰论》："若饮食不节，损其胃气，不能克化，散于肝，归于心，溢于肺，食入则昏冒欲睡，得卧则食在一边，气暂得舒，是知升发之气不行者此。"饮食没有控制，损伤了胃气，食物不能消化，食物停留于胃，出现头昏眼花恹恹欲睡的情况，说明在饮食失宜的情况下，脾脏象系统做出了动态性的调节。

脾脏象系统的有序性

《道德经》："道生一，一生二，二生三，三生万物，万物负阴而抱阳，冲气以为和。"起源的角度阐述了自然界的有序性原则。人作为万物之一，秉天地之气而生，自遵天地之序。有序性原则在脾脏象系统中得到了较好的体现。《素问·经脉别论》："饮入于胃，游溢精气，上输于脾，脾气散精，上归于肺。"解释了胃接受食物，进行消化，吸收输布的整个有序过程。脾胃同属中土，脾为阴土，其气主升，胃为阳土，其气主降，如黄元御所云："脾为阴体而抱阳气，阳动则升，胃为阳体而含阴精，阴静则降。"两者共同组成了中医学中最具特色的气机升降理论，脾胃升降相因，气机有序，则脾胃调和。脾胃升降失常，气机失调，则脾胃乃病。人体的气机主要是五脏气机升降。人体五脏气机升降规律是阴升阳降，上者下降，下者上升。心为阳脏，心气以下行为顺，肾为水脏，肾气以上升为健；肺居上焦，主肃降，肝居下焦，主升发。脾胃枢纽居中央，阴升阳降，运行五脏之气，五脏气机正常，人体的生命活动得以维系。以呼吸为例，说明脾胃之气在维持五脏气机有序运行中的调节作用。《难经·四难》："呼出心与肺，吸入肾与肝，呼吸之间，脾受胃谷也。"呼出之气有心肺上升外出，吸入之气有肝肾下降吸入，呼吸之间有脾居中，升降扭转，使心肺之气由升转降，肝肾之气由降转升，以达斡旋之职，维持呼吸的正常活动。人体的生命活动是个有序的生命过程，脾脏象自不例外。若出现失序运行，则出现病理状态，如《素问·阴阳应象大论》："清气在下，则生飧泄，浊气在上，则生䐜胀，此阴阳反作，病之逆从也。"

脾脏象系统的自主性

自主性原理是中医学关于防治学的基本原理，其核心观点是发病和愈病都是机体的自主性反应过程。脾脏象系统体现出的自主性原理反映出中医脏象学的深层内涵，揭示中医防治疾病的深层规律。脾脏象系统的核心是脾与胃，脾之于胃，"以膜相连耳"，共为仓廪之官。脾为胃之脏，胃为脾之腑，一为太阴湿土，一为阳明燥土，一为里，一为表，一主升发，一主肃降，两者通过阴阳和合，表里相因，升降相济，维持机体一气周流，即"阴阳相接"；此为脾脏象系统生理下的自我协调；在各种致病因素的作用下，脾脏象系统会出现病理状态，其演变过程即是其自调节过程。《素问·玉机真脏论》："脾为孤脏，中央土以灌四傍，其太过与不及，其病解何如？岐伯曰：太过，则令人四肢不举；其不及，则令人九窍不通。"《素问·脏气法时论》："脾病者，身重，善肌肉痿，足不行，行善瘈，脚下痛；虚则腹满肠鸣，飧泄食不化，取其经，太阴阳明少阴血者。"从以上可以看出，脾脏象系统的病理过程是其系统的各组分在病理状态下的自主性反应。而脾病的治疗是推动人的自我调节功能达到疾病自愈机制的直观体现。《伤寒论》指出："凡病……阴阳自和者，必自愈。"明确指出调整是驱邪扶正，俱是调整人体阴阳的手段，以期达到机体阴阳平和的目的，从而使病乃得愈。《伤寒论·辨太阴病脉证并治》："自利不渴者，属太阴，以其脏有寒也，当温之，宜服四逆辈。"刘完素曰以自利不渴，属太阴之为病，盖太阴脾属湿土。仲景指出，太阴脾病之因在脏有寒，治疗方法是当温之；显然是在用四逆辈使脏寒得去，阴阳得平，其治疗过程基于脏之阴阳失和，调于阴阳自和，效于阴阳平和，是依靠、发挥、推动人体的自组织功能达到自主调理的目的。

系统思维是在系统论指导下进行事物研究的一种思维方式，系统论是专门研究以系统方式存在的事物的普遍特性和规律。人是世界上最高级、最复杂的系统，其系统特征和系统规律也最为典型。中医学以人为研究对象，其具有的整体观念，天人合一的思想已经具有了朴素系统思维的内涵。

210　基于脏象理论坤土建中法的构建及其应用

中医脏象理论是基于中国传统思维方式与认知方法，结合中国传统文化中的核心观念而产生的，用于解释各种生命现象的理论模型系统。"以象测藏"作为中医学惯用的方法学，我们在多年的临床实践中，探索了五行制化与脏象理论之关联，提出了"以象补脏"的观点，并构建及运用了坤土建中疗法。学者谢胜等就此进行了探讨。

基于脏象理论以象补藏观点的探讨

"脏象"一词首见于《素问·六节脏象论》，"藏"有两重涵义，既指"脏"又含"隐藏"之意，"象"谓所见于外，可阅者也，为征象。《内经》构筑了庞大的脏象体系，确立了"以象测藏"方法论，脏象理论正是基于"司外揣内、见微知著"的思维方法，研究人体脏腑解剖形态、生理功能、病理变化及其整体相互联系的学说。以五脏为中心的整体观及五脏系统与自然"天人相应"的统一观将脏象同自然融合于内外相应的整体模式中从而指导临床实践。

中医根据《周易》象思维建立了天人合一的"象"医学模型。"天"和"人"可以相互感应，生命活动表现于外的"象"，与自然万象应时变化之"象"是互通的。《吕氏春秋·有始览》："类固相召，气同则合，声比则应。"《春秋繁露·同类相动》："气同则合，声比则应……类之相应而起也。"所以古人以"取象比类"的思维模式来探索人类生命运动与自然界万事万物之间的一般规律及相互关系。《易·乾卦·文言》中云"同气相求"，所谓"同气"就是通过对事物进行"取象比类"的定量定性分析和推演将事物确定为同一类属，在此作用下事物"各从其类"而形成"方以类聚，物以群分"的状态，事物之间也因"同气"而具有"相感、相召、相符"等"相求"的联系。

而作为脏象学核心思想的"阴阳论"和"五行学说"将人的征象（生理病理表现）通过取象比类和推演络绎的方法与各种事物（自然及社会）紧密联系。"五脏之象，可以类推"，《素问·阴阳应象大论》："中央生湿，湿生土，土生甘，甘生脾，脾生肉，肉生肺，脾主口。其在天为湿，在地为土，在体为肉，在脏为脾，在色为黄，在音为宫，在声为歌，在变动为哕，在窍为口，在味为甘，在志为思。思伤脾，怒胜思；湿伤肉，风胜湿；甘伤肉，酸胜甘。"其采用同位联系法、生克联系法、亢害联系法，通过"比拟"及"类推"，从气象、自然界生物情状推论到与人体脏腑、情志、生理、病理及药理相互作用与影响。其五行脏象模式将五气、五色、五音、五味等自然万物及五脏、五体、五志、五声等人体系统与五方五位联系为统一的整体。所以自然界的事物与人体五脏因同类可相互感应并相互作用，在此基础上提出"以象补脏"之说，探讨以自然界五行之物（金、木、水、火、土）原始事物属性作用于人体，从而达到调整脏腑、平衡阴阳之用。

土之脏象及其体用探析

1. 土之脏象，在天为湿，在地为土，在藏为脾　《易经》"天地氤氲，万物化淳"。"氤"字从气从因。氤：承袭发展。"氲"字从气从昷，"昷"从日从皿，意为"湿热水气"。可见，湿为天地氤氲之气，"氲"为湿之体，"氤"为湿之用。"氤氲"则阴阳二气交会和合，万物孕育。天垂六气，地布五行，在天为气，在地成形，在天为氤氲之湿，在地为载物之土。土，厚德载物者也，《说文解字》："地之吐生物者也。二象地之下，地之中，物出形也。"

《素问·六微旨大论》："言天者求之本，言地者求之位，言人者求之气交。帝曰：何谓气交？岐伯曰：上下之位，人之居也。"天覆地载，形气相感而万物化生，气交之中，毛虫、羽虫、倮虫、鳞虫、介虫应气运而繁育，或静或育，或耗或不成，人为倮虫之长，五行属土。东南西北四方，土居中央，肝心肺肾四脏，脾居中焦，枢转气机、通达上下。《四圣心源》："四维之病，悉因于中气。中气者，和济水火之机，升降金木之轴，道家谓之黄婆。"

可见，湿为天地氤氲之气，土备厚德载物之性，脾为人体后天生化之本，于四时气交中调和五脏之用，故皆归之为"土"。

2. 土之体用，中央生湿，湿生土　"湿"乃土所仰长，无湿不成土。刘河间："五脏六腑、四支百骸受气皆注于脾胃，土湿润而已。"肝体阴而用阳，土体湿而用中央，土用之施无处不有、无时不在，即所谓"中央"之深意。

（1）《素问·太阴阳明论》："脾不主时何也？岐伯曰：脾者，土也，治中央，常以四时长四脏，各十八日寄治，不得独主于时也。"应用经络红外热成像检测观察到在四时六气中脾胃枢机主令阶段平和性经络红外热像图出现概率会明显增加，而病变经络的失衡状态在此阶段也会得到一定的纠正而趋向相对平衡，提示脾胃作为枢机在"以枢调枢"和五脏中的意义。肝应春、心应夏、肺应秋、肾应冬，而脾不独主于时，寄治于四时六气更替中，枢转天地气机而行春生夏长秋收冬藏之令，调和人体五脏以生肝心肺肾之神机。

（2）《素问·玉机真脏论》："脾脉者土也，孤脏以灌四傍者也……善者不可得见，恶者可见。"四时之中皆有土气，因此四时四脏之脉亦得脾胃濡润滋养而表现为从容和缓："春胃微弦，夏胃微钩，长夏胃微软弱，秋胃微毛，冬胃微石"，若"弦多胃少，钩多胃少，弱多胃少，毛多胃少，石多胃少"则为病脉。

（3）《素问·气交变大论》："变生得位，病腹满溏泄肠鸣。"所谓"变生得位"并非只是再次强调土无固定的时、位，而是旨在说明土的"中央"之用：凡四时六气更替中出现"病腹满溏泄肠鸣"等土湿为邪的症状，即可认为是其"得位"之时，与上文之"善者不可得见，恶者可见"异曲同工。

3. 土之三态——备化之土、卑监之土、敦阜之土，其病为"否"　《内经》五运六气理论是以天人合一的整体观为指导，以阴阳五行理论为基础，以天干地支符号作为演绎工具，推论气候、物候、病候变化，探索自然现象与生命现象的共有周期规律。人生于天地之中，其生理特点、病理变化及体质特征的形成同样根植于天地的影响，五行之治各有太过不及，而阴阳之气根据所含阴阳的多少又分为三阴三阳。年运更替及六气轮转所形成的气运格局不同，"气有多少，形有盛衰，上下相召而损益彰矣"，故感应于人体之脾土有三态，即备化之土（常态之土）、卑监之土及敦阜之土（病态之土）。

既非太过，又非不及，谓之平气，平气之下，五行之气施用冲和。《素问·五常政大论》："备化之纪，气协天休，德流四政，五化齐修。其气平，其性顺，其化丰满，其类土，其候溽蒸，其令湿。"备化之土气厚性顺，禀其湿润溽蒸之体，承载四时生长收藏之政令德施，从而化修丰满四脏。

《素问·五常政大论》："其不及奈何？岐伯曰：土曰卑监。卑监之纪，是谓减化。化气不令，生政独彰，草木荣美，秀而不实成而粃也。其气散，其动疡涌分溃痈肿。其主飘怒振发，其病留满否塞，从木化也。"诸己年，若土湿之性绝竭，则四脏之化皆空而成粃。土虽卑少，犹监万物之生化，土厚而化气盈满，土薄则其否"从木化"。2015乙未年一之气，此阶段之土为"艮土，承水沃衍之体用开启风木生发之性"，适逢中运金不及，客气风木加临，故其否且"从木化"：司天太阴湿土，湿邪闭阻于外，主气客气皆为厥阴风木，气机郁滞于人体，久而化火，而成"湿包火"象；肺失清肃，肝携相火，横逆犯脾，故一之气胃食管反流病及消化性溃疡病多发；火与湿流散于外则表现为湿疹、痤疮、口疮；湿邪壅碍于内，故胃痞、呃逆、腹胀；热为湿所阻隔于上部，表现为肝肺失和、肺肾失交，心肾失合，故面红、头痛、耳鸣甚则脑鸣、喉痹、项强、脱发、失眠、烦躁。

《素问·五常政大论》："太过何谓？岐伯曰：土曰敦阜。敦阜之纪，是为广化。至阴内实，物化充成。其变震惊飘骤崩溃，其病腹满，四支不举"。2014 甲午年四之气前期，此时尚未立秋，正值巽土（禀赋火升明之体用）主事阶段，而主气、客气皆为太阴湿土，且中运土太过，皆致土之阴敦实，故提前形成坤土格局，即所谓"非时之气、未至而至"，湿困土壅，阴不运、阳不升、相火不伏，因而致"否"：脾失乾健之运，中土不枢转，《素问·太阴阳明论》："脾病而四肢不用何也？岐伯曰：四肢皆禀气于胃，而不得至经，必因于脾，乃得禀也。今脾病不能为胃行其津液，四肢不得禀水谷气，气日以衰，脉道不利，筋骨肌肉，皆无气以生，故不用焉。"土本可伏火，今土壅而格拒火于上，灼肺之气阴故口鼻干燥、咳嗽、痰黄难咯、大汗、气短乏力、胸闷，而相火不降，下元失煦故畏寒；土壅木郁，与浮游之相火相煽故手足心热、胃脘至胸骨后灼热不适、胁肋部胀痛。

4. 五行五方土之德与用　张景岳《类经图翼》"人皆知五元为五，而不知五者之中，五五二十五，而复有互藏之妙焉"。即所谓"五行互藏"。"五行互藏"指五行的任何一行中又皆有五行可分，是五行学说的发展与延伸。在天，用以说明多层次和无穷可分的物质结构和属性；在人，用以说明"各脏之中，必各兼五气"的深层内涵。

《素问·阴阳应象大论》："东方生风，风生木，在色为苍、在味为酸……南方生热，热生火，在色为赤，在味为苦。"中央为土，土用"中央"，东南西北四方中各涵土性，禀生、长、化、收、藏而土之体不同，其用各异，称之为"五方之土"。

我国中部山西、陕西、河北等省的广大地区都是黄土，黄土土质均匀、松软易碎、孔隙很多。黄土层经过长期的生物作用发育成褐土、栗钙土等自然土壤。这些土壤各有特性但其"母体"都是黄土，在性质上都表现出黄土的特点。我国东北地区黑龙江、吉林中部的波状起伏平原地上都是黑土。垦种以前都有"生、冷、潮"的缺点，"生"，是指能直接被作物利用的速效养分少；"冷、潮"是指土温上升慢、土壤水分过多。这些因素，对作物的生长发育都不利，因此，黑土要经过垦种熟化，才能成为肥力高的土壤。白土是指黄土高原以西的地区，包括新疆、青海、甘肃河西走廊的含钙土壤；青土指的是东部沿海冲积平原的土壤；红土指的是我国长江以南和西南各省亚热带、热带地区以及我国华南地区的土壤，二者皆有其固有特性。

坤土建中疗法之构建

中国古代泥土疗法至少在公元前 3 世纪就已有记载，从春秋战国、秦汉时兴起，经梁、唐、宋、元朝的发展，到明、清时期的逐步完善，中国古代泥土疗法的建立过程大致经历了 2000 年左右的时间。中国古代泥土治病采用内服和外施两类方式，内服的制药方式包括水煮、水调、汤调、酒和等，外施的方法有洗、淋、浴、埋、敷、坐、卧、熨、涂等。广泛应用于风湿病、糖尿病、椎骨病、皮肤病、劳伤等方面的治疗，现代临床观察和实验研究证明，泥土疗法相对于临床常用的药物疗法和手术疗法有较明显的优势。

1. 坤土建中疗法的内涵释义　坤土建中疗法指的是选取自然五方之土作用于脾主之大腹，依据"五行之人应五方之土"的原则，结合《内经》五运六气理论之"五行十态"体质特点，选择相应方位及温度、湿度适宜之土并实施治疗，通过调节天枢、关元、神阙等枢穴，达到"以象补脏"和五脏防治疾病之目的。

2. 土之为枢，以枢调枢　人体大腹部覆盖脾土之枢、气交天枢、开阖关元枢、脐枢和以神阙为核心的生命全息，所谓"以形补形"，自然之土与人体之大腹同气相求，"同者盛之，异者衰之"。坤土建中法作为一种脏象自然疗法，其机理为"以枢调枢"，即人体脏腑气血的升降出入是维系生命活动之关键，而枢机体现的是脏腑间生克制衡关系，枢机不利则疾病丛生。作为自然之枢的土可以平调和合人体其余枢机，即"以枢调枢"，进而使脏腑气机通调，由此疾病虽成于枢机也可止于枢机。

《素问·至真要大论》："太阴之胜，火气内郁，疮疡于中，流散于外，病在胠胁，甚则心痛热格，头痛喉痹项强，独胜则湿气内郁，寒迫下焦，痛留顶，互引眉间，胃满，少腹满，腰脽重强，善注泄，头重足胫胕肿。"可见湿困土壅，脾胃枢机失和则肝肺、心肾、肺肾五脏生克制衡之枢机皆乱。肝心肺肾四脏之中各藏脾土，自然五方之土扶助四脏所藏之土及中央脾土而冲和五脏枢机。

《素问·六微旨大论》："天枢之上，天气主之；天枢之下，地气主之；气交之分，人气从之，万物由之。"天地阴阳之气和合则万物化生，人体五脏安和，若升降不前则气郁，作用于人体出现气机逆乱。天枢穴为足阳明胃经穴位，别名长溪、谷门、补元（长，源源不断之意。谷，胃气也。元，本元），阳明为多气多血之经，意指此穴气血旺盛，可源源不断向人体充补元气。可见，天枢穴为天地气交感应于人体实现人体气交之要枢，同时也是后天充养先天之要穴。

《难经·八难》："诸十二经脉者，皆系于脐下生气之原。所谓生气之原者，谓十二经之根本也，谓肾间动气也。此五脏六腑之本，十二经脉之根，呼吸之门，三焦之原。"即指脐下为人体元气生化、汇聚之所，而脾胃后天之本，为其充养之源。关元穴为任脉穴位，别名丹田、命门、持枢（把持关枢），意指封藏贮备精血、元气之处，同时也是把持其开阖的枢纽：下元虚寒则相火浮越，"龙雷之火，遇暖则藏，遇寒则升"；精亏血少，阳无所依附则浮越于外。

中医称脐为神阙，即"神之所舍"，故又有气舍、命蒂之称。人体以膈、脐为界划分三焦，三焦通达元气，脐与膈是其关口和枢纽，运行不畅则五脏六腑的功能失司，甚则"病入膏肓"（膏为膈之所在，肓为脐之所在）。腹部脏腑最集中、经脉分布最多，同时具有全息特点，以神阙为核心的大腹部存在着一个全身高级调控系统即神阙经络系统，对全身具有宏观调控的作用。

可见，"以象补脏"的理论观点是基于脏象理论"以象测脏"及"五行制化"之关联的认识基础上提出的。自然之土与人体之脾土皆有承载、化生之用，因"同气"而相感、相召、相符、相求，故针对不同体质状态人群的五行偏颇程度，选取具有补益中气作用的自然五方之土"以象补脏"，可以达到"以土调枢"的作用。该方法经多年临床应用疗效确切，患者依从性强，广范应用于多种病症。

211　基于脾脏象理论探讨脾与线粒体相关性

中医脾是人体对饮食物进行消化、吸收，并向五脏六腑输布其精微的主要脏器。人出生以后，气血津液的化生和生命活动的维持均赖于脾胃运化的水谷精微，故脾为"后天之本""气血生化之源"。20世纪80年代，有学者首次提出了"中医脾-线粒体相关"学说，认为线粒体的生理功能与脾的功能特性有着多方面的共通之处。学者刘羽茜等从脾脏象基本理论入手，探讨了线粒体对"运化""统血"等脾功能发挥的作用机制及脾虚与线粒体结构功能损伤的相关性，以期进一步揭示脾脏象理论的现代科学内涵。

脾主运化

脾主运化指脾能够把人体摄入的饮食水谷转化为水谷精微和津液，并将其吸收、输送至周身的生理功能，即《素问·经脉别论》："饮入于胃，游溢精气，上输于脾，脾气散精，上归于肺，通调水道，下输膀胱，水精四布。"其内涵囊括"运"和"化"两方面，脾对水谷精微的消化、吸收和转运即为"运"；而"化"侧重于脾将消化吸收而来的水谷精微，化生气、血、精、津液等物质以营养全身，即物质间转化与物质化生为能量的过程，这与线粒体能量转化功能不谋而合，线粒体可将氨基酸、脂肪、糖通过三羧酸循环进行物质代谢和相互转化，通过氧化磷酸化利用三大营养物质生成ATP。ATP是人体内最直接的能量来源，可根据需要转换成其他形式被利用，推动细胞实现各种生理功能活动，与中医"气"的推动作用极其相似。另外，甘氨酸与线粒体内琥珀酸单酰Co-A在酶的催化下可生成原卟啉Ⅸ，原卟啉Ⅸ在线粒体中又可与Fe^{2+}合成血红素（血）。线粒体为机体提供生存必需的物质能量，这可能是脾主运化，为"气血生化之源"的现代细胞生物学基础。

研究发现，SDH（琥珀酸脱氢酶）与线粒体膜牢固结合，是三羧酸循环的关键酶，其活性程度影响三羧酸循环的速度；而酶复合体Ⅳ即细胞色素氧化酶是线粒体氧化磷酸化过程的呼吸链末端酶，其活性反映线粒体能量代谢程度。已有诸多研究证实，与正常组比较，脾虚模型体内两种酶活性降低，线粒体功能异常。而四君子汤、脾虚一号方、健脾散可以提高酶活性，恢复线粒体功能。除此之外，脾虚模型体内还可存在胃组织、肝脏、肠组织线粒体结构及功能紊乱，影响机体能量代谢从而出现消化系统病症，以健脾功效为主的方剂能够改善上述异常。综上所述，脾主运化的细胞生物学基础可能在线粒体，体现在其物质能量代谢的基本活动中。

脾主统血

脾主统血即脾具有统摄、控制血液在经脉中流动，防止其逸出脉外的功能。脾统摄血液实际上是脾气固摄作用的体现，而脾控制血液在脉中正常流动的功能是通过脾气的温煦和推动作用来实现的。脾统血的物质基础在血，没有血液则脾无物统摄，气也无以承载，故脾通过生气、行气、生血来完成统血功能。气、血是由脾运化的水谷精微所化生，因此脾主运化功能为脾统血提供必需物质条件，助脾统血。线粒体可能是脾主运化的细胞生物学基础，故脾统血与否也与线粒体功能密切相关。

现代研究证实，血小板能够通过凝血和止血作用修补破损血管，即防止血液溢出脉外。血小板功能活动所需的ATP主要来源于线粒体内氧化磷酸化过程，若线粒体功能失常则会制约血小板的凝血功能而致机体出血，这与脾气固摄血液理论相似。有学者进行脾不统血证与线粒体功能障碍的相关性研究，发现与正常对照组相比，脾不统血模型大鼠肝脏线粒体复合物酶活性，DNA拷贝数等明显升高，机体处于应激状态，说明脾不统血模型大鼠肝线粒体受到损伤；另有研究证实，有健脾活血功效的生血合剂可修复再生障碍性贫血模型动物基质细胞和骨髓造血细胞线粒体损害。脾主统血可能与线粒体功能良好性相关。

脾气主升

脾气主升指脾气的运动特点以上升为主，表现在升清和升举两个方面。升清即通过脾气升运转输作用将水谷精微和津液上输于心肺等脏，再通过其他脏器化生为气血而营养全身，若脾气虚弱不能升清，则机体不得精气之濡养而见头目眩晕，神疲倦怠，眼花耳鸣等症。升举即通过脾气上升作用来维持内脏位置的相对稳定，若脾气虚衰，不上升反而下陷，可导致内脏下垂。脾主升清升举功能是通过脾气的上升运动来实现的，以脾气健运为保障。脾主运化而生脾气，脾运正常则脾气化源充足。线粒体结构功能完好可能是脾主运化功能发挥的保障之一，故脾气主升特性可能依赖于线粒体的正常功能活动。

现代研究证实，抑郁症发病的重要机制为能量代谢障碍，而中医认为脾气虚弱，脾失升清，不能将气血清阳之气上输于脑，导致神失所养是抑郁症的病机之一。有学者以抑郁症为切入点，分析其中西医病机病理得出脾不升清的本质是能量代谢障碍。另有学者以四君子汤为基础，观察应用益气健脾法，益气健脾祛痰化瘀法对脑老化小鼠神经元密度及线粒体膜电位的影响，结果发现益气健脾和益气健脾祛痰化瘀法均能够降低神经元凋亡百分比，稳定线粒体膜电位，对神经元有一定的保护作用。这一研究成果证明应用健脾升清之法可一定程度上恢复神经元线粒体功能，有助于清阳得升，头目得健。

脾喜燥恶湿

脾喜燥恶湿即脾具有喜燥洁而恶湿浊的生理特性，与中医胃的喜润恶燥特性相对而言。脾的这一特性与其运化水液功能有关，如若脾气充健，水液运化有序，则水精四布，五经并行，自然无水湿痰饮积聚；反之，脾气虚衰，内生水湿痰饮反过来困遏脾阳，则将影响脾正常生理功能发挥。

近年来，有学者认为湿邪包括体内病理状态下的细胞外液和细胞内液。线粒体作为细胞器，维持自身形态与功能的正常必然依赖于其生存环境的稳定。当细胞内外液性质成分等发生异常改变时，线粒体形态结构也随之改变，比如细胞内外液pH值和渗透压变化时，则线粒体内外膜会随之延展变形以求适应。另有研究认为人体免疫功能受损导致的炎症反应即为湿邪，而炎症可能影响线粒体内膜电子传递链，阻碍ATP生成，从而引起线粒体功能障碍。

林海鸣等利用动物实验探讨水湿困脾证与线粒体的关系，发现尿毒症毒素（水湿之邪）损伤了线粒体功能，使自由基生成过多，进而引起线粒体膜或线粒体DNA（mtDNA）氧化损伤，出现全身多系统、多器官的水湿困脾证表现。应用培土制水法能削减水湿困脾证大鼠心肌及小肠细胞线粒体损伤，从而起到保护作用。黎壮伟温病湿热证模型体内线粒体能量代谢及氧化过程进行研究得出，温病湿热证动物模型体内脂质过氧化物含量升高，呼吸链复合物活性降低，存在线粒体氧化损伤及能量代谢障碍，而对湿热证动物模型进行清热化湿治疗后，上述病理改变有所改善。程方平探讨清热化湿方对温病湿热证模型大鼠肝线粒体Na^+-K^+-ATP酶的作用发现，湿热模型组肝线粒体Na^+-K^+-ATP酶活性较正常组降低，应用清热化湿法治疗后酶活性恢复至正常水平。这些研究结果均证实脾恶湿特性微观实质可能在线粒体，健脾化湿疗法可以改善"湿邪"对线粒体（脾）的损伤。

脾主四肢肌肉

脾主肌肉是指人体肌肉需要脾胃所运化的水谷精微的滋养才能坚实有力。若脾失健运，气血津液等营养物质生成不足，必将导致肌肉瘦弱，痿软无用。现代医学根据肌丝滑动学说，认为骨骼肌的收缩舒张运动是一种消耗 ATP 的活动，而 ATP 产生场所主要在线粒体。在电镜下可以看到，骨骼肌中线粒体数目众多，且沿肌纤维整齐排列，这些线粒体为肌肉收缩提供了可靠的能量保证。因此脾主肌肉这一功能与线粒体能量代谢关系密切。

有学者提出，线粒体功能障碍引发生物能量衰竭是导致神经肌肉病的重要原因之一。如对重症肌无力这一疾病展开研究发现，模型组存在骨骼肌线粒体病变，如线粒体 DNA 缺失，呼吸链复合物 I 缺陷，线粒体空泡化，线粒体数目减少等。肌萎缩侧索硬化症，肌营养不良症疾病模型线粒体也存在相似改变。邓铁涛创立的强肌健力方治疗以上三种疾病在临床已取得了良好的疗效，为从脾论治肌病提供了实践依据。

目前已有许多基础和临床研究证实脾虚模型存在骨骼肌线粒体结构失常改变。裴媛、柳和培、李乐红等发现脾气虚证，脾阳虚证模型大鼠骨骼肌线粒体数量减少，外形肿胀，嵴部分或全部消失。刘友章观察到痿证患者骨骼肌细胞线粒体变化与上述动物实验研究结果相近。而经过健脾治疗后，无论是动物模型还是患者其线粒体数目均较治疗前增多，结构也基本恢复正常。另有研究显示脾虚模型还存在骨骼肌线粒体能量代谢障碍。金丽琴探讨脾气虚证和脾不统血证模型大鼠脾主肌肉实质发现，脾气虚证组和脾不统血证组骨骼肌 ATP 含量，呼吸链复合物活性，柠檬酸合酶活性，mtDNA 拷贝数较对照组降低。李乐红等研究表明，脾气虚证模型大鼠骨骼肌存在供能物质贮存减少、能量供应障碍，以正常组为对照，模型组 ATP 含量和能荷值、肌糖原含量显著减少，应用益气健脾功效代表方四君子汤调养后，可纠正上述病理改变。此外，研究已证实琥珀酸脱氢酶、细胞色素氧化酶、辅酶 I 四氮唑还原酶均参与细胞氧化过程，其活性高低能反映出氧化代谢状况。杨维益应用健脾理气法研究其对骨骼肌能量代谢的影响发现，脾气虚证动物模型骨骼肌细胞中与有氧氧化过程相关酶活性下降，导致有氧氧化能力降低，能量产生不足。由于上述酶均附着在线粒体内膜上，故其含量降低与内膜结构破坏密切相关。而通过应用健脾益气类药物复健后，这些失常病变可得到修复。综上所述，线粒体可能是脾主肌肉功能发挥的细胞学基础。脾虚模型可存在骨骼肌线粒体结构改变，能量代谢异常，反之，线粒体功能障碍也可生肌病，致使"脾虚肌肉不能主"。健脾益气疗法可能是改善线粒体病变从而治疗神经肌肉类疾病的有效途径之一。

212　论中医学对胰腺实体解剖的认知过程

　　近年来，我国胰腺相关疾病的发生率逐步增加，发病原因、发病特点也发生一些变化。现代医学对胰腺的认识无论从解剖结构、生理功能，亦或是病理机制等方面均有较为深入的研究，逐步形成理论体系，同时也催生了许多新的治疗方法。而中医学理论体系中，胰腺非脏非腑，亦非奇恒之府，胰腺种种鲜有论述，甚至德贞在《全体通考》中云"胰，此脏，中国人不知"。但是根据中医学现有理论辨证论治胰腺相关疾病临床疗效显著也是不争的事实。可见胰腺脏象理论的尴尬之处在于理论缺失较难证明，而疗效显著又不能轻易证伪。

　　对中医学的研究中，以脾为出发点的脏象研究包含多个方面，中西医比较、解剖实体探讨、翻译源流考证等，从这些研究中对胰腺脏象可简单窥得一二；而以胰腺为出发点的脏象研究相对单调，多是从功能（象）入手，将胰腺归属于脾来论述，对胰腺实体解剖的探讨较少涉及。随着医学的不断发展，倘若现代医学对胰腺有了更多更深入，甚至是颠覆以往的认识，那么中医学是否仍然能用"胰属脾"这样的归属理论来阐述？况且关于胰腺脏象的探讨涉及中医学理论的全面性和完整性，值得也急需学界集思广益，深入讨论。

　　学者赵帆等从各个时期经典古籍入手，梳理了中医学对胰腺实体解剖认识的发展过程，分析了原因，从而为讨论胰腺脏象理论搭建了解剖学基础。

先秦、两汉时期

　　《内经》是最早的医学典籍，也是中医学的理论基础，被奉为中医学的圭臬。然而其并没关于"胰"的任何记载。《黄帝内经》中之所以没有"胰"的记录，一个很可能的原因是因为当时并没有这个字。文字的本质是表达信息的符号，其意义由人赋予。目前所谓的"胰腺"是解剖学概念，为人体第二大消化腺体，英文为"pancreas"。胰腺横置于腹上区和左季肋区，平对第1～2腰椎椎体；前面隔网膜囊与胃相邻，后方有下腔静脉、胆总管、肝门静脉和腹主动脉等重要结构；右端被十二指肠环抱，左端抵达脾门；其上缘约平脐上10 cm，下缘约相当于脐上5 cm处。《解剖学》中的胰腺解剖位置明确，而中医学关于胰腺解剖实体的论述模糊不清，尽管围绕胰腺、脾等脏器开展的研究工作提出了一些可能的推测和创新的观点，但学界至今仍没有形成统一的认识。

　　受传统文化思维模式的影响，解剖学在中医学传承中并非重要组成，《内经》中关于脏腑论述更侧重于系统功能论，但其关于脏腑的本义仍然为解剖器官，脏象学术建构初期，作为核心内容的脏腑确实具有形态和解剖属性，这一点毋庸置疑。通过直接观察，解剖实体和其功能联系显而易见的脏器首先被确定，例如胃，这种功能与结构相统一的原则，无论东、西方都是最初的使用方法。因此"胃"可作为探讨"胰腺"的基准点。

　　《素问·太阴阳明论》"脾与胃以膜相连耳，而能为其行其津液"，可见"脾"是与胃相邻的器官。根据《系统解剖学》，胃前壁右侧部与肝左叶和方叶相邻，左侧部与膈相邻，胃后壁与胰、横结肠、左肾上部和左肾上腺相邻，胃底与膈和脾相邻。通过对解剖结构的分析，有学者认为此处的"脾"应是指解剖学中的胰腺。就《素问·太阴阳明论》中所载内容而言，赵帆则认为此处的"脾"并非解剖学中的"胰腺"，仍然为解剖学中的脾，即"spleen"，具体理由：

　　（1）从解剖学角度。胰腺为腹膜外器官，而脾与胃同为腹膜内器官，尽管胰腺与胃的接触面积更大，但就其位置关系而言，胰腺和胃应该是挨着，而脾和胃则是连着。胰管在十二指肠大乳头开口，其分泌的消化酶直接进入肠道，而并非进入胃。胰腺的供血由胃十二指肠分出，由胰十二指肠上、下动脉供应；而脾动脉则经胃膈韧带发出分布至胃体后壁上部，脾门处分出的胃短动脉经胃脾韧带至胃底。相较于胰腺，脾和胃相关联、相通的管道似乎更多，也更密切。

（2）从脏象理论角度。《素问·五脏别论》"所谓五脏者，藏精气而不泻也……六腑者，传化物而不藏"。胃隶属六腑，其囊袋样结构满足"传化物而不藏"的特性。脾为实质性脏器，颜色暗红，质地柔软，位于左季肋部；胰腺为腺体，颜色灰红，质轻，位于腹腔深面。《系统解剖学》中记录胰腺长约17～20 cm，宽约3～5 cm。尽管胰腺的相关功能并不能简单通过肉眼观察而得到，但如此体积的脏器，古人是没有理由看不到的，胰腺相较于脾，脾的外观似乎能更好地满足《内经》对"五脏"的描述。

《难经》的成书年代晚于《内经》，相较于《内经》，《难经》中的记载更为形象化，可以视为是对《内经》的补充。赵帆认为《难经》中的记载更可能是对胰腺实体解剖的最早描述。《难经·四十二难》"脾重二斤三两，扁广三寸，长五寸，有散膏半斤，主裹血，温五脏，主藏意"。该条文中的"脾"应为解剖学中的脾，即"spleen"。首先，"脾重二斤三两，扁广三寸，长五寸"。对脾脏尺寸的描述，符合现代解剖学对脾的描述，需要说明的是，虽然此处记载的重量明显超过正常，但考虑《难经》成书年代的社会卫生状况，古人解剖而视之的是疾病后肿大的脾也未可知，此种可能是存在的，推测也是合理的。其次，脾脏是人体最大的淋巴器官，又是一高度血管化器官，具有储血、造血以及免疫应答等作用。脾的免疫功能很难单靠肉眼观察而发现，而"主裹血"则是对储血功能的直接描述。"有散膏半斤"。根据《现代汉语词典》"散"有两种读音。音 sǎn，意为没有约束，零碎的；音 sàn，意为由聚集而分离。"膏"意为脂肪、肥肉。尽管现在学界对"散膏"的理解仍有分歧，但从字面意思来理解，"散膏"描述的应是一种质地较为疏松的组织，再结合解剖位置，符合"散膏"描述的组织器官是胰腺、肾上腺和脾门处的脂肪组织。肾上腺成对出现，贴于肾上级，重5～7 g，从数量、重量上来说不符合《难经》中的描述。如果说"散膏"描述的是脂肪的话，半斤散膏似乎和当时的社会生活水平有一些矛盾。因此，赵帆认为《难经》中"散膏"的描述更接近胰腺，即"pancreas"。

晋、唐、宋时期

《黄庭内景经》约成书于魏晋时期，明确记录了"脾"的长度及其位置，"脾长一尺掩太仓，中部老君治明堂"，其经文中对"脾"的描述似乎更接近现代解剖学中的胰腺或胰腺＋脾。

唐代医学家王冰所著《补注黄帝内经素问》对后世有较大的影响，后世许多对《素问》的研究是在其研究的基础上进行的，其对脾的描述十分形象化——"脾形象马蹄，内包胃脘"，而其对于胰腺解剖的描述并无过多的笔墨。孙思邈所著《备急千金要方》《千金翼方》中均有以猪胰、羊胰入药的记录。《备急千金要方·疥癣第四》"治身体瘙痒，白如癣状者方：楮子、猪胰、盐、矾石上四味，以苦酒一升合捣，令熟拭身，日三"，猪胰入药治疗皮肤疾病；《千金翼方·妇人面药第五》"令人面水白净澡豆方：白薇皮、白僵蚕、白附子……上二十味，先以猪胰和面曝令干，然后合诸药捣筛为散，又和白豆屑二升，用洗手面"，《备急千金要方·面药第九》所载玉屑面膏方、面脂、澡豆方等均可见猪胰，除清洁、保护皮肤的作用之外，还有美容养颜的功效；《备急千金要方·肺虚实第二》中记载的酥蜜膏酒，可治疗肺气虚寒、气喘咳嗽等症状，"猪胰、大枣上二味，以酒五升渍之……羊胰亦得"。"治咳嗽胸胁支满多喘上气，尤良"。《外台秘要》中亦有多首方剂中记载了猪胰、猪胰汁等内容，无论是外用或内服，其主要是取猪胰、羊胰等稠厚多脂的滑利之性。除了猪胰可入药之外，"猪脂""猪膏"均可入药，可见，其时之人是可以将胰腺和脂肪区分开来的。

宋代朱肱所著《类证活人书》对"脾"的描述应是综合《难经》和《补注黄帝内经素问》，其文载"脾重二斤三两，像马蹄，内包胃脘，像土形也，经络之气交归于中以营运真灵之气，意之舍也"，行文中虽未提及胰，但将胰腺的功能并入脾来论述。《太平惠民和剂局方》已有用猪胰来治疗消化系统疾病的记载，其所载"蓬煎丸治脾胃虚弱，久有伤滞，中脘气痞，心腹膨胀，胁下坚硬，胸中痞塞，噫气不通，呕吐痰水，思饮食……猪胰、京三棱、蓬莪术入砂熬膏……同醋糊为丸，如梧桐子大。每服十丸至十五丸，生姜汤下，妇人淡醋汤下，不计时候，更量虚实加减。常服顺气宽中，消积滞，化痰饮"。《烟萝图》《欧希范五脏图》等早期的解剖图谱对后世的影响深远，其很大程度上确定了脾的解剖形态，但却缺乏胰腺的解剖形态。唐宋时期，中医学对胰腺的认识更多聚焦于功能，而解剖角度的论述则相对单薄。

中医理论在发展过程中形成相互衔接的两个部分：《内经》构筑的基础理论阶段和其后不断发展的临床理论阶段。《内经》中的基础理论框架是经前人多次权衡后产生并从文字上固定下来的，其理论体系相对完整、层层堆叠、环环相扣，加之其时也尚未出现能与之分庭抗礼的医学体系以及传统"重道轻器"思想的影响，胰腺实体解剖的发展受上述种种因素影响，在唐、宋时期并没有取得突破性的进展。

明清至民国时期

明中期。中医学对胰腺的认识有所进步，出现"胰腺是一个独立脏器"的苗头。一些医学著作对"脾"（spleen）的描述更接近"胰腺"（pancreas）。李梴所著《医学入门》中载"黄，脾色；庭，中也。脾居中脘一寸二分，上去心三寸六分，下去肾三寸六分，中间一寸二分，名曰黄庭"。杨继洲在《针灸大成》中记载"脾掩乎太仓附脊十一椎"。骨性标志的出现，则使胰腺的位置更为确定。李时珍所著《本草纲目》中则明确出现了"胰"，且对其功能有更进一步的描述。"生两肾中间，似脂非脂，似肉非肉，乃人物之命门，三焦发源处也……盖颐养赖之，故称之颐……亦做胰"。

明末至清初。西医学传入中国，其解剖学、生理学等开始积累影响力。由巴多明等译著，康熙皇帝订书名《钦定骼体全录》中的脾脏图与胰腺的现代解剖十分相似，其"脾"与"pancreas"相对应。中医学中无论"脾"的解剖为何，其具消化功能是毫无疑问的，而与中医学一样，西医学的发展同样受生产力的制约，直至20世纪50年代发现脾切除后凶险性感染和70年代发现脾脏促吞噬肽之后，西医学才对脾脏的功能和相关疾病有了深入认识。此前，脾一直被认为是一个可有可无的器官。《钦定骼体全录》译自《西医人体骨脉图说》，是一本译制类书籍，将具有相同相似脏腑功能的器官相互对应自然是翻译的首要标准，由此可见，相较于"脾"对应"spleen"、"散膏"对用"胰腺"而言，"脾"对应"pancreas"似乎更为合理。

清中期。周孔四所著《周氏经络大全》中的脾图中"脾"与"胰腺"同时出现，而"胰腺"则标注为"甜肉"，并附言"甜肉，即俗所谓五花肉也……味亦甜""脾有散膏掩乎太仓附脊十一椎下"。明确描述了"胰腺"的解剖位置，并且强调了"胰腺"附属于"脾"脏腑归属。胰腺的解剖位置清晰明确，但受中医学功能论的影响，胰腺依旧以脾的功能论述。王清任所著《医林改错》描绘的脾图，其形态更像"胰腺"，而关于总提的命名则明确记录为"俗名胰子"。"言胃上下两门，不知胃是三门……幽门之左寸许，另有一门，名曰津门。津门上有一管，名曰津管，是由胃出津汁水液之道路。津管一物，最难查看，因上有总提遮盖。总提俗名胰子，其体长于贲门之右，幽门之左，正盖津门。总提下前连气府，提小肠，后接提大肠；在胃上，后连肝，肝连脊。此是隔膜以下，总提连贯胃、肝、大小肠子体质……脾中间有一管，体相玲珑，名曰珑管。水液由珑管分流两边，入出水道。出水道形如鱼网，俗名网油"。王清任在《医林改错》中明确将胰腺称为"总提"，但《医林改错》始终为一家之言，受到客观条件的制约，其所记载的内容还是存在一些错误。

清晚期。中医学与西医学出现了更为激烈的碰撞。大量的医学著作对胰腺的描述与现代解剖学更为接近。张锡纯《医学衷中参西录》"脾有散膏半斤，即西人所谓甜肉汁，原系胰子团结而成，方书谓系脾之副脏，其分泌善助小肠化食"。唐容川于《中西汇通医学文集》"脾生一物，曰'甜肉'，《医林改错》名为'总提'，即'胰子'也。胰子能去油，西医但言甜肉汁化谷，而不知其化油也。脾又生脂膏，所以利水"。陈珍阁《医纲总枢》"生于胃下，横贴胃底，与第一腰骨相齐，头大向右至小肠，尾尖向左连脾肉边，中有一管斜入肠，名曰珑管"。叶霖《难经正义》"胰，附脾之物，形长方，重约三四两，横贴胃后，头大向右，尾尖在左，右之大头，与小肠头为界，左之小尾，与脾相接，中有液管一条，由左横右，穿过胰之体，斜入小肠上口之旁，与胆汁入小肠同路，所生之汁，能消化食物，其质味甜，或名之甜肉云"。张山雷考证了之前医家对胰腺的认识，明确提出胰腺在古代有称为脾者，并认识到胰腺具有分泌消化液的功能。《难经汇注笺正》指出"胃后有甜肉一条……所生之汁，如口中津水，则古所谓散膏半斤，盖即指此，古之所称脾者。固并此甜肉而言"。

清末民国在我国历史上有着浓墨重彩的一笔，是一个充满变革的时代。西医学对中医学的冲击是巨大的。中医学一贯"重道轻器"的思维模式，使得其理论体系更像是空中楼阁，然而医疗实践结果却是显而易见的。以余云岫为代表的反对中医人士更多是反对中医理论，因此，也只有如此的时代背景才能为孕育"脾""胰"之争提供土壤。

讨　论

通过对不同时期古籍文献的梳理，分析中医学对胰腺实体解剖的认识过程。赵帆认为中医学对胰腺的认识可大致归纳为 3 个阶段。①先秦两汉时期，存在胰腺实体解剖，但言之不详。②唐宋时期，胰腺实体解剖更加清晰，然而就医学理论而言，其仍未被视为独立脏器，而是附属于脾。③明清时期，胰腺实体解剖明确，对胰腺解剖位置的描述则更加明确细致，随着中西医学的融合汇通，胰腺应作为一个独立脏腑来认识的倾向愈发清晰，开始出现"脾""胰"纷争的讨论。

诚然，古籍研究无论如何细致缜密，终是推断，先贤的想法终难窥探。用现代医学的研究成果否定传统理论，是理论不自信的表现；追求中西医理论配套，对中医理论强行解释亦是理论不自信的表现。"胰脾之争"一直是学术争论的热点之一，学界围绕"脾胰关系"开展了大量研究，主流观点认为"胰属脾"，胰腺相关疾病的治疗也多从脾入手。

现代医学对胰腺功能的认识更加全面，对胰腺相关疾病的研究也愈发深入，新的检测、检查方法应运而生，胰腺疾病的治疗手段也更加丰富。相比之下，"胰属脾"的线性归属作为胰脏象理论则略显单薄与简陋，理论与实践之间也存在些许矛盾。胰腺和脾是两个独立的脏器是客观事实，无论是胰腺炎或是糖尿病等相关疾病，病位在胰腺，针对胰腺开展治疗，如果以脾笼统代之，则易引起理论混乱，也不利于中医学理论的完善。因此赵帆认为胰腺应独立于脾，胰脏象应单独论述。孟庆云在《周易对中医学发展的负面作用》一文中写到"重道轻器、重神略形的价值观，轻视对形制的研究，阻碍了对人体和疾病的纵向深入的研究"。因此清晰的实体解剖论述是必要的。解剖学是研究人体结构的科学，其研究结果应服务于临床。解剖学并非西医学的专利，中医学亦可应用。现代解剖学对胰腺这一脏器命名统一，解剖定位阐述明确，可直接补充进中医学胰腺脏象（藏）理论中，为完善胰腺脏象理论搭建解剖学基础。同时胰腺脏象（象）理论亦需学界开展更多讨论。

传统文化有模式化思维的特点，各种形式的传统文化都毫无例外地表现出一定的程式化、模式化，中医学也不例外。因此，自《内经》时代确定的五脏脏象是中医学核心理论之一，尽管其后的医家对胰腺脏象均有不同程度认识，也积极对中医实践理论进行补充，但受制于传统思维模式，很难，也不太可能打破原有的五脏脏象理论，只是在有限的程度上进行补充和解释。随着中西医越来越广泛的碰撞融合，新观点、新视野势必会使脏象理论出现宏观层面的调整，从而推动中医学理论不断发展，不断创新。

213　论中医脾在解剖学上对应的脏器非脾非胰而是肝

学者郑敏麟认为，中医脏象的实质在于细胞和亚细胞结构。"五脏"其实是细胞的"五脏"，细胞的"五脏"是细胞的五个不同功能系统，可以落实为不同的亚细胞结构，即线粒体——中医之"脾"，染色体——中医之"肾"，配体-受体-信号转导系统——中医之"肝"，细胞膜——中医之"肺"，离子通道——中医之"心"。在五脏之中，心主行血，肺主呼吸，肾主水液，都有一个解剖学上宏观的实体脏器能与之功能相符。那么，中医之"脾"，究竟有无与之相对应的实体脏器？有。但非脾（spleen）、非胰（pancreas），而是肝（liver）！其理由有五：①肝细胞的线粒体数目比所有其他种类细胞都多；②中医古医书中有把肝当作"脾"的证据；③在解剖结构上，肝与消化道的血管的紧密联系；④在功能上，肝在消化系统（广义的中医之脾胃）和物质代谢（水谷精微的运化）中居于中心地位；中医"脾"最主要的也是最根本的功能——"运化水谷精微"，不折不扣地是由肝脏来完成。

中医之脾的现代解剖学困惑

中医之"脾"究竟在现代解剖学上，有无与之对应的人体脏器？如果有，是淋巴器官的脾（spleen），还是胰腺（pancreas）？

1. 中医之"脾"是否指淋巴器官的脾（spleen）　在古医籍中，对脾的位置和形态（形状、大小、重量、色泽）有非常具体的描述。《难经·十二难》："脾重二斤三两，扁广三寸，长五寸，有散膏半斤，主裹血，温五脏，主藏意。"《素问·太阴阳明论》："脾与胃以膜相连。"《图书编》："脾者，土官也，掩太仓，在脐上三寸。"张景岳《类经图翼》云脾"形如刀镰，与胃同膜而附其上之左。"李梴《医学入门》云脾的形态是"扁似马蹄"。赵献可《医贯》："其色如马肝紫赤，其形如刀镰。"现代解剖学认为，脾为淋巴器官，位于膈之下，左上腹（即左季区），在胃的左上方与胃底相邻。这与中医古医籍所记载都完全相符，这也是清末民国初年、西学东渐时，西医引进者把西医的淋巴器官"spleen"毫不犹豫地翻译为"脾"的原因。

然而，中医对五脏的功能的相关描述，如心主行血，肺主呼吸，肾主水液，都能与西医相应的脏器功能相符；但作为淋巴器官之一的 spleen，虽然在解剖学上与古医籍中对脾的位置和形态完全相符，但在生理功能上却与中医主饮食物的消化吸收的"脾"完全不同：spleen 为一个淋巴器官，对成年人来说是可有可无的，当 spleen 肿大时可以手术完全切除，而对整个人体的正常功能几乎没有什么影响。中医之"脾"却是"气血生化之源"，"后天之本"，及"脏腑之本"，"有胃气则生，无胃气则死"。二者对人体的重要性也有着天壤之别。这就很难令人相信二者是同一个器官。于是，就有了中医之"脾"是胰之说。

2. 中医之"脾"是胰（pancreas）　清代以来，有不少医家据《难经·四十二难》"散膏半斤"猜测是中医之"脾"指胰腺。胰腺位于胃的正后方，这与《图书编》的"在脐上三寸"部位大体相近。就其"形如刀镰"（《类经图翼》）的形状来说，也与胰腺相符。就其"马肝紫赤"之色，大抵与胰腺之颜色相符，况且至今尚有俗称猪胰腺为"血脾"者。在日本中医文献中脾被称作"膵"，"膵"就是现代解剖学上的胰；顾选文亦认为胰腺属中医脾的范畴，因为"急性胰腺炎为脾病，病机为脾痹，辨证为脾实，法当泻脾"。脾为胰腺之说的依据，除了上述证据外，更主要原因是由于胰腺是人体最重要的消化腺，能分泌多种消化酶，排入小肠，参与饮食物消化，中医研究者认为这与"脾主运化"的功能相一致。此外，胰腺组织中的胰岛细胞，能分泌胰岛素，参与人体的能量代谢。这些都与中医"脾"的功能相关。在中医学早期的有关脏腑形态的记述中，食管、胃、小肠、大肠等脏器的大小长短都描述得很清楚，却唯独没有胰。而胰腺就在胃的正后方，没有理由看不见。故有人推测古人可能将胰误作了脾（或者说今人把脾误翻译为胰）。

3. 中医之"脾"是脾（spleen）还是胰（pancreas）　但，如果胰做了中医之"脾"，淋巴器官的脾的体积比胰更大，更没有理由看不见。那么作为淋巴器官的脾在中医中又算是什么呢？这就成了中医界的一个难题。胰腺与脾的统血作用无甚联系，脾的统血能与淋巴器官的脾关系似乎更近一些，脾中的淋巴细胞是血细胞成分之一。至于《难经》所言脾"主裹血"，可能只是对脾的形态的描述，即脾里面充满血，这与身为淋巴器官的 spleen 极为相似。基于上述原因，一些人认为，脾的解剖学基础可能既是淋巴器官的脾，又是胰腺，是两者的综合。其实，由于中医重功能、轻实体解剖，所以除了《内经》对人体解剖学的最基本和最粗略的阐述和清朝王清任对解剖学的并不系统、并不完全正确的研究外，其余几乎就是空白。《内经》中对人体解剖的描述，几乎被后人当作金科玉律来引经据典，所以就谈不上有任何发展了。直至清朝，才有王清任做了一些关于人体解剖的并不系统和并不太正确的研究和阐述，而王清任的人体解剖研究成果，因为时间已临近现代，所以对中医脏象学的形成影响微乎其微。而中医的脏象学的形成，其实是历代中医学家远远超越了对人体解剖实体研究而转向对人体系统功能研究的演化结果。

中医之脾的泛脏象化和中医脏象细胞生物学假说线粒体是细胞之脾

1. 中医之"脾"的泛脏象化的迷惘　于是，多数人干脆认为，探究脾的形态学基础，意义不是很大，也不会有明确的结果。因为中医的五脏其实是五个"脏象系统"，虽有其解剖学基础，但主要是靠中医的整体观和知外揣内的推理之后赋予各脏腑的；所以脏腑功能的认识，自然不能只依据其解剖形态进行推理；各脏腑的某些重要的功能，如脾的统血功能、主运化水液的功能，也不是依据其解剖形态就能推出。

现代人对脏象学结合现代科学研究后认为，"脾"不仅是指西医学的整个消化系统，而是多系统、多功能单位，与神经、内分泌、血液循环、免疫、生殖、运动等系统均有密切关系；肝与自主神经系统、中枢神经系统、肌肉运动系统、消化系统密切相关；肾是丘脑-垂体-甲状腺、肾上腺、性腺轴。五脏中与现代医学比较统一的概念就仅仅剩下"心"和"肺"两脏，但为何心能"主神志"，肺为何能"主皮毛"，又为"水之上源"，却无法解释。中医的脏象学用现代医学理论来解释总让人觉得有些扑朔迷离、似是而非。

根据上述理论，中医之"脾"好像什么都是，又什么都不是，让人迷惘而不知所措。而郑敏麟提出的"中医脏象细胞生物学假说"，认为"线粒体是细胞之脾"，则可使这一切都柳暗花明，豁然开朗。

2. "中医脏象细胞生物学假说"的提出　郑敏麟认为，中医的"脏象系统"和西医的实体器官都是对人体生命规律的不同表述；它们的表述内容不同，只是因为它们各自的视角和表述的方式不同。

一方面，从西医实体器官的角度看，不同脏器的功能之所以不同，是因为它们是由不同分化类型的细胞混合组成，各种不同分化类型的细胞为实现某一复杂功能而以一定细胞数目比例搭配结合起来，就构成西医的器官、系统。

另一方面，从细胞和亚细胞角度看，分散于全身各处脏器的、具有相同分化类型的细胞（比如上皮细胞），它们之间可能存在有一种现代医学尚未明确揭示的生理和病理上的横向联系，而归属于中医不同的"脏象系统"。其物质基础可能是细胞器——不同分化类型的细胞所具有的功能不同，而这些功能是由该类细胞中共有的、最发达的细胞器承担（比如高度耗能的细胞拥有数目众多的线粒体；而不断分裂增殖或高度表达、蛋白合成旺盛的细胞，都有较大的发达的细胞核），在这些同类型的细胞中占主导作用的细胞器的状态即反映着该类细胞的功能状态。散布在全身各处细胞的相同细胞器之间的横向联系可能是由于它们作出相同的应激反应的机制，生理上如细胞核上都有甾体类激素的受体，受这类激素调控；病理上如富含线粒体的对能量高度依赖的细胞在缺氧时最先受到损伤。由于每一类细胞器有着跨细胞的全身性的生理和病理的横向联系，从而形成中医的内联五脏六腑、外络五窍四肢百骸的"脏象系统"。

线粒体——中医之"脾"，郑敏麟提出的"中医脏象细胞生物学假说"认为，线粒体是中医之"脾"的微观物质基础，是细胞之"脾"。线粒体通过三羧酸循环，氧化从消化系统（胃腑）消化吸收而来的糖类、脂肪、蛋白质等营养物质（水谷精微），生成 ATP（气）；此外，线粒体的三羧酸循环是糖、脂、氨基酸三大营养物代谢的最终通路和相互转化的枢纽，三羧酸循环的中间产物，为细胞合成生命活动所需的各种活性物质提供了前体；所以，线粒体是细胞乃至整个生命体每时每刻进行各项生命功能活动的枢纽和核心，与消化系统（广义的胃）相为表里，成为"气血生化之源""后天之本"。由于线粒体的功能常将不可避免地导致细胞凋亡，所以以线粒体功能正常与否决定着脏器功能的盛衰，"有胃气则生，无胃气则死"。另外，线粒体又是对体液环境高度敏感的细胞器，渗透压、pH 值异常和细菌内毒素等（水湿之邪），都可能对其结构和功能造成损害，这又和中医关于"脾恶湿"的特性相契合。

所有对能量高度需求的器官，其组成细胞内都有数目众多的线粒体，例如骨骼肌的收缩、肾小管的重吸收、脑的思维活动等都需要大量能量，而这些器官的实质细胞（骨骼肌细胞、肾小管上皮细胞、脑细胞）内线粒体的数目远多于其他对能量需求少、非脾所主的细胞，这与中医关于"脾主肌肉四肢""脾制水""脾主思"的理论丝丝入扣。

在中药药理研究方面，健脾益气药多与改善线粒体的功能有关，如四君子汤能改善细胞线粒体的功能，提高线粒体呼吸控制率；人参皂苷的抗疲劳作用，其机制就是通过促进剧烈运动时产生的大量乳酸变成丙酮酸，再经乙酰 CO-A 进入线粒体的三羧酸循环参加氧化供能。

根据上述理论，线粒体是中医之"脾"的微观物质基础，是细胞之"脾"。

在宏观的人体解剖学上中医之脾究竟有无与之相对应的实体脏器

五脏之中，心主行血，肺主呼吸，肾主水液，都有一个解剖学上宏观的实体脏器能与之功能相符。那么，中医之"脾"，究竟有无与之相对应的实体脏器？有。但非脾（spleen）、非胰（pancreas），是肝（liver）！其理由有以下 5 个方面。

（1）肝细胞内的线粒体数目众多，且肝细胞的功能与脾的功能完全相符。前文说过，中医有关于脾"主肌肉四肢""制水""主思"的理论，而骨骼肌细胞、肾小管上皮细胞和脑细胞内线粒体的数目众多。肝细胞内线粒体数目比所有其他种类细胞都多；而且实验证明脾气虚大鼠肝细胞线粒体的结构的损伤随着脾气虚的加重而加重。有人就会提出疑问：难道肝脏也为脾所主吗？肝脏不仅仅只是"为脾所主"，它本身就是"脾"。三大营养物糖、脂类、蛋白质主要是在肝细胞线粒体内合成分解和相互转化。如果说线粒体是中医微观之脾，那肝脏就是中医宏观之脾。

（2）中医古医书中把肝炎当作"脾"病。肝炎因为多表现为消化道的症状，故古医案中多从脾胃辨证论治，肝炎多黄疸，这也应该是中医在五色诊病把黄色属脾的一个原因。《金匮要略·黄疸病脉证并治第十五》："四肢苦烦，脾色必黄，瘀热以行……趺阳脉紧而数，数则为热，热则消谷，紧则为寒，食即腹满。尺脉浮为伤肾，趺阳脉紧为伤脾。风寒相搏，食谷即眩，谷气不消，胃中苦浊，小便不通，阴被其寒，热流膀胱，身体尽黄，名曰谷疸。"古代中医就是把急、慢性黄疸型肝炎（阳黄、阴黄）辨证为脾经湿热、寒湿困脾，是肝为中医之"脾"的一个有力证据。而今人将黄疸型肝炎辨证为肝胆湿热可能是对《内经》中错误的解剖的错误的推论。

（3）在解剖结构上，脾、胰、肝三个器官中，肝与消化道在解剖上的联系最紧密，是真正的血脉相连。肝的血管包括入肝血管和出肝血管，前者有肝固有动脉和门静脉，由肝门入肝；后者有肝静脉，在肝的腔静脉窝处注入下腔静脉。肝固有动脉分支入肝后反复分支，最后形成终末小动脉，穿过界板与窦状隙相连。肝固有动脉是肝的营养血管，其血量占肝血供的 1/4，血管内流的是动脉血，主要供给肝进行物质代谢所需要的大量的氧。

支有肠系膜上静脉、脾静脉、肠系膜下静脉、胃左静脉、附脐静脉，要收集腹腔内末段食管、胃、小肠、大肠（到直肠上部）、胰、胆囊和脾等的静脉血，因此门静脉血液内含有从胃肠道消化吸收的丰富的营养物质和其他物质。门静脉入肝后也反复分支，最后分出入口小静脉，穿过界板与窦状隙相连。门静脉是肝的功能血管，其血量占肝血供的 3/4，当流经窦状隙时，静脉血内含有的从胃肠道消化吸收的丰富的营养物质立即被肝细胞吸收，再经肝细胞加工，而一部分排入血液，供机体利用；其余经合成转化为便于贮存的物质形态暂贮存在肝细胞内，以备需要时分解利用。窦状隙的血液从肝小叶周边流向中央，汇入中央静脉，中央静脉再汇成小叶下静脉，最后汇成肝静脉，注入下腔静脉，回流到右心房。

综上所述，腹腔内消化道（食管腹段、胃、小肠、直肠上 1/3 以上的大肠）的血液（静脉血）通过门静脉回流至肝，从胃肠道消化吸收的丰富的物质（主要是各种营养物质）被血液运送到肝，并在肝中进行进一步代谢和加工。因此，肝脏与消化道血脉上相连，功能上密切相关。

（4）在消化系统对营养物的消化、吸收和利用的生理功能中，肝处于中心地位。且肝（中医之脾）与消化道（广义的中医之胃）的生理功能真正地完全地符合中医关于对脾胃之间功能的阐述。中医"脾"最主要的功能——"运化水谷精微"，不折不扣地是由肝脏来完成。

对于肝脏的认知，人们最为熟知的是，它是人体最大的消化腺，也是人体最大的腺体；它产生的胆汁，参与脂类物质的消化。但现代医学的肝脏不仅仅只是个消化腺，肝脏对糖类、脂类、蛋白质、维生素、激素等各种物质的代谢合成、贮存与分解有极重要作用；它是人体的物质代谢枢纽，是维持人类生命和内环境稳定的根本所在地。胎儿期代骨髓造血，又生成凝血因子及纤维素，保持凝血与纤溶的平衡，维持血流衡通并有效地止血；此外还有解毒、免疫等重要生理功能。肝脏具有数百种生化功能，是人体的物质代谢枢纽。各种经胃肠道消化分解后的物质，先通过胃肠道黏膜被吸收到胃肠道管壁内的毛细血管，再流入胃肠道的各条静脉，最后汇总到门静脉。每分钟由门静脉入肝的血液 1000～1200 mL，其作用就是输送从胃肠道中消化吸收的各种营养物质，这些物质经肝处理和再加工转化后组装成为人体所需的物质再经血液运送到全身以供各器官组织利用。肝脏的这些功能活动所需要的大量氧气供应由肝固有动脉每分钟约 800 mL 的血流量来保证。

《素问·厥论》："脾主为胃行其津液。"《素问·太阴阳明论》："四支皆禀气于胃，而不得至经，必因于脾，乃得禀也。"《素问·经脉别论》："饮入于胃，游溢精气，上输于脾，脾气散精，由归于肺，通调水道，下输膀胱，水精四布，五经并行。"《黄帝内经素问集注》："脾胃运纳水谷，故主仓廪之官，五味入胃，脾为转输，以养五脏器，故五味出焉。"以上说明，"脾"的功能是把胃消化吸收的水谷精微化生为气血，而充养五脏六腑、四肢百骸。这与肝、消化道的生理功能真正地完全地符合，食物在胃肠道（广义的中医之胃）被消化成营养物质，吸收入血，但这营养物质并不能被人体直接吸收，营养物质经过肝脏（中医之脾）这个大化工厂加工重组成人体需要的物质后暂时贮存在肝脏中或转运到身体各处供给器官组织利用。肝脏向全身各组织输送糖、脂肪等能源，以适应机体的各种功能和广泛的代谢需要。

（5）三大营养物质的代谢。①糖代谢。肝脏是糖代谢中心。它参与糖原的合成与分解、糖酵解、糖异生等过程。单糖经肠道吸收后，首先到达肝脏并在肝内进行代谢。葡萄糖入肝细胞后经己糖激酶作用生成 6-磷酸葡萄糖后，参与 5 种代谢途径。总之当人体血糖水平升高时，肝利用单糖合成肝糖原贮存于肝，并能使非糖物质如甘油、α-酮酸、丙酮酸和乳酸等转变为肝糖原或葡萄糖；而当血糖水平下降时则由肝糖原分解来补充，这样肝脏通过肝糖原的合成、分解和糖异生作用，使血糖能维持相对恒定。②脂类代谢。脂类包括脂肪与类脂（包括磷脂与胆固醇等）。肝脏是脂类代谢的主要场所，也是脂肪运输和转化的枢纽。消化吸收的脂肪，部分经肝时先转变为体脂而贮存于组织；饥饿时体脂也运送至肝，并在肝内形成脂蛋白才能输出。肝细胞膜上脂酶可分解脂肪为甘油和脂肪酸，而后释放入血液。在肝脏

中的脂肪 β-氧化速率比任何组织快，故肝又是分解脂酸的主要场所。正常情况下，由脂酸生成大量乙酰辅酶 A，参与三羧酸彻底氧化而供能。当饱食或耗能少时，肝又能合成脂肪。还能合成磷脂与胆固醇。血中的胆固醇大部分来自肝合成，少部分则来自食物。正常肝脏能合成胆固醇-卵磷脂转酰酶，这种酰基转移酶能促使血中胆固醇与卵磷脂分子中的脂酸结合生成胆固醇酯，由此使正常血浆胆固醇酯约维持在正常总胆固醇的 60%～75%，体现肝对保持血脂代谢的动态平衡起重要作用。胆固醇可作为合成类固醇激素中间物，其余的可经肝转变为胆汁酸盐排入肠道，它也可直接随胆汁排出。③蛋白质代谢。蛋白质是生命的源泉。机体通过各种调节因素使蛋白质保持着不断分解又不断合成的动态平衡。肝脏是氨基酸代谢和蛋白质合成的主要中间代谢器官。它包括蛋白质的合成与分解、尿素的生成、解氨毒等方面所起的关键性作用。肝脏迅速合成蛋白质，包括肝本身的蛋白质和血浆蛋白质，如纤维蛋白质、凝血酶原等。白蛋白以肝为唯一的合成部位，每天合成 13～14 g，故临床测定白蛋白是肝功能的重要指标之一。肝内有许多相应的酶，如谷丙转氨酶、谷草转氨酶等，由消化道吸收的氨基酸，经上述酶的催化作用而完成蛋白质合成与氨基的转移，进而参与三羧酸循环。除此之外，肝还生成胆汁，肝还是人体主要的解毒场所，肝还有吞噬与免疫作用。

由以上可以看出，肝在执行着中医脾"运化水谷精微"的功能。它把消化道（广义的中医之胃）消化吸收的营养物，转化为全身器官细胞可以直接吸收的营养精微，因此肝在整个消化系统和人体物质代谢中处于中心地位。是真正的"气血生化之源"，"后天之本"。也就是说，肝，实质上就是中医之"脾"。

综上所述，古代中医重功能，轻实体；对人体解剖学的研究仅限于最基本、最粗略、并不系统和并不完全正确的阐述；所以要想真正揭开中医脏象学的面纱、看到深藏在面纱后面的真正面目，仅仅靠对古代中医经典对五脏的人体解剖学描述是容易误入歧途的，因为其对五脏的解剖学描述就可能是错误的和不足为凭的。而中医脏象学的形成，其实是历代中医家远远超越了对人体解剖实体研究而转向对人体系统功能研究的演化结果。郑敏麟认为，中医之"脾"，在细胞的微观层面是线粒体，在宏观的人体层面是肝脏。

214 系统论角度脾脏象理论与恶性肿瘤的关系

脏象理论致力于宏观解释五脏生理功能及其调控机理，而研究脏象理论尤以脾脏象为要。脾土"居中央、灌四旁、统五脏"，脾胃升降枢转，开合升降气周流。肿瘤是由内外邪气杂合侵袭机体，导致气机升降紊乱，痰、湿、毒、瘀搏结而成。基于脾脏象理论，以脾"主运化"为核心的失衡，其病机为精微生成减少而气血生化乏源、津液输布紊乱而停滞凝聚为痰瘀。脾脏象理论在天、地、人相互关联的轮廓下，宏观准确地描述了患病机体功能层面的流变，但是模糊的认识只能勉强解释功能的变化，未能从结构层面细致的系统化阐述脏腑机理。因此在未详见内部细节联系、未重视微观结构研究的背景下形成的脾脏象理论具有诊断疾病定位不清、治疗方法笼统的缺陷。但传统脏象理论中却蕴含着系统分析的思维，学者左金辉等以系统论为切入点，并探讨了两者之间的联系，以期为脾脏象理论指导肿瘤辨治提供更深层次的学习。

现代科学系统论思想

源于20世纪40年代的系统论是集逻辑和数学性质为一体的学问。西医学还原论通过对人体结构的精微分解，力求以微观结构的改变来解释宏观生命现象，这种将生命系统线性化、因果化的方法容易在割裂联系的单向探索中丧失大量信息，并忽略系统论对生命现象和医学规律随机性、综合性、非线性变化特征的描述。现代系统论认为人体不是由器官堆砌而成的混合体，而是一个自组织的有机整体，系统论是整体论与还原论的辩证统一，它是科学的、高层次的整体观。系统论主张从整体性、相互联系性、有序性、动态性、层次性和自组织性的角度分析机体变化，是对整体观的深入分析、综合归纳，亦是未来整合医学发展的思想基础。

脾脏象理论现状及未来发展趋势

脾脏象理论是对消化、吸收、运输、转化、统血等过程的整合，亦是对整体功能、脾与神，以及脾与精微、气血、津液等错综复杂，相互交织网络系统的高度概括。脾土居中央、灌溉四旁，衍生"五脏有脾气、调脾安五脏"临证思路。中医提倡"见微知著、知常达变"的治疗观，故立足脾脏象理论临床研究多以"从脾论治"为出发点研究不同系统疾病，探讨不同"症"之下所具有相同脾功能失常的"证"是对脾脏象理论的熟练应用。中医对恶性肿瘤病机的认识各执其词，但总不离脾胃功能失常所致痰、毒、瘀、浊的积聚。但是用"思外揣内"的方法对疾病的认识还停留在朴素的"黑箱推演"阶段，这种不具备打开条件的黑箱推理所形成的脾病机理论是模糊、不成熟的。为适应整合医学发展潮流，有必要借鉴复杂性科学、多学科交叉综合分析的方法，以物质-能量-信息为切入点，采用整体与还原、宏观与微观、定性与定量相结合的方法阐释脾脏象理论及其指导下病机变化的新科学内涵，使脾脏象理论从朴素性提升到现代性。

系统论角度脾脏象理论与恶性肿瘤

1. 脾虚转运失司-线粒体代谢重编程-微环境形成 无论是微观细胞还是宏观人体，能量代谢是生命活动的必要条件。脾主运化，以运为转动，以化生阴阳。以气的升降出入为基本方式的能量转换实现了宏观物质转化、信息传递。线粒体作为细胞动力工厂，是以三羧酸循环、氧化磷酸化的方式（运化腐熟）实现糖类、脂肪、蛋白质三大营养物质（精微物质）转化为三磷酸腺苷（气）的主要场所，故线粒体是脾脏现代生物学实质，而线粒体能量代谢是脾主运化的微观体现。脾虚，转运失司，导致痰、浊、瘀滞化为癌毒传舍流注、侵袭他脏。现代医学表明：肿瘤发展过程中因线粒体损伤而致氧化呼吸链受抑制、能量代谢障碍。为适应肿瘤细胞异常增殖、迁移、分化、侵袭的生物学行为，细胞进行能量代谢重编程，活跃的糖酵解成为主要代谢方式。随着线粒体代谢方式的改变，呼吸链电子传递紊乱，导致线粒体稳态失衡产生大量异常代谢产物，这与中医肿瘤所提"脾虚失健、痰瘀互结、邪盛正衰"的病机关系密切。同时异常代谢诱导肿瘤细胞产生炎症趋化因子，使肿瘤细胞处于慢性炎症之中，与中医辨证脾虚"无形之痰"所引起的炎-癌转化病机高度契合。异常产生大量乳酸堆积于组织间隙，并诱导细胞分泌血管内皮生长因子（VEGF）、转化生长因子-β（TGF-β），其能合成和沉积细胞外基质（ECM）及产生各种胶原、黏连蛋白，介导 ECM 重塑，使得细胞间隙液体流动失常致肿瘤组织间隙液压（IFP）急剧升高。"夫痰者，津液之异名也"，肿瘤细胞间隙异常成分沉积及其高压状态与中医辨证脾虚津液代谢失常停滞，湿浊内生，异化聚而成"无形之痰"的病理状态相似。而线粒体肿胀、嵴膜损伤等病理改变可产生大量活性氧物质（ROS），其可上调血管增生并促进肿瘤增殖。但新生血管结构紊乱、形态迂曲、粗细不均，使得血液供应紊乱甚或外漏，血液易成高凝状态。这与中医认为脾虚，气血生化乏源，导致脉管不充盈；甚或脾虚，运化失调，痰、浊、瘀堆积导致脉管阻塞，日久血行瘀滞、酿生癌毒迫使血管增生亢进的病机相似。因此，由代谢模式改变所导致的血管新生表型与中医脾虚-脉道不利的病机相契合。通过取象比类的方法将脾与线粒体相关联，以糖酵解为主的代谢重编程所形成的低酸碱值、慢性炎症、高组织间隙液压、乏氧、营养缺乏的肿瘤微环境，其中医辨证实质为脾虚所致痰、浊、瘀等病理产物的积聚。

2. 脾虚生化乏源-免疫细胞衰竭-免疫逃逸   脾旺可化气生血养正气，故有"四季脾旺不受邪"之说。免疫器官、免疫细胞、免疫分子生长均赖于血液濡养，脾气旺，转输水谷精微上奉于心变化为赤，无论是中医正气还是现代医学免疫系统均与脾脏功能密不可分。现代医学表明：中医脾与人体淋巴网状内皮系统有着相同免疫学内涵。动物实验证明，脾虚证小鼠脾脏和胸腺免疫器官超微结构遭到破坏。免疫抑制作为肿瘤微境主要特点，与中医正气亏虚、癌毒肆虐的病机相似。而发生免疫抑制及免疫逃逸的实质，是正气亏虚与毒邪胶着缠绵甚或无力抗争，导致机体处于免疫失衡，即非可控性慢性炎症刺激状态。于"种子-土壤"学说的影响，肿瘤细胞利用慢性炎症这一温暖的"土壤"不仅以代谢重编程（warburg 效应）的方式支持自身生长，更借助于此削弱免疫细胞功能。代谢模式的改变导致消耗大于产能，肿瘤微环境呈现营养缺乏、低氧、酸中毒状态。免疫细胞为维持自身形态以改变代谢方式来适应不断恶化的肿瘤微环境，且只有保持足够活化效能的 T 细胞才能从淋巴结或脾脏迁移到感染部位。而 T 细胞在接受抗原刺激发生免疫应答的过程中，对三磷酸腺苷和代谢资源的需求成倍增加，因此微环境中肿瘤细胞和 T 细胞存在代谢相互作用和营养竞争的关系。但快速生长的癌细胞葡萄糖成瘾和糖酵解率的增加消耗了微环境中营养，故限制性的代谢导致 T 细胞低反应性，并使得免疫细胞无法产生足够的干扰素 γ（IFN-γ）来诱导 CD8+ T 细胞的促炎和抗肿瘤特性。甚至 T 细胞受低营养供给环境影响而分化出亲肿瘤型调节性 T 细胞（Treg）。缺氧上调缺氧诱导因子-1α（HIF-1α）的表达，促使细胞周围堆积大量活性氧，后者可加强 ROS 介导的 T 细胞抑制。由于供能不足所导致免疫功能抑制可延长微环境中慢性炎症持续状态，而 CD8+ T 细胞由于长期慢性炎症刺激导致功能衰竭。此外肿瘤酸性环境作为"保护盔甲"，通过癌细胞可消除和中和所有抗肿瘤免疫效应器的活性，并将调节性免疫细胞转化为亲肿瘤细胞，与脾虚所导致的慢性炎症-护场假说相契合。代谢方式的改变，不仅促进肿瘤恶性表型，削弱免疫应答，而且微环境反作用雕塑免疫细胞，形成了以免疫抑制为主要特征的免疫逃逸区域，正所谓"至虚之处，便是容邪之所"，癌毒易于正气薄弱之地繁衍化生，这与肿瘤免疫微环境之中易发生免疫逃逸并促使肿瘤增殖与恶化的情形一致。正如《景岳全书》所言："凡脾肾不足及虚弱失调之人多有积聚之病。"

3. 脾虚不散精微-内质网应激-肿瘤进展 脾气旺，散布精微于全身濡脏腑、荣形体，故"脾气散精"功能是脾脏参与人体物质代谢的主要生理环节。疏散精微与合成分泌蛋白、脾主运化与内质网（ER）功能之间有着相同的意象，内质网作为胞内膜系统，不仅是代谢活动的主要场所，亦是蛋白质质量控制装置，负责蛋白生物合成、折叠、成熟、稳定和运输，内质网功能的正常促使对合成的蛋白质进行糖基化修饰，而使其具有生物活性以达到维持蛋白质稳态及细胞正常生命活动的作用。而脾主运化，传导精微物质营养诸脏腑而保持功能正常亦有相同的内涵。中焦脾功能守衡对维持脏腑功能稳态具有重要意义，同时内质网对细胞稳态失衡也十分敏感。由于各种病理生理因素损伤内质网折叠能力，导致未折叠或错误折叠的蛋白质积累而诱发内质网应激（ERS）并诱导结合免疫球蛋白（Bip）从压力传感器释放而激活内质网未折叠蛋白应答（UPR）。从而激活内质网相关降解（ERAD）并通过胞浆泛素-蛋白酶体系统（Ups）清除未折叠、错误折叠或未组装的蛋白质，使得细胞面临内外压力时可保持生命活动稳态，但是持久的内质网应激超过其自行调节的阈值导致细胞处于失衡状态。脾脏调中失衡，无法应对病因刺激而保持和衡态势而进一步导致气血阴阳出现偏颇，积聚由是而生。此外肿瘤快速生长，内质网处于蛋白质合成及分泌紊乱、微环境缺氧、酸中毒、营养缺乏的压力之下，由此诱导内质网应激处于失调控状态，激活的 UPR 与肿瘤的发展、肿瘤微环境的重建、血管生成、侵袭性、免疫抑制和肿瘤耐药密切相关。持续激活 UPR 触发肿瘤适应外在和内在的伤害，使肿瘤不仅抵抗内质网应激介导的细胞凋亡，而且通过上皮-间充质转化（EMT）和血管生成而存活。同时 Bip 高表达与肿瘤生长、侵袭和转移密切相关，提示内质网应激诱导肿瘤 Bip 的上调对肿瘤细胞的微环境适应性和耐受性有促进作用。内质网应激传感器肌醇需求酶1（IRE1）下游效应因子 X-盒结合蛋白1（XBP1）在缺氧的情况下与缺氧诱导因子（HIF1a）相结合而激活血管生成和葡萄糖代谢等途径促进肿瘤生长和复发。故内质网稳态失衡与脾虚失运、不散精所致营养物质滞留化浊、变生丛证的病机相一致。此外 Ca^{2+} 作为细胞信号的调节信使对维持细胞间生物信息传递具有重要作用，而内质网作为 Ca^{2+} 储存部位，过度的内质网应激导致 Ca^{2+} 稳态失衡进一步导致细胞间信息传递紊乱，中医气机升降学说强调气的升降出入是实现物质能量转化的基本形式，信息论认为细胞、器官、系统之间的信息交流必然以物质或能量作为载体而实现。《素问·经络别论》载"饮入于胃，游溢精气，上输于脾，脾气散精，上归于肺，通调水道，下输膀胱，水精四布，五经并行"。以气的升降出入为主要表现形式的气血津液转输的过程实现了各脏腑之间的联系，故以内质网应激为主要机制的生命活动的紊乱其中医辨证的本质依然是脾虚。

4. 脾郁气结不舒-慢性炎症刺激-肿瘤与抑郁共病 肿瘤相关抑郁是指受恶性肿瘤诊断、治疗及其并发症影响而出现的严重精神障碍或慢性疾病综合征。其表现为快感减退、易怒、精神运动迟缓、疲劳、厌食、失眠、疼痛敏感度增加等。中医辨病郁病，与心失所养、脾失健运、肝失疏泄有关，临证尤重以脾立论，脾藏意，在志为思，忧愁而伤意，中气受抑则脾意不伸，故发而为抑郁。受传统医学"形神合一"整体观念、情志致病学说及现代医学模式转变的影响，情志抑郁与肿瘤发生互为因果。情志不畅，气行受阻、痰气搏结导致郁证，同时精神心理障碍可影响肿瘤的发生发展及患者生活质量。其一，精神抑郁，耗伤脾气，加重正虚。其二，精神抑郁，肝脾气郁，导致气滞、血瘀、痰浊等病理产物的形成，助长肿瘤形成。现代医学研究指出情志高压导致抑郁症的发生与长期氧化应激、慢性炎症密切相关，促炎细胞因子的分泌介导了抑郁与肿瘤的共同发生。持续分泌的肿瘤坏死因子（TNF-α）通过上调吲哚胺2～3双加氧酶（IDO）的活性发挥直接或间接的作用影响色氨酸的代谢。其一，激活的 IDO 减弱了大脑将色氨酸转化为5-羟色胺的过程，使得单胺类递质浓度下降而加重抑郁程度；同时，高表达的 IDO 通过促 T 细胞向调节性表型分化、诱导 $CD8^+$ T 细胞周期停滞和功能衰竭并阻断辅助性 Th17 的分化的方式达到降低宿主免疫细胞反应性的目的。其三，IDO 启动了犬尿氨酸（KYN）途径。该酶将色氨酸转化为犬尿氨酸，导致5-羟色胺缺乏。而累积的 KYN 不仅抑制 $CD8^+$ T 和自然杀伤细胞（NK）细胞活性并偏向 Tregs 分化还可进一步转化为喹啉酸，喹啉酸作为分解代谢物诱导致炎细胞因子的进一步产生，并加强氧化和亚硝化应激（O&NS），引发脂质过氧化、线粒体功能障碍和 DNA 损伤。伴随着 O&NS 状态的持续，高水平的活性氧和活性氮（RNS）进一步加重基因组不稳定性，二者与肿瘤细胞增殖、血管生成和转移密切相关。故已证实由情志抑郁所导致慢性病刺激而介导的犬尿氨酸途径的激活是抑郁症与恶性肿瘤共同发生的关键桥梁。因此，抑郁等负面情绪通过神经-内分泌-免疫轴所产生的一种非特异性的应激反应可导致肿瘤免疫监视功能弱化，从而使得肿瘤细胞免于杀伤而发生免疫逃逸。这与中医宏观辨证情志不畅引起气血运行失调、脏腑功能紊乱所导致的气滞、血瘀、痰浊等病理产物积聚最终化为肿瘤的理论相契合。

以系统科学分析的思维方法发掘出脾脏象理论中相关理化指标之间的隐性关联，同时借助对脾脏象宏观生命过程的现代科学认识，以达到科学化认识脾脏象变化深层机制和规律的新层面，也增加了科学理论指导下对模糊宏观认识的清晰思考。左金辉等基于脾脏与恶性肿瘤的系统关系，从线粒体能量代谢重编程、免疫细胞衰竭、内质网应激、慢性炎症刺激的角度入手阐述了脾与恶性肿瘤的科学内涵。从亚细胞水平探讨了脾脏象机理紊乱与恶性肿瘤之间的关系的现代医学实质，为传统脾脏象理论指导恶性肿瘤治疗思路注入了新的活力。但是理论的形成与完善必须在自我扬弃之中得到升华，短暂的认识不等于永久的真理，相信在系统论思想的指导下，不断发展的科学理论会揭示出更多传统理论的科学实质，也为脾脏象理论指导恶性肿瘤辨治开拓了更加广泛的思路。

215　论脾胃脏象在肿瘤治疗中的应用

　　肿瘤病位涉及机体各个脏腑、形体、官窍，常见病因包括先天禀赋、体质因素、情志失常、外邪侵袭、水土不适、饮食不节等，正气内虚、脏腑经络失和是其发病基础，中焦脾胃运化无源、升降失权、燥湿相传是产生火、痰、瘀、浊、毒等致病邪气的关键病机；扶正与祛邪相结合、辨病与辨证相结合、中医与西医相结合、整体与局部相结合是肿瘤的综合治疗模式。而肿瘤病位、内伤病因、正气内虚病机、扶正培本治则，甚至"大毒治病，十去其六"的用药经验都与中医脾胃脏象学密切相关。学者姜晓晨等就脾胃脏象学在肿瘤治疗中的应用做了梳理归纳。

脾胃脏象学与肿瘤病因病机

　　1. 脾胃失和是虚邪中人的内因　　肿瘤是体质因素加外感、内伤多种病因所致。在正虚基础上，脏腑阴阳气血功能失调，邪毒搏结积聚，逐步形成癥积。《内经》基于精气、阴阳五行、脏象学阐释人体邪正盛衰与肿瘤发病的关系，《灵枢·百病始生》中有"虚邪中""息而成积""喜怒不适，饮食不节，寒温不时……邪气胜之，积聚已留"的论述。具体而言外邪侵袭、饮食不节、情志失常等肿瘤病因都与脾胃虚弱、脾胃失和相关，如《灵枢·九针论》"四时八风之客于经络之中，为瘤病也"。《灵枢·百病始生》："积之始生，至其已成奈何？岐伯曰：积之始生，得寒乃生，厥乃成积也。"《灵枢·刺节真邪》："虚邪之入于身也深，寒与热相搏，久留而内着。"强调了虚邪贼风留着脏腑经络的致病作用。《灵枢·百病始生》："卒然多食饮，则肠满，起居不节，用力过度，则络脉伤……汁沫与血相搏，则并合凝聚不得散，而积成矣。"指出饮食习惯不良、饮食不节、起居劳逸失常皆可导致积聚。《灵枢·百病始生》："厥气生足悗，悗生胫寒，胫寒则血脉凝涩，血脉凝涩则寒气上入于肠胃，入于肠胃则胀，胀则肠外之汁沫迫聚不得散，日以成积……卒然外中于寒，若内伤于忧怒，则气上逆，气上逆则六俞不通，温气不行，凝血蕴里而不散，津液涩渗，着而不去，而积皆成矣。"强调了情志因素的致病作用，以及气机失常的病理变化。

　　此外体质和年龄因素与肿瘤发病也密切相关，且都直接关乎脾胃气机盛衰。如《景岳全书·积聚》："凡脾肾不足及虚弱失调之人，多有积聚之病。"《杂病源流犀烛·积聚癥瘕痃癖痞源流》："壮盛之人，必无积聚。"明代赵献可《医贯》："唯男子年高者有之，少无噎膈。"

　　2. 脾胃元气亏虚与升降失司是肿瘤发病的关键病机　　古人认识到脏腑内虚与气血阴阳失和是肿瘤发病的重要原因，如《灵枢·五变》："人之善病肠中积聚者，何以候之？少俞答曰：皮肤薄而不泽，肉不坚而淖泽，如此则肠胃恶，恶则邪气留止，积聚乃伤。肠胃之间寒温不次，邪气稍止，稽积留止，大聚乃起。"其中"肠胃恶"即为脏腑虚弱、阴阳失于调和之态。如《灵枢·百病始生》："是故虚邪之中人也……留而不去，传舍于肠胃之外，募原之间，留着于脉，稽留而不去，息而成积。"《医宗必读》："积之成也，正气不足，而后邪气居之。"

　　此外，脏腑功能的异常往往影响癥瘕积聚的病理变化。如《素问·气厥论》："小肠移热于大肠，为虙瘕，为沉。"揭示了虙瘕的病位、病性。《病机汇论》："所谓阳虚有二者，有胃中之阳，后天所生者也；有肾中之阳，先天所基者也。所谓阴虚有三者，如肺胃之阴，则津液也；心脾之阴，则血脉也；肾肝之阴，则真精也。"则指出阴阳虚衰与脾胃关系密切。《四圣心源》："溯其原本，总原于土，己土不升，则木陷而积，戊土不降，则金逆而气聚。中气健运而金木旋转，积聚不生，癥瘕弗病也。"直接指出脾胃升降失职是癥瘕发病的本原。可见正气内虚，脾胃气机升降失司、脏腑经络阴阳失和是肿瘤发病的内因与基础，肿瘤的形成、演变、转归与正气尤其是后天之本脾胃的阴阳盛衰和气机升降失常密切相关。

脾胃脏象学与肿瘤扶正培本护胃气治则

金代李东垣开创补土派，提出了"内伤脾胃，百病由生"的论点。《东垣先生试效方·五积门》："治之当察其所痛，以知其应，有余不足，可补则补，可泻则泻，无逆天时，详脏腑之高下，如寒者热之，结者散之，客者除之，留者行之，坚者削之，按之摩之，咸以软之，苦以泻之，全其气，药补之，随其所利而行之，节饮食，慎起居，和其中外，可使毕已。不然，遽以大毒之剂攻之，积不能除，反伤正气，终难治也。"在重视辨证论治、因时制宜的同时，更加强调正气的顾护，尤其是后天脾胃之气，并就此提出以扶正培本为主，祛邪攻伐为辅，佐以饮食起居、内外同调的综合治疗思路。

王好古《医垒元戎》："少壮人无积，虚人则有之。"《卫生宝鉴》"养正积自除，犹之满坐皆君子，纵有一小人，自无容地而出。今令真气实、胃气强、积自消矣""大积大聚，衰其大半而止。满实中有积气，大毒之剂尚不可过，况虚中有积者乎，此亦治积之一端。邪正虚实，宜精审焉"。由此可见，重视脾胃气虚致病，强调积聚扶正培本的治则在当时普遍得到医家重视。

明代张景岳云："总其要不过四法，曰攻、曰消、曰散、曰补。"并强调"积聚渐久，元气日虚……只宜专培脾胃以固其本"。对积聚治疗在于掌握攻补的时机与分寸，依据病势的缓急和正气的盛衰平衡、扶正与祛邪的偏重进行了详细的阐述，对于积聚初成阶段，正气未损者应当"速攻"，防止"缓之则养成其势"；对于"积聚渐久，元气日虚"者应当"缓治"，强调从脾胃入手培护正气、扶正固本是治疗积聚的基本大法，已经具备较为明晰的晚期固护脾胃的分期论治思路。

近现代治疗肿瘤的名家余桂清、段凤舞、朴炳奎、刘嘉湘、林洪生、杨宇飞、花宝金等均强调"扶正培本"基本治则在防治恶性肿瘤中的主导地位，并强调胃气以通降为顺，常宜顾护，所谓"存得一分胃气、便留得一分生机"。

脾胃脏象学与肿瘤治法

1. 脾主运化与健脾和胃消积法　　所谓运化，是指脾具有化水谷为精微，并将精微运转输送至脏腑组织的生理功能。肿瘤是一种慢性消耗性疾病，无论是早期的脾胃气虚，中晚期的营养不良，还是术后、化疗后的气血亏虚，都与脾胃运化失职有直接关系。张元素有"养正积自除"之论，因此益气健脾治法贯穿于肿瘤疾病的始终。对于肿瘤早期，益气健脾治法有控制肿瘤进展、预防转移的作用。所谓扶正培本，正气物质基础在气血，如阳气之推动、温煦、固摄、气化与营养，阴血之营养、滋润。《难经·二十二难》："气主煦之，血主濡之。"此外还可以通过培土生金、扶土抑木、培土制水治法对呼吸系统肿瘤、肝胆肿瘤、泌尿系统肿瘤起到治疗作用。健脾益气类方剂主要包括四君子汤、五味异功散、六君子汤、参苓白术散、补中益气汤等，兼顾理气、化湿。血虚明显者常配合应用当归补血汤、四物汤、圣愈汤。

（1）围手术期：中医药综合干预在预防复发转移、改善围手术期机体状态，尤其是防治术后并发症，提高患者生存质量等方面优势突出。中医学认为，外科手术在祛除病灶的同时损伤机体的元气和气血津液。健脾益气扶正中药往往可以改善术前患者精神体力，防治并发症，为术后进一步治疗打下基础。如玉屏风散等用于术后患者，改善症状，加速体力恢复，调动卫气预防感冒和感染的发生。术后耗气伤血，脾胃功能受损，出现进食减少、脘腹满闷等胃肠功能紊乱症状，可选用六君子汤、参苓白术散、补中益气汤等益气健脾、和胃消食。同时中医药综合干预能够辅助术后治疗，提高患者生存质量，延长其生存期，预防肿瘤复发转移。

（2）围化学药物治疗期：中医药综合干预主要着眼于增效减毒。从"扶正培本"治则出发，临床常用益气健脾、补益肝肾之品，如黄芪、太子参、党参、白术、山药、黄精、山茱萸、枸杞子、女贞子等，在提高临床缓解率，延长无进展生存期方面具有一定效果。对于化疗常见机体衰弱、骨髓抑制、消化功能紊乱、心脏毒性、肝胆毒性等不良反应具有良好的改善作用。中医学认为，化疗药物药性峻烈，具有明显的毒邪特性，损伤人体气血阴阳，影响脏腑经络功能，对于恶心、呕吐、腹胀、食欲减退、大便不调等，常以香砂六君子汤为主方，药用党参、黄芪、白术、山药、木香、砂仁、白豆蔻、陈皮、法半夏、芡实、炒山楂、炒神曲、炒麦芽健脾益气、和胃降逆之品。

2. 脾主运化与健脾利水化痰法　运化水液是指脾对水液的调节作用，包括吸收、转输和布散。《素问·至真要大论》："诸湿肿满，皆属于脾。"脾的运化水液功能健旺，就能保证水液在体内正常流转，去路通畅防止湿、痰、饮等病理产物的生成。反之，脾的运化水液功能减退，水液在体内停滞，不得上输、下流，湿浊内生，凝聚成痰、饮等病理产物，导致水肿。恶性肿瘤经常会导致浆膜腔积液，健脾利水主要治法之一，临证常用五苓散、猪苓汤、防己黄芪汤、防己茯苓汤、实脾饮等方剂；同时考虑血不利则为水的病机，临证当归芍药散和活血利水治法亦应重视。此外对于呼吸系统肿瘤，症见咳嗽、咳痰或其他系统肿瘤属于痰湿证者，当考虑脾为生痰之源，以健脾化痰为法，临证常用二陈汤、温胆汤、小陷胸汤等方药。

3. 脾主升清、胃主通降与升清降浊、调畅气机法　脾胃位居中央，其升降功能是人体气机活动的枢纽，气机升降失司是肿瘤变生痰、湿、瘀、毒的基础，这些病理因素蓄积堆叠又进一步影响气机升降出入，如此恶性循环，为肿瘤增殖提供微环境，从而参与肿瘤进展与变化。如肝之升发，肺之肃降，心火之下行，肾水之上承，均需要脾胃从中斡旋，《脾胃论》："五脏不平，乃六腑元气闭塞之所生也。"

肿瘤病证治疗又当有三焦气机之辨，癥瘕积聚以上焦为主者，施今墨用桔梗、杏仁、枳壳、薤白等对药方肺胃同治；以中焦为主者，当分别以辛开苦降、益气升清、和胃通降为法，半夏泻心汤、补中益气汤、旋覆代赭汤、小承气汤均是代表方；以下焦为主者，有小乌沉汤理气和血法，又有肾气丸通阳利水化气法。无论神经胶质瘤，或结肠、直肠恶性肿瘤，升清降浊法均为基本治疗法则。益气健脾法和风药的运用是升清之重点，和胃通降法给邪气以出路又是降浊之重点。

4. 脾主统血与益气摄血法　脾主统血是指脾具有统摄血液，防止血液逸出脉外之功能。脾的运化功能健旺，气血生化有源，则气血充盈，固摄作用健全；反之，脾的运化功能减退，气血虚亏，气的固摄功能减退，而导致血溢脉外。临床消化系统恶性肿瘤、泌尿系统恶性肿瘤、宫颈部位恶性肿瘤、血液系统肿瘤均有典型出血症状，多以出血淋漓，血色偏淡，伴有食少，腹胀，便溏，肢体倦怠，少气懒言，面色萎黄，舌淡苔白，脉缓弱等为主要表现，临证当以益气健脾摄血为法，可用补中益气汤、归脾汤、黄土汤、清心莲子饮为主方，配伍地榆炭、侧柏炭、叶炭、血余炭等炭类药，或阿胶、龟甲胶、鳖甲胶等胶类药。

5. 脾在体合肉与补虚劳法　脾在体合肌肉、主四肢。脾胃的运化功能障碍，必致软弱无力，肌肉瘦削，萎弱不用。恶性肿瘤晚期营养不良、恶病质多见，消瘦，甚至出现大肉陷下、大骨枯槁。临证益气健脾、以后天先天为其主要治疗方法，目的在于防治因积聚日久而成的虚劳萎弱诸证，常用八珍汤、十全大补汤、补中益气汤、圣愈汤等方剂，若已由虚损形成劳衰，常用脾肾同治之法，如大补元煎等。

6. 胃主受纳与醒脾开胃法　脾在窍为口，胃主受纳、腐熟水谷。脾胃健运，则口味正常，而增进食欲。所以《灵枢·脉度》："脾气通于口，脾和则口能知五谷矣。"若脾失健运，则可出现口甘、口淡、口腻等口味异常，从而影响食欲。胃主受纳、腐熟水谷指饮食入口，容纳于胃。临证治疗肿瘤常在补益、攻伐药中配伍健脾和胃消导方药，如香砂六君子汤、枳术丸等，也常用茯苓、陈皮、益智仁、砂仁、佩兰、藿香、麦芽、谷芽、神曲等药物。施今墨善用扁豆花、厚朴花、玳玳花、玫瑰花等花类药醒脾行气、芳香助运。

7. 营出于中焦与健脾益气养血法　《灵枢·营卫生会》："营出于中焦……中焦亦并胃中，出上焦之后，此所受气者，泌糟粕，蒸津液，化其精微，上注于肺脉，乃化而为血，以奉生身，莫贵于此，故独得行于经隧，命曰营气。"可见营血有赖中焦脾胃之运化、升降。在肿瘤病证中，邪毒耗血、热伤气阴，故出现化疗后骨髓抑制气血虚弱，放疗后热毒伤阴等。因此对肿瘤导致的血虚、血瘀、出血，均应注重健脾和胃治法，益气生血、益气活血、益气摄血，健运中焦，以助气血生化有源，营气能奉生身、行经隧。脾胃为气血生化之源，肾主骨生髓，髓生血，对于骨髓抑制引起的红细胞减少，白细胞、血小板下降，多从脾肾论治，常用归脾汤、十全大补汤为主方，药用黄芪、白术、太子参、当归、生地黄、阿胶、石斛、鸡血藤、枸杞子、补骨脂、女贞子、菟丝子等健脾益肾、补气养血之品。

8. 胃喜润恶燥与滋阴清热法　脾喜燥恶湿，胃喜润恶燥。若脾胃虚弱，则燥湿相杂，皆是肿瘤致病因素。临证用药当以"温药和之"，不可过用滋腻困脾。用补益药亦当配伍辛味、苦味药物，以免妨碍脾运。围放射治疗期，基于胃喜润恶燥的生理特性，中医药综合干预力在减轻放疗引起的不良反应。中医学认为，放射线是热毒，其性炎热，可以伤阴耗气，其中以胃阴、脾气为培补之要。对于头颈部放疗引起的口干舌燥、咽喉肿痛等症状临床常用沙参、麦冬、玄参、金银花、菊花、石斛等养胃阴、清热毒中药。同时中医药配合放疗，能增强疗效，如益气活血中药黄芪、太子参、山药、桃仁、红花、丹参、鸡血藤等的应用，可增强鼻咽癌、食管癌等放疗效果，延长患者生存期。恶性肿瘤中晚期常出现燥邪与湿邪互相困阻的局面，如在阴阳俱虚基础上，出现舌苔厚腻、纳差腹泻与口干、烦躁并见，临床用药当燥润相兼、升清降浊。

9. 阴火内生与甘温除热法　脾胃受损，元气亏虚，阴火内生，癌性发热临床上即属内伤发热范畴。《脾胃论》："劳者温之，损者温之。盖温能除大热，大忌苦寒之药，损其脾胃。脾胃之证，始得则热中，今立治始得之证。"故治疗当以甘温除热为法，临证常用补中益气汤化裁，其原方后尚有腹中痛者，加白芍、炙甘草；恶热喜寒而腹痛者，加生黄芩；身有疼痛或身重者，加去桂五苓散；患者能食而心下痞，加黄连等，更切合肿瘤病证实际。

216　基于肠道菌群探讨糖尿病从脾论治机制

　　糖尿病（DM）是一种典型的具有基因易感性的内分泌代谢病症。2型糖尿病（T2DM）较为多见，临床表现为慢性高血糖，伴口渴、酗酒、饥饿、尿频和皮肤消瘦等。由于现代生活模式的转变以及老龄化，世界各地2型糖尿病的发生率逐渐增加，特别是在发达国家。随着肠道菌群与2型糖尿病关系的进一步研究，肠道菌群与2型糖尿病的发生发展密切相关。肠道菌群是指肠道中成千上万的微生物群，研究表明，糖尿病的风险与肠道中微生物群有关。T2DM为中医学的"消渴""消瘅""脾瘅"等，中医学所说的"脾"并不是单指现代医学里的脾脏，而是指脾在中焦，运化水谷，为人体消化系统中的最主要部分。《素问·灵兰秘典论》："脾胃者，仓廪之官，五味出焉。"即人体气血津液的生化，都取决于脾胃运化水谷精微的功效。现代医学以血糖值作为糖尿病的判别标准，中医学中血糖属于水谷精微的范畴，故脾与T2DM的发生有重要关系。脾主运化，如果人体内脾虚，则胃肠功能减退，进而引起消化道菌群微生态失调，从而影响T2DM的发生进展。学者林巧妮等就肠道菌群组在T2DM感染机理中的意义及其脾引起的肠道菌群组治疗T2DM的具体机理做了阐述。

肠道菌群与 T2DM 的相关性

　　肠道微生物菌群目前被认为是未来2型糖尿病诊断的新靶点，由500～1000种约100万亿个细胞构成。肠道菌群存在于宿主肠道，人体肠道中存在100万亿个细菌，种类多达400种，占人体微生物总量的78％，又称人体"第二大脑"。邓远嘉等研究表明，肠道菌群与T2DM的发生发展联系密切。目前，中医药在临床治疗T2DM的口服效果良好，肠道菌群在这些药物的治疗过程中发挥着重要作用。当消化道菌群功能失调时，胃肠内的有利细胞数量下降，而无益细胞数量上升，从而导致胃肠慢性炎症反应，导致糖脂代谢失调，从而导致肥胖症和胰岛素抵抗，进而引起2型糖尿病。

　　1. T2DM 患者肠道菌群的特点　现代医学研究指出，2型糖尿病的出现和许多原因有关，如遗传、环境和心理等。由于肠产甲烷菌与2型糖尿病关联实验的开展，近年来证明T2DM患者肠微生态环境较与正常人有所不同。2型糖尿病患者的高血糖程度会引起胃肠微环境的变化，进而引起胃肠菌群失调以及肠道内的菌群组成的变化。调查结果表明，T2DM患者中与正常对照组相同肠道菌群的厚壁菌门和类梭菌的比率均显著下降，另有研究人员指出，T2DM患者较正常肠道菌群的双歧杆菌数量较少，乳酸杆菌丰度增加。

　　2. 肠道菌群对于 2 型糖尿病的影响机制　肠道菌群失调是指肠道内微环境受到干扰，菌群丰度、多样性和定植位置发生变化。当肠菌群失调时，肠内的革兰氏阴性菌增加，产生大量脂多糖。细菌细胞壁成分血浆脂多糖（LPS）的血浆水平通过激活 Toll 样受体（TLR）2、4 和 5 诱导一系列促炎症反应。血浆中脂多糖含量增加，炎症因子产生增多，慢性或低度炎症与新陈代谢失常有关，从而导致胰岛素的信号性降低，最终产生了胰岛素抵抗，促进了 T2DM 的发生和发展。

　　（1）短链脂肪酸理论：短链脂肪酸（SCFAs）是人体的有益菌，消化系统吸取肠中的纤维时所释放的化学物质，主要的化学组成包括醋酸、丙酸和丁酸。肠道菌群失调也可以影响 SCFAs 的水平，调查表明，在2型糖尿病患者中产生了 SCFA 的微生物异常，与丁酸水平和2型糖尿病的高发生率一致有关。另有研究指出，SCFAs 水平下降可通过以下几种方式引发 T2DM 形成，包括损害 SCFAs 受体的激活、直接危害胃肠抗发炎反射和其他机制，引发胰岛细胞功用损害，引发机体的胰岛素抵抗（IR），进而引发 T2DM 的形成。

（2）胆汁酸理论：胆汁酸是胆汁的最主要成分，负责调节人体的葡萄糖刺激代谢和类脂代谢，而胆汁酸的最终修饰离不开对肠道中微生物菌群的调节参与。2 型糖尿病患者身体中，胆汁酸通过活化法尼酯 X 受体和与 G 蛋白耦联胆汁酸受体一致，从而提高了糖耐量和胰岛素抵抗敏感性。2 型糖尿病患者的肠道菌群失调，影响肠道、脂肪和肌肉中的葡萄糖稳态，引起 IR，导致 T2DM 的发展。研究表明，小鼠肌肉组织糖原合成基因水平可在益生菌乳酸双歧杆菌 8101 的调节作用下升高，表明益生菌能够调节机体的糖代谢。肠道菌群失调会削弱胆汁酸代谢，导致糖脂代谢紊乱，从而导致 T2DM 的发生。

（3）内毒素理论：内毒素是由病菌断裂后所释出的毒素，又称为脂多糖，存在于许多革兰氏阴性菌的细胞壁中。高脂饮食等原因引起了 2 型糖尿病患儿的上消化道菌群功能失调，向周围环境释放代谢性内毒素，破坏肠道黏膜屏障。2 型糖尿病患儿消化道微生态失调，革兰氏阴性菌总量增加、双歧杆菌和乳酸菌等有益菌总量下降、肠产甲烷菌移位，或肠壁渗透性增强。革兰氏阴性菌的增加引起了脂多糖代谢障碍，机体产生并吸收更多脂多糖，同时抑制了肠道屏障功能而形成大量代谢性内毒素血症。革兰氏阴性菌，通过由肠道细菌代谢而产生、促炎因子和趋化因子参与 T2DM 的炎症调节，维持高水平的炎症因子，2 型糖尿病患者的肠道内处于慢性低炎症状态。炎症可引起胰岛中 β 细胞的结构破坏和功能障碍，促使 β 细胞凋亡，从而引起胰岛素分泌的不足。炎症还可引起内皮细胞的构造与功能失常，引起人体内组织细胞胰岛素转运功能障碍，无法正常工作，从而引起 IR。

脾与 T2DM 的相关性

1. 脾主运化　脾者，谏议之官，知周出焉。脾居中焦，《素问·五脏别论》："脾为中心土，以灌四傍。"脾与胃以膜沟通，与胃、肉、唇、口等组成脾系统。"胃者，水谷之海，六腑之大原也。"脾胃为后天根本。而脾脏的主运化，是指脾脏的消化吸收作用可以把水谷转变成精微物质，并把它运送、布散到身体的各个内脏组织。所谓水谷，指机体纳入的所有食物，脾脏的运化功能正常，即脾气健运，代表饮食水谷消化吸收正常，气血生化有源，身体内脏组织才能保证正常的生理活动。相反，如果脾脏失健运，饮食水谷停滞中焦，临床常表现为腹胀、倦怠懒言等症状。中医学正气理论认为，若人体元气充足，则健康长寿；若人体元气受损，则百病皆生。当身体脾胃功能受损，便无法使食物及水谷精微输布于全身，影响体内元气无法得以濡养而衰弱，机体防御外邪能力减弱，容易引发各种疾病。所以，脾主运化在全身脏腑组织的生理活动中起着重要作用。

2. 脾虚易致消渴病　中医理论体系中并没有 T2DM 的病症名，而只是将其归属于消渴病症的一部分，最早认为消渴病症得名于《内经》，并详尽阐述了在消渴病症的产生发展过程中，脾脏的主要功能。《灵枢·本脏》："脾脆则善病消瘅易伤。"表明脾虚是由于消渴病而产生的结果内因。T2DM 患者的经典症状是多食、多尿、多食以及消瘦等，在脏象理论中，脾开窍于口，其华为唇，在液中则涎。若脾阴功能不足，导致口渴多饮，多食而善饿；若脾气虚弱，饮食水谷转化为水谷精微与津液的过程中发生障碍，缺失滋养而形体逐渐消瘦。中医学中由脾虚所导致的水谷精微无法输布而滞于中焦，清阳不升，浊阴不降；现代医学中 T2DM 患者机体内糖、脂肪、蛋白质三大营养物质代谢失常，引起 IR，所以中医脾脏与 2 型糖尿病胰岛素抵抗密切相关。卜洪艳等的研究结果证实，通过补益身体脾气可改善 IR，提高胰岛素分泌，控制肝糖原异生，提高肝脏葡萄糖合成，提高周围组织酵解产生葡萄糖刺激，进而起到调控血糖的功效。

脾与肠道菌群的相关性

1. 脾和肠道菌群均与机体免疫有关　中医学中并无肠道菌群一词，但中医脾和肠道菌群之间有着密切的联系。研究表明：①脾虚消渴患者较非脾虚消渴患者更容易出现菌群失衡；②脾虚消渴患者较正常健康人厚壁菌门数量下降；③脾虚型 T2DM 患者肠道内菌群数量和种类与正常人和其他证型都出现了明显差异。说明中医脾可能影响人体肠道菌群稳态。《灵枢·五癃津液别》："五脏六府，心为之主脾为之卫……肾为之主外。"是《内经》中首次概括脾抵御病邪功用，与机体免疫功用关系密切。中医学"脾"则涵盖了现代医疗的脾脏和胰腺，而脾就是最主要的机体免疫脏器。肠道菌群可以抵御病原菌入侵体内，从而保持肠道微生态平衡，保障机体健康，是中医理论"脾为之卫"的现代反映。《素问·痹论》："卫者，水谷之悍气也。"脾转运水谷而生成精微产物，再化为营卫之气，卫气行于脉外抵御外邪，这与消化道菌群帮助消化、参与机体免疫力与调节功能相似，消化道菌群是"脾"之"卫"功能发展必要的土壤与媒介。而且彭松林等指出，《素问》中"脾主谏议之官，知周出焉"与现代医药的免疫监视存在一定相似之处，即人之十二官皆需营养供给才能发挥作用，所以脾的转运与升清作用也是脾进行免疫监视作用的重要物质基础，而免疫功能平衡则对保持肠道微生态具有关键意义。T2DM 患者脾气亏虚日久，脾的运化与升清功用失司，免疫功能失衡，导致肠道菌群失衡。相反，若 T2DM 患者的肠道微生态失衡，也会引起"脾虚"，正如《内经》所云"邪之所凑，其气必虚"。

2. 肠道菌群稳定是脾主运化的基础　中医关于肠道菌群功能失调的理解，可按其所产生的腹泻、便秘、食欲不振等消化系统疾病的医学应用表现，而归属脾系疾病之类。现代医学研究指出，正常状态的肠道菌群可以协助消化吸收、组织体内调节新陈代谢和激活机体的免疫防御系统，这与中医脏象理论中的"脾为后天之本，气血生化之源"理论相对应。从中医学总体观点的视角来看，肠道微生态的稳定是"脾主运化"功能正常的基础。当消化道微生态系统失去了其原本自我平衡的状态，而消化道内微生物菌群的类型、数量也随之改变，就会产生消化道菌群功能失调，进而使"脾主运化"功能发生障碍。

从肠道菌群-脾论治 2 型糖尿病

随着脾与肠道菌群的研究逐步深入，越来越多实验表明中医从脾治疗可以很好改善 2 型糖尿病患者肠道菌群数量分布及紊乱的问题。脾虚型 2 型糖尿病患者的消化道有益菌数量显著下降而致病菌相对过盛，引起了胃肠菌群的功能紊乱和障碍。健脾治疗可改善脾虚型 2 型糖尿病患者肠道菌群的数量和结构，从而达到治疗的效果。毕德众等实验证实：四君子汤可促进脾虚型 2 型糖尿病大鼠肠道中有益菌数量升高，调节 T2DM 大鼠肠道微生态，使失衡的肠道菌群恢复平衡。而复衡的肠道菌群能增加 T2DM 患者体内 SCFAs、胰岛素样生长因子和降低 LPS 水平，改善 2 型糖尿病患者的临床症状。孙晓泽等实验证实：升降散可使 DM 大鼠肠道内益生菌数量增多，致病菌数量降低，而抑制糖尿病大鼠炎症因子、减轻胰岛素抵抗，增加胰岛素利用效率。胰岛素有促使精微物质转输与元气化生的功效，它与中医中脾主运化可归为是相似事物，肠内微生物菌群-胰岛 β 细胞也和胰岛素一起参与了人体精微化学物质的转输和阳气化生过程，有促使精微转输与阳气化生的功效。研究表明，葛根芩连汤可调节 2 型糖尿病患者的消化道菌群结构，从而改善血糖水平。另有研究表明，糖尿病小鼠肠道中厚壁菌门的数量，可在大剂量的葛根芩连汤作用下增加，说明肠道菌群将会是 2 型糖尿病从脾论治的新靶点。

2 型糖尿病是多因素参与形成的一种代谢性疾病。近年来，越来越多人意识到脾与 2 型糖尿病之间有着密切联系。从脾治疗 2 型糖尿病也有不错的效果，如四君子汤、参苓白术散。血糖作为中医与西医治疗 2 型糖尿病的沟通桥梁，肠道菌群失调可影响机体胰岛素分泌，导致胰岛素抵抗并诱发 2 型糖尿病。中医从脾入手能够很好调节肠道菌群紊乱问题，所以认为从脾论治 2 型糖尿病很有可能是通过肠道菌群来实现的。本文说明肠道菌群-脾-2 型糖尿病之间的发病机制，为中医治疗 2 型糖尿病提供理论依据及思路，还有望以肠道菌群为切入点来诠释脾的生理特性或作为中医理论基础的延伸。

217　从脏象理论探析糖尿病心肌病

伴随着生活水平的提高以及人们生活方式和饮食习惯的不规律，糖尿病的发病率正日益提高。有研究表明我国糖尿病患者大约有 1.1 亿，糖尿病正成为危害社会人民身体健康的重大危险因素。糖尿病心肌病是糖尿病最严重的并发症之一，西医认为主要是由胰岛素抵抗和高胰岛素血症而非冠心病、高血压和瓣膜性疾病等已知原因引起的心脏心肌的病理性改变。中医则认为其与消渴病、胸痹和心悸病等相关，病位多责之于心、肺、脾、胃和肾等。学者杨洛琦等运用中医脏象理论以及辨证论治等相关理论，结合患者主要病情论述了糖尿病心肌病的中医治疗，探讨了糖尿病心肌病的中医发病机制，为治疗糖尿病心肌病提供一种新的思路。

糖尿病心肌病的现代发病机制

1. 心肌糖脂代谢障碍　现代医学认为糖尿病心肌病的发生与心肌糖类和脂类的代谢利用障碍相关。有研究表明，其机制主要为高血糖引起的心肌细胞的损害以及引起心肌葡萄糖氧化利用率降低和脂肪酸聚集等进而最终引起心肌能量代谢机制紊乱，从而导致了糖尿病心肌病的发病。

2. 心肌炎症反应　因为某些因素心肌长期处于一炎症状态下，而心肌的炎症反应将会导致心肌的肥厚、纤维化和心肌的功能障碍。有研究表明心肌细胞的炎症反应与糖尿病心肌病的发生和发展有着很大的关系；其主要原因为糖尿病引起的相关代谢紊乱，导致了心肌细胞中炎症因子等的过度表达，从而导致了心肌的功能障碍和心肌纤维化。

3. 氧化应激反应　心肌细胞的氧化应激是糖尿病心肌病发病的重要机制。相关研究表明糖尿病患者心肌细胞中的活性氧的生成会增加，进而引起脂质、蛋白质的过度氧化和心肌细胞 DNA 的损伤，最终引起心脏功能障碍和心肌细胞的凋亡。

4. 线粒体损伤　糖尿病心肌病患者的心肌细胞中，氧化应激反应和糖脂能量代谢障碍等会导致线粒体膜对于钙离子的敏感性增高，进而会引起心肌细胞的自噬和心肌的损伤。而线粒体的损伤亦会导致相关的能量利用障碍，进而引起糖尿病心肌病的发病。

5. 心肌纤维化　糖尿病心肌病患者的心肌细胞在长期高糖毒性等因素的诱导下，心肌成纤维细胞增殖活化，引起细胞外基质的分泌增加并沉积于细胞间质和心肌血管之间，导致心肌的顺应性降低，心肌细胞的收缩和舒张功能受限，最终导致心脏功能的下降。

糖尿病心肌病的现代发病机制研究尚未完全明确，现代研究认为其发病机制主要与线粒体的功能损伤、心肌细胞的纤维化、氧化应激反应和心肌细胞的代谢功能紊乱具有密切关系。因此基于中医脏象理论阐述糖尿病心肌病的发病并给予相应的治法在对于糖尿病心肌病患者的治疗中仍具有非常重要的意义。

中医对于糖尿病心肌病的认识

1. 糖尿病的中医认识与病机　中医对糖尿病的认识由来已久，早在《内经》中就有关于糖尿病典型"三多一少"症状的记载，《内经》中记载的"消渴""肺消""膈消""热中"等表现，多认为与糖尿病症状类似。因此现代中医多将糖尿病归属于"消渴病"范畴。

如今医家在论治消渴病时，多以上、中、下三消分治，分别辨证为肺燥、胃热、肾虚等。关于上、中、下三消的认识也决定了糖尿病的中医发展过程，即五脏之间相互影响，疾病在五脏之间相互传变。因此有了中医治疗糖尿病的基本原则，《医学心悟》"治上消者，宜润其肺，兼清其胃""治中消者，宜清其胃，兼滋其肾""治下消者，宜滋其肾，兼补其肺"。

2. 糖尿病心肌病的中医认识　中医对于糖尿病心肌病未有专有之病名，而现今的中医学家们多将其归结为糖尿病心脏病中，其亦归属于中医学"消渴心病""消渴心痛"或"胸痹心痛"等范畴。现代中医学者则明确提出了糖尿病心脏病的中医病名为"消渴心病"。朱丹溪《丹溪心法·消渴证治》："心虚受之，心火散漫，不能收敛，胸中烦躁，舌赤唇红。"提出了消渴心病的基本病机为心之气阴两虚。其症状主要表现为心中烦躁、唇舌发红。徐梓辉等则认为该病的发生与心、脾、肾的亏损密切相关，或因饮食不节伤及脾胃，或因七情郁结、情志失调而伤肝，或因房劳过度、外邪侵袭、素体先天禀赋薄弱损及肾气等因素有关，并指出其病位主要在心，病机主要为心脉不通。

3. 脏象理论与糖尿病心肌病的关系　《灵枢·本脏》"心脆则善病消瘅热中……肺脆则苦病消瘅易伤……肝脆则善病消瘅易伤……脾脆则善病消瘅易伤……肾脆则善病消瘅易伤"。提出了五脏之病皆能引起糖尿病的发生。中医脏腑理论主要以"脏象学"最具有代表性，脏象则是指藏于体内的脏腑组织器官及其表现于外的生理病理现象；如张景岳《类经》："象，形象也。脏居于内，形见于外，故曰脏象。"如今，脏象学则成为研究人体各脏器的生理功能、病理变化和相互关系的学说，也是中医辨证论治的理论基础。脏象学将人体器官分为五脏、六腑和奇恒之府，并且中医脏象学认为人体是以五脏为中心的整体，每个脏腑都有其自身的功能和作用。中医基础理论认为五脏之中，心主血脉，肝主藏血，肺主气、主通调水道、肺朝百脉，脾主升清、主统血，肾主水、主纳气。五脏之间相互协调共同保障机体各项生理功能的正常和抵抗外界病邪侵袭的能力；而在消渴病发生的过程中会出现"上消""中消""下消"的主要病理发展过程，因此可以出现不同脏器的功能损伤，若进而影响心的生理功能则可以表现为糖尿病心肌病。

4. 脏象理论阐述糖尿病心肌病的发病机制

（1）心与肺的相关性：肺燥为本，久则伤心。肺者，相傅之官，治节出焉。肺主气司呼吸、朝百脉、主治节；肺以此为基础调节全身之气血津液的运行。消渴病之病因病机总属内有燥热，而肺者为华盖、为娇脏；外邪侵袭首先犯肺，肺中燥热蕴结，肺气不利，则气血津液运行失调，进而出先咳喘、短气及胸痛等表现。如《灵枢·本脏》："肺大则多饮，善病胸痹、喉痹、逆气。"肺所主之宗气，具有贯心脉而行气血之功。再者肺朝百脉，一身之气血均通过经脉朝会于肺，则体现了气与血、肺与心的关系。相关动物实验发现糖尿病可加速呼吸功能的恶化，加重心肌缺血再灌注时对肺的损伤，而白藜芦醇可通过相关作用机制起保护作用。消渴病初期之上消，肺脏受损，肺之生理功能失调，气血运行乏力；又因肺主气而心主血，气为血之帅、血为气之母，肺气不畅则心血不行，血脉瘀阻。血脉瘀阻，机体经脉及筋骨肌肉失于濡养，久则心肌受损发为糖尿病心肌病变。

（2）心与脾胃的相关性：二阳热结，善消水谷，令人悬心善饥。《素问》："二阳结谓之消。"所谓二阳，指的是阳明胃肠，包含了手阳明大肠与足阳明胃。王冰将"结"字作解为"热结"，即强调了阳明热结谓之消。因此胃肠热结为消渴病多饮、多食的重要病因病机。《灵枢·师传》："胃中热则消谷，令人悬心善饥。"指出了消渴病会出现"悬心善饥"的表现。《素问·阴阳别论》："二阳之病发心脾……其传为息贲者，死不治。"提示消渴病阳明胃肠之热结合心脏病症时出现呼吸气短急促，甚则死亡等。因此阳明胃肠结热之消渴病，大多会引起对于心的损害，最终往往表现为糖尿病心肌病。

《素问·经脉别论》中指出："食气入胃，浊气归心，淫精于脉。"指的是心血、心脉的充盈来源于脾胃化生气血的生理功能。脾主运化、主升清，脾在体合肉。脾的生理功能减退往往会造成心肌出现相应的病理性变化。脾气亏虚亦是消渴病病机之本，脾气虚弱则脾主运化、主升清功能失司，气血生化乏源、水谷精微从小便而出，进而引起心血不生、脉道不充；最终引起心之血脉肌肉失之濡养，久则发展为糖尿病心肌病。相关研究也表明糖尿病心肌病的中医关键病机是以脾气虚弱为主而导致的津液代谢失常，气血生化无源，气无力推动血行而成痰浊、瘀血阻滞心脉最终发生胸痹、心痛等症。以脾胃为中心的配伍原则可正向调控线粒体发展，且将益气、化瘀、祛痰相结合具有增效作用，这是中医治疗糖尿病心肌病的科学内涵。因此，脾气虚弱所致气血生化乏源、瘀血痹阻心脉亦是糖尿病心肌病发生的一个重要原因。

（3）心与肝肾的相关性：肝为刚脏，体阴而用阳，主疏泄，主藏血，调畅脾胃气机并协调气血津液的运行输布。《灵枢》曰："怒则气上逆，胸中蓄积，血气逆留……转而为热，热则消肌肤，故为消瘅。"情绪失调，喜怒无常等致肝脏疏泄不及亦是糖尿病发生的一个重要原因。现代研究表明不良情绪是糖尿病发病的重要因素，情绪失调是引起糖尿病发病的重要原因之一。刘完素《三消论》："五志过极，皆从火化。热盛伤阴，致令消渴。"因此消渴病的发生与肝脏所主之情志过极密切相关，而肝为心之母脏，肝脏之疾病最易传变至心。中医认为气是维持人体生命活动的基本物质之一，气机之顺畅、气血之调和、脉络之通利均有赖于肝主疏泄、调畅气机的作用。若消渴病者郁怒伤肝，致气机郁滞，血脉瘀阻，再合虚火劫伤气阴，火热与瘀血痹阻心脉则发为糖尿病心肌病。张仲景《金匮要略》："厥阴之为病，消渴，气上撞心，心中疼热。"是谓之消渴病中，肝病及心是也。现代研究也表明，焦虑抑郁状态可明显增加糖尿病患者发生心血管疾病的风险。

肾者封藏之本，主水、主纳气、司开阖。《金匮要略·消渴小便不利淋病脉证并治》："消渴，小便反多，以饮一斗，小便一斗，肾气丸主之。"提出了肾气虚消渴病的病理特点，本有消渴然小便反多，饮一溲一。若肾气虚弱，纳气、开阖功能失常，一身之气虚弱，精微物质从小便而走，最终引起气血津液输布障碍发病为糖尿病。肺主气、司呼吸，肾主纳气，肺吸入的清气依赖于肾的摄纳作用，而当肾气虚摄纳无权时，一身之气虚弱，气血运行不畅，血液郁滞，脉道痹阻，再加消渴病之虚热，瘀热互结痹阻心脉，发为糖尿病心肌病。现代研究表明，高血糖会使血液处于高凝状态、血液流变学异常，血液流动缓慢，血液中有形成分沉积会造成血管炎及硬化，红细胞变形等全身性宏观瘀血症状，而这也是糖尿病肾脏病变引起心肌病变的重要原因。左归丸被发现能有效减轻由高血糖造成的心肌损伤。消渴病者以阴虚燥热为其标本，其虚火损及肾脏者易致肾阴虚之消渴。宋代《太平圣惠方·三消论》："消渴烦躁者，由肾气虚弱，心脏极热所致也，夫暴渴者，由心热也。"由此提出了消渴病肾虚心热的病机；心属火脏，肾为主水之脏，肾水需要心火的温煦，使肾水不寒，心火需要肾水的滋养使心火不亢。而今津液耗损，使肾阴虚之火独亢于下，心肾不交，肾之虚火易从化于心中之火发展为"心中热"，燔灼心之血脉，气血不畅，血脉瘀阻终成糖尿病心肌病。

5. 基于脏象理论的糖尿病心肌病治疗策略　糖尿病心肌病的总体治疗策略应为益气活血以缓其标、滋阴清热以治其本。消渴病主要分为"上消""中消""下消"，而病位则分别责之于肺、脾胃及肝肾等脏。中医认为糖尿病心肌病属于"消渴心病"的范畴，其发生发展往往是由消渴病并发心之损害所引起。在基于脏象理论分析糖尿病心肌病的发病过程中我们发现糖尿病心肌病的发病的病理过程往往涉及气虚血瘀及阴虚内热。肺脾肝肾之气虚致血行不畅，瘀血痹阻心脉，再合阴虚内热灼伤心之脉络，进而发展成为糖尿病心肌病。因此基于脏象理论下，糖尿病心肌病的中医病机总属脏腑气阴两虚、瘀热痹阻经脉。在制定糖尿病心肌病的中医治法过程中，不能局限于传统所认为的"消渴病"的治疗方法——治上消者润肺兼顾清胃、治中消者清胃兼顾滋肾、治下消者滋肾兼顾润肺。而应结合应用益气活血的治法；治上消者应益气活血、润燥清肺兼顾清胃以保心，治中消者益气活血、健脾清胃兼顾滋肾以补心，治下消者又分益气活血、疏肝清热兼顾润肺以清心及益气活血、滋肾清热以宁心。

现代医学对于糖尿病心肌病发病机制的研究尚未有明确的定论，而中医药在对于糖尿病心肌病的治疗过程中发挥其独有的特色。中医脏象理论作为中医形成过程中的基础理论，以其广泛的包容性亦可以在中医临床中被应用于糖尿病心肌病的分析和诊疗。王孟英《医砭》："四脏皆消，则心自焚而死矣。"也从侧面揭示了心作为君主之官，在消渴病长期的发病过程中极易受到邪气之侵犯。糖尿病作为一个多系统受损的全身性疾病，其基本病机总属阴虚内热，而内里之虚热燔灼炎上，五神脏受虚火侵扰，而心又为君主之官，余四脏之气与虚热之邪气抗争过程中最易出现气虚血瘀之变化，四脏受损最易影响至心出现糖尿病心肌病。因而在治疗糖尿病心肌病的过程中可以运用中医脏象理论分析糖尿病心肌病的发病过程，在分析相应的脏腑病变的基础上给予相应的对因治疗，更能提升中医医家对于糖尿病心肌病的诊治疗效。这些因素使 AS 的发病率明显增高，当消除这些因素时，疾病发病率随之下降，且具有普遍性、可重复性和量效关系的特点。现代医学主要采抗氧化应激、调脂及取抗凝等方法，如应用他汀类药物、阿司匹林等防治 AS 及相关疾病，虽在临床上取得了一定成效，但很难从根本上预防 AS 的发生发展，且治疗费用高昂，并存在如消化道出血、肝功能受损等潜在风险，制约着其在临床上的普及应用。

中医药具有多靶点、多途径作用的优势，合理应用中医药治法，为有效防治 AS 提供了更大的可行性，诸多中医大家、国医大师等在临床上采用中医药治法以治疗 AS，均有极好的疗效，如国医大师阮士怡"益肾健脾"之法、秦伯未"养血扶阳"以治本等。通过查阅"AS 与中医脏象"相关文献发文量发现，近年来 AS 与脾脏相关的文献量愈加增多，说明脾在 AS 的发生发展过程中具有重要作用。AS 由血液异常凝结产生，病位在脉道，中医理论认为"脾主统血"，因此本团队从脾脏象出发，研究 AS 与脾脏生理功能与病理变化的关系，力求探寻一种对 AS 早期进行防治有效的方法进而指导临床。

218　脾主统血理论源流

脾主统血是脾脏象理论的重要组成部分，现行的中医教材中是指"脾有统摄血液在经脉中流行，防止溢出脉外的功能"，其应用主要体现在补脾益气之法治疗血证上，其地位与脾主运化并列。学者杨丽等对古代医书中"脾主统血"的理论进行了梳理，追本溯源，寻找其理论发展的轨迹，以更好地应用于临床。

脾虚气虚可引起出血

1. 《内经》提出脾虚可致出血　《内经》中虽未见对"脾主统血"的阐述，但已经认识到血溢脉外而致的出血性疾病与脾虚有关。"于此有人，四肢解堕，喘咳血泄……是脾气之外绝，去胃外归阳明也……脾气不守，胃气不清，经气不使，真脏坏决，经脉傍绝，五脏漏泄，不衄则呕"（《素问·示从容论》）。认为引起"血泄"的病因与"脾气之外绝"有关，"脾气不守"可出现衄血、呕血等出血之症。

2. 《内经》提出气虚亦可引起出血　脾统血的作用主要是通过气对血的固摄作用实现的，脾健则气旺，对血液的固摄作用强，则血循脉中而不外溢。《内经》中也论述了气虚可引起出血性疾病："谷入多而气少者，得之有所脱血，湿居下也"（《素问·刺志论》）。饮食过量而致气虚，可引起出血。

《内经》中关于出血的病因病机的论述已经比较全面，除脾虚气虚而致出血外，气逆冲上、气机逆乱、火热之邪均可引起出血。这也是现存文献中最早的关于脾与血证的关系的记载，虽未直言脾主统血，但已从病理上体现了脾气对血液的固摄作用。现代有学者认为脾主统血的理论晚于脾主运化，杨丽认为不然，在《内经》时代，虽未出现脾主运化与脾主统血的文字，但其理论的精髓皆可窥见，只是在理法方药上并未完善。

3. 《难经》"脾裹血"与"脾主统血"不同　现代学者大多认为"脾主统血"的理论起源于《难经》，因为《难经》中有"脾裹血"的记载："脾重二斤三两，扁广三寸，长五寸，有散膏半斤，主裹血，温五脏，主藏意"（《难经·四十二难》）。认为此处的"脾裹血"即是脾统血之意，杨丽认为此处的"裹血"只是解剖层面的论述，无关功能。《说文解字·衣部》："裹，缠也。缠者，绕也。从衣果声。""裹"的本义是指衣物之缠绕，可以引申为包裹之义。而《说文解字·丝部》中的统字的解释为："统，纪也。纪，别丝也。别丝者，一丝必有其首，别之是为纪。众丝皆得其首，是为统。""统"字的来源与丝线有关，一堆丝线都找到了头就称为统，可以引申为领导、控制的意思，可见在当时"裹"与"统"的意义是不同的，因此《难经》此处所讲的"脾裹血"应该是指解剖上脾的形态，脾包绕着血，与"脾主统血"的意义不同。另一方面《难经》之后相当长的一段时间内，并未见有医家将"脾裹血"看作是脾对血液有统摄作用的论述，包括隋唐时代总结性的医书《诸病源候论》和《圣济总录》都未见对"脾裹血"的阐述，因此有力地证明了当时的"脾裹血"只是解剖层面的认识。但是根据古人取类比象的理论，解剖时见到脾中的血，也会将血与脾联系起来，这也为后世脾统血理论发展奠定了基础。

以补脾之方药治疗出血

1. 《金匮要略》中以补脾之方药治疗血证　《金匮要略·惊悸吐血下血胸满瘀血病脉证治》中治疗便血用黄土汤："下血，先便后血，此远血也，黄土汤主之。"黄土汤治疗血证主要应用温阳止血之法，其组成中有甘草、干地黄、白术、炮附子、阿胶、黄芩、灶中黄土 7 味，其中加入了健脾之白术，不但用温阳的方药来治疗血证，并且在方中加入了健脾的药物，说明张仲景当时已经认识到补脾之药对血证的作用。

2. 益气补脾之方药治疗失血证　魏晋南北朝时期的医学发展特点是出现大量的方书，医理的著作较少，也可能是因为这一时期距现今较久远，朝代更替频繁，医学资料遗失较多，理论的著作实用性差，传抄较少，而方书类实用性更强，且内容精炼，因此传抄较多，所以得以流传下来。这一时期的方书中散见以益气补脾之方药治疗失血证。

《肘后备急方·治卒上气咳嗽方》中用一味人参调以蛋清，治咳血、吐血等血证。"《灵苑方》治咳嗽上气，喘急，嗽血，吐血。人参（好者）捣为末，每服三钱匕，鸡子清调之，五更初服便睡。去枕仰卧，只一服愈。"以补气之药固摄血液，以气统血，虽未成理论，但已经应用补气的药物治疗血证。同一时期的《小品方》中用了补益中气的黄土汤来治疗血证，"诸下血者，先见血后见便，此为远血，宜服黄土汤"。

这一时期，究其原因，猜测是医家在不断地医疗实践中，发现了患出血证的患者多伴有脾气虚的症状，再结合脾裹血的解剖基础，在治疗上开始将健脾的药物加入，而后发现其疗效十分可靠，因此这些组方得以流传下来，而后世医家逐渐将之上升到理论层次。中医学是从实践到理论的一门科学，这一发展正与中医发展的轨迹暗合。

3. 《千金翼方》以调中补虚之法治疗妇科血证　孙思邈在《千金要方》与《千金翼方》中分列吐血与尿血二门，专论治疗出血性疾病的方药。其治疗血证不仅有清热止血、凉血止血、活血止血、收敛止血之方药，而且有调中补虚之方药治疗妇科血证。

"调中补虚止血方，治妇人崩中下血虚羸少力，调中补虚止血方：泽兰、蜀椒、代赭、藁本、桂心、细辛、干姜、防风、干地黄、牡蛎、柏子仁、当归、川芎、甘草，捣筛为末，炼蜜和丸如梧子。空腹酒服，日三服，渐加至二十丸，神效"（《千金翼方·崩中》）。"调中"即调中焦脾胃，用"调中补虚"之法治疗崩漏下血，已经认识到了中虚（脾虚）与妇科出血之间的关系，为后世在治疗妇科血证时从脾论治奠定了基础。

4. 提出虚劳可致血证的病机　隋唐时代社会稳定，经济发达，这一时期出现了大量总结类的综合医书、方书，较全面地概括了唐以前的医学观点，也能比较全面地反映唐以前的医学发展水平。这一时期对于血证的病因论述更加全面，强调了虚损与出血的关系。

《诸病源候论》在《内经》和《伤寒论》的基础上，丰富了血证的病因病机，认为酒食、瘀血、热毒等俱可致血证，另外还强调了虚劳可引起出血性疾病。"肺主气而开窍于鼻，肝藏血。血之与气，相随而行，俱荣于脏腑。今劳伤之人，血虚气逆，故衄。衄者，鼻出血也"（《诸病源候论·卷之四·虚劳病诸候下·虚劳鼻衄候》）。"此内伤损于脏也。肝藏血，肺主气。劳伤于血气，气逆则呕，肝伤则血随呕出也。损轻则唾血，伤重则吐血"（《诸病源候论·卷之四·虚劳病诸候下·虚劳呕血候》）。从病因病机的角度论述虚劳可引起衄血与唾血，较于之前单纯的应用补气、补脾之药治疗血证，更进一步从简单的实践上升到了理论。

隋唐时期距《内经》及《难经》时代较近，这一时期的医书未见对"脾统血""脾裹血"理论的论述，也佐证了《难经》中的"脾裹血"非"统血"之意，但这一时期的方药上已经暗含了"脾主统血"之理论。另外隋唐时期社会比较安定，因此对于虚损类血证所见有限，重视度较差，也是这一时期没有推进"脾主统血"理论发展的原因。

提出脾不统血的病机

宋金元时期是过渡的时期，两宋社会安定，经济稳步发展，与隋唐相似，官方重视医学的发展，组织编撰了综合性的医书《太平惠民和剂局方》《太平圣惠方》等，其方药、理论也多是对前朝的总结。而金元时期由于长期战乱，社会动荡，疾病横行，乱世出名医，中医学在《内经》之后出现又一辉煌的时期，各学派逐渐兴起，中医理论百家争鸣，对病因病机的阐述也更加丰富。这一阶段心主血仍是主流的思想，但已经有医家将脾与出血联系起来，提出脾不统血的病机，对之后明清"脾主统血"理论的明确提出功不可没。

1. 《三因极一病症方论》以理中汤治疗血证 《三因极一病症方论·伤胃吐血证治》："理中汤，属性：能止伤胃吐血者，以其功最理中脘，分利阴阳，安定血脉，方证广如《局方》，但不出吐血证，学人当自知之。人参、白术、甘草（炙）、白姜，上为锉散。每服四钱……不以时服；或只煮干姜甘草汤饮之亦妙。"用理中汤来补中焦，能使血脉安定，吐血自止。陈言将张仲景的理中汤用来治疗吐血之证，老方新用，虽未明言，但其用法正是取"脾主统血"之意。

2. 李东垣以参芪补气治疗血证 李东垣在治疗疾病的时候重视固护脾胃，在治疗出血性疾病时更是重视补脾胃，遣方用药多用参芪。《兰室秘藏·衄血吐血门》："人参饮子，治脾胃虚弱气促、气弱，精神短少，衄血吐血。麦冬、人参、当归身、黄芪、白芍、甘草、五味子。"《兰室秘藏·衄血吐血门》："救脉汤（一名人参救肺散），治吐血，甘草、苏木、陈皮、升麻、柴胡、苍术、当归梢、熟地黄、白芍、黄芪、人参。上为粗末都作一服，水二大盏煎至一盏去渣稍温食前服。"在治疗吐血的方药中均有补气之人参、黄芪，补脾胃之气以固摄血脉，其理论基础正是"脾主统血"。

3. 《女科百问》从脾论相关出血性疾病 《女科百问·大小便不通》："常观血之流行，起自于心，聚之于脾，藏之于肝。此三经者，皆心血所系之处也。若三经守节，则血濡养而安和，苟一脏有伤，则血散溢而为咎。指迷方云：小便赤色，不痛不涩者，非热非淋，繇经气乘心。心气散溢，血无所归，渗入下经，故治之多用心药，宜服真珠丸。"与前代的医书相比，与血证相关的脏腑在心、肝的基础上加入了脾，心肝脾其中任何一脏若有病变都会影响到血液的循行，引起血溢脉外，明确了脾对血液循行的影响。

《女科百问·妇人多惊》："妇人者众阴之所集，而以血为之主。夫心主行血，脾主裹血，肝主藏血。因产蓐过伤，或因喜怒攻损，是致营血亏耗。"《内经》："血气者人之神，血既不足，神亦不定，所以惊怖。巢氏有风惊悸候云心藏，为诸脏之主，若血气调和，则心神安定。若亏损，则心神怯弱，故风邪乘虚千之，防以惊悸，若久不止，则变为恍惚也。"此处的"脾统血"结合《女科百问·大小便不通》的"聚之于脾"，应该是脾中充满血液的意思，与《难经》中的"裹血"意义基本相同，都在解剖层面之上，但《女科百问》肯定了脾在血液循行中的作用，也为"脾主统血"的提出打下了基础。

4. 《世医得效方》提出脾不统血可致出血 《世医得效方·七情》"归脾汤治思虑伤脾，心多健忘，为脾不统摄心血，以致妄行，或吐血下血"。脾不统血可致吐血，下血。"若冲任劳损，经海动伤，脾虚胃弱，不能约制其血，倏然暴下，故谓之崩中漏下"（《世医得效方·济阴论》）。脾胃虚弱可引起崩中漏下。虽未直言脾统血，但已经出现了脾不统摄血液可至出血性病变的论述：脾不能制约心血，而致出血，脾不统血的病机被首次提出。

宋金元时期虽未明确出现"脾主统血"的文字，但在理法方药上比之前均有发展，中医理论的发展已经达到了新的高度，这也为明清时代"脾主统血"的明确提出做好了准备。

明确提出脾主统血

至明清时期，脾主统血已经明确提出，但这一时期"脾主统血"的含义不仅包括对血的统摄作用，也包括了脾生血的作用。

1. 《滇南本草》明确出现"脾统血"的文字 《滇南本草》中有两处出现了"脾统血"，其后并未对"脾统血"做进一步的说明，但是联系上下文，书中之"统血"，更接近生血之意："心生血，脾统血，肝藏血，肾纳血，脏得血能津，腑得血能润，目得血能视，舌得血能言，手得血能握，足得血能步。血随气行，气逆而血逆矣。若气血偏胜而疾有，劳伤火动，皆令失血"（《滇南本草·苦马菜》）。心脾肝肾四脏与血液的生成关系密切，血液对全身各个器官均有重要的作用，可使脏津、腑润、目视、舌言、手握、足步。"心生血、脾统血，心脾血虚，神不敛志，所以自汗、盗汗也。能生血，使脾健而统血。心神散乱者，服之最良。止妇人白带"（《滇南本草·兰花参》）。兰花参能够使脾健运而生血。

2. "脾统血"既有摄血亦有生血之含义 薛立斋在其妇科专书《女科撮要》中提出"脾统血"，其"脾统血"多指脾对血液的统摄作用，但也出现了将脾生血称为统血的论述。《女科撮要·经漏不止》："脾统血，肝藏血。其为患因脾胃虚损，不能摄血归源……此证候，无不由脾胃先损而患""一妇人因怒……盖肝藏血，此怒动火，而血妄行。用加味逍遥散加生地治之，神思顿清，但食少体倦，月经未已，盖脾统血，此脾气虚不能摄，用补中益气治之，月经渐止"（《女科撮要·热入血室》）。指出了"脾统血"即为脾对血液的统摄作用，脾虚则失其统摄而引起血溢脉外之病证。"盖血生于脾土，故云脾统血。凡血病当用苦甘之剂，以助其阳气而生阴血，俱属不足。大凡肝脾血燥，四物为主；肝脾血弱，补中益气为主；肝脾郁结，归脾汤为主；肝经怒火，加味逍遥为主"（《女科撮要·经候不调》）。脾生血也可称为脾统血。

张景岳《景岳全书》作为综合性的医书，既有对病因病机的论述，亦有治法方药，其书中多次出现脾统血。

《景岳全书·崩淋经漏不止》"盖甘能生血，甘能养营，但使脾胃气强，则阳生阴长，而血自归经矣，故曰脾统血治崩淋经漏之法"。脾统血，脾胃强则血归经，可用健脾之法治疗出血性疾病。《景岳全书·经不调》"气虚血弱，宜八珍汤。盖血生于脾，故云脾统血"。此处的脾统血是指脾生血的功能。另外书中还有"心统血"的论述："血者水谷之精也，源源而来，而实生化于脾，总统于心，藏受于肝，宣布于肺，施泄于肾，而灌溉一身"（《景岳全书·脏象别论》）。

3. "脾统血"专指统摄血液 此时的"脾裹血"含有脾统摄血液的意思。《古今医案按·崩漏》："甚则胜而不复也，其脾大虚，安得血不大下乎？且脾裹血，脾虚则血不归经而妄下矣，法当大补脾经为先，次宜补气祛湿，可得渐愈矣。"裹血即指统摄血液行于脉内，脾虚则血不归经。《石山医案·卷之下》"痰中血丝者，由脾伤不能裹血也。胸痛嗳气者，气虚不能健运，故郁于中而嗳气，或滞于上则胸痛也"。脾不裹血，可引起血不循经，而致痰中带血。《医学原理·治内伤方》"脾裹血，脾病不能裹血，是以或便后见利脓血"，不裹血亦可致便血之证。

这一时期对于脾具有统摄血液功能的认识是毋庸置疑的，只是在名称上还是比较混乱的，有医家称"脾裹血"，有医家称"统血"，亦有医家将脾的生血与摄血功能都称为统血。这也与金元之后医学流派较多，医学理论百花齐放，至明清各学术流派分出更多支系，各家之学术观点也是不尽相同。"脾统血"含义中的生血功能与脾主运化中的脾胃为气血生化之源的含义相同，因此一些医家逐渐将生血这一功能从"脾统血"中分离开来，"脾统血"用来专指脾统摄血液的功能，清后期的医书中"脾统血"通常单指脾的摄血功能。

唐容川《血证论》解释了"脾统血"的含义，纠正了"脾统血即指脾为贮血之器"的错误认识（从另一个侧面也说明这种思想是当时常见的一种理论），提出"脾统血"的基础是脾气的上下贯通，运行不息。《血证论·唾血》："世医不识统血之义，几指脾为贮血之器，岂不愚哉？脾能统血，则血自循经，而不妄动。"《血证论·脏腑病机论》："脾统血。血之营运上下，全赖乎脾，脾阳虚则不能统血，脾阴虚又不能滋生血脉。"并且认为不仅"脾阳"统血，"脾阴"对统血也有作用，而且还提出了养真汤、甲己化土汤等治疗脾阴虚的方剂。

清末随着西医学的涌入，当时的医家受到西医学的冲击，试图将中西医融汇贯通，朱沛文即是其中之一。"洋医云：脾中有稍壮发脉管之入，其内有回血管由胃后入肝。脾之功用，人所未知，大约收聚往来剩余之血，以宽闲动脉而保护脏腑……有洋医之说，而统血之旨亦明"（《华洋脏象约纂·脾脏体用说》）。结合西医学脾的解剖来解释"脾主统血"的功能。

新中国成立之后，第一部中医教材《中医学概论》将"脾统血"编入教材中："脾统血，是指脾脏在生理上具有统摄血液的功能，如果脾脏的功能发生病变，就会失去统摄血液之权，造成各种不同的出血疾患。"

至此，脾主统血的理论及内涵形成，并沿用至今。通过对其源流的梳理让我们清晰地看到"脾主统血"理论的发展轨迹。通过对"脾主统血"理论的溯源，有利于研究各个时期脾脏象理论的发展，以微知著，得窥其全貌。

219　脾主统血理论的内涵与拓展

　　基于中医学脏象理论，脾脏有"主运化、主升清、主统血"三大生理功能。按照传统理论认识，通常把"脾主运化"和"脾主升清"功能放在一起理解，简单来讲即利用运化功能，把食物变化成为精微物质；再通过升清功能将精微物质转输到全身各器官而发挥生理功能。以前普遍认为，"脾主统血"是独立于"运化""升清"功能之外的脾功能单位，对其功能的基本理解是脾脏有统摄血液在经脉之中循行，并防止溢出脉外。自从有了这种解释之后，很少有人对其进行拓展性研究，也较少把"脾主统血"功能与其"主运化""主升清"功能联系在一起分析与理解。学者李天天等通过文献研究与临床实践认为，脾脏的三大生理功能并非独立存在，而是有着密切的内在关联性，在发挥生理效应时往往相互依赖，缺一不可。但每个功能又具有相对的独立性和能够拓展延伸的属性。因此，提出"脾主统血"功能是对人体血液全面调控的综合概念，而不仅仅是狭义的统摄血液功能，还应当包括"生血""行血""理血""裹血"的拓展概念。

脾脏功能具有内在关联性

　　1. 脾气维系三大功能　《素问·生气通天论》"是故味过于酸，肝气以津，脾气乃绝"。《素问·玉机真脏论》："恐则脾气乖矣。""脾气"是维系脾脏功能的原始精微物质或原动力。基于这一理论说明，脾主运化、主升清、主统血三大功能依赖于脾气而存，受益于脾气而旺。即说明脾脏生理功能是以脾气为中心的调控和维系过程。

　　（1）脾主运化有赖于脾气的推动：早在《灵枢·营卫生会》就明确指出"中焦亦并胃中，出上焦之后，此所受气者，泌糟粕，蒸津液，化其精微，上注于肺脉，乃化而为血"。张仲景在《伤寒论·平脉法》中提到"脾，坤土也。脾助胃气消磨水谷，脾气不转，则胃中水谷不得消磨"。上述表明，脾之所以能够将胃受纳的水谷运化为精微物质离不开脾气，只有脾气健旺才能推动这一重要消化生理与物质转换过程。若脾气虚弱，就会出现运化功能失调的病理状态，临床多表现为脘腹胀满、食欲不振、呃逆反胃、下利清谷等。

　　（2）脾主升清有赖于脾气的升发：《素问·经脉别论》"饮入于胃，游溢精气，上输于脾，脾气散精，上归于肺"。脾主升，胃主降是指脾能够吸收和利用水谷中的精微物质，而胃可以运送水谷中糟粕下降于二阴。这一生理过程的实现均需要脾气功能强健。同时，脾主升清的功能还体现在宣五谷味，若雾露之溉，熏肤、充身、泽毛、发腠理、实四肢、荣经脉以及"散精于肝、浊气归心、淫精于脉"等。如果脾气虚弱，清阳不升，水精不布就会出现皮肤干燥、毛发干枯、面色萎黄、神疲乏力等。

　　（3）脾主统血有赖于脾气的固摄：脾主统血功能即脾对血液的统摄作用，由脾、气、血三者之间的生理功能决定。《景岳全书》："盖脾统血，脾气虚则不能收摄。"说明血液在脉道中流动要依赖于脾气的健旺。在正常生理常态下，脾气充足，血液周而往复，流动不息，不断给人体生命活动提供能量；如若脾气虚弱，固摄无力，血液就会溢出脉外，导致出血症状。

　　2. 运化是升清的前提　脾主运化能够将水谷转化为精微物质，然后通过"脾气散精，上归于肺"，输布到全身各组织器官。人体要完成这一生理过程，其前提是脾具有运化功能。脾主运化功能正常，才有足够的水谷精微物质能够上归于肺，再由肺输布全身，以养脏腑、朝百脉、润肌肤、滑筋膜、利关节。如果脾运化功能失常，水谷转化为精微物质这一生理过程就不能完成。这就不难理解运化是升清的前提这一理论。

3. 升清是统血的基础　脾脏升清功能有两种理解，第一种理解是将运化的精微物质转化为清气，再上输于大脑，以保持大脑聪明智慧；第二种理解是将运化的精微物质转化为营气，以化生血液。脾统血是以血液为物质基础，如果血液不足，脾统血功能就会变成无本之木。如果血液充足，脾气旺盛，血化有源，脾气就会发挥其固摄功能，控制血液在脉道中周流不息，不溢出脉外。例如，临床上所见的免疫性血小板减少性紫癜最关键的问题是血液中血小板数量和质量均发生了变化，在治疗免疫性血小板减少的同时，只注重益气摄血，而不注重健脾生血则不能达到理想的治疗效果。

4. 统血是升清运化的结局　按照原义解释，脾主统血即指脾气对血液的固摄作用，以保证常态运行而不溢出脉外。这种周密的血液调控效应关键是维护血液的数量与质量的相对衡定。临床上急性失血或慢性反复出血患者，由于血液容量明显减少，循环血液不足，难以保证人体正常生理功能的发挥，则会引起消化功能减退，就会出现食欲不振、纳食不馨、脘腹胀满、心悸气短、疲乏无力、面色萎黄或苍白、大便溏稀等脾不运化、清阳不升等症状。所以说统血是运化、升清的结局。

脾主统血理论具有独立性

在以上论述中，提出了脾主运化、主升清、主统血三大生理功能的内在关联。但作为脾脏功能单位之一的"脾统血"功能又具有其相对独立性。其独立性特征主要表现在脾统血生理与病理两个方面，但两方面的表述并不完全分割，而过多的是从病理方面反证生理的准确性。

1. 脾主统血生理功能表述　在《内经》时代还没有"脾统血"之说。最早提出"脾统血"理论见于《医经秘旨》。书中指出"脾喜燥，伤于寒湿则不能消磨水谷，宜术、附以温燥之；然脾阴不足而谷亦不化，又不可以温燥为治。有思虑伤脾，脾虚不能统血而失出者；有思虑伤脾，脾虚不能消谷而作泻者，此皆以回护中气为本，勿治其标。"其后各代医家对"脾统血"理论均有所发挥和完善。如《赤水玄珠·调经门》："夫血者，水谷之精气也，和调五脏，洒陈六腑，男子化而为精，女子上为乳汁，下为经水。故虽心主血，肝藏血，亦皆统摄于脾。"《薛氏医案》："心主血，肝藏血，亦能统摄于脾。"武之望《济阴纲目·调经门》："血生于脾，故云脾统血。"《景岳全书·经脉类》中关于崩淋经漏不止有如下的论述："故凡见血脱等证，必当用甘药先补脾胃，以益发生之气。盖甘能生血，甘能养营，但使脾胃气强，则阳生阴长，而血自归经矣，故曰脾统血。"《类证治裁》："诸血皆统于脾，脏之于血，生血者在脾，统血者亦在脾。"作为中医基本理论的全面阐述，高等中医药院校《中医学基础》中的五脏理论论述最为清晰，并将脾统血作为一种固定的理论学说一直沿用至今。综合上述可以看出，脾统血生理功能可用"脾有统摄、控制血液在脉中常态运行，而不溢出脉外"概念来加以表述，相似的名词术语有摄血、固摄等。

2. 脾不统血病理特征描述　与脾统血生理功能相对应的是"脾不统血"的病理现象。有关出血现象较为系统的认识应当首推《内经》。《灵枢·百病始生》中认为"起居不节，用力过度则络脉伤，阳络伤则血外溢，血外溢则衄血，阴络伤则血内溢，血内溢则后血"。同时，将出血按部位分为血泄、衄血、咳唾血、呕血、溺血、溲血、便血，从而为后世研究出血性病证奠定了基础。汉代张仲景在《金匮要略》中提出用黄土汤治疗脾虚下血。明代张景岳、清代唐容川也都明确指出了脾虚不能摄血，可致下血出血。按照传统理论，"脾不统血"是指脾气亏虚不能统摄血液所表现的证候。临床主要表现应当描述为在神疲乏力、气短懒言、食少便溏、面色无华、舌淡苔白、脉细弱等脾气虚基础上，并见慢性出血，如便血、尿血、肌衄、齿衄，妇女可见月经过多、崩漏等。相似的名词术语有气不摄血、脾虚出血、慢性血溢等。

脾主统血理论的拓展

脾统血是脾脏象理论的重要组成部分，原义是指脾脏有统摄血液在经脉之中循行，而不溢出脉外的生理功能。反之，这种生理功能失调，就会出现脾不统血的病理现象。中文的"统"字作为名词，是指"事物彼此之间的联系"，作为副词是"总括全部"的含义。按照这样的词义解释，上述"统"与"不统"的生理和病理现象就是一种狭义的概念。而广义的概念是指脾有"统领"和"总辖"血液功能。而广义的统血应当包括生血、行血、止血、裹血四种生理与病理变化过程。

1. 生血为统血之本　《灵枢·决气》中明确指出"中焦受气取汁，变化而赤，是谓血"。《素问·脏象别论》也有"血者水谷之精也，源源而来，而实生化于脾，总统于心，藏受于肝，宣布于肺，施泄于肾，而灌溉一身"的记载，表明血液由脾运化的水谷精微物质转化。故有"脾为后天之本，气血生化之源"之说。脾统血的基本物质和对象人体的血液，如果没有血液的存在或血液虚少，脾脏统血就等于无本之木，无源之水。即说明生血是脾统血的重要组成部分，也是脾统血的物质基础。例如，再生障碍性贫血、免疫性血小板减少性紫癜、药物性血小板减少症、骨髓增生异常综合征等慢性血液病就是因血细胞减少（血小板）导致慢性出血，补充血液中有效成分就可以有效达到止血效果。通过上述实例就不难理解生血为统血之本的理论学说。

2. 行血为统血之道　《本草纲目》"故曰气者血之帅也。气升则升，气降则降；气热则行，气寒则凝"。也就是说，血液在脉道中循行不息，周流全身，有赖于气的常态功能，具体的讲是靠心气的推动、肝气的调畅、肺气的宣降、脾气的统摄。其中，心气与脾气功能作用的发挥至关重要。按照中医气血相关理论，气为血之帅，血为气之母，即指气血有相互依存、相互化生的密切关系。在生理常态下，气为阳，血为阴，气行血行；在病理状态下，气虚、气滞等均可以导致血瘀。气是血液运行的动力，血液是气推动功能实现的载体，二者缺一不可。如若气虚或气滞均可以引起血液流动缓慢或停滞于脉道，使血液循行不畅而导致血液外溢，即使脾脏功能正常也无以实现统血效应。通过老年性紫癜、血管性紫癜、血栓性紫癜以及动脉硬化导致的脑出血等临床观察就不难理解"行血为统血之道"的理论。

3. 裹血为统血之枢　早在《难经·四十二难》中就明确指出"（脾）主裹血，温五脏"；《说文》中解释为"裹，缠也。"意即包裹，缠绕的意思。这些简要的论述与简单的解释，说明脾裹血也是脾统血的重要内容之一，主要体现在对血液调控功能上，与肝脏一起调节血量，正如王冰注释《素问·五脏生成》中说"人动则血运于诸经，人静则血归于肝脏"以及《内经》中指出的"饮食入胃，游溢精气，上输于脾，脾气散精，上归于肺，通调水道，下输膀胱，水精四布，五经并行"。因此，脾主裹血理论不仅包括脾脏对血液有包裹而不散的作用外，还可以推广到现代医学的脾脏系统的功能上，即指脾是储藏血液的重要器官；也间接延伸到人体毛细血管对血液的调节作用。例如，免疫性血小板减少性紫癜患者的脾脏不是裹血（储藏血液），而是耗血或败血（血小板破坏）过程。这一理论可以通过切除脾脏治疗免疫性血小板减少性紫癜的疾病获得证实。

4. 止血为统血之果　对于出血性疾病或现象，通常可以看到两种结局，第一是出血量大，如鼻出血、咯血、月经过多、便血等急性出血；第二是慢性出血不能有效止血，或出血不能及时补充而导致贫血。其先见出血症状，随见气短懒言、四肢倦怠、面色萎黄、舌淡苔薄、脉象细弱等。按照中医理论认为，是由血脱伤气而致。此时，应基于《血证论》治血理论，以止血为主，再进行善后的消瘀、宁血、补血法则。若血止气可存，气存则脾可健，统血有源；若气随血脱，气血俱伤，脾难得养，统摄无能。也就是说无论急性出血，还是慢性出血，凡见有血脱者，或为预防血脱的发生，均需遵照《景岳全书》中提出的"故凡见血脱等证，必当用甘药先补脾胃，以益发生之气。盖甘能生血，甘能养营，但使脾胃气强，则阳生阴长，而血自归经矣。故曰脾统血"观点，以甘药健脾，既能摄血，也能生血。亦即止血是脾统血的结果，也是脾统血的重要表达方式。

220 脾主运化主统血理论相关哲理思维

中医学在本质上是哲学化的医学，在中医理论体系的形成和发展中，气一元论、阴阳学说和五行学说等哲学思想起到了构建框架的关键作用。这些哲学思想不仅指导中医理论形成，成为包括脏象学在内的立论基础，也自然成为中医理论体系中不可分割的重要组成部分，可以认为是中医概念内涵的"第二属性"。学者秦微等运用哲理思维，提炼了脾脏象理论体系的发生因素、建构过程及建构方法，旨在全面深入揭示脾脏象理论的基本范畴、内在特征和本质规律，进而为系统阐释理论内涵，继承创新理论提供依据。

古代哲学气一元论是脾主运化统血的立论之基

1. 脾主运化有赖于脾气的推动 《素问·经脉别论》："食气入胃，散静于肝……饮入于胃，游溢精气，上输于脾，脾气散精，上归于肺。通调水道，下输膀胱。水津四布，五经并行。"《素问·厥论》："脾主为胃行其津液。"明确指出脾气散精，运化精微和输布津液。《灵枢·营卫生会》就明确指出："中焦亦并胃中，出上焦之后，此所受气者，泌糟粕，蒸津液，化其精微，上注于肺脉，乃化而为血。"张仲景也在《伤寒论·平脉法》中提到"脾，坤土也。脾助胃气消磨水谷，脾气不转，则胃中水谷不得消磨"。上述表明，脾之所以能够将胃受纳的水谷运化为精微物质离不开脾气，只有脾气健旺才能推动消化、吸收和水液代谢过程。若脾气虚弱，就会出现运化功能失调的病理状态，临床多表现为脘腹胀满、食欲不振、呃逆反胃、下利清谷等。《诸病源候论·痢疾诸候》明确提出："脾气主消水谷，水谷消，其精化为荣卫，中养脏腑，充实肌肤……脾气弱，则不能克制水谷，故糟粕不结聚而变为痢也。"《脉诀刊误·诊候入式歌》："脾胃相通五谷消……胃受五谷，脾气磨而消之。"将水谷化为精微物质依赖脾气的作用。

2. 脾主升清有赖于脾气的升发 脾主升清出自清代黄元御的《四圣心源·昌邑黄先生医书八种序》："足太阴以湿土主令，足阳明从燥金化气，是以阳明之燥，不敌太阴之湿。及其病也，胃阳衰而脾阴旺，湿居八九。胃主降浊，脾主升清，湿则中气不运，升降反作，清阳下陷，浊阴上逆。人之衰老病死，莫不由此。"《素问·阴阳应象大论》："清阳上天，浊阴归地，是故天地之动静，神明为之纲纪。故能以生长收藏，终而复始。"宇宙中，唯有清阳升，浊阴降，万物才能正常生化。对人体而言，也是如此。人体中，只有清阳在上，浊阴在下，脏腑、肢体、九窍得清阳之充养，才能维持正常的生理活动。清阳之所以能升散至人体上部，主要依赖脾的升清作用。《素问·经脉别论》详细描述了饮食物经胃之受纳、腐熟，脾之运化、升清转输至全身的生理过程，故言"脾主升清"，源于《内经》中"阳气升发"和"脾气散精"之说。《脾胃论·脾胃盛衰论》："大抵脾胃虚弱，阳气不能生长，是春夏之令不行，五脏之气不生。"脾胃虚弱，阳气不升，如同春夏之季阳气不升，五脏接受水谷的营养而发挥其正常的作用，五脏之气不得濡养，则五脏之气不生。《脾胃论·随时加减用药法》："清气在阴者，乃人之脾胃气衰，不能升发阳气，故用升麻、柴胡助辛甘之味，以引元气之升。"

3. 脾主统血有赖于脾气的固摄 脾气与血液运行有所关联。《内经》中未见"脾统血"之言，但某些论述已经体现出"脾气"与血液的运行有所关联。如《素问·示从容论》："于此有人，四肢解堕，喘咳血泄……是脾气之外绝，去胃外归阳明也。"《素问·示从容论》："脾气不守，胃气不清，经气不为使，真脏坏决，经脉傍绝，五脏漏泄，不衄则呕。"此句是说脾气不固则可出衄血、呕血。张仲景《伤寒论·辨少阴病脉证并治》："少阴病，下利便脓血者，桃花汤主之。"《伤寒论·辨霍乱病脉证并治》："恶寒脉微而复利，利止，亡血也，四逆加人参汤主之。"《金匮要略·惊悸吐衄下血胸满瘀血病脉证治》"吐血不止者，柏叶汤主之""下血，先便后血者，此远血也，黄土汤主之"。张仲景所用之方药，如干姜、白术、附子、人参、甘草、灶心黄土等，已寓有温补脾之阳气以统摄血液之意。唐宋时期医家用温脾益气法治疗出血，如宋代陈无择《三因极一病证方论·伤胃吐血证治》中首次将理中汤应用于伤胃吐血之证，这也正是补脾阳、益脾气而治疗出血之例证。"气能摄血"是"脾统血"理论之核心。"脾统血"原本并不是说脾脏本身具有统血的功能，而是说脾气虚不能摄血（即气虚不摄血）。朱丹溪《格致余论·经水或紫或黑论》："血为气之配，气热则热，气寒则寒，气升则升，气降则降，气凝则凝，气滞则滞，气清则清，气浊则浊。"朱氏虽未明言"气摄血"，但其论已表明气对血有控制的作用。元代危亦林提出"脾不统血"的病理概念，危氏《世医得效方·失血》："归脾汤治思虑伤脾，心多健忘，为脾不统摄心血，以致妄行，或吐血下血。"《济阴论》："若冲任劳损，经海动伤，脾虚胃弱，不能约制其血，倏然暴下，故谓之崩中漏下。"《世医得效方》中用以治疗出血证的归脾汤、加味理中汤、养荣汤、黄芪建中汤等方药，均有健脾益气之功。危亦林所说的"脾不统摄心血"是指"气虚不能摄血"，因此用到了参、术、芪等补气药，补气以摄血。"脾统血"的生理基础是脾气充沛。明代薛立斋《薛氏医案》中"脾统血"理论已经形成了一个理法方药较为完备的体系，"薛氏脾统血"的生理基础是脾气充沛，脾不统血的病理基础是脾气亏虚，不统血的临床表现是各种出血，脾不统血的治疗大法是健脾益气，主要的方药是归脾汤、补中益气汤、四君子汤、六君子汤、独参汤等。《景岳全书·杂证谟》"盖脾统血，脾气虚则不能收"。说明血液在脉道中流动要依赖于脾气的健旺。在正常生理常态下，脾气充足，血液周而往复，流动不息，不断给人体生命活动提供能量；如若脾气虚弱，固摄无力，血液就会溢出脉外，导致出血症状。

阴阳五行学说的哲学基础与象思维方法

古代哲学阴阳五行学说是"脾主运化统血"理论形成和确立的哲学基础；天人合一的象思维与系统思想是脾脏象理论形成与发展的主要思维方法。

首次将五脏理论正式引入五行学说的《吕氏春秋》建立了可以包容和涵盖天地万物古今等所有知识和思想的基本框架，综合了各种思想、知识和技术，对后来脏象学理论体系的建立也有非常重要的启迪和示范作用。阴阳五行学说的结合，为《内经》四时五脏阴阳的脏象理论提供了思想源泉。董仲舒创立了天人合一思想，天人合一是儒家道德论和宇宙论的基本图示，是中国古代极其具有特色的世界观之一，为《内经》的天人相应学说确立了理论基础。

1. 基于象思维的脾脏象理论内涵 "脏象"的发生建立在解剖学基础上，进而构建内外相应、内外同构的象系统。《易传·系辞下》："易者，象也；象也者，像也。"《周易》中的"象"包括卦象、物象、意象、取象四层含义。《易传·系辞上》："立象以尽意。"人通过"观物取象"的方法，从卦的表层形象，去揭示象所蕴含的性和意义。脏象是人体内脏腑的生理功能活动和病理变化反映于外的征象。例如，脾藏于体内，其运化、统血是其生理功能，饮食正常消化吸收，全身四肢百骸得养为其生理现象，而纳呆、腹胀、便溏是其病理现象。通过对脾脏的"象"的观察，可以推测"藏"的状态。中医学的"脏象"，简单地说就是"内藏外象"。"藏"，就是隐藏，指隐藏于人体内部的脏腑器官；"象"，王冰指"所见于外可阅者也"。其含义包括现象、形象、征象，其实还应包括虽不可见但可以感受的意象。"藏"与"象"是一个内外相应、内外同构的"象系统"。"脏象"的实质是建立在一定解剖学基础上的整体功能联系的系统。

在系统的架构过程中借助象思维，特别是意象思维。中医象思维就是通过观察人体所表现出来的征象，运用联想、比喻、比对、象征、类推以及阴阳五行等推理模式进行演绎，以揣测分析体内生理、病理状况的一种思维方法。而意象思维是"在彻底开放而不破坏事物所呈现象之自然整体性的前提下，对事物进行概括，探索事物整体规律的思维，即为意象思维。意象思维不仅包括了形象，还包括蕴涵其中丰富的内在；不仅是动态的发挥，更是意象本身所具有的心灵逻辑的自觉运行；以及自运行之后得出的结论和规律。以"象"为纽带构建脾脏象理论系统。《素问·金匮真言论》："中央色黄，入通于脾，开窍于口，藏精于脾，故病在舌本，其味甘，其类土，其畜牛，其谷稷，其应四时，上为镇星，是以知病之在肉也，其音宫，其数五，其臭香。"这里的"脾"实际是以"象"为纽带的外（自然界）内（人体之脾）紧密相联的复合系统。

脾在五行中属"土"是脾"化"功能的类比、脾"灌四旁"功能的类比。最初将"脾"取象比类为"土"时，是取其"化"之象。《素问·太阴阳明论》："土者生万物而法天地。"《管子·四时》："中央曰土，土德实辅四时入出……春嬴育，夏养长，秋聚收，冬闭藏。"四时之气的生、长、收、藏皆得"土"助益的结果。汉代哲学家董仲舒《春秋繁露·五行对第三十八》："五行莫贵于土。"中国古代是农耕社会，土地是孕育生命，生养万物之根源。古称"皇天后土"，万物生于斯归于斯。故五行中"土"占据主导地位。有"土载四行""四象五行皆（全）藉土""土为万物之母"之说。《素问·玉机真脏论》："脾为孤脏，中央土以灌四旁"。《难经·三十难》："经言人受气于谷，谷入于胃，乃传与五脏六腑，五脏六腑皆受于气。"脾属土，灌溉滋润肝肺心肾四脏。人之奉养，来源于饮食水谷的精气，脾主运化水谷精微，外养皮毛筋骨肉，内养脏腑。

时空逻辑的统一性是脾脏象理论形成的主要逻辑思维特性。脾与时令和方位的配合依据古代的时空观。"脾属土"，是将脾与其居"中央"这一方位进行关联取象配属而成。在"脾为中央属土"为前提下，运用不同时空逻辑进行类推得出"脾不主时"与"脾主长夏之时"的不同结论，两种结论具有统一性，体现了时空统一的自然规律。

2. 基于系统思维的脾脏象理论内涵　系统思维是中国传统思维的主干。古代朴素系统思想是非常丰富的，体现在如五行、阴阳说、八卦说、有无说、经络说、脏腑说、天人相应说等，其中对于系统的整体性、结构性、生成性、自组织性、相互关联性、开放性等都具有积极意义，成为现代系统科学和现代系统思维方式理论中所要阐释的重要思想。《内经》系统思维是在中国古代元气阴阳五行理论的基础上，吸收了《周易》、道家、儒家的系统论思想而形成的，是中国古代系统思维方式在医学领域的具体应用和发挥。

基于系统思维对脾脏象科学内涵的揭示主要体现在四个系统的构造，从自然界与人体关联的系统看，季节长夏，中央、生化、湿、甘味、黄色等通于脾，构成脾脏象系统与外部自然环境的联系，形成脾脏象系统的子系统，即"天人合一系统"，揭示脾脏象系统与自然环境相通应的内涵；从人体内部之间关联的系统看，胃、口、肉、涎等与脾相通，并且，"脾藏意与智""脾在志为思"，诸要素共同构成脾脏象系统的内部子系统，即狭义上"形神合一系统"，揭示了脾脏象系统具有调节人体的形与神等多种精神情志功能的内涵；从脾脏象系统的子系统看，即"体用合一系统"中，无论是脾之气、阳、阴的功用，之所以能在人体大系统中显现、发挥其应有的作用，其根本在于"脾气"为其物质基础，保证了其功用的正常完成。就时空维度，五脏在人体空间的分布上脾位于中，这种空间的分布对脾脏的生理功能产生了重要的影响。时间对脾脏系统的主要影响一者体现在主长夏，一者是各十八日寄治，体现出以四时长四脏，脾土中央以灌四旁的特点。其空间的特性决定了时间的特点，时间的特性随着空间的变化而变化，空间脱离时间而无机，时间脱离空间而无序，两者相互协调，呈现出"居中央，调四象，主长夏，寄四时"的脾脏象的时空统一性，即"时空合一系统"。

追溯中医脾脏象理论形成的原始背景，运用哲理思维，提炼脾脏象理论体系的发生因素、建构过程及建构方法，可全面深入揭示脾脏象理论的基本范畴、内在特征和本质规律，进而为系统阐释理论内涵，继承创新理论提供依据。

221 从内质网功能探讨脾主运化主统血的科学内涵

中医学认为，脾为气血生化之源、脏腑经络之根，是人体赖以生存的仓廪，故称为"后天之本"，其最主要的生理功能"主运化""主统血"一直是中医基础学科领域研究的热点。脾与生命科学中许多基本问题密切相关，尤其是其功能涵盖了现代医学的整个消化系统，为探讨"脾主运化""脾主统血"的科学内涵，学者吕林等从中医脾-细胞内质网角度进行了阐释。

内质网结构及生物学作用

1. 内质网结构 内质网是细胞内的一个精细的膜系统，交织分布于细胞质中膜的管道系统。在哺乳动物细胞中内质网是一种重要的细胞器，其膜结构占细胞内膜的 1/2，是细胞内其他膜性细胞器的重要来源，在内膜系统中占有中心地位。两膜间是扁平的腔、囊或池，其有两种类型，一类是在膜的外侧附有许多小颗粒，这种附有颗粒的内质网是粗糙型内质网，颗粒则是核糖核蛋白；另一类在膜的外侧不附有颗粒，表面光滑，为光滑型内质网。粗糙型内质网的功能是合成蛋白质大分子，并把它从细胞输送出去或在细胞内转运到其他部位。凡蛋白质合成旺盛的细胞，粗糙型内质网便相对发达。

2. 内质网功能 内质网的功能主要有以下几种：①是细胞的钙储存库。内质网的 Ca^{2+} 浓度高达 5.0 mmoL/L，并能调节维持细胞内钙平衡。②是分泌性蛋白和膜蛋白的合成、折叠、运输以及修饰的场所。内质网通过内部质量调控机制筛选出正确折叠的蛋白质，并将其运至高尔基体，将未折叠或错误折叠的蛋白质扣留以进一步完成折叠或进行降解处理。③内质网还参与固醇激素的合成及糖类和脂类代谢。内质网膜上含有固醇调节元件结合蛋白，对固醇和脂质合成起调节作用。

3. 内质网应激 作为细胞内最大的膜网络结构，内质网担负着蛋白质修饰、加工以及新生肽链的折叠、组装和运输的重任，且为细胞内 Ca^{2+} 的贮存场所。多种应激因素如紫外线照射、营养物质缺如（氨基酸、葡萄糖或胆固醇缺如）、缺氧、氧化应激、高浓度同型半胱氨酸、病毒、毒性物质（如重金属）等，以及内质网 Ca^{2+} 强烈释放剂、内质网 Ca^{2+} 三磷酸腺苷（ATP）酶抑制剂、Ca^{2+} 载体、蛋白质糖基化均可造成未折叠或错误折叠蛋白在内质网内蓄积以及 Ca^{2+} 平衡紊乱，引发内质网应激（ERS）。ERS 激活未折叠蛋白反应（UPR）信号通路以保护由 ERS 所引起的细胞损伤，恢复细胞的正常功能。目前已知的感知内质网腔内未折叠蛋白堆积的感受器蛋白引起 ERS 并启动 UPR 的主要分子包括内质网跨膜激酶（IRE-1）、双链 RNA 依赖的蛋白激酶样内质网激酶（PERK）和活化转录因子（ATF6）。内质网中的蛋白正确折叠需要分子伴侣蛋白免疫球蛋白重链结合蛋白（Bip）/葡萄糖调节蛋白 78（GRP78），当细胞处于正常状态时，PERK、ATF6、IRE-1 分别与 GRP78 结合，处于无活性状态；当细胞发生 ERS 时，错误折叠或未折叠蛋白在内质网内堆积使 GRP78 从这 3 种跨膜蛋白上解离，去结合错误折叠或未折叠蛋白，解离后的感受蛋白被激活并启动 UPR，来降低错误折叠或未折叠蛋白在内质网内的堆积，同时上调内质网残存的伴侣蛋白或其他通路的调节因子，伴侣蛋白介导的能量代谢同时也确保内质网蛋白高效率的折叠，为细胞生存提供一个较好的环境。

脾主运化

脾主运化是脾把水谷化为精微，将精微物质吸收转输至全身的生理功能，包括运化水谷和运化水液两个方面，前者是指对水谷的消化及精微物质的吸收和转输作用，后者是指脾具有吸收、输布水液，防止水液在体内停滞的作用。

1. 脾主运化水谷　《素问·灵兰秘典论》"脾胃者，仓廪之官，五味出焉"。人体依赖脾的"运化水谷"功能摄取饮食中的营养，化生气血，充养肌体，维持生命活动，如《注解伤寒论》："脾，坤土也。脾助胃气消磨水谷，脾气不转，则胃中水谷不得消磨。"《素问·奇病论》："夫五味入口，藏于胃，脾为之行其精气。"指出了脾在水谷消化、吸收和转输中的作用。消化吸收功能减弱可出现食欲不振、腹胀、便溏或完谷不化、倦怠、消瘦等症状。中医脾的功能突出表现在消化功能上，但是从现代医学角度来分析，机械性消化和化学性消化两种功能同时进行，共同完成消化过程。化学性消化作用离不开各种各样的消化酶，这些酶都是蛋白质，合成场所均在细胞内质网中。食物通过舌下颌下唾腺分泌唾液淀粉酶，可将煮过的淀粉分解成糊精及麦芽糖，到达胃中的食物则由胃腺细胞分泌的凝乳酶、脂肪酶、胰蛋白酶进一步消化。脂类的消化和吸收主要在小肠中进行，脂类食物进入小肠时刺激胆汁分泌流入肠腔，使脂肪颗粒变小，这些微团被胰腺分泌的胰脂肪酶进一步水解。蛋白质在小肠内的消化主要依靠胰腺分泌的各种蛋白酶，包括内肽酶和外肽酶，使蛋白质变为氨基酸，这些精微物质（葡萄糖、氨基酸、脂肪酸等）通过小肠薄壁进入微血管，通过血液循环送到各组织细胞。陈继业等研究认为，酶具有中医学说脾的主运化功能，如果内质网功能发生改变，必然会影响各种消化酶的分泌。金敬善等实验表明，脾虚患者胰功肽试验低于正常水平，尿淀粉酶活性亦降低，提示脾虚患者胰腺功能下降。

人体需要适量的膏脂以充养形体，但过多的膏脂又可导致疾病的发生，如《素问·异法方宜论》："其民华食而脂肥，故邪不能伤其形体，其病生于内。"膏脂的生成与转化皆有赖于脾的健运，脾虚气弱，失其"游溢精气"和"散精"之职，膏脂转运、输布亦不利，滞留营中，可形成高脂血症；脾胃虚弱无力，运化失常，水谷精微失于输布，易致膏脂转输障碍而成血脂异常；脾虚散精不利，血脂化生为痰浊，致使生理之膏脂转化为病理之膏脂，临床表现为血清总胆固醇（TC）、甘油三酯（TG）、低密度脂蛋白胆固醇（LDL-C）升高，高密度脂蛋白胆固醇（HDL-C）降低。林炳辉等研究发现，中老年人脾虚与血脂紊乱关系密切，尤其是 TC 水平，TC 越高，HDL-C、HDL-C/TC 值越低，越倾向于脾虚证。贾连群等研究认为，胆固醇从外周细胞逆向转运至肝脏的过程依赖于脾的运化和转输，脾虚气弱则脾失健运，胆固醇逆向转运途径受阻。

2. 脾主运化水液　《素问·厥论》"脾主为胃行其津液者也"。《素问·经脉别论》："饮入于胃，游溢精气，上输于脾，脾气散精，上归于肺，通调水道，下输膀胱，水精四布，五经并行。"脾不能及时将津液转输至肺、肾及其他脏腑器官，则停滞体内可产生痰、饮、湿等病理产物，或凝于脏腑，或流于肠道，或溢于肌肤等，从而出现咳喘、脘腹胀满、恶心呕吐、大便溏泄、胸闷、心悸、水肿、肢体麻木、瘰疬、痰核等病症，《素问·至真要大论》"诸湿肿满，皆属于脾"。

现代医学认为，血液由血浆和血细胞组成。血浆内含血浆蛋白（白蛋白、球蛋白、纤维蛋白原）、脂蛋白等各种营养成分以及无机盐、氧、激素、酶、抗体和细胞代谢产物等。血细胞含有红细胞、白细胞和血小板。血浆中的白蛋白构成了血液中的胶体渗透压，维持了血容量稳定。血浆渗透压包括血浆晶体渗透压和血浆胶体渗透压，如果由于某种原因造成血浆中蛋白质减少，血浆的血浆胶体渗透压就会降低，血浆中的水通过毛细血管壁进入组织间液，致使血容量降低而组织液增多，这是形成水肿的原因之一。当肝脏合成白蛋白减少，有效肾血流量下降、腹压升高、下腔静脉受压，致使肾脏灌注量降低，影响肾小球血流量，减低肾小球滤过率，激活肾素-血管紧张素-醛固酮系统，促使醛固酮的生成与分泌，抗利尿激素分泌增加，最终导致钠和水的潴留，从而促进和加重腹水的形成。

水通道蛋白（AQP）是目前研究较多的一类与水通透相关的细胞膜转运蛋白，编号从 0～12 共计 13 种，其广泛分布于哺乳动物体内，尤其与吸收和分泌相关的内皮和上皮细胞中较多，这个发现在分子水平上揭示了水跨膜转运调节的基本机制。AQP 与水代谢密切，AQP 的正常表达可能是脾主运化水液的分子生物学基础。曾跃琴等在湿困中焦的动物病理模型中，发现 AQP0 在消化道黏膜层表达可能与水分吸收、腺体分泌的调控机制相关，并证实平胃散能促进 AQP0 的表达，可以通过 AQP0 维持水液代谢的平衡，这可能是平胃散燥湿健脾、散满和胃在分子水平的机制之一。周正等在观察慢性浅表性胃炎患者时发现，脾胃湿热证组 AQP4、AQP4 mRNA 表达量高于脾气虚证组，而脾气虚证组的 AQP4 基因表达量和蛋白表达量均低于正常组，认为 AQP4 异常表达可能是脾胃湿热证的发生机制之一。王德山等观察了脾虚大鼠结肠上皮细胞 AQP8 的表达，结果认为 AQP8 表达下调可能是脾虚大鼠产生泄泻病理生理机制之一。于漫等研究发现，脾阴虚模型大鼠回肠 AQP4 mRNA 及蛋白表达量均明显低于正常组，理脾阴正方可以在转录和翻译水平上调脾阴虚大鼠回肠 AQP4 表达，这可能是其治疗脾阴虚证的作用机制之一。以上研究均提示，水液代谢与细胞膜上的蛋白质功能有关，内质网是这些蛋白质具有相应生物功能的加工场所。

脾主统血

脾气对血液有直接统摄作用，是由脾的阴阳活力两个方面共同决定的，脾为至阴，阴气有向内凝聚作用，因此脾阴可以保持血液之液体成"形"的状态；脾阳有向外、外散化气的作用，因此脾阳可防止血液凝滞，保持血液成"形"而流动不滞的状态。可见脾阴活力，主要是摄血向内而不外溢，脾阳活力，主要是温通向外而不内滞，二者共同维持血液的正常生理状态，这就是脾气对血液的统摄机制。脾虚则营气化生不足，影响统摄血液的功能，容易引起各种出血疾患。

现代医学认为，凝血机制包括凝血和抗凝两个方面，两者间的动态平衡是正常机体维持体内血液流动状态和防止血液丢失的关键。机体的正常止、凝血主要依赖于完整的血管壁结构和功能，有效的血小板质量和数量，正常的血浆凝血因子活性。血浆中最重要的抗凝物质是抗凝血酶Ⅲ和肝素，它们的作用约占血浆全部抗凝血酶活性的 75%。抗凝血酶Ⅲ是一种丝氨酸蛋白酶移植物。肝素是一种酸性黏多糖，主要由肥大细胞和嗜酸性粒细胞产生，存在于大多数组织中，在肝、肺、心和肌肉组织中更为丰富。李兴华等用党参、炒白术、熟地黄、山茱萸等药物组成的补肾健脾方来治疗青春期功能性子宫出血模型大鼠，发现补肾健脾方止血作用机理可能与激活内源性和外源性凝血系统凝血因子，促进凝血酶原和凝血活酶生成有关。这些凝血因子都具有蛋白质组分特性，合成过程主要在肝脏的内质网中。

中医脾脏象内涵的现代认识

人体中具有各种功能的酶都具有蛋白质属性，是保证机体正常生理功能的必要物质。中医关于脾脏象理论的内涵，与细胞中蛋白质合成的关键细胞器——内质网关系密切，脾为"后天之本"，而使蛋白质具有生物活性的内质网也是生物体能够发挥正常功能的根本保证。

蛋白质的合成过程首先是由相关基因片段转录成 mRNA，然后 mRNA 由细胞核进入细胞质与粗面内质网上的核糖体结合，在核糖体中把 mRNA 分子中碱基排列顺序转变为蛋白质或多肽链中的氨基酸排列顺序。这些蛋白质包括以下几种：①向细胞外分泌的蛋白，如抗体、激素；②跨膜蛋白，决定膜蛋白在膜中的排列方式；③需要与其他细胞严格分开的酶，如溶酶体的各种水解酶；④需要进行修饰的蛋白，如糖蛋白。这些在核糖体中合成多肽链，虽然已经具备蛋白质的结构，但必须在内质网腔经过进一步的折叠、组装、加糖基团处理才具有相应空间结构及生物活性，才能发挥作用。内质网向内与细胞核膜相连，向外与细胞膜相连，起到折叠、加工修饰、运输蛋白的功能。因此，内质网是蛋白质具有生物活性的关键场所，其结构或功能发生损失必然会导致相应蛋白质的分泌减少，生物体的相应功能受到影响。

脾主运化、主统血的功能是在内质网功能正常的基础上发挥作用。脾在消化食物、运化水液、调节膏脂、维护血液等方面的功能都需要具有各种不同功能的蛋白质来完成。脾虚是由于各种因素导致内质网发生了 ERS，内质网功能受到影响，各种人体所需的蛋白质分泌不足，造成消化不良、水肿、脂肪代谢紊乱、出血等疾病。因此从内质网角度来探讨中医脾的脏象理论内涵具有科学依据。

222　脾主运化的源流及发展

脾主运化是指脾把水谷化为精微，并将精微传输至全身的生理功能。"运"字的篆文从辵，从军，本义是指部队的转战、调动、迁徙。《说文解字》："运，移徙也。"《康熙字典》"运"字解释为"羽粉切，音抎。走貌"，有运动、运输的意思。可见脾主"运"主要是指脾将精微物质运输至全身的功能。"化"字甲骨文中是由一个头朝上站立的"人"和一个头朝下入土的"人"组成的，表示由生到死的改变，《中庸·致曲》"变则化"其本义就是变化、改变，《素问·天元纪大论》"物生谓之化，物极谓之变"，因此，脾主"化"即是脾将水谷转化为精微的这一过程。

学者杨丽等探讨了脾主运化理论的源流与发展，从《内经》时代开始，至明清时期结束，脾主运化理论从萌芽到初具雏形，再到其产生和不断发展壮大的过程。其不同时期，受到社会及经济、文化等因素的影响，有着各自的特点。从最初在运化水谷的过程中脾胃同论，到之后将脾在运化中的功能分离出来，并在理法方药上不断完善，最终形成了完整的脾主运化理论。

脾主运化理论的萌芽时期

从《内经》开始，脾主运化的理论已经初现端倪，《内经》强调了胃受纳水谷的功能，只提出了脾运化津液而未见脾运化水谷，但对于脾的运化功能减退，即脾失健运而引起的病变却有记载。可以说这一时期对脾主运化已经有一定的认识，只是还未将这一功能进行归纳，上升为理论，是脾主运化理论的萌芽时期。

《内经》中对于脾与胃的功能、病变均有分别论述，因此不能说脾胃功能不分，只是在运化水谷过程中的脾胃功能未加以区分，而在运化津液上脾胃的分工已经明确。

1. 胃为水谷气血之海　《灵枢·五味》"胃者，五脏六腑之海也，水谷皆入于胃，五脏六腑，皆禀气于胃"。此处是说胃受纳水谷之后传于五脏，脾在此处与其他四脏在饮食物的代谢过程中所起的作用是一样的，即从胃腑禀受水谷之精微，水谷的运化不是胃到脾再到他脏的过程，而是由胃直接到五脏的过程。

《内经》之后的相当长的一段时间内，对于胃病的论治占主导地位，而脾病的论治比较少，古人在这一时期对脾的功能认识还不够全面。究其原因，可能是相对于脾来说，胃为空腔脏器，古人在解剖动物或者人体的过程中，都视之可见，可以直接看到胃中有未消化的食物，认识到胃对食物的消化作用，因此对胃的了解比较多，对于胃病的论述也就比较多。

2. 脾为胃行其津液　《内经》中虽未见脾主运化，但却出现了脾对津液的运化。《素问·经脉别论》："饮入于胃，游溢精气，上输于脾，脾气散精，上归于肺，通调水道，下输膀胱，水精四布，五经并行。"水液的代谢过程是津液先入胃，其精微上输于脾，再通过脾的布散，到达肺与膀胱。《素问·奇病论》："夫五味入口，藏于胃，脾为之行其津液。"相对于水谷的运化，更早地认识到脾对津液的运化，病机十九条中也提到"诸湿肿满，皆属于脾"（《素问·至真要大论》）。水液代谢异常而出现的疾病多属于脾病。

3. 脾虚可致脾失健运的病变　《内经》中虽未明确提出脾主运化水谷，但对于脾的运化功能减退，即脾失健运而引起的病变却有记载，脾失健运体现在运化水谷上会出现腹胀、便溏、食欲不振、倦怠、消瘦和气血生化不足等症状。《素问·脏气法时论》："脾病者，身重，善饥肉痿，足不收行，善瘈，脚下痛。虚则腹满，肠鸣飧泄，食不化。"脾虚会出现腹满、肠鸣、泄泻、泻下完谷不化等。《素问·刺要论》："刺皮无伤肉，肉伤则内动脾，脾动则七十二日四季之月，病腹胀烦不嗜食。"针刺伤肉动脾会引起腹胀、烦满、不思饮食的病变。

中医学是一门实践的医学，是古人在长期的生活实践中先现了一些病理的变化，而逐渐将其上升为理论，随着阴阳五行学说的出现，又将其融入中医理论之中，而形成一套完整的中医体系。脾脏象的发展也是经历了这样的一个过程，从医学的实践中发现了一些病理变化与脾相关，再将其上升为理论，最后形成完整的脾脏象理论。

脾主运化理论的雏形时期

《内经》之后相当长的一段时间内，对于脾病的论述都很少，而胃病相对较多，这一时期脾脏象理论的发展十分缓慢，甚呈现倒退的趋势，可能由于当时书籍的传播主要以竹简及手写的形式传播，医学的传播受到限制。两汉之后，三国及魏晋南北朝时期，经历了长达 300 多年的南北对峙割据局面，朝代更替，战乱不断，对医学及医书的传播都十分不利。

张仲景《伤寒论》及《金匮要略》中的六经辨证理论出自何处，是否为张仲景首创不得而知，然而全书并未引用《内经》中的条文，显然与《内经》不属同一理论体系，可以大胆猜测，作为中医理论的开山之作，《内经》在此时并未得到广泛的传播。

隋唐之后社会逐渐安定，纸张和印刷迅速发展，而且随着科举考试的开始，国家也开始开设医学考试，更是形成了整套的医学教育体系，《素问》《灵枢》《针灸甲乙经》《神农本草经》《脉经》等成为这一时期的教材。随着杨上善《黄帝内经太素》，及王冰对《素问》的注释及整理，《内经》中的思想得到广泛的传播，其中关于脾主运化的相关理论也得以进一步发展。此时的著作《诸病源候论》《千金方》《外台秘要》等均有明显的《内经》的痕迹。

而从这一时期现存的几部医学著作中，还是可以找寻中医学发展的轨迹，窥探脾主运化理论的发展轨迹，这一时期逐渐认识到脾在水谷化为精微这一过程中的作用，虽未论及"运"，但已经提出脾"化"水谷，并且出现了针对脾失健运的方药，可以说在《内经》的基础上开始出现了脾主运化理论的雏形。

1. 从胃消谷到脾消谷　《内经》中出现了胃"消谷""中热则胃中消谷，消谷则虫上下作"（《灵枢·五癃津液别》）。"胃中热则消谷，令人悬心善饥"（《灵枢·师传》）。此处的消谷，是病理性的，是指胃热盛导致食入易消，食欲亢盛，进食量多，常觉饥饿之症。

《伤寒论》中出现了脾胃、中焦消谷："患者脉已解，而日暮微烦，以病新差，人强与谷，脾胃气尚弱，不能消谷，故令微烦，损谷则愈"（《伤寒论·竹叶石膏汤方》）。"三焦不归其部，上焦不归者，噫而酢吞；中焦不归者，不能消谷饮食；下焦不归者，则遗溲"（《伤寒论·平脉法第二》）。在《内经》胃"消谷"的基础上引入了脾的功能，脾胃、中焦虚弱会引起不能消谷的病变。此处的消谷和《内经》中的消谷的含义也有区别，是指水谷消化的过程，是生理上的变化而非病理上的变化。张仲景已经认识到了脾在消化过程中的作用，但此时仍是脾胃共论，未将脾的这一功能单独提出。

《本草经集注》及《华氏中藏经》中出现了脾消水谷，将脾在消化过程中的功能分离出来："橘柚，味辛，温，无毒……主脾不能消谷，气冲胸中吐逆，霍乱，止泄，去寸白"。《本草经集注·苏合》认为橘柚有助脾消水谷的作用，在论述消水谷的功能之时，没有脾胃共用，而是单独提及脾消水谷的功能，可见此时已经将脾对水谷的消化作用同胃区别开来了。"脾病，其色黄，饮食不消，心腹胀满，身体重，肢节痛，大便硬，小便不利，其脉微缓而长者，可治"（《华氏中藏经·论脾脏虚实寒热生死逆顺脉证之法》）。脾病可致饮食不消，脾对水谷有消化的作用。

《诸病源候论》中更加明确的将脾胃在消化水谷上的功能细化，离脾主运化的理论也更进一步。《诸病源候论·久腹胀候》："所以然者，脾胃为表里，脾主消水谷，胃为水谷之海，脾虚，寒气积久，脾气衰弱，故食不消也。"《诸病源候论·湿候》："脾与胃合，俱象土，胃为水谷之海，脾气磨而消之，水谷之精，化为血气，以养腑脏。"饮食入胃之后，"胃为水谷之海"，由胃受纳水谷，而"脾主消水谷"，脾的作用是将饮食物消尽化为精微，脾胃各司其职，来共同完成水谷的消化过程。

唐代的《千金要方》及《外台秘要》中承袭了《本草经集注》及《诸病源候论》中的说法，"橘柚……治脾不能消谷，却胸中吐逆霍乱，止泻利，去寸白，久服去口臭"（《备急千金要方·果实》）。"脾主消水谷，冷气客之则脾气冷弱，不胜于水谷也"（《外台秘要·心痛不能饮食方二首》），均用"消"字来概括脾在消化过程中的作用。

2. 脾伤不磨　《金匮要略》及《脉经》中均提到了"脾伤不磨"，这是对脾消水谷的另一种说法。《金匮要略方论·呕吐哕下利病脉证并治》："趺阳脉浮而涩，浮则为虚，虚则伤脾。脾伤则不磨，朝食暮吐，暮食朝吐，宿谷不化，名曰胃反。"此处的"脾伤则不磨"是指脾虚导致不能消化饮食物，而引起呕吐，"磨"也是指脾消化水谷的过程，是消的同义词。《脉经》中的论述与其如出一辙："趺阳脉浮而涩，浮则为虚，涩则伤脾，脾伤则不磨，朝食暮吐，暮食朝吐，宿谷不化，名曰胃反"（《脉经·平呕吐哕下利脉证》）。"浮滑而疾者，食不消，脾不磨"（《脉经·平杂病脉》）。"磨"生动地反映了食物从固态化为精微的过程，类似脾主运化中的"化"。

《千金翼方》和《外台秘要》中也有脾磨的记载。《千金翼方·叙虚损论》："风入肺则咳逆短气。风入肝则眼视不明，目赤泪出，发作有时。风入脾则脾不磨，肠鸣胁满。"邪入于脾会导致脾对食物的消化不利，而引起肠鸣胁满的病变。《外台秘要·脾胃弱不能食方三首》："病源脾者，脏也，胃者，腑也，脾胃二气，相为表里，胃为水谷之海，主受盛饮食者也，脾气磨而消之则能食，今脾胃二气俱虚弱，故不能食也，尺脉浮滑速疾者，食不消，脾不磨也。"明确脾胃在消化水谷方面的分工，胃受而脾磨，共同完成水谷的消化过程。

3. 脾主化水谷　《脉经》不但提出了"脾主水谷"，而且论述了脾虚可导致"水谷不化"，是现存最早出现脾"化"水谷的文字记载。《脉经·肾膀胱部》："脾主水谷，其气微弱，水谷不化，下痢不息，清者，厕也，溲从水道出，而反清溲者，是谓下痢至厕也。"《脉经·脾胃部》："脾者土也。敦而福，敦者，浓也，万物众色不同。脾主水谷，其气微弱，水谷不化。"用脾主水谷强调了脾在消化水谷中的重要作用，而脾虚则可导致水谷不化。

4. 首现脾失健运方剂　《备急千金要方》中首见治疗脾失健运的方药，如温脾汤、温脾丸、健脾丸等，使脾主运化在理法方药上更进一步。温脾汤"治下久赤白连年不止，及霍乱，脾胃冷实不消方"（《备急千金要方·温脾汤》）。健脾丸"治虚劳羸瘦身体重，脾胃冷，饮食不消，雷鸣腹胀，泻痢不止方"（《备急千金要方·健脾丸》）。温脾丸："治久病虚羸脾气弱，食不消喜噫方"（《备急千金要方·温脾丸》）。槟榔散"治脾寒饮食不消，劳倦气胀，噫满忧恚不乐方"（《备急千金要方·槟榔散》）。

脾主运化理论的形成时期

1. 明确提出脾主运化　宋代严用和《济生方》在现存的文献中最早明确出现"脾主运化"的文字，其内涵也与现行的脾主运化的内涵基本相同。《济生方·呕吐论治》："夫人受天地之中以生，莫不以胃为主。盖胃受水谷，脾主运化，生血生气，以充四体者也。"脾运化水谷而化生气血。《济生方·十灰丸》："产后腹胀闷满呕吐者何？答曰：胃受水谷，脾主运化，主血生气，内濡脏腑者也。"脾运化水谷，化生气血而滋养全身。《济生方·口论治》："夫口者，足太阴之经，脾之所主，五味之所入也。盖五味入口，藏于脾胃，为之运化津液。"脾亦能运化津液。不但明确出现了"脾主运化"的文字，而且对脾运化水谷及运化津液均有论述。

2. 呈现百家争鸣之势　《圣济总录》属宋代政府主持医家编纂的医学全书，收录了当时的各家之言，能反映当时的医学发展的全貌，也代表了当时的各家之言。其在表述脾的功能时，虽未明确说"脾主运化"，但已经出现了"运化"二字，可见当时医家对脾的功能已经有了进一步的了解，认识到脾有"运"的作用，从"磨""消"的基础上转变为"运化"，脾不仅能够将水谷化为精微，还能将精微转输到全身。《圣济总录·脾脏冷气腹内虚鸣》："论曰脾为中州，主腐化水谷，坤诸脏腑，若脾虚，冷气与正气相击，则令腹内虚鸣，甚则腹痛下利，食不能化，内经所谓暴气象雷者，以阴阳之气冷热相击故也。"此处脾对水谷的功能，已经从"消"变为"腐化"，更接近脾主运化。《圣济总录·脾胃气虚弱不能饮食》："论曰水谷入口，而聚于胃，脾则播其气泽，以坤诸脏腑而已，今脾脏不足，胃气内弱，故不能饮食，虽食亦不能化也。"脾胃消化水谷之后，其精微能够在脾的输布下滋养各个脏腑。《圣济总录·脾胃气虚弱呕吐不下食》："论曰脾为仓廪之官，胃为水谷之海，二者气盛，则能运化谷食，荣养血气，若脾胃虚弱，则传化凝滞，膈脘痞满，气道上逆，故令发呕吐而不下食，治法宜调补之。"出现了"运化""传化"。同时通过《圣济总录》也可以看出，当时对脾的功能的认识不只是一家之言，各医家有不同的说法，百家争鸣，但其内涵是基本一致的。

晚于《圣济总录》的《妇人大全良方》和《小儿药证直诀》中却未出现"运化"的说法，也说明当时各家对脾主运化的认识并不是同步的，"运化"之说只是众多说法中的一种。《妇人大全良方·妇人血风攻脾不能食方论》："脾与胃为表里，脾主化谷纳食，胃为水谷之海，故经言四时皆以胃气为本也。"此处只出现了脾"化"谷。《小儿药证直诀·腹中有癖》："脾胃不能传化水谷，其脉沉细，益不食，脾胃虚衰，四肢不举，诸邪遂生，鲜不瘦而成疳矣。"《小儿药证直诀·虚羸》："脾胃不和，不能食乳，致肌瘦。亦因大病或吐泻后，脾胃尚弱，不能传化谷气也。"论脾胃功能之时用了"传化"而未用"运化"。

3. 金元医家未直接承袭脾主运化　《济生方》之后出现的金元医家，并未将严用和"脾主运化"的理论直接应用，而是在《内经》《伤寒论》《诸病源候论》等医书的基础上论述脾的功能。金元医家敢于突破前人的旧说，提出新的病机观点，但对于脾主运化的理论发展却贡献不大。相对于研究脏象学，金元医家更重视研究该病的病因病机，对于脾胃功能的分化也不是很注重，常脾胃同论。这与当时的社会南北对峙，地域分割，战争频繁，南北方文化交流不多，不无关系。

金元医家的著作中提及脾主运化相关理论的比较少，《黄帝素问宣明论方·风消证》："二阳之病发心脾，不得隐曲，女人不月，心病血不流，脾病食不化，风胜真气消。"《素问病机气宜保命集》："脾热则生湿。虚则腹满肠鸣，飧泄食不化者。"脾病会影响食物的消化，引起脾失健运的病变。《卫生宝鉴·濡泄》："夫脾为五脏之至阴，其性恶寒湿。今寒湿之气，内客于脾，故不能裨助胃气，腐熟水谷，致清浊不分，水入肠间，虚莫能制。"罗天益认为脾的功能只是辅助胃来消化水谷，更强调胃在这一过程中的功用。

张元素与李东垣对脾在消化水谷上的功能，还停留在"消""磨"的阶段："脾者，土也，谏议之官，主意与智，消磨五谷，寄在（胸）中，养于四旁，旺（于）四季，正主长夏，与胃为表里，足太阴（阳明），是其经也"（《医学启源·脾之经》）。脾"磨"水谷；"夫脾者，行胃津液，磨胃中之谷，主五味也"（《脾胃论·饮食伤脾论》）。"盖胃为水谷之海，饮食入胃，而精气先输脾归肺，上行春夏之令，以滋养周身，乃清气为天者也"（《脾胃论·天地阴阳生杀之理在升降浮沉之间论》）。对脾胃消化功能的认识也只是停留在脾为胃"磨"谷，胃中化生的精微可转输于脾的阶段。

唯张从正用"布化"来描述脾对胃中的饮食所化之精微输布的作用，"布"与"运"同义，与脾主运化比较接近："食入胃，则脾为布化气味，荣养五脏百骸"（《儒门事亲·刘河间先生三消论》）。

相对而言，朱丹溪是对脾主运化的功能论述比较明确的一位医家，"经曰：'饮食入胃，游溢精之德，而有干健之运，故能使心肺之阳降，肾肝之阴升，而成天地交之泰，是为无病。今七情内伤，六淫外侵，饮食不节，房劳致虚，脾土之阴受伤，转运之官失职，胃虽受谷，不运化，故阳自升，阴自降，而成天地不交之痞，清浊相混，隧道壅塞，郁而为热，热留为湿，湿热相生，遂成胀满'"（《丹溪心法·鼓胀》）。在饮食物的消化过程中，胃只是受纳的作用，而"运化""转运"水谷则是脾的功能，不仅将脾胃在这一过程中的功能加以区分，而且用了"运化"二字。

脾主运化理论的发展时期

明清时期社会相对安定，医学的发展也得到了促进，这一时期脾主运化的理论更加完善，脾胃的功能更加细化，更加重视临床的应用。

1. 脾主运化理论更加充实　张景岳的《类经》及《景岳全书》中对脾主运化的理论都有较详细的论述。《类经·十二官》："脾主运化，胃司受纳，通主水谷，故皆为仓廪之官。五味入胃，由脾布散，故曰五味出焉。"不但出现脾主运化的文字，而且对其解释也很详细。《景岳全书·饮食门》："胃司受纳，脾司运化，一纳一运，化生精气，津液上升，糟粕下降，斯无病也。"脾胃的分工明确，胃受纳而脾运化，一升一降。《景岳全书·泄泻》："盖胃为水谷之海，而脾主运化，使脾健胃和，则水谷腐熟，而化气化血以行营卫，若饮食失节，起居不时，以致脾胃受伤，则水反为湿，谷反为滞，精华之气不能输化，乃至合污下降，而泻痢作矣。"对于脾失健运的病理变化也有详细的论述。

2. 重视脾阴对脾主运化的影响　唐容川在李东垣等重视脾阳的基础上，非常重视脾阴，《血证论·男女异同论》："李东垣后，重脾胃者，但知宜补脾阳，而不知滋养脾阴。脾阳不足，水谷固不化，脾阴不足，水谷仍不化也。"认为脾阴不足亦可致脾失健运。

3. 记载大量脾失健运的疾病　明清时代的医书中出现大量因脾失健运而致的病变，而且明清之后开始出现医案，其中也记载了大量的脾失健运的医案。

"大饱伤脾：因脾主运化饮食，饮食太饱，脾之运化力不足以胜之，是以受伤。其作噎者，因脾不运化，气郁中焦，其气郁极欲通，故噎以通之"（《医学衷中参西录·答刘××问七伤》）。饮食太饱影响脾的运化功能，脾失健运而致中焦气郁，作噎可通气郁。"寒气客于肠胃，厥逆上出，故痛而呕。此经之言呕，亦主于寒客。食则呕者，物盛满而上溢。脾不能运化精微，则食满而呕，盖虚证也"（《医宗必读·呕吐哕》）。脾失健运还可以引起呕吐；"《内经》曰诸湿肿满，皆属于脾。又曰诸腹胀大，皆属于热。夫脾虚不能制水，水渍妄行，故通身面目手足皆浮而肿，名曰水肿……今也七情内伤，六淫外侵，饮食不节，房劳致虚，脾土之阴受伤，转输之官失职，胃虽受谷，不能运化，故阳自升、阴自降，而成天地不交之否，清浊相混，隧道壅塞，湿郁为热，热又生湿，湿热相生，遂成胀满，经曰鼓胀是也"（《医学正传·肿胀》）。脾虚而致脾失健运能引起水肿、鼓胀。

"经营劳心，纳食违时，饥饱劳伤，脾胃受病，脾失运化。夜属阴晦，至天明洞泻黏腻，食物不喜。脾弱，恶食柔浊之味，五苓通膀胱分泄，湿气已走前阴之窍，用之小效，东垣谓中气不足"（《临证指南医案·泄泻》）。因脾失健运而致泄泻的病案；"薛立斋治一产妇，患腹胀，满闷呕吐，因败血散于脾胃，不能运化所致。或用抵当（疑是抵圣汤），败血已下，前症益甚，小腹重坠，似欲去后。薛谓脾气虚而下陷，用补中益气汤加炮姜温补脾气，重坠如失。又用六君子汤而安"（《续名医类案·产后·呕》），记载了脾失健运而至腹胀、呕吐的病案。

脾主运化理论的发展经历以上4个时期，从最初的脾消谷，到磨谷，到运化水谷；从发现脾失健运的病理变化，到出现治疗脾失健运的方药，到理法方药的完善，脾主运化的理论不断丰满。通过研究脾主运化的理论，也为进一步研究脾脏象理论的发展提供了重要的依据。

223　脾主运化的发生学研究

中医发生学作为研究中医的一种方法，是通过运用文献学、史学、逻辑学、哲学和社会学等方法，对中医学初创时期基本概念、基本观点、基本理论的形成与演变，作出客观而确实的解释。发生学的研究方法比较适合中医理论的研究，因为中医理论经过上千年的发展，虽然理论丰富，但是很多概念名词流传至今变得模糊不清，需要利用发生学的研究方法使一些名词概念回归至其发生形成的时代，确定其发生背景，从而更清楚地理解这些名词、概念的含义。

学者李朝通过运用文献学、史学、逻辑学、哲学和社会学等方法，动态全面分析了脾主运化理论的形成因素，明确了脾主运化理论的发生和由来，总结了脾主运化的发生学背景。在哲学因素（阴阳、五行、气）、文化因素（天文地理、气象历法、农学）、实践因素（医学实践和生活实践）综合影响下形成了脾主运化理论。最后得出结论：哲学、文化、实践是脾主运化理论形成的关键影响因素。

脾主运化包括两个方面：一是运化精微，是指从饮食中吸收营养物质，使其输布于五脏六腑各器官组织。二是运化水湿，促进体内水液的运转和排泄，配合肺、肾、三焦、膀胱等脏腑，维持水液代谢的平衡。脾主运化的发生学研究就是把脾运化功能放回到其形成的具体历史时间中，动态分析和归纳脾运化功能形成的主要影响因素。脾主运化的发生学研究有利于在更深层次理解中医脾脏象理论，丰富现代中医脾脏象理论，更好地继承、创新和发展中医脾脏象理论。对于"脾主运化"的发生学研究，其要点在于确定"脾主运化"理论形成的大时代背景，以及"脾主运化"理论形成的文化背景及社会背景，把握"脾主运化"理论在发生形成过程中的认知思维方法，此外还有该理论的研究方法。

古代哲学思想

1. 气　古代哲学思想认为世间万物都是由气构成的，并且事物运行的内在动力就是气。这种哲学的气理论被古代医家吸收转化，从而形成中医学的气理论，用来解释人体生命活动和指导疾病的治疗和预防。中医学理论认为人体之气是人体内运行的一种活力极强的精微物质，是构成人体和维持人体生命活动的基本物质之一。

气是脾胃理论的核心，贯穿始终。脾胃为气升降之枢纽，脾胃升降相因，燥湿互济，阴阳相合，为气血生化之源，是人体生命活动重要的一部分，故脾胃为后天之本。人与万物同本同源，如《素问·宝命全形论》："人以天地之气生……天地合气，命之曰人。"从元气角度，元气演化为阴阳二气，阴阳二气的离合运动，产生三阴三阳的六元之气，三阴三阳的相互作用，产生偏于形质的五行之气，具体到人体就是五脏之气。气在不同脏腑又有着不同的名称和功能，所以有了五脏之气：心气、肺气、肝气、脾气、肾气。根据辩证唯物主义以及物质第一性原理，气首先是物质性的，物质的固有属性是气的运动。那么脾主运化的功能就是气的功能在脾脏的具体体现，也是主要表现。

2. 阴阳　阴阳是一对哲学范畴，是对具有对立属性事物的一种抽象性概括，阴阳理论作为一种方法学，其应用非常广泛。传统医学的形成就受到了阴阳理论的深度渗透，阴阳理论用来说明人体结构，认识人体功能，了解人体疾病变化指导疾病的预防、诊断和治疗。

阴阳理论对脾主运化形成的影响主要是用阴阳理论来解释脾的运化功能而使其形成系统的理论。阴阳是一种属性分类和概括，并没有物质存在的基础，但是脏腑分阴阳，有脾阴、脾阳之说，而阴阳之中复有阴阳。如《素问·金匮真言论》："腹为阴，阴中之至阴，脾也。"脾阴脾阳功能不同，就如阳主升，阴主降，阴静阳躁。脾阳是脾气中阳的活力部分，表现温煦、动力、向上、向外的作用，在脾气中起主要作用；脾阴就是脾气中阴的活力部分，表现濡润、滋养、向下向内的作用。借助于阴阳的特性和阴阳的对立制约，能够更好地解释脾主运化的生理功能。

3. 五行学说　五行学说是以五行各自的特性作为归类和推演事物五行属性的一种分类法则，五行和阴阳类似是一种属性分类的抽象概括。五行学说对于中医脏象理论极其重要，因为由于五行学说的引进，建立了完备的五行脏象系统，肝、心、脾、肺、肾分别对应木火土金水，不仅能够用五行学说解释脏腑的生理功能，并且能够利用五行之间的生克制化说明脏腑之间复杂的生理病理关系，为疾病的诊断治疗提供理论支持。

脾五行归土，来源于土生万物的思想。土爱稼穑，即农业种植有关的农事活动，引申为有生化、承载、受纳的事物皆属于土属性。土居中央，以灌四旁；脾居中央，以养四脏。土在五行位置上位于中央，脾也居于人体中焦，土生万物，并且脾具有运化功能，为后天之本，故两者具有通性，根据取象比类的思维方法，把脾归属于土。人体之脾与自然之土联系起来表达了中国古代天人相应的整体观。根据五行归类表，脾与胃相表里、开窍于口、在体为肉、在志为思，脾与五音之中的宫、五味之中的甘、五色之中的黄、五化之中的化、五气之中的湿、五方之中的中，五季之中的长夏相通。并且土在中国古代是有特殊的文化内涵的，秦微等在《脾属土的文化渊源及内涵》中详细叙述了脾土文化的内涵，认为脾土相配理论的形成与古代"土为万物之母""中土五行""土统四方"等思想文化影响了对人体的认识，最终形成了中医的特殊脾土文化。"脾土为枢"的说法，是机体的重要平衡机制。并且在治未病方面，脾土理论起到巨大作用，《金匮要略》有"四季脾旺不受邪"之说，意思是说一年四季只要脾胃功能正常，人体就不容易生病，反之，若是脾胃虚弱，生化无源，气血亏虚，则虚贼邪风易侵袭人体。所以五行归类将人之脾与自然界中土属性的事物以及人体生理病理联系到一起，不仅可以解释天人相应的医学理论，并且还能帮助指导临床疾病的诊疗。

文化背景

1. 天文地理、气象历法　古人观天晓地，天文地理学在古代社会中是非常重要的。天文就是观天的学问，地理是察地的学问，观察天地以知空间时间。人类生活在空间和时间之中，空间与时间的变化对人类生命健康的影响是不可小觑的。所以懂得天文地理，知晓气象历法，是医者必备的知识储备。《素问·上古天真论》："上古之人，其知道者，法于阴阳，和于术数，饮食有节，起居有常，不妄作劳，故能形与神俱，而尽终其天年，度百岁乃去。"

人是时空中的人，所以中医的脏象是时空的脏象。气象历法学是中国古代非常有特色的文化。气象历法即观察天象的变化规律，以计量较长的时间间隔，预测气候变化和季节来临。古代历法学非常发达，有物候历、影响历、月象历、星象历。把握了自然界气候——寒热温凉的变化规律，能够更好地维护人类的生命健康，那么对于规律的把握自然是越精细越好。所以历法的发展在追求健康的动力下，就越发成熟与精细，例如对于一年时间的划分就有四分法、十二分法和二十四分法。

脾通于长夏但是脾不独主时。《素问·太阴阳明论》："脾者土也，常以四时长四藏，各十八日寄治，不得独主于时也。"根据物候历四分法，一年中有四季，春夏秋冬，并没有长夏这个季节，所以脾不独主时，而是脾旺于四季，即脾主四时，一年四季皆为脾的季节。脾主运化是脾的主要生理功能，所以脾主运化也是旺于四季而不独主时。故有四季脾旺不受邪之说，此理论在摄生、治病、康复中都发挥重要作用，是脾胃理论中比较重要的一部分。

2. 农学　农学是研究农业发展规律的学科。中国古代社会是一个以农业为主的社会。农业活动的主要内容就是农民对农作物的播种、管理、收获。古代医家在对农业活动的观察及对农业活动的体验的同时结合自身所学医学知识，取农作物生长之象，比人类自身生长之类。用土地和水对于农业活动的重要性，比喻脾胃对于人体的重要性。土地承载了一切，所以土为万物之本源；脾胃为人体的后天之本，气血生化之源。

取农事活动中的腐败发酵之象，比脾主运化之类。在农事活动中植物的生长壮老已在一年之中进行，从农作物的播种、发芽到成熟、收割都必须在土地之中进行且得风调雨顺方可。但古代农作物残渣的堆积发酵、被土地吸收，类似于人体脾胃对于食物的腐熟和运化水谷。所以理论源于生活，懂得农学之事能够更好地理解脾主运化的功能。

3. 社会官衔制的影响　中国古代是一个封建社会，君主制是其鲜明的特点。中医学在封建社会的环境中成长，必然受到封建社会文化的影响。利用社会事物和官制文化来阐释中医脏象理论。脾胃的关系在官衔制中都有所体现，在脏象系统中模拟封建社会的人事制度，如《内经》"脾者，谏议之官，知周出焉""胃者，仓廪之官，五味出焉"。通过"谏议之官"和"仓廪之官"来解释说明脾和胃生理功能。仓廪是古代储存粮食的地方，就好像胃一样具有受纳食物的功能。谏议是古代的一个官名，又称为谏议大夫，是君王的谏议之臣，帮助君主辨别善恶以达到"知周"。脾的主要功能就是"运化"，从文字发生的角度，"运"最早是"军队的转移、迁徙"，后来演化为"运输"，代表脾输布水液精微；而"化"的意思是"改变、变化"，《素问·天元纪大论》："物生谓之变，物极谓之化。""化"就是脾把水谷转化为精微物质的过程。通过人尽皆知的封建社会人事制度比拟脏腑功能，以及利用社会文字文化解释脾主运化的内涵，能够更好地理解和传播中医的脾脏象文化。

丰富的实践

1. 医学实践　中医学是一门实践性非常强的学科，其起点和归宿都是实践。从最早期的简单解剖和狩猎活动，人们不断加深对人体结构的认识。脾胃的最早概念应当是解剖学的概念，可以从当时的原始社会现象和战乱冲突生活状态以及脏腑的文字发生推断得出。《素问·太阴阳明论》："脾与胃以膜相连。"说明脾是实体器官，且与胃仅一层膜之隔。《内经》对于脾的解剖形态记载不多，后世医家对于脾的解剖形态做了很多补充性的描述。如《难经·四十二难》"脾重二斤三两，扁广三寸，长五寸，有散膏半斤，主裹血，温五脏"，对脾脏的重量、形状、质地、功能做了大概的描述。

但是随着社会的发展，医学的发展受到了生产力的限制，由于解剖条件受到制约不能进一步发展，所以在各个时代背景下，众医家在理论上寻求对人体脏腑的更深理解，对于脏腑的器质研究几乎止步不前，而在理论和功能上的研究大放异彩，百家争鸣。逐步走上"重道轻器，重神轻形"的与西方医学完全不同的道路。

2. 生活实践　生活实践是脾主运化理论的主要来源。人们对生命的理解源于对自身生命活动的观察，通过观察自身的生命活动，人们可以更直接、更形象地看到医学理论的影子。民以食为天，想要生存就要饮食饮水，适度的饮食饮水可以保持身体健康。《素问·阴阳应象大论》"味归形，形归气，气归精，精归化，精食气，形食味，化生精，气生形。味伤形，气伤精；精化为气，气伤于味"。五味的精华可以滋养形体官窍，人体的肌肉四肢百骸依赖营养物质的濡润，若是饮食过度就会出现"味伤形"。

脾主运化，运化食物和水液。《素问·经脉别论》："饮入于胃，游溢精气，上输于脾，脾气散精，上归于肺，通调水道，下输膀胱。"就讲述了水液在人体的代谢过程。而食物在人体的消化是可以通过解剖了解到的，《内经》中记载了胃的生理功能，胃主受纳，腐熟水谷。

对人类自身生命繁衍活动的观察。《灵枢·经脉》："人始生，先成精，精成而脑髓生，骨为干，脉为营，筋为刚，肉为墙，皮肤坚而毛发长，谷入于胃，脉道以通，血气乃行。"讲述了人是从何而来，既人由精化，那么脾自然也是由精化生而来，不过脾是由先天之精和后天之精化合而成。

讨　　论

现代中医学逐渐发展为重视临床而轻视基础理论。理论来源于实践，并且反馈指导实践，但是实并不是理论的唯一来源。现在很多临床的中医生过于注重临床而轻视中医的理论价值，殊不知中医的理论是从实践中提取的精华。中医人应当重视中医的理论研究，尤其是中医理论的发生学研究。对脾主运化进行发生学的研究其价值是非常巨大的：一是还原中医理论的发生过程，有利于更加深入了解中医理论的形成和其中的精髓；二是有利于深入理解脾主运化理论和构建大脾胃理论；三是准确把握脾胃为后天之本理论的内涵，指导临床对于疾病的治疗和预防；四是跨学科结合，用新方法研究中医理论，促进现代中医理论的创新和发展。

综上所述，影响脾运化功能的形成的发生学背景是多元的复杂的，但是其中主要包括古代哲学思想、古代文化因素和实践因素。中医的理论源是多元的并不是唯一的，临床实践是医学理论的重要来源，临床实践固然重要，但是其背后的社会背景和文化背景也非常值得深思。这些复杂的影响因素综合作用促成了脾主运化理论的形成，这个论证同样适用于整个中医理论。中医"重道轻器"的发展模式和西医的"原子论"发展模式截然不同的原因，也就在于中医学发展受到了古代哲学的影响，特有的东方文化对医学的发展方向起到了导向的作用。

224　明代各家脾主运化理论的研究

明代以后，临证各科得到迅速的发展，中医理论更加系统化，分科更加完善，更加重于实用。受李东垣《脾胃论》及他的"脾胃学说"的影响，多数医家在治疗上重视脾胃，而脾主运化的理论，在这一时期的发展也主要体现在对疾病的认识，及疾病的治疗方面。另外从明代开始出现医案的专著，其中也记载了大量运用脾主运化的理论治疗疾病的医案。明代医家对于脾主运化理论的认识，主要体现在能将其灵活地应用到分析疾病的病因病机及治疗的过程中。学者杨丽等选取了明代几位代表医家，论述了其对脾主运化理论的发展。

汪机——脾主运化体现于固本培元中

1. 确立固本培元之治则　汪机作为新安医家的代表，其代表作有《医学原理》《外科理例》等，其医学思想主要是"固本培元，营卫一气，新感温病"的理论。

汪机认为"固本培元"的根本在脾胃，"本元"主要是后天脾胃之本元，脾胃为气血之源。汪机在治疗疾病的过程中，善用人参、白术、当归、黄芪四味药来"固本培元"，即以脾主运化为理论依据，在治疗疾病的同时，巩固脾胃的根本，培养脾胃的元气，使脾胃的运化功能得以恢复，而起到祛病强身的作用。

2. 脾虚不能运化精微及水湿　汪机认为脾虚会影响精微的运化，"其原盖因饱食筋脉横解，则脾气倦甚，不能运化精微。故食积下流于大肠之间，而阴血亦下陷矣"。《外科理例·痔漏》饮食过饱而至脾虚，会引起脾失健运而至食积。另外脾虚还会影响水液的运化，而引起水肿："脾胃虚弱为水肿。所以然者，脾候身之肌肉象于土。土主克水，水血既并脾气衰弱，不能克消，致水气流溢，浸渍肌肉，故肿满也。观此岂宜用克伐之剂。"（《外科理例·论水肿》）

薛己——脾主运化的理论主要体现于滋化源中

薛己的主要著作有《内科摘要》《外科枢要》《明医杂著》等，继承了李东垣的脾胃论的思想，并有所发挥，将补脾和补肾相结合，提出"滋化源"的理论。薛己对于脾主运化的理论虽未系统的论述，却贯穿在他对疾病的认识及治疗的过程中。

1. 脾不能运化水液而至痰盛　《内科摘要·元气亏损内伤外感等症》："中满者，脾气亏损也；痰盛者，脾气不能运也；头晕者，脾气不能升也；指麻者，脾气不能周也。"指出了痰盛是由于脾的运化失常，即运化水液的功能出现异常而至。

2. 脾不能运化水谷而至化源不足　基于脾主运化的理论，薛己发展了《内经》的"滋化源"理论，"滋化源"是指在治疗疾病的过程中，要滋养气血精气化生之源。气血化生之源即中焦脾胃，而精气化生之源则为肾。脾的运化不利，化源不足，则会引起肺肾等脏的相关疾病，应用人参、白术、茯苓之辈健脾，使脾健，运化有利，而各脏自安。

明代黄履素《医宗摘要》中，在评述薛己这一学术观点时曾指出："先生立斋专似滋化源为主，化源者何？脾胃之气是也，止为万物之母，一非土则万物不能生，惟脾上贬则万物皆昌，而四藏多有生气。"可见其视脾胃之气为化源的基础，补脾胃是"滋化源"理论的重中之重。

《内科摘要·饮食劳倦亏损元气等症》中指出："大凡足三阴虚，多因饮食劳役，以致肾不能生肝，肝不能生火，而害脾土不能滋化，但补脾则土生金，金生水，木得平而自相生矣。"可见薛己在肝、脾、肾三脏中更加重视脾土，充分反映了他以脾胃为其他诸脏之化源的学术思想。

（1）脾土不能生肺金可"滋化源"：《内科摘要·脾肺亏损咳嗽痰喘等症》"上舍陈道复长子，亏损肾经，久患咳嗽，午后益甚。余曰：当补脾土，滋化源，使金水自能相生"。通过滋化源，补脾胃，可以使金水相生而治疗肺脏的病症。《内科摘要·脾肺肾亏损小便自遗淋涩等症》"司空何燕泉，小便赤短，体倦食少，缺盆作痛，此脾肺虚弱，不能生肾水，当滋化源，用补中益气、六味丸加五味而安"。脾肺虚弱，而至的肾虚，也可滋化源。

（2）肾经阴火亏虚可"滋化源"：《内科摘要·脾肺亏损咳嗽痰喘等症》"上舍史瞻之，每至春咳嗽，用参苏饮加芩、连、桑、杏乃愈。乙巳春患之，用前药益甚，更加喉喑，就治，左尺洪数而无力。余曰：此是肾经阴火，刑克肺金，当滋化源。遂以六味丸料加麦门、五味、炒栀及补中益气汤而愈"。用滋化源，补脾肾的方法，亦可以治疗肾经之阴火犯肺之证。

（3）气血亏损精血不足可"滋化源"：《内科摘要·脾肾亏损头眩痰气等症》"若人少有老态，不耐寒暑，不胜劳役，四时迭病，皆因少时气血方长，而劳心亏损；或精血未满，而御女过伤，故其见症难以悉状，此精气不足，但滋化源，其病自痊"。因劳欲过度而至的气血亏损、精血不足，亦可用滋化源的治法，其病自愈。

（4）治外科疮疡可"滋化源"：《外科枢要·论脚发》"若色黯不痛者，着肉灸、桑枝灸，以行壅滞助阳气，更用十全大补汤、八味丸，壮脾胃，滋化源，多有复生者。若专治其疮，复伤生气"。《外科枢要·论脑疽》"漫肿微痛，渴不饮冷，脉洪数而无力，乃阴虚火炽，当用六味丸，及补中益气汤，以滋化源"。外科疡，色暗无痛、漫肿无边的阴性疮疡，可用补脾胃的方法，使其气血化生有源，而得到良好的预后。

陈实功——脾主运化体现于盖疮全赖脾土中

陈实功是明代著名的外科学家，其代表作为《外科正宗》，书中继承和发展了明以前的外科成就，而在治疗外科疾病方面提出了"诸疮全赖脾土，调理必须端详"的理论，而脾主运化的理论也贯穿其中。

1. 脾虚而至运化不利 《外科正宗·附骨疽》"一男子劳碌遇寒，每发腿痛，发则寒热呕吐，胸痞不食，此因气恼、饮食不节，脾胃受伤，故脾气有亏，饮食不能运化痰滞，中脘湿热动而下流注为香港脚"。脾胃损伤引起脾气虚，会影响到饮食物的运化，及影响水液的运化而引起痰滞，从而说明了脾运化水谷及水液的作用。

2. 于盖疮全赖脾土中体现脾主运化 陈实功治疗外科疾病，在重视外治法的同时，十分重视内治法，提出了"盖疮全赖脾土，调理必要端详"（《外科正宗·痈疽治法总论》）的理论。

"脾胃者，脾为仓廪之官，胃为水谷之海。胃主司纳，脾主消导，一表一里，一纳一消，营运不息，生化无穷，至于周身气血、遍体脉络、四肢百骸、五脏六腑，皆借此以生养。又谓得土者昌，失土者亡。盖脾胃盛者，则多食而易饥，其人多肥，气血亦壮；脾胃弱者，则少食而难化，其人多瘦，气血亦衰"（《外科正宗·痈疽治法总论》）。正是由于脾主运化一身的水谷与津液，因此在治疗外科疾病的同时，要注意顾护脾胃，脾胃盛则运化如常，其人多食易饥，气血旺盛，疾病预后良好，反之则预后不良。"气血壮而脾胃盛，使脓秽自排，毒气自解，死肉自溃，新肉自生，饮食自进，疮口自敛"（《外科正宗·痈疽治法总论》）。

张景岳——明确提出脾主运化

张景岳在医学理论及临床诊治方面均有建树，其代表作为《类经》《景岳全书》，其对脾主运化的论述比较全面，既有对脾主运化的总论，又有对脾运化失司而至疾病的认识。

1. 明确提出"脾主运化"　张景岳在其著作《类经》和《景岳全书》中，均明确提出了脾主运化的论述。

"脾主运化，胃司受纳，通主水谷，故皆为仓廪之官。五味入胃，由脾布散，故曰五味出焉"（《类经·十二官》）。"足太阴，脾也。胃司受纳水谷，而脾受其气以为运化，以独受其浊，而为清中之浊也"（《类经·血气阴阳清浊》）。脾胃的分工明确，胃主受纳，而脾主运化。"脾以运化水谷，制水为事，湿胜则反伤脾土，故宜食苦温以燥之"（《类经·五脏病气法时》）。"脾主运化水谷以长肌肉，五脏六腑皆赖其养，故脾主为卫"（《类经·身形候脏腑》）。详细论述了脾主运化，既能运化水谷又运化津液。

《景岳全书》中亦多处明确提出"脾主运化"。"胃司受纳，脾司运化，一纳一运，化生精气，津液上升，糟粕下降，斯无病也"（《景岳全书·饮食门》）。脾胃各司其职，则体健无病。《景岳全书·脾胃》："至若胃司受纳，脾主运化，若能纳而不化，此脾虚之兆易见；若既不能纳，又不能运，此脾胃之气俱已大亏，即速用十全大补、六味回阳等剂尤恐不及，而尚欲以楂、苓、枳术之类，冀为脾胃之永赖乎？"能纳而不化是脾虚之脾失健运，若纳运具损则脾胃皆虚。《景岳全书·泄泻》："泄泻之本，无不由于脾胃。盖胃为水谷之海，而脾主运化，使脾健胃和，则水谷腐熟，而化气化血以行营卫，若饮食失节，起居不时，以致脾胃受伤，则水反为湿，谷反为滞，精华之气不能输化，乃致合污下降，而泻痢作矣。"同时张景岳也认识到脾胃之病也多与脾主运化的功能失滞相关。

2. 脾虚而至饮食运化不及　《景岳全书·吐泻》"盖饮食入胃，不能运化而吐者，此脾气虚弱，所以不能运也"。脾虚饮食不化可引起呕吐。《景岳全书·吐泻》："若饮食虽滞，而因脾虚不能运化者，此其所重在脾气，不在饮食，止宜养中煎、温胃饮，或理阴煎、圣术煎之类，以培其本，不可因饮食之故，而直行消伐也。"脾虚不能运化饮食，是食滞的主要病因。《景岳全书·肿胀》："若因脾虚内寒不足，而气不能运化精微，以成腹满者，故宜以甘温补脾为主。"脾虚而运化不利，亦可至腹满。

3. 脾虚而至津液运化失常　《景岳全书·痰饮》："亦有因脾胃亏损，中焦气虚，不能运化而为痰者；亦有因峻厉过度，脾气愈虚，不能运化津液，凝滞而为痰者，凡此皆当健脾胃为主。"脾虚不能运化津液而成痰。《景岳全书·痰饮》："若脾气微虚，不能制湿，或不能运化而为痰者，其证必食减神倦，或兼痞闷等证，宜六君子汤，或五味异功散之类主之。"脾失健运而成痰者，可用六君子汤、异功散之类的补脾的方剂治疗。脾虚可至其对津液的运化不利，而引起痰饮病。

喻嘉言——脾主运化体现于重视固护脾胃之气

喻嘉言是明末清初的著名医家，其代表作为《尚论篇》《寓意草》《医门法律》，后世更是将这三本书合称为《喻昌医学三书》。《尚论篇》是一本研究《伤寒论》的专书，一方面提出了三纲鼎立学说，另一方面从《伤寒论》中分离出三大例温病，并且强调在治疗温热病的同时注重顾护津液。

《寓意草》是一本医案笔记形式的医学著作，首创了"议病式"。《医门法律》主要论述了内科疾病。喻嘉言在治疗上重视顾护脾胃之气、补养肾气、从痰论治。另外特别注意扶正，尤擅用人参。

1. 固护脾胃之气基于脾主运化　《寓意草·辨王玉原伤寒后余热并永定善后要法》"补虚有二法，一补脾，一补胃。如疟痢后脾气衰。饮食不能运化，宜补其脾。如伤寒后胃中津液久耗，新者未生，宜补其胃"。脾虚而至脾失健运，治疗上应补其脾。《寓意草·答门人问州守钱希声先生吐血治法》："一者脾中之阳气旺，而饮食运化精微，复生其下竭之血也。"脾气旺，则运化如。《寓意草·论吴叔宝无病而得死脉》："而胃中之气，不变为寒。气惟冲和，故但能容食，不能化食，必藉脾中之阳气入胃，而运化之机始显。"脾阳是脾主运化的动力。可见喻嘉言在治疗虚证上重视补益脾、肾，而补脾正是基于脾主运化，胃中之水谷精微，赖脾中之阳气而运化，脾健则饮食自运，气血自生，疾病自愈。

2. 脾失健运影响津液的代谢　《医门法律·先哲格言》："丹溪谓脾失运化，由肝木侮脾，乃欲清心经之火，使肺金得令，以制肝木，则脾土全运化之职，水自顺道，乃不为肿，其词迂而不切。"《医门法律·络脉论》："夫人天真之气，全在于胃，津液之多寡，即关真气之盛衰。而胃复赖脾以营运其津液，一藏一府，相得益彰，所以胃不至于过湿，脾不至于过燥也。"脾主津液之运化，脾之健运如常，则津液之运化得利，不会引起肿、燥之病，若脾虚，则津液之运化失常，而引起水液代谢障碍之病症。

225　清代各家脾主运化理论的研究

清代脾主运化的理论发展可分为两个阶段，第一阶段是鸦片战争以前，延续前代医家对于脾主运化理论的认识，主要体现在运用脾主运化的理论分析疾病的病因病机及治疗的过程中；第二阶段是清末鸦片战争之后，受到西方医学的冲击，之后成长起来的中医学者开始不断地探索中医的发展之路，中医学开始寻求中西汇通、中西医结合的道路。脾脏象理论，脾主运化的理论一方面在寻求自身理论的突破，另一方面也开始注重与西方医学靠拢，试图用西医学的理论更好地诠释脾主运化。学者杨丽等选取了清代几位代表医家，论述了其对脾主运化理论的发展。

鸦片战争之前各家脾主运化理论的发展——继承应用

1. 李中梓——脾为后天之本源于脾主运化　李中梓为清初著名医家，其代表作为《医宗必读》《内经知要》《伤寒括要》等，最早提出了"肾为先天本，脾为后天本"论，并且提出了治泻九法。

（1）论述了脾主运化的理论：《内经知要·脏象》"脾胃者，仓廪之官，五味出焉（胃司纳受，脾司运化，皆为仓廪之官。五味入胃，脾实转输，故曰五味出焉）""中焦受气取汁，变化而赤，是谓血（水谷必入于胃，故中焦受谷，运化精微，变而为汁，又变而赤，以奉生身，是名为血）"。对《内经》进行了注释，明确了脾主运化的功能，脾主运化水谷精微，化生气血，而营养周身。《医宗必读·改正内景脏腑图说》"脾者，仓廪之官，五味出焉……闻声则动，动则磨胃而主运化"，也论述了脾主运化的功能。

（2）脾为后天之本源于脾主运化：李中梓在《医宗必读》中提出了"脾为后天之本"的理论，而脾为后天之本的提出，正是源于脾主运化的功能。《医宗必读·肾为先天本脾为后天本论》"后天之本在脾，脾为中宫之土，土为万物之母""盖婴儿既生，一日不再食则饥……一有此身，必资谷气，谷入于胃，洒陈于六腑而气至，和调于五脏而血生，而人资之以为生者也，故曰后天之本在脾"。脾胃作为仓廪之官，胃受纳饮食物之后，通过脾运化水谷，化生为精微，而运达滋养全身，维持生命活动，因此称为后天之本。

（3）治泻九法之燥湿源于脾主运化：《医宗必读·泄泻》中总结出了治疗泄泻的"治泻九法"之淡渗、升提、清凉、疏利、甘缓、酸收、燥脾、温肾、固涩。其中燥脾之法为"一曰燥脾，土德无惭，水邪不滥，故泻皆成于土湿，湿皆本于脾虚，仓廪得职，水谷善分，虚而不培，湿淫转甚，经云虚者补之是也"。泄泻多是由于脾胃虚弱，脾失健运，水谷运化不利，浊清不分而致，在治疗上用燥湿培土之法。因此治泻九法中的燥湿一法也是源于脾主运化的。

（4）治闭癃七法之燥脾健胃源于脾主运化：闭癃指小便不利，《医宗必读·小便闭癃》"新病为溺闭，盖滴点难通也；久病为溺癃，盖屡出而短少也"。《医宗必读》中提出了治闭癃七法：清金润肺、燥脾健胃、滋水涤燥、淡渗分利、疏理气机、苦寒清热、温补脾肾。其中对燥脾健胃之法的论述，"如脾湿不运，而精不上升，故肺不能生水，发当燥脾健胃"（《医宗必读·小便闭癃》）。脾主水液之运化，亦主水液之输布，如脾失健运，则水液之精不上升于肺，肺失通调，治疗上应当健脾胃，用燥脾健胃之法，因此燥脾健胃之法源于脾主运化水液。

2. 傅青主——脾主运化应用于治疗妇科疾病　傅青主，代表作为《傅青主女科》《傅青主男科》等，其犹善治疗妇科疾病，《傅青主女科》是一本妇科专著，在治疗妇科之经带胎产诸疾时，该书在继承前人治妇科病重在论治肝肾的基础上，独辟蹊径，重视论治脾胃，补益气血。

（1）脾虚运化不利而致带下病：认为"带下俱是湿症"（《傅青主女科·白带下》），而湿证的形成与脾主运化津液有密切的关系，《傅青主女科·赤带下》："妇人忧思伤脾，又加郁怒伤肝，于是肝经之郁火内炽，下克脾土，脾土不能运化，致湿热之气蕴于带脉之间；而肝不藏血，亦渗于带脉之内，皆由脾气受伤，运化无力，湿热之气，随气下陷，同血俱下，所以似血非血之形象，现于其色也。其实血与湿不能两分，世人以赤带属之心火误矣。治法须清肝火而扶脾气，则庶几可愈。方用清肝止淋汤。"忧思伤脾，脾虚则运化失司，津液的运化不利，而致湿邪内生，蕴于带脉则为带下之病，治疗上应当补脾。

（2）脾虚运化不利至经水病：傅青主治疗经水病，也重视补脾胃，一方面是因为脾主统血，脾虚则不能摄血；另一方面是因为脾虚而致运化不利，脾运化水湿的功能受限。在治疗上也应当补益脾气，使气旺则脾的统血如常，运化如常，则水湿自化"妇人有经未来之前，泄水三日，而后行经者，人以为血旺之故，谁知是脾气之虚乎！夫脾统血，脾虚则不能摄血矣；且脾属湿土，脾虚则土不实，土不实而湿更甚，所以经水将动，而脾先不固；脾经所统之血，欲流注于血海，而湿气乘之，所以先泄水而后行经也。调经之法，不在先治其水，而在先治其血；抑不在先治其血，而在先补其气。盖气旺而血自能生，抑气旺而湿自能除，且气旺而经自能调矣。方用健固汤……此方补脾气以固脾血，则血摄於气之中，脾气日盛，自能运化其湿，湿既化为乌有，自然经水调和，又何至经前泄水哉"（《傅青主女科·经前泄水》）。

3. 叶天士——根据脾主运化提出脾胃分治　叶天士是温病学派的创始人，其温病学的专著《温热论》，为温病学的发展奠定了基础。叶天士对于临证各科也有很深造诣，其医学理论及方药治案主要收集在《临证指南医案》中。

（1）根据纳食主胃，运化主脾确立脾胃分治论：主张脾胃分治，结合自己的临床诊治经验提出了"脾胃当分析而论""盖胃属戊土，脾属己土。戊阳己阴，阴阳之性有别也。脏宜藏，腑宜通，脏腑之体用各殊也。若脾阳不足，胃有寒湿，一脏一腑，皆宜于温燥升运者，自当恪遵东垣之法。若脾阳不亏，胃有燥火，则当遵叶氏养胃阴之法。观其立论云，纳食主胃，运化主脾；脾宜升则健，胃宜降则和"（《临证指南医案·脾胃》）。脾胃虽常并称，但其在本质上是不同功能的，一属脏而一属腑，一主纳而一主运，一宜升而一宜降，因此在治疗上也应该分别对待，各取其法。

（2）脾虚运化不利而致杂病：

1）脾虚运化不利而致噎膈反胃：《临证指南医案·噎膈反胃》"命门火衰，不能熏蒸脾土，以致饮食入胃。不能运化。而为朝食暮吐，暮食朝吐。治宜益火之源，以消阴翳，补土通阳以温脾胃"。脾土虚弱，饮食入胃之后，脾不能运化饮食物，而致朝食暮吐，暮食朝吐，治疗上当温补脾胃。

2）脾虚运化不利而致泄泻：《临证指南医案·泄泻》"经营劳心，纳食违时，饥饱劳伤，脾胃受病，脾失运化。夜属阴晦，至天明洞泻黏腻，食物不喜。脾弱，恶食柔浊之味，五苓通膀胱分泄，湿气已走前阴之窍，用之小效，东垣谓中气不足"。饮食劳倦而致脾胃虚弱，脾之运化失司，而致泄泻，治疗上当补中气。

3）脾虚运化不利而致不寐：《临证指南医案·不寐》"夜寐不适，脾营消索，无以灌溉故耳，当用归脾汤意温之"。脾胃虚弱，运化不利，不能运化水谷精微，而化生气血，无以滋养全身，引起不寐，治疗上用归脾汤温补脾气。

4. 吴鞠通——脾运化不利是脾虚致病的重要原因　吴鞠通是清代的又一温病大家，代表作为《温病条辨》，他在继承叶天士理论的基础上，创立了三焦辨证，在治疗上推崇张仲景注重顾护脾胃。而且在此基础上，认识到脾运化不利是脾虚致病的重要原因。

《温病条辨·解产难·疟疾论》"脾因郁而水谷之气不化。水谷之气不化而脾愈郁，不为胃行津液，湿斯停矣""中焦受气，取汁变化而赤，是谓血，中焦不受水谷之气，无以生血而血干矣。再水谷之精气，内入五脏，为五脏之汁；水谷之悍气，循太阳外出，捍卫外侮之邪而为卫气。中焦受伤，无以散精气，则五脏之汁亦干；无以行悍气，而卫气亦馁，卫气馁故多汗，汗多而营血愈虚，血虚故肢体日瘦，中焦湿聚不化而腹满，腹日满而肢愈瘦，故曰干生于湿也"。脾的运化不利，引起水谷的运化失常，而致湿停，并详细说明了中焦运化水谷精微及输布的过程。《温病条辨·中焦篇·寒湿》"伤脾阳，在中则不运痞满，传下则洞泄腹痛"。脾阳受伤，在中焦则表现为运化不利之痞满证，在下焦则表现为洞泄腹泻之证。

鸦片战争之后各家脾主运化理论的发展——中西汇通

鸦片战争及五四新文化运动之后，在激进主义思潮下，中国的传统文化遭到了怀疑和否定，甚至出现了废除中医的言论，中医在这个时间的发展受到了阻碍，中医界因此提倡中西医汇通以求自保，而唐容川、张锡纯便是这一时期成长起来的中西汇通的大家。

1. 唐容川——提出脾阴亦主运化 唐容川，中西汇通学派的代表人物，中医界提出"中西汇通"的第一人，其代表作为《血证论》《中西汇通医经精义》。

（1）脾阳主运化，脾阴亦主运化：唐容川在李东垣等重视脾阳的基础上，非常重视脾阴，他认为"李东垣后，重脾胃者，但知宜补脾阳，而不知滋养脾阴。脾阳不足，水谷固不化，脾阴不足，水谷仍不化也。譬如釜中煮饭，釜底无火固不熟，釜中无水亦不熟也。予亲见脾不思食者，用温药而反减，用凉药而反快。予亲见催乳者，用芪、术、鹿茸而乳多。又亲见催乳者，用芪、术、鹿茸而乳转少，则以有宜不宜耳。是故宜补脾阳者，虽干姜、附子转能生津；宜补脾阴者，虽知母、石膏，反能开胃。补脾阳法，前人已备言之，独于补脾阴，古少发明者，予特标出。稗知一阴一阳，未可偏废"（《血证论·男女异同论》）。在前人的基础上，提出了脾的运化功能，不仅与脾阳有关，而且与脾阴有关，并且用自己的临床用药经验举例说明。

（2）结合西医论述脾主运化：唐容川目睹了鸦片战争以后，随着西方文化的渗入，西方医学也在全国迅速的扩散，中医的主导地位受到挑战，废除中医的声音也日益高涨，中西汇通势在必行。唐氏试图从西医的解剖及生理上解释脾的功能"脾合胃，胃者五谷之府，脾居胃外，以膜相连，西医云：近胃处又有甜肉一条，甜肉汁入胃，则饮食自化。予按经文，甘生脾，是甜肉汁，即脾之物也，无庸另立条目。脾主化谷胃主纳谷是胃者，脾之腑也"（《中西汇通医经精义·脏腑所合》）。从西医脾的解剖及生理的角度论述了脾主运化的功能。

2. 张锡纯——"大气"影响脾的运化 张锡纯也是主张中医汇通的重要人物，而且是一位临床大家，其学术上重视临床疗效，代表作为《医学衷中参西录》。书中一方面试图从中西医结合的角度解释脾主运化，另一方面，认为"大气"可影响脾的运化功能。

（1）从中西医结合的角度解释脾主运化：从中医学的角度对脾主运化进行了论述，《医学衷中参西录·答刘希文问七伤》"大饱伤脾，因脾主运化饮食，饮食太饱，脾之运化力不足以胜之，是以受伤"。《医学衷中参西录·资生汤》"人之脾胃属土，即一身之坤也，故亦能资生一身，脾胃健壮，多能消化食物，则全身自然健壮"。脾主运化饮食物，脾健则饮食物运化正常，身体强壮。

结合西医学，认为脾即是西医的胰，其主运化的功能即是胰助消化的功能。《医学衷中参西录·太阴病提纲及意义》"脾为太阴之府，其处重重油脂包裹，即太阴之经也。盖论其部位，似在中焦之内，惟其处油脂独浓于他处，是太阴之经虽与三焦相连，而实不与三焦相混也。且《难经》谓脾有散膏半斤，即西人所谓甜肉汁，原系胰子团结而成，方书谓系脾之副脏，其分泌善助小肠化食，实亦太阴经之区域也"。

（2）"大气"影响脾的运化：张锡纯在《内经》理论的基础上，参喻嘉言之说，结合自己的临床实践创立之"大气下陷"理论，《医学衷中参西录·大气陷兼消食》："胸中大气亦名宗气，为其实用能斡旋全身，故曰大气，为其为后天生命之宗主，故又曰宗气。《内经》谓宗气积于胸中以贯心脉而行呼吸，深思《内经》之言，知肺叶之辟，固为大气所司，而心机之跳动，亦为大气所司也。今因大气下陷而失其所司，是以不惟肺受其病，心机之跳动亦受其病而脉遂迟也。"认为大气既是宗气，心肺之气均属大气。

《医学衷中参西录·升陷汤》"夫同一胸中瘀血，其病状竟若斯悬殊，故同一大气之下陷也，其脾胃若因大气下陷，而运化之力减者，必然少食"。大气下陷，影响脾胃之运化，而致食少。"方中之义：用黄芪以补胸中大气，大气壮旺，自能运化水饮，仲景所谓'大气一转，其气（指水饮之气）乃散'也"（《医学衷中参西录·答台湾严坤荣代友问痰饮治法》）。大气壮旺则脾的运化功能正常。心肺之气均能影响脾的运化功能。

1）心之君火影响脾的运化功能：《医学衷中参西录·敦复汤》"君火发于心中，为阳中之火，其热下济，大能温暖脾胃，助其消化之力，此火一衰，脾胃消化之力顿减。若君火旺而相火衰者，其人仍能多饮多食可享大寿，是知君火之热力，关于人身者甚大也。愚自临证实验以来，遇君火虚者不胜计，其人多廉于饮食，寒饮留滞为恙，投以辛热升补之剂，即随手奏效"。发自心中的君火，可以助脾之运化，君火旺则脾之运化旺，君火虚则脾之运化弱。

2）心肺之阳气影响脾的运化功能：《医学衷中参西录·理饮汤》"人之脾胃属土，若地舆然。心肺居临其上正当太阳部位（膈上属太阳，观《伤寒论》太阳篇自知），其阳气宣通，若日丽中天暖光下照。而胃中所纳水谷，实借其阳气宣通之力，以运化精微而生气血，传送渣滓而为二便。清升浊降，痰饮何由而生？惟心肺阳虚，不能如离照当空，脾胃即不能借其宣通之力，以运化传送，于是饮食停滞胃口，若大雨之后，阴雾连旬，遍地污淖，不能干渗，则痰饮生矣"。心肺阳气也可影响脾的运化功能，脾运化水谷精微须借助心肺之阳气，心肺阳虚，影响脾的运化功能，而致饮食停滞，痰饮内生。

226　从脾主运化概念诠释脾脏象理论模型

中医理论模型的科学化是中医药现代化进程中的重要一环，具有功能性、超形态性、整体全息性、时序性、模糊性等特征，中医模型思维与系统科学、非线性科学的某些原理有一定对应相通之处，基本符合系统科学的整体性原则、动态原则、最优化原则、模型化原则。其中，脏象是中医理论的核心，是中医对人体生命功能和形态结构的根本认识，因而脏象理论模型的构建是中医理论模型构建研究的重要组成部分。中医脏象理论模型的构建既要符合上述特征和原则，同时也要结合五脏自身的功能特点，形成更为具体、更加符合本脏特点的理论模型。学者裴宇鹏等从整体观的角度，以"脾主运化"为脾脏的功能核心，尝试构建包含脾-神系统、脾-精微系统、脾-气血系统、脾-肉系统和脾-津液系统五大模块的脾脏象理论模型，力求完整保留和诠释中医脾脏的功能特点和内涵，为中医脾脏象理论的系统、全面、深入研究提供结构层次较为清晰、功能内涵较为丰富的理论模型，推动中医脏象文化特色优势在中医脾脏象理论研究中的发挥。

首次提出"脾主运化"观点的是张景岳，《类经》："脾主运化，胃司受纳，通主水谷。"脾主运化，是指脾具有把饮食水谷转化为水谷精微，并将其吸收、转输到全身脏腑的生理功能。《素问·太阴阳明论》："脾者，土也，治中央，常以四时长四脏……土者生万物而法天地。"《素灵微蕴·飧泄解》："土者，如车之轮，如户之枢，四象皆赖以为推迁……五运流转，故有轮枢之象焉。"均体现了脾运化五脏的功能，脾为五脏之本，"居中央""灌溉四旁""以统五脏"，在五脏脏象研究中占有重要地位，脾脏象系统与其他脏象系统之间的关系又是不可叠加的，不是简单的一次函数关系。从"脾主运化"基本概念诠释脾脏象理论模型是具有中医脏象特色又能反映中医脾脏功能的模型框架。

脾藏意之脾——神系统

《灵枢·经脉》："人始生，先成精，精成而脑髓生。"认为脑"髓海"，为"元神之府"，是人体生命活动的中枢，支配精神意识思维活动。但是人的精神活动是一个整体，与五脏六腑密切相关，《素问·宣明五气》："心藏神，肺藏魄，肝藏魂，脾藏意，肾藏志。"可见"五脏所藏"皆与人体的精神意识活动相关。

中医脾与脑的相关性首先体现在"脾藏意""脾在志为思"。"所以任物者谓之心，心有所忆谓之意"。"意"是在心任物之后产生的，虽根于先天，但主要产生于后天，脾藏意是脾认知范畴作用的体现，也是脾主思的另一方面。脾藏意的理论最早见于《内经》，并在脾脏象理论发展过程中多有记载和论述，《难经·三十四难》："五脏有七神，各何所藏耶？然：脏者，人之神气所舍藏也。故肝藏魂，肺藏魄，心藏神，脾藏意与智，神藏精与志也。"《三因极一病证方论》："脾主意与思，意者，记所往事，思则兼心之所为也。"《类经》："脾为谏议之官，知周出焉，脾藏意，神志未定，意能通之，故为谏议之官。虑周万事，皆由乎意，故知周出焉。若意有所着，思有所伤，劳倦过度，则脾神散失也。"可见脾与意、智、思密切相关。因而脾若受病，则"意舍不清，心神不宁，使人健忘。"《灵枢·本神》："生之来谓之精；两精相搏谓之神；随神往来者谓之魂；并精而出入者谓之魄。"可见，"脾藏智"是脾所主"运化""统血"等生理功能和"意""思"等情志活动的综合体现，可归入"脾-神"的研究范畴。《素问·举痛论》："悲则气消，恐则气下，寒则气收，炅则气泄，惊则气乱，劳则气耗，思则气结。"脾胃为气血生化之源，气机失调则血液运行失常，故在血表现为血液运行不畅，或人体阴血生化不足,如血瘀、血虚。脾主运化水液,脾失健运在津液则表现为津液亏虚,或津液输布障碍,产生水湿痰饮等病理产物,三者互相联系,杂合而至,出现一系列临床病证。脾主思,情志失调易损伤相应之脏。《素问·举痛论》:"思则心有所存,神有所归,正气留而不行,故气结矣。"思虑太过,思则气结,脾气郁滞,脾失健运,出现脘腹胀闷、不思饮食、泄泻等症。气血生化无源,出现神疲乏力。脾不主升清,出现头晕目眩。临床上情志病患者亦多伴有食欲不振、大便异常等脾胃失调的表现。

脾散精之脾——精微系统

《灵枢·本神》"是故五脏者,主藏精"。因而在脏象理论模型的构建中,精微是极为重要的元素之一。精的概念内涵丰富,在《素问·金匮真言论》中提出精可以藏于肝、心、脾、肺、肾,而非单纯强调"肾藏精"。因而,应该在更大的概念层次上来认识和研究精,也可以局限于某一脏。

《素问·金匮真言论》"夫精者,身之本也"。乃生命之源,有先天之精与后天之精的区别。先天之精禀受于父母,是孕育新的生命、形成脑等组织器官的基础物质,出生之后此精藏于肾中,如《灵枢·决气》:"两神相搏,合而成形,常先身生,是谓精。"《灵枢·本神》:"生之来,谓之精。"后天之精来源于水谷,化生于脾,并转输灌溉各脏腑,以维持生命活动,如《素问·痹论》:"荣者,水谷之精气也,和调于五脏,洒陈于六府,乃能入于脉也。"《医门棒喝》:"脾脏独主转运而清升降浊。"《脾胃论》"升已而降,降已而升,如环无端,运化万物,其实一也""饮食入胃,而精气先输脾归肺,上行春夏之令以滋养周身,乃清气为天者也。升已而下输膀胱,行秋冬之令,为传化糟粕转味而出,乃浊阴为地者也"。可见全身津液、精微的代谢有赖于脾的运化功能,"脾气散精",才能使得水谷精微布达五脏六腑及四肢百骸,"散"亦有"运化"之意。《济生方》载"脾主运化精微"。现代研究证实脾"运"正常,食物中的淀粉、脂肪、蛋白质经过消化,淀粉逐步水解为葡萄糖、脂肪分解为乳糜微粒、蛋白质分解为氨基酸后而被机体吸收;脾"化"正常则进一步将吸收的葡萄糖、氨基酸、甘油或脂肪酸氧化分解产生能量,或合成各种组织蛋白、酶类和激素等及糖类、脂肪、蛋白质三大物质之间的相互转化。因而脾-精微系统是脾脏象理论模型的重要组成部分。

脾统血之脾——气血系统

《素问·调经论》"人之所有者,血与气耳"。气、血是人体脏腑功能活动的基础,脏腑有赖于气血的充养才能得以正常运行。五脏与气血皆息息相关,"肝藏血""脾统血""心主血脉""肺助心行血""肾藏精,精血同源",其中脾胃与气血的关系颇受关注,脾胃合一,脾与胃相表里,脾胃为后天之本,气血生化之源,脾脏象理论模型的构建离不开脾与气血功能的体现。

《灵枢·决气》:"中焦受气取汁,变化而赤,是谓血。"《灵枢·营卫生会》进一步指出:"此所受气者,泌糟粕,蒸津液,化其精微,上注于肺脉,乃化而为血。"均指出血液的生成有赖于中焦脾胃的受纳、腐熟、运化,水谷精微是脾胃滋生营血的原料,脾运化水谷、输布精微为营血的产生提供了条件。且"脾主统血",血液正常运行于脉道之中有赖于脾统血功能的正常,《灵枢·天年》指出"血气虚,脉不通",若脾运失常,气血生成不足、运行不畅,则会出现脉道不通。脾与气血的关系还体现在脾胃为充养元气的源泉、生成卫气的保障、生成宗气的基础,如《脾胃论·脾胃虚则九窍不通论》:"真气又名元气,乃先身之精气也,非胃气不能滋之。"由此可见,气血的化生、运行与中焦脾胃关系密切。

脾充肌之脾——肉系统

《素问·痿论》"脾主身之肌肉"。《素问·六节脏象论》"脾胃……仓廪之本，营之居也……其充在肌"。《素问·平人气象论》"脏真濡于脾，脾藏肌肉之气"。由此可见，全身的肌肉有赖于脾胃运化水谷精微的充养和濡润，脾与肌肉密切相关，是构建脾脏象理论模型的重要元素。

黄元御《四圣心源》："肌肉者，脾土之所生也，脾气盛则肌肉丰满而充实。"脾主肌肉体现在诸多方面：首先，脾主运化水谷，化成精微以充养肌肉，是脾主肌肉的物质前提和功能保障，如《素问·五脏生成论·集注》："脾乃仓廪之官，主运化水谷之精，以生养肌肉，故合肉。"其次，"脾……主裹血，温五脏，主藏意"。脾主统血，能够保证血液循行于脉道而不外溢，脾自身不可能包裹全身的血液，必须借助脉道来完成，而脉道主要由肌肉组成，脾胃健运，气血津液化生充足，肌肉得养，脉道完整坚韧，因而脾主肌肉亦为脾主统血功能的保障。第三，脾气主升，是保障人体脏腑、组织、器官肌肉组织相对恒定于一定位置的重要因素。《灵枢·本神》："脾气虚则四肢不用。"然脾所主之肌肉不单纯局限于四肢之肌肉，也涵盖五脏六腑以及维系内外的各组织，内外构成一个整体，因而在治疗肌痿病证时常常从脾论治"治痿者，独取阳明"。

脾为涎之脾——津液系统

津液是机体一切正常水液的总称，包括各脏腑组织器官的内在液体及其正常的分泌物。《素问·宣明五气》："心为汗，肺为涕，肝为泪，脾为涎，肾为唾，是谓五液。"明确指出了五脏所化生的津液，从而形成了中医学五脏与五液相关的理论，其中脾在液为涎。

"脾为涎"之说源于《内经》，指出涎为人体津液之一，与脾密切相关，而"脾主为胃行其津液"，其津液化源于水谷，布散至全身，又脾为至阴，津液可随脾上行，泌于口者为涎，故有"涎出于脾而溢于胃"之说。《素问·经脉别论》："饮入于胃，游溢精气，上输于脾，脾气散精，上归于肺，通调水道，下输膀胱，水精四布，五经并行。合于四时，五脏阴阳，揆度以为常也。"明确了脾气在津液输布过程中的重要作用。另外，脾主运化水液也是脾与津液相关的重要一环，脾主运化水液，包括"化"和"运"两个方面。通过"脾的化"，能够把水谷物的液态成分转化成水液，能够把水液化生为汗、尿、消化液及其他的生理性液体。通过"脾的运"，能够把津液和多余的水液转输至肺、肾和全身。"脾主运化水液"的功能健旺，是"脾主运化"的重要组成部分，可防止体内水液的输布失常，避免湿、痰、饮等病理产物的形成，进而维持人体内津液的平衡。

脾主运化功能正常是保障脾-神系统、脾-精微系统、脾-气血系统、脾-肉系统和脾-津液系统正常运行的关键，因而脾主运化是脾脏象理论模型的功能核心，且五个子系统的功能密切相关，相辅相成。《医方考》："脾胃者，土也。土为万物之母。诸脏腑百骸受气于脾胃而后能强。若脾胃一亏，众体皆无以受气，日见羸弱矣。故治杂证者，宜以脾胃为主。"《素问·经脉别论》："食气入胃，散精于肝，淫气于筋。食气入胃，浊气归心，淫精于脉。脉气流经，经气归于肺，肺朝百脉，输精于皮毛。毛脉合精，行气于腑，腑精神明，留于四藏。气归于权衡，权衡以平，气口成寸，以决死生。"食气入胃，经过胃气的运化散布，水谷之精气疏散于肝，由肝气而布散于全身筋脉，食气入胃，经过脾气的运化，把营养浓厚的水谷精气输送于心，由心气的作用以输送于脉；由脉流入于经全身经脉的气血汇聚于肺，肺朝百脉，以散布于皮毛部位；体内外气血相合，以行气于腑（即膻中），膻中心肺之精气旺盛，活力充沛，即宗气、大气充满，则能司呼吸，贯心脉，循经脉，以达于心、脾、肝、肾等诸脏。此为食气入胃供养五脏的生理过程。这一供养过程必须达到一定的生理要求，"气归于权衡，权衡以平，气口成寸"就是生理要求，水谷之精气，充养五脏，五脏之功能达到了相当平衡状态，全身生命活动才能正常，否则生命就会受到影响。故曰"以决生死"矣。说明了脾胃的盛衰，决定了气血的盛衰，可以决定患者的死生。同时机体的营养及疾病耗损的物质与能量有赖于脾胃之气化生，且治疗疾病的任何药物又需中焦受气取汁以发挥疗效。脾主运化概括了整个消化系统的生理功能，强调了脾在各个消化脏腑中的统领作用和基础地位。脾主运化的本质是通过升清降浊的气化过程主司精、气、血、津液等精微物质的生成和输布。脾主运化不仅是对饮食物的消化和吸收，而且是在人体气化过程中起主导作用。脾主运化功能失常，则会脾失健运，化源不足，气血亏虚，脑髓失养，生精乏源，津液失于输布，四肢肌肉不得濡养，上述五个系统功能难以正常运转；脾主运化失常还会出现生痰、聚湿、成饮等病理产物，引发多种疾病。

227　基于高脂血症探讨脾主运化的生理机制

　　高脂血症是由脂肪代谢或运转异常引起血浆中脂质结构失衡的一种全身性的脂代谢异常疾病，主要表现为血清中的胆固醇、甘油三酯和低密度脂蛋白胆固醇成分升高或血清高密度脂蛋白胆固醇成分降低。本病具有隐匿性、渐进性、全身性的特点，多见于中老年人，但随着生活水平的提高，青少年患者数也在逐年增长。高脂血症是一种常见的代谢性疾病，与心脑血管疾病、内分泌疾病、肾脏疾病、消化系统疾病等病的发病率、病死率之间存在着密切的关系。高脂血症是现代医学病名，中医学文献对本病病名没有明确的记载，但有相似症状的描述，根据相关表现将其归属于"痰浊""瘀血"等范畴。中医认为，脾胃虚弱、痰湿内生是高脂血症发病内因，嗜食厚味、饮食不节是其发病外因，脾虚、脾失运化是其形成的关键。脾失健运，无以"散精""游溢精气"，以致水谷精微无法正常化生气血，从而痰湿内生，痰瘀互结；或饮食不节，嗜好厚味，滞留脉中，积为膏脂，痰湿膏脂交互为患，日久成病。其发病病机，究其根本，无外乎"脾失运化"。脾虚运化无力，精微不布，聚津为湿，酿湿为痰，痰湿转化排泄不及时，痰浊内生，浸淫血脉，形成瘀血，进而出现高脂血症。在高脂血症形成的整个过程中，脾的运化功能是否正常是其发病的关键。故学者伍早霞等认为，可根据高脂血症的病因病机，以功能内涵为依据，从生理功能、解剖学定位、执行结构三个方面来探讨脾主运化的生理机制。

脾主运化的生理功能

　　"脾主运化"是指脾具有消化饮食、吸收水谷精微、转输津液至全身各脏腑，以维持生命活动的生理功能，是人体物质及能量新陈代谢活动的关键步骤和途径，同时也是研究机体脏腑、官窍、经络变化及其表里关系的理论基础。《素问·经脉别论》："饮入于胃，游溢精气，上输于脾，脾气散精，上归于肺，通调水道，下输膀胱，水精四布，五经并行。"说明在机体的生理过程中，脾（脾主运化）居核心地位，协调其他脏腑参与人体营养物质的吸收及代谢。

　　"脾主运化"是指水谷经胃消磨成食糜，在脾的"运"和"化"作用下，将食糜进行吸收、转化，化生精微物质以营养全身，从而维持机体物质能量代谢的动态平衡。其中，脾的"运"是指饮食水谷经脾转化为精微物质，传输至全身各处，并将产生的废物和饮食糟粕排出体外；脾的"化"主要是指经过脾气的作用，最终生成的水谷精微化生为气血、津液等物质，营养全身。脾的"运"和"化"既相互联系又互相包含。"脾主运"功能正常，食物中的三大营养物质经过消化，水解为葡萄糖、乳糜微粒、氨基酸后被机体吸收；"脾主化"功能正常则机体进一步将吸收的葡萄糖、氨基酸、甘油等物质进行转化，分解产生能量，或合成人体所需的营养物质。

　　生理状态下，脾司运化，纳运有常，升降有序，散精有力，气血不滞，痰湿不聚。若"脾运化失常"则脾气亏虚，脾失健运，气血化源匮乏，出现腹胀、便溏、食欲不振等症；脾不散精，精微物质传输布散失常，则津液停滞、水液聚留，从而产生痰湿水饮等病理产物，又可作为病因，影响体内物质与能量代谢间的动态平衡及相互转化，从而导致营养物质过剩形成高脂血症等异常代谢疾病。

脾主运化的解剖学定位

　　《黄帝内经素问集注》："脾胃运纳水谷……脾为转输，以养五脏器。"《素问·至真要大论》："诸湿肿满，皆属于脾。"故脾主运化，为水湿、精微物质运化之枢纽。一方面，脾将水谷转化的精微物质布散到全身各脏腑和四肢，以濡养肌肉、滋养脏腑；另一方面，脾通过转输布散将代谢后的津液不断排泄到体外，进而维持体内水液代谢的平衡。人体的日常生命活动依赖于能量供应，线粒体作为真核细胞的"动力工厂"，可将体内三大营养物质经过分解之后转化为能量。肝脏是体内脂质代谢的重要器官，也是脂肪酸氧化的主要场所，而肝细胞内含有众多线粒体，且糖、脂类、蛋白质等营养物质的合成分解及转化主要发生在肝细胞线粒体内。此过程与脾主运化输布津液滋养五脏六腑功能类似。肝脏作为消化腺，是营养物质消化、吸收和利用的枢纽，在脂质的消化吸收过程中起着重要的作用，是体内物质能量代谢的中心环节，保证人体正常的生命活动和稳定的内环境。由此可见，"脾主运化"功能是由现代解剖学器官肝脏执行。肝脏是人体内重要的脂质代谢器官，也是脂肪酸合成、分解的主要部位，是物质能量代谢的中心环节，在机体内发挥代谢、消化、吸收、分解、运输、合成及分泌、解毒、凝血等功能。其中，在肝脏脂质代谢和物质转化过程中脂肪酸氧化起着重要的作用。

脾主运化的执行结构

基于中西医学研究目的的一致性，可通过中医五脏功能建立与西医人体组成部分功能之间的对应关系，给出脾主运化功能的执行结构。"脾"在中医学中是一种多系统功能的综合单位，以消化系统为主，其作用与免疫器官、大脑皮质、肾上腺皮质、甲状腺等器官密切相关，故中医学"脾"的功能在一定程度上涵盖了西医解剖学的"脾脏""胰脏""肝脏"。脾主运化的功能主要包括饮食物的消化吸收和水谷精微的布散转运两个方面，根据功能之间的对应关系，可将具有消化、吸收、排泄功能的消化系统和具有新陈代谢功能的物质交换系统归于脾主运化功能的执行结构。

1. 脾主运化功能由消化系统执行　消化系统由消化道和消化腺组成，主要功能是消化、吸收营养物质和排泄代谢产物。消化道将饮食物分解为可被吸收的小分子物质，此过程中其消化方式主要有物理性消化和化学性消化，两种消化方式相互配合，共同作用，为机体的新陈代谢提供养料和能量。

（1）物理性消化的执行结构：物理性消化是指通过消化道肌肉的收缩和舒张，将食物磨碎，使之与消化液充分混合，同时将食物不断向消化道的远端推送的过程。消化道通过骨骼肌和平滑肌的舒缩活动完成对食物的物理性消化。食物在口腔通过咀嚼肌被咀嚼、磨碎并与唾液混合形成食团，食团由舌背推动进入咽部，食管上括约肌舒张，食团从咽部进入食管，经过食管（食管平滑肌）蠕动和食管下括约肌舒张，食物入胃，食管下括约肌收缩，防止胃内容物反流入食管。食物入胃后，经过胃的运动研磨，形成食糜并通过胃蠕动（胃平滑肌）逐次、少量地排入十二指肠。食糜进入十二指肠后便开始小肠内的消化。食物在小肠停留并与胰液、胆汁和小肠液混合，小肠运动的机械性消化，将消化吸收的食物残渣送入大肠，形成粪便暂时在大肠（腹直肌、腹外斜肌）储存，并经肛门（肛门括约肌）排出体外。此消化过程与脾主运化功能中的运化水谷功能相对应。若消化道内平滑肌蠕动缓慢，骨骼肌松弛，则出现吞咽困难、食物反流、消化不良、腹胀、便溏等症状，易引起消化道功能紊乱，不利于糖类、蛋白质、脂肪等物质的消化、转运、吸收，从而导致脂质代谢紊乱，出现血脂异常。

（2）化学性消化的执行结构：化学性消化是指消化腺分泌的消化液中所含有的酶将三大营养物质等大分子物质分解为小分子物质，以被吸收的过程。其执行结构为消化腺。唾液腺分泌的唾液可把食物中的淀粉分解为麦芽糖。胃的外分泌腺分泌的胃酸能促使食物中的蛋白质变性，并能与 Ca^{2+} 和 Fe^{2+} 结合形成可溶性盐，促进它们在小肠内的吸收。胰腺的外分泌部分泌的酶能消化淀粉、蛋白质和脂肪。肝生成的胆汁使食糜中的脂类乳化，分散成小微团，促进脂肪消化、分解和吸收；胆汁中胆盐还可与脂肪消化产物（甘油三酯、脂肪酸、胆固醇、溶血磷脂）及脂溶性维生素一起，形成混合微胶粒，被肠黏膜表面的柱状上皮细胞吸收。小肠腺分泌的小肠液对淀粉、蛋白质、氨基酸及脂肪等物质做最后的消化吸收，并在柱状细胞中将吸收的脂类重新合成甘油三酯，并与蛋白质、磷脂、胆固醇结合，经胞吐作用排至细胞外，再经淋巴系统，进入血液。肠道菌群直接影响人体乳糜微粒的形成，参与并调控食物中脂质在肠道内的吸收过程，通过自身的代谢产物间接调控人体内的脂质合成、代谢、转运及脂蛋白功能调控等过程。水谷精微的吸收场所主要在小肠内。因为小肠绒毛内部含有丰富的毛细血管、毛细淋巴管、神经纤维网和平滑肌，并且食物在小肠内停留时间较长，这些都有利于小肠对水、氨基酸、甘油、脂肪酸、胆固醇、铁、钙、钠、维生素、葡萄糖等物质的吸收，与脾主运化功能中的运化水液功能相对应。若消化腺功能异常，影响人体精微物质的生成、吸收和转运，导致人体物质和能量代谢紊乱，使机体出现脂质的合成、吸收、水解、转移和排泄异常，从而出现各类与脂代谢异常相关的代谢性疾病，如高脂血症、糖尿病、肥胖症、甲状腺功能减退症、高尿酸血症、肾病综合征、免疫缺陷疾病和神经系统疾病等。

总之，脾的运化功能主要是指消化系统摄取食物、消化食物及排出粪便的功能。其中，物理性消化（消化道的运动）和化学性消化（消化腺分泌消化液）都对食物的消化起作用，但只有化学性消化才能将食物中的大分子物质分解为可被吸收的小分子物质，起主导作用。物理性消化促进食物与消化液充分混合，对化学性消化起辅助作用。

2. 脾主运化功能由物质交换系统执行　物质交换系统主要作用于消化道黏膜上皮的物质吸收，肝的生物转化、肝和小肠合成白蛋白和载脂蛋白主持内皮细胞、体细胞生物膜的物质交换，其目的主要是为人体提供营养。小肠黏膜上皮的吸收细胞参与消化碳水化合物和蛋白质，将摄入的营养物质全部吸收；胞质通过滑面内质网和高尔基复合体，将细胞吸收的脂类物质结合形成乳糜微粒。肝几乎参与了所有营养物质的代谢生成。饮食物中不能被人体直接吸收的三大营养物质可通过肝分解为可被人体直接吸收的小分子物质，肝也是糖、脂类、蛋白质等合成与分解、转化与运输、贮存与释放的重要场所。葡萄糖、甘油、脂肪酸等营养物质通过转运及饱饮等形式进入血液或淋巴。血液将游离脂肪酸主动转运至肝脏后，合成内源性脂肪酸。一部分内源性脂肪酸进入线粒体，进行 β-氧化，产生 ATP；另一部分转化为甘油三酯，在肝脏细胞储存，故脂肪酸氧化可调节机体能量代谢和脂质代谢。白蛋白、纤维蛋白原和球蛋白由肝脏产生，大多数低密度脂蛋白是由肝细胞和肝外的低密度脂蛋白受体进行分解代谢。肝脏和小肠合成了高密度脂蛋白，胆固醇通过高密度脂蛋白从周围组织（包括动脉粥样硬化斑块）转运至肝脏，从而进行再循环。若载脂蛋白、脂蛋白代谢酶和脂蛋白运转受体发生异常，脂蛋白代谢紊乱，则会导致高脂血症。生物膜系统是细胞与环境之间的主要媒介，是酶结合位点和能量代谢的重要部位，其功能主要是进行物质运输、信息传递和能量交换，以保证细胞的内环境和各项生命活动稳定有序。物质交换系统的物质吸收、承载、交换、营养供给的功能与脾主运化功能中的行津液功能相对应。

概言之，在高脂血症形成的整个过程中，脾的运化功能是否正常是其发病的关键，并且贯穿始终。通过高脂血症的病因病机，从脾主运化的生理功能、解剖定位、执行结构来探讨其生理机制。脾主运化是水湿、精微物质运化的枢纽，是整个饮食物代谢过程的中心环节。脾主运化功能是由现代解剖学器官肝脏执行，其执行结构是具有消化、吸收、排泄功能的消化系统和具有新陈代谢功能的物质交换系统。高脂血症作为独立的风险因子，可致多种心脑血管疾病的发生，并且与糖尿病、神经系统疾病、胰腺疾病甚至是骨质疏松等疾病都有很大关联。脾主运化是维持全身组织器官物质和能量新陈代谢活动的枢纽，维持机体"阴平阳秘"，调节体内水液代谢的相对平衡，而脾运化失司的病机是一种发生发展着的动态过程。若将"高脂血症"和"脾主运化"运用于"治未病"领域，对于预防、诊治疾病的各个阶段有重要作用，也为治疗脂质代谢紊乱相关疾病提供新的研究思路。

228 脾主运化理论与胰岛素抵抗的关系

随着社会经济发展及人口老龄化进程加快，胰岛素抵抗发病率急剧上升，严重危害着人类健康。胰岛素抵抗是导致 2 型糖尿病、肥胖和多种心血管疾病的主要危险因素，是多种代谢紊乱的共同特征，其主要表现为胰岛素效应器官（如肝脏、骨骼肌、脂肪等）对胰岛素作用的反应性与敏感性降低，影响葡萄糖利用，脂肪分解，蛋白质代谢。胰岛素抵抗的发病机制复杂，现代医学尚未完全阐明。中医认为胰岛素抵抗与脾运化失司密切相关，故学者姜立娟等从脾主运化角度切入，探讨了胰岛素抵抗的中医内涵。

脾主运化理论

脾居中焦，与胃以膜相连，为后天之本，气血生化之源。中医学所言之脾，不单指脾脏。张锡纯《医学衷中参西录》："古人不名胰，而名为散膏。散膏即胰也……即胰与脾为一脏也。"可见，现代解剖学中的脾和胰腺均属中医脾之范畴。脾主运化是脾最核心的生理功能，包括运化水谷和运化水液，涉及脾对饮食物的消化吸收、对精微物质的转运输送以及将水谷精微化生为气、血、精、津液等生命活动所需基本物质的整个过程。

脾主运化理论萌芽于《内经》，并由张景岳在《类经·脏象类》中首次被提出。脾主运化包含脾主运与脾主化，二者相辅相成，缺一不可。运者，《说文》："运，移徙也。"故"运"指的是脾将水谷精微转运至全身，并将精微物质利用后所产生的剩余部分（包括汗液、尿液等）输送排出体外。化者，《说文》："匕，变也。"《素问·天元纪大论》："物生谓之化，物极谓之变。"故"化"即变化，指脾的气化功能，将水谷精微化生为气、血、精、津液等机体所需物质及其相互转化。

胰岛素抵抗的病因病机

胰岛素抵抗其病因主要是禀赋不足、年老体弱、饮食不节、劳逸失调及情志内伤等。各位医家对于胰岛素抵抗病机的认识各不相同。石光等认为胰岛素抵抗的病机关键为脾虚不运。林秀群等认为胰岛素抵抗的病机为湿邪为患及阳气不足。潘善余等认为，胰岛素抵抗的病机为本虚标实，本虚为脾肾亏损，标实与痰浊瘀血热毒内阻等相关。通过查阅古籍文献及临床，认为本病乃本虚标实之证，虚有脾虚、肾虚、阴虚、阳虚之分，实有水湿、痰浊、血瘀之别。其中，脾虚不化，健运失司是胰岛素抵抗的基础病机，水湿、痰浊、血瘀可加重胰岛素抵抗。

1. 脾虚不化，健运失司是胰岛素抵抗的基础病机　李东垣《脾胃论·脾胃盛衰论》："百病皆有脾胃衰而生也。"脾气虚弱，饮食水谷不能化生为精微物质；脾失健运，运化水谷精微功能失常，水湿、痰浊、瘀血内生，阻于四肢、肌肉、血液；脾主运化水湿，喜燥恶湿，脾虚水液不化，聚而成湿，停而为痰，留而为饮，积而成水，湿浊内生，日久化热，导致胰岛素抵抗。素体阳亢，气化失司，痰湿聚而不化；脾虚运化无力，水谷精微化生无力，聚为湿邪，郁久化热，或多食肥甘厚腻辛辣之品，内生湿热之邪，变生胰岛素抵抗。肝藏血，主疏泄，性喜调达而恶抑郁，土壅木郁，脾胃失健，饮食壅而生热，滞而生痰，痰浊无法运化代谢，停聚脉道，变生胰岛素抵抗。先天禀赋不足或年老体弱则肾虚，肾虚命门火衰，不能为脾阳蒸化水谷，导致水液代谢运化失职，痰湿瘀结于内，发为胰岛素抵抗。

2. 水湿、痰浊、瘀血加重胰岛素抵抗　肾主调节水液而司开阖。肾阳为一身阳气之根本，有温煦、气化作用。肾开阖不利，水湿内停，聚而为痰；肾阳虚衰，不能温运脾阳，致水谷精微化生失司，聚而为痰。血生于脾，脾气虚弱，水谷精微不能化生为血，导致血之生化不足或血行滞缓而凝结成瘀。脾主统血，脾虚则统摄血液失司，瘀血阻滞经络，津液流于脉外，郁积日久，化为痰浊；瘀血阻滞络中气机，气不化津，化生痰浊，表现为胰岛素抵抗。唐容川《血证论·瘀血》："血积既久，亦能化为痰水。"说明津血同源，痰瘀可互相渗透，加重胰岛素抵抗。肥胖亦是产生胰岛素抵抗的主要原因之一，《素问·通评虚实论》："消瘅……偏枯……肥贵人膏粱之疾也。"过食肥甘，中焦脾土受损，脾之清阳当升不升，胃之浊阴当降不降，中焦郁滞，脾失运化，水谷精微壅滞不化而积聚成痰湿，产生肥胖，进而出现胰岛素抵抗。

脾主运化与胰岛素抵抗

胰岛素抵抗不仅指效应器官对胰岛素作用的反应性和敏感性降低，还伴有葡萄糖耐量降低、血脂异常及肥胖，导致代谢综合征。血糖为脾所运化之水谷精微的重要成分，胰岛素由胰腺分泌，是机体唯一调控血糖的激素。

脾的生理功能与胰岛素的功能一致。根据古代文献记载，胰腺属脾脏之范畴。胰腺作为消化器官，具有内分泌和外分泌两大功能。正常情况下，胰岛素通过促进血循环中葡萄糖进入靶器官合成糖原使血糖降低，促进脂肪及蛋白质的合成。脾的功能失常，胰腺的功能也会受到影响。食物中的营养物质（糖类、蛋白质、脂肪等）必须依靠胰腺外分泌的各种消化酶消化，才能被机体利用，与脾运化水谷精微功能相似；脾运化升清以滋养诸脏，通过代偿性分泌更多胰岛素来维持对糖类物质的代谢，相当于胰腺内分泌功能。脾的病理亦与胰岛素的生理学特性密切相关。脾胃为后天之本，"脾为胃行其津液"，脾胃功能相辅相成，升降协调。脾失健运，无法正常利用和输布血糖等精微物质，聚积于体内而使血糖升高，此为胰岛素分泌不足所致的血糖升高。《素问·经脉别论》："脾土虚弱，清者难升，浊者难降，留中滞膈，凝聚为痰。"脾胃虚弱，清阳不升，浊阴不降，脾主运化失司，失却为胃行其津液，水谷不化，湿浊内生，气机郁滞，精微不能正常布散于脏腑形骸，使外周组织摄取和利用葡萄糖的能力降低，无法有效地清除循环血液中的血糖，胰岛素的敏感性和反应性相对下降。

运用脾主运化理论改善胰岛素抵抗

对于胰岛素抵抗的治疗原则古籍中并无确切描述。李东垣："脾胃虚则百病生，调理中州，其首务也。"认为消渴病多由元气不生所致，脾气不足百病自生，治疗当以健脾益气为本。岳仁宋认为，消渴病的重要病机是脾失健运、精不正化，治疗上应重视运脾和健脾。所以，对于胰岛素抵抗的治疗应以健脾助运为主，辅以化湿祛痰、逐瘀通络等。

1. 补脾益气滋阴　《素问·经脉别论》"饮入于胃，游溢精气，上输于脾，脾气散精，上归于肺"。脾胃气虚，受纳与健运失司，津液不布，胃燥伤津，故见口干，口渴欲饮；脾主肌肉，脾虚散精无权，四肢肌肉无所禀受，而见肥胖或肌肉消瘦，倦怠乏力，多食；脾虚统摄无权，精关不固则小便频数量多。治以玉液汤合滋膵饮加减。用药应选益气但无温燥之弊，养阴生津但不过于滋腻之品，如黄芪、山药、地黄、葛根、知母、天花粉、鸡内金等。

2. 健脾祛湿化痰　脾居中州，性喜燥恶湿，主运化水液。失健运，运化水液功能减退，水湿滞于中焦，聚而成痰，痰湿内聚影响脾的运化。二者互为因果，加重脾运化功能失调。症见肥胖，胸闷，纳呆，困倦等。治以六君子汤加减，健脾益气，祛湿化痰。六君子汤出自《医学正传》，法半夏、陈皮燥湿化痰；人参甘温益气，健脾养胃；白术苦温，健脾燥湿；茯苓甘淡，健脾渗湿。苓术相配，健脾助运使气行湿化，以杜生痰之源，健脾祛湿之功益著。

3. 活血化瘀　脾为后天之本，脾气虚弱，气虚无力行血，而致血瘀；脾阳不足，阳虚则寒，寒邪客于脉道，而致血瘀；痰湿阻滞气机，气滞血瘀。津血同源，阴虚内热，耗伤津液，津亏血少，血行艰涩而致瘀。瘀血既是病理产物，又可作为致病因素，影响机体各脏腑、经络，引发多种胰岛素抵抗相关疾病及并发症。临床上应提前介入，防患于未然，或者"先安未受邪之地"，防治并发症，并将活血化瘀法贯穿于胰岛素抵抗治疗的始终。常用药物有桃仁、红花、川芎、泽兰、穿山甲等。

综上所述，"脾主运化"与胰岛素抵抗密切相关。随着胰岛素抵抗的发病率逐年升高，各位医家也越来越重视脾脏在糖尿病及其并发症辨证论治的具体应用。胰岛素抵抗的基础病机为脾虚不化，健运失司，水湿、痰浊、瘀血是其病理产物。治疗上应重视脾的运化功能，辅以祛湿、化痰、逐瘀，恢复气血津液的正常输布，发挥改善胰岛素抵抗的作用。

229　基于脾主运化探讨痴呆与肠道菌群的相关性

随着世界人口老龄化加重，老年痴呆的发病率呈逐年上升趋势。痴呆包括阿尔茨海默病（AD）、血管性痴呆（VD）和混合型痴呆三种，以脑功能退行性病变、智力记忆逐渐消退、认知功能障碍以及诸多中枢神经系统的病变为主要症状。临床则多表现为记忆缺失及紊乱，判断模糊，反应迟缓，性格改变以及人格障碍等。近年来通过对肠道微生物菌群产物及肠道内环境的研究发现，肠道菌群与痴呆的关系十分密切。而中医对痴呆也早有记载，《内经》中对痴呆的类似症状做了描述："六十岁，心气始衰，苦忧悲，血气懈堕，故好卧。"各代医家也对痴呆认识颇深，张景岳在《景岳全书》中提出痴呆是由于情志郁结或惊恐思虑过度而致心经及肝胆经虚弱所致；陈士铎则认为痴呆乃肝病乘脾，脾湿化痰，痰邪上凝清窍而发为痴呆。而肠道菌群与中药的关系也十分微妙，中药可以影响和调节肠道菌群的结构和功能，而肠道菌群内的活性物质同样可以将中药内的一些化学有效成分进行分解代谢，进而使中药发挥功效。故学者闵冬雨等结合古代医家对痴呆病机的分析，着眼于肠道微生物的角度，探讨了中医从脾和肠道菌群论治痴呆的作用机制，旨在为中医药治疗痴呆提供科学依据和理论基础。

肠道菌群平衡是保证脾生理功能的关键环节

《素问·太阴阳明论》"脾与胃以膜相连耳"，脾的生理功能包括运化食物及津液，食糜经脾胃之腐熟下送至小肠，小肠将食糜进行泌别清浊，"清"者，由小肠重吸收经脾气重新输送至五脏六腑以滋内达外，"浊"者则经胃气继续下输至大肠，由大肠传化糟粕。脾气健运，则升清功能正常，水谷及水液可正常上达于心肺，荣养全身。若脾气受困，升清受阻，则清阳难升、浊液难降，"清气在下，则生飧泄"。而小肠的生理功能是受盛化物和泌别清浊，小肠将脾胃运化之水谷进行泌别和化生，进而由脾气将有益之津液精微输送滋养周身，由大肠将糟粕排出体外。故小肠的生理功能完整是保证脾气可以升清降浊的重要前提。

《素问·宣明五气》："心藏神，肺藏魄，肝藏魂，脾藏意，肾藏志。"而"脾藏意"，潘燕军从现代心理学的角度分析其主要有记忆、思维、感知、情感、意识、性格、怀疑等多种涵义。脾在五行中属土，位居中焦，为一身气机之枢纽，主情感之思，脾气可平衡其他脏腑之气，以稳定思绪情志，保证情志既无太过也无不及，说明了这也是"中土"之脾在情感活动中起着调衡作用。《灵枢·本神》"脾气虚则四肢不用，五脏不安"。说明若脾气虚衰，脾的运化水津、统血功能皆不能正常发挥作用，则会引起一系列机体生理功能偏弱的临床表现。随着近年来学者们对肠道菌群及脾虚的关系的不断深入，有学者发现肠道内环境的紊乱可能会引起肠道菌群结构及功能的失调，从而引起脘腹胀满，水谷不化，食少纳呆，大便质稀或溏泄之脾失健运，脾土受困之"脾虚证"的表现，故肠道菌群的紊乱失调可能是引起脾虚的生物学基础。而脾虚则水谷不可正常运化，进而影响机体消化吸收功能，肠不得承受化物则会引起肠道内环境及菌群紊乱，而肠道内环境紊乱及菌群失调又可加重"脾虚"的症状，说明脾与肠道菌群之间存在相互依赖且互根互用的关系。

有报道称：双歧杆菌、乳酸杆菌、拟杆菌、消化球菌等厌氧菌在脾虚患者肠道中含量明显较非脾虚证患者低，肠杆菌及梭菌含量则偏高，且 B/E 比值较非脾虚证偏低。粪便内肠道菌群变性梯度凝胶电泳图谱显示，脾虚的老年患者与正常组相比存在明显差异。刘名波用香砂六君子汤干预脾虚泄泻型小鼠，干预后小鼠肠道内双歧杆菌、乳酸杆菌、拟杆菌等有益菌株均较给药前升高，而非专性厌氧菌如抑制肠杆菌的增殖得到了有效抑制，说明具有治疗脾胃气虚，痰湿困脾的香砂六君子汤可有效改善肠道菌群的紊乱及失调。《素问·阴阳应象大论》："中央生湿……在脏为脾……在志为思。"《素问·五运行大论》"思则伤脾"，说明脾主情感之思，与思的关系最为密切，脾位居中焦，主通畅一身之气，可调畅稳定情志。而从微生态的角度来说，肠道微生物免疫屏障可对正常菌群免疫耐受，而对外来抗原作出免疫防御的反应，通过对病原体的清除和排斥，达到肠道内免疫调节平衡的作用，这也是肠道微生物保持稳态的重要原因之一。有研究表明，肠道菌群可参与神经系统-中枢系统的双向调节，其通过脑-肠轴影响着机体的免疫、代谢、神经、内分泌系统，调控宿主免疫系统的平衡。肠道菌群失调可通过影响神经-内分泌系统的 HPA 轴，抑制神经-内分泌系统物质的合成和分泌，出现抑郁、自闭症、癫痫、肝性脑病、阿尔茨海默病等神经系统疾病。另外饮食习惯与情绪也可改变肠道菌群菌株分布，进而诱发性格改变以及焦虑抑郁等中枢系统改变的表现。这可能是脾胃功能失调所致的情志不和的病理基础。由此可见，脾的生理特性和生理功能与肠道菌群对人体的神经-内分泌系统有密不可分的关系。

脾失健运，神明失养可能是痴呆的主要病机关键

痴呆是由于机体步入老年化后肾脏亏虚，肾经不荣，难以生髓所致髓海空虚，髓健脑消或肝郁气结，与脾相乘所致脾之健运失常或肝郁化火，上扰清窍，神明失用，脑失所养所致痰瘀化火，痹阻脑络的一种神经性疾病。《类经》："脾藏意，神志未定，意能通之，故为谏议之官。虑周万事，皆由乎意，故智周出焉。"体现了智慧与脏腑之间的密切关系，而脾为意念的统摄，说明了脾与神明之间的联系十分密切。《石室秘录》："痰势最盛，呆气最深。"指出痰湿与痴呆的联系，间接说明了脾与痴呆的相关性。《医林改错·脑髓说》："灵机记性在脑者，因饮食生气血，长肌肉，精汁之清者化而为髓，由脊髓上行入脑名曰髓海。"说明了髓脑之荣有赖于脾主肌肉和脾的化生气血之功，脾胃功能健旺则气血畅达，肌肉遂生，肾之精气遂可促进生长发育，使髓脑充盈，精神条畅。若脾之功能亏虚，气血生化乏源，则水谷精气难以输布，气血阴阳乏力，无法与四脏之精气相互为用，故气少血枯，肌肉挛紧不用，神机失养，进而发为痴呆。若脾胃功能失常，气血运化无力，则阳气无法正常濡养心脉，心失所养，髓海不足，则会出现呆傻健忘，神志恍惚，反应迟钝等症状。根据大量临床研究发现，痴呆主要以肾虚血瘀痰凝为主要病理机制，并以肾精亏虚、痰浊阻窍以及瘀血阻络型的患者较为常见。吕琳等通过观察脑肠肽 β-EP 在脾虚大鼠体内的表达量发现，脾虚大鼠下丘脑与血浆中 β-EP 的含量下降，而胃窦和小肠内的 β-EP 含量明显上升，说明脾虚可以影响机体脑肠肽的含量进而影响脑-肠轴的功能。

肠道菌群稳态是维持心脑功能的主要前提

人体肠道内寄居着数以万计的肠道微生物，它们参与消化吸收等重要过程，肠道菌群可以将小肠未能进行消化吸收的食物进一步消化，生成短链脂肪酸（SCFA）及次级胆汁酸等产物，然而这些肠道菌群的生物活性不仅仅只发挥在肠道消化吸收的过程中，它还可以通过调节神经免疫和神经内分泌途径影响中枢神经的生理活动。随着近年来对肠道菌群研究的不断深入，有学者发现肠道菌群可调控焦虑、抑郁、痴呆等多种脑部疾病的发展。而脑肠肽（BGP）在其中则发挥着举足轻重的作用。胃肠系统和神经系统中都有脑肠肽的存在，它是胃肠与神经系统的连接枢纽，除了可以调控胃肠道的分泌及运动等功能，还可以调节情绪感情，所以可以说 BGP 是中枢系统、神经内分泌系统、肠道与免疫系统间沟通的枢纽。肠道菌群和一些分子介质可影响 BGP 的分泌。现代研究已发现 60 余种 BGP，而其中与脾脑功能相关且可以影响痴呆发展的有 5-羟色胺（5-HT）、P 物质（SP）、血管活性肽（VIP）及神经肽 Y（NPY）等。这些 BGP 作为肠-脑轴（GBA）的重要组成部分之一，在神经、内分泌调节中起到了重要作用，GBA 主要由肠、肠道微生物和脑组成，因肠道与中枢系统的密切联系，故也有学者将肠道比作"第二大脑"。GBA 通过神经刺激、脑肠肽-内分泌-免疫调节脑和肠道系统双向交互作用：大脑受到外

界信号刺激后，从中枢神经-脊髓-肠神经-胃肠传导刺激信号，使胃肠产生运动和分泌反应，而胃肠受到刺激后产生神经递质通过神经回路传回大脑，可引起大脑心理、行为、情绪、认知功能的改变。

肠道菌群失调则会出现一系列中枢神经紊乱的表现，目前相关的机制有以下几种假说，一是肠道菌群的代谢产物中的脂多糖（LPS）入血激活外周免疫，使血脑屏障的通透性增加，细胞释放 IL-6 和 IL-1β 等炎症因子进一步使天冬氨酸蛋白水解酶 1 成熟，通过肠神经等不同路径影响中枢神经系统，并激活 NF-κB 通路，进而诱发痴呆等中枢系统疾病的发生。二是肠道菌群失调诱导下丘脑-垂体-肾上腺素轴（HPA）信号反应活跃，影响海马和皮质层的营养神经的蛋白质脑源性神经营养因子（BDNF）的表达，抑制神经内分泌相关物质的合成，进而诱导痴呆或认知障碍疾病。有研究表明，BDNF 参与细胞生长、分化的过程，也可保护受损的神经细胞。痴呆模型大鼠海马中的 BDNF、蛋白和基因表达均明显下降。而口服抗菌药物改变肠道菌群结构后，升高海马中 BDNF 表达，改善痴呆症状。三是肠道菌群刺激分泌神经递质，使应激系统通过肠嗜铬细胞传入迷走神经最后作用于中枢神经系统，造成中枢神经系统的病变。较为常见的神经类物质有 5-HT、多巴胺（DA）、去甲肾上腺素（NA）、儿茶酚胺（CA）和 γ-氨基丁酸（GABA）等。肠道菌群紊乱所引起的中枢系统疾病也可以归纳为脾-肠-脑的运化-输布-吸收水谷精微功能异常所致神明失养，与中医所说的"脾失健运，脑府空虚"相一致，也为肠道菌群和痴呆之间的关系提供了理论依据。

健脾中药可通过肠道菌群改善痴呆

中药内含有大量可参与机体免疫调节、抗炎抗氧化的化合物，通过调节肠道菌群结构和数量干预代谢性疾病、中枢系统疾病等使机体逐渐恢复正常，而肠道菌群同样可以对中药的药效产生影响，肠道菌群内含有大量的碳水化合物活性酶（CAZymes），这些活性酶参与中药内碳水化合物的消化和降解。近年来随着对中药与肠道菌群的相互作用的研究越来越深入，发现中药可以通过激发肠道菌群中的有益菌而抑制致病菌的分裂及复制以增强人体的免疫力，SU J 等发现灵芝孢子提取物（ESG）在体内可以提高肠道菌群内具有与活化免疫的部分而减少抑制免疫的部分菌属，并促进 T 细胞、Tc 细胞的分化值。同样中药也可以抑制肠道菌群所产生 LPS 和炎症因子等物质以减低炎症和脑功能紊乱等疾病的症状。大黄素可以抑制 LPS 介导的 TLR4-NF-κB 炎症信号通路和肿瘤细胞浸润。肠道菌群既可以活化中药的活性成分，也可以参与毒性成分失活。例如皂苷元及皂苷元异构体是经黄芪甲苷（AST）水解后的产物，它不能被肝脏代谢吸收，却可以在肠道内被肠道微生物转化，在肠道菌群的干预下其有效代谢成分可以入血使其药理作用更显著。黄芪也可以在维持肠道菌群稳态的同时对中枢神经有着保护的作用，从而起到抗抑郁的作用。苦杏仁苷可在肠道中被厌氧性拟杆菌的 β-葡糖苷酶水解成为氢氰酸，而经过抗生素干预的苦杏仁苷经过静脉注射的动物并没有表现出明显的毒性反应，表明肠道中的微生物与中药的某些毒性成分产生有关。肠道菌群有有益菌属和有害菌属之分，常见的益生菌有双歧杆菌属、乳酸杆菌属、链球菌属、明串球菌属、芽孢杆菌属等。这些益生菌经发酵可以生成对宿主机体有营养保护和抗炎等作用的 SCFA，SCFA 内的乙酸、丙酸和丁酸可参与调控胰岛素血糖水平、控制胆固醇生成、心脑提供能量支持、炎症反应、细胞凋亡等活动。乳酸菌不仅可以调控胰岛素的分泌代谢，也可以促进碳水化合物发酵干预 SCFA 生成，进而启动脑肠轴，影响人体各系统的变化。而有些中药的活性成分可以视作益生元发挥与肠道益生菌相近的功能，起到调节肠道微生物组成结构及维持肠道功能和健康的作用。研究发现，中药可下调肠道微生物的中间产物氧化三甲胺（TMAO）水平、升高 SCFAs 水平，改善血糖血脂水平，进而干预心脑疾病的发生发展。在动物实验中发现人参多糖可以升高 SCFAs 及其相关菌属的含量，保护肠道环境的稳态。同样党参多糖也可以发挥类益生元的效应，它可以加快党参皂苷的消化吸收，使其药效作用时间更长，并改善肠道菌群的排列分布及结构多样性。目前多种健脾中药在治疗痴呆的机制上被证实与调节肠道菌群等微生物途径有关，如党参、白术、远志、茯苓、石菖蒲、砂仁等；亦有一些中药方剂也可通过肠道菌群等途径调控痴呆的发生和发展，如开心散、四君子汤、补中益气汤等。有学者通过对小鼠以健脾第一要药白术灌胃后发现，动物肠道内的微生物均发生改变，其中以双歧杆菌、乳酸杆菌水平上升及大肠内的杆菌和球菌下降为主要表现。崔杨义以健脾益肾、滋阴补气为主要治法，采取参苓白术散合补肾中药干预痴呆患者，通过临床观察及 MMSE 和 ADL 评分，证实了健脾益肾的中药可以有效缓解痴呆患者的认知功能障碍，改善患者生活质量。而开心散可以通过抑制氧化应激、抑制胆碱酯酶活性以及调控 cAMP 信号通路所介导的 BDNF 的表达来达到治疗痴呆的临床作用。为健脾中药及方剂以肠道菌群为切入点论治疾病提供了一定的理论基础。

肠道菌群是现代医学研究的热点方向，它与多种疾病的发展都有着紧密的联系，并严重影响着人体的疾病和健康。近年来对健脾中药与肠道菌群相互作用的研究越来越深入，健脾中药的活性成分可以影响肠道微生物的活性和代谢，而肠道微生物也可以干预中药的代谢。综上所述，肠道微生物稳态失调会影响免疫、中枢神经导致 HPA 轴活跃或炎症的发生，进而诱发痴呆的发生，故闵冬雨认为肠道菌群与痴呆的发生紧密相关，而脾的运化功能在其中起到了关键的作用，采用健脾益气、化痰解瘀之法在治疗痴呆中能够发挥重大作用，为中医药治疗痴呆提供新思路。

230 从脾主运化探讨肠道菌群在阿尔茨海默病的作用

阿尔茨海默病（AD），又称老年性痴呆，是全球痴呆症最常见的原因，主要表现为记忆力减退或丧失，认知功能逐渐衰退，并出现明显的行为学改变。其显著的病理特征为 β 淀粉样蛋白（Aβ）在细胞外沉积形成的老年斑，Tau 蛋白过度磷酸化在细胞内积累形成的神经原纤维缠结，以及神经炎症等。随着社会人口逐步老龄化，AD 也成为全球关注的公共卫生问题。因而，有效防治 AD，延缓 AD 进程至关重要，然而 AD 的发病机制的认知至今尚不明朗，对于 AD 的治疗仍缺乏特效治疗手段。近年来的研究表明，人体肠道含有多种微生物群，肠道菌群失调会导致或加剧脑神经元的损伤，且发现 AD 的起因与肠道菌群的失调联系紧密。而 AD 属于中医学"痴呆"的范畴，中医认为脾主运化，小肠分清泌浊，脾运化水谷津液，转送精微物质，而肠道菌群影响着食物的消化吸收，故学者朱小敏等从"脾主运化"的理论出发，从中西医角度探讨了 AD 发病机制及其与肠道菌群的联系，为 AD 的防治提供了新的线索。

肠道菌群与 AD

正如希波克拉底所云："所有疾病都始于肠道。"大量新的研究发现 AD 与肠道菌群关系密切，肠道菌群失调可能是 AD 发生的始动环节。肠道菌群是指定植于胃肠道的大量微生物，如厌氧菌、真菌和细菌等，其中占比例最大的是厚壁菌门和拟杆菌门两个菌门，其次是变形杆菌门和放线菌门。肠道菌群与宿主互生互利，肠道菌群发生改变则会影响宿主的健康。在肠道和大脑之间存在着明确的双向信号调节，涉及神经、内分泌和免疫等重要途径，由于肠道和大脑之间存在复杂的相互作用，肠道菌群与众多中枢神经系统疾病密切相关，形成了"肠道菌群-肠-脑"（MGB）轴的概念。而研究表明肠道菌群可通过自主神经系统、HPA 轴、免疫系统多种途径等作用于中枢神经系统（CNS），肠道菌群的失调可能会引起包括 AD 在内的神经精神疾病的发病过程。相关证据表明，AD 患者的肠道内微生物多样性异常减少。动物研究发现，通过移植健康小鼠粪菌至 AD 小鼠体内重建肠道菌群动态平衡可减轻脑内 Aβ 和 Tau 蛋白病理改变，从而改善认知功能障碍。肠道菌群能合成与释放神经递质，大肠埃希菌、乳酸杆菌、芽孢杆菌可分泌去甲肾上腺素、5-羟色胺（5-HT）和多巴胺（DA），这些产物通过肠脑轴对调节大脑神经元活动、大脑发育和行为产生重大影响。有研究检测到 AD 患者血清与脑脊液中 5-HT 和 DA 水平显著降低，并且与疾病严重程度紧密相关。可见，肠道菌群在 AD 的发生发展中可能担任着某种重要角色。

1. 肠道菌群介导的炎症反应与 AD 肠道菌群在 AD 发病过程中的作用，涉及了脑内的炎性反应，神经炎症是 AD 患者的主要病理特征之一，是疾病严重程度的驱动因素，中枢炎症主要由小胶质细胞、星形胶质细胞和补体活化介导，在淀粉样斑块周围表现尤为突出。小胶质细胞与星形胶质细胞是中枢神经系统内的固有免疫细胞，在 AD 的发展中起着不可或缺的作用，小胶质细胞与星形胶质细胞活化后会产生细胞因子、趋化因子和自由基等炎症介质，损伤神经细胞并导致神经元功能障碍。在对 AD 患者血清的研究中观察到包括肿瘤坏死因子-α（TNF-α）、白介素 1β（IL-1β）、白介素 6（IL-6）和干扰素-γ（IFN-γ）在内的促炎性细胞因子水平升高，并导致 Aβ 蓄积，而有研究证明肠道微生物在小胶质细胞的活化中起着不可或缺的作用，因此由肠道菌群介导的炎症反应可能是触发 AD 的原因之一。

肠道菌群的革兰氏阴性菌还会分泌大量脂多糖（LPS），继而激活炎症信号传导路径，对 AD 的神经炎症产生潜在影响，大肠杆菌可分泌 LPS，同时通过蛋白质印迹和免疫细胞化学法测定 AD 患者脑灰质与白质中脑 LPS 和大肠杆菌 K99 浓度，发现 AD 患者血浆中 LPS 与大肠杆菌 K99 浓度异常升高，且 LPS 与 Aβ 共同聚集在 AD 脑中淀粉样斑块及血管周围，说明 LPS 等细菌产物可经受损肠黏膜屏障进入血液循环，并穿越血脑屏障能够影响中枢神经系统，进而促使认知功能和精神行为的改变。除了产生 LPS 外，包括大肠杆菌、枯草杆菌在内的许多肠道菌群也能产生大量淀粉样蛋白、通过蛋白质错误折叠积累形成 β 淀粉样蛋白，从而促进 AD 的病理改变。三甲胺氮氧化物（TMAO）是由肠道微生物代谢后经肝脏氧化而产生的一种代谢产物。Del Rio D 等证明在人的脑脊液中可以检测到 TMAO，当血浆 TMAO 水平升高时，促炎细胞因子如 TNF-α，IL-6 表达增加，提示 TMAO 对介导炎症过程的重要性。且发现 AD 患者与轻度认知障碍患者脑脊液中 TMAO 水平明显高于正常人。NOD 样受体蛋白 3（NLRP3）炎症小体能够介导 IL1β、IL-18 等促炎细胞因子加工、成熟与分泌，从而调控炎症的发生发展。已有研究表明，NLRP3 炎症小体同样对 AD 神经性炎症具有重要的调控作用。且发现将 AD 患者的肠道菌群移植到 C57BL/6 小鼠体内后可诱导小鼠肠道 NLRP3 炎性小体激活，促进炎症因子释放，经肠道吸收和循环到达脑组织后可加重神经组织炎性反应与小胶质细胞的活化，进而加重 AD 的病理进程。肠道菌群与 AD 的发生紧密相扣，可通过多种途径影响宿主神经系统和行为方式。故揭示肠道菌群可能参与 AD 的发生机制，通过调节肠道菌群保持微生态平衡、维持人体肠道微生物多样性与稳定性，可能为 AD 的治疗提供新的选择。

2. 肠道菌群通过神经递质影响 AD　脑内神经递质充当着突触神经元间电-化学信号传递的媒介，当其出现代谢紊乱时，海马和大脑皮层的突触连接则会受到损伤，而这与 AD 学习、认知障碍的出现密切相关。研究发现压力和情绪失调会影响大脑神经递质的释放，从而影响肠道微生物的组成，而肠道菌群可通过释放或调节神经递质作用于大脑功能，这种双向交流机制，使得肠道菌群与神经递质可相互影响。肠道菌群已被证明可以产生和消耗神经递质，如 γ-氨基丁酸（GABA）、多巴胺（DA）、去甲肾上腺素（NA）、血清素等。

GABA 是哺乳动物中枢神经系统中最重要的抑制性神经递质，人体中约 25%～30% 中枢神经突触部位均以 GABA 为递质，其参与多种代谢活动，且在调控兴奋电位传导过程中扮演着重要角色。一些肠道菌群包括双歧杆菌、乳酸杆菌和链球菌等可与谷氨酸脱羧合成 GABA，肠道中的有益菌减少，会减少内源性 GABA 的产生。神经系统中 GABA 含量与肠道中 GABA 含量密切相关，若双歧杆菌、乳酸杆菌等革兰氏阳性菌数量减少，肠道内 GABA 便会随之减少，从而会导致中枢神经系统中 GABA 含量降低。使用 MEGA-PRESS 技术对健康对照者与 AD 患者脑内 GABA 含量进行检测，发现与健康对照组相比，AD 患者的顶叶区域 GABA$^+$/肌酐水平显著降低（$P=0.041$），同时对 AD 病例进行尸检发现 AD 患者额叶、颞叶以及顶叶皮质的 GABA 水平均降低，证明了 GABA 的含量与 AD 发生具有相关性。

5-羟色胺（5-HT），又称血清素，是一种单胺类神经递质，人体中约 95% 的 5-HT 都来源于肠道，主要存在于上皮性肠嗜铬细胞（ECs）中，由肠道内色氨酸经催化形成，血清中的色氨酸可通过血脑屏障进入脑内，经 5-HT 关键限速酶 TPH2 的催化可转化生成 5-HT，分布在中枢的 5-HT 参与情感、认知、学习、记忆等，在精神性疾病发生发展过程中起重要的作用。肠道菌群如链球菌、乳酸杆菌属和芽孢杆菌等可分泌 5-HT，并可以调节 5-HT 前体物质色氨酸的代谢，进一步影响 Ecs 的功能，对学习与记忆产生影响。多巴胺（DA）是大脑内具有丰富含量的儿茶酚胺类神经递质，是去甲肾上腺素（NA）的前体，有证据表明一些细菌如芽孢杆菌、大肠杆菌等可以分泌多巴胺和去甲肾上腺素，且大肠杆菌 O157：H7（EHEC）在多巴胺和去甲肾上腺素存在的环境下生长速度明显增加。有研究用高压液相色谱法对 18 月龄的 AD 小鼠与野生型小鼠脑中 5-HT、DA 和去甲肾上腺素含量进行对比分析，发现与野生型小鼠相比，AD 小鼠中所有单胺的区域特异性有所变化，新皮质中 5-HT 降低 30%，DA 降低 47%，NA 降低 32%。此外检测到 AD 患者血清与脑脊液中 5-HT 和 DA 水平异常降低，并且与疾病严重程度呈显著相关性。这些研究结果提示，5-HT、多巴胺以及去甲肾上腺素可能与 AD 相关。肠道菌群代谢可产生多种神经递质，通过调整体内神经递质水平，可以进一步影响宿主学习记忆能力，在 AD 的发生发展中发挥重要作用。

3. 调节肠道菌群对 AD 的影响　由于肠道菌群与 AD 关系密切，近年来通过调节肠道菌群影响 AD 的研究层出不穷，有望成为防治 AD 的新的手段。随着粪菌移植（FMT）技术的出现并广泛应用，逐渐发现其能用来调节肠道微生物的多样性及组分。Fujii Y 等通过将健康人和 AD 患者的粪便样本移植到无菌小鼠中创建人类肠道微生物群的模型小鼠，观察到从 AD 患者移植的肠道微生物群显著影响了小鼠的认知行为。此外，通过对比移植健康人和移植 AD 患者微生物群的小鼠代谢物，发现在移植了 AD 患者微生物群的小鼠粪便中，神经递质 GABA、色氨酸、牛磺酸、酪氨酸和缬氨酸等水平均降低。杨璐等通过对 AD 小鼠进行来自正常小鼠的粪菌移植，改变了 AD 鼠肠道菌群，发现与 AD 小鼠相比 FMT 组小鼠学习记忆能力有所提高，衰老相关蛋白 P21、P53 的表达量下降，且大脑 Aβ 沉积减少。将 AD 患者肠道菌群移植到 APP/PS1 双转基因小鼠中，炎症反应被激活，而通过口服米诺环素或移植健康人的肠道重建小鼠肠道菌群则可导致 NLRP3 炎症小体在小鼠肠道中表达下调，及抑制海马中部小胶质细胞的活化，神经炎性因子的表达也下调，进一步促使小鼠的认知能力提高，反应了调节 AD 患者肠道菌群可减轻神经炎症。益生菌是对人体健康产生有益影响的细菌，作为可调节肠道菌群的工具引起了人们的关注。在一项随机、双盲的对照临床试验中，对 60 名 AD 患者分别用牛奶（对照组）或益生菌混合物（治疗组）治疗，给 AD 患者服用含有嗜酸乳杆菌、干酪乳杆菌、双歧杆菌和发酵乳杆菌（每种 $2×10^9$ CFU/g）的益生菌牛奶 200mL/d，12 周后发现补充益生菌的实验组比对照组的 MMSE 评分有显著提高，而且使用益生菌可以降低血清高敏 C 反应蛋白水平，改善胰岛素抵抗及降低血清甘油三酯。因此通过粪菌移植、补充益生菌等手段调节肠道菌群可影响神经递质的代谢、减少炎症反应，改善认知功能，对改善 AD 的症状有一定的影响，进一步说明了肠道菌群与 AD 的密切关系。

中医从脾论治 AD

AD 属于中医学"痴呆"范畴。痴呆是以善忘、反应迟钝、智能低下等为主要临床表现的一类神志异常病证。普遍认为"痴呆"病位在脑，病性属本虚标实，虚于五脏，实于痰瘀、浊饮。痰浊的形成是衰老过程中的重要特征之一，也是加快衰老的基本病理因素。《景岳全书·杂证谟》："痴呆证，凡平素有痰，或以郁结，或以不逐，或以惊恐而渐至。"《血证论》："有痰沉留于心包，沃塞心窍，以致精神恍惚凡事多不记忆者。"清代陈士铎《辨证录·呆病门》"痰势最盛，呆气最深"，指出了痴呆程度与痰浊之间的紧密联系。痰之所生，当责之于脾，脾主运化水湿，为生痰之源，若脾失健运，水液运化功能失常，水湿停滞于体内，聚而为痰，痰阻血脉运行不畅则血瘀，痰、气、瘀集聚蒙蔽清窍，而发为痴呆。因此"痰势最盛，呆气最深"在强调痴呆与痰浊密切关系的同时也传达了治疗痴呆应选择的手段，故陈士铎在治疗方针中也谈到有"治呆无奇法，治痰即治呆"，认为温脾化痰开窍为痴呆的治本之法。

1. 中医对脑肠轴的认识　脑为髓海、奇恒之府，肠可分清泌浊、传化糟粕，中医古籍中虽未明确提出"脑肠轴"，但两者之间的生理病理联系却是多有记载。有学者基于《内经》和《伤寒杂病论》提出了肠脑相通的理论，中医文献中不乏关于脑肠相互联系的描述，张景岳《景岳全书·杂症谟》中关于痴呆预后有云"有可愈者，有不可愈者，亦在乎胃气元气之强弱"。《伤寒论》"阳明病，胃中燥，大便必硬，硬则谵语"。妄言、谵语、喜忘均为神志病，阳明为胃肠之主，提示了脑肠相通的关系。《内经》："上气不足，下气有余，肠胃实而心肺虚，虚则营卫留于下，久之不以时上，故善忘也。"因此胃肠道不仅为脑生理功能的发挥提供物质基础，同时其病理状态下也可致使脑的生理功能失常。

2. 脾与肠道的关系　脾主运化，脾脏依靠脾气升清与脾阳温煦的生理作用，可将水谷化为精微，并将精微物质运送至全身各脏腑组织。小肠分清泌浊，脾运化水谷津液，饮食物经脾胃消化吸收，再下输于小肠，小肠接收经脾胃消化腐熟的食物后，进一步消化吸收，泌别清浊，其清者为精微物质，上输于脾，经脾运转以营养全身，其浊者即为糟粕，下达至大肠，经大肠传导与糟化，排出体外。小肠可受盛化物、泌别清浊，小肠作为脾胃运化于大肠传导糟粕的中间环节，其生理功能完整及正常运行是保证脾气能够升清降浊，运化水谷津液的重要前提。且脾与小肠经络巡行路径相通，共同交汇于心，如《灵枢·经脉》："小肠手太阳之脉，起于小指之端……入缺盆，络心……脾足太阴之脉，起于大指之端……其支者，复从胃，别上膈，注心中。"可见肠道功能正常运行是保证生理功能的关键环节，脾胃、小肠、大肠三者共同协作，相辅相成。

3. 健脾中药改善 AD 症状　许多药理研究表明中药可以调节肠道菌群的功能，通过肠道菌群的结构与数量干预中枢系统的功能，例如中药益智仁和黄芪对肠道菌群均有调节作用，其中黄芪含有多种功能成分均可调节肠道菌群；三七主要有效物质可显著调节与衰老相关的肠道菌种；石菖蒲对脑肠轴有辅助的调节作用；何首乌则具有诱导肠道有益菌生长、抑制有害菌增殖等作用；绞股蓝可调节肠道菌群结构以改善脂质代谢等。同时研究证实中药方剂温脾通络开窍方（黄芪、益智仁、三七、石菖蒲、何首乌、绞股蓝）能显著抑制活化后的 BV-2 细胞分泌 IL-1β、IL-6，减少促使 AD 发生的潜在神经毒性因子，从而对神经细胞起保护作用。研究证实该方能抑制淀粉样前体蛋白转化为 Aβ 过程中 β-分泌酶的活性，并且能抵抗海马神经元凋亡，进而改善痴呆大鼠学习记忆能力、降低海马神经元损伤程度。陈炜发现温脾通络开窍方干预痴呆患者之后，观察组总体有效率（87.50%）明显优于对照组（77.50%）（$P < 0.05$），可降低患者血浆中同型半胱氨酸浓度，提升简易精神状态量表（MMSE）评分，说明温脾通络开窍汤对改善 AD 痰浊阻窍证患者临床症状有确切疗效。此外，何静以健脾益气、滋阴补肾为法，采用参苓白术散加味干预痴呆患者，通过临床疗效观察及 MMSE 与 ADL 积分值，证实了健脾益肾方药能减轻 AD 患者的认知功能障碍，提高患者生活质量。且刘江华证实开心散可以通过调节 Keap-1/Nrf2/Mn SOD 信号通路发挥抗氧化作用，缓解 AD 大鼠的认知障碍。同时发现重用人参以补益脾胃的洗心汤可使 AD 大鼠肠道中微生物群的分布、肠道菌群多样性及优势菌门占比明显上升，从而起到改善 AD 大鼠空间学习记忆能力的作用。以上均为健脾类中药与方剂从肠道菌群出发论治 AD 奠定了一定的理论与临床实践基础。

AD 作为一种神经退行性病变，其高致残性、高发病率和高医疗资源消耗三重难题叠加，成为阻碍健康的疑难重症疾病。西医常用的治疗 AD 的药物多为胆碱酯酶抑制剂、NMDA 受体拮抗剂、钙离子拮抗剂等，而针对治愈 AD，有效逆转其病理表现的干预方式和手段尚属空白。肠道菌群是当今医学领域探讨的热点话题，它与多数疾病的发展都有着丝丝缕缕的联系，肠道菌群参与 AD 的发病过程，其机制可能是肠道菌群及其代谢产物通过诱导炎症反应的发生，促进大脑神经炎症的发生、发展以及肠道菌群能合成和释放神经递质和神经调节剂，这些产物通过肠脑轴对调节大脑神经元、大脑发育和行为产生重大影响。肠-脑轴作为肠道菌群和大脑之间的相互作用的纽带，中西医对疾病的认识与诊疗不乏融汇之处，近年来随着健脾类中药及复方与肠道菌群间的联系被逐步解析，脾脏与肠-脑轴之间的广泛联系也被渐渐揭示，健脾中药及方剂可以影响肠道菌群进而改善肠道与大脑的功能，肠道菌群与痴呆的发生紧密相关，脾胃虚弱，脾失健运是 AD 发病的主要原因，痰浊瘀血阻窍为 AD 病机演变的关键环节，选用益气健脾、豁痰解瘀开窍之法在 AD 的防治中或能够发挥力量，彰显中医药防治疑难重症的优势。

231　从脾主运化探讨肝细胞自噬与脂质代谢的关系

　　脾位于中焦，主运化，如《济生方》："脾主运化精微。"具有升清降浊，输布精微的功能。膏脂源于中焦，与脾的关系最为密切，由脾胃运化的水谷精微所化生，类属津液，而肝脏是体内脂质代谢的重要枢纽，其脂质代谢功能与脾有着密切的联系，脾虚生痰，土壅木郁，痰浊淤积于肝，而易导致脂肪肝等疾病的发生。细胞自噬是指通过溶酶体清除和降解细胞内一些错误和发生受损的组分物质，维持细胞内物质能量平衡，使细胞适应不良环境的一种高度调节的分解代谢过程。肝细胞自噬是维持肝脂质代谢稳态的重要途径之一，增强和减弱自噬都会影响肝脏脂肪的变化，分别引起肝脏脂质的消耗和积累，从而维持肝脏内脂质代谢的动态平衡。

　　研究发现化瘀祛痰方可改善肝脏脂质代谢，同时发现其改善脂质代谢的作用很可能与调控肝脏自噬相关蛋白以及肝脏线粒体自噬相关蛋白有关。脾失健运，则膏脂不能输布转化，滞留血中，生湿成痰引起痰浊内蕴，蕴结于肝，进而抑制肝细胞自噬，加深脂质在肝脏的累积，形成脂肪肝性等疾病。因此基于脾与肝脏脂质代谢的相关性，将脾主运化与肝细胞自噬相关联，共同探讨脾失健运下肝细胞自噬对脂质代谢性疾病的影响，可为中西医结合治疗脂质代谢紊乱相关疾病提供新的研究思路。学者冷雪等基于脾与脂质的相关性，从"脾主运化"探讨了肝细胞自噬对脂质代谢的影响及机制。

脾主运化之中医学理论

　　脾者，"仓廪之官"，位居中焦，主运化水谷，升清降浊，如《类经》"脾主运化……通主水谷"；《医门棒喝》"脾脏独主转运而清升降浊"；《景岳全书·饮食门》"脾司运化，一纳一运，化生精气，津液上升，糟粕下降，斯无病也"。可见脾的主要功能是将饮食等水谷物质转化为体内所需的水谷精微物质，然后转运到全身各脏腑和四肢来维持机体的正常功能，这其中包括"运"和"化"两个过程，它们既有联系又互相包含。一方面脾的"运"是指饮食水谷的消化、传输以及浊毒物质的排泄，是机体各脏腑以及四肢各部位获取物质及能量的关键步骤，也是将体内的浊毒等物质排出的关键途径，为气机升降之枢纽，如现代研究中体现的食物中的三大营养物质经过消化，逐步分解为葡萄糖、乳糜微粒、氨基酸之后被体内吸收的过程；另一方面脾的"化"是指脾将体内水谷精微等物质如精血等的气化，还包括各种精微物质之间以及与能量代谢的转化、运输，以及对浊毒物质的清除过程，如体内将吸收的葡萄糖、氨基酸、甘油等或分解产生能量，或合成体内所需的蛋白质等营养物质。当饮食不节，劳动过倦，外感湿邪时，引起脾气不足进而导致脾运化水谷等功能减退，如《素问·至真要大论》："诸湿肿满，皆属于脾。"脾失健运，水谷不化、津液不布、水液聚留，传输布散失常，而生"湿""肿""满"；《景岳全书·痰饮》"脾虚不能运化津液而成痰"；《脾胃论》"百病皆由脾胃衰而生也"，可见脾对于机体正常生理功能的重要性，故脾被称为后天之本，五脏之母。正如《素问·太阴阳明论》："脾者，土也，治中央，常以四时长四脏……土者生万物而法天地。"《素灵微蕴·飧泄解》："土者，如车之轮，如户之枢，四象皆赖以为推迁……五运流转，故有轮枢之象焉。"

肝脏脂质代谢与脾主运化

　　肝脏是人体重要的脂质代谢器官，在脂质的消化、吸收、分解、运输等过程中发挥着重要的作用，肝脏脂质代谢与"脾"有一定的关联，脾为气血生化之源，食物的消化与吸收、津液的生成与输布都由脾主运化来主导。饮食不节、劳逸过度等皆可导致脾失健运。脾失健运则痰湿内生，痰阻气滞，气不行血，气滞血瘀，痰浊与气血瘀滞互结，水谷难以化生精微滋养脉道，胞脉壅塞，导致痰浊等病理产物的积聚，形成粥样斑块，肝失疏泄，进一步加重脾失运化，最终导致非酒精性脂肪肝、冠心病等疾病的形成。如《金匮要略心典》："食积太阴，敦阜之气，抑遏肝气，故病在胁下。"《金匮要略》中指出："夫治未病者，见肝之病，知肝传脾，当先实脾。"张锡纯在《医学衷中参西录》中主张"欲治肝者，原当升脾降胃，培养中宫，俾中宫气化敦厚，以听肝木之自理"。研究发现与高脂血症组大鼠相比，脾虚高脂血症组大鼠肝脏脂质沉积进一步加重，肝细胞脂肪空泡增多，肝脏胆固醇相关基因肝脂酶（HL）、胆固醇 7 - 羟化酶（CYP7A1）显著降低，可见肝脏脂质代谢与脾虚密切相关，两者在生理病理上有着紧密的联系，脾失健运，可导致肝失疏泄，气机郁滞，形成"土壅木郁"之证，其为引起肝脏脂质代谢紊乱的基本病机，故多用益气健脾化痰法来进行肝脏脂质代谢紊乱的治疗。研制多年的化瘀祛痰方具有健脾益气化瘀祛痰的功效，其可改善 AopE－/－ 小鼠肝脏脂质沉积情况，增加脂质代谢相关通路 PPARγ/LXR-α/ABCG1 蛋白的表达；减少肝脏脂质过氧化现象；此外化瘀祛痰方可以增加脾虚高脂血症大鼠肝脏 SREBP - 2 通路蛋白表达，改善肝脏脂质沉积情况，增加肝脏胆固醇代谢相关基因的表达。此外陈丝等发现香砂六君子汤可以干预脾虚高脂血症大鼠肝脏脂质代谢紊乱，其可能与调控 dy HDL 相关 mRNA 及蛋白及调控胆固醇逆向转运有关。可见脾主运化，为后天之本，气血生化之源；肝主疏泄，调畅气机，可促进精血津液的运行输布，二者在生理病理上存在着紧密的联系。

细胞自噬在肝脏脂质代谢调控中发挥重要作用

　　自噬是体内降解大分子物质或者老化损坏的细胞器的重要代谢过程，自噬可以分为三种类别：小自噬、巨自噬和分子伴侣介导的自噬。细胞内脂质通常以脂滴的形式存在，脂质可通过自噬的过程转变为脂肪酸，为机体提供能量，这一过程又被称为"噬脂"，是自噬调控脂质代谢的重要途径。肝脏是机体脂质代谢的重要器官，也是脂肪酸合成、分解的主要部位，自噬主要通过作用于肝脏的脂质代谢起到调节肝细胞内脂质动态平衡的作用，是维持脂质代谢稳态的关键途径，增强自噬可增加肝脏脂肪消耗，减少肝脏脂质积累，抑制自噬会引起肝脏脂质积累，严重会引起疾病的发生。肝脏长期脂质的沉积会导致细胞自噬降低，抑制自噬小体与溶酶体结合，降低自噬水平，进一步促进脂滴的形成，日久可导致非酒精性脂肪性肝病。目前研究表明，肝脏内的自噬包括 AMPK 途径、mTOR 途径、PPARα 途径、SIRT1 途径、内质网应激等多种途径，此外 FOXO1 是介导调节肝脏自噬的关键转录因子，其可参与对自噬基因 ATG14 的调控。细胞激活自噬作用可以减少 Mallory-Denk Bodies（MDBs）小体的形成，通过抑制凋亡基因 BAX 等，抑制非酒精性脂肪肝过程中脂质代谢紊乱造成的细胞凋亡现象。此外研究发现某些药物可以通过激活自噬途径来改善肝脏脂质代谢紊乱的现象，如姜黄素可通过激活自噬作用，来调节改善非酒精性脂肪肝病大鼠脂肪变性；二苯乙烯苷可通过激活 PPARα 途径，来激活肝脏细胞自噬，从而促进脂滴的降解，改善肝脏脂质紊乱的现象。可见细胞自噬可以通过调控肝脏脂质代谢，降低肝细胞凋亡，增强脂滴降解等过程，来维持肝脏脂质代谢的动态平衡。因此细胞自噬在调控肝脏脂质代谢中发挥着重要作用。

脾主运化对肝细胞自噬的主导作用

细胞自噬是体内维持细胞动态平衡，形成稳态的重要途径，在免疫、营养调节、生长发育等生理活动中发挥着重要的作用，这与脾的运化功能具有一定的关联，同时自噬失调引起的机体物质代谢紊乱与脾失健运引起的代谢失调也具有一定的相关性。中医认为，脾主运化，可运化谷物及水饮，《素问·经脉别论》"饮入于胃，游溢精气，上输于脾，脾气散精"，继而将水谷精微输布至五脏六腑、四肢百骸，以化生气血、营养全身。可见脾作为后天之本、气血生化之源，承载着机体正常生命活动所需的物质及能量，来维持机体的正常功能，在微观层面体现在细胞对营养物质的消化、吸收、转输等物质能量代谢过程，这也与细胞自噬维持细胞内物质能量代谢的稳态，从而保证细胞功能的正常发挥相一致，体现了脾"中央土以灌四傍"的特性。脾失健运，则水精不布，精微、水液停聚，聚而生痰湿，痰阻气滞，气滞血瘀，痰浊与气血瘀滞互结，胞脉壅塞，致肝失疏泄，继而引起膏脂淤积于肝内，此过程与病理状态下肝细胞自噬功能受阻，胞内异常脂质沉积具有一定的关联，其自噬功能受抑产生的代谢产物如脂质、氧自由基等在胞内的异常积累可看作为是脾失健运、肝失疏泄下生成的痰湿瘀毒等物质，这也体现了脾失健运，肝失疏泄的微观表现，而在这个过程中脾失健运是关键的主导过程。研究显示脾虚证大鼠肝脏线粒体发生自噬，进一步引起细胞凋亡，自噬相关蛋白 LC3 Ⅱ／Ⅰ 蛋白比值、Parkin 蛋白水平显著降低，而脾虚程度与自噬紊乱呈现正相关，此外研究证实肝脏线粒体自噬途径与 PINK1/Parkin 介导的通路有关，说明"脾失健运"可引起肝细胞发生自噬，自噬的程度与脾虚程度相关联，证实了"脾"与肝细胞自噬之间的相关性。李长新等发现应用调肝理脾法可改善非酒精性脂肪肝大鼠肝脏脂质代谢紊乱现象，其可能与增强肝脏自噬作用有关，可见促进脾主运化功能可以增强肝细胞自噬变化，通过自噬途径降解肝脏内异常代谢产物——脂质（痰浊），给邪气以出路。综上可见，脾主运化功能在生理和病理上均在肝细胞自噬过程中起到了主导的作用。

脾为后天之本，主运化水谷精微。研究发现肝细胞自噬在维持肝脏内相关代谢稳态形成中发挥着重要的作用，这与脾的运化功能具有一定的关联，同时肝细胞自噬失调引起的肝脏内脂质代谢紊乱也与脾失健运引起的代谢失调具有一定的相关性。脾气健运，水谷精微等物质吸收后转化布散全身，为机体提供所需营养。脾失健运，痰湿内生，土壅木郁，痰浊淤积于肝，引起膏脂转输障碍，脂质异常累积，微观层面肝细胞自噬受到抑制，降低了对脂质代谢的降解能力，日久形成肝脏内脂质代谢紊乱情况，引发血脂异常、脂肪肝等脂质代谢性疾病。通过对家兔、大鼠、小鼠等动物的研究发现，脾虚状态下脂质代谢异常，胆固醇相关蛋白发生改变，肝脏线粒体自噬相关蛋白以及肝脏自噬相关蛋白均发生显著变化，因此，脾运化与肝细胞自噬具有一定的关联。

232　从脾主运化辨治糖尿病周围神经病变

糖尿病周围神经病变（DPN）作为糖尿病常见并发症，有着隐匿繁复之症，尤以下肢为重。在临床上较难攻克。随病情进展可先见肢体感觉异常；后期累及运动神经功能，进行性加重，进而影响肌力，肌肉功能受损，甚则瘫痪。DPN 中医范畴属"痹证""痿证""麻木"等。历代医书中所载的诊疗思想有从络病角度、阳虚角度、肝肾角度等辨治消渴。学者王东等从"脾主运化"角度辨治消渴，考虑 DPN 初起消渴合并肌痹阶段、DPN 后期消渴合并筋痿阶段与 DPN 运动、感觉神经障碍期相合。运动神经障碍期症状为肌肉萎缩，感觉神经障碍期症状为肌肤疼痛、麻木等，以此为治疗依据。

中医对糖尿病周围神经病变的认识

现今众多医家从各个角度论治糖尿病周围神经病变，或责之脾、肾、肝三脏，病在脉络或因气营不足，瘀滞四末，络脉失养，亦或因脾脏、肾脏出现阳虚现象，痰湿瘀邪阻挡经脉流转。或以为急性/亚急性周围神经病与感受外邪有关，而慢性周围神经病应从内伤、积损角度考虑等。

糖尿病周围神经病变病机

消渴的病机之首可责之饮食失宜，嗜食膏粱厚味，滋腻碍脾，久而久之，脾运失司，更生诸症。糖尿病周围神经病变病在四末，脾主四末，故而以"脾主运化"为病之本源，糖尿病周围神经病变随病程进展，短期可见疼痛，麻木之感觉神经障碍期，是为肌痹。长期更见肌肉萎废不用之运动神经障碍期，是为筋痿。

1. 痹症析

（1）痹的概念：在《内经》之中，"痹"的含义较多，从四方面加以粗略阐述：一指病机，为痹阻不畅之意。二指病名，即痹症。作为痹症，又有广义和狭义的分别。广义的痹症泛指病邪闭阻机体，气血壅滞不通，或脏气升降失调所发生的各种病症，例如五体痹、血痹等。狭义的痹症便是如今所言"痹症"，乃风寒湿气入侵机体，痹阻经脉，凝滞气血一类的病证。例如行痹、痛痹等。三指体质，阴寒内盛体质阳气不足，易感阴邪。患痹症者多为此种体质。四指症状痹，义为麻痹、疼痛。

（2）痹症的病因病机：痹症影响因素有饮食、环境、气候等。痹症内因乃先天不足、饮食不节、妄以作劳致正气虚损。兼有风、寒、湿等外因。

（3）痹症的治疗原则：历代医家多以扶正祛邪为治疗痹症的重要原则，主要援补益脾胃、益肾壮督之法以扶正。援除湿、祛风、散寒、行瘀、清热、化痰，并"宣痹通络"之法以祛邪。治痹症时循治风先治血，治寒当益火之源，治湿重在鼓舞中焦，充盛脾气的原则，久痹之人，正气虚损，当补肝肾、益气血以扶正。

2. 痿症析

（1）痿的概念：《内经》所述痿症的含义包括两方面。①"痿"即"萎"，患处渐消瘦，甚则以形容枯槁或机体内津液枯竭为特点，痿病不限于身体各个部位。②指功能上的减退，如四肢失用，身体乏力等诸症。

（2）痿的病因病机：痿病病因丰富，分为内伤和外感，例如六淫七情、饮食不节等，皆可损伤五脏，损耗精津，伐伤气血，无以濡润肌肉筋脉，形成痿证。《内经》中有关于痿症较为全面的论述。《素问·痿论》："肺热叶焦，则皮毛虚弱急薄，著则生痿躄也；心气热，则下脉厥而上，上则下脉虚，虚则生脉痿；肝气热，则胆泄口苦筋膜干，筋膜干则筋急而挛，发为筋痿；脾气热，则胃干而渴，肌肉不仁，发为肉痿；肾气热，则腰脊不举，骨枯而髓减，发为骨痿。"此说阐述了痿之成因。

（3）痿症的治则治法：《内经》明确提出了"治痿独取阳明"，此法高屋建瓴，为后世治疗起到了指导价值，《内经》也述有"各补其荥而通其俞"，指导痿症经络论治。治疗痿症应循"治痿独取阳明"一法，虚补实泻，标本兼顾。

3. 消渴病痿症之肌痹、消渴病痿症之筋痿

（1）脾失健运导致消渴：《素问·奇病论》"夫五味入口，藏于胃，脾为之行其精气，津液在脾，故令人口干也。此人必多食甘美而多肥也，肥者令人内热，甘者令人中满，故其气上溢，转为消渴"。指出恣食膏粱厚味阻碍脾运，"内热""中满"，进而消渴。此脾失健运为本病基本病因。

（2）消渴病痹症之肌痹：DPN初起主症为肌肤麻木、疼痛，此肌痹隶属于消渴病痹症。以"脾失健运"致消渴论为基础，脾运功能正常，气血生化逢源，才能得以濡养四肢百骸，经络脏腑以及肌肤腠理等组织。若脾运失健，消化功能差，则气匮血乏；水谷精微为营卫之气主要的生化之源。脾失健运致消渴后，久而久之气血虚损必然引起营卫不和，气不行血，血行不畅而形成血瘀或血虚，经络痹阻，以致形成消渴并痹症。

本病疼痛麻木之症究其本源应属虚实交杂，气血亏耗乏于濡养是为本虚。脾失健运因致消渴，久而久之，损耗气血，故有"不荣则痛"；消渴病久气匮，无力推动血液而致瘀、"不通则痛"故而痹阻经络是为标实。此外，肌痹亦伴麻木之症。中医云"麻属痰属虚"，因而麻木亦虚实错杂，本以气匮血乏、标以痰湿壅遏。同样，消渴之为病，久而久之，损耗气血，气不至，血不荣则患处麻木；脾运失司，水液代谢障碍，停驻四末成为病理产物之痰湿，壅遏腠理则气血不畅，虚证更甚，终成肢麻等症。

总而言之，DPN初起阶段脾的运化功能失常与消渴并肌痹的发病紧密相关。

（3）消渴病痿症之筋痿：DPN后阶段症状主要为肌肉萎缩，此筋痿隶属于消渴病痿症。

《内经》："肺热叶焦……着则生痿躄也；心气热……虚则生脉痿；肝气热……发为筋痿；脾气热……发为肉痿；肾气热……发为骨痿。"《内经》中认为痿症的成因为五脏邪热燔灼津液而致痿病；消渴病随着病程加长，影响脾运功能，津液不足，气匮血乏，无以濡养经筋，又因脾主四末，四肢乏软失用、行动迟缓、运动受限、重则致瘫亦与之相关。故而，从"脾失健运"导致消渴论的理论上看，DPN后阶段应属消渴病痿症。

《素问·痿论》记载"肝主身之筋膜……肝气热，则胆泻口苦，筋膜干。筋膜干则筋急而挛，发为筋痿"。《素问·五脏生成》"故人卧血归于肝"，肝藏血，主筋。因"脾失健运"而消渴，随病程日久生血不足，亦反向作用于肝藏血功能，肝血不充，未能"淫气于筋"，筋膜渐失韧性而收缩拘挛，终成筋痿。因"脾失健运"而消渴，久而久之精血化生不足，后天不足以养先天，故而肾精亏虚；又乙癸同源，精血互生互化，肝血虚损致肾精不足，肾精不足无以充盈髓海，髓海空乏，筋骨失于濡养。故而在"脾失健运"导致消渴论的角度上看，久而久之，无以化生气血，肝血亏虚加以肾精不足，终为筋膜干之筋痿，即DPN后期为消渴病痿症之筋痿，肌肉萎缩症状为主症。

4. 辨治DPN的经验 王东把DPN从消渴合并肌痹与消渴合并筋痿两方面探讨，前者即DPN初起阶段采用活血化瘀、补益气血、化痰通络等法，后者即DPN后阶段采用育阴清热、健脾益胃等法同补，方用"消渴肌痹方"和"消渴筋痿方"裁减辨证论治，临床取得一定疗效。

（1）消渴病痹症之肌痹：这一阶段症见四肢疼痛或感觉减退，舌色暗淡，舌下络脉青紫，苔薄白，脉细涩。临床观察，此阶段脾运失司，气阴亏虚，临床常见伴有瘀象。治疗之法当醒脾益胃，兼顾补血活血，逐痰通络。自拟消渴并肌痹方（参苓白术散、黄芪当归汤合而名曰"消渴肌痹方"）。痛甚则瘀血更甚，消渴并肌痹方合身痛逐瘀汤以治之。麻木甚者，痰阻气遏，采用消渴并肌痹方合二陈汤同黄芪桂枝五物汤以治之。参苓白术散出于《太平惠民和剂局方》。有医家谓之"此方则通宣三焦，提上焦，涩下焦，而以醒中焦为要者也"。此方中和不热，虽无滋阴之药，但醒脾益胃，"有形之阴不能速生"，待中州调和，营阴自足。故可气阴双补。东垣曰："脾胃虚则百病生，调理中州，其首务也。"李东垣之黄芪当归汤，《内外伤辨惑论》中载有"治肌热、燥热，困渴引饮，目赤面红，昼夜不息。其脉洪大而虚，重按全无"。黄芪当归汤方中虽只有两味药，补气活血亦能补肝之血，濡养筋络。消渴脾失健运，参苓白术散偕同黄芪当归汤气血同补，补而不滞。方用四君调补中州，脾悦甘，故引人参、甘草之品。土喜燥，方用茯苓、白术健脾燥湿。火生土，再合莲子益心，脾恶肾，乃用山药治肾，引以桔梗从上焦开提，砂仁豆蔻行下焦郁滞，芳香醒脾，兼枣汤芳香悦土。是以通天气，无否塞。援大剂黄芪，当归。补气同时不忘血分，当归和血补血气轻味辛，补血而不滞，使气血逢源。

身痛逐瘀汤载于《医林改错》，"脾失健运"而致消渴日久，生化乏源，气虚无以行血，气血雍滞不通而致瘀。以红花、川芎、桃仁、当归之品祛瘀活血；牛膝逐血脉，引血下行，偕同地龙疏通经络而利关节；甘草起调和诸药之功；诸药相合，更彰行气止痛，活血祛瘀之效。黄芪桂枝五物汤载于《金匮要略》，其功在和营通痹、益气温经，常被用于气虚不运血痹之证。脾失健运，消渴日久，营卫失和，血虚生风，症见身体麻木、四肢拘急。方中以黄芪为君药，因"气旺顽麻自除"故而重用黄芪以甘温益气。臣以桂枝，行痹通阳，君臣相合，益气以通行血脉，气旺故而血畅，除麻木之症。芍药滋阴养血，和营通痹，桂枝、白芍一阴一阳，此用阴和阳法也，复以姜枣调之和之。佐以姜枣，亦能调和营卫、调和脾胃。二陈汤源于《太平惠民和剂局方》。功在燥湿化痰，理气和中。脾为生痰之源，久而久之，脾健运功能衰退，体内水液不运不化而停成病理产物。方用半夏为君，性辛温而燥，燥湿化痰。橘红为臣药，性温味苦辛，理气化痰。茯苓乃甘淡渗湿之品，以澄源正本。茯苓偕同半夏，既可燥湿化痰，又长于渗利水湿，使痰湿皆得化。生姜抑制半夏毒性，使二陈降逆化痰之功益彰。又乌梅敛肺之气，半夏得乌梅之酸，则无过燥伤正之嫌，此谓散中有收。

在此遣方用药为基础，病位为上肢者用桂枝、威灵仙；病位为下肢加牛膝、木瓜；瘀血明显加桃仁、红花；痛甚者加延胡索、赤芍、忍冬藤、鸡血藤等；肢体灼热感加黄柏、知母；患处麻木则加土鳖虫、地龙、僵蚕；口渴甚则加天花粉、麦冬、葛根；偏阴虚则加生地黄、玄参；偏气虚则加山药、太子参；四肢不温属阳虚者加肉桂、附子、鹿角霜等。

（2）消渴病痿症之筋痿：这一阶段累及运动神经，可表现在肌力减退，甚则肌肉萎废不用、瘫痪，舌象可见色淡，苔少或无苔，脉见沉细而弱。此期症状特征为消渴病痿症之筋痿。这一阶段的病因病机为"脾失健运"致消渴，日久气血生化乏源，先天无以养后天，后天脾气受损故"脾气虚则四肢不用"，乙癸同源，肾精不足，肝血亏耗形成筋痿。治法当行调补中州、肝肾同补、清热育阴。方用消渴并筋痿方（补中益气汤、芍药甘草汤合虎潜丸合而命名）用以治疗脾气不足、中阳下陷等证。李东垣云："以辛甘温之剂，补其中而升其阳，甘寒以泻其火则愈矣。"可知此方之效。经曰："劳者温之，损者益之。盖温能除大热，大忌苦寒之药，损其脾胃。脾胃之证，始得则热中，今立治势得之证。"行健脾助运之法，方中君以大剂量黄芪，行补气升阳，行滞通痹之效，心火乘脾炙甘草以甘温之性泻火热。臣药人参、白术等则补脾胃中元之气。陈皮理气祛痰，则此方补而不滞，当归偕人参、黄芪养血和营兼以补气，共为佐药；非升麻柴胡为引不能补上升之气。诸药并用，气虚乃补。"去杖汤"中白芍同甘草，有酸甘复阴之功，亦取"急者缓之"之意，缓急止痛，阴复而筋得所养。

虎潜丸源于《丹溪心法》。功在治疗肝肾亏虚、阴虚内热之腰膝酸软、筋骨无力等症。痿原虽分五脏，然其本在肾，故用厚味之黄柏，补肾之阴不足，使下肢生力。较大剂量黄柏配伍知母，行清热泻火之力。然本方所治之痿为阴血皆虚之热，因而配伍滋阴之属、养血之品，如熟地黄、龟板、白芍，益肝肾阴血；虎骨能强筋健骨，锁阳益精血温肾阳，能润燥，佐以陈皮、干姜温补中州，调和胃气，制黄柏、知母苦寒伤胃之嫌。诸药并用，共行强壮筋骨、滋阴养血之力，终得以气血调畅，阴平阳秘养阴血。

针对消渴并筋痿在上述治疗的基础上，气滞血瘀型饮水呛咳，吞咽困难可用会厌逐瘀汤，药用桔梗、桃仁、枳壳、红花、玄参、赤芍等。外加山豆根、射干等清热利咽药。有下肢行动不利，疼痛者药用薏苡仁、怀牛膝。若有语言謇涩不清、舌肌萎缩之症，方用地黄饮子，药用熟地黄、五味子、石菖蒲、远志等共奏化痰开窍、利咽喉之功。

尽管中医学中并无明确的糖尿病周围神经病变这一病名，但王东以 DPN 之临床症状、特点及病因病机，将 DPN 初起的联系肌痹、DPN 晚期联系筋痿，结合"脾主运化"作为治疗的基础，创立诸方。经过不断地临床观察与试验，并不断修改完善，临床已取得较好的疗效。

233 从离子通道角度探讨脾主运化水湿的科学内涵

中医脾胃学说强调脾为"后天之本"，突出其重要地位，具有运化水液的生理功能，如果脾胃虚弱，水液代谢失调，产生内湿，水湿停聚反过来又作用于人体，加重脾运失健，正如湿邪缠身百病生，因此脾在水液代谢的过程中至关重要。学者吕林等从离子通道角度阐释了脾主运化水液的科学内涵。

脾主运化水液

中医对水液代谢的解释源于《灵枢·经脉别论》："饮入于胃，游溢精气，上输于脾；脾气散精，上归于肺，通调水道，下输膀胱。水精四布，五经并行，合于四时五脏阴阳，揆度以为常也。"从中可以看出水液代谢与肺、脾、膀胱有关。由于肺与大肠相表里、膀胱与肾相表里，此可以归属于肺、脾、肾三脏腑有关，脾与胃相表里，如《素问·厥论》："脾主为胃行其津液者也。"又是人体"后天之本"，因脾对水液代谢的作用最重要，如果出现脾气虚弱，不能运化水湿，则可发生大便溏泄，身重肤肿等症，正如《素问·至真要大论》曰："诸湿肿满，皆属于脾。"

脾为太阴湿土之脏，胃为阳明燥土之腑。《临证指南医案·卷二》指出"太阴湿土，得阳始运；阳明燥土，得阴自安，此脾喜刚燥，胃喜柔润也。"脾喜燥恶湿，与胃喜润恶燥相对而言。脾能运化水湿，以调节体内水液代谢的平衡；脾虚不运则最易生湿，而湿邪过胜又最易困脾，《临证指南医案·卷二》："湿喜归脾者，以其同气相感故也。"脾主湿而恶湿，因湿邪伤脾，脾失健运而水湿为患者，称为"湿困脾土"，可见头重如裹、脘腹胀闷、口黏不渴等症。若脾气虚弱，健运无权而水湿停聚者，称"脾病生湿"（脾虚生湿），可见肢倦、纳呆、脘腹胀满、痰饮、泄泻、水肿等。总之，脾具有恶湿的特性，并且对于湿邪有特殊的易感性。

离子通道

离子通道是细胞膜上的一类特殊亲水性蛋白质微孔道，是神经、肌肉、细胞电活动的物质基础。活体细胞不停地进行新陈代谢活动，就必须不断地与周围环境进行物质交换，而细胞膜上的离子通道就是这种物质交换的重要途径，大多数对生命具有重要意义的物质都是水溶性的，如各种离子、糖类等，它们需要进入细胞，而生命活动中产生的水溶性废物也要离开细胞，它们出入的通道就是细胞膜上的离子通道。随着分子生物学膜片钳技术的发展，人们对离子通道的分子结构及特性有了更加深入的认识，并发现离子通道的功能、结构异常与许多疾病的发生和发展有关。

1. 离子通道的分类 离子通道依据其活化的方式不同可分两类：一类是电压活化的通道，即通道的开放受膜电位的控制，如 Na^+、Ca^{2+}、Cl 和一些类型的 K^+ 通道；另一类是化学物活化的通道，即靠化学物与膜上受体相互作用而活化的通道，如 Ach 受体通道、氨基酸受体通道、Ca^{2+} 活化的 K^+ 通道等。根据离子通道的开放和关闭门控机制的不同，将离子通道分为 3 大类。①电压门控性，又称电压依赖性或电压敏感性离子通道；②配体门控性，又称化学门控性离子通道；③机械门控性，又称机械敏感性离子通道。此外，还有细胞器离子通道，如广泛分布于哺乳动物细胞线粒体外膜上的电压依赖性阴离子通道，位于细胞器肌质网或内质网膜上的受体通道。

钾离子通道可分为 4 个基本类型：电压门控钾离子通道（KV），钙激活钾离子通道（KCa），三磷酸腺苷敏感性钾离子通道（KATP），内向整流钾离子通道（IRK）。其中 KV 又分为内向整流钾离子通道（Kir）、延迟外向整流钾离子通道（Kdor）、瞬时外向钾通道（Ktr）。

氯离子通道分为 5 类：囊性纤维化跨膜转导调控因子（CFTR），钙离子激活的氯离子通道（CACC），电压门控性氯离子通道（ClC），配体门控氯离子通道（LGICs），容积调控性氯离子通道（VRCC）。

钙离子通道分为 5 类：电压依赖式钙通道（VDCC），受体操纵式钙通道（ROCC），机械门控制钙通道（MSCC），第二信使门控通道（SMGC），漏流钙通道。其中，VDCC 中的电压门控钙通道（VGC）具有 L 型、N 型、T 型和 P/Q 型 4 个亚型。

2. 离子通道的功能 分布广泛的离子通道功能主要体现在：①提高细胞内钙浓度，从而触发肌肉收缩、细胞兴奋、腺体分泌、钙依赖性离子通道开放和关闭、蛋白激酶的激活和基因表达的调节等一系列生理效应；②在神经、肌肉等兴奋性细胞，钠和钙通道主要调控去极化，钾主要调控复极化和维持静息电位，从而决定细胞的兴奋性、不应性和传导性；③调节血管平滑肌舒缩活动，其中有钾、钙、氯通道和某些非选择性阳离子通道参与；④参与突触传递；⑤维持细胞正常体积，在高渗环境中，离子通道和转运系统激活使钠、氯和水分进入细胞内而调节细胞体积增大。在低渗环境中，钠、氯和水分流出细胞而调节细胞体积减小。

脾主运化水液功能失调所致疾病

由于"诸湿肿满，皆属于脾"，脾主运化水液功能失调，会出现水液代谢紊乱，表现为纳呆、脘腹胀满，泄泻。水液代谢失调首先体现为脾主运化生理功能失调，临床上以功能性疾病为首见，在上消化道表现为功能性消化不良症状，在下消化道表现为功能性腹泻。

1. 离子通道与功能性消化不良 脾胃虚弱，运化水液功能失调，水湿不化，湿聚成痰，痰气交阻于胃脘，则升降失司，胃气壅塞，纳呆、脘腹胀满。按照罗马Ⅲ的标准，功能性消化不良（FD）是以餐后饱胀不适、早饱、上腹痛、上腹烧灼感为特点，临床症状主要体现在上腹部疼痛、上腹部胀满、早饱、嗳气、食欲不振、恶心、呕吐。针对症状产生的原因来看，餐后饱胀不适、恶心、呕吐源于胃排空延迟；腹痛、嗳气、体质量下降是由于内脏高敏感；体质量下降、早饱是由于胃容受性舒张受损。

（1）FD 与胃动力障碍：FD 患者胃窦动力降低，胃排空时间延长发生率达 25%，胃排空延迟起源于胃动力受损。胃肠动力是消化系统生理功能的重要组成部分。胃肠道为中空的肌性器官，其肌层由数层平滑肌构成，胃肠运动是由平滑肌细胞（SMC）收缩完成的，胃肠动力性疾病的发生与平滑肌收缩的改变密切相关。细胞外钙内流和内钙释放是 SMC 收缩的决定因素，经典的钙致敏平滑肌收缩机制是：当细胞受外来刺激兴奋时，胞质内 Ca^{2+} 浓度升高，其与钙调蛋白（CaM）结合至相应的位点，再结合并激活肌球蛋白轻链激酶（MLCK），激活的 MLCK 磷酸化肌球蛋白轻链（MLC），促进肌动蛋白和肌球蛋白之间的横桥周期、导致平滑肌收缩。而肌球蛋白轻链磷酸酶（MLCP）可使肌球蛋白轻链去磷酸化、导致平滑肌松弛。因此，Ca^{2+} 是触发平滑肌收缩的主要递质，是普遍存在的细胞内第二信使，调控细胞内 Ca^{2+} 释放是调控平滑肌舒缩活动的有效途径。在生理状况下，胞质内 Ca^{2+} 浓度为 10^{-7} mol/L，胞外 Ca^{2+} 浓度为 10^{-3} mol/L，胞质内质网中 Ca^{2+} 浓度也为 10^{-3} mol/L。这样胞质内 Ca^{2+} 和胞外以及胞质内细胞器之间形成 10 000 倍的浓度梯度，在受到生理刺激时 Ca^{2+} 可升高到静息浓度的 100 倍，但仍存在 100 倍的浓度梯度。因此，作为胞质内 Ca^{2+} 主要储存地的内质网被称为钙库，对胞质内 Ca^{2+} 浓度改变起了至关重要的作用。位于平滑肌细胞膜表面的各种 Ca^{2+} 通道的功能正常与否，对于维持细胞内 Ca^{2+} 浓度和平滑肌收缩功能至关重要。因此，胃动力障碍会出现餐后饱胀不适、恶心、呕吐、嗳气症状，很多健脾中药的作用机制主要通过 Ca^{2+}/CaM 信号通路、Ca^{2+}/蛋白激酶 C

（PKC）信号通路发挥作用。

（2）FD与内脏高敏感：内脏痛觉过敏（VHL）是FD发生的重要机制，FD患者对机械性扩张感觉过敏，此过程可能涉及某些机械感受器。研究发现FD患者出现的内脏高敏感与瞬时受体电位香草酸亚型1（TRPV1）有密切联系，Hammer J等予54例FD患者服用辣椒素胶囊，结果发现患者服用辣椒素后消化不良症状评分明显增高，提示激活TRPV1可增加FD患者内脏敏感性。TRPV1属于瞬时受体电位（TRP）离子通道家族，是一种非选择性阳离子配体门控通道，可探测和整合诱发痛觉的化学和热刺激信号，在炎性反应产生和痛觉传递过程中发挥重要作用。TRPV1可被多种伤害性刺激激活，如机械性、化学性（如pH＜5.9）和温度（＞43℃）等刺激。当机体受到外界刺激时，尤其是辣椒素可以激活膜离子通道TRPV1通道开放，细胞外的阳离子（主要包括Na^+和Ca^{2+}）内流，其中胞质内的钙离子浓度的增高，胞内Ca^{2+}浓度升高而引起痛觉，此外Ca^{2+}作为第二信使，促进P物质（SP）和降钙素基因相关肽（CGRP）释放，共同完成痛觉信息从外周向中枢神经的传递。辣椒素可通过与含SP的一级感觉神经终端膜上的某些化合物牢固结合，使SP释放增加，参与痛觉的调控。TRPV1是阳离子进入细胞内，引起胞内Ca^{2+}浓度升高，进一步引起连锁反应，最终导致内脏高敏感，出现上腹痛、嗳气症状。

2. 离子通道与功能性腹泻   脾气虚弱，不能运化水湿，导致脾运化水液功能性失调，出现大便时溏时泻，反复发作，稍有饮食不慎，大便次数即多，夹见不化水谷。功能性腹泻的罗马Ⅲ诊断标准为：至少75%的排便为不伴有腹痛的稀粪（糊状粪）或水样粪，诊断前症状出现至少6个月，近3个月符合以上诊断标准，发病机制主要体现在胃肠动力异常、电解质吸收和分泌障碍。

（1）功能性腹泻与胃肠动力：胃肠运动加快，食物在小肠内停留的时间减少，食物得不到充分的消化吸收，未被消化吸收完全的营养物质进入结肠，刺激结肠黏膜，引起腹泻。未消化的食物在结肠内造成高渗环境，妨碍水的吸收，会进一步加重腹泻症状。功能性腹泻患者往往出现结肠非推进性袋状往返运动减少而推进性的运动增多。胃肠动力源于平滑肌收缩，而细胞内Ca^{2+}浓度对平滑肌收缩具有决定性作用，因此，治疗腹泻健脾中药复方是通过对胃肠平滑肌细胞内Ca^{2+}浓度以及CaM活性的调节，抑制胃肠运动，发挥止泻的作用，例如常见配伍健脾药党参、白术、黄芪、甘草、大枣，其中白术为健脾第一要药，白术可以通过胆碱能受体、Ca^{2+}抑制胃肠运动。现代药理学研究表明，黄连具有止泻等作用，主要是由于黄连的主要成分小檗碱是一种钙离子通道拮抗剂，能够降低细胞内钙离子的浓度，抑制平滑肌收缩，减慢胃肠蠕动，从而起到止泻的效果。

（2）功能性腹泻与离子吸收：肠黏膜上皮细胞可以将大量的水和电解质从肠腔内转移至血液中，这些细胞膜上分布着大量的离子通道，确保了不同方向的、高效的、大量的水和电解质运输。肠细胞对Na^+的非耦联吸收是通过细胞腔面膜上的上皮细胞Na^+通道（ENaC），主要被定位在表面细胞和隐窝的上半部分，顺化学梯度进入细胞内，再由基底膜的钠钾泵（Na^+-K^+-ATPase）泵出细胞外。Na^+-K^+-ATPase对Na^+的主动运输，使细胞内Na^+浓度维持在较低水平，为Na^+及其他电解质等进出细胞提供电化学梯度，对于维持水钠平衡、血容量及血压起重要作用。结肠对Cl的分泌和分泌依赖于CFTR，与此同时CFTR自身又具有调节其他转运蛋白的功能。ClC型氯通道存在快慢两种门控方式，两者具有相反的电压依赖性，分别发生在秒和毫秒之间，其活性主要受跨膜电位和氯离子浓度的调节，此外还可受到如pH、细胞膨胀或磷酸化等其他因素的影响。肠道黏膜离子通道功能的完整性对肠腔内电解质的吸收至关重要，由于水在人体中的吸收是通过渗透压直接吸收，与离子浓度差异有关，因此对肠腔内水分吸收的多少决定了大便的含水量程度。

脾主运化水液失调不仅能导致下消化道的腹泻，也会出现上消化道的嗳气、上腹部痛、胀满与纳呆等症状，从现代医学角度来看，发病机制是离子通道功能异常导致，也就是对胃肠动力和内脏敏感有重要作用的Ca^{2+}、与分泌和吸收有重要关系的Na^+和Cl有关。尤其是对于FD所致症状，既往多从脾主运化水谷的角度来阐释，诚然脾虚会出现胃动力障碍导致胃排空延迟的情况，可见有餐后饱胀不适症状，但是从导致脾虚的源头来看，还是由运化水液功能失调后出现的湿邪困脾造成的，胃平滑肌收缩与

细胞内 Ca^{2+} 浓度有密切关系，而各种钙离子通道又是决定细胞内 Ca^{2+} 浓度的关键，因此主运化水液能够改善 FD 症状的本质是源于脾对离子通道的调节作用。脾为"后天之本"，脾的生理功能至关重要，离子通道也是人体各项生命功能发挥正常作用的关键。临床上常用的健脾药四君子汤、香砂六君子汤和参苓白术散等都强调健脾化湿，健脾不祛湿，非其治也。

综上所述，离子通道在人体中的重要角色体现了脾为后天之本的重要性，能够阐释脾主运化水液理论内涵，为以后健脾化湿中药作用靶点的研究提供了离子通道的研究方向，丰富了脾胃学说。

234 从脾主运化水湿理论探析冠心病的发病机制

"脾主运化水液"与"脾主运化水谷"组成了中医脏象学中"脾主运化"理论。脾处中焦，通调上下，运行水液，维持人体津液正常的生成、转运与输布。脾运化水湿功能失常，体内阴津运转失于调节，易停聚凝结，产生水、饮、痰、湿等多种病理产物，更可进一步化浊致瘀。痰湿或痰湿瘀血相互搏结阻于脉络，心脉痹阻不通，发为心悸、胸痹、真心痛等病症。冠心病属于中医学"胸痹""真心痛"范畴，其发展进程取决于动脉粥样硬化斑块的严重程度，而动脉粥样硬化的形成与多种病理过程有关，其中包括体内血脂异常、纤溶凝血功能异常和炎症反应等。学者刘彤等从脾主运化水湿理论，根据冠心病发生发展过程并结合现代医学研究结果探析了冠心病的发病机制。

中医学脾与现代医学组织器官的关系

中医学认为，脾统五脏，处中焦属土，为后天之本、气血生化之源，具有主运化、主统血、主四肢肌肉等生理功能。现代医学中，脾脏是人体重要的淋巴器官，具有滤血、储血、清除衰老细胞和参与免疫反应等功能。中医学"脾（胃）"是以消化系统为主的多系统功能综合单位，其作用与大脑皮质、肾上腺皮质、甲状腺、甲状旁腺、垂体前叶、免疫器官密切相关，故中医学所述"脾"的功能在一定程度上涵盖了现代解剖学中的"脾脏""胰脏""肝脏""大脑"等。研究发现，当脾脏发生病变时，5-羟色胺（5-HT）含量升高，胃酸、胃蛋白酶分泌减少，胃肠道蠕动增强，导致胃肠道消化功能减退并伴随水与电解质的紊乱。脾失健运，则出现消化、吸收、传输精微物质障碍，表现为典型消化功能紊乱症状，如腹泻、纳呆等，说明中医学"脾"的生理功能失常与现代医学中的消化系统疾病密切相关。另外，中医学脾主统血、"为谏议之官"的功能类似于现代医学中脾脏的免疫监督功能，体现在其对神经-内分泌-免疫系统的调节作用。

脾与水湿痰饮的关系

《素问·至真要大论》："诸湿肿满，皆属于脾。"湿病之生，当责于脾。"水精四布，五经并行"，水精不布，五经并行失调，津液输布失常，进而生为痰饮。痰、饮、水、湿四物，类同名异，皆属阴邪，均为水液运行代谢不利所生成的病理产物。脾虚水液不运，加之平素嗜食膏粱厚味，疏于运动，多致内湿蓄积，水津失布，生为痰饮。脾虚湿邪壅盛，易于停聚阻滞气机，非但水谷精微运化不利，亦可加重湿邪留恋，或湿停成饮；或湿聚成痰；或湿留肠间则成泄泻；或胃失受纳，湿渗大肠则完谷不化、便溏不爽；或水湿泛溢四肢肌腠则肢体困重、浮肿胀满；或水湿下渗，带脉失约则见妇女带下稀白量多。结合现代生物学技术分析，脾主运化水湿与水通道蛋白表达密切相关，可能是通过干预 ERK/p38MAPK 信号通路实现了对水通道蛋白的调节。水通道蛋白散布在全身各处组织器官，能介导水的跨膜转运，正常情况下维持机体水液代谢平衡，异常表达则会影响水液吸收。实验研究发现，脾虚湿困型溃疡性结肠炎大鼠结肠黏膜上水通道蛋白3和水通道蛋白4呈低表达状态，大鼠大便次数增多、便溏症状明显，采用健脾化痰法治疗后症状和消化功能等指标均有所改善。此外，脾虚湿蕴还与体内 cAMP/PKA 信号转导通路的生物学作用有关。脾失健运，水谷精微不能通过气化作用化生为精气以布散营养全身，阻碍了物质间转化及物质转化为能量的过程。cAMP/PKA-Gp 通路是参与物质能量代谢的主要细胞转导通路之一，脾虚痰浊证的形成可能与其有关。研究显示，相比于正常大鼠，脾虚痰浊证大鼠总胆固醇含量显著升高，胃、心组织、主动脉及下丘脑组织 cAMP 活性和磷酸化酶激酶、CREB mRNA 和蛋白的表达、Gp mRNA 和蛋白的表达均下降，可见脾虚痰浊证大鼠相关指标的改变与 cAMP/PKA-Gp 信号转导通路具有一定的相关性；而调控血脂代谢相关基因 GP、CREB、PKA、PHK mRNA 的表达也可能影响脾虚痰浊证大鼠 cAMP/PKA 信号转导通路。

水湿痰饮与冠心病发病机制的关系

流行病学调查显示，在各体质类型中，痰湿质居于冠心病发病首位。脾虚痰阻证的动脉粥样硬化多分布在右冠及回旋支，动脉血管狭窄程度较重。从冠状动脉病变范围和病变严重程度两方面来看，冠心病痰阻心脉证均重于非痰阻心脉证。有学者推测痰证的实质是动脉粥样硬化斑块，还有学者认为，痰阻心脉证的物质基础是血脂异常，血液流变学指标异常关系到痰瘀痹阻证的发生。冠心病病程的发生发展关键在于动脉硬化斑块的进展，故可推测，痰湿、瘀血所致动脉硬化斑块的形成发展过程与体内血脂异常、纤溶凝血功能异常、炎症反应、胰岛素抵抗等密切相关。

1. 水湿痰饮与血脂异常　痰湿留滞与血脂异常关系紧密。血脂属中医学"膏脂"范畴，血脂异常的表现散见于中医古籍中"痰饮""痰浊""痰证""瘀血"等病症的记载中。肥人痰湿留滞体内，厚积成浊，而痰浊内生多与嗜食肥甘厚味、饮食不节有关。具体而言，现代社会人们生活水平普遍提高，对高脂肪饮食不加节制，导致身体肥胖，脾运无力甚或失代，痰湿内生，壅盛于内，与中医学所言"肥人多痰湿"相一致。血脂异常以脾虚肝郁、湿毒蕴结为基本病机。研究表明，在痰证、瘀证中，总胆固醇、低密度脂蛋白、甘油三酯等血脂指标不同程度升高，高密度脂蛋白则降低，提示高脂血症可能促进痰湿和血瘀的生成；同时痰浊证患者还伴有血尿酸升高和脂质代谢异常，如血胆红素降低，代谢过程中体现了脾运化代谢失司，机体代谢异常。

痰浊是冠心病心绞痛重要的证候因素，而痰浊致病多与气虚、血瘀相互兼杂。痰瘀两者是动脉粥样硬化形成过程中的关键所在。冠心病痰浊演变的过程与动脉硬化斑块形成过程相似，主要病变部位在心、脾（胃）和血脉，以本虚标实为主要特征，以痰凝和血瘀为其病理关键，其外因为饮食失节、内损于脾胃虚弱，中焦运化失职，正气不足，痰湿内生，阻于脉内形成瘀血，终致痰凝血瘀阻滞心脉而结成团块。因此，冠心病患者血脂异常改变与冠心病的痰瘀病理密切相关，且血脂的变化体现了冠心病病理发展由痰到瘀的演变过程。

2. 水湿痰饮与纤溶凝血功能异常　冠心病痰浊阻于脉道，阻遏气血，血管内血液黏度增大，聚结成块，痰瘀交阻内生。研究表明，血液流变学指标异常是瘀血阻脉证候的客观指征，冠心病痰瘀证素变化的分子机制受 c-myc mRNA 和 PDGF-AmRNA 异常表达的影响。血小板衍生因子过量表达是内皮细胞损伤引起冠状动脉粥样硬化的中介和关键，而痰瘀性黏滞，易于壅塞脉道，与冠心病血管内的血液处于高度黏稠聚集状态相似，与凝血相关因子关系密切，具体表现为血管内皮细胞损伤、凝血活性增强，致使纤溶凝血系统失衡，促生血管内血栓，加快动脉粥样硬化的发展。

研究显示，冠心病痰浊证会表现为血清同型半胱氨酸（Hcy）水平升高。与 Hcy 水平呈正相关的指标包括血浆中血管性血友病因子（vWF）、血浆 P-选择素（Ps）、血栓素 B2（TXB2）等，以上各项指标水平在冠心病痰浊证中均明显升高。冠心病痰浊证 D-二聚体水平异常、凝血纤溶功能改变，主要表现为以 Ps 升高为主的血小板活化功能亢进和以肿瘤坏死因子 α 升高为主的炎症反应状态。与冠心病非痰浊证相比，冠心病痰浊证的纤维蛋白原升高，组织型纤溶酶原激活物抑制物升高，提示纤溶活性降低，抗凝血作用降低；TXB2 和 Ps 明显升高，提示血管壁损伤，循环血液中血小板被活化后黏附于创面，同时发生聚集反应形成血小板血栓。以上研究结果说明，痰浊阻于脉络的患者体内纤溶活性更低、凝血反应准备充足、血小板活化功能亢进，在冠心病血管壁发生损伤时，凝血机制可被更快开启，血栓形成更加迅速，贴附于血管壁的血栓斑块可进一步形成动脉粥样斑块，印证了中医学"痰浊致瘀"的观点。痰阻心脉很可能在损伤内皮细胞基础上，降低内皮细胞抗血栓能力、提高血栓生成速度，从而促使动脉粥样硬化。

3. 水湿痰饮与炎症反应 痰瘀互结是慢性低度炎症的基本病理特征。研究表明，炎症相关基因 CD86、CCL5、THBS1、IKBKB、ICAMl、NFKB2 和 TNFRSF8 的异常表达均提示痰湿质人体已处于慢性低度炎症状态；痰湿质非肥胖人群的外周基因表达谱与平和质人群差异明显，糖脂代谢紊乱相关基因 ANAPC5 可能激活与代谢综合征密切相关的 MAPK 通路和以核因子 κB 为核心的炎症信号通路，这可能是痰湿质人群处于低度炎症状态的内在原因。

动脉粥样硬化是一种慢性炎症性疾病，其形成过程始终有炎症反应的参与，而痰瘀互结可导致血管内皮损伤，是炎症发生发展的始动因素和病理产物。冠心病痰浊证可表现为血浆高敏 C 反应蛋白、肿瘤坏死因子 α、白细胞介素 6 等炎症指标含量特异性改变，说明痰浊证患者体内伴随着炎症反应进行。临床上采用化痰祛瘀通脉法治疗冠心病不稳定型心绞痛，治疗后患者体内高敏 C 反应蛋白、白细胞介素 6 等炎症因子水平降低，提示化痰祛瘀通脉针对冠心病不稳定型心绞痛的作用机制可能是抑制了血管内的炎症反应，冠心病患者体内的慢性炎症反应与脉道内痰浊逐渐累积密切相关。

水湿痰饮在冠心病分子生物学水平的体现

中医辨证施治体现了整体思维，利用现代生物学技术方法研究机体整体状态，能够从微观生物学角度更清晰地认识到中医不同证型间的差异。依据代谢组学、基因组学、蛋白质组学等现代医学思维研究冠心病痰证，可以更直观地探析水湿痰饮与机体内物质表达之间的关系，进而揭示冠心病的发病机制。

1. 冠心病痰浊证的基因组学研究 冠心病痰浊证可出现脂质代谢异常，表现为低密度脂蛋白胆固醇等升高伴（或不伴）高密度脂蛋白降低等。载脂蛋白 E 是调节血脂代谢的主要功能蛋白，参与构成乳糜微粒和极低密度脂蛋白。编码载脂蛋白 E 基因中的 3 个内含子和 4 个外显子发生变异，是影响血浆胆固醇浓度的重要遗传因素之一。冠心病痰浊证及痰瘀互结证的易感基因型可能包括载脂蛋白 E 第一内含子增强子 BspLI 位点的 GG 基因型。研究发现，携带 E4 等位基因者总胆固醇、总甘油三酯和低密度脂蛋白胆固醇水平高于正常人，而痰浊证患者中较多表现为 E4 等位基因和 E3/4 基因型。可见载脂蛋白 E 的基因多样性是冠心病痰浊证发生的一个重要因素。除此之外，GNB3 基因和 825TT 基因也是冠心病痰浊证的易感基因型。

2. 冠心病痰浊证的蛋白质组学研究 有学者对脾虚证大鼠进行蛋白组学研究，分析得出脾失健运主要与物质代谢、组织构成、细胞信号转导、细胞死亡和增殖方面相关的蛋白质功能异常有关，其中绝大部分与糖、脂类、蛋白质代谢过程密切相关。临床研究发现，健康人群、冠心病高危人群、冠心病急性期患者和冠心病稳定期患者的蛋白质表达比较存在差异，鉴定得到的 7 种差异蛋白质包括视黄醇结合蛋白 4、载脂蛋白 E、载脂蛋白 A1、CD5 抗原样蛋白、结合珠蛋白、血清白蛋白、簇连蛋白，这些差异蛋白质与脂质代谢、氧化损伤、炎症反应等过程密切相关，可能是参与了上述反应引起动脉粥样硬化，最终引发冠心病。脾主运化与以上病理过程有关，这些蛋白质的存在佐证了痰浊参与影响了动脉粥样硬化的形成与发展。另有研究显示，冠心病痰浊内阻证与心气虚弱证、心肾阴虚证和心血瘀阻证分别检测出 16、23、13 个差异蛋白位点，表明冠心病痰浊内阻证与其他三种证型间的差别体现在凝血系统、激肽释放酶-激肽系统、补体系统、脂代谢系统、Wnt 途径和凋亡系统等方面。此外，实验研究显示，痰瘀互结型冠心病还可能与载脂蛋白 E 和 C4 结合蛋白相关。

3. 冠心病痰浊证的代谢组学研究 对痰浊证和血瘀证进行血浆代谢组学研究，血浆磁共振氢谱代谢产物图谱显示，痰浊证与血瘀证都存在能量代谢紊乱，且痰浊证更为严重，表现为痰浊证乳酸含量较高，脂类化合物、低密度脂蛋白、酮体等含量均高于血瘀证，高密度脂蛋白、不饱和脂肪酸等含量均低于血瘀证。尿液代谢组学研究同样显示冠心病痰浊证与血瘀证代谢物差异明显，与血瘀证相比，痰浊证柠檬酸、α-酮戊二酸、顺式-乌头酸、葡萄糖、3-羟基丁酸、丙酮、酪氨酸、肌酐、马尿酸、氧化三甲胺、二甲胺的含量更高，上述指标与糖、脂、氨基酸代谢、肝肾功能相关，提示痰浊证机体功能紊乱更甚。血浆、尿液中代谢物含量异常，体内糖类、脂质、氨基酸等代谢紊乱，说明冠心病痰浊证患者体内发生能量代谢障碍，体内营养物质利用失控，处于脾运失司、水液异常蓄积的状态。另有研究表明，冠心病痰浊证 2-羟基丙酸、丝氨酸含量显著高于气虚证，血浆脂肪酸含量显著高于气阴两虚证，提示痰浊证能量代谢异常，易造成心肌耗氧量增加，可能出现水湿痰饮积聚所致头身困重、乏力懒言等症状。

综上所述，脾主运化水液功能失调，导致水湿停滞不运，积水成湿，湿聚成饮，饮凝成痰；水湿痰饮在冠心病发生发展过程中与动脉硬化斑块的形成有密切关系，表现在脂质代谢、纤溶凝血过程和炎症反应等。从脾论治冠心病，从调节痰湿角度出发，应用祛痰类方剂如温胆汤、瓜蒌薤白半夏汤、瓜蒌薤白桂枝汤等，可有效调节血脂、抑制炎症反应、降低血液黏稠度、改善血液流动。化痰类中药或方剂在改善中医证候及西医指标上有明显效果，即中医化痰通络治法在现代医学研究中的体现。

脾虚导致水湿运化失调是冠心病发生、发展的始动因素和关键，以上基于脾主运化水湿理论，从血脂异常、纤溶凝血异常与炎症反应三方面结合代谢组学等现代分子生物技术探析了冠心病的发病机制，为从脾论治冠心病的中医临床治疗提供了理论支持和参考依据。

235   从脾主运化水湿理论探析慢性心力衰竭的发病机制

慢性心力衰竭属于中医学"心痹""心胀""心水"等范畴，《内经》中最早提出了慢性心力衰竭的病名，如《灵枢·胀论》"心胀者，则烦心短气，卧不安"；《灵枢·天年》"心气始衰，苦忧悲，血气懈惰，故好卧"等。慢性心力衰竭的病位主要在心，亦与其他脏腑的病变密切相关。心与肺同居上焦，心气无力推动血行，导致肺的治节过劳，通调失达，日久累及于肾，肾失摄纳、阳虚水泛、阴寒内生；心气虚无力运血，血郁于肝，气机郁滞不畅，最终导致各脏腑发生气机和水湿的郁滞，瘀水互结日久，盘踞作祟，进一步损伤心脉之气血阴阳，发为本病。然五脏之中，心脾乃母子关系，若心气不足，运血无力，心阳衰微，火不暖土，则脾失健运，水谷不化，湿阻中焦，此即"母病及子"；若脾气虚，则化生气血无力，运化水湿无权，痰饮积聚，上凌于心，痹阻心脉，此即"子病及母"。除此之外，脾胃为后天之本，气血生化之源，气机升降的枢纽，如肝之升发，肺之肃降，心火之下降，肾水之上升，无不需要脾胃的配合。因此，脾胃病变可影响其他脏腑而共同导致慢性心力衰竭的发生。故张秉成指出"治水当以实脾为首务也"。近年来现代医家普遍认为慢性心力衰竭的病因病机为本虚标实、虚实夹杂之证，本虚当属气虚、阳虚，标实乃血瘀、痰饮、水湿；标本之间又互为因果。痰饮和水湿是慢性心力衰竭的主要病理产物，形成之后又作为致病因素作用于机体，对于慢性心力衰竭的发病具有重要的意义。学者陈莹等重点从脾、痰湿探析了慢性心力衰竭的病因病机与论治，旨在为临床"从脾论治"慢性心力衰竭奠定理论基础。

从脾主运化水湿论慢性心力衰竭的病因

《金匮要略》："心下坚，大如磐，边如旋杯，水饮所作。"意为痰饮水湿参与慢性心力衰竭的发病。《素问·至真要大论》"诸湿肿满，皆属于脾"；《证治汇补》"脾为生痰之源"；表明痰饮水湿的产生责之于脾的运化功能失常。故而慢性心力衰竭的发生与脾与水湿密切相关。

1. 外邪侵袭，脾虚损阳　《素问·痹论》"风寒湿三气杂至，合而为痹也""心痹者，脉不通，烦则心下鼓，暴上气而喘也"。外邪侵袭，久客经络，导致脾虚。五行之中，脾属土，心属火，心为脾之母，若子盗母气或子病及母，则脾病可累及于心。脾虚受损，气血津液化生无力，阳虚、血虚不能温煦、濡养心脉，心阳受损。脾运化失司，则痰饮水湿积聚；加之心阳不足，无力推动、温煦、气化，致使瘀血阻滞，发为心力衰竭。

2. 饮食不节，脾不运湿　《素问·生气通天论》"味过于咸者，大骨气劳，短肌，心气抑也""味过于甘，心气喘满"。饮食不节，损伤脾胃，脾气虚弱，不能化湿，湿邪从内而生，日久变生为痰，痰浊阻滞经脉，气血不能上通，发为心力衰竭。《儒门事亲》："夫膏粱之人……奉养过度，酒食所伤，以致中脘留饮胀闷……酒食所伤，以致心腹满闷。"酒性大热有毒，若大量饮酒，势必伤及脾胃，酿湿成痰，阻滞气血运行，心脉不畅，发为心力衰竭。

3. 情志失调，伤脾聚湿　《灵枢·口问》"心者，五脏六腑之主也，悲哀愁忧则心动，心动故五脏六腑皆摇"。若情志失调，损伤脾胃，化生气血无力，不能供养心脉；同时脾运化失司，水湿内停，津液输布不行，聚而为痰饮，水饮上凌于心，则发为心力衰竭。如《素问·五脏生成》："名曰心痹也，得之外疾，思虑而心虚，故邪从之。"心力衰竭既发，更耗心阳，以致脾阳更损，水谷精微运化不能，痰饮内生更重，使实者愈实，虚者愈虚，致使心力衰竭缠绵不愈。

4. 劳倦内伤，脾虚湿停　《济生方》"水肿为病，皆由真阳怯少，劳伤脾胃，脾胃既寒，积寒化水也"。《素问·举痛论》："劳则喘息汗出，外内皆越，则气耗矣。"劳倦过度，耗伤脾胃之气，脾虚导致心气虚弱，血行无力，津血不能上承于心，最终瘀血内阻；加之脾虚化湿无力，痰饮水湿积聚，心脉痹阻，发为心力衰竭。此外，《景岳全书》："虚喘者，气短而不续也……慌张气怯，声低息短，皇皇然若气欲断者……劳动则甚。"劳倦过度还可加重心力衰竭。

5. 失治误治，耗伤脾阳　《伤寒论》"发汗过多，其人叉手自冒心，心下悸，欲得按者，桂枝甘草汤主之""太阳病，下之后，脉促胸满者，桂枝去芍药汤主之"。说明发汗太过或误用下法，失治误治，都会耗伤津液，导致脾胃受损，脾胃之阳气随津液外泄。若脾胃阳气不足，则无力运化水湿，导致阴邪内生，痰饮水湿积聚，水饮之邪上凌于心；加之脾阳不足，无力化生气血，心阳亏虚，血运不畅，气机不利，心脉痹阻，发为心力衰竭。

从脾主运化水湿论慢性心力衰竭的病机

《医碥》："气、血、水三者，病常相因也，有先病气滞而后病血结者，有先病血结而后病气滞者，有先病水肿而血随败者，有先病血结而水随败者。"气虚、阳虚可致血瘀、水停；气滞、血瘀亦可致水停；血瘀、水停还可生痰；而瘀血、痰湿等均为阴邪，日久必损阳气。由此可见，"气、血、水"之间互相转化、协同致病，当为心力衰竭发生发展之关键。

1. 脾气虚弱，气血匮乏，心失所养，气阳两虚　《伤寒明理论》"气虚停饮，阳气内弱也，心下空虚，正气内动而悸也"。意为心气虚、心阳虚是慢性心力衰竭的病理基础。心气不足是诱发慢性心力衰竭的关键因素；"有一份阳气便有一份生机"，心阳虚则是慢性心衰最根本的病理要素。脾是后天之本，气血生化之源，主运化水湿，若脾气虚，则化生气血无力，不能濡养心脉，导致心气虚、心阳虚，则血运不利，脉道不畅。另外，脾气虚弱，运化失司，痰饮积聚，上凌于心，困遏心阳，心脉不畅，发为心力衰竭。临床上常见喘憋气短、动则尤甚、胸腹满闷、不能平卧、夜间亦重、形寒肢冷、下肢浮肿尿少、面浮色黯、精神不振、舌体胖大有齿痕、苔白腻、脉沉等。

2. 脾失健运，化生痰饮，困遏心阳，水饮上犯　《圣济总录》"虚劳惊悸，心气不足，心下有停水……若水停心下，水气乘心，则令悸也"。痰饮和水湿是慢性心力衰竭的主要病理产物及致病因素。如《丹溪心法·惊悸怔忡》云心悸当"责之虚与痰"。脾主运化水湿，若脾运化失司，导致痰饮水湿积聚，湿为阴邪，"阴胜则阳病"，若痰湿停聚体内日久，则阻碍气血运行，上凌于心，导致心阳不振；同时痰饮水湿积聚日久，困遏脾阳，使其运化失司，水饮上凌于心，发为心力衰竭。临床表现为胸闷心悸、夜间憋醒，甚至咳逆倚息不能平卧、头晕恶心、呕吐黏沫或水液、脘腹满闷、颜面浮肿、面色㿠白、纳差、舌体胖大、舌苔白腻、脉促无力等。

3. 脾气不足，化湿无力，血行不畅，血瘀于脉　《血证论》"血积既久，其水乃成""瘀血化水，发为水肿，是血病而兼"，说明血瘀是慢性心力衰竭的中心病理环节。若脾气虚弱，化湿无力，聚为痰饮。痰饮泛溢，内至脏腑，外而筋肉，阻滞气血运行，导致血瘀。血瘀阻碍气机运行，阻碍津液输布和代谢，导致痰饮水湿积聚。痰饮与血瘀一旦形成，二者之间又互为因果，继发更为复杂的病理变化，导致由虚转实，由实转虚，虚实错杂的病机和症状。正如《素问·调经论》"孙络水溢，则经有留血"。瘀血、痰饮困于心脉，发为心衰。证见心悸气短、烦躁不安、恶心口黏、不欲饮食、皮肤发绀，舌质黯淡，苔白腻，脉结代等。

从脾主运化水湿论治慢性心力衰竭

《备急千金要方》："心劳病者，当补脾以益之，脾王则感于心矣。"意为从脾论治心病。李东垣在《脾胃论》中曰："脾胃既虚，则不能升浮，阴火伤其生发之气，营血大亏……血减则心无所养也，致使心乱而烦，病名曰挽。"由此可见，从脾从水湿论治慢性心力衰竭具有重要的意义。

1. 现代临床试验研究　方波在常规西药治疗基础上加益脾化湿类中药（茯苓、白术、黄芪、陈皮、法半夏等）治疗慢性心力衰竭，总有效率为 93.9％，心功能指标，6 分钟步行距离均较对照组明显好转。杨丽容等治疗慢性心力衰竭在常规西医疗法上给予苓桂术甘汤，总有效率为 85.4％，且治疗组症状减轻程度、心钠素（ANP）指标改善均较对照组明显。贾红娥等在常规疗法基础上加用实脾散，心力衰竭积分有效率 94.44％，中医证候积分有效率 92.59％，较对照组明显改善。张建平在标准西医疗法上加用健脾温阳利水中药（附子、干姜、茯苓、泽泻、黄芪等），心功能改善明显，总有效率达 100％，心功能改善例数、左心室射血分数（LVEF）值较对照组均明显增加。周洪彬等在西医标准治疗基础上给予六君子汤，心功能改善总有效率为 88.71％，左室射血分数（LVEF），左室收缩末期内径（LVEST）较对照组明显改善。以上临床试验结果均表明，以脾主运化水湿理论指导中西医结合治疗慢性心力衰竭取得了良好的疗效。

2. 现代医家治疗方法　邓铁涛主张"五脏皆致心力衰竭，非独心也"，心为脾之母，脾运化失司，子盗母气，必然会累及于心。药用温胆汤加黄芪、五爪龙、党参、山药等，起到健脾益气，化浊祛瘀的功效。周炳文提出以"运脾转枢"之法治疗慢性心力衰竭，健脾以养心，益心以助脾，药用六君子汤加薏苡仁、泽泻等，起到益气养心，健脾祛湿的功效。郭维琴认为外邪侵袭，困遏脾阳，阻碍血行，水饮积聚，阻于心脉，发为心力衰竭，药用黄芪、猪苓、茯苓、红花、白术等，起到健脾祛湿、活血祛瘀的功效。严世芸认为心力衰竭的基本病机为饮食劳倦损伤脾胃，运化失司，水饮上泛于心，发为心力衰竭。治以黄芪、白术、茯苓、白扁豆等，起到振奋脾阳、祛湿化饮的功效。杨关林认为慢性心力衰竭的发病责之于心脾阳气亏虚、痰饮瘀血阻滞，药用茯苓、白芍、白术、附子等，起到温阳利水、健脾益气的功效。现代医家对于慢性心力衰竭的发病与脾主运化水湿的关系有着较为深刻的理解，在其治则治法上，坚持从脾主运化水湿角度治疗慢性心力衰竭，疗效显著。

随着人口老龄化及城镇化进程的加速，中国心血管病呈明显上升趋势，研究慢性心力衰竭的发病及论治，对预防和治疗疾病易感人群具有重要的作用。

中医学认为，慢性心力衰竭的病位主要在心，但并不局限于心。人体是一个有机的整体，五脏六腑息息相关。在慢性心力衰竭的发生发展过程中，肺、脾、肾、肝都与心相互制约，相互影响。心属火为母，脾属土为子，脾之运化有赖心火之温煦，心之主血脉、藏神等功能亦有赖脾化生水谷精微以滋养，故心与脾密切相关。心为火脏，居于胸中，属阳中之阳，心之阳气充沛，推动有力，才能维持正常的生命运动，血液才能在脉中正常运行，周流全身。心阳气亏虚，失于温煦与推动，则血脉凝泣不行，如《素问·调经论》："寒气积于胸中而不泻，不泻则温气去，寒独留则血凝泣，凝则脉不通。"因此慢性心力衰竭损及心阳者多。心阳虚、气虚不能化气行血，脾虚气血生化乏源，则气血亏虚，血行瘀滞。因此，心力衰竭的基本病机特点是阳虚、气虚为本，血瘀、痰饮、水湿为标。其中，心气虚、心阳虚是慢性心力衰竭发病的始动因素，并贯穿慢性心力衰竭整个病理过程的始终，是慢性心力衰竭时导致水液代谢障碍的主要原因。陈莹等从脾、从痰湿入手，结合慢性心力衰竭的临床特点及病机演变，分别从外邪侵袭、饮食不节、情志失调、劳倦内伤、失治误治五大病因阐释了痰湿致病的关键环节；并从"气""水""血"3 个方面阐释了痰湿在慢性心力衰竭发病过程中的关键地位。理论和临床研究均证实慢性心力衰竭从脾从痰湿论治的重要性及可靠性，体现了中医学整体观念以及辨证论治的核心思想。为临床上治疗慢性心力衰竭提供了新的辨证思路，并为此法的应用提供了理论依据，证实了临床上应用此法治疗的可行性。

236 从脑-肠轴探讨脾主运化水液应长夏而变的科学内涵

五脏应时是脏象理论的重要组成部分，反映了"天人一体"的整体观。"脾主运化水液"是脾的主要生理功能之一，"脾主运化水液"主要参与了机体水液转运，而"脾喜燥恶湿、与长夏通应"的生理特性，与"长夏湿盛，极易伤脾"的气候特征相关，故长夏易发生泄泻。这可能与在长夏时节自然气机正处于由春夏之生长（阳）向秋冬之收藏（阴）转化过渡，而脾的气机也存在由生长（阳）向收藏（阴）转化的季节性变化节律有关。现代研究表明，人体在应时而变的过程中松果腺-褪黑素（MT）存在着季节性变化，而人体水液代谢与脑-肠轴的脑肠肽通过水通道蛋白（AQPs）调节水液代谢密切相关。基于此，学者刘雷蕾等将中医"脾主运化水液，应长夏而变"的理论与自然季节气候变化因素、松果腺-褪黑素因素、脑肠肽，以及水液代谢相关AQPs的现代研究成果结合起来，进行了交叉论述，以阐明中医"脾应长夏，主运化水液"的科学内涵，如此不但可以深化中医"脾应长夏"理论内涵的认识，还可为中西医结合防治长夏泄泻提供依据。同时，对现代生命科学、时间医学以及中医脏象本质研究提供新思路。

脾主运化水液具有应长夏而变的季节性变化特点

中医经典理论、临床及流行病学研究表明，无论生理上还是病理上，脾主运化水液均具有"应长夏而变"的季节性变化特点。

1. 生理上，脾主运化水液，应长夏而变　脾主运化水液理论源于《黄帝内经》，发展并完善于后世。《素问·奇病论》指出"夫五味入口，藏于胃，脾为之行其津液"，《素问·经脉别论》"饮入于胃，游溢精气，上输于脾，脾气散精，上归于肺，通调水道，下输膀胱，水精四布，五经并行"。如此从生理方面阐释了脾主运化水液的内涵为脾在肺、肾、三焦、膀胱等脏腑的配合下，将津液布散于周身以维持水液代谢平衡。在病理变化方面，《素问·至真要大论》提出"诸湿肿满，皆属于脾"，即指水液代谢异常的病变多为脾病。《内经》虽然没有明确提出"脾主运化"，但从生理和病理方面都突出了脾的这一功能特点。"脾主运化"理论的形成是以《内经》为基础，经过汉唐的发展，于宋代在严用和《济生方》中才有了"脾主运化"的文字记载，又经过金元四大家对脾的布化、转运和运化功能的发挥，于明清时期得以细化。明清时期医家进一步运用脾主运化理论分析疾病的病因、发病机制和治疗方法。如《景岳全书·泄泻》指出"泄泻之本，无不由于脾胃。盖胃为水谷之海，而脾主运化，使脾健胃和，则水谷腐熟，而化气化血以行营卫"。《温病条辨·中焦篇》也指出"伤脾阳，在中则不运痞满，传下则洞泄腹痛"。

"脾主运化水液"的功能顺应五季阴阳变化，在长夏存在由春夏生长向秋冬收藏转化的调节节律。《灵枢·五癃津液别》指出"天暑衣厚则腠理开，故汗出……天寒则腠理闭，气湿不行，水下留于膀胱，则为溺与气"，说明人体水液代谢存在春夏多汗少尿，秋冬多尿少汗的季节性变化，之所以存在这样的季节性节律，其内在机制可能是"脾主长夏"（《素问·脏气法时论》）的转化调节机制，即脾在长夏顺应自然界春生、夏长、长夏化、秋收、冬藏的阴阳盛衰变化节律，完成由春夏的向上向外输布津液转化为秋冬的向下向内输布津液的调节功能。正是这一调节作用的存在，才实现了机体汗尿排泄的季节性变化。因此，所谓"脾应长夏""脾气旺于长夏"，不能泛泛地理解为脾运化水液在长夏增强，而应理解为脾在长夏阶段其将向上、向外为主的水液输布转化为向下、向内为主的水液输布，即长夏这一过渡阶段脾的这种转化作用的增强。

因此，"脾应长夏"的中医理论内涵是：脾是机体在长夏季节起主要调节作用的自稳时间调节系统，且具有使水液输布趋势发生由上向下、由外向内的转化过渡功能处于支配地位。在长夏时节，机体要维持稳定，就有赖于脾发挥其对自身脾系统和其他四脏重要的调控作用，实现脾气由春夏阳气生长向秋冬阳气潜藏的转化过渡，从而使机体顺应自然界由春夏生长向秋冬收藏的变化规律，从而达到"天人相应"。

2. 病理上，脾失运化水液与泄泻相关，泄泻长夏多发 理论研究表明，中医泄泻的发病之本在于脾失健运。《素问·至真要大论》提出"诸湿肿满，皆属于脾"，即指水液代谢异常的病变多为脾病。明清医家将"脾主运化"理论应用到分析疾病的病因病机及治疗中，如《景岳全书·泄泻》指出"泄泻之本，无不由于脾胃。盖胃为水谷之海，而脾主运化，使脾健胃和，则水谷腐熟，而化气化血以行营卫"；吴鞠通在《温病条辨·中焦篇》中详细记载了中焦运化水谷精微及输布的过程，并指出"伤脾阳，在中则不运痞满，传下则洞泄腹痛"，即脾的运化不利，可引起水谷的运化失常，而致湿停。

泄泻长夏多发与"脾应时而变"的适应性调节失常相关。流行病学研究显示，长夏为泄泻高发时节，其病机是脾虚湿困。一项关于肠易激综合征（IBS）的流行病学研究表明，夏季常可诱发或加重IBS症状。梁菊玲等系统分析了1989—2017年期刊中公开发表的参苓白术散治疗慢性泄泻的医案，结果发现茯苓在夏季用量最大，茯苓渗湿利水、益脾和胃，常用以治疗脾运化水液异常，可见长夏腹泻多为脾虚运化失常类型。苏芳静通过对578急性泄泻患者中医证候季节性分布进行分析，发现患者发病以夏、秋两季最为多见（长夏居于夏末秋初）。且夏季患者症状以泻下不爽、大便黏腻为主要表现，是因脾不能及时运化水液，为湿所困，而生泄泻。

结合中医病机理论可见，长夏时节，如果"脾应长夏而变"的自稳调节能力不及或障碍，则会造成升清降浊功能紊乱，清者不升则出现《素问·阴阳应象大论》所述的"清气在下，则生飧泄"之长夏泄泻。综合"脾主运化水液"和"脾主长夏"理论可见，长夏出现的泄泻与"脾应时而变"的适应性调节失常密切相关。因此，长夏腹泻多发，其根本原因是机体自身脾主运化水液的适应性调节能力降低或紊乱，不能够适应长夏湿气偏盛的季节特征。

脾主运化水液的生理基础可能与脑肠肽调控的肠道水通道蛋白密切相关

1. 水通道蛋白是研究脾主运化水液的物质基础 水通道蛋白（AQPs）是一类疏水性跨膜蛋白，广泛分布在消化系统的肺、肾和消化系统各器官组织的细胞膜上，参与水分的重吸收和液体分泌，它是维持身体水分代谢平衡的分子基础。而中医理论指出肺、脾、肾三脏与津液代谢密切相关，其中脾主运化水液，是津液代谢的枢纽。目前研究发现与脾运化水液相关的AQPs主要有AQP3、AQP4、AQP8三种亚型。AQP3主要分布于小肠和结肠上皮细胞基底膜、杯状细胞和小肠潘式细胞的细胞膜上，可以将水从腔侧向血管侧输送，控制粪便含水量，增加肠黏膜通透性，加速水分子转运。AQP4在胃主细胞和壁细胞、回肠隐窝细胞基底膜和结肠全段上大量表达，参与了胃肠道的水分运输，增加AQP4表达可以提高结肠上皮水通透性，而其对结肠液体分泌和粪便脱水无明显影响。AQP8在十二指肠、空肠上皮细胞和近端结肠上皮细胞的顶膜中表达，并且还与肠道中的水再吸收有关。这些AQPs的蛋白表达度与脾运化水液的功能呈正相关，即当脾运化水液的能力过度增加时，相关AQPs会出现过度表达，从而使得肠道转输水液的能力增强导致便秘；而在脾虚运化水液能力低下的时候，相关AQPs的表达度降低，使得水液滞留在肠腔而导致腹泻。因此可以把AQPs和"脾主运化水液"通过津液代谢这一中心环节联系在一起，并将其作为"脾主运化水液"的物质基础。

2. 脑肠肽是脑-肠轴中的关键物质，可以调控AQPs 脑-肠轴是由中枢神经系统、下丘脑-垂体-肾上腺轴、脑肠肽和肠道神经系统组成的联系脑和胃肠道的双向信号调节系统。其中脑肠肽是传递中枢神经系统和肠神经系统间的重要神经递质或肽类激素。有研究者认为脑肠肽可看作是脾转化和输布的精微物质之一，其正常的分泌与分布和脾胃升清降浊的生理功能相类似，可当作脾主运化的一种表现形式。脑肠肽可以通过内分泌、神经分泌、旁分泌的途径，调控包括水液吸收和转运在内的胃肠功能。现代研究指出血管活性肠多肽（VIP）可促进肠水分及盐的流失；5-羟色胺（5-HT）也可通过脑肠轴参与胃肠道动力和水液代谢的调控；中枢神经系统中重要的抑制性神经递质 γ-氨基丁酸（GABA）和神经肽Y（NPY）可抑制胰腺、胃肠道分泌和胃肠动力。这些脑肠肽可通过影响 AC/cAMP/PKA 通路实现对AQPs 的调节：广泛存在于细胞膜上的 G 蛋白耦联系统中的效应物腺苷酸环化酶（AC）可以催化三磷酸腺苷（ATP）生成细胞内参与调节水液代谢的环磷酸腺苷（cAMP）并释放出焦磷酸。而依赖 cAMP的蛋白激酶 A（PKA）与 cAMP 结合后，能靶向催化 AQPs 蛋白 B 环上 Ser Ⅲ 区域的丝氨酸残基磷酸化，进而调节细胞膜对水的通透性。

脾主运化水液的季节性变化与松果腺-褪黑素对脑肠肽的调控密切相关

现代研究认为光-褪黑素生物信号传导周期理论中 MT 分泌的季节性变化与自然界气候变化的同步振荡关系，并可以将 MT 分泌的节律性变化转换成神经内分泌变化，为中医"五脏应时"理论实质的研究提供了契合点。近期在用改变环境（光线/黑暗）所造成的生物钟紊乱模型小鼠的研究中发现，模型小鼠肠黏膜通透性发生了改变，证实了肠黏膜通透性受中枢生物钟的调节。研究指出，调控 APQs的信号转导过程中涉及的几种关键脑肠肽都与 MT 有着密切关系。5-HT 是褪黑素的前体，MT 是由 5-HT 合成衍生的，两者之间存在密切的相互关系，KAMAL 等描述了 MT 和 5-HT 之间的相互关系是由MT2 和 5-HT2C 受体的异聚体介导的，在这些异聚体中，褪黑激素能够激活包括 Gi/cAMP 途径在内的多种细胞级联。AD AMSKA 等研究证实松果体本身可以合成调节 MT 生物合成所需的神经递质，在大鼠的松果腺内存在编码 VIP1 受体的 mRNA，VIP 的含量也呈现节律性变化，并且可促进松果腺分泌MT。MT 对 GABA 的影响呈倒 U 形量效关系，MT 的连续灌注可导致 GABA 激活电流的减少。松果腺产生的内分泌激素 5-甲氯基-N-乙酰色胺 MLT 可诱导或刺激神经元合成 NPY 增加。研究发现在欧洲仓鼠中，NPY 常与去甲肾上腺素共存，参与松果体活动的季节性调节，呈现出在冬季（十二月）最高，在四月份降至最低的季节性规律。因此，可以从松果腺-褪黑素对脑肠轴中关键脑肠肽的调控作用，及其对水通道蛋白信号转导途径的影响，阐释"脾主运化水液"的季节性变化规律。

综上所述，松果腺是五脏应时的中介，受外界自然环境变化可相应地分泌出不同含量的褪黑素，并通过脑肠轴引起水通道蛋白的季节节律性改变。上述神经内分泌调节功能的季节性变化，很可能是研究长夏泄泻发病的重要生理病理基础之一。因此，"脾主运化水湿应长夏"而变的科学内涵可解释为松果腺受外界自然季节变化分泌出不同含量的 MT，通过影响脑-肠轴中关键脑肠肽如 VIP、5-HT、GABA和 NPY 等实现对 AQPs 的季节性调节。

237 基于脾主肌肉探讨脓毒症高代谢的中医研究和辨治

脓毒症被定义为由于机体对感染的反应失调所引起的危及生命的器官功能障碍，具有较高的病死率。相关生理学分析发现，脓毒症发生后，机体将经历高能量和高代谢状态。以蛋白质降解为特征的骨骼肌高分解代谢是脓毒症最明显的代谢改变之一，可使机体迅速进入负氮平衡状态，脂肪和蛋白质合成减少，引起肌肉消耗，甚至营养支持不能纠正的急性骨骼肌分解，这是病死率增加的重要因素。线粒体作为细胞的产能中心，发挥着营养物质代谢的关键作用。脓毒症状态下，线粒体损伤和功能障碍是细胞代谢异常、能量产生不足以及诱发氧化应激的根本原因。"脾主运化、主肌肉"是经典的中医学理论，其功能主要体现在生物体内物质代谢过程中所伴随的能量释放、转移和利用中。而与能量代谢密切相关的线粒体与中医"脾"在功能方面异曲同工。鉴于脓毒症高代谢与"脾主肌肉"内涵的高度相关性，学者杨铁柱等探讨了中医"脾主肌肉"与线粒体及泛素-蛋白酶体系统之间的关系，为从脾论治脓毒症提供了中医临床治疗和研究思路。

脾主肌肉的中医理论基础

《黄帝内经集注·五脏生成》："脾主运化水谷之精，以养肌肉，故主肉。"又《素问·五脏生成》："脾胃者，水谷之精，化为气血，气血充盛，营卫疏通，润养身形，荣于肌肉也。"说明"脾主肌肉"的功能得以正常发挥是以"脾主运化"为生理基础的。若脾气健运，则精、气、血、津液生化有源，表现为精力充沛、肢体强壮有力等生机旺盛的状态。若脾失健运，则会导致吸收不良，精微物质化生传输不足，精、气、血、津液化生不足，表现为精神萎靡、形体消瘦、体倦乏力、不耐劳作、面色萎黄、四肢萎废不用等。如《素问·太阴阳明论》："今脾病不能为胃行其津液，四肢不得禀水谷气，气日以衰，脉道不利，筋骨肌肉，皆无气以生，故不用焉。"故临床上肌肉痿软伸缩无力的疾患，多行健脾益气治疗，即所谓"治痿独取阳明"。

另外，肌肉的病变长期不愈，再次受邪气侵犯，亦可内伤于脾。如《素问·痹论》："肌痹不已，复感于邪，内舍于脾。"临床亦常见重症肌无力、肌肉衰减综合征等致活动量不足患者出现神疲乏力、纳差、少气懒言、舌淡苔白、脉细弱的脾虚证表现。

脾主肌肉的现代生物学基础

脾主运化为"脾主肌肉"的生理基础，其功能主要体现在生物体内物质代谢过程中所伴随的能量释放、转移和利用中。现代研究显示脾主运化更重要的体现于食物在线粒体内的生物氧化过程，因此脾功能正常与线粒体结构与功能完整有着极密切的关系。越来越多的研究发现骨骼肌的电生理活动所需能量与线粒体密切相关，线粒体数量、质量和形态的变化均影响着骨骼肌的生长和发育，且脾虚证大鼠神经元可出现线粒体数量减少、自噬功能减退，自噬标志物（LC-3 I 和 II、STX17 等）表达明显下降，另外在脾虚大鼠骨骼肌可观察到线粒体肿胀、空泡化现象，针灸"足三里"穴后可调整脾虚大鼠骨骼肌线粒体分裂融合的失衡状态。因而，线粒体介导的机体能量代谢是以"脾主运化"为生理基础的生命活动的功能纽带和重要组成部分，也是"脾主肌肉"的内在生物学内涵。

泛素-蛋白酶体（UPS）途径的异常参与细胞内多种病理状态及多种疾病的发生和发展。线粒体作为细胞氧化供能中心，其形态结构、数量分布及代谢等易受细胞内外环境变化的影响，而泛素连接酶的功能异常可直接造成线粒体功能异常。研究证实 UPS 在维持线粒体的蛋白质质量控制中发挥着重要作用，线粒体内的蛋白降解与细胞质内的 UPS 有关，其机制可能与 Cdo48 有关。UPS 不仅可以通过靶蛋白的泛素化或去泛素化调控线粒体的形态，还可通过改变靶蛋白的活性或空间构象参与线粒体的形态调控。还有研究证实，26S 蛋白酶体亚单位 20S 可直接降解自噬标志物 Atg8/微管相关蛋白 1 轻链 3（LC3），但加入 p62 则可抑制上述过程，表明 UPS 不但直接介导线粒体自噬，还参与其调控。由此可知，UPS 系统介导的系列酶促级联反应在线粒体能量代谢过程中发挥着重要的调控作用，其可能是"脾主肌肉"重要的生物学机制之一。

脓毒症高代谢的生理病理机制

在脓毒症早期，患者由于创伤、感染后炎症介质释放过度和神经内分泌系统激活等多种因素的强烈刺激，表现为机体糖和脂肪利用障碍，蛋白"自噬性"和"强制性"的高分解代谢，导致机体出现负氮平衡，瘦组织大量丢失的能量代谢紊乱的状态。脓毒症发生发展的过程中，能量消耗明显增加，尽管肌肉和内脏的蛋白大量分解成氨基酸作为能量来源，但由于肝脏摄取大量的氨基酸作为糖异生的底物，从而造成机体相关氨基酸水平下降的负氮平衡状态，不仅会影响机体的修复，而且严重影响机体的免疫系统功能。另外蛋白质分解所产生的氨基酸还可参与糖异生过程，通过促进 C-反应蛋白等急性期蛋白的合成影响机体应激反应。脓毒症高代谢总体使机体能量利用率降低，不利于脓毒症的预后和康复。

研究显示，在烧伤脓毒症大鼠骨骼肌蛋白降解增强的同时，肌组织泛素系统基因表达显著上调。另外研究证实，在严重脓毒症和脓毒症休克动物模型中可观察到线粒体功能降低和骨骼肌能源供应减少的伴随状态。此外，在感染性休克患者骨骼肌中也可检测到线粒体功能下降。说明脓毒症骨骼肌消耗与线粒体功能紊乱密切相关。随着研究的逐渐深入，越来越多的研究发现，能量依赖途径泛素-蛋白酶体途径在脓毒症骨骼肌强制降解过程中起着主导作用，参与了 80% 以上蛋白质的降解。该途径降解蛋白主要分为两步：首先在一系类酶的作用下，泛素分子与其他蛋白质特异性结合，并被具有水解活性的 26S 蛋白酶体所识别并降解呈多肽长链。然后在多种蛋白水解酶活性作用下被 20S 蛋白酶体降解为 3~22 个氨基酸的小分子多肽。TIAO G 等的研究已证明泛素-蛋白酶体途径介导的骨骼肌降解机制是脓毒症患者高代谢肌肉萎缩的主要机制，且脓毒症时骨骼肌蛋白降解的增加是泛素-蛋白酶体途径表达上调的结果，表现为泛素 mRNA、E2-14k 酶、C2 亚基 mRNA 的表达显著升高。

因此，综上可知，脓毒症时骨骼肌强制性降解机制可能与骨骼肌线粒体功能紊乱有关，而泛素-蛋白酶体系统紊乱介导的骨骼肌线粒体功能、形态和数量的改变则可能是脓毒症高代谢的深层分子机制。

脓毒症高代谢的中医病机本质

机体能量利用障碍导致骨骼肌蛋白大量分解是脓毒症高代谢的发病的主要原因，而泛素-蛋白酶体系统紊乱介导的骨骼肌线粒体功能改变则可能是机体能量利用障碍和骨骼肌大代谢的深层分子机制。中医脾胃是人体气血生化之源。线粒体为细胞的生存提供能量，是氧化磷酸化和 ATP 合成的主要场所。从现代生物学角度研究发现脾和线粒体功能在一定程度上相类似，并将线粒体称为"中医之脾"。研究显示，脾虚患者和动物模型均表现出线粒体活性降低，组织能量缺乏，从而通过高糖酵解或蛋白强制降解来促进能量生成，因此有研究者认为，脾虚是线粒体异常代谢的关键病机。

目前，脓毒症高代谢导致的肌肉减少症有关中医研究较少涉及。有研究者通过比较 ICU 中脓毒症脾虚和非脾虚患者的肌肉耗损情况，比较结果显示脾虚型患者为脓毒症肌病中医证型的主要组成部分，并指出脾虚可能是脓毒症肌肉减少的主要病机。另外，临床中胃肠功能障碍是脓毒症患者的常见并发症，表现出脘腹胀满、腹泻、便秘、恶心及呕吐等一派脾虚证的临床症状，运用健脾类中药如参苓白术散、六君子汤、资生丸等治疗后，可促进肠功能进行正常消化及吸收，可调节脓毒症患者能量代谢紊乱，骨骼肌蛋白降解的状态。所以综合来看，脓毒症高代谢的中医病机应是脾主运化功能失常，营养物质难以化生到达四肢肌肉，骨骼肌肉长时间失养则出现肌肉质量下降、丢失等"脾主肌肉"功能失常的病理改变。

从脾论治脓毒症高代谢肌肉萎缩的思考

脓毒症可归属于中医学"外感热病""走黄""内陷"等症的范畴。正气不足是脓毒症发生的内在因素，脾为"后天之本""气血生化之源"，位居中焦，是气机升降的枢纽，若"阴气附于土，阳气升于天，各安其分"，则人体自安。脾胃的强弱决定了人体气之盛衰，各脏腑组织器官均依赖脾所化生的水谷精微以濡养。脾虚则气血生化乏源、运化失常、营卫失调，随之出现营养障碍、水液失布、痰湿内生、失血等症，所谓"脾胃内伤，诸病由生"。脓毒症高代谢的发生与脾胃功能障碍密切相关，一方面，脾胃虚弱，生化乏源，导致机体营养障碍，"脾主肌肉"功能减退，肌肉失养发为本病；另一方面，脾失健运，体内气、血、水运化失常，久滞成气滞、瘀血、凝痰等病理产物，阻滞经络，"脾主肌肉"功能障碍，肌肉失养发为本病。

由此可知，脓毒症高代谢的中医病机以脾虚为本，因此，其中医治疗可以"健脾益气"为总则，根据临床辨证分型，兼以清热解毒、补肾滋阴、化瘀凉血、理气化痰、通腑化湿等治法以标本兼顾，通调脏腑，恢复脾胃升降功能，调畅气机，平和阴阳。而事实上以"健脾益气"理论为指导的中医治法在脓毒症的临床治疗实践中也取得了较好的疗效。临床常运用参苓白术散、四君子汤、六君子汤、资生丸、附子理中汤、参苓承气汤等调理中焦脾胃的方法治疗脓毒症，可有效改善脓毒症患者胃肠功能障碍、发热、肠道免疫等症状。另外，以"脾主肌肉"理论为指导的中医药疗法在肌肉病变的临床治疗实践上也取得了满意的疗效，健脾类中医药疗法在改善肌力、提高生活质量等方面具有明显优势。

综上可知，泛素-蛋白酶体系统紊乱介导的骨骼肌线粒体能量代谢功能失常可能是中医"脾主肌肉"功能失常和脓毒症高代谢的共同的内在机制，而脓毒症高代谢的中医病机为脾失健运致脾主肌肉功能失常。所以对于脓毒症高代谢所致肌病的临床治疗关键应在调理中焦脾胃，重视中焦脾胃对气机的枢转功能，采用中医补中益气法、健脾益气等从"调理中焦脾胃"的角度治疗，纠正机体营养代谢障碍，恢复气血生化之源，疏通气机升降枢纽，正气强而邪自退，精气复而肌有力，或可获得良效。

目前，关于脓毒症高代谢的中医研究还较少涉及。鉴于脓毒症高代谢的中医病机和现代医学病理机制，因此脓毒症高代谢的中医研究可在中医"脾主运化、主肌肉"理论的指导下，从泛素-蛋白酶体途径介导的肌肉线粒体能量代谢调控信号角度入手进行深入研究，在深入揭示脓毒症高代谢病理生理机制的同时，也为中医"脾主运化、主肌肉"内在生物学探索奠定基础。

238　基于肠道菌群探讨抑郁症从脾论治的机制

　　抑郁症是由各种原因引起的以明显而持久的心境低落为主要临床特征的精神障碍疾病，主要表现为对任何事物失去兴趣、厌世、食欲下降、社交困难等，具有高发病率、高致残率、高复发率等特点。研究表明，肠道内存在着数以万计的微生物，且这些微生物可通过各种途径影响着抑郁症的发生发展。中医对抑郁症认识由来已久，如《古今医统大全·郁证门》言："郁者，结聚不得发越也。当升不升，当降不降，当变化不得变化，故传化失常，而郁病作矣。"中医认为脾与抑郁症发病主要体现在"脾藏营、营舍意""脾在志为思"两个方面。临床上从脾治疗抑郁症也取得了不错的疗效，如四君子汤、补中益气汤、归脾丸等，但其作用机制尚未完全阐释清楚。现代研究发现，脾虚是导致肠道菌群失调的重要原因。基于此，学者彭高强等探讨了抑郁症与肠道菌群以及脾之间的关系，以期为中医从脾治疗抑郁症提供科学依据。

肠道菌群对抑郁症影响机制

　　肠道是一个复杂的生态系统，有数以万计的微生物，主要由细菌、古菌、病毒、真菌和原生动物等菌群组成。正常情况下，成人肠道菌群主要由厚壁菌门和拟杆菌门这两个菌门组成。肠道菌群不仅帮助宿主消化食物、吸收营养，还可以通过神经、内分泌、免疫系统对宿主生长发育、生理病理起到调节作用。研究表明，肠道菌群失调对抑郁症产生重要的影响。目前认为，肠道菌群与抑郁症相关机制主要与神经递质、内分泌、炎症、下丘脑-垂体-肾上腺轴、迷走神经、线粒体相关。

　　1. 肠道菌群可调节神经递质失衡　　神经递质是神经元之间或神经元与效应器细胞之间传递信息的化学物质，其中与抑郁症相关的神经递质主要有单胺类神经递质如多巴胺（DA）、去甲肾上腺素（NA）和 5-羟色胺（5-HT），氨基酸类神经递质如谷氨酸（GLU）、γ-氨基丁酸（GABA），肽类神经递质如促肾上腺皮质激素释放因子（CRF）等。神经递质假说认为长期压力/应激状态下大脑中枢系统 DA、NA、5-HT 等神经递质浓度降低，导致神经元活动不足是抑郁症发生的重要原因。多项研究表明，肠道菌群对抑郁症患者的 5-HT、GABA、DA 等神经递质有着明显调节作用。如研究发现肠道菌群中乳杆菌属和双歧杆菌属、梭菌属等菌群失衡会导致 NE、5-HT、DA 的水平含量减少，会使小鼠糖水偏好度降低、焦虑、绝望等抑郁行为增加，而通过恢复小鼠肠道菌群失衡可以明显减少小鼠的抑郁行为。在抑郁症中，GLU 与 GABA 为两种相互协调的神经递质，共同调节着机体的情绪障碍问题，前者为兴奋性神经递质，后者为抑制性神经递质，GABA 主要由人体摄入乳酸杆菌、双歧杆菌或肠道菌群直接利用谷氨酸钠而生成。GABA 的含量减少或 GLU/GABA 升高是导致抑郁症发生的重要因素。如 GABA 能神经传导受阻，导致大脑 GABA 含量降低，间接促进了 GLU 含量升高，抑郁症患者更容易表现出焦虑、情绪低落的行为，而给予 GABA 受体激动剂后可明显增加下丘脑等组织 GABA 的含量，从而逆转抑郁患者的焦虑行为。与此相似，通过增加肠道内厚壁菌门和拟杆菌门种群丰富度可有效降低 CRF 在血清中的浓度，从而起到抗抑郁的作用。

　　2. 肠道菌群可调节内分泌平衡　　肠道菌群失调可刺激内分泌细胞分泌相关的激素从而对抑郁症产生影响。瘦素作为内分泌激素，不仅控制着饮食摄入，还与抑郁症发病有着密切联系。瘦素是由白脂肪组织分泌的一种激素，主要通过作用于中枢系统的受体，从而调控机体行为及代谢功能。现代研究表明瘦素促进海马突触蛋白的合成、刺激脑源性神经营养因子的表达从而起到抗抑郁作用，然而，机体内瘦素水平与抑郁症关系结果却不一致，如汪卫华调查发现抑郁症患者血浆瘦素水平明显低于正常组，位彦鸽则指出重性抑郁症患者较正常人显著升高，而导致这一结果差异的可能是瘦素与抑郁症呈 U 形关系相关。多项实验发现瘦素与肠道菌群存在重要联系，如肠道菌群厚壁菌门、拟杆菌属、肠球菌属、消化球菌属等丰富度升高，拟杆菌门、厚壁菌门乳酸杆菌属等丰富度降低会促使瘦素的含量水平增加。除瘦素参与机体内分泌调节外，下丘脑-垂体-肾上腺轴（HPA）在神经内分泌也扮演着非常重要的角色。HPA 轴活性由室旁核合成促肾上腺皮质激素释放激素（CRH）启动，该激素刺激垂体生成促肾上腺皮质激素（ATCH）。在抑郁症中，HPA 轴异常主要包括皮质醇分泌和反应性增加、大脑中 CRH 基础水平上升及垂体-肾上腺活性增加。肠道菌群与 HPA 轴主要呈双向关系，即激活 HPA 轴可增加 CRH、ATCH、儿茶酚胺以及脂多糖的释放，从而影响机体乳酸杆菌、拟杆菌和梭菌的数量和肠道完整性；反之，通过给机体补充乳酸杆菌、双歧杆菌等益生菌也可恢复 HPA 轴功能障碍，进而恢复 CRH、ATCH 释放的水平，降低肠道的通透性。由此看出，肠道菌群可影响机体内分泌的平衡从而对抑郁症产生作用。

3. 肠道菌群可减轻炎症反应　近来，随着对抑郁症认识不断加深，多篇文献报道了炎症因子是导致抑郁症发病的重要原因之一，如肿瘤坏死因子 α（TNF-α）、白细胞介素 1β（IL-1β）、白细胞介素- 6（IL-6）、NLRP3 炎性小体等炎症因子水平增高能够明显诱导抑郁行为。有研究指出肠道菌群的紊乱会引起机体发生炎症反应，这些炎症因子可通过不同的方式进入中枢系统，促使神经元、小胶质细胞活化以及血脑屏障的损害导致抑郁的发生。实验也证明，给予小鼠高果糖饮食 8 周后，可以观察到小鼠肠道菌群发生了不同程度的紊乱、肠屏障完整性被破坏、IL-1β、TNF－α 和 IL-6 mRNA 水平显著升高及小胶质细胞数增加。而在治疗方面，通过调节饮食的摄入来改善肠道菌群的平衡，不但可以维持肠道的完整性以此减少炎症因子的刺激，还可以促进 C 反应蛋白的激活来降低炎症因子水平从而减少抑郁行为。刘鹏鸿也指出，肠道菌群革兰氏阴性杆菌增多导致内毒素合成基因过量表达所引起的炎症反应会加重抑郁症发病的风险。因此，肠道菌群紊乱引起炎症反应是抑郁症发病的一种不可忽略的因素。

4. 肠道菌群可通过迷走神经传递信息　迷走神经是肠道微生物与大脑功能相互作用的重要途径，肠道微生物与迷走神经之间的联系，主要是通过自身合成的化合物或代谢产物在肠上皮细胞（胃肠道屏障）上刺激迷走神经实现的。例如研究发现，在乳酸杆菌属或双歧杆菌属促进下，肠道内色氨酸释放水平会明显升高，然后在一些酶及肠道微生物代谢的作用下生成 5-羟色胺，再经肠上皮细胞吸收进入血循环或通过其他途经来参与机体的情绪调节。Karen-Anne 等通过观察抗抑郁药选择性 5-羟色胺再摄取抑制剂（SSRI）对迷走神经的影响，将抑郁模型小鼠分为膈下迷走神经切断术组和假手术组，发现 SSRI 可显著提高迷走神经活性，而经膈下迷走神经切断术则消除了 SSRI 的抗抑郁作用。除 5-HT 外，γ－GABA、胆囊收缩素等也可通过肠上皮细胞刺激迷走神经向大脑传递信息，从而使大脑中枢调节大脑皮质层、海马、下丘脑等区域神经递质、激素、脑源性神经营养因子等表达从而达到干预抑郁症的作用。可见，肠道菌群可影响神经递质或激素的生成来刺激迷走神经从而起到抗抑郁的作用。

5. 肠道菌群可改善大脑内线粒体的功能　线粒体是细胞进行氧化磷酸化、合成三磷酸腺苷（ATP）的主要场所，是为机体提供能量的中心。多项研究表明，线粒体的数量、质量的改变会使线粒体的功能发生障碍，进而造成机体能量的代谢紊乱。实验观察到，与正常人相比，抑郁症患者体内存在有大量受损的线粒体，而通过外源补充线粒体可以显著减少星形胶质细胞和小胶质细胞的活化及神经炎症并恢复抑郁症中线粒体 ATP 的产生和氧化应激功能障碍。ALLEN J 也指出神经元的兴奋性需要线粒体正常供能才能维持，线粒体功能结构受损或数量不足会使神经元兴奋降低，致使机体表现为抑郁状态。因此，线粒体结构功能正常与否与抑郁症发病息息相关。现代研究表明，肠道菌群与线粒体也有着密切联系，如大肠埃希菌、沙门氏菌、拟杆菌属、真杆菌属和梭菌属等通过生成硫化氢、短链脂肪酸、次级胆汁酸等代谢产物来影响线粒体数量和质量。有研究指出，肠道微生物代谢产物短链脂肪酸经结肠吸收后会进入线粒体柠檬酸循环，一方面可为细胞产生 ATP 来减少线粒体氧化应激造成的损伤，另一方面可调节线粒体融合蛋白和分裂蛋白平衡，进而使线粒体结构功能和数量恢复正常，且研究也证明短链脂肪酸可通过减少脑神经及海马组织中线粒体受损程度从而缓解精神疾病的病情。因此，肠道菌群不仅对抑郁症产生影响，还可通过代谢产物来影响线粒体的结构功能。

脾与抑郁症的相关性

中医没有抑郁症一说，但根据抑郁症的临床表现，可将其归属于中医学"郁证""脏躁""百合病"等范畴。脾与抑郁症之间关系可体现在脾主运化、脾藏意主思两个方面。《灵枢·平人绝谷》："血脉和利，精神乃居，故神者水谷之精气也。"脾为后天之本，气血生化之源，若脾运化失常则水谷精微不能化生为气血濡养心神，导致神失所养则会出现情绪低落、反应迟钝、少气懒言等抑郁症状。《素问·举痛论》："思则心有所存，神有所归，正气留而不行，故气结矣。"思是人的精神活动（情绪变化）表现之一，脾为气机升降之枢纽，脾主升清，胃主降浊，思虑太过必伤及脾胃，导致气机升降失常，朱丹溪云："郁者，结聚而不得发越也，当升者不得升，当降者不得降，当变化者不得变化也。"因此忧思伤脾（思则气结）会导致气机升降失常、气机郁结不通则导致清气不能上升濡养清窍，进而表现为神志异常。《类经》："脾藏意，神志未定，意能通之……若意有所着，思有所伤，劳倦过度，则脾神散失也。"意依赖于水谷精微在脾运化下生成的营气，以营养意、养神，使神有所养，神有所归，思维意志才能敏捷，若思虑太过伤及于脾则会导致脾不藏营、营不舍意，从而使人表现出神志不定的症状。《灵枢·平人绝谷》："神者，水谷之精气也。"而水谷精微又赖脾的运化，由此可见神是建立在脾的基础上的。总的来说，思则气结是脾气机升降出现障碍，导致气的运动失常进而演变为情绪活动的异常。营气依赖于脾运化水谷，神又依赖于气血的濡养，故有"脾藏营，营舍意"这一说法，可见，脾与精神活动密切相关。

肠道菌群是脾脏象表现之一

脏象学是中医基础理论的重要组成部分，是指内脏实体生理活动和病理变化表现于外的各种征象。脏象学说明了脏腑与体表是内外相应性，故后世医家以此为根据，开创了"司外揣内"之法。脾脏象包括"形藏""神藏"两种，"形藏"是指脾具体功能，如脾主运化、升清等，"神藏"则指脾藏意主思。因此，通过观察到患者腹泻、便秘、纳呆等症状便可推出"形藏"失司（即脾失健运）；同理，若为食少嗜睡、精神不振、思维迟钝等则为"神藏"失司，这也从中医脏象角度阐释了抑郁与脾之间的关系。众多研究证明脾生理功能失常是导致肠道菌群紊乱的重要原因。例如，腹胀患者肠道内链球菌较多、腹泻或便秘患者肠道内双歧杆菌、拟杆菌门减少等，而经过四君子汤、参苓白术散或针刺中脘、足三里、章门等健脾方剂/要穴治疗后其肠道菌群数量及种类明显恢复了平衡。由此看出，脾生理功能失常会使肠道菌群呈失调状态。虽然脾与肠道菌群关系早已得到社会实践的验证，但始终没有形成完整的理论基础作支撑。鉴于此，彭高强提出脾-肠道菌群脏象学，即通过观察肠道菌群失调可推测出脾生理功能是否失常，使中医"司外揣内"之法不仅适合宏观肉眼所见，还适合显微镜下微观肉眼所见。总之，肠道菌群失调是脾脏象表现之一，由肠道菌群变化可推测脾的功能是否失常。

治脾对肠道菌群的影响

随着脾与肠道菌群的研究不断增多，越来越多的实验表明中医从脾治疗可以很好地改善肠道菌群数量分布及紊乱的问题。作为中医经典方剂的四君子汤、参苓白术散以及二陈汤都具有健脾的作用，研究证明，四君子汤、参苓白术散和二陈汤能够使肠道内双歧杆菌、乳酸菌等有益菌群丰富度增加，减轻肠道菌群紊乱问题。还有实验发现，归脾汤也可改善肠道菌群的丰富度从而达到治疗抑郁的效果。除中药健脾复方能够调节肠道菌群外，一些单味脾经药物也能改善肠道菌群紊乱问题，如人参、山药能够增加厚壁菌门丰富度，降低拟杆菌门、放线菌门的丰富度；黄芪增加放线菌门、厚壁菌门丰富度，降低梭杆菌门的丰富度，等等。由此看出，从脾治疗能够有效调节肠道菌群失衡紊乱问题。

　　抑郁症是多因素、多重机制参与形成的一种复杂疾病。近年来，随着微生物-肠-脑轴提出，越来越多人意识到消化系统与抑郁症之间有着重要联系。中医治疗抑郁症效果是毋庸置疑的，但中西医之间一直缺乏一座相互沟通的桥梁。中医从脾入手能够很好地调节肠道菌群紊乱问题，且从脾治疗抑郁也有不错的效果，如越鞠丸、归脾汤。因此，彭高强大胆创造性提出了"脾-肠道菌群脏象理论"，以此加强脾与肠道菌群之间的联系。通过前面论述及结合脾-肠道菌群脏象学观点，故认为从脾论治抑郁很有可能是通过肠道菌群来实现的。脾-肠道菌群脏象理论是中医随着现代医学的发展需要而提出来的，这样做不仅可以为中医治疗抑郁提供理论依据及思路，还有望以肠道菌群为切入点来诠释脾的生理特性或作为中医理论基础的延伸。

239　从脾肾辨治老年人新型冠状病毒肺炎

新型冠状病毒肺炎（COVID-19）确诊病例迅速上升，疫情严峻之势引发全球广泛关注。2019 新型冠状病毒（2019-nCoV）是一种具有外套膜的正链单股 RNA 病毒。人体感染 2019-nCoV 后，多数病例以发热、干咳、乏力为主要表现，少数伴有鼻塞、流涕、咽痛及腹泻等症状，重症患者多出现呼吸困难和（或）低氧血症，甚至出现多器官衰竭等。老年人免疫功能低下，多合并冠心病，高血压病，糖尿病等慢性基础性疾病，故老年人是 COVID-19 的易感人群，也是危重症及死亡病例的高发人群。基于老年人五脏亏虚、脾肾尤甚的临床特征，学者闫黎等探析了从脾肾辨治老年人 COVID-19 的可行性策略。

老年人五脏皆虚，脾肾尤甚

老年人以虚为本，脏腑之气随增龄逐渐衰弱，阴阳气血生化不足，机体随五脏之气虚衰而老化。《灵枢·天年》中描述了机体以每十岁为一阶段的生理、病理变化特征，强调人至中年，肝、心、脾、肺、肾依次进入衰老阶段，直至"百岁，五脏皆虚，神气皆去，形骸独居而终矣"。在此过程中，人体脏腑由盛至衰的变化规律各异，故脏腑功能所受之影响亦有偏颇。由于肾乃先天之本，脾为后天之本，两者互滋互养，共同维持着人体的正常生命活动。因此，脾肾两脏的盛衰与否直接关系老年人的生理、病理进程。

脾为气血生化之源，在营养脏腑、维系机体功能活动的过程中，人之气血阴阳不断被消耗，又不断从脾胃运化水谷所化生的精微物质中得以化生和补充。《素问·上古天真论》指出"五七，阳明脉衰，面始焦，发始堕"，足阳明胃经乃多气多血之经，阳明脉的盛衰取决于脾胃的强弱，故阳明脉衰可反映脾胃虚衰。随着年龄的增长，人体脾胃功能呈渐进性衰退，故老年人易生疾患。如《脾胃论·脾胃盛衰论》："百病皆由脾胃衰而生也。"脾脏虚损，久之必累及肾脏，即"五脏之伤，穷及必肾"。肾为先天之本，肾主藏精，人体生长壮老已与肾中精气盛衰密切相关。《素问·上古天真论》"丈夫八岁，肾气实……天癸竭，精少，肾脏衰，形体皆极，则齿发去"。年高之人，肾精亏虚，久之累及诸脏，可致"四脏经脉空虚"。脾肾两脏互滋互养，关系密不可分。脾主运化，脾为胃行其津液，有赖于肾中阳气的温煦蒸化；肾主水，司开阖，肾中所藏精气有赖于脾化生气血之供养。脾肾两脏相互协作，共同完成人体水液代谢。如《景岳全书·脾胃》："人之始生，本乎精血之原，人之既生，由乎水谷之养。非精血无以立形体之基，非水谷无以成形体之壮，精血之司在命门，水谷之司在脾胃，本赖先天为之主，而精血之海又必赖后天为之资。"此外，机体脏腑功能的强弱决定了阴阳气血之盛衰及形体百骸之壮赢，而阴阳相互平衡协调是正常生理功能活动的根本保障。年老之人，阳气虚衰，阴气不足，阴阳平衡失调。《素问·阴阳应象大论》："人身之阴，难成易亏，六七十后，阴不足以配阳，孤阳几欲飞越。"《千金翼方·养老大例》："人年五十以上，阳气日衰，损与日至。"阴阳互藏、互根互用，若阴不能守于内，阳不能卫护于外，则机体的适应能力和防御能力低下，即所谓"腠理不密，卫外不固"；抗邪之力低下，则易于发病而难于康复，固有"虚若风烛，百疾易攻"之说。由此可知，脾脏运化无权，肾脏功能失司，则先后天互滋互养的关系难以维系，故脾肾亏虚，终致五脏气血阴阳皆虚。

老年人 COVID‐19 从脾肾论治的理论基础

1. 老年人 COVID‐19 的中医认识 COVID‐19 属于中医"疫"病范畴，病因为感受"疫戾"之气。符合《素问·刺法论》所云"五疫之至，皆相染易，无问大小，病状相似"。因体质、地域、气候各异，COVID‐19 患者之间的临床表现特征等不相一致，主要病理因素包括寒、湿、热、毒等。老年人 COVID‐19 主要由"湿""毒""虚"相互夹杂所致，具体证型可概括为初期的毒伏膜原，湿郁肺脾证；进展期的湿毒化热，气营两燔证；重症期的邪盛正虚，内闭外脱证以及恢复期的气阴两虚，邪余少阴证。根据 COVID‐19"发病急，传染性强，症状相似"的致病特点，表明疫毒邪气之峻猛，极易损伤正气。而正气既来源于父母先天之精化生而来的先天之气以及脾胃化生的后天之气，即水谷之气和肺吸入的自然界清气合于胸中的宗气，故正气盛衰主要取决于先后天之气的盛衰，脾肾亏虚则正虚。因此，具有"五脏皆虚，脾肾尤甚"之临床特征的老年人较之其他年龄阶段人群，"疫戾"之邪更易乘虚而入。此外，肺为呼吸出入之门户，外感之邪必然先伤肺气。老年人脏腑渐衰，尤其在八十岁以后，肺卫之气甚虚，因而在气的生成及水液代谢方面异常，表现出呼吸功能减弱，喘甚；水液停聚肺系，则咳痰等，且肺卫不宣，腠理不密，卫表不固，则防御功能低下，易感"疫戾"之邪。结合肺、脾、肾三脏分别司上、主中、控下，相互协作而维持正常生命活动。若有肺疾，势必波及脾肾，脾肾亏虚亦累及肺脏，故正气虚衰之老年人无疑为此次疫情中的易感人群和高发人群。

2. 肺‐脾相关 肺为主气之枢，脾为生气之源。肺吸入之清气和水谷精微积聚于胸中生成宗气，助呼吸、贯心脉、行气血。肺主宣发肃降，脾主运化。一方面，肺之正常生理活动需要脾所运化的水谷精微上输以滋养肺脏，脾胃化生的水谷精微又有赖肺之宣降将其布散于周身。如《素问·经脉别论》"饮入于胃，游溢精气，上输于脾，脾气散精，上归于肺，通调水道，下输膀胱"。另一方面，肺之宣发肃降可推动脾运化水液，而脾的运化水液功能须有赖于肺之宣发肃降。肺脾两脏协同调节人体内水液代谢平衡，保证津液正常输布与排泄。肺气的盛衰与脾气的强弱密切相关，两者在气的生成与水液代谢方面相辅相成。若肺气不利，则脾脏无法向上布散水谷精微与水液，出现水液内积，化生痰湿；若脾气虚损，脾失健运，水湿内停，肺失宣降，则咳嗽、咳痰。即所谓"脾为生痰之源，肺为贮痰之器"。《灵枢·经脉》"肺手太阴之脉，起于中焦，下络大肠，还循胃口，上膈属肺"。手太阴肺经起自中焦，与大肠相表里。肺病必及大肠，从而影响胃腑功能。脾胃乃仓廪之官，需相互配合输出水谷精微以供全身营养之需。《薛生白医案》："脾为元气之本，赖谷气以生，肺为气化之源，而寄养于脾也。"脾为土，肺为金，脾土生肺金，故脾为肺之母。培土生金，使得脾胃之间润燥相济、升降相因、纳运相得，从而肺脏得以滋养。

3. 肺‐肾相关 肺为气之主，肾为气之根。人体正常的呼吸运动虽由肺所主，但亦赖于肾之纳气功能，两者相互配合，共同调节人体呼吸运动。当肾气充足，封藏功能正常，肺脏吸入之清气方可通过其肃降而下纳于肾，从而维持呼吸深度。如《难经·四难》："呼出心与肺，吸入肾与肝。"肺为水之上源，肾主水，两者不仅协作维持人体呼吸运动，还共同维持机体的水液代谢。肺气的宣发可向上向外布散津液；肃降则向下输送津液至肾，并将浊液下归于肾而输入膀胱，以此调节全身津液代谢和输布。肾脏具有气化功能，司开阖。下归于肾之水液经气化后，清者蒸腾，浊者下输膀胱。肺肾两脏密切配合，而肾主水液的功能居于重要地位，即所谓"其本在肾，其标在肺"。若肾气不足，摄纳无权，不能上行以资助宗气，则气虚；宗气生成异常，无法下行资助肾气，肾不纳气，则喘促，呼吸困难。《素问·疟论》"温疟病邪伏藏于肾"。伏邪感发，肾阴受损，或肺阴损伤耗及肾阴，二者不能互资，肺肾阴虚，故干咳、气喘；或肺病久之，累及肾阳，则无法温养资助肺阳而致肺肾阳虚。《灵枢·本输》"少阳属肾，肾上连肺，故将两脏"。肺、肾经脉相连，气血相通。肺属金，肾属水，肺为肾之母。金能生水，肺阴可助肾阴以保证肾阴充盛，功能旺盛；水可润金，肾阴乃全身阴液之根，肾阴充足，循经而上润于肺，从而保证肺之宣降正常。如《医医偶录》所述"肺气之衰旺，全恃肾水充足，不使虚火炼金，则长保清宁之体"。

从脾肾分期论治老年人 COVID‐19

老年人为 COVID‐19 的易感人群，罹患 COVID‐19 后易发展为重型和危重型，病死率较高，预后不良。病情危重的患者多为年龄＞70 岁，多伴有肺部或心血管基础疾病；死亡病例多合并肝硬化、高血压病、冠心病、糖尿病等基础性疾病的中老年患者，并易引发多器官功能障碍。老年人元气亏虚、脾肾不足，治疗上强调在扶正基础上兼顾祛邪。若正气充足，气血充盈，邪气则难以入侵，即"正气存内，邪不可干"。因此，针对老年人 COVID‐19，应标本兼治，力求祛邪不伤正。

1. 初期‐重视健脾祛湿　此次 COVID‐19 存在阶段性规律，"湿"邪贯穿于整个病程。据武汉市金银潭医院 99 例 COVID‐19 患者临床资料表明，COVID‐19 初期的临床症状主要表现为发热、咳嗽、气短、乏力、肌肉疼痛、头痛，或伴腹泻、恶心呕吐等症状。疫病初起治宜"宣、透、泄"。针对老年人 COVID‐19 初期患者的临床治疗，当重视健脾祛湿，通过调节脾脏功能提高抵抗能力。正所谓"脾胃一虚，则肺气先绝"，故当顾护脾胃，培土生金；脾胃健运，生湿之源得以杜绝，肺金得养，肺气之宣降正常，表卫得固，疫邪难以入侵。若初起表证较为明显者，可用藿香正气散加减解表化湿、理气和中；若腹泻症状明显者，可加用参苓白术散加减以健脾益肺；若气虚、憎寒壮热者，可予败毒散散寒祛湿、益气解表；若兼见倦怠乏力，可选用升阳益胃汤加减以益气升阳，清热除湿；若胃阴耗伤、肺失濡养，可选用沙参麦门冬汤加减以养胃益肺、清热生津。

2. 进展期和重症期‐兼顾补肾益精　COVID‐19 的进展期和危重期多伴有肾功能损伤，甚至多脏器衰竭。老年人 COVID‐19 进展期及重症期在咳嗽基础上可见胸闷、气喘加重，甚则出现呼吸困难。老年人肾精不足、免疫系统功能低下，易感 COVID‐19，当补肾填精、调和阴阳，以降低其患病率和致死率。补肾益精法可增强机体驱邪、抗邪、运化气血津液以及修复损伤机体。若痰热闭肺、喘甚，可采用参附汤送服苏合香丸加减以峻补元气、开窍醒神；若气血两虚，可选用八珍汤加减益气补血；若肾阴虚偏甚，可选用左归丸加减滋阴降火；若肾阳虚甚者，可予右归丸加减温补肾阳；若肺肾阴虚较重，可采用百合固金汤或沙参麦冬汤加减养阴润肺、滋肾壮水；若气不摄津，轻症者可予人参、西洋参或生脉饮，气脱则重用五味子、山茱萸等收敛固脱。

3. 恢复期‐强调健脾益肾　老年人以虚为本、脾肾尤甚，在 COVID‐19 进程及治疗过程中多耗气伤津，故恢复期多见气阴两虚之象。因此，针对老年人 COVID‐19 患者恢复期治疗，当益气养阴、健脾补肾为主。若气阴两虚甚者，可选用生脉散加减益气养阴；若伴发热、寒热往来、小便不利，可予柴苓汤和解少阳；若纳呆，可用四君子汤加陈皮、黄芪、炒谷麦芽等以健脾益气；若气短汗出较甚，可兼用生脉散加黄芪以益气生津敛汗；余邪已尽，气血津液不足者，以玉屏风散益气固表，扶正固本。

本次 COVID‐19 感染的肺炎疫情爆发突然，传染性强，鉴于老年人重症患者占比较高，且老年患病具有多病共存、易生传变等特点，故治疗老年人 COVID‐19 是挽救危重症患者的关键。老年人五脏亏虚、脾肾尤甚，在考虑 COVID‐19 群体患者共有的病因病机诊治的同时，更应重视其个体化诊疗，即健脾益肾，固护正气。总而言之，针对老年 COVID‐19 患者的中医诊疗，当谨从病机，随证施治，标本兼治，从而进一步发挥中医药在老年人 COVID‐19 诊治中的优势。

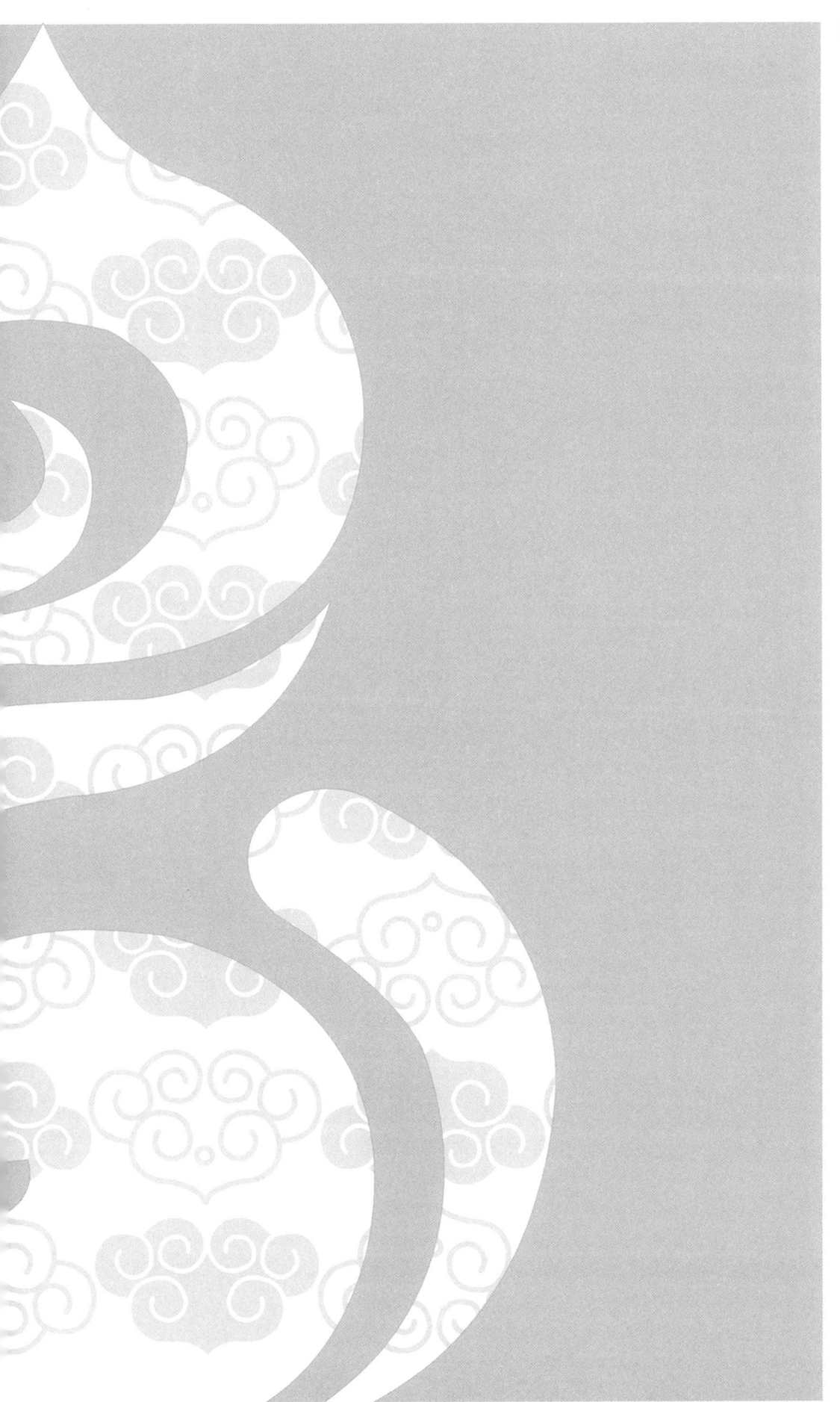

第五篇　肺之脏象与病症辨治

240　肺脏象的现代研究

肺位于胸腔，左右各一，覆盖于心之上。肺有分叶，左二右三，共五叶。肺经肺系（指气管、支气管等）与喉、鼻相连，故称喉为肺之门户，鼻为肺之外窍。中医学认为肺主气、司呼吸，而现代医学认为呼吸系统最主要的功能就是通过肺的通气和换气功能完成气体交换。所以说，中医肺的功能在主气、司呼吸方面与现代医学呼吸系统的功能是有些相通的，但中医肺尚有主行水、主治节、主肃降等功能。随着现代生理学、病理学、免疫学和分子生物学等的发展，现代医学也认识到肺不仅是体内的一个总滤器，而且还是一个重要的具有内分泌、代谢及免疫功能的器官，其参与了许多活性物质的代谢，这些物质通过在肺内的激活、灭活、储存、释放及生成以维持体内多种功能的平衡与稳定，在保证各系统器官正常的功能活动中具有重要的意义。因此，结合现代医学科学的相关进展，当代众多学者对中医肺的呼吸与非呼吸方面的功能均进行了深入细致的研究，并把相关成果运用于临床，提高了疗效。学者吕玉宝等对中医肺的现代研究做了梳理归纳。

中医肺的基础研究

《素问·五脏生成》："诸气者，皆属于肺。"《素问·六节脏象论》："肺者，气之本。"肺主气、司呼吸，肺的呼吸调匀是气的生成和气机调畅的根本条件。如果肺的呼吸功能失常，肺功能活动减弱，势必影响一身之气的生成和运行，导致一身之气不足，即所谓"肺气虚"。方志斌等将 60 只大鼠随机分为模型组与对照组，复制肺气肿肺气虚证模型，发现模型组与对照组相比，pH、动脉血氧分压（PO_2）、动脉血氧饱和度（SaO_2）下降，血二氧化碳分压（PCO_2）升高（$P<0.01$），认为大鼠患慢性支气管炎、肺气肿型肺气虚证，均影响肺通气和换气的效率，从而发生低氧血症或伴有高碳酸血症。王龙海等将 90 只 Wistar 大鼠随机分为肺气虚证慢性支气管炎模型组、肺气虚证肺气肿模型组和对照组，发现肺气虚证慢性支气管炎与肺气肿动物模型组与对照组比较，pH、PaO_2、SaO_2 下降，$PaCO_2$ 升高；肺气虚证肺气肿组与肺气虚证慢性支气管炎组比较，pH、PaO_2、SaO_2 下降，$PaCO_2$ 升高，差异均有统计学意义（$P<0.05$，$P<0.01$）；肺气虚证慢性支气管炎及肺气肿组与对照组比较，全血比黏度、血浆比黏度、红细胞压积、红细胞聚集指数和纤维蛋白原均升高；肺气虚证肺气肿组与肺气虚证慢性支气管炎组比较，上述指标也升高，差异均有统计学意义（$P<0.05$，$P<0.01$）。证实肺气虚证慢性支气管炎与肺气肿大鼠存在着低氧血症和高碳酸血症，血液存在着浓黏集聚的流变特性，且肺气虚证肺气肿上述变化劣于肺气虚证慢性支气管炎。

肺主行水，是指肺气的宣发肃降作用推动和调节全身水液的输布和排泄。《素问·经脉别论》称作"通调水道"。王德山从动物实验结果佐证了肺主通调水道的理论，根据中医学理论，通过人工扩张肺以增强肺通气量，观察其对家兔排出尿量的影响，实验中观察到 30 只家兔在扩肺期间都出现显著的抗利尿效应。其尿量减少平均值在 70% 以上，说明肺通气的深度及频率改变时，对肾脏的泌尿过程有显著的影响，也间接反映了肺肾两脏在通调水道中是相互作用的，共司水液代谢之职。

肺朝百脉，是指全身的血液都通过百脉流经于肺，经肺的呼吸，进行体内外清浊之气的交换，然后再通过肺气宣降作用，将富有清气的血液通过百脉输送到全身。张伯纳等认为，肺协助心脏推动血液循环的功能，可能是肺通过影响血液中某些血管活性物质的水平实现的。肺是一个重要的内分泌器官，肺通过产生升压的血管紧张素Ⅱ，灭活降压的前列素 E 和缓激肽等综合作用，使血压升高，推动血液循环。如果肺的这种功能减弱，则血压降低，血液运行速度减慢，导致气滞血瘀，且认为此种调节作用可能是通过调整环磷酸腺苷（cAMP）、环磷酸鸟苷（cGMP）的相对平衡而达到的。

肺主治节，是指肺气具有治理调节肺之呼吸及全身之气、血、水的作用。李泽庚等从"肺主治节"的文献发生学、文字学进行研究，结合现代研究成果，提出了"肺系三角理论"，即肺主治节功能，其实质是气、血、水三者运行的关系，进而产生许多的变化，形成体内诸多的生理表现和病理变化。其内涵如下。①治理调节血液的运行（助心行血）：通过肺朝百脉和气的升降出入运动，辅佐心脏，推动和调节血液的运行。②调理全身气机（调气机）：通过呼吸运动，调节一身之气的升降出入，保持全身气机调畅。③治理调节水液代谢（主行水）：通过肺气的宣发与肃降，治理和调节全身水液的输布与排泄。

肺主宣发与肃降，二者是相互制约、相互为用的两个方面。宣发与肃降协调，则呼吸均匀通畅，水液得以正常的输布代谢，所谓"水精四布，五经并行"。宣发与肃降失调，则见呼吸失常和水液代谢障碍。张小虎等采用卵蛋白致敏造成哮喘豚鼠模型（肺失宣降组），结果发现，与对照组比较，哮喘组豚鼠小便量显著减少（$P<0.05$）、血浆抗利尿激素（ADH）及尿水通道蛋白2（AQP$_2$）均显著升高（$P<0.05$，$P<0.01$）。认为"肺为水之上源"的功能主要由肺气的宣降运动体现和完成，二者有密切相关性，其机制是哮喘（肺失宣降）状态下，ADH和AQP$_2$合成和释放量明显增多，抑制豚鼠体内水液代谢速度，并导致小便量减少。提示中医治疗哮喘、肺气肿等以肺失宣降为主要病理表现的疾病时，在使用常规宣发肺气、肃肺降气法的基础上，如患者伴有小便减少、浮肿等症状，在辨证论治基础上，可辅助使用行气、利水、通利小便法加强疗效，可选用五苓散、五皮饮、实脾散、越婢加术汤等方药。

中医学认为，肺主气属卫，卫气具有保卫、捍卫人体的功能，而卫气主要是由肺所主，通常称为肺卫之气，其与人体抵御病邪的能力有密切的关系。如果肺气虚弱，肺卫不固，则造成机体抵抗力下降，易患感冒、气管炎等呼吸道疾病。许多研究表明，在一定意义上，肺卫的抗病邪功能与现代医学肺的免疫功能有异曲同工之妙。现代免疫学认为，呼吸道黏膜固有层通过非特异性免疫和特异性免疫功能抵御经空气传播的病原微生物感染。呼吸道黏膜覆盖着一层假复层纤毛柱状上皮细胞，纤毛不停地摆动，将有害的刺激因子排出体外，具有机械的屏障作用。呼吸道黏膜部位游走的或固定的吞噬细胞，具有吞噬病原微生物的功能；黏膜下层丰富的淋巴网具有阻留和破坏病原微生物的功能；呼吸道黏膜分泌的溶菌酶具有杀菌的作用，这些都是重要的非特异性免疫因素。此外，体液中的备解素、干扰素、补体也是重要的防御因素。机体接受细菌、病毒等病原微生物的刺激，可以产生特异性免疫功能。呼吸道感染所产生的特异性免疫，除体液内出现抗体和体内具有免疫功能的细胞产生细胞免疫外，在呼吸道黏膜部位尚可出现局部抗体——分泌性免疫球蛋白A，具有局部免疫作用，是呼吸道黏膜抵抗病原微生物侵袭的一道重要防线。鉴于此，相关基础研究表明，肺虚证与免疫密切相关。吕磊等发现肺气肿肺气虚证模型大鼠的症状、体征基本符合肺气肿肺气虚证的临床特点，血中白介素-6（IL-6）、IL-8和肿瘤坏死因子-α（TNF-α）含量升高，在肺气肿肺气虚证免疫失衡与炎症过程中起着重要作用。刘向国等观察肺气肿肺气虚证模型大鼠血清、支气管肺泡灌洗液（BALF）及肺组织中IL-10和TNF-α含量的动态变化，探讨其在肺气肿肺气虚证发病中的作用机制，结果显示肺气虚证模型大鼠血清和肺组织中IL-10的含量显著降低，TNF-α的含量显著升高（$P<0.05$，$P<0.01$），认为IL-10、TNF-α对免疫调节和炎性反应的影响，参与肺气肿肺气虚证发病过程，可能是肺气肿肺气虚证发生和发展的重要因素之一。许多补肺益卫的理法方药，对上述多个环节均能产生改善或提高作用，从而提高了机体的抵抗力和免疫力。赵国荣以中医卫气的生理功能与肺的相互关系为出发点，论述了"肺主气属卫"理论与现代医学对肺非呼吸功能认识的联系，认为肺卫联系的物质基础与肺相关生物活性物质及细胞因子有关，如前列腺素G$_2$、前列腺素H$_2$、血烷素A$_2$、前列腺素E、前列腺素I$_2$、去甲肾上腺素、5-羟色胺等，这些收缩和舒张物质与中医认为"卫能肥腠理、司开合、属肺所主"以及病理情况下可出现腠理开合异常十分相似。这些也是所谓"肺卫"的现代内涵之一。

肺在体合皮，其华在毛。《素问·经脉别论》："经气归于肺，肺朝百脉，输精于皮毛，毛脉合精。"《素问·五脏生成》："肺之合皮也，其荣毛也，其主心也。"《灵枢·绝气》："上焦开发，宣五谷味，熏肤，充身，泽毛。"均表明肺气宣发，输精于皮毛，使之红润光泽，宣散卫气于皮毛，则肥腠理，防御外邪，是人体抵御外邪的屏障。而现代免疫学也认为皮肤是免疫反应的效应器官，如表皮内数量最多的角质形成细胞可以合成和分泌白介素、干扰素等细胞因子，积极地参与到皮炎的发病机制中，参与、维持着炎症的发生发展全过程。而朗格汉氏细胞是表皮中重要的抗原递呈细胞，可调控 T 淋巴细胞的增殖和迁移，从而也参与到接触性皮炎的变态反应中。

中医肺的临床研究

肺主气司呼吸功能的虚弱在临床上必然会出现肺功能减退，且随着证候的发展而趋严重。王志婉等收集 890 例慢性阻塞性肺疾病（COPD）稳定期患者资料，行肺功能检查分级，根据调查表进行调查，然后对 COPD 稳定期肺功能分级与证候分布进行比较。发现肺功能轻、中度改变时常见于肺气虚证、肺脾气虚证、肺肾气虚证；肺功能重度改变时常见于肺脾气虚证、肺肾气虚证、肺肾气阴两虚证；血瘀证、痰湿阻肺证随肺功能降低而增多。说明肺功能的病变程度由肺到脾及肾是逐渐加重的过程。李杰等用临床流行病学方法对 199 例慢性阻塞性肺病急性加重期（AECOPD）患者结合肺功能分级进行中医证候调查，亦发现了类似的现象。发现随着肺通气功能的下降，通气和换气功能障碍进行性发展，病位要素大致对应的顺序为 Ⅰ 级：肺（88.89%）→ Ⅱ 级：肺肾（25.97%），肺脾（9.09%），肺肝（3.90%）→ Ⅲ 级：肺肾（51.32%），肺脾（7.89%），肺脾肾（19.74%），肺脾肾心（2.63%）→ Ⅳ 级：肺肾（56.76%），肺脾肾（27.03%）；病性（实证）要素大致发展的顺序为 Ⅰ 级、Ⅱ 级：痰证（23.76%）→ Ⅲ 级：痰热（30.26%），痰瘀（15.79%），痰饮（9.21%）→ Ⅳ 级：痰瘀（24.32%），痰热瘀（29.73%），痰饮瘀（2.70%）。病性（虚证）要素大致发展的顺序为气虚→气阴虚→气阳虚→气阴阳虚。认为肺功能测定结果可以为 AECOPD 病机演变提供辅助诊断的客观定量化指标。

肺主气司呼吸与免疫防御功能密切相关。肺气虚可以导致机体免疫、防御功能下降。徐锡鸿等研究发现，与健康组比较，肺气虚证哮喘组、肺气虚证组和多脏器气虚证组患者的血清 IgA、IgG、IgM 含量明显下降，提示 3 组患者均存在体液免疫功能下降。李泽庚等的研究证实肺气虚证患者和肺阴虚证患者自然杀伤细胞（NK）活性下降；肺气虚证各组间 NK 细胞活性也存在明显的差异。认为肺气虚证患者免疫功能由早期的活跃状态逐步发展到不同程度的免疫抑制，然后发展至肺阴虚证，最终导致免疫系统内环境稳定失调。李泽庚等的研究还发现，轻度肺气虚证患者与正常对照组比较，T 细胞免疫各项指标差异无统计学意义，可能与机体处于发病初期，免疫功能出现反应使机体处于自我保护状态有关。随着肺气虚证的加重，更多的 T 细胞被激活并参与免疫反应。中、重度气虚证时，免疫细胞新生与凋亡的平衡紊乱，导致细胞免疫功能下降。相反，临床上运用补肺益气的理法方药则可以提高机体免疫力，纠正免疫紊乱。梁春才等将 120 例哮喘缓解期患者随机平分为补肺片治疗组和酮替芬对照组，每年服药 3 个月，连续 3 年，观察两组患者治疗前后 IgE、IgG、IgM、C_3 及肺功能等指标的变化，发现与对照组比较，治疗组能显著改善患者 IgG、IgM、C_3 的免疫水平和肺功能。认为补肺片能使缓解期哮喘患者免疫功能有效提高，肺功能得到改善，并提高了哮喘患者的生活质量。李英群等观察黄芪注射液对慢性支气管炎肺气虚证型患者 BALF 免疫指标的影响，将入选患者随机分为治疗组 37 例与对照组 34 例，治疗组给予黄芪注射液静脉滴注，对照组不用任何药物，观察治疗前后 BALF CD_3^+、CD_4^+、CD_8^+、CD_4^+/CD_8^+ 及 SIgA、IgM、IgG 含量的变化。结果发现治疗组 BALF CD_3^+、CD_4^+、CD_4^+/CD_8^+ 及 SIgA、IgG 有明显升高，而对照组无明显变化。认为黄芪注射液可以增强慢性支气管炎肺气虚患者的免疫功能。张燕君等运用补肺益气中药联合穴位按摩的中医阻断方案治疗 100 例肺气虚体质反复呼吸道感染患儿 3 个月后，发现肺气虚体质复感儿的血清 IgG、IgA 及微量元素 Fe、Zn 水平较治疗前显著升高，差异均有统计学意义（$P<0.05$，$P<0.01$），而血清 IgM 水平无显著变化（$P>0.05$）。认为补肺益气中药联合穴位按摩的中医阻断方案治疗可以改善复感儿的体液免疫功能及微量元素水平，使患儿正气渐复，体质逐渐改善，向正常体质改变，最终减少呼吸道感染次数。

肺主宣发是指肺气具有向上升宣和向外周布散的作用。宣肺法在中医学中有着广泛的应用，特别是在哮喘治疗方面。中医学认为哮喘"在肺为实"，主张"发时治肺"。董竞成等采用宣肺法治疗轻中度哮喘，取得了较佳的疗效，能显著改善气道炎症。研究发现，气道稳定剂（小青龙汤和定喘汤化裁）治疗轻、中度哮喘有效率为 93.4%，明显高于西药组的 63.4%，同样，在改善肺功能和降低气道高反应性方面也优于西药组。传统中药多为口服，生物利用度差，起效慢。鉴于此，复旦大学中西医结合研究所研制了宣肺中药气雾剂（银杏内酯），直接作用于肺部，观察其对哮喘的疗效。结果显示，大部分患者在治疗 1～2 周后可明显减少或停止使用支气管扩张剂，6 周后使症状评分从（5.1±2.3）分降至（1.6±1.7）分，同时提升患者一秒用力呼气容积（FEV1）、最大呼气流量（PEF）等肺功能水平，更重要的是，银杏内酯治疗还可降低哮喘患者的气道反应性。

肺主肃降是肺气活动有效性的根本特征，也是肺一切生理活动的基础。陆健等认为肺失肃降是阻塞性、限制性肺系疾病，如哮喘、传染性非典型肺炎（SARS）、肺炎、急性肺损伤（ALI）等发生的病理基础。ALI 的病理改变与肺失肃降相关。邪与痰饮互结壅塞胸肺造成的肺失肃降，是导致肺内炎症反应失控，发生 ALI 即中医结胸证的病理基础。运用祛痰逐水方药干预 ALI 大鼠，发现其对 ALI 组织有保护作用，如病理损伤程度减轻、组织水肿缓解等。中药干预组中促炎因子 TNF-α 显减少，肺组织中炎症细胞聚集减轻，说明祛痰逐水方药能通过减少 TNF-α 和减少多形核白细胞（PMN）在肺组织中的聚集，从而减轻病情，保护肺组织。沈涛等根据《内经》"诸气膹郁，皆属于肺"的理论，提出"肺失宣降是肺系疾病的基本病机"，无论何种治法均需从肺主宣发肃降角度立法，所谓治肺不离宣降，宣降肺气乃肺系疾病之总治则。运用宣降肺气法为基本治法治疗 AECOPD 取得较佳疗效。发现中药（宣肺方、降肺方和宣降并调方）配合西药对 AECOPD 的综合疗效较为显著，能有效改善患者的咳嗽咯痰等症状，提高患者的生活质量。

《素问·灵兰秘典论》："肺者，相傅之官，治节出焉。"梁超等认为五脏六腑皆有"治节"，但皆以肺之治节为核心，均受制于肺之治节，结合肺主治节的生理及病理特点，可以对各种失节的疾病进行治疗。不管何脏何腑、何种表现，只要是与治节失调有关的疾病，均可按肺失治节治疗，恢复肺之治节，也即恢复各受损脏腑的治节；在具体治疗方法上，则可按照中医的 8 个基本治法分别治之，或汗，或吐，或下，或和，或温，或清，或消，或补，只是应该随时注意肺主治节的生理意义，以恢复治节为第一要务。

中医学认为"肺主身之皮毛""肺之合皮毛，其荣毛也""风邪上受，首先犯肺"。肺与皮毛紧密关联，所以在病理上也相互呼应、相互影响。肺为娇脏，易受外邪所害。外邪如风、热、湿、毒等从皮毛而入，首先犯肺，肺气失宣，风温邪盛，传变入里导致肺热，可以出现多种皮肤症状，如痤疮、荨麻疹、银屑病等。段岚桦运用清肺凉血法治疗肺热壅盛型荨麻疹、银屑病、急慢性湿疹等常见的皮肤病，取得了满意的效果。赵大奎等根据"肺主皮毛"理论，对 48 例荨麻疹患者选用宣肺消疹汤加减治疗，痊愈 0 例，显效 15 例，有效 14 例，无效 9 例，有效率为 81.3%。故许多皮肤病，可通过治肺而收效。

中医学认为，痰的产生主要与肺、脾两脏有关。即所谓"脾为生痰之源，肺为储痰之器"。曹玉雪等利用诱导痰技术探讨了哮喘"寒痰""热痰"证型的微观辨证指标及其炎症特点，将 90 例哮喘慢性持续期患者按中医辨证分为寒痰证组（27 例）、热痰证组（32 例）和非寒痰热痰证组（31 例），并以健康人作为正常对照组（33 名）。研究发现寒痰证组血和痰嗜酸性粒细胞（EOS）均明显高于正常对照组、非寒痰热痰证组和热痰证组（$P < 0.01$），热痰证组痰中性粒细胞（NEU）高于正常对照组、非寒痰热痰证组和寒痰证组（$P < 0.05$）；与 EOS 密切相关的嗜酸性粒细胞阳离子蛋白（ECP）在寒痰证中较正常对照组明显升高，与 NEU 密切相关的 IL-8 各组间比较，差异无统计学意义（$P > 0.05$）。寒痰证组血清 IL-4 水平高于非寒痰热痰证组（$P < 0.05$），γ 干扰素（IFN-γ）/IL-4 值明显低于非寒痰热痰证组（$P < 0.01$）。认为中医哮病之宿根——"痰"可能与现代医学的"炎症"相关。哮喘"肺气实"的内涵可能与肺部变应性炎症、气道痉挛与重建、痰液分泌增多等有关，其中"寒痰"的气道炎症以 EOS 增多，伴 ECP、IL-4 升高为主，可能有 Th2 优势的趋势，与嗜酸性粒细胞哮喘表现有类似之处。"热痰"

的气道炎症以 NEU 增多，伴白三烯 B4（LTB4）等升高为主。

中医肺脏理论是脏象理论的重要内容之一，中医于"有诸内，必形诸外"的观察研究方法，其观察分析的结果，大大超越了现代人体解剖学关于肺脏的功能范围，许多学者虽然运用各种现代生命科学技术做了大量的实验和临床研究工作，证实了肺与水液代谢、免疫等方面确实存在着某种联系，中医肺的现代化研究提供了有益的探索，但中医肺脏理论的内涵远不止于此，其现代科学内涵丰富，涉及面广，且极其复杂，其在本质上几乎均涉及呼吸、循环、消化、内分泌、泌尿、免疫、皮肤等多系统多器官的生理病理活动，而神经-内分泌-免疫网络学说等现代生命科学新理论仅是其现代科学内涵的重要基础之一。目前我们的基础研究还不能充分阐释中医肺脏理论的深刻内涵，太多研究还停留在器官水平、单一的分子生物学水平上，对肺与其他脏器的联系缺乏系统深入的研究，有些结果甚至显得牵强，仅仅通过检测体内某些细胞因子、激素等水平的变化就断定两者间存在必然联系和规律的研究方法已不合时宜，需要运用系统生物学、基因组学、蛋白质组学等方法从分子水平、微观水平和宏观水平、整体水平相结合的方式来探讨肺的呼吸与非呼吸功能，为中西医结合和中西医相融架起桥梁和奠定坚实的理论基础。

241　肺脏象辨证论治理论源流

脏象学是中医理论的核心内容，是中医学认识人体生理病理、指导疾病防治的理论基础，辨证论治是中医学诊治疾病的特色思维模式。脏象学、辨证论治思维均是指导临床肺病证诊治的重要理论依据。从《内经》构筑脏象学形成辨证模式以来，历代医家从理论实践方面对脏象辨证论治体系进行了发展与充实。学者吴筱枫等运用文献研究方法，对先秦至明清时期肺脏象辨证论治理论全面系统地进行了梳理与总结。

先秦、秦汉时期——肺脏象理论及辨证论治模式初具雏形

先秦、秦汉时期，中医学术理论和临床辨治模式已初具雏形。《内经》《难经》中对肺之脏象、病证的辨治有着丰富的记载，为脏象辨证论治奠定了理论基础。随后《金匮要略》首次确立了肺病证的辨证论治，《中藏经》对脏腑病证从虚实寒热及生死逆顺方面进行了论述。

1.《内经》《难经》初步形成肺脏象辨证论治思想　《内经》及《难经》中对肺的脏象、病因病机及治疗等有了初步的认识。综观《内经》《难经》对肺的生理功能及特性的论述，可概括为主气、主治节、主宣降、肺气清凉而恶寒、肺为脏之盖、肺藏魄、与大肠相表里等。此时已形成了肺脏象系统。

《内经》中记载了肺风、肺热、肺咳、肺痿、肺胀、肺痈等病症，因其病位皆在肺，具有一些共性的临床表现。如肺风、肺热均有汗出、恶风寒等表证；而肺风、肺热、肺咳、肺胀等都有咳喘、气短等症，正如《素问·至真要大论》："诸气𪘏郁，皆属于肺。"而在《难经》中提出了肺之积，名曰息贲。《灵枢·经脉》中详细论述了手太阴肺经之"是动病"及"是主所生病"，均按病之虚实、有余不足进行分类阐述。脉诊方面，《内经》已提出平肺脉、病肺脉、死肺脉，《难经》进一步指出应脉症合参。这一时期的辨证特点是注重整体，已有初步的寒热虚实辨证，但辨证要素较为简单。

论治方面，此时提出了肺病用药的补泻原则，《素问·脏气法时论》指出泻肺以辛苦之味，补肺以酸收之品。《难经·十四难》提出了治损之法，肺之虚损病证亦补益肺气。而此时的治疗更详于针刺的虚实补泻论述。

2.《金匮要略》初步形成肺病证辨证论治原则　《金匮要略》对于肺病则专立《肺痿肺痈咳嗽上气病脉证治》一篇，详细论述了这3种病的病因、病机、脉证、治疗及转归。治疗虚寒肺痿的甘草干姜汤、治疗寒饮咳喘的射干麻黄汤、治疗虚火上炎之咳喘的麦门冬汤、治疗肺痈初期的葶苈大枣泻肺汤、治疗肺痈脓已成的桔梗汤、治疗热饮肺胀的越婢加半夏汤以及治疗痰饮挟热之肺胀的小青龙加石膏汤等流传至今，被广泛运用于肺系疾病的治疗。此外，在《痰饮咳嗽病脉证并治》中，提出了痰饮的成因为肺、脾、肾三脏功能失常，其中肺气虚不能通调是痰饮形成的重要因素之一。《水气病脉证并治》中指出肺、脾、肾三脏的通调、运化和气化功能失调，是导致水湿停聚、聚为水肿的原因。

3.《中藏经》论述了肺虚实寒热生死逆顺脉证　《中藏经》提出了脏腑病证按虚实寒热生死逆顺辨证的模式，肺病证的内容虽多沿用前期文献，但明确以虚实寒热为辨证要点，并对肺病按脉象及五行传变规律进行了预后判断，提出了"论肺脏虚实寒热生死逆顺脉证之法"。论治上，确立了"虚则补之，实则泻之，寒则温之，热则凉之，不虚不实，以经调之"的对应治法，已显现出脏腑辨证论治的轮廓，为魏晋隋唐时期脏象辨证论治的发展奠定了基础。

魏晋隋唐时期——肺病证临证实践的积累与发展

魏晋隋唐时期，各科学术在继承秦汉医学理论的基础上，得到了长足发展，涌现出诸如《千金要方》《千金翼方》之类的医学巨著，记载了丰富的肺病证及其诊治经验。此时的医家更加注重具体方药治法的总结，注重理论与实践的紧密结合。

1.《脉经》提出了肺之经络辨证　王叔和在《脉经》中不仅丰富了肺病的脉学特点，还论述了肺之经脉病证的辨证及其论治。有"肺手太阴经病证"的系统论述，提出了肺实、肺虚、肺大肠俱实、肺大肠俱虚等。其论述结合脉证、病机，再联系到治疗，初具脏象辨证论治模式，为《千金要方》的脏腑虚实寒热辨证论治奠定了基本框架。

2.《千金要方》《千金翼方》归纳肺之虚实寒热辨证　两部著作中所载肺病症虽延续隋代的《诸病源候论》，但有所增加，对脏腑病证的辨证分型更为合理。除研究病因证候外，备列诸多治疗医方及针灸治法。此时各脏腑辨证论治已自成体系，这对脏象辨证论治理论的进一步发展产生了深远影响。《千金要方》中之"卷十七·肺脏方"，卷首设"肺脏脉论"，详论肺之脏象、病证及其传变，尤重论述脉象，从寒热虚实角度对肺病证进行了定性辨证。在"肺脏方"中载有肺虚实、肺劳、气极、积气、肺痿、肺痈、飞尸鬼疰 7 类病证及其方剂，如治疗肺气不足、咳嗽短气之补肺汤，治肺痈之苇茎汤，治咳喘肺胀之橘皮汤等为后世广泛使用。《千金翼方》对《千金要方》进行了补充，特别是针灸治疗，在"卷第二十七·针灸中"中专列"肺病"，详细论述了刺法及灸法。此外，在论治补虚之法时，《千金要方》还载述了"删繁方"中"劳则补子"法，是"虚则补母"法的重要补充，如肺劳补肾，所载石英补养肺气方、大补气方均是肺虚补肾之方。

宋金元时期——肺脏象辨证论治的多元化发展

在继承汉唐医学成就的基础上，两宋时期，中医理论研究趋于深化，加之宋政府积极促进医药发展，组织编撰了以《太平圣惠方》《圣济总录》为代表的诸多医方巨著，留下了许多传世名方，其中包含了大量肺脏象辨证论治的内容。金元时期，随着新学肇兴和学术争鸣，肺脏象辨证论治的理论也得到了创新与发展，在治疗上也积累了丰富的经验。

1.《太平圣惠方》补充了肺之虚实寒热辨证　该书新增内容大部分为中晚唐及五代十国医学成就的积累和总结，虽以各种病证的方剂为记载主体，但对病证辨证及用药论治方面也有较为翔实的阐发。卷第六专论肺及大肠病证，记载肺之各病证 13 种，收载百余首方。"肺脏论"为该卷总纲，先引《内经》中肺脏象生理，再论肺之虚实证候及治则，最后结合脉象变化及五行生克乘侮规律讨论了肺与肝、心、脾、肾之间的传变及预后。卷中详细论述了肺虚、肺实、肺气不足、肺脏中风、肺脏风毒皮肤生疮瘙痒、肺脏伤风冷多涕、肺气头面四肢浮肿、肺气喘急、肺伤风冷声嘶不出、肺脏痰毒壅滞、肺脏壅热吐血、肺脏壅热、肺萎 13 种病证。每一病证均首论其病因、病机及症状，然后列诸多方剂。每一方剂均规范记载病机及症状，再列方名，详细记载方药组成、剂量、剂型、服药方法。其中肺虚之证以虚冷为主，方用补益之剂，如补肺白石英散方、补肺阿胶散方、补肺黄芪散方、补肺人参散方等；肺实之证以气实上逆为主，方用泻肺之剂，如泻肺散、泻肺丸等。各证所收诸方，均较《千金方》多，并记载规范详细。此外，在伤寒、时气、热病、中风、五劳六极七伤、眼病、咽喉病、鼻病、上气、咳嗽、积聚、三消、水病、肺痈、疸以及妇科、儿科诸多病证时，也多采取脏腑辨证论治模式，其中记载了病位在肺的各种虚实寒热病证。

2.《圣济总录》集北宋肺脏象辨证论治之大成　成书于北宋末年的《圣济总录》充分代表了北宋医学的发展水平。该书重视理论，强调以理论指导临床实践，对病证逐病分门，每门下载方丰富，每方之前均详辨病机、病症，方药完备，用法详细。卷四十八至卷五十为肺脏门及大肠门，收录肺之病证 17

种，共载方二百余首，无论是病证还是方剂均较《太平圣惠方》有所扩充。从记载的病证分型来看，分类更为合理，将肺胀、肺消、膈消、肺痿等病证均归入肺脏门，而肺中风则另入"诸风门"。其辨证更注重虚实寒热综合分析，以及脏腑病变之间的相互影响。如在"肺中寒"中记载的用橘皮汤治疗肺脏本热，伤于风寒，致寒壅相交，痰唾稠浊，发而成咳之证。在分析肺脏伤风冷多涕时指出源于肺脏虚弱复伤风邪，而肺气喘急责之肺肾气虚等。该书卷第一百一十六为"鼻门"，有"鼻统论"1首，载鼻病有9种，均按肺之虚实寒热辨治。卷第一百二十二的"咽喉门"中病证多从脾肺两脏论治。此外，中风、痹症、伤寒、胸痹、咳嗽、上气、吐血、鼻衄、水肿、脚气、虚劳、气极、头风白屑、眼病以及妇科、儿科病证中也收录了病位在肺的诸多病证。《圣济总录》集北宋肺脏病证辨治之大成，为肺脏象辨证论治理论与临床实践的发展起到了推动作用。

3. 《小儿药证直诀》丰富了儿科肺脏象辨证论治的实践　《小儿药证直诀》以五脏辨证论治为核心，开脏腑辨证论治之先河。钱乙在前人脏腑辨证的基础上，把五脏辨证的方法运用于儿科临床，总结出儿科病证分属五脏的辨证模式，将惊、风、困、喘、虚五大症分属心、肝、脾、肺、肾五脏，其中肺之病证主症为喘。强调辨证当别虚实，针对五脏虚实，立补泻主治诸方。肺盛用泻白散，肺虚用阿胶散。钱氏还注意脏腑之间的传变影响，当五脏出现相胜情况时，运用五脏生克乘侮规律来治疗儿科疾病，如肝病胜肺，当补脾肺治肝，补脾用益黄散，治肝用泻青丸；而肺病胜肝，当补肝肾治肺，补肝肾用地黄丸，治肺用泻白散。

4. 金元医家发挥了肺脏象辨证论治理论　刘完素把脏腑生理、病理与运气密切联系，提出了脏腑本气以及本气兴衰病变。综合《内经》人与自然密切相关理论，运用"比物立象"的方法，解释《素问玄机原病式》病机中的五脏诸病，其中指出"诸气郁病痿，皆属肺金"。并将脏腑虚实与六气的变化相联系，提出了脏腑六气病机说，如《素问玄机原病式·热类》中"肺热则口辛"；而下痢色白亦为热，因"燥郁为白，属肺金也"；"肺热甚则出涕"；"悲：金肺之志也。金本燥，能令燥者火也"。另外，刘氏根据《内经》有关理论，参照王冰之说，指出脏腑的本气是：肺气清、肝气温、心气热、脾气湿、肾气寒。如果脏腑一有虚实变化，则其相应的本气亦随之而变，本气虚表现为相反之属性，本气实表现为过甚的属性。可见，河间突出了脏腑的特殊性，为后世医家研究人体生理与病理变化奠定了重要的认识基础。

张元素根据《内经》要旨，撷取前人精华，结合自己的临床经验，构成了他的脏腑辨证说，其内容较之以前诸说更为全面。其脏腑辨证主要是从脏腑的性质、功能、特征与经络及六气相联系，脏腑病变则以生理特点为基础，根据脏腑本气及经络循行部位，结合寒热虚实进行辨证。在《脏腑标本寒热虚实用药式》中指出肺病治则治法为：气实泻之（四法：泻子、除湿、泻火、通滞），气虚补之（三法：补母、润燥、敛肺），本热清之（清金），本寒温之（温肺），标寒散之（解表）。大肠病治则治法为：肠实泻之（两法：热、气），肠虚补之（五法：气、燥、湿、陷、脱），本热寒之（清热），本寒温之（温里），标热散之（解肌）。同时提出了代表性药物：如泻子以泽泻、葶苈、桑白皮等；除湿以半夏、白矾、白茯苓等；泻火以粳米、石膏、寒水石等；通滞以枳壳、薄荷、生姜等；补母以甘草、人参、升麻等；润燥以蛤蚧、阿胶、麦冬等；敛肺以乌梅、粟壳、五味子等；清金以黄芩、知母、麦冬等；温肺以丁香、藿香、款冬花等；解表以麻黄、葱白、紫苏等。

明清时期——肺脏象辨证论治理论的发展日臻成熟

明清时期，随着八纲辨证纲领的完善和确立，医家对基础理论的研究与临床实践紧相结合，脏象辨证论治发展日臻成熟。

1. 汪绮石重视从肺论治虚劳　汪绮石以善治虚劳著称，在《理虚元鉴》中提出"理虚三本"，本于肺、脾、肾，治法为清肺、调脾、补肾，其施治次序为"先以清金为主，金气少肃，则以调脾为主，金土咸调，则以补肾要其终"。另外，又将虚劳的阴虚、阳虚两类病证分别统之于肺、脾两脏，即所谓

"治虚二统"。"清金保肺"和"金行清化"是绮石治虚的突出方法，所创清金百部、清金柑橘、清金养荣、百部清金诸方，均以清润之功见长，补充了前人治疗虚证主脾、主肾而缺补肺之不足。

2. 龚居中以"益水清金降火"治痰火 龚氏在《痰火点雪》中以"水亏火炽金伤"立论，并确定"益水清金降火"为痰火证治之基本大法，再结合患者脏腑先后受病及标本虚实传变规律，循从脉验证、因证立治、由治定方的辨证思路，斟酌滋肾、清肺、平肝、降火、益土、养血、调气、消痰、化瘀诸法遣治。书中附主治、兼治诸方，加减化裁皆据脏腑用药气味补泻虚实标本，并遵照亢害承制、补母泻子之法。

3. 江秋提出肺部药对及列方 《笔花医镜》以脏腑分部类证，论治脏腑病区别虚、实、寒、热，并附补泻对药治方。肺部药对分为补肺猛将、次将，泻肺猛将、次将，温肺猛将、次将，凉肺猛将、次将。肺部列方有桔梗前胡汤、加味甘桔汤、贝母栝蒌散、知柏八味丸、紫菀散、人参燕窝百合汤、推气散、泻白散、茜根汤、犀角地黄汤、黄芩知母汤、黄芩清肺饮等，均切合于临床运用。

4. 温病中之卫分证、上焦证多从肺辨治 叶天士在《温热论》中指出"温邪上受，首先犯肺，逆传心包"。肺主气属卫，故温病初起主以辛凉。叶氏还指出白痦病位在肺，白痦小粒如水晶色是湿热伤肺，邪虽出而气液枯，当用甘药补之。吴鞠通在《温病条辨》中指出"凡病温者，始于上焦，在手太阴"。并对太阴病各种病证进行了详细的辨证，针对虚实寒热之不同，提出了辛凉解表之平、轻、重剂以及甘寒救液之法。

秦汉时期《内经》《难经》中肺脏象辨证论治思想早已萌芽，《金匮要略》及《中藏经》中肺脏象辨证论治理论与实践进一步丰富，辨证论治原则初具雏形。魏晋隋唐时期，结合大量的临床实践，肺脏象辨证论治得以深入思考与总结，《脉经》《千金方》等医著已将肺病证列专篇进行论述，并形成了肺本脏、经络辨证、虚实寒热辨证等实用的辨证方法。宋金元时期，随着医学分科的进一步细化，伴随医学的肇兴、学术的争鸣、临床实践经验的补充与总结，肺病证的辨证论治体系也从初具规模到进一步发展创新，在治疗上也积累了丰富的经验，对后世的影响不容忽视。而明清时期，肺脏象辨证论治理论体系也随之日渐成熟。

242　新型冠状病毒肺炎疫情下阐释肺脏象

　　新型冠状病毒肺炎（新冠肺炎）以发热、咳嗽、喘憋、乏力、短气为主要临床表现，其病在肺。已知本病主要是由飞沫传播的呼吸道传染病，病损首先在肺脏，并且会引起一系列变化，病情严重者因呼吸衰竭致死。学者丁元庆等通过阅读一线医务人员对本病的报道，参阅国家卫生健康委员会办公厅、国家中医药管理局办公室发布的《新型冠状病毒肺炎诊疗方案（试行）》第一版至第七版以及新冠肺炎逝者尸检报告，结合历代医家有关论述，对肺脏象进行了思考探析，以期能够对新冠肺炎及后续研究有所裨益。

肺为脏之长

　　后天生机始于肺。肺主一身之气，天气通于肺，与营卫宗气汇合，而后敷布周身，脏腑百骸莫能离之，故为脏之长。《医学实在易》指出："肺者……分布清浊之气，以行于诸脏。"

　　1. 肺有体用

　　（1）肺体：包括肺系（鼻、咽、喉、气道）、肺脏、肺经和肺络，构成了主呼吸、通调水道、朝百脉之结构基础。

　　（2）肺用：指主气、司呼吸、通调水道等功能。呼吸是肺用之本，肺主呼吸，能够宣布营卫气血、输布水液，是谓宣发肃降、通调水道。同时，肺朝百脉，并借助宗气与鼻、皮毛紧密相连，即肺开窍于鼻、外合皮毛。

　　2. 以气为主，以呼吸为用　肺主气成呼吸之用，从而完成以气吸清、以气吐浊、以气行水、以气行血等生理活动。营卫、气血、水液、清气、浊气与肺相关。

　　3. 肺司呼吸，关乎营卫　肺与天气相通。肺司呼吸，贯通天地，吸清呼浊。天地之气汇聚于肺，布散周身。天气即大气，地气即营卫，聚于肺成宗气，以贯心脉行呼吸。

　　（1）卫气与呼吸功能密不可分：卫气温分肉，能支持呼吸。肺气宣发，则能布散卫气。《灵枢·决气》："上焦开发，宣五谷味，熏肤充身泽毛，若雾露之溉，是为气。""上焦开发"即肺之用。

　　（2）营血携呼吸之清气，以营四末：营卫生成、运行与呼吸息息相关，生命不可须臾相离。若无呼吸，生化立止。

　　（3）呼吸需要营卫，营卫参与呼吸运动：肺与营卫、宗气密不可分。宗气生成于肺，主呼吸，布营卫。卫气与宗气能推动呼吸。

　　4. 肺主呼吸，促成后天生机　呼吸是后天立命之初始。天气通于肺，肺脉起于中焦，营卫藉此入肺。胸中是宗气形成之所，而成呼吸之用。肺朝百脉贯通脏腑百骸，又主通调水道。由此，一身之营卫、宗气、气血、津液始能敷布施化，生命乃立。

　　5. 肺宜宣通　肺与天气相互贯通，出浊入清，是为呼吸。《易·系辞》曰："往来不穷谓之通。"肺气与天气交通，生机不息。

　　（1）天气通肺，清气入肺：天气经鼻、口、咽喉、气道与肺相通，自然之清气入肺，以成宗气之用。唯天气通肺，则自然之秽浊、毒邪，藉此入肺。因而也就成为呼吸道传染病感邪发病之途径。

　　（2）肺气通天，浊气出肺：肺气与天气相通，浊气可以外出，也是肺排出邪气之通道。

　　（3）肺与胃肠相通：肺脉始中焦，络大肠循胃口，如此则先后天之本一脉相连，一气贯通。胃肠受邪，则易伤肺，而肺病多影响胃肠。《素问·咳论》："其寒饮食入胃，从肺脉上至于肺则肺寒。"本次新冠肺炎常见腹泻、呕吐等，即是肺气失宣、胃肠失和之故。

肺是受邪之地

呼吸之器，不容异物，故曰清虚之脏。《医贯》："盖肺为清虚之府，一物不容，毫毛必咳。"唯其清虚，则易受邪。

1. 邪易伤肺　五气入鼻，五味入口，生生之道。咽是五气五味进入肺胃之共用通道，《灵枢·忧恚无言》："咽喉者，水谷之道也。喉咙者，气之所以上下者也。"开窍于鼻、外合皮毛、朝百脉、通调水道既是肺的生理功能，也是肺易受邪之肇端。邪伤于肺，则肺气膹郁，津液易停，血行易瘀，邪气易滞，诸邪因生，诸病遂起。

2. 肺易受邪　外感内伤皆易伤肺。诸如六淫、疫毒、秽浊之气（雾霾、油烟、烟雾、粉尘）、口腔异物等均能通过鼻或口经咽喉犯肺。新冠病毒呈现全人群易感，恰是借助呼吸道分泌物所为。

（1）外邪犯肺：外邪伤人，肺当其冲。天气通肺是外邪犯肺之通道，六淫、疫疠之气，能从口鼻入肺。同时，痰浊、唾液、食物渣滓、胃内容物反流等，亦能从肺系入肺。

1）天地邪气犯肺：天之邪气，地之湿气，经肺系犯肺。六淫邪气，径犯于肺。肺为娇脏，不耐寒热，邪气犯肺，宣肃失常。如《医门法律》："六气主病，风、火、热、湿、燥、寒，皆能乘肺，皆足致咳。"

2）疫毒经口鼻犯肺：具有传染性的致病因素是疫毒。新冠肺炎具有极强的传染性，根据其临床所见，提出其中医病名为"寒湿疫"或"湿毒疫"。《类证治裁》："其疠邪之来，皆从湿土郁蒸而发，触之成病，其后更相传染，必由口鼻吸受，流入募原。"其"湿土郁蒸"之述，恰与新冠肺炎的传播、发病以及临床表现特点吻合。

3）口腔有形之邪侵肺：鼻腔分泌物倒流、胃内容物反流、食物残渣或异物误吸误吞坠积等，内侵入肺，阻滞气道，妨碍气化，瘀滞壅结，生痰化热，乃至腐败成痈。刘良研究团队在新冠肺炎逝者首例解剖报告中指出，死者肺部损伤明显，肉眼观肺呈斑片状，可见灰白色病灶及暗红色出血，切面可见大量黏稠的分泌物从肺泡内溢出，提示新冠病毒主要引起深部气道和肺泡损伤为特征的炎性反应。《新型冠状病毒肺炎诊疗方案》（试行第七版）指出：根据目前有限的尸检和穿刺组织病理观察结果，肺脏呈不同程度的实变。

4）有毒气体、有害物质伤肺：有害化学物质、有毒气体、意外爆炸所致的火热、烟雾，皆能通过口鼻入肺，致伤肺脏。吸入麻醉，也是借助呼吸而达到麻醉目的。

（2）内邪干肺：百脉朝肺。脏腑精气阴阳朝会于肺，脏腑邪气随之入肺。内生之邪由此犯肺，壅滞肺气，妨碍呼吸，影响气化。

1）肺中邪气滞于肺：肺病气郁，气化失司，呼吸障碍，则营卫气血津液失常，邪气内生。肺失宣降，水道通调失职，水湿、痰饮侵肺。《医门法律》："肺主气，行荣卫，布津液，水邪入之，则塞其气道，气凝则液聚，变成涎沫，失其清肃。"痰饮郁遏，化热壅肺，《金匮要略》越婢加半夏汤、小青龙加石膏汤证，即是在肺之痰饮化热之证。

2）体内邪气犯肺：肺受脏腑气血，脏腑失调，气血营卫失和，必然累及于肺。《血证论》："凡五脏六腑之气，皆能上熏于肺以为病。"诸如脾湿上犯、木火刑金、心火灼肺、水饮射肺等，皆属此类。临床所见胃食管反流、癌病、静脉血栓、气栓、脂肪栓子等，皆能通过不同途径犯肺致病。

3）内外邪气，悉能伤肺：肺伤则病，气机失和，呼吸受累，咳、喘乃作。《血证论·咳血》曰："他脏痰饮火气，皆能上熏冲射，使肺逆咳。"

3. 邪易伏肺　肺受邪气，既能伤肺致病，又能遍传脏腑，抑或伏肺不解，形成"伏邪"。伏肺之邪，或为外邪，《医贯·咳嗽论》："邪喘者，由肺受邪，伏于肺中，关窍不通，呼吸不利。"或为内邪，如痰饮、蕴热、瘀血等。《医旨绪余》:"痰积气道,积久生热,妨碍升降,而成哮症。"感染新冠病毒后经过长短不一的潜伏期而发病,痊愈后病毒检测尚有阳性者,应属伏邪。

4. 肺布邪气　犯肺之邪,藉呼吸布散周身,侵犯脏腑百骸,引起继发性损害。

(1)肺中邪气能达周身:上焦开发,宣五谷味。由此肺中邪气可以侵犯他脏。①肺热犯心。《温热论》"未传心包,邪尚在肺""温邪上受,首先犯肺,逆传心包"。②痨虫蛰伏于肺,又能辗转而乘于五脏。③肺癌由肺转移周身。④新冠肺炎患者可见脾脏、肺门淋巴结、骨髓、心脏、血管、肝脏、胆囊、肾脏和脑组织等出现病理改变。⑤肺中邪气下传大肠。现已确认,在粪便及尿中可分离到新型冠状病毒。

(2)肺中邪气传播体外:肺气通天是呼吸道传染病邪气传播之关键。肺中邪气随咳嗽、喷嚏、讲话,借助飞沫播散到体外空间,或通过咳痰而排出体外,形成肉眼不可见之邪,借机被他人吸入或接触,从而完成人传人的传染。《素问遗篇》谓之"皆相染易"。

邪生于肺

邪气犯肺,肺受伤害,气化失常,则可产生其他邪气。肺气失和,每致气郁、痰浊、痰热、瘀血、水饮、燥热内生。《金匮翼》:"肺主气而合皮毛,肺郁成积,壅于内者不能卫于外。"肺癌或其他转移癌等在肺形成或种植生长,留滞则损肺殒命。

1. 肺气膹郁　气道壅塞。邪气犯肺,正虚不支,肺气被郁,呼吸失和,宣降失常,从而引起咳喘咳痰,《医学入门》:"肺气太过,则令人喘咳逆气。"气郁则痰自内生,《医贯》:"若为风寒暑湿所侵,则肺气胀满而为喘,呼吸迫促,坐卧不安;或七情内伤,郁而生痰;或脾胃俱虚,不能摄养,一身之痰,皆能令人喘。"气郁、痰结、饮停,久而化热,以致痰热郁肺、饮热蕴肺。治疗新冠肺炎之"清肺排毒汤"即用五苓散温化水饮,用射干、麻黄等温散豁痰利肺。

2. 津停生痰　肺失通调,水道不利,津停为痰。《四圣心源》:"痰饮者,肺肾之病也,而根原于土湿。肺肾为痰饮之标,脾胃乃痰饮之本。"咳痰是肺感染的重要指征,痰是识别肺病的重要证据。

3. 水停为饮　气化失常,水饮内停,影响肺气宣降。《金匮悬解》:"肺失清降而气不化水……痰饮浊瘀,肺气不布,隔碍壅阻,于是咳嗽生焉。"

4. 血滞为瘀　邪壅肺郁,血脉不畅,气结血瘀,痰阻血壅,热结血凝。《金匮要略》:"热伤血脉,风舍于肺……热之所过,血为之凝滞,蓄结痈脓。"

5. 宗气下陷　肺气损伤,呼吸失常,宗气匮乏,大气下陷,乃成危候。《医学衷中参西录》:"胸中大气下陷,气短不足以息。或努力呼吸,有似乎喘。或气息将停,危在顷刻。"大气不升,其病危笃。呼吸衰竭是新冠肺炎死亡的主要原因。

肺藏邪气

1. 肺易藏邪　首先,中空有腔的结构以致邪易蕴肺。唯其清虚有腔,故有形之邪易于伏藏。其次,天气通肺、肺朝百脉,则邪气极易藉此犯肺,使肺易受内外邪气侵犯。同时,肺病则邪气极易从肺而生,且易滞留而伏肺。其三,肺朝百脉,血脉丰富。犯肺或内生之邪极易循肺脉,蕴伏肺络。《临证指南医案》华岫云按:"肺主百脉,为病最多。"其四,肺气通天,易感外邪,成为正邪交争之所。邪气犯肺,正不胜邪,正虚邪留,是谓虚处留邪。其五,肺居胸中,为气海又为血府,内藏气血、津液、营卫、宗气。伏肺之邪,每能藉以孳生繁盛,伺机致病。其六,肺主呼吸,邪壅肺虚,宣降失常,呼吸不利,浊气不出,滞而为害,以致面唇晦暗、发绀,甚至躁扰妄动、迷蒙神昏。

2. 蕴肺入络　肺气郁闭,邪伏难化。邪结不去,深入肺络。临床常见之肺纤维化即是。再者新冠肺炎尸检的肺脏所见,邪结肺壅,络痹成积,坚结石硬。

（1）外邪蕴肺：六淫、疫毒常易伏藏在肺。寒凝、热结、湿滞、燥涩等六淫蕴肺为临证所常见，此外疫毒也能伏肺。温邪上受，径犯肺卫。卫气郁闭，则为发热，肺气失宣则咳嗽，邪壅于肺则喘促。新冠肺炎患者复阳，说明患者的肺部炎症尚在吸收过程中，还未达到临床痊愈，可能存在间歇性排毒现象。此外，痨虫伏肺，致成传尸，皆有邪气蕴肺。又如，PM2.5或粉尘入肺，极难排出，病久则邪结入络。

（2）内邪蓄肺：内生诸邪多能蕴肺，气滞、血瘀、痰饮、热毒等常蕴结于肺，成为致病因素。脾为生痰之源，肺乃贮痰之器。伏肺之痰是哮病发作之内因，《医学实在易》提出："哮证，寒邪伏于肺俞，痰窠结于肺膜，内外相应，一遇风寒暑湿燥火六气之伤即发……发则肺之寒气与肺膜之浊痰狼狈相依，窒塞关隘，不容呼吸。"

（3）肺病入络：邪积在肺，日久难出，壅肺入络，络痹肺窒。邪气蓄积，缓慢致病。吸烟、雾霾、环境污染、废气、放射影响等均为引发肺病的致病因素，其致病可以即发，如哮病、咳嗽等；致病因素也可积累，反复持久伤肺，日久致成肺癌、矽肺、肺胀、肺痿等常见肺病。新冠肺炎患者尸检所见，当是新病入络。

3. 肺滋邪气　伏肺之邪，藉肺气长养。饮食水谷化生营卫，上注于肺；脏腑百脉朝会于肺。故肺是气丰血沛之脏，邪气蕴肺，以此长养，日积月累，邪气渐盛。痨虫噬肺，热毒腐肺，皆属此类。

肺能抑邪

肺乃御邪之先锋。天地之气汇于肺而为生化之冲要，人体气化，长养五脏，以及卫气、营气、气血、宗气生化敷布离不开肺。肺覆盖于诸脏之上，外合皮毛，宣发卫气，固表御邪。《灵枢·九针论》："五脏之应天者肺，肺者五脏六腑之盖也。"人体抵御外邪，肺首当其冲。

1. 肺主卫外　人以气为本，气以生化为要。天气通肺，肺主卫外，外合皮毛，人体抵御外邪，肺首当其冲。

2. 祛除内邪　肺能主动祛除内在之邪，咳嗽、喷嚏、咳痰等，皆有祛邪之用。肺主卫外，能抵抗、制约、祛除各种邪气。临床所见，一些肺结节既可以自行产生，也能自行消散。肺主一身之气，祛邪与抑邪是肺气之本能。气盛乃能抵御外邪。肺主治节，主卫气合皮毛，是肺能制邪之本。

肺病日久，体用俱损

1. 肺司呼吸，依赖脏腑协调　呼吸为生命之本，其主在肺。肺体用合一，主持呼吸，必须依赖脏腑协调方能完成。呼吸之根在肾，肾气摄纳，气降为吸。

2. 呼吸之用，总由肺主　肺乃呼吸之器。肺体清虚，肺气充盛，百脉通畅，呼吸乃平。《医学入门》："肺主气，肺主行荣卫，为相傅之官，治节出焉，为气之本也。"

3. 肺受损伤，呼吸失常

（1）肺用损伤，邪害肺脏，气壅肺闭：肺气膹郁，气机塞壅，呼吸失常，是以喷嚏、咳嗽、喘促、憋闷，甚则窒息。《医门法律》："肺气壅浊，则周身之气，易致横逆而犯上。"邪阻肺气，呼吸异常，导致痰饮、水肿、瘀血内生。《金匮翼》："肺虚如器而不容物，痰热实之，则气不得宣，呼吸壅滞，喘急妨闷。"

（2）肺受邪气，胀痿溃蚀，体用俱损，呼吸衰败：邪气犯肺，侵害肺体，导滞肺体膨胀，或肺萎敛缩，或溃烂腐败；或有形之邪灌洇气道，危害呼吸，喘憋窒息是其见证。元气衰败，大气下陷，呼吸失用。

1）肺胀：肺系病证久延不愈，邪气阻肺，正虚不支，以致肺气胀满，不能敛降，呼吸失常，喘憋窒息，危及生机。

2）肺痿：肺叶萎缩，不得开张吸气，为肺痿。《金匮要略》以虚寒、虚热论其病机。《临证指南医案》："夫痿者，萎也。如草木之萎而不荣，为津亡而气竭也。"肺缩不张，害及呼吸，危及性命。《痰火点雪》："肺伤善痿，然金体既伤叶亦焦枯，而其息亦不利，息既不利，则火邪无从而泄，郁遏蒸熏。"

3）肺痨：病由痨虫蚀肺。痨虫致病，易侵肺脏，嗜食阴液，凝滞气血，聚生痰瘀。痨虫蚀肺，肺体受损，肺阴耗伤，肺失滋润，呼吸失常，喘息声高，不能平卧，喘促短气。肺体被蚀，呼吸失用。此为肺痨致死之病机。

4）肺痈：热壅于肺，灼津成痰，灼血成瘀，痰热瘀血蕴肺，热盛肉腐，形成肺痈。《外科正宗》："夫肺痈者，金受火刑之症也。"《痰火点雪》提出："痈则火迫血热而肺溃。"脓成必是肺体溃烂，从而造成体伤用废。

5）肺痹：皮痹不已，复感于邪，发为肺痹，累及呼吸。《素问·痹论》"肺痹者，烦满喘而呕""淫气喘息，痹聚在肺"。满喘、喘息皆是呼吸困难之象。《圣济总录》曰："肺痹上下痞塞，不能息。"

6）肺癌：癌由内生，具有生命，能侵蚀脏腑百骸，消耗营卫气血。癌生于肺，或他处癌邪转移至肺，必蚀肺体，损及肺脉，耗伤气血，阻塞气道，妨碍呼吸，以致体用俱损。

7）新冠肺炎：该病患者肺脏有不同程度的实变，肺组织灶性出血、坏死，可出现出血性梗死等。肺体受损是其病本所在。

4. 体用俱损，形神失常

（1）呼吸与生命攸关：呼吸关系生机与性命。《医述》："惟肺先完，惟肺后敝。故气一息不绝不死。"呼吸障碍，影响营卫、气血、津液输布，累及脏腑，损及心神。《临证指南医案》："久咳神衰，气促汗出。"肺体受损，呼吸失常，性命攸关。《外科正宗》："盖肺为五脏华盖，其位至高，其质至清，内主乎气，中主声音，外司皮毛，又兼主乎寿夭。"

（2）邪壅肺闭，生机化灭：呼吸窒塞是肺病致死的主要病理机制。《临证指南医案》华岫云按：肺"清肃之体，性主乎降。又为娇脏，不耐邪侵。凡六淫之气，一有所着，即能致病，其性恶寒恶热，恶燥恶湿，最畏火风。邪着则失其清肃降令，遂痹塞不通爽矣。"气促，呼吸频率≥30次/min，静息状态下血氧饱和度≤93%，是新冠肺炎重症临床指征。其责在邪气壅肺，肺痹不宣，气血津液停滞壅结，肺气闭塞不通，生机因而化灭。《素问·六微旨大论》曰："出入废则神机化灭，升降息则气立孤危。"

5. 有肺则生，无肺立死　维持呼吸是救命之本。邪痹肺室则出入之机即废，此乃肺病致死的根本所在。《四圣心源》："清道堵塞，肺气不布，由是壅嗽发喘，息短胸盛，眠食非旧，喜怒乖常。盖痰饮伏留，腐败壅阻，碍气血环周之路，格精神交济之关，诸病皆起……久而一身精气，尽化败浊，微阳绝根，则人死矣。"肺闭息阻，先后天气化失司，则生机化灭。

肺气通天，司呼吸为性命所系。肺主呼吸，以气为用，外通天气，内溉脏腑。宣发卫气，外能御邪，内能制邪。肺系乃邪入之道，也是受邪之所，因而肺乃易伤之脏。肺合皮毛，在外为抵御外邪之藩篱；在内主持一身之气，为脏腑气血生长之总司。由此，邪易伤肺，令肺体受损，呼吸不畅；肺易生邪，若邪壅肺伤，呼吸不利。肺病不外邪壅、肺伤两端，呼吸失常是其根本，若邪壅肺室，呼吸困难，则生机化灭。由此，则正气充盛，邪气乃去；肺气不绝，生机回转。

243 阿尔茨海默病中医肺脏理论病机

阿尔茨海默病（AD）是老年痴呆发病类型中最常见的一种，由德国医生 Alzheimer 于 20 世纪初第一次描述。阿尔茨海默病属于中枢神经系统方面发生病变的疾病，临床表现特征为记忆力减退、认知功能下降以及精神异常等，病情呈进行性加重，在数年内丧失独立生活的能力，最终因并发感染而死亡。现代医学经过数十年的不懈研究，取得了一定的成果。提出了多种学说和假设，但是至今仍然未能找到其发病的根本原因和机制，因此目前西医对本病的治疗尚无确切的方法和药物。中医学始终坚持整体观念和辨证论治诊疗特色，提出了其独特的针对 AD 病因、病机的理论及观点，并且在长期的临床及其实践中总结、积累了大量的有用实践经验，在治疗本病时有其独特的优势。

目前已经有大量的对 AD 研究的中医药文献资料，通过查阅发现多数近代医家主要是从肝、心、脾、肾功能方面研究，而对肺脏的讨论却很少，这不得不说是中医方面研究的一个缺陷。从整体观念出发，人体是一个完整、有机的整体，各脏腑、各形体官窍之间是相互联系及相互影响的。肺脏在人体中有其独特的生理功能，因此，肺脏虚损及其功能的失调在 AD 发生发展过程中起着同样不能被忽视的作用，所以学者谢芳等从中医肺脏理论角度探析了阿尔茨海默病。

AD 的中医学病因病机

中医学并没有对阿尔茨海默病病名的完整记载，但可以查阅到在中医古典文献中对"健忘""呆病""善忘"等方面的论述，而这些疾病的临床表现又与阿尔茨海默病类似。通过阅读文献发现，中医学在探析 AD 的发病原因、机制时，多数是从肝、心、脾、肾及痰浊、瘀血等方面进行探析。AD 的病位在脑，如王清任《医林改错》"灵机记性来源于脑"。《内经精义》："肾主藏精，精生髓……脑为髓海。故精足则令人体魄坚强，智慧聪颖。"肾精的盈亏关系着脑髓的盈亏，肾精亏虚则髓海空虚、脑失濡养，故而出现痴呆、善忘的症状。心既主血脉又主藏神，《素问·灵兰秘典论》"心者，君主之官，神明出焉。"心血充足则会濡养人体的清窍，因而人就表现为思维灵活、反应灵敏。反之，心血亏虚，心神无法被滋养就会出现记忆力障碍的症状。肝主藏血，有"血海"之称。《灵枢》"肝藏血，血舍魂"。肝血充足，肝魂得以濡养，则肝魂就不会妄行游离。反之，肝血亏虚，血不养肝魂，就会出现魂不守舍，表现为痴呆、善忘的症状。脾胃为人体的后天之本，是气血生化的源泉，影响着人的意识、思维活动。《寿世保元·健忘》："脾之官亦主思……神不守舍伤脾则胃气衰惫而疾愈深。"脾运化水谷，布散精微物质，为人体的生命活动提供物质能量，脾气亏虚无法运化，导致气血生成不足，气血不足则无法濡养脑神，从而出现记忆力衰减的临床表现。痰浊主要是由人体脏腑气血功能失调而导致，它既是一种病理产物，同时又是一种引起疾病的致病因素。陈士铎《辨证录》："痰积于胸中……使神明不清而成呆病矣。"此外，《石室秘录》"痰气最盛，呆气最盛"。由此可以推断，痰浊可以扰乱人的心神、蒙蔽清窍，最终引发神志呆滞、反应迟钝的症状。所以说痰浊阻滞、凝滞清窍，而使神志昏蒙，最终导致痴呆的发生。瘀血也和痰浊一样，具有双重性。它既是一种病理产物，又是一种致病因素。《医林绳墨》："血乱而神即失常也。"情志因素、脏腑功能失调、阴阳气血逆乱可以导致瘀血的产生，瘀血阻滞清窍就会导致神志的失常。唐容川《血证论》："又凡心有瘀血，亦令健忘……凡失血家猝得健忘者，每有瘀血。"因此，瘀血也会引起痴呆病的发生。由上述可以得出，肝、心、脾、肾脏腑的亏损及痰浊、瘀血的阻滞都可以导致阿尔茨海默病的发生。中医的诊疗特色在于整体观念和辨证论治，必须从整体出发分清本虚标实以及疾病所属的证型，治病求本，才能取得良好的治疗效果。AD 是一种慢性疾病，有呈进行性加重、病程长的发病特点，在不同的发展阶段会表现出不同的病机，因此病机不同，所采用的治疗方法也要不同。2002 年出版的《中药新药临床研究指导原则》将痴呆分为 5 个证型，分别是肾虚髓减型、心脾两虚型、肝阴虚型、痰浊阻窍型及气滞血瘀型。《现代中医神经病学》把 AD 分为虚实两类，包括髓海不足型、肝肾阴虚型、心肝阴虚型、心脾两虚型 4 种虚证和肝阳上亢型、肝郁气滞型、瘀血阻络型、痰湿阻窍型 4 种实证。可以看出目前中医对 AD 的病因病机的认识倾向于肝、心、脾、肾四脏的亏虚及痰浊、瘀血的阻滞。

AD 肺脏病因病机的理论依据

1. 肺主气司呼吸　《素问·五脏生成》"诸气者，皆属于肺"。肺主气可以理解为肺主人体的呼吸之气以及肺主人体的一身之气。《素问·阴阳应象大论》"天气通于肺"，是指肺能够吸入自然界的清气和排除体内的浊气，在机体内进行气体交换。《素问·六节脏象论》："肺者，气之本。"即肺主一身之气的生成和运行。《灵枢·邪客》曰："宗气积于胸中……，以贯心脉而行呼吸焉。"肺主气司呼吸的功能也就是指肺能走息道而推动呼吸，贯心脉而运行气血。《灵枢·决气》："人有精、气、津、液、血、脉，余意以为一气耳。"宗气是肺脏所产生之气，是人体一身之气的重要构成部分，在机体的生命活动中发挥着重要的作用。如若肺脏的功能减退，造成宗气的生成不足，宗气亏虚无力推动气血的运行，出现血、津、液停聚，进而出现瘀血、痰浊。痰瘀阻塞脑络，清窍混沌进而出现记忆力减退、反应迟钝的症状，最终引发痴呆。正如张锡纯先生所说："此气且能撑持全身，振作精神，以及心思脑力……此气一虚……脑力心思为之顿减……昏然罔觉。"

2. 肺主行水　《素问·经脉别论》把肺主行水的功能解释为"通调水道"，也就是指肺气通过行使其宣发、肃降功能进一步调节、推动全身津液的布散、排泄。《素问·经脉别论》："饮入于胃，游溢精气……脾气散精，上归于肺，通调水道，下输膀胱，水精四布。"包括两层机理：一方面利用肺气的宣发作用，将脾转输过来的津液，向上布散到头面诸窍、向外布散到皮毛肌腠，最终以变化为汗液的形式排出体外。另一方面利用肺气的肃降功能，同样也是将脾转输过来的津液，以向下向内的方式运送到其他脏腑，并最终以尿液的形式排出体外。《医方集解》称"肺为水之上源"，一是因肺脏在机体中的位置最高，二是指肺脏能调节全身的水液代谢。若肺之宣降功能失调，津液代谢障碍，水液停聚，化生痰浊，痰浊蒙蔽清窍，就会出现呆傻愚笨的痴呆症状。

3. 肺朝百脉主治节　心有主血脉的功能，所以肺朝百脉就可以理解为肺能够帮助心脏运行血液到全身各个地方。由此可知全身血液的运行，既靠心气的推动也依赖肺气的推动。《素问·平人气象论》："人一呼脉在动，一吸脉亦在动。"肺气足则宗气旺，宗气旺则血液运行正常。反之，肺气虚则宗气弱，宗气弱则无力行血，进而血行不畅瘀血产生，瘀血阻滞脑络，脑络不通，神机失养，也会导致痴呆症状的发生。此外，《素问·灵兰秘典论》："肺者，相傅之官，治节出焉。"呼吸运动及全身的气、血、津、液的运行，都有赖于肺气的治理、调节。由此可知肝、心、脾、肾四脏都与肺脏关系密切，因此以调畅肺的气机为主进而调补五脏，最终达到 AD 的延缓或治疗。

4. 肺与大肠相表里　《灵枢·本输》"肺合大肠，大肠者，传导之腑"。即肺与大肠相表里，二者在经络上相互络属。此外《灵枢·经脉》："肺手太阴之脉，起于中焦，下络大肠。"说明肺与大肠二者在经脉上相互络属，也说明了二者有生理、病理上的联系。生理上，肺气通过发挥肃降功能，推动大肠传导糟粕。而大肠传导糟粕功能正常，也有利于肺气肃降功能的正常发挥。病理上，肺气虚衰，无力行使肃降功能，则会引起肠气不通，进而引起肠燥便秘。体内的糟粕、肠腑瘀毒无法排出体外，久而久之，瘀毒上扰清窍，扰乱人的神志，最终也会导致 AD 的发生。

5. 肺在志为忧　《素问·阴阳应象大论》"在脏为肺……在志为忧"。即肺脏的情志为忧，忧是由肺精、肺气化生。忧属于人体正常的情绪变化及反应，但是过度悲忧则会耗伤人体的肺精、肺气。此外

《素问·宣明五气》："心藏神，肺藏魄……肾藏志。"由此可知，肺的情志功能正常，则肺精、肺气充足。并且肺藏魄，魄主司感觉，所以脑与肺有着密切的联系。《素问·六节脏象论》"肺藏气，气舍魄"；《灵枢·天年》"肺气衰，魄离，故言善误""肺藏魄，虚则魄伤而狂……或善悲，善忘，言多误"。由上述可知，肺所藏的神志与脑关系密切，肺气衰败也会导致神志的异常，如悲忧、善忘，而善忘是痴呆的主要表现。

　　综上所述，肺脏也影响着 AD 的发生、发展。肺的生理功能包括主气司呼吸，肺主行水，肺朝百脉、主治节，肺与大肠相表里，肺在志为忧等，这些生理功能能够影响全身脏腑气血津液的运行。肺气亏虚，会阻碍气血津液的运行，导致痰浊、瘀血的产生，痰瘀互结，瘀阻脑窍，进而导致认知功能的障碍等。此外，肺与肝、心、脾、肾关系密切，五脏亏损，气血津液生成不足，脑失濡养，最终也会导致痴呆病的发生。因此，在治疗 AD 时，仍然要遵循整体观念和辨证论治的方法，辨明本虚标实，辨证找出根本因，从而减少从肺论治 AD 产生矫枉过正的弊端。

244　肺主治节现代诠释述评

　　《素问·灵兰秘典论》指出："肺者，相傅之官，治节出焉。"后世据此概括为肺主治节，将其视为肺的功能之一。但关于何为肺主治节，古今医家认识不一。从诠释学的角度而言，对理论观点的理解不同，自然会影响到进一步的解释、应用和实践能力。对肺主治节的理解不同，势必影响到该理论的应用以及现代研究，故现代学者对"肺主治节"的研究，也主要集中于肺主治节的含义探讨方面，总括各家所论，学者邢玉瑞等概括为以下几个方面。

治理调节说

　　将"治节"理解为治理调节，是现代大多数学者的观点，如全国高等中医药院校规划教材《中医基础理论》认为：治节，即治理调节，是对肺主要生理功能的总概括，包括调节呼吸运动、调节全身气机、调节血液运行、调节津液代谢 4 个方面。李泽庚等对"肺主治节"多有研究，认为肺主治节是对肺各种生理功能的高度概括，是对全身气血及脏腑组织的治理调节，以使气血及各脏腑组织能发挥正常功能，包括治节气、血、津液、脏腑与经络，核心是对气、血、水的治节。其后又提出肺主治节包括对呼吸运动的调节、对津液输布的调控、对卫气布散的调节以及对宗气生成和布散的调节。王旭东认为肺在施行治节的环节中，"朝百脉"是实现"治节"之途径，"宣发肃降"是实现"治节"之方式，而"司呼吸""通调水道""主皮毛"等则是"治节"作用的部分生理体现，肺治节功能应扩大到对全身功能的治理调节上来认识。

　　上述解释虽然从医理上可以讲通，但从文理与《素问·灵兰秘典论》原文语境的角度而言，却存在着以下问题：一是"节"在古汉语中没有调节之意；二是原文中"治节"与"神明""谋虑""伎巧"等相提并论，均为名词，而治理调节则成了动词，与原文体例不符；三是"神明""谋虑""伎巧"等所论均为五脏各脏功能的一个方面，故"治节"也当如此，不应视为对肺脏功能的概括。另外，在对"治节"所概括的肺脏功能的解释方面，亦有过度诠释之嫌或逻辑错误。如梁启军等提出肺主治节是邪气外出的通道之一等。李家民等提出肺主治节实乃肺主气功能的扩大和延伸，明确有逻辑错误。因为肺主治节应是以肺主气功能为基础的，并不是肺主气功能的扩大和延伸。

生命节律说

　　1978 年任应秋在给研究生班讲课时，较早提出肺主治节与人体生命节律有关，他认为"节"是节奏、节律之意；肺主呼吸，一呼一吸是有节律的，肺气、心血的运动节律，通过呼吸表现出来。人体营气、卫气都是通过宗气来带动的，而这个带动是有节奏的、有节律的，这就是"治节"的意思。马惠迪提出，治节，就词义来讲，应该是正常而有秩序的节律。肺主治节，即肺通过主呼吸运动，调节其他脏腑的工作节律，使人体整体趋向协同有序。肖国钢认为"治"者，平也，衡也；"节"，有节律、节度、节制之义。"治节"者，权衡节度也。提出肺主治节的含义指肺对机体"节律""节度"的权衡节度，涉及心搏之数、呼吸之节、二便摄纳排泄之度、月经盈泻之期、气机升降出入之贯序、营血循行之次弟、胃肠满实之互替、寤寐昼夜之交替等，都有一定的节度和规律。进一步扩展了肺主治节调理生命节律的范围。李亚莉认为"治"为稳定、协调，"节"为节奏、节度。肺主治节，即指肺能统领各脏腑协调运动的节奏，并通过日常生活中人对呼吸的自主调节以及古代气功健身中"意守"与"吐纳"相结合、"心息相依"加以论证。李如辉等提出肺主治节的含义是肺参与主持正常的生理节律（或比例），包括呼吸节律、心搏节律及心率与呼吸频率之间的比例、卫气节律与寤寐节律。他们认为对以上生理节律尤其是呼吸节律、心律、心率、心率/呼吸频率之间的比例的细密观察，是《内经》肺主治节理论赖以发生的必要条件。梁超等也认为治节即治理、调节、有序、有度之义，是指肺脏负责、掌管并维持人体脏腑一切有秩序、有节制、有规律、有法度及节奏的功能。

叶发期从《内经》语境出发，认为"治"作为形容词与"乱"相对而言，表达一种宁静有序的和谐状态；"节"则是节度、节律、规律等，对于人体而言则应包括生理活动的节律性与周期性，如呼吸节律、心搏节律、寤寐节律、月经盈泻节律等。治节不应是对肺的生理功能的高度概括，而是肺通过主气、宣发肃降等生理功能，实现对人体气机、血液运行、脏腑功能的协调，使天人相应，使机体达到一种周期和节律和谐有序的状态。但他在另一文献中又否定了肺主节律的观点，认为肺主治节是肺主治气节，即肺通过与天相应，感知天气季节之变化并传之于心及其余各脏腑，使各脏腑生理规律与天相应。张洁也提出肺主治节主要是通过肺气的宣发肃降调节一身气、血、津液，从而调节五脏六腑、形体官窍、经络百骸的功能，来调控和维持人体生命活动中各种生理节律。

上述解释从文字、语境的角度而言，较为符合《素问·灵兰秘典论》的原意，但将月经盈泻、二便摄纳排泄、胃肠满实互替等均纳入肺主治节的范围，则有过度诠释之嫌，不大符合中医临床实际。

功能节律综合说

近年来有学者试图综合上述两说，提出肺主治节是对肺的相关功能的节律性、周期性的概括。如孟令军认为肺主治节表现在对呼吸运动、宗气合成与分布、卫气布散、血液运行、津液分布、脏腑气机的治理调节，其中治节呼吸运动包括了使呼吸节律与脉搏节律构成 1∶4 的比例，以及调节呼吸节律和深度以适应机体变化需要；治节卫气布散具体表现在顺应四季气候寒热变化及御邪或驱邪两方面。已显示出功能节律综合的征兆。李成立认为治节乃平衡节度的意思。肺主治节包括肺脏基本生理功能、肺对其他脏腑的辅助作用及对人体生命节律性的平衡节度作用。肺失治节可导致气机逆乱、津液输布失常、气滞血瘀、生命节律失衡，并由此产生种种疾患。褚桂克等认为"节"有节气、节律、节制的含义，明确指出肺主治节一方面是对肺的生理功能的概括，另一方面，还包括肺通过主气、司呼吸使人体与自然界气候变化及"节气"顺应一致，达到天人合一；通过主气、司呼吸，宣发肃降和通调水道等生理功能，对人体脏腑功能、气血运行、经络循行、气机变化的节律和周期性变化起到节制、协调和制约的作用。李家民等认为肺主治节包括对"心主血脉"、人体正气、其他脏腑功能及津液代谢、生命节律、机体废物的治节。方莉等认为肺主治节的核心功能是对呼吸运动、津液分布、卫气布散以及宗气合成和分布的调节，是肺通过主气、司呼吸、宣发肃降和通调水道等生理功能，对人体脏腑功能、气血运行、经络循行、气机变化的节律和周期性变化起到节制、协调和制约作用，使人体达到气血通畅、脏腑功能和谐、阴平阳秘的状态。

上述解释明显是为了弥合治理调节说与生命节律说二者的差异而提出的一种折中方案，仅是对两种不同解释的拼凑，并没有明确阐明二者的关系。

生理秩序说

王玉兴等从上下文意的角度考释认为，肺为相傅之官，包含了肺有佐心治理和协调其他脏腑及营卫气血的作用。"治节"一词的含义应指"安定有序"，全句意谓肺的治理调节，可使全身功能活动和气血运行达到"安定有序"的生理状态。具体体现在肺司呼吸，可使呼吸运动保持一定的深度、频率和节律；肺主一身之气，可使全身之气生成有秩、运行有序；肺主宣发肃降，可使机体新陈代谢有条不紊；

肺主通调水道，可使津液输布畅达通利；肺朝百脉，助心行血，可使气血调匀，循行有序。林琳等认为"治"与"乱"相对，即治理有序之谓；"节"，制也，犹适也，即限制无过之谓。"治节出焉"之涵义，即是通过肺脏的治理调节作用促进、协调脏腑营卫功能，维持其正常生理秩序。贺诗峰也认为肺主治节并非肺主气、司呼吸、宣发肃降功能的简单概括，而是肺脏调节人体适应大自然气候变化、人体所处小环境的变化和机体自身状态变化的能力。也就是说肺能维持生命活动节律性，使生命与自然相应，和谐有序。

上述解释亦有过度诠释之嫌，因为要维持人体的生理秩序以及人与自然相应，和谐有序状态，必须以心为君主的十二脏相使方可，绝不是肺一脏之功能所能胜任。

肺主治理关节说

由于"节"的本义为竹节，可引申为关节、节气。《内经》中"节"亦有关节与节气之意，且从数术思想的角度，认为关节与节气有相应的关系。故有学者提出肺主治理关节之说。如崔世奎通过考证认为"节"指关节。肺主治节是指肺有统帅治理关节的作用，对关节的控制通过卫气的作用实现。卫气在经络中循行时会停留在关节发挥卫外、温煦作用，同时有助于关节发挥神气之所游行出入、髓孔易髓、以应四时、主司运动等作用。并由此论证了肺主治节与痹证的关系。向勇等也提出"治节"可以理解为使"节"的生理功能处于一种安定和谐的状态。肺的功能，就是在调节人体"节"的正常功能，维持人体关节正常的功能活动。仲梅等认为肺主治节在治理全身诸关节理论的基础上，对肺系疾病出现的诸多关节症状及骨关节疾病并发的肺部症状，可以做出理论分析及指导临床治疗。虽然此说有一定的文字学基础，但缺乏充足的医理论据，明显为一种过度诠释。

按照哲学诠释学的观点，诠释对象具有其自身的历史境遇，诠释者带着主体的历史境遇与客体相周旋，在周旋中彼此交融渗透，诠释对象因诠释者的理解而昭显它在当下的真理性意义。对"肺主治节"的诠释也是如此。从《内经》所用语词、所论语境以及相关论述的角度而言，"治节"可理解为正常节奏、节律，主要指人体呼吸、心跳、脉搏以及气行节律。《内经》认为肺主气，司呼吸，参与宗气的生成。《灵枢·邪客》："宗气积于胸中，出于喉咙，以贯心脉，而行呼吸焉。"《灵枢·动输》："肺气从太阴而行之，其行也，以息往来，故人一呼脉再动，一吸脉亦再动，呼吸不已，故动而不止。"《难经·一难》："人一呼脉行三寸，一吸脉行三寸，呼吸定息，脉行六寸。"即肺通过宗气参与人体呼吸、心跳、脉搏以及气行节律的调节。全国高等中医药院校规划教材将"治节"理解为治理调节，认为是对肺的功能的高度概括，只能说是站在现代语境下一种新的发挥。至于认为肺治节功能应扩大到对全身功能的治理调节上来认识；或将生理节律扩展到癃闭、二便、月经等方面；或认为肺主治节使人体与自然界气候变化及"节气"顺应一致，达到天人合一等解释，都有过度诠释之嫌，应加以摒弃。

对于肺主治节的现代研究，首先应基于诠释学理论与方法，明确肺主治节的基本内涵，避免过度诠释，然后在此基础上进一步规范开展临床研究与科学诠释研究。否则，临床研究与科学诠释研究将缺乏依据与标准，各说各话，难以有效推动中医学术的发展。

245 论肺主治节与自主神经功能的相关性

学者白钢等以中医"肺主治节"理论为切入点，在吸收和融合现代生命科学研究成果的基础上，提出了"肺主治节"的内涵与自主神经节后纤维所支配的效应器的生理功能相关，并进一步通过肾上腺素能受体和胆碱能受体的功能探讨，受体激动剂/拮抗剂药物的作用机制和临床用药情况分析，以及治肺中药的药效物质基础解析等方式，诠释了"肺气"的运行与交感及副交感神经功能的相关性。希望通过深入解读"肺主治节"相关理论，旨在发展符合中西医协同创新思想的整合医学，充分发挥中医脏象理论对现代药物研发以及临床疑难疾患治疗的指导作用。

近年来，以基因组学、蛋白质组学、转录组学、代谢组学等组学技术，以及结构生物学和计算生物学为代表的综合性科学——系统生物学得到了迅猛发展。系统生物学整合了生命系统内的基因、蛋白质、小分子等不同性质的构成要素，是在不同的状态下利用多层次的技术平台来研究各要素之间相互作用关系的结构与系统功能，以揭示生命活动的本质。回顾近 10 年的发展，系统生物学在以信号通路为基础的生物标志物的发现，基因互作网络的构建，致病基因的系统鉴定及干细胞系统生物学等方面取得了重要进展。尽管如此，基于现代科学的新药开发却始终徘徊不前，这使人们反思并再次关注传统医学。长期以来中医药在国际上一直被作为补充与替代医学来对待，没有得到充分的关注，近年来国际学术界提出了把自然疗法、传统医药等补充医学与现代医学相结合，从替代医学发展为整合医学的研究模式。中医药的特色在于"整体、动态、辨证"地认识机体与疾病的关系，强调天人合一，注重人体阴阳平衡的调节，这恰恰与系统生物学的整体观不谋而合。中医药的优势在于适应疾病的变化，更符合预防医学和个性化医疗的发展趋势，而复方配伍联合用药的模式已经开始被西医所效仿。中医的脏象理论将人体的生理和病理变化定位在整体效应及其结果上，运用观察、类比和推理等宏观的表述方法，简洁而抽象地概括了人体的功能；而西医则将疾病现象定位在以解剖生理学为基础的分子间相互作用的生化过程上，依靠微观分析手段，表述得具体而精细。如何将中医理论与现代生命科学相融合，从整体化学物质组学、网络药理学以及系统生物学的角度来诠释中医药的基本思想；如何融合东西方医学体系，推进以临床为基础和导向的转化医学的研究，使之发展并上升成为 21 世纪的新医药学，已经成为关注的焦点。

肺主治节的诠释

肺主治节出自《素问·灵兰秘典论》"心者，君主之官，神明出焉""肺者，相傅之官，治节出焉"。这里"相"和"傅"均指辅佐"君主"治国的大臣，而肺作为"相傅之官"位高近君，辅佐"君主之官"，调控着机体的正常运转。如《内经知要·卷上·脏象》："肺主气，气调则脏腑诸官听其节制，无所不治，故曰治节出焉。"这里"肺主气"包括了主呼吸之气和主一身之气两个方面。现代研究认为，"肺主治节"是对"肺气"功能的高度概括，有稳定和调节机体平衡的作用。而"宣发肃降"是"肺气"运动的基本形式，"宣发"者向上、向外，"肃降"者向下、向内，前者升而散之，后者沉而敛之，是肺气运行的趋势，也是"肺气"平衡调节的基础。肺主治节的功能主要是对"气、血、水"的调节，其内涵主要包括三个方面。①调气机：通过调节呼吸运动，控制一身之气的升降出入，保持全身气机的通畅；②朝百脉，助心行血：通过辅佐心脏，调节血液循环；③主行水：通过肺气的宣发与肃降，调理全身水液的输布与排泄。并进一步通过"气、血、水"延伸到调节五脏六腑、十二官窍及全身，肺主治节主要体现了《内经》"肺为藏之长"的思想。

　　而现代医学已经证实人体的内脏、血管、腺体生理功能是由自主神经中的交感和副交感神经的相互平衡和制约来调控的。白天当交感神经兴奋时心跳加快，支气管平滑肌舒张，胃肠运动和分泌受到抑制，而夜晚副交感神经兴奋时效果正好相反。而这种相互制约的调节机制恰恰和中医"肺主治节"通过"肺气"的"宣发肃降"调整阴阳平衡的哲学思想及内涵相吻合。因此，白钢等提出"肺主治节"的内涵包括了自主神经的节后纤维所支配的效应器的生理功能，并就"肺主治节"中"司呼吸、朝百脉、主行水"的主要功能与自主神经系统中胆碱能受体与肾上腺素能受体所调控的生理功能的相关性进行了论述。

自主神经相关的脏腑调节机制

　　自主神经是支配内脏运动的自主神经，长期的精神紧张、心理压力以及亚健康状态可引起自主神经紊乱，并导致心、肺及胃肠功能的紊乱。副交感神经系统释放乙酰胆碱（Ach），通过毒蕈碱型受体（M 受体）和烟碱型受体（N 受体）等胆碱能受体产生副交感神经兴奋效应。交感神经的神经递质是去甲肾上腺素，通过肾上腺素能受体来调控其功能。毒蕈碱受体和肾上腺素能受体均为 G 蛋白偶联受体，因此它们有着相似的信号调节机制。肾上腺素能受体分为 α、β 两个家族共计 9 个亚型（α_{1A}、α_{1B}、α_{1D}、α_{2A}、α_{2B}、α_{2C}、β_1、β_2、β_3）。其中 β 亚型与 Gs 偶联，激活后可活化腺苷酸环化酶（AC），增加胞内 cAMP 的水平，增强蛋白激酶 A（PKA）的活性，进而调控下游蛋白的磷酸化；而 α 亚型通常与 Gq 和 Gi/o 蛋白偶联。毒蕈碱受体共有 5 种亚型（$M_1 \sim M_5$），其中 M_1、M_3 和 M_5 与 Gq 偶联，激活蛋白激酶 C（PKC）和胞内钙库释放 Ca^{2+}，打开 Ca^{2+} 通道并与钙调蛋白相互作用。而 M_2 和 M_4 与 Gi/o 偶联，活化后能够抑制 AC 的活化，并限制 Ca^{2+} 浓度的增加。胆碱能受体和肾上腺素能受体的活化共同调节着胞内 Ca^{2+} 浓度和神经递质的释放。

　　肾上腺素能受体和胆碱能受体的效应依赖于这些受体表达的部位和亚型，正因为这些 G 蛋白偶联受体和下游通路间的相互作用确保了脏腑功能的正常。肾上腺素能受体在心肌细胞上主要表达为 β_1 亚型，气道平滑肌上是 β_2 亚型，而尿道平滑肌上则以 β_3 亚型为主；M_1 受体主要分布在胃壁细胞、神经节和中枢神经系统，M_2 受体分布于心脏、脑、自主神经节和平滑肌，M_3 受体分布于外分泌腺、平滑肌、血管内皮、脑和自主神经节。目前选择性的 β 受体或 M 受体的激动剂/拮抗剂已广泛应用在心脏病、哮喘以及泌尿系统疾病的治疗，而在同一个细胞中的 M 受体和 β 受体的表达和活化对细胞功能往往具有相反的效应，因此恰当地使用这些受体激动剂/拮抗剂药物显得尤为重要。

　　1. 司呼吸与呼吸功能的调节　　中医认为，"司呼吸"是"肺主呼吸之气"的主要形式，具体指肺具有吸入自然界清气，呼出体内浊气的生理功能。而呼吸运动是通过呼吸肌的收缩舒张的过程实现的。肺的呼吸功能和气道张力依赖于气道平滑肌上的毒蕈碱受体和肾上腺素能受体，以及肺部交感和副交感神经的相互作用。气道平滑肌上表达 M_2 和 M_3 受体，其中 M_2 是气道平滑肌上含量最多的受体。副交感神经系统释放的 Ach 刺激气道平滑肌上的 M_3 受体引起收缩，同时也激活突触前副交感神经上的 M_2 受体抑制 Ach 的进一步释放，阻断这些受体可诱导气道平滑肌舒张和支气管的扩张。另外，气道平滑肌上高表达 β_2 受体，β_2 受体激动剂通过兴奋 β_2 受体可以舒张气道平滑肌，缓解哮喘症状并用于哮喘和慢阻肺疾病（COPD）的治疗，是公认的一线药物。M_2 受体能抑制 β_2 受体介导的 AC 的增加并抑制支气管扩张，而 M_2 受体阻断剂可以去除其不利影响。与 β_2 受体激动剂或毒蕈碱受体拮抗剂单独使用相比，其联合疗法能够提供更好的支气管扩张效果，并具有潜在的附加效应。特别是长效的 β_2 受体激动剂与长效的 M 受体阻断剂的联合用药被认为是今后发展的趋势。

　　2. 朝百脉与心血管功能的调节　　肺朝百脉出自《素问·经脉别论》"脉气流经，经气归于肺，肺朝百脉"，即肺气具有调理心血管功能的作用。在心肌细胞中的 β_1 和 β_2 受体都通过与 Gas 偶联而活化 AC，进而激活 PKA 并使肌球蛋白和钙调蛋白磷酸化，最终调控心肌的收缩。β_1 受体在心肌细胞的表达占 80% 左右，在调节心肌收缩方面起主要作用。而选择性地激活 β_1 受体可用于心力衰竭的治疗，因此 β_1 和 β_2 受体在调节心率、输出量和血压方面起重要作用。从第一个非选择性 β 受体阻断药物普萘洛尔问世，到选择性 β_1 受体阻断药美托洛尔（倍他乐克）、阿替洛尔等，β 受体阻滞剂已经被广泛地用于高血压等心脏病的治疗。另一方面，副交感神经影响心脏功能主要是通过 M 受体实现的，以往认为心脏中存在的 M 受体主要为 M_2 受体，近年来证实 M_3 受体在心脏功能调节方面也尤为重要。M_3 受体不仅具有调节负性肌力和负性频率的作用，还可以治疗充血性心力衰竭、缺血性心律失常等，因此作为抗心律失常药物 M_3 受体激动剂将会发挥重要的作用。此外，N_1 胆碱受体阻断药如美加明、咪噻芬等，可以阻断神经节 N_1 受体，使小动脉扩张外周阻力下降，小静脉扩张，回心血量减少，血压降低。因此，心脏功能也受交感神经和副交感神经两种神经的共同支配。

3. 主行水与泌尿功能的调节　中医认为，"肺为水之上源"，人体的水液代谢不仅与脾的运化、肾的气化有关，也与肺气的"宣肃"有密切关系，因此"肺"具有"通调水道"的功能。早在金元时期，朱丹溪就采用"提壶揭盖"的方法开宣肺气用来治疗癃闭（尿潴留），这恰恰和今天西医的治疗策略不谋而合。现代医学认为，引起尿潴留的原因主要是尿道狭窄引起的机械性梗阻或肌肉张力增加导致的动力性梗阻，以及膀胱壁感觉神经阻断或逼尿肌运动神经阻断等。良性前列腺增生（BPH）是引起急性尿潴留最常见的原因。α_1 肾上腺素受体主要分布在尿道和膀胱颈上，通过阻断 α_1 受体，解除其对括约肌的兴奋作用而使膀胱颈松弛，解除尿道括约肌痉挛，可以促进逼尿肌收缩，从而增加尿流量，改善尿潴留的症状。选择性的 α_1 受体阻断剂已被证明是治疗 BPH 的有效药物。与非选择性的特拉唑嗪和多沙唑嗪相比，坦洛新（哈乐）具有较高的 α_{1A} 和 α_{1D} 亚型的选择性，临床上已被证实其心血管系统的不良反应较少。另外，尿道平滑肌上表达有 β_3 受体，选择性的 β_3 受体激动剂可以松弛膀胱平滑肌，扩大膀胱容量，提高膀胱的充盈顺应性并减弱膀胱的传入信号，延长排尿间隔时间。目前选择性的 β_3 受体激动剂，如米拉贝隆、索拉贝隆已成为临床膀胱过度活动症（OAB）的有效治疗药物。

此外，乙酰胆碱是引起膀胱平滑肌收缩的主要神经递质，在排尿时通过作用于膀胱平滑肌上的 M 受体而发挥作用。研究表明人类膀胱上皮主要表达 M_2 受体和 M_3 受体。在老年患者中普遍存在逼尿肌过度兴奋并伴有收缩障碍（DHIC），往往患者在膀胱充盈时因为逼尿肌过度兴奋表现出尿频、尿急的症状，而采用抗胆碱能受体药物治疗能减轻逼尿肌的过度兴奋，可以有效地缓解症状。Meta 统计结果显示，α_1 受体阻断剂和抗胆碱药物的联合应用比单独使用 α_1 受体阻断剂具有更好的临床疗效。

4. 肺主治节的药效物质基础与方剂配伍　肺失治节会导致气机逆乱、津液输布失常、气滞血瘀、节律失衡等症状，并由此引发多种疾患。中医历来重视"治节"的调整，并积累了丰富的临床经验。例如，作为"宣肺解表"的代表性药物麻黄，其药效成分麻黄碱被认为是经典的 β 受体非选择性激动剂，近期研究又发现麻黄碱对 α 受体也有直接的拮抗作用。又如从止咳平喘的苦杏仁、回阳救逆的附子、理气健脾的陈皮中分别发现了苦杏仁苷、去甲乌药碱、辛弗林等与肾上腺素能受体作用的药效成分，而这些与肾上腺素能受体相关的药物多以儿茶酚胺为结构母核。此外，镇咳平喘药物贝母的有效成分贝母甲素、乙素、西贝素等甾体生物碱对气管 M 受体具有拮抗作用，华山参中的托品烷类生物碱是重要的抗胆碱类药物。可见中医用来调整"宣肃"的药效物质基础与西药有着异曲同工之妙，因此从中药中寻找结构新颖的肾上腺素能受体和胆碱能受体候选药物一直是研究的焦点。

另外，有研究发现地黄、知母等能影响肾上腺素能受体的表达及 cAMP 的变化，本课题组研究也发现一些能增强肾上腺素能受体信号传递的药物。例如，甘草次酸可以通过降低脂筏区胆固醇的密度改变细胞膜的流动性，促使 GαS 与 β_2 受体处于活化状态，从而提高 β_2 受体激动剂的作用效果，这为揭示"麻黄/甘草"经典药对的协同增效机制提供了良好的理论依据。因此，肺主宣发与肾上腺素受体所调控的生理功相吻合，天然的肾上腺素受体激动剂/拮抗剂参与了这一过程，而方剂配伍能更有效地增强相关信号通路的调控作用。

基于系统生物学的研究策略

目前国内对"肺主治节"的临床研究和实践较多，而关于其脏象理论研究相对薄弱。现代中医理论认为，"司呼吸、主行水、朝百脉"功能相互协调共同影响和维持着人体的平衡，三者融为一体发挥"主治节"的作用。"肺气"的"宣发肃降"运行正常，则"司呼吸"、"主行水"和"助心行血"的功能也正常，这也预示着健康状态下自主神经所调控的脏腑功能正常。如何实现中医理论和现代科学之间的结合、整合、融合，如何用科学的模式、研究方式以及数据来表征中医的整体观、系统论的内涵，推动中医药临床研究向转化医学和整合医学的方向发展是我们关注的重点。而有效化学物质组学与系统生物学为中医药与现代科学的交流与融合提供了一个平台和切入点。希望能在中医整体观和系统论的指导下，从交感和副交感神经系统入手，结合病、证、方、药的临床实践，整合现代生命科学的技术手段，深入地开展"肺主治节"相关的系统生物学研究。若能在相关受体亚型的组织分布、基因蛋白的表达、结构生物学的构效关系、药物干预的选择性、信号通路与网络调控的协同作用以及整体水平的药理药效等层面阐明"肺主治节"分子系统生物学的作用机制，这不仅对解读相关的方剂配伍规律，指导药物研发有着重要的意义，而且对指导现有的众多肾上腺素能受体和胆碱能受体相关药物的临床用药，提高其疗效和安全性将会产生深远影响。尽管东西方医学体系存在很大的差异，但双方优势互补、相互融合的趋势已经出现，而积极引入现代生命科学的新思路、新方法，可能将成为推动中医药转化医学进程的重要突破口。

目前，阴阳平衡、天人合一的整体观和系统论的思想正在被西方医学所接受，中医药系统生物学和网络药理学的快速发展也将成为现代生命科学研究的新热点。而在中医药理论指导下，充分吸收现代生命科学的最新研究成果并加以融合，发展符合中医药创新思想和转化医学发展规律的新医学是今后的发展方向。

246　圜道观视域下肺主治节探析

正如"整体观"由现代人提出并用现代人的思维语言加以表述，但意识雏形早已有之，"圜道观"一词在 20 世纪 80 年代由现代学者刘长林概括提出。圜道观是中国传统文化中最根本的一种观念形态，影响了精神文明发展的诸多方面，包括中医学理论体系的形成与发展。学者孟祥丽等通过梳理其所蕴含的诸多观念，对中医"肺主治节"理论及其应用有了新的认识。

圜道观

圜道观是中国古人很早便形成的一种思维习惯，早在《尚书·尧典》便有"历象日月星辰"的圜道意识，该意识亦见于反映夏代文化物候和天象等周期性记载的《夏小正》中。《易经》则首次将这种循环运动的圜道观念以文字结合卦象的形式表述出来，虽未正式论述圜道观，但已初成系统。《吕氏春秋》时期，圜道观进一步成熟并被专文系统论述，成为影响中国传统文化形成发展不可或缺的一种观念形态。

1. 圜道观的内涵　《周易·说卦》将"圜"与"乾""天"互释："乾为天，为圜。"《吕氏春秋·圜道》将其形容天道的复杂运动："天道圜，地道方……何谓天道之圜也？精气一上一下，圜周复杂，无所稽留，故曰天道圜。"《说文解字》则直言："天体也。"清代段玉裁结合《吕氏春秋》的论述及《说文解字》的解释认为"圜"如环如丸类天体不浑："圜，环也……天体不浑圜如丸……许书圜圆圆三字不同……依许则言天当作圜，言平圆当作圆，言浑圆当作圆。"从古人的描述与解释中，现代学者张登本的解释较为中肯，认为圜有动、圆、润、环周不休之义，是一种流畅而不窒碍、有序而不紊乱的运动形式。可见，圜是一种圆润的环周不休运动状态的整体描述。

《吕氏春秋·圜道》："日夜一周，圜道也……物动则萌，萌而生，生而长，长而大，大而成，成乃衰，衰乃杀，杀乃藏，圜道也……令圜，则可不可，善不善，无所壅矣。"刘长林将圜道解释为循环之道，认为是一种不断运动变化的循环圈，并将其形成的意识形态概括为"圜道观"，认为宇宙及万物的发生、发展及消亡均可视为永恒的周而复始的环周运动，并列举了 8 种圜道观在中国认识史和文化史中的影响，包括影响古代科学家对宇宙间周期性变化的细密观察与探索、促进形成和加强整体思想而偏重综合、促进信息反馈和整体调节理论的提出、引导人们注重事物的动态平衡而偏重功能、促使人们更加注重事物间的相似性而非差异性、构成特殊结构、引出系统论、促使人们注重内外因的分别，巧妙地囊括了中国传统文化中的诸多观念。

2. 圜道观的主要特点　结合古今学者的论述，孟祥丽认为，恒动循环性、系统整体性和自和稳态性是这种寻求闭合圆循环的思维模式所蕴含的主要特点。

（1）恒动循环性：中国古代学者普遍认为，宇宙在时间和空间上是无限的，一切事物都处于永恒变化中。恒动是宇宙万物存在的基本规律，但这并不意味着古人完全无法把握和认识宇宙及世间万物。在复杂恒动的各种现象中，古人注重运用多维立体多层面的视角以观察、把握宇宙万物甚至是干预其中。圜道观是这种多维、立体、多层面的认识视角形成闭合回路的关键。正是因为运动，事物得以发生、发展、变化及消亡，也正是因为运动，事物的发生、发展、变化及消亡才得以在信息流动中形成一个闭合环路周而复始。气化承载着事物的运动变化，其内在动力源于阴阳间的相互作用。古医家很早便意识到人体的生理病理随自然界的变化而变化，所以特别重视"天人相应"的理论，根据昼夜节律发现了周而复始、如环无端的经络营卫理论，恒动循环的圜道观蕴含其中。

（2）系统整体性：早期中国的循环思维之所以能够跨越时空传承，就在于总能以相近的说理策略将不同时代的说理素材组织起来。这使得一切变化皆可预判，具有极强的直观性和便捷性。这种思维方式无疑为古人认识未知事物提供了有利的参考。人们很容易借助某一整体来认识另一整体，寻找事物间的相似性，以更好地认知新事物。取象比类思想应运而生，从而促使古人对诸多周期性变化更为细密的观察与探索，古人认识事物的包容性与开放性可见一斑。古代医家在观察人身时，将人身看作是由若干子系统构成的母系统，同时人身又是天地自然母系统中的一个子系统，每个子系统都具有各自的属性和循环运动状态，因而可被视作一个整体。此时，必将循环运动的各个阶段综合考察而非局部考察才能真正认识该循环事物的本质特性，从而推动了整体观念的形成和加强。这也不可避免地促使古代医家在认识世界时更加注重整体"用"的协调而相对弱视"体"的微观构造。在系统整体的圜道观视域下，中医的"辨证论治"思想不仅可以把握脏腑组织的局部信息，系统整体的生命运动状态也可得到有效的把握和调控。

（3）自和稳态性：自和稳态的调节是人体及万物协调有序发展的重要因素，整体的维系通过各部分的相互作用达到稳态平衡。圜道作为一种特殊的结构，为了维持其自身周而复始的循环运动，必然需要维持一定的稳定关系，否则便不能维持其循环圈。为了维持其功能动态平衡，信息反馈一环不可或缺，通过因素之间一种特殊的反作用，循环得以成为闭合回路，事物得以发展。在五行系统理论中，任何两行的直接关系都是不平衡的，但每一行关系的总和及五行组成的整体却构建了一个平衡稳定的系统，其维持平衡的关键就在于反馈调节。心为火脏，肺为金脏，火克金，导致肺金对肝木的克制相对薄弱，肝木相对亢盛从而克制脾土，脾土较薄弱则不能制约肾水，导致肾水相对强盛而克制心火，从而维持五脏间关系的平衡。其中任何一行的相对强弱均可视作一个信息反馈，在造成下游变化的同时，也间接对上游进行了调节。五行理论作为中医理论基础的重要组成部分，自和稳态的圜道观视域下构建了一个具有复杂结构的反馈系统。

圜道观下肺主治节理论解读

　　圜道观在中国传统文化形成过程中不可或缺，从一定意义上说，如果没有圜道观，就没有现在所能见到的中国传统文化。中医学在两千多年的发展中形成了一套完整庞大的理论体系，具有鲜明的中国思维特色，自然离不开圜道观的渗透。中医运用圜道观对人体现象进行认识总结，发展了中医理论。肺主治节，出自《素问·灵兰秘典论》。目前对"肺主治节"理论的主流观点认为该理论是肺治理调节呼吸运动、全身气机、血液运行及津液代谢的主要生理功能的总概括。

　　1. 肺主治节是系统整体的维系　《周易·系辞上》"方以类聚，物以群分"。古人为了更好地认识世界，依据事物的功能行为、动静态品性等对事物进行归类划分，古代医者按照这种据"象"归类的思路发现了脏象理论。脏象理论主要采取了五行学说的模式，以五脏为核心，五脏配五行，划分为五大系统。每大系统均有各自的属性和状态，其他系统传递信息的同时也接受来自其他系统的信息。肺主治节作为肺脏象理论系统的主要功能概括，自然也维系着人身母系统整体。

　　《素问·调经论》："人之所有者，血与气耳。"气血运行维系着人体系统整体的协调运作。《素问·五脏生成》："诸血者，皆属于心。诸气者，皆属于肺。"《素问·平人气象论》："人一呼脉再动，一吸脉亦再动。"心为君主之官，统筹人体生命活动的协调平衡，肺为相傅之官，作为一个独立的子系统，居于高位通过有节律的呼吸运动，使百脉气血得以有节律的周期运转，如《素问·经脉别论》："脉气流经，经气归于肺，肺朝百脉，输精于皮毛，毛脉合精，行气于府，府精神明，留于四藏。"肺主治节理论的提出便站在了系统整体的圜道观视角，通过辅心统筹管理人体气血运行，统筹他脏以维持正常的生命活动。

　　肺居高位，除统筹气血的运行外，亦为水之上源。《素问·灵兰秘典论》："三焦者，决渎之官，水道出焉。"三焦是水液运行的主要通道，其对水液的输布代谢亦离不开肺的通调，如《素问·经脉别论》："肺通调水道，下输膀胱，水精四布，五经并行。"肺通过其宣发肃降实现对全身津液代谢的调节，进一步实现对系统整体的维系。

2. 肺主治节是恒动循环的基础　《庄子·知北游》"人之生，气之聚也；聚则为生，散则为死……故万物一也……通天下一气耳"。古人通过气的聚散离合以说明万物一体终而复始的循环运动理念。恒动是事物发生、发展、变化的前提。正如《素问·六微旨大论》："出入废则神机化灭，升降息则气立孤危。"

《难经·四难》："呼出心与肺，吸入肾与肝，呼吸之间，脾也其脉在中。"尽管肝、肾、心、脾均可通过气的生成或运行影响气机升降出入，然肺是沟通天气与人体之气最直接密切的脏腑，也是最能体现人体气机升降出入的脏腑。《素问·六节脏象论》："肺者，气之本。"肺通过呼吸运动实现对全身脏腑气机的循环推动，宣发卫气于皮毛肌腠，肃降清气为宗气下纳于肾以滋先天元气，在宣发与肃降中吸清呼浊、吐故纳新，实现对一身之气的调节，在气的周流运转中，形成一个闭合的环路系统，这种环路系统绝非静态结构，而是动态的循环的圆形结构系统。

3. 肺主治节是自和稳态的保障　《素问·阴阳应象大论》："阴阳者，天地之道也，万物之纲纪。"阴阳实质上是对事物功能动态之象的分类概括。阴阳学说强调宇宙间任何事物都具有既对立又统一的阴阳两个方面，通过对立制约、互根互用、消长、转化以维持自和平衡状态。在肺脏象系统中，肺阴与肺阳平衡协调，二者构成的肺气才得以正常宣降，运行全身。

五行结构关系源于阴阳关系，可以看作是阴阳关系的展开。肺主治节作为肺主要生理功能的概括，是脏腑信息反馈中重要的一环。《素问·刺禁论》："肝生于左，肺藏于右。"肺通过右降，配合肝的左升，相反相成，实现人体整体气机自和稳态的调节。咳嗽是肺失治节的信息反馈之一，咳不止乎肺，然不离乎肺，肺通过治理调节自身或者全身气血津液驱邪外出自和以恢复稳态。中医治疗的目的也在于恢复其治理调节功能使系统整体重回平衡稳态。此外，肺通过调节宣发卫气及布散津液于皮肤的多少亦可实现对寒暑季节的适应，从而维持人体在自然环境中的自和稳态。

圜道观对肺主治节理论构建的意义

圜道观所蕴含的恒动循环性、系统整体性及自和稳态性的观念催化了"肺主治节"理论在肺系相关病证的诊疗过程中"无为而无不为"的整体指导作用，对于临床诊疗肺系病证亦可提供相应的启发和参考。

1. 协调脏腑，系统理论　肺脏象理论体系有其特定的功能及运动循环圈，可被视为人体母系统中一个重要的子系统。肺作为"相傅之官""脏之长"，通过肺气的宣发肃降功能实现对呼吸有节律的运动调节，进而实现对全身气、血、津液的治理，维系与其他脏腑组织的系统联系。气、血、津液运行周身过程中所反映的正常或异常的信息反馈，则又进一步传递到肺脏象体系促使其作出相应的调整，从而使人体母系统循环协调稳定发展。

2. 启发思路，指导临床　圜道观更加强调人体的整体性，通过调节某一环节，使整体协调以维持其平衡稳态，这在一定程度上也解释了临床同病异治治愈疾病的原因。如临床脱发常责之于肝肾，脱发治肺思路则是圜道观视域下肺主治节理论启发临床的典型。而治疗二便不通的提壶揭盖法亦不失为圜道视域下肺主治节理论指导临床的佳论。

综上所述，圜道观作为中国传统文化中最根本的思维方式一，无疑在"肺主治节"理论形成过程中发挥了潜移默化的影响，圜道观视域下的"肺主治节"理论在科技飞速发展的今天仍有其重要的理论研究意义和临床应用价值。然而，任何一种思维方式都有其局限性，圜道观闭环式的寻求与已知事物或规律相联系的同时，也限制了其新视野、新方向的探索，面对中西文化碰撞的今天，是否满足时代需求成为影响其发展的重要因素。因此，只有充分发挥中西文化的优势，为我所用，才能使中医理论得到更好的推广与发展。

247　从肺主治节论慢性阻塞性肺疾病病因病机

　　慢性阻塞性肺疾病（COPD）是临床常见的严重的呼吸系统疾病之一，与慢性支气管炎和（或）肺气肿相关。其以不完全可逆的气流受限为主要病变特点，病情往往呈缓慢进行性发展，并伴有明显的肺外（全身）不良效应，与肺部对有害气体或者香烟烟雾等有害颗粒的异常炎症有关，严重影响患者的生活质量，造成了沉重的经济负担和社会问题。中医学认为 COPD 多属"痰饮""喘证""肺胀"等范畴，其病理变化为本虚标实，肺、脾、肾虚是 COPD 疾病发生和迁延难愈的内在原因，而痰和瘀既是疾病过程中的主要病理产物，又是导致疾病发生、发展的重要病理因素。临床辨证常以病因病机为参考，不同的证型其病情、疾病传变和病程长短各不相同。学者郑莉莉等从肺主治节，即肺脏的生理功能出发，探讨了慢性阻塞性肺疾病的中医病因病机。

肺主治节与慢性阻塞性肺疾病致病机理

　　"肺主治节"是对气血津液关系、心肺关系，以及肺与全身各脏腑组织器官生理关系的高度概括。《素问·灵兰秘典论》"肺者，相傅之官，治节出焉"，"肺主治节"一词最早来源于此。《素问·经脉别论》："肺朝百脉，而主治节。"后世多将肺主"治节"理解为肺脏生理功能的高度概括，即"治理、调节"之意。肺主治节就是肺对机体节律、节度的权衡节度，是对肺最重要的生理功能的高度概括。程柴芝等明确指出，"肺主治节"是对肺脏生理功能的高度概括，主要包括对气、血、津液、脏腑经络等的治理调节。肺主一身之气，能直接推动经脉气血之运行，同时对全身津液的运行起着整体调控作用，使全身气血津液运行如"潮汐"般具有周期性和规律性。肺脏对气、血、津液的调控作用概括为肺脏生理功能的"三角理论"，稳定的三角关系对自身内环境的平衡稳定发挥着重要的作用。肺为娇脏，通过其宣发肃降主一身之气，一旦外邪侵袭肺脏，则卫外功能失司，肺络受损，不能正常输布津液，导致痰浊瘀血内生，痰浊瘀血留滞脉中，肺络痹阻，宣肃失职，气机紊乱，最终表现为咳、痰、喘等症状。肺主治节理论对整个肺系疾病的形成及治疗都具有指导意义，COPD 病位在肺，本虚标实、虚实夹杂是本病的基本特点，实则痰气瘀，虚则肺脾肾虚，痰、瘀是本病主要致病因素及病理产物，正如朱丹溪在《丹溪心法·咳嗽》中所云："肺胀而咳，或左或右不得眠，此痰夹瘀血碍气而为病。"而肺气虚则是本病的始发因素和基础病机，气虚、痰浊、血瘀三者相互作用，共同构成疾病发生、发展和加剧的整个过程。

　　1. 肺治气　《素问·五脏生成》指出"诸气者，皆属于肺"，是对"肺主气"功能的高度概括。肺主气，指肺能主持和管理全身的气，包括主呼吸之气和一身之气。《素问·六节脏象论》"肺者，气之本"，《素问·宝命全形论》"人以天地之气生，四时之法成"，因此气为人体生命之根本，是构成人体和维持人体生命活动的最基本的物质。肺通过其宣发肃降活动，吸入清气，排出浊气，实现机体内环境与外界环境之间的交换，从而对全身气机运动起着统筹协调的作用。《素问·六微旨大论》："非出入则无以生长壮老已，非升降则无以生长化收藏。"由于气的统摄、主持和升降出入有序地运行，使机体能达到"运动和平衡的活的统一"。肺的升、降、出、入运动称为气机。肺主一身之气：一是肺主一身之气的生成，二是肺调节一身之气的运动，肺主一身之气的功能主要取决于肺的呼吸功能。肺的呼吸均匀，节律一致，和缓有度，是气的生成和气机调畅的根本条件。肺的呼吸功能正常，则全身气机运动的协调有序，从而保证生命活动正常。肺主治节气还体现在对肝肾二脏的治节。叶天士云："肝从左升，肺从右降，升降宜，则气机舒展。"因此，肝肺二脏在生理功能和五行配属上紧密相关。若肺气旺盛，则肝气调达，百脉通畅，反之，若肺失治节，无以调理全身气机，致使肝气疏泄不利，条达失宜，气机失调，则气血紊乱，或滞而不爽或亢而为害。《仁斋直指方论·附补遗·咳嗽》："肺出气也，肾纳气也，肺为气之主，肾为气之藏。"肺吸入自然界的清气通过肃降作用而下达于肾，由于肾具有封藏、纳气功能，可以将肺之清气向下、向内通降，从而保证吸气一定的深度。气的盛衰决定疾病的发生、发展与转归，正气旺盛，虽有邪气，亦不能入侵，或入侵而致病轻微，反之，则易感难治。肺主气，开窍于鼻，外合皮毛，故外邪侵袭，易先犯肺，宣降不利则气逆为咳，升降失常则为喘；故 COPD 疾病早期以肺气亏虚为主。COPD 患者病程绵长，损伤肺气，肺气亏虚，肺失治节，无以通调水道，水液凝聚为痰，血液运行无力停滞为瘀，痰浊瘀血停留脉中，损伤肺络。一旦肺络为病，则肺气虚耗，治节无力，气血津液不能正常输布，肺络痹阻，宣降失常，气机紊乱，血行迟滞，脉络失养，痰瘀互结，阻滞肺络，周而复始，恶性循环，使得病情进一步加重出现咳嗽、喘息、呼吸困难等症状。

2. 肺治水　肺为水之上源，肺脏通过宣发肃降对水液的输布、运行和排泄起着统筹调节的作用。肺通调水道作用来源于《素问·经脉别论》"饮入于胃，游溢精气，上输于脾……下输膀胱。水精四布，五经并行"。津液是机体一切正常水液的总称，津液的正常代谢，是维持人体生命活动的基本条件之一。肺气通过宣发作用，经过三焦水道将水谷精微中较为清轻的部分，输布全身，濡润肌肤腠理；通过肃降作用，将水谷精微中稠厚的部分，转化成气、血、津液，以濡养各脏腑组织器官，使各司其职。与此同时代谢后的浊液下输肾与膀胱，并转化为尿液排出膀胱。肾气所蒸化的水液，也必须依赖于肺气的肃降功能才能使之下归于肾和膀胱。若肺失治节导致肺通调水道失司，一方面致肺内水道失于通调，痰浊内生；另一方面尚可致肺外水道通调受阻，水液停聚体内产生痰浊水饮等病理产物，并出现湿阻、水停、痰结等。肺主气，司呼吸，外合皮毛，开窍于鼻，肌肤腠理直接与外界相通，因此卫气不足，外邪侵袭多首犯于肺，导致肺气宣降不利，清不能运送濡养周身，浊气又难排出，滞留胸中，肺为之膨膨胀满，上逆为咳，升降失常则喘。COPD 失治误治，病程绵长，迁延难愈，损伤肺气，肺气亏虚，则肺主治节功能失调，心肺气血运行不畅，痰浊瘀血内生，阻滞肺络，促使血滞为瘀，若痰液久滞肺络，阻碍气机，又会导致津液不能布散，脾虚失于转输、肾阳亏虚无以蒸化水液，进而导致痰湿水饮停留体内，加重咳、痰、喘等症状，甚至迁延不愈。痰、瘀所生相互影响，一是脏气亏虚无以推动津液运行，可致痰瘀形成；二是依据中医"痰瘀相关学说"，痰浊与瘀血二者的形成具有相关性，水液运行障碍形成痰饮滞留脉络，阻碍气机，壅塞血脉，则气血不畅，由痰致瘀；瘀血停留脉络亦可阻滞气机津液，聚集过久则易化生痰浊，最终导致痰瘀互结。在临床上慢阻肺患者后期多有气喘、胸闷，唇甲紫暗，喘促、气短，动则喘甚，肢冷面青，下肢浮肿，尿少，舌质紫暗或有瘀斑，脉细涩或沉弱等痰瘀内阻症状。

3. 肺治血　肺主治节血液，实质上是对肺在血液生成、循行中作用的高度概括。《灵枢·营卫生会》："焦亦并胃中，出上焦之后……上注于肺脉，乃化而为血，以奉生身，莫贵于此，故独得行于经隧。"水谷精微由脾上输于肺，在肺内与吸入自然界之清气相融合，在心肺之气作用下化生血液，而肺朝百脉，新鲜血液经肺脉循行至全身，以营养全身脏腑组织。肺朝百脉，是肺助心行血的结构基础，肺通过朝会百脉，进一步发挥其调节与调和作用，使肺能有节律地潮动、运行，将气血输布全身以供机体需要。《素问·经脉别论》："毛脉合精，行气于府，府精神明，留于四脏。"脉为血之府，是容纳及运输血液的通道，肺健则百脉通利，气血循环不息，各脏腑才能源源不断地得到新鲜的血液的濡养。正如《内经》所云"心主身之血脉"，心脏既能推动血液流布全身，又能接受来自全身的血液。血液的运行有赖心气的推动作用，宗气上出喉咙以助肺司呼吸，下贯心脉以推动全身百脉的血液运行，维持周身百脉对组织血流灌注，因此肺脏通过对气的推动作用，会聚百脉，才能保证呼吸运动平稳协调，机体内外气体正常交换，并且加强了血液运行与呼吸吐纳之间的协调平衡。肺脏疾病多以肺气虚为首发因素，肺气虚弱则易感受毒邪外感，尤其是外感冷风之邪，病邪循肺经入肺络，卫外功能失常，病程迁延，则会引起肺络气机郁滞，气行则血行，气滞则血瘀，肺失宣降，津液内停，成痰成结，痰瘀互结遂成癥瘕，酿生毒邪败坏肺络终致肺络痹阻。"痰""瘀"是慢阻肺最主要的病理因素。"肺络痹阻"贯穿整个疾病的发展过程，到晚期可形成肺衰或肺痿，痰瘀阻肺，气机升降失常，上蒙清窍，而致神昏。

从肺主治节分析慢性阻塞性肺疾病的治则

COPD 是多种慢性肺系疾病反复发作，多脏腑受损导致的肺系疾病中较为复杂的疾患。在其自然发展病程中，由于呼吸系统功能长期受累，肺部内环境稳态改变，自身免疫力下降，以及长期慢性缺氧，导致肺血管内皮损伤、功能失调及肺血管重建，继而引起肺血管阻力进行性升高，并可导致右心负荷增大，右心功能不全，肺血流减少，而引起一系列临床表现。《丹溪心法·咳嗽》："肺胀而咳，或左或右不得眠，此痰夹瘀碍气而病。"因此 COPD 发生是痰浊、血瘀、气虚三者相互作用的结果。肺气虚是 COPD 发病的首要条件。肺气虚，则卫外功能不固，易感外邪，伤及肺卫气阳，不能布散津液，则津液停聚，凝而为痰，痰阻气机，气滞血瘀，痰瘀互结。而肺病日久累及脾脏，或饮食不节，损伤脾胃，或素体脾虚，脾失健运，津液代谢障碍，水液停聚而成痰饮，阻碍气机。中医认为本病的性质为"本虚标实、下虚上实"，本虚、下虚是指肺脾肾亏虚，尤其是年老体弱者咳喘日久，脾肾阳虚，下元虚衰，肾不纳气，逆而上冲；标实、上实则是指风、寒、痰、瘀、湿等邪蕴阻滞肺脉，致使肺宣降失司从而诱发本病。COPD 急性加重期多以痰浊闭阻为主要病机，但渐而出现痰瘀互见，病程日久继而出现气阴两虚证，故 COPD 病机多为虚实夹杂，但仍以本虚为主，其中在肺气虚-脾气虚-肾气虚-阴阳两虚演化过程中，脾气虚是其重要转折点。将"肺主治节"理论与 COPD 发病的病因病机相结合，探讨慢性阻塞性肺疾病的治疗，如果肺主治节功能发挥正常，则能有效控制本病的发生、发展及疾病的转归。急性加重期，多因外寒内饮未能及时消除，郁而化热，主要以邪实为主，标证突出，治疗上可以宣肺泄热、化痰行瘀、活血开窍等为主，并兼调气阴；而稳定期多呈现气阳虚弱和痰瘀伏肺为主证，治疗上则可以益气温阳、温肺散寒，兼祛痰行瘀。益气、化痰、祛瘀对 COPD 的"肺失治节"进行治节重建，对延缓 COPD 的病程发生、发展和加重都有重要意义。

另外，从肺主治节看，不少 COPD 患者多年迈体衰，治疗时必须虚实兼顾，做到扶正与祛邪并举，处理好扶正补益与祛邪泻实、补益宗气与调畅气机的关系。且平日里宜适当锻炼，增强体质，并长期服用补气固本的药物，以增强机体抵御外邪的能力，避免外淫六邪的侵袭，一旦发病，立即治疗，以防失治误治而导致肺功能受损，最终使得本病迁延难愈。

针对 COPD，西医多采用抗感染、祛痰、扩管、平喘、消炎等方法治疗，在急性加重期短时间内可取得较好的效果，但无法很好地控制病情的进展，尤其是缓解期的治疗未获得足够重视。现代临床多采用中西医结合治疗，尤其是 COPD 缓解期的扶正祛邪治疗是中医药治疗的强项，能够改善症状，减少发作次数，提高免疫功能。肺主治节，是对肺脏生理功能的一个高度概括，肺治节功能发挥正常，则人体的气、血、津液生化、运行正常，从而保证机体的内环境和外环境的平衡，则能有效预防和控制本病的发生与发展。

248 从肺主治节辨治节律紊乱疾病

学者梁超等对从"肺主治节"辨治节律紊乱疾病做了探讨。

肺主治节的生理与病理

1. 肺主治节的生理与病理特点 肺脏属五脏之一,《素问·灵兰秘典论》"肺者,相傅之官,治节出焉"。"肺主治节"的本义:主要是负责、掌管治节即治理、调节、有序、有度之义,是指肺脏负责、掌管并维持人体脏腑一切有秩序、有节制、有规律、有法度及节奏的功能。《中医基础理论》关于肺主治节的描述:"一是肺主呼吸,人体的呼吸运动是有节奏地一呼一吸;二是随着肺的呼吸运动,治理和调节着全身的气机,即是调节着气的升降出入的运动;三是由于调节着气的升降出入运动,因而辅助心脏,推动和调节血液的运行;四是肺的宣发和肃降,治理和调节津液的输布、运行和排泄。"《中医大辞典》"人体各脏器组织所以能依着一定规律活动,须赖肺协助心来治理和调节……心主血,肺主气,气血的循环运行,输送养料,维持各种脏器组织的机能活动以及相互的正常关系,肺气起主要作用。"《景岳全书》"肺主气,气调则营血、脏腑无所不治"。

由肺系疾病的各种临床表现可以看出肺主治节的重要意义,如可见部分患者呼吸节奏的改变,表现为气急、气促、胸闷胀、汗出异常等肺失宣降症;或大便增多、大便难出、便秘等大肠传导失司症;或小便失禁、淋漓不尽甚至小便不出等膀胱节奏紊乱症;也可见异常出汗、心慌、心悸、失眠、神智错乱、善恐易惊及昏迷等心系神明开阖失节症;可见呕吐、纳差、嗳气、呃逆、腹胀、便溏、呕血、便血等脾胃升降失司症;可见口苦、心烦易怒、胁肋胀痛等肝胆疏泄失常症。这些表现均可在肺失治节的病症中找到,可典型发生也可非典型发生。

2. 肺与大肠同主治节 肺的生理与病理是包含了大肠的生理与病理特点,两者常互相影响,但又具各自的功能特征,表现也比较复杂。生理方面,肺的宣降功能正常,则大肠运化糟粕有节,大便应时而下,不干不稀,易于排泄;反之,大肠运化糟粕有节,肺的宣降无碍,呼吸平稳一出一入不急不缓,表里相通,共为一体,维护治节,五脏六腑有序无碍。一旦治节失司,则各种疾病均可能表现出来。《千金要方》:"右手寸口,气口以前脉阴阳俱实者。手太阴与阳明俱实也。病苦头痛、目眩、惊狂、喉痹痛、手臂卷、唇吻不收,名曰肺与大肠俱实也。""右手寸口气口以前脉阴阳俱虚者,手太阴与阳明经俱虚也。病苦耳鸣嘈嘈,时妄见光明,情中不乐,或如恐怖,名曰肺与大肠俱虚也。"这些说明了肺与大肠相表里,肺气为实邪所闭,失其清肃,影响大肠的传导,致大便秘结难下或泄泻不已;或热结大肠,传导失司,也会影响肺气的肃降而发喘咳,出现脏腑俱实之证;肺虚日久可致大肠虚寒,传导失司,无力推动则便秘,失去温煦则便溏。五脏六腑的病症也有可能表现出来,如实证的头痛、目眩、喉痹痛、手臂卷和唇吻不收,虚证的耳鸣嘈嘈、妄见光明、情中不乐、恐怖等,即心肝脾肾的虚实症状也可能出现。如《素问·咳论》:"肺咳不已,则大肠受之,大肠咳状,咳而遗矢。"

以上各项说明肺与大肠在生理及病理方面虽然各有特点,但其在肺主治节的功能上却是一致的,难分泾渭;也即是说大肠亦主治节,只不过是中医基础理论已将其包含在肺主治节中,大肠主治节就归属肺主治节范围了。而五脏六腑各自也包含了其独自的治节功能,即受制于肺的治节,同时又有其特异的功能特点。

五脏六腑皆有治节，但以肺之治节为核心

五脏六腑皆有各自独特的治节功能，五脏六腑都循着各自的规律完成生命功能活动。心的治节表现为神明清灵、开阖有时，心跳有节奏，思维有序，逻辑完整；肝的治节表现为性格的决断准确，不亢不抑，调达通融，刚柔并济；脾的治节表现为定时化生水谷精微，以供五脏六腑完成生命活动的需要，肌肉有力，活动自如，胃气下降，水谷糟粕按时下行；肾的治节，表现为纳气有节，膀胱气化及时，二便的应时而下；肺的治节还表现为一呼一吸的有节制、与心共同调节气血的循行及汗水的排泄。而以上的"节"功能均受肺的治节所控制，不能离开肺的治节功能。而且，肺主气包含主呼吸之气及主各脏腑功能之气，各脏腑之气虽不相同、各具特色，但其秩序、节奏、规律的维持却不能离开肺之治节而存在，也即是说五脏六腑皆有升降出入，均受制于肺之治节，使各脏腑在完成自身功能的同时，彼此之间又相互协调维护气血津液的产生循行、脏腑功能的正常进行，共同抵御外邪的入侵及修复受损的脏腑和功能。

临床节律紊乱与疾病发生

临床与"治节"失调有关的疾病及治疗不胜枚举。失眠病症，张仲景在多种病症中均有论述，治疗方法，亦多种多样，其中百合病即是心阴虚，心之治节失调，神明开阖失司的一种典型体现，多数观点则认为此症是心肺阴虚所致的病变，其实是心阴不足，心神失养，心失治节，神明开阖失司所致。呃逆乃胃气上逆所致，但古代有中医家提出治疗呃逆时采用取嚏法以消除部分呃逆的发作；部分癃闭的治疗中，古人有用"提壶揭盖"法治疗癃闭的论述，两种方法实际揭示了呃逆与癃闭的病因病机中，膀胱治节失司导致了癃闭的发生，通过恢复肺的治节功能，可以达到治愈膀胱治节失司的目的；《伤寒论》中治疗水肿常以越婢汤作为基础方，虽说有"肺为水之上源"一论，治水应从肺、脾、肾三脏为主，但如肺失治节则水的敷布失节，当升不升，当降不降，则水肿的发生仅此一环的重要性亦是很好的佐证。肺胀各期，除了肺系的咳、痰、喘诸症，常可见到心悸、怔忡、失眠、昏迷、水肿、癃闭、淋证、便秘、泄泻、烦躁易怒、鼓胀等五脏诸症。

调整与恢复治节的临床指导意义

蒲辅周曾以桑菊饮治疗一辨证为风温犯肺的昏迷病案，时常为先生神奇的辨证用药所叹服。梁超曾经治疗一陈姓老妇，患中风住院，经 CT 诊断为多发性腔隙性脑梗死，呕吐频繁，饮食难下，头昏，二便失禁，极度消瘦，卧床不起，靠静脉营养支持，数次报病危。前医予黄连温胆汤两剂，呕势稍缓，仍饮食难下，头昏，二便失禁。细查之：毫无胃口，小便时大便欲下，大便时小便亦欲出，结果二便均排泄不爽，且大便干结，小便黄少，查舌红少津有裂纹，脉虚细无力，考虑属肺腑大肠之气不通，肺失治节，致脾胃升降失节，生化乏源清阳不升，而二便虽由肾所司但二便排泄节奏却由肺所主，肾失治节故见大小便排泄异常，应当通肺腑大肠以复肺之治节，立予增液承气汤，嘱得稀便即勿再服；次日，家属高兴相告，昨夜即解出黑色稀便，量多臭秽难闻，今晨患者已欲进食。立即换用七味白术散加减，3 日后即停静脉营养，最后步行出院。

蒲辅周的病案提示药不在力量的峻猛与否，不在病症之表面现象轻重程度，关键是药中病机否；受蒲辅周上述病案的启迪，梁超认为肺之治节功能一旦受损则可在相应脏腑出现一些非特异性病症，治疗仍以治肺系为主，调理好肺的治节功能，五脏六腑的治节均可归于有序，才有以增液承气汤的一剂而愈之效。

肺主治节实质及临床意义

肺主治节在中医理论中到底涉及了哪些脏腑的生理功能，是一个令人深思的问题，如何理解其深刻含义，进而用于指导中医药临床应用，以便对各种脏腑失治节疾病进行治疗，寻找新的用药思路，有一定的研究意义。

五脏中，"心为君主之官，神明出焉""肺为相傅之官，治节出焉"。从中医理论中可以看出，与心相比，肺脏是处于从属地位的；但就脏腑分工而言，肺主治节是肺脏独有的，非他脏能代替，故五脏只有在其节制约束下，有序分工、有序完成各自功能、有序抵御和清除外邪；一旦失去肺脏的有效制约，则五脏进入无序状态，既不能有效完成各自功能，又不能很好抵御和清除外邪。梁超认为结合以上肺主治节的生理及病理特点，可以对各种失节的疾病进行治疗。不管何脏何腑、何种表现，只要是与治节失调有关的疾病，均可按肺失治节治疗，恢复肺之治节，也即恢复各受损脏腑的治节；在具体治疗方法上，则可按照中医的八个基本治法分别治之，或汗，或吐，或下，或和，或温，或清，或消，或补，只是应该随时注意照顾肺主治节的生理意义，以恢复治节为第一要务。

249　基于肺主治节论心肺同治快速型心律失常

快速型心律失常临床症状上常表现为心悸、头晕、胸闷、胸痛、憋气等症状，心律＞100 次/min，可分为窦性心动过速、心房扑动、心房颤动、早搏、阵发性室速等。结合临床症状，可归属于中医上的"心悸""脉促""胸痹""眩晕"等范畴，据《中医内科疾病诊断疗效标准》分为心虚胆怯证、心脾两虚证、阴虚火旺证、心血瘀阻证、水气凌心证、心阳虚弱证，却未从生理病理角度对"肺病及心""心肺同病"深入阐述。故学者吴静滢等结合古今文献及临床实践，基于"肺主治节"论述心肺同治快速型心律失常，以期拓宽诊治快速型心律失常的临床思路，提高临床疗效。

心肺同治的理论基础

从现代解剖学来讲，心肺皆位于胸腔内，肺左右各一，心居于左肺下，部分被左肺覆盖，《素问·痿论》称之为"肺者……为心之盖"；《灵枢·经脉》"心手阴之脉，起于心中，出属心系……复从心系却上肺"，可见，心肺相连相络，关系紧密，因此其生理功能亦不可分论。《太平圣惠方》："夫肺居膈上，与心相近，心主于血，肺主于气，气血相随，循行表里。"心主血脉，肺主一身之气，血为气之母，气为血之帅，因此心主血脉功能离不开肺的调控。程玠首次在《松崖医径·凡例》中提到"前辈云，肝肾同归于一治。余谓心肺亦当同归一治"，这与现代医学上"心肺一体"学说一致，即心肺二脏在生理功能上相互协调，心主血脉功能正常履职需仰赖于肺气的资充及其宣降运动。若肺气亏虚，结合水谷精微所化宗气不足充养心脉，心气亏虚，心主血脉失常，血液推动无力；肺宣发肃降失常，肺气壅塞，气滞血瘀，心脉闭阻；或因通调水道失常，水饮、痰饮、瘀血等病理产物阻滞肺络，亦可致肺气壅塞，助心行血功能失常，如肺动脉高压可导致肺源性心脏病，二尖瓣反流亦可导致肺瘀血。肺病及心，故从心肺同治心系疾病具有临床意义。

肺主治节与心肺同治快速型心律失常的联系

1. 宗气为要　肺者，气之本，主司宗气的生成；心其充在血脉，赖以宗气的温煦和推动将血液输送到全身。宗气主司呼吸，贯于心脉之中以助血液运行，故谓之为"肺朝百脉"，是以《灵枢·邪客》："故宗气积于胸中，出于喉咙，以贯心脉，而行呼吸焉。"因此，脉律、脉率、脉力等皆与宗气有关。当肺气虚，清气不足，宗气亏虚；同时肺虚无以上承精微于心，肺病及心，心气亦虚，虚则脉律、脉率失常，表现为心脏搏动疾躁无律。正如《素问·平人气象论》："胃之大络，名曰虚里，贯膈络肺，出于左乳下，其动应衣，脉宗气也……乳之下，其动应衣，宗气泄也。"虚里穴位于左乳下心尖搏动处，观虚里穴搏动可判断宗气的盛衰。宗气充盛则搏动徐缓有力，脉律规整；宗气大虚，则搏动急躁，引衣而动，忽动忽止，或搏动无力甚而消失，是为宗气亡绝。是故宗气外泄，心气散乱无所附则见心尖搏动急促，脉来急躁，节律不整，甚而结代。《景岳全书·怔忡惊悸》亦指出宗气外泄大虚为快速型心律失常的主要原因。"怔忡之病，心胸筑筑振动，惶惶惕惕，无时得宁者是也……此证惟阴虚劳损之人乃有，盖阴虚于下，则宗气无根，而气不归原，所以在上则浮振于胸臆，在下则振动于脐旁，虚微动亦微，虚甚动亦甚"。张锡纯在《医学衷中参西录》中创造性地提出"大气（宗气）下陷"理论，认为"夫大气者，内气也。呼吸之气，外气也。人觉有呼吸之外气与内气不相持续者，即大气虚而陷"，当肺之清气与内之大气不相顺接，失去吸清吐浊的生理功能，浊气不能排出，清气无法入内，即感气促、呼吸困难、胸闷等症状；心血失去清气的滋养，宗气化生无源，宗气亏虚甚而下陷，心气无所依，则躁动不安，心搏失序，则见心悸、怔忡不安。《灵枢·五色》指出宗气下陷的严重后果："大气入于脏腑者，不病则卒死。"宗气溃散，心阳浮越，脉流薄疾，心脏不能有效射血，脏腑皆坏则卒死。

2. 肺气宣降，以畅为用　脉的形成离不开肺气宣发肃降的生理功能。正常节律的呼吸功能有利于脉率、脉律的规整，正如《素问·平人气象论》中以呼吸定平人脉率："人一呼脉再动，一吸脉亦再动，呼吸定息脉五动……人一呼脉三动，一吸脉三动而躁，尺热曰病温……人一呼脉四动以上曰死，脉绝不至曰死，乍疏乍数曰死。"并指出脉律失常如"乍疏乍数"的预后不良。《难经·一难》："人一呼脉行三寸，一吸脉行三寸。"故见肺的吸清呼浊功能可助心行血。吸清呼浊离不开肺正常的宣发肃降功能，肺气充沛且宣降在职，肺气清畅，有助于心血祛浊更新，心血得以供养各脏腑；若肺气壅塞，宣降失司，气体交换功能失常，心血无法更新，心肌缺氧缺血，心脏通过加速搏动以代偿供养脏腑，故见心动过速；浊血难以濡养窦房结，搏动失司，它处代偿搏动，可见异位心律。肺宣发肃降的生理功能对维持正常脉律、脉率有着重要意义。

肺气通畅对血脉通利亦有重要作用，如《灵枢·刺节真邪》："宗气不下，脉中之血，凝而留止。"气为血之帅，血无气则不运，宗气郁滞不下，肺气壅塞，宣降失司，水饮孽生，又肺朝百脉功能失常，难以助心行血，瘀血留滞心脉，痰瘀胶结于脉，血脉不利，扰乱气机，气滞血瘀，壅塞不通，则可见涩、结代脉，及胸部胀满刺痛、心悸、怔忡不安、气短等心肺症状。故有《素问·离合真邪论》通过呼吸补泄法达到祛邪补正的作用："吸则内针，无令气忤；静以久留，无令邪布；吸则转针，以得气为故；候呼引针，呼尽乃去；大气皆出，故命曰泻。"李鸿娜通过针刺内关穴配合呼吸补泻法治疗心脏神经官能症，总有效率高达 94.7%，认为此法可调畅气机、通利血脉、调理气血，为临床针灸治疗"心肺同病"的心系疾病提供诊疗思路。

3. 水道通调，脉道通利　肺通调水道的功能是维持脉道通利的生理基础，脉道通利是脉徐缓规整的重要条件之一。《素问·痹论》指出"心痹者，脉不通烦则心下鼓"，"烦则心下鼓"在此意指快速型心律失常，水饮、瘀血皆为"脉不通"的病理因素。《丹溪心法·惊悸怔忡》中心悸当"责之虚与痰"，提出惊悸病本为心虚，在惊为痰，在悸为饮，认为心悸与痰饮有关。而肺通调水道失常，可滋生饮、瘀血之邪，阻滞心气，阻塞脉道，继而导致快速型心律失常。

肺气失宣，水饮凌心，阴邪害阳，心阳受损；实邪阻遏，心气阻滞，脉道不利，心神受扰，故见心悸、烦躁、浮肿、呼吸困难不得卧，正如《金匮要略·水气病脉证并治》："心水者，其身重而少气，不得卧，烦而躁，其人阴肿。"《金匮要略·惊悸吐衄下血胸满瘀血病脉证治》以宣肺化饮治疗心悸，"心下悸者，半夏麻黄丸主之"，该方由麻黄、半夏两味药组成，麻黄宣发肺气以利水，半夏温燥而化饮，宣肺化饮而定"心下悸"，肺通调水道功能恢复正常，水饮得除，心悸得愈，因此治疗"心下悸"时不可忽视肺通调水道失调这一重要病因。

血不利则为水，离经之血亦属瘀血，故瓣膜返流之血为饮及瘀血，饮、瘀血停于心内，加重心脏负荷，心脏继而发生结构重构、电重构，引发窦性心动过速、心房扑动、心房颤动等心律失常。

治　疗

综上所述，因"肺失治节"引起的快速型心律失常，本虚为宗气亏虚，标实有肺气壅实、痰浊、水饮、瘀血，虚实之间可相互夹杂或转化。守《内经》"虚则补之，实则泻之""结者散之，留者攻之"之意，治法当以补益宗气、宣肺化饮、活血化瘀为主。

1. 补益宗气　补益宗气以升陷汤、生脉散为代表方，升陷汤为张仲景针对"宗气下陷"创立的升提中气之方，由生黄芪、桔梗、升麻、柴胡、知母五味药组成。方中生黄芪补益肺脾，大补宗气；升麻、柴胡升提大气，与生黄芪为伍，有一补一升之效。桔梗上浮以达肺经，宣发以畅肺气，知母清热润肺以清心安神。王振涛运用升陷汤治疗心脏神经官能症取得了良好的临床效果；柯珂应用升陷汤升提大气治疗阵发性室上性心动过速；补益升提宗气不仅可用来治疗快速型心律失常，还可用来治疗冠心病、慢性心力衰竭、病窦综合征、心肌病、高血压等，在心肺同治心系疾病上应用广泛，临床意义重大，但常因胸闷、气促、呼吸困难被误诊为气滞于胸，使用行气、豁气、破气等耗气药物，使下陷的宗气不升反更陷，加重病情。若宗气虚而涣散，可加五味子，补且敛气，邹丽研究五味子乙素对乌头碱引发的心律失常发现，五味子乙素可延长心律失常出现的时间，并缩短心律失常的时长，显著减少大鼠的室颤的发生，提高存活率。

升补宗气，药如人参、生黄芪、升麻、刺五加、甘草等，宗气大虚可表现为神疲乏力、少气懒言、胸闷气短，以及脉促、结、代或脉细弱。宗气涣散可加五味子酸收补益；气阴两虚可伴心烦、寐差、盗汗、口干等症，可加生地黄、牡丹皮清热凉心。

2. 宣肺化饮　痰饮壅于心肺，水饮凌心可伴见动则喘甚，浮肿少尿、咳吐清痰、胸闷气促、心悸不得卧，可选小青龙汤合苓桂术甘汤加减以宣肺化饮、利水通阳。小青龙汤解表散寒，温肺化饮，该方包含三个治疗"心下悸"小方。麻黄宣肺化饮，配伍半夏燥湿化痰，为半夏麻黄丸，治疗"心下悸"；桂枝解肌通阳，甘草益气，为桂枝甘草汤，《伤寒论》用桂枝甘草汤治疗快速型心律失常："发汗过多，其人叉手自冒心，心下悸，欲得按者，桂枝甘草汤主之"；茯苓健脾治水，配伍甘草缓急祛痰，生姜解表化饮，桂枝解肌通阳，为茯苓甘草汤，《伤寒论》"伤寒厥而心下悸，宜先治水，当服茯苓甘草汤"。小青龙汤适应证为寒饮停肺的心悸患者，小青龙汤宣肺化饮，通调水道，肺络无水饮阻滞，心下无饮邪停滞，肺朝百脉及心主血脉功能得司，脉来徐缓规整。

肺气失宣者，咳嗽咳痰，气喘，胸闷，心悸，舌体胖大苔白厚腻，脉滑，常用宣肺化饮药，如桔梗、葶苈子、麻黄、瓜蒌皮等。过用麻黄可致心阳发阳太甚，阴不制阳，心动不安。

3. 活血化瘀　瘀血阻心者则可见心悸，胸憋闷刺痛，疼痛固定，夜间尤甚，舌暗苔薄，舌下络脉紫黑，脉涩或结代，可用郁金、桃仁、红花、川芎等；临床常用血府逐瘀汤治疗血瘀型心悸，若瘀久化热，瘀热扰心，可加清热凉血、散瘀安神药物，可选牡丹皮、赤芍、生地黄等；伤阴见虚热扰心，五心烦热、不寐、口舌干燥者，可加百合、麦冬、生地黄等。活血化瘀当以血府逐瘀汤为代表方，郭建红应用血府逐瘀汤治疗心悸 30 例，总有效率达 100%，无不良反应，安全有效。黄飞翔常用活血化瘀药物如川芎、土鳖虫、赤芍、丹参治疗心悸，效果良好，复发率低。

快速型心律失常患者常伴有胸闷、气促等肺系症状，在疾病关系上，心病及肺，肺病亦可及心，二者相互影响。治疗上，心肺亦不可分论。故在诊治快速型心律失常兼有肺系症状患者时，应考虑到宗气不足、肺气壅滞、痰、饮及瘀血停滞；同时，中药治疗快速型心律失常有选择多、不易复发、不良反应少等显著优势，故临床医生应结合肺主治节理论，重视心肺同治，可提高治疗快速型心律失常的临床疗效。

250　基于肺主治节理论探析冠心病的病机和辨治

　　冠心病是我国心血管疾病患者死亡的首位原因。研究表明，我国冠心病的患病率和死亡率在逐年升高，并趋于年轻化，冠心病严重影响患者的生活质量，已成为我国亟待解决的重大公共问题。中医学中无冠心病一词，根据临床症状将其归属于中医学"胸痹"范畴，胸痹的临床表现为胸部闷痛，甚则胸痛彻背，喘息不得卧，轻者仅感胸闷如窒，呼吸欠畅，重则有胸痛，严重者心痛彻背，背痛彻心。胸痹之名最早见于《灵枢·本脏》："肺小则少饮，不病喘喝；肺大则多饮，善病胸痹。"认为胸痹的发生与肺关系密切。《医宗金鉴·订正仲景全书伤寒论注》："动气在右，肺气不治，心不恒德。"由此可知肺病可以伤心。因此冠心病虽病位在心，但与肺脏关系密切。学者刘文杰等基于"肺主治节"理论，探析了冠心病的发病机制及治疗原则，以期为中医从肺论治冠心病提供更多的理论支持。

肺主治节的理论内涵

　　"肺主治节"出自《素问·灵兰秘典论》："心者，君主之官，神明出焉；肺者，相傅之官，治节出焉。""治"为"治水"，可延伸为"治理"之意，"节，节约也"，可引申为约束、节制之意。"治节"为"治理、调节"之意。历代医家对"肺主治节"的认识不一，但多数医家认为，肺作为"相傅之官"，为百官之长，以能为用，辅助天子以行其令，治理调节气、血、津液，协调诸脏。如王冰《重广补注黄帝内经素问》卷三中注："位高非君，故官为相傅。主行荣卫，故治节由之。"李中梓《内经知要》："肺主气，气调则脏腑诸官听其节制，无所不治，故曰治节出焉。"《中医基础理论》认为肺主治节是对肺生理功能的概括，包括肺调节呼吸运动、调节全身气机、调节血液运行、调节津液代谢4个方面。王传博等也认为，肺主治节是对全身气血及脏腑组织的治理调节，以使气血及各脏腑组织能发挥正常功能，包括治节气、血、津液、脏腑与经络，其核心是对气、血、水的治节。其后又提出肺主治节包括对呼吸运动、津液输布、卫气布散及对宗气生成和布散的调节，是对肺各种生理功能的高度概括。

基于肺主治节理论分析冠心病的病机

　　冠心病的发生多与寒邪内侵、饮食失调、情志失节、劳倦内伤以及年老体虚有关，为本虚标实之证，本虚为心脏及其相关脏腑气血阴阳的亏虚，以气虚为主；标实为寒凝、气滞、血瘀、痰浊闭遏胸阳，阻滞心脉。"五脏俱等，而心肺独在膈上者"（《难经·三十二难》），"心手少阴经之脉，起于心中，出属心系……复从心系上肺……行手太阴心主之后"（《灵枢·经脉》）。心肺关系密切，位置相近，经脉相连，生理相因，病理相关，因此冠心病病位虽在心，但与肺脏关系密切，以下基于"肺主治节"对冠心病的病机进行剖析。

　　1. 肺治理调节宗气生成失常则气虚血瘀　《普济方·方脉总论》："气者血之帅也，气行则血行，气温则血滑，气寒则血凝，气有一息之不运，则血有一息之不行。"《医林改错》："元气既虚，必不能达于血管，血管无气，必停留而瘀。"明确指出了血液的运行需要气的推动。宗气为元气之根本，是推动气血运行的原动力，《灵枢·邪客》："宗气积于胸中，出于喉咙，以贯心脉，而行呼吸焉。"喻嘉言《医门法律》："五脏六腑，大经小络，昼夜循环不息，必赖胸中大气，斡旋其中。"张山雷亦云："心以血为主，赖有大气流行以运用之，乃能鼓荡周旋，无微不至，而心家之全体大用乃备。"宗气可贯心脉辅心以行血，故张锡纯认为宗气不但为诸气之纲领，亦为周身血脉之纲领矣。肺主治节，全身之气的生成、宗气的生成主要依赖于肺。《医学衷中参西录》："谓天地之精气常出三入一者，盖谓吸入之气，虽与胸中不相通，实能隔肺膜通过四分之一以养胸中大气。"若肺气亏虚，宗气生成不足，无力推动心血运行，则心脉痹阻不通。如《灵枢·刺节真邪》："宗气不下，脉中之血，凝而留止。"临床表现多为心胸憋闷疼痛、短气、喘息，动则更甚，舌淡黯或紫黯，或有紫斑、紫点，脉涩或脉弱。

2. 肺治理调节气机升降失常则气滞心胸　《医学实在易》："气通于肺脏，凡脏腑经络之气，皆肺气之所宣。"《丹溪心法附余》："肺主气运行血液，周流一身，金也。"肺主一身之气的运行，对全身的气机进行调节。肺气宣发以升清，肃降以降浊，清浊升降有序，气机畅达流通。若肺之宣降功能失节，清气不升，浊气不降，清浊混杂一处，则可致上下不交而郁，《素问·至真要大论》："诸气膹郁，皆属于肺。"《素问·阴阳应象大论》："在脏为肺……在志为悲。"悲伤情绪由肺精、肺气化成，过度的悲伤又会损伤肺精、肺气，影响肺气的调畅。《灵枢·本输》："肺合大肠，大肠者，传道之府。"《灵枢·经脉》："手太阴之脉，起于中焦，下络大肠。"

肺与大肠相表里，肺气肃降有助于糟粕的排泄，腑气通亦有利于肺气宣降，若两者发生病变，可相互影响。"魄门亦为五脏使"，大肠传导功能的正常与否，又影响着五脏气机的升降。若饮食失调影响大肠传导，或悲伤过度耗伤肺精、肺气，影响肺气宣降，则致全身气机不畅，气滞心胸，痹阻脉道，不通则痛。临床表现为心胸满闷，隐痛阵发，时欲太息，情志不遂时容易诱发或加重，或兼有胸部胀闷，得嗳气、矢气则舒，大便秘结不通，苔薄或薄腻，脉弦。

3. 肺治理调节津液输布失常则痰浊闭阻　水降于肺，治于脾，统于肾，肺为水之上源，可对津液的输布、排泄进行治理调节，如《素问·经脉别论》："饮入于胃，游溢精气，上输于脾，脾气散精，上归于肺，通调水道，下输膀胱，水精四布，五经并行。"生理状态下，通过肺的宣发作用，将脾脏输布的水谷精微进一步推动输布到全身皮毛处，从而濡养肌肤；通过肺的肃降作用，将水液等代谢废物下达膀胱，保证水液通畅运行，使小便通利。如若肺气亏虚或肺失宣降，治节失调，津液不布，则生痰生湿，故云"脾为生痰之源，肺为贮痰之器"（《证治汇补》）。湿性黏滞，易阻气机，可影响气血的运行，或者痰浊作为致病因素影响脉道通畅，均可导致胸痹心痛。临床表现为胸闷重而心痛微，痰多气短，肢体沉重，形体肥胖，伴有倦怠乏力，纳呆便溏，咳吐痰涎，大便黏滞，小便不利，舌体胖大且边有齿痕，苔浊腻或白滑。

4. 肺治理调节卫气布散失常则寒凝心脉　《灵枢·九针论》："五脏之应天者肺，肺者，五脏六腑之盖也。"《素问·阴阳应象大论》"天气通于肺"，肺位于胸腔，位置最高，覆盖于五脏六腑之上，形如华盖，且肺开窍于鼻，外合皮毛。皮毛受邪，可内合于肺，外邪侵犯或自体表入里，或自口鼻而入，往往先影响肺。《医学源流论》："肺为娇脏，寒热皆不所宜。"肺为娇脏，清虚而处高位，不耐寒热，易为邪伤。肺主一身之气，可宣发卫气于体表，以发挥其"温分肉、充皮肤、肥腠理、司开阖"的功能。若肺气亏虚，或者外寒偏盛，影响肺布散卫气的功能，卫外失固，寒邪内侵，凝滞心脉，可致胸痛，如《诸病源候论》："寒邪客于五脏六腑，因虚而发，上冲胸间，发为胸痹。"现代研究也表明，冠心病的患者数和死亡人数在冬春季节多于其他时间段。李梦真等认为冠心病患者冬季病死率高，且集中在后半夜，3:00—5:00为寅时，正值肺经当令。临床表现为猝然心痛如绞，心痛彻背，多因气候骤冷或骤感风寒而发病或加重，伴形寒，甚则手足不温，冷汗自出，面色苍白，苔薄白，脉沉紧。

基于肺主治节理论指导冠心病的治疗

由上可知，冠心病的发病与肺关系密切，故冠心病可从肺论治，如《灵枢·杂病》："心痛，但短气不足以息，刺手太阴。"《难经》对此也有论述，《难经·十四难》："损其心者，调其营卫。"关于治法，

《内经》提出"虚者补之，实者泻之"。若肺气亏虚，因虚致瘀者，治疗当益气活血，使气旺则血行；若因肺气失调出现气滞、痰阻、寒凝者，应以调畅肺气为主，祛痰、散寒之法随证治之，恢复肺主治节之功。

1. 益气活血法　《扁鹊心书》："心痛……有九种之分，虚实之异，大概虚者为多，属实者间亦有之。"肺参与血液运行，若肺气亏虚，宗气生成不足，无力辅心行血，则心脉痹阻。治疗应以补肺益气为主，兼以活血。常用生脉散或升陷汤加减化裁，兼加桃仁、红花、郁金、川芎等药活血化瘀。人参甘温，大补肺气为君，如《雷公炮制药性解》："参能补气，故宜入肺，肺得其补，则治节咸宜，气行而血因以活矣。"麦冬甘寒，润肺滋水，清心泻热为臣；五味子酸温，敛肺生津，收耗散之气为佐。"盖心主脉，肺朝百脉，补肺清心，则元气充而脉复，故曰生脉也"（《医方集解》）。现代药理研究显示，生脉散有助于提高心肌排血量，降低血管外周阻力，对保护心功能、改善预后具有重要作用。若气虚太过，虚而下陷，则用升陷汤升举大气，黄芪为君，兼入肺经，补益肺气又能升气，柴胡引下陷之大气自左而升，升麻引下陷之大气自右而升，桔梗载诸药上行，使药力上达心胸。临床研究显示，生脉散联合阿托伐他汀治疗冠心病患者，可显著减少心绞痛发作的时间和次数，改善患者的血脂水平，提高治疗效果；升陷汤联合常规西药治疗冠心病患者，能降低患者心绞痛发作次数及心肌耗氧。

2. 宣肺理气法　《素问·阴阳应象大论》："其高者，因而越之。"《医宗金鉴》："凡金郁之病，燥为火困也，宜以辛宣之，疏之，润之；以苦泄之，降之，清之，但使燥气宣通疏畅，皆治金郁之法也。"对于气滞心胸的患者，应因势利导，从上焦论治。治疗应以宣肺为主，常用紫菀、桔梗、杏仁、枳壳、前胡等宣肺利气，入肺经、调肺气的药物。《雷公炮制药性解》："紫菀味苦辛，性温无毒，入心肺二经。主咳逆上气，痰喘吐衄，补虚劳，安五脏。苦能入心，而泄上炎之火；辛能入肺，而散结滞之气。"桔梗、杏仁均入肺经，一升一降，于宣发肃降两全之中条达肺气。若大便秘结者，治以宣肺通腑为法，常用宣白承气汤（由生石膏、大黄、杏仁、瓜蒌皮组成），取白虎汤和承气汤之意，全方"清、宣、润、降"脏腑合治，既宣肺气之痹，又荡涤肠胃之结，使全身气机畅通。然本方非为燥结所设，脏腑同调，使邪有出路，则肺气自顺。王莹威等观察到，用宣肺通腑法能显著改善稳定性冠心病患者的心绞痛发作情况、心电图及血脂水平，若兼有肝郁气滞者，加用柴胡、木香、郁金等疏肝理气之品，宣肺解郁，气畅血行。祖丽华用自拟宣肺解郁汤联合西药治疗冠心病心绞痛患者，疗效显著。

3. 温阳化痰法　《素问·脉解》："所谓胸痛少气者，水气在脏腑也；水者阴气也，阴气在中，故胸痛少气也。"肺主治节津液代谢，故肺失宣降易生痰生湿，痹阻胸阳，则胸痛少气，临床常用瓜蒌薤白白酒汤加减化裁。方中瓜蒌入肺经，善涤痰散结。《本草衍义补遗》谓瓜蒌："胸有痰者，以肺受逼，失降下之令。今得甘缓润下之助，则痰自降。"《本草思辨录》："瓜蒌实之长，在导痰浊下行，故结胸胸痹，非此不治。""病痰饮者，当以温药和之"（《金匮要略》），薤白辛温，通阳散结，化阴寒之饮，振奋胸中被遏之阳气，《灵枢·五味》："心病易食薤。"二药均入肺经，一君一臣，寒温相配，辛开苦降，化上焦痰浊，散胸中阴寒，为治胸痹要药。佐以白酒辛散，行气活血，共奏通阳散结，行气祛痰之功。痰浊较重者，加半夏增其祛痰散结之功。俸道荣等用瓜蒌薤白半夏汤合小建中汤加减治疗阳虚痰阻型冠心病，能减轻心肌缺血发作情况，改善心肌缺血程度，减轻中医症状，提高生活质量，并能抑制促炎症因子表达，改善血液流变学指标。研究表明，瓜蒌薤白白酒汤可通过 $NO_3^- - NO_2^- - NO$ 通路产生大量的一氧化氮（NO），对缺血梗死心肌起到有效的保护作用。

4. 温肺散寒法　《素问·痹论》"痛者，寒气多也，有寒故痛也"。《千金要方》也认为："寒气客于五脏六腑，则卒发心痛胸痹。"肺气不足，寒邪侵袭，阴寒乘之阳位，造成胸阳不展，遏阳痹脉，不通则痛。《素问·至真要大论》："寒淫于内，治以甘热，佐以苦辛，以咸泻之，以辛润之，以苦坚之……寒淫所胜，平以辛热，佐以甘苦，以咸泻之。"治疗应以温阳散寒为法，常用麻黄附子细辛汤或阳和汤加减化裁。麻黄宣肺散寒，发越阳气；寒凝胸痹本质为阳虚，故配伍附子、细辛、肉桂、姜碳助阳散寒。若阴寒凝固较重者，痛甚，"心痛彻背，背痛彻心，乌头赤石脂丸主之"《金匮要略》，寒凌火位，故痛如此。方中乌头、附子、花椒、干姜大辛大热之品祛寒邪而降逆，石脂护心君而止痛也。

肺主治节指肺辅佐心对全身气、血、水的治理调节，是对肺生理功能的高度概括。本文基于肺主治节理论深入分析冠心病的病机，肺对全身气、血、水治节失常，可致气虚血瘀、气滞心胸、痰浊痹阻、寒凝心脉。临床治疗过程中应重视肺气的虚实与调畅，分别采用益气活血法、宣肺理气法、温阳化痰法、温肺散寒法随证治之。司外揣内，辨证论治，灵活运用中医整体观念为患者制定个体化诊疗方案，对冠心病的治疗可以取到事半功倍的效果。

251 从肺朝百脉主治节论慢性心力衰竭心室重塑

慢性心力衰竭（CHF，简称心衰）是各种心血管病和非心血管病的终末阶段，心室重塑是心衰重要的发病机制之一，心室重塑的进展决定心衰的发展进程。中医药治疗心衰历史悠久，疗效显著，"肺朝百脉、主治节"理论对心、脉相关疾病的诊治具有指导意义，学者李雪萍等就其在慢性心力衰竭心室重塑方面的应用做了探讨。

基于肺朝百脉主治节论治慢性心力衰竭心室重塑的理论溯源

慢性心力衰竭主要表现为气喘咳嗽、呼吸困难、水肿等症状，属于中医学"咳喘""水肿""痰饮""心水"等范畴。心力衰竭的中医病机主要为心气虚—血瘀痰饮水停—心阳虚心气虚加重，这一病机与现代医学心力衰竭的病理生理机制（心功能不全—神经内分泌激活—心室重塑—心功能不全加重）存在相似的病理过程。

"肺朝百脉"首见于《素问·经脉别论》："食气入胃，浊气归心，淫精于脉。脉气流经，经气归于肺，肺朝百脉，输精于皮毛。毛脉合精。"《医学实在易》"肺之下为心，为五脏六腑之君主。心有系络，上系于肺，肺受清气"，明确提示心肺之间有密切关系。肺主呼吸之气，主宗气生血；肺主宣发肃降行血；肺朝百脉，主治节调血，通调水道利血行。汉代张仲景《金匮要略·水气病脉证并治》提出"心水"病名，同时提出水降于肺，治于脾，统于肾，故肺虚不能通调水道，脾虚不能运化水湿，肾虚气化失司则水湿停留。水气上凌心肺则咳喘、心悸，宗气虚衰、津微不布则短气懒言，泛于肌肤则成水肿。李雪萍认为，气虚痰瘀内阻是慢性心力衰竭时心室重塑的根本病理机制。心肺同居上焦，生理相关，病理相因，心室重塑的生理病理基础与心肺的病机密切相关。

肺朝百脉主治节助心行血是慢性心力衰竭心室重塑的病机关键

《灵枢·营卫生会》："中焦亦并胃中，出上焦之后，此所受气者，泌糟粕，蒸津液，化其精微，上注于肺脉乃化而为血，以奉生身。"中医肺参与血的生成。心者君主之官，肺为相傅之官，肺之相辅助心之君共同推动人体气血的运行。而肺助心行血的功能源于"肺朝百脉"。此论出自《素问·经脉别论》："脉气流经，经气归于肺，肺朝百脉，输精于皮毛。"明代张景岳注："精淫于脉，脉流于经，经脉流通，由必于气，气主于肺，而为五脏之华盖，故为百脉之朝会。""朝"者，朝向、归附之意，"脉"者，血脉，血脉为心之主。有学者认为"百脉"包含血管与经络两层含义。故此，人体血脉必先归附于肺，得肺之清气交换、推动，方能促进心气心阳搏动，使血液布散周身。

"肺朝百脉"这一功能与宗气密切相关。《灵枢·邪客》："故宗气积于胸中，出于喉咙，以贯心脉，而行呼吸焉。"肺朝百脉的作用，归根结底是助心行血，即肺并没有直接会聚百脉的功能，而是通过气血来发挥作用。

"治节"是肺的主要生理功能之一，体现为辅助心脏治理调节人体气血之运行。《素问·灵兰秘典论》提出："肺者，相傅之官，治节出焉。"《素问·平人气象论》："人一呼脉再动，一吸脉亦再动，呼吸定息脉五动，闰以太息，命曰平人。"因此，人之心脉搏动全赖肺气推动。然肺脏"主治节"生理功能的发挥依赖于肺宣发肃降正常。肺宣发呼浊，肃降纳新，以调节肺之呼吸，呼吸之间推动心脉搏动。

有学者认为"肺朝百脉"是对气的调摄，不是单一的调控，而是利用类似"8"字形的体内外气流运转模式，实现体内外的气体交换。

肺朝百脉主治节影响慢性心力衰竭心室重塑病情发展及预后

慢性心力衰竭主要临床表现为呼吸困难、咳嗽、喘息、水肿等症状。肺宣降失常，肺主气、主行水、朝百脉、主治节的功能失调，继而产生"气虚、血瘀、水停"的证候。肺气不足，不司呼吸，气失宣降，故见喘息、呼吸困难、动而益甚。肺气不足，宗气既虚，肺朝百脉功能失常，不能贯血脉而行气血，故见血瘀。肺气不足，气机宣降失常，三焦气化不利，肺不能通调水道，水湿泛溢而成肿满。这一过程与慢性心力衰竭时神经内分泌激活（肺气虚，不能朝百脉、主治节）—心室重塑（血瘀、水停）—心功能不全（咳嗽、气喘、水肿等）的病理生理过程相一致。

此外，外邪袭表犯肺常常是慢性心力衰竭患者发病或病情加重的病因，外邪犯肺，肺失宣降，患者呈现咳喘、呼吸困难、水肿等症状；心衰日久耗伤正气，可导致心肺气虚，患者呈现动则呼吸困难、劳动耐量明显下降、间或下肢水肿等症状。同时肺气虚衰，推动无力，导致血脉瘀滞。其病情迁延，心室重塑，心衰呈不可逆转之势。林谦研究认为，慢性心力衰竭的病理机制为心气虚弱为本，血脉瘀阻、水邪为患为标，其病情的演变是由气虚帅血无力而致血瘀，血瘀日久不消，瘀化为水，加之心气温化失司、水运不健，而致水邪为患。心衰的实质是气、血、水的功能异常所致。

从肺朝百脉主治节论慢性心力衰竭心室重塑的治法及方药

心衰心室重塑的本质是标实本虚，治疗需分清标本主次，虚实轻重。早期心衰多表现为心肺气虚，以后逐渐影响到脾肾，后期则以心肾阳虚为主，并伴有不同程度的血、痰、水的阻滞，而形成虚实夹杂之证。一般感邪发作时偏于标实，平时偏于本虚。标实为痰浊、瘀血，并可兼见气滞、水饮错杂为患。针对本病"虚""瘀""痰""水"病机环节，灵活采用补虚、祛痰、利水、活血等治法，以标本虚实兼施。

急性加重期病势较急，病情较重，极易发生变证，以阳虚水困证、水饮凌心证较多见，治疗应以温阳利水逐饮为主。稳定期病情相对平稳，中长期疗效显著，证型以气虚血瘀证、气阴两虚为多见，病位主要在心肺，治疗常采用益心肺气、养心阴、活血化瘀化痰法。基于"肺朝百脉、主治节"论治慢性心衰心室重塑的主要方药如下。

1. 益肺气活血　补阳还五汤益气、活血、通络，正好对应心衰心肌重塑气虚血瘀络阻的证候特征，方选补阳还五汤加减。补阳还五汤源于王清任所著《医林改错·瘫痿论》，该方由黄芪、当归尾、赤芍、川芎、红花、地龙组成，全方益气、活血、通络。黄芪为补中益气之要药，补肺健脾，入肺而固表虚自汗，并能补气生血行血；当归补血调经、活血止痛，《医学正传》认为当归逐瘀血、生新血，《本草正》认为其既能补血又能行血，为血中之气药；赤芍散瘀止痛；川芎活血行气；红花活血通经，祛瘀止痛；黄芪所代表的治法为益气，归尾、川芎、赤芍、桃仁、红花所代表的治法为活血。地龙通络，《本草求真》认为地龙性走窜，善于通行经络，补气药量大，活血药量小相伍，使气旺则血行，活血而不伤正，共奏益气、活血、通络之效，特别适用于心衰稳定期。

2. 宣肺利水　小青龙汤发汗利水、表里双解，主治本气先虚，外寒内饮。针对心力衰竭"水"的病理环节，肺不能通调水道，水湿泛溢而成咳喘、肿满。关于小青龙汤主治的条文有"伤寒表不解，心下有水气""病溢饮""咳逆倚息不得卧""肺胀，咳而上气，烦躁而喘，脉浮者"，从这些条文可以看出该方的主治对象为咳喘，病在肺脏、日久由肺入肾。该方由麻黄、桂枝、干姜、细辛、五味子、白芍、法半夏组成。方中麻黄、桂枝相须为君，发汗散寒以解表邪，且麻黄又能宣发肺气而平喘咳，桂枝化气行水以利里饮之化。干姜、细辛为臣，温肺化饮，兼助麻、桂解表祛邪。然而素有痰饮，脾肺本虚，若纯用辛温发散，恐耗伤肺气，故佐以五味子敛肺止咳、白芍和养营血；法半夏燥湿化痰，和胃降逆，亦为佐药。炙甘草兼为佐使之药，既可益气和中又能调和辛散酸收之品，特别适合心衰急性加重期。

3. 用药的经验体会　中医认为慢性心力衰竭时心室重塑的重要病机为心肺气虚、血脉瘀滞、痰饮内阻，故益气活血法的使用可以贯穿始终。方以补阳还五汤为基础，气虚严重者可加补益心肺气的方药，如心气虚加生脉散、肺气虚加用补肺汤等。

血瘀重者可配合血府逐瘀汤加减，加用通络药物如全蝎、土鳖虫、僵蚕等，同时注重肺气的宣降，配合使用桔梗、旋覆花、枳壳等宣降肺气；针对肺气不宣则痰浊中阻的病机，适当加入法半夏、陈皮、茯苓等药物化痰、清肃肺气。

水饮内停、水气凌心是慢性心力衰竭病情进展的重要病机，故在心衰进展期应用宣肺利水法非常重要。病情较轻时可选用苓桂术甘汤、五苓散等利水作用比较温和的方剂；而病情严重、心累气紧明显者，需充分考虑水饮的成因，灵活使用小青龙汤、真武汤、实脾饮等方剂。针对水饮生成之源从肺通调水道、脾运化水湿、肾主水司气化等方面上中下分消水液，从而有效控制心力衰竭的发展，逆转心室重塑。

肺朝百脉主治节治疗慢性心力衰竭心室重塑的现代机制

吴锦波等研究证实，从肺论治可以降低心衰大鼠血清 BNP、Ang Ⅱ 和 ALD 水平，抑制心肌细胞凋亡和纤维化，减轻心肌重构，改善心功能。何姚姚研究表明，芪苈强心胶囊能改善慢性心力衰竭大鼠左室功能及肺结构重塑，其作用机制可能是通过调控 TGF-β1/smad3 信号通路实现的。王婷等研究表明，在常规西药抗心衰治疗的基础上，加用心康方从"肺"治疗心衰能提高患者射血分数，在一定程度上改善左室舒张末期内径，并能降低慢性心力衰竭患者的 BNP 水平，延缓心室重构过程，较对照组效果更确切，说明心康方能提高临床疗效，改善心衰患者心功能及生存质量，有临床应用价值。常佩芬等研究表明，益气泻肺养血方能改善心力衰竭合并贫血患者心衰症状，降低心率及炎症因子（hsCRP、TNF-α）水平。张成英等在常规西医治疗的基础上加用泻肺利水中药，可显著改善 CHF 伴利尿剂抵抗患者的临床症状及血清 BNP 水平，降低血清炎性细胞因子 TNF-α、IL-6 的表达，表明泻肺利水法可显著改善 CHF 患者的心功能，其作用机制可能与抑制炎性细胞因子的表达，减轻炎症反应有关。

肺朝百脉助心行血，肺主治节宣发呼浊、肃降纳新，呼吸之间推动心脉搏动。肺之宣降失常，肺主气、主行水、朝百脉、主治节等功能障碍，继而产生"气虚、血瘀、水停"等证候，从而导致心力衰竭的发生发展，并影响其预后。在慢性心衰的治疗中，大多数医家在脏腑重视脾肾运化水饮的作用，善用温阳活血利水法，但对于"肺朝百脉、主治节"的生理功能却有所忽视。在临床实践中，重视中医肺的生理功能，巧用宣降肺气、补益肺气等治法，对于慢性心力衰竭的治疗可以起到事半功倍的作用。

252　肺朝百脉主治节理论研究

"肺朝百脉""主治节"见于《素问·经脉别论》："经气归于肺，肺朝百脉。"《素问·灵兰秘典论》："肺者，相傅之官，治节出焉。"此理论是脏象学的主要内容，是对肺生理功能的高度概括，主要体现在对呼吸、血液循环、水液代谢、脉管运动等调节作用，并对肺系疾病的防治有着重要的指导作用。学者方莉等对"肺朝百脉主治节"理论的研究做了归纳，并进行了评述。

肺朝百脉

1. 肺与百脉的结构联系　脉的定义首见于《素问·脉要精微论》："夫脉者，血之府也。"《玉篇》注："府，聚也。"即脉是血液汇聚的所在。同时，《内经》认为脉是奇恒之腑。《素问·五脏别论》："脑、髓、骨、脉、胆、女子胞，此六者地气之所生也，皆藏于阴而象于地，故藏而不泻，名曰奇恒之腑。"奇恒之腑在功能上类五脏，藏而不泻；在结构上类六腑，中空有腔。故可以认为，《内经》对脉的认识是容纳血液的空心器官，即现代医学所说的血管。

《灵枢·营卫生会》："夫血之与气，异名同类。何谓也？岐伯答曰：营卫者，精气也，血者，神气也，故血之与气，异名同类焉。"营和卫都属于精气，而血是精气所化生的更高贵物质。"经脉"与"络脉"是对"脉"的进一步分化，将脉为血府的概念扩展为"行血气"，血与气名虽不同而实是同类物质。在经络中，该"气"为营卫之气，即脉中行血，经络中行营气，经络外行卫气。《灵枢·决气》："壅遏营气，令无所避，是谓脉。"《灵枢·营卫生会》："上注于肺脉，乃化而为血，以奉生身，莫贵于此，故独得行于经隧，命曰营气。"因此，"百脉"不仅是指血管，而且也包括经络，而诸经与肺脏有一定的关联。

2. 肺与百脉的功能联系　把握"朝"的涵义是正确理解肺与百脉联系的桥梁。沿袭王冰的注解，现代对"朝"的一般认识，如《内经词典》："朝，聚会，使聚会……脉气流经，经气归于肺，肺朝百脉，输精于皮毛。"肺乃华盖，为十二经的起始，又受百脉的朝会，肺能使人体全身的经络气血汇聚于肺，这在实质上是对肺在血液生成、循行中作用的高度概括。机体新鲜的气血生成于肺，《灵枢·营卫生会》："中焦亦并胃中……泌糟粕，蒸精液，化其精微，上注于肺脉，化而为血。"同时在肺气参与下，于胸中所成之宗气，可上出喉咙司呼吸，下贯百脉助心行血，因此肺没有直接会聚百脉的功能，而是通过气来作用于血。

依照清代钱大昕的"古无舌上音"理论，"朝"的上古音韵近似"调"，二者为通假。古籍经典中亦有旁证，《毛传》："调，朝也。"因此"肺朝百脉"可解释为"肺调百脉"。但不管是使动用法的"朝"，还是通假字的"调"，其内涵不变，仍是肺气对百脉与经络之气血运转的调节。

3. 肺朝百脉的核心功能

（1）肺朝百脉与助心行血：张景岳注"精淫于脉，脉流于经，经脉流通，必由于气，气主于肺，故为百脉之朝会"。肺朝百脉提示心、肺之间有着密切关系。心主血脉，肺主气，肺气有助心行血的功能。脾胃运化水谷之精微与肺吸入自然界清气相结合，在胸中化生为宗气，宗气助心行血，行于咽喉而行呼吸，若肺气亏虚，宗气生成亦会受到影响，进而导致宗气不下，血液在脉中瘀滞，临床则出现心悸、怔忡、喘息等病证。此外，血的生成也与心肺密切相关，脾胃为后天之本，气血生化之源，饮食物入于胃中，在脾阳胃气的作用下生成水谷精微之气，水谷之精微在中焦化生为营气，并入于上焦注肺脉，与肺吸入之自然界轻清之气结合，奉心化赤而为血。可见，肺脏功能正常与否可以对血脉产生相应的影响，肺气和则百脉通利，气血流畅。

（2）肺朝百脉与因时制宜：《黄帝内经素问集注》"百脉之淫气，总归于大经，经所归于肺，是以百脉之气，皆朝会于肺也"。近年有专家学者提出"朝"当作"潮"，肺朝百脉，指肺使百脉潮汐样运行，盛衰有时，并与日月星辰的运动变化相一致。指百脉之气血在肺的作用下如潮水般有规律地周期运行，即肺可使呼吸运动、津液代谢及血液运行有规律、有节奏地进行。百脉之气血运行的起始部位为肺脉，肺在运血、主气的同时，也调节着津液的代谢，肺的这种生理和结构决定了肺是人体气血、津液运行"似潮汐节律"的关键。正如《素问·八正神明论》："月始生，则血气始精，卫气始行；月郭满，则血气实，肌肉坚；月郭空，则肌肉减，经络虚，卫气去，形独居。是以因天时而调气血也。"肺潮百脉的提出为中医因时制宜诊治疾病提供了重大理论依据。依据人体脏腑气血阴阳盛衰的规律，选择恰当的时间段进行治疗和养生等，可以起到更为良好的作用。如丑时是足厥阴肝经气血流注最旺盛之时，此时选择治疗肝胆病证的药物并夜卧时服用，可使肝脏的血药浓度有效增加，更有利于药物的吸收及药性的发挥，同时也有利于药性随时间的变换而不同。张仲景《伤寒论》："太阳病欲解巳至未；阳明病欲解申至戌；少阳病欲解寅至辰；太阴病欲解亥至丑；少阴病欲解子至寅；厥阴病欲解丑至卯。"所谓欲解时，即指疾病趋向愈和的时刻乃该时，若此时给予治疗，效果尤佳。

（3）肺朝百脉不利与肺胀之痰瘀：肺脏病久则以虚为主，外复感邪，病情复杂化，初起病位在肺，久则病及脾肾，最后及心。在疾病发生的过程中形成痰瘀等病理产物，初以本虚标实为主，久则标本互相影响。痰和瘀既是疾病过程中产生的重要病理性产物，又是导致疾病发生发展的重要病理因素。如"肺胀而咳，或左或右不得眠，此痰夹瘀血碍气而病"（《丹溪心法·咳嗽》）。咳嗽不寐是痰瘀阻碍肺气所致，而虚则是疾病发生的内因，为肺、脾、肾三脏俱虚。在痰瘀阻肺不同的发展阶段，本虚多涉及肺、脾、肾等脏腑，其中关键为肺肾功能的失常，这是痰瘀阻肺发展的必然结果。

气为血之帅，血为气之母。肺朝百脉，肺气亏虚则无力助血运行，血行不畅则易留而为瘀，发为气虚血瘀证；若感受外邪，肺气壅塞，宣降失常，则加重气虚血瘀之象；病情日久可发展为脾气亏虚，中焦气血津液布散不利，气血生成不足，可进一步加重血瘀的形成。若素体痰多，痰气阻滞气机，肺气被郁，可使肺气宣降不利，则百脉朝会于肺异常，继而心血的传送失常，则肺病及心形成或加重瘀血的症状，瘀血可阻碍肺气，瘀滞心脉。肺胀患者久病咳喘，迁延失治，易致气阳虚弱，而气阳虚弱重在肺、脾、肾三脏。肺之气阳虚弱，其宣肃功能失常，不能布散津液，水津停滞化为痰；脾之气阳虚弱，运化失职，聚湿成痰；肾之气阳虚弱，气化不利，无力蒸化水液，聚液成痰。而痰可阻滞气机，气滞则血行受阻致血瘀。

肺主治节

历代医家对肺主治节理解不尽一致，但基本认同是对机体呼吸运动、脏腑气机、水液及血液运行的治理调节。肺主治节在肺脏象学及在临床应用上多有重大意义，是对肺各种生理功能的高度概括，通过对全身气血及脏腑组织的治理调节，使气血及各脏腑组织都能发挥正常功能。

1.　"治节"析义　"治节"出自《素问·灵兰秘典论》"肺者，相傅之官，治节出焉"。从上下文分析，如"神明出焉""谋虑出焉""决断出焉""变化出焉"，可知"治节出焉"为主谓结构，"治节"为单音节名词形式，即"治"与"节"。原文以拟人手法反映脏腑的功能特点，喻心为君主，神明为生命活动现象的主宰；喻肺为君主之相傅，犹如总理一国事务的执政者。《尚书·周官·太宰》："冢宰掌邦治，统百官，均四海。""治"义为政治、政绩、制度。《康熙字典》："节者，制度之名，节止之义，制事有节，其道乃亨。"可见，"节"义为相傅行君命之印信。那么制度与印信皆备，则能使政令上传下达，调度制约诸官。因此，"治节出焉"可解释为相傅权力的行使与政令的下达。

2.　肺主治节的结构基础

（1）肺脏结构：就肺的位置而言，《灵枢·九针》"肺者，五脏六腑之盖也"。《医贯·形景图》："喉下为肺，两叶百莹，谓之华盖，以覆诸脏。"其"盖"与"华盖"皆是说明位置最高之意。现代解剖学认为肺位于胸腔之内，且在纵膈两侧，左右各一。

就肺脏的形态结构而言，《难经·四十二难》："肺重三斤二两，六叶两耳，凡八叶。"清代王清任《医林改错》："肺两叶大面向背，上有四尖向胸。下一小片亦向胸，肺管下分为两杈，入肺两叶，每杈分九中杈，每中杈分九小杈，每小杈长数小枝，枝之尽头处，并无孔窍，其形仿佛麒麟菜。"现代解剖学认为肺呈圆锥形，左右两肺都分为上部的肺尖、下部的肺底、外侧的肋面及 3 个面交界处的前、后、下三缘。

就功能而言，中医学的"肺"代表了整个呼吸系统的功能。从解剖部位和形态结构描述来看，中医学的"肺"也包括现代解剖学的肺。明代翟良《经络汇编》指出，气管为气息之路，可下通心肺，一呼一吸之间可激诸脉之行，这是中医学对"肺朝百脉、主治节"最早的朴素描述。

（2）肺经：《灵枢·经脉》"肺手太阴之脉，起于中焦，下络大肠，还循胃口，上膈属肺，从肺系横出腋下，下循臑内，行少阴心主之前，下肘中，循臂内上骨下廉，入寸口，上鱼，循鱼际，出大指之端；其支者，从腕后直出次指内廉，出其端"。

手太阴肺经从中焦起始，下行交通大肠，旋即沿袭胃口，上贯膈肌，注属肺脏，从重楼等肺系部横出，于胸廓外上方走向腋下，又沿上臂的前外侧，行至肘中从前臂的桡侧交寸口，继则上大鱼际出拇指桡侧端。手太阴肺经的支脉出于桡骨茎突上方，过虎口达食指桡侧端，手太阴之经气在此与手阳明交接。若手太阴经气失常，则可见气逆、喘嗽、胸中满闷、烦躁、溲溺频多、肩背与上肢的前外侧发有冷感与酸麻胀痛等症。

（3）肺络：肺络即肺之络脉，肺络由肺经别出，逐级细分，以致别络及孙络散布于肺脏与肺系。肺之络脉有气络和血络之分。张景岳《类经·脏象类》："血脉在中，气络在外。"血络循行分布于内，气络循行分布于外。肺之气络相当于肺内支气管的树形发散结构，即左右主支气管在两肺中逐级分支。肺之血络则相当于肺内的动静脉微循环结构相类似，移行在肺段之间。

3. 肺主治节的核心功能

（1）对呼吸运动的调节：正常情况下肺吸入自然界的清气、呼出体内的浊气，吐故纳新，不断进行体内外的气体交换。若肺呼吸功能作用出现异常，会出现呼吸运动障碍继而出现咳逆、喘息等症状。如《素问·脏气法时论》："肺病者，咳喘气逆。"肺通过对呼吸运动的调节以保持呼吸的节律和深度，从而适应身体功能的变化。如在运动加剧或者情绪剧烈变动的时候，肺脏排出更多的浊气，同时会增加更多的清气需求量，那么肺脏随之增加呼吸的深度与频度；当机体在趋于平静的状态时，肺脏的呼吸运动也趋于缓慢平稳，恢复通常相对稳定的节律。此外，在外部环境缺少清气或者空气质量偏差的状况下，肺脏即调整呼吸运动以达到相应的呼吸节律与深度，并适应环境变化。

（2）对津液分布的调节：《素问·经脉别论》"水液上归于肺，通调水道，下输膀胱，水精四布，五经并行"。肺、脾、肾、三焦及膀胱协作完成人体水液代谢。肺通过宣发和肃降功能对于津液分布进行调节，肺宣发作用推动津液向上、向外输布，代谢后以汗的形式由汗孔排泄。肺的肃降作用，将上部水津向下输送、下达于肾，并成为尿液生成之源，经肾的气化，将代谢后的水液化为尿贮存于膀胱而排出体外。肺气这一功能作用与春夏季节卫气从皮肤散泄相一致。春夏时节肺气调控津液向上向下输布增加，使皮肤外泄津液载卫气增多，卫气调控腠理的开合，使汗液经腠理排泄增多。此外，肺脏宣发过甚且肃降不够，致水道下行不利，则溲便见少，如春夏之季的生理性尿量减少，汗泄增多。相反，当气温骤降、湿度较大时，肺脏宣发受制，肃降增强，水道通利下行、溲便见多，如秋冬两季的生理性尿量增多和汗泄减少。

（3）对卫气布散的调节：《灵枢·本脏》"卫气者，所以温分肉，充皮肤，肥腠理，司开合者也"。卫气是卫护人体的正气，具有护卫肌表、温养内外、抗御外邪、滋养腠理、开阖汗孔等作用，与肺、肾的关系较为密切。"肺主气属卫"，卫气属于元气的重要组成部分，源于肾而固于肺。肺肾气虚则卫气卫外失职。肺主呼气，肾主纳气，肺肾虚则卫气减弱，抵抗力下降。如春夏之时，气温逐渐升高，所谓阴消阳长，五脏六腑对卫气的温煦功能需求减少，体温保持恒定所需要的卫气也相应减少，肺脏与天相应，在这两个季节更多地向外通过皮肤玄府输布卫气与津液，使机体内热量能够有效地透发出去，同时润泽温煦皮肤，不似秋冬季节的粗糙干涩。秋冬两季随着温度的逐渐降低，机体阳消而阴长，五脏六腑对卫气的温煦功能需求增加，体温保持恒定所需要的卫气相应增多，肺脏相应地减少卫气和津液的输布，以保存体内的卫气。因此，秋冬两季皮肤散热减少，皮肤的温度略低于春夏两季，卫气经皮肤散泄减少并调控汗孔闭合多于开放，则见少汗或无汗，皮肤也因温煦和滋润不足而比春夏略显干燥。当外界气候骤变，六气化为六淫侵袭机体首先犯于肌表，因此肺脏输布更多的卫气至肤表，以提高御邪能力与外邪抗争。

（4）对宗气合成和分布的调节：宗气是由肺吸入自然界的清气和水谷精微所生成。饮食入胃经过脾胃的受纳、腐熟化生为水谷精气，水谷精气赖脾之升清而上输于肺，与肺从自然界吸入的清气相互结合而化生为宗气。通过肺脏的治理调节，使得宗气的合成能与机体所需相适应。宗气运行布散于胸中与脉中，胸中之宗气聚而不散，推动呼吸鼓动声音；运行布散于脉道中的宗气则能够推动经气血液的运行。

"肺朝百脉""主治节"是对肺与血、肺与脉相互作用的高度概括，"肺朝百脉"的功能可体现在助心行血、调节脉管、维持人体生物节律等多个方面；"肺主治节"则是肺通过主气、司呼吸、宣发肃降和通调水道等生理功能，对人体脏腑功能、气血运行、经络循行、气机变化的节律和周期性变化起到节制、协调和制约作用，使人体达到气血通畅、脏腑功能和谐、阴平阳秘的状态。因此，充分认识肺朝百脉、主治节理论的内涵对指导肺系疾病的防治具有重要意义。

253　基于肺主宣发与肺主治节的中药药效物质及其生物学机制

　　虽然"肺主宣发肃降"理论已被中医普遍接受，但将传统理论与现代生物学相结合，用现代科学诠释其科学内涵一直存在着争议。学者白钢等对相关经典理论、方药以及所涉及的药效物质基础与生物学机制进行了梳理，并提出了"肺为藏之长"的效应与功能可能取决于不同效应器官上所表达的肾上腺素能受体的亚型以及量的差异；苯乙胺类生物碱及其衍生物是其主要的药效物质基础，中医巧妙地选择了不同的天然药效分子实现了相关信号通路的调控，适应了临床治疗的不同需求；β-AR/cAMP/PKA 信号通路是"肺主宣发"发挥效应的关键通路之一；"肺主治节"所体现的核心内容与肌球蛋白轻链的磷酸化水平的调控密切相关；方剂配伍能有效地增强肾上腺素能受体相关的多条信号通路之间的串扰，体现了中医针对复杂疾病采用多通路、多靶点综合治疗的优势。

肺主宣发与肺主治节的概念

　　中医脏象理论认为"肺主气司呼吸，主宣发肃降"。这里的"宣发"是指肺气向上升宣和向外布散，包括排出体内的浊气和升散水谷精气，将由脾运化的水谷精微和津液布散到全身，以滋养脏腑经络，充实肌肤皮毛。而"肃降"则是指将吸入自然界的清气和脾运化的精微向下散布，以养先天。"宣发者升而散之，肃降者沉而敛之"，是肺气运行升降出入的基本形式。这里的"肺气"包括了呼吸之气和主宰全身运行之气 2 个方面的内容。气的升降出入是中医理论中的一个重要内容，如《素问·六微旨大论》记载："出入废，则神机化灭；升降息，则气立孤危。故非出入，则无以生长壮老已；非升降，则无以生长化收藏。"故"升已必降，降已必升；无升则不降，无降则不升"，这是保障"肺气"正常运行的必然条件，是生命活动的基本规律。

　　溯本求源，"肺主治节"出自《素问·灵兰秘典论》："心者，君主之官，神明出焉；肺者，相傅之官。"肺气之所以能主治节、能宣能降在于肺气运行具有阴阳两性，"阴平阳秘"为肺气生生不息之动力，升降出入之"神府"。因此"肺主治节"是对肺气运行规律的高度概括，其内涵主要涉及以下 3 点。①"司呼吸"。通过调节呼吸，控制气机的升降出入，保持全身呼吸的通畅。②"朝百脉"。通过调整心脏跳动，血管收缩舒张来调节血液循环。③"主行水"。通调水道，调理体液的输布与排泄，并通过"气、血、水"的运行进一步延伸到全身功能的调节，因此"肺气"的"宣发肃降"直接关系到全身各脏腑气机的调节。

肺失肃降与疾病的关系

　　《太平圣惠方》："夫肺为四脏之上盖，通行诸脏之精气……宣发腠理，而气者皆肺之所主也。"认为"肺气"的"宣发肃降"是气机升降出入的具体形式，二者相互依存，若肺失宣肃则水湿内停，日久聚而成痰饮。另外"肺主气属卫"，肺气与卫气互为关联。《素问》记载卫气"循皮肤之中，分肉之间，熏于膏膜，散于胸腹"，这里卫气的功能是温养、排汗以及抵御外邪的入侵。因此"肺气宣，则一身气机通达，三焦通畅，营卫皆和，津液敷布，气化得行则湿邪自去矣"。反之若肺失宣肃则易导致疾病，外邪犯肺通常导致肺气不宣为主，肺气不降为辅；而内伤则常以肺失肃降为主，肺气不宣为辅。例如，"肺失宣发"通常表现为肺气郁闭，体内浊气排出不畅，以及气道内的水津失于布散，产生的水湿、痰浊通常会引起咳吐痰涎、腠理闭塞、皮毛失于充养、憔悴枯槁、无汗等症状。而"肺失肃降"通常表现为不耐寒热，外感六淫、温热邪气或痰瘀均可犯肺，肺气失降通常会引发咳嗽、呼吸急促作喘；同时"肺失肃降"则泛水，表现为水潴留或水肿。因此中医通过调节气机的升降出入来干预和治疗相应的各种疾病。

基于宣发肃降功能的主要生物学机制

1. 自主神经与脏腑自主功能的调节 自主神经是支配内脏运动的神经，长期的精神紧张、心理压力以及亚健康状态可引起自主神经紊乱，并诱发心、肺及胃肠功能的紊乱并导致疾病。交感神经受其神经递质去甲肾上腺素（NA）调控，而副交感神经受乙酰胆碱（Ach）调控，肾上腺素能受体和毒蕈碱受体均为 G 蛋白偶联受体。目前研究认为平滑肌的收缩和舒张主要受 Ca^{2+} 依赖的肌球蛋白轻链（MLC）磷酸化水平的调控。而 MLC 磷酸化的程度又由肌球蛋白轻链激酶（MLCK）和肌球蛋白轻链磷酸酯酶（MLCP）二者的平衡来决定。MLCP 能降低 MLC 的磷酸化水平，导致平滑肌舒张；而 MLCK 则能增加 MLC 的磷酸化水平，从而导致平滑肌的收缩。肾上腺素能受体的 β 亚型与 Gs 亚基偶联，激活后可活化腺苷酸环化酶（AC），升高胞内第二信使环磷酸腺苷（cAMP）的水平，并通过蛋白激酶 A（PKA）来调控下游 MLCK 的磷酸化使之失活，产生舒张效应。毒蕈碱受体中 M_1、M_3 和 M_5 能与 Gq 偶联，激活蛋白激酶 C（PKC），打开 Ca^{2+} 通道并释放胞内钙库 Ca^{2+}，促使 Ca^{2+} 与钙调蛋白复合物的形成（Ca^{2+}/CaM），并激活 MLCK 进一步磷酸化 MLC，使平滑肌收缩。M_2 和 M_4 能与 Gi/o 偶联，可抑制 $β_2$ 受体介导的 AC 的活化，并减缓支气管扩张，而 M_2 受体拮抗剂可以去除其不利影响。

此外，Rho/ROCK 作为胞内的一条非 Ca^{2+} 依赖通路也参与了 MLC 的磷酸化和去磷酸化的过程。一方面，Rho 相关的卷曲螺旋蛋白激酶（ROCK）通过对 MLCP 中的肌球蛋白结合亚单位（MBS）特定氨基酸的磷酸化，可减弱 MLC 的去磷酸化作用；另一方面，ROCK 能提高 MLCK 的活性，促进胞内 MLC 的磷酸化，并引起细胞收缩。正是由于 MLC 磷酸化动态平衡的调控，反映了"肺气"运行的阴阳两性，体现了"肺主治节"为"藏之长"的思想。

2. 宣发肃降与肾上腺素能受体功能的相关性 "肺主气、司呼吸"是肺的主要功能，而呼吸运动依赖于肺部交感和副交感神经的相互调控。气道平滑肌上主要分布的是 $β_2$ 受体，$β_2$ 受体激动剂可通过兴奋 $β_2$ 受体舒张气道平滑肌，是临床常用的平喘药物。而 M_2 受体拮抗剂可消除 M_2 受体对 $β_2$ 受体激活的负面作用，可以很好地协同支气管的扩张效果。

"脉气流经，经气归于肺，肺朝百脉"，即"肺气"具有调理心脏以及血液循环的作用。内源性的 NA 通过心肌中的 $β_1$ 和 $β_2$ 受体激活 PKA，并最终促使心肌的收缩。而 β 受体阻滞剂可消除其负面影响，目前已被广泛地用于高血压、心绞痛、心肌梗死、心脏衰竭等疾病的治疗。

"肺主行水，为水道的上源"，当肺气闭阻，肃降失司，可出现小便不利、浮肿等症状。现代研究发现，选择性地阻断尿道和膀胱颈上的 $α_1$ 受体可解除其对括约肌的兴奋作用，可松弛膀胱颈并促进逼尿肌收缩，增加尿量。而选择性地激动尿道平滑肌上的 $β_3$ 受体可松弛膀胱平滑肌，提高膀胱的充盈，延长排尿间隔时间。此外，"宣发卫气"调节体温主要是通过皮肤的发汗散热来实现的。拮抗 α 受体可以降低交感神经的紧张度，舒张皮肤小动脉，增加血流量，促进发汗；而激动 $β_2$ 受体同样导致皮肤小动脉舒张，可促进发汗。

中医将"宣发肃降"的变化定位在其效应和结果上，抽象地概括了肺气运行的状态。而现代医学认为人体的内脏、平滑肌、血管、腺体等的自主功能是由交感和副交感神经的相互平衡和制约来共同实现的。而这种调节机制恰恰与中医的"肺主治节"阴阳平衡的内涵相吻合。因此，白钢等提出"肺主宣发与肾上腺素能受体及其调控的生理功能相关"的学术假说，希望通过"肺主宣发"与"肺主治节"现代生物学理论上的演绎，药效物质的发现与构效关系的探究，配伍规律以及靶点与通路的验证，来揭示其内在的生命现象的本质。

肺主宣发的药效物质基础

回顾肾上腺素能受体相关药物的发展历程，不难得出结论：具有相似结构的受体也需要结构相似的小分子配体与之相对应。那么在"宣肺"中药中也必然存在与交感神经递质结构相似的激动剂或拮抗剂。因此基于 β-AR/cAMP/PKA 信号通路，开发了 β_2 受体激动剂的双荧光报告基因高通量筛选与 UPLC-Q/TOF 鉴定相结合的筛选与评价体系。利用该平台系统地完成了对《中国药典》2015 年版收载的中药材的筛选，发现了一批与肾上腺素能受体激动作用相关的药效成分。例如，从宣肺药中发现了麻黄碱（麻黄）、苦杏仁苷（杏仁）、去甲乌药碱（细辛）、升麻酰胺（升麻）；从陈皮、青皮、枳实等理气药中发现了辛弗林、N-甲基酪胺以及酪胺等系列具有儿茶酚胺类结构母核的 β 受体激动剂；以及从清热解毒药中发现了莲心碱、荷叶碱（莲子心）、蝙蝠葛碱（北豆根）、青藤碱（青风藤）等具有受体激动作用的生物碱类成分。总结其构效关系及作用规律，大体可以分为以下 3 种情况。

1. 基于苯乙胺类生物碱的 β-AR/cAMP/PKA 通路的调控　β 受体激动剂是由肾上腺素发展而来的，通常 β 受体激动剂均具有 1-苯基-2-氨基乙醇的基本结构。麻黄作为发汗解表的代表性药材，其源于麻黄属植物地上部分麻黄草，而其地下部分麻黄根却在临床应用上与麻黄草具有完全相反的止汗作用。中医早就确立麻黄在"宣肺"中的关键地位，其中的麻黄碱已被公认为是 β 受体非选择性激动剂。近期研究发现，麻黄根中的麻黄宁是其主要的药效成分。其中麻黄宁 B 可通过抑制 AC 的活性，降低 cAMP 的产生，可抑制麻黄碱的药理作用。因此苯乙胺类生物碱如麻黄碱、升麻酰胺等是"肺主宣发"调控 β-AR/cAMP/PKA 通路的关键药效成分。为了提高选择性，延长这类苯乙胺类生物碱的作用时间，早在 20 世纪 50 年代就开始基于 β_2 受体进行结构优化，并相继开发了可口服、不易被儿茶酚 O-甲基转移酶（COMT）和单胺氧化酶（MAO）代谢，且选择性好的系列药物，如沙丁胺醇、特布他林、克仑特罗等。

2. 基于体内生物转化的代谢调控机制　机体对自主神经递质的代谢集中在神经、激素和酶 3 个不同的水平，而最基础的就是酶水平的调节。而这些酶蛋白的表达往往具有特异性，通常集中在特定的组织器官或细胞器及亚结构区域，而控制这些级联反应的早期关键步骤则是最有效的调控方式。

研究发现酪胺可在体内逐渐转化为去甲肾上腺素，通过激动 α 受体收缩血管。而添加上述过程的转化酶抑制剂，可以有效地减弱其作用效果。枳壳、枳实等理气药中除了含有辛弗林外还含有 N 甲基酪胺，而 N-甲基酪胺在体内可以逐渐转化为肾上腺素，其对 β 受体的作用效果要远远好于辛弗林，而且起效缓慢，持续时间长久。此外，苦杏仁中的主要成分苦杏仁苷已被证明在肠道内可以水解为野樱苷和扁桃腈，并在体内可发生氰基转氨基以及苯环的羟基化的代谢反应，推测其代谢产物可能是苦杏仁平喘的主要药效物质。由此可见代谢调控是苯乙胺类成分体内发挥作用的一种重要方式，而这种现象却一直没有引起人们的关注。

3. 基于异喹啉和吲哚生物碱等的多靶点药效分子　通常在复杂疾病的发生发展过程中，多种组织、器官或多重靶点参与整个病理过程，形成了复杂的网络调控机制，因此开发多靶点药物目前已经成为治疗复杂疾病的重要选择之一。抗炎、平喘是西医治疗肺系统疾病的重要手段，β_2 受体激动剂联合糖皮质激素的治疗方案已被列入慢性阻塞性肺病（COPD）和哮喘治疗的最佳方案组合。本课题组从具有清热解毒作用的药材中发现了多种异喹啉类和吲哚类生物碱，其具有抗炎、平喘及钙离子拮抗的多重功效。例如，青藤碱能抑制血管平滑肌细胞电压依赖性 Ca^{2+} 通道和受体操纵性 Ca^{2+} 通道，调节 PKC 的活性，降低胞内游离钙水平。虽然这些类生物碱对 β 受体的激动作用较弱，但其通常具有的多效性也为以这些先导化合物为基础，深入探讨构效关系开发治疗呼吸系统疾病的多靶点药物提供良好的借鉴和参考。

肺主宣发复方配伍的协同机制

中药方剂是在辨证立法的基础上依据药性理论及"君、臣、佐、使"减毒增效的组方原则，由不同药材配伍而成的临床用药的载体。"宣肺降气"作为中医治疗肺系统疾病的基本方法应用已久，那么围绕"宣肺降气"的指导原则，在治肺病中药的配伍中也必然存在着针对 β-AR/cAMP/PKA 通路协同增效的药物组合。

1. 宣肺平喘（司呼吸）　三拗汤（麻黄、杏仁、甘草）源于《金匮要略》，方中麻黄发汗散寒、宣肺平喘；杏仁宣降肺气、止咳化痰；甘草取其清热解毒，协同麻黄、杏仁利气祛痰。三药相配，共奏疏风宣肺、止咳平喘之功。利用甘草次酸的分子探针，本课题组曾对甘草次酸进行细胞定位研究，结果发现甘草次酸可以结合在细胞膜的脂筏区，通过降低脂筏区胆固醇的密度改变细胞膜的流动性，促使 $G_{\alpha s}$ 亚基从脂筏区中游离，致使 G 蛋白偶联受体处于活化状态，可以大幅提高 β 激动剂介导的胞内 cAMP 水平，体现了甘草协同麻黄和杏仁利气增效的作用，这也恰恰印证了甘草"调和诸药"的特性。

2. 回阳救逆（朝百脉）　参附汤（人参、附子）出自《妇人大全良方》，主治正气大亏，阳气爆脱之四肢逆冷、呼吸微弱、汗出肢冷、脉微欲绝等症。人参甘平，大补元气，补脾益肺，补气强心；附子辛热，回阳救逆，温肾助阳，祛寒止痛，助阳强心。可谓"附子得人参则回阳而无燥热伤阴之弊，人参得附子则补气而兼温养之功，二者共奏大温大补，回阳救逆之功效"。研究发现，附子中的单酯型乌头碱对 β_2 受体有良好的激动作用，而恰恰在参附注射液中苯甲酰乌头碱、苯甲酰新乌头碱、苯甲酰次乌头碱和苯甲酰脱氧乌头碱等单酯型乌头碱的量较高。此外，人参皂苷 Rg_3 可以浓度依赖性地抑制磷酸二酯酶（PDE）的活性，增加胞内 cAMP 和 cGMP 的量。而基于 β-AR/cAMP/PKA 通路，人参与附子配伍具有良好的协同作用，能更好地发挥抗心衰和心肌保护的作用。而附子的这种"回阳救逆"的作用恰恰与急救用药盐酸肾上腺素激动 β 受体，用于心搏骤停、过敏性休克等的临床主治具有异曲同工之妙。

3. 提壶揭盖（主行水）　金元时期著名医家朱丹溪云"肺为上焦，膀胱为下焦，上焦闭则下焦塞。如滴水之器必上窍通而后下窍之水出焉"。并在《丹溪心法》中具体阐述了这种"提壶揭盖"法的要点。具体采用人参、黄芪补益中气，升麻提升气机，通畅气机，以下小便。黄芪和人参均属补气良药，现代研究发现黄芪中的黄芪甲苷也可以通过抑制 PDE 的活性，提升心肌细胞中 cAMP 的浓度，促进 Ca^{2+}/ATP 酶的活性，快肌浆网内 Ca^{2+} 的释放，从而增强心肌细胞的收缩活动，达到抗心率衰竭的作用。非选择性 β 受体激动剂多巴酚丁胺可直接激动 β 受体，增强心肌收缩和增加搏出量，使心排血量增加，并导致肾血流量及尿量增加。研究发现，升麻中的升麻酰胺与多巴酚丁胺具有相似的结构，同样具有激动 β 受体的作用，与人参皂苷和黄芪甲苷配伍，可进一步提升胞内 cAMP 的浓度，起到协同增效治疗癃闭的作用。

肺主宣发相关的多条通路的串扰

1. β-AR/cAMP/PKA 轴　肾上腺素能受体在心肌细胞上主要表达为 β_1 亚型，气道平滑肌上主要为 β_2 亚型，而尿道平滑肌上则以 β_3 亚型为主，其主要通过 β-AR/cAMP/PKA 轴发挥作用，而 β 受体激动剂则被认为是"宣肺"的主要药效成分。当肾上腺素受体激动剂与细胞上的受体结合形成复合物，激活细胞膜上的 $G_{\alpha s}$ 蛋白，并促使 AC 催化 ATP 脱去 1 个焦磷酸而生成 cAMP。cAMP 作为胞内的第二信使通过激活 cAMP 依赖的 PKA，使靶蛋白磷酸化，从而调节细胞反应。但 cAMP 可以被 PDE 水解成 5'-AMP 而失活。胞内的 PDE4 对 cAMP 具有高度特异性，对调节胞内的 cAMP 具有重要的作用。因此，胞内 AC 与 PDE 的平衡，调控了"肺主宣发"功能的强弱。补气类中药中的许多药效成分，如人参皂苷、黄芪甲苷、薯蓣皂苷等均为 PDE4 的抑制剂，可以通过抑制 PDE4 的活性提高胞内的 cAMP 的量，为 β-AR/cAMP/PKA 轴提供"正能量"的补肺作用。此外，研究发现贝母中含有的茄啶碱等生物碱为 M₂ 受体的选择性抑制剂，可以通过提升胞内的 cAMP 水平，发挥"润肺"的效果。

2. PDK1/Akt/PDE4 轴　　经典的 PI3K/Akt 通路与细胞的增殖分化以及炎症有密切的关系，3-磷酸肌醇依赖性蛋白激酶 1（PDK1）可以借助细胞膜上的磷脂酰肌醇三磷酸（PIP3）对蛋白激酶 B（PKB/Akt）进行磷酸化，被激活的 Akt 再去磷酸化 PDE4，来负调控 cAMP 的活性。研究发现一些常见的清热药，连翘（连翘苷）、黄芩（黄芩苷）、牛蒡子（牛蒡苷）等均可作用于 PDK1/PI3K/Akt 轴上，间接地起到抑制 PDE4 的效果。清肺消炎丸是临床上主要用于痰热阻肺、咳嗽气喘的现代中药制剂，借助从系统生物学到化学生物学的研究思路，本课题组开展了清肺消炎丸的系统研究，发现了牛蒡子苷、牛蒡子苷元、南葶苈子苷和南葶苈内酯 B 4 种木脂素成分可以协同麻黄碱增强胞内 cAMP 的量。引入化学蛋白组学研究手段，通过牛蒡子苷元的分子探针可以实现对牛蒡子苷元的活体示踪，蛋白靶点的捕获富集，揭示其通过结合 PDK1 降低 PKB/Akt 诱导的 PDE 的磷酸化，减缓了 PDE4 对 cAMP 的降解能力，从而增强了肾上腺素激动剂的平喘作用。借助中医临床经验整合现代生物学机制，白钢等提出了 PDK1/Akt/PDE4 轴为"清肺泄热"治疗哮喘的新靶点，为中西医结合开展肺系统疾病研究提供了新的思路。

3. Ca²⁺ 依赖与非依赖的调控机制　　在哺乳动物中 Ca²⁺/CaMKⅡ 被认为是最重要的 Ca²⁺ 依赖的信号通路。当外来的刺激使细胞内 Ca²⁺ 浓度升高并与钙调蛋白结合，改变了钙调蛋白的构象使之活性增强，并与钙调蛋白激酶（CaMKⅡ）结合，磷酸化 MLC 导致平滑肌收缩。例如，乌头中的双酯型生物碱会导致心肌细胞自发性钙释放而产生毒副作用。此外，L 型 Ca²⁺ 通道存在于心肌、血管、平滑肌和其他组织中，是细胞兴奋时 Ca²⁺ 内流的主要途径。因此，Ca²⁺ 通道阻滞剂已被广泛地用于心血管系统疾病的治疗，而中药中存在着许多天然的 Ca²⁺ 拮抗剂。同时，M₃ 受体拮抗剂和 PKC 抑制剂等可以通过控制胞内钙库的释放降低胞内 Ca²⁺ 浓度，起到舒张平滑肌的作用。因此，莨菪碱类胆碱能受体拮抗剂早就被应用于治疗平滑肌的痉挛。

Rho/ROCK 通路是组织中普遍存在的一条 Ca²⁺ 非依赖的通路，其可被多种炎症介质和细胞因子激活，并介导病理生理过程。当 ROCK 被 GTP 结合的 Rho 活化后，会对 MLCP 的肌球蛋白结合亚基进行磷酸化，导致 MLCP 失活，降低了 MLC 脱磷酸化的程度，进而促进了 MLC 的收缩与聚合。而 ROCK 抑制剂能有效抑制气道炎症和气道重塑作用，在哮喘的发生发展中起到关键的作用，因此从中药中发现 Rho/ROCK 通路抑制剂具有非常好的前景。

基于现代生物学的肺主宣发学术假说

从现代系统论的观点来看结构与功能是统一的，"没有无功能的结构，也没有无结构的功能"。梳理上述"肺主宣发"的理论、方药以及相关的药效物质发现，"司呼吸，朝百脉，主行水"的效应与功能最终取决于这些肾上腺素能受体亚型在不同效应器官的分布以及表达量。针对这些肾上腺素能受体亚型的微小差别，中医巧妙地选择了不同类型的苯乙胺类天然药效分子及其衍生的生物碱巧妙地适应了临床治疗的不同需求。综上所述，本文提出基于现代生物学的"肺主宣发"学术假说：①"肺主宣发"的内涵与交感神经节后纤维上的肾上腺素能受体亚型以及所控制的效应器的生理功能相吻合，"肺主治节"体现的核心内容与 MLC 磷酸化水平的调控水平密切相关；②β-AR/cAMP/PKA 信号通路是"肺主宣发"发挥"正能量"效应的关键通路之一，中医巧妙地选择了不同的天然激动剂/拮抗剂实现了这一过程的调控；③中药方剂配伍能有效地增强肾上腺素能受体相关的多条信号通路的串扰，体现了中医针对复杂疾病采用多通路多靶点综合治疗的优势。刘昌孝院士曾评论指出：中西医有着各自不同的治疗理念，对于单一靶标的化学药越来越不适应非感染性复杂疾病的治疗，而"肺主宣发"的现代生物学理论的阐释，对开展以中医理论为基础的转化医学研究，丰富现代医学内容，克服化学药物在疾病治疗中的一些缺陷有着积极的作用。

254 基于古代文献数据库肺与大肠相表里关系研究

肺与大肠相表里理论是脏象理论重要的组成部分，其强调肺与大肠在生理病理及诊断治疗上存在相互影响的关系，具有重要的临床指导意义。随着科学技术的发展，计算机系统作为一种高效的研究统计工具，已成为科研工作的常用工具，是临床研究及理论研究必不可少的工具，有着不可替代的优势。学者孟庆岩等将其与中医学文献研究相结合，建立"肺与大肠相表里"数据库，对该理论进行统计分析，以挖掘其本质联系。

文献来源

本课题收集的文献以《中华医典》所收书目为主。《中华医典》是一部对中医古籍进行全面系统整理而制成的大型电子丛书，其中收录了民国以前历代主要中医著作。全书将收入的中医古籍分为医经类、诊法类、本草类、方书类、综合医书类等十二部分，内容涉及基础理论、诊病方法、中药方剂、临床经验、医案总结、气功养生等诸多内容。本课题对《中华医典》古代医籍中"医经类""诊法类""温病类""临床各科类"四大类医论文献共计 408 部医籍进行了整理分析，共收集含有"肺""肠"关键词的条文 17571 条，关键词 41482 个，其中与肺有关的关键词 26076 个，与大肠有关关键词 15406 个，再从所收集的条文中检索同时含有"肺""肠"关键词的条文共 2577 条，建立"肺与大肠相表里古代文献数据库"，通过科学纳入排除标准删除非"肺与大肠相表里关系"条文及重复录入条文 451 条，共收入 2126 条"肺与大肠相表里"相关古代文献条文。

数据库简介

本系统采用跨平台、面向对象的 Java 语言开发，Java 作为常用的计算机语言，具有极好的通用性、安全性及平台移植性，被广泛地应用于现代信息技术。本系统基于 struts2＋hibernate＋spring 框架，采用 MVC 设计模式。该系统数据库管理系统采用开源的小型关联式数据库管理系统 MySQL5.0，其具有体积小、速度快、成本低、开放源码的特点，使其成为一般中小型网站的首选数据库。本系统 WEB 服务器采用 Tomcat6.0，属于轻量级应用服务器，是目前较流行的 Web 应用服务器。该数据库为局域网工作平台，以局域网中安有数据平台的一台计算机作为服务器，其他电脑可通过局域网访问数据平台，并参与其中工作。

本系统通过 Excel 形式导入源数据，通过后台进行一系列的逻辑处理，在前台 jsp 技术下展现的形式对中医肺肠文献进行数据维护、管理和集中分析，以帮助使用者将复杂的数据简易化、自动化、可维护化，可根据研究需求查询、注释、分析文献，具有一定的功能规范。

数据解读

将文献按照统一格式导入数据库逐条解读。为规范文献的解读分析，数据库采用三分类法，分别设

"选择大分类""选择小分类""选择微分类" 3 个下拉菜单及 "其他" 1 个录入对话框。"选择大分类"是对词条内容的总体概括，其中包括生理、诊法、病理、治疗、方药 5 大方向；"选择小分类"用以解释词条详细功用关系，其中包含津液代谢关系、经络络属关系、肠病治肺等若干项，根据 "选择大分类" 内容的不同，其内容各异；"选择微分类"是对 "选择小分类"的补充，其内容固定，均解释肺与大肠之间的关系，包括津液代谢关系、气机升降关系、经络络属关系、阴阳属性关系、表里相合关系、糟粕传导关系、呼吸关系、解剖关系、同气血关系、同皮毛关系、同咽喉关系、同鼻关系、同属辛金关系、与精神的关系、与燥气的关系、与自然界的关系以及与其他脏腑的关系。因为文献包含的信息量较大，可能一条文献包含生理病理等多重信息，如若出现这种情况，则在 "其他" 录入对话框中人工记录下词条的其他含义。

肺与大肠相表里的生理相关数据分析

数据库采用频数统计的方法，分析 "肺与大肠相表里" 理论的生理相关性，检索生理数据库肺合大肠主要生理功能所占频次和比例如下：津液代谢 227 次（15.96%），气机升降 242 次（17.02%），经络络属 552 次（38.82%），阴阳属性 64 次（4.50%），糟粕传导 127 次（8.93%），呼吸作用 210 次（14.77%）。

检索各功能与其他功能之间的相互关系得到以下数据。津液代谢与其他相关功能之间的频数统计：津液代谢 12 次（5.29%），气机升降 65 次（28.63%），经络络属 19 次（8.37%），阴阳属性 1 次（0.44%），糟粕传导 27 次（11.89%），呼吸 25 次（11.01%），解剖 3 次（1.32%），气血 1 次（0.44%），皮毛 29 次（12.78%），咽喉 6 次（2.64%），魄门 9 次（3.96%），鼻 9 次（3.96%），辛金 2 次（0.88%），其他脏腑 8 次（3.52%），燥气 11 次（4.85%）。其中津液代谢所占的 12 个频数为无法判定其与何功能相关的津液代谢关系，如手阳明大肠主津液，肺与大肠为表里也。

气机升降与其他相关功能之间的频数统计：津液代谢 65 次（26.86%），气机升降 6 次（2.48%），经络络属 17 次（7.02%），阴阳属性 0 次（0.00%），糟粕传导 39 次（16.12%），呼吸 39 次（16.12%），解剖 3 次（1.24%），气血 2 次（0.83%），皮毛 26 次（10.74%），咽喉 7 次（2.89%），魄门 4 次（1.65%），鼻 17 次（7.02%），辛金 4 次（1.65%），其他脏腑 2 次（0.83%），燥气 11 次（4.55%）。其中气机升降所占的 6 个频数为无法判定其与何功能相关的气机升降关系，如肺气宣发、大肠通降。

经络与其他相关功能之间的频数统计：津液代谢 19 次（3.44%），气机升降 17 次（3.08%），经络络属 234 次（42.39%），阴阳属性 8 次（1.45%），糟粕传导 10 次（1.81%），呼吸 64 次（11.59%），解剖 8 次（1.45%），气血 7 次（1.27%），皮毛 39 次（7.07%），咽喉 28 次（5.07%），魄门 2 次（0.36%），鼻 51 次（9.24%），辛金 53 次（9.60%），其他脏腑 2 次（0.36%），燥气 10 次（1.81%），其中经络络属为手太阴肺经与手阳明大肠经相互络属及首尾连接关系，无法判断其与其他功能的关系。经络络属所占的 234 个频数为两经相接相络属的论述，无法判断其与其他功能的关系。

阴阳关系与其他相关功能之间的频数统计：津液代谢 1 次（1.56%），经络络属 8 次（12.50%），阴阳属性 30 次（46.88%），糟粕传导 1 次（1.56%），解剖 1 次（1.56%），气血 2 次（3.13%），辛金 16 次（25.00%），燥气 5 次（7.81%）。阴阳关系用以说明肺与大肠的属性，如大肠为阳明燥金，而 "手阳明""手太阴" 之类均统计为经络关系。

糟粕传导关系与其他相关功能之间的频数统计：津液代谢 27 次（21.26%），气机升降 39 次（30.71%），经络络属 10 次（7.87%），阴阳属性 1 次（0.79%），糟粕传导 9 次（7.09%），呼吸 22 次（17.32%），气血 2 次（1.57%），皮毛 1 次（0.79%），咽喉 1 次（0.79%），魄门 8 次（6.30%），鼻 4 次（3.15%），辛金 1 次（0.79%），其他脏腑 2 次（1.57%）。

呼吸关系与其他相关功能之间的频数统计：津液代谢 25 次（11.90%），气机升降 39 次

（18.57％），经络络属 64 次（30.48％），糟粕传导 22 次（10.48％），皮毛 21 次（10.00％），咽喉 11 次（5.24％），鼻 19 次（9.05％），辛金 6 次（2.86％），燥气 3 次（1.43％）。

讨　　论

肺与大肠经络关系所占比例最大，如《脉贯·脉旨论》"肺与大肠为表里耳……乃经络之表里"，故该理论的最初确定与经络学说的形成与发展关系密切。通过频数可以看出，在经络关系中，手太阴肺经与手阳明大肠经相互络属及首尾连接关系所占比例最为突出，其次为与呼吸的关系，这取决于经脉循行以及咽喉、皮毛和鼻的生理功能。在经脉与各功能关系频数统计中发现，经络与燥金之气的关系明显，燥金为肺与大肠的本气，肺与大肠同气相求、相互络属。经络络属关系的确定，为肺与大肠相表里理论的确立奠定了基础。

津液代谢关系所占比例为肺与大肠生理功能数据的 15.96％，津液代谢与气机升降关系显著，故肺合大肠津液相关其背后的功能基础是气机升降。另外津液代谢与皮肤、呼吸和糟粕传导的关系密不可分，这 3 项功用是津液代谢的 3 个主要出路。皮毛为肺之合，一身之表，依赖肺输送的津液濡养才能发挥正常的生理作用，津液也通过肌表皮肤排出体外。呼吸作用和糟粕传导作用是肺与大肠的主要功能，该功能均依赖于津液代谢才能发挥正常的生理作用，因此津液相关在生理方面是肺与大肠相表里理论的功能基础之一。

气机升降作为肺与大肠的内在功能动力，是肺与大肠生理关系之本，其与呼吸作用和糟粕传导的生理功能有着紧密联系，并与皮毛、鼻等实质性器官关系十分密切，故气机升降是肺脏象的主要生理功能，其功能与呼吸作用和糟粕的排泄相关。机体实质方面，与皮毛和鼻的关系不可分割，经络关系在肺合大肠气机升降中也发挥了一定的作用。肺合大肠气机相通，因此气机升降也是肺与大肠相表里理论的功能基础。

中医学用阴阳说明肺与大肠的属性关系。由于阴阳自身特性，肺与大肠的阴阳属性在文献资料中并不固定，但论及阴阳往往肺与大肠相类比。从数据可以看出，阴阳属性占肺与大肠生理功能数据的 4.50％，其中阴阳属性与辛金的关系频数比例最高，故肺与大肠的阴阳属性与金气有关，进一步通过同气相求验证了肺与大肠相表里。肺与大肠的阴阳属性还表现于藏泻通守的对立统一关系，这是二者的基本功能，从功能上验证了肺与大肠相表里。

肺的主要生理功能是主气司呼吸，大肠的主要生理功能是传化糟粕。数据显示，除与津液代谢和气机升降关系密切外，呼吸功能和糟粕传导功能两者之间的关系也十分紧密，它们在生理上相互辅助，保证人体连通器的通畅，使气机升降有序，进一步验证了肺与大肠之间的关系，糟粕传导的功能与呼吸作用相辅相成，同样在呼吸关系中与糟粕传导功能也存在着联系。呼吸离不开口鼻，排泄离不开二阴，通过呼吸与排泄二者的关系可以看出，鼻与魄门是气机升降的解剖基础，是津液代谢得以正常进行的保证，也是肺与大肠相表里的解剖基础之一。

本研究通过建立"肺与大肠相表里"古代文献数据库，收集纳入相关信息，通过数据系统进行理论分析和数据挖掘，运用计算机技术的优势，将古代文献与现代数据库相结合，不仅可以使理论文献可视化、数据化，还可以动态地跟踪"肺与大肠相表里"理论的内在规律，基本明确"肺与大肠相表里"理论的生理内涵，为进一步深入研究该理论打下基础。

255　基于古籍研究的肺与大肠相表里源流及内涵

　　"肺与大肠相表里"理论是中医脏象学的重要内容，有着重要的临床指导价值。一直以来该理论都是中医研究的热点，有学者从中医文献学的角度深入挖掘了"肺与大肠相表里"的理论内涵，也得出了较为有价值的结论。基于此，学者莫芳芳等从《内经》"脏腑相合"源头出发，逐步梳理了秦汉、晋隋唐、宋金元、明清等历朝历代的理论发展特色，从系统宏观角度把握理论发展脉络，去伪存真，探寻理论内涵，进一步挖掘了该理论的临床指导价值。

肺与大肠相表里理论发展源流

　　"肺与大肠相表里"理论历经千年，以动态的历史发展时期为经，以静态的重要历史著作为纬，对该理论进行脉络梳理，追本溯源，审视理论发展源流，这将有助于对理论内涵的准确把握和提升理论的临床指导价值。

　　1. 秦汉时期　追溯到远古时期，人们已经开始了各种医疗行为。直至秦汉时期，《内经》的成书，才代表了中医学进入了理论总结的阶段，标志着中医理论体系的初步形成。在《灵枢·本输》中提出"肺合大肠"，在《灵枢·九针》中提出"手阳明太阴为表里"，这是关于"肺与大肠相表里"最早的描述。同时，在《灵枢·经脉》和《灵枢·经别》等篇中还专门详细而清晰地描述了手太阴经属肺络大肠，手阳明经属大肠络肺，两经分别循行于上肢相对的内外两侧，并在食指端处交接。同时，手太阴肺经和手阳明大肠经之间还有经别的一"合"加强了两经在体内的联系，别络走向加强了两经在体表的联系。手太阴经和手阳明经在经脉循行路线上内外相对、相伴而行、互相属络实现了脏腑的"肺合大肠"。可见，早在《内经》中就已经提出了"肺与大肠相表里"的思想。

　　东汉医家张仲景遵循经旨，在《伤寒杂病论》中，首次将"肺与大肠相表里"思想应用于临床实践，他提出应用大承气汤治喘息，十枣汤治咳，紫参汤治肺痛，从肠治肺，使肠腑气机通利，则肺宁病愈。

　　2. 晋隋唐时期　在晋隋唐时期，医家开始对《内经》和《伤寒杂病论》等中医经典著作进行整理、注释，比较著名的有杨上善的《黄帝内经太素》和王叔和重新编次的《伤寒杂病论》。同时，在该时期临床医学开始分科化，逐渐分化成针灸、内科、妇产科、小儿科、外科、骨伤科、五官科和推拿按摩等多个分科。晋隋唐时期这种大的医学发展背景使得"肺与大肠相表里"在理论内涵的阐述和临床应用中也得到了新的发展。

　　在理论阐发上，隋代医家巢元方在《诸病源候论》中提出"大肠为腑主表，肺为脏主里"的说法，形成了一种传统认识，却也存在其局限性。至唐代大医家孙思邈在评注《华佗神方》一书中华佗治咳嗽要诀，第一次明确提出了"肺与大肠相表里"的说法。

　　在临证应用上，该时期针灸治疗学得到大发展。隋代杨上善在诠释《内经》理论时，指出肺与大肠经脉在指端阴阳相接，实现脏气通腑、腑气通脏，故在病理情况下的肺病及肠、肠病及肺是沿经脉相传的结果。他还明确指出肺病可"取肺大肠表里输穴"，肺肠同治。尤其皇甫谧在《针灸甲乙经》中将针刺表里经腧穴治疗本经病的原则应用得更加具体，落实到了某症针刺某穴的实际操作之中。

　　3. 宋金元时期　宋金元是中医学术史上"百花齐放，百家争鸣"的时期，涌现了大批医学革新家，他们突破旧理论，总结新经验，提出新见解。当时的金元四大家可谓是他们中的杰出代表。另外，该时期运气学说盛行，对《伤寒论》研究蔚然成风，以及大批方书出现，均是该时期中医学术特色所在。受此影响，"肺与大肠相表里"理论在该时期的发展也被赋予了明显的宋金元烙印。

金元四大家中寒凉派的代表刘完素，提出"及夫脏为阴而主其里，在腑为阳而主其表，然一脏一腑，合主表里，而为阴阳者，非为夫妇阴阳配合之道，乃兄妹之义，皆同姓矣"。他形象地将肺与大肠的表里关系描述成"兄妹关系"，认为这是一种要强同强，要弱同弱，见此知彼，互相表征的"同姓"质关系，可见，刘完素的论述准确把握了《内经》原旨，深刻揭示了肺与大肠表里关系的实质。同时，他还将运气学说与"肺与大肠相表里"结合，从运气的角度阐发肺与大肠的密切关系，提出"阳明燥化，又为清化，卯酉之气，肺与大肠之病也，以燥为本"，"热气大来，火之胜也，燥金受邪，肺病生而流于大肠也"。可见，肺与大肠上应五之气阳明燥金，最易受燥和火热之邪的侵袭而为病。另外，补土派李杲的脾胃论对"肺与大肠相表里"也有影响，他认为在病理情况下可经调理脾胃助元气化生来对肺与大肠相关疾病进行治疗，提出"庚大肠，辛肺金为热所乘而作，当先助元气，理治庚辛之不足，黄芪人参汤主之"。攻邪派张从正和滋阴派朱丹溪在论"痰"对肺与大肠病理影响的看法基本一致。张从正在《儒门事亲》中提到"（痰）上入肺则多嗽；下入大肠则为泻"。痰可引起肺和大肠的病变。朱丹溪在《格致余论》中记载，同族叔祖夏末患泄利，久治不愈，丹溪经诊，认为此正是"积痰在肺"所致，"肺为大肠之脏，宜大肠之本不固"故泄，治疗"当与澄其源而流自清，探喉吐痰而愈"。

丹溪自创探吐法治疗痰泄。与此同时，该时期医家在对肺与大肠疾病传变的病因、病症特点和方药互治上的阐发也都有所深入，论述更详尽明确。

4. 明清时期　明清是中医发展的鼎盛时期，大批医书被撰写，尤其是医案书籍的留存，使得医家临证经验能被后世所学。温病学和中西医汇通是该时期中医理论发展的特点。受当时医学背景的影响，"肺与大肠相表里"理论在该时期的临证应用也得到了空前的发展。

吴鞠通在《温病条辨》中指出阳明温病，大便不通，因肺气不降者，可用宣白承气汤，宣肺通腑，肺肠同治。他还指出杏仁、石膏、黄芩、桔梗是开肺与大肠气痹的首选药物。对于表邪内陷，表里同病的下利，选用活人败毒散，这是遵循了喻昌的"逆流挽舟"法。对于湿温病，湿温弥漫三焦，致上下窍阻，用宣清导浊汤，方中用寒水石由肺直达肛门，宣湿清热，皂荚通上下关窍，使上窍通下窍启，这与朱丹溪"提壶揭盖"法有异曲同工之妙。

此外，王孟英在《温热经纬》中总结到风温下利者，可用黄芩、桔梗、煨葛、豆卷、甘草、橘皮之属，升泄温邪。他认为温邪自鼻吸入，经肺传胃肠，自上注下，由脏及腑是顺传，下利是热邪自寻出路的表现，不必专治利。总之，温病出现阳明腑病便秘、下利等，因肺气不降、肺热移肠所致者，根据"肺与大肠相表里"理论指导，治疗时需在通腑清肠的同时，佐以宣降肺气，升泄温邪的脏腑合治法。此外，该时期医家在对肺与大肠病理传变和临证用药的论述众多，涉及包括便秘、泄泻、痢疾、痔、脱肛、肠痹、腹胀、咳嗽、气喘、失音和鼻衄等多种肺与大肠疾病的互传和互治，基本从气机升降紊乱和气血津液失调等角度阐发病机和指导治疗。

肺与大肠相表里理论内涵

基于以上对"肺与大肠相表里"理论发展源流的梳理，不难得出《内经》是该理论的源头，后世医家对于该理论的发展均有各自的贡献。经追本溯源、去伪存真，重新审视"肺与大肠相表里"理论，力求能够全面认识和理顺"肺与大肠相表里"的理论内涵及外延。

1. 对"肺与大肠相表里"中肺与大肠关系的认识　"肺与大肠相表里"理论所要传达的第一层意思是肺与大肠之间存在关系，这种关系是一种"相表里"的关系。经分析古代医家论述以及结合文字学知识，可以得出肺与大肠之间的关系，即肺与大肠之间通过互相观察彼此，可相互表征彼此，以体现相互配合的关系。包括如下四层含义：①表征、配合的关系；②通过观察而体现关系；③关系的相互性；④关系的相对性。

2. 对"肺与大肠相表里"实现途径的认识　"肺与大肠相表里"理论所包含的第二层含义就是肺与大肠之间实现关系的途径，即"肺与大肠相表里"的内容包括哪些方面？

（1）经脉络属是沟通基础：中医理论认为经络是人体气血运行的通道，人体五脏六腑均以经络相连。手太阴肺经与手阳明大肠经的相互络属实现了肺与大肠之间气血津液的相互影响，从而保证了肺脏与大肠腑之间正常的生理功能。同样，肺与大肠的经脉络属也是肺与大肠之间疾病传变和实现互治的途径。可见，肺与大肠经脉络属是实现肺与大肠之间关系的沟通基础。

（2）气机升降是功能基础：肺主气，主宣发肃降，可吸入自然界清气，呼出人体内浊气。大肠是"传导之官"，传导糟粕，以通降为顺。肺气肃降，气机流畅，才能保证大肠通降。同样，大肠通降正常才能保证肺气的宣发肃降，气机升降有序。因此，肺气宣降、大肠通利，气机升降协调是保证肺与大肠功能协调的重要功能基础。

（3）气血津液是物质基础：人体气血津液的化生源于水谷，肺脏与大肠腑在人体水谷传导过程中发挥着重要作用。大肠要实现水谷传导之功，需要借助肺气才能完成。肺与大肠功能协调，使得人体水谷传导有序，气血津液化源充足。反过来气血津液充足、循行有序可进一步荣养脏腑，保证肺与大肠发挥正常生理功能。可见，气血津液是肺与大肠之间关系实现的重要物质基础。

（4）阴阳五行学说奠定"肺与大肠相表里"的哲学基础：阴阳学说表达的是一种既对立又统一的朴素辩证关系。结合中医脏腑生理特性，从阴阳学说论肺与大肠之间存在着阴阳-脏腑-藏泻-通守的对立统一关系。五行学说是以木火土金水的抽象特性来归纳事物，并根据五行之间关系说明事物之间的相互关系。结合中医脏腑组织形态特性，可将肝心脾肺肾及其相互关联的形体官窍等分别归属于木火土金水五行。而肺与大肠五行皆属金。又结合阴阳属性，肺、大肠又有辛金庚金的区别，而有主气、主津的不同，然同气相求，故肺与大肠关系密切，二者功能相合。因此，阴阳五行学说赋予"肺与大肠相表里"以一定的哲学思辨性，使该理论从哲学层面上得以升华。

基于对"肺与大肠相表里"理论源流的梳理，探讨其理论内涵，可以得出以《内经》的"脏腑相合"为源头，经秦汉、晋隋唐、宋金元和明清等各个时期医家的不断阐发和应用，"肺与大肠相表里"理论历经数千年的发展，其理论内涵逐步丰富。"肺与大肠相表里"理论所表达的基本内涵，即肺与大肠之间通过互相观察彼此，可相互表征彼此，以体现相互配合的关系。同时，"肺与大肠相表里"理论还蕴含着丰富的外延内容，包括肺与大肠之间以经络为沟通联络基础，以气机升降为功能基础，以气血津液为重要物质基础，以阴阳五行学说为哲学基础。经脉络属为气血相通提供联络基础，气血相通是气机升降、水液代谢、水谷传导等功能协调的物质基础，复杂而抽象的功能相合又在阴阳五行学说的介入下被赋予哲学思辨性。可见，"肺与大肠相表里"所包含的肺与大肠之间的相关性存在于不同层面，有着层次上的区别，理论蕴含着更丰富的内涵与外延。

256　肺与大肠相表里源流及研究

　　临床上部分咳嗽、哮喘患者经过治疗后，症状很快得到缓解，亦有患者难以起效，若在治疗时辅以通便，却能增进疗效。为何治疗咳嗽、哮喘时辅以通便会增进疗效？中医学早已有言"肺与大肠相表里"，现代学者对其理论内涵与临床运用探讨已做过多方面研究，成果颇丰，但缺乏系统性，故学者朱星等从"肺与大肠相表里"之理论渊源、生理、病理、治疗等方面进行了梳理论述，为"肺与大肠相表里"理论提供系统认识思路。

理论渊源

　　秦汉时期是中国古代文化的大发展时期，中医古籍群经之首《内经》成于此时期，"肺与大肠相表里"理论思想即源于本书。《灵枢·九针论》"手阳明太阴为表里"，明代马莳《黄帝内经灵枢注证发微》注："表里者，内外也……手阳明者，大肠经也。手太阴者，肺也。"《灵枢·本脏》："肺合大肠，大肠者，皮其应……肺应皮，皮厚者，大肠厚，皮薄者，大肠薄。""肺与大肠相表里"以《内经》之"脏腑相合"为源，经过秦汉、晋隋唐、宋金元及明清等各个时期医家不断运用与发挥，历经千年。而"肺与大肠相表里"文字记载首次出现在《华佗神方》记载华佗治咳嗽要诀孙思邈注释中。书中云"表里相应，二九复生。脓能化毒，不吐肠瘟。军吏李成苦咳，昼夜不宁，先生诊为肠痈，与以散二剂，令服，即吐脓血二升余，病寻愈"。孙思邈云："肺与大肠相表里，肺疾则大肠之力不足，故便不畅……若大肠过疾，则肺之鼓动力受阻，故气常不舒，或增咳嗽……先生治咳嗽，而用吐剂，知其化脓毒，侵于腠理耳。"孙氏分析此病案，认为肺与大肠相表里，肺病则影响大肠传导之力，大肠传导失司，亦影响肺宣发肃降功能。

生理基础

　　1. 经脉相互络属　《灵枢·经脉》"肺手太阴之脉，起于中焦，下络大肠，还循胃口，上膈属肺……大肠手阳明之脉，起于大指次指之端……下入缺盆，络肺，下膈，属大肠"。《灵枢·经脉》详细讲述了肺、大肠两经经脉的循行与相互络属路线，如肺经经脉起于上腹部正中，首先下行与大肠相联络，后绕回，围绕胃上口，上行过膈入肺……其支脉从腕后直走食指拇指侧的尖端与手阳明经脉相合；手阳明大肠经脉，起于食指尖端……在锁骨凹陷处分两支，一支下行入胸部与肺相联络然后再下入大肠本经，另一支上行颈部……由此可见肺与大肠在经脉循行路线上有密切的络属。刘兵等在对古籍文献整理分析，初步认为"肺-肺经"系统与"大肠-大肠经"系统之间存在可以促进两者表里关系发生及密切相合的中介结构，主要包括组织部位中介（喉咙、缺盆、肘骨、鼻、魄门、皮肤）、腧穴中介（络穴）、脏腑经络中介（胃与足阳明胃经、肝与足厥阴肝经），为肺与大肠相表里理论提供了文献依据。中医经络理论在人体解剖上的组织结构为何，仍处在探索当中，但是古往今来经络理论大量临床实践运用的显著疗效足以应验其理论价值。

　　2. 功能相互协调　黄元御《素灵微蕴》"肺与大肠表里同气，肺气化精，滋灌大肠，则肠滑便易"。《医精经义》："大肠所以能传导者，以其为肺之腑。肺气下达，故能传导。"从生理角度讲述了肺与大肠表里关系，肺主气，司呼吸，肺为华盖，主宣发肃降，通调水道，吐故纳新，大肠主津，司传导，推陈出新，肺宣发肃降功能正常，则可布散津液，濡润大肠，大肠腑气畅通亦有赖于肺之气机升降之职运转。

闵寅等将古代临床文献中有关肺与大肠相表里相关规律进行了总结，认为肺与大肠在生理和病理信息的表达上存在共振现象。张芸从信号通路的传导、微生物菌群的协调变化、相同的黏膜免疫机制、特殊分子的表达呈正相关性及胚胎早期的同源性等对"肺与大肠相表里"理论现代研究进展做了详细的论述。韩俊阁等通过对健康 SD 大鼠高氧刺激影响大鼠的免疫功能，慢性高氧使大鼠肺的免疫功能降低，且大鼠肠免疫功能亦随之下降，表明肺肠在黏膜免疫方面存在同步性。有学者研究认为心肺交感神经传入电刺激，可以使骶部脊髓丘脑束（STT）神经元对直结肠反应性明显降低。可见"肺与大肠相表里"理论在现代分子、细胞、组织、黏膜免疫、神经等方面亦有不谋而合之处。

病理影响

《灵枢·四时气》"腹中常鸣，气上冲胸，喘不能久立，邪在大肠"，云肠病可致肺喘。而肺疾亦会影响大肠的传导功能，如《素问·咳论》："肺咳不已，则大肠受之。大肠咳状，咳而遗矢。"可见病理上肺病可影响大肠，大肠病亦会影响肺。现代诸多临床资料研究证实，肺疾可引起胃肠道功能障碍，而胃肠功能障碍亦会加重肺疾。如临床上常见疾病慢性阻塞性肺疾病（COPD）患者，症状可见咳喘气急，肺满如塞，咳痰多不利等证外，亦多有大便不畅、便秘、腹胀等肠道功能障碍表现，并且 COPD 患者若兼有便秘，则会加重其呼吸困难、胸闷、气喘等症状。现代研究从信号转导通路、肺肠微生态、免疫等方面亦有资料证实肺肠病理相关。

1. 信号转导通路　所谓"信号通路"指当细胞内发生某种反应时，信号从细胞外到细胞内传递一种信息，细胞根据此种传递信息做出反应的现象。转化生长因子（TGF-β）为一类有多种生理功能的细胞因子，Smads 蛋白为细胞内可以被 TGF-β 与其受体结合后产生的复合物激活并将信号传导致细胞核内的信号传递分子。TGF-β 及受体在支气管黏膜上皮、基底膜、腺体和平滑肌分布广泛，TGF-β1 可促进损伤肺组织成纤维细胞的分化、生长与增殖，促进成纤维细胞转化成肌纤维细胞，同时介导蛋白质合成，抑制成肌纤维细胞的凋亡和胶原降解，从而参与肺部损伤组织的修复，同时若 TGF-β1 过度表达将导致肺纤维变性。王宝家通过检测溃疡性结肠炎大鼠肺组织 TGF-β1/Smads 信号蛋白含量，发现溃疡性结肠炎模型大鼠出现肺损伤，且其肺损伤程度随结肠病变进展而加重，认为"肠病及肺"的病变可能与 TGF-β1/Smads 信号蛋白对结肠和肺的损伤修复介导有关。

2. 肺肠微生态学说　中医理论整体观虽与西方医学相比具有特殊性，但与现代微生态学具有异曲同工之妙，如人体在受到某些病原微生物侵犯时，可使微生态平衡受到干扰和破坏，出现微生态失调，即中医所谓正邪相争，邪气亢盛。肠道微生态与宿主相互依存，相互协调，对机体起着重要的生理功能，肠道正常菌群间互利共生、密集定植于肠黏膜表面，是一道天然的微生物膜屏障。肠黏膜屏障可将肠腔与机体内环境分隔开来，防止致病性抗原侵入的功能，使机体内环境保持相对稳定，维持机体的正常生命活动。叶建红等通过实验研究发现便秘大鼠模型的肺肠微生态学菌群具有对应性规律变化。

3. 其他　靳文学等通过从黏膜免疫系统的分泌型 IgA 和"归巢"现象为切入点，发现肺、肠之间存在免疫相关性。慧毅等通过实验研究发现肺肠合病组大鼠血清 TNF-α1、IL-1 含量皆显著高于单纯肠病组和肺病组，表明 TNF-α1、IL-1 可能为肺肠相关的共同物质基础。

临床应用

1. 肠病治肺　明代秦景明《症因脉治·泄泻论》"有痰积在肺，肺移于大肠，清肺经之痰，则大肠之泻自止，用节斋化痰丸"。《临证指南医案》"盖肠痹之便秘，先生但开降上焦肺气，上窍开泻，下窍自通矣""丹溪每治在肺，肺气化别便自通。今人亦有寒饮停肺、肠痹便秘之治验"。大肠为腑，腑以通为顺，肺气肃降，可使气行于腑，故调畅肺气，是大肠传导之职得以发挥的动力。又如仲景之麻子仁丸，其方在小承气汤基础上加杏仁、芍药、白蜜，陈修园言杏仁："利下之剂，除胸中气逆喘促，止咳嗽坠痰，润大肠气闭便难。"可见方中杏仁功在肃降肺气，助全方通腑利肠之力。

2. 肺病治肠　《伤寒论》"阳明病，脉迟，虽汗出不恶寒者，其身必重，腹满而喘，有潮热者，此外欲解，可攻里也。手足濈然汗出者，此大便已硬也，大承气汤主之"。本条言阳明燥热腑实，腑气不通，则上逆迫肺，导致肺气不宣，喘满。故治疗应通调肠腑，腑畅则肺气降。

孙学刚等通过实验发现应用脂多糖（LPS）腹腔注射小鼠制作内毒素血症、肠源性肺损伤模型，结果发现内毒素可引起肺组织与大肠黏膜中 Toll 样受体-4（TLR4）的基因转录以及蛋白表达，从而导致 TNF-2α 表达升高，提示 TLR4-TNF-2α（通路）可能是内毒素引起肺、肠炎症反应的共同物质基础。用大承气汤可降低肺与大肠组织中 Toll 样受体-4 的基因转录、蛋白表达以及 TNF-2α 的表达，且肺组织与大肠黏膜之间呈正相关，表明在肺与大肠炎症形成及防治中有着密切的联系。李建等用通腑泻肺疗法治疗 ALI/ARDS 大鼠，发现经中药治疗后大鼠肺功能各项指标均得到改善，且肠屏障功能损伤亦明显改善。

3. 肺肠同治　《伤寒论》"太阳病，桂枝证，医反下之，利遂不止，脉促者，表未解也，喘而汗出者，葛根黄芩黄连汤主之"。后世认为，仲景之葛根芩连汤为治"肺肠同病"之名方，黄元御云："葛根，入足阳明胃经，解经气之壅遏，清胃腑之燥热，达郁迫而止利，降冲逆而定喘。"故葛根可升清解表，徐灵胎言黄芩中空而色黄，为大肠之药，故能除肠胃诸热。《神农本草经》云"黄连，味苦无毒，主治热气，目痛眦伤泣出，明目，肠澼腹痛下利"。方中甘草缓急和中，全方宣清并用，升清解表，清泄里热，肺肠同治。

杨胜兰等从肺肠同治治疗小儿外感咳嗽 30 例疗效显著。付钰基于肺与大肠相表里理论进行针灸选穴，观察针刺肺经穴和大肠经穴对支气管哮喘患者肺功能的影响，发现从肺、肠论治以及肺肠合治均可使哮喘患者的肺功能得到改善，且肺肠合治的改善作用更明显，说明肺经穴与大肠经穴具有协同作用。王宝凯通过实验研究发现，支气管哮喘大鼠脑组织中 SP-A mRNA 发生异常表达，通过针刺肺经腧穴与大肠经腧穴均可对大鼠脑组织 SP-A mRNA 的表达产生影响。

肺与大肠相表里具有坚实的理论与现代研究基础，但在临床实践中，肺、肠病病位不仅只在肺肠，亦可牵涉到脾、肝、肾、胃等脏器。如詹其旸等认为咳喘虽多为肺家病变，但其病因常涉及五脏与肺相表里的大肠。故在临床诊疗用药时应重视整体调节。

257 肺与大肠相表里机制及临床运用

"肺与大肠相表里"理论起源可追溯至《内经》，是中医脏象学的重要组成部分。近年来，研究者从分子生物学、细胞生物学、免疫学等多学科方向研究探讨"肺与大肠相表里"理论的实质和基础，对其认识不断加深。肺与肠在多方面联系密切，比如肺肠组织来源相同、肺肠黏膜免疫互相联系、肺肠菌群变化呈现一定的相关和同步、肺肠同病趋势。这些研究表明，肺与肠不仅在生理上相互联系，病理上也相互影响。故学者刘英君等就"肺与大肠相表里"机制及其临床运用的研究进行了梳理归纳，以期更好地运用该理论以指导肺肠相关疾病的临床治疗。

肺与大肠相表里理论

"肺与大肠相表里"理论起源于《内经》，《灵枢·本输》："肺合大肠，大肠者，传导之腑。"唐代医家孙思邈第一次明确提出"肺与大肠相表里"。在中医理论中，肺气有肃降的功能，与大肠的传导功能相互为用。肺气顺利下降，向全身布散津液，推动大肠传导。大肠向下传导糟粕，有利于肺气的继续肃降。

现代中医研究对该理论提出了一些不同的观点。蒋洪耀结合传统中医理论和现代解剖学，认为"肺与大肠相表里"实际上指的是肺与食管相匹配。还有学者认为，"肺与大肠相表里"其实是"肺与大、小肠相表里"。

中医理论是历代医者在长期反复实践—认识—再实践中发现并总结出来的，是辨证论治的抽象原则。在研究学习中不能把脏象学中脏腑与现代医学中的脏器完全等同起来，要注意将解剖与功能结合起来探讨肺与大肠的实质，要重在阐释中医理论中肺与大肠的功能关系。

肺与大肠相表里机制

"肺-肠"轴是类似于"肠-肝"轴、"肠-脑"轴的联系枢纽，主要表明肺与肠之间在免疫、病理、生理等方面相互联系。经过近年多学科多层次的研究，目前对肠道菌群变化影响肺部健康的作用机制还未完全清楚，但可能包括以下几个潜在通路：肺肠微生态、共同黏膜反应、肠道微生物的代谢产物短链脂肪酸（SCFAs）的作用、T 细胞和 B 细胞的归巢。

1. 肺肠微生态 肠道微生态主要是指肠道菌群与其宿主相互作用和影响的一个整体，正常成年人肠道中有约 1000 种菌落，总数是人体细胞的 10 倍之多，在人体肠道内形成复杂的微生态系统。肠道微生态有营养促进、免疫防御、拮抗、促进肠蠕动等作用，微生物菌群能够促进人体免疫系统发育与稳定，可以通过调节免疫系统来调节远端器官疾病，比如胃肠道 NOD 样受体被细菌激活可增强肺泡巨噬细胞中活性氧的产生，这个机制可能与慢性阻塞性肺病（COPD）的氧化应激和炎症有关。研究发现，肺部菌群与上呼吸道菌群在种类上基本相同，从上呼吸道到下呼吸道的生物量表现为减少趋势；而肠道微生态和肺部微生态存在一定关联，郑秀丽等研究发现，溃疡性结肠炎大鼠的肠道微生态改变可伴随出现呼吸道微生态的同步变化。

2. 共同黏膜反应 肠道菌群的组成和变化会通过共同黏膜免疫系统影响呼吸系统。共同黏膜反应提出，抗原递呈细胞刺激黏膜局部后，从此处获得特定免疫功能的淋巴细胞能迁移至其他黏膜，从而影响了较远处的免疫反应，所以肠道微生态可以从局部影响全身，包括肺黏膜。

3. 肠道微生物代谢产物 SCFAs 的作用　肠道微生物的代谢产物 SCFAs 可以调节免疫细胞的生成，这些免疫细胞可迁移到肺部分化成另一种细胞后抑制初始 T 细胞分化成辅助型 T 细胞 2（Th2），同时 SCFAs 还具有促进幼稚 T 细胞向调节性 T 细胞（Treg）分化的效果。

4. T 细胞和 B 细胞的归巢　T 细胞和 B 细胞的组织特异性归巢在免疫应答过程中具有重要作用。免疫归巢分子的表达决定淋巴细胞的定植和归巢，主要有趋化因子受体（CCR）9、CCR6 和 CCR4。研究发现，肠道微生物与肠道树突细胞之间的相互作用会诱导肠道过表达 CCR4 归巢受体，肺上皮细胞表达的趋化因子 CCL17 又可以激活此受体，促进肠道白细胞介素（IL）- 22＋肠道 3 型天然淋巴细胞（ILC3）进入新生小鼠肺部，而肺部高水平 IL-22 可有效抑制病原体。

肺与大肠相表里理论临床运用

研究表明，肺部疾病如哮喘、COPD 等常伴有慢性肠道疾病，COPD 患者同时患上炎症性肠炎的危险性更高，哮喘患者和 COPD 患者通常伴随着肠黏膜结构和功能的变化。张良登等对肺病和非肺病患者进行调查问卷并采集粪便标本进行涂片检测球杆菌比值，结果表明肺病患者有较明显的肠道菌群失调倾向；临床中肺病患者往往有纳差、大便干结或稀溏的现象，表明了肺肠同病的趋势和特点。所以，临床诊疗过程中要善于运用肺肠同治的治疗手段以提高疗效。

1. 在肺部感染性疾病治疗中的运用　有学者认为，流感病毒性肺炎患者肠道菌群改变的机制，可能是趋化因子配体 25（CCL25）/CCR 轴介导肺源性 CCR9＋CD4＋T 细胞进入肠道从而影响肠道菌群。同样，肠道微生物也可以影响肺部疾病，研究发现，肠道益生菌可以对抗肺炎链球菌感染，还可以提高支气管肺泡灌洗液中 IL-4、IL-6、IL-10 和干扰素 γ（IFN-γ）的浓度。Schuijt 等先清除了 C57BL/6 小鼠的肠道菌群，然后进行鼻内感染肺炎链球菌，接着又进行了活体粪便菌群移植（FMT）实验，结果发现，在肠道菌群缺失的小鼠中，细菌传播、炎症、器官损伤和死亡率均有所增加；肺炎球菌感染 6h 后，FMT 可以使肺部细菌计数、肿瘤坏死因子（TNF）和 IL-10 水平正常化；同时，该实验发现来源于肠道菌群缺失小鼠的肺泡巨噬细胞吞噬肺炎链球菌的能力减弱，认为在肺炎球菌感染期间，肠道菌群可以影响肺部免疫从而保护宿主。

2. 在 COPD 治疗中的运用　COPD 患者机体的长期缺氧状态会引起肠道变化，易导致患者发生腹胀纳差，大便不畅。研究发现，COPD 患者大便菌群中乳酸杆菌和双歧杆菌等肠道益生菌群数量明显低于健康对照组，认为肠道微生态的失衡与 COPD 急性发作率相关。张元兵和洪广祥用"通腑平喘"法治疗 COPD 急性发作期患者，结果表明治疗组总有效率 90％优于对照组的 76.7％（$P<0.05$），认为"通腑平喘"法是治疗 COPD 急性发作期的有效方法，通过调节肠道治疗 COPD 有效。

3. 在支气管哮喘治疗中的运用　呼吸道感染时，肠道微生物组成也发生了变化，后者可能促进了以呼吸道变态反应为主的免疫反应。乡世健等通过冬病夏治方（白芥子、细辛等）穴位贴敷，调控哮喘豚鼠肠道菌群的构成，增强机体免疫力，从而有效治疗哮喘。Feleszko 等给 Balb/c 小鼠从出生开始连续 8 周，每隔一天口服鼠李糖乳杆菌或双歧杆菌二裂菌属，其间全身致敏和气道卵白蛋白刺激；研究结果表明，益生菌在新生小鼠中的应用可通过诱导与转化生长因子-β（TGF-β）产生增加有关的 T 调节细胞，从而抑制哮喘小鼠模型过敏性致敏和气道疾病。上述研究显示，通过调节肠道菌群在一定程度上可以治疗哮喘发作。

4. 在肺结核治疗中的运用　Khan 等对 C57BL/6 小鼠在感染结核分枝杆菌（Mtb）前后使用抗生素介导肠道菌群破坏，从而形成两组结核病动物模型；研究发现，肠道菌群失调不仅加速了 Mtb 的生长繁殖，还能促进肺部 Mtb 向其他器官传播；经健康小鼠粪便移植后，模型小鼠可通过增加释放 IFN-γ 和 TNF-α 的辅助型 T 细胞 1（Th1），恢复肠道菌群和增强免疫力，并减少肺部 Mtb 负荷，防止其扩散至脾脏。上述研究表明，肠道菌群与肺结核病的发生发展有关，临床治疗肺结核时，在常规用药的基础上，可以尝试调节肠道菌群以达到辅助治疗效果。

5. 在肺癌治疗中的运用　肠道菌群在肺癌的发生、发展及治疗中发挥着重要的作用。Routy 等对非小细胞肺癌患者肠道菌群进行研究发现，如果患者肠道菌群更多样化，则患者对治疗的敏感度更高；肠道菌群的异常往往导致治疗方法失效，并且发现治疗效果与肠道内嗜黏蛋白艾克曼菌（AKK）的数量也有关。Vétizou 等也发现肠道菌群可以通过细胞毒 T 淋巴细胞相关抗原 4（CTLA - 4）降低癌症免疫治疗的效果。因此临床上，可以调整肠道菌群达到最佳菌群状态来增加肺部癌症治疗效果。

随着高通量测序技术的发展与应用，针对目标微生物的检出能力越来越高，肠道与肺部在各学科各层次存在的密切联系逐渐被人们所认知。通过调节肠道微生态可以辅助治疗肺部相关疾病，肺部疾病也可以影响肠道菌群，肺和肠之间双向连接，相互为用。

258　肺与大肠相表里理论基础及研究

　　"肺与大肠相表里"理论是中医脏象学的重要内容，对临床工作有着重要的指导价值。因此，从古至今历代医家对这一理论的基础进行了探究，取得了丰硕的成果。随着现代科学技术的不断发展，人们对其理论基础的研究不断开展。学者赵鑫民等从中医传统理论、现代科学研究对近 10 年来"肺与大肠相表里"理论基础及其研究做了梳理归纳。

传统中医理论对其理论基础的研究

　　秦汉时期《内经》"脏腑相合"的提出，是肺肠表里相关理论的萌芽。隋唐时期，《诸病源候论》中"大肠为腑主表，肺为脏主里"的提出是这种认识的进一步发展。唐代医家孙思邈，第一次明确提出了"肺与大肠相表里"之说。至此历经宋金元明清历代医家对其理论不断地探究与应用，"肺与大肠互为表里"理论历经数千年的发展，其理论基础逐步丰富。研究认为肺肠表里关系实现有 4 个基础："气机升降"是功能基础；"气血津液"是物质基础；"经脉络属"是沟通基础；"阴阳五行学说"是哲学基础。因此，中医传统理论部分将主要从以下 4 个方面对"肺与大肠相表里"理论进行论述。

　　1. 气机升降运动方面　《素问·六微旨大论》："升降出入，无器不有。故器者，生化之宇。"生理功能上，肺肠通过气机的升降出入而相互为用。肺主气司呼吸，大肠主津传导糟粕，二者在气机上"升降相因"。林炜烁等研究认为，肺肠表里相关的功能基础是肺肠气机的升降相因。二者气机升降相因具体包括"肺宣肠降，肺降肠升，同升与同降"。肺与大肠气机运动特性是以降为主，降中寓升；其总体的气机运动特征是"升降相因"。因此在临床治疗中，应当顺应肺肠气机运动特性，维持二者升降关系的正常。"腑气不通则肺气不降"，《伤寒论》第 212 条："伤寒若吐若下后不解，不大便五六日，上至十余日，日晡所发潮热，不恶寒，独语如见鬼状。若剧者，发则不识人，循衣摸床，惕而不安，微喘直视，脉弦者生，涩者死。微者，但发热谵语者，大承气汤主之。"此"喘"病机在于阳明腑实，腑气不降，故而气机上逆于肺，肺气肃降失常。治疗上当遵循"通腑降肺"之法；另有"支饮胸满者，厚朴大黄汤主之"，治疗上同样运用"通腑泻下法"，通腑气以降肺气来治疗急性期喘证。朱丹溪治疗"肠痹"同样遵循肺肠表里相应之法，开肺气以治"肠痹"。温病大家叶天士治疗肠痹，以"开肺气"为治疗大法，选药均是宣降肺气之品，熟读《临证指南医案》，便会发现书中记载了不少理肺气治疗肠痹的案例。

　　2. 津液代谢方面　肺主通调水道，为"水之上源"，大肠主津，为传导之官，二者在机体津液代谢方面相辅相成。《素问·经脉别论》指出："饮入于胃，游溢精气，上输于脾，脾气散精，上归于肺，通调水道，下输膀胱。"由此可以看出，肺通调水道的功能在津液代谢中发挥重要的作用。"大肠主津"，指的是大肠通过对水分的重新吸收、参与机体水液代谢的功能。机体津液代谢的正常的运行离不开肺与大肠的相互配合。津液正常的代谢离不开肺与大肠的生理上的互动，"津液"是实现维持"肺与大肠相表里"关系的物质基础之一。孟庆岩等认为肺与大肠在机体津液代谢方面生理上相辅相成，病理上相互影响。肺主宣发与肃降，输布津液于下以濡润肠道，保证机体水液代谢的正常进行；大肠主津，濡养肠道以通畅腑气，有益于肺气之肃降和"通调水道"功能的正常发挥；病理上，肺主通调水道的功能受损，进而肺病及肠，导致大肠传导功能出现障碍，临床上出现便秘或腹泻等胃肠道症状；大肠主津的功能异常，水液代谢失衡，肠燥津亏，腑气不通，进而肠病及腑，影响肺气的肃降功能，导致临床上出现咳嗽、喘憋、胸闷等肺系症状。《金匮要略》中将"水走肠间，沥沥有声"者谓之"痰饮"。肺与大肠相表里，经脉互相络属，"肠间水气不行于下，以致肺气郁于上"，故易发胸闷，咳喘等肺系症状，这属于津液代谢失常、肠病及肺的表现。大肠主津功能失常，肠中水气逆于心肺，出现心悸、咳喘、胸闷等"水凌心肺"之证。临床治疗上以荡涤水饮，利水泻肺为法。

3. 经络学说方面　"肺与大肠相表里"源于《灵枢·本输》"肺合大肠，大肠者，传导之府""肺手太阴之脉，起于中焦，下络大肠，还循胃口，上膈属肺……其支者，以腕后直出次指内廉，出其端""大肠手阳明之脉，起于大指次指之端……下入缺盆，络肺，下膈，属大肠"。从条文中可以看出，手太阴与手阳明的经脉表里相通，互相络属，这是"肺与大肠相表里"关系的内在属性之一和实现表里关系的沟通基础。肺与大肠之间还通过络脉、经别、六合关系加强相互体表、体内关系以及循环路径上表里相贯。赵吉平等从经、穴互通角度出发，研究认为"肺与大肠互为表里"的内涵体现在"肺-肺经"系统及"大肠-大肠经"系统的多维联系。临床上治疗咳嗽等肺系疾病，大多选用肺经穴位，其次为大肠经。有文献报道，从肺肠论治针刺支气管哮喘，能提高患者哮喘控制水平，改善患者生活质量。付钰等通过针刺支气管哮喘患者的肺和大肠经穴，发现各针刺组针刺治疗后，肺、肠系统症状评分都比治疗前有所下降，而且两者变化有很强的相关性（$P<0.01$）。

4. 阴阳学说方面　阴阳即是对立统一。"阴阳"学说是传统医学认识世界的世界观和方法论。"阴阳学说"是"肺与大肠相表里"关系实现的哲学基础。"表里关系"是阴阳关系的一种具体表现形式，也具有对立统一的内涵。《内经》在论述表里时也多与阴阳相联系。如《素问·阴阳应象大论》"四时阴阳，尽有经纪，外内之应，皆有表里"；《灵枢·血络论》"阴阳俱脱，表里相离"等。"肺与大肠互为表里"从"阴阳"学说的角度可以理解为两种关系。①肺与大肠的对立关系：对立关系具体包括解剖位置，肺居上，大肠居下；脏腑生理特点上，肺为脏主藏精，满却不能实；大肠为腑主传化饮食物，实却不能满。如《素问·五脏别论》："所谓五脏者藏精气而不泻也，故满而不能实。六府者，传化物而不藏，故实而不能满也。"②肺与大肠的统一关系：具体包括人体系统，中医把人体分为5个系统，即五脏中心一体观，肺系包括肺脏与大肠，二者俱属肺系；脏腑生理功能上两者相互协调，肺脏行气于大肠，帮助大肠腑完成生理功能；大肠行精于肺脏，使肺脏得精气而藏之。另据文献研究，经络命名也体现着"阴阳"的关系。肺经与大肠之所以互为表里，关键在于其各自代表阴阳的多少。

现代医学对其理论的研究

1. 肺肠组织起源方面　现代动物进化学研究表明，气管组织起源于原肠的一个皱襞，人类胚胎学也证明呼吸组织、消化道组织均来源于原始消化管的内胚层。肠道疾病过程中，肺表面活化蛋白A（SP-A）的表达，被认为是肺肠发育同源性的物质基础和肺肠胚胎同源性的后果。文献研究表明，肺与大肠编码SP-A的基因的转录子有共同的起源点。刘声等从胚胎早期肺肠上皮组织细胞的形态以及增殖与凋亡分析初步认为，肺与肠早期发育具有同源性的特征。这与现代动物学以及人类胚胎学的研究结论也是吻合的。

2. 肺肠免疫学方面　现代免疫学研究发现，支气管相关淋巴样组织（BALT）与肠道淋巴样组织（GALT）之间联系密切，可能是通过某种机制实现二者之间功能上的互动，实现免疫反应的同步性。即当一处发生抗原刺激的免疫反应，可同时在另一淋巴组织产生相同的特异性分泌型IgA免疫反应，这为"肺与大肠相表里"提供了免疫学依据。分泌型IgA（SIgA）是机体合成分泌最多的免疫球蛋白，广泛存在于胃肠液、支气管分泌液中。胃肠道和呼吸道的黏膜同属于共黏膜免疫系统的一部分，二者通过免疫细胞的游走实现生理上的互动和病理上相互影响，SIgA是二者免疫互动的重要物质之一。肺肠之间在黏膜免疫方面具有同步性，这可能是"肺与大肠相表里"的生物学基础。杜丽娟通过实验研究发现，哮喘组大鼠的肺、大肠组织中CD4$^+$、CD8$^+$的表达明显增高，升高具有相关同步性，因此初步认为，黏膜免疫中CD4$^+$、CD8$^+$T淋巴细胞可能是肺与大肠联系的物质基础之一。韩俊阁等报道，模型组大鼠肺泡灌洗液和肠黏膜灌洗液中的炎性免疫介质含量较正常组均呈现明显下降的趋势，体现了同步性的特征。

3. 病理状态下肺肠特异性方面 现代学者研究发现，肺与大肠之间的特异相关性可能是"肺与大肠相表里"的内涵之一。郑秀丽等通过建立大鼠肠病模型，发现模型组大鼠的肺和结肠都出现病理性的损伤，组织病理形态呈现同步改变，而其他四脏无明显变化。朱立等通过实验建立大鼠溃疡性结肠炎（UC）模型，结果显示与正常组对比，模型组与正常组大鼠肝肾功能均在正常范围，肝肾组织病理观察未见明显病变；而模型组与正常组对比发现，模型组中大鼠肺支气管出现病理性损伤。景姗等通过观察溃疡性结肠炎（UC）大鼠模型肺、肠组织中转化生长因子-β（TGF-β_1）的变化，发现4周后TGF-β_1含量在肺、肠组织中表达下降，说明肺肠在病理下组织发病的相关性，符合UC发生肺损伤的表现。李志军等报道，急性肺损伤（ALI）时，ALI模型大鼠肺、大肠、BALF及血清中SP-A含量降低，肺肠之间呈一致性变化。

4. 肺肠微生态同步性方面 文献报道，肺肠之间在微生态变化方面，具有同步性。叶建红等通过建立大鼠便秘模型发现，模型组的肠道需氧菌、真菌、较正常对照组显著增多（$P < 0.01$），而厌氧菌显著减少（$P < 0.01$）；模型组的肺部需氧菌、真菌增多，厌氧菌显著减少（$P < 0.01$）。郑秀丽等认为，肠病大鼠可出现呼吸道菌群的改变，而且肠病大鼠呼吸道和肠道的部分菌群出现同步增多或减少的相关性变化，提示微生态菌群的变化可能是"肠病及肺"的机制和表现形式之一。符子艺等认为，"肺与大肠相表里"理论可能是通过调节肠道微生态平衡而达到脏病腑治的目的。

259　肺与大肠相表里理论研究

　　近几年关于"肺与大肠相表里"理论的研究备受重视，从中医溯源发现二者从经络上是互相络属、从功能上是互相关联的。临床上多应用该理论指导肺病治肠和肠病治肺，且取得明显临床疗效。故现代医学从胚胎学说、信号通路、黏膜免疫、微生物菌群等方面研究，证实了肺肠同治的可靠性，并提出了"肠-肺轴"理论。学者张艳等对近几年文献资料进行了归纳，期待"肺与大肠相表里"理论研究能更加深入地发展。

肺与大肠相表里溯源

　　"肺与大肠相表里"理论起源于《内经》。《灵枢·经脉》"肺手太阴之脉，起于中焦，下络大肠""大肠手阳明之脉，起于大指次指之端，循指上廉……下入缺盆，络肺，下膈，属大肠"。手太阴肺经通过横膈，属于肺脏。手腕后方的支脉从列缺分出，一直走向食指内侧端商阳穴，与手阳明大肠经相接。而手阳明大肠经起于食指内侧端商阳穴，临手太阴肺经上行，上出于颈椎，再向下进入缺盆，联络肺脏，通过横膈，属于大肠。肺与大肠通过分出的经脉加强了联系，即所谓经别。手阳明经的经别下走大肠，属肺，上循喉咙，出缺盆后入本经。手太阴经的经别入肺，散行于大肠，出缺盆后，沿喉咙合入手阳明经。此为内经所谓肺与大肠经之六合。肺经在列缺穴分出络脉与手阳明经脉相通，大肠经偏历穴别走入肺经，实现两经的第三、第四会合。肺与大肠经通过经别的出、入、离、合，沟通两经，使联系更加紧密，突出了肺与大肠两经相互络属，一脏一腑，一阴一阳，表里相对，密切相关。《素问·咳论》："肺咳不已，则大肠受之；大肠咳状，咳而遗失。"即论述了肺与大肠相互络属的关系。肺咳不已则大肠受之，大肠之脉入缺盆，络肺下膈，为传导之府，故咳则遗失秽物也，大肠咳状如此。

　　肺与大肠在功能上是相互关联的。若肺脏病可影响大肠传导导致大便异常。"肺者，相傅之官，治节出焉。"提示肺气宣降正常有助于大肠传导有节。肺气肃降，通调气机，下助大肠传导糟粕。《病因脉治·大便秘结论》："肺气不能下达，则大肠不得传道之令，而大便亦结矣。"吴鞠通《温病条辨·中焦篇》："痰涎壅滞，右寸实大，肺气不降者，宣白承气汤主之。"另一方面，肺气肃降，通调津液到大肠，使大肠润而不燥，以利传导糟粕。若肺气虚无力推动，致大肠传导迟缓，引起排便困难。若痰热壅肺，不能宣发布散津液于大肠，而导致肠燥津亏，大便干燥难行。如《石室秘录·卷三》："大便闭结者，人以为大肠燥甚，谁知是肺气燥乎？肺燥则清肃之气不能行于大肠，而肾经之水仅足自顾，又何能旁流以润溪涧哉。"若肺热移于大肠可引起泻利，《医经精义·卷上》："大肠痢证，发于秋金之时，亦是肺金遗热于大肠。"

　　肺的宣降失调可以影响大肠的传导功能。反之，若邪犯大肠导致腑气不通，上逆于肺，也可影响肺的宣发肃降，出现咳嗽、咳痰、喘息等症状。《黄帝内经灵枢集注·卷五》："大肠为肺之腑而主大便，邪痹于大肠，故上则为气喘争。故大肠之病，亦能上逆而反遗于肺。"大肠是传化糟粕之腑。大肠传导功能正常，则腑气通畅，气机调达，启闭有度，有助于肺的宣降。如《医旨绪余·下卷》："肺色白，故大肠为白肠，主传送浊秽之气下行，而不使上干于心肺，所谓传泻行道之腑也。"若大肠传导失常，糟粕积滞，内阻不通，气机不通也会影响肺，使其失于宣降。正如阳明腑实，燥屎内结，腑气不通，气机上逆，影响肺之宣降，则会出现便秘腹满而喘咳等。

　　肺气宣降正常则大肠传导有节，大肠传导正常则肺气宣降如常。肺与大肠相表里，生理相联，病理相通，故治疗上亦可同治。如肺病可以治肠，反之，肠病亦可治肺。《伤寒论·阳明实证》（242条）："患者小便不利，大便乍难乍易，时有微热，喘冒不能卧者，有燥屎也。宜大承气汤。"指出燥屎内结于胃肠而出现排便异常，而喘息不得卧这一肺系证候，选用大承气汤，使腑气通利，则肺热随之下泄，喘满自除。《金匮要略·痰饮咳嗽病脉证并治》"饮后水流在胁下，咳唾引流谓之悬饮""病悬饮者，十枣汤主之"。即是应用十枣汤攻下，使患者产生腹泻，使多余水分从肠道排出，则胸痛、咳喘好转。正如"咳家其脉弦，为有水，十枣汤主之"所论。叶天士《临证指南医案·肠痹》："湿结在气，二阳之痹，丹溪每治在肺，肺气化，则便自通。"治疗湿邪阻碍气机运行，导致肺气不利，腑气不通，而见腹胀便秘，咳嗽咳痰。治疗时不能单用攻里，还要宣通肺气。

肺与大肠相表里现代研究

传统医学的"肺与大肠"与现代医学的肺和消化道有许多相似之处，且经临床观察，在生理和病理上有许多相关性。传统医学主要从气机升降和水液代谢方面论述肺与大肠相表里。现代医学从早期胚胎、信号通路、黏膜免疫、微生物菌群等方面研究，甚至提出了"肠-肺轴"概念。在肺与肠同源性方面，McGrath PS发现人胚胎在第3～4周时内胚层被卷入胚体内形成原肠。原肠分化的前肠部分又逐步分化为口腔底、舌、咽、食管、胃、十二指肠上段，以及喉以下呼吸管道和肺脏等器官。刘声等通过观察28周龄以内的人体胚胎发育过程中，肺与空肠、回肠、结肠、直肠等的上皮组织细胞学特征，得出结论：肺与肠在胚胎早期上皮形态一致，上皮细胞增殖、凋亡无显著性差异。在胚胎各期，肺与回肠、结肠上皮组织活性蛋白物质无显著性差异。实验证明在胚胎早期肺与回肠、结肠在组织细胞学上"同源"。孙小钧应用肺肠合治、治肺、治肠法分别治疗过敏性哮喘大鼠，结论为肺肠合治组在TGF-β_1/Smads信号传导通路相关指标TGF-β_1降低、Smad3升高、Smad4降低、Smad7降低、IL-17升高、IFN-γ升高，提示肺肠合治可能通过对TGF-β_1/Smads信号传导通路调控实现；TGF-β_1/Smads信号传导通路可能是"肺与大肠相表里"生物学效应的重要物质基础。人体黏膜免疫是组织、细胞和效应分子组成的综合网络，肠道黏膜免疫系统中激活的淋巴细胞能够到达包括呼吸道在内的多个黏膜淋巴组织，发挥针对相同抗原的免疫反应，这被称为共同黏膜免疫系统。李继红等应用大承气汤治疗哮喘大鼠，发现哮喘合并便秘大鼠支气管肺组织中炎症细胞浸润明显，外周血中Th17细胞升高比例与Treg细胞降低比例较哮喘组更明显，血清IL-17、IL-16水平明显增加，提示在哮喘发作合并肠道菌群及功能失常时，大量的细菌穿过肠道黏膜，进一步激发T细胞，Th17和Treg分化失衡，免疫反应向呼吸道黏膜迁移，在黏膜淋巴细胞的"归巢"作用下，呼吸道产生强而广泛的黏膜免疫应答反应，加重了哮喘发作。应用大承气汤可以调节Treg/Treg的免疫作用，提高黏膜屏障功能，降低淋巴细胞的"归巢"作用，减轻哮喘发病。郑榕等认为非常功能失调是"肺肠合病"黏膜免疫中免疫球蛋白、细胞因子是"肺肠合病"的物质基础，其"选择性的归巢机制"则是"肺肠合病"的基础，黏膜免疫中免疫球蛋白、细胞因子是"肺肠合病"的物质基础，其"选择性的归巢机制"则是"肺肠合病"的桥梁。FuW等通过建立哮喘合并菌群失调大鼠模型，发现TLR/NF-κB信号传导可能在肺和大肠相互作用中发挥作用，TLR和NF-κB可能是治疗肺部疾患合并肠道疾病的潜在靶标。卢崇情等应用宣肺平喘方治疗哮喘大鼠肺可以缓解气管痉挛，减轻肺部炎症反应，并且发现大鼠肠道含有大量的微生物，用药后可以改善肠组织病理损伤，调节肠道致病菌群。脊靖域等从微生物菌群变化角度解释"肺与大肠相表里"。通过建立大鼠肺病模型和肠病模型，比较葡萄球菌、肠杆菌、乳酸杆菌等肠道菌群的变化，结论显示肺病可以及肠，肠病可以及肺，但肺病对肠的影响占主导地位，这说明脏病对腑病的影响大，微生态菌群的变化可能是"肺与大肠相表里"的物质基础之一。张经文等认为阳明腑实证患者肠道屏障受损，肠道内大量内毒素、细菌进入血循环和淋巴系统，产生一系列连锁反应，可对肺组织造成损伤。中药制剂通过通腑泻下、清热解毒、活血化瘀可以抑制肠道细菌增殖，抑制炎症反应，减少胰腺、肠和肺组织损伤。数据分析方面，孟庆岩等通过文献搜索建立了"肺合大肠古代文献数据库"，采用频数统计的方法得出结论：

在病理方面，肺病及肠所占比例最大，为 57.72％。肠病及肺为 8.43％。说明肺病对肠的影响要大于肠病对肺的影响，这确立了肺在"肺与大肠相表里"理论中的主导地位。在生理性方面，肺与大肠经络络属关系所占比例最大，为 42.39％。这充分证明了手太阴肺经与手阳明大肠经是相互联系、相互络属的，为"肺与大肠相表里"理论奠定了基础。

肺与大肠相表里临床应用

　　任建等认为很多 AECOPD 呼吸衰竭患者合并腹胀、便秘症状，使膈肌顺应性下降，影响通气效果。故应用承气灌肠液（大黄、葶苈子、厚朴、瓜蒌、茯苓、丹参、黄芪）联合无创通气治疗 AECOPD 呼吸衰竭患者。实验结果显示治疗组中医证候积分优于对照组（$P<0.05$），无创通气时间少于对照组（$P<0.01$），腹胀、便秘明显好转（$P<0.05$）。李萍等在新型冠状病毒肺炎患者粪便中发现了该病毒，很多患者出现了腹胀腹泻等胃肠道症状，说明存在肺肠同病现象。张文星等根据古代疫情结合此次疫情特点，建议应用导泻的同时注意顾护中焦脾胃，对新型冠状病毒肺炎患者应用宣白承气汤，临床观察患者并未出现明显腹泻现象，说明该方既有导泻之功，又有护胃之效；既能清肺，又能通腑，效果显著。陈莉莉等根据"肺与大肠相表里"理论阐述了脾胃虚弱是新型冠状病毒肺炎发生的内因，通过益气健脾可以调节肠道黏膜免疫，防治新型冠状病毒肺炎。霍金林等根据肺肠同治理论，通过 Meta 分析宣白承气汤加减治疗新型冠状病毒肺炎"痰热壅肺型"患者，较单纯西医常规治疗组有效率明显提高，可以减少外周血乳酸含量，缩短有创通气时间。高淑美应用大数据挖掘发现中药在此次抗击疫情方面起到突出贡献，核心用药为生地黄、玄参、火麻仁，核心方剂为射干麻黄汤、宣白承气汤，总治则为清肺止咳、润肠通便。核心基因为 Th17 细胞、IFN-γ、IL-6 血管活性肠肽、VIP、神经肽等，均可通过调节肠道菌群失调而改善疾病。

　　"肺与大肠相表里"理论不仅用于治疗肺系疾病，同样能够通过宣发肺气濡润肠道，肃降肺气促进大肠蠕动而治疗便秘、溃疡性结肠炎、肠易激综合征等肠道疾病。甘雨龙等认为提壶揭盖法可用于肺失宣降导致的便秘患者，以调畅气机，使肠道恢复传导功能。临床上适用于伴见咳嗽、咳痰的老年便秘患者。张嘉鑫等发现很多肠易激综合征患者同时伴见咯痰清稀，说明寒饮可从肺下移肠间，肠腑不得积聚，可导致腹痛泄泻，多应用小青龙汤加减以温阳化饮，使痰、湿、水邪从二便而解。厉越等通过"肺与大肠相表里"理论辨证分型，应用补益肺气、宣畅气机、化痰止泻、清肺润燥、清热利湿兼顾护脾、胃、肾法均可以缓解溃疡性结肠炎发作。窦丹等根据"肺肠同治"原理应用网络药理学和生物信息学，对参苓白术散治疗慢性阻塞性肺疾病和溃疡性结肠炎进行了系统分析，做出了核心靶点网络图，结果显示，交集靶点 52 个，主要涉及代谢、免疫炎症以及氧化应激等相关信号通路，为中药"异病同治"提供了参考。蒋元烨等认为大肠息肉的中医病机特点为本虚标实、虚实夹杂。本虚主要为脾虚、肾虚，标实主要为气、湿、痰、瘀。而气、湿、痰、瘀这四大主要致病因素皆与肺相关。根据"肺与大肠相表里"从肺论治大肠息肉完全可行。王锦慧等从"肺主皮毛""肺与大肠相表里""肠-皮肤轴"论述清肺宣肺、疏通阳明可以对肠道菌群结构产生影响，从而调节免疫代谢改善痤疮症状。马俊杰等根据"肺肠同治"原理治疗尿毒症皮肤瘙痒症，结果显示，凉膈散组疗效优于单纯治肺组、单纯治肠组及乳果糖、氯雷他定组。因为肺主皮毛，肺与大肠相表里，通腑治疗可以明显降低患者瘙痒评分，且甲状旁腺素及 TNF-α、IL-6 炎症指标也得到改善，揭示了肠-肺-皮毛的内涵。顾庆华认为呃逆的病机为肺失宣肃、大肠失司，从肺与大肠相表里论治呃逆，以宣肺通腑为主，理气和胃为辅，效果显著。

　　综上所述，"肺与大肠相表里"理论经过越来越多的临床实验和科研试验的证实，体现了中医的整体观念，说明人是一个有机整体，脏腑器官是相互沟通的，而非孤立的个体，是中医脏腑表里学说的重要理论之一。

260　肺与大肠相表里理论研究启示

历代医家在继承《内经》思想并结合先人临床经验的基础上发展起来的"肺与大肠相表里"理论，是中医学脏腑相关理论的核心内容之一，论述了肺与大肠经络络属关系及生理病变关联：肺与大肠在经脉上互为络属，病变上相互影响，构成表里的相互关系。随着现代医学手段的发展和应用，对"肺与大肠相表里"理论的研究在不断深入，并且开始从微观水平上研究肺与大肠的内在联系。学者张纯芳等从"肺与大肠相表里"理论的历史发展、临床研究和应用、现代医学诠释三个层面进行了论述，对该理论做了全面解读。

肺与大肠相表里理论的历史发展

《内经》最早认识到肺与大肠经络络属关系及生理病变关联。《灵枢·本输》"肺合大肠，大肠者，传导之腑"，大肠是谷物消化停留的场所，在大肠中谷物变成浊物，并在肺的气化作用下通过肛门将浊物排出体外。这解释了肺与大肠在食物消化过程中的功能主宰以及两者之间的关系，肺为脏属阴，大肠为腑属阳，此外肺与大肠存在着表里、通守、藏泻的对立统一关系。同时《内经》中也论述了肺与大肠病机上的传变。《素问·咳论》"肺咳不已，则大肠受之，大肠咳状，咳而遗矢"，即肺病久之则邪沿经下行，影响到大肠的传导之功，从而开合失司，出现遗矢等症，肺病及肠。《灵枢·四时气》"腹中常鸣，气上冲胸，喘不能久立，邪在大肠"，即邪在大肠，上冲胸中，影响肺的宣发肃降，肠病及肺，从而引起肺脏病证。王键等运用传统文献整理方法，对"肺与大肠相表里"的理论渊源加以梳理，探讨其理论历史源流和发展，认为秦汉时期初现雏形，隋唐时期渐进发展，宋金元时期趋于完善，明清时期日臻成熟，并在肺系疾病和肠系疾病等多病种中得以广泛应用。

肺与大肠相表里理论的临床研究和应用

肺位上焦，具有主气、司呼吸、主宣降作用，既能宣发，又能肃降，一职而两能，对于全身气机的升降出入都起着极其重要的调节作用：通过肺的宣发作用，将卫气和津液布散全身，以充养形体，温煦肌肤，润泽皮毛；通过肺的肃降作用，可使肺之津气通调而不闭塞。手阳明大肠之脉络肺属大肠，肺气肃降，则大肠通畅、出入有常，六腑主"传化物而不藏"，大肠以通为和，以降为顺：大肠传化糟粕，使糟粕从肛门而出，此为大肠的降与出之性；而大肠吸收小肠泌别清浊后的多余津液，为其升与入的表现。大肠位居下焦，上接小肠，下接魄门，二者相互影响，息息相关。因此，目前中医多采用通里攻下、开宣肺气的方式，对肺肠同病进行治疗，均取得了较好的临床疗效，优于单纯治肠与单纯治肺者。

1. 通里攻下治疗肺肠同病　"肺肠同治"理论用于临床的疗法很多，但总体离不开通腑、治肺二则，通腑是上病下治，主要适用于腑实便秘、浊气上逆、宣肃失职、气机闭合、肺热不解致喘促气逆证候。临床上根据这一理论，采用通里攻下法治疗腹腔感染并发肺损害，甚至多器官障碍综合征（MODS）、全身炎症反应综合征（SIRS），均取得良好疗效。《伤寒论》中记载的大承气汤是通里攻下法的代表方剂，可用于治疗阳明燥热腑实所致的肺气不利、喘满、短气。张仲景在大承气汤的基础上，根据临床表现症状不同，加减化裁出小承气汤与调胃承气汤两方，进一步扩大了其临床应用范围。急性肺损伤和急性呼吸窘迫综合征（ALI/ARDS），是指由除心源性以外的各种肺部内外致病因素引起的急性进行性缺氧性呼吸衰竭，杜超等探讨清肺承气颗粒治疗由"大肠腑实证"所致 ALI/ARDS 患者，将患者分为两组，治疗组用药以通里攻下为主，兼顾清热化痰（药物枳实、大黄、黄连、厚朴、瓜蒌、法半夏），对照组采用性状相似的安慰剂代替治疗；结果显示清肺承气颗粒可显著提高患者的氧合指数，治疗组患者死亡率显著低于对照组（$P<0.05$），提示通里攻下法治疗 ALI/ARDS 效果显著。临床上采用"肺肠同治"治疗伴随腹痛、腹胀、食欲不振、便溏不爽或便秘不行等胃肠系症状的部分喘症，其病因是气机升降出纳失其常度，主要有四大治法：燥湿导滞平喘法、肃肺通腑平喘法、温阳通便平喘法、润肺通便平喘法。

2. 开宣肺气治疗肺肠同病　治肺是下病上治，主要适用于肺气虚弱、推动无力、宣肃失常导致的大肠传导无力，或热移至大肠，肠腑燥热内结，临床治疗应注意肺部宣发。肺病及肠所导致的便秘多半是病邪首犯于肺，导致肺病，久治不愈传之于肠出现肠病。《素灵微蕴》："肺与大肠表里同气，肺气化精，滋灌大肠，则肠滑便易。"简要地说就是肺部宣降失调或津液不足影响到大肠功能。临床上使用宣肺、养肺、清肺、泄肺四法治疗便秘。马师雷等总结逆流挽舟治风泄、清源洁流治湿泄、清肺润燥治热泄、温肺补气治虚泄、宣肺化痰治痰泄等方法治疗泄泻。干燥综合征（SS）是外分泌腺被淋巴细胞浸润导致的自身免疫性疾病，属中医学燥证范畴，其基本病机是津液生成与输布异常。津液代谢与肺、肠等脏腑关系密切，李成荫等采用生地黄、麦冬、桃仁、紫菀、白芍组成的肺肠合治法方剂治疗干燥综合征，结果显示增加了肺与肠对津液代谢的协同作用，提示宣肺布津、增液润肠的"肺肠合治法"可取得较好的临床疗效。肠易激综合征（IBS），临床表现为便质性状和排便习惯的改变，多为腹泻、便秘、腹泻便秘交替发作三种类型，这与大肠的传导功能密不可分，目前仍缺乏特效疗法，于宁等利用肺气宣发、肃降与大肠传导的关系，分六个方面着手对肠易激综合征进行调治：清热利湿，泻肺通肠；清肺泄热，涤肠通便；宣肺散寒，调和肠腑；益气补肺，推肠导滞；宣肺理气，疏和肠胃；滋养肺阴，润肠通便。此法取得了良好疗效，为防治肠易激综合征提供了新的思路。

肺与大肠相表里的实验研究揭示

随着现代生物学技术的发展和应用，肺与大肠之间的联系被不断证实，人们对该理论的认识亦不断加深，一般从生理、病理两个角度进行研究。

1. 肺与大肠的生理关系

（1）胚胎组织：肺部与肠的发育过程密切相关。胚胎发育到第四周，内胚层被卷入到筒状的胚体内，形成盲管即原始消化管，头端为前肠，尾端部分是后肠，与卵黄囊相连的部分叫作中肠。前肠发展成气管，原肠内胚层分化成呼吸道上皮和腺体，内胚层前肠、中肠、后肠分别衍化为消化道各组成部分，肺、气管与肠来源相同，这可能是"肺与大肠相表里"这一理论的结构基础。肠道炎症患者在肠道上皮、肠道绒毛表面检测到有肺表面活化蛋白 A（SP-A）相似分子分布，肠道组织中表达出肺部功能蛋白可以看作肺肠具有共同胚胎起源的结果。

（2）黏膜免疫系统：分泌型免疫球蛋白（sIgA）是体现"肺与大肠相表里"的重要物质基础之一。呼吸道和胃肠道都具有典型的载膜结构，是人体与外界进行接触的场所；且都能产生大量 IgA，是发生 sIgA 免疫反应的主要场所，同时 sIgA 也是各处黏膜免疫联系的共同分子基础。sIgA 也与肺主卫气之间存在密切联系，sIgA 是肺主卫气的具体表现：卫气充实则邪不可侵，若卫气虚弱将无力抗邪且易于感邪，导致疾病反复发作。有研究者发现在哮喘发病过程中，嗜酸性粒细胞趋化因子（eotaxin）及其 mRNA 可以同时在肺和肠道中表达，因此黏膜免疫可能是肺与肠之间联系的桥梁，经过黏膜免疫形成肺脏-肠道网络关系，且进行异体小肠移植后只局限于小肠与肺发生排异反应，而且肺是最早出现排斥反应的远隔器官。

（3）内分泌物质：现代研究已证实肺与肠道均具有内分泌功能，肠道是人体内最大、最复杂的内分泌器官。过去多集中研究肠道分泌物质的消化吸收功能，现在注意到其许多新作用，部分物质可对肺产生影响。胆囊收缩素（CCK）是一种广泛分布于消化系统、中枢及外周神经系统的脑肠肽，影响胃肠运动，减缓胃排空，增强结肠和小肠运动，能促进胰液分泌和胆囊收缩，并可协同促胰液素促进胰液 HCO_3 分泌等。此外，外源性 CCK 对内毒素血症 SD 大鼠的肺动脉高压有明显的减轻作用，由此推断 CCK 是一种较理想的肺组织的保护因子。血管活性肠肽（VIP）在胃肠道里含量最高，也广泛分布于肺部，VIP 对大小肠的舒张有影响，抑制分泌胃泌素及胃酸，促进胰腺分泌碳酸氢盐和水分，刺激大小肠肠液的分泌；VIP 还对支气管有舒张作用。降钙素相关基因肽（CGRP）是一种重要活性肽，能引起支气管收缩和气道血管舒张，还能抑制肛门内括约肌、直肠纵行肌的收缩，抑制结肠环、纵行肌的自发性收缩。

（4）肠源性内毒素：大肠湿热蕴结等疾病可导致毒素与细菌在肠腔大量繁殖入血，汇聚的肠源性内毒素（ET）通过血液和淋巴液循环引起肺损害。结合解剖生理学进行理解，肠源性内毒素通过下腔静脉流回到右心房，并通过肺动脉和毛细血管最先到达肺脏，然后才经左心房和动脉及毛细血管灌流到其他脏器，因此肺脏受内毒素的影响较大。

2. 肺与大肠的病理关系

（1）肺肠功能与组织形态的变化：早在 20 世纪 70 年代，就有国外学者明确指出炎症性肠病可导致肺脏病变，随后国内外文献报道称部分溃疡性结肠炎（UC）患者发生肺部病变，但有关 UC 肺损伤的发病机制尚不明确，该动物实验研究的报道亦罕见。盛益华等动态观察 UC 大鼠模型肺组织的病理形态的改变，对比正常组，模型组的肺质量指数显著增加，肺间质出现大量炎性细胞浸润、支气管壁增厚、纤维组织增生等病理变化，可能由于 UC 大鼠湿热毒邪上移，肺气宣肃不利，水道不通，以致痰瘀互结。郑秀丽等观察"肠病"和"肺病"模型大鼠的胃肠功能、肺功能和肠肺组织形态的同步动态变化，发现以下特点：肺病（慢性支气管炎）模型大鼠随着造模时间增加，支气管上皮细胞变性坏死，炎细胞浸润的情况逐步加重，且结肠病变的比例和程度也逐渐增多加重，结肠甚至出现上皮细胞变性坏死、灶性糜烂；肠病（溃疡性结肠炎）模型大鼠，出现如广泛糜烂、隐窝红肿等症状的结肠病理形态改变。随着造模时间延长，肺组织病理形态改变的比例和程度也逐渐增加加重，提示"肺"与"大肠"能否发生传变可能与原病脏腑的病理损伤程度有关。有研究显示，肠病（便秘）模型大鼠的肺与结肠组织的病理形态发生同步改变，而其他四脏无明显变化，模型大鼠结肠组织和肺组织中 CCK8、CGRP、SP、VIP 均出现显著变化，而在肝、心、肾、脾却无显著性差异，说明肠病能特异性的对肺有一定影响。

（2）肺肠微生态：胥靖域等建立的大鼠肠病模型（溃疡性结肠炎）和肺病模型（慢性支气管炎）中，除葡萄球菌外，肠道菌群都经历了增加、减少、又逐步增加的过程，说明肠道疾病可影响肠道菌群出现失调，且随着疾病时间延长，数量出现逐步变化调整。在前期呼吸道菌群中葡萄球菌和需氧总数在呼吸道和肠道同步增加，肠道中肠杆菌和厌氧菌总数增加，在呼吸道减少；中期呼吸道和肠道的葡萄球菌和需氧菌总数同步减少，肠道中肠杆菌和厌氧菌总数减少，在呼吸道增加；后期呼吸道和肠道的葡萄球菌、厌氧菌总数和需氧菌总数同步增加。可见，部分肺肠菌群在肠病下出现规律的同步变化，或同步增加，或同步减少，因此"肠病及肺"可能表现为微生态菌群的变化。有专家认为，肠道微生物的定植抗力可通过粪便里双歧杆菌同肠杆菌数量的比值（B/U 值）显示，B/U 值<1 表示肠道的定植抗力下降，B/U 值>1 表示肠道的定植抗力正常。郑秀丽等观察大鼠 UC 模型，发现第 8 天 B/U 值明显降低，第 29 天 B/U 值逐渐恢复正常，第 50 天 B/U 值略下降，提示肠病（溃疡性结肠炎）发病可减弱肠道微生物定植抗力，肠道菌群出现失调或紊乱，肠道可小范围恢复正常状态。但由于病灶不除，随着疾病发展，肠道微生物定植抗力下降，可伴随呼吸道微生态的同步变化。

（3）蛋白表达：盛益华等通过研究细胞凋亡调控蛋白 Bcl-2、Bax 在 UC 大鼠模型肺部组织的表达，初步阐明 UC 肺损伤的发生可能有细胞凋亡异常的参与，以细胞凋亡信号转导通路的干预为中心，抑制肺组织细胞凋亡，这可能为临床治疗提供依据。UC 大鼠模型在第 2、第 4 周，肺组织中 Bcl-2 蛋白的表达水平明显降低，Bax 蛋白的表达水平明显升高，Bcl-2/Bax 比值明显降低，Bcl-2/Bax<1，细胞凋亡为显性，提示 Bcl-2、Bax 蛋白的表达异常和肺组织的细胞凋亡可能是肠病及肺的重要病理机制之一。

（4）分泌物联络机制：郑丰杰等对卵清蛋白（OVA）致哮喘小鼠进行通腑治疗，研究肺、肠组织神经激肽A（NKA）、血管活性肠肽（VIP）及肠三叶因子（TFF$_3$）含量的改变，结果显示"通腑汤剂"（如大承气汤）从肠干预后，哮喘模型小鼠肺泡支气管灌洗液中的嗜酸性粒细胞、淋巴细胞和中性粒细胞计数显著降低；肺肠组织中 NKA 含量降低，VIP、TFF$_3$ 含量增加；两组织 NKA、TFF$_3$ 含量显著相关，淋巴细胞 BALF 计数与 VIP、TFF$_3$ 肺组织含量显著相关，中性粒细胞 BALF 计数与 NKA、VIP 肺组织含量显著相关。有研究认为，血清、血浆 D-乳酸及 BALF 中白介素-1β（IL-1β）、白介素-6（IL-6）、白介素-10（IL-10）、肿瘤坏死因子-α（TNF-α）、丙二醛（MDA）、超氧化物歧化酶（SOD）可能是肠病及肺的共同物质基础，肺毛细血管基底膜厚度增加，导致高凝状态，肺血管容积减少，最终导致气道阻塞性疾病。由于 MDA 和 SOD 的改变减弱了 UC 大鼠肺组织清除氧自由基的能力，减弱了对肺组织细胞的保护，脂质过氧化程度增加，进一步增加肺组织细胞损伤程度。EOS 祖细胞经 GM-CSF、IL-3、IL-5 作用，在骨髓中分化成熟，并选择性地增加外周血 EOS，在肺部疾病的发生中发挥关键作用。

（5）信号通路：肠病及肺的机制可能和 TGF-β$_1$/Smad3/ERK 信号通路激活有关，TGF-β$_1$/Smad3 信号通路参与调节免疫应答，诱导胶原和黏蛋白的细胞外基质的合成，抑制细胞外胶原降解酶的释放，促进纤维化，修复受损的组织纤维化，过度表达则肺纤维变性，ERK 通道通常参与哮喘的发病机制，包括参与哮喘气道慢性炎症的许多方面，如气道高反应性。TGF-β$_1$/Smad3/ERK 信号蛋白表达变化在"肺肠同病"模型大鼠的肺肠组织是同步的，TGF-β$_1$/Smad3/ERK 信号蛋白可能介导的病理修复作用，影响"肠病及肺"的病理传变。一些学者发现，UC 模型大鼠肠组织损伤机制主要与后天免疫应答激活有关，伴有先天免疫应答的下降；肺损伤机制与先天免疫应答、后天免疫应答相关；从肺或肠论治均能明显改善肺、肠组织免疫失衡。

综上所述，"肺与大肠相表里"理论源远流长，在中医理论体系中有其特殊意义，在长期的辨证论治中显示出其临床优势，应用广泛，该理论今后的研究前景十分广阔。目前已从胚胎组织学、免疫学及神经-内分泌系统等方面对肺经与大肠经相关性进行了研究，从多角度对肺与大肠相表里联系的途径进行了探索，在一定程度上诠释与验证了肺与大肠联系的可能机制。

261　肺与大肠相表里理论研究思路

肺与大肠相表里理论源于《内经》,《灵枢·本输》云"肺合大肠",即"肺与大肠相表里"。在人体十二经脉和脏腑的相互联系中,肺与大肠一阴一阳、一表一里互相交合,联系极为密切。这是中医脏象学的重要组成部分,在中医理论体系中有其特殊的意义。源于《内经》的"肺与大肠相表里"理论经过后世医家在临床和理论上的不断发展和完善,已成为中医脏腑表里学的重要组成部分。近年来,随着分子生物学、细胞生物学、免疫学等学科的发展,人们的认识在不断加深,不仅运用现代手段对该理论的科学内涵从不同角度进行研究,而且将其更广泛地应用于临床。学者郜峦等对"肺与大肠相表里"理论研究现状进行了分析,认为今后研究要以中医基础理论为指导,解剖结构与脏腑功能相结合,临床实践与基础实验相结合,微观层面与宏观层面相结合,多学科交叉相结合。

肺与大肠相表里理论研究的现状

肺与大肠之间的表里关系,在肺与大肠生理、病理等多方面相互影响,互为补充,形成了一种密不可分的依赖关系。当前该理论一直有效地指导着临床实践。随着现代科学的进展,人们对于该理论的内涵有了新的认识,主要有以下几种观点。

1. "肺与大肠相表里"是一种在正常生理状态下的平衡关系　有学者从阴阳的动态平衡理论出发,认为"肺与大肠相表里"的关系实际上是一种关系密切的动态平衡(肺为阴,大肠为阳),正常情况下应该是阴平阳秘。而在各种原因所造成的病理情况下,肺与大肠之间的平衡关系被打破,使两者之间暂时失去了相互影响的表里关系,即阴阳的失衡。因此,该观点认为,"肺与大肠相表里"是在正常生理状态的平衡关系;病理状态下,这种关系被破坏,而所有的治疗都是为了重建这种表里平衡关系。

2. "肺与大肠相表里"指的是肺与食管相匹配　蒋洪耀结合传统中医理论和现代解剖学,认为食管与大肠等一样具有"传化物而不藏""实而不能满""更虚更实""以通为用"的中医学特性,属食管之腑。在经络运行上,根据《灵枢·经脉》描述的肺手太阴脉循行路线,认为正是食管的位置所在,这是肺与食管相匹配的基础条件。此外,食管与肺在胚胎学上较大肠与肺更具同源性,因为食管与肺同源于胚胎时的前肠,而大肠却独源于中、后肠。肺与食管在功能活动上的相似性和相关性,更是大肠与肺无法比拟的,较肺与大肠的功能联系更具客观性。另外,肺主气,以肃降为顺;食管从功能上看也是以降为和,与肺气的肃降是一致的。因此,该观点认为,"肺与大肠相表里",实际指的是肺与食管相匹配,对临床实践指导作用也更加明确。

3. "肺与大肠相表里"指的是消化道和呼吸道黏膜免疫系统间的关系　周东浩、靳文学等从黏膜免疫系统探讨"肺与大肠相表里"理论,认为黏膜免疫是肺与大肠相关的物质基础之一。呼吸道、胃肠道具有相似的黏膜结构,而且都能分泌大量 sIgA,并通过"归巢"及共同免疫系统相联系。通过黏膜淋巴细胞的归巢,分散在身体各处的黏膜建立了共同的黏膜防御机制。当一处黏膜发生病变时,产生免疫应答,通过黏膜免疫的途径影响传变至另一处,使这种免疫应答被泛化,造成不同黏膜部位对局部刺激产生程度不一的免疫应答。因此,该观点认为,肺与大肠相表里,其实讲的就是消化道黏膜和呼吸道黏膜在免疫过程中生理上相互影响,病理上彼此传变的关系。

4. "肺与大肠相表里"实为"肺与肠道相表里"或"肺与大、小肠相表里"　在"肺与大肠相表里"

的现代实验研究中，关于中西医学理论中肺与大肠的概念一直是学术界争论不休的问题，研究者试图将中医的肺和大肠，与西医的脏器一一对应。

有学者认为，"肺"的定位与西医学基本一致。而对于大肠的定位，结合现代医学观点，认为小肠亦参与大便的形成和传导作用，中医脏象学的"大肠"也包括小肠的部分功能，由此得出"肺与大肠相表里"实为"肺与肠道相表里"。根据中医传统理论，对"心与小肠相表里"提出质疑，并从经络络属上，以及肺主行水、小肠主液、大肠主津等方面进行探讨，提出"肺与大小肠相表里"的观点。因此，该观点认为，"肺与大肠相表里"，实为"肺与肠道相表里"或"肺与大、小肠相表里"。

5. "肺与大肠相表里"概念的延伸——"皮毛与大肠相通联" 宫振甲等根据《内经》"肺主皮毛""肺与大肠相表里"的理念，提出皮毛与大肠通过肺存在着联系。从组织结构、生理、病理、治疗角度对皮肤和大肠进行比较，认为皮毛与大肠之间，生理上存在着密切联系，病理上相互影响，大肠的病变可以引起皮肤的变化，皮肤的病变也可以引起大肠的改变。所以在治疗上，皮肤的病变可以通过大肠给药，大肠的病变也可以通过皮肤来治疗。因此，该观点根据中医理论，发掘肺与大肠相表里理论的外延，认为"皮毛与大肠相通联"。

6. "肺与大肠相表里"概念的内涵——描述肺脏与大肠腑相关，诠释肺与大肠之间生理与病理通应关系的概念范畴 李鸿涛等近来深入挖掘"肺与大肠相表里"理论内涵，认为"肺与大肠相表里"脱离了"表里"原有的指代里外深浅等脏腑解剖位置的表述，是以脏腑、气化和经络为基础，用以描述肺脏与大肠腑相关，诠释肺与大肠之间生理与病理通应关系的概念范畴。其内涵包括三层含义：表示阴阳、内外的相互对应关系；表示经脉络属关系；表示脏腑气化功能的协调关系。并认为该理论在温病病因、发病、辨证等方面皆具有重要地位与意义，临床中通过协调肺与大肠表里通应的关系可以调畅气机、疏解郁热，对于治疗温病具有重要的实践价值。因此，该观点认为，"肺与大肠相表里"理论是用以描述肺脏与大肠腑相关，诠释肺与大肠之间生理与病理通应关系的概念范畴。

肺与大肠相表里理论研究的思路

1. 解剖结构与脏腑功能相结合 "肺与大肠相表里"理论的研究领域，实质上隶属于中医脏象学。"脏象"二字首见于《素问·六节脏象论》。脏指藏于体内的内脏，象指表现于外的生理、病理现象。脏象包括各个内脏实体及其生理活动和病理变化表现于外的各种征象。脏象学是研究人体各个脏腑的生理功能、病理变化及其相互关系的学说。它是历代医家在医疗实践的基础上，在阴阳五行学说的指导下，概括总结而成的，是中医学理论体系中极其重要的组成部分。中医学各个脏腑的含义，不单纯是一个解剖学概念，更重要的是一个功能的概念，因此，在研究中应当注意解剖结构与脏腑功能的结合，且以功能为重。

肺的主要生理功能有：主气，司呼吸，主通调水道，朝百脉，主治节。肺主气包括主呼吸之气和主一身之气两个方面。《素问·五脏生成》："诸气者，皆属于肺。"肺主通调水道，即疏通调节体内水液运行和排泄，肺气的宣发、肃降作用推动和调节全身水液的输布和排泄。肺朝百脉，是指全身的血液都通过百脉流经于肺，经肺的呼吸，进行体内外清气与浊气的交换，然后再通过肺气宣降作用，反过来将富含清气的血液通过百脉输送到全身。肺主治节，是指肺气具有治理调节肺之呼吸及全身之气、血、水的作用。即《素问·灵兰秘典论》："肺者，相傅之官，治节出焉。"

大肠的主要生理功能是传化糟粕。传化，即传导和变化，包括吸收部分水分，形成粪便并暂时贮留，而后排出体外的作用过程。此外，大肠在传导糟粕的同时，还能同时吸收其部分水分，因此，又有"大肠主津"的说法。由于大肠有吸收水分的功能，故能使糟粕燥化，变成成形之大便。

肺是呼吸系统的主要器官，大肠是消化系统的主要器官，二者的活动均由神经系统、内分泌系统调节控制，没有直接的关系。因此，在论述肺与大肠的关系时，绝不能仅仅简单地认为，中医的肺包括肺、气管、支气管等；大肠对应于大肠和小肠。中医的肺与大肠，与西医的肺与大肠，一定不要混淆，概念一定要明确。由于中西医学之间固有的差异，没有必要将精力过多地放在肺与大肠中西医学概念的一一对应上。在"肺与大肠相表里"的现代研究中，有学者把过多的精力转移到了脏腑实质的研究。其实与西医重视解剖实体不同，中医更多的是从功能上来把握各脏腑的。脏象学中某一脏腑的功能，可能包括现代医学中几个脏器的功能；而现代医学中一个脏器的功能可以分散在脏象学中的几个脏器的功能中。所以不能把脏象学中脏腑与现代医学中的脏器完全等同起来，研究中要注意将解剖与功能结合起来探讨肺与大肠的实质，要重在阐发中医理论中肺与大肠的功能关系。

2. 临床实践与基础实验相结合　一段时期以来，国内不少学者在"肺与大肠相表里"理论指导下，广泛开展了肺与大肠常见病的临床疗效观察研究，对肺与大肠的难治性疾病通过辨证，采用肺病治肠、肠病治肺或肺肠同治的中医治疗取得了满意的疗效，证实了该理论在临床上具有重要的实用价值。国外医学界也已认识到呼吸系统与消化系统之间的相关性。

但这些只是验证了某一治法或方药治疗疾病某一证型的临床有效性，为什么基于这种理论的治疗会更加有效？这种效应是如何产生的？肺与大肠又是通过什么具体的方式、途径相互影响？肺与大肠发病在何种状况下发生表里传变，传变后的表里脏腑互治与未传变表里互治各自的疗效途径是什么？这些问题都未能作出回答，因此，也限制了该理论指导临床的广泛发展和深入，使得这一脏腑相关理论没有更好地服务临床。

因此，临床实践应当与基础研究进一步结合，今后在基础实验中应以中医"肺与大肠相表里"理论为指导，进行相关的研究，从器官、细胞、分子、基因等水平探讨"肺与大肠相表里"的内在联系与协调机制，深化"肺"与"大肠"之间表里功能的认识，将有助于阐明"肺与大肠相表里"生理病理相关性的生物学基础，创新和丰富"肺与大肠相表里"脏腑相关理论。任秀玲等从分子水平上提示肺与皮肤、大肠之间可能存在着内在联系。季幸姝等提出从蛋白质角度阐明"肺与大肠相表里"的内涵，深化对肺与大肠之间表里、升降等功能的认识，进一步发展和创新中医脏腑相关理论。当然，基础研究也一定要以临床为基础，因为临床是中医基础理论产生的源泉，也是评价中医理论科学性的唯一标准。

3. 微观层面与宏观层面相结合　既往研究发现，肺与大肠之间存在着某种联系，现有的研究已经证实，二者在组织结构、内分泌物质、细胞因子和炎症介质、黏膜免疫、气体排泄、内毒素等方面存在相关。中医学认为，互为表里的脏腑由经脉和络脉的络属途径联系起来，保持着正常的功能状态，在病理情况下可发生互为表里的脏腑的疾病传变。根据中医脏腑相关理论指导的整体调节治疗方法，能够协调脏腑之间的关系。但是这种脏腑相关理论至今未能从实证科学的角度获得升华，内涵与外延尚未获得阐明，严重限制了其指导下的治疗思想的临床应用。

目前中医的宏观辨证论治体系在长期医疗实践中逐步成熟，对四诊收集到的病情资料辨别、分析、综合，随着现代科技的发展，中医的辨证体系也开始产生宏观和微观的结合，完善了中医的辨证论治体系。沈自尹首次明确提出"微观辨证"的概念，认为微观辨证就是在临床收集辨证素材过程中，引进现代科学，特别是现代医学的先进技术，发挥它们长于在较深入的层次上，微观地认识机体的结构、代谢和功能的特点，更完整、更准确、更本质地阐明证的物质基础，从而为辨证微观化奠定基础。

当前的基础研究大部分重在从宏观的角度，如病理改变等，今后的研究可以将微观与宏观结合，从微观层面揭示这种基于脏腑相关理论的现代生物学机制，将突破以系统解剖学为基础的有关生理学、病理学及临床治疗学思维，凸显中医药的特色和优势，推动脏腑理论的进步和发展。

4. 多学科交叉相结合　当前医学各学科、医学和其他学科之间出现交叉、整合与重新构建趋势，而医学生命科学研究内容与方式更加强调综合与交叉渗透，正向着系统科学、整体研究发展。

中医的发展，需要理论的创新。在中西医学不断碰撞的今天，中医理论的创新，需要结合多学科对其进行科学实质的探讨。对于"肺与大肠相表里"的命题，今后的研究可从多学科、多角度系统分析呼吸系统、消化系统之间在组织结构、生理功能、生化代谢、免疫调控、神经内分泌调节等方面的相关性联系，探讨其相对特异性，阐释肺与大肠生理、病理相关性的生物学基础，揭示"肺与大肠相表里"脏腑相关理论的现代科学实质。从发育组织学、生理学、生物化学、免疫学、病理学、药代动力学及分子生物学等多角度，分析生理和病理状态下肺与大肠相互影响的内在联系及协调机制。而在文献研究中，除了传统中医文献整理方法以外，还可运用人工智能领域的数据分析方法，对文献数据进行挖掘分析和归纳升华。多学科的交叉融合，可望能够系统诠释肺与大肠相表里理论的概念、内涵和外延，构建基于多学科研究的"肺与大肠相表里"理论新体系。

262　肺与大肠相表里临床与实验研究

　　肺与大肠不仅在生理、经络上存在着密切的联系，而且在病理方面也存在着密不可分的关系。《灵枢·本输》"肺合大肠，大肠者，传道之府"，最早阐述肺与大肠在生理上相表里的关系。《灵枢·经脉》"手太阴肺经，起于中焦，下络大肠，还循胃口（下口幽门，上口贲门），通过膈肌，属肺"，更是详细地描写了肺与大肠在经络上的联系，两者一阴一阳，表里相应，互相之间起着沟通联系、运输渗灌的作用。在病理上，两者也有着相关的关系，有些患有呼吸系统疾病的患者，特别是间质性肺疾病出现肺纤维化和一些慢性阻塞性肺疾病的患者，会合并出现便秘的情况；有些老年患者，有时一咳嗽就会出现大便失禁的现象；此外，临床中为患者进行直肠肛肠镜检查时，进镜时让患者深吸气，顺利进镜的同时减轻患者的痛苦。鉴于此，学者缪江等对"肺与大肠相表里"理论的临床及实验研究做了梳理归纳。

临床研究

1. 从肺治肠

　　（1）从肺治疗直肠脱垂：直肠脱垂又称为脱肛，指直肠壁部分或者全层向下移位。患者往往是因便秘或者腹泻时发生，还有一些慢性咳嗽的患者，也会出现类似的情况。脱肛需要同内痔脱出相鉴别，这两种疾病，患者都会产生脱出感与下坠感，但是当医者进行肛门检查时，见到脱出物为圆形、红色、表面光滑的，称其为脱肛；但当见到不规则、暗紫色的肿物，即是痔疮的脱垂。谢飞认为脱肛是由于肺气亏损、气虚下陷而导致，治以补脾益肺、升阳举陷法（治疗组），方药选用黄芪 30 g、当归 15 g、白术 10 g、茯苓 10 g、陈皮 6 g、升麻 6 g、柴胡 6 g、葛根 10 g、五味子 10 g、五倍子 10 g、甘草 6 g 等，并结合针刺长强、百会、承山、足三里、气海、脾俞等穴位；对照组采用常规西医治疗。治疗后比较两组 CRP 的含量，发现治疗组的 CRP 含量明显低于对照组，起效更显著。

　　（2）从肺治疗便秘：便秘是指由于大肠传导功能的失常，造成大便干结、不易排出，或者排便周期的延长，或虽有便意，但大便黏滞肠腑难以排出的一种病症。有学者认为便秘的发生与肺、脾、胃的气机失常有着密切的联系，采取调畅气机的治疗方法，以宣畅肺气、升运脾气、和降胃气为主，通过宣畅肺气调整肠道气机的阻滞治疗往往能够取得良好的疗效。黄岩以畅通饮子（紫苏、紫菀、桔梗各 15 g，枳实、厚朴、木香各 6 g）治疗便秘，4 周后，便秘患者排便频率、排便困难、排便时间以及粪便性状等方面均得到改善。老年人便秘除了气机阻滞，也会伴有手足冷、腰膝酸软等肾阳虚衰的表现。孙继华采用补肺益肾法治疗老年习惯性便秘，治疗组药用生黄芪 20 g、太子参 10 g、杏仁 10 g、白术 15 g、当归 10 g、生地黄 10 g、麻子仁 10 g、郁李仁 12 g、肉苁蓉 30 g、何首乌 15 g、紫菀 15 g，煎汤口服；对照组予口服芪蓉通肠口服液治疗。结果发现采取补肺益肾法治疗老年习惯性便秘能取得更加有效的满意度以及症状的缓解率。高雁鸿等采取针灸治疗便秘，选取膻中、气海、天枢、内关、公孙、太冲穴位以宣畅全身气机，缓解便秘症状，亦取得了良好的疗效。

　　（3）从肺治疗溃疡性结肠炎：溃疡性结肠炎（UC）是一种直肠、结肠黏膜和黏膜下层慢性非特异性炎症，临床表现以腹痛、腹泻、黏液脓血便等为主要症状的疾病。本病可归属于中医"休息痢"、"久痢"和"肠澼"等范畴。该疾病的发生与肺、肝、脾、肾都有关系。有研究发现很多患有 UC 的患者比普通人更易出现气短、咳嗽、胸闷的症状，并且有 3.3% 的患者肺功能均显示出异常。国医大师徐景藩治疗溃疡性结肠炎时，发现当患者大便黏液较多时，往往会兼有慢性咳嗽痰喘的症状，提出当以"化痰治利""以肺治大肠"来对其进行治疗，治疗在辨证的基础上配合桔梗、法半夏、陈皮、茯苓等化痰止咳之品，往往能有效地祛除大便中的黏液或者脓液。邵佳采用清肠宣肺化湿方治疗 UC，对照组 28 例予柳氮磺嘧啶治疗，治疗组 29 例予清肠宣肺化湿方治疗，药用黄芪 15 g、茯苓 20 g、薏苡仁 30 g、干姜 6 g、石菖蒲 10 g、桔梗 6 g、陈皮 10 g、紫菀 10 g、败酱草 15 g、黄连 3 g、炙甘草 6 g。治疗 3 个月后，患者腹痛、腹胀、黏液脓血便、排便不尽感明显减轻。周敏红等在治疗溃疡性结肠炎缓解期时，选取玉屏风散加香连丸加减以健脾补肺、化湿固肠，能够有效地治愈溃疡性结肠炎。

（4）从肺治疗"大肠咳"：《素问·咳论》"肺咳不已，则大肠受之，大肠咳状，咳则遗矢"。临床将咳嗽时大便失禁称为"大肠咳"，临床上主要以老年人为多，这些患者往往会在咳嗽同时，大便不自主地排出。张明利认为大肠咳是由于肺气不足，肠寒不固所导致，选用黄芪 30 g、白术 12 g、防风 10 g、款冬花 15 g、白前 10 g、法半夏 12 g、五味子 10 g、乌药 10 g、干姜 12 g、赤石脂 30 g、炙甘草 10 g 组方治疗该病，结果取得较为满意的疗效。汪恒等认为该病病机为肺肾两虚，药用麦冬 6 g、五味子 8 g、太子参 10 g、炒白术 8 g、白茯苓 8 g、法半夏 8 g、橘红 6 g、紫菀 8 g、杏仁 6 g、桔梗 8 g、制何首乌 6 g、海蛤粉 3 g、炙甘草 5 g，经治疗后，患者"咳而遗矢""咳而遗溺"的症状明显消失。

2. 从肠治肺

（1）从肠治疗小儿咳嗽：咳嗽是指肺失肃降，肺气上逆作声，咳吐痰液，是肺系疾病中最常见的症状。小儿咳嗽常继发于呼吸道感染，有些经治疗后迅速缓解，但有些小儿咳嗽迁延不愈，甚至还会出现便秘或腹泻的情况。王海彤认为在治疗咳嗽时需通便，保持大肠的传导通降功能正常更有助于肺气的宣发肃降。李迪认为小儿咳嗽是由于肺肠积热而引起，应当采取清热泻肺通腑的方法治疗，药用桑白皮 10 g、地骨皮 10 g、秦皮 10 g、海蛤壳 15 g、桔梗 10 g、枳壳 10 g、重楼 10 g、土茯苓 10 g，结果服药 1 周后，患儿夜间咳嗽与日间咳嗽的症状均明显改善。许娅婵采用桑叶 9 g、杏仁 6 g、石膏 9 g、甘草 3 g、紫菀 9 g、款冬花 9 g、小春花 9 g、佛耳草 9 g、炒鸡内金 5 g、炒麦芽 9 g、炒谷芽 9 g、紫苏子 6 g、白芥子 9 g 等，浓煎至 150 mL 后，依据患儿体重，进行保留灌肠，结果发现痊愈率为 85.7%，表明通过中药灌肠治疗小儿咳嗽也能取得良好的疗效。

（2）从肠治疗支气管哮喘：支气管哮喘是一种以临床反复发作的喘息、气急、胸闷和咳嗽为主的疾病，以两肺遍布哮鸣音为主要辨治要点，属于中医中"哮病"的范畴。《金匮要略》"咳而上气，喉中水鸡声，射干麻黄汤主之"，即是对此疾病的描述。在治疗哮喘发作时，王云霞等认为采取"肺肠同治""上下分消"的治疗原则，用杏仁、紫苏子、瓜蒌仁、连翘、莱菔子、枳实、大黄等宣肺平喘与泻下通腑的药同用，能取得良好的疗效；同样，灌肠对于支气管哮喘也有着特殊的疗效。王君采用中药保留灌肠治疗老年不典型哮喘。灌肠液由紫苏子 30 g、白芥子 30 g、莱菔子 30 g、麻黄 15 g、地龙 30 g、葶苈子 15 g 组成，结果发现总有效率可达 94%。付钰等亦发现针灸治疗哮喘从肺论治、从肠论治以及肺肠合治都可以使哮喘患者肺系症状得到改善。

（3）从肠治疗肺胀：肺胀是由慢性肺系疾患反复发作，迁延不愈，导致肺气胀满，不能敛降的一种疾病。《灵枢·胀论》："肺胀者，虚满而喘咳。"《金匮要略》中也提到"咳而上气，此为肺胀，其人喘，目如脱状"。这些描述与西医中的慢性支气管炎合并肺气肿的症状相类似。由于痰热壅肺引起，可以采用通腑泻肺的治法进行治疗。药用生大黄粉 3 g、葶苈子 15 g、川芎 9 g、黄芩 15 g，治疗后患者咳嗽、气喘、胸闷等症状明显减轻。夏清华等运用加味小承气汤灌肠联合无创通气治疗慢性阻塞性肺疾病加重期呼吸衰竭，治疗后发现采取灌肠的方式大大缩短了无创通气的时间，不仅提高了治疗效率，而且使患者痛苦减轻。

实验研究

现代研究发现，肠消化管与肺呼吸道的上皮及实质大多来自于原始消化管的内胚层，它们在胚胎时期属于同一器官，在胚胎不断发育的过程中，才逐渐分化为消化系统与呼吸系统。郑秀丽等通过实验发现在病理情况下，肺肠功能与组织形态可以出现动态的变化，当支气管上皮细胞出现病变时，结肠上皮细胞也会出现相应的变化。当接触细菌、病毒、真菌以及原生动物等，机体的免疫反应就会触发，不同的部位其表达的免疫因子也不同。韩俊阁等在"肺与大肠相表里"机理的研究中，对肺肠黏膜免疫因子的表达进行研究，发现在慢性高氧刺激下，小鼠肺肠黏膜分泌的 IL-β、IL-2、IL-6 以及 TNF-α 均有所减低；同样，"肺与大肠相表里"在肺肠微生态中也有着相同的表现。另有研究发现，肺部疾病可以影响肠道菌群的变化，而肠病也可以影响肺部菌群的变化。徐云在研究大承气汤治疗支气管哮喘小鼠中发现，与哮喘发作密切相关的神经肽 A（NKA）、血管活性肠肽（VIP）、神经肽三叶因子 3（TFF3）等三种神经肽，当肺组织中的 NKA 升高、VIP 与 TFF3 降低时，肠组织中相应的神经肽也随之降低。杨雪等研究从肺论治与从肠论治溃疡性结肠炎小鼠时，发现两者均能够调节 VIP 的含量，从而改善溃疡性结肠炎小鼠肠道的炎症。从组织形态、免疫因子、神经肽以及微生态等方面的研究中，都可以发现肺与大肠存在着紧密的联系，从现代实验研究的方面表现了"肺与大肠相表里"的科学性。

肺主气司呼吸，主一身之气，肺的宣发与肃降功能正常，则人体气机畅达，清气得进得升，浊气得出得降。若是肺主宣发功能失常，则清气不得入，浊气不得出，浊气还于肺间则形成肺胀，肺胀迁延日久导致肺气亏虚。母病及子，则导致肾气亏虚；子盗母气，脾气也随着肺气亏虚。肾主二便，而肾气又有固摄作用，肾气亏虚，导致患者"咳而遗矢"；脾气主升，具有升举脏腑的作用，若是脾气亏虚，升举无力则导致直肠的脱垂。肺气失宣，脾津不得上输头面诸窍，清气在下，而生泄泻。如若肺主肃降的功能失常，则大肠传导功能失常，大便结于肠腑之中，导致便秘的发生，若是大便郁滞肠腑日久，久之则郁而化热，出现痔疾，若热灼阴液，则导致大便干结如羊屎球，进一步加重便秘症状，欲解大便时用力努挣不出则导致肛裂的发生。很多肠道疾病的发生，都与肺的宣发与肃降有着密不可分的联系，因此当我们采取从肺治肠时大都能取得良好的疗效。在使用药物治疗便秘时，可以在选方中少佐一些宣畅肺气的药物，如桔梗、桑白皮之类，以达到从肺治肠的效果；而当采取针灸治疗肠病时，也可以选用一些肺经的穴位来进行治疗。由于肺与大肠相表里，一些患有慢性肺疾病，如慢性支气管炎合并肺气肿、间质性肺病出现肺纤维化以及支气管哮喘的患者，往往都会存在便秘的现象，这是由于气虚无力推动大便运行导致的。若是肠腑壅滞日久，肺气不得降，则会导致肺脏疾病的进一步加重，当采取灌肠等手段使腑气得通，则肺气得降，往往能够取得奇效。临床治疗，不能太过拘泥于肺病治肺、肠病治肠的原则，应当在"肺与大肠相表里"的中医理论指导下进行灵活辨证施治。

在生理上，肺气的下降可以推动大肠的传导，有助于糟粕下行；当大肠传导功能正常时，腑气畅通又有助于肺气的下降，两者相辅相成。经络上，手太阴肺经与手阳明大肠经相互络属构成表里关系，人体气血通过手太阴肺经传于手阳明大肠经，以完成全身气血的正常运行。一脏一腑，一阴一阳，一表一里，相互影响。实验研究也表明肺与大肠存在着一定的联系。临床研究不论是采取从肺治肠病还是从肠治肺病，都能够取得良好的疗效。

263 肺与大肠相表里研究

一般认为"肺与大肠相表里"源于《灵枢》"肺合大肠"的说法，至唐由孙思邈所明确提出，经后世医家不断发展，其指导着中医临床实践，被当今中医界及其他领域学者所重视，并开展了广泛的研究工作。学者王宪正等对"肺与大肠相表里"的理论、临床及实验研究做了梳理归纳，以期对今后有关该理论的研究提供参考。

理论研究

当今人们多将"肺与大肠相表里"理论追溯至《内经》，认为《灵枢》所提出"肺合大肠"是关于"肺与大肠相表里"最早的描述。有学者认为二者并不能完全等同，"肺合大肠"应为其前身理论。至隋朝，巢元方在《诸病源候论》中所言"肺与大肠为表里，而肺主气，其候身之皮毛"已与"肺与大肠相表里"十分接近。唐代孙思邈在评注《华佗神方》中，第一次明确提出了"肺与大肠相表里"的说法，此为后世很多医家所采纳并应用于临床。从理论构建和古代数据库挖掘角度分析发现，"肺与大肠相表里"涉及的核心理论主要有经脉络属、脏象理论、阴阳学说、气机升降以及津液代谢，故相关学者的研究主题多从这几方面进行理论探讨。

1. 经脉、脏腑表里相关的建立-经脉络属、脏象理论与阴阳学说　在阴阳理论的影响下，脏腑的三阴三阳属性得以确立，则肺属太阴，大肠属阳明。而阴经与阳经的表里关系在此之前已经存在，如《灵枢·九针论》"手阳明太阴为表里"，借由这一中介，建立起五脏与六腑的相合关系，肺与大肠的相合关系形成，如《灵枢·本输》："肺合大肠，大肠者，传道之腑。"继而"根据脏腑的'相合'关系确定十二经脉与脏腑之间在经脉联系上的'络属'关系"，肺与大肠的"络属"建立，如《灵枢·经脉》："手太阴之脉，起于中焦，下络大肠。"自此经脉、脏腑的表里相关关系确立，如《素问·调经论》"五脏者，故得六腑与为表里"，但"肺与大肠相表里"未被明确提出。而正由于经脉与脏腑相连，经脉为人体气血运行的通道，这就促进了肺与大肠在气血津液等生命物质中的关联。

2. 气机升降　"气机的升降出入是人体气化功能的基本形式，脏腑的气化运动，就是升和降的矛盾统一，即"气机升降"。而肺肠通过经脉相互络属，故林炜烁等认为肺肠气机升降是肺肠产生气化功能的机制。肺主一身之气的生成和运行，如《素问·六节脏象论》："肺者，气之本。"《素问·五脏生成》："诸气皆属于肺。"肠传导功能的维持有赖于肺气的肃降，如《医精经义》："大肠所以能传导者，以其为肺之腑。肺气下达，故能传导。"肺气甚或一身之气的升降协调也要依赖大肠的传导功能，如《类经》："大肠与肺为表里，肺藏魄而主气，肛门失守则气陷而神去，故曰魄门。不独是也，诸府糟粕故由其泄，而脏气升降依赖以调。"

3. 津液代谢　肺主通调水道，大肠主津，二者在津液代谢方面相辅相成。肺与大肠通过经脉相连，可作为津液运行的通道。肺主行水，可将水液输送到大肠，使大肠无津枯液竭之害，保持正常传导功能，如《素灵微蕴》曰："肺与大肠表里同气，肺气化津，滋灌大肠，则肠滑而便易。"同时，肺通调水道功能正常，不会使过多水分从大肠排出，保证了大肠燥化功能的正常发挥。大肠重吸收由小肠下移的饮食残渣和剩余水分中的部分水液，转输到肺中，进而布散到全身。

临床研究

在汉代之前，表-里诊治体系多应用于针灸治疗，用于指导药物治疗并不多见。同样地，"肺与大肠相表里"构建之初亦是用于指导针灸治疗，"肺合大肠"凡两见于《灵枢》便是例证。继《伤寒杂病论》，药物治疗学兴起，"肺与大肠相表里"逐步被用来指导药物治疗。迨至宋金元，药物归经理论形成，药物治疗更占主流。

1. 药物治疗

（1）肺病治肠-肺病及肠和给邪出路：肺病可及肠，如《素问·咳论》"肺咳不已，则大肠受之"。肠病之后，传导失司，影响肺之宣肃，会进一步加重肺病，故治肠有助于肺病的缓解。临床多见此肠病表现为便秘，即便干或排便困难。有研究表明，慢性阻塞性肺疾病（COPD）急性发作期，患者有68.70％伴便秘症状，通腑利肠在缓解便秘的同时也改善了肺部症状。疾病迁延不愈，转为稳定期，肠道受累不减，有学者根据"肺与大肠相表里"理论，采用其自拟补肺通腑汤治疗COPD稳定期患者32例，取得较好疗效。而对咳嗽，江志超认为在治肺的同时，加用润肠通便的药物，其治疗时间会明显缩短。

肺病未及肠，即只见肺病而未见便秘或泄泻等肠病，此时治肠（主要为通腑）则是给邪出路。中医儿科名家汪受传遵"逐邪不拘结粪"说，在小儿感冒的治疗中加入通腑之品，使邪热从大肠而出，取得较好疗效。张英谦等在重症肺炎患儿的治疗中联合清热化瘀散（方中含生大黄、枳实、厚朴），降低了患儿胃肠功能障碍发生率，提高了临床疗效。这种处理方法在成人急性肺炎的治疗过程中也得到印证，罗永宽将住院治疗的136例急性肺炎患者随机分为清肺化瘀泻肠汤组（方中含生大黄，用量以缓泻糊状大便2～3次/d为准）和青霉素组，各68例，结果清肺化瘀泻肠汤组痊愈率（82.4％）远高于青霉素组痊愈率（47.1％）。肺癌的治疗亦可从通腑入手，杨佩颖等认为贾英杰采用通利大肠的方法，可使壅阻于肺部的痰瘀等病理产物从下而去，从而有利于疾病的恢复。

（2）肠病治肺-肠病及肺和间接治疗：肠病可及肺，肺病会加重肠病，治肺有助于肠病的缓解。肠病可波及肺，古人已有认识，如《黄帝内经太素·卷三》："邪客大肠及手阳明脉，大肠中热，大便难，肺气喘争，时有飧泄也。"现代医家在大肠癌的临床研究过程中，也发现其发生肺部转移的风险较高，进一步印证了肠病可及肺这一临床现象。统计分析，属于大肠癌中医药临床研究或临床疗效观察类文献中的用药情况，发现入肺经的药物占比较高，达33.5％。许多医家在治疗大肠癌和溃疡性结肠炎等肠病的同时多兼宣肃肺气及补益气津，临床取得较好效果。

肠病未及肺，即只见肠病而未见咳嗽、气喘等肺病，治肺则为间接治疗。肺主要通过对气机和津液的调节两个环节影响着大便，由肺病所致的大便异常，无论便秘或泄泻，均可从肺论治，此法称为肠病治肺。对于便秘的治疗，在局部治疗的基础上多重视理肺部气机和补益气阴。而对泄泻的治疗，古已有喻嘉言立"逆流挽舟"法，虽为肺感外邪致泄所设，现已扩展不拘外感，可作为间接治疗法。

2. 针灸治疗——被忽视的针刺理论　据黄龙祥的考证，针刺之难在于手法，《内经》中虽有关于补泻手法的明文规定，但时人已有异解，后人更多分歧，所以针术难传，这是针法难行的第一个原因；古代针师多秘其术而不轻易示人，所以古针方鲜有注明针法者，偶有出注者，也多语焉不详，这是针法难行的第二个原因。而随着药物治疗学的兴起，"肺与大肠相表里"逐渐被改造为药物治疗理论，故而如今见诸针灸治疗的报道要少。而在已有的临床报道中，有人通过梳理相关临床资料认为针灸临床实践中肺、大肠经穴治疗脏腑表里相关疾病，主要表现为肺经穴位治疗大肠疾病，大肠经穴位治疗肺系疾病。另有人把"肺与大肠相表里"放在经、穴互通的视角下研究，指导针灸治疗主要体现在"表里同治"和"表里互治"两个方面。

实验研究

肺与大肠借由经络直接相连，通过气血津液相互影响。另外，在"经络实质"研究的大背景下，初期阶段许多学者致力于研究发现肺肠相连的实体结构，但经多年探索并未得到学界公认的此种实体结构。此后开始转变思路，认为肺肠相关可能并不是借由某种实体结构直接产生，而可能是一个涉及多因素的动态过程，故从早期胚胎、信号通路、黏膜免疫多个方面进行研究，近年来更是开拓了微生物菌群的新领域，提出了"肠-肺轴"的概念。

1. 实体结构　对肺肠之间实体结构的研究，主要集中在血管、淋巴管和筋膜支架方面。大肠损伤可通过血液循环影响到肺，如采用体外直肠不全结扎法造模，发现模型组大鼠肺部充血水肿严重，血浆内皮素（ET）水平、血清肿瘤坏死因子-α（TNF-α）含量和 TNF-αmRNA 表达明显升高，而给大承气汤后肺部充血水肿减轻，三者水平降低。肺部炎症亦可通过血液循环影响大肠，通过对 50 例肺炎患者的尸检研究表明，在肺部病理改变的同时，多兼有肠道充血水肿、大肠腺杯状细胞减少、糖蛋白和黏蛋白含量降低等病理改变。

相似地，结扎大鼠肠系膜淋巴管，结果对失血-脂多糖（LPS）所致急性肺损伤（ALI）表现出拮抗作用，表明肠系膜淋巴液在大鼠急性肺损伤中发挥重要作用，提示淋巴管可能是肺与肠道相互关联的一条途径。另有学者在研究经络的实质过程中，提出经络的解剖学基础是人体筋膜支架，构建了一个新的"自体监控系统"。肺与大肠亦是通过经络相连，此项研究从另一个角度为肺、肠连接找到了实体结构。

2. 黏膜免疫　"黏膜免疫系统由呼吸道、胃肠道、泌尿生殖道及某些外分泌腺（如泪腺、唾液腺和乳腺等）黏膜相关的淋巴组织共同构成的相对独立的体系，由于其所处的解剖位置和分布部位的特殊性黏膜免疫系统既是机体系统免疫的重要组成部分，同时又具有其相对独立性。其中呼吸道和胃肠道具有典型的黏膜结构（主要由上皮、固有层构成），都是人体与外界接触并完成物质交换的部位；都能分泌大量 sIgA，是 sIgA 免疫反应的主要场所，并通过"归巢"及共同免疫系统相联系，成为二者相关性的重要基础。探讨哮喘发病过程中黏膜免疫和"肺与大肠相表里"的关系，发现大鼠的肺、大肠中 $CD4^+$、$CD8^+$ 的表达明显增高，认为 $CD4^+$、$CD8^+$ T 淋巴细胞在一个侧面为"肺与大肠相表里"提供了物质联系；而 eotaxin、mRNA 及 SIgA 等介质在肺和肠道中的同时表达，也表明其与这一理论密切相关。

3. 肠道菌群　迄今为止，胃肠道仍然是研究得最好的与宿主相关的微生态系统，一方面因为其丰富的微生物种类，另一方面因为微生物群可以通过粪便剖析。近年来，亦有人从肠道菌群的角度验证"肺与大肠相表里"的合理性，为这一理论的研究提供了新的视角。慢性肺系疾病会导致肠道微生态失衡及菌群移位，而大黄能够抑制肠道细菌及防止菌群移位，达到治疗肺病的目的，故本研究认为纠正并保持肠道微生态的平衡可能是"肺与大肠相表里"的机制之一。张良登等将 112 例患者分为肺病组和非肺病组，分析其便球杆菌群特点，结果肺病患者存在明显肠道菌群失调。同样，急性肺系疾病如病毒性肺部感染也可以引起肠道微生物区系和肠道环境的改变。

4. "肠-肺轴"的提出　随着微生物群研究的不断深入，目前研究人员正在研究微生物群如何影响远端部位的免疫，特别是肠道微生物群如何影响其他器官，"肠-肺轴"术语便是在这样的研究背景下诞生的。可见，"肠-肺轴"是融合了肠道菌群和免疫学两方面的研究。已有证据逐渐表明微生物可以在不同位点间直接传递，如微生物从肠道向肝的转移，在败血症和急性呼吸窘迫综合征中，也可观察到细菌从胃肠道向肺的传递。现在的研究多关注各种肠道微生物的代谢物，这些代谢物能够通过直接或间接机制与宿主相互作用，从而影响宿主代谢，但这些代谢物对肺部的影响并不清楚。

古人发现了肺与大肠之间的特定联系，并通过经脉络属、阴阳学说及脏象理论构建了"肺与大肠相表里"，气血津液可以通过经脉在肺、大肠之间运行，作为二者相互影响的媒介，亦为临床应用提供指导。然而，当今时代中医理论研究仅厘清理论的构建机制和背景并不够，还应为科研工作者指出研究方向、提出科学命题，以赋予中医理论科学内涵。对于"肺与大肠相表里"，提出的一个重要科学命题是：肺与大肠之间存在特定的联系，研究重点为揭示肺、肠相关的科学机制，而不是验证经脉循行或阴阳学说。

"肺与大肠相表里"构建之初是用于指导针灸治疗，随着药物治疗学的兴起，逐渐应用于药物治疗领域，而今更多用于指导药物治疗，在针灸治疗上的指导作用被忽视，针灸工作者需要进一步探索其在针灸临床上的应用价值。药物治疗方面，肺病治肠并不都是受"肺与大肠相表里"的指导，亦受"给邪出路"或温病学"下不厌迟"治疗思想的指导，临床上要进一步探索"肺与大肠相表里"的适用情况。

实验研究方面，初始从肺、大肠之间的实体结构入手，经多年研究这种特殊结构也并未得到学界公认。而后从黏膜免疫、肠道菌群等方面探索，多是单一方法的相关性探索。随着系统生物学的兴起，多种组学方法的应用，将微生物研究和免疫研究等结合在一起，提出了"肠-肺轴"的概念，将"肺与大肠相表里"的机制研究过渡到新的阶段。

264　肺与大肠相表里微生态学解释

"肺与大肠相表里"源于传统中医理论中的一则思路，对中医临床和科研工作起到了重要的指导作用，但其科学性仍有待进一步证实。学者徐天成等认为，近期热门的肠道菌群研究从微生物与人体代谢的角度重新认识了"肺与大肠"的联系，可为加深认识两者的关系提供重要契机。

中医学对肺与大肠关系的认知

经脉理论是传统中医理论中描述人体脏腑功能联系的重要组成，"联系脏腑"是经脉的主要功能之一，而相关的"肺与大肠相表里"的理论在秦汉时期初现雏形，发展于晋隋唐时期，至宋金元明清时期日臻成熟。肺与大肠在津液代谢、水谷传导、润燥相济等方面相互关联，人体消化功能的维持依赖于二者气机升降的协调有序。肺在诸脏腑中解剖位置最高，称华盖，大肠在六腑中位置最低，两者分居人体上下两端，并皆与外界相通。肺在上，主宣发肃降，吐故纳新；大肠在下，主司传导，推陈出新，两者在人体气机升降上是相辅相成的。这是脏腑理论对肺与大肠表里关系的直接解释。古今医家遵此原理进行了大量成功的临床医学实践，而经脉络属则是肺与大肠表里关系的基础。在古代文献尤其早在《内经》中已存在诸多关于肺与大肠表里相合的中介结构的论述。而随着后世"脏腑为中心"中医理论体系的建立，人们往往忽视了脏腑之外人体组织部位、腧穴等对脏腑、经络两两相关联的影响。而用经脉理论说明肺与大肠关系的认知疑点在于：①尚未有公认物质基础的经脉如何联系肺与肠？②如何用肺与大肠的关系解释肺肠疾病的情志诱因？③肠道菌群研究对中医的启示是什么？

菌群可能是肺-肠联系的物质基础之一

1. 解剖同质性　肺-肠轴与黏膜免疫反应从解剖结构看，慢性胃肠道疾病常并发肺部慢性疾病，肠道的生理平衡依赖于菌群的协调，呼吸道的菌群亦调节肺的免疫功能。幽门螺杆菌血清学阳性者，特别是细胞毒素相关基因A阳性者，哮喘和过敏性疾病的发生率低。慢性阻塞性肺病（COPD）和其他慢性支气管疾病发病率的增加与 H. pyIori 感染呈正相关。肠-肺轴理论表明健康的肠道菌群有利于肺部健康。败血症是急性呼吸道窘迫综合征的主要原因，大量研究证明，肠道菌群紊乱在败血症的发病中起关键作用，肺泡炎症反应与肺内微生物群发生改变有关（从 γ-变形菌和厚壁菌门为优势菌转变成拟杆菌门为优势菌），肺泡 TNF-α 是调节肺部菌群稳态的重要中间物质。在急性呼吸窘迫综合征患者的支气管肺泡灌洗液中，肠道特异性且与全身性炎症强度有关的细菌含量较高，表明在败血症小鼠模型和急性呼吸窘迫综合征患者中，肺部微生物组被肠道细菌所丰富。或许败血症后的肺部菌群的主要来源是下消化道而不是上呼吸道，说明肠道菌群是连接肺与肠的桥梁。

2. 肺与大肠共享相似的生理病理基础　肠易激综合征（IBS）患者常伴发肺部疾病已得到许多临床数据支持，Yazar 首次指出 IBS 患者中有约 1/3 伴发哮喘等呼吸道疾病，并认为这一相关性可能与 IBS 患者下丘脑功能紊乱有关，COPD 患者更易发生溃疡性结肠病和克罗恩病，哮喘与 IBS 共享相同的生理病理学基础，其中涉及神经系统、免疫系统及平滑肌调节等多种可能的机制。近期更多的研究从肠道菌群角度揭示了肺与大肠在生理病理基础上的密切联系。

3. 菌群是经脉理论的物质基础之一 《灵枢》"手太阴肺经起于中焦，下络大肠，还循胃口""大肠手阳明之脉……下入缺盆，络肺，下膈，属大肠"。可见，经脉络属是肺与大肠表里关系的基础，然而，作为"基础"的经脉尚未有公认的解剖结构，肠道菌群是不是经脉的物质基础之一呢？或许是现代医学的"经验主义"？事实上，这种所谓的经验主义并不是基于对可见物的绝对价值的发现，也不是基于对各种体系及其幻想的坚决摈弃，而是基于对明显和隐蔽的空间的重组。经脉理论对肺与大肠关系的认知，可能被现代医学对肠道菌群的研究加以证实，可能反映出现代医学知识结构重组具备"整体性思维"的发展趋势。古人描绘的"经脉线"并非在于线本身而在于其"说明联系"的作用，中医的"肺与大肠"不应仅关乎解剖结构，更侧重于功能，这种功能上的联系得以在现代医学对肺-肠轴的研究中再现，而经脉理论并非是仅关乎体表的经脉循行线，更重要的是通过经脉理论说明脏腑间的联系，现代医学曾孤立地看待脏器，而菌群理论联系了肺与大肠，不失为经脉理论的联系思想在现代医学中的体现。

肺在志为悲（忧）的肠道菌群依据

情志失调是IBS的发病诱因之一，$50\%\sim90\%$ 的IBS患者存在焦虑抑郁症等心理障碍，抑郁症主要表现为悲哀、兴趣丧失等，而悲忧在五脏中由肺所主。《至真要大论》："腹中雷鸣，气上冲胸，喘而不能久立，邪在大肠也。"大肠为病，气机升降失调，上冲于胸，阻碍肺气宣肃，则出现肺部症状，肺合五志为忧，故肠腑疾病患者可表现为情绪的忧虑愁闷。仅通过经脉络属或肺与大肠五行同属金则同气相求来解释"肺在志为悲（忧）"的观点，似乎缺乏物质上的实证性。

肠道菌群可调节智力发育及行为活动，已被证实其与一些神经功能障碍疾病密切相关，如阿尔茨海默病、多发性硬化症、肌萎缩性侧索硬化症、焦虑症等。肠道菌群失调是抑郁症的发病机制之一，也可能用于对"肺在志为悲（忧）"进行解释。5-HT是重要的抗抑郁物质，约90%的5-HT合成和分布于肠嗜铬细胞，而肠道菌群介导的5-HT释放对抑郁症状的产生和发展起关键作用。

值得说明的是，随着取样方法和分析手段的进步，肠道菌群的个体化差异得到了更进一步的描述，研究揭示了小鼠自闭症BTBR模型中因性别不同导致的肠道菌群结构改变。虽对抑郁症患者的具体肠道菌群种类改变的观察结果并不一致，但各文献报道给出了相同的结论，即特定菌群改变将导致抑郁、焦虑。

中医上多将与情志有关的疾病归因于心、脑等脏腑，而"肺在志为悲（忧）"的观点则多依赖于五行解释，并可通过"同气相求"等原理印证，而肠道菌群与抑郁症状的密切联系，可能成为以"肺与大肠相表里"原理解释"肺在志为悲（忧）"的物质基础。肺与大肠共享相似的生理病理基础，肠道菌群作为情志的直接调节者之一，脑-肠轴的调节作用在其中占主导地位；肠道菌群与抑郁症的密切关系，可通过肺-肠轴得到进一步解释，可见东西方医学思维方式的殊途同归。

肠道菌群研究对中医的启示

"肺与大肠相表里"是由《灵枢·本输》中"肺合大肠，大肠者，传导之府"衍生的中医基础理论之一，《灵枢·经脉》亦指出"肺手太阴之脉，起于中焦，下络大肠，还循胃口"，经脉可视为古人借助朴素的观察归纳说明脏腑联系的一种载体，可见"经脉"是一种理论术语。

《针灸问对》："夫圣人之于针，非经络孔穴，无以教后学。后学非经络孔穴，无以受之师。苟不知变通，徒执孔穴，所谓按图索骥，安能尽其法哉！"由此可见"经络孔穴"是一套有助于记忆的理论术语。理论术语更像是一种助记装置、首字母缩略词、没有实际意义或字面含义的未加解释的符号，是一种工具。科学的目标始终是改进这种工具的可靠性，而不是担心当作字面解释时实在是否对应于这些工具。"经脉线"的描述本身找不到物质实在是当前的科学事实，但经脉理论为认识人体之间各部分的联系尤其是脏腑间联系提供了相对可靠的思路，正如同上文用于解释肺与大肠相表里的关系一样。而肠道菌群研究从分子层面为经脉理论提示的脏腑联系提供了较为明确的物质依据，则可以得出这样的结论：生物学中特有的普遍定律还有待在分子生物学的层次上去发现和证实，我们表述的生物学模型对于我们这样具备计算局限性的生物是奏效的，但那些模型并不实际反映有机体组织及其种群的某种层次的真实定律的运行，中医学者应以更包容的心态看待类似肠道菌群的研究，吸纳现代文明的成果而发展中医。

265   肺与大肠相表里在温病辨治中的运用

脏象学以脏腑为基础，按照脏腑的生理功能特点，以五脏为中心，通过经络的沟通，配合六腑，联系皮、肉、筋、骨、脉及目、舌、口、鼻、耳等组织，这样人体内各脏腑、组织、器官便构成一个有机的整体。其研究重点包括 3 个方面的内容，即各个脏腑的生理功能、病理变化及其相互关系。其中脏腑表里相关学说是脏象学中的一个较有特色的理论，学者李鸿涛等通过对表里概念的诠释，论述了"肺与大肠相表里"内涵及其在温病治疗学中的应用。

中医学表里的概念诠释

表、里是一对相对的概念，属于会意字，"表"字从毛、从衣，东汉许慎《说文解字》："衣外曰表。""里"字从土，从田。从"田"，含有区分界域的意思。《说文解字》："里，居也。"《尔雅》："里，邑也。"与表相对，借指衣服的里层。综合中医学中运用表里概念的含义大致如下。

表：①外表，身体浅表部位。《素问·厥论》："阳气起于足五趾之表。"指表证。《伤寒论·辨太阳病脉证并治》"伤寒表不解，心下有水气""太阳病，下之微喘者，表未解故也"。②表现。《素问·脉解》："少阳所谓心胁痛者，言少阳盛也，盛者心之所表也。"③阴阳、内外、脏腑、经络等相互对应关系的一方。《素问·阴阳离合论》："厥阴之表，名曰少阳。"《素问·血气形志》："阳明与太阴为表里。"

里：除具有与表相对的前三种含义外，主要指内、中，而与外相反。如《素问·至真要大论》"里急暴痛"；《素问·刺腰痛论》"肉里之脉令人腰痛"。具体到中医脏象学中引入表里的概念，用于阐释和代指人体中最为密切的两个脏腑之间的关系。

肺与大肠相表里内涵

1. 表示阴阳、内外的相互对应关系 肺主表，外合皮毛；大肠主里，传化糟粕，二者一阴一阳，一表一里，在生理功能上具有阴阳内外的对应关系。

2. 表示经脉络属关系 《灵枢·经脉》"肺手太阴之脉，起于中焦，下络大肠……大肠手阳明之脉，起于大指次指之端……下入缺盆，络肺，下膈，属大肠"。经络间的联属是肺与大肠相沟通的重要基础，同时这种脏腑间的络属关系在脏象学中借用表示阴阳、内外的相互对应的关系表述为表里，直观而具体，但也已在原有的概念基础上有了进一步的引申。

3. 表示脏腑气化功能的协调关系 《灵枢·本输》"肺合大肠"，即肺与大肠相配合。主要表现在生理上互相配合，即肺气肃降正常，有助于大肠的传导；大肠传导功能正常，有助于肺气肃降顺畅而呼吸匀调。病理上互相影响，若肺气失于肃降，津液不能下达，或肺气虚弱，推动无力，可见大便困难或秘结；若大肠实热便秘，腑气不通，可影响肺气肃降而咳喘胸满。无论从生理还是病理上，肺脏与大肠腑的脏腑气化功能协调关系也在脏腑间的络属关系的概念上发生了引申。

综上所述，肺与大肠相表里脱离了"表里"原有的指代里外深浅等脏腑解剖位置的表述，是以脏腑、气化和经络为基础，用以描述肺脏与大肠腑相关，诠释肺与大肠之间生理与病理通应关系的概念范畴。

肺与大肠相表里在温病学中的运用

温病作为外感热病的一部分，其病机就是以表里郁热为主要特征，通过以上表里概念和肺与大肠相表里内涵的解析，发现肺与大肠是沟通人体内外、调控全身气机升降出入的一对重要器官。《温热经纬·薛生白湿热病篇》："肺胃大肠，一气相通，温热究三焦，以此一脏二腑为最要，肺开窍于鼻，吸入之邪，先犯于肺，肺经不解，则传于胃，谓之顺传，不但脏病传腑为顺，而自上及中，顺流而下，其顺也有不待言者，故温热以大便不闭者易治，为邪有出路也。"

因此，历代温病学家认识到，建立在脏腑、经络物质基础之上的肺与大肠表里关系在温病病因、发、辨证等方面皆具有重要地位与意义，临床中通过协调肺与大肠表里通应的关系可以调畅气机、疏解郁热，对于治疗温病具有重要的实践价值。

1. 疏泄邪气　肺主气，司呼吸，外合皮毛；大肠为传导之官，主饮食糟粕的排泄，肺、皮肤、大肠都是人体新陈代谢的重要场所，因此，通过治疗肺与大肠，具有去除邪气、宣散郁热的作用。

当邪热偏于表、偏于上焦时则从肺和皮毛就近祛之。叶天士《温热论》："温邪上受，首先犯肺，逆传心包，肺主气属卫。"人体或从肌表，或从口鼻感受温热邪气，先伤于肺，因此，疏利、宣泄肺气有助于在温病初期，使郁于肺和肌表之热未传大肠转为燥热实证之时，截断病势、扭转病传，如温热类温病温邪袭表常用之金银花、连翘、菊花、桑叶、蝉蜕、薄荷等；湿热类温病常用藿香、佩兰、香薷、杏仁等。

当邪热内收内敛转为燥实，结于下焦时则从大肠下而祛之。《感证辑要·伤寒戒下温热喜下》："温热为阳邪，火必克金，故先犯肺。火性炎上，难得下行。若肺气清肃有权，移其邪由腑出，正是病之去路。"因此，温病学家十分重视攻下法的运用，吴又可在《温疫论·注意逐邪勿拘结粪》中提出"温病勿拘下不厌迟"，指明了大肠腑是邪气下祛的重要途径之一，并且尽早的通泄邪热也有助于疏散与缓解肺中郁热，不使邪热上蒸而致逆传心包。下法常用的药物有大黄、芒硝、玄明粉、火麻仁、生地黄、玄参、麦冬等。

2. 和解表里　肺主气，外合皮毛，通于表；大肠主燥化和传导饮食糟粕，通于里。当表里两急，表有郁热、里有内实时，则当肺肠同治，使得邪热分消。如《温病条辨·中焦篇》："喘促不宁，痰涎壅滞，右寸实大，肺气不降者，宣白承气汤主之。肺与大肠同病，病机为肺不降里证又实。因此，采用宣肺泄热，通便泄浊。方中以生石膏、杏仁、瓜蒌宣肺泄热，解热于表，生大黄泄热浊，通降大肠。方剂体现了肺与大肠同治的思想，从表里两途疏泄邪热。

如《疫证治例·瘟病治例》："大头瘟者，其湿热伤高巅，必多汗气蒸。初憎寒壮热，体重，头面肿甚，目不能开，上喘，咽喉不利，舌干口燥……宜普济消毒饮……若内实加大黄。"大头瘟病势向上，热邪偏重于表，当肺中邪热循表里相传而致大肠腑结时，即当加入通泄之品。因此，在"肺与大肠相表里"的理论指导下，或已下，或未下，尽早地应用表里同治法可以使肺与大肠的邪热尽早去除。

3. 宣降气机　温邪郁于里，人体升降之机受累，易致气机郁滞。温病最忌气机郁滞，气机郁滞则热不得解、邪不得除。若邪势暴涨，气机升降失常必影响出入，常可出现"肺之化源绝""喘脱""便血"或"阳明太实，土来克水者死"等危象。因此，恢复与梳理人体气机升降出入是治疗温病的关键之一。

如《重订通俗伤寒论·六经方药》："肺气上逆，咯痰黄浓，或白而黏，胸膈满痛，神昏谵语，腹满胀疼，便闭溺涩，舌苔望之黄滑，扪之糙手，脉右滑数而实，甚或两寸沉伏。此肺中痰火，与胃中热结而成下证也……陷胸承气汤主之。"本条论述肺与大肠同病，气机升降失常。何秀山按："肺气失降，则大肠之气亦痹……然下既不通，必壅乎上。"因此，肺气不降则咯痰黄浓，或白而黏，胸膈满痛；腑气不降则腹满胀疼、便闭，因此，法当肺与大肠并治，开降肺气以通大肠，方中瓜蒌子、半夏降肺中痰火，大黄、枳实、芒硝通大肠邪热，肺与大肠肃降有权则邪热自解。

温邪内郁，表里三焦大热，症状百出，皆系气机升降失常、邪热不得宣泄之故，因此，杨栗山在《伤寒温疫条辨·医方辨》中云升降散："盖取僵蚕、蝉蜕，升阳中之清阳；姜黄、大黄，降阴中之浊阴，一升一降，内外通和，而杂气之流毒顿消矣。"亦是受到了"肺与大肠相表里"的启示，僵蚕、蝉蜕，宣疏散肺和肌表郁热；姜黄、大黄，降泄大肠和体内郁热，恢复气机升降，杂气之流毒自消。

在研究中发现，肺与大肠相表里理论已经突破了狭义的肺脏与大肠腑的对应关联，而表现为更为广义的肺系与大肠系生理与病理的关联关系，研究通过对 120 余部温病类中医古籍检索，肺与大肠相表里理论在温病学中的应用占有重要地位。在生理上肺系（皮毛、咽喉、胸、鼻）与大肠系（大肠、肛门）有着密切的关联，生理功能互相协调。在病理状态下也相互影响，如肺系病证（发热、咳、喘、咽痛、喉痹、呼吸、鼻煽）与大肠系病证（便秘、不便、便不通、下利、便血、脱肛等）常合病或并病。前辈温病学家基于"肺与大肠相表里"理论在辨治温病过程中，取得了积极的治疗效果。因此，这两个系统在生理、病理、症状的发生方面有很大的关联性，在温病的辨证、治法、处方用药方面具有实践指导价值，实即中医理论中"肺与大肠相表里"理论的体现。因此，深刻理解"肺与大肠相表里"的内涵及其在温病学中的应用，对于发挥与提高脏腑相关理论在临床实践中的指导作用，具有重要意义。

266　从肺肠微生物群探讨肺与大肠相表里辨治呼吸系统疾病

临床实践中发现，部分呼吸系统疾病患者常会伴有大便秘结、泄泻等肠道症状。这种肺肠病变之间的联系，中医理论可归纳为"肺与大肠相表里"。"肺与大肠相表里"是中医的特色理论，体现中医体系的整体观念，也是中医脏腑表里学说的重要理论之一。该理论首载于《灵枢·本输》，有"肺合大肠，大肠者，传道之腑"之说。大肠是谷物消化停留的场所，消磨成浊物，在肺气肃降作用下排出体外。阐明肺与大肠相互为表里，相互为用的关系。学者叶威等从现代医学角度，基于肺肠微生物群，探讨了从肺与大肠相表里关系治疗呼吸系统疾病的科学性，以便更好地指导临床。

肺与大肠相表里

1. 中医对肺、大肠的认识　中医对"肺""大肠"的认识，目前存在以下两种观点。①人体解剖结构的直接体现：明代李中梓《医宗必读》描述肺为"虚如蜂巢，下无透窍，吸入则满，呼之则虚，一呼一吸，消息自然"；《灵枢·平人绝谷》"回肠大四寸，径一寸寸之少半，长二丈一尺……径寸寸之大半，长二尺八寸"，其中回肠和广肠相当于当今之大肠。古人已经认识到肺形如蜂巢，中空有诸多空窍；大肠亦是中空之体。两者在形态上具有一定的相似点。②超越解剖结构脏器功能的体现：古人借助了"司外揣内"的思维方法，通过表现于外的病理征象推测内在脏腑功能。例如"肺开窍于鼻"等理论虽然并非建立在解剖结构观察上，但可反映出脏腑功能之间的联系。

2. 中医对肺合大肠的阐述　中医传统理论将"肺与大肠互为表里"理论分为以下四点进行论述。①经络学说关系：《灵枢·经脉》"肺手太阴之脉，起于中焦，下络大肠，还循胃口，上膈属肺……其支者，其腕后直出次指内廉，出其端"。从条文来看，手太阴肺经与手阳明大肠经表里经脉相通，相互络属。②气机升降关系：《素问·六微旨大论》"升降出入，无器不有。故器者，生化之宇"。肺与大肠，一阴一阳，表里相对；一脏一腑，整体相关，两者在功能上相互联系。肺位于上焦，主气，司呼吸，宣发肃降，调节全身气机升降出入。通过宣发功能，将卫气及津液布散全身诸窍百骸，充养温煦全身；通过肃降功能，大肠之气通畅，出入有常，传化物而不藏。③津液代谢方面：肺为"水上之源"，通调水道，大肠主津，为传导之官，二者在津液代谢方面相辅相成。肺宣肃得宜，输布津液以下濡肠道以通腑气；大肠主津，以濡养肠道调畅腑气。④阴阳学说方面：阴阳学说是中医认识世界的世界观和方法论，也是"肺与大肠相表里"关系实现的哲学基础。从阴阳方面认识肺与大肠相表里关系，主要可以体现在肺居上，大肠居下；肺为脏，主藏精，满而不能实，大肠为腑，传化物，实而不能满。

但是对于"肺与大肠相表里"的理论阐释有较多的争议。说法不一，甚至有另创新说之势。近来逐渐出现"肺与食管相表里""肺与气管相表里"之说，甚至有否定传统的"肺与大肠相表里"的说法。但是这些创新的说法缺乏立论依据。中医理论是古人在长期实践中发现并总结出脏腑表里的关系，并用以分析病症发生机理，用以指导治疗疾病的抽象原则。

肺肠微生态概述

成人肠道内的微生物数量高达 10^{14} 个，种类高达 1000 多种，包含两百万个基因，代谢类型由需氧型逐渐过渡到厌氧型，共同形成了一个极其复杂的微生态系统。肠道菌群和人体处于相对平衡的状态，但其种类、数量、分布受到外界环境、饮食等影响，导致多种细菌相互作用，以获得防御和营养优势。在母体内胎儿肠道是处于无菌的状态，通过分娩的过程，母亲将细菌传播给新生儿，到 2～3 岁时逐渐建立相对稳定的菌群模式。其中分娩的时间、方式、母亲的年龄、住院、体质指数、社会经济情况等均会影响婴儿微生物群的发育。

近来，基于 16rRNA 对来自健康成人受试验者支气管刷洗和支气管灌洗液后续分析后导出下呼吸道微生物群的鉴定，表明肺部下呼吸道并非无菌。肺内常见的细菌门是拟杆菌门、硬壁菌门和变形菌门。上呼吸道被大量厌氧菌和数量在厌氧菌 10 倍以上的有氧细菌占据。

通过分析口腔冲洗液、支气管肺泡灌洗液、鼻拭子和胃吸痰样本中微生物组成，发现呼吸道从上到下有生物量逐渐下降的同种微生物，肺微生物群更加接近口腔和鼻部微生物。可以推断肺内微生物大部分从口、鼻进入这一呼吸器官。通过比较普雷沃菌属在肺、胃部丰度变化情况，发现胃和口腔中普雷沃菌属分布比较对称，但是在肺和口腔中分布是不对称的，可见在肺中一部分细菌是可以被消除的。尽管细菌可以通过口、鼻进入呼吸器官，但是健康的肺是一个动态的环境，具有清除这些细菌的能力。对于有肺损伤的患者，肺内微环境变得适合细菌生殖，原来无法在肺中正常生长的细菌或原来生活在此的少量细菌大量繁殖，进一步导致了疾病的进展。有研究指出，在败血症小鼠模型和急性呼吸窘迫综合征患者的肺深处发现细菌（通常情况下并不会发现），并且病情的轻重和侵入肺部的肠道细菌之间的关系呈平行状态。进一步推测，这些细菌可能来源于肠道。

肺内菌群微生态的维持主要通过两方面：①促进肺免疫系统的运转，肺中模式识别系统（PRRs）能感知微生物化合物，将初始 T 细胞转移到 Th1 细胞，而不是 Th2 细胞（出生前免疫系统主要介导的细胞），减轻新生儿对哮喘等过敏性疾病的易感性。动物研究发现，刚出生时小鼠气道呈高反应，Th2 细胞作用为主，随后暴露于微生物环境中，呼吸道的主要菌群转为拟杆菌，小鼠肺内 CD4$^+$ 细胞数量减少，Helios-Treg 细胞亚群增多及抑制 Th2 相关细胞因子白细胞介素- 4（IL-4）、IL-5 等分泌，降低了小鼠呼吸道的高反应。②通过抑制急性感染的过度免疫反应。暴露于微生物丰富的环境中，宿主微生态可能发生改变，影响到 Toll 样受体基因表达，进而调节 NF-κB 等炎症通路，减少炎症细胞和促炎因子的分泌。其中干扰素- γ（IFN-γ）、肿瘤坏死因- α（TNF-α）等促炎因子会破坏上皮细胞之间的联系，削弱上皮屏障的作用。Wang 等发现 TLR2 配体＋金黄色葡萄球菌（在人体上呼吸道定植）启动 SPF 小鼠，促进具有免疫抑制功能 M2 巨噬细胞分化，进而显著降低流感介导的炎症反应。

肺发育的起始部位位于胚胎内胚层的腹侧，人在妊娠后第 3 周左右，前肠分化为肺周围间叶，之后内胚层腹侧膨出的憩室样结构逐步形成气管的雏形，随后逐渐分支成两个胚芽；原肠的前肠发展为肺器官，原肠内胚层分化为呼吸道上皮和腺体；消化道（除外口腔和肛门）的表皮也由内胚层发育而来。所以肺器官和肠的结构来源是相同的。相同的结构来源势必决定了功能与病理的关系密切。所以，呼吸与肠道组织源的同源性为肺肠微生态失衡的联系提供了病理结构基础。

肺肠微生态之间的作用

肠道是人体微生物最密集的区域之一，而下呼吸道是人体定植菌最少的区域之一，但其菌群组成上与肠道相似。共同黏膜反应提出，在一个黏膜部位接收抗原递呈细胞刺激后，淋巴细胞可以迁移至其他黏膜部位，从而影响较远的免疫反应。所以肠道菌群的微生态可以从局部影响全身的免疫反应，从而影响肺黏膜。肺囊性纤维化儿童肠道和呼吸道微生物群在出生后同时发育，随着时间推进，两个区域的微生物群种的变化相似，进一步表明了肠道微生物和肺部微生物关系密切。二者存在着类似于"肠-肝"轴，"肠-脑"轴之间的联系枢纽，现代学者将其称之为"肺-肠"轴。"肺-肠"轴的理念和"肺与大肠相表里"的中医理论具有一致性。"肺与大肠相表里"的中医理论从脏腑、经络等方面，强调了呼吸系统和消化系统在生理及病理上相互影响。

1. 肠道微生物对肺的作用 近年来，随着对微生物研究日益深入与广泛，证实肠道微生物在其他系统的免疫调节中也发挥着重要作用。过敏体质儿童与健康人群之间肠道菌群存在差异，Bjorksten 等对 29 例低发区（爱沙尼亚）和 33 例高发区（瑞典）的 2 岁儿童进行菌群分析，发现过敏性患儿乳杆菌和双歧杆菌数量较低，而需氧菌如大肠埃希菌和金黄色葡萄球菌比例增加。肠道是机体最大的免疫器官，消化道菌群的构成和功能的改变通过共同黏膜免疫系统影响到呼吸道。

（1）代谢产物影响肺部炎症：肠道微生物能在一系列消化酶的作用下分解成膳食纤维、碳水化合物等难以消化的物质，促进肠道吸收短链脂肪酸（SCFAs）。SCFAs 被认为是影响炎症的一组代谢物。当肠道细菌发酵产生 SCFAs 时，能促进免疫细胞（如单核细胞）的生成。当单核细胞迁移到肺部时，能抑制初始 T 分化为 Th2 细胞及促进幼稚 T 细胞分化成 Treg 细胞。有研究证明，通过给小鼠喂食高纤维或乙酸盐增加肺中 Treg 细胞数目和功能，抑制气道过敏反应。

（2）肠道菌群驱动肺部免疫反应：①肠道微生物群与模式识别受体（PRS）相互作用后，激活下游的调节炎症反应和固有免疫反应。在这个过程中，先天淋巴细胞（ILCs）起着十分重要的作用；ILCs 是免疫效应细胞的一类，在宿主防御、代谢稳态等方面扮演着重要的角色，参与组织修复、炎症反应过程；ILCs 在血液循环中含量较少，黏膜屏障如肠道和气道中含量丰富。有研究者认为，IL-25 和 IL-33 可激活 ILC2，诱导 ILC2 迁移到肺部，参与快速的"2 型免疫"，并且产生大量的 IL-5 和 IL-13，参与炎症反应。②树突细胞可以识别肠道微生物病原体的相关分子，随后改变其表型并迁移到肠系膜淋巴结，激活初始 T 细胞，T 细胞获得 CCR4、CCR6 等归巢分子后，向呼吸道黏膜转移。有研究证明，与健康小鼠相比，无菌小鼠不仅潘氏结较小而且黏膜相关淋巴组织发育较落后。

（3）肠道微生物能抵御外来微生物的侵袭：肺有极大的表面积暴露于外界环境中，微生物既可通过呼吸道直接进入肺，也可以通过胃肠道在吸气的作用下进入肺脏。肠道和肺脏的黏膜为微生物进入设立一道物理屏障。定居于组织中的细菌的代谢产物也能有效地防止病原菌的侵袭。

2. 肺对肠道微生物的作用 "肺-肠"轴是肺部与肠道的双向连接。故肺部发生疾病时，也会影响肠道微生物。关于肺部疾病如何使肠道菌群改变的具体机制仍不明确，但有研究发现，呼吸道流感病毒感染会直接引起呼吸道和肠黏膜的免疫损伤。在排除流感病毒直接引起肠道局部损伤的可能性后，CCL25/CCR 轴介导肺源性 CCR9＋CD4$^+$T 细胞进入肠道而改变肠道微生物。

肺部疾病微生态与肺合大肠

许多慢性肺部疾病都会表现肠道疾病的症状。肺与肠存在的这种紧密的联系，中医对其早有论述，称之为"肺与大肠相表里"。根据该理论，指导用于临床治疗呼吸系统疾病中，效果颇佳。

1. 支气管哮喘 基于 16S RNA 测序技术的多项研究发现，支气管哮喘（哮喘）患者呼吸道标本中变形杆菌，包括流感嗜血杆菌、铜绿假单胞菌、肺炎克雷伯菌等多种呼吸道致病菌的比例高于正常人群。表明哮喘患者气道微生物群有别于健康人群，具有较高的细菌负荷和多样性的特点。这一特征是哮喘本身所带来，并不是激素抑制的结果。

哮喘发病机制尚不明确。目前较广泛接受的学说是"卫生假设学说"。该学说认为，由于卫生条件的改善，人出生后缺少病原微生物的刺激，机体 Th1/Th2 免疫平衡被打破，导致免疫系统倾向发展为超敏反应状态。胃肠道是人体微生物分布最为密集的区域之一，肠道菌群微生态受到干扰，势必影响肺的微生态稳定性，使得婴幼儿免疫系统趋于向过敏状态发展。新生儿微生物的定植模式很大程度上受分娩方式和使用分娩抗生素的影响。从出生开始，在多重因素的暴露下，内生物群的组成和成熟受到影响，在这个时期，微生物群波动可能会导致哮喘等过敏性疾病。

付钰等将 96 例符合标准的支气管哮喘分为肺经穴组、大肠经穴组、肺大肠经穴组及对照组，前三组在基础治疗上针刺相应的穴位，观察治疗前后患者的中医症状。最后发现，从肺而治、从肠而治以及肺肠合治均可使哮喘患者肺、肠症状得到改善，并且肺、肠症状的改善具有明显的相关性。哮喘归属中医"哮症"范畴，其病因在于痰饮内伏，外邪诱发，影响肺的正常宣肃，引动内饮，痰气互结，气道痉挛发为哮喘。若郁而化热，痰火内盛，肺宣肃失调，腑气亦不调，传导失司，可出现咳嗽、哮喘、大便秘结等肺肠同病之症；大肠热结，循经上扰，亦熏蒸肺金，气机不利，亦可见诸症。中医认为，在哮症演变过程中，肺与大肠常相互影响，肺病及肠，肠病亦诱发肺病。故治疗哮喘上也可从肠而治。苏军等选取大鼠 30 只采用随机数字表分为对照组和哮喘组，通过对比两组肺泡灌洗液和肠黏液进行菌落计数及细菌种类检测，发现哮喘状态下的大鼠肺部和肠道菌群变化存在显著的相似性，主要表现为厌氧菌增多、需氧菌减少、真菌增多的表现形式。肺肠菌群微生物群变化和"肺肠合病"的中医理论相契合，为中医治疗哮喘从肠而治疗提供了微生物学基础。

2. 慢性阻塞性肺病（COPD） COPD 是破坏性、不完全可逆气流受限性肺部疾病。研究表明，COPD 中只有晚期患者才能发现肺微生物群的变化，其中，变形菌门或厚壁菌门居多，拟杆菌门数量较少，这与哮喘患者微生物群的变化类似。

肠道微生物群的失调，可以直接或者间接影响 COPD 的病理改变等。这种微生物的失调主要体现在肠道占优势的革兰氏阳性杆菌减少，而占劣势的革兰氏阴性杆菌增多。这种改变可使得肠道的潜在致病菌从肠道移位到口咽部，并且由于肠道内微生态失衡，大量增加的革兰氏阴性杆菌释放大量的肠源性内毒素入血，经过循环到达肺脏，造成肺内毒素的损伤，促进 COPD 的发病。反之，在 COPD 演变的过程中，多重因素的作用下，也可导致肠道菌群的微生态失衡。其原因可分为两方面：一方面，由于抗生素的滥用，COPD 患者肺部部分有益寄生菌被抑制，而革兰氏阴性杆菌和霉菌数量反而占优势，引起菌群失调、随之而释放大量的内毒素入血，从而引起一系列病理变化；另一方面，COPD 急性期，机体免疫力受损，肠道黏膜屏障作用减弱，其他细菌更易侵袭人体，导致毒血症。

COPD 归属中医"喘症"或"肺胀"范畴，常见的中医证候要素有 14 个，其病位类证候要素属脏者为肺、肾、脾，属腑者为大肠。徐卫方等随机抽取 COPD 患者 100 例和不伴有肺部疾病的其他疾病患者 100 例（对照组），观察两组二便情况，发现 COPD 组大便不调 40 例（40%），高于对照组 15 例（15%），差异有统计学意义。从中医角度来看，其原因为："肺与大肠表里同气，肺气化精，滋灌大肠，则常滑便易"《素灵·微蕴》），肺主治节，通调肠道气机，顺其传导功能；肺主宣发，润其肠道。肺气受损，功能不调，大肠失传导功能，则兼见大便不畅等症状。中医上"肺与大肠相表里"的关系与肺肠菌群微生态联系的认知呈现一致性。现代研究表明，COPD 大鼠从肠而治，可以减少肺组织充血，减轻血管周围水肿程度，减少细支气管上皮变形、坏死及黏膜损害，使上皮趋于完整。

肺与大肠相表里是中医理论中具有特色的内容之一，是脏腑学中具有代表性的脏腑相关理论之一。不少医家根据该理论创立脏腑同治法，临床上辨证而治往往能取得奇效。随着人们对肺、肠道微生物关系越来越全面的了解，肠道微生物不仅在人体能够发挥营养、免疫等多方面的作用，而且能够影响肺的功能；反之肺功能也能影响肠道微生态，并提出了"肺-肠"轴的概念，认为两者在病理上存在一定的联系。尽管"肺-肠"轴间具体机制仍需研究探讨，但不可否认肺、肠微生态间平衡和联系是中医"肺与大肠相表里"的微生物基础，这种联系也为从肠而治哮喘等呼吸系统疾病提供了依据。

267　肺与大肠相表里在重型新型冠状病毒肺炎治疗中的应用

　　新型冠状病毒肺炎（简称新冠肺炎）自 2019 年 12 月开始蔓延迅速，传播广泛。新冠肺炎属于中医学"疫病"范畴，由疫戾之气引发。《内经》："五疫之至，皆相染易……避其毒气，天牝从来。"明代吴又可《温疫论》："疫者，感天行之疠气也……此气之来，无论老少强弱，触之者即病。"清代吴鞠通《温病条辨》："疫者，疠气流行，多兼秽浊。"导致疫病之邪非普通外感病邪，而是疫疠毒气，多从呼吸道传染，且传播范围广泛、播散迅速。武汉特殊的地理位置及反常的冬季气候给予疫毒适合的生长环境，结合本病发病过程、临床表现特点，有学者将本病的基本病机概括为疫毒外侵、肺经受邪、正气亏虚，病理性质涉及湿、热（寒）、毒、虚、瘀，病位主要在肺，其次伴有胃肠道症状，危重期见多脏器损伤。

　　中药具有多途径、多靶点的优势，对于新冠肺炎早干预、早治疗，可缩短轻型、普通型患者的治疗时间，减少重型、危重型患者的占比，减轻西医治疗药物不良反应，改善预后。新冠肺炎的病位不局限于肺，胃肠亦有累及，尤其是重型患者。学者唐凌等从"肺与大肠相表里"角度，探析了肺肠同治在新冠肺炎诊疗中的价值和意义。

新型冠状病毒对消化系统的影响

　　新型冠状病毒属于冠状病毒家族的 β 属冠状病毒，其通过与人体细胞中的受体血管紧张素转换酶 2（ACE2）结合进入细胞。这种酶高表达于呼吸系统的上皮细胞，在消化系统吸收性肠细胞，食管、回肠和结肠的上皮细胞中，也存在 ACE2 的高表达，提示消化系统和呼吸系统是新型冠状病毒感染的潜在途径。

　　需要强调的是，发热和咳嗽是新冠肺炎发病时最常见的临床症状，同时也发现伴随腹泻和恶心等消化道症状者。国家卫生健康委发布的《新型冠状病毒肺炎诊疗方案（试行第六版）》中明确指出，在鼻咽拭子、痰和下呼吸道分泌物、血液、粪便标本中可检测出新型冠状病毒核酸。陆云飞等研究发现，上海地区新冠肺炎患者的临床表现主要为发热（84％）、咳嗽（62％）、乏力（62％）、纳差（58％）、口干（56％）、腹泻（56％）等。美国确诊的首例新冠肺炎患者以发热和咳嗽为首发症状，但在就诊前及出院期间先后出现了恶心呕吐、腹部不适、排便不畅等消化道症状，粪便检测提示病毒核酸阳性。部分新冠肺炎患者首发症状仅为腹泻。有研究采集并分析了 5 例新冠肺炎患者的临床资料，1 例重症，4 例病情较轻，均先后不同程度出现了消化系统的临床症状。

肺与大肠相表里的中医理论依据

　　中医脏腑经络学说认为，肺与大肠相表里的关系是因为相互络属的经脉，手太阴肺经属肺络大肠，手阳明大肠经属大肠络肺。二者生理上相互依存，病理上相互影响。生理功能上，肺与大肠升降相因，肺为"华盖"，居于上焦，主气、司呼吸，具有宣发肃降、通调水道、朝百脉、主制节等生理功能；大肠居于下焦，主液，具传化糟粕的功能。生理上，肺主宣发是大肠得以濡润的基础，肺主肃降是大肠传导的动力；而大肠传导功能正常又有助于肺的宣发肃降。肺、肠气机升降条畅，才可保障精气藏泻有度、营卫运行正常。

《症因脉治·大便秘结论》："若元气不足，肺气不能下达，则大肠不得传道之令，而大便亦结矣。"《黄帝内经灵枢集注·卷五》："大肠为肺之腑而主大便，邪痹于大肠，故上则为气喘争……故大肠之病亦能上逆而反遗于肺。"《灵枢·四时气》："腹中常鸣，气上冲胸，喘不能久立，邪在大肠。"其中需要指出的是，中医所指的"大肠"，并不等同于现代解剖学的大肠，而应从其功能角度考虑，可以涵盖整个消化系统。

肺与大肠相表里理论治疗重型新冠肺炎的现代机制

1. 降低炎症反应　一项研究分析了收治的 99 例新冠肺炎确诊病例，有 17 例重症化，出现了急性呼吸窘迫综合征（ARDS），而其中的 11 例最后因多器官功能衰竭而死亡；认为重型患者是因为病毒侵入人体后诱发细胞因子风暴，产生一系列免疫反应，导致 ARDS 和感染性休克进展迅速，最终死于多器官功能衰竭。另外，全球首例新冠肺炎死亡患者病理解剖结果显示，患者肺部表现为弥漫性肺泡损伤和肺透明膜形成，符合 ARDS 表现，肺部总体病理学表现与严重急性呼吸综合征（SARS）和中东呼吸综合征（MERS）相似。而 SARS 和 MERS 病毒感染后均可导致细胞因子风暴，且重症感染患者的血清中促炎细胞因子的水平显著升高。

在机体的炎症反应中，最早发生炎症反应的是肠道，而功能最早发生异变的是肺，肺和肠道的炎症反应互相影响，从而出现肺与肠道炎症的恶性循环，进一步放大炎症反应引发脏器功能衰竭。既往研究证明，在 ARDS 中"肺肠同病"的主要病理特征包括炎症因子水平显著升高、肺通气功能障碍、肠黏膜屏障受损、肺肠组织黏膜免疫的同步反应，所以肠道的有效管理是临床治疗 ARDS 过程中不可或缺的一部分；而通腑泻肺中药可降低炎症反应水平，改善肺通气功能及肠道屏障功能，调节肺肠黏膜免疫应答。大黄是通腑泻下的代表药物。现代药理研究显示，大黄的有效成分大黄素可以通过对炎症反应过程中的信号分子、炎症因子、相关炎性蛋白的调控，有效地阻止炎症介质的级联反应及其后续效应，对急性肺损伤有重要的治疗作用。通腑泻下法可疏利气机、祛邪外出，在重症肺炎的治疗中疗效显著，通过因势利导、上病下治，可使邪有出路，热离肠去，肠腑通畅则肺气自降，肺之宣肃可复。程璐等运用通腑泻肺汤治疗脓毒症相关的 ARDS，观察到治疗后患者氧合功能和肠黏膜屏障功能得到改善，炎症因子释放得到控制。

2. 调节微生态菌群及机体免疫　重型及危重型新冠肺炎患者体内肠道菌群紊乱明显，容易继发致命的细菌感染，故维持微生态的平衡很重要。《新型冠状病毒肺炎诊疗方案（试行第六版）》治疗措施中也推荐使用肠道微生态调节剂，以维持肠道微生态平衡，预防继发细菌感染。

人体呼吸道和胃肠道黏膜表面存在着大量的正常微生物群，其构成的微生态系统，对机体免疫系统发育以及抗病原微生物感染至关重要。肠道和肺脏微生物之间相互影响，局部分布的菌群可以通过机体免疫网络系统放大免疫信号，对远端器官的免疫功能造成影响。呼吸道、消化道菌群在早期定植阶段具有同源性，肺与大肠的上皮组织均来源于原肠胚之内胚层，而二者的菌群在病理状态中也存在一定程度的同步性变化。研究证实，急性肺损伤中，细菌会短暂易位进入血液，同时发现盲肠的细菌负荷增加。在脓毒症小鼠肺部和 ARDS 患者支气管肺泡灌洗液中，发现并存众多肠道特异性细菌，且与全身炎症程度相关。郑旭锐等也证明了在病理状态下肺肠互相影响，肺部疾病影响肠道菌群变化，肠道疾病同样影响肺部菌群的变化。

中医药可调节肠道菌群结构，提高肠黏膜屏障功能，进而帮助机体恢复微生态平衡。研究证实，银莱汤（金银花、连翘、莱菔子等）可恢复胃肠积热合并肺炎大鼠肠道菌群结构及功能，并纠正肺、肠组织免疫抑制状态。大黄还可通过调节水通道蛋白，抑制细菌易位进入血液和远端器官，进而降低脓毒症大鼠的死亡率。另外，肠道菌群还能把中药代谢为各种不同生物活性的小分子代谢产物，作用于远端肺组织环境。黄酮类化合物是金银花、连翘的有效成分，有研究发现其经肠道微生物代谢后的产物可通过启动信号通路级联反应放大信号，发挥保护宿主肺组织损伤的作用。

肺与大肠相表里理论治疗重型新冠肺炎的经典方药分析

新冠肺炎的临床特点不同于以往呼吸道传染病，其重型患者前期症状多不明显，疫毒传播迅速，直中肺脏，然后迅速进入重症期，症见高热、喘促，腹胀、腹泻或便秘。针对这类重症患者，中医药的治疗优势更加突出。重型疫毒闭肺证患者临床症见发热、咳嗽、喘憋气促、恶心、大便不畅，舌红、苔黄腻，脉滑数，结合"肺与大肠相表里"理论，此类患者属于脏腑同病，治疗重点在于清泄肺热、通泻腑气。全国新冠肺炎医疗救治专家组成员卢洪洲团队也证实，在新冠肺炎重症患者的救治过程中，中药灌肠治疗高热、腹胀的效果明显。本课题组根据国家及各省、自治区和直辖市的新冠肺炎诊疗方案中出具的推荐方药，总结出肺肠同治的代表方有承气汤类方（包括大承气汤、小承气汤、调胃承气汤、宣白承气汤）、凉膈散、升降散。

大承气汤及其类方小承气汤、调胃承气汤均出自《伤寒论》，是下法的代表方剂，临床取其通腑泄热之力治疗热结之证常见良效。既往研究已证明，三方均可改善肺肠组织炎症、抑制内毒素、维持肠道微生态平衡。宣白承气汤由承气汤和白虎汤方化裁，出自《温病条辨》，方由生石膏、大黄、杏仁、瓜蒌组成，可宣肺通腑，理气与攻浊并举。实验研究表明，宣白承气汤可抑制肿瘤坏死因子-α（TNF-α）、白介素-6（IL-6）、白介素-10（IL-10）等炎症因子，改善肠道功能，调节免疫，减少内毒素吸收，减轻肺损伤程度。马书娟等临床运用宣白承气汤鼻饲结合灌肠治疗重症肺炎，可显著改善患者的临床症状、体征及影像学表现，缩短呼吸机撤离时间。

凉膈散出自《太平惠民和剂局方》，其组方由调胃承气汤化裁而来，由芒硝、大黄、栀子、连翘、薄荷、黄芩、甘草组成，主治上中二焦火热郁结证，具有泻火解毒、清上泻下的作用。相关作用机制研究提示，凉膈散可以减少肺组织核因子κB（NF-κB）、TNF-α、IL-6等促炎因子的表达，还可作用于辅助型T细胞（Th）Th1/Th2比值、肺水通道蛋白和Toll样受体4（TLR4）等，减轻肺内炎性渗出。有临床研究发现，西医基础治疗联用凉膈散加味鼻饲或灌肠，可有效降低脓毒症急性肺损伤/急性呼吸窘迫综合征患者的促炎因子水平，减轻肺损伤程度，提高氧和指数水平。

升降散出自《伤寒温疫条辨》，源于明代龚廷贤《万病回春》所载的内府仙方，方由僵蚕、蝉蜕、姜黄、大黄等组成，用药以透、清为特点，功在升清降浊、透热达表。药理学研究发现，升降散可促进miRNA-146a表达，负反馈调节TLR-4/NF-κB信号通路，减轻并抑制炎症反应，阻止Th1/Th2和Th17/调节性T细胞的失衡。临床研究发现，鼻饲升降散汤联合机械通气可强化呼吸机相关性肺炎痰热郁肺证患者的临床疗效，降低TLR-4、NF-κB、血清C-反应蛋白及降钙素原水平。

基于数据挖掘方法分析总结国家及各省、自治区和直辖市的新冠肺炎防治方案中的中医药组方用药规律，发现2首具有潜在价值的新方，分别为"苦杏仁、黄芪、桃仁、麻黄、石膏"及"石膏、瓜蒌、大黄、陈皮、半夏、藿香、茯苓"，可以认为是根据《新型冠状病毒肺炎诊疗方案（试行第六版）》重型患者疫毒闭肺时期推荐处方的化裁而得，也说明了新冠肺炎肺肠同治的可行性。

中药治疗新冠肺炎不只是对病毒的对抗，更重要的是针对病邪侵入人体后邪正双方的关系进行有效的整体调节。根据既往"肺与大肠相表里"的研究资料及临床经验，结合本次新型冠状病毒肺炎的病因病机、临床证候表现和疾病传变规律，认为基于"肺与大肠相表里"理论的肺肠同治之法，对于重型新冠肺炎有着重要的临床应用价值。

268 从肺与大肠相表里探讨中药调节肠道菌群治疗社区获得性肺炎

社区获得性肺炎（CAP）主要以抗生素治疗为主，虽起效快，但抗生素的滥用使患者体内肠道菌群失调，损伤免疫屏障，出现细菌耐药现象，加大 CAP 的治疗难度。目前，越来越多的研究发现肺部感染与肠道菌群有着密切的联系，肺部感染会导致肠道微生态失衡及菌群移位，而调控肠道细菌可以防止菌群移位。中医"肺与大肠相表里"理论认为肺与大肠在生理功能上协作互用，在病理上相互影响，提出的"肺病治肠、肠病治肺"治疗思路与临床提出的调节肠道菌群防治肺部感染治疗思路相吻合。学者胡健等从"肺与大肠相表里"理论出发，系统概括了肠道菌群与 CAP 的关系及中医药干预的研究进展，以期为今后防治 CAP 提供新的治疗思路。

中医肺与大肠相表里理论认识

中医"肺与大肠相表里"理论源于《内经》的"脏腑相合"学说。《内经》中"肺合大肠，大肠者，传导之府""肺手太阴之脉，起于中焦，下络大肠，还循胃口，上膈属肺……大肠手阳明之脉，起于大指次指之端……下入缺盆，络肺，下膈，属大肠"。说明了肺与大肠在经络上的联系，即表里相通，互相络属。《素问·经脉别论》指出："饮入于胃，游溢精气，上输于脾，脾气散精，上归于肺，通调水道，下输膀胱。"表明肺与大肠生理上的相互联系。肺主宣发与肃降，输布津液于下以濡润肠道，保证机体水液代谢的正常进行；大肠主津，濡养肠道以通畅腑气，有益于肺气之肃降和"通调水道"功能的正常发挥。《素问·咳论》："肺咳不已，则大肠受之，大肠咳状，咳而遗失。"《灵枢·四时气》："腹中常鸣，气上冲胸，喘不能久立，邪在大肠。"表明肺与大肠病理上的相互联系，肺病久治不愈则邪沿经下传，影响大肠的传导之功，使开合失司，出现大便失禁等症。大肠实热壅滞，致腑气不通，肺气上逆，导致临床上出现咳嗽、气喘、胸闷等肺系症状。后世医家均不断丰富"肺与大肠相表里"理论。如《诸病源候论》中提出"大肠为腑主表，肺为脏主里"。《温病条辨·中焦篇》"喘促不宁，痰涎壅滞，右寸实大，肺气不降者，宣白承气汤主之"。总而言之，肺与大肠不管是生理上还是病理上均紧密关联，这为中医药从肠道菌群角度防治肺部疾病提供了理论依据。

肠道菌群的组成与功能

肠道菌群是指寄生在宿主肠道内的细菌、病毒及真菌等微生物总称，其依靠人体肠道而生存，同时协助宿主完成人体多种生理功能。肠道微生物群数量庞大，占人体总细菌量的 80% 左右，被称为人体中的"第二基因组"。按对人体的作用区分，肠道菌群可分为有益菌、有害菌和中性菌三大类。有益菌如双歧杆菌、乳酸杆菌等主要参与人体内维生素、氨基酸等人体需要物质的合成；有害菌（变形杆菌、金黄色葡萄球菌等）则是人体内的致病菌群，其数量增加会造成全身机体紊乱，从而诱发或加重各种疾病；中性菌，如大肠杆菌等在正常情况下对机体是有益的，但如果大量繁殖也会导致各种疾病发生。研究发现健康人肠道菌群可以为机体提供正常营养物质及参与新陈代谢，提供机体所需的生物屏障，同时，通过黏膜免疫系统，还能活化人体的免疫细胞，从而提高机体的免疫力。此外，肠道菌群还能帮助机体抵抗病原微生物的感染。

CAP 与肠道菌群的关联性

既往对于 CAP 相关的研究多从外部病原菌，即抗感染入手，对机体内环境因素的研究并不多，特别是对人体内部的生态系统——肠道菌群的重视不足。随着研究的逐步深入，越来越多的证据表明，提高体内肠道菌群丰富度、益生菌数量以及维持肠道屏障功能，可以加速肺部病原菌的清除，提高机体免疫力。

1. 肠道菌群丰富度　研究发现肺炎人群的肠道菌群丰富度较健康人群有明显下降的趋势，其中有益共生菌及优势菌明显减少，机体致病菌属明显增多。重症肺炎患者的肠道菌群发生紊乱，主要表现为丰富度及多样性下降，菌群群落结构发生改变，有益共生菌属减少，致病菌属增多。动物实验也证实了肠道菌群与本病的关联性，研究人员在细菌性肺炎大鼠中发现肠道需氧菌、厌氧菌、大肠埃希菌和肠球菌明显增多，乳酸杆菌明显减少。

2. 益生菌数量　近些年的研究发现，益生菌在防治肺炎方面具有积极作用。益生菌治疗老年肺炎的临床疗效确切，能有效改善患者肠道菌群及细胞免疫功能，减轻肺部炎性反应，且安全性较高。另一项研究也发现，益生菌类药物能够有效改善肺炎患者的肠道微生态环境以及临床病症，减少抗菌药物带来的损伤。因此，通过增加益生菌数量可以改善肺炎患者的病情。

3. 维持肠道屏障功能　肺与肠道的黏膜系统是组成公共黏膜免疫系统的一部分，具有免疫相关性，当肠道黏膜发生病变时，可以通过黏膜免疫的途径影响到肺，反之亦然。黏膜的免疫屏障功能是肺与肠道相互关联的体现。研究发现 CAP 者多伴有肠道黏膜屏障损伤，使体内释放大量炎症递质，激活相关免疫细胞，从而促进炎症介质释放，进一步破坏肠黏膜屏障功能。当肠黏膜完整性遭到破坏时，可导致肠道大量致病菌经破损的黏膜移位进入血液，通过循环系统迁移到肺部，加重肺部的损伤。因此，调节肠道菌群，维持肠道黏膜屏障可以干预肺部炎症反应。

此外，改善肠道菌群还可以减轻肺炎病情，预防继发感染。有研究指出，肠道菌群在细菌性肺炎发生、发展过程中具有保护作用，维持肠道菌群稳定可以提高肺部对细菌的清除能力。进一步研究发现肠道菌群对肺部感染过程中的保护机制可能是通过肺的固有性免疫和获得性免疫发挥作用。

中医药治疗

1. 单味中药及单体　中药调控肠道菌群，防治肺部疾病具有多靶点、多成分、多途径等特点。许多具有抗炎活性的天然药物，如大黄、黄连等药物，被证实可用于治疗感染类疾病。临床中经常发现肺炎若控制不及时，极易演变成脓毒血症。脓毒症状态下，肠道屏障功能严重受损，肠道杆菌等广泛易位至血液、肝脏和肺，引发肠源性感染。大黄作为苦寒中药代表，具有泻下攻积、清热泻火、凉血解毒、祛瘀等功效。研究指出其可通过调节肠道菌群，保护胃肠黏膜屏障、防治肠道细菌移位等达到防治感染的目的。李玮等观察大黄对脓毒症小鼠早期肠道菌群的影响，发现大黄治疗后，小鼠拟杆菌属、厚壁菌属、弯曲菌属均有所减少，而变形菌属明显增多，其作用机制与肠道菌群通过保护肠道黏膜屏障有关。陈德昌等研究发现大黄可以保护肠道微生物生态系统，减轻抗生素对共生菌群的杀菌作用，在败血症早期抑制细菌易位，从而减轻体内感染。大黄素是大黄的主要成分，有研究指出大黄各单体可通过促进肠道黏膜细胞的增殖，阻止肠黏膜细胞的凋亡，起到保护肠道屏障功能，从而防止细菌移位，减轻感染。黄连是临床清利肺热常用药物，具有清热燥湿，泻火解毒功效，也是明确可作用于调节肠道菌群的药物。黄连具有改善肠道微生态的功能，蒋丽施等通过体外抑菌实验研究发现，黄连对常见肠道致病菌（肺炎克雷伯菌、阴沟肠杆菌、金黄色葡萄球菌等）有强大的抑菌作用，可防止这些致病菌通过肺-肠轴转移至肺部，加重肺部感染。动物实验也发现黄连主要成分黄连素对铜绿假单胞菌所致大鼠肺炎模型具有显著的抗炎效应。

2. 中药复方 基于肺与大肠相表里理论，临床对于 CAP 不同证型患者可分别采用通腑法、通腑宣肺法、通腑清热法、健脾益气法治疗。通腑法主要应用于肺炎痰热壅肺证，方药主要以大承气汤加减为主。现代研究表明大承气汤具有下调炎症细胞因子，改善肠道菌群，能有效防治肠道菌群移位，减轻肺部感染的作用。通腑宣肺法代表方剂宣白承气汤是吴鞠通治疗肺热移肠的经典方，临床广泛应用于肺部疾病。动物实验研究发现宣白承气汤治疗脓毒症肺炎大鼠，可以修复大鼠肠黏膜屏障损伤，阻止细菌/内毒素易位至肺部，发挥抗感染作用。另一项实验研究也发现宣白承气汤通过调节肠道微生物群，可以恢复肠道上皮屏障和降低体内炎症反应，对肺炎大鼠起到保护作用。有研究指出通腑清热法代表方剂葛根芩连汤，可以通过肠道菌群调节作用下调肺炎小鼠体内的炎症因子，增强免疫力，从而减轻小鼠肺炎的侵害。刘霞等动物实验研究发现，清热化痰通腑方能明显减少细菌性肺炎大鼠肠道厌氧菌和大肠埃希菌，增加乳酸杆菌。提示通腑清热方可以通过改善细菌性肺炎大鼠肠道菌群失衡，增加益生菌来改善肺部炎症。老年人机体功能衰退，是肺炎高发群体。同时也意味着疾病的发生多以正气虚衰为基础，临床常常以肺脾气虚证多见，临床可见咳嗽、乏力、自汗、腹胀、纳差、大便溏泄等，对于此类人群，临床不可过多予通腑泻肺之品，治疗应以健脾益气为主。有研究指出，中药健脾方剂能够增加肠道益生菌数量，改善并修复受损的肠黏膜结构，从而促进其营养的吸收，增强机体抗感染能力。武妍琳等动物实验发现参苓白术散可调节肺炎幼鼠的菌群结构，达到改善肺部免疫炎症反应的作用。

3. 中医外治法 依托于中医特色理论，中医外治法能明显调节患者肠道菌群结构，修复损伤的肠道屏障，且舒适度高。佘薇薇等研究发现，通过推拿疗法作用于肺炎合并腹泻患者，可提高患者体内免疫球蛋白水平，改善肠道局部免疫及肠道菌群失衡。胡丹运用中医推拿联合自拟四君子汤直肠滴注治疗小儿肺炎合并腹泻，发现治疗组患儿粪便球/杆菌比例、分泌型免疫球蛋白（sIgA）含量及血清二胺氧化酶、降钙素原（PCT）、免疫球蛋白 G（IgG）、免疫球蛋白 A（IgA）、CD4$^+$、CD4$^+$/CD8$^+$ 均显著改善，且住院时间较常规西医治疗组缩短。艾灸作为中医特色治疗方法之一，已被证明可调节肠道菌群，抗氧化，减少炎症反应，调节免疫力等作用。姚雪含等研究发现艾灸可保护菌群失调幼鼠结肠黏膜，增加肠道菌群多样性、维持肠道菌群结构稳定，从而改善其肺部感染。

综上所述，肠道菌群失调与肺炎的发生发展密切相关，基于"肺与大肠相表里"理论，单味中药及单体、中药复方亦或是特色外治法均可一定程度上改善 CAP 症状，其作用途径与丰富肠道菌群、增加益生菌及改善肠道菌群紊乱，达到降低体内炎症反应，调节机体免疫有关。

269 肺与大肠相表里在重症肺炎治疗中的应用

重症肺炎是指中末气道、肺泡及肺间质的炎症改变，多伴有脓毒症、感染性休克、多器官功能障碍等多种并发症。中医学认为重症肺炎的发生多与机体正气不足，复感外邪有关，致使肺失宣降、肺气郁闭而化热伤津，故多见发热、咳嗽、呼吸困难等临床表现，病理因素不外乎痰、热、毒、瘀、虚，病位主要在肺，其次累及其他脏器损伤。西医主要采取抗菌药物冲击治疗，但易导致耐药菌的出现及其他脏腑损害，为后续疾病治疗和恢复带来了严重的问题。中医从整体出发，针对重症肺炎的治疗采取"肺病治肠、肺肠同治"等治疗方法。现代研究发现"肺与大肠相表里"的中医药诊疗思路的应用，特别是在新型冠状病毒肺炎全球蔓延的大背景下，能够显著降低重症肺炎病死率及多种并发症的发生率，学者耿欢等就其相关理论与临床应用进行了探析，以期为重症肺炎的治疗提供理论支撑。

理论依据

"肺与大肠相表里"源于《内经》"肺与大肠相合"，针对"相合"理论，现代医家认为两者存在相同而合、相异而合，即同源、同气、同构，上下相合，阴阳相合等。传统中医经典理论对两者的论述主要集中在经脉络属、气机升降、病理传导的相互联系上。

1. 生理上相互联系 肺与大肠主要通过经络上相互络属，并以经别、络脉加强经脉之间的相互联系，手太阴肺经属肺络大肠，手阳明大肠经属大肠络肺，两者生理上相互影响、相互依存，进而调控气机的升降、津液的代谢等。"肺为华盖"具有宣发肃降、通调水道等生理功能。大肠在下，传化糟粕，两者功能相辅相成、相互影响，唐容川《医经精义》"大肠之所以能传导者，以其为肺之腑，肺气下达，故能传导"。故机体在生理状态下气机调畅，肺气向上、向外宣发水谷之气，向下以推动大肠内糟粕的传导，而大肠传导功能正常有助于肺的宣发肃降，两者相互协调，才能保证精气藏泻有度，脏腑功能正常。

2. 病理上相互影响 病理上肺失肃降，肺气郁闭进而导致腑气不通，故临床上常见胸闷、喘满、便秘等表现。同样，大肠病变也会导致肺气不能敛降而出现呼吸困难等肺部疾患，即"上窍不通则下窍不利，下窍不利则上窍为之闭塞"，与《伤寒论》中"阳明病，短气腹满而喘，有潮热者，可攻里也，大承气汤主之"的论述异曲同工，即两者在病理相传上具有肠病及肺，肺病及肠，最终导致肺肠同病的病理特点，需要注意的是这里的肠是指整个消化系统。

肺与大肠相表里治疗重症肺炎的现代机制

现代学者认为肺与大肠的关系主要体现在同源、同气、同构，研究发现两者在组织的同源性、内毒素的释放、免疫以及神经内分泌功能等方面具有同步性，其中机体炎症、免疫抑制等在重症肺炎发病的过程中具有重要的作用。

1. 降低炎症反应 ILC2属于淋巴细胞家族，具有天然免疫以及调节组织代谢稳态的作用，能够将炎症信号从肠道募集到肺和其他器官，放大炎症反应，从而引发多脏器功能障碍综合征。因此，在机体炎症反应中，肺部炎症往往与肠道密切相关，从肠论治在改善肠道屏障作用的同时能够显著降低炎症反应，改善肺通气功能，调节肺肠黏膜免疫应答。现代流行病学证据表明慢性阻塞性肺疾病的发病率与炎症性肠炎（IBD）相关，故可通过有针对性的治疗 IBD 患者，以降低重症肺炎的发生率。故在抗感染治疗上辅以泻热解毒通腑汤在提高患者生存率的同时降低激素治疗的不良反应发生率。

2. 调节微生态菌群 重症肺炎患者往往会出现肠道菌群紊乱，进而继发致命的细菌感染。微生物菌群能够抵御外界细菌入侵，其中肠道微生物菌群按一定的顺序定植于肠壁，从而起到调节营养代谢、抑制免疫刺激、生物拮抗以维护机体健康的作用，其介导调控的肺-肠轴是对"肺与大肠相表里"内涵的现代阐释。由于寄生在人体不同部位的微生物始终处于动态平衡状态，这种平衡机制类似于中医阴阳平衡理论。其中肺部和肠道菌群是一个相互影响的过程，肠道微生物在实验模型和临床研究中往往与肺系疾病的易感性有关，且当肠道菌群微生态失衡的同时可能会伴有肺部炎症的发生与发展，其主要机制可能为肠源性内毒素的释放以及肠道菌群移位导致的炎性介质大量释放。因此，通过调控肠道微环境可防治肺病，基于肺-肠轴整体可达到肺肠同治的目的。

中医药具有调整肠道菌群平衡，进而促进机体恢复微生态平衡的作用。大承气汤为治疗阳明腑实证的经典方，具有上消痞满、宽中行气、下畅胃肠气机的作用，在加快肠道蠕动、减少肠源性内毒素产生及菌群移位的同时，能够减轻其造成的肺损伤。千金苇茎汤为治疗肺部疾患的方剂，方中应用了薏苡仁、桃仁等润肠通便的药物，有肺肠同治之意，能够通过调节肠道菌群治疗呼吸系统疾病，进而成为治疗呼吸系统疾病的潜在靶点。

3. 调节黏膜免疫 呼吸道和肠道黏膜免疫是机体免疫系统重要的组成部分，通过淋巴系统归巢发生联系，共同发挥局部特异性免疫功能，两者均以分泌性免疫球蛋白为主要抗体构成公共黏膜的反应系统，这一黏膜免疫机制是肺肠合病的物质基础，也是相关黏膜免疫的共同分子基础。故当一处黏膜发生相应的免疫应答时，可影响他处，进而打破黏膜损伤平衡的机制，引起免疫功能紊乱及病理上的相互传导。如通过高氧刺激来研究肺和肠黏膜免疫因子的变化情况，发现两者黏膜免疫因子的变化具有同步性，且流感病毒小鼠的肺脏 T 淋巴细胞可特异地向肠道黏膜迁徙并分泌细胞因子造成肠道免疫损伤，为"肺与大肠"相关性的研究提供了实验证明。

临床应用

重症肺炎是一种肺部感染性疾病，中医在治疗上具有"因人制宜""因时制宜""因地制宜"的特点，根据临床表现的不同，将重症肺炎分为 4 种常见的中医证型，包括痰热壅肺证、热闭心包证、气阴两虚证、阴竭阳脱证，故在临床上应根据疾病的证型辨证论治，不可拘泥于一方。

痰热壅肺证是重症肺炎患者最常见的临床证型，主要表现为"脏腑同病"，症见咳嗽、发热、胸闷、气喘息粗、纳呆、烦躁，小便黄赤、便秘、舌红苔黄腻、脉滑数，结合"肺与大肠相表里"理论，采用"通腑护脏法"，通过因势利导、上病下治，使邪有出路，肠腑通畅、肺之宣肃可复。治疗上将清肺泄热、通腑降气相结合，治疗以承气汤类药导邪外出，其中宣白承气汤可通过退热平喘、抑菌抗炎、减少毒素的吸收，从而发挥清肺定喘、泻热通便的作用，Meta 分析结果显示宣白承气汤能够显著提高COVID-19 痰热壅肺型患者临床疗效。其中气滞明显者，可加紫苏子、瓜蒌仁理气通便；化热明显可加黄芩、知母等泻热润燥；阳气不足者，加附子、黄芪补气助阳；气阴不足者，可加党参、麦冬等益气养阴。

《温热论》"温邪上受，首先犯肺，逆传心包"，故重症肺炎可见热陷心包证，表现为热毒炽盛，邪陷于里，热扰神明而见心烦不寐、神昏谵语，其舌红绛、脉细，病位在肺，涉及心、肠、肾等多个脏器。此时病机较为复杂，治疗上"脏腑同治"兼顾"知犯何逆而治之"，可通过调理肠道，豁痰开窍等治疗方法，调节全身气机的升降，促进肺部相关疾病的痊愈，可予凉膈散合清营汤加减以清上泄下、清心凉营。研究发现新型冠状病毒肺炎重症患者的关键治法是"肺肠合治"，可涵盖"汗""下""清""消"等大法，通过通腑宣肺、分消走泄达到扶正祛邪、扭转病势的目的，稳定危重型新型冠状病毒肺炎患者血氧饱和度、改善消化系统和呼吸系统症状。

　　此外，重症肺炎日久往往出现气虚阴亏之证，临床见咳嗽，心悸气短，大便不畅，舌暗红、苔少而干或光剥，脉沉迟细弱，治以益气养阴之余，可通过泻下法疏利气机。若见呼吸短促、大汗淋漓或汗出如油、四肢厥冷、口唇发绀，舌脉象可见舌淡、苔白，脉细数或脉微欲绝，此为阴竭阳脱之证。宜采用回阳救逆之法治疗此型重症肺炎。尚有医家依据肺与大肠相表里的理论，在重症肺炎不同时期的治疗将"通腑"法作为基本治疗大法，后根据疾病不同时期分别予以清肺通腑，润肺通腑、益气通腑等辨证论治，临床效果颇佳。

　　重症肺炎属中医温病学范畴，症见咳嗽、发热、胸闷、气喘，严重时可出现神昏或四肢厥冷、大汗淋漓等阴竭阳脱之证，本质是郁热在里，不得畅达，依据"肺与大肠相表里"，有医家提出"温病下不嫌早""温病在下其郁热"的观点，提倡在温病的早期就应予以清热泻下通便作为治疗手段，以攻逐泻热。此外，温病后期邪胜正虚可在补虚之余采取"脏病治腑"或"脏腑同治"以清其痰瘀郁热，导邪外达，故临床治疗应根据其临床表现进行辨证施治，祛邪之余不忘扶正，治脏同时兼顾通腑。

　　结合临床证候表现和疾病传变，"肺与大肠相表里"这一理论的应用在重症肺炎的治疗方面具有其独特的优势，主要包括肺病治肠、肠病治肺以及肺肠同治。针对重症肺炎的西医治疗上存在的感染、细菌耐药等问题，这一理论提供了新的研究思路和方法，临床证明行之有效，且在改善重症肺炎症患者临床表现以及疾病后期顾护正气方面具有重要的理论和实践意义。

270 肺与大肠相表里在支气管哮喘治疗中的应用

肺与大肠相表里是中医基本理论之一，该理论首见于《内经》，在历代医家临床经验的基础上不断发展，并通过长期临床实践已得到充分证实。随着现代科学技术的发展，人们对"肺与大肠相表里"的认识也日趋深入，并进行了现代临床研究。学者李宏杰等在 10 余年的临床实践过程中，对哮喘发作期患者的观察中发现，哮喘患者出现大便异常的情况居多。基于"肺与大肠相表里"的理论，采用通腑行气、泻热逐痰的方法治疗支气管哮喘，疗效颇佳。并从肺与大肠相表里的中医经络关系、生理病理关系、肺与大肠相表里在哮喘的病理中的体现及临床应用等方面做了探析。

肺与大肠相表里的经络联系

经络是人体内运行气血，联系内外的主要通路，每一条经络都通过其循行把所属的脏和构成表里关系的腑联系起来。而其中肺与大肠就通过经络联系，形成了脏腑阴阳表里两经的络属关系。

1. 经络辨证的依据 经络是人体内气血运行的通道。人体的五脏六腑、四肢百骸、五官九窍、皮肉脉筋骨之所以能发挥正常的生理功能，都要依靠水谷精微化生的气血来濡养灌溉；而气血布达全身，必须通过经络才能运行不息。人体在生理状态下，经络依照循行路径和走向运载气血而流行不息，但在致病因素的作用下，经脉运行气血和沟通联系功能就会出现异常变化而发生病变。在久病的情况下病邪久留不去，则可以由表及里，不但经络本身受邪，也会累及到五脏，使脏腑发生病变。

2. 肺与大肠经络络属关系 手太阴经属肺络大肠，手阳明经属大肠络肺，通过经脉的相互络属，肺与大肠构成了表里关系。如《灵枢·经脉》："肺手太阴之脉，起于中焦，下络大肠……大肠手阳明之脉……下入缺盆，络肺。"两条经脉除直接相通外，还通过分出的络脉与支脉进一步加强联系，从而实现了两经的汇合。由此可见，肺与大肠经脉络属，表里相通。

肺与大肠相表里的脏腑联系

1. 脏腑辨证的依据 五脏的共同功能是贮藏精气，六腑具有消化食物、吸收营养、排泄糟粕的功能。如《素问·五脏别论》："所谓五脏者，藏精气而不泻也，故满而不能实。六腑者，传化物而不藏，故实而不能满也。"腑受邪时，邪留不去，可以传之于相表里的脏；同样脏受邪时，也可及于相表里的腑；这样就形成了脏病及腑、腑病及脏或脏腑同病。

2. 肺与大肠的脏腑关系 肺与大肠在生理上有着密切的联系，主要体现在气机的转输和津液敷布上的相互协调。肺主宣发则大肠得以濡润，肺主肃降则大便得以传导，大肠传导功能正常，亦有利于肺气的宣发肃降。肺与大肠的生理功能决定了其病理特点。若肺气功能失司，则会出现呼吸异常、宗气生成的异常、水液代谢异常、血运异常。若大肠功能失常，会出现大便的异常及水液代谢的异常。肺与大肠在病变时可以互相影响，脏病及腑，腑病及脏。《黄帝内经灵枢集注·卷五》："大肠为肺之腑而主大便，邪痹于大肠，故上则为气喘争。故大肠之病，亦能上逆而反遗于肺。"

肺与大肠相表里在哮喘的病理中的体现

支气管哮喘是一种反复发作，缠绵难愈的疾病。在平时亦有轻度哮鸣气喘，若大发作时持续不已，可出现喘急鼻煽，胸高气促，张口抬肩，汗出肢冷，面色青紫，肢体浮肿，烦躁昏昧等喘脱危候。如长期不愈，可导致肺气胀满，不能敛降之肺胀重证。哮喘的内因向来责之于肺、脾、肾三脏功能不足，其病位主要在肺，而与脾肾及其他脏腑等也有密切关系。"肺与大肠相表里"，二者脏腑相连，相互影响，哮喘的发生发病与大肠腑亦有很大的相关性。

1. "大肠主津"作用与"痰"的产生相关性 大肠主津，在肠胃的津液运行和输布上具有重要地位，其以津液输布全身，控制着人体四肢百骸与诸窍的通利。而哮喘的致病因素"痰"的产生除了与肺、脾、肾密切相关外，与大肠对水液的调节作用的关系也不容忽视。如《脾胃论》："大肠主津，小肠主液。大肠小肠受胃之荣气乃能行津液于上焦，溉灌皮毛，充实腠理。"这说明了大肠在水液代谢上对肺的影响。据此理论，在哮喘的治疗中注意使肠道内保持畅通，可促使机体水液代谢的正常进行，在一定程度上有利于减少痰液的生成。

2. 饮食因素是导致哮喘发作的重要因素之一 饮食积滞于胃肠不下是形成和诱发哮喘的重要原因之一。过食酸咸肥甘厚味，脾胃不能腐熟运化，大肠不能正常传导排泄糟粕，饮食积滞在胃肠，日久即可能生饮成痰，进一步发展则有可能导致哮喘的发生与发作。《幼幼集成·哮喘证治》："有因宿食而得者，必痰涎壅盛，喘息有声。"大肠传导障碍，积滞不通，糟粕内阻，容易导致气机阻滞不通，会进一步影响到肺脏功能，出现肺气闭郁，升降失常，加上伏痰与外因的作用而发为哮喘。

肺与大肠相表里的临床应用

1. 肺病治肠 肺与大肠皆以通降为顺，肠道壅滞会影响肺的宣发肃降。大肠热结，上灼于肺，导致肺气不降，可出现咳嗽气喘，除宣肺肃肺止咳外，应多考虑肠腑功能，腑气一通，气机逆乱得以纠正，痰饮积滞得以降泻，有利于肺的宣发肃降功能的恢复。由于肺与大肠在病理上互为因果，形成循环影响，所以在哮喘的治疗中保持大肠腑气通调更为显得必要。而通调大肠之法，以通为原则，但意在"通"不在"攻"。是因通便之法不能一概用硝黄之类攻下，应审症求因，治病求本，不主张滥用峻泻药物，以免加重病情。本文论及之通调大肠法主要包括润肠通便、行气通腑、消食导滞等，通过恢复及加强肠腑通降功能的正常调节，以恢复肺脏功能。润肠通便多使用火麻仁，瓜蒌子，杏仁，牛蒡子，紫苏子；行气通腑多用枳实，枳壳，厚朴，槟榔；消食导滞多用莱菔子，山楂，建曲，麦芽，谷芽等。

2. 肺肠并治 肺气受病，不能"行气于腑"或大肠受病有碍于肺气肃降，还可以在治疗肺的同时应用通腑法，或在治疗肠道的同时应用宣肺泻肺之法等。如在痰热阻肺的实喘时，因肺的肃降失司而下累大肠造成肠道壅塞便秘，传导不畅而致宿便停留在肠道不去，积热内充而导致腹胀，热浊不降反而循经上犯于肺，最后形成互为因果的恶性循环，可用肃肺通腑平喘法，方用桑白皮汤合宣白承气汤，达到通腑泄热、肃肺平喘之功效，以达到更好的临床疗效。

271　从肺与大肠相表里探讨支气管扩张症病机及辨治

支气管扩张症是各种原因引起的支气管树的病理性、永久性扩张，导致反复发生化脓性感染的气道慢性炎症，临床表现为持续或反复性咳嗽、咳痰，有时伴有咯血，可导致呼吸功能障碍及慢性肺源性心脏病。同时，支气管扩张症也是一种难治病，与慢性阻塞性肺疾病、支气管哮喘等其他气道疾病相比，临床对其关注度远远滞后，缺乏全程治疗的思维与方案，相关文献也为数寥寥。肺与大肠相表里，经络相属，表里相通。肺主宣发肃降，为吐故纳新的上窍；大肠主传导，为传送糟粕、排出浊气的下窍，两者共同发挥升清降浊的作用。在"肺与大肠相表里"理论指导下，中医治疗本病具有独特的优势，尤其在改善患者体质、减少复发和急性加重次数等方面，近几年来很多中医学者对支气管扩张的病因病机、分型分期及辨证治疗都做了大量研究，积累了丰富的经验，学者揭梓晨等对此做了梳理归纳。

肺与大肠相表里理论渊源

肺与大肠相表里关系首见于《内经》，《灵枢·经脉》："肺手太阴之脉，起于中焦，下络大肠……大肠手阳明之脉，起于大指次指之端……下入缺盆，络肺，下膈，属大肠。"说明了肺与大肠在经络上的联系；同时《素问·咳论》："肺咳不已，则大肠受之，大肠咳状，咳而遗矢。"说明了肺与大肠病理上的联系，肺病迁延不愈则邪沿经下行，影响大肠的传导之功，开合失司，出现遗矢等证。此外，在《内经》中也认识到肠病及肺的过程，如《灵枢·四时气》："腹中常鸣，气上冲胸，喘不能久立，邪在大肠。"《素问·至真要大论》："寒厥于肠，上冲胸中，甚则喘不能久立。"邪留大肠，能邪气冲胸，影响肺的宣发肃降。东汉医家张仲景《伤寒杂病论·大承气汤方》："阳明病……短气，腹满而喘。"将"肺与大肠相表里"思想应用至临床，并创立大承气汤，取得了很好的临床疗效。《金匮要略·胸痹心痛短气病脉证并治》："平人无寒热，短气不足以息者，实也。"尤怡注："短气不足以息，当是里气暴实，或痰或食或饮，碍其升降之气而然。"里气暴实，腑气不通，肺气不降，导致支气管扩张症患者咳嗽、短气等症状。朱丹溪在《格致余论》中记载，同族叔祖夏末患泄利，久治不愈，丹溪经诊，认为此正是"积痰在肺"所致，伏痰之邪"如鸟栖巢，如兽藏穴"，治疗"当与澄其源而流自清，探喉吐痰而愈"。吴鞠通《温病条辨·中焦篇》："喘促不宁，痰涎壅滞，右寸实大，肺气不降者，宣白承气汤主之。"体现从肠论治肺病的思想，肺气不降，里证又实，从表里两途疏泄邪热。

肺与大肠相表里现代医学理论研究

肺与大肠借由经络直接相连，通过气血津液相互影响，在"经络实质"研究的大背景下，近年来开拓了微生物菌群的新领域，提出了"肠-肺轴"的概念。所谓"肠-肺轴"，主要体现为正常的肠道菌群能够通过调节免疫反应的信号通路、改变 T 淋巴细胞亚群的活性等方面加强肺部抵抗和消除病原的能力，以及减少或减缓呼吸道变应性疾病的发生发展，从而对肺部疾病的进展发挥积极的作用。近年来，有很多学者从肠道菌群的角度验证"肺与大肠相表里"的合理性，为这一理论的研究提供了新的视角。Ichinohe 等通过动物实验证明，肺部感染流感病毒 A 的小鼠，其肠道菌群能够影响机体分泌促炎细胞因子，如前白细胞介素（IL）-1β 以及前 IL-18 因子，这些因子对机体清除流感病毒起关键作用。郑榕等认为"肺肠合病"与黏膜免疫密切相关，黏膜免疫中免疫球蛋白、细胞因子是"肺肠合病"的物质基础，其"选择性的归巢机制"则是"肺肠合病"的桥梁。Bernard 等的研究证明，给肺部感染了铜绿假单胞菌的小鼠喂食果胶衍生的酸性寡糖（pAOS）后，小鼠肠道内的双歧杆菌属、梭状芽孢杆菌属及其代谢产物均有所增加，同时肺内巨噬细胞的吞噬活性增加，IL-10 增多。因此，该团队认为 pAOS 可能通过改变小鼠的肠道菌群上调机体的免疫反应，从而帮助机体清除肺部病原菌。符子艺等发现慢性肺系疾病会导致肠道微生态失衡及菌群移位，大黄通过促进毒物排泄、保护胃肠黏膜屏障及预防肠道细菌移位等对胃肠道产生影响，达到治疗肺病的目的，故研究认为纠正并保持肠道微生态的平衡可能是"肺与大肠相表里"的机制之一。

肺与大肠相表里在支气管扩张症中医证候中的体现

1. 体质研究　目前针对支气管扩张症患者的体质研究相对较少。李婷婷对 80 例广东地区稳定期支气管扩张患者进行调查研究后得出，体质类型以阳虚质、气虚质及痰湿质为主。徐波等采用横断面调查方法，发现支气管扩张症患者体质分布为气虚质最多，其次为阳虚质，再次为气郁质、阴虚质、痰湿质、血瘀质、特禀质、湿热质，平和质少见，并揭示体质类型与证型之间关系：气虚质与肺脾气虚证最密切，阳虚质与肺肾两虚证、肺脾气虚证最为密切。陈芳等对 80 例江浙地区支气管扩张症患者进行体质辨识后得出，支气管扩张症患者以平和质最多，占 23.46%，其次为气虚质和阴虚质，再次为痰湿质、湿热质、阳虚质和气郁质。

2. 病因病机研究　支气管扩张患者多在幼年时曾患有麻疹性肺炎、百日咳、支气管肺炎等疾病，或在肺结核、哮喘、慢性支气管炎及肺气肿的基础上发病而成，其多为禀赋不足。GAO 等通过观察性研究，发现感染（29.9%）、免疫缺陷（5%）、慢性阻塞性肺疾病（3.9%）、结缔组织疾病（3.8%）、睫状体功能障碍（2.5%）、过敏性支气管肺曲霉菌病（2.6%）是成人支气管扩张症最常见的病因。目前国内学者多认为痰、热、火、瘀互结为支气管扩张主要病理因素并且贯穿病程始终，腑气不通，影响肺的宣发肃降，而导致咳嗽、咳痰、咯血等症。刘建秋推崇《医门法律》中"肺痈由五脏蕴崇之火，与胃中停蓄之热，上乘乎肺，肺受火热熏灼，即血为之凝，血凝即痰为之裹，遂成小痈"，认为支气管扩张症的病因病机主要是胃中停蓄之热灼伤肺津，热炼液成痰，壅遏肺气，肺络损伤，故咯血。痰热瘀互结，而致反复发作，迁延不愈，热久伤阴，气阴两虚。张念志认为支气管扩张症患者多为机体素盛，内蕴伏热，平素好食肥甘厚味，嗜食辛辣刺激之品，蕴湿蒸痰化热，肺有素疾，痰热素盛，熏灼于肺，肺失清肃，则出现咯痰黄稠量多，甚或咯吐腥臭脓血痰等症。符丽认为瘀血是贯穿本病始终，久病肺虚为本，痰、火、瘀互结为标，痰热壅肺，阻滞不通，血停成瘀，痰热瘀结，致咳成痈；热盛伤阴，阴虚火动，灼伤肺络，发为咯血。虚实夹杂为本病病机关键。张洁等认为肺阴亏虚、瘀热互结、毒邪内生是支气管扩张症的主要病因病机，毒邪既是瘀热日久不化转变所致的"果"，亦是腐肉败血、加重支气管损伤的"因"。毒邪内生是一个从量变到质变的过程，正所谓"变从毒起，瘀从毒结"。毒邪可败坏形体、损伤肺络，从而引发咯血。

3. 分期分型研究　陈沁对 113 例支气管扩张患者的前瞻性病例进行聚类分析，初步认为支气管扩张分为急性发作期和缓解期（迁延期）。何明认为支气管扩张症急性发作期痰热壅肺证为最常见证型，咯血为支气管扩张症急性发作期常见症状。黄燕等认为支气管扩张急性加重期以实证为主，且以痰热、火热多见，多涉及肺、肝两脏，证候类型多表现为痰热壅肺、肝火犯肺证等。杨爽等认为支气管扩张缓解期证型分布以虚实夹杂证多见，但实证并不少见。常见证型为肺脾气虚证、痰热阻肺证、气阴两虚证、阴虚火旺证、肝火犯肺证等 5 种。病理特点以气虚、阴虚为本，兼以痰热、血瘀、肝火等实性病理表现。

基于肺与大肠相表里理论辨证论治支气管扩张

1. 六腑以通为用 武维屏推崇喻嘉言《医门法律》中论述肺痈之三条法律：其一为清得一分肺热，留得一分肺气；其二为勿早进补剂；其三为分杀其势于大肠，令痰浊瘀血日渐下行为妙。因此武维屏在治疗支气管扩张清法为纲的基础上，提出了通调为目，注重给邪气出路。通调二字，通谓之祛邪外达，通达肺络，调谓之调畅气血，调理脏腑。通调之法其宗旨不外乎给邪气出路，令人体气机恢复调畅。肺与大肠相表里，肺系疾患，清肃失职，常可影响到大肠的传导功能，导致腑气不通，临床表现为大便秘结或大便不爽；反之，肠腑壅实又使阳明浊气上冲，进而影响到肺的肃降功能，每使咳喘症状加剧。二者相互影响，互为因果，恶性循环，导致病情反复发作，缠绵不愈。通泻肺腑，治在肠腑，意在理肺，腑气得通，既可使气机逆乱得以平复，又可使痰饮积滞得以降泄，肺复清肃，咳喘平矣。张志敏根据支气管扩张症患者临床特点辨证治疗，认为大便不通，则浊气不降，"令秽浊脓血日渐下移"，脓从便下，给病邪以出路，并根据患者个人体质运用温阳化气行水、引血归经方法治疗一例支气管扩张症咯血患者取得良好效果。

2. 分杀其势于大肠 周庆伟认为支气管扩张可以用肺热壅盛、肝火犯肺、阴虚肺热三型概括，前二型为实，使用"下法"时多选苦寒攻下之大黄、芒硝；后一型为虚，泻下药多选性味甘平、润肠通便之火麻仁、郁李仁。"肺与大肠相表里"，苔黄、便秘、腹胀或痛乃下法正下之证，三者有二即可；但在使用下法时应注意"下不厌早""中病即止"，切忌过剂，以免耗伤正气，并以"下法"为主治疗支气管扩张咯血60例，疗效满意。李鸿翔提出"大黄与温热药为伍，治寒热错杂咯血""大黄配以寒凉药，治血热妄行咯血""大黄与降逆药同用，治气血上逆咯血"三大法则，对于血热妄行之咯血，李鸿翔认为大黄乃大苦大寒之品，再配以寒凉之品，治疗血热妄行，迫血外溢之咯血，可起到互协互助之效，正如张景岳所云"失血之由，唯火与气"，只有泻其血热，祛瘀生新，才能火静则血宁，热去则血止。朱枫在"肺与大肠相表里"理论指导下，肺与大肠经络相连，气化相通，概括为"肺主降，则腑气通；腑气通，则肺气降"，认为支气管扩张咯血责之于热盛迫血妄行，故运用"下法通腑"可迅速有效地清泄肺热，使肺络得安，气血平和，咯血当止。

支气管扩张症是各种原因引起的支气管树的病理性、永久性扩张，导致反复发生化脓性感染的气道慢性炎症。目前支气管扩张合并其他肺部疾病的问题日益受到关注。高分辨率CT检查结果显示，临床诊断为慢性支气管炎或COPD的患者中，15%～30%的患者可发现支气管扩张病变，从"肺与大肠相表里"理论辨治支气管扩张具有独特的优势。综上所述，中医的辨证个体化治疗不仅可以减轻症状，还能改善体质，减少复发，有巨大的潜在治疗价值。

272　从肺与大肠相表里探讨肠道微生态与糖尿病的关系

　　国际糖尿病联盟第 10 版糖尿病地图显示，中国糖尿病患者数排名第一，2 型糖尿病（T2DM）成为危害我国人民健康的三大慢性病（肿瘤、心脑血管疾病、糖尿病）之一。T2DM 是以高血糖、机体糖脂代谢紊乱为主要临床表现的慢性炎性多发性疾病。长期高血糖会导致广泛的血管损伤，影响心脏、眼睛、肾脏和神经，导致各种并发症，严重威胁人类的健康和生命，但其发病机制目前尚不明确。近年来，素有人体"第二基因组"之称的肠道菌群对人体生理病理状态的影响逐步受到重视。研究发现，人体的病理生理状态并非由人体基因组单独控制，而是与肠道菌群共同作用的结果。肠道菌群含有多种生化代谢通路和化学反应必需酶，参与糖尿病、肥胖等疾病发生发展的病理过程。

　　糖尿病属于中医学"消渴"范畴，消渴亦称"消瘅"，首见于《素问·奇病论》："此肥美之所发也，此人必数食甘美而多肥也。肥者，令人内热，甘者令人中满，故其气上溢，转为消渴。"中医将消渴分为上、中、下三消。其中，上消病位在肺。中医理论认为，肺为水之上源，大肠主津，消渴病又以多饮多尿为主要临床表现，可见肺、大肠与消渴津液代谢失常有着密切联系。中医脏象学认为肺与大肠相表里，现代研究表明肠道菌群与糖尿病密切相关，而且治肺相关中药如麦冬、桑叶等治疗糖尿病疗效确切，研究表明桑叶水提物可显著降低 T2DM 大鼠血糖，改善其"三多一少"症状，改善 IR，其作用机制或与改善肠道菌群有关，推测肺、肠道菌群、糖尿病三者之间可能存在着某种内在联系。

　　学者安永铖等系统梳理了肺与大肠的关系，总结了基于调控肠道菌群治疗糖尿病的现代药理学研究成果，归纳了肺与糖尿病的相互作用，从而对三者的内在关联进行佐证，试图阐明传统中医药从肺论治糖尿病的理论基础及"肺与大肠相表里"的现代科学内涵，为基于调控肠道菌群治疗糖尿病相关药物开发及其作用机制研究提供科学思路与理论依据。

肺与大肠的关系

　　1. 传统医学对肺与大肠的认识　　中医学认为人体是一个以脏腑为中心、以经络为联系的有机整体。经络使得脏腑之间气化相通，脏行气于腑，腑输精于脏。其中肺与大肠就是脏与腑关系的典型代表，二者彼此经气相通，相互络属，生理上相互协同，病理上相互影响，治疗上相互为用。生理上，肺主气，主宣发肃降、通调水道，为水之上源。大肠主津，主要功能为传导糟粕，二者在津液代谢中关系尤为密切。《医经精义·脏腑之官》"大肠之所以能传导者，以其为肺之腑。肺气下达，故能传导"。病理上，肺病常影响大肠传导糟粕的功能，《素问·咳论》提出"肺咳不已，则大肠变之，大肠咳状，咳而遗矢"，同样，肠病也常影响肺的功能，《素问·痹论》提出"肠痹者，数饮而出不得，中气喘争，时发飧泄"。治疗上，临床上常分为"肺病治肠、肠病治肺、肺肠同治"三种治疗手段。《伤寒论》"阳明病，脉迟，虽汗出不恶寒者，其身必重，短气，腹满而喘，有潮热者……大承气汤主之"，是典型的肺病治肠案例，因阳明实热，燥屎结于胃肠，腑气不通，影响肺气肃降，发生咳喘胸满等肺脏实证，用大承气汤荡涤肠胃，使腑气得通，肺热得泻。同理，肠病亦可从肺论治，如外邪陷里而成之泄泻或痢疾之证，可用逆流挽舟之法，以人参败毒散扶助正气，疏散表邪，使表气疏通，而泄、痢自止；对于气虚型便秘临床常采用以黄芪为主的中成药或方剂治疗，即是通过补益肺气的方式推动肠腑运动，进而促进排便，取得良好疗效。此外，肺肠同治也广泛用于临床，如《温病条辨》中的宣白承气汤"喘促不宁，痰涎壅滞，右寸实大，肺气不降者，宣白承气汤主之"。此处便是肺热壅盛与腑气不通合病，这时便将清泄肺热与通腑泄热并举。

2. 现代医学对肺系疾病与肠道菌群关系的研究

（1）肺与肠道菌群：肺系疾病与肠道菌群数量具有一定的相关性和同步性。张良登等发现肺病患者存在肠道菌群失调，在症状上有明显的纳差、便秘、便溏，存在肺肠同病趋势。在重症哮喘患者痰液中检测到了肠杆菌科细菌，提示肠道菌群可能通过某些载体进入哮喘患者的呼吸道，参与哮喘的发生发展。此外，肠道菌群还参与肺炎、支气管哮喘等多种肺部疾病的发生、发展。中药复方参苓白术散可以增加肺炎模型小鼠肠道菌群的丰度和多样性，改善肺炎链球菌诱导的小鼠肺损伤，其机制或与参苓白术散的健脾（养肠）功能有关。

肺与肠道菌群的相关性在动物研究中也得到了证实，郑秀晶等发现肺病、肠病、肺肠合病 3 种模型大鼠肺部和肠道的需氧菌、真菌显著增多，而厌氧菌显著减少，其变化具有一定的相关性和同步性，且肺病对肠道菌群的影响较大，而肠病对肺部菌群的影响较小。郑秀丽等还发现肠病（便秘）模型大鼠的肺和结肠组织病理形态同步改变，而心、肝、脾、肾无明显变化。提示微生态菌群的变化可能是"肠病及肺、肺病及肠"的机制和表现形式之一。

（2）肺与大肠的其他联系：在胚胎发生的生物学过程中，呼吸系统和消化系统的大部分器官起源于胚胎消化管，这成为肺与大肠相关的结构基础。从基因角度分析，肺与大肠存在相关基因的一致性。表面活性蛋白 A（SP-A）在肺中发挥着重要作用，在小肠和大肠中亦均有表达，且在小肠和大肠中观察到的 mRNA 大小、eDNA 序列与在肺中观察到的相似。此外肺与大肠之间存在相关通路，Fu 等发现过敏性哮喘并发肠道菌群失调的模型大鼠肺和肠组织中 TLR2、TLR4、MyD88 和 TRAF6 表达水平均显著上调，提示 TLRs/NF-κB 信号传导是哮喘与肠道疾病之间的潜在联系。王毅等研究发现肠道气体主要在肠壁的循环中被吸收，然后从肺中呼出，可能是从直肠排出气体量的 20 倍。Ben 等通过建立肠缺血再灌注（I/R）致小鼠肺损伤和炎症模型，证实肠 I/R 中 TLR4 缺乏可显著改善肺部炎症的多种参数。这些研究都为肺与大肠的内在联系奠定了基础。

肠道菌群与糖尿病的关系

1. 肠道菌群参与糖尿病的发生发展　糖尿病多伴有消化系统症状，而肠道菌群与消化系统关系密切，人体肠道菌群数量约为 100 万亿个，是人类细胞数量的 10 倍，其中绝大多数生活在我们的结肠中，所以肠道菌群被称为人体的"微生物器官"，参与人体许多重要的生理功能，并发挥着重要的作用。

研究发现，肠道菌群与人体许多代谢性疾病如 T2DM、肝脂肪变性等关系密切，改变肠道菌群有可能控制 T2DM 进程。孙艳等发现糖尿病患者肠道内的总菌数及益生菌绝对数量明显减少，而有害菌群比例明显上升。Qin 等发现 T2DM 患者存在中度肠道微生物紊乱。Amar 等研究发现 16S rDNA 是糖尿病风险的独立指标，为组织细菌参与人类糖尿病发病提供了证据，且肠道菌群 16S rDNA 浓度可能成为 T2DM 发病的预测因子。

2. 肠道菌群参与糖尿病的病理机制　糖尿病的发病机制与胰岛素抵抗（IR）有关，而肠道菌群与 IR、肥胖关系密切。当前关于肠道菌群失调诱发 T2DM 的机制尚不统一，其可能的机制有短链脂肪酸学说、胆汁酸学说、内毒素学说等。

研究发现 SCFAs 在肠道中浓度很高，主要通过肠上皮细胞吸收。肠道菌群发酵产生的短链脂肪酸（SCFAs）可激活特异性受体 G 蛋白偶联受体 41（GPR41）和 GPR43，引起胰高血糖素样肽-1（GLP-1）、肽 YY（PYY）、瘦素等胃肠道激素的分泌增加，改善机体 IR，降低血糖水平。SCFAs 还能激活 GPR41 调控肠道-大脑神经回路，增强胰岛素敏感性；激活 GPR43 介导脂肪细胞中的胰岛素信号传导，从而抑制脂肪组织中的脂肪堆积，并促进其他组织中的脂质和葡萄糖的代谢，防止能量堆积；

激活 GPR43 上调肠道 L 细胞胞浆 Ca^{2+}，增强 GLP‐1 的分泌，从而刺激胰岛细胞的增殖和分化，抑制胰岛细胞凋亡。也有研究指出体内乙酸水平增加可能会激活副交感神经系统，刺激胰岛 β 细胞分泌更多胰岛素，导致摄食量的进一步增加，从而促进 IR 和 T2DM 的产生。

研究表明胆汁酸、肠道菌群在生理病理上相互影响，胆汁酸可以调控肠道菌群的稳态，而肠道菌群参与体内胆汁酸的转化及肠肝循环，可将肝脏产生的初级胆汁酸代谢生成次级胆汁酸，促进胆汁酸受体的活化。胆汁酸能激活 FXR 从而促进成纤维细胞生长因子（FGF15）、FGF19 和 FGF21 的表达，提高代谢率，抑制肝脏糖异生，从而改善血糖和血脂，提高胰岛素的敏感性。胆汁酸激活 FXR 是由转录因子 Krueppel 样因子（KLF11）介导的胰岛素基因表达和蛋白激酶 B（Akt）介导的葡萄糖诱导的 GLUT2 在 β 细胞中的重新定位共同调控。研究还发现胆汁酸与 TGR5 受体结合，产生磷酸腺苷（cAMP），激活 2 型脱碘酶（D2），将 T4 转化为活性更强的 T3，从而增加机体的耗氧量，增加脂肪组织代谢，防止肥胖和 IR 发生。

肠道菌群紊乱会导致机体产生炎症从而释放内毒素，内毒素（LPS）与先天免疫细胞表面的 mCD14 和 TLR4 的复合物结合，激活转录因子 NF-κB 并触发 TNF-α、IL-6 等炎性细胞因子基因的表达，从而影响胰岛 β 细胞结构受损与功能障碍，减弱胰岛素信号传导，引起胰岛素分泌不足及 IR 的发生。LPS 能通过激活细胞外信号调节激酶（JNK）、p38 MAPK（p38）和细胞内信号调节激酶（ERK）影响葡萄糖转运蛋白表达和胰岛素信号传导来诱导胰岛素抵抗，且 ERK 的作用远远大于 p38 和 JNK。

此外，还有研究发现菌群失调会导致肠上皮淋巴细胞（IELs）活化增加，从而抑制 GLP‐1 的分泌，增加胰岛素凋亡，抑制胰岛素的分泌，使胰岛素敏感性降低，从而导致 T2DM 发生。

3. 肠道菌群参与降糖药物的作用机制

（1）降糖化学药物对肠道菌群的影响：临床一线降糖药物通过调控肠道菌群发挥降糖作用。二甲双胍可增加 T2DM 患者或小鼠肠道有益菌，减少有害菌，改善肠道微环境，增加肠道内黏液素降解菌阿克曼菌及多种产短脂肪酸的菌株数量。阿卡波糖能增加肠道双歧杆菌数量，降低部分炎性细胞因子。吡格列酮可通过抑制某些细菌生长，降低肠道菌群多样性，从而调节肠道菌群。沙格列汀可改善 T2DM 患者肠道菌群失调及慢性炎症状态。

（2）降糖中药对肠道菌群的影响：中药对糖尿病治疗临床疗效确切，其作用机制可能与肠道菌群的改变有关。临床常用中药有效成分如小檗碱、地黄水苏糖、大黄酸、黄精多糖、白术、肉桂精油、荞麦壳提取物、银杏叶提取物及降糖复方如葛根芩连汤、升降散、参苓白术散等均能在有效改善 T2DM 小鼠的血糖，促进双歧杆菌和乳杆菌等肠道有益菌的增殖，减少硬壁菌等有害菌数量，从而改善肠道内菌群状况，具有调节血糖和肠道菌群的双重作用。

从肺诊治糖尿病的理论与临床研究

1. 从肺诊治糖尿病的理论依据　肺主通调水道，为水之上源，而糖尿病亦是津液代谢异常的疾病，因此，中医认为肺与糖尿病发病机制密切相关。一是情志因素，肺在七情中对应悲、忧，悲则气消，《症因脉治》："或悲伤伤肺，煎熬真阴。"可见长期精神抑郁会导致气机郁结，郁而化火，消烁阴津，发为消渴。现代医学认为紧张的情绪可使自主神经功能紊乱，交感神经兴奋，使血糖随情绪变化而发生相应的波动。二是外感六淫入里，耗伤阴液发为消渴。即《东垣十书·消渴论》"外感风寒之邪，三日以外，谷消水去，邪气传里，始有消渴也。"这与现代医学发现病毒感染导致糖尿病的发生是一致的，其主要表现为突然发病，严重的胰岛素缺乏。

2. 从肺诊治糖尿病的临床研究

（1）治肺中药对糖尿病的改善作用：《医学心悟》提出"治上消者，宜润其肺，兼清其胃……治中消者，宜清其胃，兼滋其肾……治下消者，宜滋其肾，兼补其肺"。陶文娟通过对明清时期消渴医案的研究发现，在消渴病证整体证治规律中，前 5 个证型包括了肺胃燥热与肺热津伤证，对其病位统计，以肾为最多，其次是脾胃和肺。

诸多归肺经和治肺中药对糖尿病有确切疗效。刘旭等通过对明清医家 167 首复方进行聚类分析，发现用药频次 50 次以上的分别为麦冬、甘草、人参、茯苓、生地黄、知母等 6 味药。赵磊通过对比古今消渴病用药，发现古时常用治疗消渴病的配伍用药与当今差别不大。许多中医临床常用治疗消渴病中药麦冬、黄芩、天花粉、知母、牛蒡子、前胡、桑叶等在药物性味归经上有着共同特点，其味苦甘能泻热，性寒能清热，甘寒又能育阴，且皆归于肺经，适用于糖尿病的阴虚燥热之证。这些药物有效成分的相关现代研究也表明其可以缓解糖尿病症状，改善糖耐量，增加肠道益生菌如双歧杆菌和乳酸杆菌的数量，抑制有害菌肠球菌和肠杆菌生长而改善糖尿病，同时改善肠道菌群多样性，促进肠道益生菌的增殖，具有较好的恢复肠道菌群平衡的作用。李盼等通过研究发现辛味药在治疗糖尿病中的作用，辛味能行、能散、能润的特点，在消渴病三消中均起着重要作用，辛味药在五行配属上亦归于肺，更加强调了肺在糖尿病论治中的重要作用。

（2）糖尿病对肺的影响：临床上还发现消渴病往往会引发相关的肺病，张仲景《金匮要略·肺痿肺痈咳嗽上气病脉证治》"问曰热在上焦者，因咳为肺痿。肺之病，从何得之师曰……或从消渴，小便利数"，明确提出消渴病可引发肺痿，肺痿与肺结核临床表现相似，并指出用麦门冬汤进行治疗，方中重用麦冬，滋养肺胃，清降虚火，现在被广泛用于糖尿病的治疗。现代相关研究发现糖尿病患者，患肺结核较非糖尿病患者发病率高 1.7～7.4 倍。现代研究发现，糖尿病患者肺功能会出现障碍，主要表现为限制性通气功能障碍，其早期损害以弥散功能障碍为主，其次为小气道阻塞和肺气肿。还常常合并肺炎，因糖尿病患者免疫功能障碍，其发生细菌性感染的发病率也高于正常人群，并以重症肺炎多见，合并多脏器功能衰竭。刘华雷等实验研究发现长期 DM 大鼠肺组织结构紊乱，支气管壁、肺泡壁及肺泡间隙增厚，肺泡上皮细胞显示不清，肺泡间隔明显蓝色胶原沉积，局部肺实变，呈肺纤维化病变。王许等通过临床研究发现，糖尿病发病年龄、糖尿病家族史与肺癌发病相关，这对于糖尿病的预后转归具有积极意义。

中医传统理论与现代研究均表明，肺、大肠、糖尿病之间存在紧密的内部联系。从中医角度讲，三者以津液代谢为纽带：肺主通调水道，为水之上源；大肠主津，而消渴病也是典型的津液代谢问题，往往出现饮多，小便多的临床表现。此外中医经典理论认为肺与大肠相表里，二者在经络上相互络属，生理病理上相互影响，治疗上相互为用。消渴病以阴虚为本，燥热为标，其上消病位在肺，治疗消渴病常用中药如桑叶、天花粉、知母等皆味苦甘，性寒，主归肺经，苦寒能清燥热，甘寒能育阴，正合消渴病之病机，起到标本同治的作用，加之主归肺经，更为从肺论治消渴病提供重要依据。

从现代研究看，肺、肠道菌群、糖尿病之间存在着密切的联系。肺与大肠在胚胎发育、基因表达及生理病理层面都有着紧密的联系。研究发现肠道菌群的紊乱会导致 SCFAs、胆汁酸含量的降低和内毒素含量升高，从而导致 IR 和 T2DM 的发生。且糖尿病患者肠道菌群有明显的紊乱征象，许多改善糖尿病药物如黄连素等便是通过促进肠道内益生菌的生长，抑制有害菌的增殖，从而维持肠道菌群平衡、降低血糖。同时在病理上还发现，糖尿病的患者更容易发生肺损害的症状。这些相关研究都为肺、肠道微生态与糖尿病之间的内在联系提供重要依据。

273　从肺与大肠相表里论治肠易激综合征

肠易激综合征（IBS）是临床常见的功能性消化系统疾病，具有腹痛、腹胀、腹泻、黏液便或便秘等临床症状，中国以腹泻型多见。本病归属中医学"腹痛""泄泻""痢疾""飧泄""便秘""郁证"等范畴。通过临床观察，发现"肺与大肠相表里"与 IBS 有一定的内在关联。学者张嘉鑫等通过论述"肺与大肠相表里"论治 IBS 为中医临床提供一个理论基础及思路。

肺与大肠相表里理论溯源及现代医学机制

1. 中医对肺肠的认识

（1）肺与大肠在功能上相互协调：肺与大肠的关系犹如水道与舟船，水能行舟，亦能覆舟。首先，肺气宣发使肠腑得以濡润，肠腑不至过燥而便秘，如"水道不枯，则舟船行之"，大便畅通，顺利下行。其次，肺气肃降推动肠腑传化，即"肺上窍开于鼻，下施于魄门"，肺气下通从魄门而出。最后，肺主通调水道，以调控肠腑主燥之条件，即肺通过维持水液代谢之间的平衡，使肠腑不过于湿润而致腹泻，以保证肠腑"燥化"之功。

如唐容川《医经精义·脏腑之官》："大肠之所以能传导者，以其为肺之腑。肺气下达，故能传导。"《素灵微蕴》："肺与大肠表里同气，肺气化精，滋灌大肠，则肠滑便易。"肺为脏属阴，肺主气司呼吸、主水，肺宣发肃降使气运动；大肠为腑属阳，传化糟粕，"以通为用"。二者一阴一阳，互为表里，共同调节水液的代谢平衡。肺气宣降有常则大肠传导通利，故肺气的宣发肃降、通调水道之功，对大肠保持正常传变有重要作用。此外，大肠"传化物而不藏"以使六腑通畅，故肺气能更好地行使宣发肃降、通调水道之功。如《黄帝内经灵枢集注·卷五》："大肠为肺之腑而主大便，邪痹于大肠，故上则为气喘……故大肠之病亦能上逆而反遗于肺。"《伤寒论》："伤寒表不解，心下有水气，干呕发热而咳，或渴，或利……小青龙汤主之。"此条文说的是因外寒袭表，引动肺内寒饮，邪气内壅于肺，肺失宣降而咳痰清稀，甚至喘不得卧。因肺与大肠相表里，肺寒下移大肠，则伴见腹痛、肠鸣下利等 IBS 之症，这也为根据"肺与大肠相表里"而从肺论治肠病提供了理论基础。

（2）肺与大肠在经脉上相互络属：如《灵枢·经脉》"肺手太阴之脉，起于中焦，下络大肠，还循胃口，上膈属肺""大肠手阳明之脉……络肺下膈属大肠"。手太阴肺经属肺络大肠，手阳明大肠经属大肠络肺，二者一脏一腑，一阴一阳，构成经脉间相互属络的表里关系，其在生理上表现为肺气宣降调畅，则大肠传导通畅；大肠传导正常，则肺气宣降顺畅进而呼吸调畅。此外，秦庆广等通过探讨肺经、大肠经及直结肠相关机制，发现刺激肺经与大肠经经穴能激活心肺交感神经及促进肠运化；肠的传入对心肺交感神经传入亦有抑制作用。张书生针对肠易激综合征病机，从肺论治 IBS 疗效颇佳，进一步说明肺与大肠在经络循行方面是相互络属的，二者密不可分。

（3）肺与大肠在病理上相互影响：如华佗《中藏经·论大肠虚实寒热生死逆顺脉证之法》"大肠者，肺之腑也，为传送之司号，监仓之官。肺病不已，则传入大肠，手阳明是其经也。寒则泄，热则结……又实热证胀满，而大便不通也"。唐容川《血证论·便闭》："肺与大肠相表里，肺遗热于大肠则便结，肺津不润则便结，肺气不降则便结。"以上论述均说明肺与大肠在病理上也是相互影响的。肺气调畅，则大肠传导之功正常。肺气郁闭，则大肠腑气不通。

肺为阴脏，大肠为阳腑，肺与大肠在功能上相互协调、经络上相互络属、病理上相互影响，二者的表里相合关系为从肺论治肠病提供了理论依据。

2. 现代医学机制研究

（1）肺肠微生态变化：现代研究发现IBS的发生与肠道微生态有相关性。肠道微生态是菌群根植于肠黏膜形成的维持内环境稳定、保证机体生命活动正常进行的天然肠黏膜保护屏障。郑秀丽等通过对3种不同病理大鼠肺肠菌群的观察，发现肺肠菌群变化有一定同步性，且肺病对肠道菌群影响较大。King等发现IBS患者通过调节饮食结构可使症状和结肠产气量有所改善，说明肠道微生态的调节在IBS中有一定作用。

（2）信号通路传导："信号通路"是细胞对从细胞外传入的信号做出反应的现象。目前已发现转化生长因子（TGF-β）及与其结合后传递信息的信号传递分子Smads蛋白形成经典TGF-β-TGFβRSmads通路，其通过胞内信号通路发挥作用。TGF-β及受体广泛分布在支气管黏膜上皮等处，TGF-β1可使肺部组织的损伤修复，但TGF-β1的过度表达亦可致肺组织发生纤维化变性。王宝家等通过观察大鼠肺损伤程度与肠病变程度成正相关，提出TGF-β1/Smads信号蛋白与"肠病及肺"相关。

（3）免疫因子介导：现代研究发现肠道菌群通过相关酶的分解以促进γ-氨基丁酸等神经调节因子及相关蛋白合成，代谢短链脂肪酸等调节胃肠道动力，说明肠道微生态通过相关免疫因子介导使胃肠道动力及内脏神经敏感性发生变化，进而导致IBS发生。靳文学等从黏膜免疫系统着眼探讨"肺与大肠相表里"理论，发现肺肠黏膜之间通过免疫球蛋白IgA相互联系，二者共同组成黏膜免疫系统一部分，当一处黏膜受损，可通过黏膜免疫系统影响到另一部分。韩俊阁等通过高氧使SD大鼠肺的免疫功能下降的同时，观察到大鼠的肠免疫同步降低，说明了肺肠黏膜免疫的同步性，为"肺与大肠相表里"从现代免疫学提供了理论支持。

从肠病治肺谈肠易激综合征的治疗

通过临床观察发现IBS在临床上发病率较高，以腹泻型多见，且本病多由情志失调、饮食不节及感受寒湿所致，名师经验采用小青龙汤加味治疗IBS，疗效颇显。

1. 宣肺理气，调畅胃肠　因情志不畅而诱发IBS的患者，因病位多在肝脾，常表现为腹痛、腹泻或便秘腹泻交替发作，伴见大便不爽，腹胀肠鸣，矢气、嗳气频频等肝气不舒之象，或常以手抚胸，甚则"其人常欲蹈其胸上"（《金匮要略》），胁肋常有叩痛，腹部叩诊多呈鼓音，此皆肝气不通畅之表现，患者多病情反复、时轻时重，与情绪密切相关。舌质淡红，苔以薄白或薄黄为主。因弦为肝脉，故脉以弦脉为主，尤其左关脉多弦有力甚至弦滑，提示肝气郁或肝气旺或有肝郁化火之象；若肝郁较重，脉气不通，则可见弦细脉，甚至可见沉细而涩之脉；右关脉弦细，提示脾土被肝木所克。"单弦为饮"（《金匮要略》），脾虚生痰饮，痰饮下流则为泄泻。故此为木旺克土、肝脾不和之证，以疏肝理脾，顺气行滞为法。

临床中，若单予疏肝和中之法，治疗恐多有局限。肺为华盖之官，主一身之气，若临证疏肝乏效，可责之于肺，配合宣肺理气之法调畅气机，气机通畅则肝木调达，木土调和，则肠腑传化正常。故临证常以宣肺理气为法，在常规疏肝和中方中加入桔梗、紫苏叶以宣肺调气，加木香、陈皮理气化痰，其中紫苏叶、木香、陈皮又可疏肝行气，宣肺调肝并用以恢复气机升降，则病有向愈之机。

2. 泻肺肃气，通导肠腑　当IBS患者以便秘为主要表现时，病位虽在肠，但与肺相关。"肺与大肠相表里"，肺主宣发、肃降，肺气宣肃得当，则一气贯通，肠腑通降顺畅；肺气不降，则肠腑传化失常，常表现为大便干结，难于排出，常见轻微咳嗽、咳喘、咽喉不利、腹胀、腹痛、口干、口苦等症，舌质多淡红，苔多白腻或黄腻，脉或滑象或见沉而有力，但亦有弦细脉出现，弦细多为阳气被郁所致，此多为肺气不宣、阳明失于通降之证。但该证和阳明腑实诸证又有不同，其热象不似后者明显，并非"痞满燥实坚"皆备，多无明显口渴喜冷饮、烦躁甚则鼻如烟煤等症状，仅以大便不畅为主，同时兼见肺气不宣之表现，如咳嗽、咳喘、咽喉不利等，临证不难鉴别。

故治疗上当遵"宣上通下"之法，泻肺气以通肠腑。临证常配以苦杏仁、紫苏子肃降肺气，杏仁又有润肠通便之功，是为"宣上"；加莱菔子、枳实、厚朴、火麻仁、酸枣仁等行气导滞、推陈致新，此为"通下"。二者合用、上下同治，气机通畅则浊气下降，以恢复阳明通降之功。

此外，张嘉鑫在临床中发现 IBS 患者多因感寒饮冷出现腹泻、粪质清稀等症，但也有部分患者会出现腹痛、大便不畅的表现，同时伴有背恶寒、腹冷痛、身体困重、咯痰清稀、舌质淡、苔薄白腻等特点，说明寒饮不但可以从肺下移于肠间，肠腑不得积聚，而致腹痛作泄，也能因寒饮凝滞肠道，导致肠腑通降不利。结合《金匮要略》"其人素盛今瘦，水走肠间，沥沥有声，谓之痰饮""病痰饮者，当以温药和之"，张嘉鑫认为此病若见表邪不解，咳吐清稀白痰，兼泄泻清稀，或腹痛喜温喜按而大便不畅，当用小青龙汤加味以温阳化饮，使痰湿水邪从二便而解；若无明显表证，仍着眼于痰饮，可予苓甘五味姜辛夏杏汤或其加减方调治。痰饮去则大肠传导化物，腑气通则肺气可降，如此诸证悉解。本病初在脾，病久及肾致脾肾两虚，故临证时常加入附子、干姜、肉桂等温阳之品以助小青龙温阳化饮，诸药相合，则寒饮可化，腑气可调。

3. 补肺益气，祛风固表　临床上以便秘为主要表现的 IBS 患者常有过度使用泻剂的病史，以老年人多见。年老中气不足，脾虚不运，肺与大肠相表里，肺气虚，则大肠传导无力，加之滥用泻剂，导致气耗津亏，便秘愈甚。如朱丹溪《丹溪心法·燥结》："一如妄以峻利药逐之，则津液走，气血耗，虽暂通而即秘也。"

故其除有排便费力，腹部隐痛不适，喜暖、喜按，神疲乏力，面白少华，心悸，头晕，舌淡苔白，脉细无力等表现外，常伴见怕风、恶寒的外感症状。"邪之所凑，其气必虚"，IBS 病机多为本虚标实，患者肺气不足，风寒之邪容易乘虚而入，影响肺金宣发、肝木调达及三焦通畅。现代医学也认为 IBS 主要是因为内脏的神经免疫机制紊乱所致，从另一方面证明脏腑虚弱是其本质。

"虚则补之"，腑虚补其脏，脏实腑可安，治疗当以补肺益气为法，故配以黄芪、白术、防风等益气固表、扶正祛邪；佐木香、砂仁以防其壅滞，兼可调和肠胃。诸药相合，共奏补肺益气、升清降浊、润肠通便之效。

从解剖学角度看肺与大肠虽是两个独立器官，但在现代医学的菌群微生态、免疫介导、信号通路等方面及中医学上二者是相互关联的，在中医古籍中就已发现二者的密切关系：肺主宣发肃降、通调水道，维持水液代谢平衡，保证肠腑濡润、传导之功；大肠传导化物，有助肺气调畅。肠病可及肺、肺病可及肠，从肺论治 IBS 立论有据。临证时当立足于肺，审症求因，通过宣肺、泻肺、补肺之法，使肠道气机升降出入达到平衡。所谓"治上焦如羽，非轻不举"，从肺论治肠病，当以辛平甘润为宜。故在临床上通过运用"肺与大肠相表里"理论治疗腹泻型肠易激综合征疗效颇显，亦更好地阐明这一理论的科学性、实用性。

274 从肺与大肠相表里探索结肠息肉合并肺结节的辨治

肠息肉是消化科常见临床疾病。目前，肠息肉的病因尚不清楚，研究认为肠息肉的风险因素包括幽门螺杆菌感染、质子泵抑制剂、理化因素、遗传因素、环境、饮食及生活习惯等。冷圈套息肉切除术主要应用于微小息肉和小息肉（≤9 mm）的切除，而 EMR 和内镜黏膜下剥离术等技术则被应用于切除大息肉或巨大息肉（≥10 mm）。

早期肺结节常无特异性症状和体征，多于体检时经胸部 X 线或胸部 CT 检查时被发现。根据密度，可将肺结节分为 3 类：磨玻璃样结节、部分实性结节和实性结节。手术是恶性肺结节的主要治疗方式。然而目前对于性质不明的肺部小结节的监测和诊疗策略尚未形成共识。

近年来，肺肠同病成为临床研究的一大热点。临床上常见肠息肉患者合并肺结节。在"治未病"思想的指导下，对肺肠同病进行早干预、早治疗，能改善临床预后。学者胡艳婕等以中医整体观为基础，从"肺与大肠相表里"角度入手，对肠息肉与肺结节的中医病因病机和辨证分型进行了分析；阐述了"肺与大肠相表里"理论在临床与基础研究中的体现与应用；总结了运用"肺与大肠相表里"辨治肺肠同病的临床经验；认为"肺与大肠相表里"理论在肠息肉合并肺结节的指导与治疗中有着重要作用。

肺与大肠相表里的中医理论依据及渊源

古代医学家对肺与大肠相表里的认识渊源已久，两者之间的关系主要体现在经络、生理功能及病理 3 个方面。在经络方面，《内经》"肺合大肠，大肠者，传导之腑"，最早提出肺与大肠之间的表里关系。《灵枢·经脉》："肺手太阴之脉，起于中焦，下络大肠，还循胃口。""大肠手阳明之脉……络肺膈，属大肠。"提出了肺与大肠在经络循行间的密切络属关系。另外，《灵枢·经脉》："肺手太阴之脉……出大指之端……大肠手阳明之脉，起于大指次指之端。"表里经脉气血依次流注也反映了肺与大肠之间的统一。在生理功能方面，肺主气，司呼吸，肺气的宣发宣肃是推动肠道发挥传化物的基础与前提；同时大肠传化物而不藏，大肠蠕动亦有助于肺中浊气的肃降排出。如黄元御云："肺与大肠表里同气，肺气化精，滋灌大肠，则肠滑便易。"《医经精义·脏腑之官》："肺气传输大肠，通调津液，而主制节，制节下行，则气顺而息安……大便调，大肠之所以传导者，以其为肺之腑，肺气下达，故能传导。"刘铁军、刘声等认为，肺与大肠在组织胚胎学上均来源于原始消化管的内胚层，同时认为"肺合大肠"中的肺与大肠，不单是功能之间的相互联属，肺与回肠、结肠还在胚胎组织学方面存在时相上的同步性。在病理方面，《素问·咳论》："肺咳不已，则大肠受之。大肠咳状，咳而遗矢。"表明肺病若咳嗽日久可以影响大肠，久则出现失禁等现象。《灵枢·四时气》："腹中常鸣，气上冲胸，喘不能久立，邪在大肠。"表明大肠疾病可以影响肺，出现气喘而无法久站的症状，但疾病的根源在于大肠。《黄帝内经灵枢集注·卷五》："大肠为肺之腑而主大便，邪痹于大肠，故上则为气喘争。故大肠之病，亦能上逆而反遗于肺。"说明肺和大肠在病理上互相影响，若肺气失于肃降，无法向下濡养大肠，或肺气虚弱，宣发肃降失调，浊气留于中焦，影响腑气通畅，可见大便困难；若大肠实热，腑气不通，肠中浊气上逆于肺，致使肺气壅塞不畅而导致肺部咳嗽、咳痰、憋闷不舒。因此对于肺肠同病者，单治肺或肠则难断其源，应肺肠兼治，因势利导，引邪而解。

中医学对肠息肉与肺结节的认识

1. 肠息肉病因病机与辨证分型　古医籍中并无"大肠息肉"这一病名，可属于"肠澼""肠覃""积聚""肠瘤"等范畴。近现代部分中医学家根据中医学疾病的命名方法，将"大肠息肉"作为中医病名。《灵枢·水胀》："肠覃如何？岐伯曰：寒气客于肠外，与卫气相搏，气不得荣，因有所系，癖而内着，恶气乃起，息肉乃生。"表明寒气先侵袭人体体表，随着病情进展，日久邪气入里，正邪相争，若气滞血瘀，则病理产物聚集，发为息肉。《证治准绳·杂病》："夫肠者大肠也，覃者延也。大肠以传导为事，乃肺之腑也。肺主卫，卫为气，得热则泄，得冷则凝；今寒客于大肠，故卫气不荣，有所系止而结瘕在内贴着，其延久不已，是名肠覃也。"其中"结瘕在内贴着"即是结直肠息肉的表现。由于结直肠息肉的病理因素较多，且不同阶段作用的诱因各不相同，因此中医学在病因病机与辨证分型方面，尚无统一认识。马晓霖等将大肠息肉分为脾虚湿蕴型、湿热内蕴型、脾肾阳虚型和痰瘀互结型。韩玲等将此病的病因归纳为气滞、血瘀、湿热，并在此基础上将证型分为气阴两虚、脾虚内蕴、痰瘀互结、气滞血瘀、肾虚有瘀型。何公达等将结肠息肉的病因病机归纳为因情志因素，导致肝郁气滞，肝郁乘脾，则脾失健运，升降运化失司，湿热邪毒侵犯，致痰湿内蕴；或饮食不节，偏食肥甘厚味，痰湿之邪留于大肠，与肠中垢浊聚集，乃生息肉。另外，在体质辨识方面，于春月等认为，大肠息肉的易患体质为痰湿质和湿热质。

2. 肺结节的病因病机与辨证分型　中医学根据临床表现将肺结节病归为"肺积""息贲""肺咳"等范畴。对于"肺积"的描述，如《脉经·平五脏积聚脉证》："诊得肺积脉浮而毛，按之辟易，胁下气逆，背相引痛，少气，善忘，目瞑，皮肤寒……主皮中时痛，如虱喙之状，甚者如针刺，时痒，其色白。"关于肺结节的病因病机与辨证分型，各家观点也各不相同。如朱丽娜等认为，肺结节的基本病机为正虚邪实，正气亏虚致气血阴阳失衡，脏腑功能紊乱，邪气入内，导致肺气虚弱，宣降失司，积聚成痰，痰凝气滞，痰瘀互结，日久则为结节，故扶正祛邪是本病的治法。赵元辰等认为，肺结节的病因病机主要在于痰气交阻、气机不畅，病程迁延则致日久生瘀、痰瘀互结；肺结节的诱因多为禀赋不足、情志不畅、饮食起居不节，以及慢性肺疾病迁延不愈等。张晓梅等认为，气滞湿阻、痰瘀凝滞为肺结节基本病机，如外邪霾毒损伤肺脏，肺气亏耗，首先肺之气机受损，水湿停滞，继而导致痰浊与瘀血胶结凝滞，日久化毒演变为肺结节。

依据肺与大肠相表里理论探讨肺肠合病的作用机制

1. 微生物-菌群代谢　近年来，肠道菌群成为消化系统疾病研究中的重要热点之一。与肠道组织中的菌群共同参与机体内的诸多生理与病理过程。在机体局部菌群发生失调的情况下，其他部位的菌群也会产生变化。郑旭锐等发现，倘若肺部系统出现病变，肠道菌群会出现反应性改变，反之肠道组织发生病变，肺部菌群亦出现反应性改变。张良登等发现，肺病患者存在肠道菌群失调，有明显的便秘、便溏等消化道症状，存在肺肠同病趋势。

2. 免疫系统　胃肠道和呼吸道的黏膜都是组成公共黏膜免疫系统的一部分。肠黏膜相关淋巴组织是人体内抵御感染的首要屏障，而肠道黏膜免疫系统是机体黏膜免疫系统的重要组成部分，肠黏膜相关淋巴组织之间相互联系，局部的黏膜免疫反应可通过效应淋巴细胞发生"归巢"现象，从而使不同部位的黏膜产生不同程度的免疫应答。胚胎学研究证实，肺与气管等都为原肠的前肠发育而来，呼吸道上皮组织和腺体由原肠内胚层分化而来，说明肺组织与肠组织在胚胎学来源方面具有同步性，呼吸道系统的防御既依赖肠道，也有赖于呼吸道黏膜免疫。研究表明，肠道分节丝状菌能刺激机体产生 Th17 免疫细胞，降低肺炎链球菌的感染风险；接种约氏乳杆菌的小鼠可显著降低肺部的 Th2 型炎症反应；表达细胞毒素相关性基因 A 的菌株可帮助机体改善哮喘症状。

3. 神经系统与内分泌系统 常见的内分泌系统主要包括甲状腺、垂体等内分泌相关器官与组织。然而肠道也是体内复杂的内分泌器官。肠道分泌的物质在许多研究中被证实能够影响呼吸功能。如回肠结肠的 H 细胞分泌的血管活性肠肽，可以刺激呼吸和松弛气管，从而诱发过度通气。除此之外，神经节与神经丛广泛分布于肺组织与肠道组织，因此神经系统也可能为肺-肠交互作用的重要媒介。如杨胜兰等发现，给予肺气虚大鼠模型补益肺气中药治疗后，伴随着肠道动力学的恢复，肠神经系统兴奋，表明肺和肠道之间有神经系统参与介导和调控。

肺与大肠相表里理论在肺肠疾病的临床应用

近年来，诸多中医临床工作者和研究者将"肺与大肠相表里"理论应用于肺肠疾病的临床治疗。如张英谦等应用大黄对呼吸衰竭合并胃肠道功能障碍的患儿进行治疗，发现大黄在改善患儿氧合指标的同时，可使患儿胃肠道功能恢复至正常状态，提示通过治疗呼吸道疾病可以改善胃肠道功能。秦静延等将微生态制剂思连康应用于儿童支气管肺炎患儿中，思连康组患儿腹胀消失时间、肠鸣音恢复时间、胃肠道出血停止时间均较对照组时间缩短。党琳等从肺肠合治法论治溃疡性结肠炎，提出采用清热利湿、宣肺通腑、温中涩肠、补肺疏肝，调肺畅中、行瘀解毒等治法，以达到畅肺肠之气，补肺肠之虚的目的。管梦月等提出在肺系病的治疗中，适当加入通腑之剂，调畅腑气，可"通腑以调肺"，使肺部气机通畅。

综上所述，目前肺与大肠相表里理论形成了一套成熟、系统的理论体系，在古代医家的肺与大肠经络相通、生理功能和病理关系相互制约与相互影响等理论的基础之上，现代医者通过大量临床与实验证实这一理论。肠息肉与肺结节的论治都以中医"治未病"思想为指导。《素问·四气调神大论》："圣人不治已病治未病，不治已乱治未乱，此之谓也。夫病已成而后药之，乱已成而后治之，譬犹渴而穿井，斗而铸锥，不亦晚乎。"唐代医家孙思邈把疾病分为"未病""欲病""已病"，并指出要"消未起之患，治未病之疾，医之于无事之前"。

胡艳婕认为在肠息肉合并肺结节的临床治疗中，除了病、证、症三者结合之外，还应当重视何为"常"，何为"变"。肠息肉患者以 40 岁以上居多，男性多于女性，多伴有肥胖、高脂血症等，此类特征可归为患者先天禀赋或短期状态的"常"，而其生活习惯如吸烟、饮酒、运动、排便习惯及心理健康等则可归为可调节的"变"量。又如肺结节，发病过程中郁热、津亏、阴虚等可能同时存在，相互影响，出现结节难消，病情缠绵的"常"态。而"变"则需要通过定期复查，若结节稳定或缩小，则继续治疗；若出现癌变风险，应考虑早期手术治疗。除此之外，以扶正祛邪的治法而言，在肠息肉合并肺结节的辨证论治过程中，应当重视安肺肠，祛邪积。

验案举隅

患者，男，55 岁，2019 年 8 月 15 日初诊。主诉黏液脓血便 2 月余，发现结肠息肉 2 月余。患者2019 年 7 月查结肠镜提示溃疡性结肠炎，结肠多发息肉。病理：回肠末段及回盲瓣黏膜慢性炎，横结肠低级别管状腺瘤Ⅱ级，降结肠 45 cm 及 50 cm 低级别管状腺瘤Ⅱ级。2019 年 7 月查胸部 CT：左肺下叶结节，炎症。患者于 2019 年 7 月行结肠大肠息肉高频电灼术。既往有 WPW 预激综合征、高血压病史。刻诊：偶有胸胁胀满或咳嗽，偶有口干及乏力，胃纳可，二便调，夜寐安，舌暗红，舌边无齿痕，脉细。西医诊断为肠管状腺瘤切除术后左肺多发微结节。中医诊断为癥积，气阴两虚、痰瘀互结；治拟益气养阴，化痰解毒散结。

处方：太子参 15 g，麦冬 15 g，五味子 5 g，熟地黄 15 g，瓜蒌皮 30 g，芦根 30 g，紫苏梗 12 g，炒白术 12 g，制半夏 10 g，黄连 6 g，枳壳 6 g，薏苡仁 20 g，夏枯草 10 g，山慈菇 9 g，白花蛇舌草30 g，甘草 6 g。每日 1 剂，水煎分 2 次服，连服 14 剂。

患者又自按上述方药续服 14 剂。2019 年 11 月复查胸部 CT：与 2019 年 7 月 7 日前片比较，大部分结节被吸收。

二诊（2020 年 1 月 14 日）：在上方的基础上连续加减服用半年余，患者咳嗽除，胸胁胀满减轻，于当地医院进行肠镜检查，未发现有大肠息肉。

按：该患者为大肠息肉与肺结节合病，当按"积"病治疗，故当肺肠同治。本病为本虚标实，虚实错杂。标实主要为痰瘀互结，痹阻肺络与肠道。本病病位在肺与大肠，涉及脾肾，本虚主要为气阴两虚。以安肺肠法与祛瘀化痰解毒法合投，以求标本同治。中以太子参、麦冬、五味子益气养阴；熟地黄滋阴补肾，填精益髓；瓜蒌皮、芦根、紫苏梗润肺化痰，宽胸散结，养阴生津；炒白术、紫苏梗、制半夏、黄连、枳壳健脾安肠；薏苡仁、夏枯草软坚消积；山慈菇、白花蛇舌草解毒散结。

第六篇　肾之脏象与病症辨治

275 《内经》肾脏象理论发生的语义基础

汉字创生时的初治涵义被引入中医范畴后，仍然保持鲜明的特有蕴意，不少汉字演变成为中医脏象术语的古汉字，不仅保留了表征其原始概念的义项内容，而且在中医体系内不同程度地扩张和发展了其初始概念本来的属性特征，有学者采用分析文字形、音、义以及推理方法研究中医六腑观念，发现六腑字义中含丰富的文化信息，可以反映所涉及器官的特定功能，甚至体现深刻的心理、文化关系，从而有助于深刻了解六腑的医学内涵。不少最基本的脏象名词术语就是由一些简易朴素的汉字做了最小构成单位的。从这个意义上说，这些古汉字是中医脏象理论的重要标识和萌芽。为了详细说明古文字在肾脏象理论发生方面所具有的重要作用和意义，学者鞠诣然等选择具有代表性的"脏""象""肾""膀胱""蛰""精""作""强""伎""巧""州""都"等与肾脏象关系较密切的文字，分析了其与肾脏象发生状况的联系。

1. 脏 脏字古时写作"臧"，后依次写作"藏""臟""脏"。其本意是指古代帝王用以珍藏玉玺宝物或重要文书的仓库，《说文》段注："凡物善者，必隐于内也。"所收藏的珍贵之物自然不可轻易外泄，可见，"藏"是储藏珍品之处，含仓房之意，而古代仓房建筑多用草木为料建成，可能汉代由此意而加草字头，《群经音辩》："藏，藏物之府也。"此外又引申有宝藏之意。后用于医学名词，从月从肉，古代凡指有关身体解剖结构的含义时，文字多用月肉旁，直至最终简化字"脏"的出现。

2. 腑 腑字本意相近于脏，也是指上古社会的一种仓储设施或结构，用于储藏经管税收财物等，但所藏之物分为六类，由6个不同部门分管。六府一词，较早可见于《礼记·曲礼下》："天子之六府，曰司土、司木、司水、司草、司器、司货，典司六职。"注："府，主藏六物之税者。"早在夏朝就已经有完备的贡赋制度及结构，夏周等朝代建制均设此管六财的六种部门即六府，以维持攸关民生的六大类财物运转正常，从而保证国家安泰平稳。后成为专指人体结构的医学名词。《左传·文公七年》："水、火、金、木、土、谷谓之六府。"并注："六者，人之府藏也。"较古的医书，都使用"府"字，加上月肉旁的"腑"字大约出现在唐宋期间。

《素问·五脏别论》："所谓五脏者，藏精气而不写也，故满而不能实，六府者，传化物而不藏，故实而不能满也。"可见脏之储藏精气的特性更类似于"藏"字本意，因为藏（臧）是帝王珍藏宝玺书册的只进不出的库房。而六腑的功能是不断接纳饮食物进出更替，保持流通顺畅，以通为用，非常接近"府"的职能特点。《太平御览》卷三六三引《韩诗外传》："何谓六府？咽喉，量入之府；胃者，五谷之府；大肠，转输之府；小肠，受盛之府；胆，积精之府；膀胱，精液之府也。"显然古人对脏腑的命名是借助和类比了古代仓储机构和制度。

3. 象 "象"字最初的含义是从占筮而来的一种抽象概念。占筮的依据是易经，易经之学通过一系列符号和数字来表示和归纳宇宙万物的运动变化，并用这些符号和数字根据易理法则来推演测度天地人事的来龙去脉和发生发展状况，《左传·僖公十五年》："龟，象也；筮，数也。"这时的"象"指的是通过数字卦形符号表达的某种思想意义或内涵征兆，所以"象"字不仅有形象的意思，又有表象、现象、征象之义，《易传·系辞上》："在天成象，在地成形。"《易传·系辞下》："见乃谓之象。"

"脏象"一词，在《内经》中两度出现，即《素问·六节脏象论》篇名及该篇中"脏象何如"之句。二字相关成句，见于《素问·经脉别论》："太阳藏何象""阴明藏何象""少阳藏何象"等句。从发生学的角度可知，脏象学其独特的方法论内容——以象测藏，实际上是中国古代哲学"藏""象"范畴在医学科学领域的移植应用。在中国古代哲学"藏""象"范畴中，"藏"谓隐微不见，"象"指外在之现象，为"藏"之显现。可见"象"字指的是藏于体内的脏腑表露于外的种种生理病理现象、表象和征象，是针对"藏"而言的。

4. 肾　《白虎通义》："肾之为言写也，从窍写也。"《释名》："肾，引也，肾属水，主引水气灌注诸脉也。"写，泻也，去此注彼也，输而出之也。是说肾排泄尿、精的作用，而引，导也，导引水气灌注诸脉，似说肾对水津代谢过程中体内的灌注和调节作用，是全身性的。总之，肾之写，无论对内对外，均是输而出之，去此注彼的生理功能特点。肾从坚从肉，从坚的字族（如紧、贤等）多有牢靠、恒久义，因此，肾的字象隐义蕴含着人体生命的基石（生命活动所依赖的本质存在），维持生命的过程等意义。也就是说，肾代表着人体中坚实、可靠（生命的依靠）和连续性（其恒久义在人体即是生命的延续——繁殖和生育）的方面。

在坚的字族中，贤和肾有许多相似相通处，贤从贝，贝为古代货币，贝之坚硬者当指其币值坚挺（如同黄金本位），贤作为一种保值的货币，具有贵重经久之义。肾也具有贤的种种特性，故隐喻为人体器官中最尊贵恒久者，具体说来，一与圣的关系，在音韵学看来，有同源连通性，以圣贤隐喻肾是指以先天的方式释放、维系生命的时间流，且为生命的本源。

5. 膀胱　膀胱属联绵词，但若从单字分析，仍能发掘两字的组合有特定内涵。"膀"字，单符从旁，《说文》："旁，溥也。""溥"字有广大普遍之意，《诗经·大雅·公刘》："适彼百泉，瞻彼溥原。"《诗经·小雅·北山》："溥天之下，莫非王土。"有人认为"旁"是"滂"的初文，本义是暴风雨，引申为大，《广雅·释诂一》："旁，大也。"可见"膀"字蕴涵着体内大水聚集地的隐义。胱字从光，光也有大义（光大）。中医称膀胱为净府、水府，乃是因为膀胱为尿液暂时贮藏之地。《素问·灵兰秘典论》："膀胱者，州都之官，津液藏焉，气化则能出矣。"即膀胱聚水之功能的表述。膀胱五行属水，又属太阳经，故有"太阳寒水"之称。膀为寒水，胱为太阳，膀胱也体现着水火的交融，即为寒水的贮藏之处，又为太阳之火的气化之所。

6. 蛰　蛰者的本义是指自然界的虫类等动物过冬隐藏不出，刘安《淮南子·主术训》："昆虫未出，不得以火烧田。"《庄子·天运》："蛰虫始作。"《说文解字》："蛰，藏也……凡虫之伏为蛰。"寓潜藏、封藏、闭藏之义。《易传·系辞下》："龙蛇之蛰，以存身也。"可见"蛰"是虫兽潜伏深藏赖以存身的一种行为，《素问·六节脏象论》："肾者主蛰，封藏之本，精之处也，其华在发，其充在骨……通于冬气。"意谓肾脏具潜藏、封藏、闭藏之生理特性。一个"蛰"字，将肾的主要特征概括得生动形象又精练鲜明。

7. 作强　"作"本为会意字，由"亻"和"乍"两部分组成，从字源学象度讲，"乍"字的构形和本义尚无定论，有人认为，在甲骨文和金文中，"乍"像做衣之形。可能由于这一点使"作"字有了诸多引申义项。但"作"字本义极其单纯，《说文解字》："作，起也。"即起立。《礼记·少仪》："客作而辞。"《论语·先进》："鼓瑟希，铿尔，舍瑟而作。"都是站起和起身的意思。《老子·六十三章》："天下难事，必作于易，天下大事，必作于细。"王充《论衡·佚文》："周秦之际，诸子并作。"其中的"作"字已有开始、兴起之义，更明显的如《孟子·告子下》的"困于心，衡于虑，而后作"，《左传·庄公十年》的"一鼓作气"，显然是振作奋起之义。后又引申有劳作建造和撰写创作之义，如《周礼·考工记·总序》："作车以行陆，作舟以行水。"司马迁《史记·贾生屈原列传》："屈原作《离骚》，盖自怨生也。"此外，《论语·子路》："人而无恒，不可以作巫医。"《尚书·舜典》中"汝作司徒"的作字，又含有充当、担任的意味。

古时"强"与"彊"为异体字，从虫从弘，《说文解字》："强，蚚也。"蚚乃虫名。后用此字代"彊"，表有力。最初只用来表示弓弩有力，《战国策·韩策》："天下之强弓劲弩皆自韩出。"后泛指强壮有力，《荀子·劝学》："蚓无爪牙之利，筋骨之强。"《韩非子·有度》："国无常强，无常弱。"此处"强"已经由强壮扩展到强盛大之义，又引申为增强，《荀子·天论》："强本而节用，则天不能贫。"

8. 伎巧　"伎"的本义并非技巧技能，《说文解字》："伎，与也。"段玉裁注："《舁部》曰：'伎者，党与也'，此伎之本义也。"即伙伴、同伴。不过此义应用并不十分广泛，比较普及的应用情形是通

"技"，才技和技能的"技"。《荀子·王制》："案谨募选阅材伎之士。"另如《老子》五十七章："民多利器，国家滋昏，人多伎巧，奇物滋起。"

《说文解字》："巧，技也。"段玉裁注："手部曰技巧也。"有技艺和灵敏义，《周礼·考工记序》："天有时，地有气，材有美，工有巧。"《韩非子·难势》："车马非异也，或至乎千里，或为人笑，则巧拙相去远矣。"

"作""强""伎""巧"四字表面上似与肾脏象无关，但"肾者，作强之官，伎巧出焉"之句在《内经》中凡二见，分别出自《素问·灵兰秘典论》和《灵枢·刺法论》，其中颇有深意。后世医家诠释之多理解为生殖功能与行为，如王冰注："在女则当伎巧，在男则正曰作强。"亦有解释为肾主骨生髓之功能，骨骼主运动，髓由肾精所生，精足则神亦健旺，故善思多巧，唐容川在《医经精义》中即做是解。"伎巧"一词在这里显然也可作此两种解释，因为无论是思考还是运动（包括生殖方面）都可以划归到"伎""巧"二字的含义中去。这是在医理方面与四字的关系。

至于把"作强"与"官"字结合起来考察，据《素问·灵兰秘典论》中论述十二官的语境和句式来看，似乎作强之官当为官职名称，但有学者考察认为十二官中有半数说法并无真实官名，包括作强之官。

"强"字在此处包含了肾的体力、脑力活动与能力以及生殖行为和功能，"作"字本义虽简，但扩展的引申义较广，归纳起来有劳作（包括脑力和体力方面）、起始振作、充任职务角色等含义，这三种含义在"作强"一词中，解释肾的功能方面，都有一定体现。故"作强之官"当理解为运用"社会模式"类比说理的结果。四字合用，恰当准确，言简意赅。总之，"肾者，作强之官，伎巧出焉"是对肾的脑力、体力活动和生殖活动及能力的精练概括。

9. "州""都" "州"在甲骨文中是象形字，像河流弯曲之状，类似川字，中间的小圆圈表示一小块陆地，在篆文中，又变为两个川字上下相叠而成，交叉处形成 3 个小圆圈，显然指水中的陆地，随着字形的发展，上下二川变为一川，用小点代替圆圈，演变成后来的"州"字。州本与洲通。《说文》云："水中可居在河之州。"后又指古代的地理行政区划，类似县郡，但大小有别。

"都"字是形声字，邑（后演化为耳刀旁）为形，者为声。本义指大城市。《左传·庄公八年》："凡邑有宗庙先君之主曰都。"《荀子·富国》："田畴秽，都邑露。"后也指国都，《尚书·说命中》："明王奉若天道，建邦设都。"

"州""都"二字合用成句，见于《素问·灵兰秘典论》："膀胱者，州都之官，津液藏焉，气化则能出矣。"张景岳解释云："膀胱……是同都会之地。"但都会与津液何干？当为谬误。《尔雅·释水》云："水中可居曰州，水州曰渚。"都通渚，洲渚并为蓄水之处，故"州都"即"洲渚"，应解释为水液聚集的地方，与"津液藏焉"相对应。加上"气化则能出矣"，不难理解，此句是对膀胱贮尿排尿生理功能以社会官制模式作比喻式的描述，只是此处的州都不应看作其他文句一样的官制名称，而是汇聚水液的地方。

以上仅是举例说明文字语义学在肾脏象理论发生方面的简要情形，不仅潜藏着丰富古老的文化渊源，也积淀着中医理论创生的许多重要痕迹。从字源学和训诂学角度，针对古文字与中医理论发生的相关情况做深入研究探索，必有独到的发现和重要的结论，无论对继承原汁原味的中医学，还是对中医学的现代研究与发展，都有不可估量的意义。

276　《诸病源候论》中肾的理论

　　《诸病源候论》全书共 50 卷、67 门、1739 候，论述各种疾病的病因、病理及证候，涉及内、外、妇、儿、五官等各科病证。《诸病源候论》对后世影响巨大，如唐以后历代名家（孙思邈、王焘）论述病因病机多考源于《诸病源候论》；宋代《太平圣惠方》参照其分类法；明代《普济方》沿用其体例等。其中，以脏象病机援引者为多，如《太平圣惠方》《圣济总录》等。综上可见，《诸病源候论》对于脏象病机理论的发展具有重要的推动作用。方肇勤等以脾为切入点，研究了《诸病源候论》对脾脏象理论的影响，指出其丰富了《内经》有关脾脏的生理、病理等理论，明确了"脾主消化""（脾）主体液代谢"等内涵；鉴此，学者杨雯等为明晰《诸病源候论》对肾脏象理论的发展影响，以肾为例，进行了综合分析，以探其源流。

《诸病源候论》中肾的生理认识

　　《诸病源候论》关于肾的生理描述主要集中于卷十五之五脏六腑病诸候篇，涉及脏腑生理、虚实病机、病情间甚等（间甚，轻重）。张志聪注："间者，持愈之时；甚者，加甚之时也。"其肾脏生理的论述多承袭《内经》，篇幅上较《内经》删减颇多，多运用于病因病机理论的阐释。其肾生理的论述侧重于列举，以探其义。

1. 肾的生理功能

（1）肾藏精：肾藏精之来源，"肾藏精，精者血之所成也"，与《内经》较之有所简化。肾藏精的生理功能主要体现于"制精"，与生殖、生长发育紧密联系。《诸病源候论》提及关于肾藏精的功能 14 处，病证涉及虚劳（少精候、尿精候、溢精候、见闻精出候、梦泄精候、精血出候、失精候、虚劳阴冷候），伤寒（梦泄精候），消渴（强中候），耳病（耳聋候），妇人杂病（失精候），妇人产后（腰痛候），小儿杂病（解颅候）等。可见诸多病证的发生皆与肾藏精功能密切相关。

（2）肾主水：肾主水的生理功能主要体现于"传制""宣导"水液，制约水（液）、津液等，亦有温制水液的功能，虽未提及"肾阳"的概念，但体现了肾具有温煦的作用。若肾功能失调，则"浸溢皮肤，而身体肿满""肾脾二脏俱虚也""肾气不能宣通水液""上乘于肺……上气而咳嗽也""（心悸）水不下宣，与气俱上乘心""随饮小便""诸淋者，由肾虚膀胱热故也""肾虚不能制其小便，故成淋""肾主水，水结则化为石……肾虚则不能制石，故淋而出石""汗湿"，故曰"夫水之病，皆由肾虚所为""水病无不由脾肾虚所为"。此较《内经》在肾生理论述方面有所延展。其关于肾主水的功能 45 处，病证涉及气病（逆气候），水肿（水通身肿候、风水候、十水候、石水候、皮水候、水分候、水瘕候、毛水候、疽水候、水肿咳逆上气候、通身肿、大腹水肿、身面卒洪肿、水肿从脚起），淋病（诸淋候、石淋候、气淋候、膏淋候、劳淋候、热淋候、寒淋候），小便病（遗尿候、小便不禁候、小便数候、小便不通候、小便难候、小便不利候、小便白候、尿床候），大便病（大便难候），虚劳（浮肿候、阴疮候、小便白浊候），脏腑病（肾病候），注病（水注候），脚气（肿满候），霍乱（心腹筑悸候），消渴（渴利候），妇人杂病（淋候、石淋候、肿满水气候），妊娠（小便利候、子淋候），小儿杂病（肿满候）等。可知诸多病证的发生与肾主水功能关系密切。

2. 肾与组织官窍的生理联系

（1）肾开窍于二阴："二阴"多指"溲便之道"。肾所主"二阴"之功能涉及尿液生成与排泄，固摄尿液、精液、肥液，主生殖等。提及肾与二阴的关系17处，病证涉及虚劳（阴冷候、阴萎候、阴痛候、阴肿候、阴下痒湿候、阴疮候），小便病（遗尿候、小便不禁候、小便数候、小便不通候、小便难候、小便不利候、小便白候、尿床候），时气病（阴茎肿候），妇人产后（阴肿候），瘘病（瘘候）等。可见当时对于二阴的治疗多从肾论治。

（2）肾气通于耳：《诸病源候论》提及肾与耳的关系14处，病证涉及耳病（耳聋候、耳风聋候、耳鸣、聤耳、耳疼痛、耳疮），虚劳（耳聋候、劳聋候、久聋候），脏腑病（肾病候），妇人杂病（耳聋候、耳聋风肿），妇人产后（耳聋候），小儿杂病（聤耳）等。可知对于耳的治疗多从肾论治。

肾病变的病因病机

1. 病因　《诸病源候论》关于肾脏病变的病因理论在《内经》《难经》等中医典籍的基础上，有所承袭，发展了中医病因学说。如正经自病，"夫五脏者，肝象木，心象火，脾象土，肺象金，肾象水。其气更休更旺，互虚互实。自相乘克，内生于病，此为正经自病，非外邪伤之也"；四时，《养生方》云，"冬三月，此为闭藏。水冰地坼，无扰乎阳。早卧晚起，必待日光。使志若伏匿，若有私意，若已有得。去寒就温，无泄皮肤，使气亟夺。此冬气之应也，养藏之道也。逆之则伤肾，春为痿厥"；用力过度，"强力举重，久坐湿地伤肾，肾伤，少精，腰背痛，厥逆下冷"；毒虫，"毒虫……若食人肾，耳鸣啾啾，或如雷鼓之音"，《诸病源候论》对于"虫"类致病的形态及传染途径刻画详实，为寄生虫病学的先驱；邪气，"骨痹不已，又遇邪者，则移入于肾，其状喜胀"；服石，"由少服五石诸丸散，积经年岁，石势结于肾中，使人下焦虚热"；还包括酒气、六淫邪气、情志（忧思伤志、瞋怒等）、体虚、传染源、外伤等。

2. 病机　《诸病源候论》根据肾致病的特点，归纳总结肾虚实病证的证候特点，并将《内经》提出的"实则泻之，虚则补之"治则运用于肾虚实的治疗中，体现了医学理论对于医学实践的指导作用。其病机总纲为：肾气实，"肾气盛，为志有余，则病腹胀，飧泄，体肿，喘咳，汗出，憎风，面目黑，小便黄，是为肾气之实也，则宜泻之"；肾气虚，"肾气不足，则厥，腰背冷，胸内痛，耳鸣苦聋，是为肾气之虚也，则宜补之"。

肾病变的症状和证候病机

1. 肾病变的症状病机　《诸病源候论》在《内经》症状病机的基础上有所发展，描述更为具体且形象。所涉症状集中于泌尿系统、生殖系统、呼吸系统、五官科、妇科、外科等，如二便不调（小便利/数/不通/难/不利/不禁/白、遗尿、尿床、大便难），病机以肾虚为主，或受热、寒邪等所致；精液失调（少精、尿精、溢精、失精），病机以肾虚为主，或受热、寒邪，服石等所致；阴器失常（阴萎弱、阴痛、阴肿、阴下痒湿、阴疮、瘘），病机以肾虚为主，或受热、寒、风邪等所致；耳病（耳聋、耳风聋、耳鸣、聤耳、耳疼痛、耳疮、耳聋风肿），病机以肾虚为主，或受热、寒、风邪等所致，此所设立耳病专篇，为《诸病源候论》首创。其他还涉及头发失养（白发、头发黄、头发不生），妇人病（带下黑、漏下黑、妊娠恶阻），脚中如锥刺、脚破、脚气、手脚热、膝冷、髀枢痛、胸胁痛、瘰疬瘘、瘿等，病机特点以肾气虚弱、肾气虚冷、肾虚风侵、风热/邪热客肾、肾气乘心、膀胱肾俱虚/俱热、下焦虚冷、胞内有客热等为主。

2. 肾病变的证候病机　《诸病源候论》记载与肾密切相关同病异证主要有中风、虚劳、消渴、淋证、水肿、腰痛病、伤寒/热病、时气病、疟、咳嗽、黄疸、积聚、霍乱、水注、心痛、痹、痉等，其中虚劳、消渴、淋、水肿、腰痛病的篇章内容涉及证候较多。

虚劳病机多为肾气不足等，涉及证候腹里拘急、筋骨伤、骨蒸、肾蒸、唾凝结、呕逆唾血、解颅、偏枯等，并首次提出了"肾劳"的病名："肾劳者，背难以俯仰，小便不利，色赤黄而有余沥，茎内痛，阴湿，囊生疮，小腹满急。"

消渴病机多为下焦虚热、肾燥引饮、肾虚水泛等，涉及证候渴利、内消病、渴证等，多因服石引发。有文献记载自魏晋以来，下迄隋唐的帝王官僚和门阀士族都乐于服用五石散。服食盛行这一现象从医学典籍中亦可见。

淋证病机多涉及肾虚膀胱热、肾客沙石、肾虚不制肥液、下焦虚冷、肾虚热，然其主要病机乃是以肾虚为本、膀胱热为标，明确了淋证的病位：肾、膀胱，并为后世医家所宗，至今仍指导临床对泌尿系感染的中医病机认识；其证候包含石淋、气淋、膏淋、劳淋、热淋、寒淋、妊娠子淋等；此外，有关"宿病淋，今得热而发者"的论述揭示了当时对于淋证常反复发作的早期认识。水肿病机涉及脾肾气虚、肾虚水结、肾虚水泛、风邪袭脾肾等，较之《内经》分析得更为深入，为丰富中医学水肿病机作出了贡献；其证候包含风水、十水、石水、皮水、水分、毛水、疸水、水瘕、风气肿等，并对于肿势情况的不同进行了细致的刻画，如浮肿、通身肿、大腹水肿、身面卒洪肿、水肿从脚起等。腰痛病的基本病机为肾经虚损、风冷乘之，病变部位主要累及脾、肾、膀胱；并在《内经》的基础上，拓展了腰痛的致病范围，如少阴腰痛、肾虚腰痛、风湿腰痛、肾着腰痛、妊娠腰痛、妊娠腰腹痛、产难腰腹痛、产后腰痛、脚热腰痛等，以及根据腰痛发作的情况做了具体刻画，如卒腰痛、久腰痛、腰痛不得俯仰、腰脚疼痛等。足见肾致病的广泛性。

肾病变的治疗

《诸病源候论》所论以病因病机为主，治疗方法多以导引法为主，如治疗虚劳膝冷引《养生方·导引法》："两手反向拓席，一足跪，坐上，一足屈如，仰面，看气道众处散适，极势振四七。左右亦然。始两足向前双踏，极势二七。去胸腹病，膝冷脐闷。"亦有关于治疗原则的论述，如肾疟病的治疗，"虚实表里，浮沉清浊，宜以察之，逐以治之"。治法方药主要涉及灸法、中药疗法中的对药配伍，如灸法："肾中风，踞而腰痛，视胁左右，未有黄色如饼粢大者可治，急灸肾俞百壮；若齿黄赤，鬓发直，面土色者，不可复治。"对药配伍："硫黄对防风，又对细辛，其治主脾肾，通腰脚。""白石英对附子，其治主胃，通至脾肾。"亦有提及关于预防治疗的思想，如水病的防治引《养生方》："十一月，勿食经夏自死肉脯，内动于肾，喜成水病。又云：人卧，勿以脚悬踏高处，不久遂致成肾水也。"

讨 论

1.《诸病源候论》论述病证的特色

（1）一些疾病的早期记载：瘿"诸山州县人，饮沙水多者，沙搏于气，结颈下，亦成瘿也"。可能是地方性甲状腺肿的较早描述及发病假说；亦提出了"诸山""饮沙水"与地域因素相关的病因论述。骨刺及发作："脚下有结物，牢硬如石，痛如锥刀所刺。此由肾经虚，风毒之气伤之，与血气相击，故痛而结硬不散。"可能为骨刺及发作的较早记载。

（2）病机解释的特色记载：贲豚气病机解释"夫贲豚气者，肾之积气。起于惊恐、忧思所生。若惊恐，则伤神，心藏神也。忧思则伤志，肾藏志也。神志伤动，气积于肾，而气下上游走，如豚之奔，故曰贲豚"。论述了贲豚气的发生与心理因素关系密切，尤以心、肾所主神志联系紧密。头发黄"足少阴为肾之经，其血气华于发。若血气不足，则不能润悦于发，故发黄也"。阐释了肾、血两者与发的关系。"温疟者，得之冬中于风寒，寒气藏于骨髓之中……此病藏于肾"，揭示了伏邪所藏的部位在肾、在骨髓。

（3）同病异因的早期记载：水注"注者住也，言其病连滞停住，死又注易傍人也……今肾不能通传，则水气盛溢，致令脾胃翻弱，不能克水，故水气流散四肢，内溃五脏，令人身体虚肿，腹内鼓胀，淹滞积久，乍瘥乍甚，故谓之水注。""水注。手脚起肿，百日之后，体肉变黄，发落，目失明，一年之后难治。三年身体肿，水转盛，体生虫，死不可治。"

2. 《诸病源候论》对肾脏象理论的影响　《诸病源候论》是我国第一部病因病机理论专著，展现了当时中医基础的发展面貌，以《内经》等古典医籍为尊，在其基础上承袭发展，删减了与鬼神学说相关的内容，更加注重对于疾病的切实观察。其逐病逐候审求病因的阐述，以及将病因与发病途径紧密结合的分类方法，突破了先前对病因的笼统认识。其中对于肾系统中的生理理论阐释较之《内经》更为精炼，突出了肾生理功能的实践意义；关于肾脏病变证候及症状的认识较之《内经》有了更为详实的阐释，如消渴、水肿、肾劳、腰痛、癃闭、尿血、尿浊、阳痿、早泄、遗精、遗尿、不孕、五迟五软、痴呆等，为后世肾病病因学及证候学的发展夯实了基础。

277　历代医家对中医肾和肾病的认识

中医肾病学是研究中医"肾系"病证的病因、病机、辨证论治、理法方药、转归和预后等的一门学科。目前中医古代文献应用于肾病诊疗的研究开展较少，而当前全球因肾衰竭进行透析的患者人数逐年增长，由各种病因导致的慢性肾脏病是发展至终末期肾衰竭的共同通路。古代医家在医疗实践中，对"肾系"病证积累了丰富的理论和临床经验，并不断收载于古医籍之中，具有时间跨度长、分布古籍种类多、文献量大等特点，须借助现代信息技术才能在较大范围内开展研究。方东行等摘录各类中医古籍中有关肾和肾病的文献，按文摘格式输入计算机并进行标引，建立了肾病的古代文献数据库，还进行了相关名词术语的整理、规范及进行文献分析等研究工作。由于中医药治疗肾病具有独特的地位，而中医理论是基础，脏腑学说是其核心。为此，学者方东行等首先对古代医家有关中医肾和肾病的论述进行了初步的发展脉络梳理，期望能深化对中医肾病学的理论认识。

先秦时期肾的脏象理论基本形成

公元前 2 世纪末成书的《五十二病方》中就有肾、泌尿系疾病的记载。如帛书中有"痛于胮及衷"、"痛已，类石如泔从前出"等，并列有石韦、葵种、牡荆等通淋排石药物。春秋战国时期成书的《内经》明确指出了肾的解剖部位和生理功能，如《素问·逆调论》："肾者水脏，主津液。"《素问·阴阳应象大论》"肾生骨髓"，提出了肾对水液代谢及骨与髓的影响。书中将水肿病分为水与肿两大类，对其病因、病机、症状、治疗等做了精辟的论述。如《素问·六元正经大论》指出"感于寒湿，则民病身重胕肿"。而《素问·水热穴论》则指出了劳倦伤肾，不能化水而成水肿，"勇而劳甚则肾汗出，逢于风，内不得入于脏腑，外不得越于皮肤，客于玄府，行于皮里，传为胕肿，本之于肾，名曰风水"。对水肿的症状，《内经》也有详细的描述，如《灵枢·水胀》中"水之起也，目窠上微肿，如新卧起之状，其颈脉动，时咳，阴股间寒，足胫肿，腹乃大，其水乃成矣。以手按其腹，随手而起，如裹水之状，此其候也"。并分别论述了病在肺、脾、肾的"上为喘呼""时咳""喘疾咳""脾乃大""足胫肿""少腹肿"的临床表现。对水肿的治疗《内经》虽无具体方药，但指出了治疗原则，如《素问·汤液醪醴论》："平治于权衡，去菀陈莝，开鬼门、洁净府。"

汉代初步构建了肾系病的辨证论治模式

在汉初的《史记·扁鹊仓公列传》中记载有肾、泌尿系病例。如用"火齐汤"治疗"不得前后溲"和溺赤"，用"柔汤"治疗"不得小溲"，灸足厥阴之脉治"遗溺""溺赤"等。东汉张仲景《伤寒杂病论》中，许多内容涉及泌尿、生殖系统疾病的诊断和治疗。在《金匮要略·水气病脉证并治》中对水肿列专篇进行讨论，对于水肿分风水、皮水、正水、石水等，并在治则上指出"诸有水者，腰以下肿当利小便，腰以上肿当发汗乃愈"。对风水、皮水的具体治法上则侧重于解表，结合利水，如越婢汤、越婢加术汤、防己黄芪汤、防己茯苓汤等。同时认为痰饮与水肿有转化关系，当痰饮病发展到某一阶段时，也可并发水肿，如痰饮病篇的溢饮证，并列有苓桂术甘汤、十枣汤、己椒苈黄汤、葶苈大枣泻肺汤等方治。在《伤寒论》中，水气病治法有温阳利水、育阴利水、化气利水、调畅气机、散结逐水、化饮利水等 6 法。此外，对于"淋证"的症状描述为"淋之为病，小便如粟状，小腹弦急，痛引脐中"，提出了

"淋家不可发汗，发汗必便血"的治疗原则，并创制肾气丸和真武汤。

晋隋唐宋时期肾系病的病名、病因病机、辨证和方药得到了发展

晋代葛洪《肘后备急方》中记载有水肿病。如《肘后备急方·卷三·治卒身面肿满方第二四》指出："治卒肿满，身面皆拱大方。大鲤一头，醇酒三升，煮之令酒干尽，乃食之。勿用醋及盐豉他物杂也，不过三两服，瘥。"

隋唐时期，对肾、泌尿系疾病的病名、证候特点、病因病机、辨证认识更加系统，辨证更为深入，并创制了许多方剂。隋代巢元方《诸病源候论》中，论述了泌尿生殖病的病机证候："石淋者，淋而出石也。肾主水，水结则化为石，故肾客砂石"，指出石淋的病源在肾，并明确提出"诸淋者，由肾虚而膀胱热故也"。还首次把"水肿"作为各种水病的总称，认为"水病者，由脾肾俱虚故也。肾虚不能宣通水气，脾虚又不能制水，故水气盈溢，渗液皮肤，流遍四肢，所以通身肿也。令人上气体重，小便黄涩，肿处按之，随手而起是也"，并第一次提出"肾劳"的病名。

唐代孙思邈《千金要方》在继承《内经》"开鬼门、洁净府、去菀陈莝"理论与张仲景学说治疗水肿病经验的基础上，有了新的发展。其中发汗法每以麻黄、防风、生姜、独活之类发汗解表，并常与健脾补肾、益气固表、淡渗利湿、化痰理肺之类药物配伍联合应用，表里同治或上下分消等方法消水退肿。利水法常结合辨证，配伍不同治法而用药，泻下消肿的方剂有猪苓散、中军候黑丸、麝香散、麻子煎及茯苓丸等。同时，孙氏还在书中记载有用外治法和饮食疗法治疗水肿的经验。外治法如用灸法、摩膏法、外洗法等，疗效甚佳。食物疗法有食物和药者或制饼而食者，有食物熟制如大豆煎与酒煎服、乌豆为末做粥等。亦有用血肉有情之品如鲤鱼、羊肺、猪肾熟制或加入药物而食者，均在调治水肿病中起到重要作用。并最早运用了导尿术，《千金方》："凡尿不在胞中者，为胞屈僻、津液不通，以葱叶除尖头，内阴茎孔中深三寸，微用口之，胞胀，津液大通即愈。"并对水肿治疗提出了应重视饮食调理，"大凡水病难治，瘥后特须慎于口味。又复病水人多嗜食不廉，所以此病难愈也"。

宋代陈无择在《三因极一病证方论·水肿叙论》提出"原其所因，则冒风寒暑湿属外，喜怒忧思属内，饮食劳逸背于常经，属不内外，皆致此疾。治之当究其所因，及诸禁忌而为治也"，分析了水肿病的成因。严用和在《济生方·水肿门》中用阴阳辨证，分治阳水和阴水："然肿满最慎于下，当辨其阴阳。阴水为病，脉来沉迟，色多青白，不烦不渴，小便涩小而清，大腑多泄，此阴水也，则宜温暖之剂……阳水为病，脉来沉数，色多黄赤，或烦或渴，小便赤涩，大腑多闭，此阳水也，则宜用清平之药。"此外，宋代编制的方书中也包含了许多治肾病良方，如《太平惠民和剂局方》中治淋证的八正散、五淋散、石韦散，治水肿的参苓白术散，《济生方》中有治血尿的小蓟饮子等。

金元时期肾的脏象理论呈现多元化发展

金代刘完素《素问玄机原病式》以右肾命门为小心，乃手厥阴相火包络之脏，与手少阳三焦为表里，见于右尺，二经俱是相火，相行君命，从而提出命门相火问题。张元素以命门相火代替心包络与三焦相配，在《脏腑虚实标本用药式》除五脏六腑外，特立命门："命门为相火之原，天地之始，藏精生血，降则为漏，升则为铅，主三焦元气。"在三焦部云："三焦为相火之用，分布命门元气，主升降出入，游行天地之间，总领五脏六腑，营卫经络，内外上下左右之气，号中清之府，上主纳，中主化，下主出。"元代朱丹溪在《格致余论·阳有余阴不足论》倡"阳常有余，阴常不足"论，创立补肾水、降阴火之大补阴丸，以治疗阴虚火旺之梦遗、赤白浊等生殖系疾病。

明代肾的脏象理论发展已臻成熟

明代李中梓《医宗必读·水肿胀满论》："肾水主五液，凡五气所化之液，悉属于肾。"如果肾的阳气虚弱、气化作用失常，蒸腾、固摄不力，可发生小便量特多，以及遗尿、小便失禁等症；温化、推动无力，可发生尿少、水肿等症。在《病机沙篆》所谓"血源在于肾"，即指肾精的化生血液作用而言。徐春甫在《古今医统大全》对肾病的诊治已涉及浮肿、腰痛、淋证、尿血、癃闭、关格等。明代还进一步发展了命门学说。如孙一奎认为命门元气不足可致三焦之气不足，其病变涉及上、中、下三部，上为气不下纳，中为水谷不化，下为清浊不分，故可出现肿胀、喘满、中满、癃闭、遗溺、小便不利、失禁、消渴等证候，并创制壮原汤、壮元散等方，以温补下焦命门元气。赵献可对命门之病所涉范围的认识更为广泛，诸如血证、痰证、喘证、消渴、中风、中满、遗精、发热以及五官等部位多种疾患，其重要机制就是命门先天水火失调，并用六味丸和八味丸以分治。张景岳根据命门水火为五脏六腑之化源，故命门元阴元阳的亏虚是脏腑阴阳病变的根本，并根据其阴阳互根、精气互生之理创制左归丸、右归丸等治命门纯虚证的方药。

清代肾的生理、病理和脏象理论更加完备

清代对肾的生理和病理有了进一步的认识。如张璐在《张氏医通》指出："气不耗，归精于肾而为精，精不泄，归精于肝而化清血。"张志聪在《侣山堂类辨》中指出："血乃中焦之汁，流溢于中以为精，奉心化赤而为血。"但是在血液的生成过程中，肾中所藏阴精也可生髓化血，成为血液之源。周学海在《读医随笔·气血精神论》云"髓与脑，皆精之类也"，故髓的虚实与肾中阴精的充足与否有着密切的关系。古寿棠《医原·五行生克论》："肾中真阳之气，细温煦育，上通各脏腑之阳；而肾中真阴之气，即因肾阳蒸运，上通各脏腑之阴。"林珮琴《类证治裁·喘症》："肺为气之主，肾为气之根。肺主出气，肾主纳气，阴阳相交，呼吸乃和。若出纳升降失常，斯喘作矣。"何梦瑶《医碥》："气根于肾，亦归于肾，故曰肾纳气，其息深深。"肾主纳气的功能，就是肾主封藏功能在呼吸运动中的具体表现。其物质基础乃是肾中之精气，而肾受藏了清气，又是维持肾气充足的条件之一。李用粹则全面概括了中医治疗水肿的具体方法，在《证治汇补·水肿》中提出"治水之法，行其所无事。随表里寒热上下，因其势而利导之，故宜汗、宜下、宜渗、宜清、宜燥、宜温。六者之中，变化莫拘。"

讨　　论

中医肾的生理、病理和对肾系病的诊治经过历代医家发展，逐渐形成了较为系统的认识。阐述肾的生理功能离不开肾的精气阴阳。肾之生理功能极为重要，主要表现在主藏精、主水、主纳气。肾主水，是指在肾的主持下，与肺、脾、膀胱、三焦等脏器协作完成人体水液代谢。如肾脏病无论原发还是继发，均以水液代谢失常为主，其本均在肾。肾与其他脏腑在生理上有密切联系，有"肾为先天之本，脾为后天之本"之说。肾激发、维持全身各系统正常的生理功能，而各个系统活动的异常亦会影响到肾。如高血压病中肾性高血压归之于肾；而对于原发性高血压，国外学者及大量动物实验亦提示与肾密切相关。中医对肾的认识还包括主藏精，主生殖、生长、发育，主骨生髓充脑等。肾的主要病理有肾气不固，封藏固摄之权减弱，精关不固或膀胱失约，出现滑精，或尿频遗尿；肾阳虚衰，温煦失职，气化无权，因而发生畏寒肢冷、性功能衰弱以及水邪泛滥等；肾与膀胱相表里，膀胱湿热，阻碍气化，则小便滴沥不畅；热盛则尿赤，湿盛则尿浊，湿热伤及阴络则尿血。

中医肾病学源于古代医家对肾的认识，但目前随着专科的细分，中医肾病的研究范围有所缩小，以至许多肾科的研究都集中在原发性肾小球疾病、肾衰竭和尿路感染等西医肾脏科范围。西医肾脏病的病

名有肾炎、IgA 肾病、慢性肾衰竭等。在中医古籍中，虽然没有西医肾脏病的名称，但可归纳为与之相关的症状及证候，如水肿、浮肿、尿浊、淋证、尿血、溺血、溲血、癃闭、小便闭、腰痛、虚损、虚劳、虚痨、肾风、肾热、肾积、肾劳、肾厥、溺毒、关格等。这些病证发生后，会形成相关的病理产物，如湿浊、瘀血、水湿痰饮等。结合现代病机研究可知，这些病理产物反过来又可加剧原有的肾病病情。因此，对肾病病因、病机和实质的研究是中医肾病学科的热点、难点之一。

从古代医家对肾的论述可知，中医肾病学的内涵包括了西医的肾脏病和泌尿系疾病，其外延则超过西医肾脏科的范围，涉及生殖系统疾病、遗传病及部分心血管、内分泌、免疫系统疾病等，中医病证可归纳为遗精、阳痿、早泄、血精、不孕、不育、遗尿、小便失禁、多尿、耳鸣耳聋、脱发、痴呆、健忘、消渴、痿证、痹证、五迟、五软等。中医肾病学的外延有其形体基础。如有学者对肾病的病证及方药进行分析认为，中医肾脏的形体基础应以人体的肾脏作为结构主体，合之肾上腺、生殖性腺组成。现代医学中一些全然不同的疾病，都可以用补肾、调整阴阳的方法而获效。因此，人体的神经-内分泌反馈调节系统如下丘脑-垂体-肾上腺皮质系统和下丘脑-垂体-性腺系统均应属于肾的范畴。还有学者认为，中医肾病学的外延应以遗传性疾病、终末期疾病、老年性疾病和亚健康 4 个方面进行扩展。由此可见，中医肾病学科的内涵与外延涵盖了很广阔的医学领域。今后的研究不应局限在西医肾脏科范围，而应扩展至"中医肾病"甚至更为宽广的空间，以利于更好地发挥中医药整体观念、辨证论治的特点和优势。

278　肾脏象理论的系统结构

　　中医学的"肾"不同于西医学同名脏器，中医学的"肾"为"肾脏象"功能系统。学者郑洪新等认为，肾脏象理论包括7个系统结构，即肾-精系统、肾-脑系统、肾-髓系统、肾-骨系统、肾-元气系统、肾-津液系统、肾-天癸-冲任系统。肾-精系统为肾脏象系统结构的核心，由先天之精（元精）、后天之精、脏腑之精和生殖之精等构成，通过肾精、肾气、肾阴、肾阳发挥生理功能活动；肾-脑系统由元精化生元神而成，体现在精舍志、在志为恐；肾-髓系统由骨髓、脊髓、脑髓构成，肾精生髓，髓化生血液，充养骨骼，汇聚脑脊；肾-骨系统是构成人体的框架，支撑人体、保护内脏和进行运动，齿为骨之余，骨、齿为生长壮老之外候；肾-元气系统突出"肾为元气之根"，为生命活动之原动力，"肾主纳气"为呼吸运动的保证；肾-津液系统主司和调节全身津液代谢，与肾主气化、司开阖、为胃之关、合于膀胱密切相关；肾-天癸-冲任系统具有调控精血、繁衍生殖的作用，与女子胞及男性精室、睾丸等功能相关，肾脏象7个系统在人体生命活动中具有重要的调控作用。

肾-精系统

　　肾-精系统为肾脏象理论的核心，其他6个系统都依赖于肾-精系统，都是为肾-精系统所衍生。肾-精系统由先天之精、后天之精、脏腑之精和生殖之精等构成，通过肾精、肾气、肾阴、肾阳发挥生理功能。

　　1. 精　先天之精又称元精，承载父母的遗传物质，由精不断生长分化，形成人体五脏六腑、形体官窍。后天之精即水谷之精微，人体出生后受水谷之精微所充养。先天之精与后天之精结合，分布于各脏腑构成脏腑之精，参与脏腑功能活动。生殖之精的成熟与施泄有赖于先天之禀赋，后天水谷之充养以及各脏腑功能活动的强健，具有繁衍后代之功。

　　2. 肾精、肾气、肾阴、肾阳　肾-精系统通过肾精、肾气、肾阴、肾阳发挥生理功能作用。肾精、肾气、肾阴、肾阳合称"肾中精气"，各具不同的物质基础，因此功能各异。肾精是机体生长、发育、生殖、生髓、化血、主骨、荣齿、生发等功能的主要物质基础，对机体的智力和体力具有作用强力的生理功能，并可化生生殖之精，繁衍生命，故谓之"肾者，作强之官，伎巧出焉"。肾气具有推动和促进机体生长发育与生殖、精血津液代谢、肾与膀胱及其相关形体官窍功能活动的作用，并具有固摄精气血津液、冲任二脉以及调控二便等生理功能。肾阴又称"元阴"，具有滋润和濡养本脏及其所属膀胱、形体官窍，对肾阳具有制约偏亢的作用，且肾阴为一身阴液之本，滋润和濡养各脏腑的功能活动。肾阳又称为"元阳"，具有温煦、推动和激发本脏及其所属膀胱、形体官窍，对肾阴具有制约作用；且肾阳为一身阳气之本，推动和激发各脏腑的各种功能，温煦全身脏腑形体官窍。肾精、肾气、肾阴、肾阳发挥各自不同的生理功能，对于机体精气血津液代谢与阴阳和谐平衡具有重要作用。

肾-脑系统

　　肾藏精，精生髓，脑为髓之海。肾-脑系统由元精化生元神而成，通过精舍志、在志为恐发挥生理功能。

　　1. 元神　元神即先天之神，来自先天，为父母两精相搏，随形具而生之神。《灵枢·本神》："两精相搏谓之神。"中医学关于元神的记述较早见于《颅囟经·原序》:"一月为胚,精血凝也;二月为胎,形兆分也……八月元神俱降,真灵也;九月宫室罗布,以生人也;十月气足,万物成也。"元神对于生命活动极其重要,明代张景岳《景岳全书·阴阳》:"故凡欲保生重命者,尤当爱惜阳气,此即以生以化之元神,不可忽也。"元神存则生命立,元神败则生命息,得神则生,失神则亡。

明代李时珍《本草纲目·辛夷·发明》始论"脑为元神之府"。肾藏精,精生髓,髓汇聚而成脑,故脑与肾的关系密切。如《医学入门·天地人物气候相应图》:"脑者髓之海,诸髓皆属于脑……髓则肾主之。"精为脑髓提供给养,故肾精充盈则脑髓满,肾精亏虚则脑髓空。由此可见脑为元神之府,实则亦根源于肾。

2. 精舍志 《灵枢·本神》"肾藏精,精舍志"。"志"在中医学理论的内涵包括:其一,记忆。《素问·宝命全形论》:"慎守勿失,深浅在志。"杨上善注:"志,记也。"古时多用志表示记忆、记载。如《庄子·逍遥游》:"齐谐者,志怪者也。"释文:"志,记也。"其二,情志活动,即情绪、情感,如喜、怒、忧、思、恐五志。其三,思维活动之一。如《灵枢·本神》:"心有所忆谓之意,意之所存谓之志。"《类经·脏象类》解释为:"意已决而卓有所立者,曰志。"志,即志向、志气,由意念而决定未来的方向。其四,心理活动之一。如《素问·宣明五气》:"肾藏志。"王冰注:"专意不移者也。""肾藏志"与"肝藏魂""肺藏魄"等并列,则"肾藏志"属五神之一。

在意识思维等精神活动过程中,肾与志之间存在着特异性联系。肾藏精,精为神之宅。精生脑髓,精足则脑髓充而神旺。肾精充盛则表现为意志坚定、有毅力,对外界事物有较强的分析、识别和判断能力,表现出足智多谋,反应灵敏,活动敏捷有力。肾精不足则表现出意志消沉、情感淡漠,对外界事物分析、识别能力下降,精神萎靡不振,神情呆滞,行动迟钝。

3. 肾在志为恐 出自《素问·阴阳应象大论》。恐指恐惧、害怕;恐多自内生,由渐而发,事前自知。人有恐惧之志是对外界刺激的正常预警,对机体具有保护作用。

恐惧之情志所伤病变:其一,恐惧伤肾,见于《素问·阴阳应象大论》:"恐伤肾。"恐惧过度则可伤肾。其二,恐惧伤精,见于《灵枢·本神》:"恐惧而不解则伤精,精伤则骨酸痿厥,精时自下。"恐惧过度伤肾而致精伤,可出现遗精、滑精等症。其三,恐惧伤神。见于《灵枢·本神》:"恐惧者,神荡惮而不收。"神伤则恐惧不解、精神恍惚、意志不宁、遇事多疑、妄见妄闻等。反之,肾中精气失常的病症,又常导致善恐。如《素问·宣明五气》:"精气……并于肾则恐。"

肾-髓系统

肾藏精,精生髓。中医学所论"髓"有骨髓、脊髓、脑髓之分,本节重点阐述骨髓。肾-髓系统通过骨髓化生血液和充养骨骼发挥生理功能。

1. 肾生髓 髓属奇恒之府,髓由肾之精气所化生,以藏为主,贮藏精气,则骨髓、脊髓和脑髓得以充养而盈满,发挥健壮骨骼、补脑益脊之用。如《素问·平人气象论》:"藏真下于肾,肾藏骨髓之气也。"若先天禀赋不足,肾精亏虚,则髓的生化之源匮乏,以营养骨骼,就会出现骨骼脆弱无力或发育不良,也会影响智力的发育。如临床所见小儿囟门迟闭、骨软无力或智力低下等。若后天调养失常,肾为邪气所伤,或房事过度,导致肾精亏虚,髓亦因之受损,便会出现腰膝酸软无力,甚至足痿不能行动等。若因病而丧失大量津液时,也会使髓中津液减少,出现肢体屈伸不利、胫酸脚软、耳鸣目昏等。因此,髓的病变常从肾论治。

2. 髓化血 髓能生血,见于隋代巢元方《诸病源候论·卷四十八·小儿杂病诸候》:"骨是髓之所养,若禀生血气不足者,即髓不充强,故其骨不即成,而数岁不能行也。"

历代医家益髓多重滋补肾精,则血液生化有源。如元代忽思慧《饮膳正要·神仙服饵》:"琼玉膏,此膏填精补髓,肠化为筋,万神具足,五脏盈溢,髓血满,发白变黑,返老还童,行如奔马。"

肾-骨系统

肾藏精，精生髓，髓充骨。骨是构成人体的支架，见于《灵枢·经脉》"骨为干"。骨具有支撑人体、保护内脏和进行运动的作用，与形体的发育和运动功能密切相关。

1. 骨为奇恒之府　骨亦属奇恒之府，见于《素问·五脏别论》。骨由肾之精气所化生。骨的生长发育及坚固与否与肾密切相关，肾的精气充盛则髓有所化生，骨才能得到充分的滋养而健壮充实，四肢轻劲有力，行动敏捷。若肾的精气不足，在生长发育期易造成骨骼发育不良，小儿出现方颅、佝偻等症状；在衰老期，骨髓空虚，骨骼失养，而可出现骨软无力或骨质疏松、易于骨折等病症。《素问·痿论》："肾气热，则腰脊不举，骨枯而髓减，发为骨痿。"

2. 齿为骨之余　齿与骨同出一源，亦是由肾精所充养，故称"齿为骨之余"。肾精充足保证齿的生长发育正常。临床牙齿松动、脱落及小儿牙齿生长迟缓等疾病多与肾的病变有关；热性病望齿的润燥和是否有光泽，又是判断肾精及津液盛衰的重要标志。

肾-津液系统

《素问·逆调论》"肾者水藏，主津液"。津液的生成、输布和排泄是一个复杂的生理过程，肾具有主司和调节全身津液代谢的功能。

1. 肾主津液　肾具有主持和调节全身津液代谢的功能，其基本原理有二：一是肾能够促进肺、脾、肝、三焦、膀胱等脏腑的水液代谢功能。各脏腑对水液代谢的调节有赖于肾气、肾阴和肾阳的促进与调控。二是尿液的生成和排泄有赖于肾的蒸腾气化作用。肺通调水道下输于肾的水液，经肾之阳气的蒸腾气化作用分为清、浊两部分。水液之清者，通过三焦上归于肺而布散于周身；水液之浊者生成尿液下输膀胱，从尿道排出体外。

2. 肾司开阖　清代喻嘉言《医门法律·水肿论》"肾司开阖，肾气从阳则开，阳太盛则关门大开，水直下而为消；肾气从阴则阖，阴太盛则关门常阖，水不通而为肿"。肾气有阴阳之分，肾之阳气的蒸腾气化作用是肾主津液的关键环节。阳盛则热，热消津液则为消渴肾消；阳虚阴盛、气化失司则为水肿胀满。肾气又具有固摄尿液的作用，肾气充足则膀胱开合有度，肾气虚衰而失其固摄，则见多尿、尿后余沥、遗尿或尿失禁。如《圣济总录·大小便门·小便不通》认为"肾脏不足，气不传化"。

肾为胃之关、肾开窍于二阴，与肾司开阖密切相关。如《医贯·气虚中满论》："肾开窍于二阴，肾气化则二阴通，二阴闭则胃填胀，故曰肾者胃之关。关门不利，故水聚而从其类也。"

3. 肾合膀胱　肾合膀胱的基本原理是气化相通。膀胱之气化赖肾之气化，膀胱之开阖依赖肾之开阖。肾与膀胱气化相通的理论，对于临床实践具有指导意义。中医内科常见水肿、癃闭、淋证、关格等病症，多从肾与膀胱相兼治疗。

肾-元气系统

元气由肾中所藏的元精所化生，根于肾与命门，故称"肾为元气之根"。且肾具有摄纳肺所吸入之清气的功能，称为肾主纳气。

1. 肾为元气之根　《难经·六十六难》"三焦者，原气之别使也，主通行三气，经历于五脏六腑"。元气根于肾（命门），通过三焦分布五脏六腑，则形成脏腑之气。元气含有元阴、元阳，为一身阴阳之根，脏腑阴阳之本。《景岳全书·传忠录下》："命门为元气之根，为水火之宅，五脏之阴气非此不能滋，五脏之阳气非此不能发。"肾为先天之本，先天禀赋不足则元气亏虚，婴幼儿易于出现生长发育迟缓，青中年则生殖功能低下及未老先衰；或后天失于调养，元气补给不足，或大病、久病之后元气消耗太过，则各脏腑之气亏虚，生理功能减退。

2. 肾主纳气　"呼吸"一词，见于《素问·上古天真论》："上古有真人者，提挈天地，把握阴阳，呼吸精气，独立守神，肌肉若一，故能寿敝天地，无有终时，此其道生。"肺主气而司呼吸，肾藏精而主纳气。人体的呼吸运动虽由肺所主，但亦需肾的纳气功能协助。肾中精气充盛，封藏功能正常，肺吸入的清气才能肃降而下归于肾，以维持呼吸的深度。在人体呼吸运动中，肺气肃降有利于肾的纳气；肾精气充足，纳摄有权，也有利于肺气之肃降。故云"肺为气之主，肾为气之根"（《景岳全书·杂证谟》）。病理上，肺气久虚，肃降失司，与肾气不足、摄纳无权往往互为影响，以致出现气短喘促、呼吸表浅、呼多吸少等肾不纳气的病理变化。

肾-天癸-冲任系统

肾藏精，生殖之精与天癸-冲任关系密切。肾-天癸-冲任系统的重要生理功能，即调控精血、繁衍生殖作用。

1. 天癸　天癸与肾中精气盛衰密切相关，呈现青春期至衰退期由盛而衰的变化规律，对人体生殖功能具有整体调控作用的精微物质。肾为先天之本，在天干为癸，在五行为水，故谓之"天癸"。据《素问·上古天真论》记载，女子二七、男子二八，随着肾中精气逐渐发育而天癸至，则女子月事以时下，男子精气溢泻，初步具备生殖功能。女子七七、男子七八，随着肾中精气逐渐衰弱而天癸竭，则女子月经闭止，男子精少，不再具备生殖功能。可见，天癸之外候在于男精女血，天癸至与竭取决于肾中精气的盛衰。

2. 精室、睾丸　男子之胞名为"精室"，是男性生殖器官，具有藏精、生殖功能。睾丸又称外肾，或称"势"。精室、睾丸皆为肾所主，并与冲任相关。肾藏精，合先天之精与后天之精形成生殖之精，男性的生殖之精贮藏于肾所属的精室、睾丸，二八天癸至则疏泄，阴阳合故能有子。生殖之精以藏为主，藏泄有度，不宜妄泄，对于繁衍后代具有重要意义。

3. 女子胞　女子胞为奇恒之府之一，主要功能是产生月经和孕育胎儿。月经的产生、胎儿的孕育都有赖于肾精为主导。肾藏精为先天之本，肾中精气的盛衰，主宰着人体的生长发育和生殖能力。精是调控女子胞功能的关键物质，在天癸的作用下，胞宫发育成熟，应时排卵行经，为孕育胎儿准备条件。进入老年，肾中精气衰少，天癸由少而致衰竭，月经闭止，胞宫逐渐萎缩，生育能力也随之丧失。

4. 冲、任之脉　冲、任、督脉一源而三歧，起于胞中，出于会阴。肾藏精，为先天之本，主宰生殖。冲、任之脉皆与足少阴肾经气血互通，阴阳相贯。肾阴之滋润、濡养和肾阳之推动、温煦，对于冲、任之脉具有重要的调节作用。临床实践中，冲、任之脉功能失常，可见月经失调、生殖功能减退、不孕不育，故多责之于肾，可采用补肾益气、滋阴助阳、固摄冲任法。

279　从古代解剖探析中医肾脏象学构建

《灵枢·五色》论述了脏腑映射于面部的相应位置，云："夹大肠者，肾也；当肾者，脐也。"反映了肾之于其他脏腑的位置关系。关于肾脏的数量，《难经·四十二难》指出"肾有两枚，重一斤一两。"《针灸大成》《脏腑性鉴》等中医古籍中所载肾脏图对其形态位置的描绘更为直观，大多是左右各一枚，形如豇豆，上与心相系，附于脊柱第十四椎两侧；与现代解剖学的肾——成对的扁豆状实质性器官，紧贴腹膜，位于脊柱两旁浅窝中，形态、位置基本相同。中医理论对肾脏象学的认识主要概括为以下方面：在生理功能上，肾藏精，主生长发育和生殖，主水和气化，又主纳气；生理特性上，肾为封藏之本，为水火之宅，其性恶燥；且肾在志为恐、藏神为志，在窍为耳和二阴，在液为唾，在体合骨，其华在发，在生理、病理上与体窍、情志等都相互关联。肾脏象学中肾被赋予的功能与古代解剖的生理认识存在怎样的关联，学者赖敏等从古代解剖知识探析了中医肾脏象学的构建。

肾-膀胱相表里与肾主水和气化

1. 肾与膀胱的解剖结构关系及膀胱水液的形成　脏象学中脏与腑的表里配属关系主要通过"远疏近亲"等方位隐喻构建，其中肾与膀胱相合，不仅因为肾与膀胱同属下焦，位置靠近，更源于两者在解剖结构上的紧密联系。首先，输尿管这一结构较易被肉眼观察到，《金匮要略·妇人杂病》所记载的转胞病症因"胞系了戾"所致，此"胞系了戾"即指输尿管缠绕在一起，使得管道不通，小便不利，治疗采用肾气丸，温肾化气以利水。现代医家米伯让结合临床实际指出"胞系了戾"即输尿管纡曲，并以肾气丸改汤剂治疗亦颇验。其次，肾中液体在颜色、气味上与膀胱中的尿液相似，也可能促使医家联想并观察到两者的解剖结构关系。但是观察到肾与膀胱的解剖结构关系并不意味着认识到肾生成尿液下输膀胱的生理功能。一方面，因为饮食与排泄的经验体会和消化道清晰的结构使得食物的消化排泄过程较易被认识到，而水液在经过食管、胃肠之后到达膀胱的代谢过程——小肠吸收水液入血、肾过滤重吸收生成尿液则难以通过观察和思辨认识；另一方面，在"天人相应"思想的指导下，古代医家认为人体是一个小天地，形成了"人体内的水代谢就是自然界的水循环"的隐喻映射，据此以自然界河水分流、地下水渗入、天气下为雨为始源域隐喻映射膀胱中水液的由来，并形成了膀胱有上口与小肠相接、水液由小肠泌别而来，及膀胱无上口、水液由小肠、三焦渗入或肺通调水道、下输膀胱气化而来等认识。

2. 膀胱藏津液与肾主水、气化　肾与膀胱的解剖结构关系在人体水液代谢中被赋予了其他功能。《素问·六节脏象论》云"膀胱者，州都之官，津液藏焉，气化则能出矣"，提示膀胱所藏的津液并非全是不被人体需要、应当排出体外的废弃液，其中一部分仍有待人体重新利用，可以发挥对人体脏腑、官窍、筋脉、皮肤等的濡养作用。中医理论中的膀胱也不是一个单纯的储尿器官，而是作为"州都之官"职司津液的管理，将对人体有用的津液蒸腾输布至全身，无用的津液则向下排出体外。王冰注为"膀胱为津液之府，胞居于内"（《重广补注黄帝内经素问》），马莳认为"膀胱为胞之室，胞在膀胱中"（《灵枢注证发微》），从膀胱分出"胞"作为专门储存尿液的结构，此说虽有待商榷，但亦可说明古代医家对膀胱代谢水液功能的复杂性的认识。《素问·阴阳应象大论》："地气上为云，天气下为雨，雨出地气，云出天气。"在"人体内的水代谢就是自然界的水循环"的隐喻映射中，肺为天，为水之上源，向其他脏腑输布水液的过程类似于"天气下为雨"；《素问·水热穴论》："地气上者属于肾"，肾气化升腾膀胱中的水液则类似于"地气上为云";《释名·释形体》:"肾者,引也。肾属水,主引水气灌注诸脉也。"肾被赋予主水、主气化的功能,以帮助膀胱中的津液被人体重新利用,成为人体水循环的重要组成部分。可以说,肾被赋予主水和气化的功能同肾、膀胱的解剖结构关系,和以自然界水循环为始源域映射形成的人体水代谢过程密切相关。

泌尿生殖系统与肾藏精、主生殖

现代中医理论认为肾藏精包括了肾藏生殖之精与肾藏水谷之精两重含义。精在广义上泛指人体内的一切精微物质,在狭义上则专指禀受于父母的生殖之精。在中医典籍中,肾藏精的功能主要围绕生殖之精进行构建,如《内经》中"以欲竭其精""茎垂者……阴精之候"等记载。"肾"一词在早期医学文献中多指称睾丸,如《养生方》记载的"牡鼠肾"指公鼠的睾丸,《五十二病方》记载的"肾疝"以及"纳肾于壳空中"中的"肾"都是指睾丸;而早在殷商时期便应用"去势术"以育肥公猪,到后世骟马、宦牛、羯羊等阉割动物的方法在畜养牲畜过程中的普遍应用,以及宫刑处罚的施行和宫中太监的出现等,均可说明古人对睾丸生殖功能的充分认识。"肾"这一名称的借用,向体内脏腑的迁移,提示古人对人体生殖核心的关注发生了由外而内的转变,而这种转变主要源于解剖学认识的深入,及当时社会流行的方技术数之学对内在生命的体验和总结。

此外,医学理论对各种纷繁生理现象的系统归纳,以及对人体内脏腑的重视,也促进了生殖核心向内的转移。远古人类对两性在生殖过程中的作用认识,经历了从把繁殖功能单方面归于女性,到逐渐认识男性在生殖中的作用,认为生育繁衍是男女双方结合的结果的过程。男女发挥生殖作用的生理结构截然不同,但两者在生育繁衍方面的协同作用,以及生殖功能随人体生长发育的同步变化,说明两性体内存在着相同的物质结构影响甚至控制着人体生殖功能。由此,中医理论将影响两性生殖功能的物质命名为"天癸",脏腑结构则归于与外生殖系统密切相关的"肾"。现代人体解剖学将肾、输尿管、膀胱、睾丸、阴茎等统归于泌尿生殖系统,说明这些器官结构在解剖上关系密切、不可分割。而以古代解剖学水平,正确认识并区分这些结构的功能十分困难。在肉眼观察到的解剖层面,肾、输尿管、膀胱与外生殖器之间存在一条畅通的管道,肾所藏生殖之精可以通过这条通路到达体,并且男性排泄小便与精液的管道有一部分重合,故解剖结构认识与日常生活经验得以整合,为生殖核心由外而内的转变提供了人体生理结构的支持。因此,肾藏精主生殖的形态学基础源于古人对人体泌尿生殖系统的解剖认识,即肾通过输尿管、膀胱与外生殖器相连。

肾藏精主生殖的理论发展

1. 从肾藏精主生殖到肾主生长发育   从肾藏精主生殖到肾主生长发育的功能拓展,一方面,从胎儿孕育出生到长大成人,其大部分禀赋特点是先天的,是从父母那里"继承"过来的,如身高、外貌、遗传疾病等。《后汉书·冯勤传》中冯勤的祖父偃通过选择儿子伉婚配的对象来提高后代身高的记载,说明古人已认识到身高的遗传特性,以及可以通过婚配来改善后代矮短的可能。对于动植物生物性状的传递,《吕氏春秋·用民篇》:"种麦而得麦,种稷而得稷。"对于父母之精的重要作用,《灵枢·天年》:"以母为基,以父为楯。"从自然界植物、动物的繁殖到人类社会的繁衍生息,人们观察并积累了大量的经验,认识到父母的生殖之精影响甚至决定了新生命的生长发育。

另一方面,人的生殖孕育功能随着人体生、长、壮、老、已而展现出产生、强盛、衰退、消失的同步规律。《素问·上古天真论》论述了女子以"七"数、男子以"八"数为阶段的生长发育规律,而这些答案针对的是"人年老而无子者,材力尽邪?将天数然也"的问题:黄帝询问的是衰老伴随生殖功能衰退而无子的原因,而后岐伯从男女生长发育到衰老体弱,伴随肾气、天癸的盛衰,生殖能力的有无等情况回答了这一问题,揭示了随着人的生长、发育与衰老,肾气-天癸-生殖功能呈现出此盛彼盛、此衰彼衰的同步变化。现代学者亦从不同方面指出，肾藏精主生殖的形成基于人类生殖功能与生长、发育的同步过程。

　　肾藏精主生殖到主生长发育的功能拓展，进一步启发了肾与骨、齿、发、志之间的生理病理联系。《内经》之肾主骨生髓理论与古人对肾藏精的认识，以及人体骨和齿的生长发育与肾精天癸盛衰同步的观察有关。随着身体的生长发育，从婴儿成长为青壮年，骨骼快速生长变化，毛发乌黑茂盛，牙齿逐渐萌出到成年后"真牙生而长极"；进入老年阶段，骨骼脆弱、逐渐变形，弯腰驼背，牙齿脱落，头发花白，二便失禁。肾所藏之志也表现出类似的变化规律，"忆之所存谓之志"，志表示记忆力，少年时期随着生长发育记忆力逐渐提高，年老时则随着身体衰弱记忆力亦逐渐减退。总之，从骨骼、牙齿、头发、记忆力等与人体生长衰老表现出的同步变化，古代中医学家构建了主生长发育的肾与骨、齿、发、志等形体官窍的联系。

　　2. 肾藏精主生殖与精血同源　　精与血的同源关系基于精、血在两性生殖孕育中所发挥的重要作用。女性繁育后代的功能直观可见，虽然卵子在激素影响下周期性的发育、成熟、排出这一过程不易观察，但子宫内膜周期性剥落增殖也是女性能够正常受孕的生理基础，表现为经血有节律的排出，与生殖功能的关系表现得非常明显。月经来潮后女性才具有生殖能力，如《素问·上古天真论》云"月事以时下，故有子"；妊娠前月经周期正常与否是鉴别妊娠和癥瘕的关键，如《金匮要略·妇人妊娠病》云"妊娠六月动者，前三月经水利时，胎也；后断三月，衃也"；同时认为女子月经与受孕后生男生女也有关系，如马王堆出土的《胎产书》记载有禹与幼频的一段对话，"禹问幼频曰：'我欲埴（殖）人产子，何如而有？'幼频合（答）曰：'月朔已去汁，三日中从之，有子。其一日南（男），其二日女殹（也）'。"指出妇女经净后三日内交媾可以受孕产子，且受孕的时间决定后代的性别。古代医家关于女子月经与生殖现象的经验和认识是丰富多面的，并且对男性之精的生殖作用亦多有阐述。如《素问·上古天真论》描述男性具备生殖功能的生理变化，"天癸至，精气溢泻，阴阳和，故有子"；《金匮要略·血痹虚劳病》记载男性无子的病理状态，"男子脉浮弱而涩，为无子，精气清冷"；《养生方》中有"男子用少而清"以及武威汉简、简甲中有"精少""精失""精自出"等男性精液疾病的记载，而这些疾病常可致男子不育。

　　对女性经血与男性精液生殖功能认识的积累，促进了"父精母血协同繁育作用"的形成。北齐医家褚澄从精血间的相互作用解释媾精孕育过程及后代性别的原理机制，如《褚氏遗书》："男女之合，二情交和，阴血先至，阳精后冲，血开裹精，精入为骨，而男形成矣；阳精先入，阴血后参，精开裹血，血实居本，而女形成矣。"后世医家也围绕父精母血阐释各种生殖相关现象，如朱丹溪于《格致余论·受胎论》中载其阅李东垣之方，云"经水断后一二日，血海始净，精胜其血，感者成男；四五日后，血脉已旺，精不胜血，感者成女"；《类经》则谓主生殖之肾为"精血之脏"；《万氏妇人科·种子》强调"故种子者，男则清心寡欲以养其精，女则平心定气以养其血"。此外，《医贯·内经十二官论》云："世谓父精母血，非也，男女俱以火为先。"赵献可虽否定"父精母血"之说而提出命门之火，但"世谓"则侧面反映出当时人们对于"父精母血"的普遍认同；唐容川则于《血证论》中详细论述了男子之精与女子经血同出一源的观点，认为男子之精和女子月信都是液体形态，而血从水化，二者由相同的物质化生。综上可知，古代医家通过女子胞宫所排经水与男子生殖之精对孕育新生命的共同作用，关联两者并形成"精血同源"的观点。

　　3. 肾藏精主生殖与肾藏五脏六腑之精　　《素问·上古天真论》："肾者主水，受五脏六腑之精而藏之，故五脏盛，乃能泻。"是现存医学典籍中有关"肾藏五脏六腑之精"的最早论述，医家多将其解释为肾中精气的盛衰与五脏六腑精气的盛衰密切相关。将其置于原来的文本和语境下，则发现"肾藏五脏六腑之精"这一理论是古代医家基于人体胚胎发育过程，对肾藏精主生殖功能的进一步阐发。这段文本紧接在女子"七七"和男子"八八"的论述之后，结合前文对生殖功能随人体生长发育同步变化的阐释，以及后文"五脏盛，乃能泻。今五脏皆衰……而无子耳"，原文应当意在说明肾所藏五脏六腑之精的充盈程度对肾之生殖功能的影响。中医学存在着有关"是什么"与"为什么"的两种理论，"是什么"

属于描述性的研究，得出描述性理论；"为什么"的研究得出因果关系的解释性理论，这种由果析因得出的"因"难以检验与核实，是一种承诺的"因"。那么"肾藏五脏六腑之精"描述了什么样的经验或事实，还是对某种经验或事实的解释说明？显然古代医家无法看到也无法检测到肾所藏之精来自五脏六腑，所以这应当是关于某种经验和事实的解释性理论。

先天之精需要由后天脾胃化生的水谷精微补充，才能源源不断；若脾胃功能障碍，营养不良，形体过于消瘦，会出现不孕不育的疾病表现。古代医家从生理病理等不同方面积累了脾胃影响肾生殖功能的经验，因此认为肾既藏先天生殖之精，又藏后天水谷之精。若将"肾藏五脏六腑之精"理解为：通过对每一脏、每一腑影响生殖功能的大量病例和生理现象的观察积累而得出的经验，似乎略欠妥当，这不仅与临床实际不符，也是对脏腑间相互作用认识的泛化，如此则每个脏腑皆可藏五脏六腑之精。但若从人体胚胎发育现象考虑，则能更好地理解"肾藏五脏六腑之精"的内涵。《灵枢·天年》指出"五脏已成，神气舍心，魂魄必具，乃成为人"；马王堆出土的《胎产书》记述有妊娠十月的养胎法即"五脏俱备，六腑齐通，纳天地气于丹田，故使关节、人神皆备，但俟时而生"，该法由北齐医家徐之才继承，后收录于《千金要方》。《千金要方》还记载有对胚胎发育变化过程的描述，如"一月始胚，二月始膏……八月脏腑具，九月谷气入胃，十月诸神备，日满即产矣"。古人观察到两性生殖之精合而为胎，胚胎从无到有再到化生出五脏六腑、四肢百骸，而由肾所藏生殖之精孕育的新生命之所以五脏六腑皆全，是因为生殖之精中蕴藏有五脏六腑之精，类似于现代医学受精卵中含有生物生长发育的全部遗传信息。因此，将"肾藏五脏六腑之精"看作是古代医家对人体胚胎发育过程观察体认的解释说明，更为合理。

肾主纳气与腹式呼吸

肾主纳气指肾具有摄纳肺所吸入的清气以保持呼吸的深度，防止呼吸表浅的功能。"肾纳气"一说被南宋杨士瀛在《仁斋直指方论》中首次提出，而肾主纳气的功能构建则可能源于古人在生理、病理情况下对人类呼吸活动的观察，及其与肾解剖位置关系的联想。《素问·逆调论》："肾者水脏，主津液，主卧与喘也。"认为呼吸急促气短与肾有关。呼吸是生命存在的最基本活动，也是古代医家重点关注的生命现象。一般男性和儿童以腹式呼吸（又称深呼吸）为主。腹式呼吸通过膈肌上下的运动使肺的通气量增大，不仅有胸廓的运动变化，腹部随呼吸活动的上下起伏也十分明显。呼吸的深浅快慢亦受到医家的关注，如《伤寒论·辨少阴病脉证并治》"少阴病，六七日，息高者，死"，认为少阴病见息高即呼吸表浅，愈后不良；《金匮要略·脏腑经络先后病脉证》"在上焦者，其息促，在下焦者，其息远"，认为病位在上焦者，呼吸浅，吸入的空气量少，通过加快呼吸的频率来保证一定时间的吸气总量，病位在下焦者，呼吸深，吸入的空气量多。在进行腹式呼吸时，古人观察到腹部的膨隆以及呼吸深度比胸式呼吸更深长，认为吸入的气体已由人体上焦心肺弥漫到下焦。当有位于人体下焦的脏腑主持参与这一功能时，根据气是生命活动的根本这一理论，"主纳气"的重要功能就赋予了下焦中地位更高、作用更重要的"肾"。

呼吸之养生调摄作用的发展，以及丹田与肾的位置关系，也促使了肾主纳气功能认识的形成。早在《庄子·刻意》中就记载了通过调节呼吸结合运动肢体等方法以达到养生长寿的目的，即"吹呴呼吸，吐故纳新，熊经鸟伸，为寿而已矣"；《素问·上古天真论》强调"呼吸精气，独立守神，肌肉若一"；《冯氏锦囊秘录》："调息一法，贯彻三教。大之可以入道，小用亦可养生"；调息即通过意守丹田，调节呼吸，引导气下行之法，强调息息归根，呼吸通达丹田。狭义的丹田特指下丹田，在脐下一寸五分，且《医学入门》所载脏腑图亦显示丹田与肾相对，在同一水平线上。总之，丹田与肾在位置上紧密相邻，并且都与呼吸活动的深度有关，这一观察结果也可能是肾主纳气功能认识的依据之一。

肾位于下腹部，通过输尿管与膀胱、外生殖器相连，膀胱储存尿液、外生殖器排泄精液等解剖结构和生理功能认识，以及自然界水循环、人类生殖过程与呼吸活动等相关的经验体悟，启发了中医学肾主水、藏精主生殖、主纳气等功能认识的形成。此外，通过对两性交媾、生殖繁衍以及个体成长发育等过程的观察认识，古代医家围绕肾藏精主生殖进一步发展出肾主生长发育、肾藏五脏六腑之精、精血同源等理论；同时水、精、气等概念抽象后被赋予构成世间万物的本原内涵，为肾之功能的交织融贯提供了多元丰富的理论背景，并增强了肾脏象学对各种生命现象的解释性和包容性。

280 从系统思维探讨中医肾脏象的范畴

中医对于肾的概念比较广泛，在《内经》中被称为"先天之本"的肾，除了包含泌尿生殖系统，又有藏精、主管命门之火，主持生殖、生长、发育、主水、主纳气、调节水液代谢的作用，是水火之脏，内寓元阴和元阳，与骨、髓、脑、耳、齿、发都有着密切的关系。肾气的盛衰决定着机体生、长、壮、老、已的整个生命过程。中医的肾脏象，已不是单纯解剖学的肾脏概念，其功能也将涉及与之密切相关的系统，如内分泌、免疫、运动等系统的部分功能。因此，中医的肾脏象是一个系统的概念，它在生命历程中起着至关重要的作用。

在对中医基础理论的研究中，必须要有系统的观念，将考察对象放在系统中，用系统思维探讨系统中复杂的问题。可以从4个方面理解中医"肾系统"概念：①中医肾系统是由若干组织和器官组成的。其主要包括肾、膀胱、骨、髓、脑、发、耳、二阴、志、恐等组成要素。②中医肾系统有一定的结构。中医肾系统的结构，主要是肾精这种物质，通过气化的方式表现出的肾阴、肾阳两种功能而发挥作用。各要素之间是通过物质、能量、信息的相互交互作用，从而达到本系统和外界的联系。③中医肾系统有一定的功能。中医肾系统的功能为通过肾阴和肾阳调整系统间的关系，以期恢复系统内外的平衡稳态，保证人体的健康。④中医肾系统在人体中的调节作用，是通过干细胞（胚胎和成体干细胞）和干细胞壁龛（Niche）中相关信号转导网络调控下，对细胞的综合反应。学者王晶等从系统思维探讨了中医肾脏象的范畴。

中医肾系统的组成

现代医学组织形态学传入中国后，在脏器名称的翻译命名上借助于中医名称，这就必然要与中医"脏腑"——对应。对应的方式有二：首先就是脏器的定位，借助于中西医对相应脏器的形态外观与位置描述而——对应；其次就是主要功能的对应，借助于中西医对相应脏器的功能描述而——对应。但这样的一个命名，就不免产生了许多误解，中医的肾脏象和西医解剖学的肾脏是否是一种物质？功能是否一致？中医的肾位于人体腹腔腰部，脊柱两旁，左右各一，即"腰者，肾之府也"（《素问·脉要精微论》），其形状和部位与现代解剖学所描述的肾脏基本一致。肾在阴阳属性中被称为"阴中之阴"，在五行中属水，是人体最重要的脏器之一。肾与膀胱互为表里，其在体合骨，开窍于耳和二阴，其华在发，在情志为恐，在液为唾，与自然界冬气相互通应。所以通过《内经》原文不难发现，中医肾脏象包含了西医解剖学的肾脏，并扩展了外延，涉及人体其他的脏器和系统。

通过大量的基础实验以及补肾方药的疗效验证，王晶团队发现存在"肾-髓系统""肾-脑系统""肾-骨系统""肾-生殖系统"等围绕中医"肾"为主的一系列理论基础研究。通过以效证因，阐明了各系统之间存在的内在联系，并采用现代生物学研究方法，从多功能多靶点研究以中医"肾"为主导，骨、髓、脑、生殖之间的相互作用，客观阐释肾精与肾阴阳内在转化关系的理论。

中医肾系统与脑、髓

肾和脑相通，肾精生髓以充脑。脑髓是脑的最基本物质，骨髓与脑同属奇恒之府，与肾有密切联系，肾主骨、生髓、通脑，均同出于一源，"肾不生则髓不能满"。肾精不足，则脑髓不满，脑的记忆、运动、感知、思维等功能失常。脑为髓海，肾的精气充盛，则脑有所养，脑力充足，精力旺盛，记忆力强，对外界事物有较强的分析判断能力，思维敏捷，反应灵敏，足智多谋。反之，肾精亏虚，则意志消沉，神疲乏力，精神萎靡不振，对事物的分析判断能力减弱。如老年人出现的健忘，亦多与肾精亏虚有关。"髓海有余，则轻劲有力，自过气度；髓海不足，则脑转耳鸣胫酸眩冒，目无所见，懈怠安卧"（《灵枢·海论》）。

《灵枢·经脉》"人始生，先成精，精成而脑髓生"，中医学的"脑髓"当包括神经干细胞、神经元、胶质细胞、基质细胞、胞外基质等结构。近年来，神经干细胞（NSCs）越来越受到人们的关注。研究表明，神经干细胞可由多胚层原始细胞分化而来，具有自我更新、增殖能力，能分化为神经系统大部分类型细胞，并可跨胚层进行分化，具有较大的细胞可塑性。

然而随着年龄的增加，神经元、胶质细胞内 DNA 损伤、蛋白质变性、线粒体不稳持续积累，这些变化同样也可以发生在 NSCs，从而出现进展性的神经元功能丢失，表现出认知记忆能力丧失、运动障碍等神经退变症状，常见的疾病有阿尔茨海默病（AD）、帕金森病（PD）。

由于这类疾病与年龄增加、肾精（天癸）虚衰相关，且临床流行病学也证明其中医证候以肾精亏虚、髓海不足为主，所以可称之为"肾精相关性脑病"。

研究表明，补肾中药可以调动内源性神经干细胞的活性。补肾益髓中药能促进神经元细胞能量代谢和利用，激活内源性神经营养因子，促进神经元存活与再生。补肾填精药可以改善小鼠大脑认知功能，张玉莲等发现补肾中药可能通过下调 APP 及 PS1 基因的表达，进而达到治疗老年性痴呆作用。淫羊藿苷可以促进神经干细胞增殖，但对分化作用不明显，机制可能与 MAPK 通路有关。

中医肾系统与骨、髓

肾在体为骨，是指骨的生长发育与肾精关系密切，即骨的生长状况可以反映肾精充盛与否。"肾生骨髓"（《素问·阴阳应象大论》），肾主骨，是因为肾藏精，精能生髓。《灵枢·经脉》认为"人始生，先成精，精成而脑髓生，骨为干，脉为营，筋为刚，肉为墙，皮肤坚而毛发长"。肾精充盛，骨髓生化有源，骨髓充足，骨骼得养，则骨骼坚劲有力，耐久立而强劳作，牙齿坚固不易脱落。若肾精不足，骨髓空虚，骨骼失养，在小儿可见生长发育迟缓，骨软无力，出现"五迟""五软"。在成人可因骨质疏松而痿软，见腰膝酸软，甚则足痿不能行走，称之为"骨痿"。老年则因髓减骨枯，还易发生骨折。

中医古籍中对地中海贫血虽无专门论述，但历代医家多根据患者的临床表现，将该病归属于中医"血证""血虚""虚劳""童子劳""虚黄""积聚""五软五迟"等范畴。病机上属于肾精亏虚，脾肾两虚，精血不足等，其核心病机是"先天禀赋不足，肾虚髓损，精血化生无源"。

骨髓中发现至少有造血干细胞（HSCs）与骨髓间充质干细胞（BMSCs）两种干细胞。BMSCs 主要存在于骨髓中，能参与诱导、调节骨髓造血干细胞和基质的发育，是骨髓的重要组成部分，其具有分化成骨、软骨，肌肉、肌腱、脂肪等组织的能力。故 BMSCs 对骨的生长发育及功能的维持都起不可缺少的作用，所以说肾精足则髓充足，从而骨骼能坚固有力。HSCs 最早出现于胚龄第 2～3 周的卵黄囊，最终迁移到骨髓，终生发挥造血功能，经过逐级分化可产生各系血细胞。衰老是 BMSCs 和 HSCs 功能下降的主要原因，这与遗传调控、内环境紊乱和外界损伤密切相关。许多补肾药物对 HSCs、BMSCs 的增殖和分化都有促进作用，从而证实了"肾""髓""骨"之间的关联。"肾主骨"可能是通过补肾药物作用到"髓"中的干细胞，促使其定向分化来实现的。

卞琴等研究发现，运用 3 种补肾中药淫羊藿、补骨脂和女贞子各自的有效成分淫羊藿苷、补骨脂素和齐墩果酸对皮质酮大鼠，可能从 BMSC 周期调节和细胞代谢等方面发挥促进 BMSC 成骨分化的作用，最终实现治疗骨质疏松的疗效。对去卵巢骨质疏松大鼠 BMSCs，运用同样的补肾中药可能从增加 BMSCs 细胞外基质、促进生长因子相关信号通路、增加蛋白质合成等方面发挥促进 BMSCs 成骨分化的作用。

基于"肾藏精生髓、髓生血"理论，用补肾填精益髓法从肾精论治，辨证治疗珠蛋白合成障碍性贫血是有效的。在治疗β-地中海贫血取得疗效基础上，针对地中海贫血的肾精亏损、精血不足核心病机，采用辨证治疗方法，尝试从肾精论治，对相同中医证型（肝肾阴虚精血不足证）不同基因型（α-、β-）两种类型的地中海贫血患者采用临床规范研究，均获得肯定疗效。进一步验证了地中海贫血中医核心病机的客观性及从肾精论治对应治则治法的有效性。

中医肾系统与生殖

《素问·上古天真论》明确提出女子以"七"、男子以"八"为序，肾中精气盛衰是机体生、长、壮、老之根本：肾中精气充盛，促进人体生长、发育；肾中精气充盈到一定程度产生"天癸"，人体具备生殖能力；天癸衰竭，人体丧失生殖能力。

肾主藏精而为生殖之本，肾精亏虚则生殖之精匮乏，精卵生成障碍，从而导致不育不孕，中医可用补肾填精法治疗。近年来从理论、实验和临床3个方面对"肾主生殖"理论进行了一系列研究，提出应重视整体调节、突出局部微循环调节、规范动物模型、借助生殖技术等多层次、多角度的研究思路，得出中医学所说的"肾"包括男女生殖系统的物质和功能以及相关的神经-体液系统的功能。

现已证实，"肾藏精，主生殖"的物质基础与下丘脑-垂体-睾丸轴（性腺轴）的神经、内分泌调节有关。肾对女性生殖起到主导作用，现代研究也表明肾虚存在下丘脑-垂体-卵巢轴不同环节、不同程度的功能紊乱。而补肾中药可从各个环节调节下丘脑-垂体-垂腺轴功能状态，使其恢复至正常水平。右归丸可以改善去卵巢大鼠阴道萎缩症状，机制可能是通过调节去卵巢大鼠的雌激素受体和血管生成因子表达。该复方还可以通过增加精子顶体酶活性，从而改善雄性小鼠的受精能力。

中医肾系统与免疫

"夫精者，身之本也。故藏于精者，春不病温"（《素问·金匮真言论》），冬令阳气封藏不足，过于消耗，卫外功能减弱所致。肾为"先天之本，后天之根"，肾藏精，精化气，为人体之元气，可分为元阴、元阳之气。肾中精气的盛衰是决定机体正气强弱的重要因素。元气充盛，脏腑功能正常则机体抵御外邪的能力增强，即所谓"正气存内，邪不可干"，卫外功能强大，机体处于健康无疾病的状态。肾气是以肾精为物质基础的肾的功能表现。肾精充盈，精能化髓，髓是免疫细胞的主要来源，体现出"肾"与免疫系统关系密切。

肾虚动物模型最常用的构建方法，大都是运用外源性药物和手术等方法损害下丘脑细胞，导致下丘脑-垂体-肾上腺轴、甲状腺轴、性腺轴出现不同程度的功能紊乱，同时其代谢器官、免疫系统也出现功能及病理的改变。

中医肾系统与经络

"诸十二经脉者，皆系于生气之原。所谓生气之原者，谓十二经之根本也，谓肾间动气也。此五脏六腑之本，十二经脉之根，呼吸之门，三焦之原……人之根本也"（《难经·八难》）。肾间动气为十二脏腑的根本动力，肾间动气，为"生气"之原，在生命活动中，起着至关重要的作用——激发脏腑功能活动，推动十二经脉气血运行，主三焦之气，司气化行呼吸而为十二经脏腑之根本动力。

奇经八脉也与"肾"有直接关系：其一，八脉经气起源于肾。八脉中的冲、任、督、带和阴、阳跷脉的循行路径，都通过或联属于肾脏，特别是冲、任、督、带四脉，皆起于下焦，与肾关系更切，故曰"一源三歧"。由于"胞络者，系于肾"，所以冲、任、督脉经气皆起于肾而隶于足少阴。其二，八脉主要功能从属于肾。肾藏精统命火而主生殖，关系男精女血，以及性、孕、经、带、胎、产。而奇经中督脉总督一身之阳，为阳脉之海，从下而上，从上而下，皆从命门而"入络两肾"，因得肾阳——命火以温养；冲为血海，任主胞胎，为阴脉之海，肾主下焦，冲任二脉系焉，而得肾精以滋助。故女子肾气盛，则任脉通，太冲脉签，月事以时下，而有子；肾气衰，则任脉虚，太冲脉衰少，地道不通而无子。男子肾气盛，则精气溢泻而能有子；肾气衰，则精少而无子。这在《素问·上古天真论》中有详细论述。

在脏象的研究中，不仅要掌握脏象理论基本概念的内涵和外延，更要明确解剖脏腑与脏象是实体与功能的关系。将中医脏象理论的活体性、整体性和内部结构的功能综合性优势与对器官组织的精确认识与深层次的探索相结合，在系统分析——局部认识——回归系统的框架中，使脏象学更加完善。

通过从细胞层面考虑中医问题，拓宽了中医理论研究的视角，如从干细胞与微环境的关系，认识"肾精"的物质基础，为理解中医脏象理论的"肾"开辟了新的思路。与此同时，利用中医中药理论作为指导，运用中药单体或复方对干细胞进行干预，也取得了许多有意义的结果，显示了中医药在诱导干细胞增殖及定向分化上存在着巨大的潜力。

因此，在对肾脏象充分认识与形态把握的基础上，保证解剖脏腑在中医"肾系统"的生理功能及相互作用机制，实现运用中医基础理论更深层次的认识人体的复杂关联，不但是脏象学应时发展的要求，也是中医学的规范化和标准化的要求。

281 肾脏象理论传承性研究

学者李恩等通过补肾法对"肾-骨-髓-血-脑"一体论相关疾病的研究，从一个方面揭示了中医肾本质的内涵，为中医脏腑学说的传承理论研究提供了一个范例。该项研究是历经40余年，通过多个子课题系列研究形成的综合研究成果。通过补肾法不同药物配伍组成复方，以"肾-骨-髓-血-脑"中肾精亏虚所导致的疾病为切入点，研究了"肾主骨"与佝偻病和骨质疏松；"肾主骨生髓，髓生血"与肾性高血压和肾性贫血；"髓通脑""脑为髓之海"与精神分裂症和老年性痴呆；"肾主生殖"与性激素调节；"其华在发"与黑色素代谢等的关系，对中医肾脏象本质做了传承性的基础与临床研究。

肾主骨藏精、肾其充在骨的理论研究

1. 立题理论依据 中医学认为，"肾主骨藏精"，肾精亏虚与骨有着密切的关系。如肾精不足，骨髓空虚则引起骨骼发育不良，小儿囟门迟闭，骨软无力，表现为佝偻病；老年人肾气渐衰，骨失滋养，骨质脆弱，表现为"骨痿""骨枯""骨蚀""骨痹""肾痹""骨缩病"等，近似于现代骨质疏松症病名。说明肾与骨的关系，而补肾则是防治佝偻病和骨质疏松的主要法则。

2. 基础与临床研究方法、目的和结果

（1）动物模型制造：包括佝偻病和骨质疏松。雏鸡佝偻病模型：选用孵出第2天雄性来亨种雏鸡，6 d后给予缺乏维生素D饲料，并在暗室完全避光下饲养3周，造成佝偻病模型。骨质疏松大鼠模型：包括地塞米松、切除卵巢、维甲酸和自然衰老大鼠4种不同因素诱发的骨质疏松模型。

（2）补肾方药：雏鸡佝偻病选用滋阴补肾代表方六味地黄丸；骨质疏松选用补肾中药复方，包括熟地黄、牡丹皮、枸杞子、山茱萸、泽泻、山药、淫羊藿、茯苓、菟丝子、肉苁蓉、牡蛎等药，制成颗粒剂。

（3）补肾方药组方作用研究：包括全方，拆方（阴阳俱补：六味地黄丸+淫羊藿+肉苁蓉；补阴方：六味地黄丸；补肾阳方：淫羊藿+肉苁蓉），复方提取物成分A、B、C、D和含有植物雌激素和黄酮类药物（依普黄酮，大豆异黄酮，大豆苷元，染料木素，蛇床子，五味子甲、乙素等），分别实验，观察作用机制。

（4）补肾方药与归经药理作用研究：补肾中药除口服给药外，同时采用骨质疏松大鼠，取足少阴肾经和足太阳膀胱经原穴太溪+络穴大钟，足太阳膀胱经肾俞+络穴飞扬，给予补肾方药穴位贴剂，并与肝经、脾经和非经非穴作对照，观察补肾方药归经的药理作用。

（5）临床与流行病学研究：①选骨质疏松患者131例和90例分别进行补肾方药与西药依普拉封和阿仑膦酸钠、降钙素临床疗效的比较研究。②流行病学调查与骨质疏松发病因素的相关性研究：通过805例城市老年人群调查骨质疏松发病相关因素。③骨质疏松发病与经络辨证：通过250例农民调查，进行经络辨证分型与骨质疏松发病率的关系研究。

（6）观察指标：整体、器官、组织、细胞和分子生物学，多层次、多靶点、多指标、生物信息调节与实验方法结合。

1）常用生化指标：根据骨代谢过程中成骨细胞和破骨细胞以及整体调节的各种酶和激素，检测了血钙、血磷、碱性磷酸酶（ALP）、雌二醇（E_2）、睾酮（T）、甲状旁腺素（PTH）、降钙素（CT）、前列腺素（PG）、活性维生素D [$1,25-(OH)_2-D_3$]、卵泡生成素（FSH）、黄体生成素（LH）、生长素

（GH）、骨钙素（BGP）、尿羟脯氨酸（HOP）、糖化终末产物（AGE）等。

2）分子生物学和基因表达调控：从分子生物学和基因水平了解微观调节变化。如小肠钙结合蛋白 CaBP－D9K mRNA 的表达；雌激素受体（ER）基因多态性，用 Pp（PVuⅡ）和 Xx（XbaⅠ）来表示；骨Ⅰ型胶原和骨基质金属蛋白酶（MMPs）；骨组织中骨矿化相关蛋白（LMP－1）；维生素 D 受体、mRNA（VDR mRNA）的表达等，探讨其发病机制。

3）大鼠成骨细胞培养及人成骨细胞观察：采用出生 24 h 内大鼠颅盖骨，分离成骨细胞培养，观察骨细胞Ⅰ型胶原表达、成骨细胞增殖和分化；观察人成骨细胞，采用 5 月龄引产胎儿颅盖骨成骨细胞增殖、分泌白细胞介素－6（IL-6）和肿瘤坏死因子（TNF-α），以及糖化终末产物（AGE）对其影响。

4）骨组织形态计量学：了解骨微细结构形态学变化，取骨质疏松大鼠股骨近端 1/3 骨，纵向不脱钙骨切片，测定骨小梁体积百分比（TBV％），作为骨量水平的主要指标；骨小梁形成表面百分比（TFS％），表示骨形成参数；骨小梁吸收表面百分比（TRS％），代表骨吸收参数。

5）骨生物动力学：反映骨基质的变化，了解其韧性，选用卵巢切除大鼠所致骨质疏松，取股骨和胫骨做最大负荷和弹性负荷试验。

6）骨密度（BMD）：骨密度检测目前仍是诊断骨质疏松和疗效评定的重要指标。利用双能 X 线骨密度仪，检测大鼠胫骨 BMD 的变化；检测人腰椎、股骨 ward 区、股骨颈、大转子 BMD 的变化。

（7）实验研究结果

1）滋阴补肾六味地黄丸：可提高佝偻病雏鸡血钙、血锌；降低碱性磷酸酶和骨组织中 PGE$_2$ 含量；X 线片检查示明显减少和减轻佝偻病阳性征。证明六味地黄丸具有防治佝偻病的作用，并发现肾小管 PGE$_2$ 增高，在佝偻病发病中起着重要作用。

2）补肾方药复方（丹杞颗粒）全方防治结果：①骨组织形态学：改善病理组骨小梁数目减少、排列不齐、骨髓增加的病理变化，使其接近正常；骨灰重增加。②生物化学指标变化：钙调节相关激素及代谢产物提高的有 $1,25(OH)_2$－D_3、雌二醇、睾酮、骨钙素、降钙素、卵泡生成素、黄体生成素、生长素等，降低的有尿羟脯氨酸、糖化终末产物、前列腺素、甲状旁腺素。③分子生物学及基因表达：促进小肠黏膜钙结合蛋白 CaBP－D9K mRNA 的表达，为钙的吸收提供了载体；雌激素受体（ER）基因多态性研究。结果 PPxx 基因型发病率明显增高，基因辨证分型属于阴阳俱虚型，为骨质疏松遗传学研究提供了思路；补肾方药可提高卵巢切除大鼠骨Ⅰ型骨胶原 mRNA 水平，为骨的矿化提供了基质。骨组织中骨矿化相关蛋白（LMP－1）是成骨细胞分化不可缺少的调节因素，应用糖皮质激素可抑制成骨细胞的增殖与分化。补肾方药可改善骨质疏松大鼠 LMP－1 表达下调状况。维生素 D 受体是介导 $1,25$－$(OH)_2$－D_3 发挥生物效应的核内生物大分子，为类固醇激素和甲状腺素，受体超家族的成员，与骨代谢有密切关系。当 VDR 表达量增强时，可使骨涎蛋白、骨钙素、Ⅰ型胶原的表达受到抑制，使骨形成减少，诱发骨质疏松。补肾方药具有抑制地塞米松所致骨质疏松骨组织 VDR 表达上调的作用。④大鼠成骨细胞培养：补肾中药对成骨细胞Ⅰ型胶原表达、成骨细胞增殖和分化、成骨细胞碱性磷酸酶活性等均有明显增强作用。⑤骨组织形态计量学：补肾中药可提高 TBV％，恢复 TFS％与 TRS％的平衡状态，达到骨形成大于骨吸收，TBV％回到正常水平。⑥补肾方药对骨质疏松大鼠生物力学的影响：切除卵巢大鼠所致的骨质疏松，股骨和胫骨最大负荷和弹性负荷均降低，易于骨折，经补肾方药治疗 3 个月后，得到显著提高，为预防骨折提供了实验依据。⑦骨密度：利用双能线骨密度仪检测大鼠胫骨和人腰椎、股骨、ward、股骨颈和大转子 BMD，显示补肾中药可明显提高 BMD。

3）补肾全方拆方实验结果：按补肾方拆为 3 个组方，即阴阳俱补方（六味地黄丸＋淫羊藿和肉苁蓉），滋阴补肾方（六味地黄丸），补肾阳方（淫羊藿＋肉苁蓉），观察地塞米松所致大鼠骨质疏松骨密度变化。实验结果表明：提高骨密度以阴阳俱补方最明显，其次为滋阴补肾方，再次为补阳方。根据"阴阳互根"和阴中求阳，采取阴阳俱补而取得疗效，说明阴阳俱虚为本病的主要病理变化。

4）补肾复方总组分与不同提取物研究结果：采取蒸馏水和不同浓度乙醇洗脱，分别取得 A、B、

C、D 4 个不同组分，观察地塞米松所致骨质疏松大鼠。结果表明：总体组分可改善骨质疏松病理状况，提高 GH、LH、FSH、E_2、T、P 和 CT 的水平，降低 PTH，并改善骨组织形态学的病理变化，而 A、B、C、D 4 组与总组分比较均无显著性变化。说明中药复方的作用是多环节、多靶点相关集合作用，符合二律背反定律（1＋1＞2）。中药复方不是单味药相加，是局部和整体的关系。根据系统论的观点，整体是由部分组成，整体等于部分之和，整体是由部分组成，整体大于部分之和亦成立。因此，提出中药复方二律背反定律应成为中药复方研究的指导思想，反映中药复方君臣佐使的组方原则和相辅相成与相反相成的特点。

5）含有植物雌激素单味中药成分与补肾方药的比较研究：①依普拉封（7-异丙氧基异黄酮）：a 采用依普拉封和补肾方药对 131 例原发性骨质疏松患者进行临床 9 个月的观察比较，结果显示：依普拉封可提高 ward 和大转子的 BMD，而补肾方药对腰椎、股骨颈、ward 和大转子的 BMD 均有提高，优于依普拉封；b 依普拉封对 FSH、LH、E_2 无影响，而补肾方药组明显提高，说明具有提高卵巢功能的作用，是一种"调动"疗法。②淫羊藿（淫羊藿苷）：淫羊藿含有异黄酮类物质，通过淫羊藿提取物和淫羊藿苷对大鼠成骨细胞培养，观察对增殖与分化、碱性磷酸酶活性和成骨细胞Ⅰ型胶原蛋白表达的影响。结果表明，对大鼠成骨细胞均有不同的增殖与促分化作用，提高碱性磷酸酶活性和Ⅰ型胶原蛋白的表达。③丹皮酚：丹皮酚为牡丹皮的有效成分，具有消除过氧亚硝基（$ONOO^-$）对成骨细胞增殖抑制的作用，有较好地清除 $ONOO^-$ 和发挥抗氧化作用。④大豆异黄酮：实验用的大豆异黄酮含有染料木素苷、大豆苷、大豆黄素苷等，结果证明，大豆异黄酮可降低去卵巢大鼠骨碱性磷酸酶（BALP）、抗酒石酸性磷酸酶（TRACP）、尿羟脯氨酸等反映骨吸收的物质，有利于骨形成，提高 BMD。⑤染料木素、大豆苷元：染料木素是大豆异黄酮中作用最强的一种成分，大豆苷元是大豆异黄酮的成分之一。二者均有弱雌激素的作用，观察了二者对大鼠骨成骨细胞增殖与分化的作用。结果证明，二者均有促进成骨细胞增殖与分化的作用，有利于骨的重建，提高 BMD。⑥蛇床子素，五味子甲、乙素：蛇床子素为香豆素类化合物，是一种植物雌激素，具有补肾燥湿的作用，五味子甲、乙素属于木脂素类化合物，为植物雌激素之一，具有补肾涩精功用，二者均有促进大鼠成骨细胞增殖与分化的作用。

6）骨质疏松发病率影响因素：本病随年龄增长而发病率增高；女性高于男性；一般饮食不饮牛奶者比饮牛奶者发病高；体质量低者比肥胖者高；绝经年龄时间越长发病率越高。

7）补肾方药穴位贴剂与药物归经和经络辨证：通过肾经穴位给药与非经非穴位给药比较，可明显提高血清 CT、E_2、T、ACTH、FSH、LH，降低 PTH。证明"体表穴位-经络通道-络属脏腑-所主靶器官"途径存在。其作用与口服给药具有相同效果，提出了"穴位经络传导的放大效应"，发展了现代药理学的理论。经络辨证：通过 BMD 检测证明，足少阴肾经和足太阳膀胱经异常与骨质疏松患病率比足厥阴肝经、足太阴脾经患病率要高。发展了骨质疏松经络辨证、从经络方面证明肾与骨的关系。

以上研究，通过补肾法治疗佝偻病和骨质疏松，验证和发展了中医学"肾与骨"的理论，为以"法"求"理"提供了研究脏腑的思路与方法。补肾中药复方与其中黄酮类成分有密切关系，为中医药作用机制提供了现代实验科学依据。对含有植物雌激素和黄酮类中药的大豆异黄酮、大豆苷元、染料木素、蛇床子、五味子甲乙素、依普黄酮等做了综合的系列研究，提供了作用机制的实验依据。补肾中药复方的作用比其单味药和单体成分要好，其作用的特点为多环节、多靶点相关集合作用，从整体上平衡骨代谢，用于防治骨质疏松优于单体的作用。证明中药复方与单味药是整体和部分的关系，提出了中药复方二律背反定律，为复方研究提供了模式。补肾方药具有雌激素的作用，是一种"调动"疗法，而非雌激素替代疗法，发挥了中医药的特色和优势。基础研究与生产结合，开发了抗骨质疏松新药（抗骨松丹杞颗粒），将取得明显的社会效益和经济效益。

肾主骨生髓、髓生血的理论研究

1. 立题理论依据 中医学认为"肾主骨生髓""髓生血""肾为水脏，生津液"；肾藏精，精生血，血养精；肾主持和调节人体津液，"津血同源"，维持人体的体液充盈和平衡，表现为正常的血压和血容量。肾精亏虚，津液失调，精不生血，血不养精，出现肾性高血压和肾性贫血。以补肾为主，辅以益气、活血、养精，则是治疗肾性高血压和肾性贫血的主要法则。

2. 基础与临床研究方法、目的和结果

（1）动物模型制造：包括肾性高血压和肾性贫血。

1）高血压动物模型：选雄性狗 20 只，体质量 20～25 kg，先行颈动脉皮鞘手术（为测量血压用），待 3 个月后，在无菌条件下，制造两肾-夹型（右侧）肾血管性高血压模型手术，用细线将右侧肾动脉结扎，使其变窄至口径的 1/2。术后 4 周，测血压趋于稳定，平均增压 9.33 kPa，造模成功。相当于肾阴虚动物模型。

2）肾性贫血模型：一是用 0.55% 腺嘌呤喂大鼠 40 日，造成慢性肾功能不全贫血，相当于脾肾阳虚型。二是用肾毒性抗癌药物顺铂致大鼠贫血和选临床用顺铂抗癌药患者。

（2）补肾方药：以补肾为主，加减配伍益气、活血、养血、生血组方。①高血压方药：益母草、桑寄生、杜仲、何首乌、夏枯头、丹参、黄芪、当归、徐长卿、怀牛膝、白芍等，制成水煎剂，用药 3～12 周观察血压等变化。②补肾生血方：生地黄、淫羊藿、人参、黄芪、当归、何首乌、枸杞子、茯苓、白术、大黄等，制成水煎剂，用药 40 日观察变化。

（3）观察指标：①狗高血压检测指标。血压、血和尿中前列腺素（PGA_2、PGE1、PGE_2、$PGF2\alpha$）及其代谢产物（$6-Keto-PGF1\alpha$、TXB_2）、肾素、尿钠、尿量。②肾性贫血大鼠。尿素氮（BUN）、肌酐（Cr）、血红蛋白（Hb）、中分子物质（MMS）、红细胞生成素（EPO）、网织红细胞（Ret）、肾组织形态学。

（4）实验结果和意义

1）肾性高血压：①服中药 3～5 周后，与实验前比，血压明显下降（大于 2.67 kPa 即为有效），停药 4 周后血压开始回升（因狭窄动脉病因未解除）。②血中 PGE_2 升高，血管扩张，增加尿钠排出，尿量增加，具有降压作用；提高 $6-Keto-PGF1\alpha$，降低 TXB_2，肾素降低无显著性差异。提示肾血管性高血压发病，在前列腺素系统和肾素系统中，通过补肾益气活血治疗作用机制，在于影响前列腺素系统而达到降压目的。

2）肾性贫血：在改善肾功能基础上，重点观察改善血常规和红细胞生成素（EPO）变化。大鼠治疗 40 天后，BUN 降低 44%，Cr 降低 69%，MMs 降低 21%，Hb、Ret、EPO 明显提高，且 EPO 基因表达活性明显增强。临床观察中药配合化疗与单纯西药相比，EPO 亦明显升高。

以上研究证明采用补肾为主，辅以益气、活血、养精，可改善肾精亏虚、津液失调的病理变化，从而达到治疗目的，发展了中医肾、髓、血相互关系的理论。

髓通脑、脑为髓之海的理论研究

1. 立题理论依据 中医学认为，"肾藏精，精舍志"。通过肾藏精，精生髓，髓聚于脑，"诸髓者，皆属于脑""脑为元神之府"的理论，当肾精亏虚脑髓不足，髓海失养，则引起意识、思维、记忆障碍。选用精神分裂症和老年性痴呆疾病为切入点，采用补肾填精法作为治则进行研究。

2. 基础与临床研究方法、目的和结果

（1）动物模型制造：包括精神分裂症和老年性痴呆。

1）大鼠精神分裂症动物模型制造：选用 3～4 月龄 Wistar 大鼠 56 只雌雄各半，进行分组，实验组每日腹膜内注射苯丙胺（3.75 mg/kg），10 分钟后开始观察大鼠的刻板行为，持续 2h 并作评分。

2）老年性痴呆大鼠模型：慢性铝中毒复制阿尔茨海默病（AD）大鼠模型，每天腹腔注射 AlCl₃ 1.0 mL（9 mg），每连注射 3 日，间隔 1 日，共 72 日；另外，根据雌激素缺乏与老年妇女认知能力降低的关系，选用大鼠切除卵巢，4 周后观察记忆、大脑形态和代谢变化。

（2）补肾填精方药：由熟地黄、淫羊藿、黄芪、郁金、当归、川芎、石菖蒲等组成，水煎剂灌服。

（3）观察指标：①学习记忆：大鼠 γ-电迷宫学习记忆能力检测，观察逃避正确率、逃避潜伏期。②大鼠端脑、海马组织中糖化终末产物（AGE）、β-淀粉样肽（Aβ）、乙酰胆碱（Ach）、乙酰胆碱酯酶（AchE）。③前列腺素 E_1（PGE_1）。④大脑端脑皮质雌激素及其受体（ER）亚型表达（ER-α 和 ER-β）。

（4）实验结果和意义

1）大鼠类精神分裂症：①注射苯丙胺治疗后 20～77 日，观察大鼠刻板行为，评分值明显下降，说明症状减轻。②降低血浆 PGE_1 与精神病患者血浆测定 PGE_1 升高一致。但精神分裂症患者血液中和脑脊液中 PGF2α 均降低，反映哺乳动物脑中是以 PGF2α 为主的变化，说明精神分裂症患者 PG 变化的降低，PGF2α 是主要的。PG 系统各组分变化功能各异，有待深入研究。

2）老年性痴呆（AD）治疗 12 周与正常和病理对照组结果比较：①学习记忆，大鼠逃避正确率明显提高，逃避潜伏期显著缩短。②大鼠端脑中 E_2 升高，并改变 ER-α 和 ER-β 表达异常的病理变化。③端脑中 AGE、Aβ 显著降低，海马中 Aβ 显著降低。④中枢胆碱能系统：Ach 含量和 AchE 酶活性明显升高。⑤减轻脑海马组织神经元形态学变性。

以上研究证明采用补肾填精治疗，能改善大鼠认知能力，脑组织形态学和与 AD 发病有关物质的变化，证明和发展了中医髓脑理论和对临床防治脑病的指导作用。实验证明，老年性痴呆发病受多种因素的影响，包括中枢胆碱能系统、雌激素、糖化终末产物、β-淀粉样肽的沉积等，提出老年性痴呆发病为"雌激素降低-AGE 积累-Aβ 沉积"假说，丰富和发展了雌激素与 AD 发病的链式反应。并证明"肾主志"，肾虚则志不足的"肾与脑"的关系，为补肾法防治 AD 提供了一个研究的新领域。

肾主生殖与生殖系统和性激素调节的理论研究

1. 立题理论依据　肾藏精，主生长发育与生殖。"女子七岁，肾气盛，齿更发长；二七而天癸至，任脉通，太冲脉盛，月事以时下，故有子……七七任脉虚，太冲脉衰少，天癸竭，地道不通，故形坏而无子也……丈夫八岁，肾气实，发长齿更；二八肾气盛，天癸至，精气溢泻，阴阳和，故能有子……八八，天癸竭，精少，肾气衰，形体皆极，则齿发去"。说明肾之精气的盛衰，关系到人体的生殖和生长发育。采用补肾法，观察卵巢和睾丸的影响，以及生殖系统的形态变化和性激素调节系统。

2. 基础与临床研究方法、目的和意义

（1）大鼠动物模型：①采用切除卵巢大鼠和用地塞米松抑制卵巢和睾丸功能，给予补肾方药口服和肾经、膀胱经穴位给药，观察对雌性大鼠卵巢、子宫形态学和雌激素的影响；观察雄性大鼠睾丸形态学和睾酮的影响。②临床对 131 例绝经后妇女（同时患有骨质疏松症），采用补肾方药治疗 9 个月，观察性激素变化。

（2）补肾方药组方同治疗骨质疏松复方（丹杞颗粒）。

（3）观察指标：①血清激素测定，如生长素（GH）、黄体生成素（LH）、卵泡生成素（FSH）、雌二醇（E_2）、孕酮（P）、睾酮（T）、泌乳素（PRL）等。②卵巢、子宫湿重。③卵巢、子宫和睾丸形态学变化。

（4）实验结果和意义：①激素变化。可明显提高大鼠和绝经妇女血清中 GH、LH、FSH、E_2、T、P 的水平。②恢复卵巢和子宫湿重的正常重量，改变子宫和卵巢组织病理形态学变化。③改变睾丸组织病理变化，生精小管重新可见各级生精细胞，生殖细胞排列整齐，部分生精小管可见精子发生；睾丸组织凋亡细胞数明显减少。

以上研究证明补肾方药可改变地塞米松对垂体促性腺激素分泌，直接影响卵巢功能，并解除对ACTH 的抑制，使肾上腺产生雄烷二酮和雌二醇。通过下丘脑-垂体-卵巢轴功能改变性激素系统。通过足少阴肾经和足太阳膀胱经穴位给予补肾方药对性激素调节的改变，证明经络通路肾经与生殖内分泌系统有着密切关系。补肾方药可明显改变生殖器官子宫、卵巢和睾丸组织形态学病理变化，直接影响生殖。证明了"肾主生殖"的现代理论。

肾藏精，精化血，其华在发与发的黑色素代谢理论研究

1. 立题理论依据　中医学认为"肾藏精，精化血，其华在发"，精血旺盛，则毛发壮有光泽，而营养来源于血，故"发为血之余"，发为肾之外候。因此，肾气盛衰，直接影响"齿更发长"和"齿发去"。人随着年龄增长，肾精气衰，出现白发、脱发等现象。采用补肾生精养血方，能延缓"发去"或变白，是延缓衰老的外候表现。

2. 研究方法、目的和结果

（1）动物模型制造：研究发变白与肾的关系。选 6 周龄雌性 C57BL 小鼠（黑鼠）60 只，分实验病理组和治疗组，于背部皮下注射 1％氢醌（HQ）液，每天 1 次，每次 0.3 mL。持续 60 d。HQ 是有效的黑色素生成抑制剂，当注射 HQ 14 d 时，小鼠背毛开始脱色，由黑→变灰→变白，作为研究补肾乌发的模型。

（2）补肾生血方药：主要由淫羊藿、枸杞子、何首乌、当归、川芎、菊花等组成，水煎剂灌服。

（3）检测指标：补肾方药治疗 60 d，观察毛发变化；取背部皮肤，制备毛囊组织提取液，检测酪氨酸酶多巴氧化活性、吲哚转化活性和相关蛋白-2（TRP-2）活性，探索发变白发病的机制。

（4）结果和意义：①肉眼观察病例组小鼠背毛部分或完全脱色，而补肾生血方治疗组 18 d 后，脱色面积不再扩大，说明具有拮抗 HQ 作用。②化验检查：病理模型组，酪氨酸酶多巴氧化活性、吲哚转化活性、TRP-2 活性均降低，补肾生血方可提高上述酶活性，以酪氨酸酶多巴氧化活性增强，最为显著。

以上研究证明 HQ 可直接抑制酪氨酸酶的酪氨酸的羟化活性及多巴氧化活性式小鼠新生背毛缺乏黑色素而变白，而补肾生血方可激活酪氨酸酶多巴氧化活性增强。HQ 致小鼠背毛脱色与小鼠体内氧自由基含量增多有关。氧自由基也是致机体衰老的机制之一。证明补肾延缓衰老，通过"发为肾之外候"表现出来。

中医脏象是中医核心的基本理论。课题组通过对肾的研究初步揭示出中医肾的脏象理论所概括的丰富内容。本项目通过肾传承理论的系列研究，是在继承、发展中医学的基础上，进行的一项理论创新、方法学创新和应用创新的综合性总结，体现了对中医肾脏象理论的继承、发展和创新。具体表现在以下几个方面：

其一，提出了"肾-骨-髓-血-脑"一体论假说。以临床疾病为切入点，通过补肾法对骨质疏松、肾性高血压、肾性贫血、精神分裂症和老年性痴呆，以及发的研究，发展了中医肾脏象学的现代科学内涵，肾与生长发育的外候表现，并证明"肾"是一个包括内分泌信息的调节系统。

其二，以"法"求"理"研究脏腑功能，从方法学上提供了一个范例。把现代解剖学形态定位与中医五脏功能体系结合起来研究，为中医脏象学理论传承研究提供了思路与方法。

其三，提出了"中药复方二律背反定律"是中医药复方研究的主导思想。通过补肾法不同药物配伍，组成多个补肾方起着不同作用，以及拆方和单味药研究，说明了中药复方与单味药不是整体和部分的关系，而是 1＋1＞2 的二律背反定律。提出了中医药在治疗疾病中是宏观整体调节扶正，微观局部治疗祛邪，通过扶正达到祛邪，是中医辨证施治把整体的外在表现与局部物质代谢变化有机地结合起来，正是中医治疗观的特点。

其四，研究了药物归经理论体系。通过补肾药物归经研究，说明经络存在的物质基础和特异性。六

位给药的作用是通过"穴位-经络传导-络属脏腑靶点"的放大效应，并非量效关系。丰富和发展了现代药理学的理论，并为经络研究提供了一种方法。

其五，发展了中医辨证理论体系。通过骨质疏松的流行病学调查，环境因素与机体证变化的相关性，进行了"基因辨证分型"和"经络辨证分型"，说明宏观辨证有着微观变化的物质基础，体现了中医天人合一的自然观，形神统一的整体观，丰富和发展了中医辨证论治的内容。

其六，通过补肾法不同药物组方的研究，研制了新方药，为骨质疏松、肾性高血压、肾性贫血、精神分裂症和老年性痴呆的防治提供了现代科学实验依据和 5 个新组方。

282　论中医肾脑系统的初步构建

中医学认为"肾藏精，生髓通于充实大脑""脑为髓海"。中医脑的生成、正常生理功能的发挥和病理状态的呈现都与肾脏功能状态息息相关。在中医整体观念指导下构建中医"肾脑系统"有利于更好地把握和运用"肾脑相关"理论解决脑部疾病实际临证问题。学者崔远武等分别从构建中医肾脑系统的缘由和意义，中医肾脑系统的结构和主要功能 3 个方面初步阐释了中医肾脑系统的理论内涵，以期为从肾论治脑病提供更加精确的辨治思路。

构建中医肾脑系统的缘由和意义

长期以来，中医学中的脑作为奇恒之腑从属于五脏六腑，同样在脑部疾病的临床诊治中沿袭以脏腑辨证为主的治疗思路；随着挖掘和整理脑病的相关理论和临床实践的不断深入，发现中医脏象学中的肾脏在脑的结构形成和生理功能的发挥中起着至为关键的作用。中医脑的生成、正常生理功能的发挥和病理状态的呈现都与肾脏功能状态息息相关。因此，在中医整体观念指导下建立中医"肾脑系统"有利于更好地把握和运用"肾脑相关"理论解决脑部疾病实际临证问题，从而为脑病临床治疗提供更加精确的辨治思路。

中医学认为"肾藏精，生髓通于脑""脑为髓海"。脑的结构和功能基础在于"脑髓"，"脑髓"的产生依赖于肾中精气的不断充养；"脑为元神之府"，脑主持思维、发生感情、产生智慧、控制行为、支配感觉、统帅周身的作用有赖于"肾藏精"功能的正常发挥。结合"肾脏象"理论内涵和历代医家对中医"脑"的认识，建立中医"肾脑系统"，深入探讨肾与脑的内在联系，不仅可以进一步阐述中医肾与脑的学术内涵，亦为肾脑相关的脏象理论研究提供了一个新的视角。

中医古代医家未提出过"肾脑系统"的概念，但对于肾和脑之间的关系早有认识。中医脏象学中有关"肾脏象"理论内涵的认识早在秦汉时期已基本成形，而对于"脑"的认识始于先秦时期，在秦汉以后得到不断充实和发展；中医"脑"的功能更多地依存于"肾藏精"的功能。因此，可以说历代有关中医"脑"的认识正是中医"肾脏象"内涵的延续和扩展。

中医肾脑系统的结构

中医肾脑系统主要包括肾、髓、脑 3 个组成部分，三者从化生角度来看是肾藏精，精生髓，髓聚为脑，可见作为中医"肾脑系统"的始发点在于肾所藏之精，中间环节在于精化生为髓，最后髓汇聚成脑。肾、髓、脑通过人体经络系统彼此连接，相互维系。

1. 肾脑系统化生联属关系　肾精是化生髓的物质基础，髓是分布于人体骨腔内的一种膏样物质，据髓所藏位置不同而名称各异，有脑髓、脊髓、骨髓之分。在中医"肾脑系统"中所言之髓主要指的是脑髓。脑髓的具体来源可归结为三个组成部分。一是源于肾中先天之精气，指禀受于父母的先天之精是脑髓产生的原始物质，同时也是化生元神的物质基础，元神又依附于脑的形体而存在，故李时珍云"脑为元神之府"。先天之精的盛衰，直接影响着脑的发育和神明的功用。肾精充足，先天之精气充盈，则脑髓化生有源。民国时期著名医家张锡纯《医学衷中参西录》明确提出："脑为髓海，乃聚髓之处，非生髓之处，究其本源，实由肾中真阴真阳之气，酝酿化合而成，缘督脉上升而贯注于脑。"任继学认为髓之生成皆由肾精所化，脊髓上行于脑，泌其津液以润养脑髓。因此，肾气之强健，肾精之充盈与脑髓发育之健旺有密切联系。二是水谷之精充养脑髓。先天之精化生脑髓形成之后，脑髓还需不断得到水谷精微的营养才能逐步长成，其充养来自后天脾胃将水谷精微转化为气血，并借助脾的升清与胃的降浊，将水谷精微之气上承脑髓。《灵枢·五癃津液别》："五谷之津液，和合而为膏者，内渗于骨空，补益脑髓。"清代医家王清任《医林改错·脑髓说》认为："灵机记性在脑者，因饮食生气血，长肌肉，精汁之清者，化而为髓，由脊骨上行入脑，名曰脑髓。"三是脏腑之精化髓充脑。脑髓除受以上两部分精气充养之外，五脏六腑精气的上充对脑髓濡养也十分重要。肾主骨生髓、脾气散精濡养脑髓、肺吸入自然界之清气也是后天精气的组成部分，也可上充脑髓，心主血脉，运血入脑，肝主疏泄并藏血以养脑髓。脑髓之功能正常乃是五脏精气充养、协调作用的结果。自然界中五气五味化生濡养五脏六腑精气，五脏六腑精气津液相辅相成，化生脑髓，脑髓有成，神乃自生。

2. 肾脑系统的经络联属关系 中医"肾脑系统"的结构关系中，除化生联属关系外，还有经络联属关系。脑位于颅内，以颅骨为围，由髓汇聚而成。在结构可知脑与髓是互相联系，不可分割的。肾主骨生髓，脑为髓海，脑髓互为一体，脑是髓的上行汇聚部分，而脊髓是脑髓结构的下行延伸，《素问·五脏生成》："诸髓者皆属于脑。"从经络结构上看，脑属奇恒之府，没有自己所属的经脉。但头为诸阳之会，手足六阳经和督脉等经脉均上达于头部。肾通过足太阳膀胱经和督脉上联于脑。《素问·骨空论》："督脉者，起于少腹以下……贯脊属肾与太阳起于自内眦，上额交颠上，入络脑，还出别下项。"可见督脉的循行路线与脑、肾密切联系。督脉之别络与足少阴肾经并行而贯脊属肾，继之上头络脑，下项后挟脊复络于肾。督脉在下焦反复与肾交接，在上焦入络脑。肾精生髓，通过督脉上行于脑，髓充于脑，则脑有所用。肾通过经络与膀胱形成表里关系，《灵枢·经脉》："膀胱足少阳之脉，出于目内眦，上额交巅；其支者，从巅至耳上角；其直者，从巅入络脑，还出别下项。"足太阳膀胱经循行将脑与肾经脉相连。可见，脑与肾在结构上是通过脊髓、经络紧密相连的。在经络结构上，脑与肾在体表通过督脉和足太阳膀胱经相互沟通，在里肾主骨生髓，髓充为脑，颅骨卫之，通过精、髓发生联系。

3. 肾脑系统的主要功能 中医"肾脑系统"的功能和作用主要体现在4个方面：①中医肾脑系统对人体五脏六腑的全面协调作用。②中医肾脑系统对人的意志精神活动的整体调节作用。③中医肾脑系统对人体认知功能形成和维持的基础性调节作用。④中医肾脑系统对头部形窍的中枢指挥、总体支配作用。

（1）肾脑系统对脏腑的调控作用：中医学认为，五脏之中，肾寓水火，为各脏腑功能活动的动力之源，明代张景岳云："五脏之阴气，非此不能滋；五脏之阳气，非此不能发。"明确指出了肾在五脏中的重要地位。肾能作为脏腑活动动力之源在于肾脏的藏精作用。肾脏所藏精气决定着人生、长、壮、老的过程，肾中精气的作用属性可划分为肾阴、肾阳两个方面：肾阴，又称元阴、真阴、命门之水，对各脏腑具有滋润、成形、抑制作用；肾阳，又称元阳、真阳、命门之火，对各脏腑具有推动、温煦、兴奋作用。肾阴、肾阳调控人体的新陈代谢，为各脏腑功能的根本。

中医学认为脑为髓海，由精气所化生，为元神之府，下连脊髓，通过经络、脑气筋等与全身密切相联，具有统帅全身的作用，因而脑是人体生命活动的根本所在，是人体至为重要的脏器。如《千金要方·灸法门》："头者，人神所注，气血精明三百六十五络上归头。头者，诸阳之会也。"脑为全身气血之所注，为全身阳气汇聚的地方，作为元神之府管理人体的五脏六腑。

五脏六腑的功能活动动力之源来于中医"肾脑系统"中肾所藏精气的转化和运用，肾控制了人体五脏六腑功能活动的物质基础。脑虽为肾精所化生，却能对五脏六腑的功能活动起着统帅作用。由此可见由肾和脑组成的中医肾脑系统对人体五脏六腑在物质和功能层面上起着决定性作用。

（2）肾脑系统对精神意识情感活动的调节作用：中医学将人们的情感、意志等精神活动归为五脏精气之所使，正所谓"人有五脏化五气，以生喜怒悲忧恐"（《素问·阴阳应象大论》），情志活动的物质基础是五脏之精气血功能的正常运转。《素问·宣明五气》："精气并于心则喜，并于肺则悲，并于肝则忧，并于脾则畏，并与肾则恐。"认为人的情感变化和五脏的功能密切相关，并称之为"在志"和"五志"。

人的精神意识情感活动虽然为五脏所主，但实际上都是脑的功能，因为脑为元神之府具有协调五脏六腑的功能，且脑有主神明之功能。如清代医家张锡纯《医学衷中参西录》："神明之体藏于脑。"

《灵枢·本神》："肾藏精，精舍志。""志"属于五神之一，《灵枢·本神》："故生之来谓之精，两精相搏谓之神……意之所存谓之志。"对"志"的认识有广义和狭义之分，广义指各种精神心理活动；狭义指意志、志向等。由此可见人的精神活动与肾藏精有密切联系。中医学认为肾在志为恐，人在外界刺激下表现出惊恐的情绪与肾藏精功能状态相关，若肾精充足，则恐惧有度。若肾精亏虚，则易恐惧失度。生理活动下精气充沛，脏腑经络功能正常，精神内守，志和无恐；病理条件下，肾之藏精不足，精亏神少，志乱恐生。《素问·举痛论》："恐则气下，惊则气乱。"说明肾中精气充足对人体的气机运行和情绪稳定十分重要。另外中医认为《素问·八正神明论》："血气者，人之神，不可不谨养。"肾藏精，精血同源，精可化气，肾中精气与产生和维持人的精神意识等有着密切关系，从而使肾脏具有参与人体精神意识情感活动调节的重要作用。临床上若肾之精气亏虚，无以生髓化血，就会导致精血亏虚，临床表现为面色无华、唇甲淡白、头晕心悸、精神萎靡等，治宜补肾药如熟地黄、制何首乌、阿胶等。

中医肾脑系统对精神意识情感活动调节作用正是基于脑为元神之府和有主神明功能；而肾脏藏精功能是这种作用的物质基础。以上可见中医肾脑系统对精神意识情感活动的调节作用。

（3）肾脑系统对认知功能的调节作用：一般而言，认知由多个认知域组成，包括记忆、计算、时空间定向、结构能力、执行能力、语言理解和表达及应用等方面。中医"肾脑系统"对人体认知功能的形成和维持起着基础性调节作用，这种作用体现在脑为精明之府和肾为伎巧之官这两方面。脑为精明之府，人的认知功能活动依赖于脑的功能。人之所以能够思维、计算、具有记忆、识别和创造等高级智能活动，区别于其他生物，其典型特征是有一个发达的大脑。脑具有支配各种智能活动的功能。明代方以智《物理小识·卷三》："人之智愚系脑之清浊。"清代汪昂《本草备要》："人之才也均出于脑，而脑髓实肾主之。"这里的"才"是人的思维记忆和创造活动等相关的认知功能活动综合表现，明确提出人的认知活动是肾脑系统的基本功能。清末医家邵同珍的《医易一理·论人身脑气血脉根源脏象论》："人身之能知觉运动、及能记忆古今，应对万事者，无非脑之权也。"清楚地描述了人的语言、记忆和应变能力由脑所主导的情况。

"肾者，作强之官，伎巧出焉"（《素问·灵兰秘典论》）是古人采用取象比类的方法引入当时社会官职模式来阐释脏器在人体生理活动中的功能特点。其主要含义是用来概括肾中精气对于人类认知功能多方面内容所起的决定性作用。肾中精气充盈，髓海得养，则精力充沛，反应快捷；反之肾中精气亏虚，则出现进行高级思维活动能力退化或障碍。《素问·生气通天论》："阴者藏精而起亟也，阳者卫外而为固也。"汪机注："起者，起而应也。"起亟即起而应付紧急情况的功能。肾藏精以激发元气以应变，方能主外。《灵枢·五癃津液别》："肾为之主外。"肾藏精于里而主应变于外，以此调节机体适应外界的变化，是人在外界信息影响下利用抽象思维和逻辑推理能力不断解决问题的过程。倘若肾藏精功能下降和退化，肾中所藏精气日渐亏损，最后导致神机失用，整体认知功能和应变能力下降，出现肾无伎巧可出，应变无能的病理结果。研究发现采用"补肾生精"的方法治疗"痴呆""善忘"这类疾病，在延缓和控制疾病的发展上有一定的疗效。研究表明常用补肾中药如淫羊藿、女贞子、补骨脂的有效成分淫羊藿苷、齐墩果酸、补骨脂素能下调淀粉样前体蛋白（APP）基因的相对表达量来防治老年性痴呆。

人的认知功能形成是脑为精明之府作用的结果，而脑的形成依赖肾中精气的化生，脑的功能状态依赖肾中精气的不断充养。"肾为伎巧之官"是指肾对人类认知功能的调节作用，强调肾精决定和影响脑的功能状态的原始溯源，因此中医肾脑系统的提出使肾与脑在人的认知功能中所发挥不同层面的作用更加清晰。

（4）肾脑系统对官窍功能的支配作用：人的官窍功能包括耳之听觉、目之视觉、鼻之嗅觉、舌之味觉。这些官窍功能是人体对外在环境的反应而产生，其本质是大脑对信息的感知进行存储和记忆的过程和结果。如清代王宏翰《医学原始·记心辨》："耳、目、口、鼻之所导入，最近于脑，必以脑先受其气，而觉之，而寄之，而存之。"说明人体官窍受大脑的支配，通过经络、官窍之间的联属关系指挥协调而实现。各种感觉是大脑功能的外在表现，是中医"肾脑系统"功能作用的重要组成部分。中医学早在秦汉时期认识到肾和脑与这些官窍功能的密切联系，如《灵枢·海论》："髓海有余，则轻劲多力，自过其度。髓海不足，则脑转耳鸣，胫酸眩冒，目无所见，懈怠安卧。"此处明确指出了由肾精化生的髓海有余和不足对耳窍之听觉，目窍之视觉的影响。脑为髓海，脑髓充足则清窍得养，从而眼、耳、鼻功能正常，反之则出现视物模糊、耳聋、不闻香臭等症状。临床上补肾法是治疗眼、耳、鼻等相关疾病的重要方法，可取得较好疗效。

　　肾在下为脑提供物质基础，脑在上为肾之调节枢机。肾脑作为功能系统共同调节人体的脏腑、精神、意识情感、认知和官窍功能。中医肾脑系统中肾精所化生的脑对官窍的功能起着决定性作用。

把握中医肾脑系统的几点注意

　　中医肾脑系统是在中医基础理论的指导下，充分继承中医肾藏精理论内涵精要的基础上，针对脑部临床常见病、多发病、疑难病和重大疾病建立的肾脑相关的系统化认识。中医"肾脑系统"的提出强调脑的物质和功能基础与"肾藏精"理论的内在联系，为认识和把握中医肾与脑的脏象理论内涵提供了便利，从而为临床辨治与肾相关、从肾论治脑病提供直接理论指导。

　　认识中医肾脑系统有以下几点值得重视：

　　其一，中医肾脑系统建立在历代医家对肾脑相关认识的基础上，只有充分理解和继承各家理论才能更好地把握肾脑系统的学术内涵。

　　其二，中医脏象学中有关肾藏的认识在秦汉时期已基本成形，而对脑的认识是在秦汉以后不断充实和发展的。构建中医肾脑系统的正是对"肾藏精"理论内涵中肾与脑相关的物质、功能、信息的整理和衔接。

　　其三，中医肾脑系统是在整理中医脏象理论中"肾脑相关"基础上，为临床脑病辨证施治的实际需要而构建的理论模型，其理论内涵不是中医脏象理论内容中肾和脑结构与功能的叠加。

　　其四，中医肾脑系统是在中医基础理论指导下建立的"肾脑相关"理论，在理解和运用时务必与现代医学肾脏和脑解剖、生理病理相关知识进行区分。

　　中医肾脑系统构建是基于中医脏象理论中"肾脑相关"功能的总结和概括，其理论内涵的构建和阐释将有助于在临床脑病治疗方面思维与方法的拓展。在中医基础理论指导下正确把握中医肾脑相关的系统理论，可为临床从肾论治相关的重大脑病提供直接理论指导。

283　肾脏象理论及其临床应用

肾为先天之本、生殖之源、水火之宅、阴阳之根。明代张景岳云："五脏之阴气，非此不能滋；五脏之阳气，非此不能发。"明确指出了肾在五脏中的重要地位。因此，临床上很多病症需要从肾论治。学者周安方对肾脏象理论及其临床应用做了阐述归纳。

肾脏象理论的基本内容

1. 肾的基本　中医的肾与西医的肾既有联系，又有区别。中医的肾不等同于西医的肾。中医的肾具有藏精、主生长发育和生殖、主水液、主纳气、主气化、生主骨充脑化血、主二便、开窍于耳等功能，涉及现代医学泌尿、生殖、内分泌、中枢神经、骨骼及血液系统等方面。因此，中医的肾不是一个单纯的实质脏器，而是一个功能单位——肾系统。

2. 肾的主要功能　《素问·六节脏象论》"肾者，主蛰，封藏之本，精之处也"。明确指出了肾具有贮存、封藏精气的生理功能。

（1）精的概念：精，又称精气，是构成人体和维持人体生命活动的基本物质。《素问·金匮真言论》"夫精者，身之本也"。

（2）精的来源：肾藏的精，包括先天之精和后天之精。先天之精来源于父母的生殖之精，它与生俱来，是形成生命（胚胎）的基本物质。故《灵枢·本神》云"生之来，谓之精"。《灵枢·决气》云"两神相搏，合而成形，常先身生，是谓精"。

后天之精来源于脾胃化生的水谷之精。后天之精经脾气的转输以"灌溉四傍"，因此又称脏腑之精。脏腑之精在维持各自生理功能之后的剩余部分，则输送于肾，以充养先天之精。《素问·上古天真论》："肾者主水，受五脏六腑之精而藏之。"由此可见，肾精的构成是以先天之精为基础，加之部分后天之精的充养而化成。先天之精是肾精的主体成分，后天之精则起充养先天之精的作用。

（3）肾的功能：肾的重要生理功能是藏精，并在此基础上派生出主生长发育和生殖、主水液、主纳气、主气化、生髓主骨充脑化血、主二便、开窍于耳等生理功能。

肾脏象理论的临床应用

1. 主生长发育

（1）理论探析：《素问·上古天真论》"女子七岁，肾气盛，齿更发长；二七而天癸至，任脉通，太冲脉盛，月事以时下，故有子；三七，肾气平均，故真牙生而长极；四七，筋骨坚，发长极，身体盛壮；五七，阳明脉衰，面始焦，发始堕；六七，三阳脉衰于上，面皆焦，发始白；七七，任脉虚，太冲脉衰少，天癸竭，地道不通，故形坏而无子也。丈夫八岁，肾气实，发长齿更；二八，肾气盛，天癸至，精气溢泻，阴阳和，故能有子；三八，肾气平均，筋骨劲强，故真牙生而长极；四八，筋骨隆盛，肌肉满壮；五八，肾气衰，发堕齿槁；六八，阳气衰竭于上，面焦，发鬓颁白；七八，肝气衰，筋不能动，天癸竭，精少，肾脏衰，形体皆极；八八，则齿发去"。明确指出了人的生长发育情况可以从"齿、骨、发"等的变化反映出来。

人自出生之后，随着肾之精气的逐渐充盛而进入幼年期，表现为头发稠密、乳齿更换、身体增高；

到了青年期，肾之精气更加充盛，表现为智齿长出、骨骼长成、性与生殖功能成熟；及至壮年期，肾之精气充盛至极，表现为筋骨坚强、头发黑亮、身体壮实、精力充沛；跨入老年期，肾之精气逐渐衰减，表现为面容憔悴、头发脱落、牙齿枯槁、性与生育能力丧失等。由此可见，人的生长发育及其生、长、壮、老、已的生命过程与肾之精气的盛衰密切相关。

（2）临床应用：临床上，肾不主生长发育的病症主要表现在发育障碍、生长异常等方面。

1）发育障碍：肾之精气充盛，能够促进发育，则人的发育正常。若肾之精气不足，则人的发育迟缓，小儿可见五迟（站迟、语迟、行迟、发迟、齿迟）、五软（头软、项软、手足软、肌肉软、口软），男子可见阴器短小，女子可见子宫幼稚，老年人可见过早衰老（头发早白、皮肤松弛、视物昏花、健忘失眠、耳鸣耳聋、体力下降、性欲低下、功能减退）等，治宜补益肾精，药用熟地黄、黄精、鹿角胶、紫河车等。

2）生长异常：肾之精气充盛，能够促进生长，则人体器官生长正常、功能健旺。若肾之精气不足，则人体器官生长失常，老年人可见脑萎缩、骨质增生，男子可见睾丸萎缩、前列腺增生，女子可见阴器萎缩、卵巢早衰等，治宜补益肾气，药用枸杞子、人参、鹿角胶、淫羊藿等。

2. 主生殖

（1）理论探析：《素问·上古天真论》"女子……二七而天癸至，任脉通，太冲脉盛，月事以时下，故有子……七七，任脉虚，太冲脉衰少，天癸竭，地道不通，故形坏而无子也。丈夫……二八，肾气盛，天癸至，精气溢泻，阴阳和，故能有子……七八，肝气衰，筋不能动，天癸竭，精少，肾脏衰，形体皆极；八八，则齿发去……五脏皆衰……天癸尽矣……而无子耳"。明确指出了人之性与生殖功能的成熟与维持，都与肾之精气的盛衰密切相关。

人出生后随着肾之精气的不断充盛而产生天癸。天癸，具有促进人的生殖器官发育成熟和维持人的生殖功能的作用，是肾之精气充盛到一定程度而产生的一种精微物质。天癸至，表明性器官发育成熟，并具备性与生殖能力，男子则见排精现象，女子则见月经来潮。其后，肾之精气不断充盛，并维持在一定的水平上，从而保持其旺盛的性与生殖功能。中年以后，肾之精气逐渐衰少，天癸亦随之衰减、竭绝，生殖功能逐渐衰退，生殖器官日趋萎缩。最后进入老年期，性与生殖功能便逐渐丧失。

（2）临床应用：临床上，肾不主生殖的病症主要表现在性事异常、生殖障碍等方面。

1）性事异常：肾阳充盛，阳事鼓动有力，则性事旺盛。若肾阳虚衰，则男子勃起困难、女子性欲冷淡，治宜温补肾阳，药用肉苁蓉、巴戟天、淫羊藿、仙茅等。肾阴充足，则阴精充盛，相火不亢，精液秘藏，窍道濡润。若肾阴不足，阴虚阳亢，相火妄动，扰动精室，烁炼津液，则男子遗精早泄、女子阴道干涩，治宜滋补肾阴，药用生地黄、枸杞子、黄精、女贞子等。

2）生殖障碍：肾之精气充盛，性器发育成熟，则生殖功能旺盛。若肾之精气亏虚，性器发育不良，精卵生成障碍，则男子睾丸软小、精少不育，女子子宫幼稚、卵小不孕，治宜补肾填精，药用熟地黄、巴戟天、淫羊藿、鹿角胶、紫河车等。

3. 主作强

（1）理论探析：《素问·灵兰秘典论》"肾者，作强之官，伎巧出焉"。作强，即强于劳作；伎巧，指聪慧多能。

肾藏精，精生髓，髓养脑、充骨。肾之精气充盛，则脑健骨壮体强，表现为身体强壮、精力充沛、思维敏捷、聪慧多能；肾主性与生殖，肾之精气充盛，天癸来至，性器发育成熟，则性事正常、生殖力旺。

（2）临床应用：临床上，肾不主作强的病症主要表现在体力、脑力及性事能力不足等方面。

1）体失作强：肾之精气充盛，体能作强，则身体健壮、精力充沛。若肾之精气亏虚，体失作强，则身体羸瘦、精神不振、腰膝酸软，治宜补肾壮体，药用人参、杜仲、鹿角胶、蛤蟆油等。

2）脑失作强：肾之精气充盛，脑能作强，则思维敏捷、聪慧多能。若肾之精气亏虚，脑失作强，则脑力不及、反应迟钝、智力低下，治宜补肾益脑，药用熟地黄、制何首乌、黄精、鹿角胶等。

3）性失作强：肾之精气充盛，性能作强，则性欲旺盛、性事正常。若肾之精气亏虚，性失作强，则性欲低下、勃起障碍、性事不能，治宜补肾壮阳，药用人参、肉苁蓉、巴戟天、淫羊藿等。

4. 主水液

（1）理论探析：肾主水液，是指肾气具有主司和调节全身水液代谢的功能。《素问·逆调论》："肾者水脏，主津液。"肾气对于水液代谢的主司和调节作用，主要体现在以下两个方面。

1）生成尿液和排泄尿液的作用：机体各脏腑代谢后产生的浊液（废水），通过三焦水道下输于肾及膀胱，在肾气的蒸化作用下，分为清浊。其清者被回吸收，由脾气的转输作用而通行三焦水道，重新参与水液代谢；其浊者化为尿液，在肾气的推动作用下由膀胱从尿道排出体外。肾气对水液的蒸化及对膀胱的开合作用，是生成尿液和排泄尿液的一个重要环节，也是水液代谢的一个重要环节。

2）对其他脏腑的促进调节作用：机体水液的输布与排泄，是在肾、脾、肺、三焦、膀胱、胃、大肠、小肠等脏腑的共同参与下完成的，但肾在水液代谢的各个环节中起着主导作用，对其他参与水液代谢的脏腑具有促进调节作用，故明代张景岳云："水为至阴，故其本肾。"

（2）临床应用：临床上，肾不主水的病症主要表现在生尿失常、排尿障碍及水停生痰、水病及血等方面。

1）生尿过少：肾之精气充盛，生尿功能健全，则生尿、尿量正常。若肾之精气亏虚，生尿功能失常，则生尿过少，表现为排尿量少，甚至无尿可排，多见于高热、大汗及剧泄伤津之后，以及肾的生尿功能障碍的病症，前者治宜滋补肾阴，药用生地黄、玄参、桂枝等；后者治宜化气行水，药用黄芪、茯苓、桂枝等。

2）产尿过多：肾之精气充盛，固摄有权，则尿量正常。若肾之精气亏虚，固摄无权，则产尿过多，表现为尿频量多，甚至随饮随尿，多见于肾的固摄功能障碍的病症，治宜补肾缩尿，药用桑螵蛸、覆盆子、益智仁等。

3）排尿障碍：肾之精气充盛，膀胱开启有权，则排尿正常。若肾之精气亏虚，膀胱开启失司，虽然膀胱有尿，但是排尿障碍。其中又有排尿无力与排尿困难之分，排尿无力是指尿路通畅的排尿障碍，排尿困难是指尿路梗阻的排尿障碍。前者多见于肾气推动无力的病症，治宜补肾益气，药用人参、黄精、附子等；后者多见于膀胱开启不利的病症，治宜补肾活血，药用巴戟天、牛膝、琥珀等。

4）水停生浊：肾之精气充盛，气化有权，水液输布排泄正常。若肾之精气亏虚，水液输布排泄失常，停聚体内，生成痰浊，临床上除了见有少尿、水肿等症外，还可见有痰浊内停的表现，治宜化气行水，兼祛痰浊，药用桂枝、半夏、大黄等。

5）水病及血：水液停聚日久，可以阻碍血行，导致血行不畅，形成水瘀互结的病症，临床上除了见有少尿、水肿等症外，还可见有瘀血内停的表现，治宜化气行水，兼化瘀血，药用桂枝、益母草、泽兰等。

5. 主纳气

（1）理论探析：肾主纳气，是指肾气具有摄纳肺所吸入的自然界清气，保持吸气的深度，防止呼吸表浅的作用。人的呼吸功能由肺所主，其中呼气主要依赖肺气的宣发作用，吸气主要依赖肺气的肃降作用。吸入的清气，虽由肺气的肃降作用而下达于肾，但必须再经肾气的摄纳潜藏，才能使其维持一定的深度，从而利于气体的交换。《难经》："呼出心与肺，吸入肾与肝。"清代林珮琴："肺为气之主，肾为气之根。肺主出气，肾主纳气。阴阳相交，呼吸乃和。"

（2）临床应用：临床上，肾不纳气的病症主要表现在摄纳不及等方面。肾之精气充盛，摄纳有权，则呼吸均匀、深沉。若肾之精气亏虚，摄纳无权，纳气不及，肺吸入之清气不能下纳于肾，就会出现呼吸表浅、呼多吸少、气不得续、动则气喘等症，治宜补肾纳气，药用人参、蛤蚧、冬虫夏草等。

6. 主气化

（1）理论探析：由气的运动而产生的各种变化称为气化。诸如体内精微物质的化生及输布，精微物质之间、精微物质与能量之间的互相转化，以及废物的排泄等都属于气化。

肾为气化之本，肾精、肾气及其分化的肾阴、肾阳在推动和调控脏腑气化过程中起着极其重要的作用。肾阳为一身阳气之本，能推动和激发脏腑经络的各种功能，加速机体的新陈代谢，并激发精血津液化生为气或能量，促进"有形化无形"的气化过程。肾阴为一身阴气之源，能抑制和调控脏腑经络的各种功能，抑制机体的新陈代谢，并减缓精血津液化生为气或能量，促进"无形化有形"的气化过程。

（1）临床应用：临床上，气化失常的病症主要表现在气化不及、气化太过等方面。

1）气化不及：肾阳充盛，气化有力，则代谢正常，功能旺盛。若肾阳亏虚，阴寒内盛，气化不及，主要表现为代谢过缓、功能低下的病证，临床多见心率减慢、气短声微、食欲不振、形体肥胖、精神萎靡、神疲欲卧、不欲饮水、畏寒肢冷等症，治宜温补肾阳，药用人参、附子、淫羊藿等。气化不及还可导致水液停聚，临床可见少尿、水肿等症，治宜温阳化气行水，药用附子、桂枝、黄芪等；水液停聚还可变浊生痰，碍血成瘀，临床可见痰瘀互结的表现，治宜温阳涤痰化瘀，药用红参、半夏、泽兰等。气化不及还可导致尿液生成与排泄失常，临床可见多尿、尿频、遗尿、尿失禁等症，治宜补肾化气缩尿，药用桑螵蛸、覆盆子、益智仁等。

2）气化太过：肾阴充足，气化有序，则代谢如常，功能健全。若肾阴不足，阴虚阳亢，气化太过，主要表现为代谢过快、功能亢进的病症，临床多见心率加快、气粗声洪、消谷善饥、形体消瘦、精神亢奋、心烦失眠、口干欲饮、五心烦热等症，治宜滋补肾阴，药用生地黄、知母、玄参等。

7. 主骨髓

（1）理论探析：《素问·阴阳应象大论》"肾生骨髓"。《素问·痿论》"肾主身之骨髓"。肾藏精，精生髓。髓分骨髓、脊髓和脑髓，皆由肾精化生。脊髓上通于脑，脑由髓聚而成，《灵枢·海论》："脑为髓之海。"《素问·五脏生成》："诸髓者，皆属于脑。"因此，肾精充盛，髓海得养，脑髓充盈，脑之发育健全，则思维敏捷、精力充沛。

精生髓，髓化血。清代张璐云："（肾）精不泄，归精于肝而化清血。"清代张志聪云："肾为水脏，主藏精而化血。"因此，肾精充盛，骨髓得充，化血有源，血液充足，则面容光泽、精力充沛、身体健壮。

精生髓，髓养骨。故《素问·六节脏象论》有"其充在骨"之说。肾精充盛，髓有化源，骨髓充盈，骨得其养，则骨骼粗壮、不易折断。

（2）临床应用：临床上，肾不生髓主骨化血的病症主要表现在髓海空虚、精血不足、骨骼萎弱等方面。

1）髓海空虚：肾之精气充盛，髓海得养，则脑髓健全。若肾之精气亏虚，无以生髓充脑，就会导致髓海空虚，临床表现为健忘恍惚、神情呆钝、动作迟缓等，治宜补肾益脑，药用制何首乌、黄精、人参等。

2）精血不足：肾之精气充盛，化血有源，则血充体健。若肾之精气亏虚，无以生髓化血，就会导致肾血亏虚，临床表现为面色无华、唇甲淡白、头晕心悸、精神萎靡等，治宜补肾生血，药用熟地黄、制何首乌、阿胶等。

3）骨骼萎弱：肾之精气充盛，髓有化源，骨骼得养，则骨骼坚固。若肾之精气亏虚，无以生髓养骨，就会导致骨萎骨痹，临床表现为腰膝酸痛、活动障碍、易于骨折等，治宜补肾壮骨，药用杜仲、怀牛膝、桑寄生等。

8. 主二便

（1）理论探析：《素问·金匮真言论》"肾……开窍于二阴"。二阴司二便，其主则在肾。故明代张景岳云："盖肾为胃关，开窍二阴，所以二便之开闭，皆肾为之主。"

尿液的贮藏和排泄虽在膀胱，但尿液的生成及排泄必须依赖于肾气的蒸化和固摄作用。肾气蒸化有力，膀胱固摄有权，则生尿排尿正常，表现为排尿的频率、尿量、尿流以及控制排尿等方面均正常。

粪便的排泄，虽要依靠大肠传化糟粕的功能，但亦与肾气的推动和固摄作用密切相关。肾气充盛，大便推动有力，大肠固摄有权，则大便次数、粪质以及控制排便等方面均正常。

（2）临床应用：临床上，肾不主二便的病症主要表现在固摄不及、固摄太过等方面。

1）固摄不及：肾之精气充盛，固摄有权，大肠腑气得约，膀胱腑气得固，则二便正常。若肾之精气亏虚，固摄不及，导致大肠腑气失约，则大便泄泻，甚至大便失禁等，治宜补肾固肠，药用补骨脂、吴茱萸、五味子等；导致膀胱腑气不固，则小便频多，甚至小便失禁等，治宜补肾固脬，药用桑螵蛸、覆盆子、益智仁等。

2）固摄太过：肾阴不足，阴虚阳亢，亢则为害，功能失常，固摄太过，导致大肠腑气不开，则大便不畅，甚至大便秘结等，治宜滋阴润肠，药用生地黄、生何首乌、黑芝麻等；导致膀胱腑气不开，则小便不利，甚至小便癃闭等，属肾阴虚者，治宜滋阴利尿，药用知母、楮实子、牛膝等；属肾气虚者，治宜补阴利尿，药用人参、黄芪、川牛膝等。

9. 主蛰藏

（1）理论探析：肾主蛰藏，是指肾具有潜藏、封藏、闭藏之生理特性。冬主闭藏，肾气通于冬，故主蛰藏是肾的重要生理特性。

肾的藏精、主纳气、主生殖、主二便等功能都是肾主蛰藏生理特性的具体体现。故明代李梴云："肾有二枚……纳气、收血、化精，而为封藏之本。"

（2）临床应用：临床上，肾不能主蛰藏的病症主要表现在蛰藏不及、蛰藏太过等方面。

1）蛰藏不及：肾之精气充盛，蛰藏有权，则精能固秘。若肾之精气亏虚，蛰藏不及，精关失约，导致精液滑泄，精微泄漏，临床表现为滑精、遗精、早泄、血尿、蛋白尿等，治宜补肾固精，药用金樱子、芡实、山茱萸等；由于后天能够培育先天，脾为后天之本，补脾可以补肾，故可酌用党参、黄芪、白术、山药等补脾益肾以固其精。

肾之精气充盛，固摄、纳气有权，大肠、膀胱、胎受约，则二便、胎孕正常。若肾之精气亏虚，蛰藏不及，固摄无权，导致大肠腑气失约，临床表现为大便泄泻，甚至滑脱不禁等，治宜补肾固肠，药用补骨脂、吴茱萸、五味子等；导致膀胱腑气失约，临床表现为多尿、尿频、遗尿、尿失禁等，治宜补肾缩尿，药用桑螵蛸、覆盆子、益智仁等；导致胎气不固，临床表现为胎漏、滑胎等，治宜补肾固胎，药用续断、杜仲、桑寄生等。

若肾之精气亏虚，蛰藏不及，摄纳无权，导致气不归根，临床表现为呼吸表浅、呼多吸少、气不得续、动则气喘等，治宜补肾纳气，药用人参、蛤蚧、冬虫夏草等。

2）蛰藏太过：实邪侵肾，邪碍肾气，肾功失常，蛰藏太过，导致大肠腑气不开，临床表现为大便不畅，甚或大便秘结等，治宜通利大肠，药用番泻叶、生何首乌、火麻仁等；导致膀胱腑气不开，临床表现为小便不利，甚至小便不通等，治宜通利膀胱，药用冬葵子、穿山甲、琥珀等；导致精室精关不开，临床表现为逆行射精，或者射精不能等，治宜开启精关，药用石菖蒲、路路通、川牛膝等。

284 肾脏象时令性特征的源流及临床应用

天人相应是中医认识人体的原创性理论，影响着中医理论体系及临床诊治的各个方面。从"天人相应"出发，"以时测脏"是脏象本质研究的重要途径。所谓以时测脏，是指在中医天人相应观的指导下，根据中医五脏与"时"（即天气、自然之气、时令、时辰等）相通应的特点，观察特定时相下机体的整体功能变化（五脏应时），从而归纳中医脏象本质的研究思路、脏象的时令特征。《内经》是最早系统性论述这一理念的医学著作，故学者高雪等通过对《内经》中肾脏象时令性特征在养生、预防、诊断、治疗和转归方面的相关条文进行梳理，结合其在现代临床中的应用，从理论基础和临床应用两个方面进行阐述，为揭示肾脏象时间结构本质的理论源头提供了一定的理论基础。

肾脏象的时令性特征与养生

《素问·四气调神大论》首先提出了肾通应于冬季，冬季的起居活动需要顺应冬季气候的特点，云："冬三月，此谓闭藏。水冰地坼，勿扰乎阳，早卧晚起，必待日光，使志若伏若匿，若有私意，若已有得，去寒就温，无泄皮肤，使气亟夺。此冬气之应，养藏之道也。"在汉唐时期，脏的含义为库藏，为储藏物品的场所，象为气象，而构成和维持人体生命运动的气源于天地，而"脏"通"藏"，主储藏，与天地通应。肾脏是封藏精气的根本，在五脏中具有重要的地位。其余篇章也提到肾在冬季主时，并指出了肾脏象主蛰伏、封闭、敛藏的特征："肾者，主蛰，封藏之本……通于冬气"（《素问·六节脏象论》），"故……藏因冬"（《素问·阴阳离合论》）。此外，以一日分为四时，肾为阴，主夜晚。《素问·生气通天论》载"是故暮而收拒，无扰筋骨，无见雾露"，也从侧面指出了肾脏象主封藏，不宜扰动、宜蛰伏潜力的特性。《素问·诊要经终论》对人体器官与自然界时令的对应关系的阐述，虽与上述篇幅所述较为不同，但对肾脏所通之时，仍认为在冬季，在十一月、十二月天气寒冷结冰的时节，此篇中云"十一月、十二月冰复，地气合，人气在肾"。冬季气候寒冷，万物蛰伏，是为次年春季的萌发生长储备能量的季节。故冬季养生，人们不仅需要在行为上注意保暖，避免着凉，需要按照太阳晚升早落的时令特征而调节日作息规律，还需要在心境上有所调节，使情绪不起波澜，收敛内藏，呼应冬季万物蛰伏的特征，这也体现了《内经》的身、心一体，精、神并重的原则。

肾脏象的时令性特征与预防

对于违逆冬气可能造成的后果，《素问·四气调神大论》："冬三月……逆之则伤肾，春为痿厥，奉生者少。"若冬季肾脏受到伤害，到了次年春季，会因肾气充盈不足，引起气血厥逆，足痿弱不收。《素问·四气调神大论》"逆冬气则少阴不藏，肾气浊沉"，故冬季应当预防寒气侵袭。《素问·生气通天论》与《素问·阴阳应象大论》中云："冬伤于寒，春必温病。"从病理的角度阐述了若冬季感受寒邪，春季则可发为温病。因为肾通于北方之水，冬季之寒，故冬季易使肾伤于寒邪。而感邪之后，因为肾藏精，精属阴，主阴气，故阴气不足者，来年春季阳气生发，阴不胜其阳，则易出现热病，此亦《素问·金匮真言论》"夫精者，身之本也。故藏于精者，春不病温"之意。因为寒邪留遏于体内，来年春季发为热病者，《素问·金匮真言论》如是描述冬季易得的疾病，云"北风生于冬，病在肾，俞在腰股……冬气者，病在四肢……冬善痹厥"。说明冬季北风盛行，且为肾脏象主时，故病易中于肾脏，而肾对应之俞穴在腰股，故易此处疼痛或有其他病变；冬季寒冷，阳气易不足，阳气不达四末，故病在四肢；冬季易有风寒湿气，故善病痹证；寒冷易闭阻阳气，故善病厥证；《素问·阴阳应象大论》"寒胜则浮"，冬季寒冷，故更易病浮肿。冬季寒冷，易着凉中寒，易生伏邪，易患经络病，故应"去寒就温"，尤其是要注重腰部与四肢的保暖。

肾脏象的时令性特征与诊断

对于肾脏象的生理性脉象特征，《素问·玉机真脏论》："冬脉如营，何如而营？""冬脉者，肾也。北方水也，万物之所以含藏也。故其气来沉以搏，故曰营，反此者病。"此阐述了肾脏通应冬季的另一层含义，即肾脏主司冬季的脉象。因为肾主固摄封藏，藏含万物，故冬脉应以沉象为主。此外，《素问·脉要精微论》"冬应中权""冬日在骨，蛰虫周密，君子居室"；《素问·平人气象论》："冬胃微石曰平。"《素问·四时刺逆从论》"冬气在骨髓中"；"冬者，盖藏血气在中。内着骨髓，通于五脏"。从上述论述可以看出，冬季的脉象与其他季节相比，更沉伏一些，这与冬季收敛、蛰藏的季节特点相吻合，也与冬季肾脏象的封藏、固摄的特征相符，体现了人体规律与自然界规律相通应以及人体本身的特性之间彼此呼应、协调一致的特征。对于肾脏象的病理性脉象，《素问·平人气象论》："（冬胃）……石多胃少曰肾病，但石无胃曰死，石而有钩曰夏病，钩甚曰今病。脏真下于肾，肾藏骨髓之气也。"肾脉正常应是沉中有柔韧之性，但沉多而柔韧过少，即为肾之"真脏脉"逐渐浮现之象，直至"但石无胃"，此时真脏脉现，故为不良之象。夏季本脉为钩脉，若冬季见夏季脉象，即肾主时之时见心之脉象，肾乘心虚，故夏病；钩甚者，心气过盛，反侮肾脏，故冬季本季即见病变。故冬季诊脉，微沉者为正常，并非疾病之征，只有沉伏过重者方为病象；相反，冬季脉不沉或微浮者，可能意味着肾气不敛，阴气不藏；而出现其余季节的脉象则可能各依照相应的季节而患病。

肾脏象的时令性特征与治疗

《素问·五常政大论》中说明了正常的肾所主之冬季所具备的特点，云"静顺之纪，藏而勿害，治而善下，五化咸整……其物濡，其数六"，指出了肾为水脏，与冬季、北方、黑色、豆、栗、猪、鳞虫、骨髓、咸味、羽音等水类相感应；并将之与异常的冬季做了对比，云"涸流之纪，是为反阳，藏令不举，化气乃昌……变化不藏"，指出了五运六气中肾气不足的冬季中，肾脏象的特征生理性得不到彰显，万物的生气不能蛰伏潜藏，反而荣秀丰满，且因为水气不足，土气来乘，使得季节气候与之相通应的脏腑、五色、五畜、五虫、五音等皆从土化；又云："流衍之纪，是为封藏。寒司物化，天地严凝，藏政以布，长令不扬……大雨时降，邪伤肾也。"指出了五运六气中冬气过旺的时令季节中，天寒地冻、冰雪霜雹交加，肾脏象的生理特征也生理性地涌动过度，且因为水气过度，乘犯火气，又因水气过度，使土气来克制，故季节气候与之相通应的脏腑、颜色、五畜、五虫、五音等从火、从土化。故水运不及之年，治疗应在配伍中酌情添加补益肾气的药物，如肉苁蓉、补骨脂、菟丝子、淫羊藿、女贞子、墨旱莲、枸杞子等以防土气乘水；而水运太过之年则应培土制水，并补益心火，治疗则应在配伍中酌情添加党参、黄芪、白术、山药、白扁豆等，并酌情添加桂圆、大枣、麦冬、西洋参、酸枣仁等药物，若原本的辨证论治后的药方中已有这些药物，则可适当地额外增加剂量。

《素问·脏气法时论》："病在肾，愈在春，春不愈，甚于长夏，长夏不死，持于秋，起于冬。"《素问·刺热》："肾热病者……戊己甚，壬癸大汗。气逆则戊己死。"因戊己在十天干中属土，脾亦属土，故以"戊己"代称脾所主之时。土克水，故肾病戊己加重，甚者戊己而死。壬癸属水，为肾藏本时，故壬癸大汗而解。《素问·平人气象论》"（脉）肾见戊己死"，而长夏季节的正常脉象即为脾象。而这意味着，在治疗中，秋、冬、春三季治疗肾系疾病可能事半功倍，而在夏季与长夏之季对应心、脾所主之时则可能疗效与预后较差。在对慢性肾衰竭需要透析患者的流行病学调查中表明，患者营养摄入、营养状况、左右手握力的最大值均出现在春、秋、冬季，即均为与肾脏象为本脏或相生关系的季节中，呼应了《素问·脏气法时论》中"病在肾，愈在春……起于冬"的论述。孙广仁认为藏的内涵包括"藏器"和"藏气"，在肾藏器受损时，藏气受影响而减弱，但由于藏气在秋、冬、春季加强，弥补了部分藏气受损的状况，故出现了病情平稳向好的发展趋势。

冬季用药应遵循冬季寒冷、易着凉的外界环境因素，和冬季蛰伏的生理特性，如阮诗玮治疗慢性肾衰竭，在冬季就多使用山药、熟地黄、山茱萸等补虚药，桂枝、生姜、麻黄等解表散寒药，干姜、肉桂、附子等温里药。其余疾病大致同理，最好在辨证论治本证型的基础上，加入补虚（补气、补血、补阴、补阳）和/解表、温里的药物，以顺应冬季万物避寒就温、积蓄能量的生理特性，为来年春季的生发做准备。

而对于冬季针刺的时令特性，《素问·诊要经终论》："冬刺俞窍于分理，甚者直下，间者散下。"指出冬季气机沉伏于体内深处，故冬天的刺法应该深取俞窍于肌腠的纹理之间，病重者可直刺深入，病轻者可以左右上下散布其针。而若针刺错了时令的特性，"冬刺春分，病不已，令人欲卧不能眠，眠而有见。冬刺夏分，病不愈，气上发为诸痹。冬刺秋分，病不已，令人善渴"（《素问·诊要经终论》）。《素问·四时刺逆从论》："冬刺经脉，气血皆脱，令人目不明；冬刺络脉，内气外泄，留为大痹，冬刺肌肉，阳气竭绝，令人善忘。"显示了无论是古代的针刺，还是现代的针刀技术都需要同时考虑病证本身与季节时令，才能决定刺入的深度，一味强调针刺至较浅的浅筋膜，或强调较深地针刺至骨，均有失偏颇。

肾脏象的时令性特征与疾病转归

《素问·脏气法时论》中有一段条文就论述了五脏系统疾病的季节性盛衰规律，云："病在肾，愈在春，春不愈，甚于长夏，长夏不死，持于秋，起于冬。"肾脏主时冬季，得寒水资助，故肾之沉疴疾病在冬季开始向愈；于春季开始脏气逐渐下降，但因为春季为肝脏主时，与肾为相生关系，故仍可继续恢复；而接下来的两季——夏季主时之脏为心、长夏主时之脏为脾，均与肾为相克关系，故肾之疾最晚可以在春季恢复，而"春不愈"，甚于夏与长夏；而到了秋季，又遇与之相生的肺脏主时，故可使疾病维持不再恶化。与《素问·脏气法时论》"肾病者，愈在甲乙，甲乙不愈，甚于戊己，戊己不死，持于庚辛，起于壬癸"中所言之意大致类同。同理，肝病、肺病因与肾脏的相生关系，而可以在冬季维持或向愈；而心病、脾病则可能因为与肾脏的相克关系而在冬季恶化。故相同的肾系疾病严重程度，在秋、冬、春三季则意味着疾病较重，在夏季与长夏之季则意味着病情较轻。因为前者在来年夏季与长夏之季该病可能继续恶化；后者因为在即将到来的秋、冬、春三季，病势还有可能渐转缓和。

其他脏腑疾病在冬季的特点

《素问·脏气法时论》论及了当季节轮转至冬季时，其他脏腑的病理特点，云"病在肝……秋不死，持于冬""病在心……甚于冬""病在脾……秋不愈，甚于春""病在肺，愈于冬"。心与脾因为与肾脏相克，所以心病、脾病在冬季加重；肺与肝因为与肾脏相生，所以肺病、肝病在冬季能够维持不变或向愈。

现代研究显示，血栓素 B_2（TXB_2）是能够衡量血栓素 A_2（TXA_2）生成的重要指标，而 TXA_2 能够诱导血小板聚集，收缩血管，加速动脉粥样硬化形成等，6-酮-前列腺素（6-Keto-PGFla）是衡量前列环素（PGI_2）生成的重要指标，而 PGI_2 具有抑制血小板活性、抑制凝血的作用。赵永峰发现，正常大鼠血浆 TXB_2 冬季高于夏季，血浆 6-Keto-PGFla 含量夏季高于冬季，这意味着冬季更容易发生心肌梗死、脑梗死、斑块加重等心脑血管疾病，而这些疾病依据中医"心主血脉"的理论归属于心系疾病，也意味着心系疾病在冬季易高发。肌钙蛋白（C-TNT）是一种衡量心肌损害的指标，而冬季气温骤降则比夏季气温骤降对 C-TNT 能造成更大的影响，同样意味着因为肾脏应时冬季、心应时夏季，致使心在冬季时较夏季更易受到损伤。血管内皮素 1（ET1）和血管性血友病因子（vWF）是促凝血因子，一氧化氮（NO）则能促进血管扩张、抑制血小板黏附。张华的研究表明，大鼠血浆 ET1 和 vWF 在冬季高于夏季，NO 夏季高于冬季，意味着心血管系统在冬季更易出现梗塞等疾病，呼应了肾应冬，心主血脉的功能在冬季因被肾脏克制而功能较弱的结论。

从时间结构认识人体是中医学的特色，现存最早的医学巨著之一《内经》十分重视"时"与人的关系，对"时"的重视贯彻到了论著的方方面面，是最早系统性论述"天人相应"这一理念的医学著作。脏象的时令性特征是机体在长期对自然界的适应性变化中，逐步形成的人体脏腑之气与自然界四时阴阳之气互相通应的关系。从脏象的时令性特征不难看出，中医学的脏象本质，除了解剖可见的空间结构外，还存在着时间结构本质，空间结构反映了机体有形可见的物质结构特点，时间结构强调的是生命活动的过程、节律和周期等，侧重表达生命活动在不断发展过程中"无形"的整体功能状态，两者的正常有序对于生命的健康有着同等重要的作用。

285　论肾脏象的宏观和微观实质

　　在中医学中，概念混乱模糊是一个较为普遍的现象。肾脏象学，由于肾的生理特殊性，概念的混乱模糊尤为突出，一系列的概念没有明确的界定，成为肾脏象学的发展乃至中医学发展的致命缺陷。

　　春秋战国时期，孔子提出"正名"主张，此后，便引起了名实即概念与实际事物关系问题的长期争论。《墨辨·经上篇》："名以举实。"《荀子·正名篇》主张"制名以指实"。均认为概念必须反映客观事物。肾的概念最初也是通过解剖观察得出的，即"以名举实"，而非虚构体，但随着后来中医肾的渐渐功能化、五行化，概念的内涵和外延却越来越模糊混乱了。相对于现代医学，究竟中医肾在人体中有没有一个物质结构的实体与之相对应？如果有，这个结构实体是不是解剖学上的肾脏？学者郑敏麟等探讨了中医肾脏象的宏观和微观实质。

肾脏象的宏观实质：是指现代医学的生殖腺，即睾丸和卵巢

1. 肾藏精，主生殖

　　（1）肾藏精，最主要的是藏生殖之精，即精子和卵子。《灵枢·本神》"肾藏精"。《素问·六节脏象论》"肾者，主蛰封藏之本，精之处也"。肾所藏之精，有狭义和广义、"先天之精"与"后天之精"的划分，还有"生殖之精"的说法。

　　狭义的精，其实就是"生殖之精"，也就是所谓"先天之精"。先天之精在男女媾合后成孕，为形体胚胎之始，也是生殖发育之原始物质（按现代医学的术语说就是精子、卵子和受精卵等生殖细胞）。许多古文献表明，狭义的"精"其实是中医精的原始意义。《灵枢·本神》"生之来，谓之精"。《易经》"男女构精，万物化生，其精为形之始，其形由精成之"。《素问·金匮真言论》"夫精者，生之本也"。《灵枢·阴阳脉解》"两神相搏，合而成形，常先身生，是谓精"。《灵枢·经脉》"人始生，先成精，精成而脑髓生，骨为干，脉为营，筋为刚，肉为墙，皮肤坚而毛发长，谷入于胃，脉道以通，血气乃行"。

　　广义的精，包括"先天之精"和"后天之精"。广义的"精"是在狭义的精意义的基础上引申而来，与"气"相配对。"精"与"气"，两者均泛指人体内具有重要生物学效应的精微物质。所不同者，气具有运动和阳性的属性，精具有静止和阴性的属性；气在运动中被使用和消耗，精则在静止中被保存和贮藏。广义的精，包括"先天之精"和"后天之精"。"先天之精"已如前述。所谓"后天之精"，是指从脾胃运化吸收的后天水谷之精，以及水谷之精充养脏腑后产生五脏六腑之精，贮存于肾。如《素问·上古天真论》"肾者主水，受五脏六腑之精而藏之"。

　　总之，精的原始本义是"生殖之精"，即是繁殖后代的物质，用现代医学的术语说，就是生殖细胞——精子和卵子，以及精子和卵子相结合后的受精卵。"先天之精"也就是"生殖之精"。肾藏精，最主要藏的是"生殖之精"；中医关于肾藏广义之精的理论，是由肾藏"先天之精"的概念中慢慢发展推衍而来的。广义之精与气相对，包括"先天之精"（即生殖之精）和"后天之精"（包括水谷之精和五脏六腑之精）。

　　（2）肾主生殖，说明中医的肾，其实是指男女的生殖腺，即睾丸和卵巢，是肾最主要的功能之一。肾主生殖的功能是由肾藏"生殖之精"的功能实现的。如《素问·上古天真论》"女子七岁，肾气盛……二七而天癸至，任脉通，太冲脉盛，月事以时下，故有子……丈夫八岁，肾气实，发长齿更；二八，肾气盛，天癸至，精气溢写，阴阳和，故能有子……七八……天癸竭，精少"。

　　用现代医学的话说，性已发育成熟的男女，肾内藏有生殖细胞——精子和卵子，所以能通过媾和后，形成受精卵来完成生殖功能。由此，不难看出中医的肾，其实是指男女的生殖腺，即睾丸和卵巢。

　　2. 古医籍中有许多把男女生殖器官称为肾的文献记录，但不被主流中医理论所接受

　　（1）古医籍中有很多把男子睾丸等生殖器官称为肾的文献记录。最早把男子睾丸连阴囊称为肾，见于马王堆出土的《五十二病方》治颓方中。男女性器官有着许多不同名称，称其为肾者，只是统称，其不同部分还有具体名称。例如男子的阴茎，被称为肾茎（《寿世保元》《医学入门》）；称睾丸为肾子（《华陀神医秘方》）、肾核（《赤水玄珠集》）、阴肾（《洗冤集录》《普济方》）、外肾（《牛马驼经全集》《本草纲目》）；称阴囊为肾囊。

　　中医古籍中，把男子睾丸肿大称为肾肿、阴肾肿大、外肾肿大、木肾；把睾丸一侧偏大称为肾偏大、外肾偏大、肾核偏大、肾大小偏坠、外肾偏坠、木肾偏坠；把阴囊湿痒称阴痒、肾脏风（《直指方》）；把阴茎癌称为肾岩（《疡科心得》）；把阴茎不萎称为肾漏（《大成论钞》）。

　　在《牛马驼经全集》中，动物阉割称为"净肾"，即要"净其二肾"，以中止生育。古人发现，阉割后的突出表现为阴茎软小，精液稀少而无精子，缺乏性欲及性感，无法和女性交合，无生殖能力，骨骼发育异常，毛发稀软，缺少胡须，皮肤腠理细密而嫩，皮下脂肪增厚，性情温和及女性化等。所以中医理论中有肾生精藏精、肾主生殖、肾主骨、肾之华在发等诸多论述，应该有很大一部分是从这个活人体实验结果中获得。

　　（2）古医籍中把女性生殖器官称为肾的文献记录相对较少，但并非没有。如《诸病源候论》《脉经》均称"肾名胞门、子户"。在古代，女子的阴道称为胞门，子宫称为子户，胞门、子户合称为肾。

　　（3）古医籍中把男女生殖器官称为肾的文献记录，给我们的两点启示。

　　1）虽然《内经》和《难经》把生殖功能错误地归功于解剖学上的肾脏，虽然古代医家很尊崇《内经》《难经》，但很多注重临床实践的古代中医家，还是无法忽视生殖系统在生殖功能中的真正主导作用。

　　2）由以上把女性生殖器官称为肾的文献记录相对较少这种情况，还可得到一个间接的推论：古代中医不把生殖腺认定为中医之肾，最根本的原因是古代中医在解剖学上认识女性的生殖腺时遇到了困难。由于在女性身体中找不到与男性睾丸同质性的器官，如果承认男性的睾丸是作为人体"藏精，主生殖"的肾，那岂不是说女性没有"藏精，主生殖"的肾吗？这是中医理论所无法接受的。

主流的脏象理论认为中医之肾的实体是解剖学上的肾脏，而不是性腺的可能原因

　　1. 古代中医对人体解剖学仅仅局限于最基本和最粗略的研究　　在这种粗略的解剖学研究中，古人无法发现卵巢的结构和功能。由于中医重功能、轻实体解剖，所以除了《内经》和《难经》对人体解剖学最基本和最粗略的阐述，以及清朝王清任对解剖学的并不系统、并不完全正确的研究外，其余几乎就是空白。《内经》和《难经》中对人体解剖的描述，几乎被后人当作金科玉律来引经据典，所以就谈不上有任何发展了。而王清任的人体解剖研究成果，因为时间已临近现代，所以对中医脏象学的形成的影响，可以说是微乎其微。

　　在这种粗略的解剖学研究中，古人是无法发现卵巢——这样一对藏在盆腔中，在髂总动脉分支为髂外动脉和髂内动脉的分叉上的小小腺体。因为在人体中像这样形态差不多的腺体太不起眼了、数目也太多了，像甲状腺、肾上腺、腮腺，古人无法知道它们的功能，在粗略的解剖学研究中自然而然地忽略了它们的存在。

　　郑敏麟认为，古代中医不把生殖腺认定为中医之肾，最根本的原因是因为在寻找解剖学上的女性的生殖腺时遇到了困难。在粗略的解剖学研究中，古人是无法发现卵巢的。虽然《诸病源候论》《脉经》认定子宫和阴道是女子之肾（肾名胞门、子户）。但按照中医对肾的定义，肾是五脏之一，藏精主闭藏

的器官，绝不应该是中空的器官（子宫和阴道），因此也得不到主流中医的承认。

　　由于在女性身体中找不到与男性睾丸同质性的器官，如果承认男性的睾丸是作为人体"先天之本"的肾，那女性只有四脏了，这就是古代中医脏象理论的创建者们所不能接受的。所以，虽然古代医家无法完全忽视生殖系统在生殖功能中的主导作用，但把男子睾丸称为肾就成了中医非主流的学说。

　　2. 古人把解剖学上的肾脏当作生殖系统的生殖腺的可能原因

　　（1）肾主水、腰为肾之府这两个论断的可能由来：古代中医家在治疗肾病（这里按现代医学的概念）患者时，就会发现患者水肿、尿少和腰痛这 3 个症状经常同时出现。古代中医有粗略的解剖学研究，如果正好有对肾病的这种解剖学研究案例，即使是最粗略的，也能轻而易举发现肾病患者肾脏的这种非常明显的病理改变，那得出"肾主水"，"腰为肾之府"的论断就是必然的。而后人在秉承《内经》等中医经典理论的情况下，又在临床中看到"水肿、尿少"这两个症状经常和腰痛并存，对"肾主水""腰为肾之府"的论断就更加坚信不疑了。

　　（2）从肾主水推论到肾主生殖：古人观察到男性的尿道既排尿也排精，也观察到女性的尿道和阴道相邻，很自然地联想泌尿系统的功能和生殖系统的功能可能是由同一个"脏"所主的，这个"脏"理所当然地非肾脏莫属，也就是说肾脏具生殖功能。于是，就从"肾主水"，自然而然地推论出"肾主生殖"。

　　（3）在治疗腰椎增生、腰椎间盘突出症（简称椎突症）和腰肌劳损等引起的骨伤科方面的腰痛，补肾药有较好疗效，使中医更相信"腰为肾之府"这个论断的正确性。现代医学的肾脏病会引起腰痛，但腰痛不一定就是肾脏病。骨伤科方面的腰椎增生、椎突症和腰肌劳损等引起的骨伤科方面的腰痛，习惯和擅长从外揣内、从方测证的古代中医是无法知道二者的区别的。

　　但巧合的是，补肾药虽然在治疗肾脏病引起腰痛时疗效并不一定很好，但在治疗骨伤科方面的腰痛时却有较好疗效。因为肾主骨，补肾药有促进骨质修复的作用；而且补肾药多有补益气血、滋养肌肉的作用，对劳损的腰肌有促进修复的作用，所以对腰椎增生、椎突症和腰肌劳损等引起的骨伤科方面的腰痛有治疗作用（当然，如果能再配合活血药疗效将更佳）。但中医虽然治疗好了上述骨伤科方面的腰痛，却认为此腰痛是由解剖学上的肾脏疾病引起的，从而认为补肾药治疗好了肾脏病。

　　如《灵枢·本脏》说："肾小则藏安难伤；肾大则善病腰痛，不可以俯仰，易伤以邪。肾高则苦背膂痛，不可以俯仰；肾下则腰沉痛，不可以俯仰，为狐疝。肾坚则不病腰背痛；肾脆则善病消瘅易伤。肾端正则和利难伤；肾偏倾则苦腰尻痛也。"

　　根据临床经验，现代医学的肾脏病引起腰痛，因为痛的位置在肾，一般情况下是不会使腰部的运动受限，不可能有像上述条文所说的"不可以俯仰"。所以可以这样认为，古人（至少是《黄帝内经》）把骨伤科方面的腰痛，和现代医学的肾脏病引起的腰痛混为一谈了。

　　3.《内经》是始作俑者　《内经》的很多条文论述了肾的最主要功能是"藏精，主生殖"。却在另外的条文中表明，这个中医之肾，就是位于腰部的解剖学上的肾脏。如《素问·脉要精微论》"腰者肾之府"。《素问·痿论》"肾气热则腰脊不举，骨枯而髓减，发为骨痿"。《灵枢·本脏》"肾小则藏安难伤；肾大则善病腰痛……肾偏倾则苦腰尻痛也"。

　　《内经》把肾主水和肾主生殖的功能都归于肾脏，原因已如前述。由于中医学术界自古以来就有对古代中医经典盲目崇拜，加之中医理论本身故步自封的特性，导致无人敢于打破传统之错误理论。久而久之，导致中医脏象理论一直停滞不前。

　　4. 肾主水

　　（1）肾主水与肾主阴精：肾主水，在古医籍中多数是指广义的水，包括精、阴血、津液，由于肾藏先后天之精，主元阴，故统率一身之阴精。如《素问·上古天真论》"肾者主水，受五脏六腑之精而藏之"。《类经附翼》"然经曰'肾者主水，受五脏六腑之精而藏之'，故五液皆归于精，而五精皆统于肾"。《丹溪心法·附余》"左肾以藏真水"。清代李延昰《脉诀汇辨》"肾属下焦，统摄阴液"。清代何梦瑶《医碥》"精髓血乳汗液津泪溺皆水也，并属于肾"。《嵩崖遵生全书》"真阴乃命门无形之水，谓之原精，似与血无异，不知血即水也，人身中涕唾津液津痰汗便溺皆水也"。以上"肾主水"实质上即肾主元阴的另一种表述。

（2）肾主水与肾主津液：在水液代谢过程中，有清有浊；清中有浊，浊中有清；清者上升，浊者下降；胃、小肠、脾、肺、三焦、肾和膀胱都有参与。如《素问·经脉别论》："饮入于胃，游溢精气，上输于脾。脾气散精，上归于肺，通调水道，下输膀胱。水精四布，五经并行。"其中任何一脏腑功能失调，都有可能使水液代谢发生障碍，而导致水液停蓄的病变。所以中医临床上治水并非徒治肾，有开鬼门、洁净府、温脾行水、行气利水、活血行水等治法。《济生方》曰"肾能摄水，脾能舍水"。《诸病源候论》"水病，由脾肾俱虚所致。肾虚不能宣通水气，脾虚又不能制水，故水气淫溢，渗透皮肤，流遍四肢；所以通身肿也"。因此，主水液（津液）并非是肾的独有功能。

综上所述，肾主水的意思，并非肾主水液。中医理论认为，水液代谢与多脏相关，而最重要的是膀胱，而"主水液"既非肾的主要功能，也不是肾独有的功能。"藏精，主生殖"才是中医之肾最重要和最基本的功能。因此，在宏观上看，中医之肾对应的解剖学器官应该是男女的生殖腺，而非肾脏。

肾脏象的微观实质：是细胞的染色体（广义上包括核染色体和线粒体 DNA）

国外一位资深的生物学家说过这么一句话：人是什么？如果去除了细胞间的各种黏附基质，人就是一堆由各种各样细胞组成的细胞流。的确，所有的多细胞生物，包括人，都是由细胞和细胞间质组成，而整个生命体的生命活动就是每个细胞的分工和协作的外在表现。所以，细胞是生命组成的基本结构单位，是人体等多细胞生物全息的一种缩影，这就是细胞生物学、分子生物学能深刻提示生命本质规律的原因。

郑敏麟综合中医脏象的现代研究成果和相关细胞生物学的新近进展，提出中医脏象实质细胞生物学假说，认为中医脏象的微观实质在于细胞和亚细胞结构。"五脏"其实是细胞的"五脏"，细胞的"五脏"是细胞的 5 个不同功能系统，可以落实为不同的亚细胞结构。中医肾在微观上应该是细胞的染色体（广义上包括核染色体和线粒体染色体）。

中医认为，先天之精首先是指禀受于父母的生殖之精，它是构成胚胎发育的原始物质，在胚胎成形后藏之于肾，并在脾胃运化生成的水谷精气和各脏腑化生的精气等组成的后天之精的不断充养和资助下，化生一身之元气（元阴、元阳），发挥其生理效应，调控机体的生长、发育和生殖。

从现代医学的角度看，生殖的物质基础（生殖之精）——精子与卵子，其中最主要的细胞结构就是染色体 DNA，而生殖的最主要目的，也是把遗传物质——染色体 DNA 传给下一代。在出生后，藏之于体细胞细胞核染色体 DNA 内（中医之肾）的遗传信息，通过复制、转录和表达，控制着每个细胞的生长、增殖、凋亡以及各项生命活动。细胞核核仁还是组装核糖核蛋白体亚单位的中心，而核糖核蛋白体是合成蛋白质的细胞器。细胞通过"DNA→RNA→蛋白质"的信息流，把遗传信息翻译成具有各种生命功能的蛋白质，这些蛋白质（元气、元阴、元阳）推动和执行着人体几乎所有的生命活动。从整体和宏观的角度看，众多细胞的生长、增殖、凋亡和时刻进行的生命活动就构成了机体的生长、发育、生殖和衰老，而 DNA 中遗传信息的正常与否，必然决定机体健康与否。

肾所主的器官组织，包括骨、髓、脑、性腺、齿、发等器官都有一个共同的特点，即该器官组织中起着关键作用的细胞，其染色体 DNA 都时刻在高度复制和/或转录表达，所以这些细胞的结构都有明显的特点：细胞核较大（高复制、高转录）和/或核糖体数目众多（高表达）。

所有抑制 DNA 正常功能的药物，如许多用于化疗和免疫抑制的细胞毒药物，都有损伤肾的副作用；所有补肾中药都有保护和增进 DNA 正常功能的功用。

中医在新时代要发展，并融入现代科学体系，最首要的任务是要把中医的许多模糊不清，甚至互相矛盾的基本概念予以重新厘清和界定，这是使中医成为现代科学的前提，也是中医与时俱进的最基本要求。中医肾宏观上应该是指现代医学的生殖腺，即睾丸和卵巢，而非肾脏；在细胞的微观结构上应该是细胞的染色体。

286 肾系脏象病位与病性特征

在中医脏象辨证理论体系构建研究过程中，学者谷鑫等收集了某医院 6 536 例肾系临床病案，在参考古籍及专家意见的基础上，根据肾系的生理功能和病理特点，结合临床，对肾系的病位、病性特征进行了凝练、梳理和探析，系统地阐述、规范了肾系病位、病性特征。在研究过程中删除了表达不恰当、不规范及重复的症状，统一了相关特征的表述，对以往表述中存在的并列交叉现象进行了厘正，补充了不常见的如"其味为咸""在志为恐""藏志""精室""肾经""膀胱经"等异常特征。通过对肾系病位、病性特征的规范与完善，为肾系病证的诊断提供了依据，以期提高临床辨证论治准确率。

肾系生理功能

肾系是指肾及与其直接相关联的脏腑、官窍、经络等组织结构的总称，包括了肾、膀胱、骨、髓、女子胞、精室、耳、二阴、足少阴肾经、足太阳膀胱经等。

肾主藏精，主水，主纳气，在体合骨，其华在发，开窍于耳与二阴，在液为唾，其味为咸，在志为恐，藏志；肾与膀胱相表里，膀胱主贮存和排泄尿液。

肾系病位特征

肾系生理功能异常产生的病位特征：

1. 肾藏精，主生长、发育与生殖异常特征　腰膝酸软，腰痛，发育迟缓，智力低下，阳痿，遗精，精液稀少，精子畸形，不育，经少，经闭，不孕等。腰膝酸软，腰痛属肾精不足，腰府失养的病位特征；发育迟缓，智力低下，阳痿，遗精，精液稀少，精子畸形，不育，经少，经闭，不孕属肾精亏耗，不能化髓，脑海空虚，骨骼失养以致生长、发育与生殖功能异常的病位特征。

2. 肾主水异常特征　水肿，小便量少，小便量多等。水肿，小便量少属肾中精气蒸腾气化失常，膀胱开合失司，小便代谢障碍的病位特征；小便量多属肾气不足，气不化水的病位特征。

3. 肾主纳气异常特征　呼吸表浅，气短而喘，动则喘甚，呼多吸少，气不得续等。呼吸表浅，气短而喘，动则喘甚，呼多吸少，气不得续属肾气虚衰，失于封藏，摄纳肺之清气无权的病位特征。

4. 肾主骨生髓，其华在发异常特征　小儿囟门迟闭，骨软无力，老人骨质脆弱，腰痛，腰膝酸软，足跟痛，牙齿松动，牙齿脱落，头晕，健忘，脑鸣，智力低下，思维迟钝，记忆衰减，头发枯白，头发稀疏，头发易脱等。小儿囟门迟闭，骨软无力，老人骨质脆弱，腰痛，腰膝酸软，足跟痛，牙齿松动、脱落属肾精亏虚，生髓乏源，骨髓空虚，骨骼失养的病位特征；头晕，健忘，脑鸣，智力低下，思维迟钝，记忆衰减属肾中精气不足，髓海失养，脑髓失充的病位特征；头发枯白，头发稀疏，头发易脱属肾精亏少，精血不足以荣养毛发的病位特征。

5. 肾开窍于耳及二阴异常特征　听力减退，耳鸣，耳聋，小便不利，癃闭，遗尿，尿失禁，尿频，尿急，余沥不尽，尿少，尿闭，五更泄泻，完谷不化，久泄滑脱，大便失禁等。听力减退，耳鸣，耳聋属肾气不足，耳窍失养的病位特征；小便不利，癃闭，遗尿，尿失禁，尿频，尿急，余沥不尽，尿少，尿闭属肾气虚弱，气化无力的病位特征；五更泄泻，完谷不化属肾阳不足，气化无权的病位特征；久泄滑脱，大便失禁属肾气虚衰，封藏失司的病位特征。

6. 肾在液为唾异常特征　多唾，久唾，少唾等。多唾、久唾属肾阳虚衰，无力气化肾液的病位特征；少唾属肾精亏少，肾阴虚衰，肾液乏源的病位特征。

7. 肾味为咸异常特征　口咸，咯咸痰等。口咸、咯咸痰属肾阴不足，虚火上浮，炼津化咸的病位特征。

8. 肾主恐异常特征　惊恐等。惊恐属恐伤肾精，以致肾之气机逆乱，升降不交，上焦闭阻，神明失养的病位特征。

9. 肾藏志异常特征　意志消沉等。意志消沉属肾精不足，神明失养的病位特征。

10. 膀胱贮存和排泄尿液异常特征　尿频，尿急，尿痛，尿血，小便浑浊，尿有砂石，余沥不尽，癃闭，小腹部膨隆等。尿频，尿急，尿痛，尿血属膀胱湿热或肾移热于膀胱，热伤血络的病位特征；小便浑浊，尿有砂石属湿热伤津的病位特征；余沥不尽，癃闭，小腹部膨隆属膀胱气化失司的病位特征。

11. 肾经异常特征　耳聋，咽喉肿痛，腰脊强痛，腘内廉痛，小腿内侧痛，足跟痛，足心热，下肢厥冷，内踝肿痛等。耳聋，咽喉肿痛，腰脊强痛，腘内廉痛，小腿内侧痛，足跟痛，足心热，下肢厥冷，内踝肿痛等肾经循行部位的病症，属足少阴肾经气血阻滞不通的病位特征。

12. 膀胱经异常特征　小便不通，遗尿，癫狂，目痛，鼻塞多涕，头痛，以及项、背、股、臀部、下肢后侧等膀胱经循行部位疼痛等。小便不通，遗尿，癫狂，目痛，鼻塞多涕，头痛，以及项、背、股、臀部、下肢后侧等膀胱经循行部位疼痛，属足太阳膀胱经气血阻滞不通的病位特征。

肾系病性特征

肾系病性属实有寒、水停、湿、热、血瘀、砂石等；病性属虚有阳虚、阴虚、精亏、气虚等。

1. 病位在肾系，病性属实的特征

（1）寒：面色黧黑属寒邪犯肾，郁遏肾阳，气血运行不畅，面色失于温养的病性特征；腰部拘急冷痛属寒凝肾府的病性特征。除上述肾系特有的寒特征外，寒病性还有脘腹冷痛，四肢厥冷，口渴喜热饮，小便清长，面色苍白，舌苔白，脉紧或沉迟等共性特征。

（2）水停：脚踝水肿，下肢水肿，全身水肿，尿少，小腹膨隆属肾气气化无权，水湿内停的病性特征。除上述肾系特有的水停特征外，水停病性还有周身困重，舌淡胖，苔白滑，脉濡或缓等共性特征。

（3）湿：腰部酸重疼痛属湿邪犯肾，肾阳温化水湿乏力，困于肾部的病性特征。除上述肾系特有的湿特征外，湿病性还有头重如裹，身体困重，皮肤湿疹瘙痒，口腻不渴，纳呆恶心，大便稀溏，舌苔滑腻，脉濡或缓或细等共性特征。

（4）热（火）：尿黄，尿血，尿急，尿痛，尿道灼热，小腹灼痛属肾移热于膀胱，热伤血络的病性特征。除上述肾系特有的热（火）特征外，热（火）病性还有壮热喜冷，汗多，烦躁，神昏谵语，痈肿疮疡，小便短赤，大便秘结，舌质红或绛，脉洪滑数等共性特征。

（5）血瘀：腰部固定痛，腰部刺痛属肾部外伤，气血运行不畅，久滞成瘀的病性特征。除上述肾系特有的血瘀特征外，血瘀病性还有出血反复不止，色紫暗或夹有血块，面色黧黑，唇甲青紫，肌肤甲错，皮下紫斑，舌质紫黯，舌下络脉曲张，脉涩或结或代等共性特征。

（6）砂石：腰部绞痛，尿有砂石，尿血，尿痛，排尿不畅属肾热内生，邪热灼津，炼津成石的病性特征。上述砂石特征是肾系特有的病性特征之一。

2. 病位在肾系，病性属虚的特征

（1）阳虚：腰膝冷痛属肾阳虚衰，温养筋骨、腰膝失职的病性特征；面色黧黑属肾阳衰惫，阴寒内盛，本脏之色外现的病性特征；阳痿，性欲减退，精液清冷，带下清冷，带下色白气腥属肾阳虚弱，兴动阳事无力的病性特征；带下清稀如水，尿频，夜尿多属肾阳不足，固摄失司的病性特征；五更泄泻属肾阳亏虚，命门火衰以致脾失温煦的病性特征；脉弱以尺脉为甚属肾阳虚弱以致肾脉微弱的病性特征。除上述肾系特有的阳虚特征外，阳虚病性还有畏寒肢冷，口淡不渴，小便清长，大便稀溏，舌淡胖，苔白滑，脉沉迟无力等共性特征。

（2）阴虚：男子阳强易举属肾阴不足，虚火内扰的病性特征；遗精属虚火妄动，精室被扰的病性特征；女子月经先期属阴虚火旺，虚火灼阴，迫血妄行的病性特征。

除上述肾系特有的阴虚特征外，阴虚病性还有形体消瘦，两颧潮红，口燥咽干，五心烦热，潮热盗汗，舌嫩红，脉细数等共性特征。

（3）精亏：生长发育迟缓，智力低下属小儿肾精不足，不能主骨生髓充脑，无力化气行血，生长肌肉的病性特征；男子精液稀少，不育，女子经闭，不孕属肾精不足，生殖乏源，生育功能低下的病性特征；成人早衰，脑鸣，健忘属肾精亏损，无以充髓实脑的病性特征；耳鸣，失聪，耳轮干枯属精少髓亏，耳窍失养的病性特征；脉弱以尺脉为甚属肾精不足的病性特征。上述精亏特征是肾系特有的病性特征之一。

（4）气虚：肾气虚弱，可致肾失于封藏、固摄，以及纳气无权。①肾气不固：小便失禁，遗尿，余沥不尽，大便失禁属肾气亏虚，固摄无权，膀胱、魄门失约的病性特征；男子遗精，滑精，早泄属肾气虚弱、精关不固的病性特征；女子带下量多属肾气不足，带脉失约的病性特征；月经淋漓不尽，经期过长，滑胎属肾气不足，冲任失约的病性特征。②肾不纳气（肺肾气虚）：呼多吸少，气不得续，动则喘息益甚属咳喘久延不愈，累及于肾，以致肺肾气虚，肾不纳气，气不归元的病性特征。除上述肾系特有的气虚特征外，气虚病性还有神疲乏力，少气懒言，头晕目眩，自汗，舌淡嫩，脉虚等共性特征。

肾系常见基础证与复合证

根据本团队前期对基础证与复合证组合规律的研究成果，参考《中医脏象学》对肾系辨证的分类，临床上肾系常见基础证型有肾阳虚证、肾阴虚证、肾精不足证、肾气不固证等。

肾系常见的复合证包括以下三种。①肾系病性兼证：膀胱湿热证；②肾系病位兼证：心肾阳虚证、肺肾气虚证、肺肾阴虚证、脾肾阳虚证、肝肾阴虚证等；③肾系病位、病性兼证：肺肾气阴两虚证、心肾阴虚阳亢证、肝肾阴虚阳亢证、心肾阳虚水泛证等。

肾系病位特征与病性特征是在遵循辨证规范化、可重复与实用性原则的基础上归纳总结的，可作为肾系基础证与复合证辨证的重要依据，是辨证正确与否的重要因素，亦是有效诊治的前提，故进行肾系病位、病性特征症的研究是非常有必要和极具意义的。研究丰富和完善了中医辨证内涵，是对辨证思维的继承和发展，并可为脏象辨证系统智能软件的开发奠定基础。

287　肾脏象辨证论理论源流

辨证论治是中医学的最基本特征之一，且历代医家辨证论治方法各有不同，其中脏象学是中医理论中重要的核心内容，严世芸认为在继承古代的各种辨证法基础之上，建立以脏象学为指导下的辨证论治体系极其必要，肾脏象病证是临床多见、复杂的病证，中医脏象学的核心是五脏，肾脏象居其一，是指导临床肾系病证辨证论治的核心理论，因此整理历代肾脏象理论辨证论治的相关文献研究，对现代临床诊治肾脏象相关疾病有重要的借鉴指导意义。学者张鞠华等从文献学角度，对秦汉时期、晋隋唐时期、宋金元时期及明清时期的肾脏象辨证论治做了脉络梳理分析，并总结代表性的医家观点，为临床研究肾脏象辨证论治提供了思路。

先秦汉时期肾脏象理论形成以及建立辨证论治雏形

《内经》《难经》是对肾之脏象、病证的辨治记载较多的论述，确立了中医五脏学说中肾脏象学，其肾脏象辨证论治的思想已经有了萌芽。张仲景的《伤寒杂病论》中多处记载了肾脏象辨证论治的理法方药。《中藏经》对肾脏虚实寒热及生死逆顺有相关描述。

1. **《内经》《难经》肾脏象辨证论治理论形成**　《内经》《难经》中关于肾脏的条文描述有《素问·水热穴论》："肾者，牝脏也。地气上者，属于肾，而生水液也，故曰至阴。"《素问·脉要精微论》："腰者，肾之府也。"《素问·六节脏象论》："肾者，主蛰，封藏之本，精之处也。"并指出肾脏的生理特性主要是主封藏、恶燥，为水脏，藏精气，主水液，主纳气。初步形成了肾脏象系统的理论。

肾脏象辨证：《内经》中记载有肾风、肾痹、肾咳、腰痛、水肿、胕肿等病症，将其辨证定位于肾，并且已经有简单的寒热辨证内容，如《素问·至真要大论》："诸寒收引，皆属于肾。"《素问·刺热》："肾热病者，颐先赤。"《素问·平人气象论》提出平肾脉、病肾脉、死肾脉，分别描述为"喘喘累累如钩""如引葛，按之益坚""辟辟如弹石"等不同脉象。《灵枢·经脉》："肾足少阴之脉……是动则病，饥不欲食，面如漆柴，咳唾则有血，喝喝而喘，坐而欲起，目𥉂𥉂如无所见，心如悬若饥状，气不足则善恐，心惕惕如人将捕之，是为骨厥，是主肾所生病者，口热，舌干，咽肿，上气，嗌干及痛，烦心，心痛，黄疸，肠澼，脊、股内后廉痛，痿，厥，嗜卧，足下热而痛。"则提出了肾经络的临床病证表现。

关于肾脏象的论治方面：《素问·脏气法时论》指出肾苦燥，食辛以润之，用苦补之，咸泻之的治疗原则。《难经·十四难》提出了治损之法，肾之虚损病证宜益其精。

2. **《伤寒杂病论》初步确立肾脏象辨证论治的理法方药**　东汉张仲景《伤寒杂病论》中，有许多内容关于肾脏象疾病的理法方药描述。如《金匮要略·水气病脉证并治》中对肾系疾病的水肿病证进行了辨治，将水肿分风水、皮水、正水、石水等，提出了"诸有水者，腰以下肿当利小便，腰以上肿当发汗乃愈"的治则，以解表结合利水来治疗风水、皮水，如越婢汤、防己黄芪汤等，书中亦载有"甘姜苓术汤"主之治疗"肾着"，"八味肾气丸"治疗虚劳腰痛等，创制了经典补肾名方肾气丸以临床辨证施治并极大影响了后世。

3. **《中藏经》论肾虚实寒热生死逆顺脉证**　汉代华佗《中藏经》确立了脏腑辨证论治体系，以"虚实寒热生死逆顺"论述五脏脏象辨证论治，其中关于肾脏象的见于《中藏经·论肾脏虚实寒热生死逆顺脉证之法第三十》："肾有水则腹大脐肿，腰重痛不得溺……虚则梦舟溺，人得其时；梦伏水中，若有所畏。盛实则梦腰脊离解不相属。"描述了肾脏象的虚实寒热辨证，另有"厥邪客于肾""肾胀""肾中寒"

等不同的临床症候，又指出肾病诸积大法，其脉象"细软而附骨者"，影响了后世晋王叔和《脉经》等肾脏脉象内容，华佗《中藏经》丰富了脏象辨证论治内容。

魏晋隋唐时期肾脏象临证实践的积累

魏晋至隋唐时期，主要医著如《脉经》《诸病源候论》《千金要方》等均对肾脏象病证的临床诊疗有诸多记载，在肾脏象的脉象、病候、方药等有进一步的发展。

1.《脉经》补充了肾脏象病证的脉学特点　西晋王叔和《脉经》，丰富了肾病的脉学特点，记载了"肾足少阴经病证"的内容，包括了肾实、肾虚、肾膀胱俱实、肾膀胱俱虚等。并指出"肾实：左手尺中神门以后脉阴实者，足少阴经也。病苦膀胱胀闭，少腹与腰脊相引痛。右手尺中神门以后脉阴实者，足少阴经也。病苦痹，身热，心痛，脊胁相引痛，足逆热烦"。同时亦有记载"肾虚左手尺中神门以后脉阴虚者，足少阴经也。病苦心中闷，下重，足肿不可以按地。右手尺中神门以后脉阴虚者，足少阴经也。病苦足胫小弱，恶风寒，脉代绝，时不至，足寒，上重下轻，行不可以按地，少腹胀满，上抢胸，胁痛引肋下"。《脉经》从左右手的不同脉象分析进一步完善了肾脏象的辨证，为后世《千金要方》的脏腑虚实寒热辨证论治奠定了基础。

2.《诸病源候论》首次提出肾劳病名　隋唐时期，对肾、膀胱病的病名、证候特点、病因病机、辨证认识更加系统，辨证更为深入，并创制了许多方剂。隋代巢元方《诸病源候论》中，主要论述了肾脏象的证候。巢氏首次提出"肾劳"的病名，见于《诸病源候论·虚劳病诸候》："肾劳者，背难以俯仰，小便不利，色赤黄而有余沥，茎内痛，阴湿囊生疮，小腹满急。"

3.《千金要方》归纳肾膀胱脏腑经络辨证　孙思邈对脏腑辨证有所归纳，他将内伤杂病多归属五脏六腑来进行辨证论治，此疾病分类法对后世脏腑辨证的发展有重要的影响。如其论肾脏的辨证纲领，即将肾脏"实热"和"虚寒"证，同时又结合膀胱腑辨证为"俱实""俱虚"或"俱实热""俱虚寒"的证型，如《千金要方·肾脏脉论第一》："右手关后尺中阴实者，肾实也……其足少阴之别名曰太钟，当踝后绕跟别走太阳，其别者并经上走心包，下贯腰脊，主肾生病，病实则膀胱热，热则闭癃，癃则阳病……虚则膀胱寒，寒则腰痛。"在肾脏象病证治疗方面，肾实热证治以泻肾汤，肾虚寒证治以阳气顿绝方，随后列肾劳、精极、骨极、骨虚实、腰痛等肾脏象疾病的病证及其方药，从生理、病理、治法、方药罗列，形成独特的脏象体系。

宋金元时期肾脏象辨证论治的多元化发展

两宋时期官方学者撰写了《太平圣惠方》《圣济总录》等大型官修方书，其文献中大量记载关于肾脏象辨证论治内容，尤其是《圣济总录》极大地发展了肾脏象病证。在病名、理法方药等方面较之唐代更为丰富，影响了后世金元医家对肾脏象的认识。

1.《太平圣惠方》从虚实寒热论治肾脏象病症　《太平圣惠方》以开篇首论脏腑病辨治，继承了《千金要方》《外台秘要》等中晚唐至宋初的宝贵医学经验。《太平圣惠方》中对诸脏腑的虚实寒热病机的研究更为深入，以脏象辨证为特点，更多的为临床医家所实用，五脏者分为虚、实、气不足、中风病候理法方药，六腑者主要分为虚冷、实热并结合病候理法方药。其中反映肾脏象辨治思想的是卷七，专论肾脏象理论、病源与选方，共18门，列肾脏论1首，病源17首，肾脏论为肾脏象辨证论治总纲，引《素问·阴阳应象大论》脏象学关于肾脏的生理病理内容，又论及肾气实、肾气虚之病证理法方药，以五行相关理论分析其与其余四脏联系，在肾脏象临床诊治分为治肾虚补肾诸方，治肾实泻肾诸方，治肾气不足诸方，治肾脏中风诸方，治肾脏风冷气诸方，治肾脏风虚耳鸣诸方，治肾脏积冷气攻心腹疼痛诸方，治肾脏风毒流注腰脚疼痛诸方，治肾脏冷气卒攻脐腹疼痛诸方，治肾脏虚冷气攻腹胁疼痛胀满诸方，治肾脏虚损多唾诸方，治肾脏虚损骨痿羸瘦诸方，治肾脏虚损阳气痿弱诸方。其代表方剂有补肾磁石散、补肾熟干地黄散、补肾石斛散、肾沥汤、泻肾生干地黄散、泻肾大黄散等方剂，其组方严谨，较《千金方》有更大的提高。

2. 《圣济总录》集北宋肾脏象辨证论治之大成　《圣济总录》为北宋末期的重要大型官修著作，集中反映了北宋医家临证水平，结合脏象理论指导临床实践，其中关于肾脏象之病症、病名、方药和肾脏象病机等均较前期有所创新。书中第五十一至五十三卷为肾脏门，统论肾脏象病证及其治疗，列有肾脏统论、肾虚、肾实、肾寒、肾胀、肾着、喑俳、厥逆头痛、肾藏风冷气、肾脏风毒流注腰脚、肾脏积冷气攻心腹疼痛、肾藏虚冷气攻腹胁疼痛胀满、肾脏虚损阳气痿弱、肾脏虚损骨痿羸瘦、肾虚多唾、骨虚实、髓虚实等门。在其余门亦有诸多关于肾脏象之内容，如"诸风门"中列"肾中风"论，指出其临床证候："肾受风，则诸阳之气，不能上至于头面，故有面庞然浮肿之证，阳气虚者，则多汗恶风，肾主骨，骨不强，则脊痛不能立，精神衰弱，则志意昏沉，善恐多忘，皆肾风证也。"治疗肾中风收有海桐皮散方、杜仲丸方、防风丸方、白花蛇丸方、防风汤方、牛黄天麻散方、天雄浸酒方、石斛浸酒方、吴茱萸丸方等9种方药。又如"诸痹门"中从五脏出发论治痹，列"肾痹论"，其症状为"以冬遇此者为骨痹，骨痹不已，复感于邪，内舍于肾，是为肾痹。其证善胀，尻以代踵，脊以代头"。载有远志丸方、防风丸方、茵芋散方、白附子丸方、石龙芮汤方、麻黄汤方、牛膝酒方等7种方药。《圣济总录》作为北宋时期代表性的著作，体现了当时肾脏象辨证论治的宝贵经验，在肾脏象理论方面亦有创新，为肾膀胱脏象辨证论治理论与临床的发展起到了承前启后的作用。

3. 《小儿药证直诀》论小儿肾脏象辨证论治　钱乙擅长于儿科病证，其辨证论治多从五脏辨证论治，其描述肝、心、脾、肺、肾的证候特点主要以"风、惊、困、喘、虚"。钱氏指出"肾主虚，无实也"，并指出小儿临床"肾病，无精光，明，体骨重"等表现，在诊断方面，钱氏特别指出肾脏主虚，全书中仅仅记载"惟疮疹，肾实则变黑陷"，钱氏认为其余四脏皆有虚实，且创制临床诊治肾病名方地黄丸，较大影响后世医家。

4. 金元医家对于肾脏象辨证论治的理论发挥　唐宋医学代表作如《千金方》《太平圣惠方》《圣济总录》主要从虚实方面辨证论治肾脏象病症，至金元时期，不同流派的医家对肾脏象理论均有各自的发挥。

刘完素综合《内经》"人与天地相应"的理论，在王冰五脏本气认识的启示下，指出人体在正常生理情况下，"水主冬，在六气为寒，在人体为肾"。亦描述了五脏在病理情况下则证候转变为"肺本清，虚则温；心本热，虚则寒；肝本温，虚则清；脾本湿，虚则燥；肾本寒，虚则热"。这样，从脏腑的寒热温清燥湿之变化，根据其六气属性特点，分析肾藏特点，并结合病机十九条中"诸寒收引，皆属于肾"指导临床肾脏象辨证施治，如治疗阴疝证时指出"足厥阴之脉，环阴器，抵小腹，小腹痛或肿"，其病因为"肾虚寒，水涸竭"，故其治则为"泻邪补脉"。

张元素主要依据《内经》理论，将脏腑病机分为寒、热、虚、实、本病、标病、动、所生病等，在《脏腑虚实标本用药式》中关于肾脏象辨证内容有，"肾本病：诸寒厥逆，骨痿腰痛，腰冷如冰，足肿寒，少腹满急，疝瘕，大便闭泄，吐利腥秽，水液澄彻，清冷不禁，消渴引饮。标病：发热不恶热，头眩头痛，咽痛舌燥，脊股内后廉痛。"张氏对肾脏象的虚实标本用药方法做了明确的阐述，其治法为：水强泻之（二法：泻子、泻腑），水弱补之（三法：补母、补气、补血），本热攻之（下法），本寒温之（二法：温里、解表），标热凉之（清热）。同时提出代表性药物：如泻子以大戟、牵牛，泻腑以泽泻、猪苓、车前子等，补母以人参、山药，补气以知母、玄参，补骨脂等，补血以熟地黄、肉苁蓉、山茱萸、阿胶等，温里以附子、干姜、官桂等，解表以麻黄、细辛、桂枝等，清热以玄参、连翘、甘草等。

明清医家肾脏象辨证论治理论臻于成熟

明代医家对于肾脏象有诸多创新，包括命门等相关理论的完善，发展至清代，在温病学说医家的发展补充下，肾脏象理论进一步成熟。

1. 赵献可肾命门先天水火学术思想　赵献可《医贯·阴阳论》："火为阳气之根，水为阴血之根"。在阴阳互根的理论下，其又在《医贯·内经十二官论》中指出："命门君主之火，乃水中之火，相根据而永不相离也，火之有余，缘真水之不足也，毫不敢去火，只补水以配火，壮水之主，以镇阳光；火之不足，因见水之有余也，亦不必泻水，就于水中补火，益火之原，以消阴翳。"总结了肾脏象辨证论治中火中求水、水中寻火的治则，对明代医家论治命门水火有较大影响。

2. 李中梓"肾为先天之本""乙癸同源，肝肾同治"　李中梓《医宗必读·肾为先天本脾为后天本论》："未有此身，先有肾，故肾为脏腑之本……故曰先天之本在肾……治先天根本，则有水火之分，水不足者，用六味丸壮火之主，以制阳光；火不足者，用八味丸益火之原，以消阴翳。"《医宗必读·乙癸同源论》："盖火分君相，君火者，居于上而主静；相火者，居乎下而主动。君火唯一心主是也，相火有二，乃肾与肝……故曰乙癸同源。"又提出肝肾补泻同治法，云："东方之木，无虚不可补，补肾即所以补肝；北方之水，无实不可泻，泻肝即所以泻肾……愈知乙癸同源之义矣。"

3. 汪绮石肾为生命之根论　汪绮石《理虚元鉴·治虚有三本》："治虚有三本，肺、脾、肾是也。肺为五脏之天，脾为百骸之母，肾为性命之根……夫肾者，坎象……盖肾之为脏，合水火二气，以为五脏六腑之根。"在肾脏象病理方面指出"夺精、夺火主于肾，夺气主于脾"的新理论，着重于临床治疗肾虚为本。

4. 张景岳真阴之脏说　张景岳在前人的命门学说基础上提出了"真阴之脏"学说，其在《类经附翼·求正录·真阴论》："五液皆归乎精，而五精皆统乎肾，肾有精室，是曰命门，为天一所居，即真阴之腑。精藏于此，精即阴中之水也；气化于此，气即阴中之火也。"由此，张景岳将命门称为"真阴之脏"，并指出其重要性"所谓真阴之用者，凡水火之功……命门之火，谓之元气；命门之水，谓之元精"，张氏充分肯定了肾命门对于人后天之极其重要的意义，其治疗以"阳非有余，真阴不足"为中心，认为"人体虚多实少"，治疗则主张补真阴元阳，创立左归、右归之法，常重用熟地黄，于后世温补学派有重大影响。

5. 清代江涵暾肾部药对和方药　《笔花医镜》中列出肾虚、肾寒、肾热的证候："肾之虚也，脉左右尺必迟沉，其症为命门火衰、为不欲食、为鸡鸣泄泻、为天柱骨倒、为蜷卧厥冷、为奔豚。"临床诊治有肾部药对，分为"猛将""次将"等药物，补肾猛将有熟地黄、淫羊藿、北五味等，而补肾次将有生地黄、杜仲、龟甲、女贞等，泻肾猛将即是猪苓，泻肾次将有泽泻、知母等，凉肾猛将有朴硝、元明粉、苦参，凉肾次将有生地黄、牡丹皮等，温肾猛将有补固脂、鹿茸、鹿角胶，而温肾次将有山茱萸、菟丝子、大茴香、艾叶，江氏并列出生地黄煎、王母桃、左归饮、右归饮、八味地黄丸、加味七神丸、滋肾丸等治肾方剂，为后世所常用。

6. 唐容川补充肾脏象与血证的病机　唐容川论述血证，重视联系脏腑病机，认为脏腑各有主气、主病、主症不同，《血证论·脏腑病机论》："肾者水脏，水中含阳，化生元气，根结丹田，内主呼吸，达于膀胱，水足则精血多，水虚则精血竭。"在病理情况下，"心肾不交，遗精失血，肿满咳逆，痰喘盗汗，如阳气不足者，则水泛为痰，凌心冲肺，发为水肿，腹痛奔豚"，唐氏临床提出"肾咯血论"，云："咯血者，痰带血丝也……又谓咯血出于肾，盖肾主五液，虚火上升，则水液泛上，凝而为痰……古法但谓咯血出于肾，而未能发明，致庸劣者竟谓其血出于肾脏，非也，所谓咯血出于肾者，乃肾气不化于膀胱，水沸为痰，而惹动胞血之谓也。"唐氏经辨证后予地黄汤，大补阴丸等补肾止血，补充了肾脏象血证论治。

7. 温病学中肾脏象辨证论治　叶天士指出温病后期热邪必深入血分，如其云"入血则恐耗血动血""热邪不燥胃津，必耗肾液"。叶氏辨舌苔中指出，苔黑而滑者，是水来克火也，若见短缩，乃肾气竭也。若黑燥而中心厚，属土燥水竭之象，急以咸苦下之。舌质若绛而色不鲜、干枯而痿者，肾阴涸也，急以阿胶、鸡子黄、地黄、天冬等急救之。吴鞠通认为温病当邪气传入下焦时，必以消铄真阴、损伤肝肾为病机变化的主要特点，故临床辨证治疗以复阴、救阴为治疗之基本准则，即云："热邪深入，或在少阴，或在厥阴，均宜复脉。"体现了温病学中肾脏象辨证论治的不断完善。

综上所述，《内经》初步开启了肾脏象辨证论治理论的雏形，至《伤寒杂病论》《中藏经》肾脏象辨证论治体系初具，并且出现了临床肾脏象的治则方药，魏晋唐时期《脉经》《千金要方》在各自医家临证时更加注重具体方药治法的总结，并扩展为肾脏象经络等辨证纲领来指导临床，宋金元时期《太平圣惠方》《圣济总录》集肾脏象辨证论治之大成并影响后世，明清时期中医肾脏象辨证论治理论体系日渐成熟。

288　从方法论三个层次研究中医肾整体调控系统

《内经》脏象理论的构建以其源于实体而又超越实体，在科学规范上、在方法论上有独特的意义。既是东方科学思想的体现，又为临床实践提供了路径和发展空间。一般认为，方法论包括三个不同的层次。第一个层次是在哲学方法论层面。它的特点就是普适性，这种方法适用于自然科学、社会科学、思维科学等一切科学领域。如辩证唯物主义就是当代最先进的哲学方法论，它包括唯物主义、辩证法、认识论等内容。第二个层次是在一般方法论层面。它的特点是具有跨学科的性质，它是哲学方法论和具体方法论之间的中介、桥梁和杠杆，它可以横向伸展到很多的学科领域。如信息论、控制论、系统论、耗散结构论、协同论、突变论等。第三个层次是在具体方法论层面。它的特点是针对不同的科学领域，运用相关的方法去探索和揭示各种现象的性质、本质及其规律性。如数学、物理学、化学、天文学、地学、生物学、社会学、逻辑学、语言学、心理学等。学者刘平等从方法论三个层次研究了中医肾整体调控系统。

中医学整体观是认识人体的理论基础

1. 整体观的中医内涵　所谓整体，即是指事物的统一性、完整性和联系性。中医学非常重视人体自身的统一性、完整性及其与自然界的相互关系，它认为人体是一个有机的整体，构成人体的各个组成部分之间，在结构上是不可分割的，在功能上是相互协调、相互为用的；在病理上则是相互影响的。同时，中医学也认识到人体与自然环境密切相关，人类在能动地适应自然和改造自然的斗争中，维持着机体的正常生命活动。这种内外环境的统一性和机体自身整体性的思想，称之为整体观。整体观是古代唯物论和辩证法思想在中医学中的体现，它可以指导中医学的生理、病理、诊法、辨证、治疗等各个方面。

医学的研究对象是人，以人为主体的整体观认为，五脏为人体的中心，通过经络系统，把六腑、五体、五官、九窍、四肢百骸等全身组织器官联结成一个有机的整体，并通过精、气、血、津液的作用，来完成人体统一协调的机能活动。可以看出，这种五脏一体观，反映出人体内部器官是相互关联而不是孤立的一个统一的有机整体，内环境的自稳态是人体生理功能的表现。为了很好地阐释人体内环境各种活动有序而和谐地产生的各种联系，古代医家借助五行学说建立了中医学的五行脏象体系，即运用取象比类、推演络绎等方法建立了一个以五脏为中心的整体宏观模式。自然界存在着人类赖以生存的必要条件，同时，自然界的变化又可以直接或间接地影响人体，而机体则相应地产生反应，包括生理的适应性和病理性反应两方面。《灵枢·邪客》："人与天地相应也。"《灵枢·岁露》："人与天地相参也，与日月相应也。"所谓"相应""相参"，即是指人体与自然界变化的相互适应，形成一定的周期规律而使人体达到"冲气而为和"的状态。

具体来说，在一年四时气候的变化中，春温、夏热、长夏湿、秋燥、冬寒，即代表了一年之中气候变化的一般规律。而生物在这种气候变化的影响下，就会有春生、夏长、长夏化、秋收、冬藏等相应的适应性变化。"通天下一气尔"是世间万物产生联系的根源，人体亦不例外，同样也必须与之相适应，并由此而产生一些节律性的生理活动。《灵枢·五癃津液别》："天暑衣厚则腠理开，故汗出……天寒则腠理闭，气湿不行，水下留于膀胱，则为溺。"由此看出，人体在一年四季之中，随着自然界气候的变化，其阴阳气血亦进行着相应的生理性调节。《素问·八正神明论》指出："天温日明，则人血淖液而卫气浮，故血易泻，气易行；天寒日阴，则人血凝泣而卫气沉。"即是说，气候温和，日光明亮，则人体的血液濡润流畅而卫气充盛外浮；如果气候寒冷，日光阴晦，则人体的血液就会滞涩不畅而卫气沉伏。《素问·金匮真言论》："春善病鼽衄，仲夏善病胸胁，长夏善病洞泄寒中，秋善病风疟，冬善病痹厥。"是说春天多发作鼻塞或鼻出血之病；夏天多发作胸胁之病；长夏多发作里寒泄泻之病；秋天多发作风疟之病；冬天多发作痹证，多见四肢寒冷痹痛之病。这些论述正是指出了季节不同，其发病也常不同这一特点。

2. 整体观是中医学的思维方法　天人相应是其具体体现。古人云："工欲善其事，必先利其器。"体现了方法论的重要性。医学是研究人类生命现象和疾病过程本质的科学理论体系，如何正确认识并揭示出生命现象的本质和疾病过程的变化规律，是最终要解决的最大命题，由此可见一个恰当的医学模式就成了解释医学问题的方法论。普朗克说："科学是内在的整体，它被分解为单独的部门不是取决于事物本质，而是取决于人类认识能力的局限性。"现代医学模式虽然突破了单一生物医学的界限，提出了"生物-心理-社会"这一新的医学模式，与传统的生物医学模式相比更强调了人的整体性。但其不足之处在于忽略了宇宙自然与医学的关系。

整体观是中医理论体系的精髓，"天人相应"理论是中医学整体观念的重要体现，它指出了人与自然是一个和谐相处的有机整体。人生于天地之间，宇宙之中，他的一切生命活动都与大自然息息相关。只有当人与自然和谐相处时，人才能正常地生存发展。正如王冰所云："生气根系，悉因外物以成立，去之则生气绝矣。"《内经》有"人以天地之气生，四时之法成"及"人与天地相参"的论述。反之，季节气候的异常则导致人体疾病的发生。《内经·至真要大论》："至而和则平，至而甚则病，至而反者病，至而不至者病，未至而至者病。"这里说明的是正常的气候变化，有利于人体健康。"至而甚""至而反""至而不至""未至而至"都是指异常的气候变化，是疾病产生的重要原因。

从系统论探讨中医肾整体调控系统的内在机制及特点

系统论是贝塔朗菲于20世纪40年代研究理论生物学的成果，他认为系统是由两个以上的相互联系与作用的要素组成，具有一定结构和功能的整体，系统遵循着整体性原则、有序性原则、互相联系性原则与动态性原则。整体性原则、有序性原则、互相联系性原则与动态性原则也正是中医肾整体调控系统的特点所在。《素问·六节脏象论》："肾者，主蛰，封藏之本，精之处也，其华在发，其充在骨。"《灵枢·本输》："肾合膀胱。"《灵枢·五阅五使》："耳者，肾之官也。"以上各部分都是肾整体调控系统的组成要素，是以"肾"为中心的"肾系系统"。现代实验研究和临床研究成果证实，"五脏"中每一"脏"都是一个涉及多器官、多系统的相对独立的"功能性的系统单元"。在"肾"这个系统之中，以肾为中心，膀胱、骨、耳、齿、发等的功能依附于肾而起作用，其中的联系通过经络这一通道而联系成一个整体。

随着外界环境的变化而有序地、动态地调节各部分的功能以使人体的生命活动正常进行下去，使人体表现出生理的适应性。中医脏象学的每个脏腑，实际上都是以"综合功能"为基础，辅以某些解剖结构而组合成的"系统层次"。五脏是人体生理调控模板的论说认为，五脏是对人体整体"应时而变"调控机制的分类概括，五脏实质是机体在"应时而变"调控过程中形成的功能性结构。"肾"为"先天之本""主蛰，封藏之本，精之处也"（《素问·六节脏象论》），"为水脏，主津液"（《素问·通调论》），"主纳气"（《类证治裁》），"生骨髓"（《素问·阴阳应象大论》），"其充在骨"（《素问·六节脏象论》），"主身之骨髓"（《素问·四时刺逆从论》）。现代研究证实，肾主藏精、主水、主纳气、主骨髓，是以下丘脑-垂体-靶腺（肾上腺、甲状腺、性腺）轴为核心的神经内分泌免疫系统，并涉及遗传特性、衰老、免疫功能，同时亦包括解剖学肾脏的部分功能。每一脏既在神经、内分泌、免疫等系统内有所划分和交叉，通过系统内的结构联系产生功能的相互作用，同时又通过系统间共有的递质、激素、细胞因子等信息物质传递，对人体各系统、器官细胞进行多层次的相互调节和整合，因此，机体内环境的稳定以及生理病理现象都是五脏调控的结果。

肾整体调控系统的现代生物信息传导系统基础

生物体的生长发育主要受遗传信息及环境变化信息的调节控制。遗传基因决定个体发育的基本模式，其实现在很大程度上受控于环境的刺激或环境信息；其中，对于细胞而言，环境信息包括生物体的外界环境和体内环境信息两个方面。有人认为，在遗传密码破译及转录、翻译的基本规律获得突破之后，如何控制细胞的基因表达及增殖、分化、发育就成为生物学的最大挑战；环境刺激在此过程中起着重要的调节作用，这就是目前称之为"细胞信号转导"研究的主要内容，它研究细胞感受、转导环境刺激的分子途径及其在生物个体发育过程中如何调节基因表达和代谢生理反应。

通过研究发现，肾脏调控机制与细胞信号转导在理论认识上存在着一定的相关性。在中医"肾应冬"在肾主生殖方面的相关调控研究结果表明，冬季自然光照的减少促使松果腺褪黑激素分泌增多，激活了褪黑激素受体和与其相关联的细胞信号转导物质，进而抑制了下丘脑-垂体-睾丸各水平神经内分泌激素的分泌，同时产生了性腺轴相应受体的改变，最终表现出生精细胞萎缩、睾丸重量减轻等一系列与冬时自然万物蛰伏之象相应的生理效应。在基于时藏理论的肾主骨的研究中发现，冬季光照时间的缩短，经过视网膜-下丘脑视交叉上核-松果腺途径，促使松果腺分泌较多的褪黑素。MeI 通过位于细胞膜上高亲和性 G 蛋白耦联受体直接作用于甲状腺轴，启动细胞内第二信使系统。通过抑制 cAMP 的生理反应，调节 IP^3 的代谢活动而调整细胞的生理效应，甲状腺组织的形态学改变以使甲状腺激素分泌增加，进而引起骨代谢指标 BALP、CICP 水平的增加以加强成骨细胞代谢，同时 T^3 还可以调节破骨细胞的活性，最终结果使骨代谢活性的增强表明骨贮藏物质与能量以应冬气，并为春生、夏长做准备。

由此立足整体调节，以中医整体思维模式对肾整体调控系统的实质进行研究，符合中医理论体系和中医脏象的特点，与作为现代生物科学的前沿热点课题-细胞信号转导的结合，为中医基础理论，尤其是脏象学的研究提供了指导。

289　从现代医学和免疫学对中医肾理论的探讨

　　中医肾理论博大精深，大部分理论是被实践证明的具有科学性和实用性，但由于受当时条件和科学环境的影响，有些理论可能还存在着不全面或不科学的现象。近年来，中医肾理论的相关研究较多，但在医学领域，人们在对中医肾与西医肾理论的认识上还存在着一定的误区。为了更好地将中医肾理论与现代医学理论有机结合起来，只有用现代医学的新观点、新方法研究中医肾理论，才能发展中医肾理论，使之更加科学、更加全面，进一步促进中西医有机结合，更好地应用于临床实践。学者潘润存等从现代医学和免疫学角度对中医肾理论做了探讨。

中医肾理论

　　中医学认为，肾是人体的先天之本，生命之源。肾藏精气，主生长、发育和生殖；主骨生髓通于脑，其华在发；主水，主持和调节全身水液代谢及平衡；主纳气，调节呼吸；开窍于耳，司二阴，与膀胱相表里，与精、神、气、血、津液等有密切关系。肾所藏精气能激发和推动全身各组织器官的生理活动，维持人体正常生理功能。肾为一身元阴元阳之根本。中医肾也就是肾与膀胱、骨、髓、脑、发、耳、二阴等构成的一个系统，包含着现代解剖及生理学中泌尿、生殖、内分泌、神经等系统的生理功能和免疫学理论。可见，中医脏象学中某一脏的功能包含着现代解剖学、生理学和免疫学的多个方面内容。

现代医学对中医肾的研究

　　近代肾本质研究认为：中医肾是集功能学与结构学为一身的整体，它与免疫、遗传、造血、神经、内分泌、生殖、呼吸、水液代谢、能量代谢等有关。从免疫方面来讲，有人认为中医肾本质上包括了下丘脑-垂体-肾上腺皮质、甲状腺、性腺功能，即神经内分泌系统之功能，在维持免疫功能的稳定性方面有重要的作用。垂体能分泌神经递质和激素，是调节免疫反应的重要环节。

　　1. 中医肾与骨髓的关系　骨髓是人体重要的中枢性免疫器官，人类的免疫细胞如淋巴细胞、巨噬细胞和白细胞等都来源于骨髓多能干细胞，它们的发生、成熟与骨髓中微环境有关，而中医学讲"肾主骨生髓"，可见中医肾与免疫器官骨髓的重要关系，与免疫细胞的来源直接相关。"肾主骨生髓"的理论已被现代临床实践所证实，如运用补肾的方法治疗骨髓功能障碍的再生障碍性贫血获得成功，可以证实肾与骨髓的关系。有研究报道，肾能分泌大量的促红细胞生成素，此物质是作用于骨髓的多肽激素。所以，中医肾的功能与免疫系统的功能有一定的关系。

　　2. 中医肾与泌尿系统的关系　中医肾的泌尿功能是中医肾的功能之一，即肾的形脏功能（主水）。肾主水的功能中医学称为气化功能，包括化水和司开合两个方面。西医学认为小便的储存和排泄，由膀胱的括约肌主管，但中医学认为膀胱的开合由肾主管，膀胱须受肾的指令才能开合。所以当肾气不足时，一可引起气化作用失常，产生肾前性尿少或无尿，导致水肿等病；二可引起膀胱开合失司，导致尿潴留等肾后性尿少或无尿，或小便失禁、遗尿等病症。西医学泌尿系统各器官的生理功能，虽然与中医学的肾系统功能相近，却也包含了中医学中其他4个脏象系统的部分功能。相应的中医肾的功能，则也包含有西医学中泌尿系统以外的其他8大系统的生理功能。可见，西医学的泌尿系统与中医学的"肾"

或者说是"肾系统"，是既有联系又有区别的。不能把中医学所说的肾与西医学所讲的泌尿器官肾脏等同起来。用中医方法诊治泌尿系统疾病时，自然也不应局限于"肾脏"，而中医谈到肾时更多指的是肾系统。

3. 中医肾与脑的关系　脑与肾的关系很密切。在五脏中肾藏精，精生髓，髓充脑。所以人的记忆力强弱，取决于肾精之盛衰，肾精旺盛，髓海满盈，脑得其养，则精力充沛，思维敏捷，耳聪目明，记忆力强。若肾精亏损，脑髓不足或发生病变，轻则健忘，重则呆滞迟钝。在小儿，则表现为大脑发育不全，智力低下；在成年人，多表现为记忆力减退，精神萎顿，思维缓慢，头晕，眼花，耳鸣，失眠；在老年人，可表现为健忘症或老年痴呆。临床实践也证实，对于一些记忆力下降的人，根据中医肾理论进行辨证论治有一定的效果。

4. 中医肾与生殖的关系　肾藏精，主生殖、生长和发育。中医学非常重视"精"的作用，强调"精不可伤，伤则失守而阴虚，阴虚则无气，无气则死矣"。中医学认为肾藏之精可分先天之精（即生殖之精）和后天之精（即水谷之精，机体内合成的多种活性物质）。先天之精是生身之本，后天之精是养身之源。无论先天之精的化生，还是后天之精的化生，都是靠肾的推动力来完成的，所以说肾精是人体生命的推动神，它是人体生命活动的基础。肾精化生之气称为肾气，与人体的发育、生长、生殖和衰老有密切关系。《素问·上古天真论》对肾气的作用做了详细而全面描述，总结出了肾气、天癸、有子和形体的发育衰老四者之间有平行关系，其核心是肾气。肾气盛实则天癸至，天癸至则女子月经来潮，男子精气溢满，故阴阳和而有子。肾气衰则天癸竭，天癸竭则女子地道不通，男子精少，生殖力消退。根据现代医学理论，可以推论，肾气-天癸-有子，相当于丘脑下部-腺垂体-性腺系统的功能；而肾气-天癸-身体盛衰，相当于丘脑下部-腺垂体-甲状腺系统的作用，其中也包括腺垂体的生长激素的作用。腺垂体可分泌促性腺激素，调节性腺的功能活动；分泌促甲状腺激素，调节甲状腺素的合成和分泌。同时，腺垂体分泌生长激素，后者与甲状腺素都可促进身体的生长发育。

5. 中医肾与气血循环的关系　肾精是人身的根本，全身各脏腑组织的生命活动都需靠肾精化生的肾气来推动。肾精所化的肾气称为元气，元气中医学定义为"人体生命的原动力"。在人的生命活动中，全身各种脏腑组织器官都在运转，若追溯它们的动力来源，都可以追溯到肾精所化生的元气。由肾产生元气，元气推动五脏，五脏推动六腑，六腑推动组织器官，就构成了整个生命活动。由于肾的气化作用化生元气，推动着整个生命活动。所以说整个生命活动都靠先天肾气的推动。西医学则认为全身血液循环主要靠心脏的泵作用来完成。血液循环是一个完整的封闭的循环管道，它以心脏为中心，通过血管与全身各器官、组织相连，血液在其中循环流动。现代医学研究也认为"肾"与血液循环有着密切联系，肾脏能分泌许多与血液循环有关的物质。如肾脏分泌的肾素，使血液中形成血管紧张素Ⅰ，在肺内转化为生物活性强的血管紧张素Ⅱ，使血压升高，促进肾小管对钠和水的重吸收，增加外周血循环量。肾组织产生的红细胞生成酶，是调节骨髓内红细胞生成和成熟的重要因素，它可增加血循环中红细胞数量，促进肺和组织的气体运转。由此可见，肾（包括肾上腺）对人体气血循环具有多方面的影响。它们可通过调节水盐代谢，改善全身的血液循环。

6. 中医肾与呼吸的关系　肾主纳气，就是说肾参与人的呼吸功能。中医学认为呼吸功能以肺为主，但也有肾的参与。肺主呼气，肾主纳气。肺在上焦主呼吸，但吸入的气必须下降，才能进入人体，供脏腑组织使用，但上焦的肺怎么使善于上升的气降至下焦，中医学认为必须由下焦的肾来接纳，气才能下至丹田，供组织使用。因而当呼吸功能失常而见气喘时，凡呼出困难者，责之于肺不能呼气，吸入困难者，责之于肾不能纳气。凡呼出困难者，多为实喘，吸入困难者，多为虚喘，所以中医学认为"实喘在肺，虚喘在肾"。这个观点是西医无论如何也不能接受的，其实这是中医肾的神脏功能，凡是神脏功能都是不能落实到有形脏腑上的。中医学肾主纳气的理论是从功能表现上来观察人的生理病理的。现代医学研究认为，肾脏分泌的前列腺素E，可扩张支气管，提高肺血循环量及速度，有利于肺的气体交换和组织的气体代谢。在临床上也常见到久病或年老之人，由于"久病伤肾"或"年老肾衰"多出现呼多吸少、呼吸短促等症状，这是由于肾虚而纳气功能不足所致。这些都与中医学所说"肾主纳气"相吻合。

讨　论

中医肾集功能学与结构学为一体，藏精气，主生长、发育和生殖，主骨生髓，与精、气、神、血、津液等有密切关系。中医肾的形脏功能与西医基本吻合，但西医是完全从形态学揭示肾的形脏功能，中医则仍从整体的角度揭示肾的形脏功能，虽然也把肾的主水功能阐述得非常透彻，但并未涉及肾小球、肾小管、肾小囊等形态结构，完全是从整体思辨认识的。中医学强调人是一个有机的整体，生命是完整的、开放的巨系统，与自然有高度的一致性。强调运动变化，反对用静止的眼光看待病情。现代医学对中医肾的研究不能仅从西医形脏学的角度思考中医肾的功能，而应从免疫、遗传、造血、神经、内分泌、循环、生殖、呼吸、水液代谢、能量代谢等功能方面对中医肾系统进行全面的研究。

中医以演绎为主，重点在人的整体，以理性认识为主，但没有把人体打开，去了解内部的细节，带有某种模糊性、不确定性。西医则趋向局部和微观，从组织到器官，从细胞到分子，从染色体到DNA，都是从生命结构研究开始。从某种意义上说，没有对生命结构的研究，就没有西医学，但它往往流于偏颇，不能从整体上、从根本上把握生命本质。所以，中医和西医对人体的研究，各有特色，各有缺点和不足，既有区别，又有联系。所以，中医肾和西医肾在不同的医学体系中具有不同的医学含义。中医对人体的观察是以外象推证，长于"辨证"；西医对人体的观察是从器官、组织、细胞方面进行研究，采取剖而分之、解而视之，长于"识病"。所以，在对中医肾的研究中，不仅要广泛地从宏观上采取辨病与辨证的结合，也要引进现代医学的先进技术，发挥它们长于在深层次上和微观地认识机体的结构、代谢和功能的特点，更完整、更准确、更本质地阐明肾系统的功能。

290 肾脏象现代研究及其在慢性肾脏病中的运用

中医肾脏象学内容丰富，关系错综复杂。肾脏象学包括肾藏精、肾主水、肾主纳气、肾主生殖、肾开窍于耳和前后二阴、其华在发、肾主骨等。关系复杂，"肾藏精"与"肾主水"关系，现代研究提出精水合一，同为生命之本的观点；"肾藏精"与"肾主骨生髓"关系，现代研究提出"肾主骨、生髓、通脑"同出一源的观点；有人提出"肾主纳气"为肾封藏功能具体体现之一。现代对肾脏象理论的研究日益深入，而在慢性肾脏病中的运用也日益频繁。学者黄飞等对肾脏象学的现代研究及在慢性肾脏病中的运用做了梳理归纳。

肾藏精的现代研究及在慢性肾脏病中的运用

1. 肾藏精的现代研究　中医学认为，肾藏精，主生长发育、生殖、生髓充脑、养骨且起亟、主外，而现代医学认为神经-内分泌-免疫网络（NEI）在人体生长发育、生殖、防御以及维持机体稳态中发挥重要作用，与肾藏精之间存在本质联系，NEI网络反映了中医"肾藏精"对人体生命活动的调节功能。NEI网络中的多种内分泌激素均可调节骨骼生长，如生长激素、降钙素、糖皮质激素等。

肾所藏的先天之精与DNA在来源、维持生物正常生长发育与生殖、维持机体自稳态等方面都具有相似之处，类似于DNA上的碱基对或是碱基序列上所蕴含的遗传信息。《灵枢·决气》"两神相搏，合而成形，常先身生，是为精"，说明先天之精禀受于父母，是构成人体胚胎的原始物质。因此，沈自尹等提出"肾所藏之精可相应于胚胎干细胞以及其分化为各种组织器官的成体干细胞，干细胞具有先天之精的属性"的新学术观点。维生素D伴随着人体生长发育生殖的整个过程。维生素D可解释肾藏精的多种功能与作用，具备了唯一性和专一性。可能涉及了维生素D从遗传信息到整体功能实现中的整体-器官-细胞-分子多个层面。陈云志提出中医肾藏精与维生素D相关的肾"主骨-生髓-生殖-其华在发-维生素D"一体论，为中医肾本质研究提供了一个新思路。Klotho（Kl）基因是一种与衰老相关的基因，主要在肾小管、脑脉络膜和甲状旁腺表达，尤以肾皮质远曲小管表达最为强烈。Klotho基因缺陷鼠可出现一系列与人类"肾精亏虚证"相似的衰老表型变化。Kl基因缺陷会致小鼠寿命缩短，生长发育迟缓，运动神经元退化等。

2. Klotho基因现代研究及在慢性肾脏病中的运用　Haruna等研究发现给患有肾小球肾炎（ICGN）的小鼠动物模型转入Kl基因（ICGN/KlTG）后，和对照组比较其尿蛋白量、血肌酐水平改善明显；细胞增生、毛细血管袢增厚、系膜增厚、小管萎缩、间质硬化等形态学方面也改善明显，病死率明显降低，并认为Kl是通过减轻氧化应激对线粒体的损伤来实现肾脏保护功能的。Sugiura等发现双侧肾脏缺血再灌注的大鼠模型中，肾脏Kl基因和蛋白水平明显降低，在第10天后仍然低于假手术组，但逐渐可恢复到对照组水平；而之前用Kl转基因处理组血浆肌酐水平、组织损伤程度、凋亡细胞总数均较对照组程度为好，说明Kl基因表达的变化在肾脏缺血再灌注的病理生理过程中起着关键作用。

唐荣研究认为，Ang Ⅱ可通过抑制Klotho表达，增加p53和p21的表达，活化Caspase-3，从而诱导肾小管上皮细胞发生凋亡，这可能是其在高血压肾损害肾小管细胞凋亡中的作用机制之一。2010年，Tang R.研究证实Klotho基因表达异常及氧化应激参与了高血压肾损伤的发病过程；冬虫夏草可上调Klotho表达和抑制氧化应激反应，这可能是其对高血压肾损伤起保护作用的机制之一。蒋娟娟在高糖环境里培养人肾小管上皮细胞，发现高糖抑制人肾小管上皮细胞Klotho蛋白表达；氟伐他汀上调人肾小管上皮细胞表达 Klotho 蛋白，机理可能与其抑制 RhoA/Rho 激酶信号通路有关。林书典在大鼠肾小管上皮细胞（NRK－52E）与福辛普利共培养，发现福辛普利对 klotho mRNA 表达存在时效依赖关系，福辛普利可能对 klotho mRNA 和蛋白表达起上调作用，并能抑制 AngⅡ对 klotho mRNA 和蛋白的下调表达。

Koh N 在慢性肾脏病患者中发现肾脏 Kl 基因及蛋白表达均较对照组明显下降，可能与慢性肾脏病时肾单位减少和肾小管上皮细胞功能破坏有关。邹新蓉研究证实，Kl 在慢性肾脏病（CKD）肾组织中的表达明显下调，而 Kl 基因下调可导致骨质疏松，说明 Kl 可能参与发生 ROD。Kl 基因在残余肾模型肾组织中的表达降低，与 FGF－23 呈明显负相关，与 BMP－7、OPG 呈明显正相关，肾安颗粒可能通过上调 Kl 基因的表达，下调 FGF－23，刺激成骨细胞 BMP－7 及 OPG 的合成，调节肾、骨、肠对钙、磷的转运，从而改善 ROD。

此外，肾藏精，精生髓，精髓乃生血之根本，故有"血之源头在于肾"之说。肾精亏耗在慢性肾脏病所致之贫血发病机制中起到根本性的作用，现代医学亦将促红细胞生成素（EPO）的绝对不足视为肾性贫血病机中关键环节，而 rHuEPO 的使用也成为针对肾性贫血的主要治疗。肾藏精与微量元素的研究也更深入，活性铁也成为治疗肾性贫血的另一目标。

总之，肾藏精的研究不仅仅在中医理论上的探索，更多的在依据现代科研手段来更精准地阐明其科学内涵。中医学认为，肾藏精，主生长发育、生殖、生髓充脑、养骨且起亟。其现代研究涉及人的生长发育、衰老、慢性肾脏病等各方面。Klotho 基因的功能与肾藏精理论极为相似。从生长发育来看，肾亏与 Klotho 基因缺乏会出现相似的衰老症状。在慢性肾脏病中，Klotho 涉及糖尿病肾脏疾病、高血压肾病、慢性肾小球肾炎、急性缺血性肾损伤、肾性骨病等研究领域。

肾主水的现代研究及在慢性肾脏病中的运用

1. 肾主水的现代研究　肾主水是中医肾脏象理论的重要观点之一，对其阐述自《内经》开始已有数千年的历史。易青认为肾具有主持水液的转输、排泄的功能，具体而言，主要通过肾脏的化水、开合和主五液三个方面的功能来实现。杨海发等提出，肾主水与西医学中肾的泌尿作用相似，中医的肾与西医的肾脏在水液代谢方面有相似之处。水通道蛋白（AQP）是生物膜上特异性转运水的整合蛋白，其主要生理功能是能显著增加细胞膜水通透性，介导自由水被动跨生物膜转运，参与水的分泌、吸收，对保持细胞内外环境的稳定平衡起重要作用，同时也参与完成机体一些重要的生理功能。

2. AQP2 现代研究及在慢性肾脏病中的运用　AQP2 是肾脏分布最多的一种 AQP，也是目前发现的唯一对抗利尿激素敏感的水通道蛋白，对尿液的浓缩起主要作用。现已发现糖尿病肾脏疾病、肾病综合征、急性肾衰竭、慢性肾衰竭、系膜增生性肾炎等与 AQP2 的原发或继发性异常有关。张冬梅等研究证实，在各型肾小球疾病中 AQP2 主要在远端小管和集合管主细胞的顶膜面表达，而在肾小球内无表达，可见 AQP2 在肾脏独特的表达位置及正常表达是维持尿液正常浓缩功能的基础。病理状态下肾 AQP2 的表达异常不但可导致各种各样的多尿症如先天性尿崩症、肾性尿崩症、抗利尿激素分泌异常综合征等，更与肾病性水代谢紊乱密切相关。柳继兴等研究发现，肾病综合征患者尿液中 AQP2 含量增高。肾病综合征患者尿液中 AQP2 含量的增高具有重要的病理生理意义，尿液 AQP2 的含量水平可以反映肾脏 AQP2 蛋白表达水平以及肾病综合征时水钠潴留的严重程度，并有望成为肾脏尿液浓缩功能障碍的评价指标。

操红缨等研究发现，肾阳虚多尿模型大鼠肾脏 AQP2－mRNA 表达比正常对照组明显降低。单德红等研究发现肾阳虚时出现的水湿停滞现象与现代医学的 AVP-cAMP-AQP 信号转导途径有关，即下丘脑合成分泌 AVP 减少，集合管上皮细胞内的 cAMP 水平下降，导致集合管上的 AQP2 表达减少，从而限制了水的重吸收，最终出现尿量增加的现象。由此推测肾主水功能与现代医学中肾脏对尿液的浓缩稀释机制密切相关。太史春等观察了肾气虚模型大鼠肾 AQP2 的表达情况，研究证明肾气虚模型大鼠肾 AQP2 mRNA 及肾 AQP2 蛋白表达减少，引起尿量增多，这从分子生物学角度为中医"肾主水"理论提供了实验依据。毛淑梅等研究发现，黄芪多糖下调肾髓质 AQP2 过度表达，缓解 DM 水钠潴留，保护肾脏。穆鑫等研究发现，黄芪治疗糖尿病能利水消肿、改善水平衡代谢紊乱的作用可能与其降低肾髓质 AQP2 mRNA 的表达有关。田鹤等研究发现，小鼠肾集合管 N1d 至 N7d 快速发育期的细胞凋亡是由 AQP2 介导的，AQP2 影响集合管的发育过程。于化新等研究发现，慢性肾衰竭模型组大鼠肾组织中 AQP2 表达下调可能参与慢性肾衰竭水液代谢紊乱的形成，右归丸对 AQP2 的表达有上调作用，其可能通过上调 AQP2 表达，纠正慢性肾衰竭水代谢紊乱，改善肾功能，延缓慢性肾衰竭的进展。

肾主水目前研究内容较多集中在慢性肾脏病中的水液代谢疾病。中医理论认为，肾阳气是水液代谢的重要因素之一，许多现代研究发现肾阳气亏虚与 AQP2 表达异常相关联；AQP2 表达异常会出现在可以引起水液代谢异常的各种慢性肾脏病当中。因此，AQP2 可能是中医肾脏象理论肾主水的科学内涵之一。

肾主骨的现代研究及在慢性肾脏病中的运用

《素问·宣明五气》"肾主骨"。正常情况下，骨由肾所主，肾精充沛，骨有所养，其生长发育和功能才能正常。现代医学对肾主骨理论的理解：①影响 Ca、P 的代谢；②影响维生素 D 的形成；③影响 EPO 的生成；④影响激素的分泌。在慢性肾小球肾炎、慢性肾盂肾炎、肾动脉硬化、同种肾移植以及其他能引起慢性肾衰竭的疾病，往往引起骨营养不良，称为肾性骨病。

吕春波对慢性肾脏病 3 期患者骨代谢异常也进行研究，观察肾康胶囊对慢性肾脏病 3 期骨代谢异常的疗效，发现肾康胶囊能明显改善脾肾两虚兼血瘀型慢性肾脏病 3 期骨代谢异常的患者的症状和体征，并能明显提高患者血清钙、骨钙素水平，降低甲状旁腺激素，增加骨密度从而有效防治肾性骨病。王小琴等研究发现，左归丸通过调节钙磷代谢及参与成骨细胞代谢，对 iPTH 有直接的抑制作用，能改善肾性骨病的骨营养不良。邹新蓉研究发现，5/6 肾切除加高磷饮水 1 个月导致肾性骨病模型，肾安颗粒具有稳定残余肾模型大鼠肾功能、提高 HGB、改善钙磷代谢、抑制甲状旁腺功能亢进的作用；肾安颗粒可能通过上调 Kl 基因的表达，下调 FGF－23，刺激成骨细胞 BMP－7 及 OPG 的合成，调节肾、骨、肠对钙、磷的转运，从而改善 ROD。许多慢性肾病过程中使用糖皮质激素，会造成糖皮质激素性骨质疏松。根据肾主骨理论，运用补肾中药治疗糖皮质激素性骨质疏松。付伟、冀亮利用肾主骨理论，运用滋肾丸治疗糖皮质激素性骨质疏松大鼠的实验研究发现，中药滋肾丸对糖皮质激素导致大鼠骨质疏松骨代谢、骨生物力学有改善作用。王剑运用地塞米松造成糖皮质激素性骨质疏松症，发现 Runx2 相关基因表达级联失调，这也可能是 GIOP 肾虚病机的微观发病机制之一；补肾益髓中药复方功能补肾填精、益髓壮骨，可恢复"肾藏精生髓主骨"的功能，进而级联调节肾系统之骨与肾 Runx2 相关基因表达。这也可能是补肾益髓中药复方防治 GIOP 的疗效机理之一。

对中医脏象理论"肾主骨"在物质基础上进行了广泛研究：Ca 和 P 的代谢、维生素 D_3、激素的分泌、Runx2 相关基因、Klotho 基因等证明了肾与骨关系密切。此外根据"肾主骨"理论运用入肾经药物，如任艳玲补肾健脾中药促进成骨细胞增殖与分化，增强成骨功能，促进骨形成。

肾开窍于耳的现代研究及在慢性肾脏病中的运用

中医脏象理论中"肾开窍于耳""肾气通于耳"的认识由来已久，在《灵枢》和《素问》之中已经有了很明确的认识，这是通过肾的经脉与耳的联系体现出来的。梁莹调查发现，CKD 患者以高频耳鸣为主，轻度听力损害的感音神经性耳聋居多。CKD 患者随年龄层的增加及肾功能和肾小球滤过率的下降，耳聋的患病率呈明显的上升趋势。继发性肾脏病患者的耳聋患病率高于原发性患者，其中糖尿病肾脏疾病及高血压肾病耳聋的患病率最高。

现代研究发现，耳肾关系密切。莫启忠等利用放射性同位素示踪技术，给豚鼠注射 3H -醛固酮后，测定其在肾脏和耳蜗组织中蓄积及动态变化，发现这两个器官是相似的。Wangemann 等的研究表明，slc26a4 编码的 pendrin 蛋白是存在于耳蜗、肾脏和甲状腺中的一种离子转运体。钟时勋发现肾脏组织和内耳组织中均有上皮钠通道和 Na$^+$，K$^+$-ATP 酶表达，提示内耳与肾脏在离子和液体的转运机制上可能具有相似之处。姜学钧等探讨磷酸化 c-Jun 氨基末端激酶（JNK）在前庭毛细胞凋亡过程中的作用机制；王澍琴等探讨 c-Jun 氨基末端激酶（JNK）在体内对肾小管上皮细胞转分化的调控作用。Notch 通路在耳、肾的发育、再生、增殖中具有十分重要的作用。Notch 通路不同的配体，决定内耳毛细胞的命运。肾脏的生长发育也离不开 Notch 通路，在发育的各个阶段都可以见到 Notch 通路的表达。Notch 通路在耳发育的过程中是通过抑制受体与配体相互关系而决定毛细胞和支持细胞的命运。Kopan's group 的研究显示，Notch2 基因敲除后，就会引起肾脏近端内皮细胞（包括足细胞及小管上皮细胞）的丢失。肾脏发育成熟后，只有少数的肾脏成熟细胞表面留有 Notch 信号。

从肾治耳是很有效的治疗方式。王东方研究认为，金匮肾气丸可能是通过减轻庆大霉素肾毒作用，达到降低耳毒作用的。董杨、施建蓉进行的体外研究也发现，耳聋左慈丸含药血清和水提醇沉液均可降低庆大霉素导致的小鼠耳蜗毛细胞损失率。

肾主纳气的现代研究

肾主纳气理论是中医脏象学一个重要组成部分。肺属金，肾属水，按照五行相生规律，肺金能够滋生肾水；而肾水作为五脏阴阳之本，对肺金也有滋养作用。陈玉龙认为肾主纳气其实是肾主封藏的一个特例，或延伸功能；广义上讲肾主纳气实质上是肾的蛰藏精气的作用，而狭义上主要是专指肾对肺中精气的摄纳作用。

结合肾脏、肺脏生理，有人用现代医学理论对"肾主纳气"进行解释。①气体交换的形式呈弥散状态，即气体由压力高处流向压力低处，肺泡气可经血液循环流至压力较低的肾脏，由此说明肾脏有参与呼吸作用的可能性。②体循环中多种血管活性物质，由肺肾两脏通过不同激活、灭活机制，有效地对体内血管舒缩及水盐代谢进行调节。这种调节机制一旦发生紊乱，即出现气喘等症状。③肾脏与肺在调节体内酸碱平衡、清除废物、维持内环境稳定中的关系极为密切。④肾主纳气最为直接的证明，就是肾脏所分泌的促红细胞生成素对体内运氧、供氧的调节。

王德山从动物实验结果佐证肺主通调水道的理论。根据中医学理论，通过人工扩张肺以增强其肺通气量，观察对家兔排出尿量的影响，实验中观察到 30 只家兔在扩肺期间都出现显著的抗利尿效应。其尿量减少平均值为 70%，说明肺通气的深度及频率改变时，肾脏的泌尿过程有显著的影响。马吉庆认为：①肺通气活动对抗利尿激素（ADH）分泌和释放的影响论证"人欲实肺者，要在息气也"。发现正、负压呼吸可引起人及动物的尿量减少或增多。正负压呼吸对尿量的影响是通过 ADH 实现的。②肺通气活动对肾素-血管紧张素-醛固酮系统的影响。肺通气的深度压力的改变不但可以通过自主神经系统，而且还可以通过"心肺-肾反射"来影响"肾素-血管紧张素-醛固酮系统"的活动，从而调节肾脏的泌尿功能。

肾脏象学在糖尿病肾脏疾病中的运用

糖尿病肾脏疾病的确切发病机制至今尚未阐明。根据目前研究，其机制可归纳为以下几方面。①与高血糖相关的生化代谢异常；②肾小球的血流动力学改变；③细胞因子及生长因子在 DN 发生中的作用；④氧化应激；⑤葡萄糖转运蛋白的作用；⑥丝裂原活化蛋白激酶；⑦肾小球滤过屏障改变；⑧脂代谢紊乱。

胡波研究发现，在糖尿病模型大鼠肾脏组织中 AQP2 表达增多，AQP2 的增多可能参与了糖尿病多尿的形成。丹参对水通道蛋白的表达有下调作用，这可能是其利水作用的机制，也是其防治糖尿病肾脏疾病的基础。胡波研究还发现，糖尿病大鼠肾组织中 AQP2 表达增多，肺毛细血管内皮细胞的 AQP1 表达明显下降。AQP2 在肾脏的增多及 AQP1 在肺脏的减少可能是导致糖尿病水液代谢异常的重要机制之一。丹参对水通道蛋白的表达有调节作用，这可能是其调节水液代谢作用的机制，也是其防治糖尿病肾脏疾病的基础。

谷丽娟研究认为，1,25 -二羟维生素 D_3 通过调节 RAS 系统、阻断 cAMP 信号系统参与了 2 型糖尿病及其慢性并发症糖尿病肾脏疾病的发生发展，并且能够在一定程度上反映其严重程度。研究发现，Klotho 基因过表达可以改善糖尿病肾脏疾病大鼠模型的肾功能，减少高糖诱导的氧化应激损伤和活性氧（ROS）的生成。宋双双研究认为，Klotho 基因启动子活性的下降与氧化应激过程中抗氧化酶活性的下降呈正相关，提示 Klotho 基因启动子和氧化应激抗性之间密切相关。糖尿病肾脏疾病的发病病机是复杂的，中医肾藏精、肾主水等脏象理论均用于糖尿病肾脏疾病的研究与治疗。

291　从脏象学论甲状腺与肾的关系

　　脏象学是研究人体脏腑组织器官形态结构、生理功能、病理变化及其相互关系的学说，是中医学理论体系的核心，它认为人体是以五脏为中心，六腑相配合，气血津液为物质基础，经络内外相连所构成的五个功能活动系统，其中将心、肝、脾、肺、肾合称为五脏，其概念是形态与功能的综合概念，不仅具有解剖学意义，更重要的是人体整体的功能模型，以显现于外的功能现象和联系为基础来确定脏腑的概念，因而不能与现代解剖学的同名脏器完全等同。《素问·五脏别论》："五脏者，藏精气而不泻也，故满而不能实。"从形象上看，五脏属于实体性器官；从功能上看，五脏生化和贮藏气血、津液、精气等精微物质，主持复杂的生命活动。

　　现代医学中的甲状腺是人体重要的内分泌实体器官，它分泌和储存甲状腺激素，从而促进机体生长发育和新陈代谢，无论是从形象上还是功能上，其都符合五脏定义的范畴。学者娄文凤等通过查阅文献后发现甲状腺与肾脏功能系统有着微妙而不可分割的关联。

形态结构相似，循经相连

　　脏象，又作藏象。藏，指藏于体内的脏器；象，释义有二，其一指脏腑的解剖形态，《黄帝内经素问集注》："象者，像也。论脏腑之形象，以应天地之阴阳也。"

　　1. 形态结构相似　《医贯·内经十二官论》："肾有二，精之居也，生于脊齐十四椎下，两旁各一寸五分，形如豇豆，相并而曲附于脊外，有黄脂包裹，里白外黑。"古籍文献中对肾形态结构的描述大致类似：肾位于脊柱两侧，左右各一，右微下，左微上；外形如豇豆，外有黄脂包裹，有上下两条系带。现代解剖医学中，甲状腺由左右两叶、峡部组成，左右叶形如锥体（右叶稍大），位于颈部甲状软骨的下方，气管两旁。甲状腺具有两层被膜，外层甲状腺囊由颈深筋膜构成，内层纤维囊是腺本身的被膜，直接贴覆在腺组织的表面。甲状腺由甲状腺上动脉和甲状腺下动脉各一对供给血液。二者皆藏于体内，位于人体正中线的两旁，肾有左右两枚，甲状腺有左右两叶之分；且两者外观类似，皆有被膜包裹，肾各有两条系带，上系于心，下趋脊下大骨，而甲状腺左右叶各有上下两条动脉，供应血流。

　　2. 循经相连　《针灸大成·卷六》指出"脉起小指之下……其直行者，从肾上贯肝膈，入肺中，循喉咙侠舌本"。足少阴肾经起于足小趾之下，斜向足心出于舟骨粗隆下，沿内踝后向上行于腿肚内侧，经股内后缘，通过长强属于肾脏，联络膀胱，其分支向上通过肝和横膈，进入肺中，沿着喉咙，挟于舌根部。甲状腺现代解剖位置位于人体的咽喉部，恰恰为肾经循行所过之处，经络将之与肾系相连。

生理功能相仿

　　象，另外之义为脏腑的生理、病理表现于外的征象，类似于现代医学中的症状和体征。《素问·六节脏象论》："象，谓所见于外，可阅者也。"《类经·脏象类》："象，形象也。藏居于内，形见于外，故曰脏象。""象"是"藏"的外在反映，"藏"是"象"的内在本质，两者结合是生命本质与现象的统一。

　　1. 肾藏精与甲状腺功能　肾具有贮存、封藏人身精气的作用，主生长发育和生殖。肾中之精来源于先天之精，接受后天之精的不断充养，同时又输送精气于五脏六腑。《怡堂散记》云："五脏六腑之精，肾实藏而司其输泄，输泄以时，则五脏六腑之精相续不绝。"肾将所藏之精气，供给于五脏六腑，使各脏腑发挥正常的生理功能，各司其职。甲状腺可储存、分泌、释放甲状腺激素（TH），几乎所有组织的正常功能都需要 TH，而这一生理现象与肾输送精气于五脏六腑的过程和作用有不谋而同之意。

肾精有促进机体生长、发育和生殖的作用。《素问·上古天真论》："女子七岁，肾气盛，齿更发长……七七，任脉虚，太冲脉衰少，天癸竭，地道不通，故形坏而无子也。丈夫八岁，肾气实，发长齿更……八八，则齿发去。"人的生命过程随着肾中精气的盛衰而变化，肾精充实则会有齿更发长、筋肉充盛等一系列机体生长发育之象；肾中精气逐渐充盛，到一定年龄会促进机体产生天癸，使机体具备生殖能力。现代医学研究发现甲状腺分泌的 TH 不仅可以通过负反馈调节下丘脑-垂体-甲状腺轴，还可以通过调节其受体来促进机体的组织分化、生长发育，TH 可促进大脑的发育成熟、骨骼和牙齿的发育；同时甲状腺滤泡旁细胞可分泌甲状腺降钙素（CT），调节机体的骨代谢，抑制破骨细胞的生成，增强成骨过程，缓解骨质疏松。甲状腺对于维持正常的生殖亦很重要，TH 不足时可引起女性月经紊乱、不孕，甲状腺功能紊乱不仅影响女性的生殖，同样会对男性产生不利影响，会导致勃起功能障碍，精子形态、运动异常等。随着年龄的增长，肾精亏虚，可出现形体的衰弱，发堕齿落，行动迟缓等表现，相关调查显示，甲状腺激素水平与老年衰弱具有相关性，全球范围内观察到甲状腺功能减退的发病率和患病率均随着年龄的增长而增加。

肾精亦参与血液的生成。《景岳全书·血证》："血即精之属也，但精藏于肾，所蕴不多，而血富于冲，所至皆是。"相同的是，研究发现生理浓度的 TH 是维持正常造血功能的必需品，可增强促红细胞生成素的生血作用，亦有参与血液生成的作用。

2. 肾主水液与甲状腺功能　肾主持和调节人体水液代谢。在水液代谢过程中，肾的蒸腾气化作用使肺、脾、膀胱等脏腑发挥各自的生理功能，若肾气化不利或开阖失度，则会引起水液代谢障碍，可见水肿等表现。现代医学理论中 TH 有利钠排水的作用，当甲状腺功能减退 TH 分泌不足时，黏蛋白大量积聚于皮下，吸附水分和盐类，会出现特征性的黏液性水肿，由此可见，甲状腺亦具备调节水液代谢的功能。

3. 肾主一身阴阳与甲状腺功能　肾为五脏六腑之本，藏真阴而寓元阳。肾气为肾精所化生之气，实指肾脏精气所产生的生理功能，又根据生理功能的表现概括为肾阴和肾阳两个方面。《景岳全书·传忠录·命门余义》："命门为元气之根，为水火之宅。五脏之阴气，非此不能滋。五脏之阳气，非此不能发。"其义为五脏六腑之阴，非肾阴不能滋助；五脏六腑之阳，非肾阳不能温养。其中，肾阴对机体各脏腑组织起着滋养、濡润作用；肾阳对机体各脏腑组织起着推动、温煦作用。

TH 可提高组织的耗氧量，使产热增加，加速糖和脂肪的分解代谢，促进胃肠蠕动和消化吸收功能，功同肾阳推动、温煦的作用。林兰提出甲状腺的生理功能为"助肝疏泄，助肾生阳"，认为甲状腺有生发阳气和推动阳气运行的作用。目前研究中通常使用抗甲状腺药物诱导大鼠甲状腺功能减退来制造肾阳虚模型；生理量的 TH 可增加蛋白质的合成，使机体呈氮的正平衡，同时维持正常的矿物质、维生素代谢等，犹如肾阴滋养、濡润的作用，研究发现阴虚证时体内 TH 合成分泌功能紊乱。甲状腺功能正常状态下，分泌适量的 TH 作用于机体各个组织，维持机体状态的平衡，而肾主一身之阴阳，平衡机体处于"阴平阳秘"的状态下，两者的生理功能对于机体的平衡有大同小异之妙。

病理表现类似

甲状腺与肾不仅生理功能相仿，病理表现也具有一定的同质性。肾为水火之脏，阴中有阳，其病则主要表现为水火阴阳失调，而肾病多虚证，一般多为阳虚、阴虚和肾精不足。

1. 肾阳虚损与甲状腺疾病　肾阳虚损表现为全身的生理功能衰退、水液气化功能障碍、脾胃生化水谷精微功能紊乱和生殖功能衰退等，临床可见畏寒肢冷、精神萎靡、乏力、嗜睡、面色㿠白、浮肿、腰膝酸软而痛、舌淡胖苔白、脉沉弱，或见心悸咳喘，或见男子阳痿、女子宫寒不孕等表现。而甲状腺功能减退症（简称甲减）、慢性淋巴细胞性甲状腺炎（又称桥本甲状腺炎）、亚急性甲状腺炎后期等甲状腺疾病的临床表现与肾阳虚损的症状相差无几，其病理机制多为多种病因导致的 TH 合成和分泌减少或组织作用减弱导致的全身代谢减低，而临床中甲减多从肾阳论治。诸多研究表明使用温肾助阳法可以治疗多种甲状腺疾病，其中，刘丽丽发现温补肾阳中药配合小剂量左甲状腺素钠片（优甲乐）较单纯使用优甲乐治疗甲状腺功能减退症在改善中医证候、甲状腺功能、血脂水平等方面及治疗效果更优；张晓珂等发现，在常规西药的基础上联合疏肝健脾温肾方治疗桥本甲状腺炎较单纯西药治疗效果显著。

2. 肾阴亏虚与甲状腺疾病　肾阴亏虚则形体脏腑失其滋养，精髓阴血日益不足，肾阳无制则亢而为害。阴液精血亏少，则见腰膝酸软、乏力、形体消瘦、眩晕耳鸣、少寐，或女子经少；阴虚火旺，则见五心烦热或骨蒸潮热、口干咽燥、颧红、盗汗、舌红少苔，若相火妄动，扰于精室，可见梦遗等。现代医学中甲状腺功能亢进症（简称甲亢）、桥本甲状腺毒症、甲状腺癌等疾病的症状和体征与肾阴亏虚的病理表现类似，蔡小平提出从肾治疗甲状腺癌，在甲状腺癌后期常采用天王补心丹加减方滋补心肾之阴进行治疗；刘延青等认为甲亢应从肾论治，提出清肾养阴的治法；黄江荣等发现，滋补肾阴的六味地黄丸可以明显改善甲亢患者的症状和体征，减少基础代谢率和耗氧量。

3. 肾精不足与甲状腺疾病　肾所藏之精是生命的基础，小儿肾精不足则会身材矮小，智力和动作发育迟缓，囟门迟闭，骨骼痿软；而甲状腺功能减退始于胎儿或新生儿者称呆小病，起病于青春期发育前儿童者称幼年型甲减，两者的临床表现与小儿肾精不足证相同，患儿体格、智力发育迟缓、表情呆钝、前后囟增大且关闭延迟、四肢粗短、行走晚，骨骼、牙齿、性器官发育延迟；成人肾精不足可引起早衰、发脱齿摇、耳鸣耳聋、健忘恍惚、动作迟缓、足痿无力、精神呆钝等，其与成人型甲状腺功能减退的症状极为相似。在动物模型中发现，先天性甲状腺功能减退大鼠学习能力较差，出生时切除甲状腺的成年大鼠表现出行为障碍，甲状腺功能减退的大鼠比未治疗的对照组大鼠学习能力差，且在实验过程中犯了更多的错误，由此可见甲状腺的缺失或者功能的减退与肾精不足证在临床表现和体征中存在很多共同之处。

娄文凤以中医经典脏象理论为基础，结合现代医学研究成果及各临床医家治疗经验，从"象"而论，在形态结构、生理功能和病理表现等方面分析甲状腺与五脏中肾之间存在的密切关系，可将现代医学中的甲状腺归属于中医学理论中肾脏功能系统，为整体认识甲状腺及辨治甲状腺疾病提供了理论参考依据。

292　从遗传免疫学论肾脏象与强直性脊柱炎

　　强直性脊柱炎（AS）是一种主要侵犯中轴关节、以骶髂关节炎和脊柱强直为主要特点的风湿性疾病，属自身免疫病，其发病与遗传因子人类白细胞抗原-B27（HLA-B27）和肠道或泌尿生殖道细菌感染有关，发病机制有分子模拟学说、致关节炎多肽学说、免疫应答基因学说、受体学说等。AS属中医学痹证、大偻范畴。因机体先天禀赋不足，肝肾亏虚，复感外邪，内外合邪，阳气不化，邪气内盛，影响筋骨的荣养濡泽而致脊柱伛偻。肾为先天之本，藏精生髓，在体为骨，为作强之官；肝为罢极之本，藏血主筋，统司筋骨关节；脾为后天之本，气血生化之源，主四肢肌肉。AS发病与肝、脾、肾三脏象相关，其中尤与肾脏关系密切。随着现代医学遗传学和免疫学的不断发展，运用现代科学的研究成果阐释肾脏象在AS发病中的重要地位，对于认识和治疗AS，促进中西医结合的发展都具有重要意义。学者刘宏潇等从遗传免疫学基础论述了肾脏象与强直性脊柱炎的关联。

肾虚是 AS 发病的病机关键

　　强直性脊柱炎的发病部位主要是腰骶部和脊背部，以腰骶部疼痛、僵硬、不适为主要临床表现。沈金鳌《杂病源流犀烛》："凡人一身之骨最大者，脊骨也，脊穷谓之骶，是不但为骨之最大，且居中丽正，一身之骨胥于是附，由屋之正梁，且为一身之主骨也。"然"肾足少阴之脉，贯脊属肾"（《素问·经脉》），故AS病之根源在肾。《素问·痹论》："肾痹者，善胀，尻以代踵，脊以代头。"腰下为"尻"，指骶髂关节部位；"踵"，指足根；"脊"，这里特指上部胸椎。"尻以代踵，脊以代头"是描述痹证日久不愈，反复发作，深入筋骨所出现的弓背弯曲畸形，符合AS晚期特征性临床表现。宋代钱乙《小儿药证直诀》亦明确指出，"尻耳俱属于肾"，又肾有二系，"一系下迫近骶尾，一系上脑髓"，说明了尻骨与肾的密切关系，而腰尻之痹是AS区别于其他痹证的典型特征，这就决定了肾脏象在AS病因、病机中的主宰地位。

　　《素问·脉要精微论》"腰者肾之府"，明确指出肾居腰之部位，腰不但是实质的肾脏所在，还有足少阴、足太阳经脉与督脉循行、带脉的环绕，这些经脉都直接或间接的连属于肾。《圣济总录》："腰者，一身之要，屈伸仰俯无不由之。"《诸病源候论·腰痛不得俯仰候》："肾主腰脚，而在三阴三阳、十二经、八脉，有贯肾络于腰脊者，劳损于肾，动伤经络，又为风冷所侵，血气搏击，故腰痛也，阳病者不能俯，阴病者不能仰，阴阳俱受邪气者，故令腰痛，不能俯仰。"王肯堂在《证治准绳·腰痛》中指出，腰痛"有风、有湿、有寒、有热、有闪挫、有瘀血、有滞气、有痰积，皆标也，肾虚其本也"。因此，肾虚不足所致之痹，或久痹及肾之证，都反映是腰府为病，诚如《苍生司命·腰痛》云："盖腰者肾之府，人身之大关节，诸经皆贯于肾而络于腰，故肾经一虚而腰痛诸病作矣。"

　　肾主骨髓，其充在骨。唐容川云："骨内有髓，骨者髓所生，周身之骨，以脊背为主，肾系贯脊，肾藏精，精生髓，髓生骨，故骨者肾之所合也。"《杂病源流犀烛》："经言肾主骨，又言骨者髓之府，是惟肾气足，故髓充满，髓充满，故骨坚强也。"肾主骨生髓是肾精化生的主要功能，肾精充实，则骨髓生化有源，骨骼得髓之滋养而坚韧有力、耐劳作；如果肾精亏虚，则骨髓生化乏源，不能充养骨路，则出现骨骼脆弱无力、不耐久立、劳作，腰膝痛，甚至不得屈伸，容易骨折，如《灵枢·邪气脏腑病形》："肾脉缓，甚为折脊。"陈士铎《石室秘录》："脊背骨痛者，以肾阴亏竭，不能上润于脑，河车之路干涩而难行，故而作痛。"因精血可以互化，虚实消长，相对平衡，肾精不足，气血必虚，不能荣养筋骨肌肉，百骸作痛。

然脊柱为病，又当责之于督脉。《脉经·评奇经八脉病》："尺寸俱浮，直上直下，此为督脉。腰背强痛，不能俯仰。"AS 之腰背强痛，又与督脉相关。督脉者，贯脊属肾，夹脊抵腰中，行于背正中，总督一身之阳经，为十二经之纲领及动力，肾之精气通行之通路。肾之精气充养骨髓、补益心脑、温煦气化，必通行此脉，此脉一通，百脉皆通。然督脉赖肾之精气之涵养、充实，若肾之精气亏虚，督脉空疏，则必失于温煦蒸化之功能，脊柱失于护卫温养，如《医学衷中参西录》："凡人身之腰痛，皆脊梁处作痛，此实督脉主之。"肾虚者，其督脉必虚，是以腰痛。

肾藏精先天之本与 AS 遗传学

藏精，是肾的主要生理功能，《素问·六节脏象论》："肾者主蜇，封藏之本，精之处也。"精气是构成人体的基本物质，也是人体生长发育及各种功能活动的物质基础。肾所藏的精气包括"先天之精"和"后天之精"。"先天之精"是禀受于父母的生殖之精，它与生俱来，是构成胚胎发育的原始物质，即是《灵枢·本神》所说的"生之来，谓之精"，所以称"肾为先天之本"。"后天之精"是指出生之后，来源于摄入的饮食物，通过脾胃运化功能而生成的水谷之精气，以及脏腑生理活动中化生的精气通过代谢平衡后的剩余部分，藏之于肾，《素问·上古天真论》："肾者主水，受五脏六腑之精而藏之。"

《灵枢·经脉》："人始生，先成精，精成而脑髓生，骨为干，脉为营，筋为刚，肉为墙，皮肤坚而毛发长。"《内经》认为，精是遗传的基素，在"精"这个遗传基素上包含了新个体的全部遗传潜能。"夫精者，身之本也"（《素问·金匮真言论》），精是后天个体发育成长的根本，一个新个体产生和发育的一切遗传信息以及在此遗传信息指导下推动生命个体发育的全部原始能量都蕴含在这个"精"上，此精实指先天之精，元始之精（遗传物质）。

遗传基素"精"藏纳在肾中，肾为"精"充分发挥一切生理效应提供了场所和条件。肾精作为新个体的根本基素，来自父体和母体，是在新个体产生之前就先出现的。"两神相搏，合而成形，常先身生，是谓精"（《灵枢·决气》），肾精带有形成新个体全部遗传信息和能量的整体基因，此整体基因藉其能量和信息直接调控着新个体的生长和发育。如《素问·五常政大论》云："根于中者，命曰神机。""根"，基础，"中"，内在，即个体发育生长的内在基础。"神机"指生命个体特有的内在基因结构及依附于此结构上信息和能量的调控机制。肾精所携带的遗传信息和能量是生命发展、个体发育的基础。

先天之精（遗传物质）藏于肾，肾为先天之本（遗传本体基础），主宰着人体一切生命活动。肾以其所藏之精为基础，施展其遗传物质的程序性表达、调控，而决定了人体的一切生理生化过程。遗传物质的基本单位是基因，基因来源于遗传（先天），基因是生物体细胞内特定的 DNA 核苷酸片断，是生物遗传的基本单位，它的结构决定了生物的性状，这与肾精来源于先天（遗传）是构成生物组织形态的物质基础相一致。因此，肾藏先天之精是先天遗传物质的根本所在，肾脏象是遗传信息的发源地，"肾为先天之本"实质上就是遗传物质的结构、程序性表达、调控这三大特性在中医学中的表现形式。所以，肾是一个既能构建脏腑组织之形态（基因的结构及程序性表达），又能主宰脏腑组织之功能的先天之脏器。

强直性脊柱炎是一种具高度遗传性的疾病，易感性大部分（＞90％）是由遗传因素决定，其中以 HLA 连锁基因为主，还有一些非 HLA 的基因参与。有研究发现，B27 阳性者患 AS 的概率是 B27 阴性者的 200～300 倍，其他 HLA 分子（如 HLA－B60、DR1、DR8）、LMP 基因（低分子量多肽）和 TAP 基因（抗原转运蛋白）可能亦参与发病。

最近关于 AS 的家系和孪生研究显示了遗传易感性的多基因模型，并且有重要的数据证明，HLA－B27 是直接参与了 AS 的发病，一小部分 B27 阴性的 AS 患者可以用 AS 的遗传异质性来解释。另外，HLA－B27 转基因鼠动物模型的成功建立，进一步确立了 B27 分子在 AS 中的重要地位。HLA 致病微生物提供新的配体改变宿主对病原体入侵的反应，或通过改变病原体入侵的初始信号传递系统，或者说，B27 分子递呈细菌抗原给细胞毒 T 淋巴细胞（CTL）的能力较其他 iv 类分子弱，使细菌抗原能在宿主细胞中长期存在，并不断释放毒素，引发疾病的不断进展。如 HLA－B* 2705 分子 X 线衍射分析显示，抗原肽 N-末端碳基与 B27 保守 Ty r159 残基形成氢键，同时肽中负电荷残基与 B27 另三个保守性残基（Tyr7、59、171）以及 1 个水分子共同形成一个五环状氢键网络，此结构对 CTL 识别抗原肽有作用，正是 B27 分子中这些特定的保守性残基与抗原肽以及水分子间形成的众多氢键结构维持了二者的结合。另有研究表明，B27 分子 B 袋不仅与肽的联接有关，且影响重链的折叠。正常情况下，重链被合成后与 B$_2$-微球蛋白、抗原肽一起在内质网形成三聚体复合物，当 B$_2$-微球蛋白、TAP 缺乏或 TAP 被抑制时会造成重链折叠不良而被解离到溶酶体降解，而 B 袋 α_1 区氨基酸同样会影响重链折叠。折叠不良重链可能进入其他细胞小室被降解成重链衍生肽而被 iv 类分子提呈，或出现在细胞而单独提呈病原肽，这两种情况都有可能激活自身免疫性 CTL，诱发疾病。

综上所述，AS 患者"先天禀赋不足"体质的遗传是有其物质基础的，如《景岳全书》："夫禀受者，先天也……先天责在父母。"徐灵胎《医学源流论》："当其受生之时，已有定分焉，所谓定分者，元气也，视之不见，求之不得，附于气血之内，宰乎气血之先，其形成之时已有定数。"

肾主元气主骨生髓与 AS 免疫学

《素问·痹论》："风寒湿三气杂至合而为痹。"然"邪之感人，非虚不痹"（清代董西园《医级》），"风雨寒热，不得虚，邪不能独伤人"（《灵枢·百病始生》），《素问·刺法论》指出，五疫之至不相染者，是因"正气存内，邪不可干"。六淫之邪是痹证发生的重要条件，正气不足是痹证发生的内在基础。

凡"清气、清阳、胃气、谷气、卫气、营气、精气、正气"，都是元气的异名，它代表机体防病免疫、强身健体的本能。元气，是人体最基本、最重要的气，是人体生命活动的原动力，是维持生命活动的最基本物质。元气以肾所藏的精气为主，依赖于肾中精气所化生。《难经·三十六难》："命门者，原气之所系也。"明确指出了元气根于肾。肾脏因其对五脏之精的封藏及对各脏藏精功能的调控作用，在保持机体不被外邪所伤的过程中起关键作用。机体的元气充沛，则各脏腑、经络等组织器官的活力就旺盛，机体的素质就强健而少病。若因先天禀赋不足，或因后天失养，或因久病损耗，以致元气的生成不足或耗损太过时，肾元亏虚，外邪乘虚而入。先天禀赋不足之人，肾元亏虚，元气虚衰，正气不固，"风寒湿乘虚内袭，正气为邪气所阻，不得宣行，因此留滞，气血凝滞，久而成痹"（《类证治裁》）。隋代巢元方《诸病源候论·腰痛候》："肾主腰脚，肾经虚损，风冷乘之，故腰痛也，又，邪客于足少阴之络，令人腰痛引少腹，不可以仰息。"

AS 为自身免疫病，在 HLA－B27 和某些特定的遗传背景（肾元亏虚）下，即由于 HLA－B27 以及其他基因和蛋白分子的存在，机体对某些病原体及其抗原成分（邪气）的清除能力下降，病原体抗原诱发机体产生了对自身的以细胞免疫为主的免疫反应，成为炎症的引发因素，从而造成软组织和软骨的炎症和破坏，最终形成关节强直。HLA－B27 阳性个体似乎呈肿瘤坏死因子－A 低分泌状态，这可能导致对某种微生物的免疫功能降低。AS 发病机制中分子模拟学说认为，由于 HLA－B27 与微生物抗原之间存在相同的抗原成分，机体针对微生物产生的免疫反应因交叉反应而出现攻击 B27 分子的自身免疫反应。血液中存在针对某些病原体同时又可以与 HLA－B27 反应的自身抗体为这一古老的假说提供了直接的证据。研究表明，HLA－B27 分子与许多病原体抗原存在相同成分。肺炎克雷伯杆菌（Kp）氮固酶与 HLA－B2705 存在 6 个氨基酸的共同序列 QTDRED，耶氏杆菌外蛋白 1 与 HLA－B27A1 亚基的第一多变区存在共同序列 QTDR，福氏痢疾杆菌与之存在共同序列 AQTDR。另外，人与病原体热休克蛋白的氨基酸序列存在较大的同源性，这些都可能成为免疫反应攻击的目标。

另一方面，中医学认为，肾主骨生髓，肾精可以充养骨髓，而骨髓乃造血之器官，造血干细胞增殖分化都在骨髓。人体参与免疫反应的主要免疫活性细胞是 T 淋巴细胞和 B 淋巴细胞，而这两种细胞来源是骨髓的多能造血干细胞，所以，骨髓是免疫细胞的发源地，中医肾主骨生髓的功能亦与现代医学免疫学具有密切的关系，肾脏在维持机体免疫自稳态中起重要作用。

肾虚之人，机体免疫自稳态失衡，淋巴干细胞增殖分化异常，T淋巴细胞亚群比例失调。在AS患者的关节组织浸润细胞中，CD^{+4}T细胞的比例要高于CD^{+8}T细胞。另外，Archer认为，AS患者关节组织的HLA-B27可为未知的刺激物所活化，从而激活杀伤性T细胞，杀伤性T细胞激活后释放干扰素-C等细胞因子导致炎症，而抑制性T细胞激活后释放转化生长因子-B等抑制因子使炎症所带来的病损向修复方向发展，导致纤维化和硬化，乃至骨性强直。Hermann等发现，活动期AS患者外周血中Kp反应性T淋巴细胞数目较正常对照组明显减少，而在关节液中却培养出可识别Kp的CD^{+8}T淋巴细胞克隆，此克隆的CTL可特异性杀伤致关节炎细菌感染的$B27^{+}$靶细胞，同时对非感染细胞株也有B27限制性杀伤作用，提示AS患者存在外周T细胞对Kp防御能力的缺陷，这可能导致病原体抗原进入滑膜关节，激发特异性T细胞反应。

补肾为 AS 的重要治法

张仲景在《金匮要略》中提出，"寸口脉沉而弱，沉即主骨，弱即主筋，沉即为肾，弱即为肝，汗出入水中，如水伤心，历节，黄汗出，故曰历节"；"虚劳腰痛，少腹拘急，小便不利者，八味肾气丸主之"。指出肝肾先虚、复感外邪是发生历节病的主要病因，内虚腰痛属肾的阴阳两虚，当补阴、补阳，实乃中医药治疗痹证采用补肾法之滥觞。孙思邈《备急千金要方》6则首次将补肾方药应用于腰痛及痹证的治疗中，"腰背痛者，皆由肾气虚弱，卧冷湿地，当风所得也，不时速治，喜流入腰膝，为偏枯，冷痹，缓弱疼重，若有腰痛挛脚重痹，急宜服独活寄生汤"。当代医家亦将补肾列为AS治疗的根本大法之一，并取得了较好临床疗效。

肾为水火之脏，藏真阴而寓元阳。补肾之法，不仅能养精、生髓、壮骨，且能使机体气血充盈，不但对先天之精有所滋养，使之功能旺盛，促进机体之正常生长发育，并能促进后天之精摄纳运化有常，推动机体各脏腑、器官活动增强，使之对全身脏腑、器官、形体乃至大脑等提供充足的营养物质及神经-内分泌-免疫等调节信息，维持整个网络功能态协调平衡，并将各类代谢产物排出体外，完成气血津精的物质代谢，纠正异常的免疫状态。

AS为高度遗传性疾病，属自身免疫病。肾为先天之本，是遗传性疾病的决定因素，如何有意识地在系统的遗传过程启动之前，促进肾发挥摄取最佳信息，舍去劣质信息的作用，这是中医补益先天理论的真正目的。基因是遗传信息，中医药治疗疾病的最根本的作用机制即是从调控基因的功能着手，即从修饰或改变基因的表达与表达产物的功能入手，而不是从改变与纠正基因的结构为主要手段。通过补肾可以启动人体生命遗传的有序功能，增强元气，调整体质，抵御外邪干扰因素，调节免疫，维持机体免疫自稳态，抵御父母所遗传的疾病易发因素，预防疾病，发挥最佳的遗传信息功能。

肾的功能与作用，涉及了从遗传信息到整体功能实现中的分子-细胞-器官-整体多个层面，通过进一步的研究，分析AS肾虚证的基因表达谱和表达产物的差比性，将会揭示AS肾虚证候发生发展在分子水平的调控规律，进而揭示补肾类中药复方治疗AS作用的靶点、作用环节和作用过程，从而阐明其作用机理。将遗传信息的获取、表达、调控及AS免疫自稳网络的重建与中医药补肾法结合在一起，将对中医药治疗AS的研究产生突破性进展。

293　从肾脏象论衰老与骨关节炎

骨关节炎（OA）是以关节疼痛、活动受限和关节畸形为主要临床表现的风湿性疾病，其病因及发病机制至今未明。一般认为，与遗传、年龄、肥胖、职业、体力活动、外伤及雌激素水平下降等因素有关，发病机制有免疫学学说、细胞因子学说、Wnt 信号通路学说等。骨关节炎属于中医学"骨痹""筋痹""鹤膝风"范畴。先天禀赋不足或年高肾气衰退，肾精不足，筋骨不坚，复感外邪或长期慢性劳损，骨失所养而致骨痹。肾为先天之本，在体为骨，藏精生髓，为作强之官，故 OA 发病与肾脏象关系尤为密切。随着现代医学的发展，认为 OA 是关节软骨的退行性病变，是衰老的一种表现。故阐释衰老、肾虚与 OA 的关系，对中西医结合认识和治疗 OA 具有重要意义。学者殷海波等把中医的整体论与系统生物学联系起来，阐释了衰老、肾虚与 OA 的关系，为中西医结合认识与治疗 OA 提供了思路。

肾虚骨衰是 OA 的病机关键

骨痹始见于《内经》。《素问·长刺节论》："病在骨，骨重不可举，骨髓酸痛，寒气至，名曰骨痹。"《素问·痹论》："风寒湿三气杂至，合而为痹也……以冬遇此者为骨痹……痹在于骨则重……骨痹不已，复感于邪，内舍于肾。"《素问·气穴论》："积寒留舍，荣卫不居，卷肉缩筋，肋肘不得伸，内为骨痹，外为不仁，命曰不足，大寒留于溪谷也。"《灵枢·寒热》指出："骨痹，举节不用而痛，汗注烦心，取三阴之经补之。"《中藏经·论痹》："大凡风寒暑湿之邪……入于肾则名骨痹。"唐代孙思邈《备急千金要方》中提及"骨极"，认为骨极是骨痹及肾的后果。中医学认为，骨痹的主要症状为关节疼痛，活动受限，遇寒冷则疼痛加重；病症表现主要在关节，而其本源在肾；主要病因病机为肾气亏虚，肾精不足，肾虚引邪入内，内外合邪而发骨痹。正如《中藏经》中指出："骨痹者，乃嗜欲不节，伤于肾也，肾气内消……而精气日衰，精气日衰则邪气妄入。"强调了肾虚引邪入客的病机关键。

肾藏精，主骨生髓，肾中精气是促进机体生长发育功能的重要组成部分。《内经》指出"肾主骨"，《素问·阴阳应象大论》"肾生骨髓"，《素问·六节脏象论》"其充在骨"，说明只有肾中精气充盈，才能充养骨髓，《素问·痿论》："肾主身之骨髓。"说明人随着年龄的增长出现骨软无力，骨及软骨发生退行性病变，都与肾中精气不足、骨髓空虚有关。肾藏精，精生髓，髓养骨，肾精充足则骨髓生化有源，骨又得髓之滋养而坚固有力，肾虚则骨弱髓空，不能束骨而利关节也。《内经》"邪之所凑，其气必虚"，故肾虚骨衰是 OA 发病的病机关键。

另外，OA 发病与肝、脾相关。肝为罢极之本，藏血主筋，统司筋骨关节，《内经》指出"肝主筋"。又云："膝者筋之府，屈伸不能，行则偻附，筋将惫矣。"肝藏血，肾藏精，称之谓"精血同源""肝肾同源"。肾精不足，则不能滋生肝阴、肝血，肝体不足，则不能滋荣筋腱，以致筋挛节痛。如《医学摘粹》："筋膜者，肝木之所生也。肝气盛，则筋膜滋荣而和畅。髓骨者，肾水之所生也。肾气盛，则髓骨坚凝而轻利。"脾为后天之本，气血生化之源，主四肢肌肉。肾为先天之本，赖于后天之本的滋养，脾为后天之本，需在先天之本的基础上发挥作用，即"先天生后天，后天养先天"。脾运健旺，生血有源，则肝有藏。肝的血液充盈，才能养筋，筋得其所养，才能运动有力而灵活。

现代研究表明，下丘脑-垂体-腺体或激素系统是肾主骨的调节手段。肾可将垂体分泌的生长激素转化为胰岛素因子类的物质，促进胶原和硫酸软骨素的合成及沉积。由性腺分泌的雌激素可直接促进钙的沉积，骨基质的增多或成骨细胞的活跃。随着人的衰老，肾精气亏虚，肾主骨功能减退，出现胶原、硫酸软骨素的合成减少，使细胞外基质的降解代谢超过其合成代谢，导致软骨退行性病变。在 OA 中，软骨代谢发生显著变化，表现为软骨下骨疏松，软骨下骨板逐渐增厚，骨骺部位逐渐增粗等，这主要与髓内血循环系统紊乱有关。因肾元亏虚，无力鼓动血脉，气不能帅血正常运行于四肢关节，则脉运行不畅，停留于骨关节局部而形成瘀血，使髓内血循环系统紊乱，导致关节失养，加之瘀血阻滞经络痹阻关节，骨内压增高，不通则痛，发为骨痹。

肾虚是衰老的根本原因

衰老的原因是多方面的，有肾气虚衰学说、脾胃虚衰学说、脏器虚损学说、阴阳失调学说、气滞血瘀学说等，其中尤其强调肾脏象在衰老中的作用，提出肾虚是衰老的最根本原因。《素问·上古天真论》："丈夫……三八，肾气平均，筋骨劲强……四八，筋骨隆盛，肌肉满壮，五八，肾气衰，发落齿槁……七八，肝气衰，筋不能动，天癸竭，精少，肾脏衰，形体皆极。"认为肾对全身的生理功能起着调节、整合作用，特别对人的生、长、壮、老、已有重要调控作用。朱丹溪认为，衰老的主要原因是肾精亏耗，元阴不足而相火妄动，曰："相火易起，五性厥阳之火相煽，则妄动矣。火起于妄，变化莫测，无时不有，煎熬津液，阴虚则病，阳厥则死。"赵献可则强调命门火（肾中元阳）在衰老中起主要作用，其《水火论》："以无形之水沃无形之火，当而可久者也，是谓真水真火，升降既宜。"张景岳则认为，元阴元阳在衰老中都有着重要的作用，云"天之大宝，只此一丸红日，人之大宝，只此一息真阳"；"阴虚则精虚，精虚则气无所附，气化之机息矣……命门居两肾之间而兼具水火，为性命之本"。叶天士认识较为全面，认为肾阴虚、肾阳虚均可促成衰老，云"男子向老，下元先亏；花甲以外年岁，到底下元衰矣；高年下焦根底已虚"，"六旬又六真阴衰，年高水亏，高年下焦阴弱"。

基于中医学对肾与衰老关系的认识，现代医学认为，肾可归属于下丘脑-垂体-腺体或激素系统，衰老是生理性肾虚，是下丘脑-垂体-腺体轴的提前老化。沈自尹提出"肾气虚衰-免疫功能低下-衰老"，称之为"肾气-免疫-寿命"学说，认为衰老与肾脏关系密切。研究表明，以自然衰老大鼠为肾虚证模型，发现不同月龄大鼠体内各个"层次"的网络，包括神经内分泌、免疫、骨代谢、NF-κB 信号转导通路、代谢组学（血清）、基因之间"联系"都呈现年龄依赖的由盛至衰。

衰老可能是 OA 发生的核心机制

衰老是机体组织、器官功能随年龄增长而发生的退行性变化。关于衰老机制的学说主要有神经-内分泌-免疫网络失调学说、自由基学说、端粒学说、线粒体 DNA 损伤学说、基因调控学说。OA 患病率在世界三大老年病中居于首位，是导致老年人活动能力丧失最重要的原因。可见老年人群是 OA 的高发人群。在文献整理过程中，分析关节软骨的结构、代谢与年龄相关的变化，发现随着年龄增长，软骨的退行性病变呈现加重趋势。中医学认为，人过半百，年高体衰，肝肾精血渐亏；气血不足，肾虚不能主骨，肝虚无以养筋，致筋骨失养，是 OA 发病的基础。故衰老与 OA 发病关系密切。

五脏之中，肾为先天之本，内蕴元阴元阳，能够激发机体各种生理活动，是生命的原动力，支配着人的生、长、壮、老、已。生命科学研究则认为，机体生长、发育与衰老的基础是以细胞周期为核心的细胞增殖、分化与衰老等生命活动，故学者提出肾可能与以细胞周期为核心的细胞增殖、分化、衰老等细胞基本生命活动相关，认为以细胞衰老为突破口可能会从另一个角度揭示中医肾本质。目前已明确认识到，机体衰老的基础是细胞衰老。软骨细胞是关节软骨中唯一的细胞。现代医学借助分子生物学技术，研究软骨细胞衰老与 OA 的关系。软骨细胞老化的特征有：衰老相关 β-半乳糖苷酶的表达、不可逆的生长停滞、端粒长度缩短、软骨细胞分化特征的改变。细胞衰老典型的形态学特征及代谢标志为 β-半乳糖苷酶。Martin 等以 β-半乳糖苷酶、有丝分裂和端粒长度作为细胞衰老的标记，发现随年龄增长，β-半乳糖苷酶的表达增加，有丝分裂活动减少，端粒长度缩短，证实细胞的衰老降低了软骨的修复能力，使骨关节炎发病率增高。测定 β-半乳糖苷酶，显示正常关节软骨中不表达衰老相关 β-半乳糖苷酶，骨关节炎软骨中衰老相关 β-半乳糖苷酶的表达随软骨退变程度增加而逐渐增多，衰老软骨细胞阳性率随软骨退变程度增加。基于中医学与现代分子生物学的认识，我们认为，衰老可能是 OA 发生的核心机制。

补肾法是治疗 OA 的重要治法

孙思邈《备急千金要方》首次将补肾方药应用于痹证的治疗中，"腰背痛者，皆由肾气虚弱，卧冷湿地，当风所得也，不时速治，喜流入腰膝，为偏枯、冷痹、缓弱疼重，若有腰痛挛脚重痹，急宜服独活寄生汤"。宋代《圣济总录》中载有骨痹 6 方，主要是从肾脏亏虚进行治疗，多为鹿角胶丸、补肾熟干地黄丸、鹿茸天麻丸等，多以补肾填精药物为主，强调了补肾药的君药地位。元代《卫生宝鉴》："老年腰膝久痛，牵引少腹两足，不堪步履，奇经之脉，隶于肝肾。"明确提出老年人年高所患腰膝疼痛，是肝肾两虚的表现。故治疗上要采用温补肝肾、填精益髓、大壮筋骨的治疗原则。明代《证治准绳·类方·鹤膝风》中载有经进地仙丹，亦是从补肾益精、大壮筋骨入手。清代林珮琴在《类证治裁》中描述鹤膝风为"上下腿细，惟膝独大，形如鹤膝"，并强调了以补肾为主的治疗方法。

现代医学研究证实，补肾法可以通过促进软骨细胞增殖、抑制软骨细胞凋亡、改善 DNA 随年龄性变化、改善氧自由基的异常代谢、抑制 NO 合成等多个环节来恢复关节软骨的代谢平衡。药理学研究发现，温肾药对于机体组织细胞和基本结构成分具有增强和保护作用，补益肝肾可改善微循环、防止自由基过量产生，增强免疫功能，延缓衰老，使软骨退行性病变得到改善和修复。因此，补肾法可能是通过调补肾气，延缓衰老治疗 OA。

肾的功能与作用，涉及分子-细胞-器官-整体多个层面。细胞分子生物学作为一门新兴学科，因其反映了细胞的微观分子结构，研究了生命物质基础，又反映了人的整体水平的功能规律，而成为当前生命科学中最重要和最具有活力的学科。因此，从软骨细胞分子水平研究衰老对 OA 软骨退行性病变的分子机制，揭示衰老在分子水平的调控规律，进而揭示补肾类中药复方治疗 OA 作用的靶点、作用环节和作用过程，从而阐明其作用机理。把中医的整体论与系统生物学联系起来，阐明衰老、肾虚、OA 的关系，将为中西医结合认识与治疗 OA 提供思路。

294   从肾防治老年脑病的策略

老年脑病主要包括阿尔茨海默病、血管性痴呆、帕金森病、缺血性脑卒中、脑动脉硬化症等，中医属于痴呆、呆证、郁证、健忘、颤证、眩晕、头痛、中风等范畴，是老年人的多发病与常见病。随着社会老龄化的加剧，老年脑病的发病率也正在逐年攀升，对家庭乃至社会都造成了巨大的压力与负担，对老年脑病的防治显得尤为重要。老年脑病多与衰老有关，特别是神经退行性疾病，中医认为在人体衰老的过程主要体现在"肾中精气"的盛衰，中医理论中"肾精"与脑又具有相关性，故学者谢宁等从肾的脏象理论出发，探析了防治老年脑病的策略。

脑的中医脏象理论

1. 脑的概念   早在商周时期就有对脑的记载，《说文解字》："脑，颅中脂也。"描述了脑是位于颅内的膏脂状的物质。在《内经》中有对其概念、解剖位置的记载，如《灵枢·海论》："脑为髓之海，其输上在于其盖，下在风府。"《素问·五脏别论》云："脑、髓、骨、脉、胆、女子胞，此六者，地气之所生也，皆藏于阴而象于地，故藏而不泻，名曰奇恒之府。"脑为奇恒之腑，藏于颅腔之中，为脑髓汇集而成，位于头部之内，故又名"髓海"。

2. 脑的功能   脑的主要生理功能是主宰生命活动、主精神活动及感觉运动。古人就已经认识到脑主宰人的生命活动，起着至关重要的作用，如《素问·刺禁论》："刺头，中脑户，入脑立死。"李时珍所著《本草纲目》："脑为元神之府。"《景岳全书·阴阳》："故凡欲保生重命者，尤当爱惜阳气，此即以生以化之元神，不可忽也。""元"有本始、元始的含义，元神为先天之神，由先天之精所化生，受元气所充养，藏于脑中。元神藏之于脑，元神的存在与衰败和生命的存亡息息相关，这也体现了脑为生命的枢机。故后世医家意识到由此脑不能受邪气侵袭，如《证治准绳》："盖髓海，真气之所聚，卒不受邪，受邪则死不可治。"人的精神活动是客观外界事物反映于脑的结果，包括思维、意识及情志等。《类证治裁·卷三》："脑为元神之府，精髓之海，实记忆所凭也。"《医林改错》的"灵机记忆不在心在脑"记载了脑主人的思维与记忆，说明了中医学对脑主人的精神思维活动的认识。中医学将感觉功能归属于脑，如《医林改错》："两耳通脑，所听之声归于脑……两目系如线，长于脑，所见之物归于脑……鼻通于脑，所闻香臭归于脑……至周岁，脑渐生……舌能言一二字。"均指出脑与人体听、嗅、视、言的关系。

中医学对精神意识活动的认识

关于人的精神意识活动，早在《内经》中就有记载，如《素问·六节脏象论》："心者，生之本，神之变也。"《素问·灵兰秘典论》："心者，君主之官，神明出焉。"心为身体最高统帅，在主宰脏腑功能活动的同时，又主宰人的精神意识活动，如《灵枢·邪客》："心者，五脏六腑之大主，精神之所舍也。"《灵枢·本神》："所以任物者谓之心，心有所忆谓之意，意之所存谓之志，因志而存变谓之思，因思而远慕谓之虑，因虑而处物谓之智。"体现了以心为主导的意识、思维、情感的发展过程。《灵枢·天年》："何者为神？岐伯曰：血气已和，荣卫已通，五脏已成，神气舍心，魂魄毕具，乃成为人。"指出神非心所固有，神外舍于心。《内经》中除记载了心对于人体精神意识活动的主导作用外，还描述了其他脏腑对人体精神意识活动的作用，有"五神脏"之说，将五神、五志等精神活动分属五脏，即肝、心、脾、肺、肾均可藏神，如《素问·宣明五气》："心藏神，肝藏魂，肺藏魄，脾藏意，肾藏志。"并且指出神、魂、魄、意、志在君主之心的统帅下，共同完成精神情志活动，如《素问·阴阳应象大论》："肝在志为怒，心在志为喜，脾在志为思，肺在志为忧，肾在志为恐。"随着认识的加深，出现了"脑主神明"的观点。汪昂在《本草备要·辛夷》指出："人之记忆，皆在脑中。小儿善忘者，脑未满也；老人健忘者，脑渐空也。凡人外见一物，必有一形影留于脑中。"不仅对人的思维做了具体、形象的描述，还明确指出思维由脑所主宰。王清任在前人对脑认识的基础上，以解剖与临床为依据，在《医林改错》中提出"灵机记性在脑不在心"的观点。

基于肾脏象理论防治老年脑病的策略

1. 肾藏精与脑 中医学认为肾是决定人体先天禀赋、生长发育和脏腑功能的根本，是生命的关键所在。肾最主要的生理功能之一就是主藏精。《素问·六节脏象论》中就记述了肾的贮存、封藏精的生理功能："肾者主蛰，封藏之本，精之处也。"不同于泛指人体一切有形精微物质的广义之精，肾中所藏之精为狭义之精。肾中所藏之精由"先天之精"和"后天之精"两部分构成。"先天之精"禀受于父母，为"生殖之精"；"后天之精"来源于饮食物，是出生后通过饮食摄入经脾胃运化而生成的水谷之精和脏腑生理活动中化生的精气在经过代谢平衡后所余下的部分，而藏之于肾，《素问·上古天真论》："肾者主水，受五脏六腑之精而藏之。"故肾精以先天之精为基础，并经过后天之精的充养而成，所以又被称作"脏腑之精"。《景岳全书》："五脏之阴气非此不能滋，五脏之阳气非此不能发。"五脏六腑受肾中阴精所滋养、肾中阳气所温煦而得以正常运行，所以肾为先天之本、生命之根。肾在人体发挥的重要作用，还体现在肾与脑的密切相关。《素问·阴阳应象大论》："肾主骨生髓。"《素问·五脏生成》："诸髓者，皆属于脑。"《灵枢·海论》："脑为髓之海……髓海有余，则轻劲多力；自过其度，髓海不足，则脑转耳鸣，胫酸眩冒，目无所见，懈怠安卧。"脑为髓之海，脑具有总统诸神、主司思维、记忆、五志及主运动的功能，是维持和调节人体生命活动的最高主宰。而脑髓生理功能的正常发挥，有赖于肾中元阴元阳之气的充养。若肾精足，脑髓生化有源，则脑神旺盛，清灵畅达，脏腑、组织、器官功能协调；若由于先天不足、年老肾虚或久病重病伤肾，肾精不足，脑髓化生无源，髓海空虚，则有记忆力、言语、认知功能、计算能力、情感以及性格、意志力、行动等的全面低下，发为脑病。

2. 肾与衰老的关系 中医学对于衰老的认识早在《内经》中就有所记载，提出肾对于生、长、壮、老、已生命过程的重要影响，《素问·上古天真论》："女子七岁，肾气盛，齿更发长。二七，而天癸至，任脉通，太冲脉盛……七七任脉虚，太冲脉衰少，天癸竭，地道不通，故形坏而无子也。丈夫八岁，肾气实，发长齿更。二八，肾气盛……七八肝气衰，筋不能动，天癸竭，精少，肾藏衰，形体皆极。八八则齿发去。"中医认为肾为先天之本与元气之根，主一身之阴阳，内寓元阴元阳，而肾中精气的虚衰是衰老的根本原因。《灵枢·天年》中亦有"肾气焦"则"四脏经脉空虚"的描述，指出肾气的枯竭可致全身脏腑的功能减退。《素问·阴阳应象大论》："年四十，而阴气自半也，起居衰矣；年五十，体重，耳目不聪明矣；年六十，阴痿，气大衰，九窍不利，下虚上实，涕泣俱出矣。"描述了人的自然衰老过程，阴气指肾中精气，从四十岁开始衰老，肾中精气衰减至一半。明代虞抟在《医学正传·命门主寿夭》中指出"肾元盛则寿延，肾元衰则寿夭"，直接说明肾气的盛衰与寿命长短的关系。清代叶天士在其所著《临证指南医案》中也多次提及肾精亏虚与衰老的关系，如"花甲以外年岁……到底下元衰也""高年下焦根蒂已虚"等。肾主藏精，主人体的生长发育和生殖，又主骨，生髓，其华在发，腰为肾之府。肾精亏虚，不能充养骨髓，会出现腰膝酸软疼痛、足软无力、步态不稳、牙齿松动脱落、头发稀疏斑白脱落等一系列衰老的症状。

3. 老年脑病的病因病机特点 老年脑病具有本虚标实的病因病机特点，本虚主要责之于肾精亏虚与脾胃虚弱，标实为风、火、痰、瘀。肾藏精生髓，上通于脑，脑为髓之海。《灵枢·海论》："脑为髓之海……髓海有余，则轻劲多力；自过其度，髓海不足，则脑转耳鸣，胫酸眩冒，目无所见，懈怠安卧。"《医林改错》："高年无记性者，脑髓渐空。"人到老年，肾精亏虚，髓海不足，肾中精气虚衰，无以充养脑髓，以致髓海空虚而神无所归，会出现头晕耳鸣、神疲倦怠、健忘等症状。李东垣《脾胃论》："真气又名元气，乃先身之精气也，非胃气不能滋之""元气之充足，皆由脾胃之气无所伤，而后能滋养元气"。指出先天之精赖于后天水谷精微的滋养，脾胃之气无伤而后滋养元气而使元气充足。脾胃为后天之本，老年人脾胃渐虚，后天之本匮乏，后天无以滋先天，而致脑髓渐空，神机失用而致眩晕、健忘、痴呆、中风等发为脑病，如《灵枢·口问》："上气不足，脑为之不满，耳为之苦鸣，头为之苦倾，目为之眩。"脾胃运化失司，不能运化水湿，湿聚而成痰，痰阻清窍而发为脑病。标实为风、火、痰、瘀。肝肾阴虚，不能潜阳，肝阳亢逆化风，上扰清窍，会出现头晕目眩、头摇、头痛、耳鸣、口眼㖞斜、肢麻震颤、步履不稳、半身不遂等症状；七情所伤，肝郁化火，气火随循经上逆，会出现眩晕、头目胀痛、急躁易怒、耳鸣等症状；痰浊内生，蒙闭清窍，会出现眩晕、头痛、昏睡、健忘等症状；瘀血内停，阻滞经脉，会出现头痛、眩晕、舌强不语、口眼㖞斜、半身不遂，肌肤甲错等症状。

从肾论治老年脑病的临床实践

"肾藏精，生髓，通于脑，脑为髓海"的理论被广泛用于指导临床。国医大师张琪提出肾虚血瘀是临床老年病的病理基础，擅长以地黄饮子治疗脑与脊髓病变，张琪认为肾虚虽有阴虚阳虚之别，但阴阳互根互用，病久常相互累及，"阳损及阴，阴损及阳"，进而转变为阴阳两虚，治疗时应滋阴与扶阳兼顾，地黄饮子用以治疗"舌喑不能言，足废不能用，肾虚弱，其气厥不至舌下"的下元虚衰，虚阳上浮，痰浊上泛阻窍所致的喑痱证，具滋肾阴，补肾阳，化痰开窍之功效。符为民认识到血管性痴呆以肝肾不足为本，痰瘀痹阻为标的病机特点，治以补肾健脑，化痰通络，解郁开窍，通过临床实践的总结，创制治疗老年性血管性痴呆的有效新制剂"脑络通"颗粒，方中水蛭破血逐瘀通络，大黄活血化瘀，二者共为君药；川芎行气解郁，广郁金凉血破瘀，二者共为臣药；黄芪补气行血，枸杞子滋阴补肾填精以治本，石菖蒲豁痰开窍、理气活血以治标，偕为佐使。李果烈以肝肾阴阳为切入点治疗帕金森病，将其分三期进行施治：初期治以补益肝肾，养阴清热，方用六味地黄丸加减；中期阴阳并补，方用二仙汤加减；晚期补益肾阳，方用金匮肾气丸加减。董克礼认为肾虚血瘀是阿尔茨海默病的基本病因病机并运用补肾活血法治疗该病，创制了补肾活血中药复方"益智健脑颗粒"，用以治疗轻、中度阿尔茨海默病，取得满意的临床疗效。方中君药淫羊藿、何首乌补肾阳益精血；臣药锁阳、水蛭补肾活血；三七、当归养血活血，川续断温肾助阳，白芍酸敛滋阴，共为佐药，刺五加补肾安神，柏子仁健脑宁心，共为使药。

综上所述，根据老年脑病肾精亏虚为本的病因病机特点，从肾防治老年脑病具有重要的临床指导意义。中医的基本特点是整体观念与辨证论治，在临床中针对不同老年脑病的临床特点，其用药亦是灵活变化，如中风用地龙、川芎、黄芪分别通络、活血、补气，帕金森病用钩藤、全蝎定惊息风，阿尔茨海默病用石菖蒲、远志化痰开窍益智等。老年脑病多数具有不可逆性的特点以及研发治疗药物临床试验失败的现状，如阿尔茨海默病在临床症状出现前10～20年就已经出现病理改变，提示老年脑病在预防方面具有更重要的意义，特别是如何发挥中医药的优势，为临床防治老年脑病提供重要的理论依据和行之有效的防治手段与方法。

从肾论治老年脑病的实验研究

1. 阿尔茨海默病　谢宁团队发现基于补肾法治疗阿尔茨海默病有着较为理想的疗效，因此近年来一直致力于从肾论治阿尔茨海默病的机制研究，并已经取得一定进展，主要研究的补肾代表方剂为地黄饮子。在实验研究中应用地黄饮子对阿尔茨海默病细胞模型和动物模型进行干预，发现地黄饮子能明显提高 Aβ25～35 损伤时 PC12 细胞 ChAT 的表达，抑制细胞微管相关蛋白 tau 的表达，起到神经保护的作用，从而达到防治 AD 的目的；对双转基因痴呆模型小鼠行为学、脑组织病理形态、小鼠血清 SOD、MDA 及 GSH-Px 进行检测，发现地黄饮子能够通过提高学习记忆能力、减轻脑组织神经元变性及脱失、提高抗氧化能力等途径起到防治老年性痴呆的作用；能够抑制模型大鼠 β-APP 经由淀粉样肽源性途径的裂解过程，使 Aβ 在脑组织中的表达水平降低；能够减轻模型大鼠海马组织内的病理损害，根据实验数据分析其作用机制可能与调节脑组织 SS 和 HSP 基因表达有关；而且地黄饮子可以通过降低血清 TNF-α 和 IL-1β 的含量，从而发挥其抗老年性痴呆的作用；地黄饮子对痴呆鼠海马神经元细胞凋亡有抑制作用，且呈剂量依赖性，其作用机制可能与地黄饮子上调核转录因子 KB、hsp70 的表达，抑制线粒体释放细胞色素 C，控制半胱氨酸天冬氨酸蛋白酶 3 的激活有关。也有其他研究者发现在应用补肾药治疗阿尔茨海默病时，发现中医药补肾法对阿尔茨海默病具有一定的防治作用，根据实验结果发现补肾方药起作用的分子机制可能是通过调节维生素 D 轴来治疗阿尔茨海默病；田旭升等研究发现左归丸能够抑制痴呆鼠海马神经元细胞凋亡，其作用机理可能是通过提高 CAT 等抗氧化酶作用和抑制 MAO 活性，下降海马区域 TNF-α 蛋白含量和下调 caspase-3 mRNA 的表达。

2. 帕金森病 有研究者发现以熟地黄为君药的具有补肾作用的地黄方治疗帕金森病有较好的效果，于是将此方应用于实验研究中发现本方可以明显缓解帕金森模型大鼠的异常不自主旋转表现，清除氧自由基和降低兴奋性毒性，调节兴奋性氨基酸和抑制性氨基酸的动态平衡，从而起到"减毒增效"的作用；还有研究者通过分析中药复方苁蓉精纳米微粉制剂活性成分并将其用于治疗帕金森模型动物发现干预后的模型小鼠，其大脑黑质部分 GDNF 及其受体 GFRα1、Ret、NCAM 蛋白表达均较空白组帕金森病模型小鼠有改善，说明其有利于改善帕金森病黑质神经细胞的凋亡；董梦久等经腹腔注射 MPTP 建立小鼠帕金森病模型，研究发现六味地黄丸能够改善 PD 小鼠的运动功能障碍，提高机体的抗氧化能力，使机体的氧化应激损伤减轻。李绍旦等研究发现补肾活血饮（肉苁蓉、山茱萸、当归、何首乌、赤芍、川芎等）能够降低 MPTP 致 PD 小鼠脑组织中 NO 及 TNF-α、IFN-γ 量，从而治疗帕金森病。

3. 其他老年脑病 江爱娟等观察补肾生髓方（龟甲胶、鹿角胶、金毛狗脊、杜仲、怀牛膝等）对局灶性脑缺血再灌注损伤大鼠恢复期缺血半暗带生长 GAP-43 和突触素（SYP）表达的影响，发现本研究结果表明本方可以通过促进 GAP-43 和 SYP 表达，抗脑缺血后突触损伤或促进突触再生，以此方式诱导神经功能恢复。吕磊等观察肾生髓方对脑缺血再灌注大鼠缺血半暗带形态学的影响，发现补肾生髓法可使肾精得补，髓海获济，脑神荣养，神机复灵，进而促进神经细胞突触再生或抗神经细胞突触损伤。唐璐通过观察地黄饮子对大脑中动脉阻塞（MCAO）模型大鼠的作用，发现地黄饮子加减方可以改善 MCAO 模型大鼠术后的整体状态，减轻动物体重下降率，并通过提高 CRH 的含量来抑制大鼠体内 COR 的释放，从而改善大鼠 HPA 轴的紊乱状态，发现地黄饮子加减方可以明显抑制脑组织细胞凋亡的表达，推测这种作用可能与其改善 HPA 轴的紊乱状态有关。钟鹏程等通过观察泻火补肾中药复方对移植入脑出血大鼠脑内的神经干细胞（NSCs）存活分化的影响，发现其可以有效促进移植的 NSCs 存活分化，通过实验结果研究者认为本作用可能与诱导 IL-4 而抑制 IFN-γ 的表达有关。侯斌应用补肾活血化痰方干预脑出血后模型大鼠，发现本方可以减轻脑水肿，减轻脑组织损伤，并推测其作用可能和有效抑制脑出血大鼠脑组织 MMP-9 表达，降低血清 NSE 水平有关。梁森应用淫羊藿提取物干预大脑中动脉闭塞模型大鼠，发现低剂量淫羊藿提取物可以显著改善脑梗死后模型大鼠的神经功能损伤，并推测其作用机制可能与 SDF-1/CXCR4 表达增加相关。宫健伟等地黄饮子干预 SD 大鼠脑缺血再灌注模型，发现地黄饮子可以显著抑制模型大鼠血清、脑组织中 SOD，CAT 和 GSH-PX 的降低及 MDA 的升高，据此推测地黄饮子可能是通过此机制减少自由基的产生，减轻脂质过氧化反应，起到良好的抗氧化损伤作用。

295　肾藏精的概念与内涵

　　"肾藏精"理论是中医脏象理论的重要组成部分，明确其包含的基本概念与内涵是深入学习和理解"肾藏精"脏象理论的重要前提，对进一步整理和发掘其理论和科学内涵，提升中医理论基础脏象学的研究水平具有重要现实意义。学者崔远武等从肾、精、肾精、肾藏精的概念及内涵角度探讨了"肾藏精"的理论与科学内涵。

肾的概念与内涵

　　"肾"的字义，《说文·肉部》："肾，水藏也。从肉臤声。"《素问·脉要精微论》"腰者，肾之府"。中医学的肾是位于腰部、腹腔之内、脊柱两旁、左右各一的器官。《正字通》"肾当胃下两旁，与脐平直，筋外有脂裹，表白里黑"。以上可以看到中医学的肾的概念包括了古代解剖方面的知识，在长期对人体生理、病理现象观察并结合反复医疗实践的基础上（从病理现象和治疗效应的分析和反证）总结肾是具有藏精，主生长、发育、生殖和水液代谢；主骨，生髓通于脑；主纳气，外荣于发，开窍于耳和二阴；在志为恐与惊，在液为唾，通过经络与膀胱形成表里关系的功能系统，如《中藏经·卷中》"肾者，精神之舍，性命之根，外通于耳，男以闭精，女以包血，与膀胱为表里，足少阴太阳是其经也"。从单纯的物理解剖上升到功能系统是中医脏象理论的重要特征，古人在取类比象方法启示下建立灵活兼具宽泛的肾的概念和功能系统不仅为认识肾藏的内涵提供方便，同时也为后人能够从整体上理解和把握具有多层次相关联的肾的物质、功能、信息等复杂系统提供了可能。

精与肾精的概念及内涵

　　精在中医学中有着非常广泛的含义，《中医大辞典》解释为：广义的精泛指构成人体和维持生命活动的基本物质。《素问·金匮真言论》"夫精者，身之本也"。由饮食水谷化生的精微，又称水谷之精、后天之精。《灵枢·大惑论》"五脏六腑之精气，皆上注于目而为之精……精散则视歧"；狭义的精指生殖之精，即先天之精。《灵枢·决气》"两神相搏，合而成形，常先身生，是谓精"。以上从功能区分生殖之精和水谷之精的不同：生殖之精，是指具有生殖功能或促进生殖功能的精微物质；水谷之精，是指源于饮食物具有维持生命活动的精微物质。从来源区分精有先天和后天的不同：先天之精，是生命的本源物质，受之父母，先身而生，起着形成胚胎，繁衍后代的作用；后天之精，是指出生之后，从外界摄取经脏腑气化而生成的精微物质。从部位来区分有肾精和五脏六腑之精的不同：肾精为肾脏生理活动的物质基础；五脏六腑之精，是指五脏六腑生理活动的物质基础。肾精，是指肾所藏之精，一般是指由肾的气化所产生的，对机体的生殖繁衍、生长发育以及整个人体的生命运动起关键作用的这一部分精。《素问·上古天真论》"肾者主水，受五脏六腑之精而藏之"。

　　由此可知肾精既可来源于先天，又可充养于后天；需要指出的是根据中医学理论对肾精生理效应的认识，肾精不应该仅仅作为某一种物质，而更应该是一类与其生理作用相关联的生命物质。

肾藏精概念与内涵

肾藏精概念，出自《灵枢·本神》"肾藏精，精舍志"。《素问·六节脏象论》进一步发挥"肾者，主蛰，封藏之本，精之处也"。藏有隐藏、藏匿，或收藏、储藏之意，说明肾为藏精之处，封藏精气，平时潜隐不外露，在人体需要时发挥其生理功能。一般而言，"肾藏精"的含义是肾在生理状态下通过藏精的过程发挥主导人体生殖繁衍、生长发育等生理效应的总结；其实根据中医脏象学肾脏象内涵，可以发现"肾藏精"是对肾脏象的整体内涵的高度概括，"肾藏精"不应局限在生理状态下肾的生长发育、生殖方面调控作用；要理解"肾藏精"的含义不应只涵盖肾藏精主生殖，主生长发育这一方面的作用，更重要的是从整体上把握在生理和病理状态下肾藏精发挥肾藏全面的调控作用，从而使机体保持动态平衡的过程。

肾藏精的全面调控作用贯穿于以下四个功能体系。其一，肾藏精主生殖，主生长发育，肾所藏"先天之精"是胚胎发生的根本；所藏"后天之精"是维持生命的物质基础，先、后天之精相互充养之精具有促进机体的生长发育和具备生殖的能力。如《内经·上古天真论》"女子……二七而天癸至，任脉通，太冲脉盛，月事以时下，故有子……七七，任脉虚，太冲脉衰少，天癸竭，地道不通，故形坏而无子也。丈夫……二八，肾气盛，天癸至，精气溢写，阴阳和，故能有子……七八，肝气衰，筋不能动，天癸竭，精少，肾藏衰，形体皆极"；文中明确指出肾脏通过藏精在机体生、长、壮、老过程中主导所用生理效应过程，同时天癸是肾中精气充盈到一定程度产生具备生殖能力的精微物质。如对肾中所藏精气的作用属性进一步划分可分为肾阴、肾阳两个方面：肾阴，又称元阴、真阴、命门之水，对各脏腑具有滋润、成形、抑制作用；肾阳，又称元阳、真阳、命门之火，对各脏腑具有推动、温煦、兴奋作用。肾阴、肾阳调控机体代谢，为各脏腑之根本。其二，肾藏精主骨生髓，通于脑；《灵枢·经脉》"人始生，先成精，精成而脑髓生"，再如《医经精义》指出"肾藏精，精生髓，故骨者，肾之合也，髓者，精之所生也，精足则髓足，髓在骨内，髓足则骨强"，肾藏精能力的盛衰直接影响骨、髓、脑的化生，从而决定其功能的强健与否。其三，肾藏精主纳气，主水及津液；肾主纳气，肾对精的封藏作用在呼吸运动中的具体体现为摄纳吸入的清气，维持吸气深度，防止呼吸表浅。肾主水和津液，肾为水藏，肾精所化之气，其蒸腾气化作用对全身水、津液代谢具有主持和调控作用，是全身津液代谢之总司。其四，肾藏精起亟、主外，《素问·生气通天论》"阴者藏精而起亟也，阳者卫外而为固也"。汪机注云"起者，起而应也"。起亟即起而应对紧急情况的功能。肾藏精以激发元气以应变，方能主外。《灵枢·五癃津液别》"肾为之主外"。肾藏精于里而主应变于外，以此调节机体以适应对外界的变化，以达到建立身心理整体水平上的平衡。

肾藏精相关概念的科学内涵

1. 肾藏精理论与干细胞理论   干细胞是一类具有多向分化潜能和自我复制能力的原始未分化细胞，是形成哺乳类动物的各组织器官的原始细胞，在一定条件下，可以分化形成各组织器官。根据干细胞所处的发育阶段分为胚胎干细胞和成体干细胞；成体干细胞包括神经干细胞（NSC）、血液干细胞（HSC）、骨髓间充质干细胞（MSC），表皮干细胞等。干细胞研究是21世纪生命科学研究的热点与前沿。由于干细胞多向分化潜能和自我复制能力的特性接近于中医精具有主生殖、生长发育等功能属性，将干细胞引入中医肾脏象相关理论科学研究中有助于揭示"肾藏精"的科学内涵，可以实现中医基础理论的若干突破与创新，具有重要的现实意义。张进等从干细胞角度阐释中医的"精"，认为先天之精的内涵包括全能干细胞内的全部遗传物质及其蕴藏的种属特异的发育信息，因此干细胞与先天之精直接相关；干细胞的内在基因调控及其对微环境的反应模式应是属于先天之精内涵，成体干细胞的微环境调控系统则属于由先天之精与后天之精结合形成的肾精的重要内涵，干细胞的基因特性与微环境是人体生、长、壮、老、已的核心机制，是肾藏精的实质所在。在肾藏精主导调控功能方面提出：精的繁衍生殖功能由生殖干细胞完成；生长发育功能，与基因控制为主的成体干细胞的增殖分化机理相关；生髓功能，与骨髓腔内骨髓干细胞及脑髓中神经干细胞相关，主骨功能，与骨髓间充质干细胞相关。李瀚旻认为"先天之精"与"后天之精"的划分大致以人体出生为界限，人体胎孕期间胎体所藏之精为"先天之精"（包含胚胎及成体干细胞），人体出生后体内所藏之精即为"后天之精"（包含成体干细胞），故"后天之精"由"先天之精"转化而来，无法截然划分。成体干细胞是存在于胎儿和成体不同组织内的多潜能干细胞，这些细胞具有自我复制能力，并能产生不同种类的具有特定表型和功能的成熟细胞的能力，能够维持机体功能的稳定，发挥生理性的细胞更新和修复组织损伤作用。这个过程体现了"后天之精"贮藏、归巢、激活、化生、动用等生命状态或生理过程。"贮藏"的目的是"动用"，在"贮藏"与"动用"之间必须经历"归巢"、"激活"和"化生"等过程，故"藏精"主要指人体内调控精的贮藏、归巢、激活、化生、动用等一系列"肾"的生理功能。沈自尹认为，肾所藏之"精"与胚胎干细胞以及成体干细胞恰相对应，干细胞具有先天之精的属性。干细胞平时处于沉默休眠状态，在人体修复损伤时被唤醒与激活，发挥其功能，与《素问·六节脏象论》"肾者，主蛰，封藏之本，精之处也"的论述相一致，揭示精平时藏而不露对应的现代生物学机制。

2. 肾藏精理论与 NEI 网络　1977 年 Base-dovsky 提出神经-内分泌-免疫网络（NEI）学说以来，神经、内分泌、免疫 3 大系统之间的相互关系受到广泛关注。其揭示的神经、内分泌及免疫系统之间的相互作用的生物学物质基础，联系途径和作用机制，为人类认识复杂而精密的生物整体调控开辟了新的视野。随着分子生物学的发展，近年来医学界已逐步认识到 NEI 网络是生物机体内存在的精密完整复杂的调节体系。它是一种多维立体网络调控机构，是神经、内分泌、免疫 3 大信息传递系统通过信息（细胞因子、激素、化学递质等）联系调节着各器官、系统的功能，使它们的活动在空间和时间上严密组织起来，互相配合、互相制约的协调统一。NEI 网络调控的特点与"肾藏精"理论中肾精对人体生、长、壮、老调控作用中体现出整体、联系、动态的时空特征相暗合；把 NEI 网络融入"肾藏精"理论研究体现了运用整体恒动观研究中医复杂系统的必要性和优越性。王剑等基于 NEI 网络通过下丘脑-垂体-靶腺轴调节体内多种激素的分泌，进而调节人体的生长发育与生殖；依靠神经递质、激素、细胞因子传递信息，通过下丘脑-垂体-靶腺轴以及细胞信号转导调控，对机体各种内外环境刺激进行整体调节防卫反应等功能；提出 NEI 网络的调控功能与肾藏精主生长发育、生殖，生髓充脑、养骨且起亟、主外二者之间存在着本质联系，NEI 反映了中医学"肾藏精"对人体生命活动的调节功能。郑洪新等认为在整体层次，"肾藏精"主要体现为 NEI 网络的调控作用；在细胞及分子层次，"肾藏精"主要或部分体现为干细胞及微环境的调和状态。"肾藏精"与在 NEI 网络整体调控下的内源性干细胞"沉默"休眠、"唤醒"激活、增殖分化以及多种内在机制和微环境因素密切相关。干细胞既可以定向分化为神经细胞、胰岛 β 细胞、免疫细胞等，又具有神经-内分泌-免疫网络作用的分子基础。

肾藏精理论内涵丰富，从其包含的基本概念肾、精、肾精、肾藏精出发，通过明确其概念与内涵，可以逐步由点到线，由线及面，由面上升到系统，围绕肾系统的动态调控作用探讨"肾藏精"理论所蕴含的理论及科学内涵；"肾藏精"是中医脏象理论的重要组成部分，挖掘和整理其理论内涵时首先应充分尊重中国古代文化和中医药理论自身特点，严格区分现代解剖与脏象理论的差距和不同；其次应谨慎处理肾系统内不同点、线、面之间概念与内涵以及其他相关脏腑脏象内涵的交叉和分割；最后在运用现代先进技术阐释其科学内涵时务必坚持整体恒动的观点，避免孤立于分子生物学水平的机械还原；系统生物学的成熟和发展为在"整体论"指导下研究复杂中医系统进行方法学的创新带来契机。

296　肾藏精理论源流

　　肾藏精理论是中医脏象学的重要内容，有着重要的指导意义。学者陈立等从中医古文献角度出发，挖掘历代对肾藏精理论内涵的认识，从《内经》源头出发，逐步梳理先秦两汉、晋隋唐、宋金元及明清时期著名文献，探寻了肾藏精理论渊源。

先秦两汉

　　远古时期的的哲学思想，如水地、精气、阴阳、五行学说，及长期的各种医疗行为，为肾藏精的理论来源基础。至《内经》我国现存第一步医学典籍问世，明确提出肾藏精，凡二见。如《灵枢·本神》："肾藏精，精舍志。肾气虚则厥，实则胀，五脏不安。"《灵枢·九针论》："心藏神，肺藏魄，肝藏魂，脾藏意，肾藏精，志也。"精者，身之本，宜藏不宜泻，《素问·六节脏象论》："肾者主蛰，封藏之本，精之处也。"

　　肾精有先天之精与后天之精之分。《灵枢·决气》："两神相搏，合而成形，常先身生，是谓精。"《灵枢·本神》："生之来谓之精。"由此可见，先天之精与生俱来，禀受于父母，产生于新生命形成之初，是形成生命的基本物质。《素问·上古天真论》："肾者主水，受五脏六腑之精而藏之，故五脏盛，乃能泻。"此为后天之精的主要来源，随着五脏六腑功能的强健，来源于饮食水谷和吸入自然界的清气，共同在体内转化成为脏腑之精，在维持脏腑各自活动的前提下，其盈余部分由经脉的转运而藏之于肾，成为肾藏之精的重要来源。

　　肾所藏之精从种类上又可分为生殖之精、呼吸之精、水谷之精、脏腑之精、生克之精及骨髓之精。如"人始生，先成精"（《灵枢·经脉》）；"余闻上古有真人者……呼吸精气，独立守神""肾者主水，受五脏六腑之精而藏之"（《素问·上古天真论》）。

　　《内经》重视"肾气"即肾中精气，对人体生、长、壮、老、已的主宰作用。如《素问·上古天真论》记载，女子七岁"齿更"，三七"真牙生而长极"，四七"筋骨坚，身体盛壮"，男子八岁"齿更"，三八"筋骨强劲故真牙生而长极"，四八"筋骨隆盛"。随着肾精渐衰，肾气渐弱，女子七七而"形坏"，男子五八"齿槁"，八八"形体皆极"，最后"五脏皆衰，筋骨懈堕"。

　　《内经》首次提出"精""肾藏精""肾之精"的医学涵义，对后世研究肾藏精脏象理论具有重要的意义。

　　《难经》延续肾藏精的论述，如《难经·三十九难》："五脏有七神，各所主也？然脏者，人之神气所舍藏也，故肝藏魂，肺藏魄，心藏神，脾藏意与智，肾藏精与志也。"在此基础之上，《难经》首创"右肾命门说"，认为命门亦为藏精之所。《难经·三十六难》："脏各有一耳，肾独有两者，何也？然肾两者，非皆肾也，其左者为肾，右者为命门。命门者，诸神精之所舍，原气之所系也。故男子以藏精，女子以系胞，故知肾有一也。"其命门学说赋予了肾与命门较其他脏腑更为重要的地位，也引起了后世近两千年的命门争鸣，促进了肾藏精理论的发展。

　　东汉名医张仲景著《伤寒杂病论》，经晋代王叔和整理为《伤寒论》和《金匮要略》两部分，两书虽未明确提及肾藏精，但在其《金匮要略》首创名方"肾气丸"，用于"虚劳腰痛""消渴""转胞不得尿"等多种以肾气虚衰为病机的病症，开创补肾方剂之先河，为后世补肾填精常用之基础方，影响深远。

晋隋唐

这一时期是肾藏精理论的传承时期。在该历史阶段，对肾藏精脏象理论从诊法、辨证、治疗、方药等方面都有了长足发展。

《中藏经》认为："肾者，精神之舍，性命之根，外通于耳，男以闭精，女以包血，与膀胱为表里，足少阴、太阳是其经也。"并且，《中藏经》传承《内经》精华，集中对肾病之脉象、虚实寒热之证候表现等进行了详尽论述，对后世从肾论治相关疾病的辨析具有重要的指导意义。

《脉经》为我国现存最早的脉学专著。是书认为"肾与命门，俱出尺部"，继《难经》之后在诊法上将肾与命门相联系。《脉经·肾膀胱部第五》对肾藏精理论及脉象、治法颇有研究："肾者，北方水，万物之所藏……其脉为沉，沉为阴，在里，不可发汗……阴气在表，阳气在脏，慎不可下，下之者伤脾，脾土弱即水气妄行。下之者，如鱼出水，蛾入汤。"

《诸病源候论》是我国现存第一部论述病因病机的证候学专书。在"五脏六腑病诸候"篇中专篇阐述肾病诸候，归纳为肾精亏虚候、肾气不足候、肾燥候及肾经经气不足候，其中肾气不足候又可分为气化功能减弱候和闭藏功能减弱候两方面，后世医家多根据该书指导进行辨证施治。其对临床病证也有详细记述，如《诸病源候论·虚劳病诸候》："肾伤，少精，腰背痛，厥逆下冷。"《诸病源候论·水肿病诸候》指出："肾者阴气，主于水而又主腰脚。肾虚则腰脚血气不足，水之流溢，先从虚而入，故腰脚先肿也。"这些宝贵的论述对研究肾藏精脏象理论和指导临床治疗极具参考价值。

隋代杨上善《黄帝内经太素》是我国现存最早的分类编次注释《内经》之书，因其成书时间距离《黄帝内经》较近，故对于考证和解读经文独具参考价值。《内经》多处提及"肾藏精""肾气"，但无"肾精""肾阴""肾阳"的记载。"肾精"作为合成词首次出现于《黄帝内经太素·七邪》"肾精主骨"；"肾阳"见于《黄帝内经太素·五脏脉诊》："诊得石脉急甚者，是谓寒气乘肾阳气走骨而上，上实下虚，故骨癫也"；"肾阴"见于《黄帝内经太素·寒热厥》："此人，谓手足热厥之人……肾阴内衰，阳气外胜，手足皆热，名曰热厥也。"杨上善提出肾精、肾阴、肾阳，但并未就此行进一步论述。

杨上善统一肾藏精的概念内涵，以肾藏精，包含命门所藏之精。如《黄帝内经太素·虚实补泻》："肾藏志者，肾藏于精，精以舍志。今藏志者，言所舍也。肾有二枚，在左为肾，在右为命门。肾以藏志，命门藏精，故曰肾藏精者也。"此外，杨上善还统一命门之气与肾间动气说，主张两者为同一概念，他认为"人之命门之气，乃是肾间动气，为五脏六腑十二经脉性命之根，故名为原"，对后世研究肾藏精理论做出了重要贡献。

唐代孙思邈《备急千金要方》为中医学第一部医学百科全书，代表了盛唐的医学发展水平。孙思邈对肾藏精脏象理论也有具体的阐述。如《备急千金要方·肾脏脉论第一》："肾主精。肾者，生来向导之本也……故生之来谓之精。精者，肾之藏也。"孙思邈非常重视养生，他的很多补虚延寿养生方均以护肾固精为本，至今为后世医家临证诊治所宗。

宋金元

宋金元是中医各家学说兴起，百家争鸣的时期，是肾藏精理论承上启下的关键时期。该期出现了多部著名的官修大型医书，如《太平圣惠方》《圣济总录》等，补肾添精方剂在这些著作中占有重要位置。

《太平圣惠方》是宋代官修编纂的第一部大型方书，其中有载益精气、明耳目的天雄浸酒方，有补暖肾精、明目驻颜的牛膝丸方，有中强肾气、补不足的黄芪散方等众多从补肾精角度治疗本脏或他脏疾病的方剂。

《仁斋直指方论》为综合性医书。其中有论："肾藏精，精血充实，则须发不白，颜貌不衰，延年益寿，其天阙者，多由服性热之药，不能益生精血也。而药之滋补精血者，无出于生、熟二地黄。"其明确指出肾藏精，及精血对人体的重要作用。

《医学启源》为金代张元素所著。该书将命门与肾相提并论，提出命门属肾理论。见《医学启源·五脏六腑除心包络十一经脉证法》："肾者，精神之舍，性命之根，外通于耳，男子以藏精，女子以系胞，与膀胱为表里，足少阴太阳是其经也。"直接以肾替换《难经·三十六难》之论，则命门属肾理论昭然。其次，张元素认为命门水火，即肾中水火，所谓肾阴、肾阳是也，阴阳平衡乃治病之本，他提出著名的治法"壮水之主以制阳光"及"益火之源，以消阴翳"。

元代朱丹溪《格致余论》及《丹溪心法》。朱丹溪为滋阴派创始人，其认为人体"阳常有余而阴常不足"，而滋阴之本在于补肾精真水。《格致余论·阳有余阴不足论》："主闭藏者，肾也；司疏泄者，肝也。二脏皆有相火，而其上属于心。"朱氏主张，肾脏阴精亏耗是导致疾病和衰老的机理，作为"养阴论"的倡导者，他创制了多首补肾滋阴降火的方剂，如大补阴丸、虎潜丸、青蛾丸等至今仍常用不衰。

明 清

明清时期是肾藏精理论的成熟及创新时期。该期众多医家编著了大量的医学著作，较著名的有《内科摘要》《本草纲目》《景岳全书》《医宗必读》《理虚元鉴》《外感温热篇》《医学源流论》《温病条辨》《血证论》等，其中多部著作对肾藏精理论有深刻的认识和独到见解。

明代薛己《内科摘要》是中医学理论体系中最早以内科命名的医书。薛己学术思想迥异于丹溪，其为温补学派的开创者。其认为肾主闭藏，真阴真阳不足，但其注重肾中阴阳的生化，药尚温补，每以温补取效。

明代李中梓《医宗必读》也为综合性医书。李中梓明确提出"肾为先天之本，脾为后天之本"之论，其补肾之法也认为当以补阳为主，"阴阳并需，而养阳在滋阴之上"。是书有云："肾主二便，为封藏之本，内寄命火真阳，火为土之母。命火衰微，犹如柴薪之熄。中宫之釜，何以腐熟五谷？水谷精气，又何以运行三焦？"

明代张景岳《景岳全书》是一部综合性医学著作，集中医理论、诊断辨证、临床各科、治法方剂等于一体。张氏亦将命门与肾相提并论，认为"命门与肾，本同一气"。张氏对肾藏精理论最大的贡献就是在杨上善的基础上更为详细地论述了肾精、肾阴和肾阳与五脏的关系。张景岳指出"故命门者，为水火之府，为阴阳之宅，为精气之海，为死生之窦。若命门亏损，则五脏六腑皆失所恃，而阴阳病变无所不至"，后来他在《景岳全书·传忠录》中进一步明确指出："命门为元气之根，为水火之宅，五脏之阴气，非此不能滋；五脏之阳气，非此不能发。"张景岳一针见血指出"阴阳者，一分为二"，认为肾阴和肾阳都是肾中精气对立统一的两部分，属于阴的那部分肾精即为肾阴，又称元阴、真阴，起滋养濡润的作用；属于阳的那部分肾精即为肾阳，又称元阳、真阳，二者平衡和谐的状态即"阴平阳秘"才能化生肾气，产生对生命的推动作用。对于从肾论治，张氏也有独到见解，其认为补肾精当"补气生精，精以益气""阴中求阳，阳中求阴"。《景岳全书·新方八阵·补略》："其有气因精而虚者，自当补肾以化气；精因气而虚者，自当补气以生精……故善补阳者，必于阴中求阳，则阳得阴助，而生化无穷；善补阴者，必于阳中求阴，则阴得阳升，而源泉不竭。"其创立大补元煎为"回天赞化，旧本培元第一要方"、左归饮以为"壮水之剂"、右归饮以为"益火之剂"，又以阴阳互济之左、右归丸培补肾中阴阳，乃后世补肾之宗。至此，以肾藏精理论为本的肾阴肾阳理法方药自成体系，成为肾脏象学的核心。

《医学源流论》为清代徐灵胎编著，其中有"肾藏精论"，主要内容有三：其一，精何以藏？"精藏于肾，人尽知之""夫精，即肾中之脂膏也"。其二，精何以生？"有长存者，有日生者"。肾中之精，犹如井中之水，日夜充盈，此长存者；其欲动交媾所出之精及有病而滑脱之精，乃日生者也。其精不去不生，如井中之水，日日汲之，不见其亏，终年不汲，不见其溢。其三，精何以出？"精之为物，欲动则生，不动则不生。能自然不动则有益，强制则有害，过用则衰竭"。

《温病条辨》为清代吴鞠通所著温病学重要代表著作。其认为精为身之本，肾藏精是机体抵御外邪的内在根据，所谓"能藏精者一切病患皆可却，岂独温病为然哉！"他还明确提出肾不藏精原因独非房劳，包括喜怒不节、过劳、过思、过汗及禀赋不足等，"不藏精三字须活看，不专主房劳说，一切人事之能摇动其精者皆是。"

《血证论》为清代唐容川所撰第一部关于血证的中医学专著。其论述肾颇具特色。其一，肾内寓阴阳，为元气之根。"肾者水脏，水中含阳，化生元气，根结丹田。"其二，肾藏精为先天之本，精血同源。"肾又为先天，主藏精气，女子主天癸，男子主精，水足则精血多，水虚则精血竭。"其三，肾主气化而为水之主。"肾又为水之主，肾气行，则水行也。"

总之，中医肾藏精理论思想源于先秦文化，成于《内经》，随着时代发展，后世医家对肾藏精理论不断地给予丰富和发展，使该理论日益完善，在明清时期得以成熟，经历了一个漫长的历史时期。时至今日，肾藏精理论对中医学的基础与临床仍极具指导价值，在现代医学飞速发展的今天，尤其是随着基因组学、蛋白质组学、代谢组学等生命科学的发展，基因表达的多级调控机制将被逐渐深入揭示，利用现代科学解释、探索肾藏精实质及"从肾论治"的物质基础对于继承和弘扬中医学遗产具有深刻意义。

297 肾藏精理论探析

　　"肾藏精"是中医脏象理论的重要组成部分，在临床实践中起着重要的指导作用，临床各科诸多疾病均可"从肾论治"。学者王剑等从理论基础、生物学基础及临床应用规律等方面探析了"肾藏精"脏象理论的科学内涵。

肾藏精的理论基础

　　1. "肾藏精"的"象"表征信息

　　（1）系统结构之象：肾位于腰部，脊柱两旁，左右各一。《医贯·形景图说》："肾有二，生于脊膂十四椎下两旁各一寸五分。"《素问·六节脏象论》："肾者，主蛰，封藏之本，其华在发，其充在骨。"《灵枢·本脏》："肾合三焦膀胱。"由此可知，肾的结构不仅是腰之两侧的肾，还包括膀胱、三焦、骨、发、齿等，称为肾的系统结构。此外，男性睾丸功能与生殖直接相关，中医学将其归属于肾的范畴，称之为"外肾"。

　　（2）生理功能之象：肾藏精，主生长发育、生殖。其生理功能外在表象为：①肾精盛衰的外在表象为生、长、壮、老、已的生命现象；②肾精盛衰的客观标志为齿、骨、发、天癸、髓（脑髓、骨髓）等。肾藏精充足，促进人体生长发育、生殖，表现为齿固、骨坚、发黑、髓充、天癸至而有子，壮而康健，老而不衰。

　　（3）病理变化征象：肾藏精功能减退。其病理表现主要包括：①生长发育障碍。小儿可见发育迟缓，出现"五迟""五软"等症。②生殖功能障碍。男子表现为精少不育，女子表现为不孕、月经失调等。③脑髓、骨髓空虚。髓海不足则头晕耳鸣、神疲健忘、智力呆钝；骨髓空虚则生血不足、骨质疏松等。

　　（4）阴阳五行应象：肾为五脏之一，其性属阴，为"阴中之阴"（《素问·水热穴论》）。肾在五行属水，《素问·六节脏象论》："肾者，主蛰……通于冬气。"冬气具有潜藏主蛰之性，而肾也具有蛰伏、固摄、闭藏之特性，能藏精，故通于冬气，冬藏于精，则身体健壮，春不病温。

　　2."肾藏精"的生理效应

　　（1）肾藏精，主生长发育、生殖：肾所藏"先天之精"是胚胎发生的根本，所藏"后天之精"是维持生命的物质基础。先天和后天之精结合为肾中精气，具有促进机体的生长、发育和具备生殖能力。《素问·上古天真论》明确提出女子以"七"、男子以"八"为序，肾中精气盛衰是机体生、长、壮、老之根本：肾中精气充盛，促进人体生长、发育；肾中精气充盈到一定程度产生"天癸"，人体具备生殖能力；天癸竭，人体丧失生殖能力。

　　（2）肾藏精生髓主骨：《医经精义》明确指出"肾藏精，精生髓，故骨者，肾之合也，髓者，精之所生也，精足则髓足，髓在骨内，髓足则骨强"。肾精盛衰直接影响骨的强弱，肾精充盛则骨髓生化有源，骨才能得到骨髓的滋养而强健有力。

　　（3）肾藏精生髓通脑：肾和脑经络相通，肾精生髓以充脑。肾通过足太阳膀胱经和督脉上联于脑。《医学入门·卷之首·明堂仰伏脏腑图》："脑者髓之海。诸髓皆属于脑，故上至脑，下至尾骶，髓则肾主之。"肾藏精，精生髓，髓聚而上通于脑，脑与肾关系密切，肾精充盈，则髓海得养，脑髓充满，神机运转如常。

（4）肾藏精起亟、主外：《素问·生气通天论》"阴者藏精而起亟也，阳者卫外而为固也"。汪机注："起者，起而应也。"起亟即起而应付紧急或急切的需要，相当于应变、应激功能。精是起亟的基础，肾藏精以激发元阳之气应变，方能主外。《灵枢·五癃津液别》："肾为之主外。"肾藏精治于里而主外，精盈神旺则能起亟应变，调节机体与外界环境之间的平衡，防御外邪，维护机体健康。

肾藏精的生物学基础

1. 肾藏精与神经-内分泌-免疫网络（NEI）　中医学认为，肾藏精，主生长发育、生殖，生髓充脑、养骨且起亟、主外，而现代医学认为神经-内分泌-免疫网络（NEI）在人体生长发育、生殖、防御以及维持机体稳态中发挥着重要的调节作用，二者之间存在着本质联系，NEI 网络反映了中医"肾藏精"对人体生命活动的调节功能。

（1）调节生长发育、生殖：下丘脑是 NEI 网络的调节中枢，通过所产生的释放激素和释放抑制激素，经垂体门脉系统，调节腺垂体各种激素的分泌，从而调节靶器官的功能活动，其中促激素可调节相应靶腺（如肾上腺、甲状腺、性腺等）的分泌功能，并经靶腺激素间接调节某些器官的生理功能。同时靶腺产生的各种激素又经血液环流，通过下丘脑-垂体-靶腺轴，反馈影响垂体及下丘脑的功能活动。NEI 网络通过下丘脑-垂体-靶腺轴调节体内多种激素的分泌，进而调节人体的生长发育与生殖。

（2）维持脑与骨骼正常生长发育：甲状腺激素（TH）在哺乳类动物脑发育中具有重要的作用。研究表明，如果孕母存在甲减，由于母-胎 TH 转运的减少，胎儿脑发育将受到一定的影响。下丘脑或垂体前叶功能减退均可通过下丘脑-垂体-甲状腺轴作用于甲状腺，以及甲状腺自身的某些病变，最终都会导致 TH 分泌减少，若发生在胚胎期或婴儿期，会严重影响大脑和身体生长发育，成为痴呆侏儒，称"呆小病"或者"克汀病"。NEI 网络中的多种内分泌激素均可调节骨骼的生长，如生长激素（GH）、降钙素（CT）、甲状腺激素（TH）、甲状旁腺激素（PTH）、雌激素（E）、雄激素（A）、糖皮质激素（GC）等。

（3）防御、维持机体稳态：NEI 网络依靠神经递质、激素、细胞因子传递信息，通过下丘脑-垂体-靶腺（肾上腺、甲状腺、性腺）-胸腺轴以及细胞信号转导调控，对机体各种内外环境刺激进行整体调节防卫反应。神经、内分泌、免疫三大调节系统之间依靠第一信使（神经递质、激素、细胞因子）传递信息，引起细胞内第二信使（cAMP、cGMP、IP3、DG、Ca^{2+}）、第三信使（c-fos、c-jun）等变换，进而引起细胞一系列生理反应，进行整体调节防御反应，保持机体内环境的稳定。

2. "肾藏精"的遗传学基础

（1）肾藏精与 DNA：DNA 承载着所有遗传信息，通过 DNA 复制传递给子代，成熟的精、卵细胞结合成为受精卵，受精卵中的 DNA 包含了来自父母双方的遗传信息，DNA 稳定是维持机体稳态的中心，在体外物理、化学等多种因素影响下，DNA 修复通路正常，细胞才能正常生长、发育、分化，将遗传信息传给子代，保证 DNA 的正常遗传和机体的自稳态。肾所藏的先天之精与 DNA 在来源、维持生物正常生长发育与生殖、维持机体自稳态等方面都具有相似之处，类似于 DNA 上的碱基对或是碱基序列上所蕴含的遗传信息。

（2）"肾藏精"与中心法则：机体的生长、发育、生殖都需要核酸、蛋白质的合成和细胞的分裂、分化。而中心法则的实现过程正是遗传物质倍增（DNA 的自我复制）、传递（由 DNA 到 RNA 的转录）和蛋白质合成（由 RNA 到蛋白质的翻译）的过程。上述生理过程归根到底是由基因所决定的，基因表达决定了蛋白质的生产情况，从而决定了机体的生理变化情况。肾藏精，主生长发育、生殖与基因表达过程具有某种相关性，中医"肾藏精，主生长发育、生殖"理论是以宏观方法揭示出来的"中心法则"。

3. "肾藏精"与干细胞　中医学认为，肾藏精，主机体生长发育与生殖，而现代医学认为干细胞的"自我更新"与"定向分化"揭示了生物体生长发育与生殖的基本生命规律，二者具有很大的相关性。《灵枢·决气》："两神相搏，合而成形，常先身生，是为精。"说明先天之精禀受于父母，是构成人体胚胎的原始物质。因此，沈自尹等提出"肾所藏之精可相应于胚胎干细胞以及其他分化为各种组织器官的成体干细胞，干细胞具有先天之精的属性"的新学术观点。干细胞一般处于休眠状态，只有出现损伤或刺激时才会被唤醒（激活），其"自我更新"和"定向分化"都需要合适的微环境，尤其是定向分化微环境起决定性作用。而"肾者主蛰，封藏之本，精之处也"（《素问·六节脏象论》），"阴者藏精而起亟也"（《素问·生气通天论》），说明肾所藏之精平时是藏而不露的，处于沉默状态，应变而起发挥生理效应。沈自尹等研究表明，补肾益精之淫羊藿总黄酮（EF）可显著上调生长激素（GH）、生长激素释放激素（GHRH）及胰岛素样生长因子结合蛋白（GFBP）、神经生长因子（NGF）等促生长因子的基因表达，激活微环境，从而激活干细胞的增殖分化并迁移归巢。

从肾论治的临床应用规律

1. 痴呆　中医所指的"脑髓"，其现代生物学基础是脑内神经元和神经营养因子；脑内神经营养因子减少，神经元大量萎缩和丢失而造成"髓海不足"，可引起认知功能下降进而可发生痴呆，故中医可用补肾填精益髓的中药来治疗，促进神经元细胞能量代谢和利用，激活内源性神经营养因子生成增多，同时抑制神经毒素的生成，从而减少神经元死亡，促进神经元存活与再生。

2. 骨质疏松症　肾藏精生髓主骨，肾精盛衰直接影响骨的强弱，肾虚精亏、髓减骨枯是骨质疏松症发病的本质，故中医可用补肾填精、益髓壮骨法防治骨质疏松症。补肾中药可通过 MAPK 信号途径，促进成骨细胞的增殖分化，增加 Cbfa1（Runx2）表达而显著促进 MSCs 向成骨细胞分化；在转录、翻译水平下调骨组织 $PPAR\gamma_2$ 的表达，明显抑制 MSCs 向脂肪细胞分化，同时促其向成骨细胞分化等，从而促进骨形成，防治骨质疏松症。

3. 早衰与衰老　肾为先天之本，主藏精，肾精盛衰直接关系到人体的生长、发育、生殖和衰老。补肾填精中药复方可降低细胞衰老相关基因 P53、P21、P16 转录与表达水平，延缓 WI38 细胞衰老，促进细胞进入细胞周期。补肾可以影响胚胎干细胞 CRL-1825 增殖、衰老等生命活动，并与 Wnt、Oct4、CDKN2a（p16^{ink4A}）等基因相关，肾与细胞衰老密切相关，补肾填精中药可通过延缓细胞衰老来延缓人体衰老。

4. 不育、不孕　肾主藏精而为生殖之本，肾精亏虚则生殖之精匮乏，精卵生成障碍，从而导致不育不孕，中医可用补肾填精法治疗。杜鹏等研究发现，补肾填精中药可能通过调节下丘脑-垂体-睾丸性腺轴的功能，改善睾丸血供，增加睾丸局部雄性激素浓度，促进睾丸生精细胞生长发育，调节神经递质促进精子发育及促进前列腺、精囊腺分泌功能等综合作用，进而提高精子质量；亦可能通过作用于顶体内外膜上的相关受体，从而调节精子顶体酶活性，从而治疗不育。李新玲等研究发现，补肾填精中药养精促孕汤可通过增加子宫内膜的厚度，改善内膜血流，调整黄体期的内分泌功能，改善子宫内膜容受性而提高妊娠率，治疗不孕。

中医"肾藏精"脏象理论经历代医家、学者不断发展，日益完善。现代医学 NEI 网络从分子水平揭示了"肾藏精"对人体生命活动的调节功能，中心法则是中医"肾藏精"理论的遗传学基础，而 DNA 和干细胞则分别在分子、细胞水平揭示了"肾精"的生物学本质；"从肾论治"相关疾病的生物学机制研究目前也已达到基因、干细胞水平，但"肾藏精"如何调控基因差异表达、干细胞定向分化尚有待进一步深入探索。随着中医古籍研究的深入和现代医学的发展，尤其是随着基因组学、蛋白质组学、代谢组学等的发展，生命科学研究进入了"组学时代"，基因表达的多级调控机制将被逐渐深入揭示。采用系统生物学方法将三大组学以及各种调控途径的信息偶联整合，获得"肾藏精"和"从肾论治"相关疾病生理、病理过程的基因表达调控图、全局信号网络图和标志性代谢图等系统生物学结果，将为系统地阐述中医"肾藏精"脏象理论和生物学基础，揭示"从肾论治"肾虚精亏相关疾病的生物学机制，为临床防治相关疾病提供科学依据。

298　肾藏精理论概念体系

中医学"肾藏精"脏象理论体系突出体现"天人合一""形神合一""体用合一"的特点，涉及不同知识单元的概念、不同层次的概念结构，形成"肾藏精"脏象理论概念体系。本概念体系覆盖以肾为中心，配合相关的自然属性、生理特性、生理病理功能、相关脏腑组织、形体官窍、精神情志、气血精津液及等整个肾系统。学者郑洪新等认为，"肾藏精"脏象理论是具有中国文化基因、层次结构明晰、概念内涵丰富的概念体系，对于临床实践具有重要指导意义。

概念、概念结构及概念体系

概念是对特征的独特组合而形成的知识单元，包含内涵与外延。内涵指反映在概念内的事物的本质属性，外延是反映在概念中具有本质属性的一切事物，主要指概念的范围，概念的内涵和外延称为涵义和适用范围。在人类对事物的认知过程中，抽象出感知的事物的共同本质属性及特点并加以概括，即感性认识上升到理性认识的过程。概念的语言表达形式是词或词组。随着社会历史和人类认识的发展变化，人对事物的认知也不断变化，随之概念内涵与外延也发生变动。

概念结构，是人们通过对事物的经验及认识对于概念及概念体系的整理方式。概念具有一定的特征，概念与概念之间有一定的上下级类属关系，从而形成不同的概念层次。层次越高的概念，其抽象概括的水平也越高。不同的概念层次，依据逻辑关系，组成概念结构。事物之间的概念是相互联系，形成网络，从而构成整个事物的认知过程。

概念间的基本关系可以分为层级关系和联想关系。层级关系包括"属-种""整体-部分"等。概念结构一般可分为3个基本层次，即常识性质的概念、科学性质的概念和哲学性质的概念。

概念体系由一组相关概念以及概念结构所构成，用以解释与说明理论及事物。概念体系一般以概念层次结构为骨架，形成概念层次树，自上而下，越分越细，体现较好的逻辑关系、序列关系、关联关系以及联想关系等。

肾藏精脏象理论概念体系及其层次结构

1. "肾藏精"脏象理论概念体系　通过《中华人民共和国国家标准·中医基础理论术语》（北京：GB/T203481—2006）、《中医药主题词表》（曾大方，等. 北京科学技术出版社，1987）、中医药学名词审定委员会《中医药学名词》（北京：科学出版社，2005）、《中医病证诊断疗效标准》（南京：南京大学出版社，1994）学术界权威著作，整理"肾藏精"脏象理论的相关概念（不包括相关中药、方剂）185条。

（1）"肾藏精"脏象理论的哲学基础、生理活动等相关概念：

1）涉及中国古代哲学的概念（9条）：精气，先天，原气（元气），元精，真气，元阳，元阴，真阳，真阴。

2）涉及"肾藏精"相关概念（15条）：精，肾，肾精，先天之精，后天之精，肾气，肾阳，肾阴，命门，命门学说，命门之火，命门之水，相火，相火论，天癸。

3）涉及肾的生理功能的概念（14条）：肾藏精，藏精气而不泻，肾主封藏，身之本，肾主先天，肾为先天之本，肾主水液，肾主纳气，肾主生殖，肾生骨髓，肾主技巧，肾藏志，肾主恐，肾恶燥。

4）涉及相关解剖形态、体表组织、官窍等系统联系的概念（14 条）：精窍，精室，肾之府，骨之余，水轮，耳背肾，肾上腺，肾俞，肾华在发，肾开窍于耳，肾开窍于二阴，肾主耳，肾主骨，肾主唾。

5）涉及相关经络的概念（2 条）：足少阴肾经，足少阴肾经所属穴位。

6）涉及相关脏腑关系的概念（9 条）：肾合膀胱，肝肾同源，水火既济，心肾相交，水火共制，乙癸同源，肺肾相生，金水相生，精血同源。

（2）"肾藏精"脏象理论相关因、机、证、治的概念：

1）涉及与肾相关病因病机的概念（45 条）：肾系病机，肾病病机，惊恐伤肾，精脱，肾精亏损，肾精不足，精气夺，精气夺则虚，肾虚髓亏，肾阳亏虚，肾阳虚损，元阳亏损，命门火衰，命门火旺，相火妄动，命门水亏，肾阴亏虚，肾阴虚，肾水不足，肾气不固，肾气不足，肾气虚，肾气亏虚，肾虚不固，肾水不固，肾不纳气，肾虚寒凝，肾虚寒湿，肾虚水泛，肺肾气虚，肺肾两虚，肺肾阴虚，肝肾不足，肝肾亏损，肝肾阴虚，肾虚肝亢，水火不济，水不涵木，脾肾不足，脾肾亏虚，脾肾两虚，脾肾阳虚，心肾不交，心肾阳虚，心肾阴虚。

2）涉及与肾相关病证的概念（43 条）：肾系症状，小便夹精，滑精，梦遗，遗精，失精家，精癃，肾痨，肾囊风，肾痛，肾岩，肾癌，肾著，肾水，肾病辨证，肾及膀胱辨证，肾系病证，肾虚型，肾亏型，肾精不足证，肾精亏损证，肾精亏虚证，精气亏虚证，肾气不固证，肾气虚证，肾虚寒湿证，肾虚髓亏证，肾阳虚水泛证，肾阳虚证，命门火衰证，肾阴虚证，肾阴阳两虚证，肾阴虚火旺证，相火妄动证，肺肾气虚证，肺肾阴虚证，肝肾不足型，肝肾亏损证，肝肾阴虚证，脾肾两虚证，脾肾阳虚证，心肾不交证，心肾阴虚证。

3）涉及与肾相关治法的概念（34 条）：补肾，滋肾，补精填髓，补肾摄精，补益精髓，滋补肾精，补肾阴，补肾壮阳，温补肾阳，补命火，补肾气，壮水制阳，清泻相火，涩精止遗，缩尿止遗，益气摄精，补肾安胎，补肾调经，补肾明目，补肾纳气，补元气，补益肾气，温肾利湿，温肾散寒，补益肝肾，补益脾肾，补益心肾，温补脾肾，滋补肺肾，滋补肝肾，滋补肾阴，滋补心肾，滋水涵木，交通心肾。

2. "肾藏精"脏象理论概念体系的层次结构　依据中国先进的文化基因和中医学理论体系及其临床实践，本研究将"肾藏精"脏象理论概念体系分为三个层次结构，即"道""象""器"。

（1）"道"的哲学层次：老子提出"道""象""物"等哲学思想。如《老子·第二十一章》："道之为物，唯恍唯忽。忽恍中有象，恍忽中有物。"道是自然界事物及现象发生、发展、变化规律，其统领包罗物、象。《易传·系辞上》："形而上者谓之道。"所谓"形而上"，是指抽象的规律及原则。《易传·系辞上》："一阴一阳谓之道。"阴阳代表事物相互对立又相互统一的两种属性。

《老子》《易经》之论"道"，即本原、自然、法则。超乎形体，反映事物的本质属性和规律性联系，以规律、法则为重点，属于抽象逻辑范畴。而万物具有的阴阳两种属性构成了事物发展的变化规律。

"肾藏精"脏象理论概念体系之"道"，即以精气学说、阴阳学说、五行学说为核心所构建的基本规律和基本法则。

（2）"象"的理性层次：象，即意象、征象。如《老子·第十四章》："是谓无状之状，无物之象，是谓忽恍。"《韩非子·解老》："人希见生象也，而得死象之骨，案其图以想其生也，故诸人之所以意想者皆谓之象也。"

象，以物象为基础，从直观到类比、从感性到理性，反映和认知事物的本质和联系，属于理性认识范畴。此处论"象"，与中医象思维之"象"的含义有所不同。

基于"肾藏精"脏象理论概念体系之"道"，建立中医肾脏象理论之"象"，即肾的"天人合一"之象、"形神合一"之象、"体用合一"之象，肾的生理特性和生理功能正是在"象"的理性层次基础上建立起来的理论。

（3）"器"的物质层次：《易传·系辞上》"形而下者谓之器"。所谓形而下，即指具体有形的事物。"器"，即器物，有形、可见、有象，《易传·系辞上》："见乃谓之象，形乃谓之器。"象为事物反应的外在征象，"器"是在"道"的指导下所关联呈现的具体事物。物由道而生，由无到有，由有而无。

基于中医肾脏象理论之"道"和"象"，体现于人体形态结构之"器"，即人体内具有某种独立生理功能的形态结构，从而构成脏腑、形体、官窍以及生命物质的肾系统。

现代关于肾本质的研究，如从下丘脑-垂体-靶腺轴研究肾阳虚的本质，从系统生物学研究肾虚与衰老，从干细胞及其微环境研究肾藏精理论等，探究相关生物学基础和科学内涵，是对中医肾脏象理论研究的不断深入和创新。

肾藏精脏象理论概念体系的解析

1. "肾藏精"脏象理论之"道"

（1）肾为牝脏，属阴，为阴中之太阴：牝、牡乃阴阳之代名词，即雌性之牝为阴，雄性之牡为阳。《灵枢·顺气一日分为四时》："肾为牝脏。"后代医家多将阴阳、五行相互配合而论。如明代张景岳《类经二十卷·针刺类十七》："肾属水，为阴中之太阴，故曰牝脏。"

肾阴阳属性为阴，肾为阴脏，阴阳中又分阴阳，肾为阴中之阴，《素问·金匮真言论》中提到"腹为阴，阴中之阴，肾也"，另《素问·六节脏象论》中将五脏阴阳以太、少划分，王冰等的《重广补注黄帝内经素问·六节脏象论》中称肾为"阴中之少阴"，宋代林亿《新校正》、《黄帝内经太素·五脏命分》及《针灸甲乙经·十二原》均以"肾为阴中之太阴"论。以肾与肺相较，肾在膈以下，通于冬气，主封藏；而肺在膈以上居于阳位，通于秋气，主肃降，故肾为阴中之太阴，而肺为阳中之少阴。如果说肾为"阴中之少阴"，少阴，当为从足少阴肾经而论。

（2）肾属水，肾五行属水：《吕氏春秋·十二纪》以孟冬之月祭先肾，这种五季祭五脏的说法是五脏配五行之滥觞。《素问·五运行大论》："北方生寒，寒生水，水生咸，咸生肾……其在天为寒，在地为水……在脏为肾。"

（3）肾方位在北，八卦为坎，天干为癸：据五行的特性，如《尚书·洪范》中"水曰润下"，五行与五方、四时、五味、五音等相配，肾属水，方位在北，而通于冬气，其味咸，其音羽。现代研究发现中医"肾应冬"具有客观物质基础，动物机体在应时而变的过程中存在着以机体的基本生化代谢为基础的整体调控机制，通过作用促进与抑制肾精两种调控物质以应对季节变化。

八卦之中，坎为水。五脏之中，肾对应坎卦。《周易·说卦》认为坎配北方，而坎、震、离、兑为四正卦，主管一年四季。坎卦阳爻居中，阴爻在上下，即"一阳陷二阴"，外柔内刚，阴中有阳。

肾天干为癸。天干与五行相配，壬癸为水，壬为阳水，癸为阴水。故肾为癸。以此构词，如天癸、乙癸同源等，皆与肾为癸有关。

（4）肾之数为六：据后世对"河图"的解读，《易纬·乾坤凿度》："天一生水，地六成之；地二生火，天七成之；天三生木，地八成之；地四生金，天九成之；天五生土，地十成之。"肾属水，生数为一，故中医学以肾为胚胎中最早形成的内脏，而为先天之本；成数为六，如《素问·金匮真言论》："北方黑色，入通于肾……其数六。"水之结晶体为六角形，见于西汉时期韩婴《韩诗外传》："凡草木花多五出，雪花独六出。"六又为阴的代表数，《易》卦之阴爻称为六，见于《说文》："易之数，阴变于六。"如初六，即由下而上的第一个阴爻；上六，即最上一个，第六个阴爻。

2. "肾藏精"脏象理论之"象"

（1）肾的天人合一之象：肾为水藏，上为辰星，在天为寒，在地为水，雨气通于肾，在色为黑，在音为羽，在味为咸，其臭腐，其畜彘（猪），其谷豆，其时冬。

（2）肾的形神合一、体用合一之象：肾为作强之官，伎巧出焉；身之本、先天之本、封藏之本；主蛰、藏精、精之处；为气之根、主纳气；主津液、主二便、为胃之关；肾治于里、主为外；肾其充在骨、藏骨髓之气，齿为骨之余、其华在发、开窍于耳，主二阴；肾藏精舍志，在志为恐、主智。肾精盛衰的外在表象为生、长、壮、老、已的生命现象；肾精盛衰的客观标志为齿、骨、发、天癸、髓（脑髓、骨髓）等。

（3）肾的病理变化之象：肾的病理变化之象主要体现在生长发育迟缓、生殖功能异常、脑髓骨髓空虚、呼吸功能减退、水液代谢障碍、精血津液气化失常、防御功能下降、精神情志异常等八大方面。

肾的病理变化之象，在临床实践中突出体现在病机证候方面。肾的病机特点为虚证居多，或虚实错杂；即便实证，亦因虚致实。证候可分为肾精亏虚类、肾气虚类、肾阳虚类、肾阴虚类、肾阴阳两虚类、肾虚实相兼类、肾与脏腑相兼类。

（4）与肾相关病证诊断论治之象：与肾相关病证的诊断方法主要通过四诊从齿、骨、髓、发、生殖等外候，以及舌象（神、色、形、态）、脉象（尺部有根）的特点等方面，为诊断疾病和辨证论治提供依据。

与肾相关治则治法，如"肾病多虚、肾无泻法"治则，以及滋水涵木、泻南补北、金水相生、益火补土等治法，皆依据肾藏精脏象理论而确立，在临床实践中具有重要指导意义。

3. 肾脏象理论之"器" 中医学的"肾"，不同于西医学同名脏器。中医学的"肾"，为"肾脏象"功能系统。中医脏象理论是在整体观念的指导下，更为系统地对内脏及其相关形体、官窍、经络等解剖形态进行观察研究，以此来全方位把握内脏的功能状态。

（1）肾藏精、精生髓、髓养骨（齿）：肾，《说文·肉部》"肾，水藏也。从肉臤声"。肾位于腰部，脊柱两侧。《素问·脉要精微论》："腰者，肾之府。"《难经·四十二难》："肾有两枚，重一斤一两。"其时度量衡制一斤约相当于现时 250 g，一两约相当于 15.625 g，一斤一两共重约 265.6 g。肾的形态，如明代赵献可《医贯·内经十二官论》："肾……形如豇豆，相并而曲附于脊外。有黄脂包裹，里白外黑。"古代文献对于肾脏位置、形状、色泽、数量、重量的描述记载，与现代解剖学肾脏的形态基本一致，尚可包括黄脂包裹的肾上腺。在疾病状态下，肾的解剖形态有所变化。《灵枢·本脏》："肾小则藏安难伤；肾大则善病腰痛，不可以俯仰，易伤以邪。肾高则苦背膂痛，不可以俯仰；肾下则腰尻痛，不可以俯仰，为狐疝。肾坚则不病腰背痛，肾脆则苦病消瘅易伤。肾端正则和利难伤；肾偏倾则苦腰尻痛也。"

髓（脑髓、脊髓、骨髓）：髓分布于骨腔内，因其在人体分布部位的不同，其形质则不同，名称亦不同。藏于颅腔之中的称为"脑髓"；藏于脊椎管内的称为"脊髓"；藏于骨髓腔内的称为"骨髓"。肾精能化生骨髓，出于《素问·阴阳应象大论》："肾生骨髓。"由于"诸髓者皆属于脑"（《素问·五脏生成》），脑为诸髓汇聚之处，《内经》中称脑为髓海。《素问·刺禁论》："刺脊间中髓为伛。"王冰注："脊间，谓脊骨节间也。伛偻，身蜷曲也。"宋代邵康节所云："今视脏象，其脊中有髓，上至于脑，下至于尾骶。"说明脊髓的部位在脊椎管内。

骨（齿）：骨骼，具坚刚之性，是人体中最硬、比重最高的器官之一。《灵枢》："岁有 365 日，人有 365 节。"现代《简明中医伤科学》解释："古人所谓 365 骨节，是指明暗骨 206 块，软骨 44 块，硬暗骨与关节 115 块的合计总数。

齿为骨之余，齿与骨同出一源，由肾中精气所充养，同为肾所主。《杂病源流犀烛·口齿唇舌病源流》："齿者，肾之标，骨之本也。"

（2）肾与命门相通：命门，广义之命门为性命之门、生命之本，与肾密切相关，对机体各脏腑功能活动具有重要调控作用。如《难经·三十九难》："命门者，精神之所舍也；男子以藏精，女子以系胞，其气与肾通。"《景岳全书·传忠录》："命门为元气之根，为水火之宅。五脏之阴气，非此不能滋；五脏之阳气，非此不能发。"

狭义的命门专指目、子宫、精室等。如《灵枢·根结》："太阳根于至阴，结于命门。命门者，目也。"《类经附翼·求正录·真阴论》："肾有精室，是曰命门。"《类经附翼·求正录·三焦包络命门辨》："且夫命门者，子宫之门户也；子宫者，肾脏藏精之府也。"

对于命门的位置、形质等，历代医家众说纷纭。《难经》提出"右肾命门说"，自此，命门的位置成为后世的争论焦点。明清时期，有两肾总号命门、命门为肾间动气、命门在两肾之间等对命门位置的不同认识，又有命门主火、为水火之宅、非水非火等的观点争辩。但是，命门与肾密切相关，内寓真阴真阳，为生命活动之根本，得到历代医家的共识。

（3）肾与睾丸、子宫：睾丸，别称为"外肾子"（《跌打秘方·论伤各要害处不治》）、外肾（《太平圣惠方·治小便不通诸方》）。睾丸属男子前阴的一部分，居于阴囊之中，呈微扁的椭圆形，表面光滑，色灰白，左右各一。与肾生精、藏精、泄精，主司生殖功能密切相关。

子宫，较早见于《神农本草经》"紫石英"条："女子风寒在子宫，绝孕，十年无子。"明确子宫是女性生殖器官。杨上善《黄帝内经太素·摄生》对"七七，任脉虚，伏冲衰少，天癸竭，地道不通，故形坏而无子"的解释："任冲二脉气血俱少，精气尽，子门闭，子宫坏，故无子。"可见，子宫生理功能与肾中精气关系具有重要联系。

（4）肾与耳、瞳孔、二阴：耳，《灵枢·五阅五使》"肾气通于耳，肾和则能闻五音矣"。肾精盛衰可影响耳的听觉功能。《灵枢·决气》："精脱者耳聋，液脱者耳数鸣。"从耳的形态、柔软度、色泽等可以反映出肾精功能的状况，诊耳可候肾精盛衰。《灵枢·本脏》："黑色小理者，肾小；粗理者，肾大。高耳者，肾高；耳后陷者，肾下。耳坚者，肾坚；耳薄而不坚者，肾脆。耳好前居牙车者，肾端正；耳偏高者，肾偏倾也。"

瞳神（精窠），眼睛。五脏六腑之精皆汇聚于眼睛，故名精窠。出于《灵枢·大惑论》："五脏六府之精气，皆上注于目而为之精。精之窠为眼。"其中，（肾）"骨之精为瞳子"，又称瞳孔、瞳神，包括眼睛的玻璃体、晶状体、视网膜等组织，依赖肾精上注发挥生理功能，故称"水轮"。

二阴，男子的前阴，又称宗筋，包括阴茎（简称茎，又名玉茎、溺茎等）。睾丸（又称阴卵、阴核、外肾）和阴囊，为排精、排尿之出口。女性外生殖器（又称女阴、阴户），包括阴道（又名廷孔）和尿道。阴道是排泄月经和娩出胎儿的通道，其外口称为阴门（也称阴户）。后阴指肛门（又称魄门、谷道，简称肛），为大肠的下口，饮食糟粕由此排出体外。肾精充盛，二阴形态及功能正常；肾精亏虚则二阴发育异常，肾的封藏失司，肾精无以化气，则二阴开合异常，则致尿频、遗尿、尿失禁、尿少或尿闭、久泻滑脱等。

（5）肾合膀胱、三焦：膀胱，《难经·四十二难》"膀胱重九两二铢，纵广九寸，盛溺九升九合"。记载了膀胱的重量和大小；《难经·三十一难》"三焦者，水谷之道路，气之所终始也……下焦者，当膀胱上口"，可知，膀胱作为六腑之一，为贮存与排泄尿液的器官，与肾关系密切，故《灵枢·本输》："肾合膀胱，膀胱者，津液之府也。"

三焦，《灵枢·本脏》："肾合三焦膀胱，三焦膀胱者，腠理毫毛其应。"肾为脏，三焦膀胱为腑，肾与三焦膀胱具有脏腑相合的密切联系。唐代孙思邈《备急千金要方·三焦脉论》有"其三焦形相浓薄大小，并同膀胱之形"之论，古代医家将三焦、膀胱合为一腑，与肾相合，其外候为腠理毫毛，以此形成脏腑相合。肾为元气之根，主持水液代谢；三焦为元气之终始、水液运行之道路；两者在机体元气和津液的生成、运行和排泄方面具有相辅相成的协调作用。

尚有"右肾合三焦"之说，见于《脉经·平人迎神门气口前后脉·肾膀胱俱虚》："肾有左右，而膀胱无二。今用当以左肾合膀胱，右肾合三焦。"

此外，"器"的概念，还包括与肾相关的生命物质如精、元气、相火、肾精、肾气、肾阴、肾阳、精、血、天癸、津液、唾液等，在"肾藏精"生理功能中发挥重要的作用。

综上所述，"肾藏精"是肾脏象理论的重要组成部分，阐发"肾藏精"脏象理论体系的概念体系，对于系统解释中医学对肾的主要生理功能、病理变化的认识，应用于临床诊断、从肾论治相关病证，指导中医养生、康复，对于传承和创新肾脏象理论，提高中医基础理论学术水平，具有重要的理论意义和应用价值。

299 肾藏精、主骨、生髓理论内涵

中医学关于人体脏腑组成的脏象理论中各脏腑的命名包含了人体器官的形态结构及生理功能、病理表现等含义，这也是传统中医学与现代医学接轨时的最大争议所在。而对于骨与骨髓这两种结构，中西医学对其形态与功能的认识基本是一致的。但中医学对骨与骨髓的生成及其在生命活动全程中动态变化及中药治疗理论比现代医学有着更丰富的内涵，在指导临床应用上有其独特的生命力。中医理论认为，骨与骨髓皆由肾精所生所主，但在骨与骨髓的发生先后关系上则阐述不清，未有明确定论。肾藏精，《素问·宣明五气》："肾主骨。"故肾"在体为骨，主骨生髓"；但《素问·阴阳应象大论》说"肾生骨髓"，《素问·六节脏象论》说肾"其充在骨"，故又说"肾藏精，精能生髓，髓以养骨"，这些权威论著中都没有清晰论述究竟是"肾藏精主骨生髓"，还是"肾藏精生髓充骨"。学者张进等根据肾精与干细胞相关的新理论及现代医学研究，对此做了辨析。

骨与骨髓的名称及功能的中西医描述

1. 形态结构 骨，即骨骼。解剖学认为，骨从形态上分为长骨、短骨、扁骨与不规则骨4类，由骨质、骨膜、骨髓构成。骨髓包括红骨髓与黄骨髓，骨质由2/3的无机质（钙盐为主）和1/3的有机质构成。中医古籍《灵枢·骨度》对人体骨骼的名称、形态、数量等已有较为详细的记载，但古今对同一骨骼的命名不尽一致。如颈椎古称项骨，肱骨古称臑骨，尺骨古称正骨，桡骨古称辅骨，股骨古称髀骨。也有古今名称相同的，如膝前之骨，均称髌骨。骨中有腔隙，内藏骨髓，故曰"骨者髓之府"（《素问·脉要精微论》）。

2. 生理功能 骨作为运动系统的功能中西医认识一致，骨主要起支持、保护与协同运动作用，但它们的调控模式中西医认识不同。现代医学认为，骨主要受内分泌系统的调节如雌激素、降钙素等，骨髓对骨起营养作用。中医学认为，骨和骨髓与脏腑的关系中，与肾的关系最为密切，均由肾精所生，肾在体为骨。"肾主骨""肾生骨髓""其充在骨"。在生理上，骨与骨髓的生长、发育、修复等均有赖于肾中精气的滋养。病理上，肾虚精亏，多可累及于骨。如小儿囟门迟闭、骨软无力或骨脆易折或骨折后不易愈合等，为肾中精气渐亏之象。肾虚精亏，髓衰骨弱，则支撑人体的能力减退，势必出现腰膝酸软无力，不耐久行久立等症。据上述认识，临床对骨软无力、腰膝酸软或骨脆易折，或骨折后难以愈合者的中医治疗，多从补肾填精为主或为佐入手。

在骨髓的造血功能上，中西医认识也很一致。现代医学认为红骨髓有造血功能，其能生成整个造血系统。中医学认为，"肾为水脏，主藏精而化血"（《侣山堂类辨》），"血即精之属也"（《景岳全书》），精髓是化生血液的基本物质。补血要药熟地黄、何首乌等均通过填精益髓而起生血化血之功。在骨髓对骨的作用上，中西医学认识相似。肾藏精，精能生髓，髓以养骨，骨髓对骨起滋养作用。现代医学认为，骨髓中含有的毛细血管、骨髓基质细胞等均包围着髓腔内表面的成骨细胞，对维持骨的正常生长与生理环境很重要，即髓养骨。病理情况下，如围绝经期雌激素撤退所致老年骨质疏松症，骨髓失养所致成骨细胞减弱是其重要病理机制。

从肾精与干细胞相关新理论看骨与骨髓的生成与功能

中西医学对骨与骨髓在形态结构与功能上认识的高度一致，提供了一个中西医结合研究的创新点。从两种医学理论体系角度全方位思考骨与骨髓的生成与功能，发现"干细胞"与骨和骨髓的关系非常密切。

1. 先天之精与干细胞相关新理论　干细胞是一类具有自我更新与增殖分化能力的细胞，能产生表现型与基因型和自己完全相同的子细胞。干细胞还具有可塑性，能跨胚层转分化。干细胞在组织过程、治疗组织坏死性疾病及作为基因治疗的载体等方面有巨大的应用价值。张进前期将干细胞的特性与中医理论中的精学说进行了比较分析，探讨与干细胞相关的中医学基础理论。根据干细胞的研究进展，发现从精的先天与后天两大来源，以及精的繁衍生殖、生长发育、生髓化血、濡养脏腑四大功能角度看，精与干细胞都有较大的相关性，尤其是先天之精与干细胞直接相关。从精的来源角度，先天之精即禀受于父母的生殖之精。来自父母的精子与卵子结合而成的受精卵，此即全能干细胞，故先天之精内涵包括全能干细胞内的全部遗传物质及其蕴藏的种属特异的发育信息。从功能角度，精的繁衍生殖功能由生殖干细胞完成，生长、发育功能与基因控制为主的成体干细胞的增殖分化机理相关，生髓功能与骨髓腔内骨髓干细胞及脑髓中神经干细胞相关，主骨功能与骨髓间充质干细胞相关，化血功能完全由造血干细胞执行。故认为干细胞与先天之精密切相关，并提出新的学术观点：干细胞具有先天之精属性，是先天之精在细胞层次的存在形式。

2. 肾精所化生的"骨""骨髓"与干细胞的关系　肾藏精，精生髓，髓可化血，精足则血充，故有精血同源之说。肾主骨，髓居骨中，骨赖髓以养。从干细胞角度看，肾精盛，则先天之精盛，干细胞功能正常，故骨坚髓充。现代医学认为，骨髓中主要有造血干细胞（HSC）与间充质干细胞（MSC）2种。间充质干细胞主要存在于骨髓中，能参与诱导、调节骨髓造血干细胞和基质的发育，是骨髓的重要组成部分，其具有分化成骨、软骨、肌肉、肌腱、脂肪等组织的能力。故间充质干细胞对骨的生长发育及功能的维持都起着不可缺少的作用。所以，肾精足、间充质干细胞成骨功能正常而骨骼能坚固有力。

造血干细胞研究得最透彻，它能最终产生所有种类的血细胞，包括淋巴系细胞、髓系血细胞和血小板，目前已被常规用于移植治疗白血病、免疫系统疾病等。肾精足，造血干细胞功能正常，则能生血。造血干细胞作为先天之精的一部分，是精生髓化血功能的最完全的执行者。肾精足则化生肾气，使正气充足。如《素问遗篇·刺法论》："正气存内，邪不可干"，正气即人的免疫功能，主要由造血干细胞产生的淋巴细胞与粒细胞等来执行。气盛则能摄血、止血，这是血小板的功能。因此，造血干细胞与精的化髓生血及化气后的防御、摄血止血功能十分相关。

从现代医学研究看骨与骨髓发生的先后关系

肾精在细胞层次的表现形式主要为干细胞，那么从干细胞角度看，均由肾精所化生的中医学"骨"与"骨髓"两者的先后关系是怎样的呢？

1. 从骨与骨髓的胚胎期发育过程分析　全能干细胞即受精卵不断增殖分化，在子宫内最初几周经过囊胚期和原肠胚期，逐渐产生胚胎雏形，发生头、躯干和形成肢芽的外隆凸。在外胚层和内胚层之间，有一层弥散疏松的细胞组织，称为间充质或间叶，间充质逐渐分化为骨、软骨、筋膜和肌肉等各种结缔组织结构。每个密集的间叶雏形将直接或间接地转化为骨。软骨内成骨和膜内成骨是骨形成的2种类型。

自第7胚胎周以后，骨就开始出现。膜内化骨一般是直接由密集的间叶雏形转化而成（如颅骨和面骨等）。而软骨内成骨是中轴和四肢骨发生的主要过程。早在第5胚胎周，间叶细胞就逐渐增殖、密集并很快分化为软骨母细胞，软骨母细胞继而转变为软骨细胞，软骨细胞分泌细胞间软骨物质，这种物质被周围组织包绕产生骨的软骨雏形，周围的间叶组织围成一层软骨膜。

从雏形中心至雏形两端，由于间质主动性生长，使细胞分开，同时在雏形中心最早形成的软骨细胞成熟、增大，并分泌碱性磷酸酶进入细胞间组织中，发生软骨细胞钙化。由于营养物质受到钙化基质的阻碍，软骨细胞发生死亡，故雏形中心的钙化基质分解而形成空腔。血管侵入软骨膜内，似乎能改变多功能细胞的变化，这些细胞开始分化为骨母细胞，在软骨雏形周围产生一薄层组织。包围雏形的膜称为骨膜。随着雏形中段钙化软骨的分解，骨膜芽和含有来自骨膜成骨细胞和骨母细胞的血管组织增生，侵入破碎的软骨雏形中间。骨母细胞被包围，在残存钙化软骨上面产生新骨，这种新骨为松质骨。长骨中间成骨进一步扩散，由于成骨细胞的作用，雏形继续生长产生强有力的密质壁。中心部分的松质骨多半被吸收，遗留一个腔，即髓腔，被髓样组织填充。因此，从骨与骨髓的胚胎发育角度看，是先有骨，然后再生成骨髓。

2. 从最新的 *Nature* 进展看干细胞生成骨与骨髓的过程 2008 年 12 月 10 日 *Nature* 杂志在线发表了斯坦福大学干细胞与再生医学研究所 Charles K. F. Chan 与 Ching-Cheng Chen 教授合作研究文章，该文章发现特定群体的 MSC（CD45$^-$ Tie2$^-$ α$^+$ Vintegrin CD105$^+$），可以在成年小鼠肾脏的纤维囊下形成异位骨，其中 CD105$^+$ Thy1$^+$ 只能形成异位骨，而 CD105$^+$ Thy1$^-$ 的 MSC 除形成骨外，还经历软骨化骨过程，形成了异位骨髓。异位骨髓里的 HSC 是来自受者自身骨髓，被异位骨招募来而形成异位骨髓（含 HSC 壁龛），将此异位骨髓的 HSC 筛选出来移植到另外骨髓摧毁的小鼠，可长期重建其造血系统，显示 CD45$^-$ Tie2$^-$ α$^+$ Vintegrin CD105$^+$ Thy1$^-$ 的 MSC 对骨髓 HSC 壁龛的形成具有特殊作用。CD105$^-$ 的 MSC 不能在肾纤维囊中形成异位骨。*Nature* 杂志干细胞报告的编辑 Monya Baker 在随后 1 期杂志中撰文对此研究进行点评，高度评价了该文的意义。此研究在国际上首次在体证明，在骨髓以外的地方，来自骨的特定群体 MSC 可以在体形成异位骨，然后还可以在异位骨中形成含有造血重建功能 HSC 的异位骨髓。该文也从干细胞的角度，以实验研究证实了干细胞是先生成骨然后才形成骨髓，即骨生髓。

从骨与骨髓的发育生物学和现代研究最新进展辨析，中医学对骨与骨髓的理论描述，可以确定为"肾藏精主骨生髓"，即先成骨再生髓，而出生后骨髓对骨具有充填、滋养与修复作用，即"髓以养骨"。肾藏精主骨生髓理论也为证明"干细胞具先天之精属性，是先天之精在细胞层次的存在形式"新理论提供了坚实的依据。

300　肾藏精与生长壮老关系的研究

"肾藏精"理论是肾脏象理论的核心。随着现代分子生物医学与干细胞理论的发展，从肾主生长发育、主骨生髓、生殖等生理功能和病理表现的研究出现了一些有意义的进展。其中肾藏精对生长壮老的影响作用成为近年来从补肾固本方向进行抗衰老研究的基础。学者王莉等将肾在藏精气、主骨生髓、主生长发育与生殖等方面对生长壮老的影响相关研究做了梳理归纳。

肾藏精与生长壮老

肾中所藏精气从其来源看，一是先天之精，从父母处承继得来；一是后天之精，在人出生之后摄入饮食物，经由脏腑运化在体内化生成精，可滋养先天之精。肾中藏有的先天后天之精（肾气）是维持人体生长发育与生殖等重要生理功能的物质基础，也是人体再生修复和衰老等功能的物质基础。现代研究中，由于骨髓间充质干细胞（BMSCs）可在体外扩增，在体外经诱导后可分化为成骨细胞、软骨细胞、脂肪细胞、肌腱细胞、肌管、神经细胞与支持造血干细胞的基质细胞。这种特殊的生物学特性因其与"肾藏精，精生髓，髓生骨"理论存在较高的吻合而成为肾脏象研究中的热点，而"从肾论治"调控干细胞增殖分化的研究也在进一步深入。

李利清等发现同是关于人体生长、发育、衰老基本生命过程的理论，干细胞理论与中医脏象理论二者有相通之处，阐释了中医脏象理论中藏于内的"藏"和见于外的"象"的细胞层面的实质。干细胞群因其细胞增殖的自稳定性与负反馈机制的特点被认为是细胞层次的"藏"实质；而围绕与干细胞群的普通功能细胞群因其较之干细胞群更新、变化更快的特点而被认为是细胞层面的"象"本质。张进等认为神经内分泌系统调控下的干细胞自我调控系统，受到以性激素系统为中心的神经内分泌系统的调控，而干细胞的自我调控系统又依赖于局部微环境。干细胞因具有全部遗传物质和发育信息，具有先天之精属性，被认为是"肾藏精"的现代实质。

田晨在进行再生障碍性贫血研究中，使用再生障碍性贫血大鼠血清和各治疗组大鼠含药血清孵育正常大鼠造血干细胞，结果显示各治疗组大鼠 CFU-GM 数目、PU.1 mRNA 表达水平均比模型组明显升高，而其中滋肾生血组的大鼠 CFU-GM 数目、PU.1 mRNA 水平表达明显高于其他治疗组。说明补肾益髓生血法能够提高造血干细胞增殖分化能力，促进血细胞的成熟，从而改善再生障碍性贫血大鼠骨髓抑制状态。

郑洪新等在对 1～70 岁不同年龄健康人群的神经-内分泌-免疫网络相关指标如多巴胺、5-羟色胺、雌激素、雄激素、生长激素、ACTH、皮质醇、T 细胞亚群的研究中发现，这些指标和生命过程的生、长、壮、老不同阶段变化规律密切相关，与肾精的充、盛、减、衰密切相关。其提出科学假说，认为"肾藏精"主要或部分体现为干细胞及微环境的调和状态，而干细胞、微环境和神经-内分泌-免疫网络的动态平衡是"肾藏精"的生物学基础。而动员"肾藏精"的生理功能，进而调控这种动态平衡是"从肾论治"的作用机制之一。

肾主骨生髓与生长壮老

《灵枢·经脉》："人始生，先精，精成而脑髓生。"髓生于先天之精气。《灵枢·五癃津液别论》：

"五谷之津液和合而为高者，内渗于骨空，补益骨髓。"髓又受后天之精气的滋养。肾主骨，髓居其中，骨赖髓以养。《诸病源候论》："肾藏精，精者，血之所成也。"认为精能化血，精足则血充。在骨、髓及血液相关疾病治疗中多选择"从肾论治"的治疗方案。

李沛等收集整理了近 10 年来关于骨质疏松症的临床研究相关文献，将其中使用的药物和药对进行频次统计分析，结果发现治疗使用频率最高的 10 味中药是淫羊藿、熟地黄、黄芪、鹿角胶、杜仲、骨碎补、当归、牛膝、白术、肉苁蓉。药对使用频率最高的是：黄芪-淫羊藿、熟地黄-当归、杜仲-牛膝、当归-黄芪、白术-黄芪、肉苁蓉-当归、吴茱萸-党参、续断-杜仲、菟丝子-枸杞子。这些高频使用的中药和药对主要都是以温补肝肾、壮筋骨，养血活血及益气健脾类药物为主，说明从肾论治仍是目前临床应对骨质疏松症的首要治疗方案。

吴志奎等认为 β-珠蛋白合成障碍性贫血症的中医核心病机属于"先天禀赋不足，肾虚髓损，精血化生无源"，基于"肾藏精生髓"理论指导使用益髓生血颗粒治疗 β-珠蛋白合成障碍性贫血症 3 个月后，中医临床症状显著改善，肝、脾肿大硬度、Hb、RBC、Ret、HbF 等血液指标显著改善。在使用补肾生血药对辐射损伤小鼠模型、环磷酰胺引起小鼠白细胞低下模型、荷瘤小鼠（S180 腹水癌）模型、马利兰诱发小鼠骨髓造血障碍模型、乙酰苯肼造成小鼠溶血性贫血模型、苯中毒骨髓损伤小鼠模型等多模型治疗的相互验证中，均证实补肾生血药能使肾精充足髓海充盈，有明显保护骨髓促进造血生血作用，从实验角度阐述了中医肾生髓、髓生血理论的客观性。

邹新蓉等在研究中药方肾安颗粒干预骨代谢的作用机制时，将肾性骨病模型大鼠股骨组织 BMP-7 表达和骨代谢指标进行对比研究，发现肾性骨病模型大鼠骨代谢异常与 BMP-7 异常表达密切相关，使用肾安颗粒后血 Ca、骨密度有明显升高，血 P、ALP、iPTH 出现明显降低，这种影响机制可能与干预 BMP-7 表达有关。程志安等选用了代表补肾阴、补肾阳和补肾填精方药对大鼠骨髓间充质干细胞（BMSCs）来源的前脂肪细胞向成骨分化过程进行干预，发现成骨分化相关基因 IGF1 mRNA 表达水平明显上升，而对于成脂分化相关基因 FABP4 mRNA 表达在补肾方药作用较早时间即出现显著下降，研究提示补肾阳法对促进成骨分化、抑制成脂分化作用更为明显。

卞琴等认为骨髓间充质干细胞（BMSCs）在中医理论体系中进行归属时划分应属于中医"精""髓"范畴。考虑到 BMSCs 转分化为其他成体干细胞的功能与中医先天之精生化后天之精类似，故应划分在"精"范畴。BMSCs 主要来自骨髓（髓），在特定环境下能向成骨转化，使"髓生骨"过程得以实现。相关研究中使用补肾药物对骨髓间充质干细胞的增殖和成骨分化都有促进作用，证实了"肾""髓""骨"之间存在关联，故 BMSCs 又可列入"髓"范畴。田晨认为补肾益髓生血法能够通过影响造血干细胞定向粒单系增殖分化，促进粒细胞、单核细胞的成熟，从而改善再生障碍性贫血大鼠骨髓抑制状态。

肾主生长发育生殖与生长壮老

"肾藏精"是肾主生殖的基础，是中医对人体生殖生理的认识，肾精充足、肾气旺盛，则生殖功能正常；反之，肾精不足、肾气亏虚，则生殖功能异常。现代医学认为生殖能力的前提是性腺功能的成熟，在女子为卵巢周期性分泌激素、月经规律来潮而在男子为男性睾丸分泌性激素、正常的遗精，这些都与"肾主生殖""天癸"相近。王瑞霞等从现代辅助生殖医学理论角度阐释"肾藏精、主生殖"的理论，认为人体生殖能力由肾精、天癸所主导，而卵细胞和精子的发生以肾精为基础，两者的动力源自于肾阳的鼓动，并且肾精可影响子宫内膜容受性，而胚胎质量及发育潜能由肾精决定。

孙俊建在采用补肾调周法结合夫精人工授精（IUI）治疗小卵泡排卵（肾气虚证）所致不孕症的临床研究中，认为卵泡发育不全与肾、肝、脾关系密切，而其中肾中精气与天癸是其根本原因。在选用 168 例接受 IUI 的不孕症患者中进行西药与中西药治疗的临床病例观察中，对治疗后临床妊娠率、中医证候疗效、中医症状疗效、子宫内膜彩色超声评分、卵泡周围血流情况进行比较，补肾调周法可能通过改善子宫内膜内环境，增加卵巢血供，改善卵巢功能，对 IUI 周期卵泡发育、内膜容受性及妊娠结局的干预具有积极的意义。

肾主生长发育的根本来自肾藏精，在肾藏精理论应用于中医延缓衰老的研究中，补肾类中药在延缓衰老方面的研究成为热点。叶日乔等在研究女性绝经后期骨质疏松症患者骨密度和性激素水平的变化时发现，不同肾虚证型与患者的骨密度呈现相关性，骨质疏松症患者骨密度随肾气虚、肾阴虚、肾阳虚依次下降，而不同肾虚证型骨密度变化均为 Troch＞Neck＞Ward。性激素水平的变化按肾气虚、肾阴虚、肾阳虚逐渐升高，而雌二醇（E_2）、雌二醇与血清睾酮比值（E_2/T）则逐渐降低。这种变化反映了肾虚程度与骨密度和性激素水平密切相关，即按照肾气虚、肾阴虚、肾阳虚逐渐加重，这也为骨质疏松症患者不同肾虚证型的判断及其治疗效果提供了客观标准和参考依据。吴志奎等在中医肾藏精生髓理论指导下，对多种动物模型进行抗衰老实验研究发现，补肾生血药的抗衰老作用机制主要体现在整体调节水平上提高中枢胆碱能神经系统的应答能力，提高机体生命活力和机体代谢活力，可调节脂类代谢并清除体内有害自由基，能有效调节和改善软骨代谢，并且在分子水平上影响基因表达与调控，且提高淋巴因子的活性与表达等方面。

沈自尹等认为干细胞的增殖（分裂）与分化（转化为组织结构）的速度一般是平衡的，而人走向衰老则是由于干细胞分化速度超过分裂速度，干细胞减少所致，只要设法促进人体组织中干细胞的分裂，提高人体组织中干细胞的比例，就可对这一可逆过程加以干涉。沈自尹等在研究中用温补肾阳的药物，发现淫羊藿可以提高干细胞活力，通过激发 HPA 轴、多类促生长因子，能使 24 月龄的老年大鼠的 7 个重要组织逆转到 8～13 月龄，从而实现延缓衰老。

中医认为"肾藏精"理论与人的生长壮老的关系十分密切，现代研究也已经从多个方向证实，选择适宜的补肾类中药可以在生长壮老各个阶段的疾病治疗与预防养生方面发挥良好的治疗及预防效果，为人类健康护航。

301　肾藏精研究述评

近年来，在"肾藏精"理论内涵、"肾藏精"生物学基础及相关疾病"从肾论治"等方面研究取得一些有意义的进展，但也存在一些值得思考的问题，学者王键等对此做了评述。

肾藏精内涵研究

1. 肾藏精内涵　认为肾藏先后天之精者，是从肾精的来源、生成上来阐发的；认为肾藏广义和狭义之精者，是从肾精的功能、作用范围上来认识的。肾具有闭藏的特性，能够贮存精气。"肾藏精"是指肾具有贮存、封藏精气的生理功能。但在具体表述"肾藏精"这一功能时，对肾精的调控机制讨论不多，而是强调肾中精气阴阳对机体生命活动的重要调节作用。

2. 肾藏精与五脏藏精　藏精是五脏的共性，五脏皆贮藏精气。《内经》在五脏皆藏精的前提下又单独提出肾藏精，在于强调肾藏之精与其他脏腑之藏精不同，特别是生殖之精，是肾藏精的立论依据。各脏腑之精在维持脏腑各自活动的前提下，富余之精由经脉的转运而藏之于肾，成为"肾藏之精"的重要来源，此即肾"受五脏六腑"之精而藏之义。同时，还提示肾和五脏六腑之精在贮藏、转输、相互调节方面是动态的、多向性的，如此才能保障肾所藏之精的充足及其对全身各脏腑之精的贮藏和调节，这也是后来"五脏之伤，穷必及肾"和"肾虚必及全身"观点产生的原由。

3. 肾藏精与肾主水　"肾主水"与"肾藏精"将"水为生命之源"与"精为生命本源"有机地结合在肾，现在被认为是肾的两个基本生理功能。精水合一，"肾主水"与"肾藏精"这两种与生命密切相关的重要生理功能在中国传统哲学思想的撮合下得到协调统一，并且其内涵在临床实践中得到不断充实和发展，可以说这是医学与传统文化在中医学中完美结合的典范。由此，推衍出"肾藏五脏六腑之精"。这使中医学对肾的认识提高到一个新的水平，使肾在五脏中的作用得到深刻的阐述，成为后世全面认识肾脏象的基础。

4. 肾藏精与肾主骨生髓　肾主骨生髓早见于《内经》"肾主骨""肾生骨髓""在体为骨"。说明骨的生长依赖于肾脏精气所提供的营养和推动。"肾主身之骨髓""髓者，骨之充也""骨者，髓之府，不能久立，行则振掉，骨将惫（音义同败，耗损不足）矣"（《素问·脉要精微论》）。现代学者从临床骨病学的角度，指出骨、髓、肾在形态结构、生理功能和病理变化方面的联系。

肾与脑以经络相通，肾精生髓以充脑。"脑为髓之海"，脑髓是脑的最基本物质，骨髓与脑同属奇恒之府，与肾有密切联系，肾主骨、生髓、通脑，均同出于一源。"肾不生则髓不能满"，肾中所藏的五脏六腑之精，是脑髓化生的源泉。《灵枢·海论》曰："髓海不足，则脑转耳鸣，胫酸眩冒，目无所见，懈怠安卧。"肾精不足，则脑髓不满，脑的记忆、运动、感知、思维等功能失常。

5. 肾藏精起亟　肾主外是《内经》肾脏象理论的重要命题，强调肾具有调节机体与外界环境之间的平衡，维护机体健康的功能。肾藏先后天之精，藏精而起亟，能应激、应变，方能主外。《素问·生气通天论》："阴者藏精而起亟也，阳者卫外而为固也。"程士德云："亟，急也。又频数也。《太素》'起亟'作'极起'。"极和亟，古代通用。阴精为阳气的物质基础，阴精不断充养表阳，是谓"阴者藏精而起亟。"汪机注："起者，起而应也。外有所召，则内数起以应也。如外以顺召，则心以喜起而应之；外以逆召，则肝以怒起而应之之类也。"亟，即紧急、急切之义，起亟即起而应付紧急或急切的需要，相当于应变、应激功能。人体是一个高度复杂、具有自我调节能力的巨系统，对内外环境的变动有对应变化、不断调整适应的能力。这种随内外环境变化而进行调整、适应的过程称之为"应变"，是人类和其他生命个体所具有的基本特征之一，也是生命得以繁衍生存的基本能力。精是起亟的基础，肾为机体应变调节中枢主要体现在肾藏蓄调节一身之精，肾精化生元气治于里。

由于对"肾藏精"的认识角度不同，导致对其内涵的理解也存在不同的见解：对"肾藏精"与"五脏藏精"关系的研究揭示两者在肾精贮藏、转输、相互调节方面的动态性；对"肾藏精"与"肾主水"关系的研究，提出精水合一、同为生命之本的观点；对"肾藏精"与"肾主骨生髓"的研究，得出肾主骨、生髓、通脑，同出一源的观点；对"肾藏精起亟"的研究，发现"肾藏精"在生命活动内外调节方面的重要作用。因此，在"肾藏精"理论内涵方面的研究成果，将为进一步的深入研究奠定了基础。

肾藏精物质基础与生物学机制研究

1. 肾藏精的实体及功能系统 "肾藏精"包含肾脏和精气的实体和功能系统，肾具有精的贮藏和输布的功能。中医学的精包含无形之精，如激素、抗体、神经系统所构筑的网络功能态。从这个意义上讲精的概念已拓展到现代医学内、外分泌腺的功能。将"肾"作为宏观的脏器，把"精"看作是微观的系统网络功能态，使得从分子水平上与整体水平上的"肾"在宏观与微观上有一个结合点，在更高层次上进行整合。"肾藏精"将涉及与之密切相关的器官，如垂体、甲状腺、甲状旁腺、肾上腺、卵巢、睾丸。

2. 干细胞和肾主骨生髓 骨髓间充质干细胞（BMSCs）是一群来源于骨髓组织中的非造血细胞。BMSCs在一定条件下可分化成为多种结缔组织，也可分化成神经系统的神经细胞和神经胶质细胞。Lei等研究表明，体外培养的BMSCs表达神经分化抗原的潜能依赖于其诱导条件。Emilie Pacary等研究显示，氯化钴促进BMSCs向神经样细胞分化可能是通过低氧诱导因子（HIF-1）的激活和细胞周期阻滞，抑制Rho相关卷曲螺旋形成蛋白激酶（RocK）来实现的。在病理条件下，循环中的MSCs进入大脑，而且可能积极参与中枢神经组织的更新。当预先移植GFP＋MSCs的鼠发生中脑动脉闭塞时，供体来源的细胞3日内即出现在缺血损伤的组织中，损伤后7～14日，在缺血区发现有骨髓源性细胞。

"脑为髓之海"，肾主骨、生髓、通脑，均同出一源。有学者从"肾主骨生髓"角度探讨BMSCs向神经细胞分化的机制，将干细胞的特性和中医理论中的精学说进行分析，认为精与干细胞都有较大的相关性。有学者通过复制肾损伤或骨损伤的动物模型，观察骨或肾的变化，以此来寻找肾损及骨和骨损及肾的客观依据。

3. 时间生物学与肾藏精应冬 "肾藏精应冬"的调控机制是通过肾中两类不同的调节物质——促进生殖之精的物质和抑制生殖之精的物质的节律性变化的自稳调节来实现的。马淑然等从下丘脑-垂体-睾丸轴入手，研究"肾藏精以应冬"的调节机制，发现肾中促进生殖之精的物质和抑制生殖之精的物质存在着明显的季节性变化，从而使生殖之精表现出季节性节律。刘晓燕等研究表明"肾应冬"调控机制与性腺轴褪黑素受体的季节性变化有关，松果腺在此过程中起了重要的高位调节作用。此项研究对于进一步完善肾脏调控理论并指导临床肾脏病特别是不育症的时间养生和时间治疗都具有重要的意义。

4. 生殖医学与肾藏精主生殖 近年来从理论、实验和临床3个方面对"肾主生殖"理论进行了一系列研究，提出应重视整体调节、突出局部微循环调节、规范动物模型、借助生殖技术等多层次、多角度的研究思路，得出中医学所说的肾包括男女生殖系统的物质和功能以及相关的神经-体液系统的功能。现已证实，"肾藏精，主生殖"的物质基础与下丘脑-垂体-睾丸轴（性腺轴）的神经、内分泌调节有关。研究已深入到细胞、分子和基因水平，涉及蛋白组学及遗传学等不同领域。益肾生精汤不仅能够有效提高精子的数量和质量，而且能明显提高体内促卵泡激素（FSH）、睾酮（T）、促黄体激素（LH）的水平。

现代研究认为，"肾藏精"包含肾和精气的实体和功能系统，干细胞理论的出现，时间生物学和生殖医学的发展赋予"肾主骨生髓"、"肾藏精应冬"及"肾藏精主生殖"理论新的内涵，提供了新的研究途径，为进一步综合研究积累了经验。

从肾论治相关疾病研究

1. 老年性痴呆 认为老年性痴呆是皮质、海马及基底核细胞萎缩，胆碱能传导通路受损所引起的胆碱能缺陷和学习记忆功能障碍。因此，血管性痴呆的记忆功能障碍与中枢胆碱能系统有着必然的联系。李林等应用拟痴呆动物模型和细胞模型等开展了补肾中药防治老年性痴呆的一系列研究，发现补肾中药在多种拟老年性痴呆和脑老化动物模型和细胞模型中的作用特点是增强细胞能量代谢、神经营养因子表达和胆碱能神经细胞数量与功能，减少神经毒素生成，由此认为中医所指的"脑髓"，其现代生物学基础是脑内神经细胞和神经营养因子，脑内神经营养因子减少、神经细胞大量萎缩和丢失而造成"髓海不足"，可引起认知功能下降，进而可发生痴呆。

2. 免疫功能障碍性疾病 现代医学认为，产生免疫的器官为骨髓、胸腺、淋巴结和脾脏。而骨髓和胸腺为第一级免疫器官。骨髓中未分化的多能干细胞，可分化出淋巴细胞参与细胞与体液免疫。人体免疫功能的调节，无论是宏观上整体水平的，还是微观上细胞分子水平的；无论是第一信使"神经-体液的调节"，还是第二信使"环核苷酸的调节"等，"肾"都起着主导作用。所以，"肾"在调节免疫平衡、抵御疾病的发生、维持人体的正常生理活动、治疗疾病等各方面有着极其重要的作用。现代研究表明，补肾中药可使下丘脑促肾上腺素皮质激素释放因子（CRF）受抑状态得到恢复，能提高 CRF mRNA 表达量，促使 CRF 的分泌增多，从而调节细胞免疫功能。金匮肾气丸证患者服补肾药后可有效地纠正该证患者 T 淋巴细胞亚群数量的紊乱。

3. 衰老与肿瘤 细胞衰老是现代生命科学中兴起的新的研究领域，在传统中医理论中没有相关的记载。在机体衰老方面，肾虚衰老一直占主导地位，肾为先天之本，肾主藏精，肾精直接关系到人体的生长、发育、生殖和衰老。虽然人体衰老的规律并不能简单地应用于细胞衰老，但可以作为线索探索补肾与细胞衰老的关系。胡兵等研究发现，补肾可以影响 WI38 细胞衰老的进程，并与细胞衰老相关基因 TP^{53}、$CDKN^1a$（$p21WAF^{-1}/Cip^1$）、$CDKN^2a$（$p16^{ink4A}$）转录与表达相关；补肾可以影响胚胎干细胞 CRL-1825 增殖、衰老等生命活动，并与 Wnt、Oct^4、$CDKN^2a$（$p16^{ink4A}$）等基因相关。因此，可以认为肾在微观领域与细胞衰老密切相关。

在肿瘤的发病方面，肾精也起着至关重要的作用。研究发现肿瘤的发生主要是由于癌基因的异常激活或抑癌基因的异常失活而导致，癌基因与抑癌基因都随遗传与生俱来，属于"先天之本"范畴。在肿瘤的形成过程中，细胞衰老一直起着重要的屏障作用，在细胞 DNA 受到损伤或异常信号转导激活的情况下，细胞即启动内在修复程序，修复失败的细胞则发生衰老，这一切都是在特定基因的作用下完成的，这些基因都属于先天之本"肾"的范畴。因此，肾与肿瘤细胞衰老也有着密切的联系。

4. 慢性再生障碍性贫血 中医理论认为，慢性再生障碍性贫血属"虚劳""血亡""血痨""血虚""血枯""髓枯"等范畴，认为人之血液与肾关系密切。陈志雄等认为，慢性再生障碍性贫血病机以肾虚髓枯为本，以脾虚气血不足为标，而血瘀痰浊、邪毒既是病理产物，又是髓枯难复的致病因素。因此，肾虚髓枯是慢性再生障碍性贫血发病的重点。徐瑞荣等以补肾益髓法治疗本病 90 例，总有效率为 77.5%，粒-巨噬细胞集落刺激因子（GMCSF）和红细胞生成素分泌水平有明显提高。俞亚琴等采用免疫磁珠法（MACS）分离纯化再生障碍性贫血患者骨髓 CD+34 细胞，在造血细胞半固体和液体培养体系加入不同浓度补肾和解复方制剂，结果显示补肾和解复方制剂能提高红系爆式集落形成单位（BFU-E）、红细胞系集落形成单位（CFU-E）集落产率。

5. 骨质疏松症 骨髓对骨有滋养作用，其化生与肾精有关。先天之精是骨髓产生的物质始基，后天之精是骨髓充盛的物质保障，"肾藏精，精生髓，髓生骨"说明肾精充足，则骨髓生化有源，骨骼才能得到骨髓的充分滋养而坚固有力。若肾精虚少，骨髓化源不足，不能濡养骨骼，便会出现骨骼脆弱乏力，引发骨质疏松。王际孝等对 2473 例不同年龄组人群的骨密度进行了测定，发现女子 7~21 岁、男子 8~24 岁骨密度随年龄增长而迅速增加；女子 49 岁（七七）、男子 56 岁（七八）以后骨密度随年龄增长而明显下降。郭素华等对 2068 例 40～69 岁人群的骨密度进行检测，也发现肾虚证者骨密度明显低于无肾虚证者。以上研究印证了中医"肾主骨"理论及原发性骨质疏松症以肾虚为本的合理性。鞠大宏等观察滋阴补肾法对卵巢切除所致骨质疏松大鼠成骨细胞 COX-2 蛋白和 mRNA 表达的影响，发现滋阴补肾法对成骨细胞 PG 合成具有抑制作用，推测是其能够治疗骨质疏松症的机制之一。

　　脑科学的迅速发展为老年性痴呆"从肾论治"提供了科学实验依据，免疫学技术为"从肾论治"调节免疫功能提供了技术支持，细胞生物学和分子生物学的发展有利于揭示"从肾论治"衰老与肿瘤的作用机制，"肾藏精，精生髓，髓生骨"是"从肾论治"骨质疏松症的理论依据。因此探索"从肾论治"相关疾病的证治规律，揭示其作用机制，可为提高相关疾病的临床疗效提供理论支撑。

　　中医的发展，需要理论的创新。在中西医不断碰撞交融的今天，中医理论的创新，需要结合现代医学手段进行其科学实质的探讨。当前，医学各学科、医学和其他学科之间出现交叉、整合与重新构建趋势，而医学的研究内容与方式更加强调综合与交叉渗透，正向系统科学、整体研究发展，"肾藏精"这一命题研究，将促进中医基础理论与现代医学两大医疗体系的实质性交叉渗透、相互融合，为创立我国的新医学提供理论素材。①进一步系统研究"肾藏精"内涵：有必要对"肾藏精"理论的渊源和理论内涵进行深入研究。对"肾藏精"理论的概念、内涵和外延，"肾藏精"的功能定位做出科学揭示。②利用现代科学技术深入研究"肾藏精"生物学机制与调控规律："肾藏精"的过程，实质上是肾对肾精的调节过程，从组织发生学、生理学、生物化学、免疫学和分子调控网络及三大组学（代谢、蛋白、基因）等多个层面，结合临床疾病证候转归与治疗的反应，获得"肾藏精"理论的生物学证据，揭示"肾藏精"的生物学机制。③运用多学科综合研究"肾藏精"客观物质基础：对"肾藏精"和"肾不藏精"证候属性的物质基础和肾脏生理功能正常与异常情况下机体相关的病理生理学指标变化进行系统观察，为临床疾病客观辨证、转归预测和疗效标准的制定提供实验依据。④从临床确有疗效的难治性疾病入手，加强临床"从肾论治"应用规律研究：从"从肾论治"的疗效与作用机制研究入手，揭示"肾藏精"的生物学途径以及药物发挥调节作用的效应机制，不仅可获得制定临床辨证用药标准的理论依据，更大的意义在于创新临床难治性疾病治疗的理论应用途径。有效提高理论的临床实用能力，从而为脏象理论的应用性研究提供方法学范式。

302　从肾藏精论治珠蛋白合成障碍性贫血

　　20 世纪 80 年代初期开始，中国中医科学院广安门医院分子生物学室在"肾藏精"理论的现代研究中，把中医肾藏精生髓的理论思维与现代科技前沿技术相结合，从肾藏精与肾生髓的内在关系、肾生髓与髓生血机制、肾生髓与髓养骨、肾生髓通于脑、肾生髓与整体效应、肾生髓的分子基础等不同方面，对肾生髓的理论进行了比较系统的研究。在长期临床实践基础上，总结出补肾益髓法配方（益髓生血颗粒），并通过对该方药作用机理的研究，从整体、细胞、亚细胞、分子水平等不同层面，探讨了肾生髓理论的物质基础，提出"肾藏精生髓、髓生血"理论可能是中医药治疗珠蛋白合成障碍性贫血（又称海洋性贫血）的核心假说，并验证其客观性。根据"肾藏精生髓、髓生血"理论用补肾益髓法，尝试从肾论治珠蛋白合成障碍性贫血取得了肯定疗效。学者王键等对此做了归纳总结。

珠蛋白合成障碍性贫血

　　本病是世界范围内发病率高、危害最大的单基因遗传病，至今尚无有效治疗办法。

　　1. 珠蛋白合成障碍性贫血是一种遗传性溶血性贫血　　珠蛋白合成障碍性贫血是先天性基因缺陷致使人体不能正常合成血红蛋白珠蛋白而引起的一种遗传性血液病。因最初在地中海地区发现，故又称地中海贫血。

　　据 WHO 秘书处报告，全世界有 1 亿多人携带珠蛋白合成障碍性贫血基因，每年约有 30 万婴儿在出生时患有珠蛋白合成障碍性贫血综合征。β-珠蛋白合成障碍性贫血是在地中海盆地、中东和亚洲最常见的血红蛋白病。严重的 α-地中海贫血在东南亚常见，在某些东南亚国家中，多达 40% 的人口可能携带显著血红蛋白突变，导致婴儿出生时珠蛋白合成障碍性贫血患病率升高。

　　珠蛋白合成障碍性贫血发病的分子基础是基因缺失或功能缺乏，使珠蛋白不能合成而导致早期造血障碍。慢性溶血和贫血是其主要表现。由于过剩的珠蛋白链聚合、沉积于红细胞膜，出现免疫损伤，诱发氧自由基反应，引起继发性酶和代谢异常，导致红细胞变形能力和机械稳定性下降，最终导致溶血和无效造血。

　　我国南方是珠蛋白合成障碍性贫血的高发区，按遗传规律，如果夫妻双方都是珠蛋白合成障碍性贫血基因携带者，则他们生下的孩子就有 1/4 概率是重型珠蛋白合成障碍性贫血，重型 α 珠蛋白合成障碍性贫血患儿出生时就会死亡或是死胎（又称 Bart's 水肿），β-珠蛋白合成障碍性贫血危害大，重型 β-珠蛋白合成障碍性贫血死亡率高、预后极差，多数少年夭折，活下来的靠终生输血维持，不仅严重影响儿童健康和人口素质的提高，也为家庭和社会带来沉重的负担。虽然优生优育是珠蛋白合成障碍性贫血防治的根本措施，但如何应对已出生的珠蛋白合成障碍性贫血患儿治疗和提高这部分人的生存质量，是世界医学尚未解决的难题之一，也是珠蛋白合成障碍性贫血防治研究的另一重要环节。

　　珠蛋白合成障碍性贫血症患者生长受抑制、内分泌紊乱，特别是性腺功能低下，引起骨改变，出现头骨和面部的变形，产生特征性珠蛋白合成障碍性贫血外貌和严重的骨质疏松症，这也是该病的一大病理特征。对于相当多的患者来说，由于骨质疏松和骨质增生而发生骨折与疼痛，临床上仍无有效的治疗方法。

　　2. 目前珠蛋白合成障碍性贫血症的治疗仍属世界医学尚未解决的难题之一　　对于珠蛋白合成障碍性贫血国内外仍以输血为主要治疗方法。输血疗法虽然可以维持患者正常的血红蛋白（Hb）水平，防止慢性血氧不足，减少代偿性骨髓增生，提高正常的生活质量及维持正常的生长发育。但患者长期输血会导致其他严重的并发症。同时必须长期有规律地服用去铁剂，以延长患者生命。但去铁剂价格较昂贵，并需要非胃肠道给药，长期使用受到限制，并会给患者带来巨大的经济负担。珠蛋白合成障碍性贫血患者体内不正常的红细胞要通过脾脏来清除，破坏的红细胞越多，体内铁蓄积越严重，脾脏越大，需要输血就越多。切除脾脏后，可以降低患者的输血量，红细胞寿命可以延长，贫血症状得以改善。但由于脾脏是人体的重要免疫器官，所以珠蛋白合成障碍性贫血患者脾切除后机体的免疫功能降低，常会并发严重的感染。20 世纪 90 年代初期，有学者利用部分脾栓塞来代替脾切除术，但疗效还有待进一步验证。

因此，目前珠蛋白合成障碍性贫血临床治疗的常规方法，如输血并配合除铁剂、脾切除及脾栓塞等只是对症治疗，并不能根治珠蛋白合成障碍性贫血；国内外有人尝试用烷化剂（羟基脲、5‑氮胞苷等）、丁酸盐及其衍生物、马利兰等药物治疗珠蛋白合成障碍性贫血，由于这些药物有极强的副作用，限制了在临床的应用；骨髓和干细胞移植由于配型和髓源限制、实施中的风险以及昂贵的费用，很难在临床上普及，只限于个别案例；基因疗法虽然是未来的治疗方向，但因同源重组率很低，而且很难进行，目前无法在临床上应用；用传统中医药治疗 β‑珠蛋白合成障碍性贫血出现可喜苗头，但仅限个别案例报道。因此，如何应对每年大量新生的珠蛋白合成障碍性贫血患儿进行治疗和提高其生存质量，仍是现代医学尚未解决的难题之一。

基于肾藏精生髓、髓生血理论治疗珠蛋白合成障碍性贫血

1. 中医药治疗珠蛋白合成障碍性贫血理论基础的探索　在"肾生髓理论现代研究"中发现，补肾益髓中药能促进造血，提高血红蛋白含量，在广西高发区先是治疗 6 例重型 β‑珠蛋白合成障碍性贫血患者，疗程 3 个月，按张之南主编的《血液病诊断及疗效标准》（1991 年版）中对 β‑珠蛋白合成障碍性贫血诊断标准，并参考第四届国际血红蛋白基因开关会议提出的标准，进行主要疗效性血液指标的动态观察，观察结果：6 例重型 β‑珠蛋白合成障碍性贫血患者，经补肾益髓中药治疗 3 个月后 5 例有效，1 例无效，为中药复方治疗 β‑珠蛋白合成障碍性贫血提供了实践依据。从此，研究者开始尝试用该药治疗珠蛋白合成障碍性贫血的临床验证研究，均取得了较好疗效。在临床取得疗效基础上，提出了"肾藏精生髓、髓生血"理论是中医治疗 β‑珠蛋白合成障碍性贫血理论核心的假说。设想从"肾"脏象理论出发，尝试用中医肾生髓、髓生血理论指导中药治疗 β‑珠蛋白合成障碍性贫血可能是一条全新的路子。另外，也得到了高发区临床试验的支持，并在国家自然基金课题"从中药治疗 β‑珠蛋白合成障碍性贫血探讨肾生髓分子基础"研究中，验证了这一理论假说的客观性。

2. 先天禀赋不足，肾虚髓损，精血化生无源是珠蛋白合成障碍性贫血中医的核心病机　中医古籍中对珠蛋白合成障碍性贫血虽无专门论述，但历代医家多根据患者的临床表现，将该病归属于中医"血证""血虚""虚劳""童子劳""虚黄""积聚""五软五迟"等范畴。该病多为婴幼儿、少年发病，临床表现为虚劳、血虚、眩晕、心悸、黄疸、面色萎黄、腹中癥积、生长发育迟缓，此外，患者还多伴有不同程度的腹部膨隆、肝脾肿大、头颅方大、颧骨突起、鼻梁凹陷、眼距增宽等明显的珠蛋白合成障碍性贫血面容体征。病机上肾精亏虚，脾肾两虚，精血不足等，其核心病机是"先天禀赋不足，肾虚髓损，精血化生无源"。治疗上应采用补肾益髓法，以滋肾养肝、益精生血、健脾补气、消癥退黄为治疗原则。根据中医理、法、方、药相统一的原则，拟定出补肾益髓法的代表方（益髓生血颗粒）。益髓生血颗粒是宗《内经》"精血不足者，补之以味"的原则，益髓生血颗粒组方是根据中医肾藏精生髓、髓生血和精血同源的理论，在临床实践基础上形成的。方中山茱萸、何首乌为君，滋阴补肾，意在补肾中真阴（真精），使真阴得养，髓海充盈，血有生源。补骨脂，补肾阳，生发阳气，宗景岳所云"善补阴者必阳中求阴"，补骨脂协助君药生精化血，加强补肾之功，配合熟地黄、黄芪、鳖甲等药共奏补肾填精、益气生血之效。用补肾益髓法的代表方（益髓生血颗粒）在广西高发区开展了治疗 β‑珠蛋白合成障碍性

贫血的临床实践和初步验证，取得了可重复的肯定疗效。与此同时，对治疗前后患者进行较大样本的基因突变型分析和疗效分子机理的深入研究。

针对核心病机，从肾论治，方证相应的可行性进一步探索

为探讨验证从肾论治治疗珠蛋白合成障碍性贫血的有效性，课题组于 2004 年 10 月至 2008 年 3 月，在广西高发区，对相同中医证候（肝肾阴虚精血不足证）不同基因型（α-、β-）两种类型的珠蛋白合成障碍性贫血患者采用治疗前后自身对照法，进行益髓生血颗粒治疗的临床研究。中医辨证参照《中西医结合临床血液病学》标准（1988 年），并按 CRF 表进行症状量化评分。符合 β-珠蛋白合成障碍性贫血或 α-HbH 病诊断标准，并符合肝肾阴虚精血不足证者。

1. 病例纳入标准

（1）符合诊断标准。

（2）血红蛋白（Hb）浓度＜120 g/L。

（3）近半年未输血或服用任何抗贫血药物。

（4）自愿接受治疗，并签署知情同意书。

2. 病例排除标准

（1）不符合纳入标准者。

（2）有免疫缺陷，肝、肾及血液系统其他原发性疾病者。

（3）妊娠者。

3. 病例剔除标准

（1）凡未按规定用药，无法判定临床疗效。

（2）临床资料数据不全，影响疗效与安全性评估。所有填写过知情同意书，并经筛选合格进入临床研究的受试者无论何时何因退出，只要没有完成方案所规定的治疗周期，均视为脱落病例。

符合诊断标准及纳入标准的按临床观察方案入选符合肝肾阴虚精血不足证的 β-珠蛋白合成障碍性贫血和 α-HbH 病的病例，共 177 例。

全部病例均为中国人民解放军第 303 医院门诊观察病例，其中 β-珠蛋白合成障碍性贫血患者 96 例，α-HbH 病患者 81 例。男 107 例，女 70 例。年龄 2~47 岁，平均（13.9±8.0）岁。壮族 120 例，汉族 50 例，瑶族 6 例，布依族 1 例。籍贯均广西籍。血液学特点：血红蛋白（Hb）浓度 34~120 g/L，平均（79.6±18.6）g/L。红细胞计数（RBC）$1.7×10^{12}$~$6.3×10^{12}$ L，平均（4.1±1.0）$×10^{12}$ L。网织红细胞（Ret）0.5~23.0%，平均（5.8±3.9）%。

临床研究结果表明，96 例 β-珠蛋白合成障碍性贫血（肝肾阴虚精血不足证）患者，经益髓生血颗粒治疗 3 个月后，患者主要血液参数均明显提高，其中血红蛋白（Hb）治疗前为（73.97±19.977）g/L，治疗后上升至（84.75±21.07）g/L，红细胞（RBC）从（3.69±1.03）$×10^{12}$ L 上升到（4.05±0.91）$×10^{12}$ L、网织红细胞（Ret）从（5.27±4.07）% 上升至（7.47±5.84）%，胎儿血红蛋白（HbF）从（38.72±28.22）% 上升至（45.47±29.08）%，患者自治疗第 1~3 个月疗程结束，其疗效性血液指标均明显升高（均 $P<0.01$），患者临床症状的明显改善与血液指标的提高相一致。

81 例 α-HbH 病（肝肾阴虚精血不足证）患者，经益髓生血颗粒治疗 3 个月后，患者主要血液参数均明显提高。α-HbH 病患者的疗效性血液指标 Hb、RBC、Ret 自第 1~3 个月疗程结束均明显升高（均 $P<0.01$），其中血红蛋白（Hb）治疗前为（86.16±14.45）g/L，治疗后上升至（92.92±12.77）g/L，红细胞（RBC）从（4.48±0.71）$×10^{12}$ L 上升到（4.71±0.64）$×10^{12}$ L、网织红细胞（Ret）从（6.36±3.53）% 上升至（7.53±3.88）%，患者临床症状的明显改善与血液指标的提高相一致。研究结果提示，对相同中医证型（肝肾阴虚精血不足证）的 α-HbH 病患者，用益髓生血颗粒治疗，同样可以获得较好的疗效。

按西医疗效判定标准，并参考张之南主编的《血液病诊断及疗效标准》，以治疗后血红蛋白 Hb 平均上升 $\geqslant 5\ \mathrm{g\cdot L^{-1}}$ 为有效，则 96 例 β-珠蛋白合成障碍性贫血患者有效 78 例（81.3%），无效 17（17.7%）；而 81 例 α-HbH 病患者，有效 62（76.5%），无效 18（22.2%）。可见益髓生血颗粒对相同中医证型（肝肾阴虚精血不足证）不同基因型（α-、β-）两种类型的珠蛋白合成障碍性贫血患者治疗的总有效率为 79.1%，β-珠蛋白合成障碍性贫血和 α-HbH 病的疗效差异无统计学意义。

β-珠蛋白合成障碍性贫血和 α-HbH 病是发病机制完全不同的两种珠蛋白合成障碍性贫血，因其中医的核心病机均属于"先天禀赋不足，肾虚髓损，精血化生无源"，并具有相同中医证候（肝肾阴虚精血不足证），针对核心病机，运用补肾益髓法的代表方——益髓生血颗粒治疗，获得了同样的明显疗效。体现了中医的异病同治、方证相应的可行性。研究实践进一步揭示了"肾生髓、髓生血"理论的客观性和从肾论治治疗珠蛋白合成障碍性贫血的有效性。

肾藏精是防治多种重大疑难疾病的重要理论基础

脏象理论是中医基础理论的核心，而肾脏象理论是中医脏象理论的重要组成部分。五脏中肾为先天之本，生命之源，五脏阴阳都植根于肾，肾藏先天之精，为脏腑阴阳之本，生命之源，其功能尤为突出，肾阴肾阳推动着生、长、壮、老、已之生命全过程。肾藏精，精聚为髓，精髓化生为血，肾精是血液生成之源泉，肾精是生命的根本，是生长发育，骨、脑、血形成的物质基础。肾脏象理论是建立在临床实践基础上的科学。辨证论治作为中医药临床诊疗的基本模式是以状态调整为导向、证治效紧密相关的一种整体、动态、个体化的复杂干预过程。实践表明，在许多重大疑难病症的防治过程中，运用肾脏象理论指导从肾论治，均取得显著的疗效。因此，肾藏精脏象理论是防治多种重大疑难疾病的重要理论基础。

对比国内外治疗珠蛋白合成障碍性贫血临床个别案例的临床报道，依托多项国家课题资助，课题组长期坚持深入高发区，根据中医"肾藏精生髓、髓生血"理论，运用补肾益髓法的代表方（益髓生血颗粒），在高发区采用随机安慰剂平行对照的临床规范研究，进行中医证候量化评分与血液指标变化相关性的动态观察等，以国际公认的珠蛋白合成障碍性贫血诊断与疗效标准评价。累计治疗 300 余例，临床累计用药人数已达 1000 例，疗效显著。在治疗 β-珠蛋白合成障碍性贫血取得疗效基础上，针对珠蛋白合成障碍性贫血的肾精亏损精血不足核心病机，采用辨证治疗方法，尝试从肾论治，对相同中医证型（肝肾阴虚精血不足证）不同基因型（α-、β-）两种类型的珠蛋白合成障碍性贫血患者采用临床规范研究，均获得肯定疗效。进一步验证了珠蛋白合成障碍性贫血中医核心病机的客观性及从肾论治对应治则治法的有效性。

中药治疗珠蛋白合成障碍性贫血的临床实践，不仅从一个侧面揭示了肾脏象理论的科学内涵，也验证了基于肾脏象理论从肾论治治疗疑难病的可行性。为探讨"肾生髓、髓生血"理论的客观性，在临床研究基础上，依托多项国家自然基金课题资助，从整体效应、基因突变与疗效关系、红细胞结构与功能、调控珠蛋白 mRNA 表达的不同层面，初步探讨了中药治疗珠蛋白合成障碍性贫血的有效特点和作用环节，使中医药治疗珠蛋白合成障碍性贫血整体水平达到新的高度。

补肾益髓法治疗珠蛋白合成障碍性贫血是中医药治疗疑难病领先的优势项目研究。中科院院士、复旦大学沈自尹指出"中药治疗 β-珠蛋白合成障碍性贫血的成果，其重要意义在于这是首次在国际上用药物对单基因遗传病实现不改变基因结构，而是修饰、调节基因表达与基因产物功能获得无副作用和后遗症的显著疗效"。项目研究的阶段成果为中医药治疗珠蛋白合成障碍性贫血在国际单基因遗传病临床治疗领域占有一席之地作出原创性贡献。

303　从骨形态发生蛋白-7 探析肾藏精理论的物质基础

　　《内经》首先提出肾藏精理论。《素问·六节脏象论》："肾者主蛰，封藏之本，精之处也。"乃指肾具有贮存、封藏肾精的生理功能。肾藏精在肾脏象理论中占有重要的地位，其功能广泛，作用特殊，被认为是人体生命活动的根本物质，它与人体生、长、壮、老、已的生命过程密切相关。因此，从现代分子生物学角度探寻肾藏精理论的本质对于丰富中医肾脏象理论具有十分重要的意义。虽然中医学"肾"的内涵与外延远比西医学中肾的功能概念要广泛，但从肾脏本身寻找肾藏精的可能物质基础更容易被现代医学所接受。骨形态发生蛋白-7（BMP-7）主要在肾脏合成并进入血液而发挥作用，具有多种生物学功能。学者陈立等通过对 BMP-7 的特性与中医肾藏精理论进行了关联性分析，探析了肾藏精理论的物质基础。

肾藏精理论的物质基础研究

　　肾精作用广泛。因现代学者视角及研究角度不同，对肾藏精的本质也有不同认识，目前尚未有一种物质、一类物质或一种功能系统能完全涵盖肾精的所有功能。沈自尹最早开展肾本质研究工作，其认为肾藏精本质在于对下丘脑-垂体-靶腺轴的平衡调节。郑洪新等则认为"从肾论治"的作用机制之一，是动员"肾藏精"的生理功能而激活内源性干细胞和发挥微环境作用，同时调控神经-内分泌-免疫网络动态平衡。陈云志等从肾主骨、主生殖及肾与他脏的关系探讨了维生素 D 为中医"肾藏精"的物质基础。王岚等认为抗衰老基因 Klotho 在肾脏表达丰富，参与调节钙磷和骨代谢，具备了成为肾中所藏之精物质基础的潜能。

从 BMP-7 探析肾藏精理论的物质基础

　　BMP-7 是骨形态发生蛋白家族中的一员，属于转化生长因子 β（TGF-β）超家族，是 1990 年 Ozkaynak 等从牛成骨蛋白提取物中分离出的一种新的蛋白，又称成骨蛋白-1。BMP-7 主要由肾脏和骨骼分泌，对于肾脏的发育及正常功能的维持必不可少，并具有强大的成骨作用，因而与"肾主骨"关系密切。此外 BMP-7 尚能抑制血管钙化，维持脉道通利，故认为 BMP-7 具有成为肾藏精理论物质基础的特性。

　　1. BMP-7 主要来源于肾脏　　肾脏是分泌 BMP-7 的主要器官。Simon 等应用 BMP-7 抗体检测成年 SD 大鼠肾组织后发现，BMP-7 主要表达于集合管及远端小管，近端小管仅有少量分布，肾小球中则未见表达。人类 BMP-7 基因位于第 2 号染色体，BMP-7 的编码 cDNA 全长 1 293 bp，转录后翻译成 431 个氨基酸组成的 BMP-7 前体蛋白，由 N 端信号肽、前体肽和 C 端成熟肽 3 部分组成。在蛋白水解酶的作用下，此前体蛋白翻译分泌后可在体内被剪切加工为成熟二聚体分子 BMP-7 蛋白，含 139 个氨基酸。人类出生后，BMP-7 在其他器官组织的表达明显减少或消失。原位杂交检测法显示，BMP-7 主要分布在肾小管和肾间质，在髓质肾小管表达较高，尤其是集合管；此外，BMP-7 在肾动脉的外膜、肾小球毛细血管周围、肾盂和输尿管的上皮细胞也有较高表达。肾脏不仅高表达 BMP-7，也存在 BMP - 7 受体。

BMP - 7 受体包括丝氨酸/苏氨酸激酶受体 I 型和 II 型。I 型受体为活化素受体样激酶，有 ALK2（ActRI）、ALK3（BMPR-IA）和 ALK6（BMPR-IB）这 3 种亚型。II 型受体分为 BMPR - II、ActRI II 和 ActR II B。BMP - 7 引起的信号转导首先要结合 II 型受体，II 型受体使 I 型受体的丝氨酸/甘氨酸结构域磷酸化，形成 I 型及 II 型受体复合物，然后磷酸化 Smad 蛋白中的 Smad1 或 Smad5 羧基端末端的 2 个丝氨酸，使之磷酸化，随后 Smad1 或 Smad5 再与 Smad4 结合成复合体，移位到细胞核内，再作用于特定基因的启子，引起相应生物学效应。说明 BMP - 7 在肾脏表达具有细胞特异性，其作用可通过自分泌和旁分泌的方式进行。

2. BMP - 7 对于肾脏发育及功能维持必不可少　BMP - 7 在肾脏的发育中起至关重要的作用，其在肾脏和骨骼正常生理功能以及修复和再生过程中发挥重要作用。BMP - 7 对于调控和维持肾脏组织结构的形成是必需的。胚胎期，BMP - 7 广泛表达于心、肾、脑、骨骼等组织中，与多种器官与组织的发育密切相关。在小鼠肾发育过程中，BMP - 7 首先表达于 11 日胎龄小鼠的输尿管芽中，输尿管芽和后肾间充质接触后导致间充质细胞浓缩和聚集，经历由 BMP - 7 调节的间充质向上皮转化形成 comma 型小体，后者延长形成 S 形管上皮结构。随后，S 形管发生形态转变和分化形成成熟肾单位的结构，产生肾小球和肾小管大部分结构的后肾间充质，最终分化并形成肾小管和肾小球。BMP - 7 缺如时，发育中的肾出现严重缺陷。BMP - 7 缺陷的胚胎中，输尿管的分支、后肾间充质的聚集及上皮结构的分化将受损，BMP - 7 缺陷的小鼠会出现肾和骨的发育不良，与正常小鼠相比，肾脏体积明显缩小，存在严重的肾发育不良和肾单位减少，纯合子在出生后 48 小时因尿毒症而死亡。

3. BMP - 7 具备抗肾纤维化的作用　肾为五脏之一，为精的载体。肾与精之间也必定存在交互作用。精作为构成人体、促进发育、抗病修复的基本物质，其必对肾脏本身也具有保护作用。《内经》"人过五八，肾气半衰"，人随着年龄增长，逐渐出现肾精亏虚症状；正常人若因先天不足、后天失养、长期劳累、生活紧张、纵欲过度或久病失治等原因也会伤及肾脏，从而过早出现肾虚症状。而早在《难经·十四难》中就云"损其肾者，益其精"，此时通过补肾益精法可恢复肾脏功能。

而 BMP - 7 同时也是一个对肾脏有保护作用的重要因子。在肾脏疾病过程中，BMP - 7 可通过多条通路在肾脏纤维化、糖尿病肾脏疾病、缺血/再灌注肾损伤过程中发挥重要的肾脏保护作用。在多种急性和慢性肾损伤的动物模型中，均发现 BMP - 7 表达减少或消失。研究表明，通过 TGF-β1/Smads 信号通路调节基因转录在肾间质导致 TGF-β1 高表达是致肾纤维化的中心环节。动物实验研究表明，BMP - 7 蛋白可抑制由 TGF-β1 引起的 I、III、IV 型胶原、纤维连接素等 ECM 蛋白的升高，主要机制为 BMP - 7 抑制了 Smad2/3 依赖的 TGF-β1 信号途径。研究发现 BMP - 7 可促使近端小管上皮细胞外信号调节激酶迅速磷酸化，进而抑制 Smad2、Smad3 的核内转，阻断 TGF-β1/Smads 信号途径。其次，BMP - 7 可使近端小管上皮 Smad6 表达增加，而 Smad6 对 TGF-β1/Smads 信号途径具有抑制作用。BMP - 7 还可直接通过抵消或阻碍 TGF-β1/Smads 信号途径，抑制或逆转上皮细胞分化为间充质细胞，发挥抗纤维化作用。系膜细胞分泌的基质金属蛋白酶（MMP）- 2 是细胞外基质（ECM）的降解过程中的关键因子，BMP - 7 可通过抑制 TGF-β1 诱导的纤溶酶原活化抑制因子 1 的表达，增加 MMP - 2 的表达及活性，从而减轻肾纤维化。此外，BMP - 7 还可降低 TGF-β1 诱导分泌的炎性因子、趋化因子及单核细胞趋化蛋白，在系膜细胞及足细胞中还可以抑制 TGF-β1、醛固酮、高糖等诱导的损伤作用。在糖尿病肾脏疾病致肾纤维化动物模型中，BMP - 7 能拮抗 TGF-β1 和结缔组织生长因子的致肾纤维化作用，阻止或延缓糖尿病肾脏疾病的发生、发展。研究表明在糖尿病肾脏疾病患者外周循环 TGF-β1 的水平明显上调，而 BMP - 7 的水平明显下调，提示 BMP - 7 可能成为新的糖尿病患者肾脏损伤标志物和治疗靶点。以上分析提示 BMP - 7 可能为中医药补肾益精法的作用靶点之一。

4. BMP - 7 具有强大的成骨作用　肾主骨理论是中医肾脏象学的重要理论之一，"肾藏精，精生髓，髓养骨"是该理论的经典概括。"肾生骨髓，其充在骨，肾主身之骨髓"，均说明只有肾中精气充足才能充养骨髓，促进骨的生长发育。《素问·上古天真论》记载，女子七岁"齿更"，三七"真牙生而长极"，四七"筋骨坚，身体盛壮"；男子八岁"齿更"，三八"筋骨强劲故真牙生而长极"，四八"筋骨隆盛"。随着肾精渐衰，肾气渐弱，女子七七而"形坏"，男子五八"齿槁"，八八"形体皆极"，最后"五脏皆衰，筋骨懈堕"。精辟地描述了肾对牙齿、骨骼生长发育的影响，阐述了肾与骨在生理上的密切联系。《医科发挥》云"肾气不足则骨软"，肾中精气不足，则骨髓空虚，生化无源，骨骼失养，骨软无力，骨质脆弱，骨折难以愈合等。

骨形态发生蛋白是目前最重要的新骨形成及成年骨修复调控因子，其中研究最多、成骨活性最强的是 BMP-2 和 BMP-7。BMP-2 只是骨生成的启动因子，对已分化的成骨细胞无进一步的促增殖作用。而 BMP-7 除了具有维持软骨细胞表型、促进细胞增殖、促进细胞外基质如蛋白多糖和 Ⅱ 型胶原合成的能力外，还具有较强的骨诱导能力，能有效地刺激骨成骨细胞的分化，其在体内可通过膜内成骨和软骨内化骨两种方式诱导成骨，软骨内化骨为其主要成骨方式。经检测，BMP-7 在骨发育和骨折愈合过程中高表达，从而促进骨折的愈合。Cook 等在灵长类动物尺骨缺损模型中发现外源性重组人 BMP-7 能治愈自体骨不能愈合的缺损，一般认为是 BMP-7 诱导骨折周围未分化的间充质细胞分化为成软骨细胞及成骨细胞，通过钙盐沉积而形成新骨，从而使骨组织修复，表现为软骨内成骨过程。BMP-7 是间充质细胞向骨细胞系分化的最初信号分子，随着成骨细胞在向成熟骨细胞逐渐分化，其合成 BMP-7 的能力逐渐降低。Hidaka 等发现外源性重组人 BMP-7 修饰的骨髓细胞能增强同种异体移植物的脊柱融合作用。Gonzalez 等发现慢性肾病由于继发性甲状旁腺功能亢进导致高转换性骨营养不良，病理上可见成骨前体细胞呈成纤维细胞表型，导致骨小梁周围纤维化病变。通过每日应用 BMP-7 对慢性肾病模型小鼠进行腹腔内注射，6 周后治疗组成骨细胞数目明显增加，骨重吸收降低，骨小梁周围纤维化得以缓解，提示 BMP-7 可能通过以上机制在肾性骨病的治疗中发挥重要作用。鉴于 BMP-7 促进成骨的明确作用，BMP-7 已成为自体骨移植、异体骨移植和组织工程骨研究的热点，有望在多种骨科疾病的治疗中发挥重要的作用。

5. BMP-7 具有抑制血管钙化的作用 血管钙化分为内膜钙化和中膜钙化，其中内膜钙化多为动脉粥样硬化，中膜钙化主要发生在血管中膜层，钙化物质呈连续性分布，导致血管顺应性降低及血流动力学异常。血管钙化属中医"脉道不利"，多因痰瘀互结，脉道不通。中医认为，肾藏精与脉道不利亦有联系。《医林改错》："元气既虚，必不达于血管，血管无气，必停留而为瘀。"肾藏精功能异常，表现为肾阳虚则气化不利，津液滞留变为膏脂，或火不暖土，水湿痰浊内生，或心失温煦，寒凝血脉；表现为肾阴不足则虚火灼津，或津亏失濡，脉失所养；表现为肾虚则精气不足，脉失濡养，推动无力，均可致血脉为病。

近年来有关血管钙化的细胞分子机制研究结果表明，血管钙化形成过程是一个与骨发育相似的、主动的、可预防和可逆转的高度可调控的生物学过程。肾脏表达骨形态发生蛋白，可通过血液循环对远隔组织发生作用。骨形成蛋白家族中重要成员 BMP-2 有强大的诱导成骨能力，但它同时也是一个血管钙化促进因子。但骨形态发生蛋白家族中同样重要的成骨诱导因子 BMP-7 却对血管钙化具有显著的抑制作用。研究表明 BMP-7 在正常血管发生中起重要作用，其能够抑制血管平滑肌细胞增殖和维持血管平滑肌细胞的表型。研究表明，血管钙化的血管壁平滑肌细胞表型为成骨细胞样表型，BMP-7 可维持血管内皮的正常分化，抑制血管平滑肌细胞向成骨细胞的转分化。在低密度脂蛋白基因敲除小鼠的动物模型中发现，模型组血管壁细胞呈成骨样表型，血管明显钙化，而应用 BMP-7 治疗 15 周能够抑制血管钙化，提示 BMP-7 具有改善血管钙化的潜能。应用 BMP-7 治疗动脉粥样硬化和血管钙化模型可以纠正骨代谢紊乱和降低高磷酸盐血症从而减轻血管钙化。虽然 BMP-7 抑制血管钙化的具体机制尚未十分明了，但目前研究已证明其防治血管钙化的作用是明确的，而其表达减少则是血管钙化的一个重要原因。新近 Freedman 等利用 SNP 技术对 762 例欧美 2 型糖尿病患者的 BMP-7 多态性进行了检测分析，发现 BMP－7 与骨的矿化及血管钙化有明显的相关性。故推测肾藏精维持血脉通利机制之一可能与肾脏分泌 BMP－7 抑制血管钙化有关。

中医理论中肾的含义有狭义和广义之分，中医肾作为一个系统功能体系远比西医肾结构功能体系更为广泛。从肾脏本身出发寻找肾藏精的物质基础，认为 BMP－7 主要在肾脏合成并进入血液而发挥作用，其多项生物学功能与肾脏象中肾的生理功能存在一定相关性，初步具备了肾中所藏之精物质基础的潜能。

304 从人体自组织特性论肾藏精

　　"肾藏精"是中医脏象学中关于肾功能的重要论述，是古代医家在"近取诸身、远取诸物"的思想方法指导下，通过对人体自身的生殖繁衍与代谢过程的观察与思考，逐渐产生了对"精"的认识，并经历了解剖直观、仿象臆测、意象思维三个阶段的历史演变，最后"详于气化、略于形迹"的五脏概念成为主导之后，形成的对肾脏象特点的高度概括。深刻理解其内涵，有助于澄清肾精、肾气、肾阴、肾阳的概念及其相互关系，并从中发现肾"自为自和"的特性。学者武峻艳等从人体"自组织"特性，对"肾藏精"的本质做了探析。

肾藏精的内涵

　　"肾藏精"出于《灵枢·本神》"肾藏精，精舍志"，肾所藏之精，称为肾精。在《内经》《难经》《中藏经》《伤寒杂病论》中，均无"肾精"一词，直至宋代严用和在《严氏济生方·五脏门》中才把《内经》中所论肾所藏之精，概称为"肾精"，这是"肾精"一词较早的论述。肾精由秉受于父母的先天之精，加之各脏之精供给自身所需后的剩余部分汇输入肾相结合而生成。先天之精在后天水谷之精的资助下合化为生殖之精，藏于肾而成为胚胎生成之本，生命产生之原。

　　1. 肾藏先天之精　《灵枢·本神》中的"精"指的是"生之来谓之精"的先天之精，是《周易》所云"男女媾精，万物化生"的生殖之精，马莳注："吾人之精，虽见于有生之后，而实由有生之初之精为之本也。"父母的生殖之精也就是子代的先天之精。精是构成人体的本原，《灵枢·经脉》云："人始生，先成精。"《灵枢·决气》云："两神相搏，合而成形，常先身生，是谓精。"《医宗必读》称肾为"先天之本"。

　　2. 肾藏脏腑之精　肾所藏之精，还包括脏腑之精，五脏皆藏精，如《素问·五脏别论》云："五脏者，藏精气而不泻也，故满而不能实。"《素问·金匮真言论》云："夫精者，生之本也，故藏于精者，春不病温。"肾属于五脏之一，必然也藏精，如《素问·六节脏象论》云："肾者，主蛰，封藏之本，精之处也，其华在发，其充在骨。"。肾不仅藏精，而且对五脏六腑之精有调节作用。如《素问·上古天真论》云："肾者主水，受五脏六腑之精而藏之，故五脏盛乃能泻。"对此，吴昆注解说"此乃肾为都会，非肾一脏独有精，故曰五脏盛乃能泻"。精是生命的本源，《灵枢·本神》云："是故五脏主藏精者也，不可伤，伤则失守而阴虚，阴虚则无气，无气死矣。"

　　所谓藏有广义、狭义之分。狭义"藏"仅指贮存、封藏精气。广义"藏"包括肾对肾精的贮藏、输布、转化、利用、排泄等代谢及调节全过程，而且这一过程会随着季节的变化作出适应性调节。如冬季阳气蛰伏少动，肾与之相应，则肾之阳气闭藏多而鼓动少，即泻少，故表现在生物体则是生殖功能处于低潮。故肾所藏之精与生殖的关系除与肾精多少有关外，还与肾脏应时肾阳藏泻功能状态密切相关。

肾藏精反映了肾精、气、阴、阳之间的联系

　　肾气，即肾精所化之气，《素问·阴阳应象大论》云"精化为气"。"肾气"一词在《内经》中多次出现，而在概念上最清楚、功能上最明确、认识上最具有说服力的当是《素问·上古天真论》中有关"肾气"主宰人体生长发育的一段论述。肾气推动人体的生长发育，使人具备生殖能力，这是"肾藏精"

功能的具体体现。肾气促进与调节全身水液的代谢，使肺吸入的清气下纳于肾以维持呼吸的深度。如《类证治裁·喘症》："肺为气之主，肾为气之根，肺主出气，肾纳气，阴阳相交，呼吸乃和。"同时，肾气还是人体防御功能的根本。

"阳化气，阴成形"，化气状态下的肾气其属性为阳，成形状态下的肾精其属性为阴，故肾气又可称为阳气，肾精又可称为阴精，二者是一种物质的两种形式，而不是一种物质中的两种成分。肾精与肾气虽是一种物质的两种形式，但功能各异。为此仲景特设金匮肾气丸以补肾气之不足。宋代钱乙在此基础上，去掉附子、肉桂，易名为六味地黄丸，专治小儿肾精不足之证，为补益肾精之名方。从二方之药物组成可以看出，六味补精，而加桂、附二味即成补肾气之方，即精可化气之妙。如《医宗金鉴》："此肾气丸纳桂附于滋阴剂中十倍之一，意不在补火，而在微微生火，即生肾气也。"

肾气是肾精的功能表现，肾精是肾气的物质基础，肾精通过化生肾气在人体生命活动中发挥着重要作用。所以，肾气代表着肾脏的功能活动，肾的各种功能活动，如主生长发育、主生殖、主水、主纳气等，都是在肾之精气的主宰下完成的。"肾气，就是由物质的肾所产生的活动，它这种活动包括阴气和阳气两方面。一般来讲，阴代表物质，阳代表功能，为什么阴和阳都加一'气'字呢？这里的气意味着阴阳本身各自具有的活力，而肾气则是肾的阴活力与阳活力的总称。"由于肾精的成分主要是先天之精，而先天之精所化之气为元气，故肾气与元气的内涵类同，并皆赖水谷之精的培育才能旺盛。

肾阴、肾阳，《内经》中并未提及，只有肾为"水脏""化脏""至阴之脏"的说法，而对肾属于阳、火的论述从未见到。肾阴、肾阳的明确界定和认识始自明代温补学派诸医家著作中，并与命门学说的发展密不可分。命门之名，首见《灵枢·根结》："命门者，目也。"《难经》发展了《内经》的命门说，"肾两者，非皆肾也，其左者为肾，右者为命门""命门者，诸神精之所舍，原气之所系也，故男子以藏精，女子以系胞""其气与肾通"。

自明清命门学说的兴起，不但强调了命门在人体的重要性，而且对肾精肾气的认识也有了发展，如张景岳《类经附翼·真阴论》："故物之生也生于阳，物之成也成于阴，此所谓元阴元阳，也曰真精真气。""肾有精室，是曰命门。为天一所居，即真阴之腑。精藏于此，精即阴中之水也；气化于此，气即阴中之火也"。他在《景岳全书·传忠录》中还云："命门为元气之根，为水火之宅，五脏之阴气，非此不能滋；五脏之阳气，非此不能发。"后世由此分离出了肾阴和肾阳的概念。

肾贮藏精气，并将肾精转化为生理效应的调节功能即为肾气；将肾精转化为生理效应时所表现出的具有不同趋向性（如滋润、温煦脏腑等）的两种调节功能称为肾阴、肾阳。肾阴主凉润、静谧，肾阳主温煦、推动。肾阴与肾阳协调共济，则合化为冲和之肾气，推动和调控肾发挥各种功能。肾阴与肾阳，同源而异名，二者于相互渗透中相互依存，又在相互制约中相互为用，可分而不可离，以此协调肾之水火阴阳的平衡。

肾与命门是二物一体关系，秦伯未就曾对肾精、肾气、真阴和真阳进行过严格界定，将肾精肾气的功能归于肾，真阴真阳的全身作用属于命门，传统的肾阴肾阳一律统称为真阴真阳。

从肾脏的气精来说，精为体，气为用；从肾命这个整体来说，肾为体，命门为用，即气精是体，阴阳是用。真阴真阳是以肾精肾气作为基础，不能与肾精肾气分离。

肾为先天之本，肾精乃人身之本，肾精化为肾气，主要是通过内部的矛盾运动转化为肾气，肾气的强盛与否，主要取决于两方面的因素：一是肾精是否充盛，二是肾精内部阴阳是否协调平衡。一方偏虚，就会使对方相对偏盛，不仅影响肾气的生成，而且还会出现寒或热的病理变化，临床表现为肾气虚证、肾阴虚证、肾阳虚证等。肾藏精的过程，实质上是肾对肾精的调节过程，具体而言，主要从肾生精、肾藏精、肾化精等三个方面进行理解。因为肾藏先天之精和后天之精，先天之精与后天之精合化为"一身之精"，身之精分藏于五脏，则为五脏之精。所以在肾藏精过程中所表现出来的肾阴和肾阳这两种不同的趋向性，不仅对肾本身有影响和作用，而且对全身都有影响和作用。因此，肾阴、肾阳乃一身阴阳之本。肾阴，又称元阴、真阴、真水，是人体阴液、阴气之本，肾阳又称元阳、真阳、真火，是人体阳精、阳气之本，五脏六腑之阴阳皆赖肾中阴阳的濡润与温煦。

肾藏精体现了人体的自组织特性

"自组织"是指一类特殊的组织运动，它的动力和指令来自系统内部。这种组织过程并不受控于外力的作用，是系统自我完成的，是一种"自己运动"。人体是一个典型的自组织系统，生命的本质存在于以信息调控为基础的自组织过程之中。

机体自身尚存在一种自趋稳态机制，如《伤寒论》："阴阳自和者，必自愈。"肾精对维持人体自稳态起重要作用。这种作用主要是通过"肾藏精"来实现的。肾藏秉受于父母的先天之精，还需要来源于水谷的后天之精不断补充，才能满足机体的需要。两者在相互作用中实现协调平衡，"和实生物"，从而"精化为气"，所谓肾精不足实质上是指先天之精与后天之精相互作用失调在整体上表现出的发育障碍（表现为五迟、五软、身材矮小、骨骼痿弱、髓海失充、发早脱、齿早落、动作迟缓笨拙等）、生育障碍（表现为男子精少不育、女子不排卵之不孕）。因此，填补肾精药实质是促进肾精的自稳调节机制。

肾精在自身的矛盾运动中产生肾气，发挥它们对自身及全身的调节作用。如《素问·生气通天论》："阴者藏精而起亟也，阳者卫外而为固也。"《素问·金匮真言论》："藏于精者，春不病温。"《类证治裁·喘症》："肺为气之主，肾为气之根，肺主出气，肾主纳气，阴阳相交，呼吸乃和。"所谓肾气不足，主要指肾精在发挥对机体的调节效应过程中，由物质转化为能量和信息，表现出一定的生理效应的调节能力下降。气不足可由肾精不足而致，也可由物质转化为能量时转化功能障碍或不足而致。

肾阴、肾阳作为一身阴阳的根本，以肾精、肾气为体，发挥对全身阴阳的调节作用，从而实现机体"阴平阳秘"的健康状态。所谓肾阴虚、肾阳虚，是指肾中所藏先后天之精在转变为"肾气"而发挥调节效应时，其中具有抑制、滋润、宁静作用的肾阴，表现出阴成形（即同化、合成）过程和能力降低，或具有促进、温煦、运动的作用的肾阳，表现出阳化气（即异化、分解）过程和能力降低。在这个过程中，"肾藏精"发挥了重要的决定作用。

中医学对肾脏象的认识经历了从解剖结构到功能单位的转变，由解剖学"肾器官"概念演变为"气化调控肾脏象"内涵，其本质是对整体调控功能态的认识。"肾藏精"高度概括了肾对肾精、肾气、肾阴、肾阳的调控作用，在"自为自和"的运动过程中体现了人体自组织的特性，是肾最基本和最重要的功能。对其概念的深入认识和准确把握，必将有助于对中医相关基础理论的理解并进一步用于指导临床实践。

305 从肾脏象探讨维生素 D 缺乏与肾精不足的关系

维生素 D 发现于 20 世纪 20 年代，是人体必需的维生素之一，在人体的生长发育和生殖过程中发挥着重要作用。传统认识其与钙磷代谢及骨骼代谢平衡关系密切，研究表明维生素 D 与中医"肾"的功能概念密切相关，维生素 D 是"肾藏精"的重要物质基础。从传统中医理论认识，"肾"的意义不仅是一个单独的解剖器官，更是与之相关的功能性描述。近代中医研究维生素 D 多立足于一脏一器，从某项具体指标探寻维生素 D 作用机制，这有悖于中医强调的整体观念。学者陈功等通过文献筛选集中，从中医"肾"脏象理论与维生素 D 的近代研究两方面寻找结合点，就维生素 D 与"肾精不足"之间的关系做了系统梳理，为中医治疗提供了思路。

维生素 D 概述

维生素 D 有多种形式，其中以维生素 D_3 最为人所知。维生素 D_3 的来源有二：一是在日光照射下，通过阳光中的紫外线（UVB，波长为 $290\sim310$ nm）作用，皮肤内的 7-脱氢胆固醇转化为维生素 D_3 前体，后者迅速转化为维生素 D_3；二是饮食摄入，主要来源为动物肝脏、乳制品及蛋黄，常见食品中鱼肝油含量最高。

维生素 D_3 在体内经过两次羟化前并无活性，羟化后转化成为 $1,25(OH)_2D_3$ 才发挥其生物活性。维生素 D_3 经吸收进入血液，与特异性的维生素 D 结合 α-球蛋白（DBP）相结合。在肝脏中经 25-羟化酶作用下形成 25-羟维生素 D_3，再经血行至肾脏，在 1-α 羟化酶作用下转化为强生物活性的 $1,25(OH)_2D_3$。$1,25(OH)_2D_3$ 通过与细胞内特异性的维生素 D 受体（VDR）介导发挥生物效应。VDR 不仅分布于与骨钙代谢相关的小肠、骨、肾等组织，还存在于脾、肝、皮肤、牙齿等器官，促进钙磷吸收调节。

基于肾脏象理论的探讨

肾脏象理论是中医脏象理论的重要组成部分，对中医基础理论研究一直起着重要的指导作用。中医肾脏象理论不仅关乎解剖学，同时还涉及其功能概念。维生素 D 内分泌系统在体内作用与中医肾脏象非常接近，维生素 D 缺乏表现出的相关疾病与中医"肾不藏精"证型存在诸多交叉点。为此，陈功课题组提出维生素 D 在机体的作用方式与中医肾脏象相关。

1. 肾藏精，主生长发育生殖和脏腑气化 此指肾具有储存、封藏肾精的生理功能。精是构成人体和维持生命活动的最基本物质，是生命之本原，是脏腑形体官窍功能活动的物质基础。肾精不足会影响生长发育，导致先天不足，肾精充足，则元气充沛。"冬不藏精，春必病温"，肾精不足，体内正气亏虚，人体对疾病的免疫力和抵抗力会相应下降。维生素 D_3 在怀孕和哺乳中均会对 SD 老鼠后代的生理和行为产生影响，导致其与其他鼠伴活动交流（嗅探、身体接触、打架）频率和时间降低，并产生焦虑反应。通过控制日照和饮食模拟维生素 D 缺乏可造成大鼠肾精不足模型，该模型证实维生素 D 缺乏可以导致动物性激素分泌紊乱，表达出现异常，出现肾精亏虚症状。基于济南市的研究表明，济南地区维生素 D 普遍缺乏，血清维生素 D 水平与肥胖关系密切。

2. 肾为先天之本 "肾为先天之本"首见于《医宗金鉴》。人体"生长壮老已"的生命过程取决于肾精及肾气的盛衰，正气亏虚是疾病发生的前提和根据。先天禀赋充足，则"正气存内，邪不可干"，人体对疾病的抵抗力增加，即"精神内守，病安从来?"(《素问·上古天真论》)。反之，肾精不足会影响到体质状态、疾病是否易感甚至寿命的长短。维生素 D 缺乏会导致多种疾病，胎鼠的生长发育迟缓，出生后神经行为发育异常。兰州地区新生儿维生素 D 水平普遍较低，影响到胚胎肺发育，导致先天不足，应加强新生儿和孕期、哺乳期妇女的维生素 D 补充。先天不足则机体对疾病的抵抗力降低，由于"肺为娇脏、最易感邪"，故在呼吸系统的表现尤其突出维生素 D 缺乏与 H7N9 有关，补充维生素 D 可以降低过敏性鼻炎，预防急性呼吸道感染。先天不足还会参与其他疾病发生及进程，维生素 D 缺乏参与了高血压的形成，补充维生素 D 可以预防或治疗高血压。对关键词"维生素 D、卒中、脑梗死、脑血栓形成"进行数据库检索和统计分析后认为：维生素 D 不足可能是卒中的一个潜在危险因素。

3. 肾主水 "肾主水"指肾气具有主司和调节全身水液代谢的功能。其体现有二：一是肾气的生尿和排尿作用；二是通过五行联系，肾气对参与水液代谢脏腑的促进作用。这二者均根植于肾精化气的能力。巧合的是，"肾主水"理论与维生素 D 的调节靶点存在诸多契合：维生素 D 通过与 VDR 结合产生生物学效应，而 VDR 广泛存在于人体包括肾在内的多个器官。动物研究发现，维生素 D 参与肾脏 OPN (骨桥蛋白) 的表达调控。维生素 D 的缺乏可以由肾病尿液排泄过多造成，如高蛋白尿症会影响维生素 D 的浓度；同时在慢性肾脏病早期，随着蛋白尿增多，维生素 D 参与了 $1,25(OH)_2D_3$ - FGF23 - Klotho 蛋白系统，通过调节该系统异常可改善蛋白尿的发生和发展。与此类似，糖尿病肾脏疾病 (CKD) 早期已有钙磷代谢异常，维生素 D 可通过降低蛋白尿等多种机制在糖尿病肾脏疾病中发挥重要的肾脏保护作用，具有一定的早期预测能力。另一方面，缺乏维生素 D 可以影响到水液代谢。肾气的调节影响小肠主津的能力，作为肾精物质基础的维生素 D 缺乏与 CD (克罗恩病，局限性肠炎、节段性肠炎) 有关，CD 活动性疾病患者可以通过补充高剂量维生素 D 剂取得疗效。

4. 肾主纳气 "肾主纳气"指肾对肺吸气深度的维持，防止其呼吸表浅不深。其纳气功能的减退，与肺脏、呼吸疾病密切相关。维生素 D 主要从免疫失衡及对胚胎肺发育等两方面机制影响支气管哮喘。成人哮喘患者血清 $25(OH)_2D_3$ 浓度与治疗后肺功能改善程度及 ACT (哮喘控制测试) 评分改善程度均呈正相关。阻塞性睡眠呼吸暂停综合征患者血清维生素 D 含量普遍降低，维生素 D 缺乏与 COPD (慢性阻塞性肺疾病) 关系密切，COPD 患者普遍存在维生素 D 缺乏，血清 25 -羟维生素浓度降低与重度阻塞性睡眠呼吸暂停综合征有关。总之，维生素 D 在慢性阻塞性肺疾病的炎症、免疫调节、蛋白酶/抗蛋白酶失衡中发挥重要作用，且与慢性阻塞性肺疾病急性加重密切相关，补充维生素 D 有利于改善慢性阻塞性肺疾病患者病情及预后。

5. 肾主骨 维生素 D 缺乏与骨相关疾病密切相关，维生素 D 在临床上的成功应用彻底解决了少儿佝偻病和成年人软骨症。维生素 D 缺乏更易导致骨性关节炎，老年人补充维生素 D 可提高骨密度，直接减少骨折发生；增加肌肉力量，预防跌倒，间接减少骨折发生。山西地区维生素 D 缺乏状况分析显示，$25(OH)_2D_3$ 与 PTH (甲状旁腺激素)、季节及血钙浓度相关，维生素 D 缺乏可致血钙水平降低、并刺激 PTH 分泌，导致骨质疏松的发生。维生素 D 缺乏人群腰椎、Wards 三角和股骨大粗隆的骨密度测定值均低于维生素 D 充足组人群，表明维生素 D 缺乏可能对骨密度有一定影响。动物研究表明，由于活性维生素 D 缺乏，致髓腔新生骨骨吸收减少，因而降低了骨转换。在日粮添加 $25(OH)_2D_3$ 或 25 (OH) D_3，可改善北京鸭的生长性能及屠宰性能，促进胫骨发育。Elizabeth Barrett-Connor 等从骨和性激素层面探讨维生素 D，认为老年男子的维生素 D 与骨质水平及性激素改变相关。

6. 肾开窍于耳 肾精充足，则目聪耳明。维生 D 缺乏，可以提高相关耳部疾病的发生概率。维生素 D 缺乏会提高学龄儿童的耳部感染概率，另一项研究亦表明维生素 D 缺乏与中耳胆脂瘤之间存在相关性。

7. 肾与眼睛 "眼五脏之中主也，瞳人及黑睛，肾之主也"(《秘传眼科龙木论》)。《灵枢·大惑论》："五脏六腑之精气，皆上注于目而为之精。"肾与眼睛的关系基于肾主水的功能，即"肾者水脏，主津液"（《素问·逆调论》）。津液外化为泪，为润泽之水养目；内化为神水，则为眼内之液以充目。若肾精亏虚，肾水无以上滋于目，则会导致眼部疾病的发生。维生素 D 的缺乏会导致相关眼部疾病，维生素 D 缺乏的年轻人更易导致近视。

8. 肾与情志（以抑郁症为例）　肾在志为恐，惊恐伤肾，肾与精神情志有关，在此以抑郁症为例进行探讨。抑郁症患者中，"恐"是与"悲"伴随的重要主诉，肾在抑郁症的形成和治疗过程中地位非常关键，补肾疗法治疗抑郁症已有先例。作为肾精精微物质的维生素 D 的缺乏与抑郁症关系密切，肾移植受者低血清 25－OH 维生素 D 水平与抑郁症状水平较高有关，维生素 D 水平降低与怀孕早期焦虑和抑郁症状之间存在相关性，同时会导致产后抑郁，补充维生素能有效改善孕妇产后精神状态，减轻抑郁情绪。通过分析慢性疲劳综合征患者存在焦虑和抑郁症状的变化，认为补充维生素 D 剂对此类患者有益。一项探讨维生素 D 干预 CUMS（慢性不可预见轻度应激）抑郁模型鼠和 Ahi1 基因敲除鼠抑郁样表现的动物实验指出：维生素 D 可以抑制谷氨酸诱导的海马神经元凋亡，其对抑郁症治疗作用的实现可能通过激活 Vitamin D-VDR 信号通路提高脑组织中 BDNF（大鼠脑源性神经营养因子）表达水平和抑制海马神经元凋亡来共同发挥作用。而一项系统回顾讨论显示，目前尚未建立有效的维生素 D 应用于成年人群抑郁的指导方针，希望能提供具体应用指征和合理用量。以上共同提示维生素 D 可能成为抑郁症的廉价预防辅助治疗措施，同时为中医治疗抑郁症提供补肾治疗辅助思路。

肾为先天之本，肾精是人体之根本。维生素 D 缺乏与肾精亏虚存在诸多相似，维生素 D 可能是"肾藏精"重要的物质基础。肾精充足，则"正气存内，邪不可干"，身体的抗病能力和自愈能力就会提高；同时根据中医脏腑理论，肾与其他脏器密切相关，肾精亏虚不仅与肾相关，还会影响到其他疾病的发生及进程。鉴于 VDR 在不同的器官和组织的发现，可以预料，补充维生素 D 可能会成为更多疾病治疗的新思路，其中医机理就是基于"肾精不足，补先天"的理论，补肾疗法不仅作用于肾系疾病，还可为疑难杂症提供切入点。

306　肾主纳气的内涵及其发生学思考

肾主纳气理论是中医脏象学一个重要组成部分，正确理解这一理论，对于继承、弘扬中医学遗产，指导疾病治疗有着重要价值。然而目前对肾主纳气的含义、原理还存在着模糊认识，甚至有人提出肾主纳气既得不到临床支持，理论上又似是而非，应予以摒弃。有鉴于此，学者陈慧娟等对肾主纳气的含义、原理进行了探讨，并从发生学角度分析了其由来。

肾主纳气的含义

"纳"通"内"，收藏之意。肾主纳气是指肾具有收受、闭藏"气"的生理作用。肾中所纳之"气"高等中医院校教材《中医基础理论》释为"自然界清气"，亦有学者认为系指肺气，也有观点认为乃五脏六腑之精气。

一者自然界清气。人的呼吸运动，虽由肺所主，但必须依赖肾的摄纳作用，才能使吸入的清气下行，以保证呼吸的深度，防止呼吸表浅。如果肾的摄纳作用减退，吸入的清气不能下纳，就会出现动辄气喘、呼多吸少等"不纳气"的表现。清代何梦瑶在《医碥》中对肾摄纳清气的作用做了精辟说明："气根于肾，亦归于肾，故曰肾纳气，其息深深。"

二者肺气。清代名医张聿青在论及喘证病机时指出："肺在上主气之出，肾在下主气之纳。惟下虚，斯肾虚，不能仰吸肺气下行，气至中途，即行返出，此其所以为喘也"《张聿青医案》）。他认为肺气下行有赖于肾的摄纳作用，肾虚摄纳失司不能吸纳肺气，使肺气下降不能则转而上逆发为喘证。

三者五脏六腑之精气。肾为封藏之本，"受五脏六腑之精而藏之"，有学者指出肾对精气的闭藏作用，即是肾主纳气功能的体现。通过肾对五脏六腑精气的下纳，以充养肾中精气，保持肾精充沛。

总括上述认识，陈慧娟认为肾主纳气的"气"可从狭义、广义两方面理解。狭义之"气"系指肺吸入的自然界清气，广义之"气"即元气。二者并无矛盾。首先，肾化生的元气是呼吸运动的原动力。明代孙一奎指出"呼吸者，即先天太极之动静，人一身之原气也"；"以是知呼吸者，根于原气，不可须臾离也"。揭示人的呼吸赖肾中元气的激发推动。近代张锡纯也指出，对呼吸有直接推动作用的宗气是由元气所派生。这样，肾精充足，元气充沛，则呼吸正常，深入调匀；若肾精不充，元气亏乏，呼吸失于鼓动，即难于保证一定的深度与节律，出现气短不续、动辄气喘等呼吸异常表现。其次，呼吸运动，特别是吸气有助于充养元气。呼吸运动由肺气的宣发和肃降来协调完成。肺气下降，除吸入清气外，全身五脏六腑之精气也随之下行，闭藏于肾，充养元气。可见，从理论上而言，肾主纳气可视为摄纳呼吸之气、闭藏精气、化生元气等多种作用的集合，化生元气和摄纳呼吸之气二者相辅相成，构成肺肾共主呼吸的基础。

肾主纳气的原理

肺肾两脏解剖位置相隔较远，二者何以共主呼吸，其原理何在？对此，从古到今有多种解释。

1. 肺肾气机升降相因　中医学强调"人与天地相参"，把人视为大自然的一部分。古代"元气论"认为自然界一切事物都是阴阳二气运动变化的结果。譬如阴阳升降变生天地，天气下降，地气上升，天地相交则万物有化生之机。《素问·阴阳应象大论》："清阳为天，浊阴为地，地气上为云，天气下为雨。

雨出地气，云出天气。"说明自然界存在着天地、上下交感的趋势。"人与天地相参"，因此可认为人体气机也有类似特点，即"位于上者，以下降为顺；位于下者，以上升为和"。肺肾两脏，类似人体"天地"。肺位在上宜降，故吸入的清气须下纳于肾；肾位在下宜升，故肾中的精气须上济于肺。只有肺肾二脏气机升降相因，才能维持其功能协调。如孙一奎在《医旨绪余》中指出："呼在肺而吸在肾者，盖肺高肾下，犹天地也。"清代何梦瑶云："肺司呼吸，气之出入，是乎主之，且气上升至肺而极，升极则降，由肺而降，故曰肺为气主。肾主纳气，故丹田为下之气海，肺为气主，故胸中为上气海。肾水为坎中之阳所蒸，则成气上腾至肺，所谓精化为气，地气上为云也，气归于肺，复化为水，肺布水精，下输膀胱，五经并行。"

2. 肺肾两脏经脉相连　经络是人体运行气血、联络沟通的通道。《灵枢·本枢》指出"少阴属肾，肾上连肺，故将两藏"。《灵枢·经脉》："肾足少阴之脉，起于小指之下……入肺中……是动则病……咳唾则有血，喝喝而喘。"明示肾通过经脉与肺相连，若肾有病变可通过经脉影响到肺，出现呼吸异常的表现。可见，肺肾两脏经脉相连，为其生理病理上的关系提供了结构基础。

3. 肺肾两脏相互滋生　肺属金，肾属水，按照五行相生规律，肺金能够滋生肾水；而肾水作为五脏阴阳之本，对肺金也有滋养作用。诚如明代赵献可所云："世人皆说金生水，而余独曰水生金。盖肺气夜卧则归藏于肾水之中，肾中火炎则金为火刑而不能归，无火则水冷金寒亦不能归……或壮水之主，或益火之源，金自水中生矣。"明确指出不仅金能生水，水亦可生金，二者的关系可表述为"金水相生"。金水相生小而言之，概括了肺肾阴液相互滋生的关系；大而言之，则概括了肺肾间生理上的密切关系。表现在肺肾共主呼吸，肺肾共主水液，肺肾阴液相互滋生等。若一脏失调，久则必累及另一脏，终致肺肾同病。如喘证初病在肺，痰多喘满，形气壅实，久则病及于肾，渐至气短不续，呼多吸少。即是金不生水、肺肾同病。

4. 肾具潜藏之性　肾性潜藏，主藏先后天之精。《素问·六节脏象论》曰："肾者主蛰，封藏之本，精之处也。"肾的潜藏特性决定了肾具有将五脏六腑之精收受、摄纳的作用。肾主纳气即是这一特性的具体体现。《医学入门》在谈及肾主纳气时提到"肾有两枚……纳气、收血、化精，为封藏之本"。

5. 现代医学肺肾关系　结合肾脏、肺脏生理，有人用现代医学理论对"肾主纳气"进行解释。认为"肾不纳气"机制可能在于以下几方面。

其一，气体交换的形式呈弥散状态，即气体由压力高处流向压力低处。由于肺泡氧分压远高于组织氧分压，肾脏作为组织器官，因此肺泡气可经血液循环流至压力较低的肾脏，由此说明肾脏有参与呼吸作用的可能性。

其二，肺脏对循环中多种血管活性物质，如儿茶酚胺、血管紧张素、前列腺素、缓激肽等具有代谢作用。这些物质均可在肾脏中产生，并由肺肾两脏通过不同激活、灭活机制，有效地对体内血管舒缩及水盐代谢进行调节。这种调节机制一旦发生紊乱，即出现水肿、心悸、气喘等症状。

其三，肾脏与肺在调节体内酸碱平衡、清除废物、维持内环境稳定中关系极为密切。正常情况下，体内酸性代谢产物借助缓冲系统及肺肾的调节不断排出。肺脏通过 CO_2 排出量的增减，控制体内 H_2CO_3 浓度；肾脏通过对碳酸氢盐的重吸收和对 H^+ 的排泄及泌氨作用，维持体内酸碱平衡。当肾脏受损，尿中 NH_4^+ 排出减少，出现代谢性酸中毒时，肺脏将代偿性地呼吸加深、加快。而当肺病出现呼吸功能障碍 CO_2 潴留时，肾脏就发挥强大的代偿作用以纠正高碳酸血症。

上述观点为认识和理解"肺肾共主呼吸"及"肾主纳气"提供了参考。

肾主纳气的发生学思考

肾主纳气是中医学特有的理论，其形成与中医学独特的认识方法、思维方式有密切关系。从发生学角度对这一理论的由来进行分析。

1. 肾主纳气基于长期实践而产生　临床观察、经验积累是其形成的主要认识来源，以药测证是这一理论得以提炼总结的重要手段。早在《内经》就注意到呼吸异常与肾有关，《素问·逆调论》"肾者水藏……主卧与喘也"及《素问·经脉别论》"是以夜行则喘出于肾"皆证实了这一点。东汉张仲景以肾气丸主治肾阳不足、水饮上泛所致的短气微饮，开创了补肾治喘之先河。南宋杨士瀛进一步认识到"肾虚不能收气归元"是喘证形成的病机，治疗上主张"凡咳嗽暴重，动引百骸，自觉气从脐下逆奔而上者，此肾虚不能收气归元也，当以补骨脂、安肾丸主之，勿徒从事于宁肺"。他从理论上对肺肾共主呼吸予以明确阐释，提出"肺出气也，肾纳气也；肺为气之主，肾为气之藏"。为后世以"肾不纳气"解释咳喘病机及采用补肾法治疗喘咳病证提供了重要启示。

就临床观察所见，肾与喘证的发生确有密切关系。很多喘证患者，幼年发病，至发育期，随着肾气渐充，疾病可自愈。而与其相反的是，很多慢性咳嗽病例，在老年肾气渐衰时，易于发生喘证。足见喘证的发生、转归与肾中精气的盛衰有密切关系，也提示肾虚不能纳气是喘证发病的内在因素。通过补肾调节体质，可对喘证的控制起到积极作用。

当今中医工作者根据"肺肾共主呼吸""肾主纳气"理论，将补肾法用于慢性喘咳的治疗。主张缓解期通过补肾、健脾、益肺来改善体质，预防喘证发作；发作期除祛邪外，仍酌加少量补肾药物以图固本祛邪，经临床验证，疗效较为满意。现代研究也证实，补肾药物确能多环节、多途径调整喘证患者的神经、内分泌、免疫系统，改善其肺功能，降低气道高反应性，由此达到预防、减轻或中止哮喘季节性发作的目的。

2. 肾主纳气的形成可能受到古代导引术的启发 古之"导引"即今之气功。它作为养生保健的手段之一，已有悠久的历史。气功修炼时，讲究丹田呼吸（即腹式呼吸），认为在入境状态，呼吸的支点不在肺而在丹田。气息出入完全由丹田的开合所控制，与肺的舒缩无关。此时，习练者可体会到气息经口鼻直出直入于丹田，中间并无阻碍，似乎肺已不再舒缩、不再活动，它的工作完全由丹田所替代。若从呼吸出入与丹田开合的运动中体验，丹田部位实际上就是腹部膨胀后向内回缩时，四周的力向内最集中的一点，此时可感知呼吸操作的中心就是丹田。丹田位于脐下、小腹，即道家所谓"下丹田"。道家理论认为它是人体聚气贮气的部位，也是元精、元气、元神所居之所。通过导引使气归纳于丹田，有助于修炼精气神，特别是充养元气，对养生保健大有裨益，故为历代养生家所推崇。

由此推测，古代医学家可能正是通过导引过程中丹田呼吸的体验，联想到呼吸宜深入、清气宜下行，才能使呼吸的作用发挥到极致，达到充养元气的目的。由于肾为先天之本，内藏元精元气，和道家对"丹田"的认识较为相似，由此联想到人体五脏当中对呼吸发挥主导作用的是肾，继而衍生了"肾主纳气"的观点。

307　肾为先天之本认识发生学根源

　　肾为先天之本是中医学肾脏象的重要理论观点之一。通过研究发现"肾为先天之本"理论本身存在无法克服的悖论。这种悖论如何产生？为什么会在中医学肾脏象理论中存在至今？"懂得了起源，就洞察了本质"，因此，学者魏凤琴从分析"肾为先天之本"的发生学入手进行了研究，对于解决上述悖论具有重要意义。"

水生万物理论产生的时代背景

　　恩格斯指出："我们只能在我们时代的条件下进行认识，而且这些条件达到什么程度，我们便认识到什么程度。"中医肾脏象理论奠定于秦汉时期，由于当时生产力和科学发展水平低下，人们还没有任何技术手段来强化自己的认识能力，只能靠人的直观观察，认识的范围及深度受到很大限制，在此基础上的认识结论难免粗糙甚至于错误。

　　"水生万物""水为万化之源"是当时认知条件下形成的自然界万物起源论。而这一论点的提出，从认识之初就存在时代条件无法逾越的误区。如考古发现，远古人们对于居住环境的选择，是以近水而无水患的地方为生存点的，远古祖先大都傍水而居，因此具有悠久历史的村落、镇大都靠近水源。首先，这是由于水带给人类多方面的利益，在以农耕为主的中国古代，原始农业的丰收几乎完全建立在风调雨顺的基础上，同时，水又能带给人类以交通之便及更为丰富的生活资料。正如向柏松所言"一切能通航的水域都为人类提供了最为经济、实惠、简便的交通条件，是人类最早的物资交流、文化传播的天然渠道。水中又生长着无以数计的动物和植物，直接为人类提供了取之不竭、用之不尽的生活资料"。在当时条件下，农业对于水的过分倚重，导致了人们对于水的依赖。同时，洪水泛滥及久旱不雨，带给人类以毁灭性灾难、饥饿及死亡。由于水的神奇力量，使人类在对水的依赖和恐惧中，产生了对水的崇拜。在这一文化背景下，"水生万物""水是万物本源"理论得以产生。

水生万物到水生人的认识过渡

　　从"水生万物"到"水生人"的过渡，其中虽然有诸多内外因素的影响，但人类特定的认知方式是其根源。在当时，人类是以万物统一性、同一性基础上的援物比类认知方式为主导。正如何裕民所言早期人类的思维，存在着一个鲜明的特点，就是认为任何事物都联系在一起，古人往往容易极度夸大事物间的同一性、联系性，普遍认为万物是有联系的、同一的。法国文化人类学家列维·布留尔把人类思维中的这一特点概括为"互渗律"。因此，通过"近取诸身，远取诸物"的"观物取象""援物比类"方法，人们认识到水具有化生雨露滋生万物，以及遍施宇内最无偏颇的特性。如《淮南子·原道训》："上天则为雨露，下地则为润泽，万物弗得不生，百事弗得不成……有余不足，与天地取与，授万物而无所前后，是故无所私而无所公，靡滥振荡，与天地鸿洞，无所左而无所右，蟠委错珍，是谓至德。"

　　人为万物之一，"人道本乎天道"（《景岳全书·传忠录·逆数论》），"人身小天地"（《类经附翼·医易》）。"水生万物"的万物起源论思想，影响中医学则产生了作为万物之一的人亦生于水的认识，"人，水也……水集于玉而九德出焉，凝塞而为人，而九窍五虑出焉，此乃其精也"《管子·水地篇》。因此，古人水崇拜的原始内涵之一，就是"祈生殖繁衍"，即"向水祈求生育"。可见，"水生万物""水生人"

的观念，在当时条件下，在人的意识中，是根深蒂固的。女子浴水受孕生子、女子饮水受孕生子的神话自古有之，如"有黄池，妇人入浴，出即怀妊矣"（郭璞注《山海经·海外西经》），"扶桑东千余里有女国，容貌端正，色甚洁白，身体有毛，长发委地。至二三月，竞入水则妊娠六七月产子"（《梁书·东夷传》），《西游记》中也记有女儿国中的女子，全凭饮用国中的河水而怀孕生子、繁衍后代的神话。纵然说，神话有不可信之处，但是，凡存在的总有它一定的合理性，这类神话中，水是使女子受孕的唯一因素，可以说是"水生人""水生殖"意识的突出表现。

立足于"天人"统一性的一面，将认识事物的焦点集中于事物的共性上，广泛应用"援物比类""取象类比"，通过分析自然界的事物和现象，以把握人类生成发展的规律，这一认识思维和认知方式本身无疑是正确的，这一认识方法对于中医学的贡献，功不可没。但是，任何事物既有统一性的一面，又有其特殊性的一面，是普遍性与特殊性的对立统一而类比的逻辑在于事物的同一性，这一方法的过度泛化，不可避免地造成了忽视事物特殊性的习惯弊端。因此，这一方法虽然可以提出一些天才的思想，预测到一些未来的发现，但是，也有一些十分荒唐的见解。"水生殖"的观点，可以说就属其中一种。科学发展到今天，有关人类及人体发生学所揭示的客观事实，不容争辩地说明了这一点，人个体的发育非生于"水"，这是显而易见的，即使是人类的产生，现代宇宙学已提出人类是宇宙演化的结果，但是宇宙产生人类的条件并不是存在于任何时刻、任何地点，它是非常特殊的，非常严格的，也是必然的，有规律的。可以说，人类的产生取决于宇宙演化形成特定条件。

肾主水是水生万物向肾为先天之本过渡的中介

肾主水是中医学肾脏象理论的重要观点，那么肾主水的理论如何得以形成，即为什么说肾主水呢？中医学脏象理论形成的特点之一，是以解剖形态学为基础，但不以解剖形态学论理。这就要求我们在研究中医脏象理论时，不仅要关注理论的最后形态，更为重要的是要关注理论本身的构建过程。换句话说，在将某一理论看作一种状态的同时，又要把它看作是一个过程，看作是一种沿着历史和时间轴线不断运动的状态。中医学肾脏象理论的构建过程，真切地体现了这一演进轨迹，正如李如辉所云："尽管最终确立起来的肾脏象学根本不以肾器官的解剖形态学为指归，但其理论的构建却以这一初始解剖概念为起点，舍此，一切都将难以想象"，而"肾主水这一生理功能的认识乃基于实质性器官"。

"水生殖"的观点，虽然属于"荒唐见解"之类，但这只是站在现代人思想上对此作出的评价，在古人的思维中，这一观点却是自然而然的、有效的、合理的，并笃信不移。因为，古人"不像我们这样来感知……用我们相同的眼睛来看"，但是用我们不同的意识来感知。以"水生万物""水生人"为基础，循着"互渗""同一"的思维推演，对于人的单个生命体来说，由"肾主水""水生人"，则有了"肾生人""肾为先天之本""肾……为先天立命之基"（《类证活人书·脾肾》）的中医学肾发生学观点的产生。可见，"肾主水"理论是"水生万物"向"肾生人""肾为先天之本"过渡的中介。

肾为先天之本产生的认识根源

肾主水，不仅是"水生万物"向"肾为先天之本"过渡的中介，同时也是肾配五行之"水"的直接因素。五行学说的参与，通过取象比类，由肾主水而归属于水，肾与水行的固定对应导源于肾主水这一功能与水行特性的直接类比，这也是目前颇为一致的认识。在五行肾脏象中，肾应冬配北方，而"天一生水"。可见，解剖条件下形成的"肾主水"理论，不仅是肾归属于水行的依据，同时又接受着五行学说的认同和改造。

同时，自然界万物生长状态，虽然是"纵生""倒生""横生"（《类经图翼·阴阳图·阴阳体象》）等现象并见，但以"纵生"为主。在擅长取象比类的中医思维中，通过对自然界植物从下向上"纵生"的生长现象观察，则似乎找到了能够解释人类生长壮老机制的金钥匙，故对于五脏位居人体最下部的肾，赋予了人生根本之义，认为其能主宰人体的生长壮老，"肾为先天本……本之为言，根也，源也。世未有无源之水，无根之木。澄其源而流自清，灌其根而枝乃茂，自然之经也……人之有肾，犹树之有根，枝叶虽枯槁，根本将自生"。而这一认识又得到了"水崇拜""水生万物"传统文化思想的认同，从而使中医学"肾为先天之本"理论具有了赖以生存，并得以长盛不衰的肥沃的文化土壤。在此认识基础上，从肾入手，探求人生之本亦就成了自然而然，再合理不过的事了。因此，"肾为先天之本"的提出，是向传统文化的"求同""回归"，而人们对理论本身的悖论则不敢越雷池一步，无法解释的理论问题也只能牵强附会，封建文化对医学的负面影响在这里暴露无遗。

因此，"肾为先天之本"的内涵，在目前中医学理论中，虽然从"生殖之精"角度作出了解释说明，但是从人类认识的演变过程分析，"肾主生殖之精而为子代先天之本"的观点，并非在中医学历史车轮最初一圈的转动中便突然获得。"肾为先天之本"的初始内涵，恐怕首先是"肾主水"而"水生人"基础上的意蕴。可以说，"肾藏精，主生殖"是导源于"肾主水"，是在"肾主水"基础上，结合对人体生命现象的具体认识内容，进行综合分析的结果，即以肾脏解剖实践为基础，以"以表知里""援物比类"方法为主导对肾脏的考察结果。因此，尽管"水生万物"到"水生人"理论本身还存在诸多不妥之处，同时，有机界与无机界之间的众多援物比类，亦未免过于泛化，但是，若没有这种援物比类的思维方式，恐怕中医学关于肾藏精、主生殖的独特的理论内容就不会产生，从这一层面而言，亦有其正面的意义。

综上所述，水崇拜为基础的"水生万物"是"肾为先天之本"观点的认识论根源。"肾为先天之本"在此认识基础上有着内涵上的演变，后世"肾为先天之本"乃至于"女子以肝为先天"（《临证指南医案》）、"女子两先天说"，是基于人体生理及病变意义上的认识，这些认识的内容与水生万物的认识根源，是有出入的。对在特定条件下提出的概念作出泛化的解释，其本身就违背逻辑规则，因此，对"肾为先天之本"认识，特别是以此为基础的理论论述中，确定认识的立足点、认识角度是首要的。

308　肾为先天之本理论的创新发展

　　"肾为先天之本"是中医学肾脏象的重要理论之一。肾藏精，肾精化生为肾气，肾气分为肾阴、肾阳，是生命之源。五脏六腑之气皆以肾气为根本，五脏六腑皆依赖肾气的推动与滋养。因此，肾被称为先天之本，肾在人体的生理病理与临床诊疗中有着重要意义。

　　学者黄建波认为随着时间的推移，很多理论都会被发现有所缺陷，但是只要有利于生命健康，就应该去挖掘理论的优点，或者去优化，"肾为先天之本"理论是中医学理论长期传承发展的结果，应该从中华传统文化的发展、中医肾脏象学发展、"先天之本"具有相对性、孕育子代生长发育、临床实践有效性、肾在五脏六腑的重要性以及中医生命观去创新发展"肾为先天之本"理论体系，这样才有利于中医学的发展。

肾为先天之本释义

　　1. 先天　以受精前后分，受精前为先天，受精后为后天。部分学者认为从个体而言，先天与后天当以受精前后为分界，认为父母双方可能传给子女的全部就是先天，受精时，子代所接受到亲代的东西就是先天。就是说在男女媾精之时，父母的精血状态及其结合以后的物质和功能状态就是先天。受精后整个发育过程中形成的东西直到后来的生长发育都属于后天。

　　以形成生命前后分，形成生命之前为先天，形成生命之后为后天。部分学者认为"先天"作为时间概念的直接理解是"出生之前"，故先天与后天当以有无生命为分界。《医学衷中参西录》："以未生为先天，已生为后天者。"《医宗金鉴》："先身而生，谓之先天。"这种观点就是受精后，以及胎儿在母体内孕育后的存在状态称为先天，而把胎儿娩出，第一次自主呼吸以后的生命过程称作后天。

　　以有形无形分，无形者为先天，有形者为后天。中国古代的气学理论认为世界本源于无形质可见的气，《老子》："天下万物生于有，有生于无。"即先天者无形，后天者有形。先天始于有形质之前，因其无形，故肉眼尚不能看见。人类生命的起源是受天地之气而成的，个体的生命是禀父母之气而成，天地之气与父母之气便是人的先天之气。

　　黄建波认为"先天"具有相对性，受精后到分娩前，胎儿通过脐带还在直接汲取母体之精气，而自身也在自主发育成长，所以受精后到分娩前的阶段既在吸收来自母体的"先天"，又有自主发育的"后天"。受精后母体的生活环境和营养供给直接影响到胎儿的发育，导致人在胚胎时期禀赋强的称先天充足，在胚胎时期禀赋弱的称先天不足。所以说受精时父母给予的绝对是"先天"，受精后已经有后天的影响。故受精前为"先天"，分娩后为"后天"，受精后分娩前属于"先后天交错期"。先天乃相对后天而言，胎儿出生之后，"先天"并非不再存在，先、后天在出生之后仍相互影响直至终老。

　　2. 先天之本　"本"有两个含义：一是指草木的根和茎干，《国语·晋语》曰："伐木不自其本，必复生。"意为砍伐树木不砍它的根，一定会重新长出来，寓意树根就为其本。二是指事物的根源或根基，凡中医学中所用"本"意，皆指事物的根源或根基，所以"先天之本"应解释为"父母给予子代的东西就是人的根本"，包括受精时父母给予的生殖之精以及胎儿时期母体给予的水谷精微。父母对子代的影响应该属于"先天之本"范畴，取决于父母的先天之精和胎儿期母体给予胎儿的水谷精微，父母给予子代的"先天之本"在孕育出子代后并未消失，而是成为子代的生命之源。

　　3. 肾与先天之本　体现父母之肾与先天之本的关系，即父母之肾是子代的先天之本。子代生长发育的原始物质基础——先天之精来源于父母生殖之精的阴阳媾合过程，而这些生殖之精均藏于父母之肾。在父母阴阳媾合之前的"先天"阶段，已经开始影响着生命的孕育和取舍。这里明确的是生命本源之精在生命之前即已存在，藏于父母之肾，故这里的肾为"先天之本"特指父母之肾是子代孕育、发展的源泉和根本。张光霁等认为，肾中藏有来源于父母的生殖之精和身体发育成熟后产生的生殖之精，即藏有"先天之精"。父母之肾所藏"先天之精"能够禀赋于子代，影响着子代一生的发育和生长，这就是肾为先天之本的最基本含义。

体现子代之肾与先天之本的关系，即自体肾是自体的先天之本。父母生殖之精通过阴阳媾合传于子代，藏于子代之肾，成为子代发生过程的原始物质基础，也是子代生长发育的先天之精。在子代没有形成实质肾之前，这些先天之精藏于无形的寄存之处，所以这里的子代之肾包含了具有肾藏精功能的无形之肾和实体肾。

肾为先天之本的发生学根源与分析

1. 水生万物与肾为先天之本 《淮南子·原道训》："上天则为雨露，下地则为润泽，万物弗得不生，百事弗得不成。"《周易·说卦》："坎者，水也……万物之所归也。"《道德经》提出"善利万物而不争"，所以水被老子称为"上善"。人们认识到水具有化生雨露滋生万物的神奇力量，使人类产生了对水的崇拜，甚至有女子浴水受孕生子、女子饮水受孕生子的神话。在特定时代背景下，"水生万物""水是万物本原"理论得以产生，"水生万物"思想成为"肾为先天之本"理论的认识根源。魏凤琴认为，水崇拜为基础的"水生万物"是"肾为先天之本"观点的认识论根源。"水生万物"思想是在特定的历史背景下产生的，是人们对水的过度崇拜而产生的思想，这种荒谬的思想从认识根源上看就是不科学的，所以无法从"水生万物"思想推出"肾为先天之本"理论。

2. 肾的位置与肾为先天之本 肾位于五脏最下部，符合万物"纵生"思想，认为肾能主宰人体的生长壮老，赋予了人生根本之义，故"肾为先天之本"。《医宗必读·肾为先天本脾为后天本论》："世未有无源之流，无根之木，澄其源而流自清，灌其根而枝乃茂，自然之经也。"所以人之有肾，犹树之有根，枝叶虽枯槁，根本将自生，所以肾为先天之本，本者，根也，源也。从脏器的位置来推断一个理论不够合理，缺乏科学性，从肾在人体的部位得出"肾为先天之本"是不合实际的。

3. 肾藏精与肾为先天之本 《素问·上古天真论》："肾者主水，受五脏六腑之精而藏之。"《素问·六节脏象论》："肾者，主蛰，封藏之本，精之处也。"张景岳云："凡阴阳合乃形成，无不先从精始。"精是形成生命的基本物质，精藏于肾中。先、后天之精藏于肾，具有促进人体生长、发育，推动脏腑功能活动的作用，肾中之精是生命活动的源泉和原动力。肾中所藏生殖之精在未生之时是成形成神的基础，所以肾是"两神相搏，合而成形"到分娩整个阶段的根本原动力。正因为肾中之精是形成生命的根本物质，是生命之源，故称肾为先天之本。

从受精前后划分，受精前为先天，那么父母肾中所藏的生殖之精确实是子代的先天之本，父母之肾所藏的生殖之精也成为子代起源的根本，从这个角度可以认为"肾为先天之本"理论是合理的。但是如果从子代出生前后来分先天、后天，那么子代出生时来自父母的生殖之精和来自母体十月怀胎的精微物质都是子代的先天物质，是子代生长发育的根本所在。所以从这个角度看从肾藏精得出"肾为先天之本"是不够全面的。

4. 胎盘与肾为先天之本 胎儿禀资于父母，妊娠期间，胎儿所需精微物质均由胎盘供给，有补肾纳气之功，部分学者认为胎盘不但替代了胎儿的肺、消化系统及肝肾的功能，而且是胎儿内分泌及物质代谢与转运最重要的器官，在整个胎孕阶段，胎盘所发挥的温煦、推动、激发、濡养功能是胎儿"先天"发育的根本，所以部分学者认为胎儿之脐带又名坎炁，坎即是肾，将胎盘、脐带归于肾亦无不可，故"肾为先天之本"即"胎盘为先天之本"。

胎盘与母体相连，母体把精微物质存储于胎盘，供胎儿生长发育使用，确实有温煦、推动、激发、濡养的功能，但是胎盘只是通过脐带供给胎儿精微物质，不能得出"胎盘为先天之本"的结论，更不能从"胎盘为先天之本"得出"肾为先天之本"的结论。

5. 莲蕊两肾论与肾为先天之本　《医宗必读·肾为先天本脾为后天本论》："肾何以为先天之本？盖婴儿未成，先结胞胎，其象中空，一茎透起，形如莲蕊。一茎即脐带，莲蕊即两肾也，而命寓焉。水生木而后肝成……五脏既成，六腑随之，四肢乃具，百骸乃全。"这里详细描述了人体脏器的发生发展过程，表达了身体未全之前，先有两肾，理解为肾为脏腑之本，十二脉之根，呼吸之本，三焦之源，从而得出"先天之本在肾""肾为先天之本"。从现代胚胎学的角度看，人体最早形成的器官是原始心导管而非肾脏，所以从"莲蕊两肾论"推断出"肾为先天之本"，有解剖学的认知错误，也有胚胎学组织器官形成发展的错误。

6. 生命起源与肾为先天之本　《灵枢·经脉》"人始生，先成精"。肾藏先天之精，先天之精来自父母的遗传物质，父母的肾主生殖功能形成生殖细胞，生殖细胞结合形成受精卵，受精卵发育成个体，这个受精卵就是子代的先天之精，这是从生命来源的角度来理解肾藏先天之精，从而得出"肾为先天之本"。这里的肾为父母体之肾，受精卵形成后还在汲取母体的精微物质，所以从父母体肾藏生殖之精来诠释生命起源，只能理解为"先天之先天"，属于"肾为先天之本"的重要组成部分。

肾为先天之本的现实意义和创新发展

1. 从中华传统文化去发展"肾为先天之本"　中华传统文化是中华文明发展的根本创造力，是中华民族历史上道德传承、各种文化思想、精神观念形态的总体。中医学"肾为先天之本"理论具有了赖以生存，并得以长盛不衰的肥沃的中华传统文化土壤。虽然，"肾为先天之本"理论的科学性存在诸多问题，但是，"肾为先天之本"理论在防病治病、养生护理等方面得到了长足的发展，很大程度上助推了人们的身心健康。孟庆岩等认为，中国古代斗极思想为"肾为先天之本"理论的建立奠定了基础。因此，要从中华传统文化发展的角度去认可、发展、完善"肾为先天之本"理论。

2. 从中医肾脏象学发展"肾为先天之本"　脏象学是中医学理论中一种独特的生理病理学理论体系，中医肾脏象学概括了人体肾系统的生理和病理学内容。中医学认为肾藏有"先天之精"，先天之精禀受于父母，是构成人体胚胎的原始物质，是个体生命产生的本源，"先天之精"中含有"生殖之精"，是人类得以繁衍的根本所在。历代医家从补肾填精的方法去调治肾虚相关症状，收到效果不错，证实了中医肾脏象学整体上对于人体身心健康有很大的促进作用。要从中医肾脏象学的完整性、临床实践的有效性、理论的延续性去发展"肾为先天之本"理论。

3. 从先天之本具有相对性去发展"肾为先天之本"　"先天之本"是人类认识生命起源和发展过程的产物，我们要从"先天之本"具有相对性去理解、发展"肾为先天之本"。从生殖之精入手研究"肾为先天之本"，产生了"自体肾是自体先天之本""自体肾是子代先天之本""父母肾是子代先天之本"的不同认识，这实际上是"肾为先天之本"具有相对性的集中体现，自体和子代具有相对性以及理解上的区别。"父母肾是子代先天之本"与"父母肾以及胎孕期胎儿汲取母体的水谷精微是子代先天之本"也具有相对性。父母生殖之精媾合之前状态和胎孕期胎儿汲取母体的水谷精微状态以及出生后的生命状态，这3个时间段也具有相对性，所以有了"先天""先天之先天"的概念，实际上也是相对性的集中体现。

4. 从孕育子代生长发育去发展"肾为先天之本"　要从肾是孕育子代的根本，从"孕育子代生长发育"去理解、发展"肾为先天之本"理论，从生命的起源、中医学的生命观、生长发育等去理解"肾为先天之本"的理论。《御纂医宗金鉴·嗣育门》："天癸，乃父母所赋，先天生身之真气也……阴阳完实，然后交而孕，孕而育。"王孝莹等认为，"肾为先天之本"的内涵，在先天胎孕阶段不但应包括父母先天之精的质量优劣、孕卵胎芽的正常与否，更应包括母体对正常胎芽的维系与承载、对异常胎芽的识别与清除能力等。《灵枢·寿夭刚柔》："人之生也，有刚有柔，有弱有强，有短有长，有阴有阳。"禀赋强则肾精充足，体质强，能有效激发、推动机体各脏腑经络气血形成及其功能活动；禀赋弱则肾精气化不足，体质弱，不能有效促进机体水谷精微转化为肾精，肾精质量劣化，则其主生长发育功能减弱，导致机体生命活动过程缩短，提前出现衰老，寿命缩短。先天父母之精对子代的后天成长具有很大影响，母体给予子代的水谷精微成为父母生殖之精以及母体之肾助推胎儿健康发展的重要因素。

5. 从临床实践有效性发展"肾为先天之本"　理论源于实践，反过来又指导实践，中医学"肾为先天之本"的观点源于临床观察和生活实践，同时又长期指导着中医临床，从肾论治在中医各科疾病的诊治中取得了良好的疗效，证明了这一理论的重要性。临床上肾虚是众多疾病最基本、最重要的病因病机，而通过补肾的调治方法就可收到良好的效果，逐渐地，医家把生命活动的动力源泉归之于"肾"，"肾"有了统宰生命的意义。临床上常见的五迟、五软等先天性不足病证往往从肾入手进行治疗，疗效确切。所以，临床有确切疗效是"肾为先天之本"得以存在、发展的关键。

6. 从肾在五脏六腑的重要地位去发展"肾为先天之本"　"肾为先天之本"说明肾在生命起源和生长发育中的重要性，就如"女子以肝为先天"理论代表肝脏在女子的生理病理现象中有非常重要的作用，所以现行国家级规划教材《中医基础理论》说："肾藏先天之精，主生殖，为人体生命之本源，故称肾为'先天之本'。"可以说现代观念中的"先天之本"就是肾，"先天之本"已经成为肾的别称，肾在五脏六腑中具有重要的地位，是人生之本源。所以要进一步开展科学研究，去伪存真，真正从肾的重要性，肾在五脏六腑中的重要性去理解、发展"肾为先天之本"理论。

"先天"具有相对性，"先天之本"包括受精时父母给予的生殖之精以及胎儿时期母体给予的水谷精微，"肾为先天之本"是基于肾脏象发生学、人体生理功能和病理意义上的认识，已经成为中医学理论体系的重要组成，需要秉承传承精华、守正创新，充分挖掘"肾为先天之本"的理论价值和临床意义，从中医生命观、临床有效性等方面传承和创新发展"肾为先天之本"理论。

309　肾合膀胱的发生学

　　脏腑相合理论，早在《内经》就有了详细的记载。《灵枢·本输》："肺合大肠……心合小肠……肝合胆……脾合胃……肾合膀胱。"这一对应式，经受了两千多年的临床检验，迄今仍具有重要的实践意义。那么，这一对应式赖以确定的依据是什么？对于这一问题，目前较具代表意义的答案为："一脏一腑相为表里的主要依据是：经络循行路线的阴阳相对和相互络属；某一脏与某一腑之间在生理功能上的紧密联系。"这一答案的要点可以进行如下归纳：①影响或促进脏腑相合这一认识形成并发展的因素绝不是单一的，而是多元的；②在诸多因素中，经络相互络属及脏腑生理上的密切关系，是主要的因素。就①而言，该答案无疑是正确的。若就②而言，则未必尽然，因为不同脏腑的表里关系在认识上常有着不同的发生学原理。那么，究竟应如何来认识肾合膀胱的有关依据？借助发生学的观点，学者李如辉对此进行了探讨。

解剖方法

　　解剖方法对于肾合膀胱理论构建的意义主要在于：①它提出了肾、膀胱的初始概念，而肾、膀胱初始概念的形成又是进而认识两者之间相合关系的前提；②它发现了肾与膀胱解剖位置上的相近，而解剖位置相近又是确定脏腑相合关系的重要参数。

司外揣内的观察方法

　　由于古代生产和科学技术发展水平的低下，人们对人体形态结构的观察被局限在肉眼直观的粗糙的器官水平上，尽管也取得了相当的成就，但对于全面阐述生命本质却显得苍白无力，于是，不得不转向对自然状态下的机体及其生理、病理进行观察，这一观察获取的大量信息，对于构思脏腑相合理论具有一定的意义。脏腑之间生理功能上的联系对"司外揣内"而言，显然具有"善者不可得见"的特征，观察所及便只能是病理的联系。藉此，《内经》虽然观察到脏病常传之于腑，腑病亦常传之于脏，两者之间具有密切的联系，但欲执"司外揣内"之一法，以归纳出脏腑之间的特定对应关系，又是无能为力的。因为临床上，诸多疾病其病理过程都是多因素、多变量交互作用、互为因果的错综复杂关系，呈现的是一脏多腑、一腑多脏的相关性，病理过程中脏与腑的关系具有显著的非线性特征。肾病既可导致膀胱病，亦可导致大肠病；膀胱病既可与肾病并见，亦可与肝病、脾病等并存。于此，《内经》不乏论述。如尽管有《素问·咳论》的"肾咳不已，则膀胱受之，膀胱咳状，咳而遗溺"以及《素问·五脏生成》的"是以头痛巅疾，下虚上实，过在足少阴、巨阳，甚则入肾"等有关肾膀胱病理联系的观察，但膀胱与其他脏腑的联系似乎并不亚于肾。如《素问·六节脏象论》："脾胃大肠小肠三焦膀胱者，仓廪之官，营之居也……此至阴之类，通于土气。"《素问·痹论》："肝病者，数小便。"《素问·气厥论》："肺消者，饮一溲二。"《素问·至真要大论》"脾脉者土也……其不及则令人九窍不通"等。因此，藉"司外揣内"一法以归纳脏腑之间的特定对应关系，便具有较大的难度。再就治疗而言，对膀胱病治肾、肾病治膀胱的临床实践及疗效的观察，在理论上可为肾-膀胱相合等的构思提供足资佐证的依据。但事实是，《内经》时代，药物内服的实践尚很幼稚，并不足以完成这一使命，《内经》仅有 13 方便是例证。当然，针灸的临床实践及其疗效观察不在其例。但这并不意味着"司外揣内"法对于脏腑相合关系的发生无作用可言，因为它毕竟观察到了脏腑之间关系的存在。这些关系倘若进一步与解剖学的发现联系起来，便足以使肾-膀胱、肝-胆、脾-胃对应式固定下来。

阴阳学说

对脏腑相互关系进行总结的一个深刻的动因，应该说是阴阳学说的介入。阴阳学说认为，阴阳的对立统一矛盾运动，是宇宙间一切事物内部所固有的，宇宙间一切事物的发生、发展和变化，都是阴阳对立统一矛盾运动的结果。如《素问·阴阳应象大论》："阴阳者，天地之道也，万物之纲纪，变化之父母，生杀之本始，神明之府也。"人体亦毫无例外，人体内部也充满着阴阳对立统一的关系，《素问·宝命全形论》："人生有形，不离阴阳。"《素问·金匮真言论》："言人身之脏腑中阴阳，则脏者为阴，腑者为阳，肝、心、脾、肺、肾五脏皆为阴，胆、胃、大肠、小肠、膀胱、三焦六腑皆为阳。"脏腑阴阳既分，在"万物负阴而抱阳"（《老子·四十二章》），"阴在内，阳之守也；阳在外，阴之使也"（《素问·阴阳应象大论》），"阴平阳秘，精神乃治；阴阳离决，精气乃绝"（《素问·生气通天论》）这一哲学原理的指导下，脏（阴）腑（阳）相合关系的构思得以启动。

由上述分析来看，阴阳学说不仅应用于脏腑表里相合理论的说理，而且在脏腑表里相合理论的发生过程中亦是一个积极因素。"以脏腑分阴阳，一阴一阳为表里……一脏一腑相为表里的主要依据是：经络循行路线的阴阳相对""特定脏腑表里相合……是根据阴阳学说的阴阳……藏泻、通守的对立统一关系而构成"这些论述，便已涉及了阴阳学说对于脏腑相合理论发生过程的作用这一问题。

五行学说

五行学说对于脏腑相合关系，其作用较之阴阳学说，在一定程度上可以说是等效的。五行学说介入中医学的时间在脏腑相合理论发生之前或之后，目前尚缺乏考证，于此，我们尚且不论，而单就五行学说本身而言，其介入中医学的目的在于将机体归纳为以五脏为中心的五大生理系统，则是不证自明的。出于这种归纳的需要，人们便会更自觉地去发现与某一脏关系较密切的因素，这客观上便促进了脏腑相合的构思或使原有的构思进一步明确起来。正如恩格斯所说："社会一旦有技术上的需要，则这种需要就会比十所大学更能把科学推向前进。"出于五行归纳的需要所带来的对脏腑相合理论的产生和发展的促进，亦是不可低估的。

经络学说

肾-膀胱对应式的最终固定，有赖于经络学说的形成、发展和完善。关于经络学说形成的观点，人们远未得出相互可以认可的共识，直至新近，争执仍未平息，这主要表现为"先穴位后经络"和"先经络后穴位"之争。从某种意义上说，各种观点都揭示了事物的某个方面，但似乎又远未洞察事物的全部概貌，但这并不影响我们对"经络学说形成"和"脏腑相合理论形成"之间的关系做出考察。考诸今天所能看到的关于经络感传路线及其用以诊断和治疗的最古老的记载——《足臂十一脉灸经》《阴阳十一脉灸经》等马王堆古代脉书，两种脉灸经在谈及每一经脉时均和一定的疾病组群相联系，共分为"是动则病"和"所生病"两类。关于"是动病"和"所生病"的问题，历代各注家的解释颇不一致。对本文而言，这并不重要，重要的是它表明了经络学说的形成是和疾病治疗实践息息相关的，前贤是将与疾病的斗争作为创立自己学说的实践依据的。针灸、按摩、气功等方法治疗疾病时所产生的感传现象，穴位治疗的疗效观察以及临床出现的各种症状，长期临床实践基础上的对以上资料的观察、分析、归纳，是经络学说赖以形成的重要基础。当然，针灸、按摩治疗及气功锻炼（气功在《内经》之前便具悠久的历史，《古壮医乾坤掌气功图谱》其绝对年龄为四千年）等诱导的感传现象，有赖于患者及练功者的主体体验感知或直觉，李时珍《奇经八脉考》："内景隧道，唯返观者能照之。"气功通过调心（入静、意守）等方法的锻炼，能感觉有气在经脉内周流。但若以"内景返观"为经络学说形成的主要依据，则不可取。确认实践对经络学说的不可取代的地位，对我们理解肾-膀胱相合理论的形成过程，十分重要。比较两部脉灸经和《内经》可见，两部脉灸经中，均看不出经脉和脏腑有什么必然联系，而《灵枢·经脉》所载十二经脉，每条阴经属脏并与某一腑相连络；每条阳经属腑，并与一脏连络，形成了完整的脏腑经络系统。从脉灸经到《灵枢·经脉》，这一飞跃赖以发生的依据是实践，不断积累、不断深化、不断丰富的实践。

首先，应该是解剖实践。如果说解剖实践发现了五脏六腑，却对神经、血管以及神经血管与内脏的连属关系一无所知，那是令人费解的。当然，经络并非神经血管，神经血管也非经络。但解剖实践对体内"网络结构"（神经、血管等）的发现，无疑有益于经络学说的构思，对于经络和脏腑络属关系的构思也是颇具启迪的。

其次，应该是"司外揣内"的观察实践。基于这一方法，古代医家认识到有的人生病时，体表的一定部位往往有皮疹、皮下结节、压痛点等一些特殊的表现。如腹泻患者，在阴陵泉穴出现压痛点；心胸有病，在命门穴可发生压痛现象；肺病可在肺俞摸到结节或在中府穴有压痛等。若从这种反应点与内脏疾病的关系来看，它们之间必定有联系的通路，而且这一通路必定和内脏有着"联接"的"点"。十二经发病，就会影响到相应的脏腑，出现脏腑的各种证候，临床经络的病理变化总是与有关的脏腑联系着的，至少在《内经》中，这一规律是得到充分认识和揭示的。此外，针刺某一经脉俞穴可以治疗与之相关脏腑的病变。如《素问·痹论》："五脏有俞，六腑有合，循脉之分，各有所发，各随其过，则病瘳也。"《灵枢·五邪》："邪在肾，则取之涌泉。"《素问·刺疟论》："肾疟者……刺足太阳、少阴"等。当然，足少阴肾经之穴位并非仅能治疗肾脏的疾病，而是"可以治疗数个脏腑的疾病"。其他经脉亦然，但这种一经治疗多脏病又不是漫无边际的，而是"每经所能治疗的各个脏的病症，有的效果较明显，有的则较差些"。效果明显者，其间关系较之效果差者自然要密切，足少阴经治疗肾脏病效果佳于治疗其他脏病，足少阴经与肾关系最密切；足太阳经治疗膀胱病效果佳于治疗其他腑病，足太阳经与膀胱关系最密切。于是，足少阴经属肾，足太阳经属膀胱，余皆准此。前贤赖以推导出经脉"属"关系的基本情况大致如此。

经脉与脏腑的"络"关系的推演与"属"关系理无二致。《素问·刺热论》："肾热病者……刺足少阴、太阳。"《素问·脏气法时论》："肾病者……取其经，少阴太阳血者。"《素问·阴阳应象大论》将上述治疗经验总结为"从阴引阳，从阳引阴"。亦即病在阴分或阴经，可以从阳分或阳经治疗；病在阳分或阳经，也可以从阴分或阴经进行治疗。针刺治疗作为《内经》时代临床广泛应用的主要治疗手段，弥补了药物内服不发达的弊端，阴阳两条经脉的俞穴交叉使用的实践，为前贤推导出经脉的"络"关系提供了可靠确凿的基本事实如肾经（阴）可治疗多个腑的病，但治疗膀胱病效果佳于治疗其他腑病，即足少阴肾经与膀胱腑关系最密切；膀胱经（阳）可以治疗多个脏的病，但治疗肾脏病的效果佳于治疗其他脏病，提示足太阳膀胱经与肾脏关系最密切。于是，足少阴肾经"络"膀胱，足太阳膀胱经"络"肾，余皆准此。可见，经络学说的形成、发展和完善的过程，即早先主要藉解剖而形成的"肾合膀胱"理论接受临床检验的过程，经络学说的支持，使肾合膀胱理论早在《内经》便固定下来。

综上所述，肾合膀胱理论的构建过程是一个多因素、多方法共同参与的过程；这一过程始于解剖，终于经络学说的建立，其中解剖方法占主导地位。

310　肾主骨理论的发生及意义

中医骨病临床和科研工作者们对骨发育不良症、中老年人常见的骨质疏松症、骨质增生症等，大多以调理肾为治疗或者研究的基本思路。此处"肾"与西医学中的肾脏关系如何？这是不能简单地予以回答的。在中医骨学理论中，"肾藏精""肾生髓主骨"理论居于核心地位，也是中医骨学理论发生的基础。为了深刻理解肾在中医骨学理论中的核心和基础地位，就必须明白"肾主骨"理论发生的相关背景，如此才可能使从事该专业的人，在明晰自己"以肾治骨"原由的前提下，更能掌握"以肾治骨"的主动权。因此，学者张登本对"肾主骨"理论的发生及其意义做了广泛而深入的论述。

肾系统的解剖发现是肾主骨理论发生的先决条件

综合检索到的相关资料，尤其是《内经》中所载的知识，"肾主骨"理论应当是源于肾系统的解剖发现为不容争辩的事实。

1. 从"肾"字写形，看古人对肾局部形态的大体认识　"肾"字的篆文分为上下结构。上部结构为"臤"（音 qiān 或 xián 或 qìn），又有左、右之分。上左"臣"字，既表形，又表义。所表之义是取象于社会学中国家最高权力机构，明确地昭示了肾和肺、肝、脾以及六腑、奇恒之府一样，都是辅佐位居尊高"君主之官"心的众"臣"之一（《素问·灵兰秘典论》）。"臣"字的表形功能又有多个层面：首先表达了肾脏外形椭圆如豇豆种子；其次"臣"字篆文"臣"右旁曲线是古人剖开肾脏后对不光滑剖面（因有肾盂、肾盏的缘故）、不平整剖面形态的表达；"臣"字右旁曲线还提示每侧肾与膀胱间有一外形如"带"的不规整的输尿管连通。"肾"字上右结构的"又"字及其篆文"人"，十分明确地表达了肾是人体内唯一成对的内脏以及两侧肾与膀胱相连的输尿管。《难经》云"肾如豇豆"，一是谓肾脏之形如椭圆形豇豆的种子；二是表达双侧输尿管如长条状豇豆也有此意。下结构的肉"月"，则和肺、肝、脾、胃、肠等之肉"月"的表义相同，言其为人体结构的一部分。

2. 肾位于腰部的解剖发现及其意义　"腰者，肾之府"（《素问·脉要精微论》）。这是人们在认识了肾脏局部大体结构的同时，又发现左右两枚肾脏，分别位于腹腔后壁腰部脊膂两旁的医学事实。内脏的局部结构的部位，决定其相应的生理作用和发生相应病理变化的基础。《内经》在此解剖发现的前提下，经过长期、反复的临床实践观察、验证，于是在内脏有病其病理信息常会在脏器藏居或经络联系的相关部位予以表达的理念指导下，形成了大凡患者腰部疼痛，使人腰身"转摇不能"者，提示可能是"肾将惫（惫此言功能受损）矣"（《素问·脉要精微论》）定位诊断的辨证思路得到临床广泛应用。

3. 前阴是肾-膀胱结构的延伸　"茎垂者，身中之机，阴精之候，津液之道也"（《灵枢·刺节真邪》）。此处明确了男子前阴的大体结构分为"茎"（阴茎）、"垂"（阴囊及阴囊中的"睾卵"）两部分，而且前阴之端"溺孔"（《素问·骨空论》）具有泄注"阴精"（生殖之精）和排尿的双重作用。既能将膀胱所藏的尿液排出体外，还能在性交活动中泄注生殖之精，两者二道合一。既然在解剖直视中发现了肾-膀胱-"茎垂"的结构联系，又明确了"茎垂"之端"溺孔"是具有生殖作用的"阴精"和膀胱所贮藏尿液的泄注之道，那么尿液生成源于肾及生殖之"阴精"源于肾的理性认识就成为可能。

肾主水理论的形成使肾主骨结论的产生成为可能

"水生万物"（《管子·水地》）是古代哲学家对自然界万物发生一般规律的总结。人是自然万类物种之一，也必然遵循这一共性原则。这也是《内经》称"肾者水脏，主津液"（《素问·逆调论》）发生的哲学背景；同时也使"肾藏精""肾主骨"结论的发生成为可能。

1. 肾合膀胱，膀胱贮尿排尿　"肾者水脏，主津液"（《素问·逆调论》）理论的发生有其复杂的认识背景。

以"肾-膀胱-前阴之端'溺孔'"解剖事实为前提，合理地解释了经"溺孔"排出的尿液，是直接来自肾对全身水液的蒸化处理而贮藏于膀胱的代谢产物，因而有"饮入于胃，游溢精气，上输于脾。脾气散精（指水液），上归于肺。通调水道，下输膀胱"（《素问·经脉别论》）；以及"肾合膀胱。膀胱者，津液之府"（《灵枢·本输》）；"膀胱者，津液藏焉，气化则能出矣"（《素问·灵兰秘典论》）。这就是《内经》时代以"肾-膀胱-前阴之端'溺孔'"解剖结构关系，决定了肾蒸化水液-代谢后的残余津液贮藏于膀胱-经前阴之端"溺孔"排出尿液，完成体内水液代谢过程的认识。"肾合膀胱"，膀胱为肾贮尿和排尿理论的构建，是在肾系统解剖发现、肾与膀胱在完成水液代谢活动过程中的相互配合、经脉之间的相互络属、气-阴阳-五行哲学思想的影响及参与以及临床实践知识的积累和排尿过程切身体验等诸多综合因素影响下完成的。从"肾"字写形的析解就已经表达了左右两肾与膀胱间各有一条输尿管连通。因此经肾阳蒸化处理后的代谢产物尿液贮膀胱，并经膀胱的气化而排出体外。故称膀胱为"津液之府"（《灵枢·本输》）；"膀胱者，津液藏焉，气化则能出矣"（《素问·灵兰秘典论》）。如果这一功能失常，就会有"不利为癃，不约为遗溺"（音义同"尿"）的病证（《素问·宣明五气》）。

2. 临床实践知识的长期积累　病理变化是生命活动的失序状态，排尿异常，或者水肿的病证是"肾者水脏，主津液"（《素问·逆调论》）功能失常的外在征象。因此就有"水泉（即小便、尿液）不止者，膀胱不藏也"（《素问·脉要精微论》）；认为肾的功能失常，就会使"膀胱不利为癃，不约为遗溺"（《素问·宣明五气》）。在论证"肾何以主水""肾何以能聚水而生"（水肿）病的机理时指出："肾者胃之关也，关门不利，故聚水而从其类也。上下溢于皮肤，故为胕肿。胕肿者，聚水而生病也"（《素问·水热穴论》）。此处就是以水肿病发生机理为例，探讨了"肾主水"，肾病为什么能产生水肿的机理，这是以临床实例求证生理功能最典型的例证。

3. 近取诸身——排尿活动的切身体验　人类对自身生理活动进行有目的主动观察以后发现，排尿是生命过程中十分重要的生理现象。不但发现了前阴之端的"溺孔"是膀胱气化排尿的孔口；也发现男女两性前阴"溺孔"部位和功能的差异；还就男女前阴表浅结构进行了比较性研究。明确了男子前阴之端"溺孔"有排出生殖之精和尿液的双重作用，而女子前阴之端有"溺孔"和"廷孔"之分，两"孔"用途各异（《素问·骨空论》）的解剖特征及其生理事实。

4. 哲学理论的影响与参与　经过上述过程的认识，在哲学理论的参与下，"肾主水"理论得到了确认和肯定。如在对"肾何以主水"解疑时指出："肾者，至阴（肾的属性为阴中之阴。极阴也）。至阴者盛（chén）水也……故其本在肾"（《素问·水热穴论》）。这是从肾的阴阳属性角度求证"肾主水"理论的。在同样思维背景下提出了"北方生寒，寒生水……水生咸，咸生肾"《素问·阴阳应象大论》）；"北方黑色，入通于肾……其类水"（《素问·金匮真言论》）。这就从五行归类理论的角度求证了"肾主水"。

综上所述，"肾主水"理论的发生是以肾系统大体结构联系的解剖直观为前提，经过长期对水液代谢（尤其以肾为主有关尿液生成）的生理观察，围绕着"癃""遗溺""胕肿"病证实践知识的积累和反复的临床验证，在"近取诸身"排尿活动及自身前阴局部结构的体验和认知，借助阴阳、五行哲学理论的参与，形成了"肾者水脏，主津液"（《素问·逆调论》）的重要理论。"肾主水"理论的形成，为"肾藏精"结论的产生提供了非常重要的思维依据和思维方法的借鉴。

肾藏精理论的发生是肾主骨结论产生的基础

"肾藏精"（《灵枢·本神》）和"肾者主水，受五脏六腑之精而藏之，故五脏盛，乃能泻"（《素问·上古天真论》）分别明确了肾藏精的功能、肾藏精的机理，以及"肾藏精"是在"肾者主水"理论形成前提下发生的认识事实。正因为"肾主水"理论的形成，才使"肾藏精"理论的发生成为可能。因此，除以上"肾主水"理论发生的几条因素之外，还有"近取诸身"性交活动的体现、生殖繁衍的实践、"精生万物"（《管子·水地》）、"精气为人"（《淮南子》）哲学理念的参与下构建的。

1. 近取诸身的性交活动切身体验　"食色，性也"（《论语》）。先哲们在对人类生命活动进行长期观察的基础上，明确地指出性交活动和进食一样是人类的本能，也是生命活动的第一需要。没有男女之间正常的性交活动，就不可能有生命的延续。正因为如此，自有人类社会以来，尤其是与医学有关的文献记载以来，人类就对性交活动特别关注。通过"近取诸身"排尿和性交活动的体验和观察，将男子排尿和性交器官名为"茎"，"茎"端"溺孔"不但排泄"肾合膀胱"生成的尿液，还能在性交活动过程中泄注如脂、如膏、如髓、如水的液体（《灵枢·五癃津液别》）。

2. 生殖繁衍实践的体验　古人在性交体验中观察到从男子"茎"端"溺孔"中泄注的如脂、如膏、如髓、如水的液体，常会在性交接受方体内胞宫中发育成一个新的生命体，于是在"精生万物""精气为人"的哲学理念影响下，将这种如脂、如膏、如髓、如水的液体命名为"阴精"（《灵枢·刺节真邪》），或简称为"精"，后世据其功能而称为"生殖之精"。这也就是"茎垂者，身中之机，阴精之候"（《灵枢·刺节真邪》）观点发生的依据。

3. 临床病例的反证　实践是理论发生的动因，也是检验理论是否合理的重要标准。"肾藏精"理论的产生也是如此。在临床实践中发现，"士人有伤于阴（指男子前阴'茎垂'），阴气绝（衰竭）而不起（阴茎不能勃起），阴不用（在性交中不能发挥作用，即不能完成正常性交活动）。然其须不去"，"宦者去其宗筋（'茎垂'）……（天宦）天（先天）之所不足也，其任冲不盛，宗筋不成（'茎垂'发育不良），有气无血，唇口不荣，故须不生"（《灵枢·五音五味》）。《内经》从"茎垂"严重外伤、"宦"官、"天宦"三种不同原因所致"茎垂"的缺陷而发生性功能缺失的病例，进一步论证了"茎垂"是完成性交、传宗接代、延续生命的"身中之机"；还是人体能否生"须"（胡须）、体内能否产生繁衍新生命所用"阴精"的"候"察的观测标志。如果前"阴""茎垂"不能勃起（"不起"），因而也就必然不能完成正常的性交活动（"不用"）（《灵枢·五音五味》）。

4. "茎垂"是"阴精之候"观点的发生及其意义　既然"茎垂"是人身能生殖的"阴精之候"，那么可"候"察的"阴精"由何处所生？藏于何处？为何脏所主？这是古人在感知了上述知识之后必然要求索的深层问题。既然在排尿、性交活动的切身体验中发现尿液和"阴精"同出于前"阴"之"茎"一道，于是在"水"和"精"皆生万物，"精气为人"哲学理念影响下，很自然地将"阴精"所藏、所主之脏与肾——"茎垂"联系在一起，"肾主藏精"理论的提出就成为顺理成章的事情。这也就是后世将男子的"茎垂"称之为"外肾"，称阴囊为"肾囊"、称"睾""卵"（《灵枢·经脉》）为"肾子"的理由，足以证明《内经》认为男子外阴"茎垂"是"肾合膀胱"系统结构的必然一部分。既然如此，从前阴"茎"端"溺孔"泄注的如脂、如膏、如髓、如水（《灵枢·五癃津液别》）之"阴精"所生、所藏、所主之脏求溯索于肾——"茎垂"。这也是《内经》为何称"茎垂"为"阴精之候"的道理所在。

"候"，作名词使用为"征象""标志"，活用为动词时，有诊察、感知之义。因此"茎垂者，身中之机，阴精之候"（《灵枢·刺节真邪》）的观点，可以有以下几点启示：

一是人们不易直接感知位于腹腔后壁腰部肾脏所主藏的"阴精"，于是从"肾合膀胱"系统解剖延伸之"茎垂"的相关活动予以"候"察。

二是"茎"端"溺孔"既是排泄经"肾合膀胱"气化产生的代谢产物尿液之道，也是肾脏主藏具有生殖作用"阴精"的泄注之道，精与水二道合一。

三是肾主藏生殖之"阴精"的生成和生殖功能状态，可以通过"茎垂"在性交活动中的状态予以表达，如外阴严重损伤、"宦"者、天宦阴茎"不起""不用"（《灵枢·五音五味》）即是其例。

四是"茎"端"溺孔"在性交活动中泄注如脂、如膏、如髓、如水（《灵枢·五癃津液别》）的"阴精"是能繁衍后代、延续生命的原始物质，因此还可通过"茎垂"之用，"候"察人体生育功能的关键性器官。

五是因冲、任二脉循行于"茎垂"，因而男子的气血皆充盛。"血气盛则充肤热（温热）肉"而"生毫毛"，故男子生胡须。若"茎垂"严重外伤、阉割"茎垂"的宦者、"茎垂"发育不良的"天宦"之人，不但"茎垂"有"不起""不用"症状而不能正常性交，而且有"须不生"的表现。可见《内经》时代就已将"茎垂"、胡须等视为男女之间主要的性别差异的标志。加之"茎垂"是男子正常性交、繁衍后代的唯一器官，因此，称其为"身中之机"（凡事物之关键，要害者，皆可概之为"机"）。

六是明确提示"茎垂"与生殖作用、"阴精"的生成、使阴茎勃起发生性交活动、产生胡须的"阴精"之生成有直接关系。

5. 哲学思想的影响与参与 "男女媾精，万物生焉"（《管子·水地》），"烦气为虫（其他动物），精气为人"（《淮南子》）。这是古代哲学家在"无形生有形，有形生有形"观念之下提出的著名观点。有了能生万物之"精"的概念，医学界很自然地就将"茎"端"溺孔"泄注的、能繁衍新生命个体的物质以"精"名之。这既是哲学层面"精"概念在医学领域中的应用，同时也从生殖医学的角度论证了"精气为人"的哲学理念，当然也可能或者是哲学层面"精"概念抽象的原型之一。

6. 肾藏精的机理 "肾者主水，受五脏六腑之精而藏之，故五脏盛乃能泻"（《素问·上古天真论》）。这既是《内经》对肾藏精功能的进一步肯定，也是对肾藏精机理的论述。古人在对生命活动长期观察、临床知识积累、反复的实践验证、"近取诸身"的生活体验中以及哲学思想的参与和影响下，对"肾主藏精"的事实有了结论，但是肾中所藏之精来自何处？又是怎样不断补充使其保持充盈状态的？经过对所检索《内经》的原文进行解析后不难得出如下认识：《内经》原文已经明确了肾所藏之精来源有两个方面：

一是禀受于父母，在父母之精形成下一代新生命体时，也成为下一代新生命个体的肾所藏之精发生的原始物质。后世医家将此肾所藏之精发生的原始物质称为"元精"（元者，原也，新生命体发生时原来就已存在的；元者，源也，是新生命体独立存在于自然界时，其肾中所藏之精的生成根源）。因此禀受于父母生殖之精是负载生命体发生的原始物质。故有"何谓精……两神相搏，合而成形，常先身生是谓精"（《灵枢·决气》）；"人始生，先生精"（《灵枢·天年》）；以及"茎垂"外伤、宦者、"天宦"之人阴茎不能勃起（"不起"），不能完成正常性交活动（"不用"）等实例（《灵枢·五音五味》）得到论证和支持。

二是肾"受五脏六腑之精而藏之，故五脏盛，乃能泻"（《素问·上古天真论》），明确了肾所藏之精来源的另一途径。这一途径是生命个体在自身生长发育过程中，随着五脏六腑功能的强健，来源于饮食水谷和吸入自然界的清气，共同在体内转化成为营养五脏六腑之精，各脏腑之精在维持脏腑各自活动的前提下，富余之精由经脉的转运而藏之于肾，成为"肾藏之精"的重要来源，此即肾"受五脏六腑"之精而藏之意。

同时还提示肾和五脏六腑之精在贮藏、转输、相互调节方面是动态的、多向性的。其他脏腑可以将富余之精转输并贮藏于肾中，而其他脏腑对精的需求量增加而需要补充时，肾中所藏的后天之精会反向为其他脏腑输送和调节，这是"五脏盛（包括肾），乃能泻"（输送）的真正内涵，如此才能保障肾所藏之精的充足及其对全身各脏腑之精的贮藏和调节。这也是后来发生"五脏之虚，穷必及肾"和"肾虚必及全身"观点和治虚思路发生的原由。

可见，肾藏精理论的发生，一是以"肾合膀胱""茎垂"是肾系统结构一部分的解剖事实；二是通过"肾合膀胱"气化排尿对水液代谢的影响；三是"近取诸身"性交活动的体验和观察；四是临床病理实例的反证；五是"精生万物""精气为人"哲学理念的影响和参与等综合因素共同作用下，完成了

"肾主藏精"理论的构建。"肾主藏精"理论构建的完成，使"肾主骨"结论的实现已是水到渠成之事。

肾主骨结论的产生及其意义

"肾生骨髓""在体合骨"（《素问·阴阳应象大论》）；人体"精藏于肾""是以知病之在骨也"（《素问·金匮真言论》）；"肾主身之骨髓"（《素问·痿论》）。这是《内经》在确立"肾主藏精""肾主内"理论基础时的基本学术立场。

1. 肾藏生殖之精是髓和骨骼生成的原始物质　人类自身生殖活动过程的体验和认知，当然也有对家禽、家畜（主要是家畜）繁殖过程的观察，发现人类和其他动物一样，包括髓和骨骼在内所有的身形器官，都由"茎垂"泄注于性交接受方的胞宫内的生殖之精发育而成。由肾所藏、所主，经"茎"端"溺孔"泄注的"阴精"，是先于所产生的、新的身形而存在的原始物质，故有"两神（指男女两性）相抟，合而成形，常先身生是谓精"及"两精相抟谓之神"（指新的生命）（《灵枢·本神》）的认识，并因此而有"人始生，先成精，精成而脑髓生。骨为干，脉为营，筋为刚，肉为强，皮肤坚而毛发长"（《灵枢·经脉》），胎儿在母体内发育过程的认识和相关记载。《内经》所载上述文献具有如下医学事实：

其一，生殖之精是新生命体人形生成的原始物质，这种原始物质存在于人类生命繁衍"环链"中任何一个新生命体的"上链环"。同时又成为任何一个新生命体肾中所藏生殖之精发生的"元精"，也是其繁衍"下链环"的先天之精。如此才能使人类生命活动生生不息，生命"环链"得以延续。

其二，从人类生殖医学的角度论证了"精生万物""精气为人"的哲学观点，同时也是支撑这一哲学观点的医学原型和有力证据。

其三，体现《内经》的生殖医学理念，即"两神（男女两性）相抟"-"两精相抟"-"合而成形"，以及生成脑髓-内脏-形体（骨骼、血脉、筋肉、皮肤、毛发）胎儿的不同阶段。

其四，当胎儿的皮肤功能发育健全（即"皮肤坚"）并生长出"毛发"时，就标志其在母体内发育过程的结束，可以成为独立的新生命体。

这里非常清楚、十分明确地表达了"髓"（包括脑髓、脊髓、骨髓）和骨骼与其他形体器官一样，都是由肾所主、所藏之精生成的，这也是"肾主骨"结论发生的基础和出发点。

2. 髓藏骨中以养骨　"髓者，骨之充也"（《素问·解精微论》），"骨者，髓之府，转摇不能，肾将惫（音义同败，耗损不足）矣"（《素问·脉要精微论》），明确了骨骼大体结构、骨与髓的解剖关系，并从临床骨病学的角度，指出骨、髓、肾之间的形态结构、生理和病理联系。

古人在长期生产、生活过程中，通过对猎取动物和家畜的宰杀，尤其是在社会活动中"天葬"仪式对人体直接解剖的全过程，确定了髓藏于骨中的解剖事实。还通过这些实践过程，发现人体之髓有脑髓，藏居于颅骨腔内；有脊髓，藏居于脊骨管内；有骨髓，藏于其他各骨腔骨管之中，充养于骨，维持骨骼的发育和"骨为干"的支架功能。

古人对骨骼局部进行解剖过程中还有两点重要的发现：一是骨骼上分布有"骨空"（孔），其间有脉络穿行，这些穿行于"骨空"的脉络是为骨及骨髓输送"气血"等精微物质的通道（《素问·骨空论》）；二是对性状的观察，发现藏于骨中的髓（包括脑髓、骨髓、脊髓）有如脂、如膏、液状（如水）特征（《灵枢·五癃津液别》）。这一发现也是《内经》将骨、髓及肾藏精、与"茎"端"溺孔"泄注的"阴精"之间加以联系的另一重要启示。因此才可能产生"骨者，髓之府"（《素问·脉要精微论》）的观点。

3. 肾藏精促进骨骼的发育　肾主藏精功能促进骨骼发育，肾精是骨骼发育的必需物质。《内经》的这一认识，源于对人类自身生命过程的观察。人类生命过程要经历生、长、壮、老、已不同阶段，骨骼是人体身形的重要组成部分，必然也要与此五个阶段相伴行。《内经》在对人类自身生命过程长期观察性研究的基础上，发现人体身形及其功能的发育历程与肾主藏精功能的盛衰变化密切相关，并将这一过程总结为人生"七岁""八岁"前后，肾所藏之精逐渐趋于"盛""实"，同时伴有"齿更发长"的表征；年龄在"二七""二八"前后，肾主藏之精充盛，在男子则有人生第一次"精气溢泻"（即遗精），女子则有月经初潮，男女两性初具生育能力；年龄至"三七""三八"前后，"肾（精）气平均"，各种功能效应平衡稳定，故有"真牙生而长极"之表征；在"四七""四八"年龄段时，肾主藏之精在人生历程中处于巅峰阶段，故见"筋骨坚""筋骨劲强"，肌肉盛满的外部征象；当男子年届"八八"之时，肾主藏之精已经亏虚，因此具有生殖作用之精生成减少（"精少"），性功能减退，以及"齿发去"（脱落）的特征（《素问·上古天真论》）。由于人身活体的骨骼深藏形体之深层，所以《内经》选择了与骨骼结构相同、性状相似、发育同步的牙齿作为判断骨骼变化、判断生成骨骼的肾精盛衰、判断人类生命历程中的各种不同状态的标志和表征。

肾为骨之本，"齿者骨之标"。肾、肾主藏之精、骨骼均藏居人身形体深层，尤其是肾精生髓主骨的精细过程是不能为人们直接感知。肾藏精，生髓主骨"齿者骨之标"的理论，就是通过对骨、牙齿、骨髓的感性认识，无论在形态、结构、化学成分均与骨骼毫无二致的牙齿，是可以作为骨骼生理、病理的评价指标；可作为判断生髓主骨的肾精，以及主精藏精之肾脏功能活动的判断表征，这也正是《内经》论骨必言牙齿的道理所在。

4. 肾病伤精，是骨病发生的主要病机 《内经》通过大量临床病例的观察性研究，从临床实例支撑"肾主骨"的结论并强化这一认识。当然肾病及骨的临床事实需要肾主骨理论解释其相关机理。如"骨痹"病发生的内在机理是"肾（精）不生则髓不能满，故寒（泛指包括寒象的所有相关症状）甚至骨也"（《素问·逆调论》）；"肾气热，则腰脊不举，骨枯而髓减，发为骨痿。"还云"热舍于肾……则骨枯而髓虚，故足不任身，发为骨痿"（《素问·痿论》）等。这是因为"肾主藏精"，肾精是生髓充骨、生骨养髓的原始物质，所以有"肾（精）生骨髓""在体合骨"（《素问·阴阳应象大论》），以及"肾主（全）身之骨髓"（《素问·痿论》）等"肾精-生髓-主骨"相关的中医骨生理学理论。在此基础上也就必然形成"邪气伤肾-肾精不足或失常-生髓养骨障碍-骨病"的中医骨病理学理论。这也就从临床骨病学的角度支撑了"肾主骨"的结论。

5. 髓与生殖之精同源于水谷精微 "何谓液……五谷之津液，合和而为膏者，内渗于骨空，补益脑髓。""下流于阴股，髓液皆而下，下过度则虚"（《灵枢·五癃津液别》）。此处明确表达了生成髓和生殖之精都与饮食水谷精微有直接关系，同源于饮食水谷精微中"液"的观点；还表达了骨和生殖之精的性状相似的认识。这一认识也有力地支持了肾精生髓的理论观点。肾"受五脏六腑之精而藏之"（《素问·上古天真论》）是指后天水谷之精在营养五脏六腑的同时，肾受其充养也在其中；同时五脏六腑之精在满足各脏腑活动需求的同时，富余部分归藏肾中，转化为肾精"而藏之"；还可不断地通过穿行于"骨空"脉络输注于骨腔而"易（即转化）髓"（《素问·骨空论》）。所以肾精生髓受后天水谷之精的影响。

后天水谷之精也能直接通过穿行于"骨空"的脉络（《素问·骨空论》）输注于骨腔而直接化髓，此即"谷入气满，淖泽注于骨，骨属屈伸，泄泽补益脑髓"（《灵枢·决气》）的观点。可见，髓的生成、补充是多途径的，除肾精生髓的主要途径之外，"五谷之津液"直接经穿行于"骨空"的脉络的输注而生成如脂、如膏的髓。因此营养五脏六腑的水谷之精不足，亦可使髓之生成减少而致骨病；或者因久病、消耗性疾病，或者年迈体衰，脏腑之精自然衰少，髓的生成不足而不养骨导致骨病。故有"液脱者，骨属（zhǔ）屈伸不利，色夭，脑髓消，胫酸"（《灵枢·决气》）；"骨枯而髓虚，发为骨痿"（《素问·痿论》）；以及房事过度，劫耗肾精，致"髓液皆减而下，下过度（指性生活频繁，生殖之精泄出过多）则虚，虚故腰背痛而胫酸"（《灵枢·五癃津液别》）诸疾。

"形而上者谓之道，形而下者谓之器"（《易传·系辞上》）。《内经》"肾主骨"结论的发生正是在遵行"形而上者，谓之道"这一人类认识事物总规律的思维理念下发生的。形，虽然有"形"和"象"之别，但二者都是指人们用感官可以直觉的物质形体结构、性状，或者显现可感知的现象。因而在思维科学中常将二者并称为"形象"。"道"是指发生"形""象"内在的、自然而然的（即不以人们意志为转移的）原理和规律。人们对大量具体事物"形""象"进行观察、研究的基础上，抽象并总结出反映事物"形""象"的共性原理或规律的认识过程即称为"形而上者谓之道"，这是人们认识物质世界最高阶段和最高层次。人类根据事物的形象，或者抽象出的概念、原理和规律指导下，重新复制的、经过改造的具体事物称为"器"。这种在一定原理和规律指导下的再实践过程，即为"形而下者谓之器"。可见"形而上者谓之道"在哲学、思维科学中，是指从个别到一般，从具体到抽象（概念、原理、规律）的理性认识过程。"形而下者谓之器"则是从一般到个别，从抽象（概念、原理、规律）到具体事物或实践的还原、复制过程。《内经》"肾之骨"结论的形成，就是古人长期对肾及肾-膀胱-"茎垂"及茎端"溺孔"系统结构与联系的观察；从"茎垂者，身中之机，阴精之候，津液之道"（《灵枢·刺节真邪》）排尿活动（包括生理的、病理的）、性交过程的体验（生理的、病理的）、生殖过程（生理的、病理的）的体验和观察；从胎儿身形形成和发育过程的观察性研究；从牙齿与骨骼及其人体身形的同步发育（生理的、病理的）的观察；对生殖之精与髓（包括骨髓、脊髓、脑髓）性状的比较等，都属于对"形"和"象"的观察研究，于是在"水生万物""精气为人"哲学理念的影响和参与下，抽象出了"肾主水""肾主藏精""精能生髓""髓藏于骨而养骨"等中医骨生理学的基本理论（"道"）。在此理论之"道"确立的前提下，最终完成了"肾主骨"这一中医骨学之"道"更高层次的抽象。这就是"形而上者谓之道"在中医骨学理论构建中的应用和体现。至于《内经》在这一骨学理论指导下对"骨痹""骨痿"等病证的诊断和治疗，以及现代中医临床骨病工作者应用"肾主骨"理论治疗骨发育不良症、骨不愈合症、骨质疏松症、骨质增生症等临床活动，则属于"形而下者谓之器"的复制和再实践过程。

现代研究成果对肾主骨理论的支持

"肾藏精"（《灵枢·本神》），"肾（精）生骨髓"，"在体合骨"（《素问·阴阳应象大论》）等骨学理论，是《内经》在长期实践过程中，在"形而上者谓之道"认识规律的基础上总结的，是完全符合生命规律及临床实践的正确结论，并对这一符合客观规律的结论从多角度予以论证。目前也得到了现代科学研究结果的有力支持。

早在 20 世纪 80 年代中期，在"形而下者谓之器"的思维方法指导下，运用"氢化考的松"的毒性反应，复制出了"肾虚豚鼠模型"，发现模型组豚鼠和正常对照组豚鼠的组间骨比重、骨密度、骨钙含量均有显著性差异。这是什么道理？因为人或动物的骨钙代谢与 V-D 有十分密切的关系。被人体吸收的 V-D 先在体内转化为 V-D$_3$（也可直接服用），但 V-D$_3$ 仍然没有参与骨钙代谢的活性，只有经过肝细胞和肾小管上皮细胞分别在 V-D$_3$ 的第 1、第 25 碳位上各嵌入一个"羟基"，才具有参与骨钙代谢的活性，也才能使骨骼坚硬而完成其"骨为干"（《灵枢·经脉》）的支架功能。这一分子生物学的研究及其结论，属于"形而下者谓之器"的认识理念，因而既合理地解释了"氢化考的松"慢性毒性反应所致"肾虚豚鼠模型"病理性的骨改变，同时也有力地支持了《内经》形成的中医骨学理论和"肾主骨"的结论。

综上所述，肾主骨结论的形成和《内经》中其他重要医学理论一样，都是在长期生产、生活、临床实践的基础上，在非常复杂的文化、哲学及其他科学知识参与的综合背景、思维背景之下发生的。因此要想深刻揭示诸如中医理论的科学内涵，就要将其置于《内经》及其同时代相伴存在的文化、哲学、思维科学及其他科学知识环境中进行纵横分析，务必要密切结合临床实践，如此才能予以合理的解读。

311 从现代医学诠释肾主骨的科学内涵

　　肾主骨是中医脏象理论的重要内容之一，对肾脏病的临床诊疗及科研工作具有重要的指导意义。中医肾主骨脏象理论已部分得到现代医学的证实，学者谢院生等通过列举"肾主骨"理论的现代医学证据，旨在用现代语言诠释中医"肾主骨"的科学内涵，深化对中医脏象理论的认识，为挖掘和发展中医脏象理论的"古为今用"提供新的思路。

中医对肾主骨的认识

　　肾主骨是中医脏象理论的重要组成部分，中医关于肾主骨的论述源于《内经》。《素问·宣明五气》"肾主骨"。《素问·六节脏象论》"肾者，主蛰，封藏之本……其充在骨"。《素问·阴阳应象大论》"肾生骨髓……在体为骨"。即肾精充足，骨髓生化有源，则骨骼可以得到骨髓的滋养而坚固有力。《素问·上古天真论》"丈夫八岁肾气实，发长齿更……三八肾气平均，筋骨劲强，故真牙生而长极……五八肾气衰，发堕齿槁"，是对人体生命活动规律及骨骼发育、维持、退化过程的最早认识。《素问·逆调论》："肾者水也，而生于骨，肾不生则髓不能满，故寒甚至骨也。"这是从中医生理学、病理学方面阐述了肾与骨的密切关系，肾气虚弱是发生"骨痹"的内在机制。肾主骨理论成熟于明清时期，杨清叟根据《内经》理论，结合临床实际，提出了"肾实则骨有生气"的论点（《外科集验方·服药通变方第一》），开始注重补肾与治骨的关系。《圣济总录·诸痹门》大力提倡"补肝肾以壮骨"，强调了补肾填精药在治疗"骨痹"方剂中的君药地位。清代黄元御《四圣心源·形体结聚》提出"髓骨者，肾水之所生也，肾气盛则髓骨坚凝而轻利"，亦指出肾气足是骨骼良好发育及强健的根源。

　　在我国传统医学体系中，早已形成了"肾藏精-主骨-生髓"的系统化理论，即骨骼的生长发育以及功能的发挥与肾脏功能的正常与否密切相关，并且其部分理论已经得到现代医学的证实。

肾与骨的内在联系及肾主骨的现代医学证据

　　1. 肾与骨在发育学上是同源的，均来自中胚层　在哺乳动物胚胎发育过程中，肾脏源于间叶中胚层体节外侧的生肾索，而骨骼的中轴骨和四肢骨也分别由轴旁中胚层、侧板中胚层细胞分化发育而来。因此，从发育学角度来看，二者有着共同的起源。相同的发育来源预示着两者在机体的生长发育及损伤修复过程中可能密切相关。

　　2. 肾脏通过对钙磷的排泌和重吸收，维持机体钙磷稳态　骨骼的发育和重塑可以大致划分为有机质形成和矿化两个过程。前者是成骨细胞产生细胞外基质的过程，后者是以钙磷为主的矿物质附着于有机质并结晶成为羟基磷灰石的过程，有机质的矿化大大增加了骨的硬度并有利于其形态的维持。此外，钙、磷离子对骨骼也有一定的生物学效应，可通过其受体或 RANKL 通路促进成骨细胞形成同时抑制破骨细胞形成。因此，钙磷代谢的平衡及其在细胞内、外液中浓度的稳定，是维持人体骨骼正常发育和代谢的重要因素。

　　在机体钙磷稳态的维持中，肾脏对钙磷的排泌和重吸收起到了至关重要的作用。超过 98% 的钙和 80% 的磷经肾小球滤过后在肾小管的不同节段被主动或被动重吸收。因此，肾脏功能的正常与否将直接影响机体钙磷稳态，进而影响骨骼的矿化、结构和生物学功能。

3. 肾脏通过产生活性维生素 D_3，调节钙磷代谢和骨的生长发育 人体内维生素 D_3 主要来自日常饮食和皮肤合成。循环中的活性维生素 D_3，即 $1,25-(OH)_2D_3$，主要在近端小管上皮细胞 1α 羟化酶的作用下形成，并通过小肠、肾脏和骨骼的维生素 D 受体（VDR）调节机体钙磷代谢和骨的生长发育。

在小肠上皮细胞中，$1,25-(OH)_2D_3$ 可促进钙离子通道（TRPV）5/6、Calbindin - D_{9k} 以及 II 型 Na/Pi 共转运体表达，同时增强细胞旁途径对钙离子的转运，增加小肠对饮食中钙磷的摄入。在肾脏中，$1,25-(OH)_2D_3$ 同样可以增加远端小管上皮细胞 TRPV5 的表达，促进钙离子重吸收。在骨骼发育中，$1,25-(OH)_2D_3$ 可以促进软骨细胞中血管内皮细胞生长因子的表达和血管生成，从而保证长骨生长板的正常生长，同时 $1,25-(OH)_2D_3$ 还通过 VDR 依赖的途径促进破骨细胞的发生，保证骨骼正常转化。因此，经肾脏活化的维生素 D_3 既可以通过调节钙磷代谢维持骨的结构功能，又可以直接作用于骨组织，促进骨的生长发育。

4. 肾脏产生骨形成蛋白- 7，在骨骼发育和形成中起重要作用 骨形成蛋白（BMP）首先发现于去矿化的骨组织，属于转化生长因子（TGF）β 超家族，现已发现二十余种。其中 BMP2 和 BMP7 已经被批准用于临床，以促进脊柱融合和骨折愈合。BMP7 的表达在胚胎时期非常广泛，但是出生后主要在肾脏中持续表达，其对骨骼的生长发育至关重要。

在骨骼发生过程中，BMP7 可以促进间充质干细胞的聚集和成软骨细胞的分化，增加成骨细胞关键转录因子 Runx2 的表达进而促进其增殖和分化。在骨骼的损伤修复过程中，BMP7 可以促进骨折愈合，快速增加损伤软骨的骨质，同时对无动力型骨病也有显著的疗效。虽然骨骼亦可产生一定量的 BMP7，但肾脏来源的 BMP7 对骨骼生长发育和功能维持必不可少。研究表明，肾源性 BMP7 可以释放入血，使循环中 BMP7 的浓度维持在 150～300 pg/mL，并作用于肾外器官。另外，由于肾脏体积减少造成的骨病可以通过补充外源性 BMP7 得到缓解。

5. 肾脏产生促红细胞生成素，促进骨的形成和骨折愈合 促红细胞生成素（EPO）属于 I 类细胞因子，约 90% 由肾小管周成纤维细胞合成，促进骨髓红细胞的生成，人工合成的 EPO 已广泛应用于临床贫血的治疗。近年来，有研究发现 EPO 在骨的形成以及骨折愈合中均起到了十分重要的作用。首先，EPO 可以作用于骨髓干细胞的 EPO 受体，促进其向破骨细胞分化；其次，EPO 还可以促进骨髓单核细胞中破骨细胞的发生；除此之外，EPO 还可以刺激造血干细胞产生骨形成蛋白，间接促进骨的形成。在骨折小鼠模型中，有研究发现，骨痂周围细胞和软骨细胞均可表达 EPO 受体，而且腹腔注射 EPO 可以显著增加软骨痂向硬骨痂的转变，加快软骨内成骨的速度以及血管生成。因此，鉴于肾脏是 EPO 合成的主要器官，肾脏功能正常与否将严重影响骨骼的生长发育以及损伤的修复。

6. 肾脏产生 Klotho，协同成纤维细胞生长因子 23 调节磷代谢和骨的生长 Klotho 属于 I 型跨膜蛋白，是目前公认的抗衰老分子之一，主要由肾远曲小管分泌。成纤维细胞生长因子 23 属于 FGF 家族，主要由成骨细胞和骨细胞分泌。Klotho 对于 FGF23 功能的实现必不可少，Klotho 基因缺失小鼠体内 FGF23 与其受体几乎没有亲和力，其下游信号也不能被激活，而在 Klotho 存在的情况下二者亲和力极高，其下游分子 ERK 磷酸化显著增强。

研究发现，多种遗传性或获得性骨代谢障碍都与机体 FGF23 水平失衡有关，FGF23 过表达或低表达都可导致骨骼结构或代谢异常。FGF23/klotho 是除 $1,25-(OH)_2D_3$ 和甲状旁腺激素（PTH）之外调节血磷代谢的关键因子，肾脏为其靶器官。在肾脏中，FGF23/klotho 系统一方面可以减少肾小管顶端膜 II 型 Na/Pi 共转运体的表达，促进磷的排泄；另一方面可以降低 1α 羟化酶的表达，使 $1,25-(OH)_2D_3$ 的生成减少，减少磷的吸收。然而，$1,25-(OH)_2D_3$ 也可以直接刺激成骨细胞合成 FGF23，即 FGF23/klotho 与 $1,25-(OH)_2D_3$ 形成了一条负反馈通路。因此，机体血磷稳定和骨骼正常矿化正是在上述因子的协调作用下得以实现的。

7. 肾脏通过其他途径调节骨的生长和重塑 除了上述相对明确的机制外，肾脏还可能通过调节骨保护素和硬骨素等其他因子影响骨的生长和重塑。

骨保护素（OPG）由成骨细胞分泌，可以抑制破骨细胞的发生，进而参与维持骨重塑。临床研究

313 代谢组学与肾在液为唾的研究思考

现代研究发现，唾液成分的改变与多种疾病的发生密切相关。由于唾液采集具有安全方便、无创伤、无血源性疾病传播的危险、患者无痛苦、易于接受等优点，因而对于唾液的研究受到人们越来越多的关注。"肾在液为唾"是中医肾脏象理论的重要内容，学者李翠娟等从脾肾两脏对唾液代谢的影响差异以及"正常体质-肾虚体质-肾虚证候"动态演变过程中唾液代谢组学的变化探讨了肾与唾相关的内在机制。

肾在液为唾的研究

《素问·宣明五气》："五脏化液，心为汗，肺为涕，肝为泪，脾为涎，肾为唾。"其中唾和涎均为口腔分泌物。《说文解字》："唾，口液也。""涎，慕欲口水也。"《辞源》"唾为唾沫""涎为口液"。认为质地清稀、流动性大、流出口腔者为涎，质地黏稠、流动性小、需吐而出者为唾。但由于二者都分泌于口，临床实际中很难截然分开，故又常合称为口液、口水、口津、唾沫、唾液，如《简明中医辞典》及《中医大辞典》均明确指出唾、涎合称涎唾或唾涎，是由舌下腺、腮腺、下颌腺等唾液腺分泌的液体。因此人们习称的唾液包括涎与唾，由脾肾所主。中医理论认为，"口为脾之官""脾气通于口"，故一般认为脾对唾液的作用是主要的，较为直接的。近代人们对脾与唾液的生理、病理及实验研究亦较为深入，从多指标、多层次、多角度全面阐释"脾在液为涎"的科学内涵。而对于唾液与肾相关的内在机制以及唾液与脾肾关系的差异性比较研究还较少，显然，这对唾液的认识是不全面的。

唾为为五液之一，五液的生成源于水谷，赖脾胃运化，输注于脏腑，而后归藏于肾中，故有"肾者主水，受五脏六腑之精而藏之"（《素问·上古天真论》）。肾中藏纳的"水"样（液态）营养物质，既能"淖泽注于骨""泄泽补益脑髓"，使"皮肤润泽"（《灵枢·决气》），还能"灌精濡空窍者也"（《灵枢·口问》），出于口中之唾液，即是由肾液灌注舌窍而成的。肾之液何以能上注于舌？因为"肾足少阴之脉……循喉咙，挟舌本"（《灵枢·经脉》）；"唾生于舌下，足少阴肾脉循喉咙挟舌本也"（《类经·疾病类》）；"少阴根于涌泉，结于廉泉"（《灵枢·根结》）。可见肾中藏纳之液，通过肾之经脉，由足上行至舌根，而舌下之廉泉，又是足少阴肾经经气流注归结之处，肾之阴液源由经脉上行，自廉泉出于舌之端而为唾。现代医学研究也发现舌下腺体颌下腺及舌下腺，它们的导管口都在口腔底部舌系带两侧的黏膜处，唾液由此分泌而出，而该部位正是足少阴肾经经气流注归结处，从而揭示了唾液的分泌与肾直接相关。若肾之精气充盛，则能蒸化摄纳津液，上承于口，使其津常润，致口中和合，食饮甘味，而且还可灌注脏腑，润泽肢体肌肤。倘若肾之精气不足，温煦、蒸化、摄纳、封藏失常，则可出现多唾久唾或少唾无唾等唾液泌泄失常之病症。因此，肾之功能盛衰可见唾液的变化。

近年来人们借助现代科学技术手段对肾与唾液之间的相关性及唾液对肾脏象相关疾病的诊断进行了研究，发现唾液分泌量的多寡、唾液蛋白含量的高低、唾液流速的快慢、唾液免疫功能的强弱、唾液菌群重要菌种检出率与构成比等都受着肾阴肾阳作用的支配。本课题组前期也曾对脾肾与唾液的分泌、唾液蛋白含量、唾液溶菌酶活性、唾液的免疫功能等多方面的关系进行了探讨。这些研究工作，不仅说明了唾液与脾相关，而且进一步肯定了肾与唾液之间的密切关系，也为阐释"肾在液为唾"理论的科学内涵、探讨唾液对肾脏象相关疾病的诊断价值奠定了重要基础。

代谢组学为探讨肾与唾的相关性提供了平台

系统生物学是当前生命复杂体系研究比较公认的科学思维方式和研究手段，其采用系统的、综合的思路和手段从整体水平上动态地对一个集合体系（细胞、组织或生物体）的存在特征、活动规律和相互联系加以阐述。这一研究思路与中医学的整体观、个体观、动态观非常吻合，因此，广大生命科学研究者认为"组学"研究有可能成为中西医汇通的纽带。

代谢组学是继基因组学、转录组学和蛋白质组学之后新近发展起来的一门学科，是系统生物学的重要组成部分。它将生物体作为一个动态的整体研究其内因或外因导致的代谢变化。通过对不同生理状态的代谢组进行分析，人们就可以全面了解该生物或细胞的生物化学状态，获得众多信息。生命是一个完整的系统，生物体液中的代谢物与细胞和组织中的代谢物处于动态平衡，生物体中细胞功能异常一定会反映在生物体成分的变化中。当机体由于外源性或内源性因素的改变而出现扰动时，就会出现代谢水平某种程度的紊乱，使得机体的体液中的代谢产物也产生了某种相应的变化。因此，对唾液、尿液和血液等体液中的代谢物组成谱进行检测和分析，就有可能对疾病发生和发展过程中伴随的生物化学变化进行了解和认识，就有可能发现相关疾病发生的早期代谢组标志物簇，并认识相关的病理发生的分子机制。

近年来，代谢组学研究得到了飞速发展，取得了一系列进展。国内也已有学者应用代谢组学研究中医理论的科学内涵，如 Chen M J 等开展的基于 GC/MS 分析为主的探讨肾阳虚证本质的预初实验数据经主成分分析处理后，发现经氢化可的松造模后的肾阳虚模型组动物尿液的代谢物谱与对照组相比发生明显的差异，在代谢图上反映出不同的（有规律的）分布。当用温肾阳中药肉苁蓉干预后，肾阳虚动物的代谢物谱又与模型组动物出现差异，其在代谢图上的分布与模型组动物偏离，更接近正常组动物。徐舒等采用慢性束缚的方法造成"肝郁证"大鼠模型，运用 1H - NMR 技术对肝郁证模型与正常对照组大鼠血清进行代谢组学分析，结果发现两组大鼠血清代谢组分存在明显差异。这些实验结果有力地证明了病理证候与正常健康状态之间确实存在着代谢产物谱的差异。Silwood C J 等运用磁共振指纹谱技术研究也发现，人体唾液中含有 60 多种代谢产物，且不同的机体状态其唾液代谢物存在明显差异。这些研究都为设想从唾液代谢组学的变化来探讨肾与唾相关的内在机制提供了重要依据。

综上所述，唾液作为人体津液的一部分，其生成与排泄，除与脾有关外，与肾也密切相关。肾功能的异常变化，必然会影响到多脏腑的功能活动和体内物质代谢过程，并最终在代谢产物中体现出来，引起唾液代谢物的变化。因此，从代谢组学角度动态地探讨脾肾两脏对唾液代谢组学的影响差异以及"从正常体质-肾虚体质-肾虚证候"动态演变过程中唾液代谢组学的变化来探讨肾与唾相关的内在机制，既有助于阐释"肾在液为唾"理论的科学内涵，为中医肾脏象理论的现代化研究提供客观依据，同时也有助于找肾脏象相关疾病早期诊断的生物标志物或生物标志物群，探索其预防靶标，为临床开展肾脏象相关疾病无创伤诊断技术和早期防治研究奠定基础，因此具有重要的理论价值和临床意义。

314　肾开窍于耳及二阴在液为唾理论的发生学

　　肾与志、液、体、窍关系是肾脏系统观念的重要内涵之一，亦是脏象学的重要组成部分。就肾和窍、液的关系而言，元气论这一自然观及其相应的方法论，使中医学早在 2000 多年前便敏锐地洞察到体表组织器官和内脏在结构上、生理上、病理上的有机联系和整体统一。这一认识比西方对"内脏疾患在体表相应部位出现不同程度的异常反应（如相应的神经节段出现皮肤过敏带）"这一现象的观察要早 2000 年。在有关文章中，李如辉反复强调过，元气论对人体的理解便是：人体身形组织器官等，尽管各不相同，但均在一气的气化运动过程中达成有机的整体统一。这必然启导《内经》时代医家自觉地对内脏与体表组织的联系做出探索，从原则上讲，"肾开窍于耳及二阴""在液为唾"等理论无一不是这一探索的成果。

　　学者李如辉认为，"肾开窍于耳"理论的发生其主要依据在于五行学说的介入；"肾开窍于前阴"实际上是"肾主水"及"肾藏精"理论的"衍生物"；应用类比是"肾开窍于后阴"理论可能的发生学途径；"肾在液为唾"这一理论宜修正为"涎唾同为口津，并主于脾肾"。

肾开窍于耳

　　通览《内经》有关脏、窍相关的理论论述，总体上可以将脏、窍关系的特征归纳为"一窍多脏""一窍并兼五行"。耳窍亦不例外地和诸多内脏有着复杂的联系，倘若把耳和内脏的联系理解成几何学的"面"，把耳和内脏设想成"面"上的"点"，那么，"肾开窍于耳"这一联系实际上仅为这一"面"上的一条"线"。这条"线"是如何勾勒出来的呢？

　　1. 观察　肾和耳窍的关系，在生理状态下，属"善者不可得见"之列（《素问·玉机真脏论》）。"以表知里"的观察方法在肾和耳窍联系的把握中，其意义集中体现在病理环节和治疗反证上。就病理环节而言，《素问·生气通天论》："阳气者，烦劳则张，精绝，辟积于夏，使人煎厥，目盲不可以视，耳闭不可以听。"《灵枢·决气》："精脱者，耳聋。"《灵枢·海论》："髓海不足，则脑转耳鸣，胫酸。"以上"精绝""精脱""髓海不足"（皆系肾虚之证）与耳鸣、耳聋、耳闭病理上的相关性，提示肾与耳生理上的联系。但肾耳之间的这种联系又并不具备特异性，这种非特异性在以下两个方面得到了充分的体现。①耳与内脏的关系并非肾脏之一端。如《素问·热论》："少阳主胆……故胸胁痛而耳聋。"《素问·厥论》："手太阳厥逆，耳聋。"《素问·玉机真脏论》："脾为孤脏……其不及则令人九窍不通。"《素问·金匮真言论》云心"寄窍于耳"。《素问·气交变大论》："肺病者……耳聋。"《难经·四十难》："肺主声，故令耳闻声。"《素问·脏气法时论》："肝病者……耳聋不聪。"《素问·五脏生成》："耳聋……过在……厥阴。"以上论述，说明《内经》对肾耳病理联系的非特异性有着深刻的认识，如《灵枢·邪气脏腑病形》："十二经脉，三百六十五络，其血气皆上于面而走空窍……其别气走于耳而为听。"20 世纪 50 年代，法国诺吉尔博士提出的耳穴图以及相关的耳针疗法实际上是把耳视为身形脏腑的"缩小投影区"。②肾与窍的关系亦并非耳之一端。除却《素问·金匮真言论》之肾"开窍于二阴"外，尚有《素问·解精微论》之"志与心精，共凑于目也"，《灵枢·大惑论》之"骨之精为瞳子"，《灵枢·寒热》之"舌纵……取足少阴"以及《素问·热论》之"少阴脉，贯肾络于肺，系舌本"等。以上两个方面说明执病理观察之一法并不足以勾勒出"肾开窍于耳"这一联系之线。再就治疗反证而言，鉴于耳和五脏之间的广泛联系，以及肾与孔窍之间的广泛联系，耳病的治疗便不可专事于肾。《素问·刺热》："热病先身重，骨痛，耳聋，好瞑，刺足少阴。"而《素问·缪刺论》却云："耳聋，刺手阳明。"因此，基于疗效的反证分析，亦不能单独构思出"肾开窍于耳"理论。

2. 类比　有人认为，形态结构上的一致性，是脏窍对应关系构思的依据之一，心为倒置圆锥体，舌呈扁圆形，当舌自然收缩时，舌恰像一个缩小的心脏；肝呈楔形，分左右两叶，眼为横置卵形，与肝相似；肺位于纵膈两侧，左右各一，鼻分左右鼻腔，位居鼻中膈两侧，与肺相似，左右肺相合近似圆锥，鼻亦如此；肾左右各一，耳亦左右各一，两者皆呈蚕豆形。这一观点的前提是《内经》对内脏的解剖形态必须有一定的了解，应该说这一前提是具备的，这一前提一旦成立，那么，类比作为《内经》广泛应用的方法，基于形态结构的相似性，进而进行类比，继而导致脏窍关系认识的发生是可能的，因而，这一推理无疑有其存在的依据和价值。

3. 经络学说　经络的循行沟通，一般地可为脏窍关系理论的构思提供一定的依据，为此，我们对十二经与耳的关系进行了综合考察，有关结论如下。就经脉与耳的联系而言，如《灵枢·经脉》："三焦手少阳之脉……从耳后入耳中，出走耳前。""胃足阳明之脉……上耳前。""胆足少阳之脉……从耳后入耳中，出走耳前。""小肠手太阳之脉……却入耳中。""膀胱足太阳之脉……从巅至耳上角。"此外，十二经脉之经别、络脉、经筋与耳也有着诸多联系，但《灵枢·经脉》《灵枢·经筋》等均无肾之经脉、络脉、经别、经筋与耳联系的记载，唯于《素问·缪刺论》中，有"邪客于手足少阴、太阴、足阳明之络，此五络皆会于耳中"之说。可见，肾开窍于耳的理论建构并无法从经络学说中得到说明。

4. 五行学说的介入　肾耳对应实际上亦出自五行学说介入后进行归纳的需要，鉴于肾与耳病理联系的非特异性以及耳与内脏联系的广泛性，李如辉认为五行介入，在肾与耳联系理论的构建中具有突出重要的地位，即《内经》从将器官脏腑组织归纳为以五脏为中心的五大系统，并进行理论阐述的需要出发，将脏-窍根据其关系的密切程度进行一一对应，肺鼻、脾口（脾胃相表里）皆直接连通，肝目、心舌病理关系密切，这样，肺、脾、肝、心四脏之开窍便固定下来，最后便将耳窍归属于肾，因此，"肾开窍于耳"理论的构建便具有了更为突出的出于理论建构实用需要的一面，这种归属虽然也有着临床的依据，但这种依据并不能说明耳与肾的关系较之他脏更为密切，虽然现代有关研究业已证明醛固酮等可能是肾与耳联系的物质基础，但对于这种关系是否较之他脏更为密切，目前仍缺乏具有说服力的证据。

基于上述认识，可以得出如下结论：①肾开窍于耳理论的发生，主要依据在于五行学说的介入，观察及治疗反证虽然为这种归纳提供了一定的依据，但这种依据并不充分，因为这种依据并不能说明肾与耳的关系较之他脏与耳的关系更为密切。②肾开窍于耳是"七窍论"者的理论成果。③肾开窍于耳仅为耳-内脏关系"面"上的一条线，仅为肾-窍关系"面"上的一条线。④肾开窍于耳这一出于五行归纳、理论阐述实用目的的构思，导致了理论内部一定程度的不协调性，如肾开窍于耳，足少阴肾经却不上耳。

肾开窍于二阴

《素问·金匮真言论》云："北方黑色，入通于肾，开窍于二阴。"《素问·五常政大论》云："肾……其主二阴。"自此，"肾开窍于二阴"一直为中医"窍脏理论"所接受，并延续至今。当然，这一理论只是"九窍论"者的成果。

1. 肾开窍于前阴　在有关文章中，李如辉曾经指出"肾主水理论出自《内经》的解剖生理学观察"。"精气溢泻之道与尿液排泄之道的'合一'，可能是《内经》肾藏精理论赖以发生的根本原因"。由于肾主水、主藏精，而尿液、精液皆由前阴所出，藉此则可推衍出肾开窍于前阴的结论，如《灵枢·刺节真邪》："茎垂者，身中之机，阴精之候，津液之道也。"从发生学角度，肾开窍于前阴实际上是肾主水及藏精理论的"衍生物"。这也是"肾开窍于前阴"理论发生学的真实轨迹。退而言之，因为前阴和肾关系的非特异性，病理状态下，肾病与尿液、精液排泄异常的关系必然呈现非线性特征，如《素问·痿论》"思想无穷""所愿不得""发为筋痿，及为白淫"。《素问·热论》："伤寒……六日厥阴受之……故烦满而囊缩。"《灵枢·经筋》言足厥阴之筋其病"阴器不用"等。藉病理状态下的观察，便不足以产生"肾开窍于前阴"的特异性构思，于此可见一斑。

2. 肾开窍于后阴　《内经》虽以后阴为肾脏之窍，然对于肾与后阴关系的非线性特征，不但有着原则性的结论，而且有着丰富的具体论述。就原则的高度，《素问·五脏别论》："魄门亦为五脏使。"在具体论述方面，就肾与后阴而言，《灵枢·经脉》："肾所生病者……肠。"《灵枢·邪气藏腑病形》："肾脉……小甚为洞泄。"就脾与后阴而言，《灵枢·口问》："中气不足，溲便为之变，肠为之苦鸣。"就肝与后阴而言，《素问·举痛论》："怒则气逆，甚则呕血及飧泄。"就肺与后阴而言，《灵枢·本输》："肺合大肠，大肠者，传道之府。"《灵枢·邪气藏腑病形》："肺脉……小甚为泄。"就心与后阴而言，《素问·大奇论》："心……亦下血。"从以上所引可见，后阴与五脏有着广泛的联系，那么，《内经》何以以后阴为肾之窍？李如辉认为，临床病理观察及治疗反证是不足为据的，因为后阴之病，或秘或泻等，临床实际是久病者方责之于肾，换言之，后阴之病，大部分的初中期者与肾无涉。经络学说也不能对"肾开窍于后阴"做出说明，因为足少阴肾经与后阴并没有直接的联系。考察《内经》前后各篇，发现《素问·金匮真言论》："阴中之阴，肾也。"后阴居躯干之下，阴中之阴也，同气相求，故云"肾开窍于二阴"。李如辉认为这是该理论可能的发生学途径。

肾在液为唾

《素问·宣明五气》："五脏化液……脾为涎，肾为唾。"《灵枢·九针论》："五液……肾主唾，脾主涎。"涎唾同为口津，却又分主于脾肾，这一理论目前广为秉承，新中国成立以来，诸多《中医基础理论》教材，无不以"涎为脾之液""唾为肾之液"。一般地，多数学者认为口津之中，"较稠者为唾，较稀薄者为涎"。然亦有极少数的学者持相反观点，认为较稠者为涎，较清稀者为唾。李如辉认为，假设涎唾的稀稠之分成立，那么，其区别本质上即津与液的区别，关于津与液的区别，《灵枢·五癃津液别》有着明确的结论，云："水谷皆入于口……津液各走其道……其流而不行者为液。"即液流动性较津小，故质地较稠厚。唾为肾所主，其清稀抑或稠厚取决于肾和津液之间的关系，考之《灵枢·决气》，云："液脱者，骨属屈伸不利……脑髓消，胫酸，耳数鸣。"《灵枢·五癃津液别》："阴阳不和，则使液溢而下流于阴，髓液皆减而下，下过度则虚，虚则腰背痛而胫酸。"可见，五脏之中，肾与液的关系尤为密切，而液稠厚，唾既为肾所主，则唾亦应为稠厚，所以，李如辉赞同多数医家的观点，即"较稠者为唾，较稀薄者为涎"。

医家的观点，即"较稠者为唾，较稀薄者为涎"。那么，涎唾分主于脾肾是否有其合理性？就原则而言，五脏-五液理论体现着生命的整体性，这无疑是正确的。然而，就涎唾分主于脾肾这一具体内容着眼，却又不无值得商榷之处。考诸《内经》，《灵枢·寒热病》："涎下……取足少阴。"《灵枢·口问》："人之涎下者……补足少阴。"是涎病治肾。《灵枢·五癃津液别》："水谷入于胃……其液别为五……中热胃缓，则为唾。"又"胃缓则气逆，故唾出"，是脾胃之病导致唾之变。结合临床脾火、肾阴亏虚等均可致口渴之变，如《素问·热论》："少阴脉贯肾络于肺……故口燥咽干而渴。"《素问·痿论》："脾气热……渴。"据脾主涎、肾主唾理论，则脾热口渴为涎不足而唾如常，相反，肾病口渴则为唾不足而涎无损，显然这是不符合临床实际的，因为同为口渴，是无法区别是涎不足或唾不足的。再就养生理论进行考察，其有"漱津""吞津"以养生者，如《灵宝毕法》："玉液，肾液也，上升到心，二气相合过重楼，则津满玉池，谓之玉液，若咽之自中田入下田，则曰还丹。"晋代葛洪《神仙传·彭祖》："舐唇咽唾。"《本草纲目》："人能终日不唾则精气常留。"以舌抵上腭，津唾满口后，咽之以养肾精。可见，在养生家那里，涎唾也是不分的。最后，既云肾为"水脏"、主水，该"水"当包括津即"稀薄的涎"在内。何以谓肾主唾而与涎无关？据上所述，李如辉认为脾肾分主涎、唾理论应予重写，即修正为"涎唾同为口津，并主于脾肾"。正如《灵枢·胀论》所云："廉泉玉英者，津液之道也。"即廉泉、玉英均系涎唾之道，不可强分之。

315　从骨玄府-脏象论骨质疏松症

骨质疏松症（OP）是最常见的骨骼疾病之一，是一种以骨量降低、骨脆性增加、易发生骨折为主要特征的全身性退行性骨病。随着病情进展，骨量丢失，骨微结构破坏，出现骨痛、脊柱变形，甚至发生骨折等后果。玄府有运行气机、流通津液、渗灌血脉、运转神机的功能，学者吴结枝等通过学习玄府理论，与脏象结合，认为玄府闭塞导致脏腑功能失调，从而发生 OP；反之，脏腑失衡，亦会致气机功能异常，微观玄府郁闭而病。基于"骨玄府-脏象"理论，以精气血津液为交界，联系宏观之脏腑，微观之玄府，以丰富中医理论对 OP 的认识。

从中医治疗角度需达到"未病先防，既病防变，瘥后防复"的状态，其属于"骨痿""骨枯""骨极"范畴，中医认为其主要病因病机为气血虚弱、肝肾不足、络脉阻滞、脾胃虚弱，涉及肝、脾、肾等脏腑。OP 与中医玄府-脏象理论相关，可从中医微观角度出发，辨治 OP。

玄府理论源流考

玄府一词源自《内经》，《素问·水热穴论》，其云："所谓玄府者，汗空也。"指出玄府即汗空，张景岳《类经·针刺三十八》注释玄府"汗属水，水色玄，汗之所居，故曰玄府。从孔而出，故曰汗空。然汗由气化，出乎玄微，是亦玄府之义"，均将玄府归为皮肤之汗孔。随着中医理论的发展，其概念也进一步延伸，金元四大家之一的刘完素在《素问玄机原病式·六气为病》中提到"皮肤之汗孔者，谓泄气液之孔窍也……名玄府者，谓玄微府也；然玄府者，无物不有，人之脏腑、皮毛、肌肉、筋膜、骨髓、爪牙，至于世之万物，尽皆有之，乃气出入升降之道路门户也"。玄府内涵扩大，遍布脏腑经络、四肢百骸、五官九窍等。玄府乃气液出入之门户，说明玄府不仅存在于宏观脏腑，亦有其微细结构基础。发挥渗灌气血、运转神机、调理阴阳之功。

现代医学对玄府理论再次发展，延伸出脑玄府、肾玄府、骨玄府、眼玄府、肝玄府等。王小强等从脑玄府出发，考虑开阖障碍所致的"水毒"病因结合开玄利水法辨治脑出血后脑水肿，使脑内瘀血、气滞、水毒等因素减少。王龙等认为肝络玄府与肝血窦内皮细胞（LSECs）窗孔具有共同的科学内涵，LSECs 可能是肝络玄府的微观实质。曹金凤等从骨膜、骨质、骨髓等对骨玄府理论进行探讨，认为骨骼中的孔、窍、道等空腔结构以及形态各异的血管、淋巴管是骨玄府的结构基础。张攸若等以开通目玄府，结合泻实补虚法畅通气液，保护青光眼视神经。李婷等以通玄府、化瘀法治视网膜静脉阻塞。学者的论述，玄府理论作用广而深，有输布津液、渗灌血脉、转运神机等功能，后世医家对其继续丰富，如清代周学海提出"细络即玄府也"，认为玄府是人体最为细小的络脉，由经络系统中孙络进一步分化，有运行气血之功。

中医脏象与玄府学说的关联

中医对脏象的描述见《素问·六节脏象论》，云"脏象何如？岐伯曰：心者，生之本，神之处也，其华在面，其充在血脉，为阳中之太阳，通于夏气"。"脏"指藏于体内的脏腑组织器官，"象"即表现于外的生理、病理现象，脏象学对于中医阐释生理病理和预防诊疗疾病提供了理论基础，在中医体系中有重要地位，脏象内涵广，包括体内的五脏、六腑等有形之物及脏腑生命活动的规律等动态变化的过程，是一门包括了人类生理学说、病理学说、观察诊断学说、治疗学说的医学理论体系。如《灵枢·本神》："视其外应，以知其内脏，则知其所病矣。"表明脏象理论是以外之"象"测内之"藏"。象是藏的表征，藏是象的规律。脏象思想蕴含了五脏六腑的原理，脏腑功能牵涉了人体健康，精、气、血、津液的通畅与脏腑相关，刘完素提出的"然玄府者，无物不有，乃气出入升降之道路门户也"的观点，揭示了玄府细微难辨的特点，且与脏腑、经络、腠理等密不可分，共同阐释人体运行的基本规律。

人体气机升降出入、精气血津液代谢正常均离不开脏腑的协调平衡，脏腑功能又责之于脏象理论，而无形之物的精气血津液又赖于玄府的通畅。此即微观与宏观两种角度的结合。玄府郁闭是中医学的基本病机，从微观角度出发，玄府闭塞则气液不通，因而百病始生。液不仅包括气、血、精、津、液、神等生理性物质，也包括机体的各种代谢废物、病理产物等，若玄府开阖失常，气机升降出入失司，则成气之病、血之病、水之病、神之病，简言之，均是玄府病变，即"玄病"之义。从宏观角度来看，若脏腑功能失衡，气化不利，气血津液等代谢紊乱，痰饮、瘀血等病理产物堆积，致使微观的气血通道阻塞，即玄府闭塞，两者互为因果，互相联系。综上所述，宏观的脏腑与微观的玄府之间息息相通，两者共通，达成运行气机、流通津液、渗灌血脉的功能，维持机体的平衡。玄府作为气血渗灌的微观通道，沟通脏腑与形体九窍之间的关系，因此"脏象-玄府"既补充了人体脏腑之间的微观联系，又丰富了精、气、血、津、液的代谢理论。

从脏象-玄府论骨质疏松症的病机之理

中医对于 OP 的病因病机论述集中于肝脾肾三脏，血瘀是其促进因素。中医古籍对其记载多归为骨枯、骨极，如《素问·痿论》："肾气热，则腰脊不举，骨枯而髓减，发为骨痿。"《千金要方·骨极》："骨极者，主肾也。肾应骨，骨与肾合……若肾病则骨极，牙齿苦痛，手足疼。"

病始终，肾虚是其发病的始动因素，《素问·血气形态》论述了肾藏精，主骨生髓，指出肾精乃骨骼的化生之源，肾虚阴液不足，阳气无以化，故肾虚是其主要病因。脾虚是其发病的重要病因，《素问·太阴阳明论》："四肢皆禀气于胃，而不得至经，必因于脾，乃得禀也。今脾病不能为胃行其津液……筋骨肌肉，皆无气以生，故不用焉。"脾为后天之本，化生精微物质，营养脏腑、经络、四肢百骸。因此，脾的运化和升清与肌肉强弱、四肢功能有关。肝虚是 OP 发病的重要方面，如《证治准绳·杂病》："肝虚无以养筋，故机关不利。"《素问·五脏生成》："肝藏血，故人卧血归于肝……足受血而能步，掌受血而能握。"都表明肝虚与 OP 发生关系密切，肝能贮藏血液和调节血量，肝疏泄功能正常，则气血运行输布顺畅，人体的脏腑、器官、组织、气血的生理功能便会处于正常状态；反之，肝失疏泄，导致肝气郁结，影响血和津液的运行，使肝筋失养，筋病及骨，发为骨痹。而肝脾肾脏腑的虚损即脏象理论的征象。

刘完素云"人之眼耳鼻舌身意神识能为用者，皆由升降出入之通利也"。微观上看，玄府作为一种腔隙结构，从生理功能上讲，即是精、气、血、津、液运行的场所，气血旺则运，津液足则行。玄府作为气机升降出入的通道，若脏腑失调，气化失司，则生痰、饮、瘀、湿等病理产物，气血不接，津液不通，精不养神，致玄府开阖失利，即脏象-玄府病变。反之亦然，从理论上说，脏腑失衡，导致精亏、血少、气虚、津液不足，均会导致玄府失常；而玄府功能与脏腑组织相辅相成，玄府闭塞，气机不通，则精血无以养脏腑，脏腑亏损。从宏观出发，玄府作为微观通道，与宏观之脏共奏渗灌气血、流通津液之功。从血论，肝藏血，脾统血，肾藏精化血；从气论，肝主疏泄，脾主运化，肾主纳气。气血相合，气为血之帅，血为气之母。气虚玄府开阖失常，不能渗灌气血，脏腑失养。

针对 OP 的发病，由于肝、脾、肾三脏的气化失常，导致玄府所在的微观通道内精气血津液的亏虚。肝失疏泄致气滞，进而影响血和津液的运行，筋膜失养，而肝不能调节血量，无以充盈脏腑，表现为肝筋失养，反应迟钝，运动不便；脾功能失调，则受纳、运化、输布的功能失常，气血津液生化之源不足，无以充养脏腑，筋骨失养、关节不利、肌肉瘦削、肢体痿废。另一方面，脾不统血，血行脉外，不利 OP 的愈合；肾藏精，精生髓，故肾精直接影响骨的生长发育。若肾精充，骨髓生化有源，骨骼得滋而骨坚；若肾精亏则骨骼失养而骨软、骨痿。反之，微观的精气血津液等病变导致玄府病变，最终使脏腑病变。玄府升降出入异常则脏腑病重，《素问·六微旨大论》"出入废则神机化灭，升降息则气立孤危"，如津停水阻，津液不行，聚久成湿、成痰、成饮、成水，导致浊邪侵犯脏腑而病；而气滞血瘀，导致津血不能互生，难以濡润脏腑组织。

从脏象-玄府论骨质疏松症的治法之要

　　"脏象-玄府"是从宏观与微观的多角度出发来阐释 OP 的病因病机，注重代谢通道的开阖、脏腑与玄府之间的联系。玄府与脏象对于 OP 的治疗共同归属于生理之精气血津液与病理之产物（如痰饮、瘀血、气滞、湿邪等）。而脏象对 OP 的论治更多地联系中医学的整体观念，将肝、脾、肾三脏之间的协调作为着眼点，整体调治 OP。从中医脏象分析，肝主疏泄，脾主运化，肾主藏精与肝主筋，脾主肉，肾主骨相统一，在骨、肌肉、筋脉的调养上发挥功能，而骨、肌肉、筋脉三者与 OP 关系紧密，共同维护人体的动态平衡，因此肝脾肾对 OP 的防治有重要作用。从微观玄府出发，当玄府郁闭，气、血、精、津、液、神等生理性物质在气机升降出入异常时，机体的各种代谢废物、病理产物随之而生，阻碍形体九窍、脑髓骨腑的正常濡润，则骨髓无以滋养，肌肉难以生长，筋脉弛缓无力，日久难愈，发为 OP。因此 OP 在其治则治法上，根据"脏象-玄府"的不同切入点与共同落脚点，玄府贵开忌合，脏腑贵养忌损，既要重视调养脏腑，促进气化，从而使津液畅通，气血相合，又要兼顾玄府开阖正常，气血津液等各行其道，以达阴阳平衡，使玄府与脏象协调统一，筋脉得充、骨窍得润，肌肉得养，不易骨枯骨萎。达到"谨守其气，无使倾移，其形乃彰，其气以长"的效果。机体正常，自然不易产生病理产物，更不会阻塞玄府；玄府开通则流通津液，充盈脏腑，机体功能必将正常。

　　综上所述，针对 OP 的辨治，从宏观、微观的部位与功能出发，多兼顾其在脏腑功能失调、气血津液代谢紊乱与玄府之间的互相影响上。总之，OP 的病机是复杂多变的，与"脏象-府"相关，气机失调，阴阳失衡，治法上"谨守病机，各司其属"，根据阴阳盛衰、虚实变化等具体情况而定，随证立法，但总的治则仍是调养脏腑，开通玄府。玄府开通依赖脏腑气化，脏腑气化有赖玄府通畅，两者互为因果。

　　虽然玄府是在古代有限的科学背景下产生的学说，其形质和内涵尚不明确，但随着中医理论的壮大，逐渐与现代医学结合，人们认识到其优势，补充了中医学在微观理论上的不足，将其看成是中医整体观念指导下的功能、结构、信息等的汇集。玄府为"精神、荣卫、血气、津液出入流行之纹理"，玄府闭则百病生。OP 作为一种特色骨病，脏腑脏象理论密切联系。深入研究玄府，将宏观与微观结合，探索其发病规律，能够为此类病症提供一种新的治疗途径，为临证用药开拓思路。

316 肾脏象理论及在骨代谢疾病中的应用

中医"肾"的生理病理是中医脏象理论的核心内容之一，"肾主骨"理论对防治骨与脊柱关节退变性疾病、衰老性疾病具有重要临床指导价值，也是中医学具有战略性的重大基础研究课题之一。深化对"肾主骨"理论的认识，进一步发展中医脏象理论，也是实现中医理论研究现代化与国际化的重要途径。学者施杞等对"肾"脏象理论及其在骨代谢疾病中的应用做了论述。

肾的生理功能

《医贯·内经十二官论》："肾有二，精所舍也。生于脊膂十四椎下，两旁各一寸五分。形如豇豆，相并而曲附于脊。"古代肾的解剖与现代医学解剖描述的"肾"基本一致。肾的生理功能包括以下 9 个方面。

1. 肾主藏精 《素问·六节脏象论》："肾者，主蛰，封藏之本，精之处也。"肾主封藏，是封藏的根本，是藏精的处所。肾中之精包括先天和后天两部分，先天之精禀受于父母，是构成人体胚胎的原始物质。《灵枢·决气》："两神相搏，是谓精。"后天之精始于水谷精气及脏腑化生的精微物质，是维持生命的物质基础。如《素问·上古天真论》："受五脏六腑之精而藏之。"

2. 肾主水 《素问·逆调论》："肾者水藏，主津液。"清代何梦瑶注："精、髓、血、乳、汗、津、泪、溺，皆水也，并属于肾。"《素问·水热穴论》："肾者，至阴也，至阴者，盛水也。"唐代杨上善注："至，极也。肾者，阴之极也。阴气舍水，故曰盛水。"

3. 肾主纳气 清代何梦瑶《医碥》："气根于肾，亦归于肾，故曰肾纳气，其息深深。"林珮琴《类证治裁·喘证》："肺为气之主，肾为气之根。肺主出气，肾主纳气，阴阳相交，呼吸乃和。"张锡纯《医学衷中参西录》："人之元气，根基于肾，萌芽于肝，培养于脾，积贮于胸中为大气，以斡旋全身。"

4. 肾主骨 《素问·宣明五气》："肾者，其充在骨。"清代唐容川《中西汇通医经精义》："骨者，肾之所合也。"说明骨骼的健壮与肾关系密切，肾气足，骨髓生化有源，则骨坚固有力。

5. 肾生髓 《素问·阴阳应象大论》："肾生骨髓。"《素问·逆调论》："肾不生，则髓不能满。"《素问·痿论》："肾主身之骨髓。"这里的"髓"包括脑髓和骨髓。

6. 肾主生长发育和生殖 《素问·上古天真论》云：三八，肾气平均，筋骨劲强；四八，筋骨隆盛，肌肉满壮；五八，肾气衰，发堕齿槁；六八，阳气衰竭于上，面焦，发鬓颁白；七八，肝气衰，筋不能动，天癸竭，精少，肾藏衰，形体皆极；八八，则齿发去。

7. 肾开窍于耳和二阴 《素问·阴阳应象大论》："肾在窍为耳。"《灵枢·脉度》："肾气通于耳，肾和则耳能闻五音矣。"指若肾精充沛，上濡耳窍，则听觉聪慧，反应敏捷。《素问·金匮真言论》："肾开窍于二阴，藏精于肾。"

8. 肾在志为恐 《素问·阴阳应象大论》"恐伤肾"。《素问·举痛论》："恐则精却，却则上焦闭，闭则气还，还则下焦胀，故气下矣。"由于肾居下焦，肾精化为肾气后，势必通过中上二焦，才能布散全身。恐使精气却而不上行，反而令气下走，使肾气不得正常布散。

9. 肾为作强之官 《素问·灵兰秘典论》："肾者作强之官，伎巧出焉。"意思是肾在人身是负责振奋、强壮的器官，能产生伎巧。在上述诸多肾的生理功能中，以肾藏精为核心功能，因为肾主水和肾主纳气这两种功能都是从肾藏精这一功能中衍生出来的。由于肾藏精，为全身阴阳之根本，而肾阴和肾阳调节着全身的水液代谢，故云肾主水；肾藏精，主封藏与摄纳，而肾主纳气正是肾主摄纳作用在呼吸活动中的具体表现。肾精与肾气关系密切，肾精散为肾气，肾气聚为肾精。

肾与五脏的生理关系

肾在五脏中的地位尤其重要，如《景岳全书·论虚损病源》："肾为五脏之本。"明代医家已经认识到肾为水火之宅，内寓元阴元阳。元阴是人体阴液根本，有濡润、滋养作用；元阳是人体阳气根本，有温煦气化作用。

肾与五脏关系还体现在五行相生相克中。肾属水，肝属木，肾肝乃母子关系，肾藏精，肝藏血，肝肾同源即精血同源。心属火，水火相克，心肾乃水火既济的关系，水火不济则临床出现心肾不交，表现为失眠、尿频等症。脾属土，肾脾乃先后天之本的关系，先天不足会影响后天脾胃功能，后天的调摄又能改善先天的不足，这对关系在中医"治未病"中的作用尤其显著。肾主水，肺为水之上源；肺为气之主，肾为气之根；肺主呼气，肾主纳气。肾与五脏的关系提示了疾病的传变，为"治未病"提供了参考依据。

肾的易发疾病

肾的病理包括肾气不固、肾阳亏虚、肾虚水泛，以及肾阴亏虚、肾精不足。

肾气不固多见遗精、滑精、早泄，小便余沥不尽或失禁；肾阳亏虚多见阳痿、形寒、白带清冷，小便清长而频、五更泻；肾不纳气多见咳则遗尿，短气喘逆、声低气怯、咳逆汗出；肾虚水泛往往出现心悸气喘、咳嗽喘息不能平卧，全身浮肿、下肢尤甚，腰腹胀满等症，且这些症候偏于阳虚，以舌淡（胖）苔白、脉沉多见；肾阴亏虚多见遗精、早泄，五心烦热、潮热盗汗，口燥咽干，腰膝酸软，眩晕耳鸣；肾精不足多见形体瘦弱、憔悴、早衰、阳痿、遗精、（小儿）生长发育迟缓，形寒、白带清冷，腰膝酸软、步履蹒跚、反应迟钝、健忘，发落齿摇、耳聋耳鸣等，偏于阴虚，以舌红少苔，脉细多见。

综上所述，肾的病理表现以腰膝酸软、腰痛、耳鸣齿松、发脱、遗精、阳痿、喘促、浮肿、小便异常为辨证要点。其涉及疾病广泛，包括了呼吸系统：哮喘，慢性支气管炎；心血管系统：心力衰竭，高血压；消化系统：急慢性肠炎；泌尿系统：肾炎，肾衰竭，尿路感染；生殖系统：不孕不育，月经不调，男性生殖疾病；神经精神系统：围绝经期综合征，失眠，神经衰弱，抑郁症；血液系统：再生障碍性贫血；运动系统：骨折不愈合，肌肉萎缩，骨退行性病变（颈椎病、腰椎病、骨关节炎），骨质疏松症，骨质疏松性骨折；儿科：小儿发育不良，佝偻病；五官科：梅尼埃病，慢性耳病等。

肾藏精理论在骨代谢中的应用

根据"肾藏精，精生髓，髓生骨"理论，我们利用以药测证法研究了补肾中药复方、中药有效组分对骨代谢的作用及其相关机制，研究结果初步揭示了肾藏精理论的物质基础。

临床实践证实，补肾填精法可防治绝经后骨质疏松症。因此，我们对传统经典方及现代经验方进行了动物细胞水平疗效机制的深入研究。

补肾名方"左归丸"和"右归丸"源自明代张景岳的《景岳全书》，分别具有滋补肾阴和温补肾阳的功效。研究初步显示，两方均能有效减少去卵巢3个月小鼠的骨量丢失，其中右归丸的疗效优于左归丸，尤其对骨髓间充质干细胞的促成骨分化作用占明显优势。全基因组芯片检测显示，左归丸逆转的差异表达基因有100个，右归丸逆转的差异表达基因有320个，其中两方共同逆转的差异表达基因有90个，包括参与细胞附着的 von Willebrand 出血因子，参与蛋白氨基酸去磷酸化的肌微管素-1等。细观两方，相同的药物是：熟地黄、山茱萸、山药、枸杞子、菟丝子、鹿角胶；不同的药物是：左归丸有龟甲胶、女贞子、制何首乌，右归丸有杜仲、肉桂、当归、附子、淫羊藿、补骨脂。这些逆转基因的交集为两方共同的基本方的作用靶点提供了深入研究的参考依据。

龟鹿二仙胶汤出自《兰台轨范》，具有填精益髓、助阳益气的作用。龟鹿二仙胶汤中药含药血清对兔骨髓间充质干细胞具有促进增殖的作用，以 15 倍药物浓度时效果最显著。二仙汤源于《妇产科学》，具有温肾阳、补肾精、泻肾火、调理冲任的功效。研究初步显示：二仙汤可有效增加去卵巢骨质疏松小鼠骨量，提高成骨标志性蛋白（骨钙素）的表达，促进骨髓间充质干细胞自我更新和成骨分化。基因芯片检测发现，二仙汤体内用药和二仙汤中药血清的体外干预，对骨髓间充质干细胞基因作用的交集主要体现在 10 条信号通路上，这 10 条信号通路可能是二仙汤作用于骨髓间充质干细胞的关键途径。

此外，实验初步揭示补肾经验方（健腰密骨片）可增加小鼠松质骨和皮质骨骨量，促进骨髓间充质干细胞向成骨分化。初步证实，在补肾、活血化瘀、祛风湿、解痉等中药中，补肾类中药有效组分促进骨髓间充质干细胞分化为成骨细胞效果最优。益气化瘀补肾方含药血清可增加退变椎间盘 II 型胶原 mRNA 水平的表达，减弱 I 型胶原基因表达，通过影响椎间盘组织胶原的代谢，防治脊髓型颈椎病椎间盘退变。

除了补肾复方，对补肾中药有效组分也进行了深入研究。除采用去卵巢骨质疏松模型外，增加了皮质酮注射后肾阳虚动物模型。研究结果显示：淫羊藿苷、补骨脂素和齐墩果酸均可有效促进皮质酮干预 14d 大鼠骨髓间充质干细胞向成骨细胞分化，分别可逆转皮质酮干预 14d 大鼠骨髓间充质干细胞 11、12 和 15 种基因。3 个有效组分共同作用的基因有 5 种，涉及成骨分化、细胞周期调节、细胞代谢和 Notch 信号通路。这 3 个有效组分对去卵巢 3 个月大鼠骨形态计量学参数有改善趋势，基因功能分类分析显示它们共同作用的基因涉及的功能包括细胞成分中的初级内体、分子功能相关的磷酸跨膜转运蛋白活性、GDP 结合、内肽酶活性、酶调节剂活性、谷氨酸受体结合、转移酶活性、5 -羟色胺受体活性、血清素结合；细胞外基质、跨膜受体蛋白酪氨酸激酶活性、氨基酸结合、RNA 甲基转移酶活性、磷蛋白磷酸激酶抑制剂活性等。这些研究为上述 3 种补肾中药小分子作用靶点的筛选提供了初步依据。

淫羊藿总黄酮是淫羊藿的主要有效成分，具有促进成骨细胞增殖的作用。淫羊藿苷可能是总黄酮发挥成骨效应的活性成分。深入研究发现，淫羊藿苷增加去卵巢 3 个月大鼠骨小梁厚度，促进成骨相关物如骨钙素、I 型胶原、Runx - 2 核转录因子的蛋白表达，促进皮质酮大鼠骨髓间充质干细胞的成骨分化；干细胞芯片显示，淫羊藿苷可明显逆转皮质酮大鼠异常改变的基因表达。淫羊藿苷对两模型干细胞作用通路集中到 Notch 通路上。除该通路外，淫羊藿苷通过作用于 β-catenin-BMP 信号途径而调动骨髓间充质干细胞功能和活性。补肾阳药补骨脂素通过作用于 BMP 信号途径而促进骨髓间充质干细胞向成骨细胞分化；滋补肾阴中药女贞子有效组分齐墩果酸增加去卵巢大鼠骨小梁厚度，增加成骨细胞数目和活性，增加成骨特异性蛋白骨钙素和 Runx - 2 蛋白表达。体外实验显示，齐墩果酸可抑制骨髓间充质干细胞增殖、促进骨髓间充质干细胞成骨分化，其分子机制与 Notch 信号通路相关。滋补肾阴中药制何首乌有效组分大黄素可促进骨髓间充质干细胞向成骨细胞分化。

317 以五脏之伤，穷必及肾指导治疗慢性阻塞性肺疾病稳定期的分析

慢性阻塞性肺疾病（COPD）为临床常见呼吸系统疾病，为一种可逆性气流受限，可伴有气道高反应性气道阻塞性疾病，以反复发作的呼吸困难、咳嗽、咳痰、胸闷为常见临床症状。若病情未得到及时有效的控制可严重损害患者肺部，引发肺源性心脏病或呼吸衰竭，严重窒息感使患者对死亡产生恐惧，降低患者生存质量。现代医学研究认为，COPD 的本质为有害颗粒和气体导致的气道慢性非特异性炎症，吸烟、粉尘、空气污染、感染等均为其发病的危险因素。近年来随着我国环境污染的加剧和人口老龄化等原因，COPD 的发病率、死亡率急剧升高，造成严重的经济和社会负担，但由于其发病机制并不明确，因此尚无有效的治疗方法。2011 年修订的《慢性阻塞性肺疾病诊断、处理和预防全球策略》中指出，COPD 的治疗目标主要为迅速缓解或减轻患者的临床症状、降低患者未来健康恶化的风险两方面，但现有的预防和治疗方案均不能逆转 COPD 患者肺功能恶化的趋势。

在中医学没有 COPD 之说，但可归于中医学肺系病证中咳嗽、哮病、喘证、肺胀等。近年来临床研究证实，中医药在 COPD 的防治方面有着重要的潜在临床价值。COPD 病机总属本虚标实，急性加重期以邪实为主，稳定期以正虚为主，病位在肺。如巢元方认为"肺主于气，邪乘于肺则肺胀，胀则肺管不利，不利则气道涩"。《灵枢·经脉》"肺手太阴之脉……是动则病肺胀满膨膨喘咳"。而张景岳在《景岳全书》中提出"五脏之伤，穷必及肾"的思想，《内经》中也云"久病及肾"，由此说明五脏病证病程日久、病情发展的趋势必然会导致肾的生理功能的失常，故以"五脏之伤，穷必及肾"为指导思想，在临床中治疗从肾论治 COPD，取得了一定的效果，学者李敏等对此做了探讨分析。

从五脏之伤，穷必及肾对 COPD 病因病机的认识

张景岳《景岳全书》的经脉诸脏病因和虚损两篇中均提及了"五脏之伤，穷必及肾"的思想。其认为，人体受邪一般犯心、肺、肝、脾，随着病情的加重，病程日久，四脏相传，最终损伤肾，导致肾脏的生理功能出现异常。《素问·六节脏象论》"肾者主蛰，封藏之本，精之处也"，肾藏真阴真阳，为水火之脏，阴阳之宅。肾有储藏五脏六腑之精、供身体生长发育的功能。肾之阴阳是五脏阴阳之本，肾之阳对机体各脏腑组织器官起着温煦和推动作用，肾之阴乃一身阴液的本源。所以，可以明确无论五脏的阳虚或阴虚，最后发展都会导致肾阳或肾阴的虚衰。

肺肾二脏在生理上相互资生、相互为用，在经脉上相互属络。《灵枢·经脉》："肾足少阴之脉……其直者，从肾上贯肝膈，入肺中。"五行中，肺属金，肾属水，金为水之母，金水互相滋生。《类经·卷十四》："肺病连肾，以气陷下部而母病及子也。"可明确肺病及肾的传变观点即母脏传及子脏，肺与肾的关系可通过以下两个方面来阐述：水液代谢及呼吸运动。

1. 水液代谢 肺肾共同参与水液代谢。肺主通调水道，为水之上源；肾总司气化，为主水之脏。肺宣发肃降而主行水的功能有赖于肾阳的蒸腾气化；而肾司气化、升降水液、主持开阖的功能也有赖于肺的通调水道和肃降功能的正常使之下归于肾或膀胱，生成尿液而排出体外。唯有肺肾协同，才能保证体内水液输布与排泄的正常。病理上，因肺主气，主表卫外，外邪入侵，每多首先犯肺，导致肺气宣降不利，上逆而为咳，升降失常则为喘，久咳久喘则伤肺，日久导致肺虚，更易感外邪，致病情反复、发

展。肺为水之上源，肾乃水之下源，上源治则下流调也，倘若上之宣降失治，则下之开合失调，则津液不归正化，导致水液代谢障碍，酿湿成痰，痰浊潴留愈盛，则喘咳持续不已。久阳虚阴盛，肺移寒于肾，肾阳既虚，则气不化津，痰从阴化为饮为水，饮留上焦迫肺，则咳逆上气，凌心则心悸气短；饮溢肌肤则为水肿尿少；痰浊久留，肺气郁滞，心脉失畅则血瘀，终致痰浊、血瘀、水饮错杂为患，形成本虚标实，虚实错杂之证。如《素问•水热穴论》"其本在肾，其末在肺，皆积水也"。

2. 呼吸功能 "肺为气之主，肾为气之根"（《景岳全书•杂证谟》）。肺主一身之气、司呼吸，是体内外气体交换的场所，能够吐故纳新，使体内外的气体不断进行交换，从而保证机体新陈代谢的正常进行。肾藏精、纳气，故有蛰伏封藏之性，肾气的封藏与摄纳作用维持吸气的深度，防止呼吸表浅，以利气体交换。《类证治裁•喘症》："肺为气之主，肾为气之根"，肺主出气，肾主纳气，阴阳相交，呼吸乃和。可见人体正常呼吸功能的维持须肺肾功能主导、各脏腑协调完成。人体的呼吸运动虽然以肺为主，但也需要肾纳气来帮助接受气机的功能。即"气根于肾，亦归于肾，故曰肾纳气，其息深深"，只有肾中的正气充盈，封藏功能正常，吸入肺的清气可以通过肃降功能维持呼吸的深度。肾精化肾气，肾中精气充足，则纳气功能正常。病理上，肺气久虚，呼吸功能衰减，少气不足以息，故气短；病势深入，由肺及肾，肾气不足，摄纳无权，气机当升不升，当降不降，肺肾之气不能交相贯通，呼吸出纳异常，以致清气难入，浊气难出，滞于胸中，壅埋于肺而成肺胀，则出现气短、喘促、呼吸表浅之证。《医悟•卷五》："外感之喘出于肺，内伤之喘出于肾，喘之始出纳不利，病责之在肺。喘既久，升降不调，病遂及肾。肺主出气，肾主纳气者也。"可以阐述为 COPD 的发病机制。

综述可见，从中医病因病机角度分析，COPD 肺虚到肾虚的发展过程实质为肺肾两脏之间相互制约、相互利用、相互影响的两个过程，也是 COPD 发展病邪由浅渐深，病程由短及久，疾病上至下，病情轻到重的一个变化规律。正如《红炉点雪•卷一》中所阐述的"如始于风寒邪郁，久咳伤肺嗽血，渐呈水亏，此金绝生化之源，母令子虚"。《景岳全书•虚损》："凡内伤之嗽，必皆本于阴分，伤为阴分，五脏之精气是也。然五脏皆有精气，而又唯肾为之精之本，肺为元气之主，故五脏之气分受伤则必自上而下，由肺及脾，以极及肾。"

补肾法在 COPD 中的应用

根据多年临床实践经验，以"五脏之伤，穷必及肾"为指导，分析 COPD 的病因、病机，从肾论治，运用补肾之法，并根据患者不同体质及临床表现临证加减，取得了满意的临床疗效。从肾论治 COPD 需辨证施治，从整体出发，统筹兼顾。李敏等认为，肾以虚证居多，"虚则补之"，当以补肾为主，但须辨别肾气阳虚、肾精阴虚两者，并分别采用温补肾阳、补肾纳气，滋养肾阴之法。又根据肾虚轻重之不同，酌情施以缓补、峻补、温补、清补、平补之法。对于虚实夹杂者，当标本兼顾，补中有清。如肾阴亏虚、阴虚火旺者，当滋肾降火。

1. 肺肾气虚证 临床多表现为呼吸表浅，喘息气促，呼多吸少，气短难续，动则尤甚，深吸觉舒，腰膝酸软，语声低微。可兼见畏风寒、自汗、面目虚浮、胸闷、耳鸣、小便频数、夜尿多、咳而遗溺。舌体胖大而有齿痕，脉沉、弱，舌质淡，苔白，脉沉细或弱。《罗氏会约医镜•论喘促哮三证》："喘者，气急声高，张口抬肩，摇身撷肚，惟呼出一息为快……促者，即经之所谓短气者也，故呼吸虽急，而不能接续，似喘而无声，亦不抬肩，劳动则甚，此肾经元气虚也。"准确描述了肾气虚而不纳气是肺胀的一个病机。肺病日久及肾，或因劳倦体虚，肾气亏虚，摄纳无权，气不归元，肺气不能下通于肾，而致摄纳失司。应该通过益肾气使气有所归，从而达到肺肾之气相通，肺气可下潜于肾，肾气可上通于肺的目的，此法适用于肾不纳气证。在临床治疗中多用人参补肺饮合右归丸加减。药用人参、黄芪、熟地黄、枸杞子、山茱萸、五味子、淫羊藿、肉桂、杜仲、益智、金樱子、补骨脂、覆盆子、贝母、紫苏子、陈皮。

典型病例：王某，男，60 岁，2017 年 4 月 10 日初诊。反复咳喘 10 余年，气促 5 年，形体瘦弱，呼吸短促，呼多吸少，活动后加剧，畏寒肢冷，常可见咳嗽引起小便失禁，大便正常。舌质淡，苔薄，脉沉弱。血常规：白细胞计数 $12.82×10^9/L$，中性粒细胞百分比 83.44%，血红蛋白 134g/L；肺部CT：两上肺陈旧性病灶，肺纹理增粗，两下肺炎症，肺气肿；肺功能检查：FEV_1% 17.6%，FEV_1/FVC 为 37.17%，RV/TLC 为 66.4%；支气管扩张剂可逆试验阴性；血气分析：pH 7.303，$PaCO_2$ 65.3 mmHg，PaO_2 68.2 mmHg，HCO_3^- 36.1 mmol/L。西医诊断为慢性阻塞性肺病。中医诊断为肺胀，喘症；辨证属肾气亏虚；治以补肾纳气，方选人参补肺饮合右归丸加减。

处方：人参 10 g，黄芪 20 g，熟地黄 20 g，山茱萸 15 g，五味子 6 g，枸杞子 12 g，淫羊藿 12 g，补骨脂 12 g，肉桂 6 g，杜仲 12 g，益智 9 g，贝母 9 g，紫菀 15 g，化橘红 15 g，款冬花 15 g，陈皮 10 g。每日 1 剂，水煎分 2 次服。

二诊（2017 年 4 月 17 日）：药后咳嗽显著减少，咳引小便失禁明显好转，仍感呼吸短促，活动后加剧，上方加桔梗 15 g，地龙 15 g，此后以上方为基础方调整继服，随访 1 年，病情一直稳定。

按：该老年患者属慢性病患者，患病往往虚实并存，但在 COPD 稳定期，其咳嗽、气喘、气促反复发作的根源为久病肺虚及肾，肾气不足，失去摄纳，则呼多吸少，活动后加剧。肾气不固，则遗精伤肾，进而咳嗽引起小尿失禁，尿不尽感，无尿痛。因此，在治疗上不能单纯的以宣肺平喘之法，治病当求其本，而应培补肺肾以补肾纳气。人参补肺饮出自《症因脉治》，由人参、黄芪、熟地黄等药组成，功能补益肺气，治短气、喘咳、少气不足以息；右归丸加减能够温补肾阳，填精止遗。方中药用人参、黄芪补肺益气；淫羊藿、巴戟天乃辛甘温之品，均入肾经而助元阳，即是补肾气以助其化，肉桂补命门不足，益火消阴，治肾气虚乏，下元怠冷；方中熟地黄、山茱萸、枸杞子具有益肾、固精、缩尿之效；五味子敛肺补肾，纳气止咳；紫菀为肺中血药温肺下气，其味甘而带苦，性凉而体润，润而不寒，补而不滞，故治咳嗽上气、痰喘。款冬花润肺下气，化痰止嗽，外感内伤、寒热虚实的咳嗽，皆可应用，特别是肺虚久咳不止，最为适用，入肺部，顺肺中之气，又清肺中之血。《内经》谓"正气存内，邪不可干，邪之所凑，其气必虚"；呼吸虽由肺所主，但吸入之气必须下及于肾，由肾气为之摄纳，肾气盛则纳气平喘治其根，喘自消。"精气夺则虚"使病情迁延不愈。所以本病例以用补肺汤右归丸加减强调扶正固本，使正气旺盛，邪自出，病自愈。

2. 肺肾阴虚证 临床多表现主症咳嗽，喘息，干咳无痰，咳声短促，或痰少而黏，咯吐不利，或痰中带血，腰膝酸软，自汗，盗汗，易感冒；次症口干，咽干，失眠健忘，头晕耳鸣，手足心热。舌质红，苔少，脉细数。徐灵胎《医贯砭》："阴阳各互为根，阳根于阴，阴根于阳。无阳则阴无以生，无阴则阳无以化。"肺居胸中，位于上焦，为娇脏，喜润而恶燥，易为内邪侵袭，尤其是燥邪。燥邪伤肺，耗肺之气阴，肺阴不足而失清润肃降，则咳嗽气喘，肺燥生痰，而焦灼干燥，咳痰不爽；阴虚日久，虚热内灼，伤津耗液体，则干咳少痰，津液不能濡润，而见口干咽燥；金不生水，日久及肾，肾阴不足，则腰膝酸痛，头晕耳鸣；失阴虚内热，故手足心热，舌质红，脉细数。若肾阴虚，津液不能上承，肺津不足，则肺燥阴亏，形成恶性循环。或温热病后期肺阴耗伤均可致肺肾两虚。治疗应通过滋养肺肾之阴使阴液得以恢复，滋养肺肾，从而肺肾得以正常发挥其生理功能。多用百合固金汤合沙参麦冬汤加减。

典型病例：魏某，男，71 岁，2017 年 5 月 12 日初诊。反复咳痰喘 20 余年。常年咳嗽、咳痰、痰少，痰中带血，胸闷，气喘，口燥咽干，声音嘶哑，腰膝酸软，骨蒸潮热，盗汗颧红，形体消瘦，舌红少苔，脉细数。血常规：白细胞计数 $8.66×10^9/L$，中性粒细胞百分比 66.2%，血红蛋白 118 g/L；BNP（B 型脑利钠肽）正常。心脏彩超：轻度二尖瓣关闭不全，肺动脉高压伴轻度三尖瓣关闭不全，轻度主动脉关闭不全。肺部 CT：两肺轻度炎症，肺气肿，肺动脉高压；肺功能检查（吸入支气管扩张剂后）：第 1 秒用力呼气容积（FEV_1）% 为 17.1%，FEV_1/用力肺活量（FVC）为 37.42%，残气量/肺总量（RV/TLC）为 66.8%，一氧化碳弥散量（DLco）为 27.4%；支气管扩张剂可逆试验阴性；血气分析（吸氧 2 L/min）：pH 7.42，$PaCO_2$ 54 mmHg，PaO_2 88 mmHg，HCO_3^- 30.2 mmol/L。西医诊断为慢性阻塞性肺病。中医诊断为喘病；辨证属肺肾阴虚，方选百合固金汤合沙参麦冬汤加减。

处方：麦冬 10 g，百合 10 g，玄参 10 g，生地黄 15 g，熟地黄 15 g，当归 15 g，白芍 10 g，甘草

5 g，桔梗 15 g，玉竹 15 g，北沙参 10 g，贝母 9 g，桑叶 10 g，天花粉 15 g，白扁豆 15 g。每日 1 剂，水煎分 2 次服。

二诊（2017 年 5 月 19 日）：药后咳嗽显著减少，已无痰中带血，胸闷、气喘好转，口燥咽干、声音嘶哑、腰膝酸软、骨蒸潮热、盗汗颧红均好转，上方加地骨皮 9 g，此后以上方为基础方调整继服，随访 1 年，病情一直稳定。

按：本例患者反复咳喘 20 余年，病程日久，反复发作，迁延不愈，正亏渐甚，气虚化津无力，阴虚肺热，清肃失司，而咳嗽少痰；热灼肺络，则痰中带血；虚火内扰，则骨蒸潮热；热迫津液外出，则见盗汗颧红，津不上承，则口干咽燥；金水相生，肺阴亏虚，累及肾阴，肾精不足，则腰膝酸软；形体消瘦，舌红少苔，脉细均为阴虚发热之象。治宜滋补肺肾之阴。百合固金汤出自《医方集解》引赵蕺庵方，为治疗肺肾阴虚、虚火上炎之咳血证的代表方，能养阴润肺，化痰止咳。沙参麦冬汤出自《温病条辨》，为清肺养胃、生津润燥的代表方。本患者方以百合、麦冬、沙参滋养肺胃之阴，清虚火而滋阴润肺止咳；生地黄、熟地黄补肾填精、滋阴养肾，与君药合用肺肾并调，有金水相生之妙；玄参清热养阴，玉竹养阴润燥，天花粉清热生津，3 药合用，助君臣滋水降火；当归、白芍养血和阴，白芍还可防止阴虚引起的相火妄动；贝母润肺化痰止咳，桔梗清肺化痰止咳，桑叶清宣燥热，通达疏通肺络；扁豆益气培中，甘草调和诸药，润肺止咳，并合桔梗利咽喉、化痰结。以上诸药合用，使肺肾得养，阴液渐充，虚火自清，痰咳得止。方服之可使肺金宁而肺气固，诸症自能随之而愈。临床研究也证实，百合固金汤治疗 COPD 肺肾阴虚证疗效显著，能有效改善临床症状和肺功能，提高患者生活质量。

《素问·咳论》："五脏六腑皆令人咳，非独肺也。"COPD 系外邪从口鼻入而犯肺，导致肺失宣降，肺气上逆而咳而喘，喘咳日久，迁延不愈，肺、脾、肾三脏气阳之衰，阳气虚衰，无力祛痰散瘀，致使痰瘀胶结，伏着于肺，肺虚阴伤，久而及肾，为肺肾阴虚。肺与心脉相通，若肺虚治节失职，久则病及于心，出现心力衰竭，心阳又根于命门真火，如肾阳不振，进一步导致心肾阳衰，出现喘脱等危候。COPD 在发展变化过程中，矛盾不同。其发展过程是由肺气虚-痰热邪实-肺脾肾气阳亏虚-肺肾阴虚-久病及心病情逐渐加重的过程。现代医学也有研究证实，肺肾阴虚证患者呼吸功能最大口腔呼吸压较肺肾气虚证患者降低，即呼吸肌肌力下降更明显。李泽庚等研究证实，COPD 肺气虚证与肺阴虚证患者均存在细胞免疫功能低下，其中肺阴虚证患者细胞免疫功能受抑更为明显，其研究还证实论 COPD 肺气虚证和肺阴虚证患者存在高水平的血清白细胞介素（IL）-8、IL-1β、肿瘤坏死因子 α（TNF-α），且肺阴虚证患者更明显，即肺阴虚证炎症更为明显，细胞体液免疫紊乱更为严重。《景岳全书·喘促》认为"实喘者有邪，邪气实也；虚喘者无邪，元气虚也"。叶天士云："在肺为实，在肾为虚。"《医贯·喘》："真元损耗，喘出于肾气之上奔乃气不归元也。"《景岳全书·喘促》："实喘者有邪，邪气实也；虚喘者无邪，元气虚也。"肺为气之主，肾为气之根，与肺同司气体之出纳，故肾元不固，摄纳失常则气不归元，阴阳不相接续。COPD 可谓统为以脏腑阴阳失调为"本虚"，且是由肺虚到脾虚最终发展到肾虚而逐渐加重的过程，"阴阳又互为其根，无阳则阴无以生，无阴则阳无以化""阴胜则阳病，阳胜则阴病"。肺之阳气耗损，及之及阴，阳虚生外寒，而见畏寒肢冷等症，阴虚生内热，而见手足心热等。临床治疗应"审其阴阳，以别柔刚，阳病治阴，阴病治阳""治寒以热，治热以寒"等。由此可见以"五脏之伤，穷必及肾"为指导，以补肾方法治疗 COPD 稳定期疗效显著，为防治呼吸系统疾病开辟了一个新领域。

318　五脏之伤，穷必及肾理论在艾滋病中晚期治疗的应用

艾滋病即获得性免疫缺陷综合征（AIDS），是由人类免疫缺陷病毒（HIV）引起的一种严重传染病，目前高效抗反转录病毒联合治疗（HAART）是常采用的治疗手段，有效地使艾滋病变成可控制的慢性传染性疾病。但随着治疗时间的延长，患者终究会进入艾滋病期、艾滋病中晚期，此期的艾滋病患者，免疫功能日渐衰竭、机会性感染日益增多、HAART 耐药逐渐增加、患者依从性逐渐降低，其治疗难度愈来愈大。学者裴金燕等基于"五脏之伤，穷必及肾"理论，从艾滋病中晚期临床特点、肾虚是本期发病的内在基础、肾虚与本期患者免疫功能逐渐衰竭关系密切、从肾论治的临床依据及治则治法阐述了艾滋病中晚期从肾论治的思路。

五脏之伤，穷必及肾理论渊源

"五脏之伤，穷必及肾"由明代张景岳首次提出，《景岳全书·虚损》和《景岳全书·经脉诸脏病因》均有提到。《景岳全书·虚损》："盖肾为精血之海，而人之生气，即同天地之阳气，无非自下而上，所以肾为五脏之本……余故曰虚邪之至，害必归阴；五脏之伤，穷必及肾，穷而至此，吾未如之何也矣。"《景岳全书·经脉诸脏病因》："盖其病之肇端，则或由思虑，或由郁怒，或以积劳，或以六淫饮食，多起于心、肺、肝、脾四脏，及其甚也，则四脏相移，必归脾肾……故予曰阳邪之至，害必归阴，五脏之伤，穷必及肾。此源流之必然，即治疗之要着。"《内经》中有类似的表述，如《素问·上古天真论》："肾者主水，受五脏六腑之精而藏之，故五脏盛，乃能泻。"《素问·金匮真言论》："夫精者，身之本也。"肾脏接受五脏六腑的精气而加以储藏，五脏功能旺盛，肾脏才外溢精气，反之五脏受损日久会引起肾脏功能失常。其中肾是指肾中精气，即为生命的原动力，如《素问·六节脏象论》："肾者，主蛰，封藏之本，精之处也。"中医认为肾阴肾阳为五脏阴阳之本，人体受邪先侵犯肺、心、肝、脾，随着病情加重、病程延长，四脏阴阳亏损，最终累及肾脏导致肾阳或者肾阴虚衰。

艾滋病中晚期的临床特点

艾滋病在中医学中未有明确记载，根据其临床表现及特点属于"疫病""虚劳""时行病"等范畴。艾滋病症状主要以长期低热、头晕目眩、心悸失眠、乏力、纳呆、自汗、盗汗、慢性腹泻、脱发、舌淡、苔少、脉虚弱等为主。血浆中的 HIV 病毒载量显著升高，$CD4^+$ T 淋巴细胞计数下降明显，多数 $<200/mm^3$。患者在该期的免疫功能极差，机会性感染和恶性肿瘤发生概率明显增多。此期的证型表现，惠高萌等通过对 1266 例艾滋病患者的中医证候研究揭示脾肾阳虚证最多；陈昕等观察 223 例艾滋病患者得出艾滋病期以脾气阳虚、肾阴阳亏虚为主。王健等研究得出 AIDS 证候演变的过程也是从气虚-气阴两虚-阳虚，以肾阳虚为主。于晓敏等对 78 例艾滋病发热患者的中医证候分析后发现，有 4 种证型分别为痰湿内蕴证、脾肺气虚证、脾肾阳虚证和痰湿内蕴证，其中脾肾阳虚证所占比例最大。段呈玉等对 1718 例 HIV/AIDS 患者中医证候进行研究发现，以虚证为主，主要涉及肾脾。张远芬等指出，艾滋病中晚期多是肝脾肾阳虚、肾阳虚为主。总之，该期患者临床症状较多，以脾肾阳虚证居多，免疫功

能逐渐衰竭，机会性感染日益增多，治疗非常棘手。

从肾论治是治疗艾滋病中晚期的关键

1. 肾虚是本期发生发展的根本原因 中医认为"邪之所凑，其气必虚"，其气指的元气，元气由先天之精所化，依赖于水谷之精的滋养而藏于肾中。元气是机体生命活动的主要原动力，是维持人体免疫功能的重要基础，具有推动激发人体生命活动、抵抗外邪、保护机体的作用。进入艾滋病期，机体精血元气严重耗伤无法抗邪，久伏于膜原或三焦的邪毒趁虚而发。一方面邪毒持续耗伤机体元气，另一方面如持续发热、形体消瘦或各种皮疹斑疹或腹泻、久咳气喘等一系列机会性感染及肿瘤不断消耗机体气血阴阳，肾阴对五脏六腑组织起着濡润滋养作用，肾阴亏虚无法滋养脏腑形体，肾阳虚衰无法温煦形体脏腑、振奋精神及促进精血津液的化生，气血阴阳的耗伤又加重了临床各种症状。无论是元气虚损、肾阴虚、肾阳虚均属于肾中精气虚衰，故艾滋病中晚期患者归根结底是由肾虚命门虚衰、气血阴阳不足引起的临床各种症状。

2. 肾虚与本期患者免疫功能逐渐衰竭关系密切 中医认为肾脏具有抵御外邪的能力，现代医学表明肾虚与现代免疫系统密切相连。《素问·通评虚实论》"邪气盛则实，精气夺则虚"，表明肾阳具有保护机体、防病御邪的重要作用。且肾阳是维持人体阴阳平衡的基本条件，阴阳平衡机体的免疫监视及免疫防御等功能才能正常发挥，机体的免疫稳态才能得以保持。苏登高等指出，肾虚证的本质涉及人体相关免疫细胞及因子功能活性改变，包含自然杀伤细胞（NKC）、T淋巴细胞白细胞间介素2（IL-2）等。临床研究发现，通过补肾温阳中药辅助抗病毒药物，可以提高肾阳亏虚证慢性乙肝患者的免疫功能。右归丸可以通过调节一系列免疫分子相互关系的调节，达到纠正肾阳虚证免疫失衡状态。方素钦等通过对773例中老年人研究发现，肾虚证和患者T细胞亚群中的CD4$^+$T、CD4$^+$T/CD8$^+$T成正相关水平。杨巧丽等通过温补肾阳法来提高艾滋病中晚期患者的免疫功能，一定程度缓解了临床症状。由上可知，中医肾的生理功能与免疫系统密切相关，已从多个方面表明免疫系统受损是肾虚证的基本病机特征之一。

3. 从肾论治是本期治疗的关键 "肾虚"是艾滋病中晚期发生发展的重要病机，在临床治疗中以肾为着手辨证论治取得了较好的效果。万虎等使用温肾解毒法治疗AIDS患者，可明显提高外周CD淋巴细胞水平，使患者免疫功能保持稳定或提高；刘国等以黄芪、枸杞子、菟丝子、甘草为基本方，温肾健脾，气血双补，治疗晚期艾滋病患者38例症状均有不同程度的好转。咸庆飞等使用温肾健脾颗粒验证温肾法能够提高免疫重建不良患者的免疫功能。中晚期艾滋病患者服用HAART时间长，其药物的毒副作用也日渐明显。杨振华采用温补脾肾方治疗艾滋病患者HAART所导致的血液毒性，表明该法不仅能改善艾滋病中晚期患者元气虚损状态，而且能减少西药治疗的毒副作用；此外中医特色疗法艾灸具有温经通络、回阳救逆等功用。王江蓉等采用艾灸关元、神阙等具有补肾温阳益气之腧穴联合HAART治疗脾肾阳虚的艾滋病患者，其艾灸可明显改善患者的生活质量，且治疗后CD4$^+$计数和T淋巴细胞总数升高。

治则治法——补肾益精贯穿治疗始终

艾滋病中晚期追其根本就是由于肾精亏虚、气血阴阳耗伤、脏腑功能衰败引起的。故从肾入手，首先重视补肾益精、培补元阴元阳。在该期患者出现各种症状如泄泻、呕吐、发热等引起形体精血的严重耗伤，体质量持续下降，即"形体伤"，造成肾精亏虚、元气虚损的状态。元气禀于先天又藏于肾中，故从先天之本入手补肾填精，以阴养形以求治病求本。临床多选用熟地黄、菟丝子、肉苁蓉、枸杞子、山茱萸等，药物不可大寒大热，应以平和为主。其次以补肾益精为本，在临床辨证施治时，以"知其有常也知其有变"的原则，在补肾的基础上兼顾他脏。如肾阳虚损日久不能温煦脾土，脾失健运而致慢性泄泻，可温肾阳以补脾阳，方选用四神丸、理中丸等加减；肺肾阴液金水相生，肾阴液耗伤严重无法润肺阴，肺阴亦虚致久咳久喘，可滋肾阴以润肺阴，方可选金匮肾气丸、百合固金汤等化裁；肝肾精血同源，肾阴亏虚，母病及子，日久肝肾精血亏虚，筋脉肢体失养，日久筋脉四肢弛缓无力，肌肉萎缩或无法随意运动的痿证，可滋肾阴以养肝血，方用补中益气汤合二仙汤加减。

验案举隅

患者，男，69岁，HIV感染时间为1993年（单采血浆），HIV抗体阳性确认时间为2008年，2011年开始进行HAART治疗。以"反复腹泻5年余，加重6天"为主诉，于2019年11月6日就诊。症见反复泄泻，大便如水样，泄泻无度，不思饮食，畏寒肢冷，倦卧懒言，神疲欲寐，舌淡苔薄白，舌体胖大，脉沉迟无力。西医诊断AIDS、慢性腹泻，中医诊断泄泻（辨证属命门火衰、脾肾虚寒证），治以温肾涩肠止泻、益气健脾除湿。

处方：炮附子9g，人参9g，干姜9g，炒白术9g，白茯苓15g，肉豆蔻6g，补骨脂12g，五味子6g，吴茱萸3g，炙甘草9g，大枣8枚。14剂，每天1剂，水煎分2次服。

二诊：大便仍较稀，行便次数减少，稍有食欲，精神较前好转。上方加薏苡仁20g，炒山药20g，以行参苓白术散之效，14剂。

三诊：大便已成形，纳可，给予附子理中丸合参苓白术散中成药，以巩固疗效，3个月后随访基本痊愈。

按：患者感染HIV10余年，目前合并严重的机会性感染，反复腹泻，病程为艾滋病中晚期，证属命火衰、脾肾虚寒，以温肾涩肠止泻、益气健脾除湿为治则，方选四神丸合附子理中汤加减。脾主升清，肾司二便，脾阳虚日久伤及肾阳，肾阳虚衰不能暖脾土，脾失于升清，肾关门不利故而泄泻。急则治其标，故选四神丸温肾涩肠止泻，缓则治其本，选用附子理中汤补命门之火，温补阳气治其本，肾阳得以温补，才能更好地滋熏脾阳，使脾气得运化，泄泻自止，兼以健脾利湿药物，疗效方佳。

中医认为，艾滋病中晚期病变以肾为中心，着重肾损伤病机，在临床治疗从"先天之本"入手，改善患者临床症状，使其免疫功能保持稳定或提高，减少HAART治疗带来的毒副作用。同时在临床用药时，注意艾滋病中晚期不是单纯的肾病变，而是涉及其他多个脏腑，应以"知其有常也知其有变"的原则进行治疗，从肾出发，发挥中医在治疗艾滋病中晚期的最大优势。

第七篇　五脏相关与病症辨治

319　五脏相关论

　　学者陈坚雄等从功能系统观、脏象联系观和天人整体观3个方面解读五脏相关学说的理论内涵，认为五脏相关学说以中医五行学说和脏象学为基础，以中医学的功能观和整体观为指导，引入现代系统观，整理提高历代医家对脏腑相关性的零散认识，明确提出了联系的观点，突出强调了相关性。

　　在古代，"五行是中国人的思想律，是中国人对宇宙系统的信仰"。金、木、水、火、土是古人对构成物质世界基本要素的认识，五行生克则用于解释事物发生、发展变化的动力和机制。由《尚书·洪范》将五行作为事物性能的抽象概念，《月令》采用五行盛衰说明四时五方的气候变化，以及其后将自然、社会及人事进行五行归类等可以看出，五行学说逐渐被古人作为分类、推理的思维工具和理论，广泛用于表述事物属性以及事物之间的相互关系。五行学说也被运用于卫生保健领域。《内经》首先系统引入五行学说，将其作为一种思维方法和哲学基础，用于分析人体的生理病理和天人关系并指导治病养生。随着时代发展，清代的思想家们开辟了一代重实际、重实证、重实践的新学风，医学界形而上的抽象思辨渐被形而下的具体研究所代替，哲理与医理渐行渐远。到了近现代，随着中国人对宇宙五行信仰的动摇，中医五行学说也受到前所未有的质疑。20世纪60年代，中医学界对"什么是中医学理论的核心"展开了大讨论，五行学说在中医理论体系中的学术价值和发展问题成为争论焦点之一。如何做到既不破坏中医药理论的特色和框架体系的完整性，又有所发展创新且能满足当今时代对科学发展的要求，如何处理好中医五行学说的继承和发展的矛盾统一，成为亟待解决的重大课题。

　　邓铁涛等深入研究了五行学说，认为《内经》引入五行学说，其精髓是强调脏腑之间的相互联系，中医五行学说没有停留在《内经》时代，后世医家逐渐认识到五行的中心实体是五脏，五行生克制化规律中亦有局限性。因此，邓铁涛在肯定阴阳五行学说是中医学核心理论之一的基础上，继往开来地提出了"五脏相关学说"，意在结合时代科学文化新成就，继承发展五行学说，夯实丰富中医理论内涵，"在中医理论体系由量变到质变过程中起一点触酶的作用"。

　　"五脏相关学说"就是指在人体大系统中，心、肝、脾、肺、肾及其相应的六腑、四肢、皮毛、筋、脉、肉、五官七窍等组织器官分别组成5个脏腑系统，在生理情况下，本脏腑系统内部、脏腑系统与脏腑系统之间、脏腑系统与人体大系统之间、脏腑系统与自然界、社会之间，存在着横向、纵向和交叉的多维联系，相互促进与制约，以发挥不同的功能，协调机体的正常活动；在病理情况下，五脏系统又相互影响；简而言之曰五脏相关。具体来说，"五脏相关学说"是关于"人体大系统"的学说。"五脏"指人体的"五个功能子系统"。"相关"一则强调子系统内部、子系统之间相互促进及制约并存，多维联系，构成有机整体；一则强调人体和自然社会环境之间也存在相关性，亦即"天人相应"。五脏相关学说体现了现代中医学对生命现象的功能系统观、脏象联系观和天人整体观。

五脏相关的功能系统观

　　1. 人体可分为肝、心、脾、肺、肾五脏功能子系统　　中医肝、心、脾、肺、肾五脏概念，既源于早期对人体器官结构的认识，又源于对人体生命活动过程和天人关系的宏观观察，是对人体生命过程呈现的整体功能的分类概括。例如"心"，《难经·四十二难》中"心重十二两，中有七孔三毛，盛精汁三合"是具体认识；而《素问·六节脏象论》中"心者，生之本，神之变也；其华在面，其充在血脉，为阳中之太阳，通于夏气""生之本，神之变"是对心藏神主血脉的功能概括，"通于夏气"是对天人相应的认识，"其华在面，其充在血脉"则把颜面血脉与心联系起来，是"心"概念的拓展。可见五脏是人身的一种功能性单元，具有"超解剖"的特性，这是中医学发现人的生理、病理更加深刻、复杂的一个层面。

《内经》依据经络络属、功能相类性或生理病理的相关性，将人体脏腑经络、四肢百骸、五官九窍、气血津液、精神情志等，归纳为五大单元，形成了以肝、心、脾、肺、肾为中心的 5 个功能子系统。例如，通过经络络属心与小肠脏腑相合；"心藏脉，脉舍神""心气通于舌"，故"舌者，心之官也"；再者，"五脏化液，心为汗"。心、手少阴心经、手厥阴心包经、小肠、手太阳小肠经、面、血脉、舌、神、汗等便构成"心功能子系统"。

五脏功能子系统不是解剖器官组织的简单相加，每一个系统既相对独立又和其他子系统密不可分。作为一个相对独立的系统，它具有"整体大于部分之和"的系统特性，具有属于系统整体的功能，例如《素问·灵兰秘典论》中"心者，君主之官也，神明出焉"是对心系统主要功能的高度概括。各功能子系统在人体大系统中密不可分，是有机整体的功能性单元，不可用还原方法从人体中解剖出来单独研究，是一种现代系统论中的"概念性单元"。而且，"五脏是人体的五大系统，都是重要的机构，但严格来说，五者在人体中的作用是不同的"。五脏系统并非处于同等的地位，而是各有各的功用；"五脏是人体内平衡的调节系统，而五脏本身又是不平衡的，也正因为不平衡，才有赖于生克与制化；五脏相关学说注重根据中医五脏各自的功能结构特点来探讨它在五脏中的地位以及同他脏系统的关系。

2. 五脏系统呈多层级功能结构　人体各脏系统中的组成要素存在层次性，脏是中心，然后是腑，形体，官窍，情志，津液等。这些层次不断进行着信息、能量、物质的交流，存在系统内部的相关性。例如邓铁涛就曾根据"肝"与"目"的相关性，用补益肝肾的方药治愈一例久治未愈的中心性视网膜炎，并强调除了脏腑相关外还要重视五脏与四肢百骸的相互关系。

不同系统的层级之间也存在横向联系，5 个脏腑系统并不是 5 个线性的彼此平行的孤立系统。六腑之间、形体官窍之间、精神情志之间、气血津液之间都存在相互联系。例如精神意识由心系统总领而又分藏各个系统，即《素问·宣明五气》所云"心藏神，肺藏魄，肝藏魂，脾藏意，肾藏志"。除了心系统，其他各脏系统功能都能调节影响人的精神意识思维活动。

一方面系统内部层级之间相互作用，另一方面不同系统的层级之间也存在相关性，这就使五脏系统呈多层级功能结构，构成一个多维联系的立体网络。这样一个多层级功能结构体现了中医学对于人体大系统复杂性的认识，是"五脏相关"的功能结构基础，也是"五脏相关"的主要理论特征之一。

五脏相关的脏象联系观

古人对五脏系统关系的认识集中体现在五行生克和五行互藏中。可以说中医五行生克和五行互藏等学说是反映五脏系统关系的早期理论模型。五脏相关学说继承了已有学说的联系思想，发展了脏象联系观。

1. 五行生克　五行生克原是《内经》为了强调脏腑相互联系而引进的一种哲学理论。中医的五行学说主要体现于脏象学，它所概括的生克制化关系，实质是脏腑组织器官之间、人与环境之间、体内各个调节系统互相促进和抑制的关系。张其成就明确提出"中医的'五行'是一种关系模型"。

五脏（五行）在疾病发生学中，各脏生克具有其特点。从生克关系来看，肝乘、侮于别脏为多，脾则相反，受侮、受乘于别脏为多。中医学中具体的五脏生克和抽象五行生克是不同的。相生相克与相乘相侮较形象地说明了五脏之间的正常和异常关系，然而仅这几种关系是难以说明人体五大功能系统之间的复杂关系。临床实践中也常可观察到与五行生克乘侮规律不符的情况，历代医家已对五脏的关系有所补充和修改，提出了君火相火论、乙癸同源论、五脏之脾胃论、金水相生论、脾胃心肾滋化论和肝脾相助论等理论。可以看出五行关系除了相生相克、相乘相侮之外，至少还有反生、反克、自生、自克、生变克、克变生、生中有克、克中有生、互藏等。

2. 五行互藏 "五行互藏"指五行中的任何一行又都可以分为五行。敦煌遗书《辅行诀脏腑用药法要》有"五行互含"之说："经云在天成象，在地成形，天有五气，化生五味，五味之变，不可胜数。今者约列二十五种，以明五行互含之迹，以明五味变化之用……味甘皆属土，人参为之主，甘草为木，大枣为火，麦冬为金，茯苓为水。"用药物性味相杂来佐证五行互含。

张景岳《类经图翼》："五行者，水火木金土也……五者之中，五五二十五，而复有互藏之妙焉。"《景岳全书》："五脏五气，无不相涉，故五脏中皆有神气，皆有肺气，皆有胃气，皆有肝气，皆有肾气。"清代何梦瑶认为"五脏无一脏无血液，是皆有水也；无一脏无气，是皆有火也；无一脏不发生，是皆有木也；无一脏不敛，是皆有金也。有气、有血、有发、有敛，是无一脏不和平，则皆有土也。知五脏各具五行，则其互相关涉之故，愈推愈觉无穷，而生克之妙，不愈可见哉"。

3. 五脏相关是对五行生克和五行互藏的继承与发展 五行学说的优势在其蕴含的辩证法思想，它的引入使得中医学从一开始就持有联系的观点，坚持了人体内部有机联系以及"天人合一"的整体观念。而且五行相生相克，都是在相生中同时又寓有相克的关系，在相克中又寓有相生的关系，生中有制，制中有生，相反相成。五脏的生克需辩证看待，五脏的相关性也是辩证的。但五行模型的生克制化规律存在局限性，在反映五脏系统关系的层次方面也有所欠缺，若作为现代临床理论指导和临床思维模式是不能满足需要的。

五行互藏体现了医学自身实践和理论发展突破五行生克规律的需要。它弥补了五行模型层次的不足，使得五行框架不局限于五行之间的单一层面的联系，而是形成了一种五行彼此纵横交错的立体网络。立体网络的多维联系，体现了中医学对于人体大系统复杂性的认识，也隐含着对五脏相关的非线性特征的启示。但许多的联系里，哪些和临床关系密切，哪些和特定的病证呈现特定的相关性，它们的特点是什么，强度如何，是否存在量的关系，则有待现代的临床观察总结和理论整理提升，有待去完善和发展。

人体是一个开放的复杂巨系统，各子系统之间的关系是不可叠加的，是非线性的。在信息时代的今天，多学科交叉的研究方法已应用于很多领域，将数学非线性的思维方法应用于中医药学的研究，或许可以为中医药学的现代化研究开辟一条新路。借助非线性科学，运用多学科交叉的研究方法，继承发展五行生克和五行互藏，这也是五脏相关学说的初衷之一。

五脏相关的天人整体观

五脏相关还包括人体与外界环境的相关。"人以天地之气生，四时之法成"。五脏相关学说的天人整体观，是对中医学气一元论和"天人相应"思想的继承与发展。

1. 五脏与自然环境相关 "人与天地相应""天食人以五气，地食人以五味"。人体大系统是开放性的，与身处的自然、社会环境之间保持着物质、能量、信息的输入、输出和反馈的互动作用。

"气"沟通人体内外，并且其运动变化规律使生命活动也表现一定的时空节律性。《灵枢·通天》则把阴阳五行作为人与自然主要的共同规律："天地之间，六合之内，不离于五，人亦应之"。例如一年四季，"春生、夏长、秋收、冬藏，是气之常也。人亦应之"（《灵枢·顺气一日分为四时》）。顺应四季气候的生长变化作用和规律是养生、防病的基本原则之一。反之，则可导致相应脏腑的病变，如《素问·四气调神大论》："逆春气则少阳不生，肝气内变；逆夏气则太阳不长，心气内洞；逆秋气则太阴不收，肺气焦满；逆冬气则少阴不藏，肾气独沉。"自然地理环境与气候形成变化关系密切，不同的地理环境产生的气候特点各异。五方气候的变化可相应引起脏腑系统的变化，甚至成为致病因子导致地域性疾患。

研究五脏系统与自然环境的相关性，掌握生命活动的周期性及变化规律，其意义在于"治未病"，指导人们养生防病。

2. 五脏与社会环境相关 社会政治经济及相应的生活方式与人的身心健康息息相关。中医学重视生活方式对生命过程的影响，《内经》提出"生病起于过用"，强调不健康生活方式（包括脏腑活动的太过与不及）与发病存在内在联系，并提出顺应自然规律，有时有节，不妄作劳等法则作为"治疗"。

从世界疾病谱的改变也可见社会变迁对健康的影响。过去医学界重点防范的是各类传染病，但是随着社会的发展，目前心脑血管病和抑郁症等病症已跃居疾病谱榜首。传染病与外来病原体直接相关，心脑血管病却是一种生活病，社会压力和不良饮食习惯等造成机体超负荷是其主要病因。现代人们的工作、生活节奏加快，精神心理压力加大，肥胖症、心脑血管病和肿瘤等生活病增多，故加强对社会环境与五脏系统相关性的研究显得尤为重要。

3. 五脏与精神心理相关　中医学是身心一元论的医学，并且认为"心主神明"，《素问·灵兰秘典论》："心者，君主之官也，神明出焉。"精神意识是五脏系统的功能，"心藏神，肺藏魄，肝藏魂，脾藏意，肾藏志"（《素问·宣明五气》），其中心系起主导作用。"人有五脏化五气，以生喜怒悲忧恐"（《素问·阴阳应象大论》）。中医学从整体来认识人的生命过程，把常态的七情也看作五脏系统有机部分，并在诊疗实践中归纳出诸如怒伤肝、喜伤心、思伤脾等情志太过内伤脏腑的规律。在预防治疗方面，《素问·阴阳应象大论》首创"以情胜情"法：悲胜怒，怒胜思，思胜恐，恐胜喜，喜胜忧。

21世纪，医学发展面临诸多新的考验：人类疾病谱的改变，生态环境的破坏，老年社会的到来，社会各阶层对医疗保健的不同需求等。人类未来的生活图景不应该是"寂静的春天"，而是"万物并育而不相害，道并行而不相悖"。着眼人类健康和谐的未来，医学发展需要整体的观念、联系的观念。而中医五脏相关学说以五行学说和脏象学为基础，以中医学的功能观和整体观为指导，引入现代系统观，整理提高历代医家对五脏系统相关性的零散认识，提出了联系的观点，突出强调了相关性，顺应了时代的发展。

320 五脏相关理论的科学内涵

"五脏相关"的文献最早见于《素问·玉机真脏论》："五脏相通，移皆有次"。古代医学家借五行学说作以解释，认为五脏通过相互资生，相互制约来体现脏气的相通相移。汉代张仲景所提出的"五脏病论"，较之《内经》更具有灵活性，提出肝病治脾，更切合医疗实际。如《金匮要略·脏腑经络先后病脉证第一》"五脏病各有得者愈，五脏病各有所恶，各随其所不喜者为病""夫治未病者，见肝之病，知肝传脾，当先实脾，四季脾旺不受邪，即勿补之……夫肝之病，补用酸，助用焦苦，益用甘味之药调之。酸入肝，焦苦入心，甘入脾，脾能伤肾，肾气微弱，则水不行，水不行，则心火气盛，心火气盛则伤肺，肺被伤则金气不行，金气不行则肝气盛。故实脾，则肝自愈，此治肝补脾之要妙也。肝虚用此法，实则不再用之。经曰：虚虚实实，补不足，损有余，是其义也。余脏准此"。后世宗之为杂病辨证的纲领。《张仲景五脏论·甲本》："天有五星，地有五岳，运有五行，人有五脏。所以肝为将军，脾为大夫，心为帝王，肺为丞相，肾为列女。"体现了当时的医家对天地四时与人体五脏相关系统的联系与认识。

金代医家张元素在《内经》脏腑理论的启示下，结合自己多年的临床经验，总结了以脏腑寒热虚实以言病机的学说，提出脏腑辨证学说，除心包络之外，对于每一脏腑，均从生理、病理、演变、预后及治疗方药等方面进行阐述，各成体系，较为系统。尤其在临床脏腑用药方面，把药物的使用与脏腑的标本寒热虚实的变化紧密地联系在一起，使脏腑辨证论治形成了一个完整的体系。《脏腑标本虚实寒热用药式》就是这一体系的结晶。张元素根据脾喜温运，胃宜润降的生理特点，对于脾胃病的治疗分别确定了治脾宜守、宜补、宜升，治胃宜和、宜攻、宣降等治则，为后世进一步完善脾胃病辨治纲领起到了重要作用，其治疗脾胃病的代表方剂为枳术丸。张元素对于脾胃病治疗的主导思想，乃是以扶养后天之本为先，而辅之以治痞消食，即张元素所谓"养正积自除"。

随着中医学的不断发展，中医学不仅以五行学说论述五脏相关理论，而且，从实际出发，不受五行学说的局限与拘束，用五脏之间的相互关系来说明其生理、病理、防治疾病等方面的影响。学者张冰冰等对五脏相关理论的科学内涵做了探讨。

五脏相关的基本原理

1. 五脏一体观　五行学说除以五行特性类比五脏的生理特点，确定五脏的五行属性外，还以五脏为中心，推演络绎整个人体的各种组织结构与功能，将人体的形体、官窍、精神、情志等分归于五脏，构建以五脏为中心的生理病理系统。同时又将自然界的方位、五气、五色、五味等与人体的五脏联系起来，建立了以五脏为中心的天人一体的五脏系统，将人体内外环境联结成一个密切联系的整体。

五行学说不仅用五行特性说明五脏的功能特点，而且还运用五行生克制化理论来说明脏腑生理功能的内在联系，即五脏之间存在着既相互资生又相互制约的关系。

以五行相生说明五脏之间的资生关系：肝生心即木生火，如肝藏血以济心，肝之疏泄以助心行血；心生脾即火生土，如心阳温煦脾土，助脾运化；脾生肺即土生金，如脾气运化，化气以充肺；肺生肾即金生水，如肺之精津下行以滋肾精，肺气肃降以助肾纳气；肾生肝即水生木，如肾藏精以滋养肝血，肾阴资助肝阴以防肝阳上亢。

以五行相克说明五脏之间的制约关系：肾制约心即水克火，如肾水上济于心，可以防止心火之亢烈；心制约肺即火克金，如心火之阳热，可以抑制肺气清肃太过；肺制约肝即金克木，如肺气清肃，可以抑制肝阳的上亢；肝制约脾即木克土，如肝气条达，可疏泄脾气之壅滞；脾制约肾即土克水，如脾气之运化水液，可防肾水泛滥。

2. 五脏阴阳相关

(1)心肾阴阳水火既济：心居上属阳，在五行属火；肾居下属阴，在五行属水。心火（阳）须下降于肾，使肾水不寒；肾水（阴）须上济于心，使心火不亢。肾无心火之温煦则水寒，心无肾阴之滋润则火炽。心与肾阴阳水火升降互济，维持了两脏之间生理功能的协调平衡。如《吴医汇讲》："水不升为病者，调肾之阳，阳气足，水气随之而升；火不降为病者，滋心之阴，阴气足，火气随之而降。则知水本阳，火本阴，坎中阳能升，离中阴能降故也。"

(2)肝肾阴阳相济相制：肝肾阴阳之间存在着相互滋养和相互制约的联系。肾阴与肾阳为五脏阴阳之本，肾阴滋养肝阴，共同制约肝阳，则肝阳不亢；肾阳资助肝阳，共同温煦肝脉，可防肝脉寒滞。肝肾阴阳之间互制互用维持了肝肾之间的协调平衡。病理上，肾阴不足可累及肝阴；肝肾阴虚，阴不制阳，水不涵木，又易致肝阳上亢，可见眩晕、中风等。肾阳虚衰可累及肝阳；肝肾阳虚，阳不制阴，阴寒内盛，可见下焦虚寒，肝脉寒滞，出现少腹冷痛，阳痿精冷，宫寒不孕等。

(3)肺肾之阴金水相生：肺金为肾水之母，肺阴充足，下输于肾，使肾阴充盈；肾阴为诸阴之本，肾阴充盛，上滋于肺，使肺阴充足。肺阴不足与肾阴不足，既可同时并见，亦可互为因果，最终导致肺肾阴虚内热之候。肾阳为诸阳之本，能资助肺阳，推动津液输布，则痰饮不生，咳喘不作。老年久病痰饮喘咳，多属肺肾阳虚。

(4)脾肾阳气釜薪之用：脾主运化，化生气血，为后天之本；肾主藏精，是生命之本原，为先天之本。脾主运化，是脾气及脾阴脾阳协同作用的结果，但有赖于肾气及肾阴肾阳的资助和调节；肾藏精及其化生的元气，亦赖脾运化的水谷精微的不断充养和培育。《景岳全书·命门余义》"是以花萼之荣在根柢，灶釜之用在柴薪"，形象地概述了"脾阳根于肾阳"之关系。病理上，肾精不足与脾精不充，脾气虚弱与肾气虚亏，脾阳虚损与命门火衰等，常可相互影响，互为因果。两脏精虚多出现生长发育迟缓或未老先衰；两脏气虚多表现为腹胀便溏，或二便失禁，或虚喘乏力；脾肾阳虚多出现畏寒腹痛、腰膝僵冷、五更泄泻、完谷不化等虚寒性病证。

3. 五脏气血相关

(1)五脏气机升降协调：

1)肝升肺降：《沈氏尊生书·杂病源流犀烛》"肝为刚脏主疏泄，以升为常，木性升散条达，肝和则气生，发育万物为诸脏之化生"。《血证论·脏腑病机论》："肺为娇脏主宣肃，以降为顺，肺之令主行制节，以其居高，清肃下行，天道下而光明，故五脏六腑，皆润利而气不亢，莫不守其制节也。"五脏之中肝主升发，肺主肃降，肝气疏泄，升发条达，有利于肺气的肃降；肺气充足，肃降正常，有利于肝气的升发。肝之阴血不足，或肝气郁滞不舒，疏泄失常，易致便秘。肺与大肠相表里，肺主宣发，通调水道，输布津液，则大肠得以濡润；肺主肃降，大肠传导正常。肺气有升无降，上为气喘，下为二便不通。肝主升发，其气以上升为顺，肺主肃降，其气以下降为顺。肝升肺降，升降协调，对全身气机起着重要的调节作用。

2)心火下降，肾水上升：心为阳脏，肾为阴脏，心火下蛰于肾，以助肾阳，肾水上奉于心以资心阴，共同温煦肾阴，使肾水不寒，濡养心阳，使心阳不亢，心肾水火相须，上下相交，水火既济，是为升降出入之根本。心肾之脏各自又有着自身的气机升降，如肾主藏精，而肾气主升，肾之精气上达而化髓充脑，灌髓海，濡空窍；司气化，上承肾水，输于肺，交于心。心者君主之官，统诸气，主血脉，鼓动血液，流于周身，升而有降，降而有升，运行不息，神明则安。故"主明者安，主不明者十二官危"。《慎斋遗书》："心肾相交，全凭升降，而心气之降，由于肾气之升；肾气之升，又因心气之降。"

3)脾升胃降：黄元御指出"人之中气左右回旋，脾主升清，胃主降浊"。脾乃太阴湿土之脏，其性喜燥而恶湿，燥则脾气健运、清阳得升，故而水谷精微得以上输，如《素问·经脉别论》所指"脾气散精，上归于肺"，即体现"脾主升清"；胃为阳明燥土之腑，其性喜润而恶燥，润则胃气和顺，浊阴得降，故而水液糟粕得以下行，诚如《素问·五脏别论》所云"水谷入口，则胃实而肠虚；食下，则肠实而胃虚"，正体现"胃主降浊"的功能。脾胃气机的升降对维持整体气机升降平衡协调起着重要的枢纽作用。清升浊降是人体内在气化过程中升降运动的一般规律，而这一生理功能活动的进行，主要以脾胃为枢纽，正所谓"脾胃居中，交通上下"。

（2）五脏血液生成循行相关：水谷精微和肾精是血液化生的基础物质。在脾胃、心、肺、肾等脏腑的共同作用下，经过一系列气化过程，化生为血液。

1）血液生成：血液化生是在多个脏腑的共同作用下得以完成的，其中，脾胃的生理功能尤为重要。脾胃为血液生化之源。脾胃运化的水谷精微所产生的营气和津液，是化生血液的主要物质。因此，脾胃运化功能的强弱与否，饮食水谷营养的充足与否，均直接影响着血液的化生。心肺对血液的生成起重要作用。中焦脾胃运化的水谷精微，由脾气之升上输于心脉，在心气的作用下变化成红色血液。清代张志聪《侣山堂类辨·辨血》："血乃中焦之汁……奉心化赤而为血。"说明心脏参与血液的生成，故《素问·阴阳应象大论》明确提出"心生血"。肺脏在化生血液的过程中也有重要作用。《灵枢·营卫生会》："此所受气者，泌糟粕，蒸津液，化其精微，上注于肺脉，乃化而为血。"指出水谷精微和津液上注于肺脉，与肺吸入的清气相融合，方能化生为有用的血液。肾藏精，精生髓，精髓是化生血液的基本物质之一。肾精充足，则血液化生有源，同时肾精充足，肾气充沛，也可以促进脾胃的运化功能，有助于血液的化生。如若肾精不足，或肾不藏精，则往往导致血液生成亏少。总之，血液的化生以水谷之精化生的营气、津液、肾精为物质来源；主要依赖于脾胃的运化功能，并在心、肺、肾等脏的生理功能配合作用下得以充盈不衰。

2）血液循行：血液的正常循行，与心、肺、肝、脾等脏腑的生理功能密切相关。心阳的推动和温煦、肺气的宣发与肃降、肝气的疏泄是推动和促进血液运行的重要因素；脾气的统摄、肝气的藏血是控制和固摄血液运行的重要因素。心、肝、脾、肺等脏生理功能的相互协调与密切配合，共同保证了血液的正常运行。其中任何一脏的生理功能失调，都可以引起血行失常的病变。

4. 五脏相关中心论

（1）以心为中心的五脏一体观：《素问·灵兰秘典论》"主明则下安，主不明则十二官危"。《素问》认为人体是以心为中心的，各脏腑密切协作的有机整体。心藏神为五脏六腑之大主，心神是机体生命活动的主宰。神能驭气，气有推动和调控脏腑功能的作用，因此心神能够控制和调节全身脏腑经络形体官窍的功能。心气推动和调控心脏搏动以行血，肝气疏泄以调畅气机、舒畅情志，肺气宣降以行呼吸和津液，脾气运化水谷和统摄血液，肾气主生殖、司水液代谢和纳气等，都有赖于心神的统一主导。

（2）以脾为中心的五脏一体观

1）《内经》脾治中央说：《素问·太阴阳明论》"脾者，土也，治中央，常以四时长四脏，各以十八日寄治"。脾不单独主某季，而是分主四季中每季前后各九日，即十八日，四季共七十二日，与其他四脏相同，每脏各主七十二日。这一理论起源于古代五行学说，首见于《管子》，奠定于《内经》，而成为中医研究脾的时脏关系的重要学术观点。《素问·玉机真脏论》："脾为孤脏，中央土以灌四傍。"说明脾为生化之源，在五脏之中长养四脏，水谷精微由脾运化而出，以时灌溉营养内脏而已，仍属脾主四时的理论范畴。

2）仲景脾旺四时说：张仲景《金匮要略》指出"四季脾旺不受邪"。中医学以脾属土而居中央，土为万物之母，脾有主四时而长养和调节肝、心、肺、肾四脏的作用，故脾为后天之本，脾气充盛，则元气充足，抗病能力较强，四季不为邪侵。

3）东垣内伤脾胃说：李东垣是金元四大家之一，创立了"脾胃内伤，百病由生"的理论，成为"补土派"的创始人。脾胃位居中州，运化饮食精微，化生气血，灌溉五脏六腑、四肢百骸，是气血精微及糟粕秽浊升降、转输、运化的枢纽，在人体生命活动中占有重要的位置。在病理方面，脾胃内伤，无论虚实，均可使人体内气血津液的生成、升降、转输及功能，乃至整个五脏六腑的生理功能受到影响。

　　4）黄元御中气斡旋说：黄元御在《四圣心源》提出"脾胃中气为肝、心、肺、肾功能轴心"的生理病理观。人秉天地之阴阳而生，阴阳之交，是谓中气。中气左旋，则为己土，己土为脾，脾土左旋，谷气归于心肺，升发之令畅，肾水温生而化肝木，肝藏血，肝血温升，升而不已，温化而为心火；中气右转，则为戊土，戊土为胃，胃土右转，谷精归于肾肝，收敛之政行，心火清降而化肺金，肺藏气，肺气清降，降而不已，清化而生肾水。中气为阴阳升降的枢轴，肝心肺肾为四维，四脏的生理功能在脾胃中气的协调作用下，使得脏腑气机阴阳升降有序，从而脏气相互滋生，功能相互引发。若中气衰，则脾胃不运而湿盛，水泛土湿，肝木横塞而不达，戊土不降，火金上逆，己土不升，则水木下陷。

　　（3）以命门（肾）为中心的五脏一体观

　　1）赵献可命门君主说：赵献可《医贯》以"命门君主"立说，命门位处两肾中间，为主宰十二官的"真君真主"，其功能位于五脏六腑之上，为"主宰先天之体"，有"流行后天之用"。明确指出"命门为十二经之主。肾无此，则无以作强，而技巧不出矣；膀胱无此，则三焦之气不化，而水道不行矣；脾胃无此，则不能蒸腐水谷，而五味不出矣；肝胆无此，则将军无决断，而谋虑不出矣；大小肠无此，则变化不行，而二便闭矣；心无此，则神明昏，而万事不能应矣。正所谓主不明则十二官危也"。

　　2）张景岳命门水火说：明代医家张景岳提出，肾的藏精之所为命门。精藏于此，是为阴中之水；气化于此，是为阴中之火。命门居两肾之间，而兼具水火，为性命之本，为后天立命之门户。先天元阴、元阳，禀受于父母，然后有生命。元阴元阳藏于命门，即为真阴真阳，它不仅来自先天，而且又必须赖后天水谷精气滋养壮盛，此由于五脏六腑之精，归之于肾，而肾又藏精于命门所致。命门与肾本同一气。命门总主乎两肾，而两肾皆属于命门。二者以一统两，两以包一，有不可分割的关系。命门之火，谓之元气；命门之水，谓之元精。命门水火，即十二脏之化源。"五脏之阴气，非此不能滋；五脏之阳气，非此不能发"。由此强调凡十二脏正常生理功能，从根本而论，实为命门之真阴之用。命门之元阴元阳亏损，是脏腑阴阳病变之根本。五脏所伤，穷必及肾。

临床意义

　　疾病在其发生、发展的过程中，内在基础是五脏相互间的生理、病理联系。因此，每一种疾病都是五脏相关的局部体现。五脏相关理论告诉我们，疾病过程中，不仅是两脏相关，很可能反映了三脏甚至多脏系统之间的病理关系。病情越严重，证候组合就越复杂，涉及病变的脏也就越多。

　　国医大师邓铁涛提出"五脏相关、脾统四脏"的观点。从生理、病理来看，中医脾胃包括整个消化系统的功能，指出从脾胃论治的疾病范围相当广泛，除能治疗消化系统疾病外，属于循环系统、呼吸系统、泌尿系统、内分泌系统、神经系统等的多种疾病，都可以采用调治脾胃的方法收到良好效果。例如，重症肌无力为西医病名，是一种自身免疫性疾病。邓铁涛认为，从重症肌无力的临床症状来看，当属中医虚损证。病因为先天禀赋不足，后天失调，或情志刺激，或外邪所伤，或疾病失治，或病后失养，导致脾胃气虚，渐而积虚成损，故本病主要病机为脾胃虚损，而与他脏有密切联系。脾胃为后天之本，气血生化之源，位居中焦，为气机升降出入之枢纽。脾主升主运，脾虚气陷，则升举无力，眼睑属脾，故提睑无力而下垂。肝藏血，开窍于目，肝受血而能视；肾藏精，"五脏六腑之精，皆上注于目而为之精"，"精脱则视歧，视歧见两物"。脾胃虚损，气血生化乏源，肝血不足，肝窍失养，或肾精不足，则可见复视、斜视、眼球活动受限或视物模糊，容易疲倦。脾主肌肉四肢，脾虚生化濡养不足，故四肢痿软不能遂用。心主血脉，其华在面，脾虚不能化生气血上荣于心，故可见面色无华，表情呆滞。胃主降主纳，喉为胃之系，上接口腔，下通胃脘，脾胃虚损，受纳运化无权，则可见吞咽困难。肺主声，肾主纳气，脾土虚损则不能充养肺会、滋养肾气，致使气机无力鼓动声门而出现发音不清或声嘶。脾胃为气机升降之枢，气出于肺而根于肾，需要脾居中斡旋转运，使宗气充足以司呼吸。若脾胃虚损，则枢机不利，聚湿成痰，壅阻于肺，可见胸闷、胸痛、气促等。肾主骨，脾虚及肾，可见颈软无力或腰脊酸痛，若肾不纳气，气难归根，甚或大气下陷，则可出现肌无力危象。重症肌无力患者尚有心悸、胸闷诸证。研究揭示重症肌无力可能伴有心功能损害，则是由于脾胃虚损、心血不足所致。

现代研究

1. 五脏相关与神经-内分泌-免疫网络　从整体观的观点出发，五脏的现代研究发现，每一脏病证的各证型都影响多系统多指标的改变，神经-内分泌-免疫网络理论可以从微观分析，探讨五脏各自的功能、病理特点以及与五脏系统相关的科学内涵。

五脏中每一脏所具有的功能不是某一系统能够独立完成的。每一个脏在神经-内分泌-免疫等系统之间共有的递质、激素、细胞因子等信息物质的传递，对人体各系统、各器官、多细胞多层次地相互调节和整合。

五脏不是指某几个解剖的脏器，而是对生理病理现象的整体概括，是整体的一系列组织器官内部联系的系统。五脏是相互联系、相互作用的，五脏相关的物质基础是神经-内分泌-免疫网络，相关的实质是网络内的相互作用和联系。应激状态下，机体受到各种强烈的或有害的刺激后，出现以交感神经-肾上腺髓质和下丘脑-垂体-肾上腺皮质反应为主的非特异性防御反应。急性期反应主要以肾上腺素分泌增多为主，出现心跳加快、动作敏捷、力量增强、血压、血糖升高。慢性期反应主要以糖皮质激素（GC）水平升高为主，GC能动员机体的能量、维持内环境的稳定，但长期的慢性应激引起的持续高GC水平，它通过神经-内分泌-免疫网络途径，出现高糖、高脂等代谢紊乱情况，并最终导致机体衰竭。

2. 五脏相关与神经递质受体　邓铁涛从五脏相关理论论治重症肌无力效果显著。重症肌无力是由于自身免疫病变导致的突触后膜的病变，抗原是自身的乙酰胆碱受体，由于其自身产生了抗乙酰胆碱受体（AchRab）的抗体，使突触后膜的有效乙酰胆碱受体减少，从而导致了重症肌无力的发生。目前研究用乙酰胆碱受体注射法制造重症肌无力的模型，采用受体的放射线配基结合分析的方法，使用强肌腱力胶囊或口服液后药物在体内的分布及药物作用位点，可以从神经递质受体水平阐述脾肾相关、健脾补肾为主治疗重症肌无力的机制。既往实验已证实该药能降低患者的AchRab、抗突触前膜抗体（Prs-Mab）。

3. 从五脏论治慢性心力衰竭　心衰是由于多种原因引起的心肌收缩功能和（或）舒张功能不全的一种综合征。心力衰竭属中医"心悸""怔忡""水肿""喘咳""痰饮""心痹"等病证的范畴。心衰病位涉及五脏，但脾胃失调为其关键。心衰的病位虽在心，但不局限于心。人体是一个有机的整体，五脏六腑，息息相关。在心衰的发生发展过程中，肺、脾、肾、肝都与心互相制约，互相影响。肺、肝、脾、肾的功能失调都可影响于心，而致心衰。故"五脏皆致心衰，非独心也"。然五脏之中，心属火，脾属土，心脾乃母子关系，故在心衰的病理演变中，脾与心的关系最为密切，故可通过调理脾胃而达到治疗心衰的目的。邓铁涛在临证中，常以温胆汤灵活加减。根据广东地处岭南潮湿之地，易损脾胃正气的特点，在温胆汤中加用益气健脾之品，如黄芪、五爪龙、党参、淮山药等，且以枳壳易枳实，以行气而不破气，橘红易陈皮，以化痰而不伤阴，加用三七、丹参以活血化瘀，配合方中二陈汤健脾燥湿、竹茹化痰泄浊。诸药合用，共奏益气化浊行瘀之功，在临床实践中取得良效。

321   五脏生克制化辨证模式的建立与应用

五运六气理论是《内经》重要的组成部分，它是研究自然界气候变化及人体疾病防治规律的一门学说。学者李晓风等基于五运六气理论，建立起了基于 3 个时间点（出生时间、发病时间、就诊时间）五运六气影响下的五脏功能盛衰情况，全面分析患者体质以及病因病机的五脏生克制化辨证模式。

五运六气对脏腑发病规律的影响

五运六气理论是天人相应理论的重要内容，它探讨自然界气候变化对人体脏腑功能产生的影响，将天人相应理论落实到医疗实践活动中来，并赋予其生命力。正如《素问·六元正纪大论》所言，"先立其年以明其气，金、木、水、火、土运行之数，寒、暑、燥、湿、风、火临御之化，则天道可见，民气可调，阴阳卷舒，近而无惑，数之可数者"，故五运六气不明，辨证治疗难行。

1. 五运对脏腑发病规律的影响   五运六气理论关于运气相合主病的论述，以运为主，以气为辅。五运有太过不及，在人体通过五行生克制化对五脏产生影响，引起的病变脏腑包括本脏（与岁气相同应之脏）及所胜、所不胜 3 个脏腑，严重时还可涉及母脏、子脏，造成五脏整体功能失衡。五运太过，即主岁之气盛而有余；五运不及，即主岁之气衰而不足。关于五运太过与不及主病，《素问·气交变大论》中进行了详尽的论述，据其原文并结合临床体验，将岁运太过与不及年份脏腑发病规律总结如下。

（1）岁运太过年份的脏腑发病规律：①岁运之气淫胜，本脏受病。如"岁木太过，风气流行"，则肝气偏盛，出现"忽忽善怒，眩冒巅疾"。②本脏所胜之脏受乘而病。如"岁火太过，炎暑流行，金肺受邪"。③本脏所不胜之脏被侮而发病。如"水运太过"，水邪泛溢，土不能制，反受其侮，而出现"腹大胫肿"。④本脏的母脏或子脏受病。如"岁水太过"，本气亢胜，子病及母，肺金受邪，而出现"喘咳"等。

（2）岁运不及年份的脏腑发病规律：①岁运之气赢弱，本脏受病。如"岁木不及……生气失应……民病中清，胠胁痛"。②本脏所不胜之脏乘而发病。如"岁火不及，寒乃大行，长政不用"。③本脏所胜之脏侮而发病。如"岁金不及"，木气旺盛，"民病肩背瞀重，鼽嚏血便注下，收气乃后"。④复气之脏偏胜而发病。如"岁土不及"，金气来复，则肝气不舒，民病"胸胁暴痛，下引少腹，善太息"。

2. 六气对脏腑发病规律的影响   六气对脏腑发病规律的影响主要是通过司天与在泉之气实现的。"司天"为"天气"，主管上半年或全年的气候运行变化，为客气六个时段之中的三之气；与"司天"相应，"在泉"为"地气"，主管下半年的气候变化，为客气六个时段中的终之气。《素问·至真要大论》："夫百病之所生也，皆生于风、寒、暑、湿、燥、火，以之化之变也。"意指四时非常之六气，即非其时有其气，六气太过或不及，均可成为六淫致病之气。主气与客气、主客加临可定病性之程度、是否有兼夹。根据《素问·至真要大论》原文并结合临床经验，将六气脏腑发病规律总结如下：①与岁气相通应之脏（本脏）受病。如"阳明之胜……胸中不便，嗌塞而咳"。②本脏乘所胜之脏、侮所不胜之脏。如"太阳之胜……痔疟发，寒厥入胃，则内生心痛……血脉凝泣"。③本脏的母脏或子脏受病。如"少阳之胜，热客于胃，烦心心痛，目赤，欲呕，呕酸善饥……少腹痛"。

五脏生克制化辨证模式的建立与应用

1. 根据患者出生时五运六气进行体质辨证 体质是人群及人群中的个体在遗传的基础上，在环境的影响下，在其生长、发育和衰老过程中形成的代谢、功能与结构上相对稳定的特殊状态。这种特殊状态往往决定着个体对某种致病因子的易感性及其所产生的病变类型的倾向性。人体体质的差异从本质上讲是气化方式倾向性的不同，运气以"同者盛之，异者衰之"的方式影响着人体体质的形成，在运气周期内的某一时段孕育出生的人，会秉承该阶段特定的气化倾向。五运六气研究日、月、地的周期性运动规律对人的生、长、化、收、藏气化功能的影响。《素问·五常政大论》："胎孕不育，治之不全，何气使然？岐伯曰：六气五类，有相胜制也，同者盛之，异者衰之，此天地之道，生化之常也。"说明人的胎、育、长、养皆受五运六气的影响和制约，五运六气是影响体质形成的决定性因素。而在胚胎孕育及出生时刻的自然气候决定了一个人的先天体质，包括五脏精气强弱和风、寒、暑、湿、燥、火体质偏性两个方面。进行体质辨证的意义在于体质制约和影响着证候的形成和演变。

根据出生时五运六气进行体质辨证是根据患者出生年份的五运六气，并关联当时五运六气的脏腑发病规律，推算患者五脏精气强弱及风、寒、暑、湿、燥、火体质偏性，即患者的体质。天干代表天气，地支代表地气，天地相交。人受天地之气的综合影响，在进行体质辨证时要"运""气"合参，全面把握。因五运、六气以及运气相合的不同，故每年气候变化各异，也造就了每年出生人群体质的特异性。根据出生时五运六气进行体质辨证的具体方法是：根据前文对五运太过不及、六气司天在泉发病规律，首先要分别分析患者出生年份的"运"与"气"对脏腑功能的影响；然后运气相合，将两者综合起来，全面推算病位、病性及病机。通过体质辨识，对患者的五脏功能可以作出既全面又主次分明的综合判断。

以辛丑年为例（以下原文均引自《素问·气交变大论》），先看五运，辛丑年为水运不及，脏腑发病规律为：①水运之气羸弱，肾水受病，即"岁水不及，湿乃大行，长气反用……民病寒疾于下，甚则腹满浮肿"。②脾土乘而发病，即"民病腹满身重，濡泄寒疡流水"。③心火侮而发病，即"腰股痛发，腘腨股膝不便，烦冤"。④肝木之气偏胜而发病，即"复则大风暴发……面色时变，筋骨并辟，肉瞤瘛，目视"。故辛丑年出生的人，病变脏腑为肾、脾、心、肝，病变性质为寒、湿、火、风，其中寒湿在脾、在肾、在中下，风火在心、在肝、在上。再看六气，辛丑年乃太阴湿土司天，太阳寒水在泉，水土合德，病位在肾、脾、心，病性多寒湿，病机为寒湿内壅，阳热郁闭，故易出现阳虚寒湿下行等病症。综合辛丑年的五运与六气，对于其体质特征可以总结为易病脏腑为肾、脾、心、肝，病性在上为心肝风火偏胜，在下为脾肾寒湿大行，简言之为上风热、中湿、下寒。其中岁运肾水不足是主要特点，但是辛丑年为天刑之年，即气克运，司天之气太阴湿土乘不及之肾水，气盛而运衰，气候变化特别剧烈，在人体则表现为全年尤其是上半年肾水不足、阳虚寒凝的状态得到抑制；同时辛丑年又为同岁会之年，不及的水运之气与在泉的太阳寒水相合而同化，故下半年阳虚寒凝的状态又有所加重。若单论五运，则脾湿大行位居体质的次要特点，但是客气太阴湿土司天加重了湿阻中焦，根据"同者盛之，异者衰之"的原理可知"寒"与"湿"均是主要特征。由五运推演，肾水不及，复气心火侮之，表现为心火偏胜；但由六气推演，客气为太阳寒水在泉，寒湿偏胜，水胜克火，表现为心火不足，甚至出现寒凝心脉之证。五运六气相合，心火偏胜与心火不足相互牵制，故下半年心的功能相对平和。水不及木来复，故心肝火旺属于次要特点。总言之，辛丑年的体质表现为心肝火旺，脾肾阳虚寒湿体质，肾、脾、心、肝四脏易受邪感病，发病后易出现上风热、中湿、下寒的病机特点，其中脾肾阳虚寒凝是病机关键，临证应注重顾护脾肾，温阳利水祛湿，即使没有寒湿见证，也应如此。同时还应结合患者临床表现，权衡心火的太过不及，并要注意上半年与下半年阳虚寒凝程度的轻与重。

2. 根据患者发病时五运六气辨析疾病病因病机 人离开母体时起就更直接地受到运气的影响，而这时的运气对人的体质的作用往往表现为对体质的改造。《素问·六微旨大论》："出入废，则神机化灭，升降息则气立孤危。故非出入则无以生、长、壮、老、已，非升降则无以生、长、化、收、藏。是以升降出入，无器不有。故器者生化之宇，器散则分之，生化息矣，故无不出入，无不升降。"人的生、长、壮、老、已都在天地宇宙间进行，如鱼行于水，自然界各年不同之五运六气作用于人体，年复一年环转不息，在一个人的生命进程中，其五脏六腑均受到自然界五运六气的影响，周期性地使先天易病脏腑感邪而发病，表现出相应的病症。

运气致病有其特殊性和普遍性。特殊性是指引某一体质的群体发病的运气是特定的，也可以说在相同的时空环境中，易发生疾病的群体是一定的，这是先天体质在起作用，因为运气对于疾病发生的作用是发病时的运气加临于先天体质之上而产生的，只有能加重先天体质不足的运气才可能引起疾病的发生。普遍性指当某一时段的五运六气引起气候剧烈变化时，可使人体普遍感邪而发病，即使此时的运气并未加重先天体质的不足。运气致病的特殊性主要体现在对杂病发生发展的影响，普遍性则主要影响传染性疾病的发生发展。

根据发病时五运六气辨析疾病病因病机是指根据五运太过不及、六气司天在泉综合发病规律，结合患者体质，预测或推测疾病发生的大致情况，分析病因病机。具体方法是：首先明确患者的体质，其次根据发病时间的"运气"分析当时的脏腑发病规律，推算当时各脏腑功能强弱，即可推断当时疾病形成的原因，病机也随之而出，这个推导是回顾性的。

还是以辛丑年为例。前面已经推算出生于辛丑年人群的体质特点，即心肝火旺，脾肾阳虚寒湿体质，肾、脾、心、肝四脏易受邪感病，发病后易出现上热、中湿、下寒的病机特点，其中脾肾阳虚寒凝是病机关键。凡是能加重这一体质偏性的五运六气往往能引起疾病的发生，具体而言就是凡逢能加重心肝火旺或脾肾阳虚寒湿的运气，这类体质的人群较其他人群更易发病。如若逢戊申年，岁运为火运太过，六气为少阳相火司天，厥阴风木在泉，其年脏腑发病规律为病位在心、肺、肾、肝、脾，病性多火热与寒湿并见，病机为心火炎于上，肾水寒于下，木郁而土壅，其中心、肝、肺燥热于上是病机关键。辛丑年出生的人，逢戊申年，会加重上热下寒，尤其是上热的体质易感邪发病。

当患者来诊时，通过询问患者的发病时间，分析当时的五运六气、脏腑发病规律，可以更好地把握疾病病因及病机，指导进一步的辨证治疗。

3. 根据患者诊疗时五运六气辨析疾病的病机　通过以上对患者体质以及病因的分析，再结合就诊时五运太过不及、六气司天在泉综合发病规律，一方面可对患者疾病的发生发展进行回顾性分析，另一方面可以对疾病转归作出前瞻性的预测。

在五运六气的研究和运用中，大多数医家都在研究如何根据诊疗时五运六气辨析疾病的病机，并指导临床遣方用药，如宋代陈无择《三因极一病证方论》的运气 16 方，或是根据每年岁运的不同，或是根据每年司天在泉的不同，分别分析气候变化及其所造成的疾病发生规律，指导每年的疾病治疗。根据诊疗时五运六气辨析疾病的病机，跟以往不同，不仅仅分析就诊即刻的运气对疾病的影响，还兼顾患者的体质以及发病时的运气对病证形成的影响，也不是单论"运"或"气"，而是将两者综合起来分析，更全面地掌握疾病的发生发展规律、脏腑病变特点，临证治疗也更有针对性。

具体方法是先分析出患者体质及发病的病因病机，再结合就诊时的"运"与"气"分析从起病到就诊时疾病发展演变的规律。例如，上述辛丑年出生的患者，病起于戊申年，若患者庚午年的六月中旬来就诊，表现为一派火热见证，此时可以这样分析患者病情，患者体质特点为心肝火旺，脾肾阳虚寒湿体质，肾、脾、心、肝四脏易受邪感病，发病后易出现上热、中湿、下寒的病机特点，其中脾肾阳虚寒凝是病机关键。发病时的病因病机是戊申年病性多火热与寒湿并见，心火炎于上，肾水寒于下，木郁而土壅，其中心、肝、肺燥热于上是病机关键。辛丑年出生的人，逢戊申年，会加重上热下寒，尤其是上热的体质特点，而易感邪发病。再看就诊时的运气特点和脏腑发病规律，庚午年岁运是金运太过，脏腑发病规律是病位在肺、肝、心，病性多燥、风、火，病机为上焦燥热风盛。又少阴君火司天，阳明燥金在泉，金火合德，病性燥热，病机燥热淫胜，伤津耗气，多阴虚血燥，上热下凉，外热而有中寒见证。且六月中旬属三之气，主气乃少阳相火，客气是少阴君火，两热相加，上焦火热淫胜。运气相合，一派上焦火热风燥见症。此时患者前来就诊，很可能是火热风燥的运气特点加重了患者上焦热盛的体质特点，迎合了当时的发病原因，故病情加重。此时的病机以上热为主，但是下寒湿的病机仍然存在。

4. 传统辨证论治方法与五脏生克制化辨证模式　传统辨证论治方法主要包括八纲辨证、病因辨证、气血津液辨证、脏腑辨证、六经辨证、卫气营血辨证、三焦辨证及经络辨证等。它以四诊为前提和基础，通过对四诊所收集病情资料的分析，推测机体对病邪的整体反应态势，对疾病的病因、性质、部位、正邪关系做出判断。

传统辨证论治方法存在不完备之处，首先，"有诸内，必形诸外"这句话有待商榷，很多疾病"有诸内，未必形诸外"。传统辨证论治方法是以象测气，司外揣内，但是往往因疾病表现出来的时间、方式、程度不同，很多患者来诊时没有任何症状和体征，出现"无证可辨"现象，故单单通过传统辨证论治方法去诊疗疾病易错过疾病治疗的关键时机，造成难以挽回的后果。其次，传统辨证论治方法对病因病机难以直接作出有针对性的判断。四诊之所以包括望、闻、问、切四种诊察方法，是因为往往诊察疾病的方法越多，得到的诊察信息越全面，对疾病的了解也就会越详尽。但并不是为了确诊一个病所使用的手段越多越好，相反对于充分确诊一个病所必须使用的诊查手段则是越少越好。

综上所述，五脏生克制化辨证模式完善了传统辨证论治方法。首先，五脏生克制化辨证不依赖患者的外象表现，而是根据几个关键的时间点，确定当时运气特点和脏腑病变规律，分析疾病的病位、病因、病性和病机。即使在"无证可辨"的情况下也能分析出脏腑功能强弱，避免临床疾病诊疗的盲目性。其次，运气辨证简便易行，且对疾病诊疗的针对性强。通过对甲子六十年运气特点及在其影响下脏腑病变规律的总结归纳，形成固定的诊疗模式，在此基础上灵活分析不同运气下的脏腑功能，可以迅速地对疾病的病因病机及病位病性做出准确的判断，引导医生直达疾病的本质所在，避免不必要的弯路，提高诊病的针对性和可靠性，从而提高疾病诊疗的效率。

322　《内经》五脏司外揣内思维

　　《灵枢·邪气脏腑病形》："十二经脉，三百六十五络，其血气皆上注于面走空窍。"人体经脉气血的盛衰可以通过面部显现出来。在《灵枢·师传》中也有论述："本脏以身形支节肉，候五脏六腑之小大焉。"其明确提示了身体的外形肢节与五脏六腑有着密切的联系。《灵枢·五色》和《灵枢·五阅五使》中也都明确提示了脏腑和肢体在颜面部的相应外观位置。所以，通过诊察体表相对独立的局部的色、形态等变化，就能测知体内脏腑的生理功能和病理变化情况。这都是司外揣内思维方法的具体体现，这种思维模式贯穿于中医理论及临床，理解司外揣内思维模式，构建中医思维框架，这对于中医的学习至关重要。学者常兴等从《灵枢》的解读探析了司外揣内思维的认知方法，从而实现理论对中医临床的指导。

古人对司外揣内的认识

　　司外揣内是《内经》中较为重要的辨证思想之一。司外揣内法，是指通过观察事物的外在表象，以忖测剖析其内在的状态和变化的一种思维方式。古人亦称作"以表知里"。前人早就已经认识到，事物的内部和外部两方面是密切相关的。人体的变化可以通过一定的方式和外在表现出来，而通过观察表象，也可一定程度认识内在的变化机理。这一方法不仅在中医学中被广泛应用，在其他自然学科中也常常被采用。如《管子·地数》曰："上有丹砂者，下有黄金；上有慈石，下有铜金。"这就是司外揣内法应用在地质学方面的典型例子。脏象学便是以此方式来揣测、剖析、判别脏腑的内涵，通过观察外在表象，以揣测其内在状况和变化，亦称作"以表知里"。中医学的基本思想就是整体观念和辨证论治，而辨证方法中比较具有代表性的"司外揣内"的正是中医整体观念的集中体现。中医整体观念认为，人体是以五脏为中心，通过经络贯通联系表里上下而构成的一个有机整体。《内经》中处处以整体观念为指导思想，在诊查疾病时也是如此，除了考虑人与自然的关系外，还必须考虑到体表与脏腑的这一有机整体的关系。古人在长期临床实践的过程中不断发现人体是以五脏六腑为核心，联系着体表组织、四肢百骸的有机整体。并通过实践发现舌、寸口、面部、皮肤、耳、背俞等人体相对独立的局部亦与体内脏腑关系密切，均有各脏腑所主的具体部位，并进一步认为各脏腑是通过经络与其相应的体表部位相联系，并将气血输注于这些相应的部位。所以，通过诊察体表相对独立的局部的形态色泽变化，就能测知体内脏腑的生理功能和病理变化情况。

司外揣内与脏象学的联系

　　司外揣内也是一种从部分到整体、从现象到本质的辨证思维方式。揣，即揣测，是根据人体生理、病理现象来揣测生命运动所处状态的逻辑思维活动。是通过在对生命现象的观察过程中形成了一定的感性认识，再从感性的认识上升到理性的认识，然后再通过取象比类进行归类判断，从而完成了以形正名的过程。而这也是中医脏象学的整体体现，脏象学是中医学的一个非常重要的内容，脏者藏也，即是藏在于体内的器官；象便是脏腑体现于外的生理和病理征象。就是探讨显现于外的生命现象与藏于内的生理变化的本质联系，即研究脏腑经络形体官窍的形态结构、生理活动以及精气血津液神的变化规律及其相互关系。《内经》中就将通过脏象学来指导辨证论治作为重要的一部分来做论述。如《灵枢·脉度》：

"五脏常内阅于上七窍也，故肺气通于鼻，鼻和则知香臭矣……肾气通于耳，耳和则知五音矣。"在这里主要论述了五官与五脏有着较为密切联系，五脏的功能正常是五官的视、听、味、嗅等功能正常的重要前提条件，同时五官的生理功能也是五脏功能的外部反映，通过五官的生理功能可以测知内部的功能状态。中医认识疾病的主要过程就是辨证的过程，而证本身就是由一组相对固定的、有着密切联系的且可以揭示疾病本质的"象"构成，所以辨证的过程其实就是在中医整体观念的指导下辨象的过程。如《素问·阴阳应象大论》："善诊者，察色按脉，先别阴阳，审清浊，而知部分；视喘息，听声音，而知所苦，观权衡规矩而知病所主；按尺寸，观浮沉滑涩，而知病所生，以治无过，以诊则不失矣。"即中医学的"象"的思维在诊断疾病和辨证过程当中的表现更为具体，中医就是通过这种方法根据人体表现在外的舌象、脉象、面色、声音等征象从多方位的角度来探知内在脏腑的功能变化，同时也说明了中医的辨证过程是对"象"进行提取和分析的过程。人是对立统一的有机整体，若是内部脏腑功能发生改变，则会表现出相应的外在症状，这些症状与内部脏腑就是通过中医"象"思维的特点关联起来的。由于脏腑居于内，古人无法通过解剖的方法来把握脏腑的全部生理功能和生理特性，所以在脏象学的指导下的整体观察便成为古人认识人体和疾病的重要方式。

司外揣内在中医诊断中的应用

在《中医诊断学》中，司外揣内作为主要的诊断原则也得到了充分的肯定。司外揣内作为中医治病的灵魂所在，在科学技术并不发达的古代是辨证辨病的唯一途径。在中医诊断学中望、闻、问、切四诊就是基于体表与体内脏腑的密切关系而选择的行之有效的诊察方式，是"司外揣内"思维在临床的具体运用。《医宗金鉴·四诊心法要诀》："左颊部肝，右颊部肺，额心颏肾，鼻脾部位，部见本色，深浅病累，若见他色，按法推类。"此为五色合五部，肝、心、脾、肺、肾五脏，其相应的面色所对应的部位分别为青、赤、黄、白、黑和左腮（左颊）、额上（天庭）、鼻、右腮（右颊）、额（承浆），其所主的病象分别为惊风、火与实热、湿热与伤食、虚寒冷痛与肾气败。由此可见，司外揣内的主要观点就是认为人体相对独立的局部是个人整体信息的缩影，这个局部不仅能够明确反映人体的生理状态，而且能够提示一些病理信息。因为活着的人体是依赖不断流动着的经络气血来维持体表与脏腑、局部与整体密切关系的。这也提示必须从统一的整体联系中去把握和认识生命，中医学也是以整体观念为指导来诊治疾病的。"司外揣内"是中医学论形成的特定环境下所采用的辨证方法。中医诊断方法实质上就是观察辨别征象予以联系总结的过程，所以也可以将辨证认识为辨象，这种辨证方法以不破坏"象"的整体性为前提，且更为偏重于从总结和归纳辨证的角度来认识人体疾病表里内外之间的联系。

《内经》对司外揣内的认识

对于司外揣内，《内经》提出"有诸内，必形于外""视其外应，以知其内藏"。即人体内外有着密切的联系，人体内脏腑一旦发生病变或异常，必然会反映到体表，使体表相应的组织器官发生神色或形态的异常变化，即体表现象与体内脏腑变化有其统一性。《灵枢·师传》中就对脏腑之外象有着较为详细的论述。

1. 肺之外象 《灵枢·师传》"五脏六腑者，肺为之盖，巨肩，陷咽候见其外"。在五脏六腑当中，肺所处的位置最高，就如遮盖一般，可以通过观察肩高和咽喉的凹陷从而测知肺部的外在表现。肺位于人体最上部，且肺能够主气司呼吸，是气体交换的场所，并且必须通过肺气的宣发和肃降的作用，才能够吸入清气，排出浊气，吐故纳新，通过这个过程来完成体内与外界环境的气体交换，从而维持人体的生命活动。并且肺还可以调节全身津液的输布和排泄，使水液得以输布运行。肺居高位，覆盖于五脏六腑之上，又能够调节津液输布以及推动血液运行，使气血在全身循行正常，使卫气宣发于体表，故称肺为"华盖"。如《灵枢·九针论》："肺者，五脏六腑之盖也。"肺居高位，又主行水，能够参与全身的津液代谢，故肺又为"水之上源"。当肺的生理功能出现异常，或肺失宣降则会导致胸中气满壅塞，就会出现呼吸不畅，胸闷咳喘，久而久之人的肩部就会宽大而胸部高突，相对而言人的脖子就显得短缩，表现于外的咽喉就像下陷一样。

2. 心之外象　《灵枢•师传》"五脏六腑心为之主，缺盆为之道，骺骨有余，以候𩩲骬"。心为君主之官，神明出焉，五脏六腑，心为主宰，原文中提到的"缺盆"就是指锁骨上窝，"缺盆之道"指的就是两个缺盆之间的部位，即前胸部位。《灵枢•本脏》："赤色小理者心小，粗理者心大。无𩩲骬者心高，𩩲骬小短举者心下。𩩲骬长者心坚，𩩲骬弱小以薄者心脆。𩩲骬直下不举者心端正，𩩲骬倚一方者心偏倾也。"也就是说皮肤色红，纹理致密的人心脏偏小。纹理粗糙的人心脏偏大。胸骨剑突不明显的人心脏的位置就偏高。胸骨剑突短小高起的人心脏位置就偏低。胸骨剑突长的人心脏多较为坚实。胸骨剑突瘦小而薄的人心脏多较为脆弱。胸骨剑突挺直向下而不突起的人，心脏位置就较为端正。胸骨歪斜的人，心脏位置就歪斜。

此外，《素问•六节脏象论》："心者，其华在面，其充在血脉，开窍于舌。"即心主血脉，人的面部血脉充盈，心的功能正常与否可以通过面部直接表现出来，若心的功能正常，气血充盈，面部就表现为色泽匀润，容光焕发。反之，若心的功能失常，气血虚弱，则面部就表现出苍白无泽。若心气亏虚无力推动血液运行则血液不畅甚至血行瘀滞，面部就会呈现灰暗或青紫。其机理在于全身血气皆上注于面，正如《灵枢•邪气藏府病形》中所论"十二经脉，三百六十五络，其血气皆上于面而走空窍"。所以，通过外在的"象"皆能反映出心的功能是否正常。

3. 肝之外象　《灵枢•师传》"肝者主为将，使之候外，欲知坚固，视目大小"。肝为将军之官，谋略出焉，肝开窍于目，就像将军一样，能够抵御外邪，如果想要了解肝的健康状况，就可以察看眼睛的大小明暗来加以判别。肝的生理功能是主疏泄和主藏血，能够调畅气机和血液，肝者为厥阴风木，阴尽阳生，阳气生发，为全身脏腑气机升降的动力之源。肝主筋，为"罢极之本"。肝就像将军一样，志和气达，柔于内，刚其外。体阴而用阳，曲柔而刚直，既能够藏血又能够调畅气血从而养荣其他脏腑，如同将军一般守护机体。

同时肝又开窍于目，目受肝血而能视之，眼睛视物正常与否有赖于肝血的濡养和肝气的疏泄，因此通过观察眼睛的大小明暗能够直接测知肝的生理病理情况，如《素问•脏气法时论》："虚则目……无所见，耳无所闻。"若是肝血充足，肝气调和则目能视物辨色。即"肝受血能视"，若肝阴肝血不足，则容易导致目涩；若是肝经风热则见目赤痒痛；肝风内动则见目睛上吊或两目斜视；若是肝气郁结，久郁则火动痰生，蒙蔽清窍则可致两目昏蒙，视物不清。所以从临床角度来讲，治疗目疾也是主要从肝论治。

4. 脾之外象　《灵枢•师传》"脾者主为卫，使之迎粮，视唇舌好恶，以知吉凶"。其中"脾者主为卫"主要提示了脾主运化和输布水谷精微，从而具备充养人体卫外的能力。卫气是以水谷精微以及先天精气为物质基础而行于脉外，如《灵枢•营卫生会》指出"人受气于谷，谷气入胃，以传与肺，五脏六府，皆受以气，其清者为营，浊者为卫，营在脉中，卫在脉外"。卫气正是水谷之气中剽悍滑利的部分形成的，所以卫气防御外邪的作用与脾主运化的功能有着密切的联系，故"脾者主为卫"。

脾主捍卫身体健康，且能够布散水谷精微，运送饮食水谷精微到身体各部分，察看嘴唇的色泽可以了解脾的健康与否。脾在窍为口，其华在唇，从经络学说来讲，脾经"连舌本，散舌下"，舌又主司味觉，所以脾的运化功能也可以直接表现在食欲和口味方面，故称口为脾之窍。若脾气健运，则食欲旺盛，口味正常，如《灵枢•脉度》："脾气通于口，脾和则口能知五谷矣。"若脾失健运，则会出现食欲减退、口淡乏味、口腻、口甜等临床表现，故而通过观察唇舌口味的情况，可以由此推断脾病预后的好坏。

5. 肾之外象　《灵枢•师传》"肾者主为外，使之远听，视耳好恶，以知其性"。肾藏精，主生长发育和生殖，肾气开窍于耳及二阴，耳为听觉器官，主要功能是主司听觉，但与肾有关，肾气通耳而影响听力，通过观察耳朵的听力就能够了解肾的功能。"肾开窍于耳"是中医学的基本观点之一，在这里肾主与肾开窍于耳是紧密相关的，就是从听声音的远近可测知肾精的盈亏以及肾功能的盛衰。故清代黄元御在《灵枢悬解》中也提到"肾为之主外，肾主骨骼，以为外坚也"。从病理角度来讲，肾藏精，精生髓，若肾精亏虚，脑髓不足，则会出现头晕脑转，耳鸣、听力下降等症状。如《灵枢·海论》"髓海不足，则脑转耳鸣"。古人也从老年人肾精亏虚而出现耳聋、听力减退这一现象来解释耳与肾的密切关系。

古人在诊治疾病的过程中，不仅看到了疾病现象和本质相一致的方面，而且也看到了现象与本质不一致的方面，即现象中的假象。例如真寒假热证、真热假寒证等。"司外揣内"的辨证法思想贯穿于《内经》始终，同时也是中医整体观念和辨证论治在诊察疾病原则过程中的具体体现，其思想的形成与古代哲学也有密切的关系。我们应该在临床运用的同时，将其具体方法及辨证法思想上升为理性认识，并逐步运用现代科学方法加以整理和提高，才能将司外揣内思维更好地发挥于临床。

323　《内经》五脏虚实辨证及治疗

辨证是以中医基础理论为依据，对经过望、闻、问、切四诊获得的患者各种临床资料进行分析与综合，从而对疾病当前的病位与病性等作出准确判断的诊断思维过程，是中医学准确立法处方用药的关键步骤。辨证的思想来源于《内经》，书中虽无"辨证"一词的明确记载，但有其他词汇含义与辨证类似。例如"揆度"一词，《素问·玉版论要》："揆度者，度病之浅深也。"该词语含辨证之义。脏腑辨证起源于《内经》，但是纵览《内经》全文，发现在《内经》时期，脏腑辨证尚未形成体系，内容零散，分布在不同篇章。五脏虚实辨证是《内经》中脏腑辨证的主要内容，学者马晶晶等从《内经》中有关五脏虚实辨证及治疗的内容出发，进行整理和分析，为脏腑辨证的深入研究提供了理论参考。

《内经》五脏虚实辨证理论基础

1. "四时五脏阴阳"之五脏一体观　"四时五脏阴阳"一词出自《素问·经脉别论》，"饮入于胃，游溢精气……合于四时五脏阴阳，揆度以为常也"，其含义为人体水液代谢以五脏功能协调为基础，同时也与自然界四时阴阳变化相适应。说明人生活在自然界，自然界存在人类赖以生存的条件，自然界的四时阴阳变化也会直接或间接影响人体，所以"四时五脏阴阳"的天人相应观，可以用以概括《内经》医学理论的基本观点。通读《内经》全文，发现在《内经》很多篇章如《素问》之《金匮真言论》《阴阳应象大论》《六节脏象论》《五脏生成》《宣明五气》《五运行大论》，《灵枢》之《脉度》《五阅五使》《顺气一日分为四时》《五色》《五味》《五音五味》《九针论》等篇，都运用"四时五脏阴阳"模式将人体五脏、五体、五官等脏腑形体官窍同五行、时间、方位、五色、五味等自然界物质现象联系在一起，形成了以五脏为中心的五大功能系统。

2. 五脏生理功能及经脉循行　关于五脏的生理功能，《内经》中也有详细的论述，分散在各篇。以心为例，《素问·灵兰秘典论》"心者……神明出焉"；《素问·宣明五气》"心藏神"；《素问·六节脏象论》"心者……其充在血脉"；《素问·五脏生成》"诸血者皆属于心"；通过这些论述，可以总结出心的主要功能为心主血脉、心藏神。同心一样，肺、肝、脾、肾的功能也有详细论述。关于五脏所连属的经脉循行在《灵枢·经脉》中也有详细的描述。

《内经》五脏虚实辨证理论内容

《内经》中五脏虚实辨证以及治疗内容比较零散，尚未形成体系，分布在不同篇章。《内经》时期对于脉诊的描述内容也比较丰富，部分篇章含有五脏虚实脉象的描述。通读《内经》全文，发现五脏虚实辨证内容主要集中分布在《素问·玉机真脏论》《素问·脉要精微论》《素问·脏气法时论》《素问·方盛衰论》《灵枢·本神》《灵枢·淫邪发梦》等几篇中，现总结以上相关经文，进行整理与分析，为今后五脏虚实辨证的深入研究提供理论参考。

1. 肝脏虚实辨证

（1）肝实证：证候表现——善怒，忽忽眩冒而巅疾，头痛，喘逆，两胁下痛引少腹，耳聋不聪，颊肿，梦怒。

证候分析：《素问·阴阳应象大论》"在脏为肝，在志为怒"。怒为肝之志，所以肝实令人善怒。又

《灵枢·经脉》："肝足厥阴之脉……抵小腹，布胁肋，与督脉会于巅。其支者，复从肝别贯膈，上注肺。"可知足厥阴肝经与督脉会于巅顶，所以肝气沿经脉上逆于巅顶导致头痛。《脉经·卷六·肝足厥阴经病证第一》也指出："足厥阴与少阳气逆，则头目痛。"故肝与头痛关系密切。眩冒一词，《黄帝内经大词典》解释云："头目眩晕之证。"鲍良红也在文献研究的基础上将其定义为"头昏眼花"。《素问·至真要大论》："诸风掉眩，皆属于肝。"华岫云在《临证指南医案·眩晕》释云："所患眩晕者，非外来之邪，乃肝胆之风阳上冒耳。"后世多认为眩冒乃肝阳上亢所致。因肝经循行上注肺，又五行关系为金克木，木盛侮金也叫木火刑金，出现喘逆。肝咳的症状早在《素问·咳论》就有详细描述，其云："肝咳之状，咳则两胁下痛，甚则不可以转，转则两胠下满。"说明肝咳的主要表现为咳嗽、胁痛支满。关于肝咳的病机，后世也有进一步研究，如吴昆在《医方考》："肝移热于肺而咳嗽。"他进一步解释"咳嗽而两胁痛，多怒脉弦者，病原于肝也。肝者，将军之官，气常有余，气有余便是火，故宜泻之。"至于肝实致喘，宋代方书《史载之方》："盖火盛刑金而喘。"可以看出理论来源于《内经》。将木火刑金的肝咳肝喘称为"肝火犯肺证"。足厥阴肝经经脉循行过小腹与胁肋，肝气实，疏泄太过，故两胁下痛引少腹。又肝胆相表里，《灵枢·经脉》："胆足少阳之脉……其支者，从耳后入耳中，出走耳前，抵于颇，下加颊车。"即足少阳胆经入耳中，过脸颊，故肝胆气实上逆出现耳聋不聪，颊肿。肝在志为怒，故肝实梦怒。

脉象：肝脏正常的脉象应为气来软弱轻虚而滑，或端直以长的弦脉，肝实则气来盈实，搏击于指，坚且长，如循长竿。

（2）肝虚证：证候表现——胸痛引背，两胁胠满，溢饮，恐，目䀮䀮无所见，耳无所闻，善恐如人将捕之。

证候分析：肝气虚无力疏泄，肝虚致郁，由上面肝经循行可知，所过部位出现疼痛虚满，即胸痛引背，两胁胠满，后世对于肝虚致郁的理论有进一步的继承与发挥，如张锡纯《医学衷中参西录》："一壮年男子，因屡经恼怒之余，腹中常常作疼，诊其脉左关微弱，知系怒久伤肝，肝虚不能疏泄也。"对于肝虚证的治法，《金匮要略·脏腑经络先后病脉证第一》也曾提出："夫肝之病，补用酸……肝虚则用此法。"张锡纯多重用山茱萸治疗肝虚所致的郁证。《医学衷中参西录》谓山茱萸"味酸性温，流通血脉，治肝虚自汗。"肝气虚，疏泄无力，气滞则水停，水液泛溢肌肤，故病溢饮。《素问·五脏生成》："故人卧血归于肝。"说明肝有藏血的功能，血舍魂，肝虚藏魂失职，故恐。䀮䀮一词，《黄帝内经大词典》解释："目视不明之貌。"肝主藏血，肝开窍于目，肝虚目失所养，故无所见。足少阳胆经入耳中，肝胆气虚，耳窍失养，故耳无所闻。《灵枢·邪气脏腑病形》："胆病者……心下澹澹，恐人将捕之。"故肝胆气虚，善恐如人将捕之。

脉象：肝虚则脉来软而散，无端体之长。

肝虚实证候均可见到肝经循行部位出现的疼痛胀满等症状，一为疏泄太过，一为疏泄不及，临床上当四诊合参去辨别虚实，脉象的有力无力当为一个重要的鉴别要点。肝胆相表里，胆经入耳中，所以临床上无论肝虚实证候都可以见到耳部症状，当以发病的迟缓、耳疾的特征及脉象虚实来辨别。

2. 心脏虚实辨证

（1）心实证：证候表现——身热而肤痛，为浸淫，舌卷不能言，笑不休，胸中痛，胁支满，胁下痛，膺背肩胛间痛，两臂内痛。梦善笑、恐畏。

证候分析：浸淫一词，《黄帝内经大词典》解释："皮肤疮溃流水之证。"《素问·至真要大论》："诸痛痒疮，皆属于心。"说明一切疮疡疼痛皆归属于心。心在五行属火为火脏，心主血脉，心火太盛，热盛血败肉腐令人身热而肤痛，为浸淫。《灵枢·经脉》："心手少阴之脉……其支者，从心系上挟咽。"心开窍于舌，所以心实则病舌卷不能言。心在志为喜，故实则笑不休。《灵枢·经脉》"心手少阴之脉，起于心中，出属心系，下膈络小肠；其直者……下出腋下，下循臑内后廉，下肘内，循臂内后廉"。"小肠手太阳之脉……上循臑外后廉，出肩解，绕肩胛，交肩上，入缺盆络心"。心与小肠相表里，根据手少阴心经与手太阳小肠经的经脉循行可知，二经气实，所过部位疼痛支满不适，出现胸中痛、胁支满、胁下痛、膺背肩胛间痛、两臂内痛，症状与现代医学冠心病颇为相似。心在声为笑，又根据五行关系，火盛侮水，肾在志为恐，故梦善笑、恐畏。

脉象：心脏正常的脉象应为气来盛而去悠的钩脉，心实则气来盛去盛，搏击于手，坚且长。

（2）心虚证：证候表现——烦心，咳唾，气泄，消环，悲，胸腹大，胁下与腰相引而痛。梦救火阳物，得其时则梦燔灼。

证候分析：心气虚，心失所养，故烦心。《灵枢·经脉》："心手少阴之脉……其直者，复从心系却上肺。"心脉连属于肺，故心气虚致肺失养，肺主气功能失常出现咳唾。气泄一词，《黄帝内经大词典》解释："矢气泄利之证。"心与小肠相表里，心气虚致小肠功能失常，故气泄。消环一词，《黄帝内经大词典》解释："多溲多饮，津血消竭之证。"《灵枢·邪气脏腑病形》："心脉……微小为消瘅。"《灵枢·五变》："五脏皆柔弱者，善病消瘅。"消瘅一词，《黄帝内经大词典》解释："消渴病。"消渴乃多渴多饮多尿之病，故可以将消环理解为消瘅、消渴之意。徐凤凯认为消瘅的病因是五脏柔弱、气血衰少，故心虚可致消环。心在志为喜，故心气虚则悲。根据五行关系，水克火，火虚水乘，肾水上乘于心，即水气凌心，闭阻气机，出现胸腹大、胁下与腰相引而痛。心在五行属火，故心虚则梦救火阳物，梦燔灼。

脉象：心虚则脉来软而散，来不盛去反盛。

心实证多以实邪闭阻心脉引起的经脉循行部位出现疼痛，以及心火亢盛引起的热盛血败肉腐的疮疡疼痛为主；心虚证多见心失所养的一系列虚损性证候，甚至水气凌心出现的胸水腹水等证。

3. 脾脏虚实辨证

（1）脾实证：证候表现——四肢不举，少气，腹胀，泾溲不利，身重，善肌肉痿，足不收，行善瘛，脚下痛。梦歌乐、身体重不举。

证候分析：《素问·太阴阳明论》"四支皆禀气于胃，而不得至经，必因于脾，乃得禀也"。脾主四肢，脾实则邪气闭阻气机，四肢失养，故四肢不举、少气；脾主运化，脾实则运化失职，谷食水湿停留，气机不畅故腹胀。泾、溲，《黄帝内经大词典》均解释为"小便"。根据五行关系，土盛乘水，导致肾主水功能失常，出现小便不利。脾主肌肉，邪盛于脾，则身重，善肌肉痿。《灵枢·经脉》"脾足太阴之脉，起于大指之端，上内踝前廉，上踹内""肾足少阴之脉，起于小指之下，邪趋足心"。土盛乘水，故脾实则引起足太阴脾经与足少阴肾经循行部位出现异常，出现足不收、行善瘛、脚下痛。脾在声为歌，脾主肌肉主四肢，故脾实则梦歌乐、身体重不举。

脉象：脾脏正常的脉象应为柔和之中而有相离之代散也，如鸡践地，和缓而四散。脾实则气来如水之流者，灌溉太过，搏击于手，坚且长。

（2）脾虚证：证候表现——四肢不用，五脏不安，九窍不通，足胻肿若水状，腹满肠鸣，飨泄食不化。梦饮食不足，梦筑垣盖屋。

证候分析：脾主四肢，脾为气血生化之源，脾虚则气血化生无权，四肢失养，故不用。脾为仓廪之官，主运化水谷精微，五脏均需要脾所运化的水谷精微的滋养，故脾虚则五脏不安。《灵枢·脉度》："五脏不和则七窍不通。"《灵枢·口问》："中气不足，溲便为之变，肠为之苦鸣。"溲便一词，《黄帝内经大词典》解释："大小便。"说明脾统摄二便，九窍当为七窍加上前后二阴，故脾虚则九窍失养，故九窍不通。相类似论述在《内经》其他篇章也可见到，如《素问·通评虚实论》："头痛耳鸣，九窍不利，肠胃之所生也。"李东垣以《内经》为基础，在《脾胃论·脾胃虚实传变论》提出"胃气一虚，耳、目、口、鼻俱为之病"理论，进一步明确了脾胃为气血生化之源，脾胃亏虚则五脏皆虚、官窍失养出现功能失常的道理，并立益气聪明汤、柴胡聪耳汤、神圣复气汤、温卫补血汤等从调理脾胃入手治疗五官疾病。《素问·至真要大论》："诸湿肿满，皆属于脾。"脾虚则运化功能失常，水湿停留，故病足胻肿若水状。脾虚则运化无力，谷食水湿停留，气机不畅故食不化腹满。脾虚无力升清，清气在下则飨泄，水气走于肠间则肠鸣。脾在五行属土，又脾主运化，故脾虚则梦饮食不足，梦筑垣盖屋。

脉象：脾虚则脉来软而散，如鸟之喙，艮止不行者。

脾虚实证候均可见到四肢不举或不用，但两者病机有别。脾实证以湿邪阻滞气机为主，所以四肢不举伴有身重、肌肉痿等症状；脾虚证以脾气亏虚，气血失养为主，所以四肢不用伴有腹满肠鸣、飧泄食不化等脾虚运化无力的一系列症状。同时脉象的有力无力也可为鉴别要点。

4. 肺脏虚实辨证

（1）肺实证：证候表现——喘咳逆气，肩背痛，愠愠然，唾血，喘喝，胸盈仰息，汗出，尻阴股膝髀腨胻足皆痛。梦恐惧、哭泣、飞扬。

证候分析：愠愠一词，《黄帝内经大词典》解释："蕴积不通之状。"即气机不畅之状。肺主气司呼吸，《素问·宣明五气》："肺为咳。"《素问·金匮真言论》："病在肺，俞在肩背。"所以，肺实则喘咳气逆，肩背痛，愠愠然。气行则血行，故病唾血。肺气上逆则喘喝，呼吸困难，胸满，被迫出现仰首呼吸体位。肺主皮毛，邪盛则心液外泄，故汗出。《灵枢·经脉》："肾足少阴之脉……邪趋足心，出于然谷之下，循内踝之后，别入跟中，以上踹内，出腘内廉，上股内后廉。"尻，《黄帝内经大词典》解释："尾骶骨。"根据五行关系，母病及子，肺病及肾，引起足少阴肾经经脉循行所过部位异常，出现尻、阴、股、膝、髀、腨、胻、足皆痛。肺在声为哭，母病及子，肾在志为恐，故肺实则梦恐惧、哭泣、飞扬。

脉象：肺脏正常的脉象应为如榆荚之轻而中不虚。肺实则如榆荚之两旁虚而中央坚，搏击于手，脉且长。

（2）肺虚证：证候表现——喘，呼吸少气而咳，上气见血，下闻病音，灌汗，鼻塞不利，耳聋嗌干。梦见白物，梦见兵战。

证候分析：肺气虚，无力主气，气上逆，故喘，呼吸少气而咳。气行则血行，故咳嗽、咳血，并伴有呼吸不畅的喘息声。肺主行水，肺气虚，无力行水；且肺主皮毛，肺气虚，腠理开阖失司，故病灌汗。肺开窍于鼻，肺气虚，鼻窍失养，则鼻塞不利。根据五行关系，金能生水，今肺气虚，致金不生水，遂病肾虚。肾开窍于耳，《灵枢·经脉》："肾足少阴之脉……入肺中，循喉咙。"肾经所过循喉咙，肾虚，官窍经脉失养，所以耳聋、嗌干。白为肺之色，肺在五行属金，故肺虚则梦见白物，梦见兵战。

脉象：肺虚则脉来软而散，毛而微，即中央两旁皆虚。

肺虚实证候均可出现喘咳上气、咯血、汗出异常等症状，临床上可以根据脉象有力无力以及喘息状态或者其他兼症去辨别虚实。除此之外，母病及子，肺虚实证候均可出现肾脏功能失常相关症状。

5. 肾脏虚实辨证

（1）肾实证：证候表现——谓解㑊，脊脉痛，少气不欲言，折腰，胀，五脏不安，腹大胫肿，喘咳身重，寝汗出，憎风。梦腰脊两解不属。

证候分析：谓解㑊一词，《黄帝内经大词典》解释为"怠惰无力之证"。张景岳《类经·脉色类》："冬脉太过，阴邪胜也。阴邪胜，则肾气伤，真阳虚，故令人四肢懈怠，举动不精，是谓解㑊。"即肾阴邪偏盛，损伤肾阳，令人谓解㑊，少气不欲言。肾与膀胱相表里，《灵枢·经脉》："膀胱足太阳之脉……挟脊抵腰中，入循膂，络肾属膀胱。其支者，从腰中下挟脊；其支者……挟脊内。"说明足太阳膀胱经与脊关系密切，肾实太过致足太阳膀胱经所过部位异常，出现脊脉痛。《素问·脉要精微论》："腰者肾之府。"肾实则病折腰。实则小腹胀，以肾脉行于小腹也。肾藏精，为先天之本，故肾实则五脏不安。肾主水，肾实则水液代谢受阻。《素问·水热穴论》："水病下为胕肿大腹，上为喘呼。"故水液内停则腹大胫肿，喘咳；水液泛溢肌肤故身重。寝汗一词，《黄帝内经大词典》解释："盗汗。"《素问·气交变大论》："岁水太过，寒气流行，邪害心火。民病身热烦心躁悸……甚则腹大胫肿，喘咳，寝汗出，憎风。"《素问·六元正纪大论》："太阳所至，为寝汗，痉。"太阳与少阴相表里，故徐凤凯等人认为寝汗当为寒水之气损伤心肾所致之病，汗出腠理开泄故憎风。两解一词，《黄帝内经大词典》："两相分离。"腰为肾之府，肾足少阴之脉循行贯脊，肾有邪则梦腰脊两相分离、不相联系。

脉象：肾脏正常的脉象应为沉而搏，即沉而有石也。肾实则气来如弹石，石而强也，搏击于手，坚且长。

（2）肾虚证：证候表现——心悬如病饥，胁中清，脊中痛，少腹满，小便赤黄，少血，厥，胸中痛，大腹小腹痛，清厥，意不乐。梦见舟船溺人，梦伏水中，若有畏恐。

　　证候分析：《灵枢·经脉》"肾足少阴之脉，其支者，从肺出络心，注胸中……是动则病心如悬若饥状"。故肾虚则心悬如病饥。胁中清一词，《黄帝内经大词典》解释："腰脊两旁至季胁下寒凉之证。"肾在五行属水，在气为寒，腰为肾之府，肾虚水液内停腰府，故胁中清。水液内停少腹，故少腹满。肾与膀胱相表里，肾虚则足太阳膀胱经失养，故脊中痛。肾开窍于二阴，肾虚则膀胱气化不利，故小便赤黄。肾藏精，精能生血，故肾虚病少血。足太阳膀胱经主一身之阳气，肾虚则膀胱经失养，阳虚则寒，寒则厥。寒凝血瘀，故胸中痛，大腹小腹痛。肾之神为志，惟志不足，故意不乐也。肾在五行属水，肾在志为恐，故肾虚则梦舟船溺人，梦伏水中，若有畏恐。

　　脉象：肾虚则脉来软而散，其去如数，数为虚，生气不足也。

　　肾虚实证候均可出现水液内停引起的水肿胀满及腰府不适，且都可以引起相表里的膀胱经所过部位异常出现脊中痛。又因为肾在五行属水，在时应冬，为寒水之脏，所以无论肾虚实证候均多表现出寒象。

《内经》五脏虚实辨证治疗

　　《内经》中对于五脏虚实证候治疗主要见于《素问·脏气法时论》。通观全篇，可以发现以针刺治疗为主，取相应脏所连属的经脉以及相表里的经脉穴位为主。又因为《内经》时期受"阴阳五行"哲学思想影响深远，所以也有部分脏病取与本脏具有五行生克关系的脏腑所对应的经脉穴位，例如肝病取肝胆两经，心病取心与小肠两经，脾病取脾胃两经与肾经，肺病取肺经与肾经，肾病取肾与膀胱两经。原文只提出取经，关于针刺手法未具体描述。因为《内经》非一人一时之手笔，联系《内经》全书可以发现，《灵枢·经脉》在描述每条经脉循行与主病文后都载有"为此诸病，盛则泻之，虚则补之……不盛不虚，以经取之"。所以，对于五脏虚实证候治疗可以理解为针刺相应经脉，采取补虚泻实手法。另外，本篇还提出对于五脏实证，可以采用泻血疗法。以心脏为例，"心病者……取其经，少阴太阳，舌下血者"，治疗可取手少阴心经与手太阳小肠经穴位，补虚泻实。《灵枢·经脉》："手少阴心经，其支者，从心系上挟咽。"心又开窍于舌，故心实证可取舌下脉络泻血，泻其有余。

　　五脏虚实辨证是《内经》中脏腑辨证的主要内容，虽然内容零散不成体系，但是通观《内经》全文，进行整理与分析，尚可以发现当时脏腑辨证的一些特点：首先，以"四时五脏阴阳"脏象体系为基础，五脏虚实的很多证候都表现为与五脏相关的形体官窍的异常；其次，五脏虚实证候多表现为本脏与相表里脏功能失常以及所属经脉循行所过部位异常，每一个脏的虚实证候有特异性、也有相同性；最后，由于《内经》受到五行学说的影响，五行生克关系也融入在五脏虚实辨证之中。关于五脏虚实的脉象特征，由《素问·玉机真脏论》《素问·脉要精微论》两篇，可以总结出：脉来实而有力，搏坚而长多为五脏实证；脉来虚而无力，软而散多为五脏虚证。对于五脏虚实证候的治疗，《内经》中多采用针刺疗法，行补虚泻实手法，对于五脏实证也可以采用泻血疗法。

324　以五脏病证探析中医学辨病论治体系

　　随着辨证与辨病有机结合的诊断模式成为中医研究者的共识，病证结合的研究成为近年来中医研究的重要内容之一。辨病为辨证提供方向性、原则性指导，是统揽全局、提纲挈领；辨证则是体现原则指导下的灵活性，能够逐层深入、细致入微。重视辨病，是把握规律性的需要，强调辨证，是针对特殊性的方法，只有二者的充分结合，才能全面把握疾病的本质特征，提高疾病的治疗效果。其中辨证论治作为中医学理论体系的特点之一，在长期的医疗实践中形成了成熟的辨证体系。而人们对辨病的认识先于辨证，早在甲骨文中就有疾首、疾身、龋、蛊、疟等病名的记载。但目前辨病论治的发展明显滞后于辨证论治。究其原因，是因为辨病论治体系基础研究不够系统。而辨病论治体系的研究难以系统化是因为随着时代发展，人类的疾病谱也在不断地变化，新的疾病层出不穷，基于目前的科学技术，很难去探知所有疾病的本质。病越多越不利于从宏观上认识和把握其共性规律。且目前大多病名的确立不能反映疾病全过程的病变实质，不能对治疗提供有效的指导。其中始于《内经》的五脏病名系统理论较为成熟，以五行学说为依据将疾病分为 5 类，通过五脏的特性可对于单一证候之称命名的病名，作出定位、定性的限制，使之特异性加强，并有着完善的诊疗方法。故学者白龙等以五脏病证为例探析了中医学的辨病论治体系。

辨病论治渊源

　　《内经》原创了辨病论治的思维。张仲景《伤寒杂病论》继承并发展了这一诊断模式。无论是《伤寒论》还是《金匮要略》，多以"××病脉证并治"或"××病脉证治"为篇名，体现了张仲景以病统证、病证结合的诊断模式。在《伤寒论》中，张仲景结合阴阳学说、经络学说和三焦学说将疾病分为 6 类，即六经病。六经病是一系列具有一定的规律性的证候表现的总概括，可表示病位的表里，或半表半里；也可指示病性的阴阳属性，或半阴半阳；还能提示病情的传变规律。以此去认识伤寒类疾病的本质而指导辨病论治。在《金匮要略》中更是论述了 288 种杂病的病脉证治。可见张仲景对于辨病论治体系之重视。

　　五脏病辨病论治体系始于《内经》，《素问·脏气法时论》："肝病者，两胁下痛引少腹，令人善怒；虚则目䀮䀮无所见，耳无所闻，善恐如人将捕之……肾病者，腹大胫肿，喘咳身重，寝汗出，憎风；虚则胸中痛，大腹小腹痛，清厥，意不乐。"这内容体现了古人用五脏命名疾病的方式，并详细记载了五脏病的虚实证候。除此之外本篇还描述了五脏病的用药法则，如"肝欲散，急食辛以散之，用辛补之，酸泻之"。明确了补肝用味辛的药物，泻肝用味酸的药物的用药法则。在《素问·玉机真脏论》中还记载了五脏病在五脏之间的传变规律。即"是故风者百病之长也，今风寒客于人……弗治，病入舍于肺，名曰肺痹，发咳上气。弗治，肺即传而行之肝，病名曰肝痹，一名曰厥……故病有五，五五二十五变及其传化"。外邪侵犯人体，未得到及时的治疗而内舍于脏腑，并按照传于其所胜的规律进行传变。虽然《内经》中对于五脏病的记载分散于各篇之中，但是可以看出五脏病辨病论治体系在《内经》时期已见雏形。

　　《难经》对五脏病的病因学说、诊断方法和治疗原则进行了进一步阐释，以此完善了五脏病辨病论治体系。《难经·四十九难》："假令心病，何以知中风得之？然其色当赤。何以言之？肝主色，自入为青，入心为赤，入脾为黄，入肺为白，入肾为黑。肝为心邪，故知当赤色。"此处"中风"属于《难经·四十九难》中所提出的病因五邪之一，除此之外，还有伤暑，饮食劳倦，伤寒和中湿。它们分别对应肝、心、脾、肺、肾五脏。同时五脏各有所主，即肝主色，心主臭，脾主味，肺主声，肾主液。通过五邪与五脏的对应关系与五脏所主的结合判定五脏病的病因。接着在《难经·五十难》中古人又提出了另一个五邪的概念，即虚邪、实邪、贼邪、微邪、正邪。并且在《难经·六十九难》提出了针对五邪的治疗原则。即"虚者补其母，实者泻其子，不实不虚，以经取之"。此外在《难经·六十一难》中提出了望五色、闻五音、问五味、切五脉的五脏病的诊断模式。由此可以看出，在《难经》时期五脏病的诊断和治疗体系已然初步形成。

宋代医家钱乙《小儿药证直诀·五脏病》完善了儿科五脏病的虚实证候，并在《小儿药证直诀·五脏所主》中阐释了五脏病辨病与辨证相结合的诊断模式的应用。即"假如肺病又见肝证，咬牙多呵欠者，易治。肝虚不能胜肺故也。若目直大叫哭，项急顿闷者，难治。盖肺久病则虚冷，肝强实而反胜肺也。视病之新久虚实，虚则补母，实则泻子"。除此之外钱乙还创立了泻青丸、导赤散、益黄散、泻黄散等与五脏病相匹配的方剂，更易于后世医家用于五脏病的治疗。

到金元时期，易水学派继承了前人的五脏病辨病论治体系并有了新的阐发。易水先师张元素在《医学启源》中详细论述了五脏病的治法与方药。其高徒李东垣在《脾胃论·脾胃盛衰论》中对于五脏病名系统提出了新的论述。他在前人的基础上以五行学说为依据提出了心之脾胃病、肺之脾胃病、肝之脾胃病、肾之脾胃病的病名。并且李东垣结合《素问·六节脏象论》中对五脏病传变规律的描述和《难经·五十难》中的内容，以脾胃病为例，详细阐释了脾胃病发生发展的一般规律和治法方药。即按照至而不至（心之脾胃病）——所胜妄行（肝之脾胃病）——所生受病（肺之脾胃病）——所不胜乘之（肾之脾胃病）的顺序发展变化。这样便把脾胃病分为了病机不同的4个阶段。这4个阶段并不是独立存在的，而是根据五行的生克关系相互关联起来的。如"所胜妄行者，言心火旺能令母实，母者、肝木也，肝木旺则挟火势，无所畏惧而妄行也……所生受病者，言肺受土火木之邪，而清肃之气伤"。脾胃病在心之脾胃病阶段不进行干预治疗，心火则会引动肝木，木来克土则发展为肝之脾胃病。进而土虚不能生金，木火邪金发展为肺之脾胃病。这样便通过五行学说可以把握疾病中病机变化的规律。至此，五脏病辨病论治体系已基本完善。

五脏病辨病论治理论体系

五脏病辨病论治理论体系以五行学说为指导。五行，五为木火土金水，行为顺天行气。即五行学说强调的是物质顺应自然而运动的规律。天有春、夏、长夏、秋、冬，人有生长壮老已，人的生命活动可以用这五行的5类运动态势来概括。五行之间相互影响，共同维系身体的平衡，当某一行运动态势出现偏差，便会导致疾病的产生。为了运用五行学说来指导临床，古人以五脏对应五行，并在长期的实践中总结出了五色、五音、五味、五脉等外在征象，通过这些外在征象的变化探求病在何脏。此外古人还创立了中药的四气五味学说，通过临床实践总结出五脏补泻所需要的药物的性味。这样便可通过五行学说对五脏病进行诊断和治疗。

1. 五脏病的基本病机　春谓发陈，夏谓蕃秀，秋谓容平，冬谓闭藏，顺应天时万物以生长化收藏，而进行正常的生理功能。古人在五行学说的指导下，以五脏象对应天时从而解释人体的状态的变化，探求疾病的本质并用于指导临床。虽然有学者指出五行这类用于描述疾病本质的中医学概念无法被认为是疾病现象的内在机制的真实反映。但基于目前科学技术的发展，人类还无法认清所有疾病的内在机制，运用五行等传统理论来认识疾病的方式仍有其存在的意义。五脏病便通过五脏五象的太过与不及来揭示疾病的本质，即作为疾病的基本病机。

2. 五脏病病机演变规律　五脏病机的传变规律则遵循五行的生克关系。《素问·六节脏象论》："未至而至，此谓太过，则薄所不胜，而乘所胜也，命曰气淫。至而不至，此谓不及，则所胜妄行，而所生受病，所不胜薄之也，命曰气迫。"《内经》中的这段描述是五脏病机传变规律的总的论述。但因五脏各自的特性的不同，在历代医家的描述中并不完全遵循这一病机变化的规律。如脾脏，李东垣云"其治肝、心、肺、肾，有余不足，或补或泻，惟益脾胃之药为切"。他认为脾胃应补不应泻。而钱乙则认为"肾主虚，无实也"。

（1）心病病机演变规律：心五行属火，对应夏，为长是温煦之象。心温煦功能太过，即心气实，最先"薄所不胜"，即克肺金，影响肺的收敛功能，进而金无力生水，肾闭藏功能受损，即心火反克肾水，导致人体过度的升发而无敛藏。心温煦不及时，即心气虚，无力制水，导致肾闭藏太过，继而心火不能温煦脾土，肾水反侮脾胃影响脾胃运化的功能，最终肺金随肾水反克心火，即肺金随肾水闭藏之势而过度收敛，导致一身清阳不升。

（2）肝病病机演变规律：肝五行属木，对应春，为生是升发之象。肝升发功能太过，即肝气实，最先克脾土，气机过于升发易消耗能量，影响脾胃的运化功能。进而土虚不能生金，肺金敛藏不及，即肝乘所胜也。肝升发不及，即肝气虚，导致肺金收敛太过，清阳不能上升滋养心脏，导致心温煦功能不足，进而影响脾土的运化，脾土的壅滞进一步影响肝的升发，即最终脾土反克肝木。

（3）脾病病机演变规律：脾五行属土，对应长夏，为化是生化之象。脾为后天之本，气血生化之源，运化之功能宜补不宜泻，所以脾病的发生单从脾土生化不及而起。脾土生化不及无法为人体提供足够的能量，但由于机体对能量的需要导致肝木过度升发，进而影响肺金的收敛和肾水的闭藏功能，最终损耗机体的气血津液。

（4）肺病病机演变规律：肺五行属金，对应秋，为收是收敛之象。肺收敛太过，即肺气实，必然先影响肝木的升发功能，清阳不升心脏受不到滋养，进而影响心温煦的功能，即肺金反克心火。肺收敛不及之时，阳气过于升发，导致心温煦太过，进而肾水受木火之邪，导致闭藏不及，人体便会逐渐感觉乏力少气。

（5）肾病病机演变规律：肾五行属水，对应冬，为藏是闭藏之象。肾闭藏先天之精，是先天之本，闭藏功能宜补不宜泻，所以肾病的发生单从肾水闭藏不及而起。肾闭藏不及，导致能量过度扩散，会先导致脾土快速运化，肝木过度升发，而使得心火温煦太过，最终导致人体的元气不足，精血亏虚。

3. 五脏病的病因　《难经·四十九难》中提出"正经自病"和"五邪所伤"两类病因。"正经自病"即以五脏的生理特性为依据，五脏易发生病变的一类原因。忧愁思虑易伤心；形寒饮冷易伤肺；恚怒气逆，上而不下易伤肝；饮食劳倦易伤脾；久坐湿地，强力入水易伤肾。"五邪"则是类比四季天气的变化将邪气概括地分为中风、伤暑、饮食劳倦、伤寒和中湿5类。各以其特定的外在征象，而判断邪气的性质，从而把握五脏病的病因。

4. 五脏病的命名方式　五脏病的命名方式主要有两种。第一种命名方式是直接用五脏来命名，即心病、肝病、脾病、肺病、肾病。这是以五行学说为理论基础，将疾病分为5类的命名方式。并且通过五行学说还可推知每类疾病宏观的变化规律。而且经过历代医家的不断完善，拥有着完整的诊疗体系。这样一个命名方式是古人从长期临床实践中得来的。在历史条件限制的情况下，古代医家没有现代仪器的辅助，只能通过四诊去认识疾病。为了更加接近疾病的本质而获得更好的疗效，古人便通过五行学说将人体看作在5种不同的象相互影响下的个体，根据5种象的变化探知人体状态的变化，并以纠正人体状态的偏盛偏虚为目的，进行临床的诊疗。直接用五脏命名的五脏病命名方式在中医临床中对于一些未知疾病的命名和治疗有着不可忽视的作用。

第二种命名方式是运用五行学说对单一的症状病名、病因病名等病名进行限定，增强其特异性。如《内经》中的五脏咳。《素问·咳论》："人与天地相参，故五脏各以治时感于寒则受病，微则为咳，甚者为泄为痛。"这样通过五脏五象与四季的关系对咳嗽的病因加以限定。心对应夏为温煦象，心温煦太过即心气实而出火象则克肺金，影响肺的收敛发为咳，为心咳，治疗当泻心。肝对应春为升发象，肝升发太过即肝气实，反克肺金影响其收敛发而为咳，为肝咳，治疗当泻肝。脾对应长夏为生化象，脾气不足不能生金，导致肺气亦虚发而为咳，为脾咳，治疗当补脾。肺对应秋为收敛象，肺气不足收敛不及发而为咳，为肺咳，治疗当补肺。肾对应冬为闭脏象，肾气虚闭藏不及发而为咳，为肾咳，治疗当补肾。这样便对咳嗽这一单一的症状病名进行了病因、病位、病机的限制，可以直接指导临床应用。这些病名能独立于其他疾病，具有较完整的病的规律变化特点，属于中医病名中的善名。对于这类病名的挖掘和整理将有助于中医辨病论治体系的完善。

五脏病辨病论治诊疗体系

1. 五脏病的诊断方法　《难经·六十一难》：“望而知之者，望见其五色，以知其病；闻而知之者，闻其五音，以别其病；问而知之者，问其所欲五味，以知其病所起所在也。切脉而知之者，诊其寸口，视其虚实，以知其病，病在何脏腑也。”通过望、闻、问、切四诊分别获取五色、五音、五味、五脉的信息，再以五行学说中五色、五音、五味、五脉与五脏的对应关系为依据，从而推知五脏病是其诊断模式，即面赤、音徵、欲食苦、得心脉便为心病。

（1）望诊：五脏病临床诊断的望诊，更多强调的是望头面五色。《灵枢·五色》中提出：“以五色命脏，青为肝，赤为心，白为肺，黄为脾，黑为肾。”且“五色各有脏部。五色各见其部”。此外，《素问·刺热》：“肝热病者，左颊先赤；心热病者，颜先赤；脾热病者，鼻先赤；肺热病者，右颊先赤；肾热病者，颐先赤。”即左颊候肝，额部候心，鼻部候脾，右颊候肺，颐部候肾。通过这 5 个部位颜色的变化也可得知相应五脏的病变，在临床中两种望色方式可以互为参考。

（2）闻诊：《素问·五脏生成》“五脏之象，可以类推；五脏相音，可以意识”。指出通过对五音的判断可以类推出五脏之象，进而便可以依据五音的变化探知五脏的变化，而知病在何脏。

（3）问诊：《难经·六十一难》所论述的问诊，是以问其所欲五味来确定病在何脏。其理论依据来源于《灵枢·五味》“五味各走其所喜，谷味酸，先走肝；谷味苦，先走心；谷味甘，先走脾；谷味辛，先走肺；谷味咸，先走肾”。此外，症状作为认识疾病的依据，自古以来就被历代医家所重视。《难经》《小儿药证直诀》《脾胃论》中对五脏病症状的描述进行了整理。

（4）脉诊：《难经》虽非脉学专著，但从一难至二十二难均为脉诊论述专篇，约占全书八十一难的 1/4。且《难经·六十一难》的描述中，只有在论述脉诊时明确提到通过切脉可以“视其虚实，知病在何脏腑也”。所以脉诊除了可以知病在何脏而辨病外，还可知脏的虚实。此处的虚实当与《难经·五十难》所诉虚邪、实邪含义相同，代表的是五脏之间的关系，可通过脉象把握五脏病所处阶段。

五脏病所适用的五行五脏脉法起源于《内经》，至金元时期理论体系趋于成熟。五脏五行脉法的两大要素为脉部与脉体。脉部指寸关尺三部，左右双手每部脉各有所主。“左寸，外以候心，内以候膻中；右寸，外以候肺，内以候胸中。左关，外以候肝，内以候膈中；右关，内以候脾，外以候胃脘。左尺，外以候肾，内以候腹中；右尺，外以候心主，内以候腰”。脉体则指心肝脾肺肾五脏常脉。即“春肝脉弦细而长，夏心脉浮大而洪，长夏脾脉软大而缓，秋肺脉浮涩而短，冬肾脉沉濡而滑”。此脉法以五行学说为指导思想，通过五脏之间相互影响的规律探求疾病的发生发展规律，而五脏之间相互影响的状态和趋势欲通过脉部和脉体的结合表现出来。在其脉部见其脉体则为常脉，反之则为病脉。如果为病脉，则通过此脉部所属脏腑与此时所见脉体所属脏腑之间的关系判断疾病此时的状态和预测疾病之后的发展。

2. 五脏病的治法　在五脏病的治疗中，有两大治法。一是继承于《内经》的“虚则补之，实则泻之”。此时虚实代表的是五脏的有余与不足，直接选用本脏补泻所需药物即可。另一个用药法则来源于《难经》，“虚则补其母，实则泻其子”。此时的虚实代表的是五脏之间的关系，即“从后来者（其母）为虚邪，从前来者（其子）为实邪”。即假如肺金虚，则选用补脾土的药物进行治疗；假如肺金实，则选用泻肾水的药物进行治疗。《内经》《中藏经》《小儿药证直诀》和《医学启源》中有具体的五脏病虚实证候的记载。

3. 五脏病的用药法则　对于五脏补泻所需药味的选择，历代医家都以《素问·脏气法时论》中的记载为准。即肝用辛补酸泻，心用咸补甘泻，脾用甘补苦泻，肺用酸补辛泻，肾用苦补咸泻。并且张元素在《医学启源·五脏补泻法》对五脏病用药进行了总结性的论述。而五脏病中除了五脏虚实差异外，还有寒热的不同。针对五脏的寒热，易水学派提出了"补泻在味，随时调气"的选药方法。即根据临床寒热证候的不同，在确定药物味的基础上，灵活地选取寒热温凉四气，从而选用最为适宜的药物。

讨　　论

五脏病辨病论治体系是古人运用五行学说认识并治疗疾病的方法。通过这一方法，古人可以在历史条件限制下更好地把握疾病的本质。且其对于现代中医的发展和临床应用依旧具有重要的价值。白龙等通过研读《内经》《难经》以及后世相关书籍，系统整理了五脏病辨病论治体系，并归纳出以下特点：五脏病辨病论治理论体系，在五行学说的指导下，以五脏统领五病；以五脏的太过与不及作为疾病的基本病机，且病机的变化遵循一定的规律；以"正经自病"和"五邪所伤"作为五脏病的病因。五脏病辨病论治诊疗体系，通过望、闻、问、切四诊分别得出五色、五音、五味、五脉的信息，而知病在何脏及五脏虚实；以《内经》所述五脏补泻药物所需的性味为准则，选取治疗所需的药物。

随着现代医学的发展，人们对于疾病的认知更加深入，西医辨病（诊断）与中医辨证（论治）的结合得到了大家的认同。我们可以通过现代科技更精准地认识疾病的本质，为辨病论治进一步发展提供了可能。但中西医之间存在着差异，李灿东认为："中西医的病名并不相同，从中医角度来看，中医的病证结合是中医的病和中医的证的结合。"而为了完善中医辨病论治体系，余建中提出："历代医家在数千年的医疗实践中，在对疾病的认识与防治方面取得了巨大成就，疾病分类、病因学、诊断学、治疗学的成就都极为丰富。对此应认真加以继承，全面了解中医固有诊疗学体系，最大限度地吸取应用前人研究成果"。所以亟需对中医自身的辨病论治体系进行整理和挖掘。五脏病辨病论治体系由来已久，其在中医自身学说的指导下具有完整的理论体系和诊疗体系。

325　五脏致呆论

老年痴呆以阿尔茨海默病（AD）最常见。轻度认知功能障碍（MCI）是介于正常衰老和痴呆的一种认知功能轻度损伤的过渡状态，表现为认知领域损害，主要包括记忆障碍、定向障碍、语言功能障碍、视空间功能障碍、人格异常、情感障碍及不同程度的认知功能降低，包括计算力、判断力、想象力、创造力、思维能力、综合分析解决问题的能力，或伴感觉和行为异常，而严重的认知功能障碍最后可导致患者日常生活能力、社会交往能力和工作能力下降，甚至进展为痴呆。相关研究表明 MCI 患者前 5 年每年 AD 的转化率为 5%～15%，所以对于 MCI 的诊断及干预有助于 AD 的早期诊治。因此，识别 MCI 并对其进行及时干预，对于 AD 的早期诊断具有十分重要的意义。学者关徐涛等对中医"五脏致呆"的相关理论做了梳理。

中医学中并无 MCI 这一病名，但其症状与中医学所载"健忘""喜忘""呆证"相似。在《中医内科学》教材中也均单列有"健忘""痴呆"等节，故 MCI 的中医病因病机及辨证治疗可从中加以借鉴。

肾与 MCI

肾精不足，髓海失充。肾精不足所致健忘主要强调肾之精气不足是脑老化的主要原因。早在《素问·上古天真论》中分别以七七、八八明确指出了人之生、长、壮、老、已都与肾中精气息息相关，均受其调节。虞传说："肾元盛则寿延，肾元衰则寿夭。"精是构成人体生命的基本物质，也是构成生命活动的物质基础。而肾中精气并不是一成不变的，而是一个由弱渐强并逐渐衰退的过程。所以肾中精气的盛衰决定着衰老的速度与人体的寿夭否泰。由于肾为先天之本，涉及面相对较广，与人体的生长发育、生殖、骨、齿、发均有密切关系。脑又与肾关系密切，《灵枢·经脉》："人始生，先成精，精成而脑髓生。"而脑髓又以先天之精作为主要的物质基础，并依赖后天之精的滋润和濡养。后世医家则认为"髓海是由肾中阴阳二气酝酿所成。肾精化髓，髓充养脑，脑藏智，故精生智"。

中医学认为脑为髓海，以神为用，主管人体的智能，只有脑髓充实，才能奉养脑神，从而发挥其正常的生理功能，髓海不足则致健忘痴呆。《灵枢·海论》"人有髓海，有血海，有气海"，"胃者水谷之海；冲脉者，为十二经之海；膻中者，为气之海；脑为髓之海，胃主受纳水谷，称水谷之海；冲脉上循脊里与十二经脉会聚而贯通全身，为十二经脉之海，又称血海；膻中位于上焦，积聚宗气，称为气海；脑为髓聚，故称为髓海"。人体的正常生命活动与四海功能正常协调密不可分，若四海功能偏胜偏衰，必然出现各种病变，而《内经》又对髓海的重要性做了如下描述：《素问·五脏生成》"诸髓者，皆属于脑"。与此同时对髓海不足的病理也做了相关描述，《灵枢·海论》"脑为髓海……髓海不足，脑转耳鸣，胫眩晕，目无所见，懈怠安卧"。脑又有主记忆的生理功能，如《春秋纬元命苞》："脑之为合在也，人精在脑。"《尔雅·释诂》："在，存也，察也。精，明也，神也。"所以人之精明在脑并存记忆功能。《本草备要》："人之记忆，皆在脑中。小儿善忘者，脑未满也；老人健忘者，脑渐空也。凡人外见一物，必有一形影留于脑中。"《医林改错》"灵机记性在脑"。所以，后世由此提出脑病的重要治法"髓海宜有余，忌不足，填髓益脑"，在此必须提及督脉为肾藏精生髓通于脑的重要通道，故调补督脉也是脑病的主要治法之一，这正是许多医家从督脉和肾辨治脑病的理论基础。所以肾精充足，髓海得以濡养，则能视，能听，能言，精神精力充沛，神志清楚，思维敏捷，否则将出现灵机记性减退以至丧失。

心与 MCI

心藏神。中医学认为神分为广义之神和狭义之神。广义之神为生命活动的总体反映，而狭义之神包括一切思维、思虑、意识活动，故《淮南子·俶真训》："神者，智之渊也，渊清则智明矣；智者心之府也，智公则心平矣。"所以认知功能应当属于中医学狭义之神的范畴。《素问·灵兰秘典论》："心者，君主之官也，神明出焉。"《灵枢·本脏》："五脏者，所以藏精神血气魂魄者也。"《素问·宣明五气》："五脏所藏，心藏神，肺藏魄，肝藏魂，脾藏意，肾藏志，是为五脏所藏。"以上经文均说明神与五脏相关，但均统摄于心，故有心藏神之说。而智能活动又属于神志范畴，所以智能分属五脏，神志、智能正常需要五脏功能协调统一，故每一脏功能异常均可影响到心神，而五脏各有所主，所以也会出现不同的神志变化。《灵枢·本神》："所以任物者谓之心，心有所忆谓之意，意之所存谓之志，因志而存变谓之思，因思而远慕谓之虑，因虑而处物谓之智。"本段经文中详细阐述了心可以主管感知、记忆、思维等神志活动，而心藏之神又可有"意、志、思、虑、智"5 个阶段，分别描述了学习、记忆阶段和贮存、再认阶段，非常形象地说明了学习记忆的生理过程。此为承前述"心藏神"之功能，进一步明确了心主记忆的观点。心藏神的生理作用是人的精神意识思维活动正常即精神振奋、神志清晰。而心又可以主宰协调全身各脏腑、形体、经络、官窍使其相互协调。故心为"生之本""神之变""五脏六腑之大主"。在病理上，《内经》中亦明确指出健忘与心有关，如《灵枢·大惑论》："人之善忘者，何气使然？岐伯曰：上气不足，下气有余，肠胃实而心肺虚。虚则营卫留于下，久之不以时上，故善忘也。"故心藏神功能障碍则可出现精神、意志、思虑障碍，临床上多表现为健忘、反应迟钝，甚则神昏谵语。正如《素问经注节解·外篇·卷之五·至真要大论》"心藏神，神不足则善忘善悲也"。《寿世保元·卷五》"神不宁而健忘"。神志活动的产生由脑及心，而心通过掌管五神而达于外。心之神与脑神相通，倘若心神失守，五神障碍，即可出现健忘等思维意识障碍。

脾胃与 MCI

脾胃为气血生化之源。脾胃为后天之本，气血生化之源。《素问·调经论》"人之所有者，血与气耳"。而气血又是维持人体生命活动的最基本物质。气血均由水谷精微所化生，其根本则在于脾胃的运化功能。脾主运，胃主纳，纳运协调可以共同维持水谷的消化、吸收、输布。《灵枢·营卫生会》"人受气于谷，谷入于胃，以传与肺，五脏六腑，皆以受气，其清者为营，浊者为卫，营在脉中，卫在脉外"。《灵枢·五味》"谷始入于胃，其精微者先出于胃之两焦，以溉五脏，别出两行，营卫之道"。以上经文说明水谷精微是化生气血的物质基础。同时脾主升清，胃主降浊。气机的升降出入又是生命活动的基本形式，《素问·阴阳应象大论》"清阳为天，浊阴为地"。阳气轻清，阴气重浊，故阳气主升，阴气主降。阳气发散主出，阴气内守为入。在人体则"清阳出上窍，浊阴出下窍，清阳发腠理，浊阴走五脏，清阳实四肢，浊阴归六腑"。其中脾胃的升降是人体气机之枢。脾升胃降，共同完成饮食的收纳、运化使得气血得以化生、布散"。故气血清阳之气升于脑，脑得气血之养而神机自用。若脾虚运化无力，则化源不足，脾气亏虚，清阳之气无力上展，则可出现清窍失灵。血亏心无所奉则脑失濡养，出现健忘之症。

肺与 MCI

1. 肺主气 《素问·五脏生成》"诸气者，皆属于肺"。所以现代中医基础理论也其称为"肺主气"，其中肺主气包括呼吸之气与一身之气。而气是在人体的生理病理中占有极其重要的作用。肺气旺则一身之气皆旺。一旦肺气不足一身之气皆衰。正如《素问·举痛论》云"百病生于气也"。呼吸之气主要体现呼浊吸清，从而完成气体交换，保证人体正常的生命活动，也保证氧气能够供给于脑。一旦肺的呼吸功能减退，气体交换出现障碍，则清气吸入不足，气生化无源导致气虚；另一方面浊气无法排出，浊气留于体内，并随气机上行于脑。出现记忆力减退，注意力分散，表情淡漠甚则出现健忘、痴呆等症。肺主一身之气主要体现在宗气的生成及调节全身气机方面，宗气是自然界吸入之清气与水谷之气相合而成，具有贯心脉，行气血，司呼吸，滋先天等作用，而肺的呼吸作用也对全身的气机起着调节作用，所以肺主一身之气正常宗气充足，气机才能得以畅通。然后宗气又可行气血，司呼吸。所以肺气受损宗气不足，则行气血功能障碍，又可变生"痰浊""瘀血"，痰浊、瘀血为病理产物阻遏清窍，导致健忘发生。《灵枢·大惑论》"上气不足，下气有余，肠胃实而心肺虚，虚则营卫留于下，久之不时以上，故善忘也"。其中善忘与"脑不满"均是 MCI 的主要表现。这里的上气应当就为宗气，而宗气不足，无法完成其贯心脉的生理作用，无力托举气血上传于脑，脑无所养则可出现善忘之症，以及思维迟钝、神疲乏力等症。

2. 肺主行水　肺为水之上源，主通调水道。肺的宣发肃降功能可以对体内水液的运行、输布、排泄起着治理和调节作用。《素问·经脉别论》："饮入于胃，游溢精气，上输于脾，脾气散精，上归于肺，通调水道，下输膀胱，水精四布，五经并行。"此段经文将人体水液的输布、运行和排泄过程讲得十分清楚。肺的宣发是指水液向上布散，成为汗、涕滋润汗孔以及鼻窍。肺的肃降将水液下行肾与膀胱，再通过气化作用，生成尿液及大便当中的津液排出体外，一旦肺气亏虚导致肺的宣发肃降功能失常，则可导致痰浊产生，痰浊阻碍气机则可出现清阳不升、浊阴不降的情况，导致痰蒙神窍。肺与大肠相表里，肺气充足，肃降得力，大肠气化有力，魄门开闭正常。一旦肺气不足肃降无力则可出现魄门启动失常或造成津液不达的表现，造成便秘的发生。《素问·五脏别论》"水谷不得久藏"，说明食物消化吸收后所得之食物残渣必须及时排出体外，否则糟粕之邪久于胃肠则可出现浊毒之邪上扰清窍，导致神机失用之症。

肝与 MCI

1. 肝主疏泄与 MCI　《内经》中最早提出"木郁"一词。《素问·六元正纪大论》"木郁之发……民病胃脘当心而痛，上支两胁，鬲咽不通，食饮不下"，但未提及肝气郁。但是《内经》中对肝气郁的症状及肝气郁结乘脾之证也做了明确描述，《素问·玉机真脏论》"不及则令人胸痛引背，下则两胁胠满"。《素问·气交变大论》"岁木及……民病中清，胠胁痛，少腹痛，肠鸣溏泄"。而后世医家对肝郁等证少做描述，直至著名医家朱丹溪在《格致余论》中将肝之疏泄功能明确提出后，又综合《内经》中的相关论述创立了"六郁学说"，其中以情志不调所导致的"气郁"为六郁之首。后世医家中孙一奎在其所著《赤水玄珠·郁证门》中首先提出"肝郁"一词，同时提出五脏本气自郁之证。在《景岳全书》中，张景岳单立郁证一章对肝气郁的病因病机做了详细描述，其中又提出肝郁脾虚之证："郁怒者，或为倦怠，或为食少，此以木郁克土，损在脾矣。"林珮琴《类证治裁》中将"肝气郁"作为一个独立的篇章指出"木性升散，不受遏郁，郁则经气逆"。程杏轩所著《医述》中指出，肝气郁与所致疾病之间可相互影响，也就是因病可致郁，因郁也可致病。周学海在《读医随笔》中也探讨了许多肝气郁所致病证。李冠仙《知医必辨》从逍遥丸的角度也阐述了肝气郁结证："病者肝气郁结，或为人所制，有气不能发泄，投以逍遥自然获效。其人并无所制，而善于动怒，岂有病不加甚耶？"当代名医秦伯未论述了肝失疏泄有作用太强和作用不及两个方面，他在《谦斋医学讲稿》中指出"肝气逆与肝郁相反，肝气逆证是作用太强，疏泄太过，故其性横逆；肝气郁结是作用不及，疏泄无能，故其性消沉"。而后张珍玉将肝失疏泄分为太过和不及两方面，疏泄太过名为肝气逆，其以气病为主，而气又属阳，易升易动且易逆乱为患，临床上以"胀"为主要表现；而肝之疏泄不及，名为肝气郁，而郁之病位在血，病在阴分血分故其病主静，故凡郁结为患，临床表现总以"闷"为特征，于妇人多见。还指出肝气逆与肝气郁有阴阳之不同，切勿混淆。然两者还可相互转化，肝郁日久化热可导致肝逆之证。在治疗上张珍玉也用疏通之法，疏其正道，犹如大禹治水。综上所述，对于肝气郁证，古人早就对其有详细的论述，到了当代又将肝气逆与肝气郁证区分开来，也使得肝气郁的理论得到了进一步的丰富和发展。《素问·生气通天论》"阳气者，大怒则形气绝，而血苑于上，使人薄厥"。肝为刚脏，为将军之官，急躁易怒，病则易伤气机，郁而化火，伤及五脏。中医基础理论认为，肝主疏泄，在志为怒，怒伤肝，长期或剧烈的愤怒情绪会阻碍肝疏泄气机的功能，使气机逆乱。头为诸阳之会，五脏精华之血，六腑清阳之气皆汇聚于脑，方有神明之用，若气机逆乱，则气血不能正常输布于脑，脑失濡养则脑老化加速。肝气郁结导致清阳不升浊阴不降，气滞血瘀，阻塞络脉，津液推动无力化为痰饮水湿，痰瘀互结于脑发为呆证；肝失疏泄又可导致其余四脏生理功能下降，导致营养物质生成与运行障碍，使得脑老化进程加剧。

2. 肝藏血与 MCI　肝所藏之血是全身血液的重要组成部分。血液由后天之本脾胃所化生，在心肺的气化作用下生成，对人体起着十分重要的作用。所以张介宾在《景岳全书》中就指出"人之始生。本乎精血之源。人之既生，由乎水谷之养。非精血无以立形体之基，非水谷无以成形体之壮"。充分说明了血的重要性，《素问·五脏生成》："足受血而能步，掌受血而能握，指受血而能摄。"推而广之，脑、面、目、耳、肠、肤均需要得到血的濡养才能保证其正常的生理功能。上文已经论述血的运行靠肝之疏泄功能，所以一旦肝调节血量功能减退则将导致脏腑及脑的血供和濡养障碍，致使脑老化发生。另外，肝肾乙癸同源，精血互化，所以肝血不足必定导致肾精亏虚，而肾又与脑关系密切，肾精不足则可导致脑髓虚衰，因此肝血亏虚又可通过肾精不足导致健忘的发生。

综上所说，脾肾两脏需要发挥其正常生理功能，均离不开气的升降出入，需要肝的疏泄功能，即使脾肾的功能正常，肝之疏泄失司，肾精和气血都无法正常的化生和输布，导致精气血虚少，脑窍失养，发为健忘，所以王玉芳就认识到"肝气条达，脏腑协调，可延缓衰老，而从肝与五脏关系上也可以简单概括为木敷心和，血运畅达，神魂安宁；肝升肺降则治节有权；木疏土，纳运如常；肝肾同源，疏泄肾精，藏泻有度"。只有肝的疏泄功能正常，五脏之气机正常，五脏之气血阴阳才能上传营养脑窍，防止脑老化的发生。关徐涛课题组突破了以往中医学以健脾补肾延缓脑老化的传统观念，提出了从肝论治健忘的新思路，这不仅对于预防早衰具有重要的意义和价值，而且对中医基础理论中肝主疏泄以及七情内伤理论赋予了新的认识。

326　从五脏辨治轻度认知功能障碍

　　近年来，老年痴呆已成为继癌症、心血管、脑血管疾病之后，老年人的第四大死因，严重影响着老年人的生活质量与家庭幸福。阿尔茨海默病（AD）作为痴呆病症中最常见的类型，由于 AD 中晚期治疗效果不佳，对正常衰老与老年性痴呆之间的过渡状态，即轻度认知功能障碍（MCI）的及早干预就显得尤为重要。MCI 是一种认知功能下降，尚未达到痴呆诊断标准的临床综合征。最新数据显示，MCI 老年患者转归为 AD 的概率是健康者的 10 倍，5 年内 MCI 发展为 AD 的风险高达 70％。现代医学多采用控制病因和对症治疗，如乙酰胆碱酯酶抑制剂、离子型谷氨酸受体拮抗剂、促智药、抗氧化剂等，这些药物的应用不仅疗效有限，且存在消化道、心血管等方面不良反应的风险。"必伏其所主，而先其所因"，中医认为，本病病位在脑，与五脏相关。学者姚文强等从五脏剖析了 MCI 的病因病机，辨病与辨证相结合，为中医药治疗 MCI 提供更多思路和方法。

中医文献溯源

　　《素问·宣明五气》"心藏神，肺藏魄，肝藏魂，脾藏意，肾藏志"，提出"五脏藏五神"的论断，强调五神的产生与调节是以五脏整体协调关系为基础，神志活动（认知、思维、意志过程）是一个密不可分的整体，五脏整体协调配合，发挥对人认识过程的主宰作用。一脏或虚或实，都将导致认知功能的缺损。根据本病的临床特征，可将其归属于中医"健忘"范畴。以下从虚、实两个方面阐述古代医家对此病的认识。

1. 精气血不荣，宜补之

（1）病因病机：《灵枢·经脉》"人始生，先成精，精成而脑髓生"。老年肾精不足，髓海空虚，脑失所养，功能失调，故出现遇事善忘、迟钝等。又如《医学心悟·健忘》曰"肾主智，肾虚则智不足"，可见智能灵巧与否责之于肾精盈亏。《冯氏锦囊秘录》云"血并于下，气并于上，乱而喜忘"，首次提出病因病机为气血失和。肝不藏血，阴血不足，则精微物质无以灌养心脑。《素问·八正神明论》"血气者，人之神"，人体气血的正常运化是认知功能的物质基础。心脾功能正常方能使气血充足，脑髓得养。脾虚则气血生化乏源，脑络失养；心虚则奉心化赤无力，令人健忘；血脉和利，精神乃治。

　　《灵枢·邪气脏腑病形》："十二经脉，三百六十五络，其血气皆上于面而走空窍。"由于肺居上焦，主气，朝百脉，故血气上于面走空窍以充养脑海与肺有关。肺气虚，营卫之气向上宣达、敷布不及，神气失养，发为善忘。

　　（2）治以益气养血，填精生髓：清代陈士铎认为，肾乃生髓之本，当以补肾为重，云："不去填肾中之精，则血虽骤生而精仍长涸，但能救一时之善忘，而不能冀长年不忘也。"肝肾同源，肾精不足常伴有肝血的亏损，故林珮琴云："惟因病善忘者，或精血亏损，务培肝肾。"《备急千金要方》及《太平圣惠方》均有"心之健忘"治方记载，如远志汤"主心气虚，惊悸喜忘"；小镇心汤"主心气少弱，惊虚振悸，魇梦参错，缪忘恍惚"；薯蓣丸方"补心益智，安神强记"，多在调养心气的基础上加以化裁。严用和从脾论治此病，云："归脾汤，治思虑过度，劳伤心脾，健忘怔忡。"故有补肾填精为本，益气养血、健脾宁心益智以为补养之道。

2. 痰气瘀不通，宜理之

（1）病因病机：肝气实则怒，盛怒不止则伤志，志伤则喜忘前言。肝不疏泄，情志过极，则可致认知功能缺损。陈士铎在《辨证录》中专立"健忘门"，阐述其病因病机："人有气郁不舒，忽忽如有所失，目前之事，竟不记忆……此乃肝气之滞，非心肾之虚耗也。"究其因果，肝气不舒，木郁土壅，痰饮内生；气机不畅，携痰上逆，蒙蔽清窍，神明不清。《景岳全书》："以思虑伤脾，运化失常，胸脘滞塞甚至神情呆滞，意识不清。"思虑劳倦，脾胃受伤，运化无权，水湿内停凝聚为痰；痰饮积久，阻碍气机升降，气血运行不畅，则成瘀血。又如《血证论》云"痰水之壅，由瘀血使然"，瘀久不消，津液不行，复而成痰；浊瘀痹阻脑络，神失所养。

（2）治以疏肝解郁，豁痰化瘀解郁之法：陈士铎云："独责于木，以木郁解而金土水火之郁尽解。"拟豁痰祛瘀为法，当遣孙思邈黄连温胆汤、王清任三逐瘀汤临症加减。

现代研究

1. 从肾论治　田金洲等按照相关诊断标准从北京地区纳入 543 名研究对象进行证型分类统计，分型囊涉五脏，结果显示，肾精亏虚证是 MCI 的最常见证候。陈黎明认为年老肾精亏虚是 MCI 的发病基础，肾虚血瘀是其始动病理环节。肾虚精亏与痰浊血瘀互为因果，本虚标实，加速人体各组织器官的衰老，加剧脑的老化。流行病学研究表明，肾精亏虚证与精神状态简易智力状态检查量表评分、认知能力蒙特利尔认知评估量表积分均呈显著负相关性（$P<0.05$），即肾精亏虚证表现越重，认知损害的程度越重。相关研究发现，老年 MCI 患者较健康老人血清超氧化物歧化酶活性、乙酰胆碱含量明显降低，丙二醛含量增高，提示氧化损害与 MCI 的发病密切相关。治疗方面，宜重填精补髓，补益虚损。程小明等自拟补肾益脑方（黄芪、何首乌、熟地黄、淫羊藿、赤芍等）对患者进行干预，证实通过补肾益脑，活血通络可达到抗衰老、改善患者记忆与认知功能的目的。此外，胡科等运用健脑补肾丸、黄小波等运用脑康 II 号、李群伟等运用加味地黄饮子汤等治疗 MCI，均以肾精亏虚为病机。药理研究发现，补肾中药能调节脑内神经递质、抗氧化、抗损伤，降低脑组织中 5-羟色胺的含量，从而延缓大脑衰老，改善学习记忆功能。杨承芝将其治疗老年认知损害经验精炼为"补肾化痰活血"三法六字，强调肾精亏虚、髓海不充是发病基础，补肾填精的理念应贯穿疾病治疗始终，若痰浊、血瘀等标实之症突出时，则以化痰、活血以治其标，佐以少量补肾之剂。诸法当使气血和以臻"疏其血气，令其条达而致和平"的治疗境地。

2. 从肝论治　多数研究显示，高龄是 MCI 发病的一个独立危险因素。在衰老由微及渐的过程中，气血浮动在先，肝首应之，五脏功能失调随后，肝亦感之。情志失调也是导致 MCI 的重要因素之一。现代研究发现，长期负性情绪积累可导致神经内分泌功能紊乱，还会出现学习记忆能力减退，反应能力迟钝等早衰现象。詹向红等以影片作为情绪诱发材料，在正常人群中开展肝主疏泄的研究，发现高特质怒的个体对情绪诱发材料体验强烈，提示调控肝疏泄功能的部位可能在大脑。余忠海等认为本病发病在于肝体阴用阳，若肝藏血异常，使肝阳失约，则气血火逆于上，精血亏虚于下，痰瘀阻滞脑络，使清窍失养，神明失聪。张伯礼认为，痰瘀互结，蓄积蕴化，每使病情反复不定，从肝辨治 MCI 就显得尤为重要。因此，治疗常以补肝、柔肝、疏肝、平肝为法，临床颇具疗效。吴正治等在临床研究中将 128 例 MCI 患者随机分成治疗组（表现为单纯虚证 37 例，虚实夹杂证 25 例，单纯实证 3 例）与对照组（63 例），对照组予安慰剂口服，治疗组予天泰 1 号方干预以补肝养髓、活血化痰，结果显示，治疗组改善患者认知功能（即刻记忆、短程记忆、计算能力、语言理解等）效果明显，且虚证组患者症状改善优于虚实夹杂组。一年后随访，治疗组 2 例转化为痴呆，远少于对照组（9 例，$P<0.01$）。实验证实，疏肝解郁方药逍遥丸可使 MCI 患者右后扣带回部位 Ch/Cr 显著降低，提示降低海马环路中后扣带回区域胆碱化合物水平，可能是逍遥丸纠正认知功能下降的神经机制之一。谢正凯等将 96 例患者随机分为天智颗粒（天麻、钩藤、石决明等）治疗组、多奈哌齐片对照组，进行临床研究，发现治疗组日常生活能力改善及中医症状（智能减退、头晕目眩、烦躁易怒）改善明显优于对照组。

3. 从心论治　心属火，主血脉，推动全身气血运行。心气功能异常，则血行迟缓，久病成瘀；气郁则血行不畅而致血瘀。瘀血留着，脑气与脏气不相顺接，气血无法上注于头，脑失所养，日久则精髓逐渐枯萎，故灵机呆钝，出现"记忆力下降，反应迟钝、神志不清"等症。赵明星等以中医证素辨证理论为指导，设肾、心、脾、肝、肺五脏为病位要素，以精亏、气虚、血虚、阴虚、阳虚、痰、瘀等为病性证候要素，初步发现，MCI 心气虚证是仅次于肾精亏虚证的常见证型。林水淼认为，轻度认知功能障碍归属于中医"神病"，心气不足，气不生神，为其发生、发展之主要病机。其根据"缓则治其本"及"治病必求于本"的原则，从心入手，调心以治气，调气以养神，创立调心方（党参、石菖蒲、远志、龙骨、白芍）以益心气、化痰开窍、镇静和营，并通过临床研究发现其对即刻记忆和短程记忆有明显改善。新调心方以黄芪为君药，通过益心气、振心阳、活血通络、化痰通窍充盛心主神明的功能，能显著改善患者的简易精神状态量表、蒙特利尔认知评估量表和 AD 评定量表——认知部分分值。现代药理研究表明，黄芪及其活性成分能对抗神经炎症；减少神经元凋亡，以改善糖尿病大鼠学习记忆功能；抵抗氧化应激损伤，保护小鼠神经认知功能；促进损伤血管网的功能性再生重建；具有促智抗衰作用。

4. 从脾论治　脾为气血生化之源，人的正常神志活动的保持以脾化生的气血为基础，年老神衰以脾胃亏虚的影响最大。相关研究发现，脾肾先后亏虚为老年认知功能障碍的病机之根本，而痰浊瘀血则为主要的标实病机；脾胃健运失常，气血津液代谢紊乱，致痰浊、血瘀等病理因素产生。庞敬涛等认为脾胃虚弱，气血之源；运化失建，滋生痰浊，上蒙清窍为本病病机，将健脾化痰方与西药安理申进行对照研究，发现健脾化痰方除能改善患者认知功能外，还可以改善全身症状，提高脑血管的反应性。周黎等着重指出本病是一个综合性复杂病证，痰浊是其发生的关键因素。治宜标本兼顾，豁痰开窍，健脾醒神定志，使痰浊得化，脑窍得通，方用涤痰汤加减。痰瘀同源，治痰不忘祛瘀，以化痰立法遣方用药，时酌加活血之品，颇增效益。

5. 从肺论治　五脏孕五神，MCI 归属神病范畴，论治不可忘肺。心主血脉的功能离不开肺参与形成的宗气和朝百脉等功能的配合，虚则血脉不和；肾主封藏的功能必须以肺主肃降为前提，虚则髓海不充；脾气散精，上归于肺，肺为其宣发津液，虚则脾虚痰阻；肺为娇脏，五行克肝，易金虚木侮，发为肝阳上亢。肺与其余四脏关系密切，提示肺脏虚损在 MCI 发生发展过程中是一个不可忽视的环节。临床流行病学调查提示，腑滞浊留是 MCI 发病的重要因素，患者除认知损害的表现外还兼有大便干结、大便不畅或排便时间延长、腹部痞满、食欲减退、舌苔厚腻、脉滑等外在证候。腑滞浊留证病位在大肠，脑与大肠在生理上互通，脑中精汁下降于肠，以养大肠腑；肠浊物排出需有时，浊降清自升。故以津液润滑、缓冲、濡养脑窍，保持其清灵、滑利的特性。而肺与大肠相表里，肺气虚必然导致大肠传导功能异常，致使浊毒内滞不能排除，日久终会上扰清窍，扰乱神智。王金桥等运用补肺益督通络汤（人参、黄芪、制何首乌、鹿角霜、葛根、麻黄、桔梗、炙甘草等）对照吡拉西坦片治疗 MCI，结果显示，试验组显效 11 例，有效 12 例，无效 7 例，有效率 69.01%（$P<0.05$）。唐农自拟益肺宣肺降浊方（附子、人参、酒大黄、石菖蒲、杏仁、紫苏子、法半夏、三七等）改善认知障碍患者的记忆力减退症状，临床疗效可观。近年来有学者提出，肺为血脏、存在肺血虚证的观点，理由：①血虚证表现均在人体皮部，而"肺合皮毛"；②肺辅心行血参与生血具体过程；③现代医学佐证，肺脏贮有 750～1 000mL 血液，产生的血小板占全身的 50%，为多血之脏；④历代治疗中有补养肺血史实，文献记载有肺血虚致便秘、致咳嗽等病理变化，方药中百合固金汤功用滋肺阴养肺血、阿胶补肺血等。MCI 症见遇事善忘、头昏无力、精神萎靡、面色淡白或萎黄，口唇爪甲甚至眼睑淡白，手足麻木，舌质多淡，脉细弱等，可归为"肺血虚"范畴，用卫生汤、当归补血汤、生脉补精汤等补肺生血、摄神养神以定志。

随着近年来对 MCI 早期干预临床价值认识的逐步深入，中医药治疗的独特作用正越来越广泛地得到验证。目前，越来越多的学者就 MCI 的中医辨证分型、疗效机制展开越来越细分的研究，以更好地指导临床用药治疗，这是值得肯定和推广的。

327 从五脏阴虚辨治糖尿病认知功能障碍

随着 2 型糖尿病发病率的增高，其导致的认知功能障碍逐渐成为临床研究的热点与难点。既往对于阿尔茨海默病（AD）的治疗主要集中于痴呆期，大量的研究表明，对于 AD 的临床治疗效果收效甚微，而轻度认知功能障碍作为 AD 前期的可逆性疾病越来越受到重视。轻度认知功能障碍（MCI）属发生在老年人群中常见的神经系统退行性病变，是介于正常衰老和痴呆之间的一种临床状态。2 型糖尿病（T2DM）是 MCI 和 AD 的独立危险因素，T2DM 患者发生认知功能改变的风险是非糖尿病患者的 1.2～1.5 倍。糖尿病认知功能障碍，需在规范控制血糖的基础上，改善认知功能，目前多参照痴呆进行相关治疗，为中医的论治提供了广阔的空间。

2 型糖尿病属中医"消渴"范畴，其基本病机为阴虚燥热，病及上、中、下三焦，病初伤及肺阴，故见口干、多饮之症；病进及脾，故见多食易饥之症；日久伤肾，故见消瘦、神怠之症。认知功能障碍属中医"痴呆""健忘"等范畴，其病机无外乎虚实两端：虚者，阴精不足，脑髓空虚；实者气、痰、瘀诸邪内扰，脑络不通，神机失用。近年来，中医以复方为特点的中药制剂具有多靶点干预的优势，以补虚为主，在治疗糖尿病认知功能障碍方面日益显示出独特的优势。研究认为 2 型糖尿病认知功能之病机关键在于阴虚，学者甘盼盼等从阴虚入手，以五脏阴虚立论，探析了本病的临床辨治。

从肾阴虚辨治

《灵枢·本神》："肾藏精，精舍志；肾盛怒而不止则伤志，志伤则喜忘其前言。"消渴之病，阴虚为本，首及肾阴，肾阴亏虚，精髓乏源，脑髓空虚，元神失养。杨承芝等认为，肾精亏虚是导致轻度认知功能损害患者记忆智能障碍的病理基础。其治之法，应以滋阴补肾，填髓充脑为主。

例如：朱某，女，76 岁，2017 年 9 月初诊。主诉记忆力下降、健忘半年余。既往有糖尿病多年。患者近半年来记忆力进行性下降，多次外出走失，由家属送至外院就诊后血糖控制尚可，口服奥拉西坦胶囊症状无明显改善。刻诊：记忆力下降，反应稍迟钝，伴口干，手足心热，耳鸣较甚，少寐早醒，舌红少苔，脉沉细。辨证为肾精亏虚，脑海不足。方选五子衍宗丸合孔圣枕中丹加减。

处方：枸杞子 20 g，五味子 10 g，覆盆子 15 g，车前子 15 g，菟丝子 15 g，龟甲（先煎）15 g，煅龙骨（先煎）15 g，石菖蒲 10 g，远志 10 g，熟地黄 15 g，女贞子 15 g，墨旱莲 15 g，酸枣仁 20 g。14 剂，每日 1 剂，水煎分 2 次服。

二诊：诉记忆力无明显下降，口干、耳鸣改善，睡眠尚可，上方去煅龙骨，加地龙 10 g，天麻 15 g，继服 1 月余。随访神清，思维敏捷，生活可自理。

按：《医学心悟》"肾主智，肾虚则智不足，故喜忘其前言"，肾藏精、生髓、通脑，脑为髓海、元神之府、神机之用，肾阴亏虚，无以化精，不能充髓，四海空虚，髓健脑消，乃成痴呆。五子衍宗丸功专补肾填精，实验表明，五子衍宗丸能改善 AD 模型鼠的空间学习、记忆能力。孔圣枕中丹"久服令人聪明"（《医方集解》），可降低痴呆模型大鼠 TChE 含量、增强 NGF 表达，从而提高学习记忆能力。

从肝阴虚辨治

肾精既亏，水不涵木，以致肝阴不足。"肝者，将军之官，谋虑出焉"（《素问·灵兰秘典论》），肝体阴而用阳，其性喜条达恶抑郁，肝阴虚以致肝气不疏，虚火炎上则失眠、头痛、耳鸣；肝气郁滞则胁痛、抑郁之症。治以养阴疏肝，益精调神之法。

例如：龙某，女，48 岁，2018 年 3 月 16 日初诊。主诉失眠、健忘 4 月余。患者 4 月前因工作繁忙，反复失眠，表现为入睡困难，易醒、多梦，每晚仅有 2 小时左右深睡眠，伴记忆力明显减退，严重影响工作，既往有糖尿病、高血压、高脂血症，于外院求诊中西医治疗后症状缓解不明显。刻诊：失眠、记忆力减退，伴烦躁易怒、口干、口苦，头晕、耳鸣，纳差、腹胀，舌红少苔，脉弦。辨为肝阴不足，肝郁扰神之证。治以养阴疏肝，理气调神，以一贯煎合酸枣仁汤加减。

处方：北沙参 15 g，枸杞子 20 g，熟地黄 15 g，麦冬 10 g，川楝子 10 g，当归 10 g，酸枣仁 20 g，知母 10 g，茯苓 15 g，茯神 15 g，川芎 6 g，甘草 6 g，焦栀子 10 g，牡丹皮 10 g，郁金 10 g，白芍 10 g。7 服，每日 1 剂，水煎分 2 次服。

二诊：诉精神明显好转，睡眠改善，记忆力尚可，上方去川楝子，加百合 20 g，淡豆豉 10 g，天麻 15 g，继服 1 月余，诸症皆瘥。随访 3 个月无反复。

按语：一贯煎滋肾阴、养肝木、理肝气，实验表明，本方可通过改善糖代谢，降低 SAS 及 SDS 评分达到显著改善抑郁的效果，且可减轻炎症反应，保护神经元。"夫肝藏魂，有相火内寄。烦自心生，心火动则相火随之，于是内火扰乱，则魂无所归。故凡有夜卧魂梦不安之证，无不皆以治肝为主"（《成方便读》）。肝体阴用阳，行气藏血，肝阴虚致肝气结，肝气乘脾，脾失健运，聚湿生痰，痰蒙清窍，使神明被扰，神机失用而形成痴呆。或肝阴虚以致火旺，虚火上扰清府，神明错乱而成痴呆。酸枣仁汤泻相火以滋肝阴，调肝血以安脑神。实验表明，酸枣仁汤高剂量组可显著提高抑郁大鼠脑内 NE、5-HT 及 DA 含量。

从脾阴虚辨治

肝病传脾，克伤脾中阴阳，"脾胃之病，有伤脾阳，有伤脾阴"（《温病条辨》），脾其性喜润恶燥，"脾阴虚者，脾血消耗，虚火上炎"（《脉因证治》）。脾火（阴火）上炎，扰乱心神，心神既乱，脑神不安；或"脾阳不足，水谷固不化，脾阴不足，水谷仍不化也"（《血证论·男女异同论》），脾阴不足，水谷不化，气血无以生，脑脉不得养，脑髓空虚而致。治以滋脾阴、健脾气、调气血、养脑神。

例如：周某，男，48 岁，2016 年 11 月 7 日初诊。主诉反复上腹部不适伴计算能力下降 5 月余。既往糖尿病 6 年余，使用胰岛素＋降糖药治疗，血糖控制欠佳。于外院消化科就诊，完善胃镜检查，提示浅表性胃炎（2 级），全腹部 CT 及肠镜检查未发现阳性病变。给予护胃、促进胃动力等常规治疗，经会诊调整降糖方案后血糖控制尚可。治疗半月余，上腹部不适仍无缓解，刻求中医治疗。刻诊上腹部不适，无压痛、反跳痛，计算能力下降，伴口干、便秘，形体消瘦，舌红，剥落苔，脉细。中医辨证为脾阴亏虚，虚火扰神。治当补益脾阴，滋阴安神，以升阴汤加减。

处方：熟地黄 30 g，生地黄 30 g，五味子 10 g，山茱萸 15 g，白术 15 g，山药 30 g，车前子 15 g，肉桂 3 g，茯苓 15 g，升麻 6 g，西洋参 5 g，丹参 15 g，延胡索 10 g，甘草 6 g。14 剂，每日 1 剂，水煎分 2 次服。

二诊：患者腹痛明显缓解，自诉思维敏捷如前，可正常工作。上方加黄精 30 g，地龙 10 g，继服 2 月余，随访症状无反复。

按：脾主运化，升清阳、降浊阴，脾阴不足，精血生化乏源，精血不足无以充脑；或脾失健运，水湿痰浊失调，痰湿之邪上蒙神窍。升阴汤出自《石室秘录》，功专滋脾阴、补脾气，滋而不腻、寒热并用、补行皆施。实验研究表明，滋补脾阴方药可改善脾阴虚痴呆大鼠的学习记忆能力，梁丽娜等研究表明，滋补脾阴方药调节自噬及内质网应激，从而改善脾阴虚糖尿病认知功能障碍。

从肺阴虚辨治

《医宗已任编·咳嗽》："肺虚者，由脾土不能生化，津液不得上布，则肺失所养而阴虚。"脾失运化，津不上承，肺阴久亏，阴津耗竭，炼津为痰，痰火扰神，乃见神志异常诸症。故而治当以清肺润燥、滋阴安神为宜。

例如：周某，女，62岁，2017年10月13日初诊。主诉反复咳嗽、咳痰伴记忆力减退4月余。既往糖尿病6年余，血糖控制尚可。患者4月前受凉后出现咳嗽、咳痰不适，自感记忆力减退，自服止咳药后无好转，遂于外院住院部诊治，头肺部CT未提示明显异常，给予输液治疗（氨溴索针＋奥拉西坦针）15天后，诸症无明显好转，遂求诊中医。刻诊咳嗽，干咳为主，咽痒、咽干、口干，手足心热，健忘，头晕、耳鸣，舌红少苔，脉细濡。中医辨为肺阴不足，虚火扰神证，治以补肺养阴、清热安神，以生脉散合加味地黄丸。

处方：太子参30 g，麦冬15 g，五味子10 g，熟地黄15 g，山茱萸20 g，山药30 g，茯苓15 g，牡丹皮10 g，泽泻15 g，桔梗10 g，川芎10 g，藁本10 g，甘草6 g。10剂，每日1剂，水煎分2次服。

二诊：患者诉咳嗽、咳痰明显好转，仍感口干，自诉记忆力较前稍改善，上方去藁本、川芎，加知母10 g，天冬10 g，益智30 g，继服10剂。

三诊：咳嗽已愈，头晕、耳鸣诸症消失，记忆力明显好转，上方去知母、天冬，加地龙10 g，天麻30 g，继服15剂，随访无复发。

按：肺中虚火上炎，灼伤肺络，肺气宣肃失调，则咳痰、咽干，治以润肺滋阴之法，使肺叶得润，肺气得顺，则咳嗽自除；肺中虚火乱神，滋养肺阴，肺魄得安，则心神宁、脑神定。生脉散"补天真元气"（《内外伤辨惑论》），吴莹等通过动物实验表明：生脉散可降低大鼠海马组织中的NOS阳性细胞数和抑制神经元凋亡，改善血管性痴呆（VD）大鼠学习记忆能力。六味地黄汤泻肾火、填肾精，赵丽艳等通过临床研究发现，六味地黄汤能有效改善VD患者认知功能和日常生活能力。

从心阴虚辨治

心为君主之官，主血脉、统诸神。心主血脉、主神志的功能，依赖于心血之充、心阴之养。五脏之病，终伤及心；神志之变，首及心神。"心生血者也，真阴亏而不能制火，则所生之血不随心阴下降，反随炎火上升之性"（清代芬余氏《医源》），心阴不足，则阳无所附，乃成健忘、头晕、失眠、心悸、汗出诸症，治宜滋养心阴，养心安神之法。

例如：周某，男，68岁，2017年4月20日初诊。既往有糖尿病10余年，血糖控制尚可。诉汗出增多2月余。患者近2个月来无明显诱因反复出汗，动则汗出，未至夏日却汗出连连，浸湿衣袖，伴头晕、心慌，记忆力减退，口干、手足心热，小便黄，舌苔黄，脉细数。中医辨证为心阴不足，虚阳外越。治以牡蛎散合天王补心丹加减。

处方：煅牡蛎（先煎）30 g，黄芪30 g，浮小麦15 g，麻黄根10 g，酸枣仁15 g，柏子仁10 g，天冬10 g，麦冬10 g，当归15 g，西洋参5 g，丹参15 g，桔梗10 g，远志10 g，茯苓15 g，茯神15 g，白芍15 g，生甘草6 g。10剂，每日1剂，水煎分2次服。

二诊：患者汗出明显好转，记忆力一般，仍感口干、乏力，舌淡黄，脉弦。上方去煅牡蛎、麻黄根，加太子参15 g，知母10 g，盖阴虚日久，气津两伤，益气以养阴。

三诊：汗症全无，思虑清稀，头晕、心慌诸症皆除，上方加地龙10 g，益智10 g，以调理善后。

按："不眠恍惚者，血不养心，神不能藏也。时多烦躁者，阳中无阴，柔不济刚也。"（《景岳全书》）心阴不足，虚火内灼，煎熬阴津，动风扰肾，遂致神志之病。天王补心丹滋肾水，养心血，清虚热，安心神，《医方考》谓其"解心热"。李东腾等通过实验研究发现，天王补心丹能提高学习、记忆能力，改善记忆获得障碍、巩固障碍、再现障碍。

现代医学认为，2 型糖尿病认知功能障碍是一个多因素、多环节的致病过程，其中糖代谢异常及其继发反应、血管结构功能异常、糖尿病并发症、老化等众多因素均可能参与发病，而且各致病因素之间存在相互叠加的现象，目前，对于 2 型糖尿病导致认知功能障碍的机制主要与胰岛素抵抗（IR）、血清 β 淀粉样蛋白（Aβ）增多、Tau 蛋白过度磷酸化、Hcy 增高、血晚期糖基化终末产物（AGEs）升高等有关。T2DM 患者至少存在某些方面的认知障碍，主要表现在近记忆力减退、思维能力低下、运动协调性下降和情绪障碍，其发病机制尚不明确、治疗存在诸多局限性，为中医对本病的认知、研究提供了空间。研究发现，中药治疗糖尿病认知障碍的可能作用机理为抑制神经元细胞凋亡，增强海马长时程增强效应，改善突触可塑性，防治神经元退变和影响神经营养因子。

本研究认为，2 型糖尿病认知功能障碍的关键在于阴虚，消渴日久，首伤肾阴；肾阴不充，则及肝阴；肝阴亏虚，则损脾阴；脾津不布，肺阴亦竭；阴津不足，血不养心，则心火独亢，既致心阴虚之证。其治之之法，首重滋阴，分属五脏则有填肾精、滋肝阴、益脾津、清肺热、泻心火之分。

在临床治疗过程中，有诸多心得。①病程日久，且阴虚难复，恣意猛投滋阴之品，恐背道而驰。伤其阴者，益其气；损其津者，补其血。寒凉养阴之品，需伍以行气、养血之品。②《灵枢》中记载"两精相搏谓之神"，神志之病，尤重益精。滋肾阴以填先天之精，补脾阴以养后天之精，精满则神健。③《医学衷中参西录》："脑中为元神，心中为识神。元神者，藏于脑，无思无虑，自然虚灵也；识神者，发于心，有思有虑，灵而不虚也。"脑神亦由心神所主，清心火、宁心神，血脉调和，则可安五脏、定诸神。对于认知功能障碍，以脑辨治的同时，也要注重心神的主宰作用。④地龙入肝肾经，能息肝风、清肾火，现代研究发现，具有镇静催眠的作用，对于神志病的治疗，具有独特的作用。知母具有滋阴降火、润燥滑肠的功效，是临床治疗糖尿病的一味传统中药。研究表明，知母具有改善记忆力、抑制血小板聚集、抗超氧化作用、抗炎、抗病原微生物、降血糖、降低转氨酶等多种药理活性。⑤兼顾健脾益肾之法。本病多见于老年性患者，以滋阴为主，兼顾健脾益肾。诚因年老体虚，脾虚肾亏，先后天之本皆不足。⑥益脑通络。糖尿病所致认知功能障碍病程较长，多挟痰、瘀、湿、毒之邪，损伤脑络。可适当选用浙贝母、川芎、益智、石菖蒲、远志、橘络等益脑通络之品。

因此，着眼于阴虚，立足于五脏，从五脏阴虚辨治，结合行气、补血、化瘀、清热、祛湿诸法，对于论治 2 型糖尿病认知功能障碍具有重要意义。

328 从脏象理论探析阿尔茨海默病

阿尔茨海默病（AD）是一种认知功能障碍进行性加重的神经退行性疾病。该疾病具有老年人群聚集性，在我国年龄大于 60 岁的人群，阿尔茨海默病的发病率约为 5%～16.18%，且伴随着人口老龄化的国情环境，患者数会继续呈现大幅度增长。然而目前在临床上，西医学对于阿尔茨海默病的治疗仍停留在减轻症状、延缓病情进展阶段，阿尔茨海默病的治疗策略仍是国内外药物开发的研究热点。近年来，临床上中医在整体观念引导下辨证论治阿尔茨海默病有着很好的疗效，中医药充分发挥了因人制宜、标本兼治的优势。学者胡雪纯等从中医理论出发，探析了中医药对阿尔茨海默病的治疗思路。

中医学对阿尔茨海默病的认识

在中医古籍中，对痴呆的专论记载比较少，但就阿尔茨海默病患者表现出的临床症状，医籍中也有类似"呆傻愚笨、智能低下、善忘、失认失算、词不达意等"的描述，阿尔茨海默病在中医病名中，可归于"呆病""痴呆""善忘"等范畴。在中医理论中，脑为神明所出之处，如《内经》"头者，精明之府"，《本草纲目》"脑为元神之府"，《医林改错》"灵机记性来源于脑"，《医易一理》"人身能记忆古今，应对万物者，无非脑之权也"，因此，阿尔茨海默病在中医理论中病位归于脑。

在现代对于阿尔茨海默病流行病学的统计研究中，观察到该病集中发病于老年人群中的特点，对于该现象，《内经》中找到了对老年人变化规律的描述："六十岁，心气始衰，血气懈惰……七十岁，脾气虚……八十岁，肺气衰，魄离……九十岁，肾气焦，四脏经脉空虚……百岁，五脏皆虚，神气皆去。"这也给出了因年老五脏俱虚而致痴呆的解释。

中医脏象学——五脏论治

中医理论体系一直遵循着整体观念的特点，认为人作为一个有机整体，五脏——心、肝、脾、肺、肾之间功能是相互制约、相互影响的。在中医学理论中，人体的精神情志活动乃脏腑精气对外界刺激的应答，即人的精神情志由五脏联络，正如《内经》所述"心藏神，肺藏魄，肝藏魂，脾藏意，肾藏志"。

1. 从心论治 《素问》"心者，君主之官，神明出焉"。在中医理论中，心有"藏神"的生理功能，能主宰人的意识和思维，当心气充足、心阳温煦、心血温通、心阴凉润协调有序时，心就能发挥"主神明"的生理特性。在现代医学既往的认识中，心脏仅是泵血的脏器，通过推动血液运输而进行能量转换。然而近日，Cell Reports 发表了一篇关于心脏与大脑联系相关的文献，其作者 CLAYTON P MOSHER 通过对植入神经外科手术电极患者的神经元活动和心脏跳动次数进行观察，发现心脏每发生一次心跳，大脑内神经元就会位移约 3 μm，继而引起神经元出现不同放电模式。虽然目前现代医学还没有直接证据证实心脏活动会引起大脑认识和行为的变化，但西达赛奈医疗中心已经启动了心脏与大脑认知联系的研究，相信不久的将来就能为中医数千年来"心主神明"的理论提供更直接的生理病理学机制证据。

《圣济总录·心脏门》："健忘之病，本于心虚，血气衰少，精神昏聩，故志动乱而多忘也。"《鬼谷子》："心气不固，则思虑不达。"中医学认为当心气不足、心血亏虚而无力推动血脉濡养大脑，心阳虚弱不足以温煦兴奋精神，心阴不足而失于宁静情志，就会出现神识恍惚、精神委顿、言语迟弱等痴呆症状。在西医学的一些临床研究中，发现心脏疾病与认知功能障碍之间存在着密切的联系。如 ALOSCO M L 等发现心力衰竭患者的大脑中，脑血流和脑代谢呈紊乱状态，这会导致 Aβ 蛋白沉积形成更多的老年斑、Tau 蛋白形成纤维蛋白原缠结，而该病理改变会导致阿尔茨海默病的发生。如 GUO J E 等发现载脂蛋白 E 不仅仅是阿尔茨海默病的遗传性易感危险因素，也会通过影响低密度脂蛋白的水平而增加冠心病风险，因此阿尔茨海默病与冠心病也存在着一些关联。如 WANG YY 等报道急性心肌梗死患者心肌损伤后，起清除内源性自由基作用的褪黑素（MT）表达下调，而 MT 的缺失会导致阿尔茨海默病。由此可见，中医学数千年来"心主神志"的理论不仅在中医药临床中取得了疗效验证，在现代医学研究中也有了认知与心脏密切相关的现实证据。

黎少尊对于此类证候，提出治疗遵以"补充元气、温煦心阳"治则，重用黄芪、人参、当归等补益元气、补血活血类中药，自拟的"疏心汤"中，党参益心气、桂枝通心阳、远志定心神等，在临床中取得了很好的疗效。

2. 从肝论治　《素问》："肝者，将军之官，谋虑出焉。"《灵枢》："肝藏血，血舍魂。"在中医理论中，肝脏的生理功能主要有两个方面，并且这两个方面均影响着人体的精神情志。

（1）肝具有着畅达气机、和调气血、调节情绪的主疏泄生理功能。中医理论认为肝性刚躁，五行属木而好舒畅、恶郁束，若肝气疏泄调畅，则体内气机之升降出入有序无阻，此时血脉和利，精神乃居，情志和畅。此外，肝气通畅还能行津布液，《济生方》："气顺则津液流通，绝无痰饮之患。"

（2）肝具备着贮藏、调节人体生命活动基本物质——血的主藏血生理功能。在中医理论中，肝有"血海"之称，其藏血的功能通过使人体血脉充盈、气血调和而化生及濡养随神而来往的魂，维持人体正常的精神情志活动。在现代医学中，肝脏主要被视为代谢器官，不仅调节体内糖、脂肪、蛋白质等的代谢，还调节体内毒素的分解。此外，肝脏有着非常丰富的双重（肝动脉和门静脉）血液供应，且正常生理状态下，肝内静脉窦存储的血液会在机体出现失血等情况下将贮存的血液排出到周围循环系统中，以补充外周血容量，缓解机体失血失养的状态，这一西医学脏器生理特点也印证了数千年前中医学"肝藏血"的朴素理论。

《素问》"百病生于气"，而脏腑十二经的气化功能，名医周学海曾指出"皆必籍肝胆之气化以鼓舞之"，可见肝脏的疏泄功能，是保证全身脏腑正常有序的必要条件。而《灵枢》云"肝气虚则恐，实则怒"，肝气虚而推动疏泄之力衰弱，会导致机体气机郁滞，从而脏腑、经、形体、官窍的精、气、血、津、液运行不畅而脑窍失充失养，而出现反应迟钝、神情淡漠等症状；肝实之肝火旺或肝阳亢时，上行之肝热不仅单独上扰清窍出现急躁易怒、言行颠倒等症状，还会携火将津液炼成痰饮，而痰火上行蒙蔽清窍出现哭笑不休、躁动、举措怪异反喜污秽等症状。《伤寒论》"其人善忘，必有蓄血"，中医理论认为，瘀血也是痴呆非常重要的病理因素之一。不论是肝气疏泄失职而"气滞血凝"，还是久病体虚入络而"因虚致瘀"，脑络瘀阻会导致清窍失养，而出现迟钝、言语不利、思维异常等痴呆表现。近年来，已有一些现代医学研究立足于研究肝脏与阿尔茨海默病之间存在关联的作用机制。如 2018 年在美国墨西哥召开的阿尔茨海默病国际会议（AAIC）中，科学家们报道了肝脏对阿尔茨海默病的发病起着至关重要的作用，他们发现肝脏中产生的化合物缩醛磷脂，它通过作用于大脑内的突触，能发挥保护神经认知功能的作用。然而，随着年龄的老化，肝脏生成缩醛磷脂的水平会逐渐降低。在一项临床观察中也发现阿尔茨海默病患者的缩醛磷脂水平明显低于认知功能正常组和轻度认知障碍（MCI）组受试者。因此，研究能否通过调节缩醛磷脂不随人体老化而表达下降，深入了解其可否成为治疗阿尔茨海默病的一个潜在靶点具有意义。此外，曾有研究报道发现阿尔茨海默病的脑内病理产物 β 淀粉样蛋白可能是由肝脏表达的。由此可见，现代医学对阿尔茨海默病的研究也不仅仅局限于大脑内，也不断在开拓各脏器与脑之间的联系。

对于此类证候，临床中应用疏肝柔肝、活血化瘀类中药，有着很不错的疗效。陈维等通过实验进一步证实应用疏肝活血方（柴胡、白芍、郁金、当归、丹参、三七等）能显著提高痴呆模型大鼠的学习记忆能力。因此，临床及实验室证据均表明从"肝"论治阿尔茨海默病是有理论现实意义的。

3. 从脾论治 《灵枢》："五谷之精液，补益脑髓……神者，水谷之精气也。"王清任也曾提出相似理论："饮食生气血，化而为髓入脑。"可见在中医理论中，饮食的水谷精气是人体维持正常精神状态的基本物质基础。而水谷精气化生为髓脑的过程，均赖以脾脏"主运化"的生理功能和"脾气上升"的生理特性。脾居中州，作为"仓廪之官"，饮食入胃后，不论是腐熟后消化下传，还是将谷食化为谷精后把精微物质转输全身，化生精、气、血、津、液内养脏腑经络，都需要"脾气健运"与"脾气散精"的推动、激发与升动作用。脾以升为健，把精微物质上输至巅脑，即把气血营养输送至脑窍，精气不散，神守不分，而精神情志和畅。此外，《辨证录》："痰积于胸中，使神明不清，成呆病。"中医理论认为痰饮是形成痴呆疾病的重要因素，而痰饮的形成是由于机体脏腑水液代谢失衡。脾为生痰之源，脾主运化不仅局限于饮食物质，还有运化水饮上输于肺宣降全身、布散四周濡养脏腑、下传膀胱排泄浊液等功能。身体正常状态下，水饮经过脾气的推动和运化后化为水精"津液"而濡润全身，而不会因输布失常形成痰饮这一病理产物，最终导致痴呆发生。在目前现代医学理论中，脾脏是人体最大的淋巴器官，具有制造免疫球蛋白和补体等免疫物质、过滤血液中衰老死亡细胞等废弃物的生理功能，应用中医学"取类比象"思维，现代医学脾脏制造"好的"（免疫物质）环节类似于中医学"脾气散精"将谷食水饮化为谷精水精的过程，现代医学脾脏过滤"坏的"（衰老死亡细胞）环节类似于中医学"脾气健运"将食糜下传分清泌浊、水饮输布下传膀胱的过程。

《内经》："脾气不足，则五脏之气不和矣……脾不及，则令人九窍不通。"当脾气虚弱时，其运化水谷之力不及，则精、气、血、津、液等精微物质的化生不足，再加上脾气上升无力将清阳上承，无以充养滋濡脑窍脑髓，故而神机失用出现思维贫乏、精神倦怠、恍惚健忘的痴呆表现。《石室秘录》："痰气最盛，呆气最深。"《医宗必读》："脾胃虚弱，清者难升，浊者难降，留中滞膈，凝聚为痰。"《辨证录》："痰积于脑内，使神明不清而成呆病。"在痴呆病因病机分析中，若脾虚而运化水不利时，水饮代谢失常停聚为痰饮，该实性病理产物会阻滞脑窍脉络，而导致清窍蒙蔽，表现出昏蒙不清、呆钝智弱、喃喃自语等痴呆症状。近年来，有很多实证性研究，包括动物模型行为学实验和人体临床认知心理学观察，在验证"脾藏营，营舍意"的中医学理论。如吴凤芝等在临床观察中发现，脾虚患者的记忆功能和注意力水平均明显低于健康对照组人群。在现代医学研究进展中，Nature 于 2018 年宣称发现脑膜淋巴管可以将脑组织中 β 淀粉样蛋白的老年斑等引流到颈部淋巴结，而起到清除阿尔茨海默病病理产物的作用；而当淋巴管堵塞时，病理产物堆积不断加重阿尔茨海默病的病理进程；该实验印证了淋巴系统与认知功能障碍的关联性。

对于从脾论治，综上所述不外乎从"脾虚"和"痰阻"论治，临床中已有研究证实脾虚痰阻型患者运用健脾化痰之法，使用一派温补脾脏、理气化痰之药，如黄芪、太子参、白术、石菖蒲、茯苓、绞股蓝等，临床疗效明显。

4. 从肺论治 《素问》"肺藏气，气舍魄"。张锡纯云"肺气且能振作精神及心思脑力"，在中医理论中，肺主气司呼吸，肺的呼吸运动把大自然清气吸入体内，使清气化生有源，气充则统摄神明。肺朝百脉主治节，肺气并贯心脉使血气上达巅脑，荣养精神情志和畅。现代医学认为脑是人体对氧气需求量最高的器官，其对缺氧的耐受力极差，正常的氧代谢依靠的是肺吸氧排二氧化碳的呼吸活动，可见不论是中医学还是现代医学理论，均有肺脏的呼吸功能与脑代谢的相关性的认识。

《素问》："肺气衰，魄离……或善悲，善忘，言多误。"《灵枢》："上气不足，脑为之不满。"中医理论中，若肺气受损，则其"纳新吐故"的功能减弱，肺内清气不足，其化生及助血脉上养脑窍的作用虚弱而脑髓失养，浊气潴留而脑窍受损神明受扰，表现出神态恍惚、情绪抑郁悲伤、注意力分散、善忘、困倦等痴呆症状。此外，肺气宣发肃降的生理特性、肺主行水的生理功能、肺与大肠相表里的生理关系均与痴呆的发病密切相关。当肺行水的功能受损，则痴呆的病理因素物质之一痰饮就会形成；当肺气宣降功能异常时，以通为用的肠腑降浊排浊作用减弱，糟粕久留体内，产生的浊毒会上扰清窍，亦会使神志受到损害。在现代医学中，也研究过肺脏受损与认知功能障碍性疾病的相互关系，如 PAMELA L LUTSEY 等在一项平均随访 23 年的研究中发现，有限制性肺部疾病（如肺纤维化等）和阻塞性肺部疾病如慢性阻塞性肺疾病（COPD）等的患者，发生阿尔茨海默病的概率明显高于肺功能未受损的人群，这项随机对照试验证实了肺脏呼吸功能与阿尔茨海默病之间有着不可忽视的重要关系，但尚未明确是否是直接的因果致病关系，这仍需科学家的进一步探索，但这已经为中医理论中的从"肺"论治提供了现代医学临床可行性证据。

对于从肺论治，综上所述不外乎是出现了肺虚为本，痰饮、浊毒等为标的病理状态，故常以补肺气、滋肺阴之品为主（如人参、百合等），结合兼症，辅以宣肺化痰（如杏仁、紫苏子等）或通腑泻浊（如石菖蒲、大黄等）之药，临床改善认知疗效明显。

5. 从肾论治　《内经精义》"肾主藏精，精生髓……脑为髓海，精足则智慧聪颖""事物所以不忘，赖此记性，记在何处，则在肾经"。可见在中医理论中，肾"主藏"的生理功能与脑的神志状态密切相关。当肾精及肾气隆盛，则髓海充足，肾精化髓通脑，脑窍得养而神机运转正常，表现出精力充沛、思维敏捷之象。在现代医学研究中，加拿大健康科学院宋伟宏在2017年提出，阿尔茨海默病的致病因素可能不是既往认识的大脑内，而可能是大脑外其他系统的病理过程导致阿尔茨海默病的发生。并且宋伟宏还提出猜想：造成阿尔茨海默病的毒性蛋白不仅存在于大脑内，如当肾代谢异常时，也会产生大量毒性蛋白，这些病理产物可能会通过血液循环到达大脑而引发阿尔茨海默病的发生、发展，但仍需进一步探究。此外，现代医学影像学发现阿尔茨海默病患者的海马区、颞叶等其他皮质区域存在着不同程度的脑萎缩现象。而这一神经影像学客观证据，可以为解释中医学"益肾生精化为髓，而藏于脑"理论提供直接客观证据。

《医林改错》："高年无记性者，脑髓渐空。"《医学心悟》："肾主智，肾虚则智不足。"年老体迈者，气血衰弱，五脏虚损，肾精渐亏，髓海渐空，脑失濡养，神机失用而发生健忘、反应迟钝、呆滞等痴呆表现。如何慧等曾对国内近30年的阿尔茨海默病的临床病例报道进行统计及中医辨证论治，发现在中医临床中，阿尔茨海默病患者中医证候学"肾虚证"的比例很高，故治疗主要集中在补肾益髓、填精养神，选用熟地黄、山茱萸等补肾精，巴戟天、淫羊藿等补肾阳，枸杞子、女贞子等补肾阴之药，从肾论治在临床中疗效明显。此外，肾还具有"主水"功能，肾气对参与津液代谢的脏腑，包括肺、脾、大肠、小肠、胃、三焦、膀胱等有着促进作用，肾气还参与将各脏腑形体官窍代谢后产生的浊液下输膀胱外排的作用；故肾气虚弱还会导致水液代谢失衡，进而痰饮出现、浊毒潴留，神明受扰；故注重肾虚为本的同时，也需关注兼症的有无，以明确是否采取化痰排浊等治法。如边文山对120例肾虚型阿尔茨海默病患者进行证候要素分析，发现证候特点以精亏为主，但兼有痰、瘀等。可见，从肾论治阿尔茨海默病时需要标本、虚实兼顾。

综上所述，五脏与精神情志均关系密切，胡雪纯等分别从中医病因病机理论和现代医学研究现状对阿尔茨海默病从心、肝、脾、肺、肾论治进行了阐述分析。目前，面对现代医学治疗瓶颈，临床应用历史悠久的中医药疗法在治疗阿尔茨海默病有着很大的优势。但阿尔茨海默病可有多因素致病，在临床中可能并非"单一脏"失衡而导致，因此，在应用脏象学论治前，先需遵循中医辨证论治的原则，对阿尔茨海默病患者进行因人制宜的审证求因和具体分析，辨清主脏与他脏是否存在兼病，辨清疾病的虚实比重、标本主次，在临证分析中切勿偏颇、顾此失彼。

329 从五脏辨治阿尔茨海默病

阿尔茨海默病（AD）是一种进行性的、不可逆的神经退行性疾病，是老年痴呆最常见的一种类型。临床特征为记忆减退，语言障碍，认知能力逐渐丧失，且多伴有人格改变。AD 多见于 65 岁以上老人，不仅给患病个体带来痛苦，也给社会和家庭带来沉重的负担。AD 属于中医学"健忘""痴呆""呆病"等范畴，早在明代，张景岳在《景岳全书·杂证谟》中提出了"痴呆"的病名。本病的发病机制历代医家的认识侧重不同，从心肝脾肾论治为多，但学者施丽娟等认为 AD 的发生发展当归于五脏，病机主要是五脏虚损为本，痰浊、瘀血邪实蒙蔽清窍为标，所以治疗上当从五脏着手。通过论述五脏与 AD 的发病机制及治疗原则，以期为临床系统治疗 AD 奠定理论依据，提供新的思路。

五脏与阿尔茨海默病的发病关系

中医认为 AD 病位在脑，临床症状为神志病变，属于"失神"范畴。五脏藏五神主五志，通过五神之间共同协调发挥作用，从而完成神志活动。神志活动异常，当责之五脏神的功能异常，所以五脏在 AD 的发生发展中起到至关重要的作用。五脏之中，肾藏精，是先天之本，肾精生脑髓，如《灵枢》："人始生，先成精，精成而脑髓生。"老年人年事已高，肾精不足，髓海空虚，不能上荣于脑，神机运转不利，而引发痴呆；脾为后天之本，气血生化之源，脾失健运，运化水谷精微之力衰减，水湿不化，清阳不升。则一方面不能充养先天之本，另一方面痰浊水湿蒙蔽清窍，而清窍失养，元神失用，记忆衰减，引发痴呆；肝主疏泄，畅达全身气机，对情志活动发挥起调节作用。肝失疏泄，情志不遂，肝火上炎，则气机失调，气滞血瘀，情志活动异常。肝血不足，不能上荣头面，则无以充养脑髓，而引发痴呆；心主血脉，心气能够推动血液运行，同时心为"五脏六腑之大主"，一切神志活动都离不开心的主宰，一切思维活动的神都依附在血脉之中。所以心血不足，心神失养，则出现精神恍惚、心烦失眠等精神活动异常，心气不足，则血行不畅，致血管瘀阻，上至脑窍瘀滞，脑络失荣，出现痴呆；肺主一身之气，肺朝百脉，主治节，通调水道。肺对全身气机有调节作用，肺可辅心行血，肺为水之上源，调节全身津液代谢。若肺气虚则肺的通调水道功能失常，津液代谢紊乱，则水湿停滞，肺气虚则气血运行紊乱，不能上通于脑，脑络失养，发生痴呆。五脏与 AD 发病关系密切，每一脏对 AD 的发生发展都至关重要。

从五脏辨治阿尔茨海默病

本病病机复杂，临床表现不一，治疗非常困难。现代医家对本病的病机认识侧重有所不同，在治疗上也各有不同。本病为本虚标实证，主要是以五脏虚损为本，痰浊瘀血为标，因虚致实，虚实夹杂。由于老年人年事已高，髓海空虚，络脉失养，不能上荣于脑，浊瘀血内生蒙蔽清窍，导致神机运转不利，发生痴呆。在治疗上，应该标本兼治，当从五脏着手。

1. 从肾论治——益精填髓，补肾益智 肾藏精，精舍志，指肾贮藏五脏六腑的阴精，精神活动的志就依附在肾精之中。《素问·经脉》："人始生，先成精，精成则脑髓生。"《素问·五脏生成》："诸髓者，皆属于脑。"说明肾藏精，精生髓，而髓又藏于脑，肾中精气充盛，则生髓有源，髓海充足，则神充志清，思维敏捷；若肾精不足，生髓无源，髓海空虚，则神机不利。《医林改错》："灵机记性在脑，高年无记性者，脑髓渐空。"历代医家都非常重视从肾论治老年痴呆，认为脑为元阳（神）之府，是人体精髓和神明凝聚之所，人的视、听、嗅、感觉及思维、记忆皆出于脑，脑的这些功能得以正常发挥依赖于脑髓的充实。正如《医学心悟》所云"肾主智，肾虚则智不足"。清代唐容川在《内经精义》中指出"事物之所以不忘赖此记性，记在何处，则在肾精。盖肾生精化为髓而藏之于脑中"。这都说明肾虚影响智力。近年来，临床治疗上都很注重补肾，陈可冀治疗脑髓不足之痴呆以填精益髓，重在滋补肾阴为法，方以左归丸加减。吴之煌等在临床上用补肾益髓为总治则治疗本病，自拟补肾填髓汤取得了较好的疗效。何慧等收集了国内近30年老年性痴呆的相关报道，将符合标准的332篇AD文献的中医治则治法进行归纳总结，得出结论补肾益髓法是出现频率最高的治则治法。所以，从肾论治在五脏治疗中占主导地位，应该在益精填髓，补肾益智为主要治则的前提下，随症加减，标本兼顾。

2. 从脾论治——益气健脾，化痰开窍 脾藏营，营舍意，指脾胃贮藏营气，精神活动的意念要附在营气之中。脾为后天之本，气血生化之源，将水谷精微吸收并转输至全身，营养五脏六腑，四肢百骸，充养脑髓。脾在志为思，七情皆由思而后生，与情志活动密切相关。脾主升清，若脾失健运，则清阳不升，浊阴不降，蒙蔽清窍，正如《素问·阴阳应象大论》所云"清气在下，则生飧泄，浊气在上，则生膜胀"。脾为生痰之源，痰浊是神志病发病中最常见的病邪，脾虚则水湿不运，聚湿成痰。陈士铎《辨证论》："痰势最盛，呆气最深。"所以在治疗上应该以益气健脾，化痰开窍为基本治疗大法。陈炜等在临床上用温脾化痰开窍法，自拟温脾通络开窍汤取得了良好的临床疗效。赵文研等认为补脾可以生养气血以充脑髓益神智，健脾可以化痰去湿以荡涤病理产物，在治疗本病时，不忘从脾论治。在临床上自拟脾经验方，治疗百余例老年性痴呆患者，均取得良好的疗效。徐虎军用健脾涤痰，活血化瘀法治疗AD，方用导痰汤合通窍活血汤加减，取得较好的临床疗效。

3. 从肝论治——疏肝解郁，滋阴养血 《素问·灵兰秘典论》"肝者，将军之官，谋虑出焉"。指肝有主思想活动的功能，可以辅佐心神来完成精神活动的作用。肝藏血，血舍魂，代表精神意识的魂就依附于肝血之中，血是神志活动的物质基础。肝主疏泄，畅达全身气机，对情志活动发挥起调节作用。精血（乙癸）同源，若肝血不足，不能上荣于头面，无以充养脑髓，血不养神，则易发痴呆；若肝失疏泄，肝火上炎，气机失调，气滞血瘀，痰浊、瘀血内蕴，上犯脑窍易发痴呆。所以在治疗上应该以疏肝解郁、滋阴养血为主要治则，在此基础上，随证治之，兼顾邪实，标本兼治。朱振铎等运用疏肝解郁滋肾养心法治疗老年痴呆34例，有效率82.4%。黄臻等采用疏肝解郁为基本治则，以人参、柴胡、当归、半夏、石菖蒲、白芍、郁金等为基本方加减治疗，临床疗效较好。田金洲亦认为"木郁达之"，应以疏肝解郁法贯穿治疗之始终，方用四逆散加减。

4. 从心论治——养心安神，活血化瘀 《素问·灵兰秘典论》"心者，君主之官也，神明出焉"。说明心的职守乃藏神。《灵枢·邪客》："心者，五脏六腑之大主也，精神所舍也。"指人的生命活动由心主宰，只有在心的主宰下，五脏六腑才能发挥正常的生理功能。心藏脉，脉舍神，心主宰人体周身的血液运行，代表一切思维活动的神都依附在血脉之中。若心气虚，血行不畅，气滞血瘀，瘀血阻滞脉络；若心血虚，神明失养，则致痴呆。如《血证论·瘀血》："凡心有瘀血，亦令健忘……血在上则浊蔽而不明矣。"又如《素问·六节脏象论》："心者，其充在血脉。"《灵枢·平人绝谷》："血脉和利，精神乃居。"都说明血气充盈，血脉通利，则精力充沛。所以，在治疗上应该以补血益气、养心安神、活血化瘀为主要治则，在此基础上，兼顾标本，随症加减。祁建平等治疗心脉瘀血阻络型老年性痴呆采用芪参还五胶囊，有良好的临床疗效。刘振峰等采用归脾汤合天王补心丹加减，治疗心之气血不足所导致的痴呆。魏孟玲治疗心脾两虚型的老年痴呆采用补脾益心汤加减，方中重用当归、龙眼肉、酸枣仁等补养心脾气血、安神，服药后有较好的疗效。

5. 从肺论治——补益肺气，宣肺降浊 《素问·灵兰秘典论》"肺者，相傅之官，治节出焉"。指肺脏好比辅佐君主的宰相，协助治理全局。肺藏气，气舍魄，肺主一身之气，肺气充沛，宗气旺盛，气机条畅，辅心行血，精神调畅；反之，肺气虚，则可导致心血运行不畅，神失统摄，精神异常。肺与大肠相表里，肺的功能失常，则会影响大肠的传化糟粕和水液的代谢功能。肺又为水之上源，人体内津液的输布、运行和排泄都依赖于肺的通调水道功能。此功能异常，则水湿内停，浊气内生，聚湿成痰，瘀血阻滞，蒙蔽清窍，而致痴呆。《灵枢·天年》："八十岁，肺气衰，魄离，故善言误。"《灵枢·本神》指出"肺喜乐无极则伤魄，魄伤则狂，狂则意不存"。说明肺的功能异常都会引起神志改变，遂治疗上也要关注从肺论治。而主要大法应为补益肺气，宣肺降浊。从病机认识上，肺的功能紊乱可以导致 AD 的形成。所以在治疗上，应该关注从肺论治。

从五脏之间的相关性辨治阿尔茨海默病

1. 五脏生理活动的共同物质基础——精气血津液 精、气、血、津液，是构成人体和维持人体生命活动的物质基础，也是人体脏腑、经络、形体、官窍生理活动的物质基础，五脏生理功能的正常发挥离不开精、气、血、津液的充养。《灵枢·本神》："是故五脏者，主藏精。"说明精一般储藏于五脏之中。精是由禀受父母的先天生殖之精和后天水谷之精组成，主要是由肾与脾两脏生成，精的施泄与肾气的封藏，肝气疏泄及脾气的运化密切相关。精化气，而五脏之精各有所藏。如《素问·阴阳应象大论》："人有五脏化五气，以生喜怒悲忧恐。"说明五脏气是由五脏所化，五脏气的升降出入决定着五脏正常的生命活动。若五脏之气运行失常，则气机失调，则会出现瘀、痰饮等病理产物。血是由脾胃、心、肺、肾等脏腑的共同作用下，经过一系列气化的过程而化生。血液运行与心阳的推动和温煦，肺气的宣发和肃降，肝气的疏泄和脾气健运密切相关，若任何一脏的生理功能失调，都可引起血行失常的病变，如瘀血等。津液是机体一切正常水液的总称，其生成主要有赖于脾胃的运化，其输布主要依靠脾气布散、肺气宣降、肾气蒸腾、肝气疏泄，其代谢主要有赖于肺、脾、肾三脏。

所以，若五脏完成正常生命活动的物质基础（精气血津液）不足，则会形成 AD 五脏本虚的发病机制；若五脏完成正常生命活动的物质基础（精、气、血、津液）运行障碍，则会形成 AD 五脏标实（痰饮、瘀血）的病理产物。

2. 五脏相关与阿尔茨海默病 在中医学中，五脏之间相互联系的思想源远流长，"五脏相关"是由国医大师邓铁涛创立的。"五脏相关"理论更加突出了中医学的整体观和系统联系的思想，所以在治疗 AD 上要把握五脏之间的相关性。五脏之病可"传变"，正如《金匮要略·脏腑经络先后病脉证》所云"见肝之病，知肝传脾，当先实脾"。又如《素问·玉机真脏论》所云"五脏相通，移皆有次。五脏有病，则各传其所胜"。五脏之气可以相生、相克、相儒、相乘，一脏之气偏盛或偏衰，都直接影响五脏整体的生理功能。五脏之神是在心的主宰下，共同协调完成神志活动，一脏神志失调，都会引起五脏的气机紊乱。所以在临床上绝非单纯治肝、治脾、治肾等来缓解 AD 的症状，都应运用五脏一体观来治疗。吴红彦以肝脾论治老年性痴呆，以具有疏肝理气、健脾养血之功的逍遥散为方，改善了 AD 小鼠学习记忆能力；张伯礼强调由于 AD 病情错综复杂，在治疗上应该从整体水平综合考虑痴呆的病因病机，既注重各个脏腑之间的联系，又要兼顾其他四脏之虚。以补虚益损、解郁散结为治疗大法的同时，兼顾养心、补肾、健脾等治法，取得较好的临床疗效。李方玲强调心肾气虚在老年痴呆发生发展中十分重要，用补益心肾，化痰开窍法治疗，经临床验证疗效可靠。

综上所述，五脏与 AD 的发生发展都有着密切的关系，虽然从肾论治在五脏治疗中占主导地位，但五脏之间，互相协调，彼此为用，一损俱损，一荣俱荣。一脏病变可累及多脏，所以在治疗上应该把握五脏一体观，从全局考虑。调补五脏虽不能做到面面俱到，但要在抓住主要病机的同时，把握五脏的相关性。

330　论五脏失调与血管性痴呆发病机制

　　血管性痴呆（VD）是指在缺血性、出血性及急慢性缺血缺氧性脑血管疾病引起的脑组织损害基础上产生的以高级神经认知功能障碍为主的一组获得性智能损害的临床综合征。属中医学"呆病""郁证""颠证"等范畴。其病因病机虽相当复杂，但都属神志失常类病变。神在人体中居重要地位，神充则身强，神衰则身弱。中医脏象理论认为，脑有主元神的生理功能，而脑的功能又分属于五脏，脑的功能是通过五脏来完成的，形成了中医独特的五神脏理论。五神脏对神各有所主，实现和保障脑主神的功能。五脏虚衰而致脑髓失养或五志失和，伤及五脏，进而导致五神脏功能障碍，则可使心身失调、神思散乱、神机失用，而发痴呆。所以，血管性痴呆的发病与五脏关系密切。学者吴秀芹等对五脏失调与血管性痴呆发病机制做了探讨。

心与血管性痴呆的关系

　　1. 心虚血弱，脑窍失荣，易致痴呆　　心主血脉，是指心具有推动血液在脉管中运行的功能。《灵枢·本神》"心藏脉，脉舍神"，血随脉行，上荣于脑，神明才有所出。血是神志活动的物质基础，心血充盈，神有所养，才能神志清晰，思考敏捷，记忆力强，精力充沛。如《灵枢·平人绝谷》："血脉和利，精神乃居。"孙沛云："故性动而灵，脑赖心血养之。"若心之阴阳平衡失调，心主血脉的功能就会失常：一方面心气不足推血无力，不能生血，血虚失荣，神失所藏，精神涣散而不收；另一方面心气不足，气虚不能行血，心血瘀阻血致运行不畅，环流受阻，脑窍失荣，就会出现精神意识思维的异常，如精神萎顿，反应迟钝，健忘、语无伦次或狂躁等心不主神明的病症。

　　2. 精气耗散，心神失守，易致痴呆　　心藏神的生理作用，一是主观精神活动，使人的精神意识思维活动正常。如精神振奋、神志清晰、思维敏捷、反应灵敏等。二是主宰和协调整个人体的生命活动，使全身各个脏腑、形体、官窍的功能正常，相互协调平衡，保持全身安康。所以称心为"五脏六腑之大主"。心藏神功能失常，不仅表现在精神情志、意识思维活动的异常，如失眠多梦、精神错乱，或反应迟钝，甚则昏迷、不省人事等，而且还会影响脏腑形体官窍的功能活动。《灵枢·口问》："悲哀忧愁则心动，心动则五脏六腑皆摇。"说明消极情绪影响心神会造成人体脏腑的损害。神志活动的产生，是由脑而达于心，由心而发露于外，心脑神明贯通，才能产生思维意识并支配其相应行为。若精气耗散，心神失守，则会出现思维意识障碍。

肝与血管性痴呆的关系

　　1. 肝郁气滞，诸邪内生，易致痴呆　　肝主疏泄，是指肝具有疏通畅达全身气机的作用。肝的疏泄功能正常，则气机调畅，各脏腑组织器官的功能活动正常。若肝的疏泄失常，则易产生脏腑气机不调的病变。从情志角度言，只有肝之气机调畅，人才能气血和平，脑得所养，情志方能舒畅。若肝气郁结，在气郁的基础上，常会继发其他疾病。历代不少医家认为痴呆的发生是由于情志失调所致，清代陈士铎指出："呆病之成，必有其因，大均其始也，起于肝气之郁。"《辨证录·呆病门》："肝郁则木克土，而痰积于胸中，盘踞于心外，使神明不清，而成呆病。"《景岳全书》亦云："痴呆证，平素无痰，而或以郁结，或以不遂，或以思虑，或以惊恐而渐致痴呆。"现代医家也认识到，七情失调是形成本病的重要原因，"血管性痴呆的辨证不外湿、瘀、痰、郁四端，此四端无一不系肝气郁结、疏泄失职所致"。其次，肝主疏泄，调畅气机，使脾、肺、肾等脏腑的气机调畅，以保持水液代谢正常，气行则水行。若肝的疏泄失职，气机不调，则会影响水液的输布和排泄，产生痰饮、水肿等水液代谢失常的病变。历代医家对"肝生痰"的认识很多，明代李时珍云："风木太过，来制脾土，气不运化，积滞生痰。"此种痰，实为"肝生痰"。张景岳则明确指出："木郁生风，本肝家之痰。"肝风夹痰，蒙蔽清窍，遂生呆症。此外，也有因肝气衰弱而邪气内生以致痴呆的。《灵枢·天年》"五十岁，肝气始衰……六十岁，心气始衰"，当人之将老之时，肝脏之气先衰，肝气衰弱，疏泄失职则易于气滞，气滞多致血瘀，血瘀壅阻气机，气壅聚液为痰，痰气郁结留为邪气，气滞壅于五脏，影响五脏神志，而致痴呆。

再者，肝有维持血液运行的功能，血液的运行，不仅需要气的推动，还要气机调畅，即所谓气行则血行。肝的疏泄，使全身脏腑经络之气运行畅达，则血液的运行既无瘀滞，又不外溢，可正常进行。若肝失疏泄，气机失调，必然影响血液的运行，或引起气滞血瘀病变，或引起出血病变。肝脏疏泄失职则气滞，气滞则血瘀，气血痰郁损伤心神，蒙蔽心包，则致血管性痴呆。《类证治裁·郁证》："七情之郁，始而伤气，继必伤血。"气郁影响及血，以致血行不畅，脉络阻滞，则成血瘀，瘀血停滞，痹阻脑络，气血精气难以上输，不能上荣于脑，导致脑乏清阳之助、津血之濡，与精髓相互错杂，脑气与脏气不接，则髓窍失养，故致神明失用。

2. 阴虚阳亢，神明失用，易致痴呆　肝有藏血的生理作用，肝贮藏血液充足，濡养肝脏，防止出血。肝为刚脏，必须依赖阴血的滋养，才能发挥正常的生理作用，若肝藏血功能失职，则会引起神志失常等病变。首先，肝血亏虚，肝失藏血，脑血供应不足，或肝血不能化生肾精以上充脑髓，髓海空虚则脑神失养，出现记忆力减退、智力低下等症状；其次，肝血亏虚、肝阴不足、脉络不充，可导致脉络失养，血行涩滞而产生瘀血。痰瘀阻窍，脑脉失养，灵机失用，或是阴虚阳亢，虚火内生亦可灼血成瘀，瘀血阻窍则脑髓失养。此外，因为肝主筋，若肝血不足，筋失其养，使关节运动不利，可出现肢体麻木、屈伸不利、筋脉拘急、手足震颤等"血虚生风"症状；或热邪炽盛，燔灼肝之阴血，筋不得濡养，可出现四肢抽搐、牙关紧闭、角弓反张等高热抽筋的"热极生风"症状；肝开窍于目，目失所养则目光呆滞。第三，肝的疏泄功能有赖于肝的藏血功能，只有肝的藏血功能正常，肝的阴阳平衡，肝疏泄功能才能发挥正常，达到调畅气血、调和情志的作用。所以，如果肝失藏血和疏泄，致使血瘀、痰闭，气血运行不畅，而脑络闭阻，脑髓失养，则发为痴呆。

血为阴，肝之阴血能制约肝阳、涵养肝气，使肝阳、肝气不致亢逆，即肝有调节血量的生理功能。王冰注："人动则血运于诸经，人静则血归于肝脏。"肝脏对血量的调节作用可保证脑等重要脏器得到精微物质的灌流，给心脑提供充足的血液供应，从而维持其正常的功能。若肝调节血量的功能失职，肝气亢逆而上冲于脑，血液随气奔走于上，气升而不降，迫血妄行，离经之血停而为瘀，阻滞脑脉，久则脑髓失养，导致脑主神志、司动觉、外应清窍的功能失用，而发痴呆症。郭振球提出老龄阳亢阴虚，阴不济阳，阳化内风，肝风内动，气血痰郁随风阳上冒，蒙闭心窍、心包，形成血管性痴呆。王永炎等认为肝阳亢盛致血管性痴呆，精、气、血的亏虚及髓海失养是本病发病的根本，肝阳亢盛是本病发病的重要环节，风、火、痰、瘀等邪气内阻，扰动清窍，清窍受蒙，神明失用而成痴呆。

脾与血管性痴呆的关系

1. 中气虚损，湿浊蒙蔽，易致痴呆　脾有运化水谷的功能。脾运化水谷精微，为体内精微生化之源，而精微入骨腔，可化以为髓，上充于脑海，故脾胃是构成脑的物质基础和组成成分——髓的重要化源和后天之本。《灵枢·五癃津液别》："五谷之津液和合而为膏者，内渗于骨空，补益脑髓。"《医林改错》指出："灵机记性在脑者，因饮食生气血，长肌肉，精汁之清者，化而为髓，由脊骨上行入脑，名曰脑髓。盛脑髓者，名曰髓海。"脑髓需要依赖后天脾胃的充养功能才能逐步发育，渐渐长成，使脑能主司"意"及其他思维活动。若脾运化水谷的功能失常，脾胃之气虚衰，其升清、运化、受纳、腐熟功能减退，则气血生化乏源，气机升降失常，影响营养物质的化生，既不能奉养先天肾精，又不能上充脑髓，脑府亦空虚不能自主而思维迟钝。若脾失健运，运化水液的功能失常，水液不能运化，聚湿成痰，痰随气升降，无处不到，痰蒙脑窍，出现神志失司。所以，脾虚气弱可致运化失司而痰阻脑窍。

2. 脑髓失养，气血瘀滞，易致痴呆 脾主统血，统体内之血；脾主升清，具有统摄和约束血液的作用，能升清阳上达于脑而荣脑。脾主运化水谷精微，又为脑中真气生化之源。因此，脾运化水谷和升清的作用使脑髓得充，真气健旺，而脑主元神功能正常；脾气旺，中气足，清气升，则统摄约束有权，使血液正常循行于脉道之中，则神识正常。若脾失健运，脾之升清功能不足，一则使气血之精华不能上走空窍，致脑髓失养，九窍不利而见健忘、头昏、眼花、耳鸣等；二则使血无所摄而滞留脑络，阻滞气血运行，久则脑髓枯萎，神明受损，出现痴呆、健忘等症状。

肺与血管性痴呆的关系

1. 肺气虚弱，神失统摄，易致痴呆 肺主气，包括肺主一身之气和呼吸之气，调节着全身之气的升降出入运动。肺吸入清气，排出浊气，则精气化生充足，真气充足，运行正常，精气才得以上充于脑，发挥养脑、温脑之用而不致郁结。肺司呼吸功能受损，宣发肃降失常，一方面会导致气的生成不足。如《灵枢·天年》："八十岁，肺气衰，魄离，故言善误。"张锡纯云："大气（即宗气）虚而下陷不能上荣则神昏。肺虚则宗气不足，宗气者贯心脉而司呼吸，宗气虚则血脉运行无力，且肺朝百脉，故肺气虚易致血脉瘀滞。"气虚神失统摄，如老年肺气虚衰，或邪阻肺窍，则神失所持；另一方面，肺气虚弱会影响全身之气的运行，导致各脏腑经络之气的运行失常，产生气机失调的病变。肺朝百脉，助心行血，濡养脑髓，这说明血液的运行是心与肺共同作用的结果。肺气虚弱，不能助心行血，则可导致血行障碍，出现咳嗽、气喘、胸闷、心悸、唇青紫等症状。肾属水主藏，生髓，脑为髓海，而肺属金主收，生肾水，肝木失去肺金正常克制，可致肝阳上亢；肺虚则无法为脾宣发津液，可致脾虚痰阻。血管性痴呆发病基础与肝阳上亢和脾虚痰阻相关。

此外，肺与大肠相表里，若肺脏虚损，则腑滞浊留大肠。而临床流行病学调查提示腑滞浊留是血管性痴呆发病的重要因素。基于以上认识，肺脏虚损很可能在血管性痴呆的发生发展中起着重要的作用。唐启盛等研究亦认为"浊毒"是血管性痴呆发生发展的根本原因。所以，肺气不足，肃降失常，治节无权，易于酿生痰浊，痰浊上犯脑窍，脑失清灵。

2. 肺失宣降，脑髓失养，易致痴呆 肺气失宣则腠理开阖失常，不能将脾之精微输布全身，包括上归于脑；肺主行水，若肺失宣降，通调水道的功能失常，则会导致水液的输布、排泄障碍，出现无汗、尿少、水肿或痰饮等病变。肺主宣发肃降这一生理特性，保证了水液的输布和下行、气道的畅通、水道的通调和五脏气机升降的协调。肺失肃降，导致水液下行受阻，水液停聚，生痰成饮，必然会引起相关脏腑气机失调的病理变化，进而导致全身气血失常，水谷精微不能上达充脑泽髓，脑髓失养则灵机、记性日渐减退，终致痴呆。《素问·灵兰秘典论》："肺者，相傅之官，治节出焉。"在病理情况下，若肺失宣发，治节功能失常，则其气运行受阻，不能顺利上达于脑，或虽达于脑但运行不利而郁闭，均不能发挥应有的作用而表现出脑气郁闭的症状，见头晕、头痛、烦躁或昏昏欲睡等。

肾与血管性痴呆的关系

1. 肾精亏虚，髓海不充，易致痴呆 肾主生髓、充脑、化血；肾精充足，脑髓充满，记忆力强，思维敏捷，耳目聪明，肾主藏精，精生髓，髓属液，至清至纯，髓通于脑，脑髓有赖于肾精的不断化生，肾中精气充足，脑髓化生有源，从而保证脑神之用。痴呆的病位在脑，《内经》中就已认识到人的精神、智能、视听感觉、肢体运动等都与"脑"和"髓"有直接关系，《灵枢·经脉》："人始生，先成精，精成则脑髓生。"唐容川《内经精义》："事物之所以不忘，赖此记性，记在何处，则在肾经。益肾生精，化为髓，而藏之于脑中。"王学权《重庆堂随笔》中指出："盖脑为髓海，又名元神之府，水足髓充，则元神精湛而强记不忘矣，若火炎髓竭，元神渐昏，未老健忘，将成劳损也。"可见肾、精、脑、髓是统一的，说明肾精充足，脑髓充实，聪慧灵敏；反之，则"肾失精气之化而脑丧精灵之本，髓海不足，脑渐空，故记忆皆少"。田金洲等认为血管性痴呆的发病以精气亏虚为本，髓海失养由肾中精气亏虚所致。精生髓而化血，精足血亦足，精亏则血虚，血虚则易出现瘀血、痰浊等。脑为清灵之府，"脑髓纯者灵，杂者钝"，若血瘀、痰浊杂于脑髓，清窍被蒙，可导致痴呆；而肾主骨生髓，若肾虚不能生髓，髓减脑空，神机失用也可致痴呆。肾中精气充足得以上达，则耳聪能闻五音。肾中精气既可滋五脏之阴，又可发五脏之阳。五脏之阳蒸腾于上，则精神焕发，生命力旺盛，若肾气亏虚，肾气升发不足，精不足以生髓，均可使神明受损，进而出现迷惑、健忘、痴呆等症状。

2. 肾精亏虚，阴阳失调，易致痴呆　化生肾阴肾阳，肾阴肾阳为人体阴阳之根本，调节全身阴阳平衡。肾阴肾阳不足，肾的生理功能衰退，产生阴虚内热或阳虚内寒的病变，可导致其他脏腑的阴虚或阳虚。肾阴虚，阴血不足，脉道涩滞可成瘀；肾气虚，无力行血则血瘀，气化无力则津聚成痰，而致痰阻。津血同源，痰瘀同病，痰瘀也可致肾虚，痰瘀痹阻络脉，损伤脑髓，而髓为肾所生，病久及肾可致肾虚。肾虚、血瘀、痰阻相关为病，而致脑髓不纯、脑髓空虚而见痴呆，表现为各种认知功能受损。

331　从五脏失调辨治血管性痴呆

　　血管性痴呆（VD）是指在中风等一系列脑血管疾病之后出现的以脑组织损害，认知功能障碍为主的智能损害的临床综合征。血管性痴呆是现代医学的病名，古代医家未将其与老年痴呆鉴别研究，所以血管性痴呆在中医学中隶属与"中风、痴呆病"之范畴。中医学对痴呆的描述主要见于"健忘""善忘""呆病""类中"等以临床表现的疾病中。最早在《左传》里就有记载："不慧，盖世所谓白痴。"《针灸大成》则分别以"痴呆""呆痴"命名。明代张景岳在《景岳全书·杂证谟》开始将痴呆专列为单一疾病，进行了专门论述。清代叶天士在《临证指南医案》中论述了中风与痴呆的内在联系。云："中风初起，神呆遗尿，老年厥中显然。"沈金鳌在《杂病源流犀烛·中风源流》中也有"中风后善忘"的描述。《素问·四时刺逆从论》："秋刺经脉，血气上逆，令人善忘。"《灵枢·本神论》："肾盛怒而不止则伤志，志伤则喜忘其前言。"指出了肾虚与痴呆的关系。《素问·四时刺逆从论》："冬刺肌肉，阳气竭绝，令人善忘。"认为阳气不足也可导致善忘。

　　学者张海燕等从五脏与血管性痴呆的关系入手，探讨了五脏失调与血管性痴呆发病的机制，为中医论治血管性痴呆从五脏失调以及阳虚的角度提供了理论依据。

五脏与血管性痴呆的关系

　　血管性痴呆表现以神智障碍为主，多发于中风等脑血管疾病之后。其发病的部位在脑，但中医学理论认为五脏藏精，主神志。具有"藏而不泻"的特点。《素问·宣明五气》："心藏神，肺藏魄，肝藏魂，脾藏意，肾藏志，是谓五脏所藏。"表明五脏与人的精神、学习、记忆等神志活动密切相关。因此，中医学具有"五神脏"的理论。五脏藏神，相互联系，相互为用。只有五脏的生理功能正常，人体的气血津液才能够正常生成、输布、排泄，才能保证人体精神活动的正常，脑主神明的作用才能得以保障。若五脏功能失调，气血津液不足，不能濡养清窍，则髓海不足；或气血运行失常，痰浊血瘀内生，阻滞脑络则脑失却荣养，而发为呆病。因此血管性痴呆的发生必然与五脏关系密切。

　　1. 血管性痴呆与肾　肾藏精，为先天之本，生命之源，寓真阴真阳，是一身阴阳之根本，五脏阴阳赖以滋润、温化。肾阳蒸化肾阴产生肾气。肾之精气上达化髓充脑。脑为髓海，元神之府，由精髓汇聚而成，与脊髓相通，精由肾藏，精髓同源。故脑为先天精气充养，脑与肾关系密切，主宰人的神志思维活动。因此，肾的藏精功能直接影响了脑主神明的功能。肾精亏损不能生髓，髓减脑空，神智失用而发为痴呆。现临床各医治疗血管性痴呆也多以肾虚为其治疗的最主要的原则。但肾所藏先天之精，需后天之精充养，故脑髓充盈与五脏六腑之精皆有关。中医药文献研究表明，在临床对血管性痴呆的辨证论治中肾精亏虚在93%，这说明肾虚精亏是该病发病的主要因素。有研究表明，补肾的中药可以改善人的学习记忆能力。张允岭等认为肾精亏虚，痰瘀内阻是VD发病的机理，或以阴精亏损为主，或以阳气不足为著，但总以肾精亏损为发病基础。

　　2. 血管性痴呆与脾　脾为中州，为阴中之至阴。脾主升清，若清阳不升，则清窍失养；脾主运化，为后天之本，后天水谷精微的生成、输布依赖于脾主运化的功能。先天肾所藏之精也依靠后天之精不断地充养。若脾失健运，运化无源，气血不足，则脑髓失养；若脾失健运，统血失常，或脾不升清，则气血无源，津气血行失常，津气血不能上充于脑，则脑失其濡养。或痰浊内生，痰蒙清窍，阻滞脉络，久则脑髓枯萎，神机受损，而出现痴呆、健忘等症状。

3. 血管性痴呆与心 心主神志，"心者，君主之官，神明出焉""心主血、藏神"，说明心与神志活动密切相关。心藏神，主神明，为"五脏六腑之大主也，精神之所舍也"。由此可见，指心有统帅全身脏腑、经络、形体、官窍的生理活动和主司精神、意识、思维、情志等心理活动的功能。心主血，血液是神志思维活动的物质基础，心主血脉功能正常，则神有所养，思维敏捷。如心气亏虚，不能生血，血虚失荣，神失所藏，精神殚散而不收；另一方面心气亏虚，气虚不能行血，血行瘀滞，脑络不畅，脑窍失荣，出现呆傻愚笨等症。

李志强等认为血管性痴呆其肾精不足是在五脏之气不足的基础上发生的，与心脾的关系更为密切。神之所出是与心的功能分不开的。徐新春等认为血管性痴呆病位虽在脑，但与心密切相关，脑虽为元神之府，神机之主，但从属于心主神明。同时指出，到中老年，髓减气衰，瘀血内生，痰浊阻滞，在上血脉不通，在下则弥漫心窍，脑与心气不相顺接，以致心无所主，神无所依，而成痴呆。

4. 血管性痴呆与肝 肝主疏泄，主藏血，喜疏泄条达，能调畅全身气机，促进气血运行，同时协调人体的水液代谢，从而防止水湿、痰饮、血瘀的产生。故肝失疏泄，则会出现水湿不运，聚湿生痰，痰湿阻滞，气滞血瘀等证。水湿、痰饮、血瘀阻滞脑络，清窍失养，而发为痴呆。若因情志不遂，肝气郁滞或肝气横逆，扰乱心神，或肝郁化火，气血横逆，迫血妄行，上冲于脑，而发为痴呆。《辨证录·呆病门》："肝郁则木克土，而痰积于胸中，盘踞于心外，使神明不清，而成呆病。"颜德馨认为瘀血停滞，痹阻脑络，气血精气难以上输，导致脑失清阳之气濡养，津血之滋润，则清窍失灵，故现呆证；肝肾同源，若先天之肾精亏损，同时肝阴亏虚，阴不涵阳，虚阳上扰，神智失灵。同时阴虚化火，炼液成痰，阻塞脑络，脑失所养，故成呆症。厉秀云等认为肝气郁结则心情抑郁，而出现沉默寡言，气机郁滞，气郁化火，痰瘀阻络等都可易致脑失却濡养而发为痴呆。

5. 血管性痴呆与肺 肺主气司呼吸，主行水，朝百脉，主治节，为相傅之官。肺主气，调节着人体气机的升降出入运动，同时肺司呼吸之功能，不断地吸入清气，也构成了天之精的一部分，不断充养着脑髓。《灵枢·天年》："肺气衰，魄离，故言善误。"唐农等为"五脏主五志"，中医五脏与精神思维活动均有密切关系，脏虚损及功能失调在血管性痴呆的发生发展过程中是一个不可忽视的环节，而且起着重要的作用。肺主行水，通调水道。若肺气失宣，不能将脾之散精输布全身，包括上归于脑。若肺失肃降，导致水液下行受阻，水湿停聚，聚湿生痰，从而阻滞气机，水谷精微不能上达充脑髓，脑髓失养，终致痴呆；肺朝百脉，助心行血，是血液循环的必要条件，同时也是气血津液濡养脑髓的必要条件。若其功能失常，则气血运行异常，痰瘀互阻，扰乱神智而发为痴呆。同时肺与大肠相表里，大肠的传导功能有赖于肺的通降作用。若肺气虚衰，大肠传导功能失常则腑滞留大肠，大肠中的糟粕不能及时排除，浊毒内滞则可上扰清窍，扰乱神智，进一步加重病情。临床流行病学调查提示腑滞浊留功能是VD发病的重要因素。同时，血管性痴呆以老年人居多，老年人脏腑功能衰退，多有肺气虚衰，而宣降失司，从而导致大肠传导减弱，因此临床老年人便秘最为多见。故痰浊瘀毒难以排出，进一步促进了血管性痴呆的发生与发展。所以，痰浊瘀毒的产生与肺的功能有着密切的关系，肺的功能失调在血管性痴呆的发病过程中也起着重要的作用。

血管性痴呆的病因病机虽然复杂，但不外乎虚实两端。病位在脑，根于五脏，病性属本虚标实，本虚为脏腑亏损，气血不足；标实为痰湿、血瘀、浊毒。脏腑虚衰，阳气不足，阴精亏空，不能上充于脑，又因痰浊瘀血等毒邪内生，气血津液阻滞，脑失濡养而神智失用。当代医家根据古代医家的论述，分别从不同角度对血管性痴呆病机进行了探讨。但大多都以肾虚伴痰浊瘀血等病机为主，全面从五脏论治的观点少有人提出。血管性痴呆多发于老年患者，而且多以脑血管病变之后发生。老年人五脏都会不同程度的虚衰，《灵枢·天年》："五十岁，肝气始衰，肝叶始薄，胆汁始减，目始不明；六十岁，心气始衰，若忧悲，血气懈惰，故好卧；七十岁，脾气虚，皮肤枯；八十岁，肺气衰，魄离，故言善误；九十岁，肾气焦，四脏经脉空虚；百岁，五脏皆虚，神气皆去，形骸独居而终矣。"故人之将老之时，五脏之气逐一衰败，阳气亏虚，气滞痰浊血瘀壅于五脏，或气血亏虚，精髓失养而影响五脏神志，易致痴呆。五脏之间的关系相互影响，密不可分，如只从肾虚一方面论治则有些单一。老年人多以阳气亏虚为主，如治疗只强调活血化痰行瘀，则为治标不治本。所以，临床治疗应以温补五脏阳气，以肾为主，兼用活血化瘀之药才是治其根本。

332　从五脏辨治血管性痴呆研究

　　血管性痴呆（VD）是一系列脑血管因素导致脑组织损害而产生的痴呆症状的总称，是老年痴呆的主要类型之一。目前现代医学主要治疗方法为改善脑代谢、营养神经、改善微循环、改善认知功能、调脂稳斑等。中医根据辨证论治原则治疗 VD，具有一定的优势，且不良反应少。学者陈静等就近年来中医药从五脏论治 VD 的研究做了梳理归纳。

病因病机

　　1. 肾　①肾藏精，是指肾具有贮存、封藏精的生理功能。精得藏于肾而不无故流失，是其发挥生理效应的重要条件。《素问·五脏生成》："诸髓者，皆属于脑。髓乃肾精所化，肾为先天之本，藏精、主骨生髓，上输于脑。"唐容川《内经精义》："事物所以不忘，赖此记性，记在何处，则在肾经。益肾生精化为髓，而藏于脑。"《医学心悟》："肾主智，肾虚则智不足。"老年肾精渐亏，髓海渐空，渐至不用，而致脑功能失调出现健忘、反应迟钝、呆滞等。肾精直接影响了脑主神明的功能。肾精空虚，致使脑髓失养，神明不行，而发生痴呆。②肾主水，是指肾气具有主司和调节全身水液代谢的功能。肾气及肾阴肾阳通过各脏腑之气及其阴阳的资助和调控，主司和调节机体津液代谢的各个环节。③主纳气，肾主纳气是指肾气摄纳肺所吸入的自然界清气，保持吸气的深度，防止呼吸表浅的功能。《类证治裁·喘证》："肺为气之主，肾为气之根。"《医学入门》中指出："肾有两枚……纳气，收血，化精，为封藏之本。"肾有纳气之能，与肺之宣发肃降相互照应，共奏生化源源不息之功。

　　2. 脾　脾主运化，是指脾气将饮食水谷转化为水谷精微，并将其吸收、转输到全身脏腑的生理功能。脾主升清，清阳不升，浊阴不降，则脑络失养，痰浊内生，蒙蔽清窍，从而产生痴呆、健忘等症状。《灵枢·平人绝谷》"故神者，水谷之精气也"，《灵枢·八正神明论》"血气者人之神，不可不谨养"，说明气血是神志活动的主要物质基础。

　　3. 肝　肝体阴而用阳。《类证治裁》："凡上升之气，皆从肝出。"此上升之气，即指肝为风木之脏，体阴用阳，主动主升的生理特性。肝脏是五脏中与思维和情志活动密切相关的一脏。肝主疏泄，调畅气机，维持全身水液运行，从而使痰饮、水湿、浊毒不停留于体内。肝失疏泄，痰湿内蕴，气滞血瘀，浊毒内蕴，上行犯脑易发痴呆。清陈士铎指出："呆病之成，必有其因，大约其始也，起于肝气之郁。"《辨证录·呆病门》："肝郁则木克土，而痰积于胸中盘踞于心外，使神明不清，而成呆病。"肝失疏泄是 VD 成因的关键。

　　4. 肺　肺朝百脉，主治节。"脾为生痰之源，肺为贮痰之器"，肺虚无法行津液可致痰湿内停，上行瘀阻脑络则易发为痴呆。肾为水，金生水，肾藏精是以肺的收敛为前提，若肺失宣降，肾难以藏精，精亏至髓海空虚而发 VD。吴鹏等指出，记忆力的丧失是因心肾收藏不利、外宣不达所致，而肾之"封藏"是以肺之"肃降"为前提，"气虚""血瘀""痰浊"等证候责之于肺责也在肺，尤其是到"痴呆"期，痰浊、瘀血、浊毒的产生和肺气虚损、肺失宣降有关。肺主气，司呼吸，呼出体内浊气，吸入人体清气，体内气体与体外气体正常交换。肺可为脑的新陈代谢提供充足的氧气，肺脏虚弱致人体清气吸入不足，导致机体气化无源，气虚无力充养脑髓，浊气积聚体内，浊气与血互结为瘀血，浊气随血上行于脑，瘀滞脑中，从而出现头晕、头痛等临床症状。

　　5. 心　心主血脉，心藏神。心为"五脏六腑之大主"，主宰意识、思维及情志活动。血是神智活动的物质基础之一，"血者，神气也"。心的主血和藏神功能相互影响，共同使人体化神养神。若心气虚，血行不畅，致血管瘀阻，上至脑窍瘀滞，脑络失荣，则出现痴呆。

辨证治疗

1. 从肾论治　高路运用固脑益智汤（党参 18 g，枸杞子 12 g，桃仁 12 g，红景天 12 g，丹参 12 g，制何首乌 12 g，酸枣仁 12 g，女贞子 12 g，葛根 12 g，沙苑子 12 g，海风藤 12 g，川芎 9 g，淫羊藿 9 g，地龙 9 g，远志 9 g，石菖蒲 9 g）治疗 VD 患者 60 例，对照组 60 例予盐酸多奈哌齐治疗，2 组疗程均为 3 个月。结果发现，2 组患者治疗后 ADL、HDS、WMS 评分及血清 SOD、MDA、IL-6 和 hs-CRP 均较治疗前改善，但观察组改善较对照组明显。郭明冬等采用戟天健脑颗粒（巴戟天、山茱萸、红景天、茯苓、远志）治疗 VD 患者 80 例，对照组 80 例予茴拉西坦胶囊口服，2 组均观察 3 个月。结果显示，认知能力总有效率治疗组为 82.5%，对照组为 66.3%，2 组比较，差异有统计学意义；日常生活能力总有效率治疗组为 80.0%，对照组为 62.5%，2 组比较，差异有统计学意义。研究结果表明，戟天健脑颗粒能够有效改善 VD 患者的认知能力，提高患者的日常生活活动能力，并能提高轻度 VD 患者 Ach 及 chAT 活性，同时降低 AchE 活性。许兰兰观察补肾活血开窍法联合西药治疗轻中度 VD 的临床疗效，对照组 30 例予常规西药治疗，治疗组 30 例加服补肾活血开窍中药（熟地黄 20 g，何首乌 15 g，川芎 12 g，当归 12 g，生黄芪 30 g，丹参 12 g，天麻 10 g，茯苓 25 g，石菖蒲 15 g，肉苁蓉 20 g）治疗，烦躁多怒者，柴胡 9 g，栀子 9 g，淡豆豉 9 g；乏力明显者，加红参 9 g；抑郁便干者，加郁李仁 20 g，郁金 15 g；口苦便秘、苔黄少津者，加黄连 6 g，生大黄（后下）9 g；失眠不寐者，加首乌藤 3 g，茯神 20 g。2 组疗程均为 60 日。结果显示，总有效率治疗组为 25.0%，对照组为 18.0%。2 组比较，差异有统计学意义。研究表明补肾活血开窍法联合西药治疗轻中度 VD 能明显改善临床症状，提高疗效。谷晓林等研究补肾益智汤联合丁基苯酞对老年 VD 患者血液流变学及自由基损伤的影响，对照组 35 例单纯口服丁基苯肽治疗，研究组 35 例在对照组的基础上加服自拟补肾益智汤（黄芪 20 g，钩藤 15 g，葛根 15 g，枸杞子 15 g，茯苓 15 g，麦冬 15 g，益智 15 g，赤芍 15 g，黄精 12 g，川芎 12 g，石菖蒲 12 g，远志 12 g）治疗，肝郁症状明显者，加柴胡 15 g，香附 15 g；食欲差者，加焦山楂 10 g，焦神曲 10 g，焦麦芽 10 g，鸡内金 10 g；大便干燥者，加麻仁 9 g；口苦咽干兼有热者，加黄芩 9 g，栀子 12 g。2 组均以 3 个月为 1 个疗程，治疗 2 个疗程。结果显示，总有效率研究组为 77.14%，明显高于对照组的 48.57%（$P < 0.05$）。研究表明自拟补肾益智汤联合丁基苯酞能够协同减轻自由基损伤，改善微循环，从而改善行为能力、认知功能及中医证候。于炙选取肾阳虚血瘀证 VD 患者 88 例为研究对象，观察组 44 例，予温肾活血方（黄芪 30 g，丹参 30 g，葛根 30 g，淫羊藿 10 g，女贞子 10 g，沙苑子 10 g，远志 10 g，川芎 10 g，石菖蒲 10 g，北五味子 5 g）治疗，失眠者，加酸枣仁 10 g，首乌藤 15 g，百合 30 g；水肿者，加茯苓皮 15 g，桂枝 10 g；头晕者，加天麻 10 g，刺蒺藜 12 g。对照组 44 例口服奥拉西坦胶囊。2 组均以 1 个月为 1 个疗程，共治疗 3 个疗程。结果显示，总有效率观察组为 95.45%，对照组为 77.27%，2 组比较，差异有统计学意义。研究表明温肾活血方有利于改善肾阳虚血瘀证 VD 患者的神经功能缺损，提高治疗效果和生活质量。

2. 从脾论治　吕立锋等研究温脾通络开窍汤联合丁苯酞治疗老年 VD 的疗效，2 组患者均给予降血压、降血脂和抗血小板凝聚等基础治疗措施，对照组 45 例口服丁苯酞胶囊，研究组 45 例在对照组的基础上加服温脾通络开窍汤（黄芪 30 g，益智 10 g，三七 10 g，石菖蒲 10 g，何首乌 10 g，绞股蓝 10 g）治疗，脾虚者，加白术 10 g，茯苓 15 g；肾阳偏虚者，加制附子 10 g，肉桂 6 g，杜仲 10 g，肉苁蓉 15 g；气虚甚者，加党参 15 g，黄芪量加至 60 g。4 周为 1 个疗程。结果显示，研究组总有效率为 86.67%，明显高于对照组的 55.56%，差异具有统计学意义（$P < 0.05$）。研究表明温脾通络开窍汤联合丁苯酞是治疗老年 VD 的有效方法，能够有效改善患者认知功能及日常生活能力，且能降低 Hcy、炎症因子水平。刘茜等研究加减薯蓣丸对 VD 大鼠海马区 P-tau 蛋白表达的影响，实验设立了空白组、模

型组、尼莫地平治疗组、加减薯蓣丸（山药 15 g，熟地黄 12 g，何首乌 12 g，西党参 10 g，白芍 10 g，全当归 10 g，炙远志 6 g）治疗组。结果发现，尼莫地平治疗组和加减薯蓣丸治疗组均能使海马区 P-tau 蛋白的表达减少，两者疗效差异无统计学意义。蒋颖等观察加味苓桂术甘汤联合多奈哌齐治疗 VD 的临床效果，对照组 50 例予盐酸多奈哌齐治疗，观察组 50 例在对照组基础上合用加味苓桂术甘汤（茯苓 25 g，石菖蒲 15 g，桂枝 15 g，白术 15 g，肉苁蓉 15 g，补骨脂 15 g，生山楂 15 g，芦根 15 g，远志 10 g，法半夏 9 g，荷叶 8 g，白附子 6 g，甘草 3 g）。结果显示，总有效率观察组为 78.00%，对照组为 54.00%，2 组比较，差异有统计学意义。研究表明加味苓桂术甘汤联合盐酸多奈哌齐治疗 VD 效果显著，优于盐酸多奈哌齐治疗。

3. 从肝论治 陈方方等将 122 例老年 VD 患者随机分为研究组和对照组各 61 例。对照组 61 例给予奥拉西坦 4.0 g 静脉滴注，研究组 61 例在对照组治疗基础上口服复方平肝息风颗粒（天麻、钩藤、杜仲、益母草、石决明、槐花、首乌藤和栀子等），60 日为 1 个疗程，连续治疗 60 日。结果显示，总有效率观察组为 57%，对照组为 48%，2 组比较，差异有统计学意义。研究表明复方平肝息风颗粒联合奥拉西坦治疗老年 VD 可提高临床疗效，改善患者认知障碍和日常行为能力。韩红伟等采用繁木泻土法（茵陈 15 g，竹茹 13 g，瓜蒌 13 g，生麦芽 10 g，紫苏子 10 g，清半夏 10 g，黄芩 10 g，石菖蒲 10 g，地龙 6 g）治疗 VD 60 例，30 日为 1 个疗程，用药 2 个疗程后总有效率为 91.67%。

4. 从肺论治 唐农根据肺与心肾二脏相生相克、肺与大肠表里络属的关系，提出"肺气虚"和"浊毒蕴结肠道"是 VD 发生发展过程中的重要因素。唐农等采用益肺宣肺降浊胶囊治疗气血亏虚兼腑滞浊留证的轻中度 VD 患者，结果显示，益肺宣肺降浊胶囊能显著升高 SOD 活性，降低 MDA 水平，降低血清 NO 和 ET 含量，可能是通过调节 NO 的合成与释放来保护脑组织，调节缩血管肽 ET 含量而减轻脑功能损伤。王启芝等观察温肺降浊汤对 VD 患者扶阳自愈的影响，对照组 30 例给予多奈哌齐等常规药物治疗，治疗组 30 例给予温肺降浊汤治疗。温肺降浊方为扶阳派唐农自拟方（制附子 30 g，人参 15 g，炙甘草 10 g，干姜 10 g，酒大黄 10 g，三七 10 g）。每天 1 剂，7 日为 1 个疗程，连续治疗 4 个疗程。结果显示，治疗组临床治疗效果为 93.3.%，优于对照组的 86.7%。研究表明，温肺降浊汤治疗可有效改善 VD 患者耳鸣、尿失禁、共济失调等症状，促进个体自愈。王晋平等研究益肺宣肺降浊胶囊治疗轻中度 VD 的临床疗效，治疗组口服益肺宣肺降浊胶囊（黄芪 20 g，人参 15 g，桔梗 10 g，麦冬 10 g，石菖蒲 10 g，杏仁 10 g，大黄 5 g，三七 10 g，火麻仁 10 g），对照组予吡拉西坦，1 个疗程（2 个月）结束后评价疗效。结果显示，总有效率治疗组为 82.5%，优于对照组的 70.0%。治疗后治疗组中医证候疗效改善情况优于对照组。研究表明，益肺宣肺降浊胶囊治疗轻中度 VD 有较好的临床疗效，能有效地改善轻中度 VD 患者的认知障碍、行为能力以及脑电图，提高患者生活质量。

5. 从心论治 齐雯等对通窍活血汤联合奥拉西坦治疗 VD 进行临床分析，对照组采用奥拉西坦治疗，观察组在对照组基础上联合通窍活血汤（赤芍 3 g，川芎 3 g，桃仁 9 g，大枣 7 g，红花 9 g，鲜姜 9 g，麝香 0.15g）治疗。结果显示，总有效率观察组为 92.11%，明显高于对照组的 75.0%。说明奥拉西坦联合通窍活血汤治疗 VD 疗效佳，对血流学、血流动力学等均有一定的改善作用。单永琳予芪参还五胶囊（黄芪、地龙、冰片、白僵蚕、秦艽、醋大黄、水蛭、川芎、当归、钩藤、远志、栀子、郁金）治疗 VD 50 例，对照组 50 例予脑复康胶囊治疗，服药 12 周。结果显示，治疗组的 ADL 及 BBS 有效率明显高于对照组；治疗组 HDL、LDL、apoA、apoB 的水平显著优于对照组。郝军生等采用补脾益心汤加减（白术 10 g，远志 10 g，龙眼肉 20 g，龟甲 20 g，当归 20 g，石菖蒲 20 g，黄芪 20 g，人参 6 g，木香 6 g，甘草 6 g，酸枣仁 30g）治疗老年 VD 患者 30 例，对照组采用甲磺酸双氢麦角碱片治疗，2 组均连续治疗 8 周。结果显示，治疗组总有效率 96.67%，显著高于对照组的 63.33%，差异具有统计学意义（$P<0.05$）。研究表明补脾益心汤加减治疗老年 VD 心脾两虚证临床疗效显著，优于常规西药治疗。

333　从五脏辨治老年性痴呆研究

　　老年性痴呆亦称阿尔茨海默病（AD），是一种渐行性的神经退行性疾病。该病早期症状为短时记忆丧失，晚期症状有语言障碍、方向障碍、情绪波动、缺乏动力、生活不能自理和行为异常等，而终末阶段患者则会丧失独立生活能力，发病后 10～20 年因并发症死亡。在我国由于人口老龄化的加剧，AD 的患病率也随之上升。痴呆相关症状的描述最早见于先秦时期，《左传》："不慧，盖世所谓白痴。"而"痴呆"病名最先由唐代孙思邈所著《华佗神医秘传》提出。老年性痴呆是现代医学病名，古代文献虽然少有痴呆的系统专著，却不乏对其病因病机及症状的描述，多将本病归属于"呆证""癫狂""健忘""郁证""虚劳"等范畴进行论治，概指发生在老年人，以"呆傻愚笨"为主要临床表现的慢性进行性脑功能减退性疾病。学者姚首道等主要从脏腑辨证体系中的五脏理论探析了治疗本病的理论和经验。

中医病因病机

　　多数医家认为，老年性痴呆的病理基础为年老体衰、肾虚髓亏，精亏为之本，痰瘀内生阻滞脑络为发病的主要环节，五脏失调、神机失职是发病的重要病机。《灵枢·宣明五气》："五脏所藏：心藏神，肺藏魄，肝藏魂，脾藏意，肾藏志。"表明人的神志活动是五脏和脑相互协调作用的结果，五脏功能失调，进而影响脑的思维意识活动，而致痴呆。刘强认为老年性痴呆的发病机制在于五脏功能衰退，气血阴阳失衡，脏腑间的协调平衡关系破坏，影响及脑，蒙蔽清窍，病位在脑，根在诸脏。证候分型为肾精不足、心神不主、肝血亏虚、脾失运化、肺气虚衰。田金洲强调肾、脾是老年性痴呆发生、发展、转归的关键，先后天不顾则脑髓无以充养，认为痰浊、瘀血是本病发展变化的重要病理因素，并从疾病的演变、证候变化将本病辨证分为平台期（多见虚证，证多属髓海不足证或脾肾两虚证）、波动期（多为痰瘀互阻证）和下滑期（多为痰浊蒙窍证、血瘀气滞证、心肝火旺证）三个阶段。杨晓颖等将本病归纳为虚实两端，认为虚证主要以五脏虚衰为根本，尤以脾肾为要，辨证分为肾虚精亏、心血不足、脾胃虚衰和肝血亏虚证，实证病机主要以痰浊、瘀血为患，阻遏清窍致使神明不清、神识失调。

从五脏辨治

　　1. 从肾辨治　《医学入门》指出"诸髓皆属于脑，而肾实主之"，中医云"脑为髓海"，而肾藏精，生髓以充养骨髓，所以脑与肾的关系十分密切，治脑当从治肾入手。《素问·灵兰秘典论》："肾者，作强之官，伎巧出焉。"其实，"作强"与"伎巧"就是脑的思维活动。清代王清任指出"灵机记性在脑……高年无记性者，脑髓渐空"。肾藏精，精生髓而上通于脑，脑髓依赖肾精的化生。肾为先天之本，先天不足，脏腑虚衰，导致肾精亏损，脑髓失养，出现"脑髓渐空"渐至痴呆。肾精充足则视物清楚、听觉灵敏、思维敏捷、记忆力佳，反之则视物模糊、听力减退、思维迟钝、记忆力差。朱俊新等采用生黄芪、生牡蛎、生龙骨、黄精、熟地黄、菟丝子、石菖蒲、川芎、怀牛膝、远志、制胆南星等组成的补肾益脑方治疗老年性痴呆患者 35 例，总有效率为 88.6%，临床疗效良好。陈可冀以滋补肾阴为法，方用左归丸加减，治疗脑髓不足型痴呆。薛中华采用补肾填髓法治疗 50 例老年性痴呆患者，总有效率达到 92%，临床疗效显著。

　　另外，肾精亏虚日久会致使肾之阴阳两虚，继而引起瘀血、痰浊丛生。因此，在补肾的同时要注重化瘀血、祛痰浊，宜采取补肾祛瘀化痰标本兼治法。谢海洲治疗老年性痴呆，方用资寿解语汤合四虫丸化裁以补肾祛瘀化痰。林丽新以温肾化痰为法，方用金匮肾气丸和二陈汤加减。陈岩等以补肾充髓、益气化痰祛瘀为治则自拟活脑方（熟地黄、当归、山茱萸、远志、石菖蒲等）治疗本病取得满意疗效。

2. 从脾辨治　脾为后天之本，主运化水谷精微。《灵枢·五癃津液别》："五谷之津液……补益脑髓，而下流于阴股。"清代王清任《医林改错·脑髓》亦有"灵机记性在脑者，因饮食生气血，长肌肉，精汁之清者，化而为髓，由脊髓上行入脑名曰髓海"的论述，可知脾所化生气血，以充养髓海，是思维活动的物质基础，脑髓的盛衰与脾的运化功能密切相关。脾胃为气血化生之源，脾胃虚弱则气血不足，气血虚少无以充养脑髓而致脑失所养，神机失用而渐现健忘、痴呆等症。治疗上应以补益脾胃为主，使脾胃得以纳运，进而水谷得以化生气血，进而脑髓得以充养。荆素华等采用强脾益智胶囊对于改善记忆力，提高机体的免疫力，取得满意疗效。李鹏自拟温脾益神汤（黄芪、三七、何首乌、益智、石菖蒲、川芎、绞股蓝、川牛膝）治疗老年性痴呆，取得良好的临床效果。此外，脾的运化水湿作用，是参与机体水液调节的关键一环，脾虚致使水湿内停，水湿停滞在脏腑组织内，进而会出现痰饮、瘀血等病理产物，从而蒙蔽清窍，最终导致头脑失用、神机失司，继而出现痴呆。通过补益脾气使脾得以运化水湿，化湿祛痰，从而祛除病理产物，使痰无所生，还能开窍醒神，通畅气机，使神机得用。杨慧丹自拟加味温脾通络开窍方治疗脾虚痰阻型老年性痴呆 60 例，总有效率为 84.6%，临床疗效显著。赵文妍认为治疗老年性痴呆应以补益脾气、健脾化痰为基本方法，方选党参、陈皮、石菖蒲、柏树、胆南星、川芎、当归、丹参等药物。清代医家陈士铎治疗本病立法以健脾益气、祛痰，自拟还神至圣汤、转呆丹等方剂，主张本病治疗以健脾气、逐痰为主要方法，至今还有较高的临床指导意义。

3. 从肝辨治　清代陈士铎在《辨证录·呆病门》中指出"大约其起始也，起于肝气之郁，其终也，由于胃气之衰……盘踞于心外，使神明不清，呆成矣"。强调肝郁、痰阻为患的重要性，若肝失疏泄，久郁化火而灼伤津液，气滞血瘀阻窍，脑失所养，发为痴呆。《血证论》："肝属木，木气冲和发达，不致遏郁，则血脉得畅。"可见肝气郁滞则血脉不畅，"脾气散精"无门，日久则髓减脑消、神机废用发为痴呆。临床研究亦证实采用疏肝行气、活血开窍的治则治疗老年性痴呆具有良好的临床疗效。张心愿以疏肝理气化痰开窍为治则，运用四逆散和涤痰汤（柴胡、白芍、炙甘草、姜南星、半夏、陈皮、石菖蒲、人参、竹茹、茯苓）治疗肝气郁滞、痰阻心神型老年性痴呆。朱国营以疏肝解郁、活血通络为治则，运用四逆散合通窍活血汤加减治疗肝郁气滞、血瘀阻络型老年性痴呆。谢海洲以疏肝理气、宁心安神为治则，运用逍遥散合甘麦大枣汤加减治疗肝气郁结、心神失养型老年性痴呆，疗效显著。因此从肝论治，当以疏肝解郁为主，同时根据患者的证型选用活血通窍或滋阴养血的方法。

4. 从心辨治　心的生理功能主要是主血脉和主神明两个方面，《太平圣惠方》"夫心者，精神之本，意智之根……神乱则血脉不荣，气血俱虚，精神涣散，恒多忧虑，耳目不聪，故令心智不利而健忘也"。心气亏虚，血行无力致血脉不通，神明失养，长此以往发为呆病。《灵枢·五色》所谓"神乎神""慧然独悟""以知往今""昭然独明"等都是指人的聪明才智与分析思维等一切复杂的精神意识和思维活动。心的功能正常各脏腑组织得到充分的营养供给，神的功能才有保证，否则，心主神志就会受到影响，思维活动就会失常。孔明望以益气和血，养心安神为治法，运用人参、黄芪、当归、桂枝、炙甘草、生地黄、阿胶、酸枣仁、远志等药物治疗老年性痴呆。林水淼自拟调心方治疗轻中度老年性痴呆患者，取得满意疗效。翟广琪自拟益气聪明汤（人参、黄芪、白芍药、葛根、升麻、黄柏、刺五加、蔓荆子、柏子仁、酸枣仁、远志、石菖蒲、炙甘草）治疗心脾两虚型老年性痴呆患者 30 例，总有效率为 83.3%，临床疗效较好。

5. 从肺辨治　《灵枢·天年》"八十岁，肺气衰，魄离，故言善误"。然"言善误"是指说错话，或认不准，是老年性痴呆的重要表现。肺主气，司呼吸。由于肺气亏虚，气不能上承，脑海失充易致痴呆。肺气虚可致宗气不足，宗气一方面贯注心脉，推动血行，若血行无力不能上荣可致神昏，同时气虚则无力统摄神明，而致痴呆。崔远武等常采用补肺气、滋肺阴的药物（人参、黄芪、百合等）治疗老年性痴呆，取得满意疗效。曹子成结合临床实际，辨证以补益肺气、滋阴养肺、宣降肺气为治法，自拟方剂治疗老年性痴呆患者取得明显效果。

综上所述，老年性痴呆以年老体衰、肾虚髓亏为之本，痰瘀内生阻滞脑络为发病的主要环节，五脏失调、神机失职是发病的主要病机。肾虚髓亏，肾精不能上传于脑，脑髓失养则发为呆病。此外，脾失健运无力化生水谷精微，肝失疏泄气滞血瘀阻闭清窍，心亏虚心失所养血脉亏虚脉道不利产生瘀血，肺气亏虚致宗气生成不足无力统摄神明等，都是导致老年痴呆的重要原因。中医学常用的辨证诊断方法有脏腑辨证、八纲辨证、三焦辨证等，结合临床和流行病学研究结果，采用脏腑辨证体系中的五脏理论能更精确涵盖老年性痴呆的常见证型症状。因此在探讨本病时，要落脚于各个脏腑功能与老年性痴呆的联系，在治疗上应根据患者具体证型症状，辨证准确，立法处方。

334　五脏阳虚与老年性痴呆相关性研究

老年性痴呆亦称为阿尔茨海默病（AD），是一种以近期记忆力障碍为首要症状的中枢神经系统进行性病变，好发于老年人，随年龄的增长，发病趋势也增高，临床主要以记忆力衰退、意识障碍、人格改变、抽象思维能力下降、活动不利、反应迟钝，并可伴失语、流涎等症状为主要表现。目前治疗 AD 的药物主要分为两类，即胆碱酯酶抑制剂和 N－甲基－D－门冬氨酸（NMDA）受体拮抗剂，再辅以营养脑神经、改善脑循环、抗氧化、心理治疗等其他手段，经过积极治疗后患者的症状往往有所改善。目前药物治疗仍难以阻止疾病的进一步发展，因此更多医者迫切需要从中医方面寻找治疗的突破口。学者邓燕等对五脏阳虚与老年性痴呆相关性的研究做了梳理归纳。

传统中医学与 AD 的相关性

古代医学无 AD 病名，因临床症状多与"呆证""不慧""狂证""郁证""善忘"等相似，故多以其命名。古籍认为该病病位在脑，如《本草备要·辛夷》中提到"人之记性，皆在脑中。小儿善忘者，脑未满也，老人善忘者，脑渐空也"。随着对该病认识的加深，更多医学认为与心、肝、脾、肺、肾密切相关，《素问·宣明五气》："心藏神，肺藏魄，肝藏魂，脾藏意，肾藏志，是谓五脏所藏。"五脏主五志，五脏功能失调均可引起神志、意志、情志等的改变，继而发为本病。五脏失调，脑髓失用，气血亏虚为 AD 发病的关键。而在五脏之中，心及其余诸脏皆以阳为本。心为君主之官，心无阳则无以主神明；肺为相传之官，肺无阳则无以主气；肝为将军之官，肝无阳则无以主罢极；肾为作强之官，肾无阳则无以主封藏；脾为谏议之官，脾无阳则无以主仓廪。中医学认为阳气为一身之根本，随着年龄增长，人体中五脏阳气逐渐衰退，随之心肝脾肺肾功能失调，造成阴阳平衡失调，为疾病发生的主要病机。因此，五脏阳气充足，五脏功能才能正常发挥，只有阴平阳秘，方可思维敏捷、反应灵敏，反之则易发痴呆。王琛等认为 AD 各期均与阳虚有关，该病可分为 3 期，初期为阳虚邪微，中期阳虚邪实，晚期阴阳俱虚。《素问·四时刺逆从论》"阳气竭绝，令人善忘"，说明了痴呆的发生与阳气不足密切相关。AD 的发生率与年龄呈正相关，缘由年老体虚，五脏按照人体生命周期逐渐虚损，阳气衰败。基于中医基础理论"阳化气，阴成形"的观点，西医中 AD 脑组织神经细胞正常执行是"阳化气"，病理状态脑神经原纤维缠结及神经元减少，其他组织的增长是归为"阴成形"，亦表明"扶阳"在 AD 治疗中的重要性。"阴"失"阳"之温煦、推动则易凝结瘀阻，随之产生的"痰瘀"等病理产物痹阻在脑络则发痴呆。赖明生等总结分析古今关于 AD 先兆证的论述，认为五脏虚衰、痰瘀互结、脑络受损是老年性痴呆病先兆证的主要病机，因此脏气亏虚、痰瘀互结型在临床中最为常见。目前中医经典著作已有诸多关于"阳主阴从"的论述，扶阳根植于经典，治疗 AD 必有长久的生命力。综上所述，五脏阳虚为 AD 的重要病机，立足于 AD 常规药物治疗的同时，从年老五脏阳虚的观点出发，运用"扶阳"并兼顾化痰逐瘀为治疗 AD 提供了一个新思路。

五脏阳虚与 AD 的相关性

1. 肺阳虚与 AD　肺主一身之气，《素问·阴阳应象大论》"天气通于肺"。气虚及阳虚均是由于机体功能活动下降导致抵御外邪能力减弱的一种病理状态，肺为相传之官，肺无阳则无以主气。"气为阳之渐，阳为气之盛"，换而言之，气虚任其发展可进展为阳虚，阳虚包括气虚。《灵枢·天年》："肺气衰，魄离，言善误。"肺对一身之气皆有调节作用，气血调和血液便可畅通运行，气机阻滞可使瘀血在体内停留，瘀血阻滞脑窍，则引起神明不通，神机失用，进而发为本病。闫敬来认为肺主一身之气，肺气虚不能够上承则易发痴呆。肺阳虚弱，肺气痿弱不用，则无法正常发挥宣发肃降作用，津液失于温化布散，凝聚生痰，阻于脑络，蒙蔽脑窍，神机失用，变为痴呆。只有肺中阳充足，才能保证上焦气化正常，只有气化正常，方可气血调和。魏录翠等认为，人体气血的生化与肺的呼吸功能有关，当呼吸减弱，则会导致清气不足，进而气血化生乏源不能充养脑髓；也可导致浊气排出困难积聚体内，从而出现浊气随血液上行于脑，引起脑络瘀滞。此两种情况均可使人体意志力、定向能力下降，而出现神态恍惚、淡漠，甚至精神意识障碍，发为痴呆。肺阳不足，肺宣发肃降失职，则机体的气血津液不能正常运输及排泄，导致脑髓得不到充养；或气、痰、瘀、毒等形成的各种病理产物逐渐堆积，加快衰老进程，加快痴呆进程在经络方面，肺与大肠相表里，而腑以通为用，肺阳虚损、肺气虚衰则易引起腑气不通，进而引发便秘。便秘使体内有毒物质不能及时排出体外，逐渐累积，则会引发身体相应的病理变化。长期便秘的老年人因不能及时清除肠道内的有毒物质，导致其不断被人体吸收，当超过肝脏的解毒能力时，有毒物质随血液循环进入大脑，逐渐加重神经中枢损害，造成智能、记忆力衰退，久之引发 AD。浦斌红等认为腑气不畅、浊毒不泄是本病的发病机制之一。由此看来，肺中阳气充足是减少 AD 发生的重要因素。

2. 心阳虚与 AD　心为君主之官，主神明，能化万物。心阳充足，才有神志清晰，方可化万物，水谷精微也可化为血液营养周身机体。AD 虽然病位在脑，但与心关系密切。《灵枢·邪客》："心者，五脏六腑之大主也，精神之所舍也。"《医学衷中参西录》："人之神明有体用，神明之体藏于脑，神明之用出于心。"指出了神出于心，藏于脑中。神志活动的产生是由脑而达于心，由心而发露于外，心脑神明贯通，才能产生思维意识并支配其相应行为。心阳充盛是血脉充盈和顺的基础，心属火，为阳中之阳，故有"心为火脏，独照万物"之说。心有主血脉之功能，血液生成过程需要心阳的气化方可实现，并且心阳为五脏阳气之根本，心阳的鼓动、温煦为血脉流畅运行的根本。心阳充足，血液得以化生、血脉得以温煦，全身气血在脉中可畅通运行，脑得气血濡养则脑袋轻灵、思维敏捷、反应灵敏。若心阳不振，气血生化不足或者气血失去心阳的推动，难以运行至脑则使脑失濡养，表现为神情淡漠、健忘等痴呆症状。如孙沛云："故性动而灵，脑赖心血养之。"《圣济总录》："健忘之病，本于心虚，血气帅少，精神昏愦，故志动乱而多忘也。"心主血脉，崔远武等亦认为血气充盛，血脉和利，心主神明，脑血供充沛，则机体精力充沛、思维敏捷、活动自如；反之，心主神明之机不利，气血亏不能充养脑髓，故易患痴呆之症。古籍中亦有描述，《灵枢·平人绝谷》"血脉和利，精神乃居"。崔德芝等以中医理论"心藏脉，脉舍神"为基础，提出血液-心-神志三者的相关性，进一步论证痴呆与心功能正常密切相关。心阳是气血运行的动力，心阳不足，温煦、推动能力下降，则气滞血瘀，引起各脏器脉络瘀阻不畅，在脑使脑络瘀阻、脑窍蒙蔽而最终发展为痴呆。综上所述，AD 的发生与心阳虚衰关系密切。

3. 脾阳虚与 AD　脾为后天之本，腐熟运化水谷，将水谷化为津液、精微再输送输布全身以营养周身，这些功能的正常发挥均需依赖脾阳的正常运行。水谷能够转化为气、血、精、液需要依赖脾阳的化生，脾阳虚衰则气、血、精、液的生成必然不足。《素问·六节脏象论》："五味入于口，藏于肠胃……气和而生，津液相成，神乃自生。"若气血生化乏源，头脑失其濡养则会出现神情淡漠、健忘等一系列痴呆症状。再者，脾的升清降浊亦以脾阳充足为前提，脾阳不振则轻气不升，表现出精神困倦、记忆力下降、思维缓慢等临床表现。脾阳虚亦浊气不降，阻于脑络则使人神志不清、意识模糊、反应迟钝。阳虚失运则痰浊中生，陈士铎《石室秘录》："痰气最盛，呆气最深。"夏永良等认为脾虚而致痰浊血瘀互结，加速痴呆形成。阴无阳则不化，此中的脾虚重在于脾阳虚。陈旺琨等亦认为脾胃病机是 AD 的重要病机。脾升清降浊、喜燥恶湿，脾阳虚则脾胃功能不能正常运行，从而产生各种病理变化。在脑则显现出一派痴呆的临床表现。

4. 肝阳虚与AD　　肝主疏泄，畅调全身气机。肝阳充足则经络得以温煦，气机得以舒畅，疏泄有常。肝疏泄功能的正常依赖于肝阳的充足，疏泄有常，则全身精血、精液得以正常输布，脾胃之气升降有时，胆汁分泌排泄有常，情志得以条畅，气血调和，身体各功能井然有序，方能头脑清灵、才思敏捷。肝阳不足导致肝主疏泄异常，则必然引起机体功能的紊乱。平卫燕等认为，肝疏泄失常，本脏及他脏均受累，进一步发展导致并加重气血瘀滞，重者脑窍失养，最终变为AD。崔远武等认为肝久郁不解，气滞血瘀，瘀血阻窍；或气滞水停成痰，痰蒙清窍，发本病。均说明了肝阳不足是AD发生的重要因素。古代亦有医家认为，痴呆源于肝阳不足，肝郁不疏，气机不畅，故有"呆病之成……起于肝气之郁"之说。五行生制化克，肝郁克脾土，可滋生痰浊，易发痴呆。韩红艳等认为，AD病位在脑，气机不畅是发病的重要因素。而郁属阴，得阳温煦、疏通可化之。肝阳虚损则气机不畅、经脉失于温煦，而引起气滞血瘀。瘀滞于脑者则神志、思维、意识等异常，渐变为痴呆。平卫燕等认为，肝为万病之贼，肝功能失常与老年性痴呆的虚、郁、痰、瘀等病理因素有着密切关系，是促使AD发生的重要病因。因此，年老肝阳虚损，肝温煦、调节气机等功能失常是痴呆发生的重要原因。

5. 肾阳虚与AD　　肾为先天之根本，肾阳亦称"真阳、元阳、命门之火"，主司人一身阳气，为人体阳气的根本。阳气在人体生命活动中占据着主导地位，一切功能活动的正常运行均离不开阳气的温煦、推动、气化、固摄等作用。阴阳互根为用，"阴阳之要，阳密乃固。各脏腑的阳气均以先天之阳——肾阳为基础。《内经知要》："在于人者，亦为此阳气为要，苟无阳气，孰分清浊，孰布三焦，孰为呼吸，孰为运行，血何由生？食何由化？与天之无日等矣！欲保天年，其可得乎？"因此，肾阳衰败则各脏腑功能将失去其正常运行，在脑则失濡养或各病理产物瘀积渐至痴呆。痴呆病位在脑，然本在肾，肾气亏虚决定人体的衰老进度，然形衰神衰则由脑衰所致。"阴无阳无以化生"，肾中精气的化生离不开肾阳的作用，肾之阴阳相生相长，相互依存，肾阴亦需依靠肾阳蒸化才能升腾上心上脑，发挥濡养作用。年高者肾阳衰败且肾阴不足，肾阳不足又影响肾阴的化生，从而造成脑髓空虚失养，渐至呆笨。机体的衰老，肾中精气日渐亏虚，髓海失充，神失所养，可表现为记忆力减退，智能障碍，神情淡漠，发为痴呆。年老五脏渐衰，阳主阴从，肾虚精亏，脑窍失养，发为痴呆。再者，年老肾阳虚衰，痰浊瘀血逐渐内生，蓄积脑络，脑络痹阻，易发痴呆。"阳化气，阴成形"，阳气不足，痰浊、血瘀无以温化，逐渐凝结阻滞。杨冰等认为肾虚髓空随年龄增长而加重，痰浊、血瘀随五脏的虚衰而发生。张可等从现代医学角度提出，AD是"肾"损而引发NEI网络紊乱、HPA轴失常的结果，并且在肾上腺皮质细胞水平上可以看到肾虚与衰老的共性，此为肾阳虚衰而形成的病理产物。综上可见，肾阳在AD的形成中有重要作用。

五脏阳气与 AD

在生理方面，心无阳则血不能运，脾无阳则水谷不化，肝无阳则疏泄不行，肺无阳则宣降失司，肾无阳则浊阴凝闭。在病理上，多种疾病的病因皆为阳气虚损、郁结，或寒邪伤阳所致。《内经》："阳化气，阴成形。"明代张景岳也提到"阳动而散，故化气，阴静而凝，故成形"。年老体衰，五脏逐渐虚损，阳气亏虚，气化功能减弱，故易形成痰浊瘀血等壅滞脑窍，或气血精液亏损、髓海空虚而致痴呆。张景岳总结为"生化之机，则阳先阴后，阳施阴受"。五脏协调有时，阳气轻灵上升，携精微物质使脑髓得以充养，大脑意识思维活动才能正常。若五脏阳气不足，精微物质无以上升，元神之府失养，则大脑意识思维活动受限。年龄是痴呆的高危因素，加之老年人五脏阳气衰弱，且常合并痰浊、瘀血，易停滞脑髓，阻痹清窍，加之清阳不升，而致津液气血停滞不升，脑髓失濡，发呆、傻、愚、钝等智能障碍，而出现反应迟钝、遇事健忘、语言不清等症。刘琼等认为六经无论何经，五脏无论何脏，皆要调其阳气，治其阳气；头居高位，乃诸阳之会，五脏六腑在脑神的统一调摄下有机地形成一个整体，所以脑病的治疗也应从五脏六腑的功能上进行调节，其中尤其重视机体阳气的调养。

随着社会的快速发展，AD已成为严重危害我国老年人身心健康的疾病之一。中医学认为，AD主要由五脏阳气亏虚，痰瘀阻络，脑元神失于温养，功能失调所致。其病位在脑，与肺、心、脾、肝、肾密切相关。本虚在于五脏阳气亏虚，难以温化充养元神，脑神蒙昧。其标在于常合并痰瘀，痰瘀蒙蔽脑窍，阻滞脑络。五脏阳气衰微，气血津液推动无力，可导致瘀血痰浊等囤积机体，气血难以上输脑络；而长期五脏阳气虚者，产生瘀血、痰浊，影响气机条畅及气血津液生化，易致阳气更虚，符合中医基础理论"阳化气，阴成形"的思想。因此把握五脏阳气虚损规律，判断心、肝、脾、肾、肺虚损偏重，注重"天人一体论"，兼顾各脏，重视"扶阳"，为治疗 AD 提供了一个新思路。

335　从五神脏理论探讨癫痫中医临证思维

癫痫是多种原因导致的脑部神经元高度同步化异常放电所致的临床综合征，可表现为感觉、运动、意识、精神、行为、自主神经功能障碍或兼有之。其发病率逐年增高，西医治疗手段主要包括药物治疗、手术治疗、基因治疗、心理治疗、饮食治疗等，虽有一定疗效仍有局限性。近年来，中医药防治癫痫备受关注，但临床辨证各有所长。五脏分藏五神，神脏共同发挥正常生理功能使机体处于平衡状态，形成中医独特的五神脏理论，是中医形神统一的高度体现。学者王凯悦等从五神脏理论着手，结合癫痫发病特点，探讨了癫痫的中医临证辨治思维，以期指导癫痫的中医临床治疗。

五神脏理论概述

《素问·六节脏象论》："五味入口，藏于肠胃，味有所藏，以养五气，气和而生，津液相成，神乃自生。"《灵枢·本神》："两精相搏谓之神，随神往来者谓之魂，并精而出入者谓之魄，所以任物者谓之心，心有所忆谓之意，意之所存谓之志。"神在精、气、血等物质基础的作用下，逐渐成熟健全，发挥其功能，从目之能视、耳之能听、口之能言、肢体之能运动到精力充沛、知识健全、理解判断能力，贯穿生命活动始终。《素问·宣明五气》："心藏神，肺藏魄，肝藏魂，脾藏意，肾藏志。"提出五脏藏五神概念，为五神脏理论雏形。《黄帝内经太素》："肝、心、脾、肺、肾，谓之五脏，藏精气也。血、脉、营、气、精，谓之五精气，舍五神也。"指出五脏藏精气是为了"舍五神"。自此，五神脏理论形成。

张景岳《类经》"人身之神，惟心所主"；"心正则万神俱正，心邪则万神俱邪"。心主一身之神，影响着神的功能活动；"魂之为言，如梦寐恍惚、变幻游行之境皆是也"；"魂随乎神，故神昏则魂荡"。梦境变幻、恍惚之感均属魂的范畴；"魄之为用，能动能作，痛痒由之而觉也"。魄的功能包含本能行为动作及痛痒感觉；"谓一念之生，心有所向而未定者曰意"。心所指向却未定的部分属意的范畴；"谓意已决而卓有所立者曰志"。志是在意的基础上形成定而不变并付诸行动的精神活动。五神各有特点且相互联系，临床可结合病变特点，根据五脏所主不同，与脏对应，确立诊疗方案。

《素问·五脏别论》："五脏者，藏精气而不泻也。"血、脉、营、气、精，此五精气贮藏于五脏，五脏又为五神所依附，神之生命活动以精气为物质基础，五脏、五神、五精气三者相互依存，相互为用，临床辨证可观察五神变化，对应于脏，运用合理手段调节精气达到阴平阳秘。反之，精神活动异常尚未出现，五脏已病亦可进行推导以治未病。

五神与五脏生理功能的关系

《灵枢·本神》："心藏脉，脉舍神。"《素问·痿论》："心主身之血脉。"心气推动血液在经脉内循行，血液充足则神有所养。心气虚无以推动血液运行，血脉瘀阻，临床可见神窍蒙蔽之神昏、呆滞、举止失常等。心血虚可见心悸、失眠、健忘、多梦、反应迟钝等。心在体合脉、其华在面、在窍为舌、在液为汗，故心的生理功能失常，可见面色、脉搏、舌象、语言以及汗液的改变。

《灵枢·本神》："肝藏血，血舍魂。"肝具有贮藏和调节血量的生理功能。肝藏血功能正常，疏泄正常，气机调畅，则魂有所舍。若功能失常则魂不守舍，症见惊骇多梦、卧寐不安、梦游等。肝在体合筋、其华在爪、在窍为目、在液为泪，还可见四肢抽搐、颈项强直、肢体麻木、屈伸不利，以及爪甲、目泪等病变。

《灵枢·本神》："脾藏营，营舍意。"《灵枢·营卫生会》："营出于中焦。"脾主运化、升清、统血。若脾的生理功能失常则运化不及、升清失常、血失统摄，见食欲不振、腹胀、水肿、眩晕、乏力、出血等症。脾在体合肌肉、主四肢、在窍为口、在液为涎、其华在唇，故病变可见肢体痿废、口涎增多、口唇青紫等。且意随脾病表现为心无所向、意念涣散。

《灵枢·本神》："肺藏气，气舍魄。"肺主气、主宣发肃降、主通调水道、朝百脉而主治节，其在体为皮、其华在毛、在窍为鼻。肺功能正常时，精气化生充足，升降有节，水液代谢及血液运行正常，故魄守其位。若肺功能失常，可见咳喘、自汗气短、水肿、心前区憋闷等肺气不利之症及本能动作行为、感觉异常等魄病表现。

《灵枢·本神》："肾藏精，精舍志。"肾主藏精纳气、主水液。肾藏精，精足则志定。若肾功能失常则精气不足、水液代谢障碍、气机失常，症见发育迟缓、记忆力减退、生殖功能异常、水肿等。肾在体合骨、其华在发、在窍为耳及二阴、在液为唾，肾功能失常可见骨骼痿软、二便失常等。肾不藏精，志无所定，见意志不坚等精神情绪改变。

中医学认为五脏的共同生理功能是化生和贮藏人体精气、藏神。五脏生理功能正常，精气充盈，五脏之间相互协调，是实现和保障神功能活动的前提。

从五神脏论癫痫辨证

癫痫临床症见发时精神恍惚，甚则突然仆倒，昏不知人，两目上视，口吐涎沫，四肢抽搐，或口中怪叫；发作前可伴眩晕、胸闷等先兆；移时苏醒，醒后如常人，常伴疲乏无力等症状。多因先天不足、情志失调、饮食失节、劳累过度、跌打外伤或其他病之后，导致脏腑阴阳失调，风、火、痰、瘀蒙蔽心窍，壅塞经络，气机逆乱，元神失控。其临床症状多样，病因病机复杂，从发作先兆及发作临床表现来看，与五神脏病变存在一定关联，可根据临床表现中的五脏特性分论而治，从而简化辨证流程。因此，我们建立"五神-五脏-五痫"辨证体系，将神、脏病变特点与癫痫发病症状特点分析归纳，最后归落于五脏，即病位所在，调脏御神，指导癫痫中医临床治疗。

1. 心痫　心失所主，神失所养，临床可见心气虚、心血虚等心的生理功能失常表现。癫痫精神性发作，可表现为记忆、情感障碍、错觉、幻觉等，如恐惧、忧郁、愤怒、视物变形。此类患者除症状表现外，参以舌脉，确定辨证为心神病者，可从心论治。如周绍华应用天王补心丹加减治疗有较好疗效。马融针对心阳亢者多以龙骨、牡蛎、琥珀等镇心定痫；心火上炎者加用朱砂、黄连、竹叶、莲子心等清心宁神；心阳不足者多以桂枝、附子、黄芪、大枣等甘温扶阳。

2. 肝痫　若肝不藏血、疏泄失常，则无以舍魂，临床多见惊骇多梦、梦游、梦呓及肢体不利等。癫痫发作时以肢体强直阵挛为主，伴随情绪、睡眠异常，多见全身强直阵挛性发作、强直性发作、阵挛性发作、局灶性运动性发作，此类患者应从肝论治。黄运生等认为癫痫大部分症状可从肝解释，自拟柴胡疏肝汤治疗原发性癫痫108例，研究结果表明柴胡疏肝汤总有效率优于西药对照组。肝魂不居者，或肝血亏虚，或疏泄失常，或阴阳失调，选择养血、疏肝、潜阳等法进行治疗，使肝生理功能恢复正常，则魂安于舍。

3. 肺痫　当肺功能失常时，魄失其守，临床可见肺气不利及本能动作行为、感觉异常等魄病表现。癫痫发作有感觉先兆，发作时以本能动作、感觉异常为主，此类发作如表现为自动症等复杂部分性发作，应从肺论治。此外，若癫痫患者伴随咳嗽、胸闷等症时，治疗需兼顾肺。肺魄失守，或见于气血阴阳亏虚，或见于实邪干肺，肺失宣肃，通过扶正或祛邪，使肺宣肃有节，治节有调，则魄守其位。

4. 脾痫　当脾生理功能失常时，可见运化不及、升清失常、血失统摄等病理表现。且脾营不足，意无所居，故可见意念异常等表现。癫痫发作前见腹部先兆，发作时见肢体无力或僵硬、重复吞咽动作、流涎，或有部分意识存留，未发作期有记忆力障碍、消化系统障碍，如强直性发作、失张力发作、失神发作、自动症，均可着重从脾论治。李新民等针对 23 例脾虚痰阻型失神性小发作患儿，治以健脾祛痰、调气醒神，结果表明用药后发作频率显著减少。吴海娇等针对失张力发作患儿，明确病位在脾，以补中益气汤化裁扶正祛痰，发作控制良好。故意不内守从脾论治，使其运化如常、生化有源，则脾安意存。

5. 肾痫　当肾生理功能失常时，志无所定，可见精气不足、水液代谢障碍、气机失常等病理表现。癫痫发作前有情感先兆，发作时以自动症表现为主，如精神症状性发作、自动症，可从肾论治。癫痫患者平素生长发育异常者，亦兼顾肾的治疗。戎萍等发现在小儿癫痫中，因小儿肾常虚特性，采用益肾填精法治疗小儿强直阵挛性发作，除发作控制良好外，尚能改善认知功能。肾气血阴阳亏虚，则志无所定，癫痫发作，则予以补虚泻实、填精益髓，使肾安志定。

癫痫各型有独特的症状表现，结合对五神病变特点的归纳总结，可直达病位，再依据病因选择治法，使病脏恢复正常生理功能，则神安病去。五神产生依赖于五脏化生精气，五神之间又互相影响；五脏之间有五行生克制化关系存在，因此，无论五神、五脏如何病变，均会对整个系统产生或多或少影响，临床辨证需整体论治。此外，癫痫与神、脏之间，并非一痫一神一脏的单一对应关系，有可能存在多重对应。

西医认为原发性癫痫病因不明，继发性癫痫的病因虽存在年龄差异，但基本与遗传、代谢障碍、脑外伤、神经系统疾病等相关，其发病主要是中枢性神经系统的兴奋性与抑制性失衡所致，研究表明与神经递质失衡、离子通道、神经胶质细胞、遗传及免疫的异常有密切关系。西医治疗多数仍以控制临床症状为主，尚无根治手段。中药或针药结合的治疗措施，虽疗效明显，但不能完全弥补西医治疗的缺陷。

五神脏理论是中医学重要理论之一，充分体现了形神统一的整体观念，通过对五神亢盛调节可协调五脏功能，通过对五脏虚实调理亦可调节五神，而五神的功能正是脑功能的高度概括。癫痫为中医常见疑难脑病，发作类型众多，病理因素复杂，证候多样，临床症状不一，其病机在于元神失控。"五神-五脏-五痫"辨证针对疾病进行整体辨证：将神、脏病特点与癫痫发作特点对应，明确病位，再从病位出发，调理五脏，统御精神，保障"神机"，指导癫痫治疗。"五神-五脏-五痫"辨证体系并非单一的匹配关系，而是对癫痫患者神、脏的统筹调节，将辨证简化，将治疗整体化，面对多种病理因素夹杂的情况，仍可合治、并治，解决当前临床上癫痫证候复杂多样的难题。

336 五脏致衰论

人口老龄化进程加快是当今世界各国面临的共同问题，衰老和伴随衰老的疾病对个人、家庭和社会已构成巨大压力。因此，研究人的生理功能衰退的成因、干预过速衰老是衰老研究的关键科学问题。现代医学研究表明，衰老相关性疾病无一不与下丘脑-垂体-肾上腺（HPA）轴持续亢进、血中糖皮质激素（GC）水平升高密切相关。同时表现为海马上 GC 受体表达升高，对应激反应非常敏感且极易受损。

中医学在认识衰老的病因病机上有着较为深入的认识，现代许多学者提出先天说、后天说、精气神虚损说、阴阳失调说、津液不足说、邪实说、气运失常说、气虚血瘀衰老说、气虚痰浊衰老说、三焦气化失常说。但本病的病机较为复杂，许多医家在认识衰老的过程中往往从先后天之本——脾肾立论，但衰老与五脏关系密切，早在《灵枢·天年》中就论述了五脏与衰老的相关性。学者关徐涛等认为，五脏虚衰或病邪侵袭所伴随的五脏生理功能障碍，导致全身气血阴阳的失调对于衰老的发生具有十分重要的意义。

肝与衰老

吴正治认为肝脏的生理功能寄生相火，生发温煦；肝生血气，人身之本；主宰元神，谋虑决断；居中条达，生命之枢。结合《灵枢·天年》中"五十岁，肝气始衰，肝叶始薄，胆汁始灭减，目始不明"等有关论述也能表明肝脏与衰老之间的关系。肝的生理功能失常，肝失疏泄条畅气机失常，可导致瘀血、痰浊、气滞等，这些都与衰老关系密切。痰浊瘀血上蒙清窍均可导致脑老化的发生。肝又主藏血，调节血量，因此脑的血供有赖于肝所藏之血及其肝之疏泄功能，人体气机的通畅，则血气和调，脑清神聪，魂化而主司运动及内在思维。

肝被称为"万病之贼"，肝主疏泄功能失常，会导致气机逆乱，气血功能失调，也可导致情志异常，脏腑功能紊乱。特别是情志因素可以引发各种疾病，并且加速机体的衰老，尤其是长期的负性情绪的积累可以导致脑老化加速。因此肝脏功能失调是导致机体功能紊乱，促进衰老的重要原因，而在肝与衰老关系中最为密切的是肝主疏泄的功能，肝主疏泄功能又分为不及与太过两个方面。名医秦伯未论述了肝失疏泄有作用太强和作用不及两个方面。他在《谦斋医学讲稿》中指出"肝气与肝郁相反，肝气证是作用太强，疏泄太过，故其性横逆；肝气郁结是作用不及，疏泄无能，故其性消沉"。张珍玉在总结前人的理论基础上，对两证做了更为全面的论述，致使肝气郁、肝气逆两证趋于完备。肝主疏泄的功能主要体现在调节气机、情志两个方面。

肝的主要生理功能为疏泄，能调畅一身之气血，使气血通而不滞，散而不郁。气、血、津、精的升降环流有度，才能保证诸脏腑之气生升有由，气血冲和。肝主疏泄功能正常可以维持脾胃之气的升降有序，心血畅行，肺的宣肃功能正常，肾之藏泄有余。一旦肝失疏泄，五脏之气紊乱，脏腑各受其害，如《知医必辨》中指出："人之五脏，惟肝易动难静，其他脏有病，不过自病，惟肝一病，即延及他脏。"若肝疏泄功能失常，条畅气血枢机不利，导致气机不畅，进而气血不和，痰浊瘀血阻滞经络脏腑，进而导致各脏腑组织生理活动异常，在木脏会形成肝气郁证或者是肝气逆证，气郁、气逆日久冲犯他脏，则形成肝气乘脾、犯胃、刑金（肺）、冲心、劫肾等各种复杂的五脏病变，加速衰老的进程，因此，从气血角度而言延缓衰老亦必须重视肝脏。

肝主疏泄调畅情志，《灵枢·本神》"随神往来者谓之魂"。《素问·灵兰秘典论》"肝者，将军之官，谋虑出焉"。是肝主疏泄功能的又一个重要方面。《素问·宣明五气》"肝藏魂"。情志活动分属于五脏，也就是我们现代所称"五神脏"，总统于心，调控于肝。正常的情志活动有赖于肝主疏泄，条畅气血，气血条畅则情志和调，心情开朗无抑郁。《灵枢·平人绝谷》："血脉和利，精神乃居。"肝主疏泄功能失常，表现为气机不畅，气机不畅造成痰浊瘀血阻滞脏腑经络。在情志上则表现为郁郁寡欢，情绪压抑的肝气郁证。《素问·举痛论》："怒则气上。"则出现肝气逆证，如郁怒引起气滞、气郁，或者暴怒引起肝气横逆。现代研究显示，人体调节心理应激反应的核心是肝脏，肝脏通过对气机、血液和情志等的影响，调节人体的应激反应。然而肝主疏泄失常导致气机的障碍，这种气机的障碍导致了应激反应中重要的生理改变，加之社会压力增大，心因疾病所导致的各种疾病均与情志有密切的关系，从理论上讲疏肝法可以提高机体的免疫力，达到延缓衰老的目的。

心与衰老

《素问·灵兰秘典论》："心为君主之官，神明出焉。"《素问·平人气象论》："脏真通于心，心藏血脉之气。"表明藏于心的先天真气有推动脉中血气运行的功能。所以，血液在脉管中运行是依赖先后天之精气的充养。《素问·六节脏象论》"心者，生之本，神之变也，其华在面，其充在血脉""诸血者，皆属于心"。《内经》还明确指出"六十岁，心气始衰"，心主血脉，血液在脉中正常运行，营养五脏六腑。《素问·五脏生成》："足受血而能步，掌受血而能握，指受血而能摄。"推而广之，脑、面、目、耳、肠、肤均需要得到血的濡养才能保证其正常的生理功能，一旦心血不足，心气涣散可出现心气无力推动血液运动，血失流畅，脉道阻塞瘀血产生，导致衰老的发生。《灵枢·邪客》心为"五脏六腑之大主"。同时心为君主之官，神明之脏，主宰人的意志、思虑及情志活动，分属于五脏而成为"五神脏"，受心神的统摄。《灵枢·本神》："所以任物者谓之心。"这一系列复杂的精神活动实际上是在"心神"的主导下，由五脏协作共同完成的。由于心为藏神之脏，所以情志刺激、思虑过度等首伤心神，后损伤相应脏腑，使得各脏腑气机紊乱而致人体衰老的发生。由于神在人体衰老过程中的重大作用，可见心与衰老关系密切。现代研究表明衰老的过程其实是一个动脉进行性硬化的过程，而且衰老的直接原因是动脉硬化。所以年龄与衰老并不是呈正相关，也就是说对血管的衰老，血气的充足与否才是衰老的关键。

脾与衰老

《素问·上古天真论》"五七阳明脉衰，面始焦，发始堕"提示脾胃虚亏与衰老的关系。《灵枢·营卫生会》"老者气血衰"，气血不足是老年人的基本特征，而脾胃乃气血生化之源。《弄丸心法》"气之源头在乎脾"。《灵枢·决气》又指出："中焦受气取汁，变化而赤是谓血。"《灵枢·营卫生会》："中焦亦并胃中，出上焦之后，此所受气者，泌糟粕，蒸津液，化为精微，上注于肺脉，乃化而为血，以奉生身。"由此可见，脾胃健则气血旺，才能长有天命；脾胃虚则气血衰，百病乃变化。而宋代陈直在《养老奉亲书·饮食调治》中发展了《内经》脾胃与衰老的关系，指出"脾胃者，五脏之宗也"，气血是人的一身之本，脾为后天之本，气血生化之源。人之形体官窍均依赖于脾胃之气的供养。若脾虚导致气血生化无源，会影响人的机体正常活动。在治疗上，张仲景《金匮要略》治疗虚劳的薯蓣丸，补脾益气方药在汉代即被列为抗衰延年之品，在唐、宋时期属抗衰老方药的第1位。现代医学研究分别从抗氧化作用、增强免疫功能、调节神经-内分泌功能、改善代谢功能等方面认为健脾中药可以延缓衰老，詹向红发现健脾中药调节机体过氧化损伤与抗氧化系统之间的平衡失调，提高抗氧化能力，作为抗氧化剂，干预机体及脑组织的衰老，改善神经元结构，延缓神经元老化，抑制大脑神经元凋亡，降低胸腺老化指数。

肺与衰老

肺具有主气、司呼吸的生理功能，在《内经》中有"脏之长"之说，《素问·五脏生成》："诸气者，皆属于肺。"而《素问·举痛论》中又有"百病皆生于气"之说。清代名医江笔花云："肺气之衰旺，关乎寿命之短长。"另肺朝百脉，只有主气功能正常才能使得宣发、肃降协调，维持气道通畅，否则肺气失于宣降，导致痰饮内生，进一步阻于气道，使得肺气郁闭，气为血之帅，血赖气以行之，若肺气不利，则血瘀在所难免，痰饮瘀血互结难以行使"肺朝百脉"之功，导致气血不能正常濡养脏腑组织器官，本虚标实互为因果，造成恶性循环，加速衰老与死亡。现代医学研究发现痰证与衰老有密切的关系，其中呼吸功能的衰退尤为明显，COPD 的患者多数有微血栓的发生而最终由于肺栓塞而死亡。通过对患者肺功能的检测发现老年人动态肺功能与年龄增长成正相关，并逐渐出现衰老的现象，根本原因则在于肺组织与神经系统的衰老。所以在临床上治疗老年 COPD 患者除了要化痰祛瘀以外最重要的就是要宣通肺气，防止气道阻塞，达到延缓衰老、治疗疾病的目的。

肾与衰老

肾为先天之本，藏精，主纳气。《素问·六节脏象论》："肾者主蛰，封藏之本，精之处也。"肾中精气依赖于五脏之精气的濡养，也禀赋于父母的先天精气。五脏功能正常，精气充盈，肾中精气旺盛。随着年龄的增长五脏功能活动下降，肾中精气得不到五脏之精的濡养，导致肾中精气的匮乏，无法充养形体官窍导致衰老的发生。所以肾中精气与衰老关系密切。《素问·上古天真论》中关于男女的论述，无疑说明肾中精气充盈与否都与人的生、长、壮、老、已有密切关系。肾主骨生髓，髓养骨，脑为髓之海，腰为肾之府，齿为骨之余，肾外荣于发，开窍于耳和二阴。以上齿、骨、发的生长状况及听力等是肾气盛衰在体表的表现，是判断机体生长发育状况和衰老程度的客观标志。《中藏经》："肾者，精神之舍，性命之根……肾气绝则不尽其天命而死也。"《医学入门》："人至中年，肾气自衰。"虞抟《医学正传》："肾气盛则寿延，肾气衰则寿夭。"认为肾虚是导致衰老的重要原因。现代实验研究表明，肾中精气不足，贯穿于衰老的整个过程，而肾虚可以造成认知功能的减退，神经元的减少，递质数量以及受体数量的下降，那么补肾中药则可以明显改善体内自由基的损伤，纠正体内的自身免疫和变态反应，达到延缓衰老的目的。

詹向红根据多年基础理论实验以及临床经验提出新的理论假说"情志失常-肝失疏泄-衰老"。分别从肝气逆证以及肝气郁证两个方面，进行基础和临床研究。

肝气逆证方面，发现愤怒情志加速衰老。并且发现愤怒特质确有遗传背景：高特质怒的发怒倾向、低特质怒的郁怒倾向及怒的控制倾向等与色氨酸羟化酶基因 A218C 多态性有关，低特质怒女性的控制发怒倾向与单胺氧化酶 A 基因 tag SNPrs2235186 多态性有关。

肝气郁证方面，发现肝主疏泄不及可以导致衰老疾病的发生，复制大鼠 D-半乳糖脑老化模型，采用慢性不可预知性应激诱发多种负性情绪，观察长期负性情绪应激对脑老化大鼠认知行为学、衰老生物学及形态学影响，并从神经可塑性、表观遗传调节、信号转导通路等角度阐释其机制。通过流行病学调查，对患者进行访问，填写肝气郁结证评定量表用于评估被试的肝气郁结程度，Beck 抑郁量表（BDI）、Beck 焦虑量表（BAI）用于评估被试的情绪特征；填写蒙特利尔认知功能量表（MoCA）和韦氏成人智力量表（WAIS-RC）分量表用于被试总体认知功能的评估和认知域的专项测验，测定衰老生物学指标尿 8-羟基脱氧鸟苷（8-OH-dG）、血浆超氧化物歧化酶（SOD）、过氧化脂质（LPO）、PBMC 端粒酶活性测定。

应用神经影像技术功能磁共振（fMRI）为认知功能障碍提供了一种在体病理学显像手段，应用事件相关电位（ERP）从神经电生理角度阐释情绪因素所致脑老化的独特机制。通过 ERP-fMRI 联合同步描记以同时获取高时空分辨率信号成为可能，脑作为一个整体，分析大脑结构网络及各脑区成分变化的相关性，并与认知功能测试相结合，从而得到实验假说的验证，为肝主疏泄和七情内伤赋予新认识，为中医衰老理论增添新内涵。

337　从五脏辨治老年衰弱

衰弱是一种生理性储备减少，患者可出现肢体活动受限、跌倒等物理运动功能异常，以及谵妄等精神意识失能的表现，如乏力困倦、体质量减轻、肌力下降、步行速度减慢及活动耐量降低。身体各功能降低的增龄性病理状态，可增加脆性事件与临床负性事件的发生。国外老年衰弱的研究显示，老年衰弱的患病率随年龄的增加而增长，尤以女性患者，物理性衰弱表现突出。国内对于老年衰弱的研究较少，纳入的患者具有较大的异质性，据中华医学会老年医学分会报道，老年衰弱的发病率估计为 4.9%～83.4%。在我国老年衰弱的患者人群中，养老机构的衰弱发病率高于医院及社区。老年衰弱的病理改变会导致跌倒、谵妄以及病死等恶性事件。我国老年公民群体正在壮大，老年衰弱的发病人数也在上升，家庭、社会及医疗卫生的负担逐渐加重，目前为止，对于老年衰弱，尚无可靠的药物治疗方案。中医认为，证是病的内在本质。因此，结合衰弱的病因病机特点，从五脏角度出发的辨证论治尤为重要。学者齐涵等从五脏气血、阴阳盛衰变化着眼，基于中医整体观念与辨证理念，分别详细阐述了五脏功能在衰弱发生时的机理变化，并提出培育五脏气血，滋养五脏阴阳等论治方法，以期为临床辨证治疗提供思路。

病因病机

衰弱病因多样，现代医学研究证实其与遗传、营养状态、生活方式、社会经济学状态、多病共存、多重用药、心理因素等有关。衰弱的发病机制较复杂，目前尚未明确。随着中医学对老年衰弱的研究逐渐深入，目前中医学认为衰弱病因多被认为是老人年老体衰，气血阴阳虚损。日久可致阴阳俱损，气血两伤，长期以致气耗精伤，从而发为该病。

老年衰弱与五脏虚衰相关，常多脏受累并见。衰弱老年人多见元气亏虚，脏腑功能降低，甚则脏腑虚衰，不仅涉及某一脏或两脏衰弱，更是五脏退变化的结果。尤其以脾、肾两脏虚衰为主。脾气衰惫不能运化水谷，后天气血乏源；肾精亏乏不能化生肾气，全身温煦濡养缺失，是导致衰弱的常见病因。其核心病机在五脏气血阴阳盛衰变化，多以虚证为主，实证多因虚而致实。洪秀芳等运用补脾益肾法结合常规治疗亦可改善老年衰弱患者临床症状，从反面也印证了其气耗精伤的病理基础。《灵枢·天年》明确指出"人生十岁，五脏始定……五十岁，肝气始衰……目始不明；六十岁，心气始衰……故好卧；七十岁，脾气虚……八十岁，肺气衰……九十岁……四脏经脉空虚；到百岁，五脏皆虚……形骸独居而终矣"。同时，还认为"五脏坚固，血脉和调……营卫之行，不失其常……六腑化谷，津液布扬，各如其常，故能长久"。可见人的衰老有一定的阶段性和规律性，并与五脏密切相关。于外是五体之损伤，于内是五脏之亏损。

五脏论治

从中医脏象角度，探讨衰弱与五脏的联系是论治老年衰弱的重要基础，五脏之间的病理与生理联系是论治老年衰弱发病的核心。五脏辨证，无外乎气血阴阳，以阴血变化反映患者体内物质性变化，用阳气变化反映患者体内功能精神的变化，这也与目前人们对于老年衰弱病理表现的认识相符合。因此，对于老年衰弱患者的治疗，选取五脏气血阴阳辨证，更为合适。

1. 从心辨治衰弱 心在中医学理论体系里的主要功能有"心主血脉"与"心藏神"两方面。《素问·痿论》："心主身之血脉。"心主管着血液的生成，先天与后天精气在心阳的作用下交结，化赤生血，使心血生成有源。此外，心主管全身的血脉，维持其光滑完整与搏动正常。脉道通畅，血液传导无阻，气血方可于人体内运行不息。故心对血液的循环起着主导作用。心者生之本，神之变也。所以任物者谓之心。心主藏神，除了其对于人体生命的支配外，尚体现在其对于思维意识的控制。心血化生、营周而动可以濡养心神，进而调控五脏功能，使生命活动得以继续，人的本体意识也得以存在。《灵枢·邪客》："心者，五脏六腑之大主，精神之所舍也。"

老年衰弱患者常表现为心悸怔忡、胸闷胸痛、失眠多梦、活动耐量降低、易疲劳、精神不振等，与心的生理功能密切相关。

老年衰弱患者耗气甚者，心气不够，功能下降。心血化生变少，不能濡养心脏血脉，则可出现随运动加重的心慌悸动；血少通行不畅，则可出现胸闷胸痹；心之所藏不得濡养，精神意识萎靡，则可出现疲倦嗜睡等症。久病卧床，除伤气外亦会伤血，因气虚无以生新血，久卧耗血或化瘀动血之人，可出现血少之象；耗血较甚，血枯不荣，则会出现清窍失养，或失眠多梦，或跌扑昏蒙。老年衰弱患者血虚日久，累及心阴，可见烘热心烦，颧红盗汗；血虚日久导致阴阳俱损，则可出现疲劳无力、体力下降、少气懒言、精神萎靡等心气虚衰表现。气虚日久，失于温煦，则可见心悸自汗，神疲乏力；君火不足，内则胸中频频作痛，外则肢体失于温煦，甚至心肾不交，久之手足不温，心悸失眠。现代医学研究也认为，心脏病与老年衰弱之间有诸多桥梁，如炎症反应、维生素D的缺乏及胰岛素抵抗等均可诱导衰弱患者出现心脏病诸如心衰、冠心病、房颤等。而同时，老年衰弱患者发生心衰、房颤、冠心病等的风险，也大于非衰弱患者。衰弱发生发展与心血管疾病的影响是相互的。

老年人脾肾亏虚，先天与后天不足终累于心，五脏虚损以心为主。临床上以心的气血阴阳亏虚为主要表现的老年衰弱患者可从心论治，重在培补气血，滋补阴阳。

2. 从肝辨治衰弱 肝的生理功能涵盖着"肝主疏泄"与"肝藏血"两个方面。前者主要体现在推动气机运行，舒展调节情志。与此同时，全身血液与津液也经由肝的疏泄功能得以推动输布，避免了因停滞不行而导致瘀血、痰浊等有形实邪的产生。畅通的气机使人体各项活动得以进行。同时，《温病条辨·卷六》："肝主血，以血自养，血足则柔，血虚则强。"《灵枢·本神》："肝藏血，血舍魂。"中医学理论中，肝以自身所藏血液，控制全身血量，以防出血。同时，体阴用阳的肝脏需要血液濡养，才能发挥肝的生理功能，使生命活动发挥正常，情绪得以舒畅。老年衰弱患者常表现为目视昏蒙、握力下降等，与肝的生理功能密切相关。

老年衰弱患者久病耗血，令肝藏不足，肝失其用，清窍失养，可引起目眩头昏，擅悲易泣，入睡困难，夜呼不宁等表现；《灵枢·天年》中指出"五十岁，肝气始衰……目始不明"。肝之官窍在目，肝血亏少时可见睹物模糊；肝在体合筋，其变在握，筋失去肝血滋养，可致筋惕肉瞤，肢体麻木，握力下降。老年衰弱患者血虚日久，阴津亏耗，易出现血虚证候进一步加重，至出现阴虚征象。若肝体甚亏，阴虚无以抵御刚阳，则可见暴躁乖戾；阴虚无以养肝窍，可见目干畏光，睹物不清；阴津不足，筋肉枯槁，如"丈夫……七八肝气衰，筋不能动"。老人筋废不用，不能抓握等表现亦会伴随出现。肝志为怒，《内经》中有"大怒则形气绝，而血菀于上，使人薄厥"的阐述，故肝阳上亢、肝火上炎时可增加诱发脑中风、高血压等老年常见病的风险。高血压为冠状动脉粥样硬化性心脏病的首要危险因素，老年性高血压的血压控制目标应因人而异，这很符合中医学个体化的治疗特点。有调查显示，随着年龄的增长，衰弱与高血压引起的心血管疾病机制相同，并可彼此共存及相互影响。中医学肝系疾病对于老年衰弱高血压患者的诊断与治疗，具有另辟蹊径的意义。

在人体衰老的过程中，肝功能的丧失扮演着重要的角色。肝为衰老之先导，因此防老治衰必须重视肝的作用。故老年衰弱肝之诸症，可从养肝敛血、疏肝理气之法。

3. 从脾辨治衰弱 正常的脾涵盖着"升清""运化""藏意""统血"4个方面功能。脾胃为后天之本，气血生化之源。《素问·阴阳应象大论》："谷气通于脾。"《周慎斋遗书》"凡饮食入胃，全赖脾气运之"，饮食物传至脾胃，转化为精微物质，由脾胃升降之气，输布全身。气血生化有源，五脏得养，机体和调。正气充足，邪不可干。《灵枢·本神》："脾藏营，营舍意。"脾胃转输的精微，化生气血，亦是人体思维意识活动的后天之本，能够填充髓海，濡养脑窍。同时，在脾气化功能下，机体津液得以正常流通输布，滋润九窍。九窍者，五脏主之；脾主升清，胃主通降，升降相因，是维持水液代谢平衡的枢纽，防止痰浊、血瘀等病理产物的生成。《内经》中强调"治痿独取阳明"，指出脾胃功能正常运作，对筋脉肌肉的调理亦有积极作用。老年衰弱患者常表现为体质量下降、肢体痿软、营养不良等病理表现，与脾的生理功能密切相关。

老年衰弱患者因其年老体衰，痰饮瘀血堆积，极易损伤脾气，导致脾胃功能失度，运化失度，水饮湿痰阻滞，产生胃脘胀满、纳呆、大便稀溏、痰饮等症；甚则因痰饮停滞，气机不通则引起脘腹疼痛；饮食物化生的精微物质不得输布于脑，后天滋养不足，日久失于温煦，可致脾胃阳虚。除气虚症状外，还可出现形寒肢冷，不耐冷食冷饮，大便或见完谷不化，腹胀喜暖等症。老年衰弱患者阴津亏少，喜润恶燥的脾胃首当其冲，髓海失养，可见神疲乏力，倦怠善寐等脾气虚诸症。老年衰弱患者脾胃功能降低，易于出现口干咽燥，饮食不进，营养不良；脾在体合肉，阴虚不荣，可出现体质量下降，肢软无力，易于跌倒，肉瞤动；阴虚髓海不充，患者亦可出现记忆力下降，健忘，反应迟钝等脾胃阴虚不荣诸症。如肌少症、营养不良等病，均与老年衰弱患者脾功能的异常有关。现代研究认为与中医脾脏系统密切相关的，主要有营养状态和肌肉丰度两方面内涵。并且，对应的病理情况下，营养不良与肌少症和老年衰弱呈显著相关。随着年龄增长，肌少症与老年衰弱均呈逐渐发展加重趋势。对于这两部分内涵，中医学脾脏相关理论为其病因病机阐释添砖加瓦。

李东垣提出："内伤脾胃，百病由生。"调脾胃而能安五脏。尤其当衰弱患者出现肌肉削减时，更应重视调理脾胃功能，气血并治，阴阳平和，及时补充营养素，令后天气血生化不绝，配合肢体活动，导引肢体，令腠理丰隆，可延缓老年衰弱的进程。由此可见，脾胃功能对人体健康的重要性，老年衰弱从脾论治，应重视脾胃功能的共同顾护。

4. 从肺辨治衰弱　正常的肺生理主要体现在"行水""主气""藏魄""宣降""朝百脉""主治节"6大功能。肺主治节的最突出体现在对于气机的调节。《类经·脏象类》："肺主气，气调则营卫脏腑无所不治。"主一身之气的肺脏，将外来清气与饮食物精气融合，共同汇成宗气，推动脏腑功能协调运行。"气为血帅"，统摄全身血液运行，肺气宣肃得当，血液跟随气机营周运行，故肺亦有"肺朝百脉"之誉。"肺者，气之本，魄之处也"。《灵枢·本神》："并精而出入者谓之魄。"若肺气充足，人的视觉、听觉、触觉更加灵敏，肢体活动更加灵活。另外，肺主宣降，可宣发体内的浊气和下输浊液，布散水谷精微与津液，使津液运行通畅。老年衰弱患者常易感冒、倦怠懒言、感觉功能与动作协调性下降等，多因肺的生理功能异常而起。

老年衰弱患者虚耗肺气，可出现气短懒言，咳嗽无力，乃至感觉能力与动作协调性下降；宗气不足，可见倦怠乏力；肺开窍于鼻，在体为皮。亦可见卫表不固而容易感冒或咳嗽久而不愈，易感等肺气虚诸症。同时，肺为娇脏，老年患者久病衰弱，往往伤阴。肺阴损伤，至出现咽干燥咳，或因灼伤肺络而少痰，或痰液中带血丝，喑哑甚至失音，舌质干涩少津等肺阴虚病象。现代研究认为，60岁以上老年人COPD患病率要高于年龄低于60岁者；而反过来，肺部慢性炎症性疾病以及肺肿瘤的病程演变乃至治疗过程，均会增加老年衰弱的风险。与此同时，衰弱也影响着如COPD一类疾病的康复。老年衰弱患者肺系疾病理论的探讨，有助于指导老年衰弱患者肺部疾病的诊断与治疗。

朱丹溪提出"阳常有余，阴常不足"，李东垣提出"脾胃一虚，气先绝"。可见补肺气、滋肺阴治疗疾病的重要性。临床上由肺气阴两虚为先导的老年衰弱可从肺论治，采用补宗气、滋肺阴、降肺火之法。

5. 从肾辨治衰弱　正常的肾生理主要体现在"藏精""主水""主骨生髓"以及"主纳气"功能的正常发挥。肾中之精与脾胃化生之精相互资助，营养脏器经络、全身组织。肾为先天之本，其生理功能贯穿人的生命，肾主封藏之特性保存着人体根本的生命物质与基本功能。肾精化生四肢百骸，并营养了骨骼牙齿，填充骨髓，故人可站立挺拔，脚步稳健；髓海得充依赖于肾精充足，记忆力佳，故有"肾藏精，精舍志"之说。另外，肾作为水之下源，相火温煦蒸腾，使废水得以排出，清津得以分别，使水液代谢周而不停。肾气对于呼吸深度亦有调控，有"肺为气之主，肾为气之根"的说法。老年衰弱患者常有行走速度下降、听力下降、骨软无力、多脏共虚等特点，主要与肾的生理功能密切相关。

老年衰弱患者多因久病入肾，出现肾系功能损伤；此外，肾气虚的重要原因在于老人肾精亏虚。肾的反应区在腰，故肾虚之人可见腰膝酸软，疲倦，痿软难立；肾所主官窍在耳，先天之本不足，可致耳聋耳鸣，听力下降；肾为气之根，固摄异常时可出现尿失禁、口角流涎等；气血运行不畅，日久产生痰浊、瘀血等内生病因，最终可导致清窍郁阻，神志失用，出现善忘恍惚、认知功能出现障碍及谵妄等肾气虚症状群。老年衰弱患者气虚日久，寒水内盛，温煦不足，可出现畏寒喜暖；水液代谢功能下降，可见小便清长，夜尿次数频繁，下肢浮肿；甚则可见五更泄泻等肾阳虚诸症。老年衰弱患者肾精亏少，阴津耗竭，可出现眩晕耳鸣等肾气虚症状外，尚可见热象，多表现为大便干结不畅；阴津无以滋髓养骨，骨枯齿废，常出现牙齿脱落、骨软无力，肢节疼痛，站立或行走困难甚至摔伤、失能等情况；《医林改错》："老人健忘者，脑渐空也。"肾精不得充养大脑，记忆力下降；精少髓空，不能上荣，则眩晕失眠、耳聋耳鸣、记忆力减退，乃至谵妄不宁等肾阴虚的症状。现代研究认为，慢性肾脏病患者肾小球滤过率与衰弱水平呈负相关，且二者均可致患者住院风险增加，符琳琳等对 274 例住院老年患者分组测量 eGFR，并经过 1 年随访后指出，肾小球滤过率降低与衰弱并见时，患者的再住院比例也会增加。后随着基因科学的逐渐认识，亦提出肾虚证是因为基因网络调控低下所致，沈自尹亦提出"衰老是生理性肾虚"的观点。

老年衰弱肾之诸症，重在养精血、补肾气之法，以使精血旺盛。肾作为生命的根本，固精扶正，滋补肾中阴阳是治疗与延缓老年衰弱的重中之重。故老年衰弱患者出现上述肾系疾病症状时，可从肾论治。鲍晓敏等应用杞鹿健肾颗粒，以滋养肾阴之法在肾气虚患者取得了较好的临床效果，并改善了患者的生活质量。

衰弱是威胁老年人群身体健康与生活品质的危险因素。老年人各脏器功能普遍低下，防御外邪能力较弱，正气不足，容易引发疾病，常致多病共存。如若尽早识别衰弱前期，可根据中医辨证干预治疗，有望逆转为健康良好状态。

衰弱的症状包括步伐减慢、不明原因体质量减轻、体能消耗降低、握力下降以及自诉平日出现疲乏感等，日久可伴随肌少症、肾功能异常、冠心病高血压等。衰弱的病位在五脏，以脾肾为主，以五脏气血阴阳盛衰变化或为引起衰弱的首要原因。中医传统理论辨证体系中，从心论之，重在培补心之气血，滋补心之阴阳；从肝论之，重在养肝敛血，疏肝理气；从脾论之，重在调养脾胃，顾护后天之本；从肺论之，重在培补肺气，滋阴祛热；从肾论之，重视补肾益气，固精扶正。亦可从整体辨证论治，综合考虑五脏的相互影响，多脏同治，气血共补，阴阳同调。

由于老年衰弱病的复杂性与综合性，国际上对于本病的病因病机尚未明确，国内也并没有形成针对性的诊治方案及指南。目前虽然中医学对老年衰弱的理论探究仍处在发展阶段，但中医的辨证与治疗理念具有疗效优势。从中医传统理论入手，运用五脏辨证的方法确定患者的病位，并以中医学传统理论指导治疗，无疑为老年衰弱的规范化临床诊疗更添了一块砖石。从中医传统理论对老年衰弱进行挖掘，更能深切探索老年衰弱的机制，为该病的诊断与治疗提供新的思路与方法。

338　从五脏气论老年人五脏病变

　　气是宇宙万物的本源，是构成天地万物的基本物质，人是天地自然的产物，气也为生命的本源，是构成生命的基本物质。《素问·阴阳应象大论》："天气通于肺。"肺为气之主，脾胃为生气之源，肾为气之根，《类经·气味类》："天食人以五气，五气入鼻，由喉而藏于心肺，以达五脏。"《素问·五脏别论》："所谓五脏者，藏精气而不泄。"而对于精与气，《素问·阴阳应象大论》："气归精，精归化。"精气的产生依赖着气化的作用。"气"是五脏之根本，人体之根本。"气之在人，和则为正气，不和则为邪气。凡表里虚实，逆顺缓急，无不因气而生，故百病皆生于气。"《类经·疾病类》中气既可以是外感邪气，亦可以是体内脏腑之病气。老年人因正气渐衰、脏腑气弱而易生百病，学者关徐涛等结合《灵枢·九针论》"五脏气，心主噫，肺主咳，肝主语，脾主吞，肾主欠"，探讨了老年人五脏病变之病机。

　　1. 肺主咳　肺主一身之气。《素问·五脏生成》："诸气者，皆属于肺。"《医门法律》："人身之气，禀命于肺，肺气清肃则周身之气莫不服从而顺行。"肺主宣降，其宣中有降，《灵枢·决气》："上焦开发，宣五谷味，熏肤，充身，泽毛，若雾露之溉。"其肃降，降中有宣，《素问·经脉别论》："脾气散精，上归于肺，通调水道，下输膀胱，水精四布，五经并行。"

　　《素问·宣明五气》："五气所病，肺为咳。"咳，即为咳嗽。《素问·咳论》："五脏六腑皆令人咳，非独肺也。"《医学三字经》："肺如钟，撞则鸣，风寒入，外撞鸣，痨损积，内撞鸣。"《素问·咳论》指出咳嗽"皆聚于胃，关于肺。"故而五脏六腑无论外感内伤，皆可为咳。老年人肺气渐衰，其表现多为气虚及阴虚。肺主皮毛，肺气虚则卫外不固，《灵枢·本脏》："卫气者，所以温分肉，充皮肤，肥腠理，司关阖者也。"故老年人腠理不固多易外感，外感首先影响肺的宣降功能，表现为咳嗽，而不论气虚阴虚，皆影响其气机，可表现为咳、喘等症。

　　2. 肝主语　肝应春木，木曰曲直，其性生发生长向上，故木之气常有余。肝主疏泄，其性喜调达而恶抑郁，故凡精神情志方面疾病多与之有关，其多表现为肝气郁和肝气逆。《读医随笔·卷四》："凡脏腑十二经之气化，皆必借肝胆之气化以鼓舞之，始能条畅而不病。"

　　老年人多因年老志筹，或家庭生活等因素而忧思虑结，往往郁郁不舒，肝气常郁结，其喜怒常见，故怒则气上，表现为肝气有余。《素问·宣明五气》："五气所病，肝主语。"语字，书中（《黄帝内经素问校释》）解为多言。姚止庵《素问节解》注："语者，所以畅中之郁也，肝喜畅而恶郁，故为语以宣畅气机之郁。"故"语"字可以解为多言。《中西汇通医经精义·脏腑为病》中认为是"谵语属阳明燥热，郑声属心神虚恍。盖燥热乃木火克土，神恍乃肝魂不清。因而心神扰惑"。这里"肝主语"多认为是神志症状。

　　气郁不舒，可表现为默默不言。气郁则表现为两胁胀痛。气有余便是火，且气郁也易化火，其上扰清窍，则见头晕目眩，此正是老年人高血压病眩晕头晕之症结。气有余便是火，肝开窍于目，肝火上扰，则目赤痒痛，羞明流泪。"目受血而能视"（《素问·五脏生成》），而肝又有藏血功能，《灵枢·本神》："肝藏血。"《灵枢·脉度》："肝气通于目，肝气和则目能辨五色矣。"《灵枢·天年》："五十岁，肝气始衰，肝叶始薄，胆汁始减，目始不明。"老年人血虚气弱，常表现为视物昏花。肝在体合筋，《素问·生气通天论》："阳气者，精则养神，柔则养筋。"肝不养筋则肌肉瞤动、肢体颤抖，老人肢体颤颤巍巍或是肢体活动后更易疲乏多与之有关。

　　对于气逆，《灵枢·九气》："怒则气上。"《素问·生气通天论》："阳气者，大怒则形气绝而血菀于上，使人薄厥。"此为气逆之重症厥逆。《素问·宣明五气》"肝藏魂"，肝热之甚者可见神昏谵语等症，

《素问·刺热论》："肝热病……热争则狂言及惊。"《素问·刺禁论》："肝生于左，肺藏于右。"肝应东方春木，木曰曲直，主生长生发；肺西方属金，金曰从革，主沉降肃杀。左右者，阴阳之道路也，肝气在左，宜升，肺气在右，宜降。《类经·针刺类》："肝木旺于东方而主发生，故其气生于左。肺金旺于西方而主收敛，故其气藏于右。"肝升肺降，一左一右，升降协调，共理人体之气机，两者相互影响，相互制约，同时对气血的调畅有着重要的作用，又称"龙虎回环"。病理状态下，肝气上逆，肝郁化火，使得肺之肃降不及，而出现咳嗽阵作，气逆，性急易怒，心烦口苦，头晕目赤，大便干结，小便短赤，舌边红，苔薄黄，脉弦数等木火刑金之症。

3. 肾主欠　《素问·宣明五气》"五气所病，肾为欠为嚏"。欠字，本义为呵欠，然此应表示阳气、精气的不足，而非单纯呵欠。《类经·疾病类》："欠，呵欠也。嚏，喷嚏也。阳未静而阴引之，故为欠。阳未达而阴发之，故为嚏。阴盛于下，气化于水，所以皆属乎肾。故犯阳盛者不欠，下虚者无嚏，其由于肾也可知。"

肾藏先天之精。《灵枢·经脉》："人始生，先成精。"其为先天之本，一身阴阳之根本，老年人之肾常虚，又在阴阳方面各有体现。《灵枢·天年》："九十岁，肾气焦，四脏经脉虚空。"《素问·上古天真论》："八八天癸竭，精少，肾脏衰，形体皆极，则齿发去。"然而不管阴阳如何，肾虚为其本，其症状表现为疲乏无力，腰膝酸软，"腰为肾之府"，发鬓发白，甚则脱落，"肾……其荣，发也"（《素问·五脏生成》），头晕目眩，记忆力减弱，听力减弱，"肾气通于耳，肾和则耳能听五音矣"（《灵枢·脉度》）。生殖功能低下，甚则毛发稀疏，牙齿动摇甚则脱落，"齿为骨之余"。夜尿频，余沥不净，肾与膀胱相表里，膀胱固涩无力，《素问·宣明五气》："膀胱不利为癃，不约为遗溺。"《素问·灵兰秘典论》：膀胱者，州都之官，津液藏焉，气化则能出矣。"

肾主纳气，使肺吸入的自然界清气下达于肾，保持呼吸的深度，不致呼吸过于表浅。老年人肾气减弱，则肾纳气的功能也随之减弱，出现呼吸困难，呼多吸少的状况，甚则出现喘咳的表现。"在肺多实，在肾多虚"（《临证指南医案·卷四》），所以老年喘咳之病，多与之有关。

4. 心主噫　《素问·宣明五气》"五气所病，心为噫"。噫者，原文解为嗳气。《素问·脉解》释为："（太阴）所谓上走心为噫者，阴盛而上走于阳明，阳明络属心，故曰上走心为噫也。"《素问·痹论》："心痹者，脉不通，嗌干善噫。"《类经·宣明五气》"心脾胃三脏皆有是证，盖由火土之郁，而气有不得伸展故为此证"。由此可见，"噫"还可言心脉之不通，气之不达也。《类经附翼·求正录》："天之大宝，只此一丸红日；人之大宝，只此一息真阳。"充分表明气对于人体的重要性。《素问·生气通天论》："阳气者，若天与日，失其所则折寿而不彰。"而心脏作为阳中之阳，五脏六腑之大主，其阳气最为重要。《灵枢·天年》："六十岁，心气始衰，苦忧悲，血气懈惰，故好卧。"老年人年皆半百，气渐虚，阳渐弱，其功能已不足。

《血证论》："气为血之帅，血随之而运行。"《寿世保元》："夫气有一息之不运，则血有一息之不行。"故老年之心系疾病多由其阳气不足、心气不足所致，最常见证型：实证心血瘀阻证、气滞心胸证、寒滞心脉证、痰浊痹阻；虚证心之气血阴阳之虚证。而心阴亏虚证在冠心病心绞痛的临床证型中较少见。如老年人最常见的冠心病，也就是中医所说的胸痹心绞痛，常由于老年人胸阳不振，导致其血液运行失常而致血瘀，水液运行障碍而导致痰饮的产生，痰瘀虚便是其主要病理因素。

而提及心阳与肾在生理上的关联，其主要表现为"心肾相交""水火互济"。《慎斋遗书》："心肾相交，全凭升降。"《格致余论·相火论》："人之有生，心为之火，居上；肾为之水，居下；水能生而火能之降，一升一降，无有穷已，故生意存焉。"心居上属阳火，肾居下而属阴水，在上宜降，在下宜升，心之阳火下降于肾，使之不寒；肾之阴水上济于心，使之不亢。其阴阳水火升降相交，皆赖于气机之相交。而老年人或心阳不振或肾水不足，使得心肾不交，表现为水不济火，肾阴虚于下而心火亢盛，或心肾阳虚水湿泛滥或肾精与心神失调精亏神逸的病理变化。如中医的心悸不寐等。而对于心悸，《素问·平人气象论》："乳之下其动应衣宗气泄也。"而宗气是饮食水谷所化生的营卫之气和吸入的自然清气相合而积于胸中的气，与肺脾之气有关。

5. 脾主吞　《素问·宣明五气》"五气所病，脾为吞"。吞者，原为吞咽，吞酸之义。《素问直解·刺禁论》："其动为吞。吞，脾气虚也。"《黄帝内经素问集注》："脾主为胃行其津液。脾气病而不能灌溉于四脏。则津液反溢于脾窍之口。故为吞咽之证。"故而吞咽只言其症，其本还是脾气虚。

脾胃为后天之本，居中焦，脾主升而胃主降，胃为水谷之海，受纳腐熟水谷，脾主运化，主升，故云"治中焦如衡，非平不安"。脾气以升为健，胃气以降为和。清代黄元御云："脾以阴体而抱阳气，阳动则升；胃为阳体而负阴精，阴静则降。"《灵枢·天年》："七十岁，脾气虚，皮肤枯。"老年人脾胃气弱，首先表现为饮食消化方面失常，故多消化不良，甚则痞满。脾气不升则可见诸多脏器下垂的症状，如胃下垂，还有女性的子宫脱垂。脾为生痰之源，脾气虚则运化无力，故老年人多见痰饮水湿，加之肾气亦虚，肾功能不足，常发为肾炎，症见水肿，尿少等症。

脾在窍合口。《素问·灵兰秘典论》："胃者，仓廪之官，五味出焉。"《灵枢·脉度》："脾气通于口，脾和则口能知五谷矣。"《灵枢·脉度》："心气通于舌，心和则舌能知五味矣。"故老人常口淡乏味，对五味感觉较弱。

综上所述，"气之盛衰"（《灵枢·天年》）是老年人衰老之关键。然"邪之所凑，其气必虚"，老年人阳气渐虚，一旦邪气侵犯，则脏腑失衡，旧疾复起，故老年发病之病机多属虚实夹杂，多脏受损，相兼为患，且虚实相兼，虚为主实为表。如《灵枢·本神》"五藏不安，必审五脏之病形，以知其气之虚实，谨而调之也。"故清代叶天士所强调，对老年病应审体质，保真气，慎劫夺。《景岳全书·论治脾胃》："五脏中皆有脾气，而脾胃中亦皆有五脏之气，此其互为相使，有可分而不可分者在焉。"《素问·五脏别论》："五味入口，藏于胃，以养五脏气。"故善治者，能调五脏，即所以治脾胃也，能治脾胃，而使食进胃强，即所以安五脏也。由是则"五脏坚固，血脉和调，肌肉解利，皮肤致密，营卫之行不失其常，呼吸微徐，气以度行，六府化谷，津液布扬，各如其常，故能长久"（《灵枢·天年》）。

339　从五脏一体观辨治功能性胃肠病躯体化障碍

功能性胃肠病（FGIDs）是一组慢性、反复发作的胃肠道症状、而无器质性改变的胃肠道功能性疾病，功能性胃肠病的躯体化障碍越来越受到临床的关注，其临床表现主要是胃肠道反应及全身多个系统的不适症状，患者在出现腹胀、腹痛、腹泻、便秘等消化系统症状的基础上，常伴有胸闷气短、疲劳乏力、烦躁、头昏、头痛、睡眠障碍、焦虑、抑郁等不适。本病起病缓慢，反复发作，迁延难愈，严重影响生活质量，近年来患病率持续上升且有年轻化的趋势。近年来研究发现 FGIDs 与消化道动力紊乱、内脏高敏感性、黏膜和免疫功能改变、肠道菌群变化及中枢神经系统处理功能异常、肠-脑互动异常等有关，临床上以功能性消化不良（FD）和肠易激综合征（IBS）多见。西医对症处理疗效不佳。而早在《内经》中就有"魄门亦为五脏使"的记载，体现了胃肠消化功能与五脏之间的密切联系，反映出五脏功能在功能性胃肠病躯体化障碍中发挥的重要作用。学者马珑等从中医"五脏一体观"的角度，分别从肺、心、脾、肝、肾探讨了功能性胃肠病躯体化障碍的病因病机、治疗原则和具体选方用药。

心——宁心安神，补气和血

《素问》有"心者，君主之官也，神明出焉"的记载。中医五脏中"心主神明"的功能类似西医解剖学中脑的功能，主人的精神、意识、情志等。《灵枢·本神》又有"所以任物者谓之心"的记载，情志所伤，首伤心神，次及相应脏腑。且现代研究发现心神失调、气血不和是 FGIDs 的重要发病诱因，治疗上故当宁心安神，补气和血。

从心论治 FGIDs 躯体化障碍首选归脾汤加减，对于思虑过度，劳伤心脾所致的 FGIDs 效果极佳，此类患者常伴有心悸怔忡、失眠健忘、乏力、月经不调等不适，方中黄芪、人参、白术、当归、龙眼肉气血双补，酸枣仁、远志、茯神宁心安神，心神得安，气血得补，诸病自除。FGIDs 躯体化障碍中心气不足严重者常伴有心慌、胸闷、气短等，可酌加党参、刺五加等；心阴亏虚者常伴有五心烦热、骨蒸潮热、乏力、盗汗、脉细数等不适，须滋养心阴，可选用百合、麦冬等；由于肝为心之母，因心火旺导致的肝火炽盛，此类患者常出现口干口苦、焦虑多疑、心烦易怒、失眠多梦、便秘等不适，若仅用柴胡、龙胆草等清泄肝火之品效果不佳时，则须通过泻心火来消肝火，用生地黄、玄参等，若失眠多梦、焦虑多疑较重，则可酌加合欢皮、首乌藤、生龙骨等安神之品。

肺——宣肃肺气，补泻通调

肺主一身之气和肺主治节，表明肺具有调节全身脏腑气、血、津液的功能，所以 FGIDs 躯体化障碍中所有由脏腑气、血、津液失调引起的不适均可从肺论治；肺气为病，首先表现为呼吸急促、咳嗽，又因为肺与大肠互为表里，同气相求，密切相关，倘若肺的宣发肃降功能失调，则可导致胃肠功能的升降失调，影响胃肠的消化吸收，主要表现为消化不良，常见腹痛、腹胀、肠鸣、便秘等不适，临床表现与功能性消化不良较为相似；若因肺主治节或肺主通调水道的功能出现异常，则主要引起排便功能及大便性状的改变，排便次数增多、大便或稀或干，且肺本身就为娇脏，最易受邪，若常因肺卫失固，营卫不调，导致肠道气血不和，则会逐步加剧肠道敏感性，产生一系列肠易激综合征的表现；最后，肺志为忧悲，皆为消极之志，为焦虑、抑郁产生的基础，FGIDs 的产生常与压力过大，劳逸过度、情志失调等精神心理因素密切相关。故从肺论治 FGIDs 躯体化障碍当宣肃肺气，补泻通调。

治肺之法，逆则肃之，郁则宣之，风则疏之，虚则补之，最终目的是通过调肺来达到胃肠升降出入的平衡。对于 FGIDs 长期泄泻或便秘者，通过调节脾、肾、肠的功能效果不佳时，则可开玄府，逐邪气，运用宣肺法治疗。泄泻者宣肺疏风解表如"逆流挽舟"，表邪解则泄泻得止，用药如羌活、独活、细辛等；便秘者宣肺理气如"提壶揭盖"，上焦气畅则下焦二便通调，用药酌加杏仁、苏子等；若腹痛、腹胀、泄泻等症状遇冷发作或加重，则为风寒犯肺，导致营卫失调，治当解表化气，调和气血，多选桂枝、麻黄等；若肺胃热盛，肺失清肃，出现口渴、咽干、干咳、大便干结等，则用泻白散加减，常用地骨皮、桑白皮等泄热导滞，肃肺泻肠，使魄门启闭有度。

脾——升清降浊，健脾祛湿

脾主运化，是饮食消化吸收的中心环节，故功能性胃肠病中多为脾胃本身或其他脏腑影响导致脾失健运；脾气升清，胃气降浊，相互为用，相反相成，若脾胃升降协调，则脾胃运化功能正常，若脾气虚弱，不能升清，浊气不能下降，则水谷精微输布失常，气血的化生和输布障碍，无法荣养脾胃本身及其他的脏腑经络形体官窍，而出现 FGIDs 躯体化障碍如头目眩晕、精神疲惫等；若浊气不降，停滞中土则可见腹胀满闷、纳差、食欲减退等不适；运化功能不足或降浊能力下降则便秘，小便不通；清气不升、脾气下陷则见便溏、泄泻；脾在志为思，思出于心而脾应之，正常的思虑对机体并无不良影响，但思虑太过常常加重 FGIDs 及其躯体化障碍的产生。以上根据病情侧重可分为脾气不足、脾阳不振、脾阴暗耗、肝郁乘脾等分型，治疗大法当健脾益气，升清降浊。

脾气虚型的 FGIDs 躯体化障碍常表现为食少纳呆，腹部胀满，食后饱胀，便秘或腹泻便溏，神疲乏力，少气懒言，面色萎黄，治当益气健脾，首选四君子汤加减，常用炒白术、甘草等；脾虚夹湿者，酌加薏苡仁、砂仁；脾虚夹痰者，可酌加半夏、苍术；脾虚夹滞者，可选山楂、神曲等消导之品。泻痢日久导致脾阳不振，升清的功能下降，导致形寒肢冷，面色㿠白，腹中冷痛，喜热饮，五更泻，下利清谷，遇冷或进食生冷后常病情加重，小便不利，或见肥胖、浮肿等，舌淡胖或边有齿痕，治当温补脾肾，升阳益气，升阳与温阳同用，效果倍增，可用黄芪、升麻、柴胡等。

肝——疏肝解郁，活血理气

肝主疏泄，可以疏通畅达全身气机，调节脾胃之气的升降，亦能够调畅人体的精神情志。肝气郁结，情志不遂，疏泄失职导致的 FGIDs 躯体化障碍常以闷闷不乐，胁肋或乳房胀痛，甚至焦虑、抑郁为主要表现；而肝气亢逆，疏泄太过导致的 FGIDs 躯体化障碍多因暴怒伤肝或肝郁日久化火，此类患者常伴有情绪激动亢奋，急躁易怒，面红目赤，头痛失眠等不适；若因肝气虚弱，疏泄不及，升发无力导致的 FGIDs 躯体化障碍则表现出一系列因虚而郁的临床表现，如社交恐惧、胆怯、善太息、懈怠乏力、头晕目眩等，叶天士《临证指南医案》中有"肝病必犯土，是侮其所胜也，克脾则腹胀，便或溏或不爽"的记载。故肝气为病导致的 FGIDs 常常既有精神系统症状，又有消化系统症状，故从肝论治 FGIDs 躯体化障碍当疏肝健脾，活血理气。

FGIDs 躯体化障碍以情绪低落，胁肋胀痛、神疲乏力、月经不调等表现为肝气郁结轻症者，首选逍遥散合柴胡疏肝散加减，既可疏肝，又可健脾养血，但须注意不可过用疏肝理气之品，以免伤及肝阴；若气郁日久，常导致血郁、痰郁、火郁、湿郁、食郁，五郁不解，常表现为胸膈痞满，脘腹胀痛，饮食不消、痛经、舌质紫黯或有瘀点瘀斑，情志不畅时常常病情加重，治宜理气活血，越鞠丸合膈下逐瘀汤加减；若以情绪激动、亢奋，急躁易怒，口苦等为主要表现的肝气亢逆甚至肝火炽盛者，常伴有精神焦虑、腹胀、大便秘结等，宜泻火降气，用当归龙荟丸加减，气有余便是火，故须宣泻之。若兼腹痛可加白芍、延胡索等止痛，反酸烧心者，加乌贼骨、瓦楞子等制酸；恶心、呕吐者宜选左金丸降逆止呕。

肾——滋阴温阳，补肾涩肠

对于 FGIDs 躯体化障碍患病日久，屡治屡发，或迁延难愈者，多从肾论治。肾为先天之本，主司二便，故 FGIDs 躯体化障碍中大小便的异常均可考虑从肾论治。肾气不固，则消化系统动力不足，常出现久泄、滑脱以及气短、耳鸣等不适；肾阳不足，则温煦不够，导致水谷运化失常，清浊不分，大肠失固，故泻下清冷完谷不化之物；肾主全身阳气，五更之时阳生阴消，若肾阳虚则阳气生发不足，则魄门不固，大便失摄，且完谷不化；又因阴盛则寒，寒主收引，故常出现腰腹冷痛，腹泻型 IBS 的患者，常可见食后即泻或五更泻，并且以年轻患者居多；若肾阴亏损，则胃腑燥结，各脏腑滋养濡润不足，胃肠道失濡，可见大便秘结，亦可伴随心悸、心烦、口干、腰膝酸软等不适。治当滋阴温阳，补肾涩肠。

FGIDs 躯体化障碍患病日久，迁延不愈者，当从肾辨证施治，调补间施，若仅为肾气不足，出现困乏无力，腰膝酸软等不适，可重用山药、山茱萸、牛膝等平补之品。肾阳不足者，晨起肠鸣腹痛，大便溏泄，粪质清冷，完谷不化，畏寒肢冷，腰腹冷痛，舌淡胖有齿痕，苔白滑，脉沉迟无力等，多见于老年患者，近年来有年轻化的趋势，当温补脾肾；五更泻明显者，首选四神丸和真人养脏汤加减；五更泻不明显者则用右归丸加减，常用药物可选附子、肉桂等。肾阴不足者，常出现便秘，大便干结，腹满胀痛，口燥咽干，则须滋补肾水，肾水充足则全身脏腑官窍如沐甘霖，最经典的方剂当属六味地黄丸，可酌加二至丸、生地黄、麦冬等滋阴之品；若伴有手足心热，盗汗等阴虚火旺之象，则首选知柏地黄丸滋阴降火，效果不佳者可酌加疏肝理气泻火之品，往往取得事倍功半效果。

"五脏皆能令人泻，非独脾也"，功能性胃肠病躯体化障碍的病变过程充分体现了中医的"证"是一个动态演变过程，临床表现往往错综复杂且多变化，所以治疗时绝非单用一方一药可收效，在辨证时当运用"五脏一体观"的思维，着眼全局，三因制宜，谨守病机，各司其属，随证治之，方可取得满意的疗效，充分体现中医药治病求本的特点及全方位、多靶点的治疗优势。

340　从五脏一体观辨治心悸

　　心悸指患者自觉心中悸动、惊惕不安，甚则不能自主的病症，临床多呈发作性，轻者发为"惊悸"，重者即为"怔忡"。《内经》已有心悸症状的描述，医圣张仲景最早根据六经辨证提出心悸诊疗方法并细化心悸脉象，"寸口脉动而弱，动则为惊，弱则为悸""心下悸欲得按者，桂枝甘草汤主之"。后至刘河间、李东垣等基于"心肾相关""内伤脾胃"理论从脏腑论治心悸。何立人擅治心系疾病，常告诫吾辈"心病治心，心不离心""心病治心，亦不唯心"。在临证治疗心悸中不拘泥于心，兼顾余脏，使五脏调和。学者褚梦瑶等对何立人从"五脏一体观"辨治心悸的经验做了梳理总结。

从心脾辨治心悸

　　1. 心脾经脉相连　心脾在经脉上的联系不乏论述，《灵枢·经脉》："脾足太阴之脉……其支者……注心中。"《灵枢·经别》："足阳明之正……上通于心。"可见心脾两脏通过脾胃之支脉、大络、经筋紧密联系，经气互通，相互影响。

　　2. 心脾五行相生　从五行关系论，心属火，脾属土，火生土，心脾属五行母子相生关系；若子病及母或子盗母气，脾胃失调，累及心脏。

　　3. 心脾气化相依　《素问·经脉别论》"食气入，浊气归心，淫精于脉"。脾胃为仓廪之海，主受纳腐熟、运化水谷精微，为后天之本、气血生化之源。心脏血脉之盈亏，实责之于脾胃之盛衰。《景岳全书·怔忡惊恐论治》："心脾血气本虚，而或为怔忡，或为惊恐。"可见，心悸发病源于心脾，治疗需着眼于心脾调护。

　　4. 脾胃受损，气血乏源，湿蒙胸阳，发为心悸　世殊时异，随着生活节奏的不断加快，饮食偏嗜，饥饱无常，"饮食自倍，肠胃固伤"，气血化生乏源，血虚则心脉不充，心神失养，惊悸乃生。劳累思虑过度，劳伤心脾，阴血暗耗，思则气结，气机不畅，心悸遂作。华明珍认为心脾两脏母子相连，经脉相系，气血相依，脾病则上母不宁。在心悸临证诊疗方面着重从脾论治，常以归脾汤补脾之营，补中益气汤益脾之气，苓桂术甘汤温阳化饮，健脾化痰，寓通于补，固守中州，流通枢机，气血得复，血脉充盈，五脏得滋，心乃自安。

　　脾胃损伤，水湿运化不及，氤氲生湿，上蒙胸阳，胸阳不展，温煦推动无力，心悸乃作，正所谓"水精四布，五经并行"。脾失健运，水精失布，五经濡，痰湿困脾，上凌于心，悸动不平。国医大师邓铁涛从脾胃相关论，认为心悸当责之气虚、阴虚、痰浊和血瘀，临床辨证论治时应该全面考虑，不可偏执于一脏，注重调脾护心，益气化痰，常用温胆汤化裁加减，祛痰化瘀，培补中宫，使脾胃运化有度，气机斡旋，心神得养，悸动自平。何立人认为上海地处东部沿海，气候潮湿，居民喜嗜肥甘，酒肉充肠，脾胃运化功能不及，湿浊内结，诸疾丛生。水不化气而内停，成痰成饮，心阳虚衰，坐镇无权，水饮上冲，上凌无制为患，除痰通阳，寓补于通，病痰饮者，须以温药和之，一则温化痰饮，二则温振阳气，喜用血肉有情之品温化痰饮，取"少火生气"之意，避耗气伤精之弊。

从心肾辨治心悸

　　1. 心肾经脉联系　心肾二脏通过经络相通，中医典籍中多有论述。《灵枢·经脉》"肾足少阴之脉……其支者，从肺出络心""心手少阴之脉……复从心系"，心肾经脉同属少阴经，足少阴肾经夹舌本，而心开窍于舌，可见肾经连于心。

2. 心肾五行相克　《素问·五脏生成》"心之合脉也……其主肾也"。心火受制于肾水，此为五脏相克。

3. 心肾精血同源互生　《素问·六节脏象论》"肾者……精之处也"。清代医家沈金鳌《杂病源流犀烛》："心主血，血即精也。"可知心主血，肾藏精，精血互生，肾精缺乏则无以化生血液，心神失养，则发为心悸。郭文勤认为，心神统领肾精，而肾精是心气发挥温煦推动功能的基石，是心神守常的物质支持，故在治疗心悸时注意心肾同治，标本兼顾，方收奇效。

4. 心肾不交，水火不济，发为心悸　《医宗必读·水火阴阳论》述水上火下名之曰交，肾水上济遂使心火不亢；心火下行，和煦肾水，遂使肾水不寒；此为上下相合。于五方而言，南方丙丁之心火与北方壬癸之肾水，须升降交互，以维持机体气化运行正常；此为南北相连。若水衰火旺，心肾的生克制化失常，则出现"心肾不交"的病理状态。遂有明代张景岳依据五行生克制化，鉴于抑强扶弱的治疗原则，拟泻南补北法治疗心肾不交。李妍怡认为心悸主要由心肾不交导致，治疗当交通心肾、平衡阴阳。临床多见阴虚火旺，上热下寒证，对于心悸阴虚火旺证常选用黄连阿胶汤滋阴降火，上热下寒证则拟用清心火、暖肾水之交泰丸。何立人喜用三甲复脉汤，以龟甲、鳖甲、牡蛎之咸，直走肝肾峻补其阴；并取大苦大寒，纯阴沉降之苦参清泻心火。心火不炽，肾水不乏，水火既济，则心悸、烦躁等症缓解。

从心肝辨治心悸

1. 心肝经络联系　心与肝在经络上密切联系。《灵枢·脉经》"手少阴之脉……其支者……系目系""肝足厥阴之脉……连目系"，心肝经络循行均经目，可见两经相连。

2. 心肝五行生克制化　肝在五行属木，心在五行属火，木火母子相生。《素问·阴阳应象大论》："肝生筋，筋生心。"依据五行生克制化原则可知，母病及子，子病亦可犯母。

3. 肝失疏泄，扰心动神，发为心悸　《素问·五脏生成》"肝藏血，心行之"，即肝贮藏血液，同时调节血量，心气推动全身血液运行。两者相互配合，共同维持血液如环无端的循行。张琪认为，肝失疏泄是众多女性患者心悸的病因。因此，治疗时注重心肝并治，气血同调。临证多从肝气郁结、心肝血虚、肝阴亏虚、肝郁脾虚、肝火扰心等分证辨"肝"论治心悸。曹锐认为气机郁滞为心悸发病的重要诱因，在诊疗中重视疏理肝气，治疗上重视养肝血以柔肝阴，常以和肝汤加味养血柔肝。"五志过极皆可化火"，肝气抑郁，日久极易化热，肝火妄动，上扰心神，心悸亦发。柏隆等基于肝升肺降理论，从镇肝魂、定肺魄、安心神、调肝血、纳肺气、充心脉，疏胆道、通大肠、泄小肠等角度探讨并阐释了肝肺升降守常，心脉充盈，濡养心神，病邪摒除，心悸自平的认识。盖少阳、厥阴为枢，心阳内郁，心脉迟涩，恒与木失疏泄攸关；情绪激动可导致体内气机逆乱，神浮气乱，心主不能自持，心气难以守序随之生悸。盖气滞则血瘀，心脉失畅，怔忡、惊悸作矣，治悸莫若顺气，根据不同症状，采用理气、破气、降气的治法，并善用甘润平补、养心调肝之甘麦大枣汤，药中病机，故可获良效，方可任治于物，清净栖灵。

赵明君在心悸临证诊疗中强调"双心同治"法，即"血脉之心""神明之心"双管齐下，认为虽病位在心，然其制在肝，肝失疏泄是血脉之心乏源，神明之心扰动的病机之要。以"疏其气血令其条达而致和平"为治则，遣方用药，疗效较好。

从心肺辨治心悸

1. 心肺毗邻　宋代王怀隐《太平圣惠方》"夫肺居膈上，与心脏相近"。《医学入门·五脏》："心者一身之主……居肺下肝（膈）上是也。"可见，心肺同居膈上，肺为华盖，位高近君，犹之宰辅。

2. 心肺经络相系 《灵枢·经脉》"心手少阴之脉，起于心中……其直者，复从心系却上肺"。可见，手少阴经起于胸中，后经心系上至肺部，从肺部浅出腋下（极泉），心肺经络相连。

3. 心肺五行相关 《石室秘录》"心火非金不能生，无金则心无清肃之气矣……火生金，而无寒冷之忧"。可见，肺金清肃，心火不亢，心火和煦，肺金不寒。

4. 心血肺气互为体用 《黄帝内经素问集注·缪刺论》"百脉皆主手少阴心，朝于手太阴肺""经脉流通，必由乎气，气主于肺，故为百脉之朝会"。即心主血脉，血动据气，肺主一身之气，故百脉朝于肺。心血与肺气之间互相依存，互相为用。

5. 外邪犯肺，痰饮内生，肺气亏损，涉心生悸 肺为娇脏，若外邪犯肺，肺卫失司，逆传心包，内舍于心，血液运行失调，心悸由生。《太平圣惠方·治心脏风邪诸方》："心肺热，去头面诸风……心怔。"如感冒所致病毒性心肌炎并发心悸，热毒侵肺，肺失宣肃，内传至心，病在心肺。当代医家对病毒性心肌炎引发的心律失常亦有较为深刻认识。张伯礼认为病毒性心肌炎所引起心悸乃温热毒邪损伤肺卫，侵淫及心，耗气伤阴，治疗上强调攻补兼施，益气养阴。另外，肺主通调水道功能失司，水液代谢异常，痰饮内生，阻遏气机，阳气郁闭，胸阳不展，心神不宁。王丽杰等以通阳蠲饮降逆之半夏麻黄丸治疗饮盛阳郁导致的心悸，效果较好。

气血须臾不能相离。肺气亏损，不能助心行血，血行不畅，亦可引发心悸。清代张锡纯《医学衷中参西录》："心机之跳动，亦为大气所司也。今因大气下陷而失其所司，是以不惟肺受其病，心机之跳动亦受其病，而脉遂迟也。"大气乃肺所主，作用于心使心肌跳动，故损其心者，临证施治需调其营卫。刘玉洁在深刻领悟古代各家论述精义基础上，结合多年的临床经验总结，慢性心律失常多以心阳虚，大气下陷为主，故从心肺论治心悸，尊古而不泥古，创新性地拟定温补心阳，升提大气治法，法随证立，方从法出，治疗上以振奋心阳之桂枝甘草汤与补养胸中大气之升陷汤合方化裁，组成经验方律升心康方治疗缓慢性心律失常，效果较好。刘华为辨治心悸着眼于脏腑气机、气化功能，并认为气机不畅，气化失常影响宗气的生成，心行血受阻，另外肺主治节的异常可导致气机不利，血行受碍，心悸乃发。体虚者再感受外邪，则内震心宫，此种情况不可不重视疏散外邪，然而只可以辛平之剂轻清宣散，宣畅气机，助卫气输布于脉外行护卫肌表，防御外邪之功，不可用大汗之法，方选荆防败毒散、银翘散等。

心悸因病机错综繁杂，病势缠绵难愈，临床治疗颇为棘手。中医学认为，心悸的病本于心，心病治心，需辨明心之气血阴阳虚衰，抑或是痰瘀留阻伤其本，处方应以气血并补并且应治疗痼疾，化痰通瘀起沉疴。然五脏实为整体，五脏六腑皆可致悸，治疗时不可偏废，不可见惊治心，偏于一脏。若兼见五心烦热，口干盗汗，耳鸣腰酸，舌红少津，脉细数，则以心悸心肾不交证论治，泻南补北法施治；若兼见倦怠乏力，纳呆食少，失眠健忘，舌淡，脉细弱，则以心脾血虚论治；若胸闷痞满，渴不欲饮，舌淡胖，脉滑，则考虑肺脾失司，水道不通，水湿不运；若兼恶寒发热，胸闷、气短、咳嗽等表证，则以心悸邪毒犯心证辨治；若每因情志不遂而诱发或加重心悸者，此责肝之气郁，可疏肝解郁，心悸自平。可见，从五脏论治心悸具有同病异治的优势，法随证立，方从法出。

341 从五脏一体观探析双心疾病的辨治

大量研究表明，心血管疾病与抑郁、焦虑症等心理疾患有密切关系，心血管疾病患者抑郁、焦虑症的发病率明显高于正常人群，生活质量明显降低，故合并心理疾患已经成为心血管领域一个不容忽视的严重问题。为此国内有学者提出"双心疾病"的概念，此类患者有焦虑、抑郁、恐惧、心悸、呼吸困难、疲乏无力、心前区隐痛等症，多在劳累或精神紧张后发生或加重。早在几千年前中医就提出"心主血脉""心主神明"，心主血脉受损则致心血管疾病的发生，心主神明失调则致精神心理障碍，而两者并存正与双心疾病相吻合。《景岳全书·脉神》："凡五脏之气，必相互灌溉，故五脏之中，必各兼五气。"根据整体观念的五脏一体观，心脏在其生理上与其余四脏相辅相成，相互制约，维持协调，而在病理上更会相互传变、相互影响，因此双心疾病与其余四脏均有密切联系。学者王丽萍等从肝、脾、肾、肺各脏导致双心疾病的病因病机及情志与五脏的关系入手，对双心疾病进行了论治阐述。

从肝论治双心疾病

肝藏血主疏泄，肝气调达，血脉充盈，畅行无阻，则心有所主，如唐容川《血证论》："肝属木，木气冲和调达，不致郁遏，则心脉得畅。"双心疾病常经西医治疗多时，病程较长，精神压力较大，情志不遂，以致肝气失调，肝郁气滞；气行则血行，气滞则血凝，气滞日久，血行不畅，瘀血阻脉，心脉不通。临床双心疾病多表现为胸部闷痛、胁肋胀闷、痛处不固定、善叹息、精神抑郁、情绪焦虑等，此时可疏肝理气、活血化瘀，予血府逐瘀汤加减。如胸胁胀闷明显者，可加合欢皮、佛手、郁金、绿萼梅等以加强疏肝理气，如此气畅则血行。

肝失疏泄，气机不畅，肝郁乘脾，脾虚气血生化乏源，无以养心，症见心悸头晕，口燥咽干，胸闷胁痛，食少嗜卧者，可予逍遥散疏肝养血理脾。脾失健运则水湿内生，日久蕴而化痰，随气机上犯心胸，痰瘀互结，痹阻心脉，表现为胸胁刺痛固定不移，咽部异物感，咳之不出咽之不下，治宜疏肝和胃燥湿化痰，兼活血化瘀，可予半夏厚朴汤合血府逐瘀汤加减。若痰浊郁而化热，患者常见胸闷胸痛、心悸不安、口苦心烦、大便不畅、夜寐不安、神情焦虑等，其病机为肝郁气滞、痰热互结，故宜选用柴胡加龙骨牡蛎汤加减。如《伤寒论》所述："伤寒八九日，下之，胸满烦惊，小便不利，谵语，一身尽重，不可转侧者，柴胡加龙骨牡蛎汤主之。"

若肝郁日久化热，循经上行，致心火亢盛，则有情绪急躁易怒、心悸失眠、胸胁灼痛、口苦等症状，此时宜清肝泻火，宜龙胆泻肝汤加减。如《石室秘录·偏治法》："人病心痛，终年累月而不愈者，非心痛也，乃包络为心之膜，以障心宫，邪犯包络，则心必痛，肝属木，包络属火，肝木生心火，治其肝木之寒，则心火有养，而包络之寒邪自散，泻其肝木之旺而去，其郁热之火，不必救心包之焚，而包络之火自衰矣。"若肝胆火、肝火上炎之重症，可见彻夜心烦不寐、头痛欲裂、大便秘结，可服当归龙荟丸。临床谨记苦寒之品败胃伤阴，中病即止，勿使过剂。

从脾论治双心疾病

脾位于中焦，膈膜之下，为"后天之本，气血生化之源"，脾具有主运化、升清、统摄的功能。人体正常的生理活动和气血津液的生成，皆有赖于脾胃的正常功能。如《脾胃论·脾胃虚实传变论》："元气之充足，皆由脾胃之气无所伤，而后能滋养元气。"脾与心生理和病理上有密切联系，心脾之间通过经脉相连。如《灵枢·经脉》："脾足太阴之脉……其支者，复从胃，别上膈，注心中。"二者又为母子关系，在血液成与运化方面具有重要关系。《灵枢·决气》："中焦受气取汁，变化而赤，是为血。"脾气亏虚，血液化生无源，则心血充盈不足。双心疾病患者往往心理负担过重，思虑过度，伤及心脾，心伤则阴血暗耗，神不守舍，脾伤则气血生化乏源，无以化赤奉心，营血亏虚，心神失养，临床上常表现为心悸怔忡、少寐多梦易醒、神志恍惚、四肢倦怠乏力、纳差、腹胀便溏、舌淡苔薄、脉细弱等，治宜健脾益气、养心安神，多用归脾汤加减。气虚重者，重用黄芪、党参、白术、炙甘草，可拟补中益气汤加减；血虚甚者，可加熟地黄、白芍、阿胶滋养心血；偏阳虚中寒者，可合理中汤；不寐较重者，可重用酸枣仁、柏子仁养心安神。脾虚日久，精微不化，水湿不运，反生痰湿，浊脂由痰所化，痰浊内积，随气之升降循行血脉，心脉痹阻，即"食气入胃、浊气归心"，临床见脘腹胀闷、纳呆、舌苔厚腻、脉滑等，可予平胃散合桂枝茯苓丸加减，以燥湿运脾、活血化瘀。

从肾论治双心疾病

肾为先天之本，内寄真阴真阳，藏先天之精，五脏之阳非此不能生发，五脏之阴非此不能滋养，是生命的物质基础。《素问·五脏生成》："心之合脉也，其荣色也，其主肾也。"《素问·刺禁论》："心部于表，肾部于里。"说明心气根于肾气的资助，心的功能活动都必须以肾间命门之火为原动力。命门火衰，不能上济于心，心阳不足，血运无力致血行不畅而成瘀。朱丹溪《格致余论》："心为火居上，肾为水居下，水能升而火能降，一升一降，无有穷矣。"心居上焦属火属阳，肾居下焦属水属阴，水火相济，阴阳协调。《素问·脏气法时论》："肾病者……虚则胸中痛。"指出肾阴虚在胸痹心痛中的作用。《杂病源流犀烛》："心与肾连……肾水不足，必致心火上炎，而心与肾百病蜂起矣。"双心疾病患者多承受病痛或费用压力，久病不愈，思虑劳神太过，或情志抑郁，郁而化火，耗伤肾阴，可致肾水亏虚不能上济于心，心火偏亢不能下交于肾，此即心肾不交，临床常见心烦不宁、胸闷烦躁、失眠多梦、五心烦热、潮热盗汗、遗精、月经不调、舌红绛或有瘀点、少津、脉细数或促等，治疗上"以补为主，以补为通，通补兼施"，临床多滋阴益肾、养心安神，方选天王补心丹加减。阴虚火旺甚，则可选黄连阿胶汤泻南补北；出汗多者，加山茱萸、五味子，加强收涩止汗之力。

从肺论治双心疾病

肺为诸气之本，司呼吸，朝百脉，助心行血，为心主持血液之循行提供保障，而双心疾病的发生又离不开气与血的变化，所以肺脏功能失调与双心疾病相互影响。《医学集成》指出："心系于肺，肺为华盖，统摄大内，肺气清则心安，肺气扰则心跳。"亦说明心肺之间相互依存、相互为用。若肺气虚，则心气不足，鼓动无力，无力行血，血液内停，血行不畅，痹阻心肺，则可见胸闷如窒而痛或憋闷疼痛。而在情志方面，"人有五脏化五气，以生喜怒悲忧恐"，五志分属五脏，则肺在志为忧，故"肺主忧伤"。若以七情配属于五脏，则悲、忧同属于肺。悲忧情绪影响肺脏的功能，如《类经·疾病类》云"忧动于心则肺应"，《灵枢·本神》"心气虚则悲，实则笑不休"。双心患者忧伤过度，加重肺气的消散、耗损，肺气不断消损，又导致"忧"的过度，心病日久，心肺俱虚，气病及血，其痰浊、瘀血等病理因素于脏器间传变，形成恶性循环。心肺两虚，临床多表现为活动后感倦怠乏力、咳嗽喘促伴心悸、胸部憋闷、汗出、手足不温、怕风、面部少华、舌有瘀斑、舌色淡白或舌色紫（或暗）、苔色薄白、苔质干燥、脉细，治以补益心肺之气为主，以阻断气虚与悲忧情绪之恶性循环，重用人参、黄芪，方可选补肺汤加减。

情志与五脏

　　《素问》："心者，君主之官也，神明出焉。"君主之官寓意心为人体生命活动的根本，主宰着人体的一切精神、心理及躯体活动。张景岳在《类经·疾病类》更是提出："心为五脏六腑之大主，故忧动于心则肺应，思动于心则脾应，怒动于心则肝应，恐动于心则肾应，此所以五志唯心所使也。"既体现了心脏在情志与五脏之间关系的核心位置，也反映了双心疾病是情志病与五脏病之间密不可分的典型。情志失调可导致五脏病，五脏的功能失调更会导致情志失调，两者可相互影响，互为因果，循环往复，加重双心疾病的进展。《丹溪心法》："五志之火，因七情而生，宜以人事制之，非药石能疗，须察由以平之。"如华佗《青囊秘录》"善医者先医其心，而后医其身"。历代医家在实践中深感"药之所治只有一半，另一半则全不系药方，而是心药也"，因此在治疗心病本身的基础上加强心理疏导，有利于打断此种恶性循环，改善患者症状和生活质量，提高临床疗效，真正达到"双心同治"。

　　五脏一体观作为中医整体观念的核心，体现了心系病变、情志变动和五脏的功能相关，充分显示出五脏功能与双心疾病的内在关联，故临证时需根据患者具体情况，辨别脏腑盛衰，灵活用药。凡治病必求于本，双心疾病的症状只是外在表现，而内在脏腑功能的失调则是其疾病的本质，而情志失调在其中起重要作用。根据以上论述，临床遇到双心疾病患者，可根据其临床证候特点从肝、从脾、从肾、从肺论治，并根据五脏的寒热虚实确定治则治法，遣方用药，更须配合必要的心理疏导，而达到标本兼治、形神同治、双心同治的目的。综上可见，以五脏一体观为基础对双心疾病进行辨证施治，强调五脏功能失衡及与心脏的联系，强调心脏在情志与五脏的关系中的核心位置，有助于更好地把握双心疾病的病因病机，抓住疾病的本质，达到治病求本，标本兼治，定能提高治疗双心疾病的临床水平，改善双心疾病患者的生活质量。

342　双心医学与五脏一体观相关性研究

　　双心医学，是研究和处理与心脏疾病相关的情绪、社会环境及行为问题的科学。根据中医学理论的整体思想，身体内的器官和组织都在按照特有的规律进行着协同工作，因此五脏一体理论也随之而形成。目前出现的双心医学是将双心疾病同中医学理念相结合而形成的一门新的学科，是将心理和躯体疾病结合研究，是心脏科与精神心理科的联合。根据整体观念的五脏一体观，心脏在生理上与其余四脏相辅相成，相互制约，维持协调，而在病理上更会相互传变、相互影响。目前，在中国双心疾病识别和治疗的能力较低。研究表明，心血管病患者中有很高的概率会伴发心理的抑郁和焦虑，然而心内科医生对抑郁和焦虑的诊断率却极低。因此，探讨双心医学与五脏的相关性研究有助于使双心医学理论系统化，并对建立双心疾病的辨治体系，发扬中医药防治双心疾病的优势有着积极的意义和重要的学术价值。学者郭莎莎等对双心医学与五脏一体观相关性研究做了梳理归纳。

双心医学与肝心的相关性

　　古代经典医史中对"双心"问题就有记载。如《素问·灵兰秘典论》"心者，君主之官也，神明出焉"；《素问·宣明五气》"心者，五脏六腑之大主，精神之所舍也"。《素问·举痛论》"百病生于气也"；《素问·宣明五气》"心藏神……肝藏魂"；《灵枢·本神》"随神往来者谓之魂"；《明医杂著·医论》"凡心脏得病，必先调其肝肾二脏，肾者心之鬼，肝气通；则心气和，肝气滞则心气乏，此心病先求于肝，清其源也"；《石室秘录》中"心痛"病其病位在"心包络"，"肝木之寒热"均责之于肝；《素问·阴阳应象大论》中"东方生风，风生木，木生酸，酸生肝，肝生筋，筋生心，肝主目。其在天为玄，在人为道，在地为化；化生五味，道生智，玄生神。神在天为风，在地为木，在体为筋，在藏为肝"等。这些都是古代中医对于肝治心理论的认识。

　　根据以上理论可以发现传统中医理论对于双心疾病具有较深的见解，肝论治心系疾病的理论在其中更加深入，阐明了以肝论治心系疾病的理论与双心疾病的联系。心为"五脏六腑之大主"是指心在生理上主宰血脉和神明，所有的脏腑、形体等必须在心神的主宰下才能协调运转。肝主导疏通宣泄，能调整通达气机，提高体内血的循环。神与魂共同主宰情志活动，气和血是调节人的情志的根本，离不开充足的气血和循环运转。因此，养肝治心在双心疾病的治疗中具有重要价值。现代药理学研究表明，将消脂养肝茶灌胃给痰湿阻遏型混合型可以有效地降低大鼠血脂水平，另有将养肝益水颗粒灌胃给以造模成功的自发性高血压大鼠也能显著降低其血脂水平，这些都从侧面反映肝与心之间的联系，是密不可分的。临床案例中，陈勋善等利用温心阳养肝法治疗由冠心病并发失眠症的患者收到了较好的疗效，这证明了临床中在常规药物治疗基础上运用温心阳养肝血法可以有效治疗双心疾病；又有谭文婧等采用肝心同治法对功能性消化不良引起的焦虑抑郁状态，也使患者有极好的恢复作用；陈水龄等利用肝心论对病毒性心肌炎患者进行辨证论治，也起到了较好的疗效。这些临床实践都证明了心肝相关理论的重要作用。由此可见，从肝论治心系疾病的理论对双心疾病进行调理、治疗往往会发挥意想不到的效果。

　　为促进双心疾病的临床治疗效果，中医有自己独特的情志调理法，根据五行、经络和情志之间的联系，以肝治心理论为基础，也能达到治疗双心疾病的目的。但目前中医在双心医学方面的研究大多数为小范围的具体方药的研究，缺乏系统的临床诊治思路，而真正将从肝治心理论与双心医学结合系统论述者亦较少。因此，将肝论治心系疾病的理论合理融入双心医学之中是对该疾病的诊断治疗具有重要意义的。

双心医学与肾脏的相关性

根据中医理论的整体观念，心脏在其生理上与其余四脏相辅相成，相互制约，协调运化，而在病理上更会相互影响，因此双心疾病与肾脏也存在着密切联系。心与肾在生理上是交互的，神藏于心中，它主宰了人体的活动，而神的完整有益于精的贮存。精源藏贮在肾中，髓由精中生成最后汇集到脑内。聚集精髓汇于神，精神才能够得到调控。精能将气转化成神，是神和气生成的根本；神能够掌控精和气，是它们的主宰。人体的活动，不仅仅跟随着心的转化，而且与肾的转运也有联系。

查阅大量的中医学经典著作，可以发现传统中医关于肾脏调养对双心疾病治疗也有着丰富的记载。如《素问·五脏生成》"心之合脉也，其荣色也，其主肾也"。《素问·刺禁论》"心部于表，肾部于里"。《格致余论》"心为火居上，肾为水居下，水能升而火能降，一升一降，无有穷矣"。《素问·脏气法时论》"肾病者……虚则胸中痛"。《杂病源流犀烛》"心与肾连……肾水不足，必致心火上炎，而心与肾百病蜂起矣"。《金匮要略》"夫脉当取太过不及，阳微阴弦，即胸痹而痛"。《千金方》"心者，火也，肾者，水也，水火相济"。

《慎斋遗书》"心肾相交，全凭升降。而心气之降，由于肾气之升；肾气之升，由于心气之降"。《推求师意》"心以神为主，阳为用；肾为志为主，阴为用。阳则气也，火也；阴则精也，水也。凡乎水火既济，全在阴精上承，以安其神；阳气下藏，以安其志"。这些是古代中医对心与肾相关研究的记载，也证明了很早以前就对两者的联系有了研究。

在双心疾病的治疗中可以运用滋阴降火、交通心肾的理论。双心疾病患者多是年老和久病不治的人且病程较长。这会使患者大量损失肾气，导致阴阳的不平衡，临床表现为心情烦躁不能入眠、心脏的悸动和晕眩等症状。因此，根据理论交通双心疾病患者的心肾，滋阴补肾降火，有利于双心疾病的治疗和康复。现代研究也证明了这一观点，林飞等将传统的中医理论与临床实践结合发现采用交泰丸合黄连阿胶汤治疗和交泰丸合酸枣仁汤加减治疗心肾不交的双心疾病患者在临床上取得显著成效。吴长安和熊兴江发现如六味地黄丸、天王补心丹及黄连阿胶汤等补肾滋阴的药方可以抵抗心脏内皮细胞的损伤，从而达到保护心脏的作用。何浩强等发现补肾活血法可以改善下丘脑垂体功能而恢复"双心"患者正常的睡眠，同样具有治疗双心疾病的效果。徐丁洁等发现补肾法可以调节动脉硬化模型的心肌代谢功能，改善心肌缺血，达到"双心"治疗的目的。这些临床的案例也证实了双心医学与滋阴降火、交通心肾的理论合理融合对于双心疾病的治疗确实具有一定的价值和研究意义。

双心医学与脾脏的相关性

根据五脏一体观理论，脾与心在多个方面存在着密切联系，心脾之间通过经脉相连，汇总大量的古籍经典可以证明这一点。如《脾胃论·脾胃虚实传变论》"元气之充足，皆由脾胃之气无所伤，而后能滋养元气"；《灵枢·经脉》"脾足太阴之脉……其支者，复从胃，别上膈，注心中"；《灵枢·决气》"焦受气取汁，变化而赤，是为血"；《脾胃论》"脾胃之气即伤，而元气亦不能充，而诸病之所由生也"；《灵枢·经别》"足阳明之正……上通于心，胃之大络（虚里）通于心"；《素问·平人气象论》中"胃之大络，名曰虚里，贯膈络肺，出于左乳下"；《灵枢·经脉》"脾足太阴之脉……其支者，复从胃别上膈、注心中"；《灵枢·营气》"谷入于胃……精专者，行于经隧，常营无已，终而复始"；《扫叶庄一瓢老人医案》"虚里穴为阳明胃……络脉窒塞为痛，映及背部。脉络不和，必宣通之"；《灵枢·邪客》"五谷入于胃也，其糟粕、津液、宗气分为三隧。故宗气积于胸中，出于喉咙，以贯心脉而行呼吸焉。营气者，泌其津液，注之于脉，化以为血，以荣四末，内注五脏六府，以应刻数焉。卫气者，出其悍气之慓疾，而先行于四末分肉皮肤之间而不休者也，昼日行于阳，夜行于阴，常从足少阴之分间行五脏六府"等都是古代名医名录中心与脾脏之间的联系。根据中医理论认为心是血液运化的统帅并且在脾中生化。因此，心与脾脏之间关系紧密。

根据中医学中健脾益气、养心安神的理论对双心疾病的治疗也有一定帮助。双心疾病较为常用的治疗方法是采取心血管介入法，这会使患者产生较大的心理负担，且对心和脾脏都会产生损伤，心的损伤会造成血液耗损，神气也会受到影响，脾的损伤则会影响气血生成运化，从而导致心和神的失养。临床上常表现为心脏的悸动，失眠健忘和四肢倦怠等症状。现代临床研究发现健脾养心之归脾汤配以丹参、玄参等活血药物可以通过治疗脾虚改善失眠患者的睡眠状况，健脾脏养心病。达到了调脾脏治疗双心疾病的目的。又发现归脾汤加减可治疗脾虚和抑郁导致的失眠症，该方可显著改善脾虚抑郁患者的睡眠质量，从而调节双心疾病患者的心理状态达到治疗效果。林慧娟通过多年临床经验提出益气养阴、活血安神法治疗冠心病型早搏，同样对双心疾病的治疗取得显著的临床成效。由此可见，心与脾脏之间联系紧密，通过调节脾脏改善气血的运转可以达到治疗双心疾病的效果。

这些案例也说明健脾益气、养心安神的理论对于双心疾病也有一定的治疗意义，从侧面反映了其与双心医学的结合之处。可见从脾论治心系疾病的理论对双心疾病的治疗具有积极的意义。

双心医学与肺脏的相关性

中医理论体系中提到心是血脉主宰，上朝于肺，肺是宗气主宰，在心的脉络中起到贯穿通达的作用。心和肺相互协作，使气和血循环自如，才能有效支持机体脏腑组织的新陈代谢，传统中医在补肺养心方面早已有了深入的研究。如《医学集成》"心系于肺，肺为华盖，统摄大内，肺气清则心安，肺气扰则心跳"；《类经·疾病类》"忧动于心则肺应"；《灵枢·本神》"心气虚则悲，实则笑不休"；《灵枢·邪客》"宗气积于胸中，出于喉咙，以贯心脉，而行呼吸"；《灵枢·刺节真邪》"宗气留于海，其下者注于气街，其上者走于息道。故厥在于足，宗气不下，脉中之血，凝而留止"；《素问·平人气象论》"胃之大络，名曰虚里，贯膈络肺，出于左乳下，其动应衣，脉宗气也"；《医宗金鉴》中"大气积于胸中，司呼吸，通内外，周流一身，顷刻无间之宗气是也"；《灵枢·五味》"谷始入于胃，其精微者，先溉五脏，别出两行营卫之道。其大气之转而不行者，积于胸中，命曰气海，出于肺，吸则入"；《素问·通评虚实论》"气主于肺，行于内外，故气虚者乃肺虚也"。这些都是古代中医对心与肺相关性的认识，证明了二者之间相辅相成的关系。

现代药理研究表明，赤红补肺胶囊可辅助西医常规治疗方案改善慢性肺心脏病患者的肺功能。唐竹君等利用补肺养心汤对心肺气虚兼血瘀型冠心病心力衰竭患者进行治疗，也收到了极好的治疗效果。又有刘玉洁常用升陷汤合桂枝甘草汤以补肺气不足，补肺气以治心阳治疗双心疾病。又有袁圣龙等总结了心肺同调论治抑郁症，说明根据五脏一体观-心理-社会医学模式去指导治疗双心疾病，具有一定的疗效，因此药物治疗配合心理治疗才能提高双心疾病的治愈率。不难看出现代中医以补肺养心之法来治疗双心疾病也具有良好的疗效。这可以为这一理论下治疗双心疾病提供了一个重要的参考，在后续的临床及实验研究中可以进行一步研究探讨。

随着社会生活水平的不断提高，人们在精神上的压力逐渐变大，从而导致了心理和心血管疾病的发病率的不断升高。心血管疾病病程相对较长，不仅损害了患者生活质量，而且对患者的心理健康造成恶劣的影响，表现为焦虑或抑郁状态，单纯的心理疏导方法并不能较好地改善患者的不良情绪，因此，改善和保护人体心血管功能是十分重要的，现代医学常以药物干预治疗，而西药在治疗相关疾病时往往会产生一定的副作用，然而中医在此类疾病方面早有记载，有其独特的情志调理法，通过五行、经络和情志的联系，以五脏一体观为基础对双心疾病进行辨证施治，强调五脏功能失衡及与心脏的联系，强调心在情志与五脏的关系中的核心位置，有助于更好地把握双心疾病的发病原因和治疗方法，抓住疾病的本质，达到标本兼治的效果。为提高治疗双心疾病的临床水平，改善双心疾病患者的生活质量提供了一定的参考。

343　论中风与五脏气机的关系

中风是一种好发于中老年的急性脑血管意外，是由脑部出血或缺血引起脑损伤而出现一系列临床症状和体征的疾病。由于中风后患者身体病变的部位、范围和性质的不一，中风患者发病后在临床上的表现亦大不相同，临床上常多见患者一侧上下肢体瘫痪无力，肌肤麻木不仁，口眼歪斜，偶有流口水，颜面部皮肤萎黄。久而久之，则可见肢体逐渐痉挛僵硬，拘急不张，甚则肢体出现失用性僵直、挛缩，进而导致肢体畸形和功能丧失等，其中以偏瘫、失语、吞咽困难常见。由于长期缺乏有效的临床治疗措施，所以预防和保健教育非常重要。学者王菊枚等根据中医整体观念，论述了中风与五脏的相关性，从中风的病位着手，结合五脏气机的变化，探讨了五脏气机失调与中风的密切关系，挖掘中医学从五脏气机论治中风的理论与实践，并且与现代临床相结合，对于进一步提高中风病的防治水平具有现实意义。

气机失调是中风的关键病机

气机是人体诸气运行活动的机制和规律，其运动特点是循着固有的方式进行出入、升降、循环、转化等生理活动，由此不断激发和推动体内各组织器官发挥相应的功能，共同维持人体生命。《内经》曾指出人体之气"非出入无以生长壮老已，无以生长化收藏"而"流溢之气，内溉脏腑，外濡腠里"，一旦气机失调便"出入废则神机化灭，升降息则气立孤危"，人体若出现"神灭机息，气止化灭"的状态则是死亡的表现，可见人体气机的正常运行是生命的前提和保证。人体气机根据中医脏象学具有整体性、层次性、活动性且相互联系，是维持生命的多组综合功能，其集中表现即是脏腑气机。中医学认为，中风的发生是多种因素导致的复杂病理过程，其既有外邪侵袭所引发的外因，也有未有外邪而导致发病的内因，但是都离不开气、血、阴、阳的运行失常，脏腑正常生理的功能失调，气机的逆乱、升降失调。然而脏腑的损伤、阴阳的失调、气血津液的紊乱是中风患者气机失调的病理基础，故气机失调是中风发病的关键病机。中风的病位在于脑，但与五脏有着密切的关系。

中风与五脏气机的关系

1. 中风与肝　肝在五行中居于首位，"在气……在脏为肝……其用为动"。主谋虑，体柔性刚，储藏血液，体阴而用阳，性喜条达而恶抑郁，能条畅人体全身之气机，维护人体正常的生理活动。如"木能疏土"有利于促进脾胃对饮食水谷之受纳及其中精微之运化与输布。"气为阳，血为阴，阳生明长"，肝气正常则藏血充盈，冲脉有持任脉有载，可使妇女月经正常，孕育得到保障。"肝藏魂""魂者……可随神往来"（《灵枢·本神》），乃是"神之弼辅"，而肝之气机疏调则可使人体神情安宁，寤寐不失其常，情绪平静，无忧虑烦恼。

首次提出肝与中风存在密切关系论点的是宋代许叔微，其认为肝虚受风、风邪扰动而魂散不守，为后世建立的中风类疾病肝风内动学说奠定了理论基础。一直到清代的缪希雍提出了肝阴虚与中风之间的关系，其在《先醒斋医学广笔记》中提出"其地绝无刚猛之风……真阴即亏……亦致猝然僵仆类中风证"。在此之后清代叶天士通过"体用一源"理论重新建立了肝风概念，阐述了"肝阴虚与肝阳化内风"理论，将肝与中风之间的关系逐渐地深化。华岫云在《临证指南医案》中云"今叶氏发明内风……肝为风脏……故肝阳偏亢，内风时起"，表明了肝阴虚与肝阳偏亢导致中风的观点，主张温补肝肾与甘柔养阴相结合，创立了地黄饮子及还少丹等方治疗中风。到了清代后期，汇通学派的代表人物张伯龙指出："今西国医家，以中风证……皆主于脑……盖皆由木火内动，肝风上扬……而为昏不知人，倾跌猝倒，肢体不用诸证。其虚者……肝阳内动，生风上扬……口眼㖞斜，手足撬搦，口不能言，或为僵仆，或为瘫。"明确地阐述了中风是由于肝风内动、肝阴虚或者肝阳上亢所致。民国时期曹家达在《金匮发微》中云："肝为藏血之脏……所谓中风者，亦血虚生风之类……真有外风袭之也？"他提出了血虚生风而致中风的论点。现代的一些医家认为脑动脉粥样硬化是导致人体中风的一个重要因素，而影响动脉粥样硬化的主要的一些原因如血脂异常和胆红素异常常与肝胆脏腑功能调节相关，由此，可从现代医学的角度阐述中风与肝之间的关系。

2. 中风与心 《内经》"心者……精神之所舍也"，心气充盛则"其藏坚固，邪弗能容也"。否则心易受伤，"心伤则神去、死矣"。《素问·痿论》指出"心主血脉"，说明心气的作用能使全身血液循环畅旺，通达周身，既内润脏腑，又外濡养肌肤，营养全体。"其华在面"是指人的颜面部皮肤色泽的状态，是心气盛衰状况的具体临床表现之一，正如张景岳所言"脏居于内，而形见于外"。人的面色红润有光泽则是心气足心血旺盛外化的直接征象。"心藏神……神之舍也"（《灵枢·大感论》）。明李健斋解释云"神者气血……主宰万事万物……然形神亦恒相同"（《医学入门·卷一·脏腑》），心气充沛神形才能够安然。另外在《医学入门·卷之八·怔忡》中又云"男妇心气不足……多盗汗"等。因为"汗为心之液"，心气正常才不会导致多汗。其次"心气通于舌""心气和则能知五味"（《灵枢·脉度》）。心与心包络"本同脏，其气相通"（《类经·六卷》）。

心直接与中风有着密切相关的记载最早在《内经》中，其认为，"胃为水谷之海……气之本源虚者，反心阳虚，或心阴不足……皆可影响气血，致气血阻滞不通，而易发生半身不遂"。赵献可亦云："心者……因元阳不足，阴寒乘之，故心脉小坚急……而宗气散矣，故分布不周于经脉则偏枯。"自唐宋以后，医家们才逐渐认识到了中风与心之间的关系，可从文献研究依据来看主要包括心脏的自病及心与他脏腑合病两个方面导致中风。心脏自病包括了心火暴甚与心气乏绝两个方面；心与他脏合病导致中风的情况包含了肝火引动心火及心脾同病。从发病的相关依据来看，精神、心理、神志即"心神"与瘀血、痰浊均有着十分密切的关系，常常心神的失常会导致心的气机失调，从而产生痰浊、瘀血，使得心所主之血脉失常，而发为中风。可知，心神功能的失常，特别是人的情志的异常波动是中风发病的重要因素，它不仅可以导致风、火、痰、虚、瘀、气等的失常，而且还经常作为疾病的诱因而致中风的发生。

姚润伟等在急性出血性脑卒中合并脑心综合征患者 QT 离散度与室性心律失常的关系临床研究中，发现了室性心律失常患者的 QTd 及 QTcd 明显增加了，而 QTd 和 QTcd 常常可以作为预测患者发生室性心律失常的一个参考指标。葛迎辉分析了阵发性房颤患者发生急性缺血性脑卒中的一些相关性因素，发现了在阵发性房颤患者发生脑卒中的危险因素中，其中左心房内径与脑卒中的发病具有一定的联系，f 波振幅较小的患者更容易发生脑卒中，而心室率却对是否发生脑卒中无影响；但是心力衰竭的患者更容易发生脑卒中。众多医家通过临床的实验对比观察，持续性房颤与阵发性房颤患者易出现急性缺血性脑卒中的临床风险，各种类型的心房颤动都可以导致脑内血管的栓塞以及梗死，通常其病势都比较凶险，在临床诊疗上应该予以重视，应做到提前预防及时治疗。

3. 中风与脾 脾居中土，其气冲和，可从摄入的水谷饮食中提取人体所需的精微的营养成分"灌注于四傍"，且能够"升举清阳"。《内经》"脾主为胃行其津液者也"，又说"脾气散精，上归于肺"，于是"水精四布"满润全身。脾气又能生血、统血、摄血，"中焦受气取汁，变化而赤是谓血""中焦……所受气者……乃化为血，以奉生身，莫贵于此"。张景岳云"血即精之属也……生化于脾"，脾气不但可以生血，而且还能够统摄血液令其行于脉中，不致溢出脉外。除此之外《素问·痿论》亦指出"脾主身之肌肉"，脾气正常则人体肌肉丰满、壮实有力，相反则肌肉消削痿软，甚至于瘫痪。《素问·阴阳应象大论》又指出"脾开窍于口"，故而与味觉有关，"脾气和则能知五味"，否则味觉减退或消失从而影响了食欲。脾气不仅具有运化饮食之精微之功，还关系到了人体内水湿的运化，若是脾气失常体内则会湿聚生痰，从而导致多种继发性病症。

对于中风急性期病因病机的论述多集中在"风火痰瘀"等方面。然而对于中风后遗症期，大多数的医家则认为病机以"痰""瘀""虚"为主，据此提出"从虚从瘀从痰论治中风后遗症期"理论。中风急性期的治疗多以寒凉开窍醒神为主，此类药物用久易损伤脾胃，加之中风后多遗留有饮水呛咳，造成水谷难入，吞咽困难，脾胃化生乏源，患病日久则会造成脾胃虚弱。脾为人体后天之本，气血生化的源头，脾胃一旦受到了损伤，则可导致气机的升降失调；气为血之母，气机不畅则不足以推动血液的运行，从而导致瘀血内生于脑窍发为中风。王清任《医林改错》："元气既虚……血管无气，必停留而瘀。"脾主运化，脾气的虚弱，导致脾失去健运，肢体失去了濡养而见肢体肿胀疼痛等阻滞之象。其次脾气虚弱，不能够为胃行其津液，导致饮食水谷之中的精微物质不能够布达到机体四肢，四肢失去了濡养而见机体肌肉瘦削、软弱而无力，最终导致人体运动功能的失常。亦有医家从现代医学角度分析脾与中风的关系；提出引起中风的危险因素如高血压、高血糖、高血脂等都与脾有关。

4. 中风与肺　《内经》"肺者气之本也""诸气者，皆属于肺"，肺司呼吸，主一身之气，能够从自然界的天气之中汲取精气充实人体的元气。李士材云："肺吸之则满，呼之则虚，一呼一吸，消息自然。"《内经》云"肺朝百脉"又"治节出焉"，肺气能辅助心主血脉，节制脉搏的跳动，维持一息四至的正常节律。肺气既有宣发之功，又有肃降之能，前者如《灵枢·决气》云"上焦开发，宣五谷味……如雾露之溉"，后者则输送吸入的天气中之精气下降入肾以补充先天之气，以保持呼吸之平稳、顺畅，不至于气短、喘促，并且能"通调水道，下输于膀胱"，维持人体生理正常的水液代谢。除此之外，肺气与人的声音也有一定的关联，《难经·四十难》"肺主声"，肺气正常则声音高亢、洪亮，反之低沉、消弭。"肺合皮毛"肺气不足则皮毛缺乏固护，那么外邪就容易入侵。

古代的医家们早就指出不论是外风还是内风所致的中风均涉及了肺，肺的气机失调，是中风的重要原因之一，并且还认为肺与中风的发生发展过程以及转归都有着密切的关系。孙思邈在《千金要方》中论述："凡风……肺最急……冒闷汗出者肺风之证也。"

现在临床上中风的治疗与康复中也多从肺出发。李晓红等观察了在实施肺功能的康复训练干预下脑卒中偏瘫患者心肺功能和运动功能的变化，研究结果显示了对脑卒中偏瘫患者实施肺功能康复训练干预，有利于改善患者的心肺和运动功能。陈彦在肺康复训练干预下对于脑卒中患者肺功能影响的 Meta 分析中，评价脑卒中患者肺功能在肺康复训练干预下改善情况，结果显示以呼吸肌训练为主的肺康复训练结合常规卒中康复治疗，可以提高脑卒中患者肺功能指标中的 FVC 和 FEV1、吸气肌肌力和 6 分钟步行距离。

5. 中风与肾　《内经》"肾主水，受五脏六腑之精而藏之""肾者主水，以化生津液"。表明肾气能在储藏先后天之精的基础上，使饮入体内的水液之清者转化为津液以滋润全身，水液之浊者而"下留膀胱则为溺"。肾气的另一个重要作用是以 7 年或 8 年为一个周期调控着人体的生长、发育、生殖、衰老过程。《素问·上古天真论》"女子七岁齿更发长。二七天癸至……月事以时下，故有子……地道不通，故形坏无子也。丈夫八岁发长齿更；二八肾气盛，天癸至……五脏皆衰"等。此外肾气还与人的呼吸功能有关，肾可以"纳气归根"，即可将肺所吸入的天气中之精华（精气）吸纳后储存于肾中以保持人体呼吸之平顺与正常。从而避免气短不续或喘促不适等不良现象的发生。同时肾气还可与人体的骨骼和骨髓相关，能主骨生髓，《素问》分别指出了"肾主骨"与"肾者髓之海"以及"肾主身之骨髓"等，肾气的正常则可避免骨枯髓减等相关疾患的发生。

《灵枢·经脉》："人始生，先成精，精成而脑髓生。"《难经·二十八难》："督脉者，起于……入属于脑。"据此可见，肾与脑无论是从功能上，还是从结构上均有着十分密切的联系。肾通过督脉和膀胱经与脑相连，肾藏精，精化生髓，肾精充足则髓才充足，髓足则脑充。若肾中的阴精不足则可导致肾水不能够制约心火，使得心火相对亢盛，火性炎上，易灼伤人体血络，血离经而成为瘀血，或肾阳不足，导致寒气内生，水液凝聚而成为痰，由此而形成了以肾虚为本，痰、瘀为标的致病机理。金代刘完素开创了中风从肾论治的先河，在《黄帝素问宣明论方》中的地黄饮子，具有补肾阳、滋肾阴、化痰开窍之功，主治暗痱舌强不能言、足废不能用之证，临床上常作为治疗脑卒中的常用方剂之一，具有较好的疗效。

　　现代临床医学主要是从神经内分泌的角度研究了脑与肾之间的相互关系，相关实验研究证明中医学中的肾虚证主要是影响下丘脑-垂体-肾上腺轴，在中风的发病过程中，HPA 轴相关激素的变化均显示的是升高，垂体所释放的促肾上腺皮质激素和肾上腺皮质所释放的皮质醇都是能够加重神经元的损伤与坏死的，增加了脑损伤的范围与程度。研究表明地黄饮子加减方能够使 HPA 轴的紊乱状态得到改善，从而抑制了细胞的凋亡，充分发挥了其对脑的保护作用。

　　从五脏气机论治中风，不仅完善了中风的病因病机，而且还为中风在临床上相关预防、康复和治疗提供了一定的理论基础，与此同时在既往研究基础之上扩展了新的论治思维。如若在掌握五脏气机和中风之间关系的基础之上，明确相应脏腑气机的职责，便可根据不同脏腑气机的失调，在临床上有针对性地进行干预，便可效如桴鼓。

344　从五脏一体观探究中风病因病机

中医对人体经过长期探索，认识到人体是以五脏为核心的有机整体。《内经》中论述了五脏一体观内涵，并基于此认知疾病，指导理法方药体系的建立。早在《内经》中已有中风的相关记载，如"偏枯""大厥""薄厥"等。对于中风病因病机的研究，能够对中风的临床防治提供重要的理论支持。学者李星星等认为，深入五脏一体观内涵，研究中风及其病因病机，以期为中风临床诊疗带来新的发展。

五脏一体观

《素问·脏气法时论》："五行者……以决成败而定五脏之气。"人体法相天地，五脏一体是自然界五行一体在人体的具体运用。五脏一体观包含有五脏循环一体与五脏功能一体。五脏循环一体根于五行相生理论，即五脏按照五行相生规律构成一个生化不息的人体核心运行循环。五脏功能一体指五脏分别主导人体五大系统，构成密切相关的功能整体，协同完成人体各项生命活动。

1. 五脏循环一体　《素问·六节脏象论》"五运之始，如环无端。"《内经》以"五运"将人体与自然之气相联系，《景岳全书·脉神》："凡五脏之气，必互相灌溉。"五脏之气血相通，依照水-木-火-土-金-水相生规律形成如环无端的五脏循环整体。五脏是五脏循环中的五个环节，任何一脏阴阳气血失调，均可累及其他四脏功能失常，进而导致五脏系统功能失常。因此，五脏循环正常运行是五脏系统功能正常的保障，五脏循环一体构成了人体五脏系统的核心功能整体。

五脏循环一体体现于生理与病理2个方面。《灵枢·本脏》："经脉者，所以行血气而营阴阳。"五脏之间由经脉相连，气血运行其中完成物质能量转换与信息传递。例如气血运行到肝脏时，可滋养肝脏精气储存于内，并促进肝脏疏泄与藏血功能正常发挥。相同原理，气血运行至其他四脏，亦滋养本脏精气，推动其功能作用。同时，气血运行可推动五脏循环的新陈代谢，将五脏循环中代谢浊物经人体特定通道排泄出去。如果五脏中任意一脏阴阳气血不足，均累及其余四脏，导致五脏循环功能下降。五脏循环具备自我调节能力，循环中气血可重新分配并激发五脏功能，通过加强先天之精的转化或后天之精微摄入进行补养，实现五脏循环处于稳态。此种调节具有一定限度，当五脏循环功能失常超出其本身的调节范畴，则形成正虚病机，此为疾病发生、发展、传变之开端。

五脏循环将五脏联系成为密不可分的整体，一脏的完好状态需要其他四脏参与实现，一脏阴阳气血失常，影响五脏循环的整体运转，累及其他四脏。故而五脏循环一体，生理病理相互影响。

2. 五脏功能一体　五行学说除以五行特性类比五脏的生理特点，确定五脏的五行属性外，还以五脏为中心，推演络绎整个人体的各种组织结构与功能，将人体形体、官窍、精神、情志等分归于五脏，构建以五脏为中心的生理病理系统。形成了五脏所主的人体五大系统，分别为：肾-膀胱-耳-骨发-恐、肝-胆-目-筋-爪-怒、心-小肠-舌-脉-面-喜、脾-胃-口-肉-唇四白-思、肺-大肠-鼻-皮-毛-悲。

五脏系统秉受五脏气血协同完成人体生命活动。心为君主之官，心主神志功能正常，人体十二官功能得以协调有序发挥，否则引起整体生命活动失主而紊乱。心推动血液在脉道中运行，若心气亏虚无力推动血行，导致脏腑四肢百骸气血濡养不足。肾藏精，内寓的元阴元阳是脏腑阴阳气血的根本来源，也是机体生命功能正常进行的根本保障。肾脏亏损，人体正气内虚，易感受邪气。肝肺主气机升降，人身之气，阳从左升，阴从右降，形成气机的升降循环。肝气主升，疏泄调畅气机，肺气主降，清肃而使周身之气顺行，肝能升则肺不过降，肺能降则肝不过亢，共同维持人体气机升降运转，发挥调节精神情志功能。脾为后天之本，得先天之气，运化水谷精微，供养脏腑四肢百骸。脾居中央为气机枢纽，斡旋升降，调节肝肺完成气机升降。

五脏功能一体，人体吐故纳新、气血运行、水液代谢、水谷运化、二便排泄、运动劳作、思维谋虑等每一项生命活动均由五脏系统协同完成。五脏系统功能失常，亦形成正虚病机，易招致外邪，内外相合形成疾病，及时调养，则可帮助机体恢复稳态。

中　风

现代认识中风，多将其视为西医中的脑血管疾病，实际上，古代"中风"的内涵与范畴极为广泛，中风原意是指中于风邪引起的疾病。为更加准确认识中风，提出广义中风与狭义中风的概念。

1. 广义中风　《素问》与《灵枢》多章节记载了偏枯、薄厥、脑风、目风、内风、首风等"中风"相关病名。从《内经》所述的这些描述，可以看出这些名词概念，属广义的"中风"范畴，是风邪侵犯人体，引起的各种疾病。《素问·风论》："风之伤人也，或为寒热，或为热中，或为寒中……或内至五脏六腑。"此论广义中风，记述风邪侵入人体引发多种疾病，可伤体表经络亦可及脏腑之里，病情亦繁杂。《素问·风论》："故风者，百病之长也，至其变化，乃为他病也，无常方，然致有风气也。"意为风邪为诸病起始，风邪常兼夹他邪来犯人体，变化多端形成诸多疾病，其变化无有常规，然皆为风邪所致。风邪乘虚侵犯人体，由表及里深入，内可损害五脏功能与形质，不仅形成外感疾病，也可发展为诸多内伤病证，故在后世医家的内科学著作中，风病通常置于卷首位置，冠中医内科四大证"风""痨""鼓""膈"之首，揭示其具有致病的广泛性特点。中医中风范畴广泛，非现代所述狭义中风所能概括。广义中风体现着古人认知疾病的高度与智慧，人合于天地通于六气，诸多疾病产生本质而言源于内外合因，疾病演变是整体的变化过程，临床所见某方面的证、病是整体变化的一个阶段与显象，有着前因后果的内在联系，能够运用中医四诊整体探查疾病源头与走向的全过程，利于消除病因彻底治愈与防止传变。

2. 狭义中风　现代普遍认知的中风即指狭义中风，是以猝然昏倒，不省人事，伴口舌斜，半身不遂，语言不利为主症的一种独立性疾病，相当于现代医学的脑血管疾病。其为广义中风的某个特定阶段，内外合因长时间发展，机体功能受损形成内在痰、瘀、湿、火等多种病理因素，由风气引动循经上犯于脑，即导致狭义中风。

中风病因

中风形成是内外合因。广义中风病因概括为五脏阴阳气血功能失常，外因是风首的六淫邪气。内因形成是感受外邪的必要条件，内外合邪加速疾病发展。《中医内科学》教材论述狭义中风病因为积损正衰、劳倦内伤、脾失健运、情志过极。

1. 五脏阴阳气血功能失常为内因　《素问·刺法论》中提出"正气存内，邪不可干"的理论精辟地概括了《内经》的发病观，并作为中医养生学的指导思想，对临床疾病的诊断、防治及康复等均有重要的指导意义。发病中，正气的主导地位与邪气的外在条件，共同决定了疾病是否发生。正气为充斥于体表、经络、脏腑中的一身之气，五脏功能正常发挥，正气充盛可发挥护卫机体作用。五脏循环运转正常，五脏系统功能正常，内在处于完整的运转状态，外邪有侵犯门户与时机。五脏系统功能失常引起营卫气血失调，都将给予外邪可乘之机。情志不调、劳逸失度、饮食内伤等因素可损害五脏系统功能，形成五脏阴阳气血功能失常的内因。

2. 风首的六淫邪气为外因　《灵枢·刺节真邪》"虚邪偏客于身半……发为偏枯"。自然界存有风寒暑湿燥火六气，为自然界正常运转之气，与人体完成气机交换，完成新陈代谢并保障机体生理功能发挥。机体五脏系统功能正常，正气充盛，六气无法转变为六淫邪气侵犯机体。当五脏系统功能失常形成正虚病机，外在六气与机体的动态平衡打破，六气成为六淫邪气侵犯机体引发疾病。六淫之中，风淫为首邪，常兼其他五淫来犯。中风形成，以风邪为首打开腠理，其他邪气藉风气而入，由表入里传变，不同阴阳特性邪气杂合因于机体阴阳寒热虚实之不同，往往发生复杂的传变，变生其他多种病证。风首的六淫邪气为中风外因。

中风病机

狭义中风病机已比较成熟，认为其不外风、火、湿、痰、气、血六者引起，为本虚标实证。在本为肝肾阴虚，气血衰弱；在标为风火相煽，痰湿壅盛，气逆血瘀。而阴阳失调，气血逆乱，上犯于脑为其基本病机。广义中风病机概括为五脏阴阳气血功能失常引起正虚为本，外感风首的六淫邪气为标，风首邪气按照皮络经腑脏的顺序逐层深入传变，侵害人体经络脏腑功能和形质，引起一系列疾病。

1. 人体防护系统　人体各脏系统中的组成要素存在层次性，脏是中心，然后是腑，形体、官窍、情志、津液等，这些层次不断进行着信息、能量、物质的交流，存在系统内部的相关性。五脏为核心的机体包含有脏、腑、经络、卫表等层次，不同层次均会形成相应的防护系统。卫表肌腠运行营卫之气，可抵御外邪，形成卫表防护系统，经络中运行经络之气，抵御邪气深入并祛邪外出，形成经络防护系统，腑中运行六腑之阳气，形成腑防护系统，脏中运行五脏之阴气，形成脏防护系统。各防护体系均具有相对独立性和完整性，具有抵御邪气、防邪传变的作用。

2. 中风传变过程　《素问·皮部论》曰："皮者脉之部也，邪客于皮则腠理开，开则邪入客于络脉，络脉满则注于经脉，经脉满则入舍于腑脏。"《金匮要略·中风历节病脉证并治》："邪在于络，肌肤不仁；邪在于经，即重不胜；邪入于府，即不识人；邪入于藏，舌即难言，口吐涎。"可见，风首邪气侵犯人体，按照皮-络-经-腑-脏的顺序传变，邪气位于不同层次时导致不同证候。发展过程中，邪气所在机体防护系统中的正气奋起抗邪，当邪气破坏相应系统的防护后方可深入。如经络系统中运行有经络之气，外邪侵入经络，经络之气奋起抗邪，正胜则邪不能深入而祛邪外出，恢复机体正常功能，正虚邪恋则成交争态势，邪胜则邪气深入，直到破坏经络系统的防护后，深入到内腑的层面。同样的规律，邪胜突破了内腑系统的防护，可深入到内脏层面。邪气侵入机体的层次越深，表明外邪对机体破坏越重，且逐步伴随实质性的、难以逆转的损害。中风发展，最终达于五脏，五脏系统居于人体核心，受到多重防护，邪气侵犯到内脏，损害五脏功能与形质，表明疾病深重凶险、恢复速度慢、预后不良。

《内经》奠定了中医学理论基础，通篇不离"五脏一体观"，其中蕴含了中风的病因病机理论。中风病本义为五脏阴阳气血功能失常情况下外感风首六淫邪气，邪气按照皮-络-经-腑-脏的顺序传变，侵害人体经络脏腑功能和形质，从而引起的一系列疾病。临床辨治中风，需要及时养生与治疗干预，以培补五脏阴阳气血为本，祛除邪气为辅，标本兼顾的整体治疗，可以收获更好的效果，对于中风的防治、预后和康复都有裨益。

345　从五脏辨治中风

中风因其高发病率、高致残率、高复发率、高死亡率使其成为中国四大难症之首。现代中医学认为是由于阴阳失调，气血逆乱，变生风、火、痰、瘀，痹阻脑窍或血溢脑脉而致。对本病的治疗，临床各家互有偏重，但从肝肾论治者居多。学者常璐璐等根据五脏相关，认为从心、肝、脾、肺、肾入手均可治疗中风。

中风与五脏中风论

"五脏中风"首载于《内经》，《素问·风论》："风气藏于皮肤之间，内不得通，外不得泄；风者，善行而数变……以春甲乙伤于风者为肝风，以夏丙丁伤于风者为心风，以季夏戊己伤于邪者为脾风，以秋庚辛中于邪者为肺风，以冬壬癸中于邪者为肾风。"可见《内经》所指的五脏中风，是由于风邪的入侵，导致人体气液不能宣通，而造成的疾病，其主要责之于外邪而引起的五脏疾病。对中风病因的认识，从唐宋以后至今多认为是在内伤积损的基础上，加之脏腑阴阳失调，气血逆乱而致病，但这与《内经》所论外邪引发的五脏中风并不矛盾，内外相因，若人体脏腑亏虚，则外邪更易致病，即"邪之所凑，其气必虚"，内风加之于外风，内外合邪则加速疾病的发展。《内经》以后，诸家对五脏中风多有论述。《诸病源候论》集前人之大成对五脏中风的症状做出了更为具体的描述，如"心中风，但得偃卧，不得倾侧，汗出""肝中风，但踞坐，不得低头""脾中风，踞而腹满，身通黄""肾中风，踞而腰痛，视胁左右""肺中风，偃卧而胸满短气，冒闷汗出"。从中不难看出不同脏腑中风后均有自身的代表性症状，故临证可以根据中风患者不同的临床表现而断定患者此次中风的责任脏腑，如此可为临床遣方用药提供更多的依据。及至明代虞抟所著《苍生司命》中所提及之"五绝"，即"口开心绝，手撒脾绝，遗尿肾绝，眼合肝绝，吐沫直视，鼻如鼾睡肺绝，肉脱筋痛，发直，摇头上窜，面赤如妆，汗缀如珠，皆不治症"。此乃中风病急性发病期出现的五种危重症，临证可根据五脏理论将危急重症症状划归为五脏，同时五绝症的出现，提示脑府五脏功能划分区域受损而出现的临床见症，由此可判断中风脑府病损部位。无论是《内经》中提出的既有外感，又与脏腑相联系的五脏中风病机，抑或是《病源》《苍生司命》中论述的风中五脏的临床表现均可说明中风与五脏关系密切，故从五脏论治中风可为临床治疗拓展有益新思路。

中风从心论治

中风病变部位在脑，故现代医学称其为"脑卒中"，脑为元神之府，而心为君主之官，藏神，亦主神明，可见心与脑密切相关。张锡纯在《医学衷中参西录》中指出"人之元神在脑，识神在心，心脑息息相通，其神明湛然长醒"，可见其认为心脑共主神明。在中风病因病机方面，历代医家对心与中风相关的病因病机均有论述，如刘河间《河间六书》："所以中风瘫痪者……由乎将息失宜，而心火暴甚，肾水虚衰，不能制之……多因喜怒思悲恐之五志有所过极而卒中者。"可见无论是肾水虚衰，抑或是五志过极，皆可致心火暴亢，从而发为中风。在中风相关症状方面，根据心的生理功能，可知血脉和神志异常导致的症状均属于心系的症状，如中风发病前的某些患者表现的心悸、胸痛等；中风发病时表现的神识不清、烦躁谵语、抽搐肢厥、口噤或妄言、面青肢冷等；中风后出现的神志和心理失常，如易激动、急躁、妄想、抑郁、强哭强笑等，也有出现性格、行为的改变者。中风后出现的语言功能的障碍亦与心关系密切，手少阴之别络"循经入心中，系舌本"，又有"心气通于舌""心病者，舌卷短"之说。在中风病中，心脑的关系十分密切，故临床中若见中风伴有明显的心系症状者，亦可予入心经之品，如温振心阳的人参、附子、肉桂、干姜等，活血化瘀的丹参、红花、益母草、郁金等，除心烦的栀子、淡豆豉、黄芩、石膏等。针刺时也可选用治"心"的腧穴，如心俞、内关、少冲等腧穴。且应注意"心神"的重要性，将调理心神，疏导情志贯穿于本病的预防和治疗的全过程。

中风从肝论治

综观历代医家对中风的论治，以肝立论者居多，如"诸风掉眩，皆属于肝""阳气者，大怒则形气绝，而血菀于上，使人薄厥"等经典论述。从病机角度，中风的病机不外乎风、火、痰、气、瘀、虚六端，肝与六端的形成关系密切，在中风的病理演变中起着重要作用。中风与风关系密切，因风五行属木，木在五脏又对应于肝。且对于中风的病因病机，唐宋前后分别以外风、内风立论，外风多为内虚邪中，内风则为内伤积损，肝阳偏亢，内风自起；中风因于火者，可分为肝火和心火，如《丹溪心法附余》："予尝见中风之症……盖老年肾水真阴衰，火衰于畏，适因怒动肝火，火无所制，得以上升，心火得助，邪热暴甚，所以僵仆不知人事。"但无论肝火、心火均可导致风火相煽，气血逆乱而致中风；中风因于痰者乃是因为肝风携痰流窜经络，闭阻脑窍，或化热生风而致病，而痰的形成亦与肝密切相关，如木旺克土，脾虚生痰；中风因于气者，或是由于肝郁化火，动风伤阴，或是肝郁气滞，血瘀痰阻，或是肝失调达，气机升降失常，气逆血随而发病；因于瘀者，肝藏血，若肝之阴血不足，肝体失养，肝气失于条达，气滞血瘀，若肝火亢盛，灼伤阴液，血行不畅而致瘀；因于虚者，多为肝肾阴虚，阴虚阳亢发病，如《景岳全书·非风》："凡病此者，多以素不能慎，或七情内伤，或酒色过度，先伤五脏之真阴，阴亏于前而阳损于后，阴陷于下而阳浮于上，以致阴阳相失，精气不交，所以忽尔昏愦，卒然仆倒。"可见内伤虚损，阴阳失调确是中风发病的重要因素。从中风的临床表现来看，患者多有头痛目眩，颜面潮红、躁动不安，呼吸气粗等表现，因肝主疏泄，若肝气郁结，则疏泄失常，肝阳上亢而致以上症状。在中风的治疗中，调理气血为基本法则，调气血当然离不开调肝，调肝又有疏肝、平肝、清肝、养肝之法，临证当明肝的病理变化，辨证施治。肝主疏泄，喜调达而恶抑郁，若气机通畅，则痰湿可化，瘀血得行，邪风可平，中风得愈。

中风从脾论治

历来对中风的论治皆是详于肝肾而略于脾胃，《脾胃论》："内伤脾胃，百病由生。"中风的发生亦是如此，其发生及病机演变均与脾胃生理功能失调密切相关。中风的发病因素中痰的产生多与脾胃有关，如朱丹溪在《丹溪心法》中指出："湿土生痰，痰生热，热生风也。"现代人喜坐恶动，嗜食肥甘，饮酒过度，致使脾胃受损，脾失健运，水湿内停，聚积生痰，痰阻经络，瘀阻脑窍，或日久化热生风，挟痰上犯发为中风。除了痰之外，发病因素中虚与中风亦关系密切。因气虚的发生大多与脾有关，正常情况下，脾胃健运，气充血旺，脑髓得养。反之，脾失健运，气血生化乏源，则脑窍失养，或脉络空虚，外邪易乘虚而入，致气血痹阻而发病。另一方面，气虚亦可生痰，又可致气滞、血瘀发为中风。《灵枢·五乱》："清气在阴，浊气在阳，营气顺脉，卫气逆行，清浊相干……乱于头，则为厥逆，头重眩仆。"由此可见升降逆乱可致中风。脾胃居于中焦，脾主升，胃主降，为气机升降之枢纽。若升降失调，气血逆乱，阻滞经络，蒙蔽清窍而发病，如《素问·调经论》"血之与气并走于上，则为大厥，厥则暴死，气复反则生，不反则死"。治疗方面，脾胃论治是治疗中风的一个重要大法，体现于中风的预防、救治及预后等各个阶段，对于三高、中老年体肥之人，可健脾化痰，防止中风的发生。中风急性期实证者，注重调整脾胃升降之机，予通腑泻下、畅利中焦法。中风恢复期患者，风火痰瘀之象日减，本虚之象显露，以补气活血之法益气健脾。如此可见，中风的发病、病机演变及其康复预后，与脾胃气血阴阳盛衰变化密不可分，脾胃健运，则气血、阴阳俱荣，偏废自愈。

中风从肺论治

中风从肺论治者寡，《素问·刺法》："肺者，相傅之官，治节出焉。"即肺如宰相之职，上可助心君以主神明、行血脉，下可调节百官使其正常运行，如制约肝木生发太过以致阳亢，生肾水涵养肝木以防肝风内动，助脾胃以运化水谷、水湿等。可见，肺主一身之气而朝百脉，同时肺负责人体与节气的同步变化，天人相应，由肺来落实。故若肺失于治节则亦可引发中风。《素问·五脏生成》："诸气者，皆属于肺。"肺可调节全身的气机，故中风病机中的气、血、痰、瘀均与肺有着密切关联。肺主气，若肺气虚，宗气不足，推动无力，血行不畅，而致脑脉瘀阻，或因肺气失于宣发，卫外失固，风邪之中经络而发病。若肺气上逆，失于肃降，肝木失制，阳亢化风，木火刑金，炼液成痰，肝风挟痰，上犯清窍，或肺失宣降，腑气不通，浊气上犯发为本病。肺主气的同时还可通调水道，气机调畅则气畅津行，反之若肺气失于宣发，则水液停滞而变生痰浊。肺为水之上源，肾为水之下源，金水相生，若肺阴亏虚，则肾水不充，精血难生，脉道空虚，血行不畅而发病。除病机外，中风病某些临床症状均与肺经有密切联系，如痰涎壅盛、鼻鼾息微、尿闭肢肿、腹胀便秘等，乃是因为肺气失司，患者或水道不利，或腑气不通。五行之间生克制化，相互制约，肺功能的正常在中风的发病和预后中占有重要的位置，故将益肺、宣肺、清肺、降肺之法融入其中，对于提高临床中风的疗效具有重要意义。例如对于痰的治疗，早期痰蒙神窍者可用鲜石菖蒲汁、鲜竹沥鼻饲；后期肺部感染可选温胆汤、清气化痰丸类方出入等。

中风从肾论治

肾虚与中风关系密切，早在《内经》中已有论述，如《素问·脉解》："内夺而厥，则为喑痱，此肾虚也。"《灵枢·刺节真邪》："虚邪偏客于身半，其入深，内居营卫，营卫稍衰，则真气去，邪气独留，发为偏枯。"可见肾元亏虚乃是中风发病的基础。肾为先天之本，藏精，主骨，生髓。脑为髓之海，其化生来源于肾中精气，如《伏气解》所言："脑髓即由肾气从督上滋。"故若肾中精气充足，则髓海得充，脑的生长、发育及所主的神志活动均可正常进行，反之肾精不足则髓海空虚，脑失所养，产生病变。同时肾为五脏之根，虚则五脏皆虚，脏腑功能失调，故肾虚乃是引起虚损痰瘀的病理基础。肾藏真阴育真阳，主水，主温煦。若肾阳不足，失于温煦，一则血行涩滞而成瘀，二则气化失权，津液停聚变生痰饮。或因肾气亏虚，气虚推动无力而致瘀，如《医林改错》："元气既虚，必不能达于血管，血管无气，必停留为瘀。"亦可因肾精不足，精血生化乏源，脉道不充而为瘀。若肾阴亏虚，则因水不涵木而阳亢化风。或因肾阴不足，阴虚生热，炼液灼津，而血液黏着涩滞而发病。治病求本，中风发病与肾虚髓空密不可分，故治疗上以补肾固本为主，但补肾亦分补肾阴、壮肾阳、阴阳双补等，应根据中风的主要表现施以补肾之品，肾阴虚者可加天冬、女贞子、墨旱莲等，肾阳虚者可加麦冬、何首乌等，巴戟天、枸杞子、肉苁蓉等性柔不刚之品则可用于阴阳俱虚之人。从五脏论治中风，既完善了中风病的病因病机，又为中风病的临床预防、康复和治疗提供了理论基础，扩展了新的思维。若在掌握五脏的生理功能、病理机制和中风的关系的基础之上，明确责任脏腑，便可根据不同的病机，有针对性地遣方用药，如此辨证施治，定可效如桴鼓。

346 从五脏辨治中风研究

中风现代医学称之为脑卒中，是临床常见病及多发病。本病以猝然昏仆，不省人事，伴半身不遂，口眼㖞斜，言语不利为主要症状。中风因其高发病率、高死亡率、高致残率备受关注。多年来应用中医药治疗中风积累了丰富的经验，取得了较好的疗效。学者兰树华等对从五脏辨治中风的研究做了梳理归纳。

五脏与中风的关系

中医对中风的认识经过长期的探索，现已对其有了深刻的认识。中风病变部位在脑，故现代医学称之为"脑卒中"。中医学最早认为五脏中风乃因风邪入侵，而致人体的气血津液运行受阻。有学者认为五脏是一个有机整体，脏腑间相互影响，且五脏气血通过经络均上达于头部，故中风虽病位在脑，但与五脏密切相关，临证可从五脏入手治疗中风。

中风的中医脏腑辨治

在中医辨证论治体系中，有脏腑辨证、八纲辨证、病因辨证、气血津液辨证、六经辨证、卫气营血辨证、三焦辨证、经络辨证等方法。中风虽病位在脑，但与各脏腑相关。

1. 从肝为基础辨治 从古到今，从肝肾辨证治疗中风的记载居五脏之首，中风与肝关系密切。戎志斌等从肝入手多角度论述了肝与脑病密切相关，而中风病为脑病常见病种之一，故中风亦不例外。肝肾阴虚，虚阳上亢；或情志不舒，肝郁气滞；或肝肾阴亏，相火妄动；或肝血虚，筋脉失养；或肝肾阴虚，虚火上炎；或胆气虚寒，失于决断，均可发为脑病。其治法依据证型不同，分别给予滋补肝血、疏肝理气、滋补肝阴、平肝潜阳、活血化瘀、疏肝健脾、温胆化痰、补肝阴清相火。盛芳等论述了周慎从肝论治中风，运用息风平肝、化痰清肝、滋阴柔肝、养血补肝等治法治疗中风，取得满意的疗效。

针对肝阳上亢型中风，许兆玉等研究天麻钩藤饮加减治疗中风先兆的疗效，治疗组给予天麻钩藤饮加减（天麻、钩藤、石决明、黄芩、牛膝、杜仲、益母草、山楂、桑寄生、首乌藤、丹参、水蛭），对照组给予阿司匹林肠溶片治疗，形成随机对照研究。结果治疗组有效率为 96.7%，治疗组疗效优于对照组（70.0%），差异有统计学意义（$P<0.01$）。说明天麻钩藤饮加减治疗中风先兆疗效显著。黄月芳等将 120 例肝阳上亢证患者随机分为两组，治疗组用天麻钩藤饮加常规西医治疗，对照组用常规西医治疗，3 周后评定疗效，比较两组治疗前后中医证候积分、神经功能缺损评分及同型半胱氨酸水平。治疗组临床疗效、调节同型半胱氨酸方面优于对照组（$P<0.05$），认为天麻钩藤饮能提高肝阳上亢证脑梗死的临床治疗效果，降低同型半胱氨酸水平。王红胜采用柴胡加龙骨牡蛎汤加减（柴胡、半夏、党参、龙骨、牡蛎、黄芩、桂枝、大黄、茯苓、桃仁、赤芍、牡丹皮）治疗脑梗死患者 30 例，有效率高达 100%，柴胡加龙骨牡蛎汤加减治疗脑梗死疗效显著。

针对阴虚风动型中风，张社峰等将 53 例患者随机分为两组，治疗组给予中风防治灵 1 号（太子参、制何首乌、大黄、决明子、胆南星、水蛭、天麻、全蝎），对照组给予灯盏生脉胶囊，观察中风防治灵 1 号为主治疗阴虚风动型脑梗死的临床疗效。结果治疗组有效率 93.33%，显著高于对照组的 69.57%，差异有统计学意义（$P<0.05$）。说明以中风防治灵 1 号为主的综合治疗方案能够提高阴虚风动型脑梗

死的临床疗效。李录山应用镇肝息风汤加味治疗中风阴虚风动型患者，临床疗效为94.12%，明显高于对照组的79.41%，差异有统计学意义（P＜0.05）。说明镇肝息风汤在辅助治疗阴虚风动型中风具有独特的中医优势，可有效改善卒中后患者的临床症状，减少中风后遗症。韩翠翠等研究桑麻地黄汤加味治疗缺血性中风恢复期阴虚风动型的临床疗效。将入选研究对象随机分为治疗组与对照组，对照组采用西医常规治疗加针灸、推拿、肢体语言训练康复等治疗，治疗组在对照组治疗基础上加桑麻地黄汤加味治疗，治疗组总有效率为92.5%，明显高于对照组的77.5%，差异有统计学意义（P＜0.05）；两组神经功能缺损评分治疗前后，组内比较及治疗后组间比较，差异均有统计学意义（P＜0.05）。说明桑麻地黄汤加味结合西医及针灸、推拿、肢体语言训练康复等治疗缺血性中风恢复期阴虚风动型有较好的临床疗效。

2. 从肾为基础辨治 肾虚与中风关系密切，如《灵枢·刺节真邪》："虚邪偏客于身半……发为偏枯。"严一文认为脑病（中风）之根本病机为肾精气亏损，而化生风、瘀、痰、热、毒等病理要素。治疗需以补肾益气为基本大法，佐以活血、化痰、通络、泄毒等。虚存在于中风急性期、恢复期及后遗症期，临床对于补肾法在中风各期应用各有研究，主要包括中药与针刺疗法。靳建宏等认为急性期以化痰逐瘀为主，佐以补肾，通腑泻热，标本同治，浊气可降，痰瘀可化，肾气可复；恢复期以补肾为主，益气活血，化痰逐瘀，脉络通畅，脑髓得充而偏瘫、语謇渐恢复。

（1）急性期治疗：林茵绿等认为中风为本虚标实之证，其急性期虽以风、火、痰、瘀为主要病理因素，但肾虚这一病机也贯穿于这一阶段中。将70例急性脑梗死患者随机分为两组，对照组采用常规中西医基础治疗，治疗组在对照组的基础上加服补肾护脑方汤剂。结果治疗组治疗后血清丙二醛（MDA）下降，血清超氧化物歧化酶（SOD）上升，中医症状积分下降，与对照组比较差异有统计学意义。显示补肾护脑方有利于清除自由基，提高机体的抗氧化能力，改善症状，对急性脑梗死患者具有积极的辅助治疗作用。张树泉等认为急性脑梗死的重要病机为肾虚血瘀痰阻，治疗当以补肾活血化痰为要。将160例患者随机分为治疗组与对照组，各80例，对照组给予常规西医治疗，治疗组加用益肾通脉方，药物组成为制何首乌、炒山药、山茱萸、麦冬、石斛、五味子、肉苁蓉、石菖蒲、郁金、茯苓、当归、川芎、全蝎、益母草、炙甘草。结果治疗组总有效率为96.25%，明显高于对照组的82.50%，差异具有统计学意义；治疗组美国国立卫生研究院卒中量表（NIHSS）评分、神经元特异性烯醇化酶（NSE）水平低于对照组（P＜0.05），日常生活能力（BI）评分高于对照组（P＜0.05）。显示益肾通脉方治疗证属肾虚血瘀痰阻型急性脑梗死疗效显著。

（2）恢复期治疗：赵平丽等认为中风恢复期以肾精亏虚为本、痰瘀为标，治疗当以补肾化痰祛瘀为法。将患者随机分为两组，均给予西医常规治疗，治疗组加用补肾活血祛瘀方颗粒剂（淫羊藿、沙苑子、巴戟天、熟地黄、黄芪、水蛭、全蝎、蒲黄、远志、石菖蒲、赤芍、川芎、泽泻、茯苓等），对照组加用脑心通胶囊，治疗组有效率为94.85%，对照组有效率为90.63%，差异无统计学意义。两组治疗后的日常生活活动能力（ADL）、Barther指数评分差异有统计学意义。认为补肾活血祛瘀汤治疗中风恢复期疗效与脑心通相似，能够明显改善患者日常生活能力，减轻神经功能缺损程度。王小亮等将60例卒中后假性延髓麻痹吞咽障碍患者随机分为两组，对照组给予神经内科治疗、针刺、康复训练等干预措施，治疗组在此基础上加用补肾利咽饮治疗。观察两组患者治疗前后各单项症状评分，判定临床疗效并探讨可能的作用机制。结果两组治疗后半身不遂、口舌㖞斜、言语謇涩、头晕目眩症状及血液流变学指标较治疗前明显改善，治疗组腰膝酸软、痰多亦有明显改善；治疗后治疗组在言语謇涩、头晕目眩、腰膝酸软、痰多症状及血液流变学指标方面较对照组改善明显；治疗组总有效率为83.33%，高于对照组的50.00%。认为补肾利咽饮可能通过改善血液流变学指标等途径改善卒中后假性延髓麻痹吞咽障碍患者临床症状，提高临床疗效。丁德光等将285例患者随机分为两组，观察组行补肾祛瘀法针刺，对照组行普通针刺法治疗。观察组主穴取百会、内关、三阴交、血海、阴谷、太溪、丰隆、太冲，对照组主穴为双侧风池、患侧肩髃、患侧曲池、患侧手三里、患侧外关、患侧合谷、患侧伏兔、患侧足三里、患侧阳陵泉、患侧悬钟、患侧三阴交，并随症加减。结果显示观察组有效率87.32%，高于对照组的 70.63％（$P<0.05$）；观察组对中风恢复期的中医证候评分、神经功能缺损程度评分、日常生活活动能力评分改善均优于对照组（$P<0.01$），认为补肾祛瘀针刺法治疗中风恢复期临床疗效明显。

（3）后遗症期治疗：郑绍周认为，相对于中风急性期，中风后遗症病机更加复杂，病情更加多变，由于患者体质、疾病阶段、所经治疗等因素影响，辨证更为困难，但其基本病机不外风、火、痰、瘀、虚诸端，属本虚标实之证；标实以风、火、痰、瘀为主，本虚主要责之于肾气亏虚。补肾法为治疗中风后遗症的基本方法。朱良春认为中风后遗症具有的病机特点即虚实夹杂，以虚为主，常见气虚、肝肾阴虚；同时肾阳不足也是中风后遗症期不可忽视的一面。临证时，随时注重培补肾阳，常能显著提高临床疗效。脑卒中后抑郁症属于中风后遗症，吴泉将 72 例脑卒中后抑郁症患者随机分为两组，观察益肾疏肝汤（柴胡、白芍、郁金、炒栀子、益母草、五味子、熟地黄、枸杞子、巴戟天）治疗患者的临床疗效，对照组给予盐酸氟西汀，治疗组给予自拟益肾疏肝汤治疗。结果对照组及治疗组在治疗 4 周和 8 周后，汉密尔顿抑郁量表（HAMD）评分较治疗前明显下降，差异有统计学意义；对照组与治疗组均有显著抗抑郁疗效，两组间疗效比较差异无统计学意义。说明益肾疏肝汤能够明显减低脑卒中后抑郁患者 HAMD 评分，疗效与盐酸氟西汀相当。

3. 从心为基础辨治 心为五脏六腑之大主，藏神，亦主神明，而脑为元神之府，心与脑关系密切。张朝和认为中风多由心阳虚衰而致，治疗当以强心通脉为法。孙冬梅等从文献学、症状学、发病学、中药方剂学及针灸学 5 个方面论证了从心论治中风的观点，进一步完善其病因病机，为临床从心论治中风病提供了理论依据。心主血脉，血在脉管内运行不畅而成血瘀，临床常用活血类药物以通心脉。陈玉勋观察血栓通注射液治疗缺血性中风急性期的临床疗效，观察组给予血栓通注射液治疗，与单纯常规治疗的对照组相比，结果治疗 72 小时观察组总有效率明显高于对照组，治疗后全血比黏度、红细胞沉降率、全血还原比黏度较治疗前均有统计学意义，治疗后 NIHSS 评分均明显改善，但观察组较对照组改善明显，具有统计学意义。说明缺血性中风急性期应用血栓通注射液可显著改善神经功能状况，促进临床症状及体征消失。鄢圣娟采用丹参川芎嗪注射液治疗急性脑梗死患者，与复方丹参注射液进行随机对照，观察临床疗效及残疾程度量表，NIHSS 和 BI 评分。结果临床总有效率观察组为 83.34％，明显高于对照组的 66.67％，差异有统计学意义；治疗后观察组 NIHSS 评分、BI 评分显著高于对照组，差异有统计学意义。残疾程度量表（MRS）评分观察组无症状、中重度残疾例数与对照组比较，差异均有统计学意义。认为丹参川芎嗪注射液对急性脑梗死患者神经功能缺损的治疗有较好效果，可促进患者脑神经功能恢复和预后的康复。

4. 从脾为基础辨治 脾胃为后天之本，气血生化之源。《脾胃论》："内伤脾胃，百病由生。"中风亦不例外，可见中风病与脾胃生理功能密切相关。脾亏虚，脾失健运，水湿内生，聚积生痰，痰阻经络，瘀阻脑窍，或日久化热生风，挟痰上犯发为中风。再者，脾胃亏虚，气血生化乏源，则脑窍失养，或气虚生痰，或气虚气行无力，或脉络空虚，外邪易乘虚而入，致气血痰瘀痹阻而发病。李振华认为中焦脾胃功能状态与中风的发生及病机演变密切相关，指出四点致中风的病因病机为脾伤失运，痰浊内生；脾胃亏虚，正气不足；肝脾失调，化生内风；枢机不利，气血逆乱。现代社会，嗜食辛辣刺激、肥甘厚腻之众甚多，损伤脾胃，进而发展为中风。宫洪涛在治疗中风时同样重视调理后天之本脾胃，认为中风之病因病机为脾胃虚弱、正气亏虚，脾失健运、痰浊内生，升降失调、气机逆乱，其调理脾胃治疗中风的思想在临床中得到充分肯定。阳蓉辉等将健运脾胃应用于临床观察中，经治疗后患者日常生活能力得到提高，好转率高达 85％。邱朝阳等从时间医学、现代医学生物研究及中风发病之病机范畴，探析脾胃与中风的内在关系，指出脑钠肽是双重分布于脑及胃肠道的肽，揭示了脑和胃肠密切相关的理论确有现代医学生物研究基础；中风高发于脾胃经当令时段；脾胃功能失调贯穿于中风之始发及康复治疗过程，从脾胃论治中风具有优势之处。孟湧生等认为胃功能减退启动人体衰老，饮食失节、情志劳倦内伤脾胃，脾胃受损，导致气机升降失司、气血生化乏源，湿浊内生，湿聚成痰，痰湿交阻，气机逆乱，血行失调，瘀血内生，从而形成湿、痰、瘀、毒、虚中风的病机病理。

5. 从肺为基础辨治 唐宋以前，主要以"外风"学说为主，多以"内虚邪中"立论，治疗主要以疏风散邪、扶助正气为法；但唐宋以后，中风鲜有学者从肺论治。黄永回应用中医理论结合自身临床经验，从以下 7 个方面论述了中风及中风后遗症与肺之间的关系。①肺主气、朝百脉与中风之瘀血。②肺主宣发与中风之痰浊。③肺主肃降与中风之气机逆乱。④肺肾相生与中风之精血亏虚。⑤肺主治节与中风之偏瘫。⑥肺主通调水道与中风之肢体肿胀及尿闭。⑦肺合大肠与中风之腑闭。肺之生理功能失常，则出现瘀血、痰浊、气机逆乱、精血亏虚、偏瘫、肢体肿胀、尿闭等病理变化，针对性提出治肺之法有补益肺气、滋养肺阴、宣降肺气、清泄肺气等。马萌为肺失正常功能在中风的发病过程起着重要的作用。若肺失肃降，则气机升降失常，发为中风之气机逆乱；若肺气不降，则大肠传导功能失常，发为中风之痰热腹实；若肺气失宣肃，则肺失通调水道，发为中风之肢体浮肿；若肺虚，则不能生肾水，发为中风之肝阳上亢；若肺气虚弱，肺朝百脉功能失调，则血运无力，脉络被阻，发为中风之半身不遂；中风多在冬春季节发病，风为当时之气，若肺失治节，则肺不能正常调节季节的变化，发为中风之"外风学说"。张习东总结前人对中风相关探讨，并指出中风中经络不论是风痰阻络，还是阴虚风动、正虚血瘀，它的病位均在营卫，涉及肺经，治疗上应以调和营卫为前提，在辨证的基础上，酌情运用祛风化痰、滋阴息风、活血通络等药物。

6. 从肝肾为基础辨治　范小会等围绕"肝肾同源"，结合临床实际情况，认为中风病机总属脏腑阴阳失调，气血逆乱，与肝肾密切相关，"肝肾同源"亦称"精血同源"或"乙癸同源"，肝肾母子相生、精血互化、经络相通。两者同居下焦，生理、病理上密切相关，相互滋生、相互影响，由此衍生出了从肝论治、从肾论治、肝肾同治之法，对临床治疗中风具有实际意义。文宗军等认为中风急性期，邪气炙甚，风阳痰火炽盛，气血上溢，故以标实为主，急则治其标，以祛邪为主；进入恢复期，邪气已去，则以固本为主，治疗宜滋养肝肾，潜阳息风。将 100 例患者随机分为治疗组与对照组，各 50 例，两组均给予西医常规治疗，对照组加用血栓通针，治疗组加用滋肝补肾方（怀牛膝、白芍、天冬、生麦芽、玄参、川楝子、茵陈、龟甲、桑椹子、生地黄、生山楂、甘草），治疗组总有效率 96%，明显高于对照组的 82%，差异有统计学意义；治疗组治疗后神经功能缺损评分恢复程度与中风中医临床证候评分下降程度均优于对照组，差异有统计学意义。滋肝补肾方对恢复期脑梗死有明显疗效。谢谢等将本病患者随机分为两组，两组均给予西医常规治疗，治疗组加用滋养肝肾方（牛膝、生白芍、天冬、生麦芽、玄参、川楝子、茵陈、生龟甲、桑椹子、生地黄、生山楂、甘草），对照组加用血栓通，观察两组临床疗效、治疗前后神经功能缺损评分及中医证候评分，治疗组总有效率为 95%，高于对照组的 85%，差异有统计学意义；治疗组治疗后神经功能缺损评分恢复程度与中风中医临床证候评分下降程度优于对照组，差异均有统计学意义。滋养肝肾方对恢复期脑梗死有明显疗效。

近年来中医五脏辨证治疗中风已取得比较满意的疗效及比较深刻的认识。中风其病位在脑，但与五脏相关，多数认为肝肾两脏密切相关，或从肝论治，或从肾论治，或从心论治，或从肺论治，或从脾论治，或从肝肾论治都有其独特的见解及一定的疗效。

347　从五脏虚损论帕金森病非运动症状

　　帕金森病（PD），又称震颤麻痹，是以路易小体形成和黑质多巴胺能神经元变性缺失为病理特征的一种中老年人常见的慢性运动障碍疾病，主要表现以静止性震颤、运迟缓、肌强直和姿势步态异常等为主要特征的运动症状和以神经精神障碍、自主神经功能障碍、睡眠障碍、感觉障碍等为主要特征的非运动症状。临床实践中无论是医者还是患者，往往关注的运动症状的程度及变化，而对非运动症状则重视不够。目前就帕金森患者的临床治疗过程来看，运动症状的改善不仅不能使帕金森患者的非运动症状随之改善，而且非运动症状的严重程度直接影响到帕金森患者的生活质量。

　　PD的临床特点除上述的运动症状和非运动症状外，还具有单侧起病、症状缓慢、逐渐进展的特点。这些特点决定了针对PD非运动症状的治疗在临床中的意义。有报道表明，60%的PD患者具有一项以上的非运动症状，25%的患者具有四项以上的非运动症状，21%的PD患者以非运动症状起病，62%的非运动症状没有报告。而对于PD非运动症状的治疗2011年EFNS指南给出了较为详细的建议，这些建议只能缓解患者的症状，但不能从根本上阻止病情的进展。中医学对帕金森的认识虽然较早，但是缺乏系统性的证候学研究，非运动症状方面则是更少。学者杨芳等从中医五脏虚损的角度出发阐述了对PD非运动症状的认识，进而为中医治疗帕金森病非运动症状奠定了基础。

PD非运动症状的主要表现

　　现代医学对PD非运动症状的概况主要有神经精神障碍、自主神经功能障碍、睡眠障碍、感觉障碍四个方面。神经精神障碍主要包括情感障碍（焦虑、抑郁、淡漠、疲劳）、精神症状（ICDs、DDS、视幻觉、躁狂、妄想、烦躁）、认知障碍及痴呆；自主神经功能障碍主要包括交感神经受损的症状（直立性低血压、少汗）和副交感神经受损的症状（便秘、阳痿、尿潴留）；睡眠障碍主要有失眠、入睡困难、周期性下肢活动、不宁腿综合征、静坐不能、快动眼睡眠行为障碍；感觉障碍主要表现为嗅觉障碍和疼痛。

从五脏虚损角度认识帕金森病非运动症状

　　《内经》时代中医学对帕金森已有初步的认识，到金元时期张从正首先报道了1例并有详细的治法和方药，直到明代孙一奎在《赤水玄珠》中首次把震颤为主要临床表现的疾病命名为"颤振"，并指出："颤振者，患者手足摇动如抖擞之状，筋脉约束不住。""此病壮年鲜有，中年以后乃有之，老年尤多，夫老年阴血不足，极为难治。"帕金森病具有缓慢起病，逐渐加重的特点，属中医"虚损"范畴。而从中医"久病必虚"的角度理解，PD非运动症状更是离不开"虚损"的范畴。人体是一个有机整体，主要由五脏（心、肝、脾、肺、肾）、六腑（胆、胃、小肠、大肠、膀胱、三焦）和奇恒之腑（脑、髓、骨、脉、胆、女子胞）组成，而其中五脏是所有内脏的中心。五脏的共同生理特点是化生和贮藏精气，病理上一般认为脏病多虚，故分别阐述PD非运动症状和五脏虚损的联系。

　　1. 心脏的虚损　心为"君主之官""五脏六腑之大主""生之本"，是由于心的主血脉和藏神功能起着主宰人体整个生命活动的作用。心主血脉是指心气推动和调控血液在脉管中运行，流注全身，发挥营养和滋润作用。PD患者病久者，心主血脉功能衰退，血液的化生障碍，不能够濡养周身，出现皮肤干燥、心悸胸闷等症状；血液运行障碍，导致运行过速而致妄行，过缓而瘀滞，出现出血、心悸、失眠、面色晦滞等症状，瘀是 PD 的一个重要病理因素，如《灵枢·邪客》："邪气恶血，固不得住留，住留则伤筋络骨节，机关不得屈伸，故拘挛矣。"然而瘀久必虚，形成一个恶性循环，更可导致各种各样的病理表现。心藏神是指心有统帅全身脏腑、经络、形体、官窍的生理活动和主司精神、意识、思维、情志等心理活动。心神正常，人体各脏腑的功能互相协调，彼此协作，身心健康。《灵枢·本神》："所以任物者为之心。"心主宰精神意识思维及情志活动。心气虚，心神的驾驭及协调功能下降，导致人的精神意识及情志活动出现异常，可使 PD 患者出现的精神恍惚、注意力不集中等症状。心血、心神和汗液的生成、排泄关系非常密切，心精、心血为汗液的化生之源。PD 患者病久导致心精、心血亏虚，从而使得汗液减少，正所谓"血汗同源""汗为心之液"。

2. 肝脏虚损　《临证指南医案·肝风》中说肝"体阴而用阳"。主要指肝脏主疏泄和主藏血的生理功能，肝在五行属木，主升，主动。肝气之升，从功能上讲，是以疏泄的形式表现的，元代医家朱丹溪在《格致余论》中明确提出："司疏泄者，肝也。"肝主疏泄是肝气具有疏通、畅达全身气机，促进精血津液的运行输布、脾胃之气的升降、胆汁的分泌排泄及情志的舒畅等作用。肝的疏泄不及，气机郁结，表现为闷闷不乐、悲忧欲哭等，亦会导致津液输布代谢障碍，形成水湿痰饮等病理产物；肝疏泄太过，肝气上逆，多表现为急躁易怒、失眠头痛等；肝疏泄失常，不论是肝气郁结或肝气上逆都会影响胆汁的分泌与排泄、脾胃的气机升降从而影响饮食的消化吸收。肝藏血是肝具有贮藏血液，涵养肝气，濡养肝及筋目，调节血量，防止出血的作用。肝在体合筋，其华在爪。肝藏血的生理功能和这一生理特性紧密联系，在 PD 患者的身上表现得淋漓尽致。肝精肝血不足，筋不得濡养，就会出现老年人运动迟缓、运动不灵活、动则容易疲劳等表现，更可出现手足震颤、肢体麻木、屈伸不利等征象，称为"血虚生风"，如果邪热过盛又可出现"热极生风"。《素问·至真要大论》："诸风掉眩，皆属于肝。"肝血虚，失其柔和凉润之能，致使肝气生发太过，阴血虚，而阳独动，故甚至阳亢风动，临床上在 PD 患者身上多表现为眩晕、烦躁易怒、失眠、入睡困难等症状。肝在志为怒，《素问·脏气法时论》："肝病者，两胁下痛引少腹，令人善怒。"也说明了 PD 患者情志问题。

3. 脾气虚　脾为后天之本，体现在脾具有运化水谷精微的功能。脾气运化功能减退，影响食物的消化和水谷精微的吸收而出现腹胀、食欲不振以至倦怠、消瘦等精气血生化不足的病变，同样影响水液的代谢，致使水湿停蓄，浸渍腠理，从而产生水湿痰饮等病理产物，痰饮使得大脑清气不升，多表现为口水多、流涎，甚至痴呆等症状。脾主肌肉，为气血生化之源，脾虚则气血不足，肌肉失养，加之脾虚运化水液失常，导致肌肉强劲拘挛而失其柔韧。清代高鼓峰《医宗己任编》："大抵气血俱虚，不能荣养筋骨，故为之振摇，而不能主持也。"脾虚不能上荣于脑，脑髓失养而致变性，筋脉失濡，以致颤动，肌肉挛急而致强直，正如 PD 患者的主要表现。李东垣《脾胃论》："百病皆由脾胃衰而生也。"

4. 肺气虚　《素问·六节脏象论》"肺者，气之本。"肺主呼吸之气和一身之气。肺的呼吸失常，影响了一身之气的生成，导致一身之气不足，即所谓的"气虚"，出现少气不足以息、声低气怯、肢倦乏力等症，且影响一身之气的运行，导致脏腑经络之气的升降出入失调。肺主行水，肺为水之上源，以宣发肃降为基本运行方式。肺失宣发，水液向上向外输布失常，可出现无汗、水肿等症；肺失肃降，水液不能下输到其他脏腑，浊液不能下行到肾或膀胱，出现咳逆上气、小便不利、水肿等症。肺气行水功能失常，使得脾转输到肺的水液不能正常布散，聚而为痰饮水湿。肺在窍为鼻，鼻的通气和嗅觉功能都必须依赖肺气的宣发作用，《灵枢·脉度》中指出："肺气通于鼻，肺和则鼻能知臭香矣。"故 PD 患者嗅觉障碍主要和肺气虚有很大关系。肺在志为忧，肺精气虚衰或肺气宣降失常，机体对外部刺激的耐受力下降，易产生悲忧的情绪变化。

5. 肾虚　《素问·六节脏象论》"肾者，主蛰，封藏之本，精之处也"。正因为如此，肾被称为"后天之本"。肾精是由先天之精和后天之精构成，肾精化肾气，也就是"元气"，清代王清任《医林改错》："元气既虚，必不能达到血管，血管无气，必停留而瘀。"瘀即是 PD 的重要病因。肾精的不足，使得肾主生长发育和生殖功能下降，从而使 PD 患者出现阳痿等生殖功能障碍；肾精不足，气血生化无源，气血亏虚，不能涵养肝木，导致虚风内动，PD患者的震颤由此而生。肾者，主水，更体现在尿液的生成和排泄上面，当肾脏亏虚时，肾的蒸化和推动作用减弱，膀胱开合失度，导致尿液生成和排泄出现障碍，可表现为各种泌尿系统异常。肺主出气，肾主纳气，肺为气之主，肾为气之根，只有肾的纳气功能正常，人体才不会出现呼吸浅表，呼多吸少的症状。肾主骨生髓是肾精肾气的功能体现，肾精不足，髓海空虚，脑失所养，则可见懒怠安卧，智力、记忆力下降等表现，正所谓"脑为髓之海"。肾在志为恐，肾脏亏虚，使人易受惊恐，同样过度的惊恐更易伤肾。肾为五脏阴阳之本，说明了肾脏盛衰和他脏的盛衰是密不可分的，如《医宗必读》："然木即虚，言补肝者，肝气不可犯，肝血自养，血不足者濡之，水之属也，壮水之源，木赖以荣。"说明了"肝肾同源"。明代孙一奎在《赤水玄珠》中阐述帕金森病的病机时更是说明了肾脏的根本性，"非寒禁鼓栗，乃木火上盛，肾阴不充，下虚上实，实为痰火，虚则肾亏"。帕金森病一直以来都被认为是神经科的重点及难点，对其认识及治疗非常棘手。西医对帕金森病的形成机制目前还不是非常明确，对非运动症状的治疗只能缓解患者的症状，不能从根本上阻止病情的进展。从中医五脏虚损的角度出发来认识帕金森病非运动症状，从而为预防和治疗非运动症状奠定基础，开阔了思路。

348　调衡五脏辨治帕金森病

帕金森病（PD）是好发于老年人群的进行性神经系统变性疾病，临床主要表现为运动迟缓、静止性震颤、姿势步态异常、肌强直等运动症状，以及嗅觉障碍、流涎、便秘、夜尿频多等非运动症状，严重影响患者的生活质量。调查研究表明，我国 65 岁以上人群 PD 患病率为 1.7%。目前 PD 的发病机制尚不明确，针对 PD 运动症状的药物主要为多巴胺类药物、多巴胺受体激动剂、单胺氧化酶 B 抑制剂、儿茶酚胺-O-甲基转移酶抑制剂、抗胆碱能药物，针对非运动症状主要以对症治疗为主。左旋多巴为临床治疗 PD 的常用药物，但其无法阻止病情进展，且长期服用会导致运动障碍。

赵杨从事临床 30 余年，深谙医理，知常达变，博采众方，以整体观念为纲，创新性提出"五脏稳态平衡"思想，认为五脏是一个整体，治疗 PD 不可忽视五脏稳态平衡，认为该病涉及多脏，五脏稳态失衡为 PD 发病的关键，临证以"调衡五脏稳态"为要辨证论治、立法处方，疗效显著。学者黄小燕等将赵杨调衡五脏稳态辨治 PD 之思路做了梳理归。

病位筋脉，涉及五脏

PD 可归属于中医学"颤证"范畴，亦称"颤振""振掉"。《素问·至真要大论》："诸风掉眩，皆属于肝。"《素问·脉要精微论》："行则振掉，骨将惫矣。"皆指出本病发病与肝、肾二脏密切相关。《灵枢·邪客》："邪气恶血，固不得住留。住留则伤筋络骨节；机关不得屈伸，故痀挛也。"可见瘀血为 PD 的病理因素。赵杨认为 PD 病位在筋脉，累及多脏，与肝脾肾密切相关，心肺亦有涉及，基本病机在于肝风内动、筋脉失养，其发生发展亦与内风、痰湿、瘀血等病理因素密切相关。

《景岳全书·崩淋经漏不止》："五脏五气，无不相涉，故五脏中皆有神气，皆有肺气，皆有胃气，皆有肝气，皆有肾气。"人体是一个内外联系、以五脏为中心的有机整体，生理状态下"阴阳相贯，如环无端"，处于"阴平阳秘"的调和状态。五脏之间在生理上相互联系、相互制约，通过相生相克以促进脏腑相通相移。某一脏腑感受邪气或阴阳失调则会影响整个脏腑稳态平衡，引发疾病。PD 的治疗应立足于中医整体观，以五脏为中心，调衡五脏稳态。

五脏失衡，本虚标实

PD 病因病机繁杂多变，疾病各期症状轻重不一，仅用单一证候辨治是不全面的。赵杨从中医整体观念出发，认为五脏是一个整体，五脏稳态失衡为 PD 发病的先决条件，根本病机为本虚标实。

1. 肾脏失衡，肾阳亏虚　肾为先天之本，藏精生髓充于脑，促进脑功能运动，主神志思维，司机体运动。髓由肾精及气血所化，肾阳亏虚，气血无所化，精不上承，脑髓空虚、脑窍失养致脑失其用，筋失所养。"肾者，作强之官，伎巧出焉"，精髓不足，肾阳亏虚，伎巧不灵，肢体活动欠利，故肢体运动迟缓。肾阳无以温化，则水液代谢失常，出现尿频尿急、夜尿频多。肾主生殖，天癸于肾精中化生，肾阳亏虚，精髓不足无以化生天癸，导致性功能减退、阴茎勃起障碍、精液质量低，影响生育。为肾之封藏在五脏稳态中起主导作用，肾阳亏虚是导致 PD 的根本原因。

2. 肝脏失衡，肝血亏虚　"肝者，罢极之本，魂之居也；其华在爪，其充在筋。"肝主筋，肝血充盈，筋脉得以濡养，方能屈伸得利。"诸暴强直，皆属于风"，肢体动摇不定为"风象"，PD 静止性震颤、肌强直和姿势步态异常等运动症状皆可归属为"风象"，而肝血亏虚、筋失濡养则可导致肢体屈伸不利抑或血虚生风而引发"动风"之症。肝肾同源，肝与肾同为五脏稳态平衡的主导，肝血亏虚是 PD 发病之本。

3. 脾脏失衡，脾虚失固　脾主运化，为后天之本，为气血生化之源。脾之运化功能正常，可促进水谷代谢。PD 多见于中老年人群，年老者脏腑功能减退，脾脏亏虚，运化失职，气血生化乏源。气血亏虚，血虚生风引起肢体震颤；气血亏虚，无以上承，机体重发生改变，致体位性低血压。此外，脾脏亏虚无以固摄津液，可见口角流涎；津液不固，可见多汗；津不化水而生痰，痰湿蕴于内，则致肢体重浊，运动迟缓；痰瘀互阻，风痰相搏，则见肢体动摇不定。脾为平衡五脏稳态的中心环节，脾虚失固是 PD 发病的重要缘由。

4. 肺脏失衡，肺气郁闭　"肺者，相傅之官，治节出焉""上焦开发，宣五谷味"。肺气郁闭，肺之宣发肃降失职，水道通调失利，津液无以布散至全身，可致津液留聚、痰浊阻滞，出现肢体沉重；肺气郁闭，无以"宣五谷味"，出现嗅觉减退；肺合皮毛，司皮肤开阖，肺气郁闭，腠理闭塞不通，则导致脂溢性皮疹；肺与大肠相表里，肺气郁闭，肃降失常，津液不能下达，则大肠传导不利，可致便秘。肺于五脏稳态平衡中起着调节水液的作用，肺气郁闭是 PD 的重要诱因。

5. 心脏失衡，心脉瘀滞　"心者，君主之官，神明出焉"，心居胸中，存两肺之间，主血脉，主藏神，主宰着机体生命活动，是为"生之本"。心主血脉，为阳脏而主神明，促进血液流注于全身，发挥营养和滋润作用。PD 好发于中老年人群，心脏生理功能减退，无以"奉心化赤"，化生血液濡养周身，可致皮肤干燥、爪甲失荣；心失调养，过速而妄行，过缓而瘀滞，可表现为心悸、失眠、面色晦滞等。心于五脏稳态平衡中起着调节血液运行之作用，心脉瘀滞是 PD 的重要致病因素。

调衡五脏，柔筋止颤

1. 调肾——补肾柔筋，温阳活血　《素问·上古天真论》"四八，筋骨隆盛，肌肉满壮……七八，肝气衰，筋不能动。八八，天癸竭，精少，肾脏衰，形体皆极，则齿发去"。赵杨认为调肾以调肾阳为要，自拟温肾养肝方以温补肾阳、调养肝血，此方由肉苁蓉、炒白芍、乌药、益智、山药、钩藤等药物组成。研究表明，温肾养肝方可明显缓解 PD 患者夜尿频多症状，临床疗效显著。赵杨擅用肉苁蓉，其性温，入肾、大肠经，温而不燥，滋而不腻，既能入肾温补肾阳、补益精血，亦能入大肠润肠通便。强调温肾同时亦不可忽视肾虚所致髓亏、生风、络瘀之症，临证应酌加填精、息风、活血之品。肾精失和，髓海空虚，无以充脑，见记忆力下降、嗅觉减退、运动迟缓等症状者，赵杨喜用熟地黄、枸杞子、牛膝、山茱萸、桑椹子等填精益髓；阴虚偏盛者，常配伍女贞子、杜仲、枸杞子、淫羊藿、菟丝子、鳖甲、龟甲等滋阴之品以达阴阳平衡。

2. 调肝——益肝息风，养血柔筋　《医旨绪余》"夫颤振，乃兼木气而言，惟手足肘前战动，外无凛栗之状"。调肝应重在调肝血，温肾养肝方可补养肝血，缓解肝血亏虚无以濡养经脉引起的肢体震颤。对于肝血亏虚者，重用白芍，白芍"善治厥阴木郁风动之疾"，可养血、柔肝、平抑上亢之肝阳。对于肝血亏虚所致生风、气虚、血瘀、气滞者，酌加益气化瘀、理气通络之品。PD 患者常易受情绪困扰，尤以女性居多，对于肝郁气滞患者，常选用玫瑰花、合欢花、青皮、木香、槟榔、乌药、厚朴、枳壳等理气之品疏通气机；对于性情急躁、口苦口臭、耳鸣等肝郁化火患者，常配伍夏枯草、焦栀子、黄连、莲子等清热泻火。

3. 调脾——健脾化痰，温脾助运　《金匮翼·颤振》"颤振，手足动摇，不能自主，乃肝之病，风之象，而脾受之也……土气不足，而木气鼓之，故振之动摇"。赵杨认为肝、脾、肾三者关系密切，脾为中焦并作为五脏稳态的中心环节，对全身津液平衡影响极大。故调脾时，注重在肝肾二者平衡基础之上健脾、温脾。对于脾虚失固而流涎者，常重用温肾养肝方中的益智、山药，配伍党参、砂仁以固涩摄唾。帕金森病伴体位性低血压病因关键在于肝、脾、肾三者所系之津液稳态失衡，故重在健脾，促进津液输布，临床常用大剂量黄芪、党参等健脾益气，补养气阴。对于脾肺气虚，大肠传导无力，糟粕滞于肠中而成便秘的患者，多选用补中益气汤，此方补中益气、润肠通便，其中重用生白术20～40 g，配以炙黄芪、党参、陈皮、蜂蜜健脾益气，调理中焦气机，促进胃肠蠕动。

4. 调肺——宣通肺气，疏通表里　《素问·经脉别论》"脾气散精，上归于肺……水精四布，五经并行"。肺之稳态重在肺气之宣通，调肺应重在宣通肺气。对于肺气郁闭而导致嗅觉减退者，常酌加桔梗、杏仁等宣通肺气；对于排便困难者，酌加当归、生地黄、火麻仁、桃仁等养血润肠之品；对于肺气不宣，痰液难以咯出者，多用紫菀、白前、生脉散培补肺气。肺气郁闭，腠理开合不利是导致脂溢性皮炎的重要病因，常用荆芥、白芷、麻黄取其疏通表里之用。

5. 调心——活血通脉，养心安神　《灵枢·邪客》"心者，五脏六腑之大主也"。心脏生理功能失调，影响PD患者机体血液运行，心脉瘀滞是重要致病因素，调心应重在通心脉、养心神。心脏生理功能失调，易影响患者睡眠，而长期的睡眠障碍不仅会加重运动症状，还会引起心悸不安、精神萎靡等症。PD睡眠障碍与五脏稳态失衡密不可分，其中尤以心之稳态失衡为主导。心主血脉，一在养，二在通。对于入睡困难的PD患者，常用酸枣仁汤化裁以养血安神，配伍白芍、当归，取其补血养心之效。

验案举隅

陈某，男，75岁，2020年6月10日初诊。主诉运动迟缓8年，伴左上肢抖动6年。患者2013年开始出现行走缓慢、步履沉重，6年前出现左上肢静止性震颤，于外院诊断为帕金森病。平素服用多巴丝肼片（美多芭）、盐酸金刚烷胺片、吡贝地尔缓释片（泰舒达）等治疗，病情控制一般，为求中医治疗前来就诊。刻诊：左上肢静止性震颤，双下肢乏力、轻度水肿，坐椅站立困难，声音低怯，多汗，大便每日1次，干结难解，嗅觉减退，翻身稍困难，夜间尿频，2～3次，小便清长，失眠多梦，夜间上肢时有挥击舞动，下肢时有蹬踏，四肢不温，无晨僵，舌淡胖、苔白滑，脉沉细。查体：眼球活动正常，面具脸，四肢肌张力高（左＞右），捏合、对掌、叩地差，左上肢静止性震颤，可直立行走，前倾步态，后拉试验（＋＋）。西医诊断为帕金森病；中医诊断为颤病（肾阳虚、肝血虚证）。维持上述西药治疗方案。中医治以温肾养肝，健脾宣肺。方选温肾养肝方加减。

处方：肉苁蓉9 g，益智9 g，乌药9 g，钩藤（后下）18 g，炒山药18 g，生黄芪18 g，白芍12 g，桔梗6 g。14剂。每日1剂，水煎分早、晚2次温服。

二诊（2020年6月25日）：患者左上肢静止性震颤、夜间尿频、多汗、下肢水肿等症状较前减轻。上方中炒山药、生黄芪、桔梗用量减半，14剂。

三诊（2020年7月10日）：患者左上肢静止性震颤、夜间尿频、多汗、嗅觉不灵敏等症状明显好转，下肢无明显水肿。守二诊方继服半个月以固疗效。半个月后电话随访，患者诉病情好转，症状未再波动。

按：本案患者年老体迈，肝肾亏虚，肾阳衰惫，无以推血助行，肝血亏虚，血不养筋，筋脉失养，致静止性震颤、运动迟缓等运动症状；脾脏亏虚，无以固摄津液，又阳气亏虚，腠理失固，津液输布失调，溢于外则多汗，滞于内则水肿，故而出现多汗、水肿等非运动症状；肺气郁闭，故嗅觉减退；肾阳亏虚，推动无力，肺与大肠相表里，大肠传导失司，故大便干结难解；肾阳亏虚，无以温化水湿，水湿泛承于舌而见舌淡胖、苔白腻；肝血亏虚，阳气无以推血运行，故脉沉细。本案核心在于五脏稳态失衡，其中尤以肾阳虚、肝血虚为要，肾阳不足为根，肝血亏虚为其病进之基，脾虚失固、肺气郁闭为重要诱因，治以温阳养血为要，辅以健脾宣肺，予温肾养肝方使肾阳得补、肝血得养、津液得布、肺气得宣。方中肉苁蓉以其甘温之性补肾助阳、益精养血、润肠通便，为君药；乌药、益智配伍通调上下二焦之气，乌药行散，益智温补收涩，一散一收，既有温固下元之功，又具收涩温补、止泻摄唾之力，共为臣药。白芍"善治厥阴木郁风动之疾"，具有养血柔肝、平抑肝阳之效，同时配伍味甘性凉之钩藤以防温燥之品引动肝阳；山药性平味甘，可同补脾肺肾脏，具有平补气血阴阳之功。上三味为佐药。生黄芪味甘性微温，具有升提固脱作用，可利尿消肿、健脾益肺，配以桔梗开宣肺气，促进嗅觉恢复，并助药力上行散布，共为使药。二诊时，患者症状逐渐改善，提示肺脾肾三者共同作用的水液代谢趋于平衡稳态，故继予初诊方减半山药、生黄芪、桔梗用量以巩固水液代谢平衡稳态。

349　从五脏相关论肾病

肾病是一类临床常见的疾病，现代肾脏病学发展至今，仍有诸多难点尚未攻克。中医学历经千年发展，于肾病治疗方面展现了独有的优势，经过历代医家的实践，总结了丰富的临床经验。邓铁涛于中医五行之上提出了五脏相关理论，明确阐释了人的整体性以及病因的相关性。基于这一理论，肾病虽病位在肾，然其余四脏亦可致肾病的发生或发展。因此，中医肾病治疗时，不单单是肾病治肾，应从完整的"人"去考虑，充分把握五脏之间的关系，紧抓疾病之本，以期能够实现治疗肾病，改善肾功能的目的。学者余文丽等基于五脏相关理论试探析肾与肺脾心肝四脏的联系，重在对脏腑生理及病因病机进行论述。

五脏相关理论

五脏相关理论由邓铁涛提出，其通过对中医五行的起源和历史沿革进行探讨和分析，发现五行学说是早期先哲们用来认识自然界与人体关系的媒介，随着医学伦理学的发展以及脏腑学说的盛行，传统的五脏配五行的单一固定配属有着很明显的局限。因为五行之中复有五行，另外五脏之气相互渗透影响，不能明显区分，于是一个能够全面反映脏腑功能及脏腑关系的理论诞生了。邓铁涛称五脏相关理论是破而后立，是对五行学说的包容和取代，其理论克服了五行学说的配属单一性，结合气血、阴阳、经络等理论，对整个大的人体系统的功能和联系有了一个更为全面的反映，对病因病机进行了高度概括。基于五脏相关理论，生理上，各脏腑之间存在交叉、横向和纵向的多重联系，功能上又互相制约与促进，协调机体的正常活动；病理上，五脏系统之间又互相影响。基于五脏相关理论，肾病的发生与发展，与除肾以外的其余四大脏腑系统之间存在着纵横交错的关系。

中医对肾病的认识

中医学根源于古代哲学，中国古代哲学认为"万物生于水"，水一直被认为是生命的来源，《类经·阴阳类》："物之初生，其形皆水，由精以化气，由气以化神，是水为万化之源。"《内经》以五脏为核心，肾在五脏之中属水脏。《冯氏锦囊秘录·诸病求源论》："人之有生，初生两肾，渐及脏腑，五脏内备，各得其职。"是以认为水为万物之源，肾为人之始生。由此可见肾与其余四脏关系尤为密切，在生理功能方面息息相关，在病理转归方面相互影响。肾病是在多种致病因素作用下，导致肾的生理功能异常和结构损伤的一类疾病。其具体表现为肾脏主藏精、主水、主纳气、主血等功能的衰退以及肾精、肾血等生理产物的耗损，临床上主要表现为水肿、蛋白尿、血尿。基于五脏相关理论，中医肾病病位在肾，往往与五脏相关联，五脏之气可以相生、相克、相侮、相乘，一脏之气偏盛或偏衰，都将直接影响其余脏腑的生理功能。张启明等选择从宋代到近代156位中医名家的医案，发现肾病的发生和发展除与肾脏本身有关外，与其余四脏关系也颇为密切，治疗时也多有从五脏安肾的间接治疗。因此，临床在处理肾病时，从五脏相关去认识，往往更能抓住疾病的本质。

从肺论治

1. 肺肾相关的理论基础　肺主皮毛，皮毛生肾，肺于五行之中属金，而肾属水，二者为母子之脏，相互滋化，相互制约。肺肾于生理功能上升降相因、阴阳互济、吐纳相合，物质上相互转化，共同保证机体正常的生理活动。《灵枢·本输》："少阴属肾，肾上连肺，故将两脏。"提示通过经络联系，肺病可循太阴之脉入里传给少阴，又肺卫为一身之藩篱，易受外邪侵袭，故外邪常循经脉入肾而发病，而手太阴肺经与手阳明大肠经相为表里，上下遥相呼应，因此邪毒亦可从阳明经侵犯少阴肾经。

2. 从肺治肾　根据经络循行可知，肺肾二脏之间经络相互通联，故往往很多肾病是由肺病循经深入。这也解释了为何临床中肾小球肾炎、肾病综合征等肾脏疾病患者多有呼吸道感染病史。寒热伤人，肺先受之，或由口鼻而入，或由皮毛而客，犯肺而为病。肺失肃降则上源之水不下膀胱而上溢为肿，肺不宣发则精微不布而下漏出现蛋白尿。外来邪气久羁膀胱不解，肾络受损，则血溢水道而尿血，肾失封藏或迫精妄行，则蛋白尿进一步加重。可见肺卫受邪，不能宣发肃降，与肾病发生和发展关系密切。是以《身经通考》云："肾病必先求之于肺。"故虽病在肾脏之中，临证时可从肺治肾。正如张景岳云："治肾者必治肺。"

肺病水肿多为风水，在水液代谢障碍治疗方面，素有"开鬼门"之说，即宣肺发汗，使汗液从皮毛汗孔而出，既可散邪，也可固表。朱丹溪提出"提壶揭盖"之法，意在通过升宣之法通利小便，正如《医学源流论》云"开上源以利下流"。通过查阅相关文献，后世医家在对肾病的认识上，逐步形成了许多从肺论治的方法，认为金行清化，水自流长。吕勇等认为原发性肾小球疾病的急性发作期需清宣肺卫、疏风解毒，此期的水肿初起需注重疏风宣肺以利水；疾病缓解期应培土生金、补肺益肾，减少尿蛋白的排出，防肾病反复，同时滋肺阴以养肾阴可消减激素类药所致的"药毒"；稳定期主要以防止肾病复发为目标，通过补肺脾来充养肾精为主。闫敏认为临床上针对肾小球肾炎的治疗上，从肺论治尤为重要，通过固护肺卫，使藩篱固，邪气不可犯，从而达到减少蛋白尿的目的。

肾病治肺，肺金肃，则肾水行，正所谓金行清化，水自流长。通过固护肺卫之气，控制感染，不仅可使风水得消，蛋白尿减少，而且病情反跳加重的现象也可明显减少。

从脾论治

1. 脾肾相关的理论基础　《内经》"肾之合骨也，其荣发也，其主脾也"，最早论述了脾肾二脏之间的关系。后张仲景在对少阴病和太阴病的论述过程中，发现脾肾之间存在着密切的关联，在临证时通过温补中土能达到治水的效果，提出了温脾治肾之法，为后世肾病治脾理论的形成奠定了基础。明代著名医家李中梓将各家学说与临床实践结果相结合后，明确提出了"肾为先天之本，脾为后天之本"。《傅青主女科·妊娠》："脾非先天之气不能化，肾非后天之气不能生。"至此，脾为后天，肾为先天，脾肾二脏相互滋生的关系基本确立。"肾如薪火，脾如鼎釜。"脾得肾阳之温煦，则健运如常，升降有序；肾气能否充足，取决于脾运化的水谷精微，二者之间相辅相成，为肾病从脾论治提供了理论依据。

2. 从脾治肾　《素问·至真要大论》"湿气大来，土之胜也，寒水受邪，肾病生焉""脾过湿，则肾水壅于内而不流；脾过燥，则肾水干涸而不润"。脾肾两脏在生理上相互为用，病理上相互损害。肾开阖失司，脾不健运，水液不循常道，水湿潴留于内，导致浮肿尿少。作为水谷精微转输的枢纽，脾虚则中枢功能失常，不能升清降浊；而作为封藏之本，肾虚则精关大开，失于固摄，精微泄漏，随即导致水肿、蛋白尿、血尿。临床上慢性肾病患者脾肾多已久亏，正不胜邪，更易感邪损伤机体正气，继而导致脾肾功能紊乱，壅滞三焦，血尿、蛋白尿、水肿等症状进一步加重。

"百病皆由脾胃衰而生"，中土脾胃的运化失司是肾病发生发展十分重要的因素，故历来医家在治疗肾病的同时都强调对中土脾胃的调理。《金匮要略》中论肾着为身体困重，腰部寒冷，似坐于水中，口不渴，但无尿少者，取方甘草干姜茯苓白术汤，以达补土以制水，散寒以渗湿之效，方中四药合用共奏温脾土健脾气以利湿之功，则腰部不适的症状自愈。盛丽先化李东垣升阳益胃汤与董宿封髓丹于固元汤之中，使脾健能升清降浊，补中土伏火以制水，是从脾治肾的治疗方法的重要体现。

肾病从脾论治，通过对中土脾胃的调理，以达到补后天以资先天的作用，使水谷精微循其常道，中焦气机转运通畅，减少水肿、蛋白尿等症状。

从心论治

1. 心肾相关的理论基础 心位于膈上，属离火；肾居于下焦，属坎水。心火不独亢于上，下济肾水，使肾水不寒；肾水不独沉于下，上奉心阳，使心火不亢，心肾水火共济，坎离交泰，中医学将此概括为心肾相交。心肾相交理论发端于《周易》，肇启自五行，源出于《内经》，确立在《千金》。《备急千金要方》"夫心者火也，肾者水也，水火相济"，明确提出了心肾相交，水火相济的观点。对于心肾相交的内涵可以概括为功能上互用互制，物质上互生互化，即心肾阴阳之间的互济相制，心血与肾精之间的同源互化。

2. 从心治肾 坎离二卦在交错变化中，如果演变为离卦在上，而坎卦在下，水火背道相驰，天地之气不相通，万物不生。就人体而言，如若心之离火炎于上而不下交于肾之坎水，则肾水独寒，肾之坎水滞留于下而不能上济于心之离火，则心火独亢，这种现象中医学称之为心肾不交。心肾二经同属少阴，二脏经气相通，若心阳不足，必然致经络传导不利，不能下济肾水，而致心病及肾；久病及肾，最终导致肾精肾阳亏虚，不能上奉于心，加重心病的症状；心病及肾，常肾心同病。肾衰竭晚期患者常伴发心脏损害，临床以心力衰竭、心包炎、心律失常等为常见。如《奇效良方》："水之始起也，未尝不自心肾而作。"

临床实践中，慢性肾衰并发心脏损害，从心论治效果较好，该病主要病因是肾病日久，心失其主。《慎斋遗书》："欲补心者须实肾，使肾得升，欲补肾者须宁心，使心得降……乃交心肾之法也。"故针对慢性肾衰竭并发心脏损害的治疗既要从本治肾，又要从标治心。因此在临证时，黄连阿胶汤或交泰丸可用来治疗心肾不交导致的肾病，使水火相济；证属心肾气阴不足时，方用生脉散加味，以益气养阴；形寒肢冷的心肾阳不足的肾病，通常以四逆汤加减以补心肾之阳；若是心肾阴虚精亏导致的肾病，则可予左归丸以滋阴填精；心肾气血亏虚者，以炙甘草汤加味，达到益气通阳、滋阴复脉之效。

对于慢性肾病并发心脏损害的治疗，应从五脏相关理论出发，从心论治，使坎离交泰，以达到济危缓急的效果，为临证治疗肾病提供了另一个可行的思路。

从肝论治

1. 肝肾相关的理论基础 肝为乙木，肾为癸水。《石室秘录》："肝为木脏，木生于水，其源从癸。"根据五行生克关系，肾为母，肝为子，母实则子壮；肝属木，肾属水，水涵则木荣。肝主疏泄而藏血，肝体内所藏之血需要肾精的滋养，才能调畅全身气机；肝血充足又可化生为肾中之精，肾精的充盛又是肾主水、藏精功能的保证。《内经》中有"肾主骨髓，髓生肝"的论述，说明了肝肾之间乙癸同源、精血互滋的关系。

2. 从肝治肾 肝肾同属下焦，悉具相火，不仅功用上同源同化，病理关系亦互为影响。《备急千金方》："冬肾水旺，其脉沉濡而滑曰平……反得弦细而长者，是肝之乘肾，子之乘母，为实邪。"道出了肝病及肾的理论。七情不畅，肝气不疏，肝气横逆而克脾土，导致脾的升降功能失常，精微物质下注而成蛋白尿。风为木气，入于少阴则发为血尿。肝气太旺，疏泄太过，使得肾失封藏，精微物质不能内固，随小便而出，蛋白尿进一步加重。气机不畅，肝疏泄不及，气不能行水，水湿内滞，则水肿更甚，还可导致中焦失于运化，水谷不能化生为精微物质，蛋白质生成减少，低蛋白血症进一步加重。因此，中医在肾病治疗时强调肝肾同治，如《内外伤辨惑论》"肾主骨，为寒；肝主筋，为风。自古肾肝之病同一治，以其递相维持也"。

肾病治肝，自古有之。《读医随笔》中提出"医者，善于调肝乃善治百病"，因此，在治疗各种慢性肾病时合理运用调肝之法，往往会取得很好的疗效。陆家龙认为老年性高血压并肾损害的治疗应以平调肝肾阴阳为大法，取方"桑芪首乌汤"以达到滋水涵木，平调肝肾之功。王小燕在延缓肾病病情方面，以疏肝泄热、疏肝解郁、疏肝利水 3 法，取效甚好；针对肾病合并有咽部疾患者，可用四逆散合升降散加味，治以疏肝泄热，使温热毒邪从肝经而出，防止邪气深入于肾。罗仁在总结了临床经验以后分别从疏肝气、解毒、活血祛瘀、清肺利水、补土、养肝、平肝等 7 个方面进行肝肾同治，以达到肾病治肝达到效果。

临证用药应结合病情，灵活应用，临证时要明确肾病的病因病机，辨证施治，肾病从肝论治，对于一些疑难复杂肾病的治疗，往往有意想不到的疗效。

《内经》"治病必求于本"，在诊治疾病的时候，应该正确认识疾病的致病因素，把握发病机理。通过对五脏相关性的理解，从五脏论治肾病，往往可取得良效，而这也正是五脏相关理论在临证使用时的价值所在。

350　从五脏辨治肾性水肿

肾性水肿是由于肾功能损伤导致其排水除钠功能减退，造成体内水、钠潴留，细胞外液增多，从而形成水肿，是各类肾病的典型临床症状之一，如急性肾小球肾炎、慢性肾小球肾炎、肾病综合征及其他继发性肾小球疾病等。肾性水肿的特点是水肿最先发生于眼睑及颜面，然后逐渐发展至下肢、足踝等部位，严重时可出现全身水肿，甚至出现胸水、腹水等。水肿的持续存在是肾病进展的重要因素，利尿剂是西医临床治疗的主要手段，但长期使用利尿剂可导致利尿剂抵抗的发生，对肾功能造成进一步损害，且利尿剂对急性肾损伤的预防和治疗无效，关于利尿剂使用相关不良事件也并不少见。而中医以其独特的理论体系，在肾性水肿的治疗方面具有明显优势，肾性水肿病位虽然在肾，但与五脏功能密切相关，学者吕笑等对近年来基于中医五脏理论辨治肾性水肿的相关文献做了梳理归纳。

从五脏认识肾性水肿

肾性水肿属中医学水肿、水病、水胀、胕肿、跗肿等范畴，认为其形成不外乎外因和内因，外因主要责之于风、寒、湿邪外侵，而内因主要就是五脏阳气虚衰，不能化气行水所致。《素问·汤液醪醴论》："其有不从毫毛而生，五脏阳以竭也，津液充郭，其魄独居。"阳化气，阴成形，水为有形阴邪，阳不化阴，则见水邪浩浩荡荡，弥漫全身。明代张景岳《景岳全书·肿胀》又指出："凡水肿等证，乃肺脾肾三脏相干之病，盖水为至阴，故其本在肾；水化于气，故其标在肺；水唯畏土，故其制在脾。今肺虚则气不化精而化水，脾虚则土不制水而反克，肾虚则水无所主而妄行。"肺主宣发肃降，通调水道，对机体的津液输布起疏通调节作用。脾主运化水湿，上输于肺，从而散布周身。肾主水，全身水液代谢均有赖于肾阳的气化温煦。说明肺、脾、肾功能失调均可导致水肿的发生。肾性水肿除与肺、脾、肾有关，还与心、肝有密切关系。清代尤怡《金匮要略心典》："肝喜冲逆而主疏泄，水液随之上下也。"是说水道通畅有赖于肝气的推行，气行则水行。心主血脉，若功能失调，则易形成瘀血，瘀血阻滞津液及气机的运行，则易形成水肿。隋代巢元方《诸病源候论》中提出："经脉闭塞，故水气溢于皮肤而令肿也。"充分说明了心主血脉与水肿的密切关系。清代唐容川《血证论》："血与水本不相离，病血者未尝不病水，病水者未尝不病血。"其次若心阳虚衰不能下济于肾，致使肾阳虚不能蒸腾气化水液，也易形成水肿。因此，肾性水肿是一个多脏器功能失调的结果，肺、脾、肾三脏气化功能失司在肾性水肿发生发展中起着主导的作用，同时心主血脉、肝主疏泄功能失调是肾性水肿迁延不愈的关键因素。

从五脏辨治肾性水肿

1. 从肝论治　肝主疏泄，喜条达而恶抑郁，被称为刚脏，具有疏通、畅达全身气机的作用。元代朱丹溪《格致余论·阳有余阴不足论》："主闭藏者，肾也，司疏泄者，肝也。"津液的输布代谢，需要肝调畅全身气机，气能行津，气行则津布，若肝气疏泄功能失常，气机郁结，亦会导致津液的输布代谢障碍，水湿聚集而出现水肿。肝肾同源，肝失疏泄日久可导致气滞血瘀，根据张仲景"血不利则为水"的理论，子病及母，最终也将影响水液的输布。肝病日久，土不制水，则肾水泛滥，母病及子，加重木郁，水肿无限循环。邓跃毅认为，肝对于水肿发病的影响主要体现在其主疏泄功能方面，若肝失疏泄，气机升降失调，上可反侮肺金，中可横逆犯脾土，下可累及肾与膀胱，使三焦壅塞，水液不能循其常道，水湿内停而发为水肿，故临床常以疏肝法贯穿疾病治疗始终。周富明认为，肝郁气滞是肾性水肿加重的诱因，肾病病程长，病情缠绵，易导致肝郁气滞，疏泄失常，气机不畅，横逆克犯脾土，运化失职，以致水湿停留而加重水肿，临证时多从疏利少阳立法，用柴胡、黄芩配伍和解少阳，疏利气机，并加入健脾消肿类中药，屡获奇效。李佑生认为，水液的运行依赖气机升降出入，气行则水行，若肝失疏泄，气机升降失调，则肺、脾、肾三焦功能失调，水液不循常道，水湿泛溢为水肿，临床常用柴胡、白芍、郁金、佛手、百合、香附等药物，疏肝行气，气行则水行，水肿自消。张法荣认为，凡治肿者，必先治水，治水者，必先治气，水不自行，赖气以动，故强调通过疏肝行气治疗肾虚水肿，临床常以半夏泻心汤加味疏肝理气，斡旋周身气机，通过气机的流动达到祛水消肿的目的。

2. 从心论治　明代董宿《奇效良方》"水之始起也，未尝不自心肾而作"。心居上焦属阳，肾居下焦属阴，在五行中分属火水，系克我关系，肾无心火之温煦则水寒，心无肾阴之滋润则火炽。心居上位，心火必须下降于肾，使肾水不寒；肾居下位，肾水必须上济于心，使心火不亢。故心阳的虚衰，损及肾阳，水液泛滥，亦会导致肾性水肿。张法荣认为，心阳不振，阳虚气化失司，肾脏相乘于心，下焦水液泛滥，不循常道，攻冲上逆，发为水肿，治疗应该培补心阳，从而达到心火下温肾水而不寒，临床常用茯苓桂枝甘草大枣汤加减治疗。

3. 从脾论治　脾主运化是脾的生理功能，包括运化水谷精微和运化水液。《素问·经脉别论》："饮入于胃，游溢精气，上输于脾，脾气散精，上归于肺，通调水道，下输膀胱，水精四布，五经并行。"说明脾在维持水液代谢平衡中发挥着中轴枢纽作用，使水液的升降布散运动能够上行下达，脾失健运，则可导致水湿内停。韦衮政等认为脾胃是水出入的机关，对水的吸收输布具有重要作用，脾胃气衰则水泛身肿，故治疗水肿时应注意健脾和胃，以利水湿。马雪莉等认为，脾位于中焦，为气机水液输布的枢纽，脾虚运化失调，则水谷精微不能输布，水湿不得运行，而停蓄发为水肿，临床以培土制水为法自拟芪苓健脾汤（薏苡仁、茯苓、玉米须、桂枝、紫苏叶、泽兰、牛膝、黄连、苍术、党参、猪苓、陈皮、白术、黄芪）治疗肾性水肿，使脾土得健，肾精得藏，肾水得制，水肿得消。陈以平认为，脾虚湿困，水湿逗留是肾性水肿发生的根本原因，脾虚升降失常，水精不布，水失土制，从而引起水肿，临床常以敦土制水为法，药用黄芪、党参、白术、茯苓等益气健脾之品。夏娟娟等基于"土枢四象，一气周流"的学术思想，认为肾性水肿是由于土湿胃逆，肺金不能正常输布水液到人体周身，水饮停聚而形成，临床常以黄元御的黄芽汤（人参、干姜、甘草、茯苓）辨证加减治疗。谢俊霞认为，肾性水肿首责于脾，本于肾，与胃相关，并根据具体病机分为3个方面论治：其一是脾湿胃热，健运失司，肾关不利，方用中满分消丸（金代李东垣《兰室秘藏》）治疗；其二是脾胃虚弱，湿热留恋，清阳不升，方用升阳益胃汤（金代李东垣《脾胃论》）治疗；其三是脾虚不运，气滞水蓄，方用茯苓导水汤（清代吴谦《医宗金鉴》）治疗。

4. 从肺论治　肺主行水，为水之上源，全身津液的输布和排泄均有赖于肺气的宣发肃降，肾主水，调节全身津液代谢，两者相互为用，共同维持津液的正常运行。《素问·水热穴论》："少阴何以主肾，肾何以主水？岐伯对曰：肾者，至阴也；至阴者，盛水也。肺者，太阴也；少阴者，冬脉也。故其本在肾，其末在肺，皆积水也。"赵玉庸认为，肺在肾性水肿的发生发展过程中起着关键作用，水肿初起兼有肺卫表证者，治宜宣肺利水，亦需清热解毒，方用越婢加术汤合银翘散加减；水肿日久，水饮上犯者，治宜泻肺逐水，更应三焦并调，方用葶苈大枣泻肺汤合已椒苈黄丸加减；久病体虚，频繁复发，邪热犯肺者，治宜解表透达，尚要化痰清里，方用银翘散加减。何泽云沿用中医学取类比象的思维方法，认为肺为华盖如同壶盖，当肺气郁闭时，肺的宣发肃降功能失司，体内的水液无法从二便排出，而导致水肿发生，因此临床常以提壶揭盖为法，选用杏仁、桔梗等宣肺之药，通调水道，调畅气机，使水从小便出而肿自消。王世荣认为，肾性水肿其本在肾，其标在肺，主要是机体通调、蒸化水液的功能失职，导致水液潴留，泛溢肌肤所致，提倡运用"开鬼门"发汗法治疗，通过宣发肺气，开泄腠理，调畅营卫，而逐邪外出，临床常用疏风宣肺利水法、清湿热宣肺利水法、通阳发汗利水法辨证治疗，令邪随汗解，从表祛饮消肿。明向认为，肺失通调是肾性水肿发生的重要原因，肺为水之上源，通调水道，若外邪侵袭，肺失宣降，通调水道功能失常，水湿不能正常下排，可导致水湿内阻，发为水肿。常用治法：提壶揭盖、宣畅肺气，方用银翘散加减；益肺生津、补虚行水，方用生脉散加减；清肺逐邪、降气利水，方用清金化痰汤加减；清肝养肺、疏肝散水，方用柴胡疏肝散加减。

5. 从肾论治

（1）肾气：《素问·逆调论》"肾者水脏，主津液"。《素问·上古天真论》："肾者主水，受五脏六腑之精而藏之。"肾主水是指肾具有主持和调节全身水液代谢的功能，而机体水液的输布和排泄是一个十分复杂的生理过程，主要靠肾气的开阖进行调节，并对参与水液代谢的脏腑具有促进作用。肾气亏虚，肾失封藏，精气外泄，脏腑功能失调，则水液代谢失常。乔成林认为，肾性水肿是由于肾气亏虚，水无所主而妄行所致，提倡治水必先化气、化气必先温通的学术思想，临证多以益气温阳、利湿化浊为思路治疗。孙伟认为，肾性水肿发病与水液运行异常直接相关，而水液的运行依赖于气的推动，肾气亏虚，水气不行，则水液潴留导致水肿，临证治疗常用杜仲、续断、牛膝、枸杞子、菟丝子等补益肾气之品。

（2）肾阳：肾阳为一身阳气之本，"五脏之阳气，非此不能发"（明代张景岳《景岳全书》），肾阳能推动和激发脏腑经络的各种功能，温煦形体官窍，进而促进精血津液的化生和运行输布，维持机体的新陈代谢。若肾阳虚衰，温煦、推动功能减退，机体新陈代谢减缓，产热不足，不能温化阴水，发为水肿。靳锋认为，肾阳具有蒸腾气化作用，能升清降浊，调节水液代谢，若肾阳不足，气化失常，上不能将津液输送到五脏六腑，下不能将多余的水分化为尿液排出，水液代谢障碍发为水肿，故临证常用淫羊藿、巴戟天、锁阳、菟丝子、益智等温肾助阳化气之品。彭培初认为，肾气亏虚，脏腑失于温养，肾主水功能失调，气化失司，阖多开少，水液排泄障碍，而见水肿，临证时着重温补肾中阳气，善于使用真武汤化裁，尤其是在附子的使用上有独到的见解。黄文政认为，肾阳主开，肾阴主阖，肾阳虚则阴中无阳，气化失司，水道不通，而发为水肿，故治当以温肾利水法，临证常用附子、肉桂、巴戟天、胡芦巴、仙茅、淫羊藿等。

（3）肾阴：肾阴为一身阴气之源，"五脏之阴气，非此不能滋"（明代张景岳《景岳全书》），肾阴也能调节脏腑的各种功能，滋润形体官窍，调控机体的气化过程。《灵枢·本神》："阴虚则无气。"阴精是阳气产生的源泉，阴精亏损势必导致阳气化生匮乏，此即阴损及阳，阳气不足，导致水肿的发生，或病至后期，因肾阳久衰，阳损及阴，导致肾阴亏虚，而出现以肾阴虚为主的病症。金维良认为，肾病患者多有长期应用激素而致出现潮热、盗汗、五心烦热等阴虚内热的表现，此因激素乃阳热之品，劫阴耗气、酿生湿热所致，并以六味地黄丸为底方，研制益肾解毒合剂（生地黄、茯苓、泽泻、山药、白花蛇舌草、半枝莲、白术、防风、石韦、黄芪、赤芍、蝉蜕、丹参、蒲公英、山茱萸、黄芩、薏苡仁、白茅根、红花、牡丹皮等）益肾养阴，对于肾性水肿肾阴亏虚者疗效显著。许勇镇等认为，素体血亏虚，肾精不足，失于荣润，膀胱机关不利，开阖失司，可导致水肿的发生，或因药物之过，失治误治，久服激素或重用利尿之品，耗伤肾精阴血，导致病机转化，阴虚精馁，气化不行，令水肿难消，治疗时首辨阴伤与水湿的偏颇，而决定治疗偏于养阴或重在利水，审症求因，辨证施治，权衡用之，常用六味地黄丸、左归丸加减。

（4）胃肾：《素问·水热穴论》"肾者，胃之关也，关门不利，故聚水而从其类。上下溢于皮肤，故为胕肿"。水液生成过程中，上源为胃，下源为肾，水液代谢正常需中焦胃气的通降和下焦肾的蒸腾气化共同作用，才能使体内水液上下往复而不停滞，故治肾同时应兼顾治胃，临床效果显著。刘雪等认为，胃肾生理相关，病理相互影响，脾胃升降相因，纳运协调是为水液代谢正常的关键，治胃从脾胃同治，脾胃的功能正常则水液可归正化，气血生化有源，后天得养，可维持肾气蒸腾气化作用，水肿可消，临床常用白术、焦三仙、陈皮等健脾和胃之品。程丹丹等认为，肾为先天之本，脾胃为后天之本，肾气需要后天脾胃精气充实，脾胃精气亏虚，无以滋养先天，导致肾气不足，蒸腾气化功能失常，进而引起水肿，故应从治胃、治肾两方面着手，治肾以金匮肾气丸加减温肾助阳、化气行水为主，治胃以实脾饮加减温阳健脾、行气利水为主。宋立群认为，肾性水肿的关键在于健胃益肾敛精，胃气充盈则先天滋养有源，肾气充足则气化蒸腾有司，临床常用白术、茯苓、女贞子、芡实、金樱子、覆盆子、沙苑子、山楂、麦芽、神曲等健胃消食、益肾敛精、利水消肿药物。

（5）肾络：《灵枢·脉度》"经脉为里，支而横者为络，络之别出为孙"。络脉是气血会聚之处，可贯通营卫、渗透气血、互化津血，是内外沟通的桥梁。刘畅等从肾络理论探析"血不利"导致肾病水肿的发病机制，认为肾络是肾脏气血津液渗灌场所，细小致密，肾络调畅是气血调畅的生理基础，若肾络不通，瘀阻脉络，津失转输，津溢脉外，水液潴留，可发为水肿，临床提出祛瘀通络、养脏和络治疗肾病水肿，临床常用虫类药、藤类药，虫类药灵动迅速，善走肾络而搜邪剔络，藤类药能直达肾络，又能引药入络，祛瘀通络，效果良好。

五脏生理功能相互协调是人体气血津液正常输布、代谢的基础，五脏元真通畅，人即安和，若五脏失和，气血津液运行输布失常，则易导致肾性水肿的发生。肾性水肿初起风邪袭肺，肺失宣肃，中期正气渐虚，伤及脾肾，致使脾肾亏虚，末期水停影响气机及血液的运行，损及心肝，形成气滞水停血瘀的格局。总之，肾性水肿多病情复杂，病情缠绵，涉及五脏，临床上应四诊合参，分清脏腑主次，视五脏之偏胜偏衰而随证治之，对肾性水肿治疗具有重要的临床意义。

351　从五脏辨治肾性贫血

慢性肾脏病（CKD）指肾脏损害持续 3 个月或超过 3 个月，是一种严重危害人类生命健康的常见疾病。近年来国内外的发病率、患病率明显呈上升趋势，随着肾脏功能逐步衰竭，各种并发症也随之出现。肾性贫血（RA）是 CKD 的常见并发症之一。国家肾脏基金会肾脏早期评估计划（KEEP）研究显示，CKD 伴有糖尿病患者 RA 发病率更高，在 CKD3～4 期患者中有将近 74.6% 的患病率。RA 是各种 CKD 进展所引起的贫血，也是 CKD 患者合并心脑血管疾病的独立危险因素，主要原因是肾脏分泌的促红细胞生成素合成减少，其他如合并营养不良引起的造血原材料缺乏、尿毒症毒素影响骨髓造血微环境、有潜在性出血等因素，也会加重贫血的程度。若不加以积极治疗，任其自由发展，则有引发各种感染、溶血等可能。因此，及早并正确对其进行施治就显得尤为重要。

中医并没有与之对应的病名，多数学者和医家根据 RA 的临床特征将其归属于"虚劳""肾劳""血劳""水肿""血虚"等范畴。本病主要是由于脏腑亏损，气血阴阳虚衰而以血虚为主，久虚不复发为"血劳"，从疾病的发展阶段来看，RA 证属本虚标实、虚实夹杂，早期以脏腑亏虚为主，中后期可发展至湿浊、血瘀等标实证，病变涉及心肝脾肺肾五脏，因脾肾为先后天之本，故尤以脾肾为主。其病因可与先天禀赋薄弱、素体不强，烦劳过度、损伤五脏，饮食不节、损伤脾胃，大病久病、失于调理，失治误治、损伤脏腑等有关。中医注重整体观念和辨证论治，认为该病与五脏之间密不可分，学者常茜等从 RA 和五脏之间的关系入手展开论述。

从心辨治

RA 在中医上属"血虚"范畴，而心为五脏之一，被称为"君主之官"，其主要生理功能是主血脉和主藏神，心主血脉包括心主血和心主脉两个方面，其中心主血与 RA 的发生和发展密切相关。

1. 心生血　《内经》中有心生血的相关描述，如《素问·阴阳应象大论》和《素问·五运行大论》："南方生热，热生火，火生苦，苦生心，心生血，血生脾。"心具有生血的作用，张志聪《侣山堂类辨·辨血》："血乃中焦之汁……奉心化赤而为血。"主要是指饮食水谷经过脾胃之气的运化，化生为水谷之精，再转化为营气和津液，入脉后经心火（即心阳）的作用，化为赤色血液，即《素问·经脉别论》所谓"食气入胃，浊气归心，淫精于脉"。唐容川《血证论》："火者，心之所主，化生为血液以濡养周身。"张明辉等分别从心阳化赤生血、心火生脾土、心肾相交三个方面来阐述"心生血"，并分别采用右归丸加减以补肾填精、温阳生血；归脾丸加减以健脾化湿、补火生血；人参养荣汤加减以益气温阳生血。由此可见，心司一身之血的生成和运行，若心火虚衰，则血液生成和运行障碍。从流行病学角度分析，在 CKD3～4 期患者中有大部分存在 RA，其中糖尿病患者的患病率更高，临床上应补心以助生血，改善 RA。

2. 心行血　心气能够推动血液运行，以输送营养物质到全身各个脏腑器官、四肢百骸、皮肤肌肉孔窍等部位，使机体得以正常运转，以维持生命活动。RA 发展至后期可兼夹血瘀证，瘀血内阻，新血难生，有研究表明 RA 标实证中以血瘀最常见，由此导致的 RA 也最难纠正，故从心主行血和心主血脉入手，充分发挥心气推动血液在脉管中的作用，"气行则血行"，心气不足，则血行瘀滞。

除此之外，从西医方面来分析，SILVERBERG 等提出的心肾贫血综合征表明了慢性肾功能不全、心功能不全和贫血三者之间的关系，三者之间是一个恶性循环，杜金行等对心肾疾病的相关性做了详细研究，发现 CKD 是心血管病不良事件的独立危险因素，由此可见 RA 在一定程度上也可引起心脏疾病的发生发展。

从心辨治 RA，并不仅仅是指出现心悸、心慌等症状之后方可从心论治，而是由整体出发，有适症用适药。若出现心悸怔忡、气短、乏力、自汗等心气亏虚的症状，则注重益气养心以生血；若出现心悸、失眠、多梦、头晕目眩、心烦口渴等心阴不足的症状，则注重滋阴养心以生血；若出现心悸、自汗、神倦嗜卧、形寒肢冷等心阳虚衰的症状，则注重益气温阳以生血。

从肝辨治

《素问·六节脏象论》："肝者……其华在爪，其充在筋，以生血气，其味酸，其色苍，此为阳中之少阳，通于春气"。此条表明肝脏化生气血主要与其通于春气相关，春天乃万物复苏之际，肝属木，有生发之意，故可化生气血以滋养五脏。另有从《内经》探析"肝生血"机制，究其机制与肝应春有促生、催生及生发作用从而促使气血得以生化，同时又与肝藏血为生血提供物质基础、肝助他脏以生血相关。种种言论均表明肝与血液的生成以及运行息息相关。肝素有"血脏"之称，由肝入手，视为良策。

1. 主疏泄　肝主疏泄，调畅气机，促进血液与津液的运行输布。气能行血，气行则血行，肝主疏泄促进血液的运行，使之畅达而无瘀滞，若气机郁结，则血行障碍，积于体内形成瘀血，或为癥瘕积聚，女子可出现月经推迟、经量减少，甚至经闭等一系列血虚的症状。另外，肝气疏泄、气机调畅亦可促进脾胃运化，使水谷精微得以正常化生，为血液的生成提供源源不断的养料。若肝病则可影响脾土，从而导致"肝脾不和"或"肝脾不调"，最终影响脾主运化。

2. 主藏血　肝主藏血主要体现在贮藏血液、调节血量和防止出血三个方面。《素问·五脏生成》提到"人卧血归于肝"，王冰对其注解："肝藏血，心行之，人动则血运于诸经，人静则血归于肝脏。何者？肝主血海故也。"若血海空虚，则全身血量下降，久之或可引发贫血。调节血量是指肝脏储藏充足的血液，可根据生理需求调节人体各部分血量的分配。除此之外，肝主凝血，可以防止出血，故章潢在《图书编》中云"肝者，凝血之本"。

从肝辨治 RA，则应重视疏肝理气，保证气机通畅，气行则血行。有学者从肝生血和肝藏血两方面，运用传统中医理论和现代医学理论详细阐述了肝脏和血液方面的关系，为临床治疗肝血虚等诸多肝病提供了正确指导。李国臣在临床上运用中医辨证思维采取柔肝养血理脾的方药对 RA 患者进行施治，多次复查后贫血症状得以改善。

从脾辨治

脾与胃同居中焦，是人体对饮食物进行消化、吸收并输布精微的重要脏器，故被称为"气血化生之源"。《灵枢·决气》指出："中焦受气取汁，变化而赤，是谓血。"脾胃所产生的营气和津液是血液化生的基本物质，故脾胃功能的正常与否事关血液的正常化生。另外，脾被称为"后天之本"，主运化和主统血，其生理功能受到影响在 RA 的发生发展过程中起重要作用。

1. 主运化　饮食物是维持人体的基本生命物质，也是生成精、气、血、津液的主要物质基础，而饮食物的消化和吸收均有赖于脾主运化。脾气将饮食物化为水谷精微，为化生血液提供充足的原材料，若该环节不能正常运转，正如"巧妇难为无米之炊"，缺乏原料，全身造血系统出现异常。《景岳全书》："血者，水谷之精也，源源而来，而实生化于脾。"故脾气充实，运化功能健全，则正气充足，不易受到邪气的侵袭，正所谓"正气存内，邪不可干"，是以李东垣《脾胃论·脾胃盛衰论》所云"百病皆由脾胃衰而生也"。

2. 主统血　脾能生血，亦能统血。薛己《薛氏医案》明确提出："心主血，肝藏血，脾能统摄于血。"沈明宗《金匮要略编注·下血》："五脏六腑之血，全赖脾气统摄。"若脾气失于统摄，必导致离经之血——瘀血的产生，而 RA 最常见的标实证即为瘀血，故应益气健脾以统摄血液，保证血液在脉管中正常运行。

脾脏参与血液的生成和运行，为血液的生成提供原材料，故从脾辨治 RA，应注重益气补脾以生血，脾旺则气血得以化生。赵涛等通过进行临床研究观察发现，补脾益肾法能够缓解慢性肾衰竭合并 RA 患者的临床症状和体征，同时也能改善贫血。李春峰等发现健脾生血颗粒可以显著改善慢性肾衰竭 RA 患者的各项贫血指标。另有研究发现加味归脾汤用来治疗 CKD 合并 RA 患者时，能够促进血常规、血生化和贫血指标恢复正常，临床疗效显著。

从肺辨治

肺为"相傅之官"，不仅参与血液的生成和运行，还可以助心行血，正如《灵枢·营卫生会》："此所受气者，泌糟粕，蒸津液，化其精微，上注于肺脉，乃化而为血。"前有研究者发现冬虫夏草性味甘温，归属肺、肾二经，具有补肺益肾之功效，可以促进骨髓造血，能够对抗 CKD 患者因促红细胞生成素合成减少而造成的贫血，故从肺辨治 RA 显得尤为重要。

1. 朝百脉　肺朝百脉，全身的血液通过百脉流经于肺，经肺的气体交换和宣发肃降输送全身，而全身的血脉均属于心，血液的运行有赖于心气和肺气的推动与调控，即肺可助心行血。同时，肺吸入自然界之清气与脾胃运化之水谷精微相结合生成宗气，宗气可"贯心脉"而推动血液的运行。若肺气虚弱或肺气壅塞，不足以推动血液运行，导致血行不畅、血脉瘀滞，正所谓"瘀血不去，新血不生"，久之可发展为"血虚"，乃至"血枯"。

2. 主治节　《素问·灵兰秘典论》"肺者，相傅之官，治节出焉"。肺主治节，肺气具有治理调节肺之呼吸及全身之气、血、水的作用，肺可以治理调节血液的运行，通过肺朝百脉和气的升降出入运动，辅佐心脏，推动和调节血液的运行。

肺脏不但参与了血液的生成过程，而且与血液的运行也密切相关，故从肺辨治 RA，则尤其应重视益气补肺、宣通肺气，保证肺气的充足和肺气的宣发肃降功能正常，如此血液运行正常，则不变生他病。有研究者选取 76 例 CKD3～4 期 RA 患者随机分组，应用润肺益肾饮进行干预，结果提示润肺益肾饮可以显著改善 CKD 患者的贫血状况，提高生活质量。

从肾辨治

肾主藏精，肾具有贮存和封藏精的生理功能。《素问·六节脏象论》："肾者，主蛰，封藏之本，精之处也。"肾藏精，主骨生髓，精髓是化生血液的基本物质之一。肾中精气充足，则血液化生有源，同时肾精充足，肾气充沛，也可促进脾胃运化功能，有助于血液化生。若肾精不足，或肾不藏精，则往往导致血液生成减少。因此，临床上治疗 RA，可补肾益精，增强肾精及肾气，促进脾胃的功能以及精血之间的互生互化。

从肾辨治 RA，要注重补肾益精。一方面，肾精充足，则化生血液的原料充足；另一方面肾气充沛，则促进脾胃运化，有助于血液化生。张温朋通过对 RA 患者进行临床疗效观察，发现益肾生血汤可以显著提高患者的临床治疗效果，并且对重组人促红细胞生成素具有较好的调节作用。钱卫明临床观察表明温肾活络补血方可有效改善 RA 患者的症状及贫血情况，保护肾功能。另有研究者发现各种益肾方药在治疗 RA 患者方面有良好的疗效，由此也反证了从肾辨治 RA 具有较好的临床效果。

RA 从中医角度辨病为"血虚"，故一切与血液化生和运行相关的脏腑都与本病的发生发展密不可分。常茵分别从五脏入手，逐一阐述各个脏腑与 RA 之间的联系，认为 RA 的病变部位和肝心脾肺肾五脏均有关系，如《景岳全书·脏象别论》："血者水谷之精也，源源而来，而实生化于脾，总统于心，藏受于肝，宣布于肺，施泄于肾，而灌溉一身。"有研究者发现五脏在血液的生成和运行过程中起着重要作用，与本研究观点不谋而合，故在临床上结合脏腑辨证诊治 RA 有着一定的理论依据，而且运用中药治疗相比西药有很大的优势，如对人体产生的不良反应少；对肾脏的损害较低，不会加重肾脏的负担；可以随时进行辨证、对症加减；不容易产生耐药性等。中医治疗注重整体观念，其辨治不单从一脏入手，而根据病情变化灵活辨证，突出五脏理论在疾病发生发展过程中的重要性，五脏之间在生理上相互为用，在病理上也相互影响，故在诊治 RA 时从五脏入手具有一定的优势，在抓住病机的同时，结合患者的症状和体征，准确辨别病位以及证型，施以恰当的治则，选择合适的方药当事半功倍。

352 从脏象理论辨治慢性肾炎血尿经验

慢性肾炎血尿是肾小球源性疾病所致，是慢性肾炎的临床主要症状之一，其病因复杂，病情多变，临床上以反复发生的肉眼血尿或镜下血尿为主要临床特征，中医属于"血证、尿血、溺血"的范畴。目前现代医学对慢性肾炎血尿尚无特效药物，而中医药治疗具有一定优势。脏象理论首载于《内经》，对疾病的诊疗有着不可忽视的临证意义。陈扬荣在其多年丰富的临床工作中，运用脏象理论对血尿的病因病机、发病机制及其治疗有其独特的认识和体会。学者范丽妃等将陈扬荣论治慢性肾炎血尿的经验做了阐述归纳。

病因病机

陈扬荣认为慢性肾炎血尿病机为本虚标实，病程可分为急性发作期和缓解期。急性发作期常以"标实"为主，缓解期则以"正虚"为主。本虚为肺、脾、肾三脏功能亏虚为主，其本在肾，其标在肺，其制在脾；致病因素主要缘于饮食劳倦、体虚久病等，饮食劳倦伤脾。致病因素房劳伤肾，劳欲过度，致脾肾亏损，进而出现气血阴阳的失衡，气虚不能摄血，血液溢出脉道而致尿血。标实多因热、湿、瘀等病理产物灼伤肾络为主，外感风热，风热之邪侵犯肺表，热邪下移肾与膀胱，热伤肾络，因而形成血尿。总而言之，慢性肾炎血尿形成的病机不外乎"热盛迫血"和"气虚不摄"两方面。对此，不论是急性发作期还是缓解期，都可运用"脏象"理论来辨治慢性肾炎血尿。"脏象"学是中医学理论体系的核心，指藏于体内的脏腑及其体现于外的生理病理征象，及以五脏为核心的与外界环境相通应的事物与征象。慢性肾炎血尿病变以肺、脾、肾三脏功能病变为主，热、瘀、湿为患，进而气虚不能统摄血液，或虚火旺盛，灼伤络脉，导致血液不循常道，离经外逸而成尿血。本病病位在脏腑，病因是脏腑功能失调，因此，从"脏象"学辨治慢性肾炎血尿，辨病不离根，治病有源寻，临床屡有效验。

1. 其本在肾 肾主蛰守位，封藏失司，则络损血溢。肾为"先天之本""封藏之本"，《素问·六节脏象论》："肾者，主蛰，封藏之本，精之处也。"肾主蛰守位是肾的生理特点之一，是关于其藏精功能的高度概括。守位，指的是肾中相火藏而不露。慢性肾炎血尿其病位在肾，且肾开窍于二阴，肾气封藏，则精微气血内盛，肾气虚不能封藏，则致血不能在脉道内正常运行而外溢；另一方面，肾阴为一身阴气之根本，先天不足或房事不节，导致肾阴亏损，内生虚热，伤及络脉，则血热而妄行。因此，本病其本在肾，封藏失司，而致络损血溢。

2. 其标在肺 肺主治节，风邪入于少阴，则尿血。主治节，有调节肺之呼吸及全身之气、血、津液的功能。肺称华盖，主宣发肃降，通调水道，主行水，下输膀胱。少阴属肾，肾上连肺，肺卫受邪，邪热可下迫肾络。陈扬荣联系"脏象"学中肺为娇脏，外合皮毛，外感六淫邪气首先犯肺的观点，认为风热之邪外袭，肺卫热盛，热炽肺络，肺主治节失调，宣降失常，下迫肾与膀胱，风热之邪灼伤脉络，进而肾络受损，血逸出脉外形成尿血，故慢性肾炎血尿的发病其标在肺。《诸病源候论·小便血候》："下部脉急而弦者，风邪入于少阴，则尿血。"虽肺卫所受之邪不乏寒邪，但陈扬荣认为在慢性肾炎血尿的发病中，以"热邪"为主要表现，其虽初起热象不显，但很快由于表邪未解，迅即入里化热。

3. 其制在脾 脾主统血，中气虚弱，血无所主而脱陷。脾为"后天之本""气血化生之源"。脾主统血，指脾具备调摄、控制血液在脉道中正常运行而不溢出脉外的作用。《金匮要略编注·下血》："五脏六腑之血，全赖脾气统摄。"脾属土，肾属水，土为水之"所不胜"，脾土亏虚不能制约肾水，又不能生血统血，故慢性肾炎血尿发病其制在脾。所谓"气为血之帅"，脾气旺盛，才能起到固摄作用，调摄血液在脉道正常流行而不溢出脉道。若脾气虚弱，健运失常，气生乏源，则固摄作用削弱，血无所而脱陷外溢。

辨证论治

1. 邪热犯肺型 临床表现为发热，咳嗽，咽痒，血尿，舌质红，苔薄黄或黄，脉浮或浮数。病因病机为风热之邪侵犯肺表，致肺主治节失司，水道不利，精微不布，损及肾脏，邪热循经下迫肾与膀胱。治以疏散风热，凉血安络。方药以银翘散加减：金银花 15 g，桑白皮 15 g，柴胡 10 g，牛蒡子 10 g，黄芩 10 g，连翘 10 g，六月雪 10 g，桑叶 10 g，大青叶 10 g，车前子 10 g，甘草 3 g。临证加减：发热、咽痛突出者，可加重牛蒡子用量，再加薄荷、桔梗等疏风散热、利咽；伴有蛋白尿者，加金樱子、菟丝子、山茱萸以收敛固摄；有研究报道黄芪有降尿蛋白之功，因此，临证伴蛋白尿者，多加以大量黄芪（用量大至 30 g）补气降尿蛋白；镜下血尿明显、红细胞数颇多者，可予白茅根、蒲黄等以加强止血之效。

2. 湿热蕴结型 临床表现为胸痞腹胀，烦热口渴或渴不欲饮，肢体困重，大便或溏或秘，小便短赤，尿血，甚至肉眼血尿，舌红，苔黄或黄腻，脉弦滑或滑数。病因病机为过食肥甘厚腻，酿成湿热，进而湿热蕴藏，损及脾胃；或外感湿热之邪，湿热壅滞，下注膀胱，热盛迫血而致出血。治以清利湿热，凉血止血。方药以小蓟饮子加减：小蓟 12 g，通草 6 g，生地黄 10 g，栀子 10 g，淡竹叶 10 g，蒲黄 10 g，萹蓄 10 g，瞿麦 10 g，车前子 15 g，白茅根 10 g，甘草 3 g。临证加减：淋证甚者，加滑石清热利湿通淋，取其"体滑主利窍，味淡主渗热"之效；瘀血明显者，或尿中夹有血块者，加牛膝、桃仁、红花、牡丹皮等活血化瘀。

3. 脾肾亏虚型 临床表现为腰背酸痛，纳少，脘腹胀痛，乏力，大便溏薄，尿频，镜下血尿，夜寐欠安，舌淡，边有齿痕，苔薄白，脉沉细。病因病机为脾肾两虚，脾虚不能统摄，肾虚不能封藏，致血溢脉道而成血尿。治以健脾益肾，固摄止血。方药以六君子汤合六味地黄丸加减：生地黄 10 g，黄芪 15 g，山药 15 g，山茱萸 10 g，金樱子 10 g，沙苑子 10 g，车前草 12 g，仙鹤草 15 g，瞿麦 10 g，茯苓 15 g，白术 10 g，甘草 3 g。临证加减：夜尿频繁者，加桑螵蛸、益智等固精缩尿；夜寐欠安者，加酸枣仁、首乌藤、合欢皮等宁心安神，其中多梦难眠者，加煅龙骨、煅牡蛎；便溏甚者，加扁豆、芡实等健脾助运。

4. 肾阴亏虚型 临床表现为头晕耳鸣，倦怠，腰膝酸软，潮热盗汗，五心烦热，尿血或仅为镜下血尿，舌质红或少苔，脉细数。病因病机为先天禀赋不足或房劳过度，年老体倦，真阴耗伤，肾阴亏虚，虚火内炽，损伤脉络，血溢形成血尿。治以滋肾阴，清热，凉血止血。方药以知柏地黄丸加减：熟地黄 10 g，女贞子 15 g，墨旱莲 15 g，地骨皮 15 g，萆薢 10 g，六月雪 10 g，白花蛇舌草 15 g，白茅根 15 g，黄柏 15 g，车前子 10 g，炙甘草 6 g。临证加减：腰膝酸软明显者，加杜仲、桑寄生、牛膝、续断等加强补肝肾、强筋骨之力；虚热显著，颧红潮热甚者，加白薇、青蒿等退虚热。

验案举隅

患者，女，60 岁，2018 年 10 月 28 日初诊。患者反复镜下血尿 1 年余，既往多次外院查尿常规示：隐血（2+～3+），尿蛋白（-～+），红细胞 44～80 个/μL。泌尿系统彩超：未见异常。镜下血尿，腰酸，稍感疲倦，夜尿 2～3 次，纳差，寐尚可，舌暗红，边有瘀点，苔白，脉沉细。查体：血压 130/85 mmHg，颜面及双眼睑未见浮肿，心、肺、肝、脾未见异常，双下肢无浮肿。西医诊断为隐匿性肾炎。中医诊断为尿血病，证属脾肾亏虚，兼瘀血内阻。治以健脾益肾，固摄止血，兼以化瘀。

处方：熟地黄 10 g，山药 15 g，山茱萸 15 g，牛膝 10 g，牡丹皮 10 g，泽泻 10 g，茯苓 10 g，白术

9 g，金樱子 10 g，沙苑子 10 g，桃仁 5 g，白茅根 10 g，车前子 10 g，甘草 3 g。14 剂，每日 1 剂，水煎分 2 次服。

二诊（2018 年 11 月 11 日）：药后患者诉疲倦较前缓解，仍感腰酸，夜尿 1～2 次，纳寐可，舌脉同前。复查尿常规示：隐血（+），尿蛋白阴性，红细胞 40 个/μL。遂予前方去金樱子、沙苑子、牡丹皮，加杜仲 15 g，续断 10 g。续服 14 剂。再次复诊，患者诉上述症状改善，查尿常规示：隐血（+），红细胞 20.3 个/μL。

按：所谓"邪之所凑，其气必虚"，饮食劳倦伤脾，脾运失司，水谷精微无以运化，肾精失其濡养；且患者年过半百，脏腑渐虚，日久及肾，脾肾亏虚，脾虚不能统摄血液，肾虚固摄无力，血液外溢而致尿血，病久入络致瘀血内阻。"腰为肾之府"，肾虚则见腰酸疲倦；肾虚固摄无权，则见夜尿多；舌暗红，边有瘀点，苔白、脉沉细均为脾肾亏虚，兼瘀血内阻之征。故治以健脾益肾，固摄止血，兼以化瘀。李东垣认为补肾不若补脾，许叔微认为补脾不若补肾，陈扬荣根据其多年临床经验，认为脾虚当补脾，肾虚当补肾，脾肾两虚当脾肾双补，选方用药应循其源，故初诊时以补益脾肾为主。方中熟地黄、牛膝滋阴补肾；山茱萸补养肝肾，兼能涩精；山药补益脾阴，亦能固精；茯苓、白术健脾益气。舌暗红，边有瘀点为"瘀血"之征，陈扬荣认为本虚标实之证治当使邪有出路，且"瘀血"作为本病的病理产物亦是其缠绵难愈的致病因素之一，贯穿病程始末，故治疗之初即兼以化瘀止血，祛邪扶正，标本同治。以牡丹皮清热凉血，兼活血；桃仁活血祛瘀；白茅根、车前子清热利尿，白茅根兼能止血，止血与活血并用。二诊疲倦较前缓解，蛋白尿、血尿较前改善，夜尿减少。此乃脾肾始固，功能渐复，正气得充，但唯腰酸如故，故稍减固摄之品，投之强筋骨壮肾府之杜仲、续断。续服 14 剂之后，患者上述症状改善。所选方药补中兼泻，止血不留瘀，药中正的。

慢性肾炎血尿病因复杂，部分病情迁延难愈。陈扬荣在其多年临床经验的积累上，以《内经》"脏象"理论为基础，从肺、脾、肾三脏入手，分析慢性肾炎血尿的病因病机、发展机制及其临床治疗，临证始终从病机入手，审症求因，辨证论治，审其主次缓急，辨其标本虚实。治疗上，在急性发作期以治标为主，祛邪以扶正；缓解期以治本为主，补益脾肾，顾本之源。

353 《内经》五脏传变理论在心系疾病的应用

脏象学是中医基础理论的重要组成部分。其中"心"被视为"君主之官""五脏六腑之大主",在人类生命活动中起着主宰与统帅的作用。《素问·六节脏象论》:"心者,生之本,神之变也。"心在行使自身主血脉及主神明的生理功能的同时,与他脏也保持了协同、依存、制约的紧密关联。因此,在病理情况下,心的疾病亦可与他脏疾病发生传变,这对于现代临床心系疾病的中医诊疗具有一定参考价值。学者杨超等对《内经》论述的心系疾病的传变模式与诊治进行了分析探究,以冀为当今中医临床心系病的治疗提供一定借鉴。

心肺相关传变

心主血与肺主气、心主血脉和肺司呼吸之间相互依存的关系,是心肺生理功能的重要联系。《素问·痿论》:"肺者,脏之长也,为心之盖也。"心肺之间相较于他脏的距离更为邻近,形态上肺对心脏有保护的作用,具有"相傅"围护"君主"之意。《灵枢·经脉》载心经的循行路线经过肺脏,故心肺之病相互传变较为常见。

现代临床中,肺源性心脏病(简称肺心病)是心肺相关疾病中最为常见的疾病。《灵枢·邪客》"宗气积于胸中……以贯心脉,而行呼吸",可供临证参考。原文指出"宗气"是心主行血和肺司呼吸的中心环节,只有宗气行气血的生理功能正常,机体才能达到血液循环与呼吸的和谐状态。故肺心病的防治,早期应以补养肺气为主,待肺气充沛,则呼吸有力,宗气亦充,常用党参、黄芪、白术、甘草、茯苓等健脾益气、补肺固表,在未病先防和既病防变两个阶段均可运用。对于疾病发展的预后,《灵枢·本脏》指出:"肺大则多饮,善病胸痹。"与现代临床慢性阻塞性肺疾病患者后期多合并心力衰竭而出现胸闷症状相切合。此类患者的关键病机在于气虚血瘀,故调和心肺气血应贯穿于肺心病治疗的始终。在补养肺气的同时加用行气活血之法,往往可收到更好的疗效,补阳还五汤即为此种治法的代表方。有临床研究认为,补阳还五汤能够改善动脉血氧合作用,缓解缺氧性肺小动脉痉挛,使肺动脉压和肺血管阻力下降,右心功能得到改善。

肺部感染是诱发心力衰竭的重要因素,《内经》中记载的对于外邪袭肺后,心肺病传的现象亦可参考。《素问·咳论》:"五脏六腑皆令人咳……人与天地相参,故五脏各以治时,感于寒则受病,微则为咳……心咳之状,咳则心痛,喉中介介如梗状,甚则咽肿喉痹。"有学者认为,《内经》所论心咳为外感所致,循经络传变,应治肺为主,兼以治心。其病机为外感寒邪侵袭肺卫,肺气失宣,气郁化火。此阶段多见于疾病早期,应治以麻桂之剂解表散邪,可随证加用活血通阳益气之品。而后世医家多认为心咳为内伤咳嗽,由心及肺,其传变过程为寒邪束于心脉,心阳不振,肺气不能宣降,故气逆于上而为咳嗽,被当今不少医者赞同。心阳为一身之主,温煦五脏六腑;肺主一身之气,而能宣发十二经脉。营卫不调,心肺失职,使人咳则心痛。寒邪凝滞,使心阳不能外达,故咳而引发胸痛。此阶段与临床所见慢性心衰时肺静脉压力增高,导致肺循环瘀血,肺泡内液体渗出增多,引起咳嗽伴有胸部闷痛的症状相似,常呈现阳虚血瘀之证。此时应以益气温阳为治疗大法,佐以祛逐寒饮,以苓桂术甘汤为代表方。

心病传肺的危重症,在《内经》中亦有论及。《素问·阴阳别论》"死阴之属,不过三日而死……心之肺,谓之死阴",心病传肺则为"火乘金",预后不佳,这是按五行生克的规律所发生的传变。《素问·标本病传论》:"夫病传者,心病先心痛,一日而咳。"提示心病多先传肺,以心痛为首发症状的心病，传肺发为咳，可结合现代临床急性心肌梗死或急性心力衰竭合并咳嗽的症情来理解。《素问·痹论》："心痹者，脉不通，烦则心下鼓，暴上气而喘。"可见心痹可以影响肺气的宣降，出现喘息上气症状，与风湿性心脏病急性左心衰竭的症状极为相似。其核心病机不离气血关系，心肺邻近，气滞血瘀发为心痛，血行不畅，肺脉亦有瘀滞，则肺气升降失司，气机逆乱，发而为咳，故治法上急当应用如血府逐瘀汤之剂以行气活血化瘀。

心脾相关传变

心与脾生理功能之间的关联，如《素问·阴阳应象大论》"南方生热，热生火，火生苦，苦生心，心生血，血生脾"，是五行相生的母子关系，现代一般理解为两脏血液生成之间的互相依存和血液运行的互相协同关系。《素问·阴阳别论》："二阳之病发心脾，有不得隐曲，女子不月。"提示脾胃受纳运化功能与心脉运行通过经络循行沟通关联，往往相互为病，可出现情志不遂、二便不利、女子月事不下、男子阳事不举等症，皆由脾胃运化失常，无以散精，生化无源，土虚木乘，肝郁气滞，血虚成瘀等因所致。

现代临床中，慢性心力衰竭患者中医从脾论治者不在少数。周杰认为，脾失健运是促进慢性心力衰竭病程发展的关键病机，它既是导致心气亏虚发生的始动因素，又是痰浊、瘀血、水饮等病理产物生成的原因所在，故治疗当以黄芪、白术、甘草等药健脾益气贯穿始终。国医大师邓铁涛认为，痰瘀是中医探讨慢性心力衰竭从脾论治的重要依据。如《素问·玉机真脏论》"心受气于脾，传之于肺"，《灵枢·决气》"中焦受气取汁，变化而赤，是谓血"，提示了心脾关系的核心即为气血关系。临床上慢性心力衰竭患者常见食欲不振，就在于脾气不足，运化失司，机体气血生化无源，气虚则无力推动津液、血液畅行，从而产生痰瘀之实邪，故心力衰竭常见本虚标实之证。心之气血盈亏，实由脾之盛衰决定，故有现代学者用严用和《济生方》中的实脾散治疗慢性心力衰竭，收效甚佳。

高脂血症是冠心病重要的危险因素之一，中医治疗亦常可从脾调治。《素问·经脉别论》："食气入胃，浊气归心，淫精于脉。"在生理情况下，水谷精气可以濡养人体经脉。但《灵枢·五味论》："甘走肉，多食之，令人悗心。"说明脾在味为甘，甘味滋腻，多使气壅，心气也可出现气滞。如从健脾祛痰化浊入手治疗高脂血症，常常颇有疗效。如周学文认为，血脂异常的关键在于气虚精亏，痰瘀阻络，据"从脾论治，内清外柔"思想，开展因血脂异常所致动脉粥样硬化的新药研发。邓铁涛认为，脾失健运，脾胃气血生化乏源也能引发胸痹心痛。同时，胃与心也有密切的联系。《素问·平人气象论》指出了胃络的位置与心相近，"胃之大络，名曰虚里，贯膈络肺，出于左乳下，其动应衣，脉宗气也"。因此，临床有"心胃痛"一病，遇有胃痛、呕哕、心胸痞塞堵闷之症，须鉴别是否为心痹，切勿误诊为胃脘病。这与现代医学认为冠心病常可因暴饮暴食加重的认识也是一致的。

心律失常亦有从脾胃论治者。对于脉结代之症，《素问·阴阳类论》："一阴一阳代绝，此阴气至心，上下无常，出入不知，喉咽干燥，病在土脾。"从五运六气的角度阐述了结代脉病本在脾土。李东垣《脾胃论》也认为，"心之脾胃病"乃脾胃虚衰，元气受伤，产生"阴火"之象所致，应采用镇浮脾胃之阴火的方法治疗心系疾病。现代临床研究亦有宗其法者，以补中益气汤化裁而来的宁悸颗粒治疗功能性室性早搏，取得了满意的疗效。

心肝相关传变

心与肝的关系主要体现在行血和精神情志调节方面的协同和依存。心主血，肝藏血，心气之所以可以推动血液在脉道中正常运行，是需要肝气条达、疏泄有度才得以实现的；肝藏血，血量充沛，血脉畅通，心脉方能得以濡养。反之，若疏泄不及，则气滞血瘀，不通而痛；而若肝藏血不足，则血脉失养，不荣而痛。

现代临床中，诸心血管疾病所见疼痛症状皆可从肝论治。《素问·厥病》："真心痛，手足青至节……厥心痛，色苍苍如死状，终日不得太息，肝心痛也。"胸痹之证常常既有少阴心经之候，又有厥阴肝经之症。"肝心痛"多为气滞之痛，应治以疏肝柔肝、行气活血之药，常用柴胡、川芎、枳壳、延胡索等。有研究结果表明，常规西药治疗加用从肝论治类方药疗效优于单用西药治疗组，提示在常规西药治疗基础上合并从肝论治类中药在治疗冠心病心绞痛中具有一定的临床疗效。

高血压与各类心悸之病参考《内经》论治者，多宗《素问·痹论》"心痹者，脉不通，烦则心下鼓，暴上气而喘，嗌干，善噫，厥气上则恐"。心痹发生时，心血脉不畅，心火仍旺，在肝阳的协同作用下可出现气逆而上的证候，说明心肝多以阳事为用，在气机的升降方面有紧密的协同作用。肝主疏泄的生理功能是心肝关系的枢纽。肝疏泄不利，气滞日久不愈，无力推动血行，致气滞血瘀，或气郁化火，心神受扰，则出现心悸。由于现代社会的快速发展，人们有了越来越多的精神压力，情志不畅，肝气郁滞所致心脉不通的心律失常或心脏神经官能症的发病率日益增高。此类患者常见心悸、心烦、失眠等症状，临床常用疏肝解郁、行气通脉之法治疗，方用逍遥散、柴胡加龙骨牡蛎汤之柴胡类方，随证加活血化瘀之品，具有良好的疗效。高血压是众多心血管疾病的重要危险因素之一，而肝阳上亢证是高血压患者最为常见的病机。患者常有性情急躁易怒的特点，肝气郁结，日久化火，耗伤阴津，阴液亏少而阴不制阳，导致肝阳上亢，心火同亢而气逆，常伴头晕、头痛、口干。若肝阳化风则可见头晕肢麻，颈项强硬，甚者可伴有手足抽搐、晕倒等症状。临床上以平肝潜阳为大法，辨证加用理气、活血、滋阴之品，后世名方天麻钩藤饮与镇肝息风汤可随证选用。

《内经》还指出了心肝病传变的预后。《素问·阴阳别论》："所谓生阳、死阴者，肝之心，谓之生阳。"肝木与心火母子传变基于五行生克。其后《素问·气厥论》："肝移寒于心，狂隔中……肝移热于心，则死"。说明《内经》重视心肝的阳热属性，寒邪由肝传心，寒郁胸中致使隔塞，而后化热，心火妄动，则使人神志癫狂，而当肝热直接转移至心时，《内经》认为这种母子传变为预后不良之死症。

心肾相关传变

心与肾的关系主要体现在水火阴阳的升降相济关系，即"水火既济"或"心肾相交"。《素问·五脏生成》："心之合脉也，其荣色也，其主肾也。"体现了心脏与脉相应，心其华在面，而心火受到肾水的制约。《素问·六微旨大论》"相火之下，水气承之""君火之下，阴精承之"，进一步从阴阳五行的角度阐释了心肾相交理论。心阳下助肾阳，使肾水不寒，肾阴蒸腾于上，以济心阴，使心火不亢，二者互相转化、制约。

从心肾相交理论论治心律失常，是临床值得借鉴的重要方法。《素问·气交变大论》："岁水太过，寒气流行，邪害心火。民病身热烦心，躁悸，阴厥上下中寒、谵妄心痛。"可见《内经》亦强调心肾相交的水火既济关系，若人身水火不交，则可见烦心，躁悸。历代医家从心肾相关论治心悸留下了许多宝贵的经验，详审心肾不交之证，分别从心肾阴虚、心肾阳虚、心肾阴阳两虚、肾虚血瘀等方面论治，出具名方如真武汤、桂枝甘草龙骨牡蛎汤、交泰丸等，但均不离辨证论治、审症求因之法。在临床中分清心律失常心肾不交患者阴阳之偏，是从心肾相关理论论治心律失常的关键。

许多医者从心肾相关论治慢性心力衰竭同样取得了较好疗效和研究进展。其理论不离心肾之阴阳水火相交。《素问·阴阳别论》："二阴一阳发病，善胀，心满，善气。"而《素问·阴阳类论》："二阴一阳，病出于肾，阴气客游于心，脘下空窍，堤闭塞不通，四支别离。"肾经发病可使阴气客于心，而致心下满闷，此时病机为阴胜于阳，肾水凌心，心失火行，则一身之气欠运。现代临床心衰患者以肾阳虚证者多见，若肾气亏虚致肾阳不足，则心失去肾阳之温煦，心主血脉失司，出现心悸、气短、汗出、肢冷等心阳虚表现，加之肾阳不足，气化无力，造成水液代谢障碍而发为水肿。水饮内停，水气凌心上犯，发为喘促；心阳不足，又能进一步导致肾阳不足，加重心衰。心衰患者常有心肾气虚的始动因素，继而造成血瘀水停的实邪。故治疗上，心肾阳虚显著者，可用真武汤加肉桂，苓桂术甘汤加附子等，振奋心肾之阳而化气行水；对心肾阴阳俱虚者，可用炙甘草汤为底方，补阴养阳。对于心衰日久，瘀血内停，亡阳重症者，《灵枢·经脉》："手少阴气绝则脉不通。少阴者，心脉也；心者，脉之合也。脉不通则血不流，血不流则髦色不泽，故其面黑如漆柴者，血先死。壬笃癸死，水胜火也。"心衰后期，患者头发失去光泽，面色黯黑，根源是由心脏经脉之气绝，血脉不通累及肾，使得水火不济而肾失所养所致。这一描述符合现代临床因心衰而使肾血流量灌注不足、心肾综合征的临床表现，可急用四逆汤合生脉散回阳固脱、收敛真阴。此外，对于心衰患者的饮食禁忌，《素问·生气通天论》："味过于咸，大骨气劳，短肌，心气抑。"体现了过食咸味，易致肾水上凌，心火受害，心气被抑，故不宜饮食过咸，这与现代临床心衰患者宜低盐饮食的认知相符。

《内经》中所描述的与心相关疾病的传变规律，主要依循五行生克的规律。《素问·玉机真脏论》提纲挈领地提出："五脏受气于其所生，传之于其所胜，气舍于其所生，死于其所不胜。"后世医家也多以五行的生克乘侮阐释心病的五脏传变。但亦有学者认为《内经》所论脏病相传，并不限于传其所胜的相克，也包括相生；不是单向的传变，而是全方位波及四脏。在总体的五脏疾病传变上，《灵枢·病传》："病先发于心，一日而之肺，三日而之肝，五日而之脾，三日不已，死，冬夜半，夏日中。"结合前述相关记载，说明《内经》认为邪气入脏后的传变顺序不仅根据五行的生克，还与经络循行规律、脏腑标本关系、体用关系、运气因素密切相关，而五脏之病亦多以心的脏腑功能失调为其关键病机。

把握好心系疾病的五脏传变规律，有助于了解疾病的病因与疾病发生发展过程中的关键病机，从而确立治则治法、处方用药，对于现代中医临床的诊治具有一定的参考价值。

354　张仲景从五脏论治心系病症

《素问·灵兰秘典论》"心者，君主之官，神明出焉"。《素问·六节脏象论》："心者，生之本，神之变也。"《灵枢·五色》："积神于心，以知往今。"《灵枢·邪客》："心者，五脏六腑之大主也，精神之所舍也，其脏坚固，邪弗能容也。容之则心伤，心伤则神去，神去则死矣。"说明心主神志之意。《素问·宣明五气》"心主脉"，肯定了心与脉的关系。《素问·痿论》"心主身之血脉"；《素问·平人气象论》"藏真通于心，心藏血脉之气也"；此等皆言心主血脉。故综上可知，心有两大生理功能，即为心主血脉与心主神志。若心主血脉功能异常，虚则发为心悸、怔忡等心血不足、心失所养之证，实则可见胸闷、胸痛等心血瘀阻之象。若心主神志功能失常，虚证易见如寒无寒、如热无热、无故悲伤欲哭等神失所养、心神不安之症，实则可见烦躁、惊狂、谵语等邪热扰神之象。因心与其余四脏在生理上密切相关，病理上亦可相互影响，故以上心系病证自非全由心系统本身病变所致。因此，"五脏六腑皆令心病，非独心也"。学者谭令等从张仲景对心系病证的治疗中，对此观点做了探讨，以求为拓宽临床治疗思路，提供组方借鉴。

从心论治

1. 心血不足，从心阳补之　《伤寒论》第 64 条："发汗过多，其人叉手自冒心，心下悸，欲得按者，桂枝甘草汤主之。"《灵枢·九针论》"五脏化液，心为汗"，可知汗为心之液，且心主血脉，故血汗同源，此正合《灵枢·营卫生会》所谓"夺血者无汗，夺汗者无血"。故若发汗太过，使心血亦随之耗伤，则心失所养，发为心下悸、欲得按之象，治之以桂枝甘草汤温补心阳，使阳气得复，则阴血自生。方中桂枝乃仲景喜用温补心阳第一药，凡以心阳不足，致心血无以化生，表现为心悸等症者，仲景通常投之以桂枝温补心阳。如第 318 条加减法云"悸者，加桂枝五分"，亦是予以桂枝温补心阳，而使心悸自止之意。第 177 条："伤寒脉结代，心动悸，炙甘草汤主之。"心动悸亦为心血不足、心失所养所致，但此条脉象不曰细弱，但见结代，知此为心血虚重症，心血不足累及心阴心阳，心阳无力鼓动脉道，且心血虚不能充盈脉道，终致结代之象。仲景治之仍首选桂枝温通心阳，配伍甘草辛甘化阳以补益心阳，且甘草亦能通阳行血。《名医别录》谓甘草能"通经脉，利血气"。生地黄重用，乃取其补心阴之功，寓有"阴中求阳"之意，现代药理学研究亦表明生地黄有强心之效。佐以麦冬、阿胶助生地黄滋补心阴。予以人参补益元气，助桂甘温复心阳。麻仁润肠通便，以减轻心脏后负荷。生姜一能发散风寒，以防复感伤寒而伤心阳；二能与甘草、大枣相伍培补中焦，使化源足，则气血充，气血充，则心之阴阳得补。且以清酒煎汤，助全方温通心阳、通利血脉之功。

2. 心阳痹阻，从心阳通之　《伤寒论》第 21 条："太阳病，下之后，脉促胸满者，桂枝去芍药汤主之。"此条为太阳病误下而致表邪内陷，壅滞心阳，故可见胸满之症，治以桂枝汤温通心阳，然恐芍药酸收，有碍通阳，故去之。《金匮要略·胸痹心痛短气病脉证并治》第 3 条："胸痹之病，喘息咳唾，胸背痛，短气，寸口脉沉而迟，关上小紧数，瓜蒌薤白白酒汤主之。"痰浊闭阻胸阳，致胸阳不振，阳气不达于背俞，则胸背痛。仲景治之予以瓜蒌为君，涤痰散结以畅通胸阳，使痰浊得散，则胸闷胸痛得止，喘息咳唾、短气等症亦随之而除。臣以薤白温通阳气，气能行津，阳气通则痰浊易散，另佐以白酒助其通阳之力，且制瓜蒌之寒。第 4 条："胸痹不得卧，心痛彻背者，瓜蒌薤白半夏汤主之。"若痰浊闭阻胸阳更甚，见不得平卧而心痛彻背者，治当加重豁痰以宣痹之药，故于瓜蒌薤白白酒汤中加半夏，以增通阳之效。第 5 条:"胸痹心中痞,留气结在胸,胸满,胁下逆抢心,枳实薤白桂枝汤主之。"胸中气机郁滞、心阳痹阻,予以薤白和桂枝相伍温通心阳。心阳痹阻,不能下蛰于肾,使下焦阴寒之邪自生,向上冲逆,发为胁下逆抢心之症,治之以瓜蒌宽胸下气除满。另配伍厚朴、枳实行气除下焦寒积,助薤、桂通痹阻之心阳。上三方均配伍薤白,其意正如《经方例释》所言"薤白滑利,善通阳气"。第 8 条:"心中痞,诸逆,心悬痛,桂枝生姜枳实汤主之。"心中阳气痹阻,则见心中痞硬、悬痛之症,以桂枝温通之;胸中气机闭阻,使胸阳不振,阴寒之邪逆而上犯,故曰"诸逆",以生姜温阳散寒;枳实下气消痞,三药合方,共奏通心阳、散寒痹之功效。

3. 郁热扰神,从心火泻之 《伤寒论》第 76 条:"发汗吐下后,虚烦不得眠,若剧者,必反覆颠倒,心中懊憹,栀子豉汤主之。"此条所言虚烦乃发汗吐下后,邪热未尽,留扰胸膈,郁而扰神所致。仲景用栀子苦寒清泻心火,其入心经,能直达病位;淡豆豉轻清,能透散郁热,二药合用,共奏清宣郁热之功。第 303 条:"少阴病,得之二三日以上,心中烦,不得卧,黄连阿胶汤主之。"此处心烦一症,乃肾水亏于下,不能上济于心,则心火独亢于上,心神被火热所扰而成。治之以黄芩、黄连苦寒,入手少阴心经,直折心火,芍药、阿胶和鸡子黄养心阴,《经方例释》言鸡子黄能"和阴气,息里热",三药合用,更有助黄芩、黄连清心火之功。

4. 瘀热扰神,从心脉逐之 《伤寒论》第 124 条:"太阳病六七日,表证仍在,脉微而沉,反不结胸。其人发狂者,以热在下焦,少腹当硬满,小便自利者,下血乃愈。所以然者,以太阳随经,瘀热在里故也。抵当汤主之。"第 125 条:"太阳病身黄,脉沉结,少腹硬,小便不利者,为无血也。小便自利,其人如狂者,血证谛也,抵当汤主之。"此两条所言"发狂""如狂"之症,皆乃瘀热结于下焦,上扰心神所致,以水蛭、虻虫等虫类药破瘀通络,并以大黄、桃仁通行心脉,其中大黄味苦,入手少阴心经,其性虽寒,但其气舒缓,行血而不滞血,桃仁亦为味苦,归手少阴心经,《神农本草经》谓其主瘀血、血闭、癥瘕、邪气等。诸药合用,共奏逐瘀破结之效,使心脉瘀热去,而心神得安。

5. 心神浮越,从心神安之 《伤寒论》第 112 条:"伤寒脉浮,医以火迫劫之,亡阳,必惊狂,卧起不安者,桂枝去芍药加蜀漆牡蛎龙骨救逆汤主之。"第 118 条:"火逆下之,因烧针烦躁者,桂枝甘草龙骨牡蛎汤主之。"此两条均为伤寒误用火法发汗或误用下法,致津液严重耗伤,而使心阳亡失,心神不敛,出现烦躁、惊狂、卧起不安等症,仲景治之仍以桂枝温补心阳为基础,并重用龙骨、牡蛎以潜镇安神、收敛固涩。

6. 心神失养,从心阴滋之 《金匮要略·百合狐惑阴阳毒病脉证治》第 1 条:"百合病者,百脉一宗,悉致其病也。意欲食复不能食,常默默,欲卧不能卧,欲行不能行,饮食或有美时,或有不闻食臭时,如寒无寒,如热无热,口苦,小便赤,诸药不能治,得药则剧吐利,如有神灵者,身形如和,其脉微数。"此条所言意欲食复不能食,常默默,欲卧不能卧,欲行不能行,如寒无寒,如热无热等均为心阴亏虚、神失所养、心神不安之症。仲景治之予以滋养心阴之法,方以百合地黄汤养心益阴,宁心安神,其中百合甘寒,归心经,《神农本草经》言其主心痛;生地黄亦为甘苦寒之品,亦能归手少阴心经,为滋养心阴之妙药。

从肺论治

心肺同居上焦,相互为用。心主血脉,而肺朝百脉。如《素问·经脉别论》:"食气入胃,浊气归心,淫精于脉。脉气流经,精气归于肺,肺朝百脉。"心血的生成依赖肺的气化,且心血在脉中的运行亦依赖肺气的推动;若肺的气化失职,气不化津,停聚为痰,则易使痰浊壅滞、痹阻胸阳或肺气不能助心行血,致心血瘀阻,而发为胸闷、胸痛等症。若为邪热郁肺,扰乱心神,则还可见烦躁等症。临床治疗上可通过调节肺的气化功能或清宣肺热来治疗相应心系病证。

1. 郁热烦心,从肺热清之 《伤寒论》第 38 条:"太阳中风,脉浮紧,发热恶寒,身疼痛,不汗出而烦躁者,大青龙汤主之。"此条见烦躁即乃风寒外束,肺气郁闭,郁而化热,邪热扰神所致,治之以石膏清肺热，使热去神安。《药征》："凡病烦躁者，身热者，谵语者，及发狂者，齿痛者，头痛者，咽痛者，其有烦渴之证也，得石膏而其效核焉。"另佐以生姜、大枣和甘草补益中焦脾胃之气，寓有"培土生金"之意，使中气充，则肺气易复，亦防石膏寒凉伤胃之虞；以麻黄、桂枝发散在表之风寒，以开肺气宣发之道；配以杏仁降肺气，以复肺气宣降之功。

2. 痰痹胸阳，从肺气利之　《金匮要略·胸痹心痛短气病脉证并治》第 6 条："胸痹，胸中气塞，短气，茯苓杏仁甘草汤主之。"此条为痰浊痹阻胸阳，使气机郁滞、气行不畅，则见胸中气塞、短气。治以杏仁通降肺气；茯苓健脾渗湿，以杜生痰之源，使壅滞胸中之痰去而不生；甘草助茯苓健脾，亦寓有"培土生金"之意，使肺气通利，则通调水道之职复，而痰浊自去，则胸痹之症亦除。

从脾胃论治

心主血，脾统血，二者共同维持血液的正常生化与运行。且心属火，脾属土，二者为母子关系，心血依赖脾胃运化水谷精微而化生，脾主统血与脾主运化的功能亦依赖心血的濡养和心神的主宰。若脾胃运化饮食物功能失调，不能化生气血，则心血乏源，心失所养，易出现心悸、心神不安等症；若脾胃运化水液功能失调，则致水湿内停、痰浊内生，而子病及母，故水湿之邪易上凌于心，亦发为心悸等症。心与胃上下相邻，若胃中有火，则火邪易上炎，扰动心神，致烦躁、谵语等症。故治疗此类心系病证当从脾胃论治。

1. 心血不足，从脾阳补之　《伤寒论》第 102 条："伤寒二三日，心中悸而烦者，小建中汤主之。"此条言心中悸而烦，乃因伤寒后未经误治而发，可知其人必有素体心血不足，伤寒乃其诱因，心血不足、心失所养则悸；心血不足亦不能濡养心神则烦。处以小建中汤培补中焦以复气血生化之源，使心血足，则心有所养，故烦、悸自止。方中重用饴糖为君，臣以辛温之桂枝温阳气，祛寒邪，二者相伍辛甘化阳，温补中焦脾阳，且倍用芍药，饴糖与芍药二药合用，酸甘化阴，使脾土得润，土润则万物生也。诸药合用，以培补中焦脾胃阴阳，使气血生化有源，则心血自生。《金匮要略·妇人杂病脉证并治》第 6 条："妇人脏躁，喜悲伤欲哭，象如神灵所作，数欠伸，甘麦大枣汤主之。"脏躁证亦乃心血不足、心神失养所致，治之亦取甘草、大枣培补中焦脾胃之阳，脾胃功能正常，气血必能得以正常化生，心血足，则心神得养。《灵枢·五味》"心病者，宜食麦"，故本方另加浮小麦以补益心气，养心安神，并引药力入心经，直达病所，疗效更著。

2. 水气凌心，从脾胃制之　《伤寒论》第 67 条："伤寒若吐、若下后，心下逆满，气上冲胸，起则头眩，脉沉紧，发汗则动经，身为振振摇者，茯苓桂枝白术甘草汤主之。"此条之气上冲胸一候，必见有心悸、胸闷等症，此乃伤寒误用吐下之法后，损伤脾阳，致脾不能正常运化水液，使水饮内停于中焦，而致水气凌心之意。仲景处方以白术、甘草温补脾阳，佐以茯苓、桂枝健脾利水，此方启健脾治心之先河。仲景对于水气凌心而致的心悸，尤喜用茯苓健脾利水或以茯苓与桂枝相配，加强健脾之力。如第 356 条："伤寒厥而心下悸，宜先制水，当服茯苓甘草汤，却治其厥，不尔，水渍入胃，必作利也。"仲景强调，对于水气内停所致的厥证和心下悸，必当先治其水，而治水以培补中焦为先，故本方亦用茯苓、桂枝健脾利水，生姜温胃散水，且与甘草相配有加大温补脾阳之意。如第 386 条："悸者，加茯苓二两。"此处亦说明水气凌心所致之心悸，多可加用茯苓健脾渗利之。

3. 心中躁烦，从胃火泻之　《伤寒论》第 168 条："伤寒若吐若下后，七八日不解，热结在里，表里俱热，时时恶风，大渴，舌上干燥而烦，欲饮水数升者，白虎加人参汤主之。"第 169 条："伤寒无大热，口燥渴，心烦，背微恶寒者，白虎加人参汤主之。"此两条所言心烦皆乃胃中有火所致，因胃脉上通于心，阳明胃火易循经上扰心神，故以甘寒之石膏直清胃中之火，配以知母苦寒质润，既助石膏清泻阳明胃火，又能滋阴润燥，救已伤之阴津。佐以粳米、炙甘草益胃生津，亦可防止石膏、知母大寒伤中之弊。上述阳明经症见心烦尚可从胃火泻之，若是阳明腑实证见心烦、谵语等神志异常之症，亦可予以通泻胃火之法。三承气汤证治即是仲景以泄胃肠燥实治疗心系病证之典范。如《伤寒论》第 207 条：

"阳明病，不吐不下，心烦者，可与调胃承气汤。"第 214 条："阳明病，谵语发潮热，脉滑而疾者，小承气汤主之。"第 215 条："阳明病，谵语有潮热，反不能食者，胃中必有燥屎五六枚也。若能食者，但硬耳，宜大承气汤下之。"上述症见心烦、谵语者，均乃胃肠浊热上扰心神、神明昏乱所致，均予以大黄为君，攻下胃肠积热，使积热去，则心烦自止，此亦寓有"釜底抽薪"之意。

4. 瘀热扰心，从胃肠攻之 《伤寒论》第 106 条："太阳病不解，热结膀胱，其人如狂，血自下，下者愈。其外不解者，尚未可攻，当先解其外；外解已，但少腹急结者，乃可攻之，宜桃核承气汤。"若症见如狂，亦乃心神被扰所致，此处乃太阳表邪未解，循经入里化热，与下焦血分相结，瘀热循经上扰心神所致。仲景治之仍予以大黄、芒硝和桃仁攻逐胃肠瘀热为主，桃仁配桂枝亦可活血通经，以助瘀热下行，黄元御《伤寒悬解》"桂枝、桃仁通经破血"。甘草调和诸药、顾护脾胃。

5. 虚邪内扰，从脾胃和之 《伤寒论》第 71 条："太阳病，发汗后，大汗出，胃中干，烦躁不得眠，欲得饮水者，少少与饮之，令胃气和则愈。若脉浮，小便不利，微热消渴者，五苓散主之。"五苓散证乃素有水气内停，复感外邪而发汗太过，致机体正常濡养全身之津液益亏，阴亏则虚火易生，故虚热扰神则见烦躁不得眠。仲景治之乃求之于脾胃，以茯苓、白术和桂枝健脾利水，使内停之水正常敷布于全身，猪苓、泽泻淡渗利湿，助其祛除病理之水湿。诚如原文所言，令胃气和，则烦躁自愈。第 158 条："伤寒中风，医反下之，其人下利日数十行，谷不化，腹中雷鸣，心下痞硬而满，干呕，心烦不得安。医见心下痞，谓病不尽，复下之，其痞益甚。此非结热，但以胃中虚，客气上逆，故使硬也。甘草泻汤主之。"此条亦为太阳表证误用下法，致肠鸣下利，而使津液随之耗伤，津亏而虚热内生，虚热上逆扰乱心神，故见心烦不得安。方以干姜、甘草和大枣温补中焦阳气；半夏降逆止呕；黄芩、黄连清胃中之虚热，全方配伍，可平调脾胃之寒热，恢复脾胃正常升降之机。

从肝胆论治

心主血，肝藏血，二者共同调节血液的储藏与运行。心属火，肝属木，两者为母子关系，母病常易累及子，故肝病常易导致心的生理功能异常，而出现相应心系病证。如肝藏血不足时，心血亦因之而亏，可出现心悸、失眠等症；若肝主疏泄功能异常，则气机不畅、情志不舒，致筋脉挛急或痰瘀闭阻胸阳，而发为胸痹心痛之症。因此，情绪失常往往是诱发或加重心病的重要因素。如《薛氏医案·求脏病》："肝气通则心气和，肝气滞则心气乏。"强调了肝气疏泄失常可致心病，治之可通过条畅肝气，恢复其正常疏泄功能或养肝血、柔肝阴等法来治疗心病。然胆腑郁热亦可扰及心神，出现烦躁、谵语等症，治之则当清宣胆腑郁热，使邪热去，则心神自安。

1. 心神失养，从肝血补之 《金匮要略·血痹虚劳病脉证并治》第 17 条："虚劳虚烦不得眠，酸枣仁汤主之。"本条见虚烦乃肝血不足，因母病及子，故心血亦不足，心肝血虚，心神失养所致。方以酸枣仁为君，滋补肝阴、养肝血，配伍甘草亦有酸甘化阴之意，同时合用知母共同加强补阴之效；茯苓补脾通阴，助枣仁养血安神；川芎专入肝经，疏肝行气活血。诸药合用，使酸枣仁汤实为一滋补肝阴、养心安神之妙方。临床上对于心律不齐、心功能不全等心系病，凡符合肝血不足、心失所养之证者，均可随用此方化裁治之。

2. 胸阳痹阻，从肝气条之 《伤寒论》第 326 条："厥阴之为病，消渴，气上撞心，心中疼热，饥而不欲食，食则吐蛔。下之利不止。"此条乃厥阴病之提纲证，心中疼热一症，即表现为胸闷、胸痛之意，此乃肝阳不足，疏泄失职，痰湿内生，郁而化热，痰热痹阻胸阳而发，仲景治之予以厥阴病基本方——乌梅丸。乌梅丸实乃调肝第一方，方中细辛、干姜、附子、桂枝和蜀椒五味热药温补肝阳；人参益肝气；乌梅、当归入肝经、补肝体，且《素问·阴阳应象大论》"阳化气，阴成形"，二药酸阴入肝脏而敛肝气，直中病机；黄连、黄柏清相火内郁之热。因此，临证见胸阳痹阻之证，当勿忘从条达肝气以治之。

3. 心神被扰，从胆热清之 《伤寒论》第 96 条："伤寒五六日中风，往来寒热，胸胁苦满，默默不欲饮食，心烦喜呕，或胸中烦而不呕，或渴，或腹中痛，或胁下痞硬，或心下悸，小便不利，或不渴，身有微热，或咳者，小柴胡汤主之。"心烦之症乃胆热上扰心神所致，治之以柴胡、黄芩，此二药均归胆经，二者相伍能清泻胆热，力专效强。第 103 条："呕不止，心下急，郁郁微烦者，为未解也，与大柴胡汤，下之则愈。"此条大柴胡汤证乃小柴胡汤证之剧者，若胆腑郁热较甚，则应肝胆同治，既予以柴胡与黄芩相配，直清胆热，又予以柴胡与芍药相配，疏肝柔肝，使肝气条达，则胆火易清。第 107 条："伤寒八九日，下之，胸满烦惊，小便不利，谵语，一身尽重，不可转侧者，柴胡加龙骨牡蛎汤主之。"第 112 条："伤寒脉浮，医以火迫劫之，亡阳必惊狂，卧起不安者，桂枝去芍药加蜀漆牡蛎龙骨救逆汤主之。"第 118 条："火逆下之，因烧针烦躁者，桂枝甘草龙骨牡蛎汤主之。"以上 3 条中所言"烦惊""谵语""惊狂""烦躁"等症，皆为误治后，或误下或误汗之，致邪陷少阳、气火交郁，胆气不舒，心神被扰，治疗上均予以龙骨、牡蛎潜镇安神。综上所述，若心神为邪热所扰，辨证可酌情考虑从肝胆论治。

从肾论治

心主血，肾藏精，心血依赖于肾精的化生而不断补充，方可使血脉充盈，畅行不息；心阳亦依赖于命门的温煦方能鼓动有力，推行血流；心属火，肾主水，正常生理情况下，心火须下蛰于肾，温煦肾水，使肾水不寒，肾水宜上济于心，使心火不亢。此即为水火既济、心肾相交。若肾精不足，则心血不充，易出现心悸、失眠等心神失养之症；若肾阳不足或肾阴亏虚，则肾阳不能蒸化肾阴，化生肾气，使肾气亏虚，主水无权，水气内停，上凌于心，则亦可出现心悸之症；若肾水不足，不能上济于心，则心火独亢于上，则发为胸闷、烦躁、失眠等症；严重者肾阳亏虚，心阳失其温煦，随之易致心阳亡失，而出现四肢厥逆、脉微欲绝等心阳欲脱之症。

1. 心悸心烦，从肾精治之 《伤寒论》第 82 条："太阳病发汗，汗出不解，其人仍发热，心下悸，头眩，身瞤动，振振欲擗地者，真武汤主之。"此条言心下悸乃肾精中起温煦气化作用之肾阳不足所致。由于肾阳不足，失其温煦气化之职，不能蒸化肾阴化为肾气，则肾气主水无权，致水气内停，上凌于心，而发为心下悸之症。治之必以炮附子温补肾阳为先，以化气行水，辅以茯苓、白术利水渗湿，芍药利小便以行水气，故诸药合用，共成温肾阳以化气行水治疗心悸之代表方。第 319 条："少阴病，下利六七日，咳而呕渴，心烦不得眠者，猪苓汤主之。"此条出现的心系病证为心烦不得眠，此乃肾精中起濡润滋养作用之肾阴不足所致。由于肾阴不足，则肾阳无以化生肾气，亦可致水饮内停，且肾阴不足，又易致肾阳偏亢，而虚火内生，虚火与内停之水饮相结，而成水热互结之象，水热互结，上扰心神，则心烦不得安。治以阿胶滋补肾阴，以血肉有情之品先救人之真阴，以滑石尤善清水中之热，故臣以滑石清热利湿，佐以猪苓、茯苓、泽泻淡渗利湿，使水热去，而心烦自止。

2. 心火独亢，从肾水补之 《伤寒论》第 310 条："少阴病，下利、咽痛、胸满、心烦，猪肤汤主之。"此条所见胸满、心烦之症乃心火独亢于上之典型表现。由于肾水不足，无以上济于心，使心火独亢。治之以猪肤汤，猪为水畜，肾应豕，故猪肤能补肾水，使肾水足，则心火得制、心肾相交，则胸满心烦必愈。

3. 心阳虚衰，从肾阳救之 《伤寒论》中四逆汤类方，如干姜附子汤、通脉四逆汤、茯苓四逆汤和四逆加人参汤等均可治疗心阳虚衰等病证，临证多见于心源性休克等危急重症，治之多以附子急温肾阳为主，当代著名老中医李可即擅长重用附子以挽救患者于心阳虚衰危重之时。如第 323 条："少阴病，脉沉者，急温之，宜四逆汤。"少阴病本已心肾阳虚，若见脉沉微细，则提示阳气大衰，阴寒极盛，当急投四逆汤救之。四逆汤乃温补肾阳以救心阳亡脱之代表方。方中生附子大辛大热，乃"回阳救逆第一品药"，能温补肾阳而破阴寒。干姜回阳通脉，与附子相伍一守一走，气味俱厚，亦能扶肾阳而破阴。炙甘草味甘性温，缓姜附燥烈辛散之性，使其破阴复阳而无暴散之虞。第 317 条："少阴病，下利清谷，里寒外热，手足厥逆，脉微欲绝，身反不恶寒，其人面色赤，或腹痛，或干呕，或咽痛，或利止脉不出者，通脉四逆汤主之。"此条为四逆汤证之更重者，乃心阳虚衰、阴寒内盛、格阳于外之证，处方即在四逆汤基础上加重附子和干姜用量，加大温肾阳而破阴寒之力。其后加减法云："利止脉不出者，去桔梗，加人参二两。"若心阳极虚，无力推动血脉，心血亦无气以化生，而见脉触之似无者，应加人参大补元气，以充养肾精，复心血化生之源。对于心阳虚衰、心血亏虚之证，仲景多喜用人参大补元气、充填肾精。如《伤寒论》第 385 条："恶寒，脉微而复利，利止亡血也，四逆加人参汤主之。"此条系因霍乱致下利无度，阳随液脱，津血同源，液脱则血亦枯，故曰利止亡血也，治之用四逆汤急救回阳，使元阳得充，进而使阳旺破阴，亦加人参大补元气，填精生髓以复脉。《金匮要略·胸痹心痛短气病脉证并治》第 7 条：胸痹缓急者，薏苡附子散主之。"此为心阳虚衰、寒湿阻闭胸阳而致胸痹心痛急性发作之证。仲景治之仍以炮附子温通肾阳为本，佐以薏苡仁除湿宣痹，且反佐附子，防其辛散太过，更伤阳气，本方亦乃从温补肾阳救心阳亡脱之代表方。此篇第 9 条与第 7 条之义同，然心阳痹阻更甚，见心痛彻背、背痛彻心之状，予以乌头赤石脂丸急救之。此方较薏苡附子散更加大温补肾阳之力，以乌头、附子同用，其温补肾阳力之强可见一斑，另合用蜀椒，此亦辛热入肾经之药，更能加大温补肾阳之力。佐以干姜，助附子温阳，以赤石脂为佐制药，取其收敛固涩之性，反佐乌、附、椒、姜之辛散。

　　仲景治疗心系病证并非单纯从心论治，实则从五脏六腑皆可治心，这充分体现了仲景辨证论治的指导思想。心血不足见心悸者，可从心本身论治，温通心阳，补益心血，亦可从脾论治，培补中焦气血生化之源，从而使心血充而心悸止；对于胸阳痹阻而见胸痹、心痛者，或可温通心阳，或通利肺气或条达肝气而治之；若是心神失养而烦，则可补益心阴，或滋补肝血，或补益肾精，使精血足，则阴能敛阳，则虚烦自止；亦或为虚热扰神，仅见心烦，症状较轻者，可予以清宣郁热之法，或泻心火，或清肺热，或调和脾胃，或清泻胆热，或滋补肾水；亦有因邪热扰神而致烦躁、谵语，症状较重者，则须逐瘀泻热，或清泄胃火或通腑泻热，使邪热速去，以存津液，方能救心以安神。心悸若因水气内停、上凌于心所致，则可温补脾肾之阳，使阳气行而水气去；其心病最重者，自当非心阳虚衰、阳气欲脱之证莫属，治之当急温肾阳，急从全身阳气之根本救之，使肾阳复，则心阳必振。以上所述，为诊断和治疗心系病证提供了较完整的辨证论治体系，从对仲景原著的深刻分析总结中，吾辈自当深谙仲景处方、组方之旨，方能将其灵活运用于临床。

355　从五脏相关解析心病

　　心乃"五脏六腑之大主"，为"君主之官"，主宰着人体的生命活动，是人体最重要的器官，然心病的发生，不独心一脏所致，五脏皆可致心病。虽然五脏都有各自的生理病理变化，但这些变化互相联系、互相影响，与心病有着密切相关性。学者王彩玲等从五脏的相关性角度分析了心病的发生。

心与四脏相关之生理病理

　　1. 心与肝　主要是血液与神志方面。①肝藏血，能够协调体内的血液分布，与心一同维持着血液的正常运行，若肝藏血失职，则心血不足，心神失养，表现为心慌；②肝主疏泄，一方面能够条达气机使血行通畅，另一方面同心一起调节人的情志活动，肝疏泄失常则气机不顺，血行不畅，血脉瘀滞，表现为胸部刺痛；肝气失于条达，情志失和，心神受扰，表现为心烦易怒或情志抑郁。临床中精神神志病变及血液的异常与心肝两脏关系较大。

　　2. 心与肺　主要是血液循环和呼吸运动方面。肺主气，司呼吸，肺吸入的清气与水谷精气合为宗气，宗气输注于脉内，随着呼吸运动帮助血液循行以营养周身，再以呼气的形式将体内浊气带出体外，体现了"气能行血""血以载气"。若肺气不利，气机闭塞或肺气虚弱，宗气形成不足，无以助心行血，均可导致血脉瘀阻，表现为呼吸不畅。临床上多见于气血失调的疾病，如肺心病。

　　3. 心与脾　主要是血液的生成和运行方面。脾为气血生化之源，化生气血以保障心血的充足，同时脾的统摄作用能够保证血液正常地运行于脉内而不外溢。若脾的健运和统血失司，血液生化乏源或脾不统血，血液外溢，都可导致心血的不足，"血为气之母"，血少则气无以生，心气不足，行血乏力，表现为食少，乏力。临床中涉及消化功能以及气血生成运行的与心脾有关。

　　4. 心与肾　心属阳，肾属阴，主要是阴阳相交，水火既济的关系。心火下降于肾使肾水不寒，肾水上济于心使心阳不亢；此外，肾藏精，心主血脉，精血能够相互滋生，同时肾精还可以滋养心神。若肾精不足，肾水亏虚无以上济于心使心阳独亢于上，则表现为心神不安，难以入睡，又称为"心肾不交"。

心与四脏相关之心病发生

　　1. 与肝相关　肝气郁结，肝失疏泄，气机不畅，血脉瘀阻，导致胸痹（冠心病）；气郁化火，肝火上炎，扰乱心神，导致不寐（失眠）；肝火灼伤肝阴，风阳易动，上扰清窍，导致眩晕（高血压）；肝风内动，窜扰经络，导致中风（高血压）等。

　　2. 与肺相关　肺气虚弱，气失所主或肺阴不足，虚火上炎，肺失清肃，均可导致喘证（肺心病、心衰）。心病及肺，心肺气虚，胸阳不展等与胸痹、心悸（心律失常）有关。

　　3. 与脾相关　脾失健运，痰浊内阻，阻滞于脑，脑失所养，清阳不升，导致眩晕；阻滞于胸，胸阳不展，导致胸痹；阻滞于肺，肺气不利，导致喘证；痰瘀互结，阻滞于脉内可致偏枯（动脉粥样硬化）；痰浊郁久化热（火），扰乱心神，导致不寐；心神不安则心悸。若脾胃虚弱，气血生化乏源，脑失所养则出现眩晕；心失所养，心神不安则出现不寐、心悸。

　　4. 与肾相关　肾气不固，不能助肺纳气，气不归元发为喘证；心肾阳虚，阴邪停滞，胸阳不展，发为胸痹；肾精亏虚，不能上济于心火，心神不安，可致不寐；精亏血少，髓海不充，脑窍失养，发为眩晕，痴呆（老年痴呆）等。

心与四脏相关之心病常见危险因素

1. 高血压　高血压是临床上以血压增高为特点的疾病，是心病发生的主要危险因素之一，也是心病死亡的主要原因之一，据统计，高血压患者发生心病的概率是非高血压患者的 4 倍多，其死亡的危险性随着血压的升高而升高，因此，能否将血压控制在合理的水平将直接影响着心病的预后。中医认为高血压应归属于"眩晕""头痛""中风"等范畴，常见有阴虚火旺、痰浊壅盛、痰瘀互结、阴虚血瘀 4 个证型，主要为肝、脾、肾三脏的功能失调所导致。肝肾阴虚，虚火上炎，上扰清窍则表现为头晕、头痛、心烦易怒；阴虚则无力行血，血脉瘀阻，清阳不升也可表现为头晕、头痛；脾失健运，痰浊内阻，上蒙清窍则表现为头晕、呕恶；肾精不足，髓海空虚则表现为头晕、腰酸、失眠健忘。

2. 糖尿病　糖尿病是以血糖水平增高为特点的内分泌代谢性疾病，其慢性并发症可累及多个脏器，心血管系统疾病尤其是冠心病乃是糖尿病最常见和危险的并发症。大量临床数据表明，餐后血糖的增高能够明显地增加心血管事件的发生。中医相应的病名为"消渴"，临床以肺热津伤、胃热炽盛、肾阴亏虚 3 个证型为主，主要伤及的脏腑为肺、脾、胃、肾。肺热耗伤津液，津不上呈则口渴；胃热炽盛，消灼水谷，表现为多食善饥；胃热则脾阴不足，不能输布水谷精微，肌肉失养，表现为消瘦、乏力；肾阴亏虚，肾失濡养，固涩失权，表现为多尿。

3. 动脉粥样硬化　动脉粥样硬化是指血管壁上附着硬化的斑块，导致管壁增厚变硬及管腔的狭窄和堵塞，血液运行不畅，重要器官供血不足的疾病，是心脑血管疾病发生的基本病理基础，特别是冠状动脉粥样硬化，将直接导致心肌的缺血缺氧，甚至猝死，其发病率随着年龄的增高而增高，被称之为"中老年人健康的杀手"。中医将之归为"胸痹""中风""眩晕""偏枯"等范畴，常见的有痰瘀互结、肝肾阴虚、气虚血瘀、脾虚湿盛四个证型，主要涉及的脏腑为肝、脾、肾三脏。脾不健运，水湿不化，积聚成痰，阻塞脉道；脾气虚则血运不畅，瘀阻脉络；肝肾阴虚，阴虚则阳亢，挟痰上扰等，总归于肝、脾、肾三脏之虚产生的病理产物痰、瘀阻塞脉道，阻塞于头部则发为头晕，阻塞于胸部则胸闷、胸痛；阻塞于四肢脉道则肢麻不用。

4. 高脂血症　高脂血症是指血浆中脂质代谢的异常，引起血液的黏稠度增加，血液运行迟缓，从而加重心脏负担的疾病，它也是心病的基本病理基础，血脂的增高加速了动脉粥样硬化斑块的形成，增加了高血压的患病率，多途径地导致了冠心病的发生，是心绞痛、心肌梗死、猝死的主要危险因素之一。中医将之归为"胸痹""眩晕""心悸""中风"等范畴，常见的有痰浊阻遏、脾肾阳虚两个证型，主要涉及的脏腑有肝、脾、肾三脏。肾阳气不足则温煦失司，血行不畅表现为肢冷、乏力、心慌、头晕等；脾虚不化，水饮内停，积聚成痰，阻塞脉道则可出现头晕、胸闷、呕恶；肝气不舒，血行受阻，瘀于脉内则胁肋胀痛、胸部刺痛。

5. 高尿酸血症　尿酸是体内嘌呤代谢的产物，嘌呤的生产过多或排泄减少使尿酸囤积于体内，高于正常值便为高尿酸血症，它常与高血压、动脉硬化、冠心病等疾病聚集发生。统计显示，血液中尿酸含量高的患者，其发生中风、心脏病的概率较尿酸含量较低的患者要高，而且它可以使以上几点危险因素变得更加危险。中医认为其属于"痰浊""痰湿"等范畴，主要与脾的运化功能失调有关，脾虚夹痰湿是其常见的证型。脾虚则水湿不化，聚液成痰，流注关节，形成痰核，附着于关节，表现为关节的变形、疼痛。

其他如肥胖，《景岳全书》中认为，肥人多气虚；《丹溪心法》中认为肥人多痰湿，病位主要在脾，脾虚不运，水液潴留，化为痰湿，阻滞气机；吸烟，属火热毒邪，灼伤肺阴，造成肺的气阴两虚；饮酒，损伤脾胃，蕴湿生热，阻滞气机，等等，这些常见因素都可以直接或间接地影响到心脏的正常生理功能，导致心病的发生。

讨 论

　　五脏不是 5 个脏腑单纯相加而成的一个概念，脏是一个整体，它们在生理上互相联系，病理上互相影响，共同协调着人体功能的状态。一脏病，其他四脏多少受到牵连，虽然在某些状态下不表现出来，然按中医治未病思想，如《金匮要略》中所述"见肝之病，知肝传脾，当先实脾"中可以看出，他脏即将或已经受到影响。因此，在心病的发生上亦应认识到"病在心而不止于心"，他脏的受损可通过脏腑间的传变而影响到心的正常生理功能，从而发于心病。总归为虚实两种情况，其实者主要为肝气郁结，气机不利，血脉瘀阻而发为心病，虚者主要为肺气虚弱，无以助心行血或脾气虚损，统血乏权导致的血行无力抑或肾精不足，无以养心安神，心神不安而发为心病。如心病常见的危险因素，在初发时也许并没有影响到心脏，然随着时间的推移，危险因素的增多，危险性质的增加，表现为心病或加重了心病，此时，受损的脏腑也不局限于一个脏器了，治疗上也应该相应地调整方案，做到五脏平调，避免"见是病用是药"而造成疾病的反复。

　　随着人们生活水平的提高，心脏疾病的发生率也日益增高，现代的治疗目标不仅是将病治好，还要提高生存质量。治疗时，要立足于整体，选用的药物不仅要治疗本脏疾病，还要兼顾其他四脏，做到多方位、多角度、多靶点地使五脏六腑达到最佳平衡，将各个脏腑联合起来共同培正御邪，促使疾病的痊愈，这是所要继承和发扬的中医传统思维，也是目前以及今后的工作重点。

356　从五脏病机探析心力衰竭辨治特点

　　心力衰竭简称心衰，是各种原因致初始心肌损伤引起心室充盈和射血功能受损，心泵功能降低，以呼吸困难、疲乏及体液潴留为主要表现的临床综合征。从其临床表现可归属于中医"心痹""喘证""水肿"等范畴，《素问·逆调论》："若心气虚衰，可见喘息持续不已。"《素问·水热穴论》："水病下为胕肿大腹，上为喘呼，不得卧者，标本俱病。"喘证责之肺肾，可因情志所伤，可致心气阳衰急；心悸病机以心为主，与余四脏密切相关；水肿因肺、脾、肾、三焦失职所致，后期致水凌心肺，肾精内竭、肝风内动等变证。诸症均与五脏有直接或预后转归关系，五脏病机是因五脏气血阴阳失衡而致病理变化，强调了人的整体联系，心衰为各种因素影响下心脏疾患发展至后期，牵连他脏，发生传变，可在整体观念的基础上从五脏分析辨证论治。学者张何璐等基于五脏病机理论探析了心力衰竭辨治特点

五脏病机与心衰发生发展

　　1. 心气阳损伤，阴血暗耗　心为君主之官，为阳中之阳，心火主降，温养全身，鼓舞精神。《素问·保命全形论》"人生有形，不离阴阳"，吴钟琴等提出心功能为心所用，属气属阳，而慢性心衰由于心肌损伤、心脏病变导致心功能减退，此为心体受损，属阴属血。心体受损是发展的基础，心用受损为造成心衰各种症状的关键。先天因素、外邪侵扰、劳倦体虚致心气先损，轻者仅见胸闷心慌、乏力气短；而阳虚为气虚之渐，心阳无力温化，畏寒肢冷，喘息不得平卧，全身水肿。心主血，在体合脉，当心损无力化赤，新血不生，又无力行血，血脉痹阻，水饮痰瘀互结，更滞涩气阳，见胸闷痛或刺痛，面色晦暗㿠白，爪甲紫暗。心阴不足，心神失养，患者觉心中悸动不安，失眠、烦躁，甚或焦虑惊恐。

　　2. 五脏传变，分因分期　心衰由各种心脏疾病发展而来，唐蜀华提出不同病因所致心衰，病机各异，强调病证结合。高血压病肝肾阴虚为本，风木易动；冠心病、糖尿病性心脏病以心气阴虚损为本，瘀血、痰浊、寒湿等实邪痹阻；两种均致心脉俱累，久成心衰。病毒性心肌炎为湿热邪毒犯心，风湿性心脏病以风湿热邪熏扰，急者为外邪直中心络，缓者为久病正虚邪恋。不同的病理基础带来病机的变化差异，但最终导致心衰，再进一步传变转归。

　　《素问·口问》："心者，五脏六腑之主也……心动则五脏六腑皆摇。"五脏之间各种生理活动是互相依存、制约协调的，一脏虚损日久必定牵动他脏。从脏腑之间传变分析心衰发生发展，朱明军等提出心衰始于心肺，以心为主，但进而累及肝、脾、肾，最终阴竭阳脱而亡。心衰本就为传变之病，与五行生克密切相关，症状渐显，症情渐重。

　　慢性心衰从其症状分期分析可见五脏传变规律，心衰前期，传于子脏，脾为气血化生之源，脾脏所伤，化生乏源，中气不运，故患者气短、耐力下降，水肿不显。临床心衰期，由脾传肺，脾之游溢精气不得上输于肺，致肺气虚，宗气生成不足，且治节失宜，故见患者气力下降更显著，活动后气喘，轻度水肿。继而传肾，一者，肺、脾、肾均分管上中下水路，上不得宣降、中不得运化、下不得排泄，水湿泛溢三焦，必然水道壅塞泛滥成灾，见颜面四肢水肿，尿少甚至无尿；二者，肺主气，肾主纳气，吐纳失司，见喘息咳逆，甚则端坐。进入难治性终末期，四脏皆虚，肝气独旺，尚留有一息疏泄之气，存有一分藏血之功，此时患者心率血压仍维持在一定水平，但五行生克已乱无力更正，肝气乘侮心肾，更助气机壅滞、痰饮水瘀痹阻，此时瘀肿更甚，然病情进展迅速，肝气耗竭殆尽，五脏俱虚，邪实散漫，见患者喘息短促而进出无力，全身倦怠无力，不得平卧，脉虚浮结代促，体征可见肝脏肿大、颈静脉怒

张，心率血压逐渐下降不能维持。

急性发作的心衰存在两种常见情况，一为本就心脾气血不足，正气亏虚，外感风寒湿邪犯肺，迅速传肾，肾阳亏虚，气化无权，水逆凌心犯肺，为慢性心衰急性发作，因传变快而症情重，二为心之气阴本虚，痰湿血瘀或湿热邪毒，骤然痹阻心脉，心之气血阴阳逆乱，五脏失统，常见于心肌梗死、病毒性心肌炎继发急性心衰。急性发病更易导致脏腑气血紊乱，阴阳离绝。

调治在心，兼顾五脏

1. 调心重在和与活　心脉为不断循环的系统，调心需和阴阳而活气血，才能生新去旧，不断循环。治疗时须有法度，不可直补直泻。心为火脏，维护心之气阳为关键，《素问·阴阳应象大论》："壮火之气衰，少火之气壮，壮火食气，气食少火，壮火散气，少火生气。"益气回阳之品用之不当，则如壮火之气，耗气伤阴，同理过用强心药物如地高辛、西地兰等无益于改善预后。心之阴血为承载之力，补养阴血，一方面以制约气阳，一方面以容纳贮藏气阳，阴阳平衡，方能做到体用发挥正常。从阴阳治，和而有度，阴阳出入有法；从气血治，讲究活而有源，不耗气动血，不逆乱壅滞。

益气从心脾。"脾为气血生化之源"，慢性疾病大多先耗伤后天之本，加之药毒伤于脾胃，故补心气从脾，常用人参、黄芪、白术。《神农本草经》云人参"主补五脏"，张仲景用于误汗吐下，以救津液，且有行补之功，逆流挽舟之效，但滥用易致心气实，脾胃壅滞，肝气升发太过，用人参要选时机，利尿伤阴的情况下用之可固护元气，较之党参、黄芪更为有效，但补气作用强而温气作用弱，需配伍温阳药物同用。其他情况下，出现纳食欠佳、食后腹胀时可用党参补中气、健运脾胃，塞因塞用；心气虚泻、汗出不止，以炙黄芪益气固表，《医学衷中参西录》："能补气，兼能升气，善治胸中大气下陷。"亦为治气虚水肿之要药，需重用，心悸动不安时可用红参、黄芪同养气血；出现津液输布失常，大便干结不通时可重用生白术健脾润下，生胃肠之津液。

温阳从心肾。心肾水火，阴阳升降，当心阳虚、肾水寒时，需上下温通，附子、桂枝则为此法要药。附子通行十二经，上可助心阳，中可暖脾土，下可复肾元，温化沉寒痼冷，祛行痰饮水湿，在急性心衰及慢性心衰急性发作时，寒饮凌心犯肺，心阳外脱，喘肿并剧，以附子回阳救逆，如张隐菴《本草崇原》所云"助火之原，使神机上行而不下殒，环行而不外脱"。但现在医家或有忌用附子，因其有大毒，为《神农本草经》下品，久用易乱心气，散心之余气，使人趋于依赖，甚至煎煮不当，出现毒素蓄积，病情较重者可用附子祛水寒，同时辅以他药减毒增效，待症情和缓逐渐减量。桂枝亦是一味上下通调药，温通心阳，宣通血脉，化气行水，平冲降逆，可与附子同用，以增逐寒邪、行水饮之功。

滋阴从心肺。患者久病耗伤，阴阳皆虚，加之温阳过燥，攻逐过多，心气不敛，汗泻不止，气津耗伤，阴液亏损，则须治以滋阴生津，制约和阳。肺为水之上源，心肺同居上焦，以清浅之药微微润之，如雨露灌溉，急解干润，择气阴同补、养阴生津之品为佳，如麦冬、沙参、玉竹等，再适当配伍五味子以敛气防耗散，若有虚火郁热，加以生地黄、玄参、知母等清润。慎用熟地黄、阿胶等滋腻之品，因病于心，药用难下达于肾，再上润于心，却碍于中焦脾胃，但可选增液汤增水行舟，以润水之下源。

养血从心肝脾。清代张志聪《侣山堂类辨·辨血》："血乃中焦之汁，流溢于中以为精，奉心化赤而为血。"养血以柔为法，当归为温，白芍为寒，以配益气健脾，得气血生和。

气血阴阳相和，脏腑功能得运，还借助行气活血之品推动，朱丹溪："人身诸病多生于郁""气血冲和，万病不生，一有怫郁，诸病生焉。"遣方时少佐陈皮、佛手、砂仁等行运中焦；瓜蒌皮、枳壳、旋覆花等宽胸理气祛痰；以三七、红花、桃仁、丹参、川芎、牛膝等活血通络；泽兰、益母草、路路通活血利水等；以小剂量水蛭、白僵蚕、地龙化久瘀固结。用药不可破气耗血，不可过于寒凉，用两三味即可，灵活分辨轻重缓急，以注重"活"法。

2. 五脏同治，分期侧重，中西结合　《素问·阴阳应象大论》"惟圣人上配天以养头，下象地以养足，中傍人事以养五脏"。前心衰阶段及前临床心衰阶段，讲究治未病，合理控制原发病，高血压病从肝木肾水涵养心脉；冠心病、糖尿病性心脏病以通为用、标本兼顾，益气养阴，化痰祛瘀；风湿性心脏病及病毒性心肌炎需调养心肺，益卫固表，祛风利湿、清热解毒。临床心衰阶段，以心之气血阴阳平衡为关键，从病机传变规律辨治。心脾阶段，理心脾而固肺，补之人参、黄芪、白术外，选用茯苓、扁豆、山药、芡实、莲子肉等，温脾阳、运中焦、祛湿邪，主方可选黄芪生脉饮、参苓白术散、苓桂术甘汤、五苓散等；心脾肺阶段，邪实较甚时，偏于外感痰饮，可予主方加减小青龙汤、越婢加术汤等，偏于痰湿瘀阻，合用葶苈大枣泻肺汤；邪实不显，气阴两伤者，予沙参麦冬汤、麦门冬汤，兼顾肾气，以百合、黄精、淫羊藿、菟丝子等平补；心脾肺肾阶段：急症选附子汤去白芍、四逆汤类，缓症选真武汤、金匮肾气丸等；五脏俱虚阶段，若肝气尚存，可行瘀逐水，扶正攻邪，一旦气尽，水灭五脏之阳，当急救回阳，予参附龙牡救逆汤、回阳救急汤。

心衰诸阶段均应中西医结合治疗，不可拘泥于一端，病证结合。西医标准化治疗益于患者改善预后、减少心血管事件发生、降低再住院率，但亦存在利尿剂抵抗、血压过低但心率过快等棘手问题，且一些药物的使用会对中医辨证有所影响，治疗时仍需谨守五脏本虚之病机，察气血阴阳、痰湿水瘀之变动，相互结合，从五脏论治，使其各司其职，安稳病情。

《金匮要略》："若五脏元真通畅，人即安和。"五脏病机相关理论对于心衰的辨治具有重要指导意义，辨证时以心为要，心之气血阴阳均有虚损，辨原发病因病机，辨脏腑传变、轻重缓急，因人而异；治疗上，心之气血阴阳同调，分因治理，五脏同治，标本缓急，分期侧重，使内得阴阳和调，外得气血生化运行畅达，五脏安和。愈后注重摄生调养：重视肺卫，顺应四气，谨防风寒湿邪；疏肝养心，柔精养神；健运脾胃，营养均衡，勿食生冷寒凉；慎用肾毒性药物。

357　从五脏相关辨治慢性心力衰竭

慢性心力衰竭（简称慢性心衰）主要表现为呼吸困难、体力活动受限和液体潴留，为各种心脏疾病的终末阶段，病死率高，是医学界亟须解决的难题。流行病学研究显示，老年慢性心衰发病率大幅升高，80 岁及以上人群的心衰发病率达 20％以上。当前我国已进入老龄化社会，慢性心衰的防治已成为我国医学界具有挑战性的课题。目前，西医治疗慢性心衰仅以缓解症状为主，对阻止疾病进展缺乏有效的方法。中医采用辨证施治，因人而异，能够有效改善心衰的病理状态，减慢心室重构的进程，从而维持心脏功能，减少心血管不良事件的发生，降低心衰的病死率和再住院率。因此，中医已成为慢性心衰治疗不可或缺的手段。

慢性心衰病情复杂，症状表现多样，故其中医病名多端。左心衰竭多表现为呼吸困难、胸闷心悸，甚则咳嗽、咳粉红色泡沫样痰，可归属于中医学"喘证""心胀""咯血""支饮"等范畴；右心衰竭多表现为胃肠道瘀血、肝瘀血、凹陷性水肿、胸腔积液、腹腔积液、心包积液等，可归属于中医学"痰饮""黄疸""臌胀""溢饮""悬饮""心水"等范畴。

中医学认为，慢性心衰是全身性疾病，心功能的正常有赖于肺的治节通调、脾的升清统摄、肝的疏泄调达、肾的固摄封藏。《素问·玉机真脏论》："五脏相通，移皆有次。五脏有病，则传其所胜。"冠状动脉硬化性心脏病（简称冠心病）、糖尿病、高血压、甲状腺功能亢进症（简称甲亢）、风湿性心脏病（简称风心病）、贫血、慢性肾病等迁延不愈，常导致心体受伤，脏真受累，病变由肺、肝、脾、肾等脏传心而受病。同样，慢性心衰因肺循环、体循环瘀血，造成大多数器官处于瘀血状态，组织缺血缺氧，此时病变可由心累及肺、肝、脾、肾等其他脏腑，使脏腑功能活动受到影响。因此，学者郭美珠等认为，五脏相关是慢性心衰的基本病理机制，治疗心衰应治心而不唯"心"，临证以心为主、兼顾他脏，以达扶正祛邪之目的。

心与肺

心肺相关最常见的病症是肺源性心脏病引发心衰和慢性心衰继发肺部感染。外邪引动伏饮是心衰反复发作的主要因素。心肺同居胸中，心主血脉，肺朝百脉，主司气血运行。久病咳喘之人，痰饮内伏，肺气壅塞，朝会百脉不及，久之心血瘀滞，心阳衰减，这是肺源性心脏病引发心衰、由肺及心之病理；心气心阳已衰之人，感受外邪，外邪引动内饮，肺失宣肃，为心衰继发肺部感染、由心及肺之病理。针对这类病证，治疗上宜心肺同治，祛邪化痰是重要的治则之一。寒痰者，常以小青龙汤加减化裁；痰热蕴肺者，以麻杏石甘汤合清燥救肺汤加减化裁；痰浊壅盛者，常加三子养亲汤行气豁痰，或加葶苈大枣泻肺汤泻肺平喘；舌红少苔、痰多者，予金水六君煎加减以滋阴化痰；稳定期者，以补肺汤补益肺气。

验案：陈某，女，56 岁，2017 年 12 月 18 日初诊。患者因咳嗽、咳痰、气喘 8 日就诊。8 日前患者不慎受寒，发热咳嗽，最高体温达 39.2 ℃，静脉滴注抗生素后，现热平。刻下见畏寒，动则汗出，盗汗，咳嗽咳痰，痰黄白相间，喉鸣，咽微痛，乏力，心悸胸闷，动则气喘，脊背痛，寐差，大便尚可，口淡无味，下肢轻度浮肿；舌质红，苔薄黄腻，脉细。既往有风心病、慢性心功能不全史，现服用倍他乐克、双克、安体舒通。

西医诊断为急性支气管炎，风湿性心脏病，慢性心力衰竭（心功能 3 级）；中医诊断为喘病。辨证为外寒内饮，心阳亏虚；治法以外散风寒，内化痰饮，温阳化气。

处方：桂枝 9 g，白术 10 g，白芍 10 g，甘草 9 g，附子 10 g，猪苓 15 g，茯苓 15 g，杏仁 15 g，炙麻黄 12 g，紫菀 15 g，款冬花 15 g，黄芩 15 g，百部 15 g，野荞麦根 20 g，鱼腥草 20 g，蒲公英 20 g，前胡 15 g，枇杷叶 12 g，干姜 6 g，细辛 6 g，法半夏 9 g，五味子 6 g，石膏 30 g。3 剂，每日 1 剂，水煎分 2 次服。

二诊（2017 年 12 月 21 日）：服药后畏寒止，动易汗出止，盗汗减，咳嗽减，痰量减少，痰色黄，气短，无涕，泛酸，脊背痛，项强，口淡，纳减，二便调，寐差；舌红，苔黄腻，脉细。继以参苓白术散、真武汤、补阳还五汤、酸枣仁汤、三拗汤等加减善后。

按：本案为慢性心衰合并呼吸道感染，为外邪引动伏饮，使心衰加重。《伤寒论》："伤寒表不解，心下有水气。"该案为外寒内饮、寒热错杂之证。方以小青龙加石膏汤外散表寒、内温痰饮、兼清肺热，真武汤加猪苓温阳利水，蒲公英、黄芩、鱼腥草助石膏清泻肺热，前胡解表化痰，野荞麦根、百部、枇杷叶、紫菀、款冬花止咳化痰。全方寒温并用、散收并举，诸药共达解表化饮、清热止咳之功。二诊患者症状缓解，药物见功。后继以参苓白术散培土生金，真武汤温阳利水治本，补阳还五汤益气活血，酸枣仁汤清肝宁心，三拗汤宣肺止咳，随访至咳止症平。

心 与 脾

心脾相关常见的病症为心衰合并贫血和心衰合并胃肠道瘀血。脾主生血、统血，心主血脉。脾胃气弱，子病及母，无以奉心化赤，则心失所养；脾失运化，聚湿生痰，痰浊阻于心脉，水湿泛溢肌肤，则形成心衰合并贫血之症，为由脾及心之病理；心火不能温暖脾土，瘀血停滞胃肠，腹部胀满之症遂生，形成心衰合并胃肠道瘀血之症，为由心及脾之病理。针对这类病证，治疗上应心脾同治，以健脾化湿为治疗的重要法则之一。治疗中，多选六君子汤补益脾气，参苓白术汤健脾渗湿，附子理中汤温补脾阳，归脾汤养心健脾；若有气滞血瘀者，以血府逐瘀汤加减行气消瘀。

验案：葛某，女，40 岁，2018 年 8 月 15 日初诊。患者因胸闷、心悸、气喘 2 个月就诊。刻下患者胸闷心悸，走路气短，夜间不能平卧，恶心欲吐，腹胀，纳欠佳，头痛，手麻，双下肢肿，腰酸脚软，夜寐不宁；舌质淡红，苔薄，脉细。2018 年 8 月 10 日于上海某三甲医院心脏超声检查：全心增大，左室壁活动减弱，重度二尖瓣关闭不全，中度三尖瓣关闭不全，轻度主动脉瓣关闭不全，肺动脉瓣关闭不全，少量心包积液，左房内径 53 mm，左室舒张末期内径 71 mm，左室收缩末期内径 55 mm，左室射血分数 0.44。西医诊断为扩张性心肌病，心功能不全（心功能 3～4 级）；中医诊断为喘病。辨证为心脾阳虚，气滞血瘀水停；治以温阳健脾，行气活血利水。

处方：柴胡 12 g，桃仁 12 g，酸枣仁 12 g，川芎 12 g，土鳖虫 12 g，三棱 15 g，莪术 15 g，甘草 9 g，生地黄 20 g，枳壳 12 g，附子 12 g，猪苓 15 g，茯苓 15 g，白术 15 g，白芍 15 g，桂枝 12 g，车前子（包煎）20 g，泽泻 15 g，脐带 1 条，姜竹茹 9 g，知母 12 g，黄柏 12 g，首乌藤 20 g，天麻 15 g，大腹皮 15 g，红参 7 g，干姜 5 g，枳壳 15 g。14 剂，每日 1 剂，水煎分 2 次服。

二诊（2018 年 8 月 29 日）：服药后，患者恶心欲吐止，双下肢肿、头痛、手麻消失，夜间能平卧，寐安，胸闷心慌、走路气短、腰酸脚软减轻，腹胀大减，纳欠佳，头晕偶作；舌淡红，苔薄，脉细。以上方去姜竹茹，加麦冬 12 g，五味子 9 g。14 剂。

按：本案患者的心衰基础疾病是扩张性心肌病，属心衰合并胃肠道瘀血之症，病情较重。该患者病位在心、在脾胃，阳虚水凌、瘀血内阻是其主要病机。故投附子理中汤温阳健脾；四逆散加大腹皮行气除满；真武汤加桂枝、猪苓、泽泻、车前子温阳利水；红参益气培元，性情刚健，补气最捷；血府逐瘀汤加减理气活血通络；脐带补肾纳气；姜竹茹清胃止呕；天麻平肝潜阳；酸枣仁汤加减清肝养血安神。诸药合用，共奏温阳活血、利水行气之功。二诊症情有减，药已见功，因呕止，去姜竹茹，加麦冬、五味子益气养阴。

心与肝

心肝相关多见于高血压性心脏病心衰和慢性心衰肝瘀血。肝肾阴虚，肝阳上亢，肾阴虚累及肾阳，心阳失助，这是心衰由肝及心，即高血压性心脏病心衰的主要病理机制。肝主疏泄、调畅气机，气行则血行，气行则水行。心病及母，子盗母气，肝疏泄失职，则气滞、瘀血、水湿内生，瘀血积于胁下而成癥块，寒湿蕴脾，胆汁外溢，形成黄疸，这是慢性心衰肝瘀血、由心及肝的主要病理。针对这类病症，治疗上应心肝同治，方选天麻钩藤饮、镇肝息风汤加减以平肝潜阳。黄疸者，合茵陈四逆汤温阳利湿退黄；心衰合并抑郁、焦虑者，合柴胡加龙骨牡蛎汤加减以舒畅心肝、调理情志，同时注重心理疏导、调畅情志。

验案：徐某，女，68岁，2018年6月5日初诊。患者因失眠1个月伴心悸气短就诊。既往有冠心病史7年、阵发性房颤史1年、慢性心衰史1年，服用抗焦虑药物近半年。心脏超声检查：左房增大，主动脉钙化，左室舒张功能减退。刻下患者心悸，登楼气短，易紧张，心烦易惊，悲伤欲哭，喜叹息，少寐、寐浅易醒、每晚睡眠2～3小时；舌淡红，苔薄，脉细。西医诊断为焦虑状态，冠心病，慢性心功能不全（心功能2～3级）；中医诊断为不寐。辨证为阳虚肝郁化热，血瘀水停痰阻；治以温阳利水，疏肝清热，活血化痰。

处方：柴胡12 g，桃仁12 g，酸枣仁12 g，川芎12 g，土鳖虫12 g，三棱15 g，莪术15 g，甘草9 g，生地黄20 g，枳壳12 g，附子12 g，猪苓15 g，茯苓15 g，白术15 g，白芍15 g，黄芩15 g，制半夏12 g，桂枝10 g，制大黄10 g，龙骨（先煎）30 g，牡蛎（先煎）30 g，茯神30 g，首乌藤20 g，合欢皮15 g，小麦30 g，大枣10 g，知母12 g。14剂，每日1剂，水煎分2次服。同时安慰患者病情不重，药后会明显好转。

二诊（2018年6月19日）：患者服药后心情放松，心悸气短减轻，睡眠时间延长至4小时，继以原方加减巩固疗效。

按：本案患者为慢性心衰合并焦虑状态，病变涉及心、肝、胆、脾、肾多个脏腑，病邪以痰、瘀、火、水并见。然而，患者的病位仍主要在心、肝两脏，故治疗予柴胡加龙骨牡蛎汤疏泄肝胆、清热化痰，甘麦大枣汤养心安神，酸枣仁汤清肝热、除虚烦，真武汤温阳利水，血府逐瘀汤理气活血。服药14剂后，患者焦虑改善，睡眠时间延长，诸症明显好转，后继以原方加减调治而愈。

心与肾

心肾相关多见于慢性心衰心功能3～4级，或合并肾衰竭，或慢性肾衰继发心衰。生理上，心肾两脏，水火既济，心肾交泰，心阳根于肾阳。病理上，心气、心阳受损，久必及肾，心肾阳衰必致血运瘀滞、水失气化，形成血瘀饮停，饮溢于肌肤则肢肿面浮，积于腹部则成腹水，积于胸部则成胸水；肾不纳气则气喘，甚则不能平卧；肾病日久，分清泌浊失职，浊毒内生，上犯于心，心阳不振，则瘀阻水泛；心肾不交则失眠。针对这类病症，治疗上应心肾同治，自拟强心饮（由参附汤、真武汤、补阳还五汤化裁而成）益气温阳、活血利水，或加大黄附子汤温阳泻浊。

验案：傅某，女，70岁，2017年2月25日初诊。患者因反复胸闷、气急5年，加重1周就诊。患者既往有高血压病史30年，血压最高160/110 mmHg，现服珍菊降压片，血压控制尚可。5年前患者开始出现胸闷气急。2016年12月心脏超声检查：主动脉瓣重度狭窄，左室射血分数0.63；心电图检查：ST-T改变，房颤。2个月前发现肾功能不全，肾功能检查：血肌酐110 μmol/L。刻下患者胸闷气急、活动后加剧，心悸、胸部隐痛，夜间阵发性呼吸困难、咳白色泡沫痰，纳可大便干，口不干，足胫背浮肿，夜寐不宁；舌质淡红，苔薄，脉细结代。西医诊断为老年性心瓣膜病、主动脉瓣重度狭窄、慢性心功能不全（心功能3级），慢性肾功能不全，高血压病（3级，极高危人群）；中医诊断为喘病。

辨证为心肾阳虚，瘀血浊毒水饮内停，肝阳上亢；治以温补心肾，活血利水，平肝潜阳泄浊。

处方：柴胡 15 g，桃仁 15 g，酸枣仁 15 g，川芎 15 g，三棱 15 g，莪术 15 g，甘草 9 g，枳壳 15 g，土鳖虫 15 g，附子 10 g，猪苓 15 g，茯苓 15 g，白术 15 g，白芍 15 g，桂枝 15 g，泽泻 15 g，车前子（包煎）30 g，脐带 1 条，淫羊藿 20 g，鹿角片（先煎）10 g，补骨脂 15 g，生黄芪 30 g，地龙 15 g，天麻 15 g，钩藤（后下）15 g，生石决明（先煎）20 g，葶苈子 15 g，知母 15 g，生晒参 7 g，制大黄 10 g。7 剂，每日 1 剂，水煎分 2 次服。

二诊（2017 年 3 月 4 日）：服药后患者胸闷、心悸稍有好转，胸部隐痛偶作，夜间阵发性呼吸困难改善，双下肢肿好转，仍入睡困难，大便不成形、每日 3～4 次；舌淡红，苔薄，脉细结代。以上方去泽泻、葶苈子，加首乌藤 20 g，远志 12 g，宁心安神、交通心肾，将制大黄改为 5 g。加减治疗，半年后，患者病情稳定，肾功能正常，心功能维持在 2 级，胸闷、心悸、胸痛偶作，无夜间阵发性呼吸困难，双下肢不肿。

按：本案为老年瓣膜病变、高血压病、慢性心功能不全失代偿期合并肾功能不全患者，病情复杂严重。证属心肾阳虚、瘀血浊毒水饮内停、肝阳上亢，投强心饮加泽泻、车前子温阳活血利水，加淫羊藿、鹿角片、补骨脂培元固肾、温通心阳，大黄附子汤温阳泄浊，柴胡、枳壳理气行气，桂枝甘草汤温通心阳，葶苈子泻肺利水，天麻、钩藤、生石决明平肝潜阳，酸枣仁汤清肝宁心，脐带补肾纳气。诸药合用，共奏温补心肾、活血利水、平肝潜阳之功。以此方加减治疗半年，患者临床症状明显改善，心功能维持在 2 级。

五脏相关理论是慢性心衰辨治整体观的具体应用，临床或心肺同治，或心脾同治，或心肝同治，或心肾同治，共达疾病向愈的目的。

358 从五脏与血脉理论探析血管病的防治

我国拥有数亿的心脏和血管疾病人群，心血管疾病的患病率及病死率仍处于上升阶段。血管疾病属中医血脉病范畴，临床众多科室均涉及其治疗。血脉遍布全身，乃气血运行之道。血脉病以膏脂运化失常、气血运行不畅、痰瘀壅滞、闭阻脉络为主要病机。学者王钰等在传统中医理论指导下，结合脏腑生理功能特点，从心主血脉、脾主运化、肝主疏泄、肺朝百脉、肾藏精等中医脏象角度进行探讨；并围绕其病理本质，从脉道特点、痰瘀层面进行剖析；又结合中医传统理念，从大气理论、整体观念等进行了论述，以求拓宽血管相关疾病的防治思路，契合当下医疗需求，体现中医学的优势与特色。

血脉病的概念

血脉理论形成于《内经》时期。血脉为气血运行之通道，血脉病是脉府为病的统称，根据其发病部位可分为心血管病、脑血管病、下肢动脉病、心脑合病等。杨关林针对血管病及其相关性疾病，率先提出"血脉病"理论，对血脂异常、动脉硬化、脑血管病等血管病及血管相关性疾病均可参照血脉病理论进行辨识。

血脉病的病因病机

血脉病涉及机体各脏腑（心、脑为主），以先天禀赋不足、饮食不调、情志不遂、年迈体虚、劳逸失调、外感六淫等为主要因素，以膏脂运化失常、气血运行不畅、痰瘀壅滞甚则闭阻脉络为病机概要。血中浊脂积留则生痰浊、瘀血，气虚血行无力促使痰瘀生成，气滞又加重瘀痰阻滞脉道，致使血管结构和功能产生进行性损害，形成动脉粥样硬化（AS）等血脉病变，可发展为痰瘀凝块、胶结血脉之危象。痰瘀常同源以生、合而为病，使病情复杂、病程缠绵。杨关林认为血脉病以痰浊凝聚、积于血脉为始病机；因痰致瘀、由瘀促痰为重要病机；痰瘀互结、沉积血脉为关键病机。将血脉理论进行拓展，凡符合血脉病的病机特点或涉及血脉理论内涵者均可从血脉论治。

血脉病的防治

中医治未病倡导主动干预，对于减少疾病、减轻社会负担有积极作用。王钰依据血脉理论，从生理功能、病理机制、防治策略等角度进行了探析。

1. 从五脏生理功能角度防治血脉病

（1）从心主血脉角度防治血脉病：心气充沛、血液充盈和脉道通利是心主血脉的必备条件，心-脉-血构成了循环于全身的重要系统。冼绍祥提出"心脉同治"理论，认为心与脉结构互通，功能相连。心之气血阴阳亏虚，气滞、寒凝、痰浊、瘀血均可致血脉运行不畅，出现血脉病。张艳认为心脑动脉粥样硬化的病理基础即为心主血脉。AS根本在于心主血脉功能失调，其病位在全身脉壁，若累及脑血管则出现脑卒中，累及心血管则发为冠心病。故防治上以"通"为要，通过调畅情志、清淡饮食来顾护心气，适当运动、注意保暖以通利脉道，促使心主血脉功能之正常发挥。须辨清虚实、动态观察，如曹洪欣强调寒、痰、瘀、气、虚及其之间的变化，提示防治血脉病须重视证型的时空演变，尤其痰、瘀证的相兼和转化。临床上血脉病初期可益气养血、宁心通脉，若病程日久，痰浊踞于心胸，瘀阻脉络，痹阻胸阳，形成痰瘀互结之势，发作期当以化瘀通脉，豁痰泄浊为要。

（2）从脾主运化、脾统血角度防治血脉病：脾主运化功能正常，则水谷精微得以正常转运和输布。若脾土虚弱，运化失司，则"清者难升，浊者难降"，多余脂质积存于脉，化生浊脂（血脂），血脂异常是 AS 的主要危险因素，故脾虚失运是形成血脉病的重要内因之一。脾虚之体，摄入大量膏脂，清从浊化，化生痰浊，壅滞气机，致使血行不畅，瘀而成痰。痰浊和瘀血胶结于脉道，逐渐形成有形之病理产物，使得血脉逐渐狭窄，气血运行受阻，造成血脉痹阻的结局，如心肌梗死、下肢动脉闭塞症等。心的阳气充沛是血液运行的原动力，而血液在脉中正常运行不致逸出脉外，主要依靠脾气的统摄，故脾气失约可使血脉成分减少，出现血不归经从而导致出血。研究发现健脾法对高脂血症患者的血管内皮有保护作用，提示脂质代谢紊乱和血管内皮改变可能是血脉病内在机制。脾为"后天之本、五脏之本、气血之本、养生之本"，从脾防治血脉病重在调脾胃、化浊脂、和五脏，通过规律饮食、适度运动使脾气得运，用健脾化痰法对血脂异常人群已病防传，从而延缓疾病的发展。

（3）从肝主疏泄、肝藏血角度防治血脉病：肝主疏泄是肝脏的核心功能，肝疏泄正常则气血调畅，津液运行正常，经脉通利。当肝疏泄不及或太过均会使情志失调。肝藏血主筋，王冰云："肝藏血，心行之，人动则血行于诸筋，人静则血归于肝脏。"若肝藏血异常，血脉不能正常上注于目，导致目涩昏花；血脉不能正常达于胞宫，而冲任失养，出现妇科疾患。肝血的濡养能主持全身关节的运动，肝血不足会出现肢体麻木、手足震颤等证。现代研究发现治肝为主的方药对缺血性心血管病的血管新生有一定的调节作用，佐证了调肝在治疗血脉病中的意义。故宜采用疏肝理气、平肝潜阳、养血柔肝之法辨证治疗血脉不畅之头痛、眩晕、昏厥、麻木等症。从肝防治心脉病以"调"为主，调节情志有利于肝主疏泄功能的正常发挥，调节全身气机，使气行则血行，从而使气血畅达、血脉调和，有助于亚健康人群恢复身心健康，达到阴阳平衡。

（4）从肺朝百脉、肺主治节角度防治血脉病：肺朝百脉主治节体现在肺气辅助心脏治理和调节血脉。张景岳认为经脉流通，由必于气，气主于肺，故肺为"百脉之朝会"。若肺气不利，治节失常，气病可及血，导致血脉不利。肺气虚微或郁闭可影响气机的疏泄开阖，进而影响血脉供养之脏腑，调理肝肺有利于恢复气机升降。心主血脉虽由心气推动，但同时须有宗气注入血脉，帮助心脏推动血液循行，即肺能"助心行血"。宗气含自然界清气和水谷精气，是联结心之搏动与肺之呼吸的中心环节。因此空气污染、异常气候对肺络之损伤不容忽视，尤其对肺气虚弱的老人和肺脏娇嫩的小儿，定要注意环境因素的影响。此外不良情绪刺激亦会对血脉造成损害，深呼吸时机体会产生放松状态，通过调整呼吸吐纳，利于肺朝百脉功能的发挥，纠正脏腑失衡。提示补肺气、宣肺气、调理气机有助于心血运行、血脉流通、气化不息。

（5）从肾主外、肾藏精角度防治血脉病：肾为先天之本，肾精和肾中元阴元阳是脉阴阳气血之根。肾主外蕴含调节机体适应环境、保护机体抵御外邪、延年益寿等功能。能生血，精血同源，肾气充则精血化生有源。肾藏精生髓通于脑，脑髓之充源于肾精，肾精不足，脑髓失养，神机失用，产生中风、痴呆等。肾阳虚衰，则不能鼓舞一身之阳，若心阳不振，血脉失于温煦则会痹阻不畅；肾阴亏虚，则不能濡养五脏之阴，水不涵木，肝风易动，化火生痰，或心肝火旺，血脉无以濡润，而致心、脑、肢脉发病。人至老年，脉中血少，肾精不足，故用填精益髓法调整脏腑阴阳，使气机条畅，血脉畅通。临床常用温肾阳、滋肾阴之法纠正脏腑之偏衰，从而通调全身血脉。故当以调和肾之阴阳为准则，充足的睡眠对气血的生化、肾精的保养起重要作用，提示劳逸适度、起居有常对肾的顾护和血脉的维护具有一定意义，同时注重肾主外功能的发挥，增强血脉对外邪的抵御力，不失为防治血脉病的另一蹊径。

2. 从痰瘀角度论治血脉病　痰瘀可谓是血脉病的重要病理因素。杨关林以"痰借血体-血借痰凝-痰瘀互结-闭阻血脉"立论，较早提出"祛痰化瘀、和血通脉"法论治血脉病，并且提出胸痹可从脾胃论治，在血脉病治则基础上创立了益气化痰、活血通络法。临床须注意情志、气候、环境因素的调护，注重防治并用。针对老年人"多痰多瘀"的特点，运用化痰祛瘀法通过增强体质，未病先防，已病防变达到延年益寿的功效。团队从脾虚痰浊证入手，创新研制了健脾化痰方、化瘀祛痰方等中药制剂，并在整体、器官、组织、细胞、分子等水平揭示"祛痰化瘀"法论治血脉病的科学内涵。血脉病的后期是基于痰浊与瘀血的相互搏结附于脉道而发病，再则五脏致病互为因果，但最终均形成痰瘀，以致血脉病的发生。同时关注痰瘀致病的轻重主次，标本缓急，切中病机，灵活运用。此外，王钰前期依托现代文献总结痰瘀互结证的疾病谱，发现冠心病、脑血管病、代谢综合征排在前位，从侧面反映出从痰瘀角度防治血脉病的可行性和必要性。以痰瘀为轴，认识血脉病的发生、发展、转归等，可深入探讨血脉病的病理机制，充实和发展痰瘀理论。

3. 基于"大气"理论防治血脉病　"大气"出于上焦，积于胸中，昼夜运行，主要由先天之气、后天水谷之气和吸入自然界的清气组成，具有"走息道司呼吸、贯心脉行血气""撑持全身、斡旋全身气化"的特点，为"诸气之纲领"。大气培养于后天水谷之气，而脾胃乃后天之本，气血生化之源，因此大气的生成与脾胃关联紧密。脾胃亦为气机升降之枢纽，脾升胃降，纳运相得，脾胃运化功能正常有利于人体大气的运行。血不自行，随气而行，气滞而致血瘀；气盛则血充，气虚则血竭；气机不通，则水液代谢失常，易于化生痰浊，脾虚不运更能促使痰浊内生；气机郁结，胸阳痹阻，瘀血、痰浊易于阻滞血脉。一旦气病，渐会及血，气血为病，根源在气。胸中大气流转失常，可促进胸痹心痛的发生。基于大气的理论内涵，张锡纯提出了"大气下陷"的观念。大气下陷一则造成无力升举，令机能不足，甚至虚损；二则影响胸中气机，失于固守，终致虚陷更甚，无力掣血，血脉瘀阻；三则加重痰、瘀、气、火交阻，使脉道不利，血管狭窄。临床上运用升陷汤加减治疗冠心病、冠心病 PCI 术后、心力衰竭等疾病获得佳效，体现了升提大气治疗血脉病的重要思想。从大气理论出发，关注大气之生成与运行，通过健脾益气，补充大气之根本；通过化瘀祛痰，疏导大气之郁结；通过升陷举提，恢复大气之功能。调畅大气之法为临床防治血脉病提供一定参考。

4. 基于整体观念防治血脉病　对同因、同位、同性、同机或同症时，可采取相同的方法予以治疗。抓住 AS 是血脉病共同的病理基础，用整体观念将周身血脉视为一物。一处血脉病变后当警惕他处，临床可通过颈动脉斑块形成预测冠状动脉阻塞程度，发现下肢血管病变后当警惕脑脉、心脉病的发生。应尽早关注全身血脉的健康状况，重视血脉传递出的危险信号，在膏脂运化失常早期及时清理脉道使其通畅，做到未病先防和既病防变。通过整体调节以促进局部病变血脉之恢复，阻遏其向痰瘀方向演变。在血脉理论指导下，临床辨治高血压病、颈动脉粥样硬化、糖尿病血管疾病、缺血性中风病、高血压合并脑梗死等多种血管性疾病均有获益，提示针对多项血脉病共存的患者，将全身血脉视作"病灶"，根据血脉病的病机特征加以综合分析判断，而不分科过细、局限思维，有助于满足大众日益增长的健康需要，更是血脉病患者切实治疗血管病变的重要举措。

5. 从脉之形态功能角度论治血脉病　脉四通八达，由心脏始发而遍布全身。脉分脉形、脉势等，现代医家总结脉之临床病理变化主要有脉弦紧（弹性减退）、脉硬化、管腔狭窄、管腔阻塞及破裂五种状态，并分别运用松、软、温、通、敛五法进行治疗，易辨识和掌握，且疗效佳。有学者言脉与五脏主要从充养、通利、渗灌三方面产生联系，认为脉之渗灌功能既有渗灌气血精微至脏腑四肢百骸，亦包括外渗痰浊瘀血。故脉-气血-脏腑构成关联网络，重视脏腑对气机的调畅作用，益于发挥脉"营养百骸、滋润五脏"之效。注重脉的形态，结合彩超、血管造影等现代检测结果，明确血管内是否有斑块形成及堵塞程度，利于识别高危人群。同时注重脉的生理功能，进行护脉、调脉是血脉病的防治原则，调理脉、脏腑、气血的关系，保持脉道（血管）通利具有重要价值。

6. 从其他角度防治血脉病　血脉病的防治策略仍在不断充实。有学者提出"热结血脉"理念，即热邪与脉中瘀血、痰湿等有形之物相互搏结，继发积热、生毒、伤脉等不良循环过程，临床可相应采取清热解毒、活血凉血、散结养脉之法。血脉乃气血运行之道，在内为气血，在外即为营卫，故"和营卫、调阴阳"是防治血脉病的重要思路。如《灵枢·通天》："阴阳和平之人，其阴阳之气和，血脉调。"

反观血脉和利也是维系健康之重要前提。防治时应尽力减少不良刺激，注重精神调摄，劳逸适度。此外，医者可结合"三因制宜"理论，提出个性化治疗方案，将血脉病理论进一步深化和推广，普及中医治未病理论，促进精准医学的发展。

王钰从中医学整体观念、治未病思想出发，倡导"以血脉为中心"的健康理念，一定程度上为血脉病提供更多防治策略，有助于提高血脉病及其相关疾病的防治水平，继承发扬中医生命观、健康观、疾病观和预防治疗观，既符合中国现行医疗体制下的国情，又节约医疗成本、提高效率，有助于加深血管医学的认识，对指导血脉病的临床实践具有一定参考价值。

359　从五脏相关探析动脉粥样硬化

　　动脉粥样硬化（AS）是临床常见的一种有局部表现的全身系统性疾病，尤其是中老年人的发病率逐年上升。现代医学认为 AS 的发生发展主要与内皮细胞损伤、炎性细胞浸润、脂质代谢障碍、血管平滑肌细胞增殖与迁移、血小板黏附及聚集等相关，包括衰老在内的各种诱因都会导致动脉管壁硬化、管腔狭窄，AS 及其斑块的不稳定性是阻塞性血管疾病和血管急性事件的危险因素和病理基础。中医学中虽无"动脉粥样硬化"之名，据其临床表现归属于"眩晕""中风""胸痹""真心痛""痰饮""脱疽"等疾病范畴，大多数学者和《动脉粥样硬化中西医结合诊疗专家共识》均认为 AS 的病理性质是本虚标实，本虚以五脏虚为主，标实以痰（湿）、瘀、毒为主。临床从五脏辨治动脉粥样硬化及其相关疾病各有侧重，学者徐吉敏等从五脏相关探析了动脉粥样硬化的病因病机。

五脏分治动脉粥样硬化

　　1. 动脉粥样硬化从心论治　《素问·五脏生成》："诸血者，皆属于心。"《素问·痿论》："心主身之血脉。"《素问·平人气象论》："心藏血脉之气。"说明藏于心的"心气"具有推动血液运行的作用，心脏是血液运行的动力器官，气附于血，阳气和阴血共行于脉中，血脉有赖于心血的充养，心气的推动、鼓动，心阴的滋润，心阳的温煦。若心主血脉的功能失调，可致气滞血瘀、心脉痹阻、脉道不通，则可能发展为 AS。王海涛等在西医常规治疗的基础上加用自拟养心饮治疗冠心病心绞痛患者 70 例，通过改善冠心病心绞痛患者心功能和脂质代谢紊乱从而发挥抗 AS 的作用。汪艳丽等发现刘如秀的冠心爽合剂可能通过调脂抗炎可明显改善冠状动脉粥样硬化患者的临床症状，减缓 AS 的进程。李强等临证应用心脉康治疗 AS 23 例，发现心脉康可降低血脂水平，促进斑块消退和减小，降低心脑血管事件的发生。

　　2. 动脉粥样硬化从肝论治　《素问·至真要大论》："诸风掉眩，皆属于肝。"肝生内风，易生火夹痰上蒙，闭阻脑络，造成眩晕，甚则中风，说明肝病生风可引发动脉粥样硬化性脑血管疾病。肝与心经脉相连，在五行中属相生关系，木生火，肝生心，情志失调首致肝失疏泄，而后及心，如《明医杂著》："肝气通则心气和，肝气滞则心气乏，此心病先求于肝，清其源也。"梁健等从阴阳、五行、气血、经络、情志等方面说明心肝两脏在 AS 发生发展过程中的紧密关系，认为肝失疏泄是 AS 发病的关键。明代薛己主张心痛从肝论治，《薛氏医案》："凡心脏得病，必先调其肝。"李祥国认为肝伤则木病及火，心脉失养，气滞血瘀，而致冠状动脉粥样硬化斑块形成，临证应用调肝通脉汤消退冠状动脉粥样硬化斑块疗效显著。刘怀跃等认为平肝煎剂可能通过调脂抗炎阻碍或延缓非酒精性脂肪肝患者的颈动脉粥样硬化斑块进展，并达到稳定斑块的作用。李萍通过疏肝活血法临床应用自拟方柔肝解郁汤治疗冠心病心绞痛 35 例，可明显改善心绞痛和心电图疗效，并达到稳定斑块的作用。

　　3. 动脉粥样硬化从脾论治　《素问·阴阳应象大论》："饮食入胃，游溢精气，上输于脾，脾气散精，上归于肺，通调水道，下输膀胱，水津四布，五经并行。"说明脾胃升清降浊，化生并转运精微物质滋养脉道及全身，若先天禀赋不足或年老体虚，饮食不节嗜食肥甘厚腻，导致脾虚失运，痰浊内生，瘀阻脉道。赵洪磊等观察发现香砂六君子汤合四物汤加减通过改善颈动脉或下肢 AS 斑块或狭窄患者的血脂和炎症指标达到抗 AS 的目的。李权等临床应用化痰祛浊方可能是通过调脂、降低炎性和氧化应激程度以治疗脾虚痰浊阻遏型颈动脉粥样硬化斑块。

　　4. 动脉粥样硬化从肾论治　《素问·阴阳应象大论》："年四十而阴气自半也，起居衰矣。"肾为五脏之本，阴阳之根，既有肾之先天禀赋有异，又有年长肾气渐衰，阳气式微，鼓动乏力，诸脏受损，肾无所藏则无以补养诸脏，肾虚是衰老的主要原因，而衰老又是 AS 发生发展的重要因素。孙国珺等观察软脉煎联合西药治疗肾精亏虚型颈动脉粥样硬化患者，发现可以通过改善动脉弹性和僵硬度来延缓动脉硬化发展。曹传明等应用自拟益肾化瘀通脉汤治疗老年冠状动脉粥样硬化性心脏病心绞痛 56 例，临床改善心绞痛和心电图疗效明显。

5. 动脉粥样硬化从肺论治　肺主一身之气，对全身之气的升降出入运动起着重要的调节作用，《太平圣惠方·卷第六》："肺为四脏之上盖，通行诸脏之精气，气则为阳，流行脏腑，宣发腠理，而气者皆肺之所主。"肺主气，心主血，肺朝百脉的生理功能就是助心行血，《医学真传·气血》："人之一身，皆气血之所循行，气非血不和，血非气不运。"杨才弟等认为心生血脉，肺治而辅之，心主血脉，肺辅而治之，肺失清肃治节是 AS 形成的重要原因。郝青松分析发现补肺养心汤辅助西药治疗血瘀阻络型冠心病合并心力衰竭的患者，可通过降低血压和改善心脏功能提高临床疗效。

气血遍及全身，故 AS 可发生于全身各处血管：痰瘀痹阻心脉，轻则发为胸痹，重则发为真心痛；痰瘀痹阻脑络，轻则发为眩晕，重则发为中风；痰瘀痹阻四肢，发为脱疽。单从某脏论治 AS 不符合中医学整体观念的基本特点，AS 发生发展的不同阶段病因病机不完全相同，应随证治之。

五脏相关合治动脉粥样硬化

绝大多数医者认可痰瘀互结是 AS 发展的必然趋势，故临床医者从多病位复法立方辨治 AS 性相关疾病：张琪认为颈动脉粥样硬化的基本病机是脾肾阳虚，或肝肾阴虚为本，痰瘀痹阻脉道为标，自制血脉通颗粒调脂稳斑，临床疗效显著；阮士怡认为血浊是冠心病的始动因素，脉道不畅，心失所养，故倡导健脾化浊、益肾护脉、育心治心的三维治疗体系；陆曙临证常以自创的交泰调脉方加减治疗心肾不交、瘀阻血络型 AS 患者，治以交通心肾、调畅气血；周仲瑛认为肝肾亏虚、痰瘀阻络是 AS 的基本病理，并以滋肾养肝、化痰消瘀为治疗大法研制络脉通胶囊，通过改善颈动脉内膜厚度、血脂、血黏度达到抗衰老、抗 AS 的功效。

AS 是增龄性疾病，老年患者常多病共存，病理性质多属虚实夹杂，病理因素兼夹复合，病理机制转化多变。国内外文献尚未发现有关从肺单独论治 AS 的系统临床观察或实验，然"肺朝百脉"通过气的升降出入运动，辅助心脏，推动和调节血液的运行，若肺气壅塞，不能助心行血，则可导致心的血脉运行不畅，甚至血脉瘀滞，促进 AS 的形成。五脏相关，在生理功能上相互依赖、相互制约，故治疗 AS 的病位不能缺肺，应五脏同调。

讨 论

"五脏相关"的理论最早由邓铁涛提出，在中医理论现代化中，可以将五脏之间的影响归纳为促进、抑制和协同三种关系，从多种角度来阐明中医的整体性与联系观。五脏之间在生理功能上相互依赖、相互制约，只有相互协调，人体才能保持健康状态，若被外因或内因影响，导致五脏失衡，就会出现各种病证，导致疾病或亚健康状态。

《侣山堂类辩》："血乃中焦之汁，流溢于中以为精，奉心化赤而为血。"脾胃所消化吸收的水谷精微，化生为营气和津液等营养物质，上疏于肺，在肺吐故纳新后，复注于心脉化赤而为血；肾藏精，精生髓，归精于肾而为精，归精于肝而化清血。心气推动血液运行，肺助心行血，脾主统血行于脉中，肝主藏血调节血量，人动则血运于诸经，人静则血归于肝脏，肾为一身之本，是故血液的生成与运行和五脏均密切相关。

AS 患者多数为老年和机关群体，具有久坐少动、长期持续思虑或情志失调、过度劳累等共性特点：久坐少动则脾运失健，内生痰湿，土虚木乘，肝脾不和；长期持续思虑，劳神过度，损伤心脾，耗伤气血；情志失调，首致肝失疏泄，长期累积，肝气郁结，郁而化火，木火刑金，肺气（火）郁闭，肝郁肺闭；过度劳累，劳力过度，耗气伤形，脾肾气虚，长期累积气虚气滞、络脉瘀滞痹阻，郁热伤阴（肝肾阴虚）、痰凝血瘀。其中，病位涉及五脏，肾为根本，既有肾之先天禀赋有异，又有年长肾气渐衰，阳气式微，鼓动乏力，诸脏受损，心主行血、肝主藏血、脾主统血与肺朝百脉共同主导全身血液运行。《素问·举痛论》："百病生于气也。"朱丹溪云："气血冲和、万病不生，一有拂郁，诸病生焉，故人身诸病多生于郁。"六郁以气郁为基础，气郁之病以肝为主。所以，AS 的发生、发展与五脏相关，肾虚是发病基础，五脏失调、肝气郁滞是始发因素，郁而化热（火），炼津为痰或脾虚生痰（湿），气滞或气虚致血瘀，肺朝百脉失调，痰瘀互结，血（心、脑）脉痹阻，最终形成 AS。

360　从五脏相关辨治原发性高血压

　　高血压是一种以动脉血压持续升高为特征的进行性心血管综合征，常伴有其他危险因素、靶器官损害或临床疾患。原发性高血压又常常被称为高血压病。目前，现代医学研究证实，高血压病发病机制主要有神经机制、肾脏机制、激素机制、血管机制和胰岛素抵抗。正是由于其发病机制各异，为心血管综合征，且常伴有其他危险因素、靶器官损害或临床疾患，这就要求防治整个高血压患者群或绝大多数高血压病患者时进行综合干预。

　　高血压病相当于中医学"眩晕""头痛"等范畴，中医学对本病的治疗具有鲜明的特色和优势，治疗思路上不同学者提出或强调从五脏之一或之二论治，学者王守富等根据五脏相关理论，主张从五脏相关辨治高血压病。

从肝辨治

　　《素问·至真要大论》"诸风掉眩，皆属于肝"，说明肝在高血压病的发病中占有重要地位。肝为刚脏，体阴而用阳，主疏泄，性喜条达。若性情抑郁，肝气不舒，疏泄失职，气失条达，肝气郁结，气郁日久而化火，上扰清窍，而致眩晕。如清代王旭高《西溪书屋夜话录》："内风多从火出，气有余便是火。"气为血之帅，血为气之母，气行则血行，气机郁滞则又致血脉瘀阻而眩晕。如宋代杨士瀛《仁斋直指方论》："瘀滞不行，皆能眩晕。"明代王绍隆《医灯续焰》："眩晕，有因于死血者。诸阳上行于头，诸脉上注于目。血死，则脉凝泣。脉凝泣，则上注之力薄矣。薄则上虚而眩晕生。"肝郁化火，暗耗肝阴，或禀赋不足、年老体弱、久病不愈，均致肝阴不足，日久肾阴亦亏，终致肝肾之阴俱虚，清窍失养而眩晕。肝肾阴虚，阴不敛阳，肝阳上亢，亦发为眩晕。如清代叶天士《临证指南医案·眩晕门》："诸风掉眩，皆属于肝。头为六阳之首，耳目口鼻，皆系清空之窍，所患眩晕者，非外来之邪，乃肝胆之风阳上冒耳，甚则有昏厥跌仆之虞。"具体治法治则有：

　　1. 疏肝理气　适用于肝气郁结证，多见于高血压病早期。症见头晕，头痛，头重，头目不清，胸胁胀满，善太息，嗳气，苔薄，脉弦。方选逍遥散（《太平惠民和剂局方》），药用柴胡、白芍、当归、茯苓、白术、薄荷、甘草等。临证加减：肝郁气滞较甚者加香附、郁金、陈皮；肝郁化火者加牡丹皮、栀子、黄芩；肝气犯胃较著者加砂仁、陈皮。

　　2. 清肝泻火　适用于肝火上炎证，多见于高血压病早期，年轻体壮患者。症见头晕且痛，目赤口苦，胸胁胀痛，烦躁易怒，便秘尿赤，舌红、苔黄糙，脉弦数有力。方选龙胆泻肝汤（《兰室秘藏》），药用龙胆草、黄芩、栀子、柴胡、木通、车前子、生地黄、当归、甘草、泽泻等。临证加减：惊悸烦躁不安，乃肝火扰心，酌加黄连、莲子心、茯神；大便秘结者加大黄、玄参；头痛甚者加全蝎、蜈蚣。

　　3. 活血化瘀　适用于瘀血阻络证，多见于高血压病后期或有心脑肾损害的并发症。症见眩晕头痛，兼见健忘，失眠，心悸，耳鸣耳聋，面唇紫暗、舌有瘀点或瘀斑，脉弦涩或细涩。方选血府逐瘀汤（《医林改错》），药用桃仁、红花、当归、川芎、赤芍、柴胡、桔梗、枳壳、牛膝、生地黄、甘草等。临证加减：若头痛如刺、经久不愈、固定不移，为瘀阻头面，用通窍活血汤；久病气血不足者加党参、黄芪、何首乌、黄精；瘀血日久，血虚明显者加鸡血藤、阿胶、紫河车；若兼寒凝，畏寒肢冷者加附子、桂枝；血瘀化热，呕恶脘闷者加竹茹、夏枯草、牡丹皮、黄芩、郁金。

　　4. 平肝潜阳　适用于肝阳上亢证，多见于高血压病早中期、急性发作期患者，多以舒张压升高为主。症见眩晕耳鸣，头痛且胀，心烦易怒，面红目赤，肢麻震颤，失眠多梦，舌红、苔黄，脉弦。方选天麻钩藤饮（《杂病证治新义》），药用天麻、钩藤、石决明、黄芩、川牛膝、杜仲、桑寄生、首乌藤、茯苓、栀子、益母草等。临证加减：肝阳化风者加羚羊角、生龙骨、生牡蛎、珍珠母、代赭石；腰膝酸软、口渴喜饮偏于阴虚者加何首乌、桑叶、白芍、龟甲、鳖甲、女贞子、墨旱莲；便秘者加决明子；肝火者加夏枯草、牡丹皮。

5. 滋养肝肾　适用于肝肾阴虚证，常见于中老年高血压病患者，或血压相对稳定期。症见眩晕久发不已，视物昏花，双目干涩，腰膝酸软，失眠多梦，心烦口干，滑泄耳鸣，舌红、苔少，脉细弦。方选左归丸（《景岳全书》），药用熟地黄、山茱萸、山药、枸杞子、菟丝子、鹿角胶、龟甲胶、牛膝。临证加减：若阴虚生内热者加制鳖甲、黄柏、知母、牡丹皮、地骨皮；心肾不交者加阿胶、鸡子黄、酸枣仁、柏子仁、远志等交通心肾；若肺肾阴虚者加沙参、麦冬、玉竹。

从肾辨治

《灵枢·海论》"脑为髓之海""髓海不足，则脑转耳鸣，胫酸眩冒，目无所见，懈怠安卧"。肾主骨生髓，髓海不足则眩晕，说明肾脏在高血压病发病中起重要作用。肾者，水脏，主津液，肾脏调节一身的水液代谢，对维持血压至关重要。若久病伤肾，或禀赋不足，或房事过度，或服温燥劫阴之品而致肾阴虚，水不涵木，肝阳上亢而头眩。肾阴虚日久，或精不化气，可以转化为阴阳两虚或命门火衰。其辨治为：

1. 滋阴潜阳　适用于既有肝肾阴虚之证，又有肝阳上亢之证。方用左归丸合天麻钩藤饮加减治疗。

2. 滋阴补阳　适用于阴阳两虚证，此证多见于围绝经期高血压病。症见头晕头痛，体倦乏力，腰酸腿软，筋惕肉，阵发性面项潮红，有时烘热，有时怕冷，心烦自汗，舌淡少津，脉弱而数。治以滋阴补阳、调理冲任，方选二仙汤（《中医方剂临床手册》），药用仙茅、淫羊藿、巴戟天、黄柏、知母、当归等。临证加减：气虚者加党参、白术健脾益气；肝气郁结者加柴胡、香附疏肝理气；阴虚虚热内扰者，虚汗多，心悸，五心烦热，舌红、苔少，脉细数，加生龙骨、生牡蛎、茯神、合欢皮、地骨皮、白薇以清心火安心除烦。

3. 温补肾阳　适用于肾阳虚证，本证多见于高血压病晚期和年老体弱者。症见头晕目眩，形寒肢冷，精神萎靡，小便清长，头面及下肢浮肿，腰酸腿软，阳痿，舌淡、苔白，脉沉细迟弱。方选金匮肾气丸（《金匮要略》）或右归丸（《景岳全书》），药用熟地黄、山药、山茱萸、附子、桂枝、牡丹皮、泽泻、茯苓、杜仲、菟丝子、枸杞子等。临证加减：寒象不重者去肉桂、附子，加巴戟天、淫羊藿；夜尿频数者加益智、补骨脂；兼见下肢水肿者加黄芪、茯苓、泽泻、车前子。

从脾辨治

元代朱丹溪《丹溪心法·头眩》："头眩，痰夹气虚并火，治痰为主……无痰不作眩。"而痰的生成与脾的关系最为密切。脾（胃）为后天之本，主运化水谷，一则化生气血，一则调节水液代谢。若饮食失节、过忧、过思、过劳，皆可使脾胃功能受损，五脏气血化生无源，脏腑功能减退，可致气血两虚或阴血亏虚。脾为生痰之源，脾胃失健，水液不运，痰饮内停，上扰清窍而为眩晕。其辨治为：

1. 化痰祛湿　适用于痰湿壅盛证，此证患者多数形体肥盛，血脂常偏高。症见头重如蒙，视物旋转，胸闷作恶，呕吐痰涎，少食多寐，便溏不爽，苔白腻，脉弦滑。方选半夏白术天麻汤（《医学心悟》），药用半夏、白术、天麻、陈皮、茯苓、生姜、大枣、蔓荆子等。临证加减：痰浊郁而化热者用黄连温胆汤；素体阳虚，痰从寒化，痰饮上犯用苓桂术甘汤。

2. 补气养血　适用于气血亏虚证，本证见于部分Ⅰ级高血压病患者，多伴神经衰弱或体亏久病。症见头晕目眩，动则加剧，遇劳即发，面色㿠白，心悸怔忡，神疲乏力，舌淡胖、苔薄白，脉细弱。治以补益气血、健运脾胃，方选归脾汤（《济生方》），药用黄芪、党参、白术、茯神、酸枣仁、龙眼肉、炙甘草、当归、木香、远志、生姜、大枣等。临证加减：若血虚较甚，面白无华者加熟地黄、阿胶、紫河车粉；食少便溏、泄泻者加薏苡仁、山药、砂仁、炒扁豆；若中气不足，清阳不升，便溏下坠，气短乏力，脉沉无力者可用补中益气汤补中益气，升清降浊；形寒肢冷，腹中隐痛者加桂枝、干姜，以温中助阳。

从心辨治

《素问·灵兰秘典论》"心者，君主之官也，神明出焉""故主明则下安，以此养生则寿，殁世不殆……主不明则十二官危，使道闭塞而不通，形乃大伤，以此养生则殃"。《灵枢·邪客》："心者，五脏六腑之大主也，精神之所舍也。"而肝为藏魂之所，心神不安则魂不居所，相火易动，相火易动则肝阳易亢，阳亢则痰火易随邪气而上逆。其辨治为：

1. 清心以泻肝　适用于肝火亢盛兼心火上炎或心肝火旺证。心（火）为肝（木）之子，"实则泻其子"，方如龙胆泻肝汤，除用龙胆、柴胡等药清泻肝火外，还用生地黄、木通清泻心火，以加强清泻之力。

2. 安神以助潜阳　方如天麻钩藤饮治疗肝阳上亢型高血压病，除天麻、钩藤、石决明平肝潜阳，又伍入首乌藤、茯神养心安神，有利于肝阳下潜。另外，临床又常伍用柏子仁、酸枣仁养血安神，有利于血压的下降和稳定。

3. 开窍以畅脉　思虑过度，劳伤心脾，津停液聚，痰湿内盛。治痰浊壅盛型高血压病，在健脾化痰的同时，加入开心窍药物，石菖蒲、远志可以使心神聪明，血脉通畅，血压下降。

从肺辨治

金代刘完素《素问玄机原病式·五运主病》："所谓风气甚，而头目眩运者，由风木旺，必是金衰不能制木，而木复生火，风火皆属阳，多为兼化，阳主乎动，两动相搏，则为之旋转。"提出了"金衰不能制木"，可以导致头目眩晕。张锡纯《医学衷中参西录》中论及中风之因时云："此因肝木失和，风自肝起，又加以肺气不降，肾气不摄，冲气、胃气又复上逆。"强调了肺在肝风内动发生时起重要作用。其论治是佐金平木，方如镇肝息风汤之用"玄参、天冬以清肺气，肺中清肃之气下行，自能镇制木"。又如天麻钩藤饮用黄芩清肃肺气，意在佐金平木。再如《通俗伤寒论》羚角钩藤汤用桑叶，意亦在此。正如《本草经疏》所云："桑叶……原禀金气，故又能除风。经霜则兼得天地之清肃，故又能明目止渴。"周仲瑛治疗本病时，亦注意肝肺同病，对于"肝火犯肺，金不制木，风火上炎者"，亦"熄风化痰……清金制木"。肺金清肃，金水相生，则能滋水涵木，而使肝阳不亢。如清代唐容川《血证论·脏腑病机论》："肺之令主行制节，以其居高，清肃下行，天道下际而光明，故五脏六腑皆润利而气不亢，莫不受其制节也。"肺主一身之气，通过肺的清肃主宰全身气的运行，维持气机调畅及脏腑和调，这对高血压病的治疗有着重要启示。根据五脏相关理论，高血压病的发生不仅与肝有关，而且与肾、脾、心、肺等四脏关系密切，如《素问·咳论》："五脏六腑皆令人咳，非独肺也。"因此，其治在五脏，而不独五脏之一或之二。当然，具体个体患者可从五脏之一或之二论治，亦可从五脏之三或之四杂合以治。

361　从五脏相关辨治原发性高血压经验

高血压病是一种以体循环动脉血压持续升高为特征的心血管综合性疾病，持续升高的动脉压可导致靶器官如心脏、肾脏、脑和血管的损害。本病多属于中医学"眩晕""头痛""中风"等范畴。引起高血压病的原因很多，多与情志失节、饮食不慎、先天不足、房劳及体虚年高等有关，都可引起肝失疏泄、肝阳过亢、痰浊上扰和肝肾阴虚等病理变化，导致"眩晕""头痛"等症状发生。《内经》认为眩晕与风、虚有关，如"诸风掉眩，皆属于肝""上虚则眩""髓海不足，则脑转耳鸣"；东汉张仲景在《伤寒论》中论及太阳、少阳、厥阴病头痛的见症及方药，如"干呕，吐涎沫，头痛，吴茱萸汤主之"；元代朱丹溪认为眩晕还与痰饮有关，如"无痰不作眩""痰挟气虚并回火"；明代张景岳认为眩晕与虚有关，强调"无虚不能作眩"。国医大师邓铁涛认为高血压病与肝脏关系最密切，也与心、脾、肾密切相关，若其中一脏功能失调，均可导致肝之阴阳失衡而发病。

五脏相关理论是国医大师邓铁涛于20世纪80年代提出的，是对中医五行、脏腑、病因病机学说的高度概括。其以五脏为核心，连属相应的腑、体、液、窍、志等组成心、肝、脾、肺、肾五个系统。自此学说提出之后，众多医家将其运用于临床，比如冠心病、高血压病等从五脏相关来论治均取得非常好的效果。邓铁涛根据多年的临床经验，将高血压病分为肝阳上亢、气虚痰浊、心脾两虚、肝肾阴虚、阴阳两虚五型论治。学者陈秒旬等对邓铁涛从五脏相关辨治高血压病的经验做了梳理归纳。

从肝论治，平肝潜阳

邓铁涛认为，高血压病早期多因恼怒、忧郁等情志不遂引起，肝为刚脏，主升主动，易受情志影响，情志失调，导致肝失疏泄、肝阳过亢而引起血压升高。而肝主疏泄功能之正常发挥离不开肝藏血这一生理功能。肝脏贮藏充足的血液，化生和涵养肝气，使之冲和畅达，防止疏泄太过而亢逆。叶天士认为："肝为风木之脏，因有相火内寄，体阴用阳。其性刚，主升主动，全赖肾水以涵之，血液以濡之，肺金清肃下降之令以平之，中宫敦阜之气以培之。则刚劲之质，得柔和之体，遂其调达畅茂之性，何病之有？"这即是强调调肝为治疗高血压病重要一环的原因所在。患者主要表现为头晕肢麻、心烦易怒、夜寐不宁、口苦口干、舌微红苔稍黄、脉弦有力等，辨为肝阳上亢，治疗从肝论治，以平肝潜阳为法，选用自拟方"石决牡蛎汤"或天麻钩藤饮为主方加减。从"石决牡蛎汤"组方可见邓铁涛治高血压病善用介石类药物，如主药石决明、牡蛎，因介石类药物药性多寒凉，有凉肝平肝、降逆镇惊之用，对于肝阳上亢型高血压病者疗效尤佳，且临床证实介石类药物有镇静作用，能用于高血压病所引起的精神神经症状，即有平肝潜阳之功。臣药为平肝息风之钩藤、白芍。莲子心清心平肝、莲须益肾固精、牛膝下行为佐使。全方体现了邓铁涛的用药理念，肝阳上亢者用药宜潜降平肝，不宜苦寒伐肝，若确实需要时，亦中病即止。而天麻钩藤饮以天麻、钩藤、生决明平肝祛风降逆为主，辅以清降之栀子、黄芩，活血之牛膝，滋补肝肾之桑寄生、杜仲等。并以首乌藤、茯神镇静安神，为治疗厥阴肝经头痛、眩晕之良剂。分析二方用药可知，均以入肝经能平潜肝阳药为主，辅以清心肝火、滋补肝肾之药，可谓深谙病机，深入浅出。

从肝脾论治，健脾益气平肝

追溯肝脾相关理论的学术源流，最早系《内经》《难经》基于脏腑间的生理和经络关系，对肝脾两脏的位置形态、生理病理及其治疗，奠定了理论基础。东汉张仲景《金匮要略》又在《内经》《难经》指导下，确立了肝脾病辨证论治的基本法则，提出"夫治未病者，见肝之病，知肝传脾，当先实脾，四季脾旺不受邪，即勿补之；中工不晓相传，见肝之病，不解实脾，惟治肝也"。这其中实则蕴涵了运用肝脾相关治未病的思想。见肝实之病，须知肝病必传脾，即木克土也，所以肝实先实脾，治肝同时不忘治脾乃治未病矣。另外，时令有盛衰，既要知五脏相传之理，也要知悉时令有旺盛之分。若脾旺之时，虽见肝实亦不必实脾。若不懂五行克制、五脏相传之理，临证便难以显效，甚至可能延误病情。

高血压病中期主要从气虚痰浊型论治，这里的"气虚"是指气的推动与调控、温煦与凉润二项生理功能衰退，导致津液的生成、运行输布失常而痰浊泛生。痰饮的形成与多个脏腑相关，如肺失宣降，津液不行；脾失健运，水湿内生；肾气不足，水液不化；肝失疏泄，气机郁结，津液停积；三焦水道不利，津液不布均可聚水化生痰饮。从病因病机、证型及治法"健脾益气平肝"分析可知对于中期高血压病主要是从肝脾相关论治。此类患者临床多见头晕头痛、胸闷气短、纳减，或恶心泛吐痰涎，舌胖嫩边有齿痕、苔白腻、脉弦细滑等表现，属本虚标实证。虽说"气虚痰浊"型高血压病涉及多个脏腑，但治疗上当分清主次，权衡孰轻孰重，方能对症下药，这正是为何运用健脾益气平肝之法来论治此型高血压病的原因所在。根据邓铁涛以往的医案记载，所用半夏白术天麻汤乃选自程钟龄的《医学心悟》，方中半夏燥湿化痰、天麻化痰息风，二者共为治风痰眩晕之要药，为君药。白术伍半夏、天麻，祛湿化痰，止眩之功益加；茯苓合白术尤能治痰之本；橘红理气化痰；甘草和中；姜枣调和脾胃。诸药合用，风息痰消则眩晕头痛自愈。而赭决七味汤实为邓铁涛用六君子汤合黄芪，以加强补气除痰浊之功，同时不忘以代赭石、决明子降逆平肝。邓铁涛认为气虚生痰，除痰必先理脾，健脾必用补气，高血压所致的动脉粥样硬化病变与中医的痰浊中阻息息相关，故此方对于高血压合并椎基底动脉供血不足者较为合适。两方用药同从肝脾二经入手，主以健脾化痰益气，辅之平肝息风。至此可知无论是从病因病机、证型治法、临床症状乃至遣方用药无不渗透着肝脾相关的理念，大道至简也。

从心脾论治，调脾护心

高血压病中期亦见心脾两虚型。《灵枢·经脉》："脾足太阴之脉……其支者，复从胃别上膈，注心中。"心与脾相互联系，气血、信息、能量乃得以沟通。功能上，心与脾在血液的生成和运行上密切联系。脾主运化，为气血生化之源，心主血脉，化赤以生血，心脾共同协作，血液才能化生充足。此外，心行血，脾统血，心脾功能正常，方可维持血液行于脉中而不致外溢。气化上，"食气入胃，浊气归心，淫精于脉"。即心脏与脉中气血之盈亏，实由脾之盛衰来决定。而此类高血压病常由忧思劳倦伤脾耗心，心脾受损，脾阴不足，血失濡养，肝气横逆而致高血压；或是脾失健运，内生痰浊，上扰心窍，土壅木郁、肝失条达而致血压高。前者常用归脾汤而后者则用"邓氏温胆汤"，治法同为调脾护心。前者临床主要症见头晕目眩、面色苍白、爪甲不荣、心悸少寐、纳差便溏、舌淡苔薄白、脉细弱等。后者临证则与"气虚痰浊"型相似。故从病因病机、证型及治法"调脾护心"分析可知对于中期高血压病不独从肝脾论治，亦从心脾相关论治。

归脾汤中参、术、芪、草之甘温补心，使血归于脾而不妄行；茯神、远志、酸枣仁、龙眼之甘温酸苦以补心，心者，脾之母也；当归滋阴养血；木香行气舒脾，既以行血中之滞，又以助参、芪而补气。气壮则能摄血，血自归经，而诸症皆除。邓氏温胆汤即加参温胆汤，邓铁涛强调补益心气重在健脾，脾胃健运，则湿不聚，痰难成，为除痰打下基础，故加入党参补气扶正，但用量一般为15～18 g，多用反致补滞，不利于豁痰通瘀；丹参活血化瘀。温胆汤除痰利气，调达气机。在使用该方时，常用橘红代替陈皮以加强开胸之力；轻用竹茹除烦宁心；枳壳易枳实既宽中又可防枳实破气。心脾同治，重在健脾，使脾旺而气血生化有源，痰浊自消。

从肝肾论治，滋肾养肝

高血压病后期，久病体虚，年老肾亏，肝藏血，肾藏精，精血互生。肝血、肾精同源于水谷精微，而肝血的化生有赖于肾精的资助，肾精的充盛亦有赖于血液的滋养。精血二者，盛则同盛，衰则同衰，精血同源。若肝肾阴亏，进而引动肝风，引起血压上升。临床症见眩晕耳鸣，腰膝无力，或盗汗遗精，舌质嫩红苔少，脉弦细或细数。而肾寄元阴元阳，阴阳相互依赖，老年高血压患者素有肝肾阴虚，病久阴损及阳，阴虚则阳无以承制，形成阴损及阳的阴阳两虚证。临床可见头晕眼花，腰酸腰痛，或阳痿遗精，形寒肢冷，舌淡嫩苔薄白润，脉细弱等表现。

治疗上前者以滋肾养肝为法，方用镇肝息风汤或自拟方"莲椹汤"为主加减；后者则治以肝肾双补，取二仙汤或自拟方"肝肾双补汤"为主加减。无论是从病因病机、分型、治法以及选方用药，不难发现后期高血压病的论治主要是从肝肾相关着手。"镇肝息风汤"方中重用怀牛膝以补益肝肾为君。代赭石以引气血下行，急治其标；龙骨、牡蛎、龟甲、白芍益阴潜阳，镇肝息风，共为臣药。玄参、天冬下走肾经，滋阴清热；茵陈、川楝、生麦芽清泄肝热，疏肝理气，共为佐药。甘草、生麦芽和胃安中，以防金石、介类药物碍胃，为使。肝肾阴虚型高血压宜滋肾养肝，但勿滋腻碍脾生痰，所以"莲椹汤"中滋补肝肾之主药多选用性平味甘之品，如莲须、桑椹子、女贞子、墨旱莲；仍入介类药龟甲、生牡蛎；不忘护脾而添山药一味；再增引血下行之牛膝。因本证以肝肾阴虚为本，肝阳上亢、气血逆乱为标，故所选二方用药多入肝肾二经，并以滋养肝肾为主，以镇肝息风为辅。

"二仙汤"是由张伯纳针对肾精不足、相火偏旺所致围绝经期高血压病、围绝经期综合征而研制出的一首方剂，方中仙茅、淫羊藿、巴戟天温补肝肾；知母、黄柏泻相火而坚肾阴；当归补血和血。方中温补与寒泻同施，壮阳与滋阴并举，共奏调和阴阳之功效。"肝肾双补汤"补益肝肾，且兼顾阴阳，如桑寄生、何首乌、杜仲、淫羊藿；同时运用介类药物磁石、生龙骨潜降肝阳；川芎活血而舒筋；玉米须伍龙骨、牡蛎、草决明等降压，因其质轻渗降，能利水消肿泄热，平肝利胆，有一定的降压作用，此方中玉米须用量达 30 g。此二方所选之药大多归肝肾经，主以补肝益肾，且阴阳类药并用，可谓阴中求阳，阳中求阴，这与治疗高血压着重于调节内脏阴阳平衡相符，同时呼应了肝肾相关论治高血压病之道。

综上所述，论治高血压病离不开五脏相关理论，或从肝论治，或从肝脾论治，或从心脾论治，或从肝肾论治，遵古而不泥于古。探究五脏相关学说并运用于临床，为临床治疗高血压病乃至其他疾病开拓了新思路，同时弥补了西医治疗高血压病的不足。

362　从五脏痰辨治原发性高血压

　　原发性高血压是以血压升高为特征的常见慢性病，是心脑血管疾病主要的危险因素之一。因此，高血压病的预防及治疗已成为临床关注的重点，也是中医药当前研究的重点领域及优势所在。中医无高血压病的病名，从辨证角度可归于"眩晕""头痛"等范畴。西医对高血压病的发病机制尚未明确。现代中医学者认为原发性高血压的病机多为肝、脾、肾、心之间的平衡关系失调，少数医家把肺的生理功能失调影响血压纳入其中，病因多为外感邪气、饮食不当、劳逸失衡、情志受损、体质虚损等，不同的医家对高血压病的病因病机有不同的见解，但"痰"是高血压病的主要病理因素。痰形成的原因较多，如外感六邪、食卧不当、七情劳伤等，究其本质与五脏功能失调有关，如张景岳强调治疗眩晕不可只治其标"痰邪"，还要调五脏，提出"善治者，治其生痰之源，则不消痰而痰自消"。故治疗原发性高血压时既要治其标"痰邪"，还要调"五脏"化其根源。学者陆艳秀等对五脏痰与高血压病形成的关系做了论述。

五脏生痰与高血压病

　　1. 脾生痰与高血压　脾居中焦，为太阴湿土，是水液代谢的枢纽，脾胃旺则痰湿不生，脾与痰的关系较为密切。《诸病源候论》："劳伤之人，脾胃虚弱，不能克消水浆，故为痰饮也。"提出脾胃虚弱生痰，为"脾为生痰之源"提供了理论依据。《丹溪心法》曰："无痰不作眩晕。"强调高血压病的病理因素离不开痰。结合痰与高血压病及脾生痰之间的关系可知，治生痰之源与化浊痰之标以探讨高血压病的治疗有其临床意义。《素问·经脉别论》："食气入胃，浊气归心，淫精入脉。"古人云："肥人多痰多虚。"若嗜食肥厚醇酒导致形盛气虚，加之劳逸失衡导致气血运行不畅，心脉中聚集"浊气"，累及脾胃，运化失调，痰浊瘀滋生，堵塞脉道，郁久生热，痰热上扰则发眩晕；或水饮内停，痰随气生，上扰脑窍，脑失清明则发为眩晕；或精化为阳气，心气过旺，"气有余便是火"，气血动荡发为眩晕。现代研究认为，肥胖是痰湿型高血压病的主要原因之一，故从痰湿论治高血压病有其临床意义。陈镜合主张高血压病的病因以痰邪为主，治疗以脾胃为主，以绝生痰之源。高辉远认为眩晕的病因以脾虚湿盛为主，自拟蒺藜定眩汤健脾化痰，体现了朱丹溪"治痰法，实脾土，燥脾湿是治其本"的思想。脾胃虚弱，脾失健运，水液代谢失调而痰浊内生，阻滞气机，气血阴阳紊乱可致血压升高，因而补脾、健脾化痰是治疗脾生痰引发高血压病的主要法则。

　　2. 肺生痰与高血压病　从肺论治高血压病的文献不多，但谈及肺生痰的文献较多。肺居上焦，主一身之气，宣发和通调水道是津液布散的关键环节，故有"肺主行水，为水之上源"之说。若肺感邪气，肺气不宣，治节无权，津液可聚而为痰，有"肺为贮痰之器"之说；若肺气郁而化火或肺阴不足，可炼津为痰。高血压病发生的重要病理因素是痰邪，且肺的生理功能失调可产生痰邪，从而验证了肺生痰可导致高血压病。高血压病的发生可由肺气虚损，治节无权，则津液布散失司聚而为痰，滞留于血管中，血管容量增加引发高血压病；或阻碍气的运行，影响肝、脾、胃功能的正常发挥，间接导致高血压病的发生。故从肺生痰论治高血压病有其重要意义。治疗时以调肺气为主，化痰为辅，与中医"治痰先治气"理论不谋而合，同时兼顾其他四脏的治疗。

　　3. 肾生痰与高血压病　肾居下焦，主水液，为一身阳气之根本。肾的气化可平衡体内津液，若肾的生理功能失调，必然会影响水液代谢，形成痰湿。《景岳全书》中明确表明了"肾可生痰"，如"肾主水，水泛亦为痰，故痰之化无不在脾，而痰之本无不在肾"。《证治汇补》云："痰之源，出于肾，故劳伤之人，肾中火衰，不能收摄邪水，冷痰上泛。"因而肾脏生痰多以虚痰为主，病难治，不可用脾胃理论作解。若肾阳、肾气虚弱，则津液气化失常，致体内痰液聚集，"水泛为痰"而为水肿，发为高血压病。中医有"肾为痰之根"之说，故因肾虚生痰引起的高血压病切不可强行攻伐，避免损伤肾气。周次清常在补肾基础上加用利水渗湿药治疗难治性高血压病，与现代医学运用利尿剂治疗高血压病类似。利尿剂主要通过利钠排尿、降低容量负荷而发挥降压作用，证实了从肾入手"化其生痰之源"为治疗高血压病的上策，故对于肾虚生痰引起的高血压病可采用"补法"以化痰。

4. 心生痰与高血压病　《内经》中明确表示心、脾、胃可通过经络密切联系。如《灵枢·经脉》："脾足太阴之脉……连舌本，散舌下；其支者……注心中。"心为君主之官，调控血脉，脾胃为仓廪之官，为气血生化之源；按照五脏"火生土"的观点，可知心阳气不足会累及脾，"母病及子"导致脾气不足，生化无源，痰邪盘踞中焦，清阳不升则发为眩晕。根据"精血同源"理论，血液中也有精微物质的存在，《灵枢·痈疽》："津液和调，变化而赤为血。"痰是水谷精微的异常产物，若心阳亏虚或寒邪等因素亦可聚液为痰，故有"瘀血即久，亦可化为痰水"之说。反之痰浊滋生亦可影响心，若堵塞脉道，脉道失营，气血不畅导致心气过旺，"气有余便是火"，气血动荡发为该病。然而，由于个体阴阳虚实的不同，心生之痰亦有寒热之分。《金匮要略》中有6个处方从化痰通阳论治胸痹心痛，形象地描述了心阳虚衰、痹阻生痰的病理机制及化心痰的治疗大法。若心阳气血不足可直接影响血压，同时可通过心生痰间接作用于脑窍，发为眩晕。故治疗此类高血压病，在治其"化痰"之标的同时，更应该重视"心"的治疗，兼顾其他四脏，才能药到病除。

5. 肝生痰与高血压病　肝为风木之脏，藏泻并控，体阴用阳。《素问·五常政大论》形象地比喻肝为"木曰敷和"。肝的生理功能正常，可调控人体一身气血津液的运行，若异常则可产生多种疾病，故有"肝为万病之贼"之说。可见，中医所说的肝并不能与西医解剖学所说的肝等同起来。肝有调气的作用，人的情志受损，导致肝气不畅，通过相克关系直接影响脾胃功能的运化，痰浊内生，妨碍气血津液的正常流通，脑窍失养而发为眩晕。反之，痰湿盘踞体内会抑制肝脏的疏泄功能。故临床上肝性高血压病除有眩晕、头痛症状外，还可伴有头重、痰涎盛等症状。《医醇义》："喜、怒、思、悲、惊，人人共有之境，若当喜而喜……此天下之至和，尚何伤之有……虽欲不伤，庸可及乎？"证实了气的运动对机体的影响，气机失常累及津血，形成痰凝血瘀，亦反过来阻碍气血生成，病情虚虚实实，难以鉴别。因而肝生痰主要以肝气失调为表现。肝为风脏，各种内外因素皆可导致肝风内动，常与痰邪相夹致病，故中医有"肝为风痰之窠"之说。所以，肝生痰多以风痰为主，较为难治。邓铁涛认为肝为风木之脏，从高血压病的证候表现来看，其受病之脏主要属于肝的病变，但忧思劳倦伤脾或劳心过度伤心，心脾受损，又可因痰浊上扰，土壅木郁，肝失条达而成高血压病。顾宁认为肝火亢盛为高血压病的重要发病机制，而痰浊是高血压病的主要病理因素，并自拟清肝化痰方药"桑蒺合剂"。以上两位的观点皆表明高血压病与肝和痰皆有关系，在治疗上，不仅要祛痰，还需要调肝，在用药方面要注意协调肝与他脏及痰的内在机制，抓住致病关键，多法共施，疗效显著。

《圣济总录》对于五脏痰的解释及《丹溪心法》对于"痰"的基本认识都揭示了五脏可生痰。《金匮要略》："见肝之病，知肝传脾，当先实脾……故实脾，则肝自愈。此治肝补脾之要妙也。肝虚则用此法，实则不在用之。"脏腑之间的相生相克关系使五脏处于动态平衡中，若一脏生理功能受损，必然直接或间接影响他脏的生理功能。肥胖及嗜食生冷、炙咸辣之物或居潮湿阴冷之地与高血压病的发生息息相关。中医认为，痰湿因素在眩晕发病中占有重要地位，因而痰亦是高血压病形成的主要因素之一。五脏可生痰，痰浊可致眩，五脏亦可致眩，可知五脏、痰、眩三者之间联系紧密。

～～～～～～
验案举隅
～～～～～～

患者，女，49岁，2019年9月21日初诊。平素喜食膏粱厚味，形体肥胖，发现原发性高血压2年余，最高血压为 180/100 mmHg，平素口服马来酸依拉普利片降压，血压控制尚可。近期患者因繁忙且伴有咳嗽等不良反应，自行停止服药，1 周以来自行测血压，血压时有波动且伴有眩晕等不适症状，遂前来就诊。自诉有眩晕、头重、乏力、失眠等不适症状。舌质淡红，舌体胖大，边有齿印，舌苔白厚腻，脉弦。西医诊断为原发性高血压 3 级（高危组）。中医诊断为眩晕，痰湿壅盛证。治以理气健脾，燥湿化痰。方用半夏白术天麻汤加减。

处方：天麻 10 g，法半夏 10 g，橘红 10 g，甘草 10 g，白术 15 g，茯神 15 g，绞股蓝 20 g，蓝布正 20 g。7 剂颗粒剂冲服，每日分 2 次服，每次 20 mL。嘱饮食清淡，适当运动。

二诊（2019 年 9 月 28 日）：诉眩晕症状较前减轻，失眠症状仍同前，近 1 周监测血压，血压在 160/90 mmHg 左右波动，药已见成效，继服原方，并加酸枣仁 10 g 治疗失眠，继服 7 剂，服法同前。

三诊（2019 年 10 月 5 日）：未见眩晕、失眠等不适症状，血压仍在 160/90 mmHg 左右波动，因病情较前好转，继续口服中药巩固治疗，守原方加减服用半个月后，患者血压降为 140/90 mmHg。嘱继续控制饮食，坚持运动锻炼，减轻体质量。患者于 2019 年 10 月 26 日测血压为 130/85 mmHg，病情基本稳定。

美国弗明汉心脏研究中心追访了高血压病与心血管病之间的关系，发现血压高的人群其心血管病发病率是正常血压人群的 1.3～1.5 倍，高血压病的预防及治疗已成为关注的重点。世界高血压联盟以测量腰围、绿色饮食、运动管理、减少摄盐 4 种措施调控体质量对血压的影响。中医认为，原发性高血压的发病与痰有关，所以从痰论治该病有一定的临床意义。半夏白术天麻汤出自清代程钟龄《医学心悟》，方中法半夏燥湿化痰，天麻息风止眩，共为君药；白术、茯神健脾化湿，为臣药，同时茯神亦可助安眠；佐以橘红，体现了治痰先治气、气顺则痰消之意；加生姜，既能制半夏之毒，又能协助半夏化痰降逆、和胃止呕；甘草为佐使，能健脾和中，调和诸药。方中蓝布正又名头晕草，以形治形；绞股蓝具有降压作用。现代药理学研究发现，半夏有降压作用，其主要成分谷甾醇能延缓高脂血症的形成；天麻中的天麻苷能对抗肾上腺引起的血管收缩；陈皮能扩张冠状动脉血管平滑肌；白术与茯苓具有利尿作用，可减轻心脏容量负荷。根据中医整体观念，辨证时考虑地域不同、饮食嗜好、个人体质等因素对疾病的影响，痰证已逐渐向情志因素靠拢，且痰湿壅盛型高血压病在分型中较为常见，从脾痰论治高血压病可为临床治疗提供借鉴。

363 从五脏相通理论探析原发性高血压的辨治

高血压在中医学中被归属为"眩晕病"范畴。早在《内经》中就有关于眩晕病的记载，认为"诸风掉眩，皆属于肝"，因而在现代中医学研究中，多数医家将高血压的发病与肝脏相联系，通过肝脏的生理功能论治高血压疾病。然而单纯通过辨肝的阴阳偏实偏虚，选用平肝或补肝的治法治疗高血压，疗效差强人意。近年来国医大师邓铁涛提出新的诊疗思路，即"五脏相通"理论，认为五脏为相通的整体，任何疾病的发生均可犯及五脏，该思想被用于高血压病的治疗，取得较为显著的效果。学者许力文等从"五脏相通"理论分析了高血压病的中医辨治。

五脏相通理论的源流

1. 《内经》从五行论五脏相通 五脏相通理论起源于《内经》，主要从五行角度进行分析，认为五脏归属五行，又通过解释五行的生克乘侮来对五脏相通理论进行说明。

五行相生是五脏相通理论的基础。《素问·阴阳应象大论》："东方生风，生木……肝生津，筋生心，肝主目……肾生骨髓，髓生肝。"即从五行角度来看，五脏之气相互输送，相互交通，组成循环的整体，五脏气机调畅，脏气流转不息，则五脏功能调达，于人体各司其职，互不相犯。明代医家吴昆提出"五脏之气相通，其脏气输移，皆有次序"，亦说明了五脏之气循环相通的理论。

五脏相克是五脏相通的病理基础。《素问·五脏生成》"心之和，脉也……其主肾也……肾之合，骨也……其主脾也"，此处之"主"，张仲景解释为制约之意，说明五脏间存在相互克制的关系，亦可解释为五行中"所胜"与"所不胜"的关系。《素问·玉机真脏论》："肝受气于心，传之于脾，气舍于肾，至肺则死……肾受气于肝，传之于心，气舍于肺，至脾则死。"明代马蒔注为"受气者，受病气也"。认为五脏相互克制的关系主要体现在病理条件下，五脏所受病理邪气，有所受，有所传，有所舍，有所死，始于我所生，终于克我也。究其本质，在病理上，五脏之气的相通理论也根基于五行理论。

无论是生理还是病理，五脏之间生克制化的关系均是相互依赖、相互影响的，任一脏均不为独立的个体，高血压病的病位主在肝肾，同时与肺、脾、心均有密切的关系，这一理论也是基于五行生克制化的原理提出的。

2. 张仲景"五脏病"理论阐释了五脏的疾病传变规律 张仲景在《金匮要略》中创立"五脏病"理论，用以解释病理情况下脏气相通的理论，同时说明在疾病发展过程中，各脏腑之间存在的传变演化规律。《金匮要略·脏腑经络先后病脉证》："五脏病各有得者愈，五脏病各有所恶，各随其所不喜者为病。"论证了疾病发生时脏气的输移传变，邪气不单只犯一脏，各脏腑相通，有所喜恶，故疾病病程中表现为不同的脏腑证候，同时，张仲景根据五脏之气相通的特点，基于五行生克的规律，提出治未病的思想，即"夫治未病者，见肝之病，知肝传脾，当先实脾……金气不行则肝气盛。故实脾，则肝自愈"。为后世治未病学说提供了理论基础，在疾病发生之初，病程进展之时，根据五脏之气的相通、相生、相克来施治，是现代"未病先防，既病防变"理论的核心。陈伯坛解释为："五脏各有所失者病，各有所得者愈。"究其本质，无论是"五脏病"还是"治未病"，这二者均为"五脏相通"理论的延伸，是根据《素问·玉机真脏论》中"五脏有病，则各传其所胜"的理论提炼出来的。

3. 刘完素"五运主病"理论 金元时期，刘完素提出"五运主病"学说，是通过五运来概括分析五脏的疾病。其理论来源为《内经》的病机十九条，在此基础之上，又加入各脏相对应的五运，即木、火、土、金、水，如"五运主病，诸风掉眩，皆属肝木……诸寒收引，皆属肾水"，这一学说弥补了原病机十九条归类简单且疾病不全的弊端，并从"五运"的角度阐述五脏之间的联系。

　　刘完素认为风木旺，必是金衰不能制木，而木复生心火所致，故肝风掉眩之证，非肝独病，与肺、心二脏亦关系密切；至于诸痛痒疮，皆属于心，刘完素认为依据五行之理，心为火脏，微热则痒，热甚乃痛，五行相克，一行过极则胜己者反来制之，故火热过极，则反兼水化。强调了五行之间相克的相互关系，在五脏中多表现为心火与肾水的相互关系。至于风胜湿，湿自土生，脾盛治之以燥则体现了脾脏与肝肺的关系。

　　4. 五脏旁通说与五脏穿凿论　"五脏旁通说"首见于孙思邈的《五脏旁通明鉴图》。根据《中国医籍考》记载，早在唐宋年间，就有关于"五脏旁通说"理论的记载，但均已亡佚，所以后代医家研究"五脏旁通说"，多从《素问·调经论》中"五脏之道，皆出于经遂，以行气血"这一句进行拓展，认为此应为"五脏旁通说"的理论来源，旁通说应是对此理论的进一步阐述，为强调脏与腑的对应关系的一种理论。

　　明代医家李梴总结前人思想，并加入自己新的见解，在《医学入门·卷一·脏腑》中提出五脏穿凿论："心与胆相通……肾与命门相通，此合一之妙也。"后代医家对此进行研读，认为这是对"五脏旁通说"的另一种解释，但文献典籍中并没有关于该理论的详细叙述，故现代医家多将"五脏旁通说"与"五脏穿凿论"并论，用来解释脏腑相应关系。两种理论在人体经络所属中应用较为广泛，提出从脏腑生理功能的相通性来解释各脏腑的表里关系，如心与胆相通，解释为心主神明，为君火，胆主中清，为相火，二者相须为用，共同主宰人体的生命活动。

　　5. 近代五脏相关理论正式提出　1988年，邓铁涛正式提出"五脏相关"理论，解释了五脏相关的科学内涵："包括五脏系统内部的关系，即五脏的功能系统观，系统之间的关联，即五脏之间的联系观；系统与外部环境的关联，即天人合一的整体观。"系统说明五脏相关理论应落在人体的大系统中，即心、肝、脾、肺、肾及其相应组织器官，共同组成一个大系统，如舌为心之苗窍，肾主骨生髓，脾之华在唇，肺外合皮毛等，将人体按五脏系统分为肝、心、脾、肺、肾五个功能子系统，这样，五脏之间就呈现多层次的功能结构，构成了多维的、立体联系的网络。如此对五脏中任一脏腑体系的研究都可认为是属于五脏相关研究的范畴。各脏之间的联系可为两脏相关、三脏相关、四脏相关等多种关系，邓铁涛重点研究两两相关模式，如心脾相关等，以疾病为载体，对患者进行信息收集和观察归纳，证明了在疾病发展过程中，五脏相关存在的客观性相关性。天人合一的整体观则表明五脏相关不仅是指脏腑系统的"小五行"，还包括"大五行"的人与自然的对应关系。应用"小五行""大五行"的概念解释人与自然的关系，认为人与自然既相互独立又相互影响，"小五行"承认人体的独立性，认为人体内存在独立的五行系统，五脏各有所生各有所胜，脏气相通。"大五行"则强调了自然界对于人体的影响，为古代"天人相应"理论的延续，在临床治疗时，不仅要辨证辨病，还要根据患者的实际情况，因地、因时、因人制宜。并认为生理、病理、诊断、治疗、预防等均可从这五大系统及内外环境相互关系入手研究。

从五脏相通辨治高血压的理论依据

　　1. 肝——风眩之主脏　《素问·至真要大论》"诸风掉眩，皆属于肝"，这说明肝在高血压病的发病中具有重要的地位。现代医家多认为高血压的病变脏腑主要在肝。因肝五行属木，为风木之脏，其性主动主升，肝又为藏血之脏，相火内寄，体阴而用阳，主疏泄，性喜条达，恶抑郁。《内经》言："阴在内，阳之守也；阳在外，阴之使也。"肝为藏血之脏，性主升动，若肝阴不足，无法涵敛肝阳，肝气升发太过致使肝阳有上亢之势。

　　刘燕池认为肝阳上亢为临床上高血压发病最常见的病因，肝阳上亢患者多素体阳盛，因一时恼怒过度，情志失调，致使阳升上扰清窍而发为眩晕，亦可见于平素忧思过度者，此类患者大多肝气不疏，郁久化火，伤及阴血，阴不敛阳，亢阳上扰清窍而导致眩晕。肝主疏泄，在人体气的运行中占有重要的作用，气机运行具有推动血行的作用，正所谓"气为血之帅，血为气之母，气行则血行"。杨士瀛《仁斋直指方》："瘀滞不行，皆能眩晕。"王绍隆《医灯续焰》："眩晕，有因于死血者。诸阳上行于头，诸脉上注于目。血死，则脉凝泣……薄则上虚而眩晕生。"说明肝气疏可以导致血行不畅，从而引发血瘀致眩。所以高血压的发病与肝脏的功能密切相关，这也是由肝脏的生理特点和生理功能决定的。

2. 肾——母病及子，精亏为本　肾为先天之本，内藏精，肝为藏血之脏，精血同源，相互化生；同时肾主封藏，肝主疏泄，二者一疏一藏，关系十分密切，如《素问·阴阳应象大论》"北方生寒……肾生骨髓，髓生肝"。从五行来看，肝五行属木，肾五行属水，水生木，二者为母子相生的关系，故肝气久郁化热，可由子及母，伤及肾精。而肾阴为一身之阴的根本，肾阴不足进一步会影响肝阴，肝阴失其所养，则会导致阴不敛阳，肝阳上亢，引起眩晕，此类眩晕大多表现出不同程度的虚证，因其本为肾虚，故临床发现此类患者多有视力减退，少寐健忘，腰膝酸软等肾精不藏，髓海不充的症状，故临床上对于此类高血压患者，医家秉持标本同治的治则，在平潜肝阳的同时加入滋补肾阴之品。

高血压的发病亦可与肾脏直接相关，如《灵枢·海论》"脑为髓之海""髓海不足，则脑转耳鸣，胫酸眩冒，目无所见，懈怠安卧"。肾虚血瘀为老年高血压病的主要病因，人至老年，肾精不足，髓海不充，脑失所养则多致眩晕，根据证候表现，可分为肾阴虚型、肾阳虚型、肾阴阳两虚型，宜用补肾活血的治疗方法。同时肾为水脏，主津液，肾脏调节一身水液代谢的功能对于维持血压至关重要。若肾脏功能失司，水液代谢失常，水气上泛，湿浊中阻，可引起心肺脾等他脏的功能失司，出现心悸、喘促、水肿等严重的高血压变证。

沈依功擅长从肝肾论治高血压，把高血压分为急性期和缓解期，提出急性期责之肝，宜平肝潜阳、清火息风为主；缓解期则多为肾虚，则补益肝肾、填精益髓为要。

3. 脾——相侮为病，痰饮之宗　脾病所致眩晕，古今医家多从痰论证，如《丹溪心法·头眩》："头眩，痰挟气虚并火，治痰为主……无痰不作眩。"可见痰的生成与眩晕的病机十分密切，中医认为痰的生成主要在脾，自古有"脾为生痰之源"之说，脾胃位居中焦，五行属土，主要功能为运化水谷，输送所化精微，有后天之本的称谓，其位居中焦，在一身气机运行中起着枢纽的作用，脾以升为健，胃以降为顺。故患者因饮食失节、情志失调、劳力过度等影响脾胃的功能时，不仅会发生运化失司、蕴生痰湿、中阻气机的病理状态，从而出现痰蒙清窍的眩晕症，亦可导致气血化生乏源，气血俱虚，脉道失充，无力鼓动血行，出现气虚血瘀的征象，同时气虚无力升举清阳，出现头窍失养导致眩晕的高血压虚证。在此基础上，如在治疗过程中，忽视调理脾胃的功能，可导致痰湿郁久化热，出现湿热夹杂上蒙清窍的变证。

从脾论治高血压病，亦可从脾与他脏五行生克关系的角度考虑，脾五行属土，肝五行属木，木克土，二者为五行相克的关系。土壅则木郁，肝失疏泄，气机不畅，郁久则化火，肝火上扰清窍，出现眩晕症候，需要注意的是，此类由脾失运化而致高血压病的患者临床多表现不同程度的痰湿症状，如眩晕耳鸣伴见纳呆腹胀、肠鸣泄泻等，临床问诊应注意患者的平素饮食起居情况，在治疗时加用健脾渗湿之品，疗效甚佳。

蒙定水擅长从脾论治高血压病，根据患者症状表现的差异，分别治以化湿、祛浊、化痰等法，多选用半夏泻心汤、温胆汤、四君子汤等作为基本方，适用于脾失健运、中湿不化、痰浊内生型高血压患者。王清海认为多数高血压患者均表现为不同程度的脾气虚弱、痰浊壅盛症状，强调在从脾论治高血压病时要注意结合"三因制宜"，不同高血压患者在治疗上要有所侧重。

4. 心——子病及母，阳亢为根　心为"君主之官"，主血脉，主藏神，刘燕池认为论治高血压病除应注意肝的生理功能外，亦不能忽视肝与心的相生关系，心肝同病亦为高血压发病的重要病因，此类高血压病根据表现可分虚实两端，治疗上需应用"虚则补其母，实则泻其子"的治疗法则，虚证多为心肝血虚证，因心血久亏，累及肝血，致子母皆虚，临床除头晕外，多兼有心悸、失眠多梦等心神失养的症状；实证则多因心火亢盛，引动肝火，子病犯母，终致心肝火旺，此类患者大多性情急躁，询问病史大多有一时情志失调的诱因；同时心火亢盛，可损伤肝阴，子盗母气，临床上亦可表现为母虚子实的虚实夹杂之证。如《素问·邪客》所言："心者……精神之所舍。"肝为藏魂之所，心神不安，魂不居所，相火易动，亢阳挟痰火上扰清窍，治疗上主要以泄心火为要。

郭维琴则认为高血压疾病发展过程中始终贯穿着"血瘀"的病理因素，主张将高血压分为三期，早期多为情志因素所致的气滞血瘀证，病情进展到后期，热邪伤阴，阴虚血阻，晚期多为气血两虚，气虚不运而致瘀。郭维琴在治疗高血压时常在各期高血压中加入活血化瘀的药物，疗效显著。

5. 肺——宣降失常，气机失调　刘完素在《素问玄机原病式·五运主病》中提出："所谓风气甚而头目眩晕者，由风木旺，必是金不能制木，而木复生火……阳主乎动，两动相搏，则为之旋转。"从五行关系阐述了头目眩晕的理论，同时在《医学衷中参西录》中云"肝木失和，风自肝起，又加以肺气不降……胃气又复上逆"，二者均强调了肺在"肝风内动"病机中的重要作用。

从肺的生理功能来看，肺主通调水道，朝百脉，可助心行血。所以肺脏与心的关系密切，在血瘀型高血压病的形成中起着至关重要的作用，若肺受邪致生理功能失司，通调水道失调，人体水液失于代谢，导致体内水湿泛溢，气行不畅，从而引起血压升高，亦可出现水肿等高血压变证。刘燕池认为肺为五脏六腑之华盖，其气以清肃下行为顺，肺气有防止肝气升发太过的作用，所以临床治疗高血压时加入潜降肺气的药物，有助于降肝气。

亦有现代医学研究表明，肺不仅是一个呼吸器官，也是一个复杂的代谢器官，可以参与防御、液体交换、排泄等复杂的代谢活动，这也与中医"五脏相通"的理论相合。更有现代西医学研究表明，肺与前列腺素的合成、释放和灭活关系密切，还是血管紧张素转化的主要场所。所以，肺的功能直接影响血压的高低。

从五脏相通理论辨治高血压病

高血压发病病因病机复杂，病程缠绵难愈，其病变腑涉及甚广，不同的医家对于治疗高血压均有自己独到的见解，但综合各大医家治疗高血压病的医案文章，不难看出，均为立足五脏论治高血压，通过对肝、心、脾、肺、肾各脏进行辨证分析，对主要病变脏腑进行治疗，同时兼顾他脏防止传变。

1. 五脏同治，不令偏颇　邓铁涛在五脏之气相通理论的基础上创制中医五脏相关理论，在论治高血压病时亦围绕五脏相关理论展开，或从肝论治，或从肝脾论治，或从心脾论治，或从肝肾论治。

早期高血压以调肝为主。早期多因恼怒等情志不遂引起，情志失调，郁怒伤肝，导致肝脏或失于疏泄，郁结化火，火性炎上，扰动清窍而致血压升高，或疏泄太过而阳亢上逆引起血压升高。需要注意的是，肝主疏泄的功能除与情绪关系密切外，与肝藏血的生理功能亦不可分割。肝所藏之血可化生和涵养肝气，使肝气畅达。正如叶天士所言："肝为风木之脏，因有相火内寄，体阴用阳。其性刚，主升主动，全赖肾水以涵之，血液以濡之……则刚劲之质，得柔和之体……何病之有？"这也是强调调肝为治疗高血压病重要一环的原因所在。临床治疗肝阳上亢的高血压疾病，常用平肝潜阳之法，选用自拟方石决牡蛎汤或天麻钩藤饮为主方加减。

中期高血压宜肝脾同治。此期高血压，邓铁涛多从肝脾论治，如《金匮要略》："见肝之病，知肝传脾，当先实脾。"高血压发展到中期，肝气横犯脾胃，损伤脾气，影响脾胃运化水谷的功能，导致脾气的推动与调控、温煦与凉润二项生理功能衰退，从而引起津液的生成、运行输布失常而痰浊泛生。故高血压发展到中期多表现为"气虚痰浊"的本虚标实证，临床也应根据证候辨证分析。在治疗此型高血压患者，多用健脾益气平肝之治法。虽然五脏相通，高血压病发展到中期影响的脏腑也不单肝脾两脏，但在临床治疗时当分清主次、权衡轻重，抓住主要矛盾，解决主要问题，故临床治疗时首抓肝脾。根据邓铁涛以往的医案记载，常用半夏白术天麻汤作为基础方来加减，半夏白术天麻汤出自程钟龄的《医学心悟》，方中半夏、天麻为君药，半夏燥湿化痰、天麻化痰息风，二者共用治疗风痰眩晕效果显著。白术祛湿化痰，增强君药的止眩之功；茯苓合白术尤能治痰之本；橘红理气化痰；甘草和中；姜枣调和脾胃。诸药合用，祛风消痰，眩晕头痛自愈。气虚生痰，除痰必先理脾，健脾必用补气，故方中选用白术也有健脾益气之意。

高血压病中期多见肝脾同病，亦可见心脾两虚型。此类患者平素多忧多思，忧思劳倦耗心伤脾，故在起病之初多为阴血耗伤，肝血不足，失于濡养导致肝气上逆引起高血压。此类高血压发展到中期，阴血耗伤加重，影响心血的生成运行，同时肝气横逆影响脾胃的运化，血液化生乏源，最终导致心脾两虚证。此证型的高血压患者在治疗上，多选用归脾汤作为基础方加减，治法为调脾护心。归脾汤中参、术、芪、草之甘温补心，使血归于脾而不妄行；茯神、远志、酸枣仁、龙眼之甘温酸苦以补心；当归滋阴养血；木香行气舒脾，既行血中之滞，又助参、芪而补气。

晚期高血压宜滋肾养肝、五脏兼顾。肝藏血，肾藏精，肝血化生有赖于肾精的充盛，肾精的充盛亦赖于肝血的滋养，年老、久病多易伤肾精肾气。若肝肾阴俱亏，阴亏不能涵养肝阳，肝风内动更甚，血压上升。此时临床上除眩晕、头痛等肝风内动症状外，多可见耳鸣、腰膝无力，或盗汗、遗精等一派肾阴虚之症。治疗上以滋肾养肝为法，方用镇肝息风汤为主方加减。

2. 五脏皆重，不可忽视　高血压这种复杂的慢性疾病，在病程发展过程中可表现为多个脏腑的功能失调，这要求在临床诊疗中不应忽视整体，必须立足五脏同调。当然，五脏同调不代表五脏并重，在临床诊疗过程中学会从复杂的症候群中抓住病变的主要脏腑亦为重要的一环，方有君臣佐使，病变脏腑亦有轻重缓急之分。再者要注意观察五脏的功能关系，并考虑它们之间的五行生克制化关系，在治疗疾病的同时注意防止传变，截断疾病的发展趋势。需要注意的是，在高血压病发病过程中，还会有风、火、痰湿、瘀等多种病理因素的存在，亦为相应脏腑功能失调的结果。

3. 以肝肾为中心，五脏同治　董桂英提出以肝脏为中心、五脏相关论治高血压的理论，认为高血压危象病位在脑，肝肾为病变的核脏。肝肾密切相关，相互滋生、相互影响，肝血亏虚则肝阳上亢，肝阳妄动，损伤肾阴，肾阴亏虚，肝木失养，肝阳上亢加剧，如此形成肝肾密切相关的恶性循环。提出高血压危象虽以肝肾为中心，但与五脏相关，五脏之间相互影响，临床上不可脱离整体。临床治疗以平肝潜阳、补益肾精为主，平肝以恢复肝脏调畅气机的正常生理功能，益肾以恢复肾精、肾气为目标，同时还应该注意改善高血压对肺、脾、心的不利影响，减少眩晕的诱发因素和并发症状。

4. 调五脏，祛邪实，虚实兼顾　何立人认为，高血压和其他多种心系疾病互相联系，互相影响，而且病机也有相似之处，均与五脏功能失调相关，具有久病多虚、久病及肾、久病入络、久病致郁、久郁生痰的特点。强调中医治疗高血压病应注重"调五脏，祛邪实"的整体观念，标本同治。

所谓"调五脏"，即调肝、益肾、理肺、健脾、宁心。调肝包括平肝、泻肝、疏肝、柔肝等多种含义，从脏腑而言，高血压病的发病未必一定为肝阳上亢的实证，也可能为阴虚导致阳亢的本虚标实证，故临床应辨证施治，以肝气舒畅、肝木平和为目标，临床常配伍理气之品以调肝。补肾则多针对水不涵木导致的高血压病证，因肝肾同源，故临床治疗此病不单纯补肾，常常肝肾同补，肝肾为母子相生关系，二者同补疗效更佳，临证时酌情选用培补肝肾之品。理肺，因肺为华盖，居上焦，为水之上源，故其气以降为顺，且肺主一身之气，若肺气敛降失司，可使人体气机升降失序；肺金功能下降，不能制约肝木，是高血压发病的一个原因，故临床辨证时应注意观察肺气宣降功能。健脾多与调肝之法同时应用，因肝脾为五行相克的关系，故健脾化湿时也应调肝为用。宁心强调临证时注意重视心的功能，"心者，君主之官，神明出焉"，心主司人的精神情志活动，高血压的发病和情志关系密切。

经过对各医家治疗高血压的病案分析，不难看出，现代各大名家论治高血压多从五脏出发，在治疗过程中也注意观察各脏腑的联系及功能变化，选方用药更是五脏兼顾。然而因患者体质不同、生活环境不同或者职业的性质差异，导致临床疗效也各不相同，但是灵活运用五脏相通理论治疗高血压亦已成为现代治疗高血压的一个重要方法，对于以后高血压的治疗也具有重要的临床意义。

364 原发性高血压与痰瘀互结及五脏相关理论

中医古代文献没有原发性高血压的病名，属于"眩晕""头痛"范畴。历代医家认为其发生是由于肝阳上亢，肾阴亏虚，痰火内扰所致，研究发现痰瘀与眩晕、头痛的发生关系密切，而临床痰瘀互结导致原发性高血压的发生显现，学者韩学杰等就其理论进行了探讨。

五脏与痰、眩

痰能致眩，关于这一点，东汉张仲景在《金匮要略》中最早从病因病机、治法方药方面对痰饮致眩做了论述："心下有痰饮，胸胁支满，目眩。"提出"病痰饮者，当以温药和之"，方用健脾祛痰、益气止眩之苓桂术甘汤治疗。唐代王焘《外台秘要·痰厥头痛方八首》中又提出了痰饮日久引起脑痛的理论："病源谓痰水在于胸膈之上，又犯大寒，使阳气不行，令痰水结聚不散，而阴气逆上，上与风痰相结，上冲于头，即令头痛，或数岁不已，久连脑痛。"而在《外台秘要·头风眩运》中提及了眩晕与宿痰的关系，并提出了治法："夫妇人头风眩运，登车乘船亦眩运眼涩，手麻发退，健忘喜怒，皆胸中有宿痰使然也。可用瓜蒂散吐之。"到了元代朱丹溪《丹溪心法》专列"头眩"一章，主要介绍了四气乘虚而眩晕，和七情郁而生痰动火，而致虚眩运。又明确指出"头痛多主于痰，痛甚者火多"。明代虞抟在肯定朱丹溪的痰眩的基础上，提出了痰火致眩的观点，《医学正传·眩运》："《内经》曰诸风掉眩，皆属肝木。又曰岁木太过，风气流行，脾土受邪，民病飧泄食减，甚则忽忽善怒，眩冒巅疾。虽为气化之所使然，未必不由气体之虚衰耳。其为气虚肥白之人，湿痰滞于上，阴火起于下，是以痰挟虚火，上冲头目，正气不能胜敌，故忽然眼黑生花，若坐舟车而旋运也，甚而至于卒倒无所知者有之，丹溪所谓无痰不能作眩者，正谓此也。躯体薄弱，真水亏欠，或劳役过度，相火上炎，亦有时时眩运，何湿痰之有哉。大抵人肥白而作眩者，治宜清痰降火为先，而兼补气之药。人黑瘦而作眩者，治宜滋阴降火为要，而带抑肝之剂。"可见，古人对于痰、眩及痰源以及痰致病有了较深认识。

五脏功能失调均能生痰。宋代《圣济总录》中在心脏门、脾脏门、肺脏门、肾脏门、虚劳门·肝劳、三焦门等篇章中论述五脏之痰的病机和基本治法。其中以草豆蔻丸方"治脾久虚，不下食，痰逆恶心"；以仙灵脾丸方"治肾脏壅盛上攻，头目胸膈咽嗌痰实不利"；以山芋丸方"治肾脏风冷气，胸中聚痰，夜梦泄精，腰膝无力，小便频数"。宋代陈无择《三因极一病证方论·眩晕证治》认为七情、外感皆可生痰致眩，如"喜怒忧思，致脏气不行，郁而所生，涎结为饮"。元代朱丹溪《丹溪心法·头眩》云"脾为生痰之，肺为储痰之器"。这些论述无论从病机还是治法都体现了五脏皆能生痰。

五脏病变也可引发眩晕。在清代高士宗《黄帝素问直解·腹中论》中就指出了肺脏、肝脏与眩的关系："肺主气，肝主血，气血皆虚，故目眩。"宋《鸡峰普济方·风眩》则指出："夫风眩之病起于心气不足，胸中蓄热实，故有高风面热之所为也。"清代程国彭在《医学心悟·眩晕》中明确指出："眩，谓眼黑；晕者，头旋也。古称头旋眼花是也。其中有肝火内动者，经云：诸风掉眩，皆属肝木是也，逍遥散主之。"但是在《医学心悟·头痛》一章中又说肾脏病头痛的病机和治法："肾厥头痛者，头重足浮，腰膝酸软，经所谓下虚上实是也。肾气衰，则下虚，浮火上泛，故上实也，然肾经有真水虚者，脉必数而无力；有真火虚者，脉必大而无力。水虚，六味丸，火虚，八味丸。"

五脏六腑经络病变，也会引起头痛之症。金代张从正《儒门事亲·头痛不止》从经络方面说明了头痛与五脏的关系："夫头痛不止，乃三阳之受病也。三阳者，各分部分：头与项痛者，是足太阳膀胱之经也；攒竹痛，俗呼为眉楞痛者是也；额角上痛，俗呼为偏头痛者，是少阳（胆）经也；如痛久不已，则令人丧目。"而明代虞抟《医学正传·头痛》论述了头痛与五脏的关系："东垣曰：《金匮真言》论曰东风生于春，病在肝，腧在颈项，故春气者病在头。又诸阳会于头面，如足太阳（膀胱）之脉病冲头痛，足少阳（胆）之脉病头角颔痛……头痛耳鸣、九窍不利者，肠胃之所生，乃气虚头痛也。心烦头痛者，病在膈中，过在手巨阳（小肠）、少阴（心），乃湿热头痛也。如气上不下，头痛癫疾者，下虚上实也，过在足少阴（肾）、巨阳（膀胱），甚则入肾，寒湿头痛也。如头半寒痛者，先取手少阳（三焦）、阳明（大肠），后取足少阳（胆）、阳明（胃），此偏头痛也。"可以看出头痛多与阳经关系密切，但与阴经也有关联，故而五脏六腑经络皆能引起头痛。

通过上面的论述可以看出，五脏与痰和眩有着密切的关系。唐代王焘提出了心脏痰饮与眩晕的关系，《外台秘要·头风旋方七首》："又疗心虚感风，头旋心忪，痰饮筑心闷，惝恀惚惚，不能言语，宜微吐痰。此候极重，秦艽饮子吐方。"清代李用粹《证治汇补》载有"中气不运，水停心下。心火畏水，不敢下行，扰乱于上，头目眩晕，怔忡心悸，或吐涎沫。宜泻水利便，使心火下交，其眩自已。"五脏生痰，痰浊致眩，五脏、痰、眩有着不可分割的关联。

五脏与瘀、眩

瘀也能够致眩。宋代杨士瀛《仁斋直指方论》认为眩晕与眩冒同义，对瘀血致眩形成了初步认识。明代虞抟提出"血瘀致眩"。《仁斋直指方论》："瘀滞不行，皆能眩晕。"清代潘楫《医灯续焰》认为"眩晕者，有因死血者……薄则上虚而眩晕生"。程国彭《医学心悟·产后血晕》中论述了"产后血晕，宜烧漆器，熏醋炭，以开其窍"，并着重说明"若瘀血上攻，胸腹胀痛拒按者，宜用归芎汤，下失笑丸。若脾胃虚弱，痰厥头眩而呕恶者，用六君子汤"。清代傅山《傅青主女科歌括·正产气虚血晕》中也云："妇人甫产儿后，忽然眼目昏花，呕恶欲吐，中心无主，或神魂外越，恍若天上行云……今气又虚而欲脱，所剩残血，不能归经，而成血晕之症矣。"可以看出古人多是从可视之血致眩论述的。

古人对五脏与瘀血、眩晕之间的关系亦有明确的论述。隋代巢元方《诸病源候论·行黄候》曰"瘀热在脾脏，但肉微黄而身不甚热，其人头痛心烦，不废行立。"宋代《圣济总录·肝脏门》："肝实之状，苦心下坚满，常两胁痛，或引小腹，忿忿如怒，头目眩痛，眦赤生息肉是也。"其中都隐含着五脏瘀与头痛的关系。明代虞抟《医学正传·眩运》则直接指出"外有因呕血而眩冒者，胸中有死血迷闭心窍而然，是宜行血清心自安"。

医家论痰瘀互结

古代文献中不乏关于痰瘀互结之论述，从与肝、心、脾、肺、肾五脏相联系的病症到内外妇儿均有体现。清代喻昌《医门法律·虚劳门·虚劳脉论》指出了肝脏因痰瘀致病和治法："若肝有积痰瘀血，结热而劳瘵者，其太冲脉必与冲阳脉不相应，宜以补阴药，吞当归龙荟丸。"《风劳臌膈四大证治·噎嗝反胃》"大抵噎膈之证，多有结痰瘀血相停，若不去之，病必不除"。清代周学海《读医随笔·证治类·痉厥癫痫（奔豚）》："经曰心营肺卫，又心主知觉。心包络之脉，为痰血所阻塞，则心之机神停滞而无知矣。是营气壅实，而卫气力不足以推荡之，蓄积以致此也。又心与小肠脉络相通，小肠脉中有凝痰瘀血，阻窒心气，亦发为癫也。厥之病，气实而血虚；癫之病，血实而气虚。其邪皆实，其正皆虚。"就已经指出了痉厥癫痫都是因为心包络被痰浊瘀血所阻塞，清窍不通所致。清《医宗金鉴·外科心法要诀·发无定处·流注》说明了由脾胃虚弱引起的痰瘀致病："流注原有证数般，湿痰瘀风汗后寒，发无定处连肿漫，溃近骨节治难痊，此证本由脾胃弱，留结肌肉骨筋间。"尤在泾《金匮翼·喘统论·齁喘》中又指出肺脏痰瘀所致病："丹溪之治齁喘，乃阴虚火动迫肺，及浊痰瘀血凝结于内，故治以收敛消瘀之剂。"清代李学川《针灸逢源·证治参详·疝气》中说明了肾虚痰瘀发生疝气："疝属肝经，湿热痰瘀乘虚下流作病……乃湿热为标，肾虚为本。"

在古人的治疗中也体现了痰瘀同治的思想。清代唐容川《血证论·咳血》："丹溪云，此证多系挟瘀血，碍气为病，若无瘀血，何致气道如此阻塞，以致咳逆倚息，而不得卧哉。"并将治疗用方四物汤改为通窍活血汤。清代叶天士《临证指南医案·调经》中一医案说明了痰瘀立方原则："脉右缓左涩，经水色淡后期，呕吐痰水食物，毕姻三载余不孕，此久郁凝痰滞气，务宜宣通，从阳明厥阴立方。"治疗中取半夏、陈皮、茯苓、小香附、山楂等，"痰瘀自下，胸次宽，呕逆缓"。晋代葛洪《肘后备急方·治胸膈上痰诸方》治"头痛不欲食及饮酒，则瘀阻痰方"。这些都表明了古人在疾病的治疗中对痰瘀很重视，并且已经总结出了验方。

古人在痰瘀互结的病机演变、疾病治疗方面也有了一定认识。明代虞抟《医学正传·痰饮》中论述丹溪对痰瘀的认识："自郁成积，自积成痰，痰挟瘀血，遂成窠囊。"清代唐容川《血证论·咳嗽》也论述了"须知痰水之壅，由瘀血使然，但去瘀血，则痰水自消"。清代李用粹《证治汇补》在诸多病证的病因上，皆较前人有所发挥。在正气不足，痨虫袭入的基础上，又补充了"痰瘀稽留"之说。

眩晕与痰、瘀

通过以上内容可以看出，古代早有关于痰瘀致病的论述，但是却没有关于眩晕、头痛、耳鸣的痰瘀互结病因学论述。对于痰瘀眩晕，宋代朱肱《类证活人书》载赤茯苓汤，隐含了痰瘀同治的思想；清代喻昌《医门法律》提出其代表方剂和荣汤。可见，古代医家对于痰瘀致眩理论的认识分别停留在痰眩、瘀眩阶段，还未深入认识到痰瘀互生互变理论而致眩的阶段，也没有提出痰瘀互结的概念，更没有对眩晕痰瘀互结病机的认识。

五脏与痰、瘀

古人对于痰的认识极为清晰，但是对于瘀的认识只是停留在能看见的瘀血方面，被包涵在扩大了的痰的范畴中，没有将痰与瘀区别开来，并深入研究认识。就像明代李梴《医学入门·痰》中指出很多证类没有明显区分："但痰证初起，头痛发热，类外感表证，久则潮咳夜重，类内伤阴火。又痰饮流注，肢节疼痛，类风证……人知气血为病，而不知痰病尤多。生于脾，多四肢倦怠，或腹痛肿胀泄泻，名曰湿痰。若挟食积瘀血，遂成窠囊痞块，又名食痰。留于胃脘，多呕吐吞酸嘈杂，上冲头面烘热，名曰火痰。若因饮酒，干呕暖，臂胁痛，又名酒痰。升于肺，多毛焦面白如枯骨，咽干口燥，咳嗽喘促，名曰燥痰，久为老痰、郁痰。又七情痰滞咽膈，多胸胁痞满，名曰气痰。迷于心，多怔忡癫狂，梦寐奇怪，名曰热痰。动于肝，多眩晕头风，眼目瞤动昏涩，耳轮搔痒，胁肋胀痛，左瘫右痪，麻木蜷跛奇症，名曰风痰。"其中，根据症状可以看出食痰、火痰、燥痰中可能就间夹着瘀血的存在，而久病入络，老痰、郁痰、气痰中一定有血瘀，心主血脉，肝藏血，故而热痰、风痰也会有瘀血的混杂。还如清代李用粹《证治汇补·提纲门·中风》中用三化汤"治中脏，风痰瘀塞脏腑，大便不通，人壮实者"，也是将痰瘀相混而提。

眩晕与五脏痰瘀

通过上面论述可以看出，五脏病变可以产生痰、瘀；痰、瘀又可以分别致眩，五脏病与眩晕、头痛等高血压症状有着或直接或间接的联系，但是痰瘀互结致高血压病古人没有提出明确的认识。

近代沈绍功等首次提出"痰瘀互结、毒损心络"为高血压病的发生和发展的重要病因病机，其中心、肾与高血压病有着直接的关联。韩学杰、沈绍功认为痰瘀与五脏六腑等相关，正气亏虚，脏腑功能失调，导致气血失和，气机升降失调，汗液水液代谢紊乱，积聚成痰，痰凝气滞，阻于络脉，痰浊瘀血交结，而致痰瘀同病；痰瘀为病可相互影响，痰阻则血难行，血瘀则痰难化，痰滞日久必致血瘀，血瘀内阻，久必生痰。不仅痰饮、瘀血致病具有普遍性和广泛性，痰瘀相兼亦十分常见。韩学杰经过对 500 例高血压病患者中医证候调查结果显示：痰瘀互结、毒损心络证类在高血压发病中居首位，占 44.6%，排除混杂因素占 55%。在调查中也对病因的五脏归属重新做了定位，主要与心有关者称之为"心眩"，与肾有关者称之为"肾眩"，与肝有关者称之为"肝眩"，与脾有关者称之为"脾眩"。调查结果发现心眩者 321 例，占 64.2%；肾眩者 313 例，占 62.6%；肝眩者 155 例，占 31.0%；脾眩者 80 例，占 16.0%。由此看出，心眩和肾眩在高血压病患者中占主位，而以心眩者尤多，所以高血压病病位五脏归属当以心肾为主，涉及五脏。但是也不难看出，观察中没有肺眩的患者，在以后的研究中需要进一步调查。在临床时，既要注意痰瘀贯穿在高血压病程各阶段的不同表现，又要注意五脏与高血压病的关联，这可能为高血压病的病因病机及其防治带来新的突破。

365 从五脏相通探讨功能性消化不良的辨治

近年来功能性消化不良（FD）患病率逐年升高，大规模人群研究表明，全世界 FD 的患病率为 10%～30%。FD 的西医治疗主要有促动力药物、中枢调节药、质子泵抑制剂、胃底舒张药及根除幽门螺杆菌（HP）等。其中根除 HP 是成本效益非常高的治疗策略。

FD 属于中医学"痞满""胃脘痛""积滞"等范畴。其基本病机为脾虚气滞，胃失和降，多为本虚标实，以脾胃虚弱为本，血瘀、气滞、痰湿、食积等邪实为标。FD 虽病在脾胃，但五脏之间生理病理密切相关，故学者刘婉琪等基于五脏相通探讨了功能性消化不良的辨治思路。

调五脏以治脾胃

《素问·玉机真脏论》："五脏相通，移皆有次。"《景岳全书》言因脾气存于五脏中，故善于治脾者可通过调五脏来治脾胃。五脏之间五行制化，生理病理密切相关，故 FD 单从脾胃论治，存在一定的局限性，而从五脏论治，或可获得更佳的疗效。从五脏论治脾胃病的理论内涵可体现在五脏的物质联系在精气，气机为其功能协调基础。

张景岳："土之互藏，木非土不长……万物生成，无不赖土。"脾胃五行属土，有长养万物之能，木、火、金、水四行之生长、繁荣、生成、蓄存均赖于土。脾胃为后天水谷精气滋生之本，后天精气分藏四脏，若四脏气血不和，可影响后天水谷精气滋生、气血生化；另一方面，饮食入胃，经脾胃运化水谷精微，进而滋养全身，这赖于心主血、肺主气、肝主疏泄及肾的温煦、滋养。

五脏通过气的运动来维持动态平衡的整体。朱丹溪云脾者，乾动坤静，故可使心肺阳降，肾肝阴升，天地交融，则为平人。脏之气机并非是杂乱无章的，脾胃属于中焦，脾升胃降，使心肺居上焦气降，肝肾居下焦气升。故调五脏治脾胃应注意气机的升降，如调心肺应运用肃降之品，调肝肾应运用升发之品，以顺心肺肝肾之气机。

从脾胃论治

1. 脾胃生理病理表现 《叶天士医案》："脾宜升则健，胃宜降则和。"可见脾胃功能的正常维持可精于"升降"二字。若因外感、饮食、情志、劳倦内伤诸多因素使脾胃损伤，升降失常，一则中焦气机阻滞，进而出现食滞、痰湿、气滞、瘀血等邪实，可见纳呆、早饱、胃脘疼痛等症，甚或日久化热，出现胃脘烧灼感。二则纳运失常，气血生化乏源，胃体失养，出现胃脘隐痛、纳差、便溏等症。

2. 调中恢复升降 FD 的核心病机以脾胃升降失司为主，故治疗要以调中恢复升降为主要目的。如《临证指南医案》指出脾胃病应具体辨证虚实寒热，亦或燥润，但最为重要的是"升降"二字。而临床上用药应分清虚实，如《景岳全书》所言，若痞满为实证者，可以消散之法；若为虚证者，须以温补之法。本病病机多见本虚标实，虚实夹杂，治以补虚泻实，升降有因。脾胃气虚者，方用六君子汤加减补土健脾，如《名医方论》言虚者，可以参、术、苓、草甘温益胃以补之。脾胃阳虚者方用理中丸加减温中散寒，脾胃阴虚者多以沙参益胃汤加减甘凉养阴。但补益之余，须少佐砂仁、白梅花等理气柔润之品，使补而不滞、消不伤正。

同时应注意辨清虚中兼实证，补虚泻实，使脾土敦厚，胃气和降。兼气滞者可加陈皮、半夏、木香、砂仁等运脾理气，较重者可如李东垣言，气滞腹胀满者，可加厚朴以破气；上腹痛明显，舌暗或有瘀斑瘀点者，则如海藏云治痞以血药治之，或疗效更佳。多以延胡索、莪术活血行气止痛；兼食积者多加焦三仙、鸡内金消食导滞、化积除痞，积滞严重者，可适当以大黄、芒硝等通下除滞；兼脾虚水湿不运者，可酌加藿香、佩兰、苍术等燥湿醒脾药，使湿去脾安，气机畅达；湿邪郁而化热者，再加以黄芩、黄连、石膏等清热化湿；反酸、烧灼感较重者，可加煅瓦楞子、海螵蛸等制酸止痛。

除此之外，还需注意脾胃的生理特性，脾喜燥恶湿，胃喜湿恶燥，故临床上论治 FD 须注重润燥相济，正如《医经余论》指出治脾应犹如阳光普照，当以燥药升之；治胃应犹如雨露滋润，当以润药降之。诸法得用，调中复升降之法贯穿始终，常以荷叶、葛根、升麻等升脾理气，以厚朴、枳壳等通降胃气，使得升降复常、纳运无碍，诸症可除。

从肝论治

1. 肝脾生理病理相关　唐容川言胃受纳腐熟，赖肝气推动，若肝弗能疏泄水谷，则可见脘腹胀满、腹泻等症。肝疏泄畅达，既助脾运化与输布，又能促进胆汁的分泌与排泄，助胃受纳腐熟，中焦之气斡旋如常，气机周流不息。同时肝主疏畅情志，如《景岳全书》言暴怒伤肝，肝气不平致痞。情志因素亦是 FD 的主要病因之一，一项汇集了 59029 名个体的荟萃分析显示 FD 与焦虑抑郁呈正相关，故从肝论治 FD，调肝舒畅情志，临床上治疗 FD 效果显著。若肝气郁结或肝气过旺，疏泄不及，或疏泄太过，致脾土凝滞，则出现胃脘疼痛、脘腹胀满、纳呆等症。

2. 疏肝调畅气机　叶天士指出"补脾必以疏肝，疏肝即以补脾也"，可见治土须调木。且肝为刚脏，藏阴血，肝主疏泄赖肝血滋养，故用药需遵循"不宜刚而宜柔，不宜伐而宜和"（《类证治裁》）的原则。《临证指南医案》："肝为起病之源，胃为受病之所。"FD 临床上多见肝胃不和证，临证多以柴胡疏肝散加减疏肝和胃。若气郁胀满明显者，以枳实易枳壳，增强理气之功；若嗳气症状严重，则加旋覆花、代赭石疏肝降逆；若气郁化火出现胃脘灼痛、烦躁易怒等症，可合用左金丸加刺蒺藜、郁金等清肝平胃以止痛；此外可加玫瑰花、合欢花等纾解抑郁以和胃。

从心论治

1. 心脾病理生理相关　心属火，脾胃属土，火土相生，二者母子相依。如《医学衷中参西录》指出火为阳中之火，源于心中，若君火衰减则脾胃消化功能随之减退。心气充沛，心阳充足，温煦中州，则脾胃功能正常。《灵枢》指出心主神志，为五脏六腑之大主，一方面协调五脏六腑的功能，可直接影响脾胃功能，如覃思敏等通过 NPY（脑中最丰富的脑肠肽之一）切入，探讨了心主神志与 FD 在现代医学的直接对应关系；另一方面脾胃病多与情志相关，心主神志可通过调控人的精神活动影响脾胃功能。若心阳不足，火不暖土，或思虑劳倦，心血耗损，致脾胃健运失常，则出现面黄心悸，腹胀纳呆等症。

2. 清心调养心神　心脾两脏母子相依、气血互济，脾胃功能的正常运转有赖于心阳的推进和心神的统领，故 FD 还可通过调心而达到安脾土的目的。若思虑过度，心血耗伤，脾胃虚弱，多见心脾两虚之证，方用归脾汤以健脾养心，益气补血。但日久不愈，阴血亏虚，出现热而扰神，症见心悸失眠、口燥咽干、胃脘灼痛等，可加栀子、百合、郁金等养阴清心、解郁安神之品，使热去而郁解，郁去则脾胃安和。

从肺论治

1. 肺脾生理病理相关　《医学实在易》云肺主一身之气，气皆通于肺，肺气宣降使脏腑经络之气得运转，脾胃气机的正常运转同样依赖肺气的宣发肃降，两脏协同，相互为用。若肺气不足，子虚上累母行，则母子同病；或肺失宣降，脾不升清，胃失和降，上下失于交通，气机壅滞或逆乱，脾胃运纳失常。另一方面，气行则水行，肺主行水赖于肺气的宣发肃降。若肺气宣降失常，则水湿内停，脾土困于水患，临证须调肺恢复宣降，协助脾运化水湿，以免水湿困脾。

2. 调肺恢复宣降　《临证指南医案》云上焦不畅则下脘不通，肺主气，气机舒畅则可开胃进食。可见调肺气，复宣降在 FD 治疗中至关重要。《温病条辨》中言治上焦非轻不举。在宣降肺气方面，用药宜量少质轻，多选用桔梗、荆芥、紫苏叶等轻灵之类。若气、呃逆较重，可配旋覆花、莱菔子等肃肺和胃降逆。若腹胀便秘，肺与大肠相表里，取"提壶揭盖"法以杏仁、瓜蒌等开肺通行腑气。除此之外，若合并倦怠乏力、畏风、易自汗等肺气虚证候者，可加党参、红景天、黄芪之类补益肺气；若兼口燥咽干、干咳痰少、潮热盗汗等肺阴虚证候者，可加用百合、麦冬、玉竹等滋养肺阴。

从肾论治

1. 肾脾生理病理相关　《医述》："先天为后天之根。"肾阳的温煦、肾阴的滋养及肾气的蒸腾气化共同推动脾胃的腐熟与运化。《普济本事方》中将脾与肾比作"鼎釜"与"火力"，明确指出了肾阳对脾胃的重要温煦作用。若肾阳虚，命门火衰，则脾胃失于温养，难以腐熟化物，出现胃脘冷痛、腹胀、便溏等症。《四明心法》中言肾旺则胃阴不虚，胃阴不虚则食欲旺盛。若肾阴亏虚，土不得水，阳明燥扰，则出现胃脘灼痛、口干口苦等症。

2. 补肾协调阴阳　脾肾为病以虚证为多。王肯堂云今人见脾胃虚则补，重者补其母，但补肾更佳。故临证治疗 FD，在调脾胃的基础上加以补肾，往往疗效更佳。临床见脾肾阳虚者，多以二神汤加减温肾暖脾，方中君以补骨脂补肾阳而温脾土，臣以肉豆蔻温脾，取"土爱暖而喜芳香"，二药合用温补脾肾，鼓舞气化，或可加木香行气止痛，健脾消食。若见肾阴不足，虚火扰胃者，除用石斛、山药、玉竹等养胃阴之品外，还可加用生地黄、枸杞子、牡丹皮、泽泻等滋肾水、清虚火，辅以荔枝核、川楝子等行气药，使补而不滞。

根据五脏一体观，五脏通过经络系统的联络作用，其结构和功能相统一，生理病理密切相关，基于此，临证治疗 FD 以脾胃为本，从整体出发，通调五脏，取"五脏相通"之理论，明辨主次，辨证施治，为 FD 的治疗提供了新的思路与方法。

366 从五脏相通辨治慢性萎缩性胃炎

慢性萎缩性胃炎（CAG）是指胃黏膜上皮遭受反复损害导致固有腺体的减少，伴或不伴纤维代替、肠腺化生和（或）假幽门腺化生的一种慢性胃部疾病。据研究报道，1/50 的 CAG、1/39 的肠腺化生，以及 1/19 的胃黏膜异型增生可在 20 年内发展为胃癌。该病病程长，发病与多种因素有关，CAG 患者主要表现为上腹部不适、饱胀、疼痛等非特异性消化不良症状，可伴有食欲不振、嘈杂、嗳气、反酸、恶心、口苦等消化道症状。西医治疗多以促进胃动力、增加胃黏膜营养、抗幽门螺杆菌及对症治疗等为主。学者张乃霖等认为，胃失和降、五脏失调是 CAG 的重要病因病机，提出采用"通调五脏"的方法指导临床治疗。

从五脏相通辨治 CAG 的理论依据

《素问·玉机真脏论》："五脏相通，移皆有次。"《景岳全书·经脉类》："五脏五气，无不相涉，故五脏中皆有心气，皆有肺气，皆有脾气，皆有肝气，皆有肾气。"五脏是一个内在相通的整体，生理状态下处于阴平阳秘的调和状态，五脏之间通过相互资生、相互制约来体现脏器的相通相移。病理状态下，某个脏腑感受邪气或阴阳失调会形成疾病，而且该脏疾病的发生发展及传变均与其余脏腑有一定的联系。

CAG 病位在胃，胃喜润恶燥，喜降恶升，患者常表现的痞满、嗳气、反酸、恶心、呃逆等症状，均是由于气机不利，胃失和降所致。胃镜下所表现的黏膜红白相间、血管纹理透见、黏膜呈红斑、粗糙不平、出血点、黏膜水肿、渗出等均与五脏不通调，脏腑气机郁滞密切相关。气机郁滞日久，气血不通不能荣养胃腑者，则易出现黏膜红白相间；阳气不足，脾肾虚寒或津液亏虚，不能滋养易出现黏膜呈红斑、粗糙不平；火热旺盛或郁怒伤肝，郁而化火，胃黏膜易见出血点。这些症状表现与脾运失常、肝失条达、肺失宣肃、肺胃失和、肾虚失养等因素密切相关。

五脏失调与 CAG 发病的关系

1. 脾气不升，脾运失常是 CAG 发病的根本 《脾胃论》"善治者，唯有调和脾胃"。邓铁涛"五脏相关学说"中"五脏相关，脾统四脏"的观点认为脾与胃互为表里同居中焦，一升一降，为气机升降之枢纽，中焦升降平衡，脾胃才能正常运行，临床中应顺应脾升胃降的生理特点，既要和降胃气，又要升发脾阳、健运脾气。

调脾之法在于"升脾""运脾""健脾化湿"。升脾则清阳得升，胃气得降，纳化正常。CAG 患者伴泄泻便溏、头晕目眩等症状时，常用黄芪、山药、葛根等升脾助阳，黄芪等升脾之药少佐具有升发之性的柴胡、防风可增强脾升清阳之功。运脾之法强调脾贵在运而不在补，脾气得运则精微可得布散，多选用茯苓、党参、白术、薏苡仁、莲子等健脾益气之品。CAG 患者口中黏腻有异味、脘腹胀、呕吐泄泻、饮食停滞、大便不成形等症多为脾虚湿阻，此时多用健脾化湿之品，如佩兰、藿香、罗勒、砂仁、白豆蔻等，脾气得运则湿邪易去。罗勒，味辛性温，归肺、脾、胃、大肠经，功能疏风行气、化湿消食和中、活血解毒，用治食滞胀气、胃痛等属脾虚湿阻证效果明显。

2. 肝失条达，木郁土壅是 CAG 的重要致病因素 《素问·宝命全形论》"土得木而达"，叶天士认为"肝为起病之源，胃为传病之所""凡醒胃必先治肝"，均说明肝与胃关系密切。肝属木，喜条达而主疏泄；胃属土，喜濡润而主受纳。胃的和降功能有赖肝之疏泄，胃病的发生及演变多伴有肝气不疏，土壅木郁。

调肝之法在于疏肝、柔肝、敛肝。疏肝则肝气调畅、疏泄功能正常，CAG 患者常见的口干口苦、胃脘胀满、胁肋胀满疼痛等多由于肝失疏泄造成。疏肝之品多属辛温，临床可选用郁金、香橼、佛手、香附、九里香等疏肝理气药，佐以少量清热之品，如蒲公英、薄荷等，苦寒降胃而不伤胃，又可反佐理气药之温燥之性。次为柔肝，肝体阴而用阳，性刚而喜柔，此法适用于 CAG 患者胃脘及胁肋部疼痛明显者，临床常选用甘味药与酸味药，达到酸甘化阴的目的，如白芍、乌梅、绿萼梅、白梅花等。敛肝之法适用于肝胃阴虚的患者，尤其是 CAG 后期虚实错杂，既有土壅木郁又见胃阴不足之象的患者，多见胃中灼热、口干、大便干结等伤阴之象，药物多选用木瓜、八月札等，以不辛燥伤胃、不破气、不滋腻为原则，否则胃阴亏虚，正气虚衰，胃黏膜更易发生萎缩或萎缩之胃黏膜更难恢复。九里香，归肝、胃经，功能行气止痛、活血散瘀，治疗 CAG 胃痛属于肝胃不和、肝气犯胃或胃黏膜红白相间、粗糙不平者疗效明显。

3. 心失调养，郁滞不通是 CAG 的主要病因 《素问·宣明五气》"五气为病，心为噫……胃为气逆，为哕"。心脾为火土相生的母子关系，心与脾胃关系密切。噫即嗳气，嗳气是 CAG 患者临床常见的症状之一，说明心与胃经络相通，胃失和降，则见嗳气频作。CAG 常见的胃脘灼热、心悸气短、烦躁汗出、心神不定、夜寐不安等症状均与心气失调有关。

CAG 的治疗应本着调心和胃原则，从清心火、通心窍、温心阳、养心阴等方面入手，调心的关键在于清心、养心。清心之法适用于 CAG 患者胃脘部疼痛、灼热、口苦、舌尖痛、失眠多梦等症状，此因心火旺盛，心郁土滞所致。常用石菖蒲、栀子、连翘、淡竹叶等清心降逆之品。养心分为温补心阳与滋补心阴，心阳失养、心气不足之证，多用姜黄、丹参、郁金、甘松等温阳活血化瘀之品，而滋阴降火、益气安神之品多用合欢皮、合欢花、百合、酸枣仁、石斛等。栀子，味苦、性寒，归心、肺、大小肠、胃、膀胱经，治胃中热气、面赤等，清少阴之热，则五内邪气自去，胃中热气亦除。临床中栀子用量一般不宜超过 10 g，以防苦寒伤阴。姜黄，味辛苦温，归心、肺经，治心腹结积，气血不通者。郁金，辛散苦泄，性寒清热，归心、肺经，其性轻扬，能散郁滞，顺逆气，上达高巅，善行下焦，肺、肝胃气血火痰郁遏不行者最验。上述药物对 CAG 胃黏膜充血、出血属于心火亢盛者均有良效。

4. 肺失宣肃，肺胃失和是 CAG 的重要诱因 脾胃五行属土，土生金，故胃与肺为相生关系。肺与胃位置相近，经络相通，气血相关，喜恶相投，纳布相因，二者生理上相互关联，发病上常相兼为之。"肺胃一家，一降俱降"，肺主宣发肃降，肺的宣发功能可使胃之津液敷布于周身，肺的肃降功能可助胃气和降。CAG 病程较长的患者，体质较弱，常因感受外邪而致肺气郁闭失宣，致使胃气上逆，使胀满、嗳气、疼痛加重。

调肺之法在于宣肺、润肺，宣肺之法适用于 CAG 患者伴胃脘部胀满不适，鼻塞流涕，易感外邪，怕风畏寒者。治宣肺健脾和胃，临证多选用清宣肺气之药，如炒杏仁、荆芥、桑叶、紫苏叶，使肺气宣发而胃气和降；若肺气日久失宣，郁而化热者可选用冬凌草、半枝莲等清热解毒。润肺法多用于肺胃阴伤而出现干咳无痰、口干、咽干等症者，尤其伴有肺卫气虚而见背部发沉的患者，多用芦根、白茅根、沙参、天冬、麦冬等益肺补中、养胃生津。

5. 先天不足，肾虚失养是 CAG 日久难愈的关键 肾为先天之本，脾胃为后天之本，先天后天相互滋养、相互影响。肾阳虚衰，先天不能温煦后天，则阳气不足，运化失常；肾阴亏损，则胃腑燥结，胃失和降，故其为 CAG 日久难愈的关键。

调肾之法在于通阳、滋阴，调肾和胃则有利于 CAG 恢复。CAG 日久不愈或病情容易反复的患者，多因先天不足、肾虚失养造成，应治以通阳之法。

肾阳不足，阳气亏虚可见纳呆脘闷、腹部不适、腰膝酸软、困乏无力、头晕目眩、大便溏泻等症状，均为疾病日久损伤肾阳所致，治当温肾健脾，常选用鹿衔草、山茱萸、肉桂、肉豆蔻、高良姜、补骨脂等益火培土之品。CAG 患者症见骨蒸潮热、五心烦热、盗汗、大便干结难下等，此为病久损耗肾阴，常选用墨旱莲、山茱萸、女贞子、鹿角胶等，多于甘寒之中加入咸寒之品，以入肝肾滋补阴液。通过填补肾阴以达到滋补胃阴的效果。鹿衔草补虚益肾，祛风除湿，强筋骨，用治 CAG 患者日久纳呆脘闷，肾虚腰酸无力等症，对 CAG 患者胃黏膜红白相间亦有改善作用。

验案举隅

　　患者，男，67 岁，2017 年 10 月 9 日初诊。主诉间断胃脘胀痛 10 年余，加重 1 个月。患者间断胃脘胀痛，时轻时重，1 个月前劳累后症状加重。刻诊：胃脘胀满疼痛，进食后加重，胃中嘈杂不适，口干咽干，手足心热，嗳气，腰酸不适，后发沉，纳差，不欲饮食，眠差，大便干，二日一行，舌红、苔少，脉弦细。查体：腹平软，剑突下轻压痛，无肌紧张及反跳痛，肝脾未触及，墨菲征（—）。1 年前胃镜检查：慢性萎缩性胃炎，病理结果：黏膜慢性炎症伴肠上皮化生（轻度）。西医诊断为慢性萎缩性胃炎伴肠上皮化生；中医诊断为胃痛，津液亏虚证。治以滋阴降火，和胃止痛。

　　处方：石菖蒲 12 g，生地黄 15 g，山茱萸 15 g，女贞子 12 g，墨旱莲 10 g，延胡索 20 g，香附 15 g，当归 12 g，川芎 9 g，郁金 15 g，佛手 15 g，八月札 12 g，仙鹤草 20 g，麦冬 10 g，芦根 15 g，百合 12 g，沙参 12 g，茯苓 9 g，白芍 10 g，酸枣仁 15 g。7 剂，每日 1 剂，水煎分早、晚饭后 2 h 温服。

　　二诊（2017 年 10 月 16 日）：患者诉口干咽干及胃脘疼痛减轻，但仍时常自觉胃脘部堵闷，纳食少，眠差，大便偏干，一日一行，舌红、苔黄，脉弦。上方去沙参，加麸炒枳实 10 g，厚朴花 10 g，以通降胃腑，降气消痞。7 剂。

　　三诊（2017 年 10 月 23 日）：患者述服药 4 剂后胃胀痛基本消失，与家人发生争执后胃脘疼痛明显，伴口干、两胁胀满。两天前外出受风，现鼻塞流涕，咯吐白痰，纳差，大便二日一行，质干难下，小便可，舌质红，苔白，脉浮。上方去山茱萸、茯苓、仙鹤草，加九里香 12 g 以调肝理气、和胃止痛，加荆芥 15 g，紫苏叶 15 g，防风 10 g，连翘 12 g，炒苦杏仁 10 g 以疏风解表。7 剂。

　　四诊（2017 年 11 月 1 日）：患者鼻塞流涕、咳嗽及大便干等症状好转，无胃脘及胁肋部疼痛，进食不当后偶有胃脘部不适，纳食增加，夜寐可，大便可，小便调，舌红、苔薄黄，脉弦。上方去荆芥、紫苏叶、防风、连翘、炒苦杏仁，守方治疗 3 个月，嘱患者调畅情志，清淡饮食。停药 1 个月后胃镜示：慢性浅表性胃炎。

　　按语：患者病程较长，气机郁滞，郁而化热，日久伤及肾阴，肾阴不足则骨蒸潮热，方中以生地黄、山茱萸、女贞子、墨旱莲以滋阴补肾，除虚火燥热；肾为先天之本，肾阴不足胃阴易受损伤，患者口干咽干，胃中嘈杂，纳差，故加入麦冬、芦根、沙参滋补胃阴；久病气血郁滞，加当归、川芎等活血养血促进胃黏膜修复，改善黏膜微循环。治胃病先调肝理气，故加八月札、佛手等药理气而不伤正。患者久病脾胃功能失调，胃失和降，气机不畅，故而有胀满、堵闷感，方中麸炒枳实、厚朴花共奏消痞之功。患者情志不畅后出现胃脘及胁肋部疼痛，故加入九里香进一步调肝理气，和胃止痛。感受外邪后咳嗽、流涕、大便不通，源于肺与大肠相表里的原则，治以解表宣肺，清火降气，方中芦根入肺胃两经，和降胃气的同时又可降肺气；连翘清热散结，亦可通便；苦杏仁上清肺火，下润大肠，清热降火则大便自通。诸药合用，滋补肾阴，疏肝理气，疏风散邪，清补兼施，热毒清而阴液复，共调五脏，体现了通调五脏治胃病的原则。

367　论五脏相关理论与冠心病

冠心病属于中医学"胸痹""心痛""真心痛"的范畴，最早记载于《内经》。冠心病指在冠状动脉粥样硬化的基础上出现血管腔狭窄或者闭塞，导致冠状动脉供血不足，心肌缺血、缺氧或坏死而引起的临床综合征。因其较高的发病率和病死率，因此成为人类的头号杀手。随着介入医学、搭桥技术的发展和推广，冠心病的治疗有了明显的改善，但其创伤性、介入后再狭窄和昂贵的费用，并不被所有患者接受，或有些患者虽已存在血管狭窄，但存在手术禁忌症，治疗终究还是未脱离"头痛医头，脚痛医脚"的轨迹。而这些患者在中医药治疗领域仍有所作为。

五脏相关是以心、肝、脾、肺、肾为核心分别组成各自脏腑系统，在本脏腑系统内部、脏腑系统之间，脏腑系统与自然界、社会之间，存在着多维联系……概括为五脏学说。五脏学说是邓铁涛在中医五行学说基础上，对历代医家的临床经验及学术思想进行总结，结合临床实践而作出的理论学说。既继承中医五行学说的精华，有利于体现中医的系统观，又赋予它现代系统论的内容，避免中医五行学说中存在的机械刻板的局限性，更符合现代人的认知结构。邓铁涛"五脏相关"理论内涵及临床实践价值在医学领域得到充分的认同和发展。

冠心病病位在心，但与其他四脏均有关系，可谓"以心为本，五脏相关"。如《素问·阴阳应象大论》："肝生筋，筋生心……心生血，血生脾……脾生肉，肉生肺……肺生皮毛，皮毛生肾。"《素问·五脏生成》："心之合脉也……其主肾也，肺之合皮也……其主心也，肝之合筋也……其主肺也，脾之合肉也……其主肝也，肾之合骨也……其主脾也。"论述了五脏之间生克制化的平衡关系。学者李艳娟等以整体观念为指导思想，在对王凤荣多年诊治冠心病的临床经验及其研究成果进行总结的基础上，对冠心病与五脏的相关性做了进一步探讨。

从心论治冠心病

1. 冠心病病因病机

（1）心气不足：心气不足是胸痹发生的重要病理基础。素体虚弱，心气失调，心失所养，年迈体虚，肾气渐衰，不能鼓舞五脏之阴阳，致心阴阳亦损。这些因素最终导致心气亏虚，气虚不运，温通失职，心阳阻遏，血脉不利，心脉痹阻而发生胸痹。因此，心气不足是胸痹发生的重要病理基础。

（2）心脉痹阻，血行不畅：心脉痹阻、血行不畅是胸痹病机的关键。《素问·举痛论》云："经脉流行不足或过度劳累，精气耗伤，忧思伤脾，脾虚气结，津液不输，聚而成痰郁怒伤肝，肝郁气滞，气郁化火，灼津成痰，气滞痰阻，血运不畅，脉络不利……寒气入经而稽迟，泣而不行。客于脉外则血少，客于脉中则气不通。故卒然而痛。"可见，经脉闭阻，血行不畅，寒凝、气滞、血瘀、痰饮阻痹胸中，是胸痹病机之关键。

2. 温通心阳，化痰消瘀治疗冠心病　纵观古今文献，目前，对冠心病病理机制的认识基本趋于一致，为"本虚标实"。一般认为，冠心病病变过程中形成的气滞、血瘀、痰湿、寒凝等病理现象为"标实"。冠心病，病位在心及心络，心阳不足，不能温养血脉，气血运行无力，则血行不畅，心脉瘀阻，阳气虚弱，不能气化津液，则津凝为痰。痰瘀互结，阻痹心脏脉络，故不通则痛。由此可见，阳虚痰瘀是临床冠心病常见的病机特征。治疗上宜温阳通阳而不宜补阳，宜益气补气而不宜滞气，宜活血行血而不宜破血，宜行气降气而不宜破气，宜化痰豁痰而不宜泻痰，宜散寒温寒而不宜逐寒。总的治法以祛实而不伤正，补虚而不碍邪为宗旨。

从肺论治冠心病

1. 肺与冠心病的关系 《灵枢·营卫生会》："中焦亦并胃中，出上焦之后，此所受气者，泌糟粕，蒸津液，化其精微，上注于肺脉，乃化而为血。"《灵枢·本脏》："肺大，则……善病胸痹。"肺主气，心主血，气为血之帅。心主血的运行，须靠肺气的推动。肺气虚弱，则宗气生成不足，无以"贯心脉行气血"，则痹阻心脉。

（1）经脉循行：《灵枢·经脉》"心手少阴之脉……其直者，复从心系却上肺，下出腋下，循臑内后廉，行手太阴心主之后"。可见手少阴经出于心脏，经心系上达肺部，使得心与肺相联系。

（2）心与肺的生理关系：《医学集成·心跳》："心系于肺，肺为华盖，统摄大内，肺气清则心安，肺气扰则心跳。"《内经》："所谓宗脉者，百脉之宗也，百脉皆主手少阴心，朝于手太阴肺。"可见肺主气，维持心脏正常功能活动。肺主治节，调节呼吸节律，贯心脉，参与心搏节律的形成与维持，故肺可助心行血。

（3）心与肺的病理关系："肺为水之上源"，肺气不足，失于宣肃，津液不得敷布，累及中焦，中气不足，脾虚不运，水饮内停，痰浊内生，阻于脉道，气为血帅，气虚不能贯心行血，则心血瘀滞。所以心肺气虚，血行无力、不能气化津液，则痰浊、瘀血等病理产物痹阻心脉。究其实质，仍是以肺气不足为本，痰浊、瘀血为标。

2. 益肺固表治疗冠心病

（1）益肺固表为先：肺主气，开窍于鼻，外合皮毛，主一身之表，统属卫分。"肺为华盖"，覆盖诸脏，又"肺为娇脏"，肺质娇嫩，外邪入侵，常先犯卫伤肺。故增强基础体质，当注重调养肺卫，扶正固表，御邪于外，防止疾病。正常人应增强基础体质，肺主气功能正常，才能维持心脏功能活动正常，进而预防冠心病发生。

（2）辅以化痰活血：痰浊阻滞、气机壅塞，胸阳不振，心血瘀阻而致心痛阵作，治应肃肺化痰、调气行血，古方曾用瓜蒌薤白半夏汤、小陷胸汤等加减亦是此意。"气为血帅""气行则血行"，心肺同治，在临证时常可收效于潜移默化之中。

从脾胃论治冠心病

1. 脾胃与冠心病的关系 《金匮要略》"阳微阴弦"，即胸痹而痛。然而，心乃脾之母，心阳不足导致脾气虚弱。脾主运化，为水谷精微化生之本，一旦脾胃虚衰，运化失职，无以滋养心阳，是"子病累母"，肺乃脾之子，脾胃虚弱，则水谷精微不能上输，肺气失养而郁滞。心肺同主气血之运行，二脏阳气虚弱，则气血运行不畅而发胸痹。由此可知，冠心病病位在心，与脾胃有着密切的联系。

（1）经脉循行：足太阴脾经的分支从胃别出，上行通过膈肌，注入心中，交于手少阴心经。《素问·至真要大论》："寒厥入胃，则内生心痛。"可见，心与脾胃联系密切。

（2）心与脾胃的生理关系：心与脾之间的功能联系主要体现在血液的生成与运行方面。心主血脉，推动血液运行于脉道并敷布全身脾主运化，为气血生化之源，又主统血，能统摄血液运行脉中。脾运化功能正常，则生化血液的功能旺盛，而血液充盈，则心有所主，脾统血功能正常，则血能正常行于脉中而不逸于脉外。即《薛氏医案》中所说"心主血，脾能统摄于血"。

（3）心与脾胃的病理关系：《素问·举痛论》"经脉流行不止，环周不休，寒气入经而稽迟，泣而不行，客于脉外则血少，客于脉中则气不通，故卒然而痛"。一方面，如果脾胃功能不全，气血生化无源，心经及其络脉失于濡养，从而导致"不荣则痛"，这与西医的冠脉痉挛所致心肌缺血、缺氧，产生疼痛的机理是一致的。另一方面，若脾胃功能失司，水湿聚而成痰，痰阻则气滞，气滞则血瘀，气滞、痰凝、血瘀等病理产物相互胶结，阻塞脉络，从而导致"不通则痛"，这与西医的冠状动脉粥样硬化，导致管腔狭窄甚或完全堵塞，引起心肌缺血、缺氧，产生疼痛的机理是一致的。因此，脾胃运化失常，贯穿于冠心病的发生和演变的全过程。

2. 调脾胃，通阳气治疗冠心病　《金匮要略》："胸痹心中痞，留气结在胸，胸满，胁下逆抢心，枳实薤白桂枝汤主之，人参汤亦主之。"冠心病以中老年人多见，因为中老年人机体多处于一个"本虚""标实"的状态。"急则治其标，缓则治其本"，故当冠心病急性发作以治标为主，现代医学有其明显的优势，而在缓解期，则要治本为主，调脾胃、通阳气就成为重要治法。脾胃生化正常，气血生化有源则机体五脏六腑均有所养脾胃运化正常，则气滞、痰瘀等病理产物的生成就会减少，气血运行通畅，可以减少冠心病的发生或者延缓其进展。

从肝论治冠心病

1. 肝与冠心病的关系　中医学认识到胸痹心痛为筋脉血管之病。如巢元方在《诸病源候论·心痛候》中说，厥心痛是心"支别之络"受邪所致。心为五脏之君，为肝之子，将军之官，二脏存在着相互资生、相互协同、促进助长的作用。

（1）经脉循行：足厥阴肝经与手少阴心经在咽喉及目系交汇，以相互联系，又手厥阴心包经，手少阴心经和足厥阴肝经均交汇于胸中。《医贯》："凡脾、胃、肝、胆……各有一系，系于心包络之旁，以通于心。"说明心肝通过经络相互联系。

（2）心与肝的生理关系：肝主疏泄、主藏血与心主血脉的生理功能密切相关。《素问·痿论》谓之"心主身之血脉"。心主血脉阐明了心脏具有生血、行血的功能。《灵枢·本神》："肝藏血，血舍魂。"肝主藏血可储藏血液、调节血量，肝主疏泄可维持气血运行，助心生血。在血液生成、运行、贮存等方面心肝相辅相成。

（3）心与肝的病理关系：肝心痛是胸痹中脏腑辨证中的一种，《灵枢·厥病》："厥心痛，色苍苍如死状，终日不得太息，肝心痛也。"《诸病源候论》："心痛者，是心支别络为风邪冷热所乘痛也。"说明寒邪致病，病位在脉络。寒为阴邪，易伤阳气，直中于里，心肾阳虚，肝失温煦，血行凝滞，发为胸痹。周学海云："凡脏腑十二经之气化，皆必藉肝胆之气化以鼓舞之，始能调畅而不病。凡病之气结、血凝、痰饮……皆肝气之不得舒畅所致也。"肝气郁结，气机郁滞，血行不畅，形成血瘀气不布津，津液停聚，形成痰浊，痰浊、血瘀又可加重气滞。可见肝脏与冠心病发病关系密切。

2. 疏肝理气，调畅气机治疗冠心病　《内经》指出"百病生于气也，怒则气上，喜则气缓，悲则气消，恐则气下……惊则气乱……思则气结"。故王凤荣在治疗冠心病时，特别注重患者的心理调护。现代生活节奏和工作压力易形成肝气郁结的病机。气滞是肝心痛的始动因素，血瘀和痰浊为继发因素，故行气理气应贯穿始终。现代中西医结合研究认为，脂质代谢紊乱是冠状动脉粥样硬化的根本原因，肝脏是合成胆固醇的主要场所，并能分泌多种载脂蛋白及多种参与脂质代谢的酶。血中痰浊与脂质代谢的紊乱关系最为密切。故在用药过程中，可稍加化痰祛浊之品如半夏、瓜蒌、茯苓等，调节血脂，减轻动脉粥样硬化。

从肾论治冠心病

1. 肾与冠心病的关系　心在五行属火，属阳，心主血，肾在五行属水，属阴，肾藏精，心血肾精同属阴质，精可生血，血亦可化精。明代张景岳云"心本于肾，所以上不宁者，未有不由乎下，心气虚者，未有不因乎精"。因此，两脏互相资助、制约平衡。

生理状态是通过阴阳、精血、津液的气化产生，即心肾相交。如心与肾之间的阴阳、精血、津液等动态失衡，则为"心肾不交"，又称"水火不济"。

（1）经脉循行：足少阴肾经支脉，从肺出来，联络心脏，流注胸中，与手厥阴心包经相接，加强心与肾之间的联系。

（2）心与肾的生理关系：心主血，推动血液在全身流注，以发挥营养与滋润作用，肾藏精，使精气在体内充盈，以推动人体生命活动。由于精血同源，故心血可化生为肾所藏之精，肾精亦可转化为心所主之血。心为君火，肾为相火（命火）。命火秘藏，则心阳充足，心阳充盛，则相火亦旺。君相安位，则心肾上下交济，心阳、肾阳旺盛而正常。

（3）心与肾的病理关系：《素问·脉要精微论》"夫脉者，血之府也……涩则心痛"。《素问·举痛论》："涩则血虚，血虚则痛。"肾阴不足，精血亏虚，心阴失养，"不荣则痛"是冠心病心绞痛的病机之一。肾阳为人体阳气之根本，肾阳不足，人体津液失于温化，不能正常代谢输布，水气内停，上凌于心，心阳被抑，则出现心悸、胸闷、咳喘不得平卧等症，如《伤寒明理论·悸篇》："其停饮者，由水停心下，心主火而恶水，水既内停，心自不安，则为悸也。"更甚者水饮凌心，心阳暴脱，则出现四肢厥冷、冷汗淋漓、脉微欲绝等症。冠心病现代研究中，管昌益等通过冠状动脉造影发现，冠心病阳虚者3支狭窄的患者显著多于气虚者，而气虚者1～2支狭窄的患者显著多于阳虚者，结果提示多支冠脉狭窄与本虚证由气虚向阳虚发展有密切关系。因此，心肾失调在冠心病发病中具有重要意义。

2. 补肾固本治疗冠心病　《医林改错》："元气既虚，必不达于血管，血管无气，必停留而为瘀。"现代医学研究表明，中老年人性激素水平下降，冠心病发病率明显增多，多见肾虚之症。肾脏亏虚，肾主生殖功能下降，可使胆固醇、低密度脂蛋白升高，高密度脂蛋白下降。高脂血症、动脉硬化、冠心病等均为心主血脉为病的表现形式。可见冠心病发生的主要原因是肾中精气的虚衰，亦是其发生发展的重要病理生理基础。因此，从肾论治冠心病，应当补肾固本、扶正祛邪，以达到治疗目的。

胸痹其病位在心，为本虚标实之证。心阳不足为病之本，气滞、血瘀、痰浊、寒凝为病之标。王凤荣经过长期的临床实践总结出行气、活血、祛痰等仅是治标的权宜之法，温阳益心才为治本之策。在冠心病治疗中选方用药，应着重考虑"心阳不足"这一病"本"，充分体现治病求本的原则。五脏系统在生理上相关，病理上相联，他脏之虚亦常累及于心，而气滞、痰浊、瘀血等病理产物的形成亦与多个脏腑相关。因此，当涉及相关脏腑时，应调理他脏，做到补心治本、祛邪治标，亦会达到满意的治疗效果。

368 从五脏痰瘀理论探讨冠心病证治

冠心病是指由于冠状动脉粥样硬化引起管腔狭窄或闭塞，导致心肌缺血缺氧或坏死而引起的心脏病，临床症状主要为心绞痛。冠心病主要病理基础是动脉粥样硬化（AS），目前关于 AS 发病机制的主要观点为损伤反应学说，即 AS 是动脉壁对内皮细胞损伤的一种慢性炎症反应，血管内皮功能损伤是一个始动因素，通过增加内皮通透性、黏附因子表达等引起脂质、凝血物质、炎症细胞积聚，最终导致动脉粥样硬化斑块的形成。冠心病在中医中称为"胸痹""心痛""真心痛"，总属本虚标实、虚实夹杂之证，病理因素涉及气滞、血瘀、痰浊、寒凝等。《圣济总录·胸痹门》："胸痹者，胸痹痛之类也……胸脊两乳间刺痛，甚则引背胛，或彻背膂。"西医认为冠心病具有动脉粥样硬化和心肌缺血的双重病理特征，诸多医家将中医理论与现代医学有机结合，认为动脉粥样硬化和脂质代谢紊乱与中医"痰"相关，心肌缺血和凝血功能异常、炎症反应与中医"瘀"相关，因此冠心病更易出现痰瘀这两种病理因素。岳美中认为："因年高代谢失调，血行缓慢瘀滞，易成痰浊血瘀，故冠心病老年人尤为多见。"痰瘀互结是冠心病发病的重要病理因素，冠心病痰瘀互结证为目前较常见且病变程度较严重的证型。周仲瑛的"五脏痰瘀"理论认为，人以五脏为中心，气血津液运行失常皆为其病变的结果，五脏皆可生痰生瘀，常可相关同病，五脏痰瘀有主次之分：所谓"肺为贮痰之器""脾为生痰之源""肾为痰之本"，肺、脾、肾痰瘀多以痰为主；所谓"恶血必归于肝""瘀血不离乎心"，心、肝痰瘀多以瘀为主。"五脏皆可致心病，非独心也"，因此学者张言玉等以"五脏痰瘀"为突破口，从肺、脾、肾痰瘀之"痰"和心、肝痰瘀之"瘀"方面探讨了冠心病的证治，以期更好地指导临床实践。

肺脾肾痰瘀之痰与冠心病

肺主行水，朝百脉，主治节，肺气宜降以推动和调节全身水液的疏布及排泄，所谓"水精四布，五经并行"；肺失宣降，则水道不利，治节无权，气血津液生化失调而生痰瘀。《不居集》："肺气虚，则不能水精四布，而浊瘀凝聚。"脾主运化、统血，脾气（阳）虚弱，运化失职，则水谷不化，聚湿成痰饮；统血失职，则血溢脉外成瘀。《景岳全书》："盖脾主湿，湿动则生痰，故痰之化，无不在脾。"肾藏精，主水，为先天及五脏阴阳之本，肾气（阳）虚弱，不能蒸化水液，皆可泛为痰饮；肾阳虚生寒或阴虚火旺，皆可成痰成瘀。《石室秘录》："非肾水上泛为痰，即肾火沸腾为痰。"肺、脾、肾三脏生理功能失调皆可致痰瘀内生，所谓"肺为贮痰之器""脾为生痰之源""肾为痰之本"，肺、脾、肾痰瘀多以痰为主。

中医有"百病皆有痰作祟"之说，痰浊既是冠心病的重要致病因素，又是病程中的继发病理产物，痰阻脉络则气滞血瘀，发为胸痹。《金匮要略心典》："阳痹之处，必有痰浊阻其间耳。"现代医学认为痰浊与沉积在血管壁中的脂类相关，即脂质代谢紊乱为胸痹中"痰"的表现，而脂质代谢紊乱是冠心病发病的重要危险因素，尤低密度脂蛋白胆固醇增高是其发生发展的关键因素，主要影响机制为动脉内皮因理化因素损伤，血脂吸附于破损处，大量血脂沉积而刺激动脉内壁相关细胞增生，不断加重动脉粥样硬化。肺脏功能丧失与冠心病的发生发展有明显因果关系，肺失宣降，气机不畅，痰浊水饮等有形之邪阻于心脉，此所谓肺病及心。从肺脏之痰论治冠心病，主要有温肺化痰法、肃肺化痰法。对于阳虚痰阻之证，临床医者常在枳实薤白桂枝汤、瓜蒌薤白半夏汤、阳和汤等的基础上化裁以宣肺通阳、祛痰宽胸；对于痰阻肺壅、心脉滞涩之证，常选苏子降气汤、五磨饮子、小陷胸汤合温胆汤等加减以开郁降气、通络化痰。甘桃梅以瓜蒌薤白半夏汤加用党参、桂枝、郁金、丹参等治疗冠心病心绞痛痰浊内阻者，发现该方药可明显改善此类患者心肌酶学及血脂，进一步说明了古方瓜蒌薤白半夏汤治疗痰浊内阻证冠心病心绞痛方法的有效性。王慧禹等研究表明，小陷胸汤合温胆汤是治疗冠心病心绞痛的良方，可明显改善患者的中医证候、心绞痛症状及心电图，值得推广及进一步研究。"肺为贮痰之器"，冠心病从肺脏之痰论治，即采取各种治法以恢复肺之主气功能，增强肺对心的治节作用，以达到化痰通痹之目的。周仲瑛认为，足太阴脾经脉"其支者…注心中"，故脾阳不足，脾失健运，痰浊内生，循经上逆而痹阻胸阳，血行瘀滞，发为胸痹心痛，此乃脾病心之证，方选桂枝人参汤化裁以温中祛湿、化痰通痹，并辅以活血化瘀之品。邓铁涛认为岭南土卑地薄，气候潮湿，冠心病患者以气虚痰浊型多见，在治疗上重视调脾护心、益气除痰，喜用温胆汤加减治疗此类患者，临床疗效颇佳。王肖龙根据多年诊治冠心病患者的经验，在黄连温胆汤、四物汤等方的基础上化裁出了活血化痰方，该方亦体现了调脾治心的原则，研究表明活血化痰方可改善冠心病心绞痛患者的血脂水平及中医证候。"脾为生痰之源"，冠心病从脾脏之痰论治，其根本所在是调理中焦，以达到祛痰化浊、畅通经脉之目的。东汉华佗之《华佗先生内照图》有"肾冷入心，手足冷如铁，是名真心痛，甚则死"，肾阳不足，水饮泛滥为痰，痰浊随气升降，停滞于心脉，则发为胸痹心痛。金玫认为，肾虚是痰浊形成的基本原因，针对肾虚痰浊型冠心病患者，临床可在补肾的基础上加用豁痰宽胸之品。李淑贞等认为，肾虚痰阻血瘀与冠心病的发生密切相关，故益肾化痰活血法对冠心病的防治具有重要意义，临床补肾阴多选用生熟地黄、山茱萸、何首乌等，补肾阳多选用淫羊藿、肉桂、制附子等，通过补肾益精、调整阴阳、化痰活血以达标本兼治之目的。胡金明、罗陆一、张兰凤等现代医者在"补肾化痰"治则的指导下自拟方药治疗冠心病心绞痛，发现此法不仅可改善患者胸闷、胸痛及肾虚症状，还能降低血脂水平，效果显著。"肾为痰之本"，冠心病从肾脏之痰论治，重点在于补肾气、温肾阳，以达到通阳散寒、化痰通脉之目的。

　　化痰法是冠心病痰瘀互结证患者治疗的重中之重，临床在论治冠心病时，不应局限于单纯化痰，应根据肺、脾、肾痰瘀多以痰为主的病理特点，治痰必求其本，以宣肺、健脾、补肾等治法以绝生痰之源，共奏标本兼治之功。从西医角度而言，这可改善冠心病患者的血脂水平，防止动脉粥样硬化的进展，对冠心病的二级预防具有重要意义。

心肝痰瘀之瘀与冠心病

　　心主一身之血脉，心气是推动和调控血液在脉道内正常运行的基本动力，心气（阳）不足，无力推动血脉则血行瘀滞，津液不得布散聚而成痰，痰瘀交结，可进一步痹阻心脉。《灵枢·经脉》："手少阴（心）气绝则脉不通，脉不通则血不流。"肝主疏泄及藏血，肝气调畅，则精血津液得以运行输布，若气机郁结，则导致瘀血痰饮内生。《血证论》："肝属木，木气冲和条达，不致遏郁，则血脉得畅。"心、肝两者共同维持血液的正常运行，"肝藏血，心行之"，二者功能失调可致血液瘀滞，所谓"恶血必归于肝""瘀血不离乎心"，心、肝痰瘀多以瘀为主。

　　胸痹的基本病机为心脉痹阻，瘀血的形成贯穿其发病始终，每种证型均有不同程度的血瘀证，如《继志堂医案》："胸痛彻背，是名胸痹……且有瘀血交阻隔间。"现代医学认为，"瘀"与凝血功能异常、炎症反应相关，这些病理变化贯穿于冠心病发生、发展和恶化的全过程，并在一定程度上决定着病变的稳定性和自进程。周仲瑛认为，肝郁气滞，病久入络，心营失畅，心脉瘀阻，宜"疏其血气以令其条达和平"，治拟疏肝理气、化瘀通络，方选血府逐瘀汤加减以达到心肝气血兼顾之功，用方貌似平淡，但与病机丝丝入扣，可收全功。陈可冀论治冠心病一向注重血瘀证活血化瘀理论的研究，认为肝气不疏，肝病及心，则瘀阻心脉，临床亦选用血府逐瘀汤化裁以行气活血通脉。张国芳等研究表明血府逐瘀汤加减可改善冠心病瘀血痹阻者的心绞痛症状和心电图，这种临床疗效可能与其改善心肌缺血、保护心肌细胞、改善微循环、减少血栓形成等作用相关。程凯等在心肝同治的治则下自拟疏肝化瘀方，动物实验表明该方药能显改善冠心病心肌缺血大鼠的心功能，对其心肌具有一定的保护作用，可提高心肌组织肝细胞生长因子蛋白表达水平。爱华认为，心肝失调为胸痹病机之关键，其根据多年临床经验自创疏肝宁心汤，该方药注重疏肝化瘀、补气豁痰，通而不伤其正，补而不碍其邪，体现了通补兼施、标本兼顾的治则。现代医者从心肝之瘀论治冠心病，多选用逍遥散、柴胡疏肝散、铃子散、丹参饮等疏肝理气、活血化瘀之剂，临床疗效显著。因此，从心肝之瘀论治冠心病的关键在于疏肝理气活血，肝气条达则血流贯注心脉，心方有所主，正所谓"肝气通则心气和，肝气滞则心气乏"。此外，胸痹多与情志相关，以气滞血瘀者最为常见，冠心病从心肝之瘀论治与现代医学的"生物-心理-社会"医学模式相吻合，这对冠心病的现代防治具有重要意义。

活血化瘀法是冠心病痰瘀互结证患者的基本治则，在临床治疗中应以祛瘀为先，结合心、肝痰瘀多以瘀为主的病理特点，予以疏肝理气、化瘀通络等治法，这是中医治疗心肌缺血的重要原则，可有效改善冠心病患者的心功能，并增加冠脉血流量以缓解血管内皮损伤。

痰浊和瘀血为人体津血运化失常的表现，五脏功能失调皆可生痰生瘀，痰瘀同病与五脏密切相关，两者既是致病因素，又是病理产物，痰可致瘀，瘀可生痰，循环往复，二者相互搏结日久，形成冠心病脏虚与痰瘀互结的病理过程，贯穿冠心病发病的始终。清代龚信《古今医鉴》："心痹痛者，素有顽痰死血。"可见痰瘀互结是冠心病的重要致病因素。陈可冀临床善以活血化瘀与祛痰利湿之法并重来论治冠心病，其认为该法理论上具有稳定斑块的作用。愈梗通瘀汤为陈可冀治疗心肌梗死之基本用方，该方以人参、黄芪、当归、丹参、川芎等药味益心行气、活血通瘀，同时予藿香、佩兰、陈皮、半夏等药味健脾化湿祛浊，体现了从心之血瘀与脾之痰浊论治冠心病的法则。邓铁涛在治疗冠心病多年有所心得的基础上，提出了心脾相关、痰瘀相关理论，根据该理论而研制的邓氏冠心胶囊（以四君子汤和温胆汤进行化裁）治疗冠心病心绞痛患者取得了显著的临床疗效，亦体现了从心脾之痰瘀论治冠心病的标本兼治原则。韩新献等临床研究发现，在常规西药治疗的基础上，以疏肝化瘀祛痰法治疗冠心病痰瘀互结证患者，可有效改善患者的血脂水平及心绞痛症状，亦体现了心肝脾之痰瘀论治冠心病的中医思想。

张言玉认为，五脏皆可生痰生瘀，痰瘀互结是冠心病发病的重要病理因素，二者可相互资生转化，致病较为顽固，对冠心病的发生发展起着重要作用。心为五脏六腑之大主，五脏作为一个整体，一脏病变可累及他脏，故论治冠心病痰瘀互结证不能单纯地理解为活血化痰，应从内脏整体观出发，在辨证论治的基础上，根据"肺、脾、肾痰瘀多以痰为主，心、肝痰瘀多以瘀为主"之病理特点，治痰瘀求本，治痰重在肺脾肾，治瘀重在心肝，调整五脏功能，以绝痰瘀生化之源，使邪去正安，心脉得畅，心神得养，正所谓"不化痰而痰自化，不祛瘀而瘀自去"。

369　从五脏生克制化辨治冠心病经验

杜武勋潜心临床、教学、科研 30 余载，博采众长，勤于临床，学验俱丰，擅长治疗心血管疾病。悉心研读《内经》多年，临证推崇气化理论和五运六气学说，尤其对《内经》运气九篇的内容有着独到的见解，并据此创立了"五脏生克制化辨证模式"，用以分析患者的体质和病因病机，进而指导临床诊疗。学者袁宏伟等将杜武勋运用五脏生克制化辨证模式治疗冠心病的经验做了梳理总结。

中医学对冠心病的认识

冠心病属于中医学"胸痹""心痛""真心痛"等范畴，《素问·标本病传论》《灵枢·本脏》等均有记载，而《金匮要略》则在其基础上又进行了补充和完善，并设专篇论述，提出胸痹的病机为"阳微阴弦"，属本虚标实之证。宋、金、元时期是医学发展的昌盛时期，《太平圣惠方》收载诸多治疗胸痹心痛的方剂，多为芳香辛散、益气养血之品，在治疗上以标本兼顾为法。明代王肯堂，清代陈念祖、王清任等医家都提出了运用活血化瘀法治疗胸痹的观点，其中王清任创血府逐瘀汤治疗胸痹心痛及各种血瘀证，被广泛传用。郭维琴指出，瘀血是导致胸痹、心痛的致病因素，而胸痹病性为本虚标实，故其治疗多以益气活血为基本原则。张学新等认为，胸痹的病机为心阳不足、血脉不通，需随证而治，将通法总结为以下 4 种基本治法：温阳化痰、益气化瘀、祛风散寒和行气。赵明芬等将胸痹分为 3 期论治，认为其早期为气血阴阳亏虚；而随后水饮、痰瘀、气滞、寒凝等邪逐渐形成，此为中期；后期则为邪气积聚于心脉而发为胸痹心痛。祝珍珍通过对医案进行统计分析发现，古今医家对胸痹的认识均可从虚实论述，虚为气血阴阳亏虚，实为气滞、寒凝、血瘀、热郁、痰湿等，病位主要在心，亦有心肺同病、心脾同病、心胃同病等。

综上可知，冠心病病机可分为虚实两方面，实则为瘀血、气滞、痰浊、寒凝等有形实邪闭阻胸阳，阻滞心脉；虚则为气血阴阳亏损，心脉失养。诸多医家将关注点放在与症状表现直接相关的脏腑——心，而对于间接影响发病的其他脏腑关注较少，尤其是脏腑之间的生克关系以及患者先天脏腑虚实对发病的影响。五脏之间由于生、克、复的紧密关系，胸痹一病的发病不仅与心相关，还与肝、脾、肺、肾四脏均相关联。如《金匮要略》中"夫治未病者，见肝之病，知肝传脾，当先实脾"，即是此意。这便是五脏生克制化辨证模式不同于传统辨证模式的精髓所在。

五脏生克制化辨证模式的建立

五脏生克制化辨证模式是杜武勋在潜心研究运气学说多年，对《内经》运气九篇有了深刻的理解后，将其理论应用于临床，从中寻找规律、总结经验所创立的一套不同于传统辨证模式的诊疗方法。该辨证模式是基于五运六气理论，将 3 个时间点（分别为出生时间、发病时间和就诊时间）的运气特点对五脏功能盛衰的影响进行整体把握，进而分析患者体质以及病因病机的一种辨证模式。

五运与六气对人体疾病所造成的影响多以运为主，气为辅。从运来讲，五运有太过不及，在人体通过五行生克制化的关系，对五脏皆可产生影响，其所涉及的脏腑，包括与岁运相应之本脏、岁运所胜之脏或所不胜之脏、复气之脏，甚至反侮之脏。从气来说，六气以风、热、暑、湿、燥、寒配以三阴三阳，主要通过"司天之气"和"在泉之气"对人体产生影响。凡运太过者或司天、在泉之气所应之脏，则其脏盛而有余；凡运不及或司天、在泉之气所胜之脏，则其脏衰而不足。运气相合，对人体产生综合影响。

五脏生克制化辨证模式与传统辨证模式如八纲辨证、气血津液辨证、六经辨证等并不冲突，而是相互补充、相互促进的，该辨证模式亦是通过四诊来捕捉患者信息，通过传统辨证方法判断脏腑气血的虚实盛衰。不同的是，除了考虑患者发病的直接致病脏腑外，对间接致其发病或发病后受累的相关脏腑亦给予关注，如六甲年土运太过，人们易生土湿之病，土胜克水，水生木，木气来复克土，故该年出生的人群除易患脾湿之病外，还可能出现肾系及肝系的症状。如某一年的运气特点加重了六甲年患者原有的体质偏性，便更易引起疾病发生。临床诊疗中，除了以主诉就诊的患者外，亦不乏症状表现不甚明显的患者，而对于发病后极易受累继而虚损的脏腑也要予以顾护。此时五脏生克制化辨证模式可有助于分析脏腑盛衰的情况，提示可能出现的疾病发展倾向，引导医师分析病机，从而对疾病做出正确的判断。

从五脏生克制化角度探讨冠心病病机

冠心病患者常以胸闷憋气、心前区疼痛等症状为主诉就诊，可伴有心中烦闷燥热、心慌心悸、头晕、耳鸣、眩晕、失眠多梦等症，属心系疾病，其病位主要在心，但与肝、脾、肺、肾四脏均相关。心属火，从脏腑盛衰的角度来看，心火有太过不及之分，故由运气相合，凡可涉及"火"，无论是太过或是不及，均有可能发生心悸。从运来讲，岁火运太过（戊年）、岁火运不及（癸年），与火同应之"心"受病，可致胸痹。火运太过，心相对表现出胜而太过的征象，心火亢盛，邪热灼津，血行不畅，瘀阻为心脉，故发为心前区疼痛；心火燔灼，耗伤气阴，故发为胸痹短气。心阳过胜，致心阴相对不足，失于濡养，虚火内生，故发为胸中燥热烦闷。现代医家总结的胸痹辨证分型中的瘀血闭阻证、心阴亏损证的部分证候与此相关。火运不及，心相对表现出衰而不足的征象，心失于阳气充养，心阳心血不足，心失于濡养，无力推动血液运行，发为心前区不适或伴心慌气短；阳虚寒凝，形成瘀血、水饮、痰浊等病理产物瘀阻脉中，致心脉不通，发为胸中气涩、短气。现代医家辨证分型中的心气不足、心阳不振、寒凝心脉、痰浊闭阻等部分证候与此相关。

除"心"本脏的病变外，由于五脏之间存在生克制化的关系，其他脏腑亦可引起心脏的病变，若医者将关注点仅放在"心"上，常会忽略疾病发生发展的主要病机，或忽视与心脏病变相关的其他脏腑，导致对疾病的判断不够准确，而五脏生克制化辨证模式可以很好地解决这一问题。从运来讲，岁水运太过（丙年），所胜之心火受乘而病；岁水运不及（辛年），火反侮之，致火太过；岁金运太过（庚年），所胜之肝木受病，肝木之子心火来复，致火太过；岁金运不及（乙年），金所不胜之火乘之，致火太过，亦可发生心悸。从气来说，为少阳相火司天（寅、申年）或在泉（巳、亥年）、少阴君火司天（子、午年）或在泉（卯、酉年），则更易使心火受病。此外，从脏腑病机来讲，肝、脾、肺、肾均与胸痹相关。若肝失疏泄，气机壅滞于胸中，则出现胸闷憋气、情志不畅；脾虚不能运化，产生痰浊水湿等病理产物壅塞脉中；肺金不及火尤胜之，肾水不及，心火失于制约，均可加重心火炽盛程度。以上所列年份为可能出现心火受病的情况，但并不代表一定会出现心系疾病，同理，其余年份亦不排除涉及"心"的可能，临床中当需根据患者具体表现，联系相关脏腑具体分析，这也是五脏生克制化辨证模式灵活性和准确性的体现。

验案举隅

患者，女，78岁，2019年1月28日初诊。主诉间断胸闷憋气三十余年，加重十余天。患者自诉30年前无明显诱因出现胸闷憋气，于外院诊断为冠状动脉粥样硬化性心脏病，病情间断发作。十余天前因患者劳累后自感心前区不适加重，胸闷憋气，伴心慌、乏力、气短，活动后加重，休息后缓解，无明显胸痛。遂就诊于某社区诊所，查心电图：心率90次/min，Ⅱ、V3～V6导联AT段压低0.1 mV，

T 波低平、双向；心脏彩超：主动脉硬化，左室舒张功能减低。为求进一步治疗来诊。现症时有心前区不适，胸闷憋气，气短、乏力，自觉心脏跳动无力，无明显胸痛，平素四肢不温，纳可，寐安，二便调。舌淡、苔黄，脉浮数无力。查体：血压 130/75 mmHg，脉搏 88 次/min。双肺呼吸音清，未闻及干湿性啰音，心脏听诊各瓣膜区未闻及病理性杂音。既往有高血压病病史十余年，最高达 170/80 mmHg。西医诊断为冠状动脉粥样硬化性心脏病；高血压病 3 级（极高危）。中医诊断为胸痹，心肾不交证。西医治以降压、调脂、抗血小板聚集、改善心肌代谢等，中医治以滋肾健脾、清心泻火为法。

处方：五味子 15 g，熟地黄 10 g，巴戟天 10 g，杜仲 15 g，山茱萸 30 g，茯苓 30 g，炙甘草 6 g，干姜 12 g，枳实 10 g，法半夏 12 g，煅龙骨 30 g，煅牡蛎 30 g，黄连 15 g，黄芩 15 g，柴胡 15 g，白芍 15 g。4 剂，每日 1 剂，水煎分 2 次服。

二诊（2019 年 1 月 31 日）：患者诉心脏无力感较前减轻，服药后感胃部不适，近日血压控制尚可，稳定在 140/80 mmHg 左右，舌淡红、苔黄，脉浮数无力。守原方加陈皮、白术各 20 g。14 剂。

三诊（2019 年 2 月 14 日）：患者胸闷憋气减轻，乏力、气短好转，近日血压平稳，舌淡红、苔薄微黄，脉数。继服 7 剂稳定症状，增强疗效。

按语：患者出生于 1941 年 10 月 25 日，属辛巳年，该年上为厥阴风木司天，中为少羽水运不及，下为少阳相火在泉。结合辛巳年的五运与六气，患者的体质表现为心三焦胆火热淫胜，肝风肺燥偏胜，脾肾寒湿体质，肾肝心三焦胆脾肺易受邪感病，发病后易出现上热风燥、中湿下寒的疾病病机特点，其中肾水不足是病机关键，在司天与在泉之气的影响下，肝风太过与内热炽盛亦表现突出。故肾水不足、土湿偏胜、肝木风火偏胜是患者的主要体质特点。

患者 2019 年 1 月 20 日左右病情加重，正值大寒日前后，正属戊戌年与己亥年交司时刻。戊戌年上为太阳寒水司天，中为太徵火运太过，下为太阴湿土在泉。己亥年上为厥阴风木司天，中为少宫土运不及，下为少阳相火在泉。故发病时上一年中运之火未去，新一年司天之厥阴风木已至，肝木克伐脾土，使脾土渐虚，风火偏胜。结合患者出生时体质特点及发病时运气特点，患者本属肾水不足，土湿偏胜，肝木风火偏胜，又逢此时风火相煽，脾土被克，故而分析患者此次发病的主要病机为心火燔灼、肾水不足、肝郁脾虚。心火燔灼，耗伤气阴，故患者自觉心脏跳动无力、心前区不适；脾主四肢肌肉，肝木偏胜，脾土被伐，故倦怠乏力；加之肾水不足，生化乏源，故气短。结合患者舌脉，属心火偏亢、肾水不足之证。

患者就诊时为己亥年初之气，运气特点与发病时基本一致，治疗当遵上述病机，以清心泻火、滋肾健脾为主要原则，属泻南补北法。方中黄连、黄芩清心泻火，合龙骨、牡蛎敛浮越之火邪下行；巴戟天、山茱萸、熟地黄、杜仲、干姜温补肾水，五味子引上诸药入肾，肾水充足则真阳潜藏，内热自除，乃釜底抽薪之举。法半夏、茯苓、炙甘草健脾；同时患者肝木偏胜，予柴胡、枳实、白芍平肝，共奏伐木补土之效。

370 从五脏一体观探讨冠心病心绞痛因机证治

心绞痛是冠心病患者常见的临床类型，是因冠状动脉狭窄导致冠状动脉功能不全、心肌短暂缺血、缺氧引起胸前区疼痛为主要临床表现的综合征，属中医学"胸痹""心痛"范畴。随着现代社会生活水平的提高，心绞痛患病率在我国呈逐年上升趋势，严重影响了人们的身体健康和生活质量。临床上常规西药治疗冠心病心绞痛可能产生胃肠道反应和肝功能损伤等，随着中医药的不断发展和创新，中医药防治心绞痛的优势逐渐显现。学者徐晓雨等从"五脏一体观"理论出发，对冠心病心绞痛病因病机及论治做了探讨分析。

五脏一体观理论阐述

"五脏一体观"是中医学整体观念中的一个方面，它强调人体以五脏为中心，配合六腑、形体、官窍等，通过经络系统的联络，构成的肝、心、脾、肺、肾5个生理系统之间具有结构与功能的统一性，不仅在生理上相互促进，相互制约，维持协调，在病理上也会相互传变，相互影响。如《景岳全书·脉神》："凡五脏之气，必互相灌濡，故五脏之中，必各兼五气。"五脏又各有所司，各司其职的同时彼此间又相互协调，共同维持机体的生命过程。《张仲景五脏论》云："天有五星，地有五岳，运有五行，人有五脏。所以肝为将军，脾为大夫，心为帝王，肺为丞相，肾为列女。"

与五行木、火、土、金、水对应的五脏为肝、心、脾、肺、肾，运用五行生克制化理论可说明脏腑生理功能的内在联系，即五脏之间既相互资生又相互制约。木生火，火生土，而木又克土，肝藏血主疏泄，肝之气血充盈，疏泄正常，既可使心与血脉得到濡养，辅心行血，又可疏通脾气之壅塞；火生土，土生金，而火又克金，心之阳气充足，既可温煦脾土，助其运化水湿，又可抑制肺气清肃太过；土生金，金生水，而土又克水，脾主运化，脾气充足即可运化水谷精微以充肺气，正如"脾气散精，上归于肺"，又可运化水湿，防止肾水泛滥；金生水，水生木，而金又克木，肺主气主行水，肺气充足，清肃下行，既可助肾纳气，又可抑制肝火上炎；水生木，木生火，而水又克火，肾藏精主水，肾精充足，既可滋养肝血，肾水上济于心又可抑制心火亢盛。五脏中每一脏虽各成一个独立的系统，但相互间的联系亦密不可分。

从五脏一体观探讨心绞痛病因病机

1. 发病关键 冠心病心绞痛的发生多与寒邪内侵、饮食失调、情志失节、劳倦内伤、年迈体虚等因素有关。常见病因和病理学基础是五脏虚损，阴阳气血亏虚，主要病机为心脉痹阻。《灵枢·五邪》"邪在心，则病心痛喜悲"。其病位在心，气血不足、阴阳亏虚为本，如《医门法律·中寒门》"胸痹心痛，然总因阳虚，故阴得乘之"。《类证治裁·胸痹》"胸痹，胸中阳微不运，久则阴乘阳位，而为痹结也"。寒凝、气滞、痰浊、血瘀为标，如《素问·刺热》"心热病者……热争则卒心痛"。《诸病源候论》"心痛者，风冷邪气乘于心也"。《症因脉治》"胸痹之因，痰凝血滞是也"。《素问·痹论》"心痹者，脉不通"。邪实致心脉不通，正虚致心脉失荣，则发为胸痛。《素问·灵兰秘典论》"主明则下安，主不明则十二官危"，心为"五脏六腑之大主"，心绞痛病位在心，涉及肝、肺、脾、肾等。若心气血亏虚，行血功能失调，可致肝疏泄失常，气滞血瘀；若心阳亏虚，心火不能下降于肾，则肾无心火之温煦而水寒，心肾不交；若心气不足，心阳不振，瘀阻心脉，也会影响肺气宣降；若心血不足，心失所养，则会损伤脾气，导致气不摄血而发生血瘀。因此，本病的发病关键在心。

2. 与肝、肾、肺、脾密切相关　胸痹心痛的主要病机为心脉痹阻，病位在心，但与肝、肺、脾、肾等脏密切相关。心脉不畅，肺失治节，则血行瘀滞；肝失疏泄，则气郁血滞；脾失健运，则聚生痰浊，气血乏源；肾阴亏损，心血失荣，肾阳虚衰，君火失用，均可致心脉痹阻，而发胸痹心痛。

肝与心在情志上关系密切，五行上相互关联，经络上相互联系。《血证论》"肝属木，木气冲和调达，不致郁遏，则血脉得畅"。肝主疏泄，若气机通畅，则血行通畅，若肝气郁结，则气滞血瘀，脉道不通，肝血瘀阻可累及心，而致心脉痹阻，心失所养，发为胸痹心痛。肝属木，心属火，木生火，肝与心属母子关系，若肝木邪盛，则可相乘心，即所谓母病及子。《素问·脏气法时论》"心病者，胸中痛，胁支满，胁下痛，膺背肩胛间痛，两臂内痛"。其中描写胸痹心痛时所指出的胁支、胁下、膺背肩胛间、两臂内侧等位置，均为肝胆经络循行所至之处。此外，近年来多项研究证实了心肝代谢轴的存在，心房中存在的颗粒分泌的心钠素能介导衰竭心脏中的血管舒张，增加肝脏中的葡萄糖生成，调节脂肪细胞中的脂肪分解，并促进产热和能量消耗。由此可见，胸痹心痛的发病与肝密切相关。

心肾两脏关系密切，病理上可相互影响，《活法机要·心痛证》"诸心痛者，皆少阴厥阴气上冲也"。《素问·脏气法时论》"肾病者……虚则胸中痛"。均强调了肾在胸痹心痛发病中的作用，所以胸痹心痛的发病与肾亦有密切联系。《杂病源流犀烛》"心与肾连……肾水不足必致心火上炎，而心与肾百病蜂起矣"。心居上属阳主火，肾居下属阴主水，肾水须上济于心，使心火不亢，若肾水不足，不能上济于心，则会导致心火亢于上的阴虚火旺。《金匮要略》"夫脉当取太过不及，阳微阴弦，即胸痹而痛"，也明确指出胸痹心痛的病机为阳微阴弦，心在上，肾属下，上焦阳虚，下焦阴邪上冲，邪正相搏，可发为胸痹。现代医学研究亦表明，心脏或肾脏其中一个器官出现病理性损害时也会影响到另一个器官，在有心脏缺陷的冠心病患者中常能观察到肾功能障碍，慢性心脏病和慢性肾脏病常共存，并且临床诊断中多不区分哪种疾病首先出现。

《素问·灵兰秘典论》："心者，君主之官也，神明出焉。肺者，相傅之官，治节出焉。"心肺同属上焦，心主血，肺主气，肺朝百脉，辅心行血。若肺气虚弱，宗气生成不足，无以贯心脉行气血，则心血瘀阻，即所谓"心痹者脉不通"，不通则痛。若肺治节失职，宣降失度，无力行血，亦可影响心脉，如《医学集成》"心系于肺，肺为华盖，统摄大内，肺气静则心安，肺气扰则心跳"。现代医学表明，心脏与肺脏在生理病理上亦密切相关。生理状态下从右心室射出的静脉血经肺动脉流到肺毛细血管，在此进行气体交换，静脉血变为动脉血，然后经肺静脉流回左心房；病理状态下，左心功能衰竭，左心腔内的压力升高，经久不复，阻碍肺静脉回流，造成肺部组织瘀血，导致一系列的临床症状，反之肺瘀血又继续加重左心功能衰竭。

《金匮要略编注》"五脏六腑之血，全赖脾气统"。脾为后天之本，气血生化之源，位居中焦，主运化以滋养五脏，亦为运湿化浊的主要脏器。心主血，脾血，脾气亏虚，健运失司，血液生化无源，无力养心，或运化失司，生痰致瘀，此乃子不扶母，必致心病。《素问·太阴阳明论》："今脾病不能为胃行其津液，四肢不得禀水谷气，气日以衰，脉道不利。"《脾胃论·脾胃虚实传变论》："脾胃之气既伤，而元气亦不能充，而诸病之所由生也。"现代医学研究认为，冠心病心绞痛是由于冠状动脉中脂肪不断沉积，形成斑块，导致血管缩窄，进一步减少对心肌的供血，从而导致心肌急剧的暂时缺血缺氧而引起的发作性胸痛或胸部不适。高脂血症是动脉粥样硬化发展的重要危险因素，而胃肠功能紊乱可导致脂类物质代谢障碍，国医大师路志正认为"病在血液，其源在脾"，提出血脂异常多责之脾胃布精运化失常，湿、浊、痰、瘀相互搏结。

基于五脏一体观论治心绞痛

1. 心与肝 《薛氏医案》"凡心脏得病，必先调其肝"。《薛氏医案·求脏病》："肝气通则心气和，肝气滞则心气乏"。从肝论治胸痹心痛的关键在于调理肝的藏血功能及疏泄功能，肝藏血充足，肝气条达疏泄正常，气血流注濡养周身，则心行血功能正常。《石室秘录·双治法》："病心致痛，理宜治心，而今不治心者，何也？盖心气之伤，由于肝气之不足，补其肝，而心君安其位矣。"认为心痛之病，需在治疗本脏同时兼顾肝脏，因肝心二脏母子相生，故可补肝位固母脏以安心位。故胸痹心痛当以治肝为要，肝气条达顺畅，疏泄有度，则血脉畅通，心脏气血调和，百病不生。路志正认为，肝之疏泄功能无恙，则脾胃升降适度，脾之运化正常，而无胸痹之虞，因此临床治疗肝脾同病的胸痹心痛时，常用枳实、厚朴、枳壳、陈皮疏理脾胃以利肝胆，佛手、香橼、绿萼梅、香附、柴胡、莪术等疏肝理气。另外，现代医家临床常用行气活血之血府逐瘀汤、疏肝理气之柴胡疏肝散等从肝论治冠心病心绞痛，有显著疗效。有实验研究显示，血府逐瘀汤可能通过增加细胞沉默调节蛋白1（SIRT1）的 mRNA 和蛋白表达，并抑制细胞肿瘤抗原 p53、核转录因子 κB（NF-κB）、叉头盒蛋白 O1（FoxO1）、FoxO3、FoxO4 的 mRNA 和蛋白表达来预防心肌细胞凋亡。

2. 心与肾 《格致余论》"心为之火居上，肾为之水居下，水能升而火能降，一升一降，无有穷矣"。心肾两脏水火升降互济，协调平衡。心病时，一从本经以养其气，一从肾精以养其精。肾精即肾中精气，肾精内寄元阴元阳，肾阳是一身阳气之根本，是机体生命活动的原动力，肾阴滋润濡养机体各脏腑器官，肾精充足，机体各脏腑组织、形体、官窍得以温煦濡润，功能正常，气血运行通畅，《医贯》："惟水火奠其位，而气血各顺布焉，故以真阴真阳为要也。"《素问·五脏生成》："心之合脉也，其荣色也，其主肾也。"故胸痹心痛的治疗当重视补肾，即温肾阳、滋肾阴及补肾气。国医大师刘志明认为，肾元匮乏乃胸痹之根，临证对于肾精亏虚者，组方时常以经方为基础，灵活化裁，逐渐形成了治疗因肾精亏虚、血脉瘀滞所致胸痹的有效经验方滋肾活血方。国医大师张琪认为，冠心病病机多为心肾亏虚，瘀血阻滞，治宜补益心肾，活血化瘀，气阴两虚者多以六味地黄丸及生脉饮加减；兼血虚者加四物汤或归脾汤；兼阳虚者加二仙汤配伍桂枝、附子等。

3. 心与肺 胸痹心痛以阳虚郁滞为主，其治法以宣阳达郁为主，肺主宣降气机，如从肺论治可使凝滞的胸阳得通。《灵枢·厥病》："厥心痛，卧若徒居，心痛间，动作痛益甚，色不变，肺心痛也。"心肺两脏在病理上密切相关，治疗时应注意调摄肺气以加强其主气、主治节及朝百脉之力。心主行血，而血液的运行有赖于气的推动，即"血非气不运"。补肺益气有利于宗气的生成，从而得以贯注心脉以行血气，使心脉得畅；宣发肺气，治节有度，则有利于促进津液输布代谢，使水道通调，痰湿、水饮等有形之邪无以生，从而心血运行通畅。张毅、孙浩等针对宗气生成不足而致的胸痹心痛，采用补益宗气法，常以升陷汤为主方加减化裁。临床上治疗冠心病心绞痛的中成药种类很多，包括麝香保心丸、通心络胶囊、丹蒌片、养心氏片等，其大多含有补肺益气之药，如人参、黄芪等。现代药理研究发现，人参皂苷 Re 可通过调节腺苷酸活化蛋白激酶（AMPK）/转化生长因子 β1（TGF-β1）/SMAD2/3 和局部粘着斑激酶（FAK）/磷脂酰肌醇 3 激酶（PI3K）p110α/蛋白激酶 B（Akt）信号通路来改善心肌梗死引起的心脏功能障碍和减轻心室重构；黄芪甲苷能通过诱导 PI3K/Akt、内皮型一氧化氮合成酶（eNOS）信号通路增强 eNOS 释放，显著诱导主动脉环扩张，从而引起血管舒张反应。

4. 心与脾 心脉痹阻、不通则痛由痰浊和血瘀共同造成，"痰浊"为胸痹心痛的病理因素之一，而"脾为生痰之源"，故益气健脾化痰为胸痹心痛的主要治法之一，《医法心传》"火能生土，土亦能生火，心虚火衰，宜补脾以养心是也"。《素问·经脉别论》"食气入胃，浊气归心，淫精于脉"，脾气充足，则气血生化有源，心脉得养；《素问·经脉别论》"饮入于胃……脾气散精"，脾气健运，则津液输布、水液代谢有度，周身气机流通，心脉得畅。现代医家临证辨治时亦重视益气健脾，叶招娣等认为，胸痹发病无不伤及后天之本，治疗时应重视健脾，证属心脾两虚者，可用归脾汤、四君子汤、小建中汤等加减化裁。现代药理研究显示，具有健脾益气之效的党参能减轻心肌细胞的胰岛素样生长因子 II 受体通路损伤，减少心肌细胞的凋亡；黄精提取物黄精多糖通过调节 Klotho - 成纤维细胞生长因子 23（FGF23）内分泌轴，平衡钙磷代谢而发挥减轻氧化应激作用。

中医学认为，人是一个有机整体，五脏六腑之间息息相关，每一脏所具有的功能并不是某一系统能独立完成的，均需各脏腑之间的相互配合。在冠心病心绞痛的发生发展过程中，其病位虽在心，但肝、肾、肺、脾都与心相互影响，相互制约。肝、肾、肺、脾任何一脏的功能失调都可能影响心，最终导致发病。从五脏一体观论治冠心病心绞痛体现了中医的整体观念和治未病思想，疏肝可理气，健脾可化浊，滋肾可生精，补肺可益气。临床对于冠心病心绞痛的防治应着眼于心，同时重视肝、肾、肺、脾的综合调治，从而提高临床疗效。

371　从五脏论骨质疏松症病机

　　骨质疏松症（OP）是全世界非常普遍的，且易引起骨折的全身性骨骼疾病，其原因是骨量丢失或骨强度下降，骨组织微结构遭到破坏，致骨脆性增加。基于生理结构的改变，老年人是 OP 的高发人群，由于绝经妇女雌激素下降，骨的破损速度大于骨的重建速度，因此女性发病率明显高于男性。骨质疏松症常常会引发腰背酸痛、肢体麻木、身长缩短、驼背、乏力、呼吸功能减退，且严重时可导致骨折，致使活动性改变和功能性降低。中医很早就提出骨病相关论述，OP 在中医学中属于"骨痿""骨蚀""大偻""骨痹""骨枯""痹证"等范畴，与现代医学骨质疏松症基本一致。OP 多见于中老年人，全球人口老龄化又增加了 OP 的患病率，越来越多的人患有骨质疏松症。学者邸贵鑫等查阅大量文献发现骨质疏松症病因病机与"肾""脾""肝""心""肺"五脏均有关系，其病机根本在肾，补肾强骨是本病的主要治法，病机关键在脾，而又与肝、心、肺都有密切联系。肾主骨生髓，脾主肌肉、充四肢为气血生化之源，肝主筋、调畅全身气血，心主血脉，心肾相互交济，肺朝百脉、推气生血，共同维持机体的正常生理活动。其治法以补肾强骨为主，根据具体病机兼治他脏。该文基于五脏相关，从中医基础理论、临床观察与实验研究等角度探析了骨质疏松症的病机，并引用当代中医的治疗经验，对骨质疏松症实施辨证分型论治，旨在为中医药防治骨质疏松症提供新的借鉴和治疗思路，发挥中医药优势。

五脏与骨质疏松症的病机关系

　　1. 肾与骨质疏松症——肾-主骨-生髓　《内经》中最早提出肾与骨相关的理论。中医认为 OP 的主要病因病机是肾虚，所以中医一直将补肾作为防治 OP 的研究方向。《素问》中有很多关于肾与骨关系的论述："肾主身之骨髓""五脏六府……肾为之主外""五脏所主……肾主骨""肾之合骨也，其荣发也""肾者，主蛰封藏之本，精之处也，其华在发，其充在骨""北方生寒，寒生水，水生咸，咸生肾，肾生骨髓……在体为骨，在气为坚，在藏为肾""肾者水也，而生与骨，肾不生则髓不能满……肾孤脏也，一水不能胜二火，故不能冻栗，病名曰骨痹，是人当挛节也"等，《内经》中阐述肾与骨的关系，肾主骨又藏精，肾藏骨髓之气，乃先天之本禀赋于父母，肾为封藏之本，肾的封藏固摄作用可以防止精气外泄，肾精充盈，骨骼得养坚劲有力，维持人体运动平衡，说明保持骨的生长发育与维持机体稳定根本在于肾精的充足。《素问·生气通天论》："味过于咸，大骨气劳，短肌，心气抑。"《金匮要略》："咸则伤骨，骨伤则痿，名曰枯。"阐述过食咸味，易伤肾气，肾气不足，固摄失司，精气不藏，不得化生骨髓，骨枯不长，骨骼无力。现代研究表明，经常过量摄入盐除了会引起高血压病、肾病等，也可以导致骨量减少、骨密度下降和骨代谢的失常，容易引发骨折，久而久之易患骨质疏松症。与"咸-肾-骨"的中医理论大体相似。《素问·痿论》："肾气热，则腰脊不举，骨枯而髓减，发为骨痿。"又诠释了肾为水脏，如果出现水不胜火，肾脏有热，火热灼伤耗肾精亏，骨髓干枯，腰脊俯仰不利，致使两足不能支撑身体，骨骼逐渐枯竭，从而发生骨痿。另一方面认为火热耗伤肾精，则会出现骨髓干枯，形成骨痿。《素问·痿论》："肾者水脏也，今水不胜火，则骨枯而髓虚，故足不任身，发为骨痿。"《素问·脉要精微论》："腰者，肾之府，转摇不能，肾将惫矣。"腰为肾之府，肾主骨生髓，因此如果肾中精气亏虚，骨髓不得充盈，不能滋养骨骼，就会出现腰痛和肾主骨功能的减退，因此进一步说明肾中精气的变化对人体骨骼的生长、发育及退变起到了举足轻重的作用。《景岳全书·血证》："血从齿缝牙龈中出者为齿衄……又肾主骨，齿者骨之所终也。""齿为肾之表……肾气绝则齿忽啮人"，皆说明牙齿的生理病理与肾密切相关，齿与骨都由骨髓所滋养，骨髓随肾精所化，肾气充足，牙齿坚固，肾气虚弱，牙齿松动无力。齿与骨同为肾之所主，牙齿的生理病理可反映出肾中精气充足与否，以上这些中医经典理论都诠释了肾在骨生长发育过程中的重要性。由此中医学理论反映到临床中，可以根据腰与牙齿生理病理情况加深对疾病的认识与判断。肾虚是骨质疏松症的重要病机根本，肾精主宰着骨髓化生，而骨骼的生长、发育和充实坚利需要依靠骨髓滋养，若各种因素导致的肾中精气受损，就会使得骨髓不能得到精气的滋养，骨髓化生无力，骨骼得不到充养，不能充实有利。只有肾中精气充盈，骨髓得到肾精滋养，骨骼才能发育正常、充实有利。中医学认为肾虚就是骨质疏松症的根本病机。因此中医在治疗 OP 时，要遵循中医学整体观念，抓住病机本根，以补肾填精为主要原则。

2. 脾与骨质疏松症——先天与后天　中医学理论认为脾虚是除肾虚外，导致 OP 的另一个主要原因，而脾虚是关键所在，肾中所藏的精气分别为"先天之精"与"后天之精"，"后天之精"源于饮食经过脾运化成水谷精微物质，所谓"先天离不开后天""后天养先天"，脾将运化的水谷精微物质用来滋养先天，不断地充盈"先天之精"。又"脾主身之肌肉"，脾生化有源，气血充盈，周身肌肉得养。如若饮食不节，多食肥甘厚味，易伤脾气，脾运化失司，水谷精微不得充养肾精，气血化生不足，四肢不得濡养，肌肉筋骨不充，精不填髓，骨骼空虚，肌骨不亲，最终导致骨痿。李东垣《脾胃论·脾胃盛衰论》："脾病则下流乘肾……则骨乏力，是为骨蚀，令人骨髓空虚。"首次提到的"骨蚀"与现代医学的骨质疏松症大体上一致。其病机也是脾土对肾水有克伐制约作用，脾虚化生气血失司，不能养其精，日久使其肾精亏竭，不能充盈骨髓，出现全身乏力、肢体疼痛等症状。《灵枢·本脏》："人之血气精神者，所以奉生而周于性命者也……濡筋骨，利关节者也。"气血化生源头在脾，脾生理功能正常，才能保持气血旺盛，周散四肢肌肉，滋养筋脉骨骼通利关节，维持正常机体活动。《素问·痿论》："阳明者，五脏六腑之海，主润宗筋，宗筋主束骨而利机关也……故足痿不用也。"认为气血不足则宗筋失养而弛缓，根本原因是脾虚不化，不能化生气血精微物质濡养筋脉，骨髓不得充沛，肢体倦怠无力发为骨痿。以上都说明了脾虚是导致 OP 的一个重要因素。脾肾两脏相互影响，互为因果，只有先天肾精充沛，后天脾得健运，"先天生后天，后天养先天"，才能使人体生命活动正常运作。因此临床治疗 OP 时，明确其病因病机，当注重从"治脾""补脾"着手，这样才能发挥中医药优势以达到更好的效果。

3. 肝与骨质疏松症——肝肾同源　中医理论中认为肝与 OP 的关系，主要是肝主筋，为藏血之地，主疏泄推动全身气机气血输布通畅。《素问·六节脏象论》："肝者，罢极之本……其充在筋，以生气血。"《素问·五脏生成》："肝之合筋也，其荣爪也。"肝主筋，身体关节能量来源于肝血滋养，肝血充足，筋束骨骼关节强健，又主疏泄，调畅全身气机，气血运行通畅，筋脉得养，则关节通利，骨骼充盈，筋骨强健。肝藏血，血可化精，而肾藏精，精能生血，精血互相转化即为精血同源，也称"肝肾同源"，肝血旺盛则肾精充满，骨骼健强。《备急千金方》："肾主骨……肝主筋。自古肾肝之病同一治。"说明了肝肾亏虚，藏血藏精生理功能减退则筋骨同病，故提出了"肝肾同治"的理论。绝经妇女 OP 发病率较高，从女性的生殖方面来讲，肝肾的生理功能影响着月经的来潮，绝经后妇女存在肾精亏虚、肝血不足、肝疏泄调畅气机功能失调的问题，导致精血不生，骨枯不容。因此在治疗时应该肝肾同补，筋骨并重，精血得生，筋骨得养。

4. 心肺与骨质疏松症——水火既济、肺朝百脉　心主血脉，藏神。心与骨质疏松症的关系，主要通过心肾两脏互相交济影响来论治。孙思邈《千金方》："心者，火也；肾者，水也，水火相济。"心属阳从火，肾属阴从水，心阳向下以温煦肾水，肾水向上制约心火过盛。心与肾互利互用，相互制约，升降相依。心主血脉，血能生气载气，有推动和濡养的作用。血与精都是维持人体正常活动的基础，肾藏精，精生血，心主血，血可化精，肾精上传于心以安神，心阳向下以温肾阴，两者精神互用，心肾互相协调，称为心肾相交。若心生理功能失常，心阳不能向下温煦肾精，精气闭藏失司，肾精亏虚不能充盈骨髓，骨髓失养，骨骼不充。肺朝百脉，全身的气血均需要经过经脉汇聚于肺，再输布周身。《素问·痿论》曰："肺者，脏之长也，为心之盖也……五脏因肺热叶焦，发为痿躄。"五脏之痿来源于肺热叶焦，肺热灼伤气血津液，使其不能输布周身，不能濡养筋肉骨骼，发为"骨痿"，即 OP。《医学发明》：

"肺主诸气，气旺则精自生，形自盛，血气以平。"肺主气，血液的生成依赖于气的推动和气化，而精气为化生血液的物质基础之一，肺气旺盛，化生血液的物质基础"精气"充足，可以充分发挥滋养濡润的作用，使筋骨强劲。因此在治疗 OP 时也要注重"补心益肺"。

从五脏论治骨质疏松症

1. 补肾健脾　针对 OP 的治疗应从五脏入手，应"补肾填精""益气健脾""柔肝养血""补心益肺"，其中"补肾填精"为主要治则。青娥丸是《太平惠民和剂局方》中治疗肾虚导致腰痛的常用方剂，刘晗念通过 Meta 分析结果证实青娥丸能够促进骨密度形成，缓解疼痛，在临床上起到了显著效果。余昆洪研究发现以补肾填精为原则的杜仲补肾健骨汤联合温针灸治疗 OP 对促进骨的形成有显著效果。韦庆用益肾坚骨汤对 40 例 OP 患者展开研究，最后证明本方能安全有效地改善 OP 患者。张洪赞等通过益肾健骨汤联用西药阿法骨化醇软胶囊与碳酸钙 D_3 片研究发现益肾健骨汤能够明显促进骨密度形成，并且能够缓解骨折疼痛等临床症状。

健脾是治疗 OP 的重要方法，张俊明用针灸调理脾胃的方法对 180 例患有骨质疏松腰痛症的患者进行治疗研究，采用穴位主要包含足三里、关元、三阴交等调补脾胃的腧穴。结果显示针灸治疗组的效果明显高于西药组。郑有鑫等用中药健脾益肾通督汤与西药对 120 例脾肾阳虚型 OP 患者进行对比治疗，结果表明健脾益肾通督汤可以明显改善患者临床症状，并能增加其肌肉量与骨密度。李宁等用补肾健脾壮骨方联合唑来膦酸治疗绝经后 OP 患者，研究显示此方法不仅取得很好疗效，还可提高患者骨密度，增强骨代谢能力。李鸿泓等通过动物实验建立大鼠模型，再用补肾健脾方进行治疗，研究表明此方可以使骨质疏松大鼠的骨密度增高，说明补肾健脾方对骨质疏松症治疗有效。以上结论都进一步说明脾肾两脏联系密切，在治疗 OP 时应该注重补肾健脾。

2. 柔肝养血，补心益肺　骨质疏松症治疗不仅要从脾肾入手，柔肝、补心、益肺也是很重要的方面。林汉明通过动物实验证实，补益肝肾法可以缓解绝经后骨质疏松症患者疼痛，增强下肢肌力，提高骨密度。表明肝藏血与肾藏精功能与骨骼的生长发育密切相关。郭宏敏注重柔肝养血，自拟骨松经验方，方中有山茱萸、熟地黄、龟甲胶、川芎、山药、当归、茯苓、鹿角胶、牡丹皮、白芍、甘草，在临床上取得了非常显著的效果。陈勇喜等将 96 例绝经后 OP 肝肾两虚型患者平均分为两组，分别给予补肝强肾壮骨方联合鲑鱼降钙素鼻喷剂与单纯用鲑鱼降钙素鼻喷剂治疗，结果显示补肝强肾壮骨方可以减缓肝肾两虚型 OP 患者疼痛，并能提高骨密度，对于临床治疗有很好的疗效。邱学敏等用补肾宁心方含药血清加入骨髓间充质干细胞中，经检测结果表明补肾宁心方可以促进骨髓间充质干细胞向成骨细胞分化。王玉东等通过动物实验，建立绝经后小鼠骨质疏松模型，用补肾宁心方进行治疗，研究发现，补肾宁心方可以有选择地预防治疗骨质疏松症。陈少藩等选择 62 例慢性阻塞性肺疾病继发骨质疏松症患者，随机平均分为两组，分别予补钙联合温肾补肺法与单独补钙治疗进行对照观察，结果表明温肾补肺法治疗慢性阻塞性肺疾病继发骨质疏松症有明显效果。何浩森等选择 60 例 OP 患者随机分为两组，对照组予补钙基础治疗，治疗组在补钙基础上加用补肾宣肺汤联合穴位敷贴进行治疗。结果发现治疗组患者症状有明显改善。综上所述，说明骨质疏松症治疗不仅要重视补肾，其他四脏脾、肝、心、肺生理功能失常均可引发骨质疏松症，因此在治疗的同时要遵循整体观念，辨证论治，这样才能取得更好的治疗效果。

372　从五脏痿论糖皮质激素性骨质疏松症病机及辨治

　　糖皮质激素性骨质疏松症（GIOP）是一种最常见的继发性骨质疏松症，常由于外源性糖皮质激素（GC）的应用而导致骨量减少、骨细微结构变化，骨脆性增加而容易发生骨折。目前由于 GC 在临床治疗中的广泛运用，致使 GIOP 的发病率逐渐升高，该病发病较为隐匿也是导致该病难以防治的关键，而对于该病的发病机理尚未完全明晰，治疗仍多以双磷酸盐类为主，以改善症状，GIOP 仍是亟待解决的难题。中医并无"糖皮质激素性骨质疏松症"的记载，但根据其病症，常将其归为"骨痿""骨枯"等疾病范畴。中医认为 GIOP 的发病受 GC 阳热之性影响，用药后发生"壮火食气"，邪热扰乱脏腑功能，五脏气热发为痿病，诚如《备急千金要方》所言"药势有所偏助，令人脏气不平"，此正与《素问·痿论》中"五脏使人痿"理论相对应，故学者刘雨等基于 GC 对五脏病机的影响，从五脏分别探讨了 GIOP 中医病机演变及辨治规律，为中医药防治 GIOP 提供了理论依据。

以肾为本，肾虚精亏，治当调补阴阳，兼顾他脏

　　肾主骨生髓，骨病与肾密不可分。GIOP 发病初期，因过量使用 GC，邪热直中肾脏，打破肾中阴阳平衡，阳气内伐，发越肾气，使肾失封藏，火热销铄肾精，精亏髓空骨不能实，如《素问·痿论》"肾者，水脏，今水不胜火，则骨枯而髓消"，肾亏为病之先，阴阳和则肾精充。疾病初期多为肾阴亏虚，治当以补阴为先，滋阴补肾，益精充髓，方可选六味地黄丸、左归丸等加减，取壮水之主，育阴以涵阳之意，调补肾中元阴，使阴阳平和，精充而骨生。龚延贤在《寿世保元》中亦用六味地黄丸治疗该病，更在滋阴补肾的基础上，加知母、黄柏以达清热降火，祛除邪热之效。临床观察发现，左归丸可有效减轻骨质疏松患者病痛，改善生活质量。

　　在撤激素减量阶段，用药日久，阴损及阳，此时治疗当以温煦为主，补益肾阳，同时兼顾肾阴，方可选金匮肾气丸、右归丸等进行治疗。临床研究发现，金匮肾气丸可改善患者骨代谢相关指标，提高骨密度，达到治疗目的。运用右归丸配合针刺治疗肾阳虚证的激素性骨病，亦有显著疗效。朴勇洙等以刘完素所创金刚丸加味，以肉苁蓉、菟丝子、杜仲等补益肾阳，亦可达生精起痿之效。

　　邪热耗伤肾精后还会影响脾胃后天运化，不能互为补充；乙癸同源，肾虚则肝无以受益；子病及母，肾虚则肺金亦虚；水火既济，肾水亏则无以制心火。故结合脏腑间的联系，在治疗时当审其病症，补肾同时兼顾他脏，非独治肾。

以脾为枢，脾气失运，治当脾胃同治，复其健运

　　脾胃为后天之本，二者共主运化水谷精微，《灵枢·决气》"谷入气满，淖泽注于骨"，脾胃健运则谷气充盛，方可荣润筋骨。过用 GC 使胃阴亏虚，虚火炽盛导致消谷善饥等肠道症状，不仅会销铄津液，亦会约束脾脏，不得为胃行其津液，以濡润宗筋，如《素问·痿论》："脾气热，则胃干而渴，肌肉不仁，发为肉痿。"治疗上当清泄阳明胃热，恢复脾之健运，热祛津复而骨荣。GC 用药后，初起为胃阴虚证，虚火旺盛，脾失健运，治可清疏中焦，滋阴以降火，如伍炳彩常用东垣方之清暑益气汤加减，

以达健脾益胃，益气养阴生津之效，亦可用程钟龄之五痿汤，同样起清热养阴，恢复脾胃健运之功。熊继柏认为痿由津伤，责本在肺，但胃为气血津液化生之源，清热同时兼以养阴生津，濡润宗筋，故可用益胃汤加减治疗此类痿病。

疾病日久，胃强而脾弱，致脾阳虚衰，脾虚则无力运化，清阳不能实四肢，散精于肾，后天无以充养先天，亦致痿而不用。如《脾胃论·脾胃盛衰论》："脾病则下流乘肾……是为骨蚀，令人骨髓空虚，足不能履地。"治当以健脾和胃，补益中焦，脾肾同补，扶正祛邪以养骨。方可用补中益气汤加减，使运化如常，清阳得升，四肢以实，亦可用补阳还五汤治疗，以方中重用黄芪大补脾胃之气，兼以桃仁、红花、地龙等活血通络之品以助骨生。此外在补脾同时更应兼顾清热利湿，以助脾运。

《灵枢·九针论》"刺阳明出气血"，故在健脾和胃的基础上还可配合针刺治疗，临床常选用太溪、足三里、三阴交、脾俞等穴进行针刺，患者骨密度均有改善，以达到防治 GIOP 的目的。此遵《内经》之意补其荥而通其输，气血出则津液足、宗筋润则筋骨强。

以肺为要，肺热叶焦，治当养阴清热，调畅气机

肺可宣降一身之气机，行荣卫以治阴阳，布散气血津液濡润全身，如《灵枢·决气》："上焦开发，宣五谷味，熏肤，充身，泽毛，若雾露之溉。"GC 用药后，肺热叶焦，则宣降不及，津液失于输布，皮毛干枯而筋骨失养，如《素问·痿论》："肺热叶焦，则皮毛虚弱急薄著，则生痿躄也。"治必清其热，养其阴，调畅气机，以恢复肺之宣降。初起热盛，方可用清燥救肺汤或清燥汤合二妙丸加减，先去其热，防止热盛伤津，干枯不能濡养。

热久而津亏，阴液不足，不能滋养，可用朱丹溪之大补阴丸加减，养阴益气，上清肺热，下滋肾水，肺肾同治取其金水相生之意，精充骨生而痿病自除。如陈士铎用生津起痿汤，叶天士用沙参麦冬饮治疗此类病症时皆不离养阴清肺之则，多用石斛、麦冬、菊花、玄参等，使肺安而热祛津生，骨濡而强。

邪热亦使全身气机失调，如王清任所云"痿证乃气虚不能周流于下，治当用益气之药"，张琪亦取该法，重视补气，针对痿病多施以重剂参芪之品，以助气机调畅，荣养筋骨。

以肝为重，肝血不荣，治当柔筋养血，肝肾并重

肝主疏泄，可调畅全身气血运行，则疏泄有序，气血循经而行，濡养一身筋膜。GC 邪热耗伤精血，久则邪气入里，由气入血，病情转归加重，耗伤肝阴，筋膜失养，终致筋脉拘紧而关节不利，如《素问·痿论》："肝气热……筋膜干则筋急而挛，发为筋痿。"筋病及骨，亦使骨不能用。故在初起治疗时当注重调畅肝气兼以清热，方可用逍遥散加减进行治疗，但疏肝理气之药性味多辛散，如柴胡等常会耗伤阴液加重病情，治疗时当应谨慎把握用量，同时佐以牡丹皮、栀子等清热之品以祛邪热。

邪热郁积，久则元气败伤，热入血分，此时治疗更应重视养血，肝肾同源，精充则血荣，王旭高认为肝脏受损，治当遵从"虚则补其母，实则泻其子"的五行生化原则，补肾养肝则相火安居其位，邪火不犯。故治疗上当肝肾并重，如章次公以健步虎潜丸加减，肝肾同补，多见良效；王任之取叶天士"阳内化风"之说，善用淫羊藿、肉苁蓉、巴戟天、牛膝等培补肝肾，以固其本，使风定热祛，精充血荣；原明忠常用经验方加味金刚丸治疗痿病，方中杜仲、肉苁蓉、萆薢、牛膝、菟丝子、木瓜合而为用，皆不离肝肾同补之则，以复其痿。

以心为辅，心血失养，治当清心凉血，通脉和营

心主一身之血脉，既可生血又可行血，血生则骨得以生，血行则骨得以养。疾病后期 GC 火热之性

致使肾水枯竭，无以蒸腾上济心火，邪热郁积上位，则下位失守，久而伤血入络，络脉受邪，则血失濡养，骨亦失荣，如《素问·痿论》："心气热，则下脉厥而上，上则下脉虚，虚则生脉痿，枢折挈，胫纵而不任地也。"

故治疗上可采用泻南补北法，清泻心火，滋补肾阴，以达阴阳平和，血脉通畅而骨得以生，故费伯雄在《医醇賸义》中用调营通脉汤，可加龙胆草、苦参、秦艽、白鲜皮、牡丹皮、地骨皮等共奏清热养阴，通脉养血之功，使骨得血脉濡养而复生。明代医家秦昌遇治疗心气热而痿时，则用导赤各半汤加减，亦取清心火，则热祛脉通之意；并兼顾补肾，合用六味地黄丸或大补丸加减，使水火既济，阴阳平衡而痿痹自除。

以痰瘀为标，痹阻经络，治当化瘀祛痰，标本兼顾

长期受 GC 邪热影响，终使五脏受损，气血不得正常运行，无力运化输布而致饮留成痰，血滞成瘀，瘀血和痰浊可相互胶结，亦可相互转化，痹阻经络影响气血运行。治疗当取活血化瘀，豁痰通络之法。张锡纯常用活络效灵丹，或振颓汤等，治疗以瘀为主之废痿不用。临床研究发现，在运用活血化瘀之法时兼顾滋补肾精之本，以活络效灵丹合左归丸治疗骨质疏松症，可明显改善骨代谢指标，提高骨密度，收效显著。陈亦人治疗痿病，顾护真元同时，用化瘀除湿、清热和络之法以治该病，常选用黄芪开瘀络，忍冬藤畅通经脉，再以桑寄生活血益肾，再佐土鳖虫、当归、白芍等标本兼顾，经脉通利，骨髓得养则筋强骨壮。

唐容川在《血证论·瘀血》中指出："血瘀既久，亦能化为痰水。"以痰饮为主所致痿病时，当治痰同时兼顾祛瘀，邓铁涛在治疗此类痰瘀互结证时，痰浊较甚者，常以温胆汤化痰理气，再加三棱、莪术等破血行气或以虫类药等血肉有情之品，使痰祛血行，脉络通利以濡养全身。

GIOP 的发生，以 GC 邪热导致五脏失和，而后产生痰瘀等病理因素加重病情。治疗上从五脏辨治，抓其核心，兼而调和五脏，总体上使气血阴阳平和，骨髓得养则骨强而不痿。如《灵枢·本脏》："是故气血和则经脉流行，营复阴阳，筋骨劲强，关节清利矣。"目前针对该病的治疗仍是亟待解决的难题，现代医学已制定明确指南及标准对其进行防治，而中医药防治 GIOP 虽具有独特优势，通过实验及临床研究结果发现中医药治疗均有显著疗效，但中医药治疗并未能针对该病做出统一规范。此前针对 GIOP 的研究多从脾肾入手，而忽略了《内经》之旨，故基于《内经》"五脏使人痿"的理论对该病进行探析，从中医整体观念出发，综合调整脏腑功能，分型辨治，以提高中医治疗 GIOP 的临床疗效，为今后 GIOP 的治疗提供更为开阔的诊疗思路。

373　从脏腑-经络-五体辨治腰椎间盘突出症思路

腰椎间盘突出症（LDH）是指腰椎间盘退变、纤维环破裂致髓核突出，刺激或压迫周围组织而出现的一系列临床症状。腰椎间盘突出症属中医学"腰痛""痹病""腰腿痛""经筋病"等范畴。LDH现在已经成为骨科、针灸科的常见病和多发病，随着手机、电脑等电子信息产品的应用，加之人们久坐、久站、熬夜等不良生活习惯，其发病率逐渐升高。中医非手术治疗LDH具有明显的优势，治疗方法较多，如中药口服、中药外敷、针刺、艾灸、拔罐、刺络放血等。临床医师通常会联合应用多种疗法，且均疗效显著，但治疗思路与方案难以统一。有时治疗项目的简单叠加不仅影响临床效果，还会造成过度医疗，增加患者的经济负担。如何使各种疗法协同统一，制定出个体化的治疗方案，成为临床关键。学者王雷等通过阅读大量文献，结合中医整体论治思维，倡导基于"脏腑-经络-五体"整体理念辨治LDH，以期使诊疗更精确，思路更清晰。

脏腑辨治

脏腑辨治腰椎间盘突出症，侧重肾、肝、脾，需兼顾心、肺、六腑。脏腑辨治腰椎间盘突出症，首重肾脏。《素问·脉要精微论》："腰者，肾之府，转摇不能，肾将惫矣。"指出肾与腰部功能活动密切相关。《诸病源候论》："夫腰痛者有五，一曰阳气不足，少阴肾衰者而腰痛……三曰肾虚劳役伤肾以腰痛。"指出肾虚、劳损是导致腰痛的重要因素，因此，从肾论治多为温肾、补肾、益肾等补益法。庄金刚等在对照组温针灸的基础上联合益肾蠲痹汤治疗寒湿型腰椎间盘突出症，结果显示治疗组患者腰椎功能、视觉模拟评分法（VAS）评分均优于对照组。

《素问·痿论》"肝主身之筋膜"，指出全身的筋膜归肝所统辖。《素问·经脉别论》曰："食气入胃，散精于肝，淫气于筋。"《灵枢·经脉》："厥阴者肝脉也……故脉弗荣则筋急。"肝气可濡润筋膜，失去肝之气血、津液的濡养，筋膜变得拘紧、挛急。肝主筋，肾主骨，肝、肾共同维系人体筋骨平衡。刘鑫等提出应从肝肾同源论治腰椎间盘突出症，临床辨证不论风、寒、湿、热，还是痰浊、瘀血，在祛风、散寒、化湿、活血、化痰的同时，皆需注重补益肝肾。

《素问·金匮真言论》："中央为土，病在脾，俞在脊。"俞是指病症的阳性反应点，表明在脊柱上的病变与脾有密切关系。《素问·玉机真脏论》："脾为孤脏，中央土以灌四傍。"《素问·痿论》："阳明者，五脏六腑之海，主润宗筋，宗筋主束骨而利机关也。"这些均说明脾胃可为周身脏腑、肢节百骸提供气血津液等营养物质，维持机体正常的功能活动。此外，脾胃还与风寒湿所致的痹证有关，风寒湿气易客于外分肉之间，脾胃不足是导致腰椎间盘突出症的内在因素，外在因素风、寒、湿通过脾胃起作用。李祥雨等认为LDH是长期慢性劳损、饮食起居失节、精神压力过大等因素造成的，应将其归为内伤型腰椎间盘突出症，与肝、脾、肾关系密切，治疗应从虚论治，宜疏肝补肾、调补脾胃、调畅情志等。李大刚等分析了中药治疗LDH的文献，发现中药治疗以活血化瘀、补益药、祛风除湿药为主，药物归经以肝、脾、肾、心为主，占82.31%。有研究基于数据挖掘分析了名老中医运用中药治疗LDH的用药规律，同样发现中药治疗多从肝、脾、肾论治。

脏腑辨证论治LDH时，不仅要从肾、肝、脾论治，还要注意从心论治。心主血脉，肢体活动、脏腑功能等均依赖血之濡养，脉厥可导致下肢活动障碍，如《素问·痿论》："心气热，则下脉厥而上……胫纵而不任地也。"心还主神明，LDH患者疼痛的发生与焦虑、抑郁、恐惧等各种心理问题存在复杂的关系。

　　肺的宣发、肃降功能正常有利于腰间盘的稳定性；肺的功能异常可引起腹部气机不畅，进而影响腰椎。白亚平等对 LDH 患者进行体质分析，发现 LDH 患者常见偏颇体质为阳虚质、血瘀质和痰湿质，痰湿质与体质指数、吸烟史相关，而痰湿体质、吸烟与肺密切关系。脏腑腹背，气相通应，六腑位于腹部，与腰相对，气街理论指出腹气街将腹与背腰部相连贯。腹针具有补脾肾、益气回阳、调治脏腑的功效，治疗 LDH 效果显著。综上所述，脏腑辨治 LDH，不仅要侧重肾、肝、脾，还需兼顾肺、心、六腑，脏腑调和，气血以流，关节才能疏利。

经络辨治

　　经络辨治腰椎间盘突出症，注重足太阳、足少阳、督脉，需兼顾足厥阴经以达到阴阳平衡。虽然 LDH 的脏腑辨证从肾、肝、脾等论治，但针灸治疗 LDH 的辨证取穴大多数医家并没有以肾经、肝经、脾经的穴位为主。经络辨证与脏腑辨证有所不同，针灸经络辨证采用辨病位的方法，将 LDH 常分为足太阳型、足少阳型和混合型。针灸治疗 LDH 的取穴重视局部和远端取穴相结合，经络以足太阳膀胱经、足少阳胆经、督脉为主。有时治疗腰椎间盘突出症还需辅以足厥阴经，《类经》指出足厥阴之别与太阴、少阳之脉"同结于腰骶中髎、次髎之间，故为腰痛"。《灵枢·经脉》载足厥阴经"是动则病，腰痛不可以俯仰"，《素问·刺腰痛》"厥阴之脉令人腰痛，腰中如张弓弩弦"，揭示了肝经本经经气或血脉异常可导致腰痛。文献还记载了肝经腧穴治疗腰痛效果显著，如《马丹阳天星十二穴治杂病歌》"太冲……亦能疗腰痛，针下有神功"；《玉龙歌》"行步艰难疾转加，太冲二穴效堪夸……去病如同用手抓"等。李艳等指出肝经循行阳性反应点与腰椎间盘突出症密切相关，肝经的部分经穴对腰腿痛的治疗效果较好，且已得到临床验证。

　　足太阳经与足少阳经，以及督脉与足厥阴经，分别维持着脊柱的左右、前后平衡，其中足太阳经经脉、经筋位于背腰部脊柱两侧，胆足少阳之脉向下循行下肢外侧，足少阳之筋结聚散络于躯干、肢体的外侧面。从力学角度来讲，支点位于后正中线上，力臂较长，对脊柱的转侧具有重要的作用，足少阳经经气异常可导致转腰不能，如《灵枢·经脉》："胆足少阳之脉……是动则病，口苦，善太息，心胁痛不能转侧。"两侧的足太阳经、足少阳经左右对称、互相协调，维持左右阴阳平衡。一般认为督脉行于脊柱内部，《素问·骨空论》："督脉为病，脊强反折。"督脉拘挛出现背部反弓，督脉循行沿脊柱后正中线，但偏于脊柱后侧。《灵枢·经脉》："肝足厥阴之脉……抵小腹，夹胃，属肝络胆，上贯膈，布胁肋，循喉咙之后，上入颃颡。"说明足厥阴之脉循行腹腔后侧、脊柱前侧，将胃、肝、胆维系于脊柱，且向外布胁肋，足厥阴经"是动病，腰痛不可以俯仰"。足厥阴经与督脉分别循行于脊柱前后侧，维持脊柱的前后平衡。张洲等提出脊柱稳定性的训练首先为局部中立位的控制，让患者掌握多裂肌和腹横肌的协同收缩，使腰椎保持在中立位上的正常前凸。

　　脏腑化生的水谷精微营养诸节，需要经脉行血气而营阴阳，濡筋骨，利关节。《素问·五脏生成》："足受血而能步，掌受血而能握，指受血而能摄。"《素问·生气通天论》："阳气者，精则养神，柔则养筋。"腰椎的功能活动有赖于经脉通利，气血的温煦濡养。"不通则痛"和"不荣则痛"是对 LDH 气血辨证的高度概括。《灵枢·周痹》："风寒湿气，客于外分肉之间，迫切而为沫，沫得寒则聚，聚则排分肉而分裂也，分裂则痛。"风寒湿外邪侵袭，导致肌肉、筋膜气血异常，"沫聚"即不通，治疗应在祛风、散寒、除湿的基础上，行气活血以消沫，或刺络放血以逐之。针灸通过改善血液循环、减轻水肿状态、消散局部炎症介质及致痛物质等途径，可促进神经恢复，减轻疼痛。水肿、炎症介质、致痛物质等即"沫聚"病理状态下瘀阻的气血，其消退不仅需要脏腑调和、经脉畅通，还需局部气血流利。

五体辨治

五体辨治腰椎间盘突出症，注重筋、肉、骨，还需兼顾皮、脉，利邪外出。《素问·痿论》："宗筋主束骨而利机关也。"指出了经筋在维持关节稳定和运动方面具有重要作用。张景岳在《类经》中提出"经筋连缀百骸，故维络周身，各有定位"。经筋连缀百骸有其固定的位置或运动范围，位置改变或超出范围就会引起功能异常。在解剖形态、影像学、生物力学等现代医学层面，"筋出槽、骨错缝"理论采用筋骨并重、结构功能并重的整体观念治疗脊柱源性疾病。治疗 LDH 需筋骨并重，以期达到"筋柔骨正，气血以流"。"筋骨并重"理论与经脉气血理论相结合指导 LDH 的治疗，是中医整体论治思维的体现。经脉循行贯通四肢、躯干，局部病变导致整条或几条经脉的功能异常，在针灸选穴原则中，远部选穴体现了"经脉所通，主治所及"的治疗规律。因此，治疗筋骨疾病，除了注意"筋柔骨正"，还需注意上下经脉疏通、气血流利。李祥雨等认为 LDH 的诊治不应仅局限于腰椎局部，而是要恢复整个脊椎的功能。杨瑜等发现颈腰同治温针灸在远期疗效上优于常规颈部穴位温针灸。膝骨关节炎亦与腰椎间盘突出症具有相关性，临床中两者相互影响。形体整体及腰椎局部的骨正是经筋柔顺的基础，在骨正筋柔的基础上，经脉通利、气血流畅，功能活动才能恢复正常。筋柔骨正的最终目的应是保证在运动状态下经络通畅，这与现代医学恢复肌筋膜线的结构和功能是相契合的。筋膜拉伸疗法、肌筋膜释放疗法、结构整合疗法等与传统中医的理念是一致的。

治疗 LDH 除了筋骨并重以外，还需从五体整体论治，以选择适宜的治疗方法。腰椎间盘突出症可见沉重无力、屈伸不利、感觉减退、怕冷畏寒等症状，这与五体痹症状相似。《素问·痹论》："痹在于骨则重，在于脉则血凝而不流，在于筋则屈不伸，在于肉则不仁，在于皮则寒。"五体辨证指明了病位所在，可据此选择对应的治疗方法。依据"病有浮沉，刺有浅深"的原则，五体辨证在针刺治疗头面肢体的五体痹病方面具有重要的指导意义。病位在皮、脉，针刺宜浅，若是络脉瘀阻，还可予拔罐、刺络放血、艾灸等以活血化瘀。病位较深，在筋、骨、肉层面，针刺宜深，使针刺至病位。感受风、寒、湿等外邪，易致颈椎病、腰椎间盘突出症等痹病，外邪侵袭人体，如《素问·缪刺论》："必先舍于皮毛，留而不去，入舍于孙脉，留而不去，入舍于络脉，留而不去，入舍于经脉，内连五脏，散于肠胃，阴阳俱感，五脏乃伤。"外邪始客于皮、脉时，应及时从皮、脉论治，不可病轻药重、病浅针深。

脏腑-经络-五体整体理念在诊治中的应用

《灵枢·海论》："夫十二经脉者，内属于脏腑，外络于肢节"。经络将脏腑、肢节联系为一个整体，脏腑、经脉、肢节相互联系，肢节不仅指四肢、关节，还包括脊椎诸节及其旁筋肉等。脏腑病变通过经络，影响肢体及躯体的皮、脉、肉、筋、骨五体系统，反之，五体感受外邪，入络传经，由表及里，进而影响脏腑功能。基于脏腑辨证、经络辨证、五体辨证治疗腰椎间盘突出症均有一定的疗效。临床中治疗腰椎间盘突出症的方法很多，针刺、艾灸、拔罐、刺络放血、中药口服、中药外敷、中频、微波等，可达数十种。治疗方案众多，如何使治疗方法统一起来，使之成为适宜、优化、个体化的治疗方案，是临床中关键。现代医学的"下丘脑-垂体-肾上腺轴"，以及中医学的"肾-天癸-冲任-胞宫轴"等整体理念，为神经内分泌、生殖系统等疾病的诊治提供了思路和方法。受此启发，基于传统理论，王雷提出诊治腰椎间盘突出症等痹病时，可基于"脏腑-经络-五体"整体理念，使治疗方法统一到该整体辨证中。

"脏腑-经络-五体"整体理念分为脏腑、经络、五体 3 个层面。

第一步，判断主要和次要的病变层面，如轻度腰椎间盘突出、膨出，无明显脏腑症状、体征，则往往考虑经络病或五体病；若患者伴有下肢沿太阳经或少阳经循行部位的麻木、酸胀，则考虑经络病；若无下肢经脉循行病症，腰椎局部的酸痛，则考虑属五体痹病；若患者年老，腰椎间盘突出较重，出现腰痛伴下肢放射性痛麻症状，且处于急性期，既往有糖尿病、冠心病等慢性病史，此时考虑患者为经络病合并有脏腑病，甚至可能会考虑脏腑病、经络病、五体病并存。

第二步，根据主要、次要病变层面，分别选择适宜的辨证方法，如脏腑病一般会选择脏腑辨证、气血津液辨证、三焦辨证等辨证方法，经络病一般以经络辨证为主，五体病则会参照表里阴阳、病位深浅等进一步判断病位。

第三步，辨证后选择相应的治则、治法，如采用脏腑辨证，判断是否需补益肝肾、疏肝解郁、温阳养心等，首选中药口服；因长期劳累引起中年患者经脉不通、经络瘀阻，无明显的脏腑病变，病位在经络、五体，以疏通经络、活血化瘀、消肿止痛等为主，可选用针刺、拔罐、刺络放血等外治法；年老、慢性腰腿痛患者急性发作，伴有脏腑功能失调，病位在脏腑、经络、五体层面，可选用中药口服、西药治疗，配合针灸、拔罐等外治法。周悦等研究显示，补腰健肾汤结合浅筋膜微针刀松解治疗腰椎间盘突出症，可降低白细胞介素-1β、白细胞介素-17、肿瘤坏死因子-α等血清促炎性细胞因子的水平，改善腰椎功能，减轻患者疼痛。内服中药、外用微针刀松解，体现了对脏腑、五体病变的针药结合疗法。跌仆、闪挫等外伤引起的腰痛，病位在五体，经筋拘紧、络脉瘀阻，治宜通经活络舒筋，可选择针刺、拔罐、刺络放血等疗法。

综上所述，基于"脏腑-经络-五体"整体理念辨治腰椎间盘突出症，即使患者病情复杂，只要逐层诊治，临床思路清晰，治疗方法协同、统一，也有利于优化个体化的治疗方案。

374 论五脏在骨折愈合中的作用

脏象中"脏"是指藏在体内的内脏，包括五脏、六腑和奇恒之腑。由于五脏是所有内脏的中心，故"藏"之所指，实际上是以五脏为中心的五个生理病理系统；"象"，表现于外的生理功能和病理现象，藏是象的内在本质，象是藏的外在反映。现在一般称为"脏象学"。脏象学是通过对人体生理、病理现象的观察，研究人体脏腑系统生理功正能、病理变化及诊断治疗规律的学说。中医临床上非常重视这种以表知里，以象测脏的方法。《体类要·序》："肢体损于外，则气血伤于内，营卫有所不惯，脏腑由之不和。"明确指出了外伤与内损、局部与整体之间的关系是相互作用，相互影响的。学者谢娇娜等阐述了五脏心、肝、脾、肺、肾在骨折愈合过程中的应用及研究状况，并从理论、实验研究、临床应用等不同角度，探讨了五脏与骨折愈合的关系。

心在骨折愈合中的作用

心主血主脉，全身的血液依赖心气的推动运行全身输送营养，蓄养四肢百骸，骨折局部的血液循环与骨折愈合的关系尤为重要，现代医学研究表明影响骨折愈合的根本因素是断端周围的供血。脉为血之腑，血行于脉中。血液能正常运行，发挥其蓄养作用，除心血外还有于血液的充盈和脉道的通利。脉道通利是指脉管通畅无阻、舒缩有度。脉管通畅、舒缩有度则血流通畅，既不过速而妄行，又不过缓而瘀滞。曾勤等认为运用活血化瘀中药可以使断端产生良好的血液供应，为骨折提供营养及清除代谢产物，从而加速骨折愈合。心主神志，主司情志等精神活动，心神能聚气控精，调节气血津液的运行输布。张足兰认为，对骨折患者做好情志护理，调畅气机，对患者的康复非常重要。针对患者的不同的心理特点，给以倾听、安慰和耐心的疏导，使患者的痛苦得到宣泄；同时多介绍治愈病例，增强患者战胜疾病的信心，使其心情舒畅，气血调和，经脉通利，起到药物所不能及的作用。

肝在骨折愈合中的作用

肝主疏泄，是指肝气具有疏通、畅达全身气机的作用。肝气的疏泄功能是维持肝脏本身及相关脏腑功能协调有序的重要条件。肝气疏泄，调畅气机，使全身脏腑经络之气的运行畅达有序。气能运血，气行则血行，故全身精血津液运行输布有序。若肝的疏泄功能正常，则脾胃升降协调，纳化健旺，才能保证气血生化有源，从而促进骨折愈合。若气机调畅，木气冲和条达，则血脉和顺，经络通利，骨节滑利；气血不滞不瘀，有利于血液循环和营养物质补充；肝主藏血，具有储藏血液、调节血量和防止出血的功能。经脉内通，血行有度而不失其常，则断端瘀去新生，得到气血充养而加快愈合。《素问》："人卧血归于肝，肝受血而能视，足受血而能步，掌受血而能握，指受血而能摄。"说明肝脏的精气具有充养筋骨的功能。陈士铎云："骨伤必内动于肾，筋伤必内动于肝，肾补生髓则不能养骨，血不濡筋，则筋松而不能束骨"，肝主筋，又藏血养筋，外伤损及肝肾，以致肾不能藏精以生髓，肝不能藏血以养筋，故影响骨折愈合。马太辉据此制定具有补气活血、滋肝益肾、强筋续骨的愈骨汤，以此治疗骨折延缓愈合，疗效满意。

脾在骨折愈合中的作用

脾主运化，为后天之本，脾具有把饮食水谷转化为水谷精微，并把水谷精微吸收、运输到全身各脏腑的生理功能。只有脾主运化的功能正常，才能将水谷精微及气、血、津液输送到脏腑、经络、四肢百骸，筋肉皮毛等组织才能得到充分的营养，为骨折愈合提供充分的原料。若脾气的运化功能减退，必然会影响食物的消化和水谷精微的吸收而出现气血生化不足的病变，导致骨折延缓不愈，局部肿胀较明显，手足乏力，纳差，舌苔白厚，脉沉细。吕忠文在治疗脾虚湿困型骨折延缓愈合时用健脾化湿，活血祛湿法，方取参苓白术散加三七、土鳖虫、菟丝子、当归、砂仁、骨碎补等，另加中药熏洗，达到标本同治之目的。《脾胃论》："脾胃为后天之本，气血化生之源。"脾胃功能的正常是健康的保证。"脾虚则五脏六腑、十二经、十五络、四肢皆不得营运元气，而百病生焉"，脾虚可能成为导致疾病的基础。骨折后，脾胃健运则气血生化有源，脾脏得到滋养，肝肾得以发挥正常功能，筋骨得养，促进骨折愈合。脾主统血，脾气具有统摄、控制血液在脉中正常运行而不逸出脉外的功能。脾气健旺，一身之气充足，运化正常，气生有源，血液则循脉运行而不逸出脉外。郭文娟等认为在骨折后要注意调养脾胃，它对气血的生成和维持必要的营养有主要的作用，故称气血生化之源。此外脾具有统摄血液的作用，对损伤后的修复有积极的作用。由于全身的肌肉营养，依赖脾胃的健运，如果营养好则肌肉壮实，四肢活动有力，损失后就容易痊愈。所以骨折后要注意气血的濡养情况，调理脾胃功能，脾胃强，则五脏俱盛，水谷精微得以生气化血，输布全身，必然可以促进骨折更快恢复。脾主肌肉，主四肢。全身的肌肉，都有赖于脾胃运行的水谷精微及津液的营养滋润，才能壮实丰满，并发挥其收缩功能。目前相关研究表明骨折在理想的局部外固定下，通过肢体负重，肌肉内在动力，日常功能活动所提供的良好力学环境下，同样可以在最佳的应力状态下实现最理想的骨折愈合。

肺在骨折愈合中的作用

肺主要生理功能是主气，司呼吸，主行水，朝百脉，主治节。肺气以宣发肃降为基本运行形式。由肺吸入的自然界清气，与脾胃运化的水谷之精所化生的谷气相结合而生成宗气，积存于胸中，能灌注心脉以助心推动血液运行。宗气的形成关系着一身之气的盛衰，因而各脏腑经络之气升降出入运动通畅协调都有赖于肺的正常呼吸功能。骨折损失初期气滞血瘀为主症，气为血帅，气行则血行，气滞则血滞，气结则血瘀，血不活则瘀不能去，瘀血不去则新血不生，清代陈士铎《百病辨证录》："血不活者瘀不去，瘀不去则骨不能接也。"气血是充养骨骼的重要物质。气血旺盛就能加快断端连接，如气血不足，骨折就难愈合。肺朝百脉，依赖于肺气的敷布辅助心君，推动和调节血液运行，肺通过呼吸运动，调节全身气机，从而促进血液运行，若肺气虚弱或壅塞，不能助心行血，则可导致心血运行不畅，甚至血脉瘀滞，影响骨折断端的血供及微循环形成。目前通过研究益气补血中药对造血因子以及造血微环境的影响发现，很多促进造血细胞增殖的有效中药成分是通过影响骨髓基质细胞分泌一些细胞因子而促进造血干细胞的分化增殖，或者促进骨髓基质细胞和造血干细胞的黏附起作用。故在骨折治疗过程中应重视应用肺脏的生理功能。

肾在骨折愈合中的作用

肾藏精，肾具有储存藏精气的功能。肾所藏之精气，是构成人体和维持人体生命活动的最基本物质，是生命之本源，是脏腑形体官窍功能活动的物质基础。《素问·金匮真言论》："夫精者，身之本也。"肾为人先天之本，《素问·痿论》："肾主身之骨髓。"肾主骨生髓，肾中精气化髓，充盈于骨。骨的生长发育，有赖于骨髓的充盈及其所提供的营养。只有肾精充足，骨髓生化有缘，骨骼得到髓的滋养，才能坚固有力；若肾精不足，骨髓生化无缘，不能营养骨骼，便会出现骨软、骨质脆弱、极易骨折，造成骨折后延缓愈合甚至不愈合。临床实践证明在骨折康复治疗过程中注重辨证，给予补益肾精的药物可有效促进骨痂形成，加快骨折愈合时间。《素问·六节脏象论》云肾"其充在骨"。那么是如何主骨的呢？总结有以下几个方面。①肾脏在维持钙磷沉积相对稳定和促进钙化方面有重要作用，肾排泄钙磷、肾小球滤过钙磷、肾小管对钙磷的重吸收、肾脏分泌钙调蛋白和骨钙蛋白等方面都与骨代谢有密切关系。②影响维生素 D 形成，肾能将维生素 D 变为有活性的 $1,25-(OH)_2D_3$，后者是小肠吸收钙磷的必需物。③影响促红细胞生长因子（EPO）的生长，肾是生成 EPO 的重要场所，内源性 EPO 由肾远曲小管、肾脏皮质、髓质小管周围的毛细血管内皮细胞产生。EPO 可促进原始红细胞的增生分化成熟，促进骨髓内质网红细胞释放，促进骨髓对铁的吸收，有利于红细胞的生长，为骨骼的生长发育提供了必要的物质条件。④影响激素的分泌，中医学的肾的功能还包括了甲状腺、甲状旁腺、性腺等生理功能，它们分泌的激素也可以直接促进钙的沉积，促进骨基质的增多或成骨细胞的活跃，干骺的愈合等。此外有垂直分泌的支配人体生长发育的生长素必须经过肾（肝）处理后变成生长间素才能沉积胶原和梨酸软骨素，后二者是骨与软骨生长发育的必要物质。所以骨的生长和发育均依赖于肾脏精气的滋养与推动。

375　从五脏论重症肌无力

重症肌无力是一种获得性自身免疫性疾病，主要是神经-肌肉接头处传递障碍所致。临床表现为眼睑下垂、抬头困难、骨骼肌无力、肌肉萎缩以及不能随意运动等，活动后诸症加重，休息后得到缓解。中医并无"重症肌无力"之名，根据其相应症状多从痿证加以论述。《素问·痿论》把痿证分为筋、脉、肉、皮、骨五痿，来说明疾病的发展程度和痿证与五脏之间的联系。肝主筋，心主血脉，脾主肌肉，肺主皮毛，肾主骨，若五脏发生病变，脏腑功能失调，气血津液亏耗，则筋脉肌肉失养，从而导致疾病的发生。由此可见，痿证虽然病位是筋脉肌肉，但其发病和五脏功能障碍有着密切的关系。因此，从五脏的角度对重症肌无力进行辨证论治对于积极防治该病有着重要的意义，学者胡柯洋等运用中医理论对五脏和重症肌无力之间的关系做了论述。

从肝论重症肌无力

肝主筋，五行属木，主升主动，肝藏血，主疏泄。《素问·五脏生成》"肝受血能视"，肝藏血，为罢极之本，从经络循行来看，足厥阴肝经和目系相连，肝开窍于目，肝中精血循经上注，滋润濡养眼目，双目才能保持正常状态。若肝藏血功能失调，肢体经络受损，宗筋失去滋养，则会出现胞睑下垂、复视、肌肉软弱无力等症状。所谓"伤于风者，上先受之"，肝风上扰，也会导致眼睑上抬无力。此外，肝脏可以疏泄气机、调畅情志。若情志不调，肝气郁闭于内，血液运行受阻，肝血亏虚不能养目，导致眼睑下垂及复视。同时肝强乘脾，肝木攻克脾土，脾脏受损，导致气血生化不足，筋肉滋养不能，则见四肢痿软无力等症。若肝气亏虚，疏泄不能，气血津液的正常运行受阻，导致痰浊、瘀血阻滞经络，出现肢体软弱不用以及运动障碍。再者，肝肾同源，肝血不足时肾精也会亏虚，水不涵木，肝阳亢盛，炼液为痰，肝风内动，风痰闭阻经络，气血运行不畅，导致肌肉筋脉失养而痿削无力。因此，从肝辨治应采用"木郁达之"的治则，注重疏肝理气，积极调畅情志。只有保持气机顺畅，肝脏才能正常发挥功能，痰浊才可消退，瘀血也可散去，经络畅通无阻，筋肉才能得以滋养，从而使痿证得治。同时，临床治疗还应注重培土疏肝、滋补肝肾，从而舒筋强骨，有效缓解病症。

从心论重症肌无力

心主血脉，主藏神，为君主之官。若血脉不畅通，血液运行受阻，不能濡养筋脉肌肉，则出现肢体弛缓无力。气为血之帅，血为气之母，气虚则运血无力，血运无力则停滞成瘀，气血瘀阻不畅，经络阻塞不通，经气运行不利，四肢失其濡润滋养，发为痿证。正所谓"心气热，则下脉厥而上，上则下脉虚，虚则生脉痿，枢折挈，胫纵而不任地也"，若心气过盛，气血上涌，则下脉空虚，下肢失于濡养，出现肢体痿软无力，可见心气热是痿证的重要病机之一。另外，《儒门事亲》"痿之为状……由肾水不能胜心火，心火上烁肺金，肺金受火制，六叶皆焦，皮毛虚弱急而薄者，则生痿"。心为君火，心火上炎，上灼肺金，肺热津伤，五脏失去滋养，导致痿病的发生。因此，从心论治要重视益气养血、活血行瘀的治则，酌情配合补血养血、活血通脉之品，使脉络通畅，血运无阻。若出现心火上炎之证，应及时清心降火，肢体筋脉得到濡养，才能使肌肉健壮、活动有力。

从脾论重症肌无力

脾胃作为后天之本，是气血生化之源。脾主肌肉，脾脏运化水谷精微可供养人体，从而使肌肉丰满、四肢灵活。《灵枢·本神》"脾气虚则四肢不用"，脾气亏损，气血生化乏源，肢体、肌肉、筋脉失养，导致周身乏力、四肢瘫软及肌肉萎缩。睑为肉轮，脾司眼睑之开阖，脾虚则清阳不升，眼睑托举无力，出现眼睑下垂。脾为气机升降之枢纽，脾气主升，脾气虚可导致运化水谷精微的能力减弱，四肢充养不能，出现倦怠乏力、痿软无力的症状，还会使肾脏的先天之精更加亏虚，造成机体元气不足。再者，脾胃功能受损，不能运化水湿，湿浊内聚成痰，痰湿滞于经脉，出现肢体筋骨失养、肌肉瘦削的症状。此外，脾土喜燥恶湿，外来湿邪侵袭经脉，营卫运行不畅，或饮食不节，过多食用肥甘辛辣之品，损伤脾胃，导致湿热内生，浸淫经脉，气血运行不畅，筋脉失去濡养出现痿症。因此，若人体出现脾胃虚弱，治疗上应采用甘温滋养之品，顺应脾脏升清的特点，注重补中益气、健脾运中，使清阳布散四肢，精微充养人体。若兼有湿热内盛，应注重清利湿热，出现痰浊上逆，应注重祛湿化痰之法。若脾虚及肾，应注重脾肾同补。

从肺论重症肌无力

肺主气，朝百脉，肺主一身之皮毛。张子和云："大抵痿之为病，皆因客热而成……总因肺受火热叶焦之故，相传于四脏，痿病成矣。"若温热毒邪侵袭人体，或热病之后余邪未尽，肺热叶焦，热邪伤津耗气，肺阴亏虚，津液输布失常，不能滋润五脏及肢体筋脉，导致筋脉失养出现痿弱不用、运动无力的症状。此外，《素问·经脉别论》："饮入于胃，游溢精气，上输于脾，脾气散精，上归于肺。"肺主气，可助全身精微正常敷布，若肺脾两虚，水谷精微不能输布四肢筋脉，机体充养不能，故而出现消瘦枯萎、四肢无力以及行动障碍。由此可见，肺热津伤、肺脾两虚是重症肌无力发病的重要病机。因此，针对肺热津伤之证，治疗上应以清热润燥、养阴生津为主，多采用味甘润养之品来滋润肺阴。若出现食欲减退，口干咽干，则提示胃阴耗伤，宣肺的同时应加强益胃养阴之力。若出现肺脾两虚，在补肺时施以健脾之法，补益人体气血，提升人体一身之气，使肌肉得充，筋脉得养。

从肾论重症肌无力

肾藏精，主骨生髓，肾主纳气，为先天之本，肾中阴阳可濡养和温煦全身脏腑经络，是人体生命活动的根本。所谓精血相生，若肾中精气亏虚，液化生不足，则骨髓生成不足，筋脉失去滋养导致腰膝酸软、发育迟缓。《内经》："肾者作强之官，技巧出焉。"肾脏虚损则骨失所养，机体动作失去灵活，甚或痿软不能用。瞳仁属肾，若肾精不足，目失所养，出现复视、斜视等症。若肾不纳气，容易导致大气下陷，四肢瘫软不能用。同时，脾和肾作为人体先天和后天之本，可相互资生、相互影响，两者相辅相成。若脾胃运化水谷精微的能力减弱，则肾中精气充养不能，而肾脏藏有命门之火，若肾阳亏虚，不能温煦脾土，则水谷精微输布失常，不能充养肢体，导致四肢酸软无力、行动不利。此外，若痿症久病不愈，出现肝肾阴虚，虚火内炽，津液亏耗，血液瘀滞，脉络不畅，会进一步加重病情。因此，从肾治疗应着重填补肾精，脾胃虚弱时施以脾肾同补之法，从而增强补中益气、养骨生髓之力，使肌肉更加壮实，四肢活动更加灵活。若出现肝肾亏损、阴精不足之证，应重视补益肝肾、滋阴清热，从而强壮筋骨。

综上所述，重症肌无力的病位是筋脉肌肉，但五脏虚损是其发病的主要因素，病变往往可累及五脏，且常常相互传变，各证型之间也相互关联。本病多为虚证、热证，以虚为本或本虚标实。临床治疗上应分清虚实，虚证宜扶正补虚为主，注重调养脏腑、补益气血、平衡阴阳；实证宜以祛邪和络为主，注重清肺润燥、清利湿热、活血祛瘀；虚实夹杂则应做到兼顾，祛邪和扶正并举。除内服药物外，中医针灸、推拿、气功、艾灸可疏通经络、扶正祛邪，这些综合疗法在治疗重症肌无力中也能取得显著的疗效。此外，由于痿证的发生和湿邪有关，因此应避居湿地，防止外邪入侵，同时在日常生活中还要积极锻炼身体，增强肌肉力量，维持良好情绪，注意饮食调养，勿食辛辣油腻，避免过度劳累，保持规律作息，提高自身体质，积极防治疾病。

376 从五脏气化论阳痿辨治

阳痿是指男子在性交时阴茎不能勃起，或者勃而不坚，或射精前即软的男科疾病。阳痿在现代医学中被称为勃起功能障碍（ED），古有"阴痿""宗筋弛纵""筋痿"等别称。本病的发病率呈上升趋势，病因复杂，西医多采用口服药物疗法、真空勃起装置疗法（VED）、低能量体外冲击波疗法（LI-SWT）和心理行为疗法等。口服药物主要是应用 5 型磷酸二酯酶抑制剂，长期服用易使患者产生心理依赖且有较多不良反应；VED 容易使阴茎疼痛，产生瘀斑，甚至坏死等；LI-SWT 虽然可以明显改善轻度 ED 的勃起功能评分，但患者性生活质量及疗效仍需更多随机对照研究证实；心理疗法可控性难度大，疗效不确定。中医学认为，男性性欲及性功能均与五脏气化相关。阳痿的发病涉及全身多个系统，往往由于器质性因素与心理因素相互影响所致。随着中医临床研究的深入，逐渐形成了五脏皆可致痿理论，其中肝郁致痿和肾虚致痿理论在临床尤为常见，肝肾生理功能又受到心、肺、脾三脏的影响，故对阳痿的辨证论治，在重视肝肾两脏的同时不可忽视五脏间的相互作用。学者卢冬冬等从五脏气化角度探析了阳痿，以期为中医药辨治阳痿提供理论基础。

阳痿病因及其与五脏关系

现代解剖和生理学研究表明，阴茎血供丰富，其勃起能力受副交感神经控制。遇到外界刺激时，冲动由副交感神经传入海绵体，阴茎小动脉开放，分流处的小静脉和小血管腔被部分封闭，入窦的血液增加，海绵体膨胀扩大。中医理论同样认为，阴茎勃起功能受气血运行和精神情绪的影响。《格致余论》："心，君火也，为物所感则易动，心动则相火亦动，相火在下应之，宗筋自可勃然而起。"心在志为喜，男女情欲由心而起，情谊相和而宗筋起；肺主宣发肃降，脾主运化散精，共同滋养宗筋，使气血充沛；肝主疏泄，情志畅达，则鼓动气血滋养宗筋；肾中精气旺盛，则阴器自用。肾虚者大多肾脏精气阴阳不足，肾阳虚的症状为腰酸、四肢发冷、畏寒，甚至还有水肿，肾为作强之官，肾中精气阴阳的盛衰均与性生活存在一定关系。肝藏血，在肝气推动下，布血于宗筋；肺主气，布气于宗筋，不管是男女相爱之情，还是男性自发的勃起，均为人体本能的表现。气血充盈宗筋，宗筋得养是勃起的最终环节，气血充足是宗筋得起的必要前提，脾为气血生化之源，脾运化水谷，为胃行其津液，浇灌四旁，从而宗筋受气血之养。若五脏之气不和，气血失运，则宗筋失养而致痿。而五脏相互作用，五脏之精气化交融，是维持人体正常生理功能的基础，对阴茎正常勃起亦起到重要的作用。由此可见，阳痿的发生与五脏气化失常密不可分。

从五脏气化论治阳痿

中医认为气是人体生命活动和人与自然联系的重要物质，气化与气的功能密不可分，五脏之气是气化的重要物质基础，是气血津液等生命基本物质运化之源。《景岳全书·妇人规》："五脏五气，无不相涉，故五脏中皆有神气，皆有肺气，皆有胃气，皆有肝气，皆有肾气，而其中之或此或彼，为利为害，各有互相倚伏之妙。"五脏本身及人体其他组织器官相互促进、制约，协调人体活动，这些都是建立在五脏气化的过程中。人体是一个有机整体，各脏功能正常发挥是五脏气化协调完成的结果。

1. 从心论治　益气养心，安养心神，振奋心阳。心神、心阳功能减退可致心气不足，导致阳痿。①心气不足：心气不足是导致阳痿的重要病机之一，清代陈士铎《辨证录·阴痿门》："人有交感之时，忽然阴痿不举，百计引之，终不能鼓勇而战。"心气不足的情况下，机体内缺乏足够动力运行血脉，心气不足则气血失于鼓舞，不能达于阴茎，故痿而不用，常表现为心悸气短、神疲乏力、面色㿠白等，治以益气养心，临床常用酸枣仁汤加减治疗。②心神失养：心藏神，为五脏之主，《素问·灵兰秘典论》："主明则下安，主不明则十二官危。"心神可统全身活动，包括性活动。心主情欲，男女相悦，情欲萌动，心神有所感则相火动性，阴茎血脉充盛方能勃起。反之，心失所养，情欲低下，可见男子阳痿，常表现为阴茎痿软或勃而不坚、性欲低下、惧怕房事、胆怯易惊等，治以安养心神，临床可用忘忧散（《辨证录》），由茯神、远志、柴胡、郁金、白芍、白术、巴戟天等组成。另外，药物治疗同时，常需配合心理疏导，夫妻同治。③心阳不振：心为阳中之阳，男为阳体，心阳的温煦对男性性功能起着重要作用。心阳的正常发挥，可鼓舞心气推动气血运行，濡养宗筋，发挥男性功能。反之，心阳失煦，则男子可表现为性欲低下、阴茎勃起艰难、怕冷喜暖、舌淡苔白、脉沉，治以振奋心阳、鼓舞心气，临床常用桂枝甘草龙骨牡蛎汤加减，伴心脉不畅者，加丹参、川芎、红花、枳壳、赤芍通利心脉。

2. 从肺论治　补肺益气，调畅气血，清热利湿。肺的主气司呼吸、朝百脉、主治节、通调水道等功能与肺脏气化密切相关。①肺气不足：肺主气司呼吸，其功能主要体现在宗气的生成，此功能与阳痿的病机关系密切。现代研究也表明肺通气功能障碍的患者常伴有不同程度的阳痿。《难经·八难》："气者，生之根本也。"李时珍在《本草纲目·主治第三卷·百病主治药·痿》："阴痿……有虚者，属肺肾。"说明肺气不足，肾气失于纳藏，直接影响男性生殖功能。若肺气不足，可导致男子阴茎勃起困难，伴气短、房事中亦感短气乏力等，治以补肺益气，临床常用补肺汤（《永类钤方》）加减，佐以淫羊藿、锁阳等温肾补阳助肺气之品。②气血不畅：气血不通是导致阳痿的重要原因，与肺朝百脉、主治节功能失调密切相关。肺朝百脉、主治节主要是在肺气参与下推动全身血液、水谷精微等布于四肢百骸，该功能正常则可宣肃散精，运行气血，使机体内气血津液通畅，亦使宗筋得以濡润，伸缩自如，该功能失调则宗筋不得濡养，阴茎勃起失常。临床治疗时常在补肺汤的基础上佐以丹参、鹿茸、川芎、王不留行、淫羊藿、肉苁蓉等活血化瘀、通络温阳之品。③肺失宣肃：《素问·经脉别论》提及肺主宣发肃降，能使"水精四布，五经并行"，从而濡养周身脏腑。若肺失宣肃，则气血津液不得布散周身百骸，宗筋失于濡养，则阴茎痿弱不用。另外，肺有通调水道之功，肺宣发、肃降是肺通调水道的调节机制，若肺失宣肃，水道不通，则水、湿、痰、饮聚而为邪，变生疾病，邪气郁久化热，湿热下注宗筋致阴茎勃起功能失常。明代张景岳在《景岳全书·杂证谟·阳痿》中提到"湿热炽盛，以致宗筋弛缓，而为痿弱者。譬以暑热之极，则诸物绵萎"。由此可知，湿热为阳痿的重要病因之一，肺的气化功能正常，则湿热自除，阳痿可愈。湿热阳痿者临床常表现为阴茎勃而不坚，伴阴囊潮湿、小便黄浊、舌红苔黄、脉滑数，治疗时常在补肺汤的基础上佐以龙胆、桑白皮、黄芩、生地黄、泽泻、车前子等清热利湿之品。

3. 从脾论治　健脾益气，濡养宗筋。脾统血，主运化散精。《素问·玉机真脏论》："脾为孤脏，中央土以灌四傍。"《素问·痿论》："阳明者，五脏六腑之海，主润宗筋。"《脾胃论·脾胃盛衰论》曰："百病皆由脾胃衰而生。"治痿独取阳明，阳明主润宗筋，脾气虚衰而水谷不化，则周身失养，四肢百骸皆枯而不用，宗筋不润，则阴茎必然痿而不能起。清代陈士铎《辨证录·阴痿门》提出"人有精薄、精冷，虽亦能交接，然半途而废，或临门即泄，是脾胃之阳气不旺"；"脾胃之阳气不旺，仍是命门之火衰。后天之土，本生于先天之火，先天之火不旺，则后天之土不能生。然脾胃之土虽属后天，而其中未常无先天之气，命门之火寒，则脾胃先天之气，何能生哉？命门既不能生脾胃先天之气，而脾胃后天之气益加衰微，欲其气旺而能固，精浓而不薄，乌可得乎"。认为治疗阳痿，应当重视脾胃功能，以健脾药物使脾胃功能健运，后天之精与先天之精相互培补。

阳痿脾气亏虚者，临床常表现为阴茎痿弱不用，伴乏力、纳差、大便先干后稀、舌淡苔白、脉沉缓，治以益气健脾，临床常用四君子汤（《太平惠民和剂局方》）化裁，方由人参、白术、茯苓、炙甘草组成，湿邪阻络者，加黄连、苍术、厚朴、细辛化湿通络。现代研究中，赵文等用健脾起痿汤治疗脾虚型阳痿，组方红参、白术、炒山药、补骨脂、茯苓、黄芪、陈皮、砂仁、炙甘草、九香虫，意在健脾益气、通络起痿，结果发现健脾起痿汤治疗脾虚型阳痿，可以调节阴茎动脉平均血流速度和人体桡动脉血流速度，改善临床症状。

4. 从肝论治 疏肝理气，养血助肝。肝藏血，主升发疏泄，宗筋因肝而起，肝经循行经过阴器，故能助气血充盈宗筋，因此肝病致痿大多为以下三个方面的功能失调导致。①肝气郁滞：肝气郁滞多化热而致人精神紧张躁郁。倪晨等指出，心性阳痿是因精神因素使阴茎功能障碍，阴茎无法勃起而完成满意的性交，研究表明男性勃起功能障碍大部分是心理因素引起的。对于性取向正常的心理性阳痿患者治疗时结合中医情志调理，更有助于患者恢复勃起功能。肝气郁滞阳痿者，临床常表现为阴茎勃起困难，伴情志抑郁、善太息或胁肋胀痛不适等，治以疏肝理气，临床常用柴胡疏肝散加减。另外，肝经湿热及肝经寒湿皆可导致肝气郁滞，肝经湿热是肝病导致阳痿的主要病机之一，喜辛辣之食、嗜酒、饱食太过者，均会生湿热浊邪，使湿热毒邪由下窍而入。湿热留于肝经，阻碍阳气，久而气血阴阳皆为所伤，因此需要早期治疗，临床多用龙胆泻肝汤疏肝理气、清热利湿。肝经寒湿较为少见，宜温肝燥湿法，临床常用暖肝煎理气暖肝治疗。②肝气虚而不升：肝气虚而不升会使气郁难行，经络不利，宗筋不养。患者也会出现情绪低落的情况，性欲下降，容易导致阳痿。治疗上需要养肝通络，临床常用逍遥散养肝疏肝。③肝血不足：肝主藏血，可在肝气作用下推动气血濡养宗筋，若肝血不足，男性可表现为阴茎痿软不用，伴头晕、失眠多梦、面白无华、两目干涩等症状，治疗时在疏肝的基础上，佐以养血濡肝，临床常予四物汤、当归芍药散以养血助肝。另外，以上三种情况治疗期间，还需嘱咐患者调畅情志，适当锻炼。

5. 从肾论治 补肾益气，调和阴阳。肾藏精，主闭藏与生殖。《素问·上古天真论》："丈夫二八，肾气盛，天癸至，精气溢泻，阴阳和，故能有子。"天癸是人体生殖系统发育成熟而产生的精微物质，肾气充盛天癸至，阴茎发育成熟，男子可行房事而有子，年老则肾中精气渐衰，故而老人阳痿多肾虚，而中青年气血尚盛，肾气尚充，则肾虚之痿较少。肾中精气亏虚患者不仅出现阳痿的情况，而且会出现性欲低下，亦有精神萎靡、健忘恍惚等症状。机体生殖功能的提高需补肾益精。肾阴肾阳为人体之根本，肾阴濡养滋润全身脏腑器官，肾阳鼓动命门之火激发人体活动，肾阴不足则机体失于濡养，肾阳不足则机体失于温煦，《景岳全书·阳痿》云："凡男子阳痿不起，多由命门火衰、精气清冷。但火衰者十居七八，而火盛者仅有之耳。"说明针对男子阳痿的治疗，补益肾阳为根本。肾主闭藏，司开阖，男性生殖功能的发挥、精液的排泄均与肾的功能关系密切，若神主闭藏的功能受损，开阖失司，则机体生殖功能异常，临床可见射精困难或遗精等疾病。

阳痿肾虚的患者常表现为房事后腰酸乏力，或伴耳鸣、头晕、性欲低下等，治以补肾为要，阴虚者以六味地黄丸加减滋阴补肾，阳虚者以右归丸加减补肾壮阳，阴阳俱虚者可用五子衍宗丸（《丹溪心法》，由枸杞子、菟丝子、覆盆子、五味子、车前子组成）或金匮肾气丸（《金匮要略》，由附子、肉桂、泽泻、茯苓、牡丹皮、熟地黄、山药、酒山茱萸组成）阴阳双补。

辨证与辨病结合

临床中在五脏辨证基础上，根据疾病继发及伴随症状的不同，可选用不同的药物。糖尿病性阳痿多阴虚血瘀所致，在服用降糖药的同时，加麦冬、沙参、玉竹、丹参、川芎、酒山茱萸、枸杞子等滋阴补肾，活血起痿。高血压继发的阳痿，口服降压药为基，情绪急躁、头晕者佐以天麻、钩藤、栀子、黄芩、牛膝、杜仲、桑寄生等平肝息风、补益肝肾；头晕、面色苍白、少气乏力者佐以茯苓、白术、甘草、人参、熟地黄、白芍、川芎、当归等补益气血，濡养宗筋。阳痿日久情绪低落者，加柴胡、白芍、川芎、陈皮、香附、枳壳、茯苓、薄荷等疏肝起痿。阳痿伴阴茎附近瘀青者，可用红花、丹参、川芎、王不留行等药物外洗以活血起痿。

　　阳痿之为病，与五脏功能密切相关，五脏与五行相应，相生相克，关系密切，局部病变则必然牵连全身。男性生殖功能的正常进行，阴茎的正常勃起，乃五脏气化交融而成，相互影响相互鼓动，故而在临床上针对阳痿的治疗应重视整体与辨证的统一，充分利用五脏气化理论治疗阳痿，可为临床合理遣方用药、发挥中医特色论治阳痿提供新思路。

377 从五脏化五气理论认识抑郁症

五脏为人身之本，一切生理活动均离不开五脏功能的参与。《灵枢·本脏》："人之血气精神者，以奉生而周于性命者也。"精为其物质基础，气为其动力之源，神主宰调控五脏的整体活动，三者主奉养生命，为"人身三宝"，是维持人体生理活动的基本要素。五脏充则五气调，五脏虚则五气损。就抑郁症而言，"五脏化五气"更为强调的是五脏藏精、化气、生神的生理过程贯穿于抑郁症发病始终，"五脏化五气"功能失调为抑郁症发病之基础。学者周苗苗等认为，正确认识五脏精气之变不仅有利于进一步剖析抑郁症病因病机，更为临床处方遣药提供了新的思路与方法。

抑郁症相关诸病症

抑郁症临床表现形式多样，症状隐匿多变，传统医学虽未有抑郁症病名，但与中医"郁证""不寐""脏躁""卑惵"有颇多相似之处，在抑郁症的研究及治疗过程中可相互借鉴。

郁证："郁"即郁滞不畅之意，因情志不舒、气郁不畅致脏腑功能失调所引起的疾病，具体表现为气血津液之郁、脏腑之郁、经络之郁等。朱丹溪云："血气冲和，万病不生，一有怫郁，诸病生焉。"郑宋谦云："郁非一病之专名，乃百病之所由起也。"二位前贤所云之理，皆强调郁证一成，诸郁遂生，百病发之。究其缘由，在于气机结聚、郁滞不得发散，当升不升，当降不降。据此，《丹溪心法》提出解气、血、痰、火、湿、食诸郁越鞠丸，开气郁予以香附，行血郁予以川芎，除湿郁予以苍术，栀子以清火郁，神曲消食郁以解中焦脾胃之郁结。

不寐：即以不能获得正常睡眠为特征的一类病证，临床常表现为难以入寐，或寐而易醒，醒后不能再寐，或时寐时醒，重则彻夜不寐等。究其缘由，李中梓云："不寐之故，大约有五，一曰气虚，一曰阴虚，一曰痰滞，一曰水停，一曰胃不和。"《伤寒论》及《金匮要略》中有外感内伤之别；张锡纯认为忧愁思虑等情志因素困扰是引起不寐的主要原因。就抑郁症患者而言，睡眠障碍是临床常见症状之一，相关流行病学调查结果显示，有睡眠障碍的人抑郁症发生风险明显高于无睡眠障碍的人，抑郁症患睡眠障碍的人远远高于健康人。

脏躁：《金匮要略·妇人杂病脉证并治》首载其病名，原文称"妇人脏躁，喜悲伤欲哭，象如神灵所作，数欠伸"。《灵枢·本神》对脏躁的类似症状也进行了描述，原文称"心藏脉，脉舍神，心气虚则悲，实则笑不休"。认为此类精神情志异常症状多属情志不遂，五志化火，伤及脏阴所致。临床治疗多沿用仲景治脏躁名方甘麦大枣汤予以加减治疗。

卑惵：卑惵作为病名始见于《伤寒论·平脉法》："卫气弱，名曰惵；荣气弱，名曰卑；惵卑相搏，名曰损。"此言卑惵因荣、卫气弱不足以养神，致神之衰乏、意下志薄而发为卑惵，治疗当予以人参养荣汤，如《奇症汇》："有一人痞塞，不饮食。心中常有所歉。爱处暗地，或倚门后，见人即避，似失志状。此为卑惵之病，以血不足故尔，人参养荣汤主之。"卑惵主要症状与抑郁症部分症状相似，临床治疗可相互借鉴。

五脏化五气

《素问·天元纪大论》："天有五行，御五位，以生寒暑燥湿风。人有五脏化五气，以生喜怒思忧恐。"七情赖五脏精气化生和充养，是以五脏为中心的整体观在情志方面的体现。而精、气、神作为代表生命活动的物质基础、动力、主宰及外在征象，是五脏系统的功能保障，精为五脏提供物质基础，气为激发五脏的动力之源，神主宰调控五脏的整体活动。此外，精气神化生、储藏、运行均由五脏主持完成，五脏系统实则为气神发挥作用的场所及载体。以五脏功能为轴心的情志活动的发挥是生命活动有序进行的必要保证。而《内经》五脏化五气理论实则强调以五脏功能活动为中心的精气神在精神、情志、思维活动中的具体体现。

1. 五脏藏精　《素问·金匮真言论》"夫精者，身之本也"。此精不仅指生命的本原物质，还包括构成人体、维持人体生命活动的精华物质。张志聪注："夫神气血脉皆生于精，故精乃生身之本，能藏其精，则血气内固，邪不外侵。"此处之精涵盖了各种类别的精所形成的综合概念，是与气、神相对应的特定名词。精为命宝，不可妄泻，精足则正气旺盛，生命力强，不易感邪发病；精亏则正气虚衰，易感邪患病。五脏所藏精气，既是五脏进行生理活动的基本物质，同时也为组织器官及精神活动提供营养支持。若五脏中的某一脏精气虚衰，其他脏腑所藏精气反应性的聚合此脏，则与五脏相关的组织器官及精神活动的荣养难以得到保证而导致疾病发生。此即《素问·宣明五气》所云："五精所并，精气并于心则喜，并于肺则悲，并于肝则忧，并于脾则畏，并与肾则恐。"

2. 五脏化气　《素问·刺禁论》"脏有要害，不可不察。肝生于左，肺藏于右，心部于表，肾治于里，脾为之使，胃为之市。"《内经》从气机运行的角度阐述了五脏的功能特征，揭示了五脏在气机活动中的作用和相互关系。

"肝生于左，肺藏于右"，大多数观点认为肝左肺右，取象天体左升右降运动以类比体内肝肺的气机运行。肝居人体下焦，肺位居上焦，在下者必升，在上者必降，故人体左右两侧分别为气机升、降的道路，如《素问·阴阳应象大论》："左右者，阴阳之道路也。"肺气右降，可"通调水道，下输膀胱"，并制约肝气升发太过。肝通过升发亦可制约肺气肃降太过，助心火，开肾脏，升元气，亦可疏通脾胃，化生、排泄胆汁，促进消化。

"心部于表，肾治于里"，此处"表""里"，论及心属火，为阳之太阳，心火炎上外达，其主持之气机布达于表，临证多火热之邪外张于表，发生肌肤诸症；肾属水，为阴中之阴，水性沉降收敛，主持气机潜至于里，临证多水寒之邪内凝于胸腹，发生内寒及胸腹水诸症。张志聪《素问集注》："心为阳脏而主火，火性炎散，故心气分布于表；肾为阴脏而主水，水性寒凝，故肾气主治于里。"

"脾为之使，胃为之市"，脾胃居中焦，行转枢之职，主脾胃气机升降斡旋。如《素问释义》："中枢旋转，水木因之而左升，火金因之而右降。"经脾胃转枢，机体气机正常升降出入，上者宜降，下者当升，"能使心肺之阳降，肾肝之阴升"（《格致余论·臌胀论》），清阳得以出上窍、发腠理、实四肢，浊阴得以出下窍、走五脏、归六腑。若中焦脾胃的转枢功能失常，无论其虚实，皆可致全身气机失常，五脏不安。《素问·阴阳应象大论》："清气在下，则生飧泄；浊气在上，则生䐜胀。"黄元御《四圣心源》："中气衰则升降窒，肾水下寒而精病，心火上炎而神病，肝木左郁而血病，肺金右滞而气病……四维之病，悉因于中气。中气者和济水火之机，升降金木之轴。"

3. 五脏主五神　《灵枢·本神》"生之来谓之精，两精相搏谓之神，随神往来者谓之魂，并精而出入者谓之魄，所以任物者谓之心，心有所忆者谓之意，意之所存谓之志"。《内经》言五神即神、魂、魄、意、志，伴随新生命的产生而存在，先天禀赋是其形成的基础。五神亦是人体自身产生心理认知的前提，在神的统一支配调节下，以魂魄感知外界，形成初步认知，经意志支配，后通过分析思考，形成系列复杂情绪、动作反应。《内经》认为神以五脏精气为物质基础，将五神分属五脏所藏，如《素问·宣明五气》："心藏神，肺藏魄，肝藏魂，脾藏意，肾藏志，是谓五脏所藏。"在《黄帝内经太素·五脏精神》提到五脏藏神的目的为"舍五神"，"舍五神"乃《黄帝内经太素》脏象理论的重点所在，即"肝、心、脾、肺、肾，谓之五脏，藏精气也。血、脉、营、气、精，谓之五精气，舍五神也"。五脏生理功能是五神活动产生的前提，另一方面，五神统精驭气，对五脏的生理有反向调节作用，如《灵枢·本脏》："志意和则精神专直，魂魄不散，悔怒不起，五脏不受邪矣。"故而中医视角下的神与脏腑包括与之密切相关的情志活动息息相关，且存在一种生理与心理、物质与精神、体与用的辩证关系。基于《内经》五神藏理论分析精神心理症状时常将其归于五神的一种或多种，依据其所属脏腑调其气血，使其神志安和。又因神为诸神之首，"总统魂魄，兼赅志意"，五神中任一环节失调，均会影响神监督和制约之力，故当以调神为第一要务。

五脏化五气与抑郁症的关系

《素问·气交变大论》："有喜有怒，有忧有丧，有泽有燥，此象之常也。"情志乃人体接受客观事物刺激后经过复杂的生理活动所产生的行为反应，属正常心理活动。人体情绪的变化均需"气"的参与，气流注于脏腑、经络之间，其运行受阻或失调必影响脏腑功能。《素问·举痛论》有"怒则气上，喜则气缓，悲则气消，恐则气下……惊则气乱，劳则气耗，思则气结"之说，九气为病，情志因素占六位之多。抑郁症亦如此，在其发病过程中情志因素起重要作用，甚至可成为决定性成因，常因其突然、长期、剧烈的情志变化扰乱五脏气机及代偿能力使气机升降失调，损及脏腑气血。如《素问·阴阳应象大论》："喜怒伤气……暴怒伤阴……喜怒不节，寒暑过度，生乃不固，故重阴必阳、重阳必阴。"《内经》常以"暴""盛""不节""无穷"等修饰词表述情志的过激、过度、超过常量，或因喜怒无常、太过伤及内脏精气；亦或过度着急、生气损肝伤阴；或喜怒不节、寒暑过度影响人体正常生命活动。阴极必衰、衰则阳气来复；阳极必衰，衰则阴气来复，是物极必反之理。此外，五志伤人可引发脏腑间的相互传变，五脏实则传他脏，虚则被传。诚如《素问·玉机真脏论》所言："传化有不以次，不以次入者，忧恐悲喜怒，令不得以其次，故令人有大病矣。因而喜，大虚则肾气乘矣，怒则肝气乘矣，悲则肺气乘矣，恐则脾气乘矣，忧则心气乘矣，此其道也。"虽情志因素在抑郁症的发生过程中占重要地位，但并非所有的情志变化都导向抑郁症的发生，其中"怒""思""悲"较为常见。

《内经》所论怒有忿怒、恚怒、大怒之分。忿，《广雅》释："怒也。"怒，《说文解字》释："恚也，从心奴声。"忿怒二者互意，《类经》："秋之忿者，为冬怒之渐也。"恚，《说文解字》释："恨也。"《广雅·释诂》释："怒也。"则说明忿为怒之渐，怒为忿之极，大怒为怒之甚。《内经》对"怒"情志的描述较为详尽，提及大怒、暴怒、次怒等致病因素的划分，欲怒、善怒等表现形式以及伤气、伤阴、气机失调等致病特点。怒，为一种情绪性变化，表现为对事情的强烈不满，急于发泄，若机体承受持久反复的郁怒刺激，必损及机体而发病。

《尔雅·释诂》："忧，思也。""思"与"忧""愁""哀""怨"等消极情绪相通，与抑郁症发病关系最为密切。《灵枢·本脏》："愁忧者，气闭塞而不行。"此言过度思虑损及气机正常的升降出入必致郁滞不行，伤气而出现嗳气、呃逆胃脘部不适等症状。巢元方亦认识到忧思则"气留而不行"，将忧思致郁称为结气病。思者脾也，黄元御在《四圣心源·劳伤解》中提出中土五行是以土为中心的"土控四行"模式，称"脾为孤藏，中央土以灌四旁"。着重突出"脾土"居中央位，寄旺四季，又可滋养五脏六腑及相应的形体官窍，若脾气闭塞则五脏皆受其害。《景岳全书·五脏质类》云"过于思者，伤脾而气结"，思虑过度，伤及脾运，易致血气不足，肌肉日削，精神日渐颓废，四肢疲乏。此外，脾之中气是脏腑气机升降的重要枢纽，脾气升发则"水木不郁""金火不滞"，五脏气机不郁、不滞则情志调畅，反之则易发为郁证。

《素问·宣明五气》"精气并于肺则悲"，《素问·玉机真脏论》论及情志致病时云"悲则肺气乘矣"，悲忧虽有别，但皆由肺主。《素问·举痛论》："悲则气消……悲则心系急，肺布叶举，而上焦不通，营卫不散，热气在中，故气消矣。"说明悲的产生和肺气有关，产生后又反作用于肺，使上焦气机不畅，营卫不和致气消。悲伤日久会影响肺主治节的功能致心情不畅，血压降低，往郁症的方向发展，如《金匮要略·妇人杂病脉证并治》"妇人脏躁，喜悲伤欲哭，象如神灵所作，数欠伸"。

验案举隅

　　患者，女，42岁，2017年10月3日初诊。患者系企业职工，一日发现电动车丢失，回家后堵闷心烦。次日上班，自认为电动车为同事所偷，后因情绪激动厮打，劝慰无果回家后仍哭闹不休，于当地医院诊断为抑郁症，予少许镇静安眠药治疗，回家后患者病情加重，病初狂躁不安，日久则无精打采、不吃不喝、喃喃自语，并见自杀倾向。后经同学介绍前来求治。症见面色无华无神，精神萎靡。自诉不想吃东西、憋气、胸闷、胸胀、两肋胀满、腹胀、全身乏力，欲睡复不能睡。舌质黯、少苔、脉弦。患者素体虚弱，突然丢失电动车，怒气即来，悲忧联想，致使肝气不舒、肺气不利以致气滞血瘀、心神紊乱、突发崩溃、打骂等；素体虚弱，连续几日未进食，生化无源，脏腑精血亏虚，故面色无华、无神。肺气不利则胸闷胸胀等；心血亏损，故心神不宁、难眠；肝气不畅，而两肋胀满；病程日久，虚实并见，治以补脾养心，宣肺利气，解郁安神。方予归脾汤加减。

　　处方：白术10 g，红参10 g，黄芪10 g，厚朴10 g，石菖蒲6 g，远志10 g，桂圆肉15 g，酸枣仁（炒）20 g，枸杞子15 g，生甘草10 g。5剂，每日1剂，水煎分2次服。

　　二诊：服上药后诸症见轻，饮食正常，可睡眠约4小时。效不更方，上方再服5剂。数日后丈夫代诉诸症消失，正常上班。

378 从五脏藏神理论探析抑郁症治法

抑郁症是一种以持续性心境低落为主的情感或心理障碍性疾病，主要有兴趣丧失、自罪感、注意困难、食欲下降等表现，严重者易造成自残甚至自杀。随着现代人生活压力增大，以及不健康的生活方式，抑郁症的发病率呈逐年上升趋势。全球超过 3.5 亿人口被抑郁症困扰，并具有极高的致残率和复杂的病因。中医认为抑郁症归属于"郁证"范畴。《内经》认为神志与五脏生理功能的正常运行有密切的关联，若五脏不调则情志失常。有临床观察发现，抑郁症患者同时伴有多脏器病变，而治疗其脏器疾病能有效缓解患者的抑郁状态，减轻抑郁表现。这也为以五脏为出发点论治抑郁症打下基础，故学者董科岐等对以五脏藏神理论为基础治疗抑郁症进行了探析。

《内经》五脏藏神理论概要

《内经》："两精相搏谓之神。"神即为精气的凝聚与化生，《内经》认为神为天地之道，生命主宰，阴平阳秘，精神乃治，神志的异常与阴阳失调密切相关。《内经》将神分成两类，其一为广义之"神"，即生命之神，指人的生命活动，人整体生命的存在。其二即狭义之"神"，指人的思维活动，包括情感、思虑、感觉等。《灵枢·天年》："血气已和，营卫已通，五脏已成，神气舍心，魂魄毕具，乃成为人。"神的生发与濡养均依靠人体气血化生的精气，因此神的功能和五脏六腑的功能息息相关。《灵枢·天年》："失神者死，得神者生。"足可见古代先贤将神的地位视为最高，《内经》："五脏所藏，心藏神，肺藏魄，肝藏魂，脾藏意，肾藏志。"《内经》通过取象比类将神分为五种形式并分属五脏，以神、魂、意、魄、智对应心、肝、脾、肺、肾，心藏神，此神主要为精神活动的总称，心神居"神，魂，意，魄，志"之首。如张景岳解释："神之为德，神藏于心，故心静则神清；魂随乎神，故神昏则魂荡。"在人体的感知功能中，"心神"指挥最高级的精神活动，而随"神"往来之"魂"则是人体的"本我"意识，是与生俱来的感知能力。"魄"则对应人体的感知觉和先天的运动能力。除此之外，意和志也是人体思维能力必不可少的一环，通过意与志产生的智慧指导人类的生存与发展，并直接影响人体的生理活动与健康。对于人体而言，五行对应五脏，脏腑的功能对情志有明确的影响。《景岳全书》："凡气血一有不调而致病者，皆得谓之郁证，亦无非五气之化耳。"张景岳指出五脏化郁实质在于人体脏腑气血是否调和，气不调，血不和，因而致郁。而五脏藏神理论则解释了为什么脏腑的功能失调可以导致情志的失常，因此"五脏藏神"理论是中医学治疗神志疾病的基础，也是《内经》中脏象理论的主要组成部分。

五脏皆致郁，以心肝为主

抑郁症成因复杂，症状多样且不易被患者发现，因此极易造成误诊而加重病情。抑郁症的症状以精神症状为核心同时伴有躯体症状，包括抑郁心境、昼夜节律改变和睡眠障碍等。尽管抑郁症以精神症状为主，但多数患者同时伴有强烈的躯体症状及抑郁症的周边症状。这恰好对应《内经》中对五脏与神志相关的表述，五脏不和则神志不安，因此抑郁症的病机与五脏有密切的关联。

1. 心肝失养，血虚则郁 "心藏脉，脉舍神"。神与血脉之间有必然的联系，而心主血脉，因此心气的充盈直接关乎神的功能。血虚则神弱，心血亏耗不足必然气郁神伤，《内经》："血者，神气也。"血也是神的基础，神则依赖血的濡养。肝藏魂，魂作为人精神心理和生理活动的物质基础，在神志体系中也十分重要。肝气生"魂"，一方面"魂为阳神"，肝气为阳，主升主动，肝气调达舒畅，肝"魂"便可安藏。肝主疏泄，肝有调畅气机、管理情志的功能，故而《内经》称其为谋虑之脏。因此肝气不舒则易使肝郁气结从而诱发抑郁，《难经》："脏者，人之神气所舍藏也。"另一方面，"肝藏血，血舍魂"，肝血滋润濡养肝魂，肝藏血为阴，肝主气机为阳，二者相互制约，互根互用。如若肝阴血不足则易肝阳上亢，肝风内生，肝火上扰情志，极易出现忧虑多思，敏感多疑，失眠焦虑，进而发展成抑郁症。肝气郁滞不仅牵动和影响情志异常，长久肝郁也会引发血络和其他脏腑的失调。

2. 脾气不足，营血失养　脾位于中焦，为滋养全身脏腑的后天之本和濡养肌肉骨窍的气血生化之源。"脾脉者，土也，孤藏以灌四傍者也"。脾脏肩负着向周围脏器输布气血津液的功能，因而脾以升为健，脾气健元气方能输布，气血津液方能通利头窍。《内经》认为"脾藏意""营舍意"。《灵枢·本神》："心之所存谓之意。"指的便是记忆，脾将水谷精微化为营气，营气滋养脾意，脾神得安。《灵枢·本脏》："志意者，所以御精神，收魂魄。"因此，脾意也与其他脏腑所属神志有关，意安则五脏和，五神安。脾意伤则表示营气伤，营气衰少而卫气内伐，故昼不精，夜不瞑。因此抑郁症患者常出现记忆力减退、失眠、思维缓慢等症状。脾气不足亦可致心气不足而造成心血虚，因此心脾两虚是抑郁症的主要中医证型之一。现代医学认为脾虚型抑郁症患者脑内的单胺类物质如五羟色胺、多巴胺、去甲肾上腺素表达下降。同时有研究表明脾虚型抑郁患者的线粒体功能下降，脾虚患者出现的乏力、疲劳、厌食等症状与线粒体能量代谢障碍相似。

3. 肺气不畅，肝气郁结　肺主一身之气，主治节，朝百脉，在志为悲，《内经》："肺藏魄。"因此治郁先治肺亦可。肺主一身之气机，不仅是重要的呼吸脏腑，也通调水道，管理全身水液的代谢，主宣发肃降，是维持机体生存的核心脏腑之一。其一"魄"为阴神，居于肺内，与精并行出入。"魄"随精血外达四肢骨窍，内注脏腑。《灵枢·大惑论》："神劳，则魂魄散。"

肺气盛则"魄"盛，人才能神识清朗，活力充沛。抑郁症患者常感忧思惊恐，悲劳气短，则是"魄"神不能得肺气濡养所致。其二肺气的通畅与肝气相关，《素问·刺禁论》："肝生于左，肺藏于右。"人体气机流转由肝始升，肺始降，升降有序方能气机条畅。百病生于气，若肺气虚损肝气必然郁结，气结日久必化郁，造成肝郁气滞，进而引发抑郁症。

4. 肾精不充，心血亏虚　肾藏志，藏精生髓充脑，肾主先天之精。"两精相搏谓之神"，肾精充沛则神安，肾亏必将髓亏，而髓又充养脑，脑为元神之府，因此诸多神志疾病本质上均与肾亏有关。除此之外，肾主封藏，藏先后天之精。《内经》："天癸竭，精少，肾藏衰，形体皆极。"《黄帝内经太素》"天癸，精气也"及"女子七七，天癸竭，地道不通，故形坏而无子也"。张景岳认为："肝者，肾之子；肾者，肝之母。"肝藏血，肾藏精，精血同源，肾天癸竭必然影响肝藏血，肝血虚则扰动肝魂。同时肾主水能上降心火，心火在上则能下滋肾水，故而水火相济。如若肾精不充，肾水匮乏，心火必得炎上以伤心血，从而扰神。

五脏同调，重视心肝

《类经》："情志之病，虽五脏各有所属，无不从心而发。"从心论治便要重视补益心血，血不仅是为机体传递营养、输送精气的重要载体，也肩负着舍神之功能。血为气之母，血的充盛与通利关乎气的运行，因此血虚则易气虚，血瘀则气滞，气血不调则化郁。从心论治的另一观点则是重视心脾同调，心主血，脾为气血生化源泉，脾虚易使清阳不升，心血亏虚。宋代严用和便用归脾汤调理心、脾二脏，血不归脾则妄行。归脾汤中的归、参、术、草均属甘温之性，不仅补益脾气，更有助于心血，以养血来安神。除脾之外，肾亦与心相关，心肾交通，神志乃安。《医宗必读》："心不下交于肾，则浊火乱其神明；肾不上交于心，则精气伏而不灵。"李跃华用"欣悦五号"论治心肾不交型抑郁症，方中知母、黄柏等清心火，以防燥热伤阴，又加巴戟天补肾养精以助肾水，五味子入心、肾二经通调二脏，全方滋阴补肾，平调阴阳交通心肾，解郁安神。从肝而论，肝为刚脏，喜条达而恶抑郁，肝主疏泄，肝脏的畅达、宣泄与否和其他脏腑密切相关。疏肝之前则必理肺，《古今医统大全》："肺金太过，而木郁之病生焉。"《景岳全书》中记录了疏肝解郁的传世名方柴胡疏肝散，全方有疏肝理气，缓急止痛之功。方中柴胡疏解肝经之郁滞，遵循《黄帝内经》中的"木郁达之"。柴胡药性主升，为肝胆二经的引经药，能升阳举陷，调畅气机，和解表里。董科岐认为若此方添加桑白皮、地骨皮等泻肺之品更有助于疏肝理气，肺气通畅肝气方能条达。周文泉认为年迈之人多气血薄弱，容易瘀滞，即所谓"老年多瘀"，谓老年人脏腑功能退化，气机升降出入不畅，从而引发情绪障碍，肝气不舒，百病皆生于气，肝气不畅，气血失去调达则生百病，因此常用柴胡疏肝散令其调达，而致平和。《续名医类案》亦载一医案，以补肝泻肺之法解郁。

补益肝血也是从肝治郁的一个重要观点，肝不藏血，血不舍魂。《辨证录》："肝血虚则魂越，游魂亦因虚而变也。"《辨证奇闻》："解怒补肝汤，白芍、当归、泽泻、柴胡、荆芥、甘草、枳壳、牡丹皮、天花粉。"方中当归养血补肝，白芍、甘草酸甘化阴，柴胡、枳壳等疏肝解郁，全方体现了解郁滋阴养肝的思路。中医认为肝为血液化生之源，血则舍魂，补养肝血则更有助于安神，神安魂安抑郁方能自除。从肝肾而论，乙癸同源，补益肝血也要兼顾填补肾精，《易经》认为"阳主动"，补肾中也应注重肾阳，肾阳不足便不能振奋全身之阳气，自然精神萎靡，善补阳者，必阴中求阳，阳得阴助则生化无穷。因此除补益肝血之外还应加入熟地黄、枸杞子、山药等补肾阴之药以求滋阴填精，阴中求阳。肾阳得阴助则生化无穷，肾阳充足才能肝血生化有源，肝魂得安，肝郁自除。

从心肝论治验案举隅

《程杏轩医案》"长林胡某，延诊妇病，据述证经半载，外无寒热，饭食月事如常，惟时时悲泣，劝之不止，询其何故，伊芳不自知。延医多人，有云抑郁，用逍遥散者，有云痰火，用温胆汤者，药俱不效。又疑邪祟，禳祷无灵，咸称怪证，恳为延医。视毕出语某曰：易治耳。立方药用甘草小麦大枣"。《本草经疏》："甘草赤，入脾兼入心。"甘草补脾兼补心，现代药理学表明：甘草能调节单胺类成分，调节下丘脑-垂体-肾上腺轴，有抗自由基等功效。因此甘麦大枣汤中以甘草为君，以补心益脾，"脏躁"病因仍在，气血津液亏虚，因而伤及心脾，心神失养则郁。吴谦《医宗金鉴》："脏，心藏也，心静则神藏。"方中另一味小麦则更助全方补益之功，《金匮要略论注》中记载小麦可养心液、和肝阴。药理研究表明：小麦中所含维生素 D 和多种植物谷甾醇类能减少抑郁症的发病率，减轻氧化应激反应并改善 5-羟色胺摄取率。《古今医案按》："易思兰治一妇患崩，去血极多，用止血药，崩愈甚，卧床月余，羸瘦食少，面青爪黑，气促痰喘。易诊之。心脉平和，肝脉弦大时一结，肺脉沉而大且有力，脾胃脉沉涩，两尺沉而无力。曰：此气郁证也。询之，果因怒而致。乃用香附、乌药、苏梗为君，抚芎、白芷为臣，当归、白术、神曲、甘草为佐使。服药后，顿觉神爽，诸证减半，举家欣跃。"《证治准绳·杂病》："如肝性急……则用升发之药，加以厥阴报使而从治之。"因此从肝论治重在气药之运用，《本草纲目》："香附，心腹膀胱连胁下气妨，常日忧愁。总解一切气郁，行十二经气分，有补有泻，有升有降。"香附为气病之主司，能疏肝理气，活血解郁。药理学研究也表明香附能调节 Nod 样曼体、趋化因子和胰岛素信号通路，减轻炎性反应，有明显的抗抑郁功效。医案中除香附外，乌药、苏梗均为行气之佳品，佐当归、白术，行气之余兼补益肝血，宜阴柔肝。全方突出了行气补肝之思想，疏补兼施，五脏同调。

《内经》中论述的五脏藏神理论是中医整体观念的代表，是中医论治神志疾病的基础。抑郁症成因复杂，单从治疗神志角度入手进行治疗很难取得极佳的疗效。从五脏藏神理论中可以总结出抑郁症的发病与人体脏腑功能失调有关，所以针对不同证型的抑郁症，找准病因并分析脏腑原始的病机是取得良好疗效的基石。《内经》中记载有关郁证的典型症状和相应的治法，为治疗抑郁症打开了广阔思路。抑郁症病情多变，严重时躯体症状明显，并易累及多个脏腑。因此，治疗更应辨证施治，抑郁症虽病位在肝，但与五脏之神密切相关，故五脏皆能致郁，但仍以心肝为主要病位。因此在治疗上应多脏并调同时更应补心疏肝，随症加减，灵活施方，并在临床中总结从五脏论治抑郁症的经验，将五脏藏神理论与临床相结合，形成规范的治疗体系予以推广。

379　从五脏虚损辨治迟滞型抑郁症

抑郁症或称抑郁障碍，是由各种原因引起的以抑郁为主要症状的一组心境障碍或情感障碍，是一组以抑郁心境自我体验为中心的临床症状群或状态。原发性抑郁症按照临床表现分为迟滞型抑郁症和激越型抑郁症，临床研究发现两者对抗抑郁治疗的效果有较大差异。其中迟滞型抑郁症临床以精神运动性抑制为主要特征，患者常出现情绪抑郁，思维迟缓，联想困难，话少速慢，动作行为少，兴趣索然，诸事高兴不起来，自卑自责自罪，有自杀观念及行为等。学者何婧琳等剖析了迟滞型抑郁症的临床主症，探讨了其病机与五脏虚损的关系，为中医药治疗迟滞型抑郁症提供了参考。

迟滞型抑郁症的病因

抑郁症在中医里属于情志病的范畴，情志是七情和五志的合称，中医认为情志的产生是五脏气化的结果，五脏之气的虚实影响着人体的情绪感受。《素问·阴阳应象大论》："人有五脏，化五气，以生喜怒悲忧恐。"其中心化气生喜乐，肝化气生愤怒，脾化气生思虑，肺化气生悲忧，肾化气生恐惧。五脏气的虚实变化会引发情绪的变化，《灵枢·本神》"肝气虚则恐，实则怒""心气虚则悲，实则笑不休"，这种因五脏气化太过或不及引起的情绪变化，不同于应激性刺激导致的短暂情绪起伏，会使人长期处于某种情绪中难以化解。中医郁证中因五脏虚损引起的忧郁症与迟滞型抑郁症的临床表现极为相似，明代医家张景岳在《景岳全书·郁证》中描述忧郁症的临床表现就是以长期的悲伤、忧愁情绪为代表，其次还见终日"戚戚悠悠，精气但有消索，神志不振"，这些症状与迟滞型抑郁症的精神运动性抑制表现相似。张景岳认为忧郁症是由五脏虚损引起的，《景岳全书·郁证》："若忧郁病者，则全属大虚，本无邪实，此多以衣食之累，利害之牵，及悲忧惊恐而致郁者，总皆受郁之类。"对于此症的病机张景岳概括为"盖悲则气消，忧则气沉，必伤脾肺；惊则气乱，恐则气下，必伤肝肾"。可见迟滞型抑郁症这类以精神运动性抑制为主要表现的情志病与五脏虚损有着密切的关系。如《灵枢·本神》："必审五脏之病形，以知其气之虚实，谨而调之也。"

迟滞型抑郁症与五脏虚损的关系

迟滞型抑郁症患者的临床表现均以精神运动性抑制为特征，偶尔伴有激越行为，这些临床症状的出现与五脏虚损密切相关。

1. 心境情绪低落与心肺气虚　迟滞型抑郁症的心境与情绪障碍主要表现为：显著而持久的情感低落、动机降低、兴趣和快感丧失、心境平淡悲观与空虚感。脏象学认为心在志为喜，肺在志为悲忧，临床上持久的情绪低落、心境不乐多与心肺虚损有关。

《灵枢·本神》："心气虚则悲，实则笑不休。"孙思邈《备急千金要方》："心虚则悲，悲则忧。""心气虚者，其人即畏。"可见心气充足使人心生喜乐，心气虚会导致悲哀忧愁，甚至会出现胆怯畏惧的症状。悲观忧愁情绪的产生还与肺有关，肺为相傅之官，其志为悲，《景岳全书》："夫五脏之神，皆禀于心，故忧生于心，肺必应之。"肺主气，有司呼吸、朝百脉、通调水道的功能，肺气充足是实现上述功能的保障，迟滞型抑郁症其临床上常出现的言语缓慢、语气低沉、精力缺乏、胸闷、善太息等伴随症状是肺气虚的典型表现。现代临床研究表明心肺疾病患者的抑郁症发病率明显高于普通人群。研究发现抑郁症是（冠心病）CHD 常见的合并症，但两者之间相互作用的机制不明确。自 1960 年起就有 CHD 患者中抑郁的高发病率的报道，早期研究的对象主要是心肌梗死（MI）后的患者，严重抑郁的患病率在 $17\%\sim27\%$。COPD（慢性阻塞性肺疾病）患者中，有抑郁症状存在的患者占被调查者的 75%。JONES 等研究发现 COPD 患者群中，抑郁症患病率达 42%。在发病机制方面，研究表明 COPD 患者血清中肿瘤坏死因子（TNF-α）、白介素-8 等水平升高、IL-2 水平降低，这些细胞因子的变化使 COPD 的炎症反应进一步放大，炎症性细胞因子通过影响脑内情感支配区和意识运动支配区中的 5-羟色胺、去甲肾上腺素、多巴胺等神经递质代谢活动而诱发抑郁症状。

2. 精神运动性抑制与心血亏虚 精神运动障碍又称为动作行为障碍，迟滞型抑郁症临床有明显的精神运动性抑制表现，如垂头丧气、运动迟缓、凝视固定，不能保持眼神交流，语速缓慢、面部表情缺失、身体僵硬、姿态异常等，此外部分患者还伴有认知损害。

中医认为这种精神运动性抑制是神气不足的表现，严重者称作失神。"神"是指人体生命活动的外在表现，与人的精神、意识和思维活动密切相关。心藏神，心主神明，《灵枢·邪客》："心者，五脏六腑之大主也，精神之所舍也。"《素问·灵兰秘典论》："心者，君主之官也，神明出焉。"心主神明，即是指心统帅周身的生理活动，主宰人的精神活动及思维意识。神明的衰旺与心血的虚实相关，《灵枢·营卫生会》："血者，神气也。"《灵枢·平人绝谷》："血脉和利，精神乃居。"人体的血液舍于脉中，维持人体正常的生理活动和精神活动，《灵枢·营卫生会》："以奉生身，莫贵于此。"心血充足则精神健旺，思维清晰，反应灵敏，肢体活动自如。心血亏虚则神失所养，《灵枢·邪客》："心伤则神去。"迟滞型抑郁症出现的思维迟缓，精神萎靡，表情淡漠，动作失灵，反应迟钝，强迫体位等精神运动性抑制表现，正是失神的表现。现代研究中大量证据显示抑郁是心血管疾病的独立危险因素，抑郁症患者中心脏病死亡率是一般人群心脏病死亡率的 8 倍。在临床研究中，袁辉将 60 例符合纳入标准的抑郁症患者随机分成治疗组（大补心汤＋氟哌噻吨美利曲辛片组）和对照组（氟哌噻吨美利曲辛片组），进行 8 周的干预治疗后，汉密尔顿抑郁量表疗效比较，治疗组总有效率 86.6%，对照组总有效率 76.6%，治疗组疗效优于对照组（$P<0.05$），证明运用补心的治法在心气虚型抑郁症的临床治疗中疗效确切，正如《素问·八正神明论》所云："血气者，人之神，不可不谨养。"

3. 激越行为与肝阳虚 迟滞型抑郁症患者临床表现中伴有一定的激越行为，患者偶尔出现有愤怒、易激惹的情绪，甚至出现自杀倾向，综合患者其他精神运动性抑制表现，临床可将其概括为一种少气易怒的症状，中医认为这种少气易怒的症状是肝阳虚的表现。

《素问·六节脏象论》："肝者，罢极之本，魂之居也……通于春气。"春气主升，肝主疏泄，在志为怒，肝喜条达而恶抑郁，肝的阳气是肝升发和疏泄的内在动力。肝阳上亢会导致烦躁善怒，肝阳的虚弱也会导致肝气升发不足而使人易怒。《素问·脉解》记载了肝阳虚导致少气易怒的原因："所谓少气善怒者，阳气不治。阳气不治则阳气不得出，肝气当治而未得，故善怒。"可见阳虚导致肝阳欲升发而不得，肝阳当治不治是病患出现少气易怒的原因。其次肝阳虚也会导致情绪上忧郁和胆怯，近代名医秦伯未《谦斋医学讲稿》："懒怠、忧郁、胆怯、头痛、麻木、四肢不温等，便是肝气虚和肝阳虚的证候。"这些症状在迟滞型抑郁症患者中也很常见。迟滞型抑郁症患者的这类少气易怒表现与肝阳上亢引起的易怒、易激惹症状在病因病机上完全不同，临床治疗时应该以补肝气为主，疏肝行气为辅，如果病机不明，误用大量苦寒药物清肝利胆或用疏泄行气类药物耗散阳气，使得阳气再受攻伐则临床治疗难有收效。

4. 躯体障碍与脾肾虚弱 临床上迟滞型抑郁症患者除去心情与情绪障碍及精神运动障碍外，往往还伴随一系列的躯体障碍。主要表现为身体四肢出现疼痛和麻木，汗液和唾液分泌减少，消化系统出现便秘、食欲不振、消化不良，生殖系统出现性欲下降、闭经、阳痿等，这些躯体障碍按五脏功能划分，可归属于脾虚表现和肾虚表现两类。

其中肾为先天之本，与人体的生殖有着密切的关系，肾气虚、肾精亏损易导致性欲下降、阳痿、闭经、疲劳、失眠及精力下降；同时津液的产生有赖于命门相火的蒸腾作用，肾虚气化无力将会造成汗液、唾液的减少。临床研究也表明肾精不足、肾阳虚与代表抑郁症核心症状的 V 阻滞因子有正相关性，其中肾精不足的相关性最高。其次迟滞型抑郁症的消化道症状和肢体症状是脾虚的表现，脾主运化，脾失健运，运化水谷功能失调，则出现腹满腹痛、食欲不振、消化不良等消化道症状。脾主四肢，胃中的水谷之气由脾气输布充养四肢，《素问·太阴阳明论》："四肢皆禀气于胃，而不得至经，必因于脾，乃得禀也。"脾虚会导致躯体不得禀水谷之气，出现四肢麻木、肌肉跳动疼痛等症状。脾为后天之本，脾胃为人体气血生化之源，五脏六腑之海，脾胃虚弱进一步导致五脏气血亏虚，使得抑郁症患者难以摆脱忧郁情绪，生活质量大大降低。林珮琴《类证治裁·郁证论治》："七情内起之郁，始而伤气，继必及血，终乃成劳。"临床治疗也证实，配合使用健脾药物治疗抑郁症有良好的疗效。实验研究表明用不换金正气散加减的醒脾开郁方，可以从多方面来调节中枢单胺类神经递质之间的关系，以达抗抑郁的功能。朱晨军等将 60 例心脾两虚型抑郁症患者随机分为观察组和对照组，观察组口服归脾汤加减，对照组口服氟西汀，疗程均为 6 周。结果显示归脾汤可显著改善心脾两虚型抑郁症患者的中医症状和社会功能，使多数患者治愈或转为阈下抑郁，与氟西汀疗效相当，但比氟西汀不良反应少，起效早。

现代医学已经发现，迟滞型抑郁症和激越型抑郁症从临床表现到治疗方法都显示出很多差异性，并推测这两种亚型存在着不同的发病机制和病理损害。运用中医理论对迟滞型抑郁症的临床表现仔细辨析后发现其与五脏的气血虚损密切相关，属于虚证。临床应结合具体病例辨证论治，以补法为主进行治疗，若妄用疏肝解郁、清热泻火之类的药物可能造成患者气血的进一步耗伤，难以收到疗效。明确迟滞型抑郁症与五脏虚损的关系，不论是对提高中医治疗抑郁症的临床疗效，还是对今后相关药物的研发都有重要的参考价值。

380 从五脏辨治抑郁症

抑郁症是一种常见的精神障碍性疾病，其主要临床表现为情绪低落、精神不振、自我评价过低、思维迟钝、言语过少，常伴失眠、多梦、纳差、心慌、记忆力减退、注意力不集中等，少数患者有自杀倾向。现代医学对该疾病的病因、发病机理尚未完全清楚，多数认为其发病与生物、社会、心理等综合复杂因素有关，在治疗上以心理治疗和化学药物氟西汀、帕罗西汀、舍曲林等抗抑郁药物联合应用为主。目前存在抗抑郁药谱窄、药物副作用大、易复发等问题。中医古代并无此专门病名，根据临床表现多将其归属于郁证、脏躁、百合、癫症范畴。中医学对该类疾病的认识较早，起源于秦汉，发展于唐宋，完善于金元，鼎盛于明清。近年来，随着社会经济快速发展，竞争激烈，生活压力增大，抑郁症患者也日益增多，已成为常见、高发精神类疾病之一，被称作精神科的"感冒"，给患者及其家属的生活带来了极大困扰。因此，总结中医对抑郁症的研究，挖掘中医对抑郁症的有效治疗方法有十分重要的意义。既往各医家治疗抑郁症没有固定统一标准，多侧重于肝，其次是心、脾，再次是肺、肾。学者胡铁汉等认为，五脏皆可致郁，治疗抑郁症不可执其一端。心、肝、脾、肺、肾各有所主，药有四气五味，针擅通经活络。全面整体辨证论治，针药并用，发挥中医的独特优势，方可进一步提高抑郁症的防治水平。

从心论治抑郁症

1. 心与抑郁症的关系 心在志为喜，心主神志；心情压抑，所愿不遂，久而久之即成抑郁。《类经》言："情志之伤，虽五脏各有所属，然求其所由，则无不从心而发。"《景岳全书·郁证》指出"至若情志之郁，则总由乎心，此因郁而病也"。吴建林在基于导师丁元庆"阳气抑遏、神颓志衰"观点基础上，认为抑郁的病变部位主要在心，病机关键在阳郁不达、神机颓废，主张以"通阳开郁、振奋心神"之法治疗抑郁症。张世筠遵《临证指南医案》"不重在攻补，而在乎用苦泻热而不损胃，用辛理气而不破气"之旨，自拟处方从心论治 49 例抑郁症患者，收到良好效果。刘盼等指出心的气血阴阳为精神活动的物质基础，心气血不足便出现心主神志功能异常，便出现抑郁症状，物质层面阐述了心与抑郁症发病的关联。方剑乔运用针刺从心治疗抑郁症取得良好效果。另有研究发现临床上有部分抑郁症患者常伴有心病症状，流行病学调查也发现"心血管疾病可引起或加重抑郁症，抑郁也可诱发、加重心血管疾病"；心理疏导这一有效的抑郁症治疗方法也说明了抑郁症的发病与心之间有密切联系。"心者，君主之官""心者，五脏六腑之大主也，精神之所舍也"。这为从心论抑郁症提供了科学依据。"郁证全在病者能移情易性""惟怡悦开爽，内起郁热可平"。以心为主引发的抑郁症，有虚实两端。虚应补益阴阳、气血，实则清热、化痰、通络、活血，不可一概而论。胡铁汉认为治疗抑郁症，必先调神，调心悦情，通过养心安神、陶冶情操来治疗，常用药物有小麦、酸枣仁、柏子仁、磁石、珍珠母、制何首乌、生地黄、麦冬、天冬等以滋阴养血安神；常用四神聪、百会、双侧心俞、双侧大陵、双侧神门、双侧内关等穴以镇惊安神养心。四神聪为经外奇穴，位于头部，有安神、醒脑开窍之功；百会在督脉之上，位于头部，有镇惊、安神之效；心俞在足太阳膀胱经之上，为心的背俞穴，是心气转入、输注之处，是治疗心疾的要穴；大陵在手厥阴心包经之上，为心包经的原穴，心包经原气输注之处，可疗心疾；神门在手少阴心经之上，是心经的原穴，为心经原气转输、留止之处；内关在手厥阴心包经之上，为心包经之络穴和八脉交会穴，通阴维脉，擅治心、胸病。

2. 验案举隅 陈某，女，72 岁。患者自诉眠差、心烦、乏力，时而伴有心前区压榨性疼痛，不愿意和人接触，舌红苔少，脉细，西医诊为抑郁症，中医辨证为心阴不足，予患者中药口服并针灸治疗。

处方：北黄芪 30 g，当归 20 g，酸枣仁 30 g，人参 10 g，麦冬 20 g，五味子 15 g，制何首乌 20 g，丹参 20 g，生地黄 20 g。10 剂，每日 1 剂，水煎分 2 次服。

针刺取穴：四神聪、百会、双侧心俞、双侧大陵、双侧神门、双侧内关。四神聪、百会平补平泻，双侧心俞、双侧大陵、双侧神门、双侧内关，用捻转补法，留针 20 分钟，1 日 1 次，10 日为 1 个疗程。

服药、针刺至第 3 天，患者诉睡眠较前好转，心前区不再压榨性疼痛，心情明显改善；服药、针刺至第 7 天，患者诉精力较前大为改观，夜眠安，心情平静，舌质较前好转，无心烦现象。10 日治疗结束，患者自诉服药针灸治疗后疗效明显，唯腹部现有饱胀感觉。

处方：北黄芪 30 g，当归 20 g，酸枣仁 30 g，人参 10 g，麦冬 20 g，五味子 15 g，陈皮 10 g，制何首乌 20 g，丹参 20 g，生地黄 20 g，继服 10 剂。针灸 10 天。疗程结束，患者诸症悉除。

按语：该患者年逾 7 旬，舌红而干，阴虚明显，内热而心烦，故眠差、心烦、喜静；心血不足，故乏力、脉细，时而心前区压榨性疼痛。方中北黄芪、当归补气养血；参大补心气，麦冬滋养心阴、安神，酸枣仁安神益心，五味子生津益阴、收敛心气；制何首乌补益肝肾而养血；生地黄滋养肾水而生津；佐以丹参凉血活血通络。诸药合用，共奏补气养血、滋阴安神之功。四神聪、百会，穴在头部，开窍、益智、安神，经穴所在，主治所在，发挥穴位的近治作用；双侧心俞，心之背俞穴，心气之所输注，刺之以补法，可以补益心气；双侧大陵、双侧内关为心包经之原穴和络穴；双侧神门为心经之原穴，以补法刺之，均可安神、通络、止疼。心包经起于胸中，出属心包；心经起于心中，出属心系，经脉所过，主治所及，发挥穴位的远治作用。诸穴合用，共奏养心安神、通络止疼之效。药证合拍，取穴得当，针药并用，故效如桴鼓。

从肝论治抑郁症

1. 肝与抑郁症的关系　《素问·灵兰秘典论》"肝者，将军之官，谋虑出焉"。《素问·六元正纪大论》"木郁达之"。肝主情志、肝主疏泄，肝为刚脏，喜条达而恶抑郁，怒伤肝。肝的疏泄功能正常，则气机调畅，气血和调；反之，肝气不疏，郁而不畅，闷闷不乐，久之即成抑郁症。基于肝的生理特性，历代从肝论治者最为广泛。李玲认为"抑郁症证候复杂多变，但病机的中心环节是肝气郁滞"；张丽朵以"柔"为主、兼而疏之，从肝分型治疗老年抑郁症患者效果满意；杜捷等提出"郁病是因情志失调导致肝气郁滞，疏泄失职出现的一系列症候"。由肝引发的抑郁症，患者多有肝郁症状。胡铁汉在临床治疗中以疏肝理气、化痰散结、活血化瘀为常用之法，使用药物有柴胡、玫瑰花、枳实、厚朴、川芎、当归、陈皮、半夏等，成方有逍遥丸、柴胡疏肝散等以疏通肝气；取穴有四神聪、百会、双侧合谷、双侧太冲、双侧肝俞、双侧膈俞等穴以安神镇惊、调气活血。四神聪为经外奇穴，位于头部，有安神、醒脑开窍之功；百会在督脉之上，位于头部，有镇惊、安神之效；合谷在手阳明大肠经之上，为大肠经之原穴，大肠经之原气输注、留止于此，可以调畅脾胃气机；太冲在足厥阴肝经之上，为肝经原穴，肝经原气输注、留止于此，主治肝胆疾患，有平肝行气之功；肝俞在足太阳膀胱经之上，为肝之背俞穴，肝气输注之处，主治肝胆疾患；膈俞在足太阳膀胱经之上，为八会穴之血会，可以活血化瘀、行气通络。

2. 验案举隅　张某，女，39 岁，教师。1 年前因婚变闷闷不乐，常独自发呆，生活懒散。西医诊为抑郁症，服抗抑郁药效果不佳。初诊舌红，苔黄脉弦，饮食可，便秘、小便黄，时有胸胁胀满疼痛感伴有失眠，近段月经量少有血块。中医诊断为气滞血瘀，予疏肝理气、活血通络治疗。

处方：柴胡 20 g，白术 20 g，茯苓 15 g，川芎 10 g，枳实 15 g，当归 20 g，红花 20 g，桃仁 10 g，丹参 20 g，黄芩 15 g。10 剂，每日 1 剂，水煎分 2 次服。

针刺取穴：四神聪、百会、双侧合谷、双侧太冲、双侧肝俞、双侧膈俞。四神聪、百会平补平泻，双侧合谷、双侧太冲、双侧肝俞、双侧膈俞捻转泻法，留针 20 分钟，10 次为 1 个疗程。

服药、针刺疗程结束，患者精神面貌明显改观。主动要求巩固治疗 1 个疗程，后痊愈而去。

按语：该患者平素体质尚好，因1年前婚姻变故导致抑郁，肝气不畅、郁而化热，故心烦、舌红、脉弦。方中柴胡疏理肝气，白术健脾培土，以防肝木克伐太过；茯苓健脾安神；川芎、枳实理气以疏肝；红花、桃仁、丹参活血以通络；少佐黄芩清泻郁热。平补平泻四神聪、百会安神除烦，泻双侧太冲、双侧合谷开四关而解郁，泻双侧肝俞、双侧膈俞理气活血通络。方药、穴中合病情，遂见效迅速。

从脾论治抑郁症

1. 脾与抑郁症的关系　脾主运化，在志为思。思虑过度，气机郁结，气滞则痰凝，痰凝则加重气机阻滞。《医圣心源》："脾升则肾肝亦升，故水木不郁；胃降则心肺亦降，故金火不滞。"张德英等提出"郁病多在中焦"。马烈光认为脾气不足是抑郁症的重要病机，不可忽视。杨珂等认为老年抑郁症的发病与脾有密切关系，脾虚日久导致水液运化无力，痰浊阻窍，或气血亏虚，脑髓失养。赵晶认为抑郁症的病因病机在于脾失健运，痰湿阻滞，蒙蔽气机，湿邪黏腻停滞，与抑郁症缠绵难愈的特点有很大关系。现代研究表明，脾虚可以导致单胺类神经递质水平下降、神经内分泌紊乱、免疫功能激活、能量代谢障碍、肠道菌群失衡，健脾可以通过这些途径发挥治疗作用，以改善抑郁中土五行模式，将脾作为五脏的中心，脏腑气血皆从土而生，脾土虚则五脏气虚血亏，五神志失其所居之所而为神伤，神伤则恐惧，日久忧思过度发为抑郁。脾为后天之本，气血生化之源，脾藏意主思，思则气结，思虑过度，脾胃气机升降失调，使情志之郁更甚。由脾引发的抑郁症，本虚标实。本为脾气不足，标则以湿、痰为多。临床多伴胃肠症状。胡铁汉常用豆蔻、砂仁、白术、苍术等药健脾祛湿、调畅气机；常用四神聪、百会、中脘、双侧合谷、双侧足三里、双侧脾俞等穴安神镇惊、行气健脾。四神聪为经外奇穴，位于头部，有安神、醒脑开窍之功；百会在督脉之上，位于头部，有镇惊、安神之效；中脘在任脉之上，为胃之募穴，主治脾胃之疾；合谷在手阳明大肠经之上，为大肠经之原穴，大肠经之原气输注、留止于此，可以调畅脾胃气机；足三里在足阳明胃经之上，为胃经合穴，主治脾、胃、肠疾患；脾俞在足太阳膀胱经之上，为脾之背俞穴，脾脏之气输注于此，主治脾胃疾患。

2. 验案举隅　崔某，女，60岁。闷闷不乐、少言，伴有食欲不佳月余，由其妹陪同来诊。其妹代述，姐夫半年前因新冠肺炎突然离世，姐姐自此常常一个人发呆、闷闷不乐，在外院西医诊为抑郁症。近月余来，患者食欲不佳，时有呕吐，生活懒散，打不起精神。为调整患者心情，特将姐姐接至妹妹家小住。患者面色㿠白，舌淡有齿痕，脉细弱，大便溏，食欲不振，腹胀、睡眠差，畏寒怕冷。辨证为脾虚湿盛证，予健脾除湿开郁治疗。

处方：白术20 g，茯苓15 g，白扁豆30 g，砂仁10 g，厚朴15 g，苍术15 g。7剂，每日1剂，水煎分2次服。嘱患者多活动。

针刺取穴：四神聪、百会、中脘、双侧足三里、双侧合谷、双侧脾俞。毫针刺，四神聪、百会平补平泻，中脘、双侧足三里、双侧脾俞施捻转补法，双侧合谷捻转泻法，留针20分钟，腹部艾灸。每日治疗1次，针灸7次为1个疗程。

服药、针灸3天时，患者自诉腹部饱胀感好转，已不甚怕冷；7天治疗结束，患者面色已明显好转，精神不振状态大为改观，继续治疗。诊察舌淡略有齿痕，苔薄白，脉微弱。拟以健脾补气治疗。

处方：白术20 g，茯苓15 g，白扁豆30 g，砂仁10 g，厚朴15 g，苍术15 g，黄芪30 g，当归20 g。10剂，每日1剂，水煎分2次服。

针刺取穴：四神聪、百会、中脘、双侧合谷、双侧足三里、双侧脾俞。毫针刺，四神聪、百会平补平泻，中脘、双侧足三里、双侧脾俞施捻转补法，双侧合谷捻转泻法，留针20分钟，腹部艾灸。针灸10次，每日1次。疗程结束，诸症悉除。

按语：患者突遇变故，失去丈夫，心情沉重，思虑过度，思则伤脾。脾虚湿盛，故食欲不振、腹部胀满、便溏；脾虚运化乏力，水湿内留，则舌有齿痕；脾虚则气血生化乏源，故脉微。胃不和，则卧不安，故眠差。方中白术、苍术、茯苓、白扁豆健脾除湿；砂仁、厚朴燥湿行气；黄芪、当归补益气血以振奋精神。平补平泻四神聪、百会以安神镇惊,补中脘、双侧足三里、双侧脾俞以健脾益气,泻双侧合谷可行气,灸腹部温运中焦。治法得当,切中要害,故收效迅速。

从肺论治抑郁症

1. 肺与抑郁症的关系　《素问·至真要大论》"诸气膹郁,皆属于肺",肺主气,主治节,在志为悲。肺气不足,通调功能下降,宣发肃降能力不足,气机不畅;或者是痰瘀阻肺,导致肺气不宣。肺的功能决定了肺在抑郁症发病和治疗中所起到的重要作用。刘紫凝等提出抑郁症中的悲忧不良情绪肺当应之,治疗宜从肺求。王煜坤主张临床上治疗抑郁症要考虑到肺,遣方用药要注意调肺气。杨建等认为"气机不畅,肺首当其冲。从气机角度讲,治疗抑郁症当考虑到肺"。徐燕等提出润肺、清肺、温肺、宣肺、升陷解郁之法,为从肺论治抑郁症提供了新思路。有研究通过探究抑郁症的临床表现,发现抑郁症与肺的功能紊乱有一定相关性,任何导致肺功能下降的因素都会引起肺的通调肃降功能,从而使气机受到影响,日久则情绪抑郁。由肺引起的抑郁症,亦分虚实两端。虚以气虚、阴虚为主,实以痰凝为要。临床表现多伴有肺系症状,以及悲伤易哭之特点。从肺治疗抑郁症,胡铁汉常用药物有黄芪、人参、杏仁等以补气、降气;常用四神聪、百会、双侧肺俞、双侧孔最、双侧尺泽、双侧太渊等穴以安神镇惊、宣肺通经。四神聪为经外奇穴,位于头部,有安神、醒脑开窍之功;百会在督脉之上,位于头部,有镇惊、安神之效;肺俞,位于足太阳膀胱经之上,是肺的背俞穴,肺经之气转输、输注之处,是治疗肺疾的重要腧穴;尺泽,位于手太阴肺经之上,是肺经的合穴,主治肺疾;孔最,位于手太阴肺经之上,是肺经的郄穴,擅长开瘀通窍;太渊位于手太阴肺经之上,为肺经之原穴,肺原气经过、留止之处,主治肺脏之疾。

2. 验案举隅　杨某,女,61岁。1年来失眠、心烦、焦虑,时常悲伤哭泣,有自汗,西医诊为抑郁症。舌淡有齿痕,脉濡细,怕冷,汗出,小便频数,乏力。辨证为肺气不足证,给予患者补益肺气治疗。

处方:黄芪30 g,当归20 g,麦冬20 g,北五味20 g,白术20 g,茯苓20 g,浮小麦30 g,杏仁10 g,酸枣仁30 g。10剂,每日1剂,水煎分2次服。

针刺四神聪、百会、双侧肺俞、双侧孔最、双侧尺泽、双侧太渊,毫针刺,每日1次,10次为1个疗程。

四神聪、百会平补平泻。双侧肺俞、双侧太渊用补法,双侧尺泽、双侧孔最用泻法,留针20分钟。服药、针刺几天后,患者自觉汗出较以前明显减少,乏力现象有所改善,哭泣减少。治疗10天疗程结束,患者自汗、心烦已除,睡眠明显好转。继续予以治疗。

处方:人参15 g,熟地黄20 g,丹参20 g,黄芪30 g,当归20 g,麦冬20 g,北五味20 g,白术20 g,茯苓20 g,浮小麦30 g,杏仁10 g,酸枣仁30 g。10剂,每日1剂,水煎分2次服。

针刺四神聪、百会、双侧肺俞、双侧孔最、双侧尺泽、双侧太渊,毫针刺,每日1次,10次为1个疗程。

四神聪、百会平补平泻;双侧肺俞、双侧太渊用补法;双侧尺泽、双侧孔最用泻法,留针20分钟。疗程结束,患者睡眠已正常,偶尔有悲伤哭泣,余症均已正常。后又续治月余痊愈。

按语:该患者自诉企业退休,独自生活,收入偏低,生活困难,常常悲伤。悲则伤肺,加之年岁偏高,亏损显著,遂见肺气不足。气虚则乏力、自汗;舌淡有齿痕也为气虚之明症;气为血帅,气虚血亦虚,血不养神,故失眠、焦虑、脉细。方中黄芪、人参大补肺气;当归、熟地黄养血益精;北五味、浮小麦敛汗安神;白术、茯苓健脾除湿、培土生金,以达补肺之目的;杏仁、丹参理气活血,静中有动,补而不滞;酸枣仁养血安神。平补平泻四神聪、百会安神除烦,针刺补双侧肺俞、双侧太渊可补益肺气;针刺泻双侧尺泽、双侧孔最,合穴郄穴同用,可开瘀通经。

从肾论治抑郁症

1. 肾与抑郁症的关系 肾主藏精，主骨生髓，脑为髓之海。《灵枢·海论》："髓海不足，则脑转耳鸣，胫酸眩冒，目无所见，懈怠安卧。"肾在志为恐，恐伤肾。《灵枢·本神》"恐惧者，神荡惮而不收"。可见肾精是神志活动的物质基础，肾与神志的关系相当密切。"肾藏志"是肾与人体精神活动的高度概括。雷英菊等认为"肾藏志"在抑郁症的发病中占有重要地位，抑郁症诸多病因的产生也与肾有关。张会敏等基于"脑主神明"理论，用温补肾脏、填补脑髓之法治疗难治性抑郁症效果显著。任德启等主张治疗老年期抑郁症应以补肾解郁为基础。全小林采用补肾阳法，多用淫羊藿、巴戟天"益火之源"，治疗抑郁症收效显著。胡国恒治疗青年抑郁症时主张温补肾阳、宣畅气机，收效显著。抑郁症中的沉默懒言、对生活不感兴趣、情绪低落等症状，多数医家认为和肾阳虚有密切关系，以温补肾阳为主取得良好效果。但不尽然，尚需辨证为要。阴虚者必须滋阴，阳虚者方可温阳。肾精不足，动力乏源，未必发展到阳虚阶段，患者即可出现沉默寡言、提不起兴趣等慵懒症状。由肾引发的抑郁症，临床多伴肾系症状。以虚为主，有阴虚、阳虚、气虚、精亏之分；治疗则有以滋阴、温阳、补气、填精之别。从肾论治抑郁症，宜详加询问病史及未诉症状。治疗方面，以填补肾精为主，根据阴阳虚实情况，酌加滋阴、温阳、补气之品。常用药物有山药、熟地黄、山茱萸等药以填精，常用穴位有四神聪、百会、关元、气海、命门、双侧肾俞、双侧太溪等穴以安神补肾。四神聪为经外奇穴，位于头部，有安神、醒脑开窍之功；百会在督脉之上，位于头部，有镇惊、安神之效；关元、气海在任脉之上，总关一身元气，为强壮保健要穴；肾俞在足太阳膀胱经之上，是肾的背俞穴，肾气输注之处，凡与肾有关之疾病，均可取之；命门，居于肾俞中间，属督脉，生命之门也，主治虚损劳伤之类的疾病；太溪，在足少阴肾经之上，为肾经的原穴、腧穴，肾脉气血所注之处，主治肾精不足之类的疾病。

2. 验案举隅 罗某，男，22岁，在读大学生。患者乏力、失眠、闷闷不乐数年，在外院多方求治，诊为抑郁症，服抗抑郁西药治疗，效果不甚明显。患者面色苍白无华，诉乏力，腰痛，遗精，失眠，手脚汗出，舌红有齿痕，脉浮数。询问患者，是否有女朋友，患者诉几年前有手淫现象。诊为肾阴不足，嘱患者坚决摒弃恶习，服药针灸治疗。

处方：熟地黄20 g，生地黄20 g，山药30 g，山茱萸20 g，白术20 g，茯苓20 g，黄芪30 g，当归20 g，酸枣仁30 g，桑螵蛸20 g，磁石30 g，麦冬20 g。10剂，每日1剂，水煎分2次服。

针刺取穴：四神聪、百会、关元、气海、命门、双侧肾俞、双侧太溪，毫针刺，每日1次。

四神聪、百会平补平泻，关元、气海、命门、双侧肾俞、双侧太溪捻转补法，留针20分钟，同服药一致，连续针刺10日。治疗1周后患者诉睡眠、情绪明显好转，尚有梦遗现象，10日针刺、服药结束，患者诉这次治疗较以往他院治疗效果明显，体力恢复显著，情绪改善很大，信心大增。中药、针灸继续治疗10日，效不更方。疗程结束后，患者十分满意，闷闷不乐现象一扫而光，精力较充沛，睡眠偶有失眠。由于患者在校学习时间紧张，针灸治疗到期后停止，中药继服30天。后痊愈参加工作。

按语：该患者年少无知频繁手淫，导致肾精亏耗，故腰痛乏力；真阴耗损，虚热内生，故心烦、遗精、失眠；精血不足，不能上荣于面，故面色无华。方中熟地黄、山药、山茱萸，补肾填精；白术、黄芪健脾补气，气足则精生；生地黄、麦冬、磁石，养阴生津以安神；酸枣仁补肝血而安神，茯苓健脾安神利湿而止手脚汗，全方合而补肾填精、养阴安神。针刺四神聪、百会可安神镇惊，针刺关元、气海、命门、双侧肾俞、双侧太溪可补肾益精。针药合用，收效甚大。

从理论研究到临床实践，均证明了抑郁症与五脏有密切联系。历代医家，从不同脏腑论治抑郁症，积累了宝贵的临床经验。在治抑郁时，在汲取前人经验的基础上，应更加注重五脏的生理、病理特性，注重五脏之间的生克制化关系，喜、怒、忧、思、悲、恐、惊之间的生克制化关系，全面收集临床信息，进行整体辨证，治疗上不执于一端，不泥于一脏，对症用药取穴、针药并用。如此，对提高抑郁症的治疗效果将有重要意义。

381   五脏辨治在抑郁症的应用

抑郁症是临床最常见的心境障碍之一，其核心症状表现为显著而持久的心境或情绪低落、兴趣缺乏（丧失）。随着社会的发展，抑郁症的发病率呈逐年上升趋势，已逐渐成为全球性的主要精神卫生问题之一，相关研究显示，在全球神经精神疾病的负担中，抑郁症占 17.3%，高居首位。目前，西医治疗抑郁症主要靠西药治疗，西医抗抑郁药主要有三环类（TCAs）、选择性 5-HT 再摄取抑制剂（SSRIs）、5-HT 和 NE 再摄取抑制剂（SNRI）、NE/DA 摄取抑制剂（NDRI）、5-HT2A 和受体拮抗剂和 5-HT 再摄取抑制剂（SARIs）、NE 和特异性 5-HT 抗抑郁药（NaSSA）等。单纯应用西药治疗抑郁症存在诸如药物起效慢、不良反应多、具有一定的依赖性、停药反应、服药周期偏长及患者依从性差等问题。而应用中西医结合治疗抑郁症得到越来越多的关注。

抑郁症属于中医学"郁证"的范畴，是指由于情志不舒、气机郁滞所致，以心情抑郁、情绪不宁、胸部满闷、胁肋胀痛、易怒易哭、咽中如有异物梗阻等为主要临床表现的一类病症，可包括古医籍中记载的郁证、脏躁、癫证、奔豚气和梅核气等。学者吴剑勇等对抑郁症的中医五脏辨证论治分别进行了论述。

抑郁症中医证候的临床流行病学研究

对于抑郁症的中医证候的临床流行病学研究，国内学者已经做了大量的工作。郑开梅等通过对 5 个调查点的 487 例抑郁症患者进行辨证分析后发现，抑郁症的常见证候前四位是肝郁脾虚证（125 例，占 35%）、肝郁气滞证（111 例，占 25%）、心脾两虚证（61 例，占 12.5%）、肾阳不足证（44 例，占 9.1%），认为肝郁、气机失调是抑郁症的重要病因病机。陈文垲等通过对 571 例抑郁症患者进行辨证分型，聚类分析发现前几位证候依次是肝气郁结、心神不宁证（211 例，占 36.95%），心肝气郁、痰浊阻滞证（121 例，占 21.2%），心脾两虚、湿浊中阻证（84 例，占 14.7%），心神两亏、气滞络痹证（31 例，占 5.4%），心肝气郁、化热扰神证（53 例，占 9.3%），心肝气郁、脾肾两虚证（22 例，占 3.9%），认为抑郁症病位主要在心与肝，涉及脾肾，肺也有涉及。薛丽飞通过对 566 例老年抑郁患者进行辨证分型发现，肝肾阴虚证患者所占比例最大，为 19.6%，接下来依次是肝郁脾虚、心脾两虚、肝气郁结、脾肾阳虚等，认为"肾虚"为老年抑郁症的病理基础。陈定华等通过对 519 例社区老年抑郁症患者进行辨证分型发现，中医证型以肝郁气滞为多，有 141 例（占 27.3%），其次是肝郁脾虚（132 例，占 25.4%）、心脾两虚（77 例，占 14.8%）、肝肾阴虚（59 例，占 11.4%）等，认为病位主要在肝，其次在心、脾、肾。林基石等通过对 687 例抑郁症患者进行中医证候调查发现，常见证候前四为肝郁脾虚（178 例，占 25.91%）、肝气郁结（135 例，占 19.65%）、心脾两虚（51 例，占 7.42%）、肝郁化火（39 例，占 5.68%），认为抑郁症的病机多与肝脾有关，主张从肝脾论治。

抑郁症对应中医五脏的病因病机

1. 病位在心   中医理论认为，心为君主之官、五脏之大主、精神之所舍，主宰人的七情五志。《素问·本病论》："人忧愁思虑即伤心。"《医门法律》："五志惟心所使。"隋代巢元方《诸病源候论·气病诸候·结气候》："结气病者，忧思所生也。心有所存，神有所止，气留而不行，故结于内。"故五志过极可伤及心神，若心失所养，则神志无以藏，气机失调，郁而为病。同时心主血脉，心气具有化生血液和助血运行的功能。心的生理功能失常会影响其他脏腑功能的正常发挥，反之，其他脏腑功能的失常也会影响心功能的正常发挥，临床上常表现为心阴不足、心脾两虚、心肾不交、心脉瘀阻等证候表现。患者多有精神恍惚，面色少华，心悸怔忡，胸闷，多疑易惊，悲忧善哭，喜怒无常，头晕神疲，失眠健忘等症状。

2. 病位在肝 《灵枢·本神》云："肝藏血，血舍魂。"《素问·灵兰秘典论》又云："肝者，将军之官，谋虑出焉。"中医理论认为，肝为五脏中的刚脏，喜条达恶抑郁，主疏泄，有调畅气机、疏土助运与调节情志的功能。同时，肝与胆相为表里，而胆为"中正之官，决断出焉"。故七情之病多责之于肝，致肝失疏泄。气郁结，气机失调，情志改变，肝经循行部位亦可出现不适，故患者多见精神抑郁，情绪不宁，惊悸失眠、善太息、胸部满闷、沉闷欲哭或急躁易怒等，且日久可影响他脏，变生他证，诸如肝郁血虚、肝郁脾虚，肝肾阴虚等。

3. 病位在脾 中医理论认为，脾主运化，为后天之本，气血生化之源。脾主升清，脾胃为气机升降之中枢。《素问·阴阳应象大论》中提到"脾藏意，在志为思"，《类经·卷五十二》云："脾忧愁不解而伤意者，脾主中气，中气受抑则生意不申，故郁而为忧。"故忧思伤脾，思则气结，郁而为病。元代朱丹溪认为"人身诸病多生于郁"，提出气血痰湿食火之"六郁"学说，并创越鞠丸治六般郁，他认为"凡郁皆在中焦"。故七情所伤，情志不遂，可影响脾的正常功能的发挥，脾失运化，出现气机阻滞、血瘀、痰饮等，气血亏虚，精神失养，或痰湿中阻，蒙蔽清窍，则临床上可表现为情绪低落，多思善虑，头晕神疲，失眠纳差，面色不华，体重减轻等。

4. 病位在肺 《素问·灵兰秘典论》云："肺者，相傅之官，治节出焉。"《素问·至真要大论》云："诸气膹郁，皆属于肺。"《素问·举痛论》云："百病皆生于气。"中医理论认为，肺主一身之气，为生气之源，肝升肺降之"龙虎回环"在人体气机升降调节中占有重要地位。肺在志为悲，《素问·阴阳应象大论》云："精气并于肺则悲。"同时肺居上焦，为水之上源，主一身之气；肾居下焦，为水之下源。下源之阳蒸腾升发，使精微、气血上归于肺，上源则可气盛内敛，使悲伤得以控制。故若肺气不利，治节失常，则可致气机升降出入不利，气血痰湿为病，可发为郁证。临床上可表现为心情抑郁，情绪不宁，悲哀易哭的同时可伴有咳嗽、痰多、胸闷憋气、气促等。

5. 病位在肾 唐代孙思邈在《千金方·灸例》中提到"头者，身之元首，人身之所法"；宋代陈无择在《三因极一病证方论》里也认为头为"百神所聚"；明代李时珍在《本草纲目·辛夷条》里首先提出"脑为元神之府"说，清代王清任更是认为"人之记性在心不在脑"。故现代中医理论认为，脑主神明，为元神之府、髓之海，而肾为先天之本，藏精，主骨生髓充脑，肾精为正常神志活动的物质基础。肾精不足，脑失所养，则易为七情所伤。同时肾"受五脏六腑之精而藏之"，肾阴肾阳为其他脏腑阴阳之根本。肾若失养亦可影响及肝、心、脾、肺等脏腑，致气血阴阳亏虚、气机升降失调，往往致气化无力，致痰饮、瘀血的生成进而进一步加重气机的阻滞或髓海空虚，精神失养而为病。临床上可表现为情绪不宁，眩晕耳鸣，心悸，失眠健忘，多梦，五心烦热，盗汗等。

抑郁症在五脏分证论治中的临床应用

1. 从心论治 张世筠从心论治抑郁症 49 例，拟栀子、莲子心、合欢皮组方，清心除烦，安神定志，病随证加减，其总有效率 95.9%：痊愈 33 例，占 67.3%；有效 14 例，占 28.6%。平均治疗 89 天。亓光峰以养心安神为准则，自拟养心方治疗抑郁症患者 45 例，对照组西药黛力新组，总有效率为 88.89%，效果相当，且治疗期间睡眠情况优于对照组。高雅等自拟养心安神汤治疗冠心病合并抑郁患者，治疗组完成 35 例，西药喜普妙对照组完成 37 例，两组对照发现治疗后汉密尔顿（HAMD）抑郁量表评分相当，而在西雅图心绞痛量表（SAQ）评分方面，治疗组表现优于对照组，显示养心安神汤的适用性。

2. 从肝论治 韦群武等用疏肝解郁胶囊治疗中度抑郁症与氟西汀等效性随机平行对照研究，将 70 例患者随机分成 2 组，发现疏肝解郁胶囊疗效满意，与氟西汀具有等效性，且不良反应少，对血常规、肝肾功能、心电图等影响少，安全性较好。刘三英应用柴胡疏肝散治疗急性脑卒中后抑郁症，将 85 例患者随机分组，结果发现治疗后治疗组汉密尔顿抑郁量表（HAMD）积分显著低于西医常规治疗组，有效率高于对照组，且不良反应小、安全性良好。伍靓等通过将 70 例产后抑郁症患者进行随机分成对照组和治疗组，对照组单纯应用舍曲林治疗，治疗组在对照组基础上服用逍遥散，结果显示治疗组有效率（94.29%）明显优于对照组（77.44%），且能降低不良反应。

3. 从脾论治 林基石等将 60 例肝郁脾虚型抑郁症患者随机分组，治疗组给予解郁醒脾汤，对照组给予氟西汀治疗，结果显示治疗组与对照组疗效具有等效性，表明单纯中药治疗的有效性，且不良反应少，安全性好。朱晨军等通过运用归脾汤治疗心脾两虚型抑郁症患者和单用氟西汀治疗心脾两虚型抑郁症患者进行比较，发现归脾汤可显著提高心脾两虚型抑郁症患者的 HAMD 量表及中医症状量表减分率，与氟西汀治疗比较疗效相当，但比服用氟西汀后的不良反应少，起效更早，证明服用归脾汤是治疗心脾两虚型抑郁症安全有效的方法。黄娜娜等将 60 例脾肾阳虚型抑郁症患者随机分成 2 组，治疗组给予温阳解郁汤治疗，对照组给予氟西汀治疗，结果显示两组具有等效性，且治疗组不良反应少，安全性良好。

4. 从肺论治 傅丽等提出抑郁症患者多有气机不畅之表现，可运用宣肺开郁之法指导配伍，并在临床上取得了一定的成效。刘晨从药物归经角度分析古代治疗抑郁症的药物，发现入肺经的药物使用率达到 21.6%。杨建等观察到抑郁症患者常合并咳嗽、咽痒、胸闷、气喘、气短等肺系症状，通过治疗肺系症状，患者的情绪也得到了改善，提出治疗抑郁症应考虑到肺。凌燕等认为，甘麦大枣汤所治"脏躁"中表现的"数欠伸"是悲伤日久，肺胃之气受损、上中二焦不利、营卫不和所致。国内学者也曾有对抑郁症患者用宣肺开郁之法治愈的个案病例。

5. 从肾论治 王彦宏将抑郁症的核心症状和《内经》的神志病相关理论相结合，确定抑郁症的核心病机为肾阳虚，采用温阳解郁法治疗并取得了一定的疗效。赵晶等将 60 例肾虚肝郁型抑郁症患者，随机分成 2 组，治疗组给予颐脑解郁方治疗，对照组则给予氟西汀治疗，观察两组中医证候的改变情况，结果显示颐脑解郁方能显著改善肾虚肝郁型抑郁症患者的中医主要证候。王瑞智采用更年平汤 I 号滋补肾阴、更年平汤 II 号温补肾阳治疗男女围绝经期综合征 60 例，总有效率 100%，认为本病以肾虚为本，治宜补肾益精，平衡阴阳。林昱等将 480 例肾虚肝郁型抑郁症患者随机分成补肾解郁组和氟西汀组，结果显示补肾解郁组在痊愈率、显效率、疗效指数等方面均优于氟西汀组，且不良反应明显低于氟西汀组，具有良好的临床疗效。马毓俊等通过补肾法治疗 41 例老年性抑郁症患者，总有效率达 82.92%，疗效明确。

382 从五脏辨治冠心病抑郁症

　　冠心病抑郁症是一种严重影响患者身心健康的复杂疾病，发病率高、诊断率低、缺乏有效防治方法、易出现意外事件等已成为临床防治本病的难题。美国心脏病协会将抑郁症列为冠心病的独立危险因素。流行病学调查显示抑郁可使冠心病发病率增加 1.5～2 倍。冠心病与抑郁症相互影响，临床表现错综复杂，常规治疗冠心病药物联合抗抑郁、镇静药物治疗，可一定程度缓解症状，但部分抗抑郁药物容易诱发心肌缺血、心律失常，且存在依赖性、成瘾性，影响远期疗效及预后。

　　冠心病属中医"胸痹""心痛""真心痛"等范畴，抑郁症与"郁证""脏躁""百合病"等疾病相关。"心主血脉"，心之阳气推动血液运行，濡养周身，心主血脉功能失常则血液运行不畅，痹阻心脉，出现胸痛、胸闷、气短、心悸等症。"心主神明""心为五脏六腑之大主"，神、魂、魄、意、志与五脏密切相关，即"五脏藏五志"，体现了心在生理病理上的主导作用。张景岳《类经·疾病类》指出："心为五脏六腑之大主，故忧动于心则肺应，思动于心则脾应，怒动于心则肝应，恐动于心则肾应，此所以五志唯心所使也。"若长期不良情志刺激，或剧烈的精神创伤超过人体耐受程度，影响心神，波及他脏，导致脏腑气血失调，常出现心神不宁、抑郁、焦虑、胆怯、恐惧等病症。学者曹洪福等基于心主血脉、心主神明的生理功能与病理变化，提出温阳益心法为治疗冠心病抑郁症的基本方法，结合五脏相关、形神一体观从心与肺、肝、脾、肾、胆的关系以及五脏与情志的联系探析了冠心病抑郁症的治疗。准确把握冠心病抑郁症证候特点及动态变化规律，从五脏论治，有利于改善患者病理变化与身心状态，防止意外事件发生，提高生活质量。

调和脏腑、形神并治是提高疗效的关键

　　1. 从心论治——温阳益心宁神　心为君主之官，统帅全身脏腑形体官窍的生命活动，又主精神意识思维等精神活动，《灵枢·邪客》："心者，五脏六腑之大主，精神之所舍也。"心主血脉，推动、调控血液运行，输送营养物质到达脏腑形体官窍以濡养全身；心藏神，主宰意识思维等精神活动。冠心病多因外邪侵袭、饮食不节、情志失调等导致上焦心肺之阳气不足，寒邪、痰饮聚于胸中，阻滞气机，痹阻心脉而发为胸痹，出现胸闷、胸痛、心悸、气短等表现。心阳不足，心气郁遏不宣则神失温养，出现抑郁、焦虑、急躁易怒、情绪低落等症状。曹洪欣结合多年治疗冠心病临证经验，认为阳虚痰瘀是冠心病主要病机，提出温阳益心法治疗冠心病，该法能"温心阳，护心体，益心用"，创立代表方剂温心方，以生脉饮、瓜蒌薤白半夏汤、陷胸汤等化裁而成，具有"温心重在温通兼施，通滞得以血畅神安"的组方特点。临床及实验研究表明，温心方从多途径、多环节、多靶点治疗冠心病，可减少心绞痛发作，减停硝酸甘油等扩张血管药物的使用，疗效显著。冠心病患者多年过四旬，阳气虚损，心神失养而神志不宁，出现抑郁、焦虑、精神恍惚、情绪低落、胆怯易惊等症，以温心方配伍宁心安神之品治疗，主要由人参、麦冬、清半夏、瓜蒌、薤白、桂枝、茯苓、炒白术、生龙骨、生牡蛎等组成。方中人参、麦冬益气养心；桂枝、薤白温通心阳；瓜蒌、半夏通阳散结、祛痰宽胸；茯苓、炒白术健脾益气、宁心安神；生龙骨、生牡蛎重镇安神、平肝潜阳。诸药合用可温阳补气益心、活血化痰通脉、清心宁神，改善冠心病抑郁症患者身心症状。

　　2. 从肝论治——疏肝理气调神　肝主疏泄，藏血，心血充盈，肝有所藏，有利于肝主疏泄；肝疏泄有度，情志畅快，心神得养，有利于心主神明。因精神刺激导致情志不舒乃至肝气郁结，影响肝之疏

泄、气机不畅、气滞血瘀出现胸闷、心痛、心悸、失眠等症状。同时，冠心病患者患病后因精神压力增大，疏泄太过则急躁易怒，失眠多梦，口干苦；疏泄不及则情志抑郁，善太息，胁肋窜痛，治宜疏肝理气，解郁调神，常常以小柴胡汤、柴胡疏肝散合瓜蒌薤白半夏汤加减，气机调畅，气血和调则神安。

3. 从脾论治——益气补血养神 脾主运化、主统血，为"后天之本，气血生化之源"，气血津液的生成有赖于脾将事物转化为水谷精微物质，上输于心，化生气血布散全身。同时，脾主统血，固摄血液不致溢出脉外。饮食不节，嗜食肥甘厚味损伤脾胃运化功能，痰湿内停痹阻心脉而引发胸闷、胸痛等症。同时冠心病患者因担心病情加重影响工作生活，心理负担加重，思虑过度则伤脾，脾气亏虚，气血生化乏源，无以化赤奉心，营血亏虚，心神失养；思则气结，气机不畅，痰湿内停，痰瘀互结，内扰心神，临床上常常表现为心悸怔忡、气短、胸痛、活动及劳累后加重、睡眠不实、多梦、食欲减退、倦怠乏力、少气懒言、面白少华、自责自卑、内疚、多虑、舌淡苔薄、脉细弱，治宜益气补血，健脾养神，以归脾汤合瓜蒌薤白半夏汤加减。

4. 从肺论治——补气养阴益神 心主血脉，肺主气司呼吸，朝百脉主治节，心肺相互依存、相互为用，维持气血正常输布。若素体气虚，或过度劳累，导致肺气虚弱，宗气生成不足，无以贯心脉，行气血，瘀血内停，出现胸部憋闷或疼痛，气短不足以息，心悸，心前坠胀或心悬若饥，咽中拘急等症。此外，冠心病患者由于忧伤过度，耗散肺气，常常出现精神恍惚，不愿与外界交流，悲伤欲哭等症状。《素问·举痛论》："悲则心系急，肺布叶举，而上焦不通，荣卫不散，热气在中，故气消矣。"常补心肺之气以益神，方选升陷汤与瓜蒌薤白半夏汤加减。

若病情迁延日久，郁热伤阴，导致心肺阴虚内热，百脉失养，出现胸闷、心悸、情绪低落、精神不安、神志恍惚、口苦、小便赤、脉微数者，常以温心方合百合地黄汤加减。《金匮要略·百合狐惑阴阳毒病脉证治》指出："百合病者，百脉一宗，悉致其也。意欲食复不能食，常默默，欲卧不能卧，欲行不能行，饮食或有美食，或有不用闻食臭时，如寒无寒，如热无热，口苦，小便赤，诸药不能治。"百合润养心肺，清气分之虚热；生地黄滋养心阴，清血分之虚热，二药合用，清热养阴，心肺得养则百脉和调，精神振奋。

5. 从肾论治——养阴温阳安神 肾藏先天之精，内寄真阴真阳，心居上焦属火阳，肾居下焦属水属阴，心火当降以济肾水，助肾阳温肾水；肾水上济于心，滋心阴，制约心阳，心肾阴阳水火升降互济，维持两脏生理功能的协调平衡。患者久病不愈，耗伤肾之阴阳，加之情绪抑郁，郁久化火耗伤肾阴，无以上奉荣养心神，心火亢盛不能下交于肾，心肾不交，临床常见心悸、心烦、胸闷、心痛、惊恐不安、失眠多梦等症，宜滋阴益肾，养心安神，以六味地黄丸、交泰丸、瓜蒌薤白半夏汤合方加减。若兼见肢体浮肿，畏寒肢冷，咳喘不得平卧，小便清长者，属于肾阳不足，气化功能减退，加肉苁蓉、仙茅以温肾阳、安神志；若水湿内盛，面浮肢肿，可用真武汤加减。

6. 从胆论治——化痰利胆静神 肝主谋虑，胆主决断，肝胆相互配合，谋虑定而决断出。《类经·脏象类》："胆附于肝，相为表里，肝气虽强，非胆不断，肝胆相济，勇敢乃成。"若情志之火内发，灼液为痰，痰热互结内扰心神，心神失调，出现胆怯易惊，优柔寡断，惊悸不宁，失眠多梦，口苦咽干，恶心欲呕，口吐痰涎者，以黄连温胆汤理气化痰，清热利胆以静神。

冠心病抑郁症临床表现多种多样，如气血运行不畅，出现心前疼痛、胸痛彻背、焦虑、亢奋、愤怒、失眠等精神亢奋等症状，多属实证，如气滞血瘀、痰瘀阻滞、胆郁痰扰、心肝火旺等证，宜急则治其标。因阳气不足，气血亏虚，出现以胸痛、胸憋闷、气短、动则尤甚、倦怠乏力、情绪低落、悲伤欲哭、健忘、自我认可度低等精神低沉为主要表现者，多属虚证，如心脾两虚、心肺阴虚、心肾不交等，应缓则治其本或标本兼治。脏腑功能失调，或实邪阻滞，或气血不足均能引起情志异常变化，《灵枢·本神》："肝藏血，血舍魂，肝气虚则恐，实则怒。脾藏营，营舍意，脾气虚则四肢不用，五脏不安，实则腹胀，经溲不利。心藏脉，脉舍神，心气虚则悲，实则笑不休。肺藏气，气舍魄，肺气虚则鼻塞不利少气，则喘喝胸盈仰息。肾藏精，精舍志，肾气虚则厥，实则胀，五脏不安。"临床上冠心病抑郁症常虚实夹杂，寒热并见，出现气虚血瘀、肝郁脾虚、心肾不交等证，治疗上根据心与肺、肝、脾、肾、胆等脏腑关系和情志与五脏的联系应补虚泻实，调和气血，兼顾复杂病机，灵活运用复法合方，有利于提高临床疗效。

验案举隅

患者，男，68岁，2013年4月27日初诊。患冠心病10年，现时心前痛，胸闷，气短，情绪低落，厌世，两目呆滞，愁容满面，下肢微肿，舌淡紫、苔黄腻，脉弦滑。冠脉造影显示右冠脉中段轻度狭窄约50％。血压179/90 mmHg。诊断为冠心病、抑郁症、高血压病。中医辨证为心阳不足，痰瘀互结，心神失养。治以温阳益心，化痰解郁，活血安神。

处方：党参15 g，麦冬15 g，清半夏10 g，瓜蒌10 g，薤白15 g，茯苓15 g，炒白术15 g，郁金15 g，炒麦芽30 g，合欢花15 g，夏枯草30 g，生龙骨（先煎）30 g，生牡蛎（先煎）30 g，甘草10 g。每日1剂，水煎分3次服。

二诊（2013年7月27日）：患者服上方70余剂，下肢肿消失，心前痛，胸闷，气短减轻，厌世绝望状态好转。仍情绪低落，心烦，焦虑，睡眠不实，睡眠约3小时，舌淡稍紫、苔白黄稍厚，脉滑，血压170/78 mmHg。

处方：柴胡15 g，黄芩15 g，清半夏10 g，党参15 g，郁金15 g，茯苓15 g，石菖蒲15 g，炒麦芽30 g，车前草20 g，赤芍15 g，瓜蒌15 g，薤白15 g，夏枯草30 g，生龙骨（先煎）30 g，甘草10 g。40剂。

三诊（2013年10月13日）：患者情绪低落，焦虑，睡眠不实好转，可睡眠5～6小时。偶有心前痛，晨起手指关节肿胀，舌淡红稍紫、苔白黄，脉滑缓，血压160/85 mmHg。

处方：党参15 g，麦冬15 g，黄连7 g，清半夏10 g，瓜蒌15 g，薤白15 g，郁金15 g，石菖蒲15 g，炒麦芽30 g，仙茅10 g，淫羊藿10 g，仙鹤草30 g，夏枯草30 g，钩藤30 g，甘草10 g。

四诊（2014年5月11日）：服上方40剂，停药近半年，心前痛、胸闷、气短等症状未作，情绪低落好转。守方治疗，间断服用汤剂300余剂，2016年3月19日冠脉CTA：右冠脉中段钙化斑块、非钙化斑块，管腔轻度狭窄。随访8年无明显不适，情绪稳定。

按：患者年老体衰，心阳不足无力推动气血、津液，运行不畅，痰浊、瘀血痹阻心脉，心神失养发为本病，属胸痹、郁证的范畴。心阳不足，痰浊与瘀血痹阻心脉则出现心前痛，气虚无力推动气血，心失所养则出现胸闷、气短，心神失养则悲观厌世，阳虚水停则下肢肿胀。舌淡紫、苔黄腻，脉弦滑均为心阳不足、痰瘀互结之象，治宜温阳益心，活血化痰，解郁安神，以温心方加减，根据患者情绪低落的临床表现，加用郁金行气解郁、合欢花理气解郁安神，炒麦芽理气疏肝和胃，生龙骨、生牡蛎镇惊安神，平肝潜阳，与枯草合用还有降压之功。经治疗后患者冠心病症状明显好转，抑郁，焦虑，心烦症状明显改善，故以小柴胡汤合瓜蒌薤白半夏汤加减治疗，疏肝解郁，调畅情志，加用石菖蒲开窍豁痰，醒神益智。服药40剂后症状明显改善，改以温心方为主重点改善心肌供血供氧，加仙茅、淫羊藿温补肾阳。服药后7年来患者精神体力渐佳，健康状态良好。

中医药治疗冠心病抑郁症具有一定优势，一方面应注重把握心主血脉、心主神明的生理功能与病理变化，通过温阳益心、养心宁神等方法使心气充足、血脉通畅，气血调和则心神得养；另一方面，根据五脏相关理论，通过温阳益心、疏肝理气、益气健脾、养阴润肺、补肾益精、化痰利胆等方法调整脏腑功能，以达到宁神、调神、养神、益神、安神、静神的目的。根据冠心病抑郁症患者证候特点及动态变化规律，准确把握不同患者在不同时期的病机特点，动态调整治疗方案，将温阳益心与疏肝理气、健脾化痰、补肾益精等法结合应用，配合心理疏导，可形神同调，改善患者病理状态和身心症状，提高临床疗效。

383 从五脏辨治肿瘤相关性抑郁

　　肿瘤相关性抑郁（CRD）是指由于肿瘤的诊断、治疗及其合并症等因素导致患者出现显著而持久的心境低落，即肿瘤相关性心境障碍。中医学尚无与肿瘤相关性抑郁相对应的病名，故将其归属于"郁证"范畴。《内经》首先引用"郁"的观念，并指出七情是导致机体致病的重要因素，提出"治郁先治气"的理念。《素问·六元正纪大论》提出，木郁、火郁、土郁、金郁、水郁属五气之郁，后世合称五郁。张仲景《金匮要略》最早记载了"脏躁"及"梅核气"两种郁证证候。元代医家朱丹溪在《丹溪心法·六郁》中提出"气血冲和，万病莫生，一有怫郁，诸病生焉，故人身诸病，多生于郁"，并将郁证分为气郁、血郁、湿郁、热郁、痰郁、食郁，总称六郁，创立了越鞠丸和六郁汤加以治疗。明代张景岳综合各家说法，认为《内经》"五郁"是"因病而郁"，而情志之郁则是"因郁而病"，指出"郁"与"疾病"可以互为因果，共同影响疾病的发展。

　　《杂病源流犀烛·诸郁源流》："诸郁，脏气病也，其原本于思虑过深，更兼脏气弱，故六郁之病生焉。"可见情志失调是郁证的致病之因，而"脏气弱"是郁证发病的内在因素。"情志"是"七情"与"五志"的简称，七情是指喜、怒、忧、思、悲、恐、惊七种情绪变化，五志指喜、怒、思、悲（忧）、恐（惊），将七情简化为五志主要是为了纳入五行系统与五脏相对应。中医学认为，七情、五志是人体精神活动的外在表现，"人有五脏化五气，以生喜、怒、悲、忧、恐"（《素问·阴阳应象大论》）。心藏神，在志为喜；肺藏魄，在志为悲；肝藏魂，在志为怒；脾藏意，在志为思；肾藏精，在志为恐。七情过极，超过机体的调节能力，则致情志失调，"怒则气上，喜则气缓，悲则气消，恐则气下，惊则气乱，思则气结"（《素问·举痛论》）。《类证治裁·郁证》："七情内起之郁，始而伤气，继必及血，终乃成劳。"说明郁证初期多属实证，病变多以气滞为主，常兼血瘀、化火、痰结、食滞等，经久不愈，则由实转虚。肿瘤患者多脏腑功能衰败，五脏失其所主，故情志失司，根据其影响的脏腑及损耗气血阴阳的不同，形成心、肝、脾、肺、肾亏虚的不同病变。张景岳在《传忠录》中从伤心而气散、伤肝而气逆、伤脾而气结、伤肺而气沉、伤肾而气怯五个方面论述了五脏脏气受损引起气机散乱，不循常道，升降失常，最终形成抑郁焦虑的病理结果。所以学者贺忠宁等认为，临床上应从五脏出发，调畅情志，进而更有效地治疗肿瘤相关性抑郁。

从心论治

　　心藏神，为君主之官，五脏六腑之大主，总统魂魄。《类经·疾病类》："忧动于心则肺应，思动于心则脾应，怒动于心则肝应，恐动于心则肾应，此所以五志唯心所使也。"《灵枢·口问》："悲哀愁忧则心动，心动则五脏六腑皆摇。"强调了以心为主导的五脏整体观，人的精神意识思维活动虽分属五脏，但主要由心主持。《景岳全书·郁证》："至若情志之郁，则总由乎心，此因郁而多病也。"强调了心在抑郁症发病中的重要作用。

　　"心主血脉"为情志意识提供了物质基础，只有心的气血阴阳充沛协调，心藏神功能正常，才能调节机体与周围环境的关系，维持正常的精神意识与思维活动。恶性肿瘤患者大多由于病情、家庭、社会、经济、心理等因素导致平素情志不遂，百脉失和，遇事不能自释，神思过用而耗伤心气心阴，且积聚日久脏腑功能失调，气血亏虚，心神失养，最终情志功能失常而致郁。

　　张仲景所创甘麦大枣汤是宁心安神法治疗郁证的代表方，方中小麦养心除烦安神为君，甘草甘润补中缓急为臣，共奏宁心安神之效。黎钢等将 80 例肿瘤相关性抑郁患者分为治疗组（加味甘麦大枣汤）40 例和对照组（氟西汀）40 例，结果治疗组总有效率为 85.0%，对照组为 82.5%，且治疗组不良反应发生率低于对照组，说明对于肿瘤相关性抑郁，加味甘麦大枣汤是一个与氟西汀疗效相当且不良反应相对较少的组方。

《金匮要略》中首次提出"百合病"病名，其中"意欲食复不能食，常默默，欲卧不能卧，欲行不能行，欲饮食，或有美食，或有不闻食臭时，如寒无寒如热无热"是百合病主要症状，与现代医学抑郁症的主要症状类似。百合出自《神农本草经》，味甘，性微寒，归心、肺经，具有养阴润燥、清心润肺、安神宁心的功效。百合治疗神志疾病历史悠久，《日华子本草》云百合可"安心，定胆，益志，养五脏"。百合的抗抑郁作用与心密切相关。刘亚琪通过研究证实，百合类方能在一定程度上改善肿瘤相关性抑郁患者的情绪，提高患者的生活质量，并能有效改善睡眠、饮食、消化等肿瘤相关症状。

从肝论治

肝藏魂，喜条达恶抑郁；肝藏血，血舍魂，肝血平和，血归于肝，则肝魂得以所藏。《灵枢·本神》"肝气虚则恐，实则怒"，"悲哀动中则伤魂，魂伤则狂妄不精"。患者身患肿瘤后，难以接受现实，易忧愁难解，或暴躁易怒，致肝气郁结不舒，气机运行不畅，导致脏腑功能失调，进一步可引起痰凝、血瘀、毒聚，累及多脏，百病丛生。

肝主疏泄，调畅情志。疏泄功能正常，则阳气升而气机顺，全身脏腑、经络、百骸之气运行有序，气血津液得以顺畅运行，五志安和则情志顺畅。若肝失疏泄则气机不畅、疏泄不及，多表现为闷闷不乐，悲观欲哭；若疏泄太过则引起肝气上逆，多见急躁易怒，失眠头痛，面红目赤等症状。

舒肝解郁胶囊是由贯叶金丝桃和刺五加两味药组成的复合制剂，具有疏肝解郁、镇静、抗疲劳、促进细胞免疫和体液免疫等作用，可有效治疗胃癌患者并发的抑郁症状。吴永胜等将 82 例胃癌并发抑郁的化疗患者分为治疗组 41 例（舒肝解郁胶囊治疗）和对照组 41 例（姑息治疗），使用汉密尔顿抑郁量表（HAMD）评定患者的抑郁状态及舒肝解郁胶囊治疗抑郁的疗效。经 6 周治疗后，两组患者总有效率及治疗后 HAMD 评分改善情况均有显著性差异，治疗组明显优于对照组。加味逍遥颗粒由柴胡、白芍、当归、白术、茯苓、薄荷等药组成，具有疏肝解郁、养血健脾之功效。康娜等选取 64 例肿瘤相关性抑郁患者，予加味逍遥颗粒连续服用 4 周，观察用药前后的 HAMD 评分变化以评价疗效，结果显示，总有效率可达 56.4%。

从脾论治

脾藏意，在志为思。《类经》："有曰脾忧愁而不解则伤意者，脾主中气，中气受抑则生意不伸，故郁而为忧。"《灵枢·本神》："脾愁忧而不解则伤意，意伤则悗乱。"《素问·五运行大论》曰："思则伤脾。"《素问·举痛论》："思则心有所存，神有所归，正气留而不行，故气结矣。"肿瘤相关性抑郁患者往往因为病情等因素思虑过度，情志不遂，而使气行交阻而气结，气结即气机运行不畅，最终导致郁证的生成。

脾胃为气血生化之源，脾转输食物运化而生的气血精微是人神志活动的物质基础，如李东垣《脾胃论·脾胃盛衰论》："百病皆由脾胃衰而生也。"脾伤则运化失健、气血生化不足，遂致气血亏虚、精神失养。脾胃又为气机升降之枢纽，运化无力则气机壅滞，生痰生饮，上蒙清窍而致情志异常。

朱政将妇科恶性肿瘤术后并发抑郁症状的 120 例患者随机分为观察组和对照组，观察组予归脾丸治疗 4 周，对照组不做抗抑郁治疗。结果显示，观察组总有效率为 90.3%，对照组总有效率 70.7%，观察组有效率显著高于对照组。认为归脾丸益气养血、健运脾胃、养心安神，能有效缓解妇科恶性肿瘤患者术后并发抑郁症状。许蕾将 80 例胃癌术后抑郁患者随机分为治疗组和对照组，治疗组口服中药六君子汤合半夏厚朴汤联合心理干预，对照组仅进行心理干预，治疗组临床治疗总效率为 80%，显著高于对照组的 57.5%，认为六君子汤合用半夏厚朴汤可益气健脾、理气化痰，调节脾胃功能，能有效缓解胃癌术后患者的抑郁症状。

从肺论治

肺藏魄，为相傅之官，主一身之气。《备急千金要方》："肺气不足，惕然自惊，或哭或歌或怒。"《素问·举痛论》："悲则气消。"悲、忧皆为肺志，由肺气所化，正常情况下可以防止心喜及肝怒太过，保持心情平稳，但过度悲伤或忧愁则可伤肺，肺气不足则气机郁滞不能宣降而悲忧，肺阴不足失却濡润则焦躁难耐。

抑郁症多属气机失常，而肺为气之主，主宣发肃降，调控一身之气的生成和运行。《理虚元鉴》"肺气一病，百病蜂起"；《素问·至真要大论》"诸气膹郁，皆属于肺"。肺主气的功能异常，既可影响气的生成，又可影响一身之气的运行。若肺气不利，治节失常，则可致气机升降出入不利，气血痰湿为病，可发为郁证。"肝生于左，肺藏于右"，肝肺升降协调，则全身气机通畅，气血调和。肺气郁闭，则肝气不舒，亦可导致郁证的发生。肺气的宣发肃降与脾气之升清相应，脾气运化的水谷精微赖于肺的宣降才能敷布全身，肺气失宣，影响脾气升清，水谷精微不能上奉于脑，故清窍失养，脑不主神而发为抑郁。

养肺消积解郁方由南沙参、北沙参、黄芪、防风、白术（苍术）、薏苡仁、夏枯草、全蝎、郁金、玫瑰花、梅花、合欢皮、首乌藤等组成，全方养肺体助肺气以扶正，解毒散结化痰以抗癌，调理气血以舒畅情志。刘中良等将非小细胞肺癌伴有抑郁的 38 例患者以化疗为基础治疗，随机分为中药组（口服养肺消积方配合化疗）及对照组（仅化疗），观察用药 4 周后抑郁自评量表（SDS）、HAMD 及 Karnofsky 评分变化，结果表明，用药 4 周后中药组的 SDS 及 HAMD 评分分别为（48.88±7.44）分和（8.12±2.89）分，明显低于对照组的（54.24±3.71）分和（11.62±1.89）分；中药组抑郁治疗有效率 82.4%，明显高于对照组的 42.8%。

从肾论治

肾藏志，为先天之本，元阴元阳之根，《灵枢·五癃津液别》："五谷之津液，和合而为膏者，内渗于骨空，补益脑髓。"脑主神明，为元神之府、髓之海，而肾为先天之本，藏精，主骨生髓充脑，肾精为正常神志活动提供物质基础。肾精不足则精不生髓，脑失所养，则易为七情所伤。《素问集注·举痛论》："恐伤肾，是以精气退却而不能上升。"恶性肿瘤诊断、治疗的困难性、术后出现的并发症可使患者出现恐惧心理，恐伤肾，肾伤则肾精亏虚，精少髓亏，髓海空虚最终致郁。

肾受五脏六腑之精而藏之，肾阴肾阳为其他脏腑阴阳之根本。肾若失养可影响心、肝、脾、肺等其他脏腑，致气血阴阳亏虚、气机升降失调，往往致气化无力；痰饮、瘀血的生成进一步加重气机的阻滞；髓海空虚，精神失养而发为郁证。

补肾安神胶囊以淫羊藿、枸杞子、女贞子、墨旱莲、酸枣仁、五味子、远志等药物为主，具有补肾养心、安神益脑的作用。方中女贞子滋肾阴，墨旱莲益肾养血，淫羊藿补命火、益精气，枸杞子补肝肾、益精血，酸枣仁、五味子补益心肾、宁心安神，远志交通心肾、安神定志。全方旨在平衡肾阴肾阳，使阴平阳秘，诸病得治。韩金凤等通过比较补肾安神胶囊及氟西汀对肿瘤患者抑郁焦虑症状改善的疗效，发现补肾安神胶囊可有效改善肿瘤患者抑郁焦虑症状。

《内经》："正气内存，邪不可干。"对于恶性肿瘤患者而言，正气亏虚，癌毒内干可能是基本病机，对于肿瘤的治疗，"扶正祛邪"是基本共识，气滞、痰凝、血瘀是其基本病理产物。而恶性肿瘤患者常常背负较重的心理负担，肿瘤患者就诊时，临床医生往往更注重肿瘤的发病部位、分期，而伴随的抑郁、焦虑状态容易被忽视，但这些精神心理问题可直接影响肿瘤的发生发展及患者的生活质量。一方面心神内耗，加重了"正虚"，另一方面精神抑郁，脏腑功能失调导致气机郁结，加剧了气滞、痰凝、血瘀等病理产物的形成，助长"癌毒"。因此，肿瘤的治疗除了扶正抗癌外，对于情志的干预亦尤为重要。

　　人体是一个有机整体，以五脏为纲论病机是中医基础理论较为成熟的病机体系，五脏藏五神，各脏之间通过生克乘侮等相互联系调节人体的情志活动。加强对肿瘤相关性抑郁五脏病机的研究不仅有助于完善中医基础理论，对临床也将起到一定的指导作用。

384　从五神理论辨治癫狂病经验

　　癫狂为临床常见的精神错乱疾病，患者主要表现为思维、情感、行为等方面的异常。《难经·五十二难》："重阳者狂，重阴者癫。"癫属阴，癫病多见抑郁症状，沉默痴呆，静而多喜；狂属阳，狂病多见躁狂症状，狂躁不安，动而多怒。西医的精神分裂症、情感性精神障碍抑郁状态和躁狂状态，均可参考本病辨证论治。滕晶在临床研究工作中发现"五神"在人类情感致病和心理、思维方面承担着重要的角色。五神是构成人类精神意识思维活动最根本的元素，它们能够感受感知外界事物，并调控机体的整个精神活动，五神紊乱，阴阳失于平衡，则五神所表征的个体精神心理和行为活动失常，相应的病变则发生。因此，从中医五神辨治癫狂证，应在充分理解五神内涵的基础上，结合患者的精神心理和躯体活动表现，形神并治，从根本上治疗癫狂。学者马彤彤等对滕晶基于中医五神理论辨治癫狂的经验做了梳理归纳。

中医五神理论

　　中医五神由神、魂、魄、意、志五种要素组成，是人类精神思维活动的本源所在。五神与机体的个性、气质、体质等密切相关，是个性和气质等形成的基础，它表征机体内在的本能，具有潜在性。五神学说是古代先哲对人类生理、精神、心理层面的认识，表征出个体正常的精神心理及某些行为活动的内在关系和原始机制，是人类的本能反映和原始思辨过程的指导中枢。滕晶通过对中医五神学说的潜心研究，重构现代视角下的"五神"理论，追溯人体本源层面对疾病进行论治，将五神与心理、形体辨证紧密结合，在多维度认识疾病的基础上，从疾病的源头"五神"进行调节，为中医治疗现代精神心理行为性疾病提供了新的理论和方法。

五神与癫狂病因病机的联系

　　癫狂作为临床常见的神志病，它是在社会、心理、生理等多种外界因素的刺激下，导致人体脏腑功能失调，大脑功能发生紊乱，引起认知，情感行为和意志等精神活动障碍。多数医家认为，癫狂的病因病机以七情内伤，饮食失节，禀赋不足为主要因素，由气、痰、火、瘀扰乱神明而致病，病位均与五脏有关，临床多以脏腑辨治，从痰瘀入手。滕晶认为人体是"形神合一"的统一体，是生命形体和精神活动统一的整体，形为神所依，神为行所住，形健则神旺，形病则神衰，而神又主宰形体活动，影响气血运行。若五神紊乱，则气血失和，津液运行不畅，相应的病理产物则产生，扰乱神明，导致癫狂病的发生。七情内伤是癫狂证发病的主要因素。七情五志分属五脏，五脏分藏五神，机体通过五神-五脏-七情五志的生物反馈链来调节和维持正常的心理状态。当七情五志太过时，则三者之间正常的秩序被打破，直接反作用于五神或以五脏作为传递媒介间接作用于五神，从而导致五神的紊乱或异常，进而导致人的个性、心理出现异常，甚至扭曲。此外，情志内伤，五神平秘的状态被打破，五神紊乱，气血津液代谢运行失常，气郁痰结，阻闭神明而发病；肝气郁悖，气失畅达，血行凝滞，痰瘀互结，蒙蔽心神，神志不清；痰气郁久，生热化火，扰乱神明，神机失用，均发为癫狂证。

　　《灵枢·本脏》："五脏者，所以藏精神血气魂者也。"五脏是以血营脉气精等载体来储藏神、魂、魄、意、志五神，五脏和五神通过血营脉气精这五种基本生命物质紧密结合在一起。饮食不节，脾胃运化失司，痰浊、血瘀等病理产物滋生，五脏的功能失调，五脏所藏之五神紊乱，从而引起机体认知、情感和思维等精神活动的异常。先天禀赋是五神形成的基础，亦是导致五神紊乱的诱因之一。五神依赖于脏腑精气的濡养，人的精神意识，思维活动以及组织器官的视听闻嗅、言行举止均是五脏神气的表现。若脏腑功能正常，则气血津精充盈，神气得养；若脏腑先天禀赋异常，脏气不平，则神气失养，五神异常，致使人的个性、情绪、心理等表达出现异常，继而出现癫狂等神志失常的病变。

初步构建癫狂病中医五神辨治体系

癫狂作为常见的精神心理行为性疾病，应在中医"形神合一"理论的指导下，结合癫狂精神心理、意识思维及躯体行为活动异常等临床特点，从中医"五神"学说的神、魂、魄、意、志五个要素全面评定机体的生理、病理和心理状态，确立相应的治疗靶点，辨证用药，开辟癫狂证中医"五神"辨治的新思路。

1. 神与癫狂病 "神"是精神意识、思维活动中最高层次的自觉意识，是认知活动的主导，神可以总统魂魄，简赅意志，为五神脏精神情志活动之主宰。癫病"神"要素异常的病机层面主要表现为神用不及。神能调节精气血津液的代谢进而调节脏腑的生理功能，主宰人的生命活动，神用不及，则机体的代谢异常，脏腑的功能减退，临床上多表现为皮毛枯槁无华，肌肉无力及记忆力下降，精神倦怠恍惚，淡漠寡言等症状，治疗上当以滋阴养血安神为主要原则，选用酸枣仁、柏子仁养血宁心安神；远志宁神益智；小麦补益心气；鸡血藤滋阴养血等。狂病"神"要素的病理改变主要表现为神机惑乱。神惑则神"任物"的功能异常，统摄"魂魄"失常，魂魄失和，相离而游，产生形骸行为的异常，临床主要表现为骂詈毁物，甚则登高而歌，精神思维亢奋，胡思乱想，易激怒等症状，治疗当以清热涤痰，重镇安神为原则，选用琥珀、朱砂重镇安神，清心定志；贝母、石菖蒲、胆南星清化痰热；远志、茯神安神定志等。

2. 魂与癫狂病 "魂"是人与生俱来的一种本能，潜意识和注意力，包括后天逐渐学习得到的思维、推理和判断等认知过程。癫病"魂"要素的病理改变主要表现为魂体不足。魂为附身之灵，本为神之臣使，佐助神之思维、情感和认知等正常的行驶。肝藏血，血舍魂，肝血充盛，肝体得养则魂不受扰，若肝血亏虚，魂体不足，则表现为思维呆滞反应迟钝，且伴有头晕目涩。魂伤重者还可出现对事物缺乏判断力，不能控制情绪，行为越轨，表现为幻视言语无序，妄见妄言等。治疗当以滋补肝肾，养血安魂为主要原则，临床多选用杜仲、枸杞子、龟甲、熟地黄、当归、白芍等药物。狂病"魂"要素的异常在病机层面表现为魂越失控。魂对情志的调节作用，主要是通过肝血濡养肝脏，由肝主疏泄的功能实现的。若肝魂妄动，肝主疏泄的功能失调，魂主思维、决断、知觉异常，则表现为烦躁易怒，过度思虑，精神恍惚不清，四肢躁扰不安以及强迫思维等症状，治疗当以清肝泻火，重镇安魂为原则，选用龙骨、牡蛎、磁石益阴潜阳，震慑肝魂；琥珀、青礞石坠痰下气，平肝镇惊；配伍夏枯草、川楝子、黄芩等药物清泄肝火。

3. 魄与癫狂病 "魄"要素是指人体先天得来的、本身就固有的本能动作和感觉功能，即无意识活动。肺藏气，气舍魄，魄的正常表现与肺的生理以及人身之气的盛衰密切相关。肺脏功能紊乱，魄的功能失常，主要表现为感觉障碍，行为异常。癫病"魄"要素异常在病机层面主要表现为魄用不足，以精神恍惚，情绪低落，记忆力减退，语声低微，不能回忆刚说的话及刚做过的事为主要临床表现，治疗当以益气强魄，补益肺脾为原则，选用麦冬、阿胶、人参、白术等药物。狂病"魄"要素病理改变主要表现为魄机惑乱，当魄气过强，魄正常的运行状态被打破，魄对感觉、运动和反射等本能活动驭收不力，机体处于躁扰不安的状态，表现为易说错话，健忘，打人毁物，怒骂妄行不休，且言语无序，秽洁不知，治疗当以宁神定魄为原则，选用朱砂、琥珀震慑魂魄；远志、茯神、酸枣仁养心安神，魄为神之使，神安魄亦安；石菖蒲、佩兰芳香开窍，共奏宁神定魄之功。

4. 意与癫狂病 "意"要素是指在心之神明主持下，产生于人脑的有主向的客观想法，是思维活动的初步阶段。"脾藏营，营舍意"，脾脏作为气血生化之源，对于神具有充养扶持的作用，脾气健运，气血充盛，髓海得养，则思路清晰，意念丰富，记忆力强。若脾失健运则水液代谢失调，聚湿生痰，上阻神明，神机失用；或气血乏源，不能上奉心神，神失所养亦可发为癫狂。癫病"意"要素的异常在病机层面表现为意气不足，以精神恍惚，意志消沉，反应迟缓，愚钝，头脑昏沉为主要表现，治疗以健脾强意为原则，选用柏子仁、远志、灵芝、五加皮、茯苓等药物。意藏于脾，发于心，脾气运行失常，心舍不宁，意无所居，五脏不安，乱而为病，多出现情绪、神志等异常。狂病"意"要素病理改变主要表现为意气亢进，临床表现为敏感多疑，易钻牛角尖，情绪变化多端，记忆维持不稳定等症状，治疗以安意、定意为主要原则，中药多选用地黄清热滋阴，定精意；当归、龙眼养血安神；朱砂镇心，养精神；合欢皮，郁金安神解郁等。

5. 志与癫狂病　"志"是人的记忆和思维能够集中并保留下来成为决心的内容，中医认为记忆、动机、决心都属于志的范畴。"肾藏精，精舍志"，志的活动归属于肾，以肾中精气为物质基础。肾精能滋养肾志，精能生髓，精气充足，脑髓充满则神气自旺，志得涵养，意志坚定。癫病"志"要素异常病机层面多表现为志气不足，以情绪低落，意志消沉，表情淡漠，行动迟缓，腰膝酸软为主要表现，治疗以补肾益髓，增智养神为原则，中药选用熟地黄、党参、龟甲、杜仲、牛膝益气养阴，补精填髓；茯苓健脾宁心；酸枣仁、茯神、首乌藤养心安神等。狂病"志"要素紊乱的病机为志用亢进，临床表现为头痛，性格暴躁，寐而易醒，思虑过度，控制力强，指向性过高。治疗以抑志安志为原则，中药选用丹参凉血除烦安神；龙眼肉、当归养血安神；石菖蒲开窍醒神、宁神益智；檀香、防风、柴胡解定思虑等。

验案举隅

患者，男，15岁，2017年12月26日初诊。患者1年前因父母离异，与同学在学校发生矛盾等精神刺激出现情绪暴躁，易激惹，无缘无故发笑，发病时骂詈毁物，抽动秽语，且思维不连贯，言语无序，不能自控等症状，于某精神卫生中心诊断为情感性精神障碍，口服富马酸喹硫平片，未见明显好转。现症情绪暴躁，易激惹，抽动秽语，言语无序，思维不连贯，时有幻视幻听，不自主性头部后仰，咳吐痰涎，色清稀，质黏稠，量多，纳眠可，二便调，舌黯红。苔白腻，脉弦滑涩。中医诊断为：狂病（痰蒙神窍，神机惑乱）。治以化痰开窍，安神定志。

处方：朱砂粉（冲服）0.5 g，龙骨15 g，牡蛎15 g，瓜蒌21 g，薤白12 g，法半夏10 g，檀香12 g，砂仁10 g，丹参21 g，红花12 g，川芎15 g，紫苏梗15 g，栀子12 g，牡丹皮20 g，徐长卿15 g，甘草3 g。14剂，每日1剂，水煎分2次服。

二诊（2018年1月12日）：服药后情绪烦躁、易激惹、无故发笑等症状较前改善，自觉思维渐清晰连贯，仍抽动，不自主性头部后仰，咳吐痰涎，质黏，量较前减少，纳眠可，二便调，舌红苔白腻，脉弦涩。上方去朱砂，加羚羊角粉（冲煎）2 g，石菖蒲12 g，炒僵蚕12 g，蝉蜕6 g。14剂。

三诊（2018年1月26日）：上述诸症均明显好转，情绪稳定，思维清晰连贯，抽动、头部后仰等症状明显缓解，咳吐少量痰涎，纳眠可，二便调。续服上方14剂。半个月后再次复诊，诸症均好转，行为如常，回学校继续学习，回复正常生活。

按：脑为元神之府，主宰五脏之志，脑失其常，则五脏失和，神机失用。本例患者出现情绪、思维、心理及行为的异常，其基本病因病机在于患者父母离异，思虑过度，情志内伤。患者思虑日久，思则气结，伤其脾胃，痰湿壅盛，出现咳吐痰涎等症。气乱于心，痰积于脘，气滞痰阻，经络不通，继而出现肢体抽动，头部不自觉性后仰等症状。痰气久郁化火，上扰神明，神机惑乱，神惑则神"任物"的功能异常，统摄"魂魄"失常，精神上表现为情绪暴躁，易激惹，且思维不连贯，言语无序，幻视幻听，发病时出现骂詈毁物，妄行不休等症状。治疗时除了要解决患者的痰气郁滞，还要顺应患者的病情演变解决其演化病机，以期标本兼治，双管齐下。方中朱砂、龙牡重镇以安神；瓜蒌、薤白、法半夏解定思虑，兼以散痰气郁结；紫苏梗理气宽胸；檀香、砂仁化湿行气兼和胃；丹参、红花、川芎、牡丹皮活血化瘀，行气开郁；徐长卿祛湿化痰；栀子清热泻火；甘草调和诸药。纵观全方，形神俱疗，标本兼治，共奏理气化痰，安定神志之功。二诊患者仍见抽动，不自主性头部后仰，咳吐痰涎，加用石菖蒲化痰开窍，羚羊角粉平肝息风；僵蚕、蝉蜕息风通络，缓解肢体抽动。后患者续服上方，诸症得愈，精神行为如常。

癫狂作为临床常见的神志病，滕晶认为该病的治疗应以中医"形神一体"理论为指导，从神、魂、魄、意、志五种基本要素的紊乱状态阐释疾病发生的根源，追溯到人体本源层面对癫狂证的躯体行为活动和精神心理状态进行深入挖掘，结合五神要素与癫狂病因病机的内在联系，从病机层面评定疾病并确立治疗靶点，指导临床辨证用药，构建癫狂病中医五神辨治体系。该体系的建立从根本上改善患者临床症状，提高诊疗效果，开辟了从"五神"辨治癫狂病的临床诊疗新方向。

385　五脏痹源流

五脏痹是肺痹、脾痹、心痹、肝痹、肾痹的总称，是指病位主要在肺、脾、心、肝、肾等五脏组织的一类风湿病。五脏痹在临床上有着重要的意义，但在《内经》之后，众多中医文献中对五脏痹论治较少，即使现代编写出版的中医教材及各种中医论著也很少涉及。虽然历代医家也对五脏痹理论进行了补充与完善，但仍不系统，且认识模糊，以致现在相当一部分学者把痹病仅仅看作是以肢体关节疼痛麻木等为主的一类疾患，完全摒弃了五脏痹的内容，与《内经》原旨不符。随着对风湿病研究的深入，五脏痹的临床症状并不少见，越来越多的学者认识到五脏痹的重要性。学者李满意等对历代文献有关五脏痹的论述做了梳理和探究，以便能更准确地认识五脏痹，使五脏痹理论更好地应用于临床。

五脏痹的病名

五脏痹称脏痹，是按人体的五脏组织部位命名的一组风湿病。五脏即肺、心、脾、肝、肾，是中医解剖学和生理学上的概念。中医学认为五体合五脏。五体痹进一步发展可深入五脏，影响五脏功能，而形成肺痹、脾痹、心痹、肝痹、肾痹，其统称为五脏痹。当然五脏痹也可影响到其所主之形体组织。五脏痹与六腑痹合称五脏六腑痹，简称脏腑痹。如高士宗《黄帝素问直解》："六腑有俞，五脏亦有俞；五脏有合，六腑亦有合。故有五脏六腑之痹。"由于脏腑相对于五体部位在内，因此也有人把脏腑痹称为内痹，五脏痹属于内痹。早在《汉书·艺文志》中就记载有"五脏六腑痹十二病方"，但五脏痹病名到明代才首次单独出现，见于王肯堂《证治准绳·杂病》。而最早详细论述五脏痹理论的文献则是《内经》，在《素问·痹论》《素问·玉机真脏论》《素问·五脏生成》等中均有论及。《内经》根据病变部位肺、脾、心、肝、肾等五脏不同而分为五脏痹，它们在病位、证候特征和预后等方面均有很大区别。根据病变部位进行分类，是对风湿病分类的一种传统方法，如清代董西园《医级·杂病·痹》："痹之为病随所着而命名。"如果把风湿病（痹病）作为一级病名来看，五脏痹就是二级病名，肺痹、脾痹、心痹、肝痹、肾痹就是三级病名。

五脏痹的病因病机及罹患途径

1. 五脏痹的病因病机

（1）外邪入侵：风寒湿邪杂至侵袭人体，造成机体内部气血逆乱，闭阻不通形成五体痹，延久不愈，复感外邪，使邪气传于相合的五脏，正邪搏结于五脏经络之间，导致气血循行阻滞，五脏功能失调而成五脏痹。正如《素问·痹论》："不与风寒湿气合，故不为痹。"华佗《中藏经·论痹》："痹者，风寒暑湿之气中于人脏腑之为也。"《三因极一病证方论》："夫风寒湿三气杂至，合而为痹，其用自殊。三气袭人经络，入于筋脉、皮肉、肌肤、久而不已，则入五脏。"张志聪云："邪之中人，始伤皮肌筋骨，内而不去，则内舍于所合之脏，而为脏痹。"也有人认为引起五脏痹的外邪是一种变异的风寒湿邪，五脏痹是其共同作用的结果。

（2）正气不足：正气亏虚特别是与五体相合的五脏经络气血不足，是发生五脏痹的重要条件。如《素问·四时刺逆从论》："少阴有余，病皮痹隐疹，不足病肺痹……太阴有余，病肉痹寒中，不足病脾痹……阳明有余，病脉痹，身时热；不足病心痹……太阳有余，病骨痹身重；不足病肾痹……少阳有余，病筋痹胁满；不足病肝痹。"这里的"不足"是指五脏经脉气血不足。明代龚信《古今医鉴》："由元精内虚，为风寒湿而三气所袭……入而为痹。"《友渔斋医话·痹》认为痹"盖因气血不充，兼受风湿而成"。另外，脏气功能的失调或饮食失节损伤脾胃，造成营卫气血的化源不足，使营气不能和调五脏，洒陈六腑，卫气不能正常运行于皮肤分肉之间；而再感风寒湿邪，或者气血涩滞经络，壅塞不通，造成五脏损害，也会形成五脏痹。

（3）痰瘀气滞：若人体调养不慎，痰瘀内生于五脏，气血经络阻滞，或痰瘀与风寒湿等邪气相搏，可形成五脏痹。《中藏经》："痹者，闭也，五脏六腑感于邪气，乱于真气，闭而不仁，故曰痹也。"高士宗也云："痹，闭也，血气凝涩不行也。"可见五脏痹的产生无论外因或内因，终与血络凝涩（瘀血）有关，如《素问·调经论》"五脏之道，皆出于经隧，以行血气，血气不和，百病乃变化而生"。

情志不遂，气机郁滞，伤及五脏，也会致痹。《素问·痹论》在五脏痹见证描述之后，提出了"阴气者，静则神藏，躁则消亡"。五脏以宁静为本，藏神为用；若情绪不安，七情妄动，躁扰不宁，起居无常，则神气消亡，痰瘀内生，外邪而入，从而发生五脏痹。《杂病源流犀烛》："不特三气入舍于其合而后成痹，即七情过用，亦能伤脏气而为病，以气淫，则燥能消阴故也。"此外亦有"诸痹不已，益入内而伤脏气"，遂发五脏痹。

2. 五脏痹的罹患途径

（1）五体内传：大多数五脏痹由五体痹内传所致。五体痹反复不已，复感风寒湿等外邪，循经（俞）内传，内舍于五脏而成；并多是按五体合五脏关系纵向发展的，病邪由浅入深，由外向里，由肢体到所合之脏，而致五脏痹。《素问·痹论》："五脏皆有合，病久而不去者，内舍于其合也。故骨痹不已，复感于邪，内舍于肾；筋痹不已，复感于邪，内舍于肝；脉痹不已，复感于邪，内舍于心；肌痹不已，复感于邪，内舍于脾；皮痹不已，复感于邪，内舍于肺。所谓痹者，各以其时重感于风寒湿之气也。"张志聪进一步解释"五脏之气，外合于四时，始病病在外之有形，复伤于内之五气，外内形气相合，而邪舍于内"。

（2）脏腑直中：五脏痹发生虽主要由五体痹内舍而成，但实不止一途。五脏痹也可由邪气直中脏腑所致，先出现五脏的病变，后渐累及五体组织。《素问·痹论》："阴气者，静则神藏，躁则消亡，饮食自倍，肠胃乃伤。淫气喘息，痹聚在肺……淫气肌绝，痹聚在脾。"明确指出五脏痹是因脏气消亡、痹邪入舍所致。张志聪解释为："此言脏气不藏，而邪闭于脏也。阴气者脏气也。神者，五脏所藏之神也。五脏为阴，阴者主静，故静则神藏而邪不能侵，躁则神气消亡，而痹聚于脏。"马莳一言敝之曰："先以内伤为之本，而后外邪得以乘之。"五脏内虚，邪气可直中，内舍五脏而致痹。另外，也可由他痹不已，内传而致，《素问·痹论》："诸痹不已，亦益内也。"

（3）功能失调：脏腑功能失调亦是形成五脏痹的途径。多种因素可导致脏腑功能失调，若有外邪侵袭，则易变生脏痹。人体内部五脏精气亏损、气机逆乱是五脏痹发生和传变的关键因素。人体同样感受了风寒湿邪，不一定都会致痹，只有那些因脏腑功能失调，卫外不固的人，才会发生五脏痹。脏腑功能失调，脏痹之间可相互传变。如《素问·玉机真脏论》："今风寒客于人，使人毫毛毕直，皮肤闭而为热……弗治，病入舍于肺，名曰肺痹，发咳上气。弗治，肺即传而行之肝，名曰肝痹。"说明在一定条件下，肺痹可传肝，形成肝痹，其余脏痹亦可相互传变。

综上所述，五脏痹的病因病机也不外"虚、邪、瘀"，其中正气不足（虚）在五脏痹的发生中起重要作用，是五脏痹产生的内在条件，而风寒湿等外邪侵袭（邪）则是外在因素，经络气血痹阻不通（瘀）则是其基本病变。五脏功能减弱，气血不足，外感风寒湿之邪得以乘虚侵袭，反复发作，正邪交争，虚实错杂，外伤皮肌筋骨，内损五脏六腑，缠绵多变，顽固难愈。

五脏痹的主要证候

《内经》有关五脏痹的经典性论述，为后世所宗。但《素问·痹论》关于五脏痹症状的描述并没有明确地把与五脏相合的五体痹症状概括进去，历代医家对此也很少补充。由于五脏痹多数从五体痹发展而成，临床除见有本脏突出的症状外，多兼见程度不同的五体痹症状；因此只有把五体痹与五脏痹的症状结合起来才能对五脏痹作出比较全面的认识。根据《内经》五脏痹的证候，结合后世医家文献，现归纳如下。

1. 肺痹的证候　"肺痹者，烦满喘而呕""淫气喘息，痹聚在肺"（《素问·痹论》）；"皮肤闭而热""白，脉之至也，喘而浮，上虚下实，惊，有积气在胸中，喘而虚，名曰肺痹。寒热，得之醉而使内也"（《素问·五脏生成》）；"痹不仁肿痛""弗治，病入舍于肺，名曰肺痹，发咳上气"（《素问·玉机真脏论》）；"肺脉……微大为肺痹引胸背，起恶阳光"（《灵枢·邪气藏府病形》）；"其候胸背痛甚，上气""肺痹，上气闭塞胸中，胁下支满，乍作乍止，唇干舌燥，手足冷痛"（《圣济总录》）。

　　肺痹主要表现除了皮肤麻木、四肢软弱、肢体肿痛等皮痹表现外，可见喘满烦呕、咳逆上气、喘息气促、胸闷气短，甚至气奔喘满以致昏塞，伴寒热、胸背痛等症。总之，肺痹多由皮痹日久不愈，复感外邪，内舍于肺而致；皮痹若见喘嗽气急、胸背疼痛、心胸烦闷、卧则喘促，甚则呕恶者为肺痹。

2. 脾痹的证候　"脾痹者，四肢懈惰，发咳呕汁，上为大塞""淫气肌绝，痹聚在脾"（《素问·痹论》）；"肌肉消瘦，心腹胀满，水谷不化，食即欲呕，饮食无味，四肢怠惰，或时自利"《普济方·黄芪酒》）；"四肢怠惰，中州痞塞，隐隐而痛，大便时泻，面黄足肿，不能饮食，肌肉痹而不仁"（《症因脉治·脾痹》）。

　　脾痹的主要表现除了四肢肌肉疼痛、肌肤麻木等肌痹表现外，可见肢体怠惰缓弱、肌肉萎缩、肌肤不仁、脘痞腹胀、饮食不下、恶心呕吐痰涎等症。总之，脾痹多由肌痹日久不愈，复感外邪，内舍于脾而致；肌痹若见脘腹胀满、呕恶清冷痰涎者为脾痹。

3. 心痹的证候　"心痹者，脉不通，烦则心下鼓，暴上气而喘，嗌干善噫，厥气上则恐""淫气忧思，痹聚在心"（《素问·痹论》）；"赤，脉之至也，喘而坚。诊曰有积气在中，时害于食，名曰心痹，得之外疾，思虑而心虚，故邪从之"（《素问·五脏生成》）；"心痹胸中满塞，心中微痛，烦闷不能食"（《圣济总录》）；"精神恍惚、畏恐闷乱"（《普济方·犀角散》）；"心痹，神思昏塞，四肢不利，胸中烦闷，时复惊恐"（《普济方·茯神汤》）。

　　心痹的主要表现除了发热、面色苍白、肌肉热极、四肢不利、关节红肿热痛等脉痹表现外，还可见心悸惊恐、气逆喘促、心胸烦闷，甚则精神恍惚、咽干叹息、心中微痛兼有腹胀不能饮食等症。总之，心痹多由脉痹日久不愈，复感外邪，内舍于心而致；脉痹若见胸闷、心悸、短气者为心痹。心痹是临床上的常见五脏痹之一，因心为五脏六腑之大主，不仅脉痹，其他体痹病情发展，亦可影响到心脏引起心痹。

4. 肝痹的证候　"肝痹者，夜卧则惊，多饮、数小便，上为引如怀""淫气乏竭，痹聚在肝"（《素问·痹论》）；"肺即传而行之肝，名曰肝痹，一名厥，胁痛出食"（《素问·玉机真脏论》）；"青，脉之至也，长而左右弹，有积气在心下支肤，名曰肝痹，得之寒湿，与疝同法，腰痛足清头痛"（《素问·五脏生成》）；"血泣脉急，故胁肋与少腹相引痛矣"（《素问·举痛论》）；"肝藏魂，肝气痹则魂不安"（《类经·痹证》）；"胸胁引痛、眠卧多惊，筋脉挛急"（《普济方·人参散》）；"肝痹，两胁下满，筋急不得太息，疝瘕，四逆抢心，腹痛，目不明"（《普济方·补肝汤》）。

　　肝痹的主要表现除了肢体拘挛、屈伸不利、关节疼痛等筋痹表现外，可见两胁疼痛、夜卧多惊、筋挛节痛、胸胁胀满、少腹疼痛、多饮小便数、腹胀如鼓、有如怀物之状、腹水、腰痛足冷等症。总之，肝痹多由筋痹日久不愈，复感外邪，内舍于肝而致；筋痹若见胸胁满闷或疼痛、夜卧则惊、多饮、小便多、小腹胀满、筋挛节痛，或阴缩者为肝痹。

5. 肾痹的证候　"肾痹者，善胀，尻以代踵，脊以代头""淫气遗溺，痹聚在肾"（《素问·痹论》）；"黑，脉之至也，上坚而大，有积气在小腹与阴，名曰肾痹，得之沐浴清水而卧"（《素问·五脏生成》）；"腰痛两脚膝偏枯""两耳虚鸣""面无颜色"（《普济方·茵芋散》）；"肾脏虚冷……举动艰难，或肌骨动，引及腰脊左右偏急"（《普济方·防风丸》）；"肾痹中风，脚膝麻痹，腰脊强直，言语不利，面色萎黑，肌体羸瘦"（《奇效良方》）。

肾痹的主要表现除了骨重不可举、骨髓酸痛、肋胁不得伸等骨痹表现外，可见腰痛、骨节酸痛、僵直、屈伸不利，甚者出现"尻以代踵，脊以代头"的严重脊柱关节变形、步履艰难、尿少浮肿等症。总之，肾痹多由骨痹日久不愈，复感外邪，内舍于肾而致；骨痹若见尻以代踵、脊以代头，兼见脘腹胀满等表现者为肾痹。

后世医家对五脏痹的研究

《素问·痹论》用"四时五脏阴阳"的思想方法，阐述了五脏痹的发病规律，奠定了五脏痹的理论基础，后世医家视为圭臬。在之后漫长的岁月中，系统记载五脏痹方证的当属宋代的《圣济总录》，在"诸痹门"中首列五脏痹的理法方药。《圣济总录》论述五脏痹虽均先引用《素问·痹论》中原文以作大纲，但在其后的具体病证论述与治疗中，无论是主症还是兼症都较《内经》有所改变，并列有大量五脏痹方剂，进一步发展了五脏痹。宋之后对五脏痹的研究进展甚少，直至明代朱橚《普济方》收集的五脏痹方中，除心痹增加了6方外，其余完全抄录《圣济总录》。明朝医者颇丰，医家多认为五脏痹的成因是"皮肉筋骨脉各有五脏之合，初病在外""五脏各有所应，病久不去，而后感于邪气必更深，故内舍其合而入于脏"。王肯堂则提出五脏痹的具体治法。清朝名医辈出，总结了大量五脏痹经验，理论认识亦日臻深入。罗美阐述五脏痹的具体病机为"肺痹者，痹既入脏，则脏气闭而不通，本气不能升举""心痹者脉不通，则心气郁""肝痹则气血两衰""脾痹者，本脏不足，不能散精""痹气在肾，肾气不行"。陈士铎在《辨证录》中对五脏痹的病因病机、辨证用药，做了系统分析，理法方药俱备。秦景明补辑《症因脉治》第一次把五脏痹列为"内伤痹证"，强调了内伤所致五脏痹的发病机理，均按其症、因、脉、治进行了规范性分述。《医宗金鉴》从病邪由浅入里内传五脏的演变规律分析："痹病日久，内传所合之脏，则为五脏之痹。其人中虚受邪则难治多死，其人脏实不受邪，复还于外，则易治多生""若无胸满而烦喘之证，则是脏实不受，余脏仿此"。晚清时期林珮琴、费伯雄等医家博采众长，总结大量五脏痹辨治经验及其方药。近代中医文献系统论述五脏痹的甚少，20世纪80年代初李济仁著《痹证通论》，李志铭著《痹证论》，两者从中西医结合的角度对五脏痹做了探讨。路志正等主编《痹病论治学》，总结痹病常见23种证候，并对五脏痹的脉因证治做了整理归纳。

五脏痹与西医相关疾病

现代风湿病中的弥漫性结缔组织疾病如系统性红斑狼疮、类风湿关节炎、干燥综合征、血管炎等出现多脏器、多系统损害时与五脏痹的描述非常相似。运用五脏痹理论指导现代风湿性疾病的治疗，特别是具有多系统损害的弥漫性结缔组织病，具有重要的临床意义。

1. 肺痹　根据其证候特点，肺痹相当于弥漫性结缔组织病呼吸系统损害继发的肺间质纤维化等。最常见的为系统性硬化症及其并发症，不仅发生率高，而且是主要的死因。当系统性硬化症累及肺时，可发生肺广泛纤维变及囊肿性变，以至肺功能不全，出现进行性呼吸困难，部分患者或伴咳嗽、喘促、胸痛等症。系统性硬化症除累及肺外，还可累及消化道，表现为食管排空障碍，胃、十二指肠和小肠张力低，蠕动缓慢，故会出现吞咽困难、恶心呕吐等症。这些表现与肺痹的"烦满喘而呕"描述十分相符。类风湿关节炎、皮肌炎、干燥综合征等也会出现肺间质纤维化等肺痹证状。另外，还有认为"从症状学及发病过程看，感染性多发性神经根炎可能与肺痹是同一类疾病"。

2. 脾痹　根据其证候特点，脾痹相当于多发肌炎、皮肌炎、进行性营养不良症等累及消化系统者。当咽、喉、食管、膈、肋间肌及括约肌受累时出现发音、吞咽及呼吸困难，呕吐，大小便失禁等，还常伴发恶性肿瘤，以胃癌、肺癌、鼻咽癌为多见，与典型脾痹描述相似。其实，多种弥漫性结缔组织病累及消化系统病变，均可见脾痹表现，如系统性红斑狼疮胃肠损害，或并发出血；类风湿关节炎并发肌肉萎缩；白塞病肠壁或肠黏膜血管炎造成的腹泻、腹痛；系统性硬化症因胃肠道壁的平滑肌或吞咽肌受损而出现的吞咽困难、食管反流、胃炎、结肠炎等。

3. 心痹 根据其证候特点，心痹相当于风湿性心脏病或风湿热并发心肌炎，以及血管炎的并发症，如下肢深静脉血栓、血栓性浅静脉炎的并发症肺栓塞、多发性大动脉炎导致肾动脉狭窄等。实际上许多结缔组织病均可造成心血管受累，出现类似心痹的症状：如系统性红斑狼疮合并心脏病变的发病率约为 $50\%\sim60\%$，以心包积液为多见；系统性硬化症的心肌常发生弥漫性纤维化和肺动脉高压；肌炎/皮肌炎的心电图多有 ST-T 改变等。无论哪种结缔组织病，心肌受损均是影响其预后的重要因素之一。

4. 肝痹 根据其证候特点，肝痹相当于纤维肌痛综合征、精神性风湿症、系统性红斑狼疮合并肝损害、类风湿关节炎并发肝肾淀粉样变等。如类风湿关节炎伴有肝淀粉样变性时，可见肝区不适、肝肿大；合并肾淀粉样变性时，则"上为引如怀"。也有认为是坐骨神经痛出现精神情绪等肝气不疏等症状，当夜卧变换体位时，压迫了疼痛部位，会出现"夜卧则惊"的现象。当结缔组织病出现肝损害时，如自身免疫性肝炎、胆汁性肝硬化等，常既有关节疼痛症状又有肝区疼痛、肝脾肿大、腹水等内脏病变，均可参照肝痹论治。

5. 肾痹 根据其证候特点，肾痹相当于强直性脊柱炎、氟骨病、大骨节病等。最典型的是强直性脊柱炎，当正常的腰段生理曲度消失，胸段生理弯曲显著后凸，髋关节强硬，颈项前倾，躯干在髋关节处屈曲、前弯呈弓形时，恰与"尻以代踵，脊以代头"的肾痹相符。氟骨病常因氟沉积于脊椎、盆骨及肋骨等处而有明显的腰痛、髋关节痛、脊柱骨痛，严重者则因韧带骨化引致脊柱弯曲畸形，也可出现肾痹表现。若引起肾脏损害时，可出现尿少浮肿、腹胀，与《内经》之"善胀"相同。不过多种结缔组织病都可以出现肾损害，如病理证实几乎 100% 的系统性红斑狼疮累及肾脏，约 50% 可发生狼疮肾炎；干燥综合征则至少有 40% 患者有远程肾小管的病变。临床观察，不少强直性脊柱炎患者易出现腹胀，进一步检查未发现肾脏损害。这一现象值得进一步研究。因此，有人主张结缔组织病出现肾脏损害时，均可按肾痹论治。

五脏痹的治疗

1.《内经》对五脏痹的论治 遵循《素问·阴阳应象大论》"治病必求于本"的原则，对五脏痹的治疗可采取急则治其标，缓则治其本，或标本同治，总之要辨证论治为宜。《内经》具体论治五脏痹多在针刺等综合治疗方面。如在《素问·痹论》中提出针刺治疗五脏痹的原则为"五脏有俞，六腑有合，循脉之分，各有所发，各随其过，则病瘳也"，具体治法如肝痹刺肝经的俞穴太冲，心痹刺心经的大陵穴，脾痹刺脾经的太白穴，肺痹刺肺经的太渊穴，肾痹刺肾经的太溪穴。除针刺外，《灵枢·寿夭刚柔》有"寒痹熨法"，《灵枢·经筋》有"马膏膏法"等。

2. 后世医家对五脏痹的论治 《内经》对五脏痹的药物治疗未进行论述，因此后世医家对此进行了不断的补充与发挥，其中《圣济总录》详细论治了五脏痹，列有肺痹方 5 首，脾痹方 7 首，心痹方 5 首，肝痹方 8 首，肾痹方 7 首。细察《圣济总录》五脏痹诸方，在补中温经、散风寒湿的基础上，加各脏针对性药物，如肝痹以酸枣仁、五味子酸以入肝补肝，心痹以远志、龙齿宁心安神，脾痹以附子、白术温振脾阳，肾痹以牛膝、独活、杜仲、天雄壮肾健腰，肺痹以陈皮、苏子降气平喘。在总结历代临床经验的基础上，辨证更为细致，较《内经》时期有了很大的发展。明代医家对五脏痹治疗总结出"在外者祛之犹易，入脏者攻之实难；治外者散邪为急，治脏者养正为先"。王肯堂提出："五脏痹宜五痹汤，心痹加远志、茯苓、麦冬、犀角；肺痹加半夏、紫菀、杏仁、麻黄；肾痹加独活、官桂、杜仲、牛膝、黄芪、萆薢等；脾痹加厚朴、枳实、砂仁、神曲；肝痹加酸枣仁、柴胡。"费伯雄在《医醇賸义》中用桑朴汤治疗肺痹，通阳抑阴煎治疗心痹，三灵汤治疗肝痹，消阴来复汤治疗肾痹，安贞汤治疗脾痹。现代名医赵炳南在治疗红斑狼疮殃及五脏时，对热毒攻心者，用紫石英以镇心，莲子、远志、川黄连以清心；对热毒及肾者，用枸杞子、女贞子、山茱萸以滋阴补肾；对热邪伤肝者，用女贞子、赤芍、白芍、玉竹以养肝益阴等。李志铭自拟肺痹汤、脾痹汤、心痹汤、肝痹汤、肾痹汤治疗五痹扶正祛邪、标本兼顾。

近现代医家在《素问·痹论》及历代文献的启发下，根据五脏痹发病机理和不同症状，提出了五脏痹的治疗原则和具体治疗方法。导药祛邪：运用祛风除湿散寒或清热之品加上引导之药，使药能达病所，以驱邪外出。调整五脏功能：根据不同的脏痹证候，分别加用对各脏具有特殊功能的药物。调和营卫：在五脏痹治疗过程中要注意调整整体功能，使营卫恢复和谐，抗病力增强，才能防止复感外邪。

五脏痹病程长、病位深、邪气盛而正气虚，故预后较差。如《素问·痹论》："其入脏者死，其留连筋骨间者疼久，其留皮肤间者易已。"说明五脏痹严重者可以致人死亡。《内经》所说的"入脏者死"对临床五痹的发展有很强的指导意义，临床上可见多种风湿病，特别是弥漫结缔组织病发生多脏器、多系统损害后，病情加重，治疗棘手，预后不良。对于没有达到严重程度的脏器损伤，症状较轻，缠绵发作的五脏痹，则称为"痹聚于脏"，以示区别，应当及时正确地治疗，病情可缓解。故《内经》指出正确针刺治疗，五脏取其俞，六腑取其合，各分刺之而病可愈。

五脏痹是按五脏部位分类的一组风湿病，包括肺痹、脾痹、心痹、肝痹、肾痹。五脏痹侧重于反映风湿病的五脏病位。这种按五脏组织的分类是风湿病按病变部位分类的方法之一，五脏痹可以作为风湿病的二级病名。五脏痹多继发于五体痹之后，是一种内外合痹。五脏痹虽有基本相同的病因病机，但由于五脏功能各异，因而必然各有相对独立的证候特点，故有分证立名论治的必要。以五脏痹论治风湿病，体现了中医"以五脏为中心"的理论特点。五脏痹在临床上有重要的意义，现代中医认为西医弥漫性结缔组织病中的系统性硬化症、多发性肌炎、某些血管炎、系统性红斑狼疮、强直性脊柱炎等出现肺纤维化、肝纤维化、风湿性心脏病、心肌病以及肝肾等多脏器、多系统损害时，表现有五脏痹的症状，应按五脏痹论治。中医药通过调节脏腑功能以改善人体免疫功能的紊乱状态比西药更有优势。

386　从五脏应四时辨治类风湿关节炎

"天有四时，春秋冬夏"。在《内经》理论中，最早提出了"天人相应"整体观指导养生防病。"夫四时阴阳者，万物之根本也，所以圣人春夏养阳，秋冬养阴"，四时阴阳升降，是万物的根本，万物生长变化都和四时阴阳是相应的。"阴阳四时者，万物之终始也，死生之本也。逆之则灾害生，从之则苛疾不起，是谓得道"，阴阳四时，升降出入有调，生长收藏，万物变化，皆以此为本。因此在疾病的治疗中，当顺应四时气候特点而择方用药。

季节变化对类风湿关节炎（RA）患者的影响，在现代研究中也得以证实。杨华艳等利用运气学说，按照风、温、热、湿、燥、寒六季，分析了气候对北京地区类风湿关节炎患者的影响，通过对271例类风湿关节炎住院患者的回顾性研究，发现RA患者在入院人数上有季节差异。国外许多研究证实，季节转换和天气变化影响类风湿关节炎患者的疼痛程度和疾病活动度。为评价类风湿关节炎是否存在季节性波动，及季节变化对RA疾病活动度的影响，Iikuni N的研究小组从2000—2005年，每年两次对日本1665例RA患者（平均年龄57.2岁，平均病程9.9年）进行了连续10个阶段大规模观察性队列，同时对这些患者的疾病活动度进行了评价。无论从临床医生的客观评价还是RA患者的主观感受，类风湿关节炎都被证实存在一定的季节性差异，季节性的变化在评价RA患者的疾病的活动度中发挥重要的作用。另有研究表明，一些气象变量如温度、气压、湿度、水蒸气压力、阳光、云量、风速和降水等影响类风湿关节炎疼痛的发生，如低气压、低温度条件会增加类风湿关节炎患者的关节疼痛风险。学者巩勋等对从"五脏应四时"辨治类风湿关节炎做了梳理归纳。

春季风湿高发，不忘疏肝祛风

有研究者分析六季气候对北京地区类风湿关节炎患者的影响，证实季节差异对RA患者入院率的影响，其中温季和湿季为类风湿关节炎的高发季节，温季属少阴君火，下括春分、清明、谷雨、立夏4个节气，主属春季。Grazio等发现RA的发病方式与季节有关，突然发病多在春季。Iikuni N的研究小组证实，就RA疾病活动度而言，以春季为高，而秋季低。与冬季相比，春季在气温、湿度和气压等方面皆有明显变化，气压降低、降水增多、风力增大可能是类风湿关节炎发病增多和疾病活动度增加的主要因素。"风为百病之长"，风性开泄，使皮肤腠理疏泻，卫气不固，而易感外邪；风善行数变，易夹寒夹湿，侵袭人体，流注关节，阻滞气血而发痹证。治疗上，当根据患者病机特点，结合季节因素影响，驱除外邪，兼顾扶正，或祛风散寒，方选防风汤等，药用羌活、独活、防风等；或祛风除湿，方选防风汤、蠲痹汤等，药用防风、防己、薏苡仁等；或养血祛风，方选大秦艽汤，药用当归、川芎、熟地黄、鸡血藤、防风等。

春季治痹不忘疏肝养肝。脏腑辨证是痹证辨证的重要方法，刘学文等将历代名老中医临床医案数据库的痹证医案进行频数分析，发现五脏六腑皆为痹证脏腑病位，以五脏和胃为主，其中以肝为脏腑病位频数之最。《素问·四气调神大论》："春三月，此谓发陈，天地俱生，万物以荣……逆之则伤肝。""发陈"意指阳气生发，推陈出新的特点。春季是少阳生发之气，内与肝脏相应，肝为风木之脏，主疏泄而藏血，在体合筋，喜条达而恶抑郁。情志失调，郁怒伤肝，可致肝疏泄失常，肝气郁滞不舒，气血运行不畅，瘀阻关节经络，出现关节肌肉疼痛、肢体重着、屈伸不利而发痹证。肝气滞郁，郁而化火，或情志所伤，五志过极化火，致肝火上炎，内耗肝阴；或痹久伤阴，肾阴先天不足，水不涵木，肝肾阴虚而致筋骨失养，气血不行，筋脉拘急，屈伸不利，关节肌肉酸楚疼痛而成痹。久病损耗阴血，或肝气郁滞，犯脾克胃，脾胃虚弱，运化无力，气血生化乏源，不能荣养经络筋骨而发风湿痹痛。如《医学入门》："周身掣痛者，谓之周痹，乃肝气不行也。"类风湿关节炎患者在春季多有病情加重，新发患者亦不少见，常合并甲状腺功能减退等疾病。治疗上应结合春季肝木生发之特性，注意疏肝养肝。"逆春气，则少阳不生，肝气内变"，遇患者有抑郁不舒、急躁易怒、胸脘痞闷等肝气郁滞证时，在治疗痹证主症的同时，注意疏肝理气，可合用小柴胡汤、逍遥丸、越鞠丸等方，或择加柴胡、郁金、赤芍、白芍、香附、川芎、橘皮、橘叶、炒枳壳、川楝子等；患者兼有腰膝酸软、头晕目眩、眼干痛、口燥咽干、五心烦热者，注意养肝阴、补肾阴，方可合用杞菊地黄丸、一贯煎等，药选生地黄、熟地黄、山茱萸、枸杞子、女贞子、杜仲、鳖甲、白芍、乌梅等。患者兼有疲倦乏力、肢体麻木不仁、两眼干涩、视物模糊、肌肤失养等肝血亏虚证者，注意柔养肝血，方可合用四物汤、当归补血汤等，或择加当归、黄芪、熟地黄、白芍、川芎、何首乌、鸡血藤、木瓜等。

夏季湿热壅盛，注意健脾除湿

夏季（含长夏）气候炎热、湿热多雨，是一年中气温最高的季节，而夏季的最后一个月份又名长夏，气候最为潮湿。王冰注解《内经》："长夏者，六月也。土生于火，长在夏中，既长而旺，故云长夏也。"夏为火，火生土，长夏属土，五气属湿，五脏属脾，在体为肌肉。从北京地区六季气候与类风湿关节炎患者住院率的相关性分析中发现，温季和湿季为类风湿关节炎的高发季节，其中湿季属太阴湿土，气候炎热，雨量充沛，湿度较大，气压偏低，由脾所主。"热"与"湿"为夏季（含长夏）气候的主要特点。"痹，湿病也"，路志正认为湿不单是南方独有，北方亦多湿，易受湿邪所困。从历代痹证医案的频数分析认为"湿邪"为发病的主因，这一点在古今中医医家皆有共识。姜泉等对 475 例 RA 住院患者的中医证候的回顾性分析研究发现：湿热痹阻证型在活动期类风湿关节炎患者中最为多见，其次为湿热痹阻合并瘀血阻络型。防止关节骨破坏、保护关节功能、最大限度提高患者生活质量是 RA 治疗的主要目标，而湿热瘀阻不仅是活动期 RA 的主要病机，也是导致 RA 骨侵蚀的主要病理因素。针对夏季湿热为主的气候特点，治疗当加强清热利湿之力，方可选当归拈痛汤、四妙丸、宣痹汤等，热重于湿者药选金银花、生地黄、牡丹皮、土茯苓、石膏、知母、黄芩、黄柏等，湿重于热者可选秦艽、防己、苍术、白术、萆薢、茵陈、泽泻、猪苓、茯苓、薏苡仁等。

湿为阴邪，重着黏滞，阻遏气机，难以速去，贯穿于类风湿关节炎的始终。"诸湿肿满，皆属于脾"，脾为土脏，喜燥而恶湿，易受湿邪所困而失运化；脾主运化，运化水湿，脾失健运，又可致水湿内停，如此而成恶性循环。又因 RA 患者素体阳气不足，痰湿过盛，夏季炎热，易恣食生冷，加之常年服药，内伤脾胃，致使脾阳不振，津液输布失常，而致水湿内停。脾胃为后天之本，气血生化之源，若脾胃受损，气血生化不足，则易发痹病。国医大师路志正认为"内伤脾胃，气血生化乏源"是风湿病的主要内因，在临床上也多采用调理脾胃之法来治疗风湿病。脾胃和，则运化通，气血生，方能充养四肢筋骨百骸，使邪祛而不伤正，滋养而不滋腻。结合夏季（含长夏）"热""湿"壅盛的气候特点，外湿与内湿交互为患，使病情迁延，缠绵难愈。因此，在类风湿关节炎的夏季治疗中，尤应注意健脾胃祛湿，且贯穿于治疗的始终。脾气虚弱、食后腹胀、大便稀溏、倦怠乏力，甚或水肿者，可选用炒山药、炒白术、莲子肉、炒芡实、生黄芪、法半夏、茯苓、炒苍术等；痞满胀痛，食不化，食少纳呆，或久服西药者，结合夏季气候湿热的特点，应选用生谷芽、生麦芽、炒三仙、陈皮、佛手、绿萼梅、鸡内金、砂仁等健脾和胃消食之品。

秋季燥邪为盛，兼顾润燥养肺

"秋三月，此谓容平……使肺气清，此秋气之应，养收之道也，逆之则伤肺，冬为飧泄"。类风湿关节炎季节发病的调查研究显示，相对春季而言，秋季类风湿关节炎患者的关节症状相对平稳，疾病活动低，但秋季天气干燥，气候转凉，易出现咳嗽痰喘等肺部表现。燥有内燥外燥之分，精血不足，或热病伤津，或久病伤阴，或治法不当、过用热药，皆可引发内燥，秋季气候干燥，久旱少雨，外燥盛行，侵犯人体，可发燥病。类风湿关节炎患者，感受燥邪，燥邪与热邪相合，侵犯四肢关节，表现为关节红肿热痛。秋燥伤阴，可出现口干鼻燥、皮肤干燥、干咳咽痛等症；燥易化火化热，出现面红目赤，牙龈肿痛，咯血鼻衄等；血燥生风，可出现皮肤干燥皲裂、皮肤瘙痒等症。在类风湿关节炎的治疗上，应充分考虑燥邪当令的特点，切勿辛温太过，用药佐以辛凉生津之品为宜。

秋与肺皆属金，秋季气候干燥，而肺为娇脏，喜润恶躁，易受燥邪伤害，故秋季应滋阴润燥，以养肺为先。类风湿关节炎是以关节肿痛为主要表现的一类系统疾病，多系统损害为其特点之一，肺脏受累，特别是类风湿关节炎后期合并肺间质纤维化，是影响患者预后的重要因素。用于治疗类风湿关节炎的免疫抑制剂如甲氨蝶呤等药物，也有导致肺纤维化的副作用。秋季天气转凉，气候干燥，易患感冒，加重病情，因此在治疗类风湿关节炎基本疾病的同时，应注意兼顾肺脏，适当加用养阴润肺之品，如北沙参、百合、生地黄、玄参、贝母、麦冬、生甘草、蜜枇杷、阿胶珠、杏仁、桑叶等。在临床上，类风湿关节炎合并（或继发）干燥综合征患者并不少见，由于秋燥的气候原因，患者口干、鼻干、唇干、眼干等症状往往会加重。燥为秋令，初秋季节，气候温热，燥邪侵犯人体，易发温燥；而深秋季节，天气寒凉，燥邪多与寒邪结合侵袭人体，易发凉燥，在选方用药上当区别对待。"逆秋气，则太阴不收，肺气焦满"，肺应秋，若秋不养肺，则易致肺脏受损，肺气生发、肃降失调，而胸胀满。治疗上，当明辨虚实，或补益肺气，或养阴清肺，或宣肺清热，以达护肺驱邪之效。

冬季气候寒冷，适度补养肝肾

冬季寒盛，寒主收引，性凝滞，易致筋脉挛缩，气血运行不畅而疼痛加重。Gorin等通过对75例RA患者的疼痛变化规律的研究发现，寒冷刺激、气压升高、阴雨天气时，RA患者的疼痛水平更高。临床上RA患者亦多有怕风怕冷，关节疼痛遇寒加剧，得温稍舒的表现。然多项证候调查研究发现，RA疾病活动时，以湿热瘀阻证候多见，湿、热、瘀是活动期RA关节骨破坏的主要病理因素，也是病机关键。患者关节红肿热痛、皮温升高、舌苔黄腻等湿热之证明显时，切勿妄用附子、乌头、干姜、肉桂等辛温大热之品，以免助热而致症状加重；对于湿热瘀阻之证，有遇寒加重等症时，治疗上祛邪仍以内清湿热为主，佐以散寒通络、祛瘀止痛之剂外用，杂合以治，缓解疼痛。

冬季寒邪当令，与肾相应。"肾主骨生髓"，历代医家多从肾虚出发论治风湿病，现代医家认为正虚邪实（或本虚标实）是RA的基本病机。朱震等采用关联规则对RA的证素分布规律进行了数据挖掘分析发现，RA的病位证素主要为肾、肝，与经络、脾、胃、表、关节、筋骨等相关。焦树德依据多年临床经验，将RA分为肾虚寒盛证、肾虚标热轻证、肾虚标热重证、肾虚督寒证、湿热伤肾证等5个主要类型。现代研究探讨了肾虚与RA发病机制的关系，认为RA患者下丘脑-垂体-肾上腺轴的功能障碍，应激能力下降，可能与"肾虚"有关。《内经》有云，女子"七七任脉虚，太冲脉衰少，天癸竭"，天癸藏于肾，肾气渐衰，天癸乃竭，而RA病因学的调查研究发现，女子绝经期前后是RA的高发年龄段，是RA肾虚为本的另一佐证。肾主骨，肝主筋，类风湿关节炎迁延不愈，伤及肝肾，导致肝肾不足，在老年RA患者中表现更为明显。针对冬季为主的气候特点，治疗上应适度补养肝肾，可选用广寄生、川牛膝、独活、杜仲、续断等补肝肾、强筋骨、祛风湿药物；五心烦热、潮热盗汗、腰膝酸软等肾阴不足证明显时，选加盐知母、盐黄柏、女贞子、制龟甲等，两目干涩、眩晕耳鸣、筋脉拘急、屈伸不利、麻木不仁等肝血、肝阴不足证明显时，加用炒白芍、大血藤、伸筋草、木瓜、当归等。

以"五脏应四时"论治RA，应充分考虑地域因素，注意个体差异，因地因人制宜。"天人相应"的治疗观，是中医理论的重要思想之一，在RA治疗上，以"五脏应四时"辨证治疗，是一种重要的治疗理念。

387　从五脏辨治类风湿肺间质纤维化

类风湿关节炎（RA）是以滑膜炎和血管炎为病理改变，破坏外周关节及其周围组织，并可累及全身多系统的自身免疫性疾病。RA 关节外受损最多的为肺部，可见肺结节、积液、胸膜炎、肺动脉高压等，尤以类风湿关节炎合并间质性肺炎（RA-ILD）最为常见，发病率占 RA 之 6.26%～40%，病程愈长，年岁愈高，发病率高，病情愈重。由于 RA-ILD 对肺脏的组织侵害，并发感染的概率大幅度提高而增加死亡风险。在 RA 死亡病例中，肺部病变占 10%～20%。RA-ILD 起病隐匿，早期没有临床症状和体征，发现后又难以控制，更易并发感染而难治。因本病的治疗应在 RA 控制的前提下方可，所以治疗起来较棘手。目前推荐激素联合免疫抑制剂或其他药物治疗，而疗效较好的药物如甲氨蝶呤与来氟米特，其易引起肺间质改变而禁用，使本病的治疗颇为困难，又因药物的长期使用引起不良反应，患者依从性差，很难达到治疗效果且易增加感染死亡风险。

根据中医《素问·痹论》，五体痹不愈而进一步发展，"肺痹者烦满，喘而呕"是间质性肺炎真实写照，"五脏皆有合，病久不去者，内舍于其合也"的五体痹——五脏痹理论，"病入舍于肺，名曰肺痹"。RA 属中医"尪痹"范畴，其肺间质性病变，属中医"肺痹"范畴；RA-ILD 即为中医"尪痹"内合"肺痹"，即"尪痹合肺痹"病名。运用中医辨证思维选方用药，可以防止 RA 患者的间质性肺病发生，即便已发生可以改善症状，增加体质，调节免疫功能，控制病变程度、范围与速度，体现了中医"未病先防，既病防变"的"治未病"思想，合理使用中药与针灸及外治法、导引等结合治疗，能够取得良好的治疗效果，且不良反应少。

《素问·咳论》："五脏六腑皆令人咳，非独肺也。"根据中医脏腑辨证理论，五脏痹、六腑痹均可引起肺痹之咳喘。《医学真传·咳嗽》中："诸病易治，咳嗽难以，诸病易治，咳嗽难医，夫所以难治者，缘咳嗽根由虽甚多，不止于肺。"表明肺痹咳喘病因病机及治疗复杂，因此要抓住其根本，辨证论治。学者于志谋等应用中医整体观念，临床中从五脏治咳辨证分型合理选方用药，在治疗 RA-ILD 方面有所心得。

从肺论治

《中藏经》："痹者，风寒暑湿之气中于人脏腑之为也。"徐灵胎云"诸病之中，惟咳嗽之病因各殊而最难愈"，外邪内伤皆可致咳。尤其类风湿关节炎由皮毛入筋骨者，进一步发展，内舍脏腑而成肺痹。病程迁延，日久不愈，经脉、筋骨、脏腑郁滞，致气机受阻失调，有形之瘀或痰痹阻而致病。《医学入门》："五痹复感三邪，渐入五脏。"复感外邪是肺痹加重的重要原因，而肺为娇脏，又尤易外感。叶天士《临证指南医案》："痹者，闭而不通之谓也，正气为邪气所阻，脏腑经络不能畅达，皆由气血亏损，腠理疏豁，风寒湿三气得以乘虚外袭，留滞于内以致湿痰、浊血流注凝涩而得之。"故类风湿合并肺间质病变患者，常是虚实夹杂，病久入络，常伴有气滞血瘀。《血证论》："人身气道，不可有壅滞，内有瘀血则阻碍气道不得肃降，是以壅而为咳。"

RA-ILD 治疗时应内外同治，以补肺为主，《永类钤方》中补肺汤具有补气益肺，止咳平喘之效，研究显示能增强机体免疫力，有抑制炎症因子、抑制肺组织纤维化的作用。同时治咳不忘通痹，将肺痹分为八证：风寒袭肺，痰湿痹阻；风热犯肺，湿浊阻络；风燥伤肺，血枯脉涩；表寒里热，郁阳不疏；痰热郁肺，瘀血阻络；痰热壅肺，脉络不通；肺阴亏虚，涩阻经脉；肺阳不足，阻逆经脉。例如风寒袭肺，痰湿痹阻证常以小青龙汤、四物汤加味，祛寒除湿，温痰通络，治疗类风湿关节炎肺间质病变，外祛风寒，内温痰饮，兼以通络活血，达到内外兼治的目的。

从肝论治

"五脏六腑皆令人咳，非独肺也……肝咳之状，咳则两胁下痛，甚则不可以转，转则两胠下满"（《素问·咳论》）。在五脏引起咳嗽中，临床上肝咳常见，因五行相侮，肝气郁结，木侮金，故肝气犯肺，引发咳嗽。《临证指南医案》："肝从左而升，肺从右而降，升降得宜，则气机舒展。"生理上，肝气升动，则气机调畅，血行通利；肺气肃降，则能"通调水道，下输膀胱"。人体之气机升降出入，肝主疏泄，其气生发条达；肺主肃降，其气清肃下降，故肝自左而升，肺主右降。肝经循行，与肺密切相关。不论内外各种原因影响机体气机升降，导致肝肺气机升降失调，就会变生诸病。肺为娇脏，清虚之地，若有情志抑郁之人，外感六淫，客气袭之，或痰浊上犯，肺的功能失常，"清肃之令不行，升降之机亦室""治节不行，一身之气皆失其顺降之机"（《王氏医案释注·卷八》），导致肺失清肃，气滞不畅，可出现胸闷咳嗽、喘息气急等症。且肝主筋，行气主疏泄，若肝气郁滞，痹阻经脉，则筋骨痹痛。

故治疗 RA-ILD 时除活血化瘀外，还要注意调节肝肺，王玉冰等认为本病的发生早期与肝的关系非常密切。临床证型包括肝肺热盛，痰瘀痹阻；肝肺气滞，筋脉痹阻；肝肺阴虚，脉涩络阻。治疗则以清肝泄肺，化痰通瘀；疏肝解郁，化瘀通络；养肝润肺，养阴化瘀等法。如肝火素旺，情志抑郁，诱发咳嗽，木火刑金，肝火引动肺火，治以清肝泻热，清肺止咳，方以泻白散合黛蛤散加减。如肝气不利致气机郁滞，津液失布者，治宜疏肝解郁，理气化痰。使肝气疏利，气顺则津液随之而顺，痰浊随之而降。如素体阴血亏虚或病久耗伤阴血，肝失濡养，阴虚日久生内热，上灼肺津而致咳，治拟养阴柔肝、滋阴润肺止咳，方用一贯煎加味。

从心论治

"心咳之状，咳则心痛，喉中介介如梗状，甚则咽肿喉痛"（《素问·咳论》），心为五脏六腑之大主，与肺同属人体上焦，生理病理密切相关。临床上多有心系病变引发咳嗽者，李宗林等认为心咳，其病本在心，病标在肺，心肺同病。故临床对于心咳的治疗应心肺并重，标本兼治，才能有效提高心咳的临床治疗效果。若心火盛而上亢灼肺，或有心气不足、心阳不振，或阴血过耗、营血不足，或心脉瘀阻不畅，皆可由心病而及于肺，导致肺失宣降。朱丹溪在《丹溪心法》中认为"干咳嗽……系火郁之证"。《素问·至真要大论》中有"诸痛痒疮，皆属于火。诸逆冲上，皆属于火。诸躁狂越，皆属于火"之论。心肺之气上逆为患，呼吸不畅，出现以咳嗽、胸痛、咳吐黄痰甚则血痰，咳逆倚息不得卧等病症，故病在肺，病本在于心，故谓之心咳。

RA-ILD 患者出现心脉病变时要注意心肺同治，心肺之病变常相关联，可分以下诸证：心肺热盛，热伤肺络；心肺阳虚，气虚血瘀；心脉瘀阻，肺失宣降；心肺阴虚，津亏不足。治疗则以清心肺泻火，益气温阳补肺，养血化瘀通脉，益气生津止咳等为法。如心火亢盛之证，心火上炎肺金，出现咳嗽，口舌生疮，心烦失眠，痰色黄腻，小便短赤，舌尖红，脉数等症，当以清心泻火、润肺止咳为治则，方以导赤散合泻白散加减。若久咳之人，昼轻而夜重，干咳痰少，或痰中带血丝，五心烦热，失眠多梦，形体消瘦，舌红苔少，脉细数等症，多为心肺失养日久，阴血亏虚，当以滋阴养血，佐以益气温阳为治则，方以天王补心丹合麦门冬汤加减。若心肺经脉瘀滞之证，常见患者咳嗽痰多，甚则咳吐粉红色泡沫痰，心胸闷痛，口唇青紫，舌紫黯苔腻，脉细涩或结代。治疗当以活血化瘀通脉，宣肺止咳为治则，方以血府逐瘀汤合止嗽散加减，同时可通利关节，化瘀止痛，治疗关节肿痛。

从脾论治

《灵枢·经脉》："肺手太阴之脉，起于中焦，下络大肠，还循胃口，上膈属肺。"肺脉起于中焦，与脾胃密切相关。手太阴肺和足太阴脾同属太阴，"同气相求"，在生理、病理上联系密切。脾为肺之母，后天之本，气血生化之源；肺主气，赖于后天脾胃之养，肺气之旺衰取决于脾气之强弱，故肺痹要注重调理脾胃。《素问·经脉别论》："饮入于胃，游溢精气，上输于脾，脾气散精，上归于肺，通调水道，下输膀胱，水精四布，五经并行。"脾和肺在全身水液的运输上存在相互协调作用，津液及水谷精微，依赖于脾的运化布散，同时脾气又将津液上输于肺，通过肺的宣发肃降，再得以将津液布散全身。如脾失健运，阳气不足，水湿不化，内蕴生痰而为痰饮、为水肿，病及肺则肺失肃降而喘咳。《景岳全书》："脾土虚弱，清者难升，浊者难降，流中滞膈，凝聚为痰。"

RA-ILD 患者病因多是脾胃后天失养，脾胃强弱决定了痹病的发展趋势。故治疗肺痹，必须重视调理脾胃，临床常见以下证型：肺脾气虚；痰湿痹阻；脾肺阴虚；脾胃虚弱、脉络瘀阻等证。如脾气虚弱，阳气不足，水湿不化，见咳嗽气喘、痰多色白、纳差等症，痰饮痹阻于肺，张仲景在《金匮要略·痰饮咳嗽病脉证并治》中提出"病痰饮者，当以温药和之"这一治痰饮的总原则。故治疗以苓桂术甘汤温阳化痰，同时合以血府逐瘀汤等化瘀通络止痛。如脾阴不足，出现肺脾阴虚咳嗽，干咳少痰或者痰少质黏，口干喜饮，纳差而脉细数，当用中和理阴汤加减。

从肾论治

《素问·咳论》："肾咳之状，咳则腰背相引而痛，甚则咳涎。"肺为气之主，肾为气之根；肺主呼吸，肾主纳气。肾气亏虚，摄纳无权，子病及母，导致肺气虚，肺宣发肃降无力而咳。肺病咳嗽日久及肾，则致肾咳劳嗽，病其标在肺，本在于肾。或有干咳无痰、虚火上炎，久咳喑哑，乃阴虚火旺证。由于肾阴亏虚于下，肺金失养，子盗母气，肺津不足而燥热内生，肺失肃降气逆而咳。有学者认为肺肾气阴两虚证是 RA-ILD 最主要证型，占 48.8%，其炎症活动程度最高。《类证治裁·咳嗽》："无痰干咳者，阴虚为主，主治在肾。"《济生方》："肾为生痰之本，肺为贮痰之器，脾为生痰之源，肺不伤不咳，脾不伤不久咳，肾不伤不咳不喘。"病痹者多有先天肾气不足，筋骨失养，筋脉痹阻。

RA-ILD 患者，多为久病，久病伤肾，肾气不足，重在补肾化瘀、化痰止咳，以扶正为本，以整体辨证调节。杨道文认为肺纤维化的基本病机是肺肾亏虚、瘀血内阻，临床上多以补益肺肾、活血化瘀为治疗大法，用药特点为善用并重用生黄芪、精选补益肺肾药、重视调畅气机、强调活血化瘀。临床证型可分为：肺肾亏虚、肺失宣降证；肾阳不足、水湿内停证；肾阴不足、虚火炎肺证。结合肺系疾病的病机特点，如脾肾阳虚者，以八味地黄丸加用五味子、淫羊藿等；肾阴虚者用麦味地黄丸加浙贝母，使全方具有补肾纳气，止咳化痰，攻补兼施，达到缓解呼吸困难、干咳喘憋症状，改善肺功能指标，提高生活质量的目的。

通过临床观察，中西医结合治疗类风湿肺间质病变疗效确切，尤其中药在改善临床症状、降低药物不良反应方面疗效尤为突出，但一定要按照中医整体观、辨证观，对于尪痹合肺痹患者要治病求于本，辨证必求于精，充分发挥中医药辨证论治的优势，采用中医药治疗本病避免或延缓肺纤维化。所以治疗"尪痹合肺痹"患者，除了补肺化瘀、通络止痛外，必须根据整体观念，运用五脏病机关系辨证论治选方用药，分别从肺、肝、心、脾、肾五脏整体论治，或调肝，或清心，或健脾，或益肾，结合化痰、通瘀，标本兼治，通补结合，防止 RA 患者的间质性肺病发生，以及改善已发病患者的临床症状，增强体质，调节免疫功能，控制病变程度、范围与速度，提高患者生存质量。

388　从五脏辨治慢性咳嗽

慢性咳嗽特指排除明确诊断疾病的、时间在 8 周以上的咳嗽。现代医学对慢性咳嗽病因研究显示，慢性咳嗽主要与胃食管反流、反复呼吸道感染、后鼻孔滴漏综合征（PNDS）、血管紧张素转换酶抑制剂诱发等有关，这些疾病是慢性咳嗽常见病因，此外慢性心功能不全、食管裂孔疝、高血压病、气道炎症、肿物、异物，以及烟雾刺激、焦虑等都可导致慢性咳嗽。既往西医学未将咳嗽单独立病，而是夹杂在各种疾病的症状中论述，近年由于对咳嗽病因研究的深入，行业内颁布了针对咳嗽的诊断与治疗指南以指导临床。学者张云云对从五脏辨治慢性咳嗽做了广泛阐述。

中医学对慢性咳嗽的认识

中医学将咳嗽定义为：肺失宣降，肺气上逆作声，咯吐痰液。有声无痰为咳，有痰无声为嗽。咳嗽，既是独立性病症，又是肺系多种疾病的共同症状，咳嗽的病名最早见于《内经》，主要病机是肺气上逆，主要病因分外感、内伤。慢性咳嗽则属于中医学"内伤咳嗽"范畴。

咳嗽病位在肺，肺脏是与外界环境直接相通的唯一脏器，在五脏之中最易受外界环境的影响。五脏皆有升降，因此皆可令人咳。中焦脾胃是升降的枢纽，由脾胃掌控心肺之阳降和肝肾之阴升，即五脏的升清降浊。

《素问·咳论》以脏腑命名，把咳嗽分为肺咳、心咳、肝咳、脾咳、肾咳，指出"五脏六腑皆令人咳，非独肺也"，首次明确提出咳嗽与五脏有关。外邪犯肺或脏腑功能失调，病及于肺，皆能致咳。这一理论阐述了咳嗽复杂的病因病机，因此对于咳嗽的治疗，特别是内伤咳嗽，不能单纯地见咳止咳，仅仅局限于治肺，而要从五行的生克制化理论出发，根据五脏与五行的内在联系，采用辨证施治的方法灵活运用，才能使咳嗽这一顽疾向愈。《素问·咳论》之"止咳不独治肺，重在调五脏"是治疗慢性咳嗽的重要观点，从五脏论治，并结合五行学说中的生克制化学说加以改进，才能提高慢性咳嗽的治疗效果。

中医从五脏论治慢性咳嗽的治疗法则

治疗咳嗽的关键是调理人体五脏气机的升降。正常情况下，肺气肃降，呼吸才得以顺畅，肺气上逆则发而为咳；若肺气失于宣发功能同样可以导致咳嗽，患者感觉气从胸中上冲至咽喉，欲罢不能，因此宣肺在治疗咳嗽中非常重要。咳嗽病机关键是肺气上逆，而五脏均可以影响人体气机，肺主气。肺气上逆则为咳。虽然五脏皆令人咳，但其根本在于肺之气机上逆作咳，临证中可以参照患者伴随症状，明确重在哪脏。

1. 从肺论治，治以宣肺祛风、止咳化痰　肺咳是咳嗽病中最常见的临床类型。咳嗽一症，病因变化多端，但无论病因如何，其病位始终在肺，直接病机皆为肺气上逆、失于肃降。故《医学三字经·咳嗽》："咳嗽不止于肺，而亦不离于肺也。"《景岳全书·咳嗽》："咳症虽多，无非肺病。"肺咳之人多有外感病史，或感冒日久失治，或反复感受风寒。症状多有鼻塞流涕、喉痒而咳、胸闷气急、咳嗽咳痰、痰或黄或白、脉寸浮。临床中，感冒后咳嗽、变应性咳嗽、咳嗽变异性哮喘、嗜酸细胞支气管炎可按照肺咳辨证治疗。

对于因肺所致的咳嗽，宣肺法为治疗的重要原则，并贯穿于其他脏器引起的各型咳嗽的治疗始终；又因肺为"储痰之器"，故治咳勿忘治痰。临床治疗痰湿蕴肺咳嗽时应立足于"降"字，降气化痰、降气止咳方能取得疗效。但应注意肺的宣发与肃降功能是相互制约的两个方面，因此治咳之时，要宣降并治，宣肺勿忘降气，降气注意宣散，只有宣降相合，才能升降相因，使肺复其职。

肺咳有寒热燥湿之分，风寒犯肺所致咳嗽，治以辛温宣肺、止咳化痰为主，方选三拗汤或华盖散及小青龙汤加减。外感咳嗽以风寒为多，如张景岳云："六气皆令人咳，风寒为主。"因此麻黄类方药使用较多，临证中可使用含麻黄的配伍方药，如麻黄配苍术、石膏、桂枝、杏仁、甘草等。风热袭肺所致咳嗽治宜辛凉宣肺，方用桑菊饮或银翘散加减。因肺燥而致咳嗽，治疗应清燥润肺、降逆止咳，方用沙参麦门冬汤、清燥救肺汤加减。在应用上述方剂的同时，可用桔梗配枳壳一升一降恢复肺之宣降；麻黄配五味子一散一收恢复肺之开合；干姜配黄芩一温一清寒热并用。在化痰时多用二陈汤加减，配伍龙骨、牡蛎、赭石降气化痰。另外，对于肺咳者应注意恢复肺之宣降功能，故祛风宣肺药应贯穿于治疗始终。

2. 从脾论治，治以健脾祛湿、止咳祛痰 脾咳多见于平素脾虚之人，咳喘反复不愈，而以痰湿咳嗽为主。其主要症状为久咳久嗽，咯痰量多，色白有泡沫，胸闷脘痞，呕恶食少，或食后腹胀，或反酸烧心，体倦乏力，时有便溏，或目胞如肿，舌淡或胖大有齿痕，苔白腻，脉濡滑或细缓。其中"咯痰色白如泡沫、舌体胖大有齿痕"为脾咳辨证要点。临床中因胃食管反流所致的慢性咳嗽、慢性阻塞性肺疾病、咳嗽变异性哮喘等可按脾咳辨证治疗。因脾为生痰之源，肺为储痰之器，如脾虚不健，则痰量难以减少；只有脾气健运，绝生痰之源，故健脾益气是治疗此类患者的关键所在。常需加用健脾祛湿的中药，如党参、白术、薏苡仁、淮山药、苍术、茯苓等，处方可以香砂六君子汤、参苓白术散、平胃散为基础。患者在脾虚恢复的同时，痰量逐渐减少，则咳嗽向愈。对于脾虚之人，应禁食寒凉油腻食物，防止重伤脾气。平时可多食薏苡仁山药粥，常吃白扁豆、芡实等以健运脾胃。

3. 从肾论治，治以温肾助阳、纳气平喘 若肾气虚损，则水液代谢失调，气不化水，可生湿生痰，上逆于肺，而致痰多咳嗽。肾虚则气失摄纳，可见气喘咳嗽，其典型表现为动则喘甚。若肾阴亏损，则可出现阴虚火旺的干咳，表现为口燥咽干，干咳无痰或痰黏难出。肾咳的患者往往体质较差，基础病多，病史较长，因而病情多较重，常常是咳喘同见。在慢性阻塞性肺病、肺间质纤维化、肺心病患者中常可见到这种情况。肾虚患者常伴有头晕耳鸣、夜尿增多、腰膝酸软、舌质淡暗等症状，可随症加入补肾纳气药如胡桃肉、紫石英、蛤蚧、补骨脂等，随着肾虚症状的改善，咳喘均可减轻或消除。对于上述疾病缓解期的患者，加用补肾纳气治疗更是有着积极的意义，不仅可减少急性发作次数，提高生活质量，而且对改善预后有较大的帮助。对此类肾虚型患者，在治疗疾病的同时，应注重补益肾气，标本同治，这是治疗虚喘型患者的重要法则，常用药如熟地黄、女贞子、沙参、五味子、山药、补骨脂、附片等，常用方剂为六味地黄丸、金匮肾气丸、二至丸、金水六君煎、阳和汤等。

4. 从肝论治，治以调肝疏泄、理气止咳 《内经》"肝咳之状，咳则两胁痛。甚则不可以转，转则两肋下满"。如因七情内伤，忧思恼怒，肝失疏泄，气机阻滞；或暴怒伤肝，肝气亢旺，木亢侮金，强肝横犯肺金，则肺之宣发肃降失常，肺气上逆而致咳喘。肝咳的典型症状为咳嗽呈阵发性、痉挛性发作，每逢忧愁烦恼，或感受风寒时加剧。咳则两胁疼痛，转侧不利。咽喉痒或梗阻感，胸闷不舒，喜太息。痰或黄或白，咯吐不畅，口干口苦，面赤头痛，眩晕耳鸣，心烦易怒。舌红，苔或白或腻，或少苔，脉见弦象。本证以肝病为本，肺咳为标。久咳者但具一证便是，不必悉具。肝咳的临床症状与气道过敏所致的咳嗽极为相似，故临床中咳嗽变异性哮喘、嗜酸细胞支气管炎、变应性咳嗽等与过敏因素相关的咳嗽，以及不明原因的咳嗽可参照肝咳进行辨证治疗。

针对肝咳之证，应根据证候的不同分别采取疏肝理气、平肝泄肺、泻肝清肺、柔肝润肺的治疗方法。肝郁宜疏，方用逍遥散、四逆散、半夏厚朴汤、柴胡疏散等；气滞宜行，方用四逆散、金铃子散、柴胡疏肝散等；肝风宜平，方用镇肝熄风汤、旋覆代赭汤、天麻钩藤饮等；肝热宜清，方用黛蛤散、龙胆泻肝汤加减；肝虚宜养，多以肝阴血不足、肝阴亏耗为主，方用一贯煎、沙参麦冬汤、杞菊地黄汤等。

5. 从心论治，治以清心泻火　在五行学说中，心属火，肺属金，心火过亢则影响肺金的肃降通调，使肺气上逆而生咳喘。心火上扰，还可导致咽喉刺痛，有梗塞感，甚至肿痛，此因手少阴心经起于心中，出属心系，其支脉从心系上挟咽喉，其直行之脉则从心系上于肺。而肺气通于喉，故见是证。如《内经·咳论》："心咳之状，咳则心痛，喉中介介如梗状，甚则咽肿喉痹。"这是心火伤及肺，并影响咽喉所致。心火刑金，伤肺致咳，其所见之症状还有虚烦不眠，口舌生疮，咽喉肿痛、小便短赤或涩痛、肌肤枯槁而憔悴、咳而胸痛、动悸、咳痰胶黏难出等。

心火犯肺证，法当清心热，心热去则咳嗽自止，可用黄连解毒汤加减治之。方中黄连味苦寒，入心经泻火，解心经火毒。黄芩苦平，泻肺火，利胸中之气，肺主气，热伤气，泻热实以保肺。如其火逆上气，热甚咳剧，咽喉不利，宜加鲜石斛、麦冬、生地黄、竹叶、知母以清金降火，生津利喉，则止咳之效更著。如心燥热，久久不愈，常移热于小肠而咳嗽者，法宜养阴清热降火，使热从小便而解，导赤散治之。

临床中慢性咳嗽发病率较高，病因复杂，治疗欠规范。中华医学会呼吸病学分会2004年制定了《慢性咳嗽治疗指南》，旨在增强医生对慢性咳嗽的认识，规范慢性咳嗽的病因学检查，并在此基础上开展针对病因的标准化治疗，最终达到提高慢性咳嗽疗效的目的。从五脏论治慢性咳嗽，充分体现了中医学辨证论治的特色，是中医学整体观念的具体体现，且临床疗效较好。在临床运用中须根据患者的证候加以辨证分析，随症灵活加减用药，使药证相符，方能取得满意的疗效。

389　从五脏辨治哮喘发病和机制

哮喘以慢性气道炎症为特征，这种慢性炎症可导致气道高反应性的发生和发展，是一种特异质性疾病，临床表现为反复发作的喘息、气急、胸闷或咳嗽等症状，常在夜间及凌晨发作或加重，同时伴有可变的气流受限。哮喘是比较常见的慢性疾病之一，且哮喘患病率呈逐年上升趋势，我国已经成为全球哮喘病死率最高的国家之一。临床上认为哮喘的发生与气道免疫-炎症机制、神经调节机制和遗传机制、精神心理等因素有关，西医针对哮喘的发病机制，采取了一系列的治疗方案，治疗目的是控制症状，防止恶化，尽可能保持患者的肺功能正常，其起效快，但容易复发，而针对哮喘缓解期无特效药，激素维持治疗不良反应较大，且治标不治本。中药不良反应小，安全性高，无论哮喘的哪个阶段，均有较好的疗效，而且具有"治病求本"的特点，尤其针对缓解期，可以弥补西医治疗之不足。近年来有大量治疗哮喘的中医方法取得良好效果的临床报道，尤其在控制哮喘的发作频率上取得较好的疗效。学者侯新等从五脏与哮喘的关系阐述了哮喘的发病机制。

五脏与哮喘中医病机的关系

哮喘属于中医的"哮证""喘证"范畴。中医认为哮喘的病理因素以痰为主，痰的产生责之肺不能布散津液，脾不能运输精微，肾不能蒸化水液，以致津液凝聚成痰，伏藏于肺，成为发病的"夙根"，此后如遇气候突变、饮食不当、情志失调、劳累等多种诱因，可引起发作，如《症因脉治·哮病》："哮病之因，痰饮留伏，结成窠臼，潜伏于内，偶有七情之犯，饮食之伤，或外有时令之风寒束其肌表，则哮喘之症作矣。"可见哮喘与肺脾肾密切相关。肺气不利，不能贯心脉以辅心行血，血滞成癖，痰癖交结，蕴伏于内，成为哮喘之夙根，而肝藏血，主疏泄，调节一身气机，与情志密切相关，与心肺脾肾密切相关，如肝的生理功能失常，可导致其他脏器功能异常，进而导致哮喘发作。总之，哮喘的发作不仅仅与肺、脾、肾相关，与心、肝亦较为密切相关。李强军和徐艳玲通过对内经及历代医家关于喘证病机认识的归纳，总结出喘证的发病与五脏病变皆有关联，并详细阐述五脏致喘的机理。现代国医大师邓铁涛提出"五脏相关学说"更加肯定了五脏间生克乘侮可导致喘证的发病机制。

1. 哮喘与肺脏的关系　肺主气司呼吸，肺主宣发肃降。肺为娇脏，不耐寒热，易被邪侵，遂外邪犯肺，未能及时表散，邪蕴于肺，壅阻肺气，气不布津，聚液生痰，肺气失于宣降，而出现喘、咳、肺气上逆之证。临床可见喘息、咳嗽、壮热饮水，伴有头痛、恶寒等症状，苔薄白或薄黄，脉浮数或浮紧。外风引动内邪是哮喘发作的始动环节，临床中治疗哮喘急性发作初期多以温肺散寒、祛风达邪之品，邪祛而肺气利，哮喘自平。王凯军应用温肺散寒、宣肺平喘中汤药治疗寒性哮喘急性发作期，发现治疗组肺通气功能明显优于对照组，效果良好。"寒盛"贯穿哮喘发病的始终，此方乃是根据寒邪犯肺，导致肺络受损，不耐外邪侵袭这一病因进行治疗。

"气阳虚弱，卫气不足"是哮喘发作的重要内因，气阳虚弱包括肺的气阳虚和卫的气阳虚，一般以肺卫的气阳虚占主导地位。黄振炎等在桂枝汤治疗肺气亏虚型哮喘缓解期患者的研究中，发现桂枝汤组＋表面糖皮质激素组与单纯表面糖皮质激素组及中药安慰剂＋表面糖皮质激素组比较哮喘控制测试量表各项评分，差异有统计学意义，能有效应用于肺气亏虚型哮喘缓解期患者的防治。桂枝、生姜、甘草、白芍、大枣具有抗炎作用，桂枝可以抑制肥大细胞脱颗粒，甘草可以降低体内血清总 IgE，具有皮质激素样作用、免疫抑制作用。

中医认为哮喘属于本虚标实，缓解期以虚为主，"肺主喘-虚则哽气，长出气"，久病肺弱，咳伤肺气，肺之气阴不足，以致气失所主而短气喘促，《证治准绳·喘》："肺虚则少气而喘。"临床表现咳嗽、咳声低微、自汗恶风、舌淡红、脉细数。哮喘缓解期的治疗当以"扶正固本"为主，以补益肺气为主要治则，黄开珍等应用补肺片治疗肺气虚型支气管哮喘患者，发现治疗组的细胞免疫和体液免疫功能与对照组相比，上升显著。补肺片中君药黄芪，与党参、白术、防风、绞股蓝、蛤蚧配伍，全方以补益肺气为主，兼有祛邪御风之功效，现代药理研究表明黄芪是一种免疫活性刺激剂，能增强机体免疫力，与"扶正固本"的中医治则具有一定的吻合。

2. 哮喘与脾脏的关系　脾主运化水液，如果脾的运化水液功能减退，必然导致水液在体内停滞，而产生湿、痰、饮等病理产物。贪食生冷、寒饮内停，或嗜食酸咸甘肥，积痰蒸热，而致脾失健运，饮食不化，痰浊内生，上干于肺，壅阻肺气，亦可成哮证。为此，可借助宣肺健脾来提升免疫力，从而控制哮喘的症状或发作次数。孙莺应用健脾宣肺防喘汤治疗缓解期哮喘患儿，用健脾除湿化痰之法取得较好的疗效，研究结果表明能降低患儿的气道高反应性，改善哮喘控制水平。遂痰饮留伏是哮喘的主要病理基础，而食滞脾虚是痰饮留伏的主要原因，故施治当重视调其脾胃功能，以保和丸消食健脾，助运化湿为治本之法，临床中对体质肥胖者、消化功能不良者从脾论治，宜服用化痰祛湿之剂。

3. 哮喘与肾脏的关系　《医学集成》"痰虽生于脾胃，其实由肾阳虚损，不能熏蒸脾胃，以致脾不纳涎而痰成矣"。肾主水液，肾中精气的气化功能，对于体内津液的输布和排泄，维持体内津液的平衡，起着极为重要的节作用。如果肾中精气蒸腾气化失常，则津液凝聚成痰，伏藏于肺，肺失宣降，导致肺气上逆之证。

"喘有宿根"，一般哮喘的发作其本在肾，与遗传因素、体质因素有关，肾主纳气，人体的呼吸功能，虽为肺所主，但必须依赖于肾的纳气作用，《类证治裁·喘证》："肺为气之主，肾为气之根，肺主出气，肾主纳气，阴阳相交，呼吸乃和。"因此肾的纳气功能正常，则呼吸均匀和调，若肾的纳气功能减退，摄纳无权，呼吸就表浅，可出现动辄气喘，呼多吸少等病理现象。遂补肾固本之法是治疗哮喘缓解期的治本之法，多以补肾清肺、补肾益肺等法施治。岳淑娟等在阳虚哮喘敷贴方联合温肾纳气汤治疗支气管哮喘的临床研究中，发现阳虚哮喘敷贴方联合温肾纳气汤组治疗后血清 IgA、IgM、IgG 免疫球蛋白水平较治疗前明显升高，IgE 水平较治疗前明显下降，阳虚哮喘敷贴方具有温肾补肺、宣肺平喘、祛风散寒的功效，温肾纳气汤含有肾气丸、苏子降气汤的基本药物，具有温补肺肾、纳气平喘之功效。二方均以扶正为主，与西医的增强机体免疫力相吻合，在预防支气管哮喘发作方面优势明显，可有效提高患者的生命质量。赵建琴等以喘可治注射液治疗支气管缓解期患者的临床观察，表明有助于改善患者临床症状，降低最大呼气流量变异率，改善肺功能，有利于哮喘症状的改善和长期稳定，喘可治的主要成分由巴戟天、淫羊藿组成，具有温肾补阳、止咳平喘之功。

4. 哮喘与肝脏的关系　肝主升肺主降，两者相互协调，对于全身气机的调畅是一个重要环节，一旦两者失调则导致哮喘的发作。武维屏和崔红生认为肝肺二脏在生理、病理上有着密切的关联，在治疗哮证时需注重肝的重要性。宋桂华和徐瑞从多个角度阐述了肝脏与支气管哮喘的关系。《医学入门·喘》："惊忧气郁，惕惕闷闷，引息鼻张气喘，呼吸急促而无痰声音。"肝主疏泄，可调畅气机，当情志抑郁，导致气机郁滞，肝气郁结，上逆于肺，伏痰遇感引触，痰随气升，气因痰阻，相互搏结，壅塞气道，肺失宣降，从而导致哮喘发作，可见疏肝解郁调畅情志在哮喘的治疗中起到关键的作用。武煦峰采用柴芍平喘汤治疗哮喘缓解期气道高反应性 42 例患者，在临床观察中发现疏肝理气法对哮喘缓解期气道高反应性有较显著的治疗作用。其方中柴胡、白芍为君药，共调肝脾肺气机，延胡索、香附、青皮、陈皮理气化痰，茯苓、白芥子健脾，降逆化痰，当归、川芎行气活血，可治咳逆上气，地龙为平喘良药，现代药理学研究表明它对气道重建及气道高反应性有抑制或逆转作用。

5. 哮喘与心脏的关系　"诸血者，皆属于心""诸气者皆属于血""气为血之帅，血为气之母"，可见心脏与肺脏关系密切，若心气不足、心阳不振，瘀阻心脉等导致血行异常时，则会影响肺的宣降功能，出现咳嗽、气促等肺气上逆的病理现象。王左认为心火亢盛，火旺则刑金，肺降无权有非常重要意义。王檀根据自己多年的临床经验，提出"哮证主于火"的新理念，论证了心火上炎致喘的重要性。熊巍和谌婕应用丹地化瘀汤治疗哮喘急性发作患者，能显著改善哮喘急性发作患者各项临床症状，提高肺通气功能，减少并发症发生风险。遂针对哮喘持续状态、喘促不解、心阳衰微，亦当中西医合璧，化险为夷。丹地化瘀汤中丹参可凉血消痈、活血化瘀，可抑制抗原对抗体的致敏作用，防止肥大细胞颗粒脱落，桃仁、杏仁、紫苏子、五味子合用则可降气行痰、止咳化瘀，能改善气道微循环、扩张血管，消除血管沉积物和气道分泌物，促进内皮细胞增殖，起到修复肺腑的作用。

哮喘易反复发作，难以控制，即使在缓解期没有明显的临床症状，但仍有一部分人肺功能异常，几乎所有患者依然存在气道高反应。哮喘的长期治疗越来越受到重视，西医针对哮喘急性发作吸入糖皮质激素，但有明显的不良反应，且患者依从性差，有些患者存在激素抵抗，而对于缓解期的治疗尚缺乏手段。中医治疗哮喘具有一定的优势，远期疗效较好，不良反应少。中医治疗哮喘有"不离乎肺，不限于肺""五脏六腑皆令人咳，非独肺也"的特点，遂哮喘的病因及其治疗也要考虑多脏器的影响，利用五脏之间的生克乘侮的关系，从肺论治的同时，结合从肝、从脾、从肾、从心论治，进行脏腑的辨证论治，达到"整体论治，治病求本，标本兼治"的效果，从而最大程度地减轻患者的痛苦，改善其生活质量，并达到根治的目的。

390 从五脏辨治咳嗽变异性哮喘

咳嗽变异性哮喘（CVA）是一种特殊类型的哮喘。引起慢性咳嗽的常见疾病有 CVA、后鼻滴流综合征（PNDs）、嗜酸性粒细胞性支气管炎（EB）和胃食管反流性咳嗽（GERC），这些原因占呼吸内科门诊慢性咳嗽比例的 70%～95%，其中 CVA 患者占三分之一。目前中医对 CVA 的认识和辨证施治日益深入与完善，基于现阶段中医对 CVA 辨证施治的经验和认识，诸多学者提出了从五脏辨治 CVA，并取得很好的疗效。为提高 CVA 的中医认识和治疗水平，学者闫家丽等对从五脏辨治 CVA 的理论发展及临床实践做了梳理归纳。

从五脏辨治 CVA 理论渊源

历代中医书籍中虽然没有"咳嗽变异性哮喘"这一病名的记载，但在临床实践中，通过中西医学理论的相互渗透、相互补充，辨病和辨证相结合，宏观和微观相统一，把现代医学仪器所检测的"气道高反应"这一客观指标，为我所用，弥补了望、闻、问、切所带来的不足和模糊认识，使得咳嗽变异性哮喘的诊断和病因病机逐步清晰、明确。从该病的发生、发展所表现出的临床证候特点分析，医家大多将其分属于"咳嗽""风咳"等疾病范畴。

早在《内经》中已初步形成了从五脏论治咳嗽的理论，如《素问·咳论》："五脏六腑皆令人咳，非独肺也。"首次明确提出咳嗽与五脏有关。《素问·痹论》："肺痹者，烦满喘而呕。心痹者，脉不通，烦则心下鼓，暴上气而喘。"

后世医家在《内经》论述的基础上，根据对咳嗽辨证施治的经验和认识，逐步丰富和完善了从五脏论治咳嗽的理论。如《类证治裁·喘症》："肺气之主，肾为气之根，肺主出气，肾主纳气，阴阳相交，呼吸乃和。若出纳升降失常，斯咳喘作矣。"明代王肯堂《证治准绳》："肺出气也，肾纳气也，肺为气之主，肾为气之本。"清代沈金鳌《杂病源流犀烛》："盖肺不伤不咳，脾不伤不久咳，肾不伤火不炽，咳不甚，其大较也。"

从五脏辨治 CVA 的发展及临床实践

1. 从肺论治，治以祛风宣肺润肺 CVA 的咳嗽以反复发作、骤发骤止为特征，咽干、咽痒，咽痒即咳、难以克制为主要症状，与风邪"善行而数变"，"无风不作痒"的致病特点相符。应以风类药物疏风宣肺润肺、解痉止咳为治疗大法。故《岳美中医话集》云："对于干咳痰黏不爽之证，与燥咳稍异，也属难治。凡咳而痰不出者，肺燥胜而痰涩，燥则润，涩则疏，润肺利气是制方之本。"

晁恩祥根据 CVA 的临床特点提出"从风论治"的观点，治疗当以疏风、散风为主，旁及兼症，提出了"疏风宣肺、缓急解痉、利咽止咳"为主的治疗大法，其运用苏黄止咳胶囊治疗 CVA，其总有效率为 90.31%。壮健以祛风宣肺为法，自拟祛风定喘汤治疗 CVA 45 例，总有效率为 91.1%。陈黎等采用祛风肺，润肺利气法治疗 CVA，总有效率为 92.85%。崔爱春认为，肺喜润恶燥，燥邪最易伤肺，治疗 CVA 当以润肺止咳为主，自拟润肺止咳方治疗，总有效率为 93.75%。

2. 从肝论治，治以调肝息风 肺与肝的关系非常密切，经络上直接相连，五行上是金与木的关系，二者相互协调，相互制约。不论肝与肺的功能孰偏盛偏衰都可最终导致肺的宣肃功能失常，肺气上逆，发为咳嗽，其临床以呛咳、胸闷、咽干为特点，治疗当佐以调肝息风。故秦伯未指出"治肺止咳，佐以调肝"。

翟文生认为，本病的发病与肝有密切关系，病变本脏在肺，日久则可影响他脏气机，而肝主疏泄，则首当其冲。程晓峰采用宣肺化痰、柔肝祛风的方法治疗CVA，总有效率为92%。黄东晖认为，CVA的发生常与情志变化密切相关，选用加减泻白散合黛蛤散加减治疗CVA，以清肝泻肺、祛风止咳为法，取得较好疗效。苗青等亦认为，本病发病与肝有密切的关系，认为邪郁少阳，则上侮肺金，其气郁而上逆，时时上冲，故阵发为剧烈咳嗽，此为木叩金鸣之候，邪气留连少阳，治当以疏利肝胆，和解少阳，选用广济止咳方加减治疗CVA，取得良好临床疗效。王德玉等总结出哮病从肝论治四法，分别疏肝理肺法、清肝泻肺法、平肝降肺法及滋肝润肺法，用于临床，疗效良好。

3. 从脾论治，治以健脾祛痰　脾虚是本病病机的关键之处。脾虚则运化失常，水谷不能化生精微，聚湿生痰，上贮于肺，壅阻气道，肺气闭阻而致咳嗽不止。故治疗关键亦在于健脾以杜生痰之源，化痰以畅壅塞之气。《医学心悟》："久咳不已，当补脾以生金，土旺金生，则肺气不虚而肝气不亢，咳嗽自愈。"

王霞芳认为，CVA在辨明病情轻重虚实，分清寒热后，采用"治肺为先，脾肺同治，健脾善后"的分期分证治疗方法，尤其强调健脾善后的重要性。张燕萍认为，辨治CVA，痰作为夙根郁于内，不论是否存在有形之痰，都应健脾祛痰。曹世宏以健脾化痰之法治疗CVA，方选六君子汤加减，取得较好疗效。周虎运用健脾和胃降逆祛痰法治疗哮病患者32例，总有效率为90.62%。高淑清等以健脾宣肺法对40例CVA的患儿进行治疗，总有效率为92.5%。

4. 从肾论治，治以温肾助阳、纳气平喘　肺为气之主，肾为气之根。若肾虚下元不固，肾失摄纳，气不归根，则可上逆而咳，肾虚不能制水饮上逆亦可导致咳嗽。若肾阴不足，虚火炎上，循肾脉上贯肝膈，入于肺中，刑金灼肺，煎灼津液为痰，亦致咳喘不止。《景岳全书·咳嗽》："喘有夙根……然发久者，气无不虚，故于消散中宜酌加温补……当惓惓以元气为念，必致元气渐充，庶可望其渐愈。"沈桂珍等认为，反复发作之哮喘之证，无不为痰瘀阻于上，而肾元亏于下，虚实夹杂，上盛而下虚。韩瑞峰采用温肾助阳、纳气平喘、益肺固卫的治疗方法治疗CVA，有效率为86.96%。

5. 从心论治，治以清心泻火　心五行属火，其生理特性为喜明、主动、恶热而心火易降。心与肺的关系主要表现为主气与主血，即气血关系上，只有心的行血功能正常，肺才能够主气而司呼吸。另外，心与肺通过宗气的作用也加强了彼此的关系，一方面走气道以协助肺的推动与宣降作用，另一方面则贯心脉以助心行气血，在病理生理上相互影响，心火妄动最易影响肺的宣肃，导致肺系疾病的发生。《丹溪心法》中认为"干咳嗽……系火郁之证"。

刘永等认为，CVA患者出现舌质红而又能排除肝火、胃火、虚火等时，即可考虑心火的因素，因"心开窍于舌"，治疗时除常规辨证处方外，还可加用清心火的药物以加强疗效。姜润林等以银翘导赤散为主，清泻心火，治疗心火灼金之心咳取得较好疗效。

从五脏辨治CVA的思考

CVA作为一种特殊类型的哮喘，往往不伴有喘息症状，临床易被误诊，甚至误治。西医治疗本病以支气管扩张剂和吸入激素为主，但患者接受程度较差，多数不能坚持长期治疗，病情容易反复。

1. 病本在肺，重在祛风宣肺润肺，重视疏肝解郁、调肝息风　经过以上文献分析，CVA的咳嗽无论外感内伤，咳嗽不止于肺，而不离于肺，总归于邪客于肺所致，所以在治疗中，宜体现出宣肺达邪这一要点，同时选用肃降肺气之品，两类药一升一降，宣肃并用。而肝失条达在本病的发病过程中是一个非常重要的因素，其发病或由肝郁气逆、木叩金鸣，或由肝郁化火、木火刑金，或由肝胃失和、升降失司、肺失肃降，我们认为CVA的发病和病因病机与肝存在着直接或间接的关系。其治疗或柔肝，或疏肝，或清肝，或调肝，重在调肝息风，注重使用性味酸甘、柔肝敛阴清肺的中药。

2. 宣肺润肺不忘健脾祛痰、补肾纳气　根据本病的临床特点，结合中医学理论及临床经验，对CVA 的发病机理进行进一步的研究探讨，认为本病以病程长，易反复发作为临床特点，故正虚邪恋是本病发生的病理基础，其病机还存在肺脾气虚导致痰湿内伏，复感外邪触发致使痰阻气道，肺失宣肃、肺气上逆。因此，欲理肺气者需理中焦脾胃之气。古方如苏子降气汤、三子养亲汤等多用理气化痰及降气化痰药调理中焦之气机，肺气得以正常肃降，咳嗽自止。

值得提出的是，"初咳在肺，久咳在肾"的理论在中医临床当中占据重要地位，肺为娇脏，不耐寒热的侵袭，若反复发作，病程日久，则久病肺阴亏虚，不能下荫于肾；而肾为先天之本，肺肾同源，肺主出气，肾主纳气，肾气不固，出纳失职，则肺气宣降无力，正虚邪恋，成为 CVA 发病的关键原因之一，故温肾助阳、纳气平喘、益肺固卫是 CVA 的重要治则之一。

3. 久咳不愈推崇清心泻火、调心宁神，以拓展临床思路　纵观中医文献，从肺、肝、脾、肾论治CVA 者不乏其人，唯从心论治 CVA 却不多，实际上因心火妄动引起的 CVA 患者久咳不愈在临床上并不少见。临床上 CVA 患者咳嗽不止，病程日久，思想负担较重，担心疾病难愈，睡眠不佳，焦虑、烦躁，耗伤心营，出现心火妄动。因此，在常规辨证论治 CVA 的基础上，还可加用清心火的药物以提高疗效。故从心论治 CVA 可以拓展临床治疗思路，提高疗效。

总之，从五脏论治 CVA 充分体现了中医辨证论治的特色，是中医学整体观的具体体现，经过临床实践取得了很好的临床疗效。然而咳嗽作为机体祛邪外达的一种表现，从五脏辨治时绝不能机械僵化，临床还当应顺其势以助之，随症加减，方能取得良效。

391 从五脏辨治咳嗽变异性哮喘经验

咳嗽变异性哮喘（CVA）是以咳嗽为主要临床表现的特殊类型哮喘，常于夜间及凌晨发作，咳嗽性质为慢性、反复性的刺激性干咳，咳嗽比较剧烈，无痰或少痰，不伴有可明显察觉的喘息、气急等症状或体征，但存在与典型哮喘相似的气道高反应性，上呼吸道感染、冷空气、灰尘和油烟等易成为咳嗽的诱因或加重因素。本病的发生受遗传、免疫、环境等多方面因素影响，发病机制至今尚未完全明确，但普遍认为主要与气道炎症、气道高反应性和气道重塑等有关。由于本病多在夜间及凌晨发作，患者的生活质量因此受到影响，若病情控制不当，部分患者可能发展为典型哮喘。西医治疗本病主要依据哮喘的治疗原则，常用糖皮质激素、支气管舒张剂、白三烯受体调节剂等药物进行治疗，但往往难以根治。CVA 常表现为慢性咳嗽，可归为中医学"咳嗽"范畴进行辨证论治。李竹英从医 30 载，在中医药治疗呼吸系统疾病方面积累了丰富的经验，尤其是对 CVA 的治疗有着独到的见解。学者王宁等对李竹英从五脏辨治咳嗽变异性哮喘的经验做了归纳总结。

CVA 中医病机要点

历代医家将咳嗽的成因分为外感和内伤，病位在肺，正如《景岳全书·咳嗽》中云"咳嗽虽多，无非肺病"，李中梓亦在《医宗必读·咳嗽》中接续了张景岳对咳嗽分类的观点，认为咳嗽"总其纲领，不过内伤外感而已"。咳嗽是由各种病因导致肺系受病而引发。陈修园《医学三字经·咳嗽》："五脏六腑皆令人咳，非独肺也。然肺为气之主，诸气上逆于肺则呛而咳，是咳嗽不止于肺，然不离于肺也。"张志聪亦云："五脏六腑之邪，皆上归于肺而为咳也。"提示了咳嗽病脏为肺，涉及他脏。基于先贤的研究，李竹英从中医整体观念的角度出发，认为各脏腑气机失调累及肺脏，导致肺失宣肃，均可发为本病，故 CVA 病位其本在肺，联及脾、肾、肝、心诸脏，病因病机多与肺之风邪、脾之痰饮、肾之虚损、肝之气火以及心之火瘀相关，其中肺之风邪是本病的主要诱发因素，外风引动肺内之伏风夙根是 CVA 的重要病机，并且"风邪致病"贯穿本病的始终。此外，痰、瘀既是脏腑功能失调生成的病理产物，又是病因，如此循环往复，使病情胶着，缠绵难愈。本病病程迁延，反复发作，久病致虚，病机虚实夹杂。

CVA 的五脏辨治

李竹英认为，临证时本病除止咳化痰以治标，更要辨证而知其源，关注病情传变与向愈，谨守病机，通过辨五脏而论治，调达五脏之气，祛除五脏之邪，药达病所则诸证自愈，正合仲景"五脏元真通畅，人即安和"之意。

1. 肺之风邪 肺位上焦，居隔膜之上，《素问·病能论》："肺为藏之盖也。"《理虚元鉴》："肺为五脏之天。"肺居高位，抵御邪气侵袭，保护诸脏。肺上连气道，开窍于鼻，外合皮毛，与外界息息相通。肺气通过宣发肃降运动，调节一身之气，主司人的呼吸功能。然肺为清虚而娇嫩之脏，不耐邪侵，易于受病，内外之邪均可犯之。《素问·玉机真脏论》："风为百病之长。"风属阳邪，其性开泄，易袭阳位，从皮肤、毛窍、口、鼻而入。《金匮翼·咳嗽统论》："皮毛者肺之合，皮毛受邪，必内合于肺。"由此可见，风邪侵袭，最易犯肺，《金匮要略》"风舍于肺，其人则咳"，肺不得宣，气不得降，故上逆而为咳。

若邪气不能尽除，风邪留伏于肺，由外邪引动，内外合邪，宣肃失司，复作咳嗽。因此，CVA 病位主要在肺，主要诱发因素为风邪，风邪致病贯穿本病始终，风邪亦分内外，外风引动肺内之伏风是 CVA 的重要病机。"风邪留伏于肺"与 CVA 存在慢性气道炎症的发病机制是一致的，冷空气、灰尘和油烟等诱发因素则可视作"外风"。CVA 患者临床多表现为刺激性咳嗽，无痰或少痰，并多伴鼻痒、喷嚏、咽痒、恶风等风邪所致的症状，在治疗时李竹英主张祛风宣肺，同时结合风邪夹杂的不同邪气进行辨证施治，以止嗽散为主方加减化裁祛外风，以蝉蜕、僵蚕等虫类药搜肺内之伏风，咳嗽剧烈者加罂粟壳、白果以敛肺气、止咳逆，咽痒者酌加木蝴蝶、牛蒡子、金荞麦以祛风利咽。偏于风寒者，常合桂枝加厚朴杏子汤疏风散寒、宣肺止咳；咳甚者加麻黄、防风宣肺祛邪。偏于风热者，常辅以银翘散辛凉解表；热盛加黄芩泻肺清热；咽痛者，酌加玄参、山豆根以解毒利咽。对于寒热偏性不甚明显，而燥性偏胜者，治宜润肺止咳，常用北沙参、天冬，《素问·阴阳应象大论》"燥胜则干"，口干口渴者，加瓜蒌根、玉竹、石斛生津润燥；偏于温燥者，酌加桑叶、枇杷叶清肺止咳；偏于凉燥者，酌加紫苏叶、前胡轻宣凉燥。若肺气虚，卫表不固，出现咳声低、短气、易外感等表现者，合玉屏风散固表敛肺。

2. 脾之痰饮　脾主运化水谷精微和水液，其气主升，喜燥恶湿。脾将化生的精微物质和水液上输于肺，通过肺气的宣降以输布至周身，滋养人的脏腑形体官窍，并完成水液代谢。其中部分水谷精微化为清轻之谷气，与肺吸入的清气相合化为宗气，而宗气是人体一身之气的重要来源，故云"肺为主气之枢，脾为生气之源"。生理物质输送的通道在病理情况下也会贮存病理产物，如《证治汇补》："脾为生痰之源，肺为贮痰之器。"脾虚则不能运化水谷而生湿，湿聚化饮，饮凝为痰，痰饮上犯于肺，阻遏肺气，宣肃失司，发为咳嗽。脾受湿困，气血津液乏源，脏腑失于濡养，肺气亦虚，若脾虚不解，顽痰固肺，如《丹溪心法》："凡痰之为患，为喘为咳。"一经外邪引动，痰阻气道，咳嗽复作，迁延难愈。清代名医沈金鳌《杂病源流犀烛》："盖肺不伤不咳，脾不伤不久咳。"肺脾气虚导致的肺内顽痰是 CVA 病程长、易反复发作的病理基础之一，此类患者临床常见刺激性咳嗽，咯少量黏痰，伴乏力、胸脘满闷、纳差等表现。从脾论治咳嗽的关键在于健脾燥湿以澄源，化痰宣肺以复旧，脾健湿祛则痰无以生，肺气通利则咳嗽自愈。《医学心悟》："久咳不已，当补脾以生金……咳嗽自愈。"脾气健运则气血生化，肺卫之气得以充养，人体卫外祛邪之力增强，此即"脾实则肺金有养，皮毛有卫，已入之邪易以出，后来之邪无自而入矣"。临证常用六君子汤化裁以健脾燥湿化痰，痰涎较多者合用苓桂术甘汤温之；兼外寒者合小青龙汤散寒蠲饮、宣肺止咳；痰郁化热者酌加桑白皮、桔梗、瓜蒌、紫苏子、黄芩、浙贝母、白屈菜清肺降气、化痰止嗽；若痰阻胸膈，气机不畅，胸闷明显者合用半夏厚朴汤行气化痰；脾虚纳差者，合参苓白术散或小建中汤补脾益胃，以复中州运化之职。

3. 肾之虚损　肾藏精、主纳气、主水液，内含元阴元阳，为五脏之本。《医碥·杂症·气》："气根于肾，亦归于肾，故曰肾纳气，其息深深；肺司呼吸，气之出入，于是乎主之。且气上升，至肺而极，升极则降，由肺而降，故曰肺为气主。肾主纳气，故丹田为下气海；肺为气主，故胸中为上气海。"呼吸运动的本质是人体脏腑对气机的维持和调节，在这个过程中肺肾两脏发挥着重要作用，并且肺与肾彼此间亦联系密切，如《灵枢·本输》"少阴属肾，肾上连肺"，肺主气之升降，肾主气之摄纳，故肺肾阴精阳气充足，则呼吸正常。

肺与肾经脉相连，精气相通，阴阳互资，亦"同病相怜"。若素体禀赋不足或久病及肾，肾气不足，下元失固，气失摄纳，则呼吸浅短，适逢子病及母，肺气亦虚，宣降失常，其气上逆而为咳；肾虚失于制水，水邪循脉上袭于肺，亦导致咳嗽。若咳嗽反复发作，久病伤及肺阴，不能下滋于肾，肾阴不足，虚火内生，上炎灼肺则加重咳嗽。肾阴为阴之根本，肾阴虚，肺阴亦虚，二者互为因果，终成肺肾阴虚之证。此外，阴阳互根，肾阴虚日久累及肾阳，以致肾阳不足，导致阴阳两虚，且肾阳虚，温煦失司，推动无力，水液不化，痰饮内生，痰阻于肺，则咳嗽加剧，甚至出现咳喘之症。CVA 病程长，久咳伴肾虚者，若控制不当，可能发展为典型哮喘。在治疗中，以补肾纳气、益肺止咳为主要治则，肺肾气虚者常用补肺汤合七味都气丸为基础方，共奏肺肾双补、纳气止咳之功，酌加紫菀、苦杏仁降气止咳，加白术、太子参更助肺气；肺肾阴虚者常用二冬二母汤合六味地黄丸化裁以补肺肾之阴、润燥止咳；阳虚痰阻者，用金匮肾气丸加巴戟天、淫羊藿、清半夏、苦杏仁、紫菀、炙麻黄温肾助阳、化痰止咳、宣肺平喘，咳甚者加细辛、干姜散寒止咳；寒饮盛者合用真武汤助阳化饮；兼短气者加党参补肺益气。此外，李竹英临床治疗本病常用五味子，《神农本草经》云五味子"主咳逆上气"，《药性赋》中又有"止咳痰且滋肾水"，五味子酸可敛肺，咸可入肾，是滋肾益肺止咳之要药。

4. 肝之气火　肝主疏泄，主藏血，其气如树木，具有升发、条达之性。《格致余论》中云"司疏泄者肝也"，肝具有调节人体气、血、津液的功能，肝疏泄正常则能够协调平衡人体的气机；肝的升发之性可促进脏腑经络的功能活动，使其生化不息，如《杂病源流犀烛》"肝和则生气，生育万物，为诸脏之生化"。人体诸脏腑均参与气机升降的调节，然以肺肝为主导，肺气主降，肝气主升，肺肝二脏关系紧密，气血相助，升降相制，《临证指南医案》"肝为风木之脏……肺金清肃下降之令以平之"，故肝气升发不至过亢，肺气肃降不至上逆，二者功能协调则气机升降有序。此外，肺肝二脏经脉相连，如《灵枢·经脉》："肝足厥阴之脉……其支者，复从肝，别贯膈，上注肺。"

由上可知，肺肝两脏在生理功能方面关系密切，二者在病理上亦联系紧密。在临床中CVA肝失疏泄、肺气上逆的病机较常见，此即"肺体属金……鸣声在钟，撞钟在木"之意。若肝气郁结，疏泄失职，则肺气肃降无权，上逆而为咳；邪气壅肺，金遂乘木，肝气升发不及，肝木抑郁，则加重气机升降失调。此类患者每遇情志失调，则咳嗽发作或加重。若肝气久郁，化热化火，循经上扰清虚之脏，灼阴耗液，木火刑金，亦引发咳嗽；此外，久咳耗伤肺气，肝木侮金，木气升发太过，内生肝风，则见痉咳。临证治疗本病时，对病机属肝气郁结者，常用四逆散为底方以疏肝理气、调气和血、斡旋升降，酌加苦杏仁、紫菀、款冬花、枇杷叶、白屈菜等止咳药；兼胁肋疼痛者，加川芎、香附、陈皮以行气活血止痛；情志不畅较甚者，加郁金清心疏肝。由木火刑金，肝火犯肺而致咳者，常用桑白皮、菊花、青黛、海蛤壳、旋覆花、柴胡、枳壳、白芍、白蒺藜、苦杏仁、麦冬、北沙参、石斛以清肝泻火、润肺止咳；肝火热盛、咽燥、面红、急躁易怒者加紫草、牡丹皮、栀子、龙胆以助清肝；痉咳频发者，酌加僵蚕、蝉蜕、蜈蚣、全蝎、地龙等虫类药，以熄风平肝、解痉止咳。

5. 心之火瘀　心主血脉，主藏神，在五行中属火；肺主气，朝百脉，五行属金。肺气助心行血，心血助肺呼吸，又宗气有贯心脉、司呼吸的功能，从而使心之行血与肺之呼吸的功能更加协调。此外，心肺经脉相连，《灵枢·经脉》"心手少阴之脉……其支者，从心系上，挟咽……其直者，复从心系，却上肺"，心和肺在结构和生理功能上均联系密切，故心病最易传肺，导致肺系疾病的发生。

李竹英认为，CVA患者久咳难愈，精神压力大，加上其常于夜间发病，睡眠质量下降，易引起焦虑、烦躁，日久则心火内生，火盛则乘金，循经脉气血灼肺耗气，影响肺气宣肃，使病情进一步加重。再者，久咳肺气壅塞，伤及肺络，导致肺络组织结构改变，气血津液运行输布异常，邪入血分，加之肺气不畅，助心行血力弱，易致血瘀，故本病病程长者，需要考虑存在肺络瘀阻的病机。在临证中对本病兼见心火盛者，在宣肺止咳的基础上，常合柴胡加龙骨牡蛎汤或导赤散以清火宁心、镇静安神。此外，对患者进行心理指导，可以帮助其对抗挫折感，这对病情的恢复也有重要作用。CVA久病兼肺络瘀阻者，常用丹参、三七、当归、川芎、鸡血藤、地龙等药物以行气活血通络；胸闷者加瓜蒌、枳壳宽胸理气；胸痛者加延胡索活血行气止痛。

验案举隅

患者，女，43岁，2018年10月15日初诊。主诉反复发作咳嗽2年余，再次发作伴加重3日。患者平素体虚易外感，2年前因季节交替感寒而咳嗽不止，未进行规范治疗，此后咳嗽反复发作，易由冷空气或油烟诱发。3日前因降温感受风寒邪气导致咳嗽发作并加重。刻下：咳嗽剧烈，阵阵频发，夜间尤甚，夜寐难安，咽痒，有少量白色黏痰，不易咯出，舌淡、苔薄白、脉浮缓。支气管激发试验阳性。西医诊断为CVA；中医诊断为咳嗽，风寒证。治以祛风宣肺，散寒止咳。

处方：桂枝15 g，紫菀15 g，桔梗15 g，陈皮15 g，炙甘草15 g，木蝴蝶15 g，麻黄10 g，防风

10 g，苦杏仁 10 g，厚朴 10 g，白果 10 g，白芍 10 g，百部 10 g，白前 10 g，僵蚕 5 g。5 剂，每日 1 剂，水煎分 2 次服。

二诊（2018 年 10 月 20 日）：患者咳嗽明显减轻，夜间咳嗽减少故夜寐转安，咽痒缓解，仍有黏痰，纳减。原方去麻黄、防风、白果、桂枝、厚朴、木蝴蝶，加太子参 10 g，清半夏 15 g，炒白术 15 g，瓜蒌 20 g，茯苓 20 g。继服 7 剂。

三诊（2018 年 10 月 27 日）：患者咳止痰消，予玉屏风散中成药，口服 1 周，并嘱避风寒、节饮食，后续随访 6 个月未复发。

按语：患者咳嗽反复发作，迁延不愈，为风邪留伏于肺。久咳损伤肺气，卫表不固，受风寒邪气侵袭，肺失宣肃，又外邪引动肺内伏风，故导致剧烈咳嗽并伴咽痒、咯少量白色黏痰。"急则治其标"，方用止嗽散合桂枝加厚朴杏子汤加减，共奏祛风宣肺、散寒止咳之功，因该患咳甚故用麻黄以增宣肺祛邪之力；加白果以敛肺止咳而不留邪，《本草纲目》言其入肺经，《医学入门》云（白果）"清肺胃浊气，化痰定喘，止咳"，一宣一敛，以助肺脏恢复宣发肃降的功能；加木蝴蝶以祛风利咽止痒；加僵蚕搜风以祛肺内伏风、解痉平喘。诸药并用，以奏祛风达邪、宣肺止咳之效。复诊时患者咳嗽减轻，风寒之邪已去，仍有黏痰，纳减，此为脾虚运化失职之象，故合用六君子汤以健脾益气、燥湿化痰，加瓜蒌以助化痰宁嗽。三诊患者诸证缓解，予玉屏风散顾护肺卫、扶助正气以善后。

CVA 病程较长，病情复杂，疾病在发生发展的过程中又会受到患者体质、环境、饮食、作息、情志等诸多因素的影响，故病机并非一成不变，而是呈动态演变。李竹英执简驭繁，将 CVA 的证候及病机与五脏的生理病理相结合，从肺之风邪、脾之痰饮、肾之虚损、肝之气火、心之火瘀这五方面来论治，正如《素问·至真要大论》所云"谨守病机，各司其属，有者求之，无者求之"，抓住主要病机，灵活辨治，常取得显著的临床疗效，为 CVA 的临床有效治疗提供了参考。

392 五脏相关理论在慢性阻塞性肺疾病的应用

慢性阻塞性肺疾病（COPD）是一种常见的以持续气流受限为特征的疾病，该病气流受限呈进行性发展，与气道和肺脏对有毒颗粒或气体的慢性炎性反应增强有关，主要累及肺脏，但也可合并或并发其他系统的不良效应。我国 COPD 患病率为 8.2%，男性和女性患病率分别为 12.4% 和 5.1%，随着年龄的增加，男女患病率均呈上升趋势，轻度和中度 COPD 的总体发病率在普通人群中可能高于 10%，在老年人群中的比例明显高于其他年龄人群。COPD 患者主要以咳嗽、咯痰、气促等肺部呼吸道症状多见，多属于中医学"咳嗽""喘病""痰饮""肺胀"等范畴。学者魏伟超等介绍了邓铁涛五脏相关理论在 COPD 治疗中的应用。

五脏相关理论

《内经》首次提出"五脏相通"，汉代张仲景提出"五脏病"论，金元时期刘完素倡导"五运主病"，明清医家提出"五脏旁通""五脏穿凿""五脏互相关涉"等理论。邓铁涛对传统的五行脏腑学说进行了科学的总结，并于 1988 年提出中医五脏相关理论。邓铁涛五脏相关理论源于五行学说，同而存异，认为中医五行学说要落实于中医脏象学，五行与脏腑相伍是由历代医家的医疗实践而提炼出来的，也是五脏相关理论的核心，以五脏为中心的几大系统之间、人体各脏之间、脏与腑之间，以及五脏与五体九窍之间，存在生理及病理上的不同层次的联系，具有错综复杂的关系，这些联系只有一部分可以用五行生、克、乘、侮来解释，而很大一部分存在互根互用等关系，不能用五行学说来解释，这就需要一种理论，既可以汲取传统五行脏腑学说的精华，又能较好地反映五脏系统之间的相互联系，准确地指导临床用药，邓铁涛把这种理论称之为五脏相关理论。

五脏相关理论与 COPD

1. COPD 的五脏辨证论治 《素问·宣明五气》"五气所病……肺为咳"。《素问·咳论》"皮毛先受邪气，邪气以从其合也""五脏六腑皆令人咳，非独肺也"。强调了肺脏受邪以及脏腑功能失调均能导致咳喘，开创了围绕肺脏为主的五脏治疗思路。邓铁涛认为，五脏紧密相联，不仅停留在生理方面，在病理上某一脏腑损害的长期发展，必然会引起其他脏腑的受损，出现其他脏腑虚损的症状，即现代医学所谓的以肺功能不全为主的人体多脏器功能不全，强调"以脾胃为中心，从肺论治，五脏相关"。COPD 患者常常在天气转变、受凉或感染后诱发急性加重，急性发作期辨证以标实为主，外邪侵袭，肺卫不固，病机多为痰饮阻肺（痰浊、痰热），以风寒袭肺、外寒内饮、痰热壅肺、痰湿阻肺证型为主，合并有二氧化碳潴留或者重症感染，出现意识障碍时则兼夹痰蒙神窍，因肺栓塞形成肺动脉高压，出现急性心力衰竭则兼夹气滞血瘀。而肺脏受邪迁延反复失治，损伤正气，痰瘀稽留，正虚显露而多表现为肺阴阳两虚，故稳定期以肺脏虚损为主，累及脾、肾、心、肝。痰浊日久损伤气阴，气虚则气化津液无力，津液不得正化反酿成痰浊阻滞中焦脾胃运化，故临床上病程较长的 COPD 患者多见营养状态低下、疲劳，咯痰无力，更易反复感染。肾为气之根，久病咳喘肾不纳气，呈现肾气虚阳虚形寒肢冷，临床上多见 COPD 患者因缺氧、肺动脉高压以及慢性二氧化碳潴留呼吸性酸中毒导致心输出量减少，外周血管扩张导致低血压、肢体末梢冰冷等循环灌注不足体征。"肺朝百脉"，而心主血脉及神明，肺脏亏虚，百脉气机不宣、痰浊不化可致心血瘀阻出现胸膺胀闷、咳喘气促，COPD 患者在慢性缺氧、二氧化碳潴留、代偿性红细胞增生、血液黏稠度增高等病理因素作用下易继发肺动脉高压，可进展为右心衰竭，出现口唇发绀、胸闷、活动耐量下降等心肺功能不全症状。肺肝两脏调控气机宣降，肺气不宣肝气难降，气机不畅痰饮不化，久滞肝郁而见巅顶疼痛，默默不欲言，昼夜颠倒，COPD 患者长期二氧化碳潴留形成慢性呼吸性酸中毒还可导致神志改变、情绪抑郁、扑翼样震颤等肺性脑病症状。

2. COPD 的五脏相关证候流行病学调查　COPD 病机涉及多个脏腑，中医证候数目繁多。流行病学调查显示，在研究纳入的共计 915 例 COPD 患者中，COPD 稳定期患者病变涉及肺、肾、心的证型占 21.2%，肺、脾、肾、心、肝证型占 37.0%，肺、脾证型占 26.2%，肺、脾、肾证型占 15.6%；而急性发作期患者病变涉及肺、脾、肾占 62.1%，肺、脾占 9%，肺、脾、肾、心占 21.4%，肺、脾、肾占 7.4%，根据统计结果可以得出肺脾相关，肺、脾、肾相关，肺与心、肝相关的结论，其中稳定期与脾肾关系密切，加重期则以脾为主，兼挟证以心肝两脏证型多见。盖脾为肺母，肺病日久，子耗母气，则脾运失健，导致肺脾两虚，脾虚不能散精上归于肺，肺病不能输布水精，则聚为痰浊。足少阴肾脉从肾上贯肝膈，入肺中，循喉咙，挟舌本。肺为气之主，肾为气之根。肾能助肺纳气，若肺病日久，累及于肾，精气耗损，肺不主气，肾不纳气，可致气喘日益加重，动则尤甚；肺与心脉相通，同居上焦，"肺朝百脉"，肺气辅助心脏运行血脉，久咳久喘，肺病日深，治节失职，心营不畅，则肺病及心；抑或病久伤阴，虚风内动或突感外邪，痰热内郁，热极生风而累及肝脏。

3. COPD 五脏相关理论的实验研究　姚玉强采用不同造模方式建立 COPD 组、COPD 急性加重组的大鼠动物模型，结果表明，从形态学、分子学还有基因学、免疫学角度均提示，COPD 急性加重期大鼠的心肌损伤呈现渐进的过程，为肺心相关理论学说提供了一定程度的基础支持。韩佳采用不同造模方法建立 COPD 组、COPD 急性加重组、单纯肾损害组、COPD 加肾损害组模型，通过检测发现了指标的改变及肺肾的病理切片超微结构的改变，从而证明熏烟气管滴加脂多糖的肺系大鼠模型可造成肾功能损害，从多角度多层次研究证实了 COPD 对肺系损害同时也对肾脏造成了一定的影响。从系统的角度将现代医学的"器官"与中医学的"脏腑"在功能上进行对应联系，将中医学认识与现代医学理论相结合，以邓铁涛五脏相关理论为指导，可为 COPD 基础研究以及临床实践提供一种新思路、新靶位、新疗法。

五脏相关与 COPD 论治

现代医学对 COPD 的管理以及治疗日趋严格完善，在戒烟、控制职业性环境性污染、定期随访的基础上以气流受限分级（FEV1）、综合症状评级（mMRC 分级、CAT 评分）、急性加重风险（急性加重病史次数）为主的综合评估系统指导患者长期治疗方案的制定及调整。现代医学常规治疗方案分为稳定期及急性加重期，强调预防感染，气道通畅、家庭氧气治疗、长效及短效的雾化制剂使用（β_2 受体激动剂、抗胆碱能受体拮抗剂、激素等）、磷酸二酯酶 4（PDE - 4）抑制剂、祛痰药、茶碱类等药物的合理联合使用，营养支持、无创通气支持甚至外科治疗适应症的把握，进行全面综合管理治疗。近年来研究证据表明，在西医常规治疗基础上应用中药治疗 COPD 急性期患者可以显著提高疗效，明显缩短病程，减少并发症，改善患者肺通气功能，降低致残率等，而采用中医药或中西医结合治疗 COPD 稳定期患者同样具有明显的疗效，表现在改善症状，减少急性加重，提高运动能力和生活质量等方面，其疗效均优于单纯西医治疗。

邓铁涛强调，治疗 COPD 应在五脏相关辨证论治基础上加强肺脾同治，治疗应以脾胃为中心，补脾益肺，心肾两调，同时强调，急性加重期多见风寒袭肺、外寒内饮、痰热壅肺、痰湿阻肺，多兼有痰蒙神窍、气滞血瘀证候，治疗上多以祛邪化饮豁痰，兼以醒脑开窍、活血化瘀，方以小青龙汤、三拗汤、三子养亲汤、清金化痰汤、千金苇茎汤、涤痰汤加减，治疗中应注意证候的转化以及血瘀、痰蒙兼证的处理，适当加红花、川芎、桃仁、胆南星、瓜蒌、礞石等药物；稳定期多以肺、脾、肾虚损为主，多兼夹血瘀，治疗上以补益肺、脾、肾气阴阳为主，兼以活血化瘀，可选用邓氏气肿方（五爪龙 30 g，太子参 30 g，白术 15 g，茯苓 15 g，甘草 5 g，紫苏子 10 g，莱菔子 10 g，白芥子 10 g，鹅管石 30 g）、人参补肺饮、保元汤、左归丸，兼以血府逐瘀汤化瘀活血。

以邓铁涛五脏相关理论指导临床，已取得了一定的临床效果。如刘小虹等采用培土生金法治疗COPD，结果显示，补益脾、肺、肾以及补脾益肺法均可以改善 COPD 稳定期患者症状，肺功能、6 分钟步行试验，尤其是补益脾、肺、肾法效果更优。吴蕾等在五脏相关理论指导下单独采用"健脾益肺Ⅱ号"治疗 COPD 稳定期患者 178 例，治疗 2 个月，随访 4 个月，结果提示，治疗组患者治疗后和随访后与治疗前比较 6 分钟步行距离明显增加，治疗组患者治疗后及随访时中医证候疗效等指标优于对照组。"肺脾相关""肺肾相关"是五脏相关理论的分支，在指导 COPD 的临床实践上取得了一定的进展。

393　从五脏辨治慢性阻塞性肺疾病的临床经验

慢性阻塞性肺疾病（COPD）是以持续呼吸症状和气流受限为特征，是吸入有害烟雾、气体或颗粒引起的气道炎症性疾病。其病理改变有氧化应激增加、自主神经功能失调、蛋白酶-抗蛋白酶失衡。COPD 属于中医"肺胀""喘证"范畴，患者往往有咳、喘等症状，正如《圣济总录·肺胀》曰"其证气胀满，膨膨而咳喘"。武蕾擅长治疗呼吸系统疾病，尤其在治疗 COPD 方面运用中药、膏方及外治法，使患者症状和肺功能均能够得到有效改善。学者杨真卿等对武蕾治疗 COPD 的经验做了归纳总结。

病因病机

武蕾认为 COPD 的发生与肺气郁滞、肺脾气虚、肝气犯肺、肺肾虚损、心肺不宁五脏功能失调相关。五脏失调，痰浊内生，肺气郁滞，肺失宣降而致咳、痰、喘之症。《史载之方》曰："止可以知肺喘，而未足以明五脏之喘。"五脏相生相克，脾、肝、肾、心任何一方面功能失调都会影响到肺脏，引起 COPD，现分别论述如下。

1. 肺气郁滞　"郁"本义为气味馥郁浓烈，芳草繁盛，《书经》"愤结积聚"，《周礼》"声不舒扬"，《说文解字注》"积也"。《丹溪心法》提出"人身诸病，多生于郁"。武蕾在前人认识的基础上提出"金郁"理论，认为 COPD 发病的关键因素是肺气郁滞，失于宣降。最早在《内经》中就有很多关于五气之郁的论述，较早提出金郁论述的是《素问·六元正纪大论》，其中记载"金郁者，肺病也"。其后有的医家提出六郁理论，戴云："郁者，结聚不得发越也，当升不得升，当降不得降，当变化者不得变化也；此为传化失常，六郁之病见矣。"将六郁分为气郁，血郁，痰郁，火郁，湿郁，食郁。武蕾认为"郁"是 COPD 产生的根源。六郁中以气郁为主，气郁则肺失宣降，肺气不能正常出入，久则郁闭于肺，气还于肺间。痰郁久留于肺，阻滞气机，肺失宣发肃降均导致 COPD 的发生，"百病多因痰作祟"，痰作为重要病理产物，又加重气机不畅。可见肺气郁滞，气机失调，宣发肃降失常，从而导致"喘"的发生。正如朱丹溪认为"气血冲和，万病不生，一有怫郁，诸病生焉"。

由此可以看出，肺气郁滞，气机失调，痰浊内生是 COPD 发生发展的始动因素。武蕾认为 COPD 的初期以"肺气郁滞，痰浊内生"为基本病机。肺为华盖、娇脏，肺失肃降则呼吸不畅，出现咳嗽喘息、气短难续、胸闷、胸部胀满等 COPD 稳定期的症状。肺郁日久，郁而化热或感受外邪可以见痰热郁肺证，表现为咳喘气粗，逆气而上，烦躁，痰黄量多，黏稠不易咳出，口渴，小便赤，大便干或便溏，舌红或黯红，唇甲发绀，苔黄厚腻，脉滑数等症状，为慢阻肺急性加重期之证，病证多为实热证。

2. 肺脾气虚　"先喘后胀治肺，先胀后喘治脾"，说明肺病可以及脾，致肺脾两虚，也可以因脾影响到肺，致肺脾同病。因此 COPD 不仅要治肺，同时也应该顾护脾胃之气。本病初始在肺，久病及脾，子盗母气，脾胃虚弱，清浊升降失常，易导致肺脾气虚，化生痰浊，上贮于肺，临床症状多表现为痰多质稀。肺脾两虚影响受纳水谷，固护卫表，可以出现气短、汗出、乏力、纳呆等症。肺脾两虚使 COPD 更加缠绵，常见于老年人或病程较长者。许多学者也认为健脾可以改善 COPD 的症状和愈后。胡涛等的研究认为加味参苓白术散对不同病情程度慢性阻塞性肺疾病稳定期患者临床疗效显著。

3. 肝气犯肺　武蕾认为肝的功能失调也是 COPD 的致病因素之一，肝为喜升腾之脏，肝应春季，似春木喜调达恶抑郁。若肝气上冲犯肺，则会发生咳嗽气急、胸憋闷而喘，需要肝肺同治，气行则郁散矣。正如尤在泾医案云："干咳无痰，是肝气冲肺，非肺本病，乃宜治肝，兼滋肺气可也。"根据龙虎回环的理论，认为肝升肺降，若肝郁气滞，肝不得升则影响肺气肃降而发为喘证，有患者表现为胸胁胀满，脉弦，甚则因情志不遂而加重，应疏肝理气以治喘。如《临证指南医案》："脉弦坚，动怒气冲，喘急不得卧息，此肝升太过。"武维屏等认为："肝风内动，与痰浊逆气相搏，上扰犯肺，摇钟而鸣，则为咳、喘、哮。"

4. 肺肾虚损　武蕾认为肾气虚弱、肾不纳气，是导致 COPD 患者长期喘息、气短不能持续的原因。肺肾同源，肺属金，肾属水，金水相生，肺之呼吸功能依靠命门真阳的温养而正常运行，肾阳虚亏则摄纳无权，肾失摄纳伤及肺脏。《灵枢·经脉》："肾足少阴之脉，是动则病喝喝而喘。"《石门秘录·论命门》"肺得命门而治节。"COPD 多为老年人患病，病程时间长，大多存在真阳亏虚，肾不能蒸化，或患者反复感冒，外感寒邪，损伤人体阳气，出现呼吸困难、气喘、呼多吸少、张口抬肩、倚息不得卧、动则喘甚、畏寒、四肢冰冷，或下肢水肿、咳甚而小便失禁等症状。肺肾虚损证多见于 COPD 评分在 GOLD 3 级、4 级甚至慢性呼吸衰竭的患者，治宜培补肾之阴阳，纳气平喘。如杨红梅等认为扶肺固肾饮治疗稳定期慢性阻塞性肺疾病肺肾两虚夹痰瘀证患者疗效显著，可降低 CAT 问卷评分和 1 年内急性发作次数，提高患者肺功能和 6 分钟步行试验距离。

5. 心肺不宁　认为 COPD 初始在肺，心肺同居上焦，心主血脉，心血运行不畅，瘀血阻肺，痰瘀交阻会使 COPD 加重，可见心悸喘满，神昏谵语，烦躁，甚则喘脱，出血。《医林改错》中提出"瘟毒自口鼻入气管，自气管达于血管，将气血凝结"，其中又创造了独有的解毒活血汤，将清热解毒、活血化瘀并用，以活血来平喘，效果甚佳。《血证论》"瘀血乘肺，咳逆喘促"，心运行血液不畅，瘀血停于肺中，肺不能正常朝百脉而助心行血，出现唇甲发绀等瘀血症状和咳喘。颜德馨强调"血为百病之始"，并有"百病必有瘀"的观点，说明 COPD 的病因也离不开瘀血阻肺。

综上所述，COPD 的病机是五脏功能失调，肺金郁滞，肺失宣降，治宜从肺、脾、肝、肾、心五脏论治，如《金匮要略》提出"随脏腑之性而治"，达到五脏协调，肺气正常运行。

遣方用药

武蕾根据 COPD 的病机是五脏功能失调，痰浊阻肺，肺失宣降，在治疗上提出调理五脏，宣肺理气化痰为治疗原则。武蕾提出了"金郁"理论，有肺气郁滞之意，亦为肺金向愈之意。自拟金郁 1 号方、金郁 2 号方、金郁 3 号方为治疗 COPD 的基础方。金郁 1 号方具有清热化痰的功效，用于痰热壅肺者，药物为浙贝母 10 g，知母 10 g，枇杷叶 10 g，百部 10 g，前胡 10 g，桑白皮 10 g，鱼腥草 15 g，败酱草 15 g。金郁 2 号方可以健脾化痰，用于痰浊阻肺者，药物组成为陈皮 10 g，清半夏 10 g，茯苓 15 g，紫苏子 10 g。金郁 3 号方具有宣肺平喘，降气化痰之功，用于肺气郁滞，宣降失常者，处方如蜜麻黄 6 g，炒苦杏仁 10 g，炙甘草 6 g，僵蚕 10 g，地龙 10 g，厚朴 10 g。根据临床表现、患者体质、疾病阶段随症加减。

1. 宣肺理气，化痰平喘　COPD 初始在肺，治疗以宣肺理气化痰为主。肺"两叶白莹，虚如蜂巢"，需要顺应肺喜凉润升宣之性。当肺之气机顺畅，郁积之气有运行通路，痰无生成之途径，那么肺脏不会受扰。如《周慎斋遗书》"治痰先顺气，气顺痰自利"。"治肺气有余，火炎痰盛作喘"很好地说明了肺气郁滞会导致痰热壅肺作喘。武蕾用药注重针对病机，并且辨病辨证相结合，当患者出现喘息、气短时，多以麻黄宣散肺气；半夏，厚朴降逆下气、止咳平喘；苦杏仁、百部、紫菀、款冬花等降泻肺气、止咳平喘。武蕾认为"喘病""肺胀"总不离痰，痰生百病。痰热积肺日久，损伤人体脏腑，病情多重。COPD 急性加重期多以痰热壅肺证为主，常用金郁 1 号方加小陷胸汤加千金苇茎汤、三拗汤加减治疗，宣肺理气，清热化痰。用药组成浙贝母 10 g，知母 10 g，枇杷叶 10 g，百部 10 g，前胡 10 g，桑白皮 10 g，鱼腥草 15 g，败酱草 15 g，瓜蒌 10 g，黄连 10 g，清半夏 10 g，芦根 10 g，薏苡仁 10 g，蜜麻黄 6 g，炒苦杏仁 10 g，炙甘草 6 g。小陷胸汤清热化痰宽胸，其中黄连性味苦寒，可以降泻肺气，如《素问·脏气法时论》"肺苦气上逆，急食苦以泄之"，又能厚肠胃，不致药性偏凉损伤胃气。千金苇茎汤清热平喘，保护肺脏，正如张海英等认为加味千金苇茎汤能够减慢 COPD 模型大鼠肺组织的损伤，其机制可能与上调大鼠肺组织单免疫球蛋白 IL-1 相关蛋白表达有关。三拗汤为张仲景所创之方，药简效验，有宣降肺气平喘的作用。桑白皮、鱼腥草、浙贝母、知母清热可以祛痰平喘。《长沙药解》中提到"贝母苦寒之性，泻热凉金，降浊消痰，其力非小，然轻清而不败胃气，甚可嘉焉"。枇杷叶、百部止咳化痰，紫苏子可减少黏液分泌，具有镇咳、祛痰、平喘之功效。若热盛加黄芩、石膏，石膏清肺力强，黄芩清泻上焦火邪。多加葶苈子、紫苏子。痰热散去，肺气可利，呼吸可畅。如痰热伤阴出现汗出减少，口渴欲饮水，小便短赤，大便干结，应用玄参、麦冬、天花粉、生地黄、北沙参，取增液汤滋阴补液之意加减。

2. 健脾益胃，化痰平喘 COPD 与脾虚运化失常有关，脾为仓廪之官，喜燥喜升。脾失健运，痰浊内生。治病必求于本，治宜健运脾脏，培土生金，脾健则痰无生成之源，亦无咳、痰、喘之症。常用金郁 2 号方、金郁 3 号方、三子养亲汤治疗。偏于阳虚者用小青龙汤温阳化饮消痰。若咳喘日久损伤肺气，过劳则气短，或易疲劳，汗出，则以补肺气为主，常合用玉屏风散，其中黄芪补气，防风发散，配合使用多能达固密腠理、益卫固表之效。《本草新编》："黄芪欲防风者，以防风能通达上下周身之气，得黄芪而生，黄芪达表，防风御风，外来之风得黄芪而拒绝也。"武蕾常运用黄芪、黄精药对大补肺脾之气，其中黄芪为补气要药，补益肺脾之气，黄精为肺脾气阴双补之药，两药合用临床多获其功。或以二陈汤健脾燥湿化痰，方中陈皮健脾理气，陈皮禀春升之木气，治胸膈间气，消痰且止上气咳嗽，茯苓健脾渗湿有助于化痰之力。或用参苓白术散加鸡内金，方中山药与鸡内金合用健脾之力佳良，山药禀地中正之土味，为无经不入之药，可以补脾益胃，鸡内金为血肉有情之品，两药相合增加了健脾益胃之功，取培土生金之意，常用于 COPD 出现喘息、胸憋伴有腹泻、大便稀溏的患者。还可用六君子汤取补气健脾之君子之意，治疗 COPD 辨证为肺虚脾弱证的患者，使脾阳得健，肺气通畅。COPD 脾虚痰多者多伴有大便质稀、次数多的情况，用麸炒山药、麸炒白术、茯苓燥湿健脾。对于喘息、便稀、腹胀明显、饭后喘甚者，运用枳术丸加大腹皮，在健脾同时兼顾理气。方中白术为"脾脏补气健脾第一要药"，味甘苦性温，常用二倍于枳壳的麸炒白术，偏于健脾燥湿止泻，大便干燥则用生白术防止燥湿太过。

3. 疏肝理气，解痉平喘 肝失调达，横逆犯肺也是导致 COPD 的原因，多从肝治疗 COPD，认为需顺应肝脏喜调达之性，疏泄肝气平喘。如张志聪《黄帝内经集注》注："风生木，木生肝，内外之气相通也。"认为肺脏受外风侵袭必有肝风为之内应，肝气上逆摇钟而鸣，肺气受累不能正常肃降而作喘。对于胸部膨膨作胀，饭后胀甚，以憋气为主，情绪变化喘息更剧者，用柴胡疏肝散加大腹皮、枳壳、郁金疏肝理气，疏肝的同时也可以行脾胃气机，治疗饮食后憋闷，胀痛甚者。对于胸胁作痛者多责之于肝肺，用柴胡、郁金疏肝解郁理气，恢复肺之正常司呼吸的功能。郁金归心、肺、肝、胆经，在《本草述》中能"治发热、郁、咳嗽""治郁遏不能散"，又能"开肺金之郁"，入气分，通其肺气又能凉血活血。当患者出现喘嗽气急，目胀睛突，胸部膨满，憋闷，憋气，多用虫类药物治疗，僵蚕、地龙、全蝎为迅速飞走之灵、血肉有情之品，可解痉平喘。

4. 补益肺肾，纳气平喘 肺为气之主，肾为气之根，并且肾喜封藏，需要顺应肾脏藏纳之性，而且"五脏之阳气，非此不能发"，治疗要补益肺肾，纳气平喘。熟地黄得土之气而性平，禀至阴之德而味纯静，尤宜滋阴补肾。《本草新编》："阳升，少用阳药而气易上腾。阴降，少用阴药而味难下达。"说明阴性药物必须大量运用才能显效，史锁芳临床常用大量熟地黄而收获全功。对于 COPD 迁延日久由肺及肾，动则气短，呼气长，吸气短的患者，武蕾常用较大量熟地黄，多至 30～60 g 以补肾填精，起到"安五脏，和血脉，滋补真阴，封填骨髓"的作用，选方七味都气丸合金郁 2 号方、金郁 3 号方肺肾同治，纳气平喘，增强滋补肾阴之力，收肺肾标本同治之功。对于肾阳虚者善用药以补骨脂，或合用附子、肉桂、干姜滋肾阳，益精气。附子实乃"通十二经纯阳之要药"。对于 COPD 合并心力衰竭表现为肾阳虚者，症状为水饮内停，下肢水肿，或眼睑水肿，畏寒怕冷等用五苓散加减，方中茯苓、猪苓、泽泻温阳利水，使水饮散去，邪有出路，肺肾得以安宁。还常合用鹿角胶、党参、太子参、枸杞子、天冬补益肾脏，调节肺肾功能，起到平喘的功效。张晶等提出的全真一气汤颗粒剂联合西医常规方法治疗肾不纳气证 COPD 稳定期症状，可明显改善患者肺功能。膏方是 COPD 缓解期改善其肺功能的有效方法。对于 COPD 缓解期肺功能在 GOLD 3 级或 GOLD 4 级患者，常运用健脾补肺、补肾纳气、化痰平喘的方法，用膏方起到补虚损、强体质、综合调理的目的，发挥"缓而图之，久而图之"的作用。

5. 活血消瘀，宁心平喘　武蕾提出 COPD 的发生不离瘀血阻滞，痰瘀交阻使病情缠绵难愈，治疗常用活血通络药物。如果瘀血症状明显，可以有面唇爪甲发绀，舌苔浊腻，舌暗有瘀斑，或舌下络脉曲张，或瘀结胁下，发为癥积的表现。应用桂枝茯苓丸，方中有牡丹皮、赤芍、桃仁以凉血活血，化痰平喘；或取血府逐瘀汤之意，红花、川芎、牛膝活血逐瘀以平喘。多运用丹参、川芎药对，既能活血又能理气，气行则血行，保证血液在脉管中运行通畅。或用补阳还五汤，方中行气补气活血并用，治疗气虚血瘀而致喘者。僵蚕、地龙药对通过配合可以达到平喘的目的，僵蚕色白，具坚金之体，轻能治上利咽喉化痰，地龙通络平喘，药理作用都可以抗凝血，使血行不瘀滞。冯超证实采用自拟活血祛瘀化痰汤治疗 COPD 伴肺心病患者效果很好，可调节 D－D、tPA、PAI－1 水平，明显改善患者血液高凝状态，有效改善心肺功能。

验案举隅

患者，男，76 岁，2019 年 2 月 25 日初诊。主诉活动后气短、喘息 4 年，加重 3 日。刻诊：气短、喘息、胸闷、憋气、活动后加重、咳嗽、痰黄、不易咳出、纳可、小便可，大便两日未解，舌暗，舌下静脉曲张，苔黄厚腻，脉沉。西医诊断为慢性阻塞性肺疾病急性加重；中医诊断为喘病，证属痰热壅肺，治宜清热化痰，止咳平喘。

处方：浙贝母 10 g，知母 10 g，枇杷叶 10 g，桑白皮 15 g，鱼腥草 15 g，蜜麻黄 6 g，苦杏仁 10 g，甘草 6 g，陈皮 15 g，化橘红 15 g，清半夏 10 g，茯苓 15 g，紫苏叶 15 g，紫苏子 10 g，柴胡 15 g，郁金 10 g，瓜蒌 15 g，黄芩 10 g，僵蚕 10 g，地龙 10 g。7 剂，每日 1 剂，水煎分早、晚 2 次服。本方为金郁 1 号方、金郁 2 号方、金郁 3 号方联合运用以五脏同治，清肺化痰，根据病情适当加减。

二诊（2019 年 3 月 4 日）：患者咳嗽、气短、喘息症状减轻，胸部憋闷，痰黄量不多，仍大便偏干，舌暗红，苔黄腻，脉沉。原方加熟地黄滋补肾阴，纳气平喘；厚朴健脾行气通便，理气宽胸，缓解胸部憋闷症状；加黄连、瓜蒌取小陷胸汤之意清热化痰宽胸，治疗肺气郁滞。继服 7 剂。

三诊（2019 年 3 月 18 日）：患者喘息咳嗽明显减轻，痰色仍黄，大便可，予 7 剂中药上方去枇杷叶、贝母、知母、僵蚕、地龙，加竹茹、鱼腥草清热化痰力强之药物，考虑患者为老年男性，患病多年，多兼有肺脾肾虚，加党参、白术、山药健脾肾，益中气以平喘，从肺、脾、肝、肾、心论治慢性阻塞性肺疾病。续服 7 剂后患者症状明显好转。

按：武蕾治疗 COPD 均不离五脏同调，清化痰热，止咳平喘。处方中三拗汤化痰平喘，现代研究表明麻黄能够使支气管平滑肌松弛，增加肺灌流量，起到平喘作用；柴胡、郁金药对疏肝理肺，肝肺同调，性味偏寒又能退热活血；"治痰通用二陈"，凡是咳嗽痰多均不离二陈汤以燥湿化痰；痰热明显运用小陷胸汤改黄连为黄芩，功专清肺化痰；二母丸清热润肺；枇杷叶、鱼腥草清肺平喘，僵蚕宣阳中之清阳而解痉平喘，地龙性寒下行，能够解毒，通络平喘。方中麻黄、紫苏子、杏仁宣肺降肺平喘，桑白皮利水平喘，陈皮从脾调理，健脾燥湿化痰，茯苓健脾利湿，共奏疗效。

394　从复合病机以五脏兼顾探讨肺结节的辨治

肺结节是指影像学表现直径≤3 cm 的局灶性、类圆形、密度增高的实性或亚实性肺部阴影，可为孤立性或多发性，不伴肺不张、肺门淋巴结肿大和胸腔积液。现代临床治疗策略主要以定期随访为主，必要时行手术切除治疗。古籍文献并无关于肺结节之记载，中医学多将其归属为"肺积""窠囊""肺痹""肺疽"等范畴。相比现代医学诊疗模式，中医学从整体观念和辨证论治出发，独具辨治特色和自身优势。学者郁文越等基于国医大师周仲瑛复合病机理论，认为虚、郁、痰、瘀是肺结节形成的基本病因，痰瘀热郁、毒聚络损是肺结节癌变的关键因素；并根据复合病机理论从辨五脏以多脏兼顾、辨兼夹以多法并举、辨标本以扶正祛邪、辨转归以阻截传变 4 个方面探讨了复法制方的基本思路，以期为肺结节中医辨治及组方提供借鉴和参考。

复合病机理论

复合病机是国医大师周仲瑛及其团队所倡导和构建的重要理论之一。复合病机是指由于不同病因所产生的病理因素之间相互兼夹、相互转化、复合为患，从而表现为复杂性质的致病特点。具有多因复合、多病位复合、多病势复合的临床特征，而病机转化是形成复合病机的主要原因。有研究表明肺结节形成的病因主要与六淫、雾霾、烟毒、饮食内伤、情志失调、过劳体倦、体质禀赋等诸多因素相关，人与外界自然、社会生活相通相应，各种病因之间往往难以截然分开，常相互错杂为患，此即多因复合。

目前多数学者认为肺结节之产生常与多个脏器相关，病位可涉及肺、脾、肝、肾、心。人体五脏之间是统一、有机的整体，肺结节虽病于肺络，但常与脏相关，常可表现为多脏同病，此即多病位复合。

肺结节之产生主要是郁、痰、湿、瘀、热、毒等多种病理产物相互作用的结果。因受体质状态、饮食起居、情绪波动、药物干预、四时气候、地域环境等诸多因素影响，病理产物之间往往具有从化、转化之性，如气郁可致血瘀、痰湿，或久而化火，变生热毒；反之，痰湿、血瘀亦会阻碍气机，加重气郁；痰湿久郁可变湿热；湿郁日久又可致湿瘀互结；血瘀郁而化热，又可瘀热相搏；各种病理因素之间相互转化，进而导致肺结节形成各种病势杂陈，此即多病势复合。

虚、郁、痰、瘀是肺结节形成的基本病因

1. 邪实正虚是肺结节形成之基础　《素问·评热病论》"邪之所凑，其气必虚"。肺结节之邪实正虚之形成主要是内因与外因相互作用的结果。外因多责之于邪毒、六淫、尘霾等因素，内因则多归咎于先天禀赋、饮食、情志、肺部宿疾等因素。从外因上讲，肺主气，居高位，为人体之藩篱，肺脏清虚娇嫩，不耐寒热，喜润恶燥。若外感六淫，邪犯于肺；或长期吸烟或被动吸烟，烟毒袭肺；或环境污染，粉尘、雾霾弥漫，尘霾羁肺；或原有肺部宿疾；亦或因职业环境长期暴露在电离辐射、废气等邪毒环境中，日久皆可导致肺络受损，肺津耗伤，肺气亏虚。此外，外感寒邪日久，积蓄体内，造成机体阳虚内寒。《灵枢·百病始生》："积之始生，得寒乃生，厥乃成积也。"指出寒为积之病因，气血阴阳厥逆为积之病机。从内因上看，若体质异禀，阳气素虚；或年高体虚，阳气渐衰，阳不化阴，导致机体正气亏虚，阴阳逆乱。而正虚之处，亦为容邪之所，正气亏虚为机体之痰、湿、瘀等诸多病理产物的产生提供了基础条件，加之正虚渐成，无力逐邪，导致病邪长期盘踞体内，结聚肺络，日久成形，形成肺结节。

如《医宗必读·积聚》："积之成也,正气不足,而后邪气踞之。"另外,七情怫郁,气机失和,脏腑功能失调;亦或饮食不节,损脾伤胃,均可导致正气亏虚。外因与内因相合作用,导致机体邪实正虚,乃肺结节形成之基础。

2. 气郁贯穿肺结节形成之始终　《素问·六元正纪大论》首倡"五郁"之说,并提出"木郁达之,火郁发之,土郁夺之,金郁泄之,水郁折之"的治疗原则。后世医家朱丹溪又提出气、血、痰、火、湿、食"六郁"之说,并创立越鞠丸通解诸郁。先贤虽设五郁、六郁之说,但临床中肺结节之形成与气郁关系最为密切,五脏之中,主要责于肝和肺,如《素问·举痛论》："百病生于气也。"《不居集·七情内郁》："百病皆生于郁,故凡病之属郁者,十常八九。"有学者指出体质因素、外感风寒、情志失调、劳倦过度均可导致气郁的产生,进一步丰富气郁致病病因。伴随着现代科技高速发展和人类社会不断进步,快节奏生活方式和高强度工作压力应运而来,令人往往无所适从,情绪处于较大的波动状态,尤其多见于女性,而长期忧郁思虑可导致情志不遂,肝气郁结,进而肝升不及,肺降无权,气机失畅,逐渐成积。《素问·至真要大论》："诸气膹郁,皆属于肺。"故情绪失常也会直接导致肺气郁滞,肺络失和,渐久成积,此可谓之因郁致积,如《局方发挥》："自气成积,自积成痰……痰挟瘀血,遂成窠囊。"可见气郁为积形成之先导因素。但当肺结节形成之后,患者往往又会因对自身健康的过度重视以及缺乏对病情的正确认知等,加剧自身焦虑、恐惧、急躁等情绪问题,出现因积致郁。综上可见,气郁始终贯穿肺结节形成之始终。

3. 痰瘀是肺结节形成之核心因素　临床研究表明痰瘀是肺结节致病的关键因素。周仲瑛独创痰瘀论,认为肺脾肾痰瘀一般多以痰为主,心肝痰瘀则多以瘀为主,并总结痰瘀同治九法,为现代临床论治痰瘀提供宝贵的经验。痰邪为病,随气升降,气郁则结,此乃津液之变,得热则炼,遇寒则凝,聚散难定,变化多端。结节之痰,多因六淫外袭、七情内伤、饮食失调等诸多因素,导致脏腑功能失调,津液潴留。瘀邪之成,或虚或实,皆可为病。或正虚无力推动血行,涩滞成瘀;或痰湿内阻,气滞郁结,壅结为瘀;亦或阳虚内寒,温运失助,痰湿凝滞成瘀。痰瘀之间,常互为因果,胶固难解。肺络细狭,易虚易瘀,肺虚络损,痰滞脉络,气血渗灌不利,终至痰瘀互结,阻于肺络,导致肺结节的产生。肺结节是生于肺络的有形之物,一般具有易发、难消、难愈的特点。故而痰瘀是有形之结节形成的核心因素。

4. 正虚与气郁、痰瘀之间相互错杂致病　肺结节并非单个因素作用下的产物,各因素之间往往相互错杂为病。其中邪实正虚是病理产物产生的基础条件,气郁贯穿肺结节形成的始终,而痰瘀是结节形成之核心因素和重要条件。根据周仲瑛的学术经验,肺结节可划分为寒痰瘀阻、痰热瘀阻、痰湿瘀阻、痰气瘀阻、气虚痰瘀、血虚痰瘀、阴虚痰瘀、阳虚痰瘀等类型。并且痰瘀之痰常有痰气、痰湿、痰浊之分,日久可化火、化热;痰瘀之瘀又可根据舌面及舌下络脉而有瘀滞、瘀闭之别,且可出现瘀热相搏之象,临证之中,正虚往往与气郁、痰瘀之间相互错杂,需根据临床实际情况具体分析。

痰瘀热郁、毒聚络损是肺结节恶变的关键因素

肺结节形成后是否会恶变,以及如何产生恶变,一直备受医者和患者的关注。现代医学主要通过外观情况(如结节大小、形态、边缘、结节-肺界面)和内部特征(如密度、结构)相结合的方式对结节的良恶性质进行综合评估,认为"分叶、毛刺、胸膜凹陷征"是典型的恶变特点。目前有学者提出"肺毒"之说,《金匮要略心典》："毒,邪气蕴结不解之谓。"故中医之毒是指诸多病邪日久蓄积、蕴酿不解所成,有内毒、外毒之分。肺结节的恶变过程实际上是一个相对漫长、渐进性、复杂性的过程,也是诸多病理产物不断蓄积、热化成毒的过程。外毒致病,多受六淫、烟雾、尘霾等邪毒侵袭,损伤肺络;内生之毒,多因于脏腑功能紊乱,气血失和,阴阳失调,体内诸多病理产物不断产生、堆积,复因正虚无力抗邪,各种致病产物不能及时有效祛除,进而长期蓄结体内,阻滞肺络,逐渐超过机体自身稳态,导致邪盛酿毒,毒必夹邪,变生痰毒、瘀毒、热毒,相互错杂为患。通过临床观察发现肺结节癌变进程可呈现为不典型腺样瘤增生-原位癌-微浸润癌-浸润癌的演变趋势,其本质上可视为机体痰瘀等病理产物

不断蓄积，热蕴郁结，逐渐深入的一个过程。

然而，临床中并非所有肺结节都会产生恶变，部分惰性结节可处于长期稳定的不变状态。相关研究认为恶性肿瘤形成、侵袭、转移过程可呈现出体阴用阳的特点，高侵袭、多复发、易转移的生物学行为和强大的破坏力，均属恶性肿瘤阳热的具体表现；有学者指出肺癌产生的本质是肿瘤细胞增殖失控（阳盛）和凋亡不足（阴衰），并提出"促阴限阳"治疗思路。生物学研究亦表明与恶性肿瘤发生、发展过程相关的"原癌基因 c-myc 悖论"和"抑癌基因 p53 双刃剑"现象、铁死亡、细胞自噬、肿瘤微环境等均与阴阳失衡、阳盛阴衰关系密切。因此我们认为肺结节产生恶变一般需要具备两个条件：一是病理产物不断蓄积超过机体的自稳状态；二是病理产物化生阳热不断侵袭、迁移、代谢。综上所得，痰瘀热郁、毒聚络损是肺结节癌变的关键因素。

复合病机理论指导下复法制方思路

1. 辨五脏，观阴阳，多脏兼顾　《素问·玉机真脏论》"五脏相通，移皆有次，五脏有病，则各传其所胜"。周仲瑛指出脏腑病机是辨证的核心，认为虚病总不离于五脏，辨证当以气血阴阳为纲，五脏虚候为目，对临床具有重要的指导意义。人体是一个有机整体，五脏通过气机的升降出入以及气血津液的流通、输布从而发挥正常的生理功能。结节虽病于肺络，但常涉及多脏。临床中常可呈现肝脾、肺脾或肺脾肾、肺肝脾等两脏或多脏同病。如肝郁脾虚者常表现为舌质淡胖边有齿印，苔薄白或微腻，大便稀溏，情绪易波动或郁郁寡欢等；或部分中老年患者可表现出干咳少痰，畏寒怕冷，自觉乏力，大便不调等肺脾气虚、肾阳不足之证候。故临证当辨别脏腑病位，兼顾多脏。

《素问·阴阳应象大论》："阴阳者，天地之道也，万物之纲纪，变化之父母，生杀之本始。"机体阴阳平衡主要表现为五脏功能协调和营卫气血荣和。故气血失和，运行不畅，升降失司，均可造成阴阳失调。结合《内经》"阳化气、阴成形"理论，我们认为肺结节发生、发展到恶变大致可呈气、阳虚弱（正虚）→阴结成形（郁、痰、瘀）→阴结化热毒→侵袭、恶变的演变过程，初期气、阳虚弱，温助无力，津液代谢失常，水、湿、痰内聚，肺络受损，阴盛凝滞，抟结成积；渐因阴阳失衡加剧，病理产物进一步蓄积，滞肺络；日久超过机体稳态，化生阳热，侵袭恶变。其演变过程本质上是阴阳失衡所致，故临证须审证求机，厘观阴阳之偏颇，分期论治。早期可从补气温阳，利水除湿，化痰散结论治；后期伴阳热者则应加强益气养阴，化痰逐瘀散结之力。

2. 辨兼夹，权主次，多法并举　周仲瑛认为病理因素是疾病发生的重要中间环节，决定疾病的性质、病位、演变及转归，且常相互兼夹，复合为患。正是诸多病理因素之间互为因果，胶结和合，促成形成新的致病特质，致使复合病机产生。肺结节致病中主要依据病邪特征以辨其兼夹情况。①兼郁邪：常表现沉默少语，郁郁寡欢，情绪低落，喜叹息。②兼瘀邪：常表现面色晦暗或赤丝血缕，胸背部刺痛感，女子月水色暗，夹杂血块，舌质暗或有瘀点、瘀斑，舌下络脉迂曲、怒张，脉细涩或结代。③兼痰邪：有痰气、痰湿、痰浊之分，痰气者常表现咽中痰滞感，胸胁作胀；痰湿、痰浊者常表现形体肥胖，咯痰量多，乏力嗜睡，舌苔腻或腐，脉濡或滑。④兼毒邪：多由痰、瘀、郁诸邪蓄结渐积形成，临床症状多样，常表现为肺结节广泛多发，迅速增大，边界模糊等。正虚则根据不同脏腑虚损、气血阴阳亏虚加以辨别，如肺脾气虚者症见神疲乏力，面色少华，大便溏泄，脉细或弱；肺肾阴虚者症见心烦少寐，五心烦热，干咳少痰，舌红少苔，脉细数。治疗时需辨清病邪兼夹情况，具体问题具体分析，提倡复合立法，多法并举，邪实者可用蠲郁散结、化痰散结、逐瘀散结、解毒散结之法，正虚者可用益气、养血、滋阴、补阳之法。此外，运用复合法时提倡升降结合、寒热并用、补泻兼施、敛散相伍、阴阳互求、表里相合、气血互调、润燥相济，对临床具有深刻的指导意义。复合立法并不意味着各种治法一味堆砌，亦不是各种药物单纯累加，而是应做到周仲瑛所强调的复法组方时不能杂乱无章，讲究小方复合，一药多用，不同治法须组方有序、主次分明。故而针对肺结节不同病邪兼夹、偏胜情况，立法遣方时还需权衡病邪之间的主次、先后关系，做到因证立法、据法施治。

3. 辨标本，明虚实，扶正祛邪　病机转化反映机体内部邪正交争的状态和疾病发展的趋势。邪正交争常可导致脏腑、气血、阴阳之间相互影响，彼此传变，因果相关，从而引起病位传变和（或）病邪从化，形成邪正交争、因果夹杂的复合病机。肺结节之形成始于正虚，与郁、痰、瘀密切相关，日久蓄结可变生痰毒、瘀毒、热毒，进而产生恶变，因此，肺结节乃本虚标实之病，常虚实夹杂，邪盛为主者，当因势利导，引邪外出，正虚明显者，宜抑强扶弱，扶助正气，故结合本病致病特点，治疗上提倡复合立法，扶正祛邪，攻补兼施。郁文越将其特点概述为病程慢久长、病因互杂伤、气郁贯始终、痰瘀相兼丛、蓄积热毒变，复合立法宗。本虚者，当辨明脏腑之气血阴阳亏虚；标实者，则当辨清痰、瘀、郁、毒之病邪兼夹与主次。然而肺结节毕竟为肺部局灶有形之积块，故临证当始终勿忘软坚散结。根据不同病邪兼夹，可择取化痰散结、逐瘀散结、蠲郁散结、解毒散结之法，化痰散结可选用浙贝母、山慈菇等药；逐瘀散结可选用醋三棱、醋莪术等药；蠲郁散结可选用八月札、橘核等，解毒散结可选用猫爪草、夏枯草等。

4. 辨转归，参中西，阻截传变　周仲瑛指出任何病理因素都可向其他多个方向从化、转化，相因为病，形成复合病机转化网络。在临床中发现肺结节从最初形成到最终恶变，多是一个从无形到有形、从功能性到器质性、从相对单一病因到多种病因复合的过程，并认为其转归方向大致可划分三类：缩小或消失、长期稳定不变、迅速增大或形质恶变，故而临证当辨其转归，权衡病势，先安未受邪之地，阻截传变。一方面，通过诸多手段干预，促进结节病灶的长期稳定不变或缩小乃至消失，同时宜注意饮食、情志调摄，慎避邪毒（如烟草、雾霾等），并可适当配合导引、吐纳等机体功能锻炼；另一方面，注重阻截体内病理产物的不断产生、蓄积，防其热化郁毒。若痰毒、瘀毒、热毒既成，临证可辨证选取相应药物治疗，热毒者可选漏芦、龙葵等；痰毒者可选用白毛夏枯草、制天南星等；瘀毒者可选用水蛭、土鳖虫等。此外，在临床中发现部分肺结节患者可表现为无任何症状，似乎无证可辨，实则不然矣。证是客观存在的，具有特异性、可变性、交叉性、夹杂性、非典型性的特点。故而我们可将肺结节无任何症状表现者归属于非典型性中之隐伏性证（亦称为潜证），而并非真正意义上的无证可辨。此时应当结合患者病史、体质、舌脉（尤当注意舌下络脉情况）及疾病传变规律，辅以胸部CT及相关理化实验结果，动态随访，做到中西互参，综合评估。

395 从五脏生克制化论肺结节防治模式

肺癌是当今世界发病率和病死率最高的恶性肿瘤，其发病隐匿，恶性度高，预后较差，成为我国乃至全球最常见的主要致死原因之一，且呈现逐年上涨的趋势，其中近 2/3 的肺癌患者发现时已为晚期，无法进行根治性手术治疗，其中位生存期不足 2 年。因此，早期发现、早期诊断、早期干预是争取肺癌最佳治疗时机、降低病死率、提高患者生存期的关键途径。欧洲流行病学调查显示，肺癌高风险人群中罹患肺结节的概率高达 29%，其中发展为肺癌的概率为 1.2%，肺结节因而一跃成为肺癌的前病变之一。因此，针对肺结节进行早期干预性治疗可能是肺癌防治的有效方法。胡凯文倡导"肿瘤绿色治疗"10 余年，提出霸道、王道、帝道的肿瘤分阶段论治模式，将中医药逆转病势、调和阴阳、攻补兼施等方法应用于抗肿瘤治疗中，取得了良好的临床治疗效果。近年来，胡凯文再次提出"肿瘤绿色防治"理念，重视"预防"在抗肿瘤治疗中的地位。学者李志明等归纳总结了胡凯文对肺结节的认识，肺结节形成与发展的病因病机及临床论治的中医辨证思维，论述了中医药针对肺结节的"绿色防治模式"。

肺结节的病因病

中医学无"肺结节"这一病名的记载，因其属于有形实邪，在现代医学影像学成像技术下呈现为"不规则积块"，故可将其归属于中医学的"积""聚""瘤"等范畴。《素问》："夫病之始生也，极微极精，必先入结于皮肤。"《金匮要略》："积者，脏病也，终不移；聚者，腑病也，发作有时，辗转痛移，为可治。"《诸病源候论》："积聚者，由阴阳不和，脏腑虚弱，受之于风邪，搏于脏腑之气所为。"根据中医经典的论述，结节、积聚病的发生当归因于脏腑功能失调；而其发病初始"极微极精"，致病隐匿，不易被发现。

胡凯文研读经典，重视脏腑功能在肺结节发病中的作用，认为肺结节的形成根本为五脏生理功能失和，气血津液代谢失司，人体秉受的五味与五气得不到正常运化，结聚于局部而成实邪。病理生理过程可归纳为 5 个阶段，即水、湿、痰、瘀、岩。

五脏生理功能失和，则机体正常的生命活动障碍，首先表现为全身气血津液代谢失常。如津液代谢障碍，停聚于局部而成水、湿、痰等病理产物。水邪呈稀薄状态，水邪易弥漫扩散成湿，如湿邪得不到有效控制，则逐渐变稠变厚而成痰。如精、气、血代谢障碍则易形成气滞、精阻等病理产物，堵塞血脉，引起血液循环不畅而致瘀。痰在脉外，瘀在管内，两者相互影响，日久渐变恶化而成岩。如《诸病源候论·积聚》："诸脏受邪，初期未为积聚，留滞不去，乃成积聚。"

从五脏生克制化关系论治肺结节

《素问·经脉别论》："饮入于胃，游溢精气，上输于脾。脾气散精，上归于肺，调水道，下输膀胱。水精四布，五经并行。"精要地论述了人体秉受五味后，五脏生理功能相互协调配合，完成水谷精微代谢的全过程。在该过程中肺脏发挥着枢纽与桥梁的重要作用：肺脏承接脾脏转输的水谷精微，并配合肝脏调畅全身气机的升降出入，再将精微物质向上向外、向下向里敷布至全身；其中向下输至肾脏，经肾脏泌别清浊后，清者上承于肺重新参与水液代谢，浊者形成代谢产物由膀胱排出。《素问·灵兰秘典论》："肺者，相傅之官，治节出焉。"认为肺脏具有治理调节作用，不仅可调节全身津液代谢，还对全身血液具有重要的调理作用。由脾脏运化形成的水谷精微经心脏化赤及泵血后，首先流经肺脏，在肺脏处完成气体交换，再由肺气推动至周身上下。肺脏独特的枢纽调节作用使其亦存在邪气的易感性：生理状态下，五脏可传精气至肺脏，完成生命活动过程；病理状态下，五脏亦可传邪气至肺脏，诱发肺脏的多种疾病。

1. 脾与肺 母子相生，母病易及子生理状态下，脾脏运化水谷精微形成谷气与津液，赖肺脏转输至全身上下；肺脏同时受水谷精微的荣养，即所谓"脾为生气之源，肺为主气之枢""脾土生肺金"。如脾脏功能失调，运化失职，则谷气、津液生化无权，化生的精微物质不仅不具备荣养功能，且易留滞于局部而变生他病。胡凯文认为，脾失健运时，由其运化的谷气与津液即为"夹生饭"，不具备清轻、灵动的特性，而变得稠厚、重浊。肺脏承接转输时，宣发、肃降的负担较重，往往不能转输完全，滞留一部分于肺而发为疾病。其中最易发生有形物质津液的滞留而发为水、湿、痰等病症。该论述亦阐释了"脾为生痰之源，肺为贮痰之器"。

胡凯文论治脾病及肺主张以温胆汤为基础方。温胆汤既顾护诸脏功能的协调，又重视有形实邪的防治。方中应用陈皮、茯苓健脾而助脾脏升清，兼助肺脏向上宣发，起助力作用；半夏、枳实降气而助肺脏肃降，使精微物质下达胃肠，起减负作用；竹茹清肺燥而平肝木，保证"肝从左升、肺从右降"的"龙虎回环"，协调全身气机的升降出入。5药合用，协调诸脏功能，辅助肺脏转输承接，降低代谢负担，使有形实邪不易滞留。同时，在有形实邪方面，应用性平之茯苓渗利水邪、湿邪，性温之半夏、陈皮燥湿邪、化痰邪，性凉之竹茹、枳实消痰邪，顾护水、湿、痰3个方面。且全方药性不寒不燥，适用于各类体质患者，故选其为脾病及肺的基础方。

2. 肝与肺 左升右降，木旺易侮金。《素问·刺禁论》"肝生于左，肺藏于右"，概括了肝肺二脏的气机升降特点。生理状态下，肝气从左升发，肺气从右肃降，两者相互协调配合，形成全身气机的循环回路，即"龙虎回环"，在气血津液代谢过程中发挥着重要作用。肺为华盖，居胸腔之中，五脏之上，其位置偏高，气机到肺即为高点，势必要折返肃降；肝居腹腔之中，横膈之下，其位置偏低，气机势必要触底升发。肝脏升发正常，有利于肺脏的肃降，敷布精微物质向里向下；同时，肝气升受肺气降的制约而不至升发太过，即所谓"肺金克肝木"。病理状态下，肝气升发异常，过亢或不及都会影响肺脏的正常肃降。如肝气升发太过，肺脏制约不及，肝气上冲而致肺气受伤，肺失肃降。肺失肃降则气血津液滞留于肺而不得下达，津液滞留则易变生"水""湿""痰"证，临床可见咳嗽咳痰、胸闷等；血液滞留则易变生"瘀"证，临床可见咯血、胸痛等。此现象即"木旺侮金""木火刑金"。如肝气升发不及，则肺气肃降亦不及，精微物质亦可滞留于肺而变生水、湿、痰、瘀等证。

胡凯文论治木旺侮金主张以小柴胡汤为基础方，在调畅肝气疏泄，保障人体气机的正常升降。《伤寒论》第96条："伤寒五六日，中风，往来寒热，胸胁苦满，嘿嘿不欲饮食，心烦喜呕，或胸中烦而不呕，或渴，或腹中痛，或胁下痞硬，或心下悸，小便不利，或不渴，身有微热，或咳者，小柴胡汤主之。"胡凯文熟谙经典，基于肝与肺的生理病理关系，对该条文进行了新的论述。认为该条文或然证偏多，小柴胡汤之所以能治疗渴、咳、小便不利等诸多症状，当归因于柴胡剂之平肝疏肝功能。小柴胡汤可调畅肝脏之疏泄，使肝气升发条达，与肺气之肃降相协调；肺气肃降正常，精微物质不滞留则不咳，津液顺利敷布至胃肠则不渴，水道通调、代谢物质可下输膀胱，则小便通利。小柴胡汤是调畅肝脏气机之基础方，肝气畅则肺气肃降，所谓平肝以救肺，其旨即在此。

3. 肾与肺 主水行水，制水上下源。《景岳全书·肿胀》"凡水肿等证，乃肺、脾、肾三脏相干之病。盖水为至阴，其本在肾；水化于气，其标在肺；水唯畏土，其制在脾"。《素问·水热穴论》："其本在肾，其末在肺，皆积水也。"概述了肾与肺在水液代谢方面的关系。肺为水之上源，肾为水之下源，生理状态下，肺脏承接转输水谷精微，向下通调水道至肾脏，由肾脏泌别清浊后，其清者经脾达肺，重新参与水液代谢，其浊者经膀胱排出体外；病理状态下，肾脏泌别清浊的功能障碍，清浊不分，皆向上转输至肺，则肺脏无法完成正常的宣肃，浊液滞留于肺而诱发水、湿、痰等变证。如肾脏主司二便的功能障碍，则膀胱无法排出代谢产物，浊液留存体内，经水道上逆于肺而诱发水湿痰等变证。

胡凯文论治肾病及肺主张以五苓散为基础方。五苓散出自张仲景的《伤寒论》，《伤寒论》及《金匮要略》对五苓散的记载有 11 处，其中 2 条经文提到"水逆"，8 条提到"渴"，3 条提到"渴"及"小便不利"。如《伤寒论》第 156 条："痞不解，其人渴而口燥，烦，小便不利者，五苓散主之。"《金匮要略·消渴小便不利淋病脉证并治》："脉浮，小便不利，微热消渴者，宜利小便、发汗，五苓散主之。"胡凯文基于肺肾在津液代谢方面的生理病理联系，对水逆、渴、小便不利等诸症状有独到的见解。肾脏泌别清浊的功能障碍，浊液不能代谢而滞留，随水道上逆于肺；因病邪在下，上逆则气机上冲，故见水逆证，水入即吐；浊液上犯，致使肺失肃降，水谷精微不能下达胃肠而见口渴，水道不得通调、代谢产物不能下输膀胱而见小便不利。五苓散方中桂枝，取其"平冲降逆"之性，使浊液不至上逆犯肺；甘淡渗利之泽泻、猪苓、茯苓直达肾与膀胱，助其泌浊外出，固本以清源；选用白术顾护中焦以健脾利水。五苓散为仲景苓桂剂的灵魂，但凡下焦肾脏气化不利，水液上逆犯肺者皆可以之为基础方加减化裁。

4. 心与肺　血运相依，心火克肺金。《素问·痿论》"心主身之血脉"；《素问·平人气象论》"人一呼脉再动，一吸脉亦再动"，论述了心与肺在血液循环方面的联系，即心主血脉，肺朝百脉。生理状态下，水谷精微经心火的化赤作用，形成血液，血液再经心脏的搏动泵血作用，输布至全身上下。心肺同居上焦，经心脏泵出的血液首先流经肺脏，完成气体交换后，再在肺气的推动作用下流转周身。此外，心与肺通过宗气直接贯通。如《灵枢·邪客》："宗气积于胸中，出于喉咙，以贯心脉而行呼吸焉。"宗气首先上贯于心脉以助心行血，再走于肺脏而辅肺呼吸。病理状态下，如心主血脉的功能异常，过亢或不及都会影响肺脏的正常生理功能。如心火过旺，化赤生血过多，泵血过速，则肺处负担加重，难以及时完成气体交换及推动输布，则过盛的血液容易滞留于肺脉而发为疾病，其中最易致瘀。如心气不足，则泵血无力，血行不畅，容易阻塞脉中而发生瘀滞；心脉不通，则宗气难以由心走肺而辅助呼吸，影响肺脏正常的宣肃作用。肺失宣肃，则承接于脾脏的水谷精微及承接于心脏的血液易滞留于肺而变生水、湿、痰、瘀等变证，此即心火克肺金。

胡凯文论治心病及肺主张以桃核承气汤为基础方加减。桃核承气汤出自《伤寒论》，后世医家多用以治疗下焦蓄血证。胡凯文着眼于全身气血之循环，充分拓展传统思维模式，不拘泥于古法，在临证基础上有新的论述与发挥。桃核承气汤有三大功效：一为活血破瘀，用桃仁；二为温通心阳，用桂枝；三为寒下瘀滞，用硝黄；甘草可选用生者、炙者。临证时辨证施治及遣药组方尤为灵活，如遇心火偏亢而致瘀滞者重用硝黄而轻用桂枝，甘草选择生者。重用硝黄，取其寒凉泻下逐瘀之功，使瘀血有外出之通路，药性寒凉兼可佐制心火之亢盛；轻用桂枝，意在温通心阳、活血通脉，既助桃仁活血破瘀，又防硝黄寒凉太过而损伤心阳；选用生甘草，取其泻心下痞之功。如遇心气不足而致瘀滞者重用桂枝而轻用硝黄，甘草选择炙者：重用桂枝，取其通阳化气之功，意在温通心脉，火助阳，助心火以化赤及泵血；轻用硝黄，一来防其寒凉太过伤及心阳，二来给瘀血留以出路；选用炙甘草，取其补中气以益心气之功。胡凯文指出，心病及肺主要体现在"瘀"上，临证应用活血化瘀之品要兼顾心阳的过亢或不足，灵活辨证施治，皆可以桃核承气汤为基础方加减化裁。

肺结节的绿色防治模式

肺结节（PN）是指肺内直径≤3 cm 的病灶，呈类圆形或不规则形状分布，可单发或多发，影像学表现为密度增高的阴影，与周围肺实质边界清晰或欠清晰。根据结节内含有实性成分与否可将其分为实性结节、部分实性结节及磨玻璃密度结节。实性结节影像学表现为均匀的软组织影，密度较高；磨玻璃密度结节表现为磨玻璃阴影，密度较低；部分实性结节则介于两者之间，成像既包含实性软组织影，又包含磨玻璃影。由于 3 类肺结节的成分不同，其发生恶变的概率亦各异。据统计，3 类肺结节恶变的概率依次为：部分实性结节 63%、磨玻璃密度结节 18%、实性结节 7%。现代医学针对高危性肺结节首选外科手术切除的方法，并行病理活检明确良恶性，再配合其他治疗；针对低危性肺结节则采取定期复查 CT，密切随访。统计结果显示，经外科切除的肺结节中，有约 30% 病理活检为良性，假阳性率偏高。这不仅造成医疗资源的浪费，而且加重患者的经济负担与身心压力。另外，在低危性肺结节定时复查随访的过程中，复查间隔时间过长，其间患者处于治疗的空窗期，不排除部分低危肺结节进一步恶化病情发生进展的可能，容易错过最佳的临床干预期。

中医药在防治肺结节方面发挥着重要而不可替代的作用。通过调理全身脏腑的生理功能，使其处于协调合和的状态，则肺脏正气充盛，六淫邪气不可干；气血津液代谢循环往复，则内生代谢产物不易堆积而致病。对于已形成的肺结节，中医药不仅可促进良性结节吸收、消散，同时对恶性结节具有一定的抗癌变作用，防止其进一步进展与恶化。在此背景之下，胡凯文关于肺结节的"绿色防治模式"应运而生。

《素问·阴阳应象大论》"阳化气，阴成形"，肺结节即是阴阳共同作用的结果。病理产物如水、湿、痰、瘀等都属阴邪，滞留于局部而成积块，虽有形可征，但无生命力。生理状态下，机体鼓动阳气包围阴邪，并聚而歼之，即"护场"理论；如阴邪偏盛，且与正常组织类似，阳气无法辨识，非但不能化掉阴邪，反而被其同化；无生命力的阴邪中赋予阳气就变得生气盎然，开始无节制生长，即形成"岩"。胡凯文根据肺结节水、湿、痰、瘀、岩 5 个病理阶段，结合现代医学的认识，将肺结节的病变过程分为 3 个临床分期，即初期、中期、末期。

在初期，患者常无明显不适症状，仅在体检或治疗他病时发现。影像学检查以"实性结节"为主，成像为密度偏高且较均匀的软组织影，血管及支气管影不可见。该期肺结节恶性度偏低，如为恶性，原位癌可能性大；病因病机以津液代谢失常为主，以水、湿、痰为病理产物；中医辨证施治以化气行水、健脾除湿、理气消痰为法，方可选用温胆汤、五苓散、小柴胡汤等。

在中期，临床可见咳嗽咳痰、胸闷气短、胸痛等症状。影像学表现以"磨玻璃密度结节"为主，成像为密度略高的磨玻璃影，血管及支气管影可见。该期肺结节恶性度增高，如为恶性，浸润性发展可能性大；病因病机以血液代谢失常为主，以瘀、痰为病理产物；中医辨证施治以软坚散结、活血化瘀、理气消痰为法，方可选用桃核承气汤、温胆汤等。在末期，临床可见咳嗽咳痰、胸闷胸痛等症状加重，伴见全身乏力、体质虚弱等表现。影像学表现以"部分实性结节"为主，成像密度不均匀，既有软组织影征象，又有磨玻璃影征象。该期恶性度显著升高，发展为肺癌可能性大；病因病机以痰瘀互结、交结难解为主；治疗以外科手术切除为法，配合中医药化瘀消痰、攻补兼施之品。如病理活检确诊为恶性，则参照胡凯文"肿瘤绿色治疗"模式进行施治。

《内经》："夫病已成而后药之，乱已成而后治之，譬犹渴而穿井，斗而铸锥，不亦晚乎？"胡凯文关于肺结节的"绿色防治模式"符合中医"不治已病治未病"的理论精髓。胡凯文立足于五脏生克制化关系，从气血津液代谢着眼，对脾、肝、肾、心四脏与肺脏的生理病理联系进行了精要论述，总结出由肺结节发展为肺癌的水、湿、痰、瘀、岩 5 个病理阶段。在临床辨证施治方面，结合现代医学影像学成像技术对肺结节的病理过程进行了临床分期，分为早期、中期、末期。根据各期不同的临床表现与病机特征进行辨证施治、遣药组方，在一定程度上体现了"绿色防治模式"下的"靶向治疗"。

396　从五脏阳气辨治肺癌

肺癌是全球病死率最高的癌症，其死亡人数占所有癌症死亡人数的 18%，全球发病率仅次于乳腺癌，而在我国肺癌发病率居于首位，是危害人民健康的重大公共卫生问题。现代医学主要采取手术切除、放疗、化疗及靶向治疗等手段，但不良反应较多。根据临床表现，肺癌可归于中医学"肺积"范畴。多数学者认为"虚""痰""瘀""毒"贯穿肺癌全程，治疗当以扶正祛邪为则，益气健脾、温阳养阴、化痰利湿、活血化瘀等法在改善症状、提高生存质量、防止肺癌复发转移、减毒增效等方面已取得显著疗效。研究发现阳气失常是恶性肿瘤的核心病机，对肺癌治疗多以升阳举陷、益肺清化、健脾补肾等法从不同脏腑及阶段治疗。然《诸病源候论·积聚病诸候》曰："积聚者，由阴阳不和……积者阴气，五脏所生。"所以肺癌的发生与人体五脏阴阳失衡相关，学者韩莹莹等从五脏阳气探析了肺癌发生发展及辨治，以期更好地指导临床治疗。

阳气与肺癌

《灵枢·百病始生》"积之所生，得寒乃生"，认为阴寒是肿瘤的关键病因。《丁甘仁医案·肿胀案》曰："阳气不到之处，即浊阴凝聚之所。"人之气血津液均需阳气温煦推动方可运行布散全身，若阳气不足，气化失职，则气血津液输布失常，日久痰气瘀毒聚集为病。郭立中认为肺为至清之地，清阳所聚，易为形寒饮冷所伤，阳气亏虚，寒痰湿瘀伏肺是肺癌的主要原因。回顾性调查发现肾阳亏虚在肺癌发展过程中尤为重要，患者多以阳气亏虚与湿浊内盛并见。研究发现，阳虚和机体免疫功能低下呈正相关，肿瘤晚期，阳气不足，机体免疫功能下降，免疫监视能力失常，更易发生转移。

有学者指出，阳气有生理（正阳）与病理（邪阳）之分，病理之阳即"妄动之相火"。研究发现，生理之阳不足是肿瘤的发病基础，病理之阳有余也能助力其发展，如阳郁化热，病理之阳炼液成痰，灼血化瘀，导致患者出现咳嗽咯血、烦躁失眠、精神抑郁等症状；病理之阳妄动则不寻常道，推动癌毒循行脉络，客于脏腑孔窍，导致肿瘤复发转移。

五脏阳气与肺癌

《医法圆通·心病不安》："古人立方，皆是握定上中下三部之阴阳。"阳气失常虽是肺癌的核心病机，但五脏因其生理功能及位置的不同使其"脏阴""脏阳"功能也各有异同，在肺癌不同阶段，患者阳气盛衰、病变脏腑均有不同，诊疗中应因人、因时、因期，三因制宜。

1. 术后气陷，心肺阳虚　　手术是肺癌，尤其是Ⅰ期、Ⅱ期和部分Ⅲ期非小细胞肺癌的首选治疗方式，但在临床实践中，发现术后患者多伴有气短、自汗、乏力等不良反应。中医认为手术会使人体生理功能减弱或丧失，导致气血津液生成不足，其濡养、温煦、推动等功能紊乱，从而产生一系列病理表现。手术会导致患者肺之结构受损，宗气失其所居，不能包举肺外，轻则气虚不固；阳虚为气虚之极，重则大气下陷，宗气陷而不升，心肺之阳不足。

《血证论·阴阳水火气血论》："食气入胃，脾经化汁，上奉心火，心火得之，变化而赤，是之谓血。"认为脾胃化生的津液精微，经脾气上升至心肺，通过心阳的温煦、推动"奉心化赤"为营血。肺主气，朝百脉，人身的血脉汇聚于肺，通过肺的呼吸功能，与清气结合，生成宗气。有学者指出宗气实质为心肺之阳。肺癌手术伤及宗气所居之地，轻则心阳不能"奉心化赤"，肺阳虚不能司呼吸，见神疲倦怠、头晕、面色不华、气短、自汗等气血两虚之症；重则宗气下陷，无力鼓动呼吸及助心行血，见胸闷心悸、形寒肢冷、气短不足以息，甚或大汗淋漓、精神萎靡、二便自遗等气息将停、危在顷刻之宗气下陷、心肺阳虚之象。

2. 化疗伤脾，脾阳不足　化疗是中晚期肺癌常见治疗方式，但其杀伤肿瘤细胞的同时也会杀伤人体正常细胞。研究发现，消化道反应是其最常见的毒副反应，发生率可达 $77.5\% \sim 97.4\%$，严重影响患者生活质量，甚至影响临床疗效。《景岳全书·积聚》："凡脾肾不足及虚弱失调之人，多有积聚之病。"患者素体脾虚，化疗药多为苦寒败胃之品，更易伤及脾胃阳气。脾为后天之本，脾阳受损，则纳运失调，痰湿内生，阻碍脾胃气机升降，清阳不升，浊阴不降，故常见疲乏、食欲不振、胃脘怕凉、纳差、恶心、呕吐、腹胀、腹泻等消化道症状。铂类药物被广泛用于肺癌的治疗中，研究发现铂类衍生物不易透过血脑屏障，但与周围神经具有很高亲和力，常引起神经毒性等不良反应。《四圣心源·中风根原》："阳亏土湿，中气不能四达，四肢经络，凝涩不运，卫气阻梗，则生麻木。"脾主四肢肌肉，化疗后脾阳受损，阳虚则寒，寒则血凝泣；脾虚则不运，气血乏源，无力推动血行易致瘀，瘀阻脉络，久则四末失养，故患者常见四肢麻木、刺痛、感觉异常等症状。

《医宗必读·肾为先天本脾为后天本论》："胃气一败，百药难施。"化疗药物易伤脾胃且需周期性治疗，不仅会引起一系列不适症状，还会降低患者对药物的耐受性，而影响疗效。有学者发现，化疗药物戕害阳气，导致"阳虚毒结"，是化疗耐药的核心机制，阳虚是非小细胞肺癌治疗中表皮生长因子受体-酪氨酸激酶抑制剂（EGFR-TKI）耐药的核心机制。

3. 久病及肾，肾阳虚衰　《类证治裁·喘证》"肺为气之主，肾为气之根，肺主出气，肾主纳气，阴阳相交，呼吸乃和"。肺属金，肾属水，肺司呼吸，肾主纳气，肺为水之上源，肾为水之下源，二者生理上"金水相生"相互促进，病理上亦可"母病及子"或"子盗母气"而相互影响，因此，对肺癌的论治应重视补肾之法。有学者认为肺癌的发生发展与肾相关，肾阳不足不仅是晚期肺癌的常见证型，更与晚期转移密切相关。

《医贯·内经十二官论》："命门无形之火……为十二经之主，脾胃无此则不能蒸腐水谷，心无此则神明昏而万事不能应矣。"指出肾阳命门之火为阳气之根本，五脏之阳，非此不能发，肾阳充盛，则全身脏腑形体官窍得以温煦，人体各项功能旺盛。肺癌患者，素体阳虚，晚期母病及子，久病及肾，又多经手术、放疗、化疗等治疗，正气耗伐更甚，脾虚失运，肾阳来源不足又耗伐太过，故肾阳亦不足。肾阳虚衰，纳摄无力，且无力温煦肺阳，肺失宣降，故见呼吸微弱、动则尤甚、畏寒乏力、四肢不温、腰膝酸软、夜尿频多等症状。《医贯·阴阳论》："阳根于阴，阴根于阳；无阳则阴无以生，无阴则阳无以化。"阳虚日久，阳损及阴，肾阴亦可不足。肾阴不能上滋肺阴，易见干咳、音哑、骨蒸潮热、盗汗、两颧嫩红等肺肾阴虚之象。肺癌晚期患者可见咳嗽气急、口干少饮、呼多吸少、张口抬肩、动则喘促、畏寒肢冷、腰酸膝软、夜尿频、脉沉细无力等肺肾阴阳两虚之证。此外，肾主骨生髓，脑为髓海，晚期肾阳不足，肾精不充，则骨髓不坚，髓海空虚，骨失所养，易受癌毒侵袭，故常见脑及骨转移。

4. 气郁之体，肝阳不舒　《儒门事亲·五积六聚治同郁断》"积之成也，或因暴怒、喜、悲、思、恐之气"，指出情志异常会导致积聚病。现代研究表明，恶性肿瘤与情志异常多相互影响，情志通过影响神经内分泌系统、免疫系统、肠道菌群、氧化应激及代谢导致肿瘤发生发展，而肿瘤的发生发展、抗肿瘤治疗的毒副作用及社会与经济负担可逐渐导致患者情志异常。

《读医随笔·卷四》："凡脏腑十二经之气化，皆必籍肝胆之气化以鼓舞之，始能调畅而不病。"肝主疏泄，主升主动，以阳为用。肝以阳为用的根本体现在调畅全身气机，病理表现多为疏泄不及或太过。情志不舒，肝郁气滞，疏泄不及，不能调畅全身气机，日久肺失宣降、脾失健运、肾失开阖、三焦运行水液失司，水湿痰饮内生，痰瘀胶结日久则为积聚。程昌培等认为，肝郁无力升发元气上腾于胸，宗气亏虚，胸阳不振，气血痰瘀凝滞蕴结则为癌毒，肺癌的发生与肝之气化失常密切相关。《类证治裁·肝气肝火肝风论治》："肝木性升散，不受遏郁，郁则经气逆，为嗳，为胀，为呕吐……皆肝气横决战也。"

素体脾虚，肝郁日久，土虚木乘，致脾胃运化更差，临床易见急躁易怒、纳呆腹胀、肠鸣腹泻、脉弦等肝郁脾虚之症。"气有余便是火"（《丹溪心法·火六》），肝郁日久化火，病理之阳燔灼，横犯脾胃，故见口苦、恶心、呕吐、泛酸、烧心等肝火犯胃之征；木火刑金，肺络受损，宣降失常，可见咳嗽频作、气粗声高、胸胁胀满、痰咳不畅、痰中带血或咯血等症状。此外，动物实验表明，强烈心理应激导致的肝郁脾虚型小鼠免疫功能的下降，尤其是 CD4$^+$TH 细胞 TH1 亚群功能降低引起的免疫失衡与其肿瘤的发生发展密切相关。

调五脏阳气在肺癌中的应用

1. 益气升陷，以宣心肺　《素问·阴阳应象大论》"形不足者，温之以气"。然而临床仅以益气温阳之品用于肺癌术后患者多疗效不佳。盖心肺之阳以宗气为基础，若宗气不足，大气下陷，则心肺之阳亦虚，故欲助心肺之阳，不能一味益气温阳，还应药到病所升提下陷之宗气。《素问·阴阳应象大论》"气虚宜掣引之"，提示对气虚证治疗除补益之法，也应选用升提之药，对肺癌术后见神疲倦怠、头晕、面色不华、气短、自汗、胸闷等症者，属于大气下陷，率先将升陷汤化裁应用于肺癌术后症状管理以促进快速康复，升补宗气以助心肺之阳。以往研究发现，升陷汤化裁能明显改善非小细胞肺癌患者术后症状及生活质量。若大气下陷、心肺阳虚，症见四肢寒凉、胸闷心悸、气短不足以息者，可合桂枝汤加减，以温经通脉，助阳化气。自汗、平素易外感者，合玉屏风散化裁以益气固表。病久气阴两虚，伴干咳无力、声低音哑、五心烦热、舌红少苔、脉细无力者，合生脉散加减以益气养阴。

2. 健脾益气，以温脾阳　《景岳全书·论治脾胃》"能治脾胃，而使食进胃强，即所以安五脏也"。化疗阶段，患者多见神疲乏力、纳差、恶心、呕吐、腹胀、腹泻等，治疗应以顾护脾胃阳气，恢复脾胃功能为主。临床症见面色萎黄、少气懒言、四肢倦怠乏力、纳呆、脘腹胀满等脾胃虚弱者，宜益气健脾，用甘温气味之品鼓舞脾胃升发之气。汪霞等将益气健脾方用于化疗患者，发现其不仅能改善患者食欲减退、乏力、呼吸困难等症状，提高其生活质量，还能减缓 T 淋巴细胞下降速度，提高患者免疫功能。若中阳不足偏甚，见四肢不温、畏寒、纳差、脘腹喜温喜按、大便稀溏等症状者，可用建中汤、理中丸之辈健脾温中。用加味理中丸联合化疗治疗脾阳虚型肺腺癌，发现与对照组相比，其不仅能改善患者相关消化道反应，还能降低化疗药对骨髓及肝功能的损害。临证中，伴恶心、呕吐甚者，可予姜半夏、竹茹、旋覆花、赭石和胃降逆止呕；若呕吐清水痰涎，予肉桂、吴茱萸温中止呕。《素问·阴阳应象大论》："清气在下，则生飧泄。"伴肠鸣、腹痛、腹泻甚者，可予升麻、防风、柴胡升发脾阳，茯苓、薏苡仁利水渗湿，麦芽、莱菔子消食和胃，同调脾胃升降之职；伴四肢寒凉，手足麻木或感觉异常者，予黄芪、桂枝益气温阳，当归、川芎、赤芍活血祛瘀，少佐桑枝、牛膝、鸡血藤等通经活络。

3. 温阳补肾，以复肾阳　部分学者认为包括肺癌在内的多种晚期肿瘤证属脾肾阳虚，治疗时不仅强调益气健脾，更重视鹿茸、淫羊藿、肉桂、补骨脂、附子等温阳补肾之品的应用。刘伟胜认为肺肾二脏在经络循行与功能上联系紧密，治疗晚期肺癌常以补肾培元为则，尤重视应用温阳补肾之品。研究显示，阳和汤、金匮肾气丸合赞育丸联合化疗治疗晚期非小细胞肺癌，不仅能显著提高临床疗效，改善患者生活质量，还可减轻化疗不良反应。认为治病应"先安未受邪之地"。化疗对脾胃的损伤最为直接，但多程化疗后脾胃严重受损，肾阳来源不足亦多虚，故化疗中酌加补肾阳之品以防戕害肾阳太过。临床研究显示，补骨脂、肉苁蓉等温补肾阳之药对化疗后骨髓抑制、阳虚便秘者疗效颇佳。临床症见喘咳，呼多吸少，甚或动则喘促、张口抬肩者，可予细辛、沉香、蛤蚧、鹿茸等温阳补肾纳气；小便清长、夜尿频数者，予益智、桑螵蛸、乌药、山茱萸等固泉缩尿；同时可予补骨脂、骨碎补、淫羊藿、巴戟天等补肾健骨之品防治晚期转移；晚期气滞、血瘀、癌毒等病邪聚集体内易化为妄动之相火（邪阳），煎灼真阴，故见干咳音哑、身热心烦、潮热盗汗、腰膝酸软、舌红脉细等阴精不足症状，酌加熟地黄、女贞子、墨旱莲、鳖甲、龟甲等填精益髓之品，寓阴中求阳，使阳得阴助而生化无穷。

4. 疏肝理气，以通肝阳　《冯氏锦囊秘录·积论大小合参》"治积之法，以理气为先"，指出理气法是治疗肿瘤的重要法则之一。情志不畅、肝郁不舒是肺癌发生发展的重要因素，临床实践表明，疏肝理气法治疗肺癌已取得显著疗效。如刘建秋以柴胡疏肝散化裁治疗肝肺失调、气滞血瘀型肺癌，临床疗效显著。武维屏认为，肝郁贯穿肺癌的始终，自拟畅金煎疏利少阳之枢，调通上下内外以保肺安。临证中，肝郁日久化热，木火刑金，见咳嗽频作、气高声粗、咳痰不畅或干咳呛咳者，可予青黛、蛤壳、栀子、浙贝母、杏仁、桔梗等清肝利肺；伴急躁易怒、口干、口苦、胸胁灼热者，可予郁金、川楝子、青皮、预知子等疏肝理气、清泄郁热；肝火燔灼犯胃，伴吞酸呕恶者，予黄连、吴茱萸清肝泄火、和胃降逆；肝气犯脾，见急躁易怒、纳呆腹胀、肠鸣腹泻等肝郁脾虚者，可予柴胡、白芍疏肝柔肝，白术、茯苓、陈皮理气健脾，少佐防风健脾疏肝。

中医治疗肺癌有独特优势，对术后患者，以益气升陷，宣发心肺之阳为主；化疗阶段，重视健脾益气温中，顾护脾胃纳运之职；晚期则以温补先天肾阳为主；同时肺癌患者多为肝郁之体，治疗始终不忘疏肝理气，调畅肝阳。

397　从五脏辨治肠易激综合征

肠易激综合征（IBS）是临床上较常见的一种胃肠道功能紊乱性疾病，是一组包括腹痛、腹胀，以大便习惯改变为主要特征，并伴大便性状异常，持续存在或间歇发作，而又缺乏形态学及生物化学异常改变等可用器质性疾病解释的临床症候群，分为腹泻型（IBS-D）、便秘型（IBS-C）、混合型（IBS-M）及不定型（IBS-U）。中医无 IBS 病名，根据其临床表现应属于中医学"腹痛、泄泻、便秘、郁证"等范畴。病因主要有外感时邪、饮食不节、情志失调、劳倦体虚、禀赋不足等。肝气失调，肝脾不和，肠道传导失职是其发病主要病机。病位在肠，与肝脾密切相关，病久或兼见他病可累及肾、心、肺，与五脏皆有关系，非独责于肝脾。故治疗当以扶脾调肝为大法，兼顾肾、心、肺三脏。学者李德锋等根据中医学整体观念、辨证论治的原则，重视审症求因，治病求本，阐述了从五脏辨治 IBS 临证体会。

健　脾

健脾多以土虚木贼、治病求本立论，具体有健脾气、温脾阳、益脾阴、升清阳之法。IBS 以脾虚为本，脾气虚弱是本病发生的主要病机。《景岳全书·泄泻》："泄泻之本，无不由于脾胃。"《症因脉治·内伤泄泻》："脾虚泄之因，脾气素虚，或大病后，过用寒冷，或饮食不节，劳伤脾胃，皆成脾虚泄泻之症。"肝气失和，郁结不疏，横逆克脾，脾失健运；或忧郁思虑伤脾，土虚木乘，升降失职；或素体脾虚，逢怒进食，更伤脾土而发病，其本无不缘于脾虚，故治疗当遵叶天士"务必先安未受邪之地"的防治原则，以实脾为先。

脾虚首先为脾气虚，常表现为大便溏薄，腹胀纳少，食后腹胀，肢体倦怠，神疲乏力，少气懒言、面色萎黄，或见肥胖、浮肿，舌淡苔白，脉缓弱，治宜益气健脾，临床常用方剂四君子汤、参苓白术散、补中益气汤、异功散等，常用药炒白术、茯苓、薏苡仁、党参、山药、扁豆、莲子等。正如王孟英曰："弦象独见于右关，按之极弱，乃土虚木贼也……与异功散加山药、扁豆、莲子、乌梅、木瓜、芍药、蒺藜、石脂、禹粮，服之果效。恪守百日，竟得康强。"

"气有余便是火，气不足便是寒"。气能生阳，阳能化气，脾虚日久或误治失治，或寒邪伤脾，气伤阳，导致脾阳亏虚，脾不升清，运化失司，水谷精微与糟粕浊物混杂而下，导致泄泻的发生、加重。李东垣云："脾胃不足，是火不能生土，而反抗拒，此至而不至，是谓不及也。"《景岳全书》："脾胃属土，惟火能生。"明末汪绮石提出"阳虚之证统于脾"，所以要使脾之运化功能正常，需在益气健脾基上温补脾阳。"少火生气"，故温补脾阳又能补益脾气，气阳相互资生，气阳俱健，促进疾病恢复。临床常用方剂理中丸、附子理中汤、黄芪建中汤、吴茱萸汤等，常用药干姜、肉豆蔻、吴茱萸、附子、桂枝、高良姜等。

脾阴虚相对特殊，较少谈及，为脾阴亏虚，失于濡养，散精不足，运化失常导致。此证多见于IBS-C 患者。临证此型患者并不鲜见，主要表现为便干、腹胀、食少、口干唇燥、渴不欲饮、手足心热、体倦乏力、舌红苔少、脉数。脾阴虚也可见于 IBS-D，正如薛生白指出"脾阴虚则便溏"。治疗脾阴虚应遵《内经》"欲令脾实，宜甘宜淡"之原则，用药甘淡平和，补而不腻。代表方有慎柔养真汤、参苓白术散、滋脾饮、归芍六君汤等。"慎柔养真汤"出自明代胡慎柔所著《慎柔五书》，是治疗脾阴虚的经典方。国医大师徐景藩指出古今方剂中单补脾阴者极少，除"慎柔养真汤"外，局方参苓白术散既补脾气又补脾阴、厚肠胃，也可列为补脾阴之剂。常用药石莲子、山药、扁豆、薏苡仁、沙参、麦冬、石斛、粳米、白术、白芍、五味子、茯苓等。临证所见脾阴虚常可兼见脾气虚、胃阴虚，可见于 IBS-C、IBS-D 患者，亦可见于 IBS-M、IBS-U 患者，表现为大便干稀不调，或腹泻便秘交替，病程迁延，缠绵不愈，临证可选用沙参、太子参、麦冬、石斛、乌梅等甘凉柔润之品。注意此证治疗时养阴则易便稀，健脾则时有伤阴之弊，故临证应灵活斟酌平衡，以防偏颇。

此外，临床还常用升阳健脾法。《临证指南医案》"太阴湿土得阳始运，阳明燥土得阴自安""脾宜升则健，胃宜降则和"。李东垣在《脾胃论·脾胃胜衰论》中指出"只有在谷气上升，脾气升发，元气充沛时，机能才能洋溢活跃"，否则"脾胃既虚，阳气不能生长"，病由之生矣，治疗主张"甘温补其中，而升其阳"。指出许多疾病的发生都与脾阳不升有关，治疗应注重益气升阳法的应用。IBS-D 患者多为久病腹泻，脾虚常伴有脾阳不升，清阳下陷，此时若仅以补脾为治，常收效不显，诚非所宜。宜采用益气健脾升阳之法，常可事半功倍，常用方剂有《脾胃论》之升阳益胃汤、补中益气汤、升阳汤，《医学衷中参西录》之升陷汤，常用药党参、黄芪、升麻、柴胡、葛根、桔梗、炒白术等。

总之，健脾当为治疗 IBS 第一要旨，须贯穿于治疗始终。因澄源方能清流，诸邪失去了其赖以生存的病理根基则难以为患，正所谓"正气存内，邪不可干；邪之所凑，其气必虚"。所以临证应根据具体病情重视和灵活使用补脾气、温脾阳、升举中阳、益脾阴类药物。但还需辨别患者脾虚基础上是否夹湿、夹寒、夹热、夹滞等，治疗选择也应因证而异。如因脾土不运造成气滞、痰湿、食积等，可予柴胡、青皮、厚朴等行气，予半夏、陈皮、茯苓、苍术等除湿化痰，予山楂、炒麦芽、槟榔、莱菔子等消食导滞，临证应根据四诊情况灵活佐以相应治法。

调　肝

肝气失调，肝木犯土，肝脾不和，大肠传导失职是 IBS 发病的主要病机。脾气亏虚，肝失疏泄，肝脾相因，痛泻乃作，发为 IBS-D，肝郁脾虚是其最为常见的证型；肝失疏泄，脾失升清，胃失降浊，肺失宣降，则气机阻滞，大肠传导失常，糟粕内停，发为 IBS-C。故临证治疗应重视调肝，且调肝重在疏敛结合。

肝疏泄失调有疏泄太过及疏泄不及两个方面。疏泄太过，则肝强凌弱，横逆脾土，如叶天士所云："肝病必犯土，是侮之所胜也，克脾则腹胀，便或溏或不爽。"常表现为腹胀腹痛，腹痛欲泻，泻后痛减，两胁及少腹胀痛，纳呆嗳气等；疏泄不及，木不疏土，脾土失运，则健运失职，如《医学入门》："腹中之痛，称为肝气……木郁不达，风木冲击而贼脾土，则痛于脐下。"常表现为情绪抑郁不畅，意志消沉，胸胁胀满，饮食呆滞等。肝气横逆则腹痛，脾气虚则泄泻。当患者机体处于脾虚肝郁、肝脾不和的情况下，容易导致 IBS "痛泻"的发作。若患者肝疏泄不及，以气滞为主，肝失为大肠气化运动行疏泄之职，肠传导失司，大便内停，则常可导致 IBS-C 的发生，正所谓"气内滞则物不行"。

肝疏泄太过，横逆脾土，肝愈强则脾愈受戕，脾愈受戕致虚，则肝更易横逆为害，消长失衡，恶性循环。《本草求真》："气之盛者，必赖酸为之收，收肝之气，而令气不妄行也……肝气既收，则木不克土。"故治疗当遵"过则敛之、过则抑之"的原则，使用敛肝之法，以制约肝气过度疏泄、横逆脾土，保护脾土不受其害。临床可选用调营敛肝汤、柴胡平肝汤、抑肝开郁汤等加减，常用药有白芍、木瓜、五味子、乌梅、刺蒺藜等，正所谓"刚则以柔制之"，采用柔敛之法，以缓其刚烈，调其气机，润其津血，和其脏腑。清代著名医家王孟英治疗久泻颇有特色，其医案中所有久泻病案，多以土虚木贼立论，既重视使用白芍、乌梅、川楝子、木瓜、蒺藜等药以敛制肝气，同时又常用四君子汤、异功散、参苓白术散等以扶助脾土，对于群医杂治不效的诸多久泻患者颇有效验，故临证敛肝抑肝同时勿忘治病求本，调补脾胃以使中土敦厚，脾土自强而不为横逆之肝木所克，防其传变。如此则肝木得以敛抑，脾土得以厚实不为所克，则敛肝扶脾之法易见成效，病当自瘥。

肝疏泄不及，木不疏土，治当遵循"木郁达之"的原则，予以疏肝理气，调畅气机，肝得以条达舒畅方能维持其正常的疏泄功能。临床常用方剂柴胡疏肝散、逍遥散、四逆散等，常用药有柴胡、香附、木香、香橼、佛手、玫瑰花、绿萼梅、青皮等。柴胡虽为疏肝要药，辛行苦泄，善于疏肝解郁，但其性升散，古人早有"柴胡劫肝阴"之说，叶天士在《三时伏气外感篇》和《幼科要略》（疟门）均提及这一论点，且肝为刚脏，体阴而用阳，肝气肝阳常有余，肝阴肝血常不足，切记不可妄伐。即使肝气郁结之症，治疗也不宜一味选用疏肝解郁之品。此类药物多辛燥，易耗气伤阴，用之失度，于病无益，反而加害。故临证鲜有单用疏肝理气之品，常配伍养阴药以防劫伤肝阴。如常用柴胡配合白芍、生地黄养阴柔肝，或配伍乌梅、白芍、甘草酸甘化阴，或伍以当归、川芎养血柔肝，或伍以生地黄、枸杞子、何首乌、女贞子滋水涵木等，也可选用诸如香橼、佛手、绿萼梅等甘酸性平力缓、理气而不伤阴之品，以达疏肝之效又无伤阴之弊。

IBS-D患者多为久泄，"久泻脾必虚，脾虚肝必乘"，故一方面健脾治本，另一方面根据肝疏泄不及、疏泄太过情况分别采用疏肝、柔肝、敛肝、抑肝之法，注意疏、柔、敛、抑相结合，既治疏泄不利又制肝气横逆。临证勿忘肝郁脾虚日久可生湿、痰、食、瘀诸邪，或病变累及他脏，导致虚实夹杂，多脏合病，辗转难愈，要灵活辨证施治。

补　肾

肾为先天之本，一身阴阳之根本，为水火之宅，主司二便。脾为后天之本，脾肾生理上密切相关，病理上互为影响。

脾气虚弱是导致IBS的根本，脾胃的运化离不开肾阳之温煦，肾阳虚则火不燠土，不能温煦脾阳，是导致脾气虚、脾阳虚的重要原因。脾阳久虚也可累及肾阳不足，导致命门火衰，脾肾阳气俱虚，从而导致IBS-D脾肾阳虚证。

《景岳全书·泄泻》："肾为胃之关，开窍于二阴，所以二便之开闭，皆肾脏所主，今肾中阳气不足，则命门火衰……阴气盛极之时，即令人洞泄不止也。"肾为胃之关，若肾阳不足，关闭不利，则引起大便稀溏。临床常表现为黎明时肠鸣腹痛，大便溏泻，完谷不化，粪质清冷，形寒肢冷，或腰膝、腹部冷痛，面色㿠白，或面浮身肿，腹胀纳差，小便不利，舌淡胖有齿痕，苔白滑，脉沉迟无力等脾肾阳虚之症，多见于老人及素体虚弱者。临床多采用温补脾肾法，常用方剂四神丸、金匮肾气丸、右归丸、附子理中汤等。常用药附子、肉桂、补骨脂、益智、巴戟天、吴茱萸、五味子、胡芦巴、肉豆蔻、山药、菟丝子等。

肾阴虚导致IBS-C相对较为多见，以中老年患者为多，主要表现为便秘，伴有腹痛腹胀，腰膝酸软，口干咽燥，五心烦热，潮热盗汗，颧红形瘦，头晕耳鸣，舌红少津、少苔或无苔，脉细数等，临床常采用六味地黄丸、知柏地黄丸、大补阴丸、左归丸加减治疗。常用药熟地黄、枸杞子、山茱萸、山药、阿胶、龟甲、鳖甲、黄柏、知母等。肾阴虚也可导致IBS-D，临床常表现为大便呈黄色黏液便，排便窘迫，腹痛腹胀，同时伴腰膝酸软，口干心烦，潮热盗汗，眩晕耳鸣，舌红少津少苔，脉细数等肾阴虚内热之象。张景岳云："凡兼真阴不足而泻者，则多为脐下之痛，或于寅卯时为甚，或食入已久，反多不化而为呕恶溏泻，或泄不甚臭而多见完谷等证……若病在下焦，肾气微热者，宜六味地黄丸。"陈士铎云："大泻之后，自多伤阴，宜以补阴药治之……盖补肾正所以补脾，而缓治胜于急治也。"临床选方用药治疗，可参照IBS-C肾阴虚证所述。但无论肾阴虚导致IBS-C还是IBS-D，临证都要注意阴虚和内热的偏重，以指导滋补肾阴、清退内热药物的权衡选用。另外注意此证是否兼见脾阴虚，临证也可见到脾肾阴虚之证，治疗可参照前述健脾法之补脾阴部分，在滋补肾阴基础上加用慎柔养真汤、参苓白术散等共奏滋补脾肾之阴之效。

另外，自古多认为肾多虚证而无实证，但临床上肾实证也并不少见。唐学游等认为，肾郁有相当一部分就是肾实证，多由肾经邪实、水饮瘀阻滞所。故临床勿完全拘泥于"肾多虚证而无实证"，应根据具体情况合理补泻为要。因虚致实，以虚为主，治宜补益疏达，可选用平补肾之阴阳而不腻浊之品，常用山药、山茱萸、何首乌、女贞子、墨旱莲、菟丝子、巴戟天等；若以实为主，治宜疏泄通达，可选用利湿、化浊、理气、活血之品，常用药泽泻、茯苓、车前子、砂仁、陈皮、木香、丹参、益母草、泽兰等。

宣 肺

肺与大肠相表里，生理上密切相关，病理上相互影响。大肠的传导功能依赖于肺气的清肃下降，肺气清肃下降，肠之气随之而降，则糟粕能下。肺失宣降清肃往往影响大肠的传导功能，导致便秘或腹泻。对于大便秘结者，开宣肺气法已为临床所常用。对于 IBS-D 患者也可采用宣理肺气的治法，喻嘉言早有"逆流挽舟之法"治疗泻痢，即通过解表、开宣肺气之法治疗泻痢，已为临床所验证使用，屡获佳效。

《医经精义》"大肠所以能传导者，以其为肺之腑。肺气下达，故能传导""理大便必须调肺气也"。《素问·灵兰秘典论》："肺者，相傅之官，治节出焉。"指肺有治理调节全身脏腑功能的作用。对排便来讲，肺的功能主要体现在治理调节大肠的气机及大肠津液的输布、运行和排泄两个方面。因肺主一身之气，肺气宣畅，则能主宣发肃降，肝气得舒，脾胃得以升降、发挥其升降枢纽作用，魄门启闭有度，从而肠道传导正常。故调气不能只限于疏肝、升降脾胃，还要重视宣理肺气。

肺气不利，上不能宣发，下不能通调水道，气、血、津液运行失调，肺气郁痹，郁而不宣，常可发为金郁，病机核心为肺气郁痹。《内经》："金郁泄之，宜降。""泄之"通调肺之气、血、津液之意，其关键在于通调开宣肺气。而肺位最高，轻清流动、微苦微辛、平淡芳香之药方可上达病所，宣展上焦之肺气。正如近代名医何廉云："惟有用轻清灵通之剂，渐渐拨醒其气机。"黄煌云："轻、清、动三者本乎一体，凡轻多清，轻清又多流动。"故常用开宣肺气之品，常用药杏仁、桔梗、紫苏叶、枇杷叶、紫菀等。其中杏仁为肺系要药，能宣能降，通过适当的配伍，可宣通一身上下之气，气机一通，则邪气无伏匿之处。如此，则在上之肺气得宣，气机调畅，在下之大肠传导功能亦可恢复，也真切体现了"提壶揭盖法""上窍开则下窍自通"之妙用也。

若见痰浊内伏肺金，肺失清肃，阻遏气机，肠腑传导失调，症见泄泻与咳喘并存，治以开宣肺金之气为主，方用桔梗甘草汤合二陈汤加减，常用药桔梗、杏仁、半夏、陈皮、茯苓等；对于 IBS-C 患者兼见咳嗽气喘，干咳声嘶，咽喉肿痛，或见咯吐黄痰，口气腥臭，或咽痛口渴，小便短赤，舌红苔黄，脉数者，多为肺热偏盛所致，恰如喻嘉言云"在肺则咳嗽，在大肠则飧泄，所谓肺移热于大肠，久为肠者也"。可选用加减泻白散治疗，常用药桑白皮、杏仁、桔梗、地骨皮、知母、黄芩等，体现了开宣肺气、宣肺泻火的治法。另外注意勿忘根据痰饮、水湿、瘀血的兼杂有无及轻重适当佐以半夏、陈皮、贝母、茯苓、炒白术、丹参、当归等药以达化痰、燥湿、化饮、活血之效。

养 心

IBS 是一种典型的功能性疾病，研究表明心理压力、精神紧张、过度疲劳极易使自主神经功能失调，导致副交感神经和交感神经应激能力低下，而表现具有精神因素的 IBS 躯体症状。患者大多数存在焦虑或抑郁、躯体化障碍等，故认为精神心理障碍是其发病的重要因素。国外多组研究发现，50%以上的 IBS 患者有精神心理异常。

百病兼郁，中医学认为 IBS 也属于"郁证"范畴，发病与情志失调密切相关。多数 IBS 患者经历腹痛、腹胀、腹泻、便秘的痛苦，病程日久，往往会心情紧张焦虑、情绪低落。有肝郁，但与心之关系甚为密切。心主神志，为五脏六腑之大主，精神之所舍也。心既主宰人体精神意识思维活动，又是七情发生之处，七情虽与五脏相应，但最终仍由心主神志之功能统主，如张景岳《类经》："情志之伤，虽五脏各有所属，然求其所由，则无不从心而发。"且心与脾胃关系密切，心神失调，可影响脾胃功能，出现腹胀、纳呆、便溏等症状。同时心与小肠相表里，生理病理密切相关，小肠的受盛、化物功能受心所主之神明所调控。IBS患者多有怵惕、思虑、忧郁、惊恐等情志异常，致小肠受盛、化物功能失职，出现腹痛闷胀，便泄不畅之症。故"善治者必先治其心"，治疗IBS要重视从"心"论治，毋忘调养心神。

因患者多为久病，常出现一系列神志方面的改变：精神抑郁，寡欢不乐，情绪不宁，喜疑焦虑，失眠多梦等，加上患者特别在意大便情况，一旦出现异常，患者就会更加抑郁、焦虑、喜疑，以致加重气机失调，加重腹痛、腹泻、腹胀、便秘，形成恶性循环，导致心之阴血不足，心神失养，症见大便失调兼见面色淡白或萎黄，头晕目眩，四肢倦怠，气短乏力，心悸健忘，多梦易醒，心神不宁，饮食乏味，咽干口燥，舌淡少津，脉细弱等，临床可采用养血安神法，常用方剂柏子养心丸、归脾汤等，常用药酸枣仁、柏子仁、当归、炙黄芪、熟地黄、龙眼肉、远志、茯神、首乌藤、合欢皮等。《素问·逆调论》："胃不和则卧不安。"反之卧不安也可致胃不和，说明了宁心安神可和胃也，故临证可适当佐以法半夏、陈皮、神曲、茯苓、石菖蒲等和胃。

对于久病兼见大便急迫，量少次多，腹部隐痛，肛门灼热，口舌生疮，心烦不寐，多梦，身热，面赤口渴，小便黄赤，舌尖红，脉数等表现者，为心火偏亢、下迫小肠所致，治以清心火，常用方剂天王补心丹合导赤散加减，常用药生地黄、麦冬、莲子心、灯心草、淡竹叶、黄连、酸枣仁、远志、茯神、木通等；若见心烦不寐、心悸多梦、伴有头晕耳鸣、腰膝酸软、潮热盗汗、五心烦热、咽干少津等心肾不交之证，治以滋阴降火、交通心肾，主要方剂六味地黄丸合交泰丸、黄连清心饮等，常用药熟地黄、山药、山茱萸、泽泻、牡丹皮、黄连、肉桂、茯神、酸枣仁、当归、远志、莲子肉等；胆气虚怯者，症见虚烦不寐，入睡困难，触事易惊，恶梦连连，寐中易惊醒，胆怯心悸，终日惕惕，伴气短自汗，倦怠乏力，舌质胖淡，脉弦细，治以益气镇惊、安神定志，主方安神定志丸合酸枣仁汤加减，常用药酸枣仁、茯神、远志、煅龙齿、石菖蒲、人参等。

IBS基本病机为肝脾不和，但其病变非独在肝脾，可牵及脾、肝、肾、肺、心五脏，且五脏常可相互掺杂合并，变化多端。如肝脾不调、脾肾阳虚、肝肾阴虚、心肾不交、心肺两虚等，甚至病久迁延累及三脏、四脏者，亦并不鲜见。加之IBS本身各证型有时单独出现，有时相兼并见，有时各证型相互转化，故临证切勿拘泥于单脏，应从整体观念出发，辨证立法着眼相关脏腑，结合是否兼挟痰浊、水湿、瘀血、食积等病理因素，审症求本，抓住病机关键，灵活变通，随机应变，精心处方用药，以提高临床疗效。

398　从五脏辨治腹泻型肠易激综合征

肠易激综合征（IBS）是一种反复腹痛，并伴排便异常或排便习惯改变的功能性肠病。罗马Ⅳ诊断标准将其分为四个亚型：腹泻型（IBS-D）、便秘型（IBS-C）、混合型（IBS-W）、不定型（IBS-U）。腹泻型肠易激综合征（IBS-D）患者约占中国 IBS 人群的 65％。根据其症状归于中医"泄泻""腹痛"等范畴，肝郁脾虚是导致 IBS 发生的重要病机。IBS-D 的发病虽与脾、肝相关，但与心、肺、肾三脏也密切相关，五脏失调是其病因病机。《素问·玉机真脏论》："五脏相通，移皆有次。"《景岳全书·妇人规·经脉类》："五脏五气，无不相涉，故五脏中皆有心气，皆有肺气，皆有脾气，皆有肝气，皆有肾气。"国医大师邓铁涛提出五脏相关学说，系统解释了肝、心、脾、肺、肾每一脏与其他四脏间生理病理上的相互联系和影响，生理上五脏之间相通相移，使机体处于阴平阳秘的调和状态，病理上一旦某个脏腑感受邪气或阴阳失调形成疾病，则该脏疾病的发生及传变都与其余脏腑有一定联系。

学者韩增银等认为腹泻型肠易激综合征与心、肺、肾密切相关，五脏相通，移皆有次，五脏失调是 IBS-D 的病因病机。临床治疗时，运用"通调五脏"的治疗法则，注重调脾祛湿，调脾之法在于升阳运脾、醒脾化湿、健脾祛湿以固其本；注重调肝理气，调肝之法在于疏肝理气、清肝泻火、柔肝养阴以止痛泻；注重调肺宣发，调肺之法在于宣发肺气、清解肺热以升清阳；注重调心安神，调心之法在于清心安神、养心安神以祛诱因；注重调肾温煦，调肾之法在于温补肾阳、益肾固脱以护其根，终能达五脏通调，阴平阳秘。

通调五脏理论基础

1. 脾肝肺与 IBS-D　脾与肠解剖位置相邻，IBS-D 病位在肠，但与脾密切相关。脾运正常，津液水谷各司其道。若脾虚弱，运化失职，则水反为湿，谷反为滞，混合而下，可见泄泻。脾虚生湿，湿邪困脾，二者常互为因果。肝主疏泄，脾主升清，二者生理上密切相关，脾的升清与运化有赖于肝气疏泄，肝主疏泄功能正常，则脾运化有度。若肝失疏泄，则气机不畅，郁滞不通，可见腹痛。肝郁克脾，脾失健运，故泄泻。与大肠相表里，肺气肃降，则大肠传导如常。若肺失宣发，郁久化热，肺热下移大肠致其传导失司，遂为泄泻。IBS-D 的发病，脾虚是本，湿是标，肝失疏泄、肺失宣发是其致病因素，临床中应注重调脾、调肝、调肺之法。

2. 心与 IBS-D　心与小肠相表里，心的功能正常，则小肠泌别清浊的功能正常。若心有热，则心热下移小肠，出现火泻。研究表明，脑肠轴是一个双向调节轴，由神经-内分泌网络将胃肠道与脑之间的神经系统连接起来，并起相互调节的作用。现代研究认为脑肠轴的异常是 IBS 发病的病理基础，压力和情绪被认为是引起脑-肠轴神经、免疫及内分泌反应的扳机点，心理因素对消化道的生理反应机制、患者的主观感受及疗效影响较大。心理因素与心密切相关，心藏神，主明，情志发于心而应于五脏。情志内伤，心神不调，母病及子，则脾运失健，肠腑失司，可见泄泻，心神失调是 IBS-D 病情加重或复发的重要诱因，临床中应注重调心之法。

3. 肾与 IBS-D　肾为先天之本，脾为后天之本，二者相互资助、相互促进。脾的运化功能须借助肾阳温煦，肾脏精气有赖于脾的补充与化生。肾司二阴之开闭，若肾阳不足，脾土失其温煦，水与津液不能正常气化而出现泄泻。肾气有固摄封藏之功，肾气不足，肾失固摄，则见久泻滑脱或五更泄泻。《景岳全书·杂证谟·泄泻》："肾为胃关，开窍于二阴，所以二便之开闭，皆肾脏之所主，今肾中阳气不足，则命门火衰而阴寒独盛，故于子丑五更之后，当则阳气未复，阴气盛极之时，即令人洞泄不止也。"由此可知，肾失温煦是 IBS-D 迁延反复，屡治屡发的根源，应从肾论治，以护其根，临床中应注重调肾之法。

通调五脏论治之用

1. 调脾祛湿固其本　调脾之法在于升阳运脾、醒脾化湿、健脾祛湿。脾主运化，脾气升清，脾以升为顺，《素问·阴阳应象大论》："清气在下，则生飧泄。"IBS-D 患者若见大便溏泄，肠鸣腹胀，肢体倦怠，头目眩晕等症状，则为脾之清阳不升，中气下陷，应振奋脾气，升阳运脾，临床中可加入葛根、防风、柴胡以助脾升阳，柴胡多用 6 g，取其小量升阳之意，脾之清阳得升，则脾运自健。

脾喜燥而恶湿，爱暖而悦芳香。对于 IBS-D 患者兼见肢体困重、嗜睡、头昏沉者，可选芳香化湿之品，如罗勒、藿香、佩兰等以醒脾化湿。该类药物辛香温燥，宣化湿浊，醒脾悦脾而使脾运复健。罗勒气味芳香，药食两用，可疏风解表、化湿和中，《嘉祐本草》言其"调中消食，去恶气，消水气"，配伍方中，湿邪易化。

脾脏虚弱，运化无权，水潴为湿，则 IBS-D 患者见大便泄泻、完谷不化反复发作，伴乏力等症状，此应健脾祛湿。脾以运为健，常将白术、苍术作为药对合用，白术补脾，苍术运脾，正如张志聪《本草崇原》云："凡欲补脾，则用白术；凡欲运脾，则用苍术；欲补运相兼，则相兼而用。"

2. 调肝理气止痛泻　调肝之法在于疏肝理气、清肝泻火、柔肝养阴。肝喜条达而恶抑郁，肝失条达，横逆侮脾，脾运无权，则为泄泻。《类证治裁》言："肝木性升散，不受遏郁，郁则经气逆，为嗳、为胀……为飧泄……皆肝气横决也。"患者多见腹痛腹泻，痛窜两胁，遇忧思恼怒加剧，嗳气或矢气则舒等症，此为肝气郁结，木壅土郁，应疏肝理气。肝体阴而用阳，疏泄太过易损肝阴，过于柔肝则影响肝之升发，故常选疏肝而不伤阴之品，临床多用绿萼梅、佛手、预知子等以疏肝理气而不伤阴。

肝木旺盛，肝火犯胃、火热下迫大肠而致热泻。患者见腹痛腹泻，呃逆吞酸，性情急躁，且多伴肛门灼热，时带黏液便等症状，此为肝木旺盛，肝火犯胃，应清肝泻火，多用蒺藜、菊花、夏枯草等以清泻肝火，和胃止泻。蒺藜，清肝泻火而不伤阴，《本草再新》"镇肝风，泻肝火"，药理研究示蒺藜具有减少神经细胞损伤、抗疲劳等作用。

肝体阴而用阳，性刚而喜柔，IBS-D 久病未愈，易伤肝阴，患者见腹痛不甚，腹泻时作，头晕目眩，潮热盗汗，夜寐不安等症状，为肝阴不足，应柔肝养阴。将白芍、赤芍作为药对合用，白芍柔肝养血敛阴，赤芍散瘀凉血止痛，两者合用，一散一收，一泻一补，共奏活血养血，柔肝止痛之功。

3. 调肺宣发升清阳　调肺之法在于宣发肺气、清解肺热。肺主气，主宣发，IBS-D 日久，病程迁延，患者体质减弱，天气变化感受外邪，致肺宣发失常。患者可见腹泻，便前腹痛，神疲气怯，懒言乏力等症状，该类患者多有旧疾，故外感症状并不明显，肺宣发失常，清阳不升，气机不畅，郁滞而泄，可采用"逆流挽舟"之法，选用荆芥、紫苏叶等清宣肺气之药，肺气得宣，清阳得升，气机畅达，泄泻症减。荆芥宣发肺气、解表散风，《本草纲目》曰"散风热，清头目，利咽喉，消疮肿"，药理研究示荆芥具有解热、抗炎、镇痛等作用。

肺气失宣日久，郁而化热，患者见泻下急迫、粪质臭，口渴，黄痰难咳，舌红苔薄黄等症时，临床多选桑叶、黄芩、桑白皮、地骨皮等药以清解肺热，常将桑白皮、地骨皮作为药对合用，桑白皮泻肺平喘，利水消肿；地骨皮凉血除蒸，清肺降火，二药均为甘寒之品，皆可入肺经除肺热而平喘咳，二者合用，一气一血，气血双清，可清肺热而不伤肺阴，护阴液而不恋邪。

4. 调心安神祛诱因　调心之法在于清心安神、养心安神。心与小肠相表里，心热下移小肠时出现火泻。患者见腹痛即泻或泻而不爽、口舌生疮、小便短赤、失眠多梦等症状，此为心火旺盛，应清心泻火，在临床多选连翘、淡竹叶、百合等。连翘，清心利尿，既可清心火，又可利小便以实大便，《药性论》云"主通利五淋，小便不通，除心家客热"，药理研究发现连翘具有神经保护、抗菌、改善认知等作用。

心为五脏六腑之首，心神不宁，心失调摄，则五脏六腑皆受其影响。《内经》"悲哀忧愁则心动，心动则五脏六腑皆摇"。患者见腹泻腹胀、心烦、心悸、健忘失眠等症时，应养心安神。常用酸枣仁、柏子仁、合欢花、合欢皮等药以养心安神。合欢花、合欢皮作为药对合用，合欢花入气分，可解郁安神；合欢皮入血分，活血解郁安神。二者一气一血，一花一皮，花轻清走上，皮和血下行，二者合用，既可解郁又可养心，是养心解郁安神之佳品。

5. 调肾温煦护其根　调肾之法在于温补肾阳、益肾固脱。肾藏精，肾阳是肾藏精的物质基础，年老肾亏或泄泻日久损及肾阳，脾失温煦则魄门不固。患者见受凉泄泻加重，完谷不化，腰膝酸软，形寒肢冷，夜尿增多等症状，应温补肾阳，常选鹿衔草、肉豆蔻、杜仲等药温补肾阳。肾阳得温，脾得温煦，大便正常。鹿衔草补虚益肾，温补肾阳，《植物名实图考》云"强筋，健骨，补腰肾"，药理研究鹿衔草有抗菌、抗炎、抗肿瘤等作用。

肾藏精，精能化气，肾气不固则封藏无力，故久泻滑脱或五更泄泻。患者见黎明腹痛，急欲如厕，便后症减，或泄泻日久，次数较多，伴见乏力、腰膝酸软等症，为肾气不固，应益肾固涩。常选仙茅、淫羊藿、女贞子、墨旱莲作为串药合用。仙茅、淫羊藿补肾阳，助肾气，女贞子、墨旱莲滋补肝肾，四药合用，两药补阳，两药滋阴，可补气而不温燥，滋阴而不助泻。

典型病例

某男，43 岁，2018 年 9 月 20 日初诊。主诉间断腹泻 5 年余，加重 3 个月。患者 5 年来间断腹泻，发作时每日 3～4 次，大便稀溏。每于进食生冷、辛辣刺激性食物后加重，患者未予重视，未系统诊治。3 个月前因连续 5 日进食生冷食物出现症状加重，反复腹泻，大便 4～5 次/d，粪质稀，今患者为求系统诊治，就诊于脾胃病科。现症大便 4～5 次/d，便溏，腹隐痛，少气懒言，四肢倦怠，面色萎黄不华，消瘦，腰膝酸软，夜尿频多，纳差，寐欠安，舌淡，苔白，脉虚弱。西医诊断为肠易激综合征。中医诊断为泄泻，脾肾两虚证。治以健脾益气，温肾固涩。

处方：炒白术 15 g，茯苓 20 g，黄芪 12 g，酒山茱萸 15 g，鹿衔草 15 g，葛根 30 g，柴胡 6 g，陈皮 15 g，白芍 15 g，当归 6 g，木香 6 g，炙甘草 6 g。5 剂，每日 1 剂，水煎分早、晚 2 次服。

二诊（2018 年 9 月 26 日）：患者诉诸症得减，近 2 日因工作原因情绪激动，出现便意频繁，肛门灼热，上方加蒺藜 15 g、菊花 10 g，5 剂。

三诊（2018 年 10 月 2 日）：大便每日 1～2 次，基本成形，腹痛缓解，近日外感风寒出现鼻塞，咽痛，咽痒。上方去酒山茱萸、鹿衔草，加紫苏叶 15 g、荆芥 15 g、连翘 15 g，以疏风清热解表，5 剂。

四诊（2018 年 10 月 8 日）：患者大便每日 1 次，基本成形，余无明显不适，上方去紫苏叶、荆芥、连翘，5 剂。停药 3 个月后随访，患者未复发。

按：患者病程较长，反复发作，日久及肾，脾肾两虚。脾虚则失其健运，气血生化不足，四肢肌肉无以充养，故见少气懒言，四肢倦怠，面色萎黄不华，消瘦。肾虚则固摄无力，功能活动减退，故见腰膝酸软，夜尿频多，腹泻频繁。方中以酒山茱萸、鹿衔草温肾益气，以麸炒白术、茯苓、黄芪健脾益气，柴胡、葛根疏肝理气、升阳止泻。柴胡一药，用量不同，其功效不同，小量升阳，中量疏肝，大量清热。白芍、当归活血养血，柔肝止痛，陈皮、木香理气止痛消食，炙甘草调和诸药。患者二诊肝木旺盛，加蒺藜、菊花清泻肝火。三诊感冒，加入紫苏叶、荆芥、连翘以疏风清热解表。该方通调五脏，健脾益气，温肾固涩，在 IBS-D 的临床治疗中效果显著。

399　基于肠道微生态探源泄泻五脏论

　　《内经》对泄泻虽无专篇讨论，但有关内容却散见于 29 篇中，其中已涉及泄泻的名称、分类、病因、病机、病位、临床表现等各个方面，后世对泄泻的认识也多以书中基本观点为指导思想，其中关于泄泻五脏论的阐述对现代临床仍有重要的指导意义。然而泄泻五脏论的内涵仍难以为现代医学所理解，从而极大地阻碍了该中医理论现代化发展。人体五脏六腑与肠道微生态在生理病理上相互作用和影响的认识与中医脏腑学说基本一致，甚至有学者提出"脏象"是古人对"人菌共生"现象的隐喻表述，可朴素地理解为（粪便中的）肠道菌群以"（肮）脏"的方式"藏（音 cáng）"在人体（肠道）这个"（形）象"中，形成了传统中医的脏象学和脏腑理论。结合中医学与微生态学理论存在共同的认知基础，学者李玉丽等以中医脏腑理论为源，以肠道微生态研究为证，创新性地提出从肠道菌群的视角探源《内经》泄泻五脏论的思想内涵。

《内经》泄泻概论

　　《内经》从多方面对泄泻的病因病机进行了描述，有从外邪而论，分湿、寒、热、风，如《素问·阴阳应象大论》"湿胜则濡泻"，湿为阴邪，易伤脾阳，运化失职，而致泄泻。《灵枢·邪气脏腑病形》"冬日重感于寒即泄，当脐而痛"，寒为阴邪，寒盛直中胃肠则致泄泻。《灵枢·百病始生》"多热则溏出糜"，热为阳邪，其性急速，湿热蕴结，下注大肠而成泄泻。《素问·阴阳应象大论》"春伤于风，夏生飧泄"，风气通于肝，感于风则肝气盛，肝旺乘脾，脾失健运，则水谷部分而成泄泻。又或从饮食立论，如《素问·太阴阳明论》"食饮不节起居不时者……下为飧泄，久为肠澼"，饮食不节也是引起泄泻的重要因素之一。又或从情志立论，如《素问·举痛论》"怒则气逆，甚则呕血及飧泄"，烦恼郁怒，肝气不舒，横逆克脾，脾失健运而为泄泻，情志失调也是泄泻的重要诱因。另有从五运六气的变化认识泄泻，如《素问·气交变大论》"岁水不及，湿乃大行……民病腹满身重，濡泄寒疡流水"，天地四时五运六气各有偏颇，人易随之而病，这些认识都为后世医家治泄之法提供了依据。

　　《内经》从五脏论治泄泻的思想，对现代临床治疗本病更具有重要的指导意义。第一，泄泻从脾论，脾主运化水谷津液，脾虚失运，水谷并走肠间而为泄泻，如《素问·脏气法时论》"脾病者……虚则腹满肠鸣，飧泄食不化"。第二，泄泻从肝论，肝失疏泄，横逆克伐脾土，运化失常而致泄泻，如《素问·举痛论》"怒则气逆，甚则呕血及飧泄"。第三，泄泻从肾论，肾为胃之关，肾阳衰微，关门失守，可致泄泻，如《灵枢·邪气藏府病形》"肾脉……小甚为洞泄"。第四，泄泻从肺论，肺络大肠，肺气虚弱，大肠主津失司，腑气失于固摄，以致泄泻，如《灵枢·邪气脏腑病形》"肺脉……小甚为泄"。第五，泄泻从心论，心络小肠，可助其泌别，若小肠泌别清浊功能失司，清浊混杂而下可现泄泻之证，如《素问·举痛论》："寒气客于小肠，小肠不得成聚，故后泄腹痛矣。"《内经》以"五脏"统论泄泻的思想为后世立论分析泄泻奠定了良好的理论基础，其理论内涵仍值得现代研究者深入探究。

泄泻从五脏立论的肠道微生态学机制

　　近年来，随着肠道微生态学的发展，肠道菌群与中医脏腑之间的密切联系受到越来越多的关注。人体是一个以五脏为核心的整体，五脏六腑经络相连，生理相关，病理相及，肠道菌群作为人体内特殊的

"器官"，常从多个方面如能量代谢、短链脂肪酸、肝-肠轴、脑-肠轴等途径影响机体健康。

1. 泄泻从脾论 人体五脏中，脾与肠道菌群最为相关。脾主运化，其化生的气血精微可濡养五脏六腑，故为五脏之本。正常肠道菌群可产生各种酶，参与食物消化和新陈代谢，与脾的生理功能相通，肠道菌群故被称为西医理论的"后天之本"。脾胃生化气血，滋养肌肉皮毛，充实卫气，增强正气抗病御邪的能力。肠道菌群定植及发育对肠道免疫系统的发育、激活、功能调节以及全身免疫系统发挥重要作用。脾主升清，脾气可将水谷精微上输心、肺以及头目，并通过心肺化生气血，以营养全身，而"脾气"体现的主要是肠道菌群的综合作用。脾与胃通过经脉相互络属构成表里关系，胃幽门与肠道相连，负责接受胃内容物并消化吸收，其正常生理功能是由肠道菌群实现的。脾升胃降，脾胃为气机升降之枢纽，维持精微物质的传输，脾胃升清降浊的功能与肠道菌群参与吸收、消化食物，转化为人体所需要的营养物质濡养全身，满足人体正常需要的作用基本一致，肠道菌群的部位在肠道，功能属脾胃。

脾胃虚弱是泄泻的常见病机，《素问·脏气法时论》"脾病者……虚则腹满肠鸣，飧泄食不化"，《素问·脉要精微论》"胃脉……虚则泄"，脾胃亏虚，纳运失司，水谷不化，合污而下，即可发生泄泻。《素问·刺热》"脾热病者……腹满泄"，脾为湿土，脾热易与湿邪相合，脾之湿热下注肠道则大便溏泄。多项研究证实肠道菌群紊乱是中医脾胃失衡的现代病理基础，肠道细菌总数、乳酸菌、大肠埃希菌、厚壁菌门、变形菌门、梭菌属、拟杆菌属、拟普雷沃菌属和幽门螺杆菌相对丰度显著变化是脾虚泄泻肠道菌群特征，进一步研究发现脾虚泄泻大鼠肠道黏膜层变薄，菌群代谢产物短链脂肪酸水平降低。外邪伤脾也是不容忽视的泄泻病因病机，《素问·五常政大论》："其病飧泄，邪伤脾也。"此处言及脾运失常，肌肉不充，卫外失固，外邪伤脏导致机体抗病防御功能下降而发泄泻。临床研究证实温中健脾方黄芪健中汤可使腹泻患者脾虚证候减轻，双歧杆菌属、肠杆菌属和乳杆菌属相对丰度升高，T淋巴细胞含量的变化为 CD4$^+$、CD3$^+$ 水平及 CD4$^+$/CD8$^+$ 水平升高，而 CD8$^+$ 水平降低，这从反面验证了脾虚机体肠道菌群结构发生了改变，免疫力下降，复健脾运、调整肠道菌群则可治疗泄泻，如健脾方药七味白术散、和调健脾汤增加有益菌水平，降低病原菌水平而使脾运复健，菌群失调复衡而泄泻得愈。肠道是中医脾胃实现功能的主要部位，肠道菌群失调是脾运失司的病理表现，可将肠道菌群紊乱看作中医从"脾"论治泄泻的现代生物学基础。

2. 泄泻从心论 《灵枢·经脉》"心手少阴之脉，起于心中……络小肠"。心与小肠通过经脉相互联系，生理功能相互影响，从而直接影响肠道菌群结构和功能。现代研究证实了心与小肠来源于同一胚层，早期胚胎发育中产生的神经脊，一部分进入了中枢神经系统，另一部分变成肠神经系统。《素问·五脏生成》："诸血者，皆属于心。"中医认为心主血液的生成和运行，这与解剖学的心脏的生理功能相似，心主血，心气可以推动血液运行以输送营养物质于全身各脏腑，脾胃化生的水谷精微注入脉中，需要经过心火作用化为赤色血液，心阳虚衰则脾胃化源不足，气血亏虚则肠菌失养。心是一身血液运行的枢纽，肝藏血，是贮藏和调节血液的重要脏腑，因此，心还可通过影响脾、肝等间接影响肠道菌群。另一方面，《内经》中对心的认知超越了现代医学有关认识，如《素问·灵兰秘典论》："心者，君主之官也，神明出焉。"心主导机体精神情志活动，亦与现代神经系统生理功能一致，同时研究发现中枢神经系统和肠道神经系统通过肠道菌群相互联系，肠道菌群参与重要中枢神经递质的传递与合成，如 Bifidobacterium infantis 影响大脑和肠神经系统内中药的神经递质 5-羟色胺的传递，中医学的"心"包涵了现代医学的"脑"的部分功能，故中医"心与小肠相表里"与现代医学提出的"脑-肠轴"理论是相通的。

《素问·举痛论》："寒气客于小肠，小肠不得成聚，故后泄腹痛矣。"外邪伤及小肠，致其泌别清浊功能失常，则清浊不分，水液归于糟粕，水谷混杂而出现泄泻，肠道菌群紊乱，小肠"受盛化物"功能丧失，吸收不当，精微不生，包括小肠细菌过度生长在内的肠道微生态失衡是腹泻型肠易激综合征关键的发病机制，远端肠道内菌群移位进入小肠，引起小肠内厌氧菌过度孳生而表现为营养吸收不良、腹泻、腹胀等症状。随着"心与小肠相表里"科学认知的深入，"心理肠胃学"概念逐渐被提出，并且被应用于肠胃疾病的临床实践，如腹泻型肠易激综合征的发生与心理因素密切相关，现代医学认为其是以神经内分泌-免疫系统为中介，受社会心理因素刺激而触发的心身疾病，肠道菌群、黏膜免疫和肠道神经系统形成互作网络，构成神经系统疾病相关的肠功能失调的病理生理学基础。另一方面，现代"菌心学说"认为失调的肠道菌群会破坏胃肠道黏膜获取碳源、氮源等营养物质，通过迷走神经和神经内分泌传递给大脑，大脑解读信号从而实施动作，因此，在"心与小肠相表里"的启发下，甚至可以提出"人心即菌群""菌群即人心"的新认知。由此可见，肠道菌群紊乱与心与小肠功能失常的发生发展存在着双向影响作用，肠道菌群可成为从心论治泄泻研究的新切入点。

3. 泄泻从肝论　肝主疏泄，通过敷布条达人体脏腑气血阴阳，使人体各种功能状态趋于和谐平衡。肝主藏血，阴血能柔肝而制约肝刚急之性，使肝气升发正常，不至出现肝气亢逆犯脾，肝与脾功能相关，脾又与肠道菌群联系密切，因此，肝肠相关也是有理可推。其实现代研究已证实肝脏与肠道并非相互独立的两个器官，它们在胚胎阶段均起源于前肠，通过门静脉相互关联。同时二者通过代谢、免疫和神经内分泌系统交互作用，实现密切的功能协作。肝脏与肠道在结构及功能上直接相互作用和影响，"肠-肝轴"的概念由此而生。现代研究发现肝脏作为免疫中枢，富集了大量免疫细胞和肠道菌群分泌的内毒素，肝脏功能无疑与肠道关系紧密，胆附于肝，二者互为表里，肝脏分泌胆汁储存于胆囊，胆汁排泄到肠道，影响营养物质代谢及肠道微生物组成。胆汁的重要组成成分胆汁酸可直接调节肠道菌群组成，也可以抑制肠道细菌过度生长和易位，维持肠黏膜和肠内环境的正常稳定。

研究肠道菌群与肝的关系，是探讨从肝治疗泄泻的新视角。《素问·至真要大论》"厥阴之胜……胃脘当心而痛，上支两胁，肠鸣飧泄"，肝胆失疏，不能疏土健脾胃，对脾胃之气的调节紊乱，脾不升清，精微下泻则飧泄。疏肝调肝立法选方可改善泄泻机体的肠道菌群失调状态，如改变拟杆菌门、变形菌门、螺旋体门、疣微菌门以及艾克曼菌属等的相对丰度，此反面证实了当肠道菌群稳态被破坏而发生泄泻时，调肝诊治具有重要的意义。

4. 泄泻从肺论　肺主气司呼吸，肺气宣发肃降，推动和调节全身水液的输布和排泄。《灵枢·经脉》"肺手太阴之脉……下络大肠"，肺络大肠，大肠为"传导之官"，传导糟粕。肺气肃降，气机流畅，才能保证大肠通降，使得人体水谷传导有序，气血津液化源充足。现代医学研究证实肺与大肠均由原肠结构分化发育而来，相同的结构来源势必决定了肺肠功能与病理的关系密切。肺病可导致肠道菌群变化，如《素问·咳论》"肺咳不已，则大肠受之，大肠咳状，咳而遗失"；《灵枢·邪气脏腑病形》"肺脉……小甚为泄"。肺气虚损，宣发肃降失司，通调水道功能障碍，代谢的水液不走膀胱而直走大肠，大肠失于固摄，吸收水液障碍，清浊不分，与糟粕俱下而成泄泻；抑或肺气亏虚，子病及母，伤及脾气则运化失常引起泄泻。研究发现的肺病患者肺部与肠道呈现了相似的微生物群种变化就是肺病及肠的生动体现，肠病也可影响肠，如《素问·痹论》："肠痹者，数饮而出不得，中气喘争，时发飧泄。"邪在大肠，能上冲胸中，影响肺的宣发肃降，肠病及肺，引起肺脏病证。肺部微生态与肠道微生态存在一定的相关性，研究发现溃疡性结肠炎大鼠的肠道微生态改变可伴随出现呼吸道微生态的同步变化。另一个支持肺肠相关的重要理论是共同黏膜反应认为黏膜部位收到抗原刺激后，淋巴细胞会迁移至其他黏膜部位，对远端的免疫反应产生影响。研究通过对高氧下鼠肺肠灌洗液相关炎症因子的研究发现，肺肠之间在黏膜免疫上具有同步性，肠微生态学上的菌群对应规律性变化可能是肺肠传变的机制之一，这些结论证实了中医的肺肠理论恰与现代研究提出的肺-肠轴的理念相对应。泄泻发生发展与脾关系密切，中医五行理论认为脾属土，肺属金，金土相生，故肺亦可通过影响脾的功能间接调控肠道菌群变化，肠道菌群是现代阐述从肺论治泄泻理论的桥梁。

5. 泄泻从肾论　肾藏禀受于父母的先天之精，先天肾精的强弱对后天生长发育至关重要。肠道菌群的形成始于胚胎期，从生命伊始即不断影响着生命进程，怀孕和哺乳期母体肠道微生物群变化会影响婴幼儿肠道微生物群的改变，并决定新生儿的适应性免疫。肠道菌群和肾精均源于先天胎元，在多个维度影响后天生长，二者所阐释的人体基本生命规律相似。因此，有学者提出肾精和肠道菌群是中西医界对机体内精微物质的不同解读。"肾主水"，调节全身水液代谢，而大肠主津、小肠主液亦赖肾气的推动和肾阳的气化，水液代谢障碍会引起肠黏膜上一种负责水液传输的跨膜蛋白表达异常，从而引起粪便含水量异常。肾司二便，肾阳充足，开阖有度，二便得以正常排泄。肾脏失调，引发水液代谢紊乱，肠道功能失常引起的泄泻，中医常用"利小便以实大便"之法。目前很多研究证实了肠肾存在的密切联系，提出了"肠-肾轴"理论、"肠肾综合征"概念。近期研究发现健康人肾脏中存在细菌定植，并且健康人与肾癌患者肾脏定植的细菌具有显著差异。Yoshifuji 等研究发现部分肾切除法建立的肾衰竭大鼠模型出现了菌群失调，具体表现为拟杆菌和普氏杆菌数量较多，乳酸杆菌减少明显，而补充乳酸杆菌可以防止肾脏损伤和肠道菌群变化。陈雪莉等从"肠-肾轴"理论探究清肾颗粒的组方机制发现其既可调节肠道菌群，又可降低炎症因子水平，保护肠黏膜屏障。中医理论认为肾为先天之本，脾为后天之本，后天与先天相互资助，相互促进，脾与胃肠密切联系，故脾是肾肠相关有力的间接证据。

《素问·气交变大论》："肾水受邪……病腹满溏泄肠鸣。"肾阳虚衰，火不暖土，虚寒内生，脾失温养，肾为胃之关，关门失守，下焦不固，则大便倾下如水，倾泻无度，如门户之洞开，势迫不禁。研究发现温补肾阳对泄泻机体的肠道菌群结构影响显著，如改变变形菌门、放线菌门、韦荣球菌属、支原体属和 Pleaverella 的相对丰度，这是肾肠相关理论的实际体现。

现代对泄泻的认识虽已取得长足的进展，但无不是在继承《内经》有关泄泻理论的基础上进行的补充和完善。《内经》泄泻五脏论从整体状态审视了泄泻病机，"五脏皆能令人泄，非独脾也"。泄泻病位在肠道，肠道正常功能的恢复依赖于脾气运化、胃气通降、肝气疏泄、肺气肃降、肾气固摄等脏腑平衡。作为生命科学重要的分支，微生态学与中医基础理论存在很多相似点，肠道菌群是一个"虚拟的器官"，参与人体营养、免疫、代谢等整体生命活动，正常生理情况下，肠道菌群以一定的种类、丰度、比例组合，保持着一种相互依存、相互制约的动态平衡，共同维持肠道微生态内环境稳定。若生理性细菌被大量肠道致病菌替代则会引起肠道菌群失调，表现为肠道菌群在种类、丰度、比例、定位和生物学特性上的变化。相关研究已经发现五脏六腑生理功能失常与肠道菌群失调具有统一性，脾失健运、心失濡养、肾失固摄、肺失宣降、肝失疏泄会引起整体阴阳气血变化，皆能导致不同程度的肠道菌群失调，调节五脏整体平衡有利于恢复肠道菌群动态平衡。因此，聚焦肠道菌群阐明《内经》泄泻五脏论的科学机制具有重要的意义。

400　基于脏象学辨治炎症性肠病

炎症性肠病（IBD）是一组病因尚不十分清楚的慢性非特异性肠道炎症性疾病，包括溃疡性结肠炎（UC）和克罗恩病（CD）。IBD 近年来在我国增加的趋势非常明显，已成为消化系统常见病。目前炎症性肠病的西医治疗药物主要包括氨基水杨酸类、皮质激素类、免疫抑制剂和生物制剂等，这些药物或因疗效，或因不良反应而使药效受限，且价格昂贵，中医药治疗凸显出较好的发展优势。学者曾耀明等基于脏象学对炎症性肠病的辨治做了探讨。

炎症性肠病属中医脾胃病

炎症性肠病的西医病因和发病机制尚未完全明确，目前认为是由多因素相互作用所致，主要包括环境、遗传、感染和免疫因素。IBD 的发病机制可概括为环境因素作用于遗传易患者，在肠道菌群的参与下，启动了肠道异常免疫反应，导致肠黏膜屏障损伤、溃疡经久不愈、炎性增生等病理改变。

IBD 以腹痛、腹泻、黏液脓血便、里急后重为主要临床表现，不论是 UC 还是 CD 均以消化道表现为主，腹泻是共有的常见症状。泄泻中医诊疗专家共识意见指出 IBD 可参照中医泄泻病辨证施治，脾虚湿盛为泄泻的主要病机。中医理论认为，感受外邪、饮食所伤、素体虚弱等病因均可导致脾虚湿盛，脾失健运，大小肠传化失常，升降失调，清浊不分，而成泄泻。脾胃同居中焦，互为表里，密不可分。胃主受纳和腐热水谷，脾主运化而输布营养精微；脾主升清，胃主降浊，一纳一化，一升一降，共同完成水谷的消化、吸收、输布及生化气血之功能。大小肠为腑，以通降为顺。小肠司受盛、化物和泌别清浊之职，大肠则有传导之能，二者又皆隶属于脾的运化升清和胃的降浊。小肠之疾多表现为脾胃病变，大肠之病则为传导功能失常。若因饮食所伤，情志不遂，寒温不适，诸虫感染，痰饮、瘀血内停，劳逸失度，素禀脾胃虚弱等，导致脾胃纳运失司，升降失调，大肠传导功能失常而发生脾胃肠证候。《景岳全书·泄泻》"泄泻之本，无不由于脾胃""若饮食失节，起居不时，以致脾胃受伤，则水反为湿，谷反为滞，精华之气不能输化，乃致合污下降而泻痢作矣"。《古今医鉴·泄泻》："夫泄泻者，注下之症也。盖大肠为传导之官，脾胃为水谷之海，或为饮食生冷之所伤，或为暑湿风寒之所感，脾胃停滞，以致阑门清浊不分，发注于下，而为泄泻也。"

在临床中，IBD 与中医脾胃病关系密切。狄颖等基于真实世界大数据研究，发现长夏是 IBD 多发的季节，IBD 者易发病的两种证型：脾气亏虚型、脾虚湿蕴型；分析显示出 IBD 的发生与脾虚密切相关，无论脾气亏虚或脾虚湿蕴，均以脾虚为基础，湿盛同样以脾虚不能运化水湿为基础，使得水液积聚，加剧困脾，脾气更虚。赵敏对炎症性肠病患者临床资料回顾性分析显示，UC 和 CD 的中医证型脾虚证较为多见。罗杏等从五脏相关角度研究认为，在 IBD 患者中，腹痛、腹泻皆为其常见症状，此为本脏表现；临床上与脾胃相关的肠外表现也很常见。益气健脾法联合益生菌能显著改善炎症性肠病患者的临床症状，减轻炎症反应。综上所述，炎症性肠病当属中医脾胃病。

UC 病位在大肠，治疗基于脾胃，兼顾肺

溃疡性结肠炎是一种慢性非特异性炎症，其病变主要限于大肠黏膜和黏膜下层，呈连续性弥漫性分布，范围多自肛端直肠开始，逆行向近段发展，甚至累及全结肠及末端回肠。病程漫长，常反复发作，

与结肠癌关系密切，为难治性疾病之一。UC 临床表现为持续或反复发作的腹泻、黏液脓血便伴腹痛、里急后重和不同程度的全身症状；黏液血便是 UC 的最常见症状。

中医学认为，本病的主要致病因素为湿邪，湿性重浊黏滞，故发病多缓慢，病程长，反复难愈。湿伤于下，故病位始于大肠，与脾胃关系密切。外感暑热寒湿，或内伤饮食生冷，脾胃受伤，运化失常，湿浊下注大肠，湿浊蕴结，胃肠腑气不利，气血凝滞，血瘀夹热夹湿伤及肠络出血，壅而为脓，故利下冻，是为病实，多表现腹痛、便痢黏液脓血、里急后重之症；或脾虚不能胜湿，脾失运化，湿从内生，直趋大肠，是为本虚，多表现为大便溏薄、粪黏质烂、黏液色白、腹痛及坠胀不适，故泄泻。国医大师徐景藩认为本病病程较长，迁延不愈，久病脾气必虚，所以脾虚是本病的病理基础。

手太阴肺经属肺络大肠，手阳明大肠经属大肠络肺，通过经脉的相互络属，构成脏腑表里关系。因此二者在生理病理上有密切关系。肺主气，主行水，大肠主传导，主津，故肺与大肠的关系主要表现在传导和呼吸方面。肺与大肠在病理上的相互影响，主要表现在肺失宣降和大肠传导功能失调方面。传导方面，大肠的传导功能，有赖于肺气的清肃下降。肺气清肃下降，大肠之气亦随之而降，以发挥其传导功能，使大便排出通畅。此外，大肠传导功能正常与否，同肺主行水、大肠主津的作用也有关系。肺主行水、通调水道，与大肠主津、重新吸收剩余水分的作用相互协作，参与了水液代谢的调节，使大肠既无水湿停留之患，无津枯液竭之害，从而保证了大便的正常排泄。呼吸方面，肺司呼吸，肺气以清肃下降为顺。大肠为六腑之一，六腑以通为用，其气以通降为贵。肺与大肠之气化相通，故肺气降则大肠之气亦降，大肠通畅则肺气亦宣通。肺气和利，呼吸调匀，则大肠腑气畅通。

溃疡性结肠炎证候分布的文献研究显示：以大肠湿热证（34.8%）、脾胃虚弱（19.8%）、肝郁脾虚（12.5%）和脾肾两虚（10.8%）为主。在溃疡性结肠炎中医诊疗专家共识意见中，大肠湿热证也是在第 1 位。所以 UC 病变部位主要以大肠为主，属中医脾胃病；而"肺与大肠相表里"，故治疗当基于脾胃，兼顾肺。清化肠饮为国医大师杨春波的经验方，长期应用于临床治疗 UC，安全、有效、不良反应少；且经实验研究具有抗炎、调节炎性细胞因子的平衡、改善结肠缩短和组织损伤等作用。清化肠饮中仙鹤草收敛入肺、肝、脾经，功用止血、止痢，同时其具有健胃补虚功能兼顾治其本；黄连归心、脾、胃、肝、胆、大肠经，清热燥湿、泻火、解毒；地榆入肝、大肠经，收敛止血、清热解毒，三药针对主要病因（湿热）和主要病理变化（炎症及溃疡）进行治疗为君药。赤芍归肝、脾经，清热凉血、活血祛瘀；白豆蔻（入肺、脾、胃经）化湿、行气、温中，厚朴（入脾、胃、大肠经）燥湿、下气、除满，共为臣药。茵陈蒿归脾、胃、肝、胆经，清热化湿；佩兰芳香化湿，入脾、胃经；薏苡仁归脾、胃、肺经，健脾渗湿、除痹止泻、清热排脓；白扁豆归脾、胃经，健脾化湿、和中；茯苓入心、脾、肺经，渗湿利水、益脾和胃；加强主药祛湿作用，同时通过健脾以防伤正，为佐使药。通过此方十一味中药，入脾、胃经的有十味，入肺经的四味，入大肠经的三味；根据"以方测证"，也表明了 UC 的治疗是基于脾胃展开的，由于病位在大肠，故与大肠相表里的肺也是重点。

CD 病在小肠，治疗基于脾胃，重在心

CD 为胃肠道的透壁性炎症，并可累及从口腔到肛周的胃肠道任何部分。CD 临床表现呈多样化，包括消化道表现、全身性表现及并发症等。消化道表现主要有腹泻和腹痛，可有血便；全身性表现主要有体质量减轻、发热、食欲不振、疲劳、贫血等。

中医古籍中虽无"克罗恩病"的病名记载，但类似症状的治疗有所论述。《素问·厥论》"少阳厥逆……发肠痈不可治，惊者死"。《金匮要略·疮痈肠痈浸淫病脉证并治》"肠痈者，少腹肿痞，按之即痛如淋，小便自调，时时发热自汗出，复恶寒，其脉迟紧者，脓未成，可下之，当有血；脉洪数，脓已成"。《医门初要·卷中》"肛门四周红肿作痛……一处脓出者为肛痈"。根据其证候表现可分属"腹痛""泄泻""肠痈""便血""肛瘘"等范畴。也有学者认为"肠痈"与克罗恩病的相关性最大，今后在临床上可从"肠痈"的角度来论治 CD；而对于 CD 的肛周病变及关节、皮肤病变，可参照"痔漏""流注"

的古籍文献进行治疗。本病的发生多由于感受外邪、饮食不节、情志失调以及脏腑亏虚所致。脾气受损，湿从内生，湿滞日久，多从热化，湿热熏蒸，壅滞肠间，传导失司，与气血相搏结，伤血络，气凝血滞，血败肉腐，内溃成疡。

手少阴心经属心络小肠，手太阳小肠经属小肠络心，心与小肠通过经脉的相互络属构成脏腑表里关系。心主血脉，为血液循行的动力和枢纽；小肠为受盛之府，承受由胃腑下移的饮食物进一步消化，分清别浊。心火下移于小肠，则小肠受盛化物，分别清浊的功能得以正常地进行。小肠在分别清浊过程中，将清者吸收，通过脾气升清而上输心肺，化赤为血，使心血不断地得到补充。病理上，心与小肠相互影响，心火可下移于小肠，小肠实热亦可上熏于心。故而能够解释 CD 所出现的一些全身性症状。

CD 亦属中医脾胃病，但病变较为广泛，主要以小肠为主，而心与小肠相表里，且心为君主之官，为五脏六腑之大主，故影响广泛。所以治疗当基于脾胃，重在心。白头翁汤是治疗腹痛、下痢脓血以及肛门病变等的常用经方，《伤寒论·辨厥阴病脉证并治》"热利下重者，白头翁汤主之""下利欲饮水者，以有热故也，白头翁汤主之"。而《中医消化病诊疗指南》则提出了用白头翁汤加味辨证治疗 CD。本方以白头翁入心、肾二经，清热解毒、凉血止痢，主赤白痢疾、血痔、痈疮等，为君药。臣以黄连归心、脾、胃、肝、胆、大肠经，清热解毒，燥湿厚肠；黄柏"入足少阴肾经、手少阴心经"（《本草经解》），清热、燥湿、泻火、解毒，治热痢、泄泻、痔疮、便血等，两药合用共奏燥湿止痢之效。秦皮苦寒性涩入肝、胆经，收敛作用强，用以止血（《吉林中草药》："治肠风下血"）。诸药合用，心、肝、脾、胃同调，共奏清热解毒、凉血止痢之功。临床研究也显示，白头翁汤加减联合西药对 CD 患者进行治疗，患者临床症状、体征及镜下黏膜改善情况均优于单用西药的效果。

现代研究发现，白头翁醇提物对三硝基苯磺酸（TNBS）诱导大鼠实验性结肠炎有明显的抗炎效果，其作用机制可能是通过下调基质金属蛋白酶-3（MMP3）的基因表达、抑制核转录因子（NF-κB）的活性、平衡细胞因子网络等实现的。黄连抗菌的主要有效成分小檗碱治疗对 2，4，6-三硝基苯磺酸（TNBS）诱导的小鼠结肠炎有效，其可通过免疫调节和抗炎症作用而治疗 CD。中药黄葵入心、肺经，具有清热利湿、拔毒排脓之功效，现代研究表明黄葵总黄酮（TFA）对 TNBS 诱导的 CD 小鼠模型结肠有一定的抗纤维化作用，可用于 CD 的治疗。中药乳香入心、肝、脾经，具有调气活血、定痛、追毒等功效，可用于治气血凝滞、心腹疼痛，痈疮肿毒，《本草从新》云其"治癫狂，止泄痢"。《要药分剂》"赤白痢腹痛不止者，加入乳香无不效"。现代药理研究发现，乳香可能通过调整患者的白细胞介素-6（IL-6）水平治疗 CD。姜黄入心、肺二经，破血行气、通经、止痛，治心腹痞满胀痛等症；实验发现，姜黄素对炎症性肠病有改善作用。

通过上述方药能够看出，治疗 CD 可多从脾胃入手，再根据心与小肠相表里的理论重点调治。

401　从五脏构建以脏象辨治溃疡性结肠炎的框架

　　"脏象"二字首次在《素问·六节脏象论》被提出，后改为"脏象"。所谓脏，即是藏于体内的内脏，而五脏为所有脏腑之中心，故为"脏"之所指；所谓象，即是五脏生理病理系统的外在现象和比象。脏象学是中医理论的核心之一，对中医临床各科疾病的临床辨证论治均有重要的指导意义。

　　溃疡性结肠炎（UC）是一种原因尚未完全明确的、以累及直肠和结肠为主的慢性非特异性炎症性肠道疾病，其病变主要累及大肠黏膜及黏膜下层。临床表现为腹痛、腹泻、黏液脓血便、里急后重及不同程度的全身症状，伴关节炎、口腔复发性溃疡、原发性硬化性胆管炎及结节性红斑等肠外表现。西医在治疗上多以柳氮磺胺吡啶制剂、激素、抗生素及对症治疗为主。

　　UC 在历代中医文献中无完全对应病名，众医家多将其归于中医"泄泻""肠澼""痢疾"。《素问·太阴阳明论》"入五脏则腹满闭塞……久为肠澼"，主张 UC 的发病与脾、肝、肺、心、肾均有密切关系。学者李廷林等通过分析梳理"肠澼"相关古籍及 UC 现代临床研究，基于中医脏象理论，拟构建 UC 治疗的框架结构。

从脏象学论治 UC 的理论依据

　　《素问·玉机真脏论》："五脏相通，移皆有次。"《景岳全书·经脉类》："不独此也，且五脏五气，无不相涉，故五脏中皆有神气，皆有肺气，皆有胃气，皆有肝气，皆有肾气，而其中之或此或彼，为利为害，各有互相倚伏之妙。"五脏本为内在统一的整体，其生理状态下处于调和状态，通过相互资生、相互制约来达到人体的内在平衡。而当某一脏腑感受外邪或阴阳失调时，则会形成疾病，且该脏之疾病的发生发展及传变多与其余脏腑均有内在联系。

　　中医认为 UC 基本病位在大肠，以脾胃虚弱为本，但疾病涉及肝、心、肺、肾等多个脏腑。因脾胃虚弱，运化不健，乃至水聚成湿，谷入于胃，难于运化，久而为滞，湿滞不去，清浊不分，混杂而下，遂成泄泻，故患者多出现腹泻等表现。内镜下见黏膜血管纹理模糊、紊乱，黏膜充血、水肿、易脆、出血等均与脏腑失调密切相关。脾胃虚弱、失其健运，难于荣养肠腑，则可见黏膜易脆；脾气不足，统血失调，血行脉外，则可见血管纹理模糊、紊乱；七情内伤，肝失条达，横逆犯胃乘脾，脾胃升降失和，气机逆乱，气滞血瘀，则可有腹痛之表现，且黏膜可见充血、出血。这些症状表现及镜下所见均与脾失健运、肝失调达、肺失宣降、肾虚失养等脏腑失调的因素有密切联系。

五脏与 UC 发病的关系

　　1. 脾与 UC　《素问·大奇论》"脾脉外鼓沉为肠澼"。《脾胃论》："元气之充足，皆由脾胃之气无所伤……若胃气之本弱……则脾胃之气既伤，而元气亦不能充，而诸病之所由生也。"《景岳全书》"泄泻之本，无不由于脾胃""脾弱者，因虚所以易泻，因泻所以愈虚"；以上论述均说明脾胃虚弱，运化不健是 UC 发病的根本原因。脾主运化，运化水液；脾主统血，统摄血液，故脾虚失健，运化失司，则五脏六腑皆受其病。

　　脾居中央，为气机升降之枢纽，脾气亏虚则水谷运化不利，湿滞内停，化热生痰损伤肠络；升清无力，清气下陷而致肠澼；脾虚摄血无权，血溢肠腑，引发肠澼。

2. 肝与UC　《素问·宣明五气》"肝主筋"。《素问·生气通天论》："风克淫气，精乃亡，邪伤肝也。因而饱食，筋脉横解，肠澼为痔。"可见肝脏与UC发病关系密切。肝为刚脏主疏泄，其性喜条达而恶抑郁。《素问·宝命全形论》"土得木而达"，情志过极，如焦虑抑郁等，导致肝木疏泄失常，木不疏土，脾胃升降功能受损，运化失职，气血运行不通，大肠通降不利，则发为肠澼。临床上常见一些患者因情志不舒、情绪激动而导致UC的发生或加重。研究证明，焦虑、抑郁等心理与UC的发病密切相关，可能通过影响神经内分泌免疫相关指标参与UC的发病。《景岳全书·泄泻》："凡遇怒气便作泄泻者……此肝脾二脏之病也，盖以肝木克土，脾气受伤而然。"肝木疏泄失常，肝气乘脾，脾气受损，运化失职，邪气蕴结肠腑，气血运行不通，大肠通降不利，伤及肠络，引发肠澼。

3. 肺与UC　《医经精义·脏腑之官》曰："大肠之所以能传导者，以其为肺之腑。肺气下达，故能传导。"UC病位在大肠，肺与大肠相表里，生理、病理相互联系，大肠之病变，终累及于肺。UC久病迁延不愈，耗气伤阴，肺脾之气必受损，影响肺之宣发肃降。肺失宣降，致肠腑的气血运行和津液输布障碍，加重气血瘀滞，从而导致UC反复发作。故肺失宣降为UC复发之重要诱因。因肺主一身之气，《素问·五脏生成》"诸气者皆属于肺"，故影响肺主气、朝百脉、宣发肃降之功能，均可出现肺气虚之征象。肺气虚弱，气机不畅，气滞血瘀，搏结于肠腑，久伤中阳，阳气不足，更易外感邪气，侵伤肺脏。溃疡性结肠炎日久多见胸闷气短、咳嗽、咳痰等症状。现代动物实验证实，溃疡性结肠炎大鼠可出现肺损伤，其机制可能与肺肠微生态改变及TGF-β1/Smads/ERK信号通路激活有关。肺气受损，治节无权则水液代谢受阻，气血运行不畅，下及大肠，肠腑传导失职，水湿停聚，气血瘀滞，湿瘀互结损伤肠络，引发肠澼。

4. 心与UC　《素问·灵兰秘典论》"心者，君主之官也，神明出焉"。《灵枢·邪客》："心者，五脏六腑之大主也，精神之所舍也。"徐灵胎注："心为一身之主，脏腑百骸皆听命于心。"张景岳注："心为一身之君主，禀虚灵而涵造化，具一理以应万机，脏腑百骸唯命是从。"以上之理论均强调心为五脏六腑之大主，五脏之功能活动均由心统管。心脾又为火土相生之母子关系，脾土常需心火濡养，心气不足而心火不旺，则脾土受湿困而致泄泻。另外，心与小肠表里相依，在生理、病理上相互影响，一旦心神失养、阳气不足、气滞血瘀，君命失常，而致肠失君命，使得"泌别清浊""受盛化物传导"等功能失常，将会出现腹痛、腹泻、黏液血便等不适。《素问·宣明五气》"心藏神"，心能够管理神经精神活动，在UC发病前常存在应激事件的刺激，刺激作为应激源通过影响下丘脑-垂体-肾上腺轴、下丘脑-自主神经系统轴和肠道神经系统，并释放炎性细胞因子，使肠道黏膜受损、引起肠道功能障碍。临床研究证实，脑肠肽与UC的发病密切相关，一系列的致病因素通过作用于神经内分泌、免疫及神经信号转导等起作用，从而导致UC的发病。

心主一身之血脉，心气推动全身之血脉运行，心亦藏神，神驭气，对全身血液运行具有调节作用，心行血的功能正常运行，肠道得以濡养。若心气不足、心血瘀阻，肠道濡养不及，则发为糜烂、溃疡，临床表现出腹痛、便脓血等症状。由此可知，心神失养、心气不足是溃疡性结肠炎之重要病因。

5. 肾与UC　《医宗必读》"先天之本在肾……后天之本在脾"。肾为先天之本，脾胃为后天之本，先天后天相互滋养，共同调节人体生理活动。而肾阳又成元阳，为人体阳气之本，《景岳全书》"五脏之阳气，非此不能发"，若肾阳不足，则脾胃之阳气失去濡养，脾胃阳虚，运化失司，升降失常，故患者常常出现泄泻不止的临床表现。《医方集解》曰"久泻皆由命门火衰，不能专责脾胃"，肾阳不足，难以温煦脾土，脾肾阳虚，运化、固摄失常，导致UC的发病及病情反复。同时，UC反复发作，迁延不愈，久病及肾，肾阳受损，失于封藏，关门不固，则泄泻更甚，临床患者常出现里急后重。如《景岳全书》曰："凡里急后重者，病在广肠最下之处，而其病本则不在广肠而在脾肾。"UC日久，久病及肾，肾阳虚衰，失于温煦，脾阳不足，运化失职，水谷不分，走于肠间；肾气不固，气化无权，关门失司，滑脱不禁，共致肠澼。

从五脏论治 UC

1. 补气升阳，运脾化湿　《脾胃论》"善治者，唯有治脾胃"。脾主生清，喜燥恶湿，故临床中应顺应脾之生理特点，以补气升阳，运脾化湿之法调脾。《景岳全书》曰："中气虚者温而补之。"《脾胃论》："内伤脾胃，乃伤其气……惟当以辛甘温之剂，补其中而升其阳。"故临床上治疗 UC 常以补中益气汤、参苓白术散、四君子汤、升阳益胃汤加减为主，《脾胃论》："脾胃不足之证，须用升麻、柴胡苦平味之薄者，阴中之阳引脾胃中清气行于阳道及诸经，生发阴阳之气，以资春气之和也。"故常用黄芪、柴胡、葛根、防风等药升阳助脾，黄芪为补益脾气之要药，不仅有补气健脾、升举阳气之功，更有敛疮生肌之效，有助于修复黏膜溃疡、糜烂；柴胡能升举脾胃清阳之气，使之复其本位；葛根、升麻之类则可增强脾升清阳之功。赵莉等证实补气升阳之法能够有效地缓解溃疡性结肠炎患者临床症状及大肠黏膜病变，影响细胞因子提高抵抗力。刘剑等运用升阳益胃汤合理中丸治疗脾肾阳虚型溃疡性结肠炎，取得良好临床疗效。脾气不仅需补，更需健运，脾气健运则水谷精微得以运化，则可布散全身。芮云清等用运脾化湿汤治疗慢性溃疡性结肠炎患者，收获满意疗效。

2. 疏肝理气，调畅情志　《读医随笔》"肝者，贯阴阳，流气血，居贞元之间，为升降之枢也"，故调肝之法应以疏肝为本。《素问·血证论》"木之性，主于疏泄，食气入胃，全赖肝木之气以疏泄之，而水谷乃化"，肝气疏则疏泄功能正常，气体调畅。临床 UC 患者常见的腹痛、腹泻、嗳气多由肝气不疏、失其调达、横逆侮脾犯胃所致。国医大师徐景藩认为，对于久病情况复杂，症状繁多，仅用健脾化湿治疗难以起效的久利患者，必须与疏肝并顾。疏肝使肝木条达，气机得以调畅，有助于脾胃功能恢复，即使尚未及于肝者，稍稍佐用，也有俾益。治疗 UC 兼有肝气郁滞之证者常用痛泻要方，佐以山药等健脾之类。中防风辛散，可协助白芍、白术以疏肝脾，且由于"风药能胜湿"，防风为脾经之引经药，还有化湿止泻之功；白芍和营柔肝，与白术共奏调肝之功；陈皮亦理气燥湿，醒脾和胃。李军祥强调情志失调，气机逆乱是 UC 发病的重要因素之一，创制清肠温中方治疗 UC，方中数药均归肝经，且有木香行气调中。可见调肝之法于 UC 之重要性。

3. 疏风宣肺，补肺益气　《素问·灵兰秘典论》"肺者，相傅之官，治节出焉"。肺能够调节全身气血、水液代谢，肺失宣降或肺气不足，均可导致气血、水液代谢紊乱，湿聚生痰，气滞血瘀，最终诱发加重 UC。故治肺之法多以疏风宣肺、补肺益气为主。宣肺疏风之法，临床常用起疏风宣肺之效的祛风药有防风、桔梗、秦艽、羌活、紫苏叶等，防风性味辛甘温，归肺、脾、膀胱经，《药类法象》言其"治风通用。泻肺实，散头目中滞气，除上焦风邪"，为"风中之润剂"，药性缓和，过用无损中阳之虞；桔梗有开宣肺气之功，《名医别录》言其"利五脏肠胃，补血气"，与紫苏叶配伍，共奏宣肺疏风之效；羌活、秦艽等祛风之药多微香而偏燥，不仅能鼓舞振奋脾阳，驱风胜湿，脾之清气得升，浊气得降，三焦通利水湿不易停留。而补肺益气之法则多以肺脾之气同补为要，临床常用参苓白术散加减，现代药理实验证明，一定剂量的参苓白术散治疗能明显改善 UC 小鼠的精神状态、体质量、DAI 评分及结肠组织学病变，抑制促炎因子 TNF-α 和 MIF 表达，同时上调抗炎因子 IL-10 与 EGF 的表达，表明参苓白术散可以通过纠正上述细胞因子失衡而发挥治疗 UC 的作用。

4. 宁心安神，心理干预　调心之法应以宁心安神为原则，佐以心理治疗。单兆伟指出，养心安神多用合欢皮、百合、首乌藤等。合欢皮解郁宁心，《神农本草经》言其"主安五脏，和心志，令人欢乐无忧"，此外，合欢皮有消痈止痛之功，可促进肠道溃疡之恢复；百合与首乌藤配伍运用，既可养心安神，又奏镇静之效。运脾之时佐以上诸药，使心神得养，脾胃气机条畅，气血生化充足，则病自好转。同时，临床上通过心理行为干预可以改善患者临床症状、提高患者的遵医行为，从而提高患者生活质量，并且治疗效果明显有效。

5. 温补肾阳，益火补土　而治肾之法则多为温补肾阳。肾阳得温，则固摄有权，脾阳得以温煦，脾运自健，水湿尽除，脏腑通调，泄泻即止。临床常用补骨脂、益智仁、五味子等药，补骨脂温补固涩，《本草新编》"补骨脂，乃纳气归原之圣药，气之不归者，尚使之归"，与益智仁相配具有补肾固本、温脾止泻之功；五味子味酸甘性温，甘温能补，益脾肾之气，味酸能固，滋肾固肠治疗久泻。文炷李等运用益火补土法，以化裁后的附子理中方为基础方治疗 UC，对提高临床疗效改善其发病率有积极意义。杨丁友利用鹿角霜冲服四神丸治疗脾肾阳虚之五更泻，临床疗效甚佳。现代动物实验亦证实，温补脾肾之法能够影响脾肾阳虚型 UC 大鼠 CXCL1、CXCL2、CXCR2、CCL7 等炎症趋化因子的表达，减缓肠道炎症反应，促进受损的结肠黏膜修复。

脏象学在中医理论体系中占有极其重要的地位，对于指导临床诊疗各科疾病均有很大作用。而临床上 UC 病机复杂，病变涉及五脏六腑，虽病位在大肠，但与"脾主运化""肝主疏泄""肺主宣降""心藏神""肾主固摄"等均有密切关系，五脏受损，皆可导致泻痢不止，故李廷林根据脏象学，将 UC 治疗总结为：可以通过补气升阳、运脾化湿之法治疗因脾气虚弱所致 UC；肝气不疏、肝失条达之 UC 常予疏肝理气之法；肺与大肠相表里，大肠之病，迁延不愈，伤及肺气，多予补肺益气之品治疗 UC；以宁心为原则用养心安神之品兼以心理干预调节 UC 患者心理；UC 日久及肾，肾气不固，肾阳不足，多佐以温补肾阳之法治疗。通过空间维度构架基于脏象理论的 UC 指导治疗框架为临床治疗各类 UC 提供了研究思路。

402　从五脏相关探析溃疡性结肠炎的发病机制

　　溃疡性结肠炎（UC）是一种发病机制不明确的慢性非特异性的炎症性疾病，以腹痛、腹泻并且伴便黏液脓血及里急后重感为主要临床表现，其病变主要局限于黏膜层或者黏膜下层，多位于直肠和乙状结肠，亦可累及整个结肠。UC 的病因尚不明确，因临床具有"三高"特点，即治愈难度高、复发率高以及癌变率高，治疗效果不佳，已被 WHO 收录入现代难治病。其发病机制复杂，目前认为与机体免疫系统紊乱、微生物感染、遗传因素等多种因素联合作用有关。UC 可归属于传统医学中"休息痢""大瘕泻""肠澼"等范畴。近年来，传统医学对本病的治疗有较多的方法，往往能取得较好的临床疗效，不仅可以促进溃疡愈合，而且也能增强患者体质，同时不良反应也较少，目前不少研究和系统评价都表明传统医学对于 UC 的治疗具有独特的优势和疗效。

　　学者黎琮毅等基于五脏相关探究了溃疡性结肠炎的发病机制，主要在遵循整体观念的基础上强调"谨守病机，恪守辨证"，认为 UC 的发病与"心藏神""肝主疏泄""脾主运化""肺主宣降""肾主二便"等功能失调都有密切关系，旨在为溃疡性结肠炎的整体观与辨证论治提供更多的理论依据。

五脏相关的由来

　　传统医学认为 UC 的病因病机与感受外邪、素体虚弱、饮食失宜、情志失调等因素有关。近年来，在传统医学的研究中表明 UC 的发生主要与肝脾肾功能失调有关，主要证型有脾虚湿蕴证、肝郁脾虚证、脾肾阳虚证、寒热错杂证，且以脾虚湿蕴证更为多见，采用健脾利湿法可取得一定疗效，但临床中也有一些较为复杂的溃疡性结肠炎患者，其临床表现中除了有腹痛、腹泻以及便脓血黏液等肠道症状外，还伴随着全身多个系统的症状表现，如乏力、心悸、胸闷、烦躁、失眠、怕冷、头晕等症状，仅按照上述证型治疗有时并不能取得较好的疗效，因而许多名医大家在治疗时注重整体观，从心、肝、脾、肺、肾五脏之间的相关性进行辨证论治，往往取得了较好的疗效。邓铁涛最早提出"五脏相关"理论，认为五脏之间以及相应的六腑、形体、官窍、皮毛、筋肉各自组成五个系统，各脏腑系统之间既独立又密不可分，不仅在生理上互相依存，更是在病理上互相牵连，正如《景岳全书》中所言："五脏之气无不相渗，五脏之中皆有神气……各有相互倚伏之妙"。故根据五脏功能与 UC 的相关性进行如下辨证探讨。

各　论

　　1. 由心而论　《素问·灵兰秘典论》："心乃君主之官，主神明出焉……君明则下安，君不明则十二官危矣。"张景岳释："心乃一身之君主，禀含虚灵造化……脏腑百骸，惟命是从。"其意言明心为五脏六腑之大主，主管脏腑器官，形体官窍，肌肉筋骨之间的所有活动，如肝之疏泄、胃之受纳、脾之运化、肾之二便、肠之化物传导等。心者脾之母也，脾土全耐心火濡养，心气不足而心火不旺，则脾土受湿困而致泄泻。另外，心与小肠表里相依，在生理、病理上相互影响，一旦心神失养、阳气不足、气滞血瘀，君命失常，而致肠失君命，使得"泌别清浊""受盛化物传导"等功能失常，将会出现腹痛、腹泻、黏液血便等不适。在临床诊治过程中发现一些 UC 患者不仅有腹痛、黏液便等症状外，而且还伴有心悸、失眠、心慌多梦等症状。心乃藏神之所，君主之官，主神明，统领着人们的思维、意识及精神情志活动。有研究表明，近年来 UC 的发病率"节节高升"与精神压力、情绪变化有关。心主一身之血脉，全身血脉运行均靠心气之推动，同时心藏神，神驭气，因而对全身血液运行还具有调节作用，心行血的功能正常运行，肠道才能得以濡养，若心气不足、心血瘀阻，肠道濡养不及，发为糜烂、溃疡而表现出腹痛、便脓血等症状。由此可知，心神失养、心气不足是溃疡性结肠炎病的重要原因，因而在治疗上当以养心调神为主，同时辅以健脾疏肝。王国三以归脾汤为基础方进行加减治疗溃疡性结肠炎具有良好的疗效。

2. 由肝而论 《内经》："肝主疏泄，肾主闭藏，二便之通行……皆与肝气有关。"肝乃将军之官，属刚脏，调节全身气机之关键所在，肝若邪易致疏泄失常，气机闭郁不畅，克制脾土，使之运化受制，传输失宜，大肠通降不利，使其糟粕与气滞瘀血互结而成 UC。叶天士《临证指南医案》："情怀不适，阳气郁勃于中……肝为起病之源，胃为传病之所，饮酒中虚，便易溏滑。"《素灵微蕴》中也指出"粪溺疏泄，其职在肝……大肠之传导全赖木气疏泄"。而李梴在《医学入门·脏腑篇》中明确提出了"肝与大肠互通-肝病宜疏通大肠，肠病宜平肝经"。并且有研究表明肝与大肠在生理上密不可分。而紧张、抑郁、恼怒、忧思等精神因素均可导致肝疏泄失司，气机乖戾，或下克于脾则运化乏力，发为泄泻、腹痛。唐容川认为"大肠之病……有肝经血热，渗入肠者"，肝乃风木之脏而主藏血，风动则血不藏，肝经有热，热极生风，血益脉外则肠风下血，发为黏液脓血便；抑或是肝气不疏，郁而发热，二者兼而有之，各症互现。如《血证论》"血乃肝所司，肝之血分如无风火，则亦不迫结肛门"，综上所述，情志不畅、肝经有热是 UC 发病的重要因素，肝郁脾虚、肝经湿热则是 IBS 发病的基本病机，治疗时当疏肝、清肝与健脾和胃并重。基于此王茹运用加味四逆散（柴胡 15 g，白芍 10 g，黄芪 15 g，大枣 15 g，茯苓 8 g，白术 10 g，葛根 8 g，枳壳 10 g，党参 10 g，木香 5 g，桂枝 5 g，炙甘草 5g）治疗 116 例溃疡性结肠炎患者，其有效率高达 93.1%。易文等研究表明，左金丸结合四逆散对肝郁脾虚型 UC 患者具有很好的疗效，其主要是通过控制 NO、iNOS 等炎症介质以及 TNF-α、IL-6、IL-1β 等促炎因子的分泌，并且促进 IL-4、IL-10 等抗炎因子的分泌，通过促炎介质和抗炎因子之间的平衡来发挥其治疗 UC 的作用，并且在临床总未见有不良反应的发生，具有很高的安全性。卢健等通过动物实验表明四逆散对实验性溃疡性结肠炎有很好的疗效，主要是通过刺激 IL-4、SOCS1 mRNA 以及 STAT6 mRNA 的表达来调节 IL-4 及 STAT6 的通路实现的。

3. 由脾而论 "脾胃不分家，乃一体也"。脾胃乃一身气机升降之枢纽，一主运化、升清，一主受纳、降浊，二者主要与水谷精微的生成、输布密切相关，维持着人体功能正常及生理需要，如《素问·经脉别论》"食气入胃，散精于肝，淫精于肝……输精于皮毛""饮入于胃，游溢经气，上输于脾，脾气散精……水精四布"。同时，脾可以为胃"行津液"。脾胃乃后天之本，气血生化之源，正气的强弱与之密切相关，"正气存内，邪不可干"，脾气旺盛，则不受肝木所犯、肾水所制、肺金所侮。脾虚则运化乏力，而致湿邪内聚，饮停于中，气机不畅，三焦壅塞，累及下焦肠道而成"痛""胀""泄"等症，如秦伯未云"大便不实，泻下溏薄如酱……多因脾虚不能运化"（《中医临证备要》）。《诸病源候论》："凡痢皆由肠胃弱，冷热之气乘虚客于肠间……其赤白痢者，乃热乘于血，血渗肠内而赤也；冷气入肠，则津液凝滞白而也……重者状如脓涕而血杂之。"机体的生理活动依赖于脾胃功能的协调健运，然肠道作为机体运行的重要部分当然也离不开脾胃功能的正常协调。《景岳全书》"凡里急后重者，病在广肠最下之处，其病本不在广肠而在脾胃""泄泻之本无不由于脾胃……脾胃受伤，水为湿而谷为滞……以致污浊下降，泻痢作也"。脾胃受伤而致中阳不足，升清乏力，清气下陷，湿浊不化，可内蕴肠道，亦可郁而化热，热毒蕴结于肠道，气机乖张、血脉瘀阻而致血败肉腐发为腹痛、脓血黏液便等症。由此可知，脾虚乃是 UC 发病的基础环节，与其功能存在着千丝万缕的关系，密不可分。治疗当以益气健脾，升阳化湿为主，在临床中应根据 UC 患者的实际情况及体质变化具体用药。陈洁等在运用艾盒灸神阙佐治轻中度脾虚证的 UC 患者取得满意的疗效，其治疗组的有效率可达到 93.34%，比对照组高了 20.01%，并且其镜下黏膜评分以及 DAI 积分以及一些炎症因子（如 CRP、ESR、BPC）都明显高于对照组。刘振生等运用健脾益气、清热化湿等方法治疗 UC，可有效改善患者临床症状，减轻炎症反应并且能降低其内镜下评分及黏膜组织评分，具有明确的疗效。郭虹忆等在治疗 150 例溃疡性结肠炎的研究中发现，其治疗组中临床痊愈患者有 15 例，而对照组中痊愈患者有 7 例，两组的总体有效率之差可达 22%，并且在其研究中还发现健脾愈肠饮（黄芪 30 g，党参 15 g，茯苓 15 g，白术 15 g，黄芩 15 g，蒲公英 15 g，马齿苋 15 g，白芍 10 g，黄连 10 g，三七 10 g，水蛭 6 g，甘草 6 g）能通过调控血清中的 IL-23、IL-17 炎症反应因子，同时也有研究证明 IL-17、IL-23 等炎性因子水平与脾虚型 UC 密切相关。

4. 由肺而论　肺者，五脏六腑之华盖也，居于上焦，主一身之气而司呼气，主宣发肃降而通调水道，纳清而排浊，如陈修园所云"脏腑经络之气皆为肺所宣"。大肠者，乃传导之官，主变化出焉，为传化糟粕、津液，排浊而升清。二者在气机升降之间相互配合，使其出入条畅，以达动态平衡之态。《中藏经》："大肠乃肺之腑，肺病久不已则传大肠，乃手阳明是其经也。"肺与大肠以经脉为基础相互络属，互为表里，其在生理、病理上密不可分，大肠之变终累于肺，肺之病必传大肠，因而任何一方所致之病均可表里相传。亦如《证治百问》中所言"肺气虚，大肠亦虚，而不能禁锢，时时欲去，厚重不已"，这说明肺气虚使得大肠的固摄作用降低，下痢频繁发作，这便与 UC 的临床症状如出一辙。肺为水上之源，主行水，主要是通过其宣发肃降之功将津液输布于肠道，而大肠也参与了水液的调节，以大肠有主津之功，吸收肠道食糜中的水分而使大便成形。《血证论》："肺为华盖，位居上，通调水道而下输膀胱，又主治节而下达大肠。"在古籍之中关于由肺之病传变大肠而致痢疾的阐述比比皆是，如"肺移热于大肠而致痢""肺病移于大肠气结乃致白痢""肺失清肃而水浊气滞乃致痢""肺与大肠气血不足乃致痢"。由此可见，一旦肺金受病，失其宣发肃降之功、通调水道之能，将会影响其气机的运行、水液的输布而造成水湿内蕴、痰饮疏滞，下注于大肠，大肠传导之能失司，湿邪、痰饮、瘀血相互交融，久之则化热伤阴，气滞血瘀，壅滞成脓，血败肉腐而出现腹痛、便溏不爽、便脓血等症状。而治疗上当以宣通肺气，通降大肠为主，兼以化湿清热或行血祛瘀。早在 19 世纪 70 年代，国外学者 Kraft SC 等明确提出了炎症性肠病可以累积肺脏的观点。闫昕等研究中发现 UC 与肺组织中有共同的物质 TNF-α、SOD、IL-β 以及 MDA 等，为"肺与大肠相表里"提供理论依据，而研究表明从肺肠两方面来治疗模型溃疡性结肠炎大鼠，其能下调大鼠肠组织及肺组织中 VIP 含量，通过调控 VIP 的分泌来调控肠道中的炎症因子，减轻其病理损伤，促进黏膜修复。邵佳运用自拟的化湿宣肺清肠饮治疗 UC 患者，具有很好的缓解 UC 的临床症状。因而根据 UC 可损伤肺功能这一特性，可在早期对 UC 患者行肺功能检测，做到及时发现，从而阻断病情进一步发展。

5. 由肾而论　肾者，先天之本也，乃周身元阴元阳之根，五脏六腑之阴阳全赖元阴、元阳的温煦濡润，并且肾主水，开窍于二阴而司二便，因而大肠的传导之功、魄门的启闭之能全赖肾之元阳的温养、元阴的濡养以及肾之气的固摄，如《医贯》："肾主大小便，司开阖……大便之能开而后复能闭者，肾操全也。"肾虽濡养五脏六腑，却也依赖于后天之本的滋养，故此脾胃肾共同参与着机体的新陈代谢。UC 具有起病较慢、病情迁延反复且发作期与缓解期交替而作的特点，其病位虽在肠，却与脾肾有着千丝万缕的联系，如王九峰所云"病初责之肠胃，继而责之脾，久则入肾"（《清代名医医案精华》）。王昂亦云："久泄皆由肾命火衰，不能专责于脾胃。"张景岳也提出"肾为胃之关，开窍于二阴，二便开闭皆为肾之主，肾阳中虚，命门火衰，阴寒独胜而致洞泻不止"，鉴于此《类经》中便有"以精气言，则肾精之化因于脾胃；以火土而言，则土中阳气根于命门……精气互生，先伤于气，气伤必及精；先伤于精，精伤必及气"之说。肾阳不足，命门火衰，火不暖土，气化无权，水液气化失司而致关闭不全，亦或者是脾胃虚弱日久累及肾阳，使其命门之火使其温养之职而出现腹痛泄泻等症状。由此可知，脾肾之间密不可分，无论生理还是病理上均互为根本。因而，温肾之时不忘健脾，健脾之余不忘补肾，二者需兼顾而为之。同时肾主骨而生髓，骨髓是人体免疫细胞生成的主要源泉，现代研究表明，UC 发病与人体免疫反应的放大化有着密切的联系。黄磊等运用溃结宁膏（附子、丁香、白芥子、延胡索、赤芍、生姜等）贴敷足三里、天枢、上巨虚、命门、关元等穴治疗 UC 患者，取得了较好的临床疗效，并且其能降低血清中的 IFN-γ 含量而提高 IL-4 的含量，从而提高机体免疫能力。殷银霞等在对脾肾阳虚性模型大鼠的研究中发现运用具有温补脾肾兼能渗湿止泻、调理阴阳的久泄灵颗粒可以提高大鼠免疫能力，促进抗炎因子 IL-2、IL-10、IL-4 的分泌，抑制肠道中炎症反应，从而保护肠道黏膜，有利于其黏膜的愈合。

五脏之间的相关性十分重视人体自身的统一性和完整性，强调脏腑经络之间在结构上的不可分割，在功能上的相互协调，在病理上的相互影响，其认为局部任何病变将会使得脏腑经络发生相应的病理反应，有伤一发而动全身之意。虽说 UC 病位主要在肠，但五脏受损皆可成痢，非独肠也，由此可见，在溃疡性结肠炎的发病中并不是由一个孤立的脏腑而致其发病，五脏功能失调均可导致腹痛、腹泻以及脓血黏液便等症状，因而临床上在治疗 UC 患者时，不仅要关注患者肠道中的症状，还要关注五脏功能在其中所起的作用，不能固守单一的方证相应，还需从整体出发而做到辨证论治，这样才能谨守其病机，有的放矢。从五脏相关性来辨证论治 UC 是一个全新的研究方向，尤以从心而论，这不仅丰富了传统医学对 UC 的认识内容，还拓展了现代医学对 UC 的研究思路，而且临床上也取得了可喜的疗效。

403 基于五脏相关从肝脾肾辨治桥本甲状腺炎

桥本甲状腺炎（HT）作为一种常见的慢性炎症性疾病，主要是由于机体免疫系统异常，血液中产生了针对自身甲状腺组织的特异性抗体，如甲状腺过氧化物酶抗体（TPOAb）、甲状腺球蛋白抗体（TGAb），对自身甲状腺组织造成损伤及破坏。临床以甲状腺弥漫性、无痛性的轻中度肿大，甲状腺自身抗体升高为典型表现，起病隐匿，早期症状不明显。西医治疗关键在于调节体内甲状腺激素水平，改善甲状腺功能，以期延缓疾病的进展，如应用左甲状腺素、硒制剂、糖皮质激素、免疫抑制剂等，上述药物在一定程度上可降低自身抗体水平，改善免疫状态，但其治疗方案尚未统一，疗效与风险性之间无明确评判指标；但若不加干预，易致病情反复迁延不愈，后期多发展为甲状腺功能减退症，甚至与甲状腺癌的发生具有一定的相关性。相比较而言，中医基于五脏相关理论辨证分析，可弥补单一西药治疗的不足，提高 HT 患者的整体获益，且基于五脏相关从肝脾肾三脏同治对抑制 HT 的进一步发展临床效果确切，更易被患者接受。张珊珊提出基于"脏腑相关"理论从肝脾肾辨治 HT 是顺承程益春前辈的思想，临床疗效确切。学者张芳等将张珊珊治疗 HT 的经验做了归纳总结。

基于五脏相关论肝脾肾同调

五脏相关首见于《素问·玉机真脏论》，其云"五脏相通，移皆有次"，认为五脏是一个内在统一整体，其之间可以通过相互制约、相互滋生来维持体内气血阴阳的平衡。当机体内部环境的稳定被打破，某一脏腑受邪致平衡失调，出现痰、气、瘀等病理产物的堆积，或疾病的进一步发展传变均与其余四脏有一定的联系，也是整体内在脏腑失衡的外在表现。清代医家黄元御的"一气周流"理论认为，人体之气秉承天地之清浊于体内做环形流动，肝木于左上升为心火，右降入肺金，流潜于肾水，并在中土脾胃的作用下环周不休。这一理论完全契合中医"五脏相关"理论，也丰富了临床药物选择的理论依据。

HT 病位在肝，病起于肝。《四圣心源》："风木者，五脏之贼，百病之长。凡病之起，无不因于木气之郁。"肝者，罢极之本，体阴而用阳，藏精血为"体"，行气机为"用"，调形神为"本"，内寄相火又为风木之脏，容易化火动风。随着病情演变，病位深入脾肾，而脾肾的功能失调可使病情进一步加重。《金匮要略》："夫治未病者，见肝之病，知肝传脾，当先实脾。"从肝脾间关系来看，一者肝实而乘脾，二者脾虚而受肝邪。肝木乘脾，制约脾的升清功能，在气机郁滞的基础上出现脾失健运，纳水谷却不化，能布散精微以灌四旁，气血生化乏源，病由表入里，由实转虚。《医学衷中参西录》"肝多脾相助为理之脏也……实脾即所以理肝"，肝主藏血，脾主生血，肝气郁滞则脾脏生化失职，血液生化有源则肝血才有所藏。在《温病条辨》中吴鞠通指出："厥阴必待少阴精足而后能生……乙癸同源也。"从肝肾间关系来看，两脏同居下焦，一者肾为肝之母，肾精为肝血化生的源头；二者肾精可滋养肝阴，抑制肝阳不至过亢，故治肝病先扶肾，以达"母强子健、水涵木荣"之功。

在疾病发展过程中，五脏之间的气血阴阳联系是内在基础。因此，每一种疾病都是五脏相关的局部外在表现，随着病情的进展，病位可由单纯的一脏到多脏系统之间的联系。病情越严重，迁延时间越久，病因病机便越复杂，涉及病变的脏腑就越多。

肝脾肾同调的主次把握

HT属中医学"瘿病"范畴，病位于颈前喉结两侧，肝脾肾三脏经脉从颈前分出，布络甲状腺，维持其正常结构功能，《素问·金匮真言论》"经络所过，病之所主"，肝经"循喉咙之后"，脾经"上膈，挟咽"，肾经"循喉咙，挟舌本"，循经定位，五脏中更以肝脾肾三者与瘿病发病关系密切，肝木长于脾土而赖于肾水滋养，故木土水三者又为一个整体。在HT病情发展过程中，根据临床症状、体征的不同，可分为甲亢期（初期）、相对稳定期（过渡期）、甲减期（后期），每一时期都有相应脏腑主病，但病之根本仍在五脏失衡，肝脾肾失调。五脏之间联系密切，有"行气血、营阴阳"之功，HT的临床演变过程并不表现为单一的寒、热、虚、实之证，而多见寒热同见、虚实夹杂，故治疗时基于五脏相关从肝脾肾入手，更易达气顺血调，阴平阳和之功。

1. 疏肝为先　肝脏具有风木之性，以宣发畅达为顺，《济生方》指出"人之气贵乎顺，顺则津液流通，绝无痰饮之患"，气机不畅，则聚液成痰，气顺则痰消，故治痰必先治气。《诸病源候论》提出"瘿者由忧患气结所生"。HT病在初期，风木主行，此期以实证为主，气滞日久，郁而化火，循经上袭阳位，结聚于颈前，表现为甲亢期，患者见性情易怒，烦躁不安，心慌手抖，多食易饥伴有消瘦。治宜疏肝清肝为主，多选用柴胡清肝汤加减。王佳喆等在HT治疗过程中以疏肝解郁为主要治则，选用柴胡旋花汤，前后对比发现甲状腺自身抗体滴度水平明显降低，有效减轻HT患者的免疫损伤，且具有长期效应。汪悦结合自身经验总结发现，疏肝类方在HT甲亢期对于缓解患者亢进状态疗效甚佳，并分析说明了柴胡疏肝散、丹栀逍遥散、越鞠丸等方的适应情况。西医认为HT的发病是细胞免疫和体液免疫共同作用的结果，而运用中医方药在HT早期干预治疗，采用疏肝理气、清热解毒之法可提高自身免疫力，保护甲状腺，减轻甲状腺细胞的自身损害，从而达到治疗HT的目的。

HT病之初起，多因忧患之气引发，肝气郁滞，津液疏布失常，停而为痰，或阻碍血行，停而为瘀，痰瘀互结壅于颈前，可见颈前结块肿大，为该病首要的病因病机。肝郁以辛为疏，行气通络药在HT早期可达促血行、畅血脉之功，故临床在甲亢期治疗过程中常选香附、柴胡、郁金、红景天、川芎、延胡索等药调畅气机、布散气血，通经络以散瘀结。疏泄同时酌加柔肝滋阴之品如白芍、枸杞子、女贞子等，阴阳同调，标本兼顾，疗效甚佳。

2. 健脾为本　脾胃为后天之本，居中央以灌四旁，李东垣认为"脾胃和则五脏安"。中焦脾土以其行气血、运水谷、化精微，布散水津，长养四脏之功，为气机升降、气血交接转化的枢纽，无论肝肺气机的升降相合，还是心肾水火的既济相交，皆须依赖脾胃气机升降的协调。若脾胃虚弱，运化失职，则水液代谢失常，痰湿内生；痰湿既生，最易困脾，使脾阳不得上升，津液不得布散，五脏阴阳失用，调达疏泄失常，循环反复，终成痰湿困，瘿病成。另外HT患者病情迁延难愈，脾虚湿阻为根源所在，湿为阴邪，无定体，性质黏滞，阻滞气机，耗伤阳气，困阻脾土，致病情反复发作，如《明医指掌》："脾胃旋伤懒营运……致令津液作痰凝……或留肌膜结瘤瘿。"情志方面，脾在志为思，久思则气结，思虑日久则气血生化乏源、运行不畅，瘀久化湿化痰，停聚于颈部，一者络脉不通，痰湿凝聚日久化为结节；二者气血不足，经脉失于濡养，颈部肌肤自觉拘挛不舒。

《素问·生气通天论》"脏真濡于脾"，五脏气血得于脾胃运化之精微。若脾虚则水谷不化，机体失养，免疫力下降，致病情进一步发展。病至后期见郁郁寡欢，周身乏力，咽部如异物阻塞，纳食减少，肢肿便溏等均为脾虚湿阻之象，故临床治疗应以健脾益气、消瘿化痰为主，同时兼以疏肝柔肝之品，方选逍遥散加减。临床研究表明逍遥丸可降低HT患者体内抗体水平，保护甲状腺滤泡细胞，维持甲状腺功能。临证择用山药、党参、甘草等健脾益气，配合茯苓、扁豆、白术"助脾土、通脾络、除脾湿"。从脾论治HT的Meta分析表明，在优甲乐的基础上配合健脾益气中药治疗HT疗效更佳，并在改善患者不适症状、降低抗体水平方面有显著优势。高天舒认为HT的发生以脾虚为基础，在临床治疗过程中以健脾为主的补中益气汤加减治疗，疗效甚佳。总体而言，HT甲减期患者的治疗应以健脾为主，根据兼见症状的不同选用相应的治法，同时注意药性的平和，甘寒养阴不滋腻，益气温阳不化燥。

3. 滋肾阴，补肾阳分期而论 肾病主虚无实，为先天之本、一身阴阳之根，内藏元阴元阳，阴气初生，阳气初长，阴阳平衡，根源在肾，并在疾病发展与转归过程中起着至关重要的作用。若肾阴虚不能潜阳，阳亢失制，生风化火，肝阳盛见烦躁不安，脾阳亢则多食易饥，机体代谢旺盛，临床表现为HT甲亢期；若肾阳虚失于温养，激发推动之力减退，整体脏腑生理功能低下，脾阳不足见纳食减少，乏力倦怠，肾阳亏虚则见形寒肢冷，小便清长，临床表现为HT甲减期。"阴平阳秘，精神乃治，阴阳离决，精气乃绝"正是强调了阴阳平衡的重要性，临床治疗当以调和五脏阴阳为根本，分清虚实，补其不足，损其有余。韩静等和田英雪研究发现，采用温补调和之法，可明显降低体内甲状腺自身抗体滴度水平，且能延缓HT过渡期向甲减期的发展。

《类经附翼》："火衰其本，则阳虚之证叠生。"肾虚为病，阴阳失调，气血失和，充盈失度，温煦、濡养失职，病至后期，易出现一派虚冷之象。张景岳云："人之大宝，只此一息真阳。"阳气是维持人体生命活动、脏腑功能及物质代谢的重要动力。耿赟等研究发现，从温补脾肾辨治HT从多靶点减轻自身免疫炎症反应，延缓HT合并甲减进展。故在临床治疗过程中，更重视对温阳、通阳药物的使用，如淫羊藿、仙茅等，以增强机体卫表抗邪之力，同时可配合血肉有情之品龟甲、醋鳖甲等以养肾精，滋补先天。

验案举隅

患者，女，56岁，2021年2月22日初诊。主诉乏力3年，加重伴畏寒肢冷1个月。患者2021年无明显诱因出现咽部不适持续不能缓解就诊于当地医院，诊断为HT，未予药物治疗。1个月前因劳累出现乏力感加重，并见畏寒肢冷，得衣近火则减。刻症神疲乏力，畏寒肢冷，时测体温35.9℃。晨起眼睑水肿，咽部异物感明显，吐之不出，咽之不下，时有呼吸、吞咽困难。平素情绪易急躁，腰膝酸软，肢体沉重感明显，头发稀疏易落，色黄质枯，纳一般，多寐，大便每日1次，质软，小便频数，色清。舌红苔淡黄，边有齿痕，脉弦细。触诊甲状腺肿大Ⅱ级，质地较硬。甲状腺功能及抗体检查：游离三碘甲状腺原氨酸（FT3）1.06 pmol/mL，游离四碘甲状腺原氨酸（FT4）265 pmol/mL，促甲状腺激素（TSH）28.00 mIU/mL，TGAb 236.0 IU/mL，APOAb 600.0 IU/mL。甲状腺彩超：甲状腺弥漫性损害。西医诊断为HT甲减期；中医诊断为瘿病，脾肾阳虚，肝郁痰阻，水湿内停证。治以温肾健脾，疏肝行气，化痰祛湿。

处方：黄芪30 g，柴胡12 g，郁金9 g，白芍15 g，贝母12 g，夏枯草12 g，淫羊藿12 g，胡芦巴12 g，肉桂6 g，黄连6 g，忍冬藤30 g，白术12 g，茯苓15 g，木香6 g，木蝴蝶9 g，醋鳖甲12 g，猫爪草12 g，红景天15 g，甘草6 g。21剂，每日1剂，水煎分2次服。同时口服优甲乐50 μg/次，每日1次。嘱调畅情志，注意休息，清淡饮食。

二诊（2021年3月15日）：服药后患者畏寒、乏力减轻，颈部肿块质地较前变软，无呼吸、吞咽困难，眼睑水肿消失，情志舒畅，咽部无异物感，头发少许脱落，舌淡苔白，边有齿痕，脉弦，较前有力。甲状腺功能及抗体检查：FT3 2.68 pmol/mL，FT4 8.82 pmol/mL，TSH 16.32 pmol/mL，TGAb 126.0 IU/mL，APOAb 224.7 IU/mL。上方去郁金、黄连，加生地黄18 g，熟地黄18 g，桔梗9 g，射干9 g。21剂。优甲乐原量继服。

三诊（2021年4月5日）：患者除颈部肿块未消，余不适症状基本消失，自觉整体症状好转，头发色泽光亮，咽部无明显不适。甲状腺功能及抗体检查：FT3 4.11 pmol/mL，FT4 15.13 pmol/mL，TSH 3.18 mIU/mL，TGAb 89.80 IU/mL，APOAb 67.60 IU/mL。上方去淫羊藿、仙茅、射干，30剂，制水丸以缓缓图之；优甲乐改为25 μg/次，每日1次。嘱患者1个月后复查甲状腺功能，保持心情舒畅，避免劳累，不适随诊。随访至2021年7月5日病情稳定，症状未见复发。

按：本患者就诊时属于中医学"瘿病"范畴，伴见颈前质地坚硬肿块，属"石瘿"病类，临床处于HT甲减期。脾虚失于运化，纳食不佳，后天之源气血生化不足，机体失于濡养，故见乏力等症；发为血之余，气血不足，则发泽枯槁，稀疏易落。肾阳乃一身阳气的源泉，肾阳不足，温煦功能减退，见畏寒肢冷、肢体沉重、小便清长；肾水上泛，则眼睑浮肿；肾主骨生髓，阳不化精，筋骨失养，则见腰膝酸软。又因平素性情急躁，肝气郁结，气机不畅，痰湿留滞于颈，故见咽部异物感，聚积日久则见颈前肿大质硬，舌脉均为佐证。临床治疗应温肾健脾为主，扶正固本；辅以行气化痰之法，缓治其标。方中黄芪甘温，补肝气以生肌、助阳升以脱毒为君药。柴胡、郁金气味升散，能提下元清气上行，疏解不畅之气机，散化郁结之痰瘀，故凡有结气皆能散之也；白芍味酸性寒，专入肝经，养肝血，柔肝阴；浙贝母、夏枯草味苦性寒，清热解毒，散结消痈，为开郁下气化痰之药，五味药分别从气、血、痰三方面论治，奏疏肝活血化瘀之功，共为臣药。患者平素畏寒肢冷，说明体内阳气不足，故选用味甘性温之淫羊藿、胡芦巴补肾壮阳，温补先天阳气，使体内阳气生化有源，配以少量肉桂温补温润而非辛热大补，即如傅青主云"火衰虽小剂而可助，热药多用必有太燥之虞，不如甘温之品也"；见性情急躁，为肝郁日久化热所致，故用黄连清热泻火，配以忍冬藤散瘀通络并解体内郁滞热毒，温阳药与寒凉药同用，寒热同治；茯苓、白术健脾利湿，使津液布散有节，痰无从生，乃治病求本，正本清源之法，更加木香理气调中，气顺则痰消；《内经》云"结者散之"，患者颈前结块肿大，质地坚硬，辨证为痰气郁结日久所致，故配合猫爪草、醋鳖甲、木蝴蝶软坚化痰，散结通络，消肿利咽；《医学正传》："津液稠黏，为痰为饮，积久渗入脉中，血为之浊。"加用红景天活血通脉，助祛痰化饮之力。使以甘草味甘性平，补益脾气，清热解毒，调和诸药。二诊情志舒畅，内热已消，痰湿仍存，咽部不适感明显，故去郁金、黄连加桔梗、射干以加强行气化痰散结之力，生地黄、熟地黄合用滋补肾精，荣养骨髓，乌须发，濡筋络。三诊诸症好转，去射干、淫羊藿防寒热伤中，余药制水丸以缓缓图之，巩固治疗。全方集理气化痰，益气温阳为一方，寒热同调，标本同治，消补同施，匡扶正气，以御邪气，痰湿既除，瘿瘤自消。

HT 起病隐匿，病程初期多为肝气郁滞，津凝痰阻，日久发展至脾肾阳虚，水泛肌肤，而核心环节为五脏失和、气机失衡。本病的西医机制未完全明确，且治疗方案尚不能明确延缓 HT 免疫损伤进程和提高生活质量，所以目前西医治疗 HT 仍有众多问题等待探索。中医理论认为"五脏相关、阴阳所调、以平为期"，HT 的发生不外乎浊气、瘀血、痰湿凝滞于颈部而发病，病程虽变化多端、错综复杂，但均离不开初起多实，病久多虚，虚实错杂的演变进程。

张珊珊提出瘿病初起多因情志所伤，气机失调，如《针灸甲乙经》："气有所结发瘿瘤。"故治瘿之要，疏肝为先；进而气机升降出入失衡，津液不能正常运行，聚液为痰，痰凝血瘀，痰浊瘀血结于颈部而终致瘿瘤。《杂病源流犀烛》："瘿之为病，其症皆属五脏，其源皆为肝火。"肝为五脏之冠、六郁之首，肝气不畅，痰瘀互结是发病的关键，在 HT 早期未伤及根本时，应以疏肝理气化痰为主，力求将其止于无形之邪；若失治误治，肝木乘脾，迁延不愈，则伤及脾阳，表现为纳水谷不化，气血乏源。又因肝脾两脏关系密切，《读医随笔》："脾主中央湿土必借木气以疏之，故脾之用于主动是木气也。"故初期疏肝为主，辅以健脾可使清阳之气助肝散郁滞；后期以健脾为先，佐以疏肝可行肝木之气助脾之清阳上升。肾阴肾阳为生命本源，病之初起气机郁滞，肝阳偏亢，应兼滋补肾阴，以求肾阴上制肝阳，以防过亢；后期脾阳不足，则应兼温补肾阳，以求先天之阳温煦充养全身，脾阳化生有源。HT 多见于女性患者，这与女性自身易郁易怒体质有关，如《重订通俗伤寒论》"郁怒为甚，不能发越，久而蓄积，项结核"，在临床用药过程中，黄芪以其甘温之性，补中益气、固表利水、托脓生肌之功广泛应用于甲状腺疾病的治疗当中，《神农本草经》："黄芪主痈疽久败疮，排脓止痛……补虚小儿百病。"对于痰气瘀三者错杂所致虚实夹杂疾患，加用黄芪可补气固本以助气顺痰消。现代研究表明，黄芪有效成分具有调节机体免疫系统的作用，对于 HT 这类免疫疾病尤为适宜。

中医认为人以五脏为其中心，依靠气血经脉将全身组织连接成一个整体，任一脏腑发生病变均能通过生克制化关系影响到他脏，各脏腑之间的互资互制是机体平和的关键。另外不同人群的体质特点、不同地域的环境条件所致疾病病因病机各不相同，故在临床治疗瘿病过程中，根据病情特点辨证论治，识时达变，根据五脏气血阴阳的盛衰，病情虚实，精准用药。疏肝、健脾、益肾辨证施治，调治逆乱之气机，平失衡之阴阳，正复邪去，则瘿病自愈。

404　从五脏辨治甲状腺功能亢进症

甲状腺功能亢进症是甲状腺本身或甲状腺以外的多种原因引起的甲状腺激素增多，进入血循环中作用于全身的组织和器官，造成机体的神经、循环、消化等各系统的兴奋性增高和代谢亢进为主要表现的疾病的总称。临床主要表现为心悸、出汗、进食和便次增多和体质量减少，多数患者同时有甲状腺肿大、突眼、眼睑水肿、视力减退等症状。西医治疗主要包括口服抗甲状腺药物治疗、碘-131 治疗及手术治疗。学者庞晴等认为，阴虚阳亢、五脏失调是甲状腺功能亢进症发生的核心病机，治疗上宜以"调理五脏，以平为期"为治疗原则指导临床。

甲状腺功能亢进症的病因病机

甲状腺功能亢进症是一种由于多因素诱发而出现全身内外各脏腑组织器官异常的病症。其中医认识，可根据其不同临床症状或体征，归属于中医学"瘿病""消渴""心悸""泄泻""不寐""黄疸""虚劳"等不同病症范畴，但甲亢与瘿病关系最为密切，一是甲状腺位于颈部，而瘿病的发病部位也在颈部；二是甲亢与瘿病的主要临床表现均为颈前肿大、怕热多汗、消谷善饥、急躁心悸等，二者在症状上相似程度更高。

在病因方面，瘿病与情志因素关系最为密切，情志致瘿首见于《三国志·魏书》中所引魏略之文："逵在弘农与典农校尉争公事不得理乃发愤生瘿。"而隋代《诸病源候论·瘿候》中的"瘿者由忧恚气结所生"也指出了情志因素在发病中的重要性。除情志因素外，外感邪气、饮水与水土失宜、个体素质均与瘿病的发生有密切关系，如宋代《三因方》指出"冷气筑咽喉，噎塞兼瘿气，此乃外因寒、热、风、湿所成矣"。《诸病源候论·瘿候》中有"诸山水黑土中，出泉流者，不可久居，常食令人作瘿病，动气增患"。在体质方面，《圣济总录》："瘿病，妇人多有之，缘忧恚有甚于男子也。"一项关于中医典型体质在甲状腺功能亢进症的分布中的研究结果显示，女性以气郁质居多。清代叶天士《临证指南医案》："女科病，多倍于男子，而胎产调经为主要……女人以肝为先天也。"而后总结指出："肝脏之病，较之他脏为多，而于女子尤甚。"瘿病的发生与肝最为密切，因此甲状腺功能亢进症多见于中青年女性，现代流行病学研究同样证实了女性易患瘿病。

在病机方面，以阴虚阳亢、五脏失调为核心，清代沈金鳌在《杂病源流犀烛·卷二十六·颈项病源流》中阐述："瘿瘤者，气血凝滞……其症皆隶五脏，其原皆由肝火。"《景岳全书·经脉类》："五脏五气，无不相涉，故五脏中皆有心气，皆有肺气，皆有脾气，皆有肝气，皆有肾气。"人体五脏之间相互制约、相互资生，共同维持人体生命活动的正常进行。在病理状态下，若某个脏腑气血阴阳失调形成疾病，阴阳调和的状态失去平衡，则会引起其余脏腑发生相应的变化。若长期愤郁恼怒，忧思不解，或突然遭受强烈的精神刺激，以致肝失调达，气机郁滞，气滞则痰凝，痰气交阻壅塞于颈前而发为"瘿病"。肝郁日久，化火伤阴，导致阴虚阳亢。肝气可上冲心肺、中犯脾胃、下耗肾阴，遍及全身各脏腑组织器官，其病机总以阴虚阳亢、五脏失调为主。因此在治疗时，宜根据其不同的临床表现，五脏功能失调的偏颇，在治疗上有所侧重，损其有余，以达到五脏安和的状态。

五脏与甲状腺功能亢进症

1. 肝与甲状腺功能亢进症　《灵枢·经脉》"肝足厥阴之脉……上贯膈，布胁肋，循喉咙之后，上入颃颡……胆足少阳之脉……下耳后，循颈……贯膈络肝属胆"。《素问·金匮真言论》中"东风生于春，病在肝，俞在颈项"指出肝脏经气输注的部位在项，而甲状腺位于颈前喉结下，为肝脏气血输注的部位，因此，甲状腺疾病与肝密切相关。

肝能调畅情志，情志不舒，则急躁易怒；肝开窍于目，则肝火上冲双目形成突眼；肝经循行过颈项，易出现颈肿。肝火炽盛，灼伤血络，脉络郁滞，"瘀血久积，化为痰水"，痰瘀互结于肝，日久为毒，造成肝脏功能失调，引起甲状腺功能亢进症的肝损害。

2. 心与甲状腺功能亢进症　情志过激首伤心神，其次为相应脏腑。心之阳热之气使人精神振奋，还可以温养全身，使其生机不息。而甲状腺激素同样具有促进新陈代谢，提高组织耗氧量，使产热增加以及提高中枢神经系统兴奋性的作用。心脏为甲状腺激素主要的靶器官之一，体内甲状腺激素增多造成机体耗氧量增加，需要通过增加心率加快代偿，可发生各种心律失常，其中以快速型心律失常较为常见，临床多表现为心慌心悸，活动后呼吸困难，失眠等症。

肝郁日久可灼伤心肝阴液，其原因有二，一是从脏腑位置来说，心居膈上，肝居横膈之下，肝火上炎则易灼伤心阴；二是从五行生克制化角度来说，心为肝之子，肝火旺盛易致母病及子，则心火炽盛，火盛则伤阴。肝郁化火，邪火扰动心神，神不安而心悸、不寐；火热逼津外泄，则怕热多汗。火盛伤阴，阴津被扰，不能自藏而汗泄；心阴不足，心失所养，脏腑功能失调，心神不安而心悸、不寐。

3. 脾与甲状腺功能亢进症　脾可将饮食物化为水谷精微，营养五脏六腑，四肢百骸，并能充养先天之精，促进人体的生长发育，是维持人体生命活动的根本。甲状腺激素可调节糖、脂、蛋白质及维生素等物质的代谢过程并促进机体的生长发育，这与脾的生理功能是相似的。

《金匮要略·血痹虚劳脉证并治》："人年五六十，其病脉大者，痹侠背行，若肠鸣、马刀、侠瘿者，皆为劳得之。""肝为起病之源，胃为传病之所"，肝犯胃，胃火炽盛，则见消谷善饥，而甲状腺功能亢进症的高代谢体征所消耗的大量营养物质均来源于后天之本运化吸收的水谷精微，且由于机体处于高代谢的状态下，消耗的营养物质远多于脾胃吸收的水谷精微，便表现为食欲亢进，日久则胃阴亏虚，可表现为纳差。肝旺乘脾，脾气虚弱而不能升清，浊气亦不能下降，则上不得精气滋养而头晕目眩、乏力，中有浊气停浊而见腹胀满闷，下有精气下流而见便溏、泄泻。此外，脾气虚弱也会引起脾主四肢肌肉功能失职，从而出现急性肌病、慢性肌病、周期麻痹及重症肌无力，病情较为凶险。

4. 肾与甲状腺功能亢进症　《素问·上古天真论》"肾者主水，受五脏六腑之精而藏之，故五脏盛，乃能泻。"现代医学显示，中医肾的概念涉及生长、发育、体液代谢、内分泌代谢、生殖代谢等诸多方面，如下丘脑-垂体-肾上腺皮质轴、下丘脑-垂体-性腺轴、下丘脑-垂体-甲状腺轴等，而甲状腺功能亢进症的发生源于下丘脑-垂体-甲状腺轴功能失调，甲状腺激素分泌增多导致。另外，甲状腺激素生物学功能的正常发挥与中医肾的功能具有相似性。每一阶段机体生长发育或衰竭的情况，都取决于肾精及肾气的盛衰，这与甲状腺激素促进机体生长、发育和成熟的功能不谋而合

先天肾阴不足之人易患甲状腺功能亢进症，肾阴不足，易发为虚热病证。情志不畅，肝火旺盛，肝阴被灼，向上引动君火，向下则损及肾水，肾水无以涵木，进而致使阴亏益甚，病情加重。肾阴亏虚，则阴液精血亏少，阴不制阳，虚火内生，可见腰膝酸软、形体消瘦、五心烦热等症。虚火灼精，男子可见精少不育，女子可见经闭不孕。日久阴损及阳，出现阴阳两虚、精气俱伤。

5. 肺与甲状腺功能亢进症　清代吴谦《医宗金鉴》"肺主气，劳伤元气，膜里不密，外寒搏之，致生气瘿，宜清肺气，调经脉，理劳伤，和荣卫"。沈金鳌在《杂病源流犀烛·卷二十六·颈项病源流》亦指出："因七情六欲，复被外邪，生痰聚瘀，随气流注……惟忧患耗伤心肺，故瘿多着颈项及肩。"说明肺与瘿病的发生发展息息相关。

肺主一身之气，"邪之所凑，其气必虚"。若肺卫失宣，则人体易受外邪侵入而引起疾病的发生。白细胞又被称为免疫细胞，是护卫机体、抵御外邪的中坚力量。它通过吞噬作用，分泌细胞因子，产生各种抗体等方式来防御和消灭入侵人体的病原体。有学者指出卫气的防御功能与机体白细胞的作用有着惊人的相似，白细胞和卫气的相关性亦体现在白细胞减少和卫气虚的临床表现上。

情志过激而肝火旺盛，肺金制约肝木不能，反受肝之反向克制，木火刑金；或肺失清肃，下降不及，致使肝失条达，疏泄不利，金虚木侮，均造成肺的宣降功能失常，肺卫失宣，可出现为咽干、咽痒、咳嗽、声音嘶哑、白细胞减少等症。

通调五脏，辨证施治

1. 疏肝敛阴 "肝为五脏之贼""五脏之病，肝气居多"，治病求于本，因此在治疗上应以治"肝"为先。根据患者临床症状，辨证施治，总以"疏肝敛阴"为原则，或疏肝理气，或清肝泻火，或滋阴潜阳、平肝息风等。在临床中常以小柴胡汤或四逆散为基础方加减治疗，小柴胡汤被誉为中医免疫调节剂，而免疫因素在甲状腺功能亢进症的发病中占据核心地位。若患者急躁易怒、目赤、眼胀眼突，多为肝经火盛，可加龙胆、夏枯草、决明子、青葙子等。若患者头晕、手颤、视物模糊，多为肝经虚风内动，常用生牡蛎、生龙骨、珍珠母、白蒺藜等药。若患者合并肝损害，可予以黄芩、栀子、白术、五味子、龙胆、密蒙花等药。

2. 宁心安神 若患者在临床中出现心慌心悸、怕热多汗、失眠多梦等症，治疗上以宁心安神为原则，从清心火、养心阴的角度出发，方可选柴胡加龙骨牡蛎汤、黄连阿胶鸡子黄汤、酸枣仁汤、天王补心丹、当归六黄汤等。同时在中药药理学的基础上，可选用减慢心率、增加心肌供血、抗心律失常的药物，如玄参、黄药子、黄连、黄柏、黄芪、黄精、川芎、丹参等。

3. 滋肾柔肝 肝肾阴阳，息息相通，相互配合，相互制约，协调平衡。使用滋肾柔肝类方药可使长期激怒状态下的大鼠异常的甲状腺功能逐渐恢复正常或接近正常，说明滋肾柔肝类中药对该轴的功能紊乱有调整作用。对于以腰膝酸软、形体消瘦、五心烦热、女子经闭不孕、男子精少不育为突出表现的患者，在治疗时应不忘滋肾柔肝。一方面，养阴柔肝可疏泄肝气以解肝郁，如白芍、木瓜之品；另一方面，"壮水之主以制阳光"，可使用当归六黄汤或二至丸、六味地黄汤、五苓散、猪苓汤加减。

4. 补脾益肝 《金匮要略》"见肝之病，知肝传脾，当先实脾"。因此在临床中以消谷善饥或纳差、大便溏泄为突出表现时，在治疗时应注意顾护脾胃，总以补脾益肝为原则，治疗多以益气健脾之品为主，如参苓白术散、四君子汤、香砂六君子汤等，药用太子参、党参、茯苓、白术、山药、大枣、甘草等。

5. 补肺抑木 白细胞减少是甲状腺功能亢进症常见的并发症之一，当患者出现白细胞减少时，在治疗上应注重补肺抑木，可从"清肺气，调经脉，理劳伤，和荣卫"的角度出发，方选生脉散、补肺汤、养阴清肺汤、参苏饮等加减，并选用现代药理证实有促进血功能的单味中药如当归、女贞子、太子参、鳖甲等。此外，肝火上冲于肺，肺阴亏虚可见咽干、咽痒、咳嗽、声音嘶哑等症，可予以半夏厚朴汤、百合知母汤、沙参麦冬汤等加减，重用百合、玄参、玉蝴蝶、牛蒡子、射干、知母、桔梗等以清热养阴，利咽消瘿。

甲状腺功能亢进症的发病率呈现逐年升高及低龄化的趋势，可发生于任何年龄，以中青年女性多见，虽然西医在治疗甲状腺功能亢进症方面具有一定的疗效，但每种疗法均存在一定的局限性。近年来中医联合西医治疗甲状腺功能亢进症的临床研究方面有了较大进展，中医以整体观念与辨证论治为指导原则，以"调理五脏、以平为期"为治疗原则，在改善患者临床症状、改善指标及调节免疫功能等方面优势显著，且可缩短病程、减少西药剂量和不良反应，降低疾病复发率。

验案举隅

　　患者，女，32 岁，2021 年 8 月 13 日初诊。主诉颈部不适，间断心慌、乏力 4 个月余，加重 1 周。患者述 2021 年 4 月无明显诱因出现心慌、乏力、多汗等症，就诊于当地医院，查甲状腺功能：FT_3（游离三碘甲腺原氨酸）26.64 pg/mL、FT_4（游离甲状腺素）57.98 ng/dL、TSH（促甲状腺素）<0.005 μIU/mL、TgAb（甲状腺球蛋白抗体）0.9 IU/mL、TMAb（甲状腺微粒体抗体）26.50 IU/mL、TRAb（促甲状腺激素受体抗体）17.53 IU/L；甲状腺 B 超：甲状腺弥漫性病变，诊断为甲状腺功能亢进症，予以赛治（甲巯咪唑）10 mg/次，3 次/d，服用 2 日后出现皮肤瘙痒、胁痛等不适，遂自行停药。1 周前，患者自觉甲状腺功能亢进症症状加重，为求中医药诊治，遂来就诊。刻下急躁易怒，怕热，多汗，乏力，心慌，纳食可，夜眠差，易早醒，多梦，小便频，大便不成形，2～3 次/d。舌淡红苔白腻，脉弦数。既往体健，平素月经规律。查体：身高 168 cm，体质量 50 kg，突眼度：正常范围。甲状腺 Ⅱ 度肿大，质软，无压痛；心率 115 次/min，手颤征（＋）。西医诊断为甲状腺功能亢进症；中医诊断为瘿病，证属阴虚阳亢，肝脾失和。治疗：①盐酸普萘洛尔 25 mg/次，3 次/d；②中药调和肝脾、滋阴潜阳，方选小柴胡汤、白虎汤、百合知母汤合消瘰丸加减。

　　处方：柴胡 15 g，紫苏子 20 g，黄连 6 g，知母 15 g，生百合 15 g，贝母 15 g，玄参 15 g，木瓜 9 g，乌梅 9 g，白芍 15 g，大枣 9 g，炙甘草 9 g。7 剂，每日 1 剂，水煎分 2 次服。嘱其禁食海产品、油腻辛辣之品；避免过劳，起居有时，情绪稳定；本周内复查甲状腺功能、肝肾功能、电解质、血常规、心电图及甲状腺超声。

　　二诊（2021 年 8 月 19 日）：患者诉怕热、多汗症状较前缓解，仍有乏力，手抖，左侧眼睑酸痛不适，纳食可，睡眠状况较前改善，大便不成形，2 次/d，小便正常，夜尿 1 次/d。舌脉同前。辅助检查：2021 年 8 月 19 日查甲状腺功能：FT_3 19.08 pg/mL、FT_4 55.23 ng/dL、TSH<0.005 μIU/mL；血常规及肝肾功能未见明显异常；心电图：窦性心动过速；ST 段压低。治疗同前。

　　三诊（2021 年 9 月 4 日）：患者怕热、多汗症状明显减轻，乏力缓解，情绪较前稳定，纳眠可，大便不成形，1～2 次/d，小便正常，夜尿 1 次/d。舌淡红，苔薄白，脉弦滑。辅助检查：2021 年 9 月 2 日查甲状腺功能：FT_3 11.98 pg/mL、FT_4 38.26 ng/dL、TSH 0.008 μIU/mL。辨证属脾虚痰阻，治宜健脾益气，化痰消瘿，方选四君子汤、生脉散和消瘰丸加减。

　　处方：太子参 30 g，黄芪 30 g，炒白术 20 g，茯苓 20 g，贝母 30 g，连翘 20 g，蒲公英 30 g，夏枯草 30 g，生牡蛎 30 g，五味子 15 g，大枣 15 g，桑枝 15 g。14 剂，每日 1 剂，水煎分早、晚饭后 2 次温服。

　　四诊（2021 年 10 月 21 日）：患者诉无明显不适，甲状腺功能指标 TT_3（总三碘甲状腺原氨酸）、TT_4、FT_3、FT_4、TSH 接近正常范围，血常规、肝功能、心电图未见异常。体质量增至 54 kg。遂以上述方药加减给患者开具水丸方 1 料，嘱患者将加工的水丸按时服用，定期复查，不适随诊。随访至今，病情稳定，未复发。

　　按语：该患者为中青年女性，平素急躁易怒，工作繁忙，以致肝失调达，气机郁滞，气滞则痰凝，津液流行不畅，气滞痰结，壅塞颈前，颈脖粗大，发为"瘿病"。因患者未及时治疗，甲状腺功能情况不详，且服用赛治后皮肤瘙痒疑为过敏，故暂予以盐酸普萘洛尔控制心率，并予以中药 7 剂，嘱其 1 周内复查，待有检查报告后再完善诊疗方案。中药以小柴胡汤为主方加减，取小柴胡汤可令"气机通达、胃气因和、三焦通调"，又根据甲状腺功能亢进症"阴虚阳亢、五脏失调"的病机特点，半夏用紫苏子代替，紫苏子降气消痰、抑瘤消瘿，可降低 FT_3、FT_4 水平；黄芩用黄连代替，黄连具有镇静安神的作用，主治"心烦不得眠"，其所含生物碱可降低 FT_3、FT_4 水平，改善甲状腺肿和突眼，缩短疗程；人参用玄参代替，玄参可以改善脉压，稳定心率，改善 FT_3、FT_4 水平；生姜用乌梅代替，乌梅可疏肝、酸柔养津而升达，并可改善消化道功能。另入白虎汤清热生津，取知母为主，以百合代替生石膏。中药药理学前期研究基础提示白芍可以调节免疫，对下丘脑-垂体-肾上腺轴（甲状腺轴）具有双向调节作用；甘草为天然激素，具有调节免疫等多重作用。方中柴胡、白芍疏肝敛阴，百合、玄参补肺抑木，大枣、甘草补益肝脾，白芍、木瓜滋肾柔肝，黄连、百合宁心安神，诸药合用，共调五脏，以平为期，体现了调理五脏治甲状腺功能亢进症的原则。二诊时检查提示患者仍处于甲状腺功能异常状态，服药1周后患者症状减轻、心率正常，故嘱其继服上方，3周后复查、复诊。三诊时患者甲状腺功能较前明显改善，以乏力、大便不成形为主要不适，遂以益气健脾、化痰消瘿为主要治则，方中太子参大补肺脾之气，黄芪益气生津，炒白术、茯苓健脾化痰，贝母、连翘、蒲公英、夏枯草、生牡蛎清热解毒、化痰瘿，生姜、大枣顾护中焦、桑枝祛风通络。四诊时患者无明显不适。复查的甲状腺功能接近正常水平，肝功能、血常规、心电图均正常。故处以水丸巩固治疗，嘱患者按时复查复诊、不适就诊，以防病情反复。

405 从五脏辨治原发性免疫性血小板减少症

原发性免疫性血小板减少症（ITP），是血液科常见疾病，可发生于成人及儿童，临床最常见的症状是以持续性血小板减少为特征，伴有不同程度的出血，目前认识到大部分病例无出血或仅有少量出血，常规一线治疗对于这类患者或效果不佳或需依赖大剂量激素才能稳定在安全范围，而一些新投入临床使用的药物，如CDZO单抗（美罗华）或TPO受体激动剂因为其高昂的费用无法大面积推广，病程迁延，治疗棘手，其中约有20%～25%最终转变为慢性ITP（CITP）或难治性ITP（RITP）。

本病属中医"血证""衄血""葡萄疫""发斑"等范畴，多由外感及内伤等原因导致热毒内蕴，迫血妄行；或肝郁化热，血失所藏；或肾阴不足，虚火上炎；或心脾劳损，气不摄血而发病。《景岳全书·血证》："血本阴精，不宜动也，而动则为病；营气，不易损也，而损则为病。盖动者多因于火，火盛则逼血妄行；损者多由于气，气伤则血无以存……血动之由，惟火惟气耳。"《医宗金鉴·杂病心法要诀》对虚劳做了系统描述："虚者，阴阳、气血、营卫、精神、骨髓、津液不足是也；损者，外而皮、脉、筋、骨，内而肺、心、脾、肝、肾消损也。成劳者，谓虚损日久，留连不愈，而成五劳、七伤、六极也。"在临床诊疗的病患中，急性期往往出血症状较重，此时辨证治疗多突出"火"与"气"，但无论是"火盛"还是"气伤"都和五脏功能的失衡相关；慢性期患者虚损的症状较突出，辨证时病机可考虑归属"虚劳"，治疗上注重五脏的补益；因此在疾病辨证施治的过程中，均围绕五脏的虚与实展开。学者黄中迪等对从五脏辨治原发性免疫性血小板减少症做了探析。

五脏功能失衡与血小板减少

脾主运化，为气血生化之源，气血是构成和维持人体生命活动的基本物质，脾胃运化正常是维持气血充盛的保证，唐容川在《血证论》中明确指出血证的病位在脾，其治亦在脾。如谓："经云'脾统血'，血之运行上下，全赖乎脾，脾阳虚则不能统血。"脾为中土，主运化水谷；脾有统血之功，使血运行于脉中，而不致外溢，脾气虚损，统摄血液循行不力，气不摄血，则血不归经，溢于上则鼻衄、齿衄，泛于肌肤见紫癜，渗于下则尿血、便血。

《灵枢·经脉》："人始生，先成精，精成而脑髓生，骨为干，脉为营……血气乃行。"可知血气之成始于精，而"肾藏精"。《素问·五运行大论》"肾生骨髓"。可见血气之成始于精，而肾藏五脏六腑之精气，主骨生髓。《素问·生气通天论》："骨髓坚固，气血皆从。"反映精髓化生血液的造血作用主要取决于肾的功能状态，而肾中阳气乃血液生化之原动力，可见脏腑虚损，尤以肾虚为关键。所谓"五脏之伤，穷必及肾"，肾精不足则生化无源，肾阴不足则虚火内盛，灼伤络脉，肾中阳气亏虚则推动无力，脏腑功能衰竭。本病慢性期或由于长期药物治疗的毒副反应，或由于反复发作，使得脏腑功能受损，阴阳失调，气血不足，尤以脾肾气虚为主，因气属阳，气虚日久致脾肾阳虚，温煦失职，脏腑功能低下，无力化生气血，且统摄无权而出血；或有肾阴不足，水不涵木，肝肾阴虚，虚火灼伤络脉而见出血。

肝既能藏有形之血，又能疏泄无形之气，《灵枢·本神》"肝藏血"，肝职司血液的储藏与调节，全身各器官组织功能的供血、血液分布及调节与肝有关，多余者藏之，不足者补充之。肝主疏泄，调节气机，保持人体气机正常升降出入，脏腑的功能离不开气的运动变化，气血的流通、精气的敷布都必须通过气机的升降出入才能实现，因此肝对于维持人体脏腑经络组织器官的生理功能具有重要的作用和意义。

肝失疏泄，气郁化火；肝阳亢盛，相火妄动；肝虚藏血失职，均可导致出血症状。心为君主之官，心主血脉，推动血液运行以营养全身，脾主运化，为气血生化之源，主统血，裹护血液循经而行，内溉五脏六腑，外濡四肢百骸，周流不息，奉养全身，既不溢于脉外，又不停滞瘀阻，心与脾之间的关系，主要表现在血液生成方面的相互为用及血液运行方面的相互协同。若劳倦、忧思过度，损伤心脾则易致气血亏虚，使心脾失其主血、统血功能，导致血液不行常道而溢出脉外。

肺主卫气宣发，外合皮毛，肺卫气虚，肌表不固，容易招致外邪侵入，入里化热，则血热妄行。尤其多见于长期使用糖皮质激素等免疫抑制剂的患者，平素体质虚弱，容易外感，这也往往是临床疾病加重或反复的主要诱发因素。

从五脏论治免疫性血小板减少症

ITP 的中医治疗，根据临床特点可分为急性期和慢性期，两者症状主诉有所不同，治疗原则不同，侧重的脏腑也均有不同。

急性期患者可见新出现的出血症状，或原有轻微出血，症状突然加重，治疗上以加强止血，减轻出血症状为主。出血辨证归于气和火，又分虚实两端，同时又都离不开心、肝、脾、肺、肾五脏。"火盛"须分实火和虚火，实火多责之于肝，虚火多问之于肾。实证多见全身出现青紫斑点或斑块，尤以胸腹为多，或伴有鼻出血，牙龈出血，发热，口渴，舌红，苔厚。治宜清肝火、泄肝热，选用清热凉血止血的药物为主，方选犀角地黄汤加减，药用水牛角代犀角、生地黄、牡丹皮、赤芍、大青叶、蒲公英等；夹杂胃火上炎，灼伤络脉，见齿衄者，加黄芩、生石膏、升麻；夹杂心火亢盛，见心烦易怒者，加黄连、栀子、连翘。虚证多由于反复使用激素，或长期使用激素，日久耗损阴津，皮肤青紫斑点时发时止，常有齿龈及鼻出血，心烦口渴，颧红潮热，或手足心热，舌红少苔，脉细数。治宜补肾阴、降虚火，选用滋阴宁血止血的药物为主。以六味地黄丸加减，药用生地黄、牡丹皮、龟甲、鳖甲、玄参、知母、黄柏、女贞子、墨旱莲等。"气伤"以虚证为主，气为血帅，气虚则统血无力，血溢络外，见出血症状，脾为中土，主运化水谷；脾有统血之功，使血运行于脉中，而不致外溢，脾气虚则摄血无力，血不归经，溢于上则鼻衄，泛于肌表见紫癜，故"气伤"多责之于脾，患者多伴见体倦无力、食少懒言、脉细舌淡，一派脾气虚象，孙思邈云："荣气虚散，血亦错行。"由此可见此型以脾气虚为本，治宜健脾益气、统血归经法，方选归脾汤加减，药用黄芪、白术、茯苓、党参、当归、远志、升麻、龙骨、牡蛎、炙甘草等。在止血药物的选用上，注重止血不留瘀，可选用茜草、荷叶、藕节、仙鹤草等。此期患者临床多由于各种感染诱发，多见感冒等呼吸道感染使血小板减少、临床症状加重，故临证时，可在辨证论治的基础上，适当加用具有抗病毒作用的清热解毒中草药，则疗效更佳。

慢性期 ITP 患者病情缠绵，出血症状多不重，患者多以乏力、面黄，口干、手足心热、腰膝酸软等虚损症状为主要临床表现，同时可伴见皮肤紫斑隐隐，或有齿衄等轻微出血症状，治疗上当从五脏辨证施治，注重脾肾，不忘调肝，兼顾心肺，以减少诱因，预防出血，促进血小板生成为主。患者如多见神疲乏力，头晕眩，面色苍白或萎黄，不欲饮食，舌质淡，脉细弱。因气为血帅，气行则血行，气止则血止，气血相倚犹如阴阳相互维系，气行失常，必导致血不归经而外溢。多采用健脾益气、养血止血法，方药以八珍汤加减。若少气懒言，心神不宁，夜寐不安，治疗上可采用补益心脾、养心安神的治疗原则，以归脾汤为主方加减。患者伴有发脱齿摇，腰膝酸软，虚火上炎可见心烦口渴，颧红潮热，或手足心热，证属肾精不足，临床多用滋肾填精益髓之法，方药以左归丸加减。病程迁延，阴损及阳，以至脾肾阳虚，此时治疗重在温补脾肾，促进气血化生，以治其本，多用温补之品，尤重肾阳，不吝血肉有情之品。在临证中用桂附地黄丸合龟鹿二仙胶加减治疗本病脾肾阳虚型者。慢性期患者病程较久，或长期使用免疫抑制剂，如糖皮质激素等，体质亏虚易外感，多以呼吸道感染为主，治疗中可兼顾补益肺脾之气，调荣卫，固表而外有所卫，固里而内有所据，"正气存内，邪不可干"，以传统方剂玉屏风散为方意，常可取得一定疗效。同时在治疗过程中注重调肝，即或疏肝理气，或养血柔肝，使气机升降出入正常，使补而不滞，以防郁而化热，或伤阴或助火，加重出血症状。

　　综上所述，脾为枢，健脾为要，脾为中脏，调周身气血，沟通上下，是为枢；肾为根，肾元久虚，则无以煦养周身脏腑，气血无以生化，形成恶性循环；根于肾，兼治脾，是为正治。肝为使，调肝增效，肝即为使，沟通周身气机，令诸脏条达，生化有常，气机的调畅离不开肝的疏泄功能，没有肝之疏泄，没有气机的正常升降出入，脾肾就不能完成生理功能，也不能产生气血和肾精。而肝的正常生理功能又必须肾水的涵养，营血的濡养，肺金的制约，脾土的承载，达到五脏协调，阴平阳秘，气血冲和。

五脏辨证与现代医学发病机理相合

　　近年来对本病的发病机制有了进一步的了解，越来越多的证据表明，ITP 是一种异质性疾病，其发病机制既包括体液免疫的紊乱，也包括细胞免疫的失调。研究表明，Th1/Th2 细胞的平衡失调与 ITP 的发生发展有关，而慢性 ITP 患者存在 Th1/Th2 比例失调；ITP 病情严重患者和抗血小板糖蛋白抗体阳性患者外周血中具有免疫调节功能的 $CD4^+T$ 细胞亚群——$CD4^+CD25^+$ T 调节细胞（Treg）的数量显著降低，病情缓解或脾切除的患者 $CD4^+CD25^+$ Treg 的数量则显著升高。同时通过对血小板生成的研究发现，大多数 ITP 患者血小板的"周转率"正常或下降，提示 ITP 发病机制中存在血小板生成不足，这一现象得到了骨髓形态学研究的支持，尽管 ITP 患者骨髓巨核细胞数正常或增加，但分类以产板前巨核细胞为主，其生成血小板的能力显著低下，这在 C/RITP 中尤为明显，随着对 ITP 发病机制中血小板生发功能的研究进展，临床上逐渐将促进血小板生成作为 C/RITP 治疗的方向之一。

　　本病存在免疫失衡现象，既有抗体活跃也有免疫缺陷，同时还有生成能力低下，单纯定位于免疫抑制治疗有所欠缺，中医辨证论治的特点正好弥补了西医免疫抑制剂单纯抑制为主的治疗思路，也更符合疾病的发病特点及其病理机制。大量的临床及基础实验研究提示肾、脾和机体的免疫功能有关，健脾补肾的药物具有调整免疫功能，改善免疫缺陷状态。"精血同源""精血互化"，《内经》强调"形不足者，温之以气；精不足者，补之以味"。提示中医补肾药物，尤其是具有填精益髓作用的药物，具有促进骨髓造血的作用。现代药理作用提示补肾药物作用于垂体-肾上腺系统，可以增强肾上腺皮质功能或具有肾上腺皮质激素样作用，而没有激素的副反应。因此，中药治疗的系统性更符合目前疾病的发病机理，中药治疗的安全性同时也减少了传统治疗带来的并发症，从而佐证了中医药在原发性血小板减少症治疗中的疗效及临床应用的前途。

406　从五脏辨治过敏性紫癜

整体观念是中医的基本特点之一，在内的五脏与在外的形体官窍是一个有机的整体。五脏的生理功能和病理变化可以通过人体在外的各种症状、体征间接反映出来。皮肤病虽有形于外，必诸于内。如《素问·皮部论》："百病之始生也，必先于皮毛……留而不去，传入于经，留而不去，传入于府……邪客于皮则腠理开，开则邪入客于络脉，络脉满则注于经脉，经脉满则入舍于府藏也。"皮肤病的临床表现揭示了体内五脏的功能状态，反映了整个机体的情况。因此中医治疗皮肤病的主要特点就是从五脏进行辨治，通过协调五脏，调理气血精津，疏通经络等措施来治疗皮肤病。通过查阅近现代文献可知，脏腑辨证对于皮肤病的诊治有着十分重要的地位，在临床中的应用十分广泛。过敏性紫癜属于皮肤科常见也是难治疾病之一，中医诊治本病，在血热妄行与气不摄血两大证候方向的基础上，进一步明确辨明脏腑虚实，具有独特的疗效与优势。但目前从五脏论治本病的理论基础及用药思路尚无文献进行系统整理，故学者郭颖等根据过敏性紫癜患者的症状特点，将本病的若干辨证要点按五脏分而论之，按"理论基础"与"诊疗思路"两部分进行了整理与探讨。

从心辨治

1. 理论基础　本病从心辨治主要可以从两个方面来考虑，首先，心主血脉，血液的运行有赖于心气的推动，心火过亢则迫血妄行，血溢脉外则发为本病。《小儿卫生总微论方·血溢论》中有"小儿诸血溢者，内热乘于血气也，血得热则流溢，随气而上……又有血从耳目牙缝龈舌诸窍等出者，是血随经络虚处著溢，自皮孔中出也"的记载。《诸病源候论·伤寒斑疮候》中又有"热毒乘虚出于皮肤，所以发斑疮隐疹如锦文重者身体喉口皆成疮也"之说，说明本病的皮疹与血脉的运行息息相关，而心火旺盛可直接导致血脉受损，发为本病。"脉者，血之府也"，在常态下，血在脉中，受脉之统摄，循经而行；而在病态下，热破血脉，血流急迫，脉不摄血，血不归经，外溢而发为本病，溢于肌肤则为"紫癜"，溢于肠道、溺中则为便血、尿血，溢于关节则见肿胀疼痛。"心者，其华在面，开窍于舌"，在临床上常可见到部分患者有面色发红、舌尖红而舌糜生疮的表现。其次，心主神明，如精神紧张，情绪波动，可导致心经火热，心火过盛从而煎灼营血导致血热阴虚。临床经常见到患者诉其在情绪波动大、工作压力大、精神紧张时发病；不少患者由于患病，情绪欠佳，焦虑难眠，而睡眠质量欠佳又反过来影响患者情绪，形成恶性循环。《温热论》中"心主血属营……营分受热，则血液受劫，心神不安，夜甚无寐，或斑点隐隐"即印证了这一说法。

2. 诊疗思路　清热凉血消斑，适用于血分有热、心经有火的患者，患者皮疹色偏红，身热面赤，可伴见头痛、皮肤瘙痒、便秘等，此外，有的患者伴有焦虑心烦等。《景岳全书》中说到"血本阴精，不宜动也，而动则为病……盖动则多由于火，火盛则破血妄行"，故治疗以清热凉血、活血化瘀为原则，常用药有水牛角、紫草、茜草、生地黄、牡丹皮、白茅根、丹参、赤芍等，临床常收到令人满意的效果。有学者认为此证患者多素体血热，热入营血，破血妄行，血溢脉外而发病，方用凉血消斑汤加减治疗（生地黄、当归、赤芍、牡丹皮、苦参、荆芥、川芎、牛蒡子、蝉蜕、甘草、大青叶、玄参），使得血热得清，毒热则解。亦可用凉血解毒汤来治疗本病，药用白茅根 15 g，地榆炭 15 g，生地黄 10 g，黄芪 12 g，玄参 12 g，连翘 12 g，大青叶 12 g，牡丹皮 8 g，赤芍 8 g，太子参 8 g，墨旱莲 8 g，水牛角 8 g（以上剂量均以 8 岁儿童为标准，药量加减随年龄浮动）。

从肺辨治

1. 理论基础 过敏性紫癜其病位在皮，而肺主皮毛，故本病亦与肺脏的关系密切。如《医宗金鉴·外科心法》："此证多因婴儿感受疠疫之气，郁于皮肤，凝结而成，大小青紫斑点，色状如葡萄，发于遍身，惟腿胫居多。"《外科正宗·葡萄疫》："葡萄疫，其患多生小儿，感受四时不正之气，郁皮肤不散，结成大小青紫斑点，色若葡萄，发于遍体头面，乃为腑证。"古书的记载明确地指出了本病与肺的相关性；外邪侵袭，首先犯肺，而肺藏魄，凡身强体壮、形体丰满之人，其腠理固密，抵抗外邪的能力强，不易患病；而小儿、体质虚弱、形体瘦小之人，肺气较为虚弱，卫外不固，则六淫邪气可趁虚侵入。《金匮要略》"风伤皮毛，热伤血脉……热之所过，血为之凝滞"，指出感受风邪是引起本病的主要原因。而且本病与风邪致病特点相似，"风性善行而数变，为百病之长"，因小儿为稚阴稚阳之体，脏腑娇嫩，气血未充，肺常不足，卫外不固，故而本病常多发于小儿。临床上过敏性紫癜的患者多为学龄儿童，以3～14岁为好发年龄，同时青中年患者亦不罕见，但多以体瘦虚弱之人居多。《幼儿金针》："葡萄疫，乃不正之气使然，小儿稍有寒热，忽生青紫斑点，大小不一，但有点而无头，色紫如葡萄。"轻者稽留于表，仅出现皮疹。重者则可侵害肺之本脏，肺脏受损，进而影响肾脏的功能，肾脏受累是本病严重程度的标志。临床上，过敏性紫癜患者多见于体虚之体，患者平素易于感冒；少数患者还会伴有胸闷憋气等症状。

2. 诊疗思路 益气固表祛斑，由上可知从肺论治的病机要点主要是外邪侵袭及腠理不固，两者可互为因果，即本虚致病，或久病致虚。故治疗上应以补益肺气和祛散外邪相结合，视病情权衡两法主次。儿童过敏性紫癜单纯型属于风热伤络证以自拟金蝉脱癜汤（金银花、蝉蜕、连翘、玄参、浮萍、生地黄、赤芍、牡丹皮、生侧柏叶、枇杷叶、徐长卿、生甘草）加减治疗效果显著，尤适于起病急、发展快而又反复发作的患儿。对外感明显的患者则注重从三焦辨证来治疗本病，属上焦证者以疏风开肺为治则，方以银翘散加减治疗，疗效甚佳。有学者认为过敏性紫癜病机归根为脾不统血，但脾不统血的根本又在于气虚无法固摄血液，《内经》云"诸气者皆属于肺"，故在治疗上抓住肺经这个关键，用补肺健脾的方药来治疗本病，收到良好的临床治疗效果。

从脾辨治

1. 理论基础 脾具有主运化、升清和统摄血液的功能，《金匮要略注》："五脏六腑之血，全赖脾气统摄。"饮食内伤或感受寒邪损伤脾阳，均可致脾的统摄功能失调，出现出血等症状，溢于肌肤而发病。《医宗金鉴·失血总括》中云"皮下出血曰肌衄"。脾为后天之本，脾气充足则气血生化有源，水谷精微上输于肺，濡养皮毛腠理，使肌腠密固；脾虚则土不生金，腠理不固，易于感受外邪，正所谓"邪之所凑，其气必虚"。现代临床观察发现，湿邪在本病病因中起着重要作用，"湿为阴邪，易阻遏气机，易伤阳气"，从而导致脾阳不运，肌肤失于濡养而发为本病。《诸病源候论·患斑毒病候》"斑毒之病，是热气入胃，而胃主肌肉，其热夹毒蕴积于胃，毒气蒸发于肌肉，状如蚊骚所嗤，赤斑起，乃匝遍体"。《医学入门·杂病风类》"内伤发斑，轻如蚊迹疹子者，多在手足，初起无头痛、身热，乃胃虚火游于外"，皆体现了本病与脾胃的关系密切。若从脾胃积热的角度分析本病病因病机，由于小儿多"脾常不足"，若平时调护不当，饮食失节，易形成脾胃积热，热毒之邪蕴积于胃，熏发肌肉而引发本病，故可将本病病机总结为"热毒蕴结脾胃，化火灼络"。临床上，过敏性紫癜患者多伴有食欲欠佳，不欲饮食的情况，甚至有的患者会出现腹绞痛等胃肠道反应，即胃肠型过敏性紫癜的临床表现。

2. 诊疗思路 脾脏的辨治应从虚实两方面考虑。

（1）健脾清热，祛湿消斑：适用于体内湿邪偏盛者，湿邪郁久化热，故治疗时以健脾祛湿为本，兼以清热消斑，用宋柞民消癜1号加减治疗（苍术、生薏苡仁、牡丹皮、土茯苓、白鲜皮、蛇床子、地肤子、青黛、黄柏、牛膝、苦参、凌霄花、连翘）。热重者，加白茅根、紫草、茜草；湿重、大便溏薄者，加冬瓜仁、白术、生牡蛎；腹痛者加炙香附、陈皮，临床疗效显著。过敏性紫癜以下肢伸侧多见，属阳明经所过之处，与胃肠关系密切，故有学者认为胃肠瘀热兼有湿邪为本病主要病机，治疗以清胃肠瘀热为主，兼以化湿，方用清胃散加减治疗。

（2）补益气血，健脾摄血：适用于脾气虚弱，统摄失调，血溢脉外者。从脾论治本病，脾虚则为本病主要病机，治疗上以补脾扶正为原则，常用药有黄芪、党参、西洋参、山药、炒白术、紫草、茜草、益母草、浮萍、墨旱莲、连翘、三七、大枣等。亦可用归脾汤加减治疗（党参、黄芪、生白术、白芍、当归、茯苓、大枣、神曲、炙甘草等），临床疗效显著。《脾胃论》曰"内伤脾胃，百病由生"，脾胃损伤可导致瘀血、出血等诸血症出现，故有学者把本病分为四型：脾胃虚证、脾胃实热证、不典型虚实寒热证、脾胃阴虚类证，用自拟方进行治疗，临床有效率达86.7%。

从肝辨治

1. 理论基础 肝脏对过敏性紫癜的发病亦有着重要影响，肝主疏泄，调畅人体的气机与精神情志。若肝脏的疏泄功能正常，则气机协调通畅，从而使人心情舒畅。反过来，若情志不畅，则肝气郁结，从而导致全身气机失调，气血运行不畅而致血瘀，血瘀日久不消而致血溢脉外，发为本病。《血证论》："凡离经之血，与营养周身之血已睽绝不合……此血在身，不能加于好血，而反阻新血之化机，故凡血证，总以祛瘀为要。"肝为藏血之脏，若肝脏功能失调，无法储藏血液，从而致血液溢于脉外，皮肤发斑，或鲜红，或青紫，抚之不碍手，压之不褪色。本病发病机理不离"热、毒、瘀、虚"，毒热蕴结，破血妄行为本病发病关键，毒热破血妄行，灼伤血络，血溢脉外，渗于肌肤则发为本病。而且瘀也是紫癜反复发作的病因，瘀血滞留，致血行不畅，血不归经，可致反复出血。验于临床，部分过敏性紫癜患者常诉其平日情绪不佳，整日郁郁寡欢，喜叹息，故伴有情绪问题的患者可考虑从肝论治。

2. 诊疗思路

（1）疏肝理气，活血化瘀：适用于辨证属肝气郁结，甚至郁而化火，肝火炽盛者，患者多平素情绪急躁，心情抑郁急躁之时症状加重，喜叹息，偶有胸胁胀痛，或发疹常在月经前期，经期两乳作胀，失眠多梦，舌质淡红，苔薄白，其脉弦，故本证治疗要点主要在于理气活血，可选失笑散合清热地黄汤，腹痛剧烈者，酌加炙乳香、炙没药；若见出血后瘀血内阻，症见瘀斑，可选用三七粉或酌加桃仁、红花等活血祛瘀之品。对于肝失调达、疏泄失职、气血瘀滞、血溢脉外而致紫癜者可用逍遥散合失笑散加减。

（2）活血化瘀，去瘀生新：适用于离经之血不能归经者，常见患者皮肤大片瘀斑，部分可伴有腹痛，月经有血块，舌色紫黯或有瘀斑、脉弦或涩。治疗时多配合益气、理气，或益气理气并用，以助活血。常用药鸡血藤30 g，当归10 g，赤芍15 g，丹参12 g，牡丹皮12 g，益母草12 g，蒲黄10 g，三七粉（吞服）3 g，五灵脂10 g，桃仁10 g，红花10 g，香附10 g。本病反复发作，迁延难愈的原因正是因为"瘀"与"溢"互为因果，而"瘀"又贯穿本病始终。故在治疗上，无论如何辨证施治，活血化瘀法均应贯穿治疗始终。血府逐瘀汤用治过敏性紫癜，其基础方为柴胡15 g，当归15 g，生地黄15 g，牛膝15 g，桃仁10 g，赤芍10 g，枳壳10 g，川芎10 g，秦艽10 g，羌活10 g，没药10 g，五灵脂10 g，生甘草10 g，红花5 g。并根据病情随症加减，关节疼痛者加木瓜、桑枝、地龙；腹痛加白芍、半夏；便血者加生槐花、生地榆；尿血加小蓟、白茅根、仙鹤草等治疗，治疗总有效率高达97%。研究表明，活血化瘀类中药对于免疫性疾病具有免疫调节作用，有改善微循环及降低毛细血管通透性等作用。

从肾辨治

1. 理论基础 《证治汇补》"热则伤血，血热不散，里实表虚，出于皮肤而为斑，久病必及肾，本病多虚瘀相互为患"，肾主封藏，为脏腑阴阳之根，对血液固摄有着重要作用。反过来，若紫癜反复发作又会累及肾脏。肾为先天之本，小儿过敏性紫癜的反复发作与肾的阴阳失衡有关，应用补肾活血法，在补肾阳、滋肾阴的同时活血化瘀，从根本上杜绝过敏性紫癜的复发。临床上常见严重过敏性紫癜患者常伴肾功能损伤，出现血尿、蛋白尿等，甚则出现关节疼痛等症，临床上出现任一表现，均提示有肾脏损害的可能，应尽快安排患者做尿常规、肾功能等检查，以尽快调整治疗方案。

2. 诊疗思路　有学者认为一些难治性、顽固性皮肤病与肾关系密切，大多为肾阴虚或肾阳虚，如能恰当运用补肾之法，往往可使疴得愈。本病日久，以血尿、蛋白尿为主要表现，临床可见紫癜反复发作，身倦乏力，面色苍白，关节疼痛，腰膝酸软。此为毒热之邪日久，耗气伤阴，病久及肾，而致肾虚，故治以益气补肾为主，常用药有太子参、黄芪、何首乌、枸杞子、女贞子、墨旱莲、熟地黄等。紫癜迁延不愈、反复发作，治疗时必须扶正与祛邪兼顾，可在麦味地黄汤的基础上，重用紫草、丹参、黄柏以增强祛瘀解毒之功。再加上红花、川芎、黄芪、白茅根、甘草等补气活血利尿之品，以培本补肾，驱除余邪，使瘀血化，新血生。坚持用药，则肾气复元，症状好转，血尿、蛋白尿消失而愈。而有的学者则从肾虚瘀热的角度论治本病，药用生地黄、水牛角、牡丹皮、山药、龟甲、女贞子、墨旱莲、紫草、赤芍、丹参、黄柏、黄芪、玄参等加减治疗。临床上可明显改善症状，值得参考借鉴。

以上从五脏辨治的角度，将五脏分别论述，以探究每一脏腑对本病发病及转归的影响，在治疗部分则引用了部分前辈的用药经验，并列举了其中部分方药。然而，过敏性紫癜的病因病机复杂，病情易于反复。因此在实际的辨证治疗中不可受限于思维定式，拘泥于一脏之病变，固守一方。应四诊合参，整体把握五脏之间的关系、阴阳气血的盛衰。这样才能在遣方用药时得心应手，从而提高临床疗效。

407　从五脏辨治慢性荨麻疹

　　人体是一个有机的整体，《素问·五脏别论》："五脏者，藏精气而不泄也。"皮肤在人体位置最为浅表，但与脏腑密切相关，主要体现在生理病理两方面。①生理状态下皮肤有赖于五脏精气的濡养才能发挥正常的生理功能，如《素问·经脉别论》："食气入胃，散精于肝……脉气流经，经气归于肺，肺朝百脉，输精于皮毛。"《灵枢·决气》："上焦开发，宣五谷味，熏肤，充身，泽毛，若雾露之溉。"②病理状态下，皮肤疾患的病情变化与脏腑状态可以相互影响，脏腑的阴阳失衡可以导致皮肤疾患，如《素问·调经论》："夫邪之生也，或生于阴，或生于阳。"反过来，皮肤疾病若不及时有效治疗，病情进展后也会影响脏腑，如《素问·皮部论》："百病之始生也，必先于皮毛……留而不去，传入于经，留而不去，传入于府……邪客于皮则腠理开，开则邪入客于络脉，络脉满则注于经脉，经脉满则入舍于府藏也。"而查阅近现代文献可知，中医学的整体观，特别是脏腑辨证的思想对于皮肤病的诊治确有举足轻重的地位，在临床中应用也十分广泛。慢性荨麻疹属于皮肤科常见病也是难治疾病之一，按病程分为急性和慢性荨麻疹，特殊类型有胆碱能性荨麻疹、寒冷性荨麻疹、压迫性荨麻疹、日光性荨麻疹等。慢性荨麻疹的中医辨证方法多种多样，在着重病因的基础上，以脏腑辨证和气血辨证的应用最多。但目前从五脏论治本病的理论基础及用药思路尚未见文献进行系统性整理，故学者尹仲衡等根据临床所见慢性荨麻疹患者的不同症状特点，将五脏辨治慢性荨麻疹的要点分而论之，按"理论基础"与"诊疗思路"两部分进行了梳理与探析。

从心论治

　　1. 理论基础　《疡医大全》："火聚胸中，肺受熏蒸，心火愈炽。或热极反兼风化，或可期鼓动内火……热极生风而发，所谓阴斑阴疹。"本病从心论治主要考虑到两方面因素，一是心藏神，与情志相关，情志不畅等因素可使心火过亢，进而克伐肺金或煎熬营血导致血热阴虚，如《素问·四时刺逆从论》："少阴有余，病皮痹隐轸。"验之临床，可见部分患者诉其常在工作劳累、情绪紧张时病情加重（与现代医学中胆碱能性荨麻疹类似）；亦有患者诉其发病多在夜间，瘙痒难忍而愈抓愈痒，眠差则进一步影响情绪，形成恶性循环。如《温热论》："心主血属营……营分受热，则血液受劫，心神不安，夜甚无寐，或斑点隐隐。"二是心气布于表，又主行营血，心火过亢则煎熬血分，行血不力，营气难于布达于表，《外科证治全书·卷四·发无定处证》中有"瘾疹红色小点，有窠粒隐行于皮肤之中而不出是也。属心火伤血，血不散，传于皮肤"的记载。在临床可见部分患者面色、舌质等偏暗，疹色暗红，易发于腰部、腿部等受压部位（即所谓压迫性荨麻疹）。

　　2. 诊疗思路　由上论述可知，心与荨麻疹发病的关系以血为根本，这也是临床常用祛风药与理血药治疗本病的依据，而根据血分证候的不同，用药思路主要有以下两点。

　　（1）清热凉血，祛风止痒：适用于血分有热、心经有火者，特点是疹块色红，皮肤灼热刺痒，搔后即起风团或条痕隆起。此外还有心烦恶热，舌尖红苔薄，脉象滑数。有学者认为此证候在人工荨麻疹中多见，方用消风散加减（荆芥、防风、生地黄、当归、蝉蜕、苦参、白蒺藜、知母、生石膏、生甘草等）。有学者针对荨麻疹患者有以上特点者采用自拟方疏风凉血，清热解毒。药用浮萍 9 g，防风 9 g，荆芥 9 g，生地黄 18 g，牡丹皮 12 g，赤芍 18 g，紫金皮 30 g，金银花 15 g，连翘 15 g，刺蒺藜 30 g。方中浮萍、防风、荆芥疏风解毒；生地黄、牡丹皮、赤芍、紫金皮滋阴凉血；金银花、连翘清热解毒；

刺蒺藜疏风止痒。

（2）活血化瘀，息风止痒：此法适用于经络皮部气血不通，营卫之气不宣，风寒或风热相搏而致。其特点是疹色暗红，易发于受压部位。兼有口唇舌质较暗，紫或见瘀斑，脉细涩。有学者认为压迫性荨麻疹多见此型证候，方取桃红四物汤加减。药用桃仁、红花、地龙、皂角刺、当归、川芎、赤芍、鬼箭羽、丹参、蝉蜕等。发于上肢者加桑枝、桂枝，发于下肢者加川牛膝。

从肺论治

1. 理论基础　荨麻疹病位在皮，皮毛腠理为肺之所主。《诸病源候论·风病诸候下·风候》："阳气外虚则多汗，汗出当风，风气搏于肌肉，与热气并，则生痦瘟，状如麻豆，甚者渐大，搔之成疮。"《医宗金鉴·外科心法要诀》："此证俗称鬼饭疙瘩，由汗出受风，或露卧寒凉，风邪多中表虚之人，初起皮肤作痒，次发扁疙瘩，形如豆瓣，堆累成片。"先贤的记载明确指出了本病与肺的相关性：肺藏魄，凡肺气充实、体魄健壮之人，其腠理密固，抵抗外邪的能力则强，不易患病；而肺气虚弱卫外不固之人，则六淫邪气可趁虚侵入，如《金匮要略·中风历节病脉证并治》："寸口脉迟而缓，迟则为寒，缓则为虚……邪气中经，则身痒而瘾疹。"现代有学者认为，肺为娇脏，不耐寒热。外邪侵袭后气机壅滞，则疏泄失司而见皮肤斑疹瘙痒。轻者仅稽留于表，重者可侵害肺之本脏，阻遏肺气。临床可见部分患者的病情与外界环境的变化有明显的相关性，如运动后发病、遇冷或遇热则加重；或平素易于感冒；还有患者在发作时会伴有明显的胸闷憋气。

2. 诊疗思路　益气固表、祛风止痒。由上可知从肺论治的病机要点是外邪侵袭和腠理不固，两者又可互为因果，即久病致虚，或本虚而致病，而在针对荨麻疹与中医体质相关性的研究中，不同性别荨麻疹患者中气虚质均占有较大比例。可见治疗时应以补益肺气和祛风散邪相结合，视病情权衡两法的主次。固本时可用玉屏风散，祛风时当辨其寒热，风寒者可选桂枝汤以调和营卫，风热者以宣畅气机、透肌解表、清热逐风为法，可选麻黄连翘赤小豆汤；表寒里热者方用麻杏石甘汤以外解表寒，内泄里热。

从脾论治

1. 理论基础　瘾疹多属于脾，以其隐隐在皮肤之间，发而多痒，或通身红者或不红者也。脾在荨麻疹的发病中有如下影响：一是脾为后天之本，脾气充足则气血生化有源，精微上输于肺，濡养皮毛腠理使其密固；脾虚则土不生金，腠理不得充实，易于感受外邪，如《外科枢要·赤白游风》"赤白游风属脾肺气虚，腠理不密，风热相搏"。二是脾者仓廪之官，主运化，食入某些食物后，若禀赋不耐，则胃虽受之但脾难于腐熟运化，遂化生湿热、作痰动风。如《证治要诀·发丹》："瘾疹，病此者，有人一生不可食鸡肉及章鱼动风之物，才食则丹随发，以此见得系脾风。"临床常见患者诉平素食欲较差，查看其肌肤干燥、粗糙而不滋润，或诉常在食用某些特定食物（鱼虾、酒肉等）后发病，或每于发病时伴有腹胀腹痛腹泻。

2. 诊疗思路　从脾论治者应考虑患者本虚标实的状态，虚者为脾气虚弱，对某些异物禀赋不耐；实者多为因虚致实，脾虚难运，化生湿热。

（1）健脾益气，固表御风：适用于脾气虚弱者，易受外感者。以健脾为本，兼以祛风，方药可选玉屏风散合四君子汤加减，同时应注意风邪的寒热性质，风热者可用柴胡、白鲜皮、白蒺藜、连翘、蝉蜕疏散风热；风寒者可用防风、紫苏叶等合麻黄桂枝各半汤以疏风散寒，调和营卫。疏散的同时可佐以乌梅、五味子、煅牡蛎等收敛之品，以免开泻太过反而可能耗气伤阴。

（2）健脾除湿止痒：适用于体内湿邪偏盛者。治疗时应辨别湿邪的寒热属性，相应的佐以温里或清热药。寒湿者可用参苓白术散，湿热者可用消风散、温胆汤、萆薢渗湿汤等加减。

（3）重视湿邪兼夹证的存在：有学者用蚕砂饮加减治疗体内素有湿邪，复感外邪者。症见风团色泽鲜红，瘙痒无度，腹痛腹泻或伴有恶心，舌红苔黄腻，脉数或濡数。药用蚕砂、蚤休、丹参、白鲜皮、地肤子、蛇床子、蝉蜕、槐花、牡丹皮、赤芍、生甘草等。此外，有学者针对一些湿热地带风多夹湿、风湿相搏而发病的特点，常随症选用徐长卿、苦参、地肤子、白鲜皮等祛风湿止痒之品，使湿去，风邪易于疏散。还有学者提出临床上湿热往往与阳虚相伴，二者看似矛盾，但客观反映了本病的错综复杂，湿热与阳虚共存考虑有以下因素：一是湿热与阳虚存在因果关系，即阳虚不能温化水湿，郁久化热；二是素体阳虚，短期内过多进食辛辣肥甘之品；三是素体湿热，医生过度使用苦寒之药伤损其阳气；四是素体阳虚，感受外界湿热。

从肝论治

1. 理论基础　《景岳全书·四十七卷·贤集》："赤白游风……或因虚火内动，外邪所乘；或肝火血热、风热所致。"肝对荨麻疹的发病主要有如下影响：一是肝主疏泄，调畅气机与情志。疏泄功能正常，则一身之气机协调。若情志不畅，肝气郁结，会导致全身气机失调，血行不畅而致血瘀；平素急躁易怒、肝胆火旺者则会损耗肝阴，导致阴虚。二是肝为藏血之脏，又是罢极之本，过度劳累等因素可使肝之阴血耗而致血虚。以上两方面，最终导致的共同结果是皮肤不得营血濡养，均可出现生风化燥。验于临床，部分慢性荨麻疹患者诉平日情绪不佳、有长期劳累生活史、病情于夜间加重等表现，可考虑从肝论治。

2. 诊疗思路

（1）疏肝理气，清肝泻火：适用于辨证属肝气郁结，甚至郁而化火，肝火炽盛者，患者平素情绪急躁，病情心情抑郁急躁之时更甚，喜叹息，偶有胸胁胀痛，或发疹常在月经前期，经后则逐渐消失；经期两乳作胀，失眠多梦，舌质淡红，苔薄白，其脉弦，本证型的要点在于使气血通畅，并降泻肝火，则风团自散，肝火偏重者可选龙胆泻肝汤或小柴胡汤合升降散加减，对于肝郁偏重者可采用丹栀逍遥散，肝气犯胃者当在疏肝基础上加入陈皮、炒枳壳、砂仁等和胃之药；此外，还有学者针对女性经前荨麻疹以二仙四物汤加减调理冲任，药用仙茅 10 g，淫羊藿 10 g，当归 15 g，川芎 g，生地黄 15 g，赤芍 15 g，丹参 15 g，柴胡 10 g，防风 10 g，荆芥 10 g，蝉蜕 8 g，甘草 3 g。

（2）补养肝血，柔肝息风：适用于辨证属血虚生风者，常见于久病之人或老年患者，风团色淡红，日轻夜重，或疲劳时加重，舌淡苔薄、脉弦细。柯韵伯谓："治风者，不患无以祛之，而患无以御之，不畏风之不去，而畏风之复来。"因此，应注意血虚是病情反复的根本原因，治法是补气养血、祛风通络，使血旺则风自灭。可用当归饮子或八珍汤加减，风盛者加僵蚕、乌梢蛇、全蝎；热盛者加蝉蜕、薄荷。

从肾论治

1. 理论基础　肾脏为先天之本，位于下焦，在五脏中位置最内，是一身阴阳的根基，荨麻疹虽病位在表，但若反复发作则会耗伤人体正气，久病及肾；此外，慢性荨麻疹患者多有长期服药史，若本已有不足，又服用大量解表疏风、清热凉血解毒之药，则更伤其阴，进而会导致阴阳俱损。

2. 诊疗思路　有学者认为一些难治性、顽固性皮肤病与肾关系密切，大多为肾阴虚或肾阳虚，如能恰当运用补肾之法，往往可使沉疴得愈。辨证为肺肾不足，阴虚血热者，用麦味地黄丸加减以滋阴补肾敛肺：加入乌梅敛肺肾；白蒺藜祛风止痒；甘草调和诸药。辨证为肾阳不足者，可选用金匮肾气丸或四逆汤加减以温肾壮阳。

以上论述从脏腑辨证的角度，将五脏分开而论，以探究每一脏对慢性荨麻疹发病和转归的影响，在治疗部分则引用了前辈的用药经验，列举了部分方药。但需要注意的是在临床上慢性荨麻疹病机十分复杂，病情容易反复。因此实际的辨证治疗中不可受限于思维定式，拘泥于一脏的病变，固守一方一药，而应四诊合参，整体把握患者五脏之间的联系、脏腑阴阳气血的盛衰。如此才能在遣方用药时得心应手，提高临床的疗效。

408　从五脏辨治血热型银屑病

　　银屑病为一种炎症性皮肤疾病，具有顽固性，迁延不愈。脏腑功能失调与银屑病的发生和发展关系密切，不仅要观察外在皮损表现，还要观察脏腑功能是否异常。如果使脏腑功能恢复正常，银屑病病情将随之好转，甚至康复。学者李萌等以脏象理论为依据，根据银屑病临床特点，探讨了脏象与血热型银屑病发病之间的关系，为临床提供了诊疗方法。

脏象理论

　　脏象是脏腑功能、病理改变在外表现的征象。中医学重视皮肤病与五脏六腑病理改变之间的关系，善于运用脏腑辨证治疗皮肤病，这是中医学整体观念的特色。赵炳南云："皮肤病虽发于外，而本于内，没有内乱，不得外患。"内与外相互联系，互相影响。体表有病变可传入脏腑，脏腑有病变也可在体表表现出来。肺外合皮毛，主宣发肃降，肺气可以向上、向外周和向下、向内布散从脾转输而来的水谷精微及津液，将它们布散到皮毛，皮肤得到滋养。如果外邪袭肺或者肺气不足，肺失宣发，皮肤得不到滋养，皮肤枯槁、没有光泽。心主血脉、主藏神。心可以推动脉管中的血液运行，进而血液营养到全身各处。只有血液正常运行，皮肤得到血液营养，皮肤才会滋润有光泽。如果嗜食肥甘厚味、辛辣，或情志不畅化火导致心火旺盛，口舌会生疮。如果心气不足，无力推动血液循环，没有足够的血液滋养皮肤，则皮肤色白、舌淡、脉弱无力。如果心气充足，面部皮肤则表现出红润、有光泽。肝主藏血、疏泄。肝可以畅达全身气机和推动全身气血运行，肝还可以藏有足够的血液。肝的生理功能正常，皮肤才能得到更好的气血营养，皮肤颜色才能红润并有光泽。如果肝藏血的功能不足，皮肤失去血液濡养，皮肤会变得粗糙，甚至肌肤甲错。如果肝气亢逆，则全身气机逆乱，气血运行失常，皮肤会变得斑驳无华。脾可以化生经过胃和小肠消化后的饮食物为水谷精微，并且输布到全身各处。人体内水湿的排泄也依赖于脾的生理功能。如果脾失健运，没有充足的水谷精微滋养全身皮肤，肌肤则变得萎黄、无光泽、枯槁；如果脾不能很好地运化水湿，水湿困阻脾胃，会出现皮肤水肿、糜烂。如果脾气不足，脾统摄血液功能失常，血失所统，也可导致皮肤病的发生。肾藏有先天之精，也就是肾精，充足的肾精可以化生足够的肾气，如果肾气不足，就不能很好地温煦其他脏腑。肾精化血减少，皮肤失去濡养，皮肤会变得暗黑不润。在临床实践中，可以观察到很多遗传性的皮肤疾病与肾精不足有很大关系。银屑病，中医学称为"白疕"，其中"血热型"是白疕最常见的证型，血热多由于平时嗜食辛辣、情志因素影响，或者服药不当，加上外邪侵袭肌肤，在人体结聚血热毒邪，搏于皮肤，久而化热，迫使营卫的气血阻滞，气血运行不畅，日久导致血虚，肌肤失去滋养。血热型银屑病应以清热解毒散瘀、凉血活血为主要的治疗原则。

五脏论治

　　1. 从肺论治　肺输布的卫气和津液滋养皮肤。肺可以宣发卫气和布散津液及水谷精微到全身，外达皮毛。卫气还可以抵御外邪。如果肺气虚，则抵御外邪功能也不足。血热是银屑病发展变化的重要因素，津液受热邪灼伤致津液亏少，血液运行受阻，进而有瘀血的形成。血热型银屑病患者表现在皮，肺失宣发，汗液减少，皮肤干燥、脱屑。

　　血热、血瘀、血虚是银屑病不同的阶段，不同阶段有着不同的表现。对于治疗银屑病，从血论治该病有坚实的临床基础，从肺论治是从血论治的有效补充。从肺论治可以在从血论治的基础上，结合宣肺、清肺、润肺的药物。血热型银屑病患者在发病前常常有外感病史，还伴有咽喉红肿疼痛、咽干等表现。治以疏风止痒、清热凉血。药用白鲜皮清热燥湿止痒、祛风泻火解毒，炒荆芥疏风解表、消疮透疹，白术益气健脾、固表止汗、燥湿、安胎，板蓝根清热解毒、利咽散结、凉血消肿，茯苓利水消肿、渗泄水湿、宁心安神，金银花清热解毒、凉血、散风热，牡丹皮散瘀消痈、清热凉血，紫草清热凉血、解毒透疹、活血消肿，生地黄清热凉血止血、养阴生津，蝉蜕疏散风热、透疹止痒、宣肺利咽，甘草调和诸药，本方可以清热毒、散风邪。

2. 从心论治　患者外感邪气，或嗜食油腻、辛辣，或心情烦躁，致使心火旺盛，热入营血，导致银屑病的发生。心主血脉，主神明。血热型银屑病患者典型表现是皮损颜色鲜红，层层银白色鳞屑，不断有新疹出现。这是血分有热，心能推动在脉管中运行的血液营养人体全身各处，所以心与血分有热有紧密的联系。因此临床上多选用入心经的凉血药或者清心火的药物，如赤芍、紫草、牡丹皮等。

血热型银屑病患者皮疹颜色鲜红，不断出现，鳞屑多，瘙痒症状明显，抓后有出血点，病情发展迅速，兼见口渴、心烦、大便干结、小便黄赤等症状，治疗以清热凉血、解毒散瘀为原则，药用水牛角定惊、解毒、凉血，金银花散风热、解毒、凉血，生地黄清热凉血止血、养阴生津，白茅根清热凉血止血、利尿，赤芍散瘀止痛、清热凉血，牡丹皮散瘀消痈、清热凉血，紫草清热凉血、解毒透疹、活血消肿。

3. 从肝论治　银屑病是一种身心疾病。社会和心理因素都可以影响银屑病患者病情。中医学认为人的情志是气机主导，气机调畅则情志舒畅，肝郁气滞，则体内气机运行失常。肝疏通气机功能正常，气血营养全身，皮肤滋润有光泽。肝藏血，肝木得到濡养，肌肤受血滋养。所以血热型银屑病与肝的生理功能发生异常改变是有关联的。

血热型银屑病患者多有血热，又复感风寒、风热而发为病。疾病早期对此病恐惧、焦虑，日久情志不舒畅，肝气失于疏泄，影响到脾运化水湿，水湿内生化热，湿热蕴于肌肤。所以肝和气血和，气顺情志舒畅，血调斑疹消。药用龙胆泻肝胆实火、燥湿清热，黄芩解毒止血、燥湿清热，栀子清利湿热、清热凉血、泻火解毒，泽泻泄热、渗湿利水，柴胡疏解肝郁、退热解表，车前子清热利尿，当归补血、活血调经、散寒止痛，生地黄清热凉血止血、养阴生津，当归和生地黄养血益阴以顾肝体，金银花和连翘散风热、解热毒，甘草调和诸药。诸药合用清肝火、健脾、利湿热。

4. 从脾论治　部分血热型银屑病患者由于嗜食辛辣、肥甘厚味，伤脾胃，郁而化热，内邪、外邪相合于血分，发为本病。如果患者脾的功能受损，脾不统血则出现红斑；脾健运失常，皮肤有湿热，则出现鳞屑；或者平素胃热，再感风热，化燥出现鳞屑。

部分血热型银屑病患者除了有典型血热证表现外，兼有神疲乏力、舌淡有齿痕等脾气虚表现。治以清热解毒凉血、健脾补气。药用水牛角清热解毒、清热凉血，泽泻泄热、渗湿利水，赤芍散瘀消肿止痛、清热凉血，山药补气滋阴、补脾肺肾，生地黄清热凉血止血、养阴生津，槐花清肝火、凉血止血，金银花疏散风热、清热解毒，黄芪补气健脾、益卫固表，薏苡仁健脾除痹、利水渗湿。

5. 从肾论治　肾阴是人体阴液的根本。患者病程日久伴有阴虚表现。血热日久伤津液、耗伤真阴。人体五脏相互联系，相互影响。肾阴不足不能制约心火，血热蕴于肌肤出现红斑。肾阴受损，肝风内扰，出现瘙痒。肾阴亏损，肺阴不足，皮肤干燥、有鳞屑。治以滋阴凉血解毒。药用水牛角清热解毒、清热凉血，熟地黄滋补阴血、益精填髓、补肝肾，紫草清热凉血、解毒透疹、活血消肿，玄参滋阴润燥、清热凉血解毒，生地黄清热凉血止血、养阴生津，牡丹皮散瘀消痈、清热凉血，山药补气滋阴、补脾肺肾，赤芍散瘀消肿止痛、清热凉血。

验案举隅

病案 1. 患者，女，28 岁，2021 年 3 月 9 日初诊。大腿、前胸出现红色点滴状皮疹 1 周。1 周前曾患感冒，有流涕、咳嗽、咽喉肿痛等症状，自行服用复方氨酚烷胺片和蒲公英颗粒，病情缓解，但仍然有咽痛。并且在大腿、前胸出现少量红色点滴状皮疹，皮疹逐渐增多，遂来就诊。刻诊四肢、头部、躯干均有大量鲜红色的点滴状的皮疹，皮疹局部温度稍高，上面有厚厚的银白色的鳞屑，瘙痒难耐，皮损中间有正常皮肤，旧皮损不断地融合成片，大量新皮疹不断出现。病来无头晕头痛，无腹痛腹泻，无恶心呕吐，饮食可，睡眠欠佳，大便干结，3日一行，舌红苔黄脉浮数。西医诊断为银屑病，中医诊断为白疕（血热证）。治以祛风止痒、解毒凉血。

处方：白鲜皮15 g，合欢花15 g，炒荆芥20 g，大黄3 g，白术15 g，蝉蜕15 g，煅龙骨15 g，板蓝根20 g，生地黄15 g，紫草15 g，炒防风20 g，茯苓15 g，牡丹皮15 g，山豆根15 g，金银花30 g，甘草10 g。7剂，每日1剂，水煎早饭前、晚饭后分2次服。嘱患者忌辛辣饮食，不宜饮酒，消除患者对银屑病的焦虑、恐惧心理，避免刺激患处皮肤。

二诊（2021年3月16日）：皮疹稍微减少，皮疹颜色稍微变淡，瘙痒略减轻，鳞屑略减少，咽喉疼痛消失，大便正常，睡眠稍好转。上方去大黄、山豆根，炒荆芥改为15 g，炒防风改为15 g，7剂。

三诊（2021年3月23日）：皮疹消失，留有色素沉着，瘙痒症状缓解，睡眠尚可。上方去合欢花、煅龙骨。14剂。随访6个月未复发。

按：患者诱发银屑病的因素是感冒，曾有流涕、咳嗽、咳痰等症状，就诊时咽喉仍然疼痛，四肢、头部、躯干均有大量鲜红色点滴状皮疹，舌红苔黄脉浮数，属于血热证，治疗可以从肺论治，以祛风止痒、解毒凉血为原则。白鲜皮清热燥湿止痒、泻火解毒，炒荆芥疏风解表、消疮透疹，防风祛风解表、止痛，山豆根解毒、利咽，白术益气健脾、固表、燥湿，蝉蜕散风热、宣肺透疹，板蓝根清热解毒、凉血、利咽，生地黄清热凉血止血、养阴生津，紫草清热凉血、活血、解毒透疹，茯苓利水、宁心，牡丹皮凉血散瘀消痈，金银花清热解毒、凉血、疏散风热，甘草调和诸药，大黄用于通便，煅龙骨和合欢花用于安神。二诊皮损病情好转，瘙痒减轻，减少炒荆芥、炒防风用量；咽喉疼痛消失，去掉山豆根；大便正常，去掉大黄。三诊皮疹消失，留有色素沉着，睡眠正常，去煅龙骨和合欢花。

病案2.患者，男，33岁，2021年4月6日初诊。全身红色皮疹、银白色鳞屑伴有瘙痒半年，加重1个月。半年前双下肢出现少量红斑，红斑逐渐增多并伴有银白色鳞屑，曾至其他医院就诊，确诊为银屑病，并予"消银颗粒""地奈德软膏"治疗，效果不佳，近1个月病情加重。刻诊头部、四肢、躯干均有大量的红斑，红斑上有层层银白色鳞屑，剧烈瘙痒，有新疹不断地出现，并有便溏、食欲不振、神疲乏力、舌淡苔薄白脉弱等。无头晕头痛、无恶心呕吐，睡眠欠佳、饮食欠佳，大便每日3次并有腹泻。西医诊断为银屑病；中医诊断为白疕（血热证）。

处方：水牛角20 g，黄芪30 g，薏苡仁15 g，泽泻15 g，赤芍20 g，炒防风20 g，山药15 g，生地黄20 g，槐花20 g，金银花30 g，酸枣仁15 g，炒荆芥20 g，甘草10 g。7剂，每日1剂，水煎早饭前、晚饭后分2次服。避免刺激患处皮肤。忌辛辣饮食、不宜饮酒。

二诊（2021年4月13日）：皮损颜色变淡、鳞屑稍微减少、瘙痒减轻，饮食、睡眠稍微好转，腹泻略缓解。炒防风、炒荆芥改为15 g，7剂。

三诊（2021年4月20日）：皮损颜色转为暗红色、无鳞屑、无瘙痒、皮肤干燥、大便正常、饮食和睡眠正常。上方去酸枣仁，加鸡血藤15 g，当归15 g，14剂。

按：患者就诊时头部、四肢、躯干均有大量的红斑，红斑上有层层银白色鳞屑，剧烈瘙痒、新疹不断出现，可诊断为血热型银屑病。治疗应从脾论治，以益气健脾、凉血解毒为治疗原则。方中水牛角清热解毒、清热凉血、定惊，黄芪补气健脾、益卫固表，薏苡仁健脾除痹、利水渗湿，泽泻泄热、渗湿利水，赤芍散瘀消肿止痛、清热凉血，山药补气滋阴、补脾肺肾，生地黄清热凉血止血、养阴生津，槐花清肝火、凉血止血，金银花疏散风热、清热毒，酸枣仁用于安神，炒荆芥、炒防风用于止痒，甘草调和诸药。二诊皮损颜色变淡、鳞屑稍微减少、瘙痒减轻、腹泻略缓解。瘙痒减轻，减少炒防风、炒荆芥的用量。三诊无鳞屑、无瘙痒、皮损转为暗红色、皮肤干燥、大便正常、睡眠正常。睡眠正常，去酸枣仁。皮损颜色转为暗红色，皮损干燥，加鸡血藤和当归用来补血养血活血。

　　李萌从脏腑角度分析脏腑和血热型银屑病之间的联系，论述血热型银屑病的发病与肺主宣发肃降和肺主皮毛有关；与心主血脉和神明有关；与肝主疏泄和藏血有关；与脾主运化和统血有关；与病程日久，肾阴不足有关，虽然分开论述五脏论治血热型银屑病，但是五脏之间是相互关联的。通过五脏的生理功能总结出用脏象理论论治血热型银屑病的优势，既要观察外在皮损表现，又要观察内在脏腑功能变化。既看到外因，又看到内因，内外合治，标本兼顾。

409　从五脏特性探析高脂血症的发病机制

血脂是血浆中的中性脂肪（甘油三酯）和类脂（磷脂、糖脂、固醇、类固醇）的总称。而高脂血症是指由于脂肪代谢或运转异常使血浆中一种或几种脂质高于正常而导致的脂质代谢紊乱性疾病。临床上的高脂血症多是指血浆中总胆固醇（TC）、甘油三酯（TG）、低密度脂蛋白胆固醇（LDL-C）超过正常范围，而高密度脂蛋白胆固醇（HDL-C）低于正常水平的一类疾病。随着都市化进程的加快，人们在饮食结构、运动习惯、情绪调节等方面都发生了巨大的改变，随之而来的是代谢性疾病的增多。高脂血症作为代谢类疾病中最常见的一种，却由于发病症状不明显，常常被人们所忽视。由高脂血症诱发的动脉粥样硬化、心脑血管疾病、消化系统疾病、肾脏疾病对人类的健康已经造成了巨大的危害。

现代医学研究高脂血症的发病机制主要集中于脂质或糖类摄入过多、激素（胰岛素、甲状腺激素）及代谢（糖代谢）异常、基因缺陷等几个方面，针对以上发病机制临床上治疗高脂血症的药物主要有他汀类、贝特类、烟酸类、依折麦布、ω-3 多不饱和脂肪酸、胆酸螯合剂等，虽对于高脂血症的治疗取得了一定的疗效，但不良反应也较明显突出。中医学无"高脂血症"这一名称，普遍认为高脂血症属中医的"痰浊""瘀血""痰饮"等范畴，古籍文献中可以看到散在"膏""脂"等相关描述，如《灵枢·卫气失常》："人有肥、有膏、有肉、有膏者则多有气，多气者易热。"中医上将其发病因素多归于"痰""浊""湿""瘀"等，并且认为"膏""脂"等物质来自饮食物，由脾胃化生而成，其发病与肝胆、脾胃、心肾等多脏腑相关，由于饮食不节、劳倦过度、情志失常直接或间接影响脏腑功能，或在脏腑功能失调的情况下，气血津液不能正常输布，膏脂的运行很容易受到阻滞，化而为浊，使气血更加凝滞，导致高脂血症的发病。学者秘红英等从中医整体观念出发，探析了五脏与高脂血症的发病关系，阐明了其发病机制与五脏之间的关联，为中医临床治疗高脂血症提供了重要的参考依据。

从脾胃探析高脂血症的发病机制

1. 脾虚失健，痰瘀互阻　许多中医学者认为，过食肥甘及醇酒厚味，可阻碍脾胃功能，酿生痰湿。吴昊和蔡少杭认为血脂异常的外因多因过食膏粱厚味、嗜酒等。高脂血症的形成与痰饮密切相关，痰浊是血脂异常的主要表现和生化物质基础，痰浊阻遏血脉是血脂异常的重要原因。

《灵枢·灵兰秘典论》："脾胃者，仓廪之官，五味出焉。"《素问·经脉别论》："饮入于胃，游溢精气，上输于脾，脾气散精，上归于肺。"脾为后天之本，为运化水谷精微的枢纽，食物经脾胃消化吸收后化生气血，散布全身以充养五脏六腑，濡润四肢百骸。《素问·至真要大论》"诸湿肿满，皆属于脾"，《景岳全书》"五脏之病，虽俱能生痰，然无不由乎脾生。盖脾主湿，湿动则痰生"，《医宗必读·痰饮》"脾为生痰之源"。如摄入过多的膏粱厚味，影响了脾胃的运化功能，则可酿湿成痰。

此外，脾胃为气血化生之源，如若脾气亏虚，失于健运，不能正常运化输布水谷精微等物质，则可形成病理性的痰浊；津从浊化而为膏，凝而为脂，随气机的升降注入血脉而致血脂升高，并且导致脉中血行凝滞，久则成瘀。张光昇和许斌强调脾虚导致痰湿内结是形成高脂血症的基本病机。李明权认为高脂血症的基本病机为脾虚痰浊，随疾病发展往往形成痰瘀互结和湿热内蕴证，血脂属中医学膏脂范畴，产生于脾胃，化生人体精微，布散全身，滋养脏腑；脾失健运，阳虚无以蒸腾津液、气虚无以运化精微，致膏脂布散异常，溢于皮肉或积聚于内脏形成痰浊，使人肥胖，发为高脂血症，其创制的"健脾泻浊降脂方"在临床中取得了显著的疗效。因此脾虚失于健运、痰瘀阻滞是导致高脂血症的重要病理机制。

2. 寒湿困脾，痰湿阻滞　《内外伤辨惑论·饮食劳倦论》"饮食失节，寒湿不适，则脾胃乃伤"。人们久居湿地或贪饮寒凉之品，致寒湿壅盛，中阳被遏，脾失健运，痰浊内生。痰为阴邪，脾阳不升加重痰浊的生成，痰浊进一步阻滞中焦气机升降，脾胃不能正常运化水谷精微。痰浊侵入血脉，阻滞脉络，或久而成瘀。寒湿困脾导致的高脂血症临床上虽不多见，但对于患者的辨证论治具有重要的指导意义。

从肝胆探析高脂血症的发病机制

1. 肝郁气滞，痰瘀互结　肝藏血，主疏泄，喜调达而恶抑郁，《素问·经脉别论》："食气入胃，散精于肝。"《血证论·脏腑病机论》："肝属木，木气冲和条达，不致郁遏，则血脉得畅。"脾胃化生的水谷精微有赖于肝的疏泄功能而遍布全身，肝气调达，气机通畅则气血津液输布正常。胆附于肝，二者互为表里，胆蕴藏胆汁，有助于脂质的代谢。如肝郁气滞，失疏泄，气血津液运行失常，津液则凝练为痰，血行不畅形成瘀血，气机不调加重痰浊、瘀血的生成；肝为木，木克脾土，影响脾胃的运化功能则产生痰浊，而致痰湿困脾，最终发为痰瘀，阻塞脉道，形成高脂血症。

《薛氏医案·求病脏》载有肝气通则心气和，肝气滞则心气乏，肝气郁滞可导致心气不足，而导致痰瘀内结。经现代研究证实，随着人们各种压力的增大，由情志变化致肝郁气滞失于疏泄，最终导致高脂血症的发病率越来越高，且发病年龄趋于年轻化。赵艳君通过调查发现，平顶山患高脂血症的患者，其心理压力高于正常社会人群。因此重视情志因素在高脂血症发病中的作用尤为重要。肝主疏泄，肝之气机条畅则使机体全身气机畅达，体内气血津液运行通畅，流注全身，反之，肝失疏泄，脾失健运，气血津液输布障碍，影响脂质代谢，导致高脂血症的发病。王进京和李争絮在临床上采用疏肝健脾法治疗高脂血症患者，也取得了较好的疗效。

2. 肝阴不足，炼液为痰　中医学认为，肝居中焦，易上侮肺金，中乘脾胃，下竭肾阴，上逆冲心，旁及胆腑，引发诸脏功能失调，百病变生。《得心集医案》"夫肝为刚脏，体阴而用阳"，肝肾同源，肝木有赖于肾水的滋养。肾阴亏虚，肾水不足，不能滋养肝木，则肝之疏泄失司，或肾阴亏于下，肝阳亢于上，阴虚化热生风，灼津为痰，最终亦可导致高脂血症的发生。

从肾探析高脂血症的发病机制

肾虚痰阻络瘀。肾藏精主水，且为一身阴阳之根本，肾阳可以生发五脏阳气，使五脏得以温煦，肾阴可以滋养五脏之阴，使五脏得以滋润。各种原因所致的肾气、精、阴、阳亏虚，都会导致肾水液代谢失常，进而影响脂质代谢，导致血脂异常。

肾气亏虚，气化失司，运行水液功能障碍，水液停滞而浊化为痰。肾为先天之本，肾精的作用贯穿于人体一生的代谢之中，影响着生命生、长、壮、衰、已的整个过程，且肾中精气充盈是推动激发各个脏腑生理功能的必要条件。肾精不足可影响心、脾等脏腑的功能，影响脾胃则输布水谷精微功能失司而聚湿成痰，影响心脉则血脉运行不利而成瘀，最终导致脂质代谢异常。

肾阴贮藏膏脂，肾阳布化膏脂，肾阳虚衰，机体失于温煦，脏腑功能减退，蒸腾气化无力，水谷精微失于运化，浊凝为痰；肾阴亏虚，虚火灼津，炼液为痰；且肾阴不足，机体失于滋润濡养，使血行不畅，致血脉瘀积，痰浊内生，痰浊日久浸淫脉道，致痰阻络瘀而发为高脂血症。《内经》"年过五十，阴气自半"，与肾脏相关的高脂血症患者多为中老年人，这与肾虚导致高脂血症的病理机制相一致。肾为先天之本，现代研究显示，由遗传因素、基因缺陷或激素代谢紊乱引起的高脂血症多与中医的肾脏相关。

从肺探析高脂血症的发病机制

肺失宣肃，痰瘀阻滞。肺主气，司呼吸，吐故纳新，进行机体内外气体的交换，调节气机升降出入运动，从而保证人体新陈代谢的正常进行。《素问·经脉别论》："饮入于胃，游溢精气，上输于脾。脾气散精，上归于肺，通调水道，下输膀胱，水津四布，五经并行，合于四时五脏，阴阳揆度，以为常也。"全身水谷精微的输布代谢有赖于肺气的推动。

肺主治节，主宣发肃降，为"水之上源"，若肺失宣发肃降，津液、气血输布运行功能失常，而停滞形成痰饮水湿；由肺从自然界吸入的清气和脾胃从饮食物中运化而生成的水谷精气结合而形成的宗气，聚集于胸中，能灌注心脉以助心行血，还可沿三焦下至丹田以资先天元气。若"宗气不下，脉中之血，凝而留止"最终形成瘀血，阻滞脉络，脉络瘀阻，痰浊、瘀血加剧，二者互为因果，进一步影响脂质代谢。且心肺同居上焦，肺朝百脉，肺的生理功能失常，则血凝不留，瘀血阻络。因此肺失于宣发肃降导致痰瘀阻滞脉络是形成高脂血症的重要因素。

从心探析高脂血症的发病机制

心气亏虚，瘀血内阻。《景岳全书》"痰涎皆本血气……若化失其正……而血气即成痰涎"，心主一身之血脉，由脾胃运化而成的精微物质需心气的推动，通过血脉而到达全身。因此血脉是机体营养物质输转的重要媒介之一。脉为血府，是血液储存的场所及运行的通道，当血运无力，则脉行缓滞，停而为瘀，或脉管破损，固摄失权，血溢脉外而为瘀。且《诸病源候论》中指出痰浊的形成与运化与血液运行、脉管损伤、津液代谢等因素密切相关。如若心气亏虚，血运不利，则血行缓滞，精微物质不能到达各个脏腑，久则发为瘀，瘀血停积，影响机体水液代谢，水湿凝聚为痰，二者互为因果，痰瘀互结；且痰浊瘀血导致脉道狭窄或闭塞，而脉道的狭窄或闭塞进一步加剧痰浊瘀血的凝聚，最终加重脂质代谢异常。梁纪文通过研究发现，痰瘀互结，沉积于血府，脉道失于通畅，血运受阻是高脂血症发生发展的核心病变。

心为脾之母，心气不足，"母病及子"，导致脾脏气血亏虚，运化水谷精微功能下降，进一步聚湿成痰；心主神志，肝主疏泄，血液是神志活动的物质基础。心气充足则气机调达，心气亏虚、运血无力，肝气受损气机郁滞，肝血不足、血运不畅，输泄功能失司则情志不遂，影响津液代谢和膏脂运化，加剧痰涎内生，造成脂质的堆积，血液的凝滞，使得痰浊、瘀血、脂浊相互为患，促进高脂血症的发生发展。因此心气亏虚，血脉失畅，痰瘀互结是高脂血症发病的病理机制之一。且脂质代谢与心脏功能之间相互影响，《素问·生气通天论》曰"味过于甘，心气喘满"，指出长期食用肥甘厚腻之品易出现胸闷、气喘等心脏症状。

《灵枢·卫气失常》"人有脂有膏有肉"。膏""脂"等物质来源于饮食物所化生的水谷精微，体内摄入的水谷，经过脾胃的运化功能，化生成精微物质，经过肾阳的蒸腾、温煦、气化作用和心气、心阳的营运之下作用，化赤而入于血脉，便生成血液中的膏脂。膏脂的转运、代谢需要脾胃的运化、肝胆疏泄、肾脏的气化、肺的宣发肃降、心气的推动相互紧密配合。膏脂摄入适量，机体五脏功能正常，脂质代谢才能顺畅，膏脂等物质可濡养四肢百骸，为机体提供足够的营养，则肌肉丰满、身体强壮。病理情况下，脂质摄入过剩或者五脏功能失常，精微物质不能输布而化浊、津液停滞成为痰饮、瘀血，堆积在血脉，久而久之，形成高脂血症。

综上所述，随着人们生活习惯、饮食结构的改变，社会压力的增加，导致体内膏脂堆积，脂质代谢紊乱，导致高脂血症的患病率逐年升高，趋于年轻化。研究及临床证实，高脂血症已成为心脑血管疾病、肾脏疾病等最常见的危险因素之一，西医临床上，以他汀类、贝特类、烟酸类等药物为主，虽疗效显著，但这类药作用单一，且对肝肾损伤较大，不良反应较多，越来越多的临床工作者开始重视中医药的调脂作用。中医整体观念贯穿于中医学的生理、病理、诊法、辨证、治疗等各个方面。从人体生理而言，整体观念强调人体内外环境的整体和谐、协调和统一，认为人体是一个有机整体，既强调人体内部环境的统一性，又注重人与外界环境的统一性。人体内的五脏是一个有机协调的整体脂质源于水谷津液，其摄纳、生化、贮调、输布、排泄，有赖于五脏的协调运作。若五脏其中一个或几个脏腑失常，则脂质代谢紊乱，就有可能导致高脂血症的发生。

410　从五脏辨治非酒精性脂肪性肝病

非酒精性脂肪性肝病（NAFLD）是一种无过量饮酒史，以肝实质细胞脂肪变性和脂肪贮积为特征的临床病理综合征。随着人民生活水平的提高，NAFLD 的患病率快速上升，现已成为危害人类健康的三大肝病之一，并与失代偿期肝硬化、肝衰竭、原发性肝癌的发生密切相关。现代医学认为，NAFLD 的发病与营养失调、化学性、生物性、社会和遗传性等致病因素有关，上述诸因素作用于人体，导致血浆游离脂肪酸过多，或肝内脂肪酸利用减少，或肝细胞合成甘油三酯能力增强，或极低密度脂蛋白合成及分泌障碍，从而导致 NAFLD 的形成。中医学将本病归属于积证、胁痛、肥气病等范畴，认为主要是由于饮食不节、劳逸过度、情志不畅等引起肝之疏泄失常，脾之运化失职，水湿内停，痰浊内生，气滞血瘀而为本病。纵观 NAFLD 的发展和演变，它涉及全身多个脏腑，学者孟胜喜等从五脏逐一做了分析论治。

从心论治

心主血，肝藏血，心与肝关系密切。当血液充足时，心气旺盛，血行正常，则肝有所藏；肝有所藏，疏泄协调，则血行正常。反之，若血液不足，则会导致心肝失养，心肝血虚。血虚会导致血行迟缓，脉络不畅，痰瘀气滞，从而形成 NAFLD。部分较重的 NAFLD 患者会出现心脏舒张功能下降，在随访期间有些患者会出现冠心病发作。NAFLD 患者的心脏舒张功能与 NAFLD 的存在及 NAFLD 的严重程度具有相关性。NAFLD 和心血管疾病的发生也有一定的相关性。血中游离脂肪酸上升、机体长期处于胰岛素抵抗状态以及内脏脂肪的内分泌作用异常而导致血管内皮的损伤等可能是其发生机制。中医临床治疗 NAFLD 时，特别要注意补益心气、疏通血脉、活血化瘀等预防心血管疾病的发生。

从肝论治

首先，NAFLD 的病位在肝。肝主疏泄，疏通全身气机，疏畅气、血、津液，促进脾胃运化，调畅情志。清代唐容川在《血证论·脏腑病机论》中指出："木之性主于疏泄，食气入胃，全赖肝木之气以疏泄之，而水谷乃化。"这表明肝之疏泄功能正常对于精神情志、饮食运化、水液代谢等生理活动维持正常非常重要。但是，"肝为万病之贼"。元代朱丹溪在《丹溪心法》中提出："气血冲和，万病不生，一有怫郁，诸病生焉，故人身之病，多生于郁。"一旦肝气郁结，则气机不畅，水液输布和代谢障碍，导致膏脂痰浊瘀阻于肝络而形成本病。脾失健运，痰湿内生，土壅木郁，反过来也会引起肝气不疏，血行不畅，气滞血瘀，将导致气、血、膏、痰互结于肝而为本病。另外，膏脂的消化吸收与胆汁有密切关系，胆汁来源于肝，"肝之余气溢入于胆，聚而成精"，胆汁排泄入肠，也有赖于气机的调畅。因而，肝的疏泄功能直接影响着胆汁的正常分泌与排泄。肝疏泄正常，则胆汁排泄畅通，有助于食物特别是膏脂的消化吸收。反之，肝的正常功能受到影响，均可能导致脾失健运、胆汁分泌失常，影响膏脂的运化吸收。明代戴思恭还认为："情之交攻，五志之遽发而乖戾失常，使清者变化为浊，行者抑遏而反止。"这也提示肝郁气滞在膏脂痰浊的形成中起到很重要的作用。

肝在 NAFLD 也多表现为实证，肝失疏泄为其主要病机，故治疗应针对其主要病机采用或疏或泄的方法。疏者，适用于气机郁滞，方选逍遥散加山楂、决明子等治疗，逍遥散疏通气机，山楂、决明子等改善脂类物质代谢，从而达到标本兼治之效；泄者，分为清泻肝胆湿热和涤化肝经之膏脂痰浊，前者方以茵陈蒿汤加减；后者方以十枣汤加减。

从脾论治

中医学认为，津血膏脂由水谷所化生，膏脂的正常代谢有赖于脾胃正常的运化功能。《素问·经脉别论》："食气入胃，散精于肝，淫气于筋。食气入胃，浊气归心，淫精于脉。脉气流经，经气归于肺，肺朝百脉，输精于皮毛。"膏脂在脾胃等共同作用下才得以化生、转运、输布，和调于五脏，洒陈于六腑，充养于全身。可见膏脂的化生、转运、输布与脾密切相关。许多因素影响到脾的正常功能，均可导致膏脂的运化失常，而阻滞于肝脉。如饮食不节、嗜食肥甘厚味、大量饮酒等而致脾失健运，脾气不畅，气机壅遏；或者脏腑功能失调而致三焦不能正常气化，脾运化失职，水谷精微无法正常运化，水聚成湿，不能正常化脂降浊，膏脂痰浊瘀阻于肝脉而发本病。

脾虚湿盛是 NAFLD 常见的证候，脾虚是其基本病机，治疗时应同时兼顾脾虚和湿盛。以脾虚为主者，应健脾同时辅以化湿祛痰降浊，方用参苓白术散加减。湿盛者，应先分清寒湿和湿热的不同，根据病情选用燥湿、化湿、祛湿、利湿等法。清代李用粹在《证治汇补》中提出："治湿不宜热，不宜寒，风胜湿、燥胜湿、淡胜湿，三者尽之。"寒湿者，选以辛温燥湿、芳香化湿之药，方用藿香正气散加减；湿热者，选以苦寒、淡渗之药，方用龙胆泻肝汤加减。

从肺论治

在五行之中，肺属金，主一身之气，肺主气和各脏腑气机的升降出入密切相关。一旦肺失宣降，则脏腑气机升降失常，特别是对于肝的疏泄功能影响最大。肺的宣降功能失常，使得肝失疏泄，脾失健运，水谷精微无法正常运化，脂浊痰湿内生而形成 NAFLD。在五行生克关系中，金克木，金不足则木无所制而使木气相对亢盛为病；也可由于木气过于亢盛，金失所制而为病，故"肺常不足，肝常有余"。由于肝肺关系密切，临床常以补肺之法来加强其克制力量，配合疏肝、泻肝、清肝之法，从而达到五行的动态平衡，这也是治疗 NAFLD 的一种有效手段。

从肾论治

肝主藏血，肾主藏精，精血均由水谷之精微化生，且相互资生，故肝肾同源。肝主疏泄，可使得肾气开合有度；肾主封藏，可防止肝疏泄太过，精血同源，藏泄互济，共同参与调节人体生殖功能。肾阴滋养肝阴，两者共同制约肝阳；肾阳资助肝阳，两者共同温煦肝脉，使得肝肾功能相互协调，从而达到动态平衡。

《灵枢·刺节真邪》："真气者，所受于天，与谷气并而充身者也。"指出真气是由肾的先天之精与脾胃水谷之精结合而成，气机运动和气化功能是随真气运行而产生的。膏脂在体内的代谢过程依赖于肾的温煦气化功能，若肾的温煦气化不足，则膏脂和气血津液代谢障碍，久之则水湿、膏脂、痰瘀等不断蓄积于肝而发本病。NAFLD 的形成与肾虚有着密切关系。肝郁、脾虚、痰浊、瘀血等均可出现在 NAFLD 的各个阶段，但最终都可导致肾虚，而肾虚又常会引起以上病机和（或）病理产物的产生，从而导致 NAFLD 的发生和发展。临床已经观察到 NAFLD 的易感人群和高危人群往往是具有一定家庭遗传背景和（或）真气不足的人群。临床也常用滋肝补肾或温补肾阳的方法来治疗 NAFLD，如运用六味地黄丸（汤）加减治疗 NAFLD，均可取显著疗效。

综上所述，NAFLD 的发病过程复杂，涉及全身多个脏腑，目前现代医学对该病治疗尚无特效药物。因此，通过中医学五脏论治，可以更好地阐明该病的发病机理，更全面地把握该病的发病特点，更好地提高该病的治疗效果。

411   基于心与肺的脏象关系探析消渴辨治

消渴病为临床常见疾病，古代先贤将消渴病分为上、中、下三消，如刘完素所云："消渴之疾，三焦受病也，有上消、中消、下消。"心与肺同属上焦，但现今论治"上消证"，往往只提肺燥而忽视心火的存在，而胥杰认为心火在"上消证"的发病中有着极其重要的地位。一方面，心属火而肺属金，火旺则克金，消泺津液，便形成了"上消-心火刑金证"。另一方面，若心火衰弱，不能温煦肺脏，肺脏无法宣发津液，而津液直驱于下，饮一溲二，便形成了"肺消"证。心肺同属上焦，若不提心火因素，则实在失之偏颇。学者胥杰等基于《素问·气厥论》"心移热于肺，传为鬲消"及"心移寒于肺，肺消，肺消者，饮一溲二，死不治"的论述，重提被忽视已久的"心"与"肺"的脏象关系在消渴病发病病因中的重要性，通过整理，阅览古代文献记载，基于中医脏象理论，分析了"上消-心火刑金证"及"上消-肺消证"的病因病机，并论述了分证治疗原则，为临床中医药治疗2型糖尿病拓展了思路与方法。

传统中医学所论述的消渴病近似于现代医学所提出的糖尿病，其病机主要为阴液亏虚，燥热内盛，且随着社会的高速发展，发病率逐年增高，2型糖尿病随着病程的增加，会伴发多个器官及系统发生慢性的并发症，导致人体生理功能障碍，甚至衰竭，最终致残或致死，因为发生2型糖尿病的机制还没有寻找到确切的原因，所以目前为止还没有高效的治疗手段，且病情往往得不到良好的控制。消渴病名最早于《内经》中查及，并强调五脏的病变皆可导致消渴病的发生，如《灵枢·五变》："五脏皆柔弱者善病消瘅。"并根据消渴的不同发病原因、机制和部位做了不同的命名，如消渴、消瘅、风消、食㑊、肺消、热中、肾热病、鬲消等，由此看出消渴的发病机制纷繁复杂，若单纯地将"上、中、下三消"的发病脏腑概括为肺、胃、肾，则临床难以取得良好的疗效。且前贤所提出的"上消证"病因不仅只有肺燥，亦有"心火不足"导致的"肺消"及"心火刑金"导致的"鬲消"，故临床需仔细鉴别，关于"鬲消"，如姚止庵："心火刑金，金不胜热，故致消渴。鬲者，上鬲也。火上冲肺，病止鬲上，所以别于中下，上消是也。"关于"肺消"，张景岳提出是"心火不足，不能温养肺金，肺气不温不能行化津液故饮虽一而倍之"。但现今临床对于上消的病机常常归咎于肺燥，而心火作为病因的重要性却往往被忽视，导致辨证不准确，不能取得满意的临床疗效。

心与肺在维持人体正常生理功能上有着密切的关系

心为君主之官，肺为相傅之官，两者部位同属人体上焦，生理关系密切。肺主气，营气于肺中生成，运送至心中化为血液；肺朝百脉，帮助心脏推动全身气血运行；肺主治节，与心跳节奏息息相关；而心中元阳充足，得以上温煦肺体，而无痰饮、咳嗽、气喘之患。心为五脏六腑之大主，当心气充足则能鼓动气血运行于脉管之中，以滋养全身，若失其常度，实则瘀血阻滞，虚则滋养不足，导致四肢百骸失养，神机失用；当心血充足则能濡养心神，调控有度，则生机旺盛。若心血不足，血不养心则不能使神气内守，五脏六腑功能紊乱，而百病丛生。心属阳脏，五行为火，其气易从火化，是以《血证论》所论述"火者，心之所主"。血为阴精，易被阳邪所灼伤，阴精耗伤则火热更盛，易形成恶性循环，酿成难治之消渴病症。正如《灵枢·本脏》提出"心坚则脏安守固，心脆则善病消瘅""心脉微小者为消瘅"。肺为水之上源，人体中津液代谢疏布的过程依赖肺脏之宣发与肃降功能，《丹溪心法》"肺为津液之脏，自上而下，三焦脏腑皆囿乎天一真水之中"。肺脏五行为金，由于肺叶清虚娇柔，易受寒热邪气侵袭，因而称为娇藏。若因燥热邪气灼伤肺体，致使体内津液受损，津液干涸于肺脏，则上消症便可发生，《注解伤寒论》："热在上焦，则为消渴，言热消津液，而上焦干燥，则生渴也。"当心脏的温煦力量不足时，肺脏的宣发人体津液功能受到干扰，则津液不能宣发上奉而趋于直下，变为溲尿而排出体外，故小便频数。故《医学纲目·消瘅门》："肺病则津液无气管摄，而精微者亦随溲下，故饮一溲二。"

心火刑金导致的鬲消证

1. 心火刑金理论的溯源 "心火刑金"认识由来已久，最早可溯源于《内经》，其发病可为消渴、斑疹、咳喘、肺痿肺痈、狐惑等疾病。陈士铎对发斑"心火刑金证"的病机进行了阐释："人有满身发斑……其所以郁者，以心火刑金，外遇寒风之吹，肺火不得达于皮毛，而斑乃现矣。"吴谦针对肺痿肺痈"心火刑金"证提出："肾水不足，心火刑金，为热在上焦，肺阴日消，气逆则咳，故致肺痿。"由此看出，心火刑金证在临床确实存在，且可以发为多种疾病，其疾病多发于上焦，而消渴亦在其中。

2. 消渴病心火刑金证的病因 由于人们的工作与生活压力也越来越重，情志因素亦成为发病的重要原因。传统观点认为情志致病通常归因于肝，但心主神，情志活动虽然分属五脏，然而需通过心神改变后反映到五脏而得到实现，正如《灵枢·邪客》："心者，五脏六腑之主也……故悲哀愁忧则心动，心动则五脏六腑皆摇。"《类经·疾病类·情志九气》对此解释："情志之伤，虽五脏各有所属，然求其所由，则无不从心而发。"费伯雄《医醇賸义》："然七情之伤，虽分五脏而必归本于心。"当外界刺激导致情绪变化过激，或内生情绪焦虑、紧张，或过度思虑等皆可化火，导致心火内盛，进一步灼烧肺体则"心火刑金证"产生。如《灵枢·五变》："其心刚，刚则多怒……转而为热，热则消肌肤，故为消瘅。"又如叶天士云："心境愁郁，内火自生，乃消症大病。"

脏腑阴阳失调致心火旺盛，心为火脏，其气易从火化；心主血脉，血属阴精，当过度思虑，则心血暗耗。心血亏耗，阴血不足，心阳偏胜，久则致使心火亢盛；如《证治要诀》："消心之病，用心过度致心火上炎，渴而消。"

或因肾水不能上济心火而心火自燃，肾在下焦属坎水，心在上焦属离火，要保持人体阴阳平衡，需肾中之坎水上奉以济心火，心中之离火下行以温肾水。若下焦肾水亏耗，无法制约心火，则虚火扰于上。如《济生方》："肾水枯竭，心火燔盛，由是渴利生焉。"《张氏医通》："将息失宜而心火暴甚，肾水虚衰不能制之……皆为热甚故也。"

或因平素肝火旺盛，木火相生，母病子受，引动心火，则火盛于上。正如《餐糖医话》所云"盖肝气上炎而心火生"。而《难经·六十九难》"实则泻其子"，宜清心火为要，心火灭则肝火自平。

3. 上消-心火刑金证的病机 《素问·痿论》"肺者，藏之长也，为心之盖也"。心和肺同属上焦；心与肺生理功能有着紧密联系，心与肺通过宗气相连接。心与肺的解剖位置与生理功能关系紧密。《素问·宝命全形论》提出"金得火而缺"。首先，当心火过旺时，便会上灼肺体，肺为清虚之府，肺叶娇嫩，不耐心火灼烧，致肺叶焦躁，而发生消渴之变。如《素问·气厥论》"心移热于肺，传为鬲消"。张景岳描述其发病机理："肺属金，其化本燥，心复以热移之，则燥愈甚，而传为鬲消，鬲消者，鬲上焦烦，饮水多而善消也。"杨上善"心受热气，传之于肺，名曰贼邪耶……鬲热消饮多渴，故曰鬲消也"。

其次，当心火刑金时，肺叶焦躁，导致肺的宣发肃降功能受到抑制，水道失调，全身津液宣降失守，津液无法疏布，无法上济心火，使得火热更胜，故其烦躁口渴喜饮的消渴症状更加突出。如清代《医方辨难大成》："心乘乎肺，则气合化为炎蒸；火逼在金，则气反变为燥烈，气不滋其清肃，火益助其煽扬，则渴热烦扰，津液失守，而证成消渴。"

张锡纯将消渴的发病原理取类比象，比喻为铜壶置于炉上烧水，壶为肺体，炉中之火，可为生理状态之肾阳，亦可为病理状态之少阴心火、阳明胃火，或厥阴肝火等。张锡纯提出"尝因化学悟出治消渴之理，今试以壶贮凉水置炉上，壶外即凝有水珠，恒自下滴，迨壶热则其水珠即无""若肺体有热，有如炉上壶热，所着之水旋即涸去，此渴之所以由来"。心为阳中之阳，其气易从火化，心为君主之官，主血脉；肺为阳中之阴，为相傅之官，朝百脉，两者生理联系紧密，且肺为华盖罩于心之上，位置紧邻。《尚书·洪范》"火曰炎上"。故心火旺盛时，如炉中之火，炎上而灼烧肺体，使肺叶焦躁，宣降失常，水道不调，津液失守，而发为消渴。如《临证指南医案》提出"古云其病在肺，而不知心脾阳明之火皆能熏炙而然，故又谓之鬲消也"。

如《医方辨难大成》中提出："如人病消渴，有发自心经，证见烦渴异常，热渴不休，夫烦为心家之阴竭，烦而兼热，则为心家之热盛……急欲外水以去燥，故渴多。"《三消论》："火扰于心经，则心悸失眠，口舌生疮。"《病机气宜保命集》："上消者，上焦受病，又谓之鬲消病也，多饮水而少食，大便如常，或小便清利，知其燥在上焦也。"故心火刑金所导致的消渴主要为上焦心火旺盛、灼烧肺体，最终导致二脏火热内盛，津液耗伤为主要病机的主要症状主要以口渴饮多、心烦燥热、口舌生疮、舌赤唇红、食少、胸闷心慌、心悸失眠、小便频数，脉细数等为主要临床表现。

心火温煦不足导致的肺消证

1. 消渴病肺消证的病因　随着社会的发展，各式各样的食品变得轻易获得，但其中一部分是伤及阳气的食物，如海鲜、冷饮之类，中医多归属于寒凉之性，人们为了贪图一时口爽，却不知消化这些生冷食物，就要耗伤大量的阳气，首先是中焦脾胃阳气受损，运化无力，无法滋养先天，渐成脾肾阳虚证，这样人体的阳气会不断地受到消耗，渐渐累积至心阳受损，导致肺气无力宣发津液，便出现口渴，小便直驱于下，清阳不升，便出现头晕，而转化为上消证。久病伤阳：《内经》"阳气者，若天与日，失其所，折寿而不彰"，患者或因外感邪气，或因饮食内伤，导致阳气内伤的例子有很多，如长期咳嗽不已，损伤上焦阳气，久则导致全身阳气虚衰；久泄伤及中焦脾胃阳气，久则导致脾肾阳虚，出现面色萎黄，神疲倦怠，四肢厥冷等临床症状；《内经》提出"汗为心之液"，若长期卫表失于固摄，长期出汗，或大量汗出，亦可导致阳气虚衰。"人过半百，阳气自半"，随着年龄的增大，阳气逐渐衰减，全身本属功能减退状态，这也是老年慢性病发生的基础，表现如四肢厥冷、夜尿频繁、腰酸畏寒等。禀赋不足，《内经》认为先天禀赋不足也容易导致消渴病的发生，《灵枢·邪气脏腑病形》对消渴的五脏脉象进行了论述"心脉……微小为消瘅，滑深为善渴""肺脉……微小为消瘅"；滑"指心脉滑数，代表着体内热邪的严重，这里便是心火旺盛的表现，心火灼肺便导致肺中津液干涸，便出现了上消-心火刑金证；而"微小"指肺脉的微弱不足，代表了心火无以温煦肺脏，导致肺中阳气的不足，导致无力宣发津液，导致上消-肺消证的发生。

综上所述，人体的阳气根于下焦命门之火，饮食生冷，或久病伤阳，或衰老阳虚，久则伤及下焦阳气，导致上焦阳气化生无源，导致全身阳气虚衰，故曰寒移于肺，发为消渴，则可为肺消。王冰在《补注黄帝内经素问·气厥论》中提出了他的观点："心为阳藏，反受诸寒，寒气不消，乃移于肺，寒随心火内烁金精，金受火邪，故中消也。然肺脏消泺，气无所持，故令饮一溲二也。"《圣济总录·肺脏门》注："夫病必有传，传有顺逆，传其所生者顺，顺则易治，传其所胜者逆也……盖寒随心火，内铄金精，肺脏销铄，气无所持，故其证饮少而溲多也。"从以上典籍中可以得出，心本为火脏，阳气最多，当人体因外感或者内伤导致阳气受损，寒邪大量侵袭心脏，而移寒于肺，寒邪束肺，因心阳虚衰，心无法抵御寒邪，肺脏无力祛邪，寒主收引，使肺脏的生理功能减退，宣发肃降的生理功能降低，无法向上向外布散津液，则出现口渴、多饮、极喜热饮等症状，但这种多饮往往不能解渴，肺之肃降功能失调，致使津液无规律调度而只趋而下，表现为多尿，从而出现饮一溲二的病症。

2. 消渴病上消-心火刑金证的病机　《素问·经脉别论》："饮入于胃，游溢精气，上输于脾，脾气散精，上归于肺，通调水道，下输膀胱，水精四布，五经并行。"阐释了血糖通过脾胃的运化后，化为精微物质散布于肺，肺脏通过宣发与肃降将"精"散布于全身，故机体糖代谢才能维持协调与平衡。心与肺同处于人体之胸膈之上，心五行属火，肺五行属金，心火能克肺金，亦能温煦肺金，所以，当寒邪侵袭心火，致心火衰微，心阳将多余的寒邪转移，则转移至所克制之肺脏，形成肺气虚冷，导致肺脏的宣发肃降功能失常，阳虚无力运化水津，以致水津降而不能升，出现饮一溲二之重症。如《类经·疾病类》：“心移寒于肺者，君火之衰耳。心火不足则不能温养肺金，肺气不温则不能行化津液，故饮虽一而溲则倍之。”

消渴病当分证而治

1. 心火刑金当治以降火清金，兼润养肺体 对于消渴心火刑金证的治疗，《景岳全书》：“上焦渴是心火刑金所致，宜降火清，以兰香叶、白葵花、黄柏、知母，少加升麻，引清气上升而渴自止。”如张锡纯：“若其肺体有热……当治以清热润肺之品，若因心火热而铄肺者，更当用清心之药。”阐释了清心降火，润燥止渴。为消渴心火刑金证的治疗原则。方剂选用上，《医方辨难大成》提出以竹叶石膏汤治疗心火刑金证，有研究表明其治疗 2 型糖尿病能够取得满意效果，方中竹叶联合石膏清泄上焦郁火，麦冬联合人参养阴生津，患者临床症状均得到改善，血糖有不同程度下降。另外《医学入门》：“热在上焦心肺，烦躁，舌赤唇红，少食引饮，小便数者，宜四物汤合生脉散，加天花粉、地黄汁、藕汁、乳汁，酒客加葛汁。能食者，白虎加参汤；不食者，钱氏白术散、清心莲子饮。又膈满者，谓之膈消，门冬饮子。”故其选方皆宜以清心降火为主，清养肺体，生津止渴为辅。

治疗用药上首先需选用入心经，苦寒或甘寒之品，如知母、栀子、淡竹叶、黄连、牡丹皮等。其次，因心火刑金证仍属上消范畴，肺体受心火邪熏灼，需兼用清轻润燥之品，如麦冬、沙参、西洋参、山药等，标本兼顾，方为对证。在现代药理学研究中发现以上清心火之品大多都有降低血糖作用，栀子能明显延缓糖尿病并发症发生，黄连在实验中证明，黄连水煎剂中含有的主要成分小檗碱可以有效降低正常小鼠血糖，并明显降低正常小鼠、四氧嘧啶糖尿病小鼠和自发性糖尿病 KK 小鼠的血糖。淡竹叶能有效提高血清 SOD 及降低 MDA 含量，提升胰岛素水平，牡丹皮能增加血清 GLP-1 水平，故对于临床有明确运用苦寒药物的指征时，亦可辨证使用。

2. 肺消当治以温补心肺阳气，兼驱寒邪 所以在肺消治疗方面，宜用祛其寒邪，温补肺阳之法，如《圣济总录·肺脏门》：“当始病之时，宜去其寒邪，使不得乘心火而移害于肺，至于肺消，则当补肺金平心火而疾可愈。”古代中医典籍中关于“肺消证”的治法，大多从补益心肺阳气，避免过用温燥出发，如刘完素用“黄芪汤”中的黄芪及人参、五味子为主药补益心肺阳气，益气生津，加用桑白皮及麦冬润肺止渴，解除燥热，枸杞子、熟地黄补益肾精，滋水之源。现代研究表明黄芪汤能有效降低 SPF 级 Wistar 大鼠的空腹血糖，调节大鼠的脂质代谢紊乱，其作用机制可能与改善胰岛素抵抗，以及升高胰岛素在人体内的含量，保护胰岛 β 细胞等机制有关。近代医家王进全在《内经类证论治》中提出此证与《金匮要略》甘草干姜汤类似，《金匮要略·肺痿篇》：“肺痿，吐涎沫而不咳者其人不渴必遗尿小便数所以然者，以上虚不能制下故也。此为肺中冷，必眩，多涎唾，甘草干姜汤以温之。若服汤已渴者，属消渴。”尤在泾解释遗尿、小便数者，肺金不用而气化无权，斯膀胱无制而津液不藏也……甘草、干姜，甘辛合用，为温肺复气之剂。重以温肺益气为治法，选用经方甘草干姜汤温阳化气，并依据肺消的基本病机，其治法应当温摄心肺阳气，用甘草干姜汤可谓方证合拍，然而其饮一溲二已属气衰津脱之重症，若以温肺之甘草干姜汤，加益气之黄芪饮更合，以固气生津之生脉散，则似更为妥当。

综上所述，可见古代先贤对于心肺两脏功能失衡所导致的消渴病论述十分详尽，心火刑金导致的膈消证与心肺阳虚导致的肺消证当属于上消范畴，随着现代医学的发展，糖尿病患者的生存时间及生存质量得到了极大的提高，然而多个慢性病共存，临床用药复杂等临床问题也越来越明显，若能从此为示范，从心与肺的脏象关系基础中医理论入手，充分运用中医“以证统病，辨证施方，异病同治”的特色优势，对于治疗 2 型糖尿病与其慢性并发症等疾病大有裨益，消渴传统上多以肺、脾、胃、肾四脏为发病的主要脏腑，以上、中、下三消为辨证核心，但临证治病总需观其脉症，知犯何逆，随证治之，不可偏执于一隅。以心与肺的脏象关系为治疗上消的辨证思维，亦当纳入 2 型糖尿病的辨证论治之中，从而使论治 2 型糖尿病的思路更加全面。

412　从五脏构建消渴辨治框架

　　"藏象"二字首见于《素问·六节脏象论》，后又称为"脏象"。脏，即指藏之于体内的内脏；象，是指表现于外的生理、病理现象。二者组合，脏象即为机体内脏的生理活动和病理变化反映于外的征象。脏象学是中医理论的核心部分，在中医学理论体系中占有极其重要的地位，对中医临床各科疾病的临床论治具有重要的指导作用。

　　消渴是由阴虚热盛引起的，以多饮、多食、多尿、消瘦、乏力，或尿浊、尿有甜味为主要临床表现的病症。现代医学中的糖尿病属于本病范畴。随着我国人口老龄化与生活方式的改变，糖尿病已经变成当今的一个流行病，其已经成为除肿瘤和心脑血管疾病之外对人们健康产生严重威胁的一大慢性非传染性疾病。中医学对消渴病的认识历史悠久，临床实践证明中医药治疗消渴病具有明显的疗效及独特的优势。随着中医学的发展，历代医家对消渴的认识逐渐完善，前人对消渴的古籍研究多以时间为轴、以因机证治为基本空间结构进行论述，学者陈胡蓉等基于《灵枢·五变》中"五脏皆柔弱者，善病消瘅"的记载，提出消渴的发生与肝、心、脾、肺、肾五脏皆有关，拟通过系统梳理消渴相关古籍、文献，并运用中医理论框架构建的基本方法与步骤，基于中医脏象理论，分析五脏致消的机理，从而构建概念清晰、表述规范、结构完整、层次分明的消渴治疗理论框架结构，旨在完善消渴相关应用理论框架，为中医药治疗消渴病提供理论支撑。

五脏与消渴

　　1. 肝与消渴　《灵枢·本脏》"肝坚则藏安难伤，肝脆则善病消瘅易伤"。指出肝脏虚损易引发消渴。元代朱丹溪《格致余论·阳有余阴不足论》"主闭藏者肾也，司疏泄者肝也"，与脏象理论中"肝主疏泄"的生理功能一致。肝气疏泄，则能够调畅气机，因而使人心情舒畅；肝气不舒，情志不畅，会引起肝气郁结，时间长久便会郁而化火，内生燥热，灼伤津液而导致消渴，在《临证指南医案·三消》中就有相关记载："心境愁郁，内火自燃，乃消症大病。"《灵枢·五变》："其心刚，刚则多怒，怒则气上逆，胸中蓄积，血气逆留，䐃皮充肌，血脉不行，转而为热，热则消肌肤，故为消瘅。"肝为刚脏，肝气主升主动，肝在志为怒，情志不畅则易导致肝气上逆，气促血行，气逆则血行不畅，胸中蓄积而血脉不通，气滞血瘀，久而化热，从而演变成消渴。《金匮要略·消渴小便不利淋病脉证治》："消渴，为肝肾之阴既竭，因下干上空，以致木气冲之而焰发者。"也认为肝脏生理功能失调是消渴发生的主要原因。张从正《儒门事亲·三消之说当从火断二十七》："消渴一证，不节喜怒，病已而复作。"说明情志失调不仅可诱发消渴病还可能加重病情。肝主疏泄，能够调畅气机。肝气调达，则心情舒畅，精神饱满；肝失疏泄，肝气郁结则情志抑郁，久则郁而化火，引发消渴。

　　2. 心与消渴　《内经》最早提出消渴的发生与心有关。《灵枢·邪气脏腑病形》："心脉微小为消瘅。"《灵枢·本脏》："心坚则藏安守固，心脆则善病消瘅热中。心端正则和利难伤，心偏倾则操持不一，无守司也。"心主血脉、心藏神，心气推动、调控血液在脉道中运行，流注全身，心血充足则能化神养神而使心神内守，而心神清明则能濡养全身脏腑形体官窍，从而维持人体正常的生命活动。反之，若心脏柔弱，生理功能失调，则易引发消渴。《灵枢·五变》中提出心的生理功能失调，血脉运行不畅是消渴发生的病机，"血脉不行，转而为热，热则消肌肤，顾为消瘅"。《素问·气厥论》："心移热于肺，传为鬲消。"由于心火过盛，上袭于肺，燥热日久而引起的消渴称鬲消，也指出了心脏与消渴发生的关系。刘完素认为消渴的发生与心火亢盛有关，《三消论》："消渴病者，下部肾水极冷，若更服寒药，则元气转虚而下部肾水转衰，则上焦心火亢甚，而难治也。"肾阴不足难以制约上炎之心火从而加重消渴病。《奇效良方·消渴门（附论）》："且消渴之疾，三焦之病，火炎其心则危。邪热熏蒸，渐渍日深，气血凝滞，有患痈疽疮愈渴，止则生疮溃，渴甚则危。"仅指出了心火亢盛与消渴病的关系，还指出消渴并发血管疮疡的患者，只有去除火热之邪，治疗原发病，疮口才会痊愈。心气不足，推动血液运行无力，血液易瘀滞脉中，久则化生瘀热而发消渴；心阳太过，肾阴不足，肾水无以制心火也会加重消渴。

3. 脾与消渴　《灵枢·本脏》"脾坚则藏安难伤，脾脆则善病消瘅易伤。脾端正则和利难伤，脾偏倾则善满善胀也"。提出脾虚之人易患消渴。《儒门事亲·卷十三·刘河间先生三消论》："今消渴者，脾胃极虚，益宜温补。若服寒药，耗损脾胃，本气虚之，而难治也。"张锡纯在《医学衷中参西录》中详细阐述了脾虚致消的病机："脾气不能散精达肺则津液少，不能通调水道则小便无节，是以渴而多饮多溲也。"脾能够运化水液，上输于肺，通过肺气的宣降作用而输布全身。若脾气虚弱不能散津则肺失通调水道而出现口渴、多饮、多尿的症状。《古今医统大全·燥证门》中提出了燥热伤脾的观点："燥热太甚而脾胃干涸，则成消渴。"因饮食不节，长期嗜食辛辣刺激、肥甘厚味之品以致燥热之邪内生，损伤脾胃，脾胃虚弱而运化无力，津液失于输布，引发消渴。《张氏医通·消瘅》："三消久而小便不臭，反作甜气，此脾气下脱。"消渴病久，出现小便有甜味，是由于脾虚日久脾气下陷，水谷精微等物质不能上输心肺，却随下陷之气直趋于下，未分清浊而从小便排出，故尿有甜味。脾阴不足也会导致消渴，如《慎斋遗书》："善食多不饱，饮多不止渴，脾阴不足也。"胃为水谷之海，主腐熟水谷，脾为后天之本，主运化，助胃行其津液。燥热之邪损伤脾胃，脾阴不足而胃火炽盛，则多食善饥的表现。脾能够将饮食水谷转化为水谷精微和津液，并其输布于全身，以保证人体的正常生理活动。无论是先天禀赋不足还是后天饮食失节致脾脏虚损，都会引发消渴。

4. 肺与消渴　《灵枢·本脏》"肺脆则善病消瘅易伤"。指出肺与消渴的发生有关。《内经》中最早提出"肺消"一词，《素问·气厥论》："心移寒于肺，肺消，肺消者饮一溲二，死不治。"认为肺消的病因是"心移寒于肺"，后世对肺致消渴的研究逐渐完善。肺主气为水之上源，敷布津液，燥热之邪伤肺，则津液不能敷布而直趋下行，随小便排出体外，故小便频；肺不布津则会出现口渴多饮的症状，如《医学纲目·消瘅门》："盖肺藏气，肺无病则气能管摄津液之精微，而津液之精微者收养筋骨血脉，余者为溲。肺病则津液无气管摄，而精微者亦随溲下。"元代医家朱丹溪在《丹溪心法》中记载了肺在人体津液输布中的重要作用："肺为津液之脏，自上而下，三焦脏腑皆囿乎天一真水之中。"《医学纲目·消瘅门》："肺病则津液无气管摄，而精微者亦随溲下，故饮一溲二。"可见肺气亏虚可导致消渴，《扁鹊心书·卷中·消渴》中也认为心肺气虚，津液不能上荣是消渴的病因之一："此病由心肺气虚，多食生冷，冰脱肺气，或色欲过度，重伤于肾，致津不得上荣而成消渴。"除此之外，燥热之邪伤肺，灼伤津液，亦会导致消渴，如《注解伤寒论》："热在上焦，则为消渴，言热消津液，而上焦干燥，则生渴也。"肺主行水，机体依靠肺气的宣发肃降调节全身的水液输布和排泄，无论是心移寒于肺、肺气亏虚还是燥热之邪伤肺都会造成肺脏虚损而致津液代谢障碍发为消渴。

5. 肾与消渴　《灵枢·本脏》"肾坚则不病腰背痛，肾脆则善病消瘅易伤。肾端正则和利难伤，肾偏倾则苦腰尻痛也"。记录了肾与消渴病的关系。《医学妙谛·杂症·三消症章》："上消肺因心移热，二便如常饮水适。中消胃热食偏多，大便硬坚小便赤。下消肾热渴饮汤，耳叶焦干便淋沥，虽分肺胃肾三般，总是肾水不足得。"认为肺、胃、肾三脏均可导致消渴，但肾阴不足是消渴的主要病因。张从正《儒门事亲·三消之说当从火断二十七》："后人断消渴为肾虚，水不胜火则是也。"认为消渴的病因是肾阴虚不能制约火热之邪。《医学妙谛·卷五·消渴病诸候》："此谓大渴饮水，而小便多也。其人先患劳损，大病之后，肾气虚则热，热乘之则肾燥，肾燥则渴，渴则引水，肾虚则不能制水，故饮水数升，小便亦数升，名曰渴利也。"肾气亏虚，燥热之邪灼伤肾阴，肾脏虚损则水无以化，故发为消渴。《小品方·治渴利诸方》："消渴者，原其发动，此则肾虚所致。"指出肾脏虚损是消渴的始发因素。劳欲过度、房事不节会导致肾精亏损、虚火内生，最终发为消渴，如《外台秘要·消渴消中》："房劳过度，致令肾气虚耗，下焦生热，热则肾燥，肾燥则渴。"肾阴为一身阴液之本，肾阴亏虚，虚火内生，上灼津液而烦渴多饮；阴津亏损而肾失濡养，固摄无权以致水谷精微外泄表现为多尿、尿有甜味，发为消渴。

从五脏论治消渴

1. 疏肝理气，调畅情志　历代医家已认识到肝失疏泄-情志不畅-郁而化热-灼伤津液是消渴病发生的主要病理过程，故在治疗消渴时多注意疏肝理气、调畅情志。张从正在《儒门事亲·三消之说当从火断二十七》中强调治疗消渴一定要节制喜怒，保持心情舒畅，否则消渴会反复发作，如"消渴一症，如果不减嗜欲，或不节喜怒，病虽一时治愈，终必复作。"《丹溪心法·消渴》中记载用顺气散（川楝子、枳壳、赤芍、大黄）治疗消渴，可见朱丹溪在治疗消渴时注重疏肝理气之法。《金匮要略·消渴小便不利淋病脉证并治》："渴欲饮水不止者，文蛤散主之。"以文蛤散治疗消渴初期之口渴证，取文蛤疏通气机之功。清代医家黄元御认为消渴病责之于肝，在《四圣心源》中记载以其肾气丸治疗消渴，同时加入疏肝理气之药，以调畅全身气机。"肾气丸，茯苓、泽泻，泻湿燥土，地黄、丹、桂，清风疏木，附子温肾水之寒，薯蓣、山萸，敛肾精之泄，消渴之神方也。"《古今医鉴·燥证》指出"四物汤，治燥气在里，津液枯涸，便秘消渴等证。"以补肝生血，使肝血充盛，精血不亏，则消渴自除。

2. 清泻心火，滋阴润燥　心火亢盛而阴液亏损是消渴发生的主要病因病机，在治疗时要以清泻心火、滋阴润燥为原则对证治疗，正如《秘传证治要诀及类方·卷之八·大小腑门·三消》："当抑心火使之下降，自然不渴。"《素问·病机气宜保命集》："消渴之疾，三焦受病也，有上消、中消、下消。上消者，上焦受病，又谓之膈消病也，多饮水而少食，大便如常，或小便清利，知其燥在上焦也，治宜流湿润燥。"心火亢盛，上传于肺，从而影响机体津液输布而出现口渴多饮症状，故在论治时予清热泻火之方药："治上焦膈消而不欲多食，小便清利，宜小柴胡汤，或加白虎汤，或钱氏方中地骨皮散内加芍药、黄芪、石膏、黄芩、桔梗之类是也。"在《医学纲目·消瘅门》中也有记载，以白虎加人参汤治疗心火盛之消渴："高消者，舌上赤裂，大渴引饮，逆调论云：心热移于肺，传为膈消者是也，以白虎加人参汤主之。"

3. 升补脾阳，健脾除湿　《素问·奇病论》"有病口甘者，病名为何？何以得之？岐伯曰：此五气之溢也，名曰脾瘅。夫五味入口，藏于胃，脾为之行其精气津液在脾，故令人口甘也，此肥美之所发也，此人必数食甘美而多肥也。肥者，令人内热，甘者令人中满，故其气上溢，转为消渴。治之以兰，除陈气也。"阐述了由于过食肥甘厚味损伤脾胃，使人产生内热，过多食用甜食会使人胸中满闷，所以脾气上溢，治疗时借助兰草类药物芳香化湿之效，以祛除陈腐内热，从而恢复脾胃枢机。补土派代表李东垣在消渴的治疗上主张"惟当以辛甘温之剂，补其中而升其阳，甘寒以泻其火则愈矣"，其代表作《兰室秘藏·消渴门》中记载了治疗消渴的7首方剂，包括炙甘草、人参、柴胡、升麻、石膏、知母、当归、红花、桃仁等药，其中炙甘草、人参健脾益气，柴胡、升麻升举脾阳，石膏、知母清热泻火、滋阴润燥，当归、桃仁、红花补血活血。李东垣以脾土为本论治，通过补脾益气、升阳泻火之法来治疗消渴，为后世从脾论治消渴奠定了基础。《医学入门·消渴》中认为治疗消渴要以健脾为主："心肾皆通乎脾，养脾则津液自生，参苓白术散是也。"《古今医案按》："汪石山治一妇年逾三十，常患消渴善饥，脚弱、冬亦不寒，小便白浊、浮于上者如油，脉皆细弱而缓，右脉尤弱。曰此脾瘅也，宜用甘温助脾，甘寒润燥，以参、芪各钱半，麦冬、白术各一钱，白芍、花粉各八分，黄柏、知母各七分，煎服病除。"汪氏以人参、麦冬、白术、白芍等药物甘温以助脾阳、甘寒润燥、健脾益气以治疗消渴。

4. 清肺润燥，养阴生津　朱丹溪在《丹溪心法·消渴》中指出消渴的治疗原则："养肺、降火、生血为主"，并提出"栝蒌根治消渴神药"，取其清热生津之效。《医学心悟》："三消之证，皆燥热结聚也。大法，治上消者，宜润其肺兼清其胃。"刘完素代表作《黄帝内经·素问·病机气宜保命集·消渴论》："上消者，上焦受病，谓之膈消病也，多饮水而少食，大便如常，或小便清利，知其燥在上焦也，治宜流湿润燥。"由此可见，对于燥邪伤肺的消渴病患者，诸位医家在治疗上均主张清肺润燥，滋阴降火之法。《医学入门》关于治疗消渴记载:"热在上焦心肺,烦躁,舌赤唇红,少食引饮,小便数者,四物汤合生脉散,加天花粉、地黄汁、藕汁、乳汁,酒客,加葛汁。能食者,白虎加参汤;不食者,钱氏白术散、清心莲子饮。又膈满者,谓之膈消,门冬饮子。"多用天花粉、地黄汁、藕汁等清热生津之品以除肺脏燥热之邪。刘完素在《黄帝内经·素问·宣明论方》中应用黄芪汤方(黄芪、五味子、人参、麦冬、桑白皮、枸杞子、熟地黄)治疗消渴,通过补肺气以布津液,起到很好的疗效。

5. 滋阴补肾,温肾助阳 《石室秘录》"消渴之证,虽分上中下,而肾虚以致渴则无不同也,故治消渴之法,以治肾为主。"主张消渴以治肾为主。《景岳全书·三消干渴》:"凡治消之法……若由真水不足,则悉属阴虚,无论上、中、下,急宜治肾,必使阴气渐充,精血渐复,则病必自愈。若但知清火,则阴无以生,而日渐清败,益以困矣。"张景岳认为由真水不足为表现的阴虚消渴,都应以滋肾阴治疗为主。《三消论·正文》中提出滋肾水以抑心火之法治疗消渴:"消渴病者,下部肾水极冷,若更服寒药,则元气转虚而下部肾水转衰,则上焦心火亢甚,而难治也。但以暖药补养元气,若下部肾水得实,而胜退上焦心火,则自然渴止,小便如常,而病愈也。"《全生指迷方·卷三·消证》:"若其人素渴饮水,一旦不饮不渴,小便日夜数十行,气乏肉消脱,此消中,肾气败也,茱萸丸主之。"以茱萸丸治疗肾气虚之消渴。赵献可在《医贯》中言"治消之法,无分上中下,先治肾为急……以八味肾气丸引火归源,使火在釜底,水火既济,气上熏蒸,肺受湿气而渴疾愈矣。"以肾气丸温阳益气以治疗肾阳虚之消渴。

脏象学在中医学理论体系中占有极其重要的地位,对于阐明疾病的病因病机以及临床治疗实践具有重要的指导作用。消渴病为中医常见病之一,在古代文献中对其记载较为详细,基于中医脏象理论,梳理古籍文献将消渴的治疗理论总结为:可以通过疏肝理气、调畅情志来调节因肝脏失于疏泄所致消渴;以清泻心火之中药论治心火亢盛所致消渴;脾虚湿盛者予益气健脾之法治疗,效果显著;燥邪多易伤肺,以致津液失于输布,常予清肺润燥之品以疗消渴;消渴多为肾虚所致,治疗时要辨证以滋肾阴,补肾气,温肾阳。通过系统梳理消渴病的相关古籍,从空间维度上构建基于脏象理论的消渴治疗框架,以期为消渴病的科学研究及临床诊疗实践提供理论依据。

413　从五脏辨治糖尿病及其并发症

2型糖尿病（T2DM）是一种以慢性高血糖为特征的代谢性疾病，其病因及发病机制尚不明确，多认为由遗传及环境等因素共同作用所致，胰岛素抵抗与胰岛β细胞功能缺陷是其主要发病机制。近年来，随着生活方式改变，肥胖率上升，我国糖尿病患病率也呈快速增长趋势，是糖尿病患者数量最多的国家。T2DM并发症多，可累及全身各个重要器官，使心脑血管疾病风险增加2～7倍，也是T2DM患者致死致残的主要原因。

糖尿病属中医"消渴""消瘅"范畴，中医对糖尿病认识始于《内经》："脾瘅……此人必数食甘美而多肥也，肥者令人内热，甘者令人中满，故其气上溢，转为消渴。"传统上中医辨证消渴皆从肺、胃（脾）、肾三脏入手，分上中下三消论治，多不言心肝。然《内经》云："五脏皆柔弱者，善病消瘅。"清代张志聪《素问集注》："消瘅者，脏精气皆虚，转而为热，热则消肌肉，故为消瘅也。"《临证指南医案》称"心境愁郁，内火自燃，乃消证大病"，强调消渴发病与情志失调、肝气郁结、心火炽盛密切相关，从而更加凸显了中医五脏一体的整体观。学者姜潇等从五脏入手，多角度探析了T2DM的中医病因病机及临床治疗，充分延展中医药治疗T2DM及其并发症的辨证思路。

从肺论治

肺主气，司呼吸；肺主行水，为水之上源。肺的宣发肃降对体内水液输布、运行、排泄具有治理和调节作用。《医学纲目·消瘅门》："盖肺藏气，肺无病则气能管摄津液之精微，而津液之精微者收养筋骨血脉，余者为溲。"意思是说肺通过呼吸运动参与全身气机调节，参与体内水液代谢，肺气足则水道调、血脉充，肺气虚则气摄无力，饮一溲二。临床上，T2DM患者很多以口干、多饮、尿多、烦热等肺热津伤表现就诊，此类患者治疗上宜以补肺润肺、清热生津为主，方可选用消渴方、玉泉丸或二冬汤加减。

T2DM患者由于长期代谢紊乱，易致周围神经及微血管病变，从而出现肢端麻木、皮肤瘙痒症状。胡恒昶等从肺论治糖尿病性皮肤瘙痒症，一改先辈皮肤瘙痒"从血立论"的思维，将其分为肺气郁闭、肺胃热盛、肺气亏虚、肺阴亏虚四证，为糖尿病性皮肤瘙痒症的治疗提供了新的诊疗思路。糖尿病胃轻瘫是糖尿病自主神经病变常见的合并症之一，主要表现为胃排空延迟，消化吸收功能下降。郭琳从肺论治痰湿内阻型糖尿病胃轻瘫，从病机入手，主张以肺调气，气畅而脾胃运化复常，方选三子养亲汤加味，临床收效显著。

从心论治

心主血脉，心藏神，心气推动血液在脉中运行，从而濡养全身，维持五脏六腑、形体官窍的一切生理活动和精神意识思维活动。《内经》中最早认识到心与消渴的关系。《素问·气厥论》"心移寒于肠，肺消""心移热于肺，传为鬲消"，即心将寒气传于肺，肺得寒发热，肺焦发为多饮、多尿；心将热气传于肺，肺得热气，鬲热消饮多渴，故曰鬲消。治病求本，因此治疗上消应责之于心，而非独治肺。可见，消渴症病位看似病在肺，然追根究底与心息息相关。《灵枢·邪气脏腑病形》"心脉微小为消瘅"，意思是说心脏微小之脉，乃因心气不足，心血亏少，血脉不充，导致消渴发生。从另一方面看，心气无力推动血液在脉管中运行，亦易致血瘀形成，阻塞脉络，故临床上不难发现 T2DM 后期往往都伴随着气滞血瘀之象。这类患者治疗上宜养心补血、化瘀通络，方可选用归脾汤合血府逐瘀汤加减。

血瘀阻络既是糖尿病的病理产物，又是推动糖尿病及其并发症发生发展的重要病理基础。李洁等从心论治糖尿病痛性神经病变，认为心神不安是糖尿病痛性神经病变发生的重要病机，主张临证时在调畅气血的基础上，注重调心安神，通过对心神的调治使络脉阻塞得以开通，虚损得以恢复。朱健萍以养心通络为大法，自拟养心通络汤治疗糖尿病自主神经病变出汗异常，在改善患者出汗异常，四肢末端皮肤干燥、开裂，双下肢无力、怕凉、麻木、疼痛等症状上疗效显著。

从肝论治

肝主疏泄，主要是指肝脏对人体气机的调畅、血与津液的运行及人的情志活动的作用。肝主疏泄功能正常，肝气调达，则肺得以输布水液，脾胃得以运化水谷，肾得以封藏精微。《灵枢·本脏》："肝脆，则善病消瘅、易伤。"《四圣心源·消渴》："消渴者，足厥阴之病也。"强调消渴发病与肝的关系密切，国内亦有研究表明 T2DM 的发生发展与抑郁焦虑等负面情绪相关。中医认为肝可调畅情志，情志畅则气血津液得以正常运行输布，从而达到控制血糖的目的，故临床上治疗宜益气养阴、疏肝解郁，方可选用四逆散合生脉饮加减。

肝开窍于目，肝之经脉上连于目，目受血能视。古人有云"消渴一证可变为雀目或内障"，阐明了消渴并发症与肝的关系。现代医家朴仁善等认为糖尿病合并目病（糖尿病视网膜病），治宜"清火"，以肝为先，主张临床上防治消渴目病应辅以黄芩、龙胆、夏枯草等清解肝热、清泻肝火之品。另外，便秘可以说是 T2DM 患者最常见的胃肠道症状，西医认为这与 T2DM 患者自主神经病变有关。胡爱民则从肝出发，认为肝主疏泄功能失常在糖尿病性便秘中占有重要地位，肝木失于调达，日久郁而化火，灼伤津液，导致大肠传导失司，发为便秘；气机不畅，阻碍血液运行，久则生瘀滞，亦可导致便秘，临床上予四逆散为主方加减治疗糖尿病便秘疗效显著。汪超等在临床中，从肝论治治疗糖尿病肾脏疾病兼证，使患者蛋白尿、视物模糊、水肿、便秘、心悸的症状和体征得到了改善。

从脾论治

脾主运化，运化水谷精微营养全身；运化水液，上输于肺，下输于肾，是水液代谢的重要组成部分。如《素问·经脉别论》："饮入于胃，游溢经气，上输于脾，脾气散精，上归于肺；通调水道，下输膀胱，水精四布，五经并行。""脾为后天之本""气血生化之源"，清代黄元御则建立了"一气周流、土枢四象"的枢机流转及以脾为中心的升降理论，认为中气衰为诸病之首祸。在临床上不难发现也有很多 T2DM 患者并无明显的"三多一少"症状，而主要表现为腹胀、便溏、神疲乏力、形体肥胖、食欲不振、消瘦等脾虚症状。这类患者治疗上当以益气健脾、升清降浊为主，方可选用参苓白术散加减。

糖尿病肾脏疾病是糖尿病重要的并发症，西医认为这与高血糖造成的代谢异常有关，然高血糖状态属中医的"脾失散精、精微不化"范畴，脾主运化功能失常，变生浊毒，损害肾脏。先天之肾难补，后天之脾易复，阎晓萍从脾论治糖尿病肾脏疾病，认为该病病机为脾失散精、浊毒损肾，治疗上主张补脾运精、以脾治肾，注意培补脾阴，常用薏苡仁、山药、扁豆、莲子等补而不滞、甘润不燥之品。近年来，越来越多的证据指明糖尿病患者患心脑血管疾病的风险比非糖尿病患者高出许多，胡志鹏等从脾论治糖尿病合并冠心病，认为其病因病机为瘀血浊邪，伤及心脉；脾气亏虚，心机失养；脾虚生痰，痰阻血瘀；脾阳不足，心阳不振，治疗上主张健脾胃、养气血、补脾阳。丁鹂瑶等基于从脾论治理论，针刺调理脾胃治疗糖尿病视网膜病变，结果显示该法能明显改善患者眼底情况，提高其视力，同时能够降低糖化指标。

从肾论治

　　肾为先天之本，寓元阴元阳，为一身阴阳之本，如《景岳全书·传忠录》："五脏之阳气非此不能发，五脏之阴气非此不能滋。"可见肾气对五脏功能的重要性。肾气虚，脏腑阴阳失调，易生他变，如《景岳全书·三消》："阳不化气，则水精不布……而饮一溲二，以致泉源不滋，天壤枯涸者，是皆真阳不足，水亏不下之消症也。"《医贯·消渴论》："盖因命门火衰，不能蒸腐水谷，水谷之气不能熏蒸，上润于肺……故渴；至于肺亦无所禀，不能四布水津，并行五经，其所饮之水，未经火化，直入膀胱，正所谓饮一升溲一升，饮一斗溲一斗。"可见气血津液在五脏间运行、传输是一个动态的过程，要维持其平衡，顾护肾气是关键，治疗上宜滋阴温阳、补肾固涩，方可选用六味地黄丸加减。

　　《医方集解》："肾精不足，则志气衰，不能上通于心，故迷惑善忘也。"阐明肾与脑的关系紧密，糖尿病脑病为糖尿病引起的认知障碍和大脑的神经生理及结构改变。杨帆提出从肾论治糖尿病脑病这一思路，认为治疗当以补肾填精、滋养元神为关键，辅以祛痰化瘀之法，同时还应兼顾肝脾等脏。T2DM患者多伴有脂质代谢紊乱，裴昊等认为与痰湿、血瘀相比，肾虚明显影响脂质代谢，补肾是治疗脂质代谢紊乱的关键，其从肾虚论治脂质代谢紊乱在临床上收效较好。

　　T2DM辨证论治，历代医家皆从肺脾肾三脏出发，将其分为上、中、下三消，不言心肝。中医学认为人体是一个有机整体，五脏相生相克，不可分割，肺脾肾三脏维持着人体水液的生成、输布和排泄，然其功能的正常运行，亦离不开心气的推动及肝主疏泄功能的正常，T2DM的发病以五脏气血精津失调为表，故治疗当以补肺润肺、养心活血、疏肝理气、健脾化浊、补肾固涩为主，同时兼顾化瘀通络，以延缓其并发症的发生，提高患者生活质量。

414　从五脏辨治糖尿病合并甲状腺功能亢进症

　　糖尿病是以慢性血糖升高为特征的代谢紊乱综合征，典型症状为多饮、多食、多尿和体重下降，归属于中医"消渴病"范畴。甲状腺功能亢进症简称"甲亢"，属中医"瘿病""瘿气"范畴，其临床表现多样，主要为易激动、烦躁失眠、心悸、乏力、怕热、多汗、食欲亢进、大便次数增多或腹泻、消瘦、甲状腺肿大等。两者具有内分泌代谢异常的相似表现，并相互影响，相互促进病程的进展。

　　近年来糖尿病合并甲状腺功能亢进症患病率逐年增高，是临床上常见的合并病，其治疗难度较大，发病后易病程迁延数年不愈，复发率高，并可发生多种并发症，严重降低患者的生活质量。现代医学治疗糖尿病合并甲亢，多采用联合治疗的原则，优先控制甲亢，但仍存在其治疗局限性。《灵枢·五变》"五脏皆柔弱者，善病消瘅"，临床大多医家将消瘅与消渴等同，正如黄元御言"消瘅，即消渴"；张景岳云："消瘅消中者，即后世所谓三消症也。"《外科正宗·瘿瘤论》："夫人生瘿瘤之症，非阴阳正气结肿，乃五脏瘀血、浊气、痰滞而成。"中医学具有五脏一体的思想，遵循整体观念与辨证论治的原则，对于中医众多疾病的治疗具有重要指导作用，但是目前对于糖尿病合并甲亢的研究较少，需要更多的研究分析探讨，以进一步提高中医药临床应用水平及扩大中医治疗范围。因此，学者彭娟等以古代文献和现代研究为理论基础，从五脏着手对糖尿病合并甲亢进行了辨治探讨，以期为临床应用提供思路。

从肝论治

　　糖尿病、甲亢多因七情所伤，糖尿病合并甲亢也多从肝失疏泄开始。中医认为脏腑的功能活动依赖于气机调畅和升降有序，"人之有生，全赖于气"，从五脏的生理特性来分析，肝主升发疏泄、喜调达，能够调畅人体气机升降，自《灵枢·本脏》中最早提出"肝脆则善病消瘅易伤"，历代医家已意识到肝在消渴病发病与复发中发挥了重要作用。如黄元御《四圣心源》提出肝失疏泄致消渴："消渴者，足厥阴之病也……凡木之性，专欲疏泄，土湿脾陷，乙木遏抑，疏泄不遂，则强欲疏泄，则相火失其蛰藏。"后世《儒门事亲》则在前人基础上进一步提出了情志失调在糖尿病的复发中发挥重要作用："消渴一症，如若不减嗜卧，或不节喜怒，病虽一时治愈，终必复作。"而情志刺激对于诱发甲亢也具有重要作用，由于情志刺激导致肝气郁滞最终引起甲亢，如《济生方·瘿瘤论治》："喜怒不节，忧思过度而成斯疾焉，大抵人之气血，循环一身，常欲无滞留之患，调摄失宜，气滞血凝，为瘿为瘤。"

　　糖尿病合并甲亢，考虑由于肝失疏泄，肝气郁结，郁而化火，损失肝阴，肝肾同源，进一步伤至肾阴，肾阴亏虚，无以制火，虚火上浮，煎熬脏腑阴液精微，发为消渴。肝开窍于目，若肝血亏虚，肝失所养不能上养耳目，则后期易并发视物模糊双目干涩昏花。肝失疏泄，郁而化火，灼液成痰，痰瘀互结于颈前，而成瘿瘤。同时还表现为"肝火旺盛，灼伤胃阴，阴伤则热，热则消谷善饥；肝旺犯脾，脾失运化，症为大便溏泄，消瘦疲乏"。

　　所以，临床治疗糖尿病合并甲亢，可从疏肝理气，调畅情志着手，可选方丹栀逍遥散加减，常用药物有柴胡、郁金、香附、玫瑰花、川楝子、川芎、枳壳、薄荷、芍药、当归等疏肝柔肝理气之药。高蕊等运用丹栀逍遥散加减治疗 Graves 病肝火旺盛证患者的临床疗效显著，且明显优于单独使用甲巯咪唑片。研究发现丹栀逍遥散配合西药可有效改善糖尿病合并甲亢患者症状，控制血糖、心率，恢复甲状腺功能等。临床上可根据兼症适当配伍，若合并有眼病，应补泻兼施，滋阴与疏肝明目同治，若甲亢突眼明显，则予黄芩、龙胆、夏枯草、密蒙花、栀子等清肝火为主佐以六味地黄丸、明目地黄丸等滋补之品，若为糖尿病视网膜病变，以滋补肝肾为主同时要佐以清肝热之品。

从脾论治

脾为土脏，其转输与升降功能在水液代谢、气机升降、精微疏布中起着非常重要的作用。正所谓"脾胃一伤，则百病由生也"。《灵枢·本脏》："脾脆则善病消瘅易伤。"由于饮食不节，致脾胃虚弱、中气不足，水液代谢输布功能失常，不能散津达肺，肺津不足，化热生燥，出现口渴多饮，如张锡纯《医学衷中参西录》："脾气不能散精达肺则津液少，不能通调水道则小便无节，是以渴而多饮多溲也。"或因饮食不节，长期嗜食辛辣刺激、肥甘厚味之品以致燥热之邪内生，损伤脾胃，使化燥化火伤阴，脾阴不足而胃火炽盛，表现为多食善饥。脾为后天之本，其运化水谷精微滋养先天之本，脾胃虚弱，致肾精亏虚，不能充养形体，出现乏力、消瘦；脾气虚弱，升清功能失常，致津液趋下，故多尿。此外，脾胃虚弱，水液代谢功能失常，使痰、瘀等病理产物停聚于体内，日久出现各种糖尿病并发症。而甲亢患者因饮食不节，损伤脾胃，使津液输布失常，水湿停滞，痰湿内生，阻碍气血运行，痰瘀壅结于颈部而发为瘿瘤，痰瘀阻于心脉则发为心悸。脾在体合肉，脾气不足，运化水谷精微力弱，不能濡养肌肉则消瘦，肝旺乘脾，脾不能升清，故出现腹泻。

因此糖尿病合并甲亢治疗上应重视益气健脾、生津止渴，可选用七味白术散或参苓白术散加减。七味白术散源于钱乙的《小儿药证直诀》，现代临床发现它除了在消化系统疾病中有止泻、解渴、改善食欲、营养及精神状态等显著作用外，在糖尿病及其并发症、免疫类疾病等疾病中亦有较好的临床疗效，能够有效改善糖尿病合并甲亢口渴、腹泻等症状，起到益气健脾、养阴生津之功效。参苓白术散益气健脾生津之功显著，在诸多医学论著中多有提及。如《素问·调经论》："消渴证候……治法总要，当服真料参苓白术散，可以养脾，自生津液。"《医学入门·消渴》："心肾皆通乎脾，养脾则津液自生，参苓白术散是也。"针对脾阴不足、胃火亢盛所致糖尿病合并甲亢引起的体倦乏力、多食善饥等相关症状，可与半夏泻心汤加减。王晶等通过实验验证了半夏泻心汤联合胰岛素治疗2型糖尿病脾弱胃强证可以降低血糖，改善胰岛功能及胰岛素抵抗。临床若痰浊明显，颈部肿块经久未消，食欲差，舌紫暗，舌苔薄白或白腻，可与二陈汤健脾化痰，配合山慈菇、浙贝母、玄参、法半夏、瓜蒌皮等散结之品。若乏力明显，可加黄芪、党参、甘草、太子参补益脾气。

从肾论治

《内经·灵枢》中提出肾与消渴的关系："肾脆则善病消瘅易伤。"从五脏生理特性分析，肾为先天之本，肾主水，具有促进水液代谢、生尿和排尿的作用。肾阴为一身阴液之本，先天禀赋不足或劳欲过度房事不节导致肾精亏损、虚火内生，或痰湿内蕴而化火，或燥热之邪耗伤津液而出现烦渴多饮、情绪易怒，最终发为消渴。疾病发展至后期出现糖尿病并发症，常累及于肾，出现如视物昏蒙、蛋白尿等肾精亏虚的症状。肾与甲亢同样关系密切，肾阴亏虚则虚火内生，灼液成痰，终致痰瘀壅结而成本病；肾阴亏虚不能上济心火，而出现心悸失眠多汗等。糖尿病合并甲亢以阴虚为本，因此治疗上强调滋补肾阴为主，兼清虚火。如《景岳全书·三消》："凡治消之法……若由真水不足，则悉属阴虚，无论上、中、下，急宜治肾，必使阴气渐充，精血渐复，则病必自愈。"可选方当归六黄汤，加予墨旱莲、女贞子、枸杞等滋补肾阴。研究发现当归六黄汤对甲亢、糖尿病及其并发症有显著作用，临床上还有不少医家从肾着手运用大补阴丸、二冬汤、滋水清肝饮加味治疗糖尿病合并甲亢均取得了较满意的疗效，能够有效改善甲状腺功能及血糖水平，明显缓解症状。若阴虚阳亢明显，可予龟甲、鳖甲等滋阴潜阳之品调适之。

从心论治

心为君主之官，五脏运行依赖于心火的温煦，心肾相交，水火既济，若肾精亏虚，不能制约心火而导致心火亢盛；或因肝木火旺，引动心火，或因长期心气郁结，郁而化火。不论何种原因引起的心火亢盛，均能灼伤津液，造成五脏阴液的消耗，从而引起或加重糖尿病。心主血脉，血液的生成与运行需要心气的推动而濡养全身，若心气不足，推动血脉无力；或气虚日久损伤心阳，心阳温煦不足；或先天肾阴亏虚致心阴、心血不足，心脉失于濡养，而瘀阻脉中。总的来说，心的气血阴阳不足和虚衰皆可致瘀，从而导致糖尿病及其并发症的发生。瘀血不仅是糖尿病及甲亢发病过程中的病理产物，也是病理因素，瘀血阻滞于心脉会影响气血运行，从而加重痰瘀互结，瘀阻颈前而成瘿肿，按之较硬或有结节，肿块经久未消，瘀阻心脉可出现心悸、失眠等表现。《医学入门》中描述瘿瘤："心阴虚损，证见心悸、失眠、多汗、舌质红。""汗乃心之液"，心气不能摄津则汗液外泄，故可见多汗。

糖尿病、甲亢多为慢性病，病程久，多伴随有焦虑抑郁表现，治疗上注意养心阴、清心火、补心气、安心神，可用天王补心丹加减应用，研究证明其在治疗糖尿病性心肌病、甲状腺功能亢进症中取得了满意疗效。若心悸明显，可加生龙骨、生牡蛎、磁石、远志、玄参、百合镇心安神。若心火亢盛、心阴亏虚者加黄连、莲子心、麦冬、丹参、生地黄等养阴清热。若瘀血明显，可用血府逐瘀汤加减，加穿山甲、王不留行、牡丹皮、地龙、水蛭等活血化瘀，消瘿散结。

从肺论治

肺为水之上源，肺的宣发肃降能够推动和调节全身水液的输布和排泄，使精微营养周身，使水液下降成为尿的生成之源。肺为娇脏，通调水道，喜润而恶燥，若燥热之邪损伤肺阴，影响其宣发肃降、输布津液的功能，就会导致津液代谢障碍而发为消渴，表现为口干多饮、多汗多尿，津液输布失常，聚而为痰，痰瘀互结于颈则发为瘿瘤。若肌表卫外不固，邪闭腠理或外邪入侵犯肺，化热生燥耗伤肺阴，肺热传于皮毛则皮肤瘙痒。"肺为贮痰之器"，痰饮停滞体内，又会加重气机运行失调，津液输布失常，循环往复。此外，肺能助心行血，若肺气不足，推动无力，则易导致心脉瘀阻，出现心悸、胸闷等症状。

从肺论治糖尿病合并甲亢者，应补虚与泻实兼施，以补肺益气为主，兼活血化瘀，药用人参、党参、黄芪、五味子、丹参、川芎等。若纳呆便溏、头身困重等湿邪明显时，在健脾利湿的基础上可加宣肺利气之品。若肺阴不足，口渴多饮明显，可加强补阴清热，如沙参、麦冬、玉竹等。陈如泉从肺论治甲状腺病时，主张用紫苏叶、荆芥、防风等宣散肺气治疗甲状腺肿大，以麻黄、紫苏叶等宣肺行水治疗甲状腺相关眼病眼睑浮肿；胡恒昶等认为治疗瘿气时要考虑肺胃功能的改变，及时调理肺胃，而治疗糖尿病性皮肤瘙痒症时认为其总属于皮毛病变范畴，故也可通过调理肺脏以治之。

糖尿病合并甲亢总体以虚为本，以实为标，其发病与进展并非单一因素所致，与肺的宣降、脾的运化、肾的濡养和气化、肝的疏泄、心的温煦功能密切相关，并受先天禀赋、情绪、饮食等因素的影响。治疗上应注重五脏的生理特性，从五脏阴阳、气血盛衰入手，详审脏腑虚实，不仅应重视顾护脾肾，也应时时不忘调理心肝肺，临证用药从整体出发，辨证论治，并据症灵活加减。

415　从五脏辨治糖尿病肾病

糖尿病肾病（DKD）是由糖尿病所致的慢性肾脏疾病，是糖尿病常见的慢性并发症，是终末期肾病（ESRD）的重要病因。DKD以水肿、蛋白尿、肾功能下降为主要临床特征，在中医学多归属于"水肿""尿浊""消渴病肾病"等范畴。中医学以整体观念和辨证论治为基本特点，强调DKD的病位不仅涉及肾，而且与心、肝、脾、肺均有关系。学者闫璞等从DKD与五脏的关系为着眼点进行了论述。

从心辨治

糖尿病为中医"消渴病"的范畴，《素问·阴阳别论》中提出"二阳结谓之消""阴气不足，阳气有余""二阳之病发心脾"，可见其基本病机为阴虚有热，病位除脾之外，还涉及于心。

1. 心主生血　消渴病肾病是由消渴病逐渐发展所得，在此过程中热邪内盛，逐渐伤阴耗气。《灵枢·本脏》"心脆，则善病消瘅"，指出在消渴病肾病阶段热邪耗伤正气，心之津血不足，无以濡养周身，心气亏虚，无以推动血液运行，因此可出现糖尿病并发症。从西医理论来讲，有数据显示，国内近一半的DKD3期患者存在贫血，DKD5期患者贫血发生率高达98%，其中DKD患者贫血发生率更高，发生更早，程度更重。贫血需要补血生血，《灵枢·决气》："中焦受气取汁，变化而赤，是谓血。"在中医理论中心主生血，血液的化生需要心气心阳的推动。

2. 心主行血　《灵枢·五变》指出"人之善病消瘅者，何以候之？少俞答曰：五脏皆柔弱者，善病消瘅……其心刚，刚则多怒，怒则气上逆，胸中蓄积，血气逆留，䐃皮充肌，血脉不行，转而为热，热则消肌肤，故为消瘅"。强调血脉运行不畅，瘀滞化热的病机特点。"久病入络""久病致瘀"，DKD属于糖尿病的并发症之一，病程较长，气阴不足，动血行血不及，再加上气滞、痰凝、热结等相互胶结，血脉运行不畅而致瘀血的发生。国医大师吕仁和提出DKD"微型癥瘕"病机理论；南征亦提出DKD血瘀证的存在。从西医理论来讲，DKD属于糖尿病微血管并发症之一，存在血液黏稠度升高、血液流变学异常、高凝状态等全身性宏观瘀血症状。此外，糖尿病肾病组织学上以肾小球结节性硬化或弥漫性硬化和（或）间质纤维化等超微结构变化为病理特征。目前认为，这些病理特征与《难经·五十五难》中的癥积相一致。中医学强调"心主行血""心主脉"，发挥推动血液在脉管中正常运行的作用，心气不足，推动无力，则血行瘀滞。

此外，随着病程的逐渐进展，到DKD后期，心阳亏虚，肾水上犯，易于出现心悸、喘促、胸闷等症。有报道显示，DKD等慢性肾脏疾病是心血管疾病不良事件的独立危险因素，心血管疾病是DKD的严重并发症，在中国DKD伴冠心病的发病率就达到了70.3%。可见，DKD可引起心脏疾病的发生发展。

因此，对于DKD患者，从心辨治，并不是指出现心系疾病后才能从心论治，而是从整体观念出发，从心主血脉和心主藏神的生理功能出发，有是证用是方。心悸、气短、失眠、唇舌色淡者需加重益气养血补心之力；病程较久，尤其是见舌质紫黯，或伴见瘀点瘀斑、心胸刺痛者要重视活血化瘀之法；心阳亏虚，寒水上凌心胸者可加强温心阳利水之效。可见，从心辨治，益气养心温阳，养血活血利水不失为一种临床思路。

从肝辨治

《灵枢·本脏》:"肝脆,则善病消瘅,易伤"。《灵枢·邪气脏腑病形》:"肝脉……微小为消瘅。"脆,即脆弱;小,亦为虚弱之象。此二条均强调肝脏功能虚弱则易于变生糖尿病并发症。

1. 肝经循行 足厥阴肝经沿大腿内侧中线上行后,进入阴毛中,环绕过生殖器,至小腹。DKD 为糖尿病引起的肾脏病变,以水肿、蛋白尿、肾功能异常等为主要临床特征,这些症状均与小便相关,而肝经循行之处正好与此位置相近。且《伤寒论》第 318 条"少阴病,四逆,其人或咳或悸,或小便不利,或腹中痛,或泄利下重者,四逆散主之。"疏肝行气的四逆散治疗小便不利也正是印证了此理论。

2. 肝主疏泄 肝主疏泄,调畅全身气机,《血证论》"气与水本属一家""气行水亦行""治气即治水"。《丹溪心法》"气顺则一身之津液亦随气而顺矣";《金匮要略心典》"肝喜冲逆而主疏泄,水液随之上下也"。气行则水行,气滞则水停。气的升降出入推动全身水液运行。肝气疏泄正常,则水液随肝气而升降出入;肝气疏泄失司,则水液运行失常,停于体内则为肿。此外,肝气疏泄亦与肺的通调水道、脾的运化水湿、肾的主水功能密切相关。刘志伟等疏肝理气方治疗早期 DKD 患者发现,疏肝理气中药能降低尿微量白蛋白排泄率和血肌酐,改善胰岛素抵抗。杨世忠临床治疗 DKD 擅于从肝论治,用龙胆泻肝汤加减进行治疗,发现龙胆泻肝汤可降低 DKD 患者的尿蛋白,改善肾功能,调节血糖、血脂。

3. 肝主情志 有研究显示,抑郁是 DKD 的重要危险因素之一,且抑郁与 DKD 患者的血管病变密切相关。佛山城区 DKD 患者抑郁状况调查中 DKD 合并有抑郁者占 86.37%;中国医科大学某医院对老年 2 型糖尿病肾病患者常见患病危险因素分析中发现负面情绪者占 68.42%。DKD 患者病程较长,生理上的不适感及心理压力、经济压力等易于引起患者焦虑、抑郁等负面情绪的出现。肝主疏泄,调畅情志,负面情绪反过来影响肝气的疏泄功能,进而引起相关的病变。此外,DKD 患者正气亏虚,阴血不足,肝失濡养,亦会失其调达之性。

因此,在 DKD 的诊治中,根据患者的具体情况具体分析,水肿者可疏肝行气以利水,血瘀者可疏肝行气以活血,焦虑抑郁者加重疏泄肝气之力,急躁易怒者加强清肝泻火之功,双目干涩、耳鸣耳聋、筋脉拘急者加强柔肝体、养肝阴、滋肝血之效。可见,从肝论治,注重疏肝、清肝、养肝、柔肝可在改善患者情绪,提高生活质量的同时缓解 DKD 症状,提高临床疗效。

从肺辨治

《素问·经脉别论》:"饮入于胃,游溢精气,上输于脾,脾气散精,上归于肺,通调水道,下输膀胱,水精四布,五经并行。"从《内经》对人体水液代谢的相关描述中可以看出,肺在其中担任着承前启后的角色。

1. 肺气宣降 肺为水之上源,主宣发肃降,肺气通过宣降将津液向上向外及向下向内输送,推动水液的运化。如《血证论》:"肺为水之上源,肺气行则水行……小便虽出于膀胱,而实则肺为水之上源。"外邪侵袭,肺气郁闭,或气滞、痰湿、热邪等犯肺,致肺失其宣降之功,则水液外不得达于肌腠,内不得下输膀胱,泛溢肌肤,发为水肿;肺气不降,肾失固摄,精微外泄,则发为蛋白尿。

《素问·汤液醪醴论》提出用"开鬼门"的方法治疗水肿,此后,张仲景首用越婢加术汤治疗风水病,用小青龙汤治疗水饮蕴肺证,并进一步提出"腰以上肿,当发汗乃愈"的治疗原则,这些均为宣肺散邪法的具体应用。

2. 肺主气 DKD 患者病程较长,正气不足,卫外不固,易于感受外邪而加重病情。有研究显示 DKD 患者存在肺功能的损害,且 DKD 病情越严重,肺弥散和通气功能损害越明显。糖尿病大鼠喂养 4 周后肺组织的变化与肾脏相平行。DKD 患者由外感而诱发或加重水肿者可宣肺散以利水,水饮停肺、咳嗽喘息者需泻肺利水以降浊,肺气亏虚、卫外不固易于感冒、自汗者可益肺固表以实卫。可见,开鬼门、泻肺水、补肺气、固卫表，辨证论治，可在缓解症状的同时增强身体抵抗力，起到"未病先防，既病防变"之功。

从脾辨治

脾为后天之本，主运化水谷与水湿，脾的功能失司在 DKD 的发生发展过程中具有重要作用。

1. 脾主运化水谷　《素问·奇病论》："有病口甘者，病名为何？何以得之？岐伯曰：此五气之溢也，名为脾瘅。夫五味入口，藏于胃，脾为之行其精气，津液在脾，故令人口甘也。此肥美之所发也，此人必数食甘美而多肥也，肥者令人内热，甘者令人中满，故其气上溢，转为消渴，治之以兰，除陈气也。"《内经》中提出消渴病的发生源于素嗜肥甘厚味，导致脾主运化不及，脾为胃行其津液功能失司，痰、湿、热等蕴结于内，耗气伤津。脾主运化水谷精微，为后天之本，脾主升清，胃主降浊，今脾胃功能失司，升降失常，清阳不升，浊阴不降，水谷精微不得输布周身，下泄而从肾脏排出，故出现蛋白尿。阎晓萍强调治肾先治脾，以后天养先天，从脾论治 DKD，认为 DKD 早期运脾散精，中期以脾治肾，后期调运脾气、化精解毒。杜义斌等以健脾益气滋阴、兼活血祛湿为法治疗早期 DKD 患者，发现该法可以减少尿蛋白排泄率。

2. 脾主运化水湿　《素问·至真要大论》"诸湿肿满皆属于脾"。宋代《圣济总录》："消渴饮水过度，脾土受湿而不能有所制，则泛溢妄行于皮肤肌肉之间，聚为浮肿胀满而成水也。"消渴病本渴而饮水多，再加上膏粱厚味聚生痰湿，脾不能运化水湿，使之失去正常排泄之性，则泛溢肌肤发为水肿。DKD 进一步发展，病情加重，肾小球滤过率逐渐下降，进入慢性肾脏病终末期阶段，出现小便量小与恶习呕吐并见的关格，更是湿浊影响脾胃气机所为。《灵枢·五变》"脾脆，善病消瘅""五脏皆柔弱者，善病消瘅"。《灵枢·邪气脏腑病形》："脾脉微小为消瘅。"同样强调脾脏受损易于变生 DKD。

3. 脾与胰腺　中医学中的脾作为运化水谷精微，产生营养的功能脏器，与西医学中的胰腺功能有相似之处。经过胰腺分泌胞分泌的胰淀粉酶、胰脂肪酶、胰蛋白酶等参与饮食物糖类、脂肪、蛋白质等在胃肠道的消化吸收；进入血液循环中的糖类又在胰岛素和胰高血糖素的作用下被按需利用，此过程与"脾主运化水谷精微""脾气散精"极为相似。在病理状态下，胰岛素绝对或相对不足，糖类消化吸收障碍，需要补充外源性胰岛素或促进胰岛素分泌、增加胰岛素敏感性来对症治疗；低蛋白血症或钠水潴留等导致的水液停留停积于消化道黏膜更影响饮食物的消化吸收，需要消除消化道水肿，恢复黏膜功能，这些均与补脾助运、健脾利湿极为相似。因此，素嗜肥甘，脘腹痞满，舌苔厚腻者可健脾化湿，斡旋中焦；面色萎黄、神疲乏力、食欲不振者需补脾益气，扶正补虚。从脾论治，健脾、运脾、化湿、利湿亦为多数医家所推荐。

从肾辨治

肾主水、主二便、主封藏，肾脏功能失司在 DKD 水肿、蛋白尿、肾功能异常等方面均有重要影响。

1. 肾主水　《圣济总录》："消渴病久，肾气受伤，肾主水，肾气虚衰，开阖不利，能为水肿。"肾主水，主司和调节全身水液代谢，肾气及肾阴肾阳对水液代谢过程中各脏腑之气的功能，尤其是脾肺之气的运化和输布水液的功能具有促进和调节作用。"肾开窍于二阴""肾主二便"，在水液代谢过程中，各脏腑形体官窍代谢后产生的浊液，通过三焦水道下输于肾或膀胱，在肾气的蒸化作用下将浊者排出体外。《素问·热论》："肾者，胃之关也，关门不利，故聚水而从其类也，上下溢于皮肤，故为胕肿。"DKD 随着病程的延长，肾小球滤过率下降，出现小便量少等症，此均为肾开阖失司，小便排泄异常所致。

2. 肾主封藏　"肾者主蛰，封藏之本""肾藏精"，肾位于下焦，主闭藏。DKD 病程较长，病久及肾，肾阴亏虚，虚火内扰，肾之藏精功能失司，精微物质外泄；阴损及阳，肾阳不足，固摄失职，亦会出现蛋白尿。"腰为肾之府"，肾精亏虚，腰失所养，不容则痛，故 DKD 患者有相当一部分伴有腰酸腰痛之症。国医大师张大宁认为 DKD 患者以肾虚为本，"肾虚血瘀"是其基本病机，以补肾活血为主要治法。有研究显示，应用补肾法治 DKD 可降低尿蛋白排泄率，改善肾功能及临床症状。

西医学认为 DKD 是由糖尿病引起的一种肾脏微血管病变，病位为肾，以肾小球增生或纤维化为主要病理表现。治疗也以在基础治疗的基础上保护肾功能为主，在终末期则以肾脏替代治疗为首选。

因此，DKD 无论表现为水肿、蛋白尿还是肾功能异常均可从肾辨治，根据肾气、肾阴、肾阳的虚损程度，或填精，或滋阴，或温阳；此外，兼见蛋白尿者可随症加用补肾固涩之品，兼见水肿者可加强利水消肿之剂，兼见肾功能异常者加强通腑泄浊之效。补肾填精，温肾利水，固肾泄浊同样为 DKD 患者的标本同治之法。

脏腑辨证是在认识脏腑生理功能、病理特点的基础，将四诊收集到的症状、体征及有关病情资料，进行综合分析，从而判断疾病所在的脏腑部位及其病性的一种辨证方法。与八纲辨证、气血津液辨证、三焦辨证等辨证方法相比，脏腑辨证病位明确；而且，脏腑辨证可与病性有机结合，从病位、病性全方面进行判断，尤其适用于病情复杂者。DKD 是由糖尿病引起的一种肾脏病变，病程较长，病机复杂，到后期可有较多变证。病位除涉及肾之外，尚与肝、心、脾、肺有关。各脏腑经络相互联络，生理上相互为用，病理上相互影响，一个脏腑的病变常影响其他而出现多个脏腑同病之象。因此，在 DKD 的诊治中脏腑辨证具有一定的优势，在抓住 DKD 主要病机的同时，结合病因、病位、病性、症状等从多方面进行分析，判断痰饮水湿的停留部位、脏腑气血阴阳的偏盛偏衰、外感内伤的病因及诱因，进而有是证用是药，进行有针对性的治疗，可起到事半功倍之效。

416　从五脏虚证辨治糖尿病肾病病机研究

　　糖尿病肾病是由糖尿病微血管并发症导致的肾脏结构和功能的慢性病变，主要临床表现为蛋白尿、高血压、水肿、肾功能不全等，已成为西方国家终末期肾病的首要原因和我国终末期肾病的第二病因。糖尿病肾病预后欠佳，西医对该病的治疗尚无特别效验之策，中医药防治对于延缓糖尿病肾病的进展意义重大，已成为改善糖尿病肾病患者生活质量的重要方法。中医并无糖尿病肾病的病名，对其病因病机也未形成统一的认识。近现代各医家多认为该病病机繁杂，各有深论。根据糖尿病肾病的病因及临床表现，可将其归为中医学中"消渴""消瘅""虚劳""水肿""尿浊""关格"等范畴。《灵枢》："五脏皆柔弱者，善病消瘅。"清代张志聪《素问集注》："消瘅者，五脏精气皆虚，转而为热，热则消肌肉，故为消瘅也。"也指出消渴的发病机制与五脏功能减退、阴血亏虚、精气不足密切相关。近代众多医家也多有以五脏为着眼点从脏器虚损论其发病机制，其研究认识为临床治疗提供了方向。学者贺林玉等以五脏为纲，五脏虚证为立足点，将近年来众医家对其病因病机的研究认识做了梳理归纳。

五脏虚损是糖尿病肾病的基本病机

　　五脏虚损，诸症丛生。《灵枢·口问》"邪之所在，皆为不足"，糖尿病肾病这一慢性疾病的发病机理也不例外。五脏藏精气而不泻，精气有易耗易虚之特性，脏虚则一身之气皆虚，先虚而后损，日久则御邪抗病能力减退，故其病迁延难愈。齐方洲等对531例糖尿病早期微血管病变患者的四诊信息进行中医证素分析，得出糖尿病早期微血管病变病位证素有肾、肝、脾、肺、胃等的结论。邱幸凡认为临床上脏虚有气血阴阳之分与体用之别。五脏之虚始于气血，久则由气及阳、由血及阴，进而其生理特性受到抑制而失和，致使脏气及其主持的功能活动减弱，最终五脏主藏精气不足而脏体虚衰。

　　1. 脾脏虚损，运化失司　《灵枢·本脏》"脾脆则善病消瘅易伤"。即言脾为后天之本，气血生化之源，长期饮食失节易伤脾胃，脾气亏虚是糖尿病发病的重要机制。《素问·脏气法时论》："脾之运化输布功能失职，精液不能通达周身，因而变生消渴证。"脾气虚损，则水液输布不能正常进行，停聚体内为痰饮湿浊，甚或日久泛滥肌肤发为水肿；脾虚则固摄功能减退，精微失摄趋下流失，遂成尿糖；脾虚，津液不能上承于肺，故见口干口渴欲饮；脾虚散精无权，精微失于输布，则肌肉萎缩消瘦；脾脏化生津液气血及运化水谷精微的功能受损，导致气血阴液生化乏源，阴虚阳亢，故热由内而生，日久而致消渴。沈玉国认为在糖尿病前期中病位主要在脾，脾虚健运失常则气化不足，从而逐步出现消渴诸症。张征宇等认为脏腑内虚是糖尿病肾病的主要机制，而脾虚乃其根本并贯穿该病始末，为疾病始动环节。

　　2. 肝脏虚损，疏泄不利　《灵枢·本脏》"肝脆则善病消瘅易伤"。叶天士《临证指南医案·三消》："心境愁郁，内火自燃，乃消渴大病。"意指长期肝郁气机失调，郁久化火，火热内燔消灼肺、胃、肾阴津使气血津液紊乱而发为消渴，消渴日久则可继发糖尿病肾脏疾病。《金匮要略·消渴病》："厥阴之为病，消渴，气上撞心，心中疼热。"肝为刚脏，体阴而用阳，肝失疏泄则易郁滞、易化火、易虚损。刘志龙认为肝在消渴变证中以气滞血瘀、肝阳上亢等病机表现形式发挥着十分重要的作用。李杭等认为肝在糖尿病肾病发生发展各个阶段的重要性不容忽视，特别是发展至糖尿病肾病Ⅳ期以上常伴有顽固性高血压时，强调辨证应用疏肝、养肝及平肝等方法以改善预后。汪超等提出治疗消渴重在调肝，认为糖尿病肾病及其兼症即蛋白尿、水肿、视物模糊、便秘及心悸的发生发展都与郁而伤肝，肝气郁结而变生他病相关。

3. 肺脏虚损，治节失衡 《灵枢·本脏》"肺脆则善病消瘅易伤"。《灵枢·五变》："余闻百疾之始期也，必生于风雨寒暑，循毫毛而入腠理，或复还，或留止，或为风肿汗出，或为消瘅，或为寒热，或为留痹，或为积聚。"也指出了肺虚易感六淫外邪，循皮毛入腠理或发为消渴病。肺气虚不能宣发卫气，同时卫气固护失职，而腠理疏松外邪易侵，故临床糖尿病肾病患者易兼风寒、风热、风水诸证。肺为相傅之官，朝百脉主通调水道。肺气不足，通调失司、治节失衡。肺为水之上源，上源之水不足则津液不布易于停留而为饮、瘀。久病肾阴亏虚，金水相生，燥热之邪伤肺，肺阴易虚也会加剧患者口燥咽干喜饮，潮热盗汗等症状。肺气不降上逆而为咳喘，失于宣发水凌心肺则致喘不得卧。以上易感因素均会加剧糖尿病肾病病情进展。倪炼认为糖尿病肾病尿蛋白的流失与肺肾气虚有关，运用黄芪、芡实治疗肺肾气虚型早期糖尿病肾病效果显著，同时能明显改善早期糖尿病肾病患者整体症状。傅纪婷等认为现代医学研究也表明病毒感染后胰岛细胞大量破坏有其季节性特点，细菌及病毒感染也会加重糖尿病肾病病情，这与肺虚而易六淫致病理论相符。

4. 心脏虚损，血脉涩滞 《灵枢·本脏》"心脆则善病消瘅热中"。《医宗己任编·消症》："消之为病，原于心火炽炎。"意为心气不足易气血虚弱，久之气血阴精亏竭而发消渴；或心气郁滞则久郁化热为火，致使心脾两脏精血虚耗，肾阴亏损则水火不济而致消渴。孙卫卫等认为心肾水火失调是糖尿病肾病病程进展的关键，心火过旺会下扰肾关使肾气化、开阖失常终致肾元衰败。汪悦等认为心的生理功能受损会加快糖尿病肾病进展，血脉失主、君火不明，进而瘀血形成、脾枢失利甚则水液凌心出现心悸、胸闷、气短等心衰症状，故而也提出心肾不交是糖尿病肾病发生发展的重要病机。

5. 肾脏虚损，封藏失职 《灵枢·本脏》"肾脆则善病消瘅易伤。"意为肾脏虚损，肾气肾精不足则易发此病。《外台秘要》提出："其久病变或发痈疽或为水肿。"辛梅芳等认为糖尿病肾病早期病变关键在于肾之精气不足，肾气虚衰、肾精不足为该病的易感因素。李中南等认为肾脏虚损是消渴发病的重要内在因素，肾虚是病机之本。柳红芳等基于张景岳真阴精气理论认为人体气血阴阳的调和有赖于命门真阴充盛，脏器功能的持续受损致使肾中精气亏损进而加重阴精亏虚，提出填补真阴是糖尿病肾病的核心治则，其核心病机为真阴亏虚、因虚致实。杨月萍等总结车树强治疗糖尿病肾病临床经验，提出该病基本病机为肾气阴两虚兼夹血瘀。张敏等总结倪青治疗糖尿病肾病分别从内因、外因、素因和诱因4个方面论其病机，而在内因中强调五脏功能失调为消渴肾病发病根本，五脏之中又与脾肾功能失调关系最为密切。

五脏虚损兼实邪是糖尿病肾病病机关键

《圣济总录》有"消渴病多转变"的论述，糖尿病肾病属于消渴病变证。五脏虚极而衰，五脏生克乘侮而受病，病气传化，体用无能就会生成痰浊、瘀血、毒邪等病理产物，而病理产物随着病程进展亦可成为新的致病因素加剧疾病的进展。

1. 五脏虚损而成痰浊 卞镝等认为糖尿病肾病是以脏腑虚损为本，无形之痰为标，脾肾气阴亏虚致脾虚失于转输，肾虚不能蒸化，水液不化导致痰浊，故痰邪贯穿糖尿病肾脏疾病整个病程。高慧娟等认为糖尿病肾病病程迁延日久，在脾肾虚衰的基础上出现痰湿，脾为生痰之源而肺为储痰之器，肺脾肾三脏先虚后损，体用无能而生痰湿。

2. 五脏虚损而成瘀血 《太平圣惠方》："饮水随饮随小便，味甘而白浊，腰腿消瘦者消肾也，皆五脏精液枯竭，经络血涩，荣卫不行，热气留滞遂成斯疾也。"指出瘀血是消渴病肾病形成的重要病理产物及常见的致病因素。郭倩等研究发现化瘀通络中药可有效降低糖尿病肾病瘀血阻络证大鼠尿蛋白，减轻肾脏病理损伤，认为糖尿病肾病病机除了糖尿病原有的气阴两虚外，瘀血阻络也是其基本病机。杨芳等认为糖尿病肾病因虚致瘀、久病致瘀，侧重脾胃虚和肾虚是该病的始动因素，提出从瘀治消。翟若男等最新实验研究表明以黄芪和三七益气活血能减轻糖尿病肾病患者足细胞损伤和降低蛋白尿漏出，有显著的肾脏保护作用。众多医家认为所有慢性肾脏病进展至终末期肾脏病都与肾络癥瘕形成关系密切。王耀献等在吕仁和提出"微型癥瘕"理论的基础上，从现代病理学角度提出糖尿病肾病肾活检中，局灶节段性肾小球硬化及肾间质纤维化也可视为肾络微型癥瘕形成的一个标志。五脏虚衰，瘀血留滞，也与中医"久病必瘀"的理论一致。

3. 五脏虚损而成毒邪　糖尿病肾病患者常有恶心呕吐，心悸胸闷，皮肤瘙痒等浊毒证的表现。南征认为毒邪有内外之分，内毒与其消渴发病密切相关，即因脏腑功能和气血运行失常而使机体脏腑功能失用，出现气滞、痰凝、血瘀、湿阻、水停等病理现象，故而提出毒邪是消渴病的病机关键，也是消渴及其兼症的启动因素。张琳等也认为浊毒是脏腑功能紊乱、气血运行失常的标志，提出浊毒损伤肾络是慢性肾脏疾病微炎症状态的病理基础。陆健等在"毒损肾络"理论的基础上完善了消渴病的病机理论，将其具体化，认为其毒邪又可分为热毒、脂毒、瘀毒、糖毒。

五脏虚证是糖尿病肾病分期的病机核心

仝小林等认为糖尿病肾病病机要根据发展病程的不同而分论，其基本病机为虚、瘀、浊，提出虚为基本条件，补虚要先行。瘀是核心病机，络脉瘀滞贯穿于该病全程，活血通络为基本治则。浊是糖尿病肾病后期主要病机，具体根据湿、浊、毒的不同分而论治。赵进喜等认为糖尿病肾病病机本质是本虚标实，而其病位在五脏和胃，病机核心是"气阴虚兼瘀郁"。在糖尿病肾脏疾病早期阶段，以"虚"证为先，还有血瘀、气滞、痰湿、湿热等病理因素存在；中期阶段在前者基础上主要包括"水邪"和"饮邪"；后期则在中期阶段病理因素基础上出现"浊毒伤血、伤神""肝风内动"的病理过程。吴健等总结张振忠临证心得提出糖尿病肾病早期病位在上焦心肺，糖尿病肾病临床期病位在中焦脾胃，肾功能失代偿期病位主要在下焦肾，瘀血既为病理产物又是其致病因素贯穿三焦论治的全程。胡慧菁等总结陈伯平治疗糖尿病肾病经验，认为肝郁脾虚、肾虚瘀阻是糖尿病肾病的核心病机，强调调补脾肾的同时尤需注重从肝论治；在把握核心病机的基础上主张分期论治，糖尿病肾病早期治疗以祛风解毒、滋阴养肝为法，中期以疏肝健脾祛湿为主，晚期扶正祛邪兼顾肝脾肾三脏同治，疏肝活血通络法贯穿治疗全程。

综上所述，糖尿病肾病发生发展的中医病机离不开五脏由虚而损、久损而成劳，最终五脏虚衰、阴阳俱损的病理发展规律。五脏之间联系密切，相辅相成，各脏精气血充盛有赖其余四脏的供给支持，一脏体用失职病气传化余脏受病都可加快糖尿病肾病的病情进展。五脏虚损受病，病气传化，体用无能而成痰浊、瘀血、毒邪等病理产物又可反过来影响疾病进程。中医基础理论中脏象学也强调"五脏相关"，五脏的生理及病理联系经过众多医家的探索研究早已超越五行生克乘侮的范畴。目前各医家对于糖尿病肾病的病因病机尚处于百家争鸣的态势，但众多医家据其多年临床经验都在强调从虚出发重新认识糖尿病肾病，在其病情进展过程中要重视虚证，不囿于肾病治肾，而从五脏虚证论治肾病，气机调和，病自复安。重视五脏与虚证在其病情病理变化中的本态，为进一步的辨证论治、理法方药提供基础支持，进而提高糖尿病肾病的临床疗效。

417　从五脏虚损辨治眩晕

眩晕是以头昏沉而视物发黑，感天地旋转，行走欲倒为特征的一类病证。传统中医对眩晕的表述有多种，包括"头眩""掉眩""目眩""眩运""眩冒""冒眩"等，目前中医病名以"眩晕"统称。眩晕，或眼花，或头旋，或站立不稳，或恶心呕吐，或卒倒不自知，其临床症状多样，病因病机繁复，但其病位总不离五脏，《景岳全书·杂证谟·眩运》云："眩运一证，虚者居其八九，而兼火、兼痰者不过十中一二耳。"学者刘迅等从五脏虚损入手探析了眩晕的中医证治。

五脏虚损是致病之本

《素问·上古天真论》云："精神内守，病安从来。"其精气、神气生长、藏守于五脏，五脏各安其位，各尽其职，则精神内守，不易感病，若五脏虚损，五脏藏精气而不泻之能失职，精气、神气虚耗，则百病所生。五脏的生理功能是贮藏化生的精气，故临床上五脏一旦发病，多以虚证为主，治疗应补益五脏。

1. 肝脏虚损，升发失司　《素问·至真要大论》"诸风掉眩，皆属于肝"，奠定肝脏在眩晕中不可撼动的地位。肝者为将军之官，谋虑出焉，其性刚劲，体阴而用阳，在五行属木，五时属春，以升发为其生理特性，主一身阳气升腾，易旋转化风，故可以说风为肝脏本气。风性主动，动则或头旋，或站立不稳。叶天士《临证指南医案·眩晕》亦认为眩晕乃"肝胆之风阳上冒"。中医学认为肝主疏泄，怒为肝之精气所生，大怒暴怒郁怒伤肝，易致肝气郁结，气郁化火，肝阴耗伤，升发太过，则风阳易动，上扰头目，则发眩晕。《灵枢·本神》："肝藏血，血舍魂。"若肝之精血虚损，升发不足，头目失于濡养，亦致眩晕。

故临床常见类型为肝阴虚（兼阳亢）证和肝血虚证，肝阴虚（兼阳亢）证除眩晕外，常伴有目干咽燥、手足蠕动、胁肋隐痛、面部潮红（兼头胀耳鸣、心烦易怒）等症状；肝血虚证除眩晕外，常伴有视力减退、面色少华、爪甲不荣等症状。在治疗上多选择"滋肝、平肝、清肝、养肝"为主，多使用牛膝、杜仲、桑寄生、女贞子、黑芝麻等滋补肝肾；天麻、钩藤、龙骨、牡蛎等平肝潜阳；赤芍、栀子、菊花等清肝除烦；白芍、当归、生地黄等养血柔肝，以顺肝之性，补其不足，泻其有余，从而有效治疗肝脏虚损之眩晕。如董利沙等认为眩晕乃由肝失疏泄，或肝郁化火，损及阴液所致，治疗应选用疏肝、清肝、养肝、平肝诸法。冯宇用当归补血汤加减，主用甘温润剂，温养肝脏治疗肝不藏血之眩晕疗效可佳。

2. 心脏虚损，血脉不利　心为君主之官，主血脉而藏神，为五脏六腑之大主。清代唐容川《血证论》："火者，心之所主，化生为血液以濡养周身。"可知心有总司一身血液的生成及运行之能。若心脏虚损，可致血液化生障碍，不能充养清窍，发为眩晕；又心气不充沛，搏动无力或心阴不足致搏动过快而无力，或心阳不足，心脏搏动无力且迟缓，均可使血液不能上至头目而发眩晕。《素问·六节脏象论》"心者……其充在脉"，血液发挥其濡养之能，除了心气充沛、血液充盈外，还有赖于脉络的通利。故心脏虚损，血脉不利，血逸脉外，瘀血阻窍，头目失养易致眩晕。

故临床上常见的类型心血虚（兼心气虚）证和血瘀（兼心气虚）证，心血虚（兼心气虚）证除眩晕外，常伴有心悸怔忡、失眠健忘、面唇色淡（或胸闷气短、动则喘甚）等症状；血瘀（兼心气虚）证除眩晕外，常伴有心胸区刺痛，甚则痛连内臂、肩背（或胸闷气短、动则喘甚）等症状。在治疗上，以补益气血、活血化瘀为原则。多使用龙眼、酸枣仁、熟地黄、白芍等补养心血；黄芪、白术、党参等益气；桃仁、红花、赤芍等活血化瘀药物，以使心血充盈，心气充沛，血脉通利，头目得养则眩晕自愈。张朝霞运用补中益气汤联合归脾汤加减治疗气血两虚型眩晕疗效确切。朱宏勋亦证实桃红四物汤治疗48例供血不足性眩晕疗效显著。

3. 脾脏虚损，运化失健　脾胃者，仓廪之官，主运化，是后天之本，气血生化之源。脾气充实，运化功能健全，则正气充足，即所谓"四季脾旺不受邪"，否则脾气不健，气血亏虚，难以濡养头目，发眩晕。李东垣《脾胃论·脾胃盛衰论》："百病皆由脾胃衰而生。"脾有"生痰之源"之说，而《丹溪心法·眩运》"一切眩运之病，靡不因痰，但寒热虚实为辨"，力主"无痰不作眩"。头为清窍，脾胃升清降浊，则头目清明；若素体脾虚气弱，或饮食不节，肥甘厚味太过，或忧思、劳倦伤脾，致脾失健运，痰湿阻于中焦，升清降浊失司，气机阻滞，清阳不升，浊阴不降，痰湿蒙蔽清阳，则头眩不爽，头重如蒙。在临床上，脾虚生化无源，气血不足，清窍失养，以致眩晕；同时脾虚运化水湿失健，痰湿易生，阻滞中焦，升清降浊失司，发作眩晕。

故临床上常见证候类型为脾气虚证、脾虚痰阻和痰阻中焦证，脾气虚证除眩晕外，常伴有食少纳呆、腹胀便溏、面萎肢倦等症状；脾虚痰阻除眩晕外，常伴有腹胀纳呆、肢体困重、泛吐清水等症状；痰阻中焦证除眩晕外，常伴有胸闷恶心、头重如蒙、多寐少食等症状。治疗上，多以补益脾气为主，兼以化痰祛湿。如刘金平运用补中益气汤治疗气血亏虚型眩晕患者226例疗效较好。王玲玲运用半夏白术天麻汤治疗94例脾虚痰湿型糖尿病合并眩晕临床疗效显著。《金匮要略》云："心下有支饮，其人苦冒眩，泽泻汤主之。"孟向阳等也证实了加味茯苓泽泻汤治疗眩晕证属痰湿中阻者效果显著。

4. 肺脏虚损，宣降失职　严用和于《重订严氏济生方·眩晕门》中指出"所谓眩晕者，眼花屋转，起则眩倒是也，由此观之，六淫外感，七情内伤，皆能导致"。可知六淫之邪易从皮毛而入侵袭人体发作眩晕。肺在体和皮，其华在毛，且肺气宣发，散卫气于皮毛，温分肉，充皮肤，肥腠理，司开阖及防御外邪侵袭。若肺脏虚损，宣降失职，卫气不固，六淫外感侵袭机体，以风邪尤甚，感之可发眩晕。肺主气司呼，朝百脉而主治节，与脾胃化生之水谷精气生成宗气，"贯心脉"辅心以行血脉。故若肺气亏虚，宗气不足，治节不利，百脉不通，则辅心以行血脉功能受损，致瘀血阻络，脑窍气机不利，脑窍失却血的滋养而发眩晕。《杂病源流犀烛·痰饮源流》："其为物则流动不测，故其为害，上至巅顶，下至涌泉，随气升降。"《素问·五脏生成》："诸气者，皆属于肺。"肺气宣发肃降主导痰液的流动，肺失宣降，痰阻脑窍，发为眩晕；且肺主行水，行水失司则脾传输至肺之水液不能正常布散，聚而为痰饮，且肺为贮痰之器，痰浊产生，一则随气上逆，阻于肺脏，损其宣降，二则清窍属于上焦，上焦属于肺脏所主，肺失宣降清阳不能上达于脑，引发眩晕。

故临床上常见类型为外邪袭表证、瘀阻脑络（肺气虚）证和痰湿蕴肺证。外邪袭表证除眩晕外，常伴有恶寒、发热、头痛等症状；瘀阻脑络（肺气虚）证除眩晕外，常伴有咳喘无力、少气不能报息、耳聋嗌干等症状；痰湿蕴肺证除眩晕外，常伴有咳喘咳痰、痰多胸闷等症状。在治疗上，以宣肺祛风、理肺活血、燥湿化痰为原则。外邪袭表型多选用桔梗、白前之属宣肺，防风、蝉蜕等祛风；瘀阻脑络型可在活血化瘀基础上加威灵仙、秦艽、豨莶草、桑枝等药理肺；痰湿蕴肺型多配伍宣肺化湿之药，湿从寒化者，生姜、半夏、细辛之属可用；从热化者，桑白皮、桔梗、竹茹可选。

5. 肾脏虚损，阴阳失调　肾主蛰，主封藏，为精之处，五脏阴阳之本。肾气分肾阳肾阴，共同协调全身脏腑之阴阳，一则先天不足或房事失节或惊恐伤肾，肾阴不足，水不涵木，肝失所养，致使肝阳上亢，引动肝风则发眩晕；或肾阴累及肾阳，肾阳亏耗，不能温煦脾肺之气，致水液不布，水道不利，则聚水生痰饮，上蒙清窍或清阳受阻则发眩晕。二则"肾者水藏，主津液"，接受三焦水道下输之浊液，经肾阴肾阳气化升清降浊，头目清明则思维敏捷，反之浊气不降，清阳不升，则发为眩晕。《素问·痿论》"肾主身之骨髓"，《灵枢·海论》"脑为髓之海"，肾精充足，髓海得充，则反应灵敏，精力旺盛；若肾脏虚损，肾精不足，髓海空虚，脑失所养，则见"脑转耳鸣，胫酸眩冒，目无所见，懈怠安卧"。

故临床上常见证型有肾阴不足、肾阳不足和肾精不足，肾阴不足除眩晕外，常伴有腰膝酸痛、遗精经少、潮热消瘦等症状；肾阳不足除眩晕外，常伴有腰酸冷痛、夜尿频多、四肢发冷等症状；肾精不足除眩晕外，常伴有耳鸣耳聋、生殖功能低下等症状。治疗上，以补肾滋阴、补肾助阳、填精益髓为主。如梁立敏运用滋肾平眩汤治疗肾阴不足型眩晕能有效改善临床症状，疗效优于氟桂利嗪。郑伟等运用真武汤合泽泻汤治疗梅尼埃病临床疗效确切。王海波运用地黄饮子加减治疗肾精不足型眩晕疗效显著。

风火痰瘀是致病之标

"正气内存，邪不可干"，"邪之所凑，其气必虚"。五脏虚损，易感外邪，而风为百病之长，风邪上扰清窍则发眩晕；且五脏虚损，全身气化功能失调，精、神、气、血、津、液生成、布散、运行失常，积聚四肢百骸而为痰饮，停滞周身而为瘀血，痰饮、瘀血进一步发展，阻滞全身气机，郁而化火，上扰清窍，发作眩晕。风火痰瘀或为致病邪气或为病理产物均能上扰清窍而致眩晕，固然风火痰瘀之形成与外感六淫、劳逸不当、饮食不节、七情内伤等因素有关，但其发病的前提是五脏虚损，若五脏各司其职，各尽其能，精神内守，邪气侵袭机体无门，故不发病。

综上所述，眩晕发病的内在基础是五脏虚损，风火痰瘀是致病之标，两者相互影响，致使眩晕反复、恶性发作。眩晕的治疗原则应注重补益五脏，兼以祛风或清热或化痰或散瘀。从五脏虚损理论辨证治疗眩晕是一个切入点，但仍要根据具体情况，审症求因，从五脏论治，兼顾他邪，行辨证论治之法，方可事半功倍。

418   从五脏辨治失眠

失眠是以经常不能获得正常睡眠为特征的一类病症，主要表现为睡眠时间、深度的不足，轻者入睡困难，或睡而易醒，或醒后不能再睡，重则彻夜不眠，常影响人们正常的工作、生活、学习和健康。现代社会，人们的工作节奏明显加快，身心压力增大，身体和心理长期处于紧张、疲劳的状态，这些因素都增加了人们的患病率。而失眠的发生，又进一步加剧了人们身心疲劳的程度。因此研究该病的发生和治疗，对于促进人们的身心健康，提高生活质量，具有重要的意义。

失眠在中医古籍中称为"目不瞑""不得眠""不得卧""不寐"等。失眠一词较早期的记载见于《世说新语·赏誉》："王丞相招祖约夜语，至晓不眠，明旦有客，公头鬓未理，亦小倦。客曰：公昨如是，似失眠。"但在医学文献中，失眠一词，直到唐代王焘《外台秘要》才首次出现，其后至明清时期才渐渐被医家使用，而较广泛的应用则是现代的事了。孙思邈《千金要方·心脏脉论》："五脏者，魂魄宅舍，精神之依托也。魂魄飞扬者，其五脏空虚也，即邪神居之，神灵所使鬼而下之，脉短而微，其脏不足则魂魄不安。魂属于肝，魄属于肺。"可以看出，孙氏以五脏藏神（心藏神、肝藏魂、肺藏魄、脾藏意、肾藏志）的生理功能为基础，认为脏虚邪居，魂魄不安，而发不眠。学者李鹏等就从五脏辨治失眠的思路做了阐述。

心火上炎

中医学认为心藏神，为君主之官，统管着人体的精神、意识、思维活动，为此在失眠的病因病机中也具有最为重要的地位。《灵枢·胀论》："夫心胀者，烦心短气，卧不安。"《金匮要略·水气病脉证并治》："心水者，其身重而少气。不得卧，烦而燥，其人阴肿。"张景岳在《景岳全书》中云"不寐证虽病有不一，然惟知邪正二字，则尽之矣。盖寐本乎阴，神其主也，神安则寐，神不安则不寐""盖心藏神，为阳气之宅也，卫主气，司阳气之化也。凡卫气入阴则静，静则寐，正以阳有所归，是故神安而寐也"。不寐全由心神所主，卫气入阴而寐的机理也在于阳有所归，心神得安。《中藏经·论心脏虚实寒热生死逆顺脉证之法》："心虚则畏人，瞑目欲眠，精神不倚，魂魄妄乱……心气实，则小便不利，腹满，身热而重，温温欲吐，吐而不出，喘息急，不安卧，其脉左寸口与人迎皆实大者是也……心虚则恐惧多惊，忧思不乐。"认为心气实则不眠、烦躁，心气虚则嗜卧、恐畏。

从心论治：缪希雍在《先醒斋医学广笔记》中提出"以清心火为第一义"，方用麦冬、茯神、丹参、沙参、竹茹、炙甘草、竹叶、石斛、远志、生地黄、炒酸枣仁、五味子。有痰者，加竹沥。惠氏等认为心藏神，劳心过度，耗气耗血伤阴，心神失养，心神不宁，心火亢盛，扰动神明，导致不寐。自拟五心宁心汤（炒酸枣仁、首乌藤、珍珠母、生龙骨、夏枯草、连翘心、竹叶心、莲子心等）治疗失眠患者有确切疗效，能够改善患者症状，提高患者的生活质量。

肝失疏泄

肝为将军之官，主疏泄，调情志，喜条达，恶抑郁；肝藏血，血舍魂。由于数谋而不决，或暴怒伤肝，或气郁化火，皆可影响肝的疏泄功能，导致肝的藏血功能失调，以致魂不能藏于肝，从而发生不寐。因此在不寐的发病中，肝的影响最为重要。《素问·刺热篇》："肝热病者，小便先黄，腹痛多卧身热，热争则狂言及惊，胁满痛，手足躁，不得安卧。"宋代许叔微《普济本事方·卷一》："平人肝不受邪，故卧则魂归于肝，神静而得寐。今肝有邪，魂不得归，是以卧则魂扬若离体也。"说明人之寐与肝魂有着密切关系。肝脏有病，魂失潜敛，阳气动而不静，神不潜藏而致失眠者，实属常见。说明病理状态下的神、魂与失眠多梦有密切联系。故安神助眠时，不仅要安心之神，还要安肝所藏之魂。《症因脉治·内伤不得卧》："肝火不得卧之因，或因恼怒伤肝，肝气怫郁；或尽力谋虑，肝血所伤。肝主藏血，阳火扰动血室，则夜卧不宁矣。"说明了肝病变与失眠的密切关系。

从肝论治：秦昌遇《症因脉治》"胁肋时胀，夜卧常惊，口渴多饮，腹大如怀，小腹季肋牵引作痛，痛连阴器，此肝火不得卧也。治疗上恼怒伤肝，肝火拂逆，疏肝散；谋虑伤肝者，四物汤加栀子、川黄连；木燥火生者，龙胆泻肝汤；左尺脉大，家秘肝肾丸"。袁运硕认为失眠其病源于脑，而表现于肝，多因情志而诱发，肝主情志，调达气机，开窍于目，通于脑，五脏皆有不寐，总以肝为主。运用龙胆泻肝汤随症加减治疗失眠的临床疗效显著。

脾失升清

脾为后天之本，主运化、升清，为气血生化之源。若脾虚运化无力，则化血不足、心神失养而致失眠。另外，脾失健运，痰从中生，日久化热，痰热扰神，也可致失眠。《灵枢·胀论》："脾胀者，善哕，四肢烦挽，体重不能胜衣，卧不安。"《杂病源流犀烛》："有思虑过度，因脾主思，致脾经受邪，两手脉缓，经年累月不寐。"张景岳《景岳全书》："若思虑劳倦伤心脾，以致气虚精陷而为怔忡惊悸不寐。"吴澄在《不居集》："劳伤心脾，思虑太过，则惊悸怔忡，气虚精陷而不成寐。"《诸病源候论·食伤饱候》论述了食伤脾胃所致的不眠："夫食过于饱，则脾不能磨消，令气急烦闷，睡卧不安。"王叔和《脉经》："脾实，右手关上脉阴实者，足太阴经也。病苦足寒胫热，腹胀满，烦扰不得卧。脾虚，右手关上脉阴虚者，足太阴经也。病苦泄注……心烦不得卧，肠鸣。"徐春甫《古今医统大全》："有脾倦火郁，夜卧遂不疏散，每至五更，随气上升而发燥，便不成寐。"

从脾论治：李东垣在《内外伤辨惑论·饮食劳倦论》论补中益气汤加减法，"少加黄柏以救肾水，能泻阴中伏火。如烦犹不止，少加生地黄补肾水，水旺而心火自降。如气浮心乱，以朱砂安神丸镇固之则愈"。在调理脾胃的总的治疗方法指导下，创造性地把补元气、泻阴火、安心神等治法结合在一起，是富于临证经验的有效方法。魏相玲等运用归脾汤加减治疗顽固性失眠 47 例，临床实践证明有较好的疗效。

肺失宣降

肺主气，司呼吸，有宣发和肃降的功能。肺的功能正常，则气的功能也正常。气机调畅，人的精神情志活动如常，故能寐。若肺失宣肃，肺气上逆，发为咳嗽、气喘，呼多吸少，神为邪扰而不能寐。《素问·病能论》："肺者脏之盖也，肺气盛则脉大，脉大则不得偃卧。"《症因脉治·不得卧》："肺壅不得卧之因，或肺素有热，金被火刑，或肺家有痰。肺气闭塞，或肺燥液干，肺热焦满；或肺家有寒，肺气不利。凡此皆成肺壅不得卧之症也。"清代唐容川《血证论》中指出："肺病不得卧者，肺为华盖，立则叶垂，卧则叶张。水饮冲肺，面目浮肿，咳逆倚息，卧则肺叶举而气益上，故咳而不得卧。"清代沈时誉《医衡》卷四载有梅鼎所补"寝食说"，认为若水气上逆，喘嗽有音，不能仰卧，病在肺也。冯兆张《冯氏锦囊秘录》："更有肺金魄弱，肝魂无制，寐中而觉神魂飞扬者。"他认为肺气虚，肺魄不能制肝魂，致神魂飞扬而发不寐。

从肺论治：唐容川在《血证论》中指出"若无痰饮，但是火气上冲者，其人昼日不咳，卧则咳逆，气不得息，乃肺萎叶焦，卧则肺叶翘举，气随上冲，咳呛不已，宜清燥救肺汤加生地黄、瓜蒌根、百合、五味子以敛之，再加钟乳石以镇降之"。王翘楚运用平肝润肺法治疗肝阳上亢、木旺侮金、肺阴受损的燥咳不寐，使得肝阳得平、肺阴得补、心神得安而取得良效。

肾精亏虚

　　肾藏精，主骨生髓，肾的精气充沛是睡眠等生命活动正常的根本保证。肾对睡眠和失眠的影响主要体现在两方面：一方面，肾精充足以养神。肾精充足，脑髓得养，则睡眠正常；另一方面，阴阳平衡以调神。肾阴、肾阳、肾气的亏虚皆可影响脏腑功能平衡而致失眠。《素问·病能论》："人有卧而有所不安者何也……藏有所伤，及精有所之寄则安，故人不能是其病也。"而肾者，主蛰，封藏之本，精之处也。精生髓，脑为髓海，若精血不足，髓海空虚，则元神不能守，心神失养而致失眠。冯兆张《冯氏锦囊秘录》："然肾虚，则不能藏纳心神于舍，故寐而不能沉，并不能久，是以壮年肾阴强盛，则睡沉熟而长，老年阴气衰弱，则睡轻微而短。且有形之阴水既亏，则无形之相火流烁，以致神魂散越，睡卧不宁，故不寐健忘两症，虽似心病，实多由乎肾虚也。"《诸病源候论·虚劳骨蒸候》："蒸病有五。一曰骨蒸，其根在肾，旦起体凉，日晚即热，烦躁，寝不能安。"

　　从肾论治：吴澄《不居集》"房劳过多，肾虚赢怯之人，胸膈之间多有积痰留瘀，碍滞道路，皆由肾虚不能约气，气虚不能生血之故。气犹水也，盛则流畅，少则壅滞。虚损之人，不眠之时，则左右之阴阳、气血道路相通，眠则道路阻塞，是以不得眠也。宜补肾和血，地黄、牛膝、石斛、木瓜、苡仁、桃仁、芍、归、参、芪之属"。叶人等采用补肾填精法方选地黄饮子合交泰丸加减，两方相合共奏补肾填精，交通心肾，水火相济，宁心安神之功。治疗老年失眠症疗效显著。

　　综上所述，从以上古代文献记载及现代应用可以看出，失眠的发生与五脏的功能有密切关系，五脏的功能失常（或因五脏精气不足，或因邪扰，或因五脏相互乘侮）均可以导致神不安舍，导致失眠的发生，而失眠的发生又会进一步损伤五脏所藏之精气。中医对失眠的治疗多从调理心、肝、脾、肺、肾五脏入手。各脏腑之间的生理病理存在着相互影响的关系。五脏藏五神主五志是中医学对精神系统生理病理的高度概括，因此失眠的辨证应以五脏理论为指导。

419 从五脏辨治慢快综合征

　　国医大师刘志明出身岐黄世家，自幼承习家学，再得名师真传。七十余载医海遨游，积累了丰富而宝贵的经验，形成了完备的学术思想体系，崇尚仲景，擅长内科，尤其对于心系疾病的治疗，独具特色。学者徐利亚等将刘志明辨治慢快综合征的经验做了阐述归纳。

　　慢快综合征是指原发性窦房结功能障碍伴继发性快速心律失常，临床表现为窦性心动过缓、窦性停搏或窦房阻滞同时并发室上性心动过速、心房扑动或心房颤动，最常见的是窦性心动过缓与阵发房颤的交替，是临床治疗较为困难的心脏疾病。治疗上药物多采用增强心肌自律性和（或）加速传导的药物，这些药物不能长期服用，且副作用大，由于现有治疗快速性心律失常的药物多数具有明显的减慢心率的作用，往往禁用于慢快综合征，故大多以安装起搏器或射频消融治疗为主，而临床上大多采用联合治疗，主要有起搏器＋抗心律失常药物或者起搏器＋射频消融，但这在大多数情况下非但无益而且有害。中医为其治疗提供了新思路。慢快综合征属于中医学"心悸""眩晕""厥证"等范畴。早在《素问·平人气象论》中就有"人一呼一动，一吸脉一动……脉绝不至曰死，乍疏乍数曰死"的描述。大致阐述了慢快综合征的脉象，并认识到其严重性。

对病因病机的认识及治则

　　慢快综合征主要表现为心慌、胸闷、脉结代，可伴头晕等症。多数医家认为本病的基本病机为心肾阳虚，在此病理基础上容易产生血瘀、痰湿、寒凝、气虚、阴虚等证，治疗以温通心肾之阳气为主，辅以活血化瘀、化痰、滋阴、益气治法。而刘志明认为本病属于本虚标实之证，以本虚最为关键，其中心肾阴虚、宗气不足为病之本，瘀血、痰热为病之标，但更认为心悸病位虽然主要在心，但与肺、脾、肝、肾等脏功能失调关系密切，因肝藏血而润心，脾生血而养心，肾之真阴上行济心以制心火，认为本病不离于心，亦不止于心，如《灵枢·口问》"心动则五脏六腑皆摇"，提示心之病可累及其他诸脏，相反，其他脏腑之病同样会累及心。

　　1. 心为基，肺为因　故慢快综合征的发生发展与心肺密切相关，即与气血相关，因肺主一身之气，心主一身之血，气为血之帅，血为气之母，气行则血行，气滞则血瘀，气虚时血脉鼓动无力、血虚时心脉失养，故临床可见心悸、胸闷、怔忡等症。"肺朝百脉"提示肺与心血运行的关系密切，因为肺具有协助心推动血脉运行的重要功能，所以肺气虚衰时自然也会影响心血运行而致心脉失养，出现脉结代。故治疗上多以生脉散加味治疗本病。通过补肺益气养阴而达到心气旺盛、气血充沛，从而使血脉通畅、传导得司，恢复窦律。又肺主通调水道，肺气不足，气化不利，则水液代谢失常，停而为饮，或停于胸中，阻滞气机，使心阳不得布散，痰饮扰心而致心悸，症见心悸胸闷，呼吸急促，咳逆，舌苔白腻厚，脉滑或弦紧，治以宣肺化饮，方用小半夏加茯苓汤加减。如《金匮要略·惊悸吐衄》："心下悸者，半夏麻黄丸主治。"如以心阴不足为主者，酌情选用甘麦大枣汤、酸枣仁汤、天王补心丹等，而肾阴为全身阴液之根本，在滋心阴的同时不忘补肾阴，常用生地黄、白芍、冬虫夏草；心气亏虚者，轻证用归脾丸，重证用钱氏养心汤，在辨证论治基础上，酌情加用重镇安神之品，如灵磁石、珍珠母、龙骨、龙齿等。

　　2. 心统血，脾生血　盖心主血，血濡心，心乃形之君，血充则心君自安。脾胃为气血生化之源，故血充有赖于脾胃功能的正常。脾虚生化不足，则心失阴血所养而致悸。且脾胃运化不及，水饮停于胃后患者亦有心慌的感觉。《明医指掌》："血者，水谷之精也，生化于脾，总统于心。"唐容川也指出："食气入胃，脾经化汁上奉心火，心火得之，变化而赤，是之谓血。"而血运行于脉中，虽由心气所推动，但究其动力则在于宗气所为，宗气的充沛则赖于脾胃的功能正常。而在经络方面，脾胃亦与心息息相关，脾胃经脉与心中直接相联系，脾之支脉注心中，胃之大络出于左乳下，足阳明之正上通于心，足太阴之筋散于胸中。正常情况下，胃纳脾运，心血充盈，若脾胃功能失职，化源不足，血不养心，必致心脉不利，从而出现惊悸、怔忡以致胸痹、心痛等。若脾胃损伤，如脾阳不振，运化无权，水湿停聚，导致痰湿内生，痰湿既成，阻滞气机，阻遏阳气，脉道不畅，或致肺失宣肃，故见心悸气短，或咳嗽有痰，胸闷、胸痛等，《证治汇补》"痰迷于心，为心痛惊悸怔忡恍惚"，可见痰湿阻络亦能导致心律失常。应用温胆汤加生姜等药物以益气化痰安心；另一方面气血津液生化乏源，则中气衰弱心气亦因之不足，心气不足则推动血运无力，致脉道运行不畅，气虚不能自护则心悸动而不宁，宜用炙甘草汤加减以补气养血安神。李东垣亦说五脏大虚惊悸，必先健运中气，首推理中，如《千金要方》中远志汤、大定心汤，内涵四君、理中之意。刘志明常用酸枣仁取其宁心、安神、止惊悸、定怔忡，朱丹溪云"血不归脾而睡卧不宁者，宜用此（酸枣仁）大补心脾，则血归五脏安和，睡卧自宁"。刘志明亦常用茯苓、白术既可健脾，茯苓又可安心神，更常以伏神代茯苓以增强安神之效。

3. 胆胃不和而致悸　若患者心悸烦闷，坐卧不安，饮食无味，此乃胆胃不和之症。胆胃不和，酿热生痰，痰热扰心，则心神不宁，治疗当清淡和胃，化痰宁心。方以温胆汤加减。《素问·平人气象论》："胃之大络名曰虚里，贯膈络肺，出于左乳下，其动应衣，脉宗气也。"因此胃和心之间有密切的生理病理联系。故恣食肥甘，偏嗜厚味，或中虚食滞，胃失和降，浊气上逆，宗气不行，心血受阻，心气不得宣行，则发胸痹心悸。如《素问·经脉别论》："食气入胃，浊气归心。"可见胃气虽能养心，也能病心。胆主决断，因此诸脏腑的活动皆取决于胆，巢元方认为胆气内怯，令人感觉心下异常悸动，好似有人追捕。

4. 肝藏血，而润心　心者，君主之官，《素问·痿论》"主身之血脉"，有主血脉、主神明的主要生理功能。肝为刚脏，性喜条达而无抑郁，主疏泄及藏血。心与肝在生理功能上的关系主要表现在血液运行和精神意志两个方面。心对精神意志的主宰及对血液运行的推动功能都与肝脏的疏泄功能密不可分，临床肝血不足的患者常见惊悸、失眠、多梦等神志症状，如张景岳《类经·脏象类》："神藏于心，故心静则神清；魂随呼神，故神昏则魂荡。"《素问·举痛论》"百病生于气也"。肝主疏泄，条达气机。如果精神刺激过度，情志则发生过度的兴奋或急躁等，可导致阴阳平衡失调，气血不和，经络阻塞，脉络不利，气机不畅而致心中悸动不安。从五行关系看，肝与心为母子关系，母病及子时可见由肝火旺盛引起的心火偏亢，也可见肝血虚日久，心血暗耗所致的心血亏虚，症见心悸、头晕目眩、失眠健忘、面色无华、倦怠乏力，舌淡红，脉细弱。治以养血安神，方用酸枣仁汤加减。子病及母时可见心火亢盛可以耗伤肝阴引起肝火偏亢，症见心悸不安、失眠多梦，口干口苦，胸闷烦躁，舌红苔黄，脉弦数。治以平肝泄热，清心安神，方用龙胆泻肝汤加减。而肝郁血亏导致的心悸、胁胀、经期乳房作痛时多用逍遥散养血疏肝。《明医杂著·医论》中有"凡心脏得病，必先调其肝肾二脏，肾者心之鬼，肝气通则心气和，肝气滞则心气乏，此心病先求于肝，清其源也"之说。

5. 位在心，本在肾　本病病机关键为心肾阳虚，瘀血内阻。《景岳全书》"心本乎肾，所以上不宁者，未有不由乎下，心气虚者，未有不由乎精"，《濒湖脉学》称脉气"资始于肾，资生于胃"，心脉的节律均匀、从容和缓，谓之有神，是由于脾胃之气不衰和肾气充沛保证的。慢快综合征是老年人常见病，多发病。老年人素体肾精空匮，天癸已竭，生机已衰，形神皆近其极，五脏皆衰，肾水亏无力养心而致心悸发病率增加，故在治疗时，重视年老下亏，治在肝肾，脏腑虚损，兼补五脏，本虚标实，攻补要当的原则。肝藏血，肾藏精，朱丹溪云"人生六十七十以后，精血俱耗"。肾虚又是导致心脑血管病的基本内在因素。张景岳认为五脏六腑皆须依赖肾气的温滋，"心赖之，则君主以明"，《内经》"迟者为阴"。《诊家枢要》"迟为阴盛阳亏之候，为寒、为不足"。肾为先天之本，水火之宅，肾阳是人体阳气之根本，对各脏腑组织起着温煦生化的作用，人至中老年，随着年龄增长，肾阳日渐虚衰，而久病、过劳、生育过度等，也可耗伤肾阳。肾阳不足，不能温煦心阳，心肾阳虚，阴寒内盛，血脉凝涩，甚则阴阳之气不相顺接，发为慢快综合征。对肾阳虚为主的患者，以四逆汤加减以补肾阳、温脾阳、通心阳、除里寒，但病情好转后，则易大热之剂为平补之方，常以炙甘草汤加减，平补阴阳以收良效。"药贵平和"，但是对于寒热分明、虚实迥异者，在辨证精确时，使用峻猛之剂，可收奇效，但是严防矫枉过正之弊。

验案举隅

患者，女，57 岁，1993 年 7 月 18 日初诊。主诉阵发性胸闷、心慌 3 年。患者因长期工作紧张劳累，于 1990 年突然出现胸闷、阵发性心悸而至某大学附属第二医院就诊，查心电图提示房颤，24 小时动态心电图：慢快综合征，最慢心率 29 次/min，当时诊断为"冠心病、病态窦房结综合征（慢快综合征型）"，并同时安装起搏器至今，目前仍服用地高辛、恬尔心。近日因心悸发作频繁而来阜外医院检查，诊断同前，仍有房颤、房速，并更换了起搏器，将起搏器心率调整为 70 次/min，自主窦性心律仅占 1/3，更换起搏器后患者胸闷、阵发性心悸未见减轻，并出现呃逆、胸闷、进食极少。起病以来口干、二便可、乏力。慢性病容，精神较差，表情痛苦，舌质暗红，苔薄黄，干燥，脉结代。西医诊断为病态窦房结综合征（慢快综合征型）。中医诊断为心悸，辨证属气阴两虚，胸阳不展。治以益气通阳，养阴安神。

处方：西洋参（研末冲服）3 g，茯苓 9 g，陈皮 6 g，酸枣仁 9 g，远志 6 g，党参 9 g，瓜蒌 9 g，法半夏 6 g，甘草 6 g，生姜 3 片。每日 1 剂，水煎分 2 次服。

二诊（1993 年 7 月 28 日）：进服 10 剂后，患者胸闷好转，仍感心悸，患者胸阳已通，心之阴血尚有不足，故改用归脾汤加减治疗。患者服用 15 剂后，心悸明显好转，查动态心电图，房颤较前发作减少，每次持续时间缩短，自主窦性心律占 70% 以上。

按语：本案患者主要表现为心悸、胸闷，伴舌暗红、苔黄燥。心肺气阴不足，心失所养，故心悸；胸阳不展，郁于胸中，故胸闷不适，治疗以益气通阳，养心安神为法，可谓独具匠心。首方用西洋参补益心肺，方中茯苓、枣仁养心安神，茯苓配法半夏、党参健脾和胃；生姜和胃降逆止呃，瓜蒌、薤白、法半夏、陈皮通阳散结，理气祛痰，西洋参、党参补心气、滋心阴而安神。

慢快综合征是心动过缓与房性快速心律失常交替发作，是临床治疗较为困难的心脏疾病，在治疗该病时重视人体是一个有机整体，五脏相关，本着辨证论治、全身调理、既病防变的原则。认为心悸的发生固然病位在心，但与肺、肝、脾、胃、胆、肾等关系密切。临床辨治应全面考虑，结合当前疾病的病因病机及患者体质进行辨证施治，既要养心调律，又要疏肝、健脾、补肾、宣肺合用，谨遵"五脏皆可致悸，辨治心悸从五脏着手"每获良效。

420　从五脏辨治室性早搏研究

　　室性早搏（简称室早）是最常见的心律失常之一，可发生于各种器质性心脏病患者，也可见于健康人群。有统计发现，约有 39％的正常人在 24 小时动态心电图监测中发生过室早。其发病机制复杂，包括自律性异常，触发活动和折返等。过去人们对无器质性心脏病的室早患者远期不良事件发生风险和心功能变化的认识不足。近年来研究发现，这类患者的远期风险和心功能下降程度均明显高于正常人群。因此，对于一些影响预后的室早应当积极治疗。而西药目前对室早的疗效有限，且存在致心律失常风险，射频消融术又因经济和适应证等方面的原因难以应用于大多数患者。近年来，中医药在室早治疗方面取得了很大的进展，许多研究证实，根据室早患者的临床表现，运用中医辨证论治理论辨别患者主要病变脏腑和所属证型，选择相应的方剂治疗，可以取得优于西药和中成药的疗效。学者王梦玺等将近年从五脏辨治室早的相关文献做了梳理归纳，以期为中医药治疗室早提供新思路。

室性早搏与五脏的关系

　　室早临床表现为心中悸动、惊惕不安、胸闷、脉律三五不调等，根据这些症状可将其归属于中医学"心悸"范畴。中医早在《内经》中就对本病有所认识，如《灵枢·本神》中记载该病的临床表现为"心怵惕"，《素问·平人气象论》中认为本病的病机为宗气外泄，其云"左乳下，其动应衣，宗气泄也。"后经过历代医家的实践，对该病的治疗已经积累了丰富的经验。心主血脉、主神志，若心功能失调，则可致血脉不利，气血运行失常，故脉来断续，心神失养，则可发为心悸等症状。因此，本病病位在心，而心为五脏六腑之大主，全身脏腑功能的维系离不开血的充养，心主血脉，血脉的运行主要依靠心气的推动作用，故心病可致五脏六腑皆病，如《灵枢·口问》"心动则五脏六腑皆摇"。同时，心行血功能的实现又与其他脏腑有关，心脉多余之血需藏于肝，心血需脾胃化生，心阳赖肾阳温煦，心气行血需肺气辅助，故他脏之病皆可影响心主血脉的功能，导致血脉运行不利，心神失养，发为心悸。由此可见，心与其他脏腑在生理上密切相关，病理上相互影响，故现代理论多认为，本病病位在心，与肝、脾、肾、肺等脏器功能失调有关，治疗时应以心为本，但不局限于心，根据患者具体情况而从不同脏腑论治，可以取得良好的效果。

从心论治室性早搏

　　1. 温补心阳　心居阳位，属火，为五脏阳中之阳，是全身阳气之大主。心主血脉和藏神的功能以心阳为根本。血得寒则凝，得热则行，心阳气盛，则温煦推动功能有权，脉行流利，心神得养，精神如常。如《素问·调经论》："血气者，喜温而恶寒，寒则泣不能流，温则消而去之。"反之，心阳不振，则脉行滞涩，心神失养，故心中悸动不安。如《证治汇补·胸膈门》"阳气内虚，心下空豁，状若惊悸"。徐浩认为，室早发作次数于夜间增多的患者发病机制多为心阳不足，治疗时宜选用桂枝甘草汤或桂枝甘草龙骨牡蛎汤温补心阳。王兰玉等观察 126 例心阳不振证的室早患者，对照组予美托洛尔治疗，治疗组加用中医温阳定悸治法，结果显示治疗组心电图和症状改善率均明显优于对照组。张宇云观察桂枝甘草龙骨牡蛎加味汤对冠心病合并室早的疗效，治疗组和对照组均予常规西药治疗冠心病，治疗组加用桂枝甘草龙骨牡蛎加味汤，结果显示，治疗组的早搏次数减少率、ST－T 改变指标和症状评分改善情况均优于对照组。基础研究证实，温通心阳药葱白的提取物可能通过双向调节 miR-15b-5p 和 miR-21，进而靶向 TGF-β/Smad 及 Wnt/β-catenin 通路，从而影响心梗后室性心律失常的发生。

2. 活血化瘀　心主行血，若心行血功能失常，日久可致血液瘀滞，瘀血日久则脉道不通、新血不生，故心神失养，出现脉律不调、心中悸动不安等症状。此时，单纯予温心阳，益心气，安心神等法恐难奏效，需以活血化瘀为主。如《医林改错·卷上》"心跳心忙，用归脾安神等方不效，用此方（血府逐瘀汤）百发百中"。于睿认为室早患者脉律不匀的主要原因是血脉瘀阻，治疗此类患者常用瓜蒌薤白白酒汤合血府逐瘀汤加减，症状和早搏次数可得到明显改善。李水刚观察 180 例冠心病合并室早患者发现，具有活血化瘀功效的通冠复脉汤在心电图和症状改善率方面均明显优于美托洛尔。基础研究同样发现，活血类中药丹参的提取物丹参酮ⅡA 可能通过抑制血清反应因子、降低 miR-1 水平、增加 Kv4.2 蛋白和 Ito 水平来发挥抗心律失常作用。

从肝论治室性早搏

1. 疏肝理气　肝藏血，主疏泄，且肝为心之母，心脉之血赖肝调节，肝气畅则血液藏泻有度，气机调顺，血行流利，心脉之血充盛，故心神得养。相反，若肝郁气滞则藏血失度，气机郁滞，血行不利，血脉不充，故心神失养，则可发为心悸。正如《薛氏医案》中所载"肝气通则心气和，肝气滞则心气乏"。王承龙认为肝失疏泄为室早的基本病机，肝郁气滞，或致心脉痹阻，或气郁化火，或日久伤阴，或酿生痰湿皆可导致室早的发生，故在治疗时尤其重视调畅肝之气机。张帅等对比普罗帕酮单药治疗早搏与加用疏肝定悸汤疗效发现，加用疏肝定悸汤组有效率明显高于对照组，且安全性良好。刘英杰等将 62 例肝郁气滞型室早患者随机分为观察组和对照组，分别予自拟的疏肝解郁方和美托洛尔治疗，结果发现观察组临床症状、早搏次数、心率震荡和心率变异性指标的改善均优于对照组。基础研究方面，以小柴胡汤为基础的柴胡三参胶囊被证实可以通过下调 PKA、PKC 蛋白表达、延迟 Na+ 通道恢复、减少 HERGK+ 通道蛋白的灭活等方面改善心律失常。

2. 平息肝风　《素问·阴阳应象大论》"风胜则动"。若肝气升发太过，阴不制阳，可亢逆生风，肝风主动，可上扰于心，致心中悸动不安。如《诸病源候论·风病诸候》"风邪传于心，则惊不自安，惊不已，则悸动不定"。刘超峰认为体内阳气变动致肝风内动为室早的主要病机，治疗时以菖蒲定心汤为主方，临症加减，效果明显。张丽梅等分别予养阴息风汤和美托洛尔治疗阴虚动风证室早患者，结果发现养阴息风汤组在症状和心率变异性改善率方面均优于美托洛尔组，心电图有效率两组无明显差异。黄芪等使用具有养血息风功效的脉安宁合剂治疗冠心病合并室早患者，证实该药在减少早搏次数和改善症状方面疗效显著。

从脾论治室性早搏

1. 补益脾气　脾主运化，为气血生化之源，脾气旺则气血充盛，心有所养，神自安；脾气衰则气血不足，心失所养，神自乱。如《医学探骊·卷五》"脾气少为虚衰则悸……其气复元，其悸自无"。谢海波等认为心悸的主要病机为心脾气血两虚，在临床治疗室早时常以益气健脾养血为主要治法，临证应用，屡获良效。蓝少钰的研究证实归脾汤联合美托洛尔和单用美托洛尔治疗室早时，联合用药组不仅在中医证候积分改善和减少室早次数方面优于单药治疗组，且在心率变异性、QT 离散度、窦性心律振荡和心功能相关指标改善方面也有更好的疗效。基础研究证实，益气类中药的提取物具有抗心律失常作用，其机制复杂，涉及多靶点。宣丽颖等研究发现，黄芪总黄酮能够降低心肌炎并发心律失常的风险，其机制可能与上调缝隙连接蛋白 43 和网腔钙结合蛋白水平，下调 GRP78 蛋白水平，进而减轻内质网应激有关。申文宇等研究发现，人参皂苷 Rg1 的抗缺血再灌注心律失常作用可能与增加抗凋亡因子 Bcl-2 mRNA 表达，减少促凋亡因子 Bax mRNA 和凋亡相关蛋白 Cleaved-PARP、Cleavedcaspase-9、

Cleaved-caspase-3 表达有关。

2. 温补脾阳　《伤寒明理论》"心悸之由，不越二种，一者虚也，一者饮也"。而脾为痰饮化生之源，脾阳充足则水液气化有权，运行输布如常，不易产生痰饮之邪；反之，若脾阳不足，则水液气化无权，运行输布失常，易致痰饮内生，阻滞气机脉络，则可发为心悸。如《血证论·怔忡》"心中有痰者，痰入心中，阻其心气，是以心跳动不安"。医圣张仲景早在《伤寒论》中就已经确立了温脾阳以治心悸的原则，代表方剂有苓桂术甘汤、小建中汤、理中丸等，如"伤寒二三日，心中悸而烦者，小建中汤主之"。现代许多临床试验也证实了仲景这一治法的有效性。张晓萍发现美托洛尔联合苓桂术甘汤治疗房性早搏、交界性早搏及室性早搏和单用美托洛尔相比，能够更为明显地减少早搏次数。马永泽等将 91 例室早患者随机分为对照组和治疗组，对照组予普罗帕酮，治疗组予加味附子理中汤，结果显示，两组总效率无明显差异，治疗组在症状改善方面优于对照组。

从肾论治室性早搏

1. 温肾助阳　肾阳为人体阳气之根本，《景岳全书》"五脏之阳气非此不能发"。故心阳根于肾阳，需肾阳温煦才能鼓动血脉运行，振奋心神，若肾阳虚衰，则心阳亦不足，可致脉来不齐，心神失养，悸动不安。如《医碥·五脏生克说》"肾阴太盛，寒气上冲，心为之悸"。临床诊治此类患者时，不能单纯着眼于心阳而忽视肾中之真阳，而应当以培补肾阳为根本，兼顾心阳，如此则肾阳充盛，心阳亦足。如《医法圆通》"心阳不足……盖以火之根在下也，予意心血不足与心阳不足，皆宜专在下求之……真火旺，则君火自旺，心阳不足自可愈"。李国蕾等使用真武汤加减治疗心衰合并频发室性早搏，中医证属心肾阳虚的患者，取得了良好效果，其心衰症状和早搏次数均有明显改善。陈颖哲等选取 64 例冠心病合并室早，证属心肾阳虚型患者，对照组予常规西药治疗，观察组加用具有温补心肾功效的补肾复脉养心汤，观察 4 周后发现，观察组在中医症状、早搏次数、QT 间期离散度及心功能相关指标改善方面均明显优于对照组。基础研究证实，温肾助阳的主药附子所含的 C20 酯型二萜生物碱具有抗心律失常作用，且在 C1、C4、C6、C14 位的羟基被苄基或芳香酸替代后能增强抗心律失常作用。

2. 滋补肾阴　心悸与阴虚有着密切的关系，《景岳全书·怔忡惊恐》"怔忡之病，心胸筑筑振动，惶惶惕惕……此证惟阴虚劳损之人乃有也"。而肾为人体阴精之根，五脏六腑之阴皆需肾中之元阴滋养。若肾阴不足，五脏六腑失养，心阴必不足，一方面可致心神失去阴精的濡养而悸动不安，另一方面，心阴不足则心阳失去制约，可致亢逆化火，扰动心神。由此可见，心肾阴虚火旺为心悸的重要病机，如《杂病源流犀烛·怔忡》"悸者，心痹也……其原由水衰火旺，故心胸躁动"。国医大师刘志明认为心肾阴虚是室性早搏的常见病机之一，临证时善用滋补心肾法，常常能取得明显疗效。梁北钦对比滋肾养心方联合西药与单用西药治疗室早的疗效发现，联合组对临床症状、室早次数、左室射血分数和心率变异性参数的改善均优于纯西药组，且具有更好的安全性。研究发现，滋补肾阴药五味子所含的多种活性物质均具有抗心律失常作用。邹丽等研究发现，五味子乙素能改善缺血再灌注后的室性心律失常，并认为其机制可能与阻滞心室肌细胞 INa 功能，抑制钠通道开放，加快 INa 失活，延长 INa 由失活向激活状态转变的时间有关。

从肺论治室性早搏

肺与心同居胸中，在生理和病理上均有密切的联系。心气和心阳的推动是心血运行的基本动力，但同时依赖肺气的辅助。肺为气之本，朝百脉，主治节。人体的血液行于脉中，汇聚于肺，通过肺的呼吸运动进行清气与浊气的交换，然后经肺气的宣发与肃降作用将富含清气的血液输送到全身，以此来发挥辅心行血的功能。同时，肺还与宗气的生成有关。肺从自然界吸入的清气与脾胃运化水谷精微产生的水谷之气相合而成宗气，而宗气是心血运行的主要动力。《素问·平人气象论》"人一呼脉再动，一吸脉亦再动"。若肺气虚衰，则宣发肃降无力，宗气生成不足，以致心血不运，心神失养，出现悸动不安等症状。此外，肺气还具有通调水道的功能，若肺气不足，气化不利，则水液代谢失常，饮邪内生，或停于脉中阻滞气血运行，或凌射心肺，抑制阳气，最终均可导致心悸的发生。吴焕林认为心血与肺气功能上相互依存，发病时密不可分，肺气不足为室早的常见病机，主张补益肺气来治疗室早。张为等对比益气泻肺利水方联合常规西药与治疗慢性心力衰竭合并室早患者与单用西药的疗效，结果发现联合用药组能改善室早指数、T波峰-末间期并降低心律失常的发生风险，同时在单用西药基础上进一步改善患者心功能和生活质量。

421 从五脏辨治干燥综合征

干燥综合征，是一种累及外分泌腺体为主的慢性炎症性自身免疫疾病，又名自身免疫性外分泌腺体上皮细胞炎或自身免疫性外分泌病。临床表现以眼干、口干为主，还可使其他腺体或器官受累，致使多系统受损。西医主要通过调节机体免疫功能及对症处理等方面治疗干燥综合征。

中医古代文献中并没有与干燥综合征相应的名称，国医大师路志正在 20 世纪 80 年代首次提出"燥痹"这一病名。中医认为，燥痹是素体亏虚，燥邪侵袭机体，脉络不通，耗伤气血津液，以致气血亏虚，阴津亏耗，痰瘀痹阻，脉络不通，四肢百骸失于濡养，导致肢节疼痛，甚至肌肤干涩，内脏受损的病证。以肌肤、九窍、肝、心、脾、肺、肾及与其互为表里的各脏腑津液损耗为主要临床表现。中医可通过辨证论治，调节各脏腑功能，缓解患者干燥的症状，取得了较好的疗效。学者黄钰婷等分别从五脏的生理特性、生理功能等方面论述了其与干燥综合征之间的联系，并总结了多位医家在临床治疗干燥综合征的经验。

从肝论治干燥综合征

肝有两大生理功能，一是肝主疏泄，二是肝藏血。肝其性升发，喜调达而恶抑郁，具有疏泄气机、调畅机体情志的作用，全身气机的通畅与肝脏密切相关。脾胃所运化的水谷精微通过气化作用化生津液，气化仰赖于气机通调，气能行津，将津液输布至全身，使各脏腑组织得以滋养。综上可见，津液的生成与输布有赖于气机的通畅。肝还具有藏血、固摄血液的生理功能。《医学入门》："肝名血海而归于暮夜，肝藏血，故名血海，昼则营运，眼受血能视，足受血能步，掌受血能握，指受血能摄，夜卧则血归于肝。"由此可见，肝血是所有脏器的物质基础。中医认为津血同源，津液和血液都来源于脾胃所化生的水谷精微，且二者可相互转化。无论何种原因导致肝血亏虚，津液亦会亏损，反之亦然。

肝与血液、津液的生成与输布密切相关，肝脏功能失调，气化失司，影响脾胃运化水谷精微，致使血液、津液亏虚；气机逆乱，输布津液功能失常；肝经上连目系，肝脏功能失调，目失濡润等，均会引起口眼干涩等临床表现，因此，通过调节肝脏功能，可改善干燥综合征的症状，治疗多以疏肝理气、清肝泻火、平肝潜阳、养血柔肝、滋养肝肾等治法为主。

纪伟认为干燥综合征与抑郁状态密切相关，常见口眼干涩，咽干，胸胁胀痛，善太息等症状，治疗时应着重疏肝理气这一治法，临床上可选用郁金、香附、延胡索、佛手、玫瑰花等疏肝理气药物，配合麦冬、酸枣仁、生地黄、白芍等酸甘化津之类的药物，取其养血柔肝之功。冯兴华强调情志过极，大怒伤肝，可诱发干燥综合征，肝主疏泄，调畅情志，提出"痹病从肝论治"，治疗时多用柴胡疏肝散加减。彭剑虹认为阴虚导致的阳亢宜潜不宜攻伐，常用鳖甲、山茱萸、石斛、熟地黄等药物滋养肝肾之阴，配合石决明、龙骨、牡蛎、磁石等药物潜阳，取得较好的疗效。

从脾论治干燥综合征

脾脏位于中焦，为全身津液输布的枢纽，对调节全身水液代谢起重要作用。从中医的角度讲，干燥综合征的基本病机是阴津亏虚，脾为阴中之至阴，因此调理脾脏对干燥综合征的治疗有指导意义。

脾主运化，为后天之本，气血生化之源。《医宗必读》："一有此身，必资谷气，谷入于胃，洒陈于六腑而气至，和调于五脏而血生，而人资以为生者也。"脾主运化包括两大部分，一是运化水谷精微，脾将饮食水谷化生为水谷精微，濡养全身。二是运化津液，脾主升清，通过脾的中转作用将津液输布于肺，肺再通过宣发肃降，布散至全身，故曰"水精四布，五经并行"。脾在液为涎，涎即唾液中比较清稀的部分，亦由脾所化生，具有滋润口腔，辅助饮食消化的作用。临床上大部分干燥综合征的患者都会有口干的症状，通过调节脾脏可使口干的症状有所改善。

"脾主为胃行其津液"，中医脏象学认为脾与胃互为表里，燥邪易伤阳明阴津，胃津已伤，则脾阴亦亏，脾阴匮乏，不能为胃行其津液，则燥痹日甚。若饮食不节，劳逸失调等诸多因素导致脾失健运，不能化生或输布津液，日久则脾气亏虚，无力升清散精，致使津液不能上承，头目官窍失于濡养，故见口眼干涩等燥痹的表现。而燥痹日久，水液代谢紊乱，使大量水液滞留脾脏，脾喜燥恶润，必会引起脾脏健运失司，致使燥痹病情加重。

赵剑锋在临床中多见以脾失健运为主的燥痹患者，此类患者的舌象多为舌体胖大、苔白，认为培土健脾法具有调节后天之本的作用，治疗中多用参苓白术散以治其本，配以酸甘化阴药以治其标，取得不错的疗效。李晓梅认为脾虚阴亏乃是燥痹的基本病机，脾阴亏虚，无力化生水谷精微，复又输布不利，肢节筋脉失于濡养而发为燥痹。因此，临床治疗中应将补益脾阴、润胃生津贯穿始终，以旺盛化源，恢复脾阴，使津自生而形自复。董振华认为部分干燥综合征的患者既有阴虚内燥，又有水湿停滞的表现，临床表现为口眼干涩兼口中黏腻，双眼分泌物多为主，治疗多选用养阴益气而不化湿热的药物及清湿热而不耗阴的药物，如薏苡仁、茯苓、生黄芪、太子参、泽泻、墨旱莲等药物。

从心论治干燥综合征

"心者，君主之官也，神明出焉。"古代医家认为心的生理功能是藏神，不仅能统帅全身各脏腑器官的生理活动，亦主导人的思维、意识等心理活动，故将心比作"君主之官""五脏六腑之大主"。心主血脉是心另一大生理功能，包括两个方面，一是心主血，二是心主脉。心主血是指水谷精微、津液、营气等营养物质通过心阳化赤生为血液，再依赖心气的推动作用，将血液输送至全身，濡养脏腑官窍、四肢百骸。心主脉是指通过心气的推动和调控作用来控制脉管的舒缩，使脉道流利，血流顺畅。

血瘀是干燥综合征的致病因素之一。《医学入门》："盖燥则血涩而气液为之凝滞。"燥痹日久，津液亏耗，血行迟缓，阴虚脉络不利，瘀血内停，痹阻心脉，故干燥综合征的患者可见胸闷、气短的症状。国医大师路志正认为燥热之邪侵袭机体，情志过极等因素，均会损耗心阴，以致阴虚血亏，心脉痹阻，不通则痛，临床可见胸闷胸痛，烦躁不安，舌红少津等表现，可用生脉散和加减一贯煎，以滋养心阴，生津润燥。瘀血内停于脉道，气机升降不利，致使津液不得输布，则病情亦甚。心主血脉，在临床上治疗因瘀致燥的患者，在应用活血化瘀药物的同时应注意滋养心血，可适当使用桃仁、当归、红花、黄芪等药物。

清代著名医家叶天士言燥邪气延绵日久，病必入血分。中医学认为"津血同源"，津液与血液均由水谷精微化生而成，且在输布过程中互为裨益，相互转化，津可入血，血可成津，二者一荣皆荣，一损皆损，二者在病理上亦相互影响，所以说燥痹日久，必会损耗下焦肝肾阴血，至水亏火亢，上盛下虚。叶天士在《临证指南医案》中云"下燥治血"，心主血脉，在滋补下焦肝肾阴血的同时可适量应用滋养心阴的药物。汗为津液所化，津血同源由此衍生出"汗血同源"之说，而心主血脉，在液为汗，心阴不足，汗液化生乏源，干燥综合征患者也可见皮肤干燥，病程日久亦可出现心悸失眠，倦怠乏力，面色苍白等血虚的表现，临床可用百合、酸枣仁、首乌藤、玉竹等药物，以滋心阴、调汗液。

从肺论治干燥综合征

肺主行水，与机体的水液代谢密切相关，《素问·经脉别论》："饮入于胃，游溢精气，上输于脾，脾气散精，上归于肺，通调水道，下输膀胱。"这一过程主要通过肺宣发和肃降的生理功能得以实现，又因肺居五脏六腑之上，故曰"肺为水之上源"。脾所化生的津液和水谷精微通过肺宣发于头目官窍，外达于皮毛肌腠，并通过气化作用控制和调节汗液的生成和排泄。再通过肺气肃降将脾化生的津液和水谷精微向内向下布散至下焦，濡养各脏腑器官，并且将浊液向下输布至肾，生成尿液。若是肺宣发肃降功能失司，津液不能布散至全身，则发为干燥综合征。金实认为干燥综合征的病机虽为阴亏，但非无水之源，无流之径，乃肺失宣降，致使津液输布失常，故治疗应采用宣肺布津之法。金实自创宣肺布津颗粒，方剂主要由沙参、乌梅、麦冬、桃仁、生石膏、牡丹皮、甘草、紫菀、桔梗等药物组成，在临床取得不错的疗效。

李中梓云"肺主气，气调则脏腑诸官听其节制，无所不治"。肺主气为脏另一大生理功能，肺主气功能正常，通过气化作用将水谷精微化生为津液与血液等精微物质，再通过气的推动将津液与血液等精微物质输布至各脏腑，使全身得以濡养。由此可以看出肺主气是肺朝百脉、主治节的基础，若燥邪侵袭，壅遏肺气，气化推动失司，脏腑失于濡养，发为燥痹。戴恩来总结燥痹的病机有三：一是治节失权，不能通调水道，津液不布，故产生一派燥象；二是气机失畅，化热伤阴；三是气病及血，血脉瘀阻，津液输布障碍，全身脏腑官窍失于濡润发为燥痹。

肺位于上焦，居脏腑之上，保护其他脏器免受外邪侵扰，若外邪来犯，肺首当其冲，故曰肺为华盖。肺清虚娇嫩，无力耐受寒、热、燥等外邪，清轻肃静，因此历代医家称肺为娇脏。口鼻、肌腠、皮毛等部位最易受燥邪侵袭，而肺开窍于鼻，在体合皮，其华在毛，故有"燥易伤肺"之说。干燥综合征最易累及的脏器之一就是肺，燥盛则干，肺叶萎弱失用，常可继发肺间质病变。吴晓丹认为在临床上常见干燥综合征的患者会伴有干咳、无痰或少痰，鼻咽喉等上呼吸道干燥的症状，在治疗此类干燥综合征合并肺脏受损的患者时，既要润肺止咳，又要兼顾阴虚津亏的病理基础，在临床上可应用清燥救肺汤，不仅能顺应肺的生理特性，清宣通表，治疗外燥证；又能清燥润肺，治疗干燥综合征津枯燥结之内燥证。钱垠认为干燥综合征的根本病机在于津液的生成与输布异常，在养阴生津的同时应注重疏导布散津液，提出清肺、润肺、开肺、通络的治疗原则，若兼见因津液输布障碍而出现鼻咽干燥、便秘等症状的患者，可选用路路通、穿山甲、紫菀等药物以通络行滞。

从肾论治干燥综合征

《素问·六节脏象论》："肾者，主蛰，封藏之本也，精之处也。"由此可见，肾的主要作用是封藏、贮存精气。肾蛰藏来源于父母的先天之精，并充实于后天，是人体生命之本源，故云"肾为先天之本"。先天禀赋不足，或是后天饮食不节，情志不遂，劳倦太过等因素均会损耗肾精，脏腑失于濡养，正气亏虚，正虚外邪易侵袭机体，风、寒、湿、热、燥等邪气乘虚而入，发为燥痹。肾在体合骨，齿为骨之余，故肾精亏虚型的干燥综合征患者可见猖獗性龋齿。肾之府在腰，开窍于耳，其华在发，肾精亏虚引起的干燥综合征的患者多伴有腰膝酸软，耳鸣耳聋，头发枯槁，甚则脱发等症状。

肾主水是肾的另一大生理功能。津液在体内的输布过程与肾气的蒸腾气化密不可分。水谷精微和津液等精微物质主要通过脾的散精，肺的宣发肃降及肾气气化等作用输布至全身，通过肾气气化将浊液化生为尿液，再经由肾气气化得以排出体外。肾为水脏，又位于下焦，故称肾为阴中之阴脏。由此可见肾在调节津液代谢，滋养脏腑之阴中起到的重要作用。

在治疗以肾阴亏虚为主的干燥综合征患者时应以补益肾阴为主，临床上诸多医家将六味地黄丸作为基础方。高龙认为干燥综合征的基本病机是禀赋不足，阴虚津亏，肾主藏精，肾阴为原阴，以"下燥治血，久必增精"为原则，认为下燥当治肾，治疗以补益肾阴为主，临证多用六味地黄丸加减，耳聋耳鸣者，加灵磁石、川牛膝，腰膝酸软者，加续断、杜仲。钟琴在临床治疗一例干燥综合征患者，以口眼干燥，形体消瘦，双下肢紫癜为主要症状，舌干红无苔，脉沉细，辨证属肝肾阴虚，燥热内盛，虚火灼络，以滋养肝肾、清热润燥为治疗原则，用六味地黄丸和一贯煎加凉血止血之品，取得不错的疗效。

　　《景岳全书》："五脏之阴气，非此不能滋；五脏之阳气，非此不能发。"由此可以看出肾主一身之阴阳，为五脏六腑之本，因肾寄肾阴肾阳，故又称为水火之宅，肾阴亦称为肾水，肾阳亦称为肾火、相火。干燥综合征基本病机是阴津亏虚，阴阳失衡，而肾主一身之阴阳，因此临床上诸多医家从调治肾脏阴阳平衡入手，使阴平阳秘，精神乃治。王行宽认为干燥综合征多由先天禀赋不足，复又后天失养，导致肝肾亏虚，水亏火旺，相火、君火亢而妄行，进而出现一派水亏失润，火旺受灼等干燥之象，治上主张"壮水之主，以制阳光"，滋肾育阴，清君相之火，临证常用生脉散与六味地黄汤加减。管丽佳等认为临床上有患者表现为阳虚血瘀证，尤以肾阳虚寒多见，其根本病机为肾水虚寒以致肾火炎炽，火不归元，发为干燥诸象，且久病至瘀，据此采用温肾活血中药治疗，如附子、龟甲、黄芪、黄柏、砂仁、丹参、当归等药物，可获较为满意的疗效。

422　从五脏阴虚辨治干燥综合征

　　干燥综合征（SS）是一种主要累及外分泌腺体，尤其是以唾液腺和泪腺为主的慢性炎症性自身免疫性疾病，我国总体发病率为 0.29%～0.77%。本病多以口干、眼干为主，临床表现多样、症状轻重程度不一。目前发病机制尚不明确，病毒感染、遗传免疫、上皮细胞异常活化、神经内分泌异常被认为是导致 SS 发病的重要因素。治疗上主要是以缓解症状、阻止疾病的发展和延长患者的生存期为主，尚无可以根治疾病的方法。

　　SS 属中医之"燥痹"，总因阴血亏虚、津枯液涸所致。燥邪袭表及里，燥胜则干，燥损阴液，则见阴虚诸症。研究发现，阴虚证是 SS 的主要临床证候。《类经图翼》："顾今人之病阴虚者十常八九，又何谓哉？不知此一阴字，正阳气之根也……欲知所以存亡者，须察乎阴，察阴者，察其坏与不坏，此保生之要法也。"燥邪外袭于表，五脏阴虚于内，故燥痹之治，诚宜滋五脏之阴，则可平其亢阳、通其瘀血、畅其气滞、解其郁毒。学者甘盼盼等对从五脏阴虚辨治干燥综合征做了探析。

燥邪袭肺，肺津始伤，宜养阴清肺润燥

　　《奇效良方·燥门》："燥之为病……在上则咽鼻焦干。"肺为娇脏，不耐寒热，燥之为邪，最易袭肺，燥胜则干，肺主皮毛，开窍于鼻，燥伤肺阴，则可见鼻干、皮肤瘙痒；肺气不利，则咳嗽、咽痒；肺经外合大肠，肺津亏虚，则肠道干涩，燥屎内结。肺居上焦主行水，肺阴虚损则水液失调，阴津不生，以致口咽干燥；宣降失调则咳逆上气；水液不散则痰饮蕴肺；气血失节则血溢脉外。SS 患者所表现出的口干、咳嗽、咳痰、喘气、咯血之症，均为肺阴虚耗、气血失调之象。据统计，干燥综合征肺损害的发生率为 9%～24%，亦可累及支气管、肺泡、肺动脉，患病 10 年后死亡风险可增加 4 倍。

　　"治上焦如羽，非轻不举"（《温病条辨》），燥始伤肺，损及肺津、肺气，然正气尚存，不宜妄投辛凉重剂，否则有寒凉伤阳之虞。桑叶、菊花轻宣肺燥；生地黄、百合清养肺津；桔梗、莱菔子宣肺气，通肠府；淡竹叶、芦根清肺热。"损其肺者，益其气"（《难经·十四难》），滋肺阴还需益肺气，南沙参、红景天、蛤蚧之类皆宜。

　　病案：洪某，女，62 岁，2018 年 10 月 3 日初诊。以反复口干、眼干、鼻干 3 年余就诊。患者 3 年来反复口干、眼干、鼻干不适，于外院诊断为原发性干燥综合征，西医治疗一段时间效果不理想。刻诊口干、眼干、鼻干，饮多不解，周身皮肤瘙痒、脱屑，大便秘结，舌赤，苔稍黄，脉细数。中医诊断为燥痹（肺燥津亏证）。治以养阴清肺，生津润燥。方用麦门冬汤加减。

　　处方：麦冬 15 g，人参叶 10 g，生地黄 15 g，法半夏 6 g，山药 30 g，甘草 6 g，百合 20 g，桔梗 6 g，白芍 15 g，桂枝 6 g，莱菔子 15 g，芦根 15 g。10 剂，每日 1 剂，水煎分 2 次服。

　　二诊：患者诉口干、眼干、鼻干不适减轻，皮肤瘙痒症状好转，便结稍减，舌红，苔薄黄，脉数。乃得其效，唯其力不足，遂麦冬、生地黄、芦根改为各 30 g，加玉竹 10 g，玄参 15 g 滋其阴，陈皮 10 g，白芥子 6g 行其气。10 剂，继服。

　　三诊：诸症明显缓解，未诉有皮肤瘙痒，大便通畅。舌淡红，脉弦。上方去陈皮、白芥子、桂枝，人参叶改为南沙参 15 g，加黄芪 15 g，白术 10 g，防风 6 g 补肺气，护肺卫，以资预后。随访半年症状无反复。

　　渐损脾阴，生化乏源，宜滋脾阴、运脾气。

《奇效良方·燥门》："燥之为病……在中则水液衰少而烦渴。"脾居中焦，上散营阴养心肺，下注精微滋肝肾，脾气充则肌肉丰，"脾阴足而万邪息"（《古今医鉴》）。脾主运，《素问·经脉别论》："饮入于胃，游溢精气，上输于脾，脾气散精，上归于肺，通调水道，下输膀胱，水精四布，五经并行。"中土水液之代谢，不仅受脾气之推动、约束，亦赖脾阴之参与、调节，朱丹溪云："脾土之阴受伤，转输之官失职，胃虽受谷不能运化，故阳自升阴自降，而成天地不交之否。"脾阴虚转输失常，则"脾血消耗，虚火上炎"（《脉因证治》），而出现口干、鼻干、皮肤干燥。脾主化，上受胃之食糜，化生精血，充养周身。脾阳化水谷，脾阴成营卫，精血乃生。脾阴不足，精无以化，乃有气短、乏力、心悸、头晕诸症。脾主濡，"脾称湿土，土湿则滋生万物，脾润则长养百脏"（《脏腑病机论》），脾精四布，濡养周身，脾阴足则四末强，脾阴虚则肢萎肌肉瘿。研究发现，血管活性肠肽作为导致 SS 的关键作用因子之一，脾阴虚患者血浆中血管活性肠肽的含量明显升高。

缪希雍云："世人徒知香燥温补为治脾虚之法，而不知甘凉滋润益阴有益于脾也。"治脾之法，无外乎健脾气、滋脾阴。脾阴虚者，需益其阴，然脾为至阴之脏，喜燥恶湿，一味滋阴，恐滋腻碍脾，适得其反，故滋脾阴还需健脾气。石斛、玉竹、知母、生地黄、麦冬、沙参属清补脾阴之品，党参、木香、白术、茯苓、山药可健运脾气，柴胡、升麻可提升脾气，牛膝、代赭石可沉降脾气。

病案：周某，女，36 岁。2017 年 4 月 22 日因反复胃脘部烧灼感半年余入院。患者近半年来反复胃脘部烧灼感，纳差，消瘦、乏力，伴口眼干燥、关节酸痛，自服护胃、抑制胃酸类药物症状无明显缓解。刻诊舌红而干，苔黄，脉弦。入院后胃镜检查显示浅表性胃炎 2 级，HP 阴性。风湿全套显示：抗 SSA 抗体阳性，经眼科、耳鼻喉科、风湿科会诊完善相关检查后诊断为原发性干燥综合征。中医诊断为燥痹（脾阴虚证）。治以滋养脾阴，健运脾气。方用理脾阴正方合益胃汤加减。

处方：人参 5 g，茯苓 15 g，白扁豆 10 g，生地黄 15 g，石斛 15 g，玉竹 10 g，沙参 15 g，玄参 10 g，山药 20 g，白术 10 g，玄参 10 g，炙甘草 6 g，薏苡仁 10 g，陈皮 6 g，莲子 20 g，海螵蛸 10 g，白芍 10 g。5 剂，每日 1 剂，水煎分 2 次服。

5 剂后患者胃脘部灼热明显改善，口干、眼干不适减轻，仍有纳差、腹胀，关节酸痛缓解不明显，刻诊见舌稍红，苔稍腻，脉滑。思其乃滋腻有甚，上方去沙参、玄参、海螵蛸，加黄芪 10 g，牛膝 15 g，人参改为党参 15 g，薏苡仁改为 30 g。10 剂，带药出院。嘱门诊复诊。

10 日后至门诊诉胃脘部无烧灼感，食欲尚可，口干、眼干不适明显减轻，膝关节酸痛好转，舌淡红，脉稍细。上方去白芍，加五味子 6 g，墨旱莲 15 g，木瓜 20 g。15 剂调理以善后。

遂耗肝阴，疏泄失调，宜涵肝阴以复肝用

《临证指南医案》："肝为风木之脏……中宫敦阜之土气以培之。"脾土位居中央以滋诸脏，脾阴足则肝木得长，脾阴虚则肝木枯。肝中藏血，得脾阴则气机条畅，肝气舒则血气平，人自安和。肝开窍于目，肝阴不足，目系失养则目干、目雾、雀盲。"食气入胃，全赖肝木之气以疏泄之，则水谷乃化。设肝不能疏泄水谷，渗泄中满之证在所难免"（《血证论·脏腑病机论》），肝失疏泄则痞满、泄泻。肝木疏则气顺水行，畅三焦流注周身；肝气郁则"下焦不治，则水乱二便"（《类经·脏象类》）。SS 患者之纳差、腹胀、肝区不适、黄疸、月经不调等诸症乃肝阴虚之证候。干燥综合征合并原发性胆汁性胆管炎发病率为 3.5%～73%，其导致肝损害的发生率为 15.08%。SS 患者前炎性细胞因子异常易引起焦虑、抑郁等心理障碍，与肝阴不足、阴虚气滞、情志不遂的中医病机密切相关。

"肝属木，木气冲和发达，不致遏郁，则血脉得畅"（《血证论·脏腑病机论》），滋肝阴还需理肝气，白芍、生地黄、枸杞子、菟丝子以滋肝阴；柴胡、郁金、青皮、香附理肝气。"精不泄，则归精于肝而化清血"（《张氏医通·诸血门》），肝藏阴血，营血充则肝阴盈，以当归、女贞子、墨旱莲、熟地黄补肝养血。

病案：黄某，男，65 岁，2017 年 4 月 21 日初诊。主诉反复胸胁部胀痛不适 3 个月余。患者近 3 个

月来反复胸胁部胀痛不适，口苦、口干，目雾，渴喜冷饮，性情急躁易怒，纳呆脘痞，尿黄便结，舌红，苔黄，脉弦数。既往有高血压、干燥综合征病史。外院彩超、胃镜检查未见明显异常。欲求中医治疗。西医诊断为干燥综合征，高血压病；中医诊断为燥痹病（肝阴虚证）。治以滋阴养肝，疏肝理气。方用一贯煎合柴胡舒肝散加减。

处方：生地黄 15 g，枸杞子 10 g，沙参 15 g，麦冬 10 g，川楝子 6 g，当归 10 g，柴胡 6 g，陈皮 6 g，川芎 6 g，香附 6 g，白芍 15 g，白术 15 g，山药 20 g，枳壳 10 g，甘草 6 g。7 剂，每日 1 剂，水煎分 2 次服。

二诊：胸胁部胀痛明显好转，口苦、口干缓解，仍有目雾、便结，食欲改善不明显。舌红，苔薄黄，脉弦。上方加制何首乌 15 g，墨旱莲 10 g 滋肾养肝，明目通便，生地黄改为 30 g 养阴润肠通便。10 剂。

三诊：患者诉诸症改善，神清气爽，唯觉肠鸣，矢气频频，遂上方去川楝子、枳壳，生地黄改为 10 g，加茯苓 15 g，薏苡仁 20 g 以健脾。10 剂。

四诊：诸症皆瘥，以上方加党参、红曲、炒谷芽、炒麦芽，上药制丸，继服 2 个月，病未反复。

心阴由衰，虚火上炎，宜祛心火、养心血、通心气

《素问·灵兰秘典论》："心者君主之官，神明出焉。"心居上焦统主血脉以制诸脏，心气足则营血行，心血充则脏腑盈，心神宁则神志和。肺津始伤、脾阴遂亏、肝木即枯，臣虚则主乏，心阴不足，阴虚则生内热，可见虚烦、心热、多汗；虚火上炎，舌为心之外窍，则有舌干、舌痛、舌疮。"人之所主者心，心之所养者血，心血一虚，神气不守，此惊悸之所启端也"（《丹溪心法》），阴津不足，血无以化，乃至心血亏虚，则见心悸、怔忡、面淡无华、脉细之症。血生气，血虚则气乏，心气无力行血，乃致气虚血瘀。《灵枢·本神》："心藏脉，脉舍神，心气虚则悲。"心气不足则神志悲伤。《证治汇补·惊悸怔忡》："有阳气内虚，心下空豁，状如惊悸，右脉大而无力者是也。"心阳虚则惊悸失眠、畏寒肢冷、面色㿠白。《灵枢·邪客》："心者，五脏六腑之大主也，精神之所舍也。"虚火上扰心神，则见心悸、失眠、健忘之症。SS 患者血清活性氧增高引起的继发性氧化应激反应是导致心肌细胞凋亡的重要原因，左心功能不全、肺动脉高压、心包积液、三尖瓣及二尖瓣反流是 SS 常见的心脏损害，所表现出的心悸、失眠、口舌干燥、胸痛之症与心阴虚损、气滞血瘀所致之症略同。

"心为火脏，烛照万物"（《血证论·脏腑病机论》），心为阳脏而主阳气。心阴不足，首滋心阴，而不得伤心阳、耗心气、乱心神。《重订通俗伤寒论》："阴虚火旺，由心阴虚者，阿胶黄连汤为主药。"心阴不足，可选生地黄、麦冬、天冬、玄参滋心阴。《太平圣惠方》："治心气虚，惊悸喜忘，不思饮食，宜服远志散方。"心气不足，可以人参、黄芪、肉桂补心气。《金匮方歌括》："治心中痞，诸逆心悬痛者，此汤主之……心下痞者，心阳虚而不布。"可予桂枝、附子、干姜、肉桂温心阳。《古今医统大全》中徐春甫云："痰火扰乱，心神不宁，思虑过伤、火炽痰郁而致不眠者，多矣……此宜快脾发郁、清痰抑火之法也。"柏子仁、酸枣仁、远志、茯神、百合皆可养心宁神。心主血脉，少佐丹参、川芎、当归之属相得益彰。

病案：刘某，女，56 岁，2018 年 5 月 13 日初诊。反复心悸、失眠、口干不适 2 个月余。患者近 2 个月来反复心悸、失眠，甚则彻夜不眠，自感头痛，伴口干、乏力，口中秽气，口舌生疮，反复于心内科、风湿科、口腔科等科室就诊罔效，遂求治于中医。既往有冠心病、高血压病、干燥综合征病史。舌边红尖赤，苔黄，脉弦。西医诊断为干燥综合征，冠心病，高血压；中医诊断为燥痹，不寐（心阴虚证）。方用天王补心丹加减。

处方：柏子仁 10 g，酸枣仁 10 g，天冬 15 g，麦冬 10 g，丹参 15 g，川芎 6 g，玄参 10 g，人参叶 5 g，生地黄 15 g，当归 15 g，桔梗 10 g，远志 10 g，茯苓 15 g，茯神 15 g，生甘草 6 g。7 剂，每日 1 剂，水煎分 2 次服。

二诊：患者诉心悸、口干不适减轻，睡眠稍改善，仍感口唇疼痛，舌尖红，脉弦。度之乃得其证而未竟全效，上方生地黄改为 30 g，加知母 10 g，浙贝母 10 g，以二冬二母汤滋阴去火；酸枣仁改为 20 g，茯神改为 30 g 养心安神；加川牛膝 15 g 引火下行。10 剂。嘱复诊。

三诊：患者未入诊室，已闻其赞叹中医之神妙。症消神清，面容红润。恐复发，要求继服。去知母、浙贝母，人参叶改为沙参 15 g，加女贞子 15 g，墨旱莲 15 g，莲子 20 g，百合 10 g。15 剂。

病终及肾，肾水枯竭，宜资肾阴、培肾阳

"精者一，身之至宝，原于先天而成于后天者也，五脏俱有而属于肾"（《医碥·遗精》）。肾纳三焦之水液而别清浊，蒸化清津以布周身、沉降浊液而排体外。肾处水之下源，肺津不布，脾阴不降，肾阴则竭。《类证治裁》："肾阴虚极，火升躁渴，舌刺脉洪，此虚阳无附也。"肾阴虚则燥渴、耳鸣目雾、小便黄赤。阴虚无以化精，肾精不足则可出现腰酸膝软、目雾耳鸣之症，"肾精不足，强上冥视"（《黄帝素问宣明论方》）。阴损及阳，肾阳虚衰，火不暖水，温熏失职，以致虚寒、水泛，故有"肾阳虚者，脉微无力，小便清利，神疲气短"（《类证治裁》）。SS 肾损害的发生率为 30%～50%，主要导致间质性肾炎和肾小管性酸中毒。肾阴化精以生髓，阴足髓满以助气化、资脏腑。由骨髓中分化出的 T 细胞和 B 细胞的前体，是参与免疫反应的重要物质，其损害分泌腺体导致腺体分泌障碍是 SS 的重要病理变化。

肾中藏阴阳，阳盛则阴损，阴盛则阳虚。调肾之法，需先审阴阳之势。滋肾阴需求肾阳之温煦，补肾阳亦要肾阴之凉润。生地黄、枸杞子、黄精、女贞子、墨旱莲、山茱萸平补肾阴；熟地黄、鹿角胶、制何首乌、桑椹子、覆盆子补肾填精；肉苁蓉、肉豆蔻、巴戟天、仙茅、紫河车温补肾阳。《类证治裁·痰饮论治》："若夫肾阳虚火不制水，水泛为痰，则饮逆上攻，故清而澈，治宜通阳泄湿，忌用腻品助阴。"故阳虚水泛，宜用薤白、细辛、桂枝温通肾阳，行水化湿。故治肾之法，惟制肾中阴、阳、水、火之衡也。

病案：方某，女，42 岁，2019 年 5 月 22 日初诊。口干、眼干、烦热 1 年余。患者近 1 年来反复口干、眼干，喜冷饮而不解，烦热难耐，手足心热，盗汗、气短，纳差，多梦易惊。既往有干燥综合征肾损害病史，长期于肾内科就诊，多次调整治疗方案仍无效，遂引至中医门诊。见患者素体羸弱，面部潮红、手足心热，汗出气短，舌红无苔，脉沉细。中医诊断为燥痹病（肾阴虚证）。方用六味地黄汤合二至丸加减。

处方：生地黄 10 g，山药 15 g，山茱萸 10 g，牡丹皮 6 g，泽泻 10 g，茯苓 10 g，女贞子 15 g，墨旱莲 15 g。7 剂，每日 1 剂，水煎分 2 次服。

二诊：患者口干、眼干不适好转，潮热不适稍减轻，仍有汗出、失眠之症，舌淡红，脉细。上方加五味子 6 g，酸枣仁 15 g 敛阴安神止汗；少佐肉桂 3 g，取其温阳助阴，防阴盛伤阳，5 剂。

三诊：口干、眼干消失，无汗出，睡眠尚可，舌淡红，脉稍细。上方去肉桂，加莲子 10 g，黄芪 10 g，10 剂。随访 3 个月未反复。

SS 作为发病机制不明确、治疗缺乏特异性的疾病，并发内脏疾病的概率约为 25%，约 38.1% 的患者罹患抑郁症，对患者的生活质量、心理健康造成了严重影响。由于胆碱能受体激动剂、糖皮质激素的副作用，缺少特异性治疗药物及小分子化合物疗效的不确定性，因此为中医论治 SS 提供了广阔的空间。

中医关于干燥综合征的记载可溯于《素问·至真要大论》中"燥胜则干"的表述，燥之为邪，易伤阴津，而致口干、咽干、目干之症与 SS 之主症相同；燥邪入里，耗伤五脏之阴，与 SS 导致的多器官损害机制相似；燥久化毒，阴毒内盛，以致脏腑气血失调与 SS 发病过程中产生的自身抗体、细胞因子，引起体液、细胞免疫反应的病理变化不谋而合，可见 SS 中医之论，可由燥邪入手，基于阴虚立论，分五脏乃得其治。

"燥痹"之病，以始于燥，五脏阴虚于内，其治在于复五脏之阴。燥邪及里，首伤肺阴，肺叶焦则

脾阴损，脾阴不足，营血不化，肝木则枯，肝阴耗则心火旺，久则及肾，肾中阴阳失衡、水火不济，而成危重之症。阴虚于内，可兼气虚、气滞、阳虚、血虚之变，挟痰湿、瘀血、火热、邪毒之邪。乃着眼于燥邪，以五脏阴虚立论，故治燥痹之法，首当滋阴润燥。以甘润之品去燥热之邪，轻宣升散之品鼓邪外出，邪去正自安。其次，需遵五脏之"性"而治之。肺为娇脏，滋肺阴还需护肺卫；脾为阳明燥土，养脾阴但勿投滋腻之品；肝喜条达，滋肝阴时，配合疏肝气；心为阳脏，主阳气，养心阴不可伤心阳；肾藏五脏之精，血肉有情之品可益血填精以助阴。再者，阴虚日久多兼实邪内侵，润燥不可留邪，滋阴要防生湿，需兼以祛痰、化湿、解毒之法，辨而治之，使阴复、邪除，则人体安和。

423　从五脏相关探析系统性硬化病核心病机

　　系统性硬化病（SSc）是一种以皮肤、内脏纤维化为主要特征的全身性自身免疫疾病，其病因尚不明确，西医主要认为有炎症与自身免疫紊乱、纤维增生性闭塞性血管损伤与成纤维细胞活化并过度表达胶原蛋白等胞外基质三大方面，西药治疗效果不一，目前尚无明确的特效治疗方法。SSc 临床症状多样，病情复杂，初期表现为雷诺现象和面部肿胀、手指皮肤增厚等皮肤变化，随着病程进展，可累及心、肺、肾等多个脏器。五脏相关理论是国医大师邓铁涛在五行基础上提出的理论，其认为生理情况下，脏腑系统内部、脏腑系统之间表现出各自的功能，又互相促进制约，从而协调机体的正常活动；病理状态下，五脏系统病变相互影响。学者史汉金等基于"五脏相关理论"探析了系统性硬化病的核心病机，SSc 是一种以皮肤、内脏纤维化为主要特征的慢性结缔组织病，主要病变部位在皮肤，造成不同外在表现，究其根本为肺脾肾气阴不足，临床辨治不可偏执于一脏，应当遵循整体观念，从五脏相关理论辨证施治。

从五脏相关理论探析 SSc 病机的依据

　　人体以五脏为中心，是一个有机整体，五脏在结构上不可分割，在功能上相生、相互协调，共同维持正常生命活动，在病理上五脏相克、相乘、相侮，各脏病变相互影响，为此邓铁涛在五行学说的基础上提出五脏相关理论。"五脏相关"即指在人体系统中，心、肝、脾、肺、肾及其相应的六腑、五体等组成 5 个脏腑系统，生理情况下，脏腑系统内部、脏腑系统之间、脏腑系统与自然界、社会之间，存在着多维联系，相互促进制约，表现出不同的功能，从而协调机体的正常活动。病理状态下，各脏病变可相互作用及传变，每一脏的病变都会影响其他四脏。五脏功能的相互影响，不是结构定位，而是五脏功能表里左右相使，《素问·刺禁论》："藏有要害，不可不察，肝生于左，肺藏于右，心部于表，肾治于里，脾为之使，胃为之市。"

　　中医学无"系统性硬化病"病名，目前认为 SSc 属"皮痹""痹证""血痹""肺痹"等范畴。其病机主要为五脏亏虚，阴寒或风寒等邪气凝结于肌肤，阻滞于经络，内舍脏腑。《素问·痹论》首次出现"皮痹"病名，"风寒湿三气杂至，合而为痹也……以秋过此者为皮痹……皮痹不已，复感于邪，内合于肺。肺痹者，烦满喘而呕……其不痛不仁者，病久入深"；"痹在于骨则重，在于脉则血凝而不流"，提出风寒湿三气的病因病机及临床表现，后期可发展为与肺、肾等脏器相关的演变过程。《难经》记载的"五损"，"一损损于皮毛，皮聚而毛落；二损损于血脉，血脉虚少……三损损于肌肉，肌肉消瘦……四损损于筋，筋缓不能自收持；五损损于骨，骨痿不能起于床"。详细描述了皮、脉、肉、筋、骨的传变规律，与 SSc 的临床特征、脏器病变相似。由此可见，古代医家对 SSc 已经有了一定认识，并且隐含着五脏相关理论的内涵。

　　SSc 最初多累及皮肤、肌肉，在不同发展阶段可累及不同脏腑。现代流行病学研究显示，SSc 患者首发症状主要为雷诺现象，病情发展可累及关节、胃肠道、呼吸、心血管等多个系统，出现关节挛缩、吞咽困难、气促胸闷、心悸、水肿等症状，伴随肺动脉高压、肾纤维化、高血压、冠心病等疾病。这些临床表现与脏腑之间的相互作用密切相关，SSc 主要病变部位在皮肤，常常累及肉、筋、脉及内脏器官，与肺脾肾有关，涉及心、肝。利用五脏相关理论探析 SSc 的病机以期为临床辨证论治 SSc 提供参考。

五脏相关理论与 SSc 病机

1. 肺脾肾三脏亏虚与 SSc SSc 的发生发展与脏腑亏虚、外邪侵袭有关。脏腑禀赋不足，外邪侵袭；后天失调、外邪侵袭等皆可致虚成损而发生此病。邓铁涛认为 SSc 患者"肺脾肾气阴不足，五脏俱虚"是重要的病机。肺主皮毛，肺的精气滋养和温煦皮肤的生长；肺主宣发，皮毛汗孔的开合依赖于肺之宣发功能。肺之气阴亏损，卫外功能失调，易感外邪，失其"熏肤充身泽毛，若雾露之溉"作用，致皮肤失却柔软滋润，见肤质干燥、变硬，甚至毛孔萎缩无汗出等症状。脾主四肢，在体合肉，主运化水谷精微。脾气亏虚，失其健运，水谷运化失常，可见吞咽困难、胃食管反流；气血生化无源，肌肤失其濡养，故肌肉萎缩、四肢活动困难。"脾统血者，则血随脾气流行之义也"，脾气亏虚，运行无力致血瘀，虚则统摄无权致血离脉道，可出现毛细血管袢扩张、正常血管消失及雷诺现象等。肾为先天之本，具有调整和维持免疫平衡及其稳定的重要作用，肾虚可影响免疫功能。目前遗传学认为，硬皮病存在基因易感性，可类比中医理论中的"禀赋不足"，肾精为先天之精，是一种可被遗传的物质。肾主骨，生髓。肾阴亏损，骨质受害，出现全身关节僵直，活动障碍。肾阳亏虚，阳不化气，寒邪侵袭，"寒性收引"，致腠理闭塞，经脉拘紧，四肢筋肉挛急，表现为肢体疼痛，活动不利，汗少等。"肺为气之主，肾为气之根，肺主出气，肾主纳气，阴阳相交，呼吸乃和"，人体吸入之气，由肾气为之摄纳，保持呼吸通畅，肾不纳气可致呼吸浅促。

此外，张景岳云"精淫于脉，脉流于经，经脉流通，由必于气，气主于肺"，肺朝百脉，素体肺气虚弱，皮肤络脉滞涩不通而出现麻木不仁、肿胀疼痛，病邪还可由经络病及脏络腑络，出现五脏痹的相关证候。脾虚则气血生化乏源，无以养心，故脾病及于心，致心血不足，见心慌心悸、失眠多梦等症。"脾为生痰之源，肺为贮痰之器"，脾虚运化水湿无力，肺失宣降，痰浊阻肺出现咳嗽、胸闷、气促。肾为先天之本，肾藏之精气是人体五脏六腑精气之所聚，肾精充则化源足，肾的生理功能异常可影响其他脏腑功能。"穷必及肾"，病证先起于皮毛而后及于骨，波及内脏，因此本病虽病变部位主要在皮毛，而其本在肺、脾、肾三脏亏虚。

2. 心肝亏虚与 SSc 心主血脉，肝主藏血，二者与 SSc 的关系主要体现在血、脉方面。肝在体合脉，主疏泄，司运动，《素问·痹论》："痹在于脉则血凝而不流，在于筋则屈不伸。"肝血亏虚，则脉络空虚，致筋脉失养，出现关节疼痛、手足拘挛、活动不利。人体生命活动的正常进行，是以精、气、血、津液为物质基础的，其中血液是生命活动最基本的物质基础。"心者，其充在血脉"，血行于脉，心为之推动，心有主血脉及运行血液以营养全身各脏腑组织器官的功能，是维持人体组织器官功能正常发挥的前提条件和物质基础。心气不足，推动无力，脏腑失养，可出现心悸，短气，胸闷不舒，自汗，脉细弱等症状。

心主血行，肝主藏血，心血旺盛，肝藏血充盈，可营养筋脉，又能促进人体四肢、百骸的正常活动。心血亏虚，肝血不足，可致血不养筋，出现筋骨凌痛、手足拘挛、抽搐等症。另心为阳脏，为阳中之太阳，主通明，心脏阳热之气，不仅维持心本身的生理功能，还可同脾肾之阳共同起到温养全身的作用，阳气虚衰，阳气不振，寒邪易留，血行瘀滞，可见心悸怔忡，形寒肢冷，肢体浮肿，神疲乏力，腰膝酸冷，唇甲青紫等。

由此可见，SSc 起始常表现为雷诺现象，皮肤变硬，后可关节挛缩、吞咽困难、气促胸闷、心悸、水肿等症状，其病理过程与五脏生理、病理变化密切相关。有研究认为，硬皮病患者的临床表现与五脏相关：肺主皮毛肌肉，皮毛失养，皮肤失其柔润而干燥；脾主肌肉四肢、主运化，脾失健运气血衰少，津液无法润养肌肤变硬；肾主纳气、主水，肾中精气的蒸腾气化主宰着津液代谢。

3. 基于五脏相关理论辨证论治 SSc SSc 发生与五脏亏虚、外邪侵袭密切相关，五脏中又以肺、脾、肾三脏亏虚为主，因此根据其病机特点，治疗应立足于肺、脾、肾三脏虚损的主要病机，三脏同治，以肾为主的大方向，临床根据不同的兼症表现加减用药。

　　SSc 病机涉及多个脏腑，中医证候数目繁多。通过归纳总结中医药治疗 SSc 的临床文献，得出治疗 SSc 的中药中补虚药物最多，药物归经涉及肝经、肾经、肺经、脾经等。李远等利用数据挖掘技术，通过收集中医治疗硬皮病的医案，分析了中医治疗硬皮病的辨证和处方用药规律，得出中医治疗硬皮病证型主要有瘀血阻络证、寒凝经脉证、脾肾阳虚证、气虚血瘀证，涉及肺、脾、肾、心、肝五脏；使用中药多有活血、通络、温肾功效。

　　体内外实验均提示三脏同治，以肾为主的治则治法指导治疗 SSc 可取得一定疗效。陶茂灿等应用温补脾肾之阳和汤不仅能调节硬化病患者胶原合成相关因子，还能提高自身抗体转阴；齐庆等发现补肾益精中药复方可降低 Collagen Ⅰ、Fibronectin、p-SMAD3 表达，改善硬皮病模型小鼠皮肤组织纤维化程度，补肾益精中药复方可减少血管内皮细胞 End MT 模型 α-SMA 表达，对 SSc 血管损伤有保护作用。

　　SSc 主症是皮肤、内脏纤维化，临床症状多样，病机复杂，随着病程进展，可累及多个脏腑，严重影响患者的生活质量及预后。发病与脾、肾、肺、心、肝五脏相关，究其根本为肺脾肾气阴不足，临床辨治本病不可偏执于一脏，应当遵循整体观念，从五脏相关理论辨证施治。五脏相关理论是邓铁涛多年临床经验的理论总结，是对五行学说的继承和创新，是整体观念和辨证论治的共同发展，利用五脏相关理论能够更好地剖析 SSc 的病机，提高临床疗效。

424 从五脏相关探讨化学治疗后骨髓抑制机制和辨治

　　恶性肿瘤是目前危害人类健康的隐形杀手，亦是阻碍人类期望寿命延长的重要因素。尽管精准医学和免疫疗法取得了重大进展，化学治疗（简称化疗）仍是大多数恶性肿瘤治疗的基石。骨髓抑制是化疗后最常见的不良反应，约有80%的患者会出现不同程度的三系减少，进而导致化疗终止、阻碍治疗进程，严重时可导致患者死亡。临床多采用注射重粒细胞集落刺激因子、输注成分血、口服红细胞生成刺激剂等策略治疗骨髓抑制，但疗效有限、容易反跳、价格高昂等弊端不容小觑。五脏相关理论是国医大师邓铁涛在不断临床实践后总结提出的创新基础理论，具有广泛临床应用基础，特别是在解决一些持续进展、并发症众多的疑难杂症具有独特优势。学者王丹丹等基于五脏相关理论探讨剖析了化疗后骨髓抑制的发病机制与辨治思路，以期为今后中医药防治骨髓抑制提供可借鉴的临床思路和理论依据。

五脏相关理论概述

　　五脏相关理论根植于五行学说，突破五行理论框架的束缚，融入脏象、阴阳、气血、经络等诸多经典理论，全面阐述人体五个脏腑系统的功能及彼此关联作用。其中"五脏"是指人体的"五个功能子系统"，涉及心、肝、脾、肺、肾及其相应的六腑、官窍等附属组织器官在内的五大脏腑系统；"相关"强调在生理状态下，各脏腑系统之间、脏腑与外界自然环境之间存在着多维联系，相互促进制约以协调机体的正常活动；病理状态下，各脏腑病变可相互影响及传变，一脏病变可连及其他四脏。

化疗后骨髓抑制的发病机制

　　传统医学无骨髓抑制病名，但根据化疗后常见的症状，如头晕乏力、面色苍白或萎黄、心慌气短、恶心呕吐、纳差、自汗盗汗、多梦失眠、腰膝酸软、畏寒肢冷或发热、出血倾向，可将其归为中医学"血虚""虚劳""内伤发热"等范畴。正虚邪实是疾病发生发展的内在本质，肿瘤是基于正气内虚、脏腑气血虚损，各种致癌因素侵袭，导致脏腑功能失调，机体代谢失常，局部气机逆乱，阴阳失序，生化乖逆，组织更新异变形成的癌肿。现代医学认为，化疗不仅能直接抑制或杀伤肿瘤细胞，也诱导造血干细胞的衰老、凋亡及骨髓造血微环境的损伤，进而导致血细胞减少。中医认为，化疗作为祛邪攻毒之法，所选药物性猛善走，通行全身经络间攻除体内癌毒，反致气血津液进一步耗伤，进而五脏俱损，阴阳失调，气血化源匮乏。由上可知，化疗所致骨髓抑制的发生发展亦不离正虚及邪实，正虚与机体五脏功能不足、气血阴阳失衡密切相关，邪实涉及化疗药毒入侵机体、体内残余癌毒、因虚致瘀等诸多方面，因此借助五脏理论从以下两个方面来阐述骨髓抑制的发病机制。

　　1. 阴阳失调，始之于肾　化疗后骨髓抑制影响人体多脏腑正常生理功能，是一个复杂动态的进行性演变过程，脏腑功能亏虚、阴阳失调是疾病进展病理机制的关键环节之一。中医认为肾-精-骨-髓-血是人体内一个完整的系统，内在联系紧密。《素问·上古天真论》："肾者主水，受五脏六腑之精而藏之。"肾贮藏先天之精，亦藏纳脏腑活动化生的后天之精，进而培育先天之精。巢元方在《诸病源候论》中指出："肾藏精，精者，血之所成也。"《医经精义》云："肾藏精，精生髓……髓者肾精所生。"故精髓是构成化生血液的基本物质。肾主骨，肾精可滋养骨髓，髓可化血，即"骨髓坚固，气血皆从"，倘若肾精匮乏，骨髓枯竭，则气血津液生化乏源，如《血证论》："凡病血者，无不由于水亏。"骨髓抑制是药毒入体后直接内侵骨髓，导致骨髓功能失司，血难化生，进而耗损肾精，导致髓空血虚。《难经》："所谓生气之原者，谓十二经之根本也，谓肾间动气也。此五脏六腑之本、十二经之根、呼吸之门、三焦之原。"肾为先天之本，水火之脏，内藏元阴元阳，肾气即肾精化生的元气，是人体阴阳之根，生化之源，亦是温煦、鼓舞气血化生的原动力。卢苏认为恶性肿瘤患者化学治疗后出现白细胞下降等骨髓抑制的表现，并非气血亏虚所致，而是因体内阳气受制，阳虚无以激发体内干细胞的转化，导致骨髓抑制。肾气分阴阳，肾阳温煦脾土，促使脾胃化生水谷精微，奉心化赤为血。化疗药物多为阴寒之毒，易伤人体阳气，元阳虚损，一方面无力温暖脾阳，则水谷难化，气血和肾精化生不足，另一方面，无力鼓动气血在脉道正常运行或内生虚寒，血遇寒则凝滞均可导致髓海瘀阻，精血难以复生。

2. 气血失和，继于心肺与肝脾　气血是参与人体生命活动重要的物质基础。《孔氏医案》："夫心与肺俱位胸中，而心主血，肺主气。心犹君主之职，坐镇而为；肺则相傅之官，治节所出。"心肺二脏同居上焦，两者对于血液的生成和运行具有协同作用。《难经·三十二难》："心者血，肺者气，血为营，气为卫，相随上下，谓之营卫，通行经络，营周于外。"《灵枢·决气》："营气者，泌气津液，注之于脉，化以为血。"《灵枢·痈疽》指出："中焦出气如露，上注溪谷而渗孙络，津液和调，变化而赤是为血。"因此中焦脾胃运化的水谷精微经脾的升清转输至心肺，在肺的吐故纳新之后，复注于心脉，"奉心化赤"而变成新鲜血液，心主血脉，血流于经脉而归于肺，肺朝百脉，肺主治节，肺气推动血液运行于诸经。化疗日久，药毒损伤肝脾肾后继之心肺，心肺气虚不能促进血液的化生，出现以血虚证为主的骨髓抑制。

《张氏医通·诸血门》："气不耗，归精于肾而为精，精不耗，归精于肝而为清血。"即肾精生养骨髓且归于肝脏，由肝之气化转化为血而内藏。精血同源，肾精肝血，一荣俱荣，一损俱损，若肝血不足则无以濡养肾精，最终导致肝肾亏虚，精血不足。化疗药物自脉道入体，随气血灌溉一身，流经肝脏耗散气血致使肝虚不能藏血。肝为刚脏，体阴而用阳，《图书编》："肝者，凝血之本。"故肝阴不足，肝脏难以发挥凝血功能而出现出血。肝肾母子相生，肾水能涵养肝木，肾精充盈，肝血得养，则肝之疏泄有度。中医认为，化疗药物之毒伤精耗血，故肝木疏泄不及，郁滞横逆脾土，脾胃运化失常则血液化生乏源。

营血源于水谷精气，脾胃是气机升降枢纽，亦为后天之本，气血生化之源，脾胃健运，则能如常地受纳腐熟饮食水谷，吸收化为精微物质，则精血生成源源不断，正如《景岳全书·传忠录·脏象别论》："血者水谷之精也。源源而来，而实生化于脾。"癌病患者正气本已内虚，再历经多次化疗，药毒随脉道流至中焦直接损害脾胃，如同雪上加霜，脾胃虚弱，则水谷不化，气血和肾精化源不足，终致全身脏腑虚损衰竭而亡。气血一阴一阳，相互生化，气为血之帅，气行则血行，若血气稽留不得行，脉道不通，津血不能外荣，必然导致骨髓失养枯竭、血液生化无由。脾气已伤，难以统摄血液，血溢脉外，留而为瘀，并伴有出血。瘀血作为病理产物，与机体伏藏的残余癌毒、化学治疗药毒等蕴结难解，妨碍新血化生，无以濡养脏腑，进一步加重正气亏损，由此陷入因虚致瘀，因瘀致虚的恶性循环。瘀血郁久易化热，胶着甚结难解而见夜间低热。气虚日久者阳渐亏，故而患者头晕乏力与畏寒肢冷并见。

治疗思路

1. 重视治未病　《内经》中首先提出"治未病"的治疗理念，现广泛指导临床实践，涉及"未病先防，欲病救萌，既病防变，瘥后防复"4个方面。针对接受化疗或其他治疗的恶性肿瘤患者，在"未病""欲病"时，"防"先于"治"，而造血功能较弱的老年患者或免疫功能低下的患者尤其关注化疗药物种类、剂量及疗程的把握。一旦发生骨髓抑制应立即停止化疗，重视中西医联合应用辅助药物，综合使用升白药物、输血、中药汤剂、艾灸等多种治疗手段。提醒并注意患者以后需要化疗应调整用药、用量及方法。"既病""瘥后"阶段，孙晓生基于"药食同源""寓医于食"理论，倡导药物与食疗相结合以增效减毒与促进肿瘤患者的早日康复。食疗方案的选择要因人而异，根据病情需要和口感搭配，结合体质辨识和临床辨证施用。如患者白细胞明显下降、出现严重贫血，可在食疗方中适量增加人参、党参、黄芪、枸杞子、龙眼、熟地黄等。

2. 补虚——五脏同调、气血阴阳兼顾　正虚是决定疾病发生和病机演变的关键因素。刘嘉湘认为，通过扶正培本可充分调动机体的能动性，在邪正相争的过程中，既能遏制邪气的侵淫，又能防治攻伐之品之损伤，进而祛除邪实，稳定病情，有利于正气进一步得到恢复，提高抗病能力，使疾病转危为安。骨髓抑制的发生源于化疗药物入侵机体，损阴伤阳、耗气伤血，使肾、肝、脾、心、肺五脏功能失调、气血阴阳失衡，故治疗应以调补五脏为主，从患者体质和临床实际辨证出发，选用补气、养血、滋阴、温阳等治法以调整阴阳，达到阴阳平衡、疾病得愈的目的。

化疗药毒破坏体内肿瘤细胞的生长与增殖的同时，亦损伤人体脏腑经络，常以肝脾肾三个脏腑系统的损害多见。脾胃居中州，灌溉四旁，脾升胃降能燮理人体全身气血、阴阳。大部分化疗患者常有恶心呕吐、腹胀、纳呆等气机逆乱之症，故常采用健脾益气和胃来培补后天脾胃之本，脾胃健旺，则气血化源不竭，同时酌情加开胃消食、调肝理气之品以助脾运。肾中精气化生骨髓藏于骨中，癌毒久蕴及药毒直中内伤精气，肾脏受损则肾精衰少，骨髓不足，化血乏源，因此在治疗化疗所致骨髓抑制时，常采用补肾填精益髓来填补先天之本，精髓充足，则化血旺盛。肾涵真阴真阳，为水火之宅，故阴阳双补必不可少，临证当活用张景岳"阴中求阳""阳中求阴"的学术思想。部分癌症患者可能因为长期心情抑郁导致肝气不舒，容易影响心肺之气下降，进而影响血液生成和运行，故而治疗活血柔肝通络之品亦不容忽视。大多数肿瘤患者心理负担较重，易为睡眠障碍困扰，故可合甘麦大枣汤、首乌藤、合欢皮等养心安神，症状明显者则可入珍珠母、紫贝齿等重镇沉降之品。

所扶之"正"不仅包括恢复脏腑功能的不协调及阴阳之不平衡，亦注意基础物质精气血的填补。骨髓抑制患者若表现出疲乏无力、贫血外貌、发热、出血等气血两亏之证，在滋肾健脾调肝的基础上，应宜精气血同补，可选用当归补血汤、八珍汤等直接补养气血，亦可在方中加入补气养血生精药，如枸杞子、阿胶、生地黄、熟地黄、女贞子、山茱萸、太子参、黄芪、当归、白芍、桑寄生、桑椹子等。若出血明显者，除补养气血外，止血、宁血亦不可忘。

3. 泻实——化瘀解毒、推陈出新　人体正气内虚，癌毒久蕴，阻碍经络气血正常运行，气滞血阻日久，可见血液瘀结之象。化疗后骨髓抑制的发病本质不离本虚邪实，邪实指瘀血、残余癌毒、化疗药毒等并存。《素问·调经论》言："血气者，喜温而恶寒，寒则泣不能流，温则消而去之。"温经活络行血为基本治疗大法，然毒一日不去则瘀血难消，故而一些医家提倡活血化瘀、解毒散结，临证多选用郁金、姜黄、鸡血藤等行气活血解毒之品，旨在推陈出新，解骨髓之毒，祛癌瘤之毒。现代药理研究表明，活血化瘀药及补肾活血药具有"祛瘀生新"之功，改善骨髓微循环的作用，主要是通过修复内皮细胞和营养血管来加速骨髓微环境的新陈代谢，促使骨髓造血干细胞的发育、增殖、分化、成熟和释放，从而恢复骨髓正常的造血功能。

化疗后骨髓抑制主要特点是三系减少，目前治疗手段有限且疗效欠佳。中医认为，其病位主要在骨髓，病机复杂，正虚为本，瘀毒、化疗药毒、残余癌毒为标，病程后期常累及诸多脏器。化疗药毒渗入血脉，随气血周流全身，祛除癌毒，侵蚀骨髓，克伐肾、肝、脾、心、肺五脏气血阴阳，日久正气亏损，余毒难除，内生血瘀，毒瘀深伏，血难复生，髓无以化，周而复始，陷入恶性循环。治疗重视"治未病"，关键在于扶本培源、祛瘀生新，结合患者不同体质，不同病证，辨证施治，随症加减。

425　艾滋病与五脏的相关性

　　艾滋病是因脏腑内虚，抵抗力降低而致艾毒外入，病变在五脏系统间相互传变，脏腑功能逐渐衰竭，免疫力缺失，不能抵御各种机会性感染而贻害生命的传染性疾病。由于西药抗病毒疗法的诸多缺陷，疫苗研制困难重重，1996 年在温哥华第 11 届世界艾滋病大会上，联合国艾滋病项目规划署号召全世界尤其是发展中国家要把注意力放在发展传统医学，发掘草药和其他一些廉价有效的治疗方法上。中医药是世界医药学的一枝奇葩，是一个伟大的宝库，是一个武器库，有丰富的武器弹药对抗疾病。因此，不少仁人志士把眼光转向中国，把希望寄托到中医药上来。学者唐飞舟等对艾滋病与五脏的相关性做了探讨。

艾滋病病因病位——内外合邪，涉及五脏

　　1. 外因——艾毒入侵　艾毒即艾滋病毒，是人类免疫缺陷病毒，该病毒通过性接触、血液接触、母婴传播 3 种途径进入人体，通过损伤脏腑功能使人体失去抵抗力，来破坏人体的免疫系统，从而导致疾病的发生发展，甚至危及生命。

　　艾滋病毒是一种外来病毒，是由体外侵入的，不是内生的，体外环境（自然环境和社会环境）带毒是艾滋病感染的前提。现代社会人际交往频繁，提高了体外环境带毒的危险率，促进了艾滋病的发展传播。艾滋病病毒除具有传播迅速、广泛流行、不分老少、证候相似等传染病特点外，还具有善变性、趋内性、趋本性、兼夹性、顽固性等致病特点。

　　在艾毒 3 种传播途径中，以性传播为主。有关专家调查统计结果显示，与女性性工作者进行不戴避孕套的性行为，艾滋病感染率接近千分之一。为什么不是每次都会感染呢？这就取决于人体对疾病的抵抗力。因此，是否会感染艾滋病，还得看身体是否强壮，主要看内因。

　　2. 内因——五脏虚损　《灵枢·百病始生》指出"风雨寒热不得虚，邪不能独伤人。卒然逢疾风暴雨而不病者，盖无虚，故邪不能独伤人。此必因虚邪之风，与其身形，两虚相得，乃客其形；两实相逢，众人肉坚。其中于虚邪也，因于天时，与其身形，参以虚实，大病乃成"。《素问·刺法论》亦指出"正气存内，邪不可干"，《素问·评热病论》"邪之所凑，其气必虚"。因此，从中医学理论来看，感染艾滋病的根本原因还是在于身体虚弱，正气不足，不能抵御病毒入侵，内外合邪，给病毒入侵提供了可乘之机。那么，虚在何处呢？

　　艾滋病多从皮毛、前后二阴、血脉等部位侵入。从中医理论讲，这些部位又分别为五脏所主或是五脏之合。皮毛为肺之合，肺主一身之气，外合皮毛，肺气虚则皮毛不固，外毒易入；肺主通调水道，与前阴相关，肺经又与大肠经相表里，因此又与后阴相关，所以肺虚也会导致前后二阴功能失调，免疫力下降，以致艾毒从前后二阴侵入。肾乃先天之本，主封藏。包括藏元气、藏精。频繁性交会伤肾，导致精亏气损。阴精亏损，元气不足则抗病能力下降，瘟疫邪毒最易入侵。叶天士云"冬不藏精，春必病温"，即是也。肾司前后二阴，肾虚则元气不充，二阴不固，抵抗力下降，艾毒易从二阴入侵；血为心所主，脉为心之合，心虚则血脉运行失常，毒邪不能及时排泄，从而停于体内；肝藏血，主疏泄肝虚则疏泄失常，气血不畅，易生郁积，艾毒易侵和停留；脾胃为后天之本，五脏六腑之源，为整个身体提供营养。脾胃虚损，不能食饮，则五脏六腑失养，整个机体对疾病的抵抗力下降，故邪毒最易入侵并且难以抗邪外出。所以感染艾滋病病毒的根本原因在于脏腑虚损，涉及五脏。

艾滋病病毒通过前后二阴、血液甚至皮毛侵入身体后，留驻肠道、血脉和淋巴结等处。窗口期后，如果正气尚能抗邪，便伏而不发，一旦正不胜邪，便起而发之，扰乱人体气机，消耗阴阳气血，进一步损伤五脏系统。

造成人体内虚以致艾毒外侵的原因有食饮不节、劳倦过度、房事不节和欲望过多等。另外，体外环境（自然环境和社会环境）的影响也是引起身体内虚的重要致病因素，自然环境中的风、寒、暑、湿、燥、火易犯人体，使五脏内虚，艾毒易入；社会环境使人易生喜、怒、哀、乐、悲、恐、惊等情绪，这些情绪的过度会引起情志疾病，以致五脏内伤，御外无力，艾毒易入。

艾滋病病证——多种多样，牵涉五脏

1. 从《中医药治疗艾滋病临床技术方案（试行）》来看　《中医药治疗艾滋病临床技术方案（试行）》是从实践中总结出来又用于指导实践的方案，它对艾滋病临床症状进行了分期归纳总结，颇具典型性和代表性，从其症状来看，牵涉到五脏系统。急性感染期证候多涉及肺，潜伏期证候已经涉及心、肺、脾、肝、肾五脏。临床实践中的症状并不完全是单一出现，常见相互关联的两脏或三脏系统的病变同时出现；发病期症状更是复杂，各种各样的症状和证型都有可能出现，病变脏腑涉及多脏；五脏相互关联，相互传变，终晚期多已传遍五脏，五脏皆损。

2. 从艾滋病一线专家所分证型来看　周立华等根据艾滋病临床表现将其分为如下证型：肺气虚、脾气虚、肺脾气虚、心脾两虚、气阴两虚、气血两虚、肝肾阴虚、脾肾阳虚、肾阴阳两虚。

黄世敬等分如下证型，并归纳了病情向两脏或多脏发展的复杂趋势。无症状HIV感染者：病位多涉及肺，以热毒内伏为病机关键，多伴气阴受损。症状性HIV感染者：①肺型（热毒内伏，气阴亏虚），2～5年后均发展为肺脾型；②脾型（脾胃虚弱，湿热困阻），可能发展为肺脾型，或脾肾型；③肺脾型（脾肺两虚，痰阻气滞），可能转为肺脾肾型或仍为肺脾型；④肺脾肾型、脾肾阳虚、肺心肝肾阴虚型。

由以上2位专家学者所做研究可知，艾滋病病证涉及五脏。

由于艾滋病机会性感染所表现的症状以及看问题所处的角度等方面的不同，中医专家学者对艾滋病脏腑虚损的分类也不尽相同，但统计起来，则不外乎如下分类：肺气虚、肺阴虚、脾气虚、脾阳虚、心气虚、心阳虚、心血虚、心阴虚、肝血虚、肝阴虚、肝气郁结、肾阴虚、肾阳虚、肾气不固、肾不纳气等。由此看来，证型也都牵涉到五脏系统，值得注意的是这些证型也不完全单一出现，临床实践中也往往是两种或几种证型同时出现，这表明五脏系统间是相互关联的。

艾滋病病机——脏腑内虚，艾毒外入，五脏传变，免疫缺失，并发感染

艾滋病因脏腑虚损，艾毒通过前后二阴、皮损、输血等途径侵入身体，侵入后进一步破坏脏腑功能，而五脏系统内外相互关联，因此病变在五脏系统相互传变。先后涉及各脏系统，往往由肾虚而入，首先犯肺，中期主犯肺、脾，涉及心、肝，终晚期传遍五脏，损伤五脏系统功能，机体免疫功能下降，无力抵抗外邪的入侵，以致各种致病因素乘虚而入从而导致各种症状发生，最终并发感染而亡。

1. 肾肺相关　艾滋病多由肾精亏虚艾毒外侵所致，肾精不足，不能潜阳，则相火炽盛，上灼肺金，表现为一系列类似感冒的外感症状，故艾滋病窗口期病位多涉及肺。肺主气，通调水道，布散水谷精微等阴精营养物质至全身。热毒内伏，烧灼肺叶，肺朝百脉，传播热毒，故见发热；肺通过气管与咽喉相连，热毒上攻，故见咽痛；热毒伤肺损津，气阴受损，气不足则营养、输送无力，阴不足则营养来源缺乏，故见乏力和全身不适；头部居高，受重力影响，营养物质本难送达，现气力不够、阴精不足，更难送达，头部失养，加之热毒上攻，故头痛。

肺合皮毛，气阴亏损，则皮肤一方面得不到所需的阴血滋养，另一方面所产生的废物又因气虚推动

无力不能运化而不断累积，变生出许多皮肤疾患，如皮肤瘙痒、斑疹、疱疹、溃疡、卡波西肉瘤等；肺经与大肠经相表里，肺虚而致大肠功能紊乱，致使免疫力降低，故艾滋病病毒易在大肠处留滞。

2. 肺脾相关 从生理上讲，只有通过脾经才能把胃中所化水谷精微输送到肺，再通过肺朝百脉把水谷精微输送到全身，肺脾通过经络相连，因此肺病可以传变到脾，脾的病变表现是艾滋病潜伏期的主要症状，分脾胃亏虚和湿热困阻两种证型。脾与胃为表里关系，胃主受纳，为水谷之海，为后天之本。胃虚则纳不足，化生无源，脾虚则运化无力，营养难继，都会导致身体失养。症见全身乏力，肌肉消瘦，面色㿠白，精神不振，情绪低落等；脾主升，胃主降，脾胃亏虚则气机升降失常，脾虚不能升清则生飧泄，胃虚不能降浊则胸腹胀满。脾主运化，喜燥恶湿，能除湿滞，脾虚则化湿无力，湿邪内蕴，蕴久化热，湿热困脾，阻滞气机，缠绵难祛。可见低热不退、湿热泄泻、小便色黄，舌苔黄腻，脉濡数等；湿热阻滞经络日久，易生痰核、癥瘕；五脏相关，脾病化湿乏力，湿滞肺系，同时又出现呼吸系统疾病或湿疹、斑毒等皮肤疾患，则传变成为肺脾型。

3. 心脾肺相关：《灵枢·决气》"中焦受气取汁，变化而赤，是谓血"。说明心血的化生主要依赖脾。脾气的化生作用才能将胃中水谷化为精微，依赖脾气的运输作用才能将水谷精微上归于肺，在心的动力作用下，在肺中经气体交换与氧结合，化为红色，入驻于心，而成心血。可见脾胃化生之水谷精微是化生心血的基础。艾滋病患者脾胃虚弱，化生无源，输送无力，则心血不足。心主血，其华在面，心血不足则见面色苍白少华；心血不足则心失所养，心失所养则失眠多梦。

4. 心肝相关 心主血，肝藏血，心生血不足，则肝不藏血，肝血不足则肝失所养。临床症状可见胆小畏缩、易生恐惧；肝主筋，筋主运动屈伸，肝血不足则筋失所养，运动屈伸无力；肝开窍于目，肝血不足则目失所养，易致目眩；肝阴不足，肝阳易亢，肝阳上亢易致头晕。肝司疏泄，条达气机，气血相生。肝血不足则肝气失养，气机失调，疏泄失司，临床多见焦虑、郁郁寡欢等症状。

5. 肝肾相关 肝藏血不足，则筋失所养，约束无力，筋脉约束无力则精门不固，精门不固则损伤及肾；肾主蛰，藏精，为先天之本，生命之根。精门不固，则先天失养，病毒易趁机而入。艾滋病病毒感染除血液传播外多是因为过度失精、免疫力降低所致。精属阴，失精过多则肾阴亏虚，阴虚则内热，故见低热盗汗、烦热口干；内热灼津，组织失养，故见淋巴结肿大；肾主骨生髓，肾精亏虚则生髓不足，骨失所养，痿弱无力；阴阳互生，阴损及阳，阴虚日久易致阳虚，可见畏寒怕冷、夜尿频数，易受风寒感冒等症状。

6. 五脏相关 五脏相关，相互影响，以上所述艾滋病各脏系统之症状可单见，可互见。互见者多见于关系密切的两脏之间，两两相关，如肺脾气虚、肝肾阴虚、脾肾阳虚等，相关三脏证型者亦可见到。艾滋病至发病期，脏腑亏虚基本上已经传及五脏，五脏系统功能皆受到损害，免疫力降低，故此期间，各脏腑系统病变都有可能出现，并且往往是多脏系统同时出现，如肺脾肾型、肝脾肾阳虚、肺心肝肾型，甚至肺脾心肝肾型都有可能出现，由于免疫力极低，易发各种机会性感染。终晚期五脏传遍，虚损已极，阴阳相失，气血难生，经络阻滞，皮肉筋骨失养，症见虚羸消瘦、倦怠乏力、萎黄神疲、喘促息微等，终致阴阳离决，生命乃绝。

艾滋病中医药论治——五脏补虚，综合论治

《素问·阴阳应象大论》"治病必求其本"。即谓治疗疾病时，必须针对疾病产生的根本原因进行治疗。这是辨证论治的基本原则。《素问·至真要大论》"必伏其所主，而先其所因"，也就是说无论是正治法，还是反治法，就其根本来说，都必须"审因论治"，针对疾病根本原因而决定治疗法则。而外因为标，内因为本，所以在艾滋病治疗中，应主要针对内因进行治疗。

艾滋病内因起于内伤劳损，是由脏腑亏损而致，该病至晚期机体抗病能力极低，其所出现的证候多属虚劳表现，《素问·玉机真脏论》中有"五虚死"之说："脉细，皮寒，气少，泄利前后，饮食不入，此谓五虚。"这五虚也是艾滋病患者的常见症状，尤其是晚期。五虚患者如何才能有生存的希望呢？该

篇给出的答案是："浆粥入胃泄注止，则虚者活。"可见，避免虚脱死亡最关键的两点就是补虚和止泻，这也是治疗艾滋病的两个关键。

人体自身有对疾病的抵抗力和自愈能力，中医药治疗的目的就在于通过补虚来增强自身抵抗力，靠自身抵抗力去驱邪，所以首先应重视的是整个人体，而不是具体病毒。人体内环境调好了，清泰了，病毒没有生存的环境，就可能或被环境所迫而自动离去，或被"窒息"而亡，或适应身体环境与之融合，形成身体的一部分，而不再惹事。补虚的方法可参考《素问·阴阳应象大论》所说的"形不足者，温之以气，精不足者，补之以味"。以及"损者益之""劳者温之"等治疗原则，以补五脏之虚为主要治疗方法。

只有这样，中医治疗艾滋病才能既消除病毒，又不伤人体正气，就像啄木鸟捉虫，既把虫啄出，又不伤树木本体。如果为了灭虫而把树砍倒来找虫杀，虫杀灭了又有什么意义呢？一味抗病毒而不顾护人体正气，结果往往病毒未灭人先亡，这无异于把树砍倒来杀虫。因此在艾滋病治疗上宜扶正固本补五脏之虚为主，排毒祛邪为辅，综合论治。

国医大师邓铁涛认为中医治艾毒的研究宜分阶段进行。

第1阶段：以原汁原味的中医药治疗，并以灯火灸角孙，艾炷灸百会、膻中、气海、会阴等腧穴，以免疫抗毒、振奋阳气。

第2阶段：取得疗效后，运用光子中医学，以激光模拟灸法的温度、波长、时间等参数实施治疗，观察疗效，修订治疗剂量，研发专用激光治疗仪。同时注意研究使用确有排毒作用的外用药，并重视药膳及生活调理。

第3阶段：探索其他有效的腧穴方、刺激剂量，为将来深入研究机理打下基础，改进治疗仪器。并探索内服中药的剂型，以便于研究的深入和国际社会的推广运用。同时，跟踪前两个阶段患者的近期和远期疗效。

由症状分析可知，五脏虚损有一个逐渐传变的过程，这就提示治疗宜早，宜在窗口期或潜伏期就加以治疗和控制，使其带毒自然生存而不发病，或者至少延缓其发病时间而延续生命，不要等到发病后再行治疗，如《素问·四气调神大论》："是故圣人不治已病治未病，不治已乱治未乱，此之谓也。夫病已成而后药之，乱已成而后治之，譬犹渴而穿井，斗而铸锥，不亦晚乎！"

中医五脏相关学认为，人体五脏之间、五脏与六腑之间、脏腑与形体官窍、四肢百骸、皮毛筋肉骨之间存在着普遍联系，以五脏为中心的五大系统构成不可分割的整体，形成相互联系、相互依存又相互区别、相互制约的对立统一关系。当这些关系平衡和谐时，则人体健康；当这些关系失衡或严重失衡时，人体就会感到不适或患重病。艾滋病的感染及其发展就是这些关系失衡所导致的，其病因、病位、病症、病证、病机都牵系五脏系统。六腑与五脏之间有对应的表里经络关系，分别归属五脏系统；四肢百骸和皮、毛、筋、肉、骨为五脏所主或五脏之合，亦分别归属五脏系统，所以艾滋病在引起五脏疾病的同时，也会引起相关六腑和相对应的皮、筋、肉、骨、脉的病变，共属五脏系统病变。既然艾滋病病因、病位、病症、病机都涉及五脏系统，因五脏系统虚损而发生发展，在临床治疗中就应以补五脏系统之虚损为主。

中医五脏相关学说还认为，人体内环境（五脏系统）与外环境（自然环境和社会环境）之间也存在着普遍联系，存在着对立统一关系。外邪是否能侵入人体，取决于体内外环境之间力量的对比，内强外弱邪不入，外强内弱则易感。艾滋病的感染与传播就是外强内弱所导致的结果，它因不良外界环境和生活习惯导致人体内虚艾毒外侵而产生，通过人际交往和国际交流等外环境而传播发展。在历届世界艾滋病大会上，与会者都认为艾滋病的发生、发展和蔓延与所处环境、生活习俗、贫困愚昧、经济落后和思想道德等自然与社会环境密切相关。我国已经注意到这方面，虽然有所控制，但情况仍不容乐观，所以必须从自然环境和社会环境方面严格控制，首重预防才是上策。

426　从五脏辨治垂体瘤临床经验

　　垂体瘤是神经内科一种常见肿瘤，约占脑部肿瘤的 15％，该病对人体的危害除颅内高压、视交叉压迫等鞍区肿瘤占位效应外，还会因垂体为内分泌腺，发病引起激素分泌亢进或低下从而产生代谢紊乱及多脏器损害。约 6 成以上的垂体瘤属良性肿瘤，增长缓慢，然而有部分垂体瘤具有侵袭性，生长速度较快，同时伴有高复发率。当前针对垂体瘤的治疗多依赖外科介入，但对于不符合手术指征的原发垂体瘤或反复增长的难治性垂体瘤，目前仍存在治疗难点。杨保林对神经系统常见病、疑难病见解独到，认为神经内科肿瘤应基于五脏整体辨治。学者陈蔚等对杨保林临床治疗垂体瘤的经验做了归纳总结。

病机阐微

　　1. 五脏失和为基本病机　　五脏调和是维持脑功能正常的生理基础，其中脑之脉络为之"系"，可分为气络、血络。脑气络是脑气运行的通道，可推动温煦及神机传导；脑血络是血脉运行的通道，能载血运血及输送精微。脑为"奇恒之府"，具有"藏于阴而象于地""藏而不泻"的特点，虽不能化生精气，但可接受五脏的益养，脑之血络转运供奉，脑之气络推动输布。五脏皆参与气血化生，五脏精气之余皆上注于头。若五脏失和、所藏精气或虚或实，上奉余气乖疑，则脑络不利，导致脑部气血津液及营养物质布散不畅，易生痰瘀结滞，致使精明之府失于静谧，邪气瘀积不散、蕴而化毒，终致局部肿物滋生。杨保林以中医整体观念为指导，提出"五脏余气上养于脑，五脏浊邪上碍脑络"的理念。对于术后反复增长的垂体瘤，杨保林认为外科手术的介入只是干预了已成之瘤体，既成之因未曾查明、生瘤之机未能逆转、长瘤之势仍会复燃；加之术后元气损伤，则精血愈虚，更不利于脏腑气机升降、清浊精醇之气出入脑窍。若五脏协调、精血充盛，化生余气上养如常，则脑气斡旋有力，可转精、布津、运血、化浊，脑络得以通畅，脑窍自然清利。

　　中医学认为人体通过络脉网络系统将脑与五脏连接成统一整体，这与现代医学认为五脏是超结构的人身功能子系统、大脑通过神经-内分泌-免疫（NEI）网络调节系统与五脏联系不相悖。此外，吴以岭提出气络与 NEI 网络具有诸多共性，脑血络通过脑部微循环与血液循环相连，脑气络通过 NEI 网络实现机体稳态调节。因此，脑络调协与五脏功能调和密切相关。

　　2. 气机不畅为促动因素　　气机和顺是五脏奉养脑髓的先决条件，脏腑气化之职依赖于气机升降出入，"出入废则神机化灭，升降息则气立孤危"，机体代谢、转运、供养之关键为气机调畅。肝气主左升，肺气从右降，心气"部于表"而出，肾气"治于里"主入，脾胃居中焦为枢纽，五脏共奏全身气机畅达调和。若外邪侵袭、情志刺激、饮食偏颇或素体亏虚，致使肺脾气虚无以升降、肝失调达无以疏利，心肾阳虚无以温煦，则升降出入失衡，气化不通，气机壅塞。五脏与脑上下交通之推动不足，精、血、津液等清醇上供迟缓，痰、瘀、湿等秽慝代谢不利，邪结蕴热化毒，损害脑络、孳生肿物，且邪气亦可窜扰阻滞气机，以此循环往复，迁延不愈。由此可见，"百病生于气"，气机不畅，则疾病始生。

　　气机失调致病可由 NEI 网络调节失常来阐释。NEI 网络将神经、内分泌、免疫连接成完整的调节系统网络，神经递质、神经肽、细胞因子和激素等生物活性物质作为其相互作用的物质基础。已有研究发现，垂体瘤的微环境包括细胞因子、趋化因子和生长因子等细胞信号分子以及免疫细胞、间质细胞等，它们或可调节肿瘤的起始、进展、侵袭、血管生成等致瘤过程。垂体作为内分泌腺，掌管激素的分泌调控，而与激素分泌水平相关的神经核团易受情绪的影响。机体所感受到的来源于体内外的情绪、应激、疾病等因素，使得人体气机失畅，且从生物学机制来讲可被识别为生物信号，从而产生神经源性刺激，导致 NEI 网络系统紊乱，促使免疫反应的发生；免疫细胞产生的激素样物质及细胞因子等可反馈于神经内分泌系统，当可形成肿瘤微环境的物质作用于垂体时易产生瘤体，即气机紊乱可促发局部肿瘤。

3. 痰瘀结滞为症结关键　邪气交结是蕴毒之渐，痰、瘀、湿等或盛或久均可化毒损伤脑络。《灵枢·决气》将人身精华分为"精、气、津、液、血、脉"，分由五脏部主。若脏腑功能失和，气血循行不畅，津血互换失常，津液凝敛过度而生痰饮，血液滞涩难行而成瘀浊，痰、瘀、湿同气相求，痰瘀互结，交搏日久可化生风火，瘀积不散可酝酿成毒，火、气、痰、湿、瘀、虚等病理因素均可留滞于浅窄络脉为病。基于此，杨保林认为五脏可将清轻之精上荣于脑，亦可将浊秽之品上输于窍。垂体瘤的发病起于五脏失调，津血不归正化，上奉清窍不洁，致使痰瘀结滞，盘踞脑络而生邪结肿物，盛邪、久邪可蕴热生毒，毒损流注而挫脏腑肢体经络。疾病初起痰阻湿聚、瘀血积存对人体无明显妨碍，郁蒸腐化，量变转质变，病邪化毒可败坏形体、毁伤经络，进而机体产生相应损害。

垂体属于内分泌腺，可分泌多种激素，在 NEI 网络中发挥重要作用。生长于垂体的肿瘤除可压迫导水管或神经，还可通过影响激素分泌造成多系统紊乱，根据影响激素的不同产生多种机体症状。气络是 NEI 网络系统相对应的中医理论，毒结胶着于脑之气络，使得神机失统，毒损波及四肢百骸、脏腑肌腠，可出现青盲、头痛、虚劳、月经失调等病症。气络理论与 NEI 网络系统相互印证，为痰瘀积聚、邪结脑络发病立论提供一定证据。

临证治要

1. 治整体愈局部，五脏通调是总则　中医整体观的内涵除人与自然、社会相统一外，亦强调人体自身完整性。人体以五脏系统为中心，于脑、五脏而言，局部为脑，整体为五脏。若五脏传化如常，肝主疏泄调达、脾主化精有源、肺主宣肃施布、心主血脉如常、肾主藏泄有度，则经髓脉络可上运精华余气至清灵之府；若五脏代谢失调，痰热瘀浊积聚，阻于脑络则蕴结成毒。因此，杨保林认为垂体瘤治疗当从五脏入手，源头清洁则永固无虞，通过调和五脏整体，清消大脑局部肿物，使脑髓承纳五脏清醇精微之气，则脑络清、神窍明，正如医圣张仲景在《金匮要略》首篇中提出的"若五脏元真通常，人即安和"。其中包括补中焦、调阴阳、畅气机、通脉络。土曰备化，中焦脾土乃机体之枢纽，是阴阳升降、水谷纳化、津液运行之中心，脏腑得水谷精微的滋养濡润则可司其职，是以调五脏当先补中焦。阴阳以平为期，阴阳平衡，则五脏六腑经络组织调和，阴阳失衡，则五脏六腑经络组织损伤；疾病的发生归结于阴阳失衡，于肿瘤来说，"阳化气，阴成形"，阳主动而温化，阴主静而寒凝，因而治整体当重调阴阳。疏泄有常，气机通利，则表里上下气机调节有序，气运津行输布四旁，精华当入则入，浊秽应排则排，阴阳交相顺接，脏腑和谐，可见气机畅则枢机畅。络脉内通脏腑，外溉周身，既可血液贯注，又能神机传导；络脉充盈流畅，则转输濡养得以实现，生理功能得以维持，亦即络脉通则道路通。

在治疗时，杨保林取经方之义，常用黄芪、桂枝、白芍、茯苓、白术、当归等以健脾胃、调阴阳、行气血。黄芪能升阴调阳，配伍桂枝、白芍，效黄芪建中汤温中益气之功，仿黄芪桂枝五物汤益气行血之妙；桂枝能升阳补阴，配茯苓、白术，鉴苓桂术甘汤温阳利水之策；芍药能养血和营，配当归，法当归芍药散动静结合、补血活血之式。杨保林注重组方药性寒热偏颇，擅用小剂量黄连、桂枝及干姜等反佐以制衡。此外，常用柴胡配伍枳壳以疏利气机，畅达肝木。脑位于人体上部，地龙、藤类药物等可通经入络，引药上行。还应根据病患体质差异调整用药，痰湿体质酌加祛痰除湿之陈皮、半夏、苍术等，湿郁化热选取清利湿热之黄芩、黄连、黄柏等，阴虚火旺用凉血增液之地黄、玄参、百合等，阳气虚弱用温肾壮阳之肉桂、制附子等。诸药合炉，共奏五脏整体调和畅达。

2. 祛痰瘀散结毒，调畅气机为大法　垂体瘤发病于痰瘀交搏，邪盛、日久生毒，盘踞脑络而滋长肿物、毒损奔窜而妨害机体，且术后患者常有毒结残留。针对此病理过程及病性特点，杨保林认为，除从五脏整体干预大脑局部，还应用药消解成形之瘤体。气机不舒可产生痰、瘀、湿等病理产物，而痰瘀结毒亦可加重气机逆乱。治疗时除从整体舒达气机以外，仍需散毒结、化痰瘀，使得气机无碍畅行，但需注意不可一味使用软坚散结、清热排毒、破血化瘀、燥湿祛痰之品，当攻补兼备，以防其戕害人身正气。

临床用药中，杨保林常选用可增强免疫功能的破逐消散之品，择鳖甲以"破癥瘕"，取其软坚散结之效，可抑制多种肿瘤细胞，并可调节免疫功能；择穿山甲以走窜开闭，取穿透消肿排脓之效，可抵抗肿瘤细胞活性，并能增强机体免疫；二者均为血肉有情之品，若配伍使用，可逐血瘀、散顽结、通经络。同时，择甘寒之白花蛇舌草、辛平之半支莲以消痛化结、清热解毒，其均可不同程度抗肿瘤，且白花蛇舌草亦作用于免疫系统。择夏枯草既"消释坚凝"，又可"养厥阴血脉"，现代研究亦证实其确有消瘤作用。菌群-肠-脑轴理论提示，脑部疾病与肠道菌群失调关系密切。杨保林重视加强肠道毒素代谢调节，除应用黄芪等补气药品提高胃肠益生菌数量外，另取黄连、地丁等清热排毒之品以维持菌群正常环境。此外，蒲公英"溃坚肿，消结核"，败酱草"排脓破血"，二者配伍可清热毒，加强肠道排泄。三棱擅理气，莪术擅化血，二者均可破瘀血。另有浙贝母、胆南星、清半夏等可化痰散结以抗肿瘤。药食入胃，力争药物以轻量达卓效，不求速成但求脾胃无虞，执掌药物依病情错杂变化之间，临床谨慎选择用药。

3. 畅情志节饮食，趋利避害防复发 垂体细胞的增殖，常因下游腺体激素分泌失常，负反馈作用于垂体而产生。饮食之辛辣刺激、起居之无节制及垂体瘤患者"因病致郁"产生的精神压力，甚至环境、气味等都可能引起激素水平紊乱。杨保林认为，中药对机体的正常运转起调节辅助作用，但不可过度依赖。自身生活方式的节制有度符合中医"天人合一"整体观的养生法则，对"既病防变"有重要意义。因此，除应用疏解郁滞之内服药品外，医者给予患者心理疏通、健康指导、言语宽慰也尤为重要。通过心理、运动、饮食、行为等多维度综合效应的调节，避免刺激，调畅气机，使人体津液输布有常、污浊排泄有度，以取得更完备的整体治疗方案，预防垂体瘤的增长与术后复发。

验案举隅

患者，女，78岁，2020年7月29日初诊。主诉头痛2年余，加重伴视力下降3个月。患者2018年5月因头痛入院查头CT：鞍上区类圆形高密度影。2019年4月复查垂体MRI：蝶鞍内及鞍上"雪人状"肿块影，约2.0 cm×1.8 cm×1.7cm大小，诊断为垂体瘤，未予特殊治疗。2020年5月因头痛6小时，伴呕吐、视物模糊于当地医院住院治疗，查蝶鞍MRI：肿块影较前增大，约2.0 cm×1.9 cm×2.4 cm大小，查甲状腺功能：游离甲状腺素0.69 μg/dl，因视力下降明显，于眼科医院排除垂体瘤以外视力障碍因素。患者高龄，基础疾病较多，时有不稳定性心绞痛发作，不符合手术指征，后出院回家休养，予保守治疗。现为求缓解症状来院门诊。刻下：头痛，右眼全盲，左眼视野缺损，情绪波动时视力障碍加重，双下肢肿胀感，双足心硬结。纳差，眠一般，二便可。舌淡红，有齿痕，苔中根部黄厚腻，脉沉无力。西医诊断为垂体瘤。中医为诊断头痛、青盲，精血亏虚，湿热瘀阻证。治以补益气血，清热解毒，化痰祛湿，祛瘀通络。

处方（颗粒剂）：柴胡12 g，黄连9 g，当归12 g，赤芍20 g，西洋参12 g，黄芪30 g，炒苍术10 g，茯苓30 g，败酱草30 g，蒲公英20 g，夏枯草30 g，川芎12 g，生甘草6 g，醋鳖甲10 g，醋莪术12 g，砂仁9 g，陈皮12 g，法半夏9 g，葛根15 g，黄柏12 g。7剂，每日1剂，开水冲服，分早、晚2次服。

二诊（2020年8月7日）：上方服毕，自觉头痛减轻，饮食稍进，出现双腿水肿。上方去醋莪术、法半夏，苍术加量至12 g，加地龙9 g，忍冬藤20 g，玄参20 g，牡丹皮12 g。14剂，服法同上。

三诊（2020年8月21日）：上方服毕，自觉下肢肿胀好转，足心硬结消退。上方去牡丹皮，苍术加量至15 g，加荷叶6 g，藿香9 g。14剂，服法同上。

根据舌脉、症状定期调整用药，2个月后患者足心硬结完全消失，3个月后患者自觉视物偶有清晰之时。服药5个月，2020年12月20日复查MRI：不规则信号影大小约1.4 cm×1.0 cm×0.8 cm。继予中药调服6个月，2021年6月26日复查显示信号影较前略缩小，于半年后停药。近期随访，患者未诉明显加重或不适，核磁检查未见复发。

按：本案患者属中医"头痛""青盲"的范畴。中医虽无垂体瘤相关病名记载，但可依据其临床症状进行诊断。患者年近八旬，精血亏虚，脏腑诸不足。五脏亏虚，或因上奉精微不能、气血不荣脑窍，或因代谢浊秽不能、邪气闭阻脑窍，则发为头痛；五脏失和，气机失调，痰瘀邪气化热蕴毒，损害目络，则发为视力障碍、随情绪波动而加重；五脏功能失常，代谢不利，痰瘀盘踞生结，在上则出现鞍区肿瘤，在下则形成足心硬结。舌象乃人体微观体现，杨保林善舌诊以其称为妙，"望而知之谓之神"，认为临床中应察舌脉征象。四诊合参，辨证属精血亏虚，湿热瘀阻。用药灵活，治疗时标本兼顾，攻补兼施。杨保林拟通脉和络方临床治疗脑病收效颇丰，以此方为基础加减治疗，原方为黄芪、桂枝、白芍、茯苓、白术、当归、鸡血藤、忍冬藤。本案用黄芪以补中健运行津，当归以补血益气养阴，赤芍以通经活血散瘀，茯苓、白术以温中利水消痰，忍冬藤以通经活络祛瘀，同时加西洋参以益气养阴生津，柴胡以疏肝调气升阳，川芎以行气活血祛瘀，夏枯草以消坚养阴明目，醋鳖甲以抑瘤消癥软坚，醋莪术以消积破血行气，黄连、黄柏以清热利湿排毒，苍术、砂仁、陈皮、法半夏以利湿祛痰散结，败酱草、蒲公英以清热解毒消结。除依据"调五脏""畅气机""散毒结"以治疗，亦可按四时变化疏方变通。患者于7月、8月就诊应"长夏"之季，暑湿壅滞，因此加用荷叶、藿香清宣解暑以化体内顽固痰湿之邪。还可根据四时脉象，春季畅肝木，夏季清心火，秋季润肺燥，冬季温肾阳。为谨循病机，本案患者前期重化痰祛瘀，后重益气温阳，全方治病求本，用药精简得当。

气血为人之根本，补五脏则气血充盈，疏气机则气血自调。垂体瘤虽为脑部肿瘤，但与五脏气机失衡密切相关，只有调补五脏、调畅气机，五脏之精才可上奉脑络，水液循其道、气血充脉络、毒结可消解，从而发挥脑的正常功能。病机虽复杂，但总不离五脏调和根本。杨保林临床以补中焦为主，配合疏气机、散毒结，化痰瘀之品治疗垂体瘤，临床思路可鉴。治疗时还需重视调摄，嘱患者情绪畅快、饮食调整、适当运动、避免刺激以提高疗效。

427 从五脏辨治月经病

月经病是妇科临床常见病、多发病，是以月经的期、量、色、质异常为主证的一类疾病，包括月经先期、月经后期、月经先后不定期，经量过多、经量过少，经间期出血、崩漏、闭经、痛经、经期延长等。《景岳全书·经不调》："经血为水谷之精气，和调于五脏，洒陈于六腑，乃能入于脉也，凡其源源而来，生化于脾，总统于心，藏受于肝，宣布于肺，施泄于肾。"总结出经血的生、化、统、藏与五脏密切相关，月经病的发生与五脏的失调有重要关系。学者陈学奇等根据五脏的生理病理关系，探析了通过调理五脏以调治月经病的方法，提出了五脏调经的观点。认为月经病虽病因复杂、表现各异，但它的发生发展与五脏的失调有重要关系，调经以肝脾肾三脏为主，但毋忘心肺，应根据病因症状的不同、五脏功能失调的偏颇，在治疗上有所侧重；同时，根据五脏所主及其相互作用，损其有余，补其不足，通调治之。五脏调和，月经自调。

五脏与月经

心神明、肺气宣、肝木达、脾土运、肾水盛，五脏和则天癸至、气血旺、血海盈、任脉通、太冲脉盛，月事以时下。如妇女外感六淫、内伤七情，致五脏不和、心神不宁、肺气失宣、肝失条达、脾失健运、肾失封藏则气血不调、冲任失司，月经诸病由此而生。调五脏，养冲任，治月经，是调经之常法也。在月经病的诊治过程中，根据病因辨五脏失调之偏颇，结合辨证论治，立法遣方用药，更能药病中的。

1. 心与月经 心主血脉、主神志。女子以血为本，血海充盈、任通冲盛、月事以时下；心藏神，为五脏六腑之大主，主明则下安，全身各脏腑功能协调，则月经如常。

若心血不足、胞脉不畅，会直接使冲任失调、月经失常，或间接影响到其他脏腑功能的正常发挥，引起月经失调。《素问·阴阳别论》："二阳之病发心脾，有不得隐曲，女子不月。"《类经·疾病类》："情志之伤，虽五脏各有所属，然求其所由，则无不从心而发。"如若女子长期思虑过度会耗伤心血，使心血不足、心气闭塞、营血亏虚，使气血不畅、冲任失养，血海空虚而月经不调。临床上学生学习紧张、压力过大或思虑过度而致月经失调者较为多见，治疗当从心论，宜清心火养心血，调理冲任，常可获良效。

2. 肺与月经 肺为华盖，主一身之气，朝百脉，布输全身气血津液。肺与月经病的发生息息相关。《张氏医通·经候》："经血阴水也，属冲任二脉，上为乳汁，下为血水。其为患……有因肺气虚伤不能统血而经不行者。"是对肺气虚而致月经不调的明确阐述。如女子悲伤过度，可使肺气耗损，肺气不利则通调水道功能失施，津液输布障碍，影响水谷精微化生为经血下达于胞宫，而致月经量少、月经前后不定期、闭经等；或因久咳伤肺而致肺失宣降，输布失常，气血不畅，冲任失调；或肺病日久、母病及子，肺肾阴虚，津液不生，致水不济火、气血亏虚而致月经失调，出现月经量少乃至停经的症状。

3. 肾与月经 肾为先天之本，元气之根，肾藏精。《素问·上古天真论》："女子二七而天癸至，任脉通，太冲脉盛，月事以时下，故有子。"《校注妇人良方》："肾气全盛，冲任流通，经血即盈，应时而下。"妇人经信与肾气盛衰密切相关。《傅青主女科》谓："经水出诸肾。"由此可知，月经的产生以肾为主导。如肾气不足、肾精亏损等，可出现月经周期失常、经量过少或过多、闭经等症。

4. 肝与月经 肝藏血，主疏泄。"女子以肝为先天"，肝血充盈，肝气条达，脉通，太冲脉盛而月经按时来潮。《妇人大全良方·产难门》："妇人以血为主，惟气顺则血和。"肝气条达，肝血充足，冲任脉通，经水调畅。临床如情志抑郁，郁怒伤肝，气血不畅，冲任失调，可出现如痛经、闭经、月经先后无定期、崩漏等月经失调症状。

5. 脾与月经　脾胃为后天生化之源，冲任连及肝肾，隶属阳明。脾主运化、主生血统血。《陈素庵妇科补解·经水不通属脾胃虚弱方论》："经血应期三旬一下，皆由脾胃之旺，能易生血。若脾胃虚，水谷减少，血无由生，始则血来少而色淡，后且闭绝不通。治以大补脾胃为主。"如饮食失调、劳倦耗损或思虑劳伤等原因导致脾的运化失常，临床可见月经先期、月经后期、经间期出血、月经过多、崩漏、闭经、经行泄泻等症。

五脏不和则月经失调

五脏各有所主，又相互制约、相辅相成。"肝肾同源""精血互生"，肝肾皆为月经的物质基础，若二者失调，则可出现月经周期失常、经量过多或闭经等症。脾的运化有赖于肝的疏泄，若"肝脾不和"则可引起月经量少、月经后期或闭经等症。心肺肾在功能上亦密不可分，如《素问·评热病论》："月事不来者，胞脉闭也，胞脉者属心而络于胞中，今气上迫肺，心气不得下通，故月事不来也。"《陈素庵妇科补解·经水不通肾虚津竭方论》："女子多合，则精耗而肾亏，由是心火独旺，肺金受伤，肾水绝生化之源而经血自闭。"若肾水不足，无以上济心火，则水火失济，心火偏亢，心气无以下达，致月经失调。

气血与五脏密切相关，五脏安和，气血调畅，则血海按时满溢，经事如期。各种病因的侵袭，若引起五脏的功能失调，月经病就此发生。

调经注重肝脾肾，且毋忘心肺

历代医家对月经病的治疗，常注重肝脾肾论治，心肺与月经病的论述比较少见，然月经病病情复杂，五脏为一整体，月经失调与心肺的关系亦十分密切，临床若拓宽辨证思路，根据各脏偏颇而同调，往往可以事半功倍。

"心主血脉""肺朝百脉"，肺治理和调节气血运行，助心行血，血脉调畅，使月经正常。若心肺失调，常使月经失调。如刘完素在《素问病机气宜保命集》中提出"女子不月，先泻心火，血自下也"，认为月经失调当从心论；《医述·女科原旨》"血之行与不行，无不由于气，故血脱者当益气，血滞者当调气。气主于肺，其义可知"。心肺在月经病的治疗中亦占有较为重要的地位。

现代社会中，女性因工作压力加大，劳心耗神、耗伤心血致气血亏虚、冲任不足而月经失调者不乏其数，临床常见因劳于心，使心火上行，常用泻心汤类清泻心火以调经；对心阴不足，心阳亢盛，肾水不足，水火失济导致月经失调的，常用百合地黄汤类滋肾水、养心阴、清相火以调经。治疗中，调心常在益气养血、调理冲任的基础上，侧重养心血、宁心神，多用丹参、麦冬、百合、酸枣仁等养心宁神之品而获效。女子情怀抑郁，大多责之于肝，但妇人亦多悲，悲则伤肺，因悲而使月经失调者，可调肺而调经。对肺气亏虚，输布失调，使气血不畅导致月经不调的，宜宣通肺气调畅气血；肺为水之上源，金水相生，如有肺阴亏虚，肺火上炎、虚火灼伤肺络而致经行吐衄、闭经、倒经、崩漏等，临床上常肺肾同调，在治肾的基础上加北沙参、麦冬润肺养阴以调经，补母而令子实；对于肾气虚者，兼顾补肺，使金水相生，使气血的化生、运行赖于肺气正常宣发肃降而使月经正常。调肺常在益气养血、调理冲任的基础上，侧重宣肺、养肺阴治疗，临床多用桔梗、杏仁、贝母、橘红、南沙参、北沙参等药而获良效。

治疗月经病，虽重在肝脾肾，但毋忘心肺，如补肾兼养心清心火，补肾不忘补肺宣肺，根据五脏的相生相克理论，损其有余，补其不足以调经，常能事半功倍。

通调五脏，辨证调经

调经当兼顾五脏之调和，根据五脏阴阳虚实之偏颇加减，以健脾养血、补养肝肾为主，亦兼顾养心调肺。

以养心调经为主：对兼有心烦易怒，夜寐不安等心火偏亢火者的月经病，多以奇效四物汤清火养血调经；对兼见口舌生疮、心烦不寐、腰酸不适等心火偏亢的，当滋肾水以制心火，以百合地黄汤合泻心汤加减；对心慌心悸、动则汗出，面色淡白、手足不温等心脾两虚的月经病，以归脾汤、天王补心丹加减。又如早发性卵巢功能不全、卵巢早衰等疾病引起的月经失调，见有心阴不足、心火偏亢，用百合地黄汤、麦门冬汤等滋养心阴，常可获效。

以养肺调经为主：如有悲伤过度引起的月经失调，以百合、玉竹、麦冬、苦杏仁、桔梗、郁金等宣肺开郁为主；对兼见干咳少痰、面红颧赤、五心烦热等虚火灼肺的以百合、麦冬合金水六君煎使肺金得润，肾水得壮，金水相生，充水之上源而固肺金，使月经得调。

以补肾调经为主：流产过多、房事不节等而耗伤肾阴出现月经失调的，兼有五心烦热等，常用左归合秦艽鳖甲加减治疗；若肾气虚，兼见眩晕耳鸣、失眠健忘、腰膝酸软者，用六味合二仙等治之；素体阳虚，或久病伤阳，或房劳过度而致月经失调的，兼见四肢不温，腰痛如折，大便溏薄的临床常用右归饮加减治疗。

以养肝调经为主：对情志抑郁、郁怒伤肝而月经失调的，兼见胸闷喜叹息，胁痛或少腹疼痛，乳房胀痛等，临床常用逍遥散加减调治；兼见面色无华，爪甲不荣，夜寐多梦，头晕目眩，口干咽燥，烦躁易怒，手足心热等，临床常用一贯煎加减。

以健脾调经为主：因饮食失调、劳倦耗损等导致月经失调的，兼见倦怠乏力、少气懒言、腹胀便溏，四肢不温等，常补中益气汤加减调治；因节食导致闭经的，治以八珍汤加减为主，气血渐充而经水自通；对兼见形体肥胖等现代医学的多囊卵巢综合征患者，常用苍附导痰丸加减。对因忧思伤脾，兼见倦怠乏力，少气懒言，面色无华的崩漏、月经期长患者，常用固冲汤或归脾汤加减健脾升血统血而收效。

总之，月经病治疗的着重点是以五脏为整体，运用其相生相克关系，治病求本，灵活运用，才能取得满意的临床疗效。

验案举隅

患者，女，38岁，2016年8月6日初诊。主诉停经半年余伴咳喘。素有哮喘宿疾，以往经准量少，半年前因父亲生病去世，心情大悲，近一年来工作劳累加照顾父亲，月经常提前5～10日，色暗夹血块，量逐渐减少至停经，末次月经2016年1月20日，生育史：1-0-2-1，顺产1胎，既往曾流产2次。近半年哮喘反复发作，形体消瘦，面色不华，倦怠乏力，伴有胸闷气短，干咳少痰，潮热出汗，夜寐多梦，腰腿酸软，大便秘结，舌红苔薄黄腻，脉细数。初诊时B超：双层内膜0.3 cm，双卵巢回声偏实，测血基础激素LH 6.89 IU/mL，FSH 30.41 IU/mL，E_2 22.2 pg/mL，TSH 3.99 mIU/L。西医诊断为继发性闭经，哮喘。中医诊断为闭经，喘证（气血不足，金水亏虚，冲任失调）。治以益气养血，养肺补肾，调理冲任。

处方：黄芪15 g，炒当归10 g，炒白芍15 g，炙麻黄6 g，杏仁10 g，炒黄芩12 g，浙贝母10 g，化橘红10 g，紫苏子（包煎）10 g，炒枳壳10 g，全瓜蒌15 g，南沙参10 g，北沙参10 g，麦冬10 g，百合10 g，郁金10 g，淫羊藿30 g，茯苓12 g，远志10 g，炙甘草10 g。7剂，每日1剂，水煎分早、晚2次服。

二诊（2016年8月13日）：患者药后无明显不适，闷气短、干咳明显好转，排便较前明显改善，潮热好转，仍有盗汗，原方去炙麻黄、杏仁、炒枳壳，加炙鳖甲（先煎）10 g，稽豆衣 15 g，炒山药 30 g。14 剂。

三诊（2016 年 8 月 27 日）：药后前症好转，大便转常。舌质红，脉细。予上方随症加减治疗 2 个月，患者干咳少痰、胸闷心悸、潮热出汗除，夜寐多梦好转，带下多。

处方：黄芪 15 g，炒当归 10 g，炒白芍 15 g，香附 10 g，炒杜仲 15 g，炒续断 15 g，炒蒲黄 15 g，泽兰 10 g，益母草 15 g，桃仁 10 g，红花 6 g，丝瓜络 10 g，淫羊藿 30 g，鹿角霜 10 g，绿梅花 6 g，玫瑰花 6 g，代代花 6 g，炙远志 10 g，百合 10 g，甘草 10 g。14 剂。

药后于 2016 年 11 月 7 日月经来潮，量不多，大便偏干。继前法继续调治 1 个月，末次月经 2016 年 12 月 4 日，经量较前明显增加，色红，5 日净。后依上法按照月经周期随症加减治疗 3 个月，月经如常，哮喘未复发。

按：患者因大悲伤肺，使金水亏虚，出现干咳少痰、胸闷气短等，又复劳倦内损，使气血亏虚，肾水不足故潮热出汗、腰腿酸软、夜寐多梦；肺与大肠相表里，肺水亏则见大便秘结；水亏暗耗营阴使心血不足，气血不畅，冲任失养而致月经量少渐停，宜滋阴生津、养肺调经为主。方中黄芪、当归、白芍益气养血，南沙参、北沙参、麦冬、百合等养肺，炙麻黄、杏仁、浙贝母、橘红、炒黄芩等宣肺清肺，炙鳖甲、炒杜仲、淫羊藿等补肾调冲任，远志等养心，适当加用香附、郁金、绿梅花、代代花等疏肝健脾理气之品。气血得充、肺肾得养、冲任得调而月经如常。

月经病的病因病机较为复杂，与五脏功能的失调密切相关。历代医家常责之于肝、脾、肾三脏为多，治疗多从这三脏着手，有时难以获效。本文提出了五脏调经，探析了五脏的功能与月经的关系，五脏为一整体，月经失调与心肺的关系亦十分密切，临床若能拓宽辨证思路，根据病因症状的不同，五脏功能失调的偏颇，并结合五行相生相克的理论，追溯脏腑之间的相互作用，在治疗上有所侧重，损其有余，补其不足，切中病机，通调治之，在临床治疗中方能事半功倍。

428　从五脏虚实辨治继发性闭经

继发性闭经是指女子已建立正常月经周期又停闭 6 个月以上，或按自身月经周期计算，停闭 3 个周期以上者。中医病名有"女子不月""月事不来""女子未至七七而经水断""经闭"等。张景岳认为闭经的病机可概括为"血枯"与"血隔"两大方面，即"血虚"与"血瘀"。夏桂成认为闭经的发病虽有着不同的病因，但体内的变化，不外乎血亏（虚）与血滞（实）两大纲领。由此，继发性闭经病机大致可概括为虚实两端，然而疾病进展过程中机体并非仅为纯虚无邪或纯实无虚，常以虚实并见出现，如气虚可致血瘀，气郁亦可化火而伤精耗气，继发性闭经的病性虚实夹杂，而气血亏虚或郁结瘀阻又与五脏的功能正常与否息息相关，气血的生成运行离不开脏腑功能的平衡协调。

"脏象"，出自《内经》，狭义上"脏"即人体内的脏腑器官，"象"即脏腑功能体现于外的征象。脏象学是中医司外揣内这一基本辨证方法的具体理论依据，其认为机体内部的变化可表现于相对应的外在形态上，而外在形态的改变也可反映机体内部的功能正常与否。学者张愉等基于脏象学的基本理论，探讨了该病发生过程中脏腑气血的相应改变及外在表现，并列举临床常见的虚实夹杂证型。

肾气不足，瘀阻胞宫

《景岳全书》"命门（即肾）为元气之根，为水火之宅"。肾之元气为气之根本。肾气不足，不能推动、温煦精血，气不行血，血行不畅，不能下达胞宫，胞宫满溢失常，出现闭经。肾藏精，"经水出诸肾"，行经之本在于肾，肾精不足，经血枯涸，血虚不能载气，气不运血而成瘀。《难经·三十九难》："命门者，谓精神之所舍也；男子以藏精，女子以系胞，其气与肾通。"手术操作损伤胞宫胞脉，系胞之元气受损，有创操作又使血溢脉外，离经妄行，久而成瘀。

李颖认为"肾虚血瘀"为多囊卵巢综合征所致闭经患者中最常见的证型，治疗上多采用补肾养血兼活血化瘀的方法。沈绍功认为本病以"肾虚为本，血瘀为标"，治以活血调肾，兼散结祛瘀。李灵芝认为"肾虚血瘀"是人流术后闭经发生的主要病机，手术操作不当使局部组织脉络受损，形成血瘀，陈血积蓄，新血不生，胞失其养，发为经闭，治以补肾化瘀为主，同时根据月经周期分期用药。

肾虚血瘀型闭经患者，多有经量少或经期延后的病史，渐至闭经，可伴腰酸腰痛，痛经，发早白或脱发，舌暗，苔薄白，脉沉弦或沉涩，治疗应补肾祛瘀，方选二仙汤加减，配以活血药物。

肾阳不足，痰凝血瘀

肾主水，《内经》："肾者，胃之关也。关门不利，故聚水而从其类也。"肾阳乃人身阳气之根，水液经过肾阳蒸化，升腾为气，气促血行。肾阳不足，湿聚成痰，阻碍胞脉气血，血留成瘀，经闭不行。

史梅莹等认为肾阳虚为致病之本，痰湿阻滞为发病关键，治以温阳祛痰为主，兼以活血。邓青青通过观察补肾化痰经验方联合二甲双胍治疗闭经，治疗后患者月经周期、经期、经量均明显改善，其组方以补肾阳、化痰行气药为主，兼以活血。

肾虚痰凝型闭经患者，可有形体肥胖，畏寒，腰膝酸痛，舌淡，苔腻或滑，治可温阳化痰，兼以活血，可选阳和汤为主方，佐以行气活血。

脾胃气虚，痰湿内生

《妇人大全良方》："肠中鸣则月水不来，病本在胃。胃气虚，不能消化水谷，使津液不生血气故也。"脾胃乃运化之源，若脾胃不足，气血化生乏源；水谷失其运化，聚水而从其类，化生湿痰，阻闭胞宫，经闭不行。

许小凤认为治疗由脾的病变导致青春期闭经时，可从脾虚血枯及痰湿内生两方面入手，在治疗脾虚为主的闭经时，其选方中亦配伍了燥湿之药。潘光霞用苍附导痰汤治疗多囊卵巢综合征所致闭经，临床观察发现口服中药后，月经周期及形体肥胖等症状可明显改善。

脾虚痰湿型患者，多有形盛偏胖，神疲嗜睡，经血色淡，带下清稀量多，舌淡，边见齿痕，苔白腻，脉濡或滑。治宜补气健脾，祛湿化痰，兼活血通经，可选二陈汤合桃红四物汤加减治疗。

肺气不足，外邪入侵

肺在气血生成循环的过程中，具有重要作用，肺气如雾露灌溉四周，水谷精微得以下达胞宫，如失其宣发肃降之功，气血无法下达胞宫，从而经闭。肺朝百脉，以助心行血，肺气不足可影响心血运行，治疗当补肺气以行经。

肺在体合皮毛，肺卫之气固表以抵御外邪，如肺卫气虚，外邪入里，风冷与血搏结于胞宫亦可导致闭经。如《诸病源候论》："风冷伤其经血，血性得温则宣流，得寒则涩闭，既为冷所结搏，血结在内，故令月水不通。"指出风寒邪气袭表犯卫，搏结于内，气血壅阻而不能行经。

吴熙"提壶揭盖"法治疗一例因久涉寒湿之地而经闭的患者，以参苏饮为基础方，党参益气补肺，疗效颇佳。肺虚邪侵所致闭经患者，多平素体弱，易感风寒，或有久居寒湿之地或涉寒之史，伴恶寒发热，咳嗽等，治疗宜宣补肺气，扶正祛邪，同时兼顾化瘀，方选参苏饮，配伍适量活血药物，但须注意活血药物不可过多，以防耗气，加重正气亏虚。

肝失疏泄，气郁血瘀

肝喜条达，恶抑郁，主疏泄，畅调气机，促进精血津液输布运行。《医宗金鉴》："妇人从人不专主，病多忧忿郁伤情，血之行止与顺逆，皆由一气率而行。"其强调了情志因素对气血运行的影响，情志不畅则气机郁滞，气郁不畅，血瘀于内，月经不能正常来潮，出现闭经。

刘子淇认为闭经关键在于肝郁气滞，气血瘀结为发病特点，治以理气疏肝为主，辅以调经养肝。黎志远认为闭经的关键是肝失疏泄，脾失健运引发的气虚及郁结、寒凝、痰湿等，对于冲任瘀阻，血不下行之闭经，主张疏肝行气，化瘀通经。气滞血瘀型闭经患者，多有情志忿郁，胸闷气短，善太息，既往月经来潮前后或行经期间可伴有乳房胀痛不适，舌边红，苔薄，脉弦。治以行气疏肝，化瘀补虚，方选加味逍遥散，补中兼疏，根据其血虚及血瘀的程度，适当加以补血、活血药物，此类患者多有情志致病之因，在治疗时，可配合心理疏导。

肝阴不足，气郁化火

肝贮藏有形之血，疏泄无形之气。肝阴不足，肝血亏虚，气无以载，郁而化火，耗津伤阴，血失濡养，血虚气滞，不能行经；肝血不足，阴不制阳，可见肝阳偏亢，发为头痛等症。肝肾同源，肝阴不足，久则伤肾，肝肾阴虚，经血不足，阴虚日久，气郁化火，阳亢于上。

曾介绥认为肝郁气滞日久，气郁化火可出现闭经兼心烦燥热之症，其以丹栀逍遥散为主方加川牛膝引药下行，配以活血行气之药治疗一例闭经兼燥热盗汗患者，取得良好疗效。程铭等用归芍地黄汤治疗肝肾阴虚，肝火上炎的闭经患者，滋补肝肾阴精，配以清火之品平抑肝阳。

肝郁化火型闭经患者，其闭经之因还是以血虚气滞及气滞血瘀为主，此类患者多烦躁易怒，可伴经前头痛，或平素胁肋胀痛或刺痛，经行腹痛等表现，舌形偏瘦，质红，苔薄白或有瘀点，可选丹栀逍遥散加减，如化火程度轻者，可加重行气之药，肝气得疏，肝火亦消；如化火较重，心烦燥扰，大便干结，可适当配伍清热滋阴之药以防伤阴。对于肝阴虚较甚，累及肾者，可以知柏地黄丸加减，配以疏肝平肝，滋阴降火之品。

水亏火旺，心阴不足

《妇人大全良方》"手太阳小肠之经、手少阴心之经也，此二经为表里，主上为乳汁，下为月水"，心气充足，心血盈满，则心主血脉得以正常运行，女子多思多虑，喜怒无常，暗耗心血，可出现闭经。心主神明，人的思维、情感、意识均出于心。胞脉属心络胞，七情过极，心阴耗损，心不主血，经闭不行，留而成瘀。

夏桂成提出"心-肾-子宫轴"为女性生殖轴，指出闭经与心密切相关，主张理气行血，宁心安神，引血下行，强调"静能生水""清心火，安心神"，调心以通肾，使经水自来。张婷婷用补肾宁心汤治疗心肾不交型卵巢早衰，在临床观察中，其月经复潮率达87.5%。

水亏火旺型闭经患者，其本质既有肾水不足，亦有心阴虚损，以致心失所养，心火偏亢。可伴心烦失眠，或多梦易醒，醒后不易入睡，头晕头痛，耳鸣耳聋，潮热汗出，腰酸腰痛，带下量少或无带下等，治宜滋肾宁心，交通心肾，方用柏子仁丸。

继发性闭经以女子未能正常行经为特点，其病机可总括为"血虚不能行经"及"血滞不能行经"，气血的正常运行与五脏的生理功能及相互协调密切相关，五脏中任一脏出现病变，均可影响气血的生成和运行，从而导致闭经的产生。

由于女子胞宫特殊的生理功能，在经期泄而不藏，非经期藏而不泄，这就要求在临床治疗中，格外注意其虚实的转化，譬如对于"血枯"而不能行经的患者，在补虚的同时要兼顾行气以运血，防止血留成瘀；气血的亏虚又会影响诸脏的生理功能，从而生成瘀血痰浊等病理产物。临床上，纯虚无邪或纯实无虚的闭经患者较为少见，在疾病的进展过程中，往往表现为虚实夹杂的症状，结合中医学中的名家经典及近现代医家的诊疗经验，张愉等归纳了临床中常见的虚实夹杂证型，对于本病的治疗，强调补五脏之虚损，兼化瘀血、痰湿及六淫等有形实邪。

429　从五脏辨治围绝经期综合征经验

妇女在自然绝经前后，因肾气衰、天癸竭，阴精不足、心肝失养而出现月经紊乱或绝止、烘热汗出、头晕耳鸣、烦躁不安、心情忧郁、心烦失眠、神疲乏力等症状，称为围绝经期综合征。有关围绝经期概念的描述最早可追溯至《素问·上古天真论》，其原文记载"七七任脉虚，太冲脉衰少，天癸竭，地道不通，故形坏而无子也"，围绝经期女性正处于七七之年，脏腑功能逐渐减退，天癸渐竭，肾气虚衰，肾之阴阳平衡失调，影响到心、肝、脾等脏，出现月经紊乱或闭经，随之出现烘热汗出、烦躁易怒、头晕耳鸣及情志不宁等症状。中医称之为"经断前后诸症"。根据本病临床表现，常归属于"百合病""脏躁"等范畴。张仲景在《金匮要略》中提到"妇人脏燥，喜悲伤欲哭，象如神灵所作，数欠伸，甘麦大枣汤主之"，认为本病乃心之气阴不足所致，故以浮小麦为君药养心阴，去烦除热；以甘草为臣药补心气，和中缓急；以大枣为佐使药补中焦脾胃。三药合用，温润平和，共奏健脾养心之功，成为后世治疗围绝经期综合征的名方。

于红娟从事临床 30 年，学验俱丰，尤其在治疗围绝经期综合征方面有独到的见解。她认为，从中医学整体观念来看，人是一个有机的整体，任何一个脏腑的病变均可导致其他脏腑功能的失调而变生他病，临证从五脏论治围绝经期综合征，多获佳效。学者梁春云将其经验做了归纳总结。

从肾论治

《内经》："年四十而阴气自半。"夏桂成认为肾气虚衰是围绝经期综合征发病的前提和基础。围绝经期女性正处七七之年，肾气渐衰，肾精亏虚，天癸渐竭，冲任气血不足，不能按时下注于胞宫故而出现月经紊乱，久之则经血无源而闭止。发病初期多以肾阴不足为主要表现，症见五心烦热、潮热盗汗、口干口燥、舌红少苔、脉细数等，临床多选用六味地黄丸加减，兼有气短自汗、倦怠乏力、食纳欠佳、小便频数等气虚表现者，酌加太子参、生黄芪、炒白术、炒白芍等益气健脾之品；若肾水不足，不能上济心火，心火偏亢，心肾不交可出现心烦失眠、心悸怔忡等症，治疗常在滋阴补肾的基础上酌加莲子心、黄连、合欢皮等以清心火，安心神。肾阴不足，若阴损及阳，可出现畏寒肢冷、面色不华、小便清长、舌淡苔白、脉沉迟等肾阳虚的表现，于红娟认为治疗此类阳虚患者，应慎用峻补，盖大辛大热之品易耗伤精气，此即"壮火食气"，故临床善用淫羊藿、巴戟天、续断、紫石英、阳起石、桑螵蛸等平补之品，以图"少火生气"。对于重度围绝经期综合征的患者，多有阴阳两虚的表现，于红娟常用二仙汤加减，此方阴阳并补，温而不燥，寒而不滞，寒热并用，可平调阴阳。

从心论治

心为君主之官，主血脉。《素问·五脏生成》："诸血者，皆属于心。"妇女以血为用，人身血液的生成与运行需要心气的推动和濡养，若心血不足，心失所养，心之气血两虚，久而可致心阳不振，温煦推动乏力，瘀阻心脉可出现心悸不安、气短、胸痛等表现。在治疗上，常选用血府逐瘀汤加减，药用桃仁、红花活血化瘀，当归、生地黄补血活血，赤芍、川芎活血行气，枳壳、桔梗一升一降，宽胸行气，酌加太子参、生黄芪等以益气行血，寓气行则血行之理。《丹溪心法》"心之所藏，在内者为血，发外者为汗，盖汗乃心之液"，心火动则汗液外泄，围绝经期女性大多会出现潮热、汗出等症，此类患者往往有心情烦躁、夜寐欠安等心火偏亢的表现，火亢于上，水亏于下，心肾不交则出现盗汗、五心烦热、腰膝酸软等症。再者，心藏神，《内经》："心者，君主之官，神明出焉。"心神对外来刺激的反应因人而异，在绝经前后，阴阳失衡，气血波动较为明显。初期以肾阴不足为主，阴虚火旺，心火上炎，神明受扰可出现焦虑、紧张、烦躁、失眠等症，若进一步伤阴耗血，神窍失养可出现情绪淡漠、头晕健忘甚至自罪自责等抑郁症的表现。治疗此类围绝经期精神情绪障碍的患者，于红娟往往擅从心论治，治疗总以清心火、补心气、安心神为主，辅以滋阴益肾，治疗常选用甘麦大枣汤合滋肾清心汤加减，以莲子心、黄连清心火，钩藤、紫贝齿宁心安神，浮小麦益心气、养阴敛汗，熟地黄、山茱萸、山药滋补肾阴，心肾合治以治心为主。兼肝经气火偏旺者，可酌情加用川楝子、栀子以清心肝气火；心神不宁，烦躁明显者可加茯苓、龙骨、牡蛎镇心安神；心血不足，心失所养，可加酸枣仁、远志、龙眼等补血养心。

从脾论治

《证治准绳》："妇人童幼天癸未行之间皆属少阴；天癸既行，皆从厥阴论之；天癸已绝，乃属太阴经也。"肾为先天之本，围绝经期女性天癸渐竭不可逆转。脾为后天之本，气血生化之源，又为气机升降之枢，其重要性不言而喻，且先后天相互影响，故可通过补后天以资先天。《内经》有"脾为孤脏以灌四傍"的论述。张景岳认为脾土为万物之本源，主运化水谷，并且将其转化为津液营养以灌溉机体及其他四脏，故脾健则四脏皆善，脾伤则四脏亦损。围绝经期女性经历了经、孕、产、乳等过程，数伤气血，加之其特定的年龄阶段，易劳神思虑，损伤脾气，影响脾胃的运化功能。初期表现为月经渐少、头晕、倦怠、乏力等症，治疗上往往选择四君子汤，酌加生黄芪、太子参、当归等益气养血之品。其次，脾主升清，《内经》"清气在下，则生飧泄"。对于脾气虚，清阳不升而出现的便溏、泄泻等症，常选用补中益气汤加减。再者，脾主升举内脏，对于围绝经期女性出现阴道前后壁脱垂、子宫脱垂等症者，常需从脾论治，临证于红娟多予以自拟益气固脱方加减，方中太子参、生黄芪大补脾胃之气，枳壳、升麻、诃子升举阳气兼酸敛收涩，续断、桑寄生、山茱萸滋补肝肾。全方先后天同补，共求益气升提之功。若脾气虚日久，推动无力，津液不能正常输布，易于生湿生痰，从而出现头晕目眩、纳差神疲、呕恶痰多等痰浊阻滞、清阳不升之症，此时治宜健脾化痰为主，多以半夏白术天麻汤、苍附导痰丸加减，酌加薏苡仁、炒扁豆等以健脾利湿。若素体脾虚或嗜食寒凉或气虚日久伤及脾阳，致脾阳不足，症见腹胀纳少、大便溏泻、口淡喜热饮、四肢不温者，多使用理中丸加减以温补脾胃。

从肝论治

叶天士提出："凡女子以肝为先天，肝阴不足，相火上燔莫制，根本先亏也。"《血证论》："以肝属木，木气冲和调达，不致遏郁，则血脉通畅。"肝藏血，主疏泄，围绝经期女性往往情绪急躁易怒，于红娟基于多年的临床经验，认为围绝经期综合征的发病虽以肾虚为本，但与肝气郁结密切相关，且多数围绝经期女性在发病之初缺少主动就医意识，就诊时往往肝经郁火明显，临床多表现为烦躁易怒、口干口苦、失眠多梦、两胁胀痛等症，治疗总以"木郁达之"为原则，多选用柴胡疏肝散加减，酌情加用川楝子、广郁金以增强清肝泻火之力，熟地黄、山药、山茱萸等药以滋肾养阴，以求"滋水涵木"。若郁火日久，暗耗肝血，伤及肝阴以致阴虚火旺者，多加用百合、生地黄以滋阴清热。若兼有头晕头胀，眩晕耳鸣、面红目赤等肝阳上亢症状者，则选用天麻钩藤饮加减。此外，肝脏有辅助心神进行情感和思维等精神活动的作用。若肝气升发不足，疏泄失常则会导致精神、情志发生异常。治疗在清心安神的基础上佐以柴胡、白芍、川芎等疏肝柔肝之品，往往收效颇佳。

从肺论治

《内经》"百病皆生于气""诸气者，皆属于肺"。肺居膈上，为阳中之阴，其气自右而下主肃降。肝居右，为阴中之阳，其气自左而上主升发。肝左升，肺右降，共同完成气机的升降出入。肺气不降是导致气机升降失常的重要因素，此类围绝经期患者往往伴有咽痒、咳嗽咳痰、右侧头痛、大便不畅等症，其舌尖部有凸起之象，此为辨别肺气不降的重要舌象，在治疗时常在疏肝理气的基础上配伍细辛、杏仁以宣降肺气、调节气机。此外，肺朝百脉，主治节，主通调水道，《素问·经脉别论》："饮入于胃，游溢精气，上输于脾，脾气散精，上归于肺，通调水道，下输膀胱。"脾胃所运化的水谷精微需要通过肺气的宣发布散而输布全身，再通过肃降，将津液向下向内布散，下输于肾而成为尿液的生成之源。若肺之宣发肃降功能失常则导致津液代谢障碍，出现水湿内停之证。因此，于师在治疗围绝经期综合征伴有食欲不振、大便黏腻、四肢沉困等内湿症状明显的患者时，在健脾利湿的基础上少佐桔梗、杏仁等宣肺利气之品往往疗效显著。此所谓"肺主一身之气，气化则湿亦化也"。再者肺与心同居上焦，具有助心行血的作用，若肺气不足，易导致心血瘀阻，出现心悸胸闷、胸部刺痛、咳嗽气喘、乏力自汗等症，治疗应以补肺益气为主，兼活血化瘀，方用补肺汤加减，药用黄芪、党参、五味子、丹参、川芎等。

验案举隅

陈某，女，44岁。2019年3月20日初诊。主诉停经伴潮热、汗出3个月余。患者既往月经规律，23～27日一行，7日净，量中等，色暗红，无血块，无明显腹痛，经行腰酸明显，无经前乳房胀痛，LMP：2018年12月8日，7日净，量色质如常，刻下：停经93日，带下量不多，色透明，无阴痒及异味，潮热汗出时作，每日发5～6次，平素易双目干涩，自觉怕冷，腰背酸痛明显，伴手足心发热，无口干口苦，无胸闷心慌，纳可，夜寐欠佳，二便调。舌质淡、苔白，脉沉细。西医诊断为围绝经期综合征。中医诊断为绝经前后诸症（阴阳两虚证）。治以温肾阳，补肾精，调冲任。方选二仙汤加减。

处方：仙茅10 g，淫羊藿10 g，知母10 g，当归10 g，巴戟天10 g，生黄芪10 g，太子参10 g，续断10 g，桑寄生10 g，陈皮6 g，炒白术10 g，炒白芍10 g，鸡血藤15 g，阿胶（烊化冲服）6 g。10剂，每日1剂，水煎分早、晚2次服。

二诊（2019年4月2日）：患者服上药8剂后月经来潮，近期潮热汗出较前明显好转，LMP：2019年3月27日，7日净，量中，色红，无血块及痛经，腰酸，经前无乳房胀疼。刻下：经周第8日，未见明显带下，纳寐一般，大便干结，2～3日一次，小便可。舌质淡紫胖大、边有齿痕、苔白，脉沉细。治以健脾补肾，调补阴阳。方选归肾丸合参苓白术散加减。

处方：太子参10 g，茯苓10 g，茯神10 g，当归10 g，枸杞子10 g，菟丝子10 g，肉苁蓉10 g，柏子仁10 g，续断15 g，桑寄生10 g，炒白术10 g，炒白芍10 g，陈皮6 g，生黄芪20 g，熟地黄10 g，砂仁（后下）5 g。12剂。

三诊（2019年4月16日）：患者诉近期未出现潮热汗出症状，无明显腰酸，食欲尚可，食后自觉胃胀，手心发黄，怕冷及手足心热较前明显缓解，夜寐可，二便调，舌质淡紫、苔白，脉沉细，上方去肉苁蓉、柏子仁、熟地黄、砂仁，加炒白扁豆10 g，枳壳10 g，广木香10 g，淫羊藿10 g，干姜3 g。服法同前。继续服用12剂，诸症皆除。

按：初诊时患者少言寡语，潮热汗出，兼怕冷与手足心热并见，患者年逾四十，阴气自半，天癸将竭，肾之阴精不足，则肾气无以化生，日久累及肾阳，肾阳虚不能维系肾阴，阴阳失衡而致阴液外泄，发为汗出。故以二仙汤加减以平调阴阳，佐以健脾益气之品以助中焦化生气血。二诊时患者潮热汗出明显好转，月经来潮，但出现大便干结，此时便干非中焦燥实之症，乃患者脾肾不足所致，故应慎用峻下之药，予肉苁蓉、柏子仁益精养血、润肠通便。三诊时患者潮热汗出已不明显，大便正常，故去肉苁蓉、柏子仁，但脾胃之气仍尚弱，故去滋腻碍胃之熟地黄、砂仁，改用淫羊藿合续断、桑寄生平补肝肾，加用炒白扁豆、枳壳、广木香以理气健脾，少佐干姜以温中，后患者五脏逐渐调和，故逐渐痊愈。本例患者虽以潮热、汗出为主症，但处方未用一味收涩敛汗之药而汗出自止，患者汗出为标，肾之阴阳失衡为本，治当调补阴阳、补肾健脾，阴阳平衡则诸症自除。临证要时时以谨察病机为根本，切不可见汗止汗，贻误病情。

围绝经期是妇女一生中必经的一个阶段，绝经前后最明显的变化就是卵巢功能的衰退，继而出现血清雌、孕激素水平下降，导致下丘脑-腺垂体-卵巢轴的平衡功能紊乱，从而引起以内分泌失调为主要表现的一系列躯体精神症状，具有一定的复杂性和难治性。于红娟认为围绝经期综合征虽总体以肾虚为本，但其发病与其他四脏密切相关，并受情绪、压力、生活环境等因素的影响。临证时，于红娟谨守中医学天人合一与五脏一体观的思想，认为围绝经期综合征的发生非单一因素所致，注重五脏相关的生理特性，处方用药加减灵活，不仅重视调补心肾，也时时不忘顾护脾胃，调理肝肺，同时常辅以心理疏导，指导生活调摄等综合治疗，临证用药从整体出发，辨证论治，疗效确切。

430　基于五神脏理论从脾胃辨治围绝经期情志疾病

　　围绝经期是女性必经的一个生理阶段，既往研究表明，该时期女性体内性激素水平的剧烈变化会显著影响其精神、心理状态，增加抑郁症、躁狂症等精神障碍的发生概率，可使既有精神障碍症状加重。情感性精神障碍疾病可归属于中医情志类疾病范畴，根据其主要症状分属于"郁证""脏躁""卑慄""癫狂""不寐""百合病"等范畴。情志类疾病表现复杂，临床往往难以将其归因于某一脏腑的病变进行治疗。《内经》中提出了"五神脏"理论，即人是一个以五脏为中心的有机整体，而主宰人生理行为活动的精神、意识、心理、情志活动分属于五脏，情志活动的异常则提示五脏之间的功能失调、关系失衡。脾胃是五脏气机升降之枢纽，调理脾胃是促使五脏恢复协调平衡的关键。学者刘雨昕等基于"五神脏"理论以脾胃为中心，阐述了女性围绝经期情志疾病的发生、发展机制，为围绝经期情志疾病的调治提供了理论基础，开拓了新思路。

情志活动源于五脏藏神，脾胃起关键作用

　　《内经》认为，精化生于五脏，亦贮藏于五脏，是神存在和活动的物质基础，五脏之间协调配合，五脏才可正常发挥藏精舍神的功能，人的情志活动方能正常。如《黄帝内经太素·藏府之一》："肝、心、脾、肺、肾，谓之五脏，藏精气也。血、脉、营、气、精，谓之五精气，舍五神也。"《灵枢经·本神》："肝藏血，血舍魂……脾藏营，营舍意……心藏脉，脉舍神……肺藏气，气舍魄……肾藏精，精舍志。"其描述的五脏所藏之"精"和所舍之"神"虽有所不同，但五脏之间并非孤立，而是气机相系、功能互用，具有统一性、整体性的五脏系统。五脏协调平衡，气的升降出入才能正常，如《素问·灵兰秘典论》："心者，君主之官也，神明出焉……凡此十二官者，不得相失也。"《灵枢·五癃津液别》："心为之主，耳为之听，目为之候，肺为之相，肝为之将，脾为之卫，肾为之主外。"即以古代官职、分工比喻各个脏腑功能特点之间的协调与配合，共同完成水谷精微的传输、气血的生成与输布、营卫之气的运行等功能。五脏之间协调配合，人体各功能方可正常运作。这种协调配合的关键便是脾胃，其原因包括以下四方面。第一，位置上，脾胃位于五脏中部，心肺之气下降，肝肾之气上升，均需脾胃的配合完成。如吴达《医学求是》："升则赖脾气之左旋，降则赖胃土之右转。"第二，功能上，脾胃主运化，为水谷精微之"器"，为五脏提供精气之"入"，又助五脏糟粕之"出"，如《素问·六节脏象论》称其为："脾胃大肠小肠三焦膀胱者，仓廪之本，营之居也，名曰器，能化糟粕，转味而入出者也。"第三，五行上中焦脾胃中焦属土，万物无土不生，五行无土不成，《素问·太阴阳明论》中称脾胃"不得独主于时"，实为脾胃"不独主一时"，一年四时均有脾胃之气，滋养四脏，故其能"生万物而法天地"，如此则五脏中皆有脾胃之气。第四，脾胃还通过经脉系统影响全身，如《素问·热论》"阳明者，十二经脉之长也"，足阳明胃经多气多血，其经气盛衰直接影响五脏六腑、十二经脉的功能活动。《灵枢·根结》"太阴为关……故关折，则仓廪无所输"，足太阴脾经多血少气，为三阴之关，张志聪注解为"足太阴独受水谷之浊"，即脾经将水谷中浊厚的精微布散全身。脾升胃降，四象得以轮转，五脏协调平衡，其藏精舍神功能正常，人体的情志活动方能正常，达到《素问·六节脏象论》所云"味有所藏，以养五气，气和而生，津液相成，神乃自生"。脾胃枢轴不利，则全身气机不畅，五脏无以充养，出现各种情志疾病，

如《灵枢·天年》："五脏皆虚，神气乃去。"

以脾胃为中心的围绝经期情志疾病的治则

1. 从脾胃出发论治，在协调五脏关系中起提纲挈领作用 围绝经期情志疾病的临床表现多样，或情绪抑郁、悲伤欲哭，或焦虑烦躁、卧起不安，或胸闷潮热、咽干哽噎，或不欲饮食、恶心呕吐，或数种症状先后、同时兼夹出现。五脏是一个有机整体，各脏间关联密切，五脏中任一脏出现问题，常通过五行系统影响他脏。而围绝经期情志疾病的躯体症状错综复杂，有部分患者的情志症状与躯体症状及舌象、脉象不匹配，正是五脏整体协调配合异常的外在表现，使得医者在临床辨证时，难以借助中医"象"思维将情志异常患者的躯体症状合于五脏中的某一脏进行论治；同时，情志活动的异常也是五脏关系失衡的结果，难以用"五神"之"神、魂、魄、意、志"与五脏一一对应进行辨证。临床中亦可见部分围绝经期情志疾病患者躯体症状不明显，甚至"无症可辨"。面对如此困境，则可从脾胃着手，调理五脏间的关系。何梦瑶《医碥》："脾脏居中，为上下升降之枢纽……升、降、动、静，苟失其中，虽为肝、肺、心、肾之不职，亦即脾之不职……知各脏之病皆关乎脾，则知脾气调和，即各脏俱调和矣。"调理脾胃气机枢轴功能，可以协调五脏之功能，从而治疗围绝经期情志疾病。刘完素《素问病机气宜保命集·妇人胎产论》提出："妇人童幼天癸未行之间，皆属少阴；天癸既行，皆从厥阴论之；天癸已绝，乃属太阴经也。"强调女性天癸竭之际当注重调理脾胃。黄元御《四圣心源·天人解》："调和五脏之源，职在中宫"，表明中焦脾胃是协调五脏关系的关键；有研究对古今名医的589例病案的药物归经进行统计，结果表明临床治疗各类情志疾病的用药以脾胃系统药物出现频率占首位，同样佐证了当从脾胃论治情志疾病。

2. 抓关键病变之脏，亦顾护脾胃气机 围绝经期情志疾病的发生以五脏之间的失衡为基本病机，其临床症状常常是由于某一脏的阴阳偏盛偏衰明显而显现出的"象"。脾胃位于中焦，是全身气机升降之枢，因此选方用药在着重治疗病变之脏的同时，还应当时刻注意药物对脾胃枢轴功能的影响，顾护脾胃的气机运转。如围绝经期情志疾病患者常常兼夹出现的情绪抑郁、胁肋痛、喜叹息、胸闷、胸痛等，其肝郁气滞征象明显，此时在应用柴胡、郁金、川楝子、枳实等疏肝行气药物的同时，又当予厚朴、槟榔行脾胃郁滞之气，配伍质重之龙骨、牡蛎使气升不至太过；而对于躁狂、痰多、口苦等以痰火上扰征为主要症状者，可予青礞石、龙齿重坠祛痰安神，鸡内金、砂仁助运行气，同时配伍柴胡、升麻防脾胃之气下降太过。如此则既针对病变之脏或病理产物进行治疗，又保持了气机的通畅，使五脏得以调和，抓住了围绝经期情志疾病之"本"。唐启盛总结出"颐脑解郁方"治疗围绝经期抑郁症，在疏肝、补肾、安神的同时亦配伍补脾助运之品，以鸡内金化石、焦三仙化积；雁峰治疗围绝经期综合征患者心肾不交兼肝郁克脾而出现潮热、五心烦热伴恶心、纳差者，在以龙骨、牡蛎、知母、鳖甲引心火下行以交通心肾的同时又配伍郁金疏肝行气，葛根、升麻升提脾胃清阳，均是此治则之体现。

在围绝经期情志疾病中调理脾胃的具体治法

1. 调畅脾胃枢轴气机 心火在上，肾水在下，水火相济、心肾交合与女性胞宫藏泄密切相关，而围绝经期女性天癸将竭、肾气渐衰、月事无度，肾水不能上承，心火不能下降，会出现上则心肺有热，下则肝肾阴亏的病机特点，久则精血衰少、冲任失养，进而导致五脏精气虚损、平衡失调，应当注重调理脾胃枢轴的气机，如《血证论》："血生于心火而下藏于肝，气生于肾水而上主于肺，其间运上下者，脾也。"夏桂成同样指出，脾胃是升降之枢纽，对女性"心-肾-子宫轴"的正常运作有重要作用。翟双庆治疗以"情绪低落、兴趣减退"为主要症状的围绝经期患者，若无明显的其他脏腑病变征象，则可从调畅脾胃气机出发，以槟榔、厚朴、枳实行脾胃郁滞之气，若脾胃气虚，痰湿较重，出现咯痰、便黏、苔厚腻，重用茯苓、薏苡仁祛湿助脾胃健运，再加党参补气健脾；若脾胃气滞，出现胃脘疼痛、纳差，则用荷叶、荷梗、砂仁行中焦之气。针对其余四脏的加减用药：①肝，若肝郁乘脾，出现胁痛、胸闷、太息，则加柴胡、郁金疏肝行气，若肝血不足，出现舌淡脉弱、失眠，则加酸枣仁、首乌藤养肝血助眠；②肺，若肺气郁闭，患者多悲伤哭泣，甚者泣于诊室不能自已，《素问·阴阳应象大论》："肺……在声为哭"，加桑白皮、桔梗泻肺行气；③心，若心神不宁，出现心悸不安、失眠、寸脉不足，则加石菖蒲、远志、龙骨、牡蛎宁心安神，若痰扰心神挟热，出现不寐、烦躁甚至躁狂，亦可加青礞石、珍珠母重坠安神；④肾，围绝经期多见虚证，阴虚者加熟地黄、山茱萸，阳虚者加熟地黄、桂枝，取少阴中求阳、少火生气之意，此外肾阴虚、心火亢而心肾不交者亦多见，可加黄连、肉桂交通心肾。凡用药加减，皆旨在助脾胃枢机通利、五脏调和，如此则情志自调，诸症可愈。

2. 补后天之本以养先天之基 《内经》中强调了肾气亏乏是女性围绝经期的重要特点，《素问·上古天真论》："肾者主水，受五脏六腑之精而藏之，故五脏盛，乃能泻。"唯有五脏精气充盛，肾藏精之功能方可正常，围绝经期女性虽肾气亏虚之象明显，但若仅仅以补肾填精为法予二仙汤之类，往往不效，因"五脏皆衰"，非单纯补肾可以兼顾。脾胃是气血生化之源、后天之本，亦是五脏藏精舍神的关键，脾胃功能正常，精气化生充足供五脏贮藏，人体之"神"有所依归，因此，对于围绝经期女性，应当从脾胃入手补益肾气、调补五脏。《灵枢·终始》："阴阳俱不足，补阳则阴竭，泻阴则阳脱，如是者，可将以甘药。"李东垣《脾胃论》："治肝心肺肾有余不足，或补或泻，惟益脾胃之药为切。"均提示对于五脏有余不足的复杂情况，需从脾胃着手调理。《傅青主女科》："吾以心肝脾气之郁者，盖以肾水之生，原不由于心肝脾，而肾水之化，实关于心肝脾，使水位之下无土气以承之，则水滥灭火。"傅山创制益经汤治疗肾水亏乏之闭经，方中白术与熟地黄等量使用，又配伍山药、人参、柴胡补脾开郁，杜仲、牡丹皮调和肾中水火，当归、白芍柔肝养血，酸枣仁宁心，沙参益肺阴滋水之上源，既契合围绝经期女性上有心肺之热、下有肝肾阴虚的病机特点，又兼顾五脏有余不足，补后天以资先天。如治疗围绝经期情志疾病临床中常见的"焦虑、烦躁、潮热盗汗"症状，除用熟地黄、鳖甲、墨旱莲、女贞子等滋阴益肾及珍珠母、磁石安神镇静之外，同时应配伍茯苓、山药补脾益气，柴胡、郁金助中焦气机运转，否则滋阴药物及矿石类药不易运化，易使中焦气机枢转不利，出现纳差、情绪低落等抑郁症状。

3. 清降脾胃阴火 《脾胃论·饮食劳倦所伤始为热中论》"既脾胃气衰，元气不足，而心火独盛，心火者阴火也""脾胃气虚，则下流于肾，阴火得以乘其土位"。提示"阴火"是脾胃气虚，清阳不升，心肾相交失常后妄动之"相火"，其临床表现包括发热、乏力、情志异常等，如《脾胃论·安养心神调制脾胃论》："凡怒忿、悲思、恐惧，皆损元气……若心生凝滞，七神离形，而脉中惟有火矣。"可见"阴火"的临床表现与病机均与围绝经期情志疾病相当吻合。治疗上，李东垣创立的"补脾胃泻阴火升阳汤"具有指导意义，该方以温热升提之黄芪、人参、升麻、柴胡补脾升阳的同时，又配伍了寒凉下降之黄芩、黄连、石膏清降阴火，升降互用，清补结合。

验案举隅

患者，女，50岁，2020年11月22日初诊。主诉情绪低落1年，加重伴失眠2个月。患者1年前发怒后出现情绪低落，发病后未诊治，近2个月情绪低落加重，伴睡眠不佳，每夜睡眠2小时左右，焦虑情绪明显。既往行经，经期6~7日，周期27~32日，月经量中，色鲜红，无血块，无痛经；已婚，育1子。刻下症见情绪低落，时有情绪波动，兴趣减退，紧张焦虑，家属诉患者有自杀倾向，胸闷心悸，纳差，睡眠差，大便干秘。末次月经2019年7月20日，经量少，色暗红，无血块，无痛经。舌暗略紫，苔白略厚腻；脉弦细，寸脉不足。西医诊断为围绝经期抑郁症；中医诊断为郁病，气机不利，肝郁乘脾，心神不宁。治以疏通气机，疏肝健脾，宁心安神法。

处方：焦槟榔9g，厚朴9g，枳实9g，石菖蒲18g，制远志12g，柴胡12g，桂枝12g，茯苓24g，清半夏9g，党参30g，醋青皮9g，生桃仁30g，生龙骨（先煎）30g，生牡蛎（先煎）、珍珠母（先煎）30g，生磁石（先煎）30g。14剂，每日1剂，水煎分早、晚2次服。

　　二诊（2020 年 12 月 6 日）：情绪较前平稳，胸闷、心悸减轻，纳有改善，睡眠一般，入睡困难，燥热，大便干秘。舌暗略紫，苔白；脉弦细，寸脉不足。上方去重坠镇静之珍珠母、生磁石，调整药量柴胡 9 g，茯苓 18 g，党参 18 g，生桃仁 18 g，加滋阴、助眠、通便之炒酸枣仁 18 g，生地黄 18 g，酒大黄 4 g。14 剂。

　　三诊（2020 年 12 月 20 日）：患者情绪较前平稳，可正常社交，纳可，睡眠较前略佳，偶有燥热，大便正常。舌暗略紫，苔白；脉弦细。

　　处方：柴胡 9 g，桂枝 12 g，茯苓 18 g，党参 18 g，醋青皮 9 g，生桃仁 12 g，生龙骨（先煎）30 g，生牡蛎（先煎）30 g，炒酸枣仁 18 g，生地黄 18 g，山茱萸 9 g，女贞子 15 g，墨旱莲 15 g。14 剂。嘱患者注意情志调摄，后随访其情绪稳定，未再复诊。

　　人的情志活动来源于五脏，是五脏功能外化的表现之一，五神潜藏于内，而七情表现于外，五脏平衡协调是情志活动正常的基础。情志疾病临床表现复杂多样，不可局限于一症一脏，而应注重协调平衡五脏间关系。围绝经期女性五脏精气虚损、平衡失调，治疗当从调治脾胃及气机出发，发挥脾胃"中和之德"，调畅枢轴气机、补后天以资先天、清降脾胃阴火，并根据症状针对阴阳偏盛偏衰最为严重的脏腑进行辨治，从而调和五脏，方可发挥较好的临床效果。

431 从五脏论早发性卵巢功能不全证治

早发性卵巢功能不全属于中医月经病范畴，这一疾病虽然不直接危及生命，但由其导致的闭经、不孕及女性围绝经期症状，体内雌激素水平低下可能出现的女性过早衰老，远期预后如心血管疾病、骨质疏松症、阿尔茨海默病等疾病风险的增加，改变了发病后女性的生活状态，对其生命进程及生命质量形成了长期的不良影响。近年来卵巢功能不全成为妇科内分泌及生殖领域研究的重点。学者李玛建及其学术团队经过多年临床的实践，从现代医学的生理、病理、用药和中医学的辨证分型论治着手，深入探索了五脏气血功能对"脑-天癸-冲任-月经"生殖轴的影响，并通过对月经异常的调理，在一定程度上改善了卵巢功能，从而取得较好的临床疗效。

对卵巢功能的认识

2017 年早发性卵巢功能不全的临床诊疗中国专家共识指出，早发性卵巢功能不全（POI）指的是在 40 岁以前的女性出现卵巢功能减退，主要表现为月经异常（闭经、月经稀发或频发）、促性腺激素水平升高（FSH>25 IU/L）、雌激素水平波动性下降。本共识中，根据是否曾经出现自发月经，将 POI 分为原发性 POI 和继发性 POI。卵巢储备功能又名卵巢储备（OR），是指卵巢具有的可产生卵子的数量及其所产生卵子的质量的潜能，因而间接反映了卵巢功能。卵巢储备功能降低是指卵巢中的存留卵子量降到阈值以致影响了生育潜能，导致生育力低下。其中卵巢储备功能减退（DOR）指卵巢内卵母细胞的数量减少和/或质量下降，同时伴有抗苗勒管激素（AMH）水平降低、窦卵泡数减少、FSH 水平升高。患者生育力降低，但不强调年龄、病因和月经状态。卵巢早衰（POF）指女性 40 岁以前出现闭经、促性腺激素水平升高（FSH>40 IU/L）和雌激素水平降低，并伴有卵泡刺激激素（FSH）和黄体生成素（LH）升高，而雌激素降低的综合征，可伴有不同程度的围绝经期症状，是 POI 的终末阶段。

1. 现代科学对早发性卵巢功能不全的认识　早发性卵巢储备功能不全受遗传因素、医源性因素、环境因素、免疫因素等影响，包括年龄、吸烟、感染、盆腔化疗或放疗、卵巢手术或血供下降以及基因或免疫系统异常等。对于卵巢功能的储备情况进行评估是决定卵巢反应性的关键数据。目前在临床上应用的评估卵巢储备的主要指标有年龄、基础卵泡刺激素（FSH）、基础雌二醇（E_2）、FSH/LH（黄体生成素）、抑制素 B（INHB）、抗苗勒管激素（AMH）、氯米芬激发试验（CCCT）、FSH 卵巢储备试验（EFORT）、促性腺激素释放激素激动剂（GnRH-a）激发试验（GAST）、基础窦卵泡数、卵巢体积和卵巢间质动脉血流等。经过评测凡年龄<40 岁；且月经稀发或停经至少 4 个月以上；实验室检查至少 2 次血清基础 FSH>25 IU/L（间隔>4 周）均可诊断为早发性卵巢功能不全，可结合病史、家族史、既往史、染色体及其他相关检查的结果，而 FSH 水平在 15～25 IU/L，此属高危人群。

2. 中医学对于卵巢功能下降的认识　"早发性卵巢功能不全"这一病名为现代疾病病名，但从疾病特点可以看到与中医古籍中的"月经过少""月经后期""月水先闭""经水早断"类疾病相吻合，可归属于"闭经""血隔""血枯""经断前后诸证""不孕症"等病症的范畴。清代《傅青主女科》："经云女子七七而天癸绝。有年未至七七而经水先断者。"清代沈又彭有"年未不惑而先绝"之说，其所著《沈氏女科辑要笺正》云："二七经行，七七经止，言其常也，然禀赋不齐，行止皆无一定之候，柔弱者，年未不惑而先绝，壮实者，年愈大衍而尚行，此随其人体质而异。"可以理解为传统医学早期对于该病的认识。李玛建对于早发性卵巢功能不全这一疾病的认识，是基于中医传统理论对于肾气、天癸、冲任的认识，及对于五脏之间气、血、阴、阳转化关系的认识，发展、推论而成。月经的产生条件与物质基础离不开——肾气、天癸、冲任，而肾气的盛衰又是其中的重中之重，肾气之盛衰主宰着天癸的"至"与"竭"、冲任的"盛"与"通"、月经的"行"与"止"，因此肾虚是 POI 发病的根本，"天癸竭"有明显的个体差异及渐进性进程。女性生殖衰老进程连续，但阶段性特征明显：①肾阴虚为先，进而肾气阴皆虚；②肾气阴同虚；③肾虚肝郁；④脾肾两虚；⑤心肾两虚；⑥肺肾两虚。

（1）肾与月经：中医认为，月经正常来潮与肾气的充盈密切相关，肾为元气之根，先天之本，主藏精、生髓，是人体生长、发育和生殖的根本。《素问·上古天真论》中指出"女子七岁，肾气盛，齿更发长，二七而天癸至，任脉通，太冲脉盛，月事以时下，故有子……七七任脉虚，太冲脉衰少，天癸竭，地道不通，故形坏而无子也"。这是《内经》中描述的女性生殖活动的变化。"肾者，主水，受五脏六腑之精而藏之。"指出肾能藏精，肾气的贮藏和施泄作用可使其发挥主生殖的生理功能。《医学正传·妇人科》："经水全赖肾水施化，肾水既乏则经水日以干涸……渐而至于闭塞不通。"《傅青主女科》"经水早断，似乎肾水衰涸""经水非血，乃天一之水，出自肾中""经水出诸肾"等。肾主骨生髓，上通于脑，下连冲任二脉，系胞宫，是人体生长发育盛衰和繁衍生殖演变的根源，肾、脑、冲任、胞宫相互之间有着十分密切的联系。天癸是人体发育时期促进男精女血而产生的物质，其来源于先天肾气，即"肾间动气"。是月经所致必要的物质基础。肾为天癸之源，天癸至，则月事以时下；天癸竭则月经断绝。在特定的年龄阶段内，肾气初盛，天癸尚微；肾气即盛，天癸蓄极泌至，月事以时下；此后肾气逐渐充盛，每月天癸泌至，呈消长盈亏的月节律，经调故而有子；随着肾气的虚衰，天癸渐竭，经断而无子。天癸的出现表明人体性腺功能趋于萌动并逐渐成熟。

（2）脑与月经：肾主骨生髓通脑，脑为元神之府，主宰人体的一切生命活动，月经的产生离不开脑的调节作用。王冰《黄帝内经素问》："肾气全盛，冲任流通，精血渐盈，应时而下。"因此思考女性生殖功能的调节通过"脑-肾-冲任-胞宫"生殖轴来进行，与西医妇产科学对于女性生殖功能的内分泌调节的研究中发现的"中枢神经系统-下丘脑-垂体-卵巢"生殖轴十分相似。

（3）冲任二脉与月经：月经亦称为"月信"，以其"常而不变，信而有期"而得名，秉承肾气、冲任、天癸、胞宫的共同生理活动。肾为冲任之本。冲脉为血海，广聚脏腑之血，使子宫满盈；任脉为阴脉之海，使所司精、血、津液充沛。任通冲盛，月事以时下，若任虚冲衰则经断而无子，故冲任二脉直接关系月经的潮止。冲任的通盛以肾气盛为前提，故冲任之本在肾。肾阴、癸水是月经的物质基础，肾阴、癸水需通过肾阳的鼓动，经经脉汇于血海而达胞宫。如《医学源流论》："冲任二脉，皆起于胞中，上循脊里，为经络之海，此皆血之所从生，而胎之所由系。"冲脉上渗诸阳，下灌三阴，与十二经相通。冲脉与胃经交会，以得后天精气滋养；与肾经相并，以得先天精气的煦濡；与肝经相络，肝之余血纳入冲脉，且受肝血的调养。先天之精气与后天之气血汇聚于冲脉，故有"冲为血海"之称，而且冲脉还起着蓄溢调节五脏六腑十二经脉气血的作用，当脏腑经络气血有余时冲脉能蓄藏；脏腑经络气血不足时冲脉能灌注，因此称"经络之海"。月经之本重在冲脉。任脉亦起胞中，受纳妊养一身之阴经，凡精、血、津、液都属任脉总司。冲脉与任脉同源相资，冲脉聚脏腑之精血，任脉司全身之阴液，二脉依时由满而溢，月经则如期而至。李玛建临床采用中医、中西医结合治疗的同时注重对患者子宫内膜、乳腺、心脑血管及其他生理指标的评估，采用多脏腑共调，及时调整激素类药物药量，减少药物使用而可能发生的不良反应，尤其重视对于患者心理疏导及生活方式的干预。

中医对于早发性卵巢功能不全的治疗

中医认为，"月事以时下"依赖于肾气盛、天癸至、任脉通、太冲脉盛等先决条件；而当肾气虚，冲任虚衰时，血海空虚，无血以下，故致"天癸早枯"。另外，肾虚所致的冲任亏虚，精血不足，可进一步导致阴虚不能敛阳，出现闭经、头晕耳鸣、腰痛、疲劳、性欲改变等精血不足以及潮热、盗汗、自汗、阴道干涩等阴虚有热的症状；同时肾水不能上济于心，又可致心神失养，出现精神差、焦虑、抑郁、失眠等心理乃至生理状态的改变。这些正是早发性卵巢功能不全的伴发症状，和卵巢功能下降引起的内分泌功能失常密切相关。所以李玛建认为早发性卵巢功能不全的治疗应该以肾虚为本，涉及心、肝、脾、肺诸脏，不可单补肾也。其主要症状表现为闭经或稀发月经，多责之于虚实两端：虚者血海无源以泻，冲任不充，而经断无子；实者经血无路可行，冲任不畅，胎孕不受。治疗思路以通过对"脑-肾-冲任-胞宫"生育轴进行干预，调节五脏脏腑平衡，促进自主排卵功能恢复，使月经"如约而至"为目的。

1. 五脏在卵巢功能下降的临床证治体现　随着现代医学对卵巢功能的研究与深入认识，尤为重视卵巢功能的早期保护和早期治疗，而这一过程可以体现在近些年对于卵巢功能的研究与疾病名称由"卵巢早衰"—"卵巢功能下降"—"早发性卵巢功能不全"，逐步提早对疾病的干预与治疗。而这一点与中医对于这一疾病提倡的"治未病"有着共同的思考，对于女性卵巢功能的早期关注与保护是保障女性健康的重中之重。

月经依赖五脏化生、运行气血精液的功能来实现。心主血脉，肝藏血而主疏泄，脾主生气血而统，肾藏精而化生气血，肺主气帅血而行，月经的来潮主要依靠气血的充盛和协调。本病以肾虚为本，但五脏之间既有母子互生，又存在生克制化，结合各脏腑与气血精液的化生的关系，在卵巢功能低下的临床证治中体现以下几个方面。临证分型中以肾阴虚为主型，同时亦应该考虑到肝阴虚所致血虚精亏、胃阴虚所致之后天之阴失于濡养，则冲任二脉失于充盛，故李玛建所创之女祯汤，兼顾肝肾，胃肾同滋，为治疗POI的主方。同时结合五脏间气血阴阳生化的关系，所导致的病症各不相同，肝肾二脏为乙癸同源，肝血不足会导致肾精亏虚，同时肝的疏泄功能决定了肾精的满溢。现代社会女性生活压力大，肝气不舒者比比皆是，气郁日久瘀阻血络则出现肾虚与肝郁的兼夹证型；脾肾二脏，一为先天一为后天，肾精的充盈全赖后天气血滋养，是肾精充盛的动力来源。现代社会物资丰盛，往往饮食不节，过食肥甘厚味、生冷寒凉而阻遏脾阳，日久则累及脾肾阳虚致病；心肾二脏理应水火既济，心阳下降于肾，温养肾阳，肾阴上至于心，涵养心阴，水火互济维持正常的生理状态，一旦肾水不足，水不济火，可见心火独旺而扰神的证候；肺肾二脏为金水相生的母子关系，肺为水之上源，一身之津液全赖肺气疏布，肺阴亏虚日久虚火内扰必会母病及子灼伤肾阴，肾阴亏虚亦可累及母病，故临床常见肺肾阴虚内热，治当补金生水，临床常采用冬虫夏草、蛤蚧、党参、百合、沙参。根据脏腑阴阳虚实与月经的关系大致分为肝郁肾虚型、心肾不交型、脾肾阳虚型、阴虚内热型几种证型。

2. 卵巢功能下降的分型论治

（1）阴虚内热型：表现为月经稀少或闭经、五心烦热、腰膝酸软、兼耳鸣或耳聋、眩晕、口干、骨蒸潮热，形瘦、失眠、健忘、齿摇发落等，舌红少津，少苔或无苔，脉细数。给予女祯汤（菟丝子30 g，枸杞子15 g，女贞子30 g，墨旱莲10 g，桑椹子10 g，黑豆10 g，杜仲10 g，巴戟天10 g，制何首乌10 g，玉竹10 g，沙参10 g，知母10 g，葛根10 g，射干10 g，紫草10 g）。失眠多梦者，加熟地黄10 g，黄连10 g，阿胶10 g，茯苓10 g；骨蒸潮热，月经淋漓不断，经间期出血者，加牡丹皮10 g，地骨皮15 g，白芍10 g，青蒿6 g，黄柏10 g，茯苓10 g；盗汗明显者，加浮小麦10 g，莲子心10 g；大便干者，加瓜蒌10 g，当归10 g。方中菟丝子、枸杞子、女贞子、墨旱莲滋补肝肾，濡养先天，清退虚火；玉竹、沙参、知母养阴清热，助后天之本生津下输胞宫；何首乌、桑椹子补血养阴，以助天癸化生；杜仲、巴戟天补肾阳而助气化；尤其结合中药药理给予黑豆具有雌激素样作用，抗雌激素样作用；葛根具有雌激素样作用；射干具有抗炎、抗过敏作用，同时具有雌激素样作用，可以减少促性腺激素释放激素的释放，减少LH的分泌；紫草具有抗炎，抗生育，抗着床，抗早孕减慢卵泡发育，降低FSH、LH、HCG、E、P，破坏绒毛，提高子宫雌、孕激素受体水平的作用。诸药共用滋阴清热、养血调经，真正体现中医中药在现代医学的影响下与时俱进，为治疗早发性卵巢功能不全之要方。

（2）肝郁肾虚型：表现为肾虚兼肝郁血瘀，多见月经后错，稀发，甚至闭经，经血量少，第二性征发育不良，性欲淡漠，经妇科内分泌检验，尤其对于雌激素水平低下或黄体功能不健者效佳。给予温肾排卵汤（柴胡 6 g，赤芍 10 g，白芍 10 g，泽兰 10 g，益母草 10 g，木香 6 g，香附 10 g，鸡血藤 10 g，牛膝 10 g，刘寄奴 10 g，苏木 10 g，生蒲黄 10 g，女贞子 10 g，覆盆子 10 g，菟丝子 10 g，枸杞子 10 g，淫羊藿 10 g，肉苁蓉 10 g，鹿角霜 15 g）。肾阳虚者，加补骨脂 10 g，鹿角胶（烊化）10 g；肾阴虚者，加女贞子 10 g，墨旱莲 10 g，枸杞子 10 g，桑椹子 10 g，生地黄 10 g；血虚者，加当归 10 g，制何首乌 12 g，阿胶（烊化）10 g；气虚者，加生黄芪 10 g，党参 10 g，白术 6 g，炙甘草 10 g；阴虚血热者，加地骨皮 10 g，黄芩 10 g，生地黄 12 g；阴虚内热者，加地骨皮 10 g，青蒿 10 g，生地黄 12 g，知母 6 g，玄参 10g；心烦气急，伴有乳胀、胸闷者，加橘叶 6 g，青皮 6 g，王不留行 10 g；闭经日久，唇舌紫暗有瘀斑或舌下静脉紫粗者，加当归尾 10 g，茜草 10 g，桃仁 6 g，红花 10 g，水蛭 6 g，三棱 10 g，莪术 10g；性欲减退者，加山茱萸 10 g，仙茅 10 g，鹿角霜 10 g，巴戟天 10 g；痛经腹胀者，加延胡索 6 g，川楝子 6 g，乌药 6 g；纳差水肿者，加白术 6 g，山药 15 g，茯苓 12 g，焦三仙 30 g，草豆蔻 6 g；肥胖有痰者，加茯苓 12 g，陈皮 10 g，清半夏 10 g；睡眠多梦者，加炒酸枣仁 10 g，远志 10 g，制何首乌 12 g，茯苓 12 g；腹寒肢冷者，加吴茱萸 6 g，小茴香 10 g，桂枝 10 g（或肉桂 3 g）、胡芦巴 10 g，橘核 10 g，荔枝核 10 g；湿热带下者，加炒知母 6 g，炒黄柏 6 g，椿根皮 10 g，鸡冠花 10 g；湿热腹痛者，加败酱草 12 g，鱼腥草 10 g，草河车 10 g。方中柴胡、木香、香附疏肝解郁；白芍敛阴柔肝；赤芍通经行血，赤芍、白芍合用，推陈致新而调瘀血，同时赤芍配生蒲黄行血化瘀，增强子宫收缩；鸡血藤补血活血，疏通经脉，以治血枯经闭，与益母草相伍调经，加强了化瘀生新的作用；苏木可祛瘀理气以破血，合刘寄奴增强祛瘀通络之功效；泽兰入厥阴肝经血分，活血祛瘀，疏肝气而和营血；牛膝引药下行，以入肝肾，走而能补，兼具补益肝肾及活血通经之功，又能畅行气血；女贞子、枸杞子、覆盆子、菟丝子共用，增强滋补肝肾阴之力；淫羊藿、鹿角霜、肉苁蓉温补肾阳，以助化生气血。诸药合用意在补肝肾之精，舒肝肾之郁，使气舒精足血畅，月经自调。

（3）脾肾阳虚型：表现为闭经，月经量少，不孕，畏寒，腰膝酸软，倦怠乏力，面色不泽，四肢不温，精神萎靡，记忆力减退，性欲下降，大便溏薄，舌胖淡，脉沉弱无力。方药培育排卵汤（桑寄生 12 g，菟丝子 12 g，续断 10 g，杜仲 10 g，椿根皮 10 g，莲肉 10 g，苎麻根 10 g，芡实 12 g，山茱萸 10 g，升麻 6 g，熟地黄 10 g，山药 15 g，太子参 10 g）。肾阳虚者，加补骨脂 10 g，鹿角胶（烊化）10 g；肾阴虚者，加女贞子 10 g，墨旱莲 10 g，枸杞子 10 g，桑椹子 10 g，生地黄 10 g；血虚者，加当归 10 g，制何首乌 10 g，阿胶（烊化）10 g；血热者，去熟地黄，加地骨皮 10 g，黄芩 10 g，生地黄 10 g；气虚者，加黄芪 10 g，党参 10 g，白术 10 g，炙甘草 10 g。方中桑寄生、菟丝子、续断、杜仲补肾益肝；苎麻根、椿根皮收涩敛精以固冲任；续断滋补肾阴以秘精气；芡实、莲子、山药补脾益肾，以补冲任之虚，兼能固涩；升麻提举中气；熟地黄续断、太子参益气养血。

（4）心肾不交型：表现为月经量少或闭经，伴心烦、失眠、多梦，头晕耳鸣，自汗盗汗，手足心热，腰膝酸软等。方药交泰丸和黄连阿胶汤加减（黄连 10 g，肉桂 3 g，黄芩 6 g，白芍 10 g，阿胶 10 g，生地黄 10 g，枸杞子 10 g，黄精 10 g，女贞子 30 g，墨旱莲 10 g。腰酸腿软甚者，加桑寄生、桑椹子、杜仲补肾壮骨；小便不利、尿涩痛者加知母、黄柏，以降相火；多梦绕神日久者加炒酸枣仁、首乌藤，宁心安神。其中黄连、黄芩清泻上焦，直折心火；肉桂引火归原，以防苦寒太过；配以白芍酸敛收涩，收阴气而泻邪热，降浮越之阳，使之下归其宅；阿胶甘饴善补，善滋阴血，又善潜伏，能直入肾中以益肾水；生地黄、枸杞子、黄精、女贞子、墨旱莲滋水涵木，肾水充足，自能胜热逐邪以上镇心火之妄动；全方共奏滋肾阴济心火之效。

（5）肺肾阴虚型：表现为虚烦劳热，咳嗽咳血，久咳虚喘，口燥咽干，潮热盗汗，月经量少、色淡，甚至闭经，伴有耳鸣眼花，遗精盗汗。方药麦味地黄饮加减（熟地黄 10 g，山茱萸 10 g，牡丹皮 10 g，泽泻 6 g，茯苓 10 g，山药 10 g，麦冬 10 g，玄参 10 g，五味子 10 g，冬虫夏草 5 g。肾阳虚者，加杜仲 10 g，巴戟天 10 g，淫羊藿 10 g；阴虚咯血者，加沙参 20 g，阿胶 15 g，贝母 10 g；虚喘不纳者，加蛤蚧 3 对、核桃肉 10 g，人参 10 g。以麦味地黄饮为主方治疗，本症因肾虚不能藏精，坎宫之火无所附而妄行，下无以奉木升生之令，上绝其肺金生化之源。地黄禀甘寒之性，制熟则味厚，是精不足者补之以味也，用以大滋肾阴，填精补髓，壮水之主。以泽泻为使，以疏水道之滞也。一阴一阳者，天地之道；一开一阖者，动静之机。然肾虚不补其母，不导其上源，亦无以固封蛰之用。山药凉补，以培癸水之不源，茯苓淡渗，以导壬水之上源。加以山茱萸之酸温，借以收少阳之火，以滋阴厥之液。牡丹皮辛寒，以清少阴之水，还以奉少阳之气也。辅以麦冬、玄参滋胃阴生后天之化源，五味子酸收，入肺肾经，滋肾阴收肺气；冬虫夏草滋肾保肺，既补肾阳，又益肺阴。诸药共用可滋化源，奉生气，天癸居其所矣。

432 从五脏辨治早发性卵巢功能不全经验

早发性卵巢功能不全（POI）是指女性 40 岁之前卵巢过度损耗导致卵巢功能丧失，月经紊乱，表现为闭经或月经稀发，伴有高促性腺激素和低雌激素状态，既往又称之为原发性卵巢功能不全、卵巢早衰、卵巢早老化。虽然 POI 尚无统一诊断标准，欧洲生殖与胚胎学会推荐以下诊断标准：①月经过少或闭经至少 4 个月；②两次相隔 4 周测得 FSH≥25 IU/L。POI 除表现为月经稀发、闭经、不孕等症状外，还表现为一系列雌激素缺乏的绝经期证候群，如潮热、出汗、焦虑、抑郁、烦躁、腰膝酸软、记忆力减退、头晕耳鸣、咽干口燥、外阴瘙痒、阴道干涩、性交困难、生殖器萎缩等临床症状。卵巢功能不全具有高度异质性，其病因复杂，已报道的与遗传、免疫、医源性、环境等因素有关。现代医学对于本病的治疗主要包括激素替代治疗、供卵移植、心理疗法，但治疗后远期疗效并不佳，停药后往往不能重新恢复卵巢功能，且不良反应较明显，长期应用又有增加子宫内膜癌、乳腺癌、卵巢癌、中风等疾病的发病风险；近年来研究新进展治疗包括干细胞移植、基因治疗，但目前国内外对于其安全有效性的研究仅局限于初步的动物模型实验。而中医治疗及中西医结合治疗已经取得不错效果，中医学根据其症状将 POI 归属为"闭经""月经过少""月经后期""血枯""经水早断""血隔""年未老经水断""不孕症"等范畴。学者刘芬等将跟师治疗 POI 的经验做了归纳总结。

重视滋补与疏通

POI 患者体质偏颇，肝、心、脾、肺、肾等五脏均可影响月经紊乱。其中，肾虚为根本病机，气血亏虚为主要病机，治疗过程注重滋肾，兼以调和脾胃，辅以疏肝解郁，理气导滞。"滋补"与"疏通"二法至关重要，冯兆张《女科精要》中指出："不通之中，有血滞者，有血枯者，则血滞宜行，血枯宜补也。"故 POI 有虚实之别，治法攻补有异。《灵枢·本脏》中言："视其外应，以知其内脏，则知所病矣。"观察患者外部的表现，以推测内部变化，了解疾病发病的本源，POI 患者并非先天卵巢衰竭，大部分开始能够建立正常月经周期，卵巢功能大多良好，由于社会生活节奏加快，大部分职业女性自觉压力很大，长期压力使职业女性卵巢功能紊乱，提早停闭。因此，应仔细询问患者既往病史，从病史中寻找病因，从病因中辨病。气行经，血充经，经本于肾，辅于肝脾心肺。滋补以补脏腑之源，疏通以行经之络，用方而不拘泥于方，注重临证加减，临床疗效显著。

1. 补肾重在平调阴阳 《素问·上古天真论》"女子七岁，肾气盛，齿更发长；二七而天癸至，任脉通，太冲脉盛，月事以时下，故有子……七七，任脉虚，太冲脉衰少，天癸竭，地道不通，故形坏而无子也"。天癸之"至与衰"，肾气之"盛与竭"，冲任之"通与损"均可决定月经的"潮"与"竭"，而天癸的产生取决于肾中精气的充盈，肾精不足，天癸不能按期而至，冲任不盛，血海不充，胞宫失于濡养。柴松岩也有"肾生最先、肾足最迟、肾衰最早、肾最需护"之"四肾之最"学说，故调经肾为先。滋肾以熟地黄为先，熟地黄"味甘微苦，味厚气薄，沉也……大补血衰，滋培肾水，填骨髓，益真阴，专补肾中元气，兼疗藏血之经……禀至阴之德，气味纯静，故能补五脏之真阴。"另外，肾阴不足者善用女贞子、墨旱莲、枸杞子、山茱萸、覆盆子，以上方药均入肝肾经，补肝肾之阴，为肾精血气生化之基础物质，一可滋补肾精，二可使血海充盈；尤其女贞子、墨旱莲，合二为二至丸，清代汪昂《医方解集》："二至丸，补腰膝，壮筋骨，强阴肾，乌髭发。"注重"阳生阴长"理论的运用，滋阴少佐温补之药，即所谓"善补阳者，必于阴中求阳，阳得阴助，则生化无穷；善补阴者，必于阳中求阴，阴得阳升，则泉源不竭。"张景岳根据"阴阳互根"的理论在《真阴论》指出："阴不可以无阳，非气无以成形；阳不可以无阴，非阴无以载气。"补阳以菟丝子为先，《本草正义》："其味微辛，则阴中有阳，守而能走。"《本草逢原》："菟丝子其性偏助阳，其功专于益肾精。"还擅用杜仲、淫羊藿，于阴中求阳，阴阳并补，阳生阴长，滋化无穷。此外还善于对桂枝的运用，一方面可以温阳通脉，助阳化气；另一方面可以助心行血。

2. 健脾启肾，金水并调　POI 常伴经久不现，甚至闭经，月经量少而色黯淡，常因脾肾两虚、肺肾亏虚。《妇人大全良方》以"妇人以血为本"立论，脾为"后天之本"，气血生化之源，主运化。《素问·玉机真脏论》："脾为孤藏，中央土以灌四傍。"脾气亏虚可选白术、茯苓，《本草求真》："白术专补脾气……既能燥湿实脾，又能缓脾生津。且其性最温，健食消谷，故为脾脏补气第一要药。"《名医别录》："茯苓开胸腑，调脏气，伐肾邪，长阴，益气力，假神守中。"与白术相须为用，补中有泻，相辅相成，健脾补中。"气为血之帅"，"血为气之母"，气能生血，气充则血足；气能行血，气行则血行，故在临床应用时还配伍黄芪，补气生血，与白术、茯苓健脾理气和胃，脾胃健运，后天之源化源不竭，先天肾精源泉不断。

《素问·六节脏象论》："肺者，气之本。"肺主一身之气，主宣发肃降；肺朝百脉，主治节，调节全身气机，而人禀气而生，含气而长，若气机不畅，气的运动出现异常变化，升降出入失去协调平衡，诸病便生，如《素问·举痛论》："百病皆生于气。"肺气虚弱，母病及子，肾无以滋，肾水无以化生。肺开则水有源可生，肺旺则肾得肺生而精充，精足气复生，气旺精自充，月事可再复。另外，肺为相傅之官，朝百脉而输精微，若雾露之溉，下达胞宫且助心行血。肺气不足以致金亏水少，补肾同时益肺并举，补肺可选太子参、山药等补肺益气，太子参"甘平，入肺脾经，补肺健脾，养胃生津"。张锡纯认为"山药白入肺，味甘归脾，液浓益肾，能滋润血脉"，脾肺双补，后天滋养，肾精得充，精血得复。

3. 疏肝活血，解郁行经　《景岳全书》"妇人幽居多郁，常无所伸，阴性偏拗，每不可懈"。女子多情志病，前人有"女子两先天（指肝肾）""女子以肝为先天（叶天士《临证指南医案》）"之说；情志抑郁，郁怒伤肝，《灵枢》"喜怒不节则伤脏，脏伤则病起于阴也""肝气虚则恐""肝在志为怒，怒伤肝"。若肝失疏泄，气机不畅，肝气郁结，情志抑郁，或肝气亢盛，疏泄太过，则出现闷闷不乐、悲忧欲哭或急躁易怒，失眠头痛、面红目赤等症状。另外，由于家庭、工作等压力等影响情绪，以及 POI 导致的不孕、低雌激素状态，严重影响妇女心理及精神健康，大部分女性多伴情志失调，肝失疏泄，疏肝以香附、绿梅花为用，《本草正义》："香附，辛味甚烈，香气颇浓，皆以气用事，故专治气结为病。"香附为血中气药，用以疏肝理气；古有言"凡花皆散"，绿梅花更为芳香疏泄之良品。月季花、合欢花、玫瑰花等行气解郁，伴血瘀者可用月季花，"月季花，引月信以月为期也"。伴痰多者使用合欢花，《神农本草经》：合欢花"主安五脏，利心志，令人欢忧"。伴失眠者使用玫瑰花，《本草用法研究》中言玫瑰花"疏气滞，解肝郁，行瘀和血，调中开胃"。肝气郁结，气滞血阻，故疏肝的同时予以当归、丹参活血调经，共奏通络行经之效，以期血海充实。

4. 以"心"治"心"　心主血脉，推动血液运行周身以及奉赤化血，如《素问·五脏生成》："诸血者，皆属于心。"气为血之帅，血为气之母，血赖气之推动而行，气和血互相资生，互根互用，若气血和调，则经候如常。在治疗 POI 过程中，强调从心而治，使用少量合欢皮、远志舒心解郁，交通心肾，但并不是一味使用舒心解郁药，在治疗过程中更重要的是身心同治，如《医方考》："情志过极，非药可愈，顺以情胜。"在临证过程中注意观察患者心性，《灵枢·口问》："心者，五脏六腑之主也……故悲哀愁忧则心动，心动则五脏六腑皆摇。"遇暴躁易怒、忧心忧虑者，注重心理疏导，且必劝以良言。重视语言交流，平素性格幽默开朗，细心和善，在与患者交谈时通过本身幽默的方式与患者进行心灵交流，使其在轻松的就医环境中尽吐其情，追本溯源。在交流时，告知患者医生能感同身受，患者消除顾虑及其戒备后，再运用合理巧妙的方式诱导患者将悲伤抑郁等情绪宣泄出来，了解患者心情抑郁背后的真实过程，促使患者畅所欲言，从而全面了解其发病原因及过程，以便有的放矢地进行言语开导。当了解患者的情绪之源后，不是裁判其是与非，而是据其性格喜好等特点，顺从其意志、情绪，结合症结所在选择谈话内容，指导患者认识疾病，减轻对疾病的恐惧心理，并掌握好时机，因势利导，促使其随心所欲尽情地宣泄情感。嘱患者放松心情的同时，建议患者多看一些喜剧片、听轻松的音乐，通过外界非药物治疗诱导患者开怀而笑，平衡不良情绪，发挥情志的正性效应。

未病先防，见微知著

预防早发性卵巢功能不全，首先要注重月经的变化，若患者出现月经稀发、量少，甚至闭经，生育能力下降，尽管 FSH、LH 尚在正常范围之内，但主张及早用药，预防其变化，正如叶天士所云"务必先安未受邪之地"。除月经不调、不孕症外，对于一些伴有卵巢或盆腔手术史、腮腺炎、结核病史、抽烟晚睡等不良生活习惯，结合患者年龄，辅助以西医检测手段，如生殖激素、阴道彩超（TVS）了解基础窦卵泡数（AFC）及卵巢体积、抗苗勒管激素（AMH）等了解患者储备情况。

既病防变，阻断病势

一般 FSH 开始升高（FSH＞10 IU/L 或 FSH/LH＞2）、AFC＜5 个或抗苗勒管激素（AMH）开始下降，就予以积极治疗，注重早发现、早治疗，阻止疾病进一步发展。当病情发展到一定阶段，出现闭经等月经紊乱的情况，FSH 进一步升高（FSH≥40 IU/L）或 AFC＜5 个，需中西医结合治疗。

1. 中西贯通，分期论治　临床治疗中尤其注重 TVS 的运用，根据患者卵泡体积大小及子宫内膜厚度甄别用药。由于卵巢早衰导致月经紊乱，无正常生理周期建立，故应当严密结合 TVS 观察卵泡及内膜情况，配合生殖激素来综合判断。若 TVS 提示无优势卵泡，子宫内膜仍为卵泡期厚度，故予以滋养肾精，鼓舞生发为要；若 TVS 提示卵泡为接近或为成熟卵泡大小，则加活血药如路路通、穿山甲、皂角刺等活血通络，促进卵泡排除，活血药能改善子功及卵巢内环境，增加其血供，诱导成熟卵泡排出，促进精卵结合。

2. 激素替代疗法　对于疾病进一步发展严重早发性卵巢功能不全的患者，除中药治疗外，还应配合激素序贯疗法，重建患者生理周期。激素替代周期疗法：补佳乐 0.1 g，1 次/日，共服 21 日，后 10 日加用地屈孕酮 20 mg，2 次/日，共服 10 日，21 日为一个周期，其间注意监测患者性激素变化，一般撤血后 3~5 日定期复查生殖激素，注意服用激素后的副作用及禁忌症，不可一味使用激素改善 POI，切勿长期服用。

3. 中成药　在用中药过程中，另辅以中成药，效果颇佳。治疗 POI 中成药主要有坤泰胶囊、定坤丹、河车大造丸等。临床用药注意辨证，一般气血两虚、气滞血瘀所致月经不调且有生育要求者予以定坤丹（人参、红花、鹿茸、西红花、鸡血藤、三七、五灵脂、延胡索、茺蔚子、白芍、熟地黄、当归、茯苓、阿胶、白术等），此方寒、凉、温、热药并存，但暖而不过，温而不燥，益而不腻，凉而不涩，炮制奇特成丹，善达胞宫，定阴阳而安神。阴虚火旺、肺肾两虚且子宫内膜薄者予以河车大造丸（紫河车、熟地黄、天冬、麦冬、杜仲、龟甲、黄柏、牛膝），此方出自《景岳全书》，是滋阴清热、补肾益肺的经典名方之一，紫河车能够增加激素分泌，促进卵泡的发育，还能增加卵巢、子宫局部血液循环，改善卵巢功能，从而延缓卵巢功能衰退；臣药熟地黄、天冬、麦冬滋阴养血、补益肾阴；佐药杜仲固肾、壮腰膝，牛膝清虚热；龟甲、黄柏滋阴潜阳、清虚火。阴虚火旺明显、心神不宁伴围绝经期症状明显者予以坤泰胶囊（熟地黄、黄连、白芍、黄芩、阿胶、茯苓），达到阴阳和谐而宫暖胞润，坤泰平安。

验案举隅

患者，女，29 岁，已婚。2017 年 2 月 18 日初诊。主诉月经停闭 1 年。患者平素月经不规律，15 岁月经初潮，每次行经 3~5 日，周期 30 日~4 个月，经量偏少，伴血块，无痛经，近两年月经周期逐渐延长，经量较前明显减少，末次月经 2016 年 1 月（具体日期不详），4 日净，经量少，无痛经。刻下症：潮热盗汗，心烦急躁易怒，白带量少，性欲减退，平素伴腰酸，偶有头晕，夜寐差，纳可，二便调，舌红，苔薄白，舌边稍腻，脉细数。另外患者自诉近期由于工作变动等原因自身压力较大，心情抑郁。2017 年 2 月 B 超：子宫前位，大小 4.2 cm×4.1 cm×2.8 cm，内膜（EM）6.2 mm，左卵巢 1.8 cm×1.6 cm，内见 AFC：1～2 枚；右卵巢 1.7 cm×1.6 cm，AFC：1～2 枚；双侧未见明显优势卵泡，提示双侧卵巢体积小。性激素六项：E_2 32 pg/mL，FSH 51.84 IU/L，LH 32.36 IU/L，P 0.89 nmol/L，T 0.41 ng/mL，PRL 9.35 ng/mL。西医诊断为早发性卵巢功能不全；中医诊断为闭经（肝肾阴虚型）。

处方：菟丝子 15 g，熟地黄 10 g，枸杞子 10 g，茯苓 15 g，当归 12 g，丹参 10 g，山药 15 g，墨旱莲 10 g，酒女贞子 10 g，山茱萸 15 g，杜仲 10 g，香附 10 g，远志 10 g。14 剂，每日 1 剂，水煎分早、晚 2 次温服。

二诊（2017 年 3 月 5 日）：患者诉服上方后月经尚未来潮，但白带量明显增多，失眠情况较前改善，舌淡红，苔稍薄，脉细。上方加淫羊藿 12 g，桂枝 6 g。14 剂。

三诊（2017 年 3 月 23 日）：患者诉 3 月 20 日月经来潮，量较前增多，色红，伴血块，无腹痛。上方继服 7 剂。

四诊（2017 年 4 月 10 日）：患者诉无明显不适，眠可，舌淡红，苔薄，脉细。上方去远志，加茺蔚子 10 g，14 剂。

五诊（2017 年 4 月 23 日）：患者 4 月 16 日月经再次来潮，月经量可，月经第三天复查性激素：E_2 28 pg/mL，FSH 15.48 IU/L，LH 10.77 IU/L，T 0.52 ng/mL，PRL 11.35 ng/mL，继续原方调理。

后一直随访患者近 3 个月，患者月经均按时来潮，复查生殖激素恢复至正常范围内，无明显不适。

按：本案患者因工作压力等原因导致肾阴耗伤，水不涵木导致肝阴亏虚，而形成肝肾阴虚，精血无以化血，血海无以充盈，导致月经量少甚至闭经。治疗上当滋阴补肾，疏肝解郁为主的肝脾肺肾心同调，方中菟丝子、枸杞子、女贞子、墨旱莲、山茱萸滋补肝肾，杜仲温肾填精，平调阴阳，阴阳双补，肾之阴阳不断滋化为阴血，填充血海；补肾之中兼培土之法，以茯苓健脾启肾，以助后天精血之源，配合山药肺脾肾三脏同补；患者阴虚为患，故加熟地黄滋阴清热；充盛之中兼疏通之机，故加当归、丹参活血调经，香附疏肝解郁，远志安神益智。二诊月经尚未来潮之时加淫羊藿促进阳气发动，桂枝助阳化气，助心行血，以期月事来潮。

433　从女性生殖脏象理论探析多囊卵巢综合征病机

　　多囊卵巢综合征（PCOS）是复杂的异质性内分泌疾病，在育龄期女性的发病率为5%～10%。1935年两位外科医生发现肥胖、多毛、闭经、不孕是PCOS的"四联症"，手术发现卵巢体积比正常女性增大2～3倍、呈多囊样改变，故命名多囊卵巢综合征。PCOS的研究是领域内的热点和难点。对于诊断标准目前尚无定论，不同国家采用的诊断标准不同，目前对PCOS的治疗西医采用对症治疗，中医药治疗PCOS具有好的趋势，学者常惠等基于脏象学，探讨了PCOS临床表现中医肾、肝、脾、胞宫等脏腑功能失常的内在联系，认为PCOS呈现临床无排卵，生殖轴呈现促性腺激素异常，生殖脏器呈卵巢多囊样改变，分别与中医学的脏腑失常：冲任停滞、天癸失序和痰瘀胞宫中医病机理论相对应。

生殖相关脏腑经络的生理功能

　　脏象理论的功能可以概括为两点，一指表现于外在现象的生理活动和病理现象，二指以五脏为中心的五个生理病理系统与外在自然环境的事物与现象类比所获得的比象。因此，现代中医认为，脏象学中的"象"是指人体生理活动作用的结果。病机是以脏象学为根据，以五脏、六腑生理功能为核心，对各个要素病理表现进行观察，最后把疾病发生病因、病性、发展趋势及转归进行概括。脏象理论的核心是脏腑，脏腑包括五脏、六腑、奇恒之腑，而肾是联系三者的核心。生殖脏象主要指与生殖功能相关的脏象活动，肾脏象理论包括7个系统结构，即肾-脑系统、肾-骨系统、肾-髓系统、肾-精系统、肾-津液系统、肾-元气系统、肾-天癸-冲任系统。其中肾-天癸-冲任系统具有调控精血、繁衍生殖的作用，与女子胞及男性精室、睾丸等功能相关。"肾主生殖"，现代医学宏观上理解为男女的生殖腺，即睾丸和卵巢。肾主生殖是肾最主要的功能之一，是由肾藏"生殖之精"来实现的。肾-天癸-冲任系统是生殖脏象理论的核心，肾、天癸、冲任、胞宫是生殖系统的主要组成物质，在生殖功能中各司其职、相互协同。"肾"为先天之本，肾藏精主管生殖活动的全过程，"天癸"是生殖活动的物质基础；"冲任"二脉联系和调节脏腑的通道；前三者产生的生殖活动最终具体反应表现在"胞宫"。这是对生殖脏象理论的初步探析。

PCOS诊断标准

　　1990年NIH诊断标准：①高雄激素的临床表现和高雄激素血症；②慢性无排卵；③除外高泌乳素血症和甲状腺疾病、先天性肾上腺皮质增生等其他内分泌疾病。2003年提出Rotterdam诊断标准：①月经稀发或者闭经（或稀发排卵或者不排卵）；②临床高雄激素表现伴有或不伴有生化高雄激素血症；③一侧或者双侧卵巢形态呈多囊样改变，指体积≥10 mL，或单侧卵泡直径2～9 mm的卵泡数≥12个，以上3条符合2项者即可诊断为PCOS，并排除先天肾上腺皮质增生、库欣综合征、雌激素分泌肿瘤等其他内分泌疾病。2006年AES诊断标准：①临床或者生化的高雄激素血症为必需条件；②稀发排卵或无排卵，和/或卵巢成PCO改变；③排除其他内分泌疾病。2007年日本（JSOG）诊断标准：①异常子宫出血，包括月经稀发、闭经；②超声下发现的卵巢多囊样改变：双侧卵巢小卵泡（卵泡直径大小为

$2\sim9$ mm）数目大于 10 个；③血清雄激素升高，伴有或者不伴有血清 LH 升高而 FSH 正常者，并且排除其他内分泌疾病诊断为 PCOS。

中国女性 PCOS 的特征与欧美国家女性的不完全一致。月经稀发或闭经是中国 PCOS 女性的主要症状，2011 年卫生部颁布了中国女性 PCOS 诊断标准：①月经稀发或者闭经；②高雄激素的临床或者生化表现；③卵巢多囊形态学变化，月经稀发或者闭经是诊断 PCOS 的必要条件，后两项中符合至少一项即可诊断。近年来，国内大样本的流行病学调查发现促性腺激素释放激素异常是中国 PCOS 的较为显著的特征。因此尝试性提出适合中国 PCOS 患者特征的诊断标准：①月经稀发或闭经，此临床无排卵症，作为诊断的必需条件；②超声下卵巢呈 PCO 改变，此为 PCOS 卵巢无排卵的形态特征；③促性腺激素释放激素（GN）失调，表现为 LH 升高，和/或 LH/FSH 比例失调，为无排卵的生化特征。

基于生殖脏象理论探讨 PCOS 的病机特点

女性生殖理论所指肾-天癸-冲任-胞宫生殖轴，相当于西医学中下丘脑-垂体-卵巢轴。中西医两种观点对女子的生理特点的论述是相对应的。中医肾是生殖之本，是生殖中枢，相当于下丘脑生殖中枢。天癸的至衰与天癸的时限性和节律性，与女性卵巢周期变化相一致。天癸的月节律性表现为女子每月按时行经，是胞宫生理活动的外在表现。月经的周期性来潮是天癸的"自然之象"，用脏象理论解释，天癸为卵巢的生殖之象。冲任二脉，下连胞宫，上与脏腑经脉相通，是联络胞宫与脏腑的通路，主要功能是运行气血、调经助孕，这与西医所述的垂体促性腺激素的调节功能相一致。胞宫是生殖之器，胞宫的功能正常是女性生殖活动的正常完成的基础。

1. 冲任生理　冲任的生理表现为任通冲盛、氤氲有时，即 GN 适时、适量和有节律释放肾气盛，天癸至，任脉通，太冲脉盛，月事以时下。冲任二脉不仅沟通了脏腑与胞宫之间的联系，更具有运行气血和调经助孕的功能。月经周期依靠下丘脑-垂体-卵巢轴的共同调节，当月经周期来潮时，下丘脑神经呈脉冲式地分泌 GN，以正负反馈的形式作用于下丘脑垂体，促使垂体前叶分泌 FSH 和 LH 的促性腺激素。FSH 促使卵巢分泌雌激素，促使子宫内膜修复发展为增殖期内膜。雌激素上升到一定浓度后，下丘脑分泌的促性腺激素增多，伴随着 LH 值的大量分泌。高水平的雌激素及大量分泌的 LH 协同作用于卵巢，卵泡进一步发育、破裂，卵子排出；排卵后，由于卵泡壁塌陷，卵泡颗粒细胞、卵泡内膜细胞以及外部包绕的卵泡外膜细胞，共同形成黄体，促使子宫内膜转变为分泌期子宫内膜。约在排卵后的 $7\sim8$ 天，孕激素达到峰值，雌激素负反馈作用于下丘脑，促性腺激素的合成和分泌受到抑制，循环中的雌孕激素水平下降，致使黄体发生萎缩。子宫内膜坏死，脱落，出血，则月经来潮。在中医学中的冲任生理理论概括为"任通冲盛，经孕有时"。卵巢排卵周期正常和月经正常来潮，与促性腺激素 GN 的功能相关，其特征概括为：在青春期开始到绝经期停滞，即分泌适时；在排卵期达到一个峰值，即分泌足量；周而复始，即分泌具有周期释放。

2. PCOS 的生殖之象表现为临床无排卵——天癸失序　天癸是月经来潮的物质基础和动力因素。天癸最早出现在《素问·上古天真论》，原文为"女子七岁，肾气盛，齿更发长；二七而天癸至，任脉通，太冲脉盛，月事以时下，故有子……七七，任脉虚，太冲脉衰少，天癸竭，地道不通，故形坏而无子也"。故认为在肾-天癸-冲任-胞宫生殖轴中，天癸在调节肾、冲任、胞宫的正常运行方面起着重要的作用。《内经》认为，天癸的特征和节律性主要体现在伴随着形态的不同、功能的差异，天癸的特征和节律性亦不同。天癸是人体性腺轴的功能的具体体现，最终主要作用在卵巢，反映在卵巢的功能方面。生殖是生命繁衍和种系传播的复杂生命活动，针对人类的生殖提出了"生殖轴"，指出生殖轴控制和维持生殖功能。现代研究学者认为，天癸的运动具有时限性、节律性和状态性等特点。女性生理活动"操作者"是卵巢，卵巢也是 PCOS 发病的靶器官，其功能特征具有时限性、节律性和状态性，符合女性天癸活动的特点。

PCOS 天癸功能异常，主要表现在时限性。①天癸时限异常：PCOS 的"青春期发育亢进学说"认为，PCOS患者与正常的对照人群相比，青春期提前来临约半年，到成年后绝经延迟约2年，天癸呈现"早至"和"迟竭"的特点，原因可能是21羟化酶缺乏引起的。②天癸节律异常：天癸被认为是月经正常来潮的基础物质。女子月经的周期性变化与天癸的节律性相符合。所谓月经周期的变化其实就是月节律的变化，伴随着天癸月节律的改变而改变。月经稀发、月经后期或者闭经是PCOS的主要特点，也是PCOS患者月经失调的主要表现形式。所以，PCOS患者具有节律异常的特点，表现为天癸节律的延后或者消失。天癸失序是PCOS患者的生殖之象的呈现形式，在临床上表现为无排卵。③天癸状态异常：最新研究认为PCOS是一种原发性的卵巢疾病，其病变核心是卵巢功能的自主亢进。PCOS患者常表现为卵巢内小卵泡数量增多、雌二醇水平增高、雄激素水平增高以及IVF时容易发生卵巢过度刺激，这些都是卵巢对促性腺激素过度应答而形成的，即中医认为是卵巢、天癸功能亢进导致。

3. PCOS的生殖轴呈现促性腺激素异常——冲任停滞　冲任病理表现为冲任停滞，具体为GN分泌失调或周期异常、月经稀发、闭经是PCOS患者的主要症状，在中国月经失调在女性中的发生率为75%～90%。肾-天癸-冲任-胞宫生殖轴学与西医下丘脑-垂体-卵巢轴相对应。现代医学认为下丘脑-垂体-卵巢轴的调节异常引起了PCOS患者的冲任停滞。垂体对促性腺激素的敏感性增加，促性腺激素脉冲式的分泌异常，LH的过量分泌，刺激卵巢产生过量的雄激素，而FSH的分泌相对较低，高水平的LH与大量的雄激素，使卵巢内形成了持续无排卵的恶性循环，刺激了卵泡的发育功能，大量小卵泡形成，而低水平的FSH，异常的卵巢颗粒细胞芳香化酶的功能，致使卵巢内优势卵泡的形成，表现为PCOS患者的LH/FSH比例增高。如果GN分泌周期异常，临床中在育龄期女性表现排卵异常（无排卵、稀发排卵或者不孕），或者月经异常（包括月经稀发或者闭经）。因此PCOS患者的冲任功能异常主要表现为冲任停滞，是由于GN功能失调或周期异常所导致的。在中医学中表现为经络阻滞，气血运行不畅，无法正常布达于胞宫，化生为月经，常表现为月经异常，闭经，或不孕等。

4. PCOS的生殖脏器病理呈现卵巢多囊形态——痰瘀胞宫

（1）痰和瘀是PCOS的临床证候要素：由于PCOS高度的异质性特点决定了其临床特点的多样性，根据PCOS患者临床复杂的证候群总结出"痰"和"瘀"是其发病的主要证候因素。其表现为月经失调、闭经、不孕，卵巢呈多囊样改变的异常胞宫生理活动即为痰瘀胞宫，还包括表现为肥胖、多毛、痤疮的痰浊瘀滞肌肤。

（2）PCOS证候靶位是胞宫：中医无"卵巢"之名，胞宫的功能涵盖内生殖器官的功能。PCOS临床表现多样性，主要特征为胰岛素抵抗和生殖代谢障碍，其临床表现概括为闭经、不孕、肥胖、多毛的"四联症"，确定PCOS的证候靶位，主要在卵巢（中医属胞宫）、肌肤和脂肪，而在中国，PCOS就诊的原因主要为月经稀发、闭经、不孕等，因此我们确定PCOS的证候靶位与胞宫密切相关。

（3）PCOS痰壅胞宫的超声形态证据——生殖器官病理的形态学特征：现代中医认为PCOS发病的主要环节是肾-天癸-冲任-胞宫性腺轴失调，性腺轴的功能与肾、脾、肝三脏关系密切。痰浊是导致女性生殖功能障碍的主要病因病机之一。通过提取PCOS证候要素，敲定证候靶点，因此提出"痰壅胞宫"是PCOS的中医病机。《丹溪心法》："若是肥盛妇人，禀受甚厚，恣于酒食之人，经水不调，不能成胎，谓之躯脂满溢，闭塞子宫，宜行湿燥痰。"该理论认为痰浊是导致妇科疾病的主要因素，痰浊壅盛，阻碍气血运行，膜闭塞子宫而致不孕，有关多囊卵巢综合征中医证型和其超声形态学的研究也表明，与其他肾虚肝瘀和气滞血瘀型相比，痰湿阻滞型PCOS的卵巢体积更大，卵泡数量更多，PCOS以肾虚为本，气血痰湿为标，痰壅胞宫而导致了生殖障碍。痰浊壅盛，阻滞冲任、胞宫可致月经稀发、闭经、不孕；痰浊壅盛，膏脂充溢，形体表现为超重或肥胖，尤其是腹型肥胖；痰湿、气血互结，发为癥瘕，卵巢呈多囊性改变。采用脱氢表雄酮联合高脂饮食构建痰湿型PCOS小鼠，其卵巢形态表现为卵巢颗粒细胞层数减少，卵泡内膜细胞明显增生，间质细胞增生。痰湿型PCOS患者与其他偏颇体质相比，具有卵巢体积增大，卵泡数目增多的特点。卵巢呈多囊样改变是PCOS"痰壅胞宫"超声下形态学证据，痰壅胞宫也是天癸失序的形态学表现，符合卵巢的微观辩证。

　　PCOS 发病主要是由于肾、肝、脾三脏功能的失调，其中肾被认为是最主要的病变部位。月经稀发或者闭经、性腺轴失调和超声下卵巢多囊样改变是中国人群 PCOS 疾病的 3 个显著特征。PCOS 的发生、发展，变化复杂，内脏失调，冲任、胞宫受损为中医理论对其内在病因的分析。天癸失序：由于时限发生异常，使 PCOS 表现出月经稀发，闭经，以及无排卵的生殖之象；天癸失序，导致生殖和代谢功能异常，影响冲任二脉的功能。冲任停滞：垂体分泌 GN 异常，GN 分泌的周期性被破坏。痰壅胞宫：使 PCOS 的生殖之器——卵巢表现为多囊形态学的微观征象。因此，"天癸失序、冲任停滞、痰壅胞宫"是 PCOS 生殖异常的中医病因病机的理论概括。

434　从女性生殖脏象辨治卵巢癌

卵巢癌是发生于卵巢表面体腔上皮和其下方卵巢间质的恶性肿瘤，多见于晚婚、少生、少育的妇女，死亡率居妇科肿瘤之首。初期偶有下腹部不适或一侧下腹有坠疼感，可出现月经紊乱，阴道出血，短期内可有腹胀、腹部肿块及腹水，当肿瘤向周围组织浸润或压迫神经时，可引起如下肢浮肿、尿频等一系列压迫症状。晚婚、不育者患卵巢上皮癌的危险性相对较高。

卵巢癌属中医"癥瘕""积聚"等范畴。《诸病源候论》："癥瘕者…若积引岁月，人皆柴瘦，腹转大，遂致死。"《妇人大全良方》："夫妇人积年血癥块者…久而不差，不问积聚癥瘕，俱为恶候，切勿视为寻常等而不求医早治，若待胀满已成，胸腹鼓急，虽仓扁复生，亦莫救其万一。"学者鱼潇宁等基于卵巢生理特性总结了卵巢癌之病理要素、脏腑病机，探析了卵巢癌理法方药的应用。

从卵巢生理特性论卵巢癌发病

1. 亦泻亦藏，藏泻有时　卵巢位于小腹两侧，左右各一，是女卵生成之所。所生之卵，一月一行，下输子宫。由此可知，卵巢有产生、储藏和排泄卵子的生理功能。结合中医脏象理论，卵巢在月经间期及妊娠期间蓄藏卵子，并在不同时期分泌激素，类似于脏的藏的功能；而在行经期和分娩期，产生排卵和受孕必不可少的雌激素与孕激素，可助子宫排出月经、娩出胎儿，又类似于腑的泻的功能。

卵巢功能藏与泻的关系，一方面表现为藏与泻的流转交替，全身气血津液通过经络不断地供应子宫、卵巢，以之为养，此种蓄精即藏的生理活动，同时也在不断地将蓄藏的阴精排出，协助子宫泌泄生理性白带；另一方面表现在循时的藏与泻，月经来潮以及分娩期间排出胎儿，均是传化物而不藏的表现，都是月节律的由藏到泻。

妊娠期卵巢功能受到抑制，分娩后子宫、阴道恢复期间，卵巢的功能亦逐渐恢复至正常状态，开始排卵，重新开始生理周期变化。可见，藏与泻虽各有常主，但必须保持一定的节度，否则女性生理会出现异常。西医认为卵巢癌的病因和危险因素主要包括持续排卵、内分泌因素、遗传因素等。其中经期过短和月经不规律是因排卵次数增加，而使患卵巢癌的危险性增加；而母乳喂养能降低卵巢癌的风险，是因为妇女在妊娠和哺乳过程中，卵巢停止排卵，因此也成为卵巢癌的保护因素。由此可知，卵巢藏泻分明，各依其时，才能保持子宫精气充实，气血调和，从而月经通畅，带液正常，胎孕顺利，产后无疾。

2. 主生殖制化，妊产胎育　中医文献并无卵巢脏器的相关记载，但卵巢的功能与子宫关系密切，如《景岳全书》中描述胞宫的形态："阴阳交媾，胎孕乃凝，所藏之处，名曰子宫。一系在下，上有两歧，中分为二，形如合钵，一达于左，一达于右。"可见，中医的胞宫形态除了包括子宫的实体之外，还包括两侧的附件，即卵巢和输卵管。由此可知，卵巢与子宫同属于女子的生殖系统，共同主持女子的妊产胎育。

在女子生理活动的机理中，中医学的"肾气-天癸-冲任-胞宫"的过程与西医学的"下丘脑-垂体-卵巢-子宫"的环路相对应。天癸，源于先天，藏之于肾，受后天水谷精微的滋养。"天癸至"则"月事以时下，故有子""天癸竭，则地道不通，故形坏而无子也"，说明天癸可促成月经产生及孕育胎儿，是促进人体生长、发育和生殖的重要物质。据此可知，天癸与卵巢分泌的调节生殖功能的神经内分泌激素相类似。子宫的周期性变化深受卵巢内分泌影响，卵巢在成熟期分泌产生的雌、孕激素，维持女性生殖器官和第二性征的正常存在，并为受精和孕卵做准备，支持子宫胚胎发育及娩出胎儿。

病理之变源于生理，卵巢主生殖制化、妊产胎育的生理功能与肾、肝、脾三脏密切相关，卵巢癌的形成与之亦不无关联。肾主生殖，而"胞络者，系于肾"，经带调和依赖于肾精之充足。若肾精亏虚、冲任失调，再加之感受外邪，则易出现绝经后阴道出血或带下增多等症状。再者，本病多见于围绝经期或绝经后妇女，此时肾精亏虚，功能衰退，邪乘正虚，袭人日久，发为恶疾。肝主疏泄而司血海，而行经和胎孕的生理功能，以气血为用。若情志过极，长期情志不舒，忧思不解，则易致气机郁滞，导致痰凝湿聚、气滞血瘀，从而使气、血、痰、湿互结于少腹，冲任失调，气血不畅，日久而成癥瘕。脾为气血生化之源，司中气，主生血统血，直接为胞宫的行经、胎孕提供物质基础。若因饮食不节，脾胃损伤，食饮难消，结聚于内，脾虚生痰，痰凝湿聚；或湿郁化热，湿热蕴结，积而成瘕。

卵巢癌之病机病理

卵巢癌病位在卵巢，其发生发展与肾、肝、脾三脏气血功能失调有关，病理因素以"气、痰、瘀"为主，病性为寒属湿。

1. 病理要素以气、痰、瘀为要　女子以气血为用，气血由脏腑化生，通过经络运达胞宫，为胞宫的经、孕、胎、产、育提供基本物质，完成卵巢的特殊生理功能。若妇女经期、产后，内伤生冷，外受风寒，或恚怒伤肝，气逆而血停；或忧思伤脾，气虚而血滞；或积劳积弱，气弱而不行；均会导致气血津液运行输布受阻，气滞血瘀，停于卵巢之处，积聚成块。若先天不足、孕产受伤、滥用药物，致使肾精亏虚，无以供养卵巢，或肾气不足，无以泄浊排邪外出，痰饮、瘀血内生，久留而成积；或饮食不节，脾胃受损，运化失常，痰湿停于卵巢，诸多因素，皆可久积成毒，导致卵巢藏泻失时，月经紊乱，孕产失职，加之外邪侵袭，恶疾乃生。如《医碥》："积者，有形之邪，或食，或痰，或血，积滞成块……在妇人则为癥。"是以卵巢癌病理因素以气、痰、瘀为要。

2. 从脏腑病机论寒热燥湿　至于卵巢癌之寒热病性，当以"寒"为主，盖因卵巢癌的发生发展与"寒"有极为密切的关系。首先，历代文献所述以寒邪致病为多。早在《素问玄机原病式》指出："诸病上下所出水液，澄澈清冷，癥瘕㿗疝……皆属于寒。"《诸病源候论》中也较多的提及寒邪，如"产后脏虚受寒""经水往来，取冷过度""受于风冷""风冷相乘"等。因血气得寒则凝，得温则行，寒邪内侵，则血气运行不利，从而变生癥瘕。其次，临床表现也多有虚寒之象。卵巢癌患者术后、化疗后肾阳虚弱，阴寒内盛，无以温煦卵巢、子宫，冲任、胞脉虚寒，而致寒凝血滞，聚成癥瘕。且痰饮、瘀血为阴邪，若下焦痰瘀日积，阻碍气机，抑遏阳气，亦可损伤肾阳，呈虚寒之象。

卵巢癌发病和进展与痰湿关系密切。水湿致病，重浊黏滞，易袭阴位，阻滞气机，日久则损伤阳气，水湿盘踞胞宫胞络，阻于气分则白带绵绵时下；波及血分则阻滞血脉，气血乖乱，血不归经，伏留胞络窠臼，而成漏下、经期延长等症。痰湿既是致病因素又是病理产物，其兼症多累及脏腑，以肾、肝、脾三脏受累为主，卵巢癌中胸水、腹水及脑、肺转移亦与痰湿之邪积聚有关。肝失疏泄，脾失健运，气机不畅，阻碍血运，导致痰毒、水湿等病理产物停聚，阻塞脉道；水湿困脾，痰瘀留滞，络脉闭阻，水湿、痰毒、瘀血互结，可见鼓胀、水肿等表现；水湿不化，泛溢肌肤、经脉、胸腹，亦可出现水肿表现。晚期患者肾火虚衰，无力推动膀胱气化、温助脾阳，开阖失司，气化不利，又因肝失疏泄、横逆乘脾，脾失健运，不能散精，水精不能四布，故可见水液停聚之腹水、浮肿等证候表现。

如上所述，卵巢癌与肾、肝、脾三脏关系密切。肝失疏泄，藏血不能；肾精亏虚，冲任失调；脾失健运，痰湿凝滞；加之后期肾阳虚损，温煦失常，而致气滞、血瘀、痰凝互结，积久成瘕，故临床多寒多湿之象。

立法组方

卵巢癌多发生于绝经期前后的中老年妇女，以腹中有结积块，或胀，或痛，或满，月经不调为主要征象。此病多由肾、肝、脾功能失调而起，气滞、血瘀、痰壅为患，故其治疗应着眼于调理肾、肝、脾三脏，恢复气血津液之常，当以"疏肝理气，健脾消痰，益肾化瘀"为基本治法。

1. 疏肝理脾，调气行津　若情志不遂，肝气横逆乘脾，水湿内聚，肝脾俱病；或术后复发及转移者，正伤阴亏、肝失濡养，肝脾失调，以致气血涩滞，并见血瘀、水湿之象。此时以肝郁气滞、肝郁脾虚多见，临床常见气滞血瘀、痰湿蕴结之实象。治当疏肝理气、健脾化痰为主。因肝气常舒，脾气健运，气血流畅，痰浊自消，瘀滞亦除。宜选柴胡疏肝散、逍遥散、二陈汤、二术二陈汤、失笑散、膈下逐瘀汤加减。

2. 温经补虚，通络祛瘀　若因外寒侵袭，血气得寒则凝，得温则行，寒邪内侵，则血气运行不利，从而变生癥瘕。见漏下不止，血色暗而有块，淋沥不畅，伴少腹疼痛，白带异常增多，舌质暗或有瘀斑；或肢冷畏寒，腰腿酸软，脉细涩等。阳虚寒凝，治宜振奋阳气，散其凝结之寒；导滞通畅，行其已停之积。或以温补为法，温则寒却瘀散，补则正气来复，温补相兼，血脉易通，营卫畅行，使气血运行，终获散瘀之效。宜温经汤、生化汤类。

3. 利水渗湿，上下分消　若因手术、放化疗等治疗后，伤及脾肾，脾虚失运，肾不制水，体内湿、痰、瘀、毒结聚不散，壅塞不通，化而为热，见湿热之象。湿浊困阻，非芳香化浊和燥湿醒脾之品，无以振奋已困脾阳，祛除黏腻湿浊。应以清热利湿，解毒散结为法。选用藿朴夏苓汤、分消汤、中满分消丸之类加减。

4. 滋肝补肾，养阴清热　若正值绝经前后，天癸渐竭，阴虚阳亢，加之部分患者肝郁化火伤阴，肾阴更虚；若素为阴虚体质，罹患此病，日久及肾，复伤肾阴；加之放疗为火热之邪，热毒内蕴、耗伤阴血，致下焦肾阴不足更甚。治宜滋肝补肾，养正消积。当选用左归丸、知柏地黄丸、六味地黄丸之类加减。

5. 温阳实脾，化气行水　晚期病久也易出现脾肾阳虚之征，常见于平素虚弱、化疗后明显骨髓抑制或终末期患者。肾阳亏虚，火不暖土，必然有脾胃之阳亏竭，法当温肾健脾，两脏同治，宜用肾气丸、右归丸等。卵巢癌晚期，常出现癌性腹水极难控制，此类患者常常为疾病终末期，如不及时救治则如残灯将灭。脾肾虚寒，水湿为患，可以实脾饮、肾气丸合五苓散、真武汤等加减温阳健脾，恢复脾肾之制水行水之功。

妇科肿瘤多由于经、孕、产、乳等伤于气血，故治疗时当重视冲任气血的调摄，或调补，或温化，或清泻，或疏通，冲任调畅，气血通盛，五脏安和，诸症自消。

中成药选用

1. 大黄䗪虫丸　出自《金匮要略》。此方破血行瘀，乃世俗所称干血劳之良治也。内有干血瘀积之久，牢不可拔，当峻药缓图，陆续渐除，俾瘀积去，而虚劳庶可复。适用于卵巢癌之瘀血内结者。

2. 桂枝茯苓丸　《金匮要略》方，由桂枝、茯苓、牡丹皮、芍药、桃仁，加蜂蜜炼为丸而成，有活血化瘀，消癥散结之效。适用于卵巢癌盆腔转移、下腹部包块硬实者。

3. 加味西黄丸　来源于《外科证治全生集》中的名方——西黄丸加减而成。主要药物有麝香、人工牛黄、乳香、没药、三七粉、山慈姑等，具有清热解毒，攻坚散结，活血止痛之效，适用于中晚期卵巢癌患者。

本文突出理法方药之间的紧密关系，有助于"依法定方，据方选药"。读者将从中医源流了解卵巢癌之病因、形成、传变、论治，为中医临床治疗卵巢癌提供新思路及新方法。

435　从五脏辨治卵巢癌研究

　　卵巢癌在世界女性最常见癌症中位居第 7 位，是中国最常见的癌症之一，其死亡率高居妇科肿瘤首位。由于其发病初期隐匿、病程进展快、转移前无特殊不适，大多数患者出现明显症状时已处于肿瘤晚期，手术联合化疗是卵巢癌主要治疗手段，但具有较大副作用。近年来，中医药治疗卵巢癌逐渐成为其治疗方案中举足轻重的一部分，不仅可以扶正以延缓肿瘤进展，并且能够减少放、化疗毒副作用，改善患者生活质量。中医认为人是一个有机整体，五脏之间联系密切。因此运用中医药治疗卵巢癌时不可拘泥于单一脏腑，应从整体出发，分清主次，结合五脏辨证用药。基于此，学者陈仔颖等通过查阅文献，从五脏角度对卵巢癌相关论治进行了梳理归纳。

从脾论治

　　1. 脾气虚证，治从补脾益气，扶正祛邪　中医认为，正气虚弱是疾病产生的前提。脾主运化气血，脾气健运，则气血运行有序，机体康健，病无所生。脾气虚弱，气血生化无力，遭受外邪入袭，则邪强正弱，痰浊、热毒、瘀血等病理因素难以清除，使其长期留滞于体内，日久便可演变为癌毒。证候多见面色无华，头晕目眩，神疲，四肢乏力，经闭，或自汗盗汗，纳呆，舌质淡，苔薄白，脉细或细弱。朴炳奎等认为卵巢癌病位在盆腔深部，易致漏诊，难以及时发现，积聚日久，损伤元气，治疗卵巢癌时使用具有益气健脾功效的中药，可以使脾气健旺，鼓舞正气，祛除邪气，提高疗效。何若苹等治疗卵巢癌注重望闻问切，以察患者脾胃功能强弱。选方常用四君子汤、补中益气汤、参苓白术散等加减扶正，药物常用薏苡仁（归脾、肺、胃经）、太子参（归脾、肺经）、黄芪（归脾、肺经）、茯苓（归脾、心、肾经）等健脾益气补中。刘展华等认为卵巢癌的治疗，除攻邪之外应首倡健脾补气以扶正，故在治疗过程中应重视顾护脾胃、健脾益气，常用人参（归脾、肺、心经）、五指毛桃（归脾、肺、肝经）、黄芪、茯苓、白术等，常用化裁方剂四君子汤、八珍汤、补中益气汤等。赵灵琴等研究发现人参（归脾、肺、心经）的提取物人参皂苷 Rg3 能够诱导细胞凋亡，抑制卵巢癌细胞的增殖和迁移。

　　方莹等观察 112 例晚期卵巢癌患者，发现与仅采用 TC（紫杉醇＋卡铂）化疗方案比较，温阳益气健脾汤剂（黄芪、莪术、三棱、党参、白术、茯苓、生姜、白芍、苦参、附子、白花蛇舌草）联合 TC 化疗方案的有效性、安全性、1 年生存率、3 年生存率、KPS 评分均显著升高。任洁宁等亦通过观察 88 例晚期卵巢癌患者，发现与单纯采用 TP（紫杉醇和顺铂）化疗组相比，扶正祛积汤（黄芪、鸡血藤、黄精、炙龟甲、三棱、枸杞子、莪术、当归、干漆、海藻、炒白术、生牡蛎、党参、鸡内金）联合化疗治疗，能够有效改善晚期卵巢癌患者的血清肿瘤标志物（包括 CEA、CA125、CA153 和 CA199）水平，降低化疗副作用，提高生存率，改善整体治疗效果。许秀灵等观察 69 例卵巢癌患者，与单纯采用 TP 或 TC 方案化疗组相比，参芪扶正注射液＋益气汤（黄芪、党参、白术、当归、茯苓、熟地黄、白芍、川芎、阿胶、升麻、沙参、鸡血藤、何首乌、甘草）联合化疗组治疗有效率达 65.71%，单纯化疗组有效率 35.29%。提示脾气虚证是卵巢癌中常见的一种证型，补脾益气、扶正祛邪联合化疗可有效改善卵巢癌的进展。

　　2. 痰湿困脾证，治从健脾燥湿，化痰散结　"顽痰百病生"，肿瘤每与"痰邪作祟"有关。赵延华等认为痰性黏腻，易与癌毒黏着于人体脏腑组织器官的每一角落。吴良村等认为患者平素饮食不节，损伤脾胃，运化失常，水液在体内停滞，聚结于内，久而生湿，湿性困脾，水湿运化不利加剧，阻碍气血循行，形成瘀血、痰湿等蕴结于卵巢，相互搏结日久而成癥瘕。症见腹胀、腹部肿块固定不移、按之柔软、面色萎黄、伴有身体困重、胸脘痞闷、倦怠乏力、头晕、不欲饮食或纳谷不香、大便稀薄、舌质淡、舌体胖大、边有齿痕、苔白腻、脉沉弦或滑。治以小半夏汤＋苓桂术甘汤为基础健脾化痰。孙桂芝等予开郁二陈汤（《万氏女科》）加减（黄芪、陈皮、半夏、太子参、白术、香附、川芎、木香、青皮、莪术、夏枯草、山慈姑、苦参、蜂房、焦山楂、焦槟榔、炙甘草），二陈汤，橘皮竹茹汤等健脾燥湿化痰，使痰化则肿块自消。为增强其化痰散结功效，临床中常常酌情加以软坚消瘤之品，如穿山甲、鳖甲、僵蚕等。何若苹等认为在卵巢癌的发生、发展过程中，"痰浊"贯穿始终，日久则凝聚成块，常加用藤梨根、姜半夏、贝母、海藻、猫爪草、皂角刺、瓜蒌等消痰软坚散结之品。龙方懿等研究发现白术（归脾、胃经，功善燥湿健脾）的主要成分之一白术内酯Ⅰ可明显抑制卵巢癌 SK‐OV‐3 细胞、OVCAR‐3 细胞的增殖，而起到控制肿瘤发展的作用。

从肝论治

1. 肝郁气滞证，治从调肝理气，解郁化结 肝职司疏泄，调畅一身之气机。朴炳奎认为现代社会生活节奏日益加快，妇女的精神压力倍增，女子易肝气郁结。卵巢癌患者除受疾病本身困扰，还面对昂贵的治疗费用等经济压力，肝郁更甚，久则血行不畅，气血瘀滞，积聚于卵巢。症见下腹部包块、坚硬固定、伴胸胁胀满或腹部胀痛走窜、心烦易怒或情志抑郁、善太息、泛恶嗳气、月经紊乱或阴道流血、舌暗红或紫、脉弦。治疗宜采用疏肝理气、解郁化结的药物，如用柴胡疏肝散加减，疏泄肝气，使气血和畅而郁自除。何若苹等为治疗卵巢癌时酌投疏肝理气解郁之药方能疏调气机，常用药物有佛手（归肝、脾、胃、肺经），玫瑰花（归肝、脾经），小青皮（归肝、胆、胃经），柴胡（归肝、胆经），广木香（归肝、胃经），川楝子（归肝、胃、小肠、膀胱经）等。吴良村等常以理气药为主配合当归、芍药等养血柔肝治疗卵巢癌。郭敏红等将二代铂类化合物卡铂联合莪术（归肝、脾经）提取物莪术油使用，发现莪术油能够增强卡铂对相关癌症因子的敏感性，并显著增强卡铂对卵巢癌的治疗效果。

2. 湿热蕴毒证，治从清肝泄热，利湿解毒 黄永昶认为卵巢为足厥阴肝经所过之处，若患者平素嗜酒，过食肥甘厚腻之品或感染湿热邪毒，湿热内生，久留体内，经络阻塞不通，致湿热蕴结肝经，日久变生癌毒发为卵巢癌。于晓宇等发现湿热蕴毒证是中晚期卵巢癌患者常见证型之一，症见腹部包块伴有下腹胀痛、口干、口苦、渴不欲饮，或伴阴道不规则出血、便秘、尿黄、舌暗或红、苔厚腻、脉弦滑或滑数等。裴正学等用龙胆泻肝汤、四妙丸加减，以苦参、茯苓、土贝母、土茯苓、半枝莲、白蛇草、白英、龙葵等清热利湿、解毒散结。何若苹等则常选用猫人参（归肝经），蒲公英（入肝、胃经），红藤（归肝、大肠经）等清热解毒之药。卢静静等实验研究发现，从大黄（归肝、脾、胃、大肠经），虎杖（归肝、胆、肺经）等中药中提取出化学成分大黄素，可以通过调节 ILK/GSK/‐3β/SIug 信号通路抑制上皮间质转化进一步使卵巢癌细胞系的迁移和侵袭能力得到抑制。

从肾论治

1. 肾精亏虚证，治从益肾填精，养阴清热 鱼潇宁等认为肾主生殖，卵巢属于女性生殖系统，与子宫一起主持女子的经带胎产，属肾所主，故而经带调和依赖于肾精之充足。若肾精亏虚、冲任失调，再加之感受外邪，则易出现绝经后阴道出血或带下增多等症状。林丽珠认为卵巢癌患者多发生于绝经前后，已过七七之年，天癸渐竭，阴阳失调，加之部分患者肝郁化火伤阴，肾阴更虚，阴虚火旺，炼精成痰，壅于卵巢，日久而癌变。症见腰膝酸软、潮热盗汗、时有耳鸣、五心烦热、形体消瘦、失眠多梦、月经紊乱或绝经后阴道不规则流血、舌红苔少或有裂纹、脉细数等。孙桂芝等认为肾主骨生髓，通过补益肾精，可以强健骨髓。常用黄精（归肾、脾、肺经），熟地黄（归肾、肝经），沙苑子（归肾、肝经），菟丝子（归肾、脾经），制何首乌（归肾、肝经）等药补肾益精填髓。何若苹等认为以滋阴益肾法为宜，多以六味地黄汤等加减治疗。研究发现滋肾名方六味地黄丸在预防、治疗及辅助治疗恶性肿瘤等方面取得了良好效果，可增强卵巢癌患者免疫功能，激活抑癌基因的表达，抑制肿瘤新生血管生成并且抑制肿瘤细胞增殖与转移。吴结妍等发现给予40例肾虚血瘀型卵巢癌患者补肾祛瘀方（女贞子、生地黄、淫羊藿、甘草、半枝莲、土鳖虫、桃仁、地骨皮）补肾养阴清热，兼以活血化瘀，能有效改善患者中医症状，如午后潮热汗出、烦躁、感觉异常、易疲劳和四肢麻木等，进而提高患者的生活质量。李倩男等发现牡丹皮（归肾、心、肝经）的有效成分之一丹皮酚可有效抑制卵巢癌细胞A278的增殖活性并且诱导细胞凋亡。

2. 肾阳虚证，治从温补肾阳，补益命门　《素问·奇病论》"胞络者，系于肾"。肾阳主一身之阳，能温煦胞宫使其功能活动正常。耿丹丹认为肾阳虚弱，则命门之火衰，胞宫失于温煦，而致寒饮痰邪凝聚于卵巢而成肿块。因此在卵巢癌病情变化过程中，阳虚是其发病之本，治疗时应遵循扶阳益气的原则，益火之源以消阴翳。蒋士卿总结多年临床经验，认为肾阳亏虚、下元寒盛是卵巢癌形成的重要原因之一。患者素体阳虚，或久病阴损及阳，症见下腹部冷痛或伴腰痛、面色㿠白、头晕无力、手脚冰凉、经量增多或减少、经行腹痛明显等阳虚症状。治以当归芍药散为基础方，自拟温肾消癥方（淫羊藿、土炒白术、茯苓、泽泻、当归、赤芍、白芍、川芎、香附、通草、茜草、肉桂、熟地黄、生鸡内金、砂仁、小茴香、厚朴、海金沙、蜈蚣）温补肾阳，抗癌解毒。付杨等研究发现能够温煦肾阳、搜剔胞络的理冲生髓饮（人参、鹿茸、黄芪、淫羊藿、水蛭、莪术、三棱、浙贝母）联合顺铂使用可以促进卵巢癌SK-OV-3细胞凋亡，减少卵巢癌SK-OV-3细胞中干细胞数量，增强顺铂的抗肿瘤作用，使卵巢癌患者生存期延长，减轻化疗后的毒副反应，改善患者生存质量。陈浩方等发现裴氏扶正固肾汤（潞党参、北沙参、太子参、人参须、生地黄、山茱萸、桂枝、赤芍、茯苓、桃仁、牡丹皮）联合TP化疗可有效改善患者中医临床证候、生存质量（QOL评分）及体力状况（KPS评分）。万玉莹等研究发现，斑蝥（归肾、胃经）的提取物斑蝥素可通过抑制卵巢癌细胞Smad3、转化生长因子-β1和氨基端激酶的表达起到抗肿瘤、抑制细胞增殖的作用。

从心论治

心气血亏虚证，治从益气养血，宁心安神，《女科经纶》提出"妇人百病皆自心生"，妇人多忧思，忧思则心伤，心伤则心气无以推动血液周流全身，营养灌溉全身。吴良村认为气虚不能生血，血虚不能化气，而表现为气血亏虚。六淫邪毒易入侵于内，聚于盆腔，日久而发为卵巢肿瘤。陈忠通过查阅文献，归纳卵巢癌气血亏虚证可见少腹疼痛伴有肿块，得温痛减，心中悸动不安，气弱，面色苍白，神疲乏力，寐差，舌质淡红，舌苔白薄，脉细，虚大无根。治法重点在于补气养血，佐以宁心安神，方用八珍汤加减气血并补。心主血藏神，血虚则心脏失养，神明失守，故失眠多梦者以酸枣仁（归心、肝、胆经）、合欢皮（归心、肝、肺经）、首乌藤（归心、肝经）等宁心安神。杜秋越等研究发现雷公藤（归心、肝经）中分离出的雷公藤内酯醇治疗卵巢癌机制包括通过多途径（调节细胞周期、抑制缺氧诱导因子1α的转录活性，抑制热休克蛋白的表达）抑制卵巢癌细胞增殖及诱导癌细胞凋亡，并且可以增强多种化疗药物的抗卵巢癌效应，逆转肿瘤细胞的多重耐药性。

从肺论治

肺气阴两虚证，治从宣肺利气，佐以养阴。肺主治节，为气之主，通过宣发肃降输布气血津液至全身。肺气足，则肺治节有权。若肺的呼吸功能失常则影响一身之气的生成，导致气虚，无以化湿，且气虚易损伤阳气，使湿邪愈甚，化生痰浊、湿热、癌毒等内蕴于体内，日久不解促使肿瘤的形成。施学丽等认为肺主一身之气，气化则湿亦化，故而宣肺利气在治疗以湿邪为主要致病因素的卵巢癌具有重要意义。药以杏仁（归肺、大肠经），桔梗（归肺经）宣降肺气。田永立等认为卵巢癌患者久病肾阴不足，子病及母，或肺转移导致肺阴亏虚出现咳嗽，痰少，质黏稠，或痰中带血、声音嘶哑、口燥咽干等症状。治当遵循金水相生原则，佐以沙参麦冬汤加味；若出现咳血症状明显、口舌干燥、声音嘶哑，可用百合固金汤化裁。王熙熙研究发现黄芩（归肺、大肠、胃、胆经，化学成分之一黄芩苷可通过抑制相关蛋白磷酸化以及相关信号通路的表达治疗卵巢癌，提高疗效。杨晓晓等研究表明，白藜芦（归肺、胃经）提取物白藜芦醇可通过靶向抑制 CXCR4/CXCL12 信号轴，抑制卵巢癌细胞株 A2780 细胞迁移及侵袭。

436　脏象学子宫腺肌病理论

子宫腺肌病（AM）是具有活性的子宫内膜腺体及间质浸润子宫肌层引发的疾病，发病率为 5%～70%，并呈逐年增高趋势，为妇科常见病。主要表现为经量过多、经期延长、逐渐加重的进行性痛经和不孕严重影响身心健康和生活质量，目前尚缺乏根治性药物，属妇科疑难杂病。子宫切除术是标准治疗方法，但明显损害女性生殖功能，临床接受度低。中医药治疗 AM 有较好的临床疗效与发展前景，新版《子宫内膜异位症的诊治指南》中明确提出"某些中药对痛经有明显的缓解作用，可以试用"。脏象学中医辨证论治疾病的依据，其以脏腑理论为基础，AM 病位在女子胞，属奇恒之腑，相关理论对临床治疗子宫腺肌病有重要的指导作用。学者郁悦等对脏象学指导下的子宫腺肌病理论做了探析。

女子胞理论

女子胞又称胞宫、子宫、子处、血室等，最早见于《素问·五脏别论》："脑、髓、骨、脉、胆、女子胞，此六者，地气之所生也，皆藏于阴而象于地，故藏而不泻，名曰奇恒之腑。"奇恒之腑与五脏六腑关系密切，功用却相对独立，在中医脏象学中有其独特价值，但相关论述较少，女子胞作为奇恒之腑，形似六腑腔状中空却不传化水谷，功能似五脏藏精但不藏神，后唐容川指出"女子之胞，名血海、名子宫，以其行经孕子也"。传统中医理论具有"中医脏腑非独指解剖实体"的学术观点，女子胞一词源于子宫等女性生殖器官，但其称谓的外延远大于解剖实体，有丰富的理论内涵。

《素问·阴阳应象大论》："故清阳为天，浊阴为地，地气上为云，天气下为雨，雨出地气，云出天气。"相较于天气的流动蒸发，地气的功能更多体现在吸收贮藏，中医采用取象比类方法，将藏精的奇恒之腑比之于地。但女子胞并非只藏不泻，而是能藏能泻、藏泻有时，但更多行使贮藏的功能，表现为子宫内膜在增殖期、分泌期长养蓄经，时间长于月经期，妊养胎儿时间长于分娩时间等。其中女子胞贮藏肾脏之精的功能最为关键，也是行使其他藏泻功能的前提。作为奇恒之腑，其没有五脏六腑的表里配属关系，但与奇经八脉相连，尤与冲、任、督脉关系密切。

女子胞藏精主生殖与 AM 的关系

女子胞具有藏精的功能，其所藏之精来源于肾。在女性生殖轴中，肾为主导，为元阴元阳之本，决定天癸的至与竭。《素问·上古天真论》：肾者主水，受五脏六腑之精而藏之。"《素问·六节脏象论》："肾者主蛰，封藏之本，精之处也。"胞宫正常功能的行使需肾脏所藏精气的不断运送，肾精肾气充足则女子胞精血有源。王冰所注《素问》中提到"胞虽出纳，纳则受纳精气，出则化出形容"。张景岳云"子宫者，肾脏藏精之府也"，"所谓胞者，子宫是也，此男女藏精之所，皆得称为子宫。惟女子于此受孕，因名曰胞"。女子胞藏精是女性受孕、完成生殖过程的前提。

AM 导致不孕的原因与女子胞藏精功能失常密切相关。《傅青主女科·种子》"精满则子宫易于摄精，血足则子宫易于容物"，总结了胞宫摄精成孕的两个必要条件。AM 致不孕，以肾虚血瘀为主要病机，肾虚则精气失于溢泻，血瘀则胞宫无法容物。肾为先天之本，《灵枢·决气》："两神相搏，合而成形，常先身生，是谓精。""先天之精"秉受于父母"两神相搏"而来，因而具有遗传性。现代研究表明，AM 与遗传相关，具有家族倾向性，与中医传统观点不谋而合。先天肾精不足则精血乏源，使胞宫失于濡养，艰于孕育，而后天孕、产、堕胎过多过频，又会耗损肾精气血，加重先天肾精不足。《褚氏遗书》指出女性"合男子多则涩枯虚人，产乳众则血枯杀人"，现代研究显示，孕产史、习惯性流产和流产史均为 AM 发病的危险因素。肾气虚不能鼓动血行，会加重体内瘀血形成，《医林改错》中指出"元气既虚，必不能达于血管，血管无气，必停留而瘀"。AM 患者多有宫腔操作史，放置宫内节育器、手术刮宫等医疗操作造成子宫内膜基底层损伤是 AM 发病的重要因素，金刃损伤胞宫、胞络，血液外溢形成离经之血，留滞胞宫，当泻不泻，且瘀血不去，新血难生，使肾精难以施化，又损伤正气，加重肾精精气不足，即《诸病源候论》中所云"血结子脏，阴阳之气不能施化，所以无子也"。最终导致女子胞藏精功能下降，女性不孕。

以上论述表明滋补肾精肾气、活血化瘀以培补元气，改善局部血流是提高 AM 患者女子胞藏精功能与生殖能力的关键。现代研究表明，子宫内膜容受性降低为 AM 患者不孕的主要原因，也是 AM 患者通过体外受精-胚胎移植技术（IVF-ET）助孕，但种植后妊娠率仍有限，同时伴发流产率高的重要因素。子宫内膜容受性是允许胚胎着床的能力，类似女子胞藏精的功能。有文献提出，临床对相关患者应用补肾活血法治疗后能显著提高其子宫内膜容受性，为胚胎顺利着床提供良好的微环境。肖承悰等以"补肾气，通胞脉"为治法，增强子宫内膜血循环，促进孕卵的着床及发育，改善子宫内膜容受性。有临床研究显示，补肾活血中药联合阿司匹林可改善子宫内膜容受性，提高妊娠率。这些都体现了在脏象理论思想指导下，补肾养血与化瘀活血联用治疗 AM 相关不孕的临床意义，故在临床对 AM 的治疗中多以补肾药物（如鹿角胶、肉苁蓉、熟地黄）与活血化瘀类药物（如川芎、丹参、桃仁等）联合应用。

任脉、冲脉、督脉起源于女子胞与 AM 的关系

《灵枢·五音五味》指出"冲脉、任脉皆起于胞中，上循背里，为经络之海"。唐代王冰注解《黄帝内经·素问》指出"然任脉、冲脉、督脉者，一源而三歧也"。女子胞是任脉、冲脉、督脉的发源地，任、冲、督三脉功能失常与 AM 的发生发展息息相关。

1. 冲脉、任脉与 AM 的关系　徐灵胎云"凡治妇人，必先明冲任之脉……此皆血之所从生，而胎之所由系"。《诸病源候论》"妇人月水来腹痛者，由劳伤血气，以致体虚，受风冷之气客于胞络，损伤冲任之脉"。《女科经纶·嗣育门》"妇人久无子者，冲任脉中伏热也"。冲、任二脉在调控女性生理方面有重要作用，其功能失常会导致相关妇科疾病的发生。叶天士指出"血海者，即冲脉也，男子藏精，女子系胞"。冲为血海，冲脉盛则气血充足，冲脉失调则影响气血功能，使人体正气不足，易受邪气侵袭。现已基本证实 AM 者病灶存在炎性改变，如患者子宫腺肌间质细胞中环氧化酶-2（COX-2）表达增加，病灶组织中中性粒细胞与淋巴细胞比值（NLR）明显升高，并表达大量白细胞介素-6（IL-6）、白细胞介素-8（IL-8）等炎症细胞因子和癌抗原125（CA125）等肿瘤相关因子，与临床特征密切相关，调补冲脉、培补气血可成为治疗 AM 的新思路。任脉为阴脉之海，主持一身精血津液，宜调达通畅，不宜瘀阻滞塞。《素问·缪刺论》："有所堕坠，恶血留内。"小产后宫腔内积血不能及时排出，瘀血内留阻滞任脉，极易引起相关疾病的发生。《伤寒杂病论·平脉法》："任脉为病，其内结痛疝瘕。"任脉为病多发病缓慢，且易形成有形实邪，AM 病灶浸润生长，易形成盆腔包块，高复发率且具有肿瘤特点，散结消癥可作为其治法。龟甲为任脉引经药物，是任脉代表性用药，鳖甲、牡蛎等为同类，用此类药物治疗 AM，可达到软坚散结消癥的目的。

冲任同调也是临床治疗中的常用方法，如侯学思等根据 AM 痛经病痛集中于下腹部，或有痛引腰骶，或放射至外阴及股内侧的病位特点，按照疼痛部位经脉循行分布进行辨位归经，指出与足三阴经及足阳明经相关。任脉为"阴脉之海"，任脉之下部主要调节足三阴经脉的气血功能，调控精血津液。"冲脉隶于阳明"，冲任两脉气血失调与 AM 痛经关系密切，用调理冲任的治法可以显著缓解痛经。

2. 督脉与 AM 的关系　《奇经八脉考》"督乃阳脉之海"，滑寿《十四经发挥》"督之为言都也，行背部之中行，为阳脉之都纲"。督脉起源于女子胞，向下出会阴，经尾骨下端长强穴行于脊柱，向上贯

心络脑，下络肾，主一身阳经，起到温煦脏腑、振奋元阳的作用，关系生殖与性功能的强弱。目前关于从督脉论治 AM 的研究较少，采用督灸法辅助治疗 AM，患者痛经时间缩短、月经量增加，治疗后月经期 CA125 水平降低，考虑为增强督脉气化、激发脾肾阳气的原因，督灸法有疏通全身经脉、调整血液循环、促进瘀血排出的作用，并可使药力直达患处。

女子胞藏泻功能与 AM 的关系

奇恒之腑具有能藏能泻的生理特性。与其他奇恒之腑比较，女子胞藏泻功能的行使具有明显的年龄阶段性与周期性。《素问·上古天真论》："女子七岁，肾气盛，齿更发长；二七而天癸至，任脉通，太冲脉盛，月事以时下，故有子；三七肾气平均，故真牙生而长极……七七任脉虚，太冲脉衰少，天癸竭，地道不通，故形坏而无子也。"可见年龄是影响"天癸"的重要因素，胞宫的藏泻功能亦随之变化，青春期前与绝经后的女性，胞宫行封藏之职，不具备产生月经、分娩胎儿的能力，阴道分泌物明显减少。生育期的女性生殖内分泌功能最为旺盛，胞宫按周期排经血，并泌带下，可娩胎儿，藏泻交替，蓄溢有时。

AM 为激素依赖性疾病，好发于 30～50 岁的育龄期妇女，闭经为保护性因素，AM 发病阶段正是胞宫行使藏泻功能的关键时期，发病则表现为胞宫藏泻失常。《针灸甲乙经》"女子绝子，衃血在内不下"，指出女子败血当泻不泻可致病。女性排卵后，子宫内膜失去雌、孕激素的支持出现剥落，子宫内膜蜕膜后形成经血，宜泻不宜藏。奇恒之腑皆形似六腑为腔状，子宫作为体内唯一缺少黏膜下层的空腔脏器，其内膜直接与肌层相连接，内膜易侵入肌层，剥脱后血无出路，或异位内膜增殖-凋亡失衡，无法行使"泻"的功能，阻滞胞宫影响女子胞藏泻功能，形成 AM 关键病机，日久则结为癥瘕，如陈自明在《妇人大全良方·妇人腹中瘀血方论》指出"血瘀在内则时时体热面黄，瘀久不消则变成积聚癥瘕也"。

《灵枢·水胀》："石瘕生于胞中，寒气客于子门，子门闭塞，气不得通，恶血当泻不泻。衃以留止，日以益大，状如怀子，月事不以时下，皆生于女子，可导而下。"解释出 AM 易合并子宫内膜增生与子宫肌（腺）瘤的原因，即瘀血为共同致病因素。《景岳全书·妇人规》："瘀血留滞作癥，唯妇人有之。其证则或由经期，或由产后，凡内伤生冷，或外受风寒，或患怒伤肝，气逆而血留，或忧思伤脾，气虚而血滞，或积劳积弱，气弱而不行，总由血动之时，余血未净，而一有所逆，则留滞日积而渐以成癥矣。"先天不足、后天失养使气虚运血乏力，或情志郁伤肝气，气滞血瘀，或因受凉，血液得寒而凝，均可促使离经之血蓄积于局部，留滞胞宫，加重瘀血，日久形成癥瘕。同时，房劳不慎也是女性常见致病因素之一，《妇人大全良方·调经门》："妇人月水不断，淋漓腹痛，或因劳伤气血而伤冲任，或因经行而合阴阳，以致外邪客于胞内，滞于血海故也。"调查发现，AM 患者多有经期劳累、剧烈运动，并有经期性交的不当性行为，或可促成"瘀血体质"。女子胞藏、泻功能互相影响，恶血难泻，新血难生，继而影响女子胞藏精、藏血等功能。

AM 由 Frank 于 1925 年首次命名，1972 年 Bird 对 AM 做出定义并一直沿用至今。本病发现历史较短，发病机制尚未完全明确，在中医古籍文献中无 AM 的病名，多根据症状将其归属于痛经、癥瘕、月经过多等范畴，脏象学是中医理论体系的核心内容，是中医学辨证用药的依据。脏病多实，腑病多虚，AM 病变部位在女子胞，亦脏亦腑、非脏非腑，病理表现为虚实夹杂，符合奇恒之腑病变特点。治病"必伏其所主，而先其所因"，治疗应立足于女子胞的生理特性与功能特点，结合现代研究成果，突破以"治血为主"的传统思路，注重对相关脏腑、经脉的辨证论治，补肾调精，通调冲任，帮助恢复女子胞藏泻功能是治疗关键。器官形态结构与功能相关，随着 AM 病情的发展，异位血管不断形成，子宫肌层平滑肌细胞代偿性增生肥大，甚至子宫增大压迫输卵管等，盆腔解剖结构发生器质性改变，即"奇恒之腑"形态发生改变。在中医药治疗中，一方面，通过降低子宫内膜侵袭能力阻止女子胞形态结构进一步改变，另一方面恢复胞宫生理功能促使结构恢复是治疗的方向。

437　基于五脏-五神-五官辨治儿童孤独症经验

孤独症谱系障碍（ASD）是一类以不同程度的社会交流损害，狭隘兴趣、重复刻板行为以及感知觉异常等为核心特征的神经发育障碍性疾病，其为慢性疾病且可持续终身。儿童孤独症是 ASD 的类型之一，本病除表现出 ASD 的核心症状外，常共患进食行为异常、睡眠障碍、感觉统合失调、注意力缺陷多动障碍、抽动障碍、焦虑等。目前病因尚未明确，可能是遗传因素与环境因素相互作用的结果。本病治疗以促进社会交往为目的，主要以康复训练为主，对于核心症状尚无特异性药物。

古代医籍中对"语迟""胎弱""无慧""视无情"的相关描述给中医辨治本病提供了启发和理论指导。中医治疗在改善患儿行为、语言、认知等方面获得了较好的效果。王素梅基于中医经典理论，结合本病的临床表现，形成了辨治孤独症的独特思路，认为本病病位在脑窍，神机失用是本病的关键病机，痰为主要病理因素，以五脏为辨治核心，五脏-五神-五官为辨治经纬。学者崔霞等将王素梅基于五脏-五神-五官辨治儿童孤独症的经验做了归纳总结。

以阴阳为辨治基础

孤独症患儿常有异常的情志反应，情绪不能自控，故孤独症属于中医学情志病范畴。《四明医案》："喜乐，气之阳也；忧患惊恐，气之阴也。"《素问·生气通天论》："阴平阳秘，精神乃治，阴阳离决，精气乃绝。"据此孤独症乃阴阳失和，阴精不足，阳气不振，神机失用所致，故其辨治应始于阴阳。

1. 阴精不足，脑窍失养　《灵枢·经脉》"人始生，先成精，精成而脑髓生"。王清任《医林改错》："灵机记性在脑者，因饮食生气血，长肌肉，精汁之清者，化而为髓，由脊髓上行入脑，名为脑髓。"精血充沛，则髓生有源；髓充脑窍，则脑窍得养；窍道通利，则形神正常。孤独症患儿多有先天禀赋不足的因素，阴精不足，髓海失充，脑窍失养，则官窍失用。本病患儿出生后发育明显落后于正常儿童，如1岁左右仍呼之不应，不能用手指物，不能与人对视，缺乏咿呀学语等，并逐渐表现为明显的语言交流及社交困难等核心症状，亦可出现其他发育迟缓症状如立迟、行迟、齿迟，反应迟钝，智力低下，身高、体重低于正常同龄儿童等。阴精不足，阴不制阳，则阳气偏盛，可见患儿过度兴奋或出现应激反应，如哭闹、尖叫或躁狂、冲动、焦虑、入睡困难等，如《素问·生气通天论》："阴不胜其阳，则脉流薄疾，并乃狂"，如《难经·二十难》："重阳者狂，重阴者癫。"

2. 阳气不振，脑窍闭阻　《脾胃论·脾胃盛衰论》"阳气不足，阴气有余，故九窍不通……阴盛则上乘阳分，而阳道不行，无生发升腾之气也。"《素问·生气通天论》："阳不胜其阴，则五脏气争，九窍不通。"形质以阴精为养，而精血有赖阳气的气化，神随气周流而附于形中。阳气不足，影响气的升降出入，从而不能振奋精神，出现神疲、呆滞、易惊善恐等症状；气虚则无力化精行血布津，致津液输布不利，津停为痰，血行不畅则生瘀，痰瘀闭阻脑窍，窍道不利，神机失用。阳气不足，亦不能沉降归藏，导致虚阳浮越，表现出虚烦躁动、夜寐不安，正如彭子益《圆运动的古中医学》所云："阳入于阴则寐，阳出于阴则寤。"孤独症患儿先天禀赋薄弱，阳气不足，临床症见神疲倦怠、目光呆滞、表情淡漠、举止木讷、注意力涣散、抑郁、动作笨拙、行为刻板、睡眠不安等，并伴见遗尿、手足不温、面色不华等阳虚表现。

以五脏为辨治核心

《灵枢·脉度》："五脏常内阅于上七窍也。故肺气通于鼻，肺和则鼻能知臭香矣；心气通于舌，心和则舌能知五味矣；肝气通于目，肝和则目能辨五色矣；脾气通于口，脾和则口能知五谷矣；肾气通于耳，肾和则耳能闻五音矣。五脏不和，则七窍不通。"《素问·宣明五气》："心藏神，肺藏魄，肝藏魂，脾藏意，肾藏志。"人体的生命活动（包括精神意识思维）以五脏为中心，官窍接受外界事物的刺激，并可反映五脏的功能活动或病理变化。基于脏象及官窍理论，五脏是孤独症的辨治核心，其"不看、不指、不语、不应、不当"五不表现实为五脏失和，五神失用，官窍不利；王素梅主张辨治本病宜以"五脏-五神-五官"为脉络，强调从脏窍相关角度辨识临床症状，同时强调辨治亦应注重五脏整体观念。

1. 以五脏-五神-五官为辨治经纬

（1）心-神-舌：《难经·六十一难》"闻而知之者，闻其音声……在心主言，心开窍于舌，舌者，音声之机也"。《灵枢·大惑论》："目者心使也，心者神之舍也。"心所藏之神可总摄诸神，舌为心之官窍，可反映心之气血盛衰及功能情况；目为精气之上注，可反映精气的盛衰和小儿的神志、智识、认知等神经心理发育情况。患儿若心之气血阴阳失和，心神失养，则官窍不灵，可出现不语、少语、语迟、言语重复，双目无神，味觉迟钝或过度敏锐，易偏食、挑食；神无所主则见健忘、反应迟钝、眠差、躁扰不宁等表现。

（2）肝-魂-目：《灵枢·本神》"肝藏血，血舍魂"。《类经·脏象类》："魂之为言，如梦寐恍惚，变幻游行之境皆是也。"肝藏血充盈，则魂内守，意识清晰，双目灵活有神。肝血不足，魂无所居，目失所养，症见目无神采、目不识人、眼神回避，以及寐中易醒、夜啼、梦呓等睡眠障碍。肝失疏泄，气机郁结，魂不能随神往来，则表现为神情淡漠；气机郁而化火，火扰神魂则急躁易怒、多动少静等。

（3）脾-意-口：《灵枢·本神》"脾藏营，营舍意"。《素问·玉机真脏论》："脾为孤脏……其不及则令人九窍不通。"脾气健旺，运化有权，营血化生充足，则意有所依，思维敏捷、精力集中。患儿若后天失养，脾胃化生气血不足，不能涵养脾意，意无所依，则见理解力差、注意力不集中、健忘，如《三因极一病证方论》："今脾受病，则意舍不清，心神不宁，使人健忘。"口为脾之官窍，脾主肌肉四肢，脾不健运，致气血不能濡养口唇及四肢肌肉，则口软、肌肉松软，可表现为吮乳无力、肢体无力、动作笨拙等，常伴有纳食欠佳、恶心呕吐、腹痛等症状。脾运化水液功能失司，易生痰化湿，故亦多见流涎；意为痰困，表现为兴趣单一，反应迟钝，做事拖沓。

（4）肾-志-耳：《灵枢·本神》"肾藏精，精舍志"。《素问·灵兰秘典论》："肾者，作强之官，伎巧出焉。"若肾精充足，髓海充盈，则意志坚定、精神饱满、思维敏捷、智力正常、动作灵巧、听力正常。肾为先天之本，孤独症患儿多因其母孕期胎元受损，或父母体魄不健致胎禀不足。肾精不足，髓海失充，则脑失精明，神识发育迟缓，学习困难，记忆力欠佳，动作笨拙，如《医方集解·补养之剂》："人之精与志，皆藏于肾，肾精不足则志气衰，不能上通于心，故迷惑善忘也。"临床常见患儿充耳不闻，理解力差，不能有效接受指令或者分辨来自外界的声音。

（5）肺-魄-鼻：《灵枢·本神》"肺藏气，气舍魄"。《类经》："魄为之用，能动能作，痛痒由之而觉也。"《五经正义》："初生之时，耳目心识，手足运动，啼呼为声，此则魄之灵也。"肺气充足，藏舍有养，则魄强，感觉灵敏、反应和反射正常，同时肺魄对情志具有"收"和"抑制"的作用，可保证情绪稳定。若肺气亏虚，藏舍失常，则魄弱，患儿可出现痛痒、嗅觉、听觉等感觉迟钝或特别敏感等感觉障碍。此外，肺气不足，患儿易感受外邪。肺与大肠相表里，大肠为魄门，患儿常排便异常。

2. 病位在脑窍，神机失用是病机关键　《冯氏锦囊秘录》"脑为元神之府，主持五神，以调节脏腑、阴阳、四肢百骸之用"。脑居高位，内纳脑髓，五官寄居，统领五神，为神机之源。脑髓的物质基础是肾精，肾精充足，神机正常；肾精亏虚，脑髓不足，官窍不灵，神机失用，如汪昂《本草备要》："人之记性，皆在脑中。小儿善忘者，脑未满也。"

痰为主要病理因素

《读医随笔》："人之眼、耳、鼻、舌、身、意、神、识能为之用者，皆升降出入之通利也，有所闭塞，不能为用也，故目无所见，耳无所闻，鼻不闻香，舌不知味。"脑为清窍，痰蒙清窍或瘀阻清窍而致窍道不畅，气机升降出入失常，则神机失用。痰既是孤独症的病理产物，又是主要病理因素，可考虑从痰辨治。本病患儿多先天不足，肾虚脑空，阳不化气，水津不布，后天脾虚失养，或肝气郁结，气机不畅，致痰浊内生，蒙蔽脑窍。气机升降出入受阻，血行不畅，则可生瘀。痰瘀阻络，窍道不通，则出现孤独症诸症。痰湿郁久化热，出现痰火扰神等阳偏盛症状。

以益智醒神开窍为治则

基于上述辨治思路，王素梅提出以益智醒神开窍为治疗原则，注重平秘阴阳，调和五脏，使五脏安和，阴平阳秘，髓海得充，脑窍得开，神机运转。阴精不足，应调补肝、肾、心、脾四脏；阳气不足，则注重调补脾、肾、心三脏；心阳不足，佐以益肺；阳偏盛，应清心平肝；同时注重温药在化痰中的应用，并酌加活血化瘀通络药物。本病后期以虚证为多，需注重填精益髓，益智开窍。

1. 平秘阴阳，调和五脏

（1）滋补肝肾，填精益髓：针对阴精不足、脑窍失养的核心病机，以滋补肝肾、填精益髓为法，常用左归饮、地黄饮子等方药，或以六味地黄丸作为基本方加减。如患儿肝肾阴虚为主，虚烦不宁明显，以六味地黄丸、左归饮加减；目不识人，双目无神，发育迟缓者，以地黄饮子加减。常用药物有熟地黄、枸杞子、菟丝子、益智仁、山药、黄精、山茱萸等，如智力低下明显，酌加血肉有情之品如龟甲、鳖甲、鹿角胶等填精益髓。对于反应迟钝，面色晦暗，神疲倦怠的患儿，要适当应用补阳药，可加巴戟天、肉桂、杜仲、附子等，既有温阳益肾作用，也取其阳中求阴之意，有助阴精化生脑髓。

（2）健脾养心，补气生血：脾胃为后天之本，先天不足，则有赖后天气血的滋养。脾虚失运，心血不生，则精髓不足。患儿常食欲不振，或有进食行为异常，此时既要注重运脾健脾开胃，亦要养心安神，可用归脾汤、六君子合四物汤等。如纳运不佳，食少明显，可加益黄散、异功散等运脾和胃。

（3）温补脾肾，化痰开窍：孤独症为慢性持续性发育障碍，与先天肾阳不足有关，脾肾亏虚，阳气不足，痰浊易蒙清窍，治疗以温补脾肾、化痰开窍为法，自拟附桂益智汤。药物组成：制附子、肉桂、熟地黄、法半夏、陈皮、合欢皮。方中制附子、肉桂温补脾肾、温化痰饮；熟地黄填精益髓；法半夏、陈皮健脾化痰；合欢皮解郁安神。若患儿神疲倦怠、双目无神、表情淡漠、面色不华或晦暗，则重用温药，如附子、肉桂、巴戟天等，正如王冰所注《内经》言："益火之源，以消阴翳"，如《医理真传》："阳行一寸，阴即行一寸，阳停一刻，阴即停一刻，可知阳者阴之主也。"

（4）温养心气，安神定志：小儿体禀少阳，其阳气为稚阳、嫩阳。本病患儿精气不足，心阳亦不足，神魂则无所依附。患儿多情绪不稳，注意力难以集中，易惊善恐，睡眠不安。此时常用柴胡加桂枝龙骨牡蛎汤合甘麦大枣汤，既温养心气，又和解枢机，调和阴阳。患儿心气心阳不足，常伴见肺气不足，症见多汗、易感、鼻窍不利，可酌加黄芪、白术等益肺之品。

（5）清心平肝，化痰宁神：孤独症患儿如表现为过度兴奋、躁扰不宁、多动冲动、容易激惹等，应为阳偏亢，多辨为心肝火旺，痰热扰神。王素梅自拟礞石定志汤，由礞石滚痰丸化裁而来，主要药物为青礞石、栀子、石菖蒲、龙胆草、黄连。龙胆草、黄连、栀子清泻心肝，青礞石、石菖蒲化痰开窍。临证时可酌加龙骨、牡蛎摄纳浮阳、重镇安神，茯苓宁心安神。本证为标证，待痰火平抑，后期仍要注意补肾填精益髓。

2. 化痰通络，益智开窍　本病无论是阴精不足，还是阳气不振，临床所见为窍闭、神机失用，故化痰通络、益智开窍应贯穿治疗始终，临证时活血通络、化痰开窍药物必不可少。因脑窍失养，窍道不利，容易生痰、生瘀，可酌加二陈汤及当归、丹参、川芎、地龙等化痰活血通络之品开窍。王素梅尤为推崇孔圣枕中丹，本方出自《备急千金要方·卷十四》，云："常服令人大聪。龟甲、龙骨、菖蒲、远志，上四味等分治，下筛，酒服方寸匕，日三。"方中石菖蒲味辛、苦而温，芳香而散，可"开心孔，利九窍，明耳目，发音声"（《本草备要》），与远志合用能交通心肾、聪耳目明，二者是治疗本病的要药；龟甲、龙骨一阴一阳，可滋阴潜阳，镇惊安神。本方组成及方义特别符合孤独症的病机，常与地黄饮子、附桂益智汤、归脾汤、礞石滚痰丸、柴胡加桂枝龙骨牡蛎汤等联合应用。

验案举隅

患儿，男，3岁5个月，2019年9月12日初诊。家长代诉：言语不利1年，不与人交流6个月。患儿2岁半开始说话，言语不流利、多重复，睡眠不佳，自出生时即睡中易醒，醒后不易入睡。6个月前上幼儿园发现不与人交流，不能理解老师指令，某专科医院诊断为儿童孤独症，行康复训练。训练5个月余，语言及社交情况无明显改善，且注意力不集中。刻下：简单问题可以作答，语句不完整，不与小朋友一起玩耍，不能理解老师指令，常无故发笑，与人无对视，食欲不佳，入睡困难，常夜间12点以后方能入睡，睡3~4小时，醒来再难入睡，二便调。面色不华，神疲，双目无神，手足不温，舌淡、苔薄白腻，脉细。磁共振及脑电图检查无异常，儿童孤独症评定量表（CARS）总评分为36分，临床总体印象-严重度量表（CGI-S）评分为4分。西医诊断为儿童孤独症；中医诊断为无慧（脾肾阳虚，痰蒙清窍证）。治以温补脾肾、化痰开窍，予附桂益智汤合孔圣枕中丹加减。

处方：制附子（先煎）5 g，生龙骨（先煎）15 g，龟甲（先煎）12 g，肉桂5 g，党参8 g，熟地黄8 g，合欢皮6 g，远志8 g，石菖蒲6 g，益智12 g，枸杞子6 g，法半夏5 g，菟丝子8 g。28剂，每日1剂，水煎分早、晚2次温服。康复训练同前。

二诊（2019年10月10日）：患儿无故发笑好转，语言能力无改善，康复训练时较前听指令，仍入睡困难，与人无对视，不与小朋友玩耍，不主动交流，食欲稍有改善。训练过程中偶有突然哭闹，情绪失控。舌尖微红、苔薄，脉较前有力。CARS总评分为35分，CGI-S评分为3分。上方加黄芩6 g，北柴胡6 g，和解枢机。30剂，煎服法同前。继续行康复训练。

三诊（2019年11月7日）：患儿情绪稳定，未出现无故发笑，愿意与小朋友一起玩耍，但不会准确表达，可描述部分幼儿园学习内容，仍不能主动交流，专注力较前进步，康复训练语言能力、理解能力有所提升，入睡时间较前提前，多在12点以前入睡，每周有1次或2次睡眠时间可延长到5~6小时，食欲较前改善，面色转佳，舌红润、苔薄，脉和缓有力。CARS总评分为32分，CGI-S评分为2分。上方去法半夏、合欢皮、北柴胡、黄芩，加山药8 g，山茱萸6 g，桑椹子8 g，当归6 g，30剂，煎服法同前，继续康复训练。

此后继续加减服用4个月，并嘱家长服药满3个月监测肝肾功能。电话随访患儿较前活泼，可主动找小朋友玩耍，睡中易醒消失，情绪稳定，肝肾功能无异常，CARS总评分为31分，CGI-S评分为1分。

按语：本患儿表现为语言不利，社交障碍，共患睡眠障碍，情绪调节障碍，初诊时CARS评分提示为轻度自闭症，CGI-S评分提示病情为中度。CARS量表总分60分，评分越高，自闭症症状越严重。CGI-S采用0~7分的8级记分法，可用于评价临床疗效。根据患儿上述核心症状，结合面色不华，神疲，双目无神，手足不温，舌淡、苔薄白腻的中医症状，辨为脾肾阳虚，痰蒙清窍证，治法为温补脾肾，化痰开窍，方以附桂益智汤合孔圣枕中丹加减。方中制附子、肉桂、党参温补脾肾；熟地黄、龟甲、菟丝子、枸杞子、益智滋补肝肾，填精益髓；合欢皮解郁安神；远志、石菖蒲、法半夏化痰开窍；辅以生龙骨镇惊安神，平肝潜阳。二诊患儿无故发笑、情绪失控无改善，且睡眠易醒，考虑为心阳不振，枢机不利，加柴胡、黄芩以配合生龙骨、党参、法半夏，取柴胡加桂枝龙骨牡蛎汤之意，既和解枢机，又调和阴阳，助气机升降。三诊睡眠改善，情绪改善，语言、社交能力均有所提升，考虑本病核心病机为肾精不足，髓海空虚，窍道失养，故三诊去柴胡、黄芩、合欢皮、法半夏，加山药、山茱萸、桑椹子、当归加强益肾填精，养血活血之功。治疗重在补肾填精，化痰开窍，安神益智，旨在阳中求阴，阴中求阳使阴平阳秘，五脏安和，神机复转，官窍通利，患儿语言及社交困难等诸症得以改善，CARS评分和CGI-S评分均降低。儿童孤独症的干预目标，主要是减轻核心症状，减少不当行为，促进语言认知及社会适应能力等。中药可以协同康复训练，达到上述干预目标，并可纠正睡眠障碍、情绪障碍等共患病。

438 从五脏神辨治抽动秽语综合征共患病

抽动秽语综合征（TS）以简短的、重复的、没有节律的运动性抽动、发声性抽动为主要临床表现，症状至少持续一年。该病发病率为 0.3%～1.0%，平均起病年龄为 5 岁，病情通常在 10～12 岁最严重，男孩多于女孩，随着年龄逐渐增长，部分患儿病情可控制，有自然缓解的趋势，但也可持续至成人。仅 10%TS 患儿表现为单纯的抽动，90% 患儿常出现共患病。共患病是指一个潜在的共同病因导致了两种或两种以上不同疾病，或者一种疾病导致另一种疾病发生，或两种毫不相关的疾病同时发生。TS 常共患注意缺陷多动障碍、焦虑障碍、强迫障碍、自闭症、抑郁障碍等，而共患病往往造成比 TS 本身更为严重的损害，影响患儿的身心健康成长，同时也给家庭和社会带来沉重的负担。

抽动秽语综合征在中医学中并没有专有病名，临床根据症状可以归属于中医学"肝风""慢惊风""瘛疭""筋惕肉瞤"等范畴。明代名医万全《育婴家秘》提出了小儿"肝常有余，脾常不足"，在该思想指导下，张雯课题组从肝脾论治 TS，认为本病始于脾，并发于肝，土虚木亢，致风痰扰动。对于 TS 共患病，因其情志症状比较突出，多归属于中医学"神志病"范畴。中医学认为，"五脏藏五神"，即"五脏神"，包括"神、魂、魄、意、志"，神志疾病的病机、证候和临床辨治与"五脏神"相关性较强。而李时珍《本草纲目·辛夷·发明》称为"脑为元神之府"，《圣济总论·鼻渊》"夫脑为髓海，藏于至"，都认识到了脑为神之体，此即脑神理论。学者张雯等将脑神与五脏神学说结合临床治疗中的应用体会，从生理、病理及辨证论治等方面阐释了 TS 共患病，同病异治，取得了较好的临床效果。

五脏神、脑神内涵

1. 五脏神 《灵枢·本神》"凡刺之法，必先本于神。血、脉、营、气、精神，此五脏之所藏也。至其淫泆离藏则精失、魂魄飞扬、志意恍乱、智虑去身者，何因而然乎"？提出人的精神、意识、思维等活动源于五脏。《灵枢·宣明五气》"心藏神，肺藏魄，肝藏魂，脾藏意，肾藏志"；心神、肺魄、肝魂、脾意、肾志与五脏密切相关，此即"五脏神"的学术观点。《灵枢·本脏》："志意者，御精神，收魂魄，适寒温，和喜怒。志意和，精神专直，魂魄不散，悔怒不起，五脏不受邪。寒温和，六府化谷，风痹不作，经脉通利，肢节得安。"五脏安和，则神志静谧；五脏气乱，则神志乖常。

2. 脑神 张锡纯指出"脑为元神，心为识神，脑中之神，体也；心中之神，用也""心与脑，原彻上彻下，共为神明之府"。心（脑）主管人的精神意识和神志活动，开创了心脑相通理论的先河，也指明了脑神与五脏神的关系。脑为元神之府，神之源头，统帅诸神。脑神之气与五脏之神气相互对接，阴阳平衡，气得血以濡之，血得气以煦之，进而产生了各种生理活动，发挥人类的智慧与潜能。心为神之应用，心神主统肝魂、脾意、肾志、肺魄。生理上五脏神的活动受脑神的调控，而五脏神所产生的气血精液又给脑神以物质基础，同时在病理上两者功能失调所造成的病变亦是互相影响的。元神为病，则识神失常，临床表现轻重不一，其内在本质是元神病变导致脏腑气血阴阳失调。脑神-五脏神-情志活动共同构成了精神意识思维活动的反馈轴，脑神是保证机体高度有序性的中枢，脑之元神统帅五脏诸神，维持着人体心理活动的整体性。

基于五脏神与脑神辨治 TS 共患病

脑作为人体重要的器官，对五脏发挥主导、统帅作用，并组成复杂的调控网络。脑髓充足，脑神功能正常，则脏腑功能协调；若脏腑失常，气血不足，可使脑髓不足，元神虚疲。多发性抽动症的发生则系先天禀赋不足、气血亏虚、痰蒙神窍、阳气亢盛、经隧不畅，使脑髓失养，元神受扰而致。神明被扰，脏腑间的动态平衡遭到破坏，表现为动风、颤动、神机失用、思维呆滞、口中秽语，或兴奋躁动不宁。脑之元神被扰是 TS 的核心病机。TS 共患病所表现的焦虑、抑郁、多动、自闭、强迫等异常行为，情志变化更为突出，其发生与脑神及五脏神被不同程度扰动息息相关，从该角度探讨 TS 的诊治，将有利于推动对本病的认识及临床疗效的提高。

1. 心藏脉，脉舍神，心神失守，五志被扰，表现为以焦虑为主的共患病　心为君主之官，五脏百骸皆听命于心。《类经·疾病类》："心为五脏六腑之大主，而总统魂魄，兼赅意志。故忧动于心则肺应，思动于心则脾应，怒动于心则肝应，恐动于心则肾应，此所以五志唯心所使也。"心神通过统帅五志，维持人体的精神和思维活动。心的功能正常，则志清神充，思维敏捷；反之则出现意识思维精神等活动的异常，如易兴奋，急躁易怒，易紧张，敏感多疑，易委屈，内向执拗等，这些都是心神失常的表现。临床上 TS 患儿最早出现的症状是眨眼和喉中出声，《灵枢·大惑论》："目者，心之使也。心者，神之舍也。"心藏神，主宰官窍，目窍亦属其列。心神失守，窍失所主，则出现眨眼症状。心神亦担负着言语功能。《素问·脉要精微论》："言语善恶，不避亲疏者，此神明之乱也。"TS 患儿出现的奇异怪声、吭吭，甚至污秽语言，认为是心神失调所致。心神扰动，心神不安，临床表现为心急心烦，焦虑烦躁，躁而多动，坐立不安等抽动共患焦虑症状。

心神扰动，心神不安出现的抽动共患症状，治疗多以理气化痰，祛邪安神之品，如半夏、枳壳、石菖蒲、青礞石等。而对气血乏源，神失所养者，临床表现为心中惕惕，悲伤欲哭，需用养血安神之品，如龙眼肉、生地黄、当归、大枣等。

2. 肾藏精，精舍志，髓海空虚，肾志不足，表现为以自闭为主的共患病　《灵枢·本神》"肾藏精，精舍志"；《医经经意·下卷》"肾藏志，志定则足以御肾精，御心神，使不得妄动；志定则足以收肝魂，收肺魄，使不得妄越"。志意具有调节情志、维持脏腑功能、通利经脉的正常功能。精充而志足时，表现为自制力强，遇事沉稳，精亏而志不足时，则自制力差，遇事胆怯退缩。抽动共患自闭所表现的胆小、冲动，自我控制能力差均为肾志不足的表现。《素问·灵兰秘典论》："肾者，作强之官，伎巧出焉。"张志聪《黄帝内经素问集注》："肾藏志，志立则强于作用，能作用于内，则技巧施于外矣。"小儿肾常不足，髓海亏虚，出现重复、刻板、僵硬的动作，认为是肾的"作强"功能不足；而表现出来的认知能力、执行能力较差，可理解为肾的"伎巧"能力不足。肾在志为恐，肾志不足，志不舍肾，则表现担心、恐惧、认知执行能力较差的自闭表现。

肾志不足，志不舍肾出现的 TS 共患症状，治疗多以益肾填精之品，肾精充足，则耳聪目明，善记能忆，常用药如生地黄、枸杞子、巴戟天、益智、黄精等。肾阳虚衰，精神萎靡，可用桂枝、附子、山药、山茱萸等；肾阴不足，脑髓空虚，可用牡丹皮、泽泻、茯苓、熟地黄等。

3. 脾藏营，营舍意，营不养意，脾意不宁，表现为以抑郁为主的共患病　《灵枢·本神》："脾藏营，营舍意。"意作为五神之一，不像神、魂、魄是人与生俱来的精神活动，意根于先天，成于后天。心主神志，脾藏之意可以协调神志，使其通畅。脾所藏之意有记忆、思维两方面含义。"脾神失守，意智乱也"，若脾失健运，不能化生营气，营不养意，气虚无力，神机不和，就会出现记忆力减退、兴趣减退、疲乏无力、少气懒言等症状。脾在志为思，思属于情感范畴，而"思出诸情"，即任何情绪的变化都必须经过"思"而变化。思是七情的出发点和归宿，TS 共患抑郁患儿临床所表现的郁闷寡欢，举棋不定等问题皆为脾思而变。《灵枢·本神》："脾愁忧而不解则伤意，意伤则乱，四肢不举。"形象地描述了脾虚失运，脾意不足而出现心境低落、无愉快感、精力不足、懒散倦怠等抑郁的表现。自闭患儿的喃喃自语，表情淡漠亦是痰蒙清窍，脾意不足的表现。

脾不藏营，脾虚失神者出现的 TS 共患症状，治疗多以健脾安神之品，如太子参、黄芪、白术、山药、茯苓、酸枣仁等；气郁失神者，治疗多以枳实、橘皮、合欢花、木香、砂仁、佛手等；肝郁乘脾者，治疗多以柴胡、当归、白芍、川芎等；痰蒙清窍者，治疗多以化痰开窍，如郁金、石菖蒲、远志等。

4. 肝藏血，血舍魂，阴阳失调，魂失所镇，表现为以强迫为主的共患病　《灵枢·本神》："肝藏血，血舍魂。"《灵枢·本神》："随神往来者谓之魂。"杨上善注："魂者，神之别灵也。"王昂认为魂属于人的知觉系统，依附形体而在，由肝脏所藏，主要包括谋略、梦幻及恼怒、惊恐之类的情感活动。南怀瑾则指出一个人的精神清明，如云上升，便是"魂"的象征。在白天，魂就是精神；在睡梦中，魂就是灵魂。肝不藏血，魂失所镇，不能随神往来，则见"梦寐恍惚、变幻游行"，临床可见多梦易醒。《素问·六节脏象论》："肝者，罢极之本，魂之居也。""罢"，指息止、抑制；"极"，指紧张、兴奋，肝的"罢""极"依赖于肝之疏泄，进而产生息止、抑制以及紧张、兴奋的正常心理活动。TS 所表现的造梦纷纭，夜卧不宁，多梦，毁物打人，性情急躁易怒，任性、冲动、多语皆为肝的阴阳平衡失调，魂失所镇而致。魂失所养或魂为邪迫，魂不守舍，魂机锋芒毕露，还可胁迫心神，出现神魂失守，临床表现强迫思维和行为，如强迫发声、强迫触摸、强迫敲打、强迫眨眼等。

肝不藏血，魂失所镇出现的抽动共患症状，治疗多以养血敛阴，平抑肝魂之品，如养阴生津的生地黄、白芍配以活血解郁的郁金，补中寓泻，养血柔肝，平抑肝魂；而肝魂妄动，则需镇肝安魂，可选用青礞石、石决明、生龙骨、生牡蛎、珍珠粉、菊花等。

5. 肺藏气，气舍魄，肺气虚弱，魄神失藏，表现为以多动为主的共患病　《灵枢·本神》："肺藏气，气舍魄。"《灵枢悬解》："魄者，气中之清汁所结，精之父也。"魄神藏于肺气中，气中清汁为魄。肺气盛，则精足魄旺，魄神有所藏而安；若肺气虚，肺不藏魄，故言善误。魄的本义是人的躯壳，也就是形体，同时也是神的外在体现，是人的精神活动。在五脏神中，肝魂、脾意、肾志、心神皆秉生升之气，而肺魄独有肃杀、沉降等作用。"肺魄"对精神活动具有"收"和"抑制"的作用，对于维持五脏神的动态平衡具有重要意义。肺不藏魄，易致肝魂逆上，脾意失守，心神扰乱，肾志不足，出现 TS 共患多动的表现：心神扰乱，则注意不集中，情绪不稳定，多梦烦躁；肾志不足，则学习记忆欠佳；脾意失守，则神思涣散，兴趣多变，言语冒失；肝魂逆上，则易于冲动，好动不静，不能自控。

肺气虚弱，魄神失藏出现的 TS 共患症状，治疗多以强肺魄，宣肺气，肺气宣降有度，肺魄出入通畅，诸症自消。肺气不足所致肺不藏魄，常用人参、黄芪益气补肺，酸枣仁安神定魄；痰湿蕴肺，魄神不安，可用紫苏子、白芥子、莱菔子等降气化痰，龙骨、牡蛎、磁石等重镇以定魄。

"形神合一"是中医学整体观念的体现，也是古代情志致病的理论基础。"形神合一"阐释了形与神之间的辨证关系，与现代医学的"心身合一"同出一辙。以五脏神与脑神为核心的辨证方法，较以往以躯体症状为主的辨证方法能更好地揭示 TS 共患病的异同之处以及神志被扰的特点。根据小儿"脾常不足，肝常有余"的生理特点和 TS 的临床特征，TS 始发于脾，并发于肝，失调于脑，脑神被扰是核心病机；在发展过程中，由于五脏神的阴、阳神失衡，出现不同病机变化，从而导致不同的倾向性：心神失宁，易共患焦虑；肾志不足，易共患自闭；肝魂失镇，易共患强迫；肺魄失藏，易共患多动；脾意失宁，易共患抑郁。根据正邪消长的变化，临床采用不同的治疗方法：安心神、益肾志、强脾意、抑肝魂、收肺魄，充分体现了"同病异治"的辨证思想。但该辨证思路是基于更好地诠释 TS 共患病所呈现的神志改变，并不是严格的一一对应关系，比如 TS 的病机实则涉及了所有五脏神的参与，自闭除了与肾志不足相关外，也与脾意不宁、痰蒙清窍相关等。

439 从五脏-五轮辨析眼表炎症

现代医学对眼表疾病的认识早已超越了古人对五轮的认识，仪器设备、实验室检查、分子生物学研究等均可精准地判断其病因，观察其病变形态及追寻其发展趋势，这为更客观认识眼表疾病提供了科学依据。但古人对眼表疾病的认识却从不过时，因为，这是一套宏观而又经典的审症求因、辨证施治体系，对于指导临床用药具有极大的特色和优势，特别是从脏腑与五轮关联方面辨析眼表疾病具有很大的临床价值。因此，随着社会科技、生活环境、生态平衡等的不断变化，眼表炎症也随之而变，我们既要遵循古人的辨证体系，又要借鉴现代医学对其认识，也就是辨病与辨证相结合的论治，才称得上精准与经典融合之大法。

学者金明认为，以五轮中气轮、风轮病因病机为基础、以脏腑辨证施治为精华、以病毒性眼表炎症为实践，详细阐述了急性流行性角结膜炎和单纯疱疹性角膜炎的流行病学特点：腺病毒等多为疫疬之邪，具有发病急、传播广、症状重的特点，单纯疱疹病毒具有潜伏期久、病灶易加重、复发与机体免疫状态相关之特点；论述了眼表炎症的病因病机与五脏-五轮之间的关联性；辨析了其发病的不同阶段、不同程度、不同体质的诊治原则。体现了辨证与辨病协同诊治的原则及传承与创新之优势。

五脏-五轮关系与眼表炎症

1. 气轮与肉轮、血轮 气轮指白睛，包括球结膜、球筋膜和前部巩膜；肉轮指胞睑，包括了眼睑皮肤、皮下组织、肌肉、睑板和睑结膜；血轮指两眦。如急性结膜炎的炎症范围可以波及睑结膜、球结膜、两眦部，因此，从审症求因而言，其炎症同时波及气轮、肉轮、血轮；从辨证施治而论，气轮在脏属肺（肺与大肠相表里）、肉轮在脏属脾（脾与胃相表里）、血轮在脏属心（心与小肠相表里），诊治离不开对肺、脾、心病因病机的辨析与脏腑调理。

2. 风轮与水轮 风轮指黑睛，即角膜。风轮在脏属肝（肝与胆相表里）。水轮指瞳神及其后之黄仁、神水、晶珠、神膏、视衣、目系等，水轮在脏属肾（肾与膀胱相表里）。如角膜炎、虹膜睫状体炎都可以波及风轮、水轮，严重时也波及肉轮、气轮，诊治上也与肝、肾、脾、肺的脏腑辨证相关。

综观五脏与五轮关系密切，相互依存，但五轮虽有脏腑归属，而非孤立存在，治疗上需借鉴其轮与轮、轮与脏、脏与脏、脏与腑的关联性而彰显出脏腑辨证施治之精华。同时，不可轻视八纲辨证思维，方可在用药上精选"寒热温凉"；切莫忽视卫气营血，施治中方可防范"气血痰湿"。对于眼表炎症如能考虑周全，"急则治标、缓则治本、标本同治"的原则才可落到具体。

气轮相关性炎症——急性结膜炎

1. 现代流行病学研究 急性结膜炎是传染性很强的眼病，其临床特点是发病急、症状重，常常在发病3～4日，病情达到高峰，表现为红肿、流泪、结膜充血、水肿、分泌物增多，耳前淋巴结肿大，部分病例有伪膜形成。尤其是病毒引起的流行性出血性结膜炎，为流行性传染性眼病，在我国被列入国家法定传染病，有国家标准。各国家地区也对急性结膜炎的流行做过大量的回顾性研究。

病毒引起急性结膜炎最常见的是腺病毒感染，也可见由肠道病毒或柯萨奇病毒引起的流行性出血性结膜炎。20世纪80年代在日本首次发现腺病毒53型，于1996在流行性角结膜炎患者的样本中被证实。自 2011 年以来，腺病毒成为急性出血性结膜炎感染的主要病原。2017 年有研究显示，上海市长宁区急性出血性结膜炎腺病毒的基因主要以 D 血清型组的 ADV37 和 ADV53 基因型为主。2019 年有学者通过对腺病毒进行分离和鉴定，还检出了 D 血清型组的 ADV8、ADV19 和 ADV56 基因型，B 血清型组的 ADV3 和 ADV7 基因型以及 E 血清型组的 ADV4 基因型，腺病毒核酸阳性样本中的毒株分离率达 62.69%。有实验室研究显示：通过放射免疫分析法和超敏免疫分析测定了 127 例急性结膜炎患者治疗前后血浆炎性细胞因子水平，包括白细胞介素（IL）-1β、IL-6、IL-8、超敏-C 反应蛋白和肿瘤坏死因子-α，治疗前与正常对照组相比呈高表达，而炎症消退 1 个月后，与正常组比较无显著性差异。

新型冠状病毒 2019（COVID-19）感染爆发式流行，有专家提示可以通过结膜传播，甚至以结膜炎为首发症状后确诊为新型冠状病毒肺炎。但并发结膜炎的比例不高，尚未见到严重结膜炎或继发角膜炎的病例。尽管结膜病症较轻或不太明显，但从传播快、发病急的特点来看，COVID-19 同样属于疫疠之邪感染所发，关于治疗，无论从何脏器发病，从中医而论仍应按照疫疠之邪感染之脏腑归属，遵循其辨证论治的原则。由于当今新型病毒不断出现或变异，中医也要在继承与创新中求发展，中药在对症治疗与调节免疫功能方面虽确有疗效，但重视与抗病毒药物的联合应用更为重要。

2. 中医辨证论治释析　急性角结膜炎特点发病急、传播快、症状重。中医早在《证治准绳·杂病》中记载："由疫疠之邪感染所发，一家之由，一里之中，往往老幼相传者是也。"根据现代医学病因将其分为细菌性结膜炎和病毒性结膜炎，中医分别称为"暴风客热"和"天行赤眼"。无论是何种细菌或病毒引起的结膜炎、角膜炎，古人统将其主要病因归属于外感风热疫毒之气，侵犯头目而发。特别是此病多因外感风热，疫疠之气或风热阳盛之体，内外合邪，交攻于目而发。其中外邪多为外感四时不正之气（风、寒、暑、湿、燥、火等不正之气），而内邪多因外邪引动肺胃积热，或脾胃湿热，或热毒瘀滞等，按照五轮归属，结膜炎症可从肺、脾、胃、大肠论治，同时，金克木、木克土，木为肝经，肝开窍于目，故内外合邪，侵犯肝经，上犯于目而发，不可忽视从肝论治。

《医宗金鉴·眼科心法要诀》："天行赤眼四时生，传染热泪肿赤疼。"感四时风热之毒而发，老幼相传，赤肿流泪，羞明疼痛，故曰天行赤眼。历代医家最常用的方剂驱风散热引子（防风、牛蒡子、大黄、羌活、赤芍、连翘、栀子、薄荷、甘草、当归尾、川芎），方中羌活、防风、薄荷、牛蒡子等以宣发肺气、疏散风邪为主；连翘、栀子、大黄旨在清泻胃热，泻火解毒，重者可加黄芩、黄连、金银花；当归尾、川芎、赤芍重在疏肝通络，活血退翳，肝郁可加柴胡、枳壳；甘草调和诸药，共奏疏风宣肺、清泻胃火、疏肝明目、解毒消滞之功。此方代表不同期、不同症的用药特点，既可分期应用，也可分症合用。如初感疫疠，病症在白睛，根据风重于热或热重于风，可以疏风散邪，宣通肺气，清热泻火为主；热轻者羌活胜风汤加减，热重者泻肺饮加减；如热毒炽盛，病症波及脾胃，侵及肝目，当以清热解毒、清肝明目为主，根据热毒炽盛之程度及归经，选用普济消毒饮，或五味消毒饮，或龙胆泻肝汤。尽管治疗此病方剂繁多，用药加减不一，但万变不离其宗。

风轮相关性炎症——单纯疱疹病毒性角膜炎

单纯疱疹病毒（HSV）引起的角膜感染称为单纯疱疹病毒性角膜炎，简称单疱角膜炎（HSK）。多数由Ⅰ型单纯疱疹病毒（HSV-Ⅰ）感染所致，具有发病快、病情易复发和致盲率高等特点。

1. 现代流行病学及发病机制研究　HSK 发病率占角膜病的首位，在我国城市盲目患者调查中，角膜盲占第 2 位，而 HSK 为角膜盲首位，占 42.85%。人群中超过 90% 的人曾经感染过 HSV，但是仅有少部分人会因 HSV 活化增殖导致 HSK。HSV 感染眼部的特点是原发感染后病毒长期潜伏于三叉神经节或角膜组织，在适宜的刺激下，如紫外线照射、发热、精神压力、高温、低温、手术等，病毒活化增殖导致 HSK，HSV 感染引起的免疫反应是造成角膜组织损害的主要机制。HSV 对角膜上皮、基质以及内皮均可造成损害。HSV 引起的上皮损害具有自限性，一般不会对角膜造成永久性的损害；HSV 在角膜上皮细胞内复制导致上皮细胞崩解并释放出病毒感染邻近的上皮细胞从而引起树枝状的上皮病变，病变继续发展并相互融合则形成地图状溃疡；盘状角膜炎由角膜内皮损害引起，通常伴有角膜基质水肿。有学者利用盘状角膜炎患者的房水培养出 HSV，因此推测是 HSV 在角膜内皮细胞内复制导致内皮细胞崩解，引起角膜水肿。最终因角膜溶解或瘢痕化导致失明。HSK 的免疫反应主要是由 $CD4^+$ 细胞介导的，而 $CD8^+$ 细胞对病毒感染具有保护作用。

2. 中医辨证论治释析　HSK 在中医属聚星障范畴，聚星障是因外感风邪，夹热化火，致黑睛上生细小星翳，伴有涩疼、畏光、流泪的眼病，如清代黄庭镜《目经大成·八十一证》描述："一片片，几星星，翳青睛，引泪落，与丝缭。"明代傅仁宇《审视瑶函》："聚星障，此症异他翳，团圆不放开，分明星数点，怕热泪多灾，四围有瘀滞，变出聚星来。"相当于 HSK 的表现。

病因病机主要集中在外因与内因之交互，邪气与正气之争，内有蕴热或阴虚，腠理不固，风热毒邪乘虚而入，郁久化热，上犯于目所致。角膜属风轮，与肝相应，主情志喜条达，邪气偏盛-肝经风热，正气不足-七情内伤，正虚邪乘导致此病发生或复发。临床根据发病不同病程、不同程度、不同体质分型为风热上犯证、肝火炽盛证、湿热蕴蒸证、阴虚火旺证。

（1）不同病程：急性期，发病 1 周内；发展期，发病 2 周至痊愈；瘢痕期，愈后形成角膜瘢痕。

（2）不同程度：轻度硇涩刺痛、干涩不适，异物感，角膜表层有点状浸润混浊，或连缀成条，表皮破损成树枝状；中度刺涩磨痛，树枝状溃疡进一步发展，融合成不规则分叶状，地图状；重度刺痛难睁，畏光流泪，黑睛盘状混浊，或引发瞳神紧小，黄液上冲，血灌瞳神。

（3）不同体质：素体湿热型、阴虚型、血瘀型、气郁型，正邪相搏，导致病因病机不大相同，并在急性期或发展期，当以治标为主，复发型当标本兼治。

治疗：疏风散热代表方银翘散随症加减；肝经郁热、肝经实火、肝经湿热均可用龙胆泻肝汤随症加减；湿热熏蒸可用龙胆泻肝汤联合三仁汤随症加减；阴虚火旺以知柏地黄汤降火滋阴。HSK 急性期重用祛风药是其特点；复发型扶正健脾极为重要，常用黄芪、党参、白术、茯苓、薏苡仁等药可以促进角膜病灶吸收、预后较快。正如古人云："见肝之病，知肝传脾，当先实脾。"适合于邪势渐退，正气未复则以扶正为主，使正气来复而清除余邪。扶正以益气、养血及滋阴之品。临床用药需要根据全身体质、证候及角膜病灶的程度、形态，也就是辨证与辨病相结合，而选择合适方剂或方药加减，作为药物本身多为临床常用药，关键是如何辨析准确。一般风盛者，选加羌活、荆芥、防风、蔓荆子、薄荷等；热盛者选加金银花、桑叶、菊花等；毒盛者，选加蒲公英、黄连、栀子、板蓝根等；肝风盛者，选加羚羊、钩藤等；胃热盛者，选加石膏、知母、大黄等；便结者，选加大黄；肝肾不足者，选加枸杞子、熟地黄等；脾胃不足者，选加白术、陈皮、茯苓等；气虚者，加党参、黄芪；血虚者，加当归、白芍、熟地黄等。当然很多中药单体或提取的有效成分表现出抗病毒效应，对免疫功能调节具有重要的临床意义：一方面可能与直接灭活病毒或诱生干扰素，减少或阻断病毒 mRNA 的翻译有关；另一方面还可以调节免疫系统，增强免疫功能。传统的抗病毒中草药有板蓝根、大青叶、金银花等，现在陆续又筛选出蒲公英、紫草、柴胡、黄芩和鱼腥草等多种具有抗 HSV 作用的中药。蒲公英可激发人体免疫功能，生地黄能促进白细胞及免疫细胞的产生，荆芥、赤芍有抗炎、抗溃疡的作用等。有学者指出免疫功能提高是扶正固本理论的物质基础，扶正是维持机体内环境的稳态平衡，中医的整体理论对于 HSV 的治疗及抗复发治疗具有一定优势。

眼表炎症以五轮划分是中医传统"五轮学说"，以五轮与五脏的关系释析眼表炎症的病因病机是其中医基础理论之精华、辨病与辨证结合是体现中医传承和创新之优势。

440　从五脏之火辨治慢性咽炎

　　慢性咽炎是临床常见病，多发病，是发生在咽部黏膜、黏膜下及周围淋巴组织的弥漫性炎症，为上呼吸道慢性炎症的一部分。临床表现以咽部不适、咽干、咽痒、咽部异物感等为主，严重者可出现咽部充血、红肿疼痛。近年来，我国慢性咽炎的发生率呈逐年上升趋势，其病程长，复发率高，严重影响患者的生存质量。本病属中医"喉痹"范畴，《素问·阴阳别论》："一阴一阳结，谓之喉痹。"这也是最早明确提出喉痹的古籍。喉痹，痹者，咽喉闭塞不通之意，凡咽喉肿痛诸病，有阻塞不利、吞咽不爽，甚至吞咽难下，均属于"喉痹"范畴。中医学认为喉痹之病因多由外邪犯咽，或脏腑虚损，咽喉失养，或痰瘀互结，结聚咽喉，或虚火上炎，咽部气血不畅所致。咽喉上连口腔，下连肺胃，乃人体饮食、气息之要道，是周身经脉循行之要冲，五脏之经脉与咽喉联系密切，进而构成了咽喉与五脏生理上的相互依赖，病理上相互影响的整体关系。中医认为，"咽喉诸病皆属于火"，临床上往往以五脏之火论治慢性咽炎，五脏之火，以心肝最炽，其次是肺脾，久则及肾，学者赵烨等就从五脏之火辨治慢性咽炎做了探析。

从心火论治

　　《素问·阴阳别论》："一阴一阳结，谓之喉痹。"王冰注："一阴者，乃手少阴君火。一阳者，乃手少阳相火。"《寿世保元》："十二经中，言嗌干嗌痛，喉肿颌肿，舌本强，皆君火为之也。"心主神明，为五脏六腑之大主，居丙丁火位，为火热之脏，五志过极皆能化火，且必将偏旺于心，故诸经之热皆主于心。《灵枢·经脉》："心手少阴之脉……其支者，从心系，上挟咽，系目系。"手少阴心经挟咽循行，说明咽喉疾病与心经有一定关联。人若欲望太强，压力太大，忧愁思虑太过，必暗耗心阴，阴虚血少，虚火上炎，手少阴心经，上夹咽，虚火客于咽喉，则发喉痹。症见咽痛，咽干，口腔溃疡，尿赤便干，心烦易怒，睡眠不安，舌红，脉数等，方用桔梗汤加味，以清心利咽。《伤寒论·辨少阴病脉证》："少阴病二三日，咽痛者，可与甘草汤；不差，与桔梗汤。"此利咽专方，寒温皆可。《喉科指掌》六味汤治疗喉科七十二证，就是桔梗汤的加味方。《温病条辨》："燥气化火，清窍不利者，翘薄汤主之。清窍不利，如耳鸣目赤，龈胀咽痛之类。"翘薄汤也是桔梗汤加味方。《重庆堂随笔》云桔梗："开肺气之结，宣心气之郁。"若心火炽盛日久，则耗伤心血，则应在清心泻火的基础上，酌加补养心血心阴之方药，如《杨氏家藏方》天王补心丹也是在桔梗汤的基础上加味而来。故治疗慢性咽炎，可以少阴为枢，以桔梗汤为基础方加味，清宣少阴心之伏火。

从肝（胆）火论治

　　慢性咽炎患者多伴有心理障碍，情志失常，肝失疏泄是导致慢性咽炎的重要原因之一。"一阴一阳结，谓之喉痹"，一阳乃少阳相火，少阳病特点之一是默默不欲饮食，默默是情志病，相当于西医的抑郁症。《伤寒论·辨少阳病脉证》："少阳之为病，口苦，咽干，目眩也。"少阳枢机不利，情志不畅，郁而化火，肝胆火旺，往往会有咽痛，咽干，咽部异物感等慢性咽炎的表现。故临床上，可以用小柴胡汤和黄芩汤加减来治疗慢性咽炎。朱丹溪云："气血冲和，万病不生，一有怫郁，诸病生焉。"百病皆由心生，心平气和，阴平阳秘，则咽喉疏利。情志失调是产生内火之源，内火不论虚实，皆可发为喉痹。

《素问·血气形志》指出："形苦志苦，病生于咽嗌。"肝主疏泄，喜条达而恶抑郁。《灵枢·经脉》："肝足厥阴之脉……循喉咙之后，上入颃颡。"足厥阴肝经循喉咙而上行，若肝失疏泄，肝气郁结，郁而化火，肝火上灼，损伤咽喉，而见咽喉肿痛，咽喉干燥等症，如《灵枢·经脉》："是动则病……甚则嗌干。"此类患者，除有咽干、咽痛等症状之外，往往伴有善太息，咽中如有异物，咯吐不出，吞咽不下，胸膈满闷等痰气郁结之症，且随情志不畅而加重。方用丹栀逍遥丸合半夏厚朴汤加减治疗，以疏肝解郁，清肝泻火，理气祛痰，其中丹栀逍遥丸即是由小柴胡汤加减而来，半夏厚朴汤中有半夏和紫苏，"少阴病，咽痛，半夏散及汤主之"，心下为心阳宣布其化之地，阳土所生在君火，紫苏可以疏肝解郁，故半夏泻心汤是治疗情志病的处方。肝火炽盛者，可用龙胆泻肝汤加减，此方也是小柴胡汤变化而来。若肝胆火旺夹湿，则可用甘露消毒丹加减，此方则由黄芩汤变化而来。若日久肝之阴血不足，则需加养肝血益肝阴之品，如四物汤、一贯煎等。由此可见，少阳枢机不利，情志不畅，郁而化火，肝胆火旺是慢性咽炎的常见病机之一，故临床上常以小柴胡汤和黄芩汤为基础方加减来治疗慢性咽炎。

从肺火论治

咽喉为肺之门户，《灵枢·忧恚无言》："喉咙者，气之所以上下者也。"《重楼玉钥·喉科总论》："喉者空虚，主气息出入呼吸，为肺气之道也。"咽喉是机体与外界进行物质交换的要塞之地，通过口鼻与外界相通，肺之诸病皆能影响咽喉。《丁甘仁临证医案》"喉痹燥痛，咳嗽音声不扬……虑成肺损"，认为喉痹的发病与肺脏受损密切相关。相关研究也表明，当人体外感时邪，或病情迁延不愈时，致肺、肝、肾阴虚，使气血输布功能障碍，咽喉失养而发喉痹。肺居高位，为娇脏，是易受邪之所，如《医彻·卷四》："肺位至高，风寒易侵，郁火于中，使复加之心热则柔脆之金，一经销铄，又不损坏者乎。"肺火喉痹，往往以虚火为主，外邪犯肺，灼耗肺阴，或素体肺肾阴虚，虚火炎上，灼耗咽津，而出现咽部干痒，灼热，渐有疼痛，吞咽时加重，干咳少痰等症状，其中咽痒是最具特征性的表现。方用贝母瓜蒌散合养阴清肺汤加减，以润肺养阴，清热化痰。若偏于实火者，则以泻白散加减，以泻肺中之伏火。另木火刑金导致的咽喉不利也是常见的临床证型，此种类型则以张景岳的化肝煎为基础，合清肺利咽之品来治疗。

从脾（胃）火论治

《脾胃论》："内伤脾胃，百病由生。"《素问·阴阳类论》："咽喉干燥，病在土脾。"《四圣心源》"咽喉者，阴阳升降之路也""咽通六腑而胃为之主，喉通五脏而肺为之宗"，说明咽喉疾病与脾（胃）脏病变有密切的关系。"一阴一阳结，谓之喉痹"，一阴为少阴。心下为心阳宣布其化之地，阳土所生在君火，故清阳明即可清少阴，如泻心汤用大黄，就是这个原因。明代陈实功《外科正宗》："中气不足，脾气不能中护，虚火易致上炎。"清代唐容川《血证论·咽喉》："脾气不布，则胃燥而不能食，食少而不能化，譬如釜中无水……不能生血，血虚火旺。"强调脾为后天之本，气血生化之源，一旦脾虚，气血津液生成不足，进而导致慢喉痹的发生。人身之阴液来源于脾，正如干祖望所论："咽需液养，喉赖津濡，此液此津，均有赖于脾之运化、升清功能。脾运不健，津液不升，枉有满腹水湿，咽喉依然干燥。"现代人多嗜食辛辣，暴饮暴食，饮酒无度，《医学入门》："因饮酒则动脾火。"说明饮酒、嗜食辛辣则易生脾火。《素问·玉机真脏论》"脾不及则令九窍不通"，若脾有伏火，脾之运化功能失司，津液不能上承于咽喉，又伏火循经上扰，灼伤咽津，而出现咽干咽痛，口唇干燥、糜烂，烦渴易饥等临床表现，其中口疮、易饥最具特点，方用泻黄散合竹叶石膏汤加减，以泻脾经之伏火。若久病，脾胃气阳两虚，可予小建中汤、补中益气汤等。"脾不及则令九窍不通"，心下为心阳宣布其化之地，阳土所生在君火，阳土既是胃土，"一阴一阳结，谓之喉痹"，实则泻其子，清脾胃之火，也是临床上治疗慢性咽炎的常用方法。

从肾火论治

《喉舌备要密旨·喉部·论喉症》："凡阴火遂冲于上，多为喉痹，此肾中之虚证火也，非壮水不可。"《喉症集录》："喉痹者，乃虚证之喉痹也，属肾水亏损，虚火炎上。"说明肾中之相火，与喉痹的发生关系密切。《灵枢·经脉》："肾足少阴之脉……是主肾所生病者，口热舌干，咽肿上气。"肾之经脉上循喉咙，肾阴虚对喉痹发病有密切联系。《伤寒论》："少阴病，下利，咽痛，胸满，心烦，猪肤汤主之。"本证咽痛为少阴阴虚，虚火上炎所致，因足少阴经脉从肾上贯肝膈，循喉咙，夹舌本的缘故。若久病及肾，年老体衰，或素体肺肾阴虚，或好酒色，房劳过度，耗伤肾阴，肾阴亏虚，水之下源无以汲养，虚火上炎，循经上蒸，熏灼咽喉发为喉痹。症见咽干咽痛，下午尤甚，五心烦热，腰膝酸软，潮热盗汗等，方用左归丸合知柏地黄丸加减，以壮水之主，滋阴降火。若疾病日久，阴损及阳，"少阴病，咽中痛，半夏散及汤主之"，此方虽是温少阴心的处方，水生木，木生火，心阳根于肾阳，故当肾阳不足的时候，心阳也虚，久病阳虚之人，则可在此方的基础上加上温肾药物。若阴阳两虚，则可酌情加入滋阴补肾之品。疾病日久必有伏阳，故"火"伴随疾病的始终。各种慢性病日久，均会及肾，阴虚就有热或火，故肾虚，虚火炎上也是慢性咽炎常见病机之一。

慢性咽炎是耳鼻喉科常见病之一，由于其病程长，病因十分复杂，症状顽固，不易根治，严重影响患者的生存质量。该病的发病与环境污染、吸烟、雾霾、粉尘、饮食不节、工作压力大等密切相关。中医认为，"咽喉诸病皆属于火"，五脏之经脉皆循于咽喉，此为咽喉与五脏在生理上相互依赖，病理上相互影响的基础。五脏之火，或生于内，或来源于外，天人合一，内外感召，"人有五脏化五气，以生喜怒悲忧恐"，五志过极皆能化火；六淫之邪，入侵五脏，化为脏火。"一阴一阳结，谓之喉痹"，一阴指少阴，少阴包括手少阴心和足少阴肾；一阳指少阳，足少阳肝胆。"少阳之上，火气治之""少阳之为病，口苦，咽干，目眩也"。不论是外感六淫，还是内生五邪，火化必须经过少阳，如许多慢性疾病急性发作时，均有咽痛的表现。同时少阳可以内陷少阴，如咽喉炎慢性链球菌感染等可以引起肾炎、心内膜炎等。许多慢性疾病反复发作，是因为邪气内陷，潜伏在少阴，导致疾病缠绵不愈。"少阴之上，热气治之""少阴病二三日，咽痛者，可与甘草汤；不瘥，与桔梗汤""少阴病，咽中伤，生疮，不能语言，声不出者，苦酒汤主之"，三阳以少阳为枢，三阴以少阴为枢。故治疗慢性咽炎时，应以少阴少阳为枢，以五脏之火立论，辨清所在脏腑及相兼之脏，分清主次，辨证施治，方能不失偏颇，取得较好疗效。

参考文献

[1] 刘玮.《黄帝内经》中的"脏""象"与脏象学 [J]. 中华中医药杂志，2020，35（6）：2710 - 2712.

[2] 孟庆云.《黄帝内经》中的藏象 [J]. 山东中医学院学报，1991，15（4）：10 - 12.

[3] 王轩，郑允彬，刘玮.《黄帝内经》藏象学之阴阳八变 [J]. 中华中医药杂志，2021，36（10）：5763 - 5765.

[4] 赵琼，王轩，郑允彬，等.《黄帝内经》藏象学的"天象"与"地象" [J]. 中华中医药杂志，2021，36（12）：6959 - 6961.

[5] 王轩，郑允彬，刘玮.《黄帝内经》藏象学之形象学说浅解 [J]. 中华中医药杂志，2021，36（4）：2238 - 2240.

[6] 吴润秋.《黄帝内经》藏象的"四象理论"研究 [J]. 中国医药学报，1999，14（2）：10 - 12.

[7] 张宇鹏.《黄帝内经》藏象学理论体系的主要内容与结构简析 [J]. 中国中医基础医学杂志，2008，14（1）：7 - 9.

[8] 鞠宝兆.《内经》藏象理论的社会官制文化特征 [J]. 中国中医基础医学杂志，2005，11（2）：96 - 98.

[9] 孟庆云.《易经》与"藏象学" [J]. 中医药文化，2015（5）：27 - 29.

[10] 王小平. 论《内经》确立五脏概念的文化基础 [J]. 中华中医药学刊，2013，31（6）：1227 - 1229.

[11] 烟建华.《黄帝内经》五脏概念的研究及其意义 [J]. 世界中医药，2018，13（5）：1043 - 1045.

[12] 罗鹏飞，任红艳.《黄帝内经》脏腑分类理论探究 [J]. 西部中医药，2019，32（4）：47 - 49.

[13] 赵琼，王轩，刘玮. 浅论《黄帝内经》中的术数理论 [J]. 中华中医药杂志，2022，37（11）：6433 - 6435.

[14] 李永乐，翟双庆. 论《黄帝内经》中五脏之间的调控关系 [J]. 中医杂志，2018，59（14）：1171 - 1173.

[15] 王宪正，汪受传. 从《黄帝内经》五脏藏神理论到《黄帝内经太素》五神脏理论的演变分析 [J]. 中医杂志，2020，61（7）：569 - 571.

[16] 王颖晓，李其忠. 藏象之"象"含义探析 [J]. 上海中医药大学学报，2006，20（4）：45 - 47.

[17] 王颖晓，李其忠. 藏象之发生学研究 [J]. 上海中医药大学学报，2008，22（9）：19 - 21.

[18] 郭蕾. 藏象概念、科学性与真理性诠释 [J]. 山东中医药大学学报，2017，41（2）：102 - 104.

[19] 邱幸凡，陈刚，王平，等. 中医学"藏象"本质特征探讨 [J]. 湖北中医学院学报，2002，4（4）：5 - 7.

[20] 杨友发. 论藏象时空模拟及其运用 [J]. 中华中医药杂志，2016，31（9）：3546 - 3548.

[21] 许志效，于红芳，赵艳青. 藏象体用关系的研究 [J]. 中国中医基础医学杂志，2008，14（2）：92 - 94.

[22] 路玉滨. 从体用观看《内经》藏象学的实质 [J]. 上海中医药杂志，1991（4）：35 - 37.

[23] 刘文平，夏梦幻，王晔，等. 从体用观解析五脏"以藏为本、以通为用"[J]. 中国中医基础医学杂志，2021，27（7）：1052 - 1054.

[24] 赵博，陈芳. 从格式塔心理学原理分析藏象理论 [J]. 南京中医药大学学报（社会科学版），2006，7（3）：158 - 160.

[25] 罗再琼，黄文强，杨九一，等. "玄府"：藏象理论的微观结构 [J]. 中医杂志，2011，52（16）：1354 - 1356.

[26] 张宇鹏. 中医五藏理论起源探讨 [J]. 世界科学技术：中医药现代化，2007，9（6）：111 - 113.

[27] 郝保华，董海莉. "五脏"的文化蕴义探讨 [J]. 南京中医药大学学报（社会科学版），2001，2（2）：57 - 59.

[28] 罗正威. 中医五脏实质为三胚层说 [J]. 中国中医基础医学杂志，2002，8（9）：3 - 5.

[29] 施丽娟，梁永林，吴红彦. 从形气神论中医五脏 [J]. 中医研究，2020，33（7）：1 - 3.

[30] 孙相如，何清湖，陈小平，等. 解析张仲景的藏象观特点及其文化思想背景 [J]. 中华中医药杂志，2015，30（5）：1614 - 1616.

[31] 刘芸，孙相如，何清湖，等. 解析张元素的藏象观特点及其文化背景 [J]. 中医文献杂志，2020（4）：7 - 9.

[32] 杨冬霞，高中祖. 唐容川中西汇通藏象学特点研究 [J]. 江西中医药，2013，44（8）：3 - 5.

[33] 张宇鹏. 金元时期藏象学新思想的出现及其理论范式的转型 [J]. 中国中医基础医学杂志，2008，14（11）：810 - 812.

[34] 鲁明源. 脏腑、藏象和脏器 [J]. 山东中医药大学学报，2000，24（5）：326 - 328.

[35] 项忆瑾，李文伟，黄建华，等. 脏腑概念从解剖学实体转化为"生理功能系统"的成因［J］. 世界科学技术：中医药现代化，2016，18（6）：959-961.

[36] 张倩，周美启. 脏腑表里关系的科学内涵［J］. 中医杂志，2017，58（19）：1624-1626.

[37] 郝保华，王益平. 对脏腑"五"、"六"之数的探讨和思考［J］. 陕西中医学院学报，2000，23（3）：1-3.

[38] 赵磊，刘淑荣，翟颖，等. 中医学脏腑双重属性与逻辑悖论［J］. 世界科学技术：中医药现代化，2020，22（5）：1392-1394.

[39] 张和韡，马淑然，田甜. 关于五脏应时理论内涵的探讨［J］. 中华中医药杂志，2016，31（5）：1764-1766.

[40] 谷浩荣，贾春华，马子密，等. 基于概念隐喻的中医"时脏相应"理论研究［J］. 世界中医药，2014，9（4）：435-437.

[41] 金光亮，郭霞珍. 浅论《黄帝内经》"四时五藏阴阳"理论与五脏调控系统［J］. 世界中医药，2018，13（5）：1048-1050.

[42] 郭霞珍，苏晶，金光亮，等.《内经》"五脏应时"说的科学内涵初探［J］. 中国科学：生命科学，2016，46（8）：1042-1044.

[43] 张娜，刘晓燕，郭霞珍. 基于"天人相应"理论的四时-阴阳-五脏关系的探讨［J］. 世界中医药，2016，11（2）：224-226.

[44] 杨宗纯，郭霞珍. 对细胞信号转导与五脏应时研究相关性的思考［J］. 中华中医药杂志，2015，30（4）：974-976.

[45] 邓小峰，郭霞珍，王志飞，等. 五脏应时理论的现代认识和研究［J］. 中华中医药学刊，2009，27（7）：1385-1387.

[46] 夏梦幻，王庆其. 五神脏理论钩玄［J］. 中医杂志，2019，60（3）：186-188.

[47] 徐木林，王秋琴. 论五脏神［J］. 南京中医药大学学报（自然科学版），2000，16（4）：198-200.

[48] 蔡光先，瞿岳云，肖子曾. 中医神-脏相关论［J］. 中国中医基础医学杂志，2010，16（12）：1085-1087.

[49] 钟霞，康晨，滕晶，等. 管窥玄府理论下的五神脏病机［J］. 天津中医药，2023，40（1）：32-34.

[50] 周德生，刘利娟. 脑藏象理论解析及分形构建探讨［J］. 湖南中医药大学学报，2018，38（10）：1099-1101.

[51] 黄燕，孙景波，华荣，等. 脑调控机制研究进展及临床实践与中医藏象理论创新［J］. 世界科学技术：中医药现代化，2018，20（6）：869-871.

[52] 王小如. 脑主神明理论的源流及内涵［J］. 山东中医杂志，2007，26（6）：366-368.

[53] 王新陆. "脑主神明"对中医理论发展的重要性［J］. 天津中医药，2007，24（6）：441-443.

[54] 莫飞智，邓铁涛. 五脏神识系统的形成［J］. 世界科学技术：中医药现代化，2010，12（4）：54-56.

[55] 张宇鹏. "象"的观念与藏象学［J］. 中国中医基础医学杂志，2012，18（9）：930-932.

[56] 许志效. "气象"、"形象"的概念及与"藏"的关系［J］. 中国中医基础医学杂志，2008，14（6）：401-403.

[57] 李震，孙静，臧运华，等. 藏象是一种立体网络状结构［J］. 山东中医药大学学报，2002，26（1）：10-12.

[58] 吴润秋，杨绍华.《黄帝内经》象思维之研究［J］. 湖南中医杂志，2007，23（1）：57-59.

[59] 吴新明，马晓彤.《黄帝内经》的象数思维析要［J］. 中国中医基础医学杂志，2015，21（4）：375-377.

[60] 孙相如，何清湖，陈小平，等. 先秦、两汉时期象数思维的文化渊源及其对藏象理论的影响［J］. 中医杂志，2016，57（23）：1981-1983.

[61] 邢玉瑞，孙雨来. 类比思维与中医藏象学的建构［J］. 山东中医药大学学报，2002，26（6）：414-416.

[62] 李如辉，王荣平，郭淑芳. "援物比类"在中医藏象学构建过程中的发生学意义［J］. 中华中医药学刊，2013，31（2）：388-390.

[63] 吕小康，汪新建. 意象思维与躯体化症状：疾病表达的文化心理学途径［J］. 心理学报，2012，44（2）：276-278.

[64] 蔡同泽，王育林. 浅论"五脏辨病"体系［J］. 中医药导报，2017，23（11）：10-12.

[65] 郭华，张军领，烟建华. 中医理论体系研究：五脏阴阳研究［J］. 中国中医基础医学杂志，2007，13（11）：801-803.

[66] 武冰，郝万山.《伤寒论》六经辨证体系与《黄帝内经》五脏阴阳理论的关系［J］. 北京中医药大学学报，2007，30（12）：802-804.

[67] 李永乐，翟双庆. 中医五脏理论文献研究的现状与展望［J］. 世界科学技术：中医药现代化，2020，22（4）：

1299 - 1301.

[68] 张宇鹏. 论易学对中医藏象学发展的影响 [J]. 现代中医药，2010，30（4）：68 - 70.

[69] 张栋. 藏象学的胚胎发生学依据 [J]. 中医杂志，2018，59（10）：811 - 813.

[70] 赵艳，乔明琦，张惠云. 藏象学的理论基础、构建与研究方向 [J]. 山东中医药大学学报，2009，33（6）：447 - 449.

[71] 李如辉. 藏象学的演进轨迹 [J]. 山东中医药大学学报，1998，22（1）：46 - 48.

[72] 梁峻，刘聪，张磊，等. 藏象学中"类推"方法研究 [J]. 中国中医基础医学杂志，2010，16（2）：89 - 91.

[73] 洪英俊. 论中医藏象学的方法论意义 [J]. 华东交通大学学报，2001，18（2）：90 - 92.

[74] 梁启军. 从现代方法论角度总结藏象学中的方法 [J]. 江苏中医药，2008，40（10）：6 - 8.

[75] 凌耀星. 中医藏象学与控制论 [J]. 上海中医药大学学报，2011，25（4）：4 - 6.

[76] 钱丽. 黑箱方法与中医"藏象学"[J]. 南京中医药大学学报（社会科学版），2004，5（1）：14 - 16.

[77] 王颖晓. 藏象学形成研究述要 [J]. 辽宁中医杂志，2007，34（12）：1703 - 1705.

[78] 张宇鹏. 藏象学与中医健康观念 [J]. 中国中医基础医学杂志，2014，20（9）：1177 - 1179.

[79] 李晓君，刘洋. 藏象学名词术语的分类探讨 [J]. 中国中医基础医学杂志，2005，11（6）：401 - 403.

[80] 李晓君，刘洋. 藏象学名词术语规范化研究方法论探讨 [J]. 中国中医基础医学杂志，2004，10（12）：4 - 6.

[81] 张宇鹏，杨威，刘寨华. 藏象学理论体系框架探讨 [J]. 中国中医基础医学杂志，2007，13（3）：168 - 170.

[82] 李致重. 藏象为核心的中医体系 [J]. 中华中医药杂志，2016，31（8）：2881 - 2883.

[83] 李爽姿，王勤明. 对中医理论藏象学本质特征的模糊认识 [J]. 中华中医药杂志，2017，32（3）：986 - 988.

[84] 梁启军. 传统藏象理论的科学本义和现代藏象理论模型 [J]. 中国中医基础医学杂志，2008，14（8）：561 - 563.

[85] 白鸿，沈欣，吴建林. 藏象研究思路与方法探析 [J]. 中国中医基础医学杂志，2012，18（2）：121 - 123.

[86] 潘文奎，熊韬. 论藏象学融入现代医学的思路与方法 [J]. 中国中医基础医学杂志，1998，4（10）：18 - 20.

[87] 马民. 论新世纪中医藏象研究思路与方法创新 [J]. 江苏中医药，2005，26（10）：1 - 3.

[88] 王琦. 论中医藏象学理论体系的构建 [J]. 中医杂志，2008，49（10）：869 - 871.

[89] 吴承玉，骆文斌，孙鹏程，等. 藏象辨证体系的理论构建研究 [J]. 南京中医药大学学报，2021，37（2）：175 - 177.

[90] 闪增郁，张智，刘洋，等. 中医藏象理论的基础研究是中医学现代研究的起点 [J]. 中国中医基础医学杂志，2003，9（11）：4 - 6.

[91] 郑敏麟. 中医藏象实质细胞生物学假说 [J]. 中医药学刊，2004，22（6）：1068 - 1070.

[92] 王国为，杨威，张宇鹏，等. 2020—2021 年度中医藏象理论研究进展 [J]. 中国中医基础医学杂志，2023，29（1）：56 - 58.

[93] 魏一苇，张紫娟，文乐兮. 基于藏象学探讨"卵巢为奇恒之娇脏"[J]. 湖南中医药大学学报，2023，43（1）：164 - 166.

[94] 李闪闪，魏丹丹，蒋士卿. 基于藏象理论探讨化疗药的药物毒性 [J]. 中国实验方剂学杂志，2021，27（5）：198 - 200.

[95] 胡冬裴. 中医心藏象理论及辨证论治发展历史勾勒 [J]. 山东中医药大学学报，2006，30（3）：225 - 227.

[96] 胡冬裴. 中医心藏象理论规律研究 [J]. 上海中医药大学学报，2007，21（7）：16 - 18.

[97] 王肖阳，张芯. 元整体观视域下《黄帝内经》的"心"内涵探析 [J]. 中华中医药杂志，2021，36（9）：5229 - 5231.

[98] 郑敏麟，阮杏林. 论心藏象的宏观与微观实质 [J]. 湖南中医药大学学报，2022，42（3）：492 - 494.

[99] 张挺，李其忠，陈慧娟，等. "心"的中西医学比较研究 [J]. 上海中医药大学学报，2002，16（2）：10 - 12.

[100] 姚谦，敖明章. 中医藏象"心"与心-脑关系的现代解析和改革探求 [J]. 科技视界，2016（13）：5 - 7.

[101] 刘霁，翟双庆. 心主神的含义及启示 [J]. 北京中医药大学学报，2008，31（4）：225 - 227.

[102] 樊经洋，翟双庆. 天人视域下的《黄帝内经》"心主神明"命题探析 [J]. 北京中医药大学学报，2022，45（4）：325 - 327.

[103] 王明强. 中国轴心突破视域下"心主神明"发生学的再审视 [J]. 南京中医药大学学报（社会科学版），2019，20（3）：169 - 171.

[104] 纪宇，颜红，沈莉. "心主神明"的内涵与外延浅析 [J]. 中医杂志，2016，57（10）：819 - 821.

[105] 杜渐，王昊，邵祺腾，等. "心主神明"内涵探析："总统魂魄，兼赅意志"[J]. 中国中医基础医学杂志，2014，20（1）：11-13.

[106] 姜涛，张光霁. "心主神明"发生学思考[J]. 中华中医药杂志，2019，34（5）：1855-1857.

[107] 齐元玲，张庆祥. 发生学视阈下心主神明理论的成因探析[J]. 北京中医药大学学报，2020，43（6）：475-477.

[108] 周美启，周逸平. "心主神明"探要[J]. 安徽中医学院学报，2004，23（6）：4-6.

[109] 杜渐，王昊，王克勤，等. "心主神明"中医学的身心一元论[J]. 中国中医基础医学杂志，2013，19（6）：606-608.

[110] 朴顺天. 心主神明研究[J]. 中国中医基础医学杂志，2002，8（11）：14-16.

[111] 蒋跃绒. 从"心主神明"理论探讨心理应激性心肌缺血的治疗[J]. 中西医结合心脑血管病杂志，2021，19（23）：4187-4189.

[112] 刘玉霞，王亚红. 郭维琴教授从"心主血脉"治疗高血压病[J]. 吉林中医药，2013，33（2）：119-121.

[113] 王凤荣，杨荣来. "心主血脉"理论对临床心血管疾病的指导意义[J]. 中国中医药现代远程教育，2011，9（13）：24-26.

[114] 姚怡，王庆其. 论《黄帝内经》"心主血脉"理论对.冠心病诊治的启发[J]. 中华中医药杂志，2017，32（6）：2397-2399.

[115] 朱灵妍，周端. "心主血脉"理论与肾素-血管紧张素-醛固酮系统生物学网络的相关性探讨[J]. 广州中医药大学学报，2016，33（6）：875-877.

[116] 刘玉莲，刘政，季博，等. 浅析"心主血脉"理论与闭塞性动脉硬化症相关性[J]. 中国中西医结合外科杂志，2021，27（5）：778-780.

[117] 李钰，张雪亮，张敏，等. "舌为心之窍"理论探析[J]. 北京中医药大学学报，2020，43（1）：32-34.

[118] 郭宗耀，刘芸，高玉萍，等. "心与小肠相表里"理论的源流与发展[J]. 中医杂志，2017，58（2）：96-98.

[119] 关卓骥，袁天慧，陈洁，等. "心与小肠相表里"理论内涵探析及临证应用[J]. 广州中医药大学学报，2020，37（8）：1594-1596.

[120] 杨柳，严世芸. 历代心与小肠藏象辨证论治理论发展沿革[J]. 中华中医药学刊，2016，34（3）：675-677.

[121] 陈建飞，王铭，王淑美. 基于"肠心轴"诠释"心与小肠相表里"[J]. 辽宁中医药大学学报，2022，24（3）：143-145.

[122] 赵菁，许波，赵俊，等. 陆为民从"心与小肠相表里"论治炎症性肠病[J]. 中国中西医结合消化杂志，2021，29（6）：440-442.

[123] 孙静，刘赫昆. 基于"心与小肠相表里"的冠心病与肠道微生态的关系探讨[J]. 时珍国医国药，2021，32（10）：2482-2484.

[124] 鲍婷婷，杨凯麟，龙治勇，等. 基于"心与小肠相表里"探讨肠道菌群与抑郁症[J]. 中国中西医结合杂志，2021，41（4）：499-501.

[125] 曲华，姜众会，杨巧宁，等. 基于"心合小肠"论动脉粥样硬化与肠道微环境的关系[J]. 中医杂志，2018，59（23）：2009-2011.

[126] 吕超，袁鹏，朱峰，等. 基于"心合小肠"探讨肠道菌群与糖尿病性心肌病的关系[J]. 江苏中医药，2021，53（8）：52-54.

[127] 张伟，张艳，康伊，等. 基于"心合小肠"论治心力衰竭[J]. 中医学报，2021，36（1）：22-25.

[128] 展立芬，邢博文，覃思敏，等. 基于藏象学的心、肝、胃同治在功能性消化不良中的运用探讨[J]. 时珍国医国药，2021，32（11）：2726-2728.

[129] 李晓娟，骆仙芳，楼招欢，等.《黄帝内经》肝藏象理论探析[J]. 中华中医药杂志，2017，32（3）：956-958.

[130] 温小雨，孙玉浩，夏猛. 中医学肝藏象的生理病理特点浅析[J]. 广西中医药大学学报，2020，23（1）：56-58.

[131] 王洪弘，李成卫，王庆国，等. 阴阳五行学说与肝藏象理论的三次变革[J]. 世界中医药，2015，10（11）：1675-1677.

[132] 温世伟，贾春华. 象隐喻视域下的中医肝藏象的认知符号学解释[J]. 北京中医药大学学报，2019，42（4）：278-280.

[133] 安冬，李璐，李萍，等．从形气神谈中医学的肝［J］．中医药信息，2019，36（5）：50-52.

[134] 严灿，邓中炎，王剑．肝藏象的免疫学机制探讨［J］．中医研究，2000，13（5）：2-4.

[135] 李瀚旻．肝藏象肝脏中心说［J］．世界中医药，2011，6（1）：11-13.

[136] 陈玉鹏，严世芸．肝胆藏象辨证论治理论发展概述［J］．上海中医药大学学报，2013，27（6）：19-21.

[137] 乔明琦．肝藏象现代研究总体思路、基本目标及主要进展［J］．山东中医药大学学报，2005，29（2）：91-93.

[138] 史话跃，吴承玉，吴承艳，等．肝系藏象病位与病性特征研究［J］．南京中医药大学学报，2021，37（2）：190-192.

[139] 高晶晶，江凌圳，王英．发生学视角下中医肝藏实质探溯［J］．中医杂志，2020，61（4）：357-359.

[140] 徐杨，张启明，王义国．肝脏的中医藏象归属［J］．中医学报，2020，35（7）：1397-1399.

[141] 侯雅静，陈家旭，李晓娟．肝藏象现代研究重要发现述评［J］．世界科学技术：中医药现代化，2017，19（2）：1906-1908.

[142] 郑敏麟．论中医"肝"藏象的宏观和微观实质［J］．北京中医药大学学报，2013，36（5）：305-307.

[143] 王维广，李成卫，王庆国．肝阴肝阳概念的历史考察［J］．浙江中医药大学学报，2015，39（7）：512-514.

[144] 黄博韬，朱邦贤．肝木曲直论［J］．上海中医药杂志，2018，52（1）：33-35.

[145] 王维广，王莉媛，李成卫，等．当代肝主疏泄理论框架构建分析［J］．世界中医药，2015，10（11）：1645-1647.

[146] 马月香．肝主疏泄机理探析［J］．国医论坛，2005，20（1）：11-13.

[147] 霍磊，张欢润，詹向红，等．"肝主疏泄"内涵演变［J］．中国中医基础医学杂志，2021，27（10）：1533-1535.

[148] 王静波，李如辉．"肝主疏泄"理论的发生学原理探讨［J］．中国中医基础医学杂志，2011，17（1）：46-48.

[149] 肖开慧，任翼，徐帅，等．"肝主疏泄"的现代生物学阐释［J］．世界中医药，2022，17（24）：3519-3521.

[150] 岳广欣，陈家旭，王竹风．肝主疏泄的生理学基础探讨"［J］．北京中医药大学学报，2005，28（2）：1-3.

[151] 王宪龄，崔姗姗，张影，等．肝主疏泄理论的应用及其整体调节作用探析［J］．中医研究，2010，23（9）：4-6.

[152] 王乐鹏，龙晓华，单体亮，等．肝主疏泄与人体昼夜调控机制［J］．中医杂志，2015，56（7）：547-549.

[153] 赵昌林．肝主疏泄为调控免疫功能的核心［J］．中医杂志，2017，58（7）：568-570.

[154] 田蕾，吴昊，韦昱，等．肝主疏泄与单胺类神经递质相关性的研究进展［J］．环球中医药，2019，12（4）：636-638.

[155] 刘媛媛，丛立东，徐启春．肝主疏泄与中医内科多种疾病的关系探讨［J］．智慧健康，2022，8（30）：57-59.

[156] 于峥，黄晓华，滕静如，等．"肝主疏泄"理论及其临床指导应用研究［J］．中国中医基础医学杂志，2013，19（8）：870-872.

[157] 张晋冀，李绍林，邢玉瑞．基于象思维的"肝主疏泄"理论探赜［J］．辽宁中医药大学学报，2019，21（9）：87-89.

[158] 高鹤丹，李洪海，马月香．基于肝主疏泄从肝论治肾实证理论探析［J］．北京中医药大学学报，2021，44（4）：302-304.

[159] 田蕾，吴昊，韦昱，等．从心理应激理论探讨中医肝主疏泄功能的研究思考［J］．世界中医药，2016，11（9）：1905-1907.

[160] 江紫曦，王国华，郝秀芳，等．从肝主疏泄理论探讨围绝经期综合征抑郁状态［J］．现代中医临床，2019，26（4）：61-63.

[161] 时光，孙文杰，赵瑞华．基于肝主疏泄探讨子宫内膜异位症与良性乳腺结节、甲状腺结节发病机制的相关性［J］．中医杂志，2021，62（20）：1776-1778.

[162] 王进军，石锴，杨是修，等．从中医角度探讨肝主疏泄功能与乳腺癌的关系［J］．时珍国医国药，2022，33（3）：687-689.

[163] 邱荃，徐立然，李亮平，等．论肝主疏泄与艾滋病的关系［J］．中医杂志，2016，57（15）：1271-1273.

[164] 吕宝伟，冯春青，孙建光．基于"肝主疏泄"理论探讨脂肪肝分期治疗［J］．吉林中医药，2018，38（3）：266-268.

[165] 金平，王共强，马心锋，等．从肝主疏泄论治肝豆状核变性［J］．中医药临床杂志，2018，30（5）：823-825.

[166] 刘东敏，王明杰，丁纪茹，等. 基于"肝主疏泄"探讨高血压病 [J]. 中华中医药学刊，2022，40 (9)：45 -
      47.

[167] 王英，刘晶晶，贾连群，等. 从胆固醇代谢理论探讨肝失疏泄致动脉粥样硬化的机理 [J]. 辽宁中医杂志，
      2016，43 (11)：2284 - 2286.

[168] 吴亚娜，汪龙德，刘俊宏，等. 基于肝主疏泄论治肠易激综合征 [J]. 中医研究，2017，30 (8)：60 - 62.

[169] 关徐涛，詹向红，王冰，等. "肝失疏泄致衰"相关说理论探讨 [J]. 时珍国医国药，2015，26 (4)：937 - 939.

[170] 于峥，黄晓华，滕静如，等. "肝失疏泄"的现代研究进展 [J]. 中国中医药图书情报杂志，2014，38 (5)：
      58 - 60.

[171] 施学丽，郭超峰，范丽丽，等. 肝失疏泄与五脏生湿关系的机理辨析 [J]. 广西中医药，2019，42 (1)：33 -
      35.

[172] 贾秀琴，李映红，杨敏. 肝失疏泄是亚健康状态发生之源 [J]. 深圳中西医结合杂志，2011，21 (5)：283 -
      285.

[173] 邢金丽，张秋云，王天芳，等. 肝藏血理论探讨 [J]. 中医药导报，2014，20 (4)：1 - 3.

[174] 曲华，高铸烨，史大卓. 基于肝藏血主疏泄藏象理论辨治围绝经期综合征 [J]. 中华中医药杂志，2019，34
      (11)：5460 - 5462.

[175] 梁健，张欢，张颖，等. 从肝论治动脉粥样硬化相关讨论 [J]. 辽宁中医药大学学报，2018，20 (9)：153 -
      155.

[176] 陈鹏，赵铎. 从肝论治多发性硬化思路探讨 [J]. 山东中医药大学学报，2023，47 (1)：33 - 35.

[177] 石敏，赵继荣，马同，等. 探讨绝经后骨质疏松症"从肝论治"思想的相关机理 [J]. 中国骨质疏松杂志.
      2019，25 (10)：1483 - 1485.

[178] 胡飞，李双蕾，宋石开，等. 从肝论治甲亢性骨质疏松的相关性探讨 [J]. 中国骨质疏松杂志，2021，27 (6)：
      906 - 908.

[179] 刘红延，陈莹. 肝藏象学在单纯性甲状腺肿中运用 [J]. 辽宁中医药大学学报，2016，18 (3)：7 - 9.

[180] 鞠佃君，王海军. 肝气主升与肝藏象证候关系分析 [J]. 时珍国医国药，2015，26 (3)：671 - 673.

[181] 张娟，王小平. "肝者，罢极之本"新解 [J]. 山东中医药大学学报，2021，45 (4)：444 - 446.

[182] 刘晓培，夏婧，王志红肝为"罢极之本"的研究进展 [J]. 四川中医，2016，34 (3)：206 - 208.

[183] 朱佩，刘雷蕾，郝瑞森，等. 从人体时间节律角度探讨"肝为罢极之本"的内涵 [J]. 环球中医药，2021，14
      (2)：299 - 302.

[184] 于峥，黄晓华，滕静如，等. 肝主疏泄畅情志的理论内涵及临床应用 [J]. 中医杂志，2013，54 (22)：1914 -
      1916.

[185] 严灿，徐志伟. 肝主疏泄调畅情志功能的中枢神经生物学机制探讨 [J]. 中国中西医结合杂志，2005，25 (5)：
      459 - 461.

[186] 张和韡，田甜，肖遥，等. 从神经内分泌角度探讨肝主疏泄调畅情志的现代理论内涵 [J]. 环球中医药，2018，
      11 (6)：850 - 852.

[187] 李晶，白光. "肝主情志"与溃疡性结肠炎之关系探析 [J]. 中国中西医结合消化杂志，2021，29 (10)：75 -
      77.

[188] 田进文，石巧荣，韩成仁，等. 论平滑肌系统与"肝主谋虑"、"胆主决断"的关系 [J]. 山东中医药大学学报，
      2004，28 (4)：254 - 256.

[189] 徐帅，赵静洁. 关于"肝主筋"理论的现代生物学本质探讨 [J]. 现代中医临床，2022，29 (9)：39 - 41.

[190] 秦中朋，赵凰宏，詹向红. 怒伤肝理论现代研究进展 [J]. 中国中医药现代远程教育，2020，18 (7)：121 -
      123.

[191] 李瀚. "肝肾同源"的理论探讨 [J]. 中国中医基础医学杂志，2000，6 (7)：5 - 7.

[192] 王宣尹，严灿，吴丽丽. 基于肝肾藏象理论探讨晚发型抑郁症的核心病机及其防治研究思路 [J]. 中华中医药
      学刊，2017，35 (2)：348 - 350.

[193] 黄云玲，严灿，吴丽丽. 从体用关系探讨肝肾藏象与抑郁症的因机证治 [J]. 辽宁中医杂志，2018，45 (3)：
      493 - 495.

[194] 余蔓，江钢辉. 基于《黄帝内经》探析肝藏象学在抑郁症治疗中的运用 [J]. 新中医，2020，52 (12)：214 -

216.

[195] 李伟杰，孟凯. 基于"肝藏象"理论探讨习惯性肩关节脱位病因病机与证治 [J]. 中医药导报，2020，26（14）：171-173.

[196] 朱玲. 从肝脾论治慢性疲劳综合征 [J]. 北京中医药，2012，31（4）：292-294.

[197] 李小艳，祝红兴，邢海燕. 从肝脾肾论治过敏性紫癜性肾炎 [J]. 河南中医，2020，40（6）：847-849.

[198] 唐元瑜，纪立金.《内经》脾藏象理论及其构建思维方法 [J]. 浙江中医药大学学报，2016，40（12）：903-905.

[199] 谢惠迪. 中医学脾的发生学探幽 [J]. 中医药文化，2015（2）：61-63.

[200] 纪立金. 中医学"脾脏"概念的探讨 [J]. 山东中医药大学学报，2000，24（3）：168-170.

[201] 秦微，于漫，王彩霞. 论古代自然科学和医学实践对脾藏象理论发生的影响 [J]. 辽宁中医杂志，2018，45（8）：1620-1622.

[202] 秦微，王琳琳，王彩霞. 论古代文化与脾藏象理论的发生 [J]. 中华中医药杂志，2017，32（12）：5278-5280.

[203] 秦微，王彩霞. 脾属土的文化渊源及内涵 [J]. 中华中医药杂志，2016，31（6）：2054-2056.

[204] 皮舟遥，徐健众. 论脾胃为五脏之本 [J]. 河南中医，2021，41（2）：169-171.

[205] 周雯，战丽彬，章玲. 关于脾藏象研究的系统生物学思考 [J]. 中医杂志，2022，63（3）：206-208.

[206] 唐元瑜，纪立金. 基于《内经》脾藏象时空观探析中医对生命、疾病及防治的认知思维特色 [J]. 湖南中医药大学学报，2017，37（1）：38-40.

[207] 高晓宇，张哲，杨关林. 从系统论角度阐释脾藏象理论 [J]. 中医杂志，2016，57（19）：1621-1623.

[208] 高晓宇，张哲，王洋，等. 现代复杂适应系统思想在脾藏象理论中的应用 [J]. 中医杂志，2020，61（19）：1702-1704.

[209] 亓涛. 基于系统思维对脾藏象内涵的认识 [J]. 光明中医，2016，31（2）：181-183.

[210] 谢胜，刘园园，彭柳莹，等. 基于藏象理论坤土建中疗法的理论构建及其应用探索 [J]. 辽宁中医杂志，2016，43（1）：13-15.

[211] 刘羽茜，刘悦，孙宇衡，等. 基于脾藏象理论探讨脾与线粒体相关性 [J]. 中华中医药学刊，2019，37（6）：1362-1364.

[212] 赵帆，张根明，王晓阳，等. 浅论中医学对胰腺实体解剖的认知过程 [J]. 世界科学技术：中医药现代化，2022，24（8）：2926-2928.

[213] 郑敏麟. 纠正千古谬误：中医"脾"在解剖学上对应的脏器非脾非胰而是肝！[J]. 辽宁中医药大学学报，2010，12（12）：72-74.

[214] 左金辉，谢红霞，廖冬颖，等. 刍议系统论角度下脾藏象理论与恶性肿瘤的关系 [J]. 中医肿瘤学杂志，2021，3（5）：10-12.

[215] 姜晓晨，庞博，王萍，等. 脾胃藏象学在肿瘤治疗中的应用探讨 [J]. 北京中医药，2020，39（5）：414-416.

[216] 林巧妮，郭乃菲，石岩，等. 基于肠道菌群探讨 2 型糖尿病从脾论治的作用机制 [J]. 辽宁中医药大学学报（网络论文），2023，2，3.

[217] 杨洛琦，谢连娣，周莉君. 从藏象理论探析糖尿病心肌病 [J]. 陕西中医，2022，43（10）：1423-1425.

[218] 杨丽，王彩霞. 脾主统血的源流 [J]. 中华中医药杂志，2017，32（5）：2237-2239.

[219] 李天天，褚雨霆，杨璐，等. 脾主统血理论的内涵与拓展 [J]. 中医药信息，2015，32（6）：99-101.

[220] 秦微，崔家鹏，王彩霞. "脾主运化、统血"等脾藏象理论相关哲理思维研究 [J]. 时珍国医国药，2017，28（8）：1944-1946.

[221] 吕林，王凤云，唐旭东，等. 基于内质网功能探讨"脾主运化""脾主统血"的科学内涵 [J]. 中医杂志，2015，56（14）：1174-1176.

[222] 杨丽，王彩霞. 脾主运化的源流及发展 [J]. 中华中医药杂志，2016，31（5）：1773-1775.

[223] 李朝. 脾主运化的发生学研究 [J]. 陕西中医药大学学报，2021，44（3）：65-67.

[224] 杨丽，王彩霞. 明代各家脾主运化理论的研究 [J]. 时珍国医国药，2016，27（10）：2472-2474.

[225] 杨丽，王彩霞. 清代各家脾主运化理论的研究 [J]. 辽宁中医杂志，2017，44（10）：1626-1628.

[226] 裴宇鹏，杨关林，陈智慧，等. 从"脾主运化"基本概念诠释脾藏象理论模型 [J]. 中华中医药学刊，2018，36（12）：3010-3012.

[227] 伍早霞，张启明，王义国. 基于高脂血症探讨脾主运化的生理机制 [J]. 中国医药导报，2021，18（25）：128 - 130.

[228] 姜立娟，李玉国，崔巍，等. "脾主运化"理论与胰岛素抵抗关系探微 [J]. 吉林中医药，2021，41（2）：157 - 159.

[229] 闵冬雨，谢思梦，刘勇明，等. 基于"脾主运化"探讨痴呆与肠道菌群的相关性 [J]. 中华中医药学刊，2021，39（2）：9 - 11.

[230] 朱小敏，陈炜，洪煌忠，等. 基于"脾主运化"探讨肠道菌群在阿尔茨海默病中作用的研究进展 [J]. 辽宁中医药大学学报（网络论文），2022，9，15 - 17.

[231] 冷雪，王莹，李阳，等. 基于"脾主运化"理论探讨肝细胞自噬与脂质代谢的关系 [J]. 世界科学技术：中医药现代化，2021，23（1）：58 - 60.

[232] 王东，王玲. 从脾主运化论治糖尿病周围神经病变 [J]. 辽宁中医杂志，2020，47（1）：74 - 76.

[233] 吕林，王凤云，唐旭东，等. 基于离子通道角度探讨脾主运化水液的科学内涵 [J]. 中华中医药杂志，2017，32（2）：519 - 521.

[234] 刘彤，刘悦，陈莹，等. 从脾主运化水湿理论探讨冠心病的发病机制 [J]. 中医杂志，2017，58（6）：455 - 457.

[235] 陈莹，刘悦，张艳. 基于脾主运化水湿理论探讨慢性心衰的发病机制 [J]. 中国实验方剂学杂志，2018，24（20）：229 - 231.

[236] 刘雷蕾，马淑然. 基于脑-肠轴探讨脾主运化水液应长夏而变的物质基础与科学内涵 [J]. 辽宁中医杂志，2020，47（9）：43 - 45.

[237] 杨铁柱，刘燕. 基于"脾主肌肉"理论探讨脓毒症高代谢的中医研究思路和治疗对策 [J]. 世界中西医结合杂志，2021，16（11）：2147 - 2149.

[238] 彭高强，文颖娟，吕建琴，等. 基于肠道菌群探讨抑郁症从脾论治的作用机制 [J]. 中华中医药学刊，2022，40（10）：36 - 38.

[239] 闫黎，申定珠. 从脾肾论治老年人新型冠状病毒肺炎 [J]. 实用中医内科杂志，2021，35（2）：1 - 3.

[240] 吕玉宝，段晓虹，董竞成. 中医肺的现代研究进展 [J]. 中国中西医结合杂志，2013，33（11）：1579 - 1581.

[241] 吴筱枫，严世芸. 肺藏象辨证论治理论源流述要 [J]. 江苏中医药，2017，49（6）：5 - 7.

[242] 丁元庆，张安玲. 新冠肺炎疫情下阐释肺藏象 [J]. 山东中医杂志，2020，39（8）：763 - 765.

[243] 谢芳，谢宁. 阿尔茨海默病中医肺脏理论病机探析 [J]. 辽宁中医杂志，2020，47（1）：59 - 61.

[244] 邢玉瑞，李翠娟，胡勇. 肺主治节的现代诠释研究述评 [J]. 中华中医药杂志，2020，35（6）：2724 - 2726.

[245] 白钢，姜民，侯媛媛，等. 试论"肺主治节"与植物神经功能的相关性 [J]. 世界科学技术：中医药现代化，2014，16（7）：1451 - 1453.

[246] 孟祥丽，张庆祥. 圜道观视域下的"肺主治节"探析 [J]. 中华中医药杂志，2022，37（5）：2654 - 2656.

[247] 郑莉莉，李泽庚. 从"肺主治节"探讨慢性阻塞性肺疾病病因病机 [J]. 江西中医药大学学报，2017，29（4）：1 - 3.

[248] 梁超，谭漪. 从肺主治节治疗节律紊乱疾病探讨 [J]. 四川中医，2000，18（12）：9 - 11.

[249] 吴静滢，何友成，黄飞翔. 基于"肺主治节"论述心肺同治快速型心律失常 [J]. 实用中医内科杂志（网络论文），2022，9，15.

[250] 刘文杰，桓娜，孙敬辉，等. 基于"肺主治节"理论探讨冠心病的病机和治疗 [J]. 河北中医，2022，44（10）：1736 - 1738.

[251] 李雪萍，张宝成. 从"肺朝百脉、主治节"探讨慢性心力衰竭心室重塑 [J]. 中国中医基础医学杂志，2020，26（10）：1442 - 1444.

[252] 方莉，王传博，王婕琼，等. 肺朝百脉主治节理论研究评述 [J]. 中国中医基础医学杂志，2016，22（2）：149 - 151.

[253] 白钢，侯媛媛，姜民，等. 基于"肺主宣发"与"肺主治节"的中药药效物质基础及其生物学机制研究 [J]. 中草药，2017，48（19）：3901 - 3903.

[254] 孟庆岩，颜培正，相光鑫，等. 基于古代文献数据库肺与大肠表里关系研究 [J]. 中国中医基础医学杂志，2017，23（1）：26 - 28.

[255] 莫芳芳，马师雷，李鸿涛，等. 基于中医古籍研究的"肺与大肠相表里"理论源流及其内涵探讨 [J]. 环球中医药，2015，8（2）：165-167.

[256] 朱星，胡小霞."肺与大肠相表里"理论源流及现代研究进展 [J]. 贵阳中医学院学报，2016，38（1）：97-99.

[257] 刘英君，郁东伟，王新华，等."肺与大肠相表里"机制探讨及临床运用概况 [J]. 浙江中西医结合杂志，2021，31（3）：284-286.

[258] 赵鑫民，张虹."肺与大肠相表里"理论基础及其研究进展 [J]. 吉林中医药，2017，37（9）：969-971.

[259] 张艳，邵岩."肺与大肠相表里"理论的研究进展 [J]. 医学理论与实践，2022，35（21）：3630-3632.

[260] 张纯芳，刘伟志，裴玲燕，等. "肺与大肠相表里"理论现代研究启示 [J]. 山东中医杂志，2016，35（8）：673-675.

[261] 郜峦，王键，邓勇."肺与大肠相表里"理论的研究现状和思路 [J]. 中医杂志，2012，53（4）：291-293.

[262] 缪江，颜延凤，杨旭."肺与大肠相表里"理论的临床与实验研究概况 [J]. 广西中医药，2017，40（5）：68-70.

[263] 王宪正，赵霞，狄留庆，等. "肺与大肠相表里"的研究进展 [J]. 世界科学技术：中医药现代化，2020，22（3）：850-852.

[264] 徐天成，吴晓亮，裴丽霞，等. 肺与大肠相表里的微生态学解释 [J]. 中国微生态学杂志，2018，30（1）：100-102.

[265] 李鸿涛，高思华，王柳青，等. 藏象学中"肺与大肠相表里"内涵及其在温病辨治中的运用 [J]. 中医杂志，2011，52（4）：271-273.

[266] 叶威，王新华. 从肺肠微生物群变化探讨"肺与大肠相表里"治疗呼吸系统疾病 [J]. 浙江中西医结合杂志，2019，29（7）：592-594.

[267] 唐凌，李少滨，袁敏，等."肺与大肠相表里"理论在重型新型冠状病毒肺炎治疗中的应用探讨 [J]. 上海中医药杂志，2020，54（4）：23-25.

[268] 胡健，李泽庚，张峰，等. 基于"肺与大肠相表里"探讨中医药调节肠道菌群治疗社区获得性肺炎研究进展 [J]. 新中医，2022，54（21）：26-28.

[269] 耿欢，游丽娇，杨小芳，等."肺与大肠相表里"理论在重症肺炎治疗中的应用探析 [J]. 中国中医急症，2022，31（1）：84-86.

[270] 李宏杰，范伟峰."肺与大肠相表里"理论在支气管哮喘治疗中的应用 [J]. 甘肃科技，2017，33（15）：132-134.

[271] 揭梓晨，朱汉平，谭伟璐，等. 基于"肺与大肠相表里"理论探讨支气管扩张症的病机及治疗 [J]. 中医临床研究，2021，13（26）：142-144.

[272] 安永铖，石璐，何昶昊，等. 基于"肺与大肠相表里"理论探讨肠道微生态与糖尿病的关系 [J]. 辽宁中医药大学学报（网络论文），2023，2，13.

[273] 张嘉鑫，郭宇，王庆国，等. 从"肺与大肠相表里"论治肠易激综合征 [J]. 环球中医药，2017，10（8）：939-941.

[274] 胡艳婕，董丽凤，魏晟，等. 基于肺与大肠相表里理论探索结肠息肉合并肺结节的论治 [J]. 西部中医药，2022，35（12）：80-82.

[275] 鞠诣然，鞠宝兆.《内经》肾藏象理论发生的语义基础 [J]. 辽宁中医药大学学报，2007，9（4）：65-67.

[276] 杨雯，方肇勤，卢涛，等.《诸病源候论》有关肾理论的探讨 [J]. 中国医药导报，2018，15（36）：140-142.

[277] 方东行，何立群，娄国菁. 历代医家对中医肾和肾病的认识 [J]. 中国中医基础医学杂志，2010，16（10）：965-967.

[278] 郑洪新，谢晚晴. 肾藏象理论的系统结构 [J]. 中国中医基础医学杂志，2015，21（11）：1339-1341.

[279] 赖敏，贾春华. 从古代解剖知识探讨中医肾藏象学的构建 [J]. 中医杂志，2021，62（19）：1657-1659.

[280] 王晶，贾友冀，孙悦礼，等. 系统思维探讨中医肾藏象的范畴 [J]. 世界中医药，2014，9（6）：685-687.

[281] 李恩. 中医肾藏象理论传承研究方法 [J]. 现代中西医结合杂志，2012，21（1）：1-3.

[282] 崔远武，张连城，李强，等. 中医"肾脑系统"的初步构建 [J]. 天津中医药，2015，32（3）：142-144.

[283] 周安方. 肾藏象理论及其临床应用 [J]. 天津中医药大学学报，2014，33（1）：1-3.

[284] 高雪，李荣欣，郭霞珍，等. 肾藏象时令性特征的源流梳理及临床应用分析 [J]. 中医药学报，2022，50（10）：

1-3.

[285] 郑敏麟，阮诗玮. 论中医"肾"藏象的宏观和微观实质 [J]. 中华中医药杂志，2012，27（10）：2560-2562.

[286] 谷鑫，沈卫星，吴承玉，等. 肾系藏象病位与病性特征研究 [J]. 南京中医药大学学报，2021，37（2）：194-196.

[287] 张鞠华，严世芸. 肾藏象辨证论理论源流概述 [J]. 中医药导报，2018，24（4）：22-24.

[288] 刘平，王彤，郭霞珍. 从方法论三个层次研究中医肾整体调控系统 [J]. 世界中西医结合杂志，2009，4（12）：893-895.

[289] 潘润存. 从现代医学和免疫学角度对"中医肾"理论的探讨 [J]. 中医研究，2011，24（5）：11-13.

[290] 黄飞，王小琴. 肾藏象学的现代研究及在慢性肾脏病中的运用 [J]. 时珍国医国药，2014，25（1）：189-191.

[291] 娄文凤，张宁，袁丽莎. 从藏象学探讨甲状腺与肾的关系 [J]. 中医药导报，2021，27（12）：137-139.

[292] 刘宏潇，冯兴华. 从遗传免疫学基础论肾藏象与强直性脊柱炎 [J]. 辽宁中医杂志，2003，30（12）：972-974.

[293] 殷海波，王海南，刘宏潇，等. 从肾藏象论衰老与骨关节炎 [J]. 中医杂志，2012，53（14）：1192-1194.

[294] 谢宁，王琪. 从肾防治老年脑病的策略探讨 [J]. 世界科学技术：中医药现代化，2018，20（6）：2018-2020.

[295] 崔远武，张玉莲. "肾藏精"理论的概念与内涵 [J]. 中国中医急症，2014，23（10）：1857-1859.

[296] 陈立，王小琴. 肾藏精理论源流探析 [J]. 中国中西医结合肾病杂志，2016，17（9）：839-841.

[397] 王剑，郑洪新，杨芳. "肾藏精"藏象理论探析 [J]. 中国中医基础医学杂志，2011，17（2）：119-121.

[298] 郑洪新，师双斌，李佳，等. "肾藏精"藏象理论概念体系 [J]. 世界中医药，2014，9（6）：699-701.

[299] 张进，徐志伟. "肾藏精、主骨、生髓"理论内涵辨析 [J]. 中国中医基础医学杂志，2009，15（11）：805-807.

[300] 王莉，吕爱平，王梅，等. "肾藏精"与生长壮老关系的现代研究 [J]. 现代中西医结合杂志，2018，27（9）：1021-1023.

[301] 王键，胡建鹏，何玲，等. "肾藏精"研究述评 [J]. 安徽中医学院学报，2009，28（2）：1-3.

[302] 吴志奎，方素萍，张新华，等. 基于"肾"藏象理论从肾论治治疗珠蛋白合成障碍性贫血 [J]. 世界科学技术：中医药现代化，2010，12（1）：65-67.

[303] 陈立，王小琴. 从骨形态发生蛋白-7探讨肾藏精理论的物质基础 [J]. 广州中医药大学学报，2016，33（5）：736-738.

[304] 武峻艳，张俊龙，王杰. 从人体"自组织"特性谈"肾藏精"[J]. 辽宁中医杂志，2016，43（6）：1191-1193.

[305] 陈功，柴艺汇，陈伟，等. 基于肾藏象理论探讨维生素D缺乏与"肾精不足"之间的关系 [J]. 贵阳中医学院学报，2016，38（4）：5-7.

[306] 陈慧娟，李载明，童瑶. 肾主纳气的内涵及其发生学思考 [J]. 山东中医杂志，2006，25（2）：79-81.

[307] 魏凤琴. "肾为先天之本"的认识发生学根源 [J]. 山东中医药大学学报，2002，26（6）：411-413.

[308] 黄建波. "肾为先天之本"的理论质疑和创新发展 [J]. 中华中医药杂志，2021，36（8）：4447-4449.

[309] 李如辉. "肾合膀胱"的发生学探寻 [J]. 浙江中医学院学报，2000，24（6）：4-6.

[310] 张登本. "肾主骨"理论的发生及其意义 [J]. 河南中医学院学报，2007，22（3）：5-7.

[311] 谢院生，魏凯，尹智炜. 用现代医学诠释中医"肾主骨"的科学内涵 [J]. 中国中西医结合肾病杂志，2016，17（6）：471-473.

[312] 李翠娟，孙理军，巩振东，等. "肾在液为唾"理论的研究现状与展望 [J]. 现代中医药，2014，34（2）：87-89.

[313] 李翠娟，孙理军，巩振东. 代谢组学与"肾在液为唾"理论的研究思考 [J]. 中华中医药杂志，2014，29（9）：2854-2856.

[314] 李如辉. 肾"开窍于耳及二阴"、"在液为唾"理论的发生学探析 [J]. 浙江中医学院学报，2001，25（3）：9-11.

[315] 吴结枝，黄海平，陈沙，等. 从"骨玄府-藏象"论骨质疏松症 [J]. 中国骨质疏松杂志，2022，28（8）：1201-1203.

[316] 施杞. "肾"藏象理论及其在骨代谢疾病中的应用 [J]. 上海中医药大学学报，2012，26（1）：4-6.

[317] 李敏，周萌，黄鸣柳. 以"五脏之伤，穷必及肾"为指导治疗慢性阻塞性肺疾病稳定期的分析探讨 [J]. 当代医学，2019，25（20）：191-193.

［318］ 裴金燕，李鹏宇，郭会军."五脏之伤，穷必及肾"理论在艾滋病中晚期治疗中的应用［J］. 中国中医基础医学杂志，2022，28（3）：472－474.

［319］ 陈坚雄，邱仕君，肖莹. 试论中医五脏相关学说的理论内涵［J］. 广州中医药大学学报，2007，24（2）：87－89.

［320］ 张冰冰，朱爱松，石岩. 对于"五脏相关"理论的科学内涵探讨［J］. 中华中医药杂志，2017，32（7）：3259－3261.

［321］ 李晓凤，杜武勋，张茜，等. 五脏生克制化辨证模式的建立与应用［J］. 中医杂志，2017，58（22）：1898－1900.

［322］ 常兴，张恬，孟庆岩，等. 从《灵枢》探析五脏"司外揣内"思维［J］. 辽宁中医杂志，2018，45（6）：1193－1195.

［323］ 马晶晶，任路，尚德阳，等.《黄帝内经》五脏虚实辨证及治疗［J］. 中国中医基础医学杂志（网络论文），2023，1，31.

［324］ 白龙，任慧霞，朱珂，等. 以五脏病证为例探讨中医学辨病论治体系［J］. 中华中医药杂志，2021，36（11）：6303－6305.

［325］ 关徐涛，胡翔燕，詹向红."五脏致呆"相关理论［J］. 中国老年学杂志，2019，39（12）：2015－2017.

［326］ 姚文强，赵宇浩，韩旭. 从五脏论治轻度认知功能障碍［J］. 河南中医，2019，39（11）：1665－1667.

［327］ 甘盼盼，全毅红，吴东南，等. 从五脏阴虚论治 2 型糖尿病认知功能障碍［J］. 世界科学技术：中医药现代化，2020，22（5）：1487－1489.

［328］ 胡雪纯，贾妮. 应用中医"藏象学"理论探析阿尔茨海默病［J］. 辽宁中医药大学学报，2021，23（1）：177－179.

［329］ 施丽娟，梁永林，吴红彦. 从五脏论治阿尔茨海默病［J］. 实用中医内科杂志，2020，34（5）：12－14.

［330］ 吴秀芹，梅晓云，吴颢昕. 五脏失调与血管性痴呆发病机理探讨［J］. 河南中医，2011，31（2）：111－113.

［331］ 张海燕，唐农，廖君. 从五脏失调论治血管性痴呆［J］. 云南中医学院学报，2013，36（2）：30－32.

［332］ 陈静，吴林，伍媛，等. 从五脏论治血管性痴呆的研究进展［J］. 湖南中医杂志，2020，36（1）：143－145.

［333］ 姚首道，马进. 从五脏辨证论治老年性痴呆研究现状［J］. 中医药临床杂志，2019，31（7）：1220－1222.

［334］ 邓燕，吴林，陈炜，等. 五脏阳虚与老年性痴呆相关性的研究进展［J］. 湖南中医杂志，2017，33（7）：183－185.

［335］ 王凯悦，董笑克，李中浩，等. 基于五神脏理论探讨癫痫中医临证思维［J］. 现代中医临床，2021，28（2）：65－67.

［336］ 关徐涛，詹向红."五脏致衰"理论探讨［J］. 时珍国医国药，2015，26（5）：1181－1183.

［337］ 齐涵，赵洪欣，孟凯华，等. 从五脏辨证论治老年衰弱理论探析［J］. 辽宁中医药大学学报，2020，22（11）：200－202.

［338］ 关徐涛，詹向红."五脏致衰"理论探讨［J］. 时珍国医国药，2015，26（5）：1181－1183.

［339］ 马珑，陈松，刘溪泉."五脏一体观"辨治功能性胃肠病躯体化障碍思路探讨［J］. 吉林中医药，2020，40（12）：1566－1568.

［340］ 褚梦瑶，丁纯蕾，钱义明，等. 从"五脏一体观"论治心悸［J］. 陕西中医，2022，43（12）：1757－1759.

［341］ 王丽萍，王春林. 从五脏一体观探讨双心疾病的中医辨证思路［J］. 浙江中医药大学学报，2017，41（3）：198－200.

［342］ 郭莎莎，李焱，苏文革. 双心医学与五脏一体观相关性研究进展［J］. 辽宁中医药大学学报，2019，21（8）：82－84.

［343］ 王菊枚，冯丝丝，吕玉兰，等. 中风与五脏气机关系的探讨［J］. 按摩与康复医学，2021，12（24）：91－93.

［344］ 李星星，赵伟东，宋梧桐，等. 从《黄帝内经》五脏一体观探究中风病因病机［J］. 中国中医药现代远程教育，2023，21（5）：53－55.

［345］ 常璐璐，海英. 中风病从五脏论治探讨［J］. 江苏中医药，2016，48（7）：12－14.

［346］ 兰树华. 中医五脏辨证论治中风病研究进展［J］. 中西医结合心脑血管病杂志，2018，16（12）：1675－1677.

［347］ 杨芳，张扬. 从五脏虚损认识帕金森病非运动症状的病因病机［J］. 云南中医中药杂志，2012，33（9）：6－8.

［348］ 黄小燕，丁玲丽，陆艳. 赵杨基于"调衡五脏"理论治疗帕金森病［J］. 江苏中医药，2022，54（4）：27－29.

[349] 余文丽，魏丹霞，吴佳丽，等．五脏相关论肾病 [J]．云南中医中药杂志，2020，41（11）：13-15．

[350] 吕笑，王琛．基于中医五脏理论辨治肾性水肿的研究进展 [J]．河北中医，2021，43（11）：1914-1916．

[351] 常茵，邢海燕．基于五脏辨治肾性贫血理论 [J]．实用中医内科杂志，2022，36（8）：76-78．

[352] 范丽妃，吴竞．陈扬荣教授从藏象理论辨治慢性肾炎血尿经验 [J]．吉林中医药，2020，51（2）：76-78．

[353] 杨超，符德玉，严世芸．《内经》五脏传变理论在心系疾病中的应用 [J]．中医文献杂志，2021（1）：40-42．

[354] 谭令，程发峰，王雪茜，等．浅析张仲景从五脏论治心系病证 [J]．湖南中医杂志，2019，35（8）：100-102．

[355] 王彩玲，张艳．从五脏相关解析心病发生 [J]．辽宁中医药大学学报，2011，13（12）：110-112．

[356] 张何璐，刘福明．基于五脏病机理论探析心力衰竭辨治特点 [J]．天津中医药，2019，36（7）：662-664．

[357] 郭美珠，曾洁，庞亚飞，等．从五脏相关论治慢性心力衰竭 [J]．上海中医药大学学报，2020，34（2）：90-902．

[358] 王钰，李佳，庞琳琳，等．基于中医血脉理论探析血管疾病防治思路 [J]．辽宁中医药大学学报，2022，24（2）：54-56．

[359] 徐吉敏，马青，秦雪梅，等．从五脏相关探讨动脉粥样硬化的病因病机 [J]．光明中医，2020，35（2）：170-172．

[360] 王守富，沈金玲，卢吉锋．从五脏相关论治高血压病 [J]．新中医，2014，46（11）：3-5．

[361] 陈秒旬，周波，陈瑞芳．邓铁涛从五脏相关论治高血压病经验 [J]．湖南中医杂志，2018，34（7）：27-29．

[362] 陆艳秀，贺泽龙．从五脏痰论治原发性高血压 [J]．中国民间疗法，2020，28（11）：11-13．

[363] 许力文，焦华琛．从"五脏相通"理论试论高血压治疗 [J]．中医药学报，2022，50（7）：14-16．

[364] 韩学杰，刘颖，王丽颖，等．高血压病与痰瘀互结及五脏相关的理论探讨 [J]．中华中医药杂志，2009，24（3）：290-292．

[365] 刘婉琪，时昭红．基于五脏相通探讨功能性消化不良的辨治思路 [J]．云南中医中药杂志，2022，43（12）：7-9．

[366] 张乃霖，郑晓佳，石芳，等．从"五脏相通"论治慢性萎缩性胃炎的思路与方法 [J]．中医杂志，2019，60（23）：2006-2008．

[367] 李艳娟，王凤荣，王蕾．论五脏相关理论与冠心病 [J]．辽宁中医药大学学报，2014，16（6）：189-191．

[368] 张言玉，李益萍．基于"五脏痰瘀"理论探讨冠心病的证治 [J]．辽宁中医杂志，2021，48（12）：59-61．

[369] 袁宏伟，石宇奇，刘津，等．杜武勋运用五脏生克制化辨证模式治疗冠心病经验 [J]．湖南中医杂志，2020，36（7）：16-18．

[370] 徐晓雨，刘福明．基于"五脏一体观"理论探讨冠心病心绞痛病因病机及论治 [J]．河北中医，2021，43（8）：1375-1377．

[371] 邸贵鑫，杨芳．从中医五脏论骨质疏松症病机 [J]．辽宁中医药大学学报，2021，23（10）：84-86．

[372] 刘雨，孙理军，胡勇，等．从"五脏使人痿"探讨糖皮质激素性骨质疏松症的病机及辨治 [J]．环球中医药，2022，15（5）：812-814．

[373] 王雷，郭运岭，张晓玲，等．基于"脏腑-经络-五体"整体辨治．腰椎间盘突出症的思路探讨 [J]．中医药导报，2021，27（10）：161-163．

[374] 谢娇娜，朱亚玲．关于骨折愈合的藏象学理论探讨 [J]．甘肃科技，2015，31（1）：136-138．

[375] 胡柯洋，张怀亮．从中医五脏论述重症肌无力 [J]．中国民族民间医药，2019，28（8）：6-8．

[376] 卢冬冬，陶晨凯，焦薇薇，等．从五脏气化论阳痿辨治思路 [J]．山东中医药大学学报，2022，46（4）：458-460．

[377] 周苗苗，张明宽，韩穆轩，等．从五脏化五气理论认识抑郁症 [J]．辽宁中医杂志，2022，49（9）：65-67．

[378] 董科岐，海英．基于《黄帝内经》五脏藏神理论探讨抑郁症治法 [J]．中医临床研究，2022，14（4）：63-65．

[379] 何婧琳，钱凤娥，李媛，等．从五脏虚损论治迟滞型抑郁症 [J]．云南中医学院学报，2022，45（1）：1-3．

[380] 胡铁汉，王丽，刘洋．从五脏论治抑郁症 [J]．贵州中医药大学学报，2022，44（5）：1-3．

[381] 吴剑勇，冯斌．五脏辨证论治在抑郁症中的应用 [J]．云南中医学院学报，2016，39（5）：90-902．

[382] 曹洪福，刘莹，刘寨华，等．从五脏论治冠心病抑郁症 [J]．辽宁中医药大学学报，2022，24（5）：127-129．

[383] 贺忠宁，张培彤．从五脏论治肿瘤相关性抑郁 [J]．中医杂志，2020，61（20）：1790-1792．

[384] 马彤彤，滕晶．滕晶基于中医五神理论辨治癫狂证经验 [J]．辽宁中医杂志，2019，46（6）：1153-1155．

[385] 李满意，娄玉钤．五脏痹的源流 [J]．风湿病与关节炎，2013，2 (5)：36-38.

[386] 巩勋，姜泉．从"五脏应四时"论治类风湿关节炎 [J]．辽宁中医药大学学报，2017，19 (3)：47-49.

[387] 于志谋，李响，李险峰，等．从五脏论治类风湿肺间质纤维化 [J]．环球中医药，2018，11 (10)：1631-1633.

[388] 张云云．从五脏论治慢性咳嗽 [J]．北京中医药，2013，32 (8)：585-587.

[389] 侯新，赵文娟．从五脏论治哮喘的发病和作用机制 [J]．中国药物经济学，2022，17 (1)：125-127.

[390] 闫家丽，樊长征，张燕萍，等．从五脏论治咳嗽变异性哮喘 [J]．中医杂志，2012，53 (8)：655-657.

[391] 王宁，李竹英，郅扶旻．李竹英教授从五脏辨治咳嗽变异性哮喘经验撷菁 [J]．浙江中医药大学学报，2022，46 (7)：752-754.

[392] 魏伟超，吴伟，王创畅．邓铁涛五脏相关理论在慢性阻塞性肺疾病治疗中的应用 [J]．中医杂志，2017，58 (23)：2068-2070.

[393] 杨真卿，王令敏，侯硕，等．武蕾教授从五脏论治慢性阻塞性肺疾病的临床经验 [J]．现代中西医结合杂志，2021，30 (3)：278-280.

[394] 郁文越，朱佳．基于复合病机理论探讨肺结节中医辨治思路 [J]．南京中医药大学学报，2023，39 (1)：1-3.

[395] 李志明，王芬，周天，等．从五脏生克制化关系探讨肺结节的绿色防治模式 [J]．吉林中医药，2020，40 (7)：875-877.

[396] 韩莹莹，李杰，曹璐畅，等．从五脏阳气论治肺癌 [J]．中医杂志，2022，63 (16)：1585-1587.

[397] 李德锋，梁军．从五脏论治肠易激综合征探析 [J]．辽宁中医药大学学报，2018，20 (5)：188-190.

[398] 韩增银，王盼，刘文静，等．基于"通调五脏"论治腹泻型肠易激综合征 [J]．环球中医药，2021，14 (3)：451-453.

[399] 李玉丽，谭周进．基于肠道微生态探源《黄帝内经》泄泻五脏论 [J]．世界华人消化杂志，2021，29 (11)：615-617.

[400] 曾耀明，汪洋鹏，柯晓．基于藏象学论治炎症性肠病的理论探讨 [J]．中华中医药学刊，2018，36 (10)：2375-2377.

[401] 李廷林，吴梦竹，冯培民．基于《内经》构建以藏象论治溃疡性结肠炎的框架 [J]．时珍国医国药，2021，32 (3)：686-688.

[402] 黎琮毅，林才志，胡乃强，等．基于"五脏相关性"探讨溃疡性结肠炎的发病机制 [J]．辽宁中医杂志，2019，46 (5)：961-963.

[403] 张芳，田丽，张珊．张珊珊基于"五脏相关"从肝脾肾立论桥本甲状腺炎 [J]．现代中西医结合杂志，2022，31 (22)：3155-3157.

[404] 庞晴，倪青．甲状腺功能亢进症当从五脏论治 [J]．世界中医药，2022，17 (13)：1923-1925.

[405] 黄中迪，邱仲川，赵琳，等．五脏辨证论治原发性免疫性血小板减少症 [J]．四川中医，2014，32 (5)：28-30.

[406] 郭颖，尹仲衡，段行武．从五脏辨治过敏性紫癜的中医理论与临床应用探讨 [J]．环球中医药，2019，12 (1)：112-114.

[407] 尹仲衡，段行武．从五脏论治慢性荨麻疹的中医理论及治法探讨 [J]．世界中医药，2016，11 (3)：410-412.

[408] 李萌，张燚．从藏象理论论治血热型银屑病 [J]．实用中医内科杂志，2022，36 (5)：46-48.

[409] 秘红英，宋红霞，王磊，等．从五脏特性出发探析高脂血症的发病机制 [J]．世界中医药，2021，16 (11)：1675-1677.

[410] 孟胜喜，胡义扬，冯琴．非酒精性脂肪性肝病从五脏论治 [J]．新中医，2013，45 (1)：1-3.

[411] 胥杰，高泓．基于"心"与"肺"的藏象关系对消渴治疗思路探讨 [J]．智慧健康，2022，8 (5)：117-119.

[412] 陈胡蓉，杨宇峰，董世彦，等．基于中医藏象理论构建消渴治疗框架 [J]．中国实验方剂学杂志，2020，26 (11)：200-202.

[413] 姜潇，彭玲．从五脏论治 2 型糖尿病及其并发症 [J]．中医药临床杂志，2020，32 (9)：1627-1629.

[414] 彭娟，刘春华，刘飞，等．从五脏论治糖尿病合并甲状腺功能亢进症探讨 [J]．中医药临床杂志，2022，34 (2)：238-240.

[415] 闫璞，张宁．从五脏辨治糖尿病肾脏病理论探讨 [J]．环球中医药，2020，13 (7)：1239-1241.

[416] 贺林玉，彭贵军．五脏虚证与糖尿病肾病病机研究进展 [J]．新中医，2021，53 (5)：10-12.

[417] 刘迅，吴智兵. 从五脏虚损论治眩晕探析 [J]. 江苏中医药，2019，51（6）：9-11.

[418] 李鹏，吴林. 从五脏论治失眠的思路 [J]. 北京中医药大学学报（中医临床版），2009，16（6）：35-37.

[419] 徐利亚，刘如秀，刘志明. 国医大师刘志明从五脏论治慢-快综合征 [J]. 中西医结合心血管病杂志，2017，5（35）：12-14.

[420] 王梦玺，吴晨洁，曹培华，等. 从五脏论治室性早搏研究概况 [J]. 中国中医急症，2020，29（11）：2054-2056.

[421] 黄钰婷，汲泓. 从中医五脏理论论治干燥综合征 [J]. 现代医学与健康研究，2018，2（16）：132-134.

[422] 甘盼盼，全毅红，刘玲. 从五脏阴虚论治干燥综合征 [J]. 江西中医药，2022，53（11）：14-16.

[423] 史汉金，谢颂苗，林少健. 基于"五脏相关理论"探析系统性硬皮病核心病机 [J]. 西部中医药，2020，33（7）：52-54.

[424] 王丹丹，包艳敏，邢莹，等. 基于五脏相关理论探讨化疗后骨髓抑制的发病机制和治疗思路 [J]. 中医药临床杂志，2022，34（11）：2029-2031.

[425] 唐飞舟，臧鑫，高丽云. 艾滋病与五脏的相关性探讨 [J]. 中医学报，2011，26（4）：387-389.

[426] 陈蔚，赵子珺，陈云梦，等. 杨保林从五脏论治垂体瘤临床经验 [J]. 中国中医基础医学杂志（网络论文），2022，12，7.

[427] 陈学奇，葛蓓芬. 从五脏调治月经病探析 [J]. 中华中医药杂志，2020，35（8）：3978-3980.

[428] 张愉，卢燕，陈思，等. 基于藏象学以五脏虚实论治继发性闭经 [J]. 贵州中医药大学学报，2021，43（4）：1-3.

[429] 梁春云. 于红娟从五脏论治女性围绝经期综合征经验探析 [J]. 江苏中医药，2020，52（11）：22-24.

[430] 刘雨昕，王国华，翟双庆. 基于五神脏理论从脾胃辨治围绝经期情志疾病 [J]. 北京中医药，2022，41（9）：1007-1009.

[431] 王琢，李玛建，王朝鲁. 李玛建从五脏论治早发性卵巢功能不全证治经验 [J]. 现代中西医结合杂志，2019，28（25）：2783-2785.

[432] 刘芬，吴丽敏，储继军. 从"五脏理论"治疗早发性卵巢功能不全经验总结 [J]. 辽宁中医杂志，2019，46（8）：1599-1601.

[433] 常惠，王喜军，吴效科. 基于生殖藏象理论探析：多囊卵巢综合征的中医病机 [J]. 世界科学技术：中医药现代化，2018，20（7）：1192-1194.

[434] 鱼潇宁，严然，杨亦奇，等. 从女性生殖藏象论治卵巢癌 [J]. 四川中医，2017，35（3）：33-35.

[435] 陈仔颖，洪金妮，陈捷. 基于"五脏"论治卵巢癌研究现状 [J]. 亚太传统医药，2020，16（10）：209-211.

[436] 郁悦，陈思儒，丁楠，等. 藏象学指导下的子宫腺肌病理论探析 [J]. 山东中医药大学学报，2020，44（5）：473-475.

[437] 崔霞，白雪，王瀚东，等. 王素梅基于五脏-五神-五官辨治儿童孤独症经验 [J]. 中医杂志，2022，63（11）：1017-1019.

[438] 张雯，王素梅，于文静，等. 从脑神与五脏神辨治小儿多发性抽动症共患病 [J]. 湖南中医药大学学报，2019，39（2）：203-205.

[439] 金明. 从五脏-五轮辨析眼表炎症 [J]. 中国中医眼科杂志，2020，30（3）：162-164.

[440] 赵烨，杨志华，闫海峰，等. 从五脏之火论治慢性咽炎 [J]. 河南中医，2019，39（10）：1467-1469.